U0344572

"十三五"国家重点图书出版规划项目
国家科学技术学术著作出版基金资助出版

中医名词考证与规范

第四卷

临床各科(内科、妇科、儿科、外科、皮肤科、肛肠科、五官科、骨伤科)

| 主编 |

蔡永敏 张慧珍 刘 涛 陈昱良 周兴兰

| 副主编 |

郭凤鹏 贾润霞 王梦婷 黄 鑫 高 驰 高新颜

上海科学技术出版社

图书在版编目(CIP)数据

临床各科：内科、妇科、儿科、外科、皮肤科、肛肠科、五官科、骨伤科 / 朱建平总主编；蔡永敏等主编. -- 上海：上海科学技术出版社，2020.12
(中医名词考证与规范；第四卷)
ISBN 978-7-5478-5132-6

Ⅰ. ①临… Ⅱ. ①朱… ②蔡… Ⅲ. ①中医学-临床医学-研究 Ⅳ. ①R24

中国版本图书馆CIP数据核字(2020)第239615号

内 容 提 要

"中医名词考证与规范"是科技部科技基础性工作专项重点项目"中医药基础学科名词术语规范研究"核心研究成果之一。中医药历史悠久，因其名词术语的历史性、人文性，以及定性描述和抽象概念用具体名词表述等特点，使得规范工作历来较为艰难。本书分为603篇专论，对1 200余条中医重点、疑难名词术语进行深入考证研究，从溯源考证、科学内涵诠释等方面提出规范的正名。每篇专论以主要名词为标题，依次分为规范名、定名依据、同义词、源流考释、文献辑录、参考文献等内容。"中医名词考证与规范"不仅对中医名词术语中英文进行了统一与规范，还追本溯源，对每个名词的定名依据进行了系统的文献梳理与翔实的考证，是中医药学科建设中一项十分重要的基础性工作。

本卷为《临床各科(内科、妇科、儿科、外科、皮肤科、肛肠科、五官科、骨伤科)》分册，考证规范名词154篇，其中内科12篇，妇科46篇，儿科22篇，外科29篇，皮肤科26篇，肛肠科1篇，五官科17篇，骨伤科1篇。所收名词包括临床各科常见的、重要的疾病名称，由河南、贵州、北京、成都中医药大学等单位参加考证。本卷可供中医工作者在医疗、教学、科研工作中参考使用，亦可作为中医药院校师生的参考书目。

中医名词考证与规范 第四卷 临床各科(内科、妇科、儿科、外科、皮肤科、肛肠科、五官科、骨伤科)

主 编 蔡永敏 张慧珍 刘 涛 陈昱良 周兴兰

上海世纪出版(集团)有限公司
上 海 科 学 技 术 出 版 社 出版、发行
(上海钦州南路71号 邮政编码200235 www.sstp.cn)
当纳利(上海)信息技术有限公司印刷
开本889×1194 1/16 印张71
字数1600千字
2020年12月第1版 2020年12月第1次印刷
ISBN 978-7-5478-5132-6/R·2206
定价：698.00元

《第四卷 临床各科(内科、妇科、儿科、外科、皮肤科、肛肠科、五官科、骨伤科)》

编委会

/ 主 编 /

蔡永敏 张慧珍 刘 涛 陈昱良 周兴兰

/ 副主编 /

郭凤鹏 贾润霞 王梦婷 黄 鑫 高 驰 高新颜

/ 编 委 /

(按姓氏拼音排序)

邴守兰 蔡永敏 陈 星(女) 陈昱良 方晗语 高 驰 高新颜 郭凤鹏
贺亚静 黄 鑫 贾润霞 李 龙 李 瑶 刘 涛 卢 静 沈柳杨 盛 倩
唐 增 王 缙 王 丽 王 淼 王 荣 王梦婷 王一童 余 波 张白雪
张慧珍 张肖瑾 周兴兰

/ 撰稿人 /

(按姓氏拼音排序)

艾彦伶 白红霞 邴守兰 蔡永敏 曹 模 陈 星(男) 陈 星(女)
陈玉飞 陈昱良 崔利宏 丁吉善 董 娴 方晗语 高 驰 高 丽 高新颜
郭凤鹏 郭文静 郭徽艺 何 娟 贺亚静 洪 梅 黄 鑫 贾润霞 焦河玲
金芳芳 李 龙 李 瑶 李芳源 李林康 李云娇 梁雨晴 刘 宏 刘 涛
刘舒悦 卢 静 卢彦彤 路雪婧 吕蕊婷 潘金花 彭榕华 邱 玏 茹丽珂
申 力 沈柳杨 盛 倩 石景洋 宋姗姗 唐学敏 唐 增 王 缙 王 磊
王 丽 王 淼 王 荣 王 遥 王梦婷 王一童 魏小萌 吴浩然 吴文清
杨 佳 易思豆 尹笑丹 余 波 臧文华 张白雪 张慧珍 张来林 张肖瑾
赵 艳 周兴兰 朱凌凌

从书编委会

前言

中医药学是中国古代科学中唯一全面系统流传至今而且充满活力的一门传统科学。日前，中医病证名词术语首次纳入世界卫生组织《国际疾病分类》(ICD-11)，充分表明中医药学已得到世界医学共同体的一致认可。中医药学正式进入世界医学学科门类系统，必将造福于更多国家和地区人民的大卫生大健康事业。

人类健康需要中医药。为满足人类不断增长的健康需求，中医药需要现代化、产业化、国际化，中医药现代化、产业化、国际化需要标准化，而中医药标准化的基础是中医药名词规范化。由此可见，规范的中医药名词术语是中医药学术发展和学术交流的需要，是中医药现代化、产业化和国际化的需要，是中医基础研究的基础，它关系到全学科、全行业的发展。尤其是2001年我国加入世界贸易组织以后，这项工作显得尤为迫切。

为了适应中医药名词规范的需要，2000年8月国家成立了全国科学技术名词审定委员会中医药学名词审定委员会，挂靠中国中医研究院(中国中医科学院前身)。全国科学技术名词审定委员会是经国务院授权，代表国家进行科技名词审定、公布和管理的权威性机构。因而，经中医药学名词审定委员会所审定的中医药学名词术语将对中医药学科及行业具有权威性和约束力，全国各科研、教学、生产、经营，以及新闻出版单位都要遵照使用。

中医药名词的规范化是一项十分严肃的工作，既关系到中医药行业的发展，又关系到对外交流及其国际学术影响力。因此，中医药名词的规范化既要考虑到传统的应用习惯，又要考虑到名词的科学性、语言文字的规范性，以及名词的简明性和国际性的发展趋势，须有一定的前瞻性。这就需要对中医药名词进行深入的考证、广泛的论证，对每一个名词的确定都要做到有理有据。

由于中医学科具有科学和人文的双重属性以及历史等原因，中医药名词术语长期以来一直存在一义多词、多义一词等现象，其中一药多名，或同名异药等问题，不仅给学术发展和学术交流带来不良影响，而且也给中医临床、中药司药和科研工作带来诸多不便，有时造成混乱，甚至出现医疗事故。特别是随着药物资源不断开发，中药品种不断增多，中药名称繁乱、彼此混称、张冠李戴、名实混淆现象越来越严重，因此在2000年我们承担国家科技部科技基础性工作专项资金“中医药基本名词术语规范化研究”项目，完成中医药基本名词5 283条规范、审定的同时，就组织力量，对500余条常用中药名进行考证，主要内容包括定名依据、源流考释、附录、文献通考、参考文献等5部分，共425万字，名为《中药名考证与规范》，在国家科学技术学术著作出版基金的资助下，2006年集结由中医古籍出版社出版。该书与同类著作比较具有考证系统性、定名规范性、编排条理性、文献实用性等特点。该书出版后，受到专家、学者的好评，2010年获得中华中医药学会学术著作二等奖。这既是对我们工作的肯定，也是激励。

按照全国科学技术名词审定委员会中医药学名词审定委员会的审定计划，我们继2000年后，又于2004、2008年先后承担国家科技部项目"中医内妇儿科名词术语规范与审定""中医外科、肛肠科、皮肤科、骨伤科、眼科、耳鼻喉科术语规范审定"，在第一个项目基础上扩大临床各科名词收词量，进行规范研究。三个项目核心成果，先后由全国科学技术名词审定委员会审定、公布，科学出版社相继出版《中医药学名词》(2005)、《中医药学名词：内科学、妇科学、儿科学》(2011)、《中医药学名词：外科学、皮肤科学、肛肠科学、眼科学、耳鼻喉科学、骨伤科学》(2014)，供社会各界使用。

一路下来，可谓连续精心运作名词规范、推广诸事，无暇顾及对中药名之外其他中医名词进行集中系统的考证研究，直到2012年我们承担国家科技部科技基础性工作专项重点项目"中医药基础学科名词术语规范研究"。该项目在第一个项目基础上，扩大除临床学科之外的其他学科名词术语收词量，对中医学科、理论、诊断、治疗、中药、方剂、针灸、推拿、养生、康复、医史文献学科名词术语的中文名及拼音、英文名、注释进行规范、审定。同时，建立中英文名词数据库、同义词数据库，对重点中医名词(包括中药学术语而不包括单味中药名)进行溯源考证，给出科学的内涵诠释，提出规范的正名，为名词术语规范工作提供坚实的支撑。

本次中医名词考证，旨在总结以往中药名考证经验的基础上，针对全国科学技术名词审定委员会公布的三本《中医药学名词》，提出意见并加以改进、完善。因此，本项目组制订了"《中医名词考证与规范》撰写通则(附样稿)"，组织中国中医科学院、河南中医药大学、安徽中医药大学、南阳理工学院、贵州中医药大学、北京中医药大学、南京中医药大学、成都中医药大学等21个单位100多人参加考证、撰写，查阅大量而广泛的古今文献，多次讨论、审稿，历尽辛劳，认真细致深入探析，最终完成603篇1 200余条名词的考证文章，包括基础、临床各科16部分，结集出版，名为《中医名词考证与规范》。这些文章以主要名词为标题，相关名词随文给出，内容依次为规范名、定名依据、同义词、源流考释、文献辑录、参考文献。

环顾当今，本书是中医药名词术语数量最多、规模最大、涉及学科最广的考证巨著，具有名词考证的科学性、规范依据的充分性、文章编排的条理性、参考文献的可靠性等特点。

1. 名词考证的科学性　本书溯源寻根，以中医名词内涵为准则，从近千种中医药文献中找到最早出现的同名词或异名词；对历史上出现的与此名词相关的同名异义、异名同义及其内涵演变的过程，分析甄别研究；603篇专论对1 200多个中医名词进行如此大规模系统全面的文献考证，尚属首次。其中60多篇相关中医名词考证论文在《中华中医药杂志》及其"术语研究"专栏、《中国科技术语》及其"中医药术语"专栏、《中国针灸》《中华医史杂志》等核心期刊上发表。经过考证，提出建议修订规范中文名外，还提出修订规范名定义性注释，建议《中医药学名词》修改其注释的有13条，如“砭石，古代利用楔状石器医疗的工具”，建议修改为“又称‘砭针’。一种石制医疗工具，由锥形或楔形的石块制成，用于割刺、温熨、按摩体表以治疗病痛，或作排脓放血之用”。多数考证结果支持原有的规范中文名及定义性注释，还有部分考证为新规范的名词提供学术支撑。

2. 规范依据的充分性　中医药名词术语规范工作遵循全国科学技术名词审定委员会制订科技名词定名原则与规范化要求，既坚持协调一致的原则，又要遵从科学性、系统性、简明性、国际性和约定俗成的原则，同时还要符合我国语言文字的特点以及规范文字的要求。经过考证，从该名词的概念内涵、最早的文献记载，引征古今代表性著作讨论该名词出现及其内涵演变的历史，引用国家标准、行业标准、药典、全国科学技术名词审定委员会审定公布的科技名词，《中国大百科全书》《中国医学百科全书》《主题词表》《中医大辞典》《中药大辞典》等工具书，高校规划教材，以及有说服力的论著等其他文献，反映现代学术界的认识以至共识，提出中医药名词规范的充分依据，使中医药名词的规范建立在充分的考证依据之上，建议对已公布的《中医药学名词》提出修订规范的中文名有11个，如“肥疮”修改为“黄癞痢”，“妊娠禁忌[药]”修改为“妊娠药忌”，“补气养血”修改为“补益气血”等。

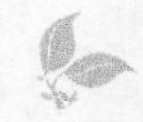

3. 文章编排的条理性　以《〈中医名词考证与规范〉撰写通则》为依据，按规范名、定名依据、同义词、源流考释、文献辑录、参考文献顺序排列，各项定位明确，条理清晰。

4. 参考文献的可靠性　通过对古今有关文献的全面整理，为今后中医名词术语及其相关研究提供可靠的文献依据。本次中医名词考证及规范，遵从所言必有依据，其依据必有文献出处，出处必须可靠的原则，以翔实的文献支撑考证，以严谨的考证提出充分的依据，从而为名词的规范奠定科学的基础。所以，本书每篇考证文章所及名词必有文献依据（文献辑录），所有文献必有详细出处（每篇均详列参考文献），近千种古今相关文献，包括医经、基础理论、伤寒金匮、诊法、针灸按摩、本草（中药）、方书、临床各科、养生康复、医史、综合性医书等古医籍，又有古代经典、史书、类书、诗集、文字、训诂等非医药类著作，以及现代国际标准、国家标准、行业标准、药典、全国科学技术名词审定委员会审定公布的科技名词，《中国大百科全书》《中国医学百科全书》《主题词表》《中医大辞典》《中药大辞典》等工具书，高校规划教材，代表性论著等，从而为今后研究中医及其中医名词工作提供翔实的文献依据，增强了本书的文献价值、实用价值及资料的可靠性。书末附中医名词汉语拼音索引，方便查寻。

本书是中医药名词术语规范化的主要文献依据，对促进中医学的发展、中医药学术交流以及中医药的现代化、产业化和国际化均有重要意义；同时由于考证全面，资料翔实，对中医药学的科研、教学、临床以及管理、贸易，都有很高的学术及实用价值。本书不仅可供中医中药医史文献的科研、教学人员参阅，而且可供中医临床及中医药管理、产业贸易从业者参考使用。

本书是在全国科学技术名词审定委员会中医药学名词审定委员会指导下完成的。中国工程院院士、全国科学技术名词审定委员会中医药学名词审定委员会主任委员、中国中医科学院名誉院长王永炎，国务院古籍整理出版规划小组成员、全国名中医、全国中医药学名词审定委员会顾问、中国中医科学院资深研究员余瀛鳌，中国工程院院士、全国科学技术名词审定委员会常委、天津中医药大学校长张伯礼担任本书主审。除了本项目各学科专家交叉审稿、统稿之外，陕西中医药大学图书馆馆长、杂志社社长邢玉瑞等参加统稿。本书为“十三五”国家重点图书出版规划项目，2019 年获得国家科学技术学术著作出版基金的资助，2020 年获得上海市促进文化创意产业发展财政扶持资金资助。上海科学技术出版社本书编辑团队较早跟踪本研究工作，并在早期就介入，参与讨论、审稿等。在此，对有关部门和专家的大力支持深表感谢。

中国中医科学院 朱建平

2020 年 5 月于北京

凡例

本书603篇专论对1 200余条中医重点、疑难名词术语进行深入考证研究，从溯源考证、科学内涵诠释等方面提出规范的正名。每篇专论以主要名词为标题，依次分为规范名、定名依据、同义词、源流考释、文献辑录、参考文献等内容，其他相关名词随文给出。全书5卷，第一卷总论、中医基础理论卷，第二卷诊断、治法卷，第三卷中药、方剂卷，第四卷内科、妇科、儿科、外科、皮肤科、肛肠科、五官科、骨伤科卷，第五卷针灸、推拿养生康复卷，共16个部分，每个部分的条目按照笔画顺序排列。每卷末附有本卷中医名词汉语拼音索引，第5卷末附有全书5卷总索引，方便读者查询。

一、规范名

内容包括“汉文名”“英文名”“注释”，以全国科学技术名词审定委员会审定公布的《中医药学名词》《中医药学名词：内科学、妇科学、儿科学》《中医药学名词：外科学、皮肤科学、肛肠科学、眼科学、耳鼻喉科学、骨伤科学》为准，一般不改动；经过考证，确认已公布的中文名、英文名、注释有错误，且有充分依据的，可以修订，供全国科学技术名词审定委员会修订时参考。

二、定名依据

(1) 该名词的概念内涵，指出最早或较早记载的文献。

(2) 该名词出现及其内涵演变的历史，引征古今代表性著作。

(3) 引用国家标准、行业标准、药典、全国科学技术名词审定委员会审定公布的科技名词，参考《中国大百科全书》《中国医学百科全书》《主题词表》《中医大辞典》《中药大辞典》等工具书，中医药高等院校规划教材，以及有说服力的论著等其他文献。

(4) 根据定名原则(中文规定性、单义性、科学性、系统性、简明性、民族性、约定俗成、协调性等)用自述方式分条列出，一般表述为：“××”一词或该概念最早见于×代《××××》，一般不引用文献原文。个别文献不能确定“最早”时，表述为“见于”或其他类似表述。

三、同义词

简称：与规范名等值的同义词，以全国科学技术名词审定委员会审定公布的为准。

全称：与规范名等值的同义词，以全国科学技术名词审定委员会审定公布的为准。

又称：目前允许使用的非规范同义词，以全国科学技术名词审定委员会审定公布的为准。

俗称：非学术用语，现被废弃的同义词。

曾称：古今曾有的旧名，现被废弃的同义词。

以上某一小项如无，则可以或缺。如5项均缺，则在“三、同义词”项下写“未见”。

个别[同义词]下列的[下位词]是指该名词下位词的同义词。

四、源流考释

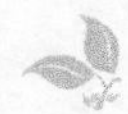

(1) 溯源寻根，以内涵为准，找到最早出现的同名词或异名词。

(2) 历史上出现的与此名词相关的同名异义、同义异名及其内涵演变的过程，并分析甄别研究。大致按时代顺序叙述。

(3) “源流考释”正文中引用的文献标注文献角码，角码格式例为“[1]78”（“1”为该文献在“参考文献”中的序码，“78”为所引用内容在该文献所在的页码），且上标，即“[1]78”。

“源流考释”角码顺次以文献在文中出现的先后编排，同一书名使用相同角码。

五、文献辑录

(1) 引征“源流考释”中所涉及的主要文献原文，以反映该名词的完整语境。辑录文献大体按朝代时间顺序排列，不加串解。

(2) 辑录的文献加角码，角码序号与“源流考释”中相应文献角码保持一致。辑录同一种文献但引用其多处内容时，使用相同的角码。

六、参考文献

(1) 提供文中所引用的原文的准确出处。

(2) 参考文献以“[1]、[2]、[3]……”序号排列。

(3) 参考文献序号与“源流考释”角码保持一致。

(4) 在同一专科/专题中，一般要求同一文献只采用同一种版本。但由于作者分布全国各地，又遭2020年新冠疫情影响，故未强求版本的统一。

总目录

目录

第四卷 临床各科(内科、妇科、儿科、外科、皮肤科、肛肠科、五官科、骨伤科)

内科

妇科

儿科

外科

皮肤科

肛肠科

五官科

骨伤科

汉语拼音索引

内　　科

不寐

bú mèi

一、规范名

【汉文名】不寐。

【英文名】insomnia。

【注释】以不易入睡或睡眠短浅易醒,甚至数夜不能入睡为主要表现的疾病。

二、定名依据

"不寐"最早的记载见于《难经》。《内经》有"不卧""少卧""不得卧""不能卧""不得安卧""卧不安""目不瞑""不能眠"等术语,其概念内涵与本术语"不寐"不尽相同。

汉代张仲景在《伤寒杂病论》中首次提出"不得眠",并有"不得卧""不能卧"以及"不得睡"等不同称谓。综观历代医籍所涉"寐"的相关词语,总不出"卧""睡""眠""瞑"之左右。这些名称在不同语境中,含义有所差异。"睡",可作"坐寐";"瞑",可作"闭目";"卧"又有"平躺"之意,均不能准确表达本术语内涵。《外台秘要》首次提到"失眠"这一名词,但在其后医书中较少提到,主要为现代常见名词。"不得卧""不得眠"对后世影响最深远,在"不寐"广泛运用之前,是可以表达"不寐"语义的替代术语。

宋金元时期,"不眠""不卧""不睡""不寐"等词语常并见于医籍中。明清以后,《景岳全书》将"不寐"独立成卷,从"经义""论证""论治""述古",到"不寐列方",都进行了详细的阐述。《医宗必读》提出"不寐"的五种病因,《杂病源流犀烛》列治不寐方二十五条,《类证治裁》则将"卧不安""不得寐""不得眠""不眠"等词语,纳入"不寐论治"专篇,以"不寐"统论各相关术语。

中华人民共和国国家标准《中医临床诊疗术语·疾病部分》已将"不寐"列入法定病名,"失眠"归为症状性术语。《中医内科疾病名称规范研究》将"不寐"作为规范名词,"不得眠"作为备考名,"不得卧""目不瞑"作为弃名。《中医药学名词》2004版直接将"失眠"归入"不寐"条,2010版提出了"不寐"的八个证型。《中国大百科全书·中国传统医学》和《中医大辞典》《中医内科学》(张伯臾)等均将"不寐"作为规范病名。

三、同义词

【又称】"失眠"(《外台秘要》)。

【曾称】"不得卧"(《马王堆汉墓帛书》);"目不瞑"(《内经》);"不得眠"(《伤寒杂病论》)。

四、源流考释

"不寐"相关术语的记载,最早见于马王堆汉墓帛书《足臂十一脉灸经》《阴阳十一脉灸经》。书中在论述十一脉病候"是动病""所生病"时,提到"不得卧、不能卧"。如"足厥阴脉……不得卧,又烦心,死。"[1]5"太阴脉,是胃脉也……是动则病……不能食,不能卧,强欠,三者同则死。"[1]11 此处的"不得卧""不能卧"是指由于疾病的原因导致的睡眠障碍。

《内经》关于"不寐"的记载,主要有"不卧""少卧""不得卧""不能卧""不得安卧""卧不安""目不瞑""夜不瞑""不能眠"等词语。据任应秋《黄帝内经章句索引》统计,其中以"不得卧"出现最多,共出现于9个篇章[2]611,612。如《黄帝内经素问·热论》:"二日阳明受之,阳明主肉,其脉侠鼻络于目,故身热目疼而鼻干,不得卧也。"[3]262 这里的"不得卧"是指伤寒热入阳明导致的睡眠障碍,作为疾病的伴随症状出现。该病的病因,如"逆气""厥""水""痹""胀"等描述,散见于诸篇中。《黄帝内经素问·逆调论》:"阳明逆，不得从其道，故不得卧也。《下经》曰：胃不和则卧不安。”[3]284 此处指阳明气逆，胃气不降，属躯体疾病所导致的睡卧不安。“胃不和”则“卧不安”，是后世从胃论治“不寐”的理论渊源。以上“不得卧”“卧不安”“目不瞑”等语，均属“不寐”范畴。后世医书，多宗《内经》，以“不得卧”为主要病名，论述“不寐”相关证候。但“不得卧”在不同语境中又有“不能平卧”之意，并非专指“不寐”。如《黄帝内经素问·评热病论》：“诸水病者故不得卧，卧则惊，惊则咳甚也。”[3]281 此处“不得卧”，归因于水邪为患所致的不能平躺的证候。

《灵枢经》“大惑论”“邪客”和“营卫生会”篇将“不得卧”“目不瞑”“夜不瞑”作为独立的医学概念进行讨论，明确其病因治法，并提出用半夏汤方治疗该病。如《灵枢经·大惑论》：“黄帝曰：病而不得卧者，何气使然？岐伯曰：卫气不得入于阴，常留于阳。留于阳则阳气满，阳气满则阳蹻盛，不得入于阴则阴气虚，故目不瞑矣。”[4]196,197 这里“不得卧”“目不瞑”特指“不寐”，其病机在于阳盛阴虚，卫气不得入于阴。《灵枢经·邪客》[4]127 阐述本病治在补不足、泻有余，饮半夏汤以调和阴阳。这段关于“不得卧”“目不瞑”的论述，可以说开了后世论治“不寐”的理论先河。《灵枢经·营卫生会》：“黄帝曰：老人之不夜瞑者，何气使然……老者之气血衰，其肌肉枯，气道涩，五藏之气相搏，其营气衰少而卫气内伐，故昼不精，夜不瞑。”[4]68 提到老人“夜不瞑”一病的本质在于营衰卫伐，营卫运行失常，这一理论也在《难经》当中得到了印证。

《难经》首次提到“不寐”，以“寐”取代“瞑”，将老人“不夜瞑”概括为“卧而不寐”，是最早使用“不寐”一词的医书。《难经·四十六难》：“老人卧而不寐，少壮寐而不寤者，何也……老人血气衰、肌肉不滑，荣卫之道涩，故昼日不能精，夜不得寐也。”[5]75 由此可见，“夜不瞑”“不夜瞑”“目不瞑”等，在特定语境中概念内涵与“不寐”一致。但在这一历史时期，“不寐”并未作为特定病名被广泛应用。在其后的历史沿革中，《内经》“不得卧”相关病名，长期占据主导地位。

张仲景在《伤寒杂病论》中首次提出“不得眠”，并在多个篇章中以“不得眠”来描述“不寐”相关证候。如《金匮要略·血痹虚劳病脉证并治》：“虚劳虚烦，不得眠，酸枣仁汤主之。”[6]25 虚劳病，阴亏阳浮，心中烦乱，故不得眠。“惊悸吐衄下血胸满瘀血病脉证治”篇曰：“衄家不可发汗，汗出必额上促急紧，直视不能眴，不得眠……夫吐血，咳逆上气，其脉数而有热，不得卧者，死。”[6]135 阴伤阳越，阴烁阳盛，不得眠卧。均属“不寐”范畴。除此之外，张仲景也使用了“不能卧”以及“不得睡”等不同称谓，但尤以“不得眠”对后世影响最为深远。此时，“不寐”仍是一种伴随症状，出现在百合、虚劳、胸痹、肺痈、水气病及伤寒等诸病候中，未单独列出。

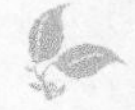

魏晋南北朝时期，医家论“不寐”相关疾病，如晋代王叔和虽有“不得寐卧”的延伸，但仍不出《内经》《伤寒杂病论》所及病名之左右。《脉经》卷七：“少阴病，脉微细沉，但欲卧，汗出不烦，自欲吐，五六日自利，复烦躁，不得卧寐者，死。”[7]137 至皇甫谧《针灸甲乙经》始列专篇讨论本病，篇名中涉及“不得眠”“卧不安”“不得偃卧”诸病名，如卷十二“目不得眠不得视及多卧卧不安不得偃卧肉苛诸息有音及喘第三”[8]288-290，虽仍以上述“眠”“卧”相关词语指代“寐”，但已开始作为独立的疾病名称出现。

隋唐时期，巢元方在《诸病源候论》中，仍从“不得卧”“不得眠”“卧不安”之说，以伴随证候出现。该书将“不得眠”归入“虚劳”“大病后”“伤寒病后”“霍乱后”各病候中，如：卷三“夫邪气之客于人也，或令人目不得眠，何也……若心烦不得眠者，心热也；若但虚烦而不得眠者，胆冷也。”[9]72,73 出现“心热”“胆冷”等脏腑病机。书中详细分析了虚劳之人，因邪气外客，出现的“卧不得安，喜梦”等症。将“梦”作为“不寐”参考指标，通过不同梦境判断邪客脏腑，分而治之。从病机上看，“不得卧”“不得眠”“卧不安”

等词语内涵，接近“不寐”本义。孙思邈在“咳喘”“心烦”“胁痛”“腹满”“短气”“气上”“胁痛”“惊”“水甚”等各脏腑疾病中，分述此病。如《备急千金要方》卷第十七：“治肺气不足，咳唾脓血，气短不得卧，麻子汤方。”[10]307 卷第三：“人参丸，治产后大虚，心悸，志意不安，不自觉恍惚恐畏，夜不得眠，虚烦少气方。”[10]43 围绕心、脾、肝、胆虚实寒热，“不寐”的脏腑辨证思路初步显现。惊悸、喜怒、忧愁、梦魇等情志内伤证候，与“不寐”伴随出现在文中，“不得卧”“不得眠”语义范围逐渐缩小，概念明确指“不寐”。《外台秘要》在第三卷“论天行病”时首次提出“失眠”这一病名：“余应之曰：夫今诊时行，始于项强敕色，次于失眠发热，中于烦躁思水，终于生疮下痢，大齐于此耳。”[11]77“失眠”病名的提出，并未获得重视和普遍应用，在明清以后散见于医籍当中，主要为近现代使用的医学术语。

宋金元时期，“不眠”“不卧”“不睡”“不寐”相关名词开始增多。如《太平圣惠方》第三卷：“夫胆虚不得睡者，是五脏虚邪之气，干淫于心，心有忧恚，伏气在胆，所以睡卧不安。”[12]78《圣济总录》卷第四十二也出现“睡卧不安”“不睡”“不得眠”“不得眠睡”“寝卧不宁”等相关词语，并将“胆虚不眠”列入胆门，“虚劳不得眠”归入虚劳门，如“论曰：胆虚不得眠者，胆为中正之官，足少阳其经也，若其经不足，复受风邪，则胆寒，故虚烦而寝卧不安也。”[13]539 张子和在《儒门事亲》卷七，则将“不寐”作为独立医案进行记录：“一富家妇人，伤思虑过甚，二年不寐，无药可疗……乃与其夫以怒而激之……其人大怒汗出，是夜困眠。”[14]209 以情志相生相克理论，论治“不寐”。《丹溪手镜》卷之上“不得眠卧三十七”[15]71,72，开始有意识地对“眠”“卧”不同内涵进行阐释和区分：“眠者，常睡熟也；不得眠者，虽睡不熟，且安静不烦也。卧者，欲睡着而复醒也；不得卧者，欲安卧而烦闷不能安也。”“不得眠”静而不烦和“不得卧”烦闷不能卧，提示二者在情绪表现形式和内涵表达上有所差异，不可互相替代。从内容上看，显然统属“不寐”范畴。同时，该篇将“心烦不得眠”“下利而渴不眠”“不卧有汗”“不卧无汗”等分别归入“不眠”和“不卧”条目，繁杂的病名开始趋于集中合并。

明清时期，在沿用《内经》《伤寒杂病论》相关名词基础上，“不得卧”“不得眠”与“不寐”并见，“不寐”作为独立病名开始逐渐被广泛运用。“不寐”的病因病机、治法方论等都有了系统的论说。在明代，《医方考》卷三仍依经典，将“不寐”归属于虚损门安神丸条：“忧愁思虑伤心，心伤则苦惊喜忘，夜不能寐，此方主之。”[16]119 楼英《医学纲目》卷之十五在“不得卧”条下论“不得眠”[17]1330，王肯堂在《幼科证治准绳》集之三[18]1760、《杂病证治准绳》第五册[18]206 中引述经典，并论“不寐”和“不得卧”，在概念上，并没有完全厘清。

至张景岳始将“不寐”独立成卷，从“经义”“论证”“论治”“述古”，到“不寐列方”，都进行了详细的梳理。《景岳全书》卷之十八：“不寐证虽病有不一，然惟知邪正二字，则尽之矣。盖寐本乎阴，神其主也，神安则寐，神不安则不寐，其所以不安者，一由邪气之扰，一由营卫气之不足耳。”[19]393 其病总由伤寒、伤风、疟疾等外邪，痰、火、寒气、水气、饮食、忿怒等内邪所致，区分外邪、内邪，有邪、无邪。思虑劳倦、惊恐忧疑等七情内伤均可引起不寐，主要归因于阴精血之不足，阴阳不交，而神有不安。对“不寐”这一疾病的认识，趋于系统和完善。李中梓《医宗必读》卷之十在详考《内经》及前哲诸论基础上，提出了“不寐”的五种病因：“一曰气虚，一曰阴虚，一曰痰滞，一曰水停，一曰胃不和。大端虽五，虚实寒热，互有不齐，神而明之，存乎其人耳！”[20]426,427

秦昌遇《症因脉治》卷三设“不得卧论”专篇，区分外感、内伤，主张“不得卧”以热居多。“在外感门，有表热、里热、半表半里热，有气分热、血分热、有余热未尽、汗下太过诸条。”[21]220 内伤有肝火、胆火、肺壅、胃不和、心血虚、心气虚。在医理上，所论仍属“不寐”范畴。吴澄《不居集》卷二十二并论“不得眠”与“不寐”，提出“凡无外邪而不寐者，必营气之不足也。”[22]574“无外邪”“营气不足”为“不寐”发生的先决条件，与火、痰、瘀等邪致“不得眠”，在病机上有差别。除恐惧、愤怒、心事烦扰等情志致病，劳伤心脾、心虚火盛等引起的“怔忡不寐”一词开始出现。

沈金鳌在《杂病源流犀烛》卷六[23]90 中提出，不寐虽专属心，但五脏皆及的论点。吴鞠通《温病条辨》卷二[24]86、卷三[24]121 中有太阴寒湿、少阴温病、阳不入阴等不寐的病机理论，并提出从三焦论治不寐的学术观点。林珮琴《类证治裁》卷四[25]235,236 将“卧不安”“不得寐”“不得眠”“不眠”等语汇，直接纳入“不寐论治”专篇，对五脏情志、阴阳失调等所致不寐的病机和方药进行汇总分析。至此，“不寐”有了较清晰的界定。

及至现代，依据中华人民共和国国家标准《中医临床诊疗术语·疾病部分》[26]已将“不寐”列入法定病名，“失眠”归为症状性术语。《中医内科疾病名称规范研究》认为“不寐”始见于《难经》：“寐，卧也。不寐，即失眠，指经常不能获得正常的睡眠而言。由于情志不调或劳神太过，致使心、肝、胆、脾、肾等脏腑功能紊乱，气血亏虚，阴阳失调，心神不安而成本病。”[27]39《中医药学名词》2010 版[28]248 提出了“不寐”的分型，将“不寐”分为“心火炽盛”“肝火扰心”“痰热内扰”“心肾不交”“心脾两虚”“心虚胆怯”“肝郁血虚”“胃气不和”八个证型。《中医大辞典》[29]242《中医内科学》[30]113《中国大百科全书·中国传统医学》[31]51 等，均收录了“不寐”条目。《中国大百科全书·中国传统医学》这样定义“不寐”：“即失眠，以夜间不易入睡或睡而易醒为主要症状。不寐可以作为主症出现于临床，兼见头痛、眩晕、心悸、健忘等症，也可以作为兼症并见于其他疾病中。”[31]51

总之，《内经》“不得卧”、《伤寒杂病论》“不得眠”相关的论述，对后世影响较深。谢观在《中国医学大辞典》中对这两个词语进行了定义和区分：“不得卧……按：此证多因形体有病，而累及精神方面，从其病因上施治，则精神自可安宁……如心肺有火、胃不和、喘、厥、水停心下……不得眠……按：不得卧属形体病，得卧而不得眠，则纯属精神病矣。此证多因营气不足、血虚无以养心、心虚则神不守舍。”[32]351,352 将“不得卧”病因归于形体疾病，“不得眠”归于情志因素，只能表达部分“不寐”证候，都属于狭义的“不寐”概念。“不能睡”“不得睡”“目不瞑”等词的运用并不广泛。“不得卧”的含义又过于宽泛，在“不寐”之中又包含了“不能平卧”之意。“不得眠”可以较为准确地表达“不寐”的意义，明清以后，“不得眠”一词逐渐被归入“不寐”的症状表述中。“失眠”一词，古代虽有提及，一直未能作为独立病名进行阐述，属于现代广泛运用的名词，但未进入中医书面用语及规范术语中。

《说文解字·㝱部》：“寐，卧也。”段玉裁注：“俗所谓睡着也。”[33]347“不寐”一词在古医书中，指即经常不能获得正常睡眠的一类疾病。历代称谓有“不得卧”“卧不安”“不得眠”“目不瞑”等，替换“寐”字的相关术语较多，但不出“卧”“睡”“眠”“瞑”之左右。这些相关名称在不同语境中，含义有所差异。“睡”，有“坐寐”之意；“瞑”，又有“翕目”之解[33]134；“卧”有“伏”之说[33]388，都不能精确表达“寐”的状态。“寐”与“寤”相对，表达“睡着”之意，语义较精确单一。“不寐”为广义概念，最终成为统一“不得卧”“不得眠”“不能睡”“目不瞑”等诸多相关术语的规范名词。

五、文献辑录

《足臂十一脉灸经》：“足厥阴脉……不得卧，又烦心，死。”[1]5

《阴阳十一脉灸经》：“太阴脉，是胃脉也……是动则病……不能食，不能卧，强欠，三者同则死。”[1]11

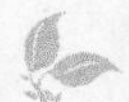

《灵枢经·营卫生会》:“黄帝曰:老人之不夜瞑者,何气使然……老者之气血衰,其肌肉枯,气道涩,五藏之气相搏,其营气衰少而卫气内伐,故昼不精,夜不瞑。”[4]68

“邪客”:“夫邪气之客人也,或令人目不瞑不卧出者,何气使然……则卫气独卫其外……不得入于阴,阴虚,故目不瞑……补其不足,泻其有余,调其虚实,以通其道而去其邪,饮以半夏汤一剂,阴阳已通,其卧立至。”[4]161,162

《黄帝内经素问·热论》:“二日阳明受之,阳明主肉,其脉侠鼻络于目,故身热目疼鼻干,不得卧也。”[3]262

“评热病论”:“诸水病者,故不得卧,卧则惊,惊则咳甚也。”[3]281

“逆调论”:“阳明逆,不得从其道,故不得卧也。《下经》曰:胃不和则卧不安。”[3]284

《难经·四十六难》:“老人卧而不寐,少壮寐而不寤者,何也……老人血气衰、肌肉不滑,荣卫之道涩,故昼不能精,夜不寐也。”[5]75

《金匮要略·血痹虚劳病脉证并治》:“虚劳虚烦,不得眠,酸枣仁汤主之。”[6]25

“惊悸吐衄下血胸满瘀血病脉证治”:“衄家不可汗,汗出必额上陷,脉紧急,直视不能眴,不得眠……夫吐血,咳逆上气,其脉数而有热,不得卧者死。”[6]135

《针灸甲乙经》卷十二:“惊不得眠,善龂,水气上下,五脏游气也,阴交主之。不得卧,浮郄主之。”[8]288-290

《诸病源候论》卷三:“夫邪气之客于人也,或令人目不得眠,何也……若心烦不得眠者,心热也;若但虚烦而不得眠者,胆冷也。”[9]72,73

《备急千金要方》卷第三:“人参丸,治产后大虚,心悸,志意不安,不自觉恍惚恐畏,夜不得眠,虚烦少气方。”[10]43

卷第十七:“治肺气不足,咳唾脓血,气短不得卧,麻子汤方。”[10]307

《外台秘要》卷第二:“余应之曰:夫今诊时行,始于项强敕色,次于失眠发热,中于烦躁思水,终于生疮下痢,大齐于此耳。”[11]77

《太平圣惠方》第三卷:“夫胆虚不得睡者,是五脏虚邪之气,干淫于心,心有忧恚,伏气在胆,所以睡卧不安。”[12]78

《圣济总录》卷第四十二:“论曰:胆虚不得眠者,胆为中正之官,足少阳其经也,若其经不足,复受风邪则胆寒,故虚烦而寝卧不安也。”[13]539

《儒门事亲》卷七“不寐”:“一富家妇人,伤思虑过甚,二年不寐,无药可疗……乃与其夫以怒激之……其人大怒汗出,是夜困眠……”[14]209

《丹溪手镜》卷之上:“眠者,常睡熟也;不得眠者,虽睡不熟,且安静不烦也。卧者,欲睡着而复醒也;不得卧者,欲安卧而烦闷不能安也……”[15]71,72

《医方考》卷三:“忧愁思虑伤心,心伤则苦惊喜忘,夜不能寐,此方主之。”[16]119

《医学纲目》卷之十五:“阳明病,不得卧。身热,目疼,鼻干,不得卧,尺寸脉俱长者,阳明受病也。”[17]1330

《幼科证治准绳》集之三:“《经》曰:阳明,胃脉也。胃者,六腑之海,其气亦下行。阳明逆,不得从其道,故不得卧也。又曰:胃不和则卧不安……振悸不得眠者,四君、生姜、酸枣仁。夜啼惊哭不寐,各详别证,当参求之。”[18]1760

《景岳全书》卷之十八:“不寐证虽病有不一,然惟知邪正二字,则尽之矣。盖寐本乎阴,神其主也,神安则寐,神不安则不寐,其所以不安者,一由邪气之扰,一由营卫气之不足耳。”[19]393

《医宗必读》卷之十:“一曰气虚,一曰阴虚,一曰痰滞,一曰水停,一曰胃不和。大端虽五,虚实寒热,互有不齐,神而明之,存乎其人耳!”[20]426,427

《不居集》卷二十二:“此治虚损未成之左右不得眠也……凡无外邪而不寐者,必营气之不足也……心虚火盛,烦热内热,怔忡不寐者,宜理脾益荣汤或古方安神丸。”[22]574

《杂病源流犀烛》卷六:“不寐,心血虚而有热病也。然主病之经,虽专属心,其实五脏皆兼及也。盖由心血不足,或神不守舍,故不寐。”[23]90

《温病条辨》卷二：“足太阴寒湿，舌白滑，甚则灰，脉迟，不食，不寐，大便窒塞，浊阴凝聚，阳伤腹痛，痛甚则肢厥，椒附白通汤主之……不寐，中焦湿聚，阻遏阳气不得下交于阴也。”[24]86

卷三：“少阴温病，真阴欲竭，壮火复炽，心中烦，不得卧者，黄连阿胶汤主之……不得卧，阳亢不入于阴，阴虚不受阳纳，虽欲卧得乎！”[24]121

《类证治裁》卷四：“阳气自动而之静，则寐。阴气自静而之动，则寤。不寐者，病在阳不交阴……又曰胃不和则卧不安，盖胃气主降，若痰火阻痹，则烦扰不寐也。”[25]235,236

《中医内科学》：“不寐，亦称‘失眠’或‘不得眠’‘不得卧’‘目不瞑’。是指经常不能获得正常睡眠为特征的一种病证。”[30]113

《中国大百科全书·中国传统医学》：“不寐，即失眠。以夜间不易入睡或睡而易醒为主要症状。不寐可以作为主症出现于临床，兼见头痛、眩晕、心悸、健忘等症，也可以作为兼症并见于其他疾病中。”[31]51

《中国医学大辞典》：“不得卧……按：此证多因形体有病，而累及精神方面，从其病因上施治，则精神自可安宁……如心肺有火、胃不和、喘、厥、水停心下……不得眠……按：不得卧属形体病，得卧而不得眠，则纯属精神病矣。此证多因营气不足、血虚无以养心、心虚则神不守舍。”[32]351,352

《中医临床诊疗术语·疾病部分》：“不寐：经常不能获得正常睡眠的症状……失眠见于不寐、神劳、癫病、狂病、脏躁、脑络痹等脑系疾病，亦可因其他全身疾病引起。”[26]65

《中医内科疾病名称规范研究》：“寐，卧也。不寐，即失眠，指经常不能获得正常的睡眠而言。由于情志不调或劳神太过，致使心、肝、胆、脾、肾等脏腑功能紊乱，气血亏虚，阴阳失调，心神不安而成本病。”[27]39

《中医大辞典》：“不寐，病名。出《难经·四十六难》。又名不得卧、不得眠、不能眠、失眠等。指以睡眠时经常不易入睡，或睡眠短浅易醒，甚至整夜不能入眠为主的病。”[29]242

《中医药学名词》：“不寐，又称失眠，以不易入睡，或睡眠短浅而易醒，甚或整夜不能入睡为主要表现的疾病。”[28]248

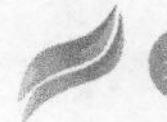

参考文献

［1］ 马王堆汉墓帛书整理小组.马王堆汉墓帛书［M］.北京：文物出版社，1985：5，11.

［2］ 任应秋.黄帝内经章句索引［M］.北京：人民卫生出版社，1986：611，612.

［3］ ［清］薛福辰（批阅句读）.重广补注黄帝内经素问［M］.影宋本.北京：学苑出版社，2009：262，281，284.

［4］ 刘衡如.灵枢经校勘本［M］.北京：人民卫生出版社，2013：68，127，161，162，196，197.

［5］ 凌耀星.难经校注［M］.北京：人民卫生出版社，2013：75.

［6］ 段逸山，邹西礼.明洪武钞本金匮要略方［M］.上海：上海科学技术文献出版社，2011：25，135.

［7］ ［晋］王叔和.脉经［M］.北京：人民卫生出版社，2007：137.

［8］ ［晋］皇甫谧.针灸甲乙经［M］.北京：人民卫生出版社，2006：288－290.

［9］ 丁光迪.诸病源候论校注［M］.人民卫生出版社，2013：72，73.

［10］ ［唐］孙思邈.备急千金要方［M］.北京：人民卫生出版社，1955：43，307.

［11］ 高文柱.外台秘要方校注［M］.学苑出版社，2011：77.

［12］ ［宋］王怀隐.太平圣惠方［M］.北京：人民卫生出版社，1958：78.

［13］ ［宋］赵佶.圣济总录［M］.北京：人民卫生出版社，2013：539.

［14］ ［金］张子和.儒门事亲［M］.北京：人民卫生出版社，2005：209.

［15］ ［元］朱震亨.丹溪手镜［M］.北京：人民卫生出版社，1982：71，72.

［16］ ［明］吴昆.医方考［M］.张宽，等整理.北京：人民卫生出版社，2007：119.

［17］ ［明］楼英.医学纲目［M］.高登瀛，鲁兆麟点校.北京：人民卫生出版社，1987：1330.

［18］ ［明］王肯堂.证治准绳［M］.北京：人民卫生出版社，2001：206，1760.

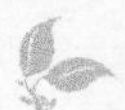

[19] [明]张介宾.景岳全书[M].北京：人民卫生出版社，2017：393.

[20] [明]李中梓.医宗必读[M].北京：人民卫生出版社，2006：426,427.

[21] [明]秦景明.症因脉治[M].北京：人民卫生出版社，2006：220.

[22] [清]吴澄.不居集[M].北京：人民卫生出版社，1998：574.

[23] [清]沈金鳌.杂病源流犀烛[M].李占永，李晓林校注.北京：中国中医药出版社，1994：90.

[24] [清]吴瑭.温病条辨[M].南京中医药大学温病教研室整理.北京：人民卫生出版社，2005：86,121.

[25] [清]林珮琴.类证治裁[M].李德新整理.北京：人民卫生出版社，2005：235,236.

[26] 国家技术监督局.中医临床诊疗术语：疾病部分[M].北京：中国标准出版社，1997：65.

[27] 中华中医药学会内科分会内科疾病名称规范研究组.中医内科疾病名称规范研究[M].北京：中医古籍出版社，2002：39.

[28] 中医药学名词审定委员会.中医药学名词[M].北京：科学出版社，2005：248.

[29] 李经纬，余瀛鳌，蔡景峰，等.中医大辞典[M].北京：人民卫生出版社，2004：242.

[30] 张伯臾.中医内科学[M].上海：上海科学技术出版社，1985：113.

[31] 施奠邦.中国传统医学[M]//胡乔木.中国大百科全书.北京：中国大百科全书出版社，1992：51.

[32] 谢观.中国医学大辞典[M].上海：商务印书馆，1921：351,352.

[33] [清]段玉裁.说文解字注[M].上海：上海古籍出版社，1988：134,347,388.

（郿守兰　高　驰）

4·002

中风

zhòng fēng

一、规范名

【汉文名】中风。

【英文名】apoplexy。

【注释】以突然昏仆，半身不遂，语言謇涩或失语，口舌㖞斜，偏身麻木为主要表现，并具有起病急，变化快，如风邪善行数变的特点的疾病。

二、定名依据

"中风"一词最早见于《难经》，但在这部书中，"中风"指的是广义"伤寒"下的一个证候类型。后世所指的狭义"中风"一义最早见于《金匮要略》。在此之前的称呼有薄厥、偏枯、偏风、仆击、暴厥、瘖俳、大厥、暴僵仆、卒中偏痹、卒口僻、痱、身偏不用、击仆偏枯等，但这些词汇都是在描摹"中风"的某一个特定症状，以此症状来代指该病。

自后世狭义"中风"的概念出现以后，其他名称有中风痱、中暴风、中缓风、卒中风瘫、急中风、瘫缓风、中柔风、风偏枯、风腲退、柔风、风亸曳、贼风偏枯、偏风口㖞、风癔、风痱、风懿、猥退风、摊缓风、中摊缓风、摊风、卒中摊缓风、急风中人、喑俳、左瘫右缓、卒中、猝中、卒中风、瘫痪风、瘫痪、僵仆、暗风、小中、卒暴僵仆、真中风、类中风、虚中风、实中、暴仆、左瘫右痪、腲腿风、风柔、风瘖、真风、类风、属风、非风、小中风、㖞僻、半肢风、内风、内中风、脑充血，这些词在不同的历史时期代表"中风"这一疾病的称谓，它们或描摹症状，或叙述疾病的程度，或揭示病因，或代表不同医家的不同理论学说特点，反映对"中风"这一疾病不同的认知阶段。

以上所有的名词术语中，将"中风"定为这一疾病的规范名，主要是因为狭义"中风"最早出现于《金匮要略》这部经典中，该书对后世的学术影响力较大，这一理论流传的年代较为悠久，而且书中是以"中风"的一组症候群与该病相对应的，而不是用某一个特定症状来完成对疾病特点的描述。"中风"这一疾病的临床表现较为复杂，单纯的某个症状仅能代表疾病不同阶段、不同程度的状态，难以达到用"最简洁的词语"与"复杂的含义"最好的结合，又较少歧义的这一效果。因而，"中风"这一术语表述，就较《内经》时代的术语对该病特点的概括，更加准确全面。而且后世并没有废弃这一用法，一直沿用至今，使得该词流传的广度以及在业内的约定俗成性较好，故而将其确定为规范名。

近现代规范确立以后，"中风"一词的术语规范性地位得以巩固和加强，在"中风"这一表达体系之下，可囊括历代关于这一疾病的所有名词术语表述，而这是任何一个其他的该病同义词都无法取代的。因此，其他同义词仅代表不同的历史时期，这一疾病的不同称谓，"中风"是这一疾病的规范名，在使用时不会产生分歧与疑义，语义传达准确无误。这一点对于临床的应用与普及来说，非常重要。

三、同义词

【曾称】"薄厥""偏枯""仆击""暴厥""痦俳""大厥""暴僵仆""卒中偏痹""僵仆""卒口僻""痱""身偏不用""击仆偏枯"(《内经》)；"中风痱"(《金匮要略》)；"中暴风""中缓风""卒中风瘫""急中风""瘫缓风""中柔风"(《肘后备急方》)；"风偏枯""风腲退""柔风""风亸曳""贼风偏枯""偏风口㖞""风癔""偏风"(《诸病源候论》)；"风痱""风懿""猥退风""风猥退"(《备急千金要方》)；"摊缓风""中摊缓风""摊风""卒中摊缓风"(《太平圣惠方》)；"急风中人""喑俳"(《圣济总录》)；"左瘫右缓""卒中"(《太平惠民和剂局方》)；"猝中"(《仁斋直指方》)；"卒中风"(《三因极一病证方论》)；"瘫痪风"(《普济本事方》)；"瘫痪"(《素问病机气宜保命集》)；"暗风"(《素问玄机原病式》)；"小中"(《世医得效方》)；"卒暴僵仆""真中风""类中风"(《医经溯洄集》)；"虚中风""实中"(《寿世保元》)；"暴仆"(《医方考》)；"左瘫右痪""腲腿风""风柔""风痦"(《医学纲目》)；"真风""类风""属风""非风""小中风"(《景岳全书》)；"㖞僻"(《医学正传》)；"半肢风"(《医贯》)；"内风"(《临证指南医案》)；"内中风""脑充血"(《医学衷中参西录》)。

四、源流考释

"中风者，风气中于人也"。[1]38 在中医理论的奠基之作《内经》成书之前，关于风病在文献中的记载，《左传・昭公元年》有如下记述："阴淫寒疾，阳淫热疾；风淫末疾，雨淫腹疾；晦淫惑疾，明淫心疾。"[2]917 表明西汉以前，人们已经意识到，风邪致病，可以导致四肢功能障碍的疾患。

《内经》时代，与"中风"相关名称的记载，广泛见于《素问》《灵枢》各章节，择其要者，列举如下。《素问・风论》："风之伤人也，或为寒热，或为热中，或为寒中，或为疠风，或为偏枯，或为风也，其病各异，其名不同"[3]161"风中五脏六腑之俞，亦为脏腑之风，各入其门户所中，则为偏风。风气循风府而上，则为脑风，风入系头，则为目风，眼寒。饮酒中风，则为漏风。入房汗出中风，则为内风。新沐中风，则为首风。久风入中，则为肠风飧泄。外在腠理，则为泄风"。[3]162 另外，该篇还论述了风气中于五脏，让人罹患的"肺风""心风""肝风""脾风""肾风"；风中于六腑中的胃，所导致的"胃风"。此外，在《素问・病能论》篇还有关于"酒风"的记载："有病身热解堕，汗出如浴，恶风少气，此为何病？岐伯曰：病名曰酒风"。[3]175 从《内经》上述的这些描述，可以看出这些名词概念，属广义的"中风"范畴，是风邪侵犯人体，引起的各种疾病。《内经》通过对风邪致病的各类论述，奠定了"风者，百病之长也"的理论基础。故在后世医家的内科学著作中，风病通常置于卷首位置，冠中医内科四大证"风""痨""鼓""膈"之首，揭示其具有致病的广泛性特点。

除广义"中风"的论述外，《内经》中还记述了后世狭义"中风"的很多病名概念。诸如《素

问·生气通天论》："汗出偏沮，使人偏枯"；[3]11《素问·阴阳别论》："三阳三阴发病，为偏枯痿易，四肢不举"；[3]37《灵枢·热病》："痱之为病也，身无痛者，四肢不收，智乱不甚，其言微知，可治，甚则不能言，不可治也"[4]57；《素问·本病论》："民病卒中偏痹，手足不仁"；[3]393《素问·大奇论篇第四十八》："暴厥者，不知与人言"；[3]181《素问·六元正纪大论》："耳鸣眩转，目不识人，善暴僵仆。"[3]332 以上是对于狭义"中风"症状的表述，言其会有或半身出汗，或四肢不举不收，或手足不仁，或昏不知人，或突然仆倒这样一类症状的外在表现。《内经》中还对这些临床表现的病因做出了分析，如在《素问·调经论》篇中的："血之与气并走于上，则为大厥。"[3]230《素问·生气通天论》："阳气者，大怒则形气绝，而血菀于上，使人薄厥。"[3]11 提示该病与气机运行的逆乱相关；《素问·通评虚实论》"凡治消瘅、仆击、偏枯、痿厥、气满发逆，肥贵人，则膏梁之疾也"[3]121，指出该病通常与患者体质与生活方式相关。其病机总为《灵枢·刺节真邪》所云："虚邪偏客于身半，其入深，内居荣卫，荣卫稍衰，则真气去，邪气独留，发为偏枯。"[4]131 抑或《灵枢·九宫八风》："其有三虚而偏中于邪风，则为击仆偏枯矣。"[4]136 亦即从"内虚邪中"立论。至于其病位，《灵枢·热病》中概述为："偏枯，身偏不用而痛，言不变，志不乱，病在分腠之间。"[4]57 此外，狭义"中风"所独有的临床表现特点，《内经》中亦有涉及，如《素问·脉解》："内夺而厥，则为瘖俳，此肾虚也。"[3]183 揭示"中风"有舌瘖不能语，足废不为用的表现特点，其病因为"内夺而厥或肾虚"。当"中风"一证仅局限在头面部时，发生的面部偏瘫，《灵枢·经筋》篇有这样的记载："足阳明之筋……卒口僻，急者目不合，热则筋纵，目不开。颊筋有寒，则急引颊移口；有热则筋弛纵缓，不胜收故僻。治之以马膏。"[4]43 即用马膏来治疗面瘫。

上述为《内经》时代的先民对于"中风"这一疾病的认识。那时"中风"一词虽然还没有在文本中出现，但对于这一疾病的认识已初具端倪，并且丰富全面，但那时后世所定义的狭义中风，还没有从风病的这一门类广泛的概念体系当中独立出来，只是作为风病概念中的一支而已。这时中风的病因体系主要为：① 外邪入侵，如"风之伤人也""虚邪偏客于身半"。② 脏腑经络气血虚衰："此肾虚也""营气稍衰""三阴三阳发病"。③ 气机乖戾："大怒则形气绝""血之与气并走于上"。④ 摄饮不当："肥贵人，则膏梁之疾"。体现出对于这一疾病，《内经》的病因思想为：既有外因，又有内因。

与《内经》时代相近的《难经》一书在第五十八难中，对中风有如下论述："伤寒有五，有中风，有伤寒，有湿温，有热病，有温病，其所苦各不同。"[5]174 可见，是将"中风"的概念放在伤寒之下，属五种伤寒中的一种，其范畴仍属广义中风。虽然它首先提出了"中风"之名，但其含义与后世的狭义"中风"不属于同一话语体系。

汉代张仲景在《金匮要略·中风历节病脉证并治》篇中提出的"中风"之名，可看作是狭义"中风"的最早出处，"夫风之为病，当半身不遂，或但臂不遂者，此为痹。脉微而数，中风使然"[6]17，"正气引邪，㖞僻不遂。邪在于络，肌肤不仁；邪在于经，即重不胜；邪入于腑，即不识人；邪入于脏，舌即难言，口吐涎"[6]17。其将病情按轻重分为中络、中经、入腑、入脏，这成为后世狭义"中风"分型论治的基础。《金匮要略》首次将"㖞僻不遂""肌肤不仁""重不胜""不识人""舌即难言""口吐涎"这一类症候群统合在一个疾病之中，这些症状描述也可将"中风"与"痹证"两病鉴别开来。该篇还引《古今录验》续命汤一方，云此方"治中风痱，身体不能自收，口不能言，冒昧不知痛处，或拘急不得转侧"。[6]20 由此可见，该篇所论述的"中风"确为狭义"中风"。虽然张仲景在"中风历节病脉证并治"这一篇中首次定义了狭义"中风"，但在《伤寒杂病论》中狭义"中风"的概念，并不是贯穿始终的。在《伤寒论》中，他提出了"六经中风"，即"太阳中风"

"阳明中风""少阳中风""太阴中风""少阴中风""厥阴中风",是后世"六经辨证"的始祖。在《金匮要略·五脏风寒积聚病脉证并治》篇中他阐释了"肺中风""肝中风""心中风""脾中风"的概念,从其内容的描述可知,仍为内经"五脏中风"概念的延续。

《中藏经》中对"中风"概念的阐释,同样受前代影响,为广义"中风"体系,大体分为两类,一类是"五脏中风"概念体系,如"心风""肝风""脾风""肾风""肺风";一类是因风邪引起的一系列的疾病,这其中包括狭义"中风"和其他的"风证"。但与前代所不同的是,《中藏经·风中有五生死论》篇还提出了两脏俱中风的概念,如"心脾俱中风,则舌强不能言也;肝肾俱中风,则手足不遂也"[7]13。而恰恰是这两个概念的表述,属狭义"中风"的概念。

东晋时期的《肘后备急方》《小品方》两书,根据"中风"病程进展的快慢,对"中风"有诸如"中暴风""中缓风""卒中风瘫""急中风""中柔风""瘫缓风"这样的称呼。列举如下:《肘后备急方·治卒中风诸急方》有"若中缓风,四支不收者"[8]68"若卒中风瘫,身体不自收,不能语,迷昧不知人者"[8]68"《经验方》治急中风目瞑牙噤,无门下药者"[8]69"《梅师方》疗瘫缓风,手足亸曳,口眼㖞斜,语言謇涩,履步不正"[8]70;《小品方·治中风瘖瘂不随痛肿诸方》:"羌活汤,治中柔风,身体疼痛,四支缓弱,欲作不随方。"[9]60 这些描述,可将这些不同的称谓划归至狭义"中风"的范畴里。

隋代重要医书《诸病源候论》,在"风诸病"篇下设中风、风口噤、风癔、风舌强不得语、风失音不语、贼风、风痉、风角弓反张、风口㖞、柔风、风痱、风腲腿、风偏枯、风四肢拘挛不可屈伸、风身体手中不随、风湿痹身体手足不随、风痹手足不随、风半身不随、偏风、风亸曳、风不仁、风湿痹、血痹、风惊悸等诸候。由此可知,隋代仍然延续《内经》以来广义中风的概念体系。诸风门下无所不包,反映其疾病分类体系尚未完善,仅找到了疾病的共性,都是由风邪引起的,但在由风邪引起的疾病这一大类之下,各小类间疾病共性与特异性的识别,还不明确,因而导致其类目设置的过于庞杂。"中风"还仅仅是"风诸病"下所属的一个证候。可见到了这一阶段,"中风"还没有上升到一个独立疾病这一层面上的认识。除"五脏中风"等延续前代旧说以外,书中出现了一些相当于狭义"中风"意义的新语汇,如"风偏枯""偏风""风腲退""柔风""风亸曳""贼风偏枯""偏风口㖞",等等。所谓"风偏枯者,由血气偏虚,则腠理开,受于风湿,风湿客于半身,在分腠之间,使血气凝涩,不能调养,久不瘥,真气去,邪气独留,则成偏枯"[1]39"偏风者,风邪偏客于身一边也"[1]41"风腲退者,四肢不收,身体疼痛,肌肉虚满,骨节懈怠,腰脚缓弱,不自觉知是也"[1]39"柔风之状,四肢不能收,里急不能仰"[1]39"风亸曳者,肢体弛缓不收摄也"[1]42"贼风偏枯,是体偏受风,风客于半身也"[1]240"偏风口㖞,是体虚受风,风入于夹口之筋也"[1]240。

唐代的重要医书《备急千金要方·诸风·论杂风状》篇有云:"中风大法有四,一曰偏枯,二曰风痱,三曰风懿,四曰风痹。偏枯者,半身不遂,肌肉偏不用而痛,言不变,智不乱,病在分腠之间""风痱者,身无痛,四肢不收,智乱不甚。言微可知则可治,甚则不能言,不可治。风懿者,奄忽不知人,咽中塞,窒窒然(《巢源》作噫噫然有声),舌强不能言,病在脏腑"[10]167,以上这段论述经常为后世医家在论述"中风"病时所引用。另外,在"五脏中风"之外,它还提出了"大肠中风"的概念:"卧而肠鸣不止。"[10]168 虽然属于新词汇,但仍是《内经》中风邪客于五脏六腑而致病的观念的接续。唐代医书一个显著特点是:俗体字的盛行,《千金》《外台》亦如是,例如《诸病源候论》中的"风腲退"在《备急千金要方》《千金翼方》《外台秘要》中或写作"猥退风",或写作"风猥退",为因声寄义,通假互换的一种语言表达方式。

宋代,这一时期的医籍特点主要是方书的大量涌现,包括三大官修和很多个人的方书著作。而这些方书总会将其所治疗疾病的特点与疾病的名称一一列出,这样就可以借此看出同一疾病的其他不同语言风貌是如何在医籍中得以体现的。如《太平惠民和剂局方》的"三生饮治卒中"[11]28,"太岳活血丹治左瘫右缓"[11]212;《太平圣惠方》中的"治摊缓风""治中摊缓风""摊风""卒中摊缓风";《圣济总录》中的"急风中人""喑俳"(即"瘖痱"或"瘖俳");《仁斋直指方》中的"治一切猝中"[12]43;《三因极一病证方论》中的"卒中风";《普济本事方》中的"瘫痪风"。宋代这一时期,对"中风"这一名词发展的贡献主要在于新词在量这方面的增长,而鲜见新的中风理论的提出。

儒之门户分于宋,医之门户分于金元。自金元始,虽然关于"中风"病名的新词汇在量的增长上并没有止步,但其真正对于"中风"这一疾病的认识在学术史上的贡献,主要体现在新理论的争鸣这一点上。关于新词汇的情况,诸如《素问病机气宜保命集·中风论》中的"四肢不举,俗曰瘫痪"[13]45、《素问玄机原病式·火类》中的"筋骨不用,卒倒而无所知,是为僵仆也……至微者,但眩瞑而已,俗云暗风"[14]30,可知"暗风"实际上就是中风先兆在古代的一种称呼。再如《世医得效方·风科·中风要说》曰:"若风归手足,名曰小中。"[15]430

关于"中风"概念新理论的提出,则主要以刘完素、李东垣、朱丹溪与王履为代表人物,主要是围绕中风病因而展开。刘完素为金元四家"寒凉派"的代表人物,主张"火热论",认为"六气皆从火化"。他在《素问玄机原病式·火类》篇中指出:"所以中风瘫痪者,非谓肝木之风实甚而卒中也,亦非外中于风尔。由乎将息失宜而心火暴甚,肾水虚衰不能制之,则阴虚阳实而热气怫郁,心神昏冒,筋骨不用而卒倒而无所知也。"[14]31 力主"心火暴甚"。李东垣为金元四家"补土派"的代表人物,他的主要学术观点是"内伤脾胃,百病由生",他对"中风"病的认识,反映在《医学发明·中风有三》篇中的如下论述:"中风者,非外来风邪,乃本气病也。凡人年逾四旬,气衰者多有此疾,壮岁之际无有也。"[16]42 主张"内伤致病"。而朱丹溪为金元四家"滋阴派"的代表人物,他的主要观点为"湿热相火为病甚多",他对于"中风"病的认识,主要体现在《丹溪心法·中风一》:"《内经》以下,皆谓外中风邪,然地有南北之殊,不可一途而论……西北二方,亦有真为风所中者,但极少尔。东南之人,多是湿土生痰,痰生热,热生风也。"[17]15 主张"痰热生风"。元代的王履首先提出"真中"与"类中"的病名与概念,其在《医经溯洄集·中风辨》中有如下阐述:"人有卒暴僵仆,或偏枯,或四肢不举,或不知人,或死,或不死者,世以中风呼之,而方书亦以中风治之,河间主乎火,东垣主乎气,彦修主乎湿,反以风为虚象,而大异于昔人矣。昔人三子之论,皆不可偏废,但三子以相类中风之病,视为中风而立论,故使后人狐疑而不能决。殊不知因于风者,真中风也;因于火、因于气、因于湿者,类中风而非中风也。三子所论者,自是因火、因气、因湿而为暴病暴死之证,与风何相干哉?辨之为风,则从昔人以治;辨之为火、气、湿,则从三子以治。如此,庶乎析理明而用法当矣。惟其以因火、因气、因湿之证,强引风而合论之,所以真伪不分,而名实相紊,若以因火、因气、因湿证分出之,则真中风病彰矣。"[18]53 简言之,王履的观点是,"因于风者,真中风也;因于火、因于气、因于湿者,类中风而非中风也",将"风证"划分为"真中风""类中风"两类。这在"中风"病的认识发展史上,是一个具有里程碑意义的关键点。

金元以前多以"内虚邪中"立论,邪气主要指"风邪"。金元时期,突出以"内风"立论,可谓中风病因学说上一大转折。刘河间力主"心火暴甚";李东垣认为"本气自病";朱丹溪主张"湿痰生热"。王履从病因学角度归类,提出"真中""类中"的概念。金元时期,从病因学说的角度对“中风”病提出了新的认识，并且由此也产生了与这些学说相关的新名称，正是在这些新名词的基础之上，逐渐产生了后世狭义“中风”的概念，并将“中风”从“风病”这一广泛的概念体系之中独立出来。

此外，罗天益在《卫生宝鉴·中风门·中风见证》中指出：“凡人初觉大指次指麻木不仁或不用者，三年内有中风之疾也。”[19]68 为中风先兆的预防奠定了理论基础。宋元时期太医局还设置了“风科”，作为医学分科的一个门类，反映出当时的医学教育机构对“风病”的高度重视。

明清时期，是“中风”病理论的推进与大发展时期。新词的出现仍在继续，但已不是这一时期的主要内容。新理论的不断创新、新认识的不断深入、与随之而来的新概念的产生、其他具有一定相似度的疾病与“中风”病相互鉴别的逐步完善，才是这一时期“中风”概念史的重大意义之所在。

“中风”一词在这一时期医学文献中的各种表现形式如下：《寿世保元》中的“虚中风”“实中”；《奇效良方》对《风论》中“八风”的阐释，以及对“八风”中的“内风”，亦名之曰“劳风”；《医方考》中的“暴仆”；《秘传证治要诀及类方》中的“哑风”；《医学纲目》中的“左瘫右痪”“腲腿风”“风柔”“风痱”；《景岳全书》中的“小中风”；《医学正传》中的“喎僻”；《医贯》中的“半肢风”；《医学衷中参西录》中的“内中风”等，这些都是这一时期“中风”一词在文献中的不同称谓。

明代的王肯堂在《证治准绳·杂病·诸中门·中风》篇中指出“中风要分阴阳”：“阴中颜青脸白，痰厥喘塞，昏乱眩晕，喎斜不遂，或手足厥冷不知人，多汗；阳中脸赤如醉怒，牙关紧急，上视，强直掉眩。”[20]15 李中梓在《医宗必读·真中风》篇中将“中风”明确分为闭、脱二证：“凡中风昏倒……最要分别闭与脱二证明白。如牙关紧闭，两手握固，即是闭证；若口开心绝，手撒脾绝，眼合肝绝，遗尿肾绝，声如鼾肺绝，即是脱证。”[21]221 以上是将“中风”这一大的概念，根据实际的临床情况，继续往下细分。

明清时期，对中风理论贡献最大者，当非张景岳莫属。他提出“内伤积损”说，立“属风”“非风”一门，对后世影响很大。其在《景岳全书》之“论中风属风”篇云：“风有真风、类风，不可不辨。凡风寒之中于外者，乃为风邪……其有不由外感而亦名为风者，如病机所云：诸暴强直，皆属于风；诸风掉眩，皆属于肝之类，是皆属风而实非外中之风也”“有所中者谓之中，无所中者谓之属”“真风者，外感之表证也；属风者，内伤之里证也，即厥逆内夺之属也。”[22]223 其实质就是王履的“真中”与“类中”观念的延续，然张介宾仍觉此论述还不够彻底与“风证”划清界限，索性将“属风”一词，换成“非风”的称呼，其在《景岳全书·从集·杂证谟·非风·论正名》篇中有如下论述：“非风一证，即时人所谓中风证也。此证多见卒倒，卒倒多由昏愦，本皆内伤积损颓败而然，原非外感风寒所致，而古今相传，咸以中风名之，其误甚矣。故余欲易去中风二字，而拟名类风，又欲拟名属风。然类风、属风，仍与风字相近，恐后人不解，仍尔模糊，故单用河间、东垣之意，竟以非风名之。庶乎使人易晓，而知其本非风证矣。”[22]231 至此，“中风”完成了从“风病”这一大概念下的一个证候，上升为一个“病名”而独立存在。

还有一类观点，则将狭义“中风”的概念更往前推进了一步。《医学正传·中风》：“曰卒中，曰暴仆，曰暴喑，曰蒙昧，曰喎僻，曰瘫痪，曰不省人事，曰语言謇涩，曰痰涎壅盛，其为中风之候不过如此，无此候者非中风之病也。”[23]28 这一观点指出了后世狭义“中风”的本质：无论其因是否因“风邪”而起，只要具有上述症候群的出现，即可诊断命名为“中风”。

从早期的“五脏中风”理论中，又分化出一支，这一理论只强调“肝”在“中风”发病过程中的特殊意义，如《证治要诀·诸中门·中风》中论曰：“五脏虽皆有风，而犯肝经为多，盖肝主筋属木，风易入之，各从其类”[24]3。叶天士又进一

步阐述“内风旋动”说，即“肝风内动”的发病机制，其在《临证指南医案·中风》篇下华岫云按曰：“今叶氏发明内风，乃身中阳气之变动，肝为风脏，因精血衰耗，水不涵木，木少滋荣，故肝阳偏亢，内风时起。”[25]11 这一理论，使得后世对于“中风”病的认识，多从“内风”立论。

医学的西学东渐之后，始知中风为脑出血、脑梗死一类的脑血管疾病。中西汇通学派的代表人物张锡纯在其作《医学衷中参西录·治内外中风方》篇云：“内中风之证，曾见于《内经》，而《内经》初不名为内中风，亦不名为脑充血，而实名之为煎厥、大厥、薄厥。”[26]464 由此可见，西医理论对当时的中医所产生的影响，在他们的著作当中，也不乏将外来的理论与概念直接对应并嵌套于本国的理论体系中去，所谓“西学为体，中学为用”。而这一现象，到了民国以至于现今，已变得十分普遍了。

关于“中风”与他病的鉴别，诸如“厥证”，《医宗金鉴·杂病心法要诀·类中风总括》篇中指出，二者虽均有“突然昏仆，不省人事”，这是其相同的症状特点，但是“中风”与“厥证”的鉴别要点主要为“辨在㖞斜偏废间”[27]847。是否有“半身不遂，口眼㖞斜”这一类的中风后遗症，不仅是“中风”与“厥证”的鉴别要点，同时也是中风与眩晕、痉病、痿病相互区别的关键。另《医学纲目》还提到了“痱”与“痿”之间的鉴别点：“痱病发于击仆之暴，痿病发于怠惰之渐也。凡此皆明痱与痿，明是两疾也。”[28]300

此外，《证治汇补》在“预防中风”篇提出“中风先兆”的概念及预防“中风”的方法：“平人手指麻木，不时眩晕，乃中风先兆，须预防之，宜慎起居，节饮食，远房帏，调情志”[29]5。在“中风”治疗上，近代医家张山雷在总结前人张伯龙《雪雅堂医案》的基础上，结合西医理论，以镇肝息风为治疗大法。王清任又专以“气虚”立论，创制“补阳还五汤”这一名方治疗偏瘫。以“中风”命名的两部重要著作分别为：清代熊笏所撰的《中风论》、清末民国年间张山雷的《中风斠诠》。

随着近现代行业规范与标准的建立，“中风”这一病名，不再是多种疾病的共用称呼，而是将其概念逐渐缩小，特指西方医学所说的“脑出血”“脑梗死”所致的脑血管意外一类的疾病。这是疾病与其名称相对应的规范性、确定性、科学性的大势所趋，统一的定名有利于行业内学术规范体系的建立。这类行业规范性的代表作所规定的“中风”一词的定义，诸如《中医药学名词》(2010)：“以突然昏仆，半身不遂，语言謇涩或失语，口舌㖞斜，偏身麻木为主要表现，并具有起病急，变化快，如风邪善行数变的特点的疾病。”[30]41 这一概念，是近现代“中风”临床应用规范性的定义。沿用此定义的其他具有行业规范性质的著作还有《中国中医药学主题词表》《中国大百科全书·中医学》《中国中医药学术语集成·基础理论与疾病》《中国医学百科全书·中医内科学》，以及自五版以后各版本的《中医内科学》教材，都在使用这一定义体系，只是语言表达上的大同小异而已。

还有一类中医药名词专著，它们在关注近现代临床应用的同时，回溯“中风”一词在历史上的应用，将历史上“中风”作为病名曾有过的用法，也收录在内，例如《中医大辞典》：“1. 又名卒中。指卒暴昏仆，不省人事，或突然口眼㖞斜，半身不遂，言语謇涩的病证。2. 指外感风邪的病证。是太阳表证之一”[31]266；《中医药常用名词术语辞典》：“中风：1. 疾病。即中风病。2. 证候。(1) 出《难经·第五十八难》，属广义伤寒。外感风邪引起的表虚证。(2) 见《伤寒论·辨太阳病脉证并治》，太阳中风证”“中风病：疾病。出《金匮要略·中风历节》。又称卒中、中风。突然昏仆、言语謇涩或失语，半身不遂，口舌歪斜，偏身麻木为主症，并具有起病急，变化快，如风邪善行数变的特点的疾病”[32]51；《中医词释》：“中风：1. 人体为病邪所中，出现发热，头痛，汗出恶风、脉浮缓等感冒症状。2. 又称‘卒中’。以突然昏仆、不省人事，或突然发生半身不遂、口眼歪斜、言语不利为主证的证候”[33]78。

凡诊诸病，必先宜正名。中风之病，古书多冠于诸病之首，以其为人之大病也。宋以前医籍多是以“内虚邪中”立论。迄于金元，刘完素主“火”、李东垣主“气”、朱丹溪主“湿”。古人论中风者，言其证也。三先生论中风者，言其因，皆是“内因立论”。王履将“中风”分为“真中”与“类中”，将外因与内因所致“中风”相区别。到了明代，张景岳提出了“真风”“类风”“属风”“非风”的概念，强调非外感所致的“中风”病。而《医学正传》则将其概念更往前推进了一步，通过一类症候群定义“中风”的概念，不问其是否由“风邪”引起，亦不问是外因致病还是内因致病，抛弃了通过病因来定义“中风”的思路。戴思恭与叶天士则突出“肝风”在中风发病中所起到的作用。随着西风东渐的影响，西医学的术语开始进入了中医学的理论体系之中，类似“脑充血”一类的称谓，已见于中医关于“中风”病的阐述之中。明清时期关于“中风”病在预防、治疗、鉴别等方面的理论发展，也取得了长足的进步，清末还出现了以“中风”来命名的专著，专门讨论这一疾病。随着近现代行业规范体系的建立与完善，“中风”病的确诊已然非常明确，不再使用以往“中风”一词多种定义并存的概念体系，专指特指由脑血管意外所引起的一类内科疾病，这种名词概念上升为这一疾病目前的主流意识形态。由于中医除具科技性的一面，还有其历史性的一面，这使得中医工作者在回溯经典时，还需要理解“中风”一词在不同的历史时期，所表达的不同的含义。因此，还有一部分名词性专著保留了古代关于“中风”一词不同内涵的相关记载。

在历史与今天的穿梭之中，以“中风”一词的演化为例，管窥中医药学科名词含义的古今之变，从而更加深刻地理解从祖先到我们，是如何一步一步地迈向今天，进而完成对“中风”这一疾病的认知历程。

五、文献辑录

《左传·昭公元年》：“阴淫寒疾，阳淫热疾；风淫末疾，雨淫腹疾；晦淫惑疾，明淫心疾”。[2]917

《灵枢·经筋》：“足阳明之筋……卒口僻，急者目不合，热则筋纵，目不开。颊筋有寒，则急引颊移口；有热则筋弛纵缓，不胜收故僻。治之以马膏。”[4]43

“热病”：“痱之为病也，身无痛者，四肢不收，智乱不甚，其言微知，可治，甚则不能言，不可治也。”“痱之为病也，身无痛者，四肢不收，智乱不甚，其言微知，可治，甚则不能言，不可治也。”“偏枯，身偏不用而痛，言不变，志不乱，病在分腠之间。”[4]57

“刺节真邪”：“虚邪偏客于身半，其入深，内居荣卫，荣卫稍衰，则真气去，邪气独留，发为偏枯。”[4]131

“九宫八风”：“其有三虚而偏中于邪风，则为击仆偏枯矣。”[4]136

《素问·生气通天论》：“汗出偏沮，使人偏枯。”“阳气者，大怒则形气绝，而血菀于上，使人薄厥。”[3]11

“阴阳别论”：“三阳三阴发病，为偏枯痿易，四肢不举。”[3]37

“脉解”：“内夺而厥，则为瘖俳，此肾虚也。”[3]183

“风论”：“风之伤人也，或为寒热，或为热中，或为寒中，或为疠风，或为偏枯，或为风也，其病各异，其名不同。”[3]161“风中五脏六腑之俞，亦为脏腑之风，各入其门户所中，则为偏风。风气循风府而上，则为脑风，风入系头，则为目风，眼寒。饮酒中风，则为漏风。入房汗出中风，则为内风。新沐中风，则为首风。久风入中，则为肠风飧泄。外在腠理，则为泄风。”[3]162

“病能论”：“有病身热解堕，汗出如浴，恶风少气，此为何病？岐伯曰：病名曰酒风。”[3]175

“本病论”：“暴厥者，不知与人言。”[3]181“民病卒中偏痹，手足不仁。”[3]393

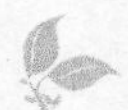

“六元正纪大论”：“耳鸣眩转，目不识人，善暴僵仆。”[3]332

“调经论”：“血之与气并走于上，则为大厥。”[3]230

“通评虚实论”：“凡治消瘅、仆击、偏枯、痿厥、气满发逆，肥贵人，则膏粱之疾也。”[3]121

《难经·五十八难》：“伤寒有五，有中风，有伤寒，有湿温，有热病，有温病，其所苦各不同。”[5]174

《金匮要略·中风历节病脉证并治》：“夫风之为病，当半身不遂，或但臂不遂者，此为痹。脉微而数，中风使然。”“正气引邪，喎僻不遂。邪在于络，肌肤不仁；邪在于经，即重不胜；邪入于腑，即不识人；邪入于脏，舌即难言，口吐涎。”[6]17“治中风痱，身体不能自收，口不能言，冒昧不知痛处，或拘急不得转侧。”[6]20

《中藏经·风中有五生死论》：“心脾俱中风，则舌强不能言也；肝肾俱中风，则手足不遂也。”[7]13

《肘后备急方·治卒中风诸急方》：“若中缓风，四支不收者。”“若卒中风瘫，身体不自收，不能语，迷昧不知人者。”[8]68

“《经验方》：‘治急中风目瞑牙噤，无门下药者。’”[8]69“《梅师方》疗瘫缓风，手足亸曳，口眼喎斜，语言謇涩，履步不正。”[8]70

《小品方·治中风瘖瘂不随痛肿诸方》：“羌活汤，治中柔风，身体疼痛，四支缓弱，欲作不随方。”[9]60

《诸病源候论》：“中风者，风气中于人也。”[1]38“风偏枯者，由血气偏虚，则腠理开，受于风湿，风湿客于半身，在分腠之间，使血气凝涩，不能调养，久不瘥，真气去，邪气独留，则成偏枯。”“风腲退者，四肢不收，身体疼痛，肌肉虚满，骨节懈怠，腰脚缓弱，不自觉知是也。”“柔风之状，四肢不能收，里急不能仰。”[1]39“偏风者，风邪偏客于身一边也。”[1]41“风亸曳者，肢体弛缓不收摄也”[1]42“贼风偏枯，是体偏受风，风客于半身也”“偏风口喎，是体虚受风，风入于夹口之筋也。”[1]240

《备急千金要方·诸风·论杂风状》：“中风大法有四，一曰偏枯，二曰风痱，三曰风懿，四曰风痹。偏枯者，半身不遂，肌肉偏不用而痛，言不变，智不乱，病在分腠之间。”“风痱者，身无痛，四肢不收，智乱不甚。言微可知则可治，甚则不能言，不可治。风懿者，奄忽不知人，咽中塞，窒窒然，舌强不能言，病在脏腑”[10]167“卧而肠鸣不止。”[10]168

《素问病机气宜保命集·中风论》：“四肢不举，俗曰瘫痪。”[13]45

《素问玄机原病式·火类》：“筋骨不用，卒倒而无所知，是为僵仆也……至微者，但眩瞑而已，俗云暗风。”[14]30“所以中风瘫痪者，非谓肝木之风实甚而卒中也，亦非外中于风尔。由乎将息失宜而心火暴甚，肾水虚衰不能制之，则阴虚阳实而热气怫郁，心神昏冒，筋骨不用而卒倒而无所知也。”[14]31

《世医得效方·风科·中风要说》：“若风归手足，名曰小中。”[15]430

《医学发明·中风有三》：“中风者，非外来风邪，乃本气病也。凡人年逾四旬，气衰者多有此疾，壮岁之际无有也。”[16]42

《丹溪心法·中风一》：“《内经》以下，皆谓外中风邪，然地有南北之殊，不可一途而论……西北二方，亦有真为风所中者，但极少尔。东南之人，多是湿土生痰，痰生热，热生风也。”[17]15

《医经溯洄集·中风辨》：“人有卒暴僵仆，或偏枯，或四肢不举，或不知人，或死，或不死者，世以中风呼之，而方书亦以中风治之，河间主乎火，东垣主乎气，彦修主乎湿，反以风为虚象，而大异于昔人矣。昔人三子之论，皆不可偏废，但三子以相类中风之病，视为中风而立论，故使后人狐疑而不能决。殊不知因于风者，真中风也；因于火、因于气、因于湿者，类中风而非中风也。三子所论者，自是因火、因气、因湿而为暴病暴死之证，与风何相干哉？辨之为风，则从昔人以治；辨之为火、气、湿，则从三子以治。

如此，庶乎析理明而用法当矣。惟其以因火、因气、因湿之证，强引风而合论之，所以真伪不分，而名实相紊，若以因火、因气、因湿证分出之，则真中风病彰矣。”[18]53

《卫生宝鉴·中风门·中风见证》：“凡人初觉大指次指麻木不仁或不用者，三年内有中风之疾也。”[19]68

《证治准绳·杂病·诸中门·中风》：“阴中颜青脸白，痰厥喘塞，昏乱眩晕，㖞斜不遂，或手足厥冷不知人，多汗；阳中脸赤如醉怒，牙关紧急，上视，强直掉眩。”[20]15

《医宗必读·真中风》：“凡中风昏倒……最要分别闭与脱二证明白。如牙关紧闭，两手握固，即是闭证；若口开心绝，手撒脾绝，眼合肝绝，遗尿肾绝，声如鼾肺绝，即是脱证。”[21]221

《景岳全书·论中风属风》：“风有真风、类风，不可不辨。凡风寒之中于外者，乃为风邪……其有不由外感而亦名为风者，如病机所云：诸暴强直，皆属于风；诸风掉眩，皆属于肝之类，是皆属风而实非外中之风也”，“有所中者谓之中，无所中者谓之属。”“真风者，外感之表证也；属风者，内伤之里证也，即厥逆内夺之属也。”[22]223

“从集·杂证谟·非风·论正名”：“非风一证，即时人所谓中风证也。此证多见卒倒，卒倒多由昏愦，本皆内伤积损颓败而然，原非外感风寒所致，而古今相传，咸以中风名之，其误甚矣。故余欲易去‘中风’二字，而拟名类风，又欲拟名属风。然类风、属风，仍与风字相近，恐后人不解，仍尔模糊，故单用河间、东垣之意，竟以非风名之。庶乎使人易晓，而知其本非风证矣。”[22]231

《医学正传·中风》：“曰卒中，曰暴仆，曰暴喑，曰蒙昧，曰㖞僻，曰瘫痪，曰不省人事，曰语言謇涩，曰痰涎壅盛，其为中风之候不过如此，无此候者非中风之病也。”[23]28

《证治要诀·诸中门·中风》：“五脏虽皆有风，而犯肝经为多，盖肝主筋属木，风易入之，各从其类。”[24]3

《临证指南医案·中风》：“今叶氏发明内风，乃身中阳气之变动，肝为风脏，因精血衰耗，水不涵木，木少滋荣，故肝阳偏亢，内风时起。”[25]11

《医学衷中参西录·治内外中风方》：“内中风之证，曾见于《内经》，而《内经》初不名为内中风，亦不名为脑充血，而实名之为煎厥、大厥、薄厥。”[26]464

《医学纲目》：“痱病发于击仆之暴，痿病发于怠惰之渐也。凡此皆明痱与痿，明是两疾也。”[28]300

《证治汇补·预防中风》：“平人手指麻木，不时眩晕，乃中风先兆，须预防之，宜慎起居，节饮食，远房帏，调情志。”[29]5

《中医药学名词》（2010）：“以突然昏仆，半身不遂，语言謇涩或失语，口舌㖞斜，偏身麻木为主要表现，并具有起病急，变化快，如风邪善行数变的特点的疾病。”[30]41

《中医大辞典》：“1. 又名卒中。指卒暴昏仆，不省人事，或突然口眼㖞斜，半身不遂，言语謇涩的病证。2. 指外感风邪的病证。是太阳表证之一。”[31]266

《中医药常用名词术语辞典》：“中风：1. 疾病。即中风病。2. 证候。（1）出《难经·第五十八难》，属广义伤寒。外感风邪引起的表虚证。（2）见《伤寒论·辨太阳病脉证并治》，太阳中风证。”“中风病：疾病。出《金匮要略·中风历节》。又称卒中、中风。突然昏仆、言语謇涩或失语，半身不遂，口舌歪斜，偏身麻木为主症，并具有起病急，变化快，如风邪善行数变的特点的疾病。”[32]51

《中医词释》：“中风：1. 人体为病邪所中，出现发热，头痛，汗出恶风、脉浮缓等感冒症状。2. 又称‘卒中’。以突然昏仆、不省人事，或突然发生半身不遂、口眼歪斜、言语不利为主证的证候。”[33]78

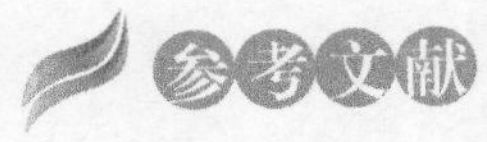

［1］［隋］巢元方. 诸病源候论［M］. 北京：华夏出版社，2008：38－41，240.

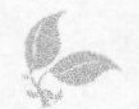

［2］ 李梦生. 左传译注[M]. 上海：上海古籍出版社，1998：917.
［3］ 未著撰人. 黄帝内经素问[M]. 北京：人民卫生出版社，2012：11，37，121，161，162，175，181，183，230，332，393.
［4］ 未著撰人. 灵枢经[M]. 北京：人民卫生出版社，2012：43，57，131，136.
［5］ [战国] 秦越人. 黄帝八十一难经[M]. 北京：学苑出版社，2007：174.
［6］ [汉] 张仲景. 金匮要略[M]. 北京：人民卫生出版社，2005：17，20.
［7］ 未著撰人. 中藏经[M]. 谭春雨整理. 北京：人民卫生出版社，2007：13－15.
［8］ [晋] 葛洪. 葛洪肘后备急方[M]. 北京：人民卫生出版社，1963：68，70.
［9］ [南北朝] 陈延之. 小品方[M]. 北京：中国中医药出版社，1995：60.
［10］ [唐] 孙思邈. 备急千金要方[M]. 北京：华夏出版社，2008：167，168.
［11］ [宋] 太平惠民和剂局. 太平惠民和剂局方[M]. 北京：人民卫生出版社，2007：28，212.
［12］ [宋] 杨士瀛. 仁斋直指方论[M]. 福州：福建科学技术出版社，1989：43.
［13］ [金] 刘完素. 素问病机气宜保命集[M]. 北京：人民卫生出版社，2005：45.
［14］ [金] 刘完素. 素问玄机原病式[M]. 北京：人民卫生出版社，2005：30，31.
［15］ [元] 危亦林. 世医得效方[M]. 北京：人民卫生出版社，2006：430.
［16］ [宋] 李杲. 医学发明[M]. 北京：人民卫生出版社，1959：42，43.
［17］ [元] 朱丹溪. 丹溪心法[M]. 北京：中国中医药出版社，2008：15.
［18］ [元] 王履. 医经溯洄集[M]. 北京：人民卫生出版社，1993：53－56.
［19］ [元] 罗天益. 卫生宝鉴[M]. 北京：中国中医药出版社，2007：68.
［20］ [明] 王肯堂. 证治准绳[M]. 北京：人民卫生出版社，2001：15.
［21］ [明] 李中梓. 医宗必读[M]. 北京：人民卫生出版社，2006：221.
［22］ [明] 张介宾. 景岳全书[M]. 北京：人民卫生出版社，2007：223，231.
［23］ [明] 虞抟. 医学正传[M]. 北京：中医古籍出版社，2002：28，29.
［24］ [明] 戴原礼. 秘传证治要诀及类方[M]. 北京：人民卫生出版社，2006：3.
［25］ [清] 叶天士. 临证指南医案[M]. 北京：人民卫生出版社，2006：11.
［26］ [清] 张锡纯. 医学衷中参西录[M]. 北京：人民卫生出版社，2006：464.
［27］ [清] 吴谦. 医宗金鉴[M]. 北京：人民卫生出版社，2004：847.
［28］ [明] 楼英. 医学纲目[M]. 北京：人民卫生出版社，1987：300.
［29］ [清] 李用粹. 证治汇补[M]. 北京：人民卫生出版社，2006：5.
［30］ 中医药学名词审定委员会. 中医药学名词[M]. 北京：科学出版社，2011：41.
［31］ 李经纬，余瀛鳌，蔡景峰，等. 中医大辞典[M]. 北京：人民卫生出版社，2011：266.
［32］ 李振吉. 中医药常用名词术语辞典[M]. 北京：中国中医药出版社，2001：51，52.
［33］ 徐元贞. 中医词释[M]. 郑州：河南科学技术出版社，1983：78，79.

（高　驰）

4・003

呕吐

ǒu tù

一、规范名

【汉文名】呕吐。

【英文名】vomiting。

【注释】以胃中之物从口吐出为主，常伴胃脘痞闷不适，恶心等表现的疾病。

二、定名依据

“呕吐”最早见于《内经》，该书详细论述了“呕吐”的病因病机、症状特点，并有“呕逆”“呕涌”“噫呕”“喘呕”“呕”的记载；张仲景在《金匮要略》中，将呕吐病设专篇进行论述，从病因病机、证候、辨证论治上对呕吐病进行了详细的阐述，并提出“干呕”“胃反”之名；后期孙思邈提出“漏气”“走哺”之名；陈无择提出“寒呕”“热呕”“痰呕”“食呕”“血呕”“气呕”等病名；成无己称“呕”为“啘”。

随着对“呕吐”病认识的深入，医家们规范了“呕吐”的病名，前人所提出的“呕逆”“走哺”“啘”等病名多不再应用。而“干呕”“胃反”等则按照一个独立的疾病进行论述。很多医家都认为“呕吐”二字不应分开论述。

辞典类工具书如《中医药常用名词术语辞典》以“呕吐”作为正名。已经广泛应用于中医药学文献的标引和检索的《中国中医药学主题词表》也以“呕吐”作为正式主题词。2005年由全国科学技术名词审定委员会审定公布的《中医药学名词》以“呕吐”作为规范名，现代有代表性的教材如《中医内科学》等也以“呕吐”作为规范病名。说明“呕吐”作为中医内科疾病的规范名已成为共识。

三、同义词

【曾称】“呕逆”“呕涌”“嚏呕”“喘呕”“呕”（《内经》）；“干呕”“胃反”（《金匮要略》）；“漏气”“走哺”（《备急千金要方》）；“啘”（《伤寒明理论》）；“寒呕”“热呕”“痰呕”“食呕”“血呕”“气呕”（《三因极一病证方论》）。

四、源流考释

呕吐病名源于秦汉时期，《诗经》中就有关于呕吐的记载，如《诗经·大雅》：“柔则茹之，刚则吐之。”[1]48 其中“吐”字是吐法的意思，这也是关于吐法的最早记载。《左传》中记载了呕血的症状，如《左传·哀公二年》：“简子曰：‘吾伏弢呕血，鼓音不衰。’”[2]392 这些文献中记载的“吐”“呕”，均是指东西从嘴里吐出的一类疾病。

“呕吐”一词，最早见于《内经》。《黄帝内经素问·六元正纪大论》：“少阳司天之政，气化运行先天……其病热郁于上，咳逆呕吐。”[3]158 除此之外，《内经》中还提出了如“呕逆”“呕涌”“嚏呕”“喘呕”“呕”等，认为呕吐可由寒气、火热、湿浊、饮食以及胆气犯胃等引起。《黄帝内经素问·脉解》曰：“太阴……所谓食则呕者，物盛满而上溢，故呕也。”[3]97 其病机为阳明气逆所致，呕吐的病位主要在脾胃，与肝、胆等诸脏腑密切相关，并指出呕吐的治疗为刺少阳血络。

《神农本草经》记载了葛根、铅丹、大戟、恒山等四味治疗呕吐的药物。如卷三：“葛根，一名鸡齐根。味甘，平，无毒。治消渴，身大热，呕吐，诸痹。起阴气，解诸毒，葛谷，治下利十岁以上。”[4]224

张仲景对呕吐的认识继承了《内经》的学术思想，在《伤寒论》《金匮要略》两书中详细论述了呕吐的病因、病机、治法、禁忌。认为引起呕吐的原因有外邪犯胃、胃肠实热、脾胃虚寒，痰饮阻滞、误治失治、蛔虫上隔等。诸多病理因素或单独或夹杂伤胃而导致胃气上逆，发生呕吐。对于呕吐病证的论治，从六经的角度出发中，具有明显的六经辨证体系特征，并与相应的脏腑病位密切相关，论呕吐主要包括干呕、呕吐、欲呕吐、呕多、呕逆、吐逆、吐利、吐脓血、吐涎沫、吐蛔、胃反等[5]268-272。《金匮要略》中列有“呕吐哕下利病脉证”专篇。张仲景在《伤寒论》和《金匮要略》中所载与呕吐相关的方剂共有29首，如葛根加半夏汤、吴茱萸汤、理中汤、栀子生姜豉汤、小柴胡汤等，或解表或和解，或清热或温中，或利水或补益。[6]94“呕吐”一病在仲景论述中占有重要位置，其理法方药为后世所推崇，确实给后世医家以深远影响。

晋隋唐时期，呕吐病在病名上有所补充，出现了“漏气”和“走哺”等病名，并且论述了呕与吐的区别。在病机上以脏腑为核心加以讨论，认为呕吐的病机主要是脾胃虚弱。在治法上出现了导引法、针灸法等一些行之有效的方法。这些理论上的创新为后世呕吐病的发展奠定了基础。此期医家对本病的病因病机较前有所发挥，如王叔和补充了呕吐的病因有心中风和冬时发汗;《中藏经》从脏腑虚实病机入手,指出呕吐可见于五脏虚证,除五脏之虚外,心、脾、胃等脏腑的实证也可导致呕吐[7]35;《诸病源候论》对引起呕吐病的原因进行了归纳说明,认为呕吐病因主要有脾胃虚弱、胃热或胃虚冷、伤寒病致呕、肺热而感风寒、伤于风冷、虚劳、上气动于胃、服石类药后调理不当、痰饮、酒饮为患等方面[8]106。而唐代王焘在《外台秘要方》中则提出呕吐有积冷、积热两种[9]111。

晋代王叔和《脉经》于呕吐列有专篇论述,即《脉经·平呕吐哕下利脉证》,另有其他内容散见于全书。《脉经》中有很多关于呕吐脉象的论述,如《脉经·其平人迎神门气口前后脉》曰:"右手关上脉阴虚者,足太阴经也。病苦泄注,腹满,气逆,霍乱呕吐,黄疸,心烦不得卧,肠鸣。"[10]402"左手关上脉阴阳俱实者,足厥阴与少阳经俱实也。病苦胃胀,呕逆,食不消。"并提出灸中府的治法。[10]48

《针灸甲乙经》对于呕吐的认识,基本上承袭了《内经》理论。在本书中,针刺治疗呕吐的穴位有玉枕等18个,呕吐症状与其他症状共同出现于疾病的病理过程中,或为兼证,或为主证,临床可参考而用。从论述中还可看出其对呕吐的治疗以主要从五脏六腑入手,涉及脾胃、肺、肝、膀胱等脏腑。如"胃中寒胀,食多身体羸瘦,腹中满而鸣,腹满,风厥,胸胁榰满,呕吐,脊急痛,筋挛,食不下,胃俞主之"[11]433是从脾胃论治;"胸满咳逆,喘不得息,呕吐烦满,不得饮食,神藏主之"[11]423,是从肺进行论治;"胸中满,不得息,胁痛骨疼,喘逆上气,呕吐烦心,玉堂主之。"[11]426"胸胁稽满,鬲塞饮食不下,呕吐食复出,中庭主之"[11]427,是从肝进行论治。"溺难……咳逆呕吐……行间主之"[11]450,是从膀胱论治。

隋代巢元方的《诸病源候论》以脏腑为核心讨论病机,《诸病源候论·呕吐候》把呕和吐分开,认为两者的病因不同,指出:"若风邪在胃,则呕;膈间有停饮,胃内有久寒,则呕而吐。"并提出干呕的概念:"但呕而欲吐,吐而无所出,故谓之干呕。"[8]106对于呕吐的论述,有把呕吐看成一个独立的疾病的,也有把呕吐当成是多种疾病的一个症状的,如《诸病源候论·妇人妊娠病诸候》就把呕吐作为妊娠恶阻候的一个症状。并专列"呕哕病诸候",详细阐述了"干呕候""呕秽候""一矽候""呕吐候""噫醋候""恶心候"等呕吐证候[8]。此外,《诸病源候论》还详细记录了治疗呕吐的养生方导引法,颇有特点。

《外台秘要方》认为呕吐有积冷、积热两种。二者病位均在胃,曰:"一者积热在胃,呕逆不下食。""一者积冷在胃,亦呕逆不下食。"[9]111两种呕吐的发生与其居住条件,饮食习惯有关,属积热者"必其食饮寝处,将息伤热";属积冷者"如将息食饮寝处不热"。又与患者的年龄体质因素有关,积热者"又素无冷病,年壮力强,肤肉充满",而积冷者"又素有冷病,年衰力弱,肤肉瘦悴"。积热与积冷两种呕吐的发病条件正好相反。并特别指出:"若是积冷呕逆经久,急须救之、不尔甚成反胃病。"[9]111认为属积冷呕吐者若失治,则会变成朝食暮吐,暮食朝吐的反胃证。

唐代孙思邈《备急千金要方·三焦虚实》明确提出了"走哺""漏气"之名,曰:"下焦如渎,若实则大小便不通利,气逆不续,呕吐不禁,故曰走哺。""此气剽悍滑疾,见开而出,故不得从其道,名曰漏气。其病则肘挛痛,食先吐而后下,其气不续,膈间厌闷,所以饮食先吐而后下也。"[12]367并论述了呕吐的脉象,以及通过不同的脉象判断呕吐的病因病机,《备急千金要方·呕吐哕逆》指出:"夫吐家,脉来形状如新卧起,阳紧阴数。其人食已即吐,阳浮而数亦为吐。寸口脉紧而芤,紧即为寒,芤即为虚,寒虚相搏,脉为阴结而迟,其人即噎。关上数,其人则吐。趺阳脉微而涩,微即下利,涩即吐逆,谷不得入。趺阳脉浮者,胃气虚也。寒气在上,忧气在下,二气并争,但出不入,其人即呕而不能食,恐怖如死,宽缓即瘥。"[12]301孙思邈首先提出生姜为呕家之圣药,《备急千金要方·呕吐哕逆》:"凡呕者多食生姜，此是呕家圣药。”[12]301 此种提法为后世医家所接受，并将生姜广泛应用于各种原因所致的呕吐病证的治疗中。宋金元时期，开始重视呕、吐、干呕等病名之间的区别，“呕者，有声者也。”“吐者，吐出其物也，故有干呕而无干吐。”这一时期不仅注意到精神因素能引起呕吐，并且意识到呕吐的病机与三焦气机升降失调有关，提出以安胃气为治疗呕吐的总的治则，以气、积、寒，分属上、中、下三焦论治呕吐。在用药方面，提出了呕吐病用药的禁忌。

宋代陈无择《三因极一病证方论》在承袭《备急千金要方》的命名基础上，根据呕吐病证的病因提出“寒呕”“热呕”“痰呕”“食呕”“血呕”“气呕”等病名。其把呕吐的病因分为内因、外因和不内外因：“且如气属内因，则有七种不同；寒涉外因，则六淫分异，皆作逆，但郁于胃则致呕，岂拘于忧气而已。况有宿食不消，中满溢出，五饮聚结，随气番吐，痼冷积热，及瘀血凝闭，更有三焦漏气走哺，吐利泄血，皆有此证，不可不详辨也。”[13]152

金代刘完素根据呕吐病位的不同，提出“上焦呕吐”“中焦呕吐”“下焦呕吐”等呕吐病名[14]54,55。成无已在《伤寒明理论·呕吐》中以“啘”代“呕”，其曰：“呕者，有声者也，俗谓之啘。”[15]130 对此，元代王履《医经溯洄集·呕吐干呕哕咳逆辨》说：“夫啘与哕，盖字异而音义俱同者也，以之证呕亦疏亦。”[16]51 认为“啘”与“哕”是同一种病名而非“呕”也。

金代李杲区别“呕吐”“哕”之名。《东垣试效方》谓：“如呕者，阳明也。阳明多血多气，故有声有物，血气俱病也……吐者，太阳也。太阳多血少气，故有物无声，为血病也……哕者，少阳也。少阳多气少血，故有声无物，乃气病也。”[17]148 元代朱震亨在《丹溪心法·呕吐》中则将二者的区别归纳为“凡有声有物，谓之呕吐。有声无物，谓之哕”[18]128。

宋代朱肱《类证活人书》曰：“大凡呕者，饮食不下，干呕者，今人所谓啘也。”[19]78 提出“啘”之名。而陈无择在承袭《备急千金要方》的基础上，根据呕吐的病因不同，提出“寒呕”“热呕”“痰呕”“食呕”“血呕”“气呕”等证名，在前人的基础上对呕吐之病名进行了补充和发挥[13]152。

明清时期很多关于呕吐病的理论都得到了深入的发展，无论是病名、病因病机，还是辨证论治，都是集前代之大成，如张介宾从虚实分类论治呕吐使辨证分析进一步系统化，这是明清时期呕吐病发展所独具的特点。

明代张介宾在《景岳全书》以虚实分类论治呕吐，“呕吐一证，最当详辨虚实，实者有邪，去其邪则愈；虚者无邪，则全由胃气之虚也”[20]1127，把呕吐分为“实呕”与“虚呕”。认为实呕的病因主要是为寒凉、饮食、胃火、痰饮、表邪传于少阳等所伤而引起；指出胃虚是引起虚呕的主要原因。又列虚呕证治三条、实呕证治六条，对后世影响较大。此时期很多医家都认为“呕吐”二字不应分开论述，明代戴思恭在《证治要诀·呕吐》中指出：“除热呕吐血外，近世呕吐二字皆通用。然却无甚厉害，于理亦自不妨。”[21]64 杨士瀛有敷脐治疗本病的记载，见《仁斋直指方·呕吐》，以“连根葱白一握，汉椒五十粒，捣细作饼，焙热，和轻粉掩脐”[22]228。

清代李用粹《证治汇补·呕吐》曰：“挟寒，则喜热恶寒，肢冷脉小。挟热，则喜冷恶热，躁渴脉洪。气滞者，胀满不通。痰饮者，遇冷即发。呕苦，知邪在胆。呕酸腐，无非食滞，更防火患。吐清水，是土之卑监。吐绿水，是木之发生。黑水，以胃底翻出。臭水，是肠中逆来。”[23]294 说明呕吐的诊断总要，根据外在证候及呕吐物的特征来判断呕吐的证型。对于呕吐的脉诊，论述也很详细，曰：“脉法寸口脉微者，胃寒。趺阳脉浮者，胃虚。阳紧阴数为吐，阳浮而数亦为吐。寸紧尺涩，胸满而吐。紧而滑者吐逆，紧而涩者难治。寸口脉紧而芤为噎，关上脉数为吐。寸口脉微数则血不足，胸中冷故吐。又有呕吐太甚，胸气不能降，而尺脉不至者。”[23]295

近现代在继承前人中医理论的基础上，重

视中西医结合治疗呕吐病，大大提高了呕吐病的临床疗效。随着对呕吐病认识的深入，医家们规范了呕吐的病名，前人所提出的“呕逆”“走哺”“哕”等病名多不再应用。而“干呕”“胃反”等则按照一个独立的疾病进行论述。很多医家都认为“呕吐”二字不应分开论述。

中医教材《中医内科学》（全国中等卫生学校试用教材《中医内科学》编写组）[24]63、《中医内科学》（张伯臾）[25]143 均将“呕吐”作为一个独立病名，辞典类工具书《中医药常用名词术语辞典》[26]176,177《中医大辞典》[27]746 等以“呕吐”作为“正名”，定义为：古代文献有将呕吐区分者，谓声物俱出为呕，有物无声为吐。现一般将胃内容物经食道、口腔吐出者，总称为呕吐。已经广泛应用于中医药学文献的标引和检索的《中国中医药学主题词表》[28]298 也以“呕吐”作为正式主题词。2005 年出版的由全国科学技术名词审定委员会审定公布的《中医药学名词》[29]75 也以“呕吐”作为规范名，说明“呕吐”作为中医内科疾病的规范名已成为共识。

五、文献辑录

《诗经·大雅》：“人亦有言，柔则茹之，刚则吐之。”[1]48

《左传·哀公二年》：“既战，简子曰：‘吾伏韬呕血，鼓音不衰，今日我上也。’”[2]392

《黄帝内经素问·六元正纪大论》：“少阳司天之政，气化运行先天……二之气……其病热郁于上，咳逆呕吐。”[3]158

《金匮要略·呕吐哕下利病脉证》：“夫呕家有痈脓，不可治呕，脓尽自愈。”[6]94

《中藏经·论胃虚实寒热生死逆顺之法》：“胃者腑也……实则中胀便难……虚则肠鸣胀满……寒则腹中痛……热则面赤如醉人……病甚则腹胁胀满，吐逆不入食。”[7]35

《脉经·其平人迎神门气口前后脉》：“右手关上脉阴虚者，足太阴经也。病苦泄注，腹满，气逆，霍乱呕吐，黄疸，心烦不得卧，肠鸣。”[10]402

“左手关上脉阴阳俱实者，足厥阴与少阳经俱实也。病苦胃胀，呕逆，食不消。”[10]48

《诸病源候论·呕哕候》：“呕吐者，皆由脾胃虚弱，受于风邪所为也。若风邪在胃，则呕；膈间有停饮，胃内有久寒，则呕而吐。”[8]106

“干呕候”：“干呕者，胃气逆故也。但呕而欲吐，吐而无所出，故谓之干呕。”[8]106

《针灸甲乙经·邪在肺五脏六腑受病发咳逆上气》：“胸满咳逆，喘不得息，呕吐烦满，不得饮食，神藏主之。”[11]423

“肝受病及卫气留积发胸胁满痛”：“胸中满，不得息，胁痛骨疼，喘逆上气，呕吐烦心，玉堂主之。胸胁满，鬲塞饮食不下，呕吐食复出，中庭主之。”[11]426,427

“脾胃大肠受病发腹胀满肠中鸣短气”：“胃中寒胀，食多身体羸瘦，腹中满而鸣，腹䐜，风厥，胸胁榰满，呕吐，脊急痛，筋挛，食不下，胃俞主之。”[11]435

“三焦膀胱受病发少腹肿不得小便”：“溺难，痛，白浊，卒疝，少腹肿，咳逆呕吐……行间主之。”[11]450

《备急千金要方·呕吐哕逆》：“夫吐家，脉来形状如新卧起，阳紧阴数。其人食已即吐，阳浮而数亦为吐。寸口脉紧而芤，紧即为寒，芤即为虚，寒虚相搏，脉为阴结而迟，其人即噎。关上数，其人则吐。趺阳脉微而涩，微即下利，涩即吐逆，谷不得入。趺阳脉浮者，胃气虚也。寒气在上，忧气在下，二气并争，但出不入，其人即呕而不能食，恐怖如死，宽缓即瘥。”[12]301

《外台秘要方·许仁则疗呕吐方》：“呕吐病有两种，一者积热在胃，呕逆不下食。一者积冷在胃，亦呕逆不下食。二事正反，须细察之。”[9]111

《圣济总录》：“人之阴阳升降，三焦调顺，脾胃和匀，乃能腐熟水谷，变化糟粕，传泻行导，下走肠间。若脾胃虚冷，水谷不化，则阴阳痞隔，三焦不调，浊阴之气，不能下行，奔冲于上，故发为呕吐。”[30]89

《三因极一病证方论》：“呕吐虽本于胃，然所因亦多端，故有寒热饮食血气之不同，皆使人呕吐。"[13]51"病者胃中寒，心下淡淡，四肢厥冷，食既呕吐，名曰寒呕。""病者胃中挟热烦躁，聚结涎沫，食入即吐，名曰热呕。""病者素盛今瘦，肠中沥沥有声，食入即呕，食与饮并出，名曰痰呕。""病者胸腹胀闷，四肢厥冷，恶闻食臭，食入即呕。朝食暮吐，暮食朝吐，名曰食呕。""病者心下满，食入即吐，血随食出，名曰血呕。""病者心膈胀满，气逆与胸间，食如即呕，呕尽却快，名曰气呕。""且如气属内因，则有七种不同；寒涉外因，则六淫分异，皆作逆，但郁于胃则致呕，岂拘于忧气而已。况有宿食不消，中满溢出，五饮聚结，随气番吐，痼冷积热，及瘀血凝闭，更有三焦漏气走哺，吐利泄血，皆有此证，不可不详辨也。"[13]152

《素问病机气宜保命集》："吐有三，气积寒也，皆从三焦论之。上焦在胃口。上通于天气，主纳而不出。中焦在中脘，上通天气，下通地气，主腐熟水谷。下焦在脐下，下通地气，主出而不纳。是故上焦吐者，皆从于气……中焦吐者，皆从于积……下焦吐者，皆从于寒。"[14]54,55

《伤寒明理论·呕吐论》："呕者，有声者也，俗谓之啘。吐者，吐出其物也，故有干呕而无干吐。"[15]130

《医经溯洄集·呕吐干呕哕咳逆辨》："夫啘与哕，盖字异而音义俱同者也，以之证呕亦疏矣。"[16]51

《东垣试效方》："如呕者，阳明也。阳明多血多气，故有声有物，血气俱病也……吐者，太阳也。太阳多血少气，故有物无声，为血病也……哕者，少阳也。少阳多气少血，故有声无物，乃气病也。"[17]148

《丹溪心法·呕吐》："凡有声有物，谓之呕吐。有声无物，谓之哕。"[18]128

《类证活人书》："大凡呕者，饮食不下，干呕者，今人所谓啘也。"[19]78

《证治要诀·呕吐》："除热呕吐血外，近世呕吐二字皆通用。然却无甚厉害，于理亦自不妨。"[21]64

《重订严氏济生方·呕吐反胃噎膈》："夫人受天地之中以生，莫不以胃为主……又如忧思伤感，宿寒在胃，中脘伏疾，胃受邪热，淤血停蓄，亦能令人呕吐。"[31]99

《素问玄机原病式·热类》："胃膈热甚则为呕，火气炎上之象也。"[32]3

《脉因证治·呕吐哕》："脉弱而呕，小便复利，身有微热，见厥者死。趺阳脉浮，胃气虚，呕而不食，恐怖死，宽缓生。""趺阳脉微而涩，微则下利，涩则吐逆，谷不得入；或浮而涩，浮则虚，虚伤脾，脾伤则不磨，朝食暮吐，名胃反。""吐属太阳，有物无声，乃血病也。有食入则吐，食已即吐，食久则吐之别。呕属阳明，有物有声，气血俱病。哕属少阳，无物有声，乃气病也。"[34]91

《仁斋直指方》："寒而呕吐，则喜热恶寒，四肢凄清""热而呕吐，则喜冷恶热，烦躁口干。""痰水证者，唾沫，怔忪，先渴后呕。""宿食证者，胸腹胀满，醋闷吞酸。""腥气、燥气、熏炙、恶心，此脓血之聚。""七情内郁，关格不平，此气攻之证，经所谓诸郁干胃则呕吐是尔。"[24]228

《敖氏伤寒金镜录》："舌见四围白而中黄者，必作烦渴呕吐之症。"[34]41

《古今医鉴·呕吐》："盖人以胃气为主，受纳五谷，荣养百骸者也。若胃虚之人，不能摄养，或为寒气所中，或为暑气所干，或为饮食所伤，或气结而痰聚，皆能令人呕吐。"[35]138

《寿世保元》："呕吐者，饮食入胃而复逆出也。有声无物谓之哕，有物无声谓之吐，呕吐谓有声有物。"[36]186

《古今医统大全·呕吐哕》："呕吐有四证，不可不辨：有胃热脉弦数，口苦烦渴；有胃寒脉弦迟，逆冷不食，小便利；有水气，先渴后呕，膈间怔忡有脓血，喉中腥，奔逆上冲，不须治之，呕脓尽自愈。大抵寒邪半表半里则多呕吐，及其里热而呕吐者亦有之。"[37]658"卒然而呕吐，定是邪客胃腑，在长夏暑邪所干，在秋冬风寒所犯。"[37]903

《万病回春·呕吐》："呕吐无他，寸紧滑数，微数血虚，单浮胃薄，芤则有瘀，最忌涩弱。"[38]165

《景岳全书·呕吐》:“呕吐一证,最当详辨虚实,实者有邪,祛其邪则愈,虚者无邪,则全由胃气亏虚也。所谓邪实者,或暴伤饮食,或因胃火上冲,或因肝气内逆,或以痰饮水气聚于胸中,或以表邪传里,聚于少阳、阳明之间,皆有呕证,此皆呕之实邪也。所谓虚者,或其本无内伤,又无外感,而常为呕吐者,此即无邪,必胃虚也。或遇微寒,或遇微劳,或遇饮食稍有不调,或肝气微逆,即为呕吐者,总胃虚也。”[20]1127

《傅青主男女科·呕吐门》:“呕吐之症,人以为胃虚也,谁知是由于肾虚乎?故治吐不效,未窥见病之根也。”[39]154

《证治汇补·呕吐》:“有内伤饮食,填塞太阴,新谷入胃,气不宣通而吐者。有久病气虚,胃气衰微,闻食则呕者。有胃中有热,食入即吐者。有胃中有寒,食久方吐者。有风邪在胃,翻翻不定,郁成酸水,全不入食者。有暑邪犯胃,心烦口渴,腹痛泄泻而呕者。有胃中有脓,腥臊熏臭而呕者。有胃中有虫,作痛吐水,得食暂止者。有胃中停水,心下怔忡,口渴欲饮,水入即吐者。有胃中有痰,恶心头眩,中脘躁扰,食入即吐者。”[23]294“脉法寸口脉微者,胃寒。趺阳脉浮者,胃虚。阳紧阴数为吐,阳浮而数亦为吐。寸紧尺涩,胸满而吐。紧而滑者吐逆,紧而涩者难治。寸口脉紧而芤为噎,关上脉数为吐。寸口脉微数则血不足,胸中冷故吐。又有呕吐太甚,胸气不能降,而尺脉不至者。”[23]295

《类证治裁》:“阳紧阴数为吐,阳浮而数亦为吐。脉紧而滑者吐逆,紧而涩者难治。寸口脉数者吐,脉弱而呕,小便复利,身有微热,见厥者死。呕吐大痛,色如青菜汁者死。中焦哕逆,其声短,是水谷之病,为胃火,易治;下焦哕逆,其声长,是虚邪之病,为阴火,难治。低声频密相连,为实,易治;半晌哕一声,为虚,难治。暴病发哕,必痰食血,或怒气所干,易治;久病发哕者,多难治。”[40]152

《中医内科学》(全国中等卫生学校试用教材《中医内科学》编写组):“呕吐是临床常见的一个症状,常并发于某些疾患之中,历代医家以有声有无为呕,有物无声为吐,有声无物为干呕。实际上呕与吐多同时出现,故一般统称呕吐。”[24]63

《中医内科学》(张伯臾):“呕吐是一类症状,由于胃失和降,气逆于上所引起的病证。”[25]143

《中医大辞典》:“病证名。出《素问·六元正纪大论》。古代文献有将呕吐区分者,谓声物俱出为呕,有物无声为吐。现一般将胃内容物经食道口腔吐出者,总称呕吐。”[27]746

《中国中医药学主题词表》:“属症状和体征;属脾胃病和中医儿科疾病。”[28]298

《中医药常用名词术语辞典》:“① 症状……为内容物从口中吐出。一般以有声有物谓之呕,有物无声谓之吐,无物有声谓之干呕。呕与吐常同时发生,故并称为呕吐。疾病。以胃内容物从口中吐出为主要表现者。”[26]176,177

《中医药学名词》:“(呕吐)胃内容物,甚至胆汁、肠液通过食道反流到口腔,并吐出的反射性动作。”[29]75

[1] 未著撰人.诗经[M].王云武,朱经农.北京:商务印书馆,1926:48.

[2] [春秋]左丘明.左传[M].蒋骥骋标点.长沙:岳麓书社,1988:392.

[3] 未著撰人.黄帝内经素问[M].北京:人民卫生出版社,2005:97,158.

[4] 未著撰人.神农本草经[M].王子寿,薛红主编.成都:四川科学技术出版社,2008:224.

[5] [汉]张仲景.伤寒论[M].顾武军主编.北京:中国医药科技出版社,1998:268-272.

[6] [汉]张仲景.[宋]林亿校正.金匮要略[M].北京:学苑出版社,2007:94.

[7] [后汉]华佗.中藏经[M].北京:学苑出版社,2007:35.

[8] [隋]巢元方.诸病源候论[M].沈阳:辽宁科学技术出版社,1997:106.

[9] [唐]王焘.外台秘要方[M].北京:华夏出版社,1993:111.

[10] [晋]王叔和.脉经[M].北京:中国医药科技出版社,

1998：48，402.
[11] [晋] 皇甫谧. 黄帝针灸甲乙经[M]. 北京：中国医药科技出版社，1990：420－448.
[12] [唐] 孙思邈. 备急千金要方[M]. 北京：华夏出版社，2008：301，367.
[13] [宋] 陈言. 三因极一病证方论[M]. 北京：人民卫生出版社，1957：152.
[14] [金] 刘完素. 素问病机气宜保命集[M]. 北京：人民卫生出版社，1959：54，55.
[15] [金] 成无己. 伤寒明理论[M]. 南京：江苏科学技术出版社，2004：130.
[16] [元] 王履. 医经溯洄集[M]. 北京：人民卫生出版社，1993：51.
[17] [金] 李杲. 东垣试效方[M]. 上海：上海科学技术出版社，1984：148.
[18] [元] 朱震亨. 丹溪心法[M]. 北京：人民军医出版社，2007：128.
[19] [宋] 朱肱. 类证活人书[M]. 天津：天津科学技术出版社，2003：78.
[20] 李志庸. 张景岳医学全书[M]. 北京：中国中医药出版社，1999：1127.
[21] [明] 戴元利. 秘传证治要诀及类方[M]. 北京：商务印书馆，1955：64.
[22] [宋] 杨士瀛. 仁斋直指方[M]. 上海：第二军医大学出版社，2006：228.
[23] [清] 李用粹. 证治汇补[M]. 上海：上海卫生出版社，1958：294，295.
[24] 全国中等卫生学校试用教材《中医内科学》编写组. 中医内科学[M]. 沈阳：辽宁人民出版社，1980：63.
[25] 张伯臾. 中医内科学[M]. 上海：上海科学技术出版社，1985：143.
[26] 李振吉. 中医药常用名词术语辞典[M]. 北京：中国中医药出版社，2001：176，177.
[27] 李经纬，邓铁涛，等. 中医大辞典[M]. 北京：人民卫生出版社，1995：746.
[28] 吴兰成. 中国中医药学主题词表[M]. 北京：中国古籍出版社，1996：298.
[29] 中医药学名词审定委员会审定. 中医药学名词 2004[M]. 北京：科学出版社，2005：75.
[30] [宋] 赵佶. 圣济总录[M]. 北京：科学出版社，1998：89.
[31] [宋] 严用和. 重订严氏济生方[M]. 北京：人民卫生出版社，1980：99.
[32] [金] 刘完素. 素问玄机病原式[M]. 北京：中华书局，1985：3.
[33] [元] 朱震亨. 脉因证治[M]. 欧阳兵，周霞点校. 天津：天津科学技术出版社，2000：91－95.
[34] [元] 杜清碧. 史氏重订敖氏伤寒金镜录[M]. 史久华重订. 上海：上海卫生出版社，1956：41.
[35] [明] 龚信纂. 龚廷贤续编. 古今医鉴[M]. 北京：商务印书馆，1958：138.
[36] [明] 龚廷贤. 寿世保元[M]. 天津：天津科学技术出版社，1999：186.
[37] [明] 徐春甫. 古今医统大全[M]. 北京：人民卫生出版社，1991：900－909.
[38] [明] 龚廷贤. 万病回春[M]. 天津：天津科学技术出版社，1993：165.
[39] [清] 傅山. 傅青主男女科[M]. 北京：中国中医药出版社，1993：154.
[40] [清] 林珮琴. 类证治裁[M]. 上海：上海中医药大学出版社，1997：152.

（申　力）

4 • 004

郁　证

yù zhèng

一、规范名

【汉文名】郁证。

【英文名】depression disease。

【注释】以心情抑郁，情绪不宁，胸部满闷，胁肋胀痛，或易怒易哭，或咽中如有异物哽塞等为主要表现的疾病。

二、定名依据

中医学中“郁”的概念，最早见于《内经》。而“郁证”作为一个独立的病证名，最早出现在明代虞抟的《医学正传》。

郁之为病有广义和狭义之分，广义泛指由外感、六淫、内伤七情引起的脏腑生理功能紊乱，气血津液运行失调所表现出的一类病证。而狭义之郁专指情志之郁。中医学的“郁证”的概念是不断变化的，但总的来说是从广义向狭义逐渐过渡。明清以后，医家更多从临床出发，强调情志致郁的理论。受西方医学的发展影响，现代的郁证体系粗略等同于一个排除了癫、狂的精神疾病体系。郁证也从传统医学相对尴尬的处境（即涉及多种病因、病理学概念和临床表现）中独立出来，成为由精神因素引起的，以气机郁滞为基本病变的一类病证。

三、同义词

【曾称】“郁”（《内经》）；“结气候”（《诸病源候论》）；“郁病”（《医贯》）。

四、源流考释

郁，古作“鬱”。《说文解字》解释为“木丛者”。清段玉裁注引《诗经·秦风·晨风》：“鬱彼北林。”毛传：“鬱，积也。”[1]271 可见，郁的本义为丛生的草木，由此引申出“积聚、积滞”的含义。此外，郁还可作愁闷解，如《楚辞·九叹·忧苦》中有：“愿假簧以舒忧兮，志纡郁而难释。”[2]354“纡郁其难释”即几经蕴结的苦闷、忧愁，难以化解消释。

中医学中关于“郁”的理论，最早出现在《内经》，主要分两种情况：一为运气异常致郁；二为情志致郁。其中，因运气异常而导致的“五郁”一般被视为中医郁证之发端，以下分而述之。

《素问·六元正纪大论》：“帝曰：善。五运之气，亦复岁乎？岐伯曰：郁极乃发，待时而作也。帝曰：请问其所谓也？岐伯曰：五常之气，太过不及，其发异也。”[3]138 五运，指木、火、土、金、水，五行之气的运行。五运异常，一年之中主气与客气的五行属性相克，就会导致木郁、火郁、土郁、金郁、水郁五种情况，即五郁。五郁之发，则影响山川草木虫兽，进而导致民病。如“金郁之发，天洁地明，风清气切，大凉乃举，草树浮烟，燥气以行，霿雾数起，杀气来至，草木苍干，金乃有声。故民病咳逆，心胁满引少腹，善暴痛，不可反侧，嗌干，面尘色恶。”[3]138 而其调治之法，则为“金郁泄之。”[3]142 五郁理论，实为运气学说的概念，体现了自然界气候变化和人体发病规律之间的紧密关系。五郁之“郁”指是五气受抑所致郁而不发的状态，与后世狭义郁证相差甚远。

情志致郁方面，《内经》时代人们已经意识到，情志的任何变动都可使人体气机失调，进而引起各种病变。《素问·举痛论》中有段非常经典的描述：“余知百病生于气也，怒则气上，喜则气缓，悲则气消，恐则气下，寒则气收，炅则气泄，惊则气乱，劳则气耗，思则气结。”[3]63 其中对悲伤和思虑过度的记录如下：“悲则心系急，肺布叶举，而上焦不通，荣卫不散，热气在中，故气消矣。”[3]63“思则心有所存，神有所归，正气留而不行，故气结矣。”[3]64《内经》中虽未明确将情志致郁作为一个独立的医学概念，但是多次提到情绪愁闷抑郁是一种致病因素。如《灵枢·本神》：“愁忧者，气闭塞而不行。”[4]542 忧愁则气机闭塞不通，而气机的郁闭会进一步损害脏腑功能。此类论述在《内经》中多处可见，如《灵枢·寿夭刚柔》：“风寒伤形，忧恐忿怒伤气。气伤藏，乃病藏。”[4]535《灵枢·口问》：“故悲哀愁忧则心动，心动则五藏六府皆摇。”[4]665

东汉张仲景《伤寒论》一书中，与郁相关的论述如：《伤寒论·辨脉法第一》：“上焦怫郁，脏气相熏，口烂食断也。”[5]5 怫，郁也。“怫郁”是郁遏、不舒畅的意思。因邪气中人，三焦气机不畅。《伤寒论·辨太阳病脉证并治中第六》：“设面色缘缘正赤者，阳气怫郁在表，当解之熏之。若发汗不彻，不足言，阳气怫郁不得越，当汗。”[5]24 太阳病初起，发汗不透彻。阳气郁遏于表则满面赤红。“呕不止，心下急，郁郁微烦者，为未解也。”热邪郁滞于里，而见“心下急，郁郁微烦者。”[5]31《伤寒论·辨可吐第十九》：“病胸上诸实，胸中郁郁而痛，不能食。”[5]67 实邪积于胸中，郁郁而痛。这里的“怫郁”和“郁郁”均有郁滞、积聚的含义，前者阐述的是病机，后者是一种病理表现。

张仲景在《金匮要略·妇人杂病脉证并治第二十二》中提出了三个概念，反映出郁证的诸多证候。“百合病者，百脉一宗，悉致其病也。意欲食复不能食，常默默，欲卧不能卧，欲行不能行。”[6]7 该病以神志恍惚、精神不定为主要表现。“妇人咽中如有炙脔，半夏厚朴汤主之”[6]59，妇人咽中如有物阻，咯吐不出，吞咽不下。“妇人藏躁，喜悲伤欲哭，象如神灵所作，数欠伸，甘麦大枣汤主之。”[6]59 妇女精神抑郁，烦躁不宁，无故悲泣，呵欠频作，哭笑无常不能自控者，称为脏躁。此三者皆起于气病。气逆于心，或发为脏躁之证；气逆于肺，亦可发为百合病之类；气逆于脾，或发为梅核气。

隋代巢元方《诸病源候论》为我国现存第一部病因、病理学专著，记述了隋唐以前最为详尽的疾病证候。在“气病诸候”篇中有如下描述：“结气病者，忧思所生也。心有所存，神有所止。气留而不行，故结于内。”[7]76 巢氏认识到情志不舒可以致病，对因心神不宁、忧虑多思而导致的气机不畅，称为“结气候”，并提出了除结气的导引法。

南宋陈无择的《三因极一病证方论》，继承、发展了《内经》和《伤寒杂病论》的病因学理论，创立了病因分类的“三因学说”——即内因、外因、不内外因。内因即喜、怒、忧、思、悲、恐、惊之七情。认为“情，人之常性，动之则先自脏腑郁发，外形于肢体，为内所因。”[8]22 内因七情与郁关系密切，且各随其脏腑所应而为病。指出“七者虽不同，本乎一气。脏气不行，郁而生涎，随气积聚，坚大如块，在心腹中，或塞咽喉，如粉絮，吐不出，咽不下，时去时来，每发欲死，状如神灵所作，逆害饮食，皆七气所生所成。治之各有方。”[8]131 说七情各不相同，但其致病病机无非一个“气”字。气机郁滞，损伤脏腑功能，则生出涎痰。《三因极一病证方论·七气证治·大七气汤》中有如下描述：“治喜怒不节，忧思兼并，多生悲恐，或时振惊，致脏气不平，增寒发热，心腹胀满，傍冲两胁，上塞咽喉，有如炙脔，吐咽不下，皆七气所生。”[8]132 由此可见，大七气汤所治病症表现已和后世狭义郁证十分接近。

金元时期，刘完素在《素问玄机原病式》中继承并发展了张仲景在《伤寒论》中关于“阳气怫郁”的论述。《素问玄机原病式·六气为病·热类》：“郁：怫郁也。结滞壅塞而气不通畅，所谓热甚则腠理闭密而郁结也。如火炼物，热极相合，而不能相离。故热郁则闭塞而不通畅也。”[9]17 认为阳气怫郁可致外感表证：“盖寒伤皮毛，则腠理闭密，阳气怫郁，不能通畅，则为热也。故伤寒身表热者，热在表也。”[9]6 在此篇中，怫热郁结也被其视为多种疾病的病因病机，如其对“转筋”的解释：“但外冒于寒，而腠理闭密，阳气郁结，怫热内作，热燥于筋，则转筋也。”[9]7 另举“鼻衄”为例：“衄者，阳热怫郁，干于足阳明，而上热甚，则血妄行为鼻衄也。”[9]18

朱丹溪认为，气血郁滞不通是人身发病的重要原因。对此《丹溪心法·六郁》中有非常著名的论述：“气血冲和，万病不生，一有怫郁，诸病生焉。故人身诸病，多生于郁。”他首次打破了《内经》五郁论，提出六郁之说，即气郁、湿郁、痰郁、热郁、血郁、食郁。同时还明确指出六者之间，是先由气郁，而后湿、痰、热、血、食等随之而郁，从而为病。“凡郁皆在中焦”，治疗上当以调理中焦气机为主。其高足戴原礼在朱氏原论之后，详述六郁脉证：“气郁者，胸胁痛，脉沉涩；湿郁者，周身走痛，或关节痛，遇阴寒则发，脉沉细；痰郁者，动则喘，寸口脉沉滑；热郁者，瞀闷，小便赤，脉沉数；血郁者，四肢无力，能食便红，脉沉；食郁者，嗳酸，腹饱不能食，人迎脉平和，气口脉紧盛者是也。”[10]64 文后又附治疗六郁主药，以苍术、抚芎为总药，随证加减。可见，朱丹溪的六郁之论在临床辨证施治上已经形成体系。

在《医经溯洄集·五郁论》中，王履指出：“凡病之起也，多由乎郁，郁者，滞而不通之义，或因所乘而为郁，或不因所乘而本气自郁皆郁也。”[11]65 认为《内经》虽然为五运之郁立五法（即“达之、发之、夺之、泄之、折之”）然而五法的含义不应局限在王冰的注解，如把达理解为吐，把发理解为汗。而是可以与五脏生理病理相联系，扩充运用到临床治疗中。如“木郁达之，达者通畅之也。如肝性急怒，气逆胠胁或胀，火时上炎，治以苦寒辛散而不愈者。则用升发之药。”[11]65 其论述使五郁从《内经》的运气学说中脱离出来。他还强调，郁久必损人正气：“然邪气久客，正气必损，今邪气虽去。正气岂能遽平哉？苟不平调正气。使各安其位，复其常于治郁之余。则犹未足以尽治法之妙。”[11]68

明代以来，郁证成为一个独立的病证门类，广泛出现于各类著作中。在虞抟的《医学正传》中，“郁证”第一次作为独立的病证出现，但其所述不出《内经》五郁和朱丹溪六郁学说。明太医院医官徐春甫编纂的《古今医统大全》，撰取历代医源，专立郁证门，详述病机、脉候、治法、药方和医案。其“五郁”非《内经》之五郁，而是将郁与五脏相对应，阐发五脏功能失调的外在表现。如“心郁者，神气昏昧，心胸微闷，主事健忘者是也”。其中也有关于情志致郁的论述：“郁为七情不舒，遂成郁结，既郁之久，病变多端。男子得之，或变为虚怯，或变噎嗝，气满腹胀等证；妇女得之，或为不月，或为堕胎，崩带虚劳等证。”[12]939 明确指出郁证的病因在情志方面。同时，还认识到郁病日久，可以引发多种临床症状。该篇所列医案亦多为情志致郁。

赵献可对《内经》五郁颇多识见，他在《医贯・郁病论》中指出：“凡病之起，多由于郁。郁者，抑而不通之义。《内经》五法，为因五运之气所乘而致郁，不必作忧郁之郁。忧乃七情之病，但忧亦在其中。”[13]28 赵氏还指出五郁相因而为病，火、土、金、水等郁证皆与木郁有关。凡郁皆肝病，从而提出以“一法治五法”，即用逍遥散治疗郁病，“五行相因，自然之理。唯其相因也，予以一方治其木郁，而诸郁皆因而愈”[13]29。其理论对后世影响较大。

孙一奎对五郁治法也有其独到理解，他认为“达之、发之、夺之、泄之、折之”都是为了使五脏的生理功能归于调顺，所谓“皆因其曲而直之也”。《赤水玄珠》卷十一“郁证门”中指出：“木郁者，肝郁也。达者，条达、通达之谓也。”达之，“以畅其挺然不屈之常”。如此便将五种治法与五脏气机相对应，以便更灵活地遣方用药。孙一奎还特意指出：“又有素虚之人，一旦事不如意，头目眩晕，精神短少，筋痿，气急，有似虚证，先当开郁顺气，其病自愈。”[14]462

《景岳全书》集张介宾晚年学术思想、临床各科、方药针灸之大成，其中列郁证一门，可谓博采前人精义，亦多心得发挥。张氏将郁分为“因病而郁”与“因郁而病”两种，认为“凡五气之郁，则诸病皆有，此因病而郁也；至若情志之郁，则总由乎心，此因郁而病也”[15]357。并总结出郁有三证：怒郁、思郁和忧郁。如“若忧郁病者，则全属大虚，本无邪实，此多以衣食之累，利害之牵，及悲忧惊恐而致郁者，总皆受郁之类”[15]358。张氏“三郁”辨证，从病因、病证、病位、病机和治则作了分类，见解颇为独到。至于对实邪导致的郁滞，他指出：“凡诸郁滞，如气、血、食、痰、风、湿、寒、热，或表或里，或脏或腑，一有滞逆，皆为之郁，当各求其属，分微甚而开之，自无不愈。”[15]359 并详列用药所宜，为临床所广泛运用。

清代医家陈士铎非常重视郁证和肝脏之间的联系。《石室秘录・气郁》指出“夫郁症未有不伤肝者也，伤肝又可伐肝乎？伐肝是愈助其郁，郁且不能解，又何以救死于顷刻哉？”[16]235 并创制救肝开郁汤，救人于郁气不解，奄奄一息时。陈氏同时认识到，妇女易患郁病，而又最难治疗。《石室秘录》“五郁门”：“倘有困卧终日，痴痴不语，人以为呆病之将成也，谁知是思想结于心、中气郁而不舒乎？此等之症，欲全恃药饵，本非治法，然不恃药饵，听其自愈，亦非治法也。”[16]304 针对此种情况，他提出“必动之以怒，后引之以喜，而徐以药饵继之”[16]305 的治疗方法。

《张氏医通》将“郁”列于“诸气门”下，征引古代文献及历代医家医论，虽列《金匮》《内经》及诸家之说，但他结合其个人临床经验，认为情志因素是郁证的主要发病病因。《张氏医通·诸气门·郁》记载：“郁证多缘于志虑不伸，而气先受病，故越鞠、四七始立也。郁之既久，火邪耗血，岂苍术、香附辈能久服乎？是逍遥、归脾继而设也。”郁证初起在气分，可先用越鞠、四七，但是久郁必定耗伤正气，需用逍遥、归脾。同时他也认为“郁证多患于妇人。”[17]51

叶天士的《临证指南医案》作为一部搜罗宏富，征引广博的名医医案专著，其中“郁篇”所列病案，均属情志致郁。华岫云在该篇按中总结叶氏治郁之法：“盖郁症全在病者能移情易性，医者构思灵巧，不重在攻补，而在乎用苦泄热而不损胃，用辛理气而不破气，用滑润濡燥涩而不滋腻气机，用宣通而不揠苗助长，庶几或有幸成。”[18]307 强调移情易性在治疗中的重要性。

沈金鳌《杂病源流犀烛》是阐释杂病的专著，每门分若干病证，每病各着源流一篇。在其第十八卷内伤外感门中设“诸郁源流”一篇，开篇即言：“诸郁，脏气病也。其原本由思虑过深，更兼脏气弱，故六郁之病生焉。”[19]290 沈氏在博采前人著述之外，也结合个人见解，对郁证做出了较完备的论述：“总之，结不解散，即谓之郁，此又外感六气而成者。要之，《内经》之论五郁是言脏气，论六气之郁是言客气，丹溪论郁是言病气，皆当稔悉。此外又有忧愁思虑之郁，先富后贫曰失精，先贵后贱曰脱荣，此郁开之极难，然究不外木达火发之义。”[19]292

清人在注意到情志致郁难治愈的同时，普遍认识到移情易性在治疗过程中的关键作用，除了上文提到的叶天士外，如董西园在《医级·杂病·郁症》中所述：“篇中虽列叙各法，若不能变易病者之情性，则亦不过聊尽人事而已。”钱一桂的《医略》属综合性医书，其中“郁症”篇也记载说：“惟积怒不舒，积思不遂，积郁不解，此情志之郁，姑与调其气，无由折之以其畏，是在知命者之能屈能伸，达观者之是色是空，则病不治而自愈矣。”[20]245

近现代以来，随着西医学的影响和中医现代行业规范体系的建立，“郁证”这一病名概念逐渐缩小。《中医药学名词》(2004)对“郁证”的定义为：“以心情抑郁，情绪不宁，胸部满闷，胁肋胀痛，或易怒易哭，或咽中如有异物哽塞等为主要表现的疾病。”[21]252《中医药学名词》(2010)将“郁证”改为“郁病”，定义同2004版。但“郁病”之下，细分出“肝气郁结证”“气郁化火证”“血瘀证”“痰气郁结证”“心神失养证”“忧郁伤神证”“心脾两虚证”“心阴虚证”“心肾阴虚证”“肝阴虚证”“阴虚火旺证”十一条。另增加的相关条目包括“六郁”“气郁”“湿郁”“痰郁”“火郁”“食郁”。[22]90《今日中医内科》认为：“根据郁病的临床表现及情志内伤致病的特点，本病主要可见于西医学的神经症，以神经衰弱和癔病为多见，也可见于更年期综合征和反应性精神病。”[23]55 书中描述的神经症是：“在沉重的心理负担和长期的精神紧张之后，出现神经功能活动的削弱，伴有明显的焦虑反应以及各种躯体不适感，就成为神经症。”[23]92

在很多中医药名词专著中，往往将“郁证”作广义之郁解，而将“郁病”作狭义之郁解。如《中医大辞典》“郁病”条的解释与2004版《中医药学名词》中“郁证”的定义一致。但对于“郁证”，《中医大辞典》认为：“凡滞而不得发越之病，总称郁证。简称郁。”[24]1010 后附解析囊括了理论形成和演变的过程，同时关注临床分类证治。《中医辞海》“郁证”条也沿用此解释。在《中医词释》中，对“郁证”的解释为：“1. 泛指郁滞不得发越引起的各种病证。2. 指心情不舒畅引起的一系列精神和内脏失调的证候。”[25]331《简明中医辞典》中“郁证”也有类似但更详尽的解释：“1. 泛指郁滞不得发越所致的病证”，内容包括《内经》五郁，丹溪六郁及张景岳和孙一奎对郁的分类；“2. 指情志不舒、气机郁结引起的

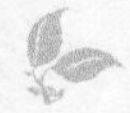

一些病证。”[26]596 并认为临床以实证为多见，如肝气郁结、气郁化火、痰气郁结等。

《内经》五郁论实发中医郁证理论之滥觞，此处郁所表达的含义属运气学的概念。同时，《内经》中也有不少因情志不畅所致人体气机郁闭进而损害脏腑功能的论述。后世医家对郁证颇多发明。东汉张仲景在《金匮要略》中对百合病、脏躁、妇人咽中如有炙脔等证候有较详细的描述。隋巢元方在《诸病源候论·气病诸候》中指出，忧思能导致气机郁结的结气病。南宋陈无择创立三因学说，明确内因七情先自脏腑郁发，进而外形于肢体。金元时代，郁证的概念渐渐独立。《丹溪心法·六郁》中指出：气血郁滞是导致许多疾病的重要病理变化，提出了气、血、火、食、湿、痰六郁说，并且创立了六郁汤、越鞠丸等著名方剂。郁证作为独立病名，首次出现于明代虞抟的《医学正传》，但是其内容还是以《素问·六元正纪大论》的五郁及《丹溪心法》的六郁为主。此后的医家逐渐将情志致郁引入郁证范畴，如明徐春甫的《古今医统大全》，明确指出郁证的病因是七情不舒。在治疗方面，当时医家也多有发挥，如赵献可在《医贯》中提出五郁相因为病，郁病从肝论治。张介宾将郁证理论推上一个新的高度，他在《景岳全书》中提出“因病而郁”和“因郁而病”的不刊之论。对于“因郁而病”的情志致郁，又分作怒郁、思郁、忧郁三类分别阐述证治。清代，情志致郁理论的影响逐渐扩大，在诸多医家的著作中多有反映。如《张氏医通》中的“郁证多缘于志虑不伸”，又如叶天士在《临证指南医案·郁》中所载医案全属情志之郁。而现代的郁证，是建立在明清情志致郁基础上的狭义的郁，其以情志不舒为病因，以气机郁滞为基本病变。

五、文献辑录

《楚辞·九叹·忧苦》：“愿假簧以舒忧兮，志纡郁而难释。”[2]354

《灵枢·寿夭刚柔》：“黄帝问于伯高曰：余闻形气病之先后，外内之应奈何？伯高答曰：风寒伤形，忧恐忿怒伤气。气伤藏，乃病藏；寒伤形，乃应形；风伤筋脉，筋脉乃应。此形气外内之相应也。”[4]535

“本神”：“是故怵惕思虑者则伤神，神伤则恐惧流淫而不止。因悲哀动中者，竭绝而失生。喜乐者，神惮散而不藏。愁忧者，气闭塞而不行。盛怒者，迷惑而不治。恐惧者，神荡惮而不收。”[4]542

“口问”：“黄帝曰：人之哀而泣涕出者，何气使然？岐伯曰：心者，五藏六府之主也；目者，宗脉之所聚也，上液之道也；口鼻者，气之门户也。故悲哀愁忧则心动，心动则五藏六府皆摇，摇则宗脉感，宗脉感则液道开，液道开，故泣涕出焉。”[4]665

《素问·六元正纪大论》：“帝曰：五运之气，亦复岁乎？岐伯曰：郁极乃发，待时而作也。帝曰：请问其所谓也？岐伯曰：五常之气，太过不及，其发异也。”

“帝曰：其发也何如？岐伯曰：土郁之发，岩谷震惊，雷殷气交，埃昏黄黑，化为白气，飘骤高深，击石飞空，洪水乃从，川流漫衍，田牧土驹；化气乃敷，善为时雨，始生始长，始化始成。故民病心腹胀，肠鸣而为数后，甚则心痛胁䐜，呕吐霍乱，饮发注下，胕肿身重。云奔雨府，霞拥朝阳，山泽埃昏，其乃发也。以其四气，云横天山，浮游生灭，怫之先兆。

金郁之发，天洁地明，风清气切，大凉乃举，草树浮烟，燥气以行，霿雾数起，杀气来至，草木苍干，金乃有声。故民病咳逆，心胁满引少腹，善暴痛，不可反侧，嗌干，面尘色恶。山泽焦枯，土凝霜卤，怫乃发也。其气五。夜零白露，林莽声凄，怫之兆也。

水郁之发，阳气乃辟，阴气暴举，大寒乃至，川泽严凝，寒雰结为霜雪，甚则黄黑昏翳，流行气交，乃为霜杀，水乃见祥。故民病寒客心痛，腰脽痛，大关节不利，屈伸不便，善厥逆，痞坚腹满。阳光不治，空积沉阴，白埃昏暝，而乃发也。其气二火前后。太虚深玄，气犹麻散，微见而隐，色黑微黄，怫之先兆也。

木郁之发，太虚埃昏，云物以扰，大风乃至，屋发折木，木有变。故民病胃脘当心而痛，上支两胁，鬲咽不通，食饮不下，甚则耳鸣眩转，目不识人，善暴僵仆。太虚苍埃，天山一色，或气浊色，黄黑郁若，横云不起雨而乃发也。其气无常。长川草偃，柔叶呈阴，松吟高山，虎啸岩岫，怫之先兆也。

火郁之发，太虚曛翳，大明不彰，炎火行，大暑至，山泽燔燎，材木流津，广厦腾烟，土浮霜卤，止水乃减，蔓草焦黄，风行惑言，湿化乃后。故民病少气疮疡痈肿，胁腹胸背，面目四支，膜愤胪胀，疡痱呕逆，瘛疭骨痛，节乃有动，注下温疟，腹中暴痛，血溢流注，精液乃少，目赤心热，甚则瞀闷懊，善暴死。刻终大温，汗濡玄府，其乃发也。其气四，动复则静，阳极反阴，湿令乃化乃成。华发水凝，山川冰雪，焰阳午泽，怫之先兆也。”

“帝曰：郁之甚者，治之奈何？岐伯曰：木郁达之，火郁发之，土郁夺之，金郁泄之，水郁折之。然调其气。过者折之，以其畏也，所谓泻之。帝曰：假者何如？岐伯曰：有假其气，则无禁也。所谓主气不足，客气胜也。”[3]318

“举痛论”：“帝曰：余知百病生于气也。怒则气上，喜则气缓，悲则气消，恐则气下，寒则气收，炅则气泄，惊则气乱，劳则气耗，思则气结，九气不同，何病之生？岐伯曰：怒则气逆，甚则呕血及飧泄，故气上矣。喜则气和志达，荣卫通利，故气缓矣。悲则心系急，肺布叶举，而上焦不通，荣卫不散，热气在中，故气消矣。恐则精却，却则上焦闭，闭则气还，还则下焦胀，故气不行矣。寒则腠理闭，气不行，故气收矣。炅则腠理开，荣卫通，汗大泄，故气泄。惊则心无所倚，神无所归，虑无所定，故气乱矣。劳则喘息汗出，外内皆越，故气耗矣。思则心有所存，神有所归，正气留而不行，故气结矣。”[3]63

“本病论”：“人气不足，天气如虚，人神失守，神光不聚，邪鬼干人，致有夭亡，可得闻乎？岐伯曰：人之五脏，一脏不足，又会天虚，感邪之至也。人忧愁思虑即伤心，又或遇少阴司天，天数不及，太阴作接间至，即谓天虚也，此即人气天气同虚也。”[3]142

《伤寒论·辨脉法第一》：“故曰清邪中上，浊邪中下，阴气为栗，足膝逆冷，便溺妄出，表气微虚，里气微急，三焦相溷，内外不通，上焦怫郁，脏气相熏，口烂食龂也。”[5]5

“辨太阳病脉证并治中第六”：“设面色缘缘正赤者，阳气怫郁在表，当解之、熏之。若发汗不彻，不足言，阳气怫郁不得越，当汗。”[5]24

“太阳病，过经十余日，反二三下之，后四五日，柴胡证仍在者，先与小柴胡。呕不止，心下急，郁郁微烦者，为未解也，与大柴胡汤，下之则愈。”[5]31

“辨可吐第十九”：“病胸上诸实，胸中郁郁而痛，不能食，欲使人按之，而反有涎唾，下利日十余行，其脉反迟，寸口脉微滑，此可吐之。吐之，利则止。”[5]67

《金匮要略·妇人杂病脉证并治第二十二》：“妇人咽中如有炙脔，半夏厚朴汤主之。”[6]7“妇人藏躁，喜悲伤欲哭，象如神灵所作，数欠伸，甘麦大枣汤主之。”[6]59

《诸病源候论·气病诸候·结气候》：“结气病者，忧思所生也。心有所存，神有所止，气留而不行，故结于内。”[7]76

《三因极一病证方论·三因论》：“夫人禀天地阴阳而生者，盖天有六气，人以三阴三阳而上奉之；地有五行，人以五脏五腑而下应之。于是资生皮肉筋骨、精髓血脉、四肢九窍、毛发齿牙唇舌，总而成体，外则气血循环，流注经络，喜伤六淫；内则精神魂魄志意思，喜伤七情。六淫者，寒暑燥湿风热是；七情者，喜怒忧思悲恐惊是。若将护得宜，怡然安泰，役冒非理，百疴生焉。病诊既成，须寻所自，故前哲示教，谓之病源。《经》不云乎，治之极于一者因得之，闭户塞牖，系之病者，数问其经，以从其意。是欲知致病之本也。然六淫，天之常气，冒之则先自经络

流入，内合于脏腑，为外所因；七情，人之常性，动之则先自脏腑郁发，外形于肢体，为内所因；其如饮食饥饱，叫呼伤气，尽神度量，疲极筋力，阴阳违逆，乃至虎野狼毒虫，金疮折，疰忤附着，畏压溺等，有背常理，为不内外因。”[8]22

“夫五脏六腑，阴阳升降，非气不生。神静则宁，情动则乱，故有喜、怒、忧、思、悲、恐、惊，七者不同，各随其本脏所生所伤而为病。故喜伤心，其气散；怒伤肝，其气击；忧伤肺，其气聚；思伤脾，其气结；悲伤心胞，其气急；恐伤肾，其气怯；惊伤胆，其气乱。虽七诊自殊，无逾于气。黄帝曰：余知百病生于气也。但古论有寒热忧恚，而无思悲恐惊，似不伦类，于理未然。然六腑无说，惟胆有者，盖是奇恒净腑，非转输例，故能蓄惊而为病。”[8]131

“夫喜伤心者，自汗，不可疾行，不可久立，故《经》曰：喜则气散。怒伤肝者，上气，不可忍，热来荡心，短气欲绝，不得息，故《经》曰：怒则气击（一作上）。忧伤肺者，心系急，上焦闭，荣卫不通，夜卧不安，故《经》曰：忧则气聚。思伤脾者，气留不行，积聚在中脘，不得饮食，腹胀满，四肢怠惰，故经曰，思则气结。悲伤心胞者，善忘，不识人，置物在处，还取不得，筋挛，四肢浮肿，故《经》曰：悲则气急。恐伤肾者，上焦气闭不行，下焦回还不散，犹豫不决，呕逆恶心，故《经》曰：恐则精却。惊伤胆者，神无所归，虑无所定，说物不竟而迫，故经曰：惊则气乱。七者虽不同，本乎一气。脏气不行，郁而生涎，随气积聚，坚大如块，在心腹中，或塞咽喉，如粉絮，吐不出，咽不下，时去时来，每发欲死，状如神灵所作，逆害饮食，皆七气所生所成。治之各有方。”“治喜怒不节，忧思兼并，多生悲恐，或时振惊，致脏气不平，增寒发热，心腹胀满，傍冲两胁，上塞咽喉，有如炙脔，吐咽不下，皆七气所生。”[8]132

《素问玄机原病式·六气为病·热类》：“凡霍乱转筋而不渴者，未之有也，或不因吐泻，但外冒于寒，而腠理闭密，阳气郁结，怫热内作，热燥于筋，则转筋也。”[9]6“郁：怫郁也。结滞壅塞而气不通畅，所谓热甚则腠埋闭密而郁结也。如火炼物，热极相合，而不能相离。故热郁则闭塞而不通畅也。然寒水主于闭藏，而今反属热者，谓火热亢极，则反兼水化制之故也。”[9]7“盖寒伤皮毛，则腠理闭密，阳气怫郁，不能通畅，则为热也。故伤寒身表热者，热在表也。”[9]17“衄者，阳热怫郁，干于足阳明，而上热甚，则血妄行为鼻衄也。”[9]18

《丹溪心法·六郁》：“气血冲和，万病不生，一有怫郁，诸病生焉。故人身诸病，多生于郁。苍术、抚芎，总解诸郁，随证加入诸药。凡郁皆在中焦，以苍术、抚芎开提其气以升之，假如食在气上，提其气则食自降矣，余皆仿此。”[10]64

《医经溯洄集·五郁论》：“夫五法者，经虽为病由五运之郁所致而立，然扩而充之，则未常不可也。且凡病之起也，多由乎郁。郁者，滞而不通之义。或因所乘而为郁，或不因所乘而本气自郁皆郁也。岂惟五运之变能使然哉？郁既非五运之变可拘，则达之、发之、夺之、泄之、折之之法，固可扩焉而充之矣。可扩而充，其应变不穷之理也欤。”[11]65“且夫五郁之病，固有法以治之矣。然邪气久客，正气必损。今邪气虽去，正气岂能遽平哉？苟不平调正气，使各安其位。复其常于治郁之余，则犹未足以尽治法之妙。故又曰：然调其气，苟调之而其气犹或过而未服，则当益其所不胜以制之。如木过者当益金，金能制木，则木斯服矣，所不胜者所畏者也。故曰：过者折之以其畏也。夫制物者，物之所欲也。制于物者，物之所不欲也。顺其欲则喜，逆其欲则恶。”[11]68

《医学正传·郁证》：“《内经》曰：木郁达之，火郁发之，土郁夺之，金郁泄之，水郁折之。张子和曰：木郁达之，谓吐之令其条达也。”“脉多沉伏，气郁则必沉而涩，湿郁则脉必沉而缓，热郁脉必沉数，痰郁脉必弦滑，血郁脉必芤而结促，食郁脉必滑而紧盛，郁在上则见于寸，郁在中则见于关，郁在下则见于尺，左右亦然。”

《古今医统大全·郁证门》：“何氏曰：郁为

七情不舒，遂成郁结，既郁之久，变病多端。男子得之，或变为虚怯，或变嗝噎，气满腹胀等证；妇女得之，或为不月，或为堕胎，崩带虚劳等证。治法必能内养，然后郁开，按证调理。

心郁者，神气昏昧，心胸微闷，主事健忘者是也。治心郁者，当加黄连、菖蒲、香连丸之类。

肝郁者，两胁微膨，或时刺痛，嗳气连连有声者是也。治肝郁者，宜用青皮、川芎、吴茱萸、左金丸之属。

脾郁者，中脘微满，生涎少食，倦怠嗜卧，四肢无力者是也。治脾郁宜用苍术、半夏、砂仁、神曲、陈皮、越鞠丸之属。

肺郁者，毛皮枯涩，燥而不润，欲嗽而无痰者是也。治肺郁者，桔梗、栝蒌、杏仁之类。

肾郁者，小腹微硬，腰腿重胀，精髓亏少，淋浊时作，不能久立者是也。治肾郁者，宜用苍术、茯苓、肉桂、小茴香、青娥丸之类。

胆郁者，口苦，身微潮热往来，惕惕然人将捕之是也。治胆郁者，宜用竹茹、生姜、温胆汤之类。

大抵七情六淫，五脏六腑，气血痰湿，饮食寒热，无往而不郁也。治之宜各求其属而施之，则无不愈者。”[12]939

《医贯·郁病论》：“予谓凡病之起，多由于郁。郁者抑而不通之义。内经五法，为因五运之气所乘而致郁，不必作忧郁之郁。忧乃七情之病，但忧亦在其中。”[13]28“盖凡木郁乃少阳胆经半表半里之病，多呕酸吞酸证。虽吐亦有发散之益，但谓无害耳，焉可便以吐字该达字耶。达者畅茂调达之义，王安道曰：‘肝性急怒气逆。胁或胀。火时上炎。治以苦寒辛散而不愈者。’则用升发之药，加以厥阴报使而从治之。又如久风入中为飧泄，及不因外风之入而清气在下为飧泄，则以轻扬之剂举而散之。”“以一法代五法，神而明之，屡获其效，故表而书之。盖东方先生木，木者生生之气，即火气。空中之火，附于木中，木郁则火亦郁于木中矣，不特此也。火郁则土自郁，土郁则金亦郁，金郁则水亦郁，五行相因，自然之理，唯其相因也。”[13]29

《赤水玄珠全集·郁证门》：“又有素虚之人，一旦事不如意，头目眩晕，精神短少，筋痿，气急，有似虚证。先当开郁顺气，其病自愈。”[14]462

《景岳全书·杂证谟·郁证》：“论《内经》五郁之治……《经》言五郁者，言五行之化也，气运有乖和，则五郁之病生矣。其在于人，则凡气血一有不调而致病者，皆得谓之郁证，亦无非五气之化耳。故以人之脏腑，则木应肝胆，木主风邪，畏其滞抑，故宜达之，或表或里，但使经络通行，则木郁自散，是即谓之达也。火应心与小肠，火主热邪，畏其陷伏，故宜发之，或虚或实，但使气得升扬，则火郁自解，是即谓之发也。土应脾胃，土主湿邪，畏其壅淤，故宜夺之，或上或下，但使浊秽得净，则土郁可平，是即谓之夺也。金应肺与大肠，金主燥邪，畏其秘塞，故宜泄之，或清或浊，但使气液得行，则金郁可除，是即谓之泄也。水应肾与膀胱，水主寒邪，畏其凝溢，故宜折之，或阴或阳，但使精从气化，则水郁可清，是即谓之折也。

虽然，夫论治之法固当辨此五者，而不知经语之玄，本非凿也，亦非专治实邪而虚邪不在是也。即如木郁之治，宜于达矣，若气陷不举者，发即达也；气壅不开者，夺即达也；气秘不行者，泄亦达也；气乱不调者，折亦达也。又如火郁之治，当用发矣。若元阳被抑，则达非发乎？脏腑留结，则夺非发乎？肤窍闭塞，则泄非发乎？津液不化，则折非发乎？且夺者挽回之谓，大实非大攻不足以荡邪，大虚非大补不足以夺命，是皆所谓夺也。折者折中之谓，火实则阳亢阴虚，火虚则气不化水，制作随宜，是皆所谓折也。

论情志三郁证治……凡五气之郁，则诸病皆有，此因病而郁也；至若情志之郁，则总由乎心，此因郁而病也。第自古言郁者，但知解郁顺气，通作实邪论治，不无失矣。兹予辨其三证，庶可无误，盖一曰怒郁，二曰思郁，三曰忧郁。如怒郁者，方其大怒气逆之时，则实邪在肝，多见气满腹胀，所当平也。及其怒后而逆气已去，

唯中气受伤矣，既无胀满疼痛等证，而或为倦怠，或为少食，此以木邪克土，损在脾矣，是可不知培养而仍在消伐，则所伐者其谁乎？此怒郁之有先后，亦有虚实，所当辨治者如此。又若思郁者，则唯旷女嫠妇，及灯窗困厄，积疑任怨者皆有之。思则气结，结于心而伤于脾也。及其既甚，则上连肺胃而为咳喘，为失血，为膈噎，为呕吐；下连肝肾，则为带浊，为崩淋，为不月，为劳损。若初病而气结为滞者，宜顺宜开；久病而损及中气者，宜修宜补。然以情病者，非情不解，其在女子，必得愿遂而后可释，或以怒胜思，亦可暂解；其在男子，使非有能屈能伸，达观上智者，终不易却也。若病已既成，损伤必甚，而再行消伐，其不明也亦甚矣。又若忧郁病者，则全属大虚，本无邪实，此多以衣食之累，利害之牵，及悲忧惊恐而致郁者，总皆受郁之类。盖悲则气消，忧则气沉，必伤脾肺；惊则气乱，恐则气下，必伤肝肾，此其戚戚悠悠，精气但有消索，神志不振，心脾日以耗伤。凡此之辈，皆阳消证也，尚何实邪？使不知培养真元，而再加解散，真与鹭鸶脚上割股有何异？是不可不详加审察，以济人之危也。

诸郁滞治法……凡诸郁滞，如气、血、食、痰、风、湿、寒、热，或表或里，或脏或腑，一有滞逆，皆为之郁，当各求其属，分微甚而开之，自无不愈。”[15]537

《石室秘录·气郁》：“雷公真君曰：凡人有郁郁不乐，忽然气塞而不能言，苟治之不得法，则死矣。夫郁症未有不伤肝者也，伤肝又可伐肝乎？伐肝是愈助其郁，郁且不能解，又何以救死于顷刻哉？方用救肝开郁汤：白芍二两，柴胡一钱，甘草一钱，白芥子三钱，白术五钱，当归五钱，陈皮二钱，茯苓五钱，水煎服。”[16]235

“五郁门”：“人之郁病，妇女最多，而又苦最不能解，倘有困卧终日，痴痴不语，人以为呆病之将成也，谁知是思想结于心、中气郁而不舒乎？此等之症，欲全恃药饵，本非治法，然不恃药饵，听其自愈，亦非治法也。大约思想郁症，得喜可解，其次使之大怒，则亦可解。盖脾主思，思之太甚则脾气闭塞而不开，必至见食则恶矣；喜则心火发越，火生胃土，而胃气大开，胃气既开，而脾气安得而闭乎？怒属肝木，木能克土，怒则气旺，气旺必能冲开脾气矣。脾气一开，易于消食，食消而所用饮馔必能化精以养身，亦何畏于郁乎！故见此等之症，必动之以怒，后引之以喜，而徐以药饵继之，实治法之善也。”[16]304

《张氏医通·诸气门·郁》：“《金匮》云：妇人咽中如有炙脔，半夏厚朴汤主之。上焦，阳也，卫气所治。贵通利而恶闭郁，郁则津液不行而积为痰涎。胆以咽为使。胆主决断，气属相火。遇七情至而不决，则火郁而不发，火郁则焰不达，焰不达则气如焰，与痰涎聚结胸中，故若炙脔。《千金》作胸满，心下坚，咽中帖帖如有炙脔，吐之不出，吞之不下。证虽稍异，然亦以郁而致也，用半夏等药，散郁化痰而已。

《经》云：木郁达之、火郁发之、土郁夺之、金郁泄之、水郁折之。然调其气，过者折之，以其畏也。所谓泻之，夫所谓达者，通畅之也，当以轻扬之剂举而达之。发者，升发之也，当以升发之剂汗而发之。夺者，攻下之也，当以咸寒之剂攻而夺之。泄者，开发之也，当以疏散之剂涌而泄之。折者，制御之也，当以苦寒之剂伐而折之，此皆论六气之郁也。至于五志之郁，又非上法所宜。《经》云：尝贵后贱，虽不中邪，病从内生，名曰脱营。尝富后贫，名曰失精。及妇人情志不遂，悒郁不舒而致经闭不调，发热咳嗽。师尼寡妇，种种诸患，各推其源而治之。”[17]51

《临证指南医案·郁》：“《素问·六元正纪大论》言：五郁之发，乃因五运之气，有太过不及，遂有胜复之变，由此观之，天地且有郁，而况于人乎，故六气着人，皆能郁而致病，如伤寒之邪，郁于卫，郁于营，或在经在腑在脏，如暑湿之蕴结在三焦，瘟疫之邪，客于募原，风、寒、湿三气杂感而成痹症，总之邪不解散即谓之郁，此外感六气而成者也，前人论之详矣。今所辑者，七情之郁居多，如思伤脾，怒伤肝之类是也，其原总由于心，因情志不遂，则郁而成病矣，其症心脾肝胆为多。”[18]307

《杂病源流犀烛·诸郁源流》：“诸郁，脏气病也。其原本由思虑过深，更兼脏气弱，故六郁之病生焉。六郁者，气血湿热食痰也。”[19]290

《医略·郁症》：“惟积怒不舒，积思不遂，积郁不解，此情志之郁，姑与调其气，无由折之以其畏，是在知命者之能屈能伸，达观者之是色是空，则病不治而自愈矣。”[20]245

《中医药学名词》(2004)：“郁证：以心情抑郁，情绪不宁，胸部满闷，胁肋胀痛，或易怒易哭，或咽中如有异物哽塞等为主要表现的疾病。”[21]252

《中医大辞典》“郁病”：“病证名。以心情抑郁，情绪不宁，胸部满闷，胁肋胀痛，或易怒易哭，或咽中如有异物哽塞等为主要表现的病证。”

“郁证”：“病名。凡滞而不得发越之病，总称郁证。简称郁。见《赤水玄珠·郁证门》。《素问·六元正纪大论》载有木郁、火郁、土郁、金郁、水郁，属五气之郁，后世合称五郁。《丹溪心法》将郁证分为气郁、血郁，湿郁、热郁、痰郁、食郁六种，总称‘六郁’。《张氏医通》卷三：‘郁证多缘于志虑不伸，而气先受病。’又有七情郁证称内郁，如怒郁、思郁、忧郁、悲郁、惊郁、恐郁。脏腑郁证如心郁、肝郁、脾郁、肺郁、肾郁、胆郁、三焦郁等。六气郁证又称外郁，如风郁、寒郁、湿郁、热郁等，辨证有虚实之分。”[24]1010

参考文献

[1] 段玉裁.说文解字注[M].上海：上海古籍出版社，1988：271.

[2] [战国] 屈原，宋玉，严忌，等.楚辞[M].黄风显整理.北京：华夏出版社，1998：354.

[3] 未著撰人.黄帝内经素问[M].北京：中医古籍出版社，1997：63，138，142.

[4] [清] 张志聪.黄帝内经集注[M].北京：中医古籍出版社，2015：542，665.

[5] [汉] 张仲景.伤寒论[M].北京：中医古籍出版社，1997：5，24，31，67.

[6] [汉] 张仲景.金匮要略[M].北京：中医古籍出版社，1997：7，59.

[7] [隋] 巢元方.诸病源候论[M].北京：人民卫生出版社，1955：76.

[8] [宋] 陈无择.三因极一病症方论[M].北京：中国医药科技出版社，2011：22，31，132.

[9] [元] 刘完素.素问玄机原病式[M].南京：江苏科学技术出版社，1985：6，7，17，18.

[10] [元] 朱震亨.丹溪心法[M].沈阳：辽宁科学技术出版社，1997：64.

[11] [元] 王履.医经溯洄集[M].北京：人民卫生出版社，1993：65，68.

[12] [明] 徐春甫.古今医统大全[M].北京：人民卫生出版社，1991：939.

[13] [明] 赵献可.医贯[M].北京：人民卫生出版社，1959：28，29.

[14] [明] 孙一奎.赤水玄珠全集[M].北京：人民卫生出版社，1936：462.

[15] [明] 张介宾.景岳全书[M].上海：上海科学技术出版社，1959：538，539.

[16] [明] 陈士铎.陈士铎医学全集[M].北京：中医古籍出版社，1999：235，304，305.

[17] [清] 张璐.张氏医通[M].北京：中国中医药出版社，1995：51.

[18] [清] 叶天士.临证指南医案[M].北京：华夏出版社，1995：307.

[19] [清] 沈金鳌.杂病源流犀烛[M].北京：中国中医药出版社，1994：290，292.

[20] [清] 钱一桂.医略[M].北京：中医古籍出版社，1985：245.

[21] 中医药学名词审定委员会.中医药学名词[M].北京：科学出版社，2005：252.

[22] 中医药学名词审定委员会.中医药学名词[M].北京：科学出版社，2011：90，91.

[23] 王永炎，栗德林.今日中医内科：下卷[M].北京：人民卫生出版社，2000：56.

[24] 李经纬，邓铁涛，等.中医大辞典[M].北京：人民卫生出版社，1995：1010.

[25] 徐元贞.中医词释[M].郑州：河南科学技术出版社，1983：331.

[26] 李经纬.简明中医辞典[M].北京：中国中医药出版社，2001：596.

（董 娴 高 驰）

肺痨

fèi láo

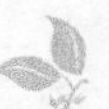

一、规范名

【汉文名】肺痨。

【英文名】pulmonary tuberculosis。

【注释】具有传染性的慢性虚弱性疾患,以咳嗽、咯血、潮热、盗汗及身体逐渐消瘦为主要临床特征。

二、定名依据

《内经》之"劳"并非后世"痨"之病证,指劳力、劳神、因劳致虚,感邪而病等含义,实为后世虚劳理论之源。《诗经》中有"瘵"的记载,为疾病之意。晋代葛洪《肘后备急方》中"瘵"的概念已具体化为虚劳病的一种;同时书中还认识到"尸注(鬼注)",为一种致死率很高的传染病,但并未见明显定位于肺系症状的记载。隋唐时期,《诸病源候论》认为咳嗽、注病、蒸病均与虚劳有关。孙思邈在《备急千金要方》中首次将尸疰(注)、鬼疰(注)等病的主症定位于肺;书中还设有"肺劳"专篇,首次将肺、劳、热、虫四者相联系。王焘在《外台秘要》中厘清传尸与肺痿、骨蒸、伏连、劳极、淋沥、极劳等病的关系,及至宋时,《三因极一病证方论》首次出现了"劳瘵"的病名,并将前人混乱而多变的古病名进行了统一,论述了肺虚、肺痿、劳瘵三病的衍化关系。其中,以肺系症状为主症的"劳瘵"与后世"肺痨"十分接近;此外,宋金元时期医籍中开始出现"痨"字。《世医得效方》多处出现痨瘵、痨疰病名,劳痨两字等同。朱丹溪对"劳瘵"与普通"虚劳"有了较为清晰的界定,其概念较前缩小,丹溪所指"劳瘵"应是专指后世"肺痨"一病。

"痨"字在存世文献中出现较晚,劳瘵与痨瘵并无差别。自朱丹溪始,劳瘵从广义泛指"虚劳",渐渐演化为狭义专指"肺痨"。明清时期,"肺痨"在不同医学文献中的名称包括:其一,专病专篇,独立于"虚劳"病之外。部分医家设专篇讨论,如"痨瘵""劳瘵""痰火""痨瘵""肺痨"。"劳"与"痨"等同,劳为其内因,因"劳"而成"瘵"。"劳(痨)瘵"概念明确,专指后世"肺痨"病。其二,部分医家仍将其隶属于"虚劳"。称之为"劳瘵""劳极""传尸(劳)""痨瘵",根据主症判断,仅定位于肺的"阴虚劳"接近后世"肺痨",且病名沿用古病名,称为"劳嗽""吐血""骨蒸""尸疰"。无论是隶属于虚劳,还是独立于虚劳之外,劳(痨)瘵一病的病因与虚损有关成为共识。

其后,对疾病病因的不断深入探究、症状的归纳提炼,以及随着西方医学的传入所带来的新概念、新词汇,部分医家对此病开始有了新的认识。"肺痨"此时称谓包括肺痨、痨、劳瘵、痨瘵、肺病结核、肺瘰、痨病、虚劳数种。近现代,医界更多使用"结核"这一病名,"肺痨"之旧称逐渐为"肺结核"所替代。至此,完成了这一病名的名词演化过程,肺痨的概念也更为清晰明确。

以上所有名词术语中,将"肺痨"定为这一疾病的规范名,主要因为在相当长的时间内,肺痨与虚劳的概念存在一定交叉。虚劳的病名出现较早,症候复杂,牵涉多个脏腑,而肺痨病名出现较晚,其症候群较明确。劳、痨、瘵之间既有联系,亦有区别。且由于当时医疗水平所限,医家们对疾病的病因、脏腑定位、症状、治疗等方面的认识存在一定局限性。自朱丹溪始,劳瘵从广义泛指"虚劳",渐渐演化为狭义专指"肺痨"。因而,"肺痨"这一术语的表达,较之前种种病名,其对病因、病位的描述更加准确,并影响至今，故而将其确定为规范名。

近现代规范确立以后，"肺痨"一词至今仍有广义、狭义之分。狭义概念专指肺结核病，广义概念既包括肺结核病，亦包括定位于肺的虚劳证。该疾病不同时期的称谓，具有较为显著的时代特征，反映了人们对该疾病认识的历史过程。"肺痨"作为这一疾病的规范名，脏腑定位、病因病机明确，对于临床诊疗及规范化，尤为重要。

三、同义词

【曾称】"劳瘵""骨蒸""殗殜""复连""尸疰""劳疰""劳蒸""积劳""劳气"（《三因极一病证方论》）；"蛊疰""尸注"（《严氏济生方》）；"传尸劳瘵"（《丹溪心法》）；"鬼注"（《肘后备急方》）；"传尸劳"（《中藏经》）；"转注""伏连""劳极""极劳"（《外台秘要》）；"皮蒸"（《诸病源候论》）；"肺劳"（《备急千金要方》）；"痨疰""痨瘵"（《世医得效方》）；"痰火"（《痰火点雪》）；"劳嗽"（《理虚元鉴》）；"肺结核"（《医学衷中参西录》）；"肺瘵"（《瘵症浅说》）。

四、源流考释

肺痨指具有传染性的慢性虚弱性疾患，以咳嗽、咯血、潮热、盗汗及身体逐渐消瘦为主要临床特征。对于本病的名称，历代称谓众多，且概念模糊，直至近现代，才统一称为肺痨、痨病、肺结核。关于肺痨，古代医籍中有以下诸种称谓。

劳：《说文》："痨，朝鲜谓药毒曰痨。从疒劳声。"[1]156《内经》没有"痨"字，但多处出现"劳"，其意主要可概括为以下几种：① 过用。《说文》："劳，剧也。从力，荧省。焱火烧冖，用力者劳。"[1]292"冖"为覆盖义。强调用力过度，亦即过用之意。如"劳心""神劳""形劳""劳则气耗""劳汗当风"等，实为后世对虚劳病因认识的基础。② 五劳。《素问·宣明五气》曰："久视伤血，久卧伤气，久坐伤肉，久立伤骨，久行伤筋。是谓五劳所伤。"[2]149 此处阐述了五种由于起居过度而导致机体损伤的现象，为后世医家所述五劳六极七伤说的源头。③ 劳风。《素问·评热病论》认为劳风之病位在"肺下"，其症状"使人强上冥视，唾出若涕，恶风而振寒"，治以"救俯仰，巨阳引"，其病愈后"精者三日，中年者五日，不精者七日，咳出青黄涕，其状如脓，大如弹丸，从口中若鼻中出，不出则伤肺，伤肺则死也。"[2]197 有学者认为此处劳风所描述的主证，以及强调病位在肺，可视为后世"劳风不醒必成痨"之说的理论出处[3]14。笔者认为，此处"咳出青黄涕，其状如脓，大如弹丸"的症状与后世肺痨的症状差异较大。此处"劳风"之病机应为劳力过度，脾肺气虚，卫表不固，感受风邪为病。外邪犯肺，肺部蕴热不解，故而血败肉腐成脓。正如《诸病源候论·痈疽病诸候下》所述："肺痈者，由风寒伤于肺，其气结聚所成也。肺主气，候皮毛，劳伤血气，腠理则开，而受风寒。其气虚者，寒乘虚伤肺，塞搏于血，蕴结成痈；热又加之，积热不散，血败为脓。"[4]330 因此，推断劳风与肺痨并非同一疾病，而更接近于肺痈。④ 风消。明清时期，不少医家认为"风消"亦为"劳"，如《医宗金鉴·妇科心法要诀》谈道："风消者，古劳证名也。"[5]762 考"风消"出处为《内经》。《素问·阴阳别论》曰："二阳之病发心脾，有不得隐曲，女子不月；其传为风消，其传为息贲者，死不治。"[2]48 二阳，手足阳明之意。女子气郁不舒，以致饮食减少，血虚而经闭，血虚生热，肌肉干瘦，如风之消物，故名风消。其症状并无咳嗽，也并未强调病位在肺，与肺痨无明显关联。风消之病，应为后世虚劳病气血虚弱证的一种。

综上所述，《内经》之"劳"并非后世痨之病证，其病机仍为劳力、劳神等过度，因劳致虚，感邪而病，并未明确提出此病具有传染性。据此，《内经》中"劳"非"痨"。

瘵、劳瘵：早在《诗经·大雅》中，即有"瘵"的记载："邦靡有定，士民其瘵。"[6]250《说文》："瘵，病也。"[1]154 此处"瘵"应为疾病之意。

晋代葛洪在《肘后备急方》中首次记载了“羸弱成瘵”[7]174，可见此时“瘵”的概念已具体化为虚劳病的一种。这种影响一直延续至唐，如《备急千金要方》《千金翼方》《外台秘要》均持同一观点。

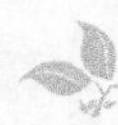

及至宋时，“瘵”的概念发生演化。《三因极一病证方论》首次出现了“劳瘵”的病名。如该书“劳瘵叙论”谈道：“夫骨蒸、殗殜、复连、尸疰、劳疰、虫疰、毒疰、热疰、冷疰、食疰、鬼疰等，皆曰传尸者，以疰者、注也，病自上注下，与前人相似，故曰疰。”“劳瘵”症状繁杂，如“大略令人寒热盗汗，梦与鬼交，遗泄白浊，发干而耸，或腹中有块，或脑后两边有小结核，连复数个，或聚或散，沉沉默默，咳嗽痰涎，或咯脓血，如肺痿、肺痈状，或复下利，羸瘦困乏，不自胜持，积月累年，以至于死，死后乃疰易傍人，乃至灭门者是也。”[8]158 又如“劳瘵诸证”云：“病者憎寒发热，面赤鼻白，干燥毛折，咯嗽喘急，时吐白涎，或有血线，传在肺……所谓劳蒸者……咳嗽喘满，咯痰吐血，声嘶音远，其蒸在肺。”[8]159 此病病因既有因劳而得，如“诸虚百损……渐成劳瘵”[8]235。亦有因感染“虫”、中“鬼邪”而得，如“挟诸鬼邪而害人”[8]158“其根多有虫啮其心肺”[8]159。治疗方面，既有治积劳方，如“温金散”[8]160，亦有诸如“取劳虫方”[8]159“神授散，治诸传尸、劳气、杀虫方”[8]160。该病预后差，言“故自古及今，愈此病者，十不得一，所谓狸骨、獭肝、天灵盖、铜鉴鼻，徒有其说，未尝见效，唯膏肓俞、崔氏穴，若闻，早灸之，可否几半，晚亦不济也”[8]158。由此可见，以肺系症状为主症的“劳瘵”与后世“肺痨”十分接近。此时“劳瘵”仍是广义概念，即包含“虚劳”的概念，并非后世狭义的“肺痨”病。

关于“瘵”的含义还有另一种解释。范行准认为：“《说文》：‘瘵’，从示，以手捧祭肉状。双手捧肉祭神，故‘瘵’有交接而感染之义，今加疒为‘瘵’，此病由与人接触后感染而发生。”[9]96 考宋以前医籍中“瘵”病病因均为劳，宋以后医籍中，开始蕴含接触感染致劳瘵的观点。并将“瘵”病与先贤典籍中记载的传尸、鬼疰、骨蒸等疾病相联系。如《严氏济生方·劳瘵论治》曰：“夫劳瘵一证，为人之大患。凡受此病者，传变不一，积年染疰，甚至灭门，可胜叹哉！大抵合而言之曰传尸，别而言之曰骨蒸、殗殜、复连、尸疰、劳疰、蛊疰、毒疰、热疰、冷疰、食疰、鬼疰是也。夫疰者，注也。自上注下，病源无异，是之谓疰。又其变则有二十二种，或三十六种，或九十九种。又有所谓五尸者，曰蜚尸、遁尸、寒尸、丧尸、尸注是也。”[10]58

再如林亿校注《金匮要略·血痹虚劳病脉证并治第六》时加入附方：“《肘后》獭肝散治冷劳，又主鬼疰一门相染。”[11]143 将《肘后》治虚劳的方药补充、罗列于原文之下，同时指出虚劳中的鬼疰这一证型，具有强烈的传染性。显然，医家们观察到，具有咳嗽为主症的劳瘵病，其病因、症状、愈后、传染性与一般虚劳病不同，故而单列其症状、病因、方药，在虚劳门下重点讨论。当然，限于当时的历史条件，医家尚不能对病因做出准确的推断，只能通过观察其症状的发生、发展、变化规律等，在辨证论治的体系内继续细化对疾病的认识，其中有的还夹杂了鬼怪等想象。自此以后对劳瘵的记载越来越丰富。瘵病概念的变化为何发生在宋代，这不是偶然，也不能简单归结于医家的灵感乍现，医学发展的背后离不开社会、历史、文化甚至流行病等因素的影响与推动。

其后，医家对“劳瘵”一病的认识逐渐清晰明确。朱丹溪认为“劳瘵主乎阴虚，痰与血病”。《丹溪心法·劳瘵》指出，疾病之初为“气体虚弱，劳伤心肾……精竭血燥”，其后因“传变不同”而出现“骨蒸、复连、尸疰”等疾病，继而“相传骨肉，乃至灭门”。其中“瘵疾”病因为“其证脏中有虫，啮心肺间……难以医治”，“传尸劳瘵”表现为“寒热交攻，久嗽咯血，日见羸瘦”[12]408。归纳了本病病理基础——内因为因劳而致阴虚，外因为感染“虫”，强调主症为咳嗽、咳血、消瘦、骨蒸，具有传染性、预后差的特点。自此“劳瘵”与普通“虚劳”有了较为清晰的界定，其概念较前缩小，丹溪所指“劳瘵”应是专指后世“肺痨”一病。

传尸、尸注、鬼注：《中藏经》首次提出“传尸”的概念，并设专篇讨论，将此病从劳病中分离，独立成篇。强调本病发病的内在基础为“人之血气衰弱，脏腑虚羸”[13]500，但不同于普通虚劳病，此病具有传染性。该书《传尸论》云：“非一门相染而成也。”而是“中于鬼气，因感其邪，遂成其疾也”“或因酒食而遇，或因风雨而来，或问病吊丧而得，或朝走暮游而逢，或因气聚，或因血行，或露卧于田野，或偶会于园林。钟此病死之气，染而为疾，故曰传尸也”[13]500。对于其传染性，已认识到并非局限于家族内或室内，而是在自然界感染了“虫”——“其状若灯心，而细长及寸，或如烂李，又如虾蟆，状各不同”[13]524。因传染性强，愈后差，而将其命名为“鬼气”“病死之气”；另一方面，亦反映当时此病流行肆虐，属于不治之症。

关于症状，书中共有几处描述：“肌瘦面黄，呕吐血，咳嗽不定”[13]524“或咳嗽不已，或胸膈妨闷，或肢体疼痛，或肌肤消瘦，或饮食不入，或吐利不定，或吐脓血，或嗜水浆，或好歌咏，或爱悲愁，或癫风（一作狂）发歇，或便溺艰难”[13]500“蒸，谓骨蒸也。气血相抟，久而瘦弱，遂成劳伤，肉消、毛落、妄血、喘咳者是也。”[13]524 综上，其主症可概括为：消瘦、咳嗽、胸闷、吐血（咳血）、骨蒸，结合其慢性消耗的特点及传染性，可以断定“传尸”即为后世之“肺痨”。该书亦称之为“传尸劳”“骨蒸”“鬼疰”“尸注”。

可见，《中藏经》是第一本明确记载后世肺痨病（此时称为传尸）的病因、症状、治法、方药的医籍。将此病首次从普通虚劳病中独立出来，强调内因为因劳致虚，外因为感染“鬼气”，传染所致。

王焘《外台秘要》对传尸一病的认识亦有独到之处。如该书“传尸方四首”曰：“传尸之疾，本起于无端，莫问老少男女，皆有斯疾……先内传毒气，周遍五脏，渐就羸瘦，以至于死。死讫复易家亲一人，故曰传尸，亦名转注。以其初得半卧半起，号为殗殜。气急咳者，名曰肺痿。骨髓中热，称为骨蒸。内传五脏，名之伏连。不解疗者，乃至灭门。假如男子因虚损得之，名为劳极。吴楚云淋沥，巴蜀云极劳。”[14]332 一者说明本病病因为“毒”；二者各个年龄、不同性别均可患病；三者揭示了传尸与肺痿、骨蒸、伏连、劳极、淋沥、极劳的关系，均为传尸，因主症不同而各命其名，从而把其前颇为混乱的古病名逐一厘清。

《肘后备急方》亦有“尸注”“鬼注”之病，隶属于“五尸”。该书《治尸注鬼注方》云：“尸注、鬼注病者，葛云：即是五尸之中尸注，又挟诸鬼邪为害也。其病变动，乃有三十六种至九十九种，大略使人寒热、淋沥、沉沉默默，不的知其所苦，而无处不恶，累年积月，渐沉顿滞，以至于死，死后复传之旁人，乃至灭门。”[7]24 强调此病强烈的传染性及致死性。对于其症状，《治卒中五尸方》又补充为：“尸注者，举身沉重，精神错杂，常觉惛废，每节气改变，辄致大恶”，病因为“身中死鬼接引”，治以“獭肝”等方[7]21。此处并未见明显定位于肺系的症状，也无直接线索可证明为后世“肺痨”病，只是言明有一种致死率很高的传染病名为“尸注（鬼注）”。

《中藏经》中相关内容比《肘后备急方》成熟完善。其病位在于肺，病因为感染肺虫，同时具有传染性等观点与隋唐时期的《诸病源候论》《备急千金要方》《外台秘要》均有相类，但隋唐时期对此病尚缺乏深层次、系统化认识，及至宋时，对此病的症状较前明确，对其认识逐渐全面丰富。

《诸病源候论》中咳嗽的病因有内外因之分。该书“九虫诸病凡五门”篇提到外因之一为感染肺虫。[4]191 该书还设专篇讨论了“注病”，并对“注”加以解释：“注之言住也，谓邪气居住人身内”[4]240；“连滞停住，死又注易傍人”[4]242。其变化多端，症状多样，因而名称不同。其中对

"尸注""鬼注"症状、病因的描述与《肘后备急方》一致，可见为承前人之说，书中并未定位于肺的相关症状，也没有指出与咳嗽、咳血（唾血）的联系，因此并不能认为"注病"为后世的"肺痨"。

书中"蒸病"亦列于虚劳篇下，巢氏指出："皮蒸，其根在肺，必大喘鼻干，口中无水，舌上白，小便赤如血。蒸盛之时，胸满，或自称得注热，两胁下胀，大嗽，彻背连肺疼，眠寐不安，或蒸毒伤脏，口内唾血。"[4]41 皮蒸定位于肺，是以虚劳为其病理基础发展而来。可见，此时期注病、蒸病均与虚劳有关，均不能等同于后世肺痨之病。

《备急千金要方》一书中，孙思邈将"飞尸鬼疰"篇置于"肺脏方"论下，意味着首次将尸疰（注）、鬼疰（注）等病的主症定位于肺。正是有了这样的脏腑定位，后世医家才将尸疰（注）、鬼疰（注）等病与肺痨相对应。此外，孙氏发展了巢氏观点，将"肺劳"篇亦置于"肺脏方"论下。认为其中"肺劳热"的病因为"生虫在肺"[15]342，即感染肺虫，首次将肺、劳、热、虫四者联系在一起。其后医家多认同此观点，如：王焘在《外台秘要》中亦认为肺虫是导致肺劳热的病因，治疗主张补肾以益肺。后世"劳瘵"病因为虫（肺虫、劳虫、瘵虫）的观点始出于此。

痨：宋金元时期医籍中开始出现"痨"字。如《太平圣惠方·治妇人月水不通诸方》记载："妇人血气滞，致经脉不通，渐渐羸瘦，日久成痨。芫花散方。"[16]2273 此处强调羸瘦，并未描述其他症状，方中大多为活血之品，以方测证，可断定"痨"等同于"劳"。

《世医得效方》亦多次出现"痨"，包括痨瘵、痨疰、疳痨三种疾病。危亦林在该书"活幼论"中谈道："痨与疳皆气血虚惫，脏腑受伤。"其区别为"儿童二十岁以下为疳，二十岁以上为痨"[17]853。认为痨的病理基础为气血不足，脏腑功能低下，即"虚劳"病。再如该书"集证说"认为"痨瘵"病因为"其根有虫啮其心肺"[17]627；"咳嗽"篇记载"痨瘵"的症状为："抑郁忧思，喜怒饥饱，病失节，至脏气不平，咳嗽脓血，渐成肺痿。增寒壮热，羸瘦困顿，将成痨瘵"[17]723"久嗽，渐成痨瘵"[17]727。又"自汗"篇云："夫骨蒸、殗殜、复连、尸疰、痨疰、虫疰、毒疰、热疰、冷疰、食疰、鬼疰，皆曰传尸。"[17]810 以上内容与《三因极一病证方论》相关内容进行比较，无论病因、主症、别称，两书均极为接近，可断定痨瘵、痨疰即为劳瘵、劳疰。此时期，劳、痨二字是混用的，其医学含义并无差别。

明清时期医家继承前人观点，特别是朱丹溪"劳瘵主乎阴虚"的理论，并在此基础上进一步细化，"劳瘵"的概念渐渐由广义概念演化为狭义概念。这一时期，"肺痨"在不同医学文献中的名称如下。

其一，专病专篇，独立于"虚劳"病之外。部分医家设专篇讨论，如戴思恭《推求师意》、李梴《医学入门》、李中梓《医宗必读》、陈士铎《辨证录》称"痨瘵"，王纶《明医杂著》、薛己《明医杂著》称"劳瘵"。李梴在《医学入门·痨瘵》篇指出："潮汗咳（或见血，或遗精），泄分轻重，轻者六症间作，重者六症兼作。"[18]797 为临床诊断提供了依据。龚居中的《痰火点雪》是"肺痨"治疗专书，书中称之"痰火""痨瘵""肺痨"。"劳"与"痨"等同，正如该书所云："痨者，劳也。"[19]44 劳为其内因，因"劳"而成"瘵"。胡慎柔在《慎柔五书·虚损门题辞》中谈到"痨瘵"与"虚劳"不同，"虚损劳瘵，截然分为两门"[20]22。"劳（痨）瘵"概念明确，专指后世"肺痨"病。

其二，部分医家仍将其隶属于"虚劳"。如虞抟《医学正传》劳极篇中，称之为"劳瘵""劳极""传尸（劳）"，提出"一则杀其虫，以绝其根本，一则补其虚，以复其真元"[21]107 的两大治则。汪绮石善治虚劳，所著《理虚元鉴》实为治疗"虚劳"专书，并非仅谈"肺痨"一病。书中提出治虚劳"三本"（与肺、脾、肾三脏有关）和"二统"（分阴虚和阳虚两种类型）的理论，其中："阴虚成劳之统于肺者言之，约有数种，曰劳嗽，曰吐血，曰骨蒸，极则成尸疰。”[22]343 根据主症判断，仅定位于肺的“阴虚劳”接近后世“肺痨”，且病名沿用古病名，称为“劳嗽”“吐血”“骨蒸”“尸疰”。喻昌《医门法律》设虚劳门，称之“痨瘵”[23]189，阐发己见，创制清燥救肺汤。程国彭在《医学心悟》中将“劳瘵”统于虚劳门下，创制止嗽散、月华丸、补天大造丸等治“肺痨”名方，至今仍广泛用于临床。

无论是隶属于虚劳，还是独立于虚劳之外，劳（痨）瘵一病的病因与虚损有关成为共识。正如沈金鳌在《杂病源流犀烛·虚损劳瘵源流》中梳理了劳、痨、瘵、虚损的关系：“五脏之气，有一损伤，积久成痨，甚而为瘵。痨者，劳也，劳困疲惫也。瘵者，败也，羸败凋敝也。虚损痨瘵，其病相因。”[24]184 点明“痨”与“劳”同，（劳）痨瘵之因为虚损。

综上，“痨”字在存世文献中出现较晚，但为劳的后起分化字形，劳瘵与痨瘵并无差别。自朱丹溪始，劳瘵从广义泛指“虚劳”，渐渐演化为狭义专指“肺痨”。

结核：“结核”一词最早见于葛洪《肘后备急方》。该书“治百病备急丸散膏诸要方”篇云：“偏枯拘屈，口㖞、耳聋，齿痛，头风，痹肿，脑中风动且痛，若痈结核漏，瘰疬坚肿，未溃，敷之取消……”[7]422 据文意分析，此处“结”为动词，“核”为核状物。其后，《诸病源候论》进一步描述了“结核”的病因、病位及形态。该书《瘘病诸候》篇云：“因寒暑不调，故血气壅结所作；或由饮食乖节，狼鼠之精，入于腑脏，毒流经脉，变化而生。皆能使血脉结聚，寒热相交，久则成脓而溃漏也。”其状：“生身体皮肉者，亦有始结肿，与石痈相似。所可异者，其肿之中，按之累累有数脉，喜发于颈边，或两边俱起，便是瘘证也。亦发两腋下，及两颞颥间。初作喜不痛不热，若失时治，即生寒热也。”比较严重的情况有两种：其一为“发口上颚，有结核，大小无定，或如桃李大，此虫之窠窟，止在其中”；其二为“发口之下，无有结核，而穿溃成疮”，或“虫毒之居，或腑脏无定，故瘘发身体，亦有数处，其相应通者多死”[4]333。再如“小儿杂病诸候”篇载：“小儿身生热疮，必生瘰疬。其状作结核，在皮肉间，三两个相连累也。是风邪搏于血气，焮结所生也。”[4]495 显然，以上两处“结核”均为瘰疬痰核。书中“妇人杂病候”篇又云：“乳石痈之状，微强不甚大，不赤，微痛热，热自歇，是足阳明之脉，有下于乳者，其经虚，为风寒气客之，则血涩结成痈肿。而寒多热少者，则无大热，但结核如石，谓之乳石痈。”[4]407 乳汁淤积形成乳痈亦可见皮下包块，可见“结核”为泛指生于皮下的核状肿物，为症状而非病名。其后，《备急千金要方》《外台秘要》均持同一认识。值得关注的是，陈无择在《三因极一病证方论》中谈到“劳瘵”有“结核”的症状[8]158，首次将结核与咳嗽、盗汗、咯脓血、羸瘦等症状相联系，给我们呈现了“劳瘵”病的症候群。明清时期，诸多文献亦载有“结核”，但据文意均为承前人之意，并非后世结核病。《申报》最早于 1882 年 5 月 9 日，在一则“痔疮即愈膏”的广告中出现“结核”一词，指的是“肛边肿痛肛内结核大便难出”之症[25]，此时，结核仍为古义。随着 1882 年德国微生物学家罗伯特·科霍发现了结核病的病原菌为结核杆菌。其后，1898 年 12 月 9 日《申报》出现了“结核菌”一词[26]，与现代意义相同。又如冈本武次在 1899 年第五期《亚东时报》记载：“医务：记肺结核可惧之事。”[27] 首提“肺结核”之病名，鉴于当时传教士仍以“劳（痨）”病称“肺结核”病，由此可推断现代“结核”一词为日源辞，由日本翻译所采纳。由此可见，随着西方医学的传入，“结核”这一古老的词汇被赋予了新的含义。

一般将西方医学的传入分为两次。廖育群认为：“第一次是指自 1582 年意大利传教士利玛窦来华开始，延至清初，所传入之西洋医学，‘犹欧洲之上古医学’；第二次则是指鸦片战争以后，英国医生合信等人所传入，真正属于近代科学的西方医学知识。”[28]222 第一次传入，医家们接触到一些由天主教传教士带来的西洋医学知

识，但并未对主体医学思想产生大的冲击与影响，仍为对中国传统医学认知的延续。而第二次以新教传教士为载体的西方医学传入，“其规模比历史上的任何一次都要庞大，其最后结果是在中国建立了一个略同于欧美的近现代西式医学体系”[29]317。

对疾病病因的不断深入探究、症状的归纳提炼，以及随着西方医学的传入所带来的新概念、新词汇，部分医家对此病开始有了新的认识。如张锡纯1909年著《医学衷中参西录》，其中对“肺痨”的认识，无论病名、病因病机、治法方药均未拘泥于先贤，明显受到西方医学的影响。首先，前人劳、痨常常混用，该书强调“肺劳”病因为“劳疾伤肺”[30]212，与“肺痨”（后世肺结核病）不同。“肺痨”病称谓包括肺痨、痨、劳瘵、痨瘵、肺病结核数种。其次，书中“肺结核”字样出现多次，但在不同语境下含义不同，时而指症状，时而指病名。如“凡劳瘵阴虚之证……无论肺结核与不结核……”[30]197，此处为肺部结核之意，指症状，系遵循古义。又如“西人、东人，对于肺结核，皆视为至险之证”[30]226之“肺结核”显然为病名。再次，此书在病因认识方面，接受西人感染“细菌”而患病的理论，如“甘松亦名甘松香，即西药中之缬草也……且其性善熏劳瘵，诚有解毒除菌之力也”[30]1191。

此外，亦有称之为肺瘵者。如昌黎广济医院的康德医生于1916年著《瘵症浅说》，该书由天津基督圣教协和书局印刷出版，旨在向大众科普肺瘵（肺痨）相关知识。书中称“肺瘵，又俗名肺痨”。[31]1 书中认为，肺瘵的致病原因为“微生物”[31]2，传播途径为“肺部有毒，咳嗽时毒随痰出”[31]4。其症状为“咳嗽、吐血、发烧、枯瘦、盗汗”，“且不必兼有”[31]2。治疗方面建议“休息法”“空气法”“好饭法”“洁净法”。书中特别阐释了虚劳与肺痨的鉴别诊断，明确“气力很软之人，若无瘵证之微生物，绝不能患瘵证”。[31]2

此后，秦伯未于1920年撰《痨病指南》，蔡陆仙于1935年撰《虚劳问答》，仍沿用中医病名痨病、虚劳。与此同时，医界更多使用“结核”这一病名，“肺痨”之旧称逐渐为“肺结核”所替代。如1924年余云岫的《中华旧医结核病变迁史》、1939年李涛的《中国结核病史》、1951年萧叔轩的《结核病在中国医学上之史的发展》、1955年范行准的《中医对结核病的认识和治疗》等，其研究旨趣在于考证古代结核病病名、厘清疾病概念、梳理中医的治疗方法。

对于“肺痨”的认识，至今仍有广义、狭义之分。狭义为专指肺结核病。李经纬等著《中医大辞典》注释：“即肺劳……本病与肺结核病相类似。”[32]1081 袁钟等著《中医辞海》亦持相同观点。[33]527

广义概念既包括肺结核病，亦包括定位于肺的虚劳证，如《中医词释》释为：“① 五劳之一。指由于种种原因耗伤肺气引起的呼吸系统症状。如咳嗽、闷气、胸满、喘促等。② 即肺痨，肺结核。”[34]350 再如《简明中医病证辞典》定义为：“病名。① 为《GB/T16751.1—1997中医临床诊疗术语——疾病部分》标准病名。因正气不足，痨虫侵袭肺叶所致，以咳嗽、咯血、潮热、盗汗及逐渐消瘦为主要表现的痨病类疾病……② 即肺劳。”[35]774

《内经》之“劳”指劳力、劳神、因劳致虚，感邪而病等含义，实为后世虚劳理论之源。仲景在此基础上，在《金匮要略》中设虚劳专篇进行论述。晋代葛洪于《肘后备急方》首次记载了“羸弱成瘵”的观点，可见此时“瘵”的概念已具体化为虚劳病的一种。同时书中还认识到“尸注（鬼注）”，为一种致死率很高的传染病，但并未见明显定位于肺系症状的记载。隋唐时期，《诸病源候论》提出了“感染肺虫”致咳嗽的观点，并认为咳嗽、注病、蒸病均与虚劳有关。孙思邈在《备急千金要方》中将“飞尸鬼疰”篇置于“肺脏方”论下，意味着首次将尸疰（注）、鬼疰（注）等病的主症定位于肺。孙氏还发展了巢氏观点，书中设有“肺劳”专篇，并分析肺劳热的病因为“生虫在肺”，即感染肺虫，首次将肺、劳、热、虫四者联系在一起。王焘在《外台秘要》中厘清传尸与肺痿、骨蒸、伏连、劳极、淋沥、极劳等病的关系，在治疗方面，强调即使同属传尸，因主症不同，治疗方法亦不同。常用“獭肝”治疗瘦病、传尸、疰(注)病、瘰疬等病，还首载治疗骨蒸之灸法。及至宋时，《三因极一病证方论》首次出现了“劳瘵”的病名，并将前人混乱而多变的古病名进行了统一，论述了肺虚、肺痿、劳瘵三病的衍化关系。书中以肺系症状为主症，提出该病是感染“虫”、中“鬼邪”而得，并发症包括“瘰”“脑后两边，有小结连复数个”“腹内有块”的“劳瘵”与后世“肺痨”十分接近。此外，宋金元时期医籍中开始出现“痨”字。如《世医得效方》多处出现痨瘵、痨疰病名，劳痨两字等同。朱丹溪认为“劳瘵主乎阴虚，痰与血病”，归纳本病内因为“因劳而致阴虚”，外因为感染“虫”，强调主症为咳嗽、咳血、消瘦、骨蒸，具有传染性、预后差的特点。至此“劳瘵”与普通“虚劳”有了较为清晰的界定，其概念较前缩小，丹溪所指“劳瘵”应是专指后世“肺痨”一病。明清时期，“劳(痨)瘵”的概念变得更为具体，渐渐由广义概念演化为狭义概念。在治疗方面，提出“杀虫”和“补虚”的两大基本原则。同时，部分医家开始接受西方医学对此病的一些认识，这种影响甚至延续至今。如“结核”这一古症状名渐渐演化为病名的概念。近现代，肺痨、痨病、劳(痨)瘵、肺病结核等病名常同指现代肺结核病。至此，完成了这一病名的名词演化过程，肺痨的概念也更为清晰明确，从而便于临床上的准确应用和中医病名的规范化。

五、文献辑录

《诗经·大雅》:“邦靡有定，士民其瘵。”[6]250

《素问·阴阳别论》:“二阳之病发心脾，有不得隐曲，女子不月；其传为风消，其传为息贲者，死不治。”[2]48

“宣明五气”:“五劳所伤：久视伤血，久卧伤气，久坐伤肉，久立伤骨，久行伤筋。是谓五劳所伤。”[2]149

“评热病论”:“帝曰：劳风为病何如？岐伯曰：劳风法在肺下。其为病也，使人强上冥视，唾出若涕，恶风而振寒，此为劳风之病。帝曰：治之奈何？岐伯曰：以救俯仰，巨阳引，精者三日，中年者五日，不精者七日。咳出青黄涕，其状如脓，大如弹丸，从口中若鼻中出，不出则伤肺，伤肺则死也。”[2]197

《肘后备急方·治卒中五尸方》:“尸注者，举身沉重，精神错杂，常觉惛废，每节气改变，辄致大恶，此一条别有治后熨也。凡五尸，即身中死鬼接引也，共为病害，经术甚有消灭之方，而非世徒能用，今复撰其经要，以救其敝方。”[7]21

“治尸注鬼注方”:“尸注、鬼注病者，葛云：即是五尸之中尸注，又挟诸鬼邪为害也。其病变动，乃有三十六种至九十九种，大略使人寒热、淋沥、沉沉默默，不的知其所苦，而无处不恶，累年积月，渐沉顿滞，以至于死，死后复传之旁人，乃至灭门。”[7]24

“治脾胃虚弱不能饮食方”:“《近世方》，主脾胃虚冷，不下食积，久羸弱成瘵者。”[7]174

“治百病备急丸散膏诸要方”:“偏枯拘屈，口㖞、耳聋，齿痛，头风，痹肿，脑中风动且痛，若痈结核漏，瘰疬坚肿，未溃，敷之取消，及丹疹诸肿无头，欲状骨疽者。摩之令消，及恶结核，走身中者，风水游肿亦摩之，其服者。如枣核大，小儿以意减之。日五服，数用之，悉效。”[7]422

《中藏经·传尸论》:“传尸者，非一门相染而成也。人之血气衰弱，脏腑虚羸，中于鬼气，因感其邪，遂成其疾也。其候或咳嗽不已，或胸膈妨闷，或肢体疼痛，或肌肤消瘦，或饮食不入，或吐利不定，或吐脓血，或嗜水浆，或好歌咏，或爱悲愁，或癫风(一作狂)发歇，或便溺艰难。或因酒食而遇，或因风雨而来，或问病吊丧而得，或朝走暮游而逢，或因气聚，或因血行，或露卧于田野，或偶会于园林。钟此病死之气，染而为疾，故曰传尸也。”[13]500

“疗诸病药方六十道”:“如是传尸劳，肌瘦面黄，呕吐血，咳嗽不定者是也。先烧安息香令烟起，吸之不嗽者，非传尸也，不可用此药。若吸烟入口，咳嗽不能禁止者，乃传尸也，宜用此药。五更初，勿令人知，以童子小便与醇酒共一盏，化一圆服之，如人行二十里，上吐出虫，其状若灯心，而细长及寸，或如烂李，又如虾蟆，状各不同。如未效，次日再服，以应为度。仍须初得血气未尽，精神未乱者，可用之。用甘草汤下二十圆，食后日三服，安即住服。""蒸，谓骨蒸也。气血相抟，久而瘦弱，遂成劳伤，肉消、毛落、妄血、喘咳者是也。"[13]524

《诸病源候论·小儿杂病诸候》："小儿身生热疮，必生瘰疬。其状作结核，在皮肉间，三两个相连累也。是风邪搏于血气，焮结所生也。""尸注者，是五尸之中一尸注也。人无问大小，腹内皆有尸虫，尸虫为性忌恶，多接引外邪，共为患害。小儿血气衰弱者，精神亦羸，故尸注因而为病。其状沉默，不的知病处，或寒热淋沥，涉引岁月，遂至于死。死又注易傍人，故名之为尸注也。"[4]33

"瘘病诸候"："但病之生，或因寒暑不调，故血气壅结所作；或由饮食乖节，狼鼠之精，入于腑脏，毒流经脉，变化而生。皆能使血脉结聚，寒热相交，久则成脓而溃漏也。生身体皮肉者，亦有始结肿，与石痈相似。所可异者，其肿之中，按之累累有数脉，喜发于颈边，或两边俱起，便是瘘证也。亦发两掖下，及两颞颥间。初作喜不痛不热，若失时治，即生寒热也。""所发之处，而有轻重；重者有两种：一则发口上颚，有结核，大小无定，或如桃李大，此虫之窠窟，止在其中。二则发口之下，无有结核，而穿溃成疮。又，虫毒之居，或腑脏无定，故瘘发身体，亦有数处，其相应通者多死。"[4]41

"九虫诸病凡五门"："肺虫，令人咳嗽。"[4]191

"注病诸候"："凡注之言住也，谓邪气居住人身内，故名为注。此由阴阳失守，经络空虚，风寒暑湿、饮食劳倦之所致也。其伤寒不时发汗，或发汗不得真汗，三阳传于诸阴，入于五脏，不时除瘥，留滞宿食；或冷热不调，邪气流注；或乍感生死之气；或卒犯鬼物之精，皆能成此病。""注之言住也，言其连滞停住也。人有先无他病，忽被鬼排击，当时或心腹刺痛，或闷绝倒地，如中恶之类，其得瘥之后，余气不歇，停住积久，有时发动，连滞停住，乃至于死。死后注易傍人，故谓之鬼注。""注者住也，言其连滞停住，死又注易傍人也。注病之状，或乍寒乍热，或皮肤淫跃，或心腹胀刺痛，或支节沉重，变状多端，而方云三十六种，九十九种，及此等五注病，皆不显出其名，大体与诸注皆同。"[4]240

"虚劳病诸候下"："夫蒸病有五：一曰骨蒸，其根在肾，旦起体凉，日晚即热，烦躁，寝不能安，食无味，小便赤黄，忽忽烦乱，细喘无力，腰疼，两足逆冷，手心常热。蒸盛过，伤内则变为疳，食人五脏。二曰脉蒸，其根在心，日增烦闷，掷手出足，翕翕思水，口唾白沫，睡即浪言；或惊恐不定，脉数。若蒸盛之时，或变为疳，脐下闷；或暴利不止。三曰皮蒸，其根在肺，必大喘鼻干，口中无水，舌上白，小便赤如血。蒸盛之时，胸满，或自称得注热，两胁下胀，大嗽，彻背连肺疼，眠寐不安，或蒸毒伤脏，口内唾血。四曰肉蒸，其根在脾，体热如火，烦躁无汗，心腹鼓胀，食即欲呕，小便如血，大便秘涩。蒸盛之时，身肿目赤，寝卧不安。"[4]242

"痈疽病诸候下"："肺痈者，由风寒伤于肺，其气结聚所成也。肺主气，候皮毛，劳伤血气，腠理则开，而受风寒。其气虚者，寒乘虚伤肺，塞搏于血，蕴结成痈；热又加之，积热不散，血败为脓。"[4]330

"尸病诸候"："尸注病者，则是五尸内之尸注，而挟外鬼邪之气，流注身体，令人寒热淋沥，沉沉默默，不的知所苦，而无处不恶。或腹痛胀满，喘急不得气息，上冲心胸，傍攻两胁；或磥块踊起；或挛引腰脊；或举身沉重，精神杂错，惛觉昏谬。每节气改变，辄致大恶，积月累年，渐就顿滞，以至于死。死后复易傍人，乃至灭门。以其尸病注易傍人，故为尸注。"[4]407

“妇人杂病候”:“乳石痈之状,微强不甚大,不赤,微痛热,热自歇,是足阳明之脉,有下于乳者,其经虚,为风寒气客之,则血涩结成痈肿。而寒多热少者,则无大热,但结核如石,谓之乳石痈。”[4]495

《备急千金要方·下少小婴孺方下》:“治小儿无故寒热,强健如故,而身体颈项结核瘰,及心胁腹背里有坚核不痛,名为结风气肿方。”[15]342

“伤寒方上”:“治脾腑脏温病阴阳毒,头重颈直,皮肉痹,结核隐起方。”[15]342

“痔漏方”:“诸漏结核未破者,火针针使着核结中,无不瘥者。”[15]342

“肺脏方”:“尸疰鬼疰者,即五尸之中尸疰,又挟诸鬼邪为害也。其变动乃有三十六种至九十九种,大略令人寒热淋沥,沉沉嘿嘿,不得知其所苦,而无处不恶,累年积月,渐就顿滞,以至于死。死后复注易旁人,乃至灭门。觉如此候者,宜急疗之方:獭肝一具,阴干治下筛,水服一方寸匕,日三。一具不瘥,更作。”[15]342

“肺脏方”:“论曰:凡肺劳病者,补肾气以益之,肾旺则感于肺矣。人逆秋气,则手太阴不收,肺气焦满,顺之则生,逆之则死。顺之则治,逆之则乱,反顺为逆,是谓关格,病则生矣。”[15]342

“大肠腑”:“治肺劳热生虫,在肺为病方:野狼牙(三两),东行吴茱萸根白皮(五合),东行桑根白皮(切一升)。上三味㕮咀,以酒七升,煮取一升,平旦顿服之。”[15]342

“肝脏”:“治诸疾,破积聚,心下支满,寒热鬼注,长病咳逆唾噫,辟除众恶,杀鬼逐邪气,鬼击客忤中恶,胸中结气、咽中闭塞,有进有退,绕脐恻恻,随上下按之挑手,心中愠愠,如有虫状,毒注相染灭门方。”[15]342

《外台秘要·小儿瘰方》:“千金连翘丸,主小儿无辜寒热,强健如故,而身体项颈结核瘰,及心胁腹背里有坚不痛,名为结风气肿方。”[14]332

“传尸方四首”:“传尸之疾,本起于无端,莫问老少男女,皆有斯疾。大都此病相克而生。先内传毒气,周遍五脏,渐就羸瘦,以至于死。死讫复易家亲一人,故曰传尸,亦名转注。以其初得半卧半起,号为殗殜。气急咳者,名曰肺痿。骨髓中热,称为骨蒸。内传五脏,名之伏连。不解疗者,乃至灭门。假如男子因虚损得之,名为劳极。吴楚云淋沥,巴蜀云极劳。”[14]332

“胸胁痛及妨闷方四首”:“《千金》疗冷气胁下往来,胸膈痛引胁背闷。当归汤方。当归、芍药、吴茱萸、桂心、人参、大黄、甘草(各二两),茯苓、枳实(各一两),干姜(三两)。上十味,细切,以水八升,煮取二升半,一服八合,日三服。治尸注亦佳。忌海藻、菘菜、生葱、酢物等。”[14]332

“毒肿瘰方四首”:“又五香汤,疗毒肿瘰疬方。麝香(研)、青木香、鸡舌香、藿香、熏陆香、当归、黄芩、升麻、芒硝(各三分),大黄(五分)。上十味㕮咀,以水六升,煮取二升,去滓,纳硝,分二服,相去如人行七八里再服,诸卒尸注恶气亦疗。”[14]332

“古今诸家丸方一十八首”:“麝香(三分),雄黄(研)、丹砂(研各四分),细辛、干姜、桂心、芍药(各五分),莽草(炙)、犀角(屑)、栀子仁(各三分),附子(炮)、乌头(炮各五枚去皮),巴豆(五十枚去心皮熬),蜈蚣(一枚去头足炙)。上十四味并捣筛,蜜和,更捣一千杵,丸如小豆,每服三丸至五丸,日三,一切尸注心痛皆主之。忌生血物,生葱,生菜,芦笋,猪肉,冷水。神验。”[14]332

“古今录验方八首”:“又还魂丸,疗伤寒四五日,及数年诸癖结坚心下,饮食不消目眩,四肢疼,咽喉不利,壮热脾胃逆满,肠鸣,两胁里急,飞尸鬼注邪气或为惊恐伤瘦背痛,手足不仁,口苦舌燥,天行发作有时,风温不能久住,吐恶水方。巴豆(去心皮熬)、甘草(炙)、朱砂、芍药(各二两),麦门冬(二两去心)。上五味,各捣下筛合,和以蜜捣三千下,丸如梧桐子大,每服两丸,葱枣汤下,小儿二岁以上,服如麻子大二丸,日二服。忌海藻菘菜野猪肉芦笋生血物。”[14]332

“风不仁方三首”:“又犀角丸,疗百病鬼注,恶风入皮肤,淫淫液液,流移无有常处,四肢不

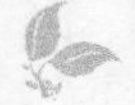

仁，牵引腰背，腹胀满，心痛逆，胸满不得饮食，吸吸短气，寒热羸瘦，夜喜恶梦，与鬼神交通，咳嗽脓血皆疗之方。”[14]332

“古今诸家丸方一十八首”：“又大麝香丸，疗鬼注飞尸等，万病皆疗之方。”[14]332

“古今诸家散方六首”：“《千金》小金牙散，疗南方瘴疠疫气，脚弱风邪鬼注方。”[14]332

“肺劳实热方五首”：“又疗肺劳热。生肺虫。在肺为病。桑白皮根煎方。”[14]332

《三因极一病证方论·劳瘵叙论》：“夫骨蒸、殗殜、复连、尸疰、劳疰、虫疰、毒疰、热疰、冷疰、食疰、鬼疰等，皆曰传尸者，以疰者、注也，病自上注下，与前人相似，故曰疰。其变有二十二种，或三十六种，或九十九种。大略令人寒热盗汗，梦与鬼交，遗泄白浊，发干而耸，或腹中有块，或脑后两边有小结核，连复数个，或聚或散，沉沉默默，咳嗽痰涎，或咯脓血，如肺痿、肺痈状，或复下利，羸瘦困乏，不自胜持，积月累年，以至于死，死后乃疰易傍人，乃至灭门者是也。更有蜚尸、遁尸、寒尸、丧尸、尸注等，谓之五尸，及大小附着等证不一。知其所苦，无处不恶，乃挟诸鬼邪而害人。以三因收之，内非七情所忤，外非四气所袭，虽若丽乎不内外因，奈其证多端，传变迁移，难以推测。故自古及今，愈此病者，十不得一，所谓狸骨、獭肝、天灵盖、铜鉴鼻，徒有其说，未尝见效，唯膏肓俞、崔氏穴，若闻，早灸之，可否几半，晚亦不济也。近集得经效方，有人服之颇验，谩录于下，余缺以俟明哲。”[8]158

“虚损证治”：“治心气不宁，诸虚百损，肢体沉重，情思不乐，夜多异梦，盗汗失精，恐怖烦悸，喜怒无时，口干咽燥，渴欲饮水，饮食减少，肌肉瘦瘁，渐成劳瘵。常服补精血，调心气，进饮食，安神守中，功效不可尽述。”[8]158

“劳瘵诸证”：“病者憎寒发热，面赤鼻白，干燥毛折，咯嗽喘急，时吐白涎，或有血线，传在肺。”“所谓劳蒸者，二十四种，随证皆可考寻。毛折发焦，肌肤甲错，其蒸在皮；外人觉热，自反恶寒，身振瞤剧，其蒸在肉；发焦鼻衄，或复尿血，其蒸在血；身热烦躁，痛如针刺，其蒸在脉；爪甲焦枯，眼昏，两胁急痛，其蒸在筋；板齿黑燥，大杼酸疼，其蒸在骨；背膂疼痛，胻骨酸痲，其蒸在髓；头眩热闷，口吐浊涎，眼多眵泪，其蒸在脑；男子失精，女子白淫，其蒸在玉房；乍寒乍热，中脘与膻中烦闷，其蒸在三焦；小便赤黄，凝浊如膏，其蒸在膀胱；传道不均，或秘或泄，腹中雷鸣，其蒸在小肠；大腹隐痛，右鼻干疼，其蒸在大肠；口鼻干燥，腹胀，睡卧不安，白汗出，其蒸在胃；口苦耳聋，胁下痛，其蒸在胆；里急后重，肛门涩闭，其蒸在回肠；小腹疠痛，筋脉纵缓，阴器自强，其蒸在宗筋；眼昏泪下，时复眩晕，躁怒不常，其蒸在肝；舌焦黑，气短烦闷，洒洒淅淅，其蒸在心；唇干口疮，胸腹胀闷，畏寒不食，其蒸在脾；咳嗽喘满，咯痰吐血，声嘶音远，其蒸在肺；耳叶焦枯，脚气酸疼，起居不得，其蒸在肾；情想不宁，无故精泄，白物绵绵而下，其蒸在右肾；心主胞络，心膈噎塞，攻击疼痛，俯仰烦冤，其蒸在膈。诸证虽曰不同，其根多有虫啮其心肺，治之不可不绝其根也。”“取劳虫方，青桑枝、柳枝、石榴皮、桃枝、梅枝（各七茎，每长四寸许），青蒿（一小握）。上用童子小便一升半、葱白七茎去头叶，煎及一半，去滓，别入安息香、阿魏各一分，再煎至一盏，滤去滓，调辰砂末半钱、槟榔末一分、麝香一字，分作二服调下，五更初一服，五更三点时一服，至巳牌时，必取下虫。色红者可救，青者不治。见有所下，即进软粥饭，温暖将息，不可用性及食生冷毒物。合时须择良日，不得令猫犬、孝服、秽恶、妇人见。”[8]159

“神授散”：治诸传尸劳气杀虫方。得之清源郡王府。川椒（二斤，择去子并合口者，炒出汗）。上为末。每服二钱，空心米汤调下。须痹晕闷少顷；如不能禁，即以酒糊为丸，如梧子大，空心服三五十丸。昔人尝与病劳妇人交，妇人死，遂得疾。遇一异人云：劳气已入脏，遂与此方，令急服二斤，其病当去。如其言服之几尽，大便出一虫，状如蛇，自此遂安。续有人服之，获安济者多矣。[8]160

"润神散"：劳瘵憎寒，发热口干，咽燥自汗，疲剧烦躁。人参、黄芪、甘草（炙）、桔梗、麦门冬（各等分）。上为末。每服二钱，水一盏，煎七分，不以时。自汗，入淡竹叶、小麦同煎。[8]160

"温金散"：治积劳，咳嗽喘闷，咯痰中有血。甘草（生用）、黄芩、桑白皮、防风（去叉）、杏仁（去皮尖，以五味各一两，米泔浸一宿，取出握干，略炒），麦门冬（一分，去心），茯神（半两）。上为末。每服二大钱，水一盏，入黄蜡一片如指大，同煎至七分，食后热服。[8]160

"蛤蚧散"：治积劳久咳失音方。蛤蚧（一对，去口足，温水浸去膜，刮了血脉，用好醋炙）、诃子（煨去核）、阿胶（炒）、熟地黄、麦门冬（去心）、细辛（去苗）、甘草（炙，各半两）。上为末，蜜丸，如皂子大。每服一丸，含化，不拘时候服。[8]160

"苏合香丸"："治传尸、骨蒸、殗殜、肺痿、疰忤、鬼气、心痛、霍乱、时气、瘴疟等方……此方盛行于世，大能安气，却外邪。凡病自内作，不晓其名者，服之皆效。最治气厥，气不和、吐利、荣卫关格甚有神效。"[8]160

《严氏济生方·劳瘵论治》："夫劳瘵一证，为人之大患。凡受此病者，传变不一，积年染疰，甚至灭门，可胜叹哉！大抵合而言之曰传尸，别而言之曰骨蒸、殗殜、复连、尸疰、劳疰、蛊疰、毒疰、热疰、冷疰、食疰、鬼疰是也。夫疰者，注也。自上注下，病源无异，是之谓疰。又其变则有二十二种，或三十六种，或九十九种。又有所谓五尸者，曰蜚尸、遁尸、寒尸、丧尸、尸注是也。"[10]58

《金匮要略·血痹虚劳病脉证并治第六》："附方：《肘后》獭肝散治冷劳，又主鬼疰一门相染。"[11]143

《丹溪心法·劳瘵》："劳瘵主乎阴虚，痰与血病。虚劳渐瘦属火，阴火销烁，即是积热做成。始健，可用子和法，后若羸瘦，四物汤加减，送消积丸，不做阳虚。蒸蒸发热，积病最多，劳病四物汤加炒柏、竹沥、人尿、姜汁，大补为上。肉脱热甚者难治。""劳瘵之证，非止一端。其始也，未有不因气体虚弱，劳伤心肾而得之，以心主血，肾主精，精竭血燥，则劳生焉。故传变不同，骨蒸、殗殜、复连、尸疰。夫疰者，注也，自上至下，相传骨肉，乃至灭门者有之。其证脏中有虫，啮心肺间，名曰瘵疾，难以医治。传尸劳瘵，寒热交攻，久嗽咯血，日见羸瘦，先以三拗汤与莲心散煎，万不一失。"[12]408

《太平圣惠方·治妇人月水不通诸方》："妇人血气滞，致经脉不通，渐渐羸瘦，日久成痨。芫花散方。"[16]2273

《世医得效方·大方脉杂医科》："痨瘵之证，得之者多讳而未肯求医，殊不知其根有虫啮其心肺，可不深忧。中蛊毒之候，令人心腹绞痛，如物啮状，吐、下血如烂肉。"[17]627

"抑郁忧思，喜怒饥饱，病失节，至脏气不平，咳嗽脓血，渐成肺痿。增寒壮热，羸瘦困顿，将成痨瘵。"[17]723

"久嗽，渐成痨瘵。"[17]727

"自汗"："夫骨蒸、殗殜、复连、尸疰、痨疰、虫疰、毒疰、热疰、冷疰、食疰、鬼疰，皆曰传尸。以疰者注也，病自上注下，与前人相似，故曰疰。其变有二十二种，或三十六种，或九十九种。"[17]810

"小方科"："若疳候，儿童二十岁以下为疳，二十岁以上为痨。痨与疳皆气血虚惫，脏腑受伤，故有肝心脾肺肾五疳。"[17]853

《医宗金鉴·妇科心法要诀》："风消者，古劳证名也。"[5]762

《医学入门·痨瘵》："潮汗咳，（或见血，或遗精）泄分轻重，轻者六症间作，重者六症兼作。"[18]797

《痰火点雪·痰火证论》："痨者，劳也。以劳伤精气血液，遂致阳盛阴亏，火炎痰聚，因其有痰有火，病名酷厉可畏者，故令人讳之曰痰火也。"[19]44

《慎柔五书·虚损门题辞》："虚损劳瘵，截然分为两门。"[20]22

《医学正传·劳极》："一则杀其虫，以绝其根本，一则补其虚，以复其真元。"[21]107

《理虚元鉴·阴虚之症统于肺》："阴虚成劳

之统于肺者言之，约有数种，曰劳嗽，曰吐血，曰骨蒸，极则成尸疰。其症有兼嗽者；有竟从劳嗽起，而兼吐血者；有竟从吐血起，而兼劳嗽者；有久而成尸疰者；有始终只一症，而或痊或毙者。凡此种种，悉宰于肺治。所以然者，阴虚劳症，虽有五劳、七伤之异名，而要之以肺为极则。故未见骨蒸、劳嗽、吐血者，预宜清金保肺；已见骨蒸、劳嗽、吐血者，急宜清金保肺；曾经骨蒸、劳嗽、吐血而愈者，终身不可忘护肺。此阴虚之治，所当悉统于肺也。”[22]343

《医门法律·虚劳门》：“饮食劳倦，为内伤元气，真阳下陷，内生虚热，东垣发补中益气之论，用人参、黄等甘温之药，大补其气，而提其下陷，此用气药以补气之不足也。若劳心好色，内伤真阴，阴血既伤，则阳气偏盛，而变为火矣，是谓阴虚火旺痨瘵之证。”[23]189

《医学心悟·虚劳》：“虚损渐成，咳嗽不止，乃用紫菀散、月华丸，清而补之。此治虚咳之要诀也。”

《杂病源流犀烛·虚损劳瘵源流》：“五脏之气，有一损伤，积久成痨，甚而为瘵。痨者，劳也，劳困疲惫也。瘵者，败也，羸败凋敝也。虚损痨瘵，其病相因。”[24]184

《医学衷中参西录·霍乱门》：“甘松亦名甘松香，即西药中之缬草也。《本草纲目》谓马氏《开宝本草》，载其主恶气，卒心腹痛满。西人谓其善治转筋，是以为治霍乱要药。且其性善熏劳瘵，诚有解毒除菌之力也。”[30]191

“治阴虚劳热方”：“凡劳瘵阴虚之证，其脉之急数者，无论肺结核与不结核，于每服滋补剂外，皆宜服阿斯匹林，或半瓦，或至一瓦。恐其出汗多，分几次服下，其初日服之俾微见汗，后日日常服，以或出汗或不出汗为适宜。如此旬日之间，脉之数者可渐和缓。”[30]197

“医方·治喘息方”：“西人又谓：喘证因肺中小气管，痰结塞住，忽然收缩，气不通行，呼吸短促，得痰出乃减。有日日发作者，又数日或因辛苦寒冷而发作者，又有因父母患此病传延者。发作时，苦剧不安，医治无良法。应用纸浸火硝水内，取出晒干，置盆内燃点，乘烟焰熏腾时，以口吸养气入肺(火硝多含养气)。或用醉仙桃干叶当烟吸之，内服樟脑鸦片酒壹贰钱、更加姜末一分半、白矾七厘共为散，水调服。虽未必能除根，亦可渐轻。按：此证乃劳疾之伤肺者，当名为肺劳。虽发作时甚剧，仍可久延岁月。”[30]212

“治肺病方”：“西人、东人，对于肺结核，皆视为至险之证。”[30]226

《瘰症浅说》：“肺瘰，又俗名肺痨。”“用千倍力显微镜能看此微生物。”“肺部有毒，咳嗽时毒随痰出。”[31]1“气力很软之人，若无瘰证之微生物，绝不能患瘰证。”[31]2“肺瘰之状，不外于咳嗽、吐血、发烧、枯瘦、盗汗，此五状不必兼有。”[31]4

参考文献

[1] [东汉] 许慎. 说文解字[M]. 北京：中华书局，1963：156，192，154.

[2] 郭霭春. 黄帝内经素问校注语译：上册[M]. 贵阳：贵州教育出版社，2010：48，149，197.

[3] 吴曦. 明清医家肺痨证治的研究[D]. 硕士学位论文，2007：14.

[4] [隋] 巢元方. 诸病源候论[M]. 北京：北京科学技术出版社，2016：41，191，240，242，330，333，407，495.

[5] [清] 吴谦. 医宗金鉴：上册[M]. 北京：人民卫生出版社，2011：762.

[6] 未著撰者. 诗经[M]. 厦门：厦门大学出版社，2000：250.

[7] [晋] 葛洪. 补辑肘后方[M]. 2版. 合肥：安徽科学技术出版社，1996：21，24，174，422.

[8] [宋] 陈无择. 三因极一病证方论[M]. 北京：中国医药科技出版社，2011：158，160.

[9] 范行准. 中国病史新义[M]. 北京：中医古籍出版社，1989：96，97.

[10] [宋] 严用和. 严氏济生方[M]. 北京：中国医药科技出版社，2012：58.

[11] 郭霭春. 金匮要略校注白话解：上册[M]. 北京：中国中医药出版社，2012：143.

[12] [元] 朱丹溪. 丹溪心法[M]. 北京：人民卫生出版社，2011：408.

[13] [汉] 华佗. 中藏经[M]. 北京：人民卫生出版社，2011：500，524.

[14] [唐] 王焘. 外台秘要[M]. 北京：中国中医药出版社，

2006：332．

[15] [唐]孙思邈．备急千金要方[M]．2版．北京：中国中医药出版社，2015：342．

[16] [宋]王怀隐．太平圣惠方[M]．北京：人民卫生出版社，1982：2273．

[17] [元]危亦林．世医得效方[M]．北京：人民卫生出版社，2011：627，723，727，810，853．

[18] [明]李梴．医学入门[M]．北京：人民卫生出版社，2006：797．

[19] [明]龚居中．痰火点雪[M]．北京：华夏出版社，2008：44．

[20] [明]胡慎柔．慎柔五书[M]．北京：人民卫生出版社，2006：22．

[21] [明]虞抟．医学正传[M]．北京：中国医药科技出版社，2011：107．

[22] [明]汪绮石．理虚元鉴[M]．北京：人民卫生出版社，2011：343．

[23] [清]喻昌．医门法律[M]．北京：人民卫生出版社，2011：189．

[24] [清]沈金鳌．杂病源流犀烛[M]．北京：人民卫生出版社，2011：184．

[25] "痔疮即愈膏"[J]．申报，1882－5－9(7)．

[26] "治疾不用药饵说"[J]．申报，1898－12－9(1)．

[27] 冈本武次．"医务"[J]．亚东时报，1899(7)：20－21．

[28] 廖育群．岐黄医道[M]．海口：海南出版社，2008：222．

[29] 马伯英，洪中立，高晞．中外医学文化交流史[M]．上海：文汇出版社，1993：317．

[30] [清]张锡纯．医学衷中参西录[M]．北京：人民卫生出版社，2006：197，212，226，1191．

[31] 康德．瘰证浅说[M]．天津：基督圣教协和书局，1916：1，2，4．

[32] 李经纬，邓铁涛，等．中医大辞典[M]．北京：人民卫生出版社，1995：1081．

[33] 袁钟，图娅，彭泽邦，等．中医辞海：中册[M]．北京：中国医药科技出版社，1999：527．

[34] 徐元贞，曹健生，赵法新，等．中医词释[M]．郑州：河南科学技术出版社，1983：350．

[35] 邹积隆，丛林，杨振宁．简明中医病证辞典[M]．上海：上海科学技术出版社，2005：774．

（朱凌凌　高　驰）

4 • 006

泄　泻

xiè xiè

一、规范名

【汉文名】泄泻。

【英文名】diarrhea。

【注释】以大便次数增多，大便溏薄或完谷不化，甚至泻出如水样为主要表现的疾病。

二、定名依据

"泄泻"之名，作为中医内科病名，首见于《太平圣惠方》。虽此前尚有相关术语，表示"泄泻"一词相同的含义，如"泄""下泄""泄注""注泄""注下"，等等，但这些词汇不及"泄泻"作为病名更为普及，其后世沿用不广。

自《太平圣惠方》提出"泄泻"之名，其后历代著作多所沿用，如元代的《医方大成论》；明代的《赤水玄珠》《丹台玉案》《医宗必读》《医学入门》《证治要诀》《古今医统大全》《古今医鉴》《景岳全书》《医旨续余》《灵兰要览》《症因脉治》《奇效良方》；清代的《类证治裁》《医学读书记》《临证指南医案》等典籍都设有泄泻的专篇，这些均为历代重要医家的代表作，对后世有较大影响。

《太平圣惠方》以后，其他名词较"泄泻"一词不再常用，随着历史的发展，以往的名词不能涵盖"泄泻"所涉及的全部概念和内容。相反，"泄泻"一词，可将具有"泄泻"特点的一切病名全部包含进去。因而，采用"泄泻"名称，既能反映这类疾病最主要的特点，又能将具有这类疾病特点的病名全部搜罗殆尽，从而"泄泻"一词的概念下，囊括该病所涉及的全部表达形式。所以，"泄泻"作为规范名，已得到此后医家及医籍的广泛认可。

我国2005年出版的由全国科学技术名词审

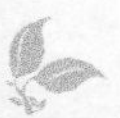

定委员会审定公布的《中医药学名词》和普通高等教育中医药教材《中医内科学》，以及辞书类著作《中医大辞典》、百科全书类著作《中国医学百科全书·中医学》等均以“泄泻”作为规范名。《中国中医药学主题词表》以“泄泻”作为主题词。现代中医内科学著作《今日中医内科》也以“泄泻”作为规范名。以上这些，均说明“泄泻”作为这一疾病的规范名，已成为业界的共识。

三、同义词

【简称】“泄”（《内经》）；“泻”（《儒门事亲》）。

【俗称】“泻肚”（《医林改错》）；“鸭溏”（《金匮要略》）；“水泻”（《圣济总录》）；“伤败腹”“录食泻”（《证治要诀》）。

【曾称】“洞泄”“飧泄”“溏泄”“濡泄”“注泄鹜溏”“后泄”“暴注下迫”“下泄”（《内经》）；“利”（《伤寒论》）；“下利”（《金匮要略》）；“水谷痢”（《诸病源候论》）；“泄痢”（《备急千金要方》）；“泄利”“泄注”“注下”“水谷注下”（《三因极一病证方论》）；“暴注”（《素问玄机原病式》）；“洞下”“泻泄”（《古今医统大全》）；“自下”（《慎斋遗书》）。

四、源流考释

泄泻的有关记载，始见于出土文献《马王堆汉墓帛书》，该书“足臂十一脉灸经”篇曰：“足卷（厥）阴温（脉）……唐（溏）[泄]恒出，死。”[1]11“阴阳十一脉灸经（甲本）”又云：“大（太）阴脈（脉）：……不能食，不能卧，强吹（欠），三者同则死；唐（溏）泄，死。”[1]28 与之同时代的另一份出土文献《张家山汉简》中，也有古代医书的发掘，名曰《脉书》，其中简M1·28曰：“在肠中，左右不化，泄，为唐叚。”[2]18 简M1·31曰：“食即出，为泄。”[2]20 以上所述的“唐”“唐泄”和“泄”“唐叚”即是关于泄泻现存文献中最早的记载。

春秋战国至秦汉时代的医学著作《内经》关于“泄泻”的记载和称谓可谓种类繁多，有“泄”“后泄”“下泄”“窍泄”“泄注”“洞泄”“濡泻”“飧泄”“溏泄”“注泄鹜溏”“暴注下迫”，等等，分别列举如下。《素问·至真要大论》：“诸厥固泄，皆属于下”；[3]177《素问·举痛论》：“寒气客于小肠，小肠不得成聚，故后泄腹痛矣”；[3]79《素问·厥论》：“少阴厥逆，虚满、呕变、下泄清”；[3]90《素问·至真要大论》：“太阴之复，湿变乃举……甚则入肾，窍泻无度”；[3]172《素问·气交变大论》：“岁火不及，寒乃大行……病鹜溏、腹满、食饮不下，寒中肠鸣、泄注腹痛。”[3]138

上述的“泄”“后泄”“下泄”“窍泄”“泄注”与“泄泻”一词的含义本身并无本质的区别，只是上古时期对“泄泻”的不同称呼而已。“洞泄”“濡泄”“飧泄”“溏泄”“注泄鹜溏”对后世关于泄泻的理论建构有较大的影响，经文论述如下：《素问·生气通天论》曰：“春伤于风，邪气留连，乃为洞泄。”[3]11《灵枢·邪气脏腑病形》对于洞泄的脉象亦有描述：“肾脉……小甚，为洞泄。”[3]216《素问·阴阳应象大论》云：“湿胜则濡泻。”[3]14 明代李梴在《医学入门·湿类·泄泻》篇训释云：“濡泻即湿泻。”[4]730 关于飧泄，多为完谷不化的泄泻，《素问·脏气法时论》曰：“脾病者……虚则腹满肠鸣，飧泄食不化。”[3]50《灵枢·百病始生》亦云：“多寒则肠鸣飧泄，食不化。”[3]321 溏泄，在《素问·至真要大论》篇中这样论述：“厥阴司天，风淫所胜……冷泄腹胀，溏泄，瘕，水闭，病本于脾。”[3]169“注泄鹜溏”，后世亦称“鹜溏”“鹜泄”，《素问·至真要大论》篇道：“阳明司天，燥淫所胜……寒清于中……腹中鸣，注泄鹜溏。”[3]170 清代的尤怡在《金匮翼·泄泻》中有言：“寒泻一名鹜溏，鹜溏者，水粪并趋大肠也……所谓大肠有寒则鹜溏也。”[5]211 指出“鹜泄”为泄泻偏于寒者，后世亦指“寒泻”。上述所言之“洞泄”“濡泄”“飧泄”“溏泄”“鹜泄”即后世医书中经常引用到的“经中五泄”。此五泄有时亦以“滑泄”“濡泄”“飧泄”“溏泄”“鹜泄”的形式出现。此外，《内经》中还提到了一种偏于热性的泄泻，称其为“暴注下迫”，如《素问·至真要大论》曰："诸呕吐酸，暴注下迫，皆属于热。"[3]177 上述的这些词汇，即是《内经》中关于"泄泻"一词的不同描述，它们有时会特指某一类的泄泻，如"濡泄"指湿邪偏盛的泄泻，"飧泄"指完谷不化一类的泄泻；"溏泄"指泻下溏垢污浊的泄泻，等等。但在后世医家的论述中，也有将这类词汇代称或泛指"泄泻"，并不做具体划分，这主要是由于"泄泻"一词，在古代文献中出现并固化的时间较晚。

同为中医经典之一的另一部中医理论的重要著作《难经》在第五十七难中，也提出了五泄的理论，然与《内经》不同，其更侧重于因脏腑病变而产生的泄泻，该篇这样阐述其理论："泄凡有几？皆有名不？然。泄凡有五，其名不同：有胃泄，有脾泄，有大肠泄，有小肠泄，有大瘕泄，名曰后重。胃泄者，饮食不化，色黄。脾泄者，腹胀满，泄注，食即呕吐逆。大肠泄者，食已窘迫，大便色白，肠鸣切痛。小肠泄者，溲而便脓血，少腹痛。大瘕泄者，里急后重，数至圊而不能便，茎中痛。此五泄之要法也。"[6]172 从其症状的描述来看，"胃泄""脾泄""大肠泄"的定义更接近"泄泻"所代表的疾病，而"小肠泄""大瘕泄"则指的是"痢疾"一类的疾病。《内经》中所提到的"五泄"与《难经》中所述的五种泄泻，共同构成了后世对于"泄泻"论述的重要理论基石。

汉代张仲景在他的著作《伤寒杂病论》中，并没有沿用《内经》或《难经》中对于泄泻的称谓，而是将"泄泻"与"痢疾"一类具有泄下表现的病证，大量地以"利"或"下利"统称之，并且较少使用其他词汇。如《伤寒论·辨脉法》："腹内痛者，必欲利也。"[7]8《金匮要略·呕吐哕下利病脉证并治》："干呕而利者，黄芩加半夏生姜汤主之。"[8]65《伤寒论·卷第四·辨太阳病脉证并治下》曰："伤寒服汤药，下利不止，心下痞鞕，服泻心汤已，复以他药下之，利不止。"[7]62《金匮要略·呕吐哕下利病脉证并治》："下利清谷，不可攻其表，汗出必胀满。"[8]68 除此之外，偶尔也间见一些其他关于"泄泻"的称谓，如《金匮要略·呕吐哕下利病脉证并治》："气利，诃梨勒散主之。"[8]70《金匮要略·水气病脉证并治》："肺水者，其身肿，小便难，时时鸭溏。"[8]54《伤寒论·辨少阴病脉证并治》："少阴病，四逆，其人或咳或悸，或小便不利，或腹中痛，或泄利下重者，四逆散主之。"[7]91 以上为《伤寒杂病论》中"泄泻"一意在相关篇章中的词语表述情况。

《神农本草经》是我国重要的本草学奠基性专著，书中大量记载了治疗泄泻的药物，从对于治疗泄泻药物的描述，可以反观其对于泄泻这一含义的不同表达形式，如："滑石，主身热泄澼"[9]26"黄连，主腹痛下痢"[9]36"黄芩，主肠澼泄痢"[9]59。从"泄澼""下痢""泄痢"这些词可以看出，书中对于"泄泻"含义的称谓，比照之前的著作，较少变化，而且也是"泄泻"与"痢疾"混称，不加区分。

到了魏晋南北朝时期，对于泄泻的记载如《中藏经》："寒则精神不守，泄利不止。"[10]35《脉经》："尺脉细微，溏泄，下冷利。"[11]51 另，"脉滑，按之虚绝者，其人必下利。"[11]165 又云："洞泄，食不化，不得留，下脓血，脉微小迟者生，紧急者死。泄注，脉缓时小结者生，浮大数者死。"[11]63 可见，这一时期，更多是沿用前代对于泄泻的称呼，而没有新词的出现。

隋唐时期，对于"泄泻"的词汇描述开始有了变化。除原有的"利"字，如《诸病源候论·虚劳诸病下·虚劳吐利候》："夫大肠虚则泄利，胃气逆则呕吐。虚劳又肠虚胃逆者，故吐利。"[12]60 此外，伴随隋唐时期俗字、通假字的广泛应用，这种情况在医籍当中也同样有所反映。将"下利"写作"下痢"，如《诸病源候论·痢病诸候》中"不伏水土痢候"："若移其旧土，多不习伏。必因饮食以入肠胃，肠胃不习，便为下痢，故名不伏水土痢也，即水谷痢是也。"[12]136 同时，此卷提出了"水谷痢"的称谓："水谷痢者，由体虚腠理开，血气虚，春伤于风，邪气留连在肌肉之内，后遇脾胃大肠虚弱，而邪气乘之，故为水谷痢也。"[12]133 又："夫久水谷痢者，由脾胃大肠虚弱，风邪乘之，则泄痢。虚损不复，遂连滞涉引岁月，则为久痢也。"[12]134 该书卷十七篇名为"痢病诸候"，然观其所述，仍是"泄""痢"以"痢"并称混用。虽如此，然其篇下设赤白痢候、久赤白痢候、脓血痢候、久脓血痢候、冷热痢候、杂痢候、休息痢候等证，可见虽然该书在名称上仍以"痢"统称之，然于疾病证候的认识上，"痢疾"与"泄泻"在实际治疗过程中已有所区别。此为二者在认识上的分野之初。文字通假混用的情况，同样出现在这一时期的其他医学作品中，可见是当时的一种普遍现象。如《备急千金要方·脾脏下·冷痢》："建脾丸，治虚劳羸瘦，身体重，脾胃冷，饮食不消，雷鸣腹胀，泄痢不止。"[13]291《新修本草·玉石等部下品卷第五》："白垩，味苦、辛，温，无毒。主女子寒热，癥瘕，月闭，积聚，阴肿痛，漏下，无子。止泄痢。"[14]76《千金翼方·本草上·玉石部上品》："绿青：味酸，寒，无毒。主益气，疗鼽鼻，止泄痢。"[15]30 与《诸病源候论》卷十七的情况相同，《外台秘要》卷第二十五其下的所有条目，皆以"痢"统称之，但在治疗上，将"泄泻"与"痢疾"视为不同的证候，分别加以论述。

至于宋金元时期，是我国医药学发展的重要时期，此期学术气氛活跃，医学理论不断创新，对于"泄泻"一词，出现了各时代不同名称并存的情况，甚至尚有同一书中多种名称并用的情况。这与之前的后汉至南北朝时期以"利"统之，与隋唐时期的以"痢"统之，大相径庭。这一时期出现了洄溯经典、遵经法古之风。在"泄泻"一病的名称上，出现了《太平圣惠方》中"洩"[16]19"洩利"[16]170"洩泻"[16]728；《圣济总录》中"泄痢"[17]1318"注泄"[17]1318"飧泄"[17]1324"水谷痢"[17]1324 等这些词语的记载。再如，《太平惠民和剂局方》卷之六以"治泻痢"为篇名，《集验方》中的"下利"，《儒门事亲》中的"泻"，《金匮钩玄》中的"鹜泄"，《素问玄机原病式·六气为病·热类》中所言之"暴注"："暴注，卒暴注泄也。"[18]5《卫生宝鉴》中的"水谷利"之"饮食太过，肠胃所伤，亦致米谷不化，此俗呼水谷利也"[19]193，等等，这些都是以往经典中关于泄泻记载不同形式的再现。另外，这时还出现了一些新词汇，如"水泻"，见于《圣济总录·泄痢门·水泻》："腹胀下利，有如注水之状，谓之注泄，世名水泻。"[17]1318《脉因证治·泄》中的"水恣泄"："水恣泄，乃大引饮，是热在膈上，水多入下，胃经无热不胜。"[20]46《素问病机气宜保命集·泻痢论》中关于"溢饮滑泄"的论述："诸泻利入胃，名曰溢饮滑泄，渴能饮水，水下复泻，而又渴，此无药证，当灸大椎。"[21]84 另外，该篇还有一处记载，是关于六淫与泄泻关系的论述，如"寒泄"："寒泄者，大腹满而泄。又有鹜溏者，是寒泄也。鸭溏者，大便如水，中有少结粪者是也……久风为飧泄者，乃水谷不化而完出尔，非水入胃而成此证，非前水恣也。此一证，不饮水而谷完出，名曰飧泄。"[21]88 这一时期还出现了除《难经》五泄之外的，由脏腑与泄泻关系合称的名词"脾泄""肾泄""脾肾泄"，如《仁斋直指方论》中有关于"脾泄""肾泄"的描述："脾泄者，肢体重着，中脘有妨，面色虚黄，腹肚微满"；"肾泄者，肤腠怯冷，腰膂酸疼，上咳面黧，脐腹作痛。"[22]54《丹溪心法》卷二中关于"脾肾泻"一词的记载如："近五更其泻复作，此病在肾，俗呼为脾肾泻。"[23]54 而"泄泻"一词，在医书中首见于《太平圣惠方·治脾劳诸方》："治脾劳、胃气不和、时有洩泻、食少无力，宜服松脂圆方。"[16]728 古代"洩"与"泄"通用。《三因极一病证方论》下设"泄泻叙论"专篇，首以"泄泻"为篇名，还提到如下一句："方书所载泻利，与经中所谓洞泄、飧泄、溏泄、溢泄、濡泄、水谷注下等，其实一也，仍所因有内、外、不内外差殊耳。"[24]229 为后世医家所宗。虽然在医书中，文字的表达符号各有不同，但实际上它们就是"泄泻"一词的曾称。

明清时期，随着中医内科理论日臻成熟，专门记载泄泻的著作也日渐增多。如《赤水玄珠》《医宗必读》《古今医鉴》《类证治裁》《医学入门》

《景岳全书》《证治要诀》《症因脉治》《灵兰要览》《奇效良方》《丹台玉案》《古今医统大全》《临证指南医案》这些在当时影响力较大的内科学著作，均设“泄泻”专篇，对其证加以论述。这些论述，通常是结合自己的临床经验，再将前人的理论进行了比较系统的归纳总结。由于此时“泄泻”这一名词，在医学领域的广泛采用，使其含义与名词的对应性与规范性逐渐确立，并且具有统一化的趋势。与此同时，其他词汇的应用频率逐渐减少。除非是在解释前代经典著作时，或特指“泄泻”这一疾病下所属的某一特殊证候类型时，名称的使用才会多元化。解释经典或泛指泄泻的名词，诸如“洞下”[25]1068“自下”[26]173“自利”[27]“注下”[28]308“泻肚”[29]27“便泄”[30]895，等等；特指泄泻某类证候的，诸如“五更泻”“肾泄”“五更溏泄”“五更泄”“晨泄”，上述名称特指肾虚引起的泄泻；《医宗必读》提到了“直肠泄”，即“食方入口而即下”[31]312的病证；《医学入门》还提及“交肠泻”一词，指“大小便易位而出，此因气不循故道，清浊混淆所致”[4]732的病证；肝郁脾虚所致的“痛泻”[25]1077；还有由于某种具体病因所引起的泄泻，如“湿泻”“风泻”“寒泻”“暑泻”“七情泻”“痰泻”“虚泻”“滑泻”[4]730“酒泄”[32]542“热泻”“气泻”“伤食泻”[33]89。因脾虚食积引起的泄泻，俗称“伤败腹”[33]89“录食泻”[33]90，等等。以上这些其他词汇，虽然名称众多，但都可以包罗在“泄泻”这一病名之下，而其他任何名词，却不可以代替“泄泻”而存在。主要是由于上述其他词汇或者使用频率较低，或者名词概念所涉及的范围较小所决定的。与“泄泻”一词的使用逐渐规范相对应的是：泄泻的定义更为明确、细化，与其他疾病的鉴别诊断已较为完善。如《症因脉治·泄泻》篇关于泄泻的定义：“泄泻之症，或泻白，或泻黄，或清水，或泻水谷，不杂脓血，名曰泄泻。”[34]285 同时又《奇效良方·泄泻门》中还将“泄”与“泻”加以训释细分：“泄者，泄漏之义，时时溏泄，或作或愈；泻者，一时水去如注泄。”[35]100 另，《丹台玉案·泄泻门》亦有类似描述：“泄者，如水之泄也，势犹舒缓；泻者，势似直下；微有不同，而其为病则一，故总名之曰泄泻。”[36]79 除此以外，“泄泻”与“痢疾”的区别在明清时期已非常明确，如《灵兰要览·泄泻》云：“泄泻之病，水谷化或不化，但大便泄水，并无努责后重者是也。”[37]19《医学读书记·泻痢不同》篇曰：“痢与泄泻，其病不同，其治亦异。泄泻多起寒湿，寒则宜温，湿则宜燥也。痢病多成湿热，热则宜清，湿则宜利也。”[38]60 故明清时期，是中国古代医学对于“泄泻”一病认识发展的最高峰。

现代相关著作均沿用“泄泻”一词的称谓。以“泄泻”作为规范名，这体现在《中医大辞典》《中医内科病证诊断疗效标准》《中国中医药学主题词表》《中国医学百科全书·中医学》《中医药学名词》，以及分别由张伯臾主编、王永炎主编、周仲瑛主编，和王永炎、鲁兆麟合编的各版本《中医内科学》著作中。以上这些作品使得“泄泻”这一名词的规范性，在现代中医学这门学科中得以加强。关于“泄泻”一词的现代定义，如《中医大辞典》中：“泄泻，简称泄或泻。大便稀薄，甚至水样，次数增多，但一般无脓血和里急后重。也有将泄泻分开者，大便质薄而势缓者为泄；大便如水而势急者为泻。”[39]1115《中医药学名词》一书中：“泄泻，以大便次数增多，大便溏薄或完谷不化，甚至泻出如水样为主要表现的疾病。”[40]62 其他现代标准类的各种书籍，均沿用上述两说，只是在表述上略有不同而已。

综上所述，“泄”在《说文》中指水名，做名词，“水，受九江博安洵波，北入氐。从水世声。余制切。”[41]227 段注云：“前志九江郡博乡，此云博安，与《水经》合。洵波当作芍陂。氐当作沘。《水经》曰：‘泄水，出博安县。北过芍陂西，与沘水合’”。[42]534《释名·释疾病》篇，“泄”有了动词义，“泄利，言其出漏泄而利也”。[43]276“泄泻”一词在古代医籍中的变化具有复杂性，其总体趋势为：在《内经》中称为“泄”，前面通常冠以各种限定词，如“濡泄”“洞泄”“飧泄”“溏泄”“鹜泄”“注泄”等表述，到了《难经》一书，开始有“五泄”理论的阐述，分别为“胃泄”“脾泄”“大肠泄”“小肠泄”“大瘕泄”。《伤寒杂病论》与《神农本草经》两部作品的成书年代较为接近，这一时期将“泄泻”与“痢疾”通常合称为“利”“下利”或“下痢”，较少使用其他语汇。至于隋唐时期，“泄泻”与“痢疾”以“痢”统称之；但“痢疾”已开始作为一个证，在治疗上与普通泄泻有所区别对待。在宋代医学著作中，开始出现了“泄泻”一词，后世亦沿用此名称至今，并且对于“泄泻”病证的划分也逐渐细化。由于这一期的遵经法古之风较盛，使得文献当中大量出现了宋以前关于“泄泻”一义的各种称谓同时并存的情况，是其名称多元化的一面。“泄泻”一词在宋金元医药文献中的表现特点是：既有创新意识又有复古倾向。明清时期，“泄泻”的词义开始具有了统一的趋向，该病与“痢疾”的区分已然非常明确，“痢疾”已由一个“证名”上升为一个“病名”而独立存在，从此二者不再合称，在语言形式上不再混为一谈。“泄泻”专指普通腹泻这一类疾病，在行业内得到广泛共识。近现代时期，通过各种中医药类名词规范的确立，结合近代科学的实验室检验手段，使得“泄泻”与“痢疾”界限的划分，在学科的法理上得以明确。

五、文献辑录

《马王堆汉墓帛书·足臂十一脉灸经》：“足(厥)阴温(脉)：唐(溏)[泄]恒出，死。”

“阴阳十一脉灸经(甲本)”：“大(太)阴脈(脉)：……不能食，不能卧，强吹(欠)，三者同则死；唐(溏)泄，死。”[1]28

《张家山汉简·脉书》简28：“病在肠中，左右不化，泄。”[2]20

简31：“食即出，为泄。”[2]20

《灵枢·百病始生》：“多寒则肠鸣飧泄，食不化。”

“邪气脏腑病形”：“肾脉……小甚，为洞泄。”[3]216

《素问·生气通天论》：“春伤于风，邪气留连，乃为洞泄。”[3]11

“阴阳应象大论”：“湿胜则濡泻。”[3]14

“举痛论”：“寒气客于小肠，小肠不得成聚，故后泄腹痛矣。”[3]29

“脏气法时论”：“脾病者……虚则腹满肠鸣，飧泄食不化。”[3]50

“厥论”：“少阴厥逆，虚满、呕变、下泄清。”[3]90

“气交变大论”：“岁火不及，寒乃大行……病鹜溏、腹满、食饮不下，寒中肠鸣、泄注腹痛。”[3]138

“至真要大论”：“厥阴司天，风淫所胜……冷泄腹胀，溏泄，瘕，水闭，病本于脾。”[3]169“太阴之复，湿变乃举……甚则入肾，窍泻无度。”[3]172“阳明司天，燥淫所胜……寒清于中……腹中鸣，注泄鹜溏。”[3]170“诸厥固泄，皆属于下。”“诸呕吐酸，暴注下迫，皆属于热。”[3]177

《难经·五十七难》：“泄凡有几？皆有名不？然。泄凡有五，其名不同：有胃泄，有脾泄，有大肠泄，有小肠泄，有大瘕泄，名曰后重。胃泄者，饮食不化，色黄。脾泄者，腹胀满，泄注，食即呕吐逆。大肠泄者，食已窘迫，大便色白，肠鸣切痛。小肠泄者，溲而便脓血，少腹痛。大瘕泄者，里急后重，数至圊而不便，茎中痛。此五泄之要法。”[6]172

《伤寒论·辨脉法》：“腹内痛者，必欲利也。”[7]8

“辨太阳病脉证并治”：“伤寒服汤药，下利不止，心下痞鞕，服泻心汤已，复以他药下之，利不止。”[7]62

《金匮要略·水气病脉证并治》：“肺水者，其身肿，小便难，时时鸭溏。”[8]54

“呕吐哕下利病”：“干呕而利者，黄芩加半夏生姜汤主之。”“下利清谷，不可攻其表，汗出必胀满。”“气利，诃梨勒散主之。”[8]65

《神农本草经·上品·滑石》：“滑石，主身热泄澼。”[9]26

上品“黄连”：“黄连，主肠澼腹痛下痢。”[9]36

中品“黄芩”:“黄芩,主肠澼泄痢。”[9]59

《中藏经·论膀胱虚实寒热生死逆顺脉证之法》:“寒则精神不守,泄利不止。”[10]35

《脉经·辨三部九候脉证》:“尺脉细微,溏泄,下冷利……泄注,脉缓,时小结者生,浮大数者死。”[11]51

“诊百病死生诀”:“洞泄,食不化,不得留,下脓血,脉微小迟者生,紧急者死。泄注,脉缓时小结者生,浮大数者死。”[11]63

“平呕哕下利脉证”:“脉滑,按之虚绝者,其人必下利。”[11]165

《诸病源候论·虚劳病诸候下·虚劳吐利候》:“夫大肠虚则泄利,胃气逆则呕吐。虚劳又肠虚胃逆者,故吐利。”[12]60

“痢诸病·水谷痢候”:“水谷痢者,由体虚腠理开,血气虚,春伤于风,邪气留连在肌肉之内,后遇脾胃大肠虚弱,而邪气乘之,故为水谷痢也。”[12]133

“痢诸病·久水谷痢候”:“夫久水谷痢者,由脾胃大肠虚弱,风邪乘之,则泄痢。虚损不复,遂连滞涉引岁月,则为久痢也。”[12]134

“痢诸病·不伏水土痢候”:“若移其旧土,多不习伏,必因饮食以入肠胃,肠胃不习,便为下痢,故名不伏水土痢也,即水谷痢是也。”[12]136

《备急千金要方·脾脏下·冷痢八》:“建脾丸,治虚劳羸瘦,身体重,脾胃冷,饮食不消,雷鸣腹胀,泄痢不止。”[13]291

《新修本草·玉石等部下品·白垩》:“白垩,味苦、辛,温,无毒。主女子寒热,癥瘕,月闭,积聚,阴肿痛,漏下,无子。止泄痢。”[14]76

《千金翼方·本草上·玉石部上品·绿青》:“绿青,味酸,寒,无毒。主益气,疗鼽鼻,止泄痢。”[15]30

《圣济总录·泄痢门·水泻》:“腹胀下利,有如注水之状,谓之注泄,世名水泻。”[17]1318

“泄痢门·飧泄”:“夕食谓之飧,以食之难化者,尤在于夕,故食不化而泄出,则谓之飧泄。此俗所谓水谷痢也。”[17]1324

《太平圣惠方·扁鹊诊诸反逆脉法》:“病若大肠而洩,脉当微,细涩,而反得紧大而滑者死。”[16]19

“治大肠虚冷诸方”:“治大肠虚冷,肠鸣洩利,腹胁气痛,饮食不化,宜服诃黎勒散方。”[16]170

“治脾劳诸方”:“治脾劳,胃气不和,时有洩泻,食少无力,宜服松脂圆方。”[16]728

《三因极一病证方论·泄泻叙论》:“方书所载泻利,与经中所谓洞泄、飧泄、溏泄、溢泄、濡泄、水谷注下等,其实一也。”[24]229

《仁斋直指方论·脾泄、肾泄》:“肾泄者,肤腠怯冷,腰膂酸疼,上咳面黧,脐腹乍痛。”[22]54

《脉因证治·泄》:“水恣泄,乃大引饮,是热在膈上,水多入下,胃经无热不胜。”[22]46

《素问玄机原病式·六气为病·热类·暴注》:“暴注,卒暴注泄也,肠胃热甚,而传化失常,火性疾速,故如是也。”[21]84

《素问病机气宜保命集·泻痢论》:“寒泄者,大腹满而泄。又有鹜溏者,是寒泄也。鸭溏者,大便如水,中有少结粪者是也……久风为飧泄者,乃水谷不化而完出尔,非水入胃而成此证,非前水恣也。此一证,不饮水而谷完出,名曰飧泄。”“诸泻利入胃,名曰溢饮滑泄,渴能饮水,水下复泻而又渴,此无药证,当灸大椎。”[18]5

《卫生宝鉴·名方类集·泄痢门》:“饮食太过,肠胃所伤,亦致米谷不化,此俗呼水谷利也。”[19]193

《丹溪心法》卷二:“有每日五更初洞泻,服止泻药并无效,米饮下五味丸,或专以五味子煎饮。亦治脾肾泄……近五更其泻复作,此病在肾,俗呼脾肾泄。”[23]54

《医宗必读·泄泻》:“肾泄,五更溏泄,久则不愈,是肾虚失闭藏之职也。”“直肠泄:食方入口而即下,极为难治,大断下丸。”“交肠泻者,大小便易位而出,此因气不循故道,清浊混淆所致,当分利阴阳,使气顺各安其位,胃苓汤、木香匀气散、肾气丸。”[31]312

《医学入门·泄泻》:“湿泻,如水倾下,肠鸣身重,腹不疼……风泻,恶风自汗……要知四季

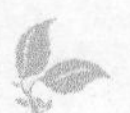

脾受风湿，亦名飧泻……寒泻，恶寒身痛，腹胀切痛雷鸣，鸭溏清冷，完谷不化，甚则脾败肢冷……暑泻如水，烦渴尿赤……食泻，食积痛甚，泻后痛减，臭如败坏鸡子，噎气作酸，须先消克所伤之物……七情泻，腹常虚痞，欲去不去，去不通泰……痰泻，或泻不泻，或多或少，此因痰流肺中，以致大肠不固……虚泻，困倦无力，脾虚饮食所伤……滑泻……，泻久不止。"[4]730"濡泄即湿泻。"[4]732

《灵兰要览·泄泻》："泄泻之病，水谷化或不化，但大便泄水，并无努责后重者是也。"[37]119

《景岳全书·杂证谟·泄泻》："若饮食失节，起居不时，以致脾胃受伤，则水反为湿，谷反为滞，精华之气不能输化，乃致合污下降，而泻痢作矣。""酒泄证，饮酒之人多有之。""气泄证，凡遇怒气便作泄泻者，必先以怒时挟食，致伤脾胃，故但有所犯，即随触而发，此肝脾二脏之病也。"[32]542

《症因脉治·泄泻》："泄泻之症，或泻白，或泻黄，或清水，或泻水谷，不杂脓血，名曰泄泻。"[34]285

《奇效良方·泄泻门》："泄者，泄漏之义，时时溏泄，或作或愈；泻者，一时水去如注泄。"[35]100

《丹台玉案·泄泻门》："泄者，如水之泄也，势犹舒缓；泻者，势似直下，微有不同，而其为病则一，故总名之曰泄泻。"[36]79

《慎斋遗书·自下》："自下久而不愈，保元汤加白术、茯苓、松花煎服，或加附子。"[26]173

《古今医统大全·泻泄门·肾泻、鹜泻、水泻、洞泻》："水泻者，脏腑虚寒，四肢厥冷，暴顿洞下者是也。"[25]1068

"泻泄门·药方·治泻通用剂"："（草窗）白术芍药散，治痛泻要方。"[25]1077

《医经允中·自利》："自利者，谓不经攻下而自然溏泄者是也。"[27]

《医学读书记·泻痢不同》："痢与泄泻，其病不同，其治亦异。泄泻多起寒湿，寒则宜温，湿则宜燥也。痢病多成湿热，热则宜清，湿则宜利也。"[38]60

《金匮翼·泄泻》："寒泻一名鹜溏，鹜溏者，水粪并趋大肠也……所谓大肠有寒则鹜溏也。"[9]211

《临证指南医案·泄泻》："泄泻，注下症也。"[28]308

《医林改错·膈下逐瘀汤所治之症目·久泻》："泻肚日久，百方不效，是总提瘀血过多，亦用此方。"[29]27

《张聿青医案·泄泻》曰："上则嗳噫，下则便泄。"[30]895

《中医大辞典》："泄泻，简称泄或泻。大便稀薄，甚至水样，次数增多，但一般无脓血和里急后重。也有将泄泻分开者，大便质薄而势缓者为泄；大便如水而势急者为泻。"[39]1115

《中医药学名词》(2010)："泄泻……以大便次数增多，大便溏薄或完谷不化，甚至泻出如水样为主要表现的疾病。"[40]62

[1] 魏启鹏，胡翔骅．马王堆汉墓医书校释：壹[M]．成都：成都出版社，1992：28．

[2] 高大伦．张家山汉简《脉书》校释[M]．成都：成都出版社，1992：20．

[3] 未著撰人．黄帝内经[M]．郝易整理．北京：中华书局，2011：11，14，50，77，79，90，138，169，170，172，177，216，321．

[4] [明]李梴．医学入门[M]．北京：人民卫生出版社，2006：730，732．

[5] [清]尤怡．金匮翼[M]．北京：中医古籍出版社，2003：211，212．

[6] [旧题战国]秦越人．黄帝八十一难经[M]．北京：学苑出版社，2007：172．

[7] [汉]张仲景．伤寒论[M]．北京：人民卫生出版社，2005：8，62，91．

[8] [汉]张仲景．金匮要略[M]．北京：人民卫生出版社，2005：54，65，68，70．

[9] 未著撰人．神农本草经[M]．[清]顾观光辑．北京：人民卫生出版社，1955：26，36，59．

[10] [旧题汉]华佗．中藏经[M]．谭春雨整理．北京：人民卫生出版社，2007：35．

[11] [晋]王叔和．脉经[M]．北京：人民卫生出版社，2007：51，63，165．

[12] [隋] 巢元方. 诸病源候论[M]. 北京：华夏出版社，2008：60，133，134，136.

[13] [唐] 孙思邈. 备急千金要方[M]. 北京：华夏出版社，2008：291.

[14] [唐] 苏敬. 新修本草[M]. 合肥：安徽科学技术出版社，2004：76.

[15] [唐] 孙思邈. 千金翼方校注[M]. 朱邦贤，等校. 上海：上海古籍出版社，1999：30.

[16] [宋] 王怀隐，等. 太平圣惠方[M]. 北京：人民卫生出版社，1958：19，170，728.

[17] [宋] 赵佶. 圣济总录[M]. 北京：人民卫生出版社，1962：1318，1324.

[18] [金] 刘完素. 素问玄机原病式[M]. 北京：人民卫生出版社，2005：5.

[19] [元] 罗天益. 卫生宝鉴[M]. 北京：中国中医药出版社，2007：193.

[20] [元] 朱丹溪. 脉因证治[M]. 北京：中国中医药出版社，2008：46.

[21] [金] 刘完素. 素问病机气宜保命集[M]. 北京：人民卫生出版社，2005：84，88.

[22] [宋] 杨士瀛. 仁斋直指方论[M]. 福州：福建科学技术出版社，1989：54.

[23] [元] 朱丹溪. 丹溪心法[M]. 北京：中国中医药出版社，2008：54，55.

[24] [宋] 陈言. 三因极一病证方论[M]. 北京：中国中医药出版社，2007：229.

[25] [明] 徐春甫. 古今医统大全[M]. 北京：人民卫生出版社，1991：1068，1077.

[26] [明] 周之幹. 慎斋遗书[M]. 南京：江苏科学技术出版社，1987：173.

[27] [清] 李熙和. 医经允中[M]. 清康熙刻本.

[28] [清] 叶天士. 临证指南医案[M]. 北京：人民卫生出版社，2006：308.

[29] [清] 王清任. 医林改错[M]. 北京：人民卫生出版社，2005：27.

[30] [清] 张乃修. 张聿青医案[M]. 北京：人民卫生出版社，2011：895.

[31] [明] 李中梓. 医宗必读[M]. 北京：人民卫生出版社，2006：312.

[32] [明] 张介宾. 景岳全书[M]. 北京：人民卫生出版社，2007：542.

[33] [明] 戴原礼. 秘传证治要诀及类方[M]. 北京：人民卫生出版社，2006：89，90.

[34] [明] 秦景明. 症因脉治[M]. 北京：人民卫生出版社，2006：285.

[35] [明] 董宿. 奇效良方[M]. 北京：中国中医药出版社，1995：100.

[36] [明] 孙文胤. 丹台玉案：下册[M]. 上海：上海科学技术出版社，1984：79.

[37] [明] 王肯堂. 重订灵兰要览[M]. 上海：上海科学技术出版社，1990：19.

[38] [清] 尤在泾. 医学读书记[M]. 北京：中国中医药出版社，2007：60.

[39] 李经纬，余瀛鳌，蔡景峰，等. 中医大辞典[M]. 北京：人民卫生出版社，2004：1115.

[40] 中医药学名词审定委员会. 中医药学名词[M]. 北京：科学出版社，2011：62.

[41] [汉] 许慎. 说文解字[M]. 北京：中华书局，1963：227.

[42] [清] 段玉裁. 说文解字注[M]. 上海：上海古籍出版社，1988：534.

[43] [汉] 刘熙. 释名疏证补[M]. 北京：中华书局，2008：276.

（高　驰）

4 • 007

胸痹

xiōng bì

一、规范名

【汉文名】胸痹。

【英文名】chest bi；chest painful impediment；chest discomfort。

【注释】胸阳不振，以胸闷或发作性心胸疼痛为主要表现的疾病。

二、定名依据

胸痹病名最早可上溯至汉代出土简牍文献《敦煌汉简》。《内经》时代提到了“心痛”“心病”“胸痛”“真心痛”“卒心痛”“厥心痛”等相关名

内科

词。《灵枢·厥病》将"厥心痛"分为肾心痛、肺心痛、胃心痛、肝心痛、脾心痛。"心痛"一词，首见于《足臂十一脉灸经》。

最早阐发胸痹相关理论的医书是《金匮要略》。《金匮要略》设"胸痹心痛短气病脉证治"篇，详细论述"胸痹"病脉证治特点，提出阳微阴弦的病机，主张温阳治法。后世医家论"心痛"多遵《内经》之说，论"胸痹"则延续《金匮要略》相关理论，但是"胸痹""心痛"的语义范畴有所差异。《内经》所论"胸痹"与肺相关，责之于饮，《金匮要略》"胸痹"已拓展至心肺、脾胃等相关病候。

《针灸甲乙经》《肘后备急方》《备急千金要方》《外台秘要》等历代医籍中均有胸痹、心痛相关论述。《诸病源候论》对心痛、心痹、胸痹三种病证的病因、病机和症状进行了初步区分。《太平圣惠方》《圣济总录》论述的胸痹范畴，已涉从心肺、脾胃扩展到食管、咽喉等部位。《丹溪心法》认为"心痛即胃脘痛"。《医宗必读》心腹诸痛门，则列心痛、胃脘痛、胸痛、腹痛、少腹痛、胁痛，将心痛与心腹诸痛证区分开来。"胸痹"与"心痛"作为两个独立病名，长期并存。但心痛病位较为局限，越来越倾向于指代症状名称。

到了现代，"中华人民共和国国家标准"将胸痹定为疾病名，心痛作为症状名，并为胸痛、心痹、厥心痛、心厥等相类词语进行了明确定义，《中华医学大辞典》《中国大百科全书·中国传统医学》《中医药常用名词术语辞典》《中医内科学》等均收录胸痹作为正名使用。

三、同义词

未见。

四、源流考释

胸痹，在现代中医的术语体系中，主要是指胸膺部闷窒疼痛的一种病证。有关于"胸痹"的早期记载，如《敦煌汉简》简2012："治久咳逆、匈(胸)痹、痿痹、止泄、心腹久积、伤寒方：人参、茈(紫)宛(菀)、昌(菖)蒲、细辛、姜、桂、蜀椒各一分，乌喙十分，皆合和以……"[1]277

《内经》中表达"心胸疼痛"，与"胸痹"相类的词语较多，如"心痛""心痹""厥心痛""真心痛""卒心痛""胸痛""心病"等，尤以"心痛"与其联系最为紧密，二者常以"胸痹心痛"并称。据现存医学文献，古人对于"心痛"的认识，早于"胸痹"。"心痛"作为症状描述的相关记载，首见于《足臂十一脉灸经》，"足少阴(温)脉……病足热……心痛，烦心"[2]5 "臂泰(太)阴温(脉)……其病：心痛，心烦而噫。"[2]7

《内经》时代，"胸痹"相关术语相继出现，其内涵不同。

胸痹：《灵枢·本藏》："肺大则多饮，善病胸痹喉痹逆气。"[3]97 此处仅提到"胸痹"，病责于肺，与饮邪停留相关，相关证候未详述。

心痛：《灵枢·经脉》在手少阴是动病，足少阴、手厥阴所生病中提到"心痛"，如"肾足少阴之脉……是主肾所生病者，口热舌干，咽肿上气，嗌干及痛，烦心心痛……足下热而痛"[3]35 "心手少阴之脉，起于心中，出属心系，下膈，络小肠……是动则病嗌干心痛，渴而欲饮，是为臂厥"[3]33。与《足臂十一脉灸经》所涉及经脉和证候有所不同。《内经》中关于"心痛"论述颇多，如《素问》"至真要大论""六元正纪大论""气交变大论""五常政大论"等篇提到"心痛"的病因病机多不出寒邪、火热两端。"心痛"发病主因为"心受邪"，病位在心，可引发情绪变化，如《灵枢·五邪》："邪在心，则病心痛，喜悲，时眩仆。视有余不足而调之其输也。"[3]58《素问·咳论》："心咳之状，咳则心痛，喉中介介如梗状，甚则咽中喉痹。"[4]147 此处"心受邪，传于肺"，主症是咳嗽，伴见心痛。"心痛"可以是一个独立的疾病，也可作为其他疾病的伴随证候出现，病位较"胸痹"局限，二者病因和证候表现有所差异。其中"心痛"病的论述，部分类似于"胸痹心痛"。后世论心痛遵《内经》，述胸痹则从《金匮要略》，二者作为相类词，长期并存于历代医学文献中。

心痹："心痹"属于五脏痹之一。心痹较胸

痹范围较小，可归入胸痹范畴。《素问·痹论》："所谓痹者，各以其时重感于风寒湿之气也。凡痹之客五脏者……心痹者，脉不通，烦则心下鼓，暴上气而喘，嗌干善噫，厥气上则恐。"[4]164 痹客于心，则为心痹，出现心烦心跳，伴见咽干、嗳气、喘，病涉咽喉、脾胃与肺。厥逆之气上乘于心，则生惊恐。《素问·五藏生成论》描述心痹的发生，先由忧愁思虑，而后痹气凝心，正虚邪凑，指出情志因素在心痹发生过程中的先导作用。即"赤脉之至也，喘而坚，诊曰有积气在中，时害于食，名曰心痹，得之外疾，思虑而心虚，故邪从之"[4]51。

厥心痛："厥心痛"是由于五脏经气逆乘于心，所致的心痛。《难经·六十难》："其五脏气相干，名厥心痛。"[5]39 杨玄操在注中明确阐释本病："诸经络皆属于心，若一经有病，其脉逆行，逆则乘心，乘心则心痛，故曰厥心痛。是五脏气冲逆致痛，非心自家痛。"该篇根据邪犯脏腑的不同，又有肾心痛、胃心痛、脾心痛、肝心痛、肺心痛的区别，所述症状虽有差异，但都属于"心痛"范畴。

真心痛：真心痛为"心痛"重证。如《灵枢·厥病》："真心痛，手足青至节，心痛甚，旦发夕死，夕发旦死。"[3]66

卒心痛：卒心痛为"心痛"之发病急骤者。《素问·刺热》描述了"卒心痛"，伴见烦闷善呕，头痛面赤无汗。《素问·缪刺论》有邪客于足少阴络，引发的"卒心痛"。均属"心痛"范畴。

胸痛：胸痛以胸部疼痛为主症，广义胸痛包括心痛，如《素问·气交变大论》："胸痛引背。"[4]276 但由于胸痛在内科领域中，除与心相关，还与肺相关，如《灵枢·经筋》："胸痛息贲。"[3]48 其病机和证候与胸痹也有所差异，说明广义"胸痛"在古文献中的范围，包含心痛和肺部两类疾病。

心病："心病"以心痛为首发主症，如《素问·标本病传论》："夫病传者，心病先心痛，一日而咳，三日胁支痛，五日闭塞不通，身痛体重……"[4]243 但心病范围更广，为心系病证的统称。再如《素问·藏气法时论》："心病者，胸中痛，胁支满，胁下痛，膺背肩甲间痛，两臂内痛。"[4]100 这是典型的"心痛"发作病候，疼痛可放射至到胸胁、膺背肩甲及两臂内侧。《灵枢·五味》："心病者，宜食麦、羊肉、杏、薤。"[3]112 这则为《金匮要略》"胸痹"辛温通阳治法提供了依据。由此可见，"心病"部分证候，与"胸痹"有相通之处。

《内经》之后，胸痹作为病名出现。《金匮要略》设"胸痹心痛短气病脉证治"篇，首次将"胸痹"作为一类疾病，与"心痛"合篇，系统论述其因机证治。如《金匮要略·胸痹心痛短气病脉证治》："胸痹之病，喘息咳唾，胸背痛，短气，寸口脉沉而迟，关上小紧数，栝蒌薤白白酒汤主之"。[6]74 此处"胸痹"已是独立的病名概念，有明确的脉证方药。同时，该篇指出："夫脉当取太过不及，阳微阴弦，即胸痹而痛，所以然者，责其极虚也。今阳虚知在上焦，所以胸痹心痛者，以其阴弦故也"。[6]74 "阳微阴弦"提示胸痹上焦阳虚、阴寒上乘、胸阳痹阻的病机，为后世论治胸痹的理论源头。"胸痹，心中痞气，气结在胸，胸满，胁下逆抢心，枳实薤白桂枝汤主之；人参汤亦主之。"[6]75 所述"胸痹"以胸部痛、满、痞为主，"心痛"作为"胸痹"的一种伴随证候出现。篇中提到的"心痛彻背，背痛彻心"[6]78 为心中寒、心脉闭阻，属胸痹心痛重证。整体而言，《金匮要略》所论"胸痹"包括心胸、胁下、肩背，涉及心、肺、脾胃，既有胸痛、心痛，也有胃脘痛或胸痹心痛连及胃脘痛，属于广义"胸痹"范畴。历代医家论"胸痹"多源于此，但在概念的内涵外延上有所变化。

在之后的较长时期内，"胸痹"与"心痛"相关病名长期并存。至晋代，医家基本延续《内经》"心痛"、《金匮要略》"胸痹"相关理论。如王叔和在《脉经》卷八中总结了胸痹心痛脉证："师曰：夫脉当取太过与不及，阳微阴弦，则胸痹而痛。所以然者，责其极虚也。"葛洪《肘后备急方》卷一、卷三分别列"卒心痛""胸痹痛"急救方。这一时期，胸痹、心痛仍是两种病候的表达，医家对二者的认识，更多集中在方书与治疗

经验的积累上，并未对其概念进行区分。

隋唐时期，巢元方《诸病源候论》并论心痛、心痹、胸痹，对三种病证的病因病机和症状进行了初步区分，如卷十六："心痛者，风冷邪气乘于心也。"[7]331 卷三十："邪积而不去，则时害饮食，心里愊愊如满，蕴蕴而痛，是谓之心痹""寒气客于五脏六腑，因虚而发，上冲胸间，则胸痹。"[7]564 提示心痛病由"风冷邪气"，心痹则"邪积不去"，胸痹多"因虚而发"，三者发病机制有所不同。而"久心痛"，为风冷乘于"心之支别络脉"，不伤于正经，伤于正经者，朝发夕死、夕发朝死。

孙思邈《备急千金要方》在卷十三中将"胸痹"归入"心脏方"中，列"胸痹"一节，"胸痹"作为心系疾病出现，"心痛"未能独立成篇。"心腹痛"和"胸痹"两部分内容，基本重复《内经》和《金匮要略》的论述，但有所增加，并列有诸多方剂和针灸治法，如"九痛丸"治九种心痛，即"虫心痛、注心痛、气心痛、悸心痛、食心痛、饮心痛、冷心痛、热心痛、去来心痛"。[8]230 从症状上看，心痛以"痛"为主症，与胸痹"愊愊如满"的痞塞闷痛之状有差异。王焘《外台秘要》中，胸痹多宗《伤寒杂病论》，在卷七、卷十二中，心痛、胸痹和胸痹心痛三种病名并见。胸痹可独立出现，又可伴见心痛、心下坚痞缓急、噎塞、咳唾短气等，所列方药不同。胸痹、心痛病因相似、病位相近，因机证治有交叉，两种病名在相当长一段历史时期里并存，疾病体系的归属并不明确。

同时，各医家对"胸痹"与"心痛"相关疾病概念进行了区分。

宋金元时期，《素问病机气宜保命集》卷中、《儒门事亲》卷六、《三因极一病证方论》卷九仍以"心痛"论。随着大型综合医书的出现，关于"胸痹""心痛"相关理法方药的讨论渐趋系统，并在概念内涵上进行区分。如《太平圣惠方》卷四十二："夫胸痹短气者，由脏腑虚弱，阴阳不和，风冷邪气，攻注胸中，其脉太过与不及，阳微阴强，即胸痹而痛。所以然者，谓极虚故也。"[9]1286 卷四十三："夫心痛者，由风冷邪气乘于心也……夫九种心痛者……此皆诸邪之气，乘于手少阴之络，邪气搏于正气，邪正交结相击，故令心痛也。"[9]1291《圣济总录》列心痛门、胸痹门和诸痹门，提出邪客手心主之脉，则发心痛，如卷五十五："心痛诸候，皆由邪气客于手心主之脉。"[10]1016 虚极寒客，痹而不通，则为胸痹，如卷六十一："论曰：虚极之人，为寒邪所客，气上奔迫，痹而不通，故为胸痹。"[10]1124 同时，将"胸痛"归入"胸痹"范畴，即"胸痛者，胸痹之类也。此由体虚挟风，又遇寒气加之，则胸膺两乳间刺痛，甚则引背胛，或彻背膂，咳唾引痛是也"[10]1129。这里的"胸痛"在概念上隶属于"胸痹"，其病机和主证与"胸痹"相类。心痹，则归入痹证，如卷十九："心痹，其状脉不通，烦则心下鼓，暴上气而喘，嗌干善噫，厥气上则恐。"[10]313 对心痛、胸痹、胸痛、心痹的病机、主症及病位进行区分。此外，《太平圣惠方》《圣济总录》胸痹的论述范围也更广，已涉从心肺、脾胃扩展到食管、咽喉等部位。在这一段历史时期，医家开始对"胸痹""心痛"相关易混淆概念进行辨析，包括"胃脘痛""胸痛""痞"等，其中尤以"胃脘痛"笔墨最多。如朱丹溪在《丹溪心法》中认为"心痛"即"胃脘痛"，再如《丹溪心法》："心痛即胃脘痛。"[11]257 书中没有胸痹、胸痛的记载。

明代楼英《医学纲目》卷十六引丹溪论，也认为"心痛"即"胃脘痛"。说明当时的医家所指的"心痛"，实际上是早期"心腹痛"概念的延续。但他在疾病概念的分类上，存在混乱的情况，如分列了"胸痛胸满""胸痹短气缓急"条目，但在"胸痛胸满"条中又提到了"胸痹"。

王肯堂《杂病证治准绳》第二册"诸气门"在"痞"后附"胸痹"，认为"心下满而不痛为痞，心下满而痛为胸痹"。这实际上是将"胸痹"与"痞"这两个概念，从"痛"与"不痛"的角度进行区分。第四册"诸痛门"设"心痛"和"胃脘痛"，并将二者区别开来："丹溪言心痛即胃脘痛，然乎？曰心与胃各一脏，其病形不同，因胃脘痛处在心下，故有当心而痛之名，岂胃脘痛即心痛哉？历代方论将二者混同叙于一门，误自此始。”[12]140 此书认为除“真心痛”外，大部分“心痛”属“胃脘痛”，有移邪上攻于心而为“心痛”者，二者不能混为一谈。此外，心为君火，邪不得伤，若为本经病，则为真心痛，不可治。这些论点，在明清时期获得广泛共识。

张景岳《景岳全书》卷二十五、李中梓《医宗必读》卷八均列“心腹痛”门。《医宗必读》又列心痛、胃脘痛、胸痛、胁痛、腹痛、少腹痛，将“心痛”与“心腹诸痛证”区分开来。李中梓认为：“胸痛即膈痛，其与心痛别者，心痛在歧骨陷处，胸痛则横满胸间也。其与胃脘痛别者，胃脘在心之下，胸痛在心之上也。”[13]325 根据疼痛发生的部位，对心痛、胸痛、胃脘痛进行明确鉴别。对于胸痹的成因，胸痹与心痛、胃脘痛和痞的异同，清代李彣在《金匮要略广注》卷中“胸痹心痛短气病脉证治”篇阐释较为清晰，如胸痹成因：“痹者，闭也。正气为邪气闭而不通，故痛也。”指出胸痹“气必先虚，而后成痹”，阳虚血结气聚痰凝为痹。胸中为心之所舍，胸痹往往连及于心。

沈金鳌在《杂病源流犀烛》中提出“七情之由作心痛，食积痰饮瘀血作胃痛”[14]78，从病因上强调七情在心痛发病中的主导地位。清代林珮琴在《类证治裁》卷六中分别有“心痛论治”“胸痹论治”。主张心不受邪，心痛病位在心包络，胸痹为胸中阳微不运，久则阴乘阳位而为痹结，反对用豆蔻、木香等香燥理气之品，耗胸中阳气，表明了阳气在胸痹发病中重要性。

由此可见，由于古代医家对于人体解剖知识的缺乏，病名在概念上往往容易混淆。因此，在古代中医文献中，关于“胸痹”病名的讨论，有一部分是由于病位不清所致。心痛病位较为局限，其后越来越倾向于指代症状名称。“胸痹”作为广义胸痹心痛病名，逐渐取代“心痛”。

近现代认识到，“胸痹”“心痛”病位、症状和病机不同。正如五版教材《金匮要略讲义》所述：“胸痹是以病位和病机命名，痹是闭塞不通的意思，不通则痛，故胸痹是以胸膺部痞闷疼痛为主症。心痛是以病位和症状命名，其病情比较复杂。”即“胸痹”为寒气客五脏六腑，因虚而发，上冲胸间为胸痹，以“虚”为首要条件，病位在胸膺。其胸中愊愊如满状，与“心痛”不同。心痛是心之支别络，为风邪冷热所乘，病位在心。

近代医家以“胸痹”论者众，如陈莲舫、曹颖甫、丁甘仁、章次公等，均以“胸痹”收录相关病案。《丁甘仁临证医案》收录六则“胸痹”案，以胸痹不舒为主证，同时又可见心痛、食入作梗、夜寐不安、咳嗽、嗳气、泛吐、脘胀多个脏腑病候。此时“胸痹”，以胸中窒塞闷痛为主症，成为涉及心肝脾胃肺肾等多个脏腑的广义概念。另如，陈莲舫案：“早有失血，去年复发，近日有胸痹不舒，少腹结痞，肝肺久为受伤，脘宇窒塞，略有咳嗽……”[15]74 此处胸中气塞，未见明显疼痛，为“胸痹”轻证，肝肺受累。

关于“胸痹”，《中医大辞典》(2 版)定义为：“指胸膺部闷窒疼痛的一种病证。”[16]1449《中医药学名词》2004 版将“胸痹”描述为：“以胸闷或发作性心胸疼痛为主要表现的疾病。”[17]247 并收录了“卒心痛”“厥心痛”。2010 版“胸痹”定义中加入“胸阳不振”的病机，将心痛分为九个证型，心痛又称“胸痹心痛”，并有“肺心痛”“肝心痛”“脾心痛”“肾心痛”“胃心痛”“心胃痛”“风心痛”等不同术语的描述。但《中医内科学》《中医药常用名词术语辞典》《中华医学大辞典》《中国大百科全书·中国传统医学》，均收录“胸痹”作为这一类疾病的统称，未见“心痛”词条。“中华人民共和国国家标准”将“胸痹”作为规范疾病名词使用：“胸痹，是因胸阳不振，阴寒、痰浊留踞胸廓，或心气不足，鼓动乏力，使气血痹阻，心失血养所致，以胸闷及发作性心胸疼痛为主要表现的内脏痹病类疾病”[18]5,6。心痛，是指“膻中部位以及左胸内疼痛”的症状，可归属于广义的胸痛范畴[18]22,23，而胸痛则为“自觉胸部疼痛的症状”[18]21,22。

由此可见，在现代中医病名规范化的过程中，“胸痹”逐渐成为统一和替代“心痛”诸相关病名的标准词语，代表了“胸痹”“心痛”相关的一组症候群。由症状命名方式的“心痛”，改为由病因病机命名方式的“胸痹”，已成为现代中医内科病名，被逐渐确立下来，并在中医临床实践中得到广泛应用。

五、文献辑录

《足臂十一脉灸经》：“足少阴脉……病足心热……心痛，烦心。”[2]5“臂太阴脉……其病：心痛，心烦而噫。”[2]7

《灵枢·厥病》：“真心痛，手足青至节，心痛甚，旦发夕死，夕发旦死。”[3]66

“本藏”：“肺大则多饮，善病胸痹、喉痹、逆气。”[3]97

《素问·藏气法时论》：“心病者，胸中痛，胁支满，胁下痛。”[4]100

“刺热”：“心热病者，先不乐，数日乃热，热争则卒心痛。”[4]127,128

“痹论”：“心痹者，脉不通，烦则心下鼓，暴上气而喘，嗌干善噫，厥气上则恐。”[4]165

“脉解”：“所谓胸痛少气者，水气在藏府也，水者阴气也，阴气在中，故胸痛少气也。”[4]183

“六元正纪大论”：“水郁之发，阳气乃辟……民病寒客心痛，腰椎痛，大关节不利，屈伸不便，善厥逆，痞坚腹满。”[4]331

《金匮要略·胸痹心痛短气病》：“师曰：夫脉当取太过不及，阳微阴弦，即胸痹而痛，所以然者，责其极虚也。今阳虚知在上焦，所以胸痹心痛者，以其阴弦故也。”[6]74

《诸病源候论》：“心痛者，风冷邪气乘于心也……又诸脏虚受病，气乘于心者，亦令心痛，则心下急痛，谓之脾心痛也。”[7]331“邪积而不去，则时害饮食，心里愊愊如满，蕴蕴而痛，是谓之心痹。”“寒气客于五脏六腑，因虚而发，上冲胸间，则胸痹。”[7]564

《备急千金要方·心脏·心腹痛第六》：“论曰：寒气卒客于五脏六腑，则发卒心痛胸痹。”[8]229

《丹溪心法》：“心痛即胃脘痛。”[11]257

《太平圣惠方》：“夫胸痹短气者，由脏腑虚弱，阴阳不和，风冷邪气，攻注胸中，其脉太过与不及，阳微阴强，即胸痹而痛。所以然者，谓极虚故也。”[9]1286“夫心痛者，由风冷邪气乘于心也……夫九种心痛者……此皆诸邪之气，乘于手少阴之络，邪气搏于正气，邪正交结相击，故令心痛也。”[9]1291

《圣济总录》：“论曰：心为君主之官，神明之府，正经不受邪，其支别之络脉，为风寒邪气所乘，令人心痛。”[10]682“论曰：虚极之人，为寒邪所客，气上奔迫，痹而不通，故为胸痹。”[10]755“论曰：胸痛者，胸痹痛之类也。此由体虚挟风，又遇寒气加之，则胸膺两乳间刺痛，甚则引背胛，或彻背膂，咳唾引痛是也。”[10]759

《证治准绳》：“心下满而不痛为痞，心下满而痛为胸痹。”[12]72“或问丹溪言心痛即胃脘痛，然乎？曰心与胃各一脏，其病形不同，因胃脘痛处在心下，故有当心而痛之名，岂胃脘痛即心痛哉。历代方论将二者混同叙于一门，误自此始。”[12]140

《医宗必读》：“胸痛即膈痛，其与心痛别者，心痛在歧骨陷处，胸痛则横满胸间也。其与胃脘痛别者，胃脘在心之下，胸痛在心之上也。”[13]325

《中医大辞典》：“心痛：病证名，胸脘部疼痛的统称。(1) 指心前区或心窝部疼痛。(2) 指胃脘痛”。[16]386“胸痹：病名。出《灵枢·本藏》。(1) 指胸膺部闷窒疼痛的一种病证。(2) 指胃痹。《症因脉治》卷三：‘胸痹之症，即胃痹也。胸前满闷，凝结不行，食入即痛，不得下咽，或时作呕。’”[16]1449

《中医药学名词》：“胸痹：以胸闷或发作性心胸疼痛为主要表现的疾病。”[17]247

《中医药学名词：内科学 妇科学 儿科学》：“心痛：又称‘胸痹心痛’。气滞、血瘀、痰阻、寒凝等导致心脉挛急或闭塞，以膻中部位及左胸膺部疼痛，轻者仅感胸闷如室，呼吸欠畅；重者突然疼痛如刺、如灼、如绞，面色苍白，大汗淋漓，四肢不温等为主要表现的疾病。”[19]37“胸痹：胸阳不振，以胸闷或发作性心胸疼痛为主要表现的疾病。”[19]39

《中华医学大辞典》：“胸痹：胸间闭塞而

痛也。”[20]1044

《中华人民共和国国家标准——中医临床诊疗术语·疾病部分》:“心痹：因风寒湿热等邪侵及形体，阻痹经气，复感于邪，内舍于心，久之损伤心气脉络，心脉运行失畅。以心悸、胸闷短气、心脏严重杂音、颧颊紫红等为主要表现的内脏痹病类疾病。”“厥[真]心痛：因胸阳虚损，或气阴不足，或瘀痰阻痹，心脉闭塞所致。以心胸剧痛，甚至持续不解，伴有汗出肢冷、面白唇青、脉微欲绝为主要表现的痛病类疾病。”“心厥：由于心脏的严重病变，以致心阳虚衰，运血无力，心脉、脑神失血充养而阳气外脱。以面白，肢厥，脉微，血压降低，晕厥或神昏为主要表现的心病及脑的厥病类疾病。”[18]5“胸痹(心痛)：因胸阳不振，阴寒、痰浊留踞胸廓，或心气不足，鼓动乏力，使气血痹阻，心失血养所致。以胸闷及发作性心胸疼痛为主要表现的内脏痹病类疾病。”[18]5,6“心痛 ：膻中部位以及左胸内疼痛的症状。心痛可归属于广义的胸痛范畴。”[18]22“胸痛：自觉胸部疼痛的症状。广义胸痛的范围包括心痛及胁痛在内。”[18]21

参考文献

[1] 中国简牍集成编辑委员会.中国简牍集成(第三册甘肃省上卷)[M].兰州:敦煌文艺出版社,2001：277.

[2] 马王堆汉墓帛书整理小组.马王堆汉墓帛书[M].北京：文物出版社,1979：7.

[3] 未著撰人.灵枢经[M].田代华整理.北京：人民卫生出版社,2005：33,35,48,58,66,97,112.

[4] 未著撰人.黄帝内经素问[M].北京：人民卫生出版社,2012：51,100,147,164,243,276.

[5] (旧题)秦越人.难经[M].牛兵占整理.北京：中医古籍出版社：2004：39.

[6] 何任.金匮要略校注[M].北京：人民卫生出版社,2013：74,75,78.

[7] 丁光迪.诸病源候论校注[M].人民卫生出版社,2013：331,564.

[8] [唐]孙思邈.备急千金要方[M].北京：中国医药科技出版社,2011：230.

[9] [宋]王怀隐.太平圣惠方[M].北京：人民卫生出版社,1958：1286.

[10] [宋]赵佶.圣济总录[M].北京：人民卫生出版社,2013：313,1016,1124,1129.

[11] [元]朱震亨.丹溪心法[M].北京：人民卫生出版社,2017：257.

[12] [明]王肯堂.证治准绳[M].北京：人民卫生出版社,2003：140.

[13] [明]李中梓.医宗必读[M].郭霞珍,等整理.北京：人民卫生出版社,2006：325.

[14] [清]沈金鳌.杂病源流犀烛[M].李占永,李晓林校注.北京：中国中医药出版社,1994：78.

[15] [清]陈莲舫.陈莲舫医案集[M].肖梅华校.福州：福建科学技术出版社,2008：74.

[16] 李经纬,余瀛鳌,蔡景峰,等.中医大辞典[M].北京：人民卫生出版社,2012：1449.

[17] 中医药学名词审定委员会.中医药学名词[M].北京：科学出版社,2005：247.

[18] 国家技术监督局.中华人民共和国国家标准——中医临床诊疗术语：疾病部分[M].北京：中国标准出版社,1997：5,6,21,22.

[19] 中医药学名词审定委员会.中医药学名词：内科学 妇科学 儿科学[M].北京：科学出版社,2011：37,39.

[20] 谢观.中华医学大辞典：下[M].沈阳：辽宁科学技术出版社,1994：1044.

(郁守兰 高 驰)

4·008

烂喉丹痧

làn hóu dān shā

一、规范名

【汉文名】烂喉丹痧。

【英文名】scarlet fever；scarlatina。

【注释】感受时疫引起的，以咽喉肿痛糜烂，肌肤丹痧密布为主要表现的急性外感热病。

二、定名依据

"烂喉丹痧"的病名，较早见于《吴医汇讲》，该书未详细描述其症状，只是认为该病与《金匮要略》中之阳毒症状相类。

清代名医高秉钧撰著的外科著作《疡科心得集》中，指出烂喉丹痧"系天行疫疠之毒，故长幼传染者多，外从口鼻而入，内从肺胃而发"，并详细描述了该病的主要症状：如初起时"脉紧弦数，恶寒头胀，肤红肌热，咽喉结痹肿腐，遍体斑疹隐隐"；若为顺证，"七日后热退，遍体焦紫，痧斑如麸壳，脱皮而愈"等，对此病的一些临床特征已有大致认识。

清末民初的医学著作，如《医学课儿策》《环溪草堂医案》《烂喉丹痧辑要》《痧疹辑要》《张聿青医案》《温热逢源》《凌临灵方》等，均沿用了"烂喉丹痧"的病名。

我国已出版的全国科学技术名词审定委员会审定公布的《中医药学名词》和《中医药学名词：内科学 妇科学 儿科学》均以"烂喉丹痧"作为规范名，并被广为引用。

三、同义词

【曾称】"丹痧"(《中医病证诊断疗效标准》)。

四、源流考释

烂喉丹痧在清以前的医籍中少有记述。《金匮要略·百合狐惑阴阳毒病脉证治》所述"阳毒"条中有"面赤斑斑如锦纹，咽喉痛、唾脓血"[1]73 的记载，与烂喉丹痧症状类似。

《诸病源候论》将所载"阳毒"归于"时气候"，指出该病有传染性，甚至能酿成流行。

清代以后，该病流行甚广，相关文献记载逐渐增多。自唐大烈所著《吴医汇讲》[2]102 最早出现烂喉丹痧病名后，高秉钧《疡科心得集·辨烂喉丹痧顺逆论》[3]808 继续沿用本病名。金保三《烂喉丹痧辑要·叶天士医案》中的记载，则真实反映了烂喉丹痧曾经流行的情况："雍正癸丑年间，有烂喉痧一症，发于冬春之际，不分老幼，遍相传染，发则壮热烦渴，丹密肌红，宛如锦纹，咽喉痛肿烂，一团火热内炽。"

清末民初的多种医学著作，如《医学课儿策》《环溪草堂医案》《烂喉丹痧辑要》《痧疹辑要》《张聿青医案》《温热逢源》《凌临灵方》等，均沿用了"烂喉丹痧"的病名。

除此之外，尚有几种类似病名被医家沿用：

1. *烂喉痧*　烂喉痧之名，较早见于尤怡《金匮翼》，该书中所载的"烂喉痧方"，即锡类散，被其后治疗烂喉痧著作广泛引用。《吴医汇讲》《咽喉经验秘传》《类证治裁》《验方新编》《回春录》《温热经纬》《理瀹骈文》《痧喉阐义》《医学举要》《存存斋医话稿》《厘正按摩要术》《马培之外科医案》《柳选四家医案》《重订囊秘喉书》《医学衷中参西录》[4]422《通俗内科学》《烂喉痧证治辨异》等著作中，均沿用该病名。

2. *痳证*　王德森《市隐庐医学杂著》"痳证喉痛以喉证治之必死说"一节，认为"痳证，俗名痧子，必兼喉痛。医家恫喝人曰：烂喉痧者，此也"。[5]8 书中所描述痳证症状之法，与烂喉丹痧大致相同。

3. *痧喉*　痧喉之名，较早见于施小桥所著之《痧喉证治汇言》，他认为人体"二气偏胜则病，再加以疫疠之气则为毒。阳盛者病痧喉，脉则不浮不沉而数，先凉散后清解而愈"。此后，程镜宇《痧喉阐义》、张筱衫之《痧喉正义》等书沿用此名。

4. *喉痧*　喉痧之名，较早见于金保三所辑之《烂喉丹痧辑要》中，曹心怡《喉痧正的》、周学海《读医随笔》、张禾棻《急治汇编》、曹炳章《喉痧证治要略》、唐景兰《喉痧汇编》、杨熙龄《白喉喉痧辨正》[6]2、丁甘仁《喉痧证治概要》等著作均沿用此名。可见喉痧之名也是在近代使用比较广泛的一个病名。

5. *疫喉痧*　疫喉痧之名，较早见于夏春农之《疫喉浅论》[7]1。夏氏认为："疫喉痧一证，古书未载，后人名之曰烂喉痧也。"近代西医余云峆认为在与猩红热相对应的诸多中医病名中，该名称"为最雅"。

6. 猩红热　猩红热为西医病名，一般认为，是丁福保在1909年翻译日本医书时，将烂喉痧翻译为"猩红热"。该病名较早被中医著作《医学衷中参西录》[4]422 引用。张锡纯认为近世医书中所称之烂喉痧，即"温疹兼喉痧"，"诚西人所谓猩红热也"。此后，一些中医纷纷在各自论文或著作中引用此名。如：1917年，杭州城发现猩红热证，冯性之撰文《论猩红热之病因及治法》，认为其即中国古代所称之疫痧。杨熙龄《白喉喉痧辨正》一书中，介绍喉痧，"一名喉疹，西名红热证，东名猩红热，亦曰红热疫"[6]2。王行恕在《喉痧证治之报告》(1924)中，也认为"喉痧为喉疫之一种，换言之，即西医所谓猩红热是也"。王石清《喉痧论治》文中指出，"疹病之兼喉病者，中医谓之为喉痧，西医称之为猩红热"[8]22。

除上述病名外，散见于各种医著中，与烂喉丹痧内涵相似的还有温毒喉痧、烂喉、时疫喉痧、时疫烂喉丹痧等病名。

关于猩红热与烂喉丹痧是否具有相同内涵的问题，一些医家也对此进行了探讨。部分接受西医知识较多的医家如张锡纯、何廉臣、施今墨、钱今阳等，认为两病名可以通用，施今墨、钱今阳在书中径用"猩红热"之名。汪逢春则认为"因猩红热中国向来所无，医籍亦所不载，传自热带国而来，与古之烂喉痧是否相同，尚待考证也"，表现出一种较为审慎的态度。

需要指出的是，虽然烂喉丹痧、烂喉痧、喉痧、猩红热等名词使用比较广泛，因为一直无一固定病名，在多数医书中，这些病名都是通用的。如在夏春农之《疫喉浅论》中，同时出现了疫喉痧、疫喉、喉痧等病名[7]1；丁甘仁《喉痧证治概要》中，也使用了喉痧、温邪喉痧、时疫喉痧、时疫烂喉丹痧、痧麻等多种名称。

2005年全国科学技术名词审定委员会审定公布《中医药学名词》[9]135，正式确立"烂喉丹痧"一名，多病名混用的情况始得以改善。

五、文献辑录

《金匮要略·百合狐惑阴阳毒病脉证治》："阳毒之为病，面赤斑斑如锦文，咽喉痛，唾脓血。五日可治，七日不可治，升麻鳖甲汤主之。阴毒之为病，面目青，身痛如被杖，咽喉痛。五日可治，七日不可治，升麻鳖甲汤去雄黄、蜀椒主之。"[1]73

《吴医汇讲·烂喉丹痧论》："近来丹痧一症，患者甚多，患而死者，亦复不少，世人因方书未及，治亦无从措手，或云辛散，或云凉解，或云苦寒泄热，俱师心自用，各守专门，未尝探其本源。按仲师《金匮》书，'阳毒之为病，面赤斑斑如锦纹，咽喉痛，吐脓血，五日可治，七日不可治，升麻鳖甲汤主之'之文，细绎其义，实与此症相类，何会心者之绝少耶？惟是升麻鳖甲汤，盖以升麻升透厉毒，鳖甲泄热守神，当归和血调营，甘草泻火解毒，正《内经》'热淫于内，治以咸寒，佐以甘苦'之旨。而内有蜀椒、雄黄，似当加于阴毒方中，或因传写之讹耳。一转移间，则于阳毒、阴毒之义，尤为贴切，而人之用之者，亦鲜疑畏矣。今如遇此丹痧一证，当于经义详之，毋谓古人之未及也，不揣愚陋，用敢质之同人。"[2]102,103

《疡科心得集》"辨烂喉丹痧顺逆论"："夫烂喉丹痧者，系天行疫疠之毒，故长幼传染者多，外从口鼻而入，内从肺胃而发。其始起也，脉紧弦数，恶寒头胀，肤红肌热，咽喉结痹肿腐，遍体斑疹隐隐，斯时即宜疏表，如牛蒡解肌汤、升麻葛根汤，内加消食等药；喉内用珠黄散吹之。至三、四日，温邪化火，热盛痧透者，解肌汤内加犀角、羚羊、石斛、花粉；若大便干结燥实者，凉膈散亦可；如胁热便泄，舌苔白腻者，葛根芩连汤。至五、六日，热甚，神识时迷，咽喉腐烂，鼻塞不通，时流浊涕，此以火盛上逆，循经入络，内逼心胞，用犀角地黄汤，或玉女煎内加胆星、石菖、西黄、药珠，或紫雪丹。至七日后热退，遍体焦紫，痧如麸壳，脱皮而愈。如起时一二日后，脉细弦劲，身虽红赤，痧不外透，神识昏蒙，语言错乱，气逆喘急者，此疫毒内闭，即为险逆证。可用鲜生地四两捣汁，和金汁、梨汁、蔗浆；再用鲜芦根煎汤，磨犀角汁冲和，送化紫雪丹或珠黄散。惟芳香开逐，庶可冀其侥幸于万一耳。”[3]808

“附王步三先生烂喉丹痧论”：“夫烂喉丹痧之证，方书未载其名。上稽往古，《金匮》有阳毒之文，叔和着温毒之说，其证形与今之名丹痧烂喉者极合。本论以升麻鳖甲汤、黄连解毒汤主治。是论邪入阴阳二经。治法大例，原未教人穿凿执方，学人以意会之可也。今考斯证，每发于杂气邪阳之令，来势卒暴莫制，如迅雷风烈，令人色沮，见者莫不萎 咋舌，却走不遑。与费氏所论痘证中，邪火毒伏之例，如脉伏厥冷、汗淋便泄、哕逆躁烦诸恶款相同。甚有一门传染，不数日间相继云亡者。呜呼！其惨酷何至今为烈耶。程郊倩云：古人出痘少，温毒始盛；今人出痘多，温毒亦少。时下种痘之术盛行，或邪毒未泄所致欤，抑亦气运自然之会欤。《吴医汇讲》中，李祖二君，论证论治甚详。所谓骤寒则火郁而内溃，过散则火焰而腐增，洵属至理名言，确乎不拔。然亦不外缪氏笔记中，肺胃为本，先散后清之旨云尔。推此论治，邪气在卫，麻杏甘膏，势所必投；毒火侵营，犀角地黄，亦所当取；即如眉寿叶氏，宗喻老芳香宣窍解毒之议，治用紫雪丹，其法亦不可缺。顾临证权宜，要在生心化裁之妙耳。然欤否欤，自有能辨之者，管见一斑，俟高明教政。倘更示以指南，不致苍生贻误，幸甚幸甚。”[3]808

《烂喉丹痧辑要》：“雍正癸丑年间，有烂喉痧一症，发于冬春之际，不分老幼，遍相传染，发则壮热烦渴，丹密肌红，宛如锦纹，咽喉痛肿烂，一团火热内炽。”[10]

《温病正宗》：“清·陈耕道之《疫痧草》，顾玉峰之《痧喉经验阐解》，金德鉴之《烂喉丹痧辑要》，夏春农之《疫喉浅论》，张筱衫之《痧喉正义》，曹心怡之《喉痧正的》，时人丁甘仁之《喉痧症治概要》，曹炳章之《喉痧证治要略》，皆治烂喉丹痧之专书也。”[11]27

[1] [汉]张仲景.金匮玉函经[M].北京：人民卫生出版社，1955：73.

[2] 唐笠山纂辑.吴医汇讲[M].丁光迪点校.上海：上海科学技术出版社，1983：102，103.

[3] 高锦庭.疡科心得集[M]//胡晓峰主编.中医外科伤科名著集成.北京：华夏出版社，1997：808.

[4] 张锡纯.医学衷中参西录：中册[M].石家庄：河北科学技术出版社，1994：422.

[5] 王德森.市隐庐医学杂著[M]//裘吉生编.医药丛书十一种第二集第二种.绍兴医药学报社刻本，1918：8.

[6] 杨熙龄.白喉喉痧辨正[M].1919年税务学校印刷处铅印本：2.

[7] 夏春农.疫喉浅论：上卷[M].1877(清光绪三年刻本)：1.

[8] 王石清.喉痧论治[J].北京医药月刊，1939，(1)：22.

[9] 中医药学名词审定委员会.中医药学名词[M].北京：科学出版社，2005：135，136.

[10] 金德鉴.烂喉丹痧辑要：附录叶香岩先生笔记一则[M].清光绪十八年(1892)海上陆氏刻本.

[11] 王德宣.温病正宗[M].北京：中医古籍出版社，1987：27.

（吴文清）

4·009

眩晕

xuàn yūn

一、规范名

【汉文名】眩晕。

【英文名】vertigo。

【注释】以头晕、目眩为主要表现的疾病。

二、定名依据

以头晕、目眩为主要表现的疾病名称始见于《内经》中，称为"头眩"。虽然此后尚有"眩运"(《伤寒明理论》)、"头旋眼花"(《伤寒证治准绳》)、"晕眩"(《三因极一病证方论》)等又称，但自宋代陈言《三因极一病证方论》提出"眩晕"之名，大多著作即沿用该书记载，以"眩晕"为正名，如宋代严用和《严氏济生方》，元代朱丹溪《脉因证治》，明代王肯堂《证治准绳》，张景岳《景岳全书》，清代李用粹《证治汇补》等在载录本病证时大多以"眩晕"作为规范名。这些著作均为历代的重要著作，对后世有较大影响，所以"眩晕"作为规范名便于达成共识，符合术语定名的约定俗成原则。

我国出版的国标、行标如《中医临床诊疗术语·疾病部分》《中华人民共和国中医药行业标准·中医病证诊断疗效标准》和普通高等教育中医药类规划教材《中医内科学》以及辞书类著作《中医大辞典》《中国医学百科全书·中医学》《中国大百科全书·中国传统医学》等均以"眩晕"作为本病证规范名。已经广泛应用于中医药学文献的标引和检索的《中国中医药学主题词表》也以"眩晕"作为本病证的正式主题词。现代有代表性的临床著作如《今日中医内科》等也以"眩晕"作为本病证的规范名。说明"眩晕"作为本病证规范名称已成为共识。

全国科学技术名审定委员会审定公布的《中医药学名词》已以"眩晕"作为规范名，所以"眩晕"作为规范名也符合术语定名的协调一致原则。

三、同义词

【俗称】"头旋眼花"(《伤寒证治准绳》)。

【曾称】"头眩"(《内经》)；"眩运"(《伤寒明理论》)；"晕眩"(《三因极一病证方论》)。

四、源流考释

眩晕(以头晕、目眩为主要表现的疾病)的有关记载始见于《内经》，如《黄帝内经素问·至真要大论》："厥阴之胜，耳鸣头眩，愦愦欲吐，胃膈如寒。"[1]180《灵枢经·口问》："上气不足，脑为之不满，耳为之苦鸣，头为之苦倾，目为之眩。"[2]72《灵枢经·五邪》："邪在心，则病心痛，喜悲，时眩仆。"[2]58《灵枢经·海论》："髓海不足，则脑转耳鸣，胫酸眩冒，目无所见，懈怠安卧。"[2]76《内经》所言之"头眩"，即眩晕之证；"眩"，即眼花；"眩仆"，则是眩重而跌倒；"眩冒"，乃眩甚而出现昏迷者。如宋代赵佶敕编《圣济总录·风头眩》云："五脏六腑之精华，皆见于目，上注于头……故虚则眩而心闷，甚则眩而倒仆也。"[3]25 金代成无已《伤寒明理论》卷一曰："眩也，运也，冒也，三者形俱相近……冒为蒙冒之冒，世谓之昏迷者是矣。"[4]15

汉代张仲景继承了《内经》对眩晕的认识，在《伤寒论》和《金匮要略》中有"头眩""目眩""冒眩"等记载。如《伤寒论·辨少阳病脉证并治》："少阳之为病，口苦，咽干，目眩也。"[5]80 又在其"辨发汗后病脉证并治"篇记载："太阳病发汗，汗出不解，其人仍发热，心下悸，并头眩，身瞤动，振振欲僻地者，真武汤主之。"[5]126《金匮要略·痰饮咳嗽病脉证并治》："心下有支饮，其人苦冒眩，泽泻汤主之。"[6]35 张仲景所载的"眩"即"目眩"；"冒眩"，即《内经》所言之"眩冒"。"头眩"，即头晕目眩。王肯堂《伤寒证治准绳·少阳病》曰："眩者，目无常主。头眩者，俗谓头旋眼花是也。"[7]274 所以，"头眩"为眩晕的最早名称。

南北朝至隋唐时期多沿用《伤寒论》"头眩"的记载。如南北朝《名医别录》卷二："白芷，无毒。主治风邪，久渴，吐呕，两胁满，风痛，头眩，目痒。可作膏药面脂，润颜色。"[8]138 隋代巢元方《诸病源候论·风病诸候》："风头眩者，由血气虚，风邪入脑，而引目系故也……逢身之虚，则为风邪所伤，入脑则脑转而目系急，目系急故成眩也。"[9]10 唐代孙思邈《备急千金要方》卷七："茵芋酒，治大风，头眩重，目瞀无所见，或仆地

气绝半日乃苏,口㖞噤不开,半身偏死……甚者狂走。有此诸病,药皆主之方。"[10]238 唐代王焘《外台秘要方·风头眩方》:"《养生方导引法云》:以两手拘右膝着膺,除风眩。又云:凡人常觉脊背倔强……风痹,口内生疮,牙齿风颈头眩,众病尽除。"[11]252 同时,尚有关于眩晕概念的论述,如唐代王冰注《内经》曰:"眩,谓目眩,视如转也。"[12]34

宋金元时期,是我国临床医学发展的重要时期。此期学术气氛空前活跃,医学理论不断创新,临床各科均得到了较大发展。眩晕在此期名称进一步规范,概念进一步明确。宋代陈言《三因极一病证方论论》最早提出了"眩晕"的名称,该书记载:"夫寒者,乃天地杀厉之气,在天为寒,在地为水,在人脏为肾,故寒喜中肾。肾中之,多使挛急疼痛,昏不知人,挟风则眩晕,兼湿则肿疼。"[13]32 宋代严用和《严氏济生方·眩晕门》则最早把"眩晕"作为本病正名记载,同时还对眩晕的概念给予了较明确的论述:"所谓眩晕者,眼花屋转,起则眩倒是也。由此观之,六淫外感,七情内伤,皆能导致。当以外证与脉别之。"[14]85 此外,金代成无已《伤寒明理论》中记载有本病证名称"眩运",并指出了"眩运"与"眩冒"的区别:"伤寒头眩……有谓之眩运者,有谓之眩冒者。运为运转之运,世谓之头旋者是矣;冒为蒙冒之冒,世谓之昏迷者是矣。"[4]15 张从正所著《儒门事亲》卷五中也有眩运的记载:"夫妇人头风眩运,登车乘船亦眩运眼涩……兼常服愈风饼子则愈矣。"[15]108 陈言《三因极一病证方论》尚记载有本病证名称"晕眩",该书卷十三曰:"痰饮叙论……三因所成,证状非一,或为喘,或为咳,为呕,为泄,晕眩嘈烦,忪悸惕憹,寒热疼痛,肿满挛癖,癃闭痞膈,如风如癫,未有不由痰饮之所致也。"[13]218 但自《严氏济生方》以"眩晕"作为本病证正名后,大多著作即沿用该书记载以"眩晕"为正名,如朱丹溪《金匮钩玄》[16]25《丹溪心法》[17]223《丹溪治法心要》[18]82,83 和《脉因证治》[19]51 等。

明清时期,可以看到"眩晕""头眩""眩运"数种名称并存的情况。如明代刘宗厚《玉机微义》[20]267、陶华《伤寒六书》[21]97,清代秦之桢《伤寒大白》[22]125 等以"头眩"作为本病证的正名;明代虞抟《医学正传》[23]197 等以"眩运"作为本病证的正名。但多数著作,尤其是这一时期的重要著作,则以"眩晕"作为本病证的正名,如明代李时珍《本草纲目》[24]123、胡濙《卫生易简方》[25]33、龚信《古今医鉴》[26]106、方谷《医林绳墨》[27]164、王肯堂《证治准绳》[28]439、龚廷贤《寿世保元》[29]158、张景岳《景岳全书》[30]203、秦景明《症因脉治》[31]137,清代李用粹《证治汇补》[32]158、张璐《张氏医通》[33]143、何梦瑶《医碥》[34]336、汪蕴谷《杂症会心录》[35]13 等。而"晕眩"这一名称,在明清著作中极少使用。

至于眩晕的内涵,明清时期论述的更加明确。如清代李用粹《证治汇补·眩晕章》:"其状目暗,耳鸣,如立舟车之上,起则欲倒,不省人事。盖眩者言视物皆黑,晕者言视物皆转,二者兼有,方曰眩晕。"[32]158

此外,明清时期尚记载有"头晕"。如明代周子干《慎斋遗书》卷九:"头晕有肾虚而阳无所附者;有血虚火升者;有脾虚生痰者;有寒晾伤其中气,不能升发,故上焦元气虚而晕者;有肺虚肝木无制而晕者。"[36]214 对于"头晕"的解释,清代何梦瑶《医碥·眩晕》曰:"晕与运同,旋转也。所见之物,皆旋转如飞,世谓之头旋是也。"[34]336 可见,"晕"即"头晕",与"运"相通,均头旋之义。

现代有关著作均沿用《三因极一病证方论》的记载以"眩晕"作为本病证的正名,如国标《中医临床诊疗术语·疾病部分》[37]64《中华人民共和国中医药行业标准·中医病证诊断疗效标准》[38]23《中医内科学》[39]117《中医大辞典》[40]1423《中国医学百科全书·中医学》[41]1741《中国中医药学主题词表》[42]1987《中国大百科全书·中国传统医学》[43]549《今日中医内科》[44]98《中医药学名词》[45]248 等;同时以"头旋眼花""眩运"作为本病证的异名。但有的著作把"眩""目眩""眩冒"

“头旋”亦作为本病证的异名，如《中国大百科全书·中国传统医学》：“眩晕……以视物昏花，旋转，动摇，头晕欲倒为主要临床表现的病证。可伴有耳鸣，耳聋，恶心，呕吐，汗出，肢体震颤等症状。又称眩，目眩，头眩，眩冒，眩运。”[42]549《中国医学百科全书·中医学》：“眩晕，头晕眼花，如坐舟车，旋转不定，称为眩晕，或称眩运……俗称头旋。”[41]1741 实则同中有异，应注意鉴别。

总之，眩晕又称头眩、眩运、晕眩，以眼花、头旋为主要表现。眩即眼花，晕即头旋，二者常同时并见，故统称眩晕。典型的表现为患者感到眼目昏花、自身与周围景物旋转。如患者但觉眼目昏花，则称眩（或目眩）；只感自身或周围景物旋转，则称晕（或头晕）。若眩重而跌倒，则称眩仆；眩甚而出现昏迷者，又称眩冒（或冒眩）。

五、文献辑录

《灵枢经·五邪》：“邪在心，则病心痛，喜悲，时眩仆。”[2]58

“口问”：“上气不足，脑为之不满，耳为之苦鸣，头为之苦倾，目为之眩。”[2]72

“海论”：“髓海不足，则脑转耳鸣，胫酸眩冒，目无所见，懈怠安卧。”[2]78

《黄帝内经素问·至真要大论》：“厥阴之胜，耳鸣头眩，愦愦欲吐，胃膈如寒。”[1]180

《伤寒论·辨太阳病脉证并治》：“伤寒，若吐、若下后，心下逆满、气上冲胸、起则头眩、脉沉紧，发汗则动经，身为振振摇者，茯苓桂枝白术甘草汤主之。”[5]41

“辨少阳病脉证并治”：“少阳病，口苦，咽干，目眩也。”[5]80

“辨发汗后病脉证并治”：“太阳病发汗，汗出不解，其人仍发热，心下悸，头眩，身瞤动，振振欲僻地者，真武汤主之。”[5]126

《金匮要略·痰饮咳嗽病脉证并治》：“心下有支饮，其人苦冒眩，泽泻汤主之。”[6]35

《名医别录》卷二：“白芷……无毒。主治风邪，久渴，吐呕，两胁满，风痛，头眩，目痒。可作膏药面脂，润颜色。一名白茝，一名虈，一名莞，一名苻蓠，一名泽芬。叶名蒚麻。可作浴汤。生河东下泽。二月、八月采根，曝干。”[8]138

《诸病源候论》卷二：“风头眩者，由血气虚，风邪入脑，而引目系故也。五脏六腑之精气，皆上注于目，血气与脉并于上系，上属于脑，后出于项中。逢身之虚，则为风邪所伤，入脑则脑转而目系急，目系急故成眩也。”[9]10

《备急千金要方》卷七：“茵芋酒，治大风，头眩重，目瞀无所见，或仆地气绝半日乃苏，口喎噤不开，半身偏死，拘急痹痛，不能动摇，历节肿痛，骨中酸疼，手不能上头，足不得屈伸，不能蹑履，行欲倾跛，皮中动淫淫如有虫啄，疹痒搔之生疮，甚者狂走。有此诸病，药皆主之方。”[10]238

《外台秘要方·风头眩方》：“养生方导引法云：以两手拘右膝着膺，除风眩。又云：凡人常觉脊背倔强，不问时节，缩咽膊内，仰面努膊，并向上头，左右两向挼之。左右三七一住，待血行气动住，然始更用，初缓后急，不得先急后缓。若无病人，常欲得旦起、午时、日没三辰。别二七，除寒热病，脊腰颈项痛、风痹、口内生疮、牙齿风颈头眩、众病尽除。”[11]252

《黄帝内经素问·玉机真脏论》王冰注：“眩，谓目眩，视如转也。”[12]34

《圣济总录·风头眩》：“五脏六腑之精华，皆见于目，上注于头，风邪鼓于上，脑转而目系急，使真气不能上达，故虚则眩而心闷，甚则眩而倒仆也。”[3]25

《三因极一病证方论》卷二：“夫寒者，乃天地杀厉之气，在天为寒，在地为水，在人脏为肾，故寒喜中肾。肾中之，多使挛急疼痛，昏不知人，挟风则眩晕，兼湿则肿疼。治之唯宜温剂，不可吐下，皆逆也。然寒性虽喜归肾，五脏皆能中之，若中于经络之表则易散，入里则不消，与伤寒脉证无异，但轻重不同。其有本脏即中寒者，经论既载，不可不辨明也。详论在伤寒门。"[13]32

卷十三："人之有痰饮病者，由荣卫不清，气血败浊凝结而成也。内则七情泊乱，脏气不行，郁而生涎，涎结为饮，为内所因；外有六淫侵冒，玄府不通，当汗不泄，蓄而为饮，为外所因；或饮食过伤，嗜欲无度，叫呼疲极，运动失宜，津液不行，聚为痰饮，属不内外因。三因所成，证状非一，或为喘，或为咳，为呕为泄，晕眩嘈烦，忪悸惸懊，寒热疼痛，肿满挛癖，癃闭痞膈，如风如癫，未有不由痰饮之所致也。"[13]218

《重订严氏济生方·眩晕门》："所谓眩晕者，眼花屋转，起则眩倒是也。由此观之，六淫外感，七情内伤，皆能导致。当以外证与脉别之，风则脉浮，有汗，项强不仁；寒则脉紧，无汗，筋挛掣痛；暑则脉虚，烦闷；湿则脉细，沉重，吐逆，及其七情所感，遂使脏气不平，郁而生涎，结而为饮，随气上逆，令人眩晕，眉棱骨痛，眼不可开，寸脉多沉，有此为异耳。与夫疲劳过度，下虚上实，金疮吐呕便利，乃妇人崩中去血，皆令人眩晕。随其所因治之，乃活法也。"[14]85

《伤寒明理论》卷一："伤寒头眩……有谓之眩运者，有谓之眩冒者。运为运转之运，世谓之头旋者是矣；冒为蒙冒之冒，世谓之昏迷者是矣。"[4]15

《儒门事亲》卷五："夫妇人头风眩运，登车乘船亦眩运眼涩，手麻发退，健忘喜怒，皆胸中有宿痰使然也。可用瓜蒂散吐之；吐讫，可用长流水煎五苓散、大人参半夏丸，兼常服愈风饼子则愈矣。"[15]108

《金匮钩玄》卷一："眩晕……二陈汤加黄芩、苍术、羌活，散风行湿。或用防风行湿之剂可也。昔有一老妇，患赤白带一年半，是头眩，坐立不久，睡之则安。专用治赤白带除之，其眩自安矣。"[16]25

《丹溪心法》卷四："头眩……痰，夹气虚并火。治痰为主，夹补气药及降火药。无痰则不作眩，痰因火动，又有湿痰者，有火痰者。湿痰者，多宜二陈汤。"[17]223

《丹溪治法心要》："眩运……痰在上，火在下，火炎上而动其痰也。有气虚挟痰者，四君、二陈、芪、芎、荆芥。风痰眩运，二陈汤加芩、苍、防、羌治之。"[18]82,83

《脉因证治》卷二："眩晕……【因】痰饮随气上，伏留于阳经，遇火则动。去血过多，亦使眩晕，头眩亦然，兼挟气虚。【证】外因者，风在三阳经，头重项强有汗。寒则掣痛，暑则热闷，湿则重着，皆令吐逆晕倒。内因者，因七情致脏气不行，郁而生涎，结为饮，随气上厥，伏留阳经，呕吐，眉目疼痛，眼不得开。因房劳、饥饱去血过多者，眼花屋倒，起则晕倒。【治】散风行湿汤：治痰火晕眩。"[19]51

《伤寒证治准绳·少阳病》："眩……凡伤寒头眩者，莫不因汗吐下虚其上焦元气之所致也。眩者，目无常主。头眩者，俗谓头旋眼花是也。眩冒者，昏冒是也。"[7]274

《证治准绳·诸风门》："眩晕……眩谓眼黑眩也；运如运转之运，世谓之头旋是也。《内经》论眩，皆属肝木，属上虚。丹溪论眩，主于补虚治痰降火。仲景治眩，亦以痰饮为先也。"[28]439

《玉机微义》卷三十五："论眩晕分内外所因等证……严用和云：眩晕之证《经》虽云皆属于肝风上攻所致。然体虚之人，外感六淫，内伤七情，皆能眩晕。当以脉证别之。"[20]267

《伤寒六书·头眩》："头眩者，少阳半表里之间，表邪传里，表中阳虚，故头眩。又有汗、下、后而眩冒者，亦阳虚所致也。若少阴病，下利止而头眩，时时自冒，此虚极而脱也。"[21]97

《医学正传》卷四："眩运……《内经》曰：诸风掉眩，皆属肝木。又曰：岁木太过，风气流行，脾土受邪，民病飧泄食减，甚则忽忽善怒，眩冒巅疾。虽为气化之所使然，未必不由气体之虚衰耳。其为气虚肥白之人，湿痰滞于上，阴火起于下，是以痰挟虚火，上冲头目，正气不能胜敌，故忽然眼黑生花，若坐舟车而旋运也，甚而至于卒倒无所知者有之，丹溪所谓无痰不能作眩者，正谓此也。"[23]197

《卫生易简方》卷二："眩晕……治一时为寒所中，口不能言，眩晕欲倒，用干姜一两，附子生去皮脐、细切一枚。每服三钱，水盏半，煎七分，食前温服。"[24]33

《古今医鉴》卷七："眩晕……夫眩者言其黑，晕者言其转。其状目闭眼暗，身转耳聋，如立舟车之上，起则欲倒，皆属于肝风邪上攻所致。然体虚之人，外感六淫，内伤七情，皆能眩晕，当以脉症别之。"[25]106

《本草纲目》卷二："眩晕……眩是目黑，晕是头旋，皆是气虚挟痰，挟火，挟风，或挟血虚，或兼外感四气。"[24]123

《医林绳墨·眩晕》："其症发于仓卒之间，首如物蒙，心如物扰，招摇不定，眼目昏花，如立舟船之上，起则欲倒，恶心冲心，呕逆奔上，得吐少苏。此真眩晕也。"[27]164

《慎斋遗书》卷九："头晕，有肾虚而阳无所附者；有血虚火升者；有脾虚生痰者；有寒凉伤其中气，不能升发，故上焦元气虚而晕者；有肺虚肝木无制而晕者。"[36]214

《寿世保元》卷五："风寒暑湿，气郁生涎，下虚上实，皆晕而眩。其脉风浮寒紧，湿细暑虚，涎弦而滑，虚脉则无。治眩晕法，尤当审谛，先理痰气，次随症治。"[29]158

《景岳全书·杂证谟》："头眩虽属上虚，然不能无涉于下。上虚者，阳中之阳虚也；下虚者，阴中之阳虚也。阳中之阳虚者，宜治其气，如四君子汤、五君子煎、归脾汤、补中益气汤；如兼呕吐者，宜圣术煎大加人参之类是也。阴中之阳虚者，宜补其精，如五福饮、七福饮、左归饮、右归饮、四物汤之类是也。然伐下者必枯其上，滋苗者必灌其根。所以凡治上虚者，犹当以兼补气血为最，如大补元煎、十全大补汤诸补阴补阳等剂，俱当酌宜用之。"[30]203

《症因脉治·眩晕总论》："大病久病后，汗下太过，元气耗散，或悲号引冷以伤肺气，曲运神机以伤心气，或恼怒伤肝，郁结伤脾，入房伤肾，饥饱伤胃，诸气受伤，则气虚眩晕之症作矣。"[31]137

《证治汇补》卷四："诸脉皆系于目。脏腑筋骨之精，与脉并为系，上属于脑，后出于项中，故邪气中于项，因逢其身之虚。其入深者，随目系而入于脑，则脑转，脑转则引目系急而眩矣……其状目暗耳鸣，如立舟车之上，起则欲倒，不省人事。盖眩者，言视物皆黑；晕者，言视物皆转。二者兼有，方曰眩晕。若甚而良久方醒者，又名郁冒，谓如以物冒其首，不知人事也。"[32]158

《伤寒大白·头眩》："伤寒头眩，言睡在床褥，亦觉头眩眼花，非言坐起而觉也。夫外感风寒之症，坐起时，皆头眩也。方书头眩，皆以阳虚立论，愚以为久病后、汗下吐后，方可言阳虚。若暴病及未曾汗下吐者，则风寒邪热，痰火积饮，皆能眩晕。"[22]125

《张氏医通》卷六："《经》曰：因于风，欲如运枢，起居如惊，神气乃浮。《内经》论眩，皆属于木，属上虚。仲景论眩，以痰饮为先。丹溪论眩，兼于补虚治痰降火。戴复庵云：有头风证，耳内常鸣头，上如有鸟雀啾啾之声，切不可全谓耳鸣为虚，此头脑挟风所致。"[33]143

《医碥·眩晕》："眩，惑乱也，从目从玄。玄，黑暗也，谓眼见黑暗也，虚人久蹲陡起，眼多黑暗是也；晕与运同，旋转也。所见之物，皆旋转如飞，世谓之头旋是也。"[34]336

《杂症会心录》卷上："眩晕一症，有虚晕、火晕、痰晕之不同，治失其要，鲜不误人。医家能审脉辨症，细心体会，斯病无遁情，而药投有验矣，曷言乎虚晕也？"[35]13

《中医临床诊疗术语·疾病部分》："眩晕……自觉头晕眼花，视物旋转动摇的症状。有经常性与发作性的不同，病位主要在脑髓清窍，多因气血营精不能上荣于头，或因风阳，火热上扰，痰浊、瘀血阻滞，清阳被遏等所致。风眩、脑络痹、虚眩、耳眩晕、子眩、子痫、产后血晕、晕动病、脑萎、神劳等疾病，头部内伤，项痹、某些药物中毒、脑瘤及眼耳鼻等五官疾病，皆可出现眩晕的症状。"[37]64

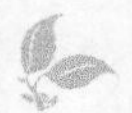

《中医病证诊断疗效标准》:"眩晕由风阳上扰,痰瘀内阻等导致脑窍失养,脑髓不充。以头晕目眩,视物运转为主要表现。多见于内耳性眩晕,颈椎病。椎-基底动脉系统血管病,及高血压病、脑动脉硬化、贫血等。"[38]23

《中医内科学》:"眩晕……由于风、火、痰、虚、瘀引起清窍失养,临床上以头晕,眼花为主症的一类病证称为眩晕。眩即眼花,晕是头晕,两者常同时并见,故统称为眩晕。其轻者闭目可止,重者如坐车船,旋转不定,不能站立,或伴有恶心、呕吐、汗出、面色苍白等症状,严重者可突然仆倒。"[39]117

《中医大辞典》:"眩晕……病名。见《三因极一病证方论·眩晕证治》。又称眩运、头旋眼花。眩,视物黑暗不明或感觉昏乱;晕,感觉自身与周围景物旋转……根据病因,症状之不同,可分为风晕、湿晕、痰晕、中暑眩晕、燥火眩晕、气郁眩晕、肝火眩晕、虚晕……本证可见于周围性及中枢性眩晕、耳源性眩晕、颅内血管性病变、药物中毒及晕动病等。"[40]1423

《中国医学百科全书·中医学》:"眩晕……头晕眼花,如坐舟车,旋转不定,称为眩晕,或称眩运。但觉眼目昏花,称眩;头晕而感觉自身或周围景物旋转,站立不稳定,并伴恶心呕吐,称晕;但两者常常同时并见,所以统称眩晕。若由耳病所致的眩晕称为耳眩晕,或由脓耳引起的眩晕称脓耳眩晕,亦隶属于眩晕之范畴。眩晕《内经》称眩,或称眩冒,《金匮要略》称头眩或冒眩。《素问玄机原病式》称旋转。《兰室秘藏》称晕眩。《三因极一病证方论》始称眩晕……眩晕俗称头旋。"[41]1741

《中国中医药学主题词表》:"眩晕……属内伤病证;自觉头晕眼花、视物旋转动摇的症状。有经常性与发作性的不同,病位主要在脑髓清窍。多因气血营精不能上荣于头,或因风阳、火热上扰,痰浊、瘀血阻滞,清阳被遏等所致。"[42]1987

《中国大百科全书·中国传统医学》:"眩晕……以视物昏花,旋转,动摇,头晕欲倒为主要临床表现的病证。可伴有耳鸣、耳聋、恶心、呕吐、汗出、肢体震颤等症状。又称眩、目眩、头眩、眩冒、眩运。眩晕多属肝的病变,可由风、火、痰、虚等多种原因引起,其发病有持续性和发作性不同。一般眩晕预后良好,但长期肝阳上亢患者,须防中风。"[43]549

《今日中医内科》上卷:"眩晕……眩晕是以头晕、眼花为主症的一类病证。眩即眼花,晕即头晕,两者常同时并见,故统称为眩晕。其轻者闭目可止,重者如坐舟船,旋转不定,不能站立,或伴有恶心、呕吐、汗出、面色苍白等症状,严重者可突然仆倒……在古代医籍中,尚有'眩''眩冒''头眩''头风眩'等论述。"[44]98

《中医药学名词》:"眩晕……以头晕、目眩为主要表现的疾病。"[45]248

参考文献

[1] 未著撰人. 黄帝内经素问[M]. 田代华整理. 北京: 人民卫生出版社,2005: 180.

[2] 未著撰人. 灵枢经[M]. 田代华,刘更生整理. 北京: 人民卫生出版社,2005: 58,72,76.

[3] [宋] 赵佶敕撰. [清] 程林纂辑. 余瀛鳌,等编选. 圣济总录精华本[M]. 北京: 科学出版社,1998: 25.

[4] [金] 成无己. 伤寒明理论[M]. 北京: 中国中医药出版社,2007: 15.

[5] [汉] 张仲景. 伤寒论[M]. 钱超尘,郝万山整理. 北京: 人民卫生出版社,2005: 41,80,126.

[6] [汉] 张仲景. 金匮要略[M]. 北京: 中国医药科技出版社,2013: 35.

[7] [明] 王肯堂辑. 证治准绳: 3 伤寒[M]. 宋立人点校. 北京: 人民卫生出版社,1992: 274.

[8] [梁] 陶弘景集. 名医别录[M]. 尚志钧辑校. 北京: 人民卫生出版社,1986: 138.

[9] [隋] 巢元方. 诸病源候论[M]. 黄作阵点校. 沈阳: 辽宁科学技术出版社,1997: 10.

[10] [唐] 孙思邈. 备急千金要方[M]. 太原: 山西科学技术出版社,2010: 238.

[11] [唐] 王焘. 外台秘要方[M]. 北京: 中国医药科技出版社,2011: 252.

[12] [唐] 王冰撰注. 黄帝内经素问[M]. 鲁兆麟主校. 沈阳: 辽宁科学技术出版社,1997: 34.

[13] [宋] 陈无择. 三因极一病证方论[M]. 北京: 中国医药科技出版社,2011: 32,218.

[14] [宋] 严用和. 重辑严氏济生方[M]. 北京: 中国中医药出版社,2007: 85.
[15] [金] 张从正. 儒门事亲[M]. 北京: 中国医药科技出版社,2011: 108.
[16] [元] 朱震亨. 金匮钩玄[M]. 北京: 人民卫生出版社,1980: 25.
[17] [元] 朱丹溪. 丹溪心法[M]. 北京: 中国医药科技出版社,2012: 223.
[18] [元] 朱震亨. 丹溪治法心要[M]. 张奇文,等校注. 济南: 山东科学技术出版社,1985: 82,83.
[19] [元] 朱丹溪. 脉因证治[M]. 北京: 中国医药科技出版社,2012: 51.
[20] [明] 徐彦纯. 玉机微义[M]. 北京: 中国医药科技出版社,2011: 267.
[21] [明] 陶节庵. 伤寒六书[M]. 黄瑾明,傅锡钦点校. 北京: 人民卫生出版社,1990: 97.
[22] [清] 秦之桢. 伤寒大白[M]. 北京: 人民卫生出版社,1982: 125.
[23] [明] 虞抟原. 医学正传[M]. 郭瑞华,等点校. 北京: 中医古籍出版社,2002: 197.
[24] [明] 李时珍. 本草纲目[M]. 太原: 山西科学技术出版社,2014: 123.
[25] [明] 胡濙. 卫生易简方[M]. 北京: 人民卫生出版社,1984: 33.
[26] [明] 龚信. 古今医鉴[M]. 北京: 中国医药科技出版社,2014: 106.
[27] [明] 方隅集. 医林绳墨[M]. 方穀校正. 王小岗,贾晓凡校注. 北京: 中医古籍出版社,2012: 164.
[28] [明] 王肯堂. 证治准绳: 1 杂病[M]. 倪和宪点校. 北京: 人民卫生出版社,1991: 439.
[29] [明] 龚延贤. 寿世保元[M]. 北京: 中国医药科技出版社,2011: 158.
[30] [明] 张景岳. 景岳全书[M]. 北京: 中国医药科技出版社,2011: 203.
[31] [明] 秦昌遇纂著. [明] 秦之桢辑. 症因脉治[M]. 张慧芳,杨建宇点校. 北京: 中医古籍出版社,2000: 137.
[32] [清] 李用粹. 证治汇补[M]. 太原: 山西科学技术出版社,2011: 158.
[33] [清] 张璐. 张氏医通[M]. 太原: 山西科学技术出版社,2010: 143.
[34] [清] 何梦瑶. 医碥[M]. 邓铁涛,刘纪莎点校. 北京: 人民卫生出版社,1994: 336.
[35] [清] 汪文绮. 杂症会心录[M]. 北京: 中国医药科技出版社,2011: 13.
[36] [明] 周子干. 慎斋遗书[M]. 孟景春点注. 南京: 江苏科学技术出版社,1987: 214.
[37] 国家技术监督局. 中医临床诊疗术语: 疾病部分[M]. 北京: 中国标准出版社,1997: 64.
[38] 国家中医药管理局. 中医病证诊断疗效标准[M]. 南京: 南京大学出版社,1994: 23.
[39] 王永炎. 中医内科学[M]. 北京: 上海科学技术出版社,1997: 117.
[40] 李经纬,余瀛鳌,蔡景峰,等. 中医大辞典[M]. 北京: 人民卫生出版社,2004: 1423.
[41] 《中医学》编辑委员会. 中医学[M]//钱信忠. 中国医学百科全书. 上海: 上海科学技术出版社,1997: 1741.
[42] 吴兰成. 中医药学主题词表[M]. 北京: 中医古籍出版社,2008: 1987.
[43] 施奠邦. 中国传统医学[M]//胡乔木. 中国大百科全书. 北京: 中国大百科全书出版社,2002: 549.
[44] 王永炎. 今日中医内科[M]. 北京: 人民卫生出版社,2000: 98.
[45] 中医药学名词审定委员会. 中医药学名词[M]. 北京: 科学出版社,2005: 248.

（蔡永敏　王梦婷　张白雪　李　龙）

4 • 010

厥证

jué zhèng

一、规范名

【汉文名】厥证。

【英文名】syncope。

【注释】以突然昏倒，不省人事为主要表现的疾病的统称。

二、定名依据

“厥”字在古代医籍中，最早见于《马王堆汉墓帛书》，在后世历代医籍的演变过程中，其名称很少发生变化，只是添加了不同的限定词后，特指哪种不同类型的厥。

“厥”字没有发生形式上的替换，只是词义的所指，因限定词的不同有所不同。一般来说，在古代医学文献中，它的基本义项主要有三种：逆乱、神昏、寒冷。由于义项多元，结合不同的限定词，会有多种变化，使得其名称含义复杂，这会给现代中医在临床操作上的标准化带来很多不确定性，很难形成系统的、相对有同行共识的诊治方案。因此，随着近现代中医的发展，将其义项缩小为“神昏”这个单一义项中，抓住患者症状体征的主要矛盾之后，有助于临床医生迅速做出判断，急则治其标，缓则治其本。同时将古书中所指的其余义项，根据其病情程度的不同，若并未导致患者神昏这一症状的，根据其不同的证候体征等临床表现，划归至中医内科的其他疾病定义范畴中。

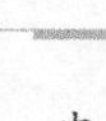

现代中医的“厥证”所包含的疾病范围，大体上相当于西医的休克、晕厥这一概念所指。

三、同义词

未见。

四、源流考释

《说文解字》中，厥：“发石也。从厂，欮声。俱月切。”[1]193 由此可见，它的本义，指投石。为了表达与疾病相关的义项，由本字又产生了一些分化字，如“瘚”“蹶”“蹷”，用以表达与疾病相关的意义，与此同时，本字并没有停止使用，仍然在古书中与分化字并行，反而是分化字出现的频率较低。瘚，见于《说文》卷七“疒部”：“屰气也。从疒从屰从欠。居月切。欮，瘚或省疒。”[1]155《说文》“干部”屰：“不顺也。”段注云：“欠，犹气也。”[2]349 瘚，指逆气。是会意字的造字法。而蹶，同蹷。蹶，《说文》卷二“足部”：“僵也，从足厥声，一曰跳也，读亦若橜。”[1]193 段注解为：“僵，偾也。《方言》跌、蹷也。《左传》是谓蹷其本。《孟子》今夫蹶者趋者，是氣也，而反动其心。”[2]83 在银雀山出土的汉墓竹简中的《孙膑兵法·擒庞涓》篇中有云：“吾攻平陵不得，而亡齐城、高唐，当术而厥，事将何为？”[3]40 此处，厥通蹶，作跌倒、摔倒解，引申为失败。而对于本字“厥”，《释名》曰：“厥逆，逆气从下厥起上行，入心胁也。”[4]128

从文字学的角度来讲，除去做“投石”的原始本义外，由厥演化出来的分化字，有两个基本义项：逆气和跌倒。而这两个义项，也奠定了“厥”在医籍中的基本含义。只是三个不同的分化字，所表示的这两个义项，在早期的出土文献中，以分化字的形式呈现；而在传世医籍中，多数是以“厥”的本字面目呈现。以下内容，本文将着重从中医学的角度，阐释“厥”的概念演化史。

在《马王堆汉墓帛书》中的“阴阳十一脉灸经（甲本）”中，关于“厥”的相关记载如下。

是动则病：潼（肿），头痛，□□□□脊痛，要（腰）以（似）折，脾（髀）不可以运，膕如结，腨如裂，此为踝蹶（厥），是钜阳眽（脉）主治。

是动则病：心与胁痛，不可以反稷（侧），甚则无膏，足外反，此为阳蹶（厥），是少阳眽（脉）主治。

是动则病：洒洒病寒，喜龙，娄（数）吹（欠），颜黑，病穜（肿），病至则恶人与火，闻木音则惕（惕）然惊，心肠（惕），欲独闭户牖而处，病甚则欲登高而歌，弃衣而走，此为骭蹶（厥），是阳明眽（脉）主治。

是动则病：喝喝如喘，坐而起则目瞙瞙如毋见，心如县（悬），病饥，气不足，善怒，心肠（惕），恐人将捕之，不欲食，面黭若灺色，咳则有血，此为骨蹶（厥），是少阴眽（脉）主治。

是动则病：心滂滂如痛，缺盆痛，甚则交两手而战，此为臂蹶（厥），是臂巨阴眽（脉）主治。

是动则病：心痛，益（嗌）渴欲饮，此为臂蹶（厥），是臂少阴眽（脉）主治。[5]9

甲本与乙本，语句大体相同，只是在个别字的写法上，略有不同。其中，甲本为蹶，乙本为厥。在《内经》体系形成之前，厥作为病名出现，它的命名特点，除阳厥外，都是以“部位＋厥”这种方式来命名的，如“踝厥”“骭厥”“骨厥”“臂厥”，用以表示经气运行逆乱后，不同部位所产生的病症。同时，也可以反映出，在汉代早期，“蹶”与“厥”在描述疾病时，并行使用的实际情况，而且“蹶”在添加部首“⻊”后，作为“厥”的分化字出现，也可以在文中表示“逆乱”之意。“厥”通“蹶”。

《内经》中有关于“厥”的记载非常丰富，且命名规律自成体系，对后世影响亦颇深，奠定了历代医家对这一病理现象的理论认知基础。

在《内经》当中，“厥”虽仅以一字的形式出现。但它们所表达的含义有异。

气逆：① 气机上逆。如在《素问·方盛衰论篇》：“气多少逆皆为厥。”[6]382 此句指气的盛衰及运行的失常，皆可以导致“厥”的发生。这里厥指病机而言。② 两经之气相逆。如在《素问·奇病论》中：“病在太阴，其盛在胃，颇在肺，病名曰厥。”[6]178 与《素问·五藏生成论》中的“咳散上气，厥在胸中，过在手阳明、太阴”[6]51，这两条经文都是在说太阴、阳明二经经气上逆，所致的病位在肺的病变。厥在此既可作为病名，也可作为病因病机。③ 肝肾病变，气机失常。如在《素问·至真要大论》中有云：“诸厥固泄，皆属于下。”[6]363 由气逆上行、固摄失守所致的疾病，病位在下焦肝肾。再如，《素问·脉解》：“内夺而厥，则为瘖俳，此肾虚也，少阴不至者，厥也。”[6]183 指的是肾气耗散而导致的气逆不顺，则舌喑足废，这是肾气虚的缘故。少阴经气不至而导致的气机逆乱。

神昏：在早期，“厥”字的本义有“跌倒”之意，由跌倒可引申为仆倒，昏仆、神志昏迷。如《素问·厥论》曰：“厥……或令人暴不知人，或至半日远至一日乃知人者。”[6]171 另，《素问·解精微论》云：“厥则目无所见。夫人厥则阳气并于上，阴气并于下。”[6]386 这里，第一个厥，指的是神志昏乱，故目无所见。而第二个厥，指的是阴阳之气不相顺接的病机而言。

除“厥”以一字的形式出现外，“厥”与“逆”同义且多并列。“厥逆”一词，指气逆。“厥”有气逆之义，与“逆”同义并用。更加强调了气机逆乱的含义。《素问·奇病论》：“人有病头痛以数岁不已……当有所犯大寒，内至骨髓，髓者以脑为主，脑逆故令头痛，齿亦痛，病名曰厥逆。”[6]177 指脑逆反寒所致的厥逆之证。又如，《素问·腹中论》曰：“有病膺肿、颈痛、胸满、腹胀，此为何病？何以得之？岐伯曰：名厥逆。”[6]154 此处“厥逆”一词也是当成病名来使用的，也是指气机的逆乱，但二者的症状完全不同：一个以头部疼痛为主，一个以胸颈腹部的胀满痛为主要表现，虽然病名相同，但症状有异。

还有“病位＋厥”。《灵枢·经脉》篇曰：“肺手太阴之脉……是动则病肺胀满，膨膨而喘咳，缺盆中痛，甚则交两手而瞀，此为臂厥。”“胃足阳明之脉……是动则病洒洒振寒，善呻数欠颜黑，病至则恶人与火，闻木声则惕然而惊，心欲动，独闭户塞牖而处，甚则欲上高而歌，弃衣而走，贲响腹胀，是为骭厥。”“心手少阴之脉……是动则病嗌干心痛，渴而欲饮，是为臂厥。”“膀胱足太阳之脉……是动则病冲头痛，目似脱，项如拔，脊痛腰似折，髀不可以曲，腘如结，踹如裂，是为踝厥。”“是动则病饥不欲食，面如漆柴，咳唾则有血，喝喝而喘，坐而欲起，目𥆨𥆨无所见，心如悬若饥状，气不足则善恐，心惕惕如人将捕之，是为骨厥。”[7]103 这段论述，与马王堆帛书中所述相较，二者内容相近，说明《灵枢·经脉》篇与马王堆帛书所述的《阴阳十一脉灸经》，实际上是一个经络理论的传承体系。不同之处是，《灵枢》对于经脉的认识更进一步，能够将经脉的名称表述更加清晰，由于《经脉》篇晚出，它对于经脉理论的认识，已进入到十二正经的阶段，较西汉早期时的《阴阳十一脉灸经》在理论发展上，更加完善。

再如，《素问·厥论》中的“巨阳之厥、阳明之厥、少阳之厥、太阴之厥、少阴之厥、厥阴之厥”，与“太阴厥逆、少阴厥逆、厥阴厥逆、太阳厥逆、少阳厥逆、阳明厥逆、手太阴厥逆、手心主少阴厥逆、手太阳厥逆、手阳明少阳厥逆”[6]171 这些关于不同经脉“厥”或“厥逆”的命名方式，所指无非是经气逆乱所产生的不同病变。

然而，《灵枢·邪气脏腑病形》：“心脉……微涩为血溢、维厥。”[7]42 维，四维也，手足厥冷是也。同样，《灵枢·五乱》：“乱于臂胫，则为四厥；乱于头，则为厥逆，头重眩仆。”[7]273 四厥，所指也是手足逆冷。

通过对以上经文的例举，无论是“臂厥”“骭厥”“踝厥”“骨厥”，还是“厥论”篇的诸经“厥”或“厥逆”，抑或“维厥”与“四厥”，它们都是用“病位＋厥”这种方式来命名，此时的含义有二：一是表示经气的逆乱；一是表示厥冷、逆冷之意。

“病性＋厥”。《素问·气交变大论》：“岁水太过，寒气流行，邪害心火。民病身热烦心躁悸，阴厥上下中寒。”[6]276 阴厥，指水运太过，阴气寒甚，也是寒冷之意。

《素问·病能论》：“帝曰：阳何以使人狂？岐伯曰：阳气者，因暴折而难决，故善怒也，病名曰阳厥。”[6]175 这里的阳厥，相当于今天所说的狂病。《灵枢·经脉》足少阳胆经的主病中有“足外反热，是为阳厥”，[7]119 杨上善曰：“少阳厥也。”[7]121 此阳厥已不是之前所说的狂病，而是胆经热气上逆的沿经发热症状。

用“病性＋厥”这一构词法命名的，除“阴厥”“阳厥”外，还有“寒厥”“热厥。”《素问·厥论》云：“阳气衰于下，则为寒厥；阴气衰于下，则为热厥。”[6]170 这里“厥”指由于阴阳之气的偏衰，而产生的气机逆乱，所致的寒热病。

这一构词法下的“厥”的含义有三：一为寒冷；二为神志昏乱；三为气机逆乱。

“病因＋厥”也是一种常见的形式。

得之于气者，如《素问·气厥论》：“胆移热于脑，则辛頞鼻渊者，浊涕下不止也，传为衄蔑瞑目，故得之气厥也。”[6]146 就是由胆热随气机上传于脑，所致的一系列病证。

得之于风者，如《素问·评热病论》：“汗出而身热者风也，汗出而烦满不解者厥也，病名曰风厥。”[6]133 经文中的“风厥”是指太阳经感邪发病，少阴与太阳相表里，受太阳经发热的影响，少阴经气因此向上逆行，令人烦满不解的这类病状的病名为“风厥”。

这类“厥”的命名法则，都是由于前面的限定词为其病因而得名。

“形容词＋厥”的命名法则，如形容发病突然，有《素问·大奇论》：“暴厥者不知与人言。”[6]181《素问·调经论》：“血之与气，并走于上，则为大厥，厥则暴死，气复反则生，不反则死。”[6]230

形容阳气鸱张，煎迫气逆者，如《素问·生气通天论》：“阳气者，烦劳则张，精绝，辟积于夏，使人煎厥。”“阳气者，大怒则形气绝，而血菀于上，使人薄厥。”[6]11

形容其状若尸，如《素问·缪刺论》：“五络俱竭，令人身脉皆动，而形无知也，其状若尸，或曰尸厥。”[6]239

形容上逆之气清冷，如《素问·藏气法时论》：“肾病者……虚则胸中痛，大腹小腹痛，清厥意不乐。”[6]101 王冰注：“清者，谓气清冷。厥，谓气逆也。”清厥，清冷气逆。该病因肾阳不能温化，既有寒冷之意的清为病名，又有气机上逆的症状，所以加入厥字。

“兼症＋厥”的命名法则。厥发生的同时，伴随着其他症状者，如伴疼痛之痛厥。《灵枢·经脉》：“是主肺所生病者，咳，上气喘喝，烦心胸满，臑臂内前廉痛厥，掌中热。”[7]103

与兼症不同者，“主证＋厥”的命名原则，是指二者是主从关系，前面所指为主证。如痿厥、痹厥、痫厥。可释为痿兼厥、痹兼厥、痫兼厥，一主一从的关系。

如痿厥，语出《灵枢·邪气藏府病形》：“脾脉……缓甚为痿厥。”[7]45《素问·异法方宜论》：“中央者，其地平以湿，天地所以生万物也众，其民食杂而不劳，故其病多痿厥寒热。”[6]56《素问·四气调神大论》：“逆之则伤肾，春为痿厥，奉生者少。”[6]8 在痿厥病名中，厥意为手足冷，阳气不达肢末的手足逆冷的症状。以上三条经文中，虽同为痿厥，但病因有异：或因虚，或因湿，或因逆。

再如痹厥者，语出《素问·五脏生成》："卧出而风吹之，血凝于肤者为痹，凝于脉者为泣，凝于足者为厥，此三者，血行而不得反其空，故为痹厥也。"[6]50"金匮真言论"："冬善病痹厥。"[6]16 此处的"厥"意为血气运行受阻，不通则痛，因而成痹，病位在肢端，而产生的寒冷、厥冷。

又如痫厥者，语出《素问·大奇论》："二阴急为痫厥。"[6]180"二阴"指手少阴心经。心经病变，发而为痫，神识昏蒙。

综上，痿厥、痹厥中的厥为肢冷，因痿与痹的部位在肢端，故作寒冷解。而痫厥，病变部位在心经，心主神明，发为痫则神昏。

还有"厥＋中心词"，厥的这类构词法的特点是：厥放在首位，后面的词是要补充说明中心词的状态。

厥气，语出《素问·阴阳应象大论》："厥气上行，满脉去形。"[6]17 此句意为：逆气上行，满于经络，则神气浮越，去离形骸矣。再如，《素问·至真要大论》："少阴在泉，主胜则厥气上行心痛。"[6]355 厥气上行者，乃寒水之主气，上乘于在泉之君火也。此处，厥气，即指上逆之气。

厥疝，语出《素问·五脏生成》："有积气在腹中，有厥气，名曰厥疝。"[6]52 此处厥仍作逆解。

厥巅疾，语出《素问·脉要精微论》："上实下虚，为厥巅疾。"[6]73 此处"厥"是指上部邪气壅滞而下部正气不足，气逆上冲所引起的巅顶部疾患。"厥"仍释为气逆。

厥聋，见《素问·通评虚实论》："暴厥而聋，偏塞闭不通，内气暴薄也。"[6]121 此处言突发性的耳聋，偏瘫一类的病变，是由体内气血紊乱造成的。厥，此处亦作逆乱解。此处的语汇为暴厥而聋，病机在前，病名在后。后世简化而称的厥聋，源于此。如《丹溪心法·耳聋七十五》："和剂流气饮，治厥聋。"[12]310

另，《灵枢·厥病》主要是对"厥头痛""厥心痛"[7]222 进行专门论述。这两种病，或是邪逆于经，经脉病变上干于头而致头痛，非头自痛；或是一经有病，经脉逆行，乘于心所致。是由他经气机冲逆致心痛，非心自痛。此处厥，仍作逆解。

因此在"厥＋中心词"这种构词下的命名方式，所表达的含义，仅指上逆之气这一种含义。

综上所述，在中医经典理论《内经》的形成阶段，对"厥"的认识已非常深入，且自成体系。无论它的命名方式如何变化，究其本质，厥的本义无外乎三种：① 突然昏倒，不省人事。② 肢体和手足逆冷。③ 气机运行失常。

到了东汉末年，张仲景在其著作《伤寒论·辨厥阴病脉证并治》篇谓："凡厥者，阴阳气不相顺接，便为厥。厥者，手足逆冷者是也。"[8]176 前一个厥，是阐述病机；后一个厥，是表述病证。此外，该篇还提到了蛔厥："伤寒脉微而厥，至七八日肤冷，其人躁无暂安时者，此为脏厥，非为蛔厥也。蛔厥者，其人当吐蛔。"[8]176

《金匮要略·脏腑经络先后病脉证第一》篇曰："寸脉沉大而滑，沉则为实，滑则为气，实气相搏，血气入脏即死，入腑即愈，此为卒厥。"[9]7 这句经文中，厥为神昏之义。卒厥，表示突然昏倒。

但在仲景书中，"厥"更多的是表达"手足逆冷"的含义。如《伤寒论·辨少阴病脉证并治》："少阴病，下利清谷，里寒外热，手足厥逆，脉微欲绝……通脉四逆汤主之。"[8]161《金匮要略·呕利哕下利病脉证治第十七》："下利后脉绝，手足厥冷，晬时脉还，手足温者生，脉不还者死。"[9]123 在仲景书中，这一义项类似的记载颇多，此处不逐一列举。

除以上两部经典中已论及的各种"厥"，及其所包含的基本义项之外，后世医家在此基础上，又对其做了些增补与发挥。另外，有些词汇的定义还发生了演变，与《内经》中同名词汇的具体所指有别。

如《脉经·平五脏积聚脉证》篇中首次记载肾积骨中寒的髓厥："诊得肾积……骨中寒，主髓厥。"[10]155 及心积腹中热的血厥，"诊得心积，脉沉而芤，上下无常处，病胸满，悸，腹中热，面赤，嗌干，心烦，掌中热，甚则唾血，主身瘛疭，主血厥"。[10]154 文中"血厥"与后世医家讨论的因失

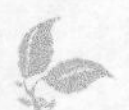

血过多,或暴怒气逆血郁于上而造成昏厥的血厥,在含义与表述上并不相同。《肘后备急方·治胸膈上痰癊诸方第二十八》中曰:"其病是胸中膈上痰厥气上冲所致,名为厥头痛,吐之即瘥。"文中首次提及厥头痛的成因为痰上冲所致,但与《灵枢·厥病》篇中所描述的邪逆于经所致的厥头痛不同。《诸病源候论·疝病诸候·七疝候》:"厥逆心痛、足寒、诸饮食吐不下,名曰厥疝也。"[11]594 这里厥疝的意思是,寒气上逆所致的胃痛,与《内经》所述单纯气逆厥疝有异。

"厥"除在内科杂病中常见外,也见于儿科。《太平圣惠方》在常见病惊证的治疗方法里,使用到"惊厥"一词:"四肢拘急,时复搐搦,喉内多涎,夜即惊厥,宜服一字散方。"《三因极一病症方论·叙厥论》篇专门对于厥证,进行了一个简单的总结[13]86,包括寒厥、热厥、尸厥,以及六经厥。六经厥在此处,被简称为太阳厥、阳明厥、少阳厥、太阴厥、少阴厥、厥阴厥。《全生指迷方》第一次将"厥"整理成为"厥证"专篇。该篇是将"厥"在内科杂病中统合成一篇,而不是像以往的医书,在各篇中分散述之。但此篇对于病因病机的整理并不充分,作为一部方书,它主要是论述如何施针遣方。金代成无己在其所著的《注解伤寒论·辨厥阴病脉证并治》篇曰:"四逆者,四肢不温也。厥者,手足冷也。"[14]89 将四逆与厥进行细致地区分。在《辨少阴病脉证并治》篇中又进一步指出:"伤寒邪在三阳则手足必热,传到太阴手足自温,至少阴则邪热渐深,故四肢逆而不温也,及至厥阴则手足厥冷,是又甚于逆。"[14]88 元代的王履因此在其作《医经溯洄集》中驳之曰:"厥逆二字,每每互言,未尝分逆为不温、厥为冷也""四肢通冷其病为重,手足独冷其病为轻。"[16]38 意在强调,厥与逆意义互训,没有必要做这样的细分。另外,受寒的范围越大,病情越重。在张从正的《儒门事亲·论风痿痹厥逆近世差玄说》篇中,他将厥通过病因进行简单的归类划分:"五络俱绝,则令人身脉皆动,而形体皆无所知,其状如尸,故曰尸厥。有涎如曳锯声在喉咽中为痰厥;手足搐搦者为风厥;因醉而得之为酒厥;暴怒而得之为气厥;骨痛爪枯为骨厥;两足指挛急,屈伸不得,爪甲枯结为臂厥;身强直如椽者为肝厥;喘而啘者,狂走攀登为阳明厥。皆气逆之所为也。"[15]31

《景岳全书·厥逆》篇在分析各种厥时,将气厥、血厥分为虚实两端,这就为后世将属虚的厥证作为脱证,从厥证体系中分离出去,提供了理论前提。另外,文中还阐释了治疗痰厥当本着"急则治标,缓则治本"的原则。最后提及了酒厥与色厥及其论治。例如:"气厥之证有二,以气虚、气实皆能厥也。气虚卒倒者,必其形气索然,色清白,身微冷,脉微弱,此气脱证也……气实而厥者,其形气愤然勃然,脉沉弦而滑,胸膈喘满,此气逆证也""血厥之证有二,以血脱、血逆皆能厥也。血脱者,如大崩大吐,或产血尽脱,则气亦随之而脱,故致卒仆暴死……血逆者,即经所云血之与气并走于上之谓""痰厥之证,凡一时痰涎壅塞,气闭昏愦,药食俱不能通,必先宜或吐或开以治其标,此不得不先救其急也。但觉痰气稍开,便当治其本""酒厥之证,即《经》所云热厥之属也。又《经》云酒风者,亦此类也""色厥之证有二:一曰暴脱,一曰动血。"[17]1005 清代医家沈金鳌在其作《杂病源流犀烛·诸厥源流》篇对诸厥的种类进行了简要地总结:寒热湿痰气食暴七厥之外,更有气虚厥、血虚厥、风厥、骨厥、骭厥、痹厥、蛔厥。另"疟疾源流"篇还提到了厥疟:"厥疟总由气血亏虚,调理失宜,或因寒而厚衣重被,至发热不去,过伤于暖,或因热而单衣露体,虽过时犹然,至又感寒,遂成厥疟。"[18]235 厥疟,指疟疾而见四肢厥冷者。[19]1690 清代的林珮琴在《类证治裁·厥证论治》篇分别论述了寒热、气血、食酒、痰尸蛔、煎薄、痿痹、风痫、痞郁、骨痛、肾色、暴疟诸厥,总计23种厥证,并根据病因病机及症状表现对其进行分类,兹分述如下:① 寒厥:身寒面清,四肢逆冷,指甲冷,蜷卧不渴,便利,脉微迟,即阴厥也。② 热厥:身热面赤,四肢厥逆,指甲暖,烦渴昏冒，便短涩，脉滑数，即阳厥也。③ 气厥：分气虚气实两端。④ 血厥：分血脱血逆两端。⑤ 食厥：食气填中，脾阳不运。⑥ 酒厥：纵饮痰升。⑦ 痰厥：痰热阻蔽心包。⑧ 尸厥：触犯邪气。⑨ 蛔厥：蛔虫攻胃。⑩ 煎厥：阳张精绝，迁延至夏，内外皆热，孤阳厥逆。⑪ 薄厥：怒引火上行。⑫ 痿厥：水亏阳风烁筋。⑬ 痹厥：痹证兼厥。⑭ 风厥：又名痉厥。⑮ 痫厥：肝风引起。⑯ 瘖痱：内夺而厥。⑰ 郁厥：热升风动，郁冒而厥。⑱ 骨厥：骨枯爪痛。⑲ 痛厥：胃阳久衰，肝气犯胃。⑳ 肾厥：虚火上逆。㉑ 色厥：纵欲竭情，精脱于下，气脱于上。㉒ 暴厥：突发急暴。㉓ 疟厥：疟邪陷阴。[20]292 对于前代厥证分类的总结而言，此篇较为全面。到了温病学派的时代，王孟英在《温热经纬·叶香岩三时伏气外感篇》有云："受热而迷，名曰暑厥""暑是火邪，心为火脏，邪易入之。"[21]74 文中所言之暑厥，即中暑所致之神昏。医书中也常用"煎厥"一词，来表示同样的含义。清代末年，中西汇通学派的代表人物张锡纯认为，《内经》中的煎厥、大厥、薄厥实属中风之证，即西医所云之脑充血。[22]191 其概念所指未必能一一对应，但这一思想，实际上是想将由脑血管意外所引起的神识昏迷一类的疾病，从厥证的含义范围中分离出去，划归至中风所属。

"厥"在古代医书中的基本含义有三：一为逆乱，二为神昏，三为肢冷。虽然命名方式各有不同，但不外乎以其基本含义的本质为根本，进行各种变化。《内经》中所阐发的关于"厥"的理论自成体系，是后世对这一概念认识的最初渊源。到了张仲景时代，三种基本含义仍并存，但作为伤寒学派的创始人，书中更多使用到的是寒冷这一义项。后世医家在这两部经典之后，各有所宗，且做了不同程度的增改与发挥。使得"厥"的概念更加丰满完善。概言之，以病因命名者：食厥、酒厥、痰厥、色厥、蛔厥、风厥、气厥、血厥、暑厥、惊厥等；以病性划分者：阴厥、阳厥、寒厥、热厥等；影响神志，病情急重者：暴厥、卒厥、大厥、薄厥、煎厥、尸厥；以病状命名者：清厥、痿厥、痹厥、躁厥、痫厥；还有以部位命名的方式，如六经厥等具体情况的存在。这些都说明了"厥"的病变对人体的影响广泛，以及先民对这一疾病的认识和记录的全面性。

但是，由于各家定义之间存在交叉，这就使得在临床上，对于疾病的区分鉴别与概念所指单一明确成为必然的趋势。从以前原有的庞大内涵范围体系中，根据病症特点划出一部分疾病，归属在其他疾病所辖概念之下。比如，癫狂、痫病、中风等，尤其是当医学发展到了近现代，有了更为明确的实验室诊断作为依据时，这种定义简化与规范化的认识，就更为必要，以求诊断治疗的准确性。现代中医对于"厥"的定义是指：突然昏倒，不省人事为主要临床表现的一种病证。病情轻者，一般在短时间内苏醒，但病情重者，则昏厥时间较长，严重者甚至一厥不复而导致死亡。[23]177 这一概念体系，沿用了之前的神昏的基本义，舍弃了其他义项，主要是由于，以往"厥"字一旦与不同的限定词以及语境相结合，其所指就会演化出无数变化，增加了名词所指的不确定性。难免与其他内科疾病在定义上有交叉重叠的情况，如气逆、经气逆、邪气上犯，寒性疾病，等等，故舍之。在现代医学的认知体系中，将"厥证"限定在了与休克、晕厥相关的一类病症中，不特指病因，只关注神昏这一症状的结果，所指的范围就变得狭窄而且定义指向相对单一明确。只是根据严重程度的不同，预后亦有所不同。这种变化，是符合临床诊断治疗发展的需要与趋势的，尤其是在急症的处置和应用中。有助于临床医生快速准确地对疾病做出基本判断，并进一步分类处置。

五、文献辑录

《马王堆汉墓帛书·阴阳十一脉灸经》甲本："是动则病：潼(肿)，头痛，□□□□脊痛，要(腰)以(似)折，脾(髀)不可以运，腘如结，腨如裂，此为踝蹶(厥)，是巨阳脈(脉)主治。

是动则病：心与胁痛，不可以反稷（侧），甚则无膏，足外反，此为阳蹶（厥），是少阳脈（脉）主治。

是动则病：洒洒病寒，喜龙，娄（数）吹（欠），颜黑，病穜（肿），病至则恶人与火，闻木音则惕（惕）然惊，心肠（惕），欲独闭户牖而处，病甚则欲登高而歌，弃衣而走，此为骭蹶（厥），是阳明脈（脉）主治。

是动则病：喝喝如喘，坐而起则目瞙眂如毋见，心如县（悬），病饥，气不足，善怒，心肠（惕），恐人将捕之，不欲食，面黭若灺色，咳则有血，此为骨蹶（厥），是少阴脈（脉）主治。

是动则病：心滂傍如痛，缺盆痛，甚则交两手而战，此为臂蹶（厥），是臂钜阴脈（脉）主治。

是动则病：心痛，益（嗌）渴欲饮，此为臂蹶（厥），是臂少阴脈（脉）主治。"[5]9

《灵枢·邪气脏腑病形》："心脉……微涩为血溢、维厥。"[7]42

"邪气藏府病形"："脾脉……缓甚为痿厥。"[7]45

"经脉"："肺手太阴之脉……是动则病肺胀满，膨膨而喘咳，缺盆中痛，甚则交两手而瞀，此为臂厥。""胃足阳明之脉……是动则病洒洒振寒，善呻数欠颜黑，病至则恶人与火，闻木声则惕然而惊，心欲动，独闭户塞牖而处，甚则欲上高而歌，弃衣而走，贲响腹胀，是为骭厥。""心手少阴之脉……是动则病嗌干心痛，渴而欲饮，是为臂厥。""膀胱足太阳之脉……是动则病冲头痛，目似脱，项如拔，脊痛腰似折，髀不可以曲，腘如结，踹如裂，是为踝厥。""是动则病饥不欲食，面如漆柴，咳唾则有血，喝喝而喘，坐而欲起，目䀮䀮无所见，心如悬若饥状，气不足则善恐，心惕惕如人将捕之，是为骨厥。""是主肺所生病者，咳，上气喘喝，烦心胸满，臑臂内前廉痛厥，掌中热。"[7]103"足外反热，是为阳厥。"[7]119"少阳厥也。"[7]121

"五乱"："乱于臂胫，则为四厥；乱于头，则为厥逆，头重眩仆。"[7]273

《素问·四气调神大论》："逆之则伤肾，春为痿厥，奉生者少。"[6]8

"生气通天论"："阳气者，烦劳则张，精绝，辟积于夏，使人煎厥"；"阳气者，大怒则形气绝，而血菀于上，使人薄厥。"[6]11

"金匮真言论"："冬善病痹厥。"[6]16"咳散上气，厥在胸中，过在手阳明、太阴。"[6]51"有积气在腹中，有厥气，名曰厥疝。"[6]52

"阴阳应象大论"："厥气上行，满脉去形。"[6]17

"五藏生成论"："卧出而风吹之，血凝于肤者为痹，凝于脉者为泣，凝于足者为厥，此三者，血行而不得反其空，故为痹厥也。"[6]50

"异法方宜论"："中央者，其地平以湿，天地所以生万物也众，其民食杂而不劳，故其病多痿厥寒热。"[6]56

"脉要精微论"："上实下虚，为厥巅疾。"[6]73

"藏气法时论"："肾病者……虚则胸中痛，大腹小腹痛，清厥意不乐。"[6]101

"通评虚实论篇"："暴厥而聋，偏塞闭不通，内气暴薄也。"[6]121

"评热病论"："汗出而身热者风也，汗出而烦满不解者厥也，病名曰风厥。"[6]133

"气厥论"："胆移热于脑，则辛頞鼻渊者，浊涕下不止也，传为衄衊瞑目，故得之气厥也。"[6]146

"腹中论"："有病膺肿、颈痛、胸满、腹胀，此为何病？何以得之？岐伯曰：名厥逆。"[6]154

"奇病论"："人有病头痛以数岁不已……当有所犯大寒，内至骨髓，髓者以脑为主，脑逆故令头痛，齿亦痛，病名曰厥逆。"[6]177"病在太阴，其盛在胃，颇在肺，病名曰厥。"[6]178

"厥论"："阳气衰于下，则为寒厥；阴气衰于下，则为热厥。"[6]170"巨阳之厥、阳明之厥、少阳之厥、太阴之厥、少阴之厥、厥阴之厥"，"太阴厥逆、少阴厥逆、厥阴厥逆、太阳厥逆、少阳厥逆、阳明厥逆、手太阴厥逆、手心主少阴厥逆、手太阳厥逆、手阳明少阳厥逆。"[6]171-173

"脉解"："内夺而厥，则为瘖俳，此肾虚也，少阴不至者，厥也。"[6]183

"大奇论"："二阴急为痫厥。"[6]180"暴厥者不知与人言。"[6]181

"调经论"："血之与气，并走于上，则为大厥，厥则暴死，气复反则生，不反则死。"[6]230,231

"缪刺论"："五络俱竭，令人身脉皆动，而形无知也，其状若尸，或曰尸厥。"[6]239

"气交变大论"："岁水太过，寒气流行，邪害心火。民病身热烦心躁悸，阴厥上下中寒。"[6]276

"至真要大论"："少阴在泉，主胜则厥气上行心痛。"[6]355"诸厥固泄，皆属于下。"[6]363

"方盛衰论"："气多少逆皆为厥。"[6]382

"解精微论"："厥则目无所见。夫人厥则阳气并于上，阴气并于下。"[6]386,387

《伤寒论·辨少阴病脉证并治》："少阴病，下利清谷，里寒外热，手足厥逆，脉微欲绝……通脉四逆汤主之。"[8]161

"辨厥阴病脉证并治"："凡厥者，阴阳气不相顺接，便为厥。厥者，手足逆冷者是也。"[8]176"伤寒脉微而厥，至七八日肤冷，其人躁无暂安时者，此为脏厥，非为蛔厥也。蛔厥者，其人当吐蛔。"[8]176

《金匮要略·脏腑经络先后病脉证第一》："寸脉沉大而滑，沉则为实，滑则为气，实气相搏，血气入脏即死，入腑即愈，此为卒厥。"[9]7

"呕利哕下利病脉证治第十七"："下利后脉绝，手足厥冷，晬时脉还，手足温者生，脉不还者死。"[9]123

《脉经·平五脏积聚脉证》："诊得心积，脉沉而芤，上下无常处，病胸满，悸，腹中热，面赤，嗌干，心烦，掌中热，甚则唾血，主身瘛疭，主血厥。"[10]154"诊得肾积……骨中寒，主髓厥。"[10]155

《诸病源候论·疝病诸候·七疝候》："厥逆心痛、足寒、诸饮食吐不下，名曰厥疝也。"[11]594

《注解伤寒论·辨厥阴病脉证并治》："伤寒邪在三阳则手足必热，传到太阴手足自温，至少阴则邪热渐深，故四肢逆而不温也，及至厥阴则手足厥冷，是又甚于逆。"[14]88"四逆者，四肢不温也。厥者，手足冷也。"[14]89

《医经溯洄集》："厥逆二字，每每互言，未尝分逆为不温、厥为冷也。""四肢通冷其病为重，手足独冷其病为轻。"[16]38

《丹溪心法·耳聋七十五》："和剂流气饮，治厥聋。"[12]310

《儒门事亲·论风痿痹厥逆近世差玄说》："五络俱绝，则令人身脉皆动，而形体皆无所知，其状如尸，故曰尸厥。有涎如曳锯声在喉咽中为痰厥；手足搐搦者为风厥；因醉而得之为酒厥；暴怒而得之为气厥；骨痛爪枯为骨厥；两足指挛急，屈伸不得，爪甲枯结为臂厥；身强直如椽者为肝厥；喘而啘者，狂走攀登为阳明厥。皆气逆之所为也。"[15]30

《景岳全书·厥逆》："气厥之证有二，以气虚、气实皆能厥也。气虚卒倒者，必其形气索然，色清白，身微冷，脉微弱，此气脱证也……气实而厥者，其形气愤然勃然，脉沉弦而滑，胸膈喘满，此气逆证也。""血厥之证有二，以血脱、血逆皆能厥也。血脱者，如大崩大吐，或产血尽脱，则气亦随之而脱，故致卒仆暴死……血逆者，即经所云血之与气并走于上之谓。""痰厥之证，凡一时痰涎壅塞，气闭昏愦，药食俱不能通，必先宜或吐或开以治其标，此不得不先救其急也。但觉痰气稍开，便当治其本""酒厥之证，即经所云热厥之属也。又经云酒风者，亦此类也""色厥之证有二：一曰暴脱，一曰动血。"[17]1005

《杂病源流犀烛·疟疾源流》："厥疟总由气血亏虚，调理失宜，或因寒而厚衣重被，至发热不去，过伤于暖，或因热而单衣露体，虽过时犹然，至又感寒，遂成厥疟。"[18]235

《温热经纬·叶香岩三时伏气外感篇》："受热而迷，名曰暑厥""暑是火邪，心为火脏，邪易入之。"[21]74

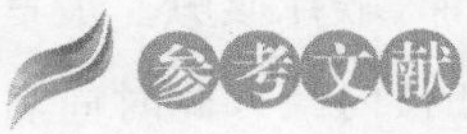

[1] [汉]许慎. 说文解字[M]. 北京：中华书局，1963：155，193.

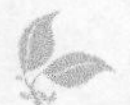

[2] 段玉裁.说文解字注[M].上海：上海古籍出版社，1988：83,349.
[3] 银雀山汉墓竹简整理小组.银雀山汉墓竹简(壹)[M].北京：文物出版社，1985：40.
[4] [汉]刘熙.释名[M].北京：中华书局，1985：128.
[5] 马王堆汉墓帛书整理小组.马王堆汉墓帛书(肆)[M].北京：文物出版社，1985：9－13.
[6] 未著撰人.黄帝内经素问[M].北京：人民卫生出版社，2012：8,17,50,52,56,73,101,121,133,146,154,170,171,175,177,178,180,181,183,230,239,276,355,363,382,386.
[7] 郭霭春.黄帝内经灵枢校注语译[M].天津：天津科学技术出版社，1999：42,45,103,119,121,222,273.
[8] 刘渡舟.伤寒论语译[M].北京：人民卫生出版社，1990：161,176.
[9] 何任.金匮要略语译[M].北京：人民卫生出版社，1990：7,123.
[10] [晋]王叔和.脉经[M].北京：学苑出版社，2007：154,155.
[11] 丁光迪.诸病源候论校注[M].北京：人民卫生出版社，1991：594.
[12] [元]朱震亨.丹溪心法[M].北京：中国书店，1986：310.
[13] [宋]陈言.三因极一病证方论[M].北京：人民卫生出版社，1957：86,87.
[14] [宋]成无己.注解伤寒论[M].北京：人民卫生出版社，1956：88,89.
[15] [元]张从正.儒门事亲校注[M].郑州：河南科学技术出版社，1984：30,31.
[16] [元]王履.医经溯洄集[M].南京：江苏科学技术出版社，1985：38,39.
[17] 李志庸.张景岳医学全书[M].北京：中国中医药出版社，1999：1005,1006.
[18] [清]沈金鳌.杂病源流犀烛[M].北京：中国中医药出版社，1994：235.
[19] 李经纬，余瀛鳌，蔡景峰，等.中医大辞典[M].北京：人民卫生出版社，2011：1690.
[20] [清]林珮琴.类证治裁[M].北京：人民卫生出版社，1988：292,293.
[21] [清]王士雄.温热经纬[M].北京：中国医药科技出版社，2011：74.
[22] 张锡纯.医学衷中参西录[M].石家庄：河北科学技术出版社，2002：191.
[23] 周仲瑛.中医内科学[M].北京：中国中医药出版社，2007：177.

（高　驰　彭榕华）

4・011

感冒

gǎn mào

一、规范名

【汉文名】感冒。

【英文名】common cold。

【注释】感受外邪，以发热恶寒，头身疼痛，鼻塞流涕，喉痒咳嗽等为主要表现的疾病。

二、定名依据

感冒作为一种外感疾病，其症状表现为：发热恶寒，头身疼痛，鼻塞流涕，喉痒咳嗽。最早见于战国至秦汉之间成书的《内经》，此时尚名“寒热”。

其后东汉末年张仲景《伤寒论》记载的“太阳病”“中风”及“伤寒”，《金匮要略》记载的“中寒”的症状都与感冒较为近似。其后隋代巢元方《诸病源候论》中的“伤风”，北宋王怀隐《太平圣惠方》中的“冒风”，朱肱《类证活人书》中的“冒寒”，王贶《全生指迷方》中的“感寒”，元代马宗素《刘河间伤寒医鉴》中的“正伤寒”，曾世荣《活幼心书》中的“四时感冒”，明代王纶《明医杂著》中的“感风”，徐春甫《古今医统大全》中的“非时冒寒”，龚信《古今医鉴》中的“正伤风”，武之望《济阳纲目》中的“寻常感冒”，肖京《轩岐救正论》中的“正伤寒”“时行伤寒”，李中梓《伤寒括要》中的“非时感冒”，清代蒋士吉《医宗说约》中的“三时感冒”，张璐《伤寒绪论》中的“寒疫”，薛雪《医经原旨》中的“热病”，吴贞《感症宝筏》中的“三时寒疫”，周岩《六气感证要义》中的“四时伤风”，民国医家何廉臣《增订通俗伤寒论》中的“冷伤风”“重伤风”，徐荣斋《重订通俗伤寒论》中的“小伤寒”“鼻伤风”均是当今“感冒”的异名。

自南宋陈言首用“感冒”一名以来，历代著作沿用较多，比如金代刘完素《素问病机气宜保命集》，南宋王璆《是斋百一选方》、刘信甫《活人事证方后集》、陈自明《妇人大全良方》、太医局《太平惠民和剂局方》、严用和《严氏济生方》、杨士瀛《仁斋直指方论》、释继洪《岭南卫生方》、朱佐《类编朱氏集验医方》，元代危亦林《世医得效方》、胡濙《卫生易简方》、陶华《伤寒六书》、戴元礼《丹溪心法》，明代薛己《内科摘要》、万全《幼科发挥》、王纶《明医杂著》、薛铠《保婴撮要》、楼英《医学纲目》、孙一奎《赤水玄珠》、李梴《医学入门》、李时珍《本草纲目》、吴昆《医方考》、龚廷贤《万病回春》、方有执《伤寒论条辨》、王肯堂《证治准绳》、武之望《济阴纲目》、王大纶《婴童类萃》、张介宾《类经》、倪朱谟《本草汇言》、孙志宏《简明医彀》、胡慎柔《慎柔五书》、张昶《小儿诸证补遗》、秦昌遇《症因脉治》、吴有性《温疫论》、李中梓《删补颐生微论》、汪绮石《理虚元鉴》、萧京《轩岐救正论》，清代潘楫《医灯续焰》、张倬《伤寒兼证析义》、陈士铎《石室秘录》、汪昂《本草备要》、孙伟《良朋汇集经验神方》、秦之桢《伤寒大白》、程国彭《医学心悟》、吴澄《不居集》、吴谦《删补名医方论》、陈复正《幼幼集成》、黄元御《四圣悬枢》、吴仪洛《本草从新》、顾世澄《疡医大全》、徐大椿《兰台轨范》、赵学敏《本草纲目拾遗》、黄宫绣《本草求真》、沈金鳌《伤寒论纲目》、刘奎《松峰说疫》、杨栗山《伤寒瘟疫条辨》、郑玉坛《大方脉》、陈修园《神农本草经读》、蔡贻绩《医学指要》、林珮琴《类证治裁》、孟文瑞《春脚集》、王文选《幼科切要》、姚俊《经验良方全集》、雷丰《时病论》、唐宗海《血证论》、张振鋆《厘正按摩要术》、张凤逵等《增订叶评伤暑全书》、周岩《六气感证要义》、张秉成《成方便读》、张锡纯《医学衷中参西录》、朱世扬《诚求集》。

1956 年《中医内科学》（中医研究院），1960 年《中医内科学讲义》（上海中医学院内科教研组），1964 年《中医内科学》（上海中医学院），1972 年《中医内妇儿科学》（浙江医科大学革命委员会教育革命组），1976 年《中医内科学》（山东中医学院中医内科教研组），1977 年《中医内科学》（江苏新医学院中医内科教研组），1977 年《中医内科学》（黑龙江中医学院内科教研组），1978 年《中医内科学》（成都中医学院），1978 年《中医内科学》（江西中医学院函授部），1978 年《中医内科证治》（沈全鱼），1978 年《温病学》（南京中医学院），1980 年《中医内科学》（成都中医学院），1980 年《中医内科证治》（梁运通），1981 年《实用中医内科学》（罗国钧），1982 年《中医内科学讲义》（成都中医学院），1983 年《中医内科新论》（印会河），1984 年《中医内科学》（上海中医学院），1984 年《中医内科》（邓铁涛等），1985 年《中医内科学》（张伯臾），1986 年《实用中医内科学》（方药中等），1986 年《中医内科学》（田德禄），1987 年《中医内科学》（辽宁中医学院），1987 年《中医内科学》（王寿生），1988 年《中医内科学》（张伯臾），1988 年《中医内科学》（周仲瑛），1989 年《中医内科学》（白淑仪），1989 年《中医内科学》（张发荣），1989 年《实用中医内科学》（沈全鱼），1989 年《内科》（杨医亚等），1991 年《中医内科学》（王再谟），1991 年《中医外感热病学》（吴银根等），1997 年《中医内科学》（王永炎），2003 年《中医内科病症名称规范研究》（王永炎）等均使用了“感冒”这一病名，说明“感冒”作为规范用名已取得共识。

我国 2005 年出版的由全国科学技术名词审定委员会审定公布的《中医药学名词》已以“感冒”作为规范名，所以“感冒”作为规范名也符合术语定名的协调一致原则。

三、同义词

【曾称】“寒热”（《内经》）；“太阳病”“中

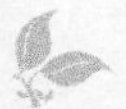

风”“伤寒”(《伤寒论》);“中寒”(《金匮要略》);“伤风”(《诸病源候论》);“冒风”(《太平圣惠方》);“冒寒”(《类证活人书》);“感寒”(《圣济总录》);“正伤寒”(《刘河间伤寒医鉴》);“四时感冒”(《活幼心书》);“感风”(《明医杂著》);“非时冒寒”(《古今医统大全》);“正伤风”(《古今医鉴》);“寻常感冒”(《济阳纲目》);“时行伤寒”(《轩岐救正论》);“非时感冒”(《伤寒括要》);“三时感冒”(《医宗说约》);“寒疫”(《伤寒绪论》);“热病”(《医经原旨》);“四时伤风”(《六气感证要义》);“冷伤风”“重伤风”(《增订通俗伤寒论》);“小伤寒”“鼻伤风”(《重订通俗伤寒论》)。

四、源流考释

成书于战国至秦汉时期的《黄帝内经素问》记载:“是故风者百病之长也,今风寒客于人,使人毫毛毕直,皮肤闭而为热,当是之时,可汗而发也。”[1]123 指出风寒邪气是感冒的病因。《黄帝内经素问》又记载:“风从外入,令人振寒,汗出头痛,身重恶寒。”[1]318“风气藏于皮肤之间,内不得通,外不得泄,风者善行而数变,腠理开则洒然寒,闭则热而闷,其寒也则衰食饮,其热也则消肌肉,故使人怢栗而不能食,名曰寒热。”[1]236 描述了感冒的典型症状,并命名为“寒热”。

东汉末年张仲景《伤寒论》中的“太阳病”“中风”“伤寒”[2]25 均与当今感冒症状相似。同时张仲景《金匮要略》记载的“中寒”[3]33,也与感冒症状接近。

隋代巢元方《诸病源候论》首载“伤风”[4]163 一名,唐代蔺道人《仙授理伤续断秘方》亦沿用“伤风”[5]13 一名,其后宋代医家王怀隐《太平圣惠方》[6]3248、苏颂《本草图经》[7]584、史堪《史载之方》[8]60、朱肱《类证活人书》[9]69、宋太医局《太平惠民和剂局方》[10]20、赵佶《圣济总录》[11]417、许叔微《普济本事方》[12]117、成无己《注解伤寒论》[13]59、洪遵《洪氏集验方》[14]24、刘完素《黄帝素问宣明论方》[15]51、陈言《三因极一病证方论》[16]52、杨倓《杨氏家藏方》[17]41、王璆《是斋百一选方》[18]137、陈自明《妇人大全良方》[19]124、施发《察病指南》[20]17、严用和《严氏济生方》[21]71、杨士瀛《仁斋直指方论》[22]69、朱佐《类编朱氏集验医方》[23]105、许国桢《御药院方》[24]37 等亦沿用“伤风”一名。

北宋医家王怀隐《太平圣惠方》记载有“冒风”[6]660 一词,朱肱《类证活人书》记载有“冒寒”[9]186 一词,赵佶《圣济总录》记载有“感寒”[11]571 一词,笔者认为都是感冒的异名。赵佶《圣济总录·妊娠伤寒》还首载“感冒”一词:“论曰:妊娠感冒寒邪,藏于皮肤。”[11]2564 该书“产后上气”亦记载有“感冒寒邪”[11]1008,但此两处“感冒”是作为动词之用,为“感受触冒”之意。其后成无己《注解伤寒论》记载:“是感冒四时正气为病必然之道。”[13]42 亦是作为动词。其后南宋医家陈言《三因极一病证方论》记载:“风是外淫,必因感冒中伤经络,然后发动。”[16]315 此处可认为是“感冒”作为病名的最早记载。此后刘完素《素问病机气宜保命集》[25]203《伤寒标本心法类萃》[26]96、王璆《是斋百一选方》[18]138、刘信甫《活人事证方后集》[27]41、陈自明《妇人大全良方》[19]415、宋太医局《太平惠民和剂局方》[10]69、严用和《严氏济生方》[21]78、杨士瀛《仁斋直指方论》[22]42、释继洪《岭南卫生方》[28]11、朱佐《类编朱氏集验医方》[23]45 等亦记载有“感冒”病名。

其后历代医家亦沿用“感冒”一词,但多数情况是作动词使用,也有作病名使用的情况,常常是一种书中既作动词也作名词。使用“感冒”作名词的书有:元代危亦林《世医得效方》[29]14,胡濙《卫生易简方》[30]20,陶华《伤寒六书》[31]169,戴元礼《丹溪心法》[32]9;明代薛己《内科摘要》[33]24,万全《幼科发挥》[34]96,王纶《明医杂著》[35]169,薛铠《保婴撮要》[36]89,楼英《医学纲目》[37]1464,孙一奎《赤水玄珠》[38]39,李梴《医学入门》[39]258,李时珍《本草纲目》[40]487,吴昆《医方考》[41]37,龚廷贤《万病回春》[42]442,方有执《伤寒

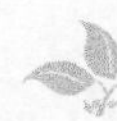

论条辨》[43]84，武之望《济阴纲目》[44]141，王大纶《婴童类萃》[45]75，张介宾《类经》[46]548，倪朱谟《本草汇言》[47]204，孙志宏《简明医彀》[48]41，胡慎柔《慎柔五书》[49]11，张昶《小儿诸证补遗》[50]11，秦昌遇《症因脉治》[51]154，吴有性《温疫论》[52]8，李中梓《删补颐生微论》[53]220,221，汪绮石《理虚元鉴》[54]40，萧京《轩岐救正论》[55]85；清代潘楫《医灯续焰》[56]44，张倬《伤寒兼证析义》[57]19，陈士铎《石室秘录》[58]55，汪昂《本草备要》[59]102，孙伟《良朋汇集经验神方》[60]166，秦之桢《伤寒大白》[61]63，程国彭《医学心悟》[62]52，吴澄《不居集》[63]479，吴谦《删补名医方论》[64]49，陈复正《幼幼集成》[65]56，黄元御《四圣悬枢》[66]153，吴仪洛《本草从新》[67]67，顾世澄《疡医大全》[68]1509，徐大椿《兰台轨范》[69]76，赵学敏《本草纲目拾遗》[70]98，黄宫绣《本草求真》[71]50，沈金鳌《伤寒论纲目》[72]23，刘奎《松峰说疫》[73]188，杨栗山《伤寒瘟疫条辨》[74]16，郑玉坛《大方脉》[75]78，陈修园《神农本草经读》[76]103，蔡贻绩《医学指要》[77]897，林珮琴《类证治裁》[78]5，孟文瑞《春脚集》[79]56，王文选《幼科切要》[80]307，姚俊《经验良方全集》[81]26，雷丰《时病论》[82]152，唐宗海《血证论》[83]105，张振鋆《厘正按摩要术》[84]109，张凤逵等《增订叶评伤暑全书》[85]20，周岩《六气感证要义》[86]1，张秉成《成方便读》[87]55，张锡纯《医学衷中参西录》[88]21，朱世扬《诚求集》[89]31。

元代医家马宗素在《刘河间伤寒医鉴》中提出"正伤寒"[90]2一名，本意为"寒邪伏于体内，冬季发作"，后世医家沿用了"正伤寒"之名，但其内涵却演变为"冬季伤于寒邪，感而即发"。如明代陶华《伤寒六书》[31]6、陈嘉谟《本草蒙筌》[91]104、孙一奎《赤水玄珠》[38]695、李梴《医学入门》[39]263、张介宾《景岳全书》[92]67、秦昌遇《幼科折衷》[93]40、李中梓《伤寒括要》[94]301，清代沈金鳌《伤寒论纲目》[72]187、汪昂《素问灵枢类纂约注》[95]49、程国彭《医学心悟》[62]52、蔡贻绩《医学指要》[77]886、鲍相璈《验方新编》[96]450、吕震名《伤寒寻源》[97]3、费伯雄《医方论》[98]15、何廉臣《增订通俗伤寒论》[99]225。

元代医家曾世荣在《活幼心书》中提出"四时感冒"[100]109一名，得到后世医家的沿用，如明代虞抟《医学正传》[101]41、万全《育婴家秘》[102]503、孙一奎《赤水玄珠》[38]39、龚信《古今医鉴》[103]64、龚廷贤《寿世保元》[104]111、李中梓《医宗必读》[105]226，清代汪昂《医方集解》[106]72、顾靖远《顾松园医镜》[107]200、吴世昌等《奇方类编》[108]47、李潆《身经通考》[109]225、郑玉坛《彤园妇科》[110]120、文晟《慈幼便览》[111]951、沈文彬《药论》[112]12、娄杰《温病指南》[113]96、何廉臣《增订通俗伤寒论》[99]234。

明代医家王纶在《明医杂著》中提出"感风"一名，并认为"感者，在皮毛，为轻；伤者，兼肌肉，稍重；中者，属脏腑，最重"[35]12，即伤风重于感冒。这一观点得到后世广泛认同，如：吴昆《医方考》[41]36,37，武之望《济阳纲目》[114]375，李中梓《删补颐生微论》[53]220，汪昂《本草备要》[59]102，顾靖远《顾松园医镜》[107]275，吴澄《不居集》[63]479，吴仪洛《本草从新》[67]67，郑玉坛《大方脉》[75]78，林珮琴《类证治裁》[78]5，张振鋆《厘正按摩要术》[84]109。

明代医家徐春甫在《古今医统大全》中提出"非时冒寒"[115]620一名，意指春夏秋三季感受寒邪致病，笔者认为亦是感冒的异名。龚信在《古今医鉴》中提出"正伤风"[103]65一名，意指冬季感受风邪而致病，笔者认为亦相当于感冒。武之望《济阳纲目》中提出"寻常感冒"[114]680一名，萧京《轩岐救正论》提出"时行伤寒"[55]85一名，李中梓《伤寒括要》提出"非时感冒"[94]305一名，意指感受四时不正之气而致病。清代医家蒋士吉在《医宗说约》中提出"三时感冒"[116]132一名，意指春、夏、秋三季感受邪气而致病，其后张璐《伤寒绪论》中提出"寒疫"[117]670一名，意指"春、夏、秋三时，感冒非时暴寒"。其后薛雪在《医经原旨》中提出"热病"[118]209一名，周岩《六气感证要义》[86]1中提出"四时伤风"一名。

民国医家何廉臣在《增订通俗伤寒论》中提

出“冷伤风”“重伤风”[99]234，徐荣斋在《重订通俗伤寒论》中提出“小伤寒”“鼻伤风”[119]194，笔者认为都是指感冒。

1956 年中医研究院《中医内科学概要》中使用了“感冒”一名[120]32，1960 年南京中医学院内科教研组《简明中医内科学》中使用了“伤风”一名[121]84，其后中医内科著作均沿用“感冒”，如：1960 年上海中医学院内科教研组《中医内科学讲义》[122]3，1964 年上海中医学院《中医内科学》[123]46，1972 年浙江医科大学革命委员会教育革命组《中医内妇儿科学》[124]19，1976 年山东中医学院中医内科教研组《中医内科学》[125]81，1977 江苏新医学院中医内科教研组年《中医内科学》[126]32，1977 年黑龙江中医学院内科教研组《中医内科学》[127]1，1978 年成都中医学院《中医内科学》[128]32，1978 年江西中医学院函授部《中医内科学》[129]98，1978 年沈全鱼《中医内科证治》[130]1，1978 年南京中医学院《温病学》[131]113，1980 年成都中医学院《中医内科学》[132]63，1980 年梁运通《中医内科证治》[133]26，1981 年罗国钧《实用中医内科学》[134]15，1982 年上海中医学院《中医内科学讲义》[135]46，1983 年印会河《中医内科新论》[136]37，1984 年上海中医学院《中医内科学》[137]8，1984 年邓铁涛等《中医内科》[138]10，1985 年张伯臾《中医内科学》[139]38，1986 年方药中等《实用中医内科学》[140]86，1986 年田德禄《中医内科学》[141]36，1987 年辽宁中医学院《中医内科学》[142]1，1987 年王寿生《中医内科学》[143]38，1988 年张伯臾《中医内科学》[144]55，1988 年周仲瑛《中医内科学》[145]45，1989 年白淑仪《中医内科学》[146]13，1989 年张发荣《中医内科学》[147]48，1989 年沈全鱼《实用中医内科学》[148]3，1989 年杨医亚等《内科》[149]1，1991 年王再谟《中医内科学》[150]9，1991 年吴银根等《中医外感热病学》[151]91，1997 年王永炎《中医内科学》[152]24，2003 年王永炎《中医内科病症名称规范研究》[153]5，2005 年《中医药学名词》[154]245（中医药学名词审定委员会），2011 年《中医药学名词》[155]4（中医药学名词审定委员会），均使用了“感冒”这一病名，说明“感冒”作为规范用名已取得共识。

总之，感冒一病，《黄帝内经素问》中称为“寒热”，张仲景称“太阳病”“中风”“伤寒”“中寒”，巢元方称为“伤风”，王怀隐称为“冒风”，朱肱使用“冒寒”，赵佶使用“感寒”，马宗素使用“正伤寒”，曾世荣使用“四时感冒”，王纶使用“感风”，徐春甫使用“非时冒寒”，龚信使用“正伤风”，武之望使用“寻常感冒”，萧京使用“时行伤寒”，李中梓使用“非时感冒”，蒋士吉使用“三时感冒”，张璐使用“寒疫”，薛雪提出“热病”，周岩提出“四时伤风”，何廉臣提出“冷伤风”“重伤风”“小伤寒”“鼻伤风”。

五、文献辑录

《黄帝内经素问》卷六：“是故风者百病之长也，今风寒客于人，使人毫毛毕直，皮肤闭而为热，当是之时，可汗而发也。”[1]123

卷十二：“黄帝问曰：风之伤人也，或为寒热，或为热中，或为寒中，或为疠风，或为偏枯，或为风也，其病各异，其名不同，或内至五藏六腑，不知其解，愿闻其说。岐伯对曰：风气藏于皮肤之间，内不得通，外不得泄，风者善行而数变，腠理开则洒然寒，闭则热而闷，其寒也则衰食饮，其热也则消肌肉，故使人怢栗而不能食，名曰寒热。”[1]236

卷十六：“黄帝问曰：余闻风者百病之始也，以针治之奈何？岐伯对曰：风从外入，令人振寒，汗出头痛，身重恶寒，治在风府，调其阴阳，不足则补，有余则泻，大风颈项痛，刺风府，风府在上椎。”[1]318

《伤寒论》卷二：“太阳之为病，脉浮，头项强痛而恶寒。太阳病，发热，汗出，恶风，脉缓者，名为中风。太阳病，或已发热，或未发热，必恶寒，体痛，呕逆，脉阴阳俱紧者，名为伤寒。”[2]25

《金匮要略》卷上：“夫中寒家，喜欠，其人清涕出，发热色和者，善嚏。”[3]33

《诸病源候论》卷三十四："诸痔皆由伤风，房室不慎，醉饱合阴阳，致劳扰血气，而经脉流溢，渗漏肠间，冲发下部。"[4]163

《仙授理伤续断秘方·医治整理补接次第口诀》："治五痨七伤，凡被伤头痛，伤风发寒，姜煎二钱，仍入葱白，食后热服。"[5]13

《太平圣惠方》卷第二十四："水癞者，先得水病，毒气留停，冒风发动，眉鬓皆落。"[6]660

卷第一百："夫治小儿之患，诊察幽玄，默而抱疾，自不能言也。或即胎中受病，或是生后伤风。动发无时，寒温各异。且据诸家方论，医药多门，药既无痊，全凭灸法。"[6]3248,3249

《本草图经·薄荷》："近世医家治伤风，头脑风，通关格及小儿风涎，为要切之药，故人家园庭间多莳之。"[7]

《史载之方》卷上："六脉疾大虚急，有大为风浮血溢，急为尺泽有寒，忽因经候行时，忽因产后吃生冷不相当之物，忽产后早起伤风，血气俱病，临经行时，忽先气痛，忽小腹急疼。"[8]

《类证活人书》卷九："伤风自汗。太阳病，发热汗出，恶风脉缓为中风，属桂枝汤。"[9]69

卷二十二："予每念父祖俱死于伤寒，乃取仲景所著，深绎熟玩，八年之后，始大通悟。阴阳经络，病证药性，俱了然于胸中。缘比年江淮之民，冒寒避寇，得此疾者颇众。兹依仲景法随证而施之药，所活不啻数百人。仍知伤寒本无恶证，皆是妄投药剂所致。"[9]186

《太平惠民和剂局方·薄荷煎圆》："又治鼻衄、唾血，大小便出血，及脱着伤风。并沐浴后，并可服之。"[10]20

卷二："大抵感冒，古人不敢轻发汗者，止由麻黄能开腠理，用或不能得其宜，则导泄真气，因而致虚，变生他证。"[10]20

《圣济总录》卷第一十六："治伤风头目昏痛，吐逆不下食。羌活散方。"[11]417

卷第二十四："治肺藏感寒，咳嗽不止，兼头痛不可忍。前胡汤方。"[11]571

卷第一百五十六："论曰妊娠感冒寒邪，藏于皮肤，洒然而寒，熻热而闷，头项痛，腰脊强，脉浮，在表者当汗之，在里者下之。"[11]2564

卷第一百六十三："论曰：产后气虚血弱，腠理开疏，感冒寒邪，传留肺经，则气道不利，否满胸中，乃有上气喘急之证。"[11]1008

《普济本事方》卷八："治太阳中风，阳脉浮，阴脉弱，发热汗出恶寒，鼻鸣干呕。"[12]117

《注解伤寒论》卷二："伤寒脉紧，伤风脉缓者，寒性劲急而风性解缓故也。"[13]59

《洪氏集验方》卷三："治伤风感寒，或内伤生冷，头目昏痛，身体壮热，胸膈不快，干呕恶心，怯风怕寒，体虚自汗。"[14]24

《三因极一病证方论》卷四："《经》云：春伤风，夏飧泄，此乃四时之序也。或表中风在经络中，循经流注，以日传变，与伤寒无异。但寒泣血，无汗恶寒；风散气，有汗恶风为不同。仲景正以此格量太阳经伤寒、伤风，用药不同，而纂集者，不识门类，遂双编二证，使后学混滥，卒不知归。甚者以伤风、暑、湿、时气、疫疹，凡曰太阳病者，皆谓之伤寒。晋人不经，类皆如此，固不足道。但名义乖错，惑于后世，不可不与之辨。今别立伤风一门，于四淫之前。且依先哲以太阳为始，分注六经，学者当自知。"[16]52

卷二十七："评曰：所下过多伤损，虚竭少气，唇青肉冷，汗出神昏，此皆虚脱证，何以谓之生风？风是外淫，必因感冒中伤经络，然后发动，脏腑岂能自生风也？虚之说，盖因《脉经》云：浮为风为虚。后学无识，便谓风虚是一病，谬滥之甚，学者当知。"[16]315

《杨氏家藏方》卷二："治洗头伤风，项背拘急，甚者发搐。"[17]41

《是斋百一选方》卷七："治伤风感寒，发散表邪。胡氏方，庐州郭医云，屡用得效。""只当先服此药，感冒自退。石叔访监丞云，得之于一相识，亲服取效，后以治数人，其病皆愈。"[18]137

《妇人大全良方》卷六："要知脉紧无汗名伤寒，脉缓有汗为伤风。"[19]124

卷十八："六则，因产后感冒风寒，恶露斩然

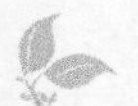

不行，憎寒发热如疟，昼日明了，暮则谵语，如见鬼状，当作热入血室治之，宜琥珀地黄丸及四物汤，只用生干地黄加北柴胡等分煎服。如不退者，以小柴胡汤加生干地黄如黄芩分两煎服愈。”[19]359

卷二十二：“凡产后发热，头痛身疼，不可便作感冒治之。”[19]415

《察病指南》卷中：“左手寸口脉浮，主伤风发热，头痛目眩及风痰。”[20]17

《严氏济生方》卷四：“治伤风，脉浮，自汗，恶风。”[21]71“又有感冒，汗后不解，郁乾经络，随气涌泄，而成衄血。思虑伤心，心伤则吐衄，肺伤亦令人唾血。又有折伤吐血。治疗之法，当以证别之，乃可施治。”[21]78

《仁斋直指方论》卷二：“人有中年以上，素挟风痰，腹中时痛，忽尔感冒，虽已发散寒邪，无复发热头疼之苦，奈何风痰呕吐俱作，诸药罔功。”[22]42

卷三：“伤风一证，发热烦躁，头疼面皝，恶风自汗，盖风能散气，故有汗也。”[22]69

《类编朱氏集验医方》卷二“伤寒门”：“(羌活散)治男女感冒，不问阴阳皆可服。”[23]45

卷五“痰饮门”：“(加减三拗汤)治伤风咳嗽。”[23]105

《活人事证方后集》卷三：“《经》云：悲则气耗，思则气结，伏郁不散，久则气血俱虚，令人发寒发热，饮食减少，相搏作痛。或因感冒，遂添咳嗽。非嗽也，缘气虚，易感风寒。在肺为嗽，久而着床，便作劳病。”[27]41

《岭南卫生方》上卷：“且此病之作也，土人重而外人轻。盖土人淫而下元虚，又浴于溪而多感冒，且恣食生冷酒物，全不知节；外人之至此者，饮食有节，皆不病。若因酒食之贱而狼餐，必不免于病矣。”[28]11

《黄帝素问宣明论方》卷五：“伤风自汗，表病里和者，桂枝汤解肌；半在表、半在里，白虎汤和解之；病在里者，大承气汤下之。”[15]51

《素问病机气宜保命集》卷下：“六岁至十六岁者，和气如春，日渐滋长，内无思想之患，外无爱慕之劳，血气未成，不胜寒暑。和之违也，肤腠疏薄，易受感冒；和之伤也，父母爱之，食饮过伤。其治之之道，节饮食，适寒暑，宜防微杜渐，行巡尉之法，用养性之药，以全其真。”[25]203

《伤寒标本心法类萃》卷上：“夏月感冒发热烦渴，五苓散(二十四)、桂苓甘露饮(三十四)、黄连香薷饮(五十五)或双解散(五十四)；或里热甚、腹满，而脉沉可下者，大承气汤(十)下之，或三一承气汤(十三)尤妙；半表半里者，小柴胡(九)合凉膈、天水散。”[26]96

《御药院方·香橘汤》：“如伤风，用葱白二寸、生姜五片、枣二枚、水一盏煎至七分，温服，不拘时候。”[24]37

《世医得效方》卷一：“性温，败毒散性凉。凡人遇些感冒，对半杂和煎服，名交加散，亦多验。小小感冒，因风雨寒冷所袭，猝然得之，正气未耗，邪气未深，用此先以助其正气使益壮，则邪气自当屏散。”[29]14,15

《丹溪心法》卷一：“初有感冒等轻证，不可便认作伤寒妄治。西北二方极寒，肃杀之地，故外感甚多；东南二方，温和之地，外伤极少。杂病亦有六经所见之证，故世俗混而难别。”[32]9

《刘河间伤寒医鉴·伤寒医鉴》：“冬伏寒邪，藏于肌肉之间，至春变为温病，夏变为暑病，秋变为湿病，冬变为正伤寒。”[90]2

《活幼心书》卷下：“理小儿诸惊，四时感冒，风寒湿疫邪热，致烦躁不宁，痰嗽气急；及疮疹欲出发搐，并宜可投。”[100]109

《卫生易简方》卷一：“治初感冒……用带须葱白七茎，煎汤，嚼下生姜一块，得汗愈。”[30]20

《伤寒六书·伤寒琐言卷之一》：“盖冬时为正伤寒，天气严凝，风寒猛烈，触冒之者，恶寒殊甚。”[31]1

伤寒证脉药截江网卷之五：“非羌活冲和，不能治四时之感冒身疼。”[31]169

《内科摘要》卷上：“感冒咳嗽，若误行发汗过多，喘促呼吸不利，吐痰不止，必患肺痈矣。”[33]24

《幼科发挥卷四》：“如因感冒得之者，必洒洒恶寒，鼻流清涕，或鼻塞。宜发散，加减五拗汤主之。”[34]96

《明医杂著》卷一：“病有感，有伤，有中。感者，在皮毛，为轻；伤者，兼肌肉，稍重；中者，属脏腑，最重。寒有感寒、伤寒、中寒，风有感风、伤风、中风，暑有感暑、伤暑、中暑，当分轻重表里，治各不同。”[35]12

《明医杂著》卷五：“又有因感冒、吐泻而发热，气血虚为热所迫，虽见惊症，不可即服惊药，但调治吐泻、感冒，则气自定、热自退，而惊自除矣。”[35]169

《保婴撮要》卷四：“一小儿感冒发热，咳嗽咬牙。”[36]89

《医学纲目》卷三十三“产后伤寒续法”：“凡产后发热，头痛身疼，不可便作感冒治之。此等多是血虚，或败血作梗，宜以平和之剂与服，必效。”[37]1464

《赤水玄珠》卷一：“仲景《伤寒论》谓：有汗，恶风，脉浮数，为伤风。外有六经之形症。太阳症，头项痛，腰脊强，以桂枝汤治之。后若传经，当究仲景、节庵治法治之。其余不过感冒耳，四时皆有之，以后法按治。”“其有不即发于令气，而四时亦有伤风之症者，时人谓之四时感冒。”[38]39

卷十七：“王执中曰：伤寒虽是一病，然所感不同，而证亦悬绝。有冬伤于风寒，即时便发，名曰正伤寒者。有至春变为温病，至夏变为热病，名曰伏热病伤寒者。有虽伏病在身，至春夏亦未发，偶因暴感风寒，或色欲不谨，或饮食不节，触动而发者，亦曰伏热病伤寒。有冬月饮食不节，误伤冷物而发者，亦名冬月正伤寒。”[38]695

《医学入门》“外集”卷三：“冬月阳气伏藏，感冒轻者，尤不宜汗。”“但既以三月至夏至为晚发，春分前又为正伤寒，不知春温在于何月，更考三月至夏至前，名为春温，则晚发当属于秋矣。”[39]258

《本草纲目·黄芩》：“予年二十时，因感冒咳嗽既久，且犯戒，遂病骨蒸发热，肤如火燎，每日吐痰碗许，暑月烦渴，寝食几废，六脉浮洪。”[40]487

《医方考》卷一：“叙曰：六气袭人，深者为中，次者为伤，轻者为感冒，今世人之论也，古昔明医未尝析此。昆也生乎今之世，则亦趋时人之论矣，故考五方以治感冒。”[41]36,37“南方风气柔弱，伤于风寒，俗称感冒。感冒者，受邪肤浅之名也。”[41]37

《万病回春》卷七：“感冒者，宜发散也。”[42]442

《伤寒论条辨》卷四：“通篇虽无伤风一说，然以伤寒复称中寒论之，则中风得称伤风亦可推也。世俗又有感冒之称，盖由愚夫愚妇不知中伤与感本素灵之互文，乃讳中伤为重，而起趋感冒为轻，以便慰问之风，遂成弊习耳。原无关轻重之义，读书贵格致穷理，明道以正俗，乃舍古不稽，一从流俗，直欲于虚文上争差分，不究事实而求多于往哲，可不正谓之冥行索涂，东西一听候于呼叱哉！”[43]84,85

《济阴纲目》卷十二：“《大全》云：凡产后发热头痛身疼，不可便作感冒治之。”[44]141

《婴童类萃》卷上：“变蒸之症，形类伤寒。发热惊搐，咳嗽声重，喷嚏惊啼，无汗耳热，骩热唇尖无白泡者，乃感冒之症。”[45]75

《类经》卷二十八：“行之一年，永绝感冒痞积逆滞，不生痈疽疮毒等疾，耳聪目明，心力强记，宿疾俱瘳，长生可望。”[46]548

《本草汇言》卷三：“治妇人经前经后感冒，头痛发热，谵语妄见，烦躁，类伤寒，此热入血室证。用益母草、柴胡、半夏、当归、丹皮、黄芩。”[47]204

《简明医彀》卷二：“不时有暴感风寒而病者，名感冒。”[48]41

《慎柔五书》卷一：“譬如春天正令，三月温和，偶或风寒大作，即有感冒伤风寒之症。”[49]11

《小儿诸证补遗》：“此证初来，两手搐搦，有似惊风，鼻气喘急，有似胸喉，遍身发热，有似感冒，肠鸣溏泄，有似伤食。”[50]11

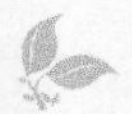

《症因脉治》卷二："哮病之治：身发热者，外有感冒，先解表，前胡苏子饮、防风泻白散，佐以化痰之药。"[51]154

《温疫论·自叙》："此皆感冒肤浅之病，非真伤寒也。伤寒、感冒，均系风寒，不无轻重之殊，究竟感冒居多，伤寒希有。"[52]8

《删补颐生微论》卷四："吴氏曰：南方风气柔弱，伤于风寒，俗称感冒，乃受邪肤浅之名也。"[53]220,221

《理虚元鉴》卷二："虚人再经不得一番伤寒，或一番痢疾，或半年几月疟疾，轻伤风感冒，亦不宜辄受。"[54]40

《轩岐救正论》卷四："伤寒乃感冒之重，感冒乃伤寒之轻者，在西北则多伤寒，在东南则多感冒，在冬三月为正伤寒，在春夏秋为时行伤寒，感于外为阳症传经伤寒。伤于里为阴症不传经伤寒，元气素虚为挟虚伤寒，烦劳役作为劳力伤寒，无表热有里寒为直中伤寒，外作热内受寒为挟阴伤寒，犯色因而冲寒冒风啖冷，为房劳伤寒。"[55]85

《幼科折衷·伤寒》上卷："冬受寒毒之气，其即时而病者，头疼身疼肌热恶寒，此为正伤寒。"[93]40

《伤寒括要》卷上："冬令严寒，万类闭藏，君子固密，则不伤于寒，触犯其邪，名曰伤寒。夫四时之气，皆能为病，而伤寒独甚者，以其杀厉之气也。冬月感而即病者，为正伤寒。冬不即病，寒邪藏于肌肤，至春而发，名为温病。至夏而发，名为热病。"[94]301

《医学正传》卷一："外有四时感冒、新受风寒之轻证，亦有头痛体痛、恶寒发热等候，自当作感冒处治，非冬伤寒邪、过时而发之重病比也。"[101]41

《育婴家秘》卷三："（人参败毒散）治四时感冒及时行瘟疫并痘疹，初发热宜服。"[102]503

《古今医鉴》卷三："治冬月正伤风，发热头痛恶风，腰脊项强，浑身肢节疼痛，脉浮缓而自汗，是足太阳膀胱经受邪，为表虚证，当实表散邪。此汤无汗不可服。""〔批〕（按此方治四时感冒，辛平发散之剂。）"[103]64

《寿世保元》卷二："治四时感冒，伤寒发汗后，经中余热未解。"[104]111

《医宗必读·伤风》："（消风散）治四时感冒，发热恶寒，头痛声重。"[105]226

《济阳纲目》卷三十一："寻常感冒，风寒相干，肺胀逆而喘者，随时令祛散。"[114]375

《古今医统大全》卷十三："若将冬时正伤寒之药，混治非时冒寒之轻，若将非时冒寒之药，混治冬时正伤寒之重，必为害矣，不死则危。"[115]620

《医灯续焰》卷二："治伤寒霍乱，下利清谷，感冒吐泻，一切脾胃虚寒，中冷不食等证。"[56]44

《伤寒兼证析义·宿食兼伤寒论》："若夫春时感冒，则司令已属风木，必先少阳受邪，少阳在中，阳明太阳在外，受则三经俱受，故治感冒之药，皆不分经络，如芎苏、神术、正气之类，为停食感冒之的方。"[57]19

《石室秘录·乐集》卷二："尚有一言相商，产妇临月之前一月，如有风邪感冒等症，皆作风寒感冒治之。"[58]55,56

《本草备要·附子》："中寒中风（卒中曰中，渐伤曰伤。轻为感冒，重则为伤，又重则为中）。"[59]102

《良朋汇集经验神方》卷四："黄芩荆芥汤治小儿感冒发热，痰壅风热，丹毒疼痛，颈项有核，腮赤痈疖，眼目赤肿，口舌生疮，咽喉疼痛，小便淋沥，胎毒痘疹，一切余毒等症。"[60]166

《伤寒大白》卷一："上条皆是痰饮，此乃痰火上冲。若外有感冒，加散表之药，先去外邪。"[61]63

《医学心悟·伤寒门》卷二："夏秋之间，天时暴寒，人感之而即病者，时行寒疫也。亦有时非寒疫，而其人乘风取冷，遂至头痛发热者，名曰感冒。其见证与正伤寒略同，但较轻耳，香苏散主之。""霜降以后，天令严寒，感之而即病者，正伤寒也。"[62]52

《不居集》"下集"卷之二："吴澄曰：天地之间，惟风无所不入。人受之者，轻则为感冒，重则为伤，直入则为中，挟寒则寒，挟热则热，兼暑则为暑风，兼湿则为风湿，兼时令之暖气则为风热。"[63]479

《删补名医方论》卷三："[集注]赵羽皇曰：东南地土卑湿，凡患感冒，辄以伤寒二字混称。"[64]49

《幼幼集成》卷一："小儿四时伤风感冒，身热自汗，大小便调，唇舌如常，口不作渴，此表病轻证也，疏解之则愈。"[65]56

《四圣悬枢》卷一："秋冬感冒，名曰伤寒，春夏感冒，名曰温病。"[66]153

《本草从新·毒草类》卷四："中寒中风（卒中曰中，渐伤曰伤。轻为感冒，重则为伤，又重则为中）。"[67]67

《疡医大全》卷四十："感冒者，非冬时正伤寒也，今人不分感冒与正伤寒，一概混治者多矣。盖冬中杀厉之气，名正伤寒，春秋夏则为温为凉为暑，何得有寒？间有非时寒邪，人或感之，名曰感冒。既曰感冒，则所病非轻，亦不得用冬时正伤寒辛甘辛温之药，当用微辛凉以解之……所以春夏只有温暑，间有微寒，人或感之，则名为感冒，不得律为正伤寒矣。"[68]1509

《兰台轨范》卷三："此种寒热，既非感冒，亦非伤寒。其浅深有皮肤骨髓之殊，其久暂有岁月之异。轻者有似感冒，重者即变骨蒸。"[69]76

《本草纲目拾遗·救命王（金不换）》："治小儿感冒，风寒咳嗽，大人伤力损伤吐血，诸风疼痛，无名肿毒。"[70]98

《本草求真》上编："但或阳胜阴微，阳藉阴化。偶有感冒，用此杂于温散之中，或有见效。"[71]50

《伤寒论纲目》卷首"总论"："冬月阳气伏藏，感冒轻者，尤不宜汗。惟伤寒重者，时令严密，皮毛坚致，非大汗无由得散，不得已而从权也。"[72]23

卷七："赵献可曰：夫'伤寒'二字，盖冬时严寒而成杀厉之气，触冒之而即时病者，名正伤寒。不即发者，寒毒藏于肌肤，至春变为温病，至夏变为热病。热病即暑病，热极似重于温也。"[72]187

《松峰说疫》卷四："其曰阴暑者，只因人畏暑纳凉，外受寒邪所致，仍是感冒，乃抛却现在之受寒，而止泥前此之受暑，故以阴暑名之，亦犹之曰阴热也，有是理乎？知阴热二字之不通，则知暑之不可以阴言也，明矣。"[73]188,189

《伤寒瘟疫条辨》卷一："夫严寒中人顷刻即变，轻则感冒，重则伤寒，非若春夏秋风暑湿燥所伤之可缓也。即感冒一证之最轻者，尚尔头痛身痛，发热恶寒，四肢拘急，鼻塞痰喘，当即为病，不能容隐。"[74]16

《大方脉·杂病心法集解》卷三："《经》曰：卑下之地，春气常在。故东南卑湿之区，风气柔弱，易感风寒湿者为感冒，稍重为伤风，最重为中风，皆邪由鼻入，在于上部，客于皮肤，故无六经形症，惟发热头痛诸条，若兼胸满恶食，则是感冒夹食之疾矣。"[75]78

《神农本草经读·神曲》："如感冒病，宜审经以发散，若服神曲，则里气以攻伐而虚，表邪随虚而入里矣。"[76]103

《医学指要》卷五："若春夏秋感冒，亦有头痛恶寒、少热自汗，脉浮缓，宜实表，去苍术、细辛，加白术；若汗不止，加黄耆、白芍。""要之伤于寒邪而即发者是为正伤寒，惟在太阳经，则脉必尺寸俱浮，其症恶寒发热，头项痛，腰脊强者，以其脉上连风府故也。"[77]897

《类证治裁》卷一："风为百病之长，故六淫先之，以其善行数变，受之者轻为感冒，重则为伤，最重则为中，然有真中、类中，中血脉经络腑脏之辨。"[78]5

《春脚集》卷二："至次日周身欠爽，如重感冒病样，勿恐，过一日即愈。"[79]56

《幼科切要·伤食门》："（洪氏寸金丹）治小儿食滞、感冒无不应验，价廉而功大也。"[80]307

《经验良方全集》卷一："世间真伤寒病少，而感冒病多；感冒病少，而时疫病多。"[81]26

《时病论·附论》："吾衢土俗，凡患四时之感冒，见有发热呕吐等证，开口便云龌龊，动手便是刮揪。"[82]152

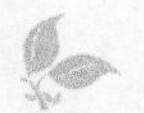

《血证论》卷六："血家最忌感冒，以阴血受伤，不可发汗故也。然血家又易感冒，以人身卫外之气生于太阳膀胱，而散布于肺，血家肺阴不足，壮火食气，不能散达于外，故胃气虚索，易召外邪，偶有感冒，即有头痛、寒热、身痛等证。"[83]105

《厘正按摩要术·列证》卷四："按：寒证，感冒则轻，伤寒则重，中寒则尤重。"[84]109

《增订叶评伤暑全书》卷中："夫'伤寒'二字，盖冬时天气严寒，以水冰地冻，而成杀厉之气，人触犯之，即时病者为伤寒，乃有恶寒头疼发热之证，故用麻黄、桂枝发散表中寒邪，自然热退身凉，有何变证？如或头疼恶寒，表证皆除，而反见谵语怕热燥渴，大便闭者，以法下之，大便通而热愈，有何怪证？其余春夏秋三时，虽有恶寒身热，头疼亦微即为感冒，非时暴寒之轻，非比冬时气正伤寒为重也。"[85]20

《六气感证要义·风》："伤风又称感冒，凡偶感风寒，头痛发热，咳嗽涕出即是。《内经》云：至下之地，春气常在，故东南卑湿之区，伤风最多。""《伤寒论》之中风，犹今之谓伤风，不过有轻重之分。故桂枝汤于四时伤风，亦有宜者。"[86]1

《成方便读·卷二》："但风之客于人也，重者为之中，轻者为之感冒。"[87]55

《医学衷中参西录·珠玉二宝粥》："一少年，因感冒懒于饮食，犹勤稼穑，枵腹力作，遂成劳嗽。"[88]21

《诚求集》："目直又有感冒吐泻，致土败木侮而生虚风者，勿用惊药，宜补脾平肝，其病自愈矣。"[89]31

《本草蒙筌》卷二："发汗解表，治冬月正伤寒如神；驱风散邪，理春初真温疫果胜。"[91]104

《景岳全书·须集》卷之七："夫伤寒为病，盖由冬令严寒，以水冰地裂之时，最多杀厉之气，人触犯之而即时病者，是为正伤寒，此即阴寒直中之证也。"[92]67

《伤寒括要·卷上》："非时感冒，误作伤寒（非时者，四时不正之气。伤寒者，冬月杀厉之气）。"[94]305

《素问灵枢类纂约注》卷中："[素]今夫热病者，皆伤寒之类也（冬月感风寒而即发者，为正伤寒。或寒毒郁积于内，至春变为温病，至夏变为热病，然其始皆自伤寒致之，故曰伤寒之类）。"[95]49

《验方新编》卷十四："大抵自霜降后，春分前，寒邪所感者为正伤寒。春夏别感者，谓之四时伤寒，而兼杂症。"[96]450

《伤寒寻源》上集："今乃谓冬月中而即发者，名为正伤寒。春为温，夏为热。"[97]3

《医方论》卷一："但仲景本为随受随发，冬月之正伤寒而设，非可以此法混施于春温、温疫等症。"[98]15

《增订通俗伤寒论·伤寒兼风》："冷伤风者，由其人猝伤冷风，或先感于寒，续伤于风，较四时感冒为重，故俗称重伤风。"[99]234

"大伤寒"："四时皆有伤寒，惟冬三月乃寒水司令，较三时之寒为独盛，故前哲以冬月感即病者，为正伤寒，非谓春夏秋并无伤寒也。"[99]225

《医方集解·香苏饮》："治四时感冒，头痛发热，或兼内伤，胸膈满闷，嗳气恶食（《内经》曰：卑下之地，春气常在。故东南卑湿之区，风气柔弱，易伤风寒，俗称感冒，受邪肤浅之名也。由鼻而入。在于上部，客于皮肤，故无六经形证，惟发热头痛而已；胸满嗳气恶食，则兼内伤也。轻为感冒，重者为伤，又重者为中）。"[106]72

《顾松园医镜》卷六"射集"："温热病者，乃感冒时令之温邪热邪为病，发于三四五六月者是也。世俗不知，概以春夏秋三时感冒，俱称为伤寒，辄用仲景节庵诸书，发表温里之法，误杀苍生，不得不辨。今将四时感冒症脉病名，逐一详明，庶不误治。"[107]200

卷七："伤风一症，须审时令，更分轻重。若在冬令严寒，感之而重者，即为风伤卫传经之伤风，在三时则为感冒风邪轻症。"[107]275

《奇方类编》卷下："专治山岚瘴气，不服水土，兼治四时感冒，发热恶寒，身体沉重，潮热往

来，咳嗽吐痰，呕哕恶心等症。”[108]47,48

《身经通考·方选》卷四："健脾进食，和胃却痰，自然荣卫调畅。及疗四时感冒，手足腰疼，五劳七伤，外感风寒，内伤生冷，不问三焦痞满，并有平效。”[109]225

《彤园妇科·四时感冒》："按：轻者为感冒，重者为伤风、伤寒，甚则为中风、中痰、中暑、湿、痰、火也。”[110]120

《慈幼便览·加味香苏饮》："治四时感冒，发热恶寒，头痛身痛，鼻塞声重，恶食呕逆，咳嗽，或胸膈满闷嗳气。”[111]915

《药论·紫苏》："叶可疏风发汗，四时感冒而咳嗽交平；梗能顺气行痰，五内虚膨而妊娠咸益。”[112]12,13

《温病指南·五加正气散》："今人以霍香正气一方，统治四时感冒而时令病情各有不同。未免互有妨碍。如此变通方丝丝入扣，为学者开无限法门，宜细玩之。”[113]96

《济阳纲目》卷五："吴氏曰：六气袭人，深者为中，次者为伤，轻者为感冒，以头痛发热而无六经之证可求也。古昔明医，未尝析此。”[114]375

《伤寒绪论》卷上："若春夏秋三时，感冒非时暴寒，谓之寒疫，亦曰感冒。夹食则曰停食感冒，虽非时行疫气，以非其时而有其气，故谓之寒疫，而实非疫也。”[117]670

《医经原旨》卷四："感寒邪则发热，得汗而解，南人曰'伤寒'，北人曰'热病'。”[118]209

《重订通俗伤寒论·伤寒本证》："[荣斋按]此所谓'小伤寒'，其实就是普通感冒症。既然身不发热，似乎不能称做伤寒。不过，摆在眼前的虽是'小病'，但也可能发展到'大病'，所以何廉臣先生在《全国名医验案类编》中曾提出：'冒风，即鼻伤风也，病人每视为微疾，多不服药，不避风寒，不慎饮食，必至咳逆痰多，胸闷胃钝，或身发热，而成肺病。'防患未然，提高警惕，是作者引起人们重视'普通感冒'的一个提示。因而把它称作'小伤寒'。”[119]194

《中医内科学概要》："感冒是外感疾患，由于感受非时邪气，或脱衣露宿受风，此病虽四时皆有，而以春夏秋三季为多，一般轻度感冒，易治易愈，重感冒发病甚急，病变很快，病情复杂，治疗较难。”[120]32

《简明中医内科学》："伤风是赅指四时的感冒，方书有很多名称，如冒风、冒寒、感寒、小伤寒、重伤风，等等，实在都是同一病症，而症状上有轻重的分别而已。冒风、冒寒、感寒是属轻的一类；重伤风、小伤寒则症状较重。此证多因天时冷暖不一，偶感寒气，或食凉冒风，风寒外侵卫分而成。但由于四时气候不同，故所感外邪亦有差别，有风寒、风热、风湿的兼夹，这是在治疗时应当注意的。此证本由外感，病邪在表，故治疗原则，以解表散邪为主。”[121]84

《中医内科学讲义》："感冒一症，四时皆有，而以春冬二季为多，一般多因感受风寒所引起。有轻重二种，其轻者，即一般所称的伤风感冒；其重者，多因气候反常感染非时之气，而形成广泛流行的，《诸病源候论》说：'时行病者，是春时应暖而反寒，夏时应热而反冷，秋时应凉而反热，冬时应寒而反温，非其时而有其气。是以一岁之中，病无长少，率相似者，此则时行之气也。'相当于现在所称的流行性感冒之类。”[122]3

《中医内科学》(上海中医学院)："感冒为临床上常见的外感疾病，因风邪病毒侵袭人体而致病。证状表现以头痛、鼻塞、流涕、恶风、发热等为其特征，故称感冒。本病四时皆有，由于四季气候的变化和病邪的不同，或由于体质有强弱，感受有轻重，因此，在证候表现上有风寒、风热两大类别，以及挟湿、挟暑等兼证。在病情上也有轻重的不同，其轻者，一般通称伤风；其重者，称为重伤风或时行感冒，有较强的传染性，常可引起广泛流行，故张景岳列为'时行病'之一，认为气候的反常，'非其时而有其气'，时行之邪伤人致病者，则'病无长少，率相近似'，明确认识到本病具有传染流行的特征。又认为'感冒虚风不正之气，随感随发，凡禀弱而不慎，起居多劳倦者，多犯之'。并指出与伤寒温病，

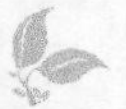

‘其病有不同，治有深浅’。”[123]46

《中医内妇儿科学》：“感冒是一种临床常见疾病，四时皆有，一般通称‘伤风’，其重者称为重伤风。本病可引起流行感染，古人称为‘时行感冒’。临床分风寒和风热两种不同的证候，初起治法以宣肺解表为原则。”[124]19

《中医内科学》（山东中医学院内科教研组）：“凡感受外邪，而导致机体失和，表现为恶寒、发热、鼻塞、流涕、头痛等症状者即叫作感冒。感冒为临床上最常见的外感疾病。本病一年四季皆有，但以冬春二季为最多。其病因主要为风邪病毒。当气候失宜，机体失于调和，抵抗力减弱的情况下，风邪病毒自口鼻、皮毛侵入人体而发病。故其病变部位主要在肺卫。这就是中医学所说：‘邪之所凑，其气必虚。’由于风邪病毒的不同，或由于体质有强弱，感邪有轻重，故在病情上，也有轻重的不同，其轻者，一般通称‘伤风’；其重者，称‘时行感冒’，具有较强的传染性，往往引起广泛流行，现在称为‘流行性感冒’。所以本病可以包括现代医学的上呼吸道感染和流行性感冒在内。”[125]81

《中医内科学》（江苏新医学院中医内科教研组）：“感冒为常见的外感疾病。临床表现以鼻塞、流涕、咳嗽、头痛、恶寒、发热等为其特征。四时皆有，尤以冬、春季节为多见。病情有轻重不同：轻者，一般称为伤风；重者，称为重伤风或时行感冒。在易感季节发病率很高，如属时感，更有较强的传染性，常可引起广泛的流行，对劳动生产和人民健康带来较大的影响。一般来说，病邪很少有发生传变的情况，病程短而易愈。但老人、婴幼、体弱患者及时感重证，有时可见温病的传变现象。另一方面，由于某些温病的早期，每常表现类似感冒的症状，因此，在流行季节，应特别提高警惕，密切观察，采取必要的检查。”[126]32

《中医内科学》（黑龙江中医学院内科教研组）：“感冒为临床上常见的外感疾病。因风邪侵袭人体而至病，一年四季均可发生，而以秋季、冬季为多。其轻者，一般通称为伤风；其重者称为伤风或时行感冒，有较强之传染性。”[127]1

《中医内科学》（成都中医学院，1976）：“感冒是由于感受六淫之邪伤及肺卫所引起的外感疾病。轻者称为‘伤风’；重者称为‘时行感冒’，具有一定的传染性，可引起广泛的流行。本病四时皆有，以春冬季节较多，临床上以头痛、恶风寒、发热、鼻塞、流清涕、脉浮为特征。”[128]32

《中医内科学》（江西中医学院函授部）：“感冒是常见的一种外感疾病，临床表现初起多有身体不适，以头痛、鼻塞、流涕、打喷嚏、怕风寒、发热为特征。全年四时皆可以发病，但以冬、春季节为多见，一般数天即愈。在证候上大致有风寒、风热两大类，并有挟暑、挟湿、挟燥、挟食等兼证。本病的病情变化亦有轻重不同，轻的叫‘伤风’，重的叫‘重伤风’，统称‘伤风感冒’。由于病变的发生与发展，多与季节变化密切有关，为了论述的便利，故分为‘冬春感冒’‘夏秋感冒’和‘时行感冒’三种。时行感冒类似现代医学中的‘流行性感冒’，它虽不用于别的传染病为害之甚，但在流行期间，却对劳动生产率影响很大，必须注意及时防治。”[129]98,99

《中医内科证治》：“感冒为临床上常见的外感疾病，为风邪病毒侵袭人体所致。感冒病历代书中有许多名称，如伤风、冒风、冒寒、感寒、重伤风等，实则都是同一病症，仅是症状轻重而异。临床症状以头痛、鼻塞、流涕、恶风、发热、咳嗽为特征，但有轻重之别，轻者全身症状不明显，经过三至七日就会自愈；重者如头、身痛，恶寒，发热等。在证候上表现为风寒、风热两大类型，以及挟暑、挟湿等兼证。至于流感，多属时行感冒，它有较强的传染性，常可引起广泛的流行。”[130]1

《温病学》：“普通感冒又名‘伤风’，是由鼻病毒所引起的急性上呼吸道炎症，包括鼻炎、咽炎及喉炎。病程较短，一般不产生免疫力。本病多发生于冬春季节，任何年龄、性别均可受染，儿童患者较多。”[131]113

《中医内科学》(成都中医学院,1980):“感冒是由于感受六淫之邪伤及肺卫所引起的外感疾病,轻者称为伤风,重者称为时行感冒,具有一定的传染性,可引起广泛的流行。本病四时皆有,以春冬季节较多,临床上以头痛、恶风寒、发热、鼻塞、流清涕、脉浮为特征。”[132]63

《中医内科证治》:“感冒是外感六淫之邪,引起鼻塞流涕、发冷发烧、咳嗽、头痛、四肢酸痛为主要症状的疾病。感冒是临床常见疾病,四季均有,惟以春冬为多见。一般轻证谓之‘伤风’,仅鼻塞流涕,头痛,四肢酸痛;重证表现发热恶寒,有汗或无汗,头痛,身痛,咳嗽,吐痰清稀、喉痒或咽喉红肿疼痛等。”[133]26

《实用中医内科学》(罗国钧):“感冒俗称‘伤风’,是一种常见的外感疾病。多因感受四时不正之气所引起。本病一年四季皆有发生,尤以冬春二季为多见。临床表现以鼻塞、流涕、头痛、发热或恶风寒、咳嗽、咽痛等为特征。若全身症状较重,具有较强的传染性者称为‘时行感冒’,也即现在所称的流行性感冒。”[134]15

《中医内科学讲义》:“感冒为临床上常见的外感疾病,因风邪病毒侵袭人体而致病。证状表现以头痛、鼻塞、流涕、恶风、发热等为其特征,故称感冒。本病四时皆有,由于四季气候的变化和病邪的不同,或由于体质有强弱,感受有轻重,因此,在证候表现上有风寒、风热两大类别,以及挟湿、挟暑等兼证。在病情上也有轻重的不同,其轻者,一般通称伤风;其重者,称为重伤风或时行感冒,有较强的传染性,常可引起广泛的流行,故张景岳列为‘时行病’之一,认为气候的反常,‘非其时而有其气’,时行之邪伤人致病者,则‘病无长少,率相近似’,明确认识到本病具有传染流行的特性。”[135]46

《中医内科新论》:“感冒是病毒引起的一种常见的呼吸道传染病,分流行性感冒和普通感冒(又名伤风感冒)两种。流行性感冒是以急性发热的症状为主的,常为暴发性的流行,它基本符合外感热病中的卫分证。但卫分证不限于流行性感冒病。伤风感冒不一定以发热为主,但恶寒的症状是必然存在的。更有鼻塞、流涕、嗓子痛等一系列‘上感’症状。总的来说这些症状都是皮毛与肺有关的。”[136]37

《中医内科学》(上海中医学院等):“感冒是一种常见的外感疾病,由感受风邪所致。临床表现主要为头痛、鼻塞、流涕、多嚏、恶风、发热等一系列肺卫表证,轻者俗称‘伤风’;重者还可出现恶寒高热、剧烈头痛、全身肌肉酸痛等症,甚至引起广泛流行,称‘重伤风’或‘时行感冒’。本病四时皆有,但在冬、春两季及气候异常时更为多见。现代医学中上呼吸道感染一般属于感冒范畴;流行性感冒一般属于时行感冒范畴,均可参考本篇进行辨证施治。”[137]8

《中医内科》:“感冒是临床上常见的外感疾病。以鼻塞、流涕、喷嚏、头痛、恶风寒或发热等为主要临床表现。感冒男女老幼都可患,一年四季都会发生,但以冬、春季节较为常见。病情轻者,一般称为伤风;病情重者,称为重感冒;病情重,引起广泛流行者,称为时行感冒。”[138]10

《中医内科学》(张伯臾,1985):“感冒是感受触冒风邪所导致的常见外感疾病。临床表现以鼻塞、流涕、喷嚏、咳嗽、头痛、恶寒、发热、全身不适等为其特征。本病四季均可发生,尤以春、冬为多见。因春季气候多变,春为风令,风为六淫之首,善行数变,故极易犯人;冬为寒水司令,朔风凛冽,风寒相合,更易伤人。病情有轻重的不同,轻者多为感受当令之气,一般通称伤风或冒风、冒寒;重者多为感受非时之邪,称为重伤风。如在一个时期内广泛流行,证候多相类似者,称为时行感冒。”[139]38

《实用中医内科学》(方药中等):“感冒是因风邪侵袭人体而引起的疾病。临床上以头痛、鼻塞、流涕、喷嚏、恶寒、发热、脉浮等为主证。一般病程三至七日,在整个病程中很少传变。感冒亦称伤风、冒风。如果病情较重,并在一个时期内广泛流行,证候多相类似者,称作时行感冒。”[140]86

《中医内科学》(田德禄)："感冒是风邪侵袭人体所引起的以鼻塞、流涕、喷嚏、咳嗽、头痛、发热恶寒全身不适等为主要临床表现的常见外感疾病。其病情轻者，也称伤风或冒风、冒寒。病情重者称为重伤风。如在一个时期内广泛流行，证候多相类似者，称为时行感冒。"[141]36

《中医内科学》(辽宁中医学院)："感冒是风邪侵袭人体所引起的，以鼻塞流涕、喷嚏，身楚或头痛，恶寒发热，咳嗽为主要临床表现的外感疾病。全年均可发病，但以冬、春两季和气候剧变时多见。一般病程3～7日。病因以风邪为主，其中风寒、风热居多，夏令多属暑湿致病。病理重点是肺卫不和。因其病邪轻浅，故预后一般良好。病情有轻有重，轻的俗称'伤风'，重者称为'重伤风'。感冒病名的记载见于北宋《仁斋直指方·诸风》篇。"[142]1

《中医内科学》(王寿生)："感冒是风邪侵袭人体的引起的以头痛、鼻塞、流涕、喷嚏、恶寒、发热等为主要临床表现的常见外感疾病。感冒一年四季都可以发病，但在冬、春季节最多见。由于四季气候的变化和病邪的不同，在证候上有风寒、风热两大类；在梅雨季节中又多兼夹湿邪；夏令暑天又多兼夹暑邪等兼证；或由于病人体质有强弱，感受外邪有轻重，又有感冒、重感冒、时行感冒、体虚感冒等不同。病情轻者，一般通称感冒；病情重者，则称重感冒(或称重伤风)；如果病情较重，并且在同一时期内广泛流行，不分男、女、老、小，证候多相像的，称时行感冒；体质虚弱而感冒的，称体虚感冒。"[143]38

《中医内科学》(张伯臾，1988)："感冒是感受触冒风邪，出现鼻塞、流涕、喷嚏、咳嗽、头痛、恶寒、发热、全身不适等症状的一种疾病，为常见的外感病之一。病名释义：感，感受。冒，触冒。即感受触冒外界风邪而致病。别名：本病的别名有冒风、冒寒、伤风、重伤风、小伤寒。如见广泛流行，称为时行感冒。"[144]55

《中医内科学》(周仲瑛)："感冒是触冒风邪，邪犯卫表所致的外感疾病。临床表现以鼻塞、流涕、喷嚏、咳嗽、头痛、恶寒发热、全身不适为特征。本病四时皆有，尤以冬春两季为多。因冬春气候多变，风为春季主气，六淫之首，善行而数变，极易伤人；寒为冬季主气，冬天朔风凛冽，风寒相合，更易伤人。由于感受邪所不同，病情轻重有异，故称谓亦多。轻者多为感受当令之气，一般通称伤风，或称冒风；因感寒所致者又叫冒寒。重者多为感受非时之邪，称为重伤风；因风寒致病之重者，又叫小伤寒，以示不同于六经伤变之伤寒。如感受时行病毒，有较强的传染性，并可引起广泛流行者，称为时行感冒。"[145]45

《中医内科学》(白淑仪)："感冒是以感受风邪所致的一种常见外感疾病。临床表现主要以头痛、鼻塞、流涕、喷嚏、恶寒、发热、脉浮为特征。病情有轻、有重，轻者一般称为伤风，重者称为重伤风。如在一个时期内广泛流行，证候多相类似者，称为时行感冒。"[146]13

《中医内科学》(张发荣)："感冒的涵义，是指感受六淫、时行疫毒，其中以风邪为主，邪袭肺卫，表现为流清涕、打喷嚏、头身痛、发热恶寒等证候的一类外感疾病。感冒作为病名，据目前资料所见，始见于明代吴昆《医方考》：'外感风寒，俗称感冒。感冒者，受邪肤浅之名也。''六气袭人者，深者为中，次者为伤，轻者为感冒。'可见感冒、伤风或伤寒、中风或中寒，均为同类疾病而言，但感冒轻，伤风、伤寒较重，中风、中寒则更重。近代对伤风、感冒、伤寒的理解，一般把轻度头昏、鼻塞、流涕、喷嚏，而无恶寒发热、头身疼痛之类表证者，谓之伤风；对于这些表证均有者，谓之感冒；这些症状均有，而恶寒、身痛症状尤其突出者，谓之伤寒。"[147]48,49

《实用中医内科学》(沈全鱼)："感冒是外感风邪，出现鼻塞、流涕、喷嚏、咳嗽、头痛、恶寒、发热、全身不适等症状的一种疾病，为常见的外感病之一。感，感受。冒，触冒。即感受触冒外界风邪而致病。感冒根据病情轻重不同，命名亦异：病情轻者，称为伤风；其重者，称为重伤风。如果病情较重，并且在一个时期内广泛流行，不分男女老幼，症状多相类似的，称为时行感冒。”[148]3

《内科》：“感冒是感受风邪所导致的外感病，临床以头痛、鼻塞、流涕、喷嚏、咳嗽、恶寒、发热、肢体酸楚为主证。本病四季均可发生，但以冬春为多见。因为冬春两季气候多变，春为风令，风为六淫之首，故极易犯人；冬季寒水司令，朔风凛冽，风寒相合，更易伤人。感冒的病情轻重不同，轻者多为感受当令之气，一般通称伤风，重者多为感受非时之邪，称为时行感冒。一般来说，感冒的病程短，在整个病程过程中很少传变，但时感重证，老幼体弱患者，有时亦可变生他病。本病具有一定的传染性，在易感季节发病率很高。”[149]1

《中医内科学》（王再谟）：“感冒是由于感受六淫之邪伤及肺卫所引起的外感疾病，轻者称为伤风，重者称为时行感冒，具有一定的传染性，可引起广泛的流行。本病四时皆有，以春冬季节较多，临床上以头痛、恶风寒、发热、鼻塞、流清涕、脉浮为特征。”[150]9

《中医外感热病学》：“感冒是因风邪侵袭人体而引起的常见外感疾病。临床以发热恶寒，头痛鼻塞，咳嗽喷嚏，脉浮等为主要症候。该病四季均可发生，尤以冬春两季为多见。一般很少传变，3～7日便可痊愈。感冒病情有轻重不同，轻者俗称伤风，重者称为重伤风。若病情较重，且在一段时期内广泛流行，证候多相类似者，称为时行感冒。”[151]91

《中医内科学》（王永炎）：“感冒，俗称伤风，是感触风邪或时行病毒，引起肺卫功能失调，出现鼻塞，流涕，喷嚏，头痛，恶寒，发热，全身不适等主要临床表现的一种外感病。感冒的发病在外感病中占首位，是最常见的一种。一年四季均可发病，以冬、春季节为多。”[152]24,25

《中医药学名词》（2011）：“感冒……common cold 感受外邪，以发热恶寒，头身疼痛，鼻塞流涕，喉痒咳嗽等为主要表现的疾病。”[154]4

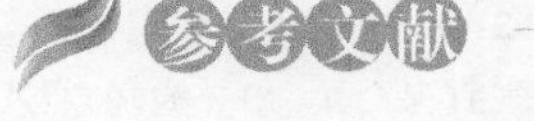

参考文献

[1] 未著撰人. 黄帝内经素问[M]. 北京：人民卫生出版社，1963：123，236，318.

[2] [东汉] 张机. 伤寒论[M]. 钱超尘，郝万山整理. 北京：人民卫生出版社，2005：25.

[3] [东汉] 张机. 金匮要略[M]. 何任，何若苹整理. 北京：人民卫生出版社，2005：33.

[4] [隋] 巢元方. 诸病源候论[M]. 黄作阵点校. 沈阳：辽宁科学技术出版社，1997：163.

[5] [唐] 蔺道人. 仙授理伤续断秘方[M]. 北京：人民卫生出版社，1957：13.

[6] [宋] 王怀隐，等. 太平圣惠方[M]. 北京：人民卫生出版社，1958：660，3248，3249.

[7] [宋] 苏颂. 本草图经[M]. 尚志钧辑校. 合肥：安徽科学技术出版社，1994：584.

[8] [宋] 史堪. 史载之方[M]. 王振国，朱荣宽点校. 上海：上海科学技术出版社，2003：60.

[9] [宋] 朱肱. 类证活人书[M]. 唐迎雪，等点校. 天津：天津科学技术出版社，2003：69，186.

[10] [宋] 太平惠民和剂局. 太平惠民和剂局方[M]. 刘景源点校. 北京：人民卫生出版社，1985：20.

[11] [宋] 赵佶. 圣济总录[M]. 北京：人民卫生出版社，1962：417，571.

[12] [宋] 许叔微. 普济本事方[M]. 刘景超，李具双校注. 北京：中国中医药出版社，2007：117.

[13] [金] 成无己. 注解伤寒论[M]. 北京：人民卫生出版社，1955：59.

[14] [宋] 洪遵. 洪氏集验方[M]. 宋咏梅，张云杰点校. 上海：上海科学技术出版社，2003：24.

[15] [金] 刘完素. 黄帝素问宣明论方[M]. 宋乃光校注. 北京：中国中医药出版社，2007：51.

[16] [宋] 陈无择. 三因极一病证方论[M]. 侯如艳校注. 北京：中国医药科技出版社，2011：52.

[17] [宋] 杨倓. 杨氏家藏方[M]. 于文忠，等点校. 北京：人民卫生出版社，1988：41.

[18] [宋] 王璆. 是斋百一选方[M]. 刘耀，张世亮，刘磊点校. 上海：上海科学技术出版社，2003：137.

[19] [宋] 陈自明. 妇人大全良方[M]. 田代华，等点校. 天津：天津科学技术出版社，2003：124.

[20] [宋] 施桂堂. 察病指南[M]. 上海：上海卫生出版社，1957：17.

[21] [宋] 严用和. 严氏济生方[M]. 刘阳校注. 北京：中国医药科技出版社，2007：71.

[22] [宋] 杨士瀛. 仁斋直指方论[M]. 盛维忠，王致谱，傅芳，等校注. 福州：福建科学技术出版社，1989：69.

[23] [宋] 朱佐. 类编朱氏集验医方[M]. 郭瑞华，等点校.

上海：上海科学技术出版社，2003：105.
[24] [元] 许国桢. 御药院方[M]. 王淑民，关雪点校. 北京：人民卫生出版社，1992：37.
[25] [金] 刘完素. 素问病机气宜保命集[M]. 鲍晓东校注. 北京：中医古籍出版社，1998：203.
[26] [金] 刘完素. 伤寒直格；伤寒标本心法类萃[M]. 北京：人民卫生出版社，1982：96.
[27] [宋] 刘信甫. 活人事证方后集[M]. 李克夏点校. 上海：上海科学技术出版社，2003：41.
[28] [宋] 李璆，张致远. [元] 释继洪. 岭南卫生方[M]. 张效霞校注. 北京：中医古籍出版社，2012：11.
[29] [元] 危亦林. 世医得效方[M]. 王育学，等校注. 北京：中国中医药出版社，1996：14，15.
[30] [明] 胡濙. 卫生易简方[M]. 北京：人民卫生出版社，1984：20.
[31] [明] 陶节菴. 伤寒六书[M]. 黄瑾明，傅锡钦点校. 北京：人民卫生出版社，1990：1，169.
[32] [元] 朱震亨. 丹溪心法[M]. 鲁兆麟，等点校. 沈阳：辽宁科学技术出版社，1997：9.
[33] [明] 薛己. 内科摘要[M]. 申玮红校注. 北京：中国医药科技出版社，2012：24.
[34] [明] 万全. 幼科发挥[M]. 北京：人民卫生出版社，1963：96.
[35] [明] 王纶. 明医杂著[M]. 王新华点校. 南京：江苏科学技术出版社，1985：169.
[36] [明] 薛铠，薛己. 内科摘要 女科撮要 保婴撮要[M]. 北京：人民卫生出版社，1983：89.
[37] [明] 楼英. 医学纲目：下册[M]. 高登瀛，鲁兆麟点校. 北京：人民卫生出版社，1987：1464.
[38] [明] 孙一奎. 赤水玄珠全集[M]. 凌天翼点校. 北京：人民卫生出版社，1986：39.
[39] [明] 李梴. 医学入门[M]. 金嫣莉校注. 北京：中国中医药出版社，1995：258.
[40] [明] 李时珍. 本草纲目校注：上[M]. 张志斌，等校注. 沈阳：辽海出版社，2000：487.
[41] [明] 吴昆. 医方考 脉语[M]. 宋白杨校注. 北京：中国医药科技出版社，2012：37.
[42] [明] 龚廷贤. 万病回春[M]. 朱广仁点校. 天津：天津科学技术出版社，1993：442.
[43] [明] 方有执. 伤寒论条辨[M]. 张克敏，等点校. 太原：山西科学技术出版社，2009：84，85.
[44] [明] 武之望. 济阴纲目[M]. 鲁兆麟，等点校. 沈阳：辽宁科学技术出版社，1997：141.
[45] [明] 王大纶. 婴童类萃[M]. 北京：人民卫生出版社，1983：75.
[46] [明] 张景岳. 类经[M]. 范志霞校注. 北京：中国医药科技出版社，2011：548.
[47] [明] 倪朱谟. 本草汇言[M]. 戴慎，等点校. 上海：上海科学技术出版社，2005：204.
[48] [明] 孙志宏. 简明医彀[M]. 余瀛鳌，等点校. 北京：人民卫生出版社，1984：41.
[49] [明] 胡慎柔. 慎柔五书[M]. 沈凤阁点注. 南京：江苏科学技术出版社，1985：11.
[50] [明] 张昶. 小儿诸证补遗[M]. 段逸山点校. 上海：上海科学技术出版社，2004：11.
[51] [明] 秦昌遇. 症因脉治[M]. 张慧芳，等点校. 北京：中医古籍出版社，2000：154.
[52] [明] 吴有性. 温疫论[M]. 孟澍江，杨进点校. 北京：人民卫生出版社，1990：8.
[53] [明] 李中梓. 删补颐生微论[M]. 包来发，郑贤国校注. 北京：中国中医药出版社，1998：220，221.
[54] [明] 汪绮石. 理虚元鉴[M]. 谭克陶点校. 北京：人民卫生出版社，1988：40.
[55] [明] 萧京. 轩岐救正论[M]. 刘德荣，陈玉鹏校注. 北京：线装书局，2011：85.
[56] [清] 潘楫. 医灯续焰[M]. 杨维益点校. 北京：人民卫生出版社，1988：44.
[57] [清] 张倬. 伤寒兼证析义[M]. 上海：上海科学技术出版社，1990：19.
[58] [清] 陈士铎. 石室秘录[M]. 柳璇，宋白杨校注. 北京：中国医药科技出版社，2011：55，56.
[59] [清] 汪昂. 本草备要[M]. 余力，陈赞育校注. 北京：中国中医药出版社，1998：102.
[60] [清] 孙伟. 良朋汇集经验神方[M]. 2版. 齐馨点校. 北京：中医古籍出版社，2004：166.
[61] [清] 秦之桢. 伤寒大白[M]. 北京：人民卫生出版社，1982：63.
[62] [清] 程国彭. 医学心悟[M]. 田代华点校. 天津：天津科学技术出版社，1999：52.
[63] [清] 吴澄. 不居集[M]. 达美君，等校注. 北京：中国中医药出版社，2002：479.
[64] [清] 吴谦. 删补名医方论[M]. 北京：人民卫生出版社，1973：49.
[65] [清] 陈复正. 幼幼集成[M]. 蔡景高，叶奕扬点校. 北京：人民卫生出版社，1988：56.
[66] [清] 黄元御. 四圣心源；四圣悬枢[M]//黄元御医籍经典. 太原：山西科学技术出版社，2011：153.
[67] [清] 吴仪洛. 本草从新[M]. 朱建平，吴文清点校. 北京：中医古籍出版社，2001：67.
[68] [清] 顾世澄. 疡医大全[M]. 凌云鹏点校. 北京：人民卫生出版社，1987：1509.
[69] [清] 徐大椿. 兰台轨范[M]. 陈婷校注. 北京：中国医药科技出版社，2011：76.
[70] [清] 赵学敏. 本草纲目拾遗[M]. 闫冰，等校注. 北京：中国中医药出版社，1998：98.
[71] [清] 黄宫绣. 本草求真[M]. 赵贵铭点校. 太原：山西科学技术出版社，2012：50.
[72] [清] 沈金鳌. 伤寒论纲目[M]. 上海：上海卫生出版

社，1958：23.

[73]　[清] 刘奎. 松峰说疫[M]. 张灿玾，等点校. 北京：人民卫生出版社，1987：188，189.

[74]　[清] 杨璿. 伤寒瘟疫条辨[M]. 徐国仟，等点校. 北京：人民卫生出版社，1986：16.

[75]　[清] 郑玉坛. 大方脉[M]//湖湘名医典籍精华：内科卷. 长沙：湖南科学技术出版社，1999：78.

[76]　[清] 陈修园. 神农本草经读[M]. 肖钦朗校注. 福州：福建科学技术出版社，2007：103.

[77]　[清] 蔡贻绩. 医学指要[M]//龙俊杰点校. 湖湘名医典籍精华：医经卷 温病卷 诊法卷. 长沙：湖南科学技术出版社，2000：897.

[78]　[清] 林珮琴. 类证治裁[M]. 刘荩文点校. 北京：人民卫生出版社，1988：5.

[79]　[清] 孟文瑞. 春脚集[M]. 上海：上海科学技术出版社，1986：56.

[80]　[清] 王文选. 幼科切要[M]//近代中医珍本集：儿科分册. 杭州：浙江科学技术出版社，1994：307.

[81]　[清] 姚俊. 经验良方全集[M]. 陈湘萍，由昆校注. 北京：中国中医药出版社，1994：26.

[82]　[清] 雷丰. 时病论[M]. 杨梅香，郑金生点校. 福州：福建科学技术出版社，2010：152.

[83]　[清] 唐宗海. 血证论[M]. 魏武英，曹健生点校. 北京：人民卫生出版社，1990：105.

[84]　[清] 张振鋆. 厘正按摩要术[M]. 曲祖贻点校. 北京：人民卫生出版社，1990：109.

[85]　[清] 张凤逵，叶霖. 增订叶评伤暑全书[M]//中国医学大成：16. 上海：上海科学技术出版社，1990：20.

[86]　[清] 周伯度. 六气感证要义[M]. 上海：上海科学技术出版社，1986：1.

[87]　[清] 张秉成. 成方便读[M]. 上海：科技卫生出版社，1958：55.

[88]　[清] 张锡纯. 医学衷中参西录：上册[M]. 王云凯，等点校. 石家庄：河北科学技术出版社，1985：21.

[89]　[清] 朱世扬. 诚求集[M]. 陈嘉训点校. 上海：上海科学技术出版社，2004：31.

[90]　[元] 马宗素. 刘河间伤寒医鉴[M]. 北京：中华书局，1985：2.

[91]　[明] 陈嘉谟. 本草蒙筌[M]. 王淑民，等点校. 北京：人民卫生出版社，1988：104.

[92]　[明] 张介宾. 景岳全书[M]. 夏之秋，等校注. 北京：中国中医药出版社，1996：67.

[93]　[明] 秦昌遇. 幼科折衷[M]. 俞景茂点校. 北京：中医古籍出版社，1990：40.

[94]　[明] 李中梓. 伤寒括要[M]//张宁校注. 李中梓医学全书. 北京：中国中医药出版社，1999：301.

[95]　[清] 汪讱庵. 素问灵枢类纂约注[M]. 上海：上海卫生出版社，1958：49.

[96]　[清] 鲍相璈. 验方新编：上册[M]. 周光优，等点校. 北京：人民卫生出版社，1990：450.

[97]　[清] 吕震名. 伤寒寻源[M]. 上海：上海科学技术出版社，1985：3.

[98]　[清] 费伯雄. 医方论[M]. 李铁君点校. 北京：中医古籍出版社，1987：15.

[99]　[民国] 何廉臣. 增订通俗伤寒论[M]. 连智华点校. 福州：福建科学技术出版社，2004：225.

[100]　[元] 曾世荣. 活幼心书[M]. 田代华，等点校. 天津：天津科学技术出版社，1999：109.

[101]　[明] 虞抟. 医学正传[M]. 郭瑞华，等点校. 北京：中医古籍出版社，2002：41.

[102]　[明] 万全. 育婴家秘[M]//姚昌绶校注. 万密斋医学全书. 北京：中国中医药出版社，1999：503.

[103]　[明] 龚信，龚廷贤. 古今医鉴[M]. 王立，等校注. 南昌：江西科学技术出版社，1990：64.

[104]　[明] 龚廷贤. 寿世保元[M]. 王均宁，等点校. 天津：天津科学技术出版社，1999：111.

[105]　[明] 李中梓. 医宗必读[M]. 王卫，等点校. 天津：天津科学技术出版社，1999：226.

[106]　[清] 汪讱庵. 医方集解[M]. 叶显纯点校. 上海：上海科学技术出版社，1991：72.

[107]　[清] 顾松园. 顾松园医镜：上[M]. 郑州：河南人民出版社，1961：200.

[108]　[清] 吴世昌，王远. 奇方类编[M]. 朱定华，曹秀芳点校. 北京：中医古籍出版社，1986：47，48.

[109]　[清] 李潆. 身经通考[M]. 李生绍，等点校. 北京：中医古籍出版社，2004：225.

[110]　[清] 郑玉坛. 彤园妇科[M]. 刘丽莎点校. 天津：天津科学技术出版社，2010：120.

[111]　[清] 文晟. 慈幼便览[M]//近代中医珍本集：儿科分册. 杭州：浙江科学技术出版社，1994：915.

[112]　[清] 沈文彬. 药论[M]. 童舜华点校. 上海：上海科学技术出版社，2004：12，13.

[113]　[清] 娄杰. 温病指南[M]. 北京：中医古籍出版社，1985：96.

[114]　[明] 武之望. 济阳纲目[M]//苏礼，等校注. 武之望医学全书. 北京：中国中医药出版社，1999：375.

[115]　[明] 徐春甫. 古今医统大全：上册[M]. 崔仲平，王耀廷点校. 北京：人民卫生出版社，1991：620.

[116]　[清] 蒋士吉. 医宗说约[M]. 王道瑞，等校注. 北京：中国中医药出版社，2004：132.

[117]　[清] 张璐. 伤寒绪论[M]//张璐医学全书. 北京：中国中医药出版社，1999：670.

[118]　[清] 薛雪. 医经原旨[M]. 洪丕谟，姜玉珍点校. 上海：上海中医学院出版社，1992：209.

[119]　徐荣斋. 重订通俗伤寒论[M]. 北京：中国中医药出版社，2004：194.

[120]　中医研究院中医教材编辑委员会. 中医内科学概要[M]. 北京：中医研究院，1956：32.

[121] 南京中医学院内科教研组.简明中医内科学[M].上海：上海科学技术出版社，1959：84.
[122] 上海中医学院内科教研组.中医内科学讲义[M].北京：人民卫生出版社，1960：3.
[123] 上海中医学院.中医内科学[M].上海：上海科学技术出版社，1964：46.
[124] 浙江医科大学革命委员会教育革命组.中医内妇儿科学[M].杭州：浙江医科大学，1972：19.
[125] 山东中医学院内科教研组.中医内科学[M].济南：山东人民出版社，1976：81.
[126] 江苏新医学院中医内科教研组，江苏新医学院第一附属医院内科.中医内科学[M].南京：江苏人民出版社，1977：32.
[127] 黑龙江中医学院内科教研组，黑龙江中医学院西学中班.中医内科学[M].哈尔滨：黑龙江中医学院，1977：1.
[128] 成都中医学院.中医内科学[M].成都：成都中医学院，1976：32.
[129] 江西中医学院函授部.中医内科学[M].南昌：江西中医学院，1978：98，99.
[130] 沈全鱼.中医内科证治[M].太原：山西人民出版社，1978：1.
[131] 南京中医学院.温病学[M].上海：上海科学技术出版社，1978：113.
[132] 成都中医学院.中医内科学[M].成都：四川人民出版社，1980：63.
[133] 梁运通.中医内科证治[M].呼和浩特：内蒙古人民出版社，1980：26.
[134] 罗国钧.实用中医内科学[M].太原：山西人民出版社，1981：15.
[135] 上海中医学院.中医内科学讲义[M].香港：医药卫生出版社，1982：46.
[136] 印会河.中医内科新论[M].太原：山西人民出版社，1983：37.
[137] 上海中医学院，上海市卫生局.中医内科学[M].北京：人民卫生出版社，1984：8.
[138] 邓铁涛，欧明.中医内科[M].广州：广东科技出版社，1984：10.
[139] 张伯臾.中医内科学[M].上海：上海科学技术出版社，1985：38.
[140] 方药中，邓铁涛.实用中医内科学[M].上海：上海科学技术出版社，1986：86.
[141] 田德禄.中医内科学：中[M].北京：中医古籍出版社，1986：36.
[142] 辽宁中医学院.中医内科学[M].沈阳：辽宁科学技术出版社，1987：1.
[143] 王寿生.中医内科学[M].北京：中医古籍出版社，1987：38.
[144] 张伯臾.中医内科学[M].北京：人民卫生出版社，1988：55.
[145] 周仲瑛.中医内科学[M].长沙：湖南科学技术出版社，1988：45.
[146] 白淑仪.中医内科学[M].南京：江苏科学技术出版社，1989：13.
[147] 张发荣.中医内科学[M].成都：四川科学技术出版社，1989：48，49.
[148] 沈全鱼.实用中医内科学[M].北京：中医古籍出版社，1989：3.
[149] 杨医亚，陈孟恒.中医自学丛书：第9分册 内科[M].石家庄：河北科学技术出版社，1989：1.
[150] 王再谟.中医内科学[M].成都：四川科学技术出版社，1991：9.
[151] 吴银根，沈庆法.中医外感热病学[M].上海：上海科学技术出版社，1991：91.
[152] 王永炎.中医内科学[M].上海：上海科学技术出版社，1997：24，25.
[153] 王永炎.中医内科疾病名称规范研究[M].北京：中国古籍出版社，2003：5.
[154] 中医药学名词审定委员会.中医药学名词[M].北京：科学出版社，2011：4.

（刘　涛）

4 • 012

臌胀

gǔ zhàng

一、规范名

【汉文名】臌胀。

【英文名】tympanites。

【注释】由水、气、瘀血、寄生虫等所致，以腹部膨胀如鼓，腹皮青筋显露，肤色苍黄为主要表现的疾病。

二、定名依据

臌，中医指腹部膨胀的疾病，有“水臌”“气臌”等，通称“臌胀”，古代文献中“臌”亦作“鼓”。“鼓”为会意字，本义指一种中空的打击乐器，甲骨文字形，左边是鼓的本字，右边是“攴”(pū)，表示手持棒槌击鼓；《说文解字》言：“击鼓也。从攴从壴，壴亦声。”本义之外，“鼓”还可引申为高起、凸出之义，中医臌胀之病用“鼓”字，概取其中空、鼓音、高起、凸起之义来形容病状。“臌”即为“鼓”的分化字，加了“月”字旁既保留了“鼓”字的形容词义，又强化了身体性，随历史发展逐渐成为该病症专有名称。

臌胀病名最早见于《内经》，《灵枢·水胀》篇说：“鼓胀何如？岐伯曰：腹胀，身皆大，大与肤胀等也，色苍黄，腹筋起，此其候也。”《素问·腹中论》曰：“有病心腹满，旦食则不能暮食……名为鼓胀。”从症状描述来看，与现在的臌胀病含义一致。在此之前或同时期的名称有胀、肝胀、心胀、脾胀、肺胀、肾胀、胆胀、小肠胀、胃胀、大肠胀、膀胱胀、三焦胀、虚胀、实胀、寒胀、热胀、食胀等称谓，这些词汇主要是从脏腑之别来形容“胀”病之具体表现，其本意并非指某一脏腑本身所生之胀，而是依据中医司外揣内之思路描述“胀”病在不同情况下的具体病形，正如《灵枢·水胀》所说：“夫胀者，皆在于脏腑之外，排脏腑而郭胸胁，胀皮肤，故命曰胀。”“胀”病之舍既在胸腹之中，难免触及脏腑而出现相应的表现，从而命名为何种“胀”，故而这些“胀”病词语乃为笼统称谓，当包含臌胀一病在内。

继《内经》最早出现臌(鼓)胀病名之后，其他名称有臌(鼓)、血臌(鼓)、气臌(鼓)、单腹胀、单水臌胀、单气臌胀、单鼓、酒鼓、蜘蛛臌(鼓)、虫臌、血臌(鼓)、气臌(鼓)、寒胀、热胀、水胀、谷胀、气胀、血胀、水臌(鼓)、石鼓、疮臌(鼓、蛊)、疳臌、疟臌(鼓)、蛊胀、单腹蛊胀、蛊、气蛊、血蛊、石蛊。这些词在不同的历史时期中代表“臌胀”这一疾病的称谓，它们或描述臌胀病的不同病理状态、或揭示病因、或形容病位病状，反映了对“臌胀”病不同的认知阶段。

以上所有的名词术语中，将“臌(鼓)胀”定为这一疾病的规范名，主要是因为“臌胀”一词最早在《内经》中出现。《内经》在中医学经典著作中的地位十分重要，是奠定了学术规范的，且《内经》中对“臌胀”一病的症状描述与现代界定基本一致，描述出了“臌胀”病的典型特有症状和体征，随后又列举了“臌胀”病的治疗法则和治疗方剂，以方测证也证实该病名符合规范含义。这同时也说明了中医早在秦汉之际就对“臌胀”一病有了准确的认知，后世该名词沿用也比较广泛深远。后世所用诸名，或描述的只是“臌胀”的一个类型，或特指“臌胀”的某一方面的病因病理，其名称涵盖性较为狭窄，都不能代表“臌胀”病的全部含义，而以“臌胀”为规范名称对该病基本特点的概括则更加准确、全面，约定俗成性也较好，故而将其定为规范名。

“臌胀”这一规范名称在中医药专科辞书中都在沿用，在《中医内科学》的各版教材中也普遍应用。由“鼓”至“臌”字的演变保留了对该病症最核心特点的形象性描述，且“臌胀”一词内涵清晰、应用广泛、接受度高，能够囊括历代文献中有关此病的其他不同表述，在应用时不会产生混淆、分歧与疑义，在流传过程中其语义已能够准确表达该类疾病特质，这对于中医学的研究和临床工作有重要意义。

三、同义词

【曾称】“蛊”(《甲骨学商史论丛初集》)；“蜘蛛病”“膨亨[脝]”(《证治要诀》)；“筲箕胀”(《增订通俗伤寒论》)；“鼓胀”(《内经》)；“单腹胀”(《医门法律》)；“单鼓”(《丹溪心法》)；“蜘蛛臌[鼓]”(《医学入门》)；“蛊胀”(《备急千金要方》)。

四、源流考释

臌胀为中医临床四大疑难重症“风、痨、臌、

膈”之一，历代医家十分重视，其历史溯源也较早，《万氏家传保命歌括》中指出：“诸书所谓鼓胀、水胀、气胀、血胀之病，名虽不同，其实则一也。”[1]351 在历代中医文献中，臌胀呈现出各种病名描述，也展现出臌胀病名发展脉络，其历代源流发展考释如下。

臌胀在流传过程中有一种病因病理类型叫“蛊胀”，现代医学的血吸虫病肝纤维化导致肝硬化、肝脾肿大、门脉梗阻、形成腹水，属于中医蛊胀范畴。对蛊胀的病因，古代早已认识到与虫毒感染有关，对于“蛊”的认识与记载也可追溯到商周时期，随着后世历史的发展，逐渐将“蛊”虫(毒)与鼓胀相联系起来，经历了由蛊—蛊毒—蛊胀的演进，完善了“蛊胀”一病的认识。

早在甲骨卜辞中，就可以找到与“蛊”有关的最早记载。蛊往往被认为是毒虫，甲骨文中“蛊”字字形写作，从虫从皿，从汉字的会意上来看就是用器皿装着的虫子。西汉许慎《说文解字·蟲部》对蛊字定义为：“蛊，腹中虫也。”[2]284 这说明至少在商代，古人就已经认识到这种由于虫毒感染所导致的腹部疾病了，殷墟甲骨文中还有“其唯蛊”“不唯蛊”的记载[3]439，也能说明这一点。先秦《山海经》中有很多关于“蛊”的记载，如“食者不蛊”[4]2“食者无蛊疾”[4]144“席其皮者不蛊”[4]21 等记载，说明当时不仅认识了蛊，更有了防治蛊毒的多种动植物药物。此后到了周代，由于蛊的流行，更是设立了专门的掌蛊官职，如《周礼·秋官·庶氏》：“庶氏下士一人，徒四人”[5]2726，能“掌除毒蛊”[5]2924。说明这些“庶氏”已经保留有驱除蛊毒的方书治法。

总之，在夏商周三代时期，蛊胀之“蛊”已出现，与虫毒感染相关，其“虫毒”之义与后世“蛊胀”之病因也保持着历史一致性，是其早期渊源。

《内经》中出现了最早的“臌胀”规范名称，并且其病状描述与现今基本一致，还提出了治疗方法。如《素问·腹中论》：“黄帝问曰：有病心腹满，旦食则不能暮食，此为何病？岐伯对曰：名为鼓胀。帝曰：治之奈何？岐伯曰：治之以鸡矢醴，一剂知，二剂已。”[6]223 同时还论及臌胀反复发生之因：“帝曰：其时有复发者何也？岐伯曰：此饮食不节，故时有病也。”另外，素问病机十九条中对于水湿胀满之证也划定了病机范畴，《素问·至真要大论》曰：“诸胀腹大，皆属于热……诸病有声，鼓之如鼓，皆属于热。”[6]538 此处述及源于阳热气盛的腹部胀大、胸腹扣之如鼓音的诸般病证之病机，成为后世论治胀满臌胀病证的指导性原则。《灵枢》中也有关于臌胀的记载，《灵枢·水胀》说：“鼓胀何如？岐伯曰：腹胀，身皆大，大与肤胀等也，色苍黄，腹筋起，此其候也。”[7]114 篇中还区别了水与肤胀、鼓胀、肠覃、石瘕、石水的不同，并提出了本病针刺治疗原则，如：“鼓胀可刺邪？岐伯曰：先泻其胀之血络，后调其经，刺去其血络也。”尤其还大胆地提出了单纯性腹水的针刺放腹水方法，如《灵枢·四时气》说：“徒㽷，先取环谷下三寸，以铍针针之，已刺而筩之，而内之，入而复之，以尽其㽷。”[7]56 这是已知中医历史上最早的相关记载了，也说明对于腹水臌胀这样的急症，中医临床早已探索出了应用器具外治的方法。此外，《素问·六元正纪大论》有载：“面首四支䐜愤胪胀，疡痱呕逆。”[6]492《广韵·九鱼》言：“腹前曰胪。”张景岳注：“胪，皮也。一曰腹前为胪。”此处，胪胀为病名即腹胀，典籍出处《琉璃王经》：“各共饥渴，无所向仰，求乞无地，止于水傍人洗菜处，得进萝卜食之，胪胀腹痛而薨。”

汉代张仲景《伤寒杂病论》中虽未直接提及臌(鼓)胀病名，但书中所记载的“肝水”“脾水”“肾水”从症状描述上来看均与臌胀相似。如《金匮要略·水气病脉证并治第十四》载：“肝水者，其腹大，不能自转侧，胁下腹痛……脾水者，其腹大，四肢苦重，津液不生，但苦少气，小便难；肾水者，其腹大，脐肿腰痛，不得溺，阴下湿如牛鼻上汗，其足逆冷，面反瘦。”[8]192 提示了水邪为患的不同病位病状，明确指出水气胀满之证与肝脾肾三脏关系最为密切，这为后世以此三脏为主辨治臌胀类病证打下理论基础。

综上所述，秦汉时期对于臌胀一病，不仅进行了准确的病名界定，还总结了该病的病因病机特点（热盛气郁、瘀血结聚、脾虚水停等）、所涉及的脏腑、药物以及针刺的治疗原则等，可以说此时期对于臌胀病的认识已较为清晰，且为后世的理论发展打下基础。

东晋葛洪《肘后备急方》中虽未提及臌胀病名，但其“治卒大腹水病方第二十五”篇中提到的水病、肿满之候与今之臌胀相似，如“水病……腹内转侧有节声，此其候也，不即治须臾，身体稍肿，肚尽胀，按之随手起，则病已成，犹可为治。”[9]97 篇中还提到一种针刺放腹水适应证和方法：“若唯腹大，下之不去，便针脐下二寸，入数分，令水出孔合，须腹减乃止。”[9]99 这是继《内经》中放腹水的方法之后的又一次记载。

隋代巢元方所著《诸病源候论》设“水肿病诸候”专篇讨论水肿鼓胀病因病机，其下列二十二论，其中的“水癥候”“水蛊候”是直接描述臌胀病的，如《诸病源候论·水肿病诸候·水癥候》：“水癥者，由经络痞涩，水气停聚，在于腹内，大小肠不利所为也。其病腹内有结块坚强，在两胁间膨膨胀满，遍身肿，所以谓之水癥。”[10]120 巢元方认为，此种结块逐渐生长可成癥瘕，癥瘕日久可引致肢瘦腹肿，正如《诸病源候论·癥瘕诸病·癥候》所云：“癥者，由寒温失节，致腑脏之气虚弱，而食饮不消，聚结在内，染渐生长……是癥也……若积引岁月，人即柴瘦，腹转大，遂致死。”[10]107 这里可贵的是比较清晰的指出了臌胀病腹水的产生是由于两胁间的结块积聚所致，这与现代肝硬化产生腹水的临床过程十分相近，已经接触到臌胀病的本质了，较之前代的描述又前进了一步。另外，《诸病源候论》中还提到“水蛊”病名，如《诸病源候论·水肿病诸候·水蛊候》：“此由水毒气结聚于内，令腹渐大，动摇有声，常欲饮水，皮肤粗黑，如似肿状，名水蛊也。”[10]120 这在病因上首次提出了“水毒（水中之虫）”可致臌胀，这与现代所说的血吸虫性腹水一致，主要是在血吸虫病流行区，遭受血吸虫感染又未能及时进行治疗，血吸虫内伤肝脾，肝伤则气滞，脾伤则湿聚为水，虫阻脉络则血瘀，诸因素相互作用，终致水停腹中，形成鼓胀。至此，上古时期出现在甲骨文中的“蛊”字含义由蛊毒、巫蛊演变成为实实在在的疾病病源，水蛊病名正式形成。

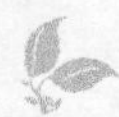

唐代孙思邈所著《备急千金要方》中除了延续《内经》中鼓胀的定义外，更提出了“蛊胀”病名，还进一步区分了蛊胀与水胀。如《备急千金要方·卷二十一消渴淋闭方·水肿第四》说：“又有蛊胀，但腹满不肿，水胀四肢面目俱肿。”[11]460《备急千金要方·解毒并杂治·蛊毒第四》说：“蛊注四肢浮肿，肌肤消索，咳逆，腹大如水状，死后转易家人，”[11]524 指出切忌“治蛊以水药，治水以蛊药，或但胀满，皆以水药。”认为如此误治或可杀人，导致患者“日复增加，奄至陨殁。”说明此时期对于蛊胀病不仅认识更加深入，还总结了专门的治疗方法，指出了其与一般水胀之不同。

由上可见，晋唐医家所提到的水病、水蛊病名，均是臌胀的不同类型，进一步认识到臌胀一病由癥瘕积聚、水停血瘀、水毒侵袭所致，尤其是较前代更加清晰的认识了“蛊胀”一病及其特殊表现，并且丰富了“蛊胀”病的治疗领域，是臌胀病名发展的重要阶段。

宋金元时期，是中医学理论创新和争鸣时期，对于臌胀病的认识深度得到了极大的跃升，是臌胀病病名演变的重要里程碑。宋代陈言《三因极一病证方论·胀满》载：“鼓胀……假如怒伤肝，肝克脾，脾气不正，必胀于胃。”[12]146 指出情志郁结，气逆伤肝，肝脉瘀积，日久而成鼓胀，或肝气郁结不舒，横逆犯脾，脾胃受克，运化失职，而致水湿内停，气、血、水壅结则可形成鼓胀。宋代杨士瀛《仁斋直指方论·胀满》：“失饥伤饱，痞闷停酸，旦则阴消阳长，谷气易行，故能饮食。暮则阴长阳消，谷气难化，故不能食，是为谷胀。脾土受湿，不能制水，水渍于肠胃而溢于体肤，漉漉有声，怔忪喘息，是为水胀。七情郁结，气道壅遏，上不得降，下不得升，身肿大而四肢瘦削，是为气胀。烦躁漱水，迷忘惊狂，痛闷呕恶，小便多，大便黑，妇人尤多见之，是为血胀。”[13]444 元代李仲南《永类钤方·伤寒胀满·杂病胀满》载：“积聚之证，皆由胀满而始，有水疸、水气、脚气，皆令胀满，各以类求之。《内经》有鼓胀，《太素》作谷胀。”[14]146 朱丹溪《格致余论·鼓胀论》有云：“今也七情内伤，六淫外侵，饮食不节，房劳致虚，脾土之阴受伤，转输之官失职，胃虽受谷不能运化，故阳自升阴自降，而成天地不交之否，于斯时也清浊相混，隧道壅塞，气化浊血瘀郁而为热。热留而久，气化成湿，湿热相生，遂生胀满。《经》曰鼓胀是也。”[15]41 朱丹溪还提到蛊胀即鼓胀：“以其外虽坚满，中空无物，有似于鼓，其病胶固，难以治疗，又名曰蛊，若虫侵蚀，有蛊之义。”此外朱丹溪还认为嗜酒是臌胀发生的重要原因，提出酒食不洁、损伤脾土是臌胀的病机之一，病案如“杨兄年近五十，性嗜好酒，病疟半年，患胀病……手足瘦而腹大，如蜘蛛状”[15]42，又如：“陈氏年四十余，性嗜酒，大便时见血，于春间患胀，色黑而腹大，其形如鬼。”[15]43 这是臌胀病因史上的重要进步，代表了臌胀病临床和理论的重要发展，其与现代大量饮酒伤脾伤肝所致肝硬化腹水之症已十分接近了。其中还包含有久疟致臌的情况，亦即后世所说的“疟鼓”。清代《归砚录》也提到疟鼓。民国《王氏医案绎注》亦有疟鼓之说：“世但知治疟不善有三患，邪留肝络则为疟母，戕及脾元则为疟鼓，耗乎肾阴则为疟劳。”[16]65 这里的气胀、谷胀、水胀、血胀、蛊胀、胀病如蜘蛛状、久疟致臌、饮酒致臌均是按病因证候的特点对臌胀的深入认知。

这一时期，在臌胀的病证分类方面也更加细致，如《仁斋直指方论·胀满方论》首次将臌胀分类为谷胀、水胀、气胀、血胀，这是按鼓胀的主症和不同病机加以区分的。并论述了鼓胀的虚实辨证，“实者，腹中常胀，外坚内痛，按之不陷，法当为之疏利；虚者，时胀时减，虚气留滞，按之则濡，法当以温药和之。”[13]444 而寄生虫如血吸虫等所引起的鼓胀成为“虫鼓”，又称“蛊胀”，或简称“蛊”，亦属鼓胀之列。《丹溪心法·鼓胀》也提道：“鼓胀又名单鼓……朝宽暮急，血虚；暮宽朝急，气虚；终日急，气血皆虚。”[17]174

对于臌胀的调摄和预后，《仁斋直指方论·胀满方论》指出“脐心突起”为鼓胀危重征象之一。杨士瀛说：“蛊胀而腹上有青筋者不治。”[13]444《格致余论·鼓胀论》提到平素调摄应“却盐味以防助邪，断妄想以保母气”[15]42，认识到盐味重对本病进展的影响。

宋金元时期，臌胀病名阐释更加深入全面，不仅完善了本病病因病机理论，还对臌胀病的证候特点做了更为准确形象的描述，腹大如鼓、四肢消瘦如蜘蛛样的典型特征已被清晰认识，进一步明确了臌胀病名内涵，使臌胀一名逐渐成为本病专有规范名称，而此时期提到的“酒臌”“疟臌”“虫鼓”“谷胀”等病名均是根据不同的病因而命名的。

明清时期医家众多，著作汗牛充栋，对于臌胀病的认知日趋成熟完善，包括病因病机、证候特点、病证性质、诊断治疗、方药运用等方面都很有建树，是臌胀病病名的完善时期。

在病因病机上，《类经·疾病类·鼓胀》中张景岳对《素问》中所载“鼓胀”注释为“内伤脾肾，留滞于中，则心腹胀满，不能再食，其胀如鼓，故名鼓胀。”又解释了鼓胀复发之因：“鼓胀之病，本因留滞，故不可复纵饮食也。”[18]299《景岳全书·杂证谟·肿胀》：“少年纵酒无节，多成水鼓。盖酒为水谷之液，血亦水谷之液，酒入中焦，必求同类，故直走血分……故饮酒者身面皆赤，此入血之征，亦散血之征，扰乱一番，而血气能无耗损者，未之有也。第年当少壮，则旋耗旋生，固无所觉，及乎血气渐衰，则所生不偿所耗，而且积伤并至，病斯见矣……其有积渐日久，而成水鼓者，则尤多也。”[18]1154 这里继朱丹溪之后再次详细描述了“酒鼓”的成因，首次提出“酒鼓”之名，还明确指出“于诸鼓之中，则尤以酒鼓为最危难治之证”。说明酒食无节是形成鼓胀的重要病因。清代沈金鳌《杂病源流犀烛·肿胀源流》认为：“鼓胀病根在脾……或由怒气伤肝，渐蚀其脾，脾虚之极，故阴阳不交，清浊相混，隧道不通，郁而为热，热留为湿，湿热相生，故其腹胀大。”[19]67 又指出：“有因忧思太过而成者，必二便不利，脉虚涩，肠鸣而胀。”可见暴怒、忧思也能引起鼓胀。他病日久，肝脾肿大，也是本病成因之一。明末清初喻嘉言在《医门法律·胀病论》中说：“不病之人，凡有癥瘕积聚痞块，即是胀病之根，日积月累，腹大如箕，腹大如瓮，是名单腹胀，不似水气散于皮肤面目四肢也。”[20]291 虫积亦可作胀而成鼓胀，《症因脉治·虫积腹胀》载有：“肚大青筋，腹皮胀急，反能饮食，或面见白斑黑点，或喜食一物，或腹起块扛，大便偶见长虫，此虫积腹痛之症也。”[21]38

对于本病病理特点，《医碥·肿胀》记载：“气水血三者，病常相因，有先病气滞而后血结者，有病血结而后气滞者，有先病水肿而血随败者，有先病血结而水随蓄者。”[22]138《医宗必读·水肿胀满》又说：“有鼓胀与蛊胀之殊。鼓胀者，中空无物，腹皮绷急，多属于气也；蛊胀者，中实有物，腹形充大，非虫即血也。”[23]220 即喻嘉言在《医门法律·胀病论》中概括的“胀病亦不外水裹、气结、血凝”[20]291，外加上虫结。

在病症特点的把握上，明清医家描述的也尤为细致，完善了对臌胀病的认知，还首次用到蜘蛛鼓的病名，十分形象准确。如《内经知要·病能》阐释《内经》臌胀定义时说：“胀甚则腹皮绷急，中空无物，鼓之如鼓，故名鼓胀。”[24]75 明代张景岳《景岳全书·气分诸胀论治》：“单腹胀者，为鼓胀。以外虽坚满而中空无物，其象如鼓，故名鼓胀。”[18]1155 指出臌胀是以腹大如鼓而命名，如患者头面四肢消瘦，只腹部胀大的，称为“单腹胀”，因其形状类似蜘蛛，故又称“蜘蛛鼓(蛊)”，如《医学入门》所述：“若单腹肿大而四肢极瘦者，名蜘蛛蛊。”[25]783 明代戴思恭也说：“蛊与鼓同……俗谓之膨脝，又谓之蜘蛛病，所感不同，止是腹大而急，余处皮肉如常。”[26]53《医门法律·胀病论》：“……于是气居血中，血裹气外，一似妇女受孕者然，至弥月时，腹如抱瓮矣……胀久不消，而成蛊耳。”[20]291《理瀹骈文·身形五官》还提到“腹有青筋”为本症突出特征，并对臌胀进行了分类：“臌胀，单腹大，外坚中空如鼓也。气虚不能制水故胀，其形与肤胀相似，惟腹有青筋为异……臌胀病根在脾。有寒胀、热胀、谷胀、水胀、气胀、血胀、蛊胀之分。”[27]112

另外，明清医家还提到一种特殊的“臌胀”之症，即“疮鼓”，并且论及“疮鼓”治法，如《外科证治全生集·诸疮治法》：“疮疥之生，独由于湿。故南方卑下之地，患者最多。昔书皆言湿热所致，方中皆用生地凉血，未见医愈一人。且以熏罨为法，熏虽疮愈，然毒归腹，定成疮鼓。”[28]22《外科证治全生集·疮鼓治法》：“疮鼓治法，其证当以红枣丸(白僵蚕、红枣)治之。倘遇疮鼓危甚，不及待药与服，当觅大蟹四五只，约重斤余，令其白汤煮食，饮酒盖暖，睡不两时，身上发疮，更甚于前，而鼓全消，仍以疮治至愈。”[28]25

清末民初，医家论及臌胀时不但继承了前代认识，还融合了现代医学的科学内容，对臌胀病的认识与现代已十分接近。近代何廉臣在《增订通俗伤寒论·证治各论·伤寒夹证中·夹胀伤寒》里对臌胀有极其丰富的论述，论及“十胀五臌”：“蛊胀……此即西医所谓肝脏变硬，东医所谓肝癌也……专治单腹胀大，四肢极瘦。”“气臌……每用三仁绛覆汤，送下消臌蛛连丸。”“水臌：多因于湿滞肿满，大剂峻逐，频进不休，力求速愈，初服少效，久必伤残脾阳。始由四肢归腹，腹大如箕(俗称笥箕胀)，手足反瘦，逐渐坚胀，按之如鼓，旦食不能暮食，此西医所谓恶液汁病，东医所谓膵癌也。”这里何廉臣提到的“膵”字，实际上，“膵”字系由日本人自己创造的汉字，称为“膵臓”，《中华大字典·肉部》：

"膵,胰也。亦谓之甜肉,日本谓之膵。"何廉臣还提到:"疳臌,多因于失饥伤饱,鱼肉中误服虫子,虫吸血液,生长繁殖,积久而成臌。形如蜘蛛,故俗称蜘蛛胀。""疟臌,即疟母成臌。多因于疟邪未净,截之太早,误服甘肥滋补,留邪入络,腹胀如鼓。""疮臌:多因于周身疥疮,误用熏法,及凉药涂布,将疮遏进,湿热盘踞膜络,初则腹痛便泄,继则囊肿腹胀,下至少腹。"[29]397 此段论述可以说是对历史上臌胀病的较为全面的总结,且切合临床实际,又融合了西医认识,甚至提到西医胰腺癌恶液质阶段的臌胀腹水,在臌胀病认知史上具有重要地位。

张锡纯在《医学衷中参西录》中基于个人临证体会,在症状要点上区分了气臌、水臌、血臌之不同,为临床提供了重要指导。如《医学衷中参西录·治癃闭方·鸡胵汤》:"愚临证体验以来,知凡系水臌,按之皆不能即起,气臌则按之举手即起。或疑若水积腹中,不行于四肢,如方书所谓单腹胀者,似难辨其为气为水。不知果为水证,重按移时,举手则有微痕,而气证则无也。且气臌证,小便自若,水臌证,多小便不利,此又其明征也。"[30]92 又如,《医学衷中参西录·论水臌气臌治法》:"愚临证品验以来,知凡水证,以手按其肿处成凹,皆不能随手而起。至气臌,以手重按成凹,则必随手而起。惟单腹胀病,其中水臌、气臌皆有,因其所郁气与水皆积腹中,不能外透肌肉,按之亦不成凹,似难辨其为水为气。然水臌必然小便短少,气臌必觉肝胃气滞,是明征。"[31]446 再如,《医学衷中参西录·医话拾零·答萧介青书》:"系瘀血积成臌胀,较水臌尤为难治。且病久身弱,又不敢用剧烈之药开破。而勉用赭石、当归、丹参三药为方,证竟服之病愈。"[32]361 提到"血臌"病证及治法。

总之,明清至近代,对臌胀病名内涵的认知趋于完善,与现代肝硬化腹水一类的疾病描述已接近一致,明确了饮食、饮酒、肝病(黄疸)久病、积聚留滞、虫积等致病原因,区分了气、血、水、虫臌、蛊胀之不同,尤其使用了诸如"蜘蛛臌""单腹胀"等更加形象的病名界定,反映了这个阶段的医家对本病认知的深入程度。

随着现代行业规范与标准的建立,"臌胀"这一病名内涵逐渐特指现代医学中的晚期血吸虫病,各种原因的肝硬化腹水,腹腔内肿瘤所引起的腹水等,均属臌胀范畴[33]148。这是疾病与其名称相对应的规范性、确定性、科学性的大势所趋,统一的定名有利于行业内学术规范体系的建立。这类行业规范性的代表作所规定的"臌胀"一词的定义,诸如《中医药学名词》(2010):"由水、气、瘀血、寄生虫等所致,以腹部膨胀如鼓,腹皮青筋显露,肤色苍黄为主要表现的疾病。"[34]75 沿用此定义的其他行业规范性著作还有诸如《中医词释》《中国医学百科全书·中医内科学》等,以及自五版以后各版本的《中医内科学》教材,都在使用这一定义体系,只是语言表达上的大同小异而已。

一些名词专著中还详解了"臌胀"在历史上曾有过的用法和含义,如《中医词释》中对"蛊胀"一词的解释:"① 即鼓胀。蛊与'鼓'同。② 指单腹胀。③ 指腹部膨大而中有包块者。指虫鼓、血鼓之类。《医宗必读》:'蛊胀者,中实有物,腹形充大,非虫即血也。'④ 指蛊疰。"[35]516 而该书对"鼓胀"一词的解释:"① 病名。一作臌胀。多为肝硬化腹水。② 指腹部胀气。③ 泛指以腹部膨大为明显症状的各种疾病。"[35]596 类似的描述在《中医大辞典》[36]1811 中也存在,同时该书还对鼓胀病名的历史演变及文献记载作了简要梳理。

凡诊诸病,必先宜正名。通过上述对臌胀病名的文献源流考释,梳理该病的理论与临床发展的总体脉络,从上古的初步认知,到四大经典时期的学术奠基阶段,再历晋唐的探索与积累,直至宋元明清认识的全盛时期,通过对本病的概念界定、病因病机、病理特点等因素的分析,展现了中医学对臌胀的认知过程。

五、文献辑录

《说文解字·蟲部》:“蛊,腹中虫也。”[2]284

《山海经》:“食之不蛊”“食之无蛊疫”“席其皮者不蛊。”[4]2

《周礼·秋官·庶氏》:“庶氏下士一人,徒四人。”“掌除毒蛊。”[5]2726

《周礼正义》:“蛊毒病非一种,仅下士主之者,盖掌其方书治禁之法。”[5]2924

《灵枢·四时气》:“徒㾬,先取环谷下三寸,以铍针针之,已刺而筒之,而内之,入而复之,以尽其㾬。”[7]56

“水胀”:“鼓胀何如?岐伯曰:腹胀,身皆大,大与肤胀等也,色苍黄,腹筋起,此其候也。”“鼓胀可刺邪?岐伯曰:先泻其胀之血络,后调其经,刺去其血络也。”[7]114

《素问·六元正纪大论》:“面首四肢䐜愤,胪胀,疡疿,呕逆。”[6]142

“腹中论”:“黄帝问曰:有病心腹满,旦食则不能暮食,此为何病?岐伯对曰:名为鼓胀。帝曰:治之奈何?岐伯曰:治之以鸡矢醴,一剂知,二剂已。”“帝曰:其时有复发者何也?岐伯曰:此饮食不节,故时有病也。”[6]223

“至真要大论”:“诸湿肿满,皆属于脾……诸胀腹大,皆属于热……诸病有声,鼓之如鼓,皆属于热……”[6]538

《金匮要略·水气病脉证并治》:“肝水者,其腹大,不能自转侧,胁下腹痛……脾水者,其腹大,四肢苦重,津液不生,但苦少气,小便难;肾水者,其腹大,脐肿腰痛,不得溺,阴下湿如牛鼻上汗,其足逆冷,面反瘦。”[8]192

《肘后备急方·治卒大腹水病方》:“水病……腹内转侧有节声,此其候也,不即治须臾,身体稍肿,肚尽胀,按之随手起,则病已成,犹可为治。”[9]97“若唯腹大,下之不去,便针脐下二寸,入数分令水出,孔合,须腹减乃止。”[9]99

《诸病源候论·癥瘕诸病·癥候》:“癥者,由寒温失节,致腑脏之气虚弱,而食饮不消,聚结在内,染渐生长……是癥也……若积引岁月,人即柴瘦,腹转大,遂致死。”[10]107

“水肿病诸候·水癥候”:“水癥者,由经络痞涩,水气停聚,在于腹内,大小肠不利所为也。其病腹内有结块坚强,在两胁间,膨膨胀满,遍身肿,所以谓之水癥。”[10]120

“水肿病诸候·水蛊候”:“此由水毒气结聚于内,令腹渐大,动摇有声,常欲饮水,皮肤粗黑,如似肿状,名水蛊也。”[10]120

《备急千金要方·消渴淋闭方·水肿》:“又有蛊胀,但腹满不肿,水胀四肢面目俱肿。”“凡水病忌腹上出水,出水者,一月死,大忌之。”[11]460

“解毒并杂治·蛊毒”:“蛊注四肢浮肿,肌肤消索,咳逆,腹大如水状,死后转易家人。”“治蛊以水药,治水以蛊药,或但胀满,皆以水药。”“日复增加,奄至陨殁。”“凡人中蛊,有人行蛊毒以病人者,若服药知蛊主姓名,当使呼唤将去。若欲知蛊主姓名者,以败鼓皮烧作末,以饮服方寸匕,须臾自呼蛊主姓名,可语令去,则愈。”[11]524

《三因极一病证方论·胀满》:“鼓胀……假如怒伤肝,肝克脾,脾气不正,必胀于胃。”[12]146

《仁斋直指方论·胀满》:“失饥伤饱,痞闷停酸,朝则阴消阳长,谷气易行,故能饮食。暮则阴长阳消,谷气难化,故不能食,是为谷胀。脾土受湿,不能制水,水渍于肠胃而溢于体肤,漉漉有声,怔忪喘息,是为水胀。七情郁结,气道壅遏,上不得降,下不得升,身肿大而四肢瘦削,是为气胀。烦躁漱水,迷忘惊狂,痛闷呕恶,小便多,大便黑,妇人尤多见之,是为血胀。”“实者,腹中常胀,外坚内痛,按之不陷,法当为之疏利;虚者,时胀时减,虚气留滞,按之则濡,法当以温药和之。”“蛊胀而腹上有青筋者不治。”[13]444

《永类钤方·伤寒胀满·杂病胀满》:“杂病胀满……脾胃主中州,大小腹是其候也。脾胃素弱,病后失调,三因并伤,五脏传克,阴阳不升降,痰饮结于中焦。积聚之证,皆由胀满而始,有水疸、水气、脚气,皆令胀满,各以类求之。

《内经》有鼓胀,《太素》作谷胀。”[14]146

《格致余论·鼓胀论》:“今令七情内伤,六淫外侵,房劳致虚,脾土之阴受伤,转输之官失职,胃虽受谷不能运化,故阳自升阴自降,而成天地不交之否。于斯时也清浊相混,隧道壅塞,气化浊血瘀郁而为热。热留而久,气化成湿,湿热相生,遂成胀满。《经》曰鼓胀是也。”[15]41“以其外虽坚满,中空无物,有似于鼓,其病胶固,难以治疗,又名曰蛊,若虫侵蚀,有蛊之义。”“杨兄年近五十,性嗜好酒,病疟半年,患胀病……手足瘦而腹大,如蜘蛛状。”“此病之起,或三五年,或十余年,根深矣,势笃矣,欲求速效,自求祸耳。”[15]42“陈氏年四十余,性嗜酒,大便时见血,于春间患胀,色黑而腹大,其形如鬼。”[15]43

《丹溪心法·鼓胀》:“朝宽暮急,血虚;暮宽朝急,气虚;终日急,气血皆虚。”“宜大补中气行湿,此乃脾虚之甚,必须远音乐,断厚味,必用大剂人参、白术,佐以陈皮、茯苓、苍术之类。”“理宜补脾,又须养金以制木,使脾无贼邪之患,滋肾水以制火,使肺得清化,却厚味,断妄想,远音乐。”“医不察病起于虚,急于作效,炫能希赏。病者苦于胀急,喜行利药,以求一时之快。不知宽得一日半日,其肿愈甚,病邪甚矣,真气伤矣,去死不远。”“古方惟禹余粮丸,又名石中黄丸,又名紫金丸,制肝补脾,殊为切当。”“却盐味以防助邪,断妄想以保母气。”[17]174

《类经·疾病类·鼓胀》:“内伤脾肾,留滞于中,则心腹胀满,不能再食,其胀如鼓,故名鼓胀。”“鼓胀之病,本因留滞,故不可复纵饮食也。”“先泻其胀之血络,谓无论虚实,凡有血络之外见者,必先泻之,而后因虚实以调其经也。刺去其血络,即重明先泻之义。”“鸡矢之性,能消积下气,通利大小二便。”[18]299

《景岳全书·肿胀》:“少年纵酒无节,多成水鼓。盖酒为水谷之液,血亦水谷之液,酒入中焦,必求同类,故直走血分……故饮酒者身面皆赤,此入血之征,亦散血之征,扰乱一番,而血气能无耗损者,未之有也。第年当少壮,则旋耗旋生,固无所觉,及乎血气渐衰,则所生不偿所耗,而且积伤并至,病斯见矣……其有积渐日久,而成水鼓者,则尤多也。”[18]1154

“气分诸胀论治”:“单腹胀者,为鼓胀。以外虽坚满而中空无物,其象如鼓,故名鼓胀。”[8]1155

《杂病源流犀烛·肿胀源流》:“鼓胀病根在脾……或由怒气伤肝,渐蚀其脾,脾虚之极,故阴阳不交,清浊相混,隧道不通,郁而为热,热留为湿,湿热相生,故其腹胀大。”“有因忧思太过而成者,必二便不利,脉虚涩,肠鸣而胀。”[19]67

《医门法律·胀病论》:“不病之人,凡有癥瘕积聚痞块,即是胀病之根,日积月累,腹大如箕,腹大如瓮,是名单腹胀,不似水气散于皮肤面目四肢也。”[20]291

《症因脉治·虫积腹胀》:“肚大青筋,腹皮胀急,反能饮食,或面见白斑黑点,或喜食一物,或腹起块扛,大便偶见长虫,此虫积腹痛之症也。”[21]38

《医碥·肿胀》:“气水血三者,病常相因,有先病气滞而后血结者,有病血结而后气滞者,有先病水肿病血随败者,有先病血结而水随蓄者。”[22]138

《医宗必读·水肿胀满》:“有鼓胀与蛊胀之殊。鼓胀者,中空无物,腹皮绷急,多属于气也;蛊胀者,中实有物,腹形充大,非虫即血也。”“胀病亦不外水裹、气结、血凝。”[23]220

《内经知要·病能》:“胀甚则腹皮绷急,中空无物,鼓之如鼓,故名鼓胀。”“鸡胃能消金石,其矢之性等于巴硇,通利二便,消积下气,但宜于壮实之人,虚者服之,祸不旋踵。即经云一剂便知其效,二剂便已其病。”[24]75

《医学入门》:“若单腹肿大而四肢极瘦者,名蜘蛛蛊。”[25]783

《医门法律·胀病论》:“……于是气居血中,血裹气外,一似妇女受孕者然,至弥月时,腹如抱瓮矣……胀久不消,而成蛊耳。”“蛊……东方沿海一带比他处更多。医不识所由来,漫用治气、治水之法尝试,夭枉不可胜计,总缘不究病情耳!”[20]291

《理瀹骈文·身形五官》:“臌胀,单腹大,外坚中空如鼓也。气虚不能制水故胀,其形与肤胀相似,惟腹有青筋为异……臌胀病根在脾。有寒胀、热胀、谷胀、水胀、气胀、血胀、蛊胀之分。”“气臌加蛤蟆、败鼓皮、乌药、槟榔、砂仁、沉香之属……”[2]112

《外科证治全生集·诸疮治法》:“疮鼓治法,其证当以红枣丸(白僵蚕、红枣)治之。倘遇疮鼓危甚,不及待药与服,当觅大蟹四五只,约重斤余,令其白汤煮食,饮酒盖暖,睡不两时,身上发疮,更甚于前,而鼓全消,仍以疮治至愈。”[28]22“夫疮疥之生,本由于湿。故南方卑下之地,患者最多。诸书皆言湿热所致,方中皆用生地凉血,未见愈者。或以熏罨为法,熏疮虽愈,致毒归腹,定成疮鼓。”[28]25

《增订通俗伤寒论·证治各论·伤寒夹证·夹胀伤寒》:“蛊胀……此即西医所谓肝脏变硬,东医所谓肝癌也。余于临证实验上,每用辛润通络,以行肝血。自制三仁绛覆汤……专治单腹胀大,四肢极瘦。”“气臌……每用三仁绛覆汤,送下消臌蛛连丸(白蜘蛛十只,蚕绵灰五钱,紫猺桂、麝香各五分)。”“水臌:多因于湿滞肿满,大剂峻逐,频进不休,力求速愈,初服少效,久必伤残脾阳。始由四肢归腹,腹大如箕(俗称笤箕胀),手足反瘦,逐渐坚胀,按之如鼓,旦食不能暮食,此西医所谓恶液汁病,东医所谓膵癌也。”“水臌……败鼓皮丸(破旧铜鼓皮一张,切碎,河砂拌炒松脆,研末,陈烧酒和糯米粉糊丸,每服一钱,陈酒送下)。”“痡臌,多因于失饥伤饱,鱼肉中误服虫子,虫吸血液,生长繁殖,积久而成臌。形如蜘蛛,故俗称蜘蛛胀。”“疟臌,即疟母成臌。多因于疟邪未净,截之太早,误服甘肥滋补,留邪入络,腹胀如鼓。”“疮臌,多因于周身疥疮,误用熏法,及凉药涂布,将疮遏进,湿热盘踞膜络,初则腹痛便泄,继则囊肿腹胀,下至少腹。”[29]397

《医学衷中参西录·治癃闭方·鸡胵汤》:“愚临证体验以来,知凡系水臌,按之皆不能即起,气臌则按之举手即起。或疑若水积腹中,不行于四肢,如方书所谓单腹胀者,似难辨其为气为水。不知果为水证,重按移时,举手则有微痕,而气证则无也。且气臌证,小便自若,水臌证,多小便不利,此又其明征也。”“鸡胵汤,治气郁臌胀,兼治脾胃虚而且郁,饮食不能运化。生鸡内金……臌胀者,当以理脾胃为主也。西人谓脾体中虚,内多回血管。若其回血管之血,因脾病不能流通,瘀而成丝成块,原非草木之根荄所能消化。鸡内金为鸡之脾胃,中有瓦石铜铁皆能消化,其善化有形瘀积可知。故能直入脾中,以消回血管之瘀滞。”[30]92

“论水臌气臌治法”:“愚临证品验以来,知凡水证,以手按其肿处成凹,皆不能随手而起。至气臌,以手重按成凹,则必随手而起。惟单腹胀病,其中水臌、气臌皆有,因其所郁气与水皆积腹中,不能外透肌肉,按之亦不成凹,似难辨其为水、为气。然水臌必然小便短少,气臌必觉肝胃气滞,是明征。”[31]446

“治癃闭方·白茅根汤”:“凡臌胀,无论或气、或血、或水肿。治愈后,皆终身忌食牛肉。盖牛肉属土,食之能壅滞气血,且其彭亨之形,有似腹胀,故忌之也。”[31]446

“医话拾零·答萧介青书”:“系瘀血积成臌胀,较水臌尤为难治。且病久身弱,又不敢用剧烈之药开破。而勉用赭石、当归、丹参三药为方,证竟服之病愈。”[32]361

“医话拾零·《驱蛊燃犀录》第十种评”:“驱蛊不必珍贵之品,如败鼓皮、薄荷油,皆为蛊要品。盖鼓皮至败,必经鼓桴震动几千万遍,其震动之余威,直如雷霆;薄荷古原名苛,其苛辣之性,实禀秋金至刚之气,故用二物驱蛊。”[32]361

《中国医学百科全书·中医内科学》:“现代医学中的晚期血吸虫病,各种原因的肝硬化腹水,腹腔内肿瘤所引起的腹水等,均属臌胀范畴”。[33]148,149

《中医药学名词》(2010):“由水、气、瘀血、

寄生虫等所致，以腹部膨胀如鼓，腹皮青筋显露，肤色苍黄为主要表现的疾病。”[34]75

《中医词释》：“蛊胀：① 即鼓胀。蛊与‘鼓’同。② 指单腹胀。③ 指腹部膨大而中有包块者。指虫鼓、血鼓之类。《医宗必读》：‘蛊胀者，中实有物，腹形充大，非虫即血也。’④ 指蛊症。”[35]516“鼓胀：① 病名。一作臌胀。多为肝硬化腹水。② 指腹部胀气。③ 泛指以腹部膨大为明显症状的各种疾病。”[35]596

参考文献

[1] [明] 万全. 万氏家传保命歌括[M]. 武汉：湖北科学技术出版社，1986：351.

[2] [汉] 许慎撰. 说文解字[M]. 北京：中华书局，1963：284.

[3] 胡厚宣. 甲骨学商史论丛初集[M]. 香港：文友堂书店影印，1970：439.

[4] 袁珂. 山海经全译[M]. 贵阳：贵州人民出版社，1991：2，21，144.

[5] [清] 孙诒让. 周礼正义[M]. 北京：中华书局，1987：2726，2924.

[6] 不著撰人. 黄帝内经素问[M]. 北京：人民卫生出版社，1963：142，223，538.

[7] 不著撰人. 灵枢经[M]. 田代华，刘更生整理. 北京：人民卫生出版社，2005：56，114.

[8] [清] 高学山. 高注金匮要略[M]. 上海：上海卫生出版社，1956：192.

[9] [晋] 葛洪. 葛洪肘后备急方[M]. 北京：人民卫生出版社，1963：97，99.

[10] [隋] 巢元方. 诸病源候论[M]. 北京：人民卫生出版社，1955：107，120.

[11] 李景荣. 备急千金要方校释[M]. 北京：人民卫生出版社，1998：460，524.

[12] [宋] 陈言. 三因极一病证方论[M]. 北京：人民卫生出版社，1957：146.

[13] [宋] 杨士瀛. 仁斋直指方论[M]. 福州：福建科学技术出版社，1989：444.

[14] [元] 李仲南. 永类钤方[M]. 北京：人民卫生出版社，2006：146.

[15] [元] 朱震亨. 格致余论[M]. 南京：江苏科学技术出版社，1985：41，43.

[16] 石念祖. 王氏医案绎注[M]. 北京：商务印书馆，1919：65.

[17] [元] 朱震亨. 丹溪心法[M]. 北京：中国书店，1986：174.

[18] 李志庸. 张景岳医学全书[M]. 北京：中国中医药出版社，1999：299，1154，1155.

[19] [清] 沈金鳌. 杂病源流犀烛[M]. 北京：中国中医药出版社，1994：67.

[20] [清] 喻昌. 医门法律[M]. 北京：中医古籍出版社，2002：291.

[21] [明] 秦景明. 症因脉治[M]. 上海：上海科学技术出版社，1958：38.

[22] [清] 何梦瑶. 医碥[M]. 上海：上海科学技术出版社，1982：138.

[23] 唐俊琪，董正华. 医宗必读校注[M]. 西安：三秦出版社，2005：220.

[24] [明] 李中梓. 内经知要[M]. 北京：中国医药科技出版社，2011：75.

[25] [明] 李梴. 医学入门[M]. 天津：天津科学技术出版社，1999：783.

[26] [明] 戴原礼. 秘传证治要诀及类方[M]. 北京：中国中医药出版社，1998：53.

[27] [清] 吴尚先. 理瀹骈文[M]. 北京：中国中医药出版社，2007：112.

[28] [清] 王洪绪. 外科证治全生集[M]. 北京：中国中医药出版社，1996：22，25.

[29] [清] 俞根初. 增订通俗伤寒论[M]. 福州：福建科学技术出版社，2004：397－401.

[30] 张锡纯. 医学衷中参西录：上册[M]. 石家庄：河北科学技术出版社，1985：92.

[31] 张锡纯. 医学衷中参西录：中册[M]. 石家庄：河北科学技术出版社，1985：446.

[32] 张锡纯. 医学衷中参西录：下册[M]. 石家庄：河北科学技术出版社，1985：361.

[33] 黄文东. 中医内科学[M]//钱信忠. 中国医学百科全书. 上海：上海科学技术出版社，1989：148，149.

[34] 中医药学名词审定委员会. 中医药学名词：内科学 妇科学 儿科学[M]. 北京：科学出版社，2010：75.

[35] 徐元贞，曹健生，赵法新. 中医词释[M]. 郑州：河南科学技术出版社，1983：516，596.

[36] 李经纬，邓铁涛，等. 中医大辞典[M]. 北京：人民卫生出版社，1995：1811，1812.

（王　磊　高　驰）

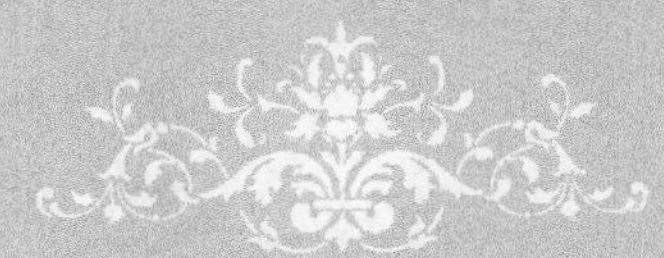

妇　科

小 产

xiǎo chǎn

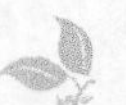

一、规范名

【汉文名】小产。

【英文名】late abortion。

【注释】以妊娠12～28周内,胎儿已成形而自然殒堕为主要表现的疾病。

二、定名依据

"小产"作为病证名称最早见于北宋王衮《博济方》,此前相关术语的记载如"半产""伤胎""损胎""堕胎"等,现在大部分已很少沿用。

自"小产"病名出现以后,历代影响较大的妇科著作均沿用这一名称,如金代张子和《儒门事亲》,宋代《妇人大全良方》《仁斋直指方论》,元代《世医得效方》,明代《本草纲目》《邯郸遗稿》《济阴纲目》《景岳全书》,清代《女科经纶》《傅青主女科》《医家心法》《胎产心法》《医学心悟》《彤园妇人科》《急救广生集》《医林改错》等。这些著作均为历代重要著作,对后世影响加大,所以"小产"作为规范名便于达成共识,符合术语定名的约定俗称的原则。

现代相关著作,如国标《中医临床诊疗术语·疾病部分》和《中国医学百科全书·中医学》《中国中医药学术语集成·基础理论与疾病》《中医大词典》《中医辞海》,以及全国高等中医药院校规划教材《中医妇科学》等均以"小产"作为这一病名的规范名,同时,已经广泛应用于中医药学文献的标引和检索的《中国中医药学主题词表》也以"小产"作为流产的同义词,按流产作为检索主题词,这些均说明"小产"作为这一妇科病名的规范名已达成共识。

我国2011年出版的全国科学技术名词审定委员会公布的《中医药学名词·内科学 妇科学儿科学》已以"小产"作为规范名。所以"小产"作为规范名也符合术语定名的协调一致原则。

三、同义词

【曾称】"半产"(《金匮要略》);"堕胎""失胎"(《脉经》);"伤娠""损娠"(《外台秘要》);"堕娠"(《外台秘要》)。

四、源流考释

"小产"作为疾病的相关记载,首见于汉代张仲景所著的《金匮要略》,称"半产",如"妇人妊娠病脉证并治"篇:"妇人……有半产后因续下血都不绝者,胶艾汤主之。"[1]77,78 孙思邈《备急千金要方》亦沿用"半产"名称,如卷七:"香豉汤……治半产,下血不尽,苦来去烦满欲死方。"[2]29 可见当时对半产及半产后可引起阴道流血不止的病证已有了初步的认识,并有用于治疗半产的方剂,但未指出殒堕的月份。

晋代王叔和把妊娠六七月而殒堕这一病证称为"失胎",如《脉经》卷九:"妇人怀躯六月、七月,暴下斗余水,其胎必倚而堕……少腹冷满,膝膑疼痛,腰重起难,此为血理。若不早去,害母失胎。"[3]173 此后又有"伤娠""损娠""堕娠"等名称,如唐代王焘《外台秘要》卷三十三:"《广济》疗妇人因损娠下血不止方……古今录验疗妇人堕娠,血不尽来去,喜烦满,鹿角屑豉汤方。"[4]601"延年疗妇人伤娠,及胎死腹中,胞衣不出,产后疾病,及诸困竭欲死方。"[4]613

宋金元时期,宋代王衮在《博济方》[5]142 中首次提出"小产"名称,指出大琥珀丸可以治疗小产产后败血奔心、口噤舌强、寒热发渴等症,其后多有沿用。如宋代陈自明《妇人大全良方》[6]363、杨士瀛《仁斋直指方论》[7]52、危亦林《世医得效方》[8]283 等。金代张子和明确指出"半产""小产"为同一疾病，指男女已成而堕，如《儒门事亲》卷五："夫妇人半产，俗呼曰小产也，或三月，或四、五、六月，皆为半产，已成男女故也。"[9]124 这一时期，"损娠"名称仍有沿用，如宋代王怀隐《太平圣惠方》[10]240、陈师文《太平惠民和剂局方》[11]307、陈自明《妇人大全良方》[6]382、危亦林《世医得效方》[8]298 等。

明清时期，妇科相关著作不断涌现，多沿用"半产""小产"名称，如明代薛己《女科撮要》卷下："小产重于大产，盖大产如栗熟自脱，小产如生采，破其皮壳，断自根蒂，岂不重于大产？"[12]52 李时珍《本草纲目》卷五十二："人胞，若无子及多生女，月水不调，小产难产人服之，必主有子。"[13]1457 赵献可《邯郸遗稿》卷之三："临蓐……月份不足谓之半产；有胎即堕，谓之小产。"[14]51 武之望《济阴纲目》[15]166 沿用张子和的观点，认为半产、小产系同一疾病，多发于妊三四月或五六月，为男女成形而堕。此外，张景岳在《景岳全书》[16]442,449 中提出小产有远近，其在二月三月为之近，五月六月为之远，把胎未成形的殒堕也称为小产，指出屡见小产堕胎者，多在三个月及五月、七月之间，而下次之堕必如期复然。直至清代，萧壎在《女科经纶》[17]104 中明确了堕胎与半产的区别，云胎未成形而下者，名曰堕胎；胎已成形而下者，名曰半产。傅青主在《傅青主女科》[18]56 中沿用了小产的名称，并专设小产篇，总结了导致小产的原因。其后关于小产的论述，多指发生在三五月，胎儿已经成形，如清代张璐《张氏医通》[19]254、阎纯玺《胎产心法》[20]180、程国彭《医学心悟》[21]271、吴谦《医宗金鉴》[22]1197、郑玉坛《彤园妇人科》[23]193、程鹏程《急救广生集》[24]127,128、王清任《医林改错》[25]48 等。吴谦在胎不安、小产、堕胎总括中进一步明确了小产和堕胎的区别，云五月成形名小产，未成形象堕胎言。

这一时期"伤娠""损娠""失胎"等名称亦有沿用，如明代朱橚《普济方》[26]1076、虞抟《苍生司命》[27]262、董宿《奇效良方》[28]519、武之望《济阴纲目》[15]164,167，以及清代冯兆张《冯氏锦囊秘录》[29]470 等。

需要说明的是，古代医籍中关于胎儿已成形而自然殒堕这一疾病的名称繁杂，而且存在着"堕胎""小产"并称的情况，如在《医家心法・妇人胎前》[30]67 中认为堕胎，即俗所谓小产。《胎产心法》卷上："教养宜忌论……其三五月之胎堕，人所共知，而一月之小产，人所不觉，可不慎欤？至孕妇腰腹渐粗，饮食不宜过饱，茶汤更须节省。"[20]180

现代有关著作均沿用《博济方》的记载以"小产"作为规范名，如国标《中医临床诊疗术语・疾病部分》[31]39、《中国医学百科全书・中医学》[32]1912、普通高等教育中医药类规划教材《中医妇科学》[34]147《中医大辞典》[35]141《中医辞海》[36]352《中国中医药学术语集成・基础理论与疾病》[37]23《中医药学名词・内科学 妇科学 儿科学》[38]148 等；同时以"半产""失胎""伤娠""损娠""堕娠"作为又称，如《中医大辞典》："小产……病名，见《卫生家宝产科备要》。亦名半产、半生、失胎、伤娠、革产、损娠。指妇人怀孕三月以上，由于气血虚弱、肾虚、血热、毒药伤胎、或外伤等损伤冲任，不能摄血养胎，以致未足月而产者。"[35]141《中医辞海》："小产……妇科病证名。始见《卫生家宝产科备要》。指妇人妊娠12～28周内，胎儿已成形而自然殒堕者。亦称半产，半生。亦有以失胎、伤娠、损娠、堕娠称谓的。"[36]352《中国中医药学主题词表》[33]992,531 虽以"流产"作为检索词，但也把"小产"作为流产的同义词。

总之，"小产"作为妇科疾病名称始见于《金匮要略》，称"半产"，宋代王衮《博济方》中始载"小产"名称，其后历代医家多沿用，其含义不尽相同，张子和指出"小产"即"半产"，乃已成男女而堕。虽然萧壎在《女科经纶》中也明确了堕胎与半产的区别是胎有无成形，但仍然存在着"堕胎""小产"并称的情况，现代文献把发生于妊娠

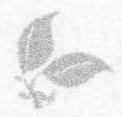

12～28周，胎儿已成形而自然殒堕者称为“小产”，客观准确地描述了妊娠期这一病证的特点。

五、文献辑录

《金匮要略·妇人妊娠病脉证并治》：“妇人……有半产后因续下血都不绝者，胶艾汤主之。”[1]77,78

《备急千金要方》卷七：“香豉汤，治半产下血不尽，苦来去烦满欲死方。”[2]29

《脉经》卷九：“妇人怀躯六月、七月，暴下斗余水，其胎必倚而堕……少腹冷满，膝膑疼痛，腰重起难，此为血理。若不早去，害母失胎。”[3]173

《外台秘要》第三十三卷：“《广济》疗妇人因损娠下血不止方……古今录验疗妇人堕娠，血不尽来去，喜烦满，鹿角屑豉汤方。”[4]601“延年疗妇人伤娠，及胎死腹中，胞衣不出，产后疾病，及诸困竭欲死方。”[4]613

《太平圣惠方》卷七十七：“治因损娠，下恶血不止，当归散方。”[10]240

《博济方》卷四：“大琥珀丸，小产产后，败血奔心，口噤舌强，寒热发渴，头面浮肿，坐卧不得，百节酸疼，用生地黄，生姜汁各少许，入童子小便各半盏，同煎三五沸，去滓温服下。”[5]142

《太平惠民和剂局方》卷九：“温经汤……治冲任虚损，月候不调……又治曾经损娠，瘀血停留，少腹急痛，发热下利，手掌烦热，唇干口燥。”[11]307

《儒门事亲》卷五：“夫妇人半产，俗呼曰小产也，或三月，或四五六月，皆为半产，已成男女故也。”[9]124

《妇人大全良方》卷十二：“夺命丸，专治妇人小产，下血至多，子死腹中。”[6]363

卷十三：“《广济》疗因损娠，下恶血不止，龙骨散。”[6]382

《仁斋直指方论(附补遗)》卷二：“佐助小柴胡汤……凡大小产、热入血室、小柴胡汤力所不及者，于内加五灵脂，仍以黄连赤茯苓汤佐之。”[7]52

《世医得效方》卷十四：“夺命丸，专治小产，下血至多，而子死腹中。”[8]283

卷十五：“芎归汤……产后及损娠败血冲心，腹胀气绝者，神效。”[8]298

《普济方》卷三百五十七：“疗妇人伤娠及胎死腹中。”[26]1076

《奇效良方》卷六十三：“治冲任虚损，月候不调或来多不已，或过期不行，或崩中去血过多，或经损娠，瘀血停留，小腹急痛，五心烦热，并皆治之。”[28]519

《苍生司命》卷八：“胎前诸证……妇人阴阳俱盛，曰双驱，若少腹微紧者，血即凝浊，经养不周，胎前偏夭，其一独死，其一独生，不去其死，害母失胎。”[27]262

《女科撮要》卷下：“小产重于大产，盖大产如栗熟自脱，小产如生采，破其皮壳，断自根蒂，岂不重于大产……胎气弱而小产者，八珍汤固之。”[12]52

《本草纲目》第五十二卷：“人胞……大造丸……若无子及多生女，月水不调，小产难产人服之，必主有子。”[13]1457

《邯郸遗稿》卷三：“临蓐……月份不足谓之半产；有胎即堕，谓之小产。”[14]51

《济阴纲目》卷九：“若少阴微紧者，血即凝浊，经养不周，胎即偏夭，其一独生，其一独死，不去其死，害母失胎，此方主之。”[15]164“半产俗呼小产，或三四月，或五六月，皆为半产，以男女成形故也。”[15]166“龙骨散疗因损娠下，恶血不止。”[15]167

《景岳全书》卷三十八：“数堕胎……且胎怀十月，经养各有所主，所以屡见小产堕胎者，多在三个月及五月七月之间，而下次之堕必如期复然……盖气虚则提摄不固，血虚则灌溉不周，所以多致小产。”[16]442

《景岳全书》卷之三十八人集：“小产……凡小产有远近，其在二月三月为之近，五月六月为之远……盖明产者胎已成形，小产必觉；暗产者胎仍似水，直溜何知？”[16]449

《女科经纶》卷四:"小产用药之法……然堕胎与半产证有别,如一月、二月、三月、四月,胎未成形而下者,名曰堕胎。至五月、六月、七月、八月,胎已成形而下者,名曰半产。"[17]104

《傅青主女科》下卷:"闪挫小产……妊妇有跌扑闪挫,遂致小产。血流紫块,昏厥欲绝者,人皆曰瘀血作祟也,谁知是血室损伤乎?"[18]56

《张氏医通》卷十:"妇人半产,多在三个月及五月七月,除跌扑损伤外,因内热而虚者为多,曰热曰虚。"[19]254

《医家心法·妇人胎前》:"堕胎,即俗所谓小产也。总属气虚,血虚及纵欲、嗜酒而来。"[30]67

《胎产心法》卷上:"教养宜忌论……其最甚者,不遵禁忌,纵情交接,以扰子宫,有触动胎元,一月而堕者,有三五月而小产、半产者,有胎肥硕而难产者,有败精凝裹而碍产者,有生子多疾、痘疮稠密者,皆由纵欲之故。其三五月之胎堕,人所共知,而一月之小产,人所不觉,可不慎欤?至孕妇腰腹渐粗,饮食不宜过饱,茶汤更须节省。"[20]180

《冯氏锦囊秘录杂证大小合参》卷十七:"子死腹中……若少阴肾脉微紧者谓督脉,血即凝浊,经养不周,胎即偏夭,其一独死,其一独生,不去其死,害母失胎,千金神造散主之。"[29]470

《医学心悟》卷五:"半产者,小产也。或至三五月而胎堕;或未足月而欲生,均谓之小产。"[21]271

《医宗金鉴》:"气血充实胎自安,冲任虚弱损胎元……五月成形名小产,未成形象堕胎言。"[22]1197

《彤园妇人科》卷四:"小产者,受孕五七个月内,已成形象,或因外有触犯,胎伤,因而产下也。"[23]193

《急救广生集》卷五:"受孕三五月,忽因胎脏损伤,胎系腐烂,以致胎堕,名为小产。比大产更重,盖大产如瓜熟蒂落,小产如生采破其皮壳,断其根蒂也,视为轻忽,而损命者多矣。"[24]127,128

《医林改错》卷下:"少腹逐瘀汤说……此方更有险而不险之妙。孕妇体壮气足,饮食不减,并无伤损,三个月前后,无故小产,常有连伤数胎者。医书颇多,仍然议论滋阴养血、健脾养胃、安胎保胎,效方甚少。"[25]48

《中医临床诊疗术语·疾病部分》:"(小产)多因肾虚、气血虚弱、血热、血瘀等使胎元失固所致。指胚胎在12～28周内自然殒堕的妊娠疾病。"[31]39

《中国医学百科全书·中医学》:"小产:妊娠五至七个月,胎儿已成形而坠者。"[32]1912

《中国中医药学主题词表》:"(小产)属妊娠并发症。妊娠12～28周内,胎儿已成形而自然殒堕者。"[33]992,531

《中医妇科学》:"小产……妊娠12～28周内,胎儿已成形而自然殒堕者。"[34]147

《中医大辞典》:"小产……病名,见《卫生家宝产科备要》。亦名半产、半生、失胎、伤娠、革产、损娠。指妇人怀孕三月以上,由于气血虚弱、肾虚、血热、毒药伤胎、或外伤等损伤冲任,不能摄血养胎,以致未足月而产者。"[35]141

《中医辞海》:"小产……妇科病证名。始见《卫生家宝产科备要》。指妇人妊娠12～28周内,胎儿已成形而自然殒堕者。亦称半产,半生。亦有以失胎、伤娠、损娠、堕娠称谓的。"[36]352

《中国中医药学术语集成·基础理论与疾病》:"(小产)指妇人妊娠12～28周内,胎儿已成形而自然殒堕者。"[37]23

《中医药学名词·内科学 妇科学 儿科学》:"小产……以妊娠12～28周内,胎儿已成形而自然殒堕为主要表现的疾病。"[38]149

参考文献

[1] [汉]张仲景.金匮要略[M].何任,何若苹,等整理.北京:人民卫生出版社,2005:77,78.

[2] [唐]孙思邈.备急千金要方[M].焦振廉校注.北京:中国医药科技出版社,2011:29.

[3] [晋]王叔和.脉经[M].陈婷校注.北京:北京科学技术出版社,2016:173.

[4] [唐]王焘.外台秘要[M].王淑民校注.北京:中国医

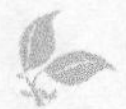

药科技出版社,2011：601,613.

[5] [宋] 王衮. 博济方[M]. 王振国,宋咏梅点校. 上海：上海科学技术出版社,2003：142.

[6] [宋] 陈自明. 妇人大全良方[M]. 余瀛鳌,王咪咪,等点校. 北京：人民卫生出版社,2005：363,382.

[7] [宋] 杨士瀛. 仁斋直指方论[M]//新校注杨仁斋医书. 福州：福建科学技术出版社,1989：52.

[8] [元] 危亦林. 世医得效方[M]. 金芬芬校注. 北京：中国医药科技出版社,2011：283,298.

[9] [金] 张从正. 儒门事亲[M]. 刘更生点校. 天津：天津科学技术出版社,2000：124.

[10] [宋] 王怀隐.《太平圣惠方》校注 8[M]//中医名家珍稀典籍校注. 郑州：河南科学技术出版社,2015：240.

[11] [宋] 太平惠民和剂局. 太平惠民和剂局方[M]. 刘景源整理. 北京：人民卫生出版社,2007：307.

[12] [明] 薛己. 女科撮要[M]. 吴小明,等校注. 北京：中国中医药出版社,2015：52.

[13] [明] 李时珍. 本草纲目[M]. 柳长华,柳璇校注. 北京：中国医药科技出版社,2011：1457.

[14] [明] 赵养葵. 邯郸遗稿[M].《浙江中医杂志》编辑部校点. 杭州：浙江科学技术出版社,1984：51.

[15] [明] 武之望. 济阴纲目[M]. 吴少祯主编. 北京：中国医药科技出版社,2014：164,166,167.

[16] [明] 张景岳. 景岳全书[M]. 李玉清,等校注. 北京：中国医药科技出版社,2011：442,449.

[17] [清] 萧壎. 女科经纶[M]. 姜典华校注. 北京：中国中医药出版社,2007：104.

[18] [清] 傅山. 傅青主女科[M]. 欧阳兵整理. 北京：人民卫生出版社,2006：56.

[19] [清] 张璐. 张氏医通[M]. 李静芳,建一校注. 北京：中国中医药出版社,1995：254.

[20] [清] 沈尧封,闫纯玺. 女科辑要；胎产心法[M]. 北京：人民卫生出版社,1988：180.

[21] [清] 程国彭. 医学心悟[M]. 王键,郜峦校注. 北京：中国中医药出版社,2009：271.

[22] [清] 吴谦. 医宗金鉴：上[M]. 北京：人民卫生出版社,1985：1197.

[23] [清] 郑玉坛. 彤园妇人科[M]. 刘丽莎点校. 天津：天津科学技术出版社,2010：193.

[24] [清] 程鹏程. 急救广生集[M]. 赵建新,王元祥点校. 北京：人民军医出版社,2009：127,128.

[25] [清] 王清任. 医林改错[M]. 李天德,等整理. 北京：人民卫生出版社,2005：48.

[26] [明] 朱橚. 普济方：第八册 妇人[M]. 北京：人民卫生出版社,1959：1076.

[27] [明] 虞抟. 苍生司命[M]. 王道瑞,申好真校注. 中国中医药出版社,2004：262.

[28] [明] 董宿辑录. 奇效良方[M]. [明] 方贤续补. 可嘉校注. 北京：中国中医药出版社,1995：519.

[29] [清] 冯兆张. 冯氏锦囊秘录[M]. 王新华点校. 北京：人民卫生出版社,1998：470.

[30] [清] 高鼓峰. 医家心法[M]. 王新华校点. 南京：江苏科学技术出版社,1983：67.

[31] 国家技术监督局. 中医临床诊疗术语：疾病部分[M]. 北京：中国标准出版社,1997：39.

[32]《中医学》编辑委员会. 中医学[M]//钱信忠. 中国医学百科全书. 上海：上海科学技术出版社,1997：1912.

[33] 吴兰成. 中国中医药学主题词表[M]. 北京：中医古籍出版社,2008：992,531.

[34] 马宝璋,齐聪. 中医妇科学[M]. 北京：中国中医药出版社,2012：147.

[35] 李经纬,余瀛鳌,蔡景峰,等. 中医大辞典[M]. 北京：人民卫生出版社,2004：141.

[36] 袁钟,图娅,彭泽邦,等. 中医辞海：上册[M]. 北京：中国医药科技出版社,1999：352.

[37] 宋一伦,杨学智. 基础理论与疾病[M]//曹洪欣,刘保延. 中国中医药学术语集成. 北京：中医古籍出版社,2005：23.

[38] 中医药学名词审定委员会. 中医药学名词：内科学 妇科学 儿科学[M]. 北京：科学出版社,2011：149.

（张慧珍）

4·014

子肿

zǐ zhǒng

一、规范名

【汉文名】子肿。

【英文名】gestational anasarca。

【注释】以妊娠中晚期，肢体面目发生浮肿为主要表现的疾病。

二、定名依据

子肿的相关记载首见于汉代张仲景《金匮要略》。"子肿"作为本病名称始见于宋代杨士瀛《仁斋直指方论》。

自杨士瀛《仁斋直指方论》提出本病名称"子肿"之后，元代朱丹溪的《丹溪心法》，明代虞抟《医学正传》、徐春甫《古今医统大全》，清代冯楚瞻《冯氏锦囊秘录》、程国彭《医学心悟》、郑玉坛《彤园医书(妇人科)》等在载录本病证时即以"子肿"为正名，并一直沿用至今。这些著作均为历代的重要著作，对后世有较大影响。所以"子肿"作为规范名便于达成共识，符合术语定名的约定俗成原则。

现代有关著作大多沿用《仁斋直指方论》的记载以"子肿"作为本病证的正名，如《中医大辞典》《中医临床诊疗术语·疾病部分》《中医辞海》《中医药常用名词术语辞典》《WHO西太平洋传统医学名词术语国际标准》等。只有少数著作以"妊娠肿胀"作为本病的正名，以"子肿"作为本病又称者，如《中医妇科学》。但是根据本病的源流考释可知，古代著作和现代的大多著作均以"子肿"作为本病证的正名，说明"子肿"作为规范名已成为共识。我国2011年出版的全国科学技术名词审定委员会审定公布的《中医药学名词·内科学 妇科学 儿科学》已以"子肿"作为规范名，所以"子肿"作为规范名也符合术语定名的协调一致原则。

三、同义词

【曾称】"皱脚"(《三因极一病证方论》)；"脆脚"(《普济方》)。

四、源流考释

子肿概念的相关记载首见于汉代张仲景《金匮要略·妇人妊娠病脉证治》，如："妊娠有水气，身重，小便不利，洒淅恶寒，起即头眩，葵子茯苓散主之。"[1]67 其中"妊娠有水气"为本病相关概念的最早记载。

宋元时期，首次出现了本病的正名"子肿"，如宋代杨士瀛《仁斋直指方论(附补遗)》卷二十六："全生白术散(《简易方》)治妊娠面目虚浮，肢体肿如水气，名曰子肿。"[2]687 此后将"子肿"作为正名的还有元代朱丹溪的《丹溪心法》，如："子肿，湿多。戴云：子肿者，谓妇人手足或头面通身浮肿者是也。"[3]253 同时尚出现了本术语的别名"皱脚"等，如宋代陈无择所著的《三因极一病证方论》卷十七："凡妇人宿有风寒冷湿，妊娠喜脚肿，俗呼为皱脚。"[4]345

明清时期，大多沿用"子肿"为正名，如明代的《医学正传》[5]418《古今医统大全》[6]1003，清代的《冯氏锦囊秘录》[7]459《医学心悟》[8]329《彤园医书(妇人科)》[9]209。在明代虞抟《医学正传》有"(木通散良方)治妊娠身体浮肿，四肢胀急，小便不利，谓之子肿"[5]418。明代徐春甫《古今医统大全》卷三十一："妇人怀胎，亦有气遏水道而虚肿者，此但顺气安脾，饮食无阻，既产而肿自消，所谓子肿是也。"[6]1003 同时，在明代朱橚《普济方》中首次提到本病的又一名称"脆脚"，如"妊娠诸疾门"："治妊妇两脚浮肿，名曰脆脚。"[10]585 此外，清代吴谦《医宗金鉴》中同时提到"子肿""皱脚""脆脚"，如"妇科心法要诀"："头面遍身浮肿，小水短少者，属水气为病，故名曰子肿。自膝至足肿，小水长者，属湿气为病，故名曰子气。遍身俱肿，腹胀而喘，在六七个月时者，名曰子满。但两脚肿而肤厚者属湿，名曰皱脚。皮薄者属水，名曰脆脚。"[11]552

现代有关著作均沿用《仁斋直指方论》的记载以"子肿"作为本病证的正名，如《中医大辞典》[12]150《中国医学百科全书·中医学》[13]1915《中医临床诊疗术语·疾病部分》[14]39《中医辞海》[15]405《中医药常用名词术语辞典》[16]31《WHO西太平洋传统医学名词术语国际标准》[17]187《中医药学名词·内科学 妇科学 儿科学》[18]151 等。同时以"子气""皱脚""脆脚""妊娠肿胀"作为本病证的异名，如《中国医学百科全书·中医学》：

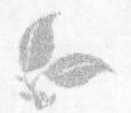

"子肿……妊娠期间，肢体面目发生肿胀者，称为子肿……亦名妊娠肿胀……由于肿势不一，古人又有子气、皱脚、脆脚之称。"[13]1915《中医药学名词·内科学 妇科学 儿科学》："(子肿)又称'妊娠肿胀'。以妊娠中晚期，肢体面目发生肿胀为主要表现的疾病。"[18]151 同时，亦有以"妊娠肿胀"作为本病的正名，以"子肿"作为本病又称者，如《中医妇科学》："妊娠肿胀……妊娠中晚期，肢体面目发生肿胀者，称为'妊娠肿胀'，亦称'子肿'。"[19]165

五、文献辑录

《金匮要略·妇人妊娠病脉证治》："妊娠有水气，身重，小便不利，洒淅恶寒，起即头眩，葵子茯苓散主之。"[1]67

《仁斋直指方论(附补遗)》卷二十六："全生白术散(《简易方》)，治妊娠面目虚浮，肢体肿如水气，名曰子肿。"[2]687

《丹溪心法》卷五产前九十一："子肿，湿多。戴云：子肿者，谓妇人手足或头面通身浮肿者是也。"[3]253

《三因极一病证方论》卷十七："凡妇人宿有风寒冷湿，妊娠喜脚肿，俗呼为皱脚；亦有通身肿满，心腹急胀，名曰胎水。"[4]345

《医学正传》卷七："(木通散良方)治妊娠身体浮肿，四肢胀急，小便不利，谓之子肿。"[5]418

《古今医统大全》卷三十一："妇人怀胎，亦有气遏水道而虚肿者，此但顺气安脾，饮食无阻，既产而肿自消，所谓子肿是也。"[6]1003

《冯氏锦囊秘录》卷十七："子肿与子气相类，但子气在下体，子肿在头面。若子满产五六月以后，比子气与子肿不同。"[7]459

《医学心悟》卷五："娠妊胎水肿满，名曰子肿，又名曰子气。"[8]329

《彤园医书(妇人科)》卷四："头面遍身浮肿，小水短少者，属水气为病，名曰子肿。遍身俱肿，腹胀而喘，在六七个月内，名曰子满。大抵气之为病多喘促，水之为病多胀满。喘促属肺，胀满属脾，因素有水气湿邪，故受孕有肿满之症也。倘见未成形，被水浸渍，其胎每致损坏。已成形者，尚可调治，故在五月六月后，虽患肿满，亦无妨也。"[9]209

《普济方·妊娠诸疾门》："治妊妇两脚浮肿。名曰脆脚。因脾衰不能制水。血化为水所致。"[10]585

《医宗金鉴·妇科心法要诀》："头面遍身浮肿，小水短少者，属水气为病，故名曰子肿。自膝至足肿，小水长者，属湿气为病，故名曰子气。遍身俱肿，腹胀而喘，在六七个月时者，名曰子满。但两脚肿而肤厚者属湿，名曰皱脚。皮薄者属水，名曰脆脚。"[11]552

《中医大辞典》："子肿……病名，见《医学入门》，俗称琉璃胎。指孕至五六个月，胎体渐长，由于脾肾阳虚，运化输布失职，以致水湿泛溢，流于四末。"[12]150

《中国医学百科全书·中医学》："子肿……妊娠期间，肢体面目发生肿胀者，称为子肿……亦名妊娠肿胀，见《沈氏女科辑要》。在《诸病源候论》有'妊娠胎间水气子满体肿候'。由于肿势不一，古人又有子气、皱脚、脆脚之称。"[13]1915

《中医临床诊疗术语·疾病部分》："子肿……多因脾肾阳虚，水湿不化，泛溢肌肤，或气滞水停所致。以妊娠中晚期，孕妇出现肢体面目肿胀为主要表现的妊娠疾病。"[14]39

《中医辞海》："子肿……妇科病证名。指妊娠后肢体面目发生肿胀的病证……如在妊娠七八月以后，只是脚部浮肿，无其他不适者，为妊娠期常有现象，可不必治疗，产后可消。"[15]405

《中医药常用名词术语辞典》："子肿……疾病，见《万氏女科》卷二，即妊娠肿胀。"[16]31

《WHO西太平洋传统医学名词术语国际标准》："子肿，edema of the face and limbs occurring in the late stage of pregnancy。"[17]187

《中医药学名词·内科学 妇科学 儿科学》："子肿又称'妊娠肿胀'。以妊娠中晚期，肢体面目发生肿胀为主要表现的疾病。"[18]151

《中医妇科学》："妊娠肿胀……妊娠中晚期，孕妇肢体面目发生肿胀者，称为'妊娠肿胀'。亦称'子肿'。"[19]165

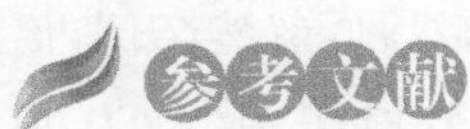

[1] [汉]张仲景.金匮要略[M].北京：中国医药科技出版社，2018：67.
[2] [宋]杨士瀛.仁斋直指方论[M].福州：福建科学技术出版社，1989：687.
[3] [元]朱丹溪.丹溪心法[M].王思胜校注.北京：中国中医药出版社，2008：253.
[4] [宋]陈无择.三因极一病证方论[M].北京：中国中医药出版社，2007：345.
[5] [明]虞抟.医学正传[M].郭瑞华，等点校.北京：中国古籍出版社，2002：418.
[6] [明]徐春甫.古今医统大全：上[M].崔仲平，王耀廷主校.北京：人民卫生出版社，1991：1003.
[7] [清]冯兆张.冯氏锦囊秘录[M].田思胜，等校注.北京：中国中医药出版社，1996：459.
[8] [清]程国彭.医学心悟[M].上海：第二军医大学出版社，2005：329.
[9] [清]郑玉坛.彤园医书[M].长沙：湖南科学技术出版社，2000：209.
[10] [明]朱橚.普济方：第8册 妇人[M].北京：人民卫生出版社，1959：585.
[11] [清]吴谦.医宗金鉴[M].刘国正校注.北京：中医古籍出版社，1995：552.
[12] 李经纬，邓铁涛，等.中医大辞典[M].北京：人民卫生出版社，1995：150.
[13] 《中医学》编辑委员会.中医学[M]//钱信忠.中国医学百科全书.上海：上海科学技术出版社，1997：1915.
[14] 国家技术监督局.中医临床诊疗术语：疾病部分[M].北京：中国标准出版社，1997：39.
[15] 袁钟，图娅，彭泽邦，等.中医辞海：上[M].北京：中国医药科技出版社，1999：405.
[16] 李振吉.中医药常用名词术语辞典[M].北京：中国中医药出版社，2001：31.
[17] 世界卫生组织(西太平洋地区).WHO西太平洋传统医学名词术语国际标准[M].北京：北京大学医学出版社，2009：187.
[18] 中医药学名词审定委员会.中医药学名词[M].北京：科学出版社，2010：151.
[19] 马宝璋，齐聪.中医妇科学[M].北京：中国中医药出版社，2012：165.

（张白雪 王 磊）

4·015

子晕

zǐ yūn

一、规范名

【汉文名】子晕。

【英文名】gestational vertigo。

【注释】又称"妊娠眩晕"。以妊娠中晚期，头晕目眩，伴面浮肢肿，甚者昏眩欲厥为主要表现的疾病。

二、定名依据

"子晕"作为妇科病名最早见于明代虞抟《苍生司命》，此后关于本病的记载有"子眩""儿晕"，"子眩"与"子晕"涵义相同，"儿晕"与"子晕"不完全相同。

自明代虞抟《苍生司命》提出"子晕"之名，其后著作多沿用，如《叶氏女科证治》《竹林女科证治》《类证治裁》《太医院秘藏膏丹丸散方剂》等。这些著作均为对后世有较大影响的重要专著。所以"子晕"作为规范名便于达成共识，符合术语定名的约定俗成原则。"子眩""儿晕"亦有沿用，但从描述的症状来看，易与"子痫"混淆；且"儿晕"与"子悬""子痫"互称，根据命名原则科学性、单义性的原则，选定"子晕"为正名。

现代相关著作如《中国医学百科全书·中医学》《中医药常用名词术语辞典》《中医大辞典》《中医辞海》，以及全国高等中医药院校规划教材《中医妇科学》均以"子晕"作为这一疾病的

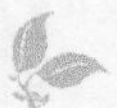

正名。这些均说明在中医妇科临床实践中用“子晕”作为这一妇科病名的规范名已达成共识。有的以“子眩”作为正名，如国标《中医临床诊疗术语·疾病部分》《中医大辞典》《中医辞海》；还有以“妊娠眩晕”作为正名，如《中医药常用名词术语辞典》《实用中医妇科学》以及全国高等中医药院校“十二五”规划教材《中医妇科学》；“子晕”“子眩”“妊娠眩晕”涵义相同，根据术语定名原则中单义性的原则，选择“子晕”作为正名。

我国2011年出版的全国科学技术名词审定委员会公布的《中医学名词·内科学 妇科学 儿科学》已以“子晕”作为规范名，所以“子晕”作为规范名也符合术语定名的协调一致原则。

三、同义词

【又称】“妊娠眩晕”。

【曾称】“儿晕”(《明医指掌》)；“子眩”(《医学心悟》)。

四、源流考释

“子晕”作为病名在明清以前，多与“子痫”一并论述，至明代朱橚才单独描述了妊娠期头旋目晕一证，如《普济方》卷三百四十一：“夫妊娠头旋目晕，视物不见，颞项肿核者，盖因胎气有伤肝脏，热毒上攻，太阳穴痛，呕逆，背项拘急，致令眼晕生花。”[1]635 其后明代虞抟提出了“子晕”的名称，如《苍生司命》卷八：“子晕者，娠妇忽然卒倒，僵仆不知人事，少顷即苏。”[2]261 皇甫中、李梴使用“儿晕”描述这一疾病，如皇甫中《明医指掌》卷九：“妇人妊娠七八月以来，忽然卒倒僵仆不知人，倾刻即苏者，名曰儿晕，葛根汤。”[3]272 李梴《医学入门》卷五：“体虚受风，而伤太阳之经络，后复遇风寒相搏，发则口噤背强，痰涎壅盛，昏晕不识人，时醒时作，谓之儿晕，又曰子痫，又曰痓，甚则角弓反张，小续命汤意。”[4]415 此时期“儿晕”“子痫”“痓”互称。《陈素庵妇科补解》在妊娠头旋目晕视物不明方中论详述了其症状“头旋(旋转)，目晕(晕黑)，视物不明。”[5]125

清代有的沿用“子晕”名称，指出“子晕”多发于妊娠七八月，属气与痰所致，如叶天士《叶氏女科证治》卷二：“妊娠七八月，忽然卒倒，僵仆不省人事，顷刻即醒，名曰子晕，宜葛根汤。”[6]96 林珮琴《类证治裁》卷八：“〔子晕〕此症属气与痰，虚阳上升，则痰动，古谓无痰不作眩晕也。”[7]472《竹林女科证治》卷二亦有类似表述。[8]179《太医院秘藏膏丹丸散方剂》卷二：“十香返魂丹——治孕妇怀孕七八个月，忽然死去，此为子晕，人参同朱砂隔水炖汤下。”[9]79,80 有的沿用“儿晕”名称，如张璐《张氏医通》[10]255,256、吴本立《女科切要》[11]38、沈金鳌《妇科玉尺》[12]40、鲍相璈《验方新编》[13]410、郑元良《郑氏家传女科万金方》[14]85、吴师机《理瀹骈文》[15]356、陈佳园《妇科秘方》[16]17、陈笏庵《胎产秘书》等[17]5。指出“儿晕”的症状为目昏黑而厥；忽然卒倒僵仆，不省人事，顷刻即醒；乃因母气不能荫胎所致，故母常昏晕。如张璐《张氏医通》卷十：“至有目昏黑而厥者，胎前绝少，但一有此证，即是儿晕，属气与痰。”[10]255,256 沈金鳌《妇科玉尺》卷二：“妊娠七八月，忽然卒倒僵仆，不省人事，顷刻即醒，名曰儿晕，宜葛根汤。”[12]40 陈佳园《妇科秘方·论胎前诸症》：“儿晕则母常昏晕，因母气不能荫胎，八珍、菖蒲方能胜任。”[16]17

但这一时期“儿晕”常常和“子痫”“子悬”“痓”互称，如吴本立《女科切要》[11]38 详述了儿晕与中风的区别，把“儿晕”称之为“子悬”。鲍相璈《验方新编》卷二十：“子痫，即胎疯，一名儿晕，又名痉。”[13]410 清代郑元良《郑氏家传女科万金方·胎前门》：“妊妇无故忽然眩晕，搐搦，昏倒在地，不省人事，角弓反张，状如中风，或者不识，不可以中风断之，此是儿晕也，名曰子痫。”[14]85 清代吴师机的《理瀹骈文·存济堂药局修合施送方并加药法》：“安胎膏……或痰迷发搐(名子痫，亦名儿晕)。”[15]356 如清代陈笏庵《胎产秘书》上卷：“(音闲即胎风，一名儿晕，又名痉）凡妊娠口噤项强，手足挛搐，言语蹇涩，痰涎壅盛，不省人事，名曰子痫。”[17]5

“子眩”之名始见于清代程国彭《医学心悟》，如该书卷五：“更有气逆之甚，因而厥晕，名曰子眩。”[18]270 其后多有沿用，如《医学心悟杂症要义》明确指出：“子眩即晕症也，多系肝虚气逆所致。”[19]78 江涵暾《笔花医镜》卷四：“胎前诸症……更有气逆而厥晕者，名曰子眩。”[20]101 王馥原在《医方简义》把火气上升，内风扰动，晕眩欲厥者称为“子眩”[21]132。

现代相关著作如《中国医学百科全书·中医学》[22]1745《中医药常用名词术语辞典》[23]23《中医大辞典》[24]170《中医辞海》[25]408，以及全国高等中医药院校规划教材《中医妇科学》[29]180 均以“子晕”作为这一疾病的正名。这些均说明在中医妇科临床实践中用“子晕”作为这一妇科病名的规范名已达成共识。有的以“子眩”作为正名，如国标《中医临床诊疗术语·疾病部分》[27]39《中医大辞典》[24]170《中医辞海》[25]408；还有以“妊娠眩晕”作为正名，如《中医药常用名词术语辞典》[23]203《实用中医妇科学》[28]175，以及全国高等中医药院校“十二五”规划教材《中医妇科学》[26]236。根据术语定名原则中单义性的原则，选择“子晕”作为正名。

总之，妊娠中晚期，头晕目眩，伴面浮肢肿，甚者昏眩欲厥为主要表现的疾病在古代文献和现代文献中名称繁多，“子晕”“子眩”“妊娠眩晕”涵义相同，我国2011版全国科学技术名词审定委员会审定公布的《中医药学名词·内科学 妇科学 儿科学》[30]151 以“子晕”作为规范名客观准确地描述了妇人妊娠期这一病证的特点。所以选择“子晕”作为正名，以“妊娠眩晕”作为又称。

五、文献辑录

《普济方》卷三百四十一：“夫妊娠头旋目晕，视物不见，颞项肿核者，盖因胎气有伤肝脏，热毒上攻，太阳穴痛，呕逆，背项拘急，致令眼晕生花。”[1]635

《苍生司命》卷八：“子晕者，娠妇忽然卒倒，僵仆不知人事，少顷即苏，宜葛根汤。若气血两虚，八物加阿胶、陈皮。”[2]261

《明医指掌》卷九：“妇人妊娠七八月以来，忽然卒倒僵仆不知人，倾刻即苏者，名曰儿晕，葛根汤。”[3]272

《医学入门》卷五：“体虚受风，而伤太阳之经络，后复遇风寒相搏，发则口噤背强，痰涎壅盛，昏晕不识人，时醒时作，谓之儿晕，又曰子痫，又曰痉，甚则角弓反张，小续命汤意。”[4]415

《陈素庵妇科补解》卷三：“妊娠头旋目晕，忽然视物不明……风火相搏，伤血动胎，热甚则头旋（旋转），目晕（晕黑），视物不明。”[5]125

《张氏医通》卷十：“类中风，此证若不早治，必致堕胎，宜服紫苏散……至有目昏黑而厥者，胎前绝少，但一有此证，即是儿晕，属气与痰，故目昏黑发厥只服紫苏饮，慎不可服苏合丸及乌药顺气散等药。”[10]255,256

《医学心悟》卷五：“子悬者，胎上逼也。胎气上逆，紧塞于胸次之间，名曰子悬，其症由于恚怒伤肝者居多。亦有不慎起居者，亦有脾气郁结者，宜用紫苏饮加减主之。更有气逆之甚，因而厥晕，名曰子眩。然子眩有由脾虚挟痰者，宜用六君子汤。”[18]270

《叶氏女科证治》卷二：“妊娠七八月，忽然卒倒，僵仆不省人事，顷刻即醒，名曰子晕，宜葛根汤。亦有血虚，阴火炎上，鼓动其痰而眩晕者，宜葛根四物汤。”[6]96

《女科切要》卷四：“妊娠中风……倘胎前无故，卒然闷倒在地，或有不识，误以中风断之，谬矣，此儿晕也，名曰子悬。须以安胎调气治之。”[11]38

《妇科玉尺》卷二：“胎前……妊娠七八月，忽然卒倒僵仆，不省人事，顷刻即醒，名曰儿晕，宜葛根汤。”[12]40

《妇科秘方·论胎前诸症》：“儿晕则母常昏晕，因母气不能荫胎，八珍、菖蒲方能胜任。”[16]17

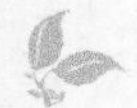

《竹林女科证治》卷二："妊娠七八月，忽然卒倒，僵仆不省人事，顷刻即醒，名曰子晕，宜葛根汤。"[8]179

《胎产秘书》上卷："子痫，音闲，即胎风，一名儿晕，又名痉。"[17]5

《笔花医镜》卷四："子悬者，胎上逼也，紫苏饮加减主之。更有气逆而厥晕者，名曰子眩，其症甚危，亦用前药。"[20]101

《类证治裁》卷八："〔子晕〕此症属气与痰，虚阳上升，则痰动，古谓无痰不作眩晕也。"[7]472

《验方新编》卷二十："子痫，即胎疯，一名儿晕，又名痉。"[13]410

《理瀹骈文·存济堂药局修合施送方并加药法》："安胎膏……或痰迷发搐(名子痫，亦名儿晕，轻者四物加丹皮、葛根、秦艽、防风、细辛、竹沥之类，重者加独活、羚角)。"[15]356

《医方简义》卷五："子悬附子眩……若火气上升，内风扰动，而晕眩欲厥者，名曰子眩。"[21]132

《医学心悟杂症要义》："子悬者，胎上逼也。胎气上逆，紧塞于胸次之间，名曰子悬，其症由于恚怒伤肝者居多。亦有不慎起居者，亦有脾气郁结者，宜用紫苏饮加减主之。更有气逆之甚，因而厥晕，名曰子眩，并用前药主之……子眩即晕症也，多系肝虚，且有挟内风者，宜女贞、菊花、黑芝麻、阿胶，以滋阴而息风，安有升散而能止晕者乎？挟痰者只宜川贝母、橘江、竹茹，方不动胎，若半夏、南星，皆在当禁！"[19]78

《郑氏家传女科万金方》下卷"胎前门"："胎前中风者少，盖因血气调和，方能受孕故也。此症偶患万一，只是儿晕，属气与痰为患，眼前昏黑而厥者是也。"[14]85

《太医院秘藏膏丹丸散方剂》卷二："十香返魂丹——治孕妇怀孕七八个月，忽然死去，此为子晕，人参同朱砂隔水炖汤下。"[9]79,80

《中国医学百科全书·中医学》："子晕……以妊娠中、后晚期出现头目晕眩，视物不清，甚或不省人事，顷刻便醒，醒后复如常人。亦名儿晕、妊娠眩晕。"[22]1745

《中医药常用名词术语辞典》："子晕……疾病。见《竹林寺女科证治》卷二。即妊娠眩晕。"[23]31"妊娠眩晕……见《妇科证治准绳》卷四。又名子晕。妊娠中晚期，头晕目眩，伴面浮肢肿，甚者昏眩欲厥。"[23]203

《中医大辞典》："子晕……病名。见《叶氏女科证治》卷二。指妊娠眩晕。平素血虚，孕后血聚养胎，孕至七八个月，阴血愈虚，不能上荣清窍，以致虚火上炎，鼓动其痰，或因气虚而致眩晕。重者忽然昏倒不省人事，少顷即醒。"[24]170"子眩……亦名妊娠眩晕。郑玉峰《万金方》：'妊妇头眩躁闷，不能举动，心震不安，名曰子眩。'"[24]170

《中医辞海》："子眩……妇科病证名。指妊娠中晚期出现头目眩晕，状如眩冒的病证，亦名子晕、妊娠眩晕。见《千金方》：'妊妇头眩躁闷，不能举动，心震不安，名曰子眩。'"[25]408

《中医辞海》："子晕……妇科病证名。指妊娠中晚期出现头目眩晕，状如眩冒的病证，也称子眩，妊娠眩晕。"[25]408

《中医妇科学》(张玉珍)："妊娠眩晕……妊娠中晚期，头晕目眩，甚者昏眩欲厥。亦称'子眩''子晕'。"[26]236

《中医临床诊疗术语：疾病部分》："子眩……多因肝阳上亢，或气血虚弱。痰浊壅盛所致。以妊娠期间出现头晕目眩，视物模糊，重则头痛恶心为主要表现的妊娠疾病。同义词：妊娠眩晕。"[27]39

《实用中医妇科学》："妊娠眩晕……妊娠期间，孕妇自觉头晕目眩，或天旋地转，站立不稳，瞬间即止者。又称子晕、儿晕。"[28]175

《中医妇科学》(马宝璋)："子晕……又称妊娠眩晕。常发生在妊娠中晚期，以眩晕为主症。"[29]180

《中医药学名词·内科学 妇科学 儿科学》："子晕(妊娠眩晕)……以妊娠中晚期，头晕目眩，伴面浮肢肿，甚者昏眩欲厥为主要表现的疾病。"[30]151

参考文献

[1] [明] 朱橚. 普济方：第八册[M]. 北京：人民卫生出版社,1959：635.

[2] [明] 虞抟. 苍生司命[M]. 王道瑞,申好真校注. 中国中医药出版社,2004：261.

[3] [明] 皇甫中,王肯堂. 明医指掌：10卷[M]. 北京：人民卫生出版社,1982：272.

[4] [明] 李梴. 医学入门[M]. 金嫣莉校注. 北京：中国中医药出版社,1995：415.

[5] [宋] 陈素庵. [明] 陈文昭补解. 陈素庵妇科补解[M]. 上海中医学会妇科学会文献组整理. 上海：上海科学技术出版社,1983：125.

[6] [清] 叶桂. 叶氏女科证治[M]. 施仁潮,等校注. 北京：中国中医药出版社,2015：96.

[7] [清] 林珮琴. 类证治裁[M]. 李德新整理. 北京：人民卫生出版社,2005：472.

[8] [清] 竹林寺僧. 竹林寺女科二种[M]. 由昆,等点校. 北京：中医古籍出版社,1993：179.

[9] [清] 太医院. 太医院秘藏膏丹丸散方剂[M]. 伊广谦,张慧芳点校. 北京：中国中医药出版社,1992：79,80.

[10] [清] 张璐. 张氏医通[M]. 李静芳,建一校注. 北京：中国中医药出版社,1995：255,256.

[11] [清] 吴本立. 女科切要[M]. 佘德友点校. 北京：中医古籍出版社,1999：38.

[12] [清] 沈金鳌. 妇科玉尺[M]. 张慧芳,王亚芬点校. 北京：中医古籍出版社,1996：40.

[13] [清] 鲍相璈. 验方新编[M]. [清] 梅启照增辑. 李世华校注. 北京：中国中医药出版社,1994：410.

[14] [清] 郑元良. 郑氏家传女科万金方[M]. 杨维点校. 北京：中医古籍出版社,1998：85.

[15] [清] 吴师机. 理瀹骈文(新校版)[M]. 王军,曹建春点校. 北京：人民军医出版社,2006：356.

[16] [清] 陈佳园. 妇科秘方[M]. 竹剑平校注. 北京：中医古籍出版社,2014：17.

[17] [清] 陈简庵. 胎产秘书[M]. 上海：上海锦章书局,1987：5.

[18] [清] 程国彭. 医学心悟[M]. 王键,郜峦校注. 北京：中国中医药出版社,2009：270.

[19] [清] 程国龄. 医学心悟杂症要义[M]. 朱序东,朱仪亭编著. 北京：中医古籍出版社,1993：78.

[20] [清] 江笔花. 笔花医镜[M]. 上海：上海科学技术出版社,1984：101.

[21] [清] 王馥原. 医方简义[M]//裘吉生辑. 珍本医书集成：九. 上海：上海科学技术出版社,1985：132.

[22] 《中医学》编辑委员会. 中医学[M]//钱信忠. 中国医学百科全书. 上海：上海科学技术出版社,1997：1745.

[23] 李振吉. 中医药常用名词术语辞典[M]. 北京：中国中医药出版社,2001：31,203.

[24] 李经纬,余瀛鳌,蔡景峰,等. 中医大辞典[M]. 北京：人民卫生出版社,2004：170.

[25] 袁钟,图娅,彭泽邦,等. 中医辞海：上册[M]. 北京：中国医药科技出版社,1999：408.

[26] 张玉珍. 中医妇科学[M]. 北京：中国中医药出版社,2012：236.

[27] 国家技术监督局. 中医临床诊疗术语：疾病部分[M]. 北京：中国标准出版社,1997：39.

[28] 刘敏如,欧阳惠卿. 实用中医妇科学[M]. 上海：上海科学技术出版社,1997：175.

[29] 马宝璋,齐聪. 中医妇科学[M]. 北京：中国中医药出版社,2012：170.

[30] 中医药学名词审定委员会. 中医药学名词：内科学 妇科学 儿科学[M]. 北京：科学出版社,2011：151.

(张慧珍)

4 • 016

子 烦

zǐ fán

一、规范名

【汉文名】子烦。

【英文名】gestational dysphoria。

【注释】又称"妊娠心烦"。以妊娠期间，烦闷不安，郁郁不乐，或烦躁易怒为主要表现的疾病。

二、定名依据

"子烦"作为妇科病证的名称最早见于《诸

病源候论》，此后尚有“妊娠心烦”之名。自隋代巢元方提出“子烦”之名其后著作多有沿用。如唐代《外台秘要》《经效产宝》，宋代《圣济总录》《妇人大全良方》，明代《医学纲目》《普济方》《医学正传》《女科撮要》《万病回春》《证治准绳》《济阴纲目》《景岳全书》，清代《女科经纶》《医学心悟》《沈氏女科辑要》《罗氏会约医镜》等，皆使用“子烦”一名。这些著作均为对后世有较大影响的重要著作，所以“子烦”作为规范名便于达成共识，符合术语定名的约定俗成原则。

现代相关著作如国标《中医临床诊疗术语·疾病部分》《中国医学百科全书·中医学》；现代有代表性的辞书类著作如《中医大辞典》《中医辞海》等均以“子烦”作为这一疾病的正名。这些均说明在中医妇科临床实践中用“子烦”作为这一妇科病名的规范名已达成共识。而《中国中医药学术语集成·基础理论与疾病》《中医药常用名词术语辞典》以及全国高等中医药院校规划教材《中医妇科学》均以“妊娠心烦”作为正名，“妊娠心烦”和“子烦”含义相同，选择“子烦”作为规范名符合术语定名原则中的简明性原则，同时也符合系统性的原则。

我国2011年出版的全国科学技术名词审定委员会公布的《中医学名词·内科学 妇科学 儿科学》已以“子烦”作为规范名。所以“子烦”作为规范名也符合术语定名的协调一致原则。

三、同义词

【又称】“妊娠心烦”(《妇人大全良方》)。

四、源流考释

子烦作为妇科病证名最早见于隋代巢元方《诸病源候论》，在“妊娠子烦候”指出“以其妊娠而烦，故谓之子烦”。[1]419

唐宋时期，多沿用“子烦”一名，如唐代孙思邈《备急千金要方》[2]26、王焘《外台秘要》[3]853、昝殷《经效产宝》[4]1，宋代赵佶《圣济总录》[5]1807、陈自明《妇人大全良方》[6]389 等。孙思邈载治疗子烦可用竹沥汤，被历代医家所推崇，如《备急千金要方》卷二：“竹沥汤治妊娠常苦烦闷，此是子烦。”[2]26 陈自明提出子烦与君相二火相关，如《妇人大全良方》卷九“妊娠子烦方论第九”：“论曰：妊娠苦烦闷者，以四月受少阴君火气以养精，六月受少阳相火气以养气，若母心惊胆寒，多有烦闷，名曰子烦也。”[6]389《妇人大全良方》卷十三还提出了“妊娠心烦”的名称，指出：“麦门冬散……治妊娠心烦，头目昏重，心胸烦闷，不思饮食或呕吐。”[6]391

明清时期，大多沿用《诸病源候论》[1]419，以“子烦”来命名，如明代朱橚《普济方》[7]671、虞抟《医学正传》[8]417、薛己《女科撮要》[9]49、楼英《医学纲目》[10]319、龚廷贤《万病回春》[11]400、王肯堂《证治准绳》[12]2499、赵献可《邯郸遗稿》[13]34、武之望《济阴纲目》[14]134、张景岳《景岳全书》[15]439 等，虞抟详述了“子烦”的症状，如《医学正传》卷七：“子烦，妊娠苦烦闷不安。又曰：心烦热闷，谓之子烦。”[8]417 赵献可载述其病机及治疗，如《邯郸遗稿》卷三：“妊娠心惊胆怯，终日烦闷，口干，不得卧，名曰子烦。或肺虚热乘心肝，或心肺停痰积饮，或气郁烦躁，或呕吐痰涎，俱谓之子烦，宜安胎竹叶汤。”[13]34

清代萧壎《女科经纶》[16]62、程国彭《医学心悟》[17]272,273、沈尧封《沈氏女科辑要》[18]36,37、罗国纲《罗氏会约医镜》[19]421,422 等也以“子烦”作为正名。亦有沿用“妊娠心烦”一词的，如明代朱橚《普济方》卷三百三十七：“麦门冬散出圣惠方治妊娠心烦。”[7]551 王肯堂《证治准绳》卷四：“柴胡散(二方)治妊娠心烦，头目昏重，心胸烦闷，不思饮食。”[12]2500

我国目前已出版国标《中医临床诊疗术语·疾病部分》[20]39 以“子烦”一词来表述这一病证。《中国医学百科全书·中医学》[21]1914《中医药学名词·内科学 妇科学 儿科学》[22]150 均主张以“子烦”作为这一病证的正名。现代有代表性的辞书类著作如《中医大辞典》[23]170《中医辞海》[24]402 等也以“子烦”作为规范名记载。这说明在中医妇科临床实践中用“子烦”用为正名已达成共识。普通高等教育中医药类规划教材《中医妇科学》[25]174《中医药常用名词术语辞典》[26]31《中国中医药学术语集成·基础理论与疾病》[27]151 以“妊娠心烦”作为正名，而把“子烦”作为又称。

总之，古今文献多以“子烦”“妊娠心烦”来表述妊娠期间，烦闷不安，郁郁不乐，或烦躁易怒这一妊娠疾病，根据术语定名原则中简明性和系统性的原则，选定“子烦”作为正名，把“妊娠心烦”作为又称。

五、文献辑录

《诸病源候论》卷四十二：“妊娠之人，既血饮停积，或虚热相搏，故亦烦。以其妊娠而烦，故谓之子烦也。”[1]419

《备急千金要方》卷二：“竹沥汤治妊娠常苦烦闷，此是子烦。”[2]26

《外台秘要》卷三十三：“妊娠常苦烦闷，此子烦也，竹沥汤方。”[3]853

《经效产宝》卷上：“治妊娠常苦烦闷，此是子烦，宜服次方。”[4]1

《圣济总录》卷一百九十：“食治妊娠诸病治妊娠常苦烦闷，此名子烦。”[5]1807

《妇人大全良方》卷九“妊娠子烦方论第九”：“论曰：妊娠苦烦闷者，以四月受少阴君火气以养精，六月受少阳相火气以养气，若母心惊胆寒，多有烦闷，名曰子烦也。”[6]389

卷十三“妊娠子烦方论第九”：“柴胡散……治妊娠心烦，头目昏重，心胸烦闷，不思饮食或呕吐。”[6]391

《医学纲目》卷十六：“胎前虚烦……治妊娠苦烦闷，名曰子烦……治子烦口干不得卧，用黄连去须，为细末，每服一钱，粥饮调下。”[10]319

《普济方》卷三百三十七：“麦门冬散出《圣惠方》治妊娠心烦，愦闷虚躁，吐逆，恶闻食气，头眩四肢沉重，百节疼痛，多卧少起。”[7]551

卷三百四十二：“《千金方》亦治子烦。”[7]671

《医学正传》卷七：“子烦，妊娠苦烦闷不安。又曰：心烦热闷，谓之子烦。”[8]417

《女科撮要》卷下：“保胎……若心惊胆怯，烦闷不安，名子烦，用竹叶汤；未应，血虚佐以四物，气虚佐以四君。”[9]49

《万病回春》卷六：“妊娠子烦者，心神闷乱也。”[11]400

《证治准绳》卷四：“若母心惊胆寒，多有烦闷，名曰子烦也。”[12]2499“柴胡散(二方)治妊娠心烦，头目昏重，心胸烦闷，不思饮食。治妊娠心烦热不止。”[12]2500

《邯郸遗稿》卷三：“妊娠心惊胆怯，终日烦闷，口干，不得卧，名曰子烦。或肺虚热乘心肝，或心肺停痰积饮，或气郁烦躁，或呕吐痰涎，俱谓之子烦，宜安胎竹叶汤。”[13]34

《济阴纲目》卷八：“妊娠苦烦闷者，以四月受少阴君火气以养精，六月受少阳相火气以养气，若母心惊胆寒，多有烦闷，名曰子烦也。”[14]134

《景岳全书·妇人规》卷三十八：“若心惊胆怯，烦闷不安，名子烦，用竹叶汤。”[15]439

《女科经纶》卷三：“妊娠子烦属心肺虚热痰积于胸。大凡妊娠，既停痰积饮，又寒热相抟，气郁不舒，或烦躁，或呕吐涎沫，剧则胎动不安，均为子烦也。”[16]62

《医学心悟》卷五：“子烦……妊娠子烦者，烦心闷乱也。书云：孕四月，受少阴君火以养精，六月，受少阳相火以养气。子烦之症，大率由此……子烦之候，不善调摄，则胎动不安矣。慎之。”[17]272,273

《沈氏女科辑要》卷上：“子烦(妊妇烦名子烦)丹溪曰：因胎元壅郁热气所致。沈尧封曰：子烦病因曰痰、曰火、曰阴亏。”[18]36,37

《罗氏会约医镜》卷十四：“孕妇烦闷不安者，多由阴血养胎，孤阳独旺，心肺虚热，是以撩乱不宁，或心惊胆怯，谓之子烦。”[19]421,422

《中医临床诊疗术语·疾病部分》：“子烦：多因阴虚火旺，痰火肝郁等所致，以妊娠期间出

现烦闷不安，郁郁不乐或心惊胆怯烦躁易怒为主要表现的妊娠疾病。”[20]39

《中医药学名词·内科学 妇科学 儿科学》："子烦……又称'妊娠心烦'。以妊娠期间，烦闷不安，郁郁不乐，或烦躁易怒为主要表现的疾病。”[22]150

《中国医学百科全书·中医学》："子烦：妊娠后，常感心中烦闷不安，甚或心惊胆怯者，称为子烦。证名最早见于《诸病源候论》。亦名妊娠心烦……本病发生主要是火热乘心，所谓'无热不成烦'也。热邪扰心，则神明不宁。但有阴虚、痰火、肝郁之不同……治疗原则当清热养阴除烦为主。”[21]1914

《中医大辞典》："子烦：病名。见王肯堂《胤产全书》。亦名妊娠子烦。妇女怀孕后因血聚养胎，阴血不足，或素有痰饮，复因郁怒忧思，致使火热乘心，神志不宁，出现心惊胆怯，烦闷不安的病症。”[23]170

《中医辞海》："子烦：妇科病证名。指孕妇在妊娠期间出现烦闷不安，郁郁不乐或烦躁易怒的病证。亦称妊娠心烦。名出《经效产宝》。”[24]402

《中医妇科学》："妊娠心烦：指妊娠期间，烦闷不安，郁郁不乐，或烦躁易怒者，称为妊娠心烦。亦名子烦。”[25]174

《中医药常用名词术语辞典》："子烦：疾病。见《诸病源候论·妊娠子烦候》。即妊娠心烦。”[26]31

《中医药常用名词术语辞典》："妊娠心烦……疾病。源《诸病源候论·妇人妊娠病诸候》。妊娠期间，烦闷不安，郁郁不乐，或烦躁易怒。阴虚火旺，热扰心胸；痰火内蕴，上扰心胸；肝经郁火，热扰心神，均可导致妊娠心烦。”[26]202

《中国中医药学术语集成·基础理论与疾病》："妊娠心烦：指妊娠期间，烦闷不安，郁郁不乐，或烦躁易怒者，称为妊娠心烦。亦名子烦。”[27]151

[1] [隋] 巢元方. 诸病源候论[M]. 刘宇，孙冬莉校注. 北京：北京科学技术出版社，2016：419.

[2] [唐] 孙思邈. 备急千金要方[M]. 焦振廉，等校注. 北京：中国医药科技出版社，2011：26.

[3] [唐] 王焘. 外台秘要[M]. 王淑民校注. 北京：中国医药科技出版社，2011：853.

[4] [唐] 昝殷. 经效产宝[M]. 北京：人民卫生出版社，1955：1.

[5] [宋] 赵佶. 圣济总录校注：下[M]. 王振国，杨金萍主校. 上海：上海科学技术出版社，2016：1807.

[6] [宋] 陈自明. 妇人大全良方[M]. 余瀛鳌，王咪咪，等点校. 北京：人民卫生出版社，1985：389，391.

[7] [明] 朱橚. 普济方[M]. 北京：人民卫生出版社，1959：551，671.

[8] [明] 虞抟. 医学正传[M]. 郭瑞华，等点校. 北京：中医古籍出版社，2002：417.

[9] [明] 薛己. 女科撮要[M]. 吴小明，等校注. 北京：中国中医药出版社，2015：49.

[10] [明] 楼英. 医学纲目[M]. 赵燕宜，于燕莉校注. 北京：中国医药科技出版社，2011：319.

[11] [明] 龚廷贤. 万病回春[M]. 朱广仁点校. 天津：天津科学技术出版社，1993：400.

[12] [明] 王肯堂. 证治准绳[M]. 北京：人民卫生出版社，2003：2499，2500.

[13] [明] 赵养葵. 邯郸遗稿[M].《浙江中医杂志》编辑部校点. 杭州：浙江科学技术出版社，1984：34.

[14] [明] 武之望. 济阴纲目[M]. 吴少祯主编. 北京：中国医药科技出版社，2014：134.

[15] [明] 张景岳. 景岳全书[M]. 李玉清，等校注. 北京：中国医药科技出版社，2011：439.

[16] [清] 萧壎. 女科经纶[M]. 姜典华校注. 北京：中国中医药出版社，2007：62.

[17] [清] 程国彭. 医学心悟[M]. 王键，郜峦校注. 北京：中国中医药出版社，2009：272，273.

[18] [清] 沈又彭. 沈氏女科辑要[M]. 陈丹华点注. 南京：江苏科学技术出版社，1983：36，37.

[19] [清] 罗国纲. 罗氏会约医镜[M]. 王树鹏，等校注. 北京：中国中医药出版社，2015：421，422.

[20] 国家技术监督局. 中医临床诊疗术语：疾病部分[M]. 北京：中国标准出版社，1997：39.

[21] 《中医学》编辑委员会. 中医学[M]//钱信忠. 中国医学百科全书. 上海：上海科学技术出版社，1997：1914.

[22] 中医药学名词审定委员会. 中医药学名词：内科学 妇科学 儿科学[M]. 北京：科学出版社，2011：150.

[23] 李经纬，余瀛鳌，蔡景峰，等. 中医大辞典[M]. 北京：人民卫生出版社，2004：170.
[24] 袁钟，图娅，彭泽邦，等. 中医辞海：上册[M]. 北京：中国医药科技出版社，1999：402.
[25] 马宝璋，齐聪. 中医妇科学[M]. 北京：中国中医药出版社，2012：174.
[26] 李振吉. 中医药常用名词术语辞典[M]. 北京：中国中医药出版社，2001：31，202.
[27] 宋一伦，杨学智. 基础理论与疾病[M]//曹洪欣，刘保延. 中国中医药学术语集成. 北京：中医古籍出版社，2005：151.

（王慧珍）

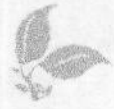

4·017

子悬

zǐ xuán

一、规范名

【汉文名】子悬。

【英文名】gestational suspension。

【注释】以妊娠胸腹胀满，甚则喘急，烦躁不安为主要表现的疾病。

二、定名依据

子悬的相关记载首见于隋代巢元方《诸病源候论》。“子悬”作为本病的正名最早出现在唐代孙思邈《华佗神医秘传》。

自唐代孙思邈《华佗神医秘传》出现本病正名“子悬”后，宋至清历代医家记载本病均以“子悬”作为本病名称，如宋代《普济本事方》《妇人大全良方》《严氏济生方》，明代《医经小学》《卫生易简方》《女科撮要》《丹溪手镜》，清代《医学心悟》《成方切用》《续名医类案》《妇科冰鉴》《彤园医书(妇人科)》《古今医彻》《类证治裁》《竹林女科证治》等。这些著作均为历代的重要著作，对后世有较大影响。所以“子悬”作为规范名便于达成共识，符合术语定名的约定俗成原则。

现代著作大多沿用孙思邈《华佗神医秘传》记载以“子悬”作为本病证的正名，如《中医大辞典》《中国医学百科全书·中医学》《中医临床诊疗术语·疾病部分》《中医辞海》《中医药常用名词术语辞典》《WHO西太平洋传统医学名词术语国际标准》等；同时以“胎气上逆”作为本病证的曾称。但也有以“胎气上逆”作为本病的正名，以“子悬”作为本病又称者，如《中国中医药学术语集成·基础理论与疾病》《中医妇科学》。

通过本病的源流考释可知，古代著作自出现本病的名称始，就一直以“子悬”作为本病证的名称，而“胎气上逆”只是作为症状载述，如《医学心悟》《续名医类案》等。现代的大多著作也以“子悬”作为本病证的正名，其中《中医临床诊疗术语·疾病部分》系国家标准，与之保持一致便于达成共识。

我国2011年出版的全国科学技术名词审定委员会审定公布的《中医药学名词·内科学 妇科学 儿科学》已以“子悬”作为规范名，所以“子悬”作为规范名也符合术语定名的协调一致原则。

三、同义词

【曾称】“胎气上逆”(《中医妇科学》)。

四、源流考释

“子悬”概念的相关记载首见于隋代巢元方《诸病源候论》卷四十二：“妊娠腹满者，由腹内宿有寒冷停饮，挟以妊娠，重因触冷，则冷饮发动，燠气相干，故令腹满也。”[1]197 这里巢氏虽未将此证冠名，但据其中“妊娠腹满”等相关描述，当属“子悬”的范畴。

“子悬”作为本病的正名最早出现在唐代孙思邈《华佗神医秘传》卷七：“妇人妊娠五六月后，胎气不和，上凑心腹，胀满疼痛，谓之子悬。”[2]149 其后相关著作载录本病大多即沿用《华佗神医秘传》记载，以“子悬”为其正名。如宋代许叔微的《普济本事方》卷第十：“紫苏饮治妊娠胎气不和，怀胎近上，胀满疼痛，谓之子悬……及妇人六七月子悬者，予用此数数有验，不十服胎便近下。”[3]159 宋代陈自明《妇人大全良方》卷十二：“紫苏饮治妊娠胎气不和，怀胎迫上胀满疼痛，谓之子悬……今面色不赤，舌色不青，其子未死；其证不安，冲心而痛，是胎上逼心，谓之子悬。”[4]236 宋代严用和《严氏济生方·妇人门》：“紫苏饮治胎气不和，凑上心腹胀满疼痛，谓之子悬。”[5]194

明清时期，《医经小学》[6]43《卫生易简方》[7]312《女科撮要》[8]77《丹溪手镜》[9]456《成方切用》[10]415《妇科冰鉴》[11]65《彤园医书（妇人科）》[12]208《古今医彻》[13]126《类证治裁》[14]489《竹林女科证治》[15]180 等著作均以“子悬”为本病名称，如明代刘纯《医经小学》卷四“妊娠有正气不足，寒热不调，阴阳不得升降，故病有发风痹。忽闷不识人而眩倒者，为子痫证。有胎气上逼而胀满或疼者为子悬。”[6]43 明代胡濙《卫生易简方》卷十一：“妊娠临月近上逼心，名曰子悬，亦用生姜、紫苏汤化下。”[7]312 清代吴仪洛《成方切用》卷十：“紫苏饮，严氏治胎气不和，凑上胸腹，腹满头痛，心腹腰胁痛，名子悬。”[10]415 同时，出现了本病的常见症状名称“胎气上逆”，如清代程国彭《医学心悟》卷五：“子悬者，胎上逼也。胎气上逆，紧塞于胸次之间，名曰子悬，其症由于恚怒伤肝者居多。”[16]320 清代魏之琇《续名医类案》卷二十四：“孙文垣治费少垣乃眷，妊已九月，痰多喘嗽，胎气上逆，眼撑不能起，两太阳微疼，此子悬症，兼痰火也。”[17]739

现代有关著作均沿用以“子悬”作为本病证的正名，如《中医大辞典》[18]151《中国医学百科全书·中医学》[19]1914《中医临床诊疗术语·疾病部分》[20]39《中医辞海》[21]409《中医药常用名词术语辞典》[22]31《WHO 西太平洋传统医学名词术语国际标准》[23]185《中医药学名词·内科学 妇科学 儿科学》[24]151 等；同时以“胎气上逆”作为本病证的曾称。如《中医大辞典》：“子悬……病名。出《妇人良方大全》卷十二。亦名妊娠胸胁胀满、妊娠胸胁支满、胎气上逆、胎上逼心。指孕后胎气上逼，出现胸膈胀满。”[18]151《中医药常用名词术语辞典》：“子悬……疾病。见《妇人大全良方·妊娠胎上逼心方论》即胎气上逆。”[22]31 亦有以“胎气上逆”作为本病的正名，同时将“子悬”作为本病又称者，如《中国中医药学术语集成·基础理论与疾病》：“胎气上逆……（异名）胎气逼心、子悬……（定义）妊娠胸腹胀，甚或喘急，烦躁不安者，称为‘胎气上逆’。”[25]230 。《中医妇科学》：“妊娠期间，胸腹胀满，甚则喘急，烦躁不安者，称为‘胎气上逆’，亦名‘胎气上逼’‘子悬’。”[26]204

五、文献辑录

《诸病源候论》卷四十二：“妊娠腹满者，由腹内宿有寒冷停饮，挟以妊娠，重因触冷，则冷饮发动，燠气相干，故令腹满也。”[1]197

《华佗神医秘传》卷七：“妇人妊娠五六月后，胎气不和，上凑心腹，胀满疼痛，谓之子悬。”[2]149

《普济本事方》卷十：“紫苏饮治妊娠胎气不和，怀胎近上，胀满疼痛，谓之子悬……及妇人六七月子悬者，予用此数数有验，不十服胎便近下。”[3]159

《妇人大全良方》卷十二：“紫苏饮治妊娠胎气不和，怀胎迫上胀满疼痛，谓之子悬。兼治临产惊恐气结，连日不下。名七宝散，无芎……及妇人六七月子悬者，余用此数数有验，不十服，胎便近下……遂问仆曰：门下作何证治之？仆答曰：此子悬也……今面色不赤，舌色不青，其子未死；其证不安，冲心而痛，是胎上逼心，谓之子悬。”[4]236

《严氏济生方·妇人门》：“紫苏饮治胎气不

和，凑上心腹胀满疼痛，谓之子悬。”[5]194

《丹溪手镜》卷下：“子悬，即胎凑上心腹，胀满而痛，因胎气不和也。大腹皮、紫苏、陈皮、白芍、川芎、川归（酒洗各一两），人参、甘草（各半两），姜、葱白，煎服。”[9]456

《医经小学》卷四：“妊娠有正气不足，寒热不调，阴阳不得升降，故病有发风痹。忽闷不识人而眩倒者，为子痫证。有胎气上逼而胀满或疼者为子悬。”[6]43

《卫生易简方》卷十一：“妊娠临月近上逼心，名曰子悬，亦用生姜、紫苏汤化下。”[7]312

《女科撮要》卷下：“紫苏饮治妊娠失调，胎气不安，上疠作痛，名子悬。”[8]77

《成方切用》卷十：“紫苏饮，严氏治胎气不和，凑上胸腹，腹满头痛，心腹腰胁痛，名子悬。”[10]415

《妇科冰鉴》卷五：“孕妇心胸胀满，名曰子悬，由其人素有寒气，重因食冷，与气相传，故胸次胀满不舒也。”[11]65

《彤园医书（妇人科）》卷四：“孕妇胸膈胀满，名曰子悬，更加喘甚，名胎上逼心。”[12]208

《古今医彻》卷四：“黄芩汤治子悬。黄芩，香附。”[13]126

《类证治裁》卷八：“〔子悬〕胎气凑上，胸膈满闷，必素多郁闷，痰气壅塞，致胎气乘郁火升自心下。”[14]489

《竹林女科证治》卷二：“妊娠四五月，君相二火以养胎。平素火盛，以至胎气不和，逆上心胸，胀满疼痛，名曰子悬。宜紫苏饮或子悬汤。”[15]180

《医学心悟》卷五：“（子眩）子悬者，胎上逼也。胎气上逆，紧塞于胸次之间，名曰子悬，其症由于恚怒伤肝者居多。”[16]320

《续名医类案》卷二十四：“子悬……孙文垣治费少垣乃眷，妊已九月，痰多喘嗽，胎气上逆，眼撑不能起，两太阳微疼，此子悬症，兼痰火也。以大紫苏饮为主，才服一帖，即不上逆，胸膈顿宽。惟喘咳不止，与七制化痰丸而安。紫苏饮：紫苏、腹皮、川芎、白芍、陈皮、当归、生姜、人参、甘草、葱白。”[17]739

《中医大辞典》：“子悬……病名。出《妇人良方大全》卷十二。亦名妊娠胸胁胀满、妊娠胸胁支满、胎气上逆、胎上逼心。指孕后胎气上逼，出现胸膈胀满。”[18]151

《中国医学百科全书·中医学》：“子悬……妊娠胸胁胀满，甚或喘急、烦躁不安者，称为子悬，又名胎上逼心。见于《妇人大全良方》。”[19]1914

《中医临床诊疗术语·疾病部分》：“子悬……多因肝郁、脾虚等使气血不和，胎气上逆所致。以妊娠中晚期，孕妇自觉胸胁胀满，呼吸喘促为主要表现的妊娠疾病。同义词：胎气上逆。”[20]39

《中医辞海》：“子悬……妇科病证名。指妊娠胸胁胀满，甚或喘急，烦躁不安的病证，亦名胎上逼心，胎气上逆。《妇人大全良方·妊娠胎上逼方论》。”[21]409

《中医药常用名词术语辞典》：“子悬……疾病。见《妇人大全良方·妊娠胎上逼心方论》即胎气上逆。”[22]31

《WHO西太平洋传统医学名词术语国际标准》：“子悬 feeling of pressure in the abdomen and thorax, even with dyspnea and irritability, during pregnancy, the same as gravid oppression or upward flow of fetus qi。”[23]185

《中医药学名词·内科学 妇科学 儿科学》：“子悬（胎气上逆）……以妊娠胸腹胀满，甚则喘急，烦躁不安为主要表现的疾病。”[24]151

《中国中医药学术语集成·基础理论与疾病》：“胎气上逆……（异名）胎气逼心、子悬……（定义）妊娠胸腹胀，甚或喘急，烦躁不安者，称为‘胎气上逆’。”[25]230

《中医妇科学》：“胎气上逆……妊娠期，胸腹胀满，甚或喘急，烦躁不安者，称为‘胎气上逆’，亦名‘胎气上逼’‘子悬’。”[26]204

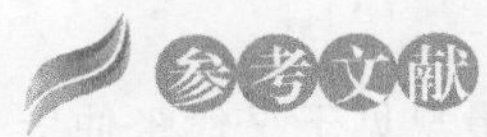

［1］［隋］巢元方.诸病源候论[M].黄作阵点校.沈阳：辽

宁科学技术出版社，1997：197.
[2] [唐] 孙思邈. 华佗神医秘传[M]. 沈阳：辽宁科学技术出版社，2010：149.
[3] [宋] 许叔微. 普济本事方[M]. 北京：中国中医药出版社，2007：159.
[4] [宋] 陈自明. 妇人大全良方[M]. 北京：人民卫生出版社，2007：236.
[5] [宋] 严用和. 严氏济生方[M]. 北京：中国中医药出版社，2007：194.
[6] [明] 刘纯. 医经小学[M]//刘纯医学全书. 北京：中国中医药出版社，2015：43.
[7] [明] 胡濙. 卫生易简方[M]. 北京：人民卫生出版社，1984：312.
[8] [明] 薛己. 女科撮要[M]. 北京：中国中医药出版社，2015：77.
[9] [元] 朱丹溪. 丹溪手镜[M]// 朱丹溪医学全书. 太原：山西科学技术出版社，2014：456.
[10] [清] 吴仪洛. 成方切用[M]. 李志庸点校. 天津：天津科学技术出版社，1999：415.
[11] [清] 柴得华. 妇科冰鉴[M]. 王耀廷，等点校. 北京：中医古籍出版社，1995：65.
[12] [清] 郑玉坛. 彤园医书[M]. 长沙：湖南科学技术出版社，2000：208.
[13] [清] 怀抱奇. 古今医彻[M]// 裘庆元辑. 珍本医书集成：第2册. 北京：中国中医药出版社，1999：126.
[14] [清] 林珮琴. 类证治裁[M]. 太原：山西科学技术出版社，2010：489.
[15] [清] 竹林寺僧人. 竹林女科证治[M]. 由昆，等点校. 北京：中医古籍出版社，1993：180.
[16] [清] 程国彭. 医学心悟[M]. 上海：第二军医大学出版社，2005：320.
[17] [清] 魏之琇. 续名医类案[M]. 黄汉儒，蒙木荣，廖崇文，点校. 北京：人民卫生出版社，1997：739.
[18] 李经纬，邓铁涛，等. 中医大辞典[M]. 北京：人民卫生出版社，1995：151.
[19] 《中医学》编辑委员会. 中医学[M]//钱信忠. 中国医学百科全书中医学. 上海：上海科学技术出版社，1997：1914.
[20] 国家技术监督局. 中医临床诊疗术语：疾病部分[M]. 北京：中国标准出版社，1997：39.
[21] 袁钟，图娅，彭泽邦，等. 中医辞海：上册[M]. 北京：中国医药科技出版社，1999：409.
[22] 李振吉. 中医药常用名词术语辞典[M]. 北京：中国中医药出版社，2001：31.
[23] 世界卫生组织. WHO西太平洋传统医学名词术语国际标准[M]. 北京：北京大学医学出版社，2009：185.
[24] 中医药学名词审定委员会. 中医药学名词：内科学 妇科学 儿科学[M]. 北京：科学出版社，2011：151.
[25] 宋一伦，杨学智. 基础理论与疾病[M]//曹洪欣，刘保延. 中国中医药学术语集成. 北京：中医古籍出版社，2005：230.
[26] 马宝璋，齐聪. 中医妇科学[M]. 北京：中国中医药出版社，2012：164.

（张白雪　王　淼）

4·018

子淋

zǐ lín

一、规范名

【汉文名】子淋。

【英文名】stranguria during pregnancy.

【注释】又称"妊娠小便淋痛"。以妊娠期间，尿频、尿急、淋漓涩痛为主要表现的疾病。

二、定名依据

子淋症状的相关记载最早见于汉代张仲景《金匮要略》。本病名称的最早记载见于晋代陈延之《小品方》，称为"子淋"。此后历代著作载录本病名称即沿用陈延之《小品方》称之为"子淋"，如隋代的《诸病源候论》，宋代的《太平圣惠方》《圣济总录》《妇人大全良方》《仁斋直指方论》，明代的《万氏女科》《本草纲目》《赤水玄珠》《医方考》《绛雪丹书》《邯郸遗稿》等，清代的《女科要旨》《济世神验良方》《张氏医通》《女科切要》《竹林寺女科二种》等。这些著作均为历代的重要著作，对后世有较大影响，所以"子淋"作为规范名，符合术语定名的约定俗称原则。

现代大多著作亦沿用《小品方》记载以“子淋”作为本病的正名，如《中医大辞典》《中医临床诊疗术语疾病部分》《中医辞海》《中医药常用名词术语辞典》《WHO西太平洋传统医学名词术语国际标准》等；但也有著作以“妊娠小便淋痛”作为本病的正名，以“子淋”作为本病的又称，如《中国中医药学术语集成·基础理论与疾病》《中医妇科学》。

通过本病的源流考释可知，古代著作自出现本病的名称始，就一直以“子淋”作为本病的名称，现代的大多著作也以“子淋”作为本病证的正名，其中《中医临床诊疗术语·疾病部分》系国家标准，与之保持一致便于达成共识。而“妊娠小便淋痛”则为现代一些著作为本病新命名的名称，缺乏古代文献的基础和现代文献的共识，故不宜采用。

我国2011年出版的全国科学技术名词审定委员会审定公布的《中医药学名词·内科学 妇科学 儿科学》已以“子淋”作为规范名。所以“子淋”作为规范名也符合术语定名的协调一致原则。

三、同义词

【曾称】“妊娠小便淋痛”（《中国中医药学术语集成·基础理论与疾病》）。

四、源流考释

子淋的相关记载最早见于汉代张仲景《金匮要略·妇人妊娠病脉证治》：“妊娠，小便难，饮食如故，当归贝母苦参丸主之。”[1]67 其中“妊娠小便难”为本病的常见症状。

“子淋”作为本病名称最早见于晋代陈延之《小品方》，如该书记载：“地肤大黄汤，治妊娠患子淋，宜下方。地肤草、大黄（各三两），知母、黄芩、茯苓（一作猪苓）、芍药、枳实（炙）、升麻、通草、甘草（炙，各二两）。”[2]13

之后，隋代的《诸病源候论》[3]198，宋代的《太平圣惠方》[4]170《圣济总录》[5]1487《妇人大全良方》[6]278《仁斋直指方论》[7]687 均沿用晋代陈延之《小品方》的记载，以“子淋”作为本病名称论述。如隋代巢元方《诸病源候论》卷四十二：“淋者，肾虚膀胱热也。肾虚不能制水，则小便数也；膀胱热则水行涩，涩而且数，淋沥不宣。妊娠之人，胞系于肾，肾患虚热成淋，故谓子淋也。”[3]198 宋代王怀隐《太平圣惠方》卷七十四：“夫淋者，由肾虚膀胱热也。肾虚不能制水，则小便数也。膀胱热则水行涩，涩而且数，淋沥不宣。妊娠之人，胞系于肾。肾间虚热而成淋，故谓之子淋也。”[4]170 宋代赵佶《圣济总录》卷一百五十六：“论曰妇人怀子而淋者，谓之子淋，因肾虚膀胱经客邪热，令溲少而数，水道涩痛。痛引于脐者，是其候也。”[5]1487

明代的《万氏女科》[8]373《本草纲目》[9]250《赤水玄珠》[10]467《医方考》[11]285《绛雪丹书》[12]24《邯郸遗稿》[13]42 等，清代的《女科要旨》[14]226《济世神验良方》[15]75《张氏医通》[16]457《女科切要》[17]43《竹林寺女科二种》[18]186 均以“子淋”为本病的正名。如明代万全《万氏女科》卷二：“孕妇小便少又涩痛者，谓之子淋，加味火府汤主之。又治溺血。”[8]373 明代李时珍《本草纲目》卷九：“妊娠子淋，不得小便：滑石末水和，泥脐下二寸。”[9]250 清代《济世神验良方·女科门》：“转胞，不得小便，虚也，与淋相似，痛者为子淋，不痛者为转胞。五苓散加阿胶。”[15]75

现代有关著作均沿用晋代陈延之《小品方》的记载以“子淋”作为本病证（以妊娠期间，尿频、尿急、淋漓涩痛为主要表现的疾病）的正名，如《中医大辞典》[19]151《中医临床诊疗术语·疾病部分》[20]39《中医辞海》[21]409《中医药常用名词术语辞典》[22]31《WHO西太平洋传统医学名词术语国际标准》[23]185《中医药学名词》[24]153 等；同时在《中国中医药学术语集成·基础理论与疾病》[25]151《中医妇科学》[26]245 著作中以“妊娠小便淋痛”作为本病证的正名，以“子淋”作为本病的异名，如《中国中医药学术语集成·基础理论与疾病》：“妊娠小便淋痛……妊娠期间，尿频、尿

急、小便涩痛者，称为'妊娠小便淋痛'。亦称'子淋'。"[25]151《中医妇科学》："妊娠小便淋痛……妊娠期间，尿频、尿急，淋沥涩痛者，称为'妊娠小便淋痛'，亦'子淋'。"[26]161

五、文献辑录

《金匮要略·妇人妊娠病脉证治》："妊娠，小便难，饮食如故，当归贝母苦参丸主之。"[1]67

《小品方》："地肤大黄汤，治妊娠患子淋，宜下方。地肤草、大黄(各三两)，知母、黄芩、茯苓(一作猪苓)、芍药、枳实(炙)、升麻、通草、甘草(炙，各二两)。"[2]13

《诸病源候论》卷四十二："淋者，肾虚膀胱热也。肾虚不能制水，则小便数也；膀胱热则水行涩，涩而且数，淋沥不宣。妊娠之人，胞系于肾，肾患虚热成淋，故谓子淋也。"[3]198

《太平圣惠方》卷七十四："夫淋者，由肾虚膀胱热也。肾虚不能制水，则小便数也。膀胱热则水行涩，涩而且数，淋沥不宣。妊娠之人，胞系于肾。肾间虚热而成淋，故谓之子淋也。治妊娠数月，小便淋涩疼痛，心烦闷乱，瞿麦散方。"[4]170

《圣济总录》卷一百五十六："论曰：妇人怀子而淋者，谓之子淋，因肾虚膀胱经客邪热，令溲少而数，水道涩痛。痛引于脐者，是其候也。"[5]1487

《妇人大全良方》卷十五："妊娠尿血，内热乘于血分，以致血热流渗于脬，名子淋。用葵子一升，研细，水五升，煮二升，分三服。或生艾叶一斤，酒五升，煮一升，分三服。亦治落产后下血。"[6]278

《仁斋直指方论(附补遗)》卷二十六："安荣散(《济生方》)治妊娠小便涩少，遂成淋沥，名曰子淋。麦门冬(去心)、通草、滑石(各三钱)，当归(去芦，酒浸)、灯心、甘草(各半两)，人参、细辛(各一两)上为细末，煎麦门冬汤调下，不拘时。"[7]687

《万氏女科》卷二："孕妇小便少又涩痛者，谓之子淋，加味火府汤主之。又治溺血。"[8]373

《本草纲目》卷九："妊娠子淋，不得小便：滑石末水和，泥脐下二寸。"[9]250

《赤水玄珠》卷二十二："妊娠小便淋者，乃肾与膀胱虚热不能制水。然妊妇胞系于肾，肾间虚热而成斯症，甚者心烦闷乱，名曰子淋也。"[10]467

《医方考》卷六："地肤草汤……地肤草四两，水四升，煮取二升，分三服。取自然汁服亦可。子淋者，此方主之。怀子而小便淋涩，谓之子淋。子淋之原，本于湿热。地肤草能利膀胱，能疏风热，以之而治子淋，亦单剂之良也。"[11]285

《绛雪丹书》卷下："孕妇小便短涩或成淋涩，名曰子淋，宜清肺金，即怒动肝火〔亦〕同治。加味安荣饮……人参(一钱)，白术、当归、麦冬(各二钱)，通草(一钱)，茯苓(一钱)，甘草(四分)，灯心(五分)，水煎服。有痰加枯黄芩七分(酒炒)。"[12]24

《邯郸遗稿》卷三："妊娠小便涩少，遂成淋症，谓之子淋，宜服安荣散去滑石治之，临月加栀子。然尤恐损胎，不可轻投。或用地肤子汤。若胎前小便频数，亦曰子淋，宜服内补汤。"[13]42

《女科要旨》卷二："孕妇小便涩少淋漓，名曰子淋。由气血聚养胎元，不及敷荣渗道，遂使膀胱郁热，宜归、芍调血；人参补气；麦冬清肺以滋肾水之源；滑石通草利小便以清郁滞，名安荣散。"[14]226

《济世神验良方·女科门》："转胞，不得小便，虚也，与淋相似，痛者为子淋，不痛者为转胞。五苓散加阿胶。"[15]75

《张氏医通》卷十："子淋……妊娠小便淋者，乃肾与膀胱虚热，不能制水。然妊娠胞系于肾，肾间虚热移于膀胱而成斯证。若小便涩少淋涩，生料六味丸加麦冬、五味、肉桂、车前。"[16]457

《女科切要》卷四："孕妇小便频数，名曰子淋，服内补汤立效，小便不通者，乃胎下坠而压膀胱，名曰转胞，宜补中益气加车前。有内伤者，乃血郁不去，今之梗痛是也。"[17]43

《竹林寺女科二种》卷二："妊娠因酒色过

度，内伤胞门，热积膀胱，小便淋涩，心烦闷乱，名曰子淋。”[18]186

《中医大辞典》：“子淋……病名。出《诸病源候论》卷四十二。亦称妊娠小便淋痛。指妊娠期小便淋漓疼痛。”[19]151

国标《中医临床诊疗术语·疾病部分》：“子淋　多因湿热或阴虚，膀胱气化失常所致。以妊娠期间出现尿频、尿急、淋漓涩痛为主要表现的妊娠疾病。同义词：妊娠小便淋痛。”[20]39

《中医辞海》：“子淋……妇科病证名。指妊娠期间出现尿频、尿急、淋漓涩痛、小腹拘急的病证。又称妊娠小便淋痛。子淋一名出《诸病源候论妇人妊娠病诸候下》卷四十二。”[21]409

《中医药常用名词术语辞典》：“子淋……疾病。见《诸病源候论·妊娠子淋候》。即妊娠小便淋痛。”[22]31

《WHO西太平洋传统医学名词术语国际标准》：“子淋 difficult and painful discharge of urine during pregnancy。”[23]185

《中医药学名词·内科学 妇科学 儿科学》：“子淋(妊娠小便淋痛)……以妊娠期间，尿频、尿急、淋漓涩痛为主要表现的疾病。”[24]153

《中国中医药学术语集成·基础理论与疾病》：“妊娠小便淋痛……妊娠期间，尿频、尿急、小便涩痛者，称为‘妊娠小便淋痛’。亦称‘子淋’。”[25]151

《中医妇科学》：“妊娠小便淋痛……妊娠期间，尿频、尿急，淋沥涩痛者，称为‘妊娠小便淋痛’，亦称‘子淋’。”[26]161

参考文献

[1] [汉] 张仲景. 金匮要略[M]. 北京：中国医药科技出版社，2018：67.

[2] [晋] 陈延之. 小品方辑校[M]. 高文柱辑校. 天津：天津科学技术出版社，1983：13.

[3] [隋] 巢元方. 诸病源候论[M]. 黄作阵点校. 沈阳：辽宁科学技术出版社，1997：198.

[4] [宋] 王怀隐，等. 太平圣惠方校注：8[M]. 郑州：河南科学技术出版社，2015：170.

[5] [宋] 赵佶. 圣济总录校注：下[M]. 王振国，杨金萍主校. 上海：上海科学技术出版社，2006：1487.

[6] [宋] 陈自明. 妇人大全良方[M]. 北京：中国中医药出版社，2007：278.

[7] [宋] 杨士瀛. 仁斋直指方论[M]// 新校注杨仁斋医书. 福州：福建科学技术出版社，1989：687.

[8] [明] 万全. 万氏女科[M]// 万密斋医学全书. 北京：中国中医药出版社，1999：373.

[9] [明] 李时珍. 本草纲目[M]. 太原：山西科学技术出版社，2014：250.

[10] [明] 孙一奎. 赤水玄珠[M]. 北京：中国医药科技出版社，2011：467.

[11] [明] 吴昆. 医方考[M]. 洪青山校注. 北京：中国中医药出版社，2007：285.

[12] [明] 赵贞观. 绛雪丹书[M]. 北京：人民军医出版社，2010：24.

[13] [明] 赵养葵. 邯郸遗稿[M].《浙江中医杂志》编辑部校点. 杭州：浙江科学技术出版社，1983：42.

[14] [清] 陈修园. 女科要旨[M]. 太原：山西科学技术出版社，2012：226.

[15] [清] 佚名. 济世神验良方[M]. 北京：中医古籍出版社，1991：75.

[16] [清] 张璐. 张氏医通[M]. 孙玉信，王晓田点校. 上海：上海第二军医大学出版社，2006：457.

[17] [清] 吴本立. 女科切要[M]. 佘德友点校. 北京：中医古籍出版社，1999：43.

[18] [清] 竹林寺僧人. 竹林寺女科二种[M]. 北京：中医古籍出版社，1993：186.

[19] 李经纬，邓铁涛，等. 中医大辞典[M]. 北京：人民卫生出版社，1995：151.

[20] 国家技术监督局. 中医临床诊疗术语：疾病部分[M]. 北京：中国标准出版社，1997：39.

[21] 袁钟，图娅，彭泽邦，等. 中医辞海：上册[M]. 北京：中国医药科技出版社，1999：409.

[22] 李振吉. 中医药常用名词术语辞典[M]. 北京：中国中医药出版社，2001：31.

[23] 世界卫生组织(西太平洋地区). WHO西太平洋传统医学名词术语国际标准[M]. 北京：北京大学医学出版社，2009：185.

[24] 中医药学名词审定委员会. 中医药学名词：内科学 妇科学 儿科学[M]. 北京：科学出版社，2011：153.

[25] 宋一伦，杨学智，等. 基础理论与疾病[M]//曹洪欣，刘保延. 中国中医药学术语集成. 北京：中医古籍出版社，2005：151.

[26] 马宝璋，齐聪. 中医妇科学[M]. 北京：中国中医药出版社，2012：161.

（王　森　贺亚静）

子喑

zǐ yīn

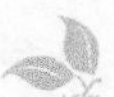

一、规范名

【汉文名】子喑。

【英文名】gestational aphonia。

【注释】以妊娠期间，孕妇出现声音嘶哑，甚则不能出声为主要表现的疾病。

二、定名依据

"子喑"作为妊娠病的名称最早见于《胎产证治》，此前相关术语的记载有"喑""喑哑""妊娠不语"等，其后有"哑胎"名称，但现在大部分已很少沿用。

明代王肯堂《胎产证治》首次提出"子喑"一词，其后著作多有沿用，如清代《女科经纶》《医学心悟》《妇科冰鉴》《竹林女科证治》《彤园妇人科》《女科要旨》《笔花医镜》《医述》等，这些均为历代很重要的著作，对后世有较大影响。所以"子喑"作为规范名便于达成共识，符合术语定名的约定俗成原则。

现代有关著作有的沿用《胎产证治》的记载以"子喑"作为本词正名，如国标《中医临床诊疗术语・疾病部分》《中医大辞典》《中医辞海》；有的以"妊娠失音"为正名，如《中国中医药学术语集成・基础理论与疾病》《中医药常用名词术语辞典》以及全国高等院校规划教材《中医妇科学》等。"妊娠失音"与"子喑"含义相同，但选择"子喑"作为正名，既能精确地表达概念的内涵和本质属性，又简明易懂，符合术语定名的简明性原则，同时也符合系统性的命名原则。

我国 2011 年出版的全国科学技术名词审定委员会审定公布的《中医药学名词・内科学 妇科学 儿科学》已以"子喑"作为正名，所以"子喑"作为正名也符合术语定名的协调一致原则。

三、同义词

【曾称】"瘖"(《内经》)；"妊娠不语"(《妇人大全良方》)；"妊娠失音"(《世医得效方》)；"哑胎"(《邯郸遗稿》)。

四、源流考释

子喑的相关描述首见于《内经》称之为"瘖"，如《黄帝内经素问・奇病论》："黄帝问曰：人有重身，九月而瘖，此为何也？……岐伯曰：胞络者系于肾，少阴之脉，贯肾系舌本，故不能言。帝曰：治之奈何？岐伯曰：无治也，当十月复。"[1]92 指出妊娠期间出现故不能言为"瘖"。"瘖"同"喑"，哑。

宋金元时期，出现了"喑哑""妊娠不语""妊娠失音"等名称，指妊娠期间不能言。如金代张子和《儒门事亲》卷五："夫妇人身重，九月而喑哑不言者，是脬之络脉不相接也，则不能言。"[2]127 宋代陈自明《妇人大全良方》卷十五："孕妇不语非病也，间有如此者，不须服药。临产月但服保生丸、四物汤之类，产下便语。得亦自然之理，非药之功也。"[3]438 元代危亦林《世医得效方》卷十四："八正散……治妊娠失音不能言方。"[4]280

明清时期，有的沿用"喑"，如清代黄朝坊《金匮启钥》卷四："妊娠不语病名喑，胞络原系少阴肾，舌本肾连故无声，安胎养血胎分娩，虽欲无言不可禁。"[5]403 有的沿用"妊娠不语"，如明代龚廷贤《寿世保元》卷七："一论妊娠不语，非病也，间有此者，不须服药。临产日期，但服四物汤之类，产后便语。"[6]302 清代程文囿《医述》卷十三："妊娠不语，经旨固无治法，后人不敢强立方论，独子和以降心火为治，元台以补心肾立法。”[7]856 有的沿用“妊娠失音”，如明代万全《广嗣纪要》卷十三：“妊娠失音不语，《奇病论》：帝问曰：人有重身，九月而喑者，何也？岐伯对曰：胎之络脉绝也，胎络者，系于少阴之脉，贯肾，络舌本，故不能言。”[8]75

明代王肯堂首次提出“子喑”名称，指妊娠期间失音不语，如《胎产证治·胎前总论》：“子喑，三五个月忽失音不语，或至九月而喑，皆无妨，分娩后自好。”[9]2573 其后多有沿用，如清代萧壎《女科经纶》[10]88、程国彭《医学心悟》[11]275、竹林寺僧《竹林女科证治》[12]185、陈修园《女科要旨》[13]59、江涵暾《笔花医镜》[14]102、程文囿《医述》[7]856 等。清代柴得华、郑玉坛提出“子喑”并非绝然无语，而是声音忽然细哑，不似从前之响亮，如《妇科冰鉴》卷五：“妊娠至九月，声音细哑者，谓之子喑。”[15]72《彤园妇人科》卷四：“孕至九个月，声音忽然细哑，不似从前之响亮，谓之子喑，非若子哑绝然无语也。”至此“子喑”的概念逐步完善。[16]171

明清时期还出现“哑胎”名称，如明代赵献可《邯郸遗稿》卷三：“胎前不语者，谓哑胎。若痰气闭其心窍者，用二四汤倍加砂仁、苏子、姜汁治之。亦有哑胎，不须服药，产后自愈。”[17]43 清代周诒观《秘珍济阴》卷之一：“妊妇至九十月忽然声哑不语，此少阴之脉下养于胎，不能上荣于舌，名曰哑胎。”[18]48 张璐《张氏医通》卷十：“不语者，多为痰闭心窍，亦有哑胎，不须服药。”[19]259 吴本立《女科切要》卷四：“孕妇卒然不语，名曰哑胎，不须服药，产则能言矣。”[20]40

现代文献中有的以“子喑”作为正名，如《中医临床诊疗术语·疾病部分》[21]39《中医大辞典》[22]171《中医辞海》[23]412；有的以“妊娠失音”作为正名，如《中国中医药学术语集成·基础理论与疾病》[24]151《中医妇科学》[25]179《中医药常用名词术语辞典》[26]202；根据命名原则中单义性、简明性、系统性的原则，选择“子喑”作为正名。

我国2011年出版的全国科学技术名词审定委员会审定公布的《中医药学名词》[27]153 将“子喑”释义为：“以妊娠期间，孕妇出现声音嘶哑，甚则不能出声为主要表现的疾病。”客观准确地描述了妊娠期间这一病证的特点。所以选择“子喑”作为正名，把“妊娠失音”作为又称。

五、文献辑录

《黄帝内经素问·奇病论》：“黄帝问曰：人有重身，九月而瘖，此为何也……岐伯曰：胞络者系于肾，少阴之脉，贯肾系舌本，故不能言。帝曰：治之奈何？岐伯曰：无治也，当十月复。”[1]92

《儒门事亲》卷五“身重喑哑七十八”：“夫妇人身重，九月而喑哑不言者，是脬之络脉不相接也，则不能言。”[2]127

《妇人大全良方》卷之十五“妊娠不语论第十一”：“孕妇不语非病也，间有如此者，不须服药。临产月但服保生丸、四物汤之类，产下便语。得亦自然之理，非药之功也。”[3]438

《世医得效方》卷第十四：“八正散治妊娠失音不能言方。”[4]280

《金匮启钥》卷四：“妊娠不语病名喑，胞络原系少阴肾，舌本肾连故无声，安胎养血胎分娩，虽欲无言不可禁。”[5]403

《寿世保元》卷七：“一论妊娠不语，非病也，间有此者，不须服药。临产日期，但服四物汤之类，产后便语。”[6]302

《医述》卷十三：“子瘖……按瘖者，谓有言而无声。”[7]856

《医述》卷十三：“妊娠不语，经旨固无治法，后人不敢强立方论，独子和以降心火为治，元台以补心肾立法。”[7]856

《广嗣纪要》卷之十三：“妊娠失音不语，《奇病论》：帝问曰：人有重身，九月而喑者，何也？岐伯对曰：胎之络脉绝也，胎络者，系于少阴之脉，贯肾，络舌本，故不能言。”[8]75

《胎产证治·胎前总论》：“子喑，三五个月忽失音不语，或至九月而喑，皆无妨，分娩后自好。”[9]2573

《女科经纶》卷四：“妊娠不语名子喑，不须

药。《大全》曰：孕妇不语，非病也，间有如此者，不须服药，临产月，但服保生丸、四物汤之类，产下便语得，亦自然之理，非药之功也。”[10]88

《医学心悟》卷五：“娠妊至八九月间，忽然不语，谓之子喑。”[11]275

《竹林女科证治》卷二：“妊娠三五月间，忽然失音不语，名曰子喑。”[12]185

《女科要旨》卷二：“子喑者，妊娠八九月间，忽然不语。”[13]59

《笔花医镜》卷四：“子瘖者，肾脉系舌本，为胎气壅闭，故不能言，不须服药，分娩后自能言矣。”[14]102

《妇科冰鉴》卷五：“妊娠至九月，声音细哑者，谓之子喑。”[15]72

《彤园妇人科》卷四：“孕至九个月，声音忽然细哑，不似从前之响亮，谓之子喑，非若子哑绝然无语也。”[16]171

《邯郸遗稿》卷之三：“胎前不语者，谓哑胎。若痰气闭其心窍者，用二四汤倍加砂仁、苏子、姜汁治之。亦有哑胎，不须服药，产后自愈。”[17]43

《秘珍济阴》卷一：“妊妇至九十月忽然声哑不语，此少阴之脉下养于胎，不能上荣于舌，名曰哑胎。”[18]48

《张氏医通》卷十：“不语者，多为痰闭心窍，亦有哑胎，不须服药。”[19]259

《女科切要》卷四：“孕妇卒然不语，名曰哑胎，不须服药，产则能言矣。”[20]40

《中医临床诊疗术语·疾病部分》：“子喑……多因肺肾阴虚等所致，以妊娠晚期出现声音嘶哑，音浊不扬，甚至不能出声为主要表现的妊娠疾病。”[21]39

《中医大辞典》：“子喑……病名。见王肯堂《胎产证治》。亦名身重喑哑，哑胎、妊娠不语。指妊娠期间出现声音嘶哑，或不能发声的一种病症。”[22]171

《中医辞海》：“子瘖……妇科病证名。指妊娠后期间出现声音嘶哑，甚或不能出声者的病证，亦叫‘妊娠失音’‘妊娠不语’‘哑胎’。”[23]412

《中国中医药学术语集成·基础理论与疾病》：“妊娠失音……妊娠期间因妊娠而出现声音嘶哑，甚或不能出声者，称为妊娠失音。”[24]151

《中医妇科学》：“妊娠失音……妊娠期间因妊娠而出现声音嘶哑，甚或不能出声者，称为妊娠失音。”[25]179

《中医药常用名词术语辞典》：“子喑……疾病。出见《胎产证治》。即妊娠失音。”[26]31

《中医药常用名词术语辞典》：“妊娠失音……疾病。源《素问·奇病论》。指妊娠期间，因妊娠而出现声音嘶哑，甚者不能出声。肺阴亏虚，孕后肺失濡润，声音燥涩；肾阴不足，孕后肾阴养胎，不能上涌舌本，均可导致妊娠失音。”[26]202

《中医药学名词·内科学 妇科学 儿科学》：“子喑……又称‘妊娠失音’。以妊娠期间，孕妇出现声音嘶哑，甚则不能出声为主要表现的疾病。”[27]153

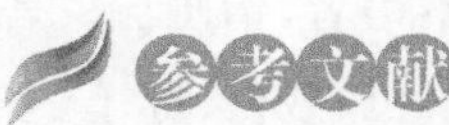

[1] 未著撰人. 黄帝内经素问[M]. 田代华整理. 北京：人民军医出版社，2010：92.

[2] [金] 张子和. 儒门事亲[M]. 邓铁涛，赖畴整理. 北京：人民卫生出版社，2005：127.

[3] [宋] 陈自明. 妇人大全良方[M]. 余瀛鳌，王咪咪，李洪晓点校. 北京：人民卫生出版社，1985：438.

[4] [元] 危亦林. 世医得效方[M]. 王育学点校. 北京：人民卫生出版社，1990. 280.

[5] [清] 黄朝坊. 金匮启钥//刘炳凡，周绍明总主编. 尤昭玲，等卷主编. 湖湘名医典籍精华：妇科卷 儿科卷. 长沙：湖南科学技术出版社，2000：403.

[6] [明] 龚廷贤. 寿世保元[M]. 鲁兆麟校注. 北京：人民卫生出版社，2001：302.

[7] [清] 程杏轩. 医述[M]. 合肥：安徽科学技术出版社，1983：856.

[8] [明] 万全. 万氏家传广嗣纪要[M]. 武汉：湖北科学技术出版社，1986：75.

[9] [明] 王肯堂. 王肯堂医学全书[M]. 陆拯主编. 北京：中国中医药出版社，1999：2573.

[10] [清] 萧壎. 女科经纶[M]. 姜典华校注. 北京：中国中

医药出版社，1997：88.
[11] [清] 程国彭. 医学心悟[M]. 闫志安校注. 北京：中国中医药出版社，1996：275.
[12] [清] 竹林寺僧. 竹林寺女科二种[M]. 由昆，等点校. 北京：中医古籍出版社，1993：185.
[13] [清] 陈修园. 女科要旨[M]. 余育元校注. 福州：福建科学技术出版社，1982：59.
[14] [清] 江笔花. 笔花医镜[M]. 上海：上海科学技术出版社，1984：102.
[15] [清] 柴得华. 妇科冰鉴[M]. 王耀廷，等点校. 北京：中医古籍出版社，1995：72.
[16] [清] 郑玉坛. 彤园妇人科[M]. 江凌圳校注. 北京：中国中医药出版社，2015：171.
[17] [明] 赵养葵. 邯郸遗稿[M].《浙江中医杂志》编辑部校点. 杭州：浙江科学技术出版社，1984：43.
[18] [清] 周诒观. 秘珍济阴[M]. 王苹校注. 北京：中国中医药出版社，2015：48.
[19] [清] 张璐. 张氏医通[M]. 李静芳，建一校注. 北京：中国中医药出版社，1995. 259.
[20] [清] 吴本立. 女科切要[M]. 佘德友点校. 北京：中医古籍出版社，1999：40.
[21] 国家技术监督局. 中医临床诊疗术语：疾病部分[M]. 北京：中国标准出版社，1997：39.
[22] 李经纬，余瀛鳌，蔡景峰，等. 中医大辞典[M]. 北京：人民卫生出版社，2004：171.
[23] 袁钟，图娅，彭泽邦，等. 中医辞海：上册[M]. 北京：中国医药科技出版社，1999：412.
[24] 宋一伦，杨学智. 基础理论与疾病[M]//曹洪欣，刘保延. 中国中医药学术语集成. 北京：中医古籍出版社，2005：151.
[25] 马宝璋，齐聪. 中医妇科学[M]. 北京：中国中医药出版社，2012：179.
[26] 李振吉. 中医药常用名词术语辞典[M]. 北京：中国中医药出版社，2001：202.
[27] 中医药学名词审定委员会. 中医药学名词：内科学 妇科学 儿科学[M]. 北京：科学出版社，2011：153.

（张慧珍）

4·020

子痫

zǐ xián

一、规范名

【汉文名】子痫。

【英文名】eclampsia of pregnancy。

【注释】以妊娠晚期、临产时、新产后，眩晕头痛，突然昏不知人，两目上视，牙关紧闭，四肢抽搐，腰背反张，少顷可醒，醒后复发，甚则昏迷不醒为主要表现的疾病。

二、定名依据

"子痫"作为病名始见于晋代的《小品方》，之后《太平圣惠方》《妇人大全良方》《仁斋直指方论》《医方考》《万氏女科》《赤水玄珠》《万病回春》《景岳全书》《本草新编》《冯氏锦囊秘录》《张氏医通》《医学心悟》《罗氏会约医镜》《血证论》等在载述本病证时大多即以"子痫"作为规范名，并一直沿用至今。这些著作均为历代的重要著作，对后世有较大影响。所以"子痫"作为规范名便于达成共识，符合术语定名的约定俗成原则。

现代相关著作，如《中医大辞典》《中国医学百科全书·中医学》和国标《中医临床诊疗术语·疾病部分》《中医辞海》《中医药常用名词术语辞典》《中国中医药主题词表》《WHO西太平洋传统医学名词术语国际标准》《中医药学名词·内科学 妇科学 儿科学》等均以"子痫"作为规范名；同时，已经广泛应用于中医药学文献的标引和检索的《中国中医药学主题词表》也以"子痫"作为正式主题词，这些均说明"子痫"作为规范名已成为共识。

我国2011年出版的全国科学技术名词审定委员会审定公布的《中医药学名词·内科学 妇科

学儿科学》已以“子痫”作为规范名。所以“子痫”作为规范名也符合术语定名的协调一致原则。

三、同义词

【曾称】“风痉”(《神农本草经》);“子冒”(《小品方》)。

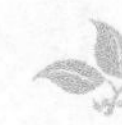

四、源流考释

子痫临床症状的相关记载始见于汉代张仲景《金匮要略·妇人产后病脉证治》:“新产妇人有三病,一者病痉,二者病郁冒,三者大便难。”[1]68 其中“病痉”虽和“子痫”有异,但前者的表现包括了后者。

“子痫”作为本病名称始见于晋代陈延之《小品方》,该书记载的本病名称尚有“痉病”“子冒”“风痉”,如:“治妊娠忽闷,眼不识人,须臾醒,醒复发,亦仍不醒者,名为痉病,亦号子痫病,亦号子冒,葛根汤。”[2]13 又曰:“治产后中寒,风痉,通身冷直,口噤不知人方。白术四两,酒二升,煮取一升,去滓,顿服。忌如常法。”[2]27

隋唐时期,相关著作多沿用《小品方》的记载,称本病为“子痫”“子冒”“痉病”,如隋代巢元方《诸病源候论》卷四十二:“体虚受风,而伤太阳之经,停滞经络,后复遇寒湿相搏,发则口噤背强,名之为痉,妊娠而发者,闷冒不识人,须臾醒,醒复发,亦是风伤太阳之经作痉也。亦名子痫,亦名子冒也。”[3]199 唐代王焘《外台秘要》卷三十三:“《小品方》疗妊娠忽闷,眼不识人,须臾醒,醒复发,亦仍不醒者,名为痉病,亦号子痫病,亦号子冒,葛根汤。若有竹近可速办者,当先做竹沥,后办汤也。”[4]984

宋金元时期,有的仅沿用本病的正名“子痫”,如宋代杨士瀛《仁斋直指方论(附补遗)》卷二十六:“羚羊角散(《永类经方》)治妊娠中风,头项强直,筋脉挛急,言语謇涩,痰涎不利,或时发搐,不省人事,名曰子痫。”[5]686 有的除了沿用本病正名“子痫”外,尚记载有本病的别名“子冒”“痉”,如宋代陈自明《妇人大全良方》卷之十二:“缩砂汤……疗妊娠偶有所伤,胎动不安,疼痛不可忍。兼治崩血甚效。兼治子冒(又名子痫)。”[6]234 宋代王怀隐《太平圣惠方》卷第七十四:“夫妊娠体虚受风,而伤太阳之经络,后复遇风寒相搏,发则口噤背强,名之为痉。其候闷冒不识人,须臾惺惺复发。此是风伤太阳之经作痉也。亦名子痫,亦名子冒也。”[7]263

明清时期的重要著作《医方考》[8]285,286《万氏女科》[9]373《万病回春》[10]409《景岳全书》[11]801《本草新编》[12]178《冯氏锦囊秘录》[13]461《张氏医通》[14]459《医学心悟》[15]323《罗氏会约医镜》[16]420《血证论》[17]77《资生集》[18]203 等载录本病大多以“子痫”为正名,如明代吴昆《医方考》卷六:“当归 川芎 芍药 熟地黄 黄芩 黄连 半夏 生姜 子痫者,此方主之。子痫者,怀子而痫仆也。此由血养其胎,阴虚火亢,痰气厥逆,故令痫仆。”[8]285,286 明代万全《万氏女科》卷二:“孕妇忽然眩晕卒倒,口噤不能言,状如中风,须臾即醒,醒而复发,此名子痫。乃气虚挟痰挟火证也,清神汤主之。人参、白术、白茯、白芍、炙芪、炙草、麦冬、归身(各等分)。”[9]373 此外,部分著作尚同时记载有本病的别称“风痉”“子冒”,如清代陈士铎《本草新编》卷四(徵集):“淡竹叶,味甘、淡,气平寒,阴中微阳,无毒,入心、脾、肺、胃。逐上气咳喘,散阳明之邪热,亦退虚热烦躁不眠,专凉心经,尤祛风痉。”[12]178 明代孙一奎《赤水玄珠》卷二十二:“羚羊角散治妊娠冒闷,角弓反张,及子痫、子冒、风痉等症。羚羊角、独活、酸枣仁(炒)、五加皮、防风、川芎、苡仁(炒)、川归(洗)、杏仁(去皮尖)、茯神(各五分),炙甘草、木香(各二分),上姜水煎服。”[19]461

现代有关著作大多沿用《小品方》的记载以“子痫”作为本病证的正名,如《中医大辞典》[20]151《中国医学百科全书·中医学》[21]1915《中医临床诊疗术语·疾病部分》[22]39《中医辞海》[23]410《中医药常用名词术语辞典》[24]31《中国中医药主题词表》[25]1349《WHO 西太平洋传统医学名词术语国际标准》[26]185《中医药学名词·内科学妇科学儿科学》[27]152 等；同时以“风痉”“子冒”等作为本病证的异名，如《中医大辞典》：“子痫……病名。出《诸病源候论》卷四十二。亦名妊娠痉、妊娠风痉、风痉、妊娠痫症、儿晕、儿风、儿痉、子冒、胎风。指妊娠期间突然仆倒，昏不识人，四肢抽搐，少时自醒，醒后复发的病症。”[20]151 此外，亦有不少著作以“妊娠痫证”作为本病的正名，而以“子痫”作为本病的别名，如《中国中医药学术语集成·基础理论与疾病》：“妊娠痫证……【异名】子痫……【定义】妊娠晚期，或临产时及新产后，眩晕头痛，突然昏不知人，两目上视，牙关紧闭，四肢抽搐，腰背反张，少顷可醒，醒后复发，甚或昏迷不醒者，称为‘妊娠痫证’。亦称‘子痫’。”[28]27《中医妇科学》：“妊娠痫证……妊娠晚期，或临产时及新产后，眩晕头痛，突然昏不知人，两目上视，牙关紧闭，四肢抽搐，腰背反张，少顷可醒，醒后复发，甚或昏迷不醒者，称为‘妊娠痫证’。亦称‘子痫’。”[29]172

五、文献辑录

《金匮要略·妇人产后病脉证治》：“新产妇人有三病，一者病痉，二者病郁冒，三者大便难。”[1]68

《小品方》：“治妊娠忽闷，眼不识人，须臾醒，醒复发，亦仍不醒者，名为痉病，亦号子痫病，亦号子冒，葛根汤。”[2]13“治产后中寒，风痉，通身冷直，口噤不知人方。白术四两，酒二升，煮取一升，去滓，顿服。忌如常法。”[2]27

《诸病源候论》卷四十二：“体虚受风，而伤太阳之经，停滞经络，后复遇寒湿相搏，发则口噤背强，名之为痉，妊娠而发者，闷冒不识人，须臾醒，醒复发，亦是风伤太阳之经作痉也。亦名子痫，亦名子冒也。”[3]199

《外台秘要》卷三十三：“《小品方》疗妊娠忽闷，眼不识人，须臾醒，醒复发，亦仍不醒者，名为痉病，亦号子痫病，亦号子冒，葛根汤。若有竹近可速办者，当先做竹沥，后办汤也。”[4]984

《仁斋直指方论（附补遗）》卷二十六：“羚羊角散（《永类经方》）治妊娠中风，头项强直，筋脉挛急，言语謇涩，痰涎不利，或时发搐，不省人事，名曰子痫。羚羊角（镑）、川独活、酸枣仁（炒）、五加皮（各半钱），薏苡仁、防风、当归、川芎、茯神、杏仁（各四分），木香、甘草（各二分半）。”[5]686

《妇人大全良方》卷之十二：“缩砂汤……疗妊娠偶有所伤，胎动不安，疼痛不可忍。兼治崩血甚效。兼治子冒（又名子痫）。缩砂（不以多少），和皮炒，令黑色。一方用仁，熨斗内略炒，为细末，热酒调下二钱。不饮酒者，以米饮调下皆可。觉腹中热则胎已安矣。此方极效。温隐居云：神效不可尽述。仆用有效。”[6]234

《太平圣惠方》卷第七十四：“夫妊娠体虚受风，而伤太阳之经络，后复遇风寒相搏，发则口噤背强，名之为痉。其候闷冒不识人，须臾惺惺复发。此是风伤太阳之经作痉也。亦名子痫，亦名子冒也。”[7]263

《医方考》卷六：“当归、川芎、芍药、熟地黄、黄芩、黄连、半夏、生姜……子痫者，此方主之。子痫者，怀子而痫仆也。此由血养其胎，阴虚火亢，痰气厥逆，故令痫仆。”[8]285，286

《万氏女科》卷二：“孕妇忽然眩晕卒倒，口噤不能言，状如中风，须臾即醒，醒而复发，此名子痫。乃气虚挟痰挟火证也，清神汤主之。人参、白术、白茯、白芍、炙芪、炙草、麦冬、归身（各等分）。”[9]373

《万病回春》卷六：“子痫者，目吊口噤也。当归、川芎、防风、独活、茯苓、五加皮、薏苡仁、杏仁、酸枣仁、木香、羚羊角、甘草，上锉一剂，生姜五片，水煎服。”[10]409

《景岳全书》卷三十八：“若项强筋挛，语涩痰盛，名子痫，用羚羊角散。”[11]801

《本草新编》卷四：“淡竹叶，味甘、淡，气平寒，阴中微阳，无毒，入心、脾、肺、胃。逐上气咳喘，散阳明之邪热，亦退虚热烦躁不眠，专凉心经，尤祛风痉。”[12]178

《冯氏锦囊秘录》卷十七：“孕妇痰涎壅盛，忽然僵仆，或时发搐，不省人事，是血虚而阴火炎上，鼓动其痰，左脉微数，右脉滑大者，名曰子痫，宜四物养血，酒芩清热，二陈化痰理气。"[13]461

《张氏医通》卷十："子痫……妊娠体虚受风，则口噤背强，冒闷不识人，须臾自苏，良久复作，谓之风痉，亦名子痫，甚则角弓反张。逍遥散加羌活、羚羊角、枣仁、钩藤，豆淋酒煎服。郑守恒云：子痫一证，人不易识，或眩晕，或冷麻，重至仆地不省人事，验其平日眼目昏沉，或认白为黑，认黑为白，是其渐也。"[14]459

《医学心悟》卷五："娠妊中，血虚受风，以致口噤，腰背反张，名曰子痫。其症最暴且急。审其果挟风邪，宜用羚羊角散定之。"[15]323

《罗氏会约医镜》卷十四："（妊妇中风）又有左脉微数，右脉滑大，忽然晕倒，口噤莫言，状如中风，须臾复醒，醒而复发，此名子痫，乃气虚挟痰、挟火而然也。治宜补虚清热，以化痰为主。"[16]420

《血证论》卷五："子痫者，血分之风也。其证忽然昏冒，卒倒无知，手足抽掣，过时则醒，口噤反张，乃孕妇血虚，风邪入肝之所致。法宜补血祛风，四物汤，加钩刺防风茯神桑寄生独活羚羊角，逍遥散小柴胡，皆可借治。"[17]77

《资生集》卷四："羚羊角散治妊娠冒闷、角弓反张，名曰子痫风痉。羚羊角、独活、枣仁（炒）、苡仁、防风、当归（酒浸）、五加皮、川芎、茯神、杏仁（各五分），木香、甘草（各二分）。"[18]203

《赤水玄珠》卷二十二："羚羊角散治妊娠冒闷，角弓反张，及子痫、子冒、风痉等症。羚羊角、独活、酸枣仁（炒）、五加皮、防风、川芎、苡仁（炒）、川归（洗）、杏仁（去皮尖）、茯神（各五分），炙甘草、木香（各二分），上姜水煎服。"[19]461

《中医大辞典》："子痫……病名。出《诸病源候论》卷四十二。亦名妊娠痉、妊娠风痉、风痉、妊娠痫症、儿晕、儿风、儿痉、子冒、胎风。指妊娠期间突然仆倒，昏不识人，四肢抽搐，少时自醒，醒后复发的病症。"[20]151

《中国医学百科全书·中医学》："子痫……妊娠后期，或正值临产或产后，忽然眩晕倒仆，昏不知人，全身强直抽搐，双目上视，须臾醒，醒复发，甚或昏迷不醒者，称为子痫，亦称妊娠痫症或妊娠风痉。或称子冒，见《诸病源候论》。"[21]1915

《中医临床诊疗术语·疾病部分》："子痫，多因肝风内动，或痰火上扰所致。以妊娠晚期或正值产时或产后，出现忽然眩晕倒仆，昏不知人，四肢搐溺，全身强直，双目上视，时醒时发，甚或昏迷不醒等为主要表现的妊娠疾病。"[22]39

《中医辞海》："子痫……妇科病证名。指妊娠后期或正值临产时或新产后 1～2 日，突然发生颈项强直、牙关紧闭，口吐白沫，眩晕倒仆，昏不知人，手足抽搐，双目上视，少时自醒，醒后复发的病证。名出《诸病源候论·妇人妊娠病诸候下》卷四十二。"[23]410

《中医药常用名词术语辞典》："子痫……疾病。见《诸病源候论·妊娠证候》。即妊娠痫证。"[24]31

《中国中医药主题词表》："子痫属妊娠并发症……多因肝风内动，或痰火上扰所致。以妊娠晚期或正值产时或产后，出现忽然眩晕倒仆、昏不知人、四肢搐搦、全身强直、双目上视、时醒时发、甚或昏迷不醒等为主要表现的妊娠疾病。"[25]1349

《WHO 西太平洋传统医学名词术语国际标准》："子痫 sudden onset of convulsions and loss of consciousness occurring in a pregnant or puerperal woman with headache and vertigo."[26]185

《中医药学名词·内科学 妇科学 儿科学》："子痫……以妊娠晚期、临产时、新产后，眩晕头痛，突然昏不知人，两目上视，牙关紧闭，四肢抽搐，腰背反张，少顷可醒，醒后复发，甚则昏迷不醒为主要表现的疾病。"[27]152

《中国中医药学术语集成·基础理论与疾病》："妊娠痫证……【异名】子痫……【定义】妊娠晚期，或临产时及新产后，眩晕头痛，突然昏不知人，两目上视，牙关紧闭，四肢抽搐，腰背反张，少顷可醒，醒后复发，甚或昏迷不醒者，称为'妊娠痫证'。亦称'子痫'。"[28]27

《中医妇科学》："妊娠痫证……妊娠晚期，

或临产时及新产后，眩晕头痛，突然昏不知人，两目上视，牙关紧闭，四肢抽搐，腰背反张，少顷可醒，醒后复发，甚或昏迷不醒者，称为‘妊娠痫证’。亦称‘子痫’。”[29]172

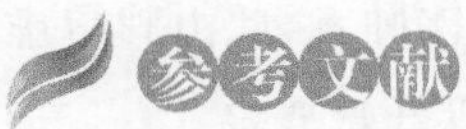

[1] [汉] 张仲景. 金匮要略[M]. 北京：中国医药科技出版社，2018：68.

[2] [南北朝] 陈延之. 小品方[M]. 高文柱辑校. 天津：天津科学技术出版社，1983：13，27.

[3] [隋] 巢元方. 诸病源候论[M]. 黄作阵点校. 沈阳：辽宁科学技术出版社，1995：199.

[4] [唐] 王焘. 外台秘要[M]. 太原：山西科学技术出版社，2013：984.

[5] [宋] 杨士瀛. 仁斋直指方论[M]. 福州：福建科学技术出版社，1989：686.

[6] [宋] 陈自明. 妇人大全良方[M]. 北京：中国中医药出版社，2007：234.

[7] [宋] 王怀隐，等. 太平圣惠方校注[M]. 郑州：河南科学技术出版社，2015：263.

[8] [明] 吴昆. 医方考[M]. 洪青山校注. 北京：中国中医药出版社，2007：285－286.

[9] [明] 万全. 万氏女科[M]. 北京：中国中医药出版社，1999：373.

[10] [明] 龚廷贤. 万病回春[M]. 太原：山西科学技术出版社，2013：409.

[11] [明] 张介宾. 景岳全书：上[M]. 孙玉信，朱平生校注. 上海：第二军医大学出版社，2006：801.

[12] [清] 陈士铎. 本草新编[M]. 柳长华，徐春波校注. 北京：中国中医药出版社，1996：178.

[13] [清] 冯兆张. 冯氏锦囊秘录[M]. 田思胜等校注. 北京：中国中医药出版社，1996：461.

[14] [清] 张璐. 张氏医通[M]. 孙玉信，王晓田点校. 上海：上海第二军医大学出版社，2006：459.

[15] [清] 程国彭. 医学心悟[M]. 上海：第二军医大学出版社，2005：323.

[16] [清] 罗国纲. 罗氏会约医镜[M]. 北京：中国中医药出版社，2015：420.

[17] [清] 唐宗海. 血证论[M]. 魏武英，曹健生点校. 北京：人民卫生出版社，1990：77.

[18] [清] 佚名. 资生集[M]. 郭永洁点校. 上海：上海科学技术出版社，2004：203.

[19] [明] 孙一奎. 赤水玄珠[M]. 北京：中国医药科技出版社，2011：461.

[20] 李经纬，邓铁涛，等. 中医大辞典[M]. 北京：人民卫生出版社，1995：151.

[21] 《中医学》编辑委员会. 中医学[M]//钱信忠. 中国医学百科全书. 上海：上海科学技术出版社，1997：1915.

[22] 国家技术监督局. 中医临床诊疗术语：疾病部分[M]. 北京：中国标准出版社，1997：39.

[23] 袁钟，图娅，彭泽邦，等. 中医辞海：上册[M]. 北京：中国医药科技出版社，1999：410.

[24] 李振吉. 中医药常用名词术语辞典[M]. 北京：中国中医药出版社，2001：31.

[25] 吴兰成. 中国中医药主题词表[M]. 北京：中医古籍出版社，2008：1349.

[26] 世界卫生组织(西太平洋地区). WHO 西太平洋传统医学名词术语国际标准[M]. 北京：北京大学医学出版社，2009：185.

[27] 中医药学名词审定委员会. 中医药学名词 2010[M]. 北京：科学出版社，2010：152.

[28] 宋一伦，杨学智. 基础理论与疾病[M]//曹洪欣，刘保延. 中国中医药学术语集成. 北京：中医古籍出版社，2005：27.

[29] 马宝璋，齐聪. 中医妇科学[M]. 北京：中国中医药出版社，2012：172.

（王　森　贺亚静）

4・021

子满

zǐ mǎn

一、规范名

【汉文名】子满。

【英文名】hydramnios。

【注释】又称“妊娠肿满”。以妊娠5个月后胎水过多，腹大异常，胸膈胀满，甚则喘不得卧为主要表现的疾病。

二、定名依据

"子满"作为妇科病名，最早见于隋代巢元方的《诸病源候论》。其后著作又有"胎水""胎水不利""琉璃胎""子气"等病名，其概念与术语"子满"不完全相同。而且易与"子肿"一词混淆。

自隋代巢元方《诸病源候论》提出"子满"以后，后世医家多有沿用。如宋代的《女科百问》，明代的《医学正传》《广嗣纪要》《济阴纲目》《医学入门》，清代的《女科经纶》《胎产心法》《医宗金鉴》《罗氏会约医镜》《沈氏女科辑要》《竹林女科证治》《彤园妇人科》等。这些著作均为历代很有影响的妇产科专著，对后世有较大影响。所以"子满"作为规范名便于达成共识，符合术语定名的约定俗成原则。

现代相关著作，如《中国医学百科全书·中医学》《中医药常用名词术语辞典》《中药大辞典》《中医辞海》等均以"子满"作为规范名，《中药大辞典》把"胎水肿满"作为正名，《中医辞海》把"胎水肿满"作为又称，《中医妇科学》有的以"子满"作为规范名，有的以"胎水肿满"作为正名，《中医临床诊疗术语·疾病部分》以"胎水过多"作为正名，"子满""胎水肿满""胎水过多"含义相同，选择"子满"作为规范名符合术语命名原则中单义性的原则，这说明在中医妇科临床实践中用"子满"作为正名已达成共识，符合协调一致性和约定俗成性原则。

我国2011年出版的全国科学技术名词审定委员会公布的《中医学名词·内科学 妇科学 儿科学》已以"子满"作为规范名，所以"子满"作为规范名也符合术语定名的协调一致原则。

三、同义词

【又称】"妊娠肿满"（《妇人大全良方》）。

【曾称】"胎水肿满"（《妇人大全良方》）；"胎水不利"（《薛氏济阴万金书》）；"胎水"（《三因极一病证方论》）；"子气"（《沈氏女科辑要》《胎产秘书》）；"子肿"（《沈氏女科辑要笺疏》）。

【俗称】"琉璃胎"（《女科经纶》）。

四、源流考释

子满之名始见于隋代巢元方《诸病源候论》卷四十一："胎间水气，子满体肿者，此由脾胃虚弱，脏腑之间有停水，而挟以妊娠故也。"[1]412 指出了子满的病因病机，但并没有详述其症状。

宋元时期，大多文献仍沿用《诸病源候论》的记载，以"子满"载述本病，如宋代《圣济总录》[2]490《女科百问》[3]51，描述子满的症状有腹满兼喘、心胸急胀、心腹急胀等。此期尚出现了本病的异名："胎水""胎水不利""胎水肿满"等。如宋代陈言《三因极一病证方论》[4]240 把妊娠后通身肿满，心腹急胀，名为"胎水"。其后宋代齐仲甫《女科百问》[3]55、陈自明《妇人大全良方》[5]433、严用和的《严氏济生方》[6]155，元代朱震亨《丹溪心法》[7]120 均沿用这一名称。宋代薛古愚《薛氏济阴万金书》[8]67 把孕妇心满腹胀，便秘浮肿，称为"胎水不利"；宋代陈自明《妇人大全良方》[5]433 首次提出了"胎水肿满"的名称，描述妊娠肿满乃由脏气本弱，因产重虚，土不克水，血散入四肢，遂致腹胀，手足、面目皆浮肿，小便秘涩。

明清时期，载述本病名称有的沿用《诸病源候论》的记载称之为"子满"，如明代虞抟《医学正传》[9]417、万全《广嗣纪要》[10]133、武之望《济阴纲目》[11]142 等，清代萧壎《女科经纶》[12]65、闫纯玺《胎产心法》[13]235、吴谦《医宗金鉴》[14]1193、竹林寺僧《竹林女科证治》[15]177、罗国纲《罗氏会约医镜》[16]423、郑玉坛《彤园妇人科》[17]145 等。描述了"子满"的症状为腹大如鼓、遍身浮肿、小便不利、心胸急胀，治疗可用鲤鱼汤、泽泻散。萧壎在《女科经纶》[12]68 中明确指出了子肿、子气、子满的区别。指出子满，大都在五六月以后，比子气与子肿不同，盖胎大则腹满，满则气浮遍身浮肿也。郑玉坛《彤园妇人科》[17]145 也明确指出了"子肿"和"子满"的区别在于有无喘满之症，如卷四："头面遍身浮肿，小水短少者，属水气为病，名曰子肿。遍身俱肿，腹胀而喘，在六七个月内，名曰子满。"有的沿用宋代陈言《三因极一病证方论》[4]240 的记载称之为"胎水"，如明代万全《广嗣纪要》[10]135、武之望《济阴纲目》[11]135、萧壎《女科经纶》[12]66,67、闫纯玺《胎产心法》[13]235 等。清代萧壎《女科经纶》沿用了"胎水"的名称，描述了胎水的症状和子满相同，云虽有胎水之名，其证实与子满异名同证也。并明确了子满是胞中蓄水，指出妊娠子满属脾虚有湿，清浊不分，俗呼为"琉璃胎"。在这一时期，虽然子满的概念已经很明确，但还存在着子满、子肿、胎水、琉璃胎互称的情况，如沈尧封《沈氏女科辑要》卷上："沈尧封曰：妊妇腹过胀满，或一身及手足面目俱浮，病名子满，或名子肿，或名子气，或名胎水，或名琉璃胎。"[18]40 有的沿用宋代薛古愚《薛氏济阴万金书》[8]67 的记载称之为"胎水不利"，如明代胡濙《卫生易简方》[19]294、薛己《女科撮要》[20]50、张景岳《景岳全书》[21]439。有的沿用宋代陈自明《妇人大全良方》[5]433 的"胎水肿满"，如明代孙一奎《赤水玄珠》[22]469、清代程国彭《医学心悟》[23]279,280。孙一奎治疗"胎水肿满"用无五皮饮治疗。程国彭把"胎水肿满"又称为"子肿""子气"。

这一时期又出现了俗称"琉璃胎"一词，但比较混乱，既指"子满"，又指"子肿""子气""胎水"，如清代萧壎《女科经纶》卷三："妊娠子满属脾虚有湿清浊不分。何松庵曰：妊娠三月后，肿满如水气者，俗呼为琉璃胎是也。"[12]66 沈尧封《沈氏女科辑要》卷上："沈尧封曰：妊妇腹过胀满，或一身及手足面目俱浮，病名子满，或名子肿，或名子气，或名胎水，或名琉璃胎。"[18]40 沈金鳌《妇科玉尺》卷二："胎前……妊娠五六月以来。浮肿如水气者。名曰子肿。俗呼琉璃胎。宜防己汤。若面目肿如水。气喘而短虚也。宜白术散。"[24]40 清代竹林寺僧《竹林女科证治》卷二："妊娠五六个月，遍身浮肿，腹胀喘促，高过心胸，气逆不安，小便不利者，属水气为病，名曰子肿（俗云：琉璃胎）。"[15]178《明医指掌》卷九："妊娠五六月以来，浮肿如水气者，名曰子肿；俗呼为琉璃胎是也，防己汤主之。妊娠面目俱浮，身肿如水，气急而虚者，白术散。"[25]267

值得注意的是这一时期还出现了同名异义的"子满"，指孕期小便闭涩，须注意区分。如明代李梴《医学入门・外集》卷五："子淋溺涩膀胱热，妊孕饮食积热膀胱，以致小便闭涩，又谓之子满，宜古芎归汤加木通、麦门冬、人参、甘草、灯心，临月加滑石为君。"[26]415

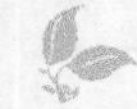

现代有关著作有的以"子满"作为本词正名，如《中国医学百科全书・中医学》[27]1914《中医大辞典》[28]171《中医辞海》[29]411《中医药学名词・内科学 妇科学 儿科学》[30]151《中医妇科学》[31]231《中医药常用名词术语辞典》[32]31。有的以"胎水过多"为正名，如国标《中医临床诊疗术语・疾病部分》[33]35。有的以"胎水肿满"作为正名，如十二五规划教材《中医妇科学》[34]166、十三五规划教材《中医妇科学》[35]185。而《中医大辞典》[28]1289《中医辞海》[29]843 则同时使用了"胎水肿满"一词。《中医辞海》[29]843 把"胎水肿满"作为又称。可见名称较多，亟待规范。

总之，"子满"一词最早见于隋代巢元方《诸病源候论》，后世医家多有沿用，但名称繁多，含义不尽相同，现代文献名称亦不一致。我国2011年出版的全国科学技术名词审定委员会审定公布的《中医药学名词・内科学 妇科学 儿科学》[30]151 将"子满"释义为以妊娠胎水过多，腹大异常，胸膈胀满，甚则喘不得卧为主要表现的疾病，客观准确地描述了妊娠期间胎水过多这一病证的特点，符合名词定名的科学性。根据名词定名的简明性、单义性原则，选定"子满"一词作为规范名。

五、文献辑录

《诸病源候论》卷四十一"妊娠胎间水气子满体肿候"："胎间水气，子满体肿者，此由脾胃虚弱，脏腑之间有停水，而挟以妊娠故也。妊娠之人，经血壅闭，以养于胎。若挟有水气，则水血相搏，水渍于胎，兼伤腑脏。脾胃主身之肌肉，故气虚弱，肌肉则虚，水气流溢于肌，故令体肿；水渍于胞，则令胎坏。”[1]412

《圣济总录》卷一百五十七：“治妊娠胎间水气，子满体肿。茯苓饮方。”[2]1490

《三因极一病证方论》卷十七：“凡妇人宿有风寒冷湿，妊娠喜脚肿，俗呼为皱脚；亦有通身肿满，心腹急胀，名曰胎水。”[4]240

《女科百问》卷下：“何谓子满？答曰：妊娠之人，经血拥闭以养其胎，或掩水气，血水相搏以致体肿，皆繇脾胃虚弱，脏腑之间宿有停水之所掩也，谓之子满。若水停不去，浸渍于胎，则令胎坏，诊其脉浮，腹满兼喘者，其胎必坠也。”[3]51“大小二便秘结不通，何也……脚肿俗呼为皱脚，亦有通身肿满，心胸急胀，名曰胎水。”[3]55

《妇人大全良方》卷十五：“《产宝》论曰：夫妊娠肿满，由脏气本弱，因产重虚，土不克水，血散入四肢，遂致腹胀，手足、面目皆浮肿，小便秘涩。陈无择云：凡妇人宿有风寒、冷湿，妊娠喜脚肿，俗呼为皱脚。亦有通身肿满，心腹急胀，名曰胎水。”[5]433

《严氏济生方·妇人门》：“论曰：脚肿，俗呼为皱脚，亦有通身肿满，心胸急胀，名曰胎水。”[6]155

《丹溪心法》卷三：“胎水证，凡妇人宿有风寒冷湿，妊娠喜脚肿，亦有通身肿满，心腹急胀，名曰胎水。”[7]120

《薛氏济阴万金书》卷三：“（鲤鱼汤）孕妇心满腹胀，便秘浮肿，名曰胎水不利，宜服。”[8]67

《医学正传》卷七：“（泽泻散产宝）治妊娠气壅，身体腹胁浮肿，喘急气促，小便闭涩不利，谓之子满。”[9]417

《广嗣纪要》卷九：“妊娠至七八个月，此时受足太阴脾经、手太阴肺经之气已足，形体俱成，毛发渐生，其妇奉养本厚，安居太过，胎元肥壮，湿热内盛，腹大如鼓，腹满下坠，逼迫子户，坐卧不安，谓之子满。”[10]133“妊娠子肿……其论曰：娠妊遍身肿满，或心胸急胀，名曰胎水。此症盖怀娠腹大，不自知觉，人人皆谓胎娠如此，终不知胎水之患也。”[10]135

《济阴纲目》卷八：“其论曰：妊妇通身肿满，或心胸急胀，名曰胎水。”[11]135“胎水肿满（即子肿，子满，子气）……泽泻散 治妊娠遍身浮肿，上气喘急，大便不通，小便赤涩，谓之子满（子满，大都在五六月以后，病此气与肿不同，盖胎大则腹满，满则气浮，遍身肿，邪无所挟，但一泻气利水则愈）。”[11]142

《女科经纶》卷三：“妊娠子满属脾虚停水……齐仲甫曰：妊娠以经血养胎，或挟水气，水血相抟，以致体肿。皆由脾胃虚，而脏腑之间，宿有停水所挟，谓之子满。”[12]65“妊娠胎水属胞中蓄水……陈良甫曰：妇人胎孕至五六个月，腹大异常，胸腹胀满，手足面目浮肿，气逆不安，此由胞中蓄水，名曰胎水。”[12]66“妊娠子满属脾虚有湿清浊不分　何松庵曰：妊娠三月后，肿满如水气者，俗呼为琉璃胎是也。”[12]66“妊娠浮肿胀满分证用药之法……慎斋按：已上八条，序胎前肿胀有子满之证也。子满有水血相抟，有停水受湿，有经血壅闭，有清浊不分。总因脾土虚，不能制水所致。故立斋治法，不外健脾渗湿，顺气安胎为主。若《济阴》云，但一泻气利水则愈，此谬论也。必兼立斋用药，乃为求本之要。至良甫以下三条，虽有胎水之名，其证实与子满异名同证也。”[12]67“妊娠脚肿主男肿之验……《济阴纲目》按：子肿与子气相类，然子气在下体，子肿在头面。若子满，大都在五六月已后，比子气与子肿不同。盖胎大则腹满，满则气浮，遍身浮肿也。”[12]68

《胎产心法》卷上：“子满证，即俗呼胎水证也……所谓子满者，妊娠至五六个月，胸腹急胀，腹大异常，或遍身浮肿，胸胁不分，气逆不安，小便艰涩，名曰子满，又为胎水不利。”[13]235

《医宗金鉴》卷下“胎前诸证门”：“头面四肢肿子肿，自膝至足子气名，肿胀喘满曰子满，但脚肿者脆皱称。”[14]1193

《竹林女科证治》卷二：“妊娠五六月间，腹大异常，胸膈胀满，小水不通，遍身浮肿，名曰子满。”[15]177“妊娠五六个月，遍身浮肿，腹胀喘促，高过心胸，气逆不安，小便不利者，属水气为病，名曰子肿（俗云：琉璃胎）。”[15]178

《罗氏会约医镜》卷十四：“孕妇至八九个月，胎大满腹，坐卧不安，谓之子满。”[16]423

《彤园妇人科》卷四：“头面遍身浮肿，小水短少者，属水气为病，名曰子肿。遍身俱肿，腹胀而喘，在六七个月内，名曰子满。”[17]145

《沈氏女科辑要》卷上：“沈尧封曰：妊妇腹过胀满，或一身及手足面目俱浮，病名子满，或名子肿，或名子气，或名胎水，或名琉璃胎。”[18]40

《卫生易简方》卷十一：“治妊娠胎水不利，胸满腹胀，小便不通，遍身浮肿，或胎动，用当归、白芍药、白茯苓、白术各一钱。”[19]294

《女科撮要》卷下：“若胸满腹胀，小便不通，遍身浮肿，名胎水不利，用鲤鱼汤；脾胃虚，佐以四君子。”[20]50

《景岳全书》卷上：“若胸满腹胀，小便不通，遍身浮肿，名胎水不利，用鲤鱼汤；脾胃虚，佐以四君子。”[21]439

《赤水玄珠》卷二十二：“五皮散治胎水肿满。”[22]469

《医学心悟》卷五“妇人门”：“娠妊胎水肿满，名曰子肿，又名曰子气。其症多属胞胎壅遏，水饮不及通流，或脾虚不能制水，以致停蓄。”[23]279,280

《妇科玉尺》卷二：“胎前……妊娠五六月以来，浮肿如水气者，名曰子肿，俗呼琉璃胎。宜防己汤。若面目肿如水，气喘而短虚也，宜白术散。”[24]40

《明医指掌》卷九：“妊娠五六月以来，浮肿如水气者，名曰子肿；俗呼为琉璃胎是也，防己汤主之。妊娠面目俱浮，身肿如水，气急而虚者，白术散。”[25]267

《医学入门》卷五：“子淋溺涩膀胱热，妊孕饮食积热膀胱，以致小便闭涩，又谓之子满，宜古芎归汤加木通、麦门冬、人参、甘草、灯心，临月加滑石为君。”[26]415

《中国医学百科全书·中医学》：“子满：妊娠六七月后，出现腹大异常，遍身浮肿，甚至喘不得卧者，称子满。最早见于《诸病源候论》。《妇人大全良方》称为胎水肿满。《三因极一病证方论》则称作胎水。”[27]1914

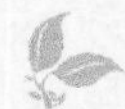

《中医大辞典》：“子满……病名。出《诸病源候论》卷四十一。即妊娠肿胀兼有喘满之病。多因平素脾肾阳虚，内有水气湿邪，孕之六七个月胎体渐长，腹大异常，影响气机升降，运化输布失常以致水湿停聚，而出现遍身浮肿，腹胀喘满。”[28]171“胎水肿满……病名。出《妇人大全良方》卷十五。亦名胎水。指妊娠五六个月后，因脾气虚弱，运化失常，胞中蓄水，泛溢周身，以致遍身水肿，腹大异常，胸膈满闷，甚则不得卧的病证。影响气机升降，运化输布失常以致水湿停聚，而出现遍身浮肿，腹胀喘满。”[28]1289

《中医辞海》：“子满……妇科病证名。指妊娠五六月后出现胎水过多，腹大异常，胸膈满闷甚或喘不得卧的病证，亦称为胎水肿满。名出《诸病源候论·妇人妊娠病诸候上》卷四十一‘妊娠胎间水气子满体肿候’。”[29]411“胎水肿满……妇科病名。指妊娠晚期出现遍身肿满，腹大异常之病。出《妇人良方大全》卷十五。亦名胎水、胎间水气。”[29]843

《中医药学名词·内科学 妇科学 儿科学》：“子满：又称‘妊娠肿胀’，以妊娠5个月后胎水过多，腹大异常，胸膈胀满，甚则喘不得卧为主要表现的疾病。”[30]151

《中医妇科学》（张玉珍）：“子满：妊娠5～6月后出现腹大异常，胸膈满闷，甚则遍身俱肿，喘息不得卧者。又称胎水肿满。见于《诸病源候论》。”[31]231

《中医药常用名词术语辞典》：“子满：疾病。见《诸病源候论·胎间水气子满体肿候》。即胎水肿满。”[32]31

《中医临床诊疗术语·疾病部分》:"胎水过多:多因脾阳不足,气化失常,湿聚胞中所致。以妊娠四五个月后,出现胎水(羊水)过多,腹大异常,胸腹满闷,喘息不得卧为主要表现的妊娠病。"[33]35

《中医妇科学》(马宝璋):"胎水肿满:妊娠5～6月后出现腹大异常,胸膈胀满,甚或遍身浮肿,喘不得卧。亦称'子满'。"[34]166

《中医妇科学》(谈勇):"胎水肿满:妊娠5～6月后出现胎水过多,腹大异常,胸膈胀满,甚或喘不得卧者。亦称子满。"[35]185

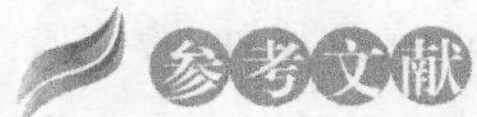

[1] [隋] 巢元方. 诸病源候论[M]. 刘宇,孙冬莉校注. 北京:北京科学技术出版社,2016:412.

[2] [宋] 赵佶. 圣济总录校注:下[M]. 王振国,杨金萍主校. 上海:上海科学技术出版社,2016:1490.

[3] [宋] 齐仲甫. 女科百问[M]. 宋咏梅,宋昌红点校. 天津:天津科学技术出版社,1999:51,55.

[4] [宋] 陈言. 三因极一病证方论 18卷[M]. 北京:人民卫生出版社,1957:240.

[5] [宋] 陈自明. 妇人大全良方[M]. 余瀛鳌,王咪咪,等点校. 北京:人民卫生出版社,1985:433.

[6] [宋] 严用和. 重订严氏济生方[M]. 浙江省中医研究所文献组,湖州中医院整理. 北京:人民卫生出版社,1980:155.

[7] [元] 朱丹溪. 丹溪心法[M]. 田思胜校注. 北京:中国中医药出版社,2008:120.

[8] [宋] 薛古愚. 薛氏济阴万金书[M]. [明] 郑敷政编撰. 杨悦娅点校//中医古籍珍稀抄本精选:柒. 上海:上海科学技术出版社,2004:67.

[9] [明] 虞抟. 医学正传[M]. 郭瑞华,等点校. 北京:中医古籍出版社,2002:417.

[10] [明] 万全. 广嗣纪要[M]. 上海:上海科学技术出版社,2000:133,135.

[11] [明] 武之望. 济阴纲目[M]. 吴少祯主编. 北京:中国医药科技出版社,2014:135,142.

[12] [清] 萧壎. 女科经纶[M]. 姜典华校注. 北京:中国中医药出版社,2007:65-68.

[13] [清] 沈尧封,闫纯玺. 女科辑要:胎产心法[M]. 北京:人民卫生出版社,1988:235.

[14] [清] 吴谦. 医宗金鉴上[M]. 北京:人民卫生出版社,1985:1193.

[15] [清] 竹林寺僧. 竹林寺女科二种[M]. 由昆,等点校. 北京:中医古籍出版社,1993:177,178.

[16] [清] 罗国纲. 罗氏会约医镜[M]. 王树鹏,等校注. 北京:中国中医药出版社,2015:423.

[17] [清] 郑玉坛. 彤园妇人科[M]. 江凌圳校注. 北京:中国中医药出版社,2015:145.

[18] [清] 沈又彭. 沈氏女科辑要[M]. 南京:江苏科学技术出版社,1983:40.

[19] [明] 胡濙. 卫生易简方[M]. 北京:人民卫生出版社,1984:294.

[20] [明] 薛己. 女科撮要[M]. 吴小明,等校注. 北京:中国中医药出版社,2015:50.

[21] [明] 张景岳. 景岳全书[M]. 李玉清,等校注. 北京:中国医药科技出版社,2011:439.

[22] [明] 孙一奎. 赤水玄珠[M]. 周琦校注. 北京:中国医药科技出版社,2011:469.

[23] [清] 程国彭. 医学心悟[M]. 王键,郜峦校注. 北京:中国中医药出版社,2009:279,280.

[24] [清] 沈金鳌. 妇科玉尺[M]. 张慧芳,王亚芬点校. 北京:中医古籍出版社,1996:40.

[25] [明] 皇甫中,王肯堂. 明医指掌[M]. 北京:人民卫生出版社,1982:267.

[26] [明] 李梴. 医学入门[M]. 金嫣莉校注. 北京:中国中医药出版社,1995:415.

[27] 《中医学》编辑委员会. 中医学[M]//钱信忠. 中国医学百科全书. 上海:上海科学技术出版社,1997:1914.

[28] 李经纬,余瀛鳌,蔡景峰,等. 中医大辞典[M]. 北京:人民卫生出版社,2004:171,1289.

[29] 袁钟,图娅,彭泽邦,等. 中医辞海:上册[M]. 北京:中国医药科技出版社,1999:411,843.

[30] 中医药学名词审定委员会. 中医药学名词:内科学 妇科学 儿科学[M]. 北京:科学出版社,2011:151.

[31] 张玉珍. 中医妇科学[M]. 北京:中国中医药出版社,2012:231.

[32] 李振吉. 中医药常用名词术语辞典[M]. 北京:中国中医药出版社,2001:31.

[33] 国家技术监督局. GB/T 16751.1—1997 中医临床诊疗术语:疾病部分[M]. 北京:中国标准出版社,1997:35.

[34] 马宝璋,齐聪. 中医妇科学[M]. 北京:中国中医药出版社,2012:166.

[35] 谈勇. 中医妇科学[M]. 北京:中国中医药出版社,2016:185.

(张慧珍)

子嗽

zǐ sòu

一、规范名

【汉文名】子嗽。

【英文名】cough during pregnancy。

【注释】以妊娠期间，咳嗽、久咳不已为主要表现的疾病。

二、定名依据

子嗽原称“妊娠咳嗽”，始见于隋代巢元方《诸病源候论》，虽然此后有相关著作如宋代王怀隐《太平圣惠方》等沿用该名称，但自宋代齐仲甫《女科百问》首次以“子嗽”作为本病名称，其后的相关著作如明代《医学正传》《万氏女科》，清代《妇科冰鉴》《彤园医书》《竹林女科二种》《类证治裁》等在载录本病证时大多即以“子嗽”作为本病名称，并一直沿用至今。这些著作均为历代的重要著作，对后世有较大影响。所以“子嗽”作为规范名便于达成共识，符合术语定名的约定俗成原则。

现代相关著作虽有以“妊娠咳嗽”作为本病正名，将“子嗽”作为本病又称，如《中国中医药学术语集成·基础理论与疾病》《中医妇科学》等，但大多著作则沿用了《女科百问》的记载以“子嗽”作为本病证的正名，如《中医大辞典》《中医临床诊疗术语·疾病部分》《中医辞海》《中医药常用名词术语辞典》《WHO西太平洋传统医学名词术语国际标准》等。其中《中医临床诊疗术语·疾病部分》系国家标准，与之保持一致便于达成共识。

我国2005年出版的全国科学技术名词审定委员会审定公布的《中医药学名词·内科学 妇科学 儿科学》已以“子嗽”作为规范名。所以“子嗽”作为规范名也符合术语定名的协调一致原则。

三、同义词

【曾称】“妊娠咳嗽”(《太平圣惠方》)。

四、源流考释

子嗽原称“妊娠咳嗽”，始见于隋代巢元方《诸病源候论》，如该书卷四十二“妊娠咳嗽候”：“五脏六腑亦皆有咳嗽，各以其时感于寒，而为咳嗽也……其诸脏咳嗽不已，各传于腑。妊娠而病之者，久不已，伤于胎也。”[1]197

其后大多著作即沿用《诸病源候论》的记载，称本病为“妊娠咳嗽”，如宋代王怀隐《太平圣惠方》卷七十四曰：“治妊娠咳嗽，心胸不利，烦闷，不欲饮食，百合散方。”[2]159 宋代苏颂《本草图经》中本经外草类卷第十九：“菩萨草……主妇人妊娠咳嗽，捣筛，蜜丸服之，立效。”[3]634 宋代赵佶《圣济总录》卷一百五十六：“妊娠咳嗽：妊娠咳嗽者，以肺感寒气故也。《经》谓形寒饮冷则伤肺，久咳不已，则寒气相移。不惟孕育有伤，而肺气痿弱，皮毛枯悴，治法宜发散寒邪，滋补胎气，则咳嗽自已。”[4]1483

“子嗽”作为本病正名最早见于宋代齐仲甫《女科百问》卷下：“答曰：肺主气，外合皮毛。风寒外感入射于肺，故为咳也。有涎者谓之嗽，无痰者名曰咳。夫五脏六腑，俱受气于肺。各以其时，感于寒而为病也。秋则肺受之，冬则肾受之，春则肝受之，夏则心受之，长夏则脾受之。长夏者，夏末秋初也。诸脏不已，各传于腑也。妊娠而嗽者，谓之子嗽。久而不已，则伤胎。”[5]64 其后，有的称本病为“子嗽”，如《医学正传》[6]420《万氏女科》[7]372《妇科冰鉴》[8]66《彤园医书》[9]211《竹林寺女科二种》[10]183《类证治裁》[11]489

等。如明代虞抟《医学正传》卷七："天门冬饮局方……治妊娠外感风寒，久嗽不已，谓之子嗽。"[6]420 明代万全《万氏女科》卷二："胎前……久嗽不已，谓之子嗽，引动其气，恐其堕胎，人参阿胶散主之。"[7]372 有的称本病为"妊娠咳嗽"，如明代朱橚《普济方》卷三百四十一"妊娠诸疾门"："鳖甲散，治妊娠咳嗽，羸瘦不能食下。"[12]642 明代董宿《奇效良方》卷六十三："麻黄散……治妊娠咳嗽不止，胎不安。"[13]545 明代武之望《济阴纲目》卷九"胎前门妊娠诸疾门"："紫菀汤，治妊娠咳嗽不止，胎动不安。"[14]270

晚清时期，清代唐容川《医学见能》卷三中首次提到"子呛"："胎前咳嗽，以及呛呕不安者，子咳与子呛也。"[15]194《中医大辞典》将"子呛"视为"子嗽"的别名，但从《医学见能》所述来看，"子呛"是指呛呕不安，而与咳嗽不同，故不能作为异名看待。

现代有关著作均沿用《女科百问》的记载以"子嗽"作为本病证的正名，如《中医大辞典》[16]151《中医临床诊疗术语·疾病部分》[17]39《中医辞海》[18]412《中医药常用名词术语辞典》[19]31《WHO西太平洋传统医学名词术语国际标准》[20]185《中医药学名词》[21]153 等；同时以"妊娠咳嗽"作为本病证的曾称，如《中医辞海》："子嗽……妇科病证名。指妊娠期间咳嗽不已，或伴五心烦热的病证，亦名妊娠咳嗽、子呛。名出《妇人大全良方》卷十一。"[18]412 亦有以"妊娠咳嗽"作为本病正名，同时将"子嗽"作为本病异名的，如《中国中医药学术语集成·基础理论与疾病》："妊娠咳嗽……子嗽……指妊娠期间，咳嗽或久咳不已者。"[22]151《中医妇科学》："妊娠期间，咳嗽不已，称'妊娠咳嗽'，亦称'子嗽'。"[23]176

五、文献辑录

《诸病源候论》卷四十二"妊娠咳嗽候"："五脏六腑亦皆有咳嗽，各以其时感于寒，而为咳嗽也……其诸脏咳嗽不已，各传于腑。妊娠而病之者，久不已，伤于胎也。"[1]197

《太平圣惠方》卷七十四："治妊娠咳嗽，心胸不利，烦闷，不欲饮食，百合散方。"[2]159

《本草图经》卷十九："菩萨草……主妇人妊娠咳嗽，捣筛，蜜丸服之，立效。"[3]634

《圣济总录》卷一百五十六"妊娠咳嗽"："妊娠咳嗽者，以肺感寒气故也。《经》谓形寒饮冷则伤肺，久咳不已，则寒气相移。不惟孕育有伤。而肺气痿弱，皮毛枯悴，治法宜发散寒邪，滋补胎气，则咳嗽自已。"[4]1483

《女科百问》卷下"第六十九问"："何谓子嗽？答曰：肺主气，外合皮毛。风寒外感入射于肺，故为咳也。有涎者谓之嗽，无痰者名曰咳。夫五脏六腑，俱受气于肺。各以其时，感于寒而为病也。秋则肺受之，冬则肾受之，春则肝受之，夏则心受之，长夏则脾受之。长夏者，夏末秋初也。诸脏不已，各传于腑也。妊娠而嗽者，谓之子嗽。久而不已，则伤胎。"[5]64

《医学正传》卷七："天门冬饮(局方)……治妊娠外感风寒，久嗽不已，谓之子嗽。天门冬、紫菀茸、知母(去毛，酒洗)、桑白皮(蜜炙)各一钱，五味子、桔梗(去芦)各半钱。"[6]420

《万氏女科》卷二："胎前……久嗽不已，谓之子嗽，引动其气，恐其堕胎，人参阿胶散主之。"[7]372

《普济方》卷三百四十一"妊娠诸疾门"："鳖甲散……治妊娠咳嗽。羸瘦不能食下。"[12]642

《奇效良方》卷六十三："麻黄散……治妊娠咳嗽不止，胎不安。"[13]545

《济阴纲目》卷九："紫菀汤……治妊娠咳嗽不止，胎动不安。"[14]270

《妇科冰鉴》卷五："妊娠咳嗽，名曰子嗽。有感冒风寒、痰饮上逆、阴虚火动之不同。若不速治，久必伤胎。"[8]66

《彤园医书》卷四："孕妇咳嗽，谓之子嗽，嗽久每致伤胎。有阴虚火动，痰饮上逆及感冒风寒数症。"[9]211

《竹林寺女科二种》卷二："妊娠四五月，咳嗽、五心烦热，胎动不安，名曰子嗽，宜服宜胎饮。”[10]183

《类证治裁》卷八：“〔子嗽〕妊娠咳嗽，胸膈不利者，百合散。风邪伤肺者，香苏散。寒邪伤肺者，小建中汤。火邪伤肺者，紫菀汤。肺胃气虚者，异功散。脾肺气虚者，六君子汤加当归。”[11]489

《医学见能》卷三：“胎前咳嗽，以及呛呕不安者，子咳与子呛也，宜调肺平肝汤。”[15]194

《中医大辞典》：“子嗽……病名。出《妇人大全良方》卷十一。亦名子呛、妊娠咳嗽。多因孕后血聚养胎，阴虚火动，或痰饮上逆，外感风寒等，致肺气失宣，气机不畅，发为咳嗽。”[16]151

《中医临床诊疗术语·疾病部分》：“子嗽多因阴虚肺燥，或外感风寒、脾虚痰饮等，使肺失宣降所致。以妊娠期间，出现咳嗽经久难愈为主要表现的妊娠疾病。同义词：妊娠咳嗽。”[17]39

《中医辞海》：“子嗽……妇科病证名。指妊娠期间咳嗽不已，或伴五心烦热的病证，亦名妊娠咳嗽、子呛。名出《妇人大全良方》卷11。”[18]412

《中医药常用名词术语辞典》：“子嗽……疾病。见《女科百问·第二十九问》。即妊娠咳嗽。”[19]31

《WHO西太平洋传统医学名词术语国际标准》：“子嗽 persistent cough during pregnancy, the same as gravid cough。”[20]185

《中医药学名词·内科学 妇科学 儿科学》：“子嗽(妊娠咳嗽)……以妊娠期间，咳嗽、久咳不已为主要表现的疾病。”[21]153

《中国中医药学术语集成·基础理论与疾病》：“妊娠咳嗽……子嗽……指妊娠期间，咳嗽或久咳不已者。”[22]151

《中医妇科学》：“妊娠咳嗽……妊娠期间，咳嗽或久咳不已者，称为‘妊娠咳嗽’，亦称‘子嗽’。”[23]176

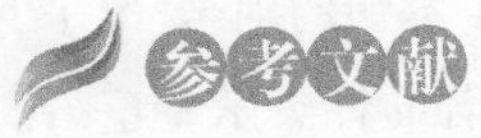

参考文献

[1] [隋] 巢元方. 诸病源候论[M]. 黄作阵点校. 沈阳：辽宁科学技术出版社，1997：197.

[2] [宋] 王怀隐. 太平圣惠方校注：8[M]. 郑州：河南科学技术出版社，2015：159.

[3] [宋] 苏颂. 本草图经[M]. 尚志钧辑校. 合肥：安徽科学技术出版社，1994：634.

[4] [宋] 赵佶. 圣济总录校注：下[M]. 王振国，杨金萍主校. 上海：上海科学技术出版社，2006：1483.

[5] [宋] 齐仲甫. 女科百问[M]. 宋咏梅，宋昌红点校. 天津：天津科学技术出版社，1999：64.

[6] [明] 虞抟. 医学正传[M]. 郭瑞华，等点校. 北京：中国古籍出版社，2002：420.

[7] [明] 万全. 万氏女科[M]// 傅沛藩主编. 万密斋医学全书. 北京：中国中医药出版社，1999：372.

[8] [清] 柴得华. 妇科冰鉴[M]. 王耀廷，等点校. 北京：中医古籍出版社，1995：66.

[9] [清] 郑玉坛. 彤园医书[M]. 长沙：湖南科学技术出版社，2000：211.

[10] [清] 竹林寺僧人. 竹林寺女科二种[M]. 由昆，等点校. 北京：中医古籍出版社，1993：183.

[11] [清] 林珮琴. 类证治裁[M]. 太原：山西科学技术出版社，2010：489.

[12] [明] 朱橚. 普济方：第八册[M]. 北京：人民卫生出版社，1959：642.

[13] [明] 董宿，方贤. 奇效良方[M]. 北京：中国中医药出版社，1995：545.

[14] [明] 武之望. 济阴纲目[M]. 张黎临，王清校注. 北京：中国中医药出版社，1998：270.

[15] [清] 唐容川. 医学见能[M]. 兰州：甘肃人民出版社，1982：194.

[16] 李经纬，邓铁涛，等. 中医大辞典[M]. 北京：人民卫生出版社，1995：151.

[17] 国家技术监督局. 中医临床诊疗术语：疾病部分[M]. 北京：中国标准出版社，1997：39.

[18] 袁钟，图娅，彭泽邦，等. 中医辞海：上册[M]. 北京：中国医药科技出版社，1999：412.

[19] 李振吉. 中医药常用名词术语辞典[M]. 北京：中国中医药出版社，2001：31.

[20] 世界卫生组织(西太平洋地区). WHO西太平洋传统医学名词术语国际标准[M]. 北京：北京大学医学出版社，2009：185.

[21] 中医药学名词审定委员会. 中医药学名词：内科学 妇科学 儿科学[M]. 北京：科学出版社，2011：153.

[22] 宋一伦，杨学智. 基础理论与疾病[M]//曹洪欣，刘保延. 中国中医药学术语集成. 北京：中医古籍出版社，2005：151.

[23] 马宝璋，齐聪. 中医妇科学[M]. 北京：中国中医药出版社，2012：176.

（王 森 贺亚静）

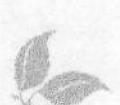

不孕

bú yùn

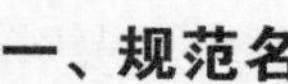

一、规范名

【汉文名】不孕。

【英文名】female infertility。

【注释】以育龄期女子婚后或末次妊娠后，夫妇同居2年以上，男方生殖功能正常，未避孕而不受孕为主要表现的疾病。

二、定名依据

"不孕"作为本病的名称始见于《黄帝内经素问》，其后虽出现有本病的别名"绝子""无子""断绪""绝嗣""全不产"等。但现代著作已很少将其作为本病正名。

"不孕"自《黄帝内经素问》出现后，历代著作如唐代孙思邈《备急千金要方》，宋代赵佶《圣济总录》、陈师文《太平惠民和剂局方》，明代徐春圃《古今医统大全》、武之望《济阴纲目》、张介宾《景岳全书》，清代萧壎《女科经纶》、叶天士《临证指南医案》等在载录本病证时大多将其作为本病名称，并一直沿用至今。这些著作均为历代的重要著作，对后世有较大影响。所以"不孕"作为规范名便于达成共识，符合术语定名的约定俗成原则。

现代有关著作除了《中医妇科学》以"不孕症"作为本病正名外，其他大多沿用《素问》记载的名称，以"不孕"作为本病的正名，如《中医大辞典》《中国医学百科全书·中医学》《中医临床诊疗术语·疾病部分》《中医辞海》《中医药常用名词术语辞典》《中国中医药学术语集成·基础理论与疾病》《WHO西太平洋传统医学名词术语国际标准》以及全国高等中医药院校规划教材《中医妇科学》等；同时，已经广泛应用于中医药学文献的标引和检索的《中国中医药学主题词表》也以"不孕"作为正式主题词，这些均说明"不孕"作为规范名已成为共识。

通过本病的源流考释可知，古代著作大多以"不孕"作为本病的名称，现代的大多著作也以"不孕"作为本病的正名，其中《中医临床诊疗术语·疾病部分》系国家标准，与之保持一致便于达成共识。而"不孕症"则为现代一些著作为本病新命名的名称，缺乏古代文献的基础和现代文献的共识，故不宜采用。

我国2011年出版的全国科学技术名词审定委员会审定公布的《中医药学名词·内科学 妇科学 儿科学》已以"不孕"作为规范名，所以"不孕"作为规范名也符合术语定名的协调一致原则。

三、同义词

【曾称】"无子"(《内经》)；"绝子"(《针灸甲乙经》)；"断绪"(《诸病源候论》)。

四、源流考释

不孕的相关记载始见于周秦两汉时期，如《周易·渐卦》曰："妇三岁不孕。"[1]239《黄帝内经素问·骨空论》："督脉者，起于少腹以下骨中央，女子入系廷孔，其孔，溺孔之端也……此生病，从少腹上冲心而痛，不得前后，为冲疝，其女子不孕、癃、痔、遗溺、嗌干。"[2]111《神农本草经》卷一："紫石英主心腹咳逆(《御览》引作呕逆)，邪气，补不足，女子风寒在子宫，绝孕十年无子。"[3]9 可见，这一时期的相关文献不仅述及了本病的概念、病因等，同时尚记载了本病的正名"不孕"以及别名"绝孕"等。

魏晋南北朝时期出现了本病的别名"绝子""无子"等。晋代皇甫谧编著的针灸学专籍《针灸甲乙经》卷十二首先提到"绝子"，如"女子绝子，衃血在内不下，关元主之”[4]206。晋代王叔和《脉经》首先提到“无子”，如《脉经》卷九：“妇人少腹冷，恶寒久，年少者得之，此为无子。年大者得之，绝产……脉微弱而涩，年少得此，为无子。中年得此，为绝产。”[5]441

隋唐时期出现了本病正名“不孕”与别名“无子”并见的情况。如隋代巢元方《诸病源候论》：“诊其右手关后尺脉，浮则为阳，阳脉绝，无子也。”[6]185 唐代孙思邈《备急千金要方》卷二：“承泽丸……治妇人下焦三十六疾，不孕绝产方。梅核仁、辛夷（各一升），葛上亭长（七枚），溲疏（二两），藁本（一两），泽兰子（五合）。”[7]31 同时尚出现了本病的别名“断绪”“绝嗣”“全不产”等。如隋代巢元方《诸病源候论》卷三十八：“妇人吸之，阴气益盛，子道通。阴气长，益精髓脑。少小者妇人，至四十九以上，还生子。断绪者，即有子。”[6]185 又“恶寒，脉尺寸俱微弱，则绝嗣不产也。”[6]185 唐代孙思邈《备急千金要方》卷二：“紫石门冬丸治全不产及断绪方。紫石英、天门冬（各三两），当归、芎䓖、紫葳、卷柏、桂心、乌头、干地黄……”[7]30 唐代孙思邈《千金翼方》卷五：“白薇丸……主久无子或断绪，上热下冷，百病皆疗方。”[8]116

宋金元时期关于“不孕”的名称仍是多种名称并存，但此时期“不孕”“无子”“断绪”出现较多，“绝子”这一名称较少使用。如宋代王怀隐《太平圣惠方》卷第七十：“妇人无子者……中年得此为绝产也。少阴脉如浮紧则绝产。恶寒脉尺寸俱微弱者，则绝产也。”[9]332 宋代陈师文《太平惠民和剂局方》卷九：“紫石英丸……治妇人久冷无子，及数经堕胎，皆因冲任之脉虚损，胞内宿寒疾病，经水不时，暴下不止，月内再行，或月前月后，及子脏积冷，虚羸百病，崩漏带下三十六疾，积聚癥瘕，脐下冷痛，少腹急重，小便白浊。以上疾证，皆令孕育不成，以至绝嗣不孕，此药并能主疗。常服除瘀血，温子脏，令人有孕，临产易生，及生子充实无病。”[10]87 宋代赵佶《圣济总录》卷一百九十一：“治妇人久无子、断绪。杜蘅丸方。”[11]1460 宋代陈自明《妇人大全良方》卷九“求嗣门”：“然妇人挟疾无子，皆由劳伤血气生病；或月经闭涩，或崩漏带下，致阴阳之气不和，经血之行乖候，故无子也。诊其右手关后尺脉浮，浮则为阳。阳脉绝，无子也。”[12]190

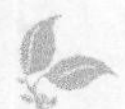

明清时期“不孕”的名称虽仍有记载为“绝孕”“无子”“断绪”者，如明代朱橚《普济方》[13]482、王肯堂《女科证治准绳》[14]126 等，但这一时期的重要著作明代徐春甫《古今医统大全》[15]743、武之望《济阴纲目》[16]177、张介宾《景岳全书》[17]1220，清代萧壎《女科经纶》[18]48、叶天士《临证指南医案》[19]480 等均以“不孕”为正名，如明代徐春甫《古今医统大全》卷之八十四：“滋血暖宫丸（一名百子附归丸），阴阳不利，气血不足，服此药无不孕者。”[15]743 明代武之望《济阴纲目》卷六：“加味四物汤 治妇人不孕，久服有子，甚好。当归、川芎（各二钱），白术（微炒）、熟地黄（酒洗，各一钱半），白茯苓、芍药（微炒）、续断、阿胶（各一钱），香附（醋煮，八分），橘红（七分），甘草（炙，三分）。”[16]177

现代有关著作除了《中医妇科学》[20]226 以“不孕症”作为本病正名外，其他大多沿用《素问》的记载以“不孕”作为本病的正名，如《中医大辞典》[21]211《中国医学百科全书·中医学》[22]1907《中医临床诊疗术语·疾病部分》[23]37《中医辞海》[24]449《中医药常用名词术语辞典》[25]46《中国中医药学术语集成·基础理论与疾病》[26]27《WHO 西太平洋传统医学名词术语国际标准》[27]189《中医药学名词·内科学 妇科学 儿科学》[28]171 等；同时以“绝产”“无子”“断绪”“全不产”作为本病证的异名，如《中医大辞典》：“不孕……病名。出《素问·骨空论》。又名无子、全不产、绝产、断绪。女子婚后，夫妇同居三年以上未避孕而不怀孕者，称为原发性不孕；曾孕育过，并未采取避孕措施，又间隔三年以上未再次怀孕者，称为继发性不孕。”[21]211《中医药常用名词术语辞典》：“不孕……疾病。出《素问·骨空论》。又名全不产、断绪。育龄期女子婚后末次妊娠后，夫妇同居二年以上，配偶生殖功能正常，未避孕而不孕者。多责之于肾虚、肝郁、痰湿和血瘀。”[25]46

五、文献辑录

《周易·渐卦》：“妇三岁不孕。”[1]239

《黄帝内经素问·骨空论》：“任脉者，起于中极之下……督脉者，起于少腹以下骨中央，女子入系廷孔，其孔，溺孔之端也……此生病，从少腹上冲心而痛，不得前后，为冲疝，其女子不孕、癃、痔、遗溺、嗌干。”[2]111

《神农本草经》卷一：“紫石英主心腹咳逆（《御览》引作呕逆），邪气，补不足，女子风寒在子宫，绝孕十年无子。”[3]9

《针灸甲乙经》卷十二：“女子绝子，衃血在内不下，关元主之。”[4]206

《脉经》卷九：“妇人少腹冷，恶寒久，年少者得之，此为无子。年大者得之，绝产……脉微弱而涩，年少得此，为无子。中年得此，为绝产。”[5]441

《诸病源候论》卷三十八：“诊其右手关后尺脉，浮则为阳，阳脉绝，无子也。又，脉微涩，中年得此，为绝产也。少阴脉如浮紧，则绝产。恶寒，脉尺寸俱微弱，则绝嗣不产也。其汤熨针石，别有正方，补益吐纳，今附于后。”“妇人吸之，阴气益盛，子道通。阴气长，益精髓脑。少小者妇人，至四十九以上，还生子。断绪者，即有子。”[6]185

《备急千金要方》卷二：“紫石门冬丸治全不产及断绪方。紫石英、天门冬（各三两），当归、芎䓖、紫葳、卷柏、桂心、乌头、干地黄……”[7]30“承泽丸……主妇人下焦三十六疾，不孕绝产方。梅核仁、辛夷（各一升），葛上亭长（七枚），泽兰子（五合），溲疏（二两），藁本（一两）。”[7]31

《千金翼方》卷五：“白薇丸……主久无子或断绪，上热下冷，百病皆疗方：白薇、车前子（各三分），泽兰、太一余粮、赤石脂、细辛、人参、桃仁（去皮尖，熬），覆盆子、麦门冬（去心），白芷（各一两半），紫石英、石膏（研）、藁本……”[8]116

《太平圣惠方》卷七十：“妇人无子者……中年得此为绝产也。少阴脉如浮紧则绝产。恶寒脉尺寸俱微弱者，则绝产也。”[9]332

《太平惠民和剂局方》卷九：“紫石英丸……治妇人久冷无子，及数经堕胎，皆因冲任之脉虚损，胞内宿寒疾病，经水不时，暴下不止，月内再行，或月前月后，及子脏积冷，虚羸百病，崩漏带下三十六疾，积聚癥瘕，脐下冷痛，少腹急重，小便白浊。以上疾证，皆令孕育不成，以至绝嗣不孕，此药并能主疗。常服除瘀血，温子脏，令人有孕，临产易生，及生子充实无病……”[10]87

《圣济总录》卷一百九十一：“治妇人久无子、断绪。杜蘅丸方。”[11]1460

《妇人大全良方》卷九“求嗣门”：“然妇人挟疾无子，皆由劳伤血气生病；或月经闭涩，或崩漏带下，致阴阳之气不和，经血之行乖候，故无子也。诊其右手关后尺脉浮，浮则为阳。阳脉绝，无子也。”[12]190

《普济方》针灸卷十六“绝孕”：“治妇人绝产。若未经产者（资生经），穴阴廉，灸三壮，即有子。治绝子带下，月事不调，穴中髎。治绝子，穴次髎、漏泉、商丘。”[13]482

《女科证治准绳》卷一：“白芷暖宫丸……暖血海，实冲任。治子宫虚弱，风寒客滞，断绪不成孕育，及数坠胎；或带下赤白，漏下五色，虚眩少气，胸腹满痛，心下烦悸，自汗，下血过多。”[14]126

《古今医统大全》卷八十四：“滋血暖宫丸一名百子附归丸……阴阳不利，气血不足，服此药无不孕者。香附米（十二两，童便透各浸一宿），当归（酒洗二两），川芎、白芍药（酒炒）、熟地黄（酒洗）、真阿胶（蛤粉炒成珠）、艾叶（醋煮晒干，各二两）。”[15]743

《济阴纲目》卷六：“加味四物汤……治妇人不孕，久服有子，甚好。当归、川芎（各二钱），白术（微炒）、熟地黄（酒洗，各一钱半），白茯苓、芍药（微炒）、续断、阿胶（各一钱），香附（醋煮，八分），橘红（七分），甘草（炙，三分）。”[16]177

《景岳全书》卷五十一：“毓麟珠……治妇人气血俱虚，经脉不调，或断续，或带浊，或腹痛，或腰酸，或饮食不甘，瘦弱不孕，服一二斤即可受胎。凡种子诸方，无以加此。人参、白术（土炒）、茯苓、芍药（酒炒，各二两），川芎、炙甘草（各一两），当归、熟地（蒸捣，各四两），菟丝子（制，四两），杜仲（酒炒）、鹿角霜、川椒（各二两）。”[17]1220

《女科经纶》：“女子血海虚寒而不孕者，诚用暖药。但妇人不孕，亦有阴虚火旺，不能摄受精血，又不可纯用辛温药矣。”[18]48

《临证指南医案》卷九：“王（三一）……脉右缓左涩，经水色淡后期，呕吐痰水食物，毕姻三载余不孕，此久郁凝痰滞气，务宜宣通。从阳明厥阴立方，半夏、广皮、茯苓、厚朴、茅术、淡吴萸、小香附、山楂肉、姜汁法丸。”[19]480

《中医妇科学》：“不孕症……凡婚后有正常性生活1年以上，未避孕而不受孕者；或曾孕育过，未避孕又1年以上未再受孕者，称为‘不孕症’。前者称原发不孕症，古称‘全不产’；后者称继发不孕症，古称‘断续’。”[20]226

《中医大辞典》：“不孕……病名。出《素问·骨空论》。又名无子、全不产、绝产、断绪。女子婚后，夫妇同居三年以上未避孕而不怀孕者，称为原发性不孕；曾孕育过，并未采取避孕措施，又间隔三年以上未再次怀孕者，称为继发性不孕。”[21]211

《中国医学百科全书·中医学》：“不孕……女子婚后，夫妇同居3年以上，有正常性生活，配偶健康而不受孕，或曾有孕育又间隔3年以上未再受孕者。称为不孕。前者称全不产，即称‘原发性不孕’；后者称断绪，即‘继发性不孕’。”[22]1907

《中医临床诊疗术语·疾病部分》：“不孕因肾虚、肝郁、痰湿、血瘀，使冲任、胞宫功能失调所致。以育龄期妇女婚后或末次妊娠后，夫妇同居2年以上，男方生殖功能正常，未避孕而不受孕为主要表现的妇科疾病。”[23]37

《中医辞海》：“不孕……妇科病证名。指婚后夫妇同居三年以上，配偶生殖功能正常，未采取避孕措施而不受孕者或曾有孕育，无避孕而三年以上未孕的病证。名出《素问·骨空论》。又名无子、全不产、不子、无嗣、绝产、断绪。未生育而不孕属原发性不孕，曾孕育而三年以上未孕的属继发性不孕。”[24]449

《中医药常用名词术语辞典》：“不孕……疾病。出《素问·骨空论》。又名全不产、断绪。育龄期女子婚后末次妊娠后，夫妇同居二年以上，配偶生殖功能正常，未避孕而不孕者。多责之于肾虚、肝郁、痰湿和血瘀。”[25]46

《中国中医药学术语集成·基础理论与疾病》：“不孕……属于妇科杂病症状，指婚后夫妇，一起生活两年以上，没有避孕而不受孕的病症。”[26]27

《WHO西太平洋传统医学名词术语国际标准》：“不孕……lack of capacity to produce offspring.”[27]189

《中医药学名词·内科学 妇科学 儿科学》：“不孕……以育龄期女子婚后或末次妊娠后，夫妇同居2年以上，配偶生殖功能正常，未避孕而不受孕为主要表现的疾病。”[28]171

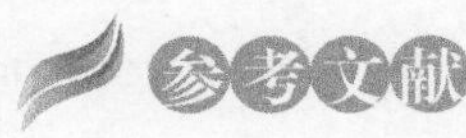

[1] [商] 姬昌. 周易全书[M]. 西安：三秦出版社，2012：260.

[2] 未著撰人. 黄帝内经素问[M]. 北京：人民卫生出版社，2005：111.

[3] 未著撰人. 神农本草经[M]. 南宁：广西科学技术出版社，2016：9.

[4] [晋] 皇甫谧. 针灸甲乙经[M]. 郑州：河南科学技术出版社，2017：206.

[5] [晋] 王叔和. 脉经[M]. 北京：中国医药科技出版社，1998：441.

[6] [隋] 巢元方. 诸病源候论[M]. 黄作阵点校. 沈阳：辽宁科学技术出版社，1997：185.

[7] [唐] 孙思邈. 备急千金要方[M]. 魏启亮，郭瑞华点校. 北京：中医古籍出版社，1999：30，31.

[8] [唐] 孙思邈. 千金翼方[M]. 太原：山西科学技术出版社，2010：116.

[9] [宋] 王怀隐. 太平圣惠方：8[M]. 郑州：河南科学技术出版社，2015：332.

[10] [宋] 陈承，裴宗元，陈师文. 太平惠民和剂局方[M]. 彭建中，魏富有点校. 沈阳：辽宁科学技术出版社，

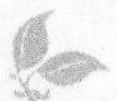

1997：87.

[11] [宋]赵佶.圣济总录校注：下[M].王振国，杨金萍主校.上海：上海科学技术出版社，2016：1460.

[12] [宋]陈自明.妇人大全良方[M].北京：中国中医药出版社，2007：190.

[13] [明]朱橚.普济方：第10册 针灸[M].北京：人民卫生出版社，1959：482.

[14] [明]王肯堂.证治准绳：6女科[M].臧载阳点校.北京：人民卫生出版社，1993：126.

[15] [明]徐春甫.古今医统大全：下[M].崔仲平，王耀廷主校北京：人民卫生出版社，1991：743.

[16] [明]武之望.济阴纲目[M].张黎临，王清校注.北京：中国中医药出版社，1998：177.

[17] [明]张介宾.景岳全书[M].孙玉信，朱平生校注.上海：第二军医大学出版社，2006：1220.

[18] [清]萧壎.女科经纶[M].北京：人民军医出版社，2010：48.

[19] [清]叶天士.临证指南医案[M].北京：中国中医药出版社，2008：480.

[20] 马宝璋，齐聪.中医妇科学[M].北京：中国中医药出版社，2012：226.

[21] 李经纬，邓铁涛，等.中医大辞典[M].北京：人民卫生出版社，1995：211.

[22] 《中医学》编辑委员会.中医学[M]//钱信忠.中国医学百科全书.上海：上海科学技术出版社，1997：1907.

[23] 国家技术监督局.中医临床诊疗术语：疾病部分[M].北京：中国标准出版社，1997：37.

[24] 袁钟，图娅，彭泽邦，等.中医辞海：上册[M].北京：中国医药科技出版社，1999：449.

[25] 李振吉.中医药常用名词术语辞典[M].北京：中国中医药出版社，2001：46.

[26] 宋一伦，杨学智.基础理论与疾病[M]//曹洪欣，刘保延.中国中医药学术语集成.北京：中医古籍出版社，2005：27.

[27] 世界卫生组织(西太平洋地区).WHO西太平洋传统医学名词术语国际标准[M].北京：北京大学医学出版社，2009：189.

[28] 中医药学名词审定委员会.中医药学名词：内科学 妇科学 儿科学[M].北京：科学出版社，2011：171.

（王　森　贺亚静）

4·024

月经过少

yuè jīng guò shǎo

一、规范名

【汉文名】月经过少。

【英文名】hypomenorrhea。

【注释】以月经周期正常，经期不足2日或点滴即净为常见症的月经病。

二、定名依据

月经过少的有关记载始见于《内经》。有关本病名称的记载始见于汉代张仲景《金匮要略方论》，称之为“经水不利下”；此后的古代文献尚称本病为“经水痞涩”“月经滞涩”“经水涩少”等，但这些病名现代均已少用。

现代相关著作均以“月经过少”作为本病正名，如《中医大辞典》《中国医学百科全书·中医学》《中医临床诊疗术语·疾病部分》《中医辞海》《中医药常用名词术语辞典》《中国中医药学术语集成·基础理论与疾病》《WHO西太平洋传统医学名词术语国际标准》，以及全国高等中医药院校规划教材《中医妇科学》等，同时已经广泛应用于中医药学文献的标引和检索的《中国中医药学主题词表》也以“月经过少”作为正式主题词，这些均说明“月经过少”作为规范名已成为共识。

我国2011年出版的全国科学技术名词审定委员会审定公布的《中医药学名词》已以“月经过少”作为规范名，所以“月经过少”作为规范名也符合术语定名的协调一致原则。

三、同义词

【曾称】“经水少”(《脉经》)；“经水痞涩”(《诸病源候论》)；“月经滞涩”(《圣济总录》)；“经

水涩少”(《奇效良方》);“经少”(《女科撮要》)。

四、源流考释

月经过少的有关记载始见于《黄帝内经素问》:“天地温和,则经水安静;天寒地冻,则经水凝泣。”[1]56 此为本病相关病机的最早记载。

有关本病名称的记载始见于汉代张仲景《金匮要略方论·妇人杂病脉证并治》:“妇人经水不利下,抵当汤主之。”[2]73 这里张仲景称本病为“经水不利下”,并指出治疗当以抵当汤主之。

晋代至唐宋时期,有的称本病为“经水少”,如晋代王叔和《脉经》卷九:“师曰:有一妇人来诊,言经水少,不如前者,何也?师曰:曾更下利,若汗出、小便利者可。何以故?师曰:亡其津液,故令经水少。设经下反多于前者,当所苦困。当言恐大便难,身无复汗也。”[3]434 有的称本病为“经水痞涩”,如隋代巢元方《诸病源候论》卷四十三:“产后余疾,由产劳伤腑脏,血气不足,日月未满,而起早劳役,虚损不复,为风邪所乘,令气力疲乏,肢肉柴瘦。若风冷入于肠胃,肠胃虚冷,时变下利;若入搏于血,则经水痞涩;冷搏气血,亦令腹痛,随腑腹虚处,乘虚伤之,变成诸疾。以其因产伤损,余势不复,致羸瘠疲顿,乍瘥乍甚,故谓产后余疾也。”[4]202 有的称本病为“月经滞涩”,如宋代赵佶《圣济总录》卷一百五十一:“治妇人月经滞涩,调顺荣气。姜黄散:姜黄,丁香(各半两),当归(切炒一两),芍药(一分)。上四味,捣罗为散,每服二钱匕,温酒调下,日二。”[5]1430

明清时期,有关本病病名的记载有“经水痞涩”“经水涩少”“月经滞涩”“经少”“经水少”等。如明代《普济方》[6]227、清代《脉义简摩》[7]258 中提到“经水痞涩”,如《普济方》卷三百二十五:“桃仁汤治妇人经水痞涩。因冷血瘀不通,结积脐腹为气痛,面黄体瘦。桃仁、大黄(生用各一两),桂(去粗皮)、当归(切焙各三分),甘草(炙半两),虻虫(去头足)、水蛭(炒焦各十枚)。”[6]227 明代《奇效良方》[8]518 中提到“经水涩少”,明代《本草品汇精要》中提到“月经滞涩”,如卷之六:“铅霜……细研一钱,合温生地黄汁一合调下,治室女月经滞涩,心烦恍惚,或生地黄煎汤调服亦得。”[9]115 明代《女科撮要》[10]5、清代《竹林女科证治》[11]81 中首次提到“经少”。例如《女科撮要》卷上“经候不调”:“一妇人素有头晕,不时而作,月经迟而少,余以为中气虚,不能上升而头晕,不能下化而经少,用补中益气汤而愈。”[10]5 明代《赤水玄珠》中首次提到“经水少”,如第二十卷:“四物加熟地当归汤:治经水少而色和。四物汤(四两),熟地、当归(各一两)。”[12]426

现代有关著作多以“月经过少”作为本病证的正名,如《中医大辞典》[13]301《中国医学百科全书·中医学》[14]1897 和国标《中医临床诊疗术语·疾病部分》[15]35《中医辞海》[16]698《中医药常用名词术语辞典》[17]72《中国中医药学术语集成·基础理论与疾病》[18]61《中医妇科学》[19]92《中国中医药主题词表》[20]1250《WHO 西太平洋传统医学名词术语国际标准》[21]195《中医药学名词·内科学 妇科学 儿科学》[22]131。同时以“月经涩少”“月经滞涩”“经水痞涩”“经水涩少”“经乍来乍少”作为本病的曾称,如《中医大辞典》:“月经过少……病名。亦名月经涩少、月经滞涩、经水痞涩、经水涩少、经乍来乍少等。指月经周期虽准,但血量少于正常,或经行时间过短,量亦过少,甚至点滴一二日即净。”[13]301《中医药常用名词术语辞典》:“月经过少……疾病。源《诸病源候论·月水不调候》。又名经水涩少,月经涩少。月经周期正常,但经量明显少于正常,甚或点滴即净。经期不足 2 日,月经量亦过少者。多因肾气亏虚,气血不足,寒邪客脉或瘀血阻滞导致血海不足,经量过少。”[17]72

五、文献辑录

《黄帝内经素问》:“天地温和,则经水安静;天寒地冻,则经水凝泣。”[1]56

《金匮要略方论·妇人杂病脉证并治》:“妇人经水不利下,抵当汤主之。”[2]73

《脉经》卷九："师曰：有一妇人来诊，言经水少，不如前者，何也？师曰：曾更下利，若汗出、小便利者可。何以故？师曰：亡其津液，故令经水少。设经下反多于前者，当所苦困。当言恐大便难，身无复汗也。"[3]434

《诸病源候论》卷四十三："产后余疾，由产劳伤腑脏，血气不足，日月未满，而起早劳段，虚损不复，为风邪所乘，令气力疲乏，股肉柴瘦。若风冷入于肠胃，肠胃虚冷，时变下利；若入搏于血，则经水否涩；冷搏气血，亦令腹痛，随腑腹虚处，乘虚伤之，变成诸疾。以其因产伤损，余势不复，致羸瘠疲顿，乍瘥乍甚，故谓产后余疾也。"[4]202

《圣济总录》卷一百五十一："治妇人月经滞涩，调顺荣气。姜黄散：姜黄，丁香（各半两），当归（切炒一两），芍药（一分）上四味，捣罗为散，每服二钱匕，温酒调下，日二。"[5]1430

《普济方》卷三百二十五："桃仁汤治妇人经水痞涩。因冷血瘀不通，结积脐腹为气痛，面黄体瘦。桃仁、大黄（生用各一两），桂（去粗皮）、当归（切焙各三分），甘草（炙半两），虻虫（去头足）、水蛭（炒焦各十枚）。"[6]227

《奇效良方》卷六十三："妇人门（附论）……若血崩者，四物汤加生地黄、蒲黄、黄芩主之。若血脏虚冷，崩中，去血过多，四物汤加阿胶艾叶主之。若经水涩少，四物汤加红葵花、红花主之。"[8]518

《本草品汇精要》卷六："铅霜……细研一钱，合温生地黄汁一合调下，治室女月经滞涩，心烦恍惚，或生地黄煎汤调服亦得。"[9]115

《女科撮要》卷上"经候不调"："一妇人素有头晕，不时而作，月经迟而少，余以为中气虚，不能上升而头晕，不能下化而经少，用补中益气汤而愈。"[10]5

《赤水玄珠》第二十卷："四物加熟地当归汤：治经水少而色和。四物汤（四两），熟地、当归（各一两）。"[12]426

《脉义简摩》卷七："又素多盗汗者，津液泄越，久则令人短气，柴瘦而羸瘠也；亦令血脉减损，经水痞涩，甚者至成劳瘵也。"[7]258

《竹林女科证治》卷一："形瘦经少，此气血弱也。宜服加味四物汤。加味四物汤：熟地黄，当归，川芎，白芍，人参，香附（童便制），甘草（炙）。姜枣为引。"[11]81

《中医大辞典》："月经过少……病名。亦名月经涩少、月经滞涩、经水痞涩、经水涩少、经乍来乍少等。指月经周期虽准，但血量少于正常，或经行时间过短，量亦过少，甚至点滴一二日即净。"[13]301

《中国医学百科全书·中医学》："月经过少……月经周期如常，而经血较其恒量明显减少，或行经时间缩短，甚至点滴即净者。称为月经过少或经少。"[14]1897

国标《中医临床诊疗术语·疾病部分》："月经过少……多因精血亏少，血海失充，或经脉阻滞，血行不畅所致。以月经血量较常量明显减少，甚至点滴即净，或经行时间不足2日，经量亦少为主要表现的月经类疾病。"[15]35

《中医辞海》："月经过少……妇科病证名。指经血较常量明显减少甚至点滴即净的病证。亦名月经涩少、月经滞涩、经水痞涩、经水涩少、经乍来乍少等。有时伴经行不畅，有时伴经行先期而量少，或经行后期量少，有时经期缩短而量少。"[16]698

《中医药常用名词术语辞典》："月经过少……疾病。源《诸病源候论·月水不调候》。又名经水涩少、月经涩少。月经周期正常，但经量明显少于正常，甚或点滴即净。经期不足2日，月经量亦过少者。多因肾气亏虚，气血不足，寒邪客脉或瘀血阻滞导致血海不足，经量过少。"[17]72

《中国中医药学术语集成·基础理论与疾病》："月经过少……经量过少、经水涩少……月经周期正常，经量明显少于既往，不足2日，甚或点滴即净者，称'月经过少'。亦称'经量过少''经水涩少'。"[18]61

《中医妇科学》："月经周期正常，月经量明显减少，或行经时间不足2日，甚或点滴即净者，称为‘月经过少’。古籍有称‘经水涩少’‘经水少’‘经量过少’。”[19]92

《中国中医药主题词表》：“月经过少……属月经病。多因精血亏少，血海失充，或经脉阻滞，血行不畅所致。以月经血量较常量明显减少，甚至点滴即净，或经行时间不足2日，经量亦少为主要表现的月经类疾病。”[20]Ⅱ-1250

《WHO西太平洋传统医学名词术语国际标准》：“月经过少 menstrual discharge of less than the normal amount occurring at regular intervals.”[21]195

《中医药学名词·内科学 妇科学 儿科学》：“月经过少……月经周期正常，经期不足2日或点滴即净为常见症的月经病。”[22]131

参考文献

[1] 未著撰人. 黄帝内经素问[M]. 田代华整理. 北京：人民卫生出版社，2005：56.

[2] [汉] 张仲景. 金匮要略[M]. 北京：中国医药科技出版社，2018：73.

[3] [晋] 王叔和. 脉经[M]. 吴承玉，王鲁芬校注. 北京：中国医药科技出版社，1998：434.

[4] [隋] 巢元方. 诸病源候论[M]. 黄作阵点校. 沈阳：辽宁科学技术出版社，1995：202.

[5] [宋] 赵佶. 圣济总录校注：下[M]. 王振国，杨金萍主校. 上海：上海科学技术出版社，2016：1430.

[6] [明] 朱橚. 普济方：第8册[M]. 北京：人民卫生出版社，1959：227.

[7] [清] 周学海. 脉义简摩[M]. 北京：中国中医药出版社，2016：258.

[8] [明] 董宿辑录. [明] 方贤续补. 奇效良方[M]. 可嘉校注. 北京：中国中医药出版社，1995：518.

[9] [明] 刘文泰. 本草品汇精要：上[M]. 北京：中国中医药出版社，2013：115.

[10] [明] 薛己. 女科撮要[M]. 北京：中国中医药出版社，2015：5.

[11] [清] 竹林寺僧人. 竹林寺女科二种[M]. 由昆，等点校. 北京：中医古籍出版社，1993：81.

[12] [明] 孙一奎. 赤水玄珠[M]. 北京：中国中医药出版社，2011：426.

[13] 李经纬，邓铁涛，等. 中医大辞典[M]. 北京：人民卫生出版社，1995：301.

[14] 《中医学》编辑委员会. 中医学[M]//钱信忠. 中国医学百科全书. 上海：上海科学技术出版社，1997：1897.

[15] 国家技术监督局. 中医临床诊疗术语：疾病部分[M]. 北京：中国标准出版社，1997：35.

[16] 袁钟，图娅，彭泽邦，等. 中医辞海：上册[M]. 北京：中国医药科技出版社，1999：698.

[17] 李振吉. 中医药常用名词术语辞典[M]. 北京：中国中医药出版社，2001：72.

[18] 宋一伦，杨学智. 基础理论与疾病[M]//曹洪欣，刘保延. 中国中医药学术语集成. 北京：中医古籍出版社，2005：61.

[19] 张玉珍. 中医妇科学[M]. 北京：中国中医药出版社，2007：92.

[20] 吴兰成. 中国中医药主题词表[M]. 北京：中医古籍出版社，2008：1250.

[21] 世界卫生组织(西太平洋地区). WHO西太平洋传统医学名词术语国际标准[M]. 北京：北京大学医学出版社，2009：185.

[22] 中医药学名词审定委员会. 中医药学名词：内科学 妇科学 儿科学[M]. 北京：科学出版社，2011：131.

（贾润霞）

4·025 月经过多

yuè jīng guò duō

一、规范名

【汉文名】月经过多。

【英文名】menorrhagia。

【注释】以月经经量明显多于正常，超过100毫升，而月经周期正常，连续发生2个周期以上者，为常见的月经病。

二、定名依据

“月经过多”一名称最早见于宋代赵佶《圣

济总录》，此前相关术语的记载有"经水过多""月水过多"等，但现在大部分已很少沿用。

月经在古籍中常被称为"经水""月水"，但目前统称为月经，所以"月经过多"一词更容易为现代人所理解接受，也更容易与其他学科进行交流。鉴于以上依据，选定"月经过多"作为正名，符合术语定名原则中的科学性原则。

自宋代赵佶《圣济总录》首次提出"月经过多"之名，其后历代著作多有沿用。如宋代《伤寒标本心法类萃》，明代《普济方》，清代《妇科玉尺》等，这些著作均为历代很重要的著作，对后世有较大影响。所以"月经过多"作为规范名便于达成共识，符合术语定名的约定俗成原则。

现代相关著作如国标《中医临床诊疗术语·疾病部分》《中国医学百科全书·中医学》《中国中医药学术语集成·基础理论与疾病》；现代有代表性的辞书类著作如《中医药常用名词术语辞典》《中医大辞典》《中医辞海》等；以及全国高等中医药院校规划教材《中医妇科学》均以"月经过多"作为这一疾病的正名。同时，已经广泛应用于中医药文献的标引和检索的《中国中医药学主题词表》也以"月经过多"作为正式主题词。这些均说明在中医妇科临床实践中用"月经过多"作为这一妇科病名的规范名已达成共识。

我国2011年出版的全国科学技术名词审定委员会公布的《中医学名词·内科学 妇科学 儿科学》已以"月经过多"作为规范名。全国科学技术名词审定委员会是经国务院授权，代表国家审定、公布科技名词的权威机构，经全国自然科学名词审定委员会审定公布的名词具有权威性和约束力，所以"月经过多"作为规范名也符合术语定名的协调一致原则。

三、同义词

【曾称】"经水过多"(《圣济总录》)；"月水过多"(《太平惠民和剂局方》)；"经多"(《类证治裁》)。

四、源流考释

月经过多的相关描述最早见于汉代张仲景《金匮要略》，在温经汤方下，有月水来过多的记载。如《金匮要略·妇人杂病脉证并治》："温经汤……亦主妇人少腹痛，久不受胎，兼取崩中去血，或月水来过多，及至期不来。"[1]84 隋代孙思邈在《诸病源候论》中亦有相关描述，在月水不调候中称不调，表现为月水乍多乍少。[2]374

宋金元时期，宋代陈师文《太平惠民和剂局方》有"月水过多"的描述，并用胶艾汤治疗。如卷九："胶艾汤……治劳伤血气，冲任虚损，月水过多，淋沥漏下，连日不断。"[3]88 赵佶在《圣济总录》中称"经水过多"，如卷第一百五十一："室女月水不调……治室女经水过多，连绵不绝，脐腹疼痛，干姜丸方。"[4]1440 并首次提出"月经过多"名称，指出其症状为暴下，乃至数升，治疗用小蓟根汤方。如卷一百五十二："治妇人月经过多，或猝曝血不止……"[4]1446,1447 其后有的沿用"月水过多"，如宋代杨倓《杨氏家藏方》[5]314、齐仲甫《女科百问》[6]36、陈自明《妇人大全良方》[7]56、杨士瀛《仁斋直指方论(附补遗)》[8]710，金代刘完素《黄帝素问宣明论方》[9]97，元末危亦林《世医得效方》[10]313 等。陈自明用紫金散治疗月经过多，如《妇人大全良方》卷一："紫金散……治冲任虚损，月水过多，崩漏带下，淋沥不断，腰腹重痛。凡是五色带疾，并皆治之。"[7]56 金代刘完素沿用"经水过多"名称，如《黄帝素问宣明论方》卷十一："当归龙骨丸……治月事失常，经水过多，及带下淋漓，无问久新赤白诸证，并产后恶物不止，或孕妇恶露，胎痛动不安，及大人子儿痢泻，并宜用之。"[9]113《伤寒标本心法类萃》卷上："一切汗候……然双解乃通仙之药，但除孕妇及产后、月经过多、并泄泻者勿与服之，惟年老人最宜，自有造化于中矣。"[11]3

明清时期名称亦不统一，在明代朱橚《普济方》中"月水过多""经水过多""月经过多"几个名称并存，如卷一百九十："当归地黄汤：出《宣明论》……治嗽血、衄血、大小便血，或妇人经水不调，月水过多喘嗽。"[12]2546 卷三百三十："血暴下兼带下……牡蛎散治带下兼经水过多。暴下片血。不限年月远近……小蓟根汤治妇人月经过多。或卒暴血伤不止。或色如肝。或成片者。"[12]356,359 有的沿用"月经过多"一名，如清代沈金鳌《妇科玉尺》卷四："产后……又产后诸病，但以双解散服之，通身中外血气宣通，病皆除愈。然孕妇及产后月经过多，并泄泻者，勿与服之。"[13]110

有的沿用"经水过多"，如明代李时珍《本草纲目》[14]188、张景岳《景岳全书》[15]648、武之望《济阴纲目》[16]4，清代沈金鳌的《妇科玉尺》[13]17 等，详述了月经过多的治疗，如《景岳全书》卷四十八："五灵脂二百九十……味苦，气辛，善走厥阴，乃血中之气药也……若女人血崩，经水过多，赤带不止，宜半炒半生，酒调服之。"[15]648 有的沿用"月水过多"，如明代兰茂《滇南本草》[17]282、李时珍《本草纲目》[14]188、孙一奎《赤水玄珠》[18]425、武之望《济阴纲目》[16]16，清代萧壎《女科经纶》等。[19]11

清代林珮琴把这一病证简称为"经多"，如《类证治裁》卷八："〔经多〕固经丸：黄药，白芍(各三两)，黄芩(二两)，炙龟板(四两)，樗根皮、便制香附(各一两半)，酒糊丸桐子大。"[20]457

现代有关著作大部分沿用宋代赵佶《圣济总录》[4]1440 的记载，以"月经过多"作为规范名，如国标《中医临床诊疗术语·疾病部分》[21]35《中国中医药学主题词表》[22]1250《中医妇科学》[23]72《中国医学百科全书·中医学》[24]1897《中医药常用名词术语辞典》[25]72《中医大辞典》[26]342《中医辞海》[27]698《中国中医药学术语集成·基础理论与疾病》[28]61《中医药学名词·内科学 妇科学 儿科学》[29]259 等。把"经水过多""月水过多"作为又称，如《中医辞海》："月经过多：妇科病证名。指月经量较常量明显增多，周期基本正常的病证。又称经水过多，经多，经乍来乍多。"[27]698《中国中医药学术语集成·基础理论与疾病》："月经过多：月经周期正常，经量明显多于既往者。亦称'经水过多''月水过多'。"[28]61《中医妇科学》："月经过多：月经周期、经期正常，经量明显多于既往者。亦称'经水过多'或'月水过多'。"[23]72

我国2005年出版的全国科学技术名词审定委员会审定公布的《中医药学名词》[29]131 将"月经过多"释义为以月经经量明显多于正常超过100毫升而月经周期正常者，连续发生两个周期以上为常见的月经病。客观准确地描述了月经量多这一病证的特点。

五、文献辑录

《金匮要略·妇人杂病脉证并治》："温经汤……亦主妇人少腹痛，久不受胎，兼取崩中去血，或月水来过多，及至期不来。"[1]84

《诸病源候论》卷三十七："月水不调候……若寒温乖适，经脉则虚，有风冷乘之，邪博于血，或寒或温，寒则血结，温则血消，故月水乍多乍少，为不调也。"[2]374

《圣济总录》卷一百五十一："室女月水不调……治室女经水过多，连绵不绝，脐腹疼痛，干姜丸方。"[4]1440

卷一百五十二："经血暴下……论曰：妇人经血，谓之月事也，常以三旬而一见也，血气平和，则所下应期，若冲任气虚，则经血不能制约，故令暴下，乃至数升……治妇人月经过多，或猝曝血伤不止，或色如肝，或成片者，小蓟根汤方。"[4]1446,1447

《太平惠民和剂局方》卷九："胶艾汤：治劳伤血气，冲任虚损，月水过多，淋沥漏下，连日不断，脐腹疼痛，及妊娠将摄失宜，胎动不安，腹痛下坠。"[3]88

《杨氏家藏方》卷十六："黑金散……治妇人血气虚损，经候不调，月水过多，崩中带下。"[5]314

《黄帝素问宣明论方》卷九："当归地黄汤……治嗽血衄血，大小便血，或妇人经候不调，月水过多，喘嗽者。"[9]97

卷十一："当归龙骨丸……治月事失常，经水过多，及带下淋漓，无问久新赤白诸证，并产后恶物不止，或孕妇恶露，胎痛动不安，及大人子儿痢泻，并宜用之。"[9]113

《伤寒标本心法类萃》卷上："然双解乃通仙之药，但除孕妇及产后、月经过多、并泄泻者勿与服之，惟年老人最宜，自有造化于中矣。"[11]3

《女科百问》卷上："阴崩阳崩，何以别之……阳崩胶艾汤……治妇劳伤血气，冲任虚损，月水过多，淋漓漏下，连夕不断，脐腹疼痛。"[6]36

《妇人大全良方》卷一："紫金散……治冲任虚损，月水过多，崩漏带下，淋沥不断，腰腹重痛。凡是五色带疾，并皆治之。"[7]56

《仁斋直指方论（附补遗）》卷二十六："胶艾汤……治劳伤血气，月水过多，淋沥漏下，连日不断，脐腹疼痛，经血淋沥不断。"[8]710

《世医得效方》卷十五："紫金散……治冲任虚损，月水过多，崩漏带下，淋沥不断，腰腹重痛。"[10]313

《普济方》卷一百九十："当归地黄汤，出《宣明论》……治嗽血、衄血、大小便血，或妇人经水不调，月水过多喘嗽。"[12]2546

卷三百三十："夫妇人脏腑久冷，素有赤白带下，复因冲任气虚，不能制约经血，以致暴下，二病兼作，故谓经血暴下兼带下也……牡蛎散治带下兼经水过多，暴下片血，不限年月远近。"[12]356"小蓟根汤治妇人月经过多，或卒暴血伤不止，或色如肝，或成片者。"[12]359

《滇南本草》："黄芩……（奇方）治妇人月水过多，将成暴崩，治效……（补注）月水过多不止，是阴血不足，以震动脾土胞络之火，故血走失而越常度也。"[17]282

《本草纲目》卷四："赤石脂……月水过多，同补骨脂末，米饮服二钱。"[14]188"五灵脂……血崩不止，及经水过多，半生半炒，酒服，能行血止血；为末熬膏，入神曲，丸服；烧存性，铁锤烧，淬酒服。"[14]188

《赤水玄珠》卷二十："胶艾汤……治劳伤血气，冲任虚损，月水过多，淋漓不断。"[18]425

《济阴纲目》卷一："《准绳》云：妇人病多是月经乍多乍少，或前或后……又云：经水过多，为虚热，为气虚不能摄血，经水涩少，为虚为涩。虚则补之，涩则濡之。"[16]4"治经水过多……当归饮（即芩术四物汤）……抑阳助阴，调理经脉，若月水过多，别无余证，用此（久不止而热者，固宜矣，若脾气下陷，血不归经者，不宜如此加法）。"[16]16

《景岳全书》卷四十八："五灵脂二百九十……味苦，气辛，善走厥阴，乃血中之气药也……若女人血崩，经水过多，赤带不止，宜半炒半生，酒调服之。"[15]648

《女科经纶》卷一："经行白带属阳虚陷下……缪仲淳曰：有月水过多，白带时下，日轻夜重，泄泻无时，亦属下多亡阴，宜作血虚论治，服四物益甚，始悟此病正合仲景阳生阴长之法。"[19]11

《妇科玉尺》卷一："月经……经水过多不止，平日肥壮，不发热者，体虚寒也，宜姜棕散。经水过多不止，平日瘦弱，常发热者，由火旺也，宜龟板丸。"[13]17

卷四："产后……又产后诸病，但以双解散服之，通身中外血气宣通，病皆除愈。然孕妇及产后月经过多，并泄泻者，勿与服之。"[13]110

《类证治裁》卷八："附方〔经多〕……固经丸：黄药、白芍（各三两），黄芩（二两），炙龟板（四两），樗根皮、便制香附（各一两半），酒糊丸桐子大。"[20]457

国标《中医临床诊疗术语·疾病部分》："月经过多：多因气虚冲任不固，或热伤冲任，迫血妄行所致。以月经血量较常量明显增多，而周期、经期基本正常为主要表现的月经类疾病。"[21]35

《中国中医药学主题词表》："月经过多：多因气虚冲任不固，或热伤冲任，迫血妄行所致。以月经血量较常量明显增多，而周期、经期基本正常为主要表现的月经类疾病。"[22]1250

《中医妇科学》："月经过多：月经周期、经期正常，经量明显多于既往者。亦称'经水过多'或'月水过多'。"[23]72

《中国医学百科全书·中医学》："月经过多：月经周期基本不变，经来明显超过常量。见《圣济总录》，一称经水过多。"[24]1897

《中医药常用名词术语辞典》："月经过多：出《圣济总录·经血下》。又名经水过多、月水过多。月经周期、经期正常，经量明显多于正常者。"[25]72

《中医大辞典》："月经过多：病名。见《圣济总录》卷一百五十一。亦名月经过多，经乍来乍多。指月经周期虽准，但血量超过正常，或经行时间延长，超过七八日以上，量亦增多。"[26]342

《中医辞海》："月经过多：妇科病证名。指月经量较常量明显增多，周期基本正常的病证。又称经水过多，经多，月候过多，经乍来乍多。"[27]698

《中国中医药学术语集成·基础理论与疾病》"月经过多：月经周期正常，经量明显多于既往者。亦称'经水过多''月水过多'。"[28]61

《中医药学名词·内科学 妇科学 儿科学》："月经过多：以月经经量明显多于正常超过100 ml而月经周期正常者，连续发生两个周期以上为常见症的月经病。"[29]131

参考文献

[1] [汉]张仲景.金匮要略[M].何任，何若苹，等整理.北京：人民卫生出版社，2005：84.

[2] [隋]巢元方.诸病源候论[M].刘宇，孙冬莉校注.北京：北京科学技术出版社，2016：374.

[3] [宋]陈承，等.太平惠民和剂局方[M].彭建中，魏富有点校.沈阳：辽宁科学技术出版社，1997：88.

[4] [宋]赵佶.圣济总录校注：下册[M].王振国，杨金萍主校.上海：上海科学技术出版社，2016：1440，1446，1447.

[5] [宋]杨倓.杨氏家藏方[M].北京：人民卫生出版社，1988：314.

[6] [宋]齐仲甫.女科百问[M].宋咏梅，宋昌红点校.天津：天津科学技术出版社，1999：36.

[7] [宋]陈自明.妇人大全良方[M].余瀛鳌，王咪咪，等点校.北京：人民卫生出版社，1985：56.

[8] [宋]杨士瀛.仁斋直指方论[M]//盛维忠，王致谱，傅芳，等校注.新校注杨仁斋医书.福州：福建科学技术出版社，1989：710.

[9] [金]刘完素.黄帝素问宣明论方[M].北京：中国中医药出版社，2007：97，113.

[10] [元]危亦林.世医得效方[M].金芬芬校注.北京：中国医药科技出版社，2011：313.

[11] [金]刘完素.伤寒标本心法类萃[M].刘守真编集.北京：中华书局，1985：3.

[12] [明]朱橚.普济方[M].北京：人民卫生出版社，1959：359，2546.

[13] [清]沈金鳌.妇科玉尺[M].张慧芳，王亚芬点校.北京：中医古籍出版社，1996：17，110.

[14] [明]李时珍.本草纲目[M].柳长华，柳璇校注.北京：中国医药科技出版社，2011：188.

[15] [明]张景岳.景岳全书[M].李玉清，等校注.北京：中国医药科技出版社，2011：648.

[16] [明]武之望.济阴纲目[M].吴少祯.北京：中国医药科技出版社，2014：4，16.

[17] [明]兰茂.滇南本草[M].于乃义，于兰馥整理.昆明：云南科技出版社，2004：282.

[18] [明]孙一奎.赤水玄珠[M].周琦校注.北京：中国医药科技出版社，2011：425.

[19] [清]萧壎.女科经纶[M].姜典华校注.北京：中国中医药出版社，2007：8，11.

[20] [清]林珮琴.类证治裁[M].李德新整理.北京：人民卫生出版社，2005：457.

[21] 国家技术监督局.中医临床诊疗术语：疾病部分[M].北京：中国标准出版社，1997：35.

[22] 吴兰成.中国中医药学主题词表[M].北京：中医古籍出版社，2008：1250.

[23] 马宝璋，齐聪.中医妇科学[M].北京：中国中医药出版社，2012：72.

[24] 《中医学》编辑委员会.中医学[M]//钱信忠.中国医学百科全书.上海：上海科学技术出版社，1997：1897.

[25] 李振吉.中医药常用名词术语辞典[M].北京：中国中医药出版社，2001：72.

[26] 李经纬，余瀛鳌，蔡景峰，等.中医大辞典[M].北京：人民卫生出版社，2004：342.

[27] 袁钟，图娅，彭泽邦，等.中医辞海：上册[M].北京：中国医药科技出版社，1999：698.

[28] 宋一伦，杨学智.基础理论与疾病[M]//曹洪欣，刘保延.中国中医药学术语集成.北京：中医古籍出版社，2005：61.

[29] 中医药学名词审定委员会.中医药学名词：内科学 妇科学 儿科学[M].北京：科学出版社，2011：131.

（张慧珍）

月经先期

yuè jīng xiān qī

一、规范名

【汉文名】月经先期。

【英文名】advanced menstruation。

【注释】以月经周期比正常提前1～2周，连续2个周期以上为主要表现的月经病。

二、定名依据

月经先期概念的相关记载首见于汉代张仲景《金匮要略》。“月经先期”名称始见于《医学正传》，之后明代的《外科枢要》《景岳全书》，清代的《傅青主女科》《四圣心源》《续名医类案》《竹林女科证治》等在载录本病证时大多即以“月经先期”作为本病名称或症状载述，并一直沿用至今。这些著作多为历代的重要著作，对后世有较大影响。所以“月经先期”作为规范名便于达成共识，符合术语定名的约定俗成原则。

现代相关著作，如《中医大辞典》《中国医学百科全书·中医学》和国标《中医临床诊疗术语·疾病部分》《中医辞海》《中医药常用名词术语辞典》《中国中医药学术语集成·基础理论与疾病》《WHO西太平洋传统医学名词术语国际标准》，以及全国高等中医药院校规划教材《中医妇科学》等均以“月经先期”作为规范名，这些均说明“月经先期”作为规范名已成为共识。

我国2011年出版的全国科学技术名词审定委员会审定公布的《中医药学名词·内科学 妇科学 儿科学》已以“月经先期”作为规范名。所以“月经先期”作为规范名也符合术语定名的协调一致原则。

三、同义词

【曾称】“经早”(《景岳全书》)；“经水先期”(《古今医统大全》)；“经行先期”(《神农本草经疏》)。

四、源流考释

月经先期概念的相关记载首见于汉代张仲景《金匮要略·妇人杂病脉证并治》：“带下，经水不利，少腹满痛，经一月再见者，土瓜根散主之。”[1]73 其中“经一月再见”为本病相关概念的最早记载。

元代朱丹溪《丹溪心法》中将本病称为“经水……未及期先来”，如《丹溪心法·妇人》：“妇人经水过期，血少也，四物加参、术；带痰加南星、半夏、陈皮之类。经水不及期而来者，血热也，四物加黄连。过期，紫黑有块，亦血热也，必作痛，四物加香附、黄连……未及期先来，乃是气血俱热。”[2]245 其中“经水……未及期先来”与“月经先期”的概念相同。

“月经先期”作为本病名称或症状名称始见于明清时期。其中《医学正传》[3]398《女科撮要》[4]19《外科枢要》[5]1136《续名医类案》[6]1103 等多在论述本病表现时述及“月经先期”，如《医学正传》卷七：“月经先期而来，宜服安经汤。”[3]397《女科撮要》卷上：“一妇人经行，感冒风寒……后因怒恼，寒热谵语，胸胁胀痛，小便频数，月经先期，此是肝火血热妄行，用加味逍遥加生地而愈。”[4]19《外科枢要》卷三：“一妇人发疙瘩，日晡热甚，月经先期，或头目昏眩，或寒热发热，或四肢抽搐，此肝经风热血燥，用加味逍遥散，治之寻愈。”[5]234《续名医类案》卷三十四：“一妇人素郁怒，患结核，内热晡热，久而不愈。若面色萎黄，则月经过期而少；若面色赤，则月经先期而多。”[6]1103 而《竹林女科证治》则以“月经先期”作为本病正名记载，如该书卷一：“月经先期……经以月至为常，若阳大过而月经趱前一月，忽早一月，则其形色多赤，或紫而浓，其脏气饮食喜冷畏热，乃为血热。如证挟痰火，宜服加味调经丸。”[7]75

同时明清尚出现了本病证的其他名称，其中，《景岳全书》称本病为“经早”[8]784；《傅青主女科》称本病为“先期经来”[9]19；《古今医统大全》[10]756《邯郸遗稿》[11]5《本草汇言》[12]112《济阴纲目》[13]27 称本病为“经水先期”；《神农本草经疏》[14]51《妇科玉尺》[15]15 称本病为“经行先期”。如《景岳全书·妇人规》：“治血热有火者，宜清化饮主之。若火之甚者，如抽薪饮之类亦可暂用，但不可以假火作真火，以虚火作实火也……若微火阴虚而经多早者，治宜滋阴清火，用保阴煎之类主之。所谓经早者，当以每月大概论。”[8]784《傅青主女科·调经》：“妇人有先期经来者，其经甚多，人以为血热之极也，谁知是肾中水火太旺乎！”[9]19《古今医统大全》卷八十四：“镇经汤……治经水先期而来，过多不止。盖因肾水阴虚不能镇守，待时相火助行故也。当归钱半，白芍药、生地黄、黄柏各七分，阿胶珠、条黄芩、知母、甘草、川芎各五分，香附子制、姜黄连各八分，白芷三分。”[10]756《神农本草经疏》卷二：“经行先期……为血热。【忌】升，补气，辛温，燥热。香附、当归、乌药、艾（以上辛温），余忌药俱见前。【宜】凉血清热，补肝肾，兼降气，甘寒，酸寒，苦寒。”[14]51 有的著作则将本病与月经“后期”从病机上予以鉴别，如《四圣心源》卷十：“先期者，木气之疏泄，崩漏之机也；后期者，木气之遏郁，闭结之机也。其原总由于脾湿而肝陷，木气郁陷，不得发扬，则经血凝瘀，莫能通畅，无论先期后期，血必结涩而不利。”[16]165

现代有关著作均沿用《医学正传》的记载以“月经先期”作为本病证（以月经提前1周至半月以内者，并且连续发生2个周期以上为常见症的月经病）的正名，如《中医大辞典》[17]1010《中国医学百科全书·中医学》[18]1895 和国标《中医临床诊疗术语·疾病部分》[19]61《中医辞海》[20]699《中医药常用名词术语辞典》[21]72《中国中医药学术语集成·基础理论与疾病》[22]27《中医妇科学》[23]70《WHO西太平洋传统医学名词术语国际标准》[24]185《中医药学名词·内科学 妇科学 儿科学》[25]129 等；同时以“经早”“经水先期”“经行先期”作为本病证的曾称，如《中医大辞典》：“月经先期……见《竹林女科证治》。亦经行先期。经行先期，名月经先期、一月经再行、经水先期、经早等。指月经来潮比正常周期提前一周以上，甚或一月两至者。多因血热、虚热、气虚、肝郁等所致。”[17]1010《中医药常用名词术语辞典》：“月经先期……疾病。见《竹林女科证治》。又名经水先期、经早等。月经周期比正常提前1～2周，连续2个周期以上者。多因肝郁化热，阳热内盛或阴虚内热，热扰冲任，迫血妄行；或脾肾气虚，冲任不固，血失统摄所致。”[21]72

五、文献辑录

《金匮要略·妇人杂病脉证并治》：“带下经水不利，少腹满痛，经一月再见者，土瓜根散主之。”[1]73

《丹溪心法·妇人》：“妇人经水过期，血少也，四物加参、术；带痰加南星、半夏、陈皮之类。经水不及期而来者，血热也，四物加黄连。过期，紫黑有块，亦血热也，必作痛，四物加香附、黄连……未及期先来，乃是气血俱热。”[2]245

《医学正传》卷七：“月经先期而来，宜服安经汤。归身（一钱半），川芎（半钱），白芍药（八分），生地黄（一钱），阿胶珠（半钱），艾叶（半钱），条芩（一钱），甘草（半钱），香附（一钱），黄柏（半钱），知母（半钱），黄连（姜汁拌炒，八分）。”[3]397

《女科撮要》卷上：“一妇人，经行感冒风寒，日间安静，至夜谵语，用小柴胡加生地，治之顿安。但内热头晕，用补中益气加蔓荆子而愈。后因怒恼，寒热谵语，胸胁胀痛，小便频数，月经先期，此是肝火血热妄行，用加味逍遥加生地而愈。”[4]19

《外科枢要》卷三：“一妇人发疙瘩，日晡热甚，月经先期，或头目昏眩，或寒热发热，或四肢

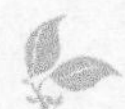

抽搐，此肝经风热血燥，用加味逍遥散，治之寻愈。后因怒，前症复作，口噤遗尿，此肝火血燥也，用加味小柴胡汤治之，渐愈。又夜间发热谵语，此血分有热也，用小柴胡汤加生地而愈。更用加味逍遥散，调理而安。"[5]234

《景岳全书·妇人规》："治血热有火者，宜清化饮主之。若火之甚者，如抽薪饮之类亦可暂用，但不可以假火作真火，以虚火作实火也……若微火阴虚而经多早者，治宜滋阴清火，用保阴煎之类主之。所谓经早者，当以每月大概论。所谓血热者，当以通身脏象论。勿以素多不调，而偶见先期者为早；勿以脉证无火，而单以经早者为热。"[8]784

《古今医统大全》卷之八十四："镇经汤……治经水先期而来，过多不止。盖因肾水阴虚不能镇守，待时相火助行故也。当归钱半，白芍药、生地黄、黄柏各七分，阿胶珠、条黄芩、知母、甘草、川芎各五分，香附子制、姜黄连各八分，白芷三分。"[10]756

《邯郸遗稿》卷之一："经水先期而来者，有血热、有气伤血海，血热者腹多不痛，乃是火也，宜服凉血地黄汤，或四物汤加芩、连、柴胡、香附，或加黄柏、知母、陈皮为丸。"[11]3

《本草汇言》卷之二："香附……开气郁，调血滞之药也……若阴虚血燥火盛，真气衰微，干咳咯血，及血热经水先期者，法当用滋阴润养之药。"[12]112

《济阴纲目》卷之一："先期汤……治经水先期而来，宜凉血固经。"[13]27

《神农本草经疏》卷二："经行先期……为血热。【忌】升，补气，辛温，燥热。香附、当归、乌药、艾(以上辛温)余忌药俱见前。【宜】凉血清热，补肝肾，兼降气，甘寒，酸寒，苦寒。生地黄、牡丹皮、白芍药、天门冬、麦门冬、枸杞、杜仲、青蒿、枇杷叶、苏子、鳖甲、阿胶、黄柏、黄芩、知母。"[14]51

《续名医类案》卷三十四："一妇人素郁怒，患结核，内热晡热，久而不愈。若面色萎黄，则月经过期而少；若面色赤，则月经先期而多。曰：面黄过期，脾经虚弱也；面赤先期，脾虚火动也。朝用补中益气，升举脾土以益气血，夕用加味逍遥，滋养肝血以息阴火，复以归脾汤解郁结，半载元气复而痊。又有患前症，因脾虚下陷而发热，乃专治其疮，变瘵而殁。"[6]1103

《竹林女科证治》卷一："月经先期……经以月至为常，若阳大过而月经趱前一月，忽早一月，则其形色多赤，或紫而浓，其脏气饮食喜冷畏热，乃为血热。如证挟痰火，宜服加味调经丸。"[7]75

《傅青主女科·调经》："妇人有先期经来者，其经甚多，人以为血热之极也，谁知是肾中水火太旺乎！夫火太旺则血热，水太旺则血多，此有余之病，非不足之症也，似宜不药有喜。但过于有余，则子宫太热，亦难受孕，更恐有铄干男精之虑，过者损之，谓非既济之道乎！然而火不可任其有余，而水断不可使之不足。治之法但少清其热，不必泄其水也。"[9]19

《妇科玉尺》卷一："月经……经者常也。女子十四岁，任脉通而天癸至，任与冲遂为经脉之海……经行先期腰腹发热者，亦血热也，宜凉血丸。"[15]15

《四圣心源》卷十："先期者，木气之疏泄，崩漏之机也，后期者，木气之遏郁，闭结之机也。其原总由于脾湿而肝陷，木气郁陷，不得发扬，则经血凝瘀，莫能通畅，无论先期后期，血必结涩而不利。"[16]165

《中医大辞典》："月经先期……见《竹林女科证治》。亦经行先期。经行先期，名月经先期、一月经再行、经水先期、经早等。指月经来潮比正常周期提前一周以上，甚或一月两至者。多因血热、虚热、气虚、肝郁等所致。"[17]1010

《中国医学百科全书·中医学》："月经先期……月经周期提前一周以上，甚或一月两潮者，称月经先期。亦称经期超前、月经攒前，《景岳全书·妇人规》称'经早'。"[18]1895

《中医临床诊疗术语·疾病部分》："月经先期……多因气虚冲任不固，或热扰冲任，血海不宁所致。以月经周期提前7日以上，连续2个周期以上为主要表现的月经类疾病。"[19]61

《中医辞海》:"月经先期……妇科病证名。指月经周期提前7日以上,甚至十余日一行的病证。亦称经行先期,经期超前,月经提前,月经超前,月经攒前、经早、经水不及期等。若仅提前3~5日或偶尔提前一次虽提前日期较多,而下次月经仍如期而至的不作月经先期病论。"[20]699

《中医药常用名词术语辞典》:"月经先期……疾病。见《竹林女科证治》。又名经水先期、经早等。月经周期比正常提前1~2周,连续2个周期以上者。多因肝郁化热,阳热内盛或阴虚内热,热扰冲任,迫血妄行;或脾肾气虚,冲任不固,血失统摄所致。"[21]72

《中国中医药学术语集成·基础理论与疾病》:"月经先期……【异名】经早、经期超前。【定义】月经周期提前1~2周者,称为'月经先期',亦称'经期超前'或'经早'。"[22]27

《中医妇科学》:"月经先期……月经周期提前7~10日,经期正常,连续两个月经周期以上者,称为'月经先期',亦称'经期超前''先期经行''经早'。"[23]62

《WHO西太平洋传统医学名词术语国际标准》:"月经先期 periods that come one week or more ahead of due time, for more than two successive periods。"[24]185

《中医药学名词·内科学 妇科学 儿科学》"月经先期……以月经提前1星期至半月以内者,并且连续发生2个周期以上为常见症的月经病。"[25]129

参考文献

[1] [汉]张仲景.金匮要略[M].北京:中国医药科技出版社,2018:73.

[2] [元]朱丹溪.丹溪心法[M].王思胜校注.北京:中国中医药出版社,2008:245.

[3] [明]虞抟.医学正传[M].郭瑞华,等点校.北京:中医古籍出版社,2002:397.

[4] [明]薛己.女科撮要[M].北京:中国中医药出版社,2015:19.

[5] [明]薛己.薛氏医案选 外科发挥 外科枢要 疠疡机要 正体类要 口齿类要[M].北京:人民卫生出版社,1983:234.

[6] [清]魏之琇.续名医类案[M].黄汉儒,蒙木荣,廖崇文点校.北京:人民卫生出版社,1997:1103.

[7] [清]竹林寺僧人.竹林寺女科二种[M].由昆,等点校.北京:中医古籍出版社,1993:75.

[8] [明]张介宾.景岳全书[M].孙玉信,朱平生校注.上海:第二军医大学出版社,2006:784.

[9] [清]傅山.傅青主女科[M].上海:上海科学技术出版社,1957:19.

[10] [明]徐春甫.古今医统大全:下[M].崔仲平,王耀廷主校.北京:人民卫生出版社,1991:756.

[11] [明]赵养葵.邯郸遗稿[M].《浙江中医杂志》编辑部校点.杭州:浙江科学技术出版社,1984:5.

[12] [明]倪朱谟.本草汇言[M].戴慎,陈仁寿,虞舜点校.上海:上海科学技术出版社,2005:112.

[13] [明]武之望.[清]汪淇笺释.济阴纲目[M].张黎临,王清校注.北京:中国中医药出版社,1998:27.

[14] [明]缪希雍.神农本草经疏[M].北京:中国医药科技出版社,2011:51.

[15] [清]沈金鳌.妇科玉尺[M].张慧芳,王亚芬点校.北京:中医古籍出版社,1996:15.

[16] [清]黄元御.四圣心源[M].孙洽熙校注.北京:中国中医药出版社,2009:165.

[17] 李经纬,邓铁涛,等.中医大辞典[M].北京:人民卫生出版社,1995:1010.

[18] 《中医学》编辑委员会.中医学[M]//钱信忠.中国医学百科全书.上海:上海科学技术出版社,1997:1895.

[19] 国家技术监督局.中医临床诊疗术语:疾病部分[M].北京:中国标准出版社,1997:61.

[20] 袁钟,图娅,彭泽邦,等.中医辞海:上册[M].北京:中国医药科技出版社,1999:699.

[21] 李振吉.中医药常用名词术语辞典[M].北京:中国中医药出版社,2001:72.

[22] 宋一伦,杨学智.基础理论与疾病[M]//曹洪欣,刘保延.中国中医药学术语集成.北京:中医古籍出版社,2005:27.

[23] 马宝璋.中医妇科学[M].北京:中国中医药出版社,2015:62.

[24] 世界卫生组织(西太平洋地区).WHO西太平洋传统医学名词术语国际标准[M].北京:北京大学医学出版社,2009:185.

[25] 中医药学名词审定委员会.中医药学名词:内科学 妇科学 儿科学[M].北京:科学出版社,2011:129.

(贾润霞)

4 · 027

月经先后无定期

yuè jīng xiān hòu wú dìng qī

一、规范名

【汉文名】月经先后无定期。

【英文名】irregular menstrual cycle。

【注释】以月经周期或前或后7日或7日以上,连续3个周期以上者为常见症的月经病。

二、定名依据

"月经先后无定期"作为妇科病证的名称,最早见于宋代赵佶《圣济总录》,称"经血不定""经水不定",此后历代文献又出现"经水先后无定期""经乱""经水愆期""月经愆期""经行或前或后"等名称。

以月经周期不定为主要表现的疾病在历代文献中命名比较混乱,名称繁多,"经血不定""经水不定""经水先后无定期"名称不规范,"经血""经水"只是"月经"这一概念的曾称;"经乱"泛指月经失调,除了月经周期不定之外,还指出血不止;"愆"字冷僻,"经水愆期""月经愆期"不便于理解,所以为了让现代人理解接受,容易与其他学科进行交流,选定现代文献中"月经先后无定期"定为这一病证的正名,符合术语定名原则中科学性、单义性的原则。

现代相关著作如国标《医临床诊疗术语·疾病部分》、中华人民共和国中医药行业标准《中医病证诊断疗效标准》《中国医学百科全书·中医学》;现代有代表性的辞书类著作如《中医药常用名词术语辞典》等;以及全国高等中医药院校规划教材《中医妇科学》均以"月经先后无定期"作为这一疾病的正名。这些均说明在中医妇科临床实践中用"月经先后无定期"作为这一妇科病名的规范名已达成共识。《中医大辞典》《中医辞海》则以"经行先后无定期"作为正名,选择"月经先后无定期"作为正名符合月经病命名的系统性原则。

我国2011年出版的全国科学技术名词审定委员会公布的《中医学名词·内科学 妇科学 儿科学》已以"月经先后无定期"作为规范名。所以"月经先后无定期"作为规范名也符合术语定名的协调一致原则。

三、同义词

【曾称】"经脉不定""经血不定"(《圣济总录》);"经行或前或后"(《万氏妇人科》);"经乱"(《景岳全书》);"经水先后无定期"(《傅青主女科》);"月经愆期"(《类证普济本事方释义》)。

四、源流考释

月经先后无定期的相关症状记载最早见于唐代孙思邈《备急千金要方》,述其为月水或在月前,或在月后,如卷四:"当归丸……治女人脐下癥结刺痛,如虫所啮,及如锥刀所刺,或赤白带下十二疾,腰背疼痛,月水或在月前,或在月后方。"[1]79 宋代王怀隐《太平圣惠方》[2]57 指出妇人月水不调表现为或一月再来,或月前月后,治疗用杏仁散方。作为病名首见于宋代赵佶的《圣济总录》,称为"经水不定""经血不定",如卷一百五十一"妇人血气门":"妇人月水不调……治妇人血气不调,经脉不定。"[3]3159 卷第一百五十二"妇人血气门":"经血暴下……治妇人经血不定。马蹄屑散方。"[3]3159 许叔微在《普济本事方》[4]33 中称"月事愆期",如卷第二:"黑锡丸……妇人月事愆期,血海久冷,恶露不止,赤白带下。"陈自明在《妇人大全良方》中称"月候愆期",如卷一:"加减吴茱萸汤……治冲任衰弱,月候愆期,或前或后,或崩漏不止,赤白带下，小腹急痛。”[5]14 其后杨士瀛在《仁斋直指方论》中沿用“月候愆期”名称，如卷二十六：“加减吴茱萸汤……治冲任衰弱，月候愆期，或前或后，或崩漏不止，赤白带下，小腹急痛。”[6]674

明代关于本病的记载及名称较多，如王肯堂《证治准绳》[7]40 称“经水愆期”，卷一：“七沸汤……治荣卫虚，经水愆期，或多或少，腹痛。”张景岳《景岳全书》称为“经乱”[8]432,433,786,787，并解释乱即或前或后，分为血虚经乱及肾虚经乱。万全《万氏妇人科》称为“经行或前或后”[9]7；李梴《医学入门》描述本病的症状为“或逾月不至，或一月再至”[10]407。

清代中医妇科学在理论和实践上都取得了较大进展，妇科专著较多，流传也较广，但这一时期病名尚不统一，有的称为“经乱”，如赵学敏《本草纲目拾遗》[11]307,308、罗国纲《罗氏会约医镜》[12]375、陈修园《医学三字经》[13]27、林珮琴《类证治裁》[14]454 均描述经乱乃或前或后，迟早无定，乍前乍后。有的称“经水先后无定期”，如傅山《傅青主女科》上卷：“经水先后无定期：妇人有经断续来，或前或后无定期，人以为气血之虚也，谁知是肝气郁结乎。”[15]19 坐啸山人《诊验医方歌括》：“经产……定经汤（《傅青主女科》方）治经水先后无定期，属肝肾之郁者。定经首在调肝肾，精旺气舒天癸正，黑荆熟地芍归柴，茯菟沙来山药顺。”[16]91,92 有的称“愆期”，如吴谦指出经来前后为愆期。《医宗金鉴》卷四十四：“经来前后为愆期，前热后滞有虚实，淡少为虚不胀痛，紫多胀痛属有余。”[17]1148 有的称“经水愆期”“月经愆期”，如叶天士《类证普济本事方释义》[18]564。

我国目前已出版的标准用书国标《医临床诊疗术语·疾病部分》[19]38、中华人民共和国中医药行业标准《中医病证诊断疗效标准》[20]60；现代有代表性的辞书类著作如《中医药常用名词术语辞典》[21]72，常用工具书《中国医学百科全书·中医学》[22]1896，普通高等教育中医药类规划教材《中医妇科学》[23]70 等均以“月经先后无定期”作为这一病证的正名。这说明在中医妇科临床实践中用“月经先后无定期”用为正名已是约定俗成的事。《中药大辞典》[24]1157《中医辞海》[25]627,628 把“经行先后无定期”作为正名，“月经先后无定期”和“经行先后无定期”涵义相同，选择“月经先后无定期”作为正名符合术语定名原则的科学性原则，同时也符合月经病命名的系统性原则。

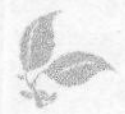

总之，“月经愆期”“经水先后无定期”“经水不定”“经血不定”“经行或前或后”“经乱”等概念基本相同。我国2011年出版的全国科学技术名词审定委员会审定公布的《中医药学名词·内科学 妇科学 儿科学》以“月经先后无定期”定为正名，释义为“以月经周期或前或后7日或7日以上，连续3个周期以上者为常见症的月经病。”[26]131 客观准确地描述了月经周期异常这一病证的特点。因而应以“月经先后无定期”为规范名，以“月经愆期”“经水先后无定期”“经脉不定”“经血不定”“经行或前或后”“经乱”“经水无常”作为曾称。

五、文献辑录

《备急千金要方》卷四：“当归丸……治女人脐下癥结刺痛，如虫所啮，及如锥刀所刺，或赤白带下十二疾，腰背疼痛，月水或在月前，或在月后方。”[1]79

《太平圣惠方》卷七十二：“治妇人月水不调，或一月再来，或月前月后，及闭塞不通。杏仁散方。”[2]57

《圣济总录》卷一百五十一“妇人血气门”：“妇人月经不调论曰：月水不调者，经脉或多或少，或湛或浊，或先期而来，或后期而至是也……治妇人血气不调，经脉不定，腹胁多胀，或五六月一来，或三二月一来。”[3]3105,3110

卷一百五十二“妇人血气门”：“经血暴下……治妇人经血不定。马蹄屑散方。”[3]3159

《普济本事方》卷二：“黑锡丸……妇人月事愆期，血海久冷，恶露不止，赤白带下，及阴毒伤寒，面青舌卷，阴缩难言，四肢厥冷，不省人事，急用枣汤吞一二百丸，即便回阳，命无不活。”[4]33

《妇人大全良方》卷一：“加减吴茱萸汤……

治冲任衰弱，月候愆期，或前或后，或崩漏不止，赤白带下，小腹急痛。”[5]14

《仁斋直指方论》卷二十六：“加减吴茱萸汤……治冲任衰弱，月候愆期，或前或后，或崩漏不止，赤白带下，小腹急痛。”[6]674

《万氏妇人科》卷一：“经行或前或后，悉从虚治，加减八物汤主之。”[9]7

《证治准绳》卷一：“七沸汤……治荣卫虚，经水愆期，或多或少，腹痛。”[7]40

《景岳全书》卷三十八：“崩漏不止，经乱之甚者也。盖乱则或前或后，漏则不时妄行，由漏而淋，由淋而崩，总因血病，而但以其微甚耳。”[8]432,433“血虚经乱……凡女人血虚者，或迟或早，经多不调。此当察脏气，审阴阳，详参形证脉色，辨而治之，庶无误也……肾虚经乱，妇人因情欲房室，以致经脉不调者，其病皆在肾经，此证最多，所当辨而治之。凡欲念不遂，沉思积郁，心脾气结，致伤冲任之源而肾气日消，轻则或早或迟，重则渐成枯闭。”[8]786,787

《医学入门·外集》卷五：“或前或后气血乱，或前或后，或多或少，或逾月不至，或一月再至，当归散、调经散、单丹参散。”[10]407

《傅青主女科》女科上卷“经水先后无定期十七”：“妇人有经断续来，或前或后无定期，人以为气血之虚也，谁知是肝气郁结乎。夫经水出诸肾，而肝为肾之子，肝郁则肾亦郁矣。肾郁则气必不宣，前后之或断或续，正肾之或通或闭耳。”[15]19,20

《本草纲目拾遗》卷八：“甘储……血虚经乱妇人血虚，或迟或早，经多不定，故阳虚补其阳，阴虚补其阴，气滞顺其气。其有不宜辛燥寒凉而宜于清和者，用此薯蓣飧频服，调养其脾，使脾健生化，经期自定。”[11]307,308

《类证普济本事方释义》卷十：“治妇人荣卫气虚，挟风冷。胸胁膨胀，腹中病痛。经水愆期，或多或少，崩中漏下……四物汤……凡妇女荣卫气血虚，月经愆期，怀胎不安，腹痛腰疼，皆宜加减斟酌用之，勿以药味平淡而忽之也。”[18]564

《医宗金鉴》卷四十四：“经来前后为愆期，前热后滞有虚实，淡少为虚不胀痛，紫多胀痛属有余。”[17]1148

《罗氏会约医镜》卷十四：“凡经行原有常期，一或前或后，悉从虚治。若妄用克削及寒凉等剂，再伤脾肾，以伐生气，则惟有日甚矣。加味四物汤新治肝脾血虚，微滞微痛，一切经乱之证。”[12]375

《医学三字经》卷二：“经来或早或迟不一者，气血虚而经乱也，宜前汤加人参、白术、黄芪之类。”[13]27

《类证治裁》卷八：“〔经乱〕迟早无定，乍前乍后，多因心肺虚损，滋血汤。或因受惊，气乱经亦乱者，茯神、枣仁、柏子仁、麦冬、下归附丸。”[14]454

《诊验医方歌括》卷下：“定经汤（《傅青主女科》方）……治经水先后无定期，属肝肾之郁者。定经首在调肝肾，精旺气舒天癸正，黑荆熟地芍归柴，茯菟沙来山药顺。”[16]91,92

国标《中医临床诊疗术语·疾病部分》：“多因肝郁肾虚，冲任失调，血海蓄溢失常所致。以月经周期时而提前，时而延后达7日以上为主要表现的月经类疾病。”[19]38

《中医病证诊断疗效标准》：“月经先后无定期：系由肝郁、肾虚、冲任失调，血海蓄溢失常所致，出现月经周期提前或延后7日以上而至的月经病。”[20]60

《中医大辞典》：“经行先后无定期：病名。亦名经行或前或后、经乱、经水先后无定期、经水无常、经血不定期等。指月经来潮或提前，或错后，经期表现常不规律。多因肝郁，肾虚所致。”[24]1157

《中国医学百科全书·中医学》：“月经先后无定期：经期不准，或前或后，潮无定时。《景岳全书·妇人规》称经乱，《傅青主女科》名经水先后无定期，《类证普济本事方》谓月经愆期。”[22]1896

《中医辞海》：“经行先后无定期：妇科病证名。指月经不按周期来潮，提前或错后超过7日，连续两个周期以上的病证。亦称月经先后无定期、经行或前或后、经乱、经血不定、月经愆期等。”[25]627,628

《中医妇科学》：“月经先后无定期：月经周期提前7～10日或错时7～14日，经期正常，连续3个周期以上者。又称'经水先后无定期''月经愆期''经乱'等。"[23]70

《中医药学名词·内科学 妇科学 儿科学》:"月经先后无定期:以月经周期或前或后7日或7日以上,连续3个周期以上者为常见症的月经病。"[26]131

《中医药常用名词术语辞典》:"月经先后无定期:源《圣济总录·妇人血气门》。又名'经水先后无定期''月经愆期''经乱'。月经周期不定,提前错后1～2周者。脾肾气虚,冲任失司;或肝郁气逆,冲任失调,导致血海蓄溢失常,使月经先后无定期。"[21]72

参考文献

[1] [唐]孙思邈.备急千金要方[M].高文柱,沈澍农校注.北京:华夏出版社,2008:79.

[2] [宋]王怀隐.太平圣惠方[M].田文敬,等校注.郑州:河南科学技术出版社,2015:57.

[3] [宋]赵佶.圣济总录[M].王振国,杨金萍主校.北京:中国中医药出版社,2008:3105,3110,3159.

[4] [宋]许叔微.普济本事方[M].北京:中国中医药出版社,2007:33.

[5] [宋]陈自明.妇人大全良方[M].余瀛鳌,王咪咪,等点校.北京:人民卫生出版社,1985:14.

[6] [宋]杨士瀛.新校注杨仁斋医书:仁斋直指方论[M].福州:福建科学技术出版社,1989:674.

[7] [明]王肯堂.证治准绳[M].北京:人民卫生出版社,1993:40.

[8] [明]张介宾.景岳全书[M].赵立勋校.北京:人民卫生出版社,1991:432,433,786,787.

[9] [明]万全.万氏妇人科[M].罗田县卫生局校注.武汉:湖北人民出版社,1983:7.

[10] [明]李梴.医学入门[M].金嫣莉校注.北京:中国中医药出版社,1995:407.

[11] [清]赵学敏.本草纲目拾遗[M].闫志安,肖培新校注.北京:中国中医药出版社,2007:307,308.

[12] [清]罗国纲.罗氏会约医镜[M].王树鹏,等校注.北京:中国中医药出版社,2015:375.

[13] [清]陈念祖.医学三字经[M].北京:中国中医药出版社,1996:27.

[14] [清]林珮琴.类证治裁[M].李德新整理.北京:人民卫生出版社,2005:454.

[15] [清]傅山.傅青主女科[M].欧阳兵整理.北京:人民卫生出版社,2006:20.

[16] [清]坐啸山人.诊验医方歌括[M].范欣生点校.上海:上海科学技术出版社,2004:91,92.

[17] [清]吴谦.医宗金鉴[M].北京:人民卫生出版社,1957:10.

[18] 黄英志.叶天士医学全书[M].北京:中国中医药出版社,1999:564.

[19] 国家技术监督局.GB/T 16751.1—1997 中医临床诊疗术语:疾病部分[M].北京:中国标准出版社,1997:38.

[20] 国家中医药管理局.中医病证诊断疗效标准[M].南京:南京大学出版社,1994:60.

[21] 李振吉.中医药常用名词术语辞典[M].北京:中国中医药出版社,2001:72.

[22] 《中医学》编辑委员会.中医学[M]//钱信忠.中国医学百科全书.上海:上海科学技术出版社,1997:1896.

[23] 马宝璋,齐聪.中医妇科学[M].北京:中国中医药出版社,2012:70.

[24] 李经纬,余瀛鳌,蔡景峰,等.中医大辞典[M].北京:人民卫生出版社,2004:1157.

[25] 袁钟,图娅,彭泽邦,等.中医辞海:上册[M].北京:中国医药科技出版社,1999:627,628.

[26] 中医药学名词审定委员会.中医药学名词:内科学 妇科学 儿科学[M].北京:科学出版社,2011:131.

(张慧珍)

4·028

产后发热

chǎn hòu fā rè

一、规范名

【中文名】产后发热。

【英文名】postpartum fever。

【注释】以产褥期内,高热寒战或发热持续不退,或伴有其他症状为主要表现的疾病。

二、定名依据

产后发热症状的相关记载始见于《黄帝内经素问·通平虚实论》。此后相关著作如汉代张仲景《金匮要略》、隋代巢元方《诸病源候论》、唐代孙思邈《千金翼方》等均有本病症状、病因病机或治法方药的相关论述。

"产后发热"作为本病的名称始载于宋代陈自明《妇人大全良方》。其后宋代《严氏济生方》《仁斋直指方论》,元代的《丹溪心法》,明代的《普济方》《滇南本草》《医学纲目》《赤水玄珠》《济阴纲目》《景岳全书》,清代的《续名医类案》《彤园医书(妇人科)》《古今医彻》《类证治裁》等在载录本病证时大多以"产后发热"作为名称,并一直沿用至今。这些著作均为历代的重要著作,对后世有较大影响。所以"产后发热"作为规范名便于达成共识,符合术语定名的约定俗成原则。

现代有关著作记载本病名称均沿用《妇人大全良方》的记载以"产后发热"作为本病正名,如《中医大辞典》《中国医学百科全书·中医学》《中医临床诊疗术语·疾病部分》《中医辞海》《中医药常用名词术语辞典》《中国中医药学术语集成·基础理论与疾病》,以及全国高等中医药院校规划教材《中医妇科学》等均以"产后发热"作为规范名,这些均说明"产后发热"作为规范名已成为共识。

我国2011年出版的全国科学技术名词审定委员会审定公布的《中医药学名词·内科学 妇科学 儿科学》已以"产后发热"作为规范名。所以"产后发热"作为规范名也符合术语定名的协调一致原则。

三、同义词

未见。

四、源流考释

产后发热的相关记载始见于《黄帝内经素问·通平虚实论》:"乳子而病热……手足温则生,寒则死。"[1]58 此为本病相关症状及转归的最早记载。

汉代张仲景《金匮要略·妇人产后病脉证治》记载了本病的相关症状及治则方药,如"产后七八日,无太阳证,少腹坚痛,此恶露不尽,不大便,烦躁发热,切脉微实,再倍发热,日晡时烦躁者,不食,食则谵语,至夜即愈,宜大承气汤主之。热在里,结在膀胱也。"[2]69 "产后风续之数十日不解,头微痛,恶寒,时时有热,心下闷,干呕,汗出,虽久,阳旦证续在耳,可与阳旦汤。"[2]69 "产后中风,发热,面正赤,喘而头痛,竹叶汤主之。"[2]69 可见,张仲景治疗"产后发热"据症状不同而用药各异。隋唐时期,隋代巢元方《诸病源候论》[3]202,205、唐代孙思邈《千金翼方》[4]136 等众多著作中都出现了本病的相关记载,如隋代巢元方《诸病源候论》卷四十三曰:"产后脏腑劳伤,血虚不复,而风邪乘之。"[3]202 卷四十四又云:"产后体虚,而非节之热气所伤之……产妇血气俱虚,日月未满,而起早劳动,为寒所伤……因产后劳伤血气,使阴阳不和,互相乘克……余血在内,亦令寒热。"[3]205 从中可以看出,对于本病的病因病机,巢氏已经认识到以体虚、气血俱虚为本,复感风、寒等病邪所致。唐代孙思邈《千金翼方》中虽未论及本病病因病机,但列有数首治疗本病的方药,如该书卷六:"知母汤:主产后乍寒乍热,通身温热,胸心烦闷方。知母三两,黄芩、芍药各二两,桂心、甘草各一两,上五味,㕮咀,以水五升,煮取二升五合,分为三服(一方不用桂心,加生地黄)。"[4]136

"产后发热"作为本病的正名始载于宋代陈自明《妇人大全良方》卷二十二:"凡产后发热,头痛身疼,不可便作感冒治之。此等疾证,多是血虚或败血作梗。血虚者,阴虚也;阴虚者,阳必凑之,故发热。且以平和之剂与服必效。"[5]382

其后宋代严用和《严氏济生方》[6]209、杨士瀛《仁斋直指方论》[7]693,元代朱丹溪《丹溪心法》[8]256,明代朱橚《普济方》[9]949、兰茂《滇南本草》[10]342、楼英《医学纲目》[11]477、孙一奎《赤水玄珠》[12]484、武之望《济阴纲目》[13]410、张介宾《景岳全书》[14]825，清代魏之琇《续名医类案》[15]816、郑玉坛《彤园医书(妇人科)》[16]250、怀抱奇《古今医彻》[17]129、林珮琴《类证治裁》[18]508,509 等历代重要著作均沿用《妇人大全良方》的记载，以“产后发热”为本病的正名。如宋代严用和《严氏济生方·妇人门》：“当归羊肉汤……治产后发热，自汗，肢体痛，名曰蓐劳。”[6]209 宋代杨士瀛《仁斋直指方论》卷之二十六：“但遇产后发热者，须审问服何饮食，有无伤积、胸膈饱闷、嗳气恶食、泄泻等证，只作伤食治之。若发热而饮食自调者，方用补血证法……产后发热、恶寒皆属血虚，左手脉不足，补血药多于补气药。”[7]693

现代有关著作均沿用《妇人大全良方》的记载以“产后发热”作为本病正名，如《中医大辞典》[19]610《中国医学百科全书·中医学》[20]1925《中医临床诊疗术语·疾病部分》[21]42《中医辞海》[22]1294《中医药常用名词术语辞典》[23]148《中国中医药学术语集成·基础理论与疾病》[24]101《中医妇科学》[25]268《中医药学名词·内科学 妇科学 儿科学》[26]159 等。

五、文献辑录

《黄帝内经素问·通平虚实论》：“乳子而病热……手足温则生，寒则死。”[1]58

《金匮要略·妇人产后病脉证治》：“产后七八日，无太阳证，少腹坚痛，此恶露不尽，不大便，烦躁发热，切脉微实，再倍发热，日晡时烦躁者，不食，食则谵语，至夜即愈，宜大承气汤。”“产后风续之，数十日不解，头微痛，恶寒，时时有热，心下闷，干呕汗出，虽久，阳旦证续在耳，可与阳旦汤。”“产后中风，发热，面正赤，喘而头痛，竹叶汤主之。”[2]69

《诸病源候论》卷四十三：“产后脏腑劳伤，血虚不复，而风邪乘之。”[3]202

卷四十四：“产后体虚，而非节之热气所伤之……产妇血气俱虚，日月未满，而起早劳动，为寒所伤……因产后劳伤血气，使阴阳不和，互相乘克……余血在内，亦令寒热，其腹时刺痛者是也。”[3]205

《千金翼方》卷六：“知母汤：主产后乍寒乍热，通身温热，胸心烦闷方。知母三两，黄芩、芍药各二两，桂心、甘草各一两，上五味，㕮咀，以水五升，煮取二升五合，分为三服(一方不用桂心，加生地黄)。”[4]136

《妇人大全良方》卷二十二：“凡产后发热，头痛身疼，不可便作感冒治之。此等疾证，多是血虚或败血作梗。血虚者，阴虚也；阴虚者，阳必凑之，故发热。且以平和之剂与服必效。如玉露散(方见十八卷第三论)，或四物汤以生地黄易熟地黄，加北柴胡等分煎服；或人参当归散、秦艽鳖甲散、人参轻骨散、人参百解散、逍遥散，皆可选用。”[5]382

《严氏济生方·妇人门》：“当归羊肉汤……治产后发热，自汗，肢体痛，名曰蓐劳。当归(去芦，酒浸)、人参(各七钱)，黄芪(去芦，一两)，生姜(半两)。”[6]209

《仁斋直指方论》卷二十六：“但遇产后发热者，须审问服何饮食，有无伤积、胸膈饱闷、嗳气恶食、泄泻等证，只作伤食治之。若发热而饮食自调者，方用补血证法……产后发热、恶寒皆属血虚，左手脉不足，补血药多于补气药。人参、白茯苓、甘草(各半两)，桔梗(炒)、川芎、白芷(各一两)，当归(二钱半)，芍药(七分)。”[7]693

《丹溪心法》卷五：“产后大发热，必用干姜，轻者用茯苓，淡渗其热，一应寒苦并发表之药，皆不可用，产后发热恶寒，皆属血虚。左手脉不足，补血药多于补气药。恶寒发热腹痛者，当去恶血，腹满者不是。产后发热，乳汁不通及膨者，无子当消，用麦蘖二两炒，研细末，清汤调下，作四服。有子者，用木通、通草、猪蹄煎服。凡产后有病，先固正气。”[8]256

《普济方》卷三百五十三：“无忧散(出华佗中藏经方)治产后发热。琥珀(一两研)，生地黄(半斤切)，上将地黄于银器中炒烟尽，合地中出火毒，乳钵内研为末，每一两，琥珀末二钱，和匀，用

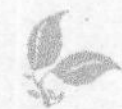

童子小便与酒中半，调下一钱，日三服。”[9]949

《滇南本草》卷二：“白牛膝……酸，性温。补肝，行血，破瘀块，凉血热。治月经闭涩，腹痛，产后发热，虚烧蓐劳，室女逆经，衄呕吐血，红崩白带，尿急淋沥，寒湿气盛，筋骨疼痛，强筋舒筋，攻疮痈热毒红肿，痄腮乳蛾，男子血淋，赤白便浊，妇人赤白带下。但坠胎，孕妇忌服，水酒为使。”[10]342

《医学纲目》卷二十二：“产后发热，腹中痛有块，自汗恶寒，曾服黑神散。白术、芍药（三钱），滑石（五钱），黄芩（二钱半），牡丹皮（二钱半），人参、川芎、归尾、陈皮、荆芥（各一钱），干姜（一钱），甘草（些）。”[11]477

《赤水玄珠》卷二十三：“产后发热……罗氏犀角饮子……治产后亡津液虚损，时自汗出，发热，困倦，唇口干燥。犀角、麦冬、白术（各半两），柴胡（一两），枳壳（麸炒）、生地、地骨皮、炙甘草、当归、人参、茯苓、黄芩、黄芪（各七钱）。”[12]484

《济阴纲目》卷十三：“抽薪散……治产后血虚发热。当归、熟地黄（各四钱），干姜（炒黑，二钱）。”[13]410

《景岳全书》卷三十九：“产后发热，有风寒外感而热者，有邪火内盛而热者，有水亏阴虚而热者，有因产劳倦虚烦而热者，有去血过多头晕闷乱烦热者。诸证不同，治当辨察。”[14]825

《续名医类案》卷二十五：“朱丹溪治冯宅妇，产后发热，腹中痛，有块，自汗恶寒，曾服黑神散，用白术、白芍各三钱，滑石五钱，黄芩、丹皮各二钱五分，人参、川芎、归尾、陈皮、荆芥、干姜各一钱，甘草些须。”[15]816

《彤园医书（妇人科）》卷五：“茹橘饮……治产后发热面红，小便赤色，热实呃逆者。竹茹、陈皮（各三钱），干柿（五钱），或加伏龙肝末。”[16]250

《古今医彻》卷四：“黑神散……治产后发热，恶露不下。黑豆（三钱），黑姜（一钱），牛膝（二钱），当归（一钱），川芎（五分），熟地（二钱）。”[17]129

《类证治裁》卷八：“诊新产先问腹之痛否……产后发热，阴不足也，尺部弦，六味汤加肉桂收摄之。”[18]508，509

《中医大辞典》：“产后发热……病证名。见《医学纲目》。指分娩后，因各种原因引起的发热。常见的有外感、血虚、血瘀、食滞、感染邪毒等。”[19]610

《中国医学百科全书·中医学》：“产后发热……产妇在分娩后小满月或大满月内，出现以发热为主证，并伴有其他症状者，称产后发热。见《医学纲目》。”[20]1925

《中医临床诊疗术语·疾病部分》：“产后发热……多因产后感染邪毒，或因血虚、血瘀，或因外感等所致。以产褥期出现发热为主症，或伴其他症状的产后疾病。”[21]42

《中医辞海》：“产后发热……妇科病名。指产褥期以发热为主的病变。见《医学纲目》。”[22]1294

《中医药常用名词术语辞典》：“产后发热……疾病。出《医学纲目·阴阳脏腑部》，产褥期内，高热寒战或发热持续不退，或伴有其他症状者。感染邪毒，稽留于冲任、胞宫，正邪交争；外感风寒，营卫不和；阴血暴虚，阳无所附，虚阳外越；血瘀、瘀阻冲任，阻碍气机，营卫不通，均可导致产后发热。”[23]148

《中国中医药学术语集成·基础理论与疾病》：“产后发热……产褥期内，高热寒战或发热持续不退，并伴有其他症状者，称为‘产后发热’。”[24]101

《中医妇科学》：“产后发热……产褥期内，出现发热持续不退，或突然高热寒战，并伴有其他症状者，称为‘产后发热’。”[25]205

《中医药学名词·内科学 妇科学 儿科学》：“产后发热……以产褥期内，高热寒战或发热持续不退，或伴有其他症状为主要表现的疾病。”[26]159

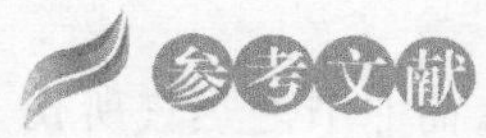

[1] 未著撰人. 黄帝内经素问[M]. 田代华整理. 北京：人民卫生出版社，2005：58.

[2] [汉] 张仲景. 金匮要略[M]. 北京：中国医药科技出版社，2018：69.
[3] [隋] 巢元方. 诸病源候论[M]. 黄作阵点校. 沈阳：辽宁科学技术出版社，1997：202，205.
[4] [唐] 孙思邈. 千金翼方[M]. 太原：山西科学技术出版社，2010：136.
[5] [宋] 陈自明. 妇人大全良方[M]. 北京：中国中医药出版社，2007：382.
[6] [宋] 严用和. 重辑严氏济生方[M]. 北京：中国中医药出版社，2007：209.
[7] [宋] 杨士瀛. 仁斋直指方论[M]. 福州：福建科学技术出版社，1989：693.
[8] [元] 朱丹溪. 丹溪心法[M]. 王思胜校注. 北京：中国中医药出版社，2008：256.
[9] [明] 朱橚. 普济方：第 8 册 妇人[M]. 北京：人民卫生出版社，1959：949.
[10] [明] 兰茂. 滇南本草[M]. 于乃义，于兰馥整理. 昆明：云南科技出版社，2004：342.
[11] [明] 楼英. 医学纲目[M]. 北京：中国中医药出版社，1996：477.
[12] [明] 孙一奎. 赤水玄珠[M]. 北京：中国医药科技出版社，2011：484.
[13] [明] 武之望. 济阴纲目[M]. 张黎临，王清校注. 北京：中国中医药出版社，1998：410.
[14] [明] 张介宾. 景岳全书[M]. 孙玉信，朱平生校注. 上海：第二军医大学出版社，2006：825.
[15] [清] 魏之琇. 续名医类案[M]. 黄汉儒，蒙木荣，廖崇文点校. 北京：人民卫生出版社，1997：816.
[16] [清] 郑玉坛. 彤园医书[M]. 长沙：湖南科学技术出版社，2000：250.
[17] [清] 怀抱奇. 古今医彻[M]// 裘庆元辑. 珍本医书集成：第 2 册. 北京：中国中医药出版社，1999：129.
[18] [清] 林珮琴. 类证治裁[M]. 太原：山西科学技术出版社，2010：508，509.
[19] 李经纬，邓铁涛，等. 中医大辞典[M]. 北京：人民卫生出版社，1995：610.
[20] 《中医学》编辑委员会. 中医学[M]//钱信忠. 中国医学百科全书. 上海：上海科学技术出版社，1997：1925.
[21] 国家技术监督局. 中医临床诊疗术语：疾病部分[M]. 北京：中国标准出版社，1997：42.
[22] 袁钟，图娅，彭泽邦，等. 中医辞海[M]. 北京：中国医药科技出版社，1999：1294.
[23] 李振吉. 中医药常用名词术语辞典[M]. 北京：中国中医药出版社，2001：148.
[24] 宋一伦，杨学智. 基础理论与疾病[M]//曹洪欣，刘保延. 中国中医药学术语集成. 北京：中医古籍出版社，2005：101.
[25] 马宝璋，齐聪. 中医妇科学[M]. 北京：中国中医药出版社，2012：205.
[26] 中医药学名词审定委员会. 中医药学名词：内科学 妇科学 儿科学[M]. 北京：科学出版社，2011：159.

（贾润霞）

4 • 029

产后血晕

chǎn hòu xuè yūn

一、规范名

【汉文名】产后血晕。

【英文名】postpartum hemorrhagic syncope。

【注释】以产妇分娩后突然头晕眼花，不能起坐，心胸满闷，恶心呕吐，痰涌气急，甚则神昏口噤，不省人事为主要表现的疾病。

二、定名依据

“产后血晕”作为妇产科疾病的名称最早见于唐代孙思邈《千金翼方》。此前有“郁冒”“产后血运”，其后有“产后血逆”“产后血厥”“产后眩晕”等名称，虽涵义与“产后血晕”相同，但目前很少使用。

自唐代孙思邈《千金翼方》提出“产后血晕”之名，历代著作多沿用，如唐代《经效产宝》《外台秘要》，宋代《博济方》《扁鹊心书》《三因极一病证方论》《妇人大全良方》《严氏济生方》，元代《世医得效方》《丹溪心法》，明代《寿世保元》《济阴纲目》《孕育玄机》《医学入门》，清代《女科仙方》《女科经纶》《医宗金鉴》《类证治裁》等，这些著作均为历代的重要著作专著，对后世有较大

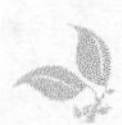

影响。所以“产后血晕”作为规范名便于达成共识，符合术语定名的约定俗成原则。

现代相关著作如国标《中医临床诊疗术语·疾病部分》《中国医学百科全书·中医学》；现代有代表性的辞书类著作如《中医药常用名词术语辞典》《中医大辞典》《中医辞海》等；以及全国高等中医药院校规划教材《中医妇科学》均以“产后血晕”作为这一疾病的正名。《中国中医药学术语集成·基础理论与疾病》以“产后眩晕”为正名，把“产后血晕”作为又称，这些均说明在中医妇科临床实践中用“产后血晕”作为这一妇科病名的规范名已达成共识。

我国2011年出版的全国科学技术名词审定委员会公布的《中医学名词·内科学 妇科学 儿科学》已以“产后血晕”作为规范名。所以“产后血晕”作为规范名也符合术语定名的协调一致原则。

三、同义词

【曾称】“郁冒”(《金匮要略》)；“产后血运”(《诸病源候论》)；“产后血逆”(《太平惠民和剂局方》)；“血晕”(《妇人大全良方》)。

四、源流考释

产后血晕的相关记载见于汉代张仲景的《金匮要略》[1]80，称“郁冒”，表现为脉微弱，不能食，大便反坚，但头汗出，因血虚而厥，厥而必冒。之后，隋代巢元方专设产后血运闷候，论及运闷之状，心烦气欲绝是也，无论产后去血多少均可致“产后血运”，产后下血过多血虚所致，或下血过少气逆而生。如卷四十四曰：“产后血运闷候……运闷之状，心烦气欲绝是也。亦去血过多，亦有下血极少，皆令运。若产去血过多，血虚气极，如此而运闷者，但烦闷而已。若下血过少，而气逆者，则因随气上掩于心，亦令运闷，则烦闷而心满急。二者为异。亦当候其产妇血下多少，则知其产后应运与不运也。然烦闷不止，则毙人。”[2]429 唐代孙思邈在《千金翼方》[3]422中首见“产后血晕”名称，如《千金翼方》卷十九：“羊肝疗肝风虚热，目赤暗无所见……主女人中风，血虚闷，产后血晕闷欲绝者，生饮一升即活。”[3]422 其后王焘《外台秘要》[4]619、昝殷《经效产宝》均沿用此名，如《经效产宝》卷下：“论曰：产后血晕者，其状心烦，气欲绝是也……若不急疗，即危其命也。”[5]27 指出了产后血晕的症状及预后。

宋金元时期，多沿用“产后血晕”“产后血运”名称，同时又出现了“产后血逆”“产后眩晕”“血晕”等名称。如宋代王怀隐《太平圣惠方》[6]348、赵佶《圣济总录》[7]1521、朱瑞章《卫生家宝产科备要》[8]37、齐仲甫《女科百问》[9]84 均沿用《诸病源候论》[2]429 的名称“产后血运”，详述了“产后血运”的病因病机、症状及治疗。宋代王怀隐详述了“产后血运”的症状，如《太平圣惠方》卷第八十：“治产后血运，才觉恶心，头衔多涕唾，身如在船车上，便遂宜服此卡马通散，一名返魂散。”[6]348《女科百问》卷上：“第八十三问……产后血运者，何也？答曰：产后气血暴虚，未得安静，血随气上，迷乱心神，故眼花，甚者令人迷绝，口噤神昏气冷，医者不识，呼为暗风，若作此治，病必难愈，但服清魂散，自瘥。”[9]84 宋代王衮《博济方》[10]123、窦材《扁鹊心书》[11]17、陈言《三因极一病证方论》[12]243、244、陈自明《妇人大全良方》[13]507、严用和《严氏济生方》[14]171，元代危亦林《世医得效方》[15]286、朱震亨《丹溪心法》[16]256 均沿用“产后血晕”，论述了其症状及治疗，如宋代窦材提出治疗产后血晕可用灸法，如《扁鹊心书》卷上：“产后血晕，灸中脘五十壮。”[11]17 陈自明在《妇人大全良方》[13]507中指出产后血晕由败血入肝所致，描述其症状为眼见黑花，头目旋晕，不能起坐，甚致昏闷不省人事，并称之为“产后眩晕”“血晕”，如《妇人大全良方》卷二：“若产后眩晕，宜加芎药服之。”[13]70 卷十八：“产后血晕者……甚至昏闷不省人事，谓之血晕。”[13]507《世医得效方》沿用了“产后眩晕”的名称，如卷十五：“芎归汤……若产后眩晕，宜加杨芍药。”[15]298

明清时期，有的沿用“产后血晕”，如明代龚廷贤《寿世保元》[17]307、武之望《济阴纲目》[18]59、陶本学《孕育玄机》[19]70、李梴《医学入门》[20]175；清代傅山《女科仙方》[21]126、李彣《金匮要略广注》[22]227、萧壎《女科经纶》[23]128、吴谦《医宗金鉴》[24]1213、林珮琴《类证治裁》[25]485 等。龚廷贤《寿世保元》[17]307 论述产后血晕其由有三：有用心使力；有下血多；有下血少而晕者。《金匮要略广注》[22]227 明确指出郁冒即是产后血晕也。有的沿用"产后眩晕"，如明代楼英《医学纲目》[26]789、虞抟《苍生司命》[27]162；清代冯兆张《冯氏锦囊秘录》[28]184、程文囿《医述》[29]132,133。虞抟在《苍生司命》[27]182 中明确指出产后眩晕，即《要略》谓新产妇有三症，二曰病郁冒是也。有的沿用"产后血运"，如明代李时珍《本草纲目》[30]812、王肯堂《胎产证治》[31]2575，并分别论述了急救可用韭菜沃以热醋熏鼻或以童便灌之。

关于本病的异名尚有"产后血逆"，"产后血厥"等，如宋代陈师文《太平惠民和剂局方》[32]152、元代危亦林《世医得效方》[15]157 称之为"产后血逆"；明代李梴《医学入门》[20]568、武之望《济阴纲目》[18]192、孙志宏《简明医彀》[33]168 等称之为"产后血厥"。

现代相关著作如国标《中医临床诊疗术语·疾病部分》[34]41《中国医学百科全书·中医学》[35]41《中国中医药学术语集成·基础理论与疾病》[36]104；现代有代表性的辞书类著作如《中医药常用名词术语辞典》[37]148《中医大辞典》[38]693《中医辞海》[39]1295 等；以及全国高等中医药院校规划教材《中医妇科学》[40]196 均以"产后血晕"作为这一疾病的正名。这些均说明在中医妇科临床实践中用"产后血晕"作为这一妇科病名的规范名已达成共识。《中国中医药学术语集成·基础理论与疾病》[36]104 将"产后眩晕"也作为正名，同时把"血晕""血运""血厥""郁冒"作为异名，如《中国中医药学术语集成·基础理论与疾病》："产后眩晕：属于产后病症状。指产妇后忽然头晕目眩，不能坐起，或心胸满闷，恶心呕吐，痰涌气急，甚则神识昏迷，不省人事者。亦称产后血晕、血晕、郁冒、血厥。"[36]105

我国2011年出版的全国科学技术名词审定委员会审定公布的《中医药学名词·内科学 妇科学 儿科学》[41]158,159 将"产后血晕"释义为以产妇分娩后突然头晕眼花，不能起坐，心胸满闷，恶心呕吐，痰涌气急，甚则神昏口噤，不省人事为主要表现的疾病，客观准确地描述了产后这一病证的特点。因而应以"产后血晕"为规范名，以"产后血运""血晕""郁冒""产后血逆"作为曾称。

五、文献辑录

《金匮要略·妇人产后病脉证辨治》："产妇郁冒，其脉微弱，不能食，大便反坚，但头汗出。所以然者，血虚而厥，厥而必冒，冒家欲解，必大汗出。"[1]80

《诸病源候论》卷四十四："产后血运闷候……运闷之状，心烦气欲绝是也。亦去血过多，亦有下血极少，皆令运。若产去血过多，血虚气极，如此而运闷者，但烦闷而已。若下血过少，而气逆者，则因随气上掩于心，亦令运闷，则烦闷而心满急。二者为异。亦当候其产妇血下多少，则知其产后应运与不运也。然烦闷不止，则毙人。"[2]429

《千金翼方》卷十九："羊肝疗肝风虚热，目赤暗无所见……主女人中风，血虚闷，产后血晕闷欲绝者，生饮一升即活。"[3]422

《外台秘要》卷三十四："产后血晕心闷方一十首……《广济》疗产后血晕心闷不识人，或神言鬼语，气欲绝方。"[4]619

《经效产宝》卷下："论曰：产后血晕者，其状心烦，气欲绝是也……若不急疗，即危其命也。"[5]27

《太平圣惠方》卷八十："治产后血运诸方……治产后血运，才觉恶心，头衔多涕唾，身如在船车上，便遂宜服此卡马通散，一名返魂散。"[6]348

《博济方》卷四："大圣散……治妇人产前产后一切疾患，大能安胎和气，或子死腹中，疠刺疼痛，产后血晕，血癖，血滞，血崩。"[10]123

《圣济总录》卷一百六十："治产后血运闷绝，唇口青色，不省觉者，宜先用生鸡子清一枚

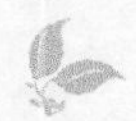

打匀，灌入口即定，却服荷叶汤方。”[7]1521

《扁鹊心书》卷上：“产后血晕，灸中脘五十壮。”[11]17

《太平惠民和剂局方》卷五：“来复丹……妇人产后血逆，上抢闷绝，并恶露不止，及赤白带下，并用醋汤下。”[32]152

《三因极一病证方论》卷十七：“论曰：产后血晕者何？答曰：产后气血暴虚，未得安静，血随气上，迷乱心神，故眼前生花……但服清魂散。自差……评曰：产后眩晕，顷刻害人，须量虚实为治。”[12]243,244

《卫生家宝产科备要》卷四：“产后血运者何？答曰：产后气血暴虚，未得安静，血随气上，迷乱心神，故眼前生花，极甚者令人闷绝不知人，口噤神昏。”[8]37

《女科百问》卷上：“第八十三问……产后血运者，何也？答曰：产后气血暴虚，未得安静，血随气上，迷乱心神，故眼花，甚者令人迷绝，口噤神昏气冷，医者不识，呼为暗风，若作此治，病必难愈，但服清魂散，自瘥。”[9]84

《妇人大全良方》卷二：“佛手散……治产前、产后腹痛，体热头疼及诸疾……若产后眩晕，宜加芍药服之。”[13]70

卷十八：“产后血晕方论第五……论曰：产后血晕者，由败血流入肝经，眼见黑花，头目旋晕，不能起坐，甚致昏闷不省人事，谓之血晕。”[13]507

《严氏济生方·妇人门》：“黑龙丹……治妊娠临产难生，或胎衣不下，产后血晕，不省人事，状如中风，血崩、恶露不止，腹中刺痛。”[14]171

《世医得效方》卷八：“来复丹……妇人产后血逆，上抢闷绝，并恶露不止，及赤白带下，并用醋汤下。”[15]157

卷十四：“牡丹散……治产后血晕，闷绝狼狈。”[15]286

卷十五：“芎归汤……若产后眩晕，宜加杨芍药。”[15]298

《丹溪心法》卷五：“产后血晕，因虚火载血上行，渐渐晕来，方用鹿角烧灰，出火毒，研极细末，好酒同童便灌下，一呷即醒，行血极快。”[16]256

《医学纲目》卷三十四：“[海]芎归汤……治一切去血过多，眩晕闷绝，伤胎去血……若产后眩晕，加芍药。”[26]789

《苍生司命》卷五：“产后眩晕，即《要略》谓新产妇有三症，二曰病郁冒是也。初昏倒不知人，急烧旧漆器薰鼻窍即苏，随进十全大补倍参、芪，血脱益气，阳生阴长之义也。”[27]162

《本草纲目》卷二十六：“韭……[主治]饮生汁，主上气喘息欲绝，解内脯毒。煮汁饮，止消渴盗汗。熏产妇血运，洗肠痔肛瘘。”[30]812

《胎产证治》：“产后血运，不及煎药，只用童便灌之，立醒。”[31]2575

《寿世保元》卷七：“夫产后血晕虽同，其治特异，若下血多而晕者当补血，以芎归汤为主，或恶露不止者，倍炒黑干姜止之。若去血少而晕者，黑神散主之。但凡血晕，不省人事，用火炭置产母傍，以醋沃之，使醋气熏入产人口鼻，轻者亦生，重者亦省人事矣。”[17]307

《济阴纲目》卷三：“神仙聚宝丹……产后血晕，败血奔心，口噤舌强，或恶露未尽，发渴面浮，煎乌梅汤，和童便送下。”[18]59

卷十一：“仓公散……治产后血厥而冒。”[18]192

《孕育玄机》卷下：“产后血晕，起止不得，眼见黑花 产后气血未定，奔克于肝，人若不识，误为暗风，非矣。”[19]70

《医学入门》卷二“内集”：“川芎……主妇人经闭无子，或崩中不止，或胎动不安，子死腹中，或胎衣不下，或产后血晕，破瘀血，养新血，一切衄吐溺血皆治。”[20]175

卷七“外集”：“仓公散……瓜蒂、藜芦、白矾、雄黄等分为末，每用少许吹鼻嚏，内服白薇汤，治产后血厥而冒。”[20]568

《简明医彀》卷三：“厥证……返魂汤……血逆卒厥，并产后血厥，昏晕目闭、口噤，妇人多患此。”[33]168

《女科仙方》卷四：“凡产后血晕，不知人事，危笃之极，不可卧倒，扶坐时背后一人撑住，用酽醋将火炭浸醋中熏之，使醋气入鼻中，再用花蕊石末一钱童便调下。”[21]126

《金匮要略广注》卷下：“郁冒，产后血晕也。”[22]227

《女科经纶》卷五：“产后血晕属败血流入肝血热逆上……《大全》曰：产后血晕者，由败血流入肝经，眼生黑花，头目眩晕，不能起坐，昏闷不省人事，谓之血晕。”[23]128

《冯氏锦囊秘录》卷六：“如产后眩晕，只补其血，脾虚眩晕，只补其气，即所谓治其病之本也。”[28]184

《医宗金鉴》卷四十七：“产后血晕恶露少，面唇色赤是停瘀；恶露去多唇面白，乃属血脱不须疑。”[24]1213

《类证治裁》卷八：“产后血晕，因阴血暴虚，孤阳上冒，忽然头旋眼黑，昏闷不醒，急用清魂散，或以童便热服。”[25]485

《医述》卷二“医学溯源”：“病箴……一俗说，产后服不得人参……丹溪云：产后当大补气血为主，一切杂证皆从末治之。彼有杂证者，尚以补气血为主；若无杂证，而一味是虚，岂反不当用补乎？又《证治准绳·产后门》中，开首一方是独参汤，产后眩晕者主之。”[29]132,133

国标《中医临床诊疗术语·疾病部分》：“产后血晕……多因血虚气脱或瘀阻气闭所致。以产妇分娩后突然头晕眼花，或心胸满闷，恶心呕吐，痰涌气急，心烦不安，甚则神昏，不省人事为主要表现的产后疾病。”[34]41

《中国医学百科全书·中医学》：“产后血晕……产妇刚分娩后，突然头晕目眩，眼泛黑花，不能起坐，或心下满闷，恶心呕吐，甚至神昏口噤，不省人事者。也称产后血运。”[35]41

《中国中医药学术语集成·基础理论与疾病》：“产后血晕……产妇分娩后突然头昏眼花，不能坐起，或心胸满闷，恶心呕吐，或痰涌气急，心烦不安，甚则神昏口噤，不省人事。又称‘产后血运’。”[36]104“产后眩晕……属于产后病症状。指产妇后忽然头晕目眩，不能坐起，或心胸满闷，恶心呕吐，痰涌气急，甚则神识昏迷，不省人事者。亦称产后血晕、血晕、郁冒、血厥。”[36]105

《中医药常用名词术语辞典》：“产后血晕……疾病。见《经效产宝》卷下。产妇分娩后突然头晕眼花，不能起坐，心胸满闷，恶心呕吐，痰涌气急，甚者神昏口噤，不省人事。”[37]148

《中医大辞典》：“产后血晕……病证名。出《经效产宝》。多因产后气血暴虚，虚阳上冒清窍，或恶露不下，内有停瘀，上攻心胸所致。”[38]693

《中医辞海》：“产后血晕……妇科病证名。指妇人新产后突然发生头晕目眩，不能起坐，心下满闷，恶心呕吐，或痰涌气急，甚者神昏口噤不省人事的病证。亦称‘产后血运’。”[39]1295

《中医妇科学》：“产后血晕……产妇分娩后突然头晕眼花，不能起坐，或心胸满闷，恶心呕吐，或痰涌气急，甚则神昏口噤，不省人事。又称‘产后血运’。”[40]196

《中医药学名词·内科学 妇科学 儿科学》：“产后血晕……以产妇分娩后突然头晕眼花，不能起坐，心胸满闷，恶心呕吐，痰涌气急，甚则神昏口噤，不省人事为主要表现的疾病。”[41]158,159

参考文献

[1] [汉]张仲景. 金匮要略[M]. 何任，何若苹，等整理. 北京：人民卫生出版社，2005：80.

[2] [隋]巢元方. 诸病源候论[M]. 刘宇，孙冬莉校注. 北京：北京科学技术出版社，2016：429.

[3] [唐]孙思邈. 千金翼方[M]. 王勤俭，周艳艳. 上海：第二军医大学出版社，2008：422.

[4] [唐]王焘. 外台秘要[M]. 王淑民校注. 北京：中国医药科技出版社，2011：619.

[5] [唐]昝殷. 经效产宝[M]. 北京：人民卫生出版社，195：27.

[6] [宋]王怀隐. 太平圣惠方[M]. 田文敬，等校注. 郑州：河南科技出版社，2015：348.

[7] [宋]赵佶. 圣济总录校注：下[M]. 王振国，杨金萍主校. 上海：上海科学技术出版社，2016：1521.

[8] [宋]朱瑞章. 卫生家宝产科备要[M]. 北京：中华书局，1985：37.

[9] [宋]齐仲甫. 女科百问[M]. 宋咏梅，宋昌红点校. 天津：天津科学技术出版社，1999：84.

[10] [宋] 王衮. 博济方[M]. 王振国,宋咏梅点校. 上海:上海科学技术出版社,2003: 123.

[11] [宋] 窦材. 扁鹊心书[M]. 李晓露,于振宣点校. 北京: 中医古籍出版社,1992: 17.

[12] [宋] 陈言. 三因极一病证方论[M]. 北京: 人民卫生出版社,1957: 243,244.

[13] [宋] 陈自明. 妇人大全良方[M]. 余瀛鳌,王咪咪,等点校. 北京: 人民卫生出版社,2005: 70,507.

[14] [宋] 严用和. 重订严氏济生方[M]. 浙江省中医研究所文献组,湖州中医院整理. 北京: 人民卫生出版社,1980: 171.

[15] [元] 危亦林. 世医得效方[M]. 金芬芬校注. 北京: 中国医药科技出版社,2011: 157,286,298.

[16] [元] 朱丹溪. 丹溪心法[M]. 田思胜校注. 北京: 中国中医药出版社,2008: 256.

[17] [明] 龚廷贤. 寿世保元[M]. 鲁兆麟校注. 北京: 人民卫生出版社,2001: 307.

[18] [明] 武之望. 济阴纲目[M]. 吴少祯主编. 北京: 中国医药科技出版社,2014: 59,192.

[19] [明] 陶本学. 孕育玄机[M]. 邓月娥校注. 北京: 中国中医药出版社,2015: 70.

[20] [明] 李梴. 医学入门[M]. 金嫣莉校注. 北京: 中国中医药出版社,1995: 175,568.

[21] [清] 傅山. 女科仙方[M]. 刘国正点校. 北京: 中医古籍出版社,1990: 126.

[22] [清] 李彣. 金匮要略广注[M]. 杜晓玲校注. 北京: 中国中医药出版社,2007: 227.

[23] [清] 萧壎. 女科经纶[M]. 姜典华校注. 北京: 中国中医药出版社,2007: 128.

[24] [清] 吴谦. 医宗金鉴[M]. 石学文,等点校. 沈阳: 辽宁科学技术出版社,1997: 1213.

[25] [清] 林珮琴. 类证治裁[M]. 李德新整理. 北京: 人民卫生出版社,2005,P485.

[26] [明] 楼英. 医学纲目[M]. 赵燕宜,于燕莉校注. 北京: 中国医药科技出版社,2011: 789.

[27] [明] 虞抟. 苍生司命[M]. 王道瑞,申好真校注. 北京: 中国中医药出版社,2004: 162.

[28] [清] 冯兆张. 冯氏锦囊秘录[M]. 北京: 中国中医药出版社,1996. 184.

[29] [清] 程杏轩. 医述[M]. 合肥: 安徽科学技术出版社,1983: 132,133.

[30] [清] 李时珍. 本草纲目[M]. 柳长华,柳璇校注. 北京: 中国医药科技出版社,2011: 812.

[31] [明] 王肯堂. 证治准绳[M]. 北京: 人民卫生出版社,2003: 2575.

[32] [宋] 太平惠民和剂局. 太平惠民和剂局方[M]. 刘景源整理. 北京: 人民卫生出版社,2007: 152.

[33] [明] 孙志宏. 简明医彀[M]. 余瀛鳌点校. 北京: 人民卫生出版社,1984: 168.

[34] 国家技术监督局. 中医临床诊疗术语: 疾病部分[M]. 北京: 中国标准出版社,1997: 41.

[35] 《中医学》编辑委员会. 中医学[M]//钱信忠. 中国医学百科全书. 上海: 上海科学技术出版社,1997: 41.

[36] 宋一伦,杨学智. 基础理论与疾病[M]//曹洪欣,刘保延. 中国中医药学术语集成. 北京: 中医古籍出版社,2005: 104,105.

[37] 李振吉. 中医药常用名词术语辞典[M]. 北京: 中国中医药出版社,2001: 148.

[38] 李经纬,余瀛鳌,蔡景峰,等. 中医大辞典[M]. 北京: 人民卫生出版社,2004: 693.

[39] 袁钟,图娅,彭泽邦,等. 中医辞海: 上册[M]. 北京: 中国医药科技出版社,1999: 1295.

[40] 马宝璋,齐聪. 中医妇科学[M]. 北京: 中国中医药出版社,2012: 196.

[41] 中医药学名词审定委员会. 中医药学名词: 内科学 妇科学 儿科学[M]. 北京: 科学出版社,2011: 158,159.

（张慧珍）

4 • 030

产后血崩

chǎn hòu xuè bēng

一、规范名

【汉文名】产后血崩。

【英文名】massive postpartum hemorrhage。

【注释】以产妇分娩后,突然阴道大量出血为主要表现的疾病。

二、定名依据

"产后血崩"作为妇科病证名最早见于宋代洪遵《洪氏集验方》,此前有"产后崩中恶露不尽”“产后崩中”，其后又有“产后暴崩”等名称，但现在大部分已很少沿用。

“产后崩中恶露不尽”与“产后血崩”不尽相同，“产后崩中恶露不尽”的内涵既包括产后血暴崩下，也包括恶露淋漓不断。“产后崩中”“产后暴崩”与“产后血崩”含义基本相同，以“产后血崩”作为本病的规范名称，可以更明确、直观地表述该妇科疾病的临床特征，符合术语定名的科学性和单义性的原则。

自宋代洪遵《洪氏集验方》提出“产后血崩”之名，其后著作多有沿用，如宋代《卫生家宝产科备要》《女科百问》《妇人大全良方》，明代《医学纲目》《本草纲目》《女科证治准绳》，清代《傅青主女科》《妇科玉尺》等，这些著作均为历代的重要著作，对后世有较大影响。所以“产后血崩”作为规范名已达成共识，符合术语定名的约定俗成原则。

现代相关著作如国标《中医临床诊疗术语·疾病部分》、中华人民共和国中医药行业标准《中医病证诊断疗效标准》《中国医学百科全书·中医学》《中国中医药学术语集成·基础理论与疾病》；现代有代表性的辞书类著作如《中医药常用名词术语辞典》《中医大辞典》《中医辞海》等；以及全国高等中医药院校规划教材《中医妇科学》均以“产后血崩”作为这一疾病的正名。这些均说明在中医妇科临床实践中用“产后血崩”作为这一妇科病名的规范名已达成共识。

我国2011年出版的全国科学技术名词审定委员会公布的《中医学名词·内科学 妇科学 儿科学》已以“产后血崩”作为规范名。全国科学技术名词审定委员会是经国务院授权，代表国家审定、公布科技名词的权威机构，经全国自然科学名词审定委员会审定公布的名词具有权威性和约束力，所以“产后血崩”作为规范名也符合术语定名的协调一致原则。

三、同义词

【曾称】“产后崩中恶露不尽”（《诸病源候论》）；产后崩中（《千金翼方》）；产后暴崩（《万氏妇人科》）。

四、源流考释

产后血崩的有关记载最早见于隋代巢元方《诸病源候论》，称为“产后崩中恶露不尽”“崩中”，如卷四十四“产后崩中恶露不尽候”：“产伤于经血，其后虚损未平复，或劳役损动，而血暴崩下，遂因淋沥不断时来，故为崩中恶露不尽。凡崩中，若小腹急满，为内有瘀血，不可断之；断之终不断，而加小腹胀满，为难矣。若无瘀血，则可断，易治也。”[1]438 指出产后多虚损、瘀血内停，致阴道大量出血，或淋漓不断出血。唐代孙思邈首次提到“产后崩中”一词，如《千金翼方》卷八：“甘草芍药汤……治妇人产后崩中去血，逆气荡心，胸生疮，烦热，甘草芍药汤方。”[2]165 其后《华佗神方》[3]242、唐代王焘《外台秘要》[4]500、宋代王怀隐《太平圣惠方》[5]321 均沿用“产后崩中”名称。如《外台秘要》卷二十九“从高堕下方三首”：“阿胶（炙）、干姜（各二两），艾叶、芍药（各三两），上四味切，以水八升，煮取三升，去滓，入胶令消，分二服，羸人三服。女人产后崩中伤，下血过多，虚喘，腹中绞痛，下血不止，服之悉愈。”[4]500

首次提出“产后血崩”名称的是宋代洪遵，《洪氏集验方》卷五：“乌金散，最治产后血崩，并小产血崩漏下。”[6]61 宋金元时期，多沿用“产后血崩”，如宋代朱端章《卫生家宝产科备要》[7]75、齐仲甫《女科百问》[8]89,90、陈自明《妇人大全良方》[9]601、严用和《严氏济生方》[10]168，元末代危亦林《世医得效方》[11]292，详述了“产后血崩”乃产后劳逸损动或产后恶漏不净，久不治之，食咸酸敛而致之。如《女科百问》卷下：“第九十二问……产后血崩者，何也？答曰：产卧伤耗经络，脉未平复，劳役损动，致血暴崩，淋沥不止。或因咸酸不节，伤蠹营卫，亦变崩中，若小腹满痛，肝经已坏，为难治，当急服固经丸。”[8]89,90 其他医家亦有沿用“产后崩中”，如宋代朱端章《卫生家宝产科备要》[7]80、陈自明《妇人大全良

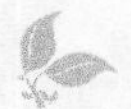

方》。[9]602 朱瑞章论述了产后血崩的病因多由产下过多，血气暴虚，未得平复，或因劳役，或因惊恐，致血暴崩；或恶露未尽，久不治之及食咸酸所致，陈自明载述了“产后崩中”的症状及治疗，如《妇人大全良方》卷之二十二“产后血崩方论”：“治产后崩中，头目旋运，神思昏迷，四肢烦乱，不知人事，熟干地黄散。”[9]602

明清时期，妇科著作不断涌现，有的沿用“产后血崩”，如明代楼英《医学纲目》[12]829、李时珍《本草纲目》[13]502、王肯堂《女科证治准绳》[14]496，清代傅山《傅青主女科》[15]100、单南山《胎产指南》[16]123,124、沈金鳌《妇科玉尺》[17]132 等，论述了“产后血崩”的治疗，如明代楼英《医学纲目》卷之三十五：“芎归加芍药汤……治产后血崩，眩晕，不知人事。”[12]829

有的沿用“产后崩中”，如明代王肯堂《女科证治准绳》[14]9、武之望《济阴纲目》[18]138、陶本学《孕育玄机》[19]127 等。明代万全《万氏妇人科》把产后大量出血称之为“产后暴崩”，如卷下“血脱气脱神脱三证论”：“产后暴崩为血脱，气短似喘为气脱，妄言妄见为神脱。”[20]57,58 指出阴道大量出血致气随血脱而失神，是产后病中的急重症。其后清代闫纯玺《胎产心法》[21]369、陈起《妇科秘书》[22]124 均沿用“产后暴崩”这一名称。

现代有关著作均沿用宋代洪遵《洪氏集验方》[6]61 的记载，以“产后血崩”为规范名，如国标《中医临床诊疗术语·疾病部分》[23]41、中华人民共和国中医药行业标准《中医病证诊断疗效标准》[24]69、《中国医学百科全书·中医学》[25]1923《中医药常用名词术语辞典》[26]148《中国中医药学术语集成·基础理论与疾病》[27]104《中医大辞典》[28]694《中医辞海》[29]1290、普通高等教育中医药类规划教材《中医妇科学》[30]198 等。这说明在中医妇科临床实践中将“产后血崩”作为正名已达成共识。

我国 2011 年出版的全国科学技术名词审定委员会审定公布的《中医药学名词·内科学 妇科学 儿科学》[31]158 将“产后血崩”释义为产妇分娩后，突然阴道大量出血，客观准确地描述了产后大出血这一病证的特点。因而应以“产后血崩”为规范名，以“产后暴崩”“产后崩中”作为曾称。

五、文献辑录

《诸病源候论》卷四十四“产后崩中恶露不尽候”：“产伤于经血，其后虚损未平复，或劳役损动，而血暴崩下，遂因淋沥不断时来，故为崩中恶露不尽。凡崩中，若小腹急满，为内有瘀血，不可断之；断之终不断，而加小腹胀满，为难矣。若无瘀血，则可断，易治也。”[1]438

《千金翼方》卷八：“甘草芍药汤……治妇人产后崩中去血，逆气荡心，胸生疮，烦热，甘草芍药汤方。”[2]165

《华佗神方》卷十五：“华佗治从高堕下神方……服此方治因堕伤唾血或吐血极效。并治金疮伤绝，及妇人产后崩中。”[3]242

《外台秘要》卷二十九“从高堕下方三首”：“阿胶(炙)、干姜(各二两)，艾叶、芍药(各三两)，上四味切，以水八升，煮取三升，去滓，入胶令消，分二服，羸人三服。女人产后崩中伤，下血过多，虚喘，腹中绞痛，下血不止，服之悉愈。”[4]500

《洪氏集验方》卷五：“乌金散……治血崩漏下，最治产后血崩，并小产血崩漏下。”[6]61

《太平圣惠方》卷七十九：“治产后崩中诸方：治产后崩中，头目旋运，神思昏迷，四肢烦乱，不知人事，熟干地黄方。”[5]321

《卫生家宝产科备要》卷五：“产后血崩，谓恶露未尽，久不治之，及食咸酸所致，若腹似痛时，稍难治。”[7]75“问产后崩中者何？答曰：败血恶露未止，日久或食咸酸之物，遂变崩中，血结变黑，状似鸡肝，或时寒热，背膊拘急，烦闷，名曰崩中。宜先服此散，次服黑神丸，即安。”[7]80

《女科百问》卷下：“第九十二问……产后血崩者，何也？答曰：产卧伤耗经络，脉未平复，劳役损动，致血暴崩，淋沥不止。或因咸酸不节，伤蠹营卫，亦变崩中，若小腹满痛，肝经已坏，为难治，当急服固经丸。”[8]89,90

《妇人大全良方》卷二十二：“论曰：产后血

崩者何？答曰：产卧伤耗经脉，未得平复而劳役损动，致血暴崩，淋沥不止；或因酸咸不节，伤蠹荣卫，气血衰弱，亦变崩中。"[9]601"治产后崩中，头目旋运，神思昏迷，四肢烦乱，不知人事，熟干地黄散。"[9]602

《严氏济生方·妇人门》："产后血崩者何？答曰：因产所下过多，血气暴虚，未得平复，或因劳役，或因惊恐，致血暴崩。又有荣卫损伤，气衰血弱，亦变崩中。"[10]168

《世医得效方》卷十四："固经丸……治产后血崩不止，或因餐极酸咸物过度。"[11]292

《医学纲目》卷三十五："产后血不止……芎归加芍药汤，治产后血崩，眩晕，不知人事。"[12]829

《万氏妇人科》卷三："产后暴崩……崩之不止，只用本方调十灰散服之。盖崩本非轻病，产妇得之，是谓重虚，尤不可忽也。"[20]57,58

《本草纲目》卷十五："茺蔚……产后血崩漏下，糯米汤下。"[13]502

《女科证治准绳》卷一："芎归汤(《元戎》)治一切去血过多，眩运闷绝，伤胎去血，产后崩中去血，拔牙去血，金疮去血不止，举头欲倒，悉能治之。"[14]9

《女科证治准绳》卷五："芎归加芍药汤……治产后血崩眩晕，不知人事。"[14]496

《济阴纲目》卷八："当归芍药散……治妊娠腹中绞痛，心下急痛，及疗产后崩中，去血过多，眩晕虚乏。"[18]138

《孕育玄机》卷下："产后崩中下血，漏下不止，乌梅汤下，或糯米汤，或秦艽汤下。"[19]127

《傅青主女科》卷下："产后血崩血脱，气喘气脱，神脱妄言，虽有血气阴阳之分，其精散神去一也。"[15]100

《胎产指南》卷四："倍参生化汤……治产后五急症，视症加减用之……产后血崩形色脱，倍参生化汤，参加至五钱，荆芥穗四分，炒。"[16]123,124

《胎产心法》卷下"血脱气脱神脱三证论"："产后暴崩为血脱，气短似喘为气脱，妄言妄见为神脱。"[21]369

《妇科玉尺》卷四："加味四物汤……治产后血崩如豆汁，紫黑过多者。"[17]132

《妇科秘书》："产后暴崩为血脱，气短似喘为气脱，妄言家见为神脱。"[22]124

《中医临床诊疗术语·疾病部分》："产后血崩……多因子宫内胎膜或胎盘残留，或产伤，或凝血障碍所致，以胎儿娩出后24小时内，阴道出血量达到或超过400毫升，为主要表现的产后疾病。"[23]41

妇科

《中医病证诊断疗效标准》："产后血崩……是由于产妇素体气血虚弱，或瘀阻、血热，导致血不归经，阴道出血量达500毫升以上者。"[24]69

《中国医学百科全书·中医学》："产后血崩……妇人分娩后，或新产尚未满月，阴中突然大量出血，或暴崩不止者，称产后血崩。"[25]1923

《中医药常用名词术语辞典》："产后血崩……疾病。见《陈素庵妇科补解·产后众疾门》。产妇分娩后，突然阴道大量出血。气虚，冲任不固，失血统摄；血瘀，瘀血阻于冲任，新血不得归经；产道损伤，脉络破损，均可导致产后血崩。"[26]148

《中国中医药学术语集成·基础理论与疾病》："产后血崩……产妇分娩后，突然阴道大量出血者。"[27]104

《中医大辞典》："产后血崩……病症名。见《卫生家宝产科备要》卷四。多因产时损伤冲任胞脉，产后经脉未复，劳逸损伤；胞衣不下，冲任胞脉受阻或产褥期房事过早所致。症见阴中突然大量流血或暴崩不止。治法参见血崩、胞衣不下条。"[28]694

《中医辞海》："产后血崩……妇科病名。指产褥期阴道突然大量流血的病症。见《卫生家宝产科备要》卷四。多因产时损伤冲任胞脉，产后经脉未复，劳役损伤，或因胞衣不下、冲任胞脉受阻，产褥期中房事过早所致。临证可见产褥期中突然阴道大量下血或暴崩不止，治法见血崩、胞衣不下条。"[29]1290

《中医妇科学》："产后血崩……产妇分娩后，突然阴道大量出血者。"[30]198

《中医药学名词·内科学 妇科学 儿科学》："产后血崩：以产妇分娩后，突然阴道大量出血为主要表现的疾病。"[31]158

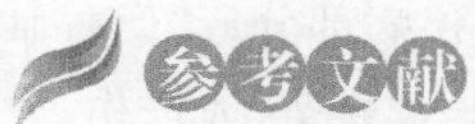

[1] [隋] 巢元方. 诸病源候论[M]. 刘宇，孙冬莉校注. 北京：北京科学技术出版社，2016：438.

[2] [唐] 孙思邈. 千金翼方[M]. 王勤俭，周艳艳. 上海：第二军医大学出版社，2008：165.

[3] [汉] 华佗. 华佗神方[M]. [唐] 孙思邈编. 重庆：中外出版社，1979：242.

[4] [唐] 王焘. 外台秘要[M]. 王淑民校注. 北京：中国医药科技出版社，2011：500.

[5] [宋] 王怀隐. 太平圣惠方[M]. 田文敬，等校注. 郑州：河南科技出版社，2015：321.

[6] [宋] 洪遵. 洪氏集验方[M]. 宋咏梅，张云杰点校. 上海：上海科学技术出版社，2003：61.

[7] [宋] 朱端章. 卫生家宝产科备要[M]. [宋] 徐安国整理；杨金萍点校. 上海：上海科学技术出版社，2003：75，80.

[8] [宋] 齐仲甫. 女科百问[M]. 宋咏梅，宋昌红点校. 天津：天津科学技术出版社，1999：89，90.

[9] [宋] 陈自明. 妇人大全良方[M]. 余瀛鳌，王咪咪，等点校. 北京：人民卫生出版社，2005：601，602.

[10] [宋] 严用和. 重订严氏济生方[M]. 浙江省中医研究所文献组，湖州中医院整理. 北京：人民卫生出版社，1980：168.

[11] [元] 危亦林. 世医得效方[M]. 金芬芬校注. 北京：中国医药科技出版社，2011：292.

[12] [明] 楼英. 医学纲目[M]. 赵燕宜，于燕莉校注. 北京：中国医药科技出版社，2011：829.

[13] [明] 李时珍. 本草纲目[M]. 柳长华，柳璇校注. 北京：中国医药科技出版社，2011：502.

[14] [明] 王肯堂. 女科证治准绳[M]. 太原：山西科学技术出版社，2012：9496.

[15] [清] 傅山. 傅青主女科[M]. 欧阳兵整理. 北京：人民卫生出版社，2006：100.

[16] [清] 单南山. 胎产指南[M]. 张晋峰，等校补. 北京：人民军医出版社，2012：123，124.

[17] [清] 沈金鳌. 妇科玉尺[M]. 张慧芳，王亚芬点校. 北京：中医古籍出版社，1996：132.

[18] [明] 武之望. 济阴纲目[M]. 吴少祯主编. 北京：中国医药科技出版社，2014：138.

[19] [明] 陶本学. 孕育玄机[M]. 邓月娥校注. 北京：中国中医药出版社，2015：127.

[20] [明] 万全. 万氏妇人科[M]. 罗田县卫生局校注. 武汉：湖北人民出版社，1983：57，58.

[21] [清] 沈尧封，闫纯玺. 女科辑要；胎产心法[M]. 北京：人民卫生出版社，1988：369.

[22] [清] 陈佳园，等. 妇科秘书八种[M]. 北京：中医古籍出版社，1988：124.

[23] 国家技术监督局. 中医临床诊疗术语：疾病部分[M]. 北京：中国标准出版社，1997：41.

[24] 国家中医药管理局. 中医病证诊断疗效标准[M]. 南京：南京大学出版社，1994：69.

[25] 《中医学》编辑委员会. 中医学[M]//钱信忠. 中国医学百科全书. 上海：上海科学技术出版社，1997：1923.

[26] 李振吉. 中医药常用名词术语辞典[M]. 北京：中国中医药出版社，2001：148.

[27] 宋一伦，杨学智. 基础理论与疾病[M]//曹洪欣，刘保延. 中国中医药学术语集成. 北京：中医古籍出版社，2005：104.

[28] 李经纬，余瀛鳌，蔡景峰，等. 中医大辞典[M]. 北京：人民卫生出版社，2004：694.

[29] 袁钟，图娅，彭泽邦，等. 中医辞海：上册[M]. 北京：中国医药科技出版社，1999：1290.

[30] 马宝璋，齐聪. 中医妇科学[M]. 北京：中国中医药出版社，2012：198.

[31] 中医药学名词审定委员会. 中医药学名词：内科学 妇科学 儿科学[M]. 北京：科学出版社，2011：158.

（张慧珍）

4·031 产后身痛

chǎn hòu shēn tòng

一、规范名

【中文名】产后身痛。

【英文名】postpartum body pain。

【注释】以产褥期内，出现肢体或关节酸痛、麻木、重着为主要表现的疾病。

二、定名依据

“产后身痛”作为妇科病证名称，最早见于明代朱橚《普济方》，此前尚有相关术语“产后风”“产后中风”“产后腰痛”等，但与“产后身痛”不完全相同。

自明代朱橚《普济方》提出“产后身痛”之名，其后历代著作多有沿用，如明代《济阴纲目》，清代《女科经纶》《医学心悟》《笔花医镜》等，这些著作均为历代的重要著作，对后世有较大影响。所以“产后身痛”作为规范名便于达成共识，符合术语定名的约定俗成原则。

现代相关著作，如国标《中医临床诊疗术语·疾病部分》《中国中医药学术语集成·基础理论与疾病》《中医药常用名词术语辞典》等；以及全国高等中医药院校规划教材《中医妇科学》均以“产后身痛”作为这一疾病的正名。同时，已经广泛应用于中医药文献的标引和检索的《中国中医药学主题词表》也以“产后身痛”作为正式主题词，这些均说明在中医妇科临床实践中用“产后身痛”作为这一妇科病名的规范名已达成共识。《中国医学百科全书·中医学》《中医大辞典》《中医辞海》以“产后遍身疼痛”作为正名，《中医大辞典》《中医辞海》把“产后身痛”作为又称，“产后遍身疼痛”与“产后身痛”概念含义相同，选定“产后身痛”作为规范名符合术语定名的简明性原则。

我国2011年出版的由全国科学技术名词审定委员会公布的《中医学名词·内科学 妇科学 儿科学》已以“产后身痛”作为规范名。所以“产后身痛”作为规范名也符合术语定名的协调一致原则。

三、同义词

【俗称】“产后风”(《妇人大全良方》)。

【曾称】“产后中风”(《诸病源候论》)；“产后遍身疼痛”(《产育宝庆集》)。

四、源流考释

产后身痛的相关描述始见于隋代巢元方《诸病源候论》，散见于“产后中风候”和“产后腰痛候”，指出其发病原因是产后气血亏虚，复感风邪所致，表现为疼痹不仁、腰痛。[1]431,434 其后唐代昝殷《经效产宝》亦称“产后中风”，指出其症状为骨节疼痛、身体疼痛，四肢痿弱不遂，治疗用羌活汤。[2]19

宋金元时期，宋代陈自明《妇人大全良方》沿用了“产后中风”的名称，多因产后虚损未复，为风邪冷气初客于皮肤经络所致。表现为顽痹不仁，挟寒则挛急。亦称之为“产后风”，用麻黄根散治之。[3]524,535 李师圣等在《产育宝庆集》中提出“产后遍身疼痛”的病名，论及发病乃由产后百节开张，血留滞于经络分肉之间，累日不散而致，表现为骨节不利，筋脉引急，并提出了治疗用趁痛散。[4]10 其后朱端章《卫生家宝产科备要》[5]52、齐仲甫的《女科百问》[6]88,89、陈自明《妇人大全良方》[3]538 均沿用了“产后遍身疼痛”的名称。如《妇人大全良方》卷之二十：“论曰……产后遍身疼痛者何？答曰：产后百节开张，血脉流走，遇气弱则经络、肉分之间，血多留滞，累日不散，则骨节不利，筋脉引急，故腰背不得转侧，手足不能动摇，身热头痛也。”[3]538

明清时期，有的医家仍沿用“产后遍身疼痛”的名称，如明代王肯堂《女科证治准绳》[7]2555、陈文昭《陈素庵妇科补解》[8]183；清代萧壎《女科经纶》[9]138、程国彭《医学心悟》[10]294 等；值得提及的是，明代朱橚在《普济方》[11]908 把产后身体腰脚疼痛称为“产后身痛”，其后武之望《济阴纲目》[12]204、萧壎《女科经纶》[9]138、程国彭《医学心悟》[10]294、吴谦《医宗金鉴》[13]1217、江涵暾《笔花医镜》[14]106 均沿用此名。而清代程国彭在《医学心悟》[10]298 中把产后气血空虚，真元未复，有所作劳，出现的头目、四肢胀痛，名曰“蓐劳”，称其最难调治。沈金鳌《妇科玉尺》则有“产后痨”的记载。《妇科玉尺》卷六：“妇女杂病……又或风邪侵于营卫，流及脏腑，寒热如疟，盗汗，背膊烦闷，四肢沉重，名曰蓐痨。俗总谓之产后痨，宜黄芪丸，白茯苓散。”[15]162

现代有关著作均沿用《普济方》的记载以“产后身痛”作为本病证的正名，如国标《中医临床诊疗术语·疾病部分》[16]42《中国中医药学术语集成·基础理论与疾病》[17]105《中国中医药学主题词表》[18]90《中医药常用名词术语辞典》[19]148《中医妇科学》[20]208《实用中医妇科学》[21]216《中医药学名词·内科学 妇科学 儿科学》[22]163 等；《中国医学百科全书·中医学》[23]1928《中医大辞典》[24]701《中医辞海》[25]1301 以“产后遍身疼痛”作为正名，《中医大辞典》[24]694,701《中医辞海》[25]1297 把“产后身痛”作为又称，如《中医大辞典》产后身痛：即产后遍身疼痛。[24]694 在“十三五”规划教材《中医妇科学》[26]222 中把“产后遍身疼痛”“产后关节痛”“产后痛风”“产后痹证”作为又称，把“产后风”作为俗称。

总之，我国2011年出版的由全国科学技术名词审定委员会审定公布的《中医药学名词》将“产后身痛”释义为产妇在产褥期内，出现肢体或关节酸楚、疼痛、麻木、重着者为主要表现的疾病，客观准确地描述了产后遍身疼痛这一病证的特点。

五、文献辑录

《诸病源候论》卷四十三：“产后腰痛候……肾主腰脚，而妇人以肾系胞。产则劳伤，肾气损动，胞络虚；未平复，而风冷客之，冷气乘腰者，则令腰痛也。”[1]431“产后中风候……产则伤动血气，劳损腑脏，其后未平复，起早劳动，气虚而风邪乘虚伤之，致发病者，故曰中风。若风邪冷气，初客皮肤经络，疼痹不仁，若乏少气。”[1]434

《经效产宝》卷中：“疗产后中风，身体疼痛，四肢痿弱不遂，羌活汤。”[2]19

《产育宝庆集》卷上：“产后遍身疼痛者何？答曰：产后百节开张，血脉流走，遇气弱则经络分肉之间血多留滞，累日不散则骨节不利，筋脉引急，故腰背不得转侧，手足不能动摇，身热头痛也，若医以伤寒治之，则汗出而筋脉伤，手足厥冷，变生他病，但服趁痛散以嘿除之。”[4]10

《卫生家宝产科备要》卷四：“产后遍身疼痛者何？答曰：产后百节开放，血脉流走，遇气弱，则经络、肉分之间，血多留滞，累日不散，则骨节不利，筋脉引急，故腰背不得转侧，手脚不能动摇，身热，头痛。”[5]52

《女科百问》卷下：“第九十问……产后遍身疼痛者，何也？答曰：产后百节开张，血脉流走，遇气弱，则经络肉分之间，血多留滞，累日不散，则骨节不利，筋脉引急，故腰背不得转侧，手足不能动摇，身热头痛也。”[6]88,89

《妇人大全良方》卷十九：“产后虚汗不止方论第六……《千金》疗产后风，虚汗出不止，小便难，四肢微急，难以屈伸。”[3]524“产后中风筋脉四肢挛急方论第十……夫产后中风、筋脉挛急者，是气血不足，脏腑俱虚，日月未满而早劳役，动伤腑脏；虚损未复，为风邪冷气初客于皮肤经络。则令人顽痹不仁，羸乏少气，风气入于筋脉，挟寒则挛急也。”[3]535

卷二十：“论曰……产后遍身疼痛者何？答曰：产后百节开张，血脉流走，遇气弱则经络、肉分之间，血多留滞，累日不散，则骨节不利，筋脉引急，故腰背不得转侧，手足不能动摇，身热头痛也。”[3]538

《普济方》卷三百五十一：“身体腰脚疼痛附论……趁痛散……治产后身痛，气弱血滞，骨节不利，筋脉急引。”[11]908

《女科证治准绳》卷五：“遍身疼痛……趁痛散（《云岐》）治产后气弱血滞，遍身疼痛，及身热头疼。”[7]2555

《济阴纲目》卷十一：“遍身疼痛……趁痛散治产后气弱血滞，筋脉拘挛，腰背强直，遍身疼痛……五积散治产后身痛，兼感寒伤食。”[12]204

《陈素庵妇科补解》卷五：“产后遍身疼痛方论……产后遍身疼痛，因产时损动，血气升降失常，留滞关节，筋脉引急，是以遍身疼痛也。”[8]183

《女科经纶》卷五：“产后遍身疼痛属血气失其常度……慎斋按：以上一条，序产后有遍身疼痛证也。产后百节开张，血脉流散。曰遍身，则自筋骨皮肉，手足，胁腹腰背，无处不痛。《大全》以为血滞经络，似属有余。然去血过多，虚而风寒袭之，亦为疼痛。故趁痛散为的对药，无择乃云不能疗，不若五积散，殊未确也。”[9]138“产后遍身疼痛属血气失其常度……立斋按：五积散治产后身痛，兼感寒伤食。”[9]138

《医学心悟》卷五：“产后身痛……产后遍身疼痛，良由生产时百节开张，血脉空虚，不能荣养，或败血乘虚而注于经络，皆令作痛。”[10]294

卷四：“蓐劳……产后气血空虚，真元未复，有所作劳，则寒热，食少，头目、四肢胀痛，名曰蓐劳，最难调治。”[10]298

《医宗金鉴》卷五：“遍身疼痛证治……趁痛散……产后身疼荣不足，若因客感表先形，趁痛散用归芪术，牛膝甘独薤桂心；血瘀面唇多紫胀，四物秦艽桃没红。”[13]1217

《妇科玉尺》卷六：“妇女杂病……又或风邪侵于营卫，流及脏腑，寒热如疟，盗汗，背膊烦闷，四肢沉重，名曰蓐痨。俗总谓之产后痨，宜黄芪丸，白茯苓散。”[15]162

《笔花医镜》卷四：“产后诸证……产后身痛，若遍身手按更痛者，瘀血凝滞也，四物汤加黑姜、桃仁、红花、泽兰化之；若身痛喜按者，血虚也，四物汤加黑姜、参、术补之. 若兼风寒，必头痛鼻塞恶寒，宜古拜散加当归、川芎、秦艽、黑姜散。”[14]106

《中医临床诊疗术语·疾病部分》：“产后身痛……多因产后血虚、肾虚，筋脉失养，或外邪乘虚侵袭经脉，气血运行受阻所致，以产褥期间出现肢体或关节疼痛、麻木为主要表现的产后疾病。”[16]42

《中医大辞典》：“产后身痛……即产后遍身疼痛。”[24]694“产后遍身疼痛……出《经效产宝》。多因产后气血亏损，运行无力，致血留置于经络、肌肉之间；恶露过少，瘀血停留，败血入于关节之中；或产后血脉空虚，风寒袭之，流注筋脉所致。”[24]701

《中医辞海》：“产后身痛……妇科病证名。指产褥期内，出现肢体关节酸楚、疼痛、麻木、重着的病证。即‘产后遍身疼痛’。”[25]1297“产后遍身身痛……妇科病证名。指产褥期内，出现肢体关节酸楚、疼痛、麻木、重着的病证。”[25]1301

《中国医学百科全书·中医学》：“产后遍身疼痛……产妇产褥期间出现肢体关节酸楚、疼痛、麻木、重着者。”[23]1928

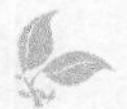

《中国中医药学术语集成·基础理论与疾病》：“产后身痛……产褥期内，出现肢体关节酸痛、麻木、重着者。亦称‘遍身痛’‘产后关节痛’。”[17]105

《实用中医妇科学》：“产后身痛……产褥期内出现肢体关节酸楚、麻木、重着、疼痛。亦称‘产后遍身疼痛’‘产后痹证’。根据疼痛的部位不同，分别称为产后关节痛、产后腰痛、产后足跟痛，俗称产后风。”[21]216

《中医妇科学》：“产后身痛……产褥期间，出现肢体、关节酸痛、麻木、重着者。亦称‘产后遍身疼痛’‘产后关节痛’。”[20]208

《中医药常用名词术语辞典》：“产后身痛……源《经效产宝》卷下。产褥期内，出现肢体与关节酸痛、麻木、重着者。阴血亏虚，四肢百骸、筋脉关节失养；瘀血留滞于经络、筋骨之间，气血运行受阻；外感风寒湿邪，客于经络、关节、肌肉、经脉痹阻，均可导致产后身痛。”[19]148

《中国中医药学主题词表》：“产后身痛……属产褥期疾病。多因产后血虚、肾虚，筋脉失养，或外邪乘虚侵袭经脉，气血运行受阻所致。以产褥期内出现肢体与关节疼痛、麻木为主要表现的产后疾病。”[18]90

《中医药学名词·内科学 妇科学 儿科学》：“产后身痛……以产褥期内，出现肢体与关节酸痛、麻木、重着为主要表现的疾病。”[22]163

《中医妇科学》：“产妇在产褥期内，出现肢体、关节酸痛、麻木、重着者，称为‘产后身痛’，亦称‘产后关节痛’‘产后遍身疼痛’‘产后痹证’‘产后痛风’，俗称‘产后风’。”[26]222

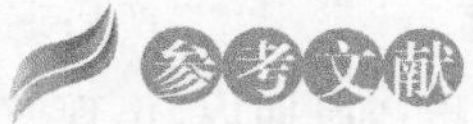

[1] [隋]巢元方.诸病源候论[M].刘宇,孙冬莉校注.北京:北京科学技术出版社,2016:431,434.

[2] [唐]昝殷.经效产宝[M].北京:人民卫生出版社,1955:19.

[3] [宋]陈自明.妇人大全良方[M].余瀛鳌,王咪咪,等点校.北京:人民卫生出版社,2005:524,535,538.

[4] [宋]郭稽中.产育宝庆集[M].北京:中华书局,1985:10.

[5] [宋]朱瑞章.卫生家宝产科备要[M].[宋]徐安国整理,杨金萍点校.上海:上海科学技术出版社,2003:52.

[6] [宋]齐仲甫.女科百问[M].宋咏梅,宋昌红点校.天津:天津科学技术出版社,1999:88,89.

[7] [明]王肯堂.证治准绳[M].北京:人民卫生出版社,2003:2555.

[8] [宋]陈素庵.陈素庵妇科补解[M].[明]陈文昭补解.上海中医学会妇科学会文献组整理.上海:上海科学技术出版社,1983:183.

[9] [清]萧壎.女科经纶[M].姜典华校注.北京:中国中医药出版社,2007:138.

[10] [清]程国彭.医学心悟[M].王键,郜峦校注.北京:中国中医药出版社,2009:294,298.

[11] [明]朱橚.普济方[M].北京:人民卫生出版社,1959:908.

[12] [明]武之望.济阴纲目[M].吴少祯主编.北京:中国医药科技出版社,2014:204.

[13] [清]吴谦.医宗金鉴[M].北京:人民卫生出版社,1985:1217.

[14] [清]江笔花.笔花医镜[M].上海:上海科学技术出版社,1984:106.

[15] [清]沈金鳌.妇科玉尺[M].张慧芳,王亚芬点校.北京:中医古籍出版社,1996:162.

[16] 国家技术监督局.中医临床诊疗术语:疾病部分[M].北京:中国标准出版社,1997:42.

[17] 宋一伦,杨学智.基础理论与疾病[M]//曹洪欣,刘保延.中国中医药学术语集成.北京:中医古籍出版社,2005:105.

[18] 吴兰成.中国中医药学主题词表[M].北京:中医古籍出版社,2008:90.

[19] 李振吉.中医药常用名词术语辞典[M].北京:中国中医药出版社,2001:148.

[20] 马宝璋,齐聪.中医妇科学[M].北京:中国中医药出版社,2012:208.

[21] 刘敏如,欧阳惠卿.实用中医妇科学[M].上海:上海科学技术出版社,1997:216.

[22] 中医药学名词审定委员会.中医药学名词:内科学 妇科学 儿科学[M].北京:科学出版社,2011:163.

[23] 《中医学》编辑委员会.中医学[M]//钱信忠.中国医学百科全书.上海:上海科学技术出版社,1997:1928.

[24] 李经纬,余瀛鳌,蔡景峰,等.中医大辞典[M].北京:人民卫生出版社,2004:694,701.

[25] 袁钟,图娅,彭泽邦,等.中医辞海:上册[M].北京:中国医药科技出版社,1999:1297,1301.

[26] 谈勇.中医妇科学[M].北京:中国中医药出版社,2016:222.

(张慧珍)

4・032

产后痉病

chǎn hòu jìng bìng

一、规范名

【汉文名】产后痉病。

【英文名】postpartum convulsion disease。

【注释】以新产后或产褥期内,突然项背强直,四肢抽搐,甚则口噤不开,角弓反张为主要表现的疾病。

二、定名依据

"产后痉病"作为产后病名始于清代郑玉坛《彤园妇人科》,此前相关术语的记载有"产后痉""病痉""蓐风""产后发痉""产后惊风"等,但现在大部分已很少沿用。其后尚有"产后痉证"名称,"产后惊风"与"产后痉病"概念不完全相同，“产后痉”“病痉”“蓐风”“产后发痉”“产后痉证”与“产后痉病”涵义相同，选择“产后痉病”作为正名，符合术语定名原则中科学性及单义性的原则。

现代文献这一疾病的名称不统一，有的沿用“产后痉病”，如国标《中医临床诊疗术语·疾病部分》《中医大辞典》《中医辞海》《中医药常用名词术语辞典》；有的沿用“产后痉证”，如《中国医学百科全书·中医学》《实用中医妇科学》《中国中医药学术语集成·基础理论与疾病》以及全国高等中医药院校规划教材《中医妇科学》。选定“产后痉病”作为正名符合系统性的命名原则。

我国2011年出版的由全国科学技术名词审定委员会公布的《中医学名词·内科学 妇科学 儿科学》已以“产后痉病”作为规范名。所以“产后痉病”作为规范名也符合术语定名的协调一致原则。

三、同义词

【曾称】“蓐风”（《备急千金要方》）；“产后痉”（《证治准绳》）；“产后惊风”（《本草约言》）；“产后痉证”（《医述》）。

四、源流考释

产后痉病的相关记载见于汉代张仲景《金匮要略》，如“妇人产后病脉症并治”：“新产血虚，多汗出，喜中风，故令病痉。”[1]79,80 指出“痉”的发生与新产后亡血、复汗、中风有关。隋代巢元方在《诸病源候论》[2]435 称本病为“产后中风痉”，详细论述了发病的病因病机及临床表现。如“卷四十三”：“产后中风痉候……产后中风痉者，因产伤动血脉，脏腑虚竭，饮食未复，未满日月。荣卫虚伤，风气得入五脏，伤太阳之经，复感寒湿，寒搏于筋则发痉。其状，口急噤，背强直，摇头马鸣，腰为反折，须臾十发，气急如绝，汗出如雨，手拭不及者，皆死。”唐代孙思邈在《备急千金要方》[3]35 中把产后身反强直，犹如角弓反张者首命名为“蓐风”。如卷三：“虚损第十……所以妇人产后百日以来，极须殷勤忧畏，勿纵心犯触，及即便行房。若有所犯，必身反强直，犹如角弓反张，名曰蓐风，则是其犯候也。”

宋金元时期，多沿用“蓐风”，如宋代朱瑞章《卫生家宝产科备要》[4]43,44、陈自明《妇人大全良方》[5]487，朱瑞章指出其发病与产后百日内失于将息有关，如《卫生家宝产科备要》卷三：“论欲产并产后……大都产妇将息，须是百日，方可平复。大忌犯触，因此多致身体强直，如角弓反张，名曰蓐风，遂至不救。”陈自明在《妇人大全良方》中把产后口噤，腰背强直，角弓反张，皆名曰痉，又名曰痓。如卷十九“产后汗出多而变痓方论第八”：“凡产后口噤，腰背强直，角弓反张，皆名曰痉，又名曰痓。古人查有汗、无汗以分刚柔、阴阳而治。”[5]527 宋代齐仲甫在《女科百问》提出了“痓风”“产后中风”等名称，论述了其症状及治疗，如卷下：“第九十九问……产后出汗多而变痓风如何？答曰……痓者，口噤不开，背强而直，如风发痫状，摇头，马鸣，身反折，须臾十发，气息如绝。宜速斡口灌之小续命汤……防风汤，治产后中风，如角弓时时反张，口噤。”[6]93

明清时期，描述产后项背强直，四肢抽搐，角弓反张这一疾病的名称较多，存在“产后发痉”“产后痉”“产后痉病”“产后惊风”并存的情况。有的用“产后发痉”，如明代薛己《女科撮要》卷下：“产后发痉……产后发痓，因去血过多，元气亏极；或外邪相搏，其形牙关紧急，四肢劲强；或腰背反张，肢体抽搐。”[7]63 其后明代王肯堂《证治准绳》[8]700、王化贞《产鉴》[9]137、武之望《济阴纲目》[10]210、张景岳《景岳全书》[11]454；清代张璐《张氏医通》[12]268、沈金鳌《妇科玉尺》[13]111、张德裕《本草正义》[14]82 等均沿用这一名称。详述了产后发痉的病因病机、临床表现及治疗。如《景岳全书》卷三十八：“产后发痉，乃阴血大亏证也。其证则腰背反张，戴眼直视，或四肢强劲，身体抽搐。”[11]454 沈金鳌提出治疗“产后发痉”不可但攻风邪，只能大补气血，如《妇科玉尺》卷

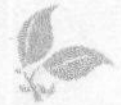

四:"产后……薛己曰:产后发痉,大补气血,可保无虞,但攻风邪,死无疑矣。"[13]111

明代薛己《本草约言》提出了"产后惊风"病名。卷之二曰:"荆芥……产后中风,口噤强直,荆芥、当归等,名荆归汤,又名愈风汤,治产后惊风反张,神效。"[15]86 其后明代方有执《伤寒论条辨》[16]284、清代喻嘉言《医门法律》[17]192、陈士铎《辨证奇闻》[18]209、竹林寺僧《竹林女科证治》[19]227、王世雄《四科简效方》[20]69 等均沿用此名称。王肯堂在《证治准绳》[8]164 中提出"产后痉"的名称,其发病乃因亡血过多、筋无所养所致。其后清代沈金鳌《妇科玉尺》[13]130、罗国纲《罗氏会约医镜》[21]493、王旭高《医学刍言》[22]31 均沿用此名。清代郑玉坛在《彤园妇人科》中提出"产后痉病"的名称。其卷五曰:"大豆汤……治产后痉病邪实,脉浮弦有力者可服。"[23]211 陈修园《医学三字经》[24]860 称"产后痉症",其卷四曰:"产后痉症,十中只可救一,除此方外,无一善方。"

古代著作中记载的本词名称尚有"产后痉证""产后病痉"。如清代程文囿《医述》卷六:"每验小儿惊证、产后痉证、类中风证,悉属火燥生风。"[25]355 清代萧壎《女科经纶》卷六:"产后病痉属阴虚内热生风……缪仲淳曰:产后血虚,角弓反张,病名曰痉。痉者,劲也。"[26]232 清代陈复正《幼幼集成》卷一"附:气脱案……产后百脉空虚,洗拭太早,令中风口噤,手足搐搦,角弓反张……此即产后病痉,而幼科称为惊风者是也。"[27]8

须予说明的是,古代著作中记载的"产后惊风"不仅指以新产后或产褥期内突然项背强直、四肢抽搐、甚则口噤不开、角弓反张为主要表现的疾病,还指产后感受风邪所致的精神不定、言语错乱等,如宋代陈师文《太平惠民和剂局方》卷一:"龙虎丹……上为细末,炼蜜为剂。每服一丸,如鸡头大,用薄荷酒嚼下。日进一服,重即两服。产后惊风,乱道见物,朱砂酒磨下。"[28]4 宋代陈自明《妇人大全良方》卷十八:"产后狂言谵语如有神灵方论第七……治疗产后惊风,言语乱道,如见鬼神、精神不定者,研好朱砂酒调,下龙虎丹(见《局方》),三丸作一服,兼琥珀地黄丸服之。"[5]513 清代喻嘉言、陈士铎明确了"产后惊风"与"产后痉"的区别,明确指出"产后痉"乃亡血过多复感风邪所致。如《医门法律》卷四:"痉病论……又如新产妇人,血舍空虚,外风袭入,而成痉病。仲景之所明言,不肖者不顾悖圣,辄称产后惊风,妄投汤药,亦千中千死而不悟也。"[17]192 陈士铎《辨证奇闻》卷七:"痉痓……新产后,忽然手足挛搐,口眼㖞斜,头摇项强,甚则角弓反张,人谓产后惊风,谁知亡血过多成痉乎。"[18]209

现代有关著作有的沿用"产后痉病",如国标《中医临床诊疗术语·疾病部分》[29]41《中医大辞典》[30]696《中医辞海》[31]1299《中医药常用名词术语辞典》[32]148;有的沿用"产后痉证",如《中国医学百科全书·中医学》[33]1921,1922《实用中医妇科学》[34]198《中国中医药学术语集成·基础理论与疾病》[35]105《中医妇科学》[36]203。

我国2011年出版的由全国科学技术名词审定委员会审定公布的《中医药学名词·内科学 妇科学 儿科学》[37]159 将"产后痉病"释义为以新产后或产褥期内,突然项背强直,四肢抽搐,甚则口噤不开,角弓反张为主要表现的疾病,客观准确地描述了产后角弓反张这一病证的特点。因而以"产后痉病"为规范名,把"蓐风""产后痉""产后惊风""产后痉证"作为曾称。

五、文献辑录

《金匮要略》,如妇人产后病脉症并治:"新产血虚,多汗出,喜中风,故令病痉。"[1]79,80

《诸病源候论》卷之四十三:"产后中风痉候 产后中风痉者,因产伤动血脉,脏腑虚竭,饮食未复,未满日月。荣卫虚伤,风气得入五脏,伤太阳之经,复感寒湿,寒搏于筋则发痉。其状,口急噤,背强直,摇头马鸣,腰为反折,须臾十发,气急如绝,汗出如雨,手拭不及者,皆死。"[2]435

《备急千金要方》卷第三："虚损第十……所以妇人产后百日以来，极须殷勤忧畏，勿纵心犯触，及即便行房。若有所犯，必身反强直，犹如角弓反张，名曰蓐风，则是其犯候也。"[3]35

《太平惠民和剂局方》卷一："龙虎丹……上为细末，炼蜜为剂。每服一丸，如鸡头大，用薄荷酒嚼下。日进一服，重即两服。产后惊风，乱道见物，朱砂酒磨下。"[28]4

《卫生家宝产科备要》卷三："论欲产并产后……大都产妇将息，须是百日，方可平复。大忌犯触，因此多致身体强直，如角弓反张，名曰蓐风，遂至不救。"[4]43,44

《女科百问》卷下："第九十九问……产后出汗多而变痓风如何？答曰……痓者，口噤不开，背强而直，如风发痫状，摇头，马鸣，身反折，须臾十发，气息如绝。宜速斡口灌之小续命汤……防风汤，治产后中风，如角弓时时反张，口噤。"[6]93

《妇人大全良方》卷十八："产后将护法第一……大都产妇将息，须是满百日方可平复。大慎！触犯此，多致身体强直如角弓反张，名曰蓐风，遂致不救。"[5]487"产后狂言谵语如有神灵方论第七……夫产后言语颠倒，或狂言谵语如见鬼神者，其源不一，须仔细辨证、用药。治疗产后惊风，言语乱道，如见鬼神、精神不定者，研好朱砂酒调，下龙虎丹(见《局方》)，三丸作一服，兼琥珀地黄丸服之。"[5]513

卷十九"产后汗出多而变痓方论第八"："凡产后口噤，腰背强直，角弓反张，皆名曰痉，又名曰痓。古人查有汗、无汗以分刚柔、阴阳而治。"[5]527

《本草约言》药性本草约言卷之二"菜部"："荆芥……产后中风，口噤强直，荆芥、当归等，名荆归汤，又名愈风汤，治产后惊风反张，神效。"[15]86

《女科撮要》卷下："产后发痉……产后发痓，因去血过多，元气亏极；或外邪相搏，其形牙关紧急，四肢劲强；或腰背反张，肢体抽搐。"[7]63

《伤寒论条辨》："且以痉言之，如今时之人，绝无言此病者。言产后惊风者，则纷纷然，何哉？只缘痉在乱亡，人皆不识痉名，又不识强字之义，所以妄认筋脉牵强为抽筋，而谩谰抽掣搐搦之谬。"[16]284

《证治准绳》："薛氏云：产后痉，由亡血过多，筋无所养，与伤寒汗下过多，溃疡脓血大泄，皆败证也。"[8]164

卷之五："〔薛〕产后发痉，因去血过多，元气亏极，或外邪相搏，以致牙关紧急，四肢痉强，或腰背反张，肢体抽搐。若有汗而不恶寒者，曰柔痉；若无汗而恶寒者，曰刚痉。然产后患之，是由亡血过多，筋无所养所致。"[8]700

《产鉴》下卷："痉疾……产后血虚，腠理不密，故多汗。因与风邪博之则变痉，痉者口噤不开，背强而直……薛立斋云：产后发痉，因去血过多，元气亏极，或外邪相搏，以致牙关紧闭急，四肢痉强，或腰背反张，肢体抽搐。"[9]137

《济阴纲目》卷之十二："发痉(一作痓)……薛氏曰：产后发痉，因去血过多，元气亏极，或外邪相搏，以致牙关紧急，四肢痉强，或腰背反张，肢体抽搐。"[10]210

《景岳全书》卷三十八："产后发痉，乃阴血大亏证也。其证则腰背反张，戴眼直视，或四肢强劲，身体抽搐。"[11]454

《医门法律》卷四："痉病论……又如新产妇人，血舍空虚，外风袭入，而成痉病。仲景之所明言，不肖者不顾悖圣，辄称产后惊风，妄投汤药，亦千中千死而不悟也。"[17]192

《女科经纶》卷六："产后病痉属阴虚内热生风……缪仲淳曰：产后血虚，角弓反张，病名曰痉。痉者，劲也。去血过多，阴气暴虚，阴虚生内热，热极生风，故外现风证。"[26]232

《辨证奇闻》卷七："痉痓……新产后，忽然手足牵搐，口眼㖞斜，头摇项强，甚则角弓反张，人谓产后惊风，谁知亡血过多成痉乎。"[18]209

《张氏医通》卷十一："发痉……产后发痉，因去血过多，元气亏极，或外邪相搏；或阴火内动所致。故伤寒汗下过多，溃疡脓血大泄，多患此证。须大补气血，或保无虞，若攻风邪必死。其证牙关紧急，腰背反张，四肢抽搐。"[12]268

《幼幼集成》卷一："产要……产后百脉空虚，洗拭太早，令中风口噤，手足搐搦，角弓反张……此即产后病痉，而幼科称为惊风者是也。"[27]8

《竹林女科证治》："附灵枢保产黑神丹……产后忽然四肢发痉，口噤头摇（俗名产后惊风，因去血过多，肝风内动所致）。"[19]227

《妇科玉尺》卷四："产后……薛己曰：产后发痉，大补气血，可保无虞，但攻风邪，死无疑矣。"[13]111"产后……防风当归散治产后痉。"[13]130

《罗氏会约医镜》卷十六："风痉无汗，辛散风，温和血，产后痉者，以血脱无以养筋也。"[21]493

《彤园妇人科》卷五："大豆汤……治产后痉病邪实，脉浮弦有力者可服。"[23]211

《医学刍言》第三十二章："妇人科……产后痉、口噤、角弓反张、无汗者，名刚痉，宜荆芥穗一两，童便煎服之；或桂枝汤加葛根。"[22]31

《医学三字经》卷四："产后痉症，十中只可救一，除此方外，无一善方。"[24]860

《医述》卷六："中风……每验小儿惊证、产后痉证、类中风证，悉属火燥生风。"[25]355

《本草正义》卷二："防风……然古人于中风一证，无不从外来风邪治疗，是以产后发痉、角弓反张，《千金》《外台》，均用豆淋酒后方，纯以发表祛风为主。"[14]82

《四科简效方》"丙集"："产后诸证……痉角弓反张，俗名产后惊风。"[20]69

国标《中医临床诊疗术语·疾病部分》产后痉病……多因血虚、阴虚或感染邪毒所致。以新产后或产褥期内，产妇发生手足抽搐，项背强直，四肢抽搐，甚或口噤、角弓反张等为主要表现的月经类疾病。[29]41

《中医大辞典》："产后痉病……亦名产后痉。《证治准绳·女科》陈临川云：'凡产后口噤，腰背强直，角弓反张，皆名曰痉。'因其发病原因不同，有产后痉风，产后病痉、产后惊风、蓐风等。"[30]696

《中医辞海》："产后痉病……系产后痉风，产后病痉、产后惊风、蓐风的总称。亦名产后痉。《证治准绳·女科》陈临川云：'凡产后口噤，腰背强直，角弓反张，皆名曰痉'。"[31]1299

《中医药常用名词术语辞典》："产后痉病……源《金匮要略·妇人产后病脉证并治》属产后三病。又名产后痉风（见《经效产宝续编》）。新产后或产褥期内，突然项背强直，四肢抽搐，甚则口噤不开，角弓反张者。阴血亏虚，筋脉失养；邪毒感染，损及脉络，均可导致产后痉病。"[32]148

《中国医学百科全书·中医学》："产后痉证……新产后发生项背强直，四肢抽搐，甚则口噤，角弓反张者。"[33]1921,1922

《实用中医妇科学》："产后痉证……新产后或产褥期中突然出现项背强直，四肢抽搐，甚则口噤，角弓反张者。又称产后痉风，俗称产后惊风，属新产后'三病'之一。首见于《金匮要略·妇人产后病脉证并治》。"[34]198

《中国中医药学术语集成·基础理论与疾病》："产后痉证……产褥期内突然项背强直，四肢抽搐，甚则口噤不开，角弓反张者。又称产后发痉、产后痉风。"[35]105

《中医妇科学》："产后痉证……产褥期内，产妇突然发生四肢抽搐，项背强直，甚则口噤不开，角弓反张者。又称'产后病痉''产后痉风'。"[36]203

《中医药学名词·内科学 妇科学 儿科学》："产后痉病……以新产后或产褥期内，突然项背强直，四肢抽搐，甚则口噤不开，角弓反张为主要表现的疾病。"[37]159

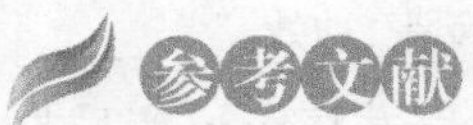

[1] ［汉］张仲景.金匮要略［M］.何任，何若苹，等整理.北京：人民卫生出版社，2005：79，80.

[2] ［隋］巢元方.诸病源候论［M］.刘宇，孙冬莉校注.北京：北京科学技术出版社，2016：435.

[3] ［唐］孙思邈.备急千金要方［M］.焦振廉，等校注.北京：中国医药科技出版社，2011：35.

[4] [宋] 朱瑞章. 卫生家宝产科备要[M]. [宋] 徐安国整理, 杨金萍点校. 上海: 上海科学技术出版社, 2003: 43, 44.
[5] [宋] 陈自明. 妇人大全良方[M]. 余瀛鳌, 王咪咪, 等点校. 北京: 人民卫生出版社, 1985: 487, 513, 527.
[6] [宋] 齐仲甫. 女科百问[M]. 宋咏梅, 宋昌红点校. 天津: 天津科学技术出版社, 1999: 93.
[7] [明] 薛己. 女科撮要[M]. 吴小明, 等校注. 北京: 中国中医药出版社, 2015: 63.
[8] [明] 王肯堂. 证治准绳(精华本)[M]. 余瀛鳌, 等编选. 北京: 科学出版社, 1998: 164, 700.
[9] [明] 王化贞.《产鉴》注释[M]. 张磊, 等注释. 郑州: 河南科学技术出版社, 1982: 137.
[10] [明] 武之望. 济阴纲目[M]. 吴少祯主编. 北京: 中国医药科技出版社, 2014: 210.
[11] [明] 张景岳. 景岳全书[M]. 李玉清, 等校注. 北京: 中国医药科技出版社, 2011: 454.
[12] [清] 张璐. 张氏医通[M]. 李静芳, 建一校注. 北京: 中国中医药出版社, 1995: 268.
[13] [清] 沈金鳌. 妇科玉尺[M]. 张慧芳, 王亚芬点校. 北京: 中医古籍出版社, 1996: 111, 130.
[14] [清] 张山雷. 本草正义[M]. 程东旗点校. 福州: 福建科学技术出版社, 2006: 82.
[15] [明] 薛己. 本草约言[M]. 臧守虎, 杨天真, 杜凤娟校注. 北京: 中国中医药出版社, 2015: 86.
[16] [明] 方有执. 伤寒论条辨[M]. 陈居伟校注. 北京: 学苑出版社, 2009: 284.
[17] [清] 喻昌原. 医门法律[M]. 张星平, 黄刚点校. 北京: 人民军医出版社, 2007: 192.
[18] [清] 陈士铎. 辨证奇闻[M]. [清] 文守江辑, 王树芬, 等点校. 北京: 中医古籍出版社, 1993: 209.
[19] [清] 竹林寺僧. 竹林寺女科[M]. 太原: 山西科学技术出版社, 2012: 227.
[20] [清] 王士雄. 四科简效方[M]. 北京: 中医古籍出版社, 1991: 69.
[21] [清] 罗国纲. 罗氏会约医镜[M]. 王树鹏, 等校注. 北京: 中国中医药出版社, 2015: 493.
[22] [清] 王旭高. 医学刍言[M]. 北京中医学院诊断教研组整理. 北京: 人民卫生出版社, 1960: 31.
[23] [清] 郑玉坛. 彤园妇人科[M]. 江凌圳校注. 北京: 中国中医药出版社, 2015: 211.
[24] [清] 陈念祖. 医学三字经[M]. 陈宗国书. 北京: 中国中医药出版社, 1996: 860.
[25] [清] 程杏轩. 医述: 16卷[M]. 合肥: 安徽科学技术出版社, 1983: 355.
[26] [清] 萧壎. 女科经纶[M]. 陈丹华点注. 南京: 江苏科学技术出版社, 1986: 232.
[27] [清] 陈复正. 幼幼集成[M]. 图娅点校. 沈阳: 辽宁科学技术出版社, 1997: 8.
[28] [宋] 太平惠民和剂局. 太平惠民和剂局方[M]. 刘景源整理. 北京: 人民卫生出版社, 2007: 4.
[29] 国家技术监督局. 中医临床诊疗术语: 疾病部分[M]. 北京: 中国标准出版社, 1997: 41.
[30] 李经纬, 余瀛鳌, 蔡景峰, 等. 中医大辞典[M]. 北京: 人民卫生出版社, 2004: 696.
[31] 袁钟, 图娅, 彭泽邦, 等. 中医辞海: 上册[M]. 北京: 中国医药科技出版社, 1999: 1299.
[32] 李振吉. 中医药常用名词术语辞典[M]. 北京: 中国中医药出版社, 2001: 148.
[33]《中医学》编辑委员会. 中医学[M]//钱信忠. 中国医学百科全书. 上海: 上海科学技术出版社, 1997: 1921, 1922.
[34] 刘敏如, 欧阳惠卿. 实用中医妇科学[M]. 上海: 上海科学技术出版社, 1997: 198.
[35] 宋一伦, 杨学智. 基础理论与疾病[M]//曹洪欣, 刘保延. 中国中医药学术语集成. 北京: 中医古籍出版社, 2005: 105.
[36] 马宝璋, 齐聪. 中医妇科学[M]. 北京: 中国中医药出版社, 2012: 203.
[37] 中医药学名词审定委员会. 中医药学名词: 内科学 妇科学 儿科学[M]. 北京: 科学出版社, 2011: 159.

(张慧珍)

4·033

产后腹痛

chǎn hòu fù tòng

一、规范名

【汉文名】产后腹痛。

【英文名】postpartum abdominal pain。

【注释】以产妇分娩后，小腹疼痛为主要表现的疾病。

二、定名依据

“产后腹痛”作为妇科疾病名称，最早见于汉代张仲景《金匮要略》。虽此前尚有相关术语“儿枕痛”“儿枕块”“儿枕块痛”“产枕痛”“血枕痛”等，且与本概念基本相同，但现代鲜见沿用，其中“儿枕痛”在现代文献中仅作为“产后腹痛”的又称。

自汉代张仲景《金匮要略》提出“产后腹痛”，其后的著作多有沿用，如唐代《备急千金要方》《外台秘要方》，宋代《普济本事方》《太平惠民和剂局方》《黄帝素问宣明方论》《妇人大全良方》，明代《医学纲目》《普济方》《古今医统大全》《本草纲目》《证治准绳》《济阴纲目》，清代《女科经纶》《妇科玉尺》《罗氏会约医镜》等，在载录本病证时大多以“产后腹痛”作为规范名，这些著作对后世有较大影响，所以“产后腹痛”作为规范名便于达成共识，符合术语定名的约定俗成原则。

我国最新出版的国标、行标如中华人民共和国国家标准《中医临床诊疗术语·疾病部分》《中国中医药学术语集成·基础理论与疾病》《中国医学百科全书·中医学》，普通高等教育中医药类规划教材《中医妇科学》，辞书类著作《中医大辞典》《中医辞海》《中医药常用名词术语辞典》等均以“产后腹痛”作为本病证规范名。说明“产后腹痛”作为本病证规范名称已成为共识。

我国2011年出版的由全国科学技术名词审定委员会公布的《中医学名词》已以“产后腹痛”作为规范名。所以“产后腹痛”作为规范名也符合术语定名的协调一致原则。

三、同义词

【曾称】“儿枕痛”(《圣济总录》)；“儿枕块痛”(《妇人大全良方》)；“儿枕块”(《女科撮要》)；“产枕痛”(《医学纲目》)；“血枕痛”(《本草纲目》)。

四、源流考释

“产后腹痛”的名称始见于东汉末年张仲景《金匮要略》，如该书“妇人产后病脉证治”：“产后腹痛，烦满不得卧，枳实芍药散主之。”[1]80

唐代多沿用《金匮要略》的记载，以“产后腹痛”作为本概念的名称。如孙思邈《备急千金要方》、[2]44 王焘《外台秘要》[3]621。如《备急千金要方》卷三：“独活汤……治产后腹痛，引腰背拘急痛方。”

宋金元时期的著作亦多沿用“产后腹痛”，如宋代许叔微《普济本事方》[4]164、陈师文《太平惠民和剂局方》[5]135；金代刘完素《黄帝素问宣明论方》[6]75；宋代陈自明《妇人大全良方》[7]551；元代危亦林《世医得效方》[8]300。同时，尚有医家称本概念为“儿枕痛”，如《圣济总录》卷第一百六十：“产后恶露不下……治产后恶露不尽，七八日腹痛，两胁妨满，兼儿枕痛，刘寄奴汤方。”[9]3332

明清时期，有的沿用“产后腹痛”，如明代楼英《医学纲目》[10]825、朱橚《普济方》[11]485、徐春甫《古今医统大全》[12]771、李时珍《本草纲目》[13]699、王肯堂《证治准绳》[14]1790、武之望《济阴纲目》[15]202 等；清代萧埙《女科经纶》[16]135、沈金鳌《妇科玉尺》[17]103 等。有的沿用“儿枕痛”，如明代楼英《医学纲目》[10]576、虞抟《医学正传》[18]445、龚信《古今医鉴》[19]566、缪希雍《神农本草经疏》[20]305、李梴《医学入门》[21]419；清代萧埙《女科经纶》[16]135、程国彭《医学心悟》[22]297、吴本立《女科切要》[23]61、罗国纲《罗氏会约医镜》[24]452 等，并明确了儿枕痛由恶露不尽，瘀血壅滞所致。

本病在古医籍中还有“儿枕块痛”(《妇人大全良方》)[7]225、“儿枕块”(《女科撮要》)[25]60、“产枕痛”(《医学纲目》)[10]477、“血枕痛”(《本草纲目》)[13]1111、“瘕母块痛”(《医学正传》)[18]445 等名称，如宋代陈自明《妇人大全良方》卷之七：“没药散……治一切血气，脐腹撮痛，及产后恶露不行，儿枕块痛。”[7]225 明代薛己《女科撮要》：“产后小腹作痛，俗名儿枕块，用失笑散行散之。若恶露既去而仍痛，用四神散调补之；若不应，用八珍汤。”[25]60 朱橚《普济方》卷三百三十五：“妇人诸疾门……没药散……治一切血气，脐腹撮痛，及产后恶露不行，儿枕块痛，宜服。”[11]486 李时珍《本草纲目》:"琥珀……安五脏,定魂魄……破结瘕,治产后血枕痛。"[13]1111 楼英《医学纲目》卷之二十二:"立效散治产枕痛不可忍,用五灵脂慢火炒令干,为末,二钱,温酒下,瘥。产枕,即血枕也。"[10]477 虞抟《医学正传》卷之七:"新产子宫未敛作痛,名儿枕痛,又名瘕母块痛。"[18]445

现代有关著作均沿用《金匮要略》的记载以"产后腹痛"作为本病证(产妇分娩后发生与产褥有关,以小腹疼痛为主要表现的疾病)的正名,如国标《中医临床诊疗术语·疾病部分》[26]41《实用中医妇科学》[27]200《中国医学百科全书·中医学》[28]1924《中医辞海》[29]1302《中国中医药学术语集成·基础理论与疾病》[30]105《中医妇科学》[31]200《中医药常用名词术语辞典》[32]148《中医药学名词·内科学 妇科学 儿科学》[33]160《中医大辞典》[34]697 等。同时,国标《中医临床诊疗术语·疾病部分》[26]41《中国中医药学术语集成·基础理论与疾病》[30]105《中医妇科学》[31]200《中医药常用名词术语辞典》[32]148《中医大辞典》[34]697 也将"儿枕痛"作为本概念的又称。

总之,我国 2011 年出版的由全国科学技术名词审定委员会审定公布的《中医药学名词·内科学 妇科学 儿科学》将"产后腹痛"释义为以产妇分娩后,以小腹疼痛为主要表现的疾病,客观准确地描述了产后腹痛这一病证的特点。

五、文献辑录

《金匮要略·妇人产后病脉证治》:"产后腹痛,烦满不得卧,枳实芍药散主之。"[1]80

《备急千金要方》卷三:"独活汤……治产后腹痛,引腰背拘急痛方。"[2]44

《外台秘要方》卷三十四:"产后腹中绞刺痛方九首……《必效》疗产后腹痛方。羌活四两切,酒二升,煮取一升分服。"[3]621

《圣济总录校注》卷第一百六十:"产后恶露不下……治产后恶露不尽,七八日腹痛,两胁妨满,兼儿枕痛,刘寄奴汤方。"[9]3332

《普济本事方》卷第十:"治下血不止,或成五色崩漏方……香附子春去皮毛,中断之,略炒为末,每服二钱,用清米饮调下……亦治产后腹痛,大是妇人仙药。"[4]164

《太平圣惠和剂局方》:"论产后诸疾……产后腹痛甚者,可与花蕊石散、太岳活血丹。"[5]135

《黄帝素问宣明论方》卷七:"大延胡索散治妇人经病,产后腹痛,腹满喘闷,癥瘕癖块,及一切心腹暴痛。"[6]75

《妇人大全良方》卷之七:"妇人血气心腹疼痛方论第十五……没药散……治一切血气,脐腹撮痛,及产后恶露不行,儿枕块痛。"[7]225

《妇人大全良方》卷之二十:"产后儿枕心腹刺痛方论第七……天仙藤散……治产后腹痛不止,及一切血气腹痛。"[7]551

《世医得效方》卷第十五:"大延胡索散……治经病,及产后腹痛,胀满喘闷,癥瘕癖块,一切心腹暴痛。"[8]300

《医学纲目》卷之二十二:"产后腹痛……立效散……治产枕痛不可忍,用五灵脂慢火炒令干,为末,二钱,温酒下,瘥。产枕,即血枕也。"[10]477

《医学纲目》卷之二十五:"妇人血积……没药散治一切血气,脐腹撮痛,及产后恶露不行,儿枕痛。"[10]576

《医学纲目》卷之三十五:"产后癥……地黄丸治产后腹痛,眼见黑花,或发狂如见鬼状,或胎衣不下,失音不语。"[10]825

《普济方》卷三百三十五:"妇人诸疾门……大延胡索散,出危氏方,治妇人经病并产后腹痛。"[11]485"妇人诸疾门……没药散,治一切血气,脐腹撮痛,及产后恶露不行,儿枕块痛,宜服。"[11]486

《医学正传》卷之七:"产后……新产子宫未敛作痛,名儿枕痛,又名瘕母块痛。"[18]445

《女科撮要》:"产后小腹作痛,俗名儿枕块,用失笑散行散之。若恶露既去而仍痛,用四神散调补之;若不应,用八珍汤。"[25]60

《古今医统大全》:"苎麻,产妇枕之,止血晕,安脐上止产后腹痛。"[12]771

《古今医鉴》卷十二："产后……产后恶露不尽，亦有发热恶寒，必胁肋胀满，连大小腹有块作痛，名儿枕痛。"[19]566

《本草纲目》"草部"第十八卷："天仙藤……陈自明妇人良方，产后腹痛儿枕痛，天仙藤五两，炒焦为末，每服二钱，炒生姜汁，童子小便和细酒调服。"[13]699

"木部"第三十七卷："琥珀……安五脏，定魂魄……破结瘕，治产后血枕痛。"[13]1111

《证治准绳》卷之一："产后腹痛，血块攻肠，加大艾、没药、好酒。产后腹痛不可忍，加官桂，童便，酒浸。"[14]1790

《济阴纲目》卷："当归散……治产后腹痛，胁肋胀满。(一方酒煎)广济方 疗产后腹痛气胀，胁下闷，不下食，兼微利。"[15]202

《医学入门》卷五："产后……小腹痛者，名儿枕痛，单五灵脂散，或加桃仁醋糊为。"[21]419

《神农本草经疏》卷二十三："赤爪木实疏：产后恶露不尽，蓄于太阴经部分，则为儿枕痛。山楂能入脾胃，消积滞，散宿血，故主水痢及产妇腹中块痛也。"[20]305

《女科经纶》卷五："《大全》曰：儿枕者，由母胎中宿有血块，因产时其血破败，与儿俱下则无患。若产妇脏腑风冷，使血凝滞在小腹，不能流通，令结聚疼痛，名曰儿枕痛。"[16]135"产后腹痛有虚实之分，实者有恶露不尽，有干血瘀滞，有食伤裹血。"[16]135

《医学心悟》第五卷："产后心腹诸痛……若小腹痛处有块，不可手按，此瘀血壅滞，名曰儿枕痛，并用前失笑丸，瘀血行而痛止矣。"[22]297

《妇科玉尺》："产后腹痛呕吐，由恶露下少，败血乘虚散入于脾而为胀满，胃受之则呕吐也，宜抵圣汤。或腹胀呕逆，为胃不和，宜桔梗半夏汤。或干呕不止，不思食，为胃弱不和，宜和胃汤。"[17]103

《女科切要》卷之六："产后如狂喘满……恶露不尽，儿枕痛，当归失笑散。"[23]61

《罗氏会约医镜》卷："产后腹痛乍作乍止，其痛如刺，手不可近，其血成块，时见而痛，时隐而止，此为儿枕痛，俗谓血气痛者是也。"[24]452

国标《中医临床诊疗术语·疾病部分》："产后腹痛……多因产后气血运行不畅，子宫收缩所致。以新产后出现小腹阵阵作痛难忍为主要表现的产后疾病。"[26]41

《实用中医妇科学》："产后腹痛……产妇分娩后发生与产褥有关，以小腹疼痛为主症的病证。"[27]200

《中国医学百科全书·中医学》："产后腹痛……产妇分娩后发生以小腹或脘腹疼痛为主证。"[28]1924

《中医辞海》："产后腹痛……指产褥期，发生小腹部疼痛的病证。"[29]1302

《中国中医药学术语集成·基础理论与疾病》："产后腹痛……产妇分娩后，小腹疼痛者。又称'儿枕痛'。"[30]105

《中医妇科学》："产后腹痛……产妇分娩后，小腹疼痛者。其中因瘀血引起者，又称'儿枕痛'。"[31]200

《中医药常用名词术语辞典》："产后腹痛……见《金匮要略·妇人产后病脉证治》。又名'儿枕痛'。产妇分娩后，小腹疼痛。冲任血虚，胞脉失养；血瘀、瘀阻冲任，胞脉失常；热邪损伤冲任经脉，热与血结，阻痹胞脉，均可导致产后腹痛。"[32]148

《中医药学名词·内科学 妇科学 儿科学》："产后腹痛……以产妇分娩后，小腹疼痛为主要表现的疾病。"[33]160

《中医大辞典》："产后腹痛……病证名。出《金匮要略·妇人产后病脉证并治》。指产后小腹部疼痛，多因血虚胞脉失养，或血瘀、寒凝等瘀阻胞脉所致。其中瘀血阻滞胞脉而致腹痛者，又称'儿枕痛'。"[34]697

[1] [汉]张仲景. 金匮要略[M]. 何任，何若苹，等整理. 北京：人民卫生出版社，2005：80.

[2] [唐] 孙思邈. 备急千金要方[M]. 焦振廉,等校注. 北京：中国医药科技出版社,2011：44.

[3] [唐] 王焘. 外台秘要[M]. 王淑民校注. 北京：中国医药科技出版社,2011.621.

[4] [宋] 许叔微. 普济本事方[M]. 北京：中国中医药出版社,2007：164.

[5] [宋] 陈师文,等. 太平惠民和剂局方[M]. 辽宁：辽宁科学技术出版社,1997：135.

[6] [金] 刘完素. 黄帝素问宣明论方[M]. 北京：中国中医药出版社,2007：75.

[7] [宋] 陈自明. 妇人大全良方[M]. 余瀛鳌,王咪咪,等点校. 北京：人民卫生出版社,1985：225,551.

[8] [元] 危亦林. 世医得效方[M]. 金芬芬校注. 北京：中国医药科技出版社,2011：300.

[9] [宋] 赵佶敕编. 圣济总录：第八册[M]. 王振国,杨金萍主校. 北京：中国中医药出版社,2018：3332.

[10] [明] 楼英. 医学纲目[M]. 赵燕宜,于燕莉校注. 北京：中国医药科技出版社,2011：477,576,825.

[11] [明] 朱橚等. 普济方：第八册[M]. 北京：人民卫生出版社,1959：485,486.

[12] [明] 徐春甫. 古今医统大全：下册[M]. 合肥：安徽科学技术出版社,1995：771.

[13] [明] 李时珍. 本草纲目[M]. 柳长华,柳璇校注. 北京：中国医药科技出版社,2011：699,1111.

[14] [明] 王肯堂. 证治准绳[M]. 北京：中国中医药出版社,1997：1790.

[15] [明] 武之望. 济阴纲目[M]. 吴少祯主编. 北京：中国医药科技出版社,2014：202.

[16] [清] 萧壎. 女科经纶[M]. 姜典华校注. 北京：中国中医药出版社,2007：135.

[17] [清] 沈金鳌. 妇科玉尺[M]. 张慧芳,王亚芬点校. 北京：中医古籍出版社,1996：103.

[18] [明] 虞抟. 医学正传[M]. 郭瑞华,等点校. 北京：中医古籍出版社,2002：445.

[19] [明] 龚信. 龚廷贤续编. 古今医鉴[M]. [明] 北京：商务印书馆,1958：566.

[20] [明] 缪希雍. 神农本草经疏[M]. 李玉清,成建军,等校注. 北京：中国医药科技出版社,305.

[21] [明] 李梴. 医学入门[M]. 金嫣莉校注. 北京：中国中医药出版社,1995：419.

[22] [清] 程国彭. 医学心悟[M]. 王键,郜峦校注. 北京：中国中医药出版社,2009：297.

[23] [清] 吴本立. 女科切要[M]. 佘德友点校. 北京：中医古籍出版社,1999：61.

[24] [清] 罗国纲. 罗氏会约医镜[M]. 王树鹏,等校注. 北京：中国中医药出版社,2015：452.

[25] [明] 薛己. 女科撮要[M]. 吴小明,等校注. 北京：中国中医药出版社,2015：60.

[26] 国家技术监督局. 中医临床诊疗术语：疾病部分[M]. 北京：中国标准出版社,1997：41.

[27] 刘敏如,欧阳惠卿. 实用中医妇科学[M]. 上海：上海科学技术出版社,1997：200.

[28] 《中医学》编辑委员会. 中医学[M]//钱信忠. 中国医学百科全书. 上海：上海科学技术出版社,1997：1924.

[29] 袁钟,图娅,彭泽邦,等. 中医辞海：上册[M]. 北京：中国医药科技出版社,1999：1302.

[30] 宋一伦,杨学智. 基础理论与疾病[M]//曹洪欣,刘保延. 中国中医药学术语集成. 北京：中医古籍出版社,2005：105.

[31] 马宝璋,齐聪. 中医妇科学[M]. 北京：中国中医药出版社,2012：200.

[32] 李振吉. 中医药常用名词术语辞典[M]. 北京：中国中医药出版社,2001：148.

[33] 中医药学名词审定委员会. 中医药学名词：内科学 妇科学 儿科学[M]. 北京：科学出版社,2011：160.

[34] 李经纬,余瀛鳌,蔡景峰,等. 中医大辞典[M]. 北京：人民卫生出版社,2004：637.

（张慧珍）

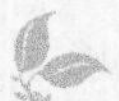

4 • 034

产后大便难

chǎn hòu dà biàn nán

一、规范名

【汉文名】产后大便难。

【英文名】postpartum constipation。

【注释】产后饮食如常，大便数日不解，艰涩难以解出的疾病。

二、定名依据

“产后大便难”作为病名最早见于汉代张仲景《金匮要略》。其后历代著作中出现了“产后秘涩”“产后大便不通”“产后大便秘涩”“产后便秘”等名称，其含义与“产后大便难”相同。但产后失血亡津耗气，以虚为主，“产后大便难”更能体现其内涵，故定为正名符合术语定名中的科学性原则，同时也符合单义性的原则。

现代相关著作如国标《中医临床诊疗术语·疾病部分》、中华人民共和国中医药行业标准《中医病证诊断疗效标准》《中国医学百科全书·中医学》《中国中医药学术语集成·基础理论与疾病》；现代有代表性的辞书类著作如《中医药常用名词术语辞典》《中医大辞典》《中医辞海》等；以及全国高等中医药院校规划教材《中医妇科学》均以“产后大便难”作为这一疾病的正名。这些均说明在中医妇科临床实践中用“产后大便难”作为这一妇科病名的规范名已达成共识。

我国2011年出版的由全国科学技术名词审定委员会公布的《中医药学名词》已以“产后大便难”作为规范名。所以“产后大便难”作为规范名也符合术语定名的协调一致原则。

三、同义词

【曾称】“产后秘涩”(《肘后备急方》)；“产后大便秘涩”(《圣济总录》)；“产后大便不通”(《诸病源候论》)；“产后便秘”(《女科经纶》)。

四、源流考释

产后大便难的相关描述始见于汉代张仲景《金匮要略》，称“大便难”。如“妇人产后病脉证治”：“问曰：新产妇人有三病，一者病痉，二者病郁冒，三者大便难，何谓也？”[1]79,80 晋代葛洪《肘后备急方》称产后秘涩。[2]227 隋代巢元方《诸病源候论》称之为“产后大便不通”[3]441，述其肠胃本挟于热，因产后水血俱下，津液枯竭，肠胃痞涩，热结肠胃所致。其后赵佶《圣济总录》[4]1568、窦材《扁鹊心书》[5]98、杨士瀛《仁斋直指方论》[6]417 均沿用。赵佶进一步阐述了产后大便不通的病因病机及治疗，如《圣济总录》卷第一百六十五：“产后大便不通……论曰：大肠者，传道之官，变化出焉，产后津液减耗，胃中枯燥，润养不足，糟粕壅滞，故大便难而或致不通，凡新产之人，喜病此者，由去血多，内亡津液故也。治产后大便秘涩不通，脐腹坚痛。十圣丸方。”[4]3428 并称之为“产后大便秘涩”，其后陈言《三因极一病证方论》[7]248、陈自明《妇人大全良方》[8]620、严用和《严氏济生方》[9]167 亦沿用。述其发病原因病机乃产后水血俱下，津液不足，肠道失润。如《严氏济生方·妇人门》：“校正郭稽中产后二十一论治……第十二论曰：产后大便秘涩者何？答曰：津液者，血之余，因产伤耗血气，津液暴竭，气少不能运掉，是以大便秘涩不通也。”[9]167

明清时期，载述本病名称有的沿用隋代巢元方《诸病源候论》[3]441 的“产后大便不通”作为正名，并记载了病因病机及治疗用药。如明代薛己《女科撮要》[10]66、王肯堂《证治准绳》[11]2595；清代萧壎《女科经纶》[12]168、汪昂《医方集解》[13]212、傅青主《女科仙方》[14]124、竹林寺僧《宁坤秘笈》[15]53 等。如《女科经纶》卷六：“薛立斋曰：产后大便不通，因去血过多，大肠干涸，或血虚火燥，不可计日期，饮食数多，用药通润之，必待胀满，觉胀自欲去，不能去，乃结在直肠，宜胆导之。”[12]168 有的沿用宋代赵佶《圣济总录》[4]1568“产后大便秘涩”，如明代孙一奎《赤水玄珠》[16]489、武之望《济阴纲目》[17]254、陶本学《孕育玄机》[18]113、张介宾《景岳全书》[19]454、王肯堂《证治准绳》[11]2595 等；清代萧壎《女科经纶》[12]168 等。如《济阴纲目》卷十四：“大便秘涩……麻仁丸……治产后去血过多，津液枯竭，不能转送，大便闭涩……阿胶枳壳丸 治产后大便秘涩。”[17]254

这一时期还出现了“产后便秘”一词，如《女科经纶》卷六：“产后便秘戒轻用大黄……陈无择曰：产后不得利，利者百无一生。去血过多，脏燥，大便秘涩，固当滑之，大黄似难轻用，唯葱涎调腊茶为丸，复以腊茶下之。”[12]169 其后张璐《本经逢原》[20]139、黄宫绣《本草求真》[21]36、郑玉坛《彤园妇人科》[22]231、程文囿《医述》[23]891 等均沿用，论述其原因是气虚不能推送，血虚不能濡润所致。

现代有关著作多以“产后大便难”作为本词正名，如国标《中医临床诊疗术语·疾病部分》[24]41《中医大辞典》[25]698《实用中医妇科学》[26]204《中国医学百科全书·中医学》[27]1992《中医辞海》[28]1291《中国中医药学术语集成·基础理论与疾病》[29]104《中医妇科学》[30]220《中医病证诊断疗效标准》[31]70《中医药常用名词术语辞典》[32]148《中医药学名词·内科学 妇科学 儿科学》[33]159 等。把“产后大便不通”“产后大便秘涩”“产后便秘”作为又称，如《中国中医药学术语集成·基础理论与疾病》：“产后大便难：产后饮食如常，大便数日不解，解时艰涩疼痛，难以解出者。亦称产后大便不通，产后大便秘涩。”[29]104《中医药常用名词术语辞典》：“产后大便难：源《金匮要略·妇人产后病脉证治》。属产后三病。又名产后便秘、产后大便不通。产后饮食如常，大便数日不解，艰涩难以解出多因血虚津亏、肠燥失润，或脾肺气虚，传导无力所致。”[32]148

总之，“产后大便难”在古代文献中有“产后秘涩”“产后大便不通”“后大便秘涩”“产后便秘”等不同的称谓，但其含义与“产后大便难”相同，历代医家述其发病皆因产后亡血伤津，肠道失润所致，选择“产后大便难”更能体现产后多虚的特点，所以定为正名，其他名称则作为“产后大便难”的曾称。

五、文献辑录

《金匮要略·妇人产后病脉证治》：“问曰：新产妇人有三病，一者病痓，二者病郁冒，三者大便难，何谓也？师曰：新产血虚、多出汗、喜中风，故令病痓；亡血复汗、寒多，故令郁冒；亡津液，胃燥，故大便难。”[1]79,80

《肘后备急方》卷八：“治百病备急丸散膏诸要方第七十二……产后秘涩暨腰痛，曾经损坠心痛。”[2]227

《诸病源候论》卷四十四：“产后大便不通候肠胃本挟于热，因产后水血俱下，津液枯竭，肠胃痞涩，热结肠胃，故大便不通也。”[3]441

《圣济总录》卷一百六十五：“产后大便不通论曰大肠者，传道之官，变化出焉，产后津液减耗，胃中枯燥，润养不足，糟粕壅滞，故大便难而或致不通，凡新产之人，喜病此者，由去血多，内亡津液故也。治产后大便秘涩不通，脐腹坚痛。十圣丸方。”[4]3428

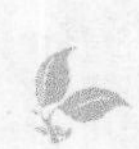

《扁鹊心书》“神方”：“润肠散……治老人虚气、中风、产后大便不通。枳实（麸炒）、青皮、陈皮（各一两）共为末。每服四钱，水一盏，煎七分，空心服。”[5]98

《三因极一病证方论》卷十七：“趁痛散……第十二论曰：产后大便秘涩者何？答曰：产卧水血俱下，肠胃虚竭，津液不足，是以大便秘涩不通也。”[7]248

《妇人大全良方》卷二十三：“产后大便秘涩方论第二……论曰：产后大便秘涩者何？答曰：产卧水血俱下，肠胃虚竭，津液不足，是以大便秘涩不通也。”[8]620

《严氏济生方·妇人门》：“校正郭稽中产后二十一论治……第十二论曰：产后大便秘涩者何？答曰：津液者，血之余，因产伤耗血气，津液暴竭，气少不能运掉，是以大便秘涩不通也。”[9]167

《仁斋直指方论》卷十五：“秘涩……调导饮治妇人产前、产后大便不通。”[6]417

《女科撮要》卷下：“产后大便不通……产后大便不通，因去血过多，大肠干涸，或血虚火燥干涸，不可计其日期，饮食数多，用药通之润之，必待腹满觉胀，目欲去而不能者，乃结在直肠，宜用猪胆汁润之。”[10]66

《赤水玄珠》卷二十三：“产后大便秘涩……产后大便秘涩，肠胃虚弱，津液不足。若小腹闷胀，宜服麻仁丸润之。”[16]489

《证治准绳》卷五：“〔郭〕产后大便秘涩者何？答曰：产卧水血俱下，肠胃虚竭，津液不足，是以大便秘涩不通也。”[11]2595“大便秘涩……〔薛〕产后大便不通，因去血过多，大肠干涸，或血虚火燥干涸，不可计其日期，饮食数多，用药通之、润之，必待腹满觉胀，自欲去而不能者，乃结在直肠，宜用猪胆汁润之。”[11]2595

《济阴纲目》卷十四：“大便秘涩……麻仁丸 治产后去血过多，津液枯竭，不能转送，大便闭涩……阿胶枳壳丸 治产后大便秘涩。”[17]254

《孕育玄机》卷下：“大小便秘涩……产后大便秘涩，由产水血俱下，肠胃血液干涸，以致秘结不行也。”[18]113

《景岳全书》卷三十九：“产后类……产后大便秘涩五十五……产后大便秘涩，以其失血亡阴，津液不足而然，宜济川煎加减主之，及后立斋法俱妙。”[19]454

《女科经纶》卷六：“薛立斋曰：产后大便不通，因去血过多，大肠干涸，或血虚火燥，不可计日期，饮食数多，用药通润之，必待胀满，觉胀自欲去，不能去，乃结在直肠，宜胆导之。”“郭稽中曰：产后大便秘涩者何？答曰：产后水血俱下，肠胃虚竭，津液不足，是以大便秘涩不通。”[12]168“产后便秘戒轻用大黄……陈无择曰：产后不得利，利者百无一生。去血过多，脏躁，大便秘涩，固当滑之，大黄似难轻用，唯葱涎调腊茶为丸，复以腊茶下之。”[12]169

《医方集解·润燥之剂》：“麻仁苏子粥……治产后大便不通，许叔微曰：妇人产后有三种病：郁冒则多汗，多汗则大便秘，故难于用药及老人风秘。”[13]212

《女科仙方》卷四：“补集……产后大便不通，用生化汤，内减黑姜，加麻仁。”[14]124

《本经逢原》卷三：“麻子仁……《日华》止消渴，通乳汁，主催生难产，及老人血虚，产后便秘宜之。”[20]139

《本草求真》卷一：“火麻仁……更能止渴通乳，及妇人难产。老人血虚，产后便秘最宜。”[21]36

《宁坤秘笈》卷中：“产后大便不通，因血少肠燥，其虚弱产妇多服生化汤，则血旺气顺，自无便涩之症。”[15]53

《彤园妇人科》卷五：“调导散……治产后便秘，胀满燥结。”[22]231

《医述》卷十三：“女科原旨……产后……产后便秘者，由气虚不能推送，血虚不能濡润也。宜八珍汤加桃仁、杏仁。”[23]891

国标《中医临床诊疗术语·疾病部分》：产后大便难……多因血虚津亏失润，或气虚传导无力所致。以产后大便艰涩，数日不解，或难以排出，腹胀口燥，或有腹痛为主要表现的产后疾病。[24]41

《中医大辞典》：产后大便难……出《金匮要略·妇人产后病脉证并治》。多因产后失血、伤津，阴液不能润肠所致。[25]698

《实用中医妇科学》：“产后大便难……产后饮食如常，大便干燥，或数日不解，解时艰涩疼痛，难以解出者。亦称产后大便不通，产后大便秘涩。”[26]204

《中国医学百科全书·中医学》：“产后大便难……产后大便艰涩，或数日不解，或便时干燥疼痛，难以排出者。”[27]1992

《中医辞海》：“产后大便难……指产后饮食如常，数日不解大便，或排便时干燥疼痛，难以解出的病证。”[28]1291

《中国中医药学术语集成·基础理论与疾病》：“产后大便难……产后饮食如常，大便数日不解，解时艰涩疼痛，难以解出者。亦称产后大便不通，产后大便秘涩。”[29]104

《中医妇科学》：“产后大便难……产后饮食如常，大便数日不解，或艰涩难以解出者。又称‘产后大便不通’。”[30]220

《中医病证诊断疗效标准》：“产后大便难……由于分娩时失血伤津，肠道失于儒润，出现大便艰涩，数日不解，或排便时干燥疼痛，难以排出，称为产后大便难。”[31]70

《中医药常用名词术语辞典》：“产后大便难……源《金匮要略·妇人产后病脉证治》。属产后三病。又名产后便秘、产后大便不通。产后饮食如常，大便数日不解，艰涩难以解出多因血虚津亏、肠燥失润，或脾肺气虚，传导无力所致。”[32]148

《中医药学名词·妇科学》：“产后大便难……产后饮食如常，大便数日不解，艰涩难以解出的疾病。”[33]159

参考文献

[1] [汉]张仲景.金匮要略[M].何任,何若苹,等整理.北京：人民卫生出版社,2005：79,80.

[2] [晋]葛洪.肘后备急方[M].柳长华主编,申玮红校注.北京：北京科学技术出版社,2016：227.

[3] [隋]巢元方.诸病源候论[M].柳长华主编,刘宇,孙冬莉校注.北京：北京科学技术出版社,2016：441.

[4] [宋]赵佶敕编.圣济总录：第八册[M].王振国,杨金萍主校.北京：中国中医药出版社,2018：3428.

[5] [宋]窦材.扁鹊心书[M].李晓露,于振宣点校.北京：中医古籍出版社,1992：98.

[6] [宋]杨士瀛.新校注杨仁斋医书;仁斋直指方论[M].福州：福建科学技术出版社,1989：417.

[7] [宋]陈言.三因极一病证方论：18卷[M].北京：人民卫生出版社,1957：248.

[8] [宋]陈自明.妇人大全良方[M].余瀛鳌,王咪咪,等点校.北京：人民卫生出版社,2005：620.

[9] [宋]严用和.重订严氏济生方[M].浙江省中医研究所文献组,湖州中医院整理.北京：人民卫生出版社,1980：167.

[10] [明]薛己.女科撮要[M].吴小明,等校注.北京：中国中医药出版社,2015：66.

[11] [明]王肯堂.证治准绳[M].北京：人民卫生出版社,2003：2595.

[12] [清]萧壎.女科经纶[M].姜典华校注.北京：中国中医药出版社,2007：168,169.

[13] [清]汪讱庵.医方集解[M].上海：上海科学技术出版社,1959：212.

[14] [清]傅山.女科仙方[M].刘国正点校.北京：中医古籍出版社,1990：124.

[15] [清]竹林寺僧.宁坤秘笈[M].由昆,等点校.北京：中医古籍出版社,1993：53.

[16] [明]孙一奎.赤水玄珠[M].周琦校注.北京：中国医药科技出版社,2011：489.

[17] [明]武之望.济阴纲目[M].吴少祯主编.北京：中国医药科技出版社,2014：254.

[18] [明]陶本学.孕育玄机[M].邓月娥校注.北京：中国中医药出版社,2015：113.

[19] [明]张景岳.景岳全书[M].李玉清,等校注.北京：中国医药科技出版社,2011：454.

[20] [清]张璐.本经逢原[M].赵小青,裴晓峰校注.北京：中国中医药出版社,1996：139.

[21] [清]黄宫绣.本草求真[M].北京：人民卫生出版社,1987：36.

[22] [清]郑玉坛.彤园妇人科[M].江凌圳校注.北京：中国中医药出版社,2015：231.

[23] [清]程杏轩.医述：16卷[M].合肥：安徽科学技术出版社,1983：891.

[24] 国家技术监督局.中医临床诊疗术语：疾病部分[M].北京：中国标准出版社,1997：41.

[25] 李经纬,余瀛鳌,蔡景峰,等.中医大辞典[M].北京：人民卫生出版社,2004：698.

[26] 刘敏如,欧阳惠卿.实用中医妇科学[M].上海：上海科学技术出版社,1997：204.

[27] 《中医学》编辑委员会.中医学[M]//钱信忠.中国医学百科全书.上海：上海科学技术出版社,1997：1992.

[28] 袁钟,图娅,彭泽邦,等.中医辞海：上册[M].北京：中国医药科技出版社,1999：1291.

[29] 宋一伦,杨学智.基础理论与疾病[M]//曹洪欣,刘保延.中国中医药学术语集成.北京：中医古籍出版社,2005：104.

[30] 马宝璋,齐聪.中医妇科学[M].北京：中国中医药出版社,2012：220.

[31] 国家中医药管理局.中医病证诊断疗效标准[M].南京：南京大学出版社,1994：70.

[32] 李振吉.中医药常用名词术语辞典[M].北京：中国中医药出版社,2001：148.

[33] 中医药学名词审定委员会.中医药学名词：内科学 妇科学 儿科学[M].北京：科学出版社,2011：159.

（张慧珍）

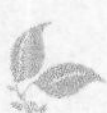

4·035

产后小便不通

chǎn hòu xiǎo biàn bù tōng

一、规范名

【汉文名】产后小便不通。

【英文名】postpartum retention of urine。

【注释】以产后小便点滴而下,甚则闭塞不通,小腹胀急疼痛为主要表现的疾病。

二、定名依据

“产后小便不通”始见于隋代巢元方《诸病源候论》。此后历代多有沿用，如唐代《经效产宝》；宋代《圣济总录》《妇人大全良方》；元代危亦林《世医得效方》；明代《医学纲目》《证治准绳》《邯郸遗稿》《济阴纲目》；清代《女科经纶》《医述》《温热经纬》《资生集》等。这些著作均为历代的重要专著，对后世有较大影响。所以“产后小便不通”作为规范名便于达成共识，符合术语定名的约定俗成原则。

现代相关著作，如国标《中医临床诊疗术语·疾病部分》《中国医学百科全书·中医学》《中国中医药学术语集成·基础理论与疾病》；现代有代表性的辞书类著作如《中医大辞典》《中医辞海》等；以及全国高等中医药院校规划教材《中医妇科学》均以“产后小便不通”作为这一疾病的正名。这些均说明在中医妇科临床实践中用“产后小便不通”作为这一妇科病名的规范名已达成共识。

我国2011年出版的由全国科学技术名词审定委员会公布的《中医学名词·内科学 妇科学 儿科学》已以“产后小便不通”作为规范名。所以“产后小便不通”作为规范名也符合术语定名的协调一致原则。

三、同义词

未见。

四、源流考释

“产后小便不通”这一名称始载于隋代巢元方《诸病源候论》，如该书卷五十四：“产后小便不通候：因产动气，气冲于胞，胞转屈辟，不得小便故也。”[1]441 唐代昝殷《经效产宝》亦有产后小便不通的记载，如卷之下：“产后大小便不通方论第三十四……论曰：产后大小便不通，肠胃本挟于热，因产大小便血俱下，津液竭燥，肠胃痞涩，热气结于肠胃，故不通也。”[2]51

宋金元时期，相关著作大多沿用《诸病源候论》记载，以“产后小便不通”为名称记载，如宋代赵佶《圣济总录》[3]3426、陈自明《妇人大全良方》[4]627，元代危亦林《世医得效方》[5]292 等。《妇人大全良方》卷二十三：“产后诸淋方论第五……治产后小便不通，腹胀如鼓，闷乱不醒，盖缘未产之前，内积冷气，遂致产时尿胞运动不顺。”[4]627 描述产后小便不通乃盖缘未产之前，内积冷气，遂致产时尿胞运动不顺所致。危亦林《世医得效方》记载治疗产后小便不通用木通散。[5]292

明清时期，大多医家仍沿用“产后小便不通”名称，如明代楼英《医学纲目》[6]270、王肯堂《证治准绳》[7]2597、赵献可《邯郸遗稿》[8]75、武之望《济阴纲目》[9]257、王化贞《产鉴》[10]177 等；清代萧壎《女科经纶》[11]169、程文囿《医述》[12]892、王孟英《温热经纬》[13]76、《资生集》[14]336 等。《医述》卷十三：“产后小便不通，腹胀如鼓，缘胎前内积冷气所致。用盐填脐中，葱白捣饼安于盐上，以艾灸之，热气入腹即通。《产乳集》”[12]892 指出产后小便不通乃内积冷气所致，治疗用盐填于脐中，葱白饼置于盐上，以艾灸之，热气入腹即通。《资生集》载述产后小便不通乃缘未产之前内积冷气，遂致产时尿胞运动不顺所致。

现代有关著作均沿用《诸病源候论》以“产后小便不通”作为本词正名，如国标《中医临床诊疗术语·疾病部分》[15]41《中国医学百科全书·中医学》[16]1928《中医大辞典》[17]699《中医辞海》[18]1291《中国中医药学术语集成·基础理论与疾病》[19]104《中医妇科学》[20]215《中医药学名词·内科学 妇科学 儿科学》[21]161 等。如国标《中医临床诊疗术语·疾病部分》：“产后小便不通：多因滞产膀胱受压，或产时用力过度，耗伤气血，膀胱气化失司所致。以产后小便潴留膀胱，难以排出或点滴而下，小腹胀急疼痛为主要表现的产后疾病。”[15]41

总之，“产后小便不通”始见于隋代巢元方《诸病源候论》。此后历代颇有影响的妇科著作多沿用“产后小便不通”。现代有关著作也沿用

"产后小便不通"作为本词正名。全国科学技术名词审定委员会审定公布的《中医药学名词·内科学 妇科学 儿科学》将"产后小便不通"释义为以产后小便点滴而下，甚则闭塞不通，小腹胀急疼痛为主要表现的疾病，客观准确地描述了产后小便异常这一病证的特点。

五、文献辑录

《诸病源候论》卷四十四："产后小便不通候：因产动气，气冲于胞，胞转屈辟，不得小便故也。"[1]441

《经效产宝》卷之下："产后大小便不通方论第三十四……论曰：产后大小便不通，肠胃本挟于热，因产大小便血俱下，津液竭燥，肠胃痞涩，热气结于肠胃，故不通也。"[2]51

《圣济总录》卷第一百六十五："产后小便不通……论曰：产后气血俱弱，津液虚少，将温过度，热入膀胱，气脉内燥，壅塞不通，始则淋涩，甚则不通，令人少腹绕脐胀痛，气满于内，亦令胞转，治法使气得通则愈。治产后小便不通，泽泻散方。"[3]3426

《妇人大全良方》卷之二十三："产后诸淋方论第五……治产后小便不通，腹胀如鼓，闷乱不醒，盖缘未产之前，内积冷气，遂致产时尿胞运动不顺。"[4]627

《世医得效方》卷第十四："产科兼妇人杂病科……产后……木通散治产后小便不通。"[5]292

《医学纲目》卷之十四："产后淋闭……治产后小便不通，腹胀如鼓，闷乱不醒。"[6]270

《证治准绳》卷之五："淋闷……治产后小便不通，腹胀如鼓，闷乱不醒，盖缘未产之前，内积冷气，遂致产时尿胞运动不顺。"[7]2597

《邯郸遗稿》卷之四："产后……产后小便不通，腹胀如鼓者，用炒盐加麝香少许，填平脐中，再以葱白一束，切片如指厚，安盐上，又以艾柱满葱饼，以火灸之，觉腹内有热时，小便即通。"[8]75

《济阴纲目》卷之十四："灸脐法……治产后小便不通，腹胀如鼓，闷乱不醒，盖缘未产之前内积冷气，遂致产时尿胞运动不顺。"[9]257

《〈产鉴〉注释》下卷"小便闭……产后小便不通及淋沥涩痛者，由气虚挟热，不可专用分利渗导之药，重损真气。"[10]177

《女科经纶》卷六："产后证……产后小便不通属内积冷气。《产孕集》曰：产后小便不通，腹胀如鼓，闷乱不醒。"[11]169

《医述》卷十三："女科原旨……产后小便不通，腹胀如鼓，缘胎前内积冷气所致。用盐填脐中，葱白捣饼安于盐上，以艾灸之，热气入腹即通。《产乳集》。"[12]892

《温热经纬》卷五："方论……雄按：余治李氏妇崩后溺涩，暨顾氏妇，产后小便不通，皆以瘀行而愈。"[13]76

《资生集》卷六："产后小便不通属内积冷气，《产褥集》曰：产后小便不通，腹胀如鼓，闷乱不醒，盖缘未产之前内积冷气，遂致产时尿胞运动不顺。"[14]336

《中医临床诊疗术语·疾病部分》："产后小便不通……多因滞产膀胱受压，或产时用力过度，耗伤气血，膀胱气化失司所致。以产后小便潴留膀胱，难以排出或点滴而下，小腹胀急疼痛为主要表现的产后疾病。"[15]41

《中医大辞典》："产后小便不通……病证名。见《陈素庵妇科补解》。指产后尿闭，小腹胀急疼痛，身则坐卧不安。"[17]699

《中国医学百科全书·中医学》："产后小便不通……新产后排尿困难，小腹胀急疼痛，甚或小便点滴全无，称产后小便不通，亦称产后小便不利。"[16]1928

《中医辞海》："产后小便不通……妇科病证名。指产后小便点滴而下甚至闭塞不通，小腹胀急疼痛的病证。见《诸病源候论》卷四十四。"[18]1291

《中国中医药学术语集成·基础理论与疾病》："产后小便不通……产后小便点滴而下，甚或闭塞不通，小腹胀急疼痛者。"[19]104

《中医妇科学》："产后小便不通……产后小

便点滴而下，甚或闭塞不通，小腹胀急疼痛者，称产后小便不通，又称‘产后小便难’。”[20]215

《中医药学名词·内科学 妇科学 儿科学》：“产后小便不通……以产后小便点滴而下，甚则闭塞不通，小腹胀急疼痛为主要表现的疾病。”[21]161

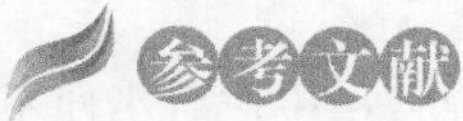

[1] [隋] 巢元方. 诸病源候论[M]. 刘宇，孙冬莉校注. 北京：北京科学技术出版社，2016：441.

[2] [唐] 昝殷. 经效产宝[M]. 北京：人民卫生出版社，1955：51.

[3] [宋] 赵佶. 圣济总录：第八册[M]. 王振国，杨金萍主校. 北京：中国中医药出版社，2018：3426.

[4] [宋] 陈自明. 妇人大全良方[M]. 余瀛鳌，王咪咪，等点校. 北京：人民卫生出版社，1985：627.

[5] [元] 危亦林. 世医得效方[M]. 金芬芬校注. 北京：中国医药科技出版社，2011：292.

[6] [明] 楼英著. 医学纲目[M]. 赵燕宜，于燕莉校注. 北京：中国医药科技出版社，2011：270.

[7] [明] 王肯堂. 证治准绳[M]. 北京：人民卫生出版社，2003：2597.

[8] [明] 赵养葵. 邯郸遗稿[M].《浙江中医杂志》编辑部校点. 杭州：浙江科学技术出版社，1984：75.

[9] [明] 武之望. 济阴纲目[M]. 吴少祯主编. 北京：中国医药科技出版社，2014：257.

[10] [明] 王化贞.《产鉴》注释[M]. 张磊，等注释. 郑州：河南科学技术出版社，1982：177.

[11] [清] 萧壎. 女科经纶[M]. 姜典华校注. 北京：中国中医药出版社，2007：169.

[12] [清] 程杏轩. 医述：16 卷[M]. 合肥：安徽科学技术出版社，1983：892.

[13] [清] 王士雄. 温热经纬[M]. 图娅点校. 沈阳：辽宁科学技术出版社，1997：76.

[14] [清] 未著撰人. 资生集[M]. 郭永洁点校. 上海：上海科学技术出版社，2004：336.

[15] 国家技术监督局. 中医临床诊疗术语：疾病部分[M]. 北京：中国标准出版社，1997：41.

[16]《中医学》编辑委员会. 中医学[M]//钱信忠. 中国医学百科全书. 上海：上海科学技术出版社，1997：1928.

[17] 李经纬，余瀛鳌，蔡景峰，等. 中医大辞典[M]. 北京：人民卫生出版社，2004：699.

[18] 袁钟，图娅，彭泽邦，等. 中医辞海：上册[M]. 北京：中国医药科技出版社，1999：1291.

[19] 宋一伦，杨学智. 基础理论与疾病[M]//曹洪欣，刘保延. 中国中医药学术语集成. 北京：中医古籍出版社，2005：104.

[20] 马宝璋，齐聪. 中医妇科学[M]. 北京：中国中医药出版社，2012：215.

[21] 中医药学名词审定委员会. 中医药学名词：内科学 妇科学 儿科学[M]. 北京：科学出版社，2011：161.

（张慧珍）

4·036

阴吹

yīn chuī

一、规范名

【汉文名】阴吹。

【英文名】flatus vaginalis。

【注释】以妇女阴道中时时出气，或出气有声，状如矢气为主要表现的疾病。

二、定名依据

阴吹的相关记载首见于汉代张仲景的《金匮要略》，其中出现的“阴吹”为本病名称的最早记载。

其后的相关著作记载本病大多沿用《金匮要略》记载，以“阴吹”作为本病名称，如晋代《脉经》、宋代《妇人大全良方》、明代《本草纲目》、清代《本草易读》《张氏医通》《续名医类案》《杂病源流犀烛》《妇科冰鉴》《本草问答》等。这些著作多为历代的重要著作，对后世有较大影响。所以“阴吹”作为规范名便于达成共识，符合术语定名的约定俗成原则。

现代相关著作，如《中医临床诊疗术语·疾

病部分》《中医大辞典》《中国医学百科全书·中医学》《中医辞海》《中医药常用名词术语辞典》《中国中医药学术语集成·基础理论与疾病》《WHO西太平洋传统医学名词术语国际标准》等以及全国中医药规划教材《中医妇科学》等均以"阴吹"作为本病正名。已经广泛应用于中医药学文献的标引和检索的《中国中医药学主题词表》也以"阴吹"作为正式主题词。这些均说明"阴吹"作为规范名称已成为共识。

我国2011年出版的由全国科学技术名词审定委员会审定公布的《中医药学名词·内科学 妇科学 儿科学》已以"阴吹"作为规范名。所以"阴吹"作为规范名也符合术语定名的协调一致原则。

三、同义词

未见。

四、源流考释

阴吹的相关记载首见于汉代张仲景的《金匮要略·妇人杂病脉证并治》:"胃气下泄,阴吹而正喧,此谷气之实也,膏发煎导之。"[1]75 这里的"阴吹"也是本病名称的最早记载。

之后晋代王叔和《脉经》[2]452,宋代陈自明《妇人大全良方》[3]422 均沿用《金匮要略》记载,以"阴吹"作为本病名称,如晋代王叔和《脉经》卷九:"师曰:脉得浮紧,法当身躯疼痛,设不痛者,当射云何?因当射言。若肠中痛、腹中鸣、咳者,因失便,妇人得此脉者,法当阴吹。"[2]452 宋代陈自明《妇人大全良方》卷之二十四"拾遗方":"膏发煎治妇人谷气实,胃气下泄,阴吹而正喧,阴中出血。"[3]422

明清时期,明代《本草纲目》[4]167,清代的《本草易读》[5]354《张氏医通》[6]484《续名医类案》[7]710《杂病源流犀烛》[8]458,459《妇科冰鉴》[9]150《本草问答》[10]64,65 记载本病均沿用"阴吹"这一名称,同时对本病的症状有更为详细地描述,如清代张璐《张氏医通》在"妇人门下":"胃气下泄,阴吹而正喧,此谷气之实也,猪膏发煎导之。导之者,服之使病从小便而出,非外用导引之谓。详阴吹正喧,妇人恒有之疾。然多隐忍不言,以故方书不载,医不加察。《金匮》明言胃气不清,谷气之实。所以腹中喧响,则气从前阴吹出,如失气之状。"[6]484 清代魏之琇《续名医类案》卷二十三:"程好吾子妇,腹中微疼,经行不畅,喉痛,四肢麻木作胀,不知饥饿。孙诊之……一帖而安。此后但觉浊气下坠,屁从子户中出(即阴吹病)。以补中益气汤,用酒炒黄连调养而平。"[7]710 清代沈金鳌《杂病源流犀烛》卷二十八:"阴疮,此疮有四种。一湿阴疮,其原由肾虚风湿,邪气乘之,瘙痒成疮,生于隐处,浸淫汁出,状如疥癣(宜活血驱风散、蒺藜散)……妇人又有阴吹,由胃虚,其浊气下泄,注于阴中甚喧,若放屁连声不绝者。"[8]458,459 清代柴得华《妇科冰鉴》卷八:"妇人阴吹者,阴中时时气出有声,如谷道转矢气状。"[9]150

现代有关著作均沿用《金匮要略》的记载以"阴吹"作为本病证的正名,如《中医大辞典》[11]654《中国医学百科全书·中医学》[12]1913《中医临床诊疗术语·疾病部分》[13]37《中医辞海》[14]1360《中医药常用名词术语辞典》[15]158《中国中医药学术语集成·基础理论与疾病》[16]142《中国中医药主题词表》[17]1208《WHO西太平洋传统医学名词术语国际标准》[18]185《中医药学名词·内科学 妇科学 儿科学》[19]171《中医妇科学》[20]244等。如《中医大辞典》:"阴吹……病名。出《金匮要略·妇人杂病脉证并治》。指阴中时时排气如矢气之状。"[11]654《中医药常用名词术语辞典》:"阴吹……疾病。见《金匮要略·妇人杂病脉证并治》。又妇女阴道中时时出气,或出气有声,状如矢气者。"[15]158《中国中医药主题词表》:"阴吹……属中医妇科病,多因腑气失调,或气滞痰阻等所致。以妇女阴道中时时有气排出、并有声响、状如矢气为主要表现的妇科疾病。"[17]1208

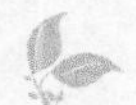

五、文献辑录

《金匮要略·妇人杂病脉证并治》:"胃气下泄,阴吹而正喧,此谷气之实也,膏发煎导之。"[1]75

《脉经》卷九:"平阴中寒转胞阴吹阴生疮脱下证第七……师曰:脉得浮紧,法当身躯疼痛,设不痛者,当射云何?因当射言。若肠中痛、腹中鸣、咳者,因失便,妇人得此脉者,法当阴吹。"[2]452

《妇人大全良方》卷二十四:"膏发煎治妇人谷气实,胃气下泄,阴吹而正喧,阴中出血。"[3]422

《本草纲目》第四卷:"乱发……妇人胃气下泄,阴吹甚喧,宜猪膏煎乱发化服,病从小便出。"[4]167

《本草易读》卷八:"乱发四百零八……阴户吹响,胃气下泻,阴吹而正喧,此谷气之实也。"[5]354

《张氏医通》"妇人门下":"胃气下泄,阴吹而正喧,此谷气之实也,猪膏发煎导之。导之者,服之使病从小便而出,非外用导引之谓。详阴吹正喧,妇人恒有之疾。然多隐忍不言,以故方书不载,医不加察。《金匮》明言胃气不清,谷气之实。所以腹中喧响,则气从前阴吹出,如失气之状。"[6]484

《续名医类案》卷二十三:"程好吾子妇,腹中微疼,经行不畅,喉痛,四肢麻木作胀,不知饥饿。孙诊之,右脉洪大如豌豆,以川芎、香附、麦芽、山楂、乌梅、甘草、桔梗、酒芩、防风、荆芥、白术、茯苓,四剂而安。次月经水大行,十日不止,以黄芪、阿胶、蒲黄各一钱,白芍二钱,甘草三分,一帖而安。此后但觉浊气下坠,屁从子户中出(即阴吹病)。以补中益气汤,用酒炒黄连调养而平。"[7]710

《杂病源流犀烛》卷二十八:"阴疮,此疮有四种。一湿阴疮,其原由肾虚风湿,邪气乘之,瘙痒成疮,生于隐处,浸淫汁出,状如疥癣(宜活血驱风散、蒺藜散)……妇人又有阴吹,由胃虚,其浊气下泄,注于阴中甚喧,若放屁连声不绝者。"[8]458,459

《妇科冰鉴》卷八:"妇人阴吹者,阴中时时气出有声,如谷道转矢气状。"[9]150

《本草问答》卷下三:"三者各别,未可并论,今子所问燥与火热回殊……又阴吹有燥屎,猪膏发煎,亦是润肠之义,风能胜湿,风伤血则筋燥,玉竹、当归为主。"[10]64,65

《中医大辞典》:"阴吹……病名。出《金匮要略。妇人杂病脉证并治》。指阴中时时排气如矢气之状。"[11]654

《中国医学百科全书·中医学》:"阴吹……阴户中有气排出,簌簌有声,如转矢气,名阴吹。此证首载于《金匮要略·妇人杂病脉证并治》。"[12]1913

《中医临床诊疗术语·疾病部分》:"阴吹……多因腑气失调,或气滞痰阻等所致。以妇女阴道中时时有气排出,并有声响,状如矢气为主要表现的妇科疾病。"[13]37

《中医辞海》:"阴吹……妇科病证名。指阴中时时出气有声如转矢气的病证。出《金匮要略·妇人杂病脉证并治》。"[14]1360

《中医药常用名词术语辞典》:"阴吹……疾病。见《金匮要略·妇人杂病脉证并治》。又妇女阴道中时时出气,或出气有声,状如矢气者。"[15]158

《中国中医药学术语集成·基础理论与疾病》:"阴吹……妇女阴道中时时出气,或气出有声,状如矢气者,称为'阴吹'。"[16]142

《中国中医药主题词表》:"阴吹……属中医妇科病,多因腑气失调,或气滞痰阻等所致。以妇女阴道中时时有气排出、并有声响、状如矢气为主要表现的妇科疾病。"[17]1208

《WHO 西太平洋传统医学名词术语国际标准》:"阴吹 noisy expulsion of gas from the vagina."[18]185

《中医药学名词·内科学 妇科学 儿科学》:"阴吹……以妇女阴道中时时出气,或出气有声,状如矢气为主要表现的疾病。"[19]171

《中医妇科学》:"妇女阴道中时时出气,或气出有声,状如矢气者,称为'阴吹'。"[20]244

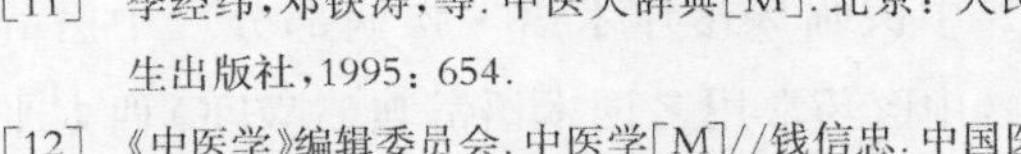

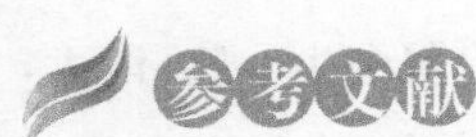

参考文献

[1] [汉]张仲景.金匮要略[M].北京：中国医药科技出版社，2018：75.

[2] [晋]王叔和.脉经[M].北京：中国医药科技出版社，1998：452.

[3] [宋]陈自明.妇人大全良方[M].北京：中国中医药出版社，2007：422.

[4] [明]李时珍.本草纲目[M].太原：山西科学技术出版社，2014：167.

[5] [清]汪讱庵.本草易读[M].北京：人民卫生出版社，1987：354.

[6] [清]张璐.张氏医通[M].孙玉信，王晓田点校.上海：上海第二军医大学出版社，2006：484.

[7] [清]魏之琇.续名医类案[M].黄汉儒，蒙木荣，廖崇文点校.北京：人民卫生出版社，1997：710.

[8] [清]沈金鳌.杂病源流犀烛[M].李占永，李晓林校注.北京：中国中医药出版社，1994：458，459.

[9] [清]柴得华.妇科冰鉴[M].王耀廷，等点校.北京：中医古籍出版社，1995：150.

[10] [清]唐容川.本草问答[M].北京：中国中医药出版社，2013：64，65.

[11] 李经纬，邓铁涛，等.中医大辞典[M].北京：人民卫生出版社，1995：654.

[12] 《中医学》编辑委员会.中医学[M]//钱信忠.中国医学百科全书.上海：上海科学技术出版社，1997：1913.

[13] 国家技术监督局.中医临床诊疗术语：疾病部分[M].北京：中国标准出版社，1997：37.

[14] 袁钟，等.中医辞海：上册[M].北京：中国医药科技出版社，1999：1360.

[15] 李振吉.中医药常用名词术语辞典[M].北京：中国中医药出版社，2001：158.

[16] 宋一伦，杨学智，等.基础理论与疾病[M]//曹洪欣，刘保延.中国中医药学术语集成.北京：中医古籍出版社，2005：142.

[17] 吴兰成.中国中医药主题词表[M].北京：中医古籍出版社，2008：1208.

[18] 世界卫生组织.WHO西太平洋传统医学名词术语国际标准[M].北京：北京大学医学出版社，2009：185.

[19] 中医药学名词审定委员会.中医药学名词：内科学 妇科学 儿科学[M].北京：科学出版社，2011：171.

[20] 马宝璋，齐聪.中医妇科学[M].上海：上海科学技术出版社，2012：244.

（王 森 王梦婷）

4 · 037

阴挺

yīn tǐng

一、规范名

【汉文名】阴挺。

【英文名】uterine prolapse。

【注释】以子宫从正常位置沿阴道下移，甚至完全脱出于阴道口外为主要表现的疾病。

二、定名依据

阴挺的相关记载始见于晋代王叔和《脉经》，称本病为“脱下”。此后晋代皇甫谧《针灸甲乙经》称本病为“阴挺出”；隋代巢元方《诸病源候论》称本病为“下脱”“阴脱”。但这些名称现在均已少用。

“阴挺”作为本病的名称始见于元代危亦林《世医得效方》，其后的相关著作如明清时期的《女科撮要》《古今医统大全》《景岳全书》《绛雪丹书》《本草征要》《外科大成》《女科指要》《妇科冰鉴》《医学衷中参西录》等在载录本病证时大多即称之为“阴挺”，并一直沿用至今。这些著作均为历代的重要著作，对后世有较大影响。所以“阴挺”作为规范名便于达成共识，符合术语定名的约定俗成原则。

现代有关著作除了《中医妇科学》以“子宫脱垂”作为本病的正名外，其他著作大多沿用《世医得效方》的记载以“阴挺”作为本病证的正名，如《中医大辞典》《中国医学百科全书·中医学》《中医临床诊疗术语·疾病部分》《中医辞海》《中医药常用名词术语辞典》《WHO 西太平洋传统医学名词术语国际标准》，说明“阴挺”作为规范名已成为共识。

我国 2011 年出版的由全国科学技术名词审定委员会审定公布的《中医药学名词·内科学 妇科学 儿科学》已以“阴挺”作为规范名。所以“阴挺”作为规范名也符合术语定名的协调一致原则。

三、同义词

【曾称】“阴脱”(《诸病源候论》)；“阴挺下脱”(《诸病源候论》)；“阴茄”(《验方新编》)；“阴菌”(《景岳全书》)。

四、源流考释

阴挺的相关记载始见于晋代，称本病为“脱下”。如晋代王叔和《脉经》卷九论述本病的脉象曰：“少阴脉浮而动，浮为虚，动为痛，妇人则脱下。”[1]453 晋代皇甫谧《针灸甲乙经》将本病称之为“阴挺出”，如“妇人杂病篇”曰：“妇人阴挺出，四肢淫泺，身闷，照海主之。”[2]208

隋唐时期称本病为“阴挺出”“下脱”和“阴脱”。如隋代巢元方《诸病源候论》称本病为“阴挺出”“下脱”“阴脱”，同时明确指出本病病因与产时用力过度有关，如该书卷四十曰：“阴挺出下脱候，胞络伤损，子脏虚冷，气下冲，则令阴挺出，谓之下脱。亦有因产而用力偃气，而阴下脱者。诊其少阴脉浮动，浮则为虚，动则为悸，故令下脱也”[3]191，该书卷四十四又曰：“产而阴脱者，由宿有虚冷，因产用力过度，其气下冲，则阴下脱也。”[3]205 唐代孙思邈《千金翼方》称本病为“阴脱”，并载述了本病治疗用方，如该书卷六云：“当归散……治妇人阴脱：当归、黄芩(各二两)，芍药(五分)，猬皮(半两)，牡蛎(二两半，熬)，上五味，捣筛为散，酒服方寸匕，日三服，禁举重，良。”[4]138

宋元时期，首次将“阴挺”作为本病的正名，如元代危亦林《世医得效方》卷十五：“产科兼妇人杂病科……洗心散……治阴中生一物，渐大，牵引腰腹，膨痛至甚，不思饮食，皆因多服热药及煎煿，或犯非理房事，兼意淫不遂，名阴挺。每服二钱，生地黄汤调。”[5]666 同时，本病曾称“阴挺出”和“阴脱”，如宋代赵佶《圣济总录》卷第一百九十一：“水泉二穴，少阴郄也，去太溪下一寸，在内踝下，治月事不来，来即多，心下闷痛……目䀮䀮不能远视，阴挺出小便淋沥，腹中痛，可灸五壮，针入四分。”[6]1836 元代危亦林《世医得效方》卷第十四：“产科兼妇人杂病科……硫黄散……治产后劳，阴脱。硫黄、乌贼鱼骨(各一两)，五味子(一分)。上为末，掺患处。”[5]616

明清时期载述本病大多沿用《世医得效方》的记载，以“阴挺”为正名，如明代徐春甫《古今医统大全》卷八十一：“当归散……治妇人阴中突出一物，长五六寸，名阴挺。当归、黄芩(各二两)，牡蛎(两半)，猬皮(一两)，芍药(半两)。”[7]653 其他沿用“阴挺”之名的文献还有明代《女科撮要》[8]41《景岳全书》[9]852《本草征要》[10]133，清代《外科大成》[11]171《女科指要》[12]81《妇科冰鉴》[13]148《医学衷中参西录》[14]218。同时，尚出现了本词曾称“阴脱”，如清代冯兆张《女科精要》[15]267。此外，明代张介宾《景岳全书》[9]852 首次称本病为“阴菌”，清代鲍相璈《验方新编》[16]129 首次称本病为“阴茄”，清代冯兆张《女科精要》[15]202、清代高淑濂《高淑濂胎产方案》[17]105 称本病为“阴挺下脱”；同时也有“阴挺”与“阴脱”并见的，如明代赵贞观《绛雪丹书》卷下：“产后阴脱及阴挺突出肿痛，清水淋漓，用硫黄五钱，五味子一钱，乌贼骨五钱，共为末，敷患处，兼服参、芪、归、草、升麻升举补〔提〕之药，即愈。”[18]45

现代有关著作多沿用《世医得效方》的记载以“阴挺”作为本病证的正名，如《中医大辞典》[19]654《中国医学百科全书·中医学》[20]1931《中医临床诊疗术语·疾病部分》[21]37《中医辞海》[22]1365《中医药常用名词术语辞典》[23]159《WHO西太平洋传统医学名词术语国际标准》[24]185《中医药学名词·内科学 妇科学 儿科学》[25]168 等;同时以"阴挺下脱""阴茄""阴菌""阴脱"作为本病证的异名,如《中国医学百科全书·中医学》:"阴挺……妇人阴中有物突出,称阴挺。《诸病源候论》有'阴挺出下脱候'。《妇人大全良方》称阴挺下脱。《妇科易知》称阴茄,亦有称阴菌,见《景岳全书·妇人规》。"[20]1931《中医辞海》:"阴挺……妇科病证名。① 指妇人阴中有物脱出的病证,包括子宫脱垂、阴道壁膨出、阴痔。又名阴脱、阴突、阴茄、阴挺下脱、茄病、鸡冠疮等。② 指强中症,即阳强。③ 阴纵的别名。指阴茎挺长不收,或肿胀而痿之证。"[22]1365 亦有以"子宫脱垂"作为本病的正名,同时将"阴挺"作为本病的异名的,如《中医妇科学》:"子宫脱垂……子宫从正常位置向下移位,甚至完全脱出于阴道口外……又称'阴下脱''阴挺''阴菌'等。"[26]238

五、文献辑录

《脉经》卷九:"少阴脉浮而动,浮为虚,动为痛,妇人则脱下。"[1]453

《针灸甲乙经》"妇人杂病":"妇人阴挺出,四肢淫泺,身闷,水泉主之。"[2]208

《诸病源候论》卷四十:"妇人杂病诸候四(凡五十论)……阴挺出下脱候,胞络伤损,子脏虚冷,气下冲,则令阴挺出,谓之下脱。亦有因产而用力偃气,而阴下脱者。诊其少阴脉浮动,浮则为虚,动则为悸,故令下脱也。"[3]191

卷四十四:"妇人产后病诸候下……产而阴脱者,由宿有虚冷,因产用力过度,其气下冲,则阴下脱也。"[3]205

《千金翼方》卷第六:"当归散……治妇人阴脱:当归、黄芩(各二两),芍药(五分),猬皮(半两),牡蛎(二两半,熬)。上五味,捣筛为散,酒服方寸匕,日三服,禁举重,良。"[4]138

《世医得效方》卷十五:"产科兼妇人杂病科……洗心散(方见前积热类)。治阴中生一物,渐大,牵引腰腹,膨痛至甚,不思饮食,皆因多服热药及煎煿,或犯非理房事,兼意淫不遂,名阴挺。每服二钱,生地黄汤调。"[5]666

卷十四:"产科兼妇人杂病科……硫黄散……治产后劳,阴脱。硫黄、乌贼鱼骨(各一两),五味子(一分)。上为末,掺患处。"[5]616

《圣济总录》卷一百九十一:"水泉二穴,少阴郄也,去太溪下一寸,在内踝下,治月事不来,来即多,心下闷痛,目水泉二穴,少阴郄也,去太溪下一寸,在内踝下,治月事不来,来即多,心下闷痛,目𥆨𥆨不能远视,阴挺出小便淋沥,腹中痛,可灸五壮,针入四分。"[6]1836

《古今医统大全》卷八十一:"当归散……治妇人阴中突出一物,长五六寸,名阴挺。当归、黄芩(各二两),牡蛎(两半),猬皮(一两),芍药(半两)。"[7]653

《女科撮要》卷上:"龙胆泻肝汤……治肝经湿热,下部肿焮作痛,小便涩滞,阴挺如菌,或出物如虫等症。龙胆草(酒拌,炒黄)、泽泻(各一钱),车前子(炒)、木通、生地黄(酒拌)、当归尾(酒拌)、山栀(炒)、黄芩、生甘草(各五分)。"[8]41

《景岳全书》卷三十九:"妇人规(下)……妇人阴中生疮,多由湿热下注,或七情郁火,或纵情敷药,中于热毒。其外证则或有阴中挺出如蛇头者,谓之阴挺;如菌者,谓之阴菌;或如鸡冠,或生虫湿痒,或内溃肿烂疼痛,常流毒水。其内证则或为体倦内热,经候不调,或为饮食不甘,晡热发热,或为小腹痞胀,腰胁不利,或为小水淋沥,赤白带下。"[9]852

《本草征要》第四卷:"白矾……味酸、涩,性寒,无毒。入脾、胃二经。甘草为使。恶牡蛎、麻黄。外治:收脱肛阴挺,理疥癣湿淫。内服:消痰止利,涤热祛风。"[10]133

《外科大成》卷二:"阴挺……阴中挺出一条如蛇头。由足太阴脾虚,或产后遇怒,或经风所致。初宜清热疏风,次朝服补中益气汤倍升麻,晚服龙胆泻肝汤,外兼敷洗。"[11]171

《女科指要》卷一："元虚下脱则阴挺出，名曰阴挺，或湿热下迫，或亏损肝脾亦皆令人挺出。"[12]81

《妇科冰鉴》卷八："妇人阴中突出一物如蛇头，或如菌如鸡冠者，名曰阴挺，即古之癞疝类也。或因胞络损伤，或分娩用力太过，或气虚下陷，或湿热下注，但此证有热虚之辨，不可不析。其形肿痛，小便赤数者，为热、为湿；其形重坠小便清长者，为气虚下陷也。"[13]148

《医学衷中参西录》"医方"："升肝舒郁汤……治妇女阴挺，亦治肝气虚弱，郁结不舒。生黄芪(六钱)，当归(三钱)，知母(三钱)，柴胡(一钱五分)，生明乳香(三钱)，生明没药(三钱)，川芎(一钱五分)。"[14]218

《女科精要》卷一："阴挺下脱，牵引腰腹膨痛者，或因胞络伤损，或因子脏虚冷，或犯非理房事，或因分娩用力所致，当以升补元气为主。若肝脾郁结，气虚下陷，补中汤；若肝火湿热，小便赤涩，龙肝汤。"[15]202

卷三："产后阴脱者，多由妇人生产用力太过，致阴下脱及阴下挺，逼迫肿痛，举重房劳，皆能发作，清水续续，小便淋沥，宜内服升补，外以硫磺、乌贼骨、五味子为末掺之。"[15]267

《验方新编》卷九："阴户生物如茄……此名阴茄，亦阴挺也。茄树根烧灰为末，香油搽。内服逍遥散(见内外备用诸方)即愈。"[16]129

《高淑濂胎产方案》卷四："阴挺下脱(产后平常皆有之)。产后阴中下精肉一块，如菌或如鸡冠，约长寸许，甚至有满尺者，名'阴挺下脱'，即平常妇人皆有之。总因元气下陷所致，治法与茄症相似，用补中益气汤。产妇减柴胡，平妇用原方，以内有升麻提脾气，而症自愈矣。"[17]105

《绛雪丹书》卷下："产后阴脱及阴挺突出肿痛，清水淋漓，用硫黄五钱，五味子一钱，乌贼骨五钱，共为末，敷患处，兼服参芪归草升麻升举补〔提〕之药，即愈。"[18]45

《中医大辞典》："阴挺……病证名。① 即强中。② 即阴纵。③ 即子宫脱垂。《济阴纲目·前阴诸疾门》：'妇人阴挺下脱，或因胞络伤损，或因子脏虚冷，或因分娩用力所致。'"[19]654

《中国医学百科全书·中医学》："阴挺……妇人阴中有物突出，称阴挺。《诸病源候论》有'阴挺出下脱候'。《妇人大全良方》称阴挺下脱。《妇科易知》称阴茄，亦有称阴菌，见《景岳全书·妇人规》。"[20]1931

国标《中医临床诊疗术语·疾病部分》："阴挺……多因脾肾气虚所致。以子宫位置沿阴道下降，甚则脱垂于阴道外，或阴道前、后壁同时有不同程度的膨出，甚至脱出阴道口外为主要表现的妇科疾病。"[21]37

《中医辞海》："阴挺……妇科病证名。① 指妇人阴中有物脱出的病证，包括子宫脱垂、阴道壁膨出、阴痔。又名阴脱、阴突、阴茄、阴挺下脱、茄病、鸡冠疮等。② 指强中症，即阳强。③ 阴纵的别名。指阴茎挺长不收，或肿胀而痿之证。"[22]1365

《中医药常用名词术语辞典》："阴挺……疾病。见《太平圣惠方》卷十三。即子宫脱垂。疾病见《诸病源候论·妇人杂病诸候》。又名子宫脱出、阴挺、阴菌。子宫从正常位置沿阴道下移，甚至完全脱出于阴道口外者。"[23]159

《WHO 西太平洋传统医学名词术语国际标准》："阴挺 downward displacement of the uterus, even with the entire uterus outside the vaginal orifice。"[24]185

《中医药学名词·内科学 妇科学 儿科学》："阴挺……以子宫从正常位置沿阴道下移，甚至完全脱出于阴道口外，或阴道前后壁膨出为主要表现的疾病。"[25]168

《中医妇科学》："子宫脱垂……子宫从正常位置向下移位，甚至完全脱出于阴道口外，称为'子宫脱垂'。又称'阴下脱''阴挺''阴菌'等。"[26]238

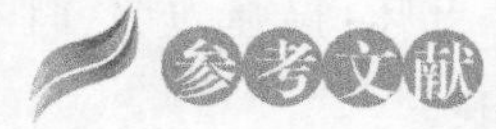

[1] [晋] 王叔和. 脉经[M]. 北京：中国医药科技出版社，

1998：453.
[2] [晋]皇甫谧.针灸甲乙经[M].韩森宁，张春生，徐长卿点校.郑州：河南科学技术出版社，2017：208.
[3] [隋]巢元方.诸病源候论[M].黄作阵点校.沈阳：辽宁科学技术出版社，1997：191，205.
[4] [唐]孙思邈.千金翼方[M].太原：山西科学技术出版社，2010：138.
[5] [元]危亦林.世医得效方[M].北京：中国中医药出版社，2009：616，666.
[6] [宋]赵佶.圣济总录校注：下[M].王振国，杨金萍主校.上海：上海科学技术出版社，2016：1836.
[7] [明]徐春甫.古今医统大全：下[M].崔仲平，王耀廷主校.北京：人民卫生出版社，1991：653.
[8] [明]薛己.女科撮要[M].北京：中国中医药出版社，2015：41.
[9] [明]张介宾.景岳全书[M].孙玉信，朱平生校注.上海：第二军医大学出版社，2006：852.
[10] [明]李中梓.重订本草征要[M].北京：北京科学技术出版社，1986：133.
[11] [清]祁坤.外科大成[M].上海：科技卫生出版社，1958：171.
[12] [清]徐大椿.女科指要[M].太原：山西科学技术出版社，2012：81.
[13] [清]柴得华.妇科冰鉴[M].王耀廷，等点校.北京：中医古籍出版社，1995：148.
[14] [清]张锡纯.医学衷中参西录[M].石家庄：河北科学技术出版社，2002：218.
[15] [清]冯兆张.女科精要[M].太原：山西科学技术出版社，2012：202，267.
[16] [清]鲍相璈.验方新编[M].李世华校注.北京：中国中医药出版社，1994：129.
[17] [清]高淑濂.高淑濂胎产方案[M].王光辉，等点校.北京：中医古籍出版社，2001：105.
[18] [明]赵贞观.绛雪丹书[M].北京：人民军医出版社，2010：45.
[19] 李经纬，邓铁涛，等.中医大辞典[M].北京：人民卫生出版社，1995：654.
[20] 《中医学》编辑委员会.中医学[M]//钱信忠.中国医学百科全书.上海：上海科学技术出版社，1997：1931.
[21] 国家技术监督局.中医临床诊疗术语：疾病部分[M].北京：中国标准出版社，1997：37.
[22] 袁钟，图娅，彭泽邦，等.中医辞海：上册[M].北京：中国医药科技出版社，1999：1365.
[23] 李振吉.中医药常用名词术语辞典[M].北京：中国中医药出版社，2001：159.
[24] 世界卫生组织.WHO西太平洋传统医学名词术语国际标准[M].北京：北京大学医学出版社，2009：185.
[25] 中医药学名词审定委员会.中医药学名词：内科学 妇科学 儿科学[M].北京：科学出版社，2011：168.
[26] 马宝璋，齐聪.中医妇科学[M].北京：中国中医药出版社，2012：238.

（王　淼）

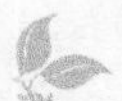

4·038

阴疮

yīn chuāng

一、规范名

【汉文名】阴疮。

【英文名】vulval sore。

【注释】以妇人阴户生疮，甚则溃疡，脓水淋漓，阴部肿痛为主要表现的疾病。

二、定名依据

“阴疮”作为妇科疾病病名最早见于晋代葛洪《肘后备急方》，此前相关术语的记载如“阴蚀”“阴蚀疮”“阴中生疮”及其后的“阴㾦”等，现已很少沿用。

自晋代葛洪的《肘后备急方》首次提出“阴疮”之名，其后历代著作多有沿用，如：晋代《小品方》《本草经集注》，隋代《诸病源候论》，唐代《备急千金要方》，宋代《太平圣惠方》《证类本草》，元代《脉因证治》，明代《普济方》《景岳全书》，清代《傅青主女科》《妇科指要》等。这些著作均为历代对后世有较大影响的著作。所以“阴疮”作为规范名便于达成共识，符合术语定名的约定俗成原则。

现代相关著作如国标《中医临床诊疗术

语·疾病部分》《中国医学百科全书·中医学》《中国中医药学术语集成·基础理论与疾病》；现代有代表性的辞书类著作如《中医药常用名词术语辞典》《中医大辞典》《中医辞海》等；以及全国高等中医药院校规划教材《中医妇科学》，均以"阴疮"作为这一疾病的正名。这些均说明在中医妇科临床实践中用"阴疮"作为这一妇科病名的规范名已达成共识。

我国2011年出版的由全国科学技术名词审定委员会公布的《中医学名词·内科学 妇科学 儿科学》已以"阴疮"作为规范名。所以"阴疮"作为规范名也符合术语定名的协调一致原则。

三、同义词

【曾称】"阴蚀"(《神农本草经》)；"阴中生疮"(《脉经》)；"阴蚀疮"(《肘后备急方》)；"阴疳"《滇南本草》。

四、源流考释

阴疮的有关记载最早见于春秋战国至秦汉时期的《内经》，虽没有明确的病名，但描述了阴疮的临床特征，如《黄帝内经素问·至真要大论》："痔疟发，寒厥入胃则内生心痛，阴中乃疡，隐曲不利，互引阴股。"[1]181《金匮要略》论述了阴中生疮的脉证及治疗，如"妇人杂病脉证并治"："少阴脉滑而数者，阴中即生疮，阴中蚀疮烂者，狼牙汤洗之。"[2]87《神农本草经》称"阴蚀"，如《神农本草经》"中经"："乌贼鱼骨……味咸微温，主女子漏下，赤白经汁，血闭，阴蚀，肿痛，寒热，癥瘕，无子。"[3]33 晋代王叔和《脉经》中有妇人阴中生疮的描述。如该书卷八："平消渴小便利淋脉证第七……少阴脉数，妇人则阴中生疮，男子则气淋。"[4]150 晋代葛洪《肘后备急方》首次明确提出"阴疮"病名，泛指男女阴疮，同时又把阴疮分为"阴蚀疮"和"热疮"两类。[5]156,157 其后，"阴疮""阴蚀""阴蚀疮"均有沿用，但不仅指女子，还包括男子和小儿，如晋代陶弘景《名医别录·中品》卷第二："孔公孽……无毒，主治男子阴疮，女子阴蚀，及伤食病，恒欲眠睡。"[6]101 记载黑石脂主养肾气，强阴，治阴蚀疮。[6]193 南北朝陈延之《小品方》载马骨烧灰和油，治小儿阴疮。[7]160 梁代陶弘景《本草经集注》记载龟甲主治阴蚀、女子阴疮等。[8]433

隋代巢元方《诸病源候论》专列阴疮候，描述阴疮由三虫、九虫因虚动作，侵食于阴，轻者或痒或痛，重者生疮也。[9]403 唐代仍存在"阴疮""阴蚀""阴蚀疮""阴中生疮"几种病名并存的情况。如孙思邈《备急千金要方》中有"阴疮"[10]52,94"阴中生疮"[10]380 等名称，但"阴疮"泛指男女、小儿阴部生疮。苏敬《新修本草》载矾石主寒热，泄痢，白沃，阴蚀，恶疮等。[11]22 孙思邈《千金翼方》载黑石脂主养肾气，强阴，主阴蚀疮，止肠泻痢，疗口疮咽痛。[12]30 这一时期，有的著作专指女子阴中生疮，如：孙思邈《千金翼方》载石硫黄主妇人阴蚀；[12]31 孟诜《食疗本草》指出桃仁可治女人阴中生疮；[13]46 王焘《外台秘要》载黄芩汤洗方疗妇人阴中生疮。[14]635

宋金元时期，"阴疮""阴蚀""阴蚀疮""阴中生疮"均有沿用，多指妇人阴中生疮，如宋代王怀隐《太平圣惠方》论述夫妇人阴疮者，由三虫或九虫动作，侵蚀所为也。治妇人阴蚀疮，宜用当归汤洗方。[15]131 唐慎微《证类本草》载治妇人阴蚀，若中烂伤用野狼牙治疗。[16]685 许叔微《普济本事方》载金液丹主妇人血结寒热，阴蚀疽痔。[17]138,139 金代刘完素《黄帝素问宣明论方》治妇人阴疮，用麝香杏仁散。[18]118 宋代陈自明《妇人大全良方》中有妇人阴中生疮、妇人阴蚀等描述。[19]282,636 宋代陈无择《三因极一病证方论》称妇女阴中生疮为"䘌疮"，其症或痛或痒，如虫行状，淋漓浓汁。[20]263 其后宋代陈自明《妇人大全良方》[19]633、元代危亦林《世医得效方》沿用"䘌疮"名称。[21]315 元代朱丹溪《脉因证治》[22]95、元代王好古《汤液本草》[23]177 中分别沿用"阴疮""阴蚀疮"名称，但没有明确指出指女性。

明代，兰茂提出了"阴疳"一词，如《滇南本草》卷三："鲫鱼……味甘，和五脏，通血脉。与五味煮食，补虚损，温中下气，痢疾痔漏之症。作羹食，治胃弱而补中；又治妇人阴痞诸疮。”[24]860 其后李时珍《本草纲目》[25]535、申斗垣《外科启玄》[26]66 亦沿用，并指出妇女阴户内有疮名“阴痞”，是肝经湿热所生，久而有虫作痒。这一时期，也有多种名称并存的情况。有的沿用“阴疮”，如朱橚《普济方》[27]261、张景岳《景岳全书》[28]467,468、徐大椿《女科指要》[29]81；有的引用“阴蚀”，如明代薛己《校注妇人良方》[30]435、李时珍《本草纲目》[25]346、李中梓《雷公炮制药性解》[31]7；有的沿用“阴蚀疮”，如陈实功《外科正宗》[32]178。有的引用“阴中生疮”，如明代龚廷贤《万病回春》[33]422、陶本学《孕育玄机》[34]122。

清代，名称也不统一。有的沿用“阴蚀疮”，如萧壎《女科经纶》[35]228；有的引用“阴中生疮”，如清代萧壎《女科经纶》[35]228；有的沿用“阴痞”，如清代陈士铎《洞天奥旨》[36]147，描述阴痞即生疮于阴户之内也，其症状为时痛时痒，往往有不可忍之状，其气腥臊作臭。[36]147 而傅青主《傅青主女科》称阴痞、阴蚀、阴中疮为“䘌疮”。[37]128

需要指出的是古代文献中“阴疮”有的泛指男女阴部生疮疾病，有的专指妇人阴部生疮，但现代文献专指妇人阴中生疮。

现代有关著作大部分沿用《肘后备急方》[5]156,157 的记载，以“阴疮”作为规范名，如国标《中医临床诊疗术语·疾病部分》[38]38《中国中医药学术语集成·基础理论与疾病》[39]142《中医妇科学》[40]247《中国医学百科全书·中医学》[41]1933《中医药常用名词术语辞典》[42]159《中医大辞典》[43]742《中医辞海》[44]1365《中医药学名词·内科学 妇科学 儿科学》[45]169 等。

总之，“阴疮”作为妇科疾病病名最早见于晋代葛洪《肘后备急方》，此前相关术语的记载如“阴蚀”“阴蚀疮”“阴中生疮”及其后的“阴痞”等，现已很少沿用。现代著作中多用“阴疮”作为正名。

五、文献辑录

《黄帝内经素问·至真要大论》：“太阳之胜，凝栗且至，非时水冰，羽乃后化。痔疟发，寒厥入胃则内生心痛，阴中乃疡，隐曲不利，互引阴股。”[1]181

《金匮要略·妇人杂病脉证并治》：“少阴脉滑而数者，阴中即生疮，阴中蚀疮烂者，狼牙汤洗之。”[2]87

《神农本草经》中经：“乌贼鱼骨……味咸微温，主女子漏下，赤白经汁，血闭，阴蚀肿痛，寒热癥瘕，无子。”[3]33

《脉经》卷八：“平消渴小便利淋脉证第七……少阴脉数，妇人则阴中生疮，男子则气淋。”[4]150

《肘后备急方》卷五：“治卒阴肿痛颓卵方第四十二……葛氏，男子阴疮损烂，煮黄柏洗之，又白蜜涂之……又阴疮有二种。一者作臼脓出，曰阴蚀疮，二者但亦作疮，名为热疮……女子阴疮，末硫黄，敷上。姚同，又烧杏仁，捣，涂之。”[5]156,157

《名医别录·中品》卷第二：“孔公孽……无毒，主治男子阴疮，女子阴蚀，及伤食病，恒欲眠睡。”[6]101

“玉石上品”：“黑石脂……味咸，平，无毒，主养肾气，强阴，治阴蚀疮，止肠澼泄痢，疗口疮、咽痛。”[6]193

《小品方》卷第八：“治少小百病薄洗浴膏散针灸诸方法……马骨烧灰和油，敷小儿耳疮、头疮、阴疮、瘭疽有浆如火灼。敷乳头饮儿，止夜啼。”[7]160

《本草经集注》：“龟甲……味咸，甘，平，有毒。主治漏下赤白，破癥瘕痎疟，五痔，阴蚀……女子阴疮及惊恚气，心腹痛不可久立，骨中寒热，伤寒劳复，或肌体寒热欲死，以作汤良。”[8]433

《诸病源候论》卷四十：“阴疮候……阴疮者，由三虫、九虫动作，侵食所为也。诸虫在人肠胃之间，若腑脏调和，血气充实，不能为害。若劳伤经络，肠胃虚损，则动作侵食于阴，轻者或痒或痛，重者生疮也。”[9]403

《备急千金要方》卷三：“阴疮膏……治男女阴疮，膏方……米粉（一酒杯）、芍药、黄芩、牡蛎、附

子、白芷(各十八铢)……治男女阴蚀略尽方……蛤蟆、兔屎,上二味等份为末,以敷疮上。”[10]52

《备急千金要方》卷五:“五等丸……治小儿阴疮方……取狼牙浓煮汁洗之。又方……黄连胡粉等分,以香脂油和,敷之。”[10]94

卷二十二:“痈疽第二……趺阳脉滑而数,法当下重少阴。少阴脉滑而数,妇人阴中生疮。”[10]380

《新修本草》卷第三:“矾石……味酸,寒,无毒。主寒热,泄痢,白沃,阴蚀,恶疮、目痛,坚骨齿。”[11]22

《千金翼方》卷第一:“黑石脂……味咸,平,无毒。主养肾气,强阴,主阴蚀疮,止肠澼泄痢,疗口疮咽痛。”[12]30

卷第二:“石硫黄……主妇人阴蚀,疽痔恶血,坚筋骨,除头秃。”[12]31

《食疗本草》卷上:“桃人(仁)〈温〉……又,女人阴中生疮,如虫咬、疼痛者,可生捣叶,绵裹内阴中,日三、四易,瘥。”[13]46

《外台秘要》卷三十四:“阴中疮方五首……《古今录验》疗妇人阴中生疮,黄芩汤洗方。”[14]635

《太平圣惠方》卷七十三:“治妇人阴疮诸方夫妇人阴疮者,由三虫或九虫动作,侵蚀所为也。诸虫在人肠胃之间,若腑脏调和,血气充实,不能为害。若劳伤经络,肠胃虚损,则动作蚀于阴。轻者或痒或痛,重者生疮。诊其少阴之脉滑而数者,阴中生疮也……治妇人阴蚀疮,宜用当归汤洗方。”[15]131

《证类本草》卷第十:“牙子……《圣惠》方:治阴疮洗方:用野狼牙五两细锉,水五升煮至三升,温洗之……又方:治妇人阴蚀,若中烂伤。野狼牙三两,㕮咀,以水四升煮,去滓,纳苦酒如鸡子一杯。”[16]685

《普济本事方》卷第九:“金液丹……又治痔瘘湿䘌生疮,下血不止。及妇人血结寒热,阴蚀疽痔。”[17]138,139

《三因极一病证方论》卷之十八:“凡妇人少阴脉滑而数者,阴中必生疮,名曰䘌疮,或痛或痒,如虫行状。”[20]263

《黄帝素问宣明论方》卷十一:“麝香杏仁散治妇人阴疮。”[18]118

《妇人大全良方》卷之八:“妇人阴中生疮方第十九……《古今录验》疗妇人阴中生疮。黄芩汤洗方。”[19]282

《妇人大全良方》卷二十三:“妇人阴蚀五疳方论第十……凡妇人少阴脉数而滑者,阴中必生疮,名曰䘌疮,或痛或痒,如虫行状,淋露脓汁,阴蚀几尽者。”[19]633“妇人阴蚀五疳方论第十……《古今录验》疗妇人阴蚀,其中烂伤,脓水淋漓臭秽。狼牙汤。”[19]636

《汤液本草》卷之六:“赤石脂……《局方本草》云:青石脂,养肝胆气,明目;黑石脂,养肾气,强阴,主阴蚀疮;黄石脂,养脾气,除黄疸。”[23]177

《世医得效方》卷第十五:“产科兼妇人杂病方……补心汤……治阴中生疮,名曰䘌疮,或痛或痒,如虫行状,淋沥脓汁,阴蚀几尽,治之当补心养胃。”[21]315

《脉因证治》卷三:“治阴疮……腊茶、五倍子(等分)、腻粉(少许),傅孩儿茶妙。”[22]95

《普济方》卷三百二十六:“下部诸疾……阴疮者。由三虫或九虫动作侵蚀所为也。”[27]261

《校注妇人良方》卷二十三:“产后吹乳方论第十三……麻草汤……以天麻草五升,水煎洗之。此草叶若麻叶,冬生夏花,赤如鼠尾,花亦洗浸淫、湿痒、阴蚀等疮。”[30]435

《滇南本草》卷三:“鲫鱼……味甘,和五脏,通血脉。与五味煮食,补虚损,温中下气,痢疾痔漏之症。作羹食,治胃弱而补中;又治妇人阴疳诸疮。”[24]860

《本草纲目》石部第十一卷:“石硫黄……妇人阴蚀疽痔恶血,坚筋骨,除头秃。”[25]346

草部第十五卷:“灯心草……烧灰入轻粉、麝香,治阴疳(时珍)。”[25]535

《万病回春》卷之六:“妇人诸病……妇人阴中生疮者,是湿热也。”[33]422

《外科启玄》卷八:“阴疳……妇女阴户内有疮名阴疳。是肝经湿热所生。久而有虫作痒。”[26]66

《外科正宗》卷之三："芦荟丸……治下疳溃烂作痛。又治妇人阴蚀疮作痒，及小儿肝积发热，口鼻生疮，牙龈蚀烂等症。"[32]178

《孕育玄机》卷下："阴蚀五疳……产后阴中生疮，名曰慝疮。或疼或痒，如虫行状，浓汁淋沥。"[34]122

《景岳全书》卷三十九人集："阴疮……妇人阴中生疮，多由湿热下注，或七情郁火，或纵情敷药，中于热毒……或生虫湿痒，或内溃肿烂疼痛，常流毒水。蛇蜕散：治妇人阴疮。先以荆芥、蛇床子汤熏洗，挹干敷药。"[28]467,468

《雷公炮制药性解》卷一："矾石……味酸，性寒，无毒，入肺肝二经。主寒热泄痢，白沃阴蚀，诸恶疮癣。"[31]7

《女科经纶》卷八："妇人阴蚀疮属心烦胃弱气血凝滞……薛立斋曰：妇人阴中生疮，乃七情郁火伤损，肝脾湿热下注。"[35]228"妇人阴蚀疮属心烦胃弱气血凝滞……《大全》曰：妇人阴蚀疮，凡妇人少阴脉数而滑，阴中必生疮，名曰䘌疮。"[35]228

《洞天奥旨》卷十二："阴疳……阴疳者，生疮于阴户之内也，时痛时痒，往往有不可忍之状，其气腥臊作臭，无物可以解痒。"[36]147

《傅青主女科》："又附阴疳、阴蚀、阴中疮，曰阴疮。或痛或痒，如虫行状，浓汁淋漓，阴蚀几尽者。"[37]128

《女科指要》卷一："阴肿门……湿热伤血则阴内生疮名曰阴疮。"[29]81

《中医临床诊疗术语·疾病部分》："阴疮……多因热毒侵淫，或寒邪凝结所致。以妇女阴户肿痛，甚至化脓破溃，或阴户侧出现肿块如蚕茧状为主要表现的妇科疾病。"[38]38

《中国中医药学术语集成·基础理论与疾病》："阴疮……异名阴蚀。妇人阴户生疮，甚至溃疡，脓水淋漓，局部肿痛者，称为'阴疮'，又称'阴蚀'。"[39]142

《中医妇科学》："阴疮……妇人阴户生疮，甚至溃疡，脓水淋漓，局部肿痛者，称为'阴疮'，又称'阴蚀''阴䘌'。"[40]247

《中国医学百科全书·中医学》："阴疮……妇人阴户溃烂成疮，黄水淋漓，甚至溃疡如虫蚀者，称阴疮，见《肘后备急方》。亦名阴蚀。见《神农本草经》。"[41]1933

《中医药常用名词术语辞典》："阴疮……疾病。源《金匮要略·妇人杂病脉证并治》，又名阴蚀。妇人阴户生疮，甚至溃疡，脓水淋漓，阴部肿痛者。湿热下注，蕴结成毒，腐肉为脓；寒湿凝滞，瘀血与痰浊内停，痰瘀交阻，肌肤失养，日久溃腐所致。"[42]159

《中医大辞典》："阴疮……指女性外生殖器之生疮者，如《金匮要略·妇人杂病脉证篇》：'少阴脉滑而数者，阴中即生疮。'"[43]742

《中医辞海》："阴疮……外科病名，指女性外生殖器之生疮者，如《金匮要略·妇人杂病脉证篇》：'少阴脉滑而数者，阴中即生疮。'"[44]1365

《中医药学名词·内科学 妇科学 儿科学》阴疮……以妇人阴户生疮，甚至溃疡，脓水淋漓，阴部肿痛为主要表现的疾病。[45]169

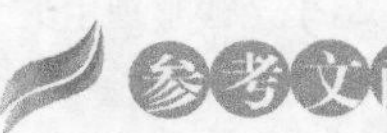

参考文献

[1] 未著撰人. 黄帝内经素问[M]. 田代华整理. 北京：人民卫生出版社，2005：181.

[2] [汉] 张仲景. 金匮要略[M]. 何任，何若苹，等整理. 北京：人民卫生出版社，2005：87.

[3] [魏] 吴普. 神农本草经[M]. [清] 孙星衍辑，石学文点校. 沈阳：辽宁科学技术出版社，1997：33.

[4] [晋] 王叔和. 脉经[M]. 陈婷校注. 北京：北京科学技术出版社，2016：150.

[5] [晋] 葛洪. 肘后备急方[M]. 申玮红校注. 北京：北京科学技术出版社，2016：156，157.

[6] [梁] 陶弘景. 名医别录[M]. 尚志钧辑校. 北京：人民卫生出版社，1986：101，193.

[7] [南北朝] 陈延之. 小品方[M]. 高文铸辑校注释. 北京：中国中医药出版社，1995：160.

[8] [南北朝] 陶弘景. 本草经集注[M]. 北京：人民卫生出版社，1994：433.

[9] [隋] 巢元方. 诸病源候论[M]. 柳长华主编，刘宇，孙冬莉校注. 北京：北京科学技术出版社，2016：403.

[10] [唐] 孙思邈. 备急千金要方[M]. 焦振廉，等校注. 北京：中国医药科技出版社，2011：52，94，380.

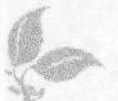

[11] [唐] 苏敬. 新修本草[M]. 上海：上海科学技术出版社，1957：22.
[12] [唐] 孙思邈. 千金翼方[M]. 上海：第二军医大学出版社，2008：30，31.
[13] [唐] 孟诜. 食疗本草[M]. 北京：人民卫生出版社，1984：46.
[14] [唐] 王焘. 外台秘要[M]. 王淑民校注. 北京：中国医药科技出版社，2011. 635.
[15] [宋] 王怀隐，等. 太平圣惠方[M]. 田文敬，等校注. 郑州：河南科学技术出版社，2015：131.
[16] [宋] 唐慎微，等. 重修政和史证类备用本草[M]. 北京：中国中医药出版社，2013：685.
[17] [宋] 许叔微. 普济本事方[M]. 北京：中国中医药出版社，2007：138，139.
[18] [金] 刘完素. 黄帝素问宣明论方[M]. 北京：中国中医药出版社，2007：118.
[19] [宋] 陈自明. 妇人大全良方[M]. 余瀛鳌，王咪咪，等点校. 北京：人民卫生出版社，1985：282，633，636.
[20] [宋] 陈言. 三因极一病证方论[M]. 北京：人民卫生出版社，1957：263.
[21] [元] 危亦林. 世医得效方[M]. 金芬芬校注. 北京：中国医药科技出版社，2011：315.
[22] [元] 朱丹溪. 脉因证治[M]. 太原：山西科学技术出版社，2008：95.
[23] [元] 王好古. 汤液本草[M]. 崔扫麈，尤荣辑点校. 北京：人民卫生出版社，1987：177.
[24] [明] 兰茂. 滇南本草[M]. 于乃义，于兰馥整理主编. 昆明：云南科技出版社，2004：860.
[25] [明] 李时珍. 本草纲目[M]. 柳长华，柳璇校注. 北京：中国医药科技出版社，2011：346，535.
[26] [明] 申拱宸. 外科启玄：12卷[M]. 北京：人民卫生出版社，1955：66.
[27] [明] 朱橚. 普济方[M]. 北京：人民卫生出版社，1959：261.
[28] [明] 张景岳. 景岳全书[M]. 李玉清，等校注. 北京：中国医药科技出版社，2011：467，468.
[29] [清] 徐大椿. 女科指要[M]. 太原：山西科学技术出版社，2012：81.
[30] [明] 薛己. 校注妇人良方[M]. 太原：山西科学技术出版社，2012：435.
[31] [明] 李中梓. 雷公炮制药性解[M]. [明] 钱允治订正. 金芷君校注. 北京：中国中医药出版社，1998：7.
[32] [明] 陈实功. 外科正宗[M]. 张印生，韩学杰点校. 北京：中医古籍出版社，1999：178.
[33] [明] 龚廷贤. 朱广仁点校. 万病回春[M]. 天津：天津科学技术出版社，1993：422.
[34] [明] 陶本学. 邓月娥校注. 孕育玄机[M]. 北京：中国中医药出版社，2015：122.
[35] [清] 萧埙. 姜典华校注. 女科经纶[M]. 北京：中国中医药出版社，2007：228.
[36] [清] 陈士铎. 洞天奥旨[M]. 孙光荣，等点校. 北京：中医古籍出版社，1992：147.
[37] [清] 傅山. 傅青主女科[M]. 欧阳兵整理. 北京：人民卫生出版社，2006：128.
[38] 国家技术监督局. 中医临床诊疗术语：疾病部分[M]. 北京：中国标准出版社，1997：38.
[39] 宋一伦，杨学智. 基础理论与疾病[M]//曹洪欣，刘保延. 中国中医药学术语集成. 北京：中医古籍出版社，2005：142.
[40] 马宝璋，齐聪. 中医妇科学[M]. 北京：中国中医药出版社，2012：247.
[41] 《中医学》编辑委员会. 中医学[M]//钱信忠. 中国医学百科全书. 上海：上海科学技术出版社，1997：1933.
[42] 李振吉. 中医药常用名词术语辞典[M]. 北京：中国中医药出版社，2001：159.
[43] 李经纬，余瀛鳌，蔡景峰，等. 中医大辞典[M]. 北京：人民卫生出版社，2004：742.
[44] 袁钟，图娅，彭泽邦，等. 中医辞海：上册[M]. 北京：中国医药科技出版社，1999：1365.
[45] 中医药学名词审定委员会. 中医药学名词：内科学 妇科学 儿科学[M]. 北京：科学出版社，2011：169.

（张慧珍）

4·039

阴痒

yīn yǎng

一、规范名

【汉文名】阴痒。

【英文名】pruritus vulvae。

【注释】以女性外阴及阴道瘙痒，甚则痒痛难忍，或伴带下增多为主要表现的疾病。

二、定名依据

阴痒的相关记载最早见于汉代张仲景《金匮要略》，但该书未载本病名称。

“阴痒”作为本病名称始见于晋代葛洪《肘后备急方》。其后大多著作即沿用《肘后备急方》记载，以“阴痒”作为本病名称，如：南北朝的《本草经集注》，隋代《诸病源候论》，宋代《太平圣惠方》《圣济总录》，明代《滇南本草》《景岳全书》《雷公炮制药性解》《妇科百辨》，清代《外科大成》《女科经纶》《冯氏锦囊秘录》《女科切要》等，并一直沿用至今。这些著作多为历代的重要著作，对后世有较大影响。所以“阴痒”作为规范名便于达成共识，符合术语定名的约定俗成原则。

现代有关著作记载本病均以“阴痒”为正名，如《中医大辞典》《中国医学百科全书·中医学》《中医临床诊疗术语·疾病部分》《中医辞海》《中医药常用名词术语辞典》《中国中医药学术语集成·基础理论与疾病》《WHO西太平洋传统医学名词术语国际标准》，以及全国高等中医药院校规划教材《中医妇科学》等，说明“阴痒”作为规范名已成为共识。

我国2011年出版的全国科学技术名词审定委员会审定公布的《中医药学名词·内科学 妇科学 儿科学》已以“阴痒”作为规范名。所以“阴痒”作为规范名也符合术语定名的协调一致原则。

三、同义词

【曾称】“阴门痒”（《中医大辞典》）；“外阴瘙痒”（《中医药常用名词术语辞典》）。

四、源流考释

阴痒的相关记载最早见于汉代张仲景《金匮要略·妇人杂病脉证并治》：“少阴脉滑而数者，阴中即生疮，阴中蚀疮烂者，狼牙汤洗之。”[1]75 其中“阴中蚀疮”即兼有“阴痒”的含义。

“阴痒”作为本病名称始见于晋代到南北朝时期，如晋代葛洪的《肘后备急方》卷五：“阴痒汁出……嚼生大豆黄，涂之，亦疗尿灰疮。”[2]127 南北朝陶弘景的《本草经集注》“草木下品”中有：“主治心腹疝气，腹痛，益气，治躄，小儿不能行，疽疮，阴蚀。男子阴痿，囊下湿，小便余沥，女人阴痒及腰脊痛，两脚疼痹风弱，五缓虚羸。补中益精，坚筋骨，强志意。”[3]360

隋唐宋时期，大多著作沿用《肘后备急方》记载，以“阴痒”作为本病名称，如隋代巢元方《诸病源候论》卷四十：“阴痒候……妇人阴痒，是虫食所为。三虫、九虫在肠胃之间，因脏虚，虫动作，食于阴，其虫作势，微则痒，重者乃痛。”[4]190 宋代王怀隐《太平圣惠方》卷七十三：“夫妇人阴痒者，是虫蚀所为。三虫在于肠胃之间，因脏虚，三虫动作，蚀于阴。其虫作，热微则为痒，重者乃痛也。”[5]127 宋代赵佶《圣济总录》在卷第一百九十四“治妇人诸疾灸刺法”篇记载“绝子阴痒，阴交主之。腹满疝积乳妇诸疾，绝子阴痒，灸石门。”[6]1880

明清时期对“阴痒”论述较多，如明代兰茂《滇南本草》[7]960、张介宾《景岳全书》[8]853、李中梓《雷公炮制药性解》[9]165、庄履严《妇科百辨》[10]8，清代的祁坤《外科大成》[11]174、萧壎《女科经纶》[12]277、冯兆张《冯氏锦囊秘录》[13]446、吴本立《女科切要》[14]82 等。在明代兰茂《滇南本草》第三卷：“瓶儿草味淡，性微温……搽癣疮、小儿黄水疮，妇人阴痒生虫，洗之良。”[7]960 明代张介宾《景岳全书》卷之三十九“人集”：“妇人阴痒者，必有阴虫，微则痒，甚则痛，或为脓水淋沥，多由湿热所化，名曰䘌。”[8]853 清代祁坤《外科大成》在卷二“阴疮主治”篇记载：“银杏散，阴痒生疮。”[11]174 清代萧壎《女科经纶》在“杂证门”篇记载：“妇人有阴痒生虫之证也。厥阴属风木之脏，木朽则蠹生，肝经血少，津液枯竭，致气血不能荣运，则壅郁生湿，湿生热，热生虫，理所必然。”[12]277

现代有关著作均以“阴痒”作为本病证的正

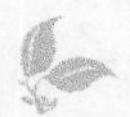

名，如《中医大辞典》[15]656《中国医学百科全书·中医学》[16]1913《中医临床诊疗术语·疾病部分》[17]37《中医辞海》[18]1369《中医药常用名词术语辞典》[19]159《中国中医药学术语集成·基础理论与疾病》[20]185《WHO 西太平洋传统医学名词术语国际标准》[21]185《中医妇科学》[22]242《中医药学名词》[23]165 等。同时以"阴门痒""外阴瘙痒"作为本病的别名，如《中医大辞典》："阴痒……病名，出《肘后备急方》卷五，又名阴门痒。多因肝郁化热，脾虚聚湿，湿热蕴结，流注于下或因外阴不洁，久坐湿地，病虫乘虚侵袭；也有因阴虚血燥而致者。症见外阴部或阴道内搔痒，甚则奇痒难忍，坐立不安。湿热者，多伴有带下量多、色黄等。"[15]656《中医药常用名词术语辞典》："阴痒……① 症状。出《肘后备急方》卷五，又名外阴瘙痒。外阴部或阴道内瘙痒，甚则奇痒难忍，坐立不安。多因外阴不洁，虫蚀感染或湿热下注，或阴虚血燥所致。② 疾病。见《诸病源候论·妇人杂病诸候》。以女性外阴及阴道瘙痒，甚则痒痛难忍，或伴有带下增多为主要表现的疾病。"[19]159

五、文献辑录

《金匮要略·妇人杂病脉证并治》："少阴脉滑而数者，阴中即生疮，阴中蚀疮烂者，狼牙汤洗之。"[1]75

《肘后备急方》卷五："阴痒汁出。嚼生大豆黄，涂之，亦疗尿灰疮。"[2]127

《本草经集注·草木下品》："(五加皮)味辛、苦，温、微寒，无毒。主治心腹疝气，腹痛，益气，治躄，小儿不能行，疽疮，阴蚀。男子阴痿，囊下湿，小便余沥，女人阴痒及腰脊痛，两脚疼痹风弱，五缓虚羸。补中益精，坚筋骨，强志意。"[3]360

《诸病源候论》卷四十："妇人阴痒，是虫食所为。三虫、九虫在肠胃之间，因脏虚，虫动作，食于阴，其虫作势，微则痒，重者乃痛。"[4]190

《太平圣惠方》卷七十三："夫妇人阴痒者，是虫蚀所为。三虫在于肠胃之间，因脏虚，三虫动作，蚀于阴。其虫作，热微则为痒，重者乃痛也。治妇人阴痒，大黄散方：川大黄(一两锉碎微炒)，黄芩(一两)，赤芍药(半两)，玄参(半两)，黄芪(一两锉)，丹参(半两)，山茱萸(半两)，蛇床子(半两)。"[5]127

《圣济总录》卷一百九十四："绝子阴痒，阴交主之。腹满疝积乳妇诸疾，绝子阴痒，灸石门。"[6]1880

《滇南本草》第三卷："(瓶儿草)味淡，性微温。行经络，消气结，散瘰疬、马刀、结核，鼠疮溃烂，脓血不止，补气血虚弱，调元；搽癣疮、小儿黄水疮，妇人阴痒生虫，洗之良。"[7]960

《景岳全书》卷三十九："妇人阴痒者，必有阴虫，微则痒，甚则痛，或为脓水淋沥，多由湿热所化，名曰䘌。内宜清肝火，以龙胆泻肝汤，及加味逍遥散主之；外宜桃仁研膏，和雄黄末，或同鸡肝纳阴中，以制其虫。然无如银朱烟搽鸡肝以纳之，尤妙。椒茱汤：主治妇人阴痒不可忍，惟以热汤泡洗，有不能住手者。处方：花椒、吴茱萸、蛇床子(各一两)，藜芦(半两)，陈茶(一撮)，炒盐(二两)。"[8]853

《雷公炮制药性解》卷六："(龟甲)味咸甘，性平有毒，入心肝脾三经。主阴虚不足，骨蒸劳热，癥瘕痁疾，五痔阴蚀，四肢重弱，血麻痹风疾，产前后痢疾，惊恚气心腹痛，伤寒劳复，肌体寒热欲死，小儿囟门不合，及头疮，女子赤白漏下，及阴痒。逐瘀血，续筋骨，催生益智。"[9]165

《妇科百辨·杂证》："妇人阴痛阴痒者何？曰：此肝经湿热也，宜龙胆泻肝汤加苍术、白芷、升麻之类。妇人阴痒不可忍者何？曰：此湿热生虫蚀食之故。若久不愈，渐淫蚀脏腑之间，宜用杏仁研烂，绢包入阴户内，数日愈。或用茴香为末，醋制猪肝一条，纳入取虫出，即愈。"[10]8

《外科大成》卷二："银杏散……阴痒生疮。杏仁(去皮尖)、轻粉、水银(铅制)、雄黄(等分)。"[11]174

《女科经纶》"杂证门"："已上两条，序妇人有阴痒生虫之证也。厥阴属风木之脏，木朽则蠹生，肝经血少，津液枯竭，致气血不能荣运，则壅郁生湿，湿生热，热生虫，理所必然。故治法不外渗湿清热，外以杀虫为治。然其本元，又当滋养肝血，补助脾土，益阴燥湿也。”[12]277

《冯氏锦囊秘录》卷十六：“至于阴痒阴疮，多属虫蚀所为，始因湿热，故生三虫在肠胃间，因脏虚乃动其虫。侵蚀阴中精华，故时作痒，甚则痒痛不已，溃烂成疮。”[13]446

《女科切要》卷八：“产后阴痒，或肿痛，此湿热也，宜药汤熏洗：荆芥，白芷，白矾，川椒，杏仁，桔梗，细辛。”[14]82

《中医大辞典》：“阴痒……病名，出《肘后备急方》卷五，又名阴门痒。多因肝郁化热，脾虚聚湿，湿热蕴结，流注于下或因外阴不洁，久坐湿地，病虫乘虚侵袭；也有因阴虚血燥而致者。症见外阴部或阴道内搔痒，甚则奇痒难忍，坐立不安。湿热者，多伴有带下量多、色黄等。”[15]656

《中国医学百科全书·中医学》：“妇人外阴及阴道瘙痒，甚或痒痛难忍，坐卧不安者，称阴痒(见《肘后备急方》)。本病多由脾虚肝郁，湿热下注，或阴血亏耗，生风化燥所致。”[16]1913

《中医临床诊疗术语·疾病部分》：“(阴痒)多因湿热下注，或阴虚血燥所致。以女性外阴及阴道痰痒，甚则痒痛难忍，或伴带下增多为主要表现的妇科疾病。”[17]37

《中医辞海》：“阴痒……妇科病证名。指妇女外阴及阴中瘙痒，甚则波及肛门周围，甚或痒痛难忍，伴有带下增多的病证。出《肘后备急方》卷五。又称阴门瘙痒、阴䘌。”[18]1369

《中医药常用名词术语辞典》：“阴痒……① 症状。出《肘后备急方》卷五，又名外阴瘙痒。外阴部或阴道内瘙痒，甚则奇痒难忍，坐立不安。多因外阴不洁，虫蚀感染或湿热下注，或阴虚血燥所致。② 疾病。见《诸病源候论·妇人杂病诸候》。以女性外阴及阴道瘙痒，甚则痒痛难忍，或伴有带下增多为主要表现的疾病。”[19]159

《中国中医药学术语集成·基础理论与疾病》：“妇女外阴及阴道瘙痒，甚则痒痛难忍，坐卧不宁，或伴带下增多者，称为‘阴痒’。亦称‘阴门瘙痒’。”[20]185

《WHO西太平洋传统医学名词术语国际标准》：“阴痒…… itching of the female external genitalia or vagina.”[21]185

《中医妇科学》：“妇人外阴及阴道瘙痒，甚则痒痛难忍，坐卧不宁，或伴带下增多等，称为‘阴痒’，又称‘阴门瘙痒’。”[22]242

《中医药学名词·内科学 妇科学 儿科学》：“(阴痒)以女性外阴及阴道瘙痒，甚则痒痛难忍，或伴带下增多为主要表现的疾病。”[23]165

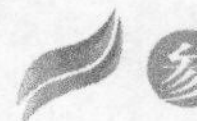

参考文献

[1] [汉]张仲景.金匮要略[M].北京：中国医药科技出版社，2018：75.

[2] [晋]葛洪.肘后备急方[M].北京：中国中医药出版社，2016：127.

[3] [南朝梁]陶弘景.本草经集注[M].尚志钧，尚元胜辑校.北京：人民卫生出版社，1994：360.

[4] [隋]巢元方.诸病源候论[M].黄作阵点校.沈阳：辽宁科学技术出版社，1997：190.

[5] [宋]王怀隐.太平圣惠方校注：8[M].田文敬，等校注.郑州：河南科学技术出版社，2015：127.

[6] [宋]赵佶.圣济总录：下[M].王振国，杨金萍主校.上海：上海科学技术出版社，2016：1880.

[7] [明]兰茂.滇南本草[M].于乃义，于兰馥整理.昆明：云南科技出版社，2004：960.

[8] [明]张介宾.景岳全书[M].孙玉信，朱平生校注.上海：第二军医大学出版社，2006：853.

[9] [明]李中梓.雷公炮制药性解[M].金芷君校注.北京：中国中医药出版社，1998：165.

[10] [明]庄履严.妇科百辨[M].郭永洁点校.上海：上海科学技术出版社，2004：8.

[11] [清]祁坤.外科大成[M].上海：科技卫生出版社，1958：174.

[12] [清]萧壎.女科经纶[M].北京：人民军医出版社，2010：277.

[13] [清]冯兆张.冯氏锦囊秘录[M].田思胜，等校注.北京：中国中医药出版社，1996：446.

[14] [清]吴本立.女科切要[M].佘德友点校.北京：中医古籍出版社，1999：82.

[15] 李经纬，邓铁涛，等.中医大辞典[M].北京：人民卫生出版社，1995：656.

[16] 《中医学》编辑委员会.中医学[M]//钱信忠.中国医学百科全书.上海：上海科学技术出版社，1997：

1913.

[17] 国家技术监督局.中医临床诊疗术语：疾病部分[M].北京：中国标准出版社，1997：37.

[18] 袁钟，图娅，彭泽邦，等.中医辞海：上册[M].北京：中国医药科技出版社，1999：1369.

[19] 李振吉.中医药常用名词术语辞典[M].北京：中国中医药出版社，2001：159.

[20] 宋一伦，杨学智.基础理论与疾病[M]//曹洪欣，刘保延.中国中医药学术语集成.北京：中医古籍出版社，2005：185.

[21] 世界卫生组织.WHO西太平洋传统医学名词术语国际标准[M].北京：北京大学医学出版社，2009：185.

[22] 马宝璋，齐聪.中医妇科学[M].北京：中国中医药出版社，2012：242.

[23] 中医药学名词审定委员会.中医药学名词：内科学 妇科学 儿科学[M].北京：科学出版社，2011：168.

（贾润霞）

4·040

妇人癥瘕

fù rén zhēng jiǎ

一、规范名

【中文名】妇人癥瘕。

【英文名】pelvic mass in woman。

【注释】以妇女下腹部有结块，或有疼痛，或胀或满，甚或阴道出血为主要表现的疾病。

二、定名依据

“妇人癥瘕”的相关记载最早见于《内经》，称“石瘕”“瘕聚”“肠覃”等，但现在大部分已很少沿用。

“癥”始见于张仲景《金匮要略》，亦有“癥瘕”之名，但并非指妇科疾病。《神农本草经》中提出了“癥瘕”的名称。“妇人癥瘕”之名始见于唐代孙思邈《备急千金要方》，“癥瘕”和“妇人癥瘕”概念及含义不尽相同。

自《神农本草经》提出“癥瘕”之名，历代医家多有沿用，如：魏晋时期《脉经》《肘后备急方》《名医别录》；隋唐时期《诸病源候论》《备急千金要方》；宋金元时期《博济方》《三因极一病证方论》《女科百问》《妇人大全良方》；明清时期《邯郸遗稿》《医学入门》《陈素庵妇科补解》《妇科玉尺》；民国张锡纯《医学衷中参西录》等均沿用了“癥瘕”的名称。但癥瘕的含义比较广泛，泛指腹内包块、小儿癥瘕、妇人腹内包块。

现代有关著作多使用“癥瘕”一词，但所指不同，含义广泛，有泛指腹内包块的，如《中医药常用名词术语辞典》《中医大辞典》等，《中国中医药学主题词表》中的“癥瘕”指肝病；而“妇科癥瘕”则指妇人腹中包块，有专指妇人腹中包块的，见于《中国中医药学术语集成·基础理论与疾病》、全国高等中医药院校规划教材《中医妇科学》等，亦有命名为“石瘕”的，如参考书《中医妇科学》，含义包含了腹部肿块和妇科疾病，国标《中医临床诊疗术语·疾病部分》的含义则指宫体生瘤；而《中国医学百科全书·中医学》使用了“癥瘕”“妇人癥瘕”，分别解释为腹内包块和妇人小腹包块的病证，《中医药学名词·内科学 妇科学 儿科学》则使用了“石瘕”“妇人癥瘕”二词分别解释为胞宫包块和妇人腹部结块。可见“癥瘕”“石瘕”和“妇人癥瘕”不同著作中概念不同，为了便于区分，建议使用“妇人癥瘕”作为该概念的规范名词，符合名词规范定名依据的单义性和科学性的原则。

我国2011年出版的由全国科学技术名词审定委员会公布的《中医学名词》已以“妇人癥瘕”作为规范名。所以“妇人癥瘕”作为规范名也符合术语定名的协调一致原则。

三、同义词

【曾称】"石瘕""瘕聚""肠覃"(《内经》);"血瘕"(《神农本草经》)。

四、源流考释

癥瘕病证的描述最早见于《内经》,称"石瘕""瘕聚""肠覃",皆生于女子,均指妇科疾病。如《黄帝内经素问·骨空论》:"任脉为病,男子内结七疝,女子带下瘕聚";[1]111《黄帝内经灵枢·水胀》篇详述了"石瘕""肠覃"的临床症状,均指女性腹内包块,但肠覃生于肠外,月事以时下,而石瘕病位在胞中,月事不以时下。[2]115,116《难经》亦称为"瘕聚",如二十九难:"任之为病,男子为七疝,女子为瘕聚"。[3]18《说文解字》亦有"瘕,女病也"的记载。"癥"出现于汉代张仲景《金匮要略》,描述女性腹内包块的疾病为"癥病",其症状为漏下不止,治疗用桂枝茯苓丸,如《金匮要略·妇人杂病脉证并治》云:"妇人宿有癥病,经断未及三月,而得漏下不止,胎动在脐上者,为癥痼害。"[4]77 论述了妊娠宿有癥病的鉴别诊断。由此可见"癥"是指妇科疾病。张仲景亦提出了"癥瘕"之名,但并非指妇科疾病。[4]15 如《金匮要略·疟病脉证并治》:"病疟,以月一日发,当以十五日愈,设不差,当月尽解。如其不差,当云何?师曰:此结为癥瘕,名曰疟母,急治之下,宜鳖甲煎丸。"[4]15

汉代华佗在《华氏中藏经》中高度概括了癥瘕的发病机制。指出积聚癥瘕皆五脏六腑真气失而邪气并所致,癥者系于气,瘕者系于血;癥有十二,瘕有八。[5]10《神农本草经》里面出现了"癥瘕""血瘕""疝瘕"等名称,记载了治疗癥瘕或与癥瘕相关疾病的药物51种。如水蛭、贝母、大黄条下。[6]40,54,65

魏晋时期,晋代王叔和在《脉经》中认为瘕乃妇人胞中绝伤,有恶血,久结而成。如卷四:"诊百病死生诀第七……尺脉涩而坚,为血实气虚也。其发病腹痛、逆满、气上行,此为妇人胞中绝伤,有恶血,久成结瘕。得病以冬时,黍穄赤而死。"[7]65 同时沿用了"癥瘕"的名称,一指妇人疾病,一指疟母。载有通过脉诊来鉴别癥瘕的方法。卷八:"平黄疸寒热疟脉证第九……疟病结为癥瘕,名曰疟母,鳖甲煎丸主之。"[7]156 卷八:"平五脏积聚脉证第十二……脉弦紧而微细者,癥也。夫寒痹、癥瘕、积聚之脉,皆弦紧。"[7]159 卷九:"平妊娠胎动血分水分吐下腹痛证第二……设令宫中人,若寡妇无夫,曾夜梦寐交通,邪气或怀久作癥瘕,急当治,下服二汤。"[7]175 晋代葛洪《肘后备急方》[8]137、梁代陶弘景《名医别录》[9]193 沿用了"癥瘕"的名称,葛洪把妇人脐下结物,月经不通,称为"气瘕"。《肘后备急方》卷四:"治卒心腹症坚方第二十六治妇人脐下结物,大如杯升,月经不通,发作往来,下痢羸瘦。此为气瘕,按之若牢强肉症者,不可治。未者可治。"[8]102

隋唐时期,隋代巢元方在《诸病源候论》中对"癥瘕"作了详细的论述。专设"八瘕候""癥瘕候",沿用"八瘕""血瘕""癥瘕"等名称,详述了的产生多由寒温不调,饮食不化,与脏气相搏结所生。指出了"癥"和"瘕"的不同,指出其病不动者,直名为癥。若病虽有结瘕,而可推移者,名为瘕。瘕者,假也,谓虚假可动也。同时还指出了癥瘕多伴有不孕、月经不调等症。[10]200,384,389,443 唐代孙思邈《备急千金要方》沿用了"癥瘕"的名称,详述其症状及治疗方法。[11]204 首次提出了"妇人癥瘕"的名称,如《备急千金要方》卷十一:"坚癥积聚第五……癥瘕,灸内踝后宛宛中,随年壮。又,灸气海百壮。久冷,及妇人癥瘕,肠鸣泄利,绕脐绞痛,灸天枢百壮,三报之,万勿针。穴在挟脐两边各二寸。"[11]204

宋金元时期,"八瘕""癥瘕""血瘕"等名称并存,"癥瘕""积聚"互称,如宋代王衮《博济方》[12]53、赵佶《圣济总录》[13]3179、陈无择《三因极一病证方论》[14]120、齐中甫《女科百问》[15]959、陈自明《妇人大全良方》[16]19,215,216 等。认为癥瘕乃瘀血内停所致,经水蓄聚,或产后恶露不尽,瘀

血不去，结痼成积，久变癥瘕。这一时期，“癥瘕”“积聚”并称，如宋代赵佶《圣济总录》曰：“血之所积名曰积……气之所聚名曰聚……然又有癥瘕癖结者，积聚之异名也。”[13]1601 陈无择在《三因极一病证方论》指出妇人七癥八瘕，则由内、外、不内外因动伤五脏气血而成，并指出了“癥”与“瘕”的区别乃是否有形可征。[14]120 陈素庵在《陈素庵妇科补解》中则提出不必琐屑分七癥八瘕、五积六聚之名，但诊其脉浮沉数滑涩虚实，随症治之。[17]35

明清时期，明代赵献可《邯郸遗稿》[18]2、李梴《医学入门》[19]411 等；清代沈金鳌《妇科玉尺》[20]162、吴谦《医宗金鉴》[21]1176；民国张锡纯《医学衷中参西录》[22]471 均沿用了“癥瘕”名称。明代张景岳在《景岳全书》中称为“血癥”，强调了此病惟妇人有之，因外感风寒、内伤生冷或情志不调，瘀血留滞所致。[23]464 王肯堂《证治准绳》沿用了“七癥、八瘕”之名，指出唯妇人有之，并详述了七癥、八瘕命名依据。[24]2407《医学入门》以癥瘕为女子病，积聚为男子病。[19]411 清代萧壎《女科经纶》中指出“癥瘕”的症状为腹中如块，月经或先后期，或多或少。同时也沿用了《黄帝内经灵枢》中“石瘕”的名称。[25]26,107

需要指出的是，“癥瘕”一词在古代文献中多指妇科疾病，但还有其他含义，如张仲景在“疟病脉证并治”载：“病疟，以月一日发，当以十五日愈，设不差，当月尽解。如其不差，当云何？师曰：此结为癥瘕，名曰疟母，急治之下，宜鳖甲煎丸。”[4]15 其后明代朱橚《普济方》[26]290、吴昆《医方考》[27]102 均有沿用。“癥瘕”一词不单单指妇科疾病，还指小儿疾病，如宋代赵佶《圣济总录》卷之一百七十六：“小儿癥瘕癖结……治小儿癥瘕食癖，京三棱散方。”[13]3656

现代有关著作多使用“癥瘕”一词，但所指不同，含义广泛，有泛指腹内包块的，如《中医药常用名词术语辞典》[28]446《中医大辞典》[29]1988《中医辞海》[30]629 等；《中国中医药学主题词表》中的“癥瘕”指肝病；[31]1280,1281 而“妇科癥瘕”则指妇人腹中包块[31]254,255；有专指妇人腹中包块的，见于《中国中医药学术语集成·基础理论与疾病》[32]320、规划教材《中医妇科学》[33]235《中医药常用名词术语辞典》[28]99 等；亦有命名为“石瘕”的，如参考书《中医妇科学》[34]602 中含义包含了腹部肿块和妇科疾病；《中医临床诊疗术语·疾病部分》[35]37 的含义则指宫体生瘤及月经异常；而《中国医学百科全书·中医学》使用了“癥瘕”[36]178“妇人癥瘕”[36]1930，分别解释为腹内包块和妇人小腹包块的病证，《中医药学名词·内科学 妇科学 儿科学》则使用了“石瘕”[37]166“妇人癥瘕”[37]167 二词分别解释为胞宫包块和腹部结块。可见“癥瘕”“石瘕”和“妇人癥瘕”不同著作中概念不同，为了便于区分，建议使用“妇人癥瘕”作为该概念的规范名词，符合名词规范定名依据的单义性和科学性的定名原则。

总之，“妇人癥瘕”的相关记载最早见于《内经》，华佗在《中藏经》中提出了“癥瘕”的名称。后世医家多沿用“癥瘕”的名称。但癥瘕的含义比较广泛，泛指腹内包块、小儿癥瘕、妇人腹内包块。现代有关著作有“癥瘕”“石瘕”“妇人癥瘕”“妇科癥瘕”等名称，但所指不同，含义广泛，为了便于区分，建议使用“妇人癥瘕”作为该概念的规范名词。符合名词规范定名依据的单义性和科学性原则。

五、文献辑录

《黄帝内经灵枢·水胀》第五十七：“肠覃何如？岐伯曰：寒气客于肠外，与卫气相搏，气不得荣，因有所系，癖而内着，恶气乃起，瘜肉乃生。其始生也，大如鸡卵，稍以益大，至其成，如怀子之状，久者离岁，按之则坚，推之则移，月事以时下，此其候也。石瘕何如？岐伯曰：石瘕生于胞中，寒气客于子门，子门闭塞，气不得通，恶血当泻不泻，衃以留止，日以益大，状如怀子，月事不以时下，皆生于女子，可导而下。”[2]115,116

《黄帝内经素问·骨空论》：“任脉为病，男子内结七疝，女子带下瘕聚”。[1]111

《金匮要略·疟病脉证并治》:"病疟,以月一日发,当以十五日愈,设不差,当月尽解。如其不差,当云何?师曰:此结为癥瘕,名曰疟母,急治之下,宜鳖甲煎丸。"[4]15

"妇人妊娠病脉证并治":"妇人宿有癥病,经断未及三月,而得漏下不止,胎动在脐上者,为癥痼害。妊娠六月动者,前三月经水利时,胎下血者,后断三月下血也。所以血不止者,其癥不去故也。当下其癥,桂枝茯苓丸主之。"[4]77

《难经·二十九难》:"任之为病,其内苦结,男子为七疝,妇子为瘕聚。"[3]18

《华氏中藏经》卷上:"积聚癥瘕杂虫论第十八……积聚、癥瘕、杂虫者,皆五脏六腑真气失而邪气并,遂乃生焉,久之不除也。或积或聚,或癥或瘕,或变为虫,其状各异……积者,系于脏也;聚者,系于腑也;癥者,系于气也;瘕者,系于血也;虫者,乃血气食物相感而化也。故积有五,聚有六,癥有十二,瘕有八,虫有九,其名各不同也。"[5]10

《神农本草经·中经》:"贝母……味辛,平,主伤寒烦热,淋沥邪气,疝瘕,喉痹,乳难,金创,风痉。一名空草。"[6]40

《神农本草经·下经》:"大黄……味苦,寒,主下瘀血,血闭寒热,破癥瘕积聚,留饮宿食,荡涤肠胃,推陈致新,通利水杀(《御览》,此下有道字),调中化食,安和五脏。生山谷。"[6]54"水蛭……味咸,平,主逐恶血淤血,月闭(《御览》作水闭),破血瘕积聚,无子,利水道。生池泽。"[6]65

《脉经》卷四:"诊百病死生诀第七……尺脉涩而坚,为血实气虚也。其发病腹痛、逆满、气上行,此为妇人胞中绝伤,有恶血,久成结瘕。得病以冬时,黍穄赤而死。"[7]65

卷八:"平黄疸寒热疟脉证第九……疟病结为癥瘕,名曰疟母,鳖甲煎丸主之。"[7]156"平五脏积聚脉证第十二……脉弦紧而微细者,癥也。夫寒痹、癥瘕、积聚之脉,皆弦紧。"[7]159

卷九:"平妊娠胎动血分水分吐下腹痛证第二……设令宫中人,若寡妇无夫,曾夜梦寐交通,邪气或怀久作癥瘕,急当治,下服二汤。"[7]175

《肘后备急方》卷四:"治卒心腹症坚方第二十六……治妇人脐下结物,大如杯升,月经不通,发作往来,下痢羸瘦。此为气瘕,按之若牢强肉症者,不可治。未者可治。"[8]102

卷五:"治痈疽妒乳诸毒肿方第三十六……发背无有不疗,不觉肿去,时长服,去败酱,多疗妇人发乳,诸产,癥瘕,益良,并刘涓子方。"[8]137

《名医别录·龟甲》:"主漏下赤白,破癥瘕痎疟,五痔阴蚀,湿痹四肢重弱,小儿囟不合。"[9]193

《诸病源候论》卷十九:"瘕病候……瘕病者,由寒温不适,饮食不化,与脏气相搏,积在腹内,结块瘕痛,随气移动是也。言其虚假不牢,故谓之为瘕也。"[10]200

卷三十八:"八瘕候……八瘕者,皆胞胎生产,月水往来,血脉精气不调之所生也。"[10]384

卷三十九:"月水不通无子候……月水久不通,非止令无子,血结聚不消,则变为血瘕;经久盘结成块,亦作血癥。"[10]389

卷四十四:"凡产后气血内极,其人羸疲萎黄,冷则心腹绞痛,热则肢体烦疼,经血痞涩,变为积聚癥瘕也。"[10]443

《备急千金要方》卷四:"月水不通第二……当归丸……治女人脐下癥结,刺痛如虫所啮,及如锥刀所刺,或赤白带下十二疾,腰背疼痛,月水或在月前,或在月后方……牡蒙丸……治月经不通,结成癥瘕如石,腹大骨立,宜此破血下癥方。"[11]58

卷十一:"坚癥积聚第五……癥瘕,灸内踝后宛宛中,随年壮。又,灸气海百壮。久冷,及妇人癥瘕,肠鸣泄利,绕脐绞痛,灸天枢百壮,三报之,万勿针。穴在挟脐两边各二寸。"[11]204

《博济方》卷二:"至于五积六聚,癥瘕癖块,皆由阴阳不和,脏腑虚弱,受于风邪,搏于脏腑之气所为也……盖有脏腑受邪,初未能为疾,留滞不散,乃成癥瘕也。"[12]53

《圣济总录》卷七十一:"积聚统论……论曰:积者五脏所生,血之所积名曰积,其始发有根本,其痛不离其部,由阴气所生也,聚者六腑所成,气之所聚名曰聚，其始发无根本，其痛无常处，由阳气所生也，然又有癥瘕癖结者，积聚之异名也。证状不一，原其病本大略相类，但从其所得，或诊其证状以立名尔，且癥者为隐见腹内，按之形证可验也。瘕者为瘕聚推之流移不定也。”[13]1601

卷一百五十三：“妇人瘀血……论曰瘀血者，由经水蓄聚，或产后恶露不尽，皆本冲任气虚，风冷所乘，气不能宣，故血瘀也，瘀血不去，结痼成积，则令人面黄肌瘦，烦渴憎寒，腰腹重痛，久变癥瘕。”[13]3179

卷一百七十六：“小儿癥瘕癖结……治小儿癥瘕食癖。京三棱散方。”[13]3656

《三因极一病证方论》卷之九：“癥瘕证治……癥瘕积聚，随气血以分门……夫癥者，坚也，坚则难破；瘕者，假也，假物成形……若妇人七癥八瘕，则由内、外、不内外因动伤五脏气血而成。”[14]120

《女科百问》卷上：“第九问……月水闭绝不通，何也？答曰：夫月水不通，因风冷客于胞络，或醉后入房，或为血枯、血瘕、血癥……顺应汤。治妇人血积血块瘕癥，腹大内有块形，筑筑作痛，久无寒热。”[15]959

《妇人大全良方》卷一：“万病丸……治女人月经瘀闭，月候不来，绕脐寒疝痛彻，及产后血气不调，腹中生瘕，结而不散，及癥瘕等病。”[16]19

卷七：“妇人腹中瘀血方论第十……夫妇人腹中瘀血者，由月经否涩不通，或产后余秽未尽，因而乘风取凉，为风冷所乘，血得冷则成瘀血也。血瘀在内则时时体热面黄，瘀久不消则变成积聚癥瘕也。”[16]215,216

《普济方》卷十：“疟论……病结为癥瘕曰疟母。”[26]290

《医方考·鳖甲煎丸》：“疟疾久不愈，内结癥瘕，欲成劳瘵者，名曰疟母，此丸主之。”[27]102

《证治准绳》卷三：“积聚癥瘕……古方有五积、六聚、七癥、八瘕之名。五脏之气积，名曰积，故积有五。六腑之气聚，名曰聚，故聚有六。《杂病准绳》言之详矣。若夫七癥八瘕，则妇人居多，七者火数属心，盖血生于心。八者木数属肝，盖血归于肝。虽曰强分，理似不混。”[24]2407

《邯郸遗稿》卷一：“经候……凡室女诸病，以调经为先，理气为要，每遇经至，切戒气恼，否则有癥瘕之患。”[18]2

《景岳全书》卷三十九：“血癥……瘀血留滞作癥，惟妇人有之。其证则或由经期，或由产后，凡内伤生冷，或外受风寒，或恚怒伤肝，气逆而血留，或忧思伤脾，气虚而血滞，或积劳积弱，气弱而不行，总由血动之时，余血未净，而一有所逆，则留滞日积而渐以成癥矣。”[23]464

《医学入门》卷五：“癥瘕……癥瘕冷热都是瘀，或因食积或郁怒；癥者，坚而不移；瘕者，坚而能移。”[19]411

《陈素庵妇科补解》卷一：“经闭成癥瘕积聚方论……血滞经闭，不必琐屑分七癥八瘕，五积六聚之名，但诊其脉浮沉数滑涩虚实，病属阴阳，属脏属腹，瘀血成块，其块或硬或软，痛与不痛，或痛之不止。审其病在何处，胸、膈、腰、胁、大小腹及脐之上下、左右，可随症用药。”[17]35

《女科经纶》卷一：“妇人月水不调成病……《经》云腹中如块，忽聚忽散，其病为癥。血涸不流，而抟腹胀，时作寒热，此乃成瘕。或先后期，虽通而或多或少，究病之原，盖本于此。”[25]26

卷四：“妇人石瘕似孕属血病论……罗谦甫曰：经云石瘕生于胞中，寒气客于子门，子门闭塞，气不得通，恶血当泻不泻，衃以留止，日以益大，状如怀子，月事不以时下，皆生于女子，可导而下。”[25]107

《医宗金鉴》卷六：“癥瘕积聚痞瘀血血蛊总括……五积六聚分脏腑，七癥八瘕气血凝。癥积不动有定处，瘕聚推移无定形。”[21]1176

《妇科玉尺》卷六：“妇女杂病……积聚癥瘕者，本男女皆有之病。而妇人患此，大约皆胞胎生产，月水往来，血脉精气不调，及饮食不节，脾胃亏损，邪正相侵，积于腹中之所生。准绳谓推之不动为癥，推之动为瘕是也。”[20]162

《医学衷中参西录》卷七：“论女子癥瘕治法……女子癥瘕，多因产后恶露未净凝结于冲任之中，而流走之新血又日凝滞其上以附益之，遂渐积而为瘕矣。癥者，有实可征，在一处不移。瘕者犹可移动，按之或有或无，若有所假托。由斯而论，固甚于瘕矣。”[22]471

《中医临床诊疗术语·疾病部分》：“石瘕……多因气血瘀滞等，使胞宫宫体生瘤所致，以月经周期提前，经期延长，经量增多为主要表现的妇科疾病。”[35]37

《中医药常用名词术语辞典》：癥瘕……疾病。见《金匮要略·疟病脉证并治》。腹腔内结聚成块的疾病。《医学入门》等书以癥瘕为女子病，积聚为男子病。一般认为癥与积均有形可征，坚硬不移；瘕与聚皆聚散无常。故癥与积，瘕与聚当属同类。参见积聚条。”[28]446

《中医药常用名词术语辞典》：“石瘕……疾病。出《灵枢·水胀》。为女子寒瘀凝结胞宫而致的少腹肿块。”[28]99

《中医妇科学》(马宝璋等)：“癥瘕……妇女下腹有结块，或胀、或满、或痛者。”[33]235

《中医妇科学》(尤昭玲等)：“石瘕……腹部有肿块，下腹部或胀、或痛、或满、甚或出血者；或影响经、带、胎、产，出现月经过多或过少、痛经、闭经、血崩、漏下不止、带下增多、堕胎、小产、不孕等的病证。”[34]602

《中国中医药学主题词表》：“癥瘕……属肝病，以腹内结块，或痛或胀为主要表现的疾病。又称积聚。”[31]1280,1281“妇科癥瘕……属中医妇科病。妇女下腹有结块，伴有或痛、或胀、或满，甚或出血者，称为癥瘕。”[31]254,255

《中国中医药学术语集成·基础理论与疾病》：“癥瘕……① 指因气血失调而导致腹腔内出现的块状结聚病理因素(中医基础理论)。② 妇女下腹有结块，或胀、或满、或痛者，称为癥瘕。癥指坚硬成块，固定不移，推揉不散，痛有定处，病在血分；瘕指痞满无形，时聚时散，推揉移动，痛无定处，病在气分(中医妇科学)。”[32]320

《中医大辞典》：“癥瘕……病症名。见《金匮要略·疟病脉证并治》。指腹腔内结聚成块的一类疾病。《诸病源候论·癥瘕病诸候》：‘其病不动者，直名为癥。若病随有结聚而可推移者，名为癥瘕。’后世一般以坚硬不移，痛有定处的为癥；积聚无常，痛无定处的为瘕。《圣济总录·积聚门》：‘牢固推之不移者，癥也。’又：‘浮流腹内，按抑有形，谓之瘕。’癥瘕与积聚之别，《圣济总录》以癥瘕与积聚为一类。如‘癥瘕积癖者，积聚之异名也。证状不一，原其根本，大略相类。’《医学入门》等书以积聚为男子病，癥瘕指女子病。《杂病源流犀烛·积聚癥瘕癖痞源流》：‘癥瘕见于脐下，是下焦之病……多生于女子，而男子偶患之。’详见癥、瘕、七癥、八瘕、十二癥等条。本证可见于腹腔内肿瘤和炎性包块等疾病。”[29]1988

《中医辞海》：“癥瘕……病证名。指腹腔内结聚成块的一类疾病。”[30]629

《中国医学百科全书·中医学》：“癥瘕……腹腔内的肿块，有形证隐现可验之病症，称之为癥瘕。其中有形而坚硬不移，痛有定处的为癥；聚散无常，痛无定处得为瘕。两者合称为癥瘕，统属积聚范畴。”[36]178“妇人癥瘕：妇人小腹内扪之有块状物，并伴有胀满或疼痛者，称癥瘕，亦名积聚。”[36]1930

《中医药学名词·内科学 妇科学 儿科学》：“石瘕……以出现生长于胞宫质地坚硬的包块，固定不移，对月经有影响为主要表现的妇科疾病。类似于子宫肌瘤。”[37]166“妇人癥瘕：以妇女下腹部有结块，或有疼痛，或胀或满，甚则或阴道出血为主要表现的疾病。”[37]167

参考文献

[1] 未著撰人. 黄帝内经素问[M]. 田代华整理. 北京：人民卫生出版社，2005：111.

[2] 未著撰人. 黄帝内经灵枢[M]. 田代华，刘更生整理. 北京：人民卫生出版社，2005：115，116.

[3] [春秋] 秦越人. 难经[M]. 北京：科学技术文献出版社，1996：18.

[4] [汉] 张仲景. 金匮要略[M]. 何任，何若苹，等整理.

北京：人民卫生出版社，2005：15，77.
[5] 华佗. 华氏中藏经[M]. 北京：中华书局，1985：10.
[6] 未著撰人. 神农本草经[M]. [清] 顾观兴辑. [明] 滕弘撰. 周贻谋，易法银点校. 长沙：湖南科学技术出版社，2008：40，54，65.
[7] [晋] 王叔和. 脉经[M]. 柳长华主编，陈婷校注. 北京：北京科学技术出版社，2016：65，156，159，175.
[8] [晋] 葛洪. 肘后备急方[M]. 柳长华主编，申玮红校注. 北京：北京科学技术出版社，2016：102，137.
[9] [梁] 陶弘景. 名医别录[M]. 尚志钧辑校. 北京：人民卫生出版社，1986：193.
[10] [隋] 巢元方. 诸病源候论[M]. 柳长华主编，刘宇，孙冬莉校注. 北京：北京科学技术出版社，2016：200，384，389，443.
[11] [唐] 孙思邈. 备急千金要方[M]. 焦振廉，等校注，北京：中国中医药出版社，2011：58，204.
[12] [宋] 王衮. 博济方[M]. 王振国，宋咏梅点校. 上海：上海科学技术出版社，2003：53.
[13] [宋] 赵佶敕撰. 圣济总录[M]. 王振国，杨金萍主校. 北京：中国中医药出版社，2018：1601，3179，3656.
[14] [宋] 陈言. 三因极一病证方论[M]. 北京：人民卫生出版社，1957：120.
[15] [宋] 齐仲甫. 女科百问[M]. 宋咏梅，宋昌红点校. 天津科学技术出版社，1999：959.
[16] [宋] 陈自明. 妇人大全良方[M]. 余瀛鳌，王咪咪，等点校. 北京：人民卫生出版社，2005：19，215，216.
[17] [宋] 陈素庵. 陈素庵妇科补解[M]. 上海中医学会妇科学会文献组整理. 上海：上海科学技术出版社，1983：35.
[18] [明] 赵养葵. 邯郸遗稿[M].《浙江中医杂志》编辑部校点. 杭州：浙江科学技术出版社，1984：2.
[19] [明] 李梴. 医学入门[M]. 金嫣莉校注. 北京：中国中医药出版社，1995：411.
[20] [清] 沈金鳌. 妇科玉尺[M]. 张慧芳，王亚芬点校. 北京：中医古籍出版社，1996：162.
[21] [清] 吴谦. 医宗金鉴：上[M]. 北京：人民卫生出版社，1985：1176.
[22] [清] 张锡纯. 医学衷中参西录[M]. 于华芸，等校注. 北京：中国医药科技出版社，2011：471.
[23] [明] 张景岳. 景岳全书[M]. 李玉清，等校注. 北京：中国医药科技出版社，2011：464.
[24] 陆拯. 王肯堂医学全书[M]. 北京：中国中医药出版社，1999：2407.
[25] [清] 萧壎. 女科经纶[M]. 姜典华校注. 北京：中国中医药出版社，2007：26，107.
[26] [明] 朱橚. 普济方：第10册[M]. 北京：人民卫生出版社，1983：290.
[27] [明] 吴昆. 医方考[M]. 江苏科学技术出版社，1985：102.
[28] 李振吉. 中医药常用名词术语辞典[M]. 北京：中国中医药出版社，2001：99，446.
[29] 李经纬，余瀛鳌，蔡景峰，等. 中医大辞典[M]. 北京：人民卫生出版社，2004：1988.
[30] 袁钟，图娅，彭泽邦，等. 中医辞海：上册[M]. 北京：中国医药科技出版社，1999：629.
[31] 吴兰成. 中国中医药学主题词表[M]. 北京：中医古籍出版社，2008：254，255，1280，1281.
[32] 宋一伦，杨学智. 基础理论与疾病[M]//曹洪欣，刘保延. 中国中医药学术语集成. 北京：中医古籍出版社，2005：320.
[33] 马宝璋，齐聪. 中医妇科学[M]. 北京：中国中医药出版社，2012：235.
[34] 尤昭玲，袁家麟. 中医妇科学[M]. 北京：中国中医药出版社，2005：306.
[35] 国家技术监督局. 中医临床诊疗术语：疾病部分[M]. 北京：中国标准出版社，1997：37.
[36]《中医学》编辑委员会. 中医学[M]. //钱信忠. 中国医学百科全书. 上海：上海科学技术出版社，1997：178，1930.
[37] 中医药学名词审定委员会. 中医药学名词[M]. 北京：科学出版社，2011：166，167.

（张慧珍）

4・041

妊娠恶阻

rèn shēn è zǔ

一、规范名

【汉文名】妊娠恶阻。

【英文名】hyperemesis gravidarum。

【注释】以妊娠早期，出现严重的恶心呕吐，头晕厌食，甚则食入即吐为主要表现的疾病。

二、定名依据

妊娠恶阻病证的相关记载始见于汉代张仲景《金匮要略》。本病的相关名称，出现于晋代，如王叔和《脉经》称本病为"病食"，陈延之《小品方》称本病为"病阻""阻病""恶食"，但这些名称现已少用。

隋唐时期记载的本病名称有"恶阻"（隋代巢元方《诸病源候论》）、"妊娠阻病"（唐代王焘《外台秘要》）等。其中"妊娠阻病"后世沿用较少，"恶阻"虽然后世多有应用，但是现在同类名词如"妊娠腹痛"等的名称中多有"妊娠"二字，而以"妊娠恶阻"为正名更符合与同类名词的名称系统一致的原则。

"妊娠恶阻"作为本病名称始见于宋代《圣济总录》，此后大多著作即以"妊娠恶阻"为正名记载本病，如宋代《三因极一病证方论》《妇人大全良方》《济生方》，清代《胎产心法》。其中宋代《妇人大全良方》，清代《胎产心法》为古代妇产科的重要著作，对后世有较大影响。所以"妊娠恶阻"作为规范名便于达成共识，符合术语定名的约定俗成原则。

现代有关著作大多以"妊娠恶阻"作为本病的正名，如《中医药常用名词术语辞典》《中国中医药学术语集成·基础理论与疾病》《WHO 西太平洋传统医学名词术语国际标准》以及全国高等中医药院校规划教材《中医妇科学》等。同时，已经广泛应用于中医药学文献的标引和检索的《中国中医药学主题词表》也以"妊娠恶阻"作为正式主题词，这些均说明"妊娠恶阻"作为规范名已成为共识。

我国 2011 年出版的由全国科学技术名词审定委员会审定公布的《中医药学名词·内科学 妇科学 儿科学》已以"妊娠恶阻"作为规范名。所以"妊娠恶阻"作为规范名也符合术语定名的协调一致原则。

三、同义词

【曾称】"病食"（《脉经》）；"阻病""恶食""病阻"（《小品方》）；"选饭"（《妇人大全良方》）；"恶阻""恶字"（《诸病源候论》）；"妊娠呕吐"（《普济方》）。

四、源流考释

妊娠恶阻的相关记载始见于汉代张仲景《金匮要略·妇人妊娠病脉证治》："妇人得平脉，阴脉小弱，其人渴，不能食，无寒热，名妊娠，桂枝汤主之。"[1]66 其中"渴（呕），不能食，无寒热，名妊娠，桂枝汤主之"为本病相关症状及治疗的最早记载。

晋代，出现了本病的相关名称。如晋代王叔和《脉经》称本病为"病食"，该书卷一曰："迟疾短长杂脉法第十三……黄帝问曰：余闻胃气、手少阳三焦、四时五行脉法……脉来疾者，为风也；脉来滑者，为病食也；脉来滑躁者，病有热也；脉来涩者，为病寒湿也。脉逆顺之道，不与众谋。"[2]26 晋代陈延之《小品方》称本病为"病阻""阻病""恶食"，该书云："凡妇人虚羸，血气不足，短气少弱，或当风取冷太过，心下有淡水者，欲有胎，便喜病阻。何谓欲有胎……阻病者，患心中愦愦，头重眼眩，四肢沉重懈堕，不欲执作，恶闻食气，欲噉鲜果实。多卧少起，世谓恶食……古今治阻病方有数十首，不问虚实冷热长少殆死者，活于此方。"[3]7,10

隋唐时期，关于本病的名称，除了沿用前代的相关记载外，尚出现了许多新的名称。如隋代巢元方《诸病源候论》及唐代王焘《外台秘要》，除了沿用《小品方》记载称本病为"恶食"外，尚记载有"恶阻""恶字""妊娠呕吐""妊娠阻病"等新名称，如隋代巢元方《诸病源候论》卷四十一："恶阻病者，心中愦闷，头眩，四肢烦疼，懈惰不欲执作，恶闻食气，欲啖咸酸果实，多睡少起，世云恶食，又云恶字是也。"[4]194 唐代王焘《外台秘要》卷三十三："妊娠呕吐及恶食方九首……崔氏：半夏茯苓汤，疗妊娠阻病，心中愦闷，空烦吐逆，恶闻食气，头眩重，四肢百节疼烦沉重，多卧少起，恶寒汗出，疲极黄瘦方。"[5]976

宋金元时期，首次出现了本病"妊娠恶阻"这一名称，如宋代赵佶《圣济总录》卷一百五十四："治妊娠恶阻，呕逆恶心，四肢疼，头痛，恶闻食气，心忪烦闷，多损坠，宜安胎，调匀血脉。茯苓汤方。"[6]1463 此后，大多著作即以"妊娠恶阻"为正名记载本病，如宋代陈言《三因极一病证方论》卷十一："胃气丸……治忧思过度，脾肺气闭，聚结涎饮，留滞肠胃，气郁于阴，凝寒于阳，阴阳反戾，吐利交作，四肢厥冷，头目眩晕，或复发热。兼治老人胃寒，大便反秘；妊娠恶阻，全不纳食。"[7]217 宋代陈自明《妇人大全良方》卷十二："半夏茯苓汤治妊娠恶阻，心中愦闷，虚烦吐逆，头目昏眩，四肢怠堕，百节烦疼，痰逆呕吐，嫌闻食气，好啖咸酸，恶寒汗出，羸极黄瘦，多卧多起，不进饮食。妊妇有痰，必生阻病。"[8]226 宋代严用和《济生方·妇人门》："人参半夏丸……治妊娠恶阻，病醋心，胸中冷，腹痛，吐逆不喜饮食。"[9]189 同时，出现的新的名称尚有"选饭"，如宋代陈自明《妇人大全良方》卷十一："怀娠至五月，其胎虽成，其气未备，故胎气未安，上冲心胸，则汗出不食吐逆，名曰恶阻，俗呼选饭。唯思酸辛之味，以谓胎气也。"[8]211,212 此外，这一时期仍有著作沿用"妊娠阻病"[10]175（《太平圣惠方》）、"阻病"[10]175（《太平圣惠方》）、"恶食"[10]175（《太平圣惠方》）、"恶阻"（《太平圣惠方》《妇人大全良方》《世医得效方》[11]580）等本病名称。

明清时期，大多数著作记载本病称之为"恶阻"或"妊娠恶阻"。如明代朱橚《普济方》[12]119、李梴《医学入门·外集》[13]895、王肯堂《证治准绳》[14]18、张介宾《景岳全书》[15]802、明代万全《万氏家传广嗣纪要》[17]318，清代萧壎《女科经纶》[16]72、清代郑玉坛《彤园医书》[18]202 等称本病为"恶阻"；清代阎似玺《胎产心法》则称本病为"妊娠恶阻"，如《胎产心法》卷之上："归原散……治妊娠恶阻，呕吐不止，头痛，全不入食，服诸药不止者。"[19]202 清代程国彭《医学心悟》称本病为"恶阻"或"妊娠恶阻"，如该书卷五："娠妊之际，经脉不行，浊气上于清道，以致中脘停痰，眩晕呕吐，胸膈满闷，名曰恶阻……夫妊娠恶阻，似属寻常，然呕吐太多，恐伤胎气，医者可不善为调摄乎？"[20]317

现代有关著作有些使用"妊娠恶阻"作为本病证（以妊娠早期，出现严重的恶心呕吐，头晕厌食，甚则食入即吐为主要表现的疾病）的正名，如《中医药常用名词术语辞典》[21]203《中国中医药学术语集成·基础理论与疾病》[22]152《中医妇科学》[23]162《中国中医药主题词表》[24]722《WHO 西太平洋传统医学名词术语国际标准》[25]187《中医药学名词·内科学 妇科学 儿科学》[26]145。有些仍沿用本病的曾称"恶阻"，如《中医大辞典》[27]1212《中国医学百科全书·中医学》[28]1909《中医临床诊疗术语·疾病部分》[29]38《中医辞海》[30]1001 等；同时以"恶阻""病食""子病""阻病""恶食""病阻""选饭""恶字""妊娠呕吐"作为本病证的别名，如《中医大辞典》："恶阻……病名。出《诸病源候论》卷四十一。亦名子病、阻病、病儿、病阻、病隔、选饭、恶子、恶字、恶食，妊娠呕吐等。是指妊娠早期出现的恶心、呕吐、择食或食入即吐，甚则呕吐苦水，或血性物者称为恶阻。"[27]1212《中医药常用名词术语辞典》："妊娠恶阻……疾病。见《诸病源候论·妇人妊娠病诸候》。又名恶阻、妊娠呕吐、子病。妊娠早期，出现严重的恶心呕吐，头晕厌食，甚则食入即吐。多因平素脾虚胃弱，痰饮内停，情志不遂，肝郁化火，加之孕后血聚冲任，冲脉气盛，以致冲气上逆，胃失和降而成。"[21]203

五、文献辑录

《金匮要略·妇人妊娠病脉证治》："妇人得平脉，阴脉小弱，其人渴，不能食，无寒热，名妊娠，桂枝汤主之。"[1]66

《脉经》卷一："迟疾短长杂脉法第十三……黄帝问曰：余闻胃气、手少阳三焦、四时五行脉法……脉来疾者，为风也；脉来滑者，为病食也；脉来滑躁者，病有热也；脉来涩者，为病寒湿也。脉逆顺之道，不与众谋。"[2]26

《小品方》："凡妇人虚羸，血气不足，短气少弱，或当风取冷太过，心下有淡水者，欲有胎，便喜病阻。何谓欲有胎……阻病者，患心中愦愦，头重眼眩，四肢沉重懈堕，不欲执作，恶闻食气，欲啾鲜果实。多卧少起，世谓恶食……古今治阻病方有数十首，不问虚实冷热长少殆死者，活于此方。"[3]7,10

《诸病源候论》卷四十一："妇人妊娠病诸候上……恶阻病者，心中愦闷，头眩，四肢烦疼，懈惰不欲执作，恶闻食气，欲啖咸酸果实，多睡少起，世云恶食，又云恶字是也。"[4]194

《外台秘要》卷三十三："妊娠呕吐及恶食方九首……崔氏半夏茯苓汤，疗妊娠阻病，心中愦闷，空烦吐逆，恶闻食气，头眩重，四肢百节疼烦沉重，多卧少起，恶寒汗出，疲极黄瘦方。半夏（洗）、生姜（各五两），旋覆花（一两），橘皮（二两），茯苓（三两），细辛、芎䓖、人参、桔梗、甘草炙（各二两），芍药（二两），干地黄（三两）。"[5]976

《圣济总录校注》卷一百五十四："治妊娠恶阻，呕逆恶心，四肢疼，头痛，恶闻食气，心忪烦闷，多损坠，宜安胎，调匀血脉。茯苓汤方。"[6]1463

《三因极一病证方论》卷十一："胃气丸……治忧思过度，脾肺气闭，聚结涎饮，留滞肠胃，气郁于阴，凝寒于阳，阴阳反戾，吐利交作，四肢厥冷，头目眩晕，或复发热。兼治老人胃寒，大便反秘；妊娠恶阻，全不纳食。"[7]217

《妇人大全良方》卷十一："怀娠至五月，其胎虽成，其气未备，故胎气未安，上冲心胸，则汗出不食吐逆，名曰恶阻，俗呼选饭。唯思酸辛之味，以谓胎气也。"[8]211,212

《妇人大全良方》卷十二："半夏茯苓汤治妊娠恶阻，心中愦闷，虚烦吐逆，头目昏眩，四肢怠堕，百节烦疼，痰逆呕吐，嫌闻食气，好啖咸酸，恶寒汗出，羸极黄瘦，多卧多起，不进饮食。妊妇有痰，必生阻病。"[8]226

《重辑严氏济生方·妇人门》："人参半夏丸……治妊娠恶阻，病醋心，胸中冷，腹痛，吐逆不喜饮食。"[9]189

《太平圣惠方校注》卷七十五："治妊娠阻病诸方……夫患阻病者，心中愦闷，头重眼眩，四肢沉重，懈惰不欲执作。恶闻食气，欲啖酸咸，多睡少起，世云恶食是也……经络否涩，则四肢沉重，挟风则头眩，故有胎而病恶阻。所谓欲有胎者，其人月水尚来，而颜色肌肉如常。但如沉重愦闷，不欲食饮，不知患所在。脉理顺绪，四时平和，即是欲有胎也。如此已经二月日也。"[10]175

《世医得效方》卷十四："加味二陈汤……治受胎一月或两月，呕吐，择食。缘中脘宿有痰饮，经水止后，气滞所作，名曰恶阻。"[11]580

《普济方》卷三百二十："妊娠而呕吐……此名恶阻，胎气上冲故也。"[12]119

《医学入门·外集》卷五："恶心阻食名恶阻，或大吐，或时吐清水，恶闻食臭，由子宫经络络于胃口，故逢食气，引动精气冲上，必食吐尽而后精气乃安。"[13]895

《女科证治准绳》卷一："理妇人初受胎时胎气不安，多卧少起，不进饮食，名曰恶阻。"[14]18

《景岳全书》"妇人规"："凡恶阻多由胃虚气滞，然亦有素本不虚，而忽受胎妊，则冲任上壅，气不下行，故为呕逆等证。"[15]802

《女科经纶》卷三："胎前证上……精神如故，恶闻食气，或但嗜一物，或大吐，或时吐清水，此名恶阻，勿作寒病治之，宜服人参、白术、甘草、香附、乌药、丁香、生姜、橘红，保生汤。"[16]72

《万氏家传广嗣纪要》卷之八："恶阻者，谓有娠而恶心，阻其饮食也……其斯恶阻之谓欤？"[17]318

《彤园医书》卷四："妇人受孕月余之后，时时呕吐者，名曰恶阻。"[18]202

《胎产心法》卷之上："归原散……治妊娠恶阻，呕吐不止，头痛，全不入食，服诸药不止者。"[19]202

《医学心悟》卷五："娠妊之际，经脉不行，浊气上于清道，以致中脘停痰，眩晕呕吐，胸膈满闷，名曰恶阻……夫妊娠恶阻，似属寻常，然呕吐太多，恐伤胎气，医者可不善为调摄乎？"[20]317

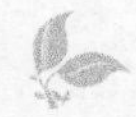

《中医大辞典》："恶阻……病名。出《诸病源候论》卷四十一。亦名子病、阻病、病儿、病阻、病隔、选饭、恶子、恶字、恶食、妊娠呕吐等。是指妊娠早期出现的恶心、呕吐、择食或食入即吐，甚则呕吐苦水，或血性物者称为恶阻。"[27]1212

《中国医学百科全书·中医学》："恶阻……妊娠早期，出现恶心呕吐，甚或恶闻食气，食入即吐者，称为恶阻。病证名首见于《诸病源候论》。又称妊娠呕吐，如《金匮要略·妊娠病脉证并治》：'妊娠呕吐不止，干姜人参半夏丸主之。'俗称子病（见《产宝》）、病儿（见《证治要诀》）。《万氏妇人科》卷二说：'恶阻者，谓有胎气恶心，阻其饮食也。'孕后一般可出现晨起欲呕，神疲嗜睡等症状，这是早孕常有现象，不属病态。若呕吐频作，甚则不能进食，食入即吐者，则应积极治疗，否则会影响孕妇的健康和胎儿的发育。"[28]1909

《中医临床诊疗术语·疾病部分》："恶阻……因冲脉之气上逆，胃失和降所致。以妊娠期出现恶心呕吐，厌食，甚至食入即吐为主要表现的妊娠疾病。同义词：妊娠呕吐。"[29]38

《中医辞海》："恶阻……妇科病证名。指妊娠早期反复出现恶心呕吐、头晕厌食甚或食入即吐进而影响孕妇健康的病证。出《诸病源候论》卷四十一《妇人妊娠病诸候·妊娠恶阻候》：'恶阻病者，心中愦闷，头眩四肢烦疼，懈惰不欲执作。恶闻食气，欲啖碱酸果实，多睡少起，世云恶食，又云恶字是也。'又名子病、阻病、病儿、病阻、病隔、选饭、恶子、恶字、恶食、妊娠呕吐……恶阻病机主要在于冲气上逆，胃失和降临床脾胃虚弱，痰湿阻滞、肝胃不和为常见。"[30]1001

《中医药常用名词术语辞典》："妊娠恶阻疾病。见《诸病源候论·妇人妊娠病诸候》。又名恶阻、妊娠呕吐、子病。妊娠早期，出现严重的恶心呕吐，头晕厌食，甚则食入即吐。多因平素脾虚胃弱，痰饮内停，情志不遂，肝郁化火，加之孕后血聚冲任，冲脉气盛，以致冲气上逆，胃失和降而成。"[21]203

《中国中医药学术语集成·基础理论与疾病》："妊娠恶阻……妊娠早期，出现严重的恶心呕吐，头晕厌食，甚则食入即吐者，称为'妊娠恶阻'又称'妊娠呕吐''子病''病儿''阻病'。"[22]152

《中医妇科学》："妊娠恶阻……妊娠早期，出现严重的恶心呕吐，头晕厌食，甚则食入即吐者，称为'妊娠恶阻'，又称'妊娠呕吐''子病''阻病'等。"[23]162

《中国中医药主题词表》："妊娠恶阻……属妊娠并发症 因冲脉之气上逆，胃失和降所致。以妊娠期出现恶心呕吐、厌食、甚至食入即吐为主要表现的妊娠疾病。"[24]722

《WHO西太平洋传统医学名词术语国际标准》："妊娠恶阻……nausea and vomiting during early pregnancy。"[25]187

《中医药学名词》："妊娠恶阻……以妊娠早期，出现严重的恶心呕吐，头晕厌食，甚则食入即吐为主要表现的疾病。"[26]145

参考文献

[1] [汉] 张仲景. 金匮要略[M]. 北京：中国医药科技出版社，2018：66.

[2] [晋] 王叔和. 脉经[M]. 吴承玉，王鲁芬校注. 北京：中国医药科技出版社，1998. 26.

[3] [晋] 陈延之. 小品方[M]. 高文柱辑校. 天津：天津科学技术出版社，1983：7，10.

[4] [隋] 巢元方. 诸病源候论[M]. 黄作阵点校. 沈阳：辽宁科学技术出版社，1997：194.

[5] [唐] 王焘. 外台秘要[M]. 太原：山西科学技术出版社，2013：976.

[6] [宋] 赵佶. 圣济总录校注：下[M]. 王振国，杨金萍主校. 上海：上海科学技术出版社，2016：1463.

[7] [宋] 陈无择. 三因极一病证方论[M]. 北京：中国中医药出版社，2007：217.

[8] [宋] 陈自明. 妇人大全良方[M]. 北京：中国中医药出版社，2007：211，212，226.

[9] [宋] 严用和. 重辑严氏济生方[M]. 北京：中国中医药出版社，2007：189.

[10] [宋] 王怀隐. 太平圣惠方校注：8[M]. 郑州：河南科学技术出版社，2015：175.

[11] [元]危亦林. 世医得效方[M]. 北京：中国中医药出版社，2009：580.

[12] [明]朱橚. 普济方：第8册[M]. 北京：人民卫生出版社，1959：119.

[13] [明]李梴. 医学入门[M]. 南昌：江西科学技术出版社，1988：895.

[14] [明]王肯堂. 证治准绳：6 女科[M]. 臧载阳点校. 北京：人民卫生出版社，1993：18.

[15] [明]张介宾. 景岳全书：上[M]. 孙玉信，朱平生校注. 上海：第二军医大学出版社，2006：802.

[16] [清]萧壎. 女科经纶[M]. 北京：人民军医出版社，2010：72.

[17] [明]万全. 万氏家传广嗣纪要[M]. 武汉：湖北科学技术出版社，1986：47.

[18] [清]郑玉坛. 彤园医书[M]. 长沙：湖南科学技术出版社，2000：202.

[19] [清]阎似玺. 胎产心法[M]. 田代华，郭君双点校. 北京：人民卫生出版社，1988：202.

[20] [清]程国彭. 医学心悟[M]. 上海：第二军医大学出版社，2005：317.

[21] 李振吉. 中医药常用名词术语辞典[M]. 北京：中国中医药出版社，2001：203.

[22] 宋一伦，杨学智，等. 基础理论与疾病[M]. //曹洪欣，刘保延. 中国中医药学术语集成. 北京：中医古籍出版社，2005：152.

[23] 马宝璋，齐聪. 中医妇科学[M]. 北京：中国中医药出版社，2012：162.

[24] 吴兰成. 中国中医药主题词表[M]. 北京：中医古籍出版社，2008：722.

[25] 世界卫生组织(西太平洋地区). WHO 西太平洋传统医学名词术语国际标准[M]. 北京：北京大学医学出版社，2009：187.

[26] 中医药学名词审定委员会. 中医药学名词[M]. 北京：科学出版社，2011：145.

[27] 李经纬，邓铁涛，等. 中医大辞典[M]. 北京：人民卫生出版社，1995：1212.

[28] 《中医学》编辑委员会. 中医学[M]//钱信忠. 中国医学百科全书. 上海：上海科学技术出版社，1997：1909.

[29] 国家技术监督局. 中医临床诊疗术语：疾病部分[M]. 北京：中国标准出版社，1997：38.

[30] 袁钟，图娅，彭泽邦，等. 中医辞海：中册[M]. 北京：中国医药科技出版社，1999：1001.

（郭凤鹏　沈柳杨）

4・042

妊娠腹痛

rèn shēn fù tòng

一、规范名

【汉文名】妊娠腹痛。

【英文名】abdominal pain during pregnancy。

【注释】以妊娠期间，出现以小腹疼痛为主要表现的疾病。

二、定名依据

“妊娠腹痛”一词首见于《诸病源候论》，此前相关的称谓“胞阻”，但现在已很少沿用。

此前《金匮要略》提到的“胞阻”与“妊娠腹痛”含义一致，但“妊娠腹痛”能更直观、准确地表达本病的临床症状特点，符合术语审定的科学性原则。

自《诸病源候论》提出了“妊娠腹痛”一词，后世著作多有沿用。如唐代《外台秘要》，宋代《圣济总录》《妇人大全良方》，明代《普济方》《医学正传》《医学入门》，清代《妇科玉尺》等。这些著作为历代的重要著作，对后世有较大影响。所以“妊娠腹痛”作为规范名便以达成共识，符合术语定名的约定俗成原则。

现代相关著作如《中国中医药学术语集成・基础理论与疾病》；现代有代表性的辞书类著作如《中医药常用名词术语辞典》《中医大辞典》《中医辞海》等；《实用中医妇科学》以及全国高等中医药院校规划教材《中医妇科学》均以“妊娠腹痛”作为这一疾病的正名。《中医临床诊疗术语・疾病部分》《中国医学百科全书・中医学》虽以“胞阻”作为正名，但同时把“妊娠腹痛”作为又称，这些均说明在中医妇科临床实践中用“妊娠腹痛”作为这一妇科病名的规范名已达成共识。

我国2011年出版的由全国科学技术名词审定委员会公布的《中医学名词》已以“妊娠腹痛”作为规范名。所以“妊娠腹痛”作为规范名也符合术语定名的协调一致原则。

三、同义词

【曾称】“胞阻”(《金匮要略》)；“胎痛”(《素问病机气宜保命集》)；“痛胎”(《明医杂著》)。

四、源流考释

妊娠腹痛的有关记载最早见于《金匮要略》，称“胞阻”，如在“妇人妊娠病脉证并治”中：“师曰：妇人有漏下者，有半产后因续下血都不绝者，有妊娠下血者，假令妊娠腹中痛，为胞阻，胶艾汤主之。”[1]77,78

隋代巢元方沿用了“胞阻”的名称，如《诸病源候论》卷四十一：“妊娠候……脉紧者，必胞阻；脉迟者，必腹满喘；脉浮者，必水坏为肿。”[2]410 指出根据患者的脉象判断是否发生胞阻、满、肿等妊娠病证。专设妊娠腹痛候，首次提出了“妊娠腹痛”的名称，并分析了妊娠腹痛的病因。如卷四十一：“腹痛皆由风邪入于腑脏，与血气相击搏所为。妊娠之人，或宍破挟冷疹，或新触风邪，疠结而痛。其腹痛不已，邪正相干，血气相乱，致伤损胞络，则令动胎也。”[2]414 唐代王焘沿用“妊娠腹痛”名称，如《外台秘要》卷三十三：“妊娠腹痛方三首……古今录验疗妊娠腹痛，或是冷痛，或是胎动，葱白当归汤方。”[3]8 孙思邈称“妊娠腹中痛”，如《备急千金要方》卷二：“竹沥汤……治妊娠腹中痛方：生地黄三斤，捣绞取汁，用清酒一升，合煎减半顿服，良。”[4]27

宋金元时期，有的沿用“妊娠腹痛”，如赵佶《圣济总录》卷一百五十五：“妊娠腹痛……治妊娠腹痛，和气思食，治中满，姜术汤方。”[5]1476,1477 宋陈自明《妇人大全良方》卷二：“加减四物汤……治妇人经病，或先或后，或多或少……妊娠腹痛下血、胎不安，产后块不散。”[6]65；有的沿用“胞阻”来描述妊娠期间腹部疼痛的病证，如《太平惠民和剂局方》卷九：“胶艾汤……治劳伤血气，冲任虚损，月水过多，淋沥漏下……或劳伤胞络，胞阻漏血，腰痛闷乱。”[7]312 陈无择《三因极一病证方论》卷十七：“《千金》保生丸……养胎益血，安和子脏。治妊娠将理失宜，或因劳役，胎动不安，腰腹痛重，胞阻漏胎，恶露时下，子脏挟疾，久不成胎。”[8]238 元代危亦林《世医得效方》卷十四：“治妊娠将理失宜，或劳役胎动不安，腰腹痛重，胞阻漏胎，恶露时下。”[9]277 金代刘完素在《素问病机气宜保命集》中首次把妊娠期间腹痛称为“胎痛”，如卷下：“妇人胎产论第二十九(带下附)……治有孕胎痛。”[10]92 其后陈自明《妇人大全良方》[6]442、元代危亦林《世医得效方》[9]276 均沿用。

明清时期，有的沿用“妊娠腹痛”，如明代朱橚《普济方》[11]567、虞抟《医学正传》[12]421、李梴《医学入门》[13]171，清代沈金鳌《妇科玉尺》[14]44 等。有的沿用“胞阻”，如明代万全《万氏家传广嗣纪要》[15]41、楼英《医学纲目》[16]815、孙一奎《赤水玄珠》[17]453，清代萧壎《女科经纶》[18]70、吴谦《医宗金鉴》[19]1191,1192、沈尧封《沈氏女科辑要》[20]49、陈念祖《女科要旨》[21]52 等。有的沿用“胎痛”，如明代朱橚《普济方》[11]666、武之望《济阴纲目》[22]139、张景岳《景岳全书》[23]439；这一时期又出现了“痛胎”的名称，如明代王纶《明医杂著》[24]105、赵献可《邯郸遗稿》[25]31，清代张璐《张氏医通》[26]259、沈金鳌《妇科玉尺》[14]41 等。王纶把妊娠期间作痛欲堕称为“痛胎”，赵献可明确指出妊娠腹痛者，名曰痛胎，俗名胎气，至产则愈。并指出胎痛与胎动不同。

现代有关著作大部分沿用《诸病源候论》[2]414 的记载，以“妊娠腹痛”作为规范名。如

《中国中医药学术语集成·基础理论与疾病》[27]152《中医药常用名词术语辞典》[28]203《中医大辞典》[29]970《中医辞海》[30]334《实用中医妇科学》[31]147 以及全国高等中医药院校规划教材《中医妇科学》[32]137 均以"妊娠腹痛"作为这一疾病的正名。把"胞阻""胎痛""妊娠小腹痛"作为又称，如《实用中医妇科学》妊娠腹痛：妊娠期因胞脉阻滞或失养，发生小腹疼痛者。又名胞阻、胎痛、妊娠小腹痛。[31]147《中医临床诊疗术语·疾病部分》[33]39《中国医学百科全书·中医学》[34]1913 以"胞阻"作为正名，《中国医学百科全书·中医学》同时把"妊娠腹痛"作为又称。如胞阻：妊娠期间，因胞脉阻滞，气血运行不畅而发生以小腹疼痛为主症者，称胞阻。亦称妊娠腹痛。[34]1913

总之，"胞阻"(《金匮要略》)、"痛胎"(《明医杂著》)、"胎痛"(《素问病机气宜保命集》)和"妊娠腹痛"概念基本相同，但"妊娠腹痛"更容易理解，同时也符合术语定名的系统性原则。我国2011年出版的由全国科学技术名词审定委员会审定公布的《中医药学名词·内科学 妇科学 儿科学》[35]146 将"妊娠腹痛"释义为以妊娠期间，出现以小腹疼痛为主要表现的疾病，客观、准确地描述了妊娠期间腹部疼痛这一病证的特点。因而选择"妊娠腹痛"为规范名，以"胞阻""痛胎""胎痛"作为曾称。

五、文献辑录

《金匮要略》卷下："妇人妊娠病脉证并治第二十……师曰：妇人有漏下者，有半产后因续下血都不绝者，有妊娠下血者，假令妊娠腹中痛，为胞阻，胶艾汤主之。"[1]77,78

《诸病源候论》卷四十一："妊娠候……诊其妊娠脉，重手按之不散，但疾不滑者，五月也。又，其脉数者，必向坏；脉紧者，必胞阻；脉迟者，必腹满喘；脉浮者，必水坏为肿。"[2]410"妊娠腹痛候……腹痛皆由风邪入于腑脏，与血气相击搏所为。妊娠之人，或宿挟冷疹，或新触风邪，疠结而痛。其腹痛不已，邪正相干，血气相乱，致伤损胞络，则令动胎也。"[2]414

《备急千金要方》卷二："竹沥汤……治妊娠腹中痛方：生地黄三斤，捣绞取汁，用清酒一升合煎减半，顿服。"[4]27

《外台秘要》卷三十三："妊娠腹痛方三首……古今录验疗妊娠腹痛，或是冷痛，或是胎动，葱白当归汤方。"[3]8

《圣济总录》卷一百五十五："妊娠腹痛……论曰妊娠脏腑虚弱，冒寒湿之气，邪气与正气相击，故令腹痛，病不已，则伤胞络，令胎不安，治法宜祛散寒湿，安和胎气，则痛自愈。治妊娠腹痛，和气思食，治中满，姜术汤方。"[5]1476,1477

《太平惠民和剂局方》卷九："胶艾汤……治劳伤血气，冲任虚损，月水过多，淋沥漏下，连日不断，脐腹疼痛，及妊娠将摄失宜，胎动不安，腹痛下坠。或劳伤胞络，胞阻漏血，腰痛闷乱，或因损动，胎上抢心，奔冲短气，及因产乳，冲任气虚，不能约制，经血淋沥不断，延引日月，渐成羸瘦。"[7]312

《三因极一病证方论》卷十七："《千金》保生丸……养胎益血，安和子脏。治妊娠将理失宜，或因劳役，胎动不安，腰腹痛重，胞阻漏胎，恶露时下，子脏挟疾，久不成胎。"[8]238

《素问病机气宜保命集》卷下："妇人胎产论第二十九(带下附)……治有孕胎痛，地黄当归汤。"[10]92

《妇人大全良方》卷二："加减四物汤……治妇人经病，或先或后，或多或少，疼痛不一。腰、足、腹中痛，或崩中漏下，或半产恶露多，或停留不出；妊娠腹痛下血、胎不安，产后块不散。"[6]65

卷十二："妊娠小腹痛方论第十五……论曰：妊娠小腹痛者，由胞络宿有风冷，而妊娠血不通，冷血相搏故痛甚，亦令胎动也。"[6]373

卷十六："《产宝方》周頲序第一……至若鲤鱼、阿胶能治胎动；芎䓖、当归善疗胎痛。"[6]442

《世医得效方》卷第十四："保气散……安胎，宽气进食，瘦胎易产，设或居处失宜，偶然顿仆，胎痛，漏胎下血，兼服芎归汤、枳壳散。”[9]276“保生丸……治妊娠将理失宜，或劳役胎动不安，腰腹痛重，胞阻漏胎，恶露时下。”[9]277

《医学纲目》卷三十五：“妇人部……假令妊娠腹中痛，为胞阻，芎归胶艾汤主之。”[16]815

《普济方》卷三百三十八：“妊娠诸疾门……真白汤……治妊娠腹痛，不思饮食。”[11]567

卷三百四十二：“妊娠诸疾门……地黄香归汤出医方大全，治妇人有孕胎痛。”[11]666

《明医杂著》卷三：“妇人半产……一妇人，每胎三、四月，作痛欲堕。余以为痛胎，用当归二钱，熟地黄三钱，而愈。”[24]105

《医学正传》卷七：“胎前……如圣散《产宝》治妊娠腹痛，胎动不安。”[12]421

《万氏家传广嗣纪要》卷七：“妊娠漏胎……《要略》：师曰：妇人有漏下者，有半产后间续都不绝者，有妊娠下血者，假令妊娠腹中痛，为胞阻，胶艾汤主之。”[15]41

《赤水玄珠》卷二十一：“芎归胶艾汤……妊娠下血腹中痛，为胞阻，以此安之。”[17]453

《邯郸遗稿》卷三：“妊娠……妊娠腹痛者，名曰痛胎，俗名胎气，至产则愈……胎痛与胎动不同，有因母病而动者，因胎不坚而引动者，痛亦如之，切宜详辨。或有动而不痛者。阿胶治胎动，川芎、当归身治胎痛。”[25]31

《济阴纲目》卷八：“薛氏曰：若腹中不时作痛，或小腹重坠，名胎痛，用地黄当归汤。未应，加参、术、陈皮(真虚者可用)；或因脾气虚，用四君子加归、地；中气虚，用补中益气汤。”[22]139

《景岳全书》卷三十八：“安胎……若不时作痛，或小腹重坠，名胎痛，用地黄当归汤。”[23]439

《医学入门·内集》卷二：“知母……兼通小肠，除邪气，肢体浮肿及胁膈中恶，风汗内疸，妊娠腹痛，产后蓐劳。”[13]171

《女科经纶》卷三：“《金匮要略》曰：假令妊娠腹中痛，为胞阻，胶艾汤主之。徐忠可按：胞阻者，阻其欲行之血，而气不相顺也；四物汤养阴补血。”[18]70

《张氏医通》卷十：“胎前……腹痛或发或止，名曰痛胎，属血少，四物加香附为末，紫苏汤送下。”[26]259

《医宗金鉴》卷四十六：“胎前诸证门……胞阻总括……妊娠腹痛名胞阻，须审心腹少腹间，伤食心胃胎腰腹，少腹胞寒水尿难。”[19]1191,1192

《沈氏女科辑要》卷上：“妊娠腹痛……《金匮》曰：妊娠腹中痛，为胞阻，胶艾汤主之……讱庵亦谓妊娠下血腹痛为胞阻，主此汤。”[20]49

《妇科玉尺》卷二：“胎前……妊娠初时，即常患腹痛者，此由血热之故，名曰痛胎。一时不易愈，只宜少服凉血药稍解之，宜栀芩汤。”[14]41“胎前……妊娠腹痛，须辨寒热虚实。寒者脉迟，宜理中汤。热者脉数，宜芩芍汤。”[14]44

《女科要旨》卷二：“胎前……门人问曰：妊娠二三月，心烦、恶食、呕吐等症，医名‘恶阻’；得胎后，腹常痛，医名‘胞阻’。”[21]52

《中国中医药学术语集成·基础理论与疾病》：“妊娠腹痛……指妊娠期间，出现小腹疼痛为主的病症。亦称‘胞阻’。”[27]152

《中医药常用名词术语辞典》：“妊娠腹痛……疾病。见《诸病源候论·妇人妊娠病诸候》。又名胞阻。妊娠期间，出现以小腹部疼痛为主的疾病。血虚则胞脉失养；阳虚内寒，胞脉失于温煦，胞脉受阻；气郁则血行不畅，胞脉阻滞不通，均可导致妊娠腹痛。”[28]203

《中医大辞典》：“妊娠腹痛……病证名。出《金匮要略·妇人产后病脉证并治》。亦名胞阻、妊娠小腹痛、子痛。指孕妇发生小腹部疼痛的病证。多因虚寒、血虚、气郁胞脉气血运行失畅，或血虚胞脉失养所致。”[29]970

《中医辞海》：“妊娠腹痛……妇科病证名。指妊娠中因胞脉阻滞，气血运行不畅二发生以小腹部疼痛为主证的病证。”[30]330

《实用中医妇科学》：“妊娠腹痛……妊娠期因胞脉阻滞或失养，发生小腹疼痛者。又名胞阻、胎痛、妊娠小腹痛。”[31]147

《中医妇科学》：“妊娠腹痛……妊娠期间，

出现以小腹疼痛为主的疾病。亦名‘胞阻’。”[32]137

《中医临床诊疗术语·疾病部分》：“胞阻……多因胞脉胞络阻滞，气血运行不畅所致，以妊娠期间，出现以小腹隐隐疼痛，时作时止，而未引起胎动的妊娠疾病。”[33]39

《中国医学百科全书·中医学》：“胞阻……妊娠期间，因胞脉阻滞，气血运行不畅而发生以小腹疼痛为主症者，称胞阻。亦称妊娠腹痛。”[34]1913

《中医药学名词·内科学 妇科学 儿科学》：“妊娠腹痛……以妊娠期间，出现以小腹疼痛为主要表现的疾病。”[35]146

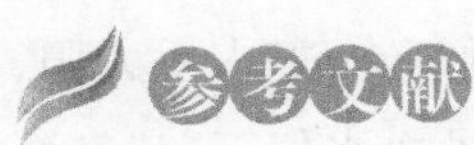

参考文献

[1] [汉]张仲景. 金匮要略[M]. 何任，何若苹，等整理. 北京：人民卫生出版社，2005：77，78.

[2] [隋]巢元方. 诸病源候论[M]. 刘宇，孙冬莉校注. 北京：北京科学技术出版社，2016：410，414.

[3] [唐]王焘. 外台秘要[M]. 王淑民校注. 北京：中国医药科技出版社，2011.8.

[4] [唐]孙思邈. 备急千金要方[M]. 焦振廉，等校注. 北京：中国医药科技出版社，2011：27.

[5] [宋]赵佶. 圣济总录校注：下[M]. 王振国，杨金萍主校. 上海：上海科学技术出版社，2016：1476，1477.

[6] [宋]陈自明. 妇人大全良方[M]. 余瀛鳌，王咪咪，等点校. 北京：人民卫生出版社，1985：65，373，442.

[7] [宋]太平惠民和剂局. 太平惠民和剂局方[M]. 刘景源点校. 北京：人民卫生出版社，1985：312.

[8] [宋]陈言. 三因极一病证方论[M]. 北京：人民卫生出版社，1957：238.

[9] [元]危亦林. 世医得效方[M]. 金芬芬校注. 北京：中国医药科技出版社，2011：276，277.

[10] [金]刘守真. 素问病机气宜保命集[M]. 北京：人民卫生出版社，1959：92.

[11] [明]朱橚. 普济方：第10册[M]. 北京：人民卫生出版社，1983：567，666.

[12] [明]虞抟. 医学正传[M]. 郭瑞华，等点校. 北京：中医古籍出版社，2002：421.

[13] [明]李梴. 医学入门[M]. 金嫣莉校注. 北京：中国中医药出版社，1995：171.

[14] [清]沈金鳌. 妇科玉尺[M]. 张慧芳，王亚芬点校. 北京：中医古籍出版社，1996：41，44.

[15] [明]万全. 万氏家传广嗣纪要[M]. 武汉：湖北科学技术出版社，1986：41.

[16] [明]楼英. 医学纲目[M]. 赵燕宜，于燕莉校注. 北京：中国医药科技出版社，2011：815.

[17] [明]孙一奎. 赤水玄珠[M]. 周琦校注. 北京：中国医药科技出版社，2011：453.

[18] [清]萧壎. 女科经纶[M]. 姜典华校注. 北京：中国中医药出版社，2007：70.

[19] [清]吴谦. 医宗金鉴：上[M]. 北京：人民卫生出版社，1985：1191，1192.

[20] [清]沈又彭. 沈氏女科辑要[M]. 陈丹华点注. 南京：江苏科学技术出版社，1983：49.

[21] [清]陈修园. 女科要旨[M]. 余育元校注. 福州：福建科学技术出版社，1982：52.

[22] [明]武之望. 济阴纲目[M]. 吴少祯主编. 北京：中国医药科技出版社，2014：139.

[23] [明]张景岳. 景岳全书[M]. 李玉清，等校注. 北京：中国医药科技出版社，2011：439.

[24] [明]王纶. 明医杂著[M]. [明]薛己注，王新华点校. 南京：江苏科学技术出版社，1985：105.

[25] [明]赵养葵. 邯郸遗稿[M].《浙江中医杂志》编辑部校点. 杭州：浙江科学技术出版社，1984：31.

[26] [清]张璐. 张氏医通[M]. 李静芳，建一校注. 北京：中国中医药出版社，1995：259.

[27] 宋一伦，杨学智. 基础理论与疾病[M]. 曹洪欣，刘保延. 中国中医药学术语集成. 北京：中医古籍出版社，2005：152.

[28] 李振吉. 中医药常用名词术语辞典[M]. 北京：中国中医药出版社，2001：203.

[29] 李经纬，余瀛鳌，蔡景峰，等. 中医大辞典[M]. 北京：人民卫生出版社，2004：970.

[30] 袁钟，图娅，彭泽邦，等. 中医辞海：上册[M]. 北京：中国医药科技出版社，1999：334.

[31] 刘敏如，欧阳惠卿. 实用中医妇科学[M]. 上海：上海科学技术出版社，1997：147.

[32] 马宝璋，齐聪. 中医妇科学[M]. 北京：中国中医药出版社，2012：137.

[33] 国家技术监督局. 中医临床诊疗术语：疾病部分[M]. 北京：中国标准出版社，1997：39.

[34]《中医学》编辑委员会. 中医学[M]//钱信忠. 中国医学百科全书. 上海：上海科学技术出版社，1997：1913.

[35] 中医药学名词审定委员会. 中医药学名词：内科学 妇科学 儿科学[M]. 北京：科学出版社，2011：146.

（张慧珍）

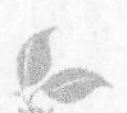

乳汁自出

rǔ zhī zì chū

一、规范名

【汉文名】乳汁自出。

【英文名】galactorrhea。

【注释】以哺乳期内,乳汁不经婴儿吸吮而自然流出为主要表现的疾病。

二、定名依据

"乳汁自出"作为妇科病名最早见于唐代昝殷《经效产宝》,称"产后乳汁自出",此前有"产后乳汁溢"之称,目前已不再使用。

自唐代昝殷《经效产宝》提出"产后乳汁自出"之名,其后历代著作多有沿用。如:宋代《妇人大全良方》;明代《医学纲目》《普济方》《证治准绳》《济阴纲目》《景岳全书》;清代《女科经纶》《张氏医通》《女科切要》《妇科冰鉴》等。但亦有使用"乳汁自出"名称的,如《女科撮要》《胎产心法》《妇科玉尺》《罗氏会约医镜》等。

现代相关著作有的以"产后乳汁自出"作为规范名,如国标《中医临床诊疗术语·疾病部分》《中医病证诊断疗效标准》《中国医学百科全书·中医学》《中医大辞典》《中医辞海》《实用中医妇科学》《中医妇科学》(张玉珍)等;有的以"乳汁自出"作为正名,如:现代有代表性的辞书类著作《中医药常用名词术语辞典》《中医大辞典》,《中医学名词·内科学 妇科学 儿科学》以及全国高等中医药院校规划教材《中医妇科学》等;《中国中医药学术语集成·基础理论与疾病》《中医辞海》称"产后乳汁自漏";亦有称"乳汁自涌"的,如《中医大辞典》《中医辞海》;但2011年出版的由全国科学技术名词审定委员会审定公布的《中医药学名词·内科学 妇科学 儿科学》将"乳汁自出"作为正名,符合术语定名原则中单义性和简明性的原则。

三、同义词

【曾称】"乳汁溢"(《诸病源候论》);"乳汁自涌"(《医宗金鉴》)。

四、源流考释

"产后乳汁自出"的有关记载最早见于隋代巢元方《诸病源候论》[1]444,如卷四十四:"妇人产后诸病下……产后乳汁溢候……妇人手太阳、少阴之脉,上为乳汁,其产虽血水俱下,其经血盛者,则津液有余,故乳汁多而溢出也。"指出产后乳汁溢为经血盛而津液有余。首次提出"产后乳汁自出"名称的是唐代昝殷《经效产宝》[2]51,指出产后乳汁自出,盖是肾虚所致,宜服补药以止之。若乳多温满急痛者,温熨之。其后历代重要的相关著作大多沿用该书记载,以"产后乳汁自出"为正名记载本词。如宋代陈自明《妇人大全良方》沿用此名,认为"产后乳汁自出,盖是身虚所致,宜服补药以止之",并把产前乳汁自出称为"乳泣"。[3]640

明清时期,大多沿用"产后乳汁自出"一名,如明代楼英《医学纲目》[4]830、朱橚《普济方》[5]774、王肯堂《证治准绳》[6]2604、武之望《济阴纲目》[7]266;清代萧壎《女科经纶》[8]174、张璐《张氏医通》[9]273、吴本立《女科切要》[10]80等。认为产后不因儿吮即乳汁自出者,多属虚证,宜补而止之。并把产前乳汁自出称为"乳泣"或"乳注"。如《医学纲目》卷之三十五:"乳汁自出……产前乳汁自出者,谓之乳注,生子多不育。产后乳汁自出,盖是身虚,宜服补药以止之。"[4]830《普济方》卷三百四十六:"产后乳无汁下乳……凡产后乳汁自出,盖是身虚所致,宜服补药以止之。若乳多急痛者，温帛熨之。《产宝》有是论，却无方以治之。若有此证，但以漏芦散亦可。”[5]774 张景岳继承了前人的观点而且有所发扬，认为产后乳汁自出不单单是胃气不固所致，还有胃热、肝火等，当辨证论治。如《景岳全书》卷三十九：“乳出……产后乳自出，乃阳明胃气之不固，当分有火无火而治之。无火而泄不止，由气虚也，宜八珍汤、十全大补汤。若阳明血热而溢者，宜保阴煎，或四君子汤加栀子。若肝经怒火上冲，乳胀而溢者，宜加减一阴煎。若乳多胀痛而溢者，宜温帛熨而散之。若未产而乳自出者，以胎元薄弱，滋溉不全而然，谓之乳泣，生子多不育。”[11]835 薛己《女科撮要》[12]52、龚廷贤《寿世保元》[13]319、闫纯玺《胎产心法》[14]466、沈金鳌《妇科玉尺》[15]108《杂病源流犀烛》[16]436、罗国纲《罗氏会约医镜》[17]479 则使用“乳汁自出”一词，叙其发病多是胃气虚、气血虚弱，治疗用十全大补汤、八珍汤补益气血为主，如《寿世保元》卷七：“断乳……或气血虚而乳汁自出者，宜十全大补汤服之。”[13]319 闫纯玺沿袭了张景岳的观点，治疗产后乳汁自出当辨证论治。如《胎产心法》卷下：“乳少无乳并乳汁自出论……若夫乳汁自出者，乃阳明胃气不固，亦宜八珍或十全补之，若阳明血热而溢者，宜保阴煎或四君子汤加栀子。”[14]466

清代吴谦《医宗金鉴》[18]1242 首次提出“乳汁自涌”一名，指出产后乳汁暴涌出，治疗用十全大补倍参芪。其后柴得华在《妇科冰鉴》[19]141、郑玉坛《彤园妇人科》[20]236 亦沿用此名称，《妇科冰鉴》详述了乳汁自涌的病机及治法。《彤园妇人科》记载了乳汁自涌多由肝经血热、忧思郁怒，肝脾受伤所致，治疗分别用八味逍遥散、加味归脾汤治。

现代有关著作大部分沿用《经效产宝》的记载，以“产后乳汁自出”作为正名，如《中医临床诊疗术语·疾病部分》[21]42《中国医学百科全书·中医学》[22]1929《中医病证诊断疗效标准》[23]71《中医大词典》[24]701《中医辞海》[25]1297《实用中医妇科学》[26]221《中医妇科学》[27]301 等。亦有使用“乳汁自出”名称的，如《中医大词典》[24]1076《中医药常用名词术语辞典》[28]226《中医药学名词·内科学 妇科学 儿科学》[29]164、普通高等教育中医药类规划教材《中医妇科学》[30]224；亦有称“乳汁自涌”的，如《中医大辞典》[24]1076《中医辞海》[25]476；还有使用“产后乳汁自漏”的，《中国中医药学术语集成·基础理论与疾病》[31]105。

总之，哺乳期内，乳汁不经婴儿吸吮而自然流出为主要表现的疾病这一病证名称繁多，《中药大辞典》中既有“乳汁自出”，也有“产后乳汁自出”，其意相同；历版教材也不统一。我国2011年出版的由全国科学技术名词审定委员会审定公布的《中医药学名词·内科学 妇科学 儿科学》把“乳汁自出”作为规范名，虽未冠以“产后”二字，但释义为以哺乳期内，乳汁不经婴儿吸吮而自然流出为主要表现的疾病，客观准确地描述这一病证的特点。所以选择“乳汁自出”作为正名，符合名词定名原则中协调一致的原则。

五、文献辑录

《诸病源候论》卷四十四：“妇人产后诸病下 产后乳汁溢候……妇人手太阳、少阴之脉，上为乳汁，其产虽血水俱下，其经血盛者，则津液有余，故乳汁多而溢出也。”[1]444

《经效产宝》卷下：“论曰：产后乳汁自出，盖是肾虚所致，宜服补药以止之。若乳多温满急痛者，温熨之”[2]51

《妇人大全良方》卷二十三：“产后乳汁自出方论第十二……论曰：产后乳汁自出，盖是身虚所致，宜服补药以止之……亦有未产前乳汁自出者，谓之乳泣。”[3]640

《医学纲目》卷三十五：“乳汁自出……产前乳汁自出者，谓之乳注，生子多不育。产后乳汁自出，盖是身虚，宜服补药以止之。”[4]830

《普济方》卷三百四十六：“产后乳无汁……下乳……凡产后乳汁自出，盖是身虚所致，宜服补药以止之，若乳多急痛者，温帛熨之，《产宝》

有是论,却无方以治之,若有此证,但以漏芦散亦可。"[5]774

《女科撮要》卷下:"保胎……若气血虚而乳汁自出者,宜十全大补汤,其子多不育。"[12]52

《证治准绳》卷五:"〔乳汁自出〕(大)产后乳汁自出,盖是身虚所致,宜服补药以止之。有未产前乳汁自出者,谓之乳泣,生子多不育,经书未尝论及。"[6]2604

《寿世保元》卷七:"断乳……或气血虚而乳汁自出者,宜十全大补汤服之。"[13]319

《济阴纲目》卷十四"乳病门":"乳汁自出《大全》云:产后乳汁自出者,乃是胃气虚所致,宜服补药以止之,若乳多溢满急痛者,温帛熨之(当观人勇怯及乳汁浓淡,以论虚实,为有涌溢故也)……有未产前乳汁自出者,谓之乳泣。"[7]266

《景岳全书》卷三十九:"乳出……产后乳自出,乃阳明胃气之不固,当分有火无火而治之。无火而泄不止,由气虚也,宜八珍汤、十全大补汤。若阳明血热而溢者,宜保阴煎,或四君子汤加栀子。若肝经怒火上冲,乳胀而溢者,宜加减一阴煎。若乳多胀痛而溢者,宜温帛熨而散之。若未产而乳自出者,以胎元薄弱,滋溉不全而然,谓之乳泣,生子多不育。"[11]835

《女科经纶》卷六:"产后乳自出属胃气虚《大全》曰:产后乳汁自出,胃气虚也,宜补药以止之。"[8]174

《张氏医通》卷十一:"妇人门下……产后乳汁自出不止,乃胃气虚,宜服五味异功散加黄芪以摄之。"[9]273

《医宗金鉴》卷四十九:"乳汁自涌证治……产后乳汁暴涌出,十全大补倍参芪;食少乳多欲回乳,免怀红花归芎膝;无儿食乳乳欲断,炒麦芽汤频服宜。"[18]1242

《胎产心法》卷下:"乳少无乳并乳汁自出论……若夫乳汁自出者,乃阳明胃气不固,亦宜八珍或十全补之,若阳明血热而溢者,宜保阴煎或四君子汤加栀子。"[14]466

《杂病源流犀烛》卷二十七:"胸膈脊背乳病源流 妇人产前乳汁自出,名曰乳注,生子多不育,此亦先兆如此,非关疾病。产后不因儿吮,亦有乳汁自出者,由虚之故,亦必大补以止之。"[16]436

《女科切要》卷八:"产后无乳……胎前乳汁自出者,谓之乳泣,又名乳注。生子多不育,产后乳汁自出,盖是体虚,宜服补药以止之。"[10]80

《妇科玉尺》卷四:"产后……乃有乳汁自出者,是胃气虚所致,宜止以补药。若乳多溢满急痛,温帛熨之,但以漏芦散亦可。有未产前而乳汁自出者,谓之乳泣。生子多不育,此无药可服。"[15]108

《妇科冰鉴》卷八:"乳证门……乳汁自涌 产后乳汁自出者,有胃气虚弱,不能敛摄津液者,宜补胃气以敛之;有气血大虚,以致气不卫外,血不荣里,而为妄泄者,宜调补荣卫以止之;若产妇劳逸太过,乳汁涌下者,此阳气虚而厥也。未产乳汁自出,谓之乳泣,生子多不育。"[19]141

《罗氏会约医镜》卷十五:"乳少……其有乳汁自出者,属胃气虚,宜补胃以敛之。若未产而乳自出,谓之乳泣,生子多不育。"[17]479

《彤园妇人科》卷六:"乳汁自涌……八味逍遥散……治肝经血热,脉弦而数,口苦胁痛,乳汁自涌者……加味归脾汤 治产后忧思郁怒,肝脾受伤,乳汁自涌者。"[20]236

《中医临床诊疗术语·疾病部分》:"产后乳汁自出:因气虚不能固摄乳汁,或肝经郁热迫乳汁外溢所致。以产后未经婴儿吸吮而乳汁自然流出为主要表现的产后疾病。"[21]42

《中医大辞典》:"乳汁自出……以哺乳期内,乳汁不经婴儿吸吮而自然流出为主要表现的疾病。"[24]1076

《中医大辞典》:"产后乳汁自出……病证名。又名乳漏。出《经效产宝》多因产后脾胃气虚,摄纳无权,因而乳汁随化随出;或肝火亢盛,疏泄太过,以致乳汁自溢。"[24]701"乳汁自涌:出《医宗金鉴·妇科心法要诀》。"[24]1076

《中医辞海》:"产后乳汁自出……妇科病证

名。指产后或哺乳期中，乳汁不经婴儿吸吮而自然流出的病证。”[25]1297“乳汁自涌：妇科病证名。指产后或哺乳期中，乳汁不经婴儿吸吮而自然流出的病证。”[25]476

《实用中医妇科学》：“产后乳汁自出……产后或产褥期中，乳汁不经婴儿吸吮而自然流出者。亦称产后乳汁自涌、漏乳等。”[26]221

《中国医学百科全书·中医学》：“产后乳汁自出……产妇乳汁不经婴儿吸吮而自然流出者。见《经效产宝》。《诸病源候论》名为产后乳汁溢，俗称‘漏乳’。”[22]1929

《中国中医药学术语集成·基础理论与疾病》：“产后乳汁自漏……属于产后病症状，产妇乳汁不经婴儿吸吮而自然流出者。亦称漏奶。”[31]105

《中医妇科学》(马宝璋)：“乳汁自出……哺乳期内，乳汁不经婴儿吸吮而自然流出者。亦称漏乳。”[30]224

《中医妇科学》(张玉珍)：“产后乳汁自出……产妇在哺乳期中，乳汁不经婴儿吸吮而自然溢出者。亦称漏乳。”[27]301

《中医病证诊断疗效标准》：“产后乳汁自出……是由于气虚不能固摄，或肝火内积，迫乳汁外溢，导致产后乳汁未经婴儿吮吸而不断自然流出者。”[23]71

《中医药学名词·内科学 妇科学 儿科学》：“乳汁自出……以哺乳期内，乳汁不经婴儿吸吮而自然流出为主要表现的疾病。”[29]164

《中医药常用名词术语辞典》：“乳汁自出……见《经效产宝产·后乳汁自出方论》。又名乳汁自涌。哺乳期内，乳汁不经婴儿吸吮而自然流出。多由中气不足，卫气悖逆，肝郁化热，疏泄太过所致。”[28]226

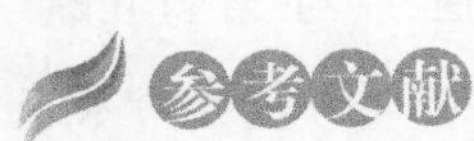

参考文献

[1] [隋] 巢元方. 诸病源候论[M]. 刘宇，孙冬莉校注. 北京：北京科学技术出版社，2016：444.

[2] [唐] 昝殷. 经效产宝[M]. 北京：人民卫生出版社，1955：51.

[3] [宋] 陈自明. 妇人大全良方[M]. 余瀛鳌，王咪咪，等点校. 北京：人民卫生出版社，1985：640.

[4] [明] 楼英. 医学纲目[M]. 赵燕宜，于燕莉校注. 北京：中国医药科技出版社，2011：830.

[5] [明] 朱橚. 普济方[M]. 北京：人民卫生出版社，1959：774.

[6] [明] 王肯堂. 证治准绳[M]. 北京：人民卫生出版社，2003：2604.

[7] [明] 武之望. 济阴纲目[M]. 吴少祯主编. 北京：中国医药科技出版社，2014：266.

[8] [清] 萧壎. 女科经纶[M]. 姜典华校注. 北京：中国中医药出版社，2007：174.

[9] [清] 张璐. 张氏医通[M]. 李静芳，建一校注. 北京：中国中医药出版社，1995：273.

[10] [清] 吴本立. 女科切要[M]. 佘德友点校. 北京：中医古籍出版社，1999：80.

[11] [明] 张介宾. 景岳全书[M]. 上海：第二军医大学出版社，2006：835.

[12] [明] 薛己. 女科撮要[M]. 吴小明，等校注. 北京：中国中医药出版社，2015：52.

[13] [明] 龚廷贤. 寿世保元[M]. 鲁兆麟校注. 北京：人民卫生出版社，2001：319.

[14] [清] 阎似玺，等. 胎产心法 女科辑要[M]. 田代华，郭君双点校. 北京：人民卫生出版社，1988：466.

[15] [清] 沈金鳌. 妇科玉尺[M]. 张慧芳，王亚芬点校. 北京：中医古籍出版社，1996：108.

[16] [清] 沈金鳌. 杂病源流犀烛[M]. 李占永，李晓林校注. 北京：中国中医药出版社，1994：436.

[17] [清] 罗国纲. 罗氏会约医镜[M]. 王树鹏，等校注. 北京：中国中医药出版社，2015：479.

[18] [清] 吴谦. 医宗金鉴：上[M]. 北京：人民卫生出版社，1985：1242.

[19] [清] 柴得华. 妇科冰鉴[M]. 王耀廷，等点校. 北京：中医古籍出版社，1995：141.

[20] [清] 郑玉坛. 彤园妇人科[M]. 江凌圳校注. 北京：中国中医药出版社，2015：236.

[21] 国家技术监督局. 中医临床诊疗术语：疾病部分[M]. 北京：中国标准出版社，1997：42.

[22] 《中医学》编辑委员会. 中医学[M]//钱信忠. 中国医学百科全书. 上海：上海科学技术出版社，1997：1929.

[23] 国家中医药管理局. 中医病证诊断疗效标准[M]. 南京：南京大学出版社，1994：71.

[24] 李经纬，余瀛鳌，蔡景峰，等. 中医大辞典[M]. 北京：人民卫生出版社，2004：701，1076.

[25] 袁钟，图娅，彭泽邦，等. 中医辞海：上册[M]. 北京：中国医药科技出版社，1999：476，1297.

[26] 刘敏如，欧阳惠卿. 实用中医妇科学[M]. 上海：上海

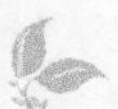

科学技术出版社，1997：221.
[27] 张玉珍.中医妇科学[M].北京：中国中医药出版社，2007：301.
[28] 李振吉.中医药常用名词术语辞典[M].北京：中国中医药出版社，2001：226.
[29] 中医药学名词审定委员会.中医药学名词：内科学 妇科学 儿科学[M].北京：科学出版社，2011：164.
[30] 马宝璋，齐聪.中医妇科学[M].北京：中国中医药出版社，2012：224.
[31] 宋一伦，杨学智.基础理论与疾病[M]//曹洪欣，刘保延.中国中医药学术语集成.北京：中医古籍出版社，2005：105.

（张慧珍）

4·044

经行吐衄

jīng xíng tǔ nù

一、规范名

【汉文名】经行吐衄。

【英文名】 hematemesis and/or epistaxis during menstruation。

【注释】以经期出现周期性的吐血、鼻衄并伴有月经量少或不行为主要表现的月经病。

二、定名依据

"经行吐衄"作为女性的疾病名称最早见于《医宗金鉴·妇科心法要诀》，此前相关术语的记载如"错经妄行""倒经""逆经"，但现在大部分已很少沿用。

"逆经""倒经"与"经行吐衄"含义基本相同，但"倒经"一词多义，有时尚指"经断复来"；"逆经"含义广泛，而月经期发生吐衄者较多，所以从对病证的理解上，"经行吐衄"一词能更精确的表达概念的内涵和本质属性，符合名词审定科学性的原则。

现代相关著作如《中医临床诊疗术语·疾病部分》《中医病证诊断疗效标准》《中国医学百科全书·中医学》《中国中医药学术语集成·基础理论与疾病》；现代有代表性的辞书类著作如《中医药常用名词术语辞典》《中医大辞典》《中医辞海》等；以及全国高等中医药院校规划教材《中医妇科学》均以"经行吐衄"作为这一疾病的正名。这些均说明在中医妇科临床实践中用"经行吐衄"作为这一妇科病名的规范名已达成共识。

我国2011年出版的由全国科学技术名词审定委员会公布的《中医学名词·内科学 妇科学儿科学》已以"经行吐衄"作为规范名。所以"经行吐衄"作为规范名也符合术语定名的协调一致原则。

三、同义词

【曾称】"逆经"（《银海精微》）；"倒经"（《女科经纶》）。

四、源流考释

经行吐衄作为妇科病证的相关记载最早见于《银海精微》，其卷下曰："室女逆经……问曰：人之患眼，女子逆经，血灌瞳仁，满眼赤涩者何也？答曰：此乃室女或肥壮妇女血热经闭，过期不行，则血逆行于上，注于目，灌于睛外，皆红色，或乌睛上起如胬肉。"[1]67,68 指经行期间血逆于上，表现为眼内出血，此"逆经"与"经行吐衄"含义相近。宋代齐仲甫《女科百问》[2]22 对其临床病因和病机均有所认识，指出系阳气盛，阴气被伤，血失常道，妄行于上而致吐衄。宋代陈素庵《陈素庵妇科补解》称“错经妄行”，如卷一：“错经妄行方论……妇人素有血虚内热，今经行时，则热外乘，血为热迫，则错经妄行，或吐或衄，治宜先清其火，次和气血，则阴血自循经而不妄行矣，宜凉血散。”[3]33,34

明代，多沿用“逆经”来描述月经期间出现吐血、衄血等病证，如明代兰茂《滇南本草》卷二：“白牛膝……治月经闭涩，腹痛，产后发热，虚烧蓐劳，室女逆经。”[4]342 龚廷贤《万病回春》卷六：“魏宪副宠夫人，患逆经吐血不止。予诊六脉微涩有力，此血虚火盛也。”[5]380,381 李梴《医学入门》卷六：“杂病用药赋……热重加天花粉、山栀各二两，或用二味煎汤下，止血断根，兼治妇人闭经、逆经、血疾。”[6]534 龚信在《古今医鉴》中指出血气错乱而致经脉渐然不行，逆于上从口鼻而出。[7]319

清代，萧壎在《女科经纶》中把行经期间出现吐血、衄血、眼耳出血等统称为“倒经”。如《女科经纶》卷一：“有行期只吐血衄血，或眼耳出血，是谓倒经逆行……而外则有居经、有避年、有倒经、有暗经、有垢胎、有漏胎之证，凡此皆经候不调之故也。”[8]25 吴谦《医宗金鉴》卷下：“经行吐衄证治……经前吐衄为热壅，三黄四物大芩连；经后吐衄仍有热，犀角地黄芍牡丹。”[9]1155 首次提出“经行吐衄”名称，并详述了经前吐衄和经后吐衄的证治。

之后有的医家沿用“逆经”，如陈士铎《辨证奇闻》[10]368、吴谦《医宗金鉴》[9]1146、柴得华《妇科冰鉴》[11]10、叶桂《叶氏女科证治》[12]11、郑玉坛《彤园妇人科》[13]5 等。明确指出乃火气内溢所致，经不往下行，上溢妄行从口鼻中而出表现为吐血、衄血。如吴谦《医宗金鉴》卷四十四：“月经异常　经期吐血或衄血，上溢妄行曰逆经。”[9]1146 叶桂《叶氏女科证治》卷一：“经从口鼻出　经不往下行，而从口鼻中出，名曰逆经。”[12]11 有的沿用“倒经”，指出倒经表现为经期吐血、衄血、眼耳出血等。如单南山《胎产指南》卷一：“妇人受胎月令……有行期只吐血衄血；或眼目出血者，是谓倒经。”[14]77 张璐《张氏医通》卷十三：“巽顺丸……治妇人倒经，血溢于上，男子咳嗽吐血，左手关尺脉弦，背上畏寒，有瘀血者。”[15]344 吴本立《女科切要》卷一：“有至期而经水不行，上逆而呕血者，名曰倒经，治宜当归大黄汤。”[16]2 程文囿《医述》卷十三：“月经有行期只吐血、衄血，或眼耳出血者，是谓倒经。”[17]828 林珮琴《类证治裁》卷之八：“〔倒经〕经期气逆，直犯清道而为吐衄，折其逆势而调之。”[18]455 民国张锡纯《医学衷中参西录》卷：“论吐血衄血之原因及治法……至于妇女倒经之证，每至行经之期，其血不下行而上逆作吐衄者，宜治以四物汤去川芎，加怀牛膝、生赭石细末，先期连服数剂可愈。”[19]457

需要说明的是，“倒经”一词多义，尚指“经断复来”，如魏之琇《续名医类案》卷二十三：“崩漏……毛达可妇人，迈年骤然血海大崩不止，名曰倒经。”[20]586 鲍相璈《验方新编》卷九：“妇人科调经门 老妇血崩　凡妇人老年，骤然血海大崩不止，名曰倒经。”[21]104

现代文献多以“经行吐衄”作为正名，如我国目前已出版的标准用书国标《中医临床诊疗术语・疾病部分》[22]36《中医病证诊断疗效标准》[23]13 均以“经行吐衄”一词来表述此妇科疾病病名。最近出版的普通高等教育中医药类规划教材《中医妇科学》[24]106《中国医学百科全书・中医学》[25]1727《中医药常用名词术语辞典》[26]251《中国中医药学术语集成・基础理论与疾病》[27]189《中医药学名词》[28]135 均主张以“经行吐衄”作为这疾病的正名。现代有代表性的辞书类著作《中医大辞典》[29]1148《中医辞海》[30]627 等也以“经行吐衄”作为规范病名记载。同时把“逆经”“倒经”作为又称，如《中国医学百科全书・中医学》[25]1727：“经行吐衄：妇女每当经行前后，或正值经潮时，发生吐血、衄血者，称经行吐衄，亦称倒经或逆经。”《中医妇科学》：“经行吐衄：每值经前或经期，出现有规律的吐血或衄血者，称‘经行吐衄’，又称‘倒经’‘逆经’。”[24]106

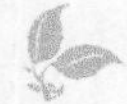

综上所述，“经行吐衄”尚有“倒经”“逆经”之称，“倒经”一词多义，“逆经”含义广泛，凡经血逆行于上表现为吐血、衄血、眼耳出血均称为“逆经”，而月经病中以经行期间吐血、衄血较为多见，所以我国2011年出版的由全国科学技术名词审定委员会审定公布的《中医药学名词·内科学 妇科学 儿科学》[28]135 将“经行吐衄”释义为以经期出现周期性的吐血、鼻衄并伴有月经量少或不行为主要表现的月经病，客观准确地描述了月经期间经血上逆这一病证的特点。因而以“经行吐衄”为正名，以“逆经”“倒经”作为曾称。

五、文献辑录

《银海精微》卷下：“室女逆经……问曰：人之患眼，女子逆经，血灌瞳仁，满眼赤涩者何也？答曰：此乃室女或肥壮妇女血热经闭，过期不行，则血逆行于上，注于目，灌于睛外，皆红色，或乌睛上起如胬肉。”[1]67,68

《女科百问》卷上：“第二十五问……吐血，衄血，齿衄，舌上出血，汗血者，何也？答曰：气属乎阳，血属乎阴。阴盛则阳亏，阳盛则阴亏，经所谓阳胜则阴病，阴盛则阳病。诸吐血衄血系阳气胜，阴之气被伤，血失常道，或从口出，或从鼻出，皆谓之妄行。”[2]22

《滇南本草》：“白牛膝……治月经闭涩，腹痛，产后发热，虚烧蓐劳，室女逆经，衄呕吐血。”[4]342

《古今医鉴》卷十一：“妇人科……若被惊则血气错乱，经脉渐染不行，逆于上则从口鼻中出，逆于身则血分劳瘵。”[7]319

《万病回春》卷六：“经闭……魏宪副宠夫人，患逆经吐血不止。予诊六脉微涩有力，此血虚火盛也。”[5]380,381

《医学入门·外集》卷六：“杂病用药赋……热重加天花粉、山栀各二两，或用二味煎汤下，止血断根，兼治妇人闭经、逆经、血疾。”[6]534

《陈素庵妇科补解》卷一：“错经妄行方论妇人素有血虚内热，今经行时，则热外乘，血为热迫，则错经妄行，或吐或衄，治宜先清其火，次和气血，则阴血自循经而不妄行矣，宜凉血散。”[3]33,34

《女科经纶》卷一：“有行期只吐血衄血，或眼耳出血，是谓倒经逆行……而外则有居经、有避年、有倒经、有暗经、有垢胎、有漏胎之证，凡此皆经候不调之故也。”[8]25

《辨证奇闻》卷十一：“调经……然各经吐血乃内伤，逆经乃火气内溢，激之使出。然逆经而吐血虽不损血，反复倾倒，必伤肾气血，又上泄过多，肾水亦亏，须于补肾中行顺气。”[10]368

《胎产指南》卷一：“妇人受胎月令……复有变常，而古人未言及者，不可不知。有行期只吐血衄血；或眼目出血者，是谓倒经。”[14]77

《张氏医通》卷十三：“巽顺丸……治妇人倒经，血溢于上，男子咳嗽吐血，左手关尺脉弦，背上畏寒，有瘀血者。”[15]344

《医宗金鉴》卷四十四：“经期吐血或衄血，上溢妄行曰逆经，受孕行经曰垢胎，受孕下血漏胎名”[9]1146“经行吐衄证治……经前吐衄为热壅，三黄四物大芩连；经后吐衄仍有热，犀角地黄芍牡丹。”[9]1155

《叶氏女科证治》卷一：“经从口鼻出……经不往下行，而从口鼻中出，名曰逆经。”[12]11

《续名医类案》卷二十三：“崩漏……薛立斋治一妇人，性急……毛达可妇人，迈年骤然血海大崩不止，名曰倒经。予每治老妪倒经，极多神应。”[20]586

《女科切要》卷一：“有至期而经水不行，上逆而呕血者，名曰倒经，治宜当归大黄汤。”[16]2

《妇科冰鉴》卷一：“月经门……逆经妄行十二……经行吐衄，名曰逆经。夫血者，阴也，阴从乎阳，故随气而为升降。若气逆于上，则不能循道下行，或热伤阳络，迫血从而外溢。”[11]10

《叶氏女科证治》卷一：“经从口鼻出……经不往下行，而从口鼻中出，名曰逆经。”[12]11

《彤园妇人科》卷一：“月经异常：一日一下，

此其常也。若经行而吐血衄血，上溢妄行者，是为逆经。”[13]5

《医述》卷十三：“月经……女人之经，一月一行，其常也，或先或后，或通或塞，其病也。有行期只吐血、衄血，或眼耳出血者，是谓倒经。”[17]828

《类证治裁》卷八：“〔倒经〕经期气逆，直犯清道而为吐衄，折其逆势而调之。”[18]455

《验方新编》卷九：“妇人科调经门……老妇血崩……凡妇人老年，骤然血海大崩不止，名曰倒经。”[21]104

《医学衷中参西录》卷七：“论吐血衄血之原因及治法……至于妇女倒经之证，每至行经之期，其血不下行而上逆作吐衄者，宜治以四物汤去川芎，加怀牛膝、生赭石细末，先期连服数剂可愈。”[19]457

《中医临床诊疗术语·疾病部分》：“经行吐衄……多因血热冲气上逆，灼伤血络所致。以经期或经行前后，周期性出现吐血或衄血，并伴有经量减少或不行为主要变现的月经期疾病。”[22]36

《中医病证诊断疗效标准》：“经行吐衄……主要是由肝火上逆，肺胃燥热，迫血妄行，致每值经期或经行前后，有规律出现吐血或衄血，并伴有经量减少或不行的病变。又称‘倒经’或‘逆经’。”[23]13

《中医妇科学》：“经行吐衄……每值经前或经期，出现有规律的吐血或衄血者，称‘经行吐衄’，又称‘倒经’‘逆经’。”[24]106

《中国医学百科全书·中医学》：“经行吐衄……妇女每当经行前后，或正值经潮时，发生吐血、衄血者，称经行吐衄，亦称倒经或逆经。”[25]1727

《中医药常用名词术语辞典》：“经行吐衄……疾病。见《妇科百问》卷上。又名倒经、逆经。经前，经期出现周期性的吐血、鼻衄，并伴有经量减少或不行者。阴虚内热，经期冲脉气盛，气炎上逆，灼肺伤津，损伤脉络；肝经郁炎，经期冲脉气盛，气炎上逆，损伤阳络，均可导致经行吐衄。”[26]251

《中国中医药学术语集成·基础理论与疾病》：“经行吐衄……每值经前或经期，出现有规律的吐血或衄血者，称‘经行吐衄’，又称‘倒经’‘逆经’。”[27]189

《中医药学名词·内科学 妇科学 儿科学》：“经行吐衄……以经期出现周期性的吐血、鼻衄并伴有经量减少或不行为常见症的月经病。”[28]135

《中医大辞典》：“经行吐衄……病名。是指经行前后，或正值经期，出现周期性的吐血或衄血者，即逆经。”[29]1148

《中医辞海》：“经行吐衄……妇科病证名。见《本草纲目》。又称为倒经、逆经、经从口鼻出。指每逢经前1到2日，或正值经期出现周期性口鼻出血的病证。”[30]627

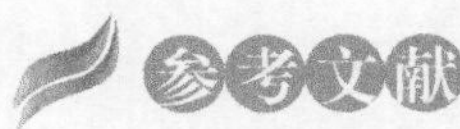

［1］［唐］孙思邈. 银海精微［M］. 北京：人民卫生出版社，1956：67，68.

［2］［宋］齐仲甫. 女科百问［M］. 宋咏梅，宋昌红点校. 天津：天津科学技术出版社，1999：22.

［3］［宋］陈素庵. 陈素庵妇科补解［M］.［明］陈文昭补解. 上海中医学会妇科学会文献组整理. 上海：上海科学技术出版社，1983：33，34.

［4］［明］兰茂. 滇南本草［M］. 于乃义，于兰馥整理主编. 昆明：云南科技出版社，2004：342.

［5］［明］龚廷贤. 万病回春［M］. 朱广仁点校. 天津：天津科学技术出版社，1993：380，381.

［6］［明］李梴. 医学入门［M］. 金嫣莉校注. 北京：中国中医药出版社，1995：534.

［7］［明］龚信. 古今医鉴［M］.［明］龚廷贤续编. 北京：商务印书馆，1958：319.

［8］［清］萧壎. 女科经纶［M］. 姜典华校注. 北京：中国中医药出版社，2007：25.

［9］［清］吴谦. 医宗金鉴［M］. 石学文，等点校. 沈阳：辽宁科学技术出版社，1997：1146，1155.

［10］［清］陈士铎. 辨证奇闻［M］.［清］文守江辑. 王树芬，等点校. 北京：中医古籍出版社，1993：368.

［11］［清］柴得华. 妇科冰鉴［M］. 王耀廷，等点校. 北京：中医古籍出版社，1995：10.

［12］［清］叶桂. 叶氏女科证治［M］. 施仁潮，等校注. 北京：中国中医药出版社，2015：11.

［13］［清］郑玉坛. 彤园妇人科［M］. 江凌圳校注. 北京：中

国中医药出版社，2015：5.
[14] [清] 单南山. 胎产指南[M]. 张晋峰，等校补. 北京：人民军医出版社，2012：77.
[15] [清] 张璐. 张氏医通[M]. 李静芳，建一校注. 北京：中国中医药出版社，1995：344.
[16] [清] 吴本立. 女科切要[M]. 佘德友点校. 北京：中医古籍出版社，1999：2.
[17] [清] 程杏轩. 医述[M]. 合肥：安徽科学技术出版社，1983：828.
[18] [清] 林珮琴. 类证治裁[M]. 李德新整理. 北京：人民卫生出版社，2005：455.
[19] [清] 张锡纯. 医学衷中参西录[M]. 于华芸，等校注. 北京：中国医药科技出版社，2011：457.
[20] [清] 魏之琇. 续名医类案[M]. 北京：人民卫生出版社，1957：586.
[21] [清] 鲍相璈. 验方新编[M]. [清] 梅启照增辑；李世华校注. 北京：中国中医药出版社，1994：104.
[22] 国家技术监督局. 中医临床诊疗术语：疾病部分[M]. 北京：中国标准出版社，1997：36.
[23] 国家中医药管理局. 中医病证诊断疗效标准[M]. 南京：南京大学出版社，1994：13.
[24] 马宝璋，齐聪. 中医妇科学[M]. 北京：中国中医药出版社，2012：106.
[25] 《中医学》编辑委员会. 中医学[M]//钱信忠. 中国医学百科全书. 上海：上海科学技术出版社，1997：1727.
[26] 李振吉. 中医药常用名词术语辞典[M]. 北京：中国中医药出版社，2001：251.
[27] 宋一伦，杨学智. 基础理论与疾病[M]//曹洪欣，刘保延. 中国中医药学术语集成. 北京：中医古籍出版社，2005：189.
[28] 中医药学名词审定委员会. 中医药学名词：内科学 妇科学 儿科学[M]. 北京：科学出版社，2005：135.
[29] 李经纬，余瀛鳌，蔡景峰，等. 中医大辞典[M]. 北京：人民卫生出版社，2004：1148.
[30] 袁钟，图娅，彭泽邦，等. 中医辞海：上册[M]. 北京：中国医药科技出版社，1999：627.

（张慧珍）

4 • 045

经断复来

jīng duàn fù lái

一、规范名

【汉文名】经断复来。

【英文名】vaginal bleeding after menopause。

【注释】以妇女自然绝经后阴道出血为常见症的疾病。

二、定名依据

"经断复来"一词始见于清吴谦《医宗金鉴》，与之相关的记载有"倒经""倒开花""妇人经断复行"等，现在大部分已很少沿用。

"倒经""倒开花"与"经断复来"含义基本相同，但其内涵又宽泛一些。为避免产生歧义，以"经断复来"作为规范名称，可以更明确、直观的表述该妇科疾病的临床特征，符合术语定名的科学性及单义性的原则。

自《医宗金鉴》提出"经断复来"一词，其后郑玉坛《彤园妇人科》、王九峰《王九峰医案》均沿用这一病名。

现代相关著作如国标《中医临床诊疗术语·疾病部分》《中国医学百科全书·中医学》《中国中医药学术语集成·基础理论与疾病》；现代有代表性的辞书类著作如《中医大辞典》《中医辞海》等；以及全国高等中医药院校规划教材《中医妇科学》均以"经断复来"作为这一疾病的正名。这些均说明在中医妇科临床实践中用"经断复来"作为这一妇科病名的规范名已达成共识。

我国2011年出版的由全国科学技术名词审定委员会公布的《中医学名词》已以"经断复来"作为规范名。所以"经断复来"作为规范名也符合术语定名的协调一致原则。

三、同义词

【曾称】“倒经”(《续名医类案》)。

【俗称】“倒开花”(《春脚集》)。

四、源流考释

经断复来作为妇科病证的有关记载最早见于宋代齐仲甫《女科百问》,其卷上曰:“妇人卦数已尽,经水当止而复行,何也……女子以血为主,七七则卦数以终,终则经水绝止……或劳伤过度,喜怒不时,经脉虚衰之余,又为邪气攻冲,所以当止而不止也。”[1]10 此“当止而不止”即是关于“经断复来”的最早描述,指出由于女子七七卦数尽,经水绝止,复因劳伤过度,或喜怒不时而致病。明代许浚《东医宝鉴》[2]117 称“经断复行”。如卷三:“经断复行……妇人四十九岁已后,天癸当住,每月却行,或过多不止,宜芩心丸,子芩丸、当归散、加味四物汤。”

清代本病的名称较多,有的沿用“经断复行”,如郑玉坛《彤园妇人科》卷一:“经水已断复来……八珍汤 治心肺虚损,气血两虚,经断复行。治年老经断复行,血多脉虚者。”[3]22 吴谦在《医宗金鉴》中首先提出“经断复来”的名称,如卷四十四:“经断复来血热甚,芩心醋丸温酒吞。”[4]1166 其后一些著作沿用此名,如郑玉坛《彤园妇人科》卷一:“经水已断复来……益阴煎……治经断复来,阴虚血热,脉沉细者。”[3]21 王九峰《王九峰医案》副卷:“经断复来,老年防脱。”[5]196 有的称之为“倒经”,如魏之琇《续名医类案》卷二十三:“崩漏……毛达可妇人,迈年骤然血海大崩不止,名曰倒经。”[6]586 鲍相璈《验方新编》卷九:“妇人科调经门……老妇血崩……凡妇人老年,骤然血海大崩不止,名曰倒经。”[7]104 民国丁甘仁《丁甘仁先生家传珍方》:“胶红饮……治妇人迈年骤然血海大崩不止,名曰倒经,速投此方一剂立止。”[8]89 有的称之为“倒开花”,如孟文瑞《春脚集》卷四:“秘制兔血丸……治吐血,及男妇一切咳血,弩血,便血,溺血,崩漏带下,产后恶露不行,或行血不止,或老妇倒开花症,并皆治之。”[9]98“倒开花”一词在民间被广泛认同。有的称为“年老血崩”,如清代吴本立《女科切要》卷二:“血崩……如妇人年老血崩,八物汤加芩连。”[10]11 傅青主《女科仙方》卷一:“年老血崩……妇人有年老血崩者,其症亦与前血崩昏暗者同,人以为老妇之虚耳,谁知是不慎房帏之故乎。”[11]14 郑元良《郑氏家传女科万金方》:“妇人年老血崩,腹不痛者,八珍汤加芩、连,然此一时救急之药,必先顾其胃气为要。”[12]31 并阐述了年老血崩之治法。

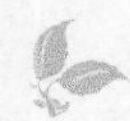

须予指出的是,古代著作记载的倒经,有时是指经行吐衄,要注意区分。如《女科经纶》卷一:“有行期只吐血衄血,或眼耳出血,是谓倒经逆行……而外则有居经、有避年、有倒经、有暗经、有垢胎、有漏胎之证,凡此皆经候不调之故也。”[13]25《胎产指南》卷一:“妇人受胎月令……复有变常,而古人未言及者,不可不知。有行期只吐血衄血;或眼目出血者,是谓倒经。”[14]77

现代有关著作大部分是沿用《医宗金鉴》[2]117 的记载,以“经断复来”作为规范名,如国标《中医临床诊疗术语·疾病部分》[15]37《中国医学百科全书·中医学》[16]1903《中国中医药学术语集成·基础理论与疾病》[17]192《中医妇科学》[18]122《中医大辞典》[19]1153《中医辞海》[20]634 等。而把“倒经”作为又称,把“倒开花”作为俗称,如《中医大辞典》:“经断复来:病名。见《医宗金鉴·妇科心法要诀》。又名倒经,俗称倒开花。指绝经期妇女月经已断1年以上,而又见经血者。”[17]1153《中医辞海》:“经断复来:妇科病证名。见《医宗金鉴·妇科心法要诀》。又名倒经,俗称倒开花。指妇人月经已断一年以上而又见经血的病证。”[20]634

总之,“倒经”“倒开花”与“经断复来”概念基本相同,但“倒经”一词多义,“倒开花”为民间俗称,所以我国2011年出版的由全国科学技术名词审定委员会审定公布的《中医药学名词·内科学 妇科学 儿科学》[21]142 将“经断复来”释义为以妇女自然绝经后阴道出血为常见症的疾病，客观准确地描述了绝经后出血这一病证的特点。因而以“经断复来”为规范名，以“倒经”作为又称，以“倒开花”作为俗称。

五、文献辑录

《女科百问》卷上：“第十一问……妇人卦数已尽，经水当止而复行，何也……女子以血为主，七七则卦数以终，终则经水绝止……或劳伤过度，喜怒不时，经脉虚衰之余，又为邪气攻冲，所以当止而不止也。”[1]10

《东医宝鉴》卷三：“经断复行……妇人四十九岁已后，天癸当住，每月却行，或过多不止，宜芩心丸，子芩丸、当归散、加味四物汤。”[2]117

《女科经纶》卷一：“有行期只吐血衄血，或眼耳出血，是谓倒经逆行……而外则有居经、有避年、有倒经、有暗经、有垢胎、有漏胎之证，凡此皆经候不调之故也。”[13]25

《胎产指南》卷一：“妇人受胎月令……复有变常，而古人未言及者，不可不知。有行期只吐血衄血；或眼目出血者，是谓倒经。”[14]77

《医宗金鉴》卷四十四：“经闭门……妇人经断复来……经断复来血热甚，芩心醋丸温酒吞，益阴知柏龟生地。”[4]1166

《续名医类案》卷二十三：“崩漏……薛立斋治一妇人，性急……毛达可妇人，迈年骤然血海大崩不止，名曰倒经。予每治老妪倒经，极多神应。”[6]586

《女科切要》卷之二：“血崩……如妇人年老血崩，八物汤加芩连。”[10]11

《彤园妇人科》卷一：“经水已断复来……益阴煎……治经断复来，阴虚血热，脉沉细者。”[3]21“经水已断复来……八珍汤……治心肺虚损，气血两虚，经断复行。治年老经断复行，血多脉虚者。”[3]22

《王九峰医案》副卷：“经断复来，老年防脱。”[5]196

《春脚集》卷四：“秘制兔血丸……治吐血及男妇一切咳血，弩血，便血，溺血，崩漏带下，产后恶露不行，或行血不止，或老妇倒开花症，并皆治之。”[9]98

《验方新编》卷九：“妇人科调经门……老妇血崩……凡妇人老年，骤然血海大崩不止，名曰倒经。”[7]104

《丁甘仁先生家传珍方》：“胶红饮……治妇人迈年骤然血海大崩不止，名曰倒经，速投此方一剂立止。”[8]89

《女科仙方》卷一：“年老血崩……妇人有年老血崩者，其症亦与前血崩昏暗者同，人以为老妇之虚耳，谁知是不慎房帏之故乎。”[11]14

《郑氏家传女科万金方》：“妇人年老血崩，腹不痛者，八珍汤加芩、连，然此一时救急之药，必先顾其胃气为要。”[12]31

《中医临床诊疗术语·疾病部分》：“经断复来……多因血热，脾虚，肾虚等所致，以女子年逾49岁，绝经1年以上而又复行经为主要表现的妇科疾病。”[15]37

《中国医学百科全书·中医学》：“经断复来……妇人年逾五十，天癸已竭，经断一载以上，而又复潮，称老年经断复行，亦称妇人经断复行。见《医宗金鉴·妇科心法要诀》。”[16]1903

《中国中医药学术语集成·基础理论与疾病》：“经断复来……妇女自然绝经2年以上，又见阴道流血者，称‘经断复来’，又称‘年老经水复行’。”[17]192

《中医妇科学》：“经断复来……妇女自然绝经2年以上，又见阴道流血者，称‘经断复来’，又称‘年老经水复行’。”[18]122

《中医大辞典》：“经断复来……病名。见《医宗金鉴·妇科心法要诀》。又名倒经，俗称倒开花。指绝经期妇女月经已断1年以上，而又见经血者。”[19]1153

《中医辞海》：“经断复来……妇科病证名。见《医宗金鉴·妇科心法要诀》。又名倒经，俗称倒开花。指妇人月经已断一年以上而又见经血的病证。”[20]634

《中医药学名词・内科学 妇科学 儿科学》："经断复来……以妇女自然绝经后阴道出血为常见症的疾病。"[21]142

[1] [宋] 齐仲甫. 女科百问[M]. 宋咏梅,宋昌红点校. 天津：天津科学技术出版社,1999：10.

[2] [明] 许浚. 东医宝鉴[M]. 太原：山西科学技术出版社,2014：117.

[3] [清] 郑玉坛. 彤园妇人科[M]. 江凌圳校注. 北京：中国中医药出版社,2015：21,22.

[4] [清] 吴谦. 医宗金鉴[M]. 北京：人民卫生出版社,1985：1166.

[5] [清] 王之政. 王九峰医案[M]. 李其忠,张挺点校. 上海：上海科学技术出版社,2004：196.

[6] [清] 魏之琇. 续名医类案[M]. 北京：人民卫生出版社,1957：586.

[7] [清] 鲍相璈. 验方新编[M]. [清] 梅启照增辑. 李世华校注. 北京：中国中医药出版社,1994：104.

[8] [民国] 丁甘仁. 丁甘仁先生家传珍方[M]. 曲丽芳点校. 上海：上海科学技术出版社,2004：89.

[9] 孟文瑞. 春脚集[M]//裘吉生. 珍本医书集成：10. 上海：上海科学技术出版社,1986：98.

[10] [清] 吴本立. 女科切要[M]. 佘德友点校. 北京：中医古籍出版社,1999：11.

[11] [清] 傅山. 女科仙方[M]. 刘国正点校. 北京：中医古籍出版社,1990：14.

[12] [清] 郑元良. 郑氏家传女科万金方[M]. 何清湖,等点校. 北京：中医古籍出版社,1998：31.

[13] [清] 萧壎. 女科经纶[M]. 姜典华校注. 北京：中国中医药出版社,2007：25.

[14] [清] 单南山. 胎产指南[M]. 张晋峰,等校补. 北京：人民军医出版社,2012：77.

[15] 国家技术监督局. 中医临床诊疗术语：疾病部分[M]. 北京：中国标准出版社,1997：37.

[16] 《中医学》编辑委员会. 中医学[M]//钱信忠. 中国医学百科全书. 上海：上海科学技术出版社,1997：1903.

[17] 宋一伦,杨学智. 基础理论与疾病[M]//曹洪欣,刘保延. 中国中医药学术语集成. 北京：中医古籍出版社,2005：192.

[18] 马宝璋,齐聪. 中医妇科学[M]. 北京：中国中医药出版社,2012：122.

[19] 李经纬,余瀛鳌,蔡景峰,等. 中医大辞典[M]. 北京：人民卫生出版社,2004：1153.

[20] 袁钟,图娅,彭泽邦,等. 中医辞海：上册[M]. 北京：中国医药科技出版社,1999：634.

[21] 中医药学名词审定委员会. 中医药学名词：内科学 妇科学 儿科学[M]. 北京：科学出版社,2011：142.

（张慧珍）

4・046 经期延长

jīng qī yán cháng

一、规范名

【汉文名】经期延长。

【英文名】menostaxis。

【注释】以月经周期正常，经期超过 7 日以上，甚或 2 周方净为主要表现的月经病。

二、定名依据

"经期延长"的病名始见于隋代巢元方《诸病源候论》，称为"月水不断""月水不止"；此后的古代文献尚称本病为"月水不绝""经漏""经事延长"等，但这些病名现代均已少用。

现代相关著作均称本病为"经期延长"，如《中医大辞典》《中国医学百科全书中医学》国标《中医临床诊疗术语・疾病部分》《中医辞海》《WHO 西太平洋传统医学名词术语国际标准》，及全国高等中医药院校规划教材《中医妇科学》等，说明"经期延长"作为规范名已成为共识。

我国 2011 年出版的由全国科学技术名词审定委员会审定公布的《中医药学名词・内科学 妇科学 儿科学》已以"经期延长"作为规范名。所以"经期延长"作为规范名也符合术语定名的协调一致原则。

三、同义词

【曾称】"月水不断""月水不止"(《诸病源候论》);"月水不绝"(《圣济总录》);"经漏"(《素庵医要》);"经事延长"(《沈氏女科辑要笺正》)。

四、源流考释

"经期延长"原称"月水不断""月水不止",始见于隋代巢元方《诸病源候论》卷三十七:"妇人月水不断者,由损伤经血,冲脉、任脉虚损故也。冲任之脉,为经脉之海;手太阳小肠之经也,手少阴心之经也,此二经为表里,主下为月水。劳伤经脉,冲任之气虚损,故不能制其经血,故令月水不断也。凡月水不止而合阴阳,冷气上入脏,令人身体面目痿黄,亦令绝子不产也。"[1]178

宋金时期,有的沿用《诸病源候论》的记载,称本病为"月水不断",如宋代王怀隐《太平圣惠方》卷七十二:"治妇人月水不断,口干烦热,吃食减少,四肢无力,熟干地黄散方。"[2]67 宋代唐慎微《证类本草》卷十一:"木贼……味甘、微苦,无毒。主目疾,退翳膜,又消积块,益肝胆,明目,疗肠风,止痢,及妇人月水不断,得牛角鰓、麝香,治休息痢历久不瘥。"[3]361 宋代赵佶《圣济总录》卷一百五十一:"治妇人血脏虚损,月水不断,面色萎黄,四肢少力,脐腹疼痛,禹余粮丸方。"[4]1434 宋代陈自明《校注妇人良方》"妇人月水不断,淋沥腹痛,或因劳损气血而伤冲任,或因经行而合阴阳,以致外邪客于胞内,滞于血海故也。但调养元气,而病邪自愈。若攻其邪,则元气反伤矣。"[5]18 有的沿用《诸病源候论》的记载,称本病为"月水不止",如宋代王怀隐《太平圣惠方》卷七十三:"治妇人崩中下五色,及下血,或月水不止,侧柏散方。"[2]118 同时,尚出现了本病的异名"月水不绝",如宋代赵佶《圣济总录》卷一百五十一:"治妇人血海不调,因虚冷成积,月水不绝,及赤白带下,面色萎黄,茯苓散方。"[4]1434

明清时期,有的沿用此前相关著作的记载,称本病为"月水不断""月水不绝""月水不止"。如明代王肯堂《女科证治准绳·调经门》[6]72 称本病为"月水不断";明代朱橚《普济方》卷三百三十四[7]464,465 称本病为"月水不绝""月水不止";明代武之望《济阴纲目》[8]319 称本病为"月水不止"。此外,还首次出现了本病的异名"经漏""经事延长"。如明代朱橚《普济方》卷十六:"治经漏。穴太冲、然谷。"[7]475 清代《资生集》卷二:"血崩集方……河间生地黄散 治经漏下血,脉虚洪,色紫黑。"[9]53 清代沈尧封《沈氏女科辑要笺疏》:"经事延长,淋漓不断,下元无固摄之权,虚象显然。"[10]30

现代有关著作大多以"经期延长"作为本病正名,如《中医大辞典》[11]1015《中国医学百科全书·中医学》[12]1896 国标《中医临床诊疗术语·疾病部分》[13]35《中医辞海》[14]625《中医妇科学》[15]96,97《WHO西太平洋传统医学名词术语国际标准》[16]186《中医药学名词》[17]132 等。如《中医大辞典》:"经期延长……病证名。指月经周期基本正常,行经期间超过七天以上,甚至淋漓半月方净的病症。多由气虚、血瘀、血热所致。"[11]1015《中医药学名词》:"经期延长……以月经周期正常,经期超持续8～15日方净为主症的月经病。"[17]132 同时以"月水不断""经事延长"作为本病的曾称,如《中医妇科学》:"月经周期基本正常,行经时间超过7日以上,甚或淋漓半月方净者,称为'经期延长'。有称'月水不断''经事延长'。"[15]96,97

五、文献辑录

《诸病源候论》卷三十七:"妇人月水不断者,由损伤经血,冲脉、任脉虚损故也。冲任之脉,为经脉之海;手太阳小肠之经也,手少阴心之经也。此二经为表里,主下为月水。劳伤经脉,冲任之气虚损,故不能制其经血,故令月水不断也。凡月水不止而合阴阳,冷气上入脏,令人身体面目痿黄，亦令绝子不产也。”[1]178

《太平圣惠方》卷七十二：“治妇人月水不断，口干烦热，吃食减少，四肢无力，熟干地黄散方。”[2]67

卷七十三：“治妇人崩中下五色及下血，或月水不止。侧柏散方。侧柏（二两微炙），黄芪（一两锉），地榆（一两锉），赤芍药（一两），吴茱萸（半两汤浸七遍焙干微炒），牛角䚡（二两半烧灰），禹余粮（二两烧醋淬七遍），代赭（一两）。”[2]118

《证类本草》卷十一：“木贼……味甘、微苦，无毒。主目疾，退翳膜，又消积块，益肝胆，明目，疗肠风，止痢，及妇人月水不断，得牛角䚡、麝香，治休息痢历久不瘥。”[3]361

《圣济总录》卷一百五十一：“治妇人血海不调，因虚冷成积，月水不绝，及赤白带下，面色萎黄，茯苓散方：白茯苓（去黑皮）、木香、杜仲（切炒）、菖蒲、熟干地黄（焙）、柏子仁（研）、秦艽（去苗土）、菟丝子（酒浸别捣焙干）、青橘皮（汤浸去白焙）、诃黎勒皮（炮）、赤石脂、当归（切焙）、五加皮（锉）、牛角䚡（烧灰）、乌贼鱼骨（去甲）、艾叶灰（烧存性各一两）。”[4]1434“治妇人血脏虚损，月水不断，面色萎黄，四肢少力，脐腹疼痛，禹余粮丸方：禹余粮（煅赤醋淬七遍）、白龙骨（煅）、赤石脂（各一两），牡蛎（煅赤三两），艾叶（醋煮一时辰焙）、乌头（炮裂去皮脐）、防风（去叉）、芎䓖、熟干地黄（焙）、白茯苓（去黑皮各一两），人参（三分）。”[4]1434

《校注妇人良方》：“妇人月水不断，淋沥腹痛，或因劳损气血而伤冲任，或因经行而合阴阳，以致外邪客于胞内，滞于血海故也。但调养元气，而病邪自愈。若攻其邪，则元气反伤矣。”[5]18

《女科证治准绳·调经门》卷一：“妇人月水不断，淋沥无时，或因劳损气血而伤冲任，或因经行而合阴阳，皆令气虚不能摄血。若时止时行，腹痛脉沉细，此寒热邪气客于胞中，非因虚弱也。”[6]72

《普济方》卷三百三十四：“茯苓散……治妇人血海不调，因虚冷成积，月水不绝及赤白带下，面色萎黄。”[7]464

卷三百三十四：“黄药子散出直格方……治月水不止，烦渴闷乱，心腹急痛，肢体困倦，不美饮食。黄药子、当归、芍药、生地黄、黄芩、人参、白术、知母（以上各半两），石膏（一两），川芎（一分），桔梗（一分），甘草（一两），紫菀（一分），柴胡（一分），槐花子（一分）。”[7]465

“针灸”卷十六：“治经漏。穴太冲、然谷。”[7]475

《济阴纲目》卷之十·临产门：“黑神散一名催生如神散，治横生逆产，其功甚大。并治胎前产后虚损，月水不止，崩漏等证。百草霜、白芷（不见火，各等分）。”[8]319

《资生集》卷二“血崩集方”：“河间生地黄散，治经漏下血，脉虚洪，色紫黑。”[9]53

《沈氏女科辑要笺疏》：“经事延长，淋漓不断，下元无固摄之权，虚象显然。”[10]30

《中医大辞典》：“经期延长……病证名。指月经周期基本正常，行经期间超过七日以上，甚至淋漓半月方净的病症。多由气虚、血瘀、血热所致。”[11]1015

《中国医学百科全书·中医学》：“经期延长……月经周期止常，行经天数延长七日以上，甚或半月之久者，称经期延长。《诸病源候论》称月水不断，《兰室秘藏》谓经漏。主要病机为冲任受损，不能约制经血，临床常见的有气虚、血瘀、血热三者。”[12]1896

《中医临床诊疗术语·疾病部分》：“经期延长……多因阴虚内热、气虚血失统摄，或瘀阻冲任、血不归经等所致。以行经持续时间达7日以上，甚至淋漓半月始净，而月经周期基本正常为主要表现的月经类疾病。”[13]35

《中医辞海》：“经期延长……妇科病证名。指月经量多行经时间延长的病证。”[14]625

《中医妇科学》：“经期延长……月经周期基本正常，行经时间超过7日以上，甚或淋漓半月方净者，称为‘经期延长’。有称‘月水不断’‘经事延长’。”[15]96,97

《WHO西太平洋传统医学名词术语国际标

准》:"经期延长 excessively prolonged menstruation in regular cycles, the same as menostaxis。"[16]186

《中医药学名词》:"经期延长……以月经周期正常,经期超持续8～15日方净为主症的月经病。"[17]132

[1] [隋]巢元方.诸病源候论[M].黄作阵点校.沈阳:辽宁科学技术出版社,1995:178.

[2] [宋]王怀隐,等.太平圣惠方[M].郑州:河南科学技术出版社,2015:67,118.

[3] [宋]唐慎微.证类本草[M].北京:中国医药科技出版社,2011:361.

[4] [宋]赵佶.圣济总录校注:下[M].王振国,杨金萍主校.上海:上海科学技术出版社,2016:1434.

[5] [宋]陈自明.《校注妇人良方》注释[M].薛己校注,许润三注释.南昌:江西人民出版社,1983:18.

[6] [明]王肯堂.证治准绳:6[M].臧载阳点校.北京:人民卫生出版社,1993:72.

[7] [明]朱橚.普济方[M].北京:人民卫生出版社,1959:464,465,475.

[8] [明]武之望.济阴纲目[M].[清]汪淇笺释,张黎临,王清校注.北京:中国中医药出版社,1998.319.

[9] [清]佚名.资生集[M].段逸山,吉文辉点校.上海:上海科学技术出版社,2019:53.

[10] [清]沈尧封.沈氏女科辑要笺疏[M].太原:山西科学技术出版社,2010:30.

[11] 李经纬,邓铁涛,等.中医大辞典[M].北京:人民卫生出版社,1995:1015.

[12] 《中医学》编辑委员会.中医学[M]//钱信忠.中国医学百科全书.上海:上海科学技术出版社,1997:1896.

[13] 国家技术监督局.中医临床诊疗术语:疾病部分[M].北京:中国标准出版社,1997:35.

[14] 袁钟,图娅,彭泽邦,等.中医辞海:中册[M].北京:中国医药科技出版社,1999:625.

[15] 张玉珍.中医妇科学[M].北京:中国中医药出版社,2007:96,97.

[16] 世界卫生组织(西太平洋地区).WHO西太平洋传统医学名词术语国际标准[M].北京:北京大学医学出版社,2009:186.

[17] 中医药学名词审定委员会.中医药学名词[M].北京:科学出版社,2011:132.

(郭凤鹏　沈柳杨)

4·047

带下病

dài xià bìng

一、规范名

【中文名】带下病。

【英文名】morbid vaginal discharge。

【注释】以带下量明显增多或减少,色、质、气味发生异常,或伴全身、局部症状为常见症的疾病的统称。

二、定名依据

"带下病"作为病名最早见于《神农本草经》,在古代医著中尚有"沃""赤白经汁""漏下赤白沃""下赤白""白沥""赤白沥""下苍汁""赤沥"等名称,但现代少有引用。

"带下病"名称出现以后,历代多有沿用,如:梁代《本草经集注》,隋代《诸病源候论》,唐代《黄帝内经太素》,金代《黄帝素问宣明方论》,宋代《妇人大全良方》,明代《普济方》《医学纲目》《古今医统大全》《本草纲目》等,这些著作均对后世有较大影响。所以"带下病"作为规范名便于达成共识,符合术语定名的约定俗成原则。

现代相关著作如国标《中医临床诊疗术语·疾病部分》《中医药常用名词术语辞典》《中医大辞典》《中国医学百科全书·中医学》《中国中医药学术语集成·基础理论与疾病》等,《实用中医妇科学》以及全国高等中医药院校规划教材《中医妇科学》均以"带下病"作为这一疾病的正名。这些均说明在中医妇科临床实践中用“带下病”作为这一妇科病名的规范名已达成共识。《中国中医药主题词表》以“带下”为主题词。“带下”有生理性和病理性，所以选择“带下病”作为规范名符合术语定名原则中科学性及单义性的原则。《实用中医妇科学》《中医妇科学》《中医学名词·内科学 妇科学 儿科学》中“带下病”在含义上有所不同，除带下量多以外，把带下量明显减少也归属于带下病范畴。

我国2011年出版的由全国科学技术名词审定委员会公布的《中医学名词》已以“带下病”作为规范名。所以“带下病”作为规范名也符合术语定名的协调一致原则。

三、同义词

【曾称】“带下”(《内经》)；“带下赤白”“赤白经汁”“漏下赤白沃”(《神农本草经》)；“下白物”(《金匮要略》)；五崩(《脉经》)；“下赤白”“白沥”“赤白沥”“下苍汁”“赤沥”(《针灸甲乙经》)。

四、源流考释

“带下病”作为妇科常见疾病的相关描述始见于汉代，如《黄帝内经素问·骨空论》云：“任脉为病，男子内结七疝，女子带下瘕聚。”[1]111《史记·扁鹊仓公列传》：“扁鹊名闻天下，过邯郸，闻贵妇人，即为带下医。”[2]434《金匮要略·妇人杂病脉证并治》云：“妇人之病，因虚、积冷、结气，为诸经水断绝。至有历年，血寒积结胞门，寒伤经络……此皆带下，非有鬼神。”[3]84 此时期带下指广义的带下，泛指妇科疾病。“带”字在说文解字中本意是指一种编织物，古人用其束腰，故讳言腰以下隐疾为带下。《内经》亦有“带下病”相关症状的记载，如《黄帝内经素问·痿论》[1]87 称“白淫”，《黄帝内经素问·至真要大论》[1]181 有“下沃赤白”的描述。

“带下病”的名称首见于《神农本草经》，如“中经”：“马先蒿……主寒热，鬼注，中风湿痹，女子带下病，无子。”[4]44 但没有详述其症状，当时对于带下没有统一的认识，概念的表述上比较模糊，出现了较多的名称，如《神农本草经》[4]36,51,61 称“漏下赤白沃”“带下赤白”“赤白经汁”；《金匮要略》称“下白物”；[3]85,86《脉经》[5]178,181,184 称“带下”“漏下赤白”“五崩”；《针灸甲乙经》称“下赤白”“白沥”“赤白沥”“下苍汁”“赤沥”等。[6]294

其后“带下”“带下病”“漏下赤白”并存，如晋代葛洪《肘后备急方》[7]224 称“带下”，南北朝陈延之《小品方》[8]148 称“五崩”。梁代陶弘景《本草经集注》[9]285,293,313 称“带下病”“带下”“漏下赤白”。

隋唐时期，隋代巢元方《诸病源候论》专设“带下候”[10]376“带五色俱下候”[10]377“带下无子候”[10]390，明确了“带下病”的名称、病因及病位，详细论述了带下病的症状，并指出带下与不孕有关，根据损伤脏器不同，分别呈现青、赤、黄、白、黑五色带。如《诸病源候论》卷三十七：“肝脏之色青，带下青者，是肝脏虚损……脾脏之色黄，带下黄者，是脾脏虚损……心脏之色赤，带下赤者，是心脏虚损。”[10]377 如五脏俱虚损者，则其色随秽液而下，为带五色俱下。唐代孙思邈《备急千金要方》[11]348、王焘的《外台秘要》[12]551 均沿用“带下”名称。隋代杨上善指出广肠脱出，名曰肠颓，亦妇人带下病，此带下病乃广义的带下病，如《黄帝内经太素》卷十五：“诊候之二……脉涩，气少血多而寒，故冷气冲下，广肠脱出，名曰肠颓，亦妇人带下病也。”[13]303

宋金元时期，有的沿用“带下病”名称，如金代刘完素《黄帝素问宣明论方》卷九：“神应丹……治涎嗽喘满上攻，心腹卒痛，及利下血，兼妇人带下病，一切肋胁痛满。”[14]92 宋代陈自明《妇人大全良方》卷一：“沉香牡丹丸……《广济》治带下病方……芍药七两，熬，令黑，为末，每服三钱匕，以酒调下。”[15]57 有的沿用“带下”名称，如宋代《圣济总录》[16]3147《女科百问》[17]43《仁斋直指方论》[18]698，金代《医学启源》[19]66 等。赵佶指出带下乃冷热相搏而成，因感邪不通及

五脏虚损分别呈赤带、白带、赤白带及五色带，如《圣济总录》卷一百五十三："妇人血气门带下……苟乖保养，风寒乘虚袭于胞络，冲任不能循流，血气蕴积，冷热相搏，故成带下也，冷则色白，热则色赤，冷与热并，则赤白杂下，间有五色者，各随五脏虚损而应焉。"[16]1443 宋代齐仲甫《女科百问》卷上："第四十九问……带下三十六疾，何也？答曰：带下者，系劳伤过度，损动经血，致令体虚受冷，风冷入于胞络，搏其血之所成也。"[17]43 杨士瀛称秽液常流为"带下"，指病理性带下，如《仁斋直指方论》卷二十六："论崩中带下……下部出血不止，谓之崩中，秽液常流，谓之带下。"[18]698 金代张元素《医学启源》云："所谓带下者，正在带脉之分，而淋沥以下，故曰带下也。"[19]66 此期亦有"漏下赤白""赤白带下""崩中带下""赤带""白带""五崩"等名称，如宋代赵佶《圣济总录》[16]3153,3154 称"漏下赤白"，许叔微《普济本事方》[20]33、陈自明《妇人大全良方》[15]14,48,49 称"赤白带下""崩中带下"，齐仲甫《女科百问》[17]36 称"五崩"，陈无择指出了白带、白淫并非同一疾病，如《三因极一病证方论》卷十三："治精气不固，余沥常流，小便白浊，梦中频泄；及妇人血海久冷，白带、白漏、白淫，身常湿，小便如米泔，或无子息。"[21]188 金代张元素载述蜀葵花治疗带下，如《医学启源》卷下："蜀葵花……冷，阴中之阳，赤治赤带，白治白带。"[19]211

明清时期，"带下病""带下""白淫""赤带""白带""赤白带下""白浊五带"等名称并存。如明代朱橚《普济方》[22]373、徐春甫《古今医统大全》[23]1154、楼英《医学纲目》[24]549、李时珍《本草纲目》[25]1141 均沿用"带下病"名称。明代龚信《古今医鉴》[26]336、武之望《济阴纲目》[27]47、张景岳《景岳全书》[28]456、李梴《医学入门》[29]410、傅山《傅青主女科》[30]1、徐大椿《女科指要》[31]43、吴本立《女科切要》[32]17、吴谦《医宗金鉴》[33]1173、唐容川《血证论》[34]83 等沿用了"带下"的名称。张景岳指出白带出于胞宫为精之余；淫浊出于膀胱为水之浊，明确了"带下"与"淫浊"的区别。傅青主提出带下俱是湿证，《傅青主女科》女科上卷："白带下……夫带下俱是湿症。而以'带'名者，因带脉不能约束，而有此病，故以名之。"[30]1。明代王肯堂《女科证治准绳》[35]98、武之望《济阴纲目》[27]47 均沿用"赤白带下"的名称，称气病为白，血病为赤。明代王肯堂在《女科证治准绳》[35]98 中称："气倍于血，气倍生寒，血不化赤，遂成白带。若气平血少，血少生热，血不化经，遂成赤带。寒热交并，则赤白俱下。"清代徐大椿在《女科指要》[31]33 中详述了白带、赤带、白淫的成因。民国张锡纯《医学衷中参西录》[36]226 亦称白带乃湿寒下注而为。

明代王肯堂提出了带下过少的治疗原则，如《女科证治准绳》卷之一："赤白带下……带下久而枯涸者濡之。凡大补气血，皆所以濡之。"[35]98

现代有关著作均沿用《神农本草经》的记载以"带下病"作为本词正名，如《中医临床诊疗术语·疾病部分》[37]37《中国医学百科全书·中医学》[38]1904《中国中医药学术语集成·基础理论与疾病》[39]214《实用中医妇科学》[40]136《中医妇科学》[41]126《中医大辞典》[42]1170《中医药常用名词术语辞典》[43]258《中医药学名词·内科学 妇科学 儿科学》[44]143 等。而《中国中医药主题词表》[45]143 以"带下"为主题词。但释义多为带下量多伴色质气味改变，而《实用中医妇科学》[40]136《中医妇科学》[41]126《中医药学名词·内科学 妇科学 儿科学》[44]143 对"带下病"的解释较为全面，除了带下量多伴色质气味改变之外，把带下过少也归属于"带下病"，从而使"带下病"的含义更为广泛，也符合临床特点。

综上所述，"带下病"在古代文献中名称繁多，既有广义的带下，又有狭义的带下，无论带下量多或是量少均归属于"带下病"，所以我国2011年出版的由全国科学技术名词审定委员会审定公布的《中医药学名词·内科学 妇科学 儿科学》[44]143 将"带下病"释义为以带下量明显增多或减少，色、质、气味发生异常，或伴全身、局部症状为常见症的疾病，完全涵盖了带下病临床特点，所以选择“带下病”有作为规范名。

五、文献辑录

《黄帝内经素问·痿论》：“思想无穷，所愿不得，意淫于外，入房太甚，宗筋弛纵，发为筋痿，及为白淫。”[1]87

“骨空论”：“任脉为病，男子内结七疝，女子带下瘕聚。”[1]111

“至真要大论”：“少阳之胜，热客于胃，烦心、心痛、目赤，欲呕、呕酸、善饥、耳痛、溺赤、善惊、谵妄。暴热消烁，草萎水涸，介虫乃屈。少腹痛，下沃赤白。”[1]181

《史记·扁鹊仓公列传》卷一百五：“扁鹊名闻天下，过邯郸，闻贵妇人，即为带下医。”[2]434

《金匮要略·妇人杂病脉证并治》：“问曰：妇人年五十，所病下利数十日不止，暮即发热，少腹里急，腹满，手掌烦热，唇口干燥，何也？师曰：此病属带下。”[3]84“妇人经水不利，脏坚癖不止，中有干血，下白物，矾石丸主之。”[3]85,86

《神农本草经》卷一：“草……淮木……味苦，平，主久咳上气，肠中虚羸，女子阴蚀，漏下赤白沃。”[4]61“虫鱼……牡蛎……味咸，平，主伤寒寒热，温疟洒洒，惊恚怒气，除拘缓鼠瘘，女子带下赤白。”[4]19

卷二：“草……马先蒿……味平，主寒热，鬼注，中风湿痹，女子带下病，无子。”[4]44“虫鱼……乌贼鱼骨……味咸，微温，主女子漏下，赤白经汁，血闭，阴蚀肿痛，寒热癥瘕，无子。”[4]51

《脉经》卷九：“平带下绝产无子亡血居经证第四……师曰：一病者，经水初下，阴中热，或有当风，或有扇者。二病者，或有以寒水洗之，三病者，或见丹下，惊怖得病，属带下。”[5]178“平妇人病生死证第八……妇人漏下赤白不止，脉小虚滑者，生；大紧实数者，死。”[5]184“平郁冒五崩漏下经闭不利腹中诸病证第五……问曰：五崩何等类？师曰：白崩者形如涕，赤崩者形如绛津，黄崩者形如烂瓜，青崩者形如蓝色，黑崩者形如衃血也。”[5]181

《针灸甲乙经》卷十二：“妇人杂病第十……乳子下赤白，腰俞主之。女子绝子，阴挺出不禁白沥，上窌主之。女子赤白沥，心下积胀，次窌主之。腰痛不可俯仰，先取缺盆，后取尾骶。女子赤淫时白，气癃，月事少，中窌主之。女子下苍汁不禁，赤沥，阴中痒痛，少腹控□，不可俯仰，下窌主之。”[6]294

《肘后备急方》卷八“治百病备急丸散膏诸要方”：“带下，暴下，此二病，以栗汁，研，温服之。”[7]224

《小品方》卷第七：“治妪人诸血崩滞下宿疾诸方……治妇人五崩，下赤、白、青、黄、黑，大枣汤方。”[8]148

《本草经集注》草木中品：“桑根白皮……黑者，主女子漏下赤白汁，血病，癥瘕积聚，腹痛，阴阳寒热无子，治月水不调。”[9]285“秦皮……治男子少精，妇人带下，小儿痫，身热。”[9]293“马先蒿……主治寒热鬼疰，中风，湿痹，女子带下病，无子。”[9]313

《诸病源候论》卷之三十七：“带下候……带下者，由劳伤过度，损动经血，致令体虚受风冷，风冷入于胞络，博其血之所成也……冲任之脉既起于胞内，阴阳过度，则伤胞络，故风邪乘虚而入于胞，损冲、任之经，伤太阳、少阴之血，致令胞络之间，秽液与血相兼，连带而下。冷则多白，热则多赤，故名带下。”[10]376“带五色俱下候带下病者，由劳伤血气，损动冲脉、任脉，致令其血与秽液兼带而下也。冲任之脉，为经脉之海。经血之行，内荣五脏，五脏之色，随脏不同。伤损经血，或冷或热，而五脏俱虚损者，故其色随秽液而下，为带五色俱下。”“带下青候……肝脏之色青，带下青者，是肝脏虚损，故带下而挟青色。”“带下黄候……脾脏之色黄，带下黄者，是脾脏虚损，故带下而挟黄色。”“带下赤候……心脏之色赤，带下赤者，是心脏虚损，故带下而挟赤色。""带下白候……肺脏之色白,带下白者,是脾脏虚损,故带下而挟白色也。""带下黑候……肾脏之色黑,带下黑者,是肾脏虚损,故带下而挟赤色也。"[10]377

"妇人杂病诸候三":"带下无子候……带下无子者,由劳伤于经血,经血受风邪则成带下。带下之病,白沃与血相兼带而下也。病在子脏,胞内受邪,故令无子也。"[10]390

《备急千金要方》卷二十:"膀胱腹……右手关后尺中阳绝者,无子户脉也。病苦足逆寒,绝产带下,无子,阴中寒,刺足少阴经治阴。"[11]348

《黄帝内经太素》卷第十五:"诊候之二……脉涩,气少血多而寒,故冷气冲下,广肠脱出,名曰肠颓,亦妇人带下病也。"[13]303

《外台秘要》卷第三十一:"古今诸家丸方一十八首……又三黄丸,疗五劳七伤,消渴,不生肌肉,妇人带下,手足寒热,主一切热方。"[12]551

《圣济总录》卷一百五十二:"妇人血气门带下……盖妇人冲任,为经脉之海,上为乳汁,下为月事,血气和平,则生育之道得矣,苟乖保养,风寒乘虚袭于胞络,冲任不能循流,血气蕴积,冷热相搏,故成带下也,冷则色白,热则色赤,冷与热并,则赤白杂下,间有五色者,各随五脏虚损而应焉。"[16]3147"妇人血气门漏下……治妇人漏下赤白,日久不止。桑耳散方:桑耳(锉碎二两),鹿茸(酒浸炙去毛一两)。上二味,捣罗为散,每服二钱匕,温酒或米饮调下,空心日晚各一。"[16]3153,3154

《普济本事方》卷第二:"黑锡丸……妇人月事愆期,血海久冷,恶露不止,赤白带下,及阴毒伤寒,面青舌卷,阴缩难言,四肢厥冷,不省人事,急用枣汤吞一二百丸,即便回阳,命无不活。"[20]33

《三因极一病证方论》卷之十三:"虚损证治……威喜丸……治精气不固,余沥常流,小便白浊,梦中频泄;及妇人血海久冷,白带、白漏、白淫,身常湿,小便如米泔,或无子息。"[21]188

《黄帝素问宣明论方》卷九:"神应丹……治涎嗽喘满上攻,心腹卒痛,及利下血,兼妇人带下病,一切肋胁痛满。"[14]92

《医学启源》卷之下"十八法象余品":"蜀葵花:冷,阴中之阳,赤治赤带,白治白带。"[19]211

卷之上:"九主治心法……妇人……妇人带下,举世皆曰寒,误之甚矣。所谓带下者,任脉之病也……注言:任脉自胞上,过带脉,贯络而上,然其病所发,正在带脉之分,而淋沥以下,故曰带下也。"[19]66

《女科百问》卷上:"第四十二问……阴崩阳崩,何以别之……三焦绝经,名曰血崩,受热而赤者,谓之阳崩,受冷而白者,谓之阴崩,其白者形如涕,赤者形如绛,黄者形如烂瓜,青者形如蓝色,黑者形如血,是谓五崩也。"[17]36"第四十九问……带下三十六疾,何也?答曰:带下者,系劳伤过度,损动经血,致令体虚受冷,风冷入于胞络,搏其血之所成也。"[17]43

《妇人大全良方》卷一:"加减吴茱萸汤……治冲任衰弱,月候愆期,或前或后,或崩漏不止,赤白带下,小腹急痛。"[15]14

"崩中带下方论":"崩中带下者何?答曰,其患有五……且五崩是妇人极重之患,疗之最难……夫此病者,起于风气、寒热之所伤,或产后早起,不避风邪,风邪之气入于胞门;或中经脉,流传脏腑而发下血,名为带下。若伤足厥阴肝经,其色白形如涕,若伤足太阴脾经,其色黄如烂瓜,若伤足少阴肾经,则其色黑如衃血……又问:何以名为带下?复有冷热者何?答曰:脉有数经,名字不同,奇经八脉,有带在腰,如带之状,其病生于带脉之。其有冷热者,即随其性也。又号崩中者,二带之下,别名也。"[15]48,49

"崩中带下方论":"沉香牡丹丸……《广济》治带下病方……芍药七两,熬,令黑,为末,每服三钱匕,以酒调下。"[15]57

《仁斋直指方论》卷之二十六:"论崩中带下……下部出血不止,谓之崩中,秽液常流,谓之带下。"[18]698

《医学纲目》卷之二十四:"小腹胀……金寿

一安人，年七十一岁，好湿面，得带下病，亦恶寒淋沥。”[24]549

《普济方》卷三百三十一：“广济治带下病方出大全良方……用芍药七两熬黑为末，每服七钱币，以酒调下。”[22]373

《古今医统大全》卷之九十四：“主妇人乳痓痛，七伤，带下病，月水不止，血崩，产前后诸血疾，肠风血痢，赤白痢及小儿疳热泻痢极效。”[23]1154

《本草纲目·虫部》第三十九卷：“蜜蜂……主丹毒风疹，腹内留热，利大小便涩，去浮血，下乳汁，妇人带下病。藏器。”[25]1141

《古今医鉴》卷之十一：“带下者，荣卫滞气之所成也，经分赤白之殊，感病有深浅之异，所以男子遗精白浊，女子带下白淫。赤属荣，白属卫，此病之常言也。”[26]336

《女科证治准绳》卷之一“调经门”：“妇人平居，血欲常多，气欲常少，百疾不生。或气倍于血，气倍生寒，血不化赤，遂成白带。若气平血少，血少生热，血不化经，遂成赤带。寒热交并，则赤白俱下。”[35]98“赤白带下……带下久而枯涸者濡之。凡大补气血，皆所以濡之。”[35]98

《济阴纲目》卷三：“赤白带下门……论带下五色因风谢入于胞门……妇人带下，其名有五，因经行产后，风邪入胞门，传于脏腑而致之。”[27]47

《景岳全书》下卷：“白浊遗淋……淫浊与带下之不同者，盖白带出于胞宫，精之余也；淫浊出于膀胱，水之浊也。”[28]456

《医学入门·外集》卷五“妇人门”：“小腹冤热，溲出白液。冤者，湿热屈抑凝滞，结于任脉，自胞上而过带脉，出于大、小肠之分，淋沥以下，故曰带下，赤属血，白属气。”[29]410

《傅青主女科》上卷：“白带下……夫带下俱是湿症。而以‘带’名者，因带脉不能约束，而有此病，故以名之。”[30]1

《医宗金鉴》卷二：“带下者，由于劳伤冲任，风邪入于胞中，血受其邪，随人脏气湿热，湿寒所化。故色青者属肝，为风湿；色赤属心，为热湿；色黄属脾，为虚湿；色白属肺，为清湿；色黑属肾，为寒湿也。其从补、从泻、从燥、从涩、从寒、从温，则随证治之。”[33]1173

《女科指要》：“任脉为病，女子带下赤白，冲任伤带脉不能收引，伤于气分则为白带，伤于血分则为赤带。良由思想无穷，所愿不得意，淫于外入房太甚，宗筋弛纵发为筋痿，久为白淫，白淫即白带之甚者，淫溢不止，常如米泔或如粘胶，以及劳伤元气或肝木乘脾，或湿痰下注，或湿热伤阴，或寒湿伤脏，皆能令女子带下。”[31]43

《女科切要》：“妇人带下一证，从腰间带脉而来，故名曰带。虽有赤白二色，终属肾虚。”[32]17

《血证论》卷四：“崩带……古法又分白浊一条，谓带下是带脉为病，其色污杂，白浊则是心脾肾三经为病，其色纯白，而所用之方，仍相仿佛，其实同一病也，皆是带脉为病。吾谓指明曰：白浊五带。”[34]83

《医学衷中参西录》第一卷：“黄芪……盖此证因肝气太虚，肝中所寄之相火亦虚，因而气化下陷，湿寒下注而为白带。”[36]226

《中医临床诊疗术语·疾病部分》：“带下病……因湿热、湿毒或脾虚、肾虚、所致，以带下量明显增多，或色、质、气味异常，或伴有局部或全身症状为主要表现的妇科疾病。”[37]37

《中国医学百科全书·中医学》：“带下病……带下量多腥臭，色泽异常，并伴有全身或局部症状者。”[38]1904

《中国中医药学术语集成·基础理论与疾病》：“带下病……带下量明显增多，色质气味发生异常，或伴有全身或局部症状者。又称‘下白物’‘流秽物’。”[39]214

《实用中医妇科学》：“带下病……带下量明显增多或减少，或色、质、味异常，伴全身或局部症状者。”[40]136

《中医妇科学》：“带下病……带下量明显增多或减少，色、质、气味发生异常，或伴有全身或局部症状者。包括带下过、带下过少。”[41]126

《中医大辞典》："带下病……指妇女阴道流出一种黏性液体，连绵不断，其状如带。有白带、青带、黄带、赤带、赤白带下、五色带下等。"[42]1170

《中医药常用名词术语辞典》："带下病……源《素问·骨空论》。带下的量明显增多，色、质、气味发生异常，或伴全身、局部症状者。因带下颜色不同，而有白带、黄带、赤带、黑带、赤白带及五色带等称谓。"[43]258

《中医药学名词·内科学 妇科学 儿科学》："带下病……以带下量明显增多或减少，色、质、气味发生异常，或伴全身、局部症状为主要表现的疾病的统称。"[44]143

《中国中医药学主题词表》："带下……妇女阴道分泌物明显增多，色、质、气味异常的症状。寒湿或湿热下注，或热毒侵淫，或脾肾阳气亏虚等常可见带下异常。"[45]142

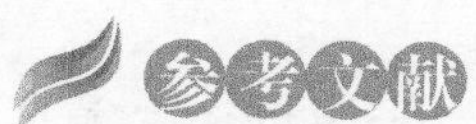

[1] 未著撰人. 黄帝内经素问[M]. 田代华整理. 北京：人民卫生出版社，2005：111，87，181.

[2] [汉] 司汉迁. 史记[M]. 北京：线装书局，2006. 434.

[3] [汉] 张仲景. 金匮要略[M]. 何任，何若苹，等整理. 北京：人民卫生出版社，2005：84，85，86.

[4] 未著撰人. 神农本草经[M]. [明] 滕弘撰. [清] 顾观光辑. 周贻谋，易法银点校. 长沙：湖南科学技术出版社，2008：36，44，51，61.

[5] [晋] 王叔和. 脉经[M]. 柳长华主编，陈婷校注. 北京：北京科学技术出版社，2016：178，181，184.

[6] [晋] 皇甫谧. 针灸甲乙经[M]. 刘聪校注. 北京：学苑出版社，2007：294.

[7] [晋] 葛洪. 肘后备急方[M]. 柳长华主编，申玮红校注. 北京：北京科学技术出版社，2016：224.

[8] [南北朝] 陈延之. 小品方[M]. 高文铸辑校注释. 北京：中国中医药出版社，1995：148.

[9] [南北朝] 陶弘景.《本草经集注》[M]. 尚志钧，尚元胜辑校. 北京：人民卫生出版社，1994：285，293，313.

[10] [隋] 巢元方. 诸病源候论[M]. 柳长华主编，刘宇，孙冬莉校注. 北京：北京科学技术出版社，2016：376，377，390.

[11] [唐] 孙思邈. 备急千金要方[M]. 焦振廉，等校注. 北京：中国医药科技出版社，2011：348.

[12] [唐] 王焘. 外台秘要[M]. 王淑民校注. 北京：中国医药科技出版社，2011：551.

[13] [隋] 杨上善. 黄帝内经太素[M]. 北京：人民卫生出版社，1965：303.

[14] [金] 刘完素. 黄帝素问宣明论方[M]. 北京：中国中医药出版社，2007：92.

[15] [宋] 陈自明. 妇人大全良方[M]. 余瀛鳌，王咪咪，等点校. 北京：人民卫生出版社，1985：14，48，49，57.

[16] [宋] 赵佶. 圣济总录：第8册[M]. 王振国，杨金萍主校. 北京：中国中医药出版社，2018：3147，3153，3154.

[17] [宋] 齐仲甫. 女科百问[M]. 宋咏梅，宋昌红点校. 天津：天津科学技术出版社，1999：36，43.

[18] [宋] 杨士瀛. 仁斋直指方论[M]//新校注杨仁斋医书. 福州：福建科学技术出版社，1989：698.

[19] [金] 张元素. 医学启源[M]. 任应秋点校. 北京：人民卫生出版社，1978：66，211.

[20] [宋] 许叔微. 普济本事方[M]. 北京：中国中医药出版社，2007：33.

[21] [宋] 陈言. 三因极一病证方论[M]. 北京：人民卫生出版社，1957：188.

[22] [明] 朱橚. 普济方[M]. 北京：人民卫生出版社，1959：373.

[23] [明] 徐春甫. 古今医统大全[M]. 北京人民卫生出版社，1991：1154.

[24] [明] 楼英. 医学纲目[M]. 赵燕宜，于燕莉校注. 北京：中国医药科技出版社，2011：549.

[25] [明] 李时珍. 本草纲目[M]. 柳长华，柳璇校注. 北京：中国医药科技出版社，2011：1141.

[26] [明] 龚信. 古今医鉴[M]. [明] 龚廷贤续编. 北京：商务印书馆，1958：336.

[27] [明] 武之望. 济阴纲目[M]. 吴少祯主编. 北京：中国医药科技出版社，2014：47.

[28] [明] 张景岳. 景岳全书[M]. 李玉清，等校注. 北京：中国医药科技出版社，2011：456.

[29] [明] 李梴. 医学入门[M]. 金嫣莉校注. 北京：中国中医药出版社，1995：410.

[30] [清] 傅山. 傅青主女科[M]. 欧阳兵整理. 北京：人民卫生出版社，2006：1.

[31] [清] 徐大椿. 女科指要[M]. 太原：山西科学技术出版社，2012：43.

[32] [清] 吴本立. 女科切要[M]. 佘德友点校. 北京：中医古籍出版社，1999：17.

[33] [清] 吴谦. 医宗金鉴：上[M]. 北京：人民卫生出版社，1985：1173.

[34] [清] 唐容川. 血证论[M]. 刘新点校注. 北京：人民军医出版社，2007：83.

[35] [明] 王肯堂. 女科证治准绳[M]. 太原：山西科学技术出版社，2012：98.

[36] [清] 张锡纯. 医学衷中参西录[M]. 于华芸，等校注. 北京：中国医药科技出版社，2011：226.

[37] 国家技术监督局.中医临床诊疗术语：疾病部分 GB/T 16751.1—1997[M].北京：中国标准出版社，1997：37.

[38] 《中医学》编辑委员会.中医学[M]//钱信忠.中国医学百科全书.上海：上海科学技术出版社，1997：1904.

[39] 宋一伦，杨学智.基础理论与疾病[M]//曹洪欣，刘保延.中国中医药学术语集成.北京：中医古籍出版社，2005：214.

[40] 刘敏如，欧阳惠卿.实用中医妇科学[M].上海：上海科学技术出版社，1997：136.

[41] 马宝璋.中医妇科学[M].北京：中国中医药出版社，2012：126.

[42] 李经纬，余瀛鳌，蔡景峰，等.中医大辞典[M].北京：人民卫生出版社，2004：1170.

[43] 李振吉.中医药常用名词术语辞典[M].北京：中国中医药出版社，2001：258.

[44] 中医药学名词审定委员会.中医药学名词：内科学 妇科学 儿科学[M].北京：科学出版社，2011：143.

[45] 吴兰成.中国中医药学主题词表[M].北京：中医古籍出版社，2008：142.

（张慧珍）

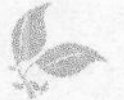

4·048

胞衣不下

bāo yī bú xià

一、规范名

【汉文名】胞衣不下。

【英文名】retention of placenta。

【注释】以胎儿娩出后，经过半小时胎盘不能自然娩出为主要表现的疾病。

二、定名依据

“胞衣不下”作为妇科病证名称最早见于唐代孙思邈《备急千金要方》。此前相关术语记载有“胞衣不出”“儿衣不出”“息胞”等，此后又有“胎衣不下”“胎衣不出”“息胎”等名称，但现在大部分已很少沿用。

“儿衣不出”“息胞”不便于理解，胞衣系胎盘和胎膜的总称，“胞衣不出”与“胎衣不下”概念含义相同，选择“胞衣不下”作为这一病证的规范名称，符合术语定名原则中的单义性的原则。

自《备急千金要方》提出“胞衣不下”一词，其后著作多有沿用。如：唐代《外台秘要》《经效产宝》；宋代《太平惠民和剂局方》《三因极一病证方论》《妇人大全良方》；明代《医学纲目》《普济方》《本草纲目》《济阴纲目》；清代《医宗金鉴》《傅青主女科》《女科经纶》《胎产心法》《妇科玉尺》等，皆使用“胞衣不下”一名。这些著作均为历代的重要著作，对后世有较大影响。所以“胞衣不下”作为规范名便于达成共识，符合术语定名的约定俗成原则。

现代相关著作如国标《中医临床诊疗术语·疾病部分》《中国医学百科全书·中医学》《中国中医药学术语集成·基础理论与疾病》；现代有代表性的辞书类著作如《中医大辞典》《中医辞海》等；以及全国高等中医药院校规划教材《中医妇科学》均以“胞衣不下”作为这一疾病的正名。这些均说明在中医妇科临床实践中用“胞衣不下”作为这一妇科病名的规范名已达成共识。

我国2011年出版的由全国科学技术名词审定委员会公布的《中医学名词·内科学 妇科学 儿科学》已以“胞衣不下”作为规范名。所以“胞衣不下”作为规范名也符合术语定名的协调一致原则。

三、同义词

【曾称】“胞衣不出”“儿衣不出”(《小品

方》)；“息胞”(《诸病源候论》)；“息胎”(《坤元是保》)；“胎衣不下”(《世医得效方》)；“胎衣不出”(《妇人大全良方》)。

四、源流考释

关于胎儿娩出后，经过半小时胎盘不能自然娩出的病证，始载于晋代陈延之《小品方》[1]139,140，称“胞衣不出”“儿衣不出”，如卷七：“治妊胎诸方治胞衣不出方。取皂荚捣末，着鼻孔中，嚏，即出……又方儿衣不出，吞此符吉。”

隋唐时期“胞衣不出”“儿衣不出”均有沿用，如隋代巢元方的《诸病源候论》，专设胞衣不出候，把胞衣不落称为“息胞”，如卷四十三：“胞衣不出候……有产儿下，苦胞衣不落者，世谓之息胞。”[2]426；唐代王焘《外台秘要》卷三十三：“胞衣不出方二十首……又方……儿衣不出，吞此符吉。”[3]613 最早提出“胞衣不下”一词的是唐代的孙思邈，如《备急千金要方》卷十二：“耆婆万病丸……妇人诸疾，胞衣不下，服二丸如小豆，取吐利即出。”[4]216 其后多有沿用，如唐代王焘《外台秘要》[3]547,548、昝殷《经效产宝》[5]12。如《经效产宝》卷上：“胎死胞衣不下方论第十六治胎衣不出，牛膝八两，葵子二升，上水七升，煮取三升，分三服。”

宋金元时期，是中医妇产科学飞跃发展的关键时期，此期不仅官定医学分科中出现了妇产专科，而且还出现了一批颇有影响的专著。这一时期有的沿用“胞衣不下”，如宋代陈师文《太平惠民和剂局方》[6]319、李师圣《产育宝庆集》[7]3、陈言《三因极一病证方论》[8]243、陈自明《妇人大全良方》[9]489，记载了“胞衣不下”的治疗用药，如《三因极一病证方论》：“牛膝汤……治产儿已出，胞衣不下，脐腹坚，胀急痛甚；及子死腹中，不得出。”[8]243《妇人大全良方》卷十八：“黑神散……治妇人产后恶露不尽，胞衣不下，攻冲心胸痞满；或脐腹坚胀撮痛，及血晕神昏眼黑、口噤，产后瘀血诸疾，并皆治之。”[9]489 有的沿用“胞衣不出”“息胞”，如宋代王怀隐《太平圣惠方》卷七十七：“治胞衣不出诸方……世谓之息胞。”[10]262 宋赵佶《圣济总录》卷一百五十九：“息胞……论曰凡产，子母已分，而胞衣未下。谓之息胞，盖由欲产之时，用力太过，产罢复被风寒冷气所侵”。[11]3307,3308 陈自明《妇人大全良方》卷十八：“胞衣不出方论第四……夫有产儿出、胞衣不落者，世谓之息胞。”[9]502 同时亦出现了“胎衣不出”“胎衣不下”等名称，如宋代唐慎微《重修政和经史证类备用本草》[12]650,653、宋陈师文《太平惠民和剂局方》[6]286,287、元代危亦林《世医得效方》[13]285 称“胎衣不下”，宋代陈自明《妇人大全良方》称为“胎衣不出”。[9]502

明清时期，多沿用“胞衣不下”一名，如明代楼英《医学纲目》[14]824、朱橚《普济方》[15]765、李时珍《本草纲目》[16]226、武之望《济阴纲目》[17]182；清代吴谦《医宗金鉴》[18]1212、傅青主《傅青主女科》[19]88、萧壎《女科经纶》[20]127、闫纯玺《胎产心法》[21]344、沈金鳌《妇科玉尺》[22]86 等。这一时期胞衣不出、息胞、胎衣不下、胎衣不出仍有沿用，如明代朱橚《普济方》卷三百五十七：“胞衣不出附论……夫有产儿出，胞衣不落者，世谓之息胞，由产妇初初时用力太过，儿出而体已疲惫，不能更用力产胞，停顿之同，而外冷气乘之，则血道否涩，故胞衣不出。”[15]1079 明代虞抟《医学正传》[23]438，清代闫纯玺《胎产心法》[21]343 沿用“胎衣不下”，如卷中：“花蕊石散……治胎衣不下，胎死腹中，并治产后败血不尽，恶血奔心，血晕等症。”明代楼英《医学纲目》沿用“胎衣不出”，如《医学纲目》卷之三十五：“催生法……治难产碍胎在腹中，如已见儿，胎衣不出、胎死者。”[14]822

需要指出的是“胎衣不下”不仅指胎儿娩出后，经过半小时胎盘不能自然娩出，也指堕胎后胎盘未能娩出。如隋代巢元方《诸病源候论》卷四十二：“妊娠堕胎衣不出候……此由堕胎初下，妇人力羸，不能更用气产胞，便遇冷，冷则血涩，故胞衣不出也。若胞上掩心，烦闷，乃至于死也。”[2]426 宋代赵佶《圣济总录》卷一百五十八：“妊娠堕胎后衣不出……论曰胎气内动，不能自安，非时而堕，既堕而胞衣不出者，以衣带尚与母气相属……治妊娠堕胎，胞衣不出，当归汤方。"[11]3266 另外，尚有"息胎""胞胀不下"等名称，如宋代薛轩《坤元是保》："恶血流入胞中，胞为血胀而不下，谓之息胎。"[24]22

现代有关著作大部分沿用《备急千金要方》[2]426 的记载，以"胞衣不下"作为规范名，如国标《中医临床诊疗术语·疾病部分》[25]42《中国医学百科全书·中医学》[26]1920《中国中医药学术语集成·基础理论与疾病》[27]232《中医大辞典》[28]1281《中医辞海》[29]833 以及全国高等院校规划教材《中医妇科学》[30]191 等。

我国2011年出版的由全国科学技术名词审定委员会审定公布的《中医药学名词·内科学 妇科学 儿科学》[31]157 将"胞衣不下"释义为以胎儿娩出后，经过半小时胎盘不能自然娩出为主要表现的疾病，客观准确地描述了产后胞衣不下这一病证的特点。因而应以"胞衣不下"为规范名，以"胞衣不出""儿衣不出""息胞""息胎""胎衣不下""胎衣不出"等作为曾称。

五、文献辑录

《小品方》卷七："治妊胎诸方……治胞衣不出方。取皂荚捣末，着鼻孔中，嚏，即出。又方 儿衣不出，吞此符吉。"[1]139,140

《诸病源候论》卷四十二："妊娠堕胎衣不出候……此由堕胎初下，妇人力羸，不能更用气产胞，便遇冷，冷则血涩，故胞衣不出也。若胞上掩心，烦闷，乃至于死也。"[2]426

卷四十三："胞衣不出候……有产儿下，苦胞衣不落者，世谓之息胞。"[2]426

《备急千金要方》卷十二："耆婆万病丸……妇人诸疾，胞衣不下，服二丸如小豆，取吐利，即出。"[4]216

《外台秘要》卷三十一："古今诸家丸方一十八首……《千金》耆婆万病丸，疗七种痞块，五种癥病……妇人诸疾，胞衣不下，服二丸如小豆大。"[3]547,548

卷三十三："胞衣不出方二十首……《广济》疗胞衣不出方……又方 儿衣不出，吞此符吉。"[3]613

《经效产宝》卷上："胎死胞衣不下方论第十六……治胎衣不出，牛膝捌两，葵子贰升，上水七升，煮取三升，分三服。"[5]12

《太平圣惠方》卷七十七："治胞衣不出诸方……世谓之息胞。"[10]262

《产育宝庆集》卷上："牛膝汤，治产儿已出，胞衣不下、脐腹坚、胀急痛甚及子死腹中不得出。"[7]3

《重修政和史证类备用本草》卷第十："大黄味苦，寒、大寒。无毒……《千金方》：治产后恶血冲心，或胎衣不下，腹中血块等。"[12]650,653

《圣济总录》卷一百五十八："妊娠堕胎后衣不出……论曰：胎气内动，不能自安，非时而堕，既堕而胞衣不出者，以衣带尚与母气相属。血气犹固，伤堕之次，复加风冷，气血凝涩，遂致衣不出……治妊娠堕胎，胞衣不出，当归汤方。"[11]3266

卷一百五十九："息胞……论曰：凡产，子母已分，而胞衣未下。谓之息胞，盖由欲产之时，用力太过，产罢复被风寒冷气所侵……"[11]3307,3308

《太平惠民和剂局方》卷九："黑神散……治妇人产后恶露不尽，胞衣不下，攻冲心胸痞满，或脐腹坚胀撮疼，及血晕神昏，眼黑口噤，产后瘀血诸疾，并皆治之。"[6]319

卷八："花蕊石散……治一切金刃箭镞伤中，及打扑伤损……妇人产后败血不尽，血迷、血运，恶血奔心，胎死腹中，胎衣不下至死者。"[6]286,287

《坤元世保》卷上："产证……恶血流入胞中，胞为血胀而不下，谓之息胎。"[24]22

《三因极一病证方论》卷十七："牛膝汤……治产儿已出，胞衣不下，脐腹坚，胀急痛甚；及子死腹中，不得出。"[8]243

《妇人大全良方》卷十八："产后通用方论第三黑神散：治妇人产后恶露不尽，胞衣不下，攻冲心胸痞满；或脐腹坚胀撮痛，及血晕神昏眼黑、口噤，产后瘀血诸疾，并皆治之。"[9]489"胞衣不出方论第四……夫有产儿出、胞衣不落者，世

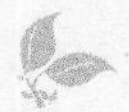

谓之息胞。由产初时用力，此产儿出而体已疲惫，不能更用力产胞，经停之间，而外冷气乘之，则血道涩，故胎衣不出。”[9]502

《世医得效方》卷十四：“黑神散……治产后恶露不尽，或胎衣不下，攻冲心腹，胸膈痞满，或脐腹坚胀撮痛，及神昏血晕，眼花口噤，产后瘀血诸疾。”[13]285

《医学纲目》卷三十五：“下死胎法……治生产不顺，胎死腹中，胞衣不下，临产危急，妙。”[14]824“催生法 治难产碍胎在腹中，如已见儿，胎衣不出、胎死者。”[14]822

《普济方》卷三百四十六：“产后诸疾门……产后恶露不尽腹痛……胞衣不下。”[15]765

卷三百五十七：“胞衣不出附论……夫有产儿出，胞衣不落者，世谓之息胞，由产妇初初时用力太过，儿出而体已疲惫，不能更用力产胞，停顿之同，而外冷气乘之，则血道否涩，故胞衣不出。”[15]1079

《医学正传》卷六：“黑神散……治产后恶露不尽，或胎衣不下，血气攻冲，心腹疼痛，及血迷血运等证。”[23]438

《本草纲目》卷七：“伏龙肝……[附方]胞衣不下……灶下土一寸，醋调，纳脐中，续服甘草汤三、四合(《产宝》)。”[16]226

《济阴纲目》卷十：“临产门……治胎死腹中……乌金散……治难产或热病，胎死腹中……一字神散……治子死腹中，胞衣不下，胞破不生，累有神验。”[17]182

《女科经纶》卷五：“产后证上……产后胞衣不下有虚实之分 薛立斋曰：胞衣不下有二，有因恶露入衣，胀而不能出……以固元气。”[20]127

《傅青主女科·产后编》上卷：“胞衣不下，用滚酒送下失笑散一剂，或益母丸，或生化汤送鹿角灰一钱，或以产母发入口作吐，胞衣即出。”[19]88

《医宗金鉴》卷五：“产后门……胞衣不下证治……胞衣不下因初产，用力劳乏风冷凝，下血过多产路涩，血入胞衣腹胀疼，急服夺命没竭散，勿使冲心喘满生。”[18]1212

《胎产心法》卷中：“花蕊石散……治胎衣不下，胎死腹中，并治产后败血不尽，恶血奔心，血晕等症”[21]343“良方牛膝汤，治胞衣不下，腹中胀痛，急服此药腐化而下。”[21]344

《妇科玉尺》卷三：“临产……胞衣不下……郭稽中曰：胞衣不下，因气力疲惫，不能努出。或血入衣中，胀大而不能下，致心胸胀痛喘急。速服夺命丹，血散胀消即下。”[22]86

《中医临床诊疗术语·疾病部分》胞衣不下……以胎儿娩出后，经过半小时胎盘不能自然娩出为主要表现的疾病。[25]42

《中国医学百科全书·中医学》：“胞衣不下……胎儿娩出后经半小时胎衣仍迟迟不能娩出者，称为胞衣不下，见《经效产宝》，亦称胎衣不下，见《卫生家宝·产科备要》，或称息胞，见《诸病源候论》。本病常可并发产后出血。”[26]1920

《中国中医药学术语集成·基础理论与疾病》：“胞衣不下……胎儿娩出后，经过半小时，胎盘不能自然娩出者，称为：‘胞衣不下’，亦称‘息胞’。”[27]232

《中医大辞典》：“胞衣不下……病名。出《经效产宝》。又名胞衣不出、息胞、息胎、胎衣不出、胎衣不下、儿衣不出、胞胀不下。指胎儿娩出后，胎盘迟迟不下。多因崩分娩后元气大虚，无力继续排出，败血流入胞中，作胀不下，或感邪而气血凝滞所致。气虚者治宜大补气血，方用人参养营汤；若气血凝滞或作胀不下者，治宜养血逐瘀，方用生化汤合益母膏。同时可结合针灸合谷、三阴交等穴或手术处理。”[28]1281

《中医辞海》：“胞衣不下……妇科病名。指胎儿娩出后，经过半小时以上胞衣滞留腹内不能自然娩出的病症。出《经效产宝》。又名胞衣不出、息胞、息胎、胎衣不出、胎衣不下、儿衣不出、胞胀不下。”[29]833

《中医妇科学》：“胞衣不下……胎儿娩出后，经过30分钟胎盘不能自然娩出者，称为‘胞衣不下’，又称‘息胞’。”[30]191

《中医药学名词·内科学 妇科学 儿科学》："胞衣不下……以胎儿娩出后，经过半小时胎盘不能自然娩出为主要表现的疾病。"[31]157

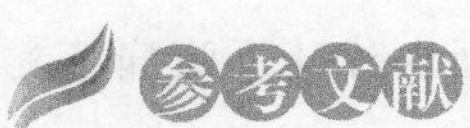

参考文献

[1] [南北朝] 陈延之. 小品方[M]. 高文铸辑校注释. 北京：中国中医药出版社，1995：139，140.

[2] [隋] 巢元方. 诸病源候论[M]. 刘宇，孙冬莉校注. 北京：北京科学技术出版社，2016：426.

[3] [唐] 王焘. 外台秘要[M]. 王淑民校注. 北京：中国医药科技出版社，2011：547，548，613.

[4] [唐] 孙思邈. 备急千金要方[M]. 焦振廉，等校注. 北京：中国医药科技出版社，2011：216.

[5] [唐] 昝殷. 经效产宝[M]. 北京：人民卫生出版社，1955：12.

[6] [宋] 太平惠民和剂局. 太平惠民和剂局方[M]. 刘景源整理. 北京：人民卫生出版社，2007：286，287，319.

[7] [宋] 郭稽中. 产育宝庆集[M]. 北京：中华书局，198：3.

[8] [宋] 陈言. 三因极一病证方论[M]. 北京：人民卫生出版社，1957：243.

[9] [宋] 陈自明. 妇人大全良方[M]. 余瀛鳌，王咪咪，等点校. 北京：人民卫生出版社，2005：489，502.

[10] [宋] 王怀隐. 太平圣惠方[M]. 田文敬，等校注. 郑州：河南科学技术出版社，2015：262.

[11] [宋] 赵佶. 圣济总录：第8册[M]. 王振国，杨金萍主校. 北京：中国中医药出版社，2018：3266，3307，3308.

[12] [宋] 唐慎微. 重修政和史证类备用本草[M]. 陆拯，郑苏，等校注. 北京：中国中医药出版社，2013：650，653.

[13] [元] 危亦林. 世医得效方[M]. 金芬芬校注. 北京：中国医药科技出版社，2011：285.

[14] [明] 楼英. 医学纲目[M]. 赵燕宜，于燕莉校注. 北京：中国医药科技出版社，2011：824，822.

[15] [明] 朱橚. 普济方[M]. 北京：人民卫生出版社，1959：765，1079.

[16] [明] 李时珍. 本草纲目[M]. 柳长华，柳璇校注. 北京：中国医药科技出版社，2011：226.

[17] [明] 武之望. 济阴纲目[M]. 吴少祯主编. 北京：中国医药科技出版社，2014：182.

[18] [清] 吴谦. 医宗金鉴[M]. 石学文，等点校. 沈阳：辽宁科学技术出版社，1997：1212.

[19] [清] 傅山. 傅青主女科[M]. 欧阳兵整理. 北京：人民卫生出版社，2006：88.

[20] [清] 萧壎. 女科经纶[M]. 姜典华校注. 北京：中国中医药出版社，2007：127.

[21] [清] 沈尧封，闫纯玺. 女科辑要；胎产心法[M]. 北京：人民卫生出版社，1988：343，344.

[22] [清] 沈金鳌. 妇科玉尺[M]. 张慧芳，王亚芬点校. 北京：中医古籍出版社，1996：86.

[23] [明] 虞抟. 医学正传[M]. 郭瑞华，等点校. 北京：中医古籍出版社，2002：438.

[24] [宋] 薛轩. 坤元是保[M]. 林士毅，等校注. 北京：中国中医药出版社，2015：22.

[25] 国家技术监督局. 中医临床诊疗术语：疾病部分[M]. 北京：中国标准出版社，1997：42.

[26] 《中医学》编辑委员会. 中医学[M]//钱信忠. 中国医学百科全书. 上海：上海科学技术出版社，1997：1920.

[27] 宋一伦，杨学智. 基础理论与疾病[M]//曹洪欣，刘保延. 中国中医药学术语集成. 北京：中医古籍出版社，2005：232.

[28] 李经纬，余瀛鳌，蔡景峰，等. 中医大辞典[M]. 北京：人民卫生出版社，2004：1281.

[29] 袁钟，图娅，彭泽邦，等. 中医辞海：上册[M]. 北京：中国医药科技出版社，1999：833.

[30] 马宝璋，齐聪. 中医妇科学[M]. 北京：中国中医药出版社，2012：191.

[31] 中医药学名词审定委员会. 中医药学名词：内科学 妇科学 儿科学[M]. 北京：科学出版社，2011：157.

（张慧珍）

4·049

胎漏

tāi lòu

一、规范名

【汉文名】胎漏。

【英文名】threatened abortion。

【注释】以妊娠期，阴道少量出血，时下时止，淋漓不断，而无腰酸腹痛为主要表现的疾病。

二、定名依据

“胎漏”概念的相关记载首见于汉代张仲景《金匮要略》，病名在宋代以前多称为“漏胞”，如北周《集验方》，隋代巢元方《诸病源候论》，唐代孙思邈《备急千金要方》等，但现代已少应用。

“胎漏”作为本病名称始见于宋代王怀隐《太平圣惠方》，其后大多著作如宋代杨士瀛《仁斋直指方论》，金代刘元素《素问病机气宜保命集》，明清时期《普济方》《奇效良方》《绛雪丹书》《济阴纲目》《女科正宗》等在载录本病证时即以“胎漏”作为正名，并一直沿用至今。这些著作均为历代的重要著作，对后世有较大影响。所以“胎漏”作为规范名便于达成共识，符合术语定名的约定俗成原则。

现代有关著作均沿用《太平圣惠方》的记载以“胎漏”作为本病证的正名，如《中医大辞典》《中国医学百科全书·中医学》和国标《中医临床诊疗术语·疾病部分》《中医辞海》《中医药常用名词术语辞典》《中国中医药学术语集成·基础理论与疾病》《WHO 西太平洋传统医学名词术语国际标准》等，全国高等中医药院校规划教材《中医妇科学》也以“胎漏”作为规范名，这些均说明“胎漏”作为规范名已成为共识。

我国 2011 年出版的由全国科学技术名词审定委员会审定公布的《中医药学名词·内科学 妇科学 儿科学》已以“胎漏”作为规范名。所以“胎漏”作为规范名也符合术语定名的协调一致原则。

三、同义词

【曾称】“漏胞”(《集验方》)；“漏胎”(《太平圣惠方》)；“胞漏”(《普济方》)。

四、源流考释

胎漏概念的相关记载首见于汉代张仲景《金匮要略·妇人妊娠病脉证治》：“妇人有漏下者，有半产后因续下血都不绝者，有妊娠下血者，假令妊娠腹中痛，为胞阻，胶艾汤主之。”[1]66 其中“妊娠下血”为本病相关概念的最早记载。

魏晋南北朝时期有的沿用《金匮要略》记载，述及本病时称为“妊娠下血”，如晋代王叔和的《脉经·平妊娠胎动血分水分吐下腹痛证》：“师曰：妇人有漏下者，有半生后，因续下血，都不绝者，有妊娠下血者。假令妊娠腹中痛，为胞漏(一作阻)，胶艾汤主之。”[2]426 有的称本病为“漏胞”，如北周姚僧垣《集验方》：“妊娠血下不止，名曰漏胞。”[3]213

隋唐时期多沿用《集验方》的记载，称本病为“漏胞”。如隋代巢元方《诸病源候论》卷四十一：“妊娠漏胞候……漏胞者，谓妊娠数月而经水时下。此由冲脉、任脉虚，不能约制太阳、少阴之经血故也。冲任之脉，为经脉之海，皆起于胞内。手太阳，小肠脉也；手少阴，心脉也，是二经为表里，上为乳汁，下为月水。有娠之人，经水所以断者，壅之以养胎，而蓄之为乳汁。冲任气虚，则胞内泄漏，不能制其经血，故月水时下，京名胞阻。漏血尽，则人毙也。”[4]195 唐代孙思邈《备急千金要方》卷二：“治妊娠血下不止，名曰漏胞。”[5]44

宋金元时期，宋代王怀隐《太平圣惠方》首次记载了本病的正名“胎漏”，如卷七十五：“治妊娠胎漏，下血不止，腹痛。姜黄散方。”[6]186 其后宋代杨士瀛《仁斋直指方论》[7]686、金代刘元素《素问病机气宜保命集》[8]119 均沿用“胎漏”这一名称。如《仁斋直指方论》卷二十六：“桑寄生散(《济生方》)治胎漏经血妄行，淋沥不已。”[7]686《素问病机气宜保命集·妇人胎产论》卷下：“二黄散，治怀孕胎漏。”[8]119 同时，还出现了本病的别名，即“漏胎”，如《太平圣惠方》卷七十五：“治妊娠胎动不安及漏胎，腹中痛，宜服阿胶散方。”[6]186 宋代赵佶《圣济总录》卷第一百五十四：“论曰：妊娠将理失宜，经血时下，谓之漏胎。由冲任虚弱，不能固养胞胎，故令经血时下，如器之漏也。久漏不已，则胎气无所禀养，必致萎燥矣。”[9]1465

明清时期，大多著作沿用《太平圣惠方》的记载，以"胎漏"作为本病的名称，如《奇效良方》卷六十三："桑寄生散……治胎漏，经血妄行，淋沥不已。"[10]543《绛雪丹书》上卷："如下血不止，或按月去血几点，名曰胎漏，因气血虚而劳苦或喜食炙煿热物过多而然，宜谨房事兼服后药补之。"[11]18《济阴纲目・胎漏下血》："如圣汤 治胎动腹痛，或为胎漏。"[12]236 有的著作仍以"漏胎"为本病名称，如《万氏妇人科・妊娠漏胎》："漏胎者，谓既有孕而复下血也。"[13]23 还有的著作"胎漏""漏胎"并用，如《普济方》卷三百四十二："阿胶汤 治妊娠胎漏，下血不止。"[14]672《普济方》卷三百四十二："夫妊娠漏胎者，谓妊娠数月而经水时下也。"[14]672《女科正宗》第六章"胎漏下血"："胎漏下血……桑寄生散 治胎漏经血妄行，淋漓不已。"[15]42《女科正宗》第六章第六节胎漏下血："若冲气虚，不能治其经血，则妊娠数月，经水时下，此名漏胎。"[15]42 此外，尚记载有本病异名"胞漏"，如《普济方》卷三百四十二："夫妊娠漏胎者，谓妊娠数月而经水时下也……亦名胞漏。"[14]672《胎产心法・胞漏并小产论》："凡妊娠经水，壅之以养胎……故月水时下，名曰胞漏。"[16]207

现代有关著作均沿用《太平圣惠方》的记载以"胎漏"作为本病证的正名，如《中医大辞典》[17]1133《中国医学百科全书・中医学》[18]1911 和国标《中医临床诊疗术语・疾病部分》[19]33《中医辞海》[20]849《中医药常用名词术语辞典》[21]282《中国中医药学术语集成・基础理论与疾病》[22]282《中医妇科学》[23]139《WHO 西太平洋传统医学名词术语国际标准》[24]187《中医药学名词・内科学 妇科学 儿科学》[25]147 等；同时以"胞漏""漏胞""漏胎"作为本病证的异名，如《中医大辞典》："胎漏……病证名。见《素问病机气宜保命集》。亦名漏胎、胞漏、漏胞、漱经、胎满。"[17]1133《中医药常用名词术语辞典》："胎漏……疾病。出《女科证治准绳》卷四。又名胞漏、漏胎。妊娠期，阴道少量出血，时下时止，淋漓不断，而无腰酸腹痛。多因肾虚冲任不固，不能制约经血；气虚血失统摄或血热迫血妄行所致。"[21]282

五、文献辑录

《金匮要略・妇人妊娠病脉证治》："妇人有漏下者，有半产后因续下血都不绝者，有妊娠下血者，假令妊娠腹中痛，为胞阻，胶艾汤主之。"[1]66

《脉经・平妊娠胎动血分水分吐下腹痛证》："师曰：妇人有漏下者，有半生后，因续下血，都不绝者，有妊娠下血者。假令妊娠腹中痛，为胞漏(一作阻)，胶艾汤主之。"[2]426

《集验方・治妊娠漏胞及胎堕下血方》："妊娠血下不止，名曰漏胞。"[3]213

《诸病源候论》卷四十一："妊娠漏胞候……漏胞者，谓妊娠数月而经水时下。此由冲脉、任脉虚，不能约制太阳、少阴之经血故也。冲任之脉，为经脉之海，皆起于胞内。手太阳，小肠脉也；手少阴，心脉也，是二经为表里，上为乳汁，下为月水。有娠之人，经水所以断者，壅之以养胎，而蓄之为乳汁。冲任气虚，则胞内泄漏，不能制其经血，故月水时下，京名胞阻。漏血尽，则人毙也。"[4]195

《备急千金要方》卷二："妊娠诸病第四……治妊娠血下不止，名曰漏胞，血尽子死方：干地黄，捣末。"[5]44

《太平圣惠方》卷七十五："治妊娠胎动不安，及漏胎，腹中痛。宜服阿胶散方。""治妊娠胎漏，下血不止，腹痛。姜黄散方。"[6]186

《仁斋直指方论》卷二十六："桑寄生散(《济生方》)治胎漏经血妄行，淋沥不已。"[7]686

《素问病机气宜保命论・妇人胎产论》："二黄散，治怀孕胎漏。"[8]119

《圣济总录》卷一百五十四："论曰：妊娠将理失宜，经血时下，谓之漏胎。由冲任虚弱，不能固养胞胎，故令经血时下，如器之漏也。久漏不已，则胎气无所禀养，必致萎燥矣。"[9]1465

《奇效良方》卷六十三："桑寄生散……治胎

漏，经血妄行，淋沥不已。”[10]543

《绛雪丹书》上卷：“凡孕妇元气盛壮，受胎后，尚有经来数点，乃血气盛耳。若不腰痛腿酸亦无妨，不必服药。如或过虑，服安胎[饮]数帖亦可。如下血不止，或按月去血几点，名曰胎漏，因气血虚而劳苦或喜食炙爆热物过多而然，宜谨房事兼服后药补之。”[11]18

《济阴纲目·胎漏下血》：“如圣汤……治胎动腹痛，或为胎漏。”[12]236

《万氏妇人科·妊娠漏胎》：“漏胎者，谓既有孕而复下血也。”[13]23

《普济方》卷三百四十二：“夫妊娠漏胎者，谓妊娠数月而经水时下也。此由冲任脉虚，不能约制手太阳少阴之经血也。冲任之脉为经络之海，起于胞内。手太阳小肠脉也，手少阴心脉也。是二经为表里，上为乳汁，下为月水。有妊之人，经水所以断者，壅之养胎，蓄之以为乳汁也。冲任气虚，则胞内泄不能制其经血，故月水时下。亦名胞漏……方阿胶汤：治妊娠胎漏，下血不止。”[14]672

《女科正宗》第六章“胎漏下血”：“胎漏下血……桑寄生散……治胎漏经血妄行，淋漓不已。”[15]42“若冲气虚，不能制其经血，则妊娠数月，经水时下，此名漏胎。”[15]42

《胎产心法·胞漏并小产论》：“凡妊娠经水，壅之以养胎……故月水时下，名曰胞漏。”[16]207

《中医大辞典》：“胎漏……病证名。见《素问病机气宜保命集》。亦名漏胎、胞漏、漏胞、漱经、胎满。”[17]1133

《中国医学百科全书·中医学》：“胎漏……妊娠后，阴道不时少量下血，或时下时止，或淋漓不断，但无腰酸、腹痛、小腹下坠等现象者，称为胎漏。病证名见于《素问病机气宜保命集》，亦称漏胞。”[18]1911

《中医临床诊疗术语·疾病部分》：“胎漏……多因冲任气血不调，胎元不固所致。以妊娠期阴道少量出血，时下时止而无腰酸腹痛为主要表现的妊娠疾病。”[19]33

《中医辞海》：“胎漏……妇科病名。指怀孕以后，阴道不时少量下血或时下时止或淋漓不断但无腰酸腹痛及小腹下坠的病变。病证名见于《素问病机气宜保命集》，亦称漏胞、漏胎、漱经。”[20]849

《中医药常用名词术语辞典》：“胎漏……疾病。出《女科证治准绳》卷四。又名胞漏、漏胎。妊娠期，阴道少量出血，时下时止，淋漓不断，而无腰酸腹痛。多因肾虚冲任不固，不能制约经血；气虚血失统摄或血热迫血妄行所致。”[21]282

《中国中医药学术语集成·基础理论与疾病》：“胎漏……【异名】先兆流产、胞漏……【定义】妊娠期，阴道少量出血，时下时止，或淋漓不断，而无腰腹痛者，称为‘胎漏’。”[22]282

《中医妇科学》：“胎漏……妊娠期间阴道有少量出血，时下时止，或淋漓不断，而无腰酸腹痛者，称为‘胎漏’，亦称‘胞漏’或‘漏胎’。”[23]139

《WHO西太平洋传统医学名词术语国际标准》：“胎漏 small amount of blood discharge through vagina during pregnancy，intermittent，but with no lumbar pain or abdominal pain。”[24]187

《中医药学名词·内科学 妇科学 儿科学》：“胎漏……以妊娠期，阴道少量出血，时下时止，淋漓不断，而无腰酸腹痛为主要表现的疾病。”[25]147

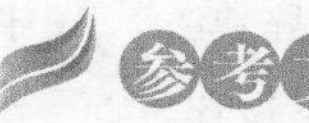

参考文献

[1] [汉] 张仲景. 金匮要略[M]. 北京：中国医药科技出版社，2018：66.

[2] [晋] 王叔和. 脉经[M]. 吴承玉，王鲁芬校注. 北京：中国医药科技出版社，1998：426.

[3] [北周] 姚僧垣. 集验方[M]. 高文铸辑校. 天津：天津科学技术出版社，1986：213.

[4] [隋] 巢元方. 诸病源候论[M]. 黄作阵点校. 沈阳：辽宁科学技术出版社，1997：195.

[5] [唐] 孙思邈. 备急千金要方[M]. 魏启亮，郭瑞华点校. 北京：中医古籍出版社，1999：44.

[6] [宋] 王怀隐. 太平圣惠方校注[M]. 田文敬，等校注.

郑州：河南科学技术出版社，2015：186.

[7] [宋] 杨士瀛. 仁斋直指方论[M]. 盛维忠，王致谱，傅芳，等校注. 福州：福建科学技术出版社，1989. 686.

[8] [金] 刘元素. 素问病机气宜保命集[M]. 北京：中国中医药出版社，2007：119.

[9] [宋] 赵佶. 圣济总录校注：下[M]. 王振国，杨金萍主校. 上海：上海科学技术出版社，2016：1465.

[10] [明] 董宿. [明] 方贤. 奇效良方[M]. 可嘉校注. 北京：中国中医药出版社，1995：543.

[11] [明] 赵贞观. 绛雪丹书[M]. 北京：人民军医出版社，2010：18.

[12] [明] 武之望. 济阴纲目[M]. 张黎临，王清校注. 北京：中国中医药出版社，1998：236.

[13] [明] 万全. 万氏妇人科[M]. 武汉：湖北人民出版社，1983：23.

[14] [明] 朱橚. 普济方：第 8 册[M]. 北京：人民卫生出版社，1959：672.

[15] [清] 何松庵. 女科正宗[M]. 王满城整理. 石家庄：河北人民出版社，1960：42.

[16] [清] 阎似玺. 胎产心法[M]. 田代华，郭君双点校. 北京：人民卫生出版社，1988：207.

[17] 李经纬，邓铁涛，等. 中医大辞典[M]. 北京：人民卫生出版社，1995：1133.

[18] 《中医学》编辑委员会. 中医学[M]//钱信忠. 中国医学百科全书. 上海：上海科学技术出版社，1997：1911.

[19] 国家技术监督局. 中医临床诊疗术语：疾病部分[M]. 北京：中国标准出版社，1997：33.

[20] 袁钟，图娅，彭泽邦，等. 中医辞海：上册[M]. 北京：中国医药科技出版社，1999：849.

[21] 李振吉. 中医药常用名词术语辞典[M]. 北京：中国中医药出版社，2001：282.

[22] 宋一伦，杨学智，等. 基础理论与疾病[M]//曹洪欣，刘保延. 中国中医药学术语集成. 北京：中医古籍出版社，2005：282.

[23] 马宝璋，齐聪. 中医妇科学[M]. 北京：中国中医药出版社，2012：139.

[24] 世界卫生组织(西太平洋地区). WHO 西太平洋传统医学名词术语国际标准[M]. 北京：北京大学医学出版社，2009：187.

[25] 中医药学名词审定委员会. 中医药学名词[M]. 北京：科学出版社，2010：147.

（郭凤鹏　沈柳杨）

4 · 050

胎动不安

tāi dòng bù ān

一、规范名

【汉文名】胎动不安。

【英文名】threatened abortion。

【注释】以妊娠期，出现腰酸腹痛，胎动下坠，或伴阴道少量流血为主要表现的疾病。

二、定名依据

"胎动不安"作为妇科病名最早见于《诸病源候论》。此前相关术语的记载有"胎动"，"胎动"与"胎动不安"的含义基本相同，但"胎动"的内涵较宽泛，所以选"胎动不安"作为本病的规范名称，可以更明确、直观的表述该妇科疾病的临床特征，符合术语定名的科学性原则。

自《诸病源候论》提出"胎动不安"之名，后世医籍多沿用，如：唐代《备急千金要方》《外台秘要》，宋代《证类本草》《圣济总录》《三因极一病证方论》《妇人大全良方》，元代《世医得效方》，明代《医学纲目》《万氏妇人科》《邯郸遗稿》《景岳全书》，清代《女科经纶》《傅青主女科》等，皆使用"胎动不安"一名。这些著作均为历代的重要著作，对后世有较大影响，所以"胎动不安"作为规范名便于达成共识，符合术语定名的约定俗成原则。

现代相关著作如国标《中医临床诊疗术语·疾病部分》《中医病证诊断疗效标准》《中国医学百科全书》《中国中医药学术语集成·基础理论与疾病》；现代有代表性的辞书类著作如《中医药常用名词术语辞典》《中医大辞典》《中医辞海》等；以及全国高等中医药院校规划教材

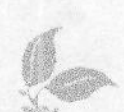

《中医妇科学》均以“胎动不安”作为这一疾病的正名。同时，已经广泛应用于中医药文献的标引和检索的《中国中医药学主题词表》也以“胎动不安”作为正式主题词，这些均说明在中医妇科临床实践中用“胎动不安”作为这一妇科病名的规范名已达成共识。

我国2011年出版的由全国科学技术名词审定委员会公布的《中医学名词》已以“胎动不安”作为规范名。所以“胎动不安”作为规范名也符合术语定名的协调一致原则。

三、同义词

【曾称】“胎动”（《脉经》）；“胎气不安”（《妇人大全良方》）。

四、源流考释

胎动不安作为妇科病证的相关记载始见于晋代王叔和《脉经》[1]172，如该书卷九“平妊娠胎动血分水分吐下腹痛证”中有“胎动”之称，并描述其症状：“妇人有胎腹痛，其人不安。”

隋唐时期，隋代巢元方继续沿用“胎动”一词，如《诸病源候论》卷四十一：“妊娠心痛候……妊娠之人，感其病者，痛不已，气乘胞络，伤损子脏，则令动胎。凡胎动，则胎转移不安，不安而动于血者，则血下也。”[2]414 指出胎动的临床症状除不安之外，尚有下血。并专设妊娠胎动候，首次用“胎动不安”来描述这种妇科疾病，详述了胎动不安的病因，如妊娠胎动候：“胎动不安者，多因劳役气力，或触冒冷热，或饮食不适，或居处失宜。轻者止转动不安，重者便致伤堕。”[2]413 之后，唐代孙思邈《备急千金要方》[3]25,26、王焘《外台秘要》[4]596 均以“胎动不安”载述本病。如王熹《外台秘要》卷三十三：“妊娠胎动方九首……《集验》疗妊娠胎动不安，腹痛，葱白汤方。”

宋元时期，医家大多沿用《诸病源候论》[2]413 的记载，以“胎动不安”作为规范名。如：宋代唐慎微《证类本草》[5]593、赵佶《圣济总录》[6]3202、陈无择的《三因极一病证方论》[7]238、陈自明《妇人大全良方》[8]347；元代危亦林《世医得效方》[9]275。如《圣济总录》卷一百五十四：“治妊娠胎动不安，腰腹疼痛，止痛安胎，阿胶汤方。”[6]1467 元代危亦林指出了“胎动不安”的症状为腹痛漏下，治疗用加减安胎饮，如《世医得效方》卷十四：“加减安胎饮……此方兼治胎动不安，腹痛漏下，或胎奔上，刺心短气，大效。”[9]275 同时亦沿用“胎动”，如宋代陈自明《妇人大全良方》卷之十二：“又有因劳役、喜怒哀乐不节，饮食生冷，触冒风寒，遂致胎动”。[8]354 这一时期出现了“胎气不安”一词，如宋代陈自明《妇人大全良方》[8]392、薛古愚《薛氏济阴万金书》[10]63。如《薛氏济阴万金书》卷三：“妊娠二十七证方　丹溪安胎饮 治胎气不安，或腹微痛，或腰间痛，或饮食不美，孕至五六月，并宜服。”[10]63

明清时期，妇产科在理论和实践上都取得了较大进展，这一时期，出现“胎动”“胎动不安”“胎气不安”并存的情况，明代武之望《济阴纲目》[11]132、清代萧壎《女科经纶》[12]103 沿用了“胎动”名称，并明确了胎漏和胎动的不同之处在于胎动有腹痛，胎漏无腹痛，如《济阴纲目》卷八：“胎漏下血……方氏曰：胎动胎漏皆下血，而胎动有腹痛，胎漏无腹痛为异尔，故胎动宜行气，胎漏宜清热。”[11]132 明代万全《万氏妇人科》[13]22、楼英《医学纲目》[14]818、张景岳《景岳全书》[15]808、赵献可《邯郸遗稿》[16]30，清代萧壎《女科经纶》[12]102、傅山《傅青主女科》[17]47，均以“胎动不安”记载本病。赵献可明确了胎动不安的症状为下血腹痛，或下血不痛，与今不同，如《邯郸遗稿》卷三：“妊娠……妊娠偶因跌仆，胎动不安，冲心，腰腹痛，下血，随死，宜佛手散治之……妊娠胎动不安，下血腹痛，或下血不痛，以安胎和气饮或芎䓖补中汤。”[16]30 清代萧壎详述了导致胎动不安的病因，如《女科经纶》卷四：“妊娠胎动不安由冲任经虚诸因所感……陈良甫曰……妊娠胎动不安者，由冲、任经虚，受胎不实也。有饮酒房室过度，损动不安，有忤触伤

仆而动不安，有怒气伤肝，或郁结不舒触动血脉不安；有过服暖药并犯禁之药，动而不安。”[12]102

明代虞抟《医学正传》[18]413、薛己《女科撮要》[19]77、万全《广嗣纪要》[20]44，清代沈金鳌《妇科玉尺》[21]65、程文囿《医述》[22]849 等均已“胎气不安”作为正名来记载本病。清代程文囿指出治疗当审因论治，如《医述》卷十三：“妊娠胎气不安者，证本非一，治亦不同。盖胎气不安，必有所因：或虚、或实、或寒、或热，皆能为病。去其所病，便是安胎之法。”[22]849

现代有关著作均沿用《诸病源候论》[2]413 的记载以“胎动不安”作为规范名，如国标《中医临床诊疗术语·疾病部分》[23]38《中医病证诊断疗效标准》[24]67《中国中医药主题词表》[25]857《中国医学百科全书·中医学》[26]1910《中国中医药学术语集成·基础理论与疾病》[27]230；现代有代表性的辞书类著作如《中医药常用名词术语辞典》[28]282《中医大辞典》[29]1292《中医辞海》[30]843 等；以及全国高等中医药院校规划教材《中医妇科学》[31]141 均以“胎动不安”作为这一疾病的正名。

总之，“胎动”“胎气不安”“胎动不安”概念基本相同，我国 2011 年出版的由全国科学技术名词审定委员会审定公布的《中医药学名词》[32]148 将“胎动不安”释义为以妊娠期，出现腰酸腹痛，胎动下坠，或伴阴道少量流血为主要表现的疾病，客观准确地描述了妊娠期间这一病证的特点。因而应以“胎动不安”为规范名，以“胎气不安”作为曾称。

五、文献辑录

《脉经》卷七：“平妊娠胎动血分水分吐下腹痛证第二……师曰：妇人有胎腹痛，其人不安。”[1]172

《诸病源候论》卷四十一：“妊娠心痛候……妊娠之人，感其病者，痛不已，气乘胞络，伤损子脏，则令动胎。凡胎动，则胎转移不安，不安而动于血者，则血下也。”[2]414“妊娠胎动候……胎动不安者，多因劳役气力，或触冒冷热，或饮食不适，或居处失宜。轻者止转动不安，重者便致伤堕。”[2]413

《备急千金要方》：“胎动及数堕胎第一……治妊娠二三月上至八九月，胎动不安，腰痛，已有所见方：艾叶、阿胶、川芎（《肘后》不用芎）、当归（各三两），甘草（一两），上五味㕮咀，以水八升煮取三升，去滓，内胶令消，分三服，日三。”[3]25,26

《外台秘要》卷第三十三：“妊娠胎动方九首……（《集验》）疗妊娠胎动不安，腹痛，葱白汤方。”[4]596

《证类本草》卷九：“曲……又方：妊娠卒胎动不安，或但腰痛，或胎转抢心，或下血不止。生曲半饼碎末，水和绞取汁，服三升。”[5]593

《圣济总录》卷第一百五十四：“治妊娠胎动不安，腰腹疼痛，止痛安胎阿胶汤方。”[6]3202

《三因极一病证方论》卷十七：“漏阻例……胶艾汤：治妊娠不问月数深浅，因顿仆胎动不安，腰腹痛，或有所下，或胎奔上刺心，短气。”[7]238

《妇人大全良方》卷之十二：“胎动不安方论第四……《产宝方》云：妇人妊娠常胎动不安者，由冲任经虚，胞门、子户受胎不实故也。”[8]347“妊娠胎动下血方论第五……又有因劳役、喜怒哀乐不节，饮食生冷，触冒风寒，遂致胎动”。[8]354

《妇人大全良方》卷之十三：“益母丸……治妊娠因服药致胎气不安，有似虚烦不得卧者，巢氏谓之子烦也。”[8]392

《薛氏济阴万金书》卷三：“妊娠二十七证方丹溪安胎饮……治胎气不安，或腹微痛，或腰间痛，或饮食不美，孕至五六月，并宜服。”[10]63

《世医得效方》卷第十四：“加减安胎饮……此方兼治胎动不安，腹痛漏下，或胎奔上，刺心短气，大效。”[9]275

《医学纲目》卷三十五：“阿胶散……治妊娠或因倾仆，或因毒药，胎动不安，腰痛腹满，或有所下，或胎上抢心，短气……治妊娠偶有所伤，胎动不安，疼痛不可忍。”[14]818

《医学正传》卷七：“胎前……安胎饮……孕

成之后，觉胎气不安，或腹微痛，或腰间作疼，或饮食不美，宜服。”[18]413

《女科撮要》卷下：“紫苏饮……治妊娠失调，胎气不安，上疠作痛，名子悬。”[19]77

《广嗣纪要》卷八：“安胎饮：胎成之后，觉胎气不安，或腹微痛，或腰间作疼，或饮食不美，宜服；或五六个月，常服甚好。”[20]44

《万氏妇人科》卷二：“胎动不安……杜仲丸……治胎动不安，防其堕者，预宜服之。”[13]22

《邯郸遗稿》卷之三：“妊娠……妊娠偶因跌仆，胎动不安，冲心，腰腹痛，下血，随死，宜佛手散治之……妊娠胎动不安，下血腹痛，或下血不痛，以安胎和气饮或芎劳补中汤。”[16]30

《济阴纲目》卷八：“胎漏下血……方氏曰：胎动胎漏皆下血，而胎动有腹痛，胎漏无腹痛为异尔，故胎动宜行气，胎漏宜清热。”[11]132

《景岳全书》卷之十六：“良方胶艾汤……治妊娠顿仆，胎动不安，腰腹疼痛，或胎上抢，或去血腹痛。”[15]808

《女科经纶》卷四：“妊娠胎动不安由冲任经虚诸因所感……陈良甫曰……妊娠胎动不安者，由冲、任经虚，受胎不实也。有饮酒房室过度，损动不安，有忤触伤仆而动不安，有怒气伤肝，或郁结不舒触动血脉不安；有过服暖药并犯禁之药，动而不安。”[12]102“妊娠胎动与胎漏之辨……《女科正宗》曰：胎动与胎漏，皆下血。胎动则腹痛，胎漏无腹痛，故胎动宜行气，胎漏宜清热。”[12]103

《傅青主女科》下卷：“妊娠口干咽疼……妊妇至三四个月，自觉口干舌燥，咽喉微痛，无津以润，以至胎动不安，甚则血流如经水，人以为火动之极也，谁知是水亏之甚乎！夫胎也者，本精与血之相结而成，逐月养胎，古人每分经络，其实均不离肾水之养，故肾水足而胎安，肾水亏而胎动。”[17]47

《妇科玉尺》卷二：“胎前……安胎饮……治胎气不安。”[21]65

《医述》卷十三：“妊娠胎气不安者，证本非一，治亦不同。盖胎气不安，必有所因：或虚，或实，或寒，或热，皆能为病。去其所病，便是安胎之法。”[22]849

《中医临床诊疗术语·疾病部分》：“胎动不安……多因冲任气血不和，胎元不固所致。以妊娠期间仅有腰酸腹痛或小腹坠胀，或伴有少量阴道出血为主要表现的妊娠疾病。”[23]38

《中医病证诊断疗效标准》：“胎动不安……若妊娠期间仅有腰酸，腹部胀坠作痛，或伴有少量出血者，称‘胎动不安’。相当于先兆流产。”[24]67

《中国中医药学主题词表》：“胎动不安……多因冲任气血不调，胎元不固所致。以妊娠期间仅有腰酸腹痛或小腹坠胀，或伴有少量阴道出血为主要表现的妊娠疾病。”[25]857

《中国医学百科全书·中医学》：“胎动不安……妊娠后，阴道不时少量出血，并感胎动腹痛下坠者。”[26]1910

《中国中医药学术语集成·基础理论与疾病》：“胎动不安……妊娠期，出现腰酸腹痛，胎动下坠，或阴道少量流血者。又称‘胎气不安’。”[27]230

《中医药常用名词术语辞典》：“胎动不安……见《诸病源候论·妇人妊娠病诸候》。妊娠期，出现腰酸腹痛，胎动下坠，或伴阴道少量流血。多因肾虚冲任不固，血虚胎失所养，血热损伤胎气，外伤跌仆之疾，瘀阻胞脉，冲任失调所致。”[28]282

《中医大辞典》：“胎动不安……病名。出《诸病源候论》卷四十一。指妊娠期不时胎动下坠，腰酸腹痛或兼见阴道少量出血，多由气虚、血虚、肾虚、血热、外伤等因，致冲任不固，不能摄血养胎所致。”[29]1292

《中医辞海》：“胎动不安……指怀孕以后不时感觉胎动下坠，腰酸腹痛或坠胀不适，或有少量阴道下血的病变。”[30]843

《中医妇科学》：“胎动不安……妊娠期，出现腰酸腹痛，胎动下坠，或阴道少量出血者。又称‘胎动不安’。”[31]141

《中医药名词·内科学 妇科学 儿科学》：“胎

动不安……以妊娠期，出现腰酸腹痛，胎动下坠，或伴阴道少量流血为主要表现的疾病。”[32]148

[1] [晋] 王叔和. 脉经[M]. 陈婷校注. 北京：北京科学技术出版社，2016：172.

[2] [隋] 巢元方. 诸病源候论[M]. 刘宇，孙冬莉校注. 北京：北京科学技术出版社，2016：413，414.

[3] [唐] 孙思邈. 备急千金要方[M]. 焦振廉，等校注. 北京：中国医药科技出版社，2011：25，26.

[4] [唐] 王焘. 外台秘要[M]. 王淑民校注. 北京：中国医药科技出版社，2011：596.

[5] [宋] 唐慎微. 证类本草[M]. 尚志钧，等校点. 北京：华夏出版社，1993：593.

[6] [宋] 赵佶. 圣济总录：第8册[M]. 王振国，杨金萍主校. 北京：中国中医药出版社，2018：3202.

[7] [宋] 陈言. 三因极一病证方论[M]. 北京：人民卫生出版社，1957：238.

[8] [宋] 陈自明. 妇人大全良方[M]. 余瀛鳌，王咪咪，等点校. 北京：人民卫生出版社，1985：347，354，392.

[9] [元] 危亦林. 世医得效方[M]. 金芬芬校注. 北京：中国医药科技出版社，2011：275.

[10] [宋] 薛古愚. 薛氏济阴万金书[M]. [明] 郑敷政编撰. 杨悦娅点校. 上海：上海科学技术出版社，2004，63.

[11] [明] 武之望. 济阴纲目[M]. 吴少祯主编. 北京：中国医药科技出版社，2014：132.

[12] [清] 萧壎. 女科经纶[M]. 姜典华校注. 北京：中国中医药出版社，2007：102，103.

[13] [明] 万全. 万氏妇人科[M]. 罗田县卫生局校注. 武汉：湖北人民出版社，1983：22.

[14] [明] 楼英. 医学纲目[M]. 赵燕宜，于燕莉校注. 北京：中国医药科技出版社，2011：818.

[15] [明] 张景岳. 景岳全书[M]. 李玉清，等校注. 北京：中国医药科技出版社，2011：808.

[16] [明] 赵养葵. 邯郸遗稿[M].《浙江中医杂志》编辑部校点. 杭州：浙江科学技术出版社，1984：30.

[17] [清] 傅山. 傅青主女科[M]. 欧阳兵整理. 北京：人民卫生出版社，2006：47.

[18] [明] 虞抟. 医学正传[M]. 郭瑞华，等点校. 北京：中医古籍出版社，2002：413.

[19] [明] 薛己. 女科撮要[M]. 吴小明，等校注. 北京：中国中医药出版社，2015：77.

[20] [明] 万全. 万氏家传广嗣纪要[M]. 武汉：湖北科学技术出版社，1986：44.

[21] [清] 沈金鳌. 妇科玉尺[M]. 张慧芳，王亚芬点校. 北京：中医古籍出版社，1996：65.

[22] [清] 程杏轩. 医述[M]. 合肥：安徽科学技术出版社，1983：849.

[23] 国家技术监督局. 中医临床诊疗术语：疾病部分[M]. 北京：中国标准出版社，1997：38.

[24] 国家中医药管理局. 中医病证诊断疗效标准[M]. 南京：南京大学出版社，1994：67.

[25] 吴兰成. 中国中医药学主题词表[M]. 北京：中医古籍出版社，2008：857.

[26] 《中医学》编辑委员会. 中医学[M]//钱信忠. 中国医学百科全书. 上海：上海科学技术出版社，1997：1910.

[27] 宋一伦，杨学智. 基础理论与疾病. 曹洪欣，刘保延. 中国中医药学术语集成[M]. 北京：中医古籍出版社，2005：230.

[28] 李振吉. 中医药常用名词术语辞典[M]. 北京：中国中医药出版社，2001：282.

[29] 李经纬，余瀛鳌，蔡景峰，等. 中医大辞典[M]. 北京：人民卫生出版社，2004：1292.

[30] 袁钟，图娅，彭泽邦，等. 中医辞海：上册[M]. 北京：中国医药科技出版社，1999：843.

[31] 马宝璋，齐聪. 中医妇科学[M]. 北京：中国中医药出版社，2012：141.

[32] 中医药学名词审定委员会. 中医药学名词[M]. 北京：科学出版社，2011：148.

（张慧珍）

4・051

热入血室

rè rù xuè shì

一、规范名

【汉文名】热入血室。

【英文名】heat invading blood chamber。

【注释】以妇女在经期或月经前后，出现寒热如疟，或胸胁、少腹满痛，或谵语，或伴经量

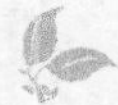

异常为主要表现的疾病。

二、定名依据

"热入血室"作为妇科病证的名称最早见于《伤寒论》。《伤寒论》首次提出"热入血室"后，历代著作多有沿用。如晋代《脉经》，唐代《女科百问》《妇人大全良方》，明代《景岳全书》《医学入门》《医宗必读》，清代《女科经纶》《医学心悟》《医宗金鉴》等，皆使用"热入血室"一名。这些著作均为历代重要的著作，对后世有较大影响。所以"热入血室"作为规范名便于达成共识，符合术语定名的约定俗成原则。

我国目前已出版的标准用书《中医临床诊疗术语·疾病部分》《中医基础理论术语》均以"热入血室"一词来表述这一病证。另《中国医学百科全书·中医学》《中医药名词·内科学 妇科学 儿科学》等也均主张以"热入血室"作为这一病证的正名。现代有代表性的辞书类著作如《中医药常用名词术语辞典》《中医大辞典》《中医辞海》等也以"热入血室"作为规范名记载。已经广泛应用于中医药学文献标引和检索的《中国中医药学主题词表》也以"热入血室"作为本病证的正式主题词。这说明在中医妇科临床实践中用"热入血室"作为正名已达成共识。

三、同义词

未见。

四、源流考释

"热入血室"一词首见于汉代张仲景《伤寒论》，该书详细描述了妇女在经期或产后，感受外邪，邪热乘虚侵入血室，与血相搏所出现的病证。如"辨太阳病脉证并治"："妇人中风，发热恶寒，经水适来，得之七八日，热除而脉迟身凉，胸胁下满，如结胸状，谵语者，此为热入血室也，当刺期门，随其实而泻之。妇人中风，七八日，续得寒热，发作有时，经水适断者，此为热入血室，其血必结，故使如疟状，发作有时，小柴胡汤主之。妇人伤寒发热，经水适来，昼日明了，暮则谵语，如见鬼状者，此为热入血室。无犯胃气及上二焦，必自愈。"[1]58 其后，晋代王叔和亦把妇人外感病适逢月经来潮，邪热与血互相博结的病理变化称为"热入血室"，如《脉经》卷九："平咽中如有炙腐喜悲热入血室腹满证第六……妇人中风，发热恶寒，经水适来，得之七八日热除，脉迟，身凉，胸胁下满如结胸状，其人谵语，此为热入血室。"[2]182

宋金元时期医著多沿用，如宋代陈无择《三因极一病证方论》[3]263、齐仲甫《女科百问》[4]29,30、陈自明《妇人大全良方》[5]178 等。宋代陈无择把妇人外感，经水适断，出现发热恶寒，昼日明了，暮则谵语称为"热入血室"，如《三因极一病证方论》卷十八："小柴胡汤：治妇人伤风、七八日，续得寒热，经水适断，此为热入血室，其血必结，故使如疟状，发作有时。"[3]263 陈自明把妇人外感，适逢经水来潮，出现谵语，如见鬼状等称为"热入血室"，如《妇人大全良方》卷六："妇人伤寒发热，经水适来，昼日明了，暮则谵语，如见鬼状，此为热入血室。无犯胃气及上二焦，宜小柴胡汤。"[5]178

明清时期，影响较大的医著也沿用"热入血室"一词，如明代楼英《医学纲目》[6]710、徐春甫《古今医统大全》[7]73、吴昆《医方考》[8]39、张景岳《景岳全书》[9]434,435、李梴《医学入门》[10]290、李中梓《医宗必读》[11]173，清代萧壎《女科经纶》[12]205、程国彭《医学心悟》[13]10、吴谦《医宗金鉴》[14]1253、叶桂《叶氏女科证治》[15]19、沈尧封《沈氏女科辑要》[16]92,93、沈金鳌《妇科玉尺》[17]25、郑玉坛《彤园妇人科》等[18]45。徐春甫认为热入血室乃阳气下陷入阴所致，如《古今医统大全》卷三："昼则安静，夜则发热烦躁，是阳气下陷入阴中也，名曰热入血室。"[7]73 多数医家认为热入血室的发生是因为经水适来或适断，血室空虚，邪热乘虚而入所致。描述其症状或寒热如疟，或胸胁、少腹满痛，或谵语。如明代张景岳《景岳全书》卷之三十八："妇人伤寒，或劳役，或怒气，发热适遇经行，以致热入血室，或血不止，或血不行，令人昼则明了安静，夜则谵语如见鬼状者是也。”[9]434,435 明代楼英《医学纲目》卷三十一：“谵语……妇人发热，经水适来，谵语，为热入血室。”[6]710 清代程国彭《医学心悟》卷二：“又问曰：妇人伤寒，昼则明了，夜则谵语者，何也？答曰：此热入血室证也，妇人经水适来，血海空虚，邪气乘之，致有此证。”[13]10 清代萧壎《女科经纶》卷八：“《金匮要略》曰：妇人中风，发热恶寒，经水适来，得七八日，热除脉迟，身凉，胸胁满，如结胸状，谵语者，此为热入血室也。”[12]205

现代有关著作均沿用《伤寒论》的记载，以“热入血室”作为规范名，如《中医临床诊疗术语・疾病部分》[19]37《中医基础理论术语》[20]74《中国医学百科全书・中医学》[21]1629《中医药名词》[22]173《中医药常用名词术语辞典》[23]310《中医大辞典》[24]1412《中医辞海》[25]1022 等。已经广泛应用于中医药学文献的标引和检索的《中国中医药学主题词表》[26]712 也以“热入血室”作为本病证的正式主题词。这说明在中医妇科临床实践中用“热入血室”作为正名已达成共识。

总之，我国 2011 年出版的由全国科学技术名词审定委员会审定公布的《中医药学名词》[21]173 将“热入血室”释义为以妇女在经期或月经前后，出现寒热如疟，或胸胁、少腹满痛，或谵语，或伴经量异常为主要表现的疾病，客观准确地描述了这一病证的特点。

五、文献辑录

《伤寒论》：“辨太阳病脉证并治下第七……妇人中风，发热恶寒，经水适来，得之七八日，热除而脉迟身凉，胸胁下满，如结胸状，谵语者，此为热入血室也，当刺期门，随其实而泻之。妇人中风，七八日，续得寒热，发作有时，经水适断者，此为热入血室，其血必结，故使如疟状，发作有时，小柴胡汤主之。妇人伤寒发热，经水适来，昼日明了，暮则谵语，如见鬼状者，此为热入血室。无犯胃气及上二焦，必自愈。”[1]58

《脉经》卷九：“平咽中如有炙腐喜悲热入血室腹满证第六……妇人中风，发热恶寒，经水适来，得之七八日热除，脉迟，身凉，胸胁下满如结胸状，其人谵语，此为热入血室。”[2]182

《三因极一病证方论》卷十八：“妇人女子众病论证治法，小柴胡汤：治妇人伤风，七八日，续得寒热，经水适断，此为热入血室，其血必结，故使如疟状，发作有时。”[3]263

《女科百问》卷上：“第三十五问，妇人昼则明了，暮则谵语，如见鬼状，何也……若经水适来，感其寒邪之所博，则热入血室，则昼则明了，暮则谵语，如见鬼状，此为热入血室也。”[4]29,30

《妇人大全良方》卷六：“妇人热入血室方论第十……妇人伤寒发热，经水适来，昼日明了，暮则谵语，如见鬼状，此为热入血室。无犯胃气及上二焦，宜小柴胡汤。”[5]178

《古今医统大全》卷三：“……昼则安静，夜则发热烦躁，是阳气下陷入阴中也，名曰热入血室。”[7]73

《医学纲目》卷三十一：“谵语……妇人发热，经水适来，谵语，为热入血室。”[6]710

《医方考》卷一：“妇人伤寒发热，月事适来，血室空虚，邪热乘虚而入，名曰热入血室。血室，冲脉也。”[8]39

《景岳全书》卷之三十八：“热入血室……妇人伤寒，或劳役，或怒气，发热适遇经行，以致热入血室，或血不止，或血不行，令人昼则明了安静，夜则谵语如见鬼状者是也。”[9]434,435

《医学入门・外集》卷三：“瘥危死证及妇人伤寒……妇人伤寒，与男无异，经来适断，名曰热入血室。仲景伤寒，不分男女。但妇人以血为主，血室即冲脉血海也。如伤寒发热，经水适来，昼则明了，夜则谵语，如见鬼状，经行尽则热随血散，不治自愈。”[10]290

《医宗必读》卷五“伤寒”：“谵语……妇人经水适来，热入血室，谵语，小柴胡汤。”[11]173

《女科经纶》卷八：“《金匮要略》曰：妇人中风，发热恶寒，经水适来，得七八日，热除脉迟，身凉,胸胁满,如结胸状,谵语者,此为热入血室也。"[12]205

《医学心悟》卷二:"谵语……又问曰:妇人伤寒,昼则明了,夜则谵语者,何也?答曰:此热入血室证也,妇人经水适来,血海空虚,邪气乘之,致有此证。"[13]10

《医宗金鉴·妇科心法要诀》卷六"杂证门":"热入血室经适断,邪热乘虚血室潜,寒热有时如疟状,小柴胡加归地丹。"[14]1253

《叶氏女科证治》卷一:"妇人伤寒,或劳役或怒气,身体发热,适遇经行,以致热入血室,或血不止,或血不行,昼则安静,夜则谵语,如见鬼神者是也。"[15]19

《沈氏女科辑要》卷下:"(热入血室)仲景《伤寒论》云:妇人伤寒发热,经水适来,昼日明了,暮则谵语,如见鬼状者,此为热入血室,无犯胃气及上二焦,必自愈。"[16]92,93

《妇科玉尺》卷一:"(热入血室)李梴曰:妇女伤寒,寒热似疟,经水适断者,亦名热入血室,其血必结而不行,小柴胡汤。"[17]25

《彤园妇人科》卷一:"《金匮》曰:妇人中风七八日,续来寒热,发作有时,经水适断,此为热入血室,其血必结,故使如疟状,发作有时,小柴胡汤主之。"[18]45

《中医临床诊疗术语·疾病部分》:"热入血室……多因经期感受邪毒所致……以妇女在经期或月经前后,出现寒热如疟,或胸胁、少腹满痛,或谵语,或伴经量异常为主要表现的疾病。"[19]37

《中医基础理论术语》:"热入血室……指妇女经期或经后,邪热乘虚侵入血室,血热互结的病理变化。"[20]74

《中国医学百科全书·中医学》:"热入血室……妇女外感病,值经水适来或适断,出现发热恶寒,寒热如疟,入暮谵语等症。"[21]1629

《中医药学名词》:"热入血室……以妇女在经期或月经前后,出现寒热如疟,或胸胁、少腹满痛,或谵语,或伴经量异常为主要表现的疾病。"[22]173

《中医药常用名词术语辞典》:"热入血室……证候。出《伤寒论·辨太阳病脉证并治》。外感病适逢月经来潮,或月经适断,邪热与血互相搏结而发生者。临床表现有三:① 外感病症状,如发热、恶寒,或寒热往来。② 月经异常症状,如经血过多,或经血闭阻不下。③ 精神情志的改变,如谵语、烦躁,甚则神昏。"[23]310

《中医大辞典》:"热入血室……指妇女在经期或产后,感受外邪,邪热乘虚侵入血室,瘀血相搏所出现的病证。症见下腹部或胸胁下硬满,寒热往来,白天神志清醒,夜晚则胡言乱语,神志异常等。"[24]1412

《中医辞海》:"热入血室……病证名。出《伤寒论》。指妇女在经期或经后,感受外邪,邪热乘虚侵入血室,与血相搏所出现的病证。症见下腹部或胸胁下硬满,寒热往来,白天神志清醒,夜晚则胡言乱语,神志异常等。"[25]1022

《中国中医药学主题词表》:"热入血室……属血热。邪热侵及血室,以少腹灼热疼痛。拒按,月经量多或经闭,发热口渴,烦躁如狂,舌红绛,苔黄,脉数等为常见症的证候。"[26]712

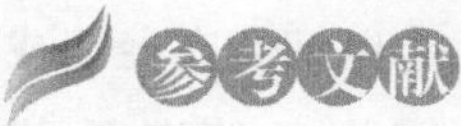

参考文献

[1] [汉]张仲景.伤寒论[M].钱超尘,郝万山,等整理.北京:人民卫生出版社,2005:58.

[2] [晋]王叔和.脉经[M].陈婷校注.北京:北京科学技术出版社,2016:182.

[3] [宋]陈言.三因极一病证方论[M].北京:人民卫生出版社,1957:48,263.

[4] [宋]齐仲甫.女科百问[M].宋咏梅,宋昌红点校.天津:天津科学技术出版社,1999:29,30.

[5] [宋]陈自明.妇人大全良方[M].余瀛鳌,王咪咪,等点校.北京:人民卫生出版社,2005:178.

[6] [明]楼英.医学纲目[M].赵燕宜,于燕莉校注.北京:中国医药科技出版社,2011:710.

[7] [明]徐春甫.古今医统大全:中册[M].合肥:安徽科学技术出版社,1995:73.

[8] [明]吴昆.医方考[M].洪青山校注.北京:中国中医药出版社,2007:39.

[9] [明]张景岳.景岳全书[M].李玉清,等校注.北京:

中国医药科技出版社，2011：434，435.
[10] [明] 李梴. 医学入门[M]. 金嫣莉校注. 北京：中国中医药出版社，1995：290.
[11] [明] 李中梓. 医宗必读[M]. 王卫，等点校. 天津：天津科学技术出版社，1999：173.
[12] [清] 萧壎. 女科经纶[M]. 姜典华校注. 北京：中国中医药出版社，2007：205.
[13] [清] 程国彭. 医学心悟[M]. 王键，郜峦校注. 北京：中国中医药出版社，2009. 10.
[14] [清] 吴谦. 医宗金鉴：上[M]. 北京：人民卫生出版社，1985：1253.
[15] [清] 叶桂. 叶氏女科证治[M]. 施仁潮，等校注. 北京：中国中医药出版社，2015：19.
[16] [清] 沈又彭. 沈氏女科辑要[M]. 陈丹华点注. 南京：江苏科学技术出版社，1983：92，93.
[17] [清] 沈金鳌. 妇科玉尺[M]. 张慧芳，王亚芬点校. 北京：中医古籍出版社，1996：25.
[18] [清] 郑玉坛. 彤园妇人科[M]. 江凌圳校注. 北京：中国中医药出版社，2015：45.
[19] 国家技术监督局. 中医临床诊疗术语：疾病部分[M]. 北京：中国标准出版社，1997：37.
[20] 中华人民共和国国家质量监督检验检疫总局，中国国家标准化管理委员会. 中医基础理论术语[M]. 北京：中国标准出版社，2006：74.
[21] 《中医学》编辑委员会. 中医学[M]//钱信忠. 中国医学百科全书. 上海：上海科学技术出版社，1997：1629.
[22] 中医药学名词审定委员会. 中医药学名词[M]. 北京：科学出版社，2010：173.
[23] 李振吉. 中医药常用名词术语辞典[M]. 北京：中国中医药出版社，2001：310.
[24] 李经纬，余瀛鳌，蔡景峰，等. 中医大辞典[M]. 北京：人民卫生出版社，2004：1412.
[25] 袁钟，图娅，彭泽邦，等. 中医辞海：上册[M]. 北京：中国医药科技出版社，1999：1022.
[26] 吴兰成. 中国中医药学主题词表[M]. 北京：中医古籍出版社，2008：712.

（张慧珍）

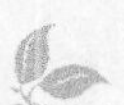

4 • 052

恶露不绝

è lù bù jué

一、规范名

【汉文名】恶露不绝。

【英文名】lochia on。

【注释】以产后恶露持续 3 周以上，仍淋漓不尽为主要表现的疾病。

二、定名依据

恶露不绝原称"恶露不尽"，始见于汉代《金匮要略》。之后晋代《脉经》，隋代《诸病源候论》，唐代《备急千金要方》记载本病均有沿用。不过，"恶露不尽"现代已少见作为本病正名。

"恶露不绝"作为本病的名称始见于唐代王焘《外台秘要》，其后历代重要著作记载本病名称多有沿用，如宋代《太平圣惠方》《圣济总录》《妇人大全良方》，明代《普济方》，清代《医学心悟》等。所以以"恶露不绝"作为规范名便于达成共识，符合术语定名的约定俗成原则。

宋代严用和《严氏济生方》，明代李梴《医学入门》尚分别记载有本病"恶露不止""恶露不净"两种名称，且在后世亦有沿用，但现代著作较少将其作为正名。

现代有关著作中除了《中医药学名词》以"恶露不净"作为本病的正名外，其他大多著作均沿用《外台秘要》的记载以"恶露不绝"作为本病的正名，如《中医大辞典》《中国医学百科全书·中医学》《中医临床诊疗术语·疾病部分》《中医辞海》《中医药常用名词术语辞典》《中国中医药名词术语集成》《中国中医药主题词表》《WHO 西太平洋传统医学名词术语国际标准》《中医妇科学》等。其中《中医临床诊疗术语·疾病部分》系国家标准，《中医妇科学》系国家统编教材，与之保持一致便于达成共识。

三、同义词

【曾称】“恶露不尽”（《金匮要略》）；“恶露不止”（《妇人大全良方》）。

四、源流考释

恶露不绝原称“恶露不尽”，始见于汉代张仲景《金匮要略·妇人产后病脉证治》：“产后七八日，无太阳证，少腹坚痛，此恶露不尽，不大便，烦躁发热，切脉微实，再倍发热，日晡时烦躁者，不食，食则谵语，至夜即愈，宜大承气汤主之。热在里，结在膀胱也。”[1]69

之后晋代王叔和《脉经》[2]438，隋代巢元方《诸病源候论》[3]204，唐代孙思邈《备急千金要方》[4]80 记载本病均沿用《金匮要略》，称本病为“恶露不尽”。如晋代王叔和《脉经》卷九：“妇人产后七、八日，无太阳证，少腹坚痛，此恶露不尽。”[2]438 隋代巢元方《诸病源候论》卷四十四：“产伤于经血，其后虚损未平复，或劳役损动，而血暴崩下，遂因淋沥不断时来，故为崩中恶露不尽。”[3]204 唐代孙思邈《备急千金要方》卷三：“干地黄汤……治产后恶露不尽，除诸疾，补不足方。”[4]80

“恶露不绝”作为本病的名称始见于唐代王焘《外台秘要》卷三十四：“深师：疗产后虚冷下血，及水谷下痢，昼夜无数，兼疗恶露不绝，龙骨丸方。”[5]1019 同时，该书也记载有“恶露不尽”名称，如卷三十四：“又隐居效方泽兰汤，疗产后恶露不尽，腹痛，往来兼满，少气。”[5]1019

宋金元时期，有的称本病为“恶露不绝”，如宋代王怀隐《太平圣惠方》卷八十：“夫恶露不绝者，由产后伤于经血，虚损不足。或分解之时，恶血不尽，在于腹中，而脏腑挟于宿冷，致气血不调。故令恶露淋沥不绝也。”[6]368 宋代赵佶《圣济总录》卷一百六十一：“治产后恶露不绝，心闷气短，艾叶饮方。”[7]1529 有的称本病为“恶露不尽”，如元代危亦林《世医得效方》卷十四：“黑神散……治产后恶露不尽，或胎衣不下，攻冲心腹，胸膈痞满，或脐腹坚胀撮痛，及神昏血晕，眼花口噤，产后瘀血诸疾。”[8]599 有的则“恶露不绝”与“恶露不尽”并用，如宋代陈自明《妇人大全良方》卷二十：“夫产后恶露不绝者，由产后伤于经血，虚损不足。或分解之时，恶血不足，在于腹中，而脏腑挟于宿冷，致气血不调，故令恶露淋沥不绝也。”[9]350 又曰：“产后恶露不尽，腹痛者何？答曰：产后恶血虽常通行，或因外感五邪，内伤七气，致令斩然而止；余血停积，壅滞不行，所下不尽，故令腹痛。”[9]354 此外，这一时期尚出现了本病的另一个名称“恶露不止”，如宋代严用和《严氏济生方·妇人门》：“治妊娠临产难生，或胎衣不下，产后血晕，不省人事，状如中风，血崩，恶露不止，腹中刺痛……”[10]209

明清时期，相关著作大多以“恶露不绝”为正名，如明代朱橚《普济方》卷三百四十六：“夫恶露不绝者，由产后伤于经血，虚损不足。或分解之时，恶露不尽，在于腹中，而脏腑挟于宿冷，致气血不调。故令恶露淋沥不绝也。”[11]766 清代程国彭《医学心悟》卷五：“产后恶露不绝，大抵因产时劳伤经脉所致也。其症若肝气不和，不能藏血者，宜用逍遥散。”[12]347 清代郑玉坛《彤园医书》卷五：“加味四物汤……治恶露日久不绝，或如豆汁，或带紫黑。”[13]237 同时“恶露不尽”“恶露不止”亦有沿用。如明代朱橚《普济方》[11]754、赵献可《邯郸遗稿》[14]54 沿用“恶露不尽”；明代武之望《济阴纲目》[15]347，清代竹林寺僧《竹林寺女科二种》[16]248 沿用“恶露不止”。此外，这一时期尚出现了本病的异名“恶露不净”，如明代李梴《医学入门》卷七：“妇人小儿外科用药赋……如产后下血过多，加蒲黄；恶露不净，加当归、红花；呕，加生姜；上热下冷，加荆芥。”[17]1228 清代傅山《傅青主女科·水肿》：“产后恶露不净，停留胞络，致令浮肿，若以水气治之，投以甘遂等药误矣。但服调经散则血行而肿消矣。”[18]115

现代有关著作中，《中医药学名词》[19]262 以“恶露不净”作为本病的正名，而其他大多著作均沿用《外台秘要》的记载以"恶露不绝"作为本病的正名，如《中医大辞典》[20]1213《中国医学百科全书·中医学》[21]1924《中医临床诊疗术语·疾病部分》[22]41《中医辞海》[23]1003《中医药常用名词术语辞典》[24]305《中国中医药学术语集成·基础理论与疾病》[25]242《中医妇科学》[26]211《中国中医药主题词表》[27]192《WHO 西太平洋传统医学名词术语国际标准》[28]185。同时以"恶露不尽""恶露不止"作为本病的曾称，如《中医大辞典》："恶露不绝……病名。见《妇人良方大全》卷二十。又名恶露不止、恶露不尽。"[20]1213《中医药常用名词术语辞典》："恶露不绝……疾病。见《妇人大全良方》卷二十。又名恶露不尽、恶露不止。产后恶露持续 3 周以上，仍淋漓不尽。多由中气虚陷、冲任不固、血失统摄，或热伤冲任、迫血妄行，或瘀阻冲任所致。"[24]305

五、文献辑录

《金匮要略·妇人产后病脉证治》："产后七八日，无太阳证，少腹坚痛，此恶露不尽，不大便，烦躁发热，切脉微实，再倍发热，日晡时烦躁者，不食，食则谵语，至夜即愈，宜大承气汤主之。热在里，结在膀胱也。"[1]69

《脉经》卷九："妇人产后七八日，无太阳证，少腹坚痛，此恶露不尽，不大便四、五日，趺阳脉微，实再倍，其人发热，日晡所烦躁者，不能食，谵语，利之则愈，宜承气汤。"[2]438

《诸病源候论》卷四十四："产伤于经血，其后虚损未平复，或劳役损动，而血暴崩下，遂因淋沥不断时来，故为崩中恶露不尽。"[3]204

《备急千金要方》卷三："干地黄汤……治产后恶露不尽，除诸疾，补不足方。"[4]80

《外台秘要》卷三十四："深师：疗产后虚冷下血，及水谷下痢，昼夜无数，兼疗恶露不绝，龙骨丸方。"[5]1019"又隐居效方泽兰汤，疗产后恶露不尽，腹痛，往来兼满，少气。"[5]1019

《太平圣惠方》卷八十："夫恶露不绝者，由产后伤于经血，虚损不足。或分解之时，恶血不尽，在于腹中，而脏腑挟于宿冷，致气血不调。故令恶露淋沥不绝也。"[6]368

《圣济总录》卷一百六十一："治产后恶露不绝，心闷气短，艾叶饮方。"[7]1529

《世医得效方》卷十四："黑神散……治产后恶露不尽，或胎衣不下，攻冲心腹，胸膈痞满，或脐腹坚胀撮痛，及神昏血晕，眼花口噤，产后瘀血诸疾。"[8]599

《妇人大全良方》卷二十卷："夫产后恶露不绝者，由产后伤于经血，虚损不足。或分解之时，恶血不足，在于腹中，而脏腑挟于宿冷，致气血不调，故令恶露淋沥不绝也。"[9]350"论曰：产后恶露不尽，腹痛者何？答曰：产后恶血虽常通行，或因外感五邪，内伤七气，致令斩然而止；余血停积，壅滞不行，所下不尽，故令腹痛。《产宝》云：皆因妊娠当风取凉，则胞络有冷，至于产时，其血必少。或新产时而取风凉，皆令风冷搏于血，血则壅滞不得宣通，蓄积在内，有时恶露不尽，故令腹痛。"[9]354

《严氏济生方·妇人门》："治妊娠临产难生，或胎衣不下，产后血晕，不省人事，状如中风，血崩，恶露不止，腹中刺痛，血滞浮肿，血入心经，语言颠倒，如见鬼神，血风相搏，身热头痛，或类疟状，胎前产后，一切危急狼狈垂死，以此药灌三四丸，无不救活者。"[10]209

《普济方》卷三百四十六："夫恶露不绝者，由产后伤于经血，虚损不足。或分解之时，恶露不尽，在于腹中，而脏腑挟于宿冷，致气血不调。故令恶露淋沥不绝也。"[11]766"桃仁汤……治产后往来寒热，恶露不尽。桃仁（五两），吴茱萸（二升），黄芪、当归、芍药（各三两），生姜、醍醐（百炼酥）、柴胡（各八两）。"[11]754

《医学心悟》卷五："产后恶露不绝，大抵因产时劳伤经脉所致也。其症若肝气不和，不能藏血者，宜用逍遥散。若脾气虚弱，不能统血者，宜用归脾汤。若气血两虚，经络亏损者，宜用八珍汤。若瘀血停积，阻碍新血，不得归经者，其病腹痛拒按，宜用归芎汤送下失笑丸，先去其瘀而后补其新，则血归经矣。”[12]347

《彤园医书》卷五：“加味四物汤……治恶露日久不绝，或如豆汁，或带紫黑。当归、生地、熟地、炒芍、川芎、炒阿胶（各钱半），白芷、黑姜、炒蒲黄、小蓟根（各一钱）。”[13]237

《邯郸遗稿》卷四：“产妇胞衣不下，恶露不尽，攻冲心腹刺痛，或血晕神昏，眼黑，口噤，宜服黑神散。”[14]54

《济阴纲目》卷十一：“疗产后七八日，恶露不止。败酱草（眉批：败酱治多年凝血，产后诸病腹痛，则此亦去故生新药也）、当归（各六分），芍药、续断（各八分），川芎、竹茹（各四分），生地黄（炒干，十二分）。”[15]347

《竹林寺女科二种》卷三：“产后恶露不止，小便急痛者，宜磨块四物汤。”[16]248

《医学入门》卷七：“妇人小儿外科用药赋……如产后下血过多，加蒲黄；恶露不净，加当归、红花；呕，加生姜；上热下冷，加荆芥。”[17]1228

《傅青主女科·水肿》：“产后恶露不净，停留胞络，致令浮肿，若以水气治之，投以甘遂等药误矣。但服调经散则血行而肿消矣。”[18]115

《中医药学名词》：“恶露不净 prolonged lochiorrhea 以产后恶露持续3周以上，仍淋漓不尽为主要表现的疾病。”[19]262

《中医大辞典》：“恶露不绝……病名。见《妇人良方大全》卷二十。又名恶露不止、恶露不尽。”[20]1213

《中医学》：“恶露不绝……产后恶露持续20日以上，仍淋漓不断者，称恶露不绝。见《妇人大全良方》。也称恶露不尽。见《诸病源候论》。”[21]1924

《中医临床诊疗术语·疾病部分》：“（产后）恶露不绝（净）……多因血热、血瘀、气虚，气血运行失常，或感染邪毒所致。以恶露持续3周以上仍淋漓不净为主要表现的产后疾病。”[22]41

《中医辞海》：“恶露不绝……妇科病证名。指胎盘娩出后，经阴道排出胞宫内的余血浊液超过三周以上的淋漓不断的病证。见《妇人良方大全》卷二十。又名恶露不出，恶露不尽。”[23]1003

《中医药常用名词术语辞典》：“恶露不绝……疾病。见《妇人大全良方》卷二十。又名恶露不尽、恶露不止。产后恶露持续3周以上，仍淋漓不尽。多由中气虚陷、冲任不固、血失统摄，或热伤冲任、迫血妄行，或瘀阻冲任所致。”[24]305

《中国中医药学术语集成·基础理论与疾病》：“恶漏不绝……属于产后病症状。产后由阴道排出的瘀浊败血，称为恶漏，一般应在产后20日左右排尽，产后恶露持续3周以上，仍淋漓不尽者，称为‘恶露不绝’。又称‘恶露不尽’‘恶露不止’。”[25]242

《中医妇科学》：“产后血性恶露持续2周以上，仍淋漓不断者，称为‘恶露不绝’。又称‘恶露不尽’‘恶露不止’。”[26]211

《中国中医药主题词表》：“恶露不绝……属产褥期疾病……多因血热、血瘀、气虚，气血运行失常，或感染邪毒所致。以恶露持续3周以上仍淋漓不净为主要表现的产后疾病。”[27]192

《WHO西太平洋传统医学名词术语国际标准》：“恶露不绝 abnormally prolonged discharge of lochia for more than 3 weeks after childbirth, the same as lochiorrhea。”[28]185

[1] [汉]张仲景.金匮要略[M].北京：中国医药科技出版社，2018：69.

[2] [晋]王叔和.脉经[M].北京：中国医药科技出版社，1998：438.

[3] [隋]巢元方.诸病源候论[M].黄作阵点校.沈阳：辽宁科学技术出版社，1997：204.

[4] [唐]孙思邈.备急千金要方[M].魏启亮，郭瑞华点校.北京：中医古籍出版社，1999：80.

[5] [唐]王焘.外台秘要[M].太原：山西科学技术出版社，2013：1019.

[6] [宋]王怀隐.太平圣惠方校注：8[M].田文敬，等校注.郑州：河南科学技术出版社，2015：368.

[7] [宋]赵佶.圣济总录校注：下[M].王振国，杨金萍主校.上海：上海科学技术出版社，2016：1529.

[8] [元]危亦林.世医得效方[M].北京：中国中医药出

版社，2009：599.

[9] [宋] 陈自明. 妇人大全良方[M]. 北京：中国中医药出版社，2007：350，354.

[10] [宋] 严用和. 重辑严氏济生方[M]. 北京：中国中医药出版社，2007：209.

[11] [明] 朱橚. 普济方：第8册[M]. 北京：人民卫生出版社，1959：754，766.

[12] [清] 程国彭. 医学心悟[M]. 上海：第二军医大学出版社，2005：347.

[13] [清] 郑玉坛. 彤园医书[M]//湖湘名医典籍精华. 长沙：湖南科学技术出版社，2000：237.

[14] [明] 赵养葵. 邯郸遗稿[M].《浙江中医杂志》编辑部校点. 杭州：浙江科学技术出版社，1984：54.

[15] [明] 武之望. 济阴纲目[M]. 张黎临，王清校注. 北京：中国中医药出版社，1998：347.

[16] [清] 竹林寺僧人. 竹林寺女科二种[M]. 由昆，等点校. 北京：中医古籍出版社，1993：248.

[17] [明] 李梴. 医学入门[M]. 南昌：江西科学技术出版社，1988：1228.

[18] [清] 傅山. 傅青主女科[M]. 太原：山西科学技术出版社，2018：115.

[19] 中医药学名词审定委员会. 中医药学名词[M]. 北京：科学出版社，2011：262.

[20] 李经纬，邓铁涛，等. 中医大辞典[M]. 北京：人民卫生出版社，1995：1213.

[21]《中医学》编辑委员会. 中医学[M]//钱信忠. 中国医学百科全书. 上海：上海科学技术出版社，1997：1924.

[22] 国家技术监督局. 中医临床诊疗术语：疾病部分[M]. 北京：中国标准出版社，1997：41.

[23] 袁钟，图娅，彭泽邦，等. 中医辞海：上册[M]. 北京：中国医药科技出版社，1999：1003.

[24] 李振吉. 中医药常用名词术语辞典[M]. 北京：中国中医药出版社，2001：305.

[25] 宋一伦，杨学智，等. 基础理论与疾病[M]//曹洪欣，刘保延. 中国中医药学术语集成. 北京：中医古籍出版社，2005：242.

[26] 马宝璋，齐聪. 中医妇科学[M]. 北京：中国中医药出版社，2012：211.

[27] 吴兰成. 中国中医药主题词表[M]. 北京：中医古籍出版社，2008：192.

[28] 世界卫生组织(西太平洋地区). WHO西太平洋传统医学名词术语国际标准[M]. 北京：北京大学医学出版社，2009：185.

（贾润霞）

4 · 053

缺乳

quē rǔ

一、规范名

【汉文名】缺乳。

【英文名】agalactia。

【注释】以哺乳期内，产妇乳汁甚少，甚则全无为主要表现的疾病。

二、定名依据

缺乳作为妇科病证的相关记载最早见于南北朝时期《小品方》，描述为产后而乳无汁。此后尚有“乳汁不行”“乳汁不下”“乳汁不通”“产后无乳汁”“产后乳无汁”等名称，但目前已很少使用。

“缺乳”一词始见于宋代陈师文《太平惠民和剂局方》，其后明代李梴《医学入门》、孙志宏《简明医彀》；清代朱世扬《诚求集》均沿用，但并非妇科病证名称，而是作为小儿疳病、夜啼的发病原因，《诚求集》中提到了乳母缺乳，“乳汁不行”“乳汁不通”“产后无乳汁”“产后乳无汁”与“缺乳”涵义相同，根据术语定名原则中简明性、单义性的原则，选择“缺乳”作为哺乳期内，产妇乳汁甚少，甚则全无这一疾病的规范名称。

现代相关著作如国标《中医临床诊疗术语·疾病部分》《中国中医药学术语集成·基础理论与疾病》；现代有代表性的辞书类著作如《中医药常用名词术语辞典》《中医大辞典》《中医辞海》等；以及全国高等中医药院校规划教材《中医妇科学》均以“缺乳”作为这一疾病的正

名。这些均说明在中医妇科临床实践中用"缺乳"作为这一妇科病名的规范名已达成共识。《中医病证诊断疗效标准》以"产后缺乳"作为正名;《中国医学百科全书·中医学》以"产后乳汁不行"作为正名。

我国2011年出版的全国科学技术名词审定委员会公布的《中医学名词·内科学 妇科学 儿科学》已以"缺乳"作为规范名。所以"缺乳"作为规范名也符合术语定名的协调一致原则。

三、同义词

【曾称】"产后乳无汁"(《诸病源候论》);"乳汁不行"(《太平圣惠和剂局方》);"产后无乳汁"(《普济方》);"乳汁不通"(《济阴纲目》)。

四、源流考释

缺乳的相关症状在南北朝《小品方》中就有记载,描述为产后而乳无汁。[1]144 隋代巢元方专设产后乳无汁候,提出发病原因为产后则水血俱下,津液暴竭,经血不足所致。如《诸病源候论》卷四十四:"产后乳无汁候……妇人手太阳、少阴之脉,下为月水,上为乳汁。妊娠之人,月水不通,初以养胎,既产则水血俱下,津液暴竭,经血不足者,故无乳汁也。"[2]444 唐代孙思邈《备急千金要方》记载了钟乳汤可以治疗妇人乳无汁。[3]33 唐代昝殷《经效产宝》亦称"产后乳无汁"。[4]28 如卷下:"产后乳无汁方论第三十九……论曰:气血虚弱,经络不通所致也……疗产后乳无汁,土瓜根、漏芦各三两,甘草二两,通草四两,右水八升,煎取两升,分温三服,忌如常法。"[4]28

宋金元时期,关于产后缺乳的描述有"乳汁不行""乳汁不下""乳脉不行""汁不得出"等,如宋代《太平惠民和剂局方》卷下:"漏芦散……治乳妇气脉壅塞,乳汁不行,及经络凝滞,乳内胀痛,留蓄邪毒,或作痈肿。此药服之,自然内消,乳汁通行。"[5]90 本书中还出现了"缺乳"一词,如卷十:"肥儿丸……治小儿疳病者,多因缺乳,食吃太早所致。"[5] 这里的"缺乳"并非妇科病证名称,而是作为小儿疳病的发病原因。在陈无择《三因极一病证方论》称"乳脉不行",指出有气血盛而壅闭不行者,有血少气弱涩而不行者。虚当补之,盛当疏之。[6]253 金代张子和《儒门事亲》称"乳汁不下",并指出妇人天生无乳者,不治。[7]125 元代朱丹溪《格致余论》论述怒忿郁闷以致厥阴之气不行,窍不得通,而汁不得出。[8]35

明清时期,多沿用"乳汁不行",并详述了产后其发病原因及治疗。如明代武之望《济阴纲目》[9]263、倪朱谟《本草汇言》[10]598、沈金鳌《杂病源流犀烛》[11]436;清代郑玉坛《彤园妇人科》[12]235,236、鲍相璈《验方新编》[13]449 等。如《本草汇言》卷九:"皂荚刺(《袖珍方》):治产后乳汁不行,乳房肿胀,或腋下肿胀,欲成痈毒者。用皂荚刺、蔓荆子各等分,炒焦,为细末,每服三钱,白酒调服,三服立消。"[10]598《杂病源流犀烛》卷二十七:"胸膈脊背乳病源流……若产后乳汁不行,有由气血弱而枯涸者,当补宜通乳汤,有由气血盛而壅阻者,当疏宜漏芦散。"[11]436《彤园妇人科》卷六:"乳疾门……《三因方》云:产后乳汁不行有三种,一因血气盛,壅闭不行者,法当疏散,用漏芦、木通、花粉、山甲之类;一因血少气弱,滞涩不行者,法当补虚,用炼成钟乳粉、鲫鱼、猪蹄之类;一因郁怒伤肝,乳房肿痛汁少者,用柴胡、芍药、香附、青皮、栀仁、丹皮之类以清肝火。"[12]235,236

这一时期,医学著作不断涌现,病名仍然不统一,有"产后无乳汁""产后无乳""乳汁不通""产后乳无汁""乳少""乳汁不足"等,如明代朱橚《普济方》[14]4379、陶本学《孕育玄机》[15]117 称"产后无乳汁"。明代武之望《济阴纲目》在卷之十四"乳病门"中把乳汁不行又称"乳汁不通""产后乳无汁""产后无乳"等;[9]263 明代龚廷贤《寿世保元》称"产后无乳";[16]318 明代陶本学《孕育玄机》称"产后乳少";[15]117 明代张景岳《景岳全书》[17]457 称"乳少",云妇人乳汁,乃冲任气血所化,故下则为经,上则为乳。若产后乳迟乳少或无乳者，由气血之不足、冲任虚弱所致。文献中出现的“缺乳”一词并非妇科病证名称，而是作为小儿疳病、夜啼的发病原因。如明代孙志宏《简明医彀》卷之六：“疳疾……或因缺乳，饮食太早而成。”[18]332 李梴《医学入门》卷五：“蛔疳，因缺乳，粥饭肉食太早，肠胃停蓄甜腻，化为蛔虫。”[19]422 清代朱世扬提到了乳母缺乳，但并非专指妇科病证名，如《诚求集》：“夜啼……或儿生口疳重舌，而不能吮乳则作啼，或乳母缺乳，儿饥亦啼。”[20]68

现代相关著作如国标《中医临床诊疗术语·疾病部分》[21]42，普通高等教育中医药类规划教材《中医妇科学》[22]222《中医药学名词》[23]164《中国中医药学术语集成·基础理论与疾病》[24]252 及现代有代表性的辞书类著作《中医药常用名词术语辞典》[25]314《中医大辞典》[26]1430《中医辞海》[27]1059 等均以“缺乳”作为规范名记载。也有著作记载别称的，如《中国医学百科全书·中医学》[28]1929 以“产后乳汁不行”命名；《中医病证诊断疗效标准》[29]249《实用中医妇科学》[30]219 以“产后缺乳”一词来表述这一病证。

总之，产后缺乳在古代医籍中名称繁多，而现代著作较统一，多以“缺乳”作为正名，这说明在中医妇科临床实践中用“缺乳”用为正名已达成共识。我国2011年出版的由全国科学技术名词审定委员会审定公布的《中医药学名词》将“缺乳”释义为“以哺乳期内，产妇乳汁甚少，甚则全无为主要表现的疾病”[23]164，客观准确地描述了产后乳汁少这一病证的特点。

五、文献辑录

《小品方》第七卷：“治产后诸方……治产后而乳无汁者，下乳散方最验。钟乳（五分），通草（五分），漏芦（二分），桂心（二分），栝蒌（一分），甘草（一分），凡六物，捣筛，饮服方寸匕，日三。”[1]144

《诸病源候论》卷四十四：“产后乳无汁候妇人手太阳、少阴之脉，下为月水，上为乳汁。妊娠之人，月水不通，初以养胎，既产则水血俱下，津液暴竭，经血不足者，故无乳汁也。”[2]444

《备急千金要方》卷二：“下乳第九……治妇人乳无汁方，钟乳汤。”[3]33

《经效产宝》卷之下：“产后乳无汁方论第三十九……论曰：气血虚弱，经络不通所致也……疗产后乳无汁，土瓜根、漏芦各三两，甘草二两，通草四两，上水八升，煎取两升，分温三服，忌如常法。”[4]28

《太平惠民和剂局方》卷下：“漏芦散……治乳妇气脉壅寒，乳汁不行，及经络凝滞，乳内胀痛，留蓄邪毒，或作痈肿。此药服之，自然内消，乳汁通行。”[5]90

卷十：“肥儿丸……治小儿疳病者，多因缺乳，食吃太早所致。”[5]90

《三因极一病证方论》卷十八：“下乳治法产妇有三种乳脉不行：有气血盛而壅闭不行者，有血少气弱涩而不行者。虚当补之，盛当疏之。盛者，当用通草、漏芦、土瓜根辈；虚者，当用成炼钟乳粉、猪蹄、鲫鱼之属，概可见矣。”[6]253

《儒门事亲》卷五：“乳汁不下七十二……夫妇人有天生无乳者，不治。或因啼哭悲怒郁结，气溢闭塞，以致乳脉不行，用精猪肉清汤，调和美食，于食后调益元散五、七钱，连服三、五服，更用木梳梳乳，周回百余遍，则乳汁自下也。”[7]125

《格致余论》：“乳硬论……乳房，阳明所经；乳头，厥阴所属。乳子之母，不知调养，怒忿所逆，郁闷所遏，厚味所酿，以致厥阴之气不行，故窍不得通，而汁不得出。”[8]35

《普济方》卷二百五十九：“食治产后……猪蹄羹方：治产后乳汁不下：又猪蹄羹方，治产后无乳汁。”[14]4379

《寿世保元》卷七：“通乳……一论妇人素禀怯弱，血气虚耗，产后无乳，宜补养之剂，用当归补血汤。”[16]318

《济阴纲目》卷之十四：“乳汁不行……通草散……治产后血气盛实，乳汁不通……产宝方……治产后乳无汁……当归补血加葱白汤：

治产后无乳。"[9]263

《孕育玄机》卷下："乳吹……妒乳……又方：治产后无乳汁。""乳汁少……产后乳少，若气血虚弱不能化生，宜壮脾胃；怒动胆火而乳汁少，宜清肝火。"[15]117

《本草汇言》卷之九："皂荚刺……《袖珍方》：治产后乳汁不行，乳房肿胀，或腋下肿胀，欲成痈毒者。用皂荚刺、蔓荆子各等分，炒焦，为细末，每服三钱，白酒调服，三服立消。"[10]598

《景岳全书》卷之三十九"妇人规"："乳少……妇人乳汁，乃冲任气血所化，故下则为经，上则为乳。若产后乳迟乳少者，由气血之不足，而犹或无乳者，其为冲任之虚弱无疑也。"[17]457

《医学入门》卷五："蛔疳，因缺乳，粥饭肉食太早，肠胃停蓄甜腻，化为蛔虫。"[19]422

《简明医彀》卷之六："疳疾……小儿油腻生冷，乳食太过，则脾胃不能运行，疳疾之证成矣。或因缺乳，饮食太早而成。则腹大青筋，大便溏泄，小便白色，上热门臭，发竖毛焦，四肢瘦怯。"[18]332

《杂病源流犀烛》卷二十七："胸膈脊背乳病源流……若产后乳汁不行，有由气血弱而枯涸者，当补宜通乳汤，有由气血盛而壅阻者，当疏，宜漏芦散。"[11]436

《彤园妇人科》卷六："乳疾门……《三因方》云：产后乳汁不行有三种，一因血气盛，壅闭不行者，法当疏散，用漏芦、木通、花粉、山甲之类；一因血少气弱，滞涩不行者，法当补虚，用炼成钟乳粉、鲫鱼、猪蹄之类；一因郁怒伤肝，乳房肿痛汁少者，用柴胡、芍药、香附、青皮、栀仁、丹皮之类以清肝火。"[12]235,236

《验方新编》卷二十："妇科产后门……产后乳汁不行，身体壮热，头目昏痛，或乳下发热身痛，玉露散主之。"[13]449

《诚求集》："夜啼……或儿生口疳重舌，而不能吮乳则作啼，或乳母缺乳，儿饥亦啼。"[20]68

《中医临床诊疗术语·疾病部分》："缺乳……多因气血不足，不能生乳，或肝气郁结，乳汁阻滞所致。以产妇在哺乳期乳汁甚少或全无为主要表现的产后疾病。"[21]42

《中医大辞典》："缺乳……见《济阴纲目》卷十三。多因产后气血亏虚，乳汁化源不足，或肝郁气滞，气血运行不畅，乳汁壅滞不行所致。"[26]1430

《实用中医妇科学》："产后缺乳……产后乳汁甚少或全无。亦称'产后乳汁不行''产后乳汁不足'。"[30]219

《中国医学百科全书·中医学》："产后乳汁不行……产后乳汁甚少或全无。见《妇人大全良方》。《诸病源候论》名为产后乳无汁，又名缺乳。见《济阴纲目》。"[28]1929

《中医辞海》："缺乳……指产后乳汁甚少或全无的病证。见《济阴纲目》卷十三。"[27]1059

《中国中医药学术语集成·基础理论与疾病》："缺乳……哺乳期内，产妇乳汁甚少，或全无。异名：乳汁不行、乳汁不足。"[24]252

《中医妇科学》："缺乳……哺乳期内，产妇乳汁甚少，或全无。又称'乳汁不足'或'乳汁不行'。"[22]222

《中医病证诊断疗效标准》："产后缺乳……系因气血不足，不能生乳，或肝郁气滞，乳脉壅塞，导致产妇在哺乳期乳汁甚少或全无，亦称产后乳汁不行。"[29]249

《中医药学名词》："缺乳……以哺乳期内，产妇乳汁甚少，甚则全无为主要表现的疾病。"[23]263

《中医药常用名词术语辞典》："缺乳……见《济阴纲目》卷十三。又名乳汁不行、乳汁不通。哺乳期内，产妇乳汁甚少，甚则全无。多由气血虚弱、化源不足，或肝郁气滞，经脉涩滞所致。"[25]314

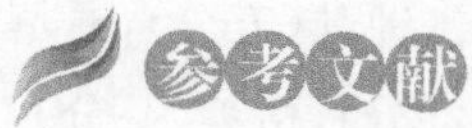

［1］［南北朝］陈延之．小品方［M］．高文铸辑校注释．北京：中国中医药出版社，1995：144．

［2］［隋］巢元方．诸病源候论［M］．刘宇，孙冬莉校注．北京：北京科学技术出版社，2016：444．

［3］［唐］孙思邈．备急千金要方［M］．焦振廉，等校注．北

京：中国医药科技出版社，2011：33.
[4] [唐]昝殷.经效产宝[M].北京：人民卫生出版社，1955：28.
[5] [宋]陈承.太平惠民和剂局方[M].彭建中，魏富有点校.沈阳：辽宁科学技术出版社，1997：90.
[6] [宋]陈言.三因极一病证方论[M].北京：人民卫生出版社，1957：253.
[7] [金]张从正.儒门事亲[M].刘更生点校.天津：天津科学技术出版社，2000.125.
[8] [元]朱丹溪.格致余论[M].刘学义校注.北京：中国医药科技出版社，2008：35.
[9] [明]武之望.济阴纲目[M].吴少祯主编.北京：中国医药科技出版社，2014：263.
[10] [明]倪朱谟.本草汇言[M].戴慎，陈仁寿，虞舜点校.上海：上海科学技术出版社，2005：598.
[11] [清]沈金鳌.杂病源流犀烛[M].李占永，李晓林校注.北京：中国中医药出版社，1994：436.
[12] [明]郑玉坛.彤园妇人科[M].江凌圳校注.北京：中国中医药出版社，2015：235，236.
[13] [清]鲍相璈.验方新编[M].[清]梅启照增辑，李世华校注.北京：中国中医药出版社，1994：449.
[14] 朱橚.普济方：第6册[M].北京：人民卫生出版社，1960：4379.
[15] [明]陶本学.孕育玄机[M].邓月娥校注.北京：中国中医药出版社，2015：117.
[16] [明]龚廷贤.寿世保元[M].鲁兆麟校注.北京：人民卫生出版社，2001：318.
[17] [明]张景岳.景岳全书[M].李玉清，等校注.北京：中国医药科技出版社，2011：457.
[18] [明]孙志宏.简明医彀[M].余瀛鳌点校.北京：人民卫生出版社，1984：332.
[19] [明]李梴.医学入门[M].金嫣莉校注.北京：中国中医药出版社，1995：422.
[20] [清]朱世扬.诚求集[M].陈嘉训点校.上海：上海科学技术出版社，2004：68.
[21] 国家技术监督局.中医临床诊疗术语：疾病部分[M].北京：中国标准出版社，1997：42.
[22] 马宝璋，齐聪.中医妇科学[M].北京：中国中医药出版社，2012：222.
[23] 中医药学名词审定委员会.中医药学名词[M].北京：科学出版社，2005：164.
[24] 宋一伦，杨学智.基础理论与疾病[M]//曹洪欣，刘保延.中国中医药学术语集成.北京：中医古籍出版社，2005：252.
[25] 李振吉.中医药常用名词术语辞典[M].北京：中国中医药出版社，2001：314.
[26] 李经纬，余瀛鳌，蔡景峰，等.中医大辞典[M].北京：人民卫生出版社，2004：1430.
[27] 袁钟，图娅，彭泽邦，等.中医辞海：上册[M].北京：中国医药科技出版社，1999：1059.
[28] 《中医学》编辑委员会.中医学[M]//钱信忠.中国医学百科全书.上海：上海科学技术出版社，1997：1929.
[29] 国家中医药管理局.中医病证诊断疗效标准[M].南京：南京大学出版社，1994：249.
[30] 刘敏如，欧阳惠卿.实用中医妇科学[M].上海：上海科学技术出版社，1997：219.

（张慧珍）

4·054

脏躁

zāng zào

一、规范名

【汉文名】脏躁。

【英文名】hysteria。

【注释】以精神抑郁，心中烦乱，无故悲伤欲哭，哭笑无常，呵欠频作为主要表现的情志疾病。

二、定名依据

脏躁的相关记载始见于汉代张仲景《金匮要略》，并以“脏躁”作为本病的名称。虽然此后晋代王叔和《脉经》记载本病名称时称为“脏燥”，但目前的相关著作已很少将其作为本病的正名。

宋代之后的相关著作在记载本病名称时大多沿用《金匮要略》以“脏躁”作为本病名称，如：宋代《三因极一病证方论》《妇人大全良方》，明代《普济方》《万氏女科》《急救良方》《古今医统大全》《赤水玄珠》，清代《本草易读》《种福堂公

选良方》《彤园医书》《竹林寺女科二种》等。这些著作均为历代的重要著作，对后世有较大影响。所以“脏躁”作为规范名便于达成共识，符合术语定名的约定俗成原则。

现代相关著作，如《中医大辞典》《中国医学百科全书·中医学》《中医临床诊疗术语·疾病部分》《中医辞海》《中医药常用名词术语辞典》《中国中医药学术语集成·基础理论与疾病》《WHO西太平洋传统医学名词术语国际标准》，以及全国高等中医药院校规划教材《中医妇科学》等均以“脏躁”作为规范名，这些均说明“脏躁”作为规范名已成为共识。

我国2011年出版的全国科学技术名词审定委员会审定公布的《中医药学名词》已以“脏躁”作为规范名。所以“脏躁”作为规范名也符合术语定名的协调一致原则。

三、同义词

【曾称】“脏燥”(《脉经》)。

四、源流考释

“脏躁”作为本病的名称始见于汉代张仲景《金匮要略》，同时该书尚记载有本病的相关症状。如该书“妇人杂症脉证并治”曰：“妇人脏躁，喜悲伤欲哭，象如神灵所作，数欠伸，甘麦大枣汤治之。”[1]72

西晋王叔和《脉经》将本病称为“脏燥”，如卷九：“平咽中如有炙脔喜悲热入血室腹满证……妇人脏燥，喜悲伤，欲哭，象如神灵所作，数欠，甘草小麦汤主之。”[2]450 在这里“脏燥”与“脏躁”的含义相同。

宋元时期记载本病大多沿用《金匮要略》记载以“脏躁”为正名，如宋代陈言《三因极一病证方论》卷十八：“小麦汤……治妇人脏躁，喜悲伤欲哭，状若神灵所作，数呻欠。小麦(一升)，甘草(三两)。”[3]377 宋代陈自明《妇人大全良方》卷十五：“妊娠脏躁悲伤方论……大枣汤……治妇人脏躁，悲伤欲哭，象若神灵，数欠者，皆主之。”[4]285 同时尚有部分著作沿用了本词曾称“脏燥”，如宋代齐仲甫《女科百问》卷上：“问妇人喜少怒多悲泣不止者，何也？答曰：妇人无故悲泣不止，象如神灵，或以祟祈祷，终不应。《金匮》谓之‘燥脏’是也，为所欲不称其意，大枣汤主之。大枣汤，治妇人脏燥。”[5]23

明清时期，有的以“脏躁”为正名，如明代的朱橚《普济方》[6]1023、万全《万氏女科》[7]374、张时彻《急救良方》[8]61、徐春甫《古今医统大全》[9]920、孙一奎《赤水玄珠》[10]470，清代汪讱庵《本草易读》[11]115、叶天士《种福堂公选良方》[12]145、郑玉坛《彤园医书》[13]210、竹林僧人《竹林寺女科二种》[14]192。如明代朱橚《普济方》卷三百五十五记载：“甘草小麦大枣汤……治妇人脏躁，喜悲伤欲哭，象如神灵所作，数欠伸。”[6]1023 明代万全《万氏女科》卷二曰：“孕妇忽然无故悲惨哭泣，状若邪祟者，此脏躁症也，枣麦汤主之。”[7]374 明代孙一奎《赤水玄珠》卷二十二记载：“淡竹茹汤……妊娠心虚惊悸，脏躁悲伤，或作虚烦。”[10]470 清代汪讱庵《本草易读》卷三曰：“甘麦大枣汤……治脏躁悲哭。”[11]115 有的沿用“脏燥”之名，如明代李时珍《本草纲目》[15]162、明代李中梓《本草征要》[16]137、明代赵以德《金匮玉函经二注》[17]342、清代罗国纲《罗氏会约医镜》[18]432 等。

现代有关著作均以“脏躁”作为本病证的正名，如《中国医学百科全书·中医学》[19]1828 和国标《中医临床诊疗术语疾病部分》[20]5《中医辞海》[21]1090《中医药常用名词术语辞典》[22]46《中国中医药学术语集成·基础理论与疾病》[23]255《中医妇科学》[24]344《WHO西太平洋传统医学名词术语国际标准》[25]185《中医药学名词·内科学 妇科学 儿科学》[26]171《中医大辞典》[27]1453 等；同时以“脏燥”作为本病证的异名，如《中医辞海》：“脏躁……病证名。亦称脏燥。是由情志内伤所致，抑郁伤神、心神惑乱为主要病机，以精神忧郁、烦躁不宁、悲忧善哭、喜怒无常为主要临床表现的一种疾病。多发于青中年女性。”[21]1090

五、文献辑录

《金匮要略·妇人杂症脉证并治》:"妇人脏躁,喜悲伤欲哭,象如神灵所作,数欠伸,甘麦大枣汤治之。"[1]72

《脉经》卷九:"平咽中如有炙脔喜悲热入血室腹满证第六……妇人脏躁,喜悲伤,欲哭,象如神灵所作,数欠,甘草小麦汤主之。"[2]450

《三因极一病证方论》卷十八:"小麦汤……治妇人脏躁,喜悲伤欲哭,状若神灵所作,数呻欠。小麦(一升),甘草(三两)。"[3]377

《妇人大全良方》卷十五:"大枣汤……治妇人脏躁,悲伤欲哭,象若神灵,数欠者,皆主之。甘草(三两),小麦(一升),大枣(十枚)。"[4]285

《女科百问》卷上:"问妇人喜少怒多悲泣不止者,何也?答曰:妇人无故悲泣不止,象如神灵,或以祟祈祷,终不应。《金匮》谓之'燥脏'是也,为所欲不称其意,大枣汤主之。大枣汤,治妇人脏燥。"[5]23

《普济方》卷三百五十五:"甘草小麦大枣汤……治妇人脏躁,喜悲伤欲哭,象如神灵所作,数欠伸。甘草(三两),小麦(一升),大枣(一枚)。"[6]1023

《万氏女科》卷二:"孕妇忽然无故悲惨哭泣,状若邪祟者,此脏躁症也,枣麦汤主之。"[7]374

《急救良方》卷二:"治妇人脏躁,悲伤欲哭,象鬼神所附者。用小麦一升,甘草二两,大枣五两,每服一两,水二盏,煎一盏服。"[8]61

《古今医统大全》卷二十四:"善悲证……妊娠四五个月,脏躁善悲伤,每昼日惨戚泪下,数欠申,象如神灵,祷与医皆无效,用仲景甘麦大枣汤,一投而愈。"[9]920

《赤水玄珠》卷二十二:"淡竹茹汤……妊娠心虚惊悸,脏躁悲伤,或作虚烦。"[10]470

《本草易读》卷三:"甘麦大枣汤:甘草(二钱),大枣(七个),小麦(一把)治脏躁悲哭。"[11]115

《种福堂公选良方》卷四:"经带崩漏……治妇人脏躁之症:好哭悲伤,颠狂骂人,如有鬼神。平时女人好哭,自己不知其故,服之最妙。"[12]145

《彤园医书》卷四:"孕妇无故,时时伤悲哀痛象,若神灵凭依者,名脏躁,乃因肺金燥也。肺主悲哀,胎热则火炎灼金,肺不能自持,故生悲伤。"[13]210

《竹林女科证治》卷二:"妊娠脏躁,无故悲泣,象如神灵数欠伸推。其故或由肺有风邪,或由寒水攻心,故无故而悲伤哭泣,宜甘麦大枣汤。若大便燥结,腹满努力难解,宜清燥汤。"[14]192

《本草纲目》卷四:"活血流气……大枣(妇人脏燥,悲哭如祟,同小麦、甘草,水煎服)。"[15]162

《本草征要》卷四:"小麦……味甘,性平。益心神,养胃气。以淮产者为佳,无壅滞生热之虑,有凉心润燥之功。故能治妇人脏燥。"[16]137

《金匮玉函经二注》卷二十二:"妇人脏燥(一作躁),喜悲伤欲哭,象如神灵所作,数欠伸,甘麦大枣汤主之。"[17]342

《罗氏会约医镜》卷十四:"枣麦甘草汤……治脏燥悲泣。"[18]432

《中国医学百科全书·中医学》:"脏躁……妇人无故悲伤,不能自制,甚或哭笑无常,频作呵欠者,称脏躁。"[19]1828

国标《中医临床诊疗术语·疾病部分》:"脏躁……因情志不舒,郁火内扰,或天癸将绝之时,阴血亏虚,阴阳失调,气机紊乱,心神不宁所致。以神情抑郁,烦躁不宁,悲伤欲哭等为主要表现的脑神疾病。"[20]5

《中医辞海》:"脏躁……病证名。亦称脏燥。是由情志内伤所致,忧郁伤神、心神惑乱为主要病机,以精神忧郁、烦躁不宁、悲忧善哭、喜怒无常为主要临床表现的一种疾病。多发于青中年女性。"[21]1090

《中医药常用名词术语辞典》:"脏躁……疾病。见《金匮要略·妇人杂病脉证并治》。以精神抑郁,心中烦乱,无故悲伤欲哭,哭笑无常,呵欠频作者为主要表现的情志疾病。多由心气不足、心失所养、神无所依,或肾阴不足、虚火妄动、上扰心神所致。"[22]46

《中国中医药学术语集成·基础理论与疾病》："脏躁……妇人精神抑郁，心中烦乱，无故悲伤欲哭，或哭笑无常，呵欠频作者，称为'脏躁'。"[23]255

《中医妇科学》："脏躁……妇女精神抑郁，心中烦乱，无故悲伤欲哭，或哭笑无常，呵欠频作者，称为'脏躁'。"[24]240

《WHO西太平洋传统医学名词术语国际标准》："脏躁 a paroxysmal mental disease marked by depression and melancholy，irritability，lack of control over emotions，sadness with an urge to weep。"[25]185

《中医药学名词·内科学 妇科学 儿科学》："脏躁……以精神抑郁，心中烦乱，无故悲伤欲哭，哭笑无常，呵欠频作为主要表现的情志疾病。"[26]171

《中医大辞典》："脏躁……病名。出《金匮要略》，即以精神抑郁，心中烦乱，无故悲伤欲哭，哭笑无常。呵欠频作为主要表现的情志疾病。"[27]1453

[1] [汉]张仲景.金匮要略[M].北京：中国医药科技出版社，2018：72.

[2] [晋]王叔和.脉经[M].北京：中国医药科技出版社，1998：450.

[3] [宋]陈无择.三因极一病证方论[M].北京：中国中医药出版社，2007：377.

[4] [宋]陈自明.妇人大全良方[M].北京：中国中医药出版社，2007：285.

[5] [宋]齐仲甫.女科百问[M].宋咏梅，宋昌红点校.天津：天津科学技术出版社，1999：23.

[6] [明]朱橚.普济方：第8册[M].北京：人民卫生出版社，1959：1023.

[7] [明]万全.万氏女科[M]//傅沛藩，等.万密斋医学全书.北京：中国中医药出版社，1999：374.

[8] [明]张时彻.急救良方[M].北京：中医古籍出版社，1987：61.

[9] [明]徐春甫.古今医统大全：上[M].崔仲平，王耀廷主校.北京：人民卫生出版社，1991：920.

[10] [明]孙一奎.赤水玄珠[M].北京：中国医药科技出版社，2011：470.

[11] [清]汪讱庵.本草易读[M].北京：人民卫生出版社，1987：115.

[12] [清]叶天士.种福堂公选良方[M].张浩良点校.北京：人民卫生出版社，1992：145.

[13] [清]郑玉坛.彤园医书[M].长沙：湖南科学技术出版社，2000：210.

[14] [清]竹林寺僧人.竹林寺女科二种[M].北京：中医古籍出版社，1993：192.

[15] [明]李时珍.本草纲目[M].太原：山西科学技术出版社，2014：162.

[16] [明]李中梓.重订本草征要[M].北京：北京科学技术出版社，1986：137.

[17] [明]赵以德.金匮玉函经二注[M].周衡，王旭东点校.北京：人民卫生出版社，1990：342.

[18] [清]罗国纲.罗氏会约医镜[M].北京：中国中医药出版社，2015：432.

[19] 《中医学》编辑委员会.中医学[M]//钱信忠.中国医学百科全书.上海：上海科学技术出版社，1997：1828.

[20] 国家技术监督局.中医临床诊疗术语：疾病部分[M].北京：中国标准出版社，1997：5.

[21] 袁钟，图娅，彭泽邦，等.中医辞海：上册[M].北京：中国医药科技出版社，1999：1090.

[22] 李振吉.中医药常用名词术语辞典[M].北京：中国中医药出版社，2001：46.

[23] 宋一伦，杨学智，等.基础理论与疾病[M]//曹洪欣，刘保延.中国中医药学术语集成.北京：中医古籍出版社，2005：255.

[24] 马宝璋，齐聪.中医妇科学[M].北京：中国中医药出版社，2012：240.

[25] 世界卫生组织(西太平洋地区).WHO西太平洋传统医学名词术语国际标准[M].北京：北京大学医学出版社，2009：185.

[26] 中医药学名词审定委员会.中医药学名词[M].北京：科学出版社，2011：171.

[27] 李经纬，余瀛鳌，蔡景峰，等.中医大辞典[M].北京：人民卫生出版社，2004：1453.

（郭凤鹏　沈柳杨）

难 产

nán chǎn

一、规范名

【汉文名】难产。

【英文名】dystocia。

【注释】以妊娠足月临产时，胎儿不能顺利娩出为主要表现的疾病。

二、定名依据

难产原称"产难"，始见于汉代《神农本草经》。之后的相关著作如东晋《小品方》，南北朝《本草经集注》，隋代《诸病源候论》，唐代《新修本草》《备急千金要方》《外台秘要》，宋代《太平圣惠方》《证类本草》等均有沿用，但目前的相关著作已很少将其作为本病的正名。

"难产"作为本病名称始见于宋代《圣济总录》。其后，大多著作即沿用《圣济总录》的记载，以"难产"作为本病名称，如宋代《妇人大全良方》《三因极一病证方论》《女科百问》，明代《普济方》《邯郸遗稿》，清代《傅青主女科》《张氏医通》《彤园医书》《竹林寺女科二种》等。这些著作均为历代的重要著作，对后世有较大影响。所以"难产"作为规范名便于达成共识，符合术语定名的约定俗成原则。

现代相关著作，如《中医大辞典》《中国医学百科全书·中医学》和国标《中医临床诊疗术语·疾病部分》《中医辞海》《中医药常用名词术语辞典》《中国中医药学术语集成·基础理论与疾病》《WHO西太平洋传统医学名词术语国际标准》，以及全国高等中医药院校规划教材《中医妇科学》等均以"难产"作为规范名，同时，已经广泛应用于中医药学文献的标引和检索的《中国中医药学主题词表》也以"难产"作为正式主题词，这些均说明"难产"作为规范名已成为共识。

我国2011年出版的由全国科学技术名词审定委员会审定公布的《中医药学名词·内科学 妇科学 儿科学》已以"难产"作为规范名。所以"难产"作为规范名也符合术语定名的协调一致原则。

三、同义词

【曾称】"产难"（《神农本草经》）。

四、源流考释

难产的相关记载始见于汉代《神农本草经》，并称本病为"产难"，如该书卷三曰："蝼蛄主产难，出肉中刺（《御览》作刺在肉中），溃痈肿，下哽噎（《御览》作咽），解毒，除恶创。"[1]152

之后的晋代陈延之《小品方》[2]20，南朝陶弘景《本草经集注》[3]171，隋代巢元方《诸病源候论》[4]200，唐代苏敬《新修本草》[5]63、孙思邈《备急千金要方》[6]53、王焘《外台秘要》[7]1003，宋代王怀隐《太平圣惠方》[8]242、唐慎微《证类本草》[9]76 均沿用《神农本草经》的记载，以"产难"作为本病名称。如南朝陶弘景《本草经集注·玉石三品》："代赭……带下百病，产难，胞衣不出，堕胎，养血气，除五脏血脉中热、血痹、血瘀，大人小儿惊气入腹及阴痿不起。"[3]171 隋代巢元方《诸病源候论》卷四十三："产难者，或先因漏胎，去血脏燥，或子脏宿挟疹病，或触禁忌，或始觉腹痛，产时未到，便即惊动，秽露早下，致子道干涩，产发力疲，皆令难也。"[4]200

宋代赵佶《圣济总录》首次提出了本病的正名"难产"，同时该书尚记载有本病的异名"产难"，如卷一百五十九："治难产不下经日，车前子散方；"[10]1510"治产难、催生，如意膏方;”[10]1510 其后,有的沿用《圣济总录》的记载,在同一著作中既记载有本病名称“难产”,又记载“产难”,如宋代陈自明《妇人大全良方》卷十七:“催生柞木饮子……治产难或横或倒,死胎烂胀于腹中。”[11]304“治难产或倒横不顺方……蛇蜕(一条,全者),蚕蜕纸(一张,一方无)。”[11]306;有的沿用《圣济总录》,以“难产”为正名,如宋代陈言《三因极一病证方论》卷十七:“催生汤……治产妇阵疏难产,经三两日不生,或胎死腹中,或产母气乏委顿,产道干涩。才觉阵痛破水,便可投之。”[12]347 宋代齐仲甫《女科百问》卷下:“乌金散,治横生难产,及催生”[13]80;有的继续沿用《神农本草经》的记载应用“产难”这一名称,如元代危亦林《世医得效方》卷第十四:“知母丸……治产难,及日月未足而痛如欲产者。”[14]583

明清时期,本病大多沿用“难产”之名,如明代《邯郸遗稿》[15]52,清代《傅青主女科》[16]102《张氏医通》[17]461《彤园医书》[18]231《竹林寺女科二种》[19]226。如明代赵献可《邯郸遗稿》卷之三:“难产者,以白芷散治之。甚者,不过再服。”[15]52 清代傅青主《傅青主女科》上卷:“难产者,交骨不开,不能生产也,服加味芎归汤,良久即下。”[16]102 同时也记载有本病的曾称“产难”,如明代李时珍《本草纲目》[20]266、王肯堂《证治准绳》[21]55、张景岳《景岳全书·妇人规》[22]815。也有同时出现“难产”和“产难”这两个名称的著作,如明代朱橚《普济方》三百三十八卷:“车脂方……治妊娠腹痛咳嗽并产难。”[23]576 三百五十六卷:“瞿麦汤……治难产及已产,胞衣不下,或堕胎后血不下。”[23]1040

现代有关著作均沿用《圣济总录》的记载以“难产”作为本病证的正名,如《中医大辞典》[24]1329《中国医学百科全书·中医学》[25]1919、国标《中医临床诊疗术语·疾病部分》[26]40《中医辞海》[27]1175《中医药常用名词术语辞典》[28]335《中国中医药名词术语集成》[29]259《中医妇科学》[30]256《中国中医药主题词表》[31]192《世界卫生组织西太平洋传统医学国际标准名词术语》[32]185《中医药学名词·内科学 妇科学 儿科学》[33]157 等;同时以“产难”作为本病证的曾称,如《中医大辞典》:“难产……见《诸病源候论》卷四十三。又名产难。指胎儿娩出发生困难,为各种异常产的总称。”[24]1329《中医药常用名词术语辞典》:“难产 疾病……见《诸病源候论·妇人难产病诸候》,又名产难。妊娠足月临产时,胎儿不能顺利娩出。多因胎位异常,骨道狭窄,或肾气虚弱,气血不足,运胎无力;或气滞血瘀,气滞湿郁,胞宫瘀滞,不能运胎而成。”[28]335

五、文献辑录

《神农本草经》卷三:“蝼蛄主产难,出肉中刺(《御览》作刺在肉中),溃痈肿,下哽噎(《御览》作咽),解毒,除恶创。”[1]152

《小品方辑校》:“又疗母子俱死者,产难及胎不动转者方。榆白皮(三两),葵子(五合),甘草(炙),桂心(各一两),上四味切,以水四升,煮取二升,服一升,须臾不产,更服一升。忌海藻、菘菜、生葱。”[2]20

《本草经集注·玉石三品》:“代赭……带下百病,产难,胞衣不出,堕胎,养血气,除五脏血脉中热、血痹、血瘀,大人小儿惊气入腹及阴痿不起。”[3]171

《诸病源候论》卷四十三:“产难者,或先因漏胎,去血脏燥,或子脏宿挟疹病,或触禁忌,或始觉腹痛,产时未到,便即惊动,秽露早下,致子道干涩,产发力疲,皆令难也。”[4]200

《新修本草》卷六:“泽泻……主大风,乳汁不出,产难,强阴气,久服轻身。”[5]63

《备急千金要方》卷二:“治产难,或半生,或胎不下,或子死腹中,或著脊,及坐草数日不产,血气上抢心,母面无颜色,气欲绝者方。”[6]53

《外台秘要》卷三十三:“崔氏凡妇人产难,死生之候,母面赤舌青者,儿死母活,母面赤舌赤,口中沫出者,母死儿活,母唇口青,口两边沫出者,母子俱死。”[7]1003

《太平圣惠方》卷七十七："夫产难子死腹中者，多因惊动过早，或触犯禁忌，致令产难，产难则秽沃下。"[8]242

《证类本草》卷三："赤石脂……主养心气，明目益精，疗腹痛，泄澼，下痢赤白，小便利，及痈疽疮痔，女子崩中漏下，产难胞衣不出。"[9]76

《圣济总录》卷一百五十九："治难产不下经日，车前子散方；"[10]1510"治产难、催生，如意膏方。"[10]1510

《妇人大全良方》卷十七："催生柞木饮子……治产难或横或倒，死胎烂胀于腹中。"[11]304"治难产或倒横不顺方……蛇蜕（一条，全者），蚕蜕纸（一张，一方无）。"[11]306

《三因极一病证方论》卷十七："产难证治催生汤……治产妇阵疏难产，经三两日不生，或胎死腹中，或产母气乏委顿，产道干涩。才觉阵痛破水，便可投之。"[12]347

《女科百问》卷下："乌金散，治横生难产，及催生。"[13]80

《世医得效方》卷十四："知母丸……治产难，及日月未足而痛如欲产者。"[14]583

《邯郸遗稿》卷三："难产者，以白芷散治之。甚者，不过再服。"[15]52

《傅青主女科》卷上："难产者，交骨不开，不能生产也，服加味芎归汤，良久即下。"[16]102

《张氏医通》卷十："难产者，腹痛久而未产也。若恶露少者，虽久不妨，此胞水未破，俟胞水行时自产，若连腰痛甚者，将产也，盖肾候于腰。"[17]461

《彤园医书》卷五："难产之由，非只一端，治亦各别。如胎前喜安逸，不耐劳碌，过贪眠睡，致气滞难产者，用三合济生汤。"[18]231

《竹林寺女科二种》卷三："又有中年妇女生育过多，气血而虚难产者，宜脱花煎。又有血先下，或胞浆先下，子逆上冲者，宜大顺汤，或单用黄葵子七十粒（炒，研末）调下。若统治一切难产而有效者，如加味芎归汤、佛手散、油蜜煎、阿胶汤、胜金丹、归芪汤皆可择用。"[19]226

《本草纲目·石部》："鬼疰贼风蛊毒，杀精物恶鬼，腹中毒邪气，女子赤沃漏下（《本经》）。带下百病，产难胞不出。堕胎，养血气，除五脏血脉中热，血痹血瘀。"[20]266

《证治准绳·类方》："益元散即天水散……治伤寒表里俱热，烦渴口干，小便不通，及霍乱吐泻，下利肠澼，偏主石淋，及妇人产难，催生下乳，神效。"[21]55

《景岳全书·妇人规》："大抵产难之证，多患于郁闷、安佚、富贵之家，治法虽云胎前清气，产后补血，然不可拘泥。若脾胃不健，气血不充，必当预为调补；不然，临产必多患难。"[22]815

《普济方》卷三百三十八："车脂方……治妊娠腹痛咳嗽并产难。"[23]576

卷三百五十六："瞿麦汤……治难产及已产，胞衣不下，或堕胎后血不下。"[23]1040

《中医大辞典》："难产……见《诸病源候论》卷四十三。又名产难。指胎儿娩出发生困难，为各种异常产的总称。"[24]1329

《中国医学百科全书·中医学》："难产……妊娠足月，孕妇临产，胎儿不能顺利娩出者，称为难产，也名产难。始见于《肘后方》。"[25]1919

《中医临床诊疗术语·疾病部分》："难产 妊娠足月分娩时，胎儿及附属物不能顺利娩出的产科疾病。"[26]40

《中医辞海》："难产……妇科病证名。指怀孕足月，妊妇临产时胎儿不能顺利娩出的病证。见《诸病源候论》卷四十三'妇人难产病诸候·产难候'。又名产难。是各种异常产的总称。"[27]1175

《中医药常用名词术语辞典》："难产……疾病……见《诸病源候论·妇人难产病诸候》又名产难。妊娠足月临产时，胎儿不能顺利娩出。多因胎位异常，骨道狭窄，或肾气虚弱，气血不足，运胎无力；或气滞血瘀，气滞湿郁，胞宫瘀滞，不能运胎而成。"[28]335

《中国中医药学术语集成·基础理论与疾病》："难产……产难……妊娠足月临产时，胎儿不能顺利娩出者。”[29]259

《中医妇科学》：“难产……妊娠足月临产时，胎儿不能顺利娩出者，称为‘难产’。古称‘产难’‘乳难’。”[30]185

《中国中医药主题词表》：“难产……中医产科病……因胎位异常等原因导致胎先露不能下降所致的难产。”[31]192

《WHO西太平洋传统医学名词术语国际标准》：“难产 slow and difficult delivery。”[32]185

《中医药学名词·内科学 妇科学 儿科学》：“难产……以妊娠足月临产时，胎儿不能顺利娩出为主要表现的疾病。”[33]157

[1] 未著撰人.神农本草经[M].南宁：广西科学技术出版社，2016：152.

[2] [晋]陈延之.小品方辑校[M].高文柱辑校.天津：天津科学技术出版社，1983：20.

[3] [南朝]陶弘景.本草经集注[M].尚志钧，尚元胜辑校.北京：人民卫生出版社，1994：171.

[4] [隋]巢元方.诸病源候论[M].黄作阵点校.沈阳：辽宁科学技术出版社，1997：200.

[5] [唐]苏敬.新修本草彩色药图[M].云雪林，杨碧仙著.贵阳：贵州科技出版社，2017：63.

[6] [唐]孙思邈.备急千金要方[M].魏启亮，郭瑞华点校.北京：中医古籍出版社，1999：53.

[7] [唐]王焘.外台秘要[M].太原：山西科学技术出版社，2013：1003.

[8] [宋]王怀隐.太平圣惠方校注：8[M].田文敬，等校注.郑州：河南科学技术出版社，2015：242.

[9] [宋]唐慎微.证类本草[M].北京：中国医药科技出版社，2011：76.

[10] [宋]赵佶.圣济总录校注：下[M].王振国，杨金萍主校.上海：上海科学技术出版社，2016：1510.

[11] [宋]陈自明.妇人大全良方[M].北京：中国中医药出版社，2007：304，306.

[12] [宋]陈无择.三因极一病证方论[M].北京：中国中医药出版社，2007：347.

[13] [宋]齐仲甫.女科百问[M].宋咏梅，宋昌红点校.天津：天津科学技术出版社，1999：80.

[14] [元]危亦林.世医得效方[M].北京：中国中医药出版社，2009：583.

[15] [明]赵养葵.邯郸遗稿[M].《浙江中医杂志》编辑部校点.杭州：浙江科学技术出版社，1984：52.

[16] [清]傅山.傅青主女科[M].上海：上海科学技术出版社，1957：102.

[17] [清]张璐.张氏医通[M].孙玉信，王晓田点校.上海：上海第二军医大学出版社，2006：461.

[18] [清]郑玉坛.彤园医书[M].长沙：湖南科学技术出版社，2000：231.

[19] [清]竹林寺僧人.竹林寺女科二种[M].由昆，等点校.北京：中医古籍出版社，1993：226.

[20] [明]李时珍.本草纲目[M].太原：山西科学技术出版社，2014：266.

[21] [明]王肯堂.证治准绳：2[M].彭怀仁点校.北京：人民卫生出版社，1991：55.

[22] [明]张介宾.景岳全书[M].孙玉信，朱平生校注.上海：第二军医大学出版社，2006：815.

[23] [明]朱橚.普济方：第8册[M].北京：人民卫生出版社，1959：576，1040.

[24] 李经纬，邓铁涛，等.中医大辞典[M].北京：人民卫生出版社，1995：1329.

[25] 《中医学》编辑委员会.中医学[M]//钱信忠.中国医学百科全书.上海：上海科学技术出版社，1997：1919.

[26] 国家技术监督局.中医临床诊疗术语·疾病部分[M].北京：中国标准出版社，1997：40.

[27] 袁钟，图娅，彭泽邦，等.中医辞海：上册[M].北京：中国医药科技出版社，1999：1175.

[28] 李振吉.中医药常用名词术语辞典[M].北京：中国中医药出版社，2001：335.

[29] 宋一伦，杨学智，等.基础理论与疾病[M]//曹洪欣，刘保延.中国中医药学术语集成.北京：中医古籍出版社，2005：259.

[30] 马宝璋，齐聪.中医妇科学[M].北京：中国中医药出版社，2012：185.

[31] 吴兰成.中国中医药主题词表[M].北京：中医古籍出版社，2008：192.

[32] 世界卫生组织(西太平洋地区).WHO西太平洋传统医学名词术语国际标准[M].北京：北京大学医学出版社，2009：185.

[33] 中医药学名词审定委员会.中医药学名词：内科学 妇科学 儿科学[M].北京：科学出版社，2011：157.

（郭凤鹏　沈柳杨）

4 · 056

崩 漏

bēng lòu

一、规范名

【汉文名】崩漏。

【英文名】metrorrhagia and metrostaxis。

【注释】以妇女月经非时而下，突然大量下血不止，或下血淋漓不净为常见症的月经病。

二、定名依据

“崩漏”作为妇科病名最早见于《博济方·经气杂证》，此前相关术语的记载如“崩”“血崩”“漏下”“崩中”“漏血”“漏”“崩中漏下”“暴崩中”“血漏”等，但现在大部分已很少沿用。

作为妇科疾病命名，最早见于《素问·阴阳别论》，称为“崩”。泛指下血之证，涉及范围较广，但在以后的中医医籍中，其他各科没有关于“崩”的确切疾病记载，而在妇科疾病中则有较多“崩”的论述，所以，《内经》中的“崩”是崩漏的理论起源，亦是妇科崩漏的病名之源。

宋代王衮《博济方·经气杂证》首次提出“崩漏”一词，其后著作又有“暴崩”“经漏”“崩中暴下”“血山崩”“暴下血”“崩血”“血淋”等病名，而“崩漏”一词较为全面的概括了妇科出血疾病的特点，后世多有沿用。如宋代《鸡峰普济方》《太平惠民和剂局》《女科百问》《妇人大全良方》，明代《医学正传》《本草纲目》《邯郸遗稿》《济阴纲目》《景岳全书》《医学入门》，清代《女科经纶》《张氏医通》《医宗金鉴》《妇科玉尺》等，这些著作均为历代的重要著作，对后世有较大影响。所以“崩漏”作为规范名便于达成共识，符合术语定名的约定俗成原则。

现代相关著作如国标《中医临床诊疗术语·疾病部分》《中医病证诊断疗效标准》《中国医学百科全书·中医学》《中国中医药学术语集成·基础理论与疾病》；现代有代表性的辞书类著作如《中医药常用名词术语辞典》《中医大辞典》《中医辞海》等；以及全国高等中医药院校规划教材《中医妇科学》均以“崩漏”作为这一疾病的正名。同时，已经广泛应用于中医药文献的标引和检索的《中国中医药学主题词表》也以“崩漏”作为正式主题词，这些均说明在中医妇科临床实践中用“崩漏”作为这一妇科病名的规范名已达成共识。

我国2011年出版的由全国科学技术名词审定委员会公布的《中医学名词·内科学 妇科学 儿科学》已以“崩漏”作为规范名。所以“崩漏”作为规范名也符合术语定名的协调一致原则。

三、同义词

【曾称】“崩”（《内经》）；崩中（《神农本草经》）；漏下（《金匮要略》）；崩中漏下（《诸病源候论》）；“崩中暴下”“血山崩”（《妇人大全良方》）；“崩淋”（《景岳全书》）；“经崩”“经漏”（《医宗金鉴》）；“暴崩”（《陈素庵妇科补解》）；“崩下”（《太平惠民和剂局方》）。

四、源流考释

崩漏的相关记载最早见于《内经》，称为“崩”，如《黄帝内经素问·阴阳别论》：“阴虚阳搏谓之崩。”[1]16《黄帝内经素问·六元正纪大论》[1]158 中称为“血崩”，为后世研究崩漏奠定了基础。其后的相关著作有的称为“血崩”，如东汉张仲景《伤寒论》[2]14、华佗《华氏中藏经》[3]57；有的称之为“漏下”，如东汉张仲景《金匮要略》[4]165、晋代皇甫谧《针灸甲乙经》[5]295；有的称之为“崩中”，如东汉《神农本草经》[6]45、晋代陈

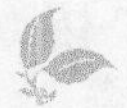

延之《小品方》[7]147,148。以上提及与崩漏相关的病名，对于临床表现没有详细论述，至隋杨上善揭示了崩的含义，《黄帝内经太素》卷三："阴虚阳搏谓之崩。崩，下血也。"[8]51 指出崩是与出血相关的一个疾病。

隋代巢元方《诸病源候论》[9]380,382,383 首列"崩中候""漏下候""崩中漏下候"，进一步明确了"崩中""漏下""崩中漏下"的含义，崩中、漏下均属非时之经血，指出崩漏的发病机制为冲任损伤，不能约制其经血，忽然暴下，谓之"崩中"；血非时而下，淋沥不断，谓之"漏下"；时崩时止，淋沥不断，名曰"崩中漏下"。其后唐代孙思邈《备急千金要方》[10]64,65、王焘《外台秘要》[11]1039 均沿用了《诸病源候论》的病名。如《备急千金要方》卷四："当归汤……治崩中去血虚羸方。""生地黄汤……治崩中漏下，日去数升方。生地黄（一斤），细辛（三两），上二味㕮咀，以水一斗煮取六升，服七合，久服佳。"[10]64"鹿茸散……治妇人漏下不止方。鹿茸、阿胶（各三两），乌贼骨、当归（各二两），蒲黄（一两），上五味治下筛，空心酒服方寸匕，日三夜再服。"[10]65《外台秘要》卷第三十四："崩中去血方一十三首……又温经汤疗崩中去血一斗，服之即断，月水过期不来者，服之亦佳方。"[11]1039

宋金元时期，王衮在《博济方》[12]143 中首次提出了"崩漏"的名称，虽未解释其含义，但与月经不调、赤白带下并见，且以血山崩漏来描述，可以确定崩漏是以出血为主要表现的妇科疾病。其后多有沿用，如宋代陈师文《太平惠民和剂局方》[13]307、张锐《鸡峰普济方》[14]312、齐仲甫的《女科百问》[15]4、陈自明《妇人大全良方》[16]38、严用和《严氏济生方》[17]146、杨士瀛《仁斋直指方论》[18]674，元代王好古《汤液本草》[19]72,73 等。《严氏济生方》[17]146 更明确地指出崩漏之病，本乎一证，轻者谓之漏下，甚者谓之崩中。二者只是出血的急缓轻重程度不同，故崩漏常常并称。这一时期，有的仍沿用"血崩"名称，如宋代窦材《扁鹊心书》[20]75，金代张元素《医学启源》[21]208，窦材在《扁鹊心书》[20]75 中指出血崩之证，一时暴下，有如山崩水溢，不可止遏。有的沿用"漏下"，如宋代赵佶《圣济总录》[22]1444 指出漏下乃经血非时而下，犹器之津泄；有的沿用"崩中漏下"如宋代《太平惠民和剂局方》[13]310。

明代大多文献以"崩漏"为正名记载本词，如楼英《医学纲目》[23]805、虞抟《医学正传》[24]398、李时珍《濒湖脉学》[25]99《本草纲目》[26]466、王肯堂《证治准绳》[27]167、武之望《济阴纲目》[28]4、张景岳《景岳全书》[29]432,433、李中梓《医宗必读》[30]139 赵献可《邯郸遗稿》[31]12 等。进一步阐述了"崩漏"的病因病机、症状、脉象及治疗。虞抟指出"崩漏"有虚有热，如《医学正传》卷七："妇人科上……月经……崩漏有虚有热，虚则下溜，热则流通。"[24]398《濒湖脉学》："革脉形如按鼓皮，芤弦相合脉寒虚。女人半产并崩漏，男子营虚或梦遗。"[25]99《济阴纲目》卷一："阳太过，则先期而至，阴不及，则后时而来。其有乍多乍少，断绝不行，崩漏不止，皆由阴阳衰盛所致。"[28]4 张景岳指出崩漏不止，经乱之甚者也，进一步明确了崩漏归属于月经病范畴，提出崩漏为经病、血病，崩和漏二者可以相互转化。有的沿用"崩中漏下"，如朱橚《普济方》卷三百二十九："崩中漏下……夫妇人崩中漏下者，由劳伤气血，冲任之脉虚损故也。"[32]320 有的沿用"血崩"，如《景岳全书》卷三十八："保阴煎（见《新方八阵·寒阵》）治男妇带浊遗淋，色赤带血，脉滑多热，便血不止，及血崩血淋，或经期太早，凡一切阴虚内热动血等证。"[29]663 有的沿用"漏下""崩中"，如李梴《医学入门·外集》卷五："崩漏有虚亦有热，热则流通虚溜泄。血热则流，虚则溜。凡非时血行淋沥不已，谓之漏下；忽然暴下，若山崩然，谓之崩中。"[33]409 并详述了"崩中"和"漏下"的区别。

清代多以"崩漏"为正名，如萧壎《女科经纶》[34]178、张璐《张氏医通》[35]441、沈金鳌《妇科玉尺》[36]148 等。萧壎阐明了"崩漏"有虚实寒热之分，如《女科经纶》卷七："凡病先明虚实寒热，如崩漏证，有虚有实，有寒有热。”[34]178 张璐治疗气血虚弱型用八珍汤，如《张氏医通》卷十六：“八珍汤……治妇人胎产崩漏，气血俱虚者。”[35]441 沈金鳌述“崩漏”乃冲任二脉损伤，不能约束其经血所致。如《妇科玉尺》卷五：“崩漏……大凡女子，自天癸即通而后，气血调和，则经水如期，不先不后，自无崩漏。若劳动过极，以致脏腑亏伤，而冲任二脉，亦虚不能约束其经血，使之如期而下。故或积久或不须积久，忽然暴下，若山之崩，如器之漏，故曰崩漏。”[36]148

古代著作中记载本词的异名尚有“崩中暴下”“血山崩”（《妇人大全良方》）[16]38,40；“崩淋”（《景岳全书》）[29]433；“经崩”“经漏”（《医宗金鉴》）[37]1170；“暴崩”（《陈素庵妇科补解》）[38]28,29；“崩下”（宋代陈师文《太平惠民和剂局方》）[13]306。如宋代陈自明《妇人大全良方》：“崩暴下血不止方论……不能约制其经血，故忽然暴下，谓之崩中暴下。”[16]38“五灵脂散，治妇人血山崩。”[16]40 明代张景岳《景岳全书》：“崩淋之病，有暴崩者，有久崩者。暴崩者其来骤，其治亦易。久崩者其患深，其治亦难。且凡血因崩去，势必渐少，少而不止，病则为淋。”[29]433 清代吴谦《医宗金鉴》崩漏总括：“淋沥不断名为漏，忽然大下谓之崩……（注）妇人经行之后，淋沥不止，名曰经漏。经血忽然大下不止，名为经崩。”[37]1170 如明代《陈素庵妇科补解·经水过后忽崩下不止方论》，谓：“经行后，已止五六日，忽然暴崩。”[38]28,29 宋代陈师文《太平惠民和剂局方》卷九：“伏龙肝散，治气血劳伤，冲任脉虚，经血非时，忽然崩下，或如豆汁，或成血片，或五赤白相兼，脐腹冷痛，经久未止。”[13]306 宋代齐仲甫的《女科百问》卷上：“倘若劳伤过度，致腑脏俱伤，冲任经虚，不能约制其血，故忽然暴下，谓之崩下。”[15]36

现代有关著作均沿用宋代王衮《博济方》[12]143 的记载以“崩漏”作为本词正名，如国标《中医临床诊疗术语·疾病部分》[39]35《中医病证诊断疗效标准》[40]235、普通高等教育中医药类规划教材《中医妇科学》[41]83《中医大辞典》[42]1591《中国医学百科全书·中医学》[43]1900《中国中医药学主题词表》[44]47《中医辞海》[45]1322《中国中医药学术语集成·基础理论与疾病》[46]261《中医药常用名词术语辞典》[47]349《中医药学名词·内科学 妇科学 儿科学》[48]140 等。把“崩中漏下”“崩中”“经崩”“漏下”“经漏”等作为别名，如《中医大辞典》：“崩漏：病证名。见《济生方》。亦名崩中漏下。”[42]1591《中医辞海》：“崩漏……妇科病证名。指经血非时忽然大下或淋漓不断的病证。忽然大下者谓之崩中或血崩、经崩，淋漓不断者谓之漏下或经漏，二者义虽不同，但崩为漏之甚，漏为崩之渐，故统称崩漏。”[45]1322

总之，我国 2011 年出版的由全国科学技术名词审定委员会审定公布的《中医药学名词》将“崩漏”释义为以妇女不在行经期间，阴道突然大量下血，或淋漓下血不断为主要表现的月经病，客观准确地描述了妇科不规则出血这一病证的特点。

五、文献辑录

《黄帝内经素问·阴阳别论》：“阴虚阳搏谓之崩。”[1]16

“六元正纪大论”：“初之气，地气迁，风胜乃摇，寒乃去，候乃大温，草木早荣。寒来不杀，温病乃起，其病气怫于上，血溢目赤，咳逆头痛、血崩、胁满、肤腠中疮。”[1]158

《伤寒论》卷一：“平脉法第二……寸口脉微而缓，微者胃气疏，疏则其肤空。缓者胃气实，实则谷消而水化也。谷入于胃，脉道乃行，水入于经，其血乃成。荣盛则其肤必疏。三焦绝经，名曰血崩。”[2]14

《金匮要略·妇人妊娠病脉证并治》：“妇人陷经漏下，黑不解，胶姜汤主之。”[4]165

《华氏中藏经》卷下：“治妇人血崩方……枳壳一钱，炒，地黄二钱，烧，醋淬十四次，右为末醋汤调下，一钱匕，连三服效。”[3]57

《神农本草经》：“桑根白皮……味甘寒。主伤

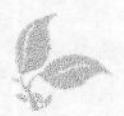

中，五劳六极，羸瘦，崩中，脉绝，补虚益气。”[6]45

《针灸甲乙经》卷十二：“妇人杂病第十……妇人漏下，月闭不通，逆气腹胀，血海主之。”[5]295

《小品方》卷七：“治妪人诸血崩滞下宿疾诸方……治妇人崩中，昼夜十数行，医所不能治方。芎䓖（八两），上一味，切，以酒五升，煮取三升，分三服。不饮酒，水煮亦得。”[7]147,148

《诸病源候论》卷三十八：“漏下候……漏下者，由劳伤血气，冲任之脉虚损故也。冲脉、任脉为十二经脉之海，皆起于胞内。而手太阳小肠之经也，手少阴心之经也，此二经主上为乳汁，下为月水。妇人经脉调适，则月水以时，若劳伤者，以冲任之气虚损，不能制其经脉，故血非时而下，淋沥不断，谓之漏下也。”[9]380“崩中候……崩中者，腑脏伤损，冲脉、任脉血气俱虚故也。冲任之脉，为经脉之海，血气之行，外循经络，内荣腑脏。若无伤，则腑脏平和，而气血调适，经下以时；若劳动过度，致腑脏俱伤，而冲任之气虚，不能约制其经血，故忽然暴下，谓之崩中。”[9]382“崩中漏下候……崩中之病，是伤损冲任之脉。冲任之脉皆起于胞内，为经脉之海。劳伤过度，冲任气虚，不能约制经血，故忽然崩下，谓之崩中。崩而内有瘀血，故时崩时止，淋沥不断，名曰崩中漏下。”[9]383

《备急千金要方》卷四：“当归汤……治崩中去血，虚羸方。当归、川芎、黄芩、芍药、甘草（各二两），生竹茹（二升），上六味㕮咀，以水一斗煮竹茹，取六升，去滓，内诸药煎取三升半，分三服。忌劳动嗔怒，禁房事百日。”[10]64“生地黄汤治崩中漏下，日去数升方。生地黄（一斤），细辛（三两），上二味㕮咀，以水一斗煮取六升，服七合，久服佳。”[10]64“鹿茸散……治妇人漏下不止方。鹿茸、阿胶（各三两），乌贼骨、当归（各二两），蒲黄（一两），上五味治下筛，空心酒服方寸匕，日三夜再服。”[10]65

《黄帝内经太素》卷三：“阴阳杂说……阴虚阳搏谓之崩。崩，下血也。”[8]51

《外台秘要》卷三十四：“崩中去血方一十三首……又温经汤疗崩中去血一斗，服之即断，月水过期不来者，服之亦佳方。”[11]1039

《博济方》卷四：“二十六味牡丹煎丸……治妇人血刺血痃上抢……月经不调，或清或浊，赤白带下，血山崩漏，面色痿黄，身生瘾疹，腹内虚鸣，面生䵟䵳，手足热疼，并筋挛骨疼，两筋攀急，起坐托壁，腰背牵掣，舒展不得。”[12]143

《圣济总录》卷一百五十二：“漏下……论曰：漏下之病，经血淋沥不断是也，夫冲任之脉，所至有时，非时而下，犹器之津泄，故谓之漏下。”[22]1444

《鸡峰普济方》卷十一：“妇人崩漏……论曰：经者有常候，谓候一身之阴阳，愆伏知安危，血过于阳则前期而来，过于阴则后期而至，其有乍多乍少、断绝不行崩漏不止亦由阴阳衰盛寒热为邪。”[14]312

《扁鹊心书》卷下：“血崩……《经》云：女子二七，任脉通，太冲脉盛，月事以时下，若因房事太过，或生育太多，或暴怒内损真气，致冲脉崩损，故血大下，卒不可止，如山崩之骤也。”[20]75

《太平惠民和剂局方》卷九：“伏龙肝散……治气血劳伤，冲任脉虚，经血非时，忽然崩下，或如豆汁，或成血片，或五赤白相兼，脐腹冷痛，经久未止。”[13]306“禹余粮丸……治妇人带下久虚，胞络伤败，月水不调，渐成崩漏，气血虚竭，面黄体瘦，脐腹里急，腰膝疼重，肢体烦痛，心忪头眩，手足寒热，不思饮食。”[13]307“四物汤……调益荣卫，滋养气血。治冲任虚损，月水不调，脐腹痛，崩中漏下，血瘕块硬，发歇疼痛，妊娠宿冷，将理失宜，胎动不安，血下不止，及产后乘虚，风寒内搏，恶露生瘕聚，少腹坚痛，时作寒热。”[13]310

《医学启源》卷下：“地榆……气微寒，味甘酸，主妇人乳产，七伤带下，经血不止，血崩之病，除恶血，止痛疼，疗肠风泄血，小儿疳痢。”[21]208

《女科百问》卷上：“第六问……经候或前或后，多寡不定者，何也……金华散……治妇人经血后热，崩漏不止，口苦舌干，经候不通，并宜服之。”[15]4“第四十二问……阴崩阳崩，何以别之？答曰：夫血气之行，外行经络，内营腑脏，皆冲任二脉之所主也。倘若劳伤过度，致腑脏俱伤，冲任经虚，不能约制其血，故忽然暴下，谓之崩下。”[15]36

《妇人大全良方》卷一：“崩暴下血不止方论……论曰：夫妇人崩中者，由脏腑伤损冲脉、任脉、血气俱虚故也。冲任之脉为经脉之海，血气之行，外循经络，内荣脏腑。若无伤损，则阴阳和平而气血调适，经下根据时。若劳动过多，致脏腑俱伤，而冲任之气虚，不能约制其经血，故忽然暴下，谓之崩中暴下……若经候过多，遂至崩漏，色明如水下，得温则烦，甚者至于昏闷。”[16]38“治妇人血山崩，及治丈夫脾积气。”[16]40

《严氏济生方》妇人门：“崩漏论治……又论：崩漏之疾，本乎一证，然有轻重之别焉。轻者谓之漏下，漏下者淋漓不断是也，重者谓之崩中，忽然暴下，乃漏证之甚者也。”[17]146

《仁斋直指方论》卷二十六：“调经诸方……加减吴茱萸汤……治冲任衰弱，月候愆期，或前或后，或崩漏不止，赤白带下，小腹急痛。”[18]674

《汤液本草》卷三：“香附子……后世人用治崩漏，本草不言治崩漏。方中用治崩漏，是益气而止血也。”[19]72,73

《医学纲目》卷三十四：“妇人部……赤白带……有人经年崩漏不止，诸药不效，脉濡微，与此伏龙肝散，兼白矾丸服之愈。”[23]805

《普济方》卷三百二十九：“崩中漏下……夫妇人崩中漏下者，由劳伤气血，冲任之脉虚损故也。”[32]320

《医学正传》卷七：“妇人科上……月经……崩漏有虚有热，虚则下溜，热则流通。”[24]398

《濒湖脉学·革（阴）》：“革脉形如按鼓皮，芤弦相合脉寒虚。女人半产并崩漏，男子营虚或梦遗。”[25]99

《本草纲目》卷十四：“莎草、香附子……本草不言治崩漏，而方中用治崩漏，是能益气而止血也……炒黑能止血治崩漏，此妇人之仙药也。”[26]466

《证治准绳》：“海藏云：妇人血风证，因大脱血崩漏，或前后失血，因而枯燥，其热不除，循衣撮空摸床，闭目不醒，扬手掷足，摇动不宁，错语失神，脉弦浮而虚，内躁热之极也。”[27]167

《邯郸遗稿》卷一：“经候……月水或前或后，崩漏，赤白带下，每遇经行，小腹急痛，头眩，饮食少进，气闷者，宜加减吴茱萸汤。”[31]12

《济阴纲目》卷一：“阳太过，则先期而至，阴不及，则后时而来。其有乍多乍少，断绝不行，崩漏不止，皆由阴阳衰盛所致。”[28]4

《景岳全书》卷三十八：“崩漏不止，经乱之甚者也。盖乱则或前或后，漏则不时妄行。由漏而淋，由淋而崩，总因血病，而但以其微甚耳。”[29]432,433“崩淋之病，有暴崩者，有久崩者。暴崩者，其来骤，其治亦易。久崩者，其患深，其治亦难。且凡血因崩去，势必渐少，少而不止，病则为淋。”[29]433“保阴煎（见《新方八阵·寒阵》）治男妇带浊遗淋，色赤带血，脉滑多热，便血不止，及血崩血淋，或经期太早，凡一切阴虚内热动血等证。”[29]663

《医学入门》外集卷五：“崩漏有虚亦有热，热则流通虚溜泄。血热则流，虚则溜。凡非时血行淋沥不已，谓之漏下；忽然暴下，若山崩然，谓之崩中。”[33]409

《医宗必读》卷四：“金石部……赤石脂……主生肌长肉，可理痈肠；疗崩漏脱肛，能除肠澼。”[30]139

《陈素庵妇科补解》卷一：“经水过后忽崩下不止方论……经行后，已止五六日，忽然暴崩，此感风冷，余经留滞血海，故止而复来。”[38]28,29

《女科经纶》卷七：“凡病先明虚实寒热，如崩漏证，有虚有实，有寒有热。”[34]178

《张氏医通》卷十六：“八珍汤……治妇人胎产崩漏，气血俱虚者。”[35]441

《医宗金鉴》卷四十五：“崩漏总括……淋沥不断名为漏，忽然大下谓之崩。紫黑块痛多属热，日久行多损任冲。脾虚不摄中气陷，暴怒伤肝血妄行。临证察因须细辨，虚补瘀消热用清。（注）妇人经行之后，淋沥不止，名曰经漏。经血

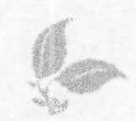

忽然大下不止，名为经崩。”[37]1170

《妇科玉尺》卷五：“崩漏……大凡女子，自天癸即通而后，气血调和，则经水如期，不先不后，自无崩漏。若劳动过极，以致脏腑亏伤，而冲任二脉，亦虚不能约束其经血，使之如期而下，故或积久或不须积久，忽然暴下，若山之崩，如器之漏，故曰崩漏。”[36]148

《中医临床诊疗术语·疾病部分》：“崩漏……多因肾虚、脾虚、血瘀，冲任不能制约经血所致，以月经周期紊乱，子宫出血如崩似漏为主要表现的月经类疾病。”[39]35

《中医病证诊断疗效标准》：“崩漏……血热、脾虚、肾虚、血瘀等导致冲任损伤，不能约制经血，非时而下。量多如注者为崩，量少淋漓不尽者为漏，两者常交替出现。多见于子宫功能性出血。”[40]235

《中医妇科学》：“崩漏……经血非时而下，或阴道突然大量出血，或淋淋沥下血不断者。前者称为‘崩中’，后者称为‘漏下’。”[41]83

《中医大辞典》：“崩漏……病证名。见《济生方》。亦名崩中漏下。崩，指不在经突然阴道大量出血，来势急骤，出血如注，漏是出血量少，淋沥不止，或经期血来，量少而持续日久不止者，前人以其出血淋沥不断，如器之漏，故名。”[42]1591

《中国医学百科全书·中医学》：“崩漏……(中)妇女阴道不规则出血称之为崩漏。以来势急迫，出血量多者称为‘崩’；来势较缓，出血淋漓不断者称为‘漏’。”[43]1900

《中国中医药学主题词表》：“崩漏……属月经病。指妇女非正常行经而阴道下血如崩或淋漓不尽的症状。势急而出血量多者为崩；势缓而出血量少，淋漓不断者为漏。”[44]47

《中医辞海》：“崩漏……妇科病证名。指经血非时忽然大下或淋漓不断的病证。忽然大下者谓之崩中或血崩、经崩，淋漓不断者谓之漏下或经漏，二者义虽不同，但‘崩为漏之甚，漏为崩之渐’，故统称崩漏。”[45]1322

《中国中医药学术语集成·基础理论与疾病》：“崩漏……妇女不在行经期间，阴道突然大量出血，或淋漓下血不断者。前者称为‘崩中’，后者称为‘漏下’。”[46]261

《中医药常用名词术语辞典》：“崩漏……见《济生方·崩漏》。又名崩中漏下。妇女不在行经期间，阴道突然大量下血，或淋漓下血不断者。一般突然出血，来势急、血量多者叫崩，又名崩中；淋漓下血，来势缓，血量少的叫漏，又名漏下。”[47]349

《中医药学名词·内科学 妇科学 儿科学》：“崩漏……以妇女不在行经期间，阴道突然大量下血，或淋漓下血不断为主要表现的月经病。”[48]140

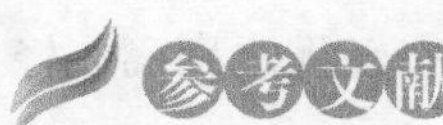

参考文献

[1] 未著撰人. 黄帝内经素问[M]. 田代华整理. 北京：中国医药科技出版社，2005：16，158.

[2] [汉] 张仲景. 伤寒论[M]. 钱超尘，郝万山，等整理. 北京：人民卫生出版社，2005：14.

[3] 华佗. 华氏中藏经[M]. 北京：中华书局，1985：57.

[4] [汉] 张仲景. 金匮要略[M]. 于志贤，张智基点校. 北京：中医古籍出版社，1997：165.

[5] [晋] 皇甫谧. 针灸甲乙经[M]. 王晓兰点校. 沈阳：辽宁科学技术出版社，1997：295.

[6] 未著撰人. 神农本草经[M]. 顾观光辑. [明] 滕弘撰. 周贻谋，易法银点校. 长沙：湖南科学技术出版社，2008：45.

[7] [南北朝] 陈延之. 小品方[M]. 高文铸辑校注释. 北京：中国中医药出版社，1995：147，148.

[8] [隋] 杨上善. 黄帝内经太素[M]. 北京：人民卫生出版社，1965：51.

[9] [隋] 巢元方. 诸病源候论[M]. 刘宇，孙冬莉校注. 北京：北京科学技术出版社，2016：380，382，383.

[10] [唐] 孙思邈. 备急千金要方[M]. 焦振廉，等校注. 北京：中国医药科技出版社，2011：64，65.

[11] [唐] 王焘. 外台秘要方[M]. 太原：山西科学技术出版社，2013：1039.

[12] [宋] 王衮. 博济方[M]. 王振国，宋咏梅点校. 上海：上海科学技术出版社，2003：143.

[13] [宋] 太平惠民和剂局. 太平惠民和剂局方[M]. 刘景源点校. 北京：人民卫生出版社，1985：306，307，310.

[14] [宋] 张锐. 宋本鸡峰普济方[M]. 李顺保主校注，潘文，康开彪，张丽君协校注. 北京：学苑出版社，2016：312.

[15] [宋] 齐仲甫. 女科百问[M]. 宋咏梅，宋昌红点校. 天

津：天津科学技术出版社，1999：4，36.

[16] [宋] 陈自明．妇人大全良方[M]．田代华，等点校．天津：天津科学技术出版社，2003：38，40.

[17] [宋] 严用和．重订严氏济生方[M]．浙江省中医研究所文献组，湖州中医院整理．北京：人民卫生出版社，1980：146.

[18] [宋] 杨士瀛．仁斋直指方论[M]//新校注杨仁斋医书．福州：福建科学技术出版社，1989：674.

[19] [元] 王好古．汤液本草[M]．崔扫麈，尤荣辑点校．北京：人民卫生出版社，1987：72，73.

[20] [宋] 窦材．扁鹊心书[M]．李晓露，于振宣点校．北京：中医古籍出版社，1992：75.

[21] [金] 张元素．医学启源[M]．任应秋点校．北京：人民卫生出版社，1978：208.

[22] [宋] 赵佶．圣济总录：第8册[M]．王振国，杨金萍主校．北京：中国中医药出版社，2018：3151.

[23] [明] 楼英．医学纲目[M]．赵燕宜，于燕莉校注．北京：中国医药科技出版社，2011：805.

[24] [明] 虞抟．医学正传[M]．郭瑞华，等点校．北京：中医古籍出版社，2002：398.

[25] [明] 李时珍．濒湖脉学[M]．王泽玉校注．上海：上海中医药大学出版社，2006：99.

[26] [明] 李时珍．本草纲目[M]．柳长华，柳璇校注．北京：中国医药科技出版社，2011：466.

[27] [明] 王肯堂．证治准绳[M]．北京：中国中医药出版社，1997：167.

[28] [明] 武之望．济阴纲目[M]．肖诗鹰，吴萍点校．沈阳：辽宁科学技术出版社，1997：4.

[29] 张介宾．景岳全书[M]．北京：中国中医药出版社，1994：432，433，663.

[30] [明] 李中梓．医宗必读[M]．王卫，等点校．天津：天津科学技术出版社，1999：139.

[31] [明] 赵养葵．邯郸遗稿[M]．《浙江中医杂志》编辑部校点．杭州：浙江科学技术出版社，1984：12.

[32] [明] 朱橚．普济方：第8册[M]．北京：人民卫生出版社，1959：320.

[33] [明] 李梴．医学入门[M]．金嫣莉，等校注．北京：中国中医药出版社，1995：409.

[34] [清] 萧壎．女科经纶[M]．姜典华校注．北京：中国中医药出版社，2007：178.

[35] [清] 张璐著．张氏医通[M]．李静芳，建一校注．北京：中国中医药出版社，1995：441.

[36] [清] 沈金鳌．妇科玉尺[M]．张慧芳，王亚芬点校．北京：中医古籍出版社，1996：148.

[37] [清] 吴谦．医宗金鉴：上[M]．北京：人民卫生出版社，1985：1170.

[38] [宋] 陈素庵．陈素庵妇科补解[M]．[明] 陈文昭补解．上海中医学会妇科学会文献组整理．上海：上海科学技术出版社，1983：28，29.

[39] 国家技术监督局．中医临床诊疗术语：疾病部分[M]．北京：中国标准出版社，1997：35.

[40] 国家中医药管理局．中医病证诊断疗效标准[M]．南京：南京大学出版社，1994：235.

[41] 马宝璋，齐聪．中医妇科学[M]．北京：中国中医药出版社，2012：83.

[42] 李经纬，余瀛鳌，蔡景峰，等．中医大辞典[M]．北京：人民卫生出版社，2004：1591.

[43] 《中医学》编辑委员会．中医学[M]//钱信忠．中国医学百科全书．上海：上海科学技术出版社，1997：1900.

[44] 吴兰成．中国中医药学主题词表[M]．北京：中医古籍出版社，2008：47.

[45] 袁钟，图娅，彭泽邦，等．中医辞海：上册[M]．北京：中国医药科技出版社，1999：1322.

[46] 宋一伦，杨学智．基础理论与疾病[M]//曹洪欣，刘保延．中国中医药学术语集成．北京：中医古籍出版社，2005：261.

[47] 李振吉．中医药常用名词术语辞典[M]．北京：中国中医药出版社，2001：349.

[48] 中医药学名词审定委员会．中医药学名词[M]．北京：科学出版社，2011：140.

（张慧珍）

4·057

堕胎

duò tāi

一、规范名

【汉文名】堕胎。

【英文名】early abortion。

【注释】以妊娠12周内，胚胎自然殒堕为主要表现的疾病。

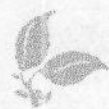

二、定名依据

“堕胎”一词最早见于《神农本草经》。自《神农本草经》提出“堕胎”一词，其后历代医家多有沿用，如：唐代《备急千金要方》《外台秘要》；宋代《经效产宝》《三因极一病证方论》《卫生家宝产科备要》《女科百问》《妇人大全良方》；明代《医学纲目》《医学正传》《广嗣纪要》《古今医统大全》《邯郸遗稿》《济阴纲目》《景岳全书》，清代《女科经纶》《傅青主女科》《张氏医通》《胎产心法》《妇科玉尺》《女科切要》《彤园妇人科》；民国的《医学衷中参西录》等。这些著作均为历代很有影响的重要著作，对后世有较大影响。所以“堕胎”作为规范名便于达成共识，符合术语定名的约定俗成原则。

现代相关著作如国标《中医临床诊疗术语·疾病部分》《中国医学百科全书·中医学》《中国中医药学术语集成·基础理论与疾病》；现代有代表性的辞书类著作如《中医药常用名词术语辞典》《中医大辞典》等；以及全国高等中医药院校规划教材《中医妇科学》均以“堕胎”作为这一疾病的正名。这些均说明在中医妇科临床实践中用“堕胎”作为这一妇科病名的规范名已达成共识。而已经广泛应用于中医药文献标引和检索的《中国中医药学主题词表》则以“流产”作为正式主题词。

我国2011年出版的由全国科学技术名词审定委员会公布的《中医学名词》已以“堕胎”作为规范名。所以“堕胎”作为规范名也符合术语定名的协调一致原则。

三、同义词

未见。

四、源流考释

堕胎的有关记载最早见于《神农本草经》卷一：“牛膝……主寒（《御览》作伤寒）湿痿痹，四肢拘挛，膝痛不可屈伸，逐血气，伤热火烂，堕胎。”[1]25 认识到牛膝可破血伤正，导致胚胎殒堕。其后晋代王叔和亦沿用之，如《脉经》：“怀娠者不可灸刺其经，必堕胎。”[2]172

隋唐时期，仍沿用“堕胎”一词。隋代巢元方《诸病源候论》专设“妊娠腰痛候”[3]414“妊娠卒下血候”[3]415 和“妊娠数堕胎候”[3]416，论述了堕胎的症状有腰痛、下血不止。唐代孙思邈《备急千金要方》卷二：“治妊娠数堕胎方：取赤小豆为末，酒服方寸匕，日二。”[4]26 探讨了“堕胎”的治疗。唐代昝殷《经效产宝》：“非即之气，伤折妊妇，热毒之气，侵损胞胎，遂有堕胎漏血，俱害子母之命。”[5]6 指出热毒之气可导致胚胎损伤而殒堕。唐代王焘《外台秘要》卷三十三：“通按：麦芽神曲堕胎如神，凡有孕者不可妄用，麦蘖一升末，和煮二升服之，即下神效。”[6]602 提醒了孕者禁忌。

宋金元时期，是中医妇产科学飞跃发展的关键时期，此期医学分科中出现了妇产专科，这一时期的重要著作均沿用“堕胎”名称，如宋代王衮《博济方》[7]123,124、陈无择《三因极一病证方论》[8]258、朱瑞章《卫生家宝产科备要》[9]63、齐仲甫的《女科百问》[10]52,53、陈自明《妇人大全良方》[11]376，元代朱丹溪《格致余论》[12]32 等。

明清时期的医学著作中，仍沿用“堕胎”一词，且有了进一步明晰的认识。如明代虞抟《医学正传》[13]413、楼英《医学纲目》[14]532、万全《广嗣纪要》[15]84,89、徐春甫《古今医统大全》[16]424、赵献可《邯郸遗稿》[17]45、武之望《济阴纲目》[18]98、张景岳《景岳全书》[19]442；清代萧壎《女科经纶》[20]92、傅山《傅青主女科》[21]54、陈士铎《石室秘录》[22]265、张璐《张氏医通》[23]322、高鼓峰《医家心法》[24]67、闫纯玺《胎产心法》[25]257、沈尧封《沈氏女科辑要》[26]44、沈金鳌《妇科玉尺》[27]39、吴本立《女科切要》[28]33、郑玉坛《彤园妇人科》[29]161；民国张锡纯《医学衷中参西录》[30]340 均沿用“堕胎”名称。清代萧壎在《女科经纶》卷四：“小产用药之法……慎斋按……然堕胎与半产证有别，如一月二月三月四月，胎未成形而下者，名曰堕胎。至五月六月七月八月，胎已成形而下者，名曰半产。”[20]104 明确指出堕胎是指胎未成形而下者，半产乃指胎已成形而下者，并指出了堕胎与半产的区别。但郑玉坛《彤园妇人科》[29]161 却指出堕胎发生的月份在三四个月。这一时期还存在有把一月胎堕称为“小产”，亦有“堕胎”“小产”互称，如清代阎纯玺《胎产心法》卷之上：“其三五月之胎堕，人所共知，而一月之小产，人所不觉，可不慎欤？”[25]179 清代高鼓峰《医家心法》：“妇人胎前：堕胎，即俗所谓小产也。”[24]67 这一时期明确指出了妊娠用药物及针灸禁忌，如明代万全《广嗣纪要》卷之六：“怀胎者，不可灸刺其经，必堕胎。豆酱合藿同食，堕胎。妇人有妊，最不可针灸及乱服药饵，恐致堕胎，以贻后悔。”[15] 徐春甫《古今医统大全》卷之六：“妇人妊娠，补合谷即堕胎。”[16] 清代张璐《张氏医通》卷十：“世人皆以附子为堕胎百药长，必致堕胎，盖风药皆能堕胎。”[23]250 民国张锡纯《医学衷中参西录·治女科方》：“至于俗所谓向日葵者，各种本草皆未载，惟《群芳谱》载之，本名丈菊，一名西番葵，一名迎阳葵，且谓其性能堕胎。然用其堕胎之力以催生，则诚有效验，是以大顺汤用其花瓣作引也。”[30]340

现代相关著作如国标《中医临床诊疗术语·疾病部分》[31]39《中国医学百科全书·中医学》[32]1912《中国中医药学术语集成·基础理论与疾病》[33]261；现代有代表性的辞书类著作如《中医药常用名词术语辞典》[34]367《中医大辞典》[35]1660 等；以及全国高等中医药院校规划教材《中医妇科学》[36]147 均以“堕胎”作为这一疾病的正名。这些均说明在中医妇科临床实践中用“堕胎”作为这一妇科病名的规范名已达成共识。但是，已经广泛应用于中医药文献标引和检索的《中国中医药学主题词表》[37]531 则以“流产”作为正式主题词。

总之，“堕胎”始见于《神农本草经》，其后历代医家多有沿用，但古代文献对“堕胎”发生的月份不统一，虽然萧壎在《女科经纶》中明确了“堕胎”和“半产”的区别，但其后还存在这一时期还存在有把一月胎堕称为“小产”，亦有“堕胎”“小产”互称，而现代文献“堕胎”多指发生于妊娠 12 周之内，但《中国中医药学主题词表》没有区分“堕胎”“小产”“半产”，把发生于 12～28 周内，胎儿已成形而自然殒堕者统称为“流产”，我国 2011 年出版的由全国科学技术名词审定委员会审定公布的《中医药学名词》[38]148 将“堕胎”释义为以妊娠 12 周内，胚胎自然殒堕为主要表现的疾病，客观准确地描述了妊娠早期流产这一病证的特点。所以，选择“堕胎”作为规范名符合术语定名中的单义性和协调一致原则。

五、文献辑录

《神农本草经》卷一：“牛膝……主寒（《御览》作伤寒）湿痿痹，四肢拘挛，膝痛不可屈伸，逐血气，伤热火烂，堕胎。”[1]25

《脉经》卷九：“平妊娠胎动血分水分吐下腹痛症第二……怀娠者不可灸刺其经，必堕胎。复腹痛者，必堕胎妇人怀娠三月而渴，其脉反迟者，欲为水分。复腹痛者，必堕胎。”[2]172

《诸病源候论》卷四十一：“妊娠卒下血候……此谓卒有损动，或冷热不调和，致伤于胎，故卒痛。下血不止者，堕胎也。”[3]415“妊娠腰痛候……肾主腰脚，因劳损伤动，其经虚，则风冷乘之，故腰痛。妇人肾以系胞，妊娠而腰痛甚者，多堕胎也。”[3]414“妊娠数堕胎候……阳施阴化，故得有胎，荣卫和调，则经养周足，故胎得安，而能成长。若血气虚损者，子脏为风冷所居，则血气不足，故不能养胎，所以致胎数堕。候其妊娠而恒腰痛者，喜堕胎”[3]416

《备急千金要方》卷二：“治妊娠数堕胎方：赤小豆为末，酒服方寸匕，日二。”[4]26

《外台秘要》卷三十三：“妊娠得病欲去子方三首……《小品》疗妊娠得病，事需去胎方。通按：麦芽神曲堕胎如神，凡有孕者不可妄用。麦蘖一升，末，和煮二升，服之，即下神效。”[6]602

《经效产宝》卷上：“非即之气，伤折妊妇，热

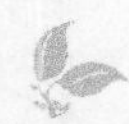

毒之气，侵损胞胎，遂有堕胎漏血，俱害子母之命。”[5]6

《博济方》卷四：“大圣散治妇人产前产后一切疾患……产后血晕、血癖、血滞、血崩……如或子脏虚冷，频频堕胎，及孕娠后，乖违将摄，因依成疾，并可服之。”[7]123,124

《三因极一病证方论》卷十八：“济阴丹……治妇人久冷无子，及数经堕胎。皆因冲任之脉虚冷，胞内宿挟疾病，经水不时，暴下不止，月内再行，或前或后，或崩中漏下，三十六疾，积聚癥瘕，脐下冷痛。”[8]258

《卫生家宝产科备要》卷四：“大圣泽兰散……并治胎堕腹中，攻刺疼痛，横生逆产，胎衣不下……数曾堕胎，崩中不止，因此成疾及室女经脉不通，并宜服之。”[9]63

《女科百问》卷下：“第五十八问……妊娠三月，曾经堕胎，至其月日复堕者，何也？……妊娠三月，当手心主包络经养之，不善摄生养经则胎堕。”[10]52,53

《妇人大全良方》卷十三：“妊娠数堕胎方论第一……夫阳施阴化，故得有胎。荣卫调和，则经养周足，故胎得安，则能成长。若血气虚损者，子脏为风寒所苦，则血气不足，故不能养胎，所以数堕胎也。其妊娠腰疼者，喜堕胎也。”[11]376

《格致余论·胎自堕论》：“阳施阴化，胎孕乃成。血气虚损，不足荣养，其胎自堕。或劳怒伤情，内火便动，亦能堕胎。推原其本，皆因于热，火能化物，造化自然。”[12]32

《医学纲目》卷二十三：“妇人患堕胎后，膈满食少，痢不止，脉虚，左手尤甚。”[14]532

《医学正传》卷七：“堕胎乃血气虚损，不能荣养胎元而自堕耳，犹枝枯则果落，干萎则花坠也。”[13]413

《广嗣纪要》卷六：“怀胎者，不可灸刺其经，必堕胎……豆酱合藿同食，堕胎……妇人有妊，最不可针灸及乱服药饵，恐致堕胎，以贻后悔。”[15]84,89

《古今医统大全》卷六：“手阳明大肠经穴合谷：妇人妊娠，补合谷即堕胎。”[16]424

《邯郸遗稿》卷三：“妊娠……凡妊娠数堕胎者，乃血气不足也。若腰腹痛甚而堕胎者，以四制香附丸与安胎饮治之。”[17]45

《济阴纲目》卷六：“今妇人堕胎，在三月五月七月者多，在二四六月者少，脏阴而腑阳，三月属心，五月属脾，七月属肺，皆在五脏之脉，阴常易亏，故多堕耳。”[18]98

《景岳全书》卷三十八：“凡妊娠之数见堕胎者，必以气脉亏损而然。”[19]442

《女科经纶》卷四：“凡忧思惊怒，皆伤脏腑，气逆于上，血随而溢，心闷满烦，久而不已，多致堕胎。”[20]92“小产用药之法……慎斋按……然堕胎与半产证有别，如一月二月三月四月，胎未成形而下者，名曰堕胎。至五月六月七月八月，胎已成形而下者，名曰半产。”[20]104

《傅青主女科》下卷：“妊娠多怒堕胎……妇人有怀妊之后，未至成形，或已成形，其胎必堕。人皆曰气血衰微，不能固胎也，谁知是性急怒多，肝火大动而不静呼。”[21]54

《石室秘录》卷五：“十六论子嗣……肾水衰者，则子宫燥涸，禾苗无雨露之润，亦成萎黄，必有堕胎之叹。”[22]265

《张氏医通》卷十：“妇人怀娠六七月，脉弦发热，其胎愈胀，腹痛恶寒者，少腹如扇，所以然者，子脏开故也。当以附子汤温其脏……用附子汤以温其脏，则胎自安，世人皆以附子为堕胎百药长，必致堕胎，盖风药皆能堕胎。”[23]250“逆证……妇人经水不止，或堕胎下血，身大热，不退者，并不可治。”[23]322

《医家心法·妇人胎前》：“堕胎，即俗所谓小产也。总数气虚、血虚及纵欲、嗜酒而来。”[24]67

《胎产心法》卷上：“教养宜忌论……其最甚者，不遵禁忌，纵情交接，以扰子宫，有触动胎元，一月而堕者，有三五月而小产、半产者，有胎肥硕而难产者，有败精凝裹而碍产者，有生子多疾、痘疮稠密者，皆由纵欲之故。其三五月之胎堕，人所共知，而一月之小产，人所不觉，可不慎软？至孕妇腰腹渐粗，饮食不宜过饱，茶汤更须节省。"[25]179"妊娠子痫，乃为恶候，若不早治，必致堕胎。"[25]257

《沈氏女科辑要》卷上："妊娠经来……亦有胎本不固，因房室不节，先漏而后堕胎者，须作漏胎治，又不可不审！沈尧封曰：妊娠经来，与漏胎不同。"[26]44

《妇科玉尺》卷二："胎前……古人治胎前，每将人参、砂仁同用，取其一补一顺，补则气旺而无堕胎之患，顺则气血通和而无难产之忧。良要法也。"[27]39

《女科切要》卷三："安胎……凡孕妇堕胎有二故：一为跌仆负重轧伤，一为气血不足，盖腰膝系胎之处，如瓜果之蒂，花卉之根，不得露不长，受热亦易伤。"[28]33

《彤园妇人科》卷四："胎前本病门……堕胎堕胎者，受孕三四个月内，已成形象，或因外有触犯，胎伤，随之堕落也。"[29]161

《医学衷中参西录》卷二："读卢育和氏葵能治疟述书后……至于俗所谓向日葵者，各种本草皆未载，惟《群芳谱》载之，本名丈菊，一名西番葵，一名迎阳葵，且谓其性能堕胎。然用其堕胎之力以催生，则诚有效验，是以大顺汤用其花瓣作引也。"[30]340

《中医临床诊疗术语·疾病部分》："堕胎……多因肾虚、气血虚弱、血热、血瘀等使胎元失固所致。指胚胎在12周以内自然殒堕的妊娠疾病。"[31]39

《中国医学百科全书·中医学》："堕胎……妊娠三个月以内，胎儿尚未成形而堕胎者。"[32]1912

《中国中医药学术语集成·基础理论与疾病》："堕胎……凡妊娠12周内，胚胎自然殒堕者。"[33]261

《中医药常用名词术语辞典》："堕胎……疾病。见《脉经·平妊娠胎动血分水分吐下腹痛证》。妊娠12周内，胚胎自然殒堕。"[34]367

《中医大辞典》："堕胎……病名。即以妊娠12周内，胚胎自然殒堕为主要表现的疾病。"[35]1660

《中医妇科学》："堕胎……凡以妊娠12周内，胚胎自然殒堕者。"[36]147

《中医药主题词表》："流产……属妊娠并发症。妊娠12～28周内，胎儿已成形而自然殒堕者。"[37]531

《中医药学名词》："堕胎……以妊娠12周内，胚胎自然殒堕为主要表现的疾病。"[38]148

参考文献

[1] 未著撰人.神农本草经[M].[清]顾观兴辑.[明]滕弘撰.周贻谋，易法银点校.长沙：湖南科学技术出版社，2008：25.

[2] [晋]王叔和.脉经[M].陈婷校注.北京：北京科学技术出版社，2016：172.

[3] [隋]巢元方.诸病源候论[M].柳长华主编，刘宇，孙冬莉校注.北京：北京科学技术出版社，2016：414，415，416.

[4] [唐]孙思邈.备急千金要方[M].焦振廉，等校注.北京：中国医药科技出版社，2011：26.

[5] [唐]昝殷.经效产宝[M].北京：人民卫生出版社，1955：6.

[6] [唐]王焘.外台秘要[M].王淑民校注.北京：中国医药科技出版社，2011.602.

[7] [宋]王衮.博济方[M].王振国，宋咏梅点校.上海：上海科学技术出版社，2003：123，124.

[8] [宋]陈言.三因极一病证方论[M].北京：人民卫生出版社，1957：258.

[9] [宋]朱瑞章.卫生家宝产科备要[M].[宋]徐安国整理.杨金萍点校.上海：上海科学技术出版社，2003：63.

[10] [宋]齐仲甫.女科百问[M].宋咏梅，宋昌红点校.天津：天津科学技术出版社，1999：52，53.

[11] [宋]陈自明.妇人大全良方[M].余瀛鳌，王咪咪，等点校.北京：人民卫生出版社，1985：376.

[12] [元]朱丹溪.格致余论[M].刘学义校注.北京：中国医药科技出版社，2008：32.

[13] [明]虞抟.医学正传[M].郭瑞华，等点校.北京：中医古籍出版社，2002：413.

[14] [明]楼英.医学纲目[M].赵燕宜，于燕莉校注.北京：中国医药科技出版社，2011：532.

[15] [明]万全.广嗣纪要[M].上海：上海科学技术出版社，2000：84，89.

[16] [明]徐春甫.古今医统大全[M].合肥：安徽科学技术出版社，1995：424.

[17] [明]赵养葵.邯郸遗稿[M].《浙江中医杂志》编辑部校点.杭州：浙江科学技术出版社，1984：45.

[18] [明]武之望. 济阴纲目[M]. 吴少祯主编. 北京：中国医药科技出版社，2014：98.
[19] [明]张景岳. 景岳全书[M]. 李玉清，等校注. 北京：中国医药科技出版社，2011：442.
[20] [清]萧壎. 女科经纶[M]. 姜典华校注. 北京：中国中医药出版社，2007：92，104.
[21] [清]傅山. 傅青主女科[M]. 欧阳兵整理. 北京：人民卫生出版社，2006：54.
[22] [清]陈士铎. 石室秘录[M]. 徐慧卿点校. 北京：人民军医出版社，2009：265.
[23] [清]张璐. 张氏医通[M]. 李静芳，建一校注. 北京：中国中医药出版社，1995：250，322.
[24] [清]高鼓峰. 医家心法[M]. 王新华校点. 南京：江苏科学技术出版社，1983：67.
[25] [清]沈尧封，闫纯玺. 女科辑要 胎产心法[M]. 北京：人民卫生出版社，1988：179，257.
[26] [清]沈又彭. 沈氏女科辑要[M]. 陈丹华点注. 南京：江苏科学技术出版社，1983：44.
[27] [清]沈金鳌. 妇科玉尺[M]. 张慧芳，王亚芬点校. 北京：中医古籍出版社，1996：39.
[28] [清]吴本立. 女科切要[M]. 佘德友点校. 北京：中医古籍出版社，1999：33.
[29] [清]郑玉坛. 彤园妇人科[M]. 江凌圳校注. 北京：中国中医药出版社，2015：161.
[30] 民国张锡纯. 医学衷中参西录[M]. 于华芸，等校注. 北京：中国医药科技出版社，2011：340.
[31] 国家技术监督局. 中医临床诊疗术语：疾病部分[M]. 北京：中国标准出版社，1997：39.
[32] 《中医学》编辑委员会. 中医学[M]//钱信忠. 中国医学百科全书. 上海：上海科学技术出版社，1997：1912.
[33] 宋一伦，杨学智. 基础理论与疾病[M]//曹洪欣，刘保延. 中国中医药学术语集成. 北京：中医古籍出版社，2005：261.
[34] 李振吉. 中医药常用名词术语辞典[M]. 北京：中国中医药出版社，2001：367.
[35] 李经纬，余瀛鳌，蔡景峰，等. 中医大辞典[M]. 北京：人民卫生出版社，2004：1660.
[36] 马宝璋，齐聪. 中医妇科学[M]. 北京：中国中医药出版社，2012：147.
[37] 吴兰成. 中国中医药学主题词表[M]. 北京：中医古籍出版社，2008：531.
[38] 中医药学名词审定委员会. 中医药学名词：内科学 妇科学 儿科学[M]. 北京：科学出版社，2011：148.

（张慧珍）

4 • 058

滑胎

huá tāi

一、规范名

【汉文名】滑胎。

【英文名】habitual abortion。

【注释】以怀孕后自然流产，小产连续发生3次以上为主要表现的疾病。

二、定名依据

滑胎之病名原称“数堕胎”，始见于隋代巢元方《诸病源候论》。其后至明代的相关著作有的即以“数堕胎”作为本病的名称，如唐代王焘《外台秘要》，宋代陈自明《妇人大全良方》，明代王化贞《产鉴》等；有的则称本病为“复堕胎”，如宋代齐仲甫《女科百问》等。但这些名称现在均已少用。

“滑胎”作为本病的名称始见于清代吴谦《医宗金鉴》。自“滑胎”名称出现后，清代近代相关著作如《叶氏女科证治》《彤园医书》《医学衷中参西录》等在载录本病时大多即以“滑胎”作为本病名称，并一直沿用至今。这些著作均为历代的重要著作，对后世有较大影响。所以“滑胎”作为规范名便于达成共识，符合术语定名的约定俗成原则。现代相关著作，如《中医大辞典》《中国医学百科全书·中医学》和国标《中医临床诊疗术语·疾病部分》《中医辞海》《中医药常用名词术语辞典》《中国中医药学术语集成·基础理论与疾病》《WHO西太平洋传统医学名词术语国际标准》，以及全国高等中医药院校规划教材《中医妇科学》等均沿用《医宗金鉴》的记载，以“滑胎”作为本病正名，说明“滑胎”作为规范名已成为共识。

我国2011年出版的由全国科学技术名词审定委员会审定公布的《中医药学名词·内科学 妇科学 儿科学》已以“滑胎”作为规范名。所以“滑胎”作为规范名也符合术语定名的协调一致原则。

三、同义词

【曾称】“数堕胎”(《诸病源候论》)；“复坠胎”(《女科百问》)。

四、源流考释

滑胎原称“数堕胎”，始见于《诸病源候论》卷四十一：“妊娠数堕胎候……阳施阴化，故得有胎，荣卫和调，则经养周足，故胎得安，而能成长。若血气虚损者，子脏为风冷所居，则血气不足，故不能养胎，所以致胎数堕。候其妊娠而恒腰痛者，喜堕胎也。”[1]196 其后的相关著作即沿用该书记载，以“数堕胎”作为本病的名称，如唐代王焘《外台秘要》卷三十三：“疗妇人怀胎数落而不结实，或寒冷热，百病之源，黄芪散方……疗妊娠数堕胎……赤小豆末，酒服方寸匕。”[2]986

宋元时期，有的仍称本病为“数堕胎”，如宋代陈自明《妇人大全良方·妊娠数堕胎方论》：“若血气虚损者，子脏为风寒所苦，则血气不足，故不能养胎，所以数堕胎也。其妊娠腰痛者，喜堕胎也。”[3]246 有的则称本病为“复堕胎”，如宋代齐仲甫《女科百问·第五十八问》：“妊娠三月，曾经堕胎，至其月日复堕胎者何也？答曰……若血气虚损，子脏为风冷所乘，致亏荣卫，不能荫养其胎，故数堕也。假令妊娠三月，当手心主包络经养之，不善摄生伤经，则胎堕，后虽再有妊，至其月日，仍前犯之，所以复堕也。”[4]52

明代，记载本病仍沿用《诸病源候论》称之为“数堕胎”，如明代王化贞《产鉴·妊娠数堕胎》：“妊娠数堕胎者，是气血不足。腰痛甚者，恐堕胎。宜用加减安胎饮。”[5]36 此外，尚有“数见堕胎”“常堕胎”“连堕数次”等相关记载。如明代张景岳《景岳全书·妇人规》：“凡妊娠之数见堕胎者，必以气脉亏损而然。而亏损之由，有禀质之素弱者，有年力之衰残者，有忧怒劳苦而困其精力者，有色欲不慎而盗损其生气者，此外如跌仆饮食之类，皆能伤其气脉。”[6]806 明代万全《万氏家传广嗣纪要》“丹溪固胎饮……常堕胎者宜服之。”[7]39 明代王纶《明医杂著·妇人半产》：“其有连堕数次，胎元损甚者，服药须多，久则可以留。”[8]101

“滑胎”作为本病的正名始见于清代吴谦《医宗金鉴·妇科心法要诀》：“气血充实胎自安，冲任虚弱损胎元；暴怒房劳伤肝肾，疾病相干跌扑颠。五月成形名小产，未成形象堕胎言；无故至期数小产，须慎胎为欲火煎。【注】……若怀胎三、五、七月，无故而胎自堕，至下次受孕亦复如是，数数堕胎，则谓之滑胎。”[9]554 其后《叶氏女科证治》[10]86《彤园医书》[11]218《医学衷中参西录》[12]213 均以“滑胎”作为本病证的正名。如《叶氏女科证治》：“妊娠有三月而堕者，有六七月而堕者，有屡孕屡堕者，由于气血不足，名曰滑胎。”[10]86《彤园医书》“滑胎者，怀孕每至三五七个月内，无故而胎自堕，至下次受孕，亦复如是，数数堕胎，则谓之滑胎。”[11]218《医学衷中参西录·治女科方》：“寿胎丸……治滑胎。菟丝子(炒熟，四两)，桑寄生(二两)，川续断(二两)，真阿胶(二两)。”[12]213

现代有关著作均沿用《医宗金鉴》的记载以“滑胎”作为本病证的正名，如《中医大辞典》[13]1555《中国医学百科全书·中医学》[14]1912 和国标《中医临床诊疗术语·疾病部分》[15]38《中医辞海》[16]221,222《中医药常用名词术语辞典》[17]401《中国中医药学术语集成·基础理论与疾病》[18]284《中医妇科学》[19]219《世界卫生组织西太平洋传统医学国际标准名词术语》[20]188《中医药学名词·内科学 妇科学 儿科学》[21]149 等；同时

以"数堕胎"作为本病证的异名,如《中医大辞典》:"滑胎……① 病名。亦名数堕胎。指连续发生三次以上的自然流产者。即习惯性流产。② 治法。指用药使胎滑易产。"[13]1555《中医药常用名词术语辞典》:"滑胎…… ① 疾病。见《妇科玉尺·胎前》。又名数堕胎。堕胎,怀孕后自然流产、小产连续发生3次以上者。多因肾气亏损、冲任不固,气血两虚、冲任不足,不能载胎养胎所致。② 治法。见《诸病源候论·妇人妊娠病诸候》。妊娠足月或临产之时,服用药物使胎滑易产。"[17]401《中医妇科学》:"滑胎……凡堕胎或小产连续发生3次或3次以上者,称为滑胎,亦称数堕胎、屡孕屡堕。"[19]219

五、文献辑录

《诸病源候论》卷四十一:"妊娠数堕胎候……阳施阴化,故得有胎,荣卫和调,则经养周足,故胎得安,而能成长。若血气虚损者,子脏为风冷所居,则血气不足,故不能养胎,所以致胎数堕。候其妊娠而恒腰痛者,喜堕胎也。"[1]196

《外台秘要》卷三十三:"疗妇人怀胎数落而不结实,或寒冷热,百病之源,黄芪散方……疗妊娠数堕胎……赤小豆末,酒服方寸匕。"[2]986

《妇人大全良方·妊娠数堕胎方论》:"若血气虚损者,子脏为风寒所苦,则血气不足,故不能养胎,所以数堕胎也。其妊娠腰痛者,喜堕胎也。"[3]246

《女科百问·第五十八问》:"妊娠三月,曾经堕胎,至其月日复堕胎者何也?答曰……若血气虚损,子脏为风冷所乘,致亏荣卫,不能荫养其胎,故数堕也。假令妊娠三月,当手心主包络经养之,不善摄生伤经,则胎堕,后虽再有妊,至其月日,仍前犯之,所以复堕也。"[4]52

《产鉴·妊娠数堕胎》:"妊娠数堕胎者,是气血不足。腰痛甚者,恐堕胎。宜用加减安胎饮。"[5]36

《景岳全书·妇人规》:"凡妊娠之数见堕胎者,必以气脉亏损而然。而亏损之由,有禀质之素弱者,有年力之衰残者,有忧怒劳苦而困其精力者,有色欲不慎而盗损其生气者,此外如跌仆饮食之类,皆能伤其气脉。气脉有伤而胎可无恙者,非先天之最完固者不能,而常人则未之有也。"[6]806

《万氏家传广嗣纪要》:"丹溪固胎饮……常堕胎者宜服之。熟地黄(五分),归身、人参、白芍各一钱,白术钱半,川芎五分,陈皮一钱,条芩五分,甘草二分,黄连少许,黄柏少许,桑木上羊儿藤(七叶,圆者即桑络也,真寄生尤妙)。"[7]39

《明医杂著·妇人半产》:"其有连堕数次,胎元损甚者,服药须多,久则可以留。"[8]101

《医宗金鉴·妇科心法要诀》:"气血充实胎自安,冲任虚弱损胎元;暴怒房劳伤肝肾,疾病相干跌扑颠。五月成形名小产,未成形象堕胎言;无故至期数小产,须慎胎为欲火煎。【注】……若怀胎三、五、七月,无故而胎自堕,至下次受孕亦复如是,数数堕胎,则谓之滑胎。多因房劳太过,欲火煎熬,其胎因而不安,不可不慎者也。"[9]554

《叶氏女科证治·安胎》:"妊娠有三月而堕者,有六七月而堕者,有屡孕屡堕者,由于气血不足,名曰滑胎。"[10]86

《彤园医书·妇人科》:"滑胎者,怀孕每至三五七个月内,无故而胎自堕,至下次受孕,亦复如是,数数堕胎,则谓之滑胎。"[11]218

《医学衷中参西录·治女科方》:"寿胎丸……治滑胎。菟丝子(炒熟,四两),桑寄生(二两),川续断(二两),真阿胶(二两)。"[12]213

《中医大辞典》:"滑胎……① 病名。亦名数堕胎。指连续发生三次以上的自然流产者。即习惯性流产。② 治法。指用药使胎滑易产。"[13]1555

《中国医学百科全书·中医学》:"滑胎……连续发生堕胎、小产三次或三次以上者,称为堕胎。"[14]1912

《中医临床诊疗术语·疾病部分》:"滑胎……因禀赋虚弱,肾虚冲任不固所致。以怀孕后出现自然流产或小产。连续发生 3 次以上的妊娠疾病。”[15]38

《中医辞海》：“滑胎……① 妇科病证名。是指连续三次以上发生堕胎、小产的病证，亦称数堕胎。指连续发生三次以上的自然流产者。即习惯性流产。② 妇科治法。指用药使胎滑易产。”[16]221,222

《中医药常用名词术语辞典》：“滑胎……① 疾病。见《妇科玉尺·胎前》。又名数堕胎。堕胎，怀孕后自然流产、小产连续发生 3 次以上者。多因肾气亏损、冲任不固，气血两虚、冲任不足，不能载胎养胎所致。② 治法。见《诸病源候论·妇人妊娠病诸候》。妊娠足月或临产之时，服用药物使胎滑易产。”[17]401

《中国中医药学术语集成·基础理论与疾病》：“滑胎【定义】指堕胎、小产连续发生 3 次以上者。”[18]284

《中医妇科学》：“滑胎……凡堕胎或小产连续发生 3 次或 3 次以上者，称为‘滑胎’，亦称‘数堕胎’‘屡孕屡堕’。”[19]219

《WHO 西太平洋传统医学名词术语国际标准》：“滑胎 spontaneous abortion in three or more consecutive pregnancies。”[20]188

《中医药学名词·内科学 妇科学 儿科学》：“滑胎……以怀孕后堕胎或小产连续发生 3 次或 3 次以上为主要表现的疾病。”[21]149

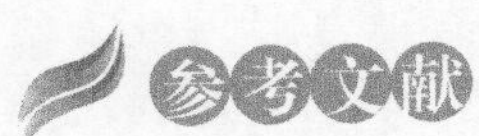

参考文献

[1] [隋] 巢元方. 诸病源候论[M]. 黄作阵点校. 沈阳：辽宁科学技术出版社，1997：196.

[2] [唐] 王焘. 外台秘要方[M]. 太原：山西科学技术出版社，2013：986.

[3] [宋] 陈自明. 妇人大全良方[M]. 北京：中国中医药出版社，2007：246.

[4] [宋] 齐仲甫. 女科百问[M]. 宋咏梅，宋昌红点校. 天津：天津科学技术出版社，1999：52.

[5] [明] 王化贞.《产鉴》新解[M]. 张磊，庞春生，等注释. 郑州：河南科学技术出版社，2013：36.

[6] [明] 张介宾. 景岳全书：上[M]. 孙玉信，朱平生校注. 上海：第二军医大学出版社，2006：806.

[7] [明] 万全. 万氏家传广嗣纪要[M]. 武汉：湖北科学技术出版社，1986：39.

[8] [明] 王纶. 明医杂著[M]. 北京：中国中医药出版社，2009：101.

[9] [清] 吴谦. 医宗金鉴[M]刘国正校注. 北京：中医古籍出版社，1995：554.

[10] [清] 叶桂. 叶氏女科证治[M]. 北京：中国中医药出版社，2015：86.

[11] [清] 郑玉坛. 彤园医书[M]//湖湘名医典籍精华. 长沙：湖南科学技术出版社，2000：218.

[12] [清] 张锡纯. 医学衷中参西录[M]. 王云凯，等重校. 石家庄：河北科学技术出版社，2002：213.

[13] 李经纬，邓铁涛，等. 中医大辞典[M]. 北京：人民卫生出版社，1995：1555.

[14]《中医学》编辑委员会. 中医学[M]//钱信忠. 中国医学百科全书. 上海：上海科学技术出版社，1997：1912.

[15] 国家技术监督局. 中医临床诊疗术语：疾病部分[M]. 北京：中国标准出版社，1997：38.

[16] 袁钟，图娅，彭泽邦，等. 中医辞海：上册[M]. 北京：中国医药科技出版社，1999：221，222.

[17] 李振吉. 中医药常用名词术语辞典[M]. 北京：中国中医药出版社，2001：401.

[18] 宋一伦，杨学智，等. 基础理论与疾病[M]//曹洪欣，刘保延. 中国中医药学术语集成. 北京：中医古籍出版社，2005：284.

[19] 张玉珍. 中医妇科学[M]. 北京：中国中医药出版社，2007：219.

[20] 世界卫生组织. WHO 西太平洋传统医学名词术语国际标准[M]. 北京：北京大学医学出版社，2009：188.

[21] 中医药学名词审定委员会. 中医药学名词：内科学 妇科学 儿科学 [M]. 北京：科学出版社，2011：149.

（王梦婷　张白雪　王　淼）

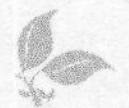

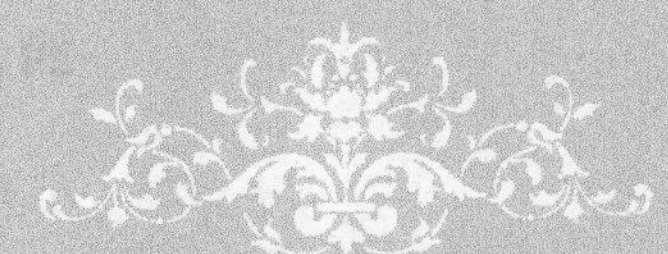

儿　　科

4・059

小儿汗证

xiǎo ér hàn zhèng

一、规范名

【汉文名】小儿汗证。

【英文名】sweating disease in children。

【注释】发生于小儿的汗证。

二、定名依据

小儿汗证是指小儿在安静状态下，全身或局部出汗过多为主的病证。盗汗作为儿科病最早见于《诸病源候论・小儿杂病诸候・盗汗候》："盗汗者，眠睡而汗自出也，小儿阴阳之气嫩弱，腠理易开，若将养过温，因睡卧阴阳气交津液发越而汗自出也。"

历代文献中小儿汗证记载甚多，命名也繁杂，《幼科发挥》："小儿纯阳之体，头者诸阳之会，心属火。头汗者，炎上之象也，故头汗者，乃清阳发越之象，不必治也。自汗者，昼夜出不止，此血气俱热，荣卫虚也。盗汗者，梦中自出，醒则干也，其病在肾。"

中华人民共和国成立后，中医儿科将小儿静息状态下异常汗出归入小儿汗证，排除天气酷热、衣着失宜，食用姜、椒辣物，或暴受惊吓，或外感风热、暑湿引起的出汗外，主要指无故而全身或局部出汗过多，甚至大汗淋漓的疾病。

现代有关著作记载本病名称均用"小儿汗证"作为本病正名，我国2011年出版的全国科学技术名词审定委员会审定公布的《中医药学名词・内科学 妇科学 儿科学》也以"小儿汗证"作为规范名，《中医大辞典》《中医儿科学》等以及全国高等中医药院校规划教材等广泛使用"小儿汗证"为规范病名。

三、同义词

【曾称】"小儿诸汗"(《医宗金鉴》)；"小儿多汗"(《活幼心书》)；"多汗"(《医法圆通》)。

四、源流考释

小儿汗证一病，儿科临床较多见的有体质虚弱的虚汗、睡中汗出、醒后汗止的盗汗，和不分寤寐的自汗。盗汗作为儿科病最早见于《诸病源候论・小儿杂病诸候・盗汗候》："盗汗者，眠睡而汗自出也，小儿阴阳之气嫩弱，腠理易开，若将养过温，因睡卧阴阳气交津液发越而汗自出也。"

历代文献中小儿汗证记载甚多，命名也繁杂：有多汗，自觉汗出较多，即俗称冒汗；漏汗，汗出较多如屋檐漏雨不断；灌汗，汗出如灌寝汗，即盗汗。还有根据身体各部位的汗出不同而命名的，如头汗、胸汗、手足汗、半身出汗等，及战汗、狂汗、红汗、漏汗、阴盛格阳汗、亡阳汗、绝汗、头汗、额汗、心汗、腋汗、手足汗、无汗、偏沮等多种。多有阴汗、阳汗之分，《幼科发挥》："小儿纯阳之体，头者诸阳之会，心属火。头汗者，炎上之象也。故头汗者，乃清阳发越之象，不必治也。自汗者，昼夜出不止，此血气俱热，荣卫虚也。盗汗者，梦中自出，醒则干也，其病在肾。"《活幼心书・卷上・决证诗赋》专门提到小儿汗证需要辨别病因病机，对症治疗："小儿自汗证多端，切莫将为一例看，要识阴阳虚实病，勤勤调理自然安。"[1]56《寿世保元》提到多汗的病机和诊断方法："脉大而虚，浮而濡者，汗。在寸为自汗，在尺为盗汗。伤寒脉阴阳俱紧，当无汗，若自汗者，曰亡阳，不治。自汗者，无时而濈濈然出，动则为甚，属阳虚，卫气之所司也。

盗汗者，寐中出，通身如浴，觉来方止，属阴虚，营血之所主也。大抵自汗宜补阳调卫，盗汗宜补阴降火。心虚而冷汗自出者，理宜补肝，益火之源，以消阴翳也。阴虚火炎者，法当补肾，壮水之主，以制阳光。又有火气上蒸胃中之湿，亦能生汗，凉膈散主之。凡汗出发润，汗出如油，汗缀如珠者，皆不治也。自汗大忌生姜，以其开腠理故也。"[2]300

《景岳全书》对多汗的阴阳寒热有详细描述："汗证有阴阳。阳汗者，热汗也；阴汗者，冷汗也。人但知热能致汗，而不知寒亦致汗。所谓寒者，非曰外寒，正以阳气内虚，则寒生于中而阴中无阳，阴中无阳，则阴无所主而汗随气泄。故凡大惊、大恐、大惧，皆能令人汗出，是皆阳气顿消，真元失守之兆。至其甚者，则如病后产后，或大吐大泻失血之后，必多有汗出者，是岂非气去而然乎？故《经》曰：阴胜则身寒汗出，身常清，数栗而寒，寒则厥，厥则腹满死。仲景曰：极寒反汗出，身必冷如冰，是皆阴汗之谓也。"对小儿多汗的治疗更有详细论述："治法：凡小儿无故常多盗汗，或自汗者，宜以团参散为主，或参苓散、四君子汤、五味异功散，或白术散之类，俱可择用。若其甚者，宜三阴煎、人参养营汤，或十全大补汤。若心经有火而见烦渴者，宜生脉散、一阴煎。若肝脾火盛，内热熏蒸，血热而汗出者，脉必洪滑，证多烦热，宜当归六黄汤，或加减一阴煎。若阳明实热，汗出大渴者，宜仲景竹叶石膏汤。若因病后，或大吐大泻之后，或误用克伐之药，以致气虚气脱而大汗亡阳者，速宜用参附汤、六味回阳饮，或附汤之类，庶可挽回也。大都汗多亡阳者，多致角弓反张，项强戴眼等证，此太阳、少阴二经精血耗散，阴虚血燥而然，速宜用大营煎、人参养营汤，或十全大补汤之类，方可解救。若作风治，万无一生矣。前汗证门有详论详法，所当参阅。余之儿辈，有于襁褓中多盗汗者，但以人参一钱，泡汤与服，当夜即止。久不服参，必又汗出，再服再止，其效如神。凡养儿者，亦可以此为常法。"[3]

中华人民共和国成立后，中医儿科将小儿静息状态下异常汗出归入小儿汗证，排除天气酷热、衣着失宜，食用姜、椒辣物，或暴受惊吓，或外感风热、暑湿引起的出汗外，主要指无故而全身或局部出汗过多，甚至大汗淋漓的疾病。汗证有盗汗与自汗之分，夜间入睡后汗出，醒后汗止者为盗汗；白天安静状态下，或稍作活动即汗出较多者为自汗。小儿多汗之证，易发生于2～6岁体质虚弱的儿童，故多属"虚汗"。若睡中汗出，醒时汗止者称为"盗汗"；不分寤寐，无故汗出者称为"自汗"。还有据其部位分为全身汗出、半侧汗出、头汗、手足汗；以温度不同分热汗、冷汗；以颜色不同有黄汗、红汗等。小儿较成人易出汗，出汗也较多，是好动，加上肌肤稍疏所致，不作病证看。病理性的汗证分自汗和盗汗。自汗是不用发汗药和其他刺激因素而自然般多为内伤起气不固，津液外泄的表现，所以汗出后有形寒、疲乏的纯阳，病多易伤阴，阴伤过久则累及阳气，故自汗。盗汗是指睡时汗液窃出，醒后即后不觉反觉烦热，故又称"寝汗"。盗汗多因阴虚热扰，心液不能敛藏，所以夜睡阴盛之时汗盗汗多见于慢性消耗性疾病。多汗是儿童常见的症状，有的小儿睡醒一觉全身湿透，有的白天动不动就出汗，也不论天气热与不热。中医认为人体从外到内有卫、气、营、血的四个层次，所谓"卫"就是指皮肤一层，出汗多说明"卫"这一层虚弱就会出汗多，一旦受凉，外邪容易侵入肌肤，引起感冒。对于这种小儿应当加强外卫的功能，如中药黄麻黄根、浮小麦等就有明显的止汗作用。

五、文献辑录

《三因极一病证方论·卷之十·自汗证治》："夫自汗，多因伤风伤暑，及喜怒惊恐，房室虚劳，皆能致之。无问昏醒，浸浸自出者，名曰自汗；或睡着汗出，即名盗汗，或云寝汗。若其饮食劳役，负重涉远，登高疾走，因动汗出，非自汗也。人之气血，犹阴阳之水火，平则宁，偏则

病，阴虚阳必凑，故发热自汗，如水热自涌；阳虚阴必乘，故发厥自汗，如水溢自流。考其所因，风暑涉外，喜怒惊恐涉内，房室虚劳涉不内外，理亦甚明。其间如……脚气、产蓐等病，皆有自汗，治之当推其所因为病源，无使混滥。如经脉别论所载，但原其汗所出处，初非自汗证也，不可不知。”[4]195

《幼幼新书·卷第十·一切惊第一》："汗者主于气，气是卫之所系，卫绝则不管于气，故令汗出不止，数日而死耳。惊风忽作邪声不医。此为肺绝声，只有出而不回。肺亦主声，肺绝则声一去而无回。其人三日必死也。惊风咬人不医。其咬人者，是骨绝。主在齿。”[5]357

"卷第十九·风热第四"："中暑烦躁，一切风壅，并宜服之。甘草（十斤，蜜），藿香叶（一斤半），石膏（四十两，细研），缩砂仁、栝蒌根（各三十两），大栀子（一百二十两，去皮，微炒）。上为末。每服一钱至二钱，用新水入蜜调下。又治伤寒余毒，潮热虚汗，用药二钱，水一盏，入竹叶五、六片，煎七分，温，并食后服。太医局清凉饮子治小儿血脉壅实，腑脏生热，颊赤多渴，五心烦躁，睡卧不宁，四肢惊掣，及因乳哺不时，寒温失度，令儿血气不理，肠胃不调。或温壮连滞，欲成伏热；或壮热不歇，欲发惊痫。又治风热结核，头面疮疖，目赤咽痛，疮疹余毒，一切壅滞，并宜服之。”[5]357

《活幼心书·卷上·决证诗赋》："小儿自汗证多端，切莫将为一例看，要识阴阳虚实病，勤勤调理自然安。”[1]56

"卷中·明本论·诸汗"："或间投五苓散，温白汤调下。有小儿无疾，睡中遍身汗出如水，觉而经久不干，此名积证盗汗，脾冷所致，用三棱散，水、煨姜煎服，次投益黄散、参苓白术散。有时时冷汗微出，发根如贯珠，面额上然，此为惊汗证，宜镇惊丸或琥珀抱龙丸，及茯神汤加麻黄根，水煎服取效。有夜睡中而汗自出者，名曰盗汗。”[1]56

《古今医统大全·卷之五十一·自汗门》："头汗证，乃身无汗，只是头面出汗，阳气上脱也。""心液汗证，人多有之，乃心气溢盛故也，面常发赤。小儿因惊得之，宜用收心气，凉心血。”[6]1

《景岳全书·卷之十二·杂证·汗证》："汗证有阴阳。阳汗者，热汗也；阴汗者，冷汗也。人但知热能致汗，而不知寒亦致汗。所谓寒者，非曰外寒，正以阳气内虚，则寒生于中而阴中无阳，阴中无阳，则阴无所主而汗随气泄。故凡大惊、大恐、大惧，皆能令人汗出，是皆阳气顿消，真元失守之兆。至其甚者，则如病后产后，或大吐大泻失血之后，必多有汗出者，是岂非气去而然乎？故《经》曰：阴胜则身寒汗出，身常清，数栗而寒，寒则厥，厥则腹满死。仲景曰：极寒反汗出，身必冷如冰，是皆阴汗之谓也。”[3]16

卷之四十一"小儿则（下）盗汗（三十一）"："治法：凡小儿无故常多盗汗，或自汗者，宜以团参散为主，或参苓散、四君子汤、五味异功散，或白术散之类，俱可择用。若其甚者，宜三阴煎、人参养营汤，或十全大补汤。若心经有火而见烦渴者，宜生脉散、一阴煎。若肝脾火盛，内热熏蒸，血热而汗出者，脉必洪滑，证多烦热，宜当归六黄汤，或加减一阴煎。若阳明实热，汗出大渴者，宜仲景竹叶石膏汤。若因病后，或大吐大泻之后，或误用克伐之药，以致气虚气脱而大汗亡阳者，速宜用参附汤、六味回阳饮，或附汤之类，庶可挽回也。大都汗多亡阳者，多致角弓反张，项强戴眼等证，此太阳、少阴二经精血耗散，阴虚血燥而然，速宜用大营煎、人参养营汤，或十全大补汤之类，方可解救。若作风治，万无一生矣。前汗证门有详论详法，所当参阅。余之儿辈，有于襁褓中多盗汗者，但以人参一钱，泡汤与服，当夜即止。久不服参，必又汗出，再服再止，其效如神。凡养儿者，亦可以此为常法。”[3]16

《寿世保元·卷四·汗症》："脉大而虚，浮而濡者，汗。在寸为自汗，在尺为盗汗。伤寒脉阴阳俱紧，当无汗，若自汗者，曰亡阳，不治。自汗者，无时而濈濈然出，动则为甚，属阳虚，卫气之所司也。盗汗者，寐中出，通身如浴，觉来方止，属阴虚，营血之所主也。大抵自汗宜补阳调卫，盗汗宜补阴降火。心虚而冷汗自出者，理宜补肝，益火之源，以消阴翳也。阴虚火炎者，法当补肾，壮水之主，以制阳光。又有火气上蒸胃中之湿，亦能生汗，凉膈散主之。凡汗出发润，汗出如油，汗缀如珠者，皆不治也。自汗大忌生姜，以其开腠理故也。”[2]300

《冯氏锦囊秘录·杂症大小合参卷十二·方脉自汗盗汗合参》：“汗由血化，血自气生，在内为血，在外为汗，然汗者心之液也，而肾又主五液，故汗证未有不由心肾虚而得者。心阳虚不能卫外而为固，则外伤而自汗，不分寤寐，不因劳动，而自能出也，肾阴衰，不能内营而退藏，则内伤而盗汗，睡则汗出，醒则倏收。”[7]53

《伤寒寻源·中集·头汗》：“凡阳明病一身自汗出者，谓之热越。此热从外达也，若热不得越而从上达，则有头汗证，从傍达则有手足汗证，而其证皆属阳而不属阴。仲景云：阴不得有汗。故以是列阳明证也。头为诸阳之会，邪郁于里，不得外越，热蒸于阳，则头汗自出。凡见此证者，多发黄。《经》云：但头汗出，余处无汗，剂颈而还，身必发黄。又云：阳明病被火，额上微汗出，而小便不利者，必发黄。此以热郁在里，不得外越故也。然其间有郁之浅者，如《经》云：阳明病下之。其外有热，手足温，不结胸，心中懊侬，饥不能食，但头汗出者，栀子豉汤主之。此可用吐法以宣其热也。有郁之深者，如《经》云：伤寒热结在里，但结胸无大热者，此为水结在胸胁也，但头微汗出者，大陷胸汤主之。此可用下法以泄其热也，此皆阳明病。其邪不能外出于阳明之表，而郁在阳明之里也。”“更有邪热陷里而成头汗证者，《经》曰：阳明病下血谵语者，此为热入血室。但头汗出者，刺期门，随其实而泄之，然汗出而愈。盖热入血室而肝藏实，故当刺肝之期门以泄其实。血液为汗，热邪并汗而出，则血自止矣，然此犹入里之浅者也。更有太阳中风，以火劫发汗，阴阳俱虚竭，身体则枯燥，但头汗出，剂颈而还，此则津液垂涸之证。惟小便利者，则一线真阴未涸，可以亟救其真阴，故虽种种危证悉具。而仲景曰：小便利者，其人可治也。”“其有不属阳明而属少阳者，《经》云：伤寒五六日，头汗出微恶寒，手足冷，心下满，口不欲食，大便硬，脉细者，此为阳微结。必有表复有里也，脉沉亦在里也。汗出为阳微，假令纯阴结，不得复有外证，悉入在里，此为半在里半在外也。脉虽沉紧，不得为少阴病。所以然者，阴不得有汗，今头汗出，故知非少阴也，可与小柴胡汤，设不了了者，得屎而解。又云：伤寒五六日，已发汗而复下之，胸胁满微结，小便不利，渴而不呕，但头汗出，往来寒热心烦者，此为未解也，柴胡桂枝干姜汤主之。小柴胡本少阳之剂，所以两和表里，今里证已具，而犹持于半表，故尚见头汗证也。”[8]75

《医法圆通·卷二·各症辨认阴阳用药法眼·汗证》：“按汗证一条，有阳虚者，有阴虚者，有太阳风伤卫者，有阳明热盛者。”“更有一等汗证，如战汗、狂汗、黄汗、热汗、冷汗、上身汗、下身汗、头汗、饮酒食肉汗出之例，亦不可不知。夫曰战汗者，由正气鼓动，与外入之邪气相攻，客邪外越，骤然战栗不已，汗大出，汗止而战栗自然不作，病即立瘳。瘟疫证中有此一证。又曰狂汗者，由外邪入内，随热而化，热乘于心，神识不明，当正邪相攻，客邪突出，心神不定，其人如狂，大汗如注，邪尽汗止，而病可立瘳。又曰黄汗者，汗出沾衣，而衣皆黄也。由脾液发泄不藏，法宜收纳脾胃之元气，如姜、砂、草、理中汤之类。又曰热汗者，阳分之征。冷汗者，阴分之验。上身独汗者，阳竭于上也。下身独汗者，阴脱于下也。上下二证，是为久病虚极者言也，总以收纳为要。”[9]44

《医述·卷十·杂证汇参·汗》：“汗证有阴阳：阳汗者，热汗也；阴汗者，冷汗也。人但知热能致汗，而不知寒亦致汗。”[10]919

卷十四“幼科集要·杂病”：“客热、痰热、寒热、血热、疮疹热十六者，大同小异。热之始发，必有所因，潮热发歇有时，惊热颠叫恍惚，夜热

夕发旦止，余热寒邪未尽，食热肚腹先发，疳热骨蒸盗汗，壮热一向不止，烦热心躁不安，积热颊赤口疮，风热汗出身热，虚热困倦少力，客热来去不定，痰热涎嗽饮水，寒热发如疟状，血热辰巳发热，疮疹热耳鼻尖冷，诸证各有所归，其间或有三、两证交互者，随其轻重而治之。”[10]919

《御纂医宗金鉴·卷十一》：“亡血阴虚，阳已失依，若发其汗，阳从外脱，故寒栗而振，是为阴阳两竭。凡遇当汗证，便当顾虑阴经之荣血有如此者。”[11]543

《张氏医通·卷九·杂门·汗》：“汗出于心，持重远行。汗出于肾，疾走恐惧。汗出于肝，摇体劳苦。汗出于脾，肾病者。寝汗出，憎风，津脱者，汗大泄。汗出偏沮，使人偏枯。饮酒中风，则为漏风。入房汗出中风，则为内风。《景岳全书》曰：汗出一证，有自汗者，有盗汗者。自汗者，然无时，而动作则益甚。盗汗者，寐中通身汗出，觉来渐收。诸古法云：自汗者属阳虚，腠理不固，卫气之所司也。人以卫气固其表，卫气不固，则表虚自汗，而津液为之发泄也。治宜实表补阳。盗汗者，属阴虚，阴虚者阳必凑之，故阳蒸阴分则血热，血热则液泄而为盗汗也。治宜清火补阴，此其大法。然自汗亦有阴虚，盗汗亦多阳虚者。如遇烦劳大热之类，最多自汗。如饮食之火起于胃，劳倦之火起于脾，酒色之火起于肾，皆能令人自汗。若此者，非阳盛阴衰而何？又若人之寤寐，总由卫气之出入。卫气者，阳气也。人于寐时，则卫气入于阴分。此其时非阳虚于表而何？然则阴阳有异，何以辨之？曰：但察其有火无火，则或阴或阳，自可见矣。盖火盛而汗出者，以火烁阴，阴虚可知也。无火而汗出者，以表气不固，阳虚可知也。知斯二者，则汗出之要，无余义矣。汗由血液，本乎阴也。《经》曰：阳之汗，以天地之雨名之，其义可知。然汗发于阴而出于阳，此其根本则由阴中之营气，而其启闭则由阳中之卫气，故凡欲疏汗而不知营卫之盛衰，欲禁汗而不知橐之牝牡，吾知其不败不已也。汗证有阴阳，阳汗者，热汗也。阴汗者，冷汗也。人但知热能致汗，而不知寒亦致汗。所谓寒者，非曰外寒，正以阳气内虚，则寒生于中，而阴中无阳，阴中无阳，则阴无所主，而汗随气泄，故凡大惊大恐大惧，皆能令人汗出，是皆阳气顿消，真元失守之兆。至其甚者，则如病后产后，或大吐大泻失血之后，必多有汗出者，是岂非气怯而然乎？故《经》曰：阴胜则身寒，汗出身常清，数栗而寒，寒则厥，厥则腹满死。仲景曰：极寒反汗出，身必冷如冰，是皆阴汗之谓也。故凡治阴汗者，但当察气虚之微甚，微虚者，略扶正气，其汗自收。甚虚者，非甘、姜、桂、附，速救元气不可。”[12]217

《诊余举隅录·卷下·盗汗血虚非祟证》：“盗汗，有血虚证，有血热证，有少阳证，有阳明证，有酒客睡中多汗证，或因汗出台目后，并见谵语等情，遂以邪祟疑之，愚甚矣。丁亥，同里俞道生之母，来乞《易经》一部。据云：儿病月余，初起头痛，继而盗汗，延今，神昏谵语，目上视，食不进，溺器如新，无秽浊气，病势已危。昨延巫问之，巫言有鬼为祟，禳之不应，思有以镇之，并求治于余。余审是血虚所致，以十全大补汤去肉桂加五味麦冬为方，一剂，谵语乎，二剂，盗汗止，调养旬余而愈。愈后，或问巫言有鬼，信否？余曰，鬼胡为乎来哉，人苟此心常存，临天帝，质神明，魁将敬惮不遑，安得而祸福之。惟其人乞怜昏暮，蓄计阴私，无时不与鬼为缘，鬼于是侮之弄之，时而为福，时而为祸。若夫平人，疾痛疴痒，乃事之常，干鬼何与，而有时求神祷庙，亦足愈病者。盖病家藉此收心养性，较诸庸医误药，犹胜一筹也。此不服药为中医之说也。”[13]44

《推拿抉微·第二集·推拿法·杂症门推法》：“小儿发热，目上视，宜泻心经，掐中衡穴，横门穴，俟眼正起视方止。小儿眼左视，掐右端正；眼右视，掐左端正（中指中节外边是）；小儿吐血，两大指甲爪角后一韭叶许，即母腮穴掐之（母腮穴即是少商穴）；小儿汗多，是肾虚，推补肾水，汗即止。”[14]71

《儿科病·古代医家》:“小儿汗证,是指小儿在安静状态下,全身或局部出汗过多为主的病证。汗证有盗汗与自汗之分,夜间入睡后汗出,醒后汗止者为盗汗;白天安静状态下,或稍作活动即汗出较多者为自汗、汗证。”[15]291

《儿科疾病药疗食疗全书》:“不因用发汗药或气候炎热、运动、精神紧张等刺激而自然出汗。汗出后有形寒、疲乏等现象为自汗。入睡后不知不觉出汗,醒后即收为盗汗。俗称出夜汗。”[16]446

《儿科神经综合征》:“小儿多汗之证,易发生于2～6岁体质虚弱的儿童,故多属‘虚汗’。若睡中汗出,醒时汗止者称为‘盗汗’;不分寤寐,无故汗出者称为‘自汗’。还有据其部位分为全身汗出、半侧汗出、头汗、手足汗;以温度不同分热汗、冷汗;以颜色不同有黄汗、红汗等。”[17]76

《儿科医案》:“多汗症在临床中颇为多见,也是小儿及家长十分苦恼的事。仅限于手足掌趾部汗多,称为局限性多汗症,有些小儿则全身经常汗出如洗,称为全身多汗症。多汗的原因是由于视丘脑下部细胞的神经冲动经延髓与脊髓侧束传至交感神经,刺激小汗腺大量分泌汗液所致。也就是说,是小儿神经系统不健全,交感神经经常兴奋引起。多汗不但使小儿卫生条件下降,而且可引起趾间浸渍擦烂,甚至引起继发感染。对于小儿多汗症,尤其是手足多汗的小儿,首先要多关心他们的生活,使之不要动辄紧张焦虑。给其穿适体的棉软鞋袜。”[18]157

《儿科医籍辑要》:“小儿多汗症是指不正常出汗的一种病症。即在安静状态下或无故而全身或局部出汗过多,甚则大汗淋漓如水洗出汗是一种生理代谢,可加强脏腑功能,润泽肌肤,清除污秽。小儿腠理疏薄,日常生活中,因天气炎热,或穿衣过厚,或喂奶、饮食过急或活动剧烈,都可引起汗出,这属常态。但出汗过多则会损伤阴液,尤其是汗出如油,因血汗同源,汗多则伤血,气血受损,长时间会影响小儿生长发育。小儿汗症,一般有自汗和盗汗之分。平素无故汗出者,称自汗,属阳虚;而睡中汗出如洗,醒时汗出即止者为多汗,属阴虚。”[19]461

《简明中医病证辞典》:“病证名。见《医学正传·汗证》。指汗出异常的证候。《景岳全书·杂证谟》:‘汗出一证,有自汗者,有盗汗者。’又有阴汗、阳汗之分。再分则有战汗、狂汗、红汗、漏汗、阴盛格阳汗、亡阳汗、绝汗、头汗、额汗、心汗、腋汗、手足汗、无汗、偏沮等多种。”[20]988

《简明中医辞典》:“证名。见《医学正传》。指汗出异常的证候。一般分自汗、盗汗两类。《景岳全书·杂证谟》:‘汗出一证,有自汗者,有盗汗者。’由于病情不同,汗证有阴汗、阳汗之分。并有战汗、狂汗、红汗、漏汗、阴盛格阳汗、亡阳汗、绝汗、头汗、额汗、心汗、腋汗、手足汗、无汗、偏沮等多种。”[21]6

《实用儿科疾病临床诊断与护理》:“汗症,是以汗出异常为主的病症。即指小儿在安静状态下,全身或局部出汗过多的一种病症。多见于婴幼儿和学龄前的儿童,亦可见于较大的儿童。小儿在日常生活中,因外界因素影响,如天气炎热,衣着过厚,吃奶过急,剧烈活动,或突受惊吓等亦可出汗过多,但此不属于病态。小儿为纯阳之体,腠理疏薄,阳气易于蒸腾,故在入睡时头额微微汗出,则属生理观象。汗症,又称为‘多汗’‘湍泄’‘灌汗’‘寝汗’等,通常分为自汗和盗汗两大类。寐则汗出,醒时汗止者称为‘盗汗’,不活动未用发汗药而自然出汗者,称为‘自汗’。引起小儿异常出汗的原因,多因小儿脏腑娇嫩,腠理不密,纯阳体热,或先天禀赋不足,气血虚弱;或后天失调,脾胃受损,大病及久病之后,或用药物发散太过,导致表虚不固,营卫不和,气虚不敛,湿热熏蒸。”[22]68

《实用儿科难症点评》:“在安静状或身体某部位汗淋漓不止为主的一种病征。多见于婴幼龄前素体虚弱的本病预后较好。本病应除去生理性汗多和外界起的汗多两种况。生理性汗多

是指睡时常有微尤其是头额部位汗多，小儿别无所苦，睡眠饮食正常，精神活泼。因为小儿体属'纯阳'，清阳发越所致，是为界因素引起的汗多因天气炎热，衣食过乳食过急、剧烈活动、恐惧惊吓等，均可导致汗证有自汗、盗汗、脱汗。出汗不分寤寐，时时汗出，动病甚汗。睡醒来汗止为盗汗。大汗不止，或肢冷脉微者为汗脱。一般盗汗、自汗对身体影响不大，易汗则危险较大，严重者可危及生命。"[23]330

《实用儿科诊断与治疗》："汗证是指不正常出汗的一种病症，是指小儿在安静状态下，全身或身体某些部位汗出较多，或大汗淋漓的一种证候。汗证为小儿时期常见病证，主要分为盗汗、自汗。本病应排除由于气候炎热，衣被过厚，情绪紧张，服用姜、椒辛热食物或药，以及运动、劳动或患外感热性病等原因所致之出汗增多的症状。"[24]52

《实用儿科中成药》："小儿汗症，是指小儿无故而汗（自汗），或睡中汗出，醒后即止（盗汗）。出汗是人的正常现象。如天气炎热，衣着过厚，或喝热汤，或奔跑劳动之后出汗，都是正常现象，而无原因而汗出者，即为病态。"[25]223

《实用中医儿科手册》："小儿不正常的多汗中医称为'汗证'。主要原因是小儿气血未充，腠理不密而致津液发泄过甚。一般分为自汗（白日多汗）与盗汗（入睡汗出）两大类。"[26]362

《中华医方·儿科篇》："小儿体属纯阳，腠理疏薄，故阳气蒸腾，在入睡时常有微汗出，此生理之常态。小儿汗出异常，是指小儿在安静状态下（如静坐、静卧、睡眠等）全身或身体某些部位出汗较多，或大汗淋漓不止为主的一种证候。若因天气酷热，衣着失宜，食用姜椒辣物等，或因暴受惊吓，或因外感风热，暑温引起的出汗，则不属于此范围。小儿汗出异常，多发生2～6岁体质虚弱的儿童，故又称'虚汗'。睡中汗出，醒来自止者称'盗汗'；不分寐寤，无故汗出者称'自汗'。虽有阴虚者盗汗、气虚者自汗之说，但小儿不论盗汗、自汗，多由表虚不固，营卫不和，阴阳失调，或脾胃积热所致。虚则补之，故表虚者应补汗固表，调和营卫，益气养阴；脾胃有热者应清热健脾。可选用下列食疗方。"[27]3

《中外儿科医学文萃》："小儿汗症指小儿在安如静坐、静卧、睡眠等时或身体某些部位出汗或大汗淋漓的一种病证。汗症多属西医学自主神经功能紊乱。虚弱质下中枢神经系统不健全，不能在安静状态多。本病中医认为多发生于5岁以内体质较虚弱的儿童，故又称'虚汗'。现以不活动或睡中自然汗出甚多为主要特征者，称'盗汗'。不分寤寐，无故多者，称'自汗'。多因脏腑阴阳气血失调，营卫失和，卫阳腠理开阖失司所致。"[28]521

《中医辞海·上册》："病名。指人体阴阳失调，营卫不和，腠理开阖不利而引起汗液外泄的病证，出《内经》。汗证一般分为自汗、盗汗、绝汗、战汗、黄汗等。自汗指不问朝夕，动或不动，醒时汗出。盗汗指睡时出汗，醒后则止。绝汗指发生于病情危笃之时，症见大汗淋漓，或汗出如油，肢冷脉微。战汗见于热病中，突然全身战栗，随之汗出。黄汗指汗色发黄、染衣着色者。而营卫不和；里热炽盛；湿热熏蒸；阴虚火旺；阳气或微；正邪交争为汗证的主要病因病机。治疗当以汗证的不同病机有所区别。自汗多因营卫不和，肺脾气虚，热淫于内引起。治宜调和营卫，方选桂枝汤；益气固表，方选玉屏风散；清里泄热，方选竹叶石膏汤或承气汤。盗汗多由阴虚火旺，心血不足所致，治疗应滋阴降火，方选当归六黄汤；补血养心，方选柏子仁汤。绝汗因阴液骤竭，阳气暴脱而致，治宜益气固脱，回阳敛阴，方选生脉散加附子。战汗一般不需特殊处理，根据原发病情，辨证论治。黄汗多因湿热内蕴，治宜清热利湿，方选茵陈蒿汤，茵陈五苓散。由于病情不同，汗证又有阴汗、阳汗之分，并有狂汗、红汗、漏汗、亡阳汗、头汗、额汗、心汗、腋汗、手足汗、无汗、偏枯之别，见各条。"[29]179

《中医大辞典》："病证名。见《医学正传》。指汗出异常的症候。一般分自汗、盗汗两类。

《景岳全书·杂证谟》：'汗出一证，有自汗者，有盗汗者。'由于病情不同，汗证有阴汗、阳汗之分。并有战汗、狂汗、红汗、漏汗、阴盛格阳汗、亡阳汗、绝汗、头汗、额汗、心汗、腋汗、手足汗、无汗、偏沮等多种。详各条。"[30]79

《中医儿科简编》："小儿汗证，是指小儿在安静状态下，全身或局部出汗过多为主的病证。汗证有盗汗与自汗之分，夜间入睡后汗出，醒后汗止者为盗汗；白天安静状态下，或稍作活动即汗出较多者为自汗、汗证多见于婴幼儿和学龄前期儿童，尤其平素体质虚弱者，则更易发生汗证。婴幼儿睡后头部微有汗出，以及气候炎热，衣被过厚，剧烈活动，乳食过急等导致的汗出，均属正常生理现象，不为病态。汗证为中医病证，在西医学常见症状'多汗'中有相关记载。"[31]23

《中医儿科临床实践》："汗证是指小儿在安静状态下，日常环境中，全身或局部出汗过多的一种病证。多见于虚弱的儿童，故又称为虚汗。若睡时汗出，醒时汗止者，称为'盗汗'；若不分寤寐，无故汗出者，称为'自汗'。小儿形气未充，腠理不密，常盗汗、白汗并见，故常统称为汗证。"[32]553

《中医儿科临证备要》："汗证是指小儿在安静状态下汗出过多的一种证候。多见于体质虚弱的儿童，有自汗、盗汗之别，《保婴撮要》目：'自汗者，汗无时而自出……盗汗者，睡则汗出寐则汗收也'。"[33]260

《中医儿科手册》："小儿汗证，是指小儿在安静的状态下，全身或身体某些部位汗出很多，或大汗淋漓不止为主的一种证候。一般分为自汗与盗汗二种。自汗，为无故汗自出。盗汗，为睡眠时汗出，醒后即止。"[34]51

《中医儿科治疗大成》："汗证是指小儿在安静状态下全身或身体某部位汗出很多，或大汗淋漓不止为主的一种证候。常因阴阳失调，营卫不和，腠理开泄太过而引起。小儿体属纯阳，加之腠理较成人疏薄，故阳气蒸腾，在入睡时常有微汗出，此属生理常态。因气候炎热，衣被过厚，情绪紧张，游戏活动，食用辛辣，或受惊吓而见汗出较多，亦为正常生理现象。"[35]162

《中医名词术语精华辞典》："证名。汗出异常的证候。见《医学正传》。一般分自汗、盗汗两类。由于病情不同，又有阴汗、阳汗之分，及战汗、狂汗、红汗、漏汗、阴盛格阳汗、亡阳汗、绝汗、头汗、额汗、心汗、腋汗、手足汗、无汗、偏沮等多种。"[36]183

[1] [元]曾世荣. 活幼心书[M]. 田代华，等点校. 天津：天津科学技术出版社，1999：56.

[2] [明]龚廷贤撰. 寿世保元[M]. 袁钟点校. 沈阳：辽宁科学技术出版社，1997：300.

[3] [明]张介宾. 景岳全书[M]. 北京：中国中医药出版社，1994：16.

[4] [宋]陈无择. 三因极一病证方论[M]. 北京：中国中医药出版社，2007：195.

[5] [宋]刘昉. 幼幼新书[M]. 北京：人民卫生出版社，1987：357.

[6] [明]徐春甫. 古今医统大全[M]. 合肥：安徽科学技术出版社，1995：1.

[7] [清]冯兆张. 冯氏锦囊秘录[M]. 田思胜，等校注. 北京：中国中医药出版社，1996：53.

[8] [清]吕震名. 伤寒寻源[M]. 王琳，等校注. 北京：中国中医药出版社，2015：75.

[9] [清]郑钦安. 医法圆通[M]. 于永敏，刘小平校注. 北京：中国中医药出版社，1993：44.

[10] [清]程杏轩. 医述[M]. 合肥：安徽科学技术出版社，1990：919.

[11] [清]吴谦. 御纂医宗金鉴[M]. 太原：山西科学技术出版社，2011：543.

[12] [清]张璐. 张氏医通[M]. 太原：山西科学技术出版社，2010：217.

[13] [清]陈廷儒. 诊余举隅录：医案医话医论[M]. 赵琳校注. 北京：中国中医药出版社，2015：44.

[14] [民国]涂蔚生. 推拿抉微[M]. 上海：千顷堂书局，1928：71.

[15] 朱玲玲，陈沛熙. 儿科病：古代医家[M]. 北京：中国医药科技出版社，2013：211，291.

[16] 尤昭玲，旷惠桃，刘克丽. 儿科疾病药疗食疗全书[M]. 长沙：湖南科学技术出版社，2009：446.

[17] 王华. 儿科神经综合征[M]. 沈阳：辽宁科学技术出

版社，2014：76.

[18] 王咪咪，谭美凤. 儿科医案[M]. 北京：学苑出版社，2015：157.

[19] 张奇文. 儿科医籍辑要[M]. 济南：山东科学技术出版社，2015：461.

[20] 邹积隆，丛林，杨振宁，等. 简明中医病证辞典[M]. 上海：上海科学技术出版社，2005：988.

[21]《中医大辞典》编辑委员会. 简明中医辞典[M]. 北京：人民卫生出版社，1979：6.

[22] 耿蓉娜. 实用儿科疾病临床诊断与护理[M]. 北京：中国科学技术出版社，2017：68.

[23] 李炳照，庞桂香，张志英，等. 实用儿科难症点评[M]. 北京：科学技术文献出版社，2006：330.

[24] 马丙祥，范忠纯. 实用儿科诊断与治疗[M]. 北京：科学技术文献出版社，1997：52.

[25] 万瑞香. 实用儿科中成药[M]. 青岛：中国海洋大学出版社，2006：223.

[26] 虞佩兰. 实用中医儿科手册[M]. 长沙：湖南科学技术出版社，1980：362.

[27] 孙世发，陈涤平，杭爱武，等. 中华医方：儿科篇[M]. 北京：科学技术文献出版社，2015：3.

[28] 洪庆成，严国杰. 中外儿科医学文萃[M]. 天津：天津科技翻译出版公司. 1993：521.

[29] 袁钟，图娅，彭泽邦，等. 中医辞海[M]. 北京：中国医药科技出版社，1999：179.

[30] 高希言，朱平生，田力. 中医大辞典[M]. 太原：山西科学技术出版社，2017：79.

[31] 广州中医学院儿科教研组. 中医儿科简编[M]. 北京：人民卫生出版社，1972：23.

[32] 俞景茂. 中医儿科临床实践[M]. 贵阳：贵州科技出版社，2005：552，553.

[33] 王庆文，董克勤. 中医儿科临证备要[M]. 北京：人民卫生出版社，1988：260.

[34] 陈昭定. 中医儿科手册[M]. 福州：福建科学技术出版社，1999：50，51.

[35] 刘弼臣. 中医儿科治疗大成[M]. 石家庄：河北科学技术出版社，1998：162.

[36] 李经纬，余瀛鳌，蔡景峰. 中医名词术语精华辞典[M]. 天津：天津科学技术出版社，1996：183.

（陈昱良）

4·060

小儿乳蛾

xiǎo ér rǔ é

一、规范名

【汉文名】小儿乳蛾。

【英文名】infantile nippled moth。

【注释】小儿乳蛾是指发生于小儿的以发热，咽痛，喉核红肿胀大，形如蚕蛾，或表面呈黄白色脓血，或喉核肿大、质硬、暗红等为主要表现的喉核疾病。发于一侧者为单乳蛾，发于两侧者为双乳蛾。

二、定名依据

"小儿乳蛾"一名称较早见于《幼科金针》，记载了用针刺的方法治疗乳蛾。

明清医学著作中，对该病的称谓多种多样，根据发病位置可分为单乳蛾、双乳蛾，生于喉窍内称落井蛾喉。根据病因病机，则命名为鹅风、蛾风、乳蛾，根据发病形态，又有烂乳蛾、鸡心蛾、暗乳蛾、石蛾等。

中华人民共和国成立后，根据现代解剖学将喉核定名为扁桃体，该病多被称为急、慢性扁桃体发炎。由于该病以喉核红肿疼痛甚则成脓腐溃的病证，中医儿科著作多用"小儿乳蛾"为该病的标准病名。

现代有关著作记载本病名称均用"小儿乳蛾"作为本病正名，我国2011年出版的全国科学技术名词审定委员会审定公布的《中医药学名词·内科学 妇科学 儿科学》也以"小儿乳蛾"作为规范名。

三、同义词

【曾称】"蛾子""喉蛾""乳鹅"（《重楼玉钥》）；"鹅风""蛾风""乳蛾""蚕蛾""喉蛾""鸡心

蛾”“暗乳蛾”“单蛾”“喉痹”“走马喉风”(《古今医鉴》)。

四、源流考释

小儿乳蛾病名较早见于《幼科金针》[1]43。发病患儿喉核肿胀,突出于喉关两侧,形似乳头,或如蚕蛾,称为“乳蛾”,或称喉蛾、蚕蛾。因蛾与鹅同音,故又有写作乳鹅者。在以喉风命名喉症的书中(如《重楼玉钥》),又有鹅风、蛾风之称,是指喉核病变,即扁桃体病,为常见的一类咽喉疾病。

此外,根据病变部位、形态及病因病机等不同,又有多种病名:① 从发病的部位来分,乳蛾发于一侧者,称单乳蛾,生于两侧者,称双乳蛾。② 从其形态来分,若乳蛾上有白星点,白星上下相连,状如缠袋者,称连珠乳蛾(如《尤氏喉科秘书》)。若乳蛾溃腐作烂者,又称烂乳蛾,或称烂头乳蛾(如《咽喉脉症通论》)。若乳蛾上白色,肿塞满口者,称白色乳蛾(如《喉科秘旨》)。若喉核肥大,形类桃核,不易软化,色不红,称石蛾(如《咽喉指掌》)。喉核红肿疼痛时重时轻者,称活乳蛾。喉核不甚红肿,不甚疼痛,而有瘢痕(蛾不起黄皮或白皮一条,日久如嫩骨之皮者),称死乳蛾及乳蛾核(如《焦氏喉科枕秘》[2]10)。③ 从病因来分,感风寒之邪而起者,称风寒乳蛾;因感寒不即发,过时乃发者,称伏寒乳蛾。若因于风热或热毒而致者,称风热乳蛾。若因肺肾阴虚而致者,称虚火乳蛾或阴虚乳蛾。④ 从其阴阳属性来分,又有阳蛾与阴蛾之别。历代医书,有关乳蛾的名目繁多,有名异而实同,有名同而实异者,为了便于临床辨证治疗,分为风热乳蛾、烂乳蛾、虚火乳蛾、石蛾。

《古今医鉴》对乳蛾的病名来源做了详细介绍,并且说明了病情发展及预后:“盖因湿气上行,转于喉之两旁,近外肿作,以其形似乳蛾,一为单,二为双。其乳蛾差小者,名喉闭,热结于舌下,复生一小舌子,名子舌胀。热结于舌中,舌为之肿,名木舌胀,木者,强而不柔和也。热结于咽喉,肿绕于外,且麻且痒,肿而大者,名缠喉风。喉闭暴发暴死者,名走马喉风。”[3]140《景岳全书》专门强调乳蛾是咽喉症中的一大门类:“咽喉证,总谓之火,则名目虽多,似有不必尽辨者,然亦有不可不辨者。如单乳蛾、双乳蛾,及缠喉风之有不同也。盖肿于咽之两旁者为双蛾,肿于一边者为单蛾,此其形必圆突如珠,乃痈节之类结于喉间,故多致出毒,或宜刺出其血而愈者。若缠喉风则满片红肿,多不成脓,亦不必出血,但使火降,其肿自消,此其所以有异,而治之当有法也。”[4]24《寿世保元》则对小儿乳蛾的不同症状和预后做了详细描述:“一论小儿喉痹,会厌两傍肿者,为双乳蛾,易治。一傍肿者,为童乳蛾,难治。乳蛾差小者为喉痹,热积于咽喉,且麻且痒。肿绕于外,名缠喉风。喉痹暴发暴死者,名走马喉风。”[5]625《广温疫论》将乳蛾的病因归为温病:“咽痛时疫咽痛,为热淫于肺,当视其咽中有结无结,无结者微红,以桔梗、花粉、黄芩、元参治之,有结者红肿,当加牛蒡、赤芍,消其肿,结甚则起紫泡白泡,是为乳蛾,必以针刺去恶血,再服清热之药方妙。”[6]67

中华人民共和国成立后的中医儿科著作,多受到西医学影响,将小儿乳蛾与扁桃体炎等同,指咽部淋巴组织的细菌或病毒感染性疾病,以溶血性链珠菌感染的机会为多见。临床有急、慢性扁桃体炎之分;急性扁桃体炎较为多见,主要表现为发热,体温常达 38~40℃,咽痛,扁桃体红肿,有黄白色点片状渗出,有时颌下淋巴结肿大,并伴有全身症状;慢性扁桃体炎常表现低热、干咳、扁桃体肿大或不肿大,咽喉明显充血,挤压扁桃体可从隐窝内流出脓性分泌物。病因上多由肺胃热壅、火毒熏蒸结于咽喉而发;或为气滞痰凝或老痰肝火聚结而成,感邪后易发;抑或因肝肾阴亏、虚火上炎熏灼咽喉所致。病位系咽部两侧之喉核(即扁桃体)。症见喉核一侧或两侧红肿疼痛,其表面或见黄白色脓点,口臭便秘,舌苔厚腻,汤水难咽,身发寒热。发病急骤者曰急乳蛾,相当于急性扁桃体炎。若

蛾如乳头，不甚疼痛，触之而硬，感寒易发，病难速愈者，曰石蛾，相当于慢性扁桃体炎。

五、文献辑录

《古今医鉴·卷之九·咽喉》："盖因湿气上行，转于喉之两旁，近外肿作，以其形似乳蛾，一为单，二为双。其乳蛾差小者，名喉闭，热结于舌下，复生一小舌子，名子舌胀。热结于舌中，舌为之肿，名木舌胀，木者，强而不柔和也。热结于咽喉，肿绕于外，且麻且痒，肿而大者，名缠喉风。喉闭暴发暴死者，名走马喉风。"[3]140

《古今医统大全·卷之六十五·咽喉门》："掩其食下，不掩之则喉错，必舌抵上，则会厌能闭。其咽通主饮食，司呼吸升降，为人身之橐，紧关之门户也。若夫卒然浆水不入，言语不通，死在须臾，诚可惊骇，俗谓双乳蛾、单乳蛾，古方通谓之喉痹，皆相火冲逆耳。"[7]323

《景岳全书·卷之二十八·杂证·咽喉》："咽喉证，总谓之火，则名目虽多，似有不必尽辨者，然亦有不可不辨者。如单乳蛾、双乳蛾，及缠喉风之有不同也。盖肿于咽之两旁者为双蛾，肿于一边者为单蛾，此其形必圆突如珠，乃痈节之类结于喉间，故多致出毒，或宜刺出其血而愈者。若缠喉风则满片红肿，多不成脓，亦不必出血，但使火降，其肿自消，此其所以有异，而治之当有法也。"[4]27

《脉症治方·卷之三·火门》："按子和云热气上行，搏于喉之两旁，近外肿作，以其形似，是谓乳蛾，一为单，两为双也。"[8]94

《寿世保元·卷八初生杂症论·喉痹、乳蛾》："一论小儿喉痹，会厌两傍肿者，为双乳蛾，易治。一傍肿者，为童乳蛾，难治。乳蛾差小者为喉痹，热积于咽喉，且麻且痒。肿绕于外，名缠喉风。喉痹暴发暴死者，名走马喉风。"[5]625

《外科启玄·卷之七·喉闭》："未破者名曰喉痹，一曰单，二曰双。已破者名曰乳蛾，亦有单双。《内经》云一阴一阳结谓之喉痹，乃火郁之症，已破未破，俱可用喉针针之，以泄其毒。"[9]54

《包氏喉证家宝·辨喉证》："喉证初起，一寒战而生者，发后身凉，口不碎，又无重舌，或二便俱利，不要认作热证，皆由阳虚寒冷而发也。其痰不可提尽，此痰即身内之精神所化，与牙关紧乳蛾舌之痰，毒种一气。必流尽毒而愈者不同，若一流尽，则精神竭而必死。先以药吹之，或以水漱之法，使一通便服药，初剂发散和解，二剂即用温补滋养，设三四日后，再发寒战，或心痛、胁痛、骨痛、等证，死不治。"[10]5

《广温疫论·卷之三》："咽痛时疫咽痛，为热淫于肺，当视其咽中有结无结，无结者微红，以桔梗、花粉、黄芩、元参治之，有结者红肿，当加牛蒡、恭芍，消其肿，结甚则起紫泡白泡，是为乳蛾，必以针刺去恶血，再服清热之药方妙。""时疫中常有急喉风、急喉痹二险证，旦发夕死，不可不察也。急喉风，咽痛而喘，乃痰邪夹热，上壅于肺。古方用胆矾吐其痰涎恶血，或皂角膏吐之，治之稍缓，则气闭而死。急喉痹即乳蛾速长，闭塞喉咙，亦以刺去恶血为主，甚或用刀大开其脓血。此虽见于时疫中，必其人平素贪浓味，多怒郁，肝火妄动，有以致之也。"[6]67

《焦氏喉科枕秘·卷一·单方》："喉中生起乳蛾核，气郁于心由此得。长在喉中似乳头，天阴劳气如绳赤。呼吸不利饮食难，日久月深成嫩骨。吹本刀割待无踪，方平下烙将踪灭。宣通桔梗二陈汤，收口生肌却有益。"[2]10

《金匮翼·卷五·咽喉》："乳蛾，俗名也。古方通谓之喉痹。以一边肿者为单蛾，两边肿者为双蛾。然双蛾易治，单蛾则难治。"[11]147

《经验丹方汇编·诸症歌诀》："喉痹一名为乳蛾，多因酒色七情过。"[12]6

《类证治裁·卷之六·喉症论治》："乳蛾有单双，有连珠。单轻双重，连珠尤重。多因酒色郁热而生，单蛾生会厌一边，一日痛，二日红肿，三日有形，如细白星，发寒热者凶。吹药先用碧丹五、金丹一，后用金丹二、碧丹三，内服喉症主方。"[13]327

《外科大成·卷三·分治部下》:“古谓喉痹不刺血,喉风不倒痰,喉痈不放脓,乳蛾不针烙,皆非治也。如针刺无血,探吐无痰,声如拽锯,痰喘鼻,唇反舌卷,面青目直,自汗自利,干痛无痰者,皆为不治。已溃而肿不消者,难治。”[14]210

《外科十法·外科症治方药·乳蛾》:“乳蛾生喉间,状如乳头。一边生者,名单乳蛾,两边生者,名双乳蛾。以小刀点乳头出黑而少者难治。凡用刀针,血不止者,用广三七为细末,吹刀口上即止。凡使刀针,不可伤蒂下及舌下根。切记。”[15]38

《咽喉秘集·吴氏咽喉·二十四大症歌诀》:“单乳蛾:喉内肿如桃李形,或左或右单蛾名。此症早治可速退,痰消毒散自然平。此症不论已成未成,皆可刺,其形大则长,初用巳药,后用子、丑二药收功,煎药先发表,后清热。”“双乳蛾:双蛾两两生喉间,关上轻兮关下难。气吹好似红李子,轻消重刺去风痰。其形与单蛾同,刺不论已成未成,先吹巳药,不退再点子药。煎药先发表后清热。”[16]20

“张氏咽喉·七十二症治图说”:“单乳蛾,此症生于双蛾地部之旁,或左或右,六脉浮数,因伤寒后邪未散尽,身热恶心,恐见痧疹。”“烂乳蛾,此症因肺、胃郁热,红肿烂斑,大痛难食,六脉弦紧,宜急针少商、商阳两手四穴,用六味东加葛根二钱,苏叶、盐炒元参各一钱,炒黄芩二钱,冲柏枝汁一杯,漱喉间徐徐咽下,再用八仙散一服,津化下,来日去苏、葛二味,加山栀、木通、生地、丹皮、浮石、花粉各二钱,脉大有力加生大黄三钱,脉虚用八仙散同柏枝汁照前吃法,三四日可愈。”“双乳蛾,此症感胃、肺二经而发,生于关口上部两边如樱桃大,肺胃之症也。身发寒热,六脉弦数,先针少商、商阳两手四穴,或挑破患处出血亦妙。先用六味东加陈皮、海浮石、苏叶、羌活各一钱半,两服可愈,如肿不退,六脉有力,加大黄三钱。”[16]20

《验方新编·卷十七·咽喉·单蛾双蛾》:“此症生咽喉之两旁,状若蚕蛾,一边生者为单蛾,两边俱生者为双蛾。亦有形如枣、栗、如乳头者,故又名乳蛾。”[17]492

《疡医大全·卷十七·咽喉部》:“乳蛾有单有双,有连珠,多因酒色郁结而发,单轻双重。初起一日痛,二日红肿,三日有形如细白星,发寒热者凶,四日势定,治之四五日可愈。其证生于喉傍,一边生者单蛾,左右生者双蛾,二白星上下相连如缠袋者,连珠也。”“咽喉左畔虚阳上攻,其肿微红者,名单乳蛾。若肺气外证手足厥冷,痰涎自出,头重目昏,急用菜酸汁加玄明粉灌之,旋去痰涎,吹药,如厥重不省人事,气欲绝者,急以吴茱萸研烂,醋调涂脚心。右畔虚阳上攻,其色微黄,其形若蚕茧,故谓之乳蛾,其证亦手足厥冷。”[18]653

《医碥·卷之四·杂症·咽喉》:“蛾喉,肿痛在咽喉两旁者,名双乳蛾;形若蚕蛾故名,亦有形若枣栗者。在一边者,名单乳蛾;如白星上下相连者,名连珠蛾。”[19]380

《医学心悟·卷五·周身上下所患之病名》:“乳蛾生喉间,状如乳头,一边生者,名单乳蛾。两边生者,名双乳蛾。”[20]277

《医宗金鉴·外科卷上·喉部·乳蛾》:“乳蛾肺经风火成,双轻单重喉旁生,状若蚕蛾红肿痛,关前易治关后凶。清咽利膈汤见紧喉风,冰硼散见口部鹅口疮。(注)此证由肺经积热,受风凝结而成。生咽喉之旁,状如蚕蛾,亦有形若枣栗者,红肿疼痛,有单有双,双者轻,单者重。生于关前者,形色易见,吹药易到,手法易施,故易治;生于关后者,难见形色,药吹不到,手法难施,故难治。俱宜服清咽利膈汤,吹冰硼散。易见者脓熟针之,难见者用鸡翎探吐脓血。若兼痰壅气急声小,探吐不出者险,急用三棱针刺少商穴,出紫黑血,仍吹、服前药,缓缓取效。”[21]489

“杂病心法要诀·卷五·咽喉总括”:“胸膈上有风热,则咽喉肿痛,风热之邪若盛,则生单双乳蛾,在会厌两傍高肿似乳蛾,故名也。热极则肿闭,汤水不下,言语难出,呼吸不通,名曰喉痹,若热极更兼痰盛,则痰涎绕于喉间,声响咽喉，内外肿闭，汤水不下，名曰缠喉风，皆危病也。或服药、或吹药、或针刺，溃破出脓血则愈。若溃后不出脓血，仍然肿闭，汤水不下则死矣。”[21]489

《重订囊秘喉书·卷上·类证》：“如有细白星者，若发寒热，即飞蛾之凶症也。四日凶势定，治之，四五日可愈。其症生于喉旁，左属心，右属肺。又云：在右者为喉，肺病，因气而得。在左者为咽，胃病，因食热毒而生。一边者单，二边者双，二星上下相连，状如缠袋，又如蚕茧子样者，为连珠，单者轻双者重，连珠者更重，发寒热者凶。若伤寒后，患蛾及闭者，不治。又有急者，旦发暮死。又有慢蛾风，四五日可治。又血蛾，用银针挑破血泡，即愈。”[22]98

《幼科金针》：“治乳蛾，儿小者，用针微刺出血，吹冰硼散，服清咽利膈汤。”[1]43

《本草纲目大辞典》：“《本草纲目》土部第7卷土蜂窠(15)。病证名。又名蛾子、乳鹅、单双肉蛾，主要是由于肺胃蕴热，复感风邪，风热相搏，循经上乘于咽喉所致。发于咽喉两侧之喉核，或左或右，或两侧均见，有红肿疼痛。发于一侧者名单蛾，发于两侧者名双蛾，以其形如蛾腹而得名，见《幼科金针》。其症喉核一侧或两侧红肿疼痛，其表面可见黄白色之脓性分泌物，口臭便秘，舌苔厚腻，汤水难咽，身发寒热，发病急骤者曰急乳蛾，相当于急性扁桃体炎。若蛾如乳头，不甚疼痛，感寒易发，病难速愈者，曰石蛾，相当于慢性扁桃体炎。属肺胃热壅者，宜疏风清热，消肿解毒，用清咽利膈汤加减；属痰浊肝火者，宜清热涤痰，用指迷茯苓丸加减；属阴虚火旺者，宜滋阴降火，用知柏地黄汤加减。《幼科金针》：‘治乳蛾，儿小者，用针微刺出血，吹冰硼散，服清咽利膈汤。’此外，板蓝根、土牛膝根、七叶一枝花均可选用。”[23]1256

《火针疗法》：“乳蛾是指以咽痛或异物感不适，喉核红肿，表面可有黄白脓点为主要特征的咽部疾病，是临床常见病、多见病之一，以儿童及青年为多见。急性发病者，多为实热证，好发于春秋两季，有传染性，偶可爆发流行。病程迁延、反复发作者，多为虚证或虚实夹杂。”[24]326

《简明中医病证辞典》：“病名。为《GB/T16751.1—1997中医临床诊疗术语——疾病部分》标准病名。又名肉蛾、乳鹅、蛾子、蛾症、喉蛾、单双肉蛾。指喉核红肿疼痛甚则成脓腐溃的病证。发于咽喉两侧之喉核，或左或右，或单或双，红肿疼痛。发于一侧者名单蛾，发于两侧者名双蛾，生于喉窝内称落井蛾喉。以其形如蛾腹得名。症见喉核一侧或双侧红肿疼痛，表面可见黄白之脓性分泌物，口臭，便秘，吞咽困难，舌苔厚腻，或兼见全身性热象且发病急者，名急乳蛾；若蛾如乳头，疼痛不甚，感寒易发，病势缠绵难愈者，名石蛾。并有竖蛾、横蛾之分。多因肺胃蕴热，或外感风热之邪，风热相搏，上乘咽喉所致。证属肺胃热盛者，治宜疏风清热、利咽消肿，方用清咽利膈汤加减；证属阴虚火旺者，治宜滋阴降火，方用知柏地黄汤加减；证属肝火痰浊者，治宜清热化痰，方用二陈汤加减。《幼科金针》：‘治乳蛾，儿小者，用针微刺出血，吹冰硼散，服清咽利膈汤。’针灸亦有良效，可点刺少商等出血。”[25]1005

《简明中医辞典》：“病名。见《幼科金针》。又名蛾子、喉蛾、乳鹅。以其形似乳头，状如蚕蛾而得名。本病多因肺胃热壅，火毒熏蒸；或因气滞血凝，老痰肝火结成恶血；或因肝肾阴津亏损，虚火上炎，病发于喉核(即扁桃体)。发于一侧者名单乳蛾，发于两侧者名双乳蛾。症见喉核红肿疼痛，表面可见黄白色之脓性分泌物，口臭便秘，舌苔厚腻，汤水难咽，身发寒热。肺胃热壅者，宜疏风宣肺，消肿解毒，方用清咽利膈汤加减。属痰浊肝火者，宜清热逐痰，方用指迷茯苓丸。属阴虚火旺者，宜滋阴降火，方用知柏地黄丸加减。发病急骤者急乳蛾；若蛾如乳头，不甚疼痛，感寒易发，病难速愈者，名石蛾。”[26]987

《近代名医医话精华》：“乳蛾，以咽关两旁之喉核红肿，形似乳头或蚕蛾的喉证。又名喉蛾，喉鹅。临证又有单蛾和双蛾之分，正如《景岳全书》中说：'盖肿于咽之两旁者为双蛾，捉于一边者为单蛾。'如发生于两侧，红肿疼痛，有脓性分泌物者，名为烂喉蛾。慢性者称为木蛾、死蛾等名称。"[27]115

《实用小儿推拿》："乳蛾多因肾阴不足，水不制火，相火上炎，消烁肺金，熏蒸咽喉所致。"[28]8

《孙希圣临证心得实录》："乳蛾是指以咽痛或异物感不适，喉核红肿，表面有黄白脓点为主要特征的咽部疾病。以儿童及青年为多见。急性发病者，多为实热证，好发于春、秋两季，有传染性，偶可暴发流行；病程迁延，反复发作者，多为虚证或虚实夹杂证。本病可诱发喉痹及痹证、水肿、心悸、怔忡等全身疾病。西医学的扁桃体炎可参考本病进行辨证施治。"[29]163

《现代中医儿科诊断治疗学》："乳蛾又名喉蛾、喉鹅、双蛾风。是因邪客咽喉，核内血肉腐败所致。临床以咽喉两侧喉核红肿疼痛、吞咽不利为主症。本病多见于4岁以上小儿，一年四季均可发病。如治疗得当，一般预后良好，若病程较长，可迁延不愈或反复发作，如不及时恰当治疗，容易出现鼻窦炎、中耳炎、颈淋巴结炎等并发症。"[30]143

《小儿疾病外治法》："乳蛾为肺胃积热，复感风火燥热之气，火气上壅所致。"[31]143

《小儿推拿学概要》："乳蛾因肺，胃积热，复感风火燥热之气，火气上壅所致。"[32]51

《云南中草药40年(经典版)》："乳蛾，亦称喉蛾。在咽喉两侧，临床所见单侧或双侧红肿疼痛，或表面见有脓样分泌物，其状形似飞蛾，尖似乳头，故名乳蛾，又因所在咽喉部位，故亦称为喉蛾。侧肿胀称为单蛾，两侧肿胀称为双蛾。有急性乳蛾，慢性乳蛾之分。常于风热感冒并见，或受胃之热邪上涌而成。为儿科常见之喉科疾病，3岁以上者多见。"[33]433

《郑钦安火神经典应用新解》："扁桃体炎是小儿常见的咽喉疾病。临床以咽喉两侧赤肿疼痛、吞咽不利为主要特征。一年四季皆可发病，尤以冬春气候骤变时较多。外感风邪热毒起病发为风热乳蛾(急性扁桃体炎)，因多次发作或治疗不彻底而成虚火乳蛾、石蛾(慢性扁桃体炎)。乳蛾虽为局部病变，但经常可引起全身较为严重的并发症，如肺炎、风湿性关节炎、肾炎水肿等。因此，必需及时治疗。"[34]92

《中国医学百科全书·推拿学》："乳蛾是由喉核(腭扁桃体)发炎、红肿。因形如乳头或如蚕蛾，故名。多因风热外邪相搏，结于咽喉；或因肺胃热壅，火毒熏蒸；或因肝肾阴虚，虚火上炎；或因气滞血凝所起。临床症状表现为，喉核红肿，表面有白色或黄色分泌物(如有大片白斑，需与白喉相鉴别)，咽干裂痛，吞咽困难，口臭，便秘，身发寒热，舌质淡红，苔薄黄，脉数。发病急骤者，曰急乳蛾。若发病缓慢，不甚疼痛，感寒易发，病难速愈者，名石蛾。"[35]44

《中国医学百科全书·中医耳鼻咽喉口腔科学》："喉核肿胀，突出于喉关两侧，形似乳头，或如蚕蛾，称为'乳蛾'，或称喉蛾、蚕蛾。因蛾与鹅同音，故古书又有写作乳鹅者。在以喉风命名喉症的书中(如《重楼玉钥》)，又有鹅风、蛾风之称，是指喉核病变，即扁桃体病。为常见的一类咽喉疾病。此外，根据病变部位、形态及病因病机等不同，又有多种病名：① 从发病的部位来分，乳蛾发于一侧者，称单乳蛾，生于两侧者，称双乳蛾。② 从其形态来分，若乳蛾上有白星点，白星上下相连，状如缠袋者，称连珠乳蛾(见《尤氏喉科秘书》)。若乳蛾溃腐作烂者，又称烂乳蛾，或称烂头乳蛾(见《咽喉脉症通论》)。若乳蛾上白色，肿塞满口者，称白色乳蛾(见《喉科秘旨》)。若喉核肥大，形类桃核，不易软化，色不红，称石蛾(见《咽喉指掌》)。喉核红肿疼痛时重时轻者，称活乳蛾。喉核不甚红肿，不甚疼痛，而有疤痕(蛾不起黄皮或白皮一条，日久如嫩骨之皮者)，称死乳蛾及乳蛾核(见《焦氏喉科枕秘》)。③ 从病因来分，感风寒之邪而起者，称风寒乳蛾；因感寒不即发，过时乃发者，称伏寒乳蛾。若因于风热或热毒而致者，称风热乳蛾。若因肺肾阴虚而致者，称虚火乳蛾或阴虚乳蛾。

④ 从其阴阳属性来分，又有阳蛾与阴蛾之别。历代医书，有关乳蛾的名目繁多，有名异而实同，有名同而实异者，为了便于临床辨证治疗，分为风热乳蛾、烂乳蛾、虚火乳蛾、石蛾。各类乳蛾的病因病机及辨证施治，参见上述各条目。”[36]45

《中医必读百部名著・耳鼻喉科卷》：“有双、有单、有连珠者，多因酒色郁结而生。初起一日痛，二日红肿，三日有细白星，发寒热者凶，四日热定，治之四五日可愈。其症生于喉旁，左属心，右属肺。一边生者为单，两边生者为双，二白星上下相连，又如缠袋状者为连珠。单轻双重，连珠尤重。治用碧丹五分、金丹一分，后用金丹二分、碧丹三分，同吹。出痰兼服煎剂，左加黄连、犀角，右加赤芍、柴胡，双蛾则兼用之。如大便不通加枳壳、玄明粉，俟大便去后则症自痊。如至三日看喉内，但红肿而无白星者，即喉痈症。”[37]151

《中医词释》：“又名喉蛾。在咽部的两侧咽弓，扁桃体肿胀、疼痛、糜烂，表面有黄白色脓样分泌物，如蚕蛾状。发于一侧者，为单乳蛾；发于双侧者，名双乳蛾。发病后可伴有全身高热、恶寒、头痛等。多为风温毒邪入侵咽喉所致。乳蛾之慢性者，称‘石蛾’。”[38]18

《中医辞海・中册》：“喉科病名。又名蛾子、喉蛾、乳鹅。见《疮疡经验全书》卷一。多由肺胃热壅、火毒熏蒸结于咽喉而发；或为气滞痰凝或老痰肝火聚结而成，感邪后易发；抑或因肝肾阴亏、虚火上炎熏灼咽喉所致。病位系咽部两侧之喉核（即扁桃体）。发于一侧者曰单乳蛾，发于两侧者为双乳蛾。因其形状似蚕蛾而得名。症见喉核一侧或两侧红肿疼痛，其表面或见黄白色脓点，口臭便秘，舌苔厚腻，汤水难咽，身发寒热。发病急骤者曰急乳蛾，相当现代医学之急性扁桃体炎。若蛾如乳头，不甚疼痛，触之而硬，感寒易发，病难速愈者，曰石蛾，相当现代医学之慢性扁桃体炎。论治：属肺胃热壅者，宜疏风清热、消肿解毒，方用清咽利膈汤加减。属痰浊热结者，宜清热涤痰，方用指迷茯苓丸、黄连温胆汤等加减。若为阴虚火旺，则宜滋阴降火，方用知柏地黄丸加减。”[39]98

《中医大辞典》：“病名。见《幼科金针》。又名蛾子、乳鹅、单双肉蛾。主要是由于肺胃蕴热，复感风邪，风热相搏，循经上乘于咽喉所致。发于咽喉两侧之喉核，或左或右，或两侧均见，有红肿疼痛。发于一侧者名单蛾，发于两侧者名双蛾，以其形如蛾腹而得名。其症喉核一侧或两侧红肿疼痛，其表面可见黄白色之脓性分泌物，口臭便秘，舌苔厚腻，汤水难咽，身发寒热，发病急骤者曰急乳蛾，相当于急性扁桃体炎。若蛾如乳头，不甚疼痛，感寒易发，病难速愈者，曰石蛾，相当于慢性扁桃体炎。属肺胃热壅者，宜疏风清热，消肿解毒，用清咽利膈汤加减；属痰浊肝火者，宜清热涤痰，用指迷茯苓丸加减；属阴虚火旺者，宜滋阴降火，用知柏地黄汤加减。《幼科金针》：‘治乳蛾，儿小者，用针微刺出血，吹冰硼散，服清咽利膈汤。’此外，板蓝根、土牛膝根、七叶一枝花均可选用。”[40]176

《中医儿科》（江苏新医学院第一附属医院）：“乳蛾，即现代医学所说的急、慢性扁桃腺炎。发病部位在咽喉两侧，左或右或两侧均见，有红肿疼痛。发病于一侧者名单蛾，发病于两侧者名双蛾，共形状如乳头或如蚕蛾，故名乳蛾。是小儿时期的常见病。”[41]117

《中医儿科》（江育仁）：“乳蛾，相当于现代医学所说的急扁桃体炎。发病部位在咽喉两侧，发于一侧者名单蛾，发于两侧者名双蛾有脓性分泌物者名烂喉乳蛾。其形状如蚕蛾故名乳蛾。”[42]145

《中医儿科简编》：“如见一边或两边肿起如蛾的，是为乳蛾。”[43]5

《中医儿科临床实践》：“临床以咽喉两侧喉核红肿疼痛、吞咽不利为特征。因其红肿，形状似乳头或蚕蛾，故名乳蛾。临床有急性和慢性之别，急性并有脓性分泌物者，称烂喉蛾，慢性者称木蛾或死蛾。”[44]210

《中医儿科临证备要》：“咽部扁佻体发生急

性或慢性炎症叫扁桃体炎。中医学称之为'乳蛾''单蛾''双蛾''双蛾风'。"[45]8

《中医儿科手册》:"急性扁桃腺炎以发热、咽痛、吞咽困难、腭扁桃腺红肿为主要特点,中医称之'乳蛾''风热乳蛾'。认为咽喉为肺胃之门户,风热之邪循口鼻而入侵肺胃两经,邪热上攻咽关,郁结于喉核(腭扁桃体),脉络受阻,气血壅滞,邪热烁灼而致血败肉腐成脓。"[46]446

《中医儿科诊疗思维》:"乳蛾为儿科常见肺系疾病,是因邪客咽喉,喉核(腭扁桃体)内血败肉腐所致,临床以咽痛、喉核红肿,甚至溃烂化脓为主症。轻者可无全身症状,重者出现发热恶寒头身疼痛、咳嗽等症。因喉核肿大,状如乳头或蚕蛾,故名乳蛾。发生于一侧者,名单乳蛾;发生于双侧者,名双乳蛾;喉核溃烂者,名烂乳蛾。本病相当于西医学的扁桃体炎,通常由链球菌感染引起,也可由病毒感染引起。临床上按其起病与病程,又将其分为急性扁桃体炎和慢性扁桃体炎。本病一年四季均可发病,较多见于4岁以上的小儿。"[47]32

《中医儿科治疗大成》:"乳蛾,又名喉蛾、喉鹅。因其形状似乳头或蚕蛾,故名乳蛾。发病部位在咽部两侧扁桃体,发生于一侧者名单蛾,发生于两侧者名双蛾。红肿疼痛,咽部梗阻,如有脓性分泌物者名为烂乳蛾,慢性者称为木蛾、死蛾。"[48]358

《中医名词术语精华辞典》:"病名。系指喉核(即扁桃体)一侧或两侧红肿疼痛,表面可见有黄白色脓点,其状如蚕蛾的病证。见《疮疡经验全书》卷一。又名蛾子、喉蛾、乳蛾。发病急骤者,相当于今之急性扁桃体炎;发病缓慢者,相当于今之慢性扁桃体炎。本病多由肺胃热壅,火毒熏蒸于咽喉所致;治宜疏风清热,消肿解毒,方用清咽利膈汤加减。另外,气滞痰凝老痰肝火互结,感邪后也可导致本病,治宜清热涤痰,方用黄连温胆汤加减。肝肾阴虚,虚火上炎熏灼咽喉也可致本病,治宜滋阴降火,方用知柏地黄汤加减。"[49]847

《中医名词术语选释》:"本病是以扁桃体为主的咽部病症,又名'蚕蛾'。其病或因风热外邪相搏,结于咽喉;或因虚火上炎;或因气血凝滞而起。本病起病急骤,喉核明显充血,红肿灼热,咽部疼痛厉害,扁桃体表面有黄白色脓样分泌物,形如蚕蛾。即急性扁桃体炎。"[50]554

《中医名著名篇临床导读:儿科病证卷》:"乳蛾有急慢之分,虚实之别,急性多见实证,慢性多见虚证喉为肺胃之门,风热邪毒,首犯袭肺,热乡之胃,因食辛热,结于喉傍,又津液受灼,煎炼成痰,其痰火邪热,蕴结于喉核致肿而大,此多为急性、实证之乳蛾。素秉不足,肝肾阴虚,相火妄动,此为虚火。或急性乳蛾失治,余邪滞留;或肺肾阴虚皆可引起虚火上炎,循经上循,结于咽喉致喉核肿胀,此多为慢性、虚证乳蛾。"[51]147

《中医外科病诊治彩色图谱》:"喉关两旁红肿突出,表面白腐,状似蚕蛾,故名乳蛾,又名喉蛾、蚕蛾、蛾子风、肉蛾、蛾聚、烂头乳蛾等。病发于一侧为单蛾,发于双侧为双蛾。相当于现代医学的扁桃体炎。"[52]54

《中医外科伤科名着集成》:"其形圆如箸头,白色,生于咽喉关上者轻,生于关下者重。或左有右无,或右有左无曰单,左右皆有曰双,双者轻,单者重,用苏子利喉汤数剂即愈,外吹珍珠散。"[53]115

《中医药常用名词术语辞典》:"疾病。见《医林绳墨·咽喉》卷七。又名喉鹅、乳鹅。以发热,咽痛,喉核红肿胀大,形如乳头或蚕蛾,或表面呈黄白色脓血,或喉核肿大、质硬、暗红等为主要表现的喉核疾病,发于一侧者为单乳蛾,发于两侧者为双乳蛾。相当于西医学的急慢性扁桃体炎。临床上常见有风热乳蛾、虚火乳蛾等。"[54]225

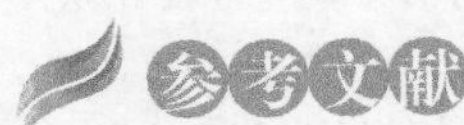

[1] [民国] 秦景明. 幼科金针[M]. 上海: 中医书局, 1955: 43.

[2] [清] 金德鉴. 焦氏喉科枕秘[M]. 上海: 科技卫生出版社, 1958: 10.

[3] [明]龚信纂辑,龚廷贤续编,王肯堂订补.古今医鉴[M].熊俊校注.北京:中国医药科技出版社,2014:140.

[4] [明]张介宾.景岳全书[M].北京:中国中医药出版社,1994:24.

[5] [明]龚廷贤撰.寿世保元[M].袁钟点校.沈阳:辽宁科学技术出版社,1997:625.

[6] [清]戴天章.广温疫论[M]// 苏颖.明清医家论温疫.北京:中国中医药出版社,2013:67.

[7] [明]徐春甫.古今医统大全[M].合肥:安徽科学技术出版社,1995:323.

[8] [明]吴正伦.脉症治方[M].张华敏,刘寨华,于峥点校.北京:学苑出版社,2014:94.

[9] [明]申拱宸.外科启玄[M].北京:人民卫生出版社,1955:54.

[10] [清]包三鑢述,上海中医文献研究馆.包氏喉证家宝[M].上海:科技卫生出版社,1992:5.

[11] [清]尤怡.金匮翼[M].北京:中医古籍出版社,2003:147.

[12] [清]钱峻.经验丹方汇编[M].赵宝朋点校.北京:中医古籍出版社,1988:6.

[13] [清]林珮琴.类证治裁[M].钱晓云校点.上海:上海中医药大学出版社,1997:327.

[14] [清]祁坤.外科大成[M].上海:科技卫生出版社,1958:210.

[15] [清]程钟龄.外科十法释义[M]//周德生,喻嵘.传统中医药临床精华读本丛书.太原:山西科学技术出版社,2011:38.

[16] [清]佚名辑.咽喉秘集[M].张建伟校注.北京:中国中医药出版社,2015:20.

[17] [清]鲍相璈,梅启照.验方新编[M].李世华校注.北京:中国中医药出版社,1994:492.

[18] [清]顾世澄.疡医大全[M].北京:人民卫生出版社,1987:653.

[19] [清]何梦瑶.医碥[M].邓铁涛,刘纪莎点校.北京:人民卫生出版社,1994:380.

[20] [清]程国彭.医学心悟[M].北京:中国中医药出版社,2019:277.

[21] [清]吴谦.医宗金鉴[M].刘国正校注.北京:中医古籍出版社,1995:489.

[22] [清]杨龙九.重订囊秘喉书[M].上海:大东书局.1936:98.

[23] 李志庸,张国骏.本草纲目大辞典[M].济南:山东科学技术出版社,2007:1256.

[24] 林国华,李丽霞,陈楚云,等.火针疗法[M].北京:中国医药科技出版社,2012:326.

[25] 邹积隆,丛林,杨振宁,等.简明中医病证辞典[M].上海:上海科学技术出版社,2005:1005.

[26] 《中医大辞典》编辑委员会.简明中医辞典[M].北京:人民卫生出版社,1979:987.

[27] 张存悌,聂晨旭,吴红丽.近代名医医话精华[M].沈阳:辽宁科学技术出版社,2013:115.

[28] 张汉臣.实用小儿推拿[M].北京:人民卫生出版社,1962:8.

[29] 孙希圣.孙希圣临证心得实录[M].北京:中国医药科技出版社,2012:163.

[30] 郁晓维,何文彬.现代中医儿科诊断治疗学[M].北京:人民卫生出版社,2001:143.

[31] 贺菊乔.小儿疾病外治法[M].海口:三环出版社,1991:143.

[32] 张汉臣,李安域.小儿推拿学概要[M].北京:人民卫生出版社,1962:51.

[33] 云南中草药整理组.云南中草药 40 年(经典版)[M].昆明:云南人民出版社,2011:433.

[34] 于永敏,张存悌.郑钦安火神经典应用新解[M].沈阳:辽宁科学技术出版社,2013:92.

[35] 丁季峰.中医耳鼻咽喉口腔科学[M]//钱信忠.中国医学百科全书.上海:上海科学技术出版社,1987:44.

[36] 中国医学百科全书编辑委员会.中医耳鼻咽喉口腔科学[M]//钱信忠.中国医学百科全书.上海:上海科学技术出版社,1985:45.

[37] 张效霞.耳鼻喉科卷[M]//中华中医药学会.中医必读百部名著.北京:华夏出版社,2007:151.

[38] 徐元贞.中医词释[M].郑州:河南科学技术出版社,1983:18.

[39] 袁钟,图娅,彭泽邦,等.中医辞海[M].北京:中国医药科技出版社,1999:98.

[40] 高希言,朱平生,田力.中医大辞典[M].太原:山西科学技术出版社,2017:176.

[41] 江苏新医学院第一附属医院.中医儿科[M].北京:人民卫生出版社,1975:117.

[42] 江育仁.南京中医学院附属医院儿科.中医儿科[M].北京:人民卫生出版社,1988:145.

[43] 广州中医学院儿科教研组.中医儿科简编[M].北京:人民卫生出版社,1972:5.

[44] 俞景茂.中医儿科临床实践[M].贵阳:贵州科技出版社,2005:210.

[45] 王庆文,董克勤.中医儿科临证备要[M].北京:人民卫生出版社,1988:8.

[46] 陈昭定.中医儿科手册[M].福州:福建科学技术出版社,1999:446.

[47] 万力生,邱静宇.中医儿科诊疗思维[M].北京:人民军医出版社,2010:32.

[48] 刘弼臣.中医儿科治疗大成[M].石家庄:河北科学技术出版社,1998:358.

[49] 李经纬,余瀛鳌,蔡景峰.中医名词术语精华辞典[M].天津:天津科学技术出版社,1996:847.

[50] 中医研究院,广东中医学院.中医名词术语选释[M].

北京：人民卫生出版社，1973：554.
[51] 王庆国. 中医名著名篇临床导读：儿科病证卷[M]. 北京：中国医药科技出版社，2010：147.
[52] 王袭祚，李中玉. 中医外科病诊治彩色图谱[M]. 济南：山东科学技术出版社，1992：54.
[53] 胡晓峰. 中医外科伤科名著集成[M]. 北京：华夏出版社，1997：115.
[54] 李振吉. 中医药常用名词术语辞典[M]. 北京：中国中医药出版社，2001：225.

（陈昱良）

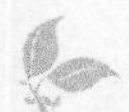

4 • 061

五迟

wǔ chí

一、规范名

【汉文名】五迟。

【英文名】five kinds of retardations。

【注释】以立迟、行迟、齿迟、语迟、发迟为主要表现的疾病。

二、定名依据

“五迟”作为中医儿科常见疾病，其各种症状记载较早见于隋代巢元方的《诸病源候论·小儿杂病诸候》，其中即有小儿“齿不生”“数岁不能行”“头发不生”“四五岁不能语”等多种症候的描述。但没有明确归纳出“五迟”的病名。宋《小儿药证直诀》中也有类似五迟的论述，如“长大不行，行则脚软，齿久不生，生则不固，发久不生，生则不黑”，但未明确提出五迟的病名，而《小儿卫生总微论方》提及“心气怯者，则性痴而语迟，发久不生则不黑。心主血，发为血之余，怯则久不生也。心系舌之本，怯则语迟也”，指出了语迟、发迟与心之气血怯弱有关。

明薛己《保婴撮要》认为小儿语迟与妊母受惊有关。鲁伯嗣对五软、五迟、五硬一类疾病认识较为全面而先进，对现代临床仍有指导意义。《婴童百问·龟背、龟胸、鹤膝、行迟》谓“又有行迟之证，乃血气不充，则髓不满骨，故软弱而不能行抑亦肝肾俱虚而得之。肝主筋，筋弱不能束也”，说明血气不充，肝肾俱虚，是发生立迟、行迟之证的根本，并以地黄丸加牛膝、五加皮及酒炙鹿茸补肾养肝为治。清《张氏医通》是首先明确提出“五迟”的医学著作，《医宗金鉴·幼科心法要诀》沿用“五迟”之称，列为一门，叙证论方，即今之谓五迟，并归纳概括出小儿由于先天禀赋不足，或者后天失于调养者而导致的一系列发育迟缓性疾病的特点。

中华人民共和国成立后，“五迟”主要概括为立迟、行迟、发迟、齿迟和语迟，主要见于婴幼儿，是小儿发育障碍、成长不足的疾患，多因先天不足，或后天失养，而肝肾不足，气血亏虚所致。

现代有关著作均沿用《医宗金鉴》的记载以“五迟”作为本病正名，如《中医大辞典》《中国医学百科全书·中医学》《中医辞海》等，全国高等中医药院校规划教材《中医儿科学》等均以“五迟”作为规范名。我国 2011 年出版的全国科学技术名词审定委员会审定公布的《中医药学名词·内科学 妇科学 儿科学》也确定“五迟”作为规范名。

三、同义词

【曾称】“迟”（《小儿卫生总微论方》）；“诸迟”（《张氏医通》）。

四、源流考释

“五迟”作为中医儿科常见疾病，其各种症

状记载较早见于隋代巢元方的《诸病源候论·小儿杂病诸候》，其中即有小儿“齿是骨之所终，而为髓之所养也。小儿有禀气不足者，髓即不能充于齿骨，故齿久不生。”“小儿生，自变蒸至于能语，随日数血脉骨节备成。其膑骨成，即能行。骨是髓之所养，若禀生血气不足者，即髓不充强，故其骨不即成，而数岁不能行也。”“足少阴为肾之经，其华在发，小儿有禀性少阴之血气不足，即发疏薄不生。亦有因头疮而秃落不生者。皆由伤损其血，血气损少，不能荣于发也。”“四五岁不能语”等多种症候的描述，虽然没有明确归纳出“五迟”的病名，这是有关迟证的最早记载。[1]221

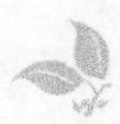

宋代钱乙的《小儿药证直诀》中也有类似五迟的论述，如“长大不行，行则脚软，齿久不生，生则不固，发久不生，生则不黑，皆胎弱也。愚按前症即五迟之症也。盖肾主骨，齿者骨之余，发者肾之荣也，良由父母精血不足，肾气虚弱，不能荣养而然耳。有肝肾虚长而不能行者，有肝气虚而手足拳挛者，有肝肾虚而脚不能馆展者，并用地黄丸滋补之。有心气虚而不能言语，用参汤、补中益气汤培养之。若久病或五疳所致者，但调补脾胃为主，《全婴方》云：头项手足身软谓之五软症，皆禀肾气怯弱也。”[2]21 但未明确提出五迟的病名。而《小儿卫生总微论方》提及“心气怯者，则性痴而语迟，发久不生则不黑。心主血，发为血之余，怯则久不生也。心系舌之本，怯则语迟也”，指出了语迟、发迟与心之气血怯弱有关。[3]32《仁斋直指小儿方》有软弱不能行、不能言之证：“骨者，髓之所养。小儿气血不充，则髓不满骨，故软弱而不能行。抑亦肝肾俱虚得之。肝主筋，筋弱而不能束也。”“言，心声也。小儿受胎，其母卒有惊怖，邪气乘心。故儿感受母气，心官不守，舌本不通，四五岁长大而不能言也，菖蒲丸主之。”[4]152《圣济总录》谈到了小儿齿不生、语迟：“论曰：牙齿者，足骨之所终。髓之所养，手阳明足太阳之脉，并入于齿。若血气充实，则骨髓强盛，虽其齿损落，犹能更生也。若虚弱者，血气衰耗，风冷乘之。致令齿久不生，假令生者，或龋或虫，落不能复生也。”“论曰：心为言，肝为语，其经属手少阴足厥阴，其气上通于舌，舌者声之机。若禀受之初，母怀惊怖。则子之心火不足而肝木弱。故令机关不利，气不宜扬而语迷，甚者有经数岁不能言者。”[5]3450《太平圣惠方》有治疗小儿齿不生、发不生、行迟、语迟诸篇：“夫小儿齿不生者，由骨之所终。而为髓之所养也，小儿有禀气不足者，则髓不能充于齿骨，故齿久不生也。”“夫足少阴为肾之经，其荣在发，小儿禀性少阴，血气不足，则发疏薄。亦有因疮而秃落者，皆由伤其气血，气血损少，不能荣于发。故令发不生也。”“夫小儿行迟者，是肝肾气不足。致骨气虚弱，筋脉无力。故行迟也。”“夫小儿四五岁不能语者。凡人之五脏有五声。心之声为言。由在胎之时，其母卒有惊怖，内动于儿脏，邪气乘其心使心气不和故也。”[6]31

《小儿卫生总微论方》提出肝气不行导致行迟、发迟：“肝气盛者，则矫健而早行立；肝气怯者，则长不能行而脚细，名曰鹤膝。肝主筋，怯则筋弱，故长不能行也。又或眉久不生，眉属肝，肝气不荣。故眉久不生也。”[3]

《幼幼新书》有发不生、行迟、语迟篇：“张涣云：禀受气血不足，不能荣于发，故头发不生，呼为疳病，非也。宜苣胜丹方。”“张涣论：凡儿生至周岁，三百六十日膝骨成，乃能行。近世小儿多因父母气血虚弱，故令胎气不强，骨气软弱，筋脉无力，不能行步。《婴窟宝鉴》论：小儿骨蒸，肺脉寒，长不能行。《元和纪用经》疗小儿三岁不能行，由虚弱受气不足。腰脊、脚、膝筋骨软躄。真五加皮末之，粥饮滴酒少许，调一粟壳许，日三服。有风骨节不利者尤相宜。经以四味饮、黑散、紫丸、至圣散、蜀脂饮、麝香丸并此五加皮药七方，谓之育婴七宝。紫肠道士一名保子七圣至宝方，专为一书者，此方是也。”“张涣论：心之声为言。若儿稍长，合语而迟语，由妊娠时其母因有惊怖，内动于儿脏，邪气乘于心。使心气不足，舌本无力，故语迟也。"[7]153《保婴撮要》有齿迟："齿者肾之标、骨之余也。小儿禀受肾气不足，肾主骨髓，虚则髓脉不充，肾气不能上荣，故齿迟也，用地黄丸主之。"[8]107《赤水玄珠》有语迟、行迟："小儿四五岁不能言者，盖心之声为言，皆由在胎时，其母卒有惊怖内动，母之心气不足，则儿之心气不充。故语迟也。法当养心，菖蒲丸佳。""《内经》云：足得血而能步，设未经跌扑损伤，及发惊搐，强被束缚者，乃下元不足也。盖肾主骨，肝主筋。下元不足则筋骨痿弱不能行动，且当峻补下元。有痞弱而不能行者，当从痞治。"[9]《慈幼新书》有行迟："小儿髓不满骨，血不荣筋，故软弱不行，虎骨饮治之，或六味丸加牛膝、五加皮、酒炙鹿茸亦可。若禀受肝气怯弱，致两足挛缩，两手伸展无力，须薏苡仁丸治之。"[10]162《婴童类萃》有齿迟、行迟、语迟篇："小儿齿生迟，乃禀受肾气不足故也。夫齿乃骨之余，肾气主之。肾不足则骨髓不充，所以齿生迟也。""肾主骨，肝主筋。骨得髓则坚健，筋得血则流通。小儿脚软行迟，亦禀受胎气之不足耳。宜滋肾水、益肝气、养血、补脾之药，何患乎不行也。启脾丸间地黄丸服。""肾经之脉络于肺，而系于舌本，行血气，通阴阳，伏行而温于骨髓也。肾禀胎气不足。水不能上升以沃心阳，通条肺气。《经》云：肺主声，心为言，舌乃心之苗，心肺失调，致舌本强，故不能发而为言也。治当滋肾、益肺、泻心火，水升火降，阴阳和畅，语言自辨也。"[11]217《寿世保元》则以"诸迟"统诸症："论小儿行迟、齿迟、解颅、囟填、五软、鹤膝、肾疳、齿豁、睛白多愁，凡此皆因禀受肾气不足，当以六味丸加鹿茸补之。若因精气未满。而御女以通，多致头目眩晕，作渴吐痰，或发热作热，腰腿酸软，或自汗盗汗，二便涩痛，亦生诸疾，难以名状。余常用六味丸、八味二丸，及补中益气之剂加减用之，无不奏效。"[12]638 明代鲁伯嗣对五软、五迟、五硬一类疾病认识较为全面而先进，对现代临床仍有指导意义。五迟中立迟、行迟是由肝肾亏损、筋骨疾弱而发。肝主筋、肾主骨，肝肾不足，则筋骨痰弱无力，以致未能依时站立和行走，成为立迟、行迟的病证。《婴童百问・龟背、龟胸、鹤膝、行迟》："又有行迟之证，乃血气不充，则髓不满骨，故软弱而不能行抑亦肝肾俱虚而得之。肝主筋，筋弱不能束也。"说明血气不充，肝肾俱虚，是发生立迟、行迟之证的根本，并以地黄丸加牛膝、五加皮及酒炙鹿茸补肾养肝为治。

《张氏医通》有"五迟"："五迟者，立迟、行迟、齿迟、发迟、语迟是也。盖肾主骨，齿者骨之余，发者，肾之荣。若齿久不生，生而不固，发久不生，生则不黑，皆胎弱也。良由父母精血不足，肾气虚弱不能荣养而然。若长不可立，立而骨软，大不能行，行则筋软，皆肝肾气血不允，筋骨痿弱之故有肝血虚而筋不荣膝。"[13]288《医宗金鉴・幼科杂病心法要诀》亦沿用之："小儿禀来气血虚，筋骨软弱步难移，牙齿不生发疏薄，身坐不稳语言迟。加味地黄为主治，补中益气继相医，邪乘心气菖蒲好，血虚发迟苣胜宜。【注】小儿五迟之证，多因父母气血虚弱，先天有亏，致儿生下筋骨软弱，行步艰难，齿不速长，坐不能稳，要皆肾气不足之故。先用加味地黄丸滋养其血，再以补中益气汤调养其气。又足少阴为肾之经，其华在发，若少阴之血气不足，即不能上荣于发，苣胜丹主之。又有惊邪乘入心气，至四五岁尚不能言者，菖蒲丸主之。"[14]547 民国《儿科要略》亦"弱证"概括五迟病因："五迟者，小儿立迟、行迟、发迟、齿迟、语迟是也。小儿达适当之时期，均应逐步发育而无所迟滞，有一于此，即为身体方面，有所亏损。立迟、行迟者，腰膝无力，骨骼空虚；齿迟者，骨气不充，皆属肾气过弱，先天不足所致，由于后天者，则乳食不良(如乳母有宿疾及年老)或过少，亦有以致之；发迟者，血分不充，不能上华；语迟者，气血衰弱，舌本无力。凡此征象，虽无五软、五硬之甚，然足以丧失健康，危及将来则一也。兹将其治法述下。立迟、行迟、齿迟之证，其病根由于肾气不足，骨髓不充，有类于软，故治法宜加

味地黄丸以补肾养血，身体过弱者可用八味丸。发迟者宜养血，用苣胜丹。语迟者，气血不足，心肺俱怯，用菖蒲丸。总之，五迟之证，俱属于亏弱之类。”

中华人民共和国成立后，中医儿科五迟泛指小儿发育迟缓的诸种证候，包括立迟、行迟、发迟、齿迟、语迟。多由先天禀赋不足、早产，或后天乳养不足所致。立迟，指小儿周岁后仍不能站立。行迟，指小儿周岁以后，甚至二三岁还不能行走。发迟，指小儿初生无发，日久不长，或者生长也头发稀疏萎黄。齿迟，指小儿发育至一定时期，牙齿不生。语迟，指小儿到了说话年龄，却迟迟不会讲话。语迟不同于哑巴，只是说话比正常小儿晚一些而已。

五、文献辑录

《诸病源候论·小儿杂病诸候·数岁不能行候》：“小儿生，自变蒸至于能语，随日数血脉骨节备成。其膑骨成，即能行。骨是髓之所养，若禀生血气不足者，即髓不充强，故其骨不即成，而数岁不能行也。”[1]221

“小儿杂病诸候·齿不生候”：“齿是骨之所终，而为髓之所养也。小儿有禀气不足者，髓即不能充于齿骨，故齿久不生。”[1]221

“小儿杂病诸候·头发不生候”：“足少阴为肾之经，其华在发，小儿有禀性少阴之血气不足，即发疏薄不生。亦有因头疮而秃落不生者。皆由伤损其血，血气损少，不能荣于发也。”[1]221

《小儿药证直诀·卷三》：“长大不行，行则脚软，齿久不生，生则不固，发久不生，生则不黑，皆胎弱也。愚按前症即五迟之症也。盖肾主骨，齿者骨之余，发者肾之荣也，良由父母精血不足，肾气虚弱，不能荣养而然耳。有肝肾虚长而不能行者，有肝气虚而手足拳挛者，有肝肾虚而脚不能馆展者，并用地黄丸滋补之。有心气虚而不能言语，用参汤、补中益气汤培养之。若久病或五疳所致者，但调补脾胃为主，《全婴方》云：头项手足身软谓之五软症，皆禀肾气怯弱也。”[2]21

《仁斋直指小儿方·杂证·行迟证治》：“骨者，髓之所养。小儿气血不充，则髓不满骨，故软弱而不能行。抑亦肝肾俱虚得之。肝主筋，筋弱而不能束也。”[4]152

“杂证·语迟证治”：“言，心声也。小儿受胎，其母卒有惊怖，邪气乘心。故儿感受母气，心官不守，舌本不通，四五岁长大而不能言也，菖蒲丸主之。”[4]152

《圣济总录·小儿门·小儿齿不生》：“论曰：牙齿者，足骨之所终。髓之所养，手阳明足太阳之脉，并入于齿。若血气充实，则骨髓强盛，虽其齿损落，犹能更生也。若虚弱者，血气衰耗，风冷乘之。致令齿久不生，假令生者，或龋或虫，落不能复生也。”[5]3450

“小儿门·小儿语迟”：“论曰：心为言，肝为语，其经属手少阴足厥阴，其气上通于舌，舌者声之机。若禀受之初，母怀惊怖。则子之心火不足而肝木弱。故令机关不利，气不宜扬而语迷，甚者有经数岁不能言者。”[5]3450

《太平圣惠方·治小儿齿不生诸方》：“夫小儿齿不生者，由骨之所终。而为髓之所养也，小儿有禀气不足者，则髓不能充于齿骨，故齿久不生也。”[6]31

“治小儿发不生诸方”：“夫足少阴为肾之经，其荣在发，小儿禀性少阴，血气不足，则发疏薄。亦有因疮而秃落者，皆由伤其气血，气血损少，不能荣于发。故令发不生也。”[6]31

“治小儿行迟诸方”：“夫小儿行迟者，是肝肾气不足。致骨气虚弱，筋脉无力。故行迟也。”[6]31

“治小儿语迟诸方”：“夫小儿四五岁不能语者，凡人之五脏有五声，心之声为言，由在胎之时，其母卒有惊怖，内动于儿脏，邪气乘其心使心气不和故也。”[6]31

《小儿卫生总微论方·五气论·肝不能行》：“肝气盛者，则矫健而早行立；肝气怯者，则长不能行而脚细，名曰鹤膝。肝主筋，怯则筋弱，故长不能行也。又或眉久不生，眉属肝，肝气不荣。故眉久不生也。何以知眉属肝，且五藏皆有毛。其发属心，心为火，火性炎上。故发生上枪也。须属肾，肾为水，水性润下，故须生下顺也。是以女人皆无外肾，故无须也。毛属肺，肺在五藏之上而主外，故毛生皮肤之外也。眼睫属脾，眼轮亦属脾，脾在右偏。故睫斜生眼轮之上也。眉属肝，肝在左偏，故眉斜生眼睫之上也。左为上，右为下，所以眉在上而睫在下也。"[3]32

"五气论·心发久不生"："心气盛者，则伶利，早言笑，形神清而多发。心气怯者，则性痴而迟语，发久不生，生则不黑。心主血，发为血之余，怯则久不生也。心系舌本，怯则语迟也。治小儿生下无发，以鲫鱼烧灰末，和酱傅之即生。"[3]32

《小儿药证直诀》："口噤不止则失音。迟声亦同。长大不行，行则脚细，齿久不生，生则不固。发久不生，生则不黑。"[2]21

《幼幼新书·发不生》："张涣云：禀受气血不足，不能荣于发，故头发不生，呼为疳病，非也。宜苣胜丹方。"[7]153

卷第六"行迟"："张涣论：凡儿生至周岁，三百六十日膝骨成，乃能行。近世小儿多因父母气血虚弱，故令胎气不强，骨气软弱，筋脉无力，不能行步。《婴窟宝鉴》论：小儿骨蒸，肺脉寒，长不能行。《元和纪用经》疗小儿三岁不能行，由虚弱受气不足。腰脊、脚、膝筋骨软躄。真五加皮末之，粥饮滴酒少许，调一粟壳许，日三服。有风骨节不利者尤相宜。经以四味饮、黑散、紫丸、至圣散、蜀脂饮、麝香丸并此五加皮药七方，谓之育婴七宝。紫肠道士一名保子七圣至宝方，专为一书者，此方是也。"[7]153

卷第六"语迟"："张涣论：心之声为言。若儿稍长，合语而迟语，由妊娠时其母因有惊怖，内动于儿脏，邪气乘于心。使心气不足，舌本无力，故语迟也。"[7]153

《保婴撮要·卷五·齿迟》："齿者肾之标、骨之余也。小儿禀受肾气不足，肾主骨髓，虚则髓脉不充，肾气不能上荣，故齿迟也，用地黄丸主之。"[8]107

《赤水玄珠·幼科·语迟》："小儿四五岁不能言者，盖心之声为言，皆由在胎时，其母卒有惊怖内动，母之心气不足，则儿之心气不充。故语迟也。法当养心，菖蒲丸佳。"[9]454

"幼料·行迟"："《内经》云：足得血而能步，设未经跌扑损伤，及发惊搐，强被束缚者，乃下元不足也。盖肾主骨，肝主筋。下元不足则筋骨痿弱不能行动，且当峻补下元。有疳弱而不能行者，当从疳治。"[9]454

《慈幼新书·杂证·行迟》："小儿髓不满骨，血不荣筋，故软弱不行，虎骨饮治之，或六味丸加牛膝、五加皮、酒炙鹿茸亦可。若禀受肝气怯弱，致两足挛缩，两手伸展无力，须薏苡仁丸治之。"[10]162

《片玉心书·形声门》："发乃血之余，肾之苗也。小儿发久不生，虽生不黑而稀，此由肾气衰，则血气不足之故也，地黄丸主之。齿乃骨之余，骨者肾所主也。齿久不生，虽生而不齐者，此肾虚故也，地黄丸主之。行迟者，何也？盖骨乃髓之所养。血气不充，则髓不满骨。故软弱不能行。此由肾与肝俱虚得之。盖肝主筋，筋弱而不能早行；肾主骨，骨弱而不坚加味地黄丸主之。小儿大病后，手足痿弱，及惊风后手足痿缓，并宜加减地黄丸主之。语迟者，由儿在胎之时。母受惊邪之气乘心。儿感母气，心神不定，不能荣舌，故而语迟。菖蒲丸主之。凡吐泄及大病之后，虽有声而不能言，又能进药，此外，失音乃肾怯不能上接于阳也。地黄丸主之。"[15]97

"牙齿门"："上片牙属胃。下片牙属大肠，齿属肾。凡齿生迟者，肾气不足也。盖肾主骨，齿者骨之余。肾不足则髓亏，髓亏则不能充乎齿，所以齿生迟也。以地黄丸治之。"[15]97

《普济方·婴孩杂病门·行迟》："凡儿生周岁。三百六十日膝骨成，乃能行。近世小儿，多因父母气血虚弱，故令胎气不强，筋脉无力，不

能行步。又有所受肝气怯弱，致筋脉挛缩。两手伸展无力。又缘禀受肾气不足者。血气未荣，脚趾拳缩无力，不能伸展，此皆不能依常期，以致此疾。治法当用钱氏补肾地黄丸，再加鹿茸、五加皮、麝香，髓生而骨强，自然行矣。”[16]1227

《奇效良方·小儿·小儿迟语》：“小儿迟语，四五岁只会叫人，不能言语者。以赤豆研末。酒调涂舌下，三次即能言语。”[17]157

《全幼心鉴·齿迟》：“聂氏云：禀受肾气不足者，即髓不强，盖骨之所络而为髓。不足故不能充于齿，不生也。”[18]507

“发迟”：“《本事方》：儿禀受血气不足，不能荣于发。故头发不生，或者呼之为疳病也。”[18]507

“行迟”：“聂氏云：儿生至周岁三百六十日，膝骨成乃能行也。近世小儿多因父母气血虚弱，故胎气不强，骨气软弱，故不能行也。骨者髓之所养，小儿气血不充则髓不满，骨故软弱而不能行，抑亦肝肾俱虚得之，肝主筋，筋弱而不能行也。钱氏补肾地黄丸加鹿茸、牛膝、五加皮，酒炙服。髓生而骨强，即能渐渐行也。”[18]508

《寿世保元·诸迟》：“论小儿行迟、齿迟、解颅、囟填、五软、鹤膝、肾疳、齿豁、睛白多愁，凡此皆因禀受肾气不足，当以六味丸加鹿茸补之。若因精气未满。而御女以通，多致头目眩晕，作渴吐痰，或发热作热，腰腿酸软，或自汗盗汗，二便涩痛，亦生诸疾，难以名状。余常用六味丸、八味二丸，及补中益气之剂加减用之，无不奏效。”[12]638

《医贯·卷之五·先天要论下·齿论》：“凡小儿行迟、语迟、齿迟及囟门开者，皆先天母气之肾衰，须肾气丸为主。”[40]59

《婴童类萃·齿迟论》：“小儿齿生迟，乃禀受肾气不足故也。夫齿乃骨之余，肾气主之。肾不足则骨髓不充，所以齿生迟也。”[11]217

“行迟论”：“肾主骨，肝主筋。骨得髓则坚健，筋得血则流通。小儿脚软行迟，亦禀受胎气之不足耳。宜滋肾水、益肝气、养血、补脾之药，何患乎不行也。启脾丸间地黄丸服。”[11]217

“语迟行论”：“肾经之脉络于肺，而系于舌本，行血气，通阴阳，伏行而温于骨髓也。肾禀胎气不足。水不能上升以沃心阳，通条肺气。经云：肺主声，心为言，舌乃心之苗，心肺失调，致舌本强，故不能发而为言也。治当滋肾、益肺、泻心火，水升火降，阴阳和畅，语言自辨也。”[11]217

《育婴家秘·肾脏证治》：“肾主骨，肾虚者，骨髓不满也，儿必畏寒，多为五软之病。尻骨不成。则不能坐。髌骨不成，则不能行。齿乃骨之余。骨不余，则齿生迟。肾之液为血，发乃血之余，肾虚则发稀不黑。”[19]209

《证治准绳·幼科·卷之九·肺脏部·肾脏部》：“齿者，骨之所终而髓之所养也。小儿禀受肾气不足，不能上营而髓虚不能充于骨，又安能及齿？故齿久不生也。”[20]209

《东医宝鉴·杂病篇·语迟行迟》：“语迟者，五软中口软是也。儿在胎时，母有惊怖。惊气入于心包络，使心神不足，舌本不通，宜服菖蒲丸。小儿诸病后不能言，宜鸡头丸。一小儿五岁不能言，咸以为废人，用六味地黄丸加五味子、鹿茸，及补中益气汤。将半年，始发一二言，至一年，始语如常。至行迟者，脚软是也。气血不充，骨髓不满，软弱不能行。或肝肾俱虚，肝主筋，筋弱不能束骨，宜六味地黄丸。”[21]793

《活幼珠玑·形声》：“发久不生，及生而稀黄者，皆肾气不足也，地黄汤主之。行迟者，肝肾靡也，盖肝主筋，肝虚则筋弱而不能束，肾主骨，肾虚则骨弱而不能坚。故软弱不能行也。又有脚细者，禀受不足也，血气不充，故肌瘦骨露鹤膝。亦有大病后，手足羸弱，惊风后，手足痿缓者，并以加味地黄丸治之。语迟者，由胎中母受惊邪，邪气乘心，儿感邪气，心神不足，不能荣舌。故语迟也，菖蒲丸主之。惊风后不语者，痰迷心窍也，菖蒲丸加胆星主之，凡吐泻及大病后，虽有声而不能言，又不能进药，此非失音，乃肾怯不能上接于阳也，地黄丸主之。猝暴寒凉，语声不能出者，此肺受风邪也，加味泻白散主之。”[41]17

《医宗金鉴·幼科杂病心法要诀·杂症门·五迟》:“小儿禀来气血虚,筋骨软弱步难移,牙齿不生发疏薄,身坐不稳语言迟。加味地黄为主治,补中益气继相医,邪乘心气菖蒲好,血虚发迟苣胜宜。(注)小儿五迟之证,多因父母气血虚弱,先天有亏,致儿生下筋骨软弱,行步艰难,齿不速长,坐不能稳,要皆肾气不足之故。先用加味地黄丸滋养其血,再以补中益气汤调养其气。又足少阴为肾之经,其华在发,若少阴之血气不足,即不能上荣于发,苣胜丹主之。又有惊邪乘入心气,至四五岁尚不能言者,菖蒲丸主之。”[14]547

《张氏医通·卷十一·婴儿门上》:“五迟者,立迟、行迟、齿迟、发迟、语迟是也。盖肾主骨,齿者骨之余,发者,肾之荣。若齿久不生,生而不固,发久不生,生则不黑,皆胎弱也。良由父母精血不足,肾气虚弱不能荣养而然。若长不可立,立而骨软,大不能行,行则筋软,皆肝肾气血不允,筋骨痿弱之故有肝血虚而筋不荣膝。膝盖不成,手足拳挛者,有胃气虚而髓不温骨。骨不能用而足胫无力者,并用地黄丸为主。齿迎加骨碎补、补骨脂、发迟加龟版、鹿茸、何首乌。立迟加鹿茸、桂、附。行迟加牛膝、鹿茸、五加皮。语迟之因不一,有因妊母卒然惊动,邪乘儿心不能言者。有禀父肾气不足而言迟者。当有乳母五火遗热,闭塞气道者。有病后津液内亡,会厌干涸者,亦有脾胃中弱,温气不升而言迟者。邪乘儿心,菖蒲丸。肾气不足,地黄丸加远志。闭塞气道,加味逍遥散。津液内亡,七味白术散。脾胃虚弱,补中益气汤。若病久或五疳所致者,但调补脾胃为主。”[13]288

《本草纲目大辞典》:“《本草纲目》主治第四卷小儿初生诸病。病证名。指小儿发育迟缓,包括立迟、行迟、发迟、齿迟与语迟。《医宗金鉴·幼科杂病心法要诀》:‘小儿五迟之证,多因父母气血虚弱,先天有亏,致儿生下筋骨软弱,步行艰难,齿不速长,坐不能稳,要皆肾气不足之故。’”[22]192

《简明中医病证辞典》:“病证名。为《GB/T16751.1—1997 中医临床诊疗术语——疾病部分》标准病名。泛指小儿发育迟缓的诸种证候。包括立迟、行迟、发迟、齿迟、语迟。《医宗金鉴》卷五十五:‘小儿五迟之证,多因父母气血虚弱,先天有亏,致儿生下筋骨软弱,行步艰难,齿不速长,坐不能稳,要皆肾气不足之故。’”[23]897

《简明中医辞典》:“证名。即小儿立迟、行迟、发迟、齿迟、语迟。”[24]472

《实用中医儿科手册》:“佝偻病多属中医‘五迟’‘五软’‘龟背’,‘龟胸’‘解颅’等范畴。所谓‘五迟’是指立、行,发、齿、语迟;‘五软’是指头项、身体、口、手足、肌肉软。”[25]248

《现代中医儿科诊断治疗学》:“五迟五软是小儿生长发育障碍病证。五迟指立迟、行迟、语迟、发迟、齿迟;五软,指头项软、口软、手软、足软、肌肉软。五迟、五软的病因主要有先天禀赋不足,或后天失于调养,以及患儿有难产窒息史、药害因素、家族史或其他病史。其主要病机为气血津液不足,脏腑骨髓肌肉失养。五迟偏于心肾受伤,五软偏于脾肾两虚。病变脏腑主要在心肝脾肾。”[26]396

《现代中医儿科诊疗全书》:“维生素 D 缺乏性佝偻病是婴幼儿时期常见的营养不良,因体内维生素 D 缺乏,引起全身钙、磷代谢异常和骨骼的改变。佝偻病虽不直接危及生命,但使全身抵抗力降低,容易并发肺炎腹泻等疾病并影响小儿的生长发育。本病临床表现多汗夜惊,发育迟缓等症状,属中医‘五迟’范畴。类似本病的症状也记载于‘疳积’‘解颅’‘汗证’及‘夜惊’等证中。”[27]448

《中国医学百科全书·中医儿科学》:“五迟是指立迟、行迟、齿迟、语迟、发迟等发育迟缓的证候。临床可仅见一种,或几种迟证同时并见。多发生于三岁以下的小儿。《小儿药证直诀》曰:‘长大不行,行则脚软;齿久不生,生则不固’,‘发久不生,生则不黑’,‘口噤不止,则失音语迟’。形成本证的原因,《医宗金鉴·幼科心法要诀》指出：'小儿五迟之证，多因父母气血虚弱先天有亏，致儿生下筋骨软弱，行步艰难，齿不速长，坐不能稳，要皆肾气不足之故……又足少阴为肾之经，其华在发，若少阴之血气不足，即不能上荣于发……又有惊邪乘入心气，至四、五岁尚不能言者'。肾主骨，肝主筋，肝肾亏损则筋骨痿弱而出现立迟、行迟、齿迟等证。发乃血之余，心主血，言为心声，凡气血两亏，心气不足，舌本无力则出现发迟、语迟之证。肝肾不足者，多表现为肢体软弱，逾期不能站立和行走，牙齿迟迟不生，囟门迟迟不闭合，身体消瘦或虚胖，精神萎靡，易出汗，面白唇淡，脉虚细弱，指纹淡。治宜补肾养肝。用加味地黄丸。心脾两亏，脑髓未充者，常表现为智力低下，神情呆钝，数岁不能言语，毛发萎黄，面色晄白，唇舌色淡，脉细弱，指纹淡。治宜补气血，益精神。用归脾汤加味。若毛发迟迟不生或萎黄而稀易脆者，宜补养心血。可用胡麻丸。"[28]176

《中医词释》："小儿的立迟、行迟、发迟、齿迟、语迟，总称为'五迟'。到时间不能坐起，叫'立迟'；不能走步的叫'行迟'；头发稀少的叫'发迟'；出齿晚的叫'齿迟'；说话晚的叫'语迟'。"[29]213

《中医辞海·上册》："儿科病证名。指立迟、行迟、发迟、齿迟和语迟。在隋代，巢元方在《诸病源候论》中，已有'齿不生候''数岁不能行候''头发不生候'等有关小儿生长发育迟缓的记载。而《太平圣惠方》进一步记载了'语迟''行迟''发齿''齿不生'等证候的治疗方药。《小儿卫生总微论方》则对本病的病机作了较为详细的论述。《张氏医通》则明确提出'五迟'的病名，指出：'五迟者，立迟、行迟、齿迟、发迟、语迟是也。盖肾主骨，齿者骨之余；发者肾之荣。若齿久不生，生而不固；发久不生，生则不黑；皆胎弱也。良由父母精血不足，肾气虚弱，不能荣养而然。若长不可立，立而骨软，大不能行，行则筋软；皆肝肾气血不充，筋骨痿弱之故。'对本病的病因病机作了全面的概述。现分立迟、行迟、齿迟、发迟、语迟。"[30]475

《中医大辞典》："病证名。小儿发育迟缓的各种病证的总称。《医宗金鉴·幼科心法要诀》：'小儿五迟之证，多因父母气血虚弱，先天有亏，致儿生下筋骨软弱，行步艰难，齿不速长，坐不能稳，要皆肾气不足之故。'分立迟、行迟、发迟、齿迟与语迟。详见各条。"[31]397

《中医儿科》："五迟是指立迟、行迟、发迟、齿迟，语迟等发育迟缓的证候。"[32]156

《中医儿科临证备要》："佝偻病为婴儿时期常见的一种慢性营养缺乏症。表现多汗、齿迟、发稀等症，严重者可见龟胸、龟背，与中医'五迟''五软'相似。"[33]371

《中医儿科手册》："维生素D缺乏性佝偻病是婴幼儿时期常见的一种营养缺乏性疾病。本病常好发于冬春季节，临床以多污、易惊、烦躁不安及骨骼畸形为特征。根据佝偻病的发病过程，属中医'五迟''五软''鸡胸''龟背'等范畴。小儿脏腑娇嫩，形气未充，先天肺、脾、肾三脏不足，加之听天调养不当，气血生化无源，五脏皆失所养，为主要致病因素。"[34]158

《中医儿科证治》："五迟，即小儿立迟、行迟、齿迟、发迟、语迟。"[35]143

《中医儿科治疗大成》："五迟是指立迟、行迟、发迟、齿迟、语迟而言。一般是以3岁以内为主要发病年龄，6个月至1岁的婴儿尤为多见。由于本病主要特征是小儿行动、发育迟缓，乃积久而成，故应及早、坚持治疗，否则若失治、误治往往而成痼疾。"[36]589

《中医名词术语精华辞典》："病证名。小儿发育迟缓的总称。《医宗金鉴·幼科心法要诀》：'小儿五迟之证，多因父母气血虚弱，先天有亏，致儿生下筋骨软弱，行步艰难，齿不速长，坐不能稳，要皆肾气不足之故。'分立迟、行迟、发迟、齿迟、语迟。"[37]847

《中医名词术语选释》："小儿立迟、行迟、发迟、齿迟、语迟，称为'五迟'。病因与'五软'基本相同。"[38]485

《中医药常用名词术语辞典》："疾病。见《张氏医通·婴儿门》。小儿立迟、行迟、齿迟、语迟、发迟。五迟可以仅见一种，也可以数种同见。多由先天禀赋亏虚，亦有属后天调养失宜，或疾病后遗症等。"[39]856

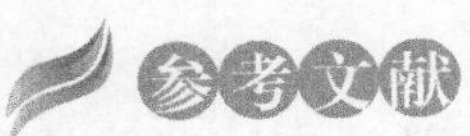

参考文献

[1] [隋] 巢元方. 诸病源候论[M]. 黄作阵点校. 沈阳：辽宁科学技术出版社，1997：221.

[2] [宋] 钱乙. 小儿药证直诀[M]. 南宁：广西科学技术出版社，2015：21.

[3] 未著撰者. 小儿卫生总微论方[M]. 吴康健点校. 北京：人民卫生出版社，1990：32.

[4] [宋] 杨士瀛. 仁斋直指小儿方[M]// 胡国臣，林慧光. 杨士瀛医学全书. 北京：中医古籍出版社，2006：152.

[5] [宋] 赵佶. 圣济总录[M]. 王振国，杨金萍主校. 北京：中国中医药出版社，2018：3450.

[6] [宋] 王怀隐. 太平圣惠方[M]. 郑金生，汪惟刚，董志珍校点. 北京：人民卫生出版社，2016：31.

[7] [宋] 刘昉. 幼幼新书[M]. 北京：人民卫生出版社，1987：153.

[8] [明] 薛铠. 保婴撮要[M]. 北京：中国中医药出版社，2016：107.

[9] [明] 孙一奎撰. 赤水玄珠[M]. 叶川，建一校注. 北京：中国中医药出版社，1996：454.

[10] [明] 程云鹏. 慈幼新书[M]. 刘奥注. 北京：人民军医出版社，2012：162.

[11] [明] 王大纶. 婴童类萃[M]. 北京：人民卫生出版社，1983：217.

[12] [明] 龚廷贤撰. 寿世保元[M]. 袁钟点校. 沈阳：辽宁科学技术出版社，1997：638.

[13] [清] 张璐. 张氏医通[M]. 太原：山西科学技术出版社，2010：288.

[14] [清] 吴谦. 医宗金鉴[M]. 刘国正校注. 北京：中医古籍出版社，1995：547.

[15] [明] 万全. 万氏秘传片玉心书[M]. 罗田县卫生局校注. 武汉：湖北人民出版社，1981：97.

[16] [明] 朱橚. 普济方[M]. 北京：人民卫生出版社，1983：1227.

[17] [明] 董宿原撰. 奇效良方[M]. 朱现民，刘淹清，陈煦. 郑州：河南科学技术出版社，2010：157.

[18] [明] 寇平撰. 全幼心鉴[M]. 王尊旺校注. 北京：中国中医药出版社，2015：507，508.

[19] [明] 万全. 育婴家秘[M]//傅沛藩. 万密斋医学全书. 北京：中国中医药出版社，1999：209.

[20] [明] 王肯堂. 证治准绳[M]. 吴唯，等校注. 北京：中国中医药出版社，1997：209.

[21] [朝鲜] 许浚. 东医宝鉴[M]. 郭霭春主校. 北京：中国中医药出版社，2013：793.

[22] 李志庸，张国骏. 本草纲目大辞典[M]. 济南：山东科学技术出版社，2007：192.

[23] 邹积隆，丛林，杨振宁，等. 简明中医病证辞典[M]. 上海：上海科学技术出版社，2005：897.

[24] 《中医大辞典》编辑委员会. 简明中医辞典[M]. 北京：人民卫生出版社，1979：472.

[25] 虞佩兰. 实用中医儿科手册[M]. 长沙：湖南科学技术出版社，1980：248.

[26] 郁晓维，何文彬. 现代中医儿科诊断治疗学[M]. 北京：人民卫生出版社，2001：396.

[27] 琚玮，葛湄菲. 现代中医儿科诊疗全书[M]. 上海：第二军医大学出版社，2005：448.

[28] 郭振球. 中医儿科学[M]//钱信忠. 中国医学百科全书. 上海：上海科学技术出版社，1983：176.

[29] 徐元贞. 中医词释[M]. 郑州：河南科学技术出版社，1983：213.

[30] 袁钟，图娅，彭泽邦，等. 中医辞海[M]. 北京：中国医药科技出版社，1999：475.

[31] 高希言，朱平生，田力. 中医大辞典[M]. 太原：山西科学技术出版社，2017：397.

[32] 江苏新医学院第一附属医院. 中医儿科[M]. 北京：人民卫生出版社，1975：156.

[33] 王庆文，董克勤. 中医儿科临证备要[M]. 北京：人民卫生出版社，1988：371.

[34] 陈昭定. 中医儿科手册[M]. 福州：福建科学技术出版社，1999：158.

[35] 周天心. 中医儿科证治[M]. 广州：广东科技出版社，1990：143.

[36] 刘弼臣. 中医儿科治疗大成[M]. 石家庄：河北科学技术出版社，1998：589.

[37] 李经纬，余瀛鳌，蔡景峰. 中医名词术语精华辞典[M]. 天津：天津科学技术出版社，1996：847.

[38] 中医研究院，广东中医学院. 中医名词术语选释[M]. 北京：人民卫生出版社，1973：485.

[39] 李振吉. 中医药常用名词术语辞典[M]. 北京：中国中医药出版社，2001：856.

[40] [明] 赵献可. 医贯[M]. 北京：人民卫生出版社，1982：59.

[41] [清] 许佐廷. 活幼珠玑[M]. 上海：上海科学技术出版社，2000：17.

（陈昱良）

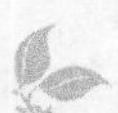

五 软

wǔ ruǎn

一、规范名

【汉文名】五软。

【英文名】five kinds of flaccidity。

【注释】以头项、口、手、足、肌肉等软弱无力为主要表现的疾病。

二、定名依据

五软证在宋代以前多与迟证并论。迄至明鲁伯嗣已将迟软分论，提出五软名称。《婴童百问·二十六问》云："五软者，头软、项软、手软、脚软、肌肉软是也。"

《保婴撮要》对五软提出了不同的内容和产生的机制。如云："夫头软者，脏腑骨脉皆虚，诸阳之气不足也，项软者乃天柱骨弱，肾主骨，足少阴太阳经虚也。手足软者，脾主四肢，乃中州之气不足，不能营养四肢。肉软者，乃肉少皮宽，饮食不为肌肤也。口软者，口为脾之窍，上下龈属手足阳明，阳明主胃，脾胃气虚，舌不能藏而常舒出也。"清《医宗金鉴·幼科心法要诀》认为五软俗名"软瘫"，其中将头软、项软合称为头项软并增加口软一项，仍为五软。

中华人民共和国成立以后，中医儿科以头项、口、手、足、肌肉等软弱无力为"五软"的内容，以发育迟缓、智力发育不全为特征。多由于先天禀赋不足、早产，或后天乳养不足所致。

现代有关著作如《中医大辞典》《中国医学百科全书·中医学》《中医辞海》等均以"五软"作为本病正名，我国2011年出版的全国科学技术名词审定委员会审定公布的《中医药学名词·内科学 妇科学 儿科学》也确定"五软"作为规范名。

三、同义词

【曾称】"天柱倒"（《普济方》）；"胎怯"（《活幼心书》）；"胎弱"（《保婴撮要》）；"软瘫"（《医宗金鉴》）。

四、源流考释

五软，又名"软瘫"，指小儿头软、项软、手足软、肌肉软、口软。五软证，宋代以前，多与迟证并论。迄至明鲁伯嗣已将迟软分论，提出五软名称。《婴童百问》言"五软者，头软、项软、手软、脚软、肌肉软是也……又有口软则虚舌出口"，[1]41 内容与今所指相同，书中对本病的各种预后作了分析。本病如能早期发现，及时调理，预后多良好。但若病情较重或治疗不当者，可致预后不良，终成痼疾。

《幼幼新书》认为"五软"是小儿的不治之症："小儿五软不治：手软、项软、脚软、腰软、背软。"[2]42《活幼心书》有天柱倒、五软条，以头颈部、四肢萎软为五软，"忽然天柱倒如何，此病皆因肝肾虚，外有风邪容易袭，故传项软不相随。""禀赋元虚髓不充，六淫之气易来攻，头兼手足身羸弱，此证名为五软同"。将五软归结为先天不良，即胎怯："戴氏论五软证，名曰胎怯。良由父精不足，母血素衰而得。诚哉是言，以愚推之，有因母血海久冷，用药强补而孕者，有受胎而母多疾者，或其父好色贪酒，气体虚弱，或年事已迈而后见子，有日月不足而生者，或服堕胎之剂不去而竟成孕者，徒尔耗伤真气，苟或有生，譬诸阴地浅土之草，虽有发生而畅茂者少。又如培植树木，动摇其根而成者鲜矣。"[3]16 头项软又称"天柱倒"，是五软的代表性证候，《赤水玄珠》："项软者，乃督脉虚而筋骨不收敛也。督脉系足太阳膀胱经所主，古方多从风治，以其头重颈软，头不得正而坠前坠后也。”[4]454

《保婴撮要》则以头项、手、足、肉、口软为五软：“五软者，头项、手、足、肉、口是也。夫头软者，脏腑、骨脉皆虚，诸阳之气不足也，乃天柱骨弱，肾主骨，足少阴、太阳经虚也。手足软者，脾主四肢，乃中州之气不足，不能营养四肢，故肉少皮宽，饮食不为肌肤也。口软者，口为脾之窍，上下龈属手足阳明。阳明主胃，脾胃气虚，舌不能藏而常舒出也。夫心主血，肝主筋，脾主肉，肺主气，肾主骨，此五者皆因禀五脏之气虚弱，不能滋养充达。故骨脉不强。肢体痿弱。源其要，总归于胃，盖胃水谷之海，为五脏之本，六腑之大源也。治法必先以脾胃为主，用补中益气汤，以滋化源，头项手足三软，兼服地黄丸。凡此证必须多用二药，仍令壮年乳母饮之，兼慎风寒，调饮食，多能全角。”[5]73《慈幼新书》亦以头项、手、足、肉、口软为五软，但将天柱倒单列：“小儿生后，头项手足肉口皆软，乃先天诸肠之气不足也。头项证，地黄丸服之。甚者，星附膏贴之。手足肉口证，补中益气汤主之。有因吐泻之久，囟目顿陷，天柱骨倒，补中加附子治之，地黄丸料兼服之。”[6]152《片玉心书》将五软的病因归纳为三种：“如小儿五软，有胎元不足软者，有大病后软者，有误服凉药软者。胎禀软者，地黄丸主之。大病后软者，参苓白术丸主之。误服凉药软者，加味八味地黄丸主之。以上三证，若不急治，有伤真元，久则成痿，以至不可治者多矣。”[7]85《普济方》以天柱骨倒软、四肢无力、舌出、脚虚软弱、筋软为五软：“汤氏五硬五软集歌云：五软天柱骨倒软，无故如何不举头，都缘项颈软难收。肾疳热病今虽减，难保他年发不休。怀抱何缘脚手垂，四肢无力懒抬眉。若得声圆还受食，脾里风寒渐可医。吃食如何不长肌，皮宽肉少痛支离，莫教泻痢当时作，灵药难医命自危。五岁孩儿不解行，脚虚软弱痛难名，若将荣卫多培植，长大应教肉自生，参芪等药可荣气，亦可服钱氏地黄丸。唏嘘舌出却无妨，阳盛阴虚着意防，此证不须先治膈，唇青气喘命须伤。虽然天柱倒难医，此证元来不在脾，患后也须曾吐泻，本非久病与尪羸。亦有伤寒无汗脉，应须妙药辨几微，无事卒然成此疾，人形本瘦四肢肥。项软还知头似石，面红唇赤脸如绯，此病只因肝胆热，致命筋软不相罢。肝受热风天柱倒，祛风退热速为之，项软更贴强筋药，立见安和前勿疑。”[8]1224《医学入门》以头项软、手软、脚软、身软、口软为五软：“五软皆困禀受亏。五软者，头项软、手软、脚软、身软、口软是也。”[9]945《婴童百问》以头软、项软、手软、脚软、肌肉软为五软：“五软者，头软、项软、手软、脚软、肌肉软是也。无故不举头，肾疳之病。项脉软而难收，治虽暂瘥，他年必再发。手软则手垂。四肢无力，亦懒抬眉，若得声圆，还进饮食，乃慢脾风候也，尚堪医治。肌肉软，则肉少皮竟自离。吃食不长肌肉，可服钱氏橘连丸。莫教泻利频并，却难治疗。脚软者，五岁儿不能行，虚羸脚软细小，不妨荣卫，但服参芪药等味，并服钱氏地黄丸，长大自然肌肉充满。又有口软，则虚舌出口，阳盛更须提防，必须治服却无妨，唇青气喘则难调治也。”[1]41《证治准绳》则以头软项软、手软脚软、肌肉软、口软为五软；[10]219《张氏医通》则以头项、手、足、口、肉软为五软：“五软者，头项手足口肉皆软，胎禀脾肾气弱也。若口软不能啮物，肉软不能辅骨。必先用补中益气以补中州。若项软天柱不正，手软持物无力，足软不能立地，皆当六味丸加鹿茸、五味，兼补中益气。二药久服，仍令壮年乳母乳哺，为第一义。”[11]288《医宗金鉴·幼科杂病心法要诀》则以头项软、手软、足软、口软、肌肉软为五软：“五软禀赋不足证，头项手足口肉肌，地黄丸与扶元散，全在后天调养宜。注：五软者，读头项软、手软、足软、口软、肌肉软是也。”[12]546

民国《儿科要略》沿用了《医宗金鉴》的定义：“五软者，头软、项软、四肢软、肌肉软、口软是也。小儿身体娇嫩，过硬本所不宜，略软应非所忌，惟软而至过于其度，或当逐渐发育之时而

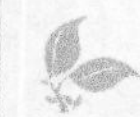

仍绵软无力者，是则病象显然矣。头软者，头骨不固，囟门虚大；项软者，颈项无力，东倒西歪；四肢软者，手臂无力，足难行立；肌肉软者，皮肉宽软，如絮如绵；口软者，口齿俱柔，唇薄无力。之五证者，虽病状不同，而其源则初无大异也，盖非属骨胳痿软，即肌肉柔弱，气血不充，不足以资长养也。先天性者，由于禀赋之不足，后天性者，属于乳期之失养。"

中华人民共和国成立后，中医儿科著作中多沿用《医宗金鉴》的定义，五软是指头软、项软、手足软、肌肉软和口软。临床以发育迟缓，智力发育不全为特征。头软，又名头项软。是指头项软弱，不能抬起。项软，指头项颈椎软弱无力。手足软，指手足软而无力。肌肉软，指肌肉软，形体消瘦。口软，指唇色淡白，咀嚼无力，时流清涎。

五、文献辑录

《幼幼新书·卷第三·病源形色凡十门》："小儿五软不治：手软、项软、脚软、腰软、背软。"[2]42

《活幼口议·卷八·十六受气不足》："议曰：三才降，气数成，方谓为人。万象论，功道合，始知得志。胞胎既备，心定神全，血脉未充，骨委髓薄。筋力藉乎骨髓，智谋出乎心神，为人恍惚者，斯可知多忘者，应由是伛偻者，乃如然。侏儒者必若此不及。数之重者，候存五软，大过受之深者，身负五硬，由其肺心脾肝肾所属者，气血脉筋骨所受者，体舌臂项膝其或有疾于证候不及议者，往往无辜。无辜形骸必定受气不足，谓如五硬五软，只许闻名稍有求医，难着方药，后进执谓堪与疗理者，野老付之一笑。"[13]111

《活幼心书·活幼心论·五软》："戴氏论五软证，名曰胎怯。良由父精不足，母血素衰而得。诚哉是言，以愚推之，有因母血海久冷，用药强补而孕者，有受胎而母多疾者，或其父好色贪酒，气体虚弱，或年事已迈而后见子，有日月不足而生者，或服堕胎之剂不去而竟成孕者，徒尔耗伤真气，苟或有生，譬诸阴地浅土之草，虽有发生而畅茂者少。又如培植树木，动摇其根而成者鲜矣。由是论之，婴孩怯弱，不耐寒暑，纵使成人，亦多有疾。爰自降生之后，精髓不充，筋骨痿弱，肌肉虚瘦，神色昏慢，才为六淫所侵，便致头项手足身软，是名五软。治法用调元散、补肾地黄丸渐次调养，日久乃安。若投药不效，亦为废人。有小儿体肥容壮，不为瘦瘁，忽然项软倾倒，此名下窜。皆因肝肾气虚，客邪侵袭风府，传于筋骨，故成斯疾。盖肝主乎筋，肾主乎骨，筋骨俱弱，则项软垂下无力。又名天柱倒，与五软相类不远，治同前药。""禀赋元虚髓不充，六淫之气易来攻，头兼手足身羸弱，此证名为五软同。"[3]16

"活幼心证·天柱倒"："忽然天柱倒如何，此病皆因肝肾虚，外有风邪容易袭，故传项软不相随。"[3]16

《保婴撮要·五软》："五软者，头项、手、足、肉、口是也。夫头软者，脏腑、骨脉皆虚，诸阳之气不足也，乃天柱骨弱，肾主骨，足少阴、太阳经虚也。手足软者，脾主四肢，乃中州之气不足，不能营养四肢，故肉少皮宽，饮食不为肌肤也。口软者，口为脾之窍，上下龈属手足阳明。阳明主胃，脾胃气虚，舌不能藏而常舒出也。夫心主血，肝主筋，脾主肉，肺主气，肾主骨，此五者皆因禀五脏之气虚弱，不能滋养充达。故骨脉不强。肢体痿弱。源其要，总归于胃，盖胃水谷之海，为五脏之本，六腑之大源也。治法必先以脾胃为主，用补中益气汤，以滋化源，头项手足三软，兼服地黄丸。凡此证必须多用二药，仍令壮年乳母饮之，兼慎风寒，调饮食，多能全角。"[5]73

《赤水玄珠·幼科·项软》："项软者，乃督脉虚而筋骨不收敛也。督脉系足太阳膀胱经所主，古方多从风治，以其头重颈软，头不得正而坠前坠后也。"[4]454

《慈幼新书·杂证·五软》："小儿生后，头项、手、足、肉、口皆软，乃先天诸肠之气不足也。头项证，地黄丸服之。甚者，星附膏贴之。手足肉口证，补中益气汤主之。有因吐泻之久，囟目顿陷，天柱骨倒，补中加附子治之，地黄丸料兼服之。余子敬曰：肉软者，肉少皮宽，口软者，食少舌舒，皆脾胃之证。又有初生，遍身赤肉，全无皮谷。或有皮如鱼胞、如水晶，亦产母脾气不足所致。"[6]152

《古今医统大全》："有日月不足而生，或服堕胎之剂不去而竟成胎者，耗伤真气。"[14]11

《片玉心书·头项门》："小儿无病，忽颈软者，此肝热有风也，泻青丸主之。久病之后，其颈软者，此天柱骨倒也，乃危证也。当大补气血。八物汤主之，以僵蚕末调服。小儿生下便颈软者，此胎气不足，地黄丸主之。"[7]85

"杂证·五软病证"："如小儿五软，有胎元不足软者，有大病后软者，有误服凉药软者。胎禀软者。地黄丸主之，大病后软者。参苓白术丸主之，误服凉药软者，加味八味地黄丸主之。以上三证，若不急治，有伤真元，久则成痿，以至不可治者多矣。"[7]85

《普济方·婴孩杂病门·五硬五软》："汤氏五硬五软集歌云：五软天柱骨倒软，无故如何不举头，都缘项颈软难收。肾疳热病今虽减，难保他年发不休。怀抱何缘脚手垂，四肢无力懒抬眉，若得声圆还受食。脾里风寒渐可医。吃食如何不长肌，皮宽肉少痛支离，莫教泻痢当时作，灵药难医命自危。五岁孩儿不解行，脚虚软弱痛难名，若将荣卫多培植，长大应教肉自生，参芪等药可荣气，亦可服钱氏地黄丸。唏嘘舌出却无妨，阳盛阴虚着意防，此证不须先治膈，唇青气喘命须伤。虽然天柱倒难医，此证元来不在脾，患后也须曾吐泻，本非久病与尪羸。亦有伤寒无汗脉，应须妙药辨几微，无事卒然成此疾，人形本瘦四肢肥。项软还知头似石，面红唇赤脸如绯，此病只因肝胆热，致命筋软不相罢。肝受热风天柱倒，祛风退热速为之，项软更贴强筋药，立见安和前勿疑。"[8]1224

《医学入门·小儿门·五软五硬》："五软皆困禀受亏，行迟语迟齿发迟。五软者，头项软、手软、脚软、身软、口软是也。头软，头不能正，详肾疳条。项软，天柱倒也。有吐泻以弱者，宜补脾胃，有伤寒不及发表成者，难治。"[9]945

《婴童百问》："儿头软、项软、手足软、肌肉软、口软。"[1]41

《婴童百问·五软》："五软者，头软、项软、手软、脚软、肌肉软是也。无故不举头，肾疳之病。项脉软而难收，治虽暂瘥，他年必再发。手软则手垂，四肢无力，亦懒抬眉，若得声圆，还进饮食，乃慢脾风候也，尚堪医治。肌肉软，则肉少皮竟自离。吃食不长肌肉，可服钱氏橘连丸。莫教泻利频并，却难治疗。脚软者，五岁儿不能行，虚羸脚软细小，不妨荣卫，但服参芪药等味，并服钱氏地黄丸。长大自然肌肉充满。又有口软，则虚舌出口，阳盛更须提防，必须治服却无妨，唇青气喘则难调治也。"[1]

《证治准绳·幼科·卷之九·肺脏部·肾脏部·五软》："五软者，头软项软、手软脚软、肌肉软、口软是也。无故，不举头，肾疳之病，项脉软而难收，治虽暂瘥，他年必再发。手软则手垂，四肢无力，亦懒抬眉，若得声圆，还进饮食，乃慢脾风候也，尚堪医治。肌肉软则肉少，皮宽自离，吃食不长肌肉，可服钱氏橘连丸（虚羸），莫教泻利频并，却难治疗。脚软者，五岁儿不能行，虚羸脚软细小，不妨荣卫，但服参等药，并服钱氏地黄丸（肾），长大自然肌肉充满。口软则虚舌退场门，阳盛更须堤防，必须治膈，却无妨，唇青气喘，则难调治也。〔薛〕夫头软者，脏腑骨脉皆虚，诸阳之气不足也，乃天柱骨弱，肾主骨，足少阴、太阳经虚也。手足软者，脾主四肢，乃中州之气不足，不能营养四肢，故肉少皮宽，饮食不为肌肤也。口软者，口为脾之窍，上、下龈属手、足阳明，阳明主胃，脾胃气虚，舌不能藏而常舒出也。夫心主血，肝主筋，脾主肉，肺主气，肾主骨，此五者皆因禀五脏之气虚弱，不能滋养充达，故骨脉不强，肢体痿弱，原其要，总归于胃，盖胃水谷之海，为五脏之本，六腑之大源也，治法必先以脾胃为主，俱用补中益气汤以滋化

源，头项、手、足三软，兼服地黄丸。凡此证必须多服二药，仍令壮年乳母饮之，兼慎风寒，调饮食，多能全角。〔曾〕戴氏论五软证，名曰胎怯，良由父精不足，母血素衰而得。诚哉是言，以愚推之，有因母血海久冷，用药强补有孕者，有受胎而母多疾者，或其父好色贪酒、气体虚弱，或年事已迈，而后见子，有日月不足而生者，或投堕胎之剂不去而竟成孕者，徒尔耗伤真气，苟或有生，譬诸阴地浅土之草，虽有发生，而畅茂者少，又如培植树木，动摇其根，而成者鲜矣，由是论之，婴孩怯弱，不耐寒暑，纵使成人，亦多有疾，爰自降生之后，精髓不充，筋骨痿弱，肌肉虚瘦，神色昏慢，才为六淫所侵，便致头项手足身软，是名五软。治法用调元散、补肾地黄丸，渐次调养，日久乃安，若投药不效，亦为废人。有小儿体肥容壮，不为瘦瘁，忽然项软倾倒，此名下窜，皆因肝肾气虚，客邪侵袭风府，传于筋骨，故成斯疾，盖肝主乎筋，肾主乎骨，筋骨俱弱，则项软垂下无力，又名天柱倒，与五软相类不远，治同前药。”[10]219

“幼科·卷之九·肺脏部·肾脏部·五软天柱倒”：“王先生云：小儿久患疳疾，体虚久不进饮食，患来日久，诸候退，只是天柱骨倒，医者不识，谓之五软候，须进金灵散、生筋散。《形证论》歌：天柱才倒道难医，算来此病非心脾，若患先须因吐泻。不曾调气至尪羸。大患伤寒无汗脉，定应妙药疗他迟，无此卒然生此患。又兼不辨四肢肥，身软难堪头似石。面红唇赤脸如绯，此病多应伤肾热。后来因热病相随。肝受热风天柱倒，但将凉药与维持。贴须性热筋方缓，立见温和请莫疑，吐泻项软唯调气，伤寒柱倒不须医。此或伤寒，或吐或泻，乘虚邪平众透入肝脉，热邪所侵。是致令筋软长，或手足软而不解举，或项颈软而不解举，若有前证，即须凉隔，若吐泻，则先调胃气，贴项并服凉肝胆药，不可太热，亦恐过冷。”[10]219

《活幼珠玑·头项》：“久病而项软者，名天柱倾倒，危证也。当大补气血，八物汤主之，间以僵蚕末调服。小儿生下即项软者，此胎气不足也，地黄汤主之。小儿无病忽项软者。此肝热有风，泻青丸主之。”[15]17

《医宗金鉴·幼科杂病心法要诀·杂证门》：“五软禀赋不足证，头项手足口肉肌，地黄丸与扶元散，全在后天调养宜。注：五软者，读头项软、手软、足软、口软、肌肉软是也。头软者，项软无力也。手足软者，四肢无力也。肉软者，皮宽不长肌肉也。口软者，唇薄无力也。此五者，皆因禀受不足，气血不充，故骨脉不强，筋肉痿弱。治宜补气为主。先以补肾地黄丸，补其先天精气，再以扶元散，补其后天羸弱，渐次调理而五软自强矣。”[12]546

《幼幼集成·头项囟证治》：“天柱骨倒：小儿有体肥容壮，不为瘦悴。孰知形体过肥，中气愈弱，是盛于外而歉于内也。忽然项软倾倒者，此肝经风热也，小柴胡加粉葛、当归、白芍。有因久病之后，或泄泻日久。忽然颈项倾侧，名天柱骨倒，最为危候。速救真元，十全大补汤加鹿茸。有小儿生下颈便软者，胎气不足也。由禀父之肾元虚败，峻补先天，其庶几矣，补肾地黄丸与六君汤间服。天柱骨倒之证，虽则三条，总系真阳大败之候，为小儿之恶证。保救真元，是其大要，外以生筋等药贴之可也。”[16]324

“五软五硬”：“小儿有五软五硬之证，乃胎元怯弱。禀受先天阳气不足，不耐寒暑，为六淫气犯。故尔五软见焉。五软者，头项软、身体软、口软、肌肉软、手足软也。然头项软，肝肾病也，肝主筋，肾主骨，肝肾不足故头项软而无力。手足软，脾胃病也，脾主四肢，脾胃不足，故手软懒抬，足软慵步也。身体软，阳衰髓怯，遍身羸弱而不能立也。口软者，虚舌出口而懒于言也。肌肉软者，肉少皮宽，肌体虚尪也。总由先天不足，宜地黄丸以补肝肾，而更重在脾胃。盖脾胃为五脏六腑之化源，宜大补其脾胃，补得脾胃一旺，则诸脏受荫。诸软之萃栗庶几可愈。”[16]324

《张氏医通·卷十一·婴儿门上》：“五软者，头项、手、足、口、肉皆软，胎禀脾肾气弱也。

若口软不能啮物，肉软不能辅骨，必先用补中益气以补中州。若项软天柱不正，手软持物无力，足软不能立地，皆当六味丸加鹿茸、五味，兼补中益气。二药久服，仍令壮年乳母乳哺，为第一义。”[11]288

《简明实用中医学》：“五软，是指小儿头项、口、手、足和肌肉痿软无力的病证，亦属于小儿发育不良性疾患，多见于五六岁以内之小儿。”[17]535

《简明中医病证辞典》：“病证名。为《GB/T16751.1—1997中医临床诊疗术语——疾病部分》标准病名。又名软瘫。① 出《婴童百问》卷三。指头软、项软、手软、脚软、肌肉软的五种病证。《张氏医通》卷十一：‘五软者，头项手足口肉皆软，胎禀脾肾气弱也。’因先天禀赋不足，气血不充，骨脉不强，筋肉痿弱所致。《保婴撮要》：‘治法必先以脾胃为主，俱用补中益气汤，以滋化源。头项手足三软，兼服地黄丸。’② 出《古今医统大全·幼幼汇集》。即胎怯。”[18]897

《简明中医辞典》：“病名。见《幼幼新书》。又名软瘫。即头软，项软，手足软，肌肉软，口软。”[19]472

《实用中医儿科手册》：“佝偻病多属中医‘五迟’‘五软’‘龟背’‘龟胸’‘解颅’等范畴。所谓‘五迟’是指立、行，发、齿、语迟：‘五软’是指头项、身体、口、手足，肌肉软《幼幼集成》。”[20]248

《现代中医儿科诊断治疗学》：“五迟、五软是小儿生长发育障碍病证……五软，指头项软、口软、手软、足软、肌肉软。五迟、五软的病因主要有先天禀赋不足，或后天失于调养，以及患儿有难产窒息史、药害因素、家族史或其他病史。其主要病机为气血津液不足，脏腑骨髓肌肉失养。五迟偏于心肾受伤，五软偏于脾肾两虚。病变脏腑主要在心肝脾肾。”[21]396

《中国医学百科全书·中医儿科学》：“五软是指小儿头项软、口软、手软、足软、肌肉痿软五种证候。又名软瘫、弱症、软症。为生长异常，发育障碍的疾患。多见于三岁以下的小儿。《医宗金鉴·幼科心法要诀》：‘头软者，项软无力也；手足软者，四肢无力也；肉软者，皮宽不长肌肉也；口软者，唇薄无力也。’多因父母精血不足，胎元亏损所致。《古今医统》：‘有日月不足而生，或服堕胎之剂不去而竟成胎者，耗伤真气。’《保婴撮要》：‘头项软者，脏腑骨脉皆虚，诸阳之气不足也。乃天柱骨弱，肾主骨，足少阴太阳经虚也。手足软者，脾主四肢，乃中州之气不足，不能营养四肢，故肉少皮宽，饮食不为肌肤也。口软者，口为脾之窍，上下龈属手足阳明，阳明主胃，脾胃气虚，舌不能长而常舒出也。’其临床表现为头项软弱倾斜，不能抬举，口软唇弛，咀嚼乏力而流涎。手软下垂，不能握举，足软无力，不能站立。肌肉虚软，皮肤松弛，形体瘦削，智力迟钝，唇舌淡白，脉软无力。治宜益肝肾，养脾胃。可用补肾地黄丸、补中益气汤。如面色皖白，智力迟钝明显着，用调元散。”[22]176

《中医词释》：“指小儿营养不良的五种现象，即头软、项软、四肢软、肌肉软、口软。”[23]213

《中医辞海·上册》：“儿科病证名。① 指头项软、口软、手软、足软和肌肉痿弱无力的病证，为小儿时期生长发育障碍的疾患，多见于6岁以内的小儿。在宋以前的医籍中，没有五软的病名，而有关五软的证候多见于胎弱、胎怯条。”[24]178

《中医大辞典》：“病证名。① 指头软、项软、手软、脚软、肌肉软。见《婴童百问》。多系禀受不足，气血不充，故骨脉不强，筋肉痿弱。明代薛铠《保婴撮要》：‘原其要，总归于胃。盖胃为水谷之海，为五脏之本，六腑之大原也。治法必先以脾胃为主，俱用补中益气汤，以滋化源。头项手足三软，兼服地黄丸。’……② 即胎怯。出《古今医统》。”[25]298

《中医儿科》：“五软又名胎弱、胎怯，是指头项软而无力，口软唇弛，手软下垂，足软不能站立，肌肉痿软无力等证候。在临床上往往小儿弱症儿种证候同时并见。”[26]156

《中医儿科》：“（五软）由于先天肾气不足，

气血不充，以及后天哺养失调，或体弱多病，以致脾胃亏损，气血虚弱，筋骨肌肉失于滋养所致。”[27]220

《中医儿科简编》：“佝偻病是婴幼儿时期常见的慢性营养缺乏性疾病。因缺乏维生素D，导致钙、磷代谢失常所致。活动性病例在冬春季较多见。发病率北方较南方高，工业性城市较农村高。本病预后一般良好，严重者可发生骨骼畸形。本病属中医‘五迟’‘五软’‘鸡胸’等范畴。”[28]70

《中医儿科临床手册》：“本病是一种婴幼儿常见的慢性营养不良病，由于维生素D不足而使钙、磷代谢失常，最后因为钙盐不能正常地沉着于骨骼的生长部分而发生骨骼病变。古代医家称之为‘肾疳’，也散见于‘解颅’‘鸡胸’‘龟背’‘五迟’‘五软’等。”[29]28

《中医儿科临证备要》：“佝偻病为婴儿时期常见的一种慢性营养缺乏症。表现多汗、齿迟、发稀等症，严重者可见龟胸、龟背，与中医‘五迟’‘五软’相似。”[30]371

《中医儿科手册》：“维生素D缺乏性佝偻病是婴幼儿时期常见的一种营养缺乏性疾病。本病常好发于冬春季节，临床以多污、易惊、烦躁不安及骨骼畸形为特征。根据佝偻病的发病过程，属中医‘五迟’‘五软’‘鸡胸’‘龟背’等范畴。小儿脏腑娇嫩，形气末充，先天肺、脾、肾三脏不足，加之听天调养不当，气血生化无源，五脏皆失所养。为丰要致病因素。”[31]357

《中医儿科证治》：“五软又名软瘫，即头软、项软、手足软、肌肉软、口软。头软，是指头项软弱，不能抬起；项软，又称天柞骨倒，指头项颈椎软弱无力，不能支撑；手足软，指手足软而无力，立握不能；肌肉软，是指皮肉松弛，肌软无力。本病的特点是无惊厥、抽搐，神志清醒。”[32]143

《中医儿科治疗大成》：“五软，是指头项软、口软、手软、脚软、肌肉软而言，为小儿时期生长发育障碍的疾患，多见于五六岁以内的小儿。本病如能早期发现，及时调理治疗，预后多属良好。但如病情较重，或治理不当者，亦可致预后不良，终成痼疾。”[33]592

《中医名词术语精华辞典》：“病证名。① 指小儿头软、项软、手足软、肌肉软、口软。见《婴童百问》。又名软瘫。多因禀受不足，气血不充，而致骨脉不强，筋肉痿弱。《保婴撮要》：‘原其要，总归于胃。盖胃为水谷之海，为五脏之本，六腑之大原也。治法必先以脾胃为主，俱用补中益气汤，以滋化源。头项手足三软，兼服地黄丸。’详各条。② 即胎怯。出《古今医统》。”[34]847

《中医名词术语选释》：“头软、项软、手脚软、肌肉软、口软，称为‘五软’，又名‘胎弱’‘胎怯’，或称‘白痴’。以发育迟缓、智力发育不全为特征。多由于先天禀赋不足，早产，或后天乳养不足所致。类于大脑发育不全之软白痴，即伸舌样愚钝症。”[35]485

《中医药常用名词术语辞典》：“疾病。出《幼幼新书·疳后天柱倒》。小儿头项软、口软、手软、足软、肌肉软等软弱无力的疾病。肌肉软弱为脾虚肌肉失养，头项软弱为肾虚骨弱。本病多因先天禀赋不足，也有后天为邪毒所染者。”[36]856

[1] [明]鲁伯嗣.婴童百问[M].北京：人民卫生出版社，1961：41.

[2] [宋]刘昉.幼幼新书[M].北京：人民卫生出版社，1987：42.

[3] [元]曾世荣.活幼心书[M].田代华，等点校.天津：天津科学技术出版社，1999：16.

[4] [明]孙一奎撰.赤水玄珠[M].叶川，建一校注.北京：中国中医药出版社，1996：454.

[5] [明]薛铠.保婴撮要[M].北京：中国中医药出版社，2016：73.

[6] [明]程云鹏.慈幼新书[M].刘奥注.北京：人民军医出版社，2012：152.

[7] [明]万全.万氏秘传片玉心书[M].罗田县卫生局校注.武汉：湖北人民出版社，1981：85.

[8] [明]朱橚.普济方[M].北京：人民卫生出版社，1983：1224.

[9] [明]李梴.医学入门[M].金嫣莉，等校注.北京：中

国中医药出版社，1998：945.
[10] [明] 王肯堂. 证治准绳[M]. 吴唯，等校注. 北京：中国中医药出版社，1997：219.
[11] [清] 张璐. 张氏医通[M]. 太原：山西科学技术出版社，2010：288.
[12] [清] 吴谦. 医宗金鉴[M]. 刘国正校注. 北京：中医古籍出版社，1995：546.
[13] [元] 曾世荣撰. 活幼口议[M]. 北京：中医古籍出版社，2015：111.
[14] [明] 徐春甫. 古今医统大全[M]. 合肥：安徽科学技术出版社，1995：11.
[15] [清] 许佐廷辑撰. 活幼珠玑[M]. 上海：上海科学技术出版社，2000：17.
[16] [清] 陈复正. 幼幼集成[M]. 蔡景高，叶奕扬点校. 北京：人民卫生出版社，1988：324.
[17] 王道瑞，申好贞. 简明实用中医学[M]. 北京：中国中医药出版社，1997：535.
[18] 邹积隆，丛林，杨振宁，等. 简明中医病证辞典[M]. 上海：上海科学技术出版社，2005：897.
[19] 《中医大辞典》编辑委员会. 简明中医辞典[M]. 北京：人民卫生出版社，1979：472.
[20] 虞佩兰. 实用中医儿科手册[M]. 长沙：湖南科学技术出版社，1980：248.
[21] 郁晓维，何文彬. 现代中医儿科诊断治疗学[M]. 北京：人民卫生出版社，2001：396.
[22] 郭振球. 中医儿科学[M]//钱信忠. 中国医学百科全书. 上海：上海科学技术出版社，1983：176.
[23] 徐元贞. 中医词释[M]. 郑州：河南科学技术出版社，1983：213.
[24] 袁钟，图娅，彭泽邦，等. 中医辞海[M]. 北京：中国医药科技出版社，1999：178.
[25] 高希言，朱平生，田力. 中医大辞典[M]. 太原：山西科学技术出版社，2017：296.
[26] 江苏新医学院第一附属医院. 中医儿科[M]. 北京：人民卫生出版社，1975：156.
[27] 江育仁. 南京中医学院附属医院儿科. 中医儿科[M]. 北京：人民卫生出版社，1988：220.
[28] 广州中医学院儿科教研组. 中医儿科简编[M]. 北京：人民卫生出版社，1972：70.
[29] 上海中医学院附属曙光医院. 中医儿科临床手册[M]. 上海：上海科学技术出版社，1980：28.
[30] 王庆文，董克勤. 中医儿科临证备要[M]. 北京：人民卫生出版社，1988：371.
[31] 陈昭定. 中医儿科手册[M]. 福州：福建科学技术出版社，1999：357.
[32] 周天心. 中医儿科证治[M]. 广州：广东科技出版社，1990：143.
[33] 刘弼臣. 中医儿科治疗大成[M]. 石家庄：河北科学技术出版社，1998：592.
[34] 李经纬，余瀛鳌，蔡景峰. 中医名词术语精华辞典[M]. 天津：天津科学技术出版社，1996：847.
[35] 中医研究院，广东中医学院. 中医名词术语选释[M]. 北京：人民卫生出版社，1973：485.
[36] 李振吉. 中医药常用名词术语辞典[M]. 北京：中国中医药出版社，2001：856.

（陈昱良）

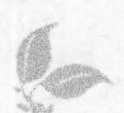

4・063

五硬

wǔ yìng

一、规范名

【汉文名】五硬。

【英文名】five kinds of stiffness。

【注释】以手、足、口、头项、肌肤冰冷僵硬，身体不温为主要表现的新生儿疾病。

二、定名依据

"五硬"的病名，初见于南宋《幼幼新书》卷三"病源形色凡十门"义指头项硬、胸膈硬、手硬、脚硬和心腹硬。

明代《普济方・婴孩杂病门・五硬五软》汤氏五硬五软集歌对"五硬"的临床表现及病情严重性进行了描述。在《婴童百问・五硬》一书中更具体地论述了"五硬"的症状表现和治疗原则。《古今医统》："头硬不能俯视，气壅胸膈，手足心冷如冰而硬，名曰五硬。"《医宗金鉴》将"五硬"之定义为阳气不荣，肝木乘脾。

中华人民共和国成立以来，以手、足、口、头项、肌肤冰冷僵硬，身体不温为“五硬”具体表现，病因病机有肝经为风邪所犯、寒凝血涩，阳气虚弱等。

现代有关著作如《中医大辞典》《中国医学百科全书·中医学》《中医辞海》等均以“五硬”作为本病正名，我国2011年出版的全国科学技术名词审定委员会审定公布的《中医药学名词·内科学 妇科学 儿科学》也确定“五硬”作为规范名。

三、同义词

未见。

四、源流考释

“五硬”病名，初见于南宋医家刘昉《幼幼新书》卷三“病源形色凡十门”：“五硬不治：心硬、啼无泪、头硬、手硬、脚硬、背硬。”[1]42 指头项硬、胸膈硬、手硬、脚硬和心腹硬等为“五硬”。

明《普济方·婴孩杂病门·五硬五软》汤氏五硬五软集歌云：“仰头取气动摇难，气壅疼连胸膈间，手脚心如冰样冷，硬头直颈未能弯，肚大青筋急不宽，冷风积气病难安，面青心腹还多硬，此时性命已自拚。”[2]1224 鲁伯嗣在《婴童百问·五硬》中，更具体的论述了“五硬”的症状表现和治疗原则：“五硬则仰头取气，难以动摇气壅疼痛连胸膈间，脚手心如冰冷而硬，此为风证难治。肚大青筋，急而不宽，用去积之剂，积气消即安。恐面青心腹硬者，此证性命难保。”[3]42 指头项硬、胸膈硬、手硬、脚硬和心腹硬等为“五硬”。

《保婴撮要》的“五硬”包括头颈硬，手脚冷硬：“五硬者，仰头取气，难以动摇，气壅作痛，连于胸膈，脚手心冷而硬，此阳气不营于四末也。《经》曰：脾主四肢。又曰：脾主诸阴。今手足冷而硬者，独阴无阳也，故难治。”[4]75《慈幼新书》[5]162 沿用了薛己的定义。《古今医统大全》亦以此为“五硬”：“头硬不能俯视，气壅胸膈，手足心冷如冰而硬，名曰五硬。”[6]《普济方》则以头颈硬、胸腹硬、手脚心冰冷为“五硬”。《王肯堂医学全书》的“五硬”则以《普济方》为准：“五硬者，仰头取气，难以动摇，气壅作痛，连于胸膈，脚手心冷而硬，此阳气不营于四末也。”[7]《医学入门》以头颈四肢冷硬为“五硬”：“五硬强直本风证，若兼腹硬兼积医。五硬者，头项四肢强直冰冷，乃因受风邪也。”[8]945《张氏医通》以颈、手脚心、口唇僵硬为五硬：“五硬者，仰头哽气，手脚心坚，口紧肉硬，此阳气不荣于四末，独阳无阴之候。若腹筋青急者，木乘土位也，六味丸加麦冬、五味。若系风邪，小续命去附子。”[9]288《医宗金鉴·幼科杂病心法要诀》则采用了王肯堂的描述：“五硬：阳气不荣成五硬，仰头取气难摇动，手足强面冷如冰，气壅胸膈牵连痛。小续命汤最为良，乌药顺气散极应，若遇肝木乘脾经，加味六君妙无竟。注：五硬者，仰头取气，难以动摇，气壅疼痛连胸膈间。手心足心冰凉而耗，皆由肠气不荣于四末，最为难治。重者以小续命汤疏其风，轻者以乌药顺气散调其气，若肝木乘脾，食少气弱者，加味六君子汤治之，内外交治而证自日瘥矣。”[10]547 民国的《儿科要略》沿用了张璐的五硬定义：“五硬，小儿仰头、哽气、手足心坚、口紧、肉硬也。夫小儿身体，本属柔软，今硬过其度，是病象显然矣。仰头者，项颈硬直也；哽气者，气壅作痛也；手足心坚者，四肢僵木也，口紧者，环口拘急也；肉硬者，皮肉干硬也。之五证者，虽病状不同，而其源则亦初无大异，盖非属骨胳中缺少柔嫩之质，即为皮肉不能吸收营养也。先天性者，亦由于禀赋之不足，后天性者，亦属于乳期之失养。常按之生理学所载，凡人之骨胳，为矿物质及动物质二者所组成，矿物质主骨胳之坚，动物质主骨胳之柔，坚柔相济，骨之发达乃不至偏欹。其有过软者，则矿物质之过少也，其有过坚者，则动物质之过少也，总由营养不良，故成此偏欹之状，浸假久之，软者益软，硬者益硬，即无法以挽此沉矣。”

本病的临床表现，可见头项强硬、仰头呼

吸、转动不灵、胸膈奎阻、呼吸不利，或感疼痛、手，足冰凉而僵硬、难以屈伸，见肌肉消瘦、脱腹胀实、青筋显露。如寒邪入里，奎结心腹，则病情表现严重，可见面色青灰、心腹硬实、难于俯仰、气息微弱、呼吸乏力等候。若病邪传人肝经，则见头项手足强直痉挛，或角弓反张，如惊风之状。鲁伯嗣治疗本病用小续命汤加减祛风散寒，温阳通络。嗣后医家基本延续了这一定义。薛氏《保婴撮要·五硬》条主张治法参照痉证、急慢惊风门，从肝脾二脏受病，按照补脾平肝的原则治疗。《医学入门·小儿门·五软五硬》将之作为风病，增加了乌药顺气散、五积散加乌药、僵蚕的治法，并说明此证死候为心腹俱硬、面青。《医宗金鉴》将之定义为阳气不荣，肝木乘脾，选方增加了六君子汤。《古今医统大全·幼幼汇集》："头硬不能俯视，气壅胸膈，手足心冷如冰而硬，名曰五硬。"盖因先天禀赋不足，真阳大虚所致，治宜益真气、补元阳。《幼科铁镜》卷五中，认为是肝经为风邪所犯而致的头颈手足强直的病证。

中华人民共和国成立后，"五硬"的定义综合了王肯堂和张璐的定义，指新生儿以手、足、口、头项、肌肤冰冷僵硬，身体不温为主要表现的疾病。症状与西医学初生儿硬肿，又称硬肿症相似，多因小儿禀赋不足，尤以早产体弱或伴有其他疾患之婴儿为风寒所袭，以致阳气不得宣通，肌肤失其温煦而成。

五、文献辑录

《幼幼新书·卷三·病源形色凡十门》："五硬不治：心硬啼无泪、头硬、手硬、脚硬、背硬。"[1]42

《保婴撮要·五硬》："五硬者，仰头取气，难以动摇，气壅作痛，连于胸膈，脚手心冷而硬，此阳气不营于四末也。《经》曰：脾主四肢。又曰：脾主诸阴。今手足冷而硬者，独阴无阳也，故难治。若肚筋青急者，木乘土位也，急用六君、炮姜、肉桂、柴胡、升麻以复其真气。若系风邪，当参惊风治之。此证从肝脾二脏受病，当补脾平肝，仍参痉证、急慢惊风门治之。"[4]75

《慈幼新书·杂证·五硬》："薛氏曰：五硬者，仰头取气，难以动摇，气壅作痛，连于胸膈，脚手心冷而硬，此阳气不营于四末也。又曰：手足冷而硬者，独阳无阴也，难治。若肚筋青急，为木乘土位，速宜六君子汤加炮姜、肉桂、升麻、柴胡、以复其真气。如系风邪客于四末。而令硬冷者，须从惊风证中求之。"[5]162

《古今医统大全》："头硬不能俯视，气壅胸膈，手足心冷如冰而硬，名曰五硬。"[6]979

《普济方·婴孩杂病门·五硬五软》："汤氏五硬五软集歌云：仰头取气动摇难，气壅疼连胸膈间，手脚心如冰样冷，硬头直颈未能弯，肚大青筋急不宽，冷风积气病难安，面青心腹还多硬，此时性命已自拚。"[2]1224

《王肯堂医学全书》："五硬者，仰头取气，难以动摇，气壅作痛，连于胸膈，脚手心冷而硬，此阳气不营于四末也。《经》曰：脾主四肢。又曰：脾主诸阴。今手足冷而硬者，独阴无阳也，故难治。若肚筋青急者，木乘土位也，急用六君子汤加炮姜、肉桂、柴胡、升麻，以复其真气。若系风邪，当参惊风治之。此证从肝脾二脏受患，当补脾平肝，仍参急慢惊风门治之。《百问》云：如审系风证，依中风治之，必有回生之理，小续命汤加减。"[7]2559

《薛立斋医学全书》："五硬者，仰头取气，难以动摇，气壅作痛，连于胸膈，脚手心冷而硬，此阳气不营于四末也。《经》曰：脾主四肢。又曰：脾主诸阴。今手足冷而硬者，独阴无阳也，故难治。若肚筋青急者，木乘土位也，急用六君、炮姜、肉桂、柴胡、升麻，以复其真气。若系风邪，当参惊风治之。"[11]23

《医学纲目·小儿部·五硬五软》："仰头取气动摇难，气壅疼连胸腹间。脚手与心如冰硬，头仰为风命不还。吃食如何不长肌。肉少皮宽软自离。莫教泻利当时作，灵药难医命必危。五岁孩儿不肯行，脚软虚羸命不冷。细小不妨荣卫气，长应须教肉自生。"[12]55

《医学入门·小儿门·五软五硬》:"五硬强直本风证,若兼腹硬兼积医。五硬者,头项四肢强直冰冷,乃因受风邪也。宜小续命汤、乌药顺气散主之。腹大骨痛不宽者,五积散加乌药、僵蚕,积消气和则愈。若心腹俱硬、面青者死。"[8]945

《婴童百问·五硬》:"五硬则仰头取气,难以动摇,气壅疼痛,连胸膈问,脚手心如冰冷而硬,此为风证,难治。肚大青筋,急而不宽,用去积之剂,积气消即安。恐面青心腹硬者,此证性命难保。如风证,只依中风治之,必有迟生之理。小续命汤加减治之尤良,羌活散等剂皆可用。"[3]42

《医宗金鉴·幼科杂病心法要诀·杂证门》:"五硬:阳气不荣成五硬,仰头取气难摇动,手足强面冷如冰,气壅胸膈牵连痛。小续命汤最为良,乌药顺气散极应,若遇肝木乘脾经,加味六君妙无竟。注:五硬者,仰头取气,难以动摇,气壅疼痛连胸膈间,手心足心冰凉而耗,皆由肠气不荣于四末,最为难治。重者以小续命汤疏其风,轻者以乌药顺气散调其气,若肝木乘脾,食少气弱者,加味六君子汤治之,内外交治而证自日瘥矣。"[10]547

《幼科铁镜》:"头颈手足强直如木,乃肝受风邪,治宜小续命汤。"[13]60

《张氏医通·卷十一·婴儿门上》:"五硬者,仰头哽气,手脚心坚,口紧肉硬,此阳气不荣于四末,独阳无阴之候。若腹筋青急者,木乘土位也,六味丸加麦冬、五味。若系风邪,小续命去附子。"[9]288

《简明中医病证辞典》:"病证名。① 为《GB/T16751.1—1997 中医临床诊疗术语——疾病部分》标准病名。指新生儿以手、足、口、头项、肌肤冰冷僵硬,身体不温为主要表现的疾病。《古今医统大全·幼幼汇集》:'头硬不能俯视,气壅胸膈,手足心冷如冰而硬,名曰五硬。'盖因先天禀赋不足,真阳大虚所致。治宜益真气、补元阳。② 见《幼科铁镜》卷五。指肝经为风邪所犯而致的头颈手足强直的病证。③ 见《幼幼集成》卷四。指手硬、脚硬、腰硬、肉硬、颈硬。"[14]897

《简明中医辞典》:"小儿病证名。① '头硬不能俯视,气壅胸膈,手足心冷如冰而硬,名曰五硬'(《古今医统》)。多因禀赋不足,真阳大虚所致。急用六君子汤加炮姜、肉桂、柴胡、升麻,以复其真气。② 指肝受风邪,头颈手足强直的病证(《幼科铁镜》)。宜平肝息风。可参照痉证治法。③ 手硬、脚硬、腰硬、肉硬、颈硬(《幼幼集成》)。"[15]472

《实用中医儿科手册》:"新生儿硬肿症的证治,散见于中医学'厥证''血瘀''五硬'等病证的论述。本病的发生,有先天的因素,亦有后天的因素。"[16]123

《现代中医儿科诊断治疗学》:"初生儿硬肿,又称硬肿症。古代属'五硬''胎寒'范畴,是由于受寒、早产、感染、窒息等原因引起的病证,病变脏腑在脾肾,寒凝血涩,阳气虚弱为其主要病机。临床以局部甚至全身皮肤、皮下脂肪硬化和水肿为特征。本病在寒冷的冬春季节多见,若由于早产或感染所引起,夏季亦可发病。多发生在生后 7～10 日的新生儿,以早产儿、低体重出生儿多见。"[17]45

《中国医学百科全书·中医儿科学》:"五硬是指小儿头项硬、口硬、手硬、足硬和肌肉硬。临床以局部或全身肌肉板硬如木或强直不能转动为特征。好发于初生儿。《古今医统大全》:'五硬证,头硬不能俯视,气壅胸膈,手足心冷如冰而硬,名曰五硬。'其病因多为先天禀赋不足,真阳不振或感风寒,气血凝滞,阳气不得散布,以致头项四肢等缺乏气血濡养而成。治宜祛风散寒,调理气血为主。可用小续命汤。若全身冰冷,气息微弱,仰头取气,哭声低怯,关节不利,指纹淡红或隐伏。宜益气温阳。可用参附汤加黄芪、桂枝、茯苓。若患儿全身欠温,四肢发凉且硬,皮肤紫黯,指纹青紫。宜温经通脉。可用当归四逆汤加减。若肝木乘脾土,以致脾气不荣于四末。症见食少气弱者,宜温运脾阳。

可用加味六君子汤。"[18]418

《中国医学大成·妇科、儿科分册》:"薛氏曰:五硬者,仰头取气,难以动摇,气壅作痛,连于胸膈,脚手心冷而硬,此阳气不营于四末也。又曰:手足冷而硬者,独阳无阴也,难治。若肚筋青急,为木乘土位,速宜六君子汤,加炮姜、肉桂、升麻、柴胡,以复其真气。如系风邪客于四末,而令硬冷者,须从惊风症中求之。"[19]258

《中国医学大成·诊断、针灸分册》:"五硬者,仰头取气,难以动摇,气壅作痛,连于胸膈,手足心冷而硬,此阳气不营于四末也。《经》曰:脾主四肢。又曰:脾主诸阴。今手足冷而硬者,独阴无阳也,故难治。若肚筋青急者,木乘土位,急用六君子汤加炮姜、肉桂、柴胡、升麻,以复其真气。若系风邪,当参惊风治之。此证从肝脾二脏受患,补脾平肝。"[20]326

《中医词释》:"指头项、手、足、肌肉、口唇五部强硬不灵、强直痉挛的现象。项硬头不能转动,手足硬四肢强直,肌肉硬表情呆滞、呼吸困难,口唇硬吮乳困难。"[21]213

《中医大辞典》:"病证名。①《古今医统大全》指'头硬不能俯视,气壅胸膈,手足心冷如冰而硬,名曰五硬'。多因禀赋不足,真阳大虚所致。急用六君子汤加炮姜、肉桂、柴胡、升麻以复其真气。②《幼科铁镜》指肝受风邪,头颈手足强直的病证。③《幼幼集成》指手硬、脚硬、腰硬、肉硬、颈硬。"[22]432

《中医儿科》:"五硬,指头硬不能俯视,气壅胸膈,手足心冷如冰而硬。或指手硬、脚硬、腰硬、肉硬、颈硬。多见于禀赋不足、后天调护失宜的初生儿。"[23]221

《中医儿科简编》:"本病多由风寒凝滞、气血不宜所致,但亦有因难产时头颅受伤而引起。"[24]70

《中医儿科临证备要》:"新生儿硬肿症多见于早产儿,多由于外感风寒、致使营卫不和,甚则发生水肿、形成硬块。属于中医'五硬'范畴。《医宗金鉴》曰:'阳气不营成五硬,仰头取气难摇动,手足强直冷如冰,气壅胸胁牵连痛。'"[25]488

《中医儿科诊疗思维》:"硬肿病是新生儿时期特有的一种严重疾病,是由多种原因引起的局部甚至全身皮肤和皮下脂肪硬化及水肿,常伴有低体温及多器官功能低下的综合征。其中只硬不肿者称新生儿皮脂硬化症;由于受寒所致者亦称新生儿寒冷损伤综合征。本病与古代医籍中的'胎寒''五硬'相似,西医学称为新生儿硬肿病。硬肿病在寒冷的冬春季节多见,若由于早产或感染所引起,夏季亦可发病,不同季节发生的硬肿病,临床证候有所不同。硬肿病多发生在生后 7～10 日的新生儿,以胎怯儿多见。新生儿由于受寒、早产、感染、窒息等原因都可引起发病。"[26]366

《中医儿科治疗大成》:"五硬是指小儿头项硬、口硬、手硬、足硬和肌肉硬为特征的一种病证。主要发生于新生儿,常在出生后不久,或一星期发病。尤以早产儿、未成熟儿、体弱儿或伴有其他疾病患儿,更易罹患。本病在寒冷季节发病率较高,尤其冬季分娩,气温骤降,小儿出生后,室温较低,护理不当,极易受寒,寒冷之邪从肌肤侵入而发病。"[27]594

《中医名词术语精华辞典》:"病证名。①《古今医统大全》:'头硬不能俯视,气壅胸膈,手足心冷如冰而硬,名曰五硬。'多因禀赋不足,真阳大虚所致。急用六君子汤加炮姜、肉桂、柴胡、升麻,以益气温阳固元。②《幼科铁镜》指肝受风邪,头颈手足强直的病证。治宜平肝熄风,可参照痉证治法。③《幼幼集成》指手硬、脚硬、腰硬、肉硬、颈硬。"[28]104

《中医药常用名词术语辞典》:"疾病。①见《婴童百问·五硬》。小儿头项硬、口硬、手硬、足硬、肌肉硬。多见于初生儿,尤其是禀赋薄弱者。好发于寒冷季节。症见头项、胸腹、腰背、四肢等处肌肤寒凉而硬,活动不灵。病因禀赋不足,先天元阳虚衰,加之出生后受寒,阳气不运,肌肤失于温煦,寒凝气滞血涩而成。②见《古今医统大全·五软五硬》。头硬、手硬、足

硬。多因禀赋不足，真阳衰微所致。③ 见《幼科铁镜》。因肝风内动而头颈手足强直。”[29]856

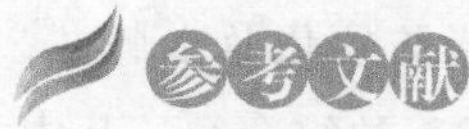

[1] [宋] 刘昉. 幼幼新书[M]. 北京：人民卫生出版社，1987：42.

[2] [明] 朱橚. 普济方[M]. 北京：人民卫生出版社，1983：1224.

[3] [明] 鲁伯嗣. 婴童百问[M]. 北京：人民卫生出版社，1961：42.

[4] [明] 薛铠. 保婴撮要[M]. 北京：中国中医药出版社，2016：75.

[5] [明] 程云鹏. 慈幼新书[M]. 刘奥注. 北京：人民军医出版社，2012：162.

[6] [明] 徐春甫. 古今医统大全[M]. 合肥：安徽科学技术出版社，1995：979.

[7] 陆拯. 王肯堂医学全书[M]. 北京：中国中医药出版社，1999：2559.

[8] [明] 李梴. 医学入门[M]. 金嫣莉，等校注. 北京：中国中医药出版社，1998：945.

[9] [清] 张璐. 张氏医通[M]. 太原：山西科学技术出版社，2010：288.

[10] [清] 吴谦. 医宗金鉴[M]. 刘国正校注. 北京：中医古籍出版社，1995：547.

[11] 盛维忠. 薛立斋医学全书[M]. 北京：中国中医药出版社，1999：23.

[12] [明] 楼英. 医学纲目[M]. 上海：上海科学技术出版社，2000：55.

[13] [清] 夏鼎. 幼科铁镜[M]. 上海：上海科学技术出版社，2000：60.

[14] 邹积隆，丛林，杨振宁，等. 简明中医病证辞典[M]. 上海：上海科学技术出版社，2005：887.

[15] 《中医大辞典》编辑委员会. 简明中医辞典[M]. 北京：人民卫生出版社，1979：472.

[16] 虞佩兰. 实用中医儿科手册[M]. 长沙：湖南科学技术出版社，1980：123.

[17] 郁晓维，何文彬. 现代中医儿科诊断治疗学[M]. 北京：人民卫生出版社，2001：45.

[18] 郭振球. 中医儿科学[M]//钱信忠. 中国医学百科全书. 上海：上海科学技术出版社，1983：418.

[19] 曹炳章原辑. 中国医学大成：妇科、儿科分册[M]. 张年顺，王凯校. 北京：中国中医药出版社，1997：258.

[20] 曹炳章原辑. 中国医学大成：诊断、针灸分册[M]. 张琨主校. 北京：中国中医药出版社，1997：326.

[21] 徐元贞. 中医词释[M]. 郑州：河南科学技术出版社，1983：213.

[22] 高希言，朱平生，田力. 中医大辞典[M]. 太原：山西科学技术出版社，2017：432.

[23] 江育仁. 南京中医学院附属医院儿科. 中医儿科[M]. 北京：人民卫生出版社，1988：221.

[24] 广州中医学院儿科教研组. 中医儿科简编[M]. 北京：人民卫生出版社，1972：70.

[25] 王庆文，董克勤. 中医儿科临证备要[M]. 北京：人民卫生出版社，1988：488.

[26] 万力生，邱静宇. 中医儿科诊疗思维[M]. 北京：人民军医出版社，2010：366.

[27] 刘弼臣. 中医儿科治疗大成[M]. 石家庄：河北科学技术出版社，1998：594.

[28] 李经纬，余瀛鳌，蔡景峰. 中医名词术语精华辞典[M]. 天津：天津科学技术出版社，1996：104.

[29] 李振吉. 中医药常用名词术语辞典[M]. 北京：中国中医药出版社，2001：856.

（陈昱良）

4 • 064

水痘

shuǐ dòu

一、规范名

【汉文名】水痘。

【英文名】varicella。

【注释】感染水痘病毒引起的疾病。

二、定名依据

“水痘”一词，首见于《小儿卫生总微论方》。卷八“疮疹论”：“前人言疮疹有表里证，其疮皮厚，如赤根白头，渐加赤肿有脓，差迟者，谓之大痘，此谓里证，发于脏也；其疮皮薄，如水泡，破即易干者，谓之水痘，此为表证，发于府也。”此处“大痘”即今之天花。可见，当时已有“水痘”之名。

明清时期，大量儿科著作都涉及了痘疹疾病的诊断和治疗，其中水痘、天花的治疗专著也大量出现。文献中常见“痘疮”的表述，但对于水痘和天花的区分一直不是十分明确，一般来说，天花被认为是水痘的一种险恶变证，大量儿科著作专注于讨论幼儿出痘的症状分析和预后顺逆情况。

现代中医学著作根据西医学中以水痘病毒为病原的方式明确了水痘与天花等其他出水泡类疾病不同，在中医学病因病机方面沿袭了风湿邪扰的理论，将水痘明确定义为“感染水痘病毒引起的疾病”。

现代有关著作如《中医大辞典》《中国医学百科全书·中医学》《中医辞海》等均以“水痘”作为本病正名，我国2011年出版的全国科学技术名词审定委员会审定公布的《中医药学名词·内科学 妇科学 儿科学》也确定“水痘”作为规范名。

三、同义词

【曾称】“水花”“水疮”“肤疹”（《痘疹方论》）；“水喜（《小儿卫生总微论方》）”；“水疱”“水赤痘”（《痘科纂要》）。

四、源流考释

一般认为，宋代疮疹、疹子是麻疹病的通称，而疙疮、痘疙等则是天花病的俗语。北宋医家董汲在《小儿斑疹备急方论》中“斑疹”的含义，当是痘疹的总称，甚至包括一些其他发疹性疾病在内。对斑疹的症状，董汲指出“大抵斑疹之证，始觉多咳嗽，身体温壮，面色与四肢俱赤，头痛腰疼，眼睛黄色，多睡中瘈，手足掣，耳尖及民冷，小便赤，大便秘，三部脉洪数绝大不定，是其候也。”[1]8 南宋闻人规的《痘疹论》，虽书名“痘疹”，但其内容却多为痘疮，即天花。“水痘”一词，首见于《小儿卫生总微论方》，其卷八中谓：“疮疹论：前人言疮疹有表里证，其疮皮厚，如赤根白头，渐加赤肿有脓，差迟者，谓之大痘，此谓里证，发于脏也；其疮皮薄，如水泡，破即易干者，谓之水痘，此为表证，发于府也。”此处“大痘”即今之天花。可见，当时已有“水痘”之名。《医说》：“其疱皮薄如水泡，破即易干者，谓之水痘。”[2]198《小儿卫生总微论方》从水疱内分泌物的角度区分脓疱、水疱：“前人言疮疹有表里证，其疮皮浓，如赤根白头，渐加赤肿有脓，瘥迟者谓之大痘，此谓里证，发于脏也。其疮皮薄，如水泡，破即易干者，谓之水痘，此为表证，发于府也。此言虽简，然未尽善，此但言脓水泡二种，外斑疹又不知属何所主也。”

自明代，痘疹之学进入了兴盛时期，不但小儿医家纷纷涉足，而且其他医家也予以问津，这一时期仅痘疹专著即达120余种。明清时期，大量儿科著作都涉及了痘疹疾病的诊断和治疗，其中水痘、天花的治疗专著也大量出现。文献中常见“痘疮”的表述，但对于水痘和天花的区分一直不是十分明确，一般来说，天花被认为是水痘的一种险恶变证，大量儿科著作专注于讨论幼儿出痘的症状分析和预后顺逆情况。《婴童百问》即以“天行时气”概括水痘、天花、麻疹等病共同的病因，同时将水痘与其他疾病进行区分：“又有发热一二日，而出水泡即消者，名为水痘。但用轻剂解之，即便痊可。”[3]139 认为水痘是诸多天行儿科疾病中相对比较轻的一种。

小儿痘疮，不仅在综合性医书的痘疹部分及痘疹专著中均以占绝对优势的篇幅来论述，而且，这一时期的痘疹专著竟达20余部，诸如《痘治理辨》《博爱心鉴》《博集稀豆方论》《摘星楼治痘全书》《痘科类编释意》等均是这一时期的力作。这一时期，对痘形的论述繁琐至极。《痘治理辨》分为始出图、圆混图、浆行图、结痂图、倒靥图、阳毒图、疔毒图……每图之下均注以文字。翁仲仁在《幼科痘科金镜合刻》中又分

别为十五种痘形，如游蚕形、燕窝形、环珠形，此外，他还据部位的不同而分为九种，如覆釜两截、蒙头缠腰，每一类型均图文并茂。孙一奎竟有三十八种痘形之分。

关于痘之分类，具有代表性的，且对后世产生巨大影响者，当首推魏直。他在《痘疹博爱心鉴》中，创立顺、逆、险三法图说："夫痘有顺、逆、险，三者古无有也愚意妄立三名，何则顺者，吉之象也逆者，凶之象也险者，悔吝之象也治痘执此三者，以观形色、验吉凶，将无时而不当矣。"并以此指导临床施治。对于痘疮善恶症的鉴别，主要是通过对灌脓情况、脓色、痘脚、根案、伴随症状、收靥是否齐整等进行细致观察而作出判断。

分期方面，翁仲仁首先力倡分期治疗，分为发热、见点、出齐、起胀、贯脓、浆满、收履各期，朱一鳞也同此说。《万病回春》则进一步深化为十期，即发热、初出、出齐、起泛、行浆、浆足、回水、收后、结痂、还元。这类分期法均是按痘疮的出履次序而区分的。其次，还有按日施治的。孙一奎以六日为界，六日以前以解毒为主，六日以后以补托为主。徐谦在《仁端录》中则更分为放点五日主方、放点六日主方等，据日数不同而予以组方遣药。

明代虞抟在《医学正传》中记载了痘疮善证的六个症状："痘脚稀疏，根案红绽，不泻不渴，乳食不成，四肢温和，身无大热。"清代，痘疮一证泛滥无边。在分期方面，许多医家以发热、见点、起点、灌浆、结痂、落痂、结痈为主要分期方法。文最的《痘疹摘录》、周冠的《痘疹精祥》、曾鼎的《痘疹会通》、吴谦的《痘疹心法要诀》、俞茂鲍的《疹痘集解》等均依此法。还有几种个别的分期法。如王锡鑫的痘前、痘中、痘后分期法，王伯伟则列治痘八阵，视不同情况分别施之，即辟门阵、摘伏阵、救陷阵、脱壳阵、平孽阵、夺隘阵、背水阵、火攻阵。另外，提出了种种异痘，仅《痘疹传薪》即载异痘68种。

当代中医学著作根据西医学中以水痘病毒为病原的方式明确了水痘与天花等其他出水泡疾病区分，在中医学病因病机方面沿袭了风湿邪扰的理论，将水痘明确定义为"感染水痘病毒引起的疾病"。临床上以发热，皮肤上分批发出红疹、水泡、痂盖为特征。

五、文献辑录

《医说》："其疱皮薄如水泡，破即易干者，谓之水痘。"[5]356

《小儿卫生总微论方·卷八·疮疹论》："前人言疮疹有表里证，其疮皮浓，如赤根白头，渐加赤肿有脓，瘥迟者谓之大痘，此谓里证，发于脏也。其疮皮薄，如水泡，破即易干者，谓之水痘，此为表证，发于府也。此言虽简，然未尽善，此但言脓水泡二种，外斑疹又不知属何所主也。"[2]198

《幼幼新书·卷十五·伤寒发斑》："汉东王先生《家宝》斑疮、水痘病证论：凡婴孩、小儿伤寒，温壮蕴积，发积发热，热气入胃，胃主肌肉，其热蕴积于胃，毒气熏发于肌肉，状如蚊子所啮，变成斑毒赤者。生黑者亦如得此候，宜用麦汤散三、二服解之；宜下透关散三、两服，更进败毒散三、二服。如下前药不退，须进槐花散一服。"[6]562

《保婴撮要·卷十八·水痘麻痘》："陈文宿先生云：水痘之症，身热二三日而止，或咳嗽面赤，眼光如水，或喷嚏咳唾稠黏。与痘不同，易出易靥，不能为害。汤民望先生云：麻痘乃天行时气，热积于胃，胃主肌肉，故发于遍身，状如蚊子所啮。色赤者十生一死，色黑者十死一生。此症亦与症不同。其症如锦纹，而但空缺处如云路之状。麻症乃遍身而无空处，但以疏密之不同耳。"[7]481

《婴童百问·卷十·麻证水痘第九十九问》："汤氏云：凡小儿斑疮之候，乃天行时气，热不能解，蕴积于胃，而胃主肌肉，毒气熏发于肌肉，状如蚊子所啮，乃成斑毒也。赤者十生一死，黑者十死一生。此症与斑症不同，发斑乃如锦纹，有空缺处，如云头之状；麻症乃遍身，无空缺处，但疏密之不同，分轻重耳。黄连杏仁汤，治婴孩受邪，热甚作麻疹之症，其疮渐出，咳嗽烦闷，呕逆清水，眼赤咽喉，口舌生疮，宜服此以解之。又有黄芩知母汤，治小儿麻症，催出得疮，斑烂瘾疹如锦纹，或白脓者，腥臭不能干，心胸渴闷，呕吐清水，身体温热不时，宜进此以治之。起初疑似之间，可服升麻汤；头痛热甚者，可服柴胡升麻汤，化斑汤、羌活散、蝉蜕饮皆可。又有发热一、二日，而出水泡即消者，名为水痘。但用轻剂解之，即便痊可，羌活散、升麻消毒饮主之，麦煎散亦可服，又可服大连翘汤以解利之。”[3]139

《幼科折衷·上卷·痧症》：“有一种初出淡红润色，酷似痘疹，但粒头尖小为异，此为赤痘。有初出尖小而头白光亮有清水，此为水痘，此二者皆属心火流于脾肺，最为易出易靥，极称轻症。但恐变疮疡，脓水溃坏，此皆不避风绝荤耳，以四物加荆芥、防风、芩、连之类。”[8]45

《证治准绳·集之六痘疮（下）·水痘》：“小儿痘疮有正痘与水痘之不同，新安张季明云：其疮皮不薄，如赤根白头，渐渐赤肿，而有脓瘥迟者，谓之大痘，此里证，发于脏也。其疮皮薄如水泡，破即易干，而出无渐次，白色或淡红，冷冷有水浆者，谓之水痘，此表证，发于腑也。亦与疹子同，又轻于疹，发热一二日而出，出而即消，易出易靥，不宜燥温，但用轻剂解之，麦汤散主之，羌活散、消毒饮、麦煎散俱可服，又当服大连翘汤以解之。如心闷，烦躁，发热，及大小便涩，口舌生疮者，通关散主之。水痘夹黑，出来黑水流，或手足冷者，前胡、甘草、生地、玄参、连翘、茯苓、木通、蝉蜕、麦门冬、川芎、陈皮、当归、生姜水煎服。”[9]67

“集之四痘疮（上）·溯源”：“钱氏曰：夫胎在腹中，月至六七，则已成形，食母腹中秽液入儿五脏，食至十月，即秽液满胃，至生时，儿口中犹有不洁，产母以手拭净，则无疾病，俗以黄连、汞粉，下其脐粪之秽，此亦母之不洁余气入儿脏中，本先因微寒，又遇风寒，邪气相搏，而成痘疹也……痘疹之发，显是天行时气，厘市村落，互相传染，轻则俱轻，重则俱重，虽有异于众者，十之一二而已，岂可概谓胎毒哉。然疫疠终身不染者，比比皆是，而痘疹无一人得免，疫疠一染之后，不能保其不再染，而痘疮一发不再发，则胎毒之说，又何可尽废乎。”[9]66

《痘疹心法要诀·卷四痘中杂证·水痘》：“水痘皆因湿热成，外证多与大痘同，形圆顶尖含清水，易胀易靥不浆脓。初起荆防败毒散，加味导赤继相从。（注解）水痘发于脾、肺二经，由湿热而成也，初起与大痘相似，面赤唇红，眼光如水，咳嗽喷嚏，唾涕稠黏，身热二三日而始出，其形尖圆而大，内含清水，易胀易靥，不作脓浆。初起荆防败毒散主之，继以加味导赤散治之。”[10]96

《幼幼集成·卷四·水痘露丹》：“水痘似正痘，外候面红唇赤，眼光如水，咳嗽喷嚏，涕唾稠黏，身热二三日而出，明净如水泡，形如小豆，皮薄，痂结中心，圆晕更少，易出易靥，温之则痂难落而成烂疮，切忌姜椒辣物，并沐浴冷水，犯之则成姜芥水肿。自始至终，惟小麦汤为准。小儿生后，百日内外，半岁以上，忽然眼胞红肿，面青黯色，夜间烦啼，脸如胭脂，此因伏热在内，发之于外。初则满面如水痘，脚微红而不壮，出没无定，次至颈项，赤如丹砂，名为露丹，以三解散疏散之。”[4]362

《痧科纂要》：“面赤唇红，眼光如水，咳嗽喷嚏，唾涕稠黏，身热二三不出，明净如水泡，易出易痂，与痘疮大不相同。”[11]1176

《儿科》：“水痘是由水痘病毒（带状疱疹病毒）引起的常见传染病，传染性强，临床特点是皮肤分批出现发展迅速的皮疹。”[12]224

《儿科常见病诊疗》：“水痘又名‘水花’‘水喜’，是儿童时期很常见的一种急性传染病。临床上以发热、皮肤上分批发出红疹，水泡，痂盖为特征。”[13]312

《儿科疾病》：“水痘主要病因为外感时邪，风温时毒，经口鼻而人，外邪袭肺，宣通肃降失常，邪郁于肺，故出现一系列肺卫症状；或因内蕴湿热，脾生湿，湿郁化热，时邪与湿热相搏，发于肌肤而见皮疹，疹色红赤，并即可化为'水疱'，疱浆清亮。若素体虚弱，或湿热炽盛，邪犯气营，则见壮热口渴，神志模糊，甚则抽搐惊风，痘疹稠密，色暗不鲜，疱浆晦浊等重证。"[14]209

《儿科临床指南》："水痘是一种常见的病情较轻的急性病毒性传染病，临床上以同时查见丘疹、疱疹与痂疹为其特征。儿童时期任何年龄均可发病，而以1～4岁为多见，多发于冬春两季。水痘一般预后良好，不留瘢痕，患病后可获终身免疫。"[15]260

《儿科学辞典》："一种传染性很强的出疹性传染病。与带状疱疹为同一种病毒感染所致，病原为水痘-带状疱疹病毒。水痘的临床特点为皮肤和黏膜相继出现斑丘疹、水疱疹和结痂分批出现，且上述各期皮疹同时存在。皮疹以头和躯干部为多。发病潜伏期10～21日，一般为14～16日，以1～5岁小儿多见。治疗主要对症治疗，预防皮疹继发细菌性感染，局部可涂以2%甲紫。"[16]86

《简明中医辞典》："病名。见明代蔡维藩《痘疹方论》。又名水花、水疱、水疮、肤疹。是一种病毒所致的急性儿童传染病。临床以发热，皮肤及黏膜分批出现斑疹和丘疹为特征。由外感时邪风毒，内蕴湿热，扰于卫分而发。清代马之骐《疹科纂要》描述水痘患儿症见'面赤唇红，眼光如水，咳嗽喷嚏，唾涕稠黏，身热二三日而出，明净如水泡，易出易靥……'治疗应疏风清热解毒。用银翘散为主方。溃烂者，外擦青黛散。轻证注意护理即可自愈。"[17]78

《实用儿科新诊疗》："中医学认为水痘是因感受风湿时毒所致，又称'水花''水疮''水疱'，因其形态如痘，色泽明净如水疱而名，首见于《医说》：'其疱皮薄如水泡，破即易干者，谓之水痘。'"[18]247

《实用中医儿科手册》："本病在中医学中也称'水痘'，又名'水花''水疱'。由于外感风热时邪病毒，内有湿浊蕴郁而发病。其邪毒多自口鼻而入，侵袭肺、脾二经。肺主皮毛，故初期多见肺卫症状，如发热、流涕、咳嗽。脾主肌肉，湿毒夹外邪，外发肌表而为水痘。临床上以热邪浅在卫分、气分多见，窜入血分而发为血性赤痘（即出血性水痘）者甚少。"[19]140

《现代中医儿科诊断治疗学》："水痘又称水花、水疮、水疱，是由外感时行邪毒引起的急性发疹性时行疾病。病因为外感时邪，蕴郁于肺脾，与内湿相搏，外透于肌表；以发热，皮肤分批出现丘疹、疱疹、结痂为特征。"[20]94

《现代中医儿科诊疗全书》："水痘（varicella，chickenpox）是一种由水痘带状疱疹病毒引起的传染性很强的出疹性传染病。临床特点为皮肤、黏膜相继、分批出现斑疹、丘疹、水疱疹和结痂等皮疹。各期皮疹同时存在，呈向心性分布本病以4岁以内小儿发病率为高，小于6个月的婴儿可由母体获得被动免疫而不发生水痘。冬春季多见病后可获得持久免疫力。本病一般预后良好，无继发感染者，脱痂后不留瘢痕。"[21]553

《中医词释》："临床以发热，皮肤及黏膜分批出现斑疹和丘疹为特点。又名水花、水疱、水疮、肤疹。"[22]131

《中医辞海》："儿科病名。指小儿以发热、皮肤分批出现斑疹、丘疹、结痂为临床特征的急性传染性发疹性疾病，亦称水花，水疮，水疱，因其形态如痘，色泽明净如水泡而名。水痘之名最早见于《医说》中：'其疱皮薄如水泡，破即易干者，谓之水痘。'本病一年四季均可发生，但多见于冬春两季，儿童时期任何年龄皆可发病，而以1～4岁为多，因其传染性很强，容易散发流行。水痘一般预后良好，愈后不留瘢痕，患病后可获终身免疫。其病因为风温时毒，经口鼻吸入，口鼻为肺之通道，肺主皮毛，主肃降。外邪袭肺，宣通肃降失常，邪郁于肺，故出现一系列肺卫症状，肺为水之上源，肺气不利影响上源分布，挟邪外透肌表，故有皮肤水痘布露；水痘除由于外感天行时邪外，必有内蕴湿热之邪，其所以布发水疮者，与脾土有关，因此，病变部位，主要在于肺、脾两经。因脾主肌肉，主运化水湿，湿困脾土，脾阳受遏，脾生湿，时邪与湿相传，透达皮肤，乃发为水痘。'水痘似正痘，外候面红唇赤，眼光如水，咳嗽喷嚏，涕唾稠黏，身热二三日而出，明净如水泡，形如小豆，皮薄，痂结中心，圆晕更少，易出易靥，温之则痂难落而成烂疮，切忌姜椒辣物，并休浴冷水，犯之则成姜疥水肿'（《幼幼集成》）。临床一般分为卫气轻证和气营重证两种类型，卫气轻证可见发热轻微或无热，鼻塞流涕，偶有喷嚏及咳嗽，1～2日出疹，疹色红润，泡浆清亮。根盘红晕不着，点粒稀疏，此起彼落，以躯干为多，舌苔薄白，脉浮，治宜疏风、清热，方用银翘散加减；气营重证可见口渴欲饮，面赤唇红，或伴有牙龈肿痛，大便干结，小便短赤，口舌生疮，神萎不振。水痘分布较密，根盘红晕较着，痘色紫暗，疱浆晦浊，舌苔黄糙而干，脉洪数，治宜清营凉血，解毒，方用清营汤。口渴、汗多，以气分为主者，加白虎汤，疹色深红者加紫草、山栀，疱浆混浊，加黄连、紫花地丁。皮肤抓破，可用青黛散外扑，消炎解毒以助结痂。不宜洗浴或接触冷水，以防止皮肤破损继发感染；饮食宜清淡，忌食姜椒辣物，常饮绿豆汤，有清热解毒作用。"[23]732

《中医大辞典》："病名。见明代蔡维藩《痘疹方论》。又名水花、水疮、水疱。是疱疹病毒所致的急性传染病。全年均可发病，以冬、春两季较多。临床以发热，皮肤及黏膜分批出现瘢疹、丘疹和疮疹为特征。病机为外感时邪风毒，内蕴湿热，扰于卫分而发。清代马之骐《痘科纂要》描述患儿症见'面赤唇红，眼光如水，咳嗽喷嚏，唾涕稠黏，身热二三不出，明净如水泡，易出易痂，与痘疮大不相同'。风热夹湿者，宜疏风清热，兼以渗湿，用银翘散加滑石；热毒炽盛者，宜清热解毒，用五味消毒饮加减。发热期间，注意休息，并注意皮肤清洁，勿使抓破皮肤；若已抓破，可用青黛散外扑，助其消炎收敛。"[24]543

《中医儿科》："水痘，又称'水花''水喜'，是儿童时期常见的一种急性发疹性传染病。临床以发热、分批出现斑疹、丘疹、疱疹为其特征。本病以冬春两季发病者较多，传染性较强，在集体儿童机构容易造成流行，婴幼儿和学龄前儿童发病较多。"[25]92

《中医儿科》："水痘又名'水花'。是儿童时期常见的一种急性发疹性传染病。临床以发热，分批出现斑疹、丘疹、疱疹为其特征。本病传染性强，常呈流行性，在集体儿童机构容易造成流行。全年均可发病，以秋冬二季较多，发病以3～4岁小儿为多。"[26]63

《中医儿科简编》："本病因与痘疮相似，但浆液澄清如水，故名水痘。常流行于冬春季节，患者以1～4周岁为多，6个月以下和10岁以上的较少，发过一次以后，多不再患，是一种病势较轻的发疹性传染病，一般预后良好。"[27]36

《中医儿科临床实践》："水痘是由外感时行风温湿热邪毒引起的急性出疹性传染病，临床上以发热，皮肤分批出现丘疹、疱疹、结痂为特征。因皮疹形态椭圆如豆，色泽明亮，疱液如水，故名水痘，又称'水花''水喜''水疮''水疱'。《小儿卫生总微论方·疱疹论》说：'其疮皮薄，如水疱，破即易干者，谓之水痘'。"[28]130

《中医儿科临床手册》："水痘是水痘病毒引起的一种常见急性发疹性传染病。多由外感风热时邪，内有湿浊蕴郁所致，本病传染性很强，在集体儿童机构中容易造成流行，绝大多数能自愈。但对体弱儿童或在应用激素者有一定危险性。"[29]128

《中医儿科手册》："水痘是一种有传染性的急性发疹性疾病。多流行于冬春季节，以一至四岁的小儿发病为多。预后多属良好。"[30]33

《中医儿科证治》："水痘，又名水花、水疮、水疱、肤疹。是一种时邪疫毒所致的急性传染病。本病冬春两季发病者较多，传染性很强，以婴幼儿和学龄前小儿患病多。临床上以发热，皮肤、口腔、咽部及眼结膜分批出现丘疹和疱疹为其特征。预后一般良好。"[31]171

《中医儿科治疗大成》："水痘，亦称'水花''水疮''水疱'。以发热、皮肤分批出现斑、丘疹、结痂为其特征。其形态如痘，色泽明净如水泡而名。水痘是由于外感时邪而引起的一种具有传染性的急性发疹性疾病。本病一年四季都有发生，但多见于冬春两季，儿童时期任何年龄皆可发病，而以1～4岁为多，因其传染性很强，容易散发流行。水痘一般预后良好，愈后不留瘢痕，患病后可获终身免疫。"[32]241

《中医名词术语精华辞典》："病名。见《痘疹方论》。又名水花、水疮、肤疹。是一种疱疹病毒所致的急性儿童传染病。全年均可发病，以冬、春两季较多。症见发热，皮肤及黏膜分批出现斑疹、丘疹和疱疹。由外感时邪风毒，内蕴湿热，袭扰卫分而发。《痘科纂要》描述患儿症状：'面赤唇红，眼光如水，咳嗽喷嚏，唾涕稠黏，身热二三不出，明净如水泡，易出易痂，与痘疮大不相同。'风热夹湿者，宜疏风清热渗湿，用银翘散加滑石；热毒炽盛者，宜清热解毒，用五味消毒饮加减。发热期间，注意休息，并注意皮肤清洁，勿抓破皮肤；若抓破溃烂，外擦青黛散。"[33]271

《最新儿科疾病诊疗指南》："水痘，又名'水花''水疱'，是儿科常见的一种轻型传染病多流行于冬春季，以4岁以下小儿多见。临床以发热、皮肤出现斑疹、丘疹、疱疹为特征。其疹皮薄如水泡，易破易干。多因小儿内蕴湿热，外感时邪病毒，邪与湿热相搏，留于肺脾二经，轻者肺气失宣、邪郁肌表，疹色红润清亮，邪从表透；重者湿困脾阳，或热邪灼盛、深入营血，邪不外达，故疹色紫暗晦浊。轻证水痘宜清热疏风，挟湿则解毒祛湿，热盛则清营凉血。用药原则宜辛凉透邪不宜用过温、苦燥之品。"[34]287

[1] [宋] 董汲. 小儿斑疹备急方论[M]//董汲. 董汲医学论著三种. 北京：商务印书馆，1958：8.

[2] [宋] 未著撰者. 小儿卫生总微论方[M]. 吴康健点校. 北京：人民卫生出版社，1990：198.

[3] [明] 鲁伯嗣. 婴童百问[M]. 北京：人民卫生出版社，1961：139.

[4] [清] 陈复正. 幼幼集成[M]. 蔡景高，叶奕扬点校. 北京：人民卫生出版社，1988：362.

[5] [宋] 张杲. 医说[M]. 王旭光，张宏校. 北京：中国中医药出版社，2009：356.

[6] [宋] 刘昉. 幼幼新书[M]. 北京：人民卫生出版社，1987：562.

[7] [明] 薛铠. 保婴撮要[M]. 北京：中国中医药出版社，2016：481.

[8] [明] 秦昌遇撰. 幼科折衷[M]. 北京：中国中医药出版社，2016：45.

[9] [明] 王肯堂. 证治准绳[M]. 吴唯，等校注. 北京：中国中医药出版社，1997：66.

[10] [清] 吴谦. 痘疹心法要诀[M]. 北京：人民卫生出版社，1963：96.

[11] [清] 马之骐. 疹科纂要[M]. 松叶轩和刻本. 16开线装1册全，1716.

[12] 杨医亚，陈孟恒. 儿科[M]. 石家庄：河北科学技术出版社，1987：224.

[13] 郝德华. 儿科常见病诊疗[M]. 长春：吉林科学技术出版社，2019：312.

[14] 樊洁. 儿科疾病[M]. 北京：中国医药科技出版社，2005：209.

[15] 柳英丽. 儿科临床指南[M]. 长春：吉林科学技术出版社，2016：260.

[16] 胡皓夫. 儿科学辞典[M]. 北京：北京科学技术出版社，2003：86.

[17] 《中医大辞典》编辑委员会. 简明中医辞典[M]. 北京：人民卫生出版社，1979：78.

[18] 洪庆成，王薇. 实用儿科新诊疗[M]. 上海：上海交通大学出版社，2011：247.

[19] 虞佩兰. 实用中医儿科手册[M]. 长沙：湖南科学技术出版社，1980：140.

[20] 郁晓维，何文彬. 现代中医儿科诊断治疗学[M]. 北京：人民卫生出版社，2001：94.

[21] 琚玮，葛湄菲. 现代中医儿科诊疗全书[M]. 上海：第二军医大学出版社，2005：533.

[22] 徐元贞. 中医词释[M]. 郑州：河南科学技术出版社，1983：131.

[23] 袁钟，图娅，彭泽邦，等. 中医辞海[M]. 北京：中国医药科技出版社，1999：732.

[24] 高希言，朱平生，田力. 中医大辞典[M]. 太原：山西科学技术出版社，2017：543.

[25] 江育仁. 南京中医学院附属医院儿科. 中医儿科[M]. 北京：人民卫生出版社，1988：92.

[26] 江苏新医学院第一附属医院. 中医儿科[M]. 北京：

人民卫生出版社，1975：63.
[27] 广州中医学院儿科教研组.中医儿科简编[M].北京：人民卫生出版社，1972：36.
[28] 俞景茂.中医儿科临床实践[M].贵阳：贵州科技出版社，2005：130.
[29] 上海中医学院附属曙光医院.中医儿科临床手册[M].上海：上海科学技术出版社，1980：128.
[30] 浙江中医学院.中医儿科手册[M].杭州：浙江科学技术出版社，1985：33.
[31] 周天心.中医儿科证治[M].广州：广东科技出版社，1990：171.
[32] 刘弼臣.中医儿科治疗大成[M].石家庄：河北科学技术出版社，1998：241.
[33] 李经纬，余瀛鳌，蔡景峰.中医名词术语精华辞典[M].天津：天津科学技术出版社，1996：1271.
[34] 达志海，梁殿哲，达志河，等.最新儿科疾病诊疗指南[M].兰州：甘肃文化出版社，2017：287.

（陈昱良）

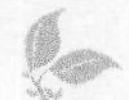

4 • 065

风疹

fēng zhěn

一、规范名

【汉文名】风疹。

【英文名】rubella。

【注释】感染风疹病毒引起的出疹性传染病。

二、定名依据

风疹是指因感染风疹病毒，以轻度发热，咳嗽，全身皮肤出现细沙样玫瑰色瘢丘疹，耳后及枕部淋巴结肿大为主要表现的出疹性儿科时行病。《诸病源候论》中有记载小儿风疹瘾疹候及其病因，《备急千金要方》《颅囟经》中都有治疗小儿风瘙瘾疹方。

宋元以来，儿科专著中出现了大量对"风疹"病因病机和治法的描述，并根据其疹子出现的原因、形状等方面的不同，产生了风斑、瘾疹、痦瘰、风疹块、风痧、野痧子、野痧、风疮、痒疮等不同的称谓。究其病因，以外感风邪为主，因而"风疹"逐渐成了本病的常见称谓。

现代文献中，基本以"风疹"为本病正式名称，各种文献中比较常提到的异名是"风痧"。如《儿科大词典》《中医大辞典》等，其疾病定义主要与麻疹相区别：风疹是小儿期常见的急性出疹性传染病症状，很像出麻疹，全身出现淡红色稍微隆起的疹有发热、咳嗽、流鼻涕、打喷嚏等症状。但发热咳嗽为轻，疹子的颜色也比麻疹浅，面和枕骨附近扪到淋巴结。症见疹点细小淡红，出没较快，退后无落屑及疹痕，状如痧子。

三、同义词

【曾称】"风斑""瘾疹"（《诸病源候论》）；"痦瘰""风疹块""风痧"（《备急千金要方》）；"野痧子""野痧""风疮""痒疮"（《小儿卫生总微论方》）。

四、源流考释

风疹是出疹性儿科时行病。《诸病源候论》记载了小儿风疹瘾疹候及其病因："小儿因汗解脱衣裳，风入腠理，与血气相搏，结聚起，相连成瘾疹。风气止在腠理浮浅，其热微，故不肿不痛，但成瘾疹瘙痒耳。"[1]163《备急千金要方》[2]127《颅囟经》[3]347 中都有治疗小儿风瘙瘾疹方："治孩子胎中受风，长后或满身生疮，痱痒如疥痨，或如饥饱痒疮方。"风疹多见于五岁以下的婴幼儿，流行于冬春季节。俗称风疹块。

宋元以来，对风疹的记载多种多样，儿科专

著中出现了大量对"风疹"病因病机和治法的描述,并根据其疹子出现的原因、形状等方面的不同,产生了风斑、瘾疹、瘖瘤、风疹块、风痧、野痧子、野痧、风疮、痒疮等不同的称谓。究其病因,以外感风邪为主,因而"风疹"逐渐成了本病的常见称谓。对其病因病机的分析主要集中于风邪入侵,伤肺发表,因而风疹一名逐渐成为对该病的主流称谓。此外,因为以皮肤异常瘙痒、出现成片、成块的风团为主症的常见过敏性皮肤病也被纳入风疹的范围,特征是皮肤上出现淡红色或苍白色瘙痒性疹块,时隐时现常反复发作、缠绵难愈。这种过敏性出疹常被称为"瘾疹"。《幼幼新书》梳理了早期医学著作中对小儿风疹的认识和治疗思路:"《巢氏病源》小儿风疹瘾疹候:小儿因汗解脱衣裳,风入腠理,与血气相搏,结聚起,相连成瘾疹。风气止在腠理浮浅,其热微,故不肿不痛,但成瘾疹瘙痒耳。《颅囟经》治孩子胎中受风,长后或满身生疮,痱痒如疥痨,或如饥饱痒疮方。葱白、硝、臭黄、硫黄(各等分),上用油半两,烧令热,下少许蜡,先剥葱白三茎细切,待油热即泼葱上,细研,续下硫黄、臭黄、硝,更研之旋涂。"[4]1488《痧疹辑要》明确提出风疹的病因是外感风热:"一种奶痧风疹,此类感风热而出,乃皮肤小疾,服疏风清热之药即愈,不在此痧疹中论也。"[5]108《小儿卫生总微论方》从病情轻重的角度论述了风疹的异名:"小儿风疾瘾疹者,小儿肌肤嫩,血气微弱。或因暖衣而腠理疏开,或天暄而汗津润出,忽为风邪所干,搏于血气,藏流于皮肤之间,不能消散,相连而生,其状如生姜片。轻者名曰风斑,不至改色。重者名曰瘾疹,改赤紫色。发瘙痒,搔之不解,甚者使人心神闷乱。"[6]543

当代中医儿科吸收了西医学的研究成果,将风疹定义为小儿常见的急性出疹性传染病症状,很像出麻疹,全身出现淡红色稍微隆起的疹有发热、咳嗽、流鼻涕、打喷嚏等症状。但发热咳嗽为轻,疹子的颜色也比麻疹浅,面和枕骨附近扪到淋巴结。其中医的病因病机为腠理不固,风邪乘虚侵袭,遏于肌肤而成;或体质素虚,胃肠积热,复感风邪,使内不得疏泄,外不得透达,郁于肌肤之间而发。致病原因甚多,发病机制复杂,主要因素是机体敏感性增强,皮肤真皮表面毛细血管炎性病变、出血和水肿所致。症状症见起病突然,皮肤出现成批风团,大小形状不一,奇痒,数小时后可消失,不留痕迹。疹点细小淡红,出没较快,退后无落屑及疹痕,因其症状如痧子,故又名风痧。

五、文献辑录

《诸病源候论·小儿风疹瘾疹候》:"小儿因汗解脱衣裳,风入腠理,与血气相搏,结聚起,相连成瘾疹。风气止在腠理浮浅,其热微,故不肿不痛,但成瘾疹瘙痒耳。"[1]163

《颅囟经》:"治孩子胎中受风,长后或满身生疮,痱痒如疥痨,或如饥饱痒疮方。"[2]127

《圣济总录·卷第一百八十二·小儿风瘙瘾疹》:"……丹参(三分)。上八味,同捣为散,五十日至百日儿,每服一字,二百日至一岁儿,每服一字半,奶汁调下。二岁至三岁,每服半钱匕,煎薄荷金银汤,或枣汤调下,空心午后各一服,如乳母服,每服一钱匕,温酒调下。治小儿风疹,壮热心躁。黄汤方黄(锉)、白鲜皮(锉)、防风(去叉各一分),枳壳(去瓤麸炒一升),黄芩(去黑心)、甘草(炙各一分)。上六味,粗捣筛,每服一钱匕,水一盏,煎至五分,去滓温服,食后临卧各一。治小儿瘾疹风痒。"[7]3451

《幼幼新书·卷十七·痰实第一》:"《经验后方》治大人、小儿痰实,久患风痫,缠喉风,咳嗽,遍身风疹,急中涎潮等。"[4]1488

卷三十七"风瘙瘾疹第六":"《巢氏病源》小儿风疹瘾疹候:小儿因汗解脱衣裳,风入腠理,与血气相搏,结聚起,相连成瘾疹。风气止在腠理浮浅,其热微,故不肿不痛,但成瘾疹瘙痒耳。《颅囟经》治孩子胎中受风,长后或满身生疮,痱痒如疥痨,或如饥饱痒疮方。葱白、硝、臭黄、硫黄(各等分),上用油半两,烧令热,下少许蜡,先剥葱白三茎细切，待油热即泼葱上，细研，续下硫黄、臭黄、硝，更研之旋涂。”“《吉氏家传》风疮：治小儿身上如麻子，或如豆大，乱生多痒，是风疮也。”[4]1488

《雷公炮制药性解・卷三草部中・侧子》：“主发散四肢，为风疹药。按：侧子即附子傍出小颗，其气轻扬，故主发散。雷公云：侧子只是附子傍有小颗如枣核者是，主用治风疹神妙也。”[8]86

《卫生易简方・卷九・丹疹》：“治丹瘾疹用白芷根、叶煮汁洗之，瘥。治大小风疹不止用白矾研细，投热酒中化匀，以马尾涂之。治丹瘾疹用酪和盐煮热以摩之，手下即消。”[9]239

《小儿卫生总微论方・卷十九・风疾瘾疹论》：“小儿风疾瘾疹者，小儿肌肤嫩，血气微弱。或因暖衣而腠理疏开，或天暄而汗津润出，忽为风邪所干，搏于血气，藏流于皮肤之间，不能消散，相连而生，其状如生姜片。轻者名曰风斑，不至改色。重者名曰瘾疹，改赤紫色。发瘙痒，搔之不解，甚者使人心神闷乱。”[6]543

《幼科证治准绳・集之三心脏部一・疮疥》：“《秘录》治小儿风疹。白矾十二分，热酒熔化，马尾蘸酒涂。〔山〕小儿头面烂疮。木耳舂细，蜜调敷。又，冷水调平胃散敷，俱干则易之巴豆五十个，去皮，以水三升，煮取一升，以绵浸汤中，适寒温以拭病上，随手瘥。治风疹入腹，身体强肿，舌干燥硬。蔓菁子三两，为末，每用温酒调一钱。治风疹痒不止。”[10]140

《痧疹辑要・卷二・论治(上)》：“一种奶痧风疹，此类感风热而出，乃皮肤小疾，服疏风清热之药即愈，不在此痧疹中论也。”[5]108

《医门补要・卷上・小儿叠发风疹》：“小儿乃脆嫩弱质，淫风厉气，每能侵犯而发风疹。壮热，咳嗽，鼻塞，作呕，眼如含泪，烦躁易啼，身现似针尖红点，此名风疹，非痧也。治法同痧。有一月发两次者，有连接发三四次者。病孩与乳母，皆宜戒发物。”[11]33

《婴儿论・辨疮疹脉症并治第四》：“疮疹为病热毒所致。恶寒发热，食饮反如故，此为疮疹之渐也。寒热发作，口渴脉滑，身体有热处者发疮疡也。恶寒发热，脉滑而肌肤发红斑者，名曰丹毒也。洒淅恶寒，肌肉发红脉者，名曰红丝疔也。红丝疔者，为浸蔓。儿四肢若背腹，疹出没者，名曰风疹。宜圭麻各半加荆芥防风汤主之。风疹者实时毒也，痒剧抓则发疹。”[12]77

《儿科学辞典》：“儿童时期常见的由风疹病毒感染所致的一种较轻的急性传染病。临床特征为上呼吸道的轻度炎症、低热、特殊的斑丘疹和耳后、枕部及颈后淋巴结肿大。由于风疹症状极不一致，故确诊需测定血内风疹病毒的特异性抗体。无特效治疗方法。”[13]69

《风疹和水痘》：“风疹是小儿期常见的急性出疹性传染病症状，很像出麻疹，全身出现淡红色稍微隆起的疹有发热、咳嗽、流鼻涕、打喷嚏等症状。但发热咳嗽为轻，疹子的颜色也比麻疹浅，面和枕骨附近扪到淋巴结。风疹的名称很多，江苏一带，习惯称为‘风痧’，有些地方则称为‘野痧’‘真痧’。”[14]1

《简明中医辞典》：“病证名。出《备急千金要方》。又名风痧。是一种较轻的出疹性传染病。多见于五岁以下的婴幼儿，流行于冬春季节。症见疹点细小淡红，出没较快，退后无落屑及疹痕，状如痧子。”[15]78

《麻疹、风疹、流行性腮腺炎文献荟萃》：“风疹的病原体现在还没有明了，它的传染能力没有像麻疹和猩红热这般强，并且由直接和患者接触才能传染，从物体或第三者——媒介物——传播的很少，不过和风疹患者接触的时候，虽然时间极短，也就能够传染。从这点推想起来，可以明白风疹的病原体是有挥散性的。”[16]182

《麻疹风疹及水痘》：“风疹也是急性传染病的一种，它的症候和轻症的麻疹十分相像。”[17]37

《皮肤病性病诊断与治疗》：“风疹是一种较轻的发疹性传染病。多发生于冬春之季，4～5岁以内的小儿发病较多，在托儿所、幼儿园里容

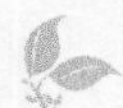

易造成流行。此病初起，类似感冒，发生1～2日后，皮肤出现淡红色斑丘疹，耳后淋巴结肿大。本病预后良好，患病后可终身免疫。”[18]20

《卫生学大辞典》：“是由风疹病毒引起的急性传染病。多见于幼儿，冬春季多发；患者及隐性感染和先天性风疹患者是本病传染源，通过呼吸道飞沫、接触及新生儿宫内感染传播。其病原风疹病毒侵入上呼吸道黏膜，经血循环后，在单核巨噬细胞系统繁殖的病毒再次进入血流，引起病毒血症。”[19]404

《现代中医儿科诊断治疗学》：“风痧是感受风热时邪引起的急性出疹性疾病。病因主要为风热邪毒郁于肺卫，与气血相搏，外泄肌肤所致。以轻度发热，咳嗽，皮肤出现淡红色斑丘疹，耳后及枕部淋巴结肿大为特征。本病一年四季都可发病，多发于冬春季节，好发于1～5岁小儿。一般证情较轻，多见邪犯肺卫证，恢复较快，少见并发症，预后良好。病后可获持久性免疫。孕妇妊娠早期患本病，可损害胚胎，影响胎儿正常发育，导致流产、死胎，或先天性心脏病、白内障、脑发育障碍等，值得重视。本病西医学称风疹。”[20]84

《现代中医儿科诊疗全书》：“风疹（rubella，german measles）是一种由风疹病毒引起的出疹性传染病。临床特点是病程短，全身症状轻，低热，全身出现稀疏斑丘疹，颈、耳后、枕部淋巴结肿大。胎儿早期感染可造成严重的先天畸形，称为先天性风疹。本病多见于1～5岁儿童，以冬春季发病较多，患者及隐性感染者为传染源。主要通过空气飞沫传播，或患者口、鼻、眼分泌物直接传染。也可通过胎盘感染胎儿。”[21]526

《小儿内科疾病治疗技术》：“风疹又称‘风痧’，是小儿常见的一种呼吸道传染病，由风疹病毒引起。小儿得了风疹后可表现为短暂的皮疹、低热，检查时发现耳后及枕后淋巴结肿大及关节疼痛等，但一旦孕妇感染风疹病毒后，易导致胎儿的先天性风疹，出现先天性的多发畸形。因此，为了预防风疹感染，应进行接种。”[22]136

《中西医临床皮肤性病学》：“风疹为风疹病毒引起的急性出疹性传染病。带毒患者均可成为传染源，出疹前后5日传染性最强。主要通过飞沫传染，患者粪便及尿亦排病毒，也可成传染原。病毒经胎盘及母乳可致母婴传播。人群对风疹病毒普遍易染感。6个月前婴儿由于从母体获被动免疫很少发病。发病以1～5岁儿童最多。流行多在冬春季。感染后获终生免疫，偶有再感染。”[23]62

《中医辞海》：“① 儿科病证名。指疹形细小色淡、出疹较快、退后无落屑及疹痕的较轻的发疹性病证，出《备急千金要方》卷五。多发于冬春之间，以1～5岁小儿多见，因疹形细小如沙，民间又称之为风痧，又名瘾疹、风瘾。本病在疹点透发之后即热退，预后多属良好。本病主要由于外感风热时邪，邪毒由口鼻而入，风热与气血相搏，毒热蕴于肌表，外发于皮肤所致。因时邪较轻，一般只侵袭肺卫，症见发热、咳嗽、流涕、疹色浅红分布均匀；亦有邪毒继续深入而见气营症状者，如高热烦渴，疹色焮红成片，待疹点透发，邪毒从血络而出，外发于肌肤，即可热退而邪消。若属邪袭肺卫，临床可见风疹初起，患儿咳嗽流涕，发热恶风，食少神倦，一二日后全身出现疹点，始见于头面，继而躯干、四肢，疹色浅红，分布均匀，稀疏细小，约在一日内疹点即遍布全身，有痒感，耳后枕部的臖核肿大。舌微红，苔薄白，治宜疏风清热，方用银翘散或加味消毒饮加减治疗。若邪热炽盛，症见患儿壮热口渴，烦躁易惊，小溲短赤，唇干便结，疹色鲜红或暗紫，皮肤瘙痒较甚，舌红苔黄腻，脉细数，治宜清热凉血解毒，方用透疹凉解汤加减。对已确诊风疹的患儿，发热期间应卧床休息并予以流质食物，患儿应隔离至出疹后五日，注意护理，防止因瘙痒而抓破皮肤，引起其他疾患，未患小儿应避免与患儿接触，防止传染。患本病后可获终身免疫，孕妇患本病容易导致胎儿先天性心脏病、白内障等先天畸形。② 皮肤科病名。出《医门补要》卷上。即风痧。见风痧条。”[24]456

《中医大辞典》:“病证名。出《备急千金要方》卷五。是一种较轻的出疹性传染病。多见于五岁以下的婴幼儿,流行于冬春季节。疹点细小淡红,出没较快,退后无落屑及疹痕,因其症状如痧子,故又名风痧。主要由于外感风热时邪,郁于肌表,发于皮肤所致。治宜清热解毒,用银翘散或加味消毒饮。”[25]567

《中医儿科》(江苏新医学院第一附属医院):“风痧或称风疹,是一种较轻的出疹性传染病。多见于五岁以下的乳幼儿,流行于冬春季节。疹点细小淡红,出没较快,退后无落屑及疹痕,因状如痧子,故名风痧。”[26]60

《中医儿科》(江育仁):“风痧,或称风痉,是儿科常见的一种发疹性传染病。多见于5岁以下乳幼儿,流行于冬春季节。其证一般均较轻微,初起类似伤风感冒,发热1～2日后,全身出现红疹,疹点细小淡红,隐没亦较快,痉退后无落屑及疹痕,由于形状如痧子,故称‘风痧’。预后一般良好。”[27]84

《中医儿科临床实践》:“风疹是由风疹病毒引起的常见急性出疹性传染病。临床以发热、咳嗽,全身出现细沙样红疹,伴见耳后、颈部及枕后淋巴结肿大为特征。病情较轻,预后良好。但若母亲在怀孕早期感染风疹,可导致婴儿患先天性白内障和先天性心脏病。因此,预防风疹引起医学界重视。已证实应用减毒风疹疫苗安全有效。”[28]113

《中医儿科手册》:“风疹是一种发疹性传染病。以皮肤外发淡红色细小疹点,耳后及枕部淋巴结肿大为特征。患病后可获得终生免疫。”[29]32

《中医儿科治疗大成》:“风痧是由外感风热时邪所引起的一种较轻的发疹性传染病。临床上以轻度发热,咳嗽,细小如沙的特殊皮疹,耳后、枕后淋巴结肿为其特征。本病大都发生在冬春之间,以1～5岁小儿较为多见,成年人也偶有发生。因疹细如沙故民间又称之为‘痧子’。”[30]237

《中医名词术语精华辞典》:“病证名。出《备急千金要方》。又名风痧。是一种较轻的出疹性传染病。多见于五岁以下的婴幼儿,流行于冬春季节。症见疹点细小淡红,出没较快,退后无落屑及疹痕,状如痧子。多由外感风热时邪,郁于肌表,发于皮肤所致。治宜清热解毒,用银翘散或加味消毒饮。”[31]107

《中医实用诊疗大全》:“风疹是由风疹病毒引起的一种较轻的发疹性传染病,本病大多发生在冬春之际,以1～5岁小儿为多见。临床可见发热,当日即出现皮疹,皮疹先见于头面部,次日见于躯干及四肢,为淡红色或红色斑丘疹,皮疹2～3日即可消退,无脱屑及色素沉着。耳后、枕后及颈后淋巴结肿大。其病程自限预后良好。但妊娠早期初次感染,或致流产,或致胎儿畸形,引起严重的后果。”[32]872

参考文献

[1] [隋]巢元方.诸病源候论[M].黄作阵点校.沈阳:辽宁科学技术出版社,1997:163.

[2] [唐]孙思邈.备急千金要方[M].鲁兆麟主校.沈阳:辽宁科学技术出版社,1997:127.

[3] 王晓田.颅囟经[M].上海:第二军医大学出版社,1956:341.

[4] [宋]刘昉.幼幼新书[M].北京:人民卫生出版社,1987:1488.

[5] [清]叶霖.痧疹辑要[M].北京:中国中医药出版社,2019:108.

[6] [宋]未著撰者.小儿卫生总微论方[M].吴康健点校.北京:人民卫生出版社,1990:543.

[7] [宋]赵佶.圣济总录[M].王振国,杨金萍主校.北京:中国中医药出版社,2018:3451.

[8] [明]李中梓.雷公炮制药性解[M].张家玮,赵文慧校注.北京:人民军医出版社,2013:86.

[9] [明]胡濙.卫生易简方[M].北京:人民卫生出版社,1984:239.

[10] [明]王肯堂.证治准绳[M].吴唯,等校注.北京:中国中医药出版社,1997:140.

[11] [清]赵濂.医门补要[M].职延广点校.北京:人民卫生出版社,1994:33.

[12] [清]周士祢.婴儿论[M].陈熠编选.上海:上海科学技术出版社,1990:77.

[13] 胡皓夫.儿科学辞典[M].北京:北京科学技术出版社,2003:69.

[14] 王萍芬.风疹和水痘[M].北京:人民卫生出版社,

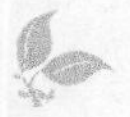

1985：1.

[15] 《中医大辞典》编辑委员会.简明中医辞典[M].北京：人民卫生出版社，1979：78.

[16] 刁连东，徐爱强.麻疹、风疹、流行性腮腺炎文献荟萃[M].上海：上海科学技术出版社，2007：182.

[17] 刘崇燕.麻疹风疹及水痘[M].北京：商务印书馆，1950：37.

[18] 路永红.皮肤病性病诊断与治疗[M].成都：四川科学技术出版社，2013：20.

[19] 王翔朴.卫生学大辞典[M].北京：华夏出版社，1999：404.

[20] 郁晓维，何文彬.现代中医儿科诊断治疗学[M].北京：人民卫生出版社，2001：84.

[21] 琚玮，葛湄菲.现代中医儿科诊疗全书[M].上海：第二军医大学出版社，2005：526.

[22] 王晓冬，刘建华.小儿内科疾病治疗技术[M].西安：第四军医大学出版社，2012：136.

[23] 许鹏光，叶建州.中西医临床皮肤性病学[M].北京：中国医药科技出版社，2012：62.

[24] 袁钟，图娅，彭泽邦，等.中医辞海[M].北京：中国医药科技出版社，1999：456.

[25] 高希言，朱平生，田力.中医大辞典[M].太原：山西科学技术出版社，2017：567.

[26] 江苏新医学院第一附属医院.中医儿科[M].北京：人民卫生出版社，1975：60.

[27] 江育仁.南京中医学院附属医院儿科.中医儿科[M].北京：人民卫生出版社，1988：84.

[28] 俞景茂.中医儿科临床实践[M].贵阳：贵州科技出版社，2005：113.

[29] 浙江中医学院.中医儿科手册[M].杭州：浙江科学技术出版社，1985：32.

[30] 刘弼臣.中医儿科治疗大成[M].石家庄：河北科学技术出版社，1998：237.

[31] 李经纬，余瀛鳌，蔡景峰.中医名词术语精华辞典[M].天津：天津科学技术出版社，1996：107.

[32] 屠佑堂.中医实用诊疗大全：下[M].武汉：湖北科学技术出版社，2013：872.

（陈昱良）

4·066

丹痧

dān shā

一、规范名

【汉文名】丹痧。

【英文名】scarlatina。

【注释】因感受痧毒疫疠之邪引起的以发热、咽喉肿痛或伴腐烂、猩红色皮疹、杨莓舌、疹后脱皮为主要表现的急性时行疾病。

二、定名依据

丹痧是儿童痧毒疫疠之邪引起的以发热、咽喉肿痛或伴腐烂、猩红色皮疹、杨莓舌、疹后脱皮为主要表现的急性时行疾病。该病属于温病范畴，古籍中最早称之为“疫痧”，见于《疫痧草》。

丹痧在清代医学著作中有很多别称，如丹疹、烂喉痧、疫喉、喉痧、烂喉丹痧、疫痧等，因为该病病来急暴，易于传染，与疫疠相等，因而被作为儿科急症。其症状主要以发热，咽喉肿疼、腐烂，全身出现弥漫性猩红色皮疹为特征，故而大多医学著作将之归纳为“一经发热，便见烂喉”，以此为基本特点区别于其他儿科疫病。由于该病较晚才从各种出疹发热量类儿科疾病中独立出来，故其记载主要以“烂喉”的特色症状区分于其他疾病。

中华人民共和国成立后，丹痧基本等同于西医学中以乙型溶血性链球菌引起的急性传染病猩红热。各中医儿科著作沿袭了清代以来对丹痧的病因病机论述，并在治法上提出了预防的重要性。

现代有关著作如《中医大辞典》《中国医学百科全书·中医学》《中医辞海》等均以“丹痧”作为本病正名，我国2011年出版的全国科学技术名词审定委员会审定公布的《中医药学名词·内科

学 妇科学 儿科学》也确定“丹痧”作为规范名。

三、同义词

【曾称】“丹疹”“喉痧”“烂喉丹痧”“烂喉痧”(《痧疹辑要》);“疫痧”(《吴医汇讲》);“疫喉”“疫喉痧”(《温热逢源》)。

四、源流考释

丹痧是一种急性时行疾病,属于温病范畴。该病古籍中最早称之为“疫痧”,如《疫痧草》:“疫痧者,疫毒直干肺脏,而喉烂气秽。”[1]1 又名丹疹、烂喉痧、烂喉痏痧、疫痧、疫喉、喉痧,类于猩红热。因其咽喉红肿糜烂,疹色鲜红如丹,故名。该病系痧毒疫疠之邪,自口鼻侵入,蕴于肺胃引起,有强烈传染性。该病多流行于冬春季节,以二至十岁为易感年龄。

《痧疹辑要》中对丹痧烂喉的特点有明确的论述:“烂喉丹痧……遍身痧点,细碎红活,有汗者轻;灼热无汗,肌如红纸,痧隐成片,不分颗粒者重。若痧色紫滞干枯,喉烂神昏者,为毒火内陷之险证矣。”[2]97

《重订通俗伤寒论》对于“丹痧”的皮肤症状有详细描述:“丹痧斑疹四者,丹与斑类,痧斑与疹类。痧轻而丹重,疹轻而斑重。丹与斑皆出于肤,平而成片,痧与疹皆高出于肤而成点。痧自痧,丹自丹也,浑言之则通曰痧,亦疹自疹,斑自斑也,浑言之则通曰疹。而痧之原出于肺,因先有痧邪而始发表热。”[3]292 而《专治麻痧初编》则着重强调了皮肤上出现丹痧的进一步症状是咽喉肿痛糜烂:“时行风热之气侵入肺虚血热之体,失于清透,伤及手太阴血分,乘虚出于皮肤,如沙如粟,而色红碎者为麻,或岁当火运,复感时厉之毒,即咽痛而成丹痧及烂喉痧之类,为最剧者也,至于白㾦一证则温热暑邪病中必兼湿为多。”[4]21《温热逢源》从温病疫毒的角度论述了丹痧重症及其治疗方法:“又有一种烂喉丹痧,此于伏温之中,兼有时行疫毒。发热一二日,头面胸前,稍有痧疹见形,而喉中已糜烂矣。此证小儿居多,其病之急者,一二日即见坏证。如面色青晦,痰塞音哑,气急腹硬,种种恶候,转瞬即来,见此者多致不救。此等急症,初起即宜大剂清营解毒,庶可挽回万一。若稍涉迟延,鞭长莫及矣。”[5]19《吴医汇讲》主要强调了丹痧的病因病机和治疗原则:“夫丹痧一症,方书未有详言,余究心是症之所来,不外乎风寒温热时厉之气而已。故解表清热,各有所宜,治之得当,愈不移时,治失其宜,祸生反掌,无非宜散、宜清之两途也。其症初起,凛凛恶寒,身热不甚,并有壮热而仍兼憎寒者,斯时虽咽痛烦渴,先须解表透达为宜;即或宜兼清散,总以散字为重,所谓‘火郁发之’也。苟漫用寒凉,则外益闭而内火益焰,咽痛愈剧,溃腐日甚矣。”[6]30《疡科心得集》认为烂喉丹痧是天行疫毒,“夫烂喉丹痧者,系天行疫疠之毒,故长幼传染者多,外从口鼻而入,内从肺胃而发。其始起也,脉紧弦数,恶寒头胀,肤红肌热,咽喉结痹肿腐,遍体斑疹隐隐”。[7]36

民国时期,很多医家已经认识到丹痧与西方医学中猩红热疾病的共同处,如《止园医话·病症卷三》:“猩红热,此症中医俗名烂喉痧,即此名称,循名责实,已可认定此症之性质。盖此症最多并发实扶的斯(即白喉,重者一二日即肿烂致命)。口腔、腭下腺及颈部淋巴腺,皆肿胀,胙腮等类更有特具之覆盆子舌,绛赤色,其疹与疹之间,愈红愈重,渐渐肿胀潮红融成一片。界限不分,且其疹之发生,先自锁骨下与颈部为始,而后及于全身,但无论如何潮红,面部发疹甚少,尤其口之周围,多现苍白色,而无一疹,此猩红热特异之状态也。此症并发之白喉,最为危险,不可不知,第三星期以后续发之肾脏炎、(颜面浮肿,尿量短浊,有大量沉淀物)、肺炎等症,亦危险,故疹后更宜谨慎。”[8]33

中华人民共和国成立后,中医著作中主要将丹痧作为一种由感受痧毒疫疠之邪引起的一种急性时行疾病,临床以发热,咽喉肿痛或伴糜烂,全身布发弥漫性猩红色皮疹为特征。本病主要发生于冬春季节。各年龄均可发病,以2~

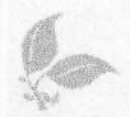

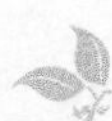

8岁的儿童发病率较高。其病因是痧毒疫疠之邪,从口鼻而入,蕴于肺胃。咽喉为肺胃之门户,邪束于外,疫毒郁于内,蒸腾肺胃两经,上循咽喉,腐灼咽喉。故初起可见肺卫表证,继而出现咽喉赤肿疼痛,或腐烂溃疡。疫毒蒸于肺胃,发于肌肤,则见丹痧,毒重者丹痧融合成片成斑,甚则毒入血分,则痧疹色紫且有瘀斑。毒热炽盛,可内陷心肝,出现神昏抽搐。后期毒热伤阴,而见肺胃阴伤之证。本病在病程中或恢复期,因毒热伤及心气,可出现心悸变证,毒热流窜筋骨关节,可引起骨节红肿痹痛,毒热余邪流归肺脾肾,水液通调失职,则酿成水肿之证。该病的临床表现是咽喉红肿疼痛,喉核溃烂,上有白腐之假膜蔓延,拭之易去,痛剧如刀割,汤水难咽,寒热大作,遍身酸楚,全身痧点隐隐,继之遍身如猩红,宛如锦纹。分散小粒者为痧,成片如云,头突起者为疹,如以手指压痧点则消失,手指离后痧点复现。痧点先起于颈项,后胸背、腹部、四肢,迅速蔓延至全身,然颜面独无,口唇周围苍白无痧点。痧出则热减,舌面光滑呈肉红色,上有小粒突起,如杨梅状,舌苔初起白厚,渐转黄腻。痧消退后皮肤有秕糠样脱屑。

五、文献辑要

《济生集·卷三·七液丹医治各症》:"专治温疫、疟、痢、烂喉、丹痧、斑疹、时毒、痈疖,一切疮毒,暑风,卒忤诸斑痧气等症……一治喉咙痛,因风火者,一付即愈,重者二付。若双、单蛾亦多见效,惟烂喉痧来势最速,朝发夕死,医药无效。得此有起死回生之功。"[9]78

《冷庐医话·卷四·喉》:"《金匮翼》烂喉痧方,最为神妙。药用西牛黄五厘,冰片三厘,象牙屑三分焙,人指甲五厘,(砖上者可用,木板上者不可用),共为极细末,吹患处。凡属外淫喉患,无不应手而瘳,不特烂喉痧奉为神丹也。惟药品修制不易,猝难即得,有力者宜预制备用。如一时不及修合,别有简便之法:用壁钱五六个,瓦焙为末,加人指甲末五厘,西牛黄三厘,亦效。又治喉蛾方,断灯草数茎缠指甲,就火熏灼,俟黄燥,将二物研细,更用火逼壁虱(即臭虫)十个,共捣为末,置银管,向患处吹之神效。"[10]117

《凌临灵方·烂喉丹痧》:"烂喉丹痧,身热脘闷,痰随气升,咽喉肿痛,糜腐肌腠,已现风疹,未得宣达,适值经转之时,热入血室,热盛神蒙,烦渴引饮,脉弦滑数,右寸关浮洪,姑拟辛凉透解,以犀角地黄汤为法,冀其转机,否恐痰升内闭之忧,附方请专家酌政。"[11]62

《痧疹辑要·卷一·述原》:"烂喉丹痧,古人无此证,古书亦无此方。近时患此者,既多且险。总缘风气薄,疠之邪,人易感受。初起咽喉肿痛,鼻塞喷嚏,咳嗽胸闷,甚则身痛神呆,脉郁心烦等证。遍身痧点,细碎红活,有汗者轻;灼热无汗,肌如红纸,痧隐成片,不分颗粒者重。若痧色紫滞干枯,喉烂神昏者,为毒火内陷之险证矣。其论治不外疏达、清化、下夺、救液数法。然次第失宜,流弊无穷。陈静岩《疫痧草》言之甚详,最宜详阅。此证传染易易,不可不防。王孟英《仁术志》中载有一方:凡见寒温失序,闾阎有此证时,可用陈白莱菔英及鲜橄榄二味,浓煎当茶恣饮,试之良验。按陈静岩《疫痧草》,论证论治已无剩义。惟辨疫邪所由来一篇,归本于种痘之余毒未尽,此臆度之辞,殊不可信。余留心十余年,见患是证者,非尽种痘之人;不患是证者,亦非尽出天行痘之人,此其明证。徐灵胎曰:宋时,痘疮形证治法甚略近日愈变愈重,与斑疹绝不相类,治亦迥别。因知天下之病,随时随地,变化无穷,所以《内经》有五运六气、异法方宜等论。为医者苟不能知天运之转移,及五方之体性,终有偏执之处。此诚通论也。"[2]97

《温热逢源·卷下·伏温外窜血络发斑疹喉痧等证治》:"又有一种烂喉丹痧,此于伏温之中,兼有时行疫毒。发热一二日,头面胸前,稍有痧疹见形,而喉中已糜烂矣。此证小儿居多,其病之急者,一二日即见坏证。如面色青晦,痰塞音哑,气急腹硬,种种恶候,转瞬即来,见此者多致不救。此等急症,初起即宜大剂清营解毒,庶可挽回万一。若稍涉迟延，鞭长莫及矣。”[5]19

《吴医汇讲·卷八·烂喉丹痧治宜论》：“夫丹痧一症，方书未有详言，余究心是症之所来，不外乎风寒温热时厉之气而已。故解表清热，各有所宜，治之得当，愈不移时，治失其宜，祸生反掌，无非宜散、宜清之两途也。其症初起，凛凛恶寒，身热不甚，并有壮热而仍兼憎寒者，斯时虽咽痛烦渴，先须解表透达为宜；即或宜兼清散，总以散字为重，所谓‘火郁发之，也。苟漫用寒凉，则外益闭而内火益焰，咽痛愈剧，溃腐日甚矣。”[6]30

卷八“论白”：“气乘虚出于肤腠，故稀如蚊迹，稠如锦纹者为斑；紫黑为胃烂而不治也。时行风热之气，侵入肺虚血热之体，失于清透，伤及手太阴血分，乘虚出于皮肤，如沙如粟而色红琐碎者为麻。或岁当火运，复感时厉之毒，即咽痛而成丹痧及烂喉痧之类，为最剧者也。”[6]31

《续名医类案·卷二十八·小儿科·初生》：“若涉表邪一二，里热必由七八。生瘾疹丹痧，非徒风寒。”[12]913

《疡科心得集·卷上·辨烂喉丹痧顺逆论》：“夫烂喉丹痧者，系天行疫疠之毒，故长幼传染者多，外从口鼻而入，内从肺胃而发。其始起也，脉紧弦数，恶寒头胀，肤红肌热，咽喉结痹肿腐，遍体斑疹隐隐，斯时即宜疏表，如牛蒡解肌汤、升麻葛根汤，内加消食等药；喉内用珠黄散吹之。至三、四日，温邪化火，热盛痧透者，解肌汤内加犀角、羚羊、石斛、花粉；若大便干结燥实者，凉膈散亦可；如协热便泄，舌苔白腻者，葛根芩连汤。至五、六日，热甚，神识时迷，咽喉腐烂，鼻塞不通，时流浊涕，此以火盛上逆，循经入络，内逼心胞，用犀角地黄汤，或玉女煎内加胆星、石菖、西黄、药珠，或紫雪丹。至七日后热退，遍体焦紫，痧如麸壳，脱皮而愈。”[7]36

《幼科释谜·卷四感冒·春温风温夏热秋燥冬寒症治》：“但小儿太阴中寒最多，厥阴间有。若冬令应寒，气候温暖，当藏反泄，即能病，名曰冬温。温为欲热之渐，非寒症得汗即解。若涉表邪一二，里热必兼七八，是瘾疹丹痧，非徒风寒，或外受之邪，与里邪相搏，亦令郁于经络。”[13]79

《重订广温热论·第二卷·验方妙用·发表法》：“温热发丹，多见于小儿，俗名赤游丹是也，与红一类。丹与皆出于肤，平而成片，皆里热血毒之症。”[14]117

《重订通俗伤寒论·第八章·伤寒兼证·第十八节·发伤寒》：“丹痧斑疹四者，丹与斑类，痧与疹类。痧轻而丹重，疹轻而斑重。丹与斑皆出于肤，平而成片，痧与疹皆高出于肤而成点。痧自痧，丹自丹也，浑言之则通曰痧，亦疹自疹，斑自斑也，浑言之则通曰疹。而痧之原出于肺，因先有痧邪而始发表热。”[3]292

《专治麻痧初编》卷五“屠氏疏村论白”：“时行风热之气侵入肺虚血热之体，失于清透伤及手太阴血分，乘虚出于皮肤，如沙如粟而色红碎者为麻，或岁当火运复感时厉之毒，即咽痛而成丹痧及烂喉痧之类，为最剧者也，至于白痦一证则温热暑邪病中必兼湿为多。”[4]21

卷五“祖氏鸿范烂喉丹痧治宜论”：“夫丹痧一证方书未有详言，余究心是证之所来，不外乎风寒温热时戾之气而已。故解表清热各有所宜。治之得当，愈不移时，治失其宜，祸生反掌，无非宜散、宜清之两途也。其证初起凛凛恶寒、身热不甚，并有壮热而仍兼憎寒者，斯时虽咽痛烦渴，先须解表透达为宜，即或宜兼清散，总以散字为重，所谓火郁发之也。苟漫用寒凉则外益闭而内火益焰，咽痛益剧，溃腐日甚矣。”[4]21

《止园医话·病症卷三》：“猩红热，此症中医俗名烂喉痧，即此名称，循名责实，已可认定此症之性质。盖此症最多并发实扶的斯（即白喉，重者一，二日即肿烂致命）。口腔、腭下腺及颈部淋巴腺，皆肿张，痄腮等类，更有特具之覆盆子舌，绛赤色，其疹与疹之间，愈红愈重。渐渐肿胀潮红融成一片。界限不分且其疹之发生，先自锁骨下与颈部为始，而后及于全身，但无论如何潮红，面部发疹甚少，尤其口之周围，多现苍白色，而无一疹，此猩红热特异之状态也。此症并发之白喉，最为危险，不可不知，第三星期以后续发之肾脏炎（颜面浮肿，尿量短浊，有大量沉淀物）、肺炎等症，亦危险，故疹后更宜谨慎。”[8]33

《温病正宗·上编·学说辨正第三章·温病瘟疫之辨析》：“陈耕道之《疫痧草》，顾玉峰之《痧喉经验阐解》，金德鉴之《烂喉丹痧辑要》，夏春农之《疫喉浅论》，张筱衫之《痧喉正义》，曹心怡之《喉痧正的》，时人丁甘仁之《喉痧症治概要》，曹炳章之《喉痧证治要略》，皆治烂喉丹痧之专书也。”[15]14

下编“正宗辑要·冬温”：“先感温气，即被严寒遏抑而病者，此因暴冷折阳，表有寒邪，故有微恶寒之见证，与上条但发热者不同。此皆属于冬温，表邪若涉一二，里热必兼八九，斯瘾疹、丹痧相继而作矣。”[15]18

《北京地区中医常见病证诊疗常规》：“丹痧是由感受痧毒疫疠之邪引起的一种急性时行疾病，临床以发热，咽喉肿痛或伴糜烂，全身布发弥漫性猩红色皮疹为特征。本病主要发生于冬春季节。各年龄均可发病，以2～8岁的儿童发病率较高。本病属于中医学温病范畴，又称‘疫痧’‘疫疹’‘烂喉痧’‘烂喉丹痧’。”[16]63

《儿科疾病外治全书》：“丹痧的病因是痧毒疫疠之邪，从口鼻而入，蕴于肺胃。咽喉为肺胃之门户，邪束于外，疫毒郁于内，蒸腾肺胃两经，上循咽喉，腐灼咽喉。故初起可见肺卫表证，继而出心咽喉赤肿疼痛，或腐烂溃疡。疫毒蒸于肺胃，发于肌肤，则见丹痧，毒重者丹痧融合成片成斑，甚则毒入血分，则痧疹色紫瘀斑。毒热炽盛，可内陷心肝，出现神昏抽搐。后期毒热伤阴，而见肺胃阴伤之证。本病在病程中或恢复期，因毒热伤及心气，可出现心悸变证，毒热流窜筋骨关节，可引起骨节红肿痹痛，毒热余邪流归肺脾肾，水液通调失职，则酿成水肿之证。”[17]9

《儿科临床指南》：“猩红热中医称为丹痧、烂喉痧、疫疹，是由乙型溶血性链球菌感染引起的呼吸道传染病，临床以发热，咽喉肿痛，或伴腐烂，周身弥漫性猩红色皮疹为特征。本病通过空气飞沫直接或间接传染。流行多在冬春二季。发病后常获有持久的免疫力，但亦有发病多次者。发病年龄2～8岁小儿为多见。系时行疫病，属温病。”[18]262

《儿科临证医案》：“烂喉丹痧，又名‘丹痧’，因有传染性又称‘疫喉痧’，今称‘猩红热’，是小儿的一种急性传染病。”[19]199

《儿科医籍辑要》：“丹痧是指感染时行疫毒所引起的一种急性呼吸道传染病。临床以发热，咽喉肿痛，甚则腐烂，皮肤发出弥漫性猩红色皮疹，疹后脱屑脱皮为特征。中医学又称为‘疫喉痧’。因其发病急暴，传染性强，往往发必一方，沿门户相传。《烂喉丹痧辑要》根据其病来急暴，与疫疠相等，一经发热，便见烂喉的特点，又称为‘烂喉丹痧’。此外，文献尚有‘丹疹’‘疫疹’‘疫喉’‘烂喉痧’‘喉痧’之称。西医学称本病为猩红热，系法定传染病之一。”[20]312

《妇儿科诊治要诀》：“丹痧为传染性较强的急性热病。临床以高热，咽喉肿痛、腐烂，全身满布弥漫性猩红色皮疹，疹后有脱皮为特征。本病发病较急，危害较大，传染十分迅速，且发病应立即隔离，及时治疗。早发现，早诊断，早治疗，则本病治愈亦很快。”[21]162

《简明中医病证辞典》：“病证名。又名丹疹、疫痧、疫喉、喉痧、疫喉痧、烂喉痧、烂喉疫痧。因其发作时咽喉红肿糜烂，颜色红赤，状如涂丹而名之。常发于冬春之际。症见咽喉红肿疼痛，喉核溃烂，上有白腐之假膜蔓延，拭之易去，痛剧如刀割，汤水难咽，寒热大作，遍身酸楚，全身痧点隐隐，继之遍身如猩红，宛如锦纹。分散小粒者为痧，成片如云，头突起者为疹，如以手指压痧点则消失，手指离后痧点复现。痧点先起于颈项，后胸背、腹部、四肢，迅速蔓延至全身，然颜面独无，口唇周围苍白无痧点。痧出则热减，舌面光滑呈肉红色，上有小粒突起，如杨梅状，舌苔初起白厚，渐转黄腻。痧消退后皮肤有秕糠样脱屑。多因时行疫疠之邪毒，从口鼻入于肺胃，上冲咽喉所致。先用辛凉透毒之法，方选银翘散加减；继宜泄热解毒，方用凉营清气汤；后宜滋阴养液，方用养阴清肺汤。不宜妄用辛温解表，或过早使用大剂苦寒、泻下之品。”[22]6

《实用中医儿科手册》：“烂喉丹痧又称喉痧、疫痧、丹痧，是指因温热毒经口鼻或皮肤伤口侵入，上冲咽喉，外窜肌肤所致，以发热，咽喉肿痛腐烂，皮肤出现弥漫性猩红疹点为主要表现的疫病类疾病。相当于西医学的猩红热。”[23]45

《现代中医儿科诊断治疗学》：“丹痧是因感受痧毒疫疠之邪所引起的急性时行疾病，又称‘疫痧’‘疫疹’‘烂喉丹痧’。由于疫毒内犯肺胃，邪热炽盛三焦所致。临床以发热，咽喉肿痛或伴腐烂，全身并发猩红色皮疹，疹后脱屑脱皮为特征。本病一年四季都可发生，但以冬春两季为多。任何年龄都可发病，尤以2～8岁儿童发病率较高。本病若早期诊断，治疗及时，一般预后良好，但也有少数病例在病程中或病后并发心悸、水肿、痹证等病证。”[24]88

《现代中医儿科诊疗全书》：“猩红热是一种由A族溶血性链球菌引起的急性呼吸道传染病。其临床症状有发热、咽炎、草莓舌、全身弥漫性红色皮疹，疹退后片状脱皮。少数患儿在病程2～3周时并发风湿热或急性肾小球肾炎。”[25]584

《中国百科大辞典》：“病名。又称‘烂喉丹痧’‘疫痧’。系痧毒疫疠之邪，自口鼻侵入，蕴于肺胃引起，有强烈传染性，属温病范畴。临床以发热，咽喉焮红肿痛，甚则腐烂，全身弥漫猩红色皮疹为特点，冬春季节多见。初起邪在肺卫，治宜辛凉清透，解毒利咽；若疹红如丹，毒热外现，宜清气凉营解毒；若邪毒陷心，神昏谵语，则当清心开窍；丹痧出齐，热退口干，宜甘凉养阴。”[26]1016

《中国医学百科全书·中医儿科学》：“丹痧，又名疫痧、烂喉丹痧、疫喉、烂喉痧。相当于猩红热。是儿童时期，常见的一种急性发疹性疾病。冬春季节较多见，2～8岁小儿尤易发病。本病以突然壮热，身发红疹，色如涂丹，甚者咽喉红肿腐烂。”[27]125

《中华医方·儿科篇》：“本病属于急性呼吸道传染病中的猩红热，因其咽喉纤肿糜烂，疹色鲜红如丹，故中医称为‘烂喉丹痧’。多流行于各春季节，2～10岁儿童多见。本病由温热疫毒引起，若疫毒较重，或余毒未清，容易导致热毒内陷或并发心肾等病变。”[28]680

《中医辞海·上册》：“儿科病证名。是儿童时期常见的一种急性呼吸道传染病，见《丹痧阐介》。又名丹疹、烂喉痧、疫喉、喉痧、烂喉丹痧、疫痧等，现代医学称之为猩红热。”[29]374

《中医大辞典》：“病名。又名丹疹、烂喉痧、烂喉丹痧、疫痧、疫喉、喉痧。类于猩红热。因其咽喉红肿糜烂，疹色鲜红如丹，故名。丹痧属于疫疹，多流行于冬春季节，以二至十岁为多见。由疫疠之邪从口鼻而入肺胃，初期邪在卫分，继之病邪由表入里，里热炽盛，表现为气血两燔。咽喉为肺胃之通路，热毒上攻，故咽喉红肿腐烂。少数患儿由于正虚邪盛或延误治疗，可出现谵妄、昏迷、惊厥等邪陷心包的危候。”[30]587

《中医儿科》：“本病属急性呼吸道传染病中的猩红热，因其咽喉纤肿糜烂，疹色鲜红如丹，故中医称为‘烂喉丹痧’。多流行于各春季节，2～10岁儿童多见。本病由温热疫毒引起，若疫毒较重，或余毒未清，容易导致热毒内陷或并发心肾等病变。”[31]66

《中医儿科》：“丹痧又称喉痧、疫痧、烂喉丹痧，是因感受痧毒疫疠之邪引起的急性肺系时行疾病。临床以发热，咽喉肿痛或伴腐烂，全身布发猩红色皮疹，杨梅舌，疹后脱屑脱皮为特征。一年四季都可发病，但主要发生在冬春两季。任何年龄均可发病，尤以3～7岁小儿多见。痧毒疫疠之邪由口鼻侵入，病势较急骤，并常可引起流行。预后多较良好，但也可在病程中或病后并发心悸、水肿、痹证等。本病西医学称猩红热。”[32]87

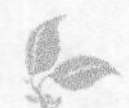

《中医儿科纲要》："烂喉痧，又称'烂喉丹痧''疫喉痧''疫疹'。是一种咽喉肿烂，兼有出疹性的急性传染病。多发于冬春季节，8岁以下儿童易感。临床特征为发热、咽喉肿痛或伴腐烂、全身有弥漫性猩红色皮疹，惟口唇部呈苍白圈，舌乳头呈杨梅状。"[33]74

《中医儿科经典选释》："丹痧，亦叫'疫痧''疫疹''烂喉痧'等，是小儿急性发疹性传染病之一。流行于冬春季节。多发生于2～7岁的幼儿，病程较长，病情较重。若失治、误治，或护理、治疗不当，往往留有后遗症。"[34]35

《中医儿科临床手册》："猩红热又名烂喉痧，是由乙类甲组溶血性链球菌所致的急性呼吸道专染病。这种链球菌能产生红疹毒素，使易感者皮肤发出红疹，继之脱皮。一次得病后，可终生免疫。本病根据辨证属温病范围，外感疫毒时邪，内因肺胃蕴热所致。患者多为3岁以上小儿，6个月以下极为少见。"[35]156

《中医儿科临证备要》："猩红热是由溶血性链珠菌引起的急性传染病，临床以发热、咽喉肿痛、全身猩红样皮疹为特征。属于中医'温病'范畴，又名'烂喉丹痧''疫痧''喉痧''阳毒'等。"[36]399

《中医儿科诊治验篇》："丹痧的临床表现是：发病较急，初期多发热或高热，咽喉部掀红疼痛，甚则腐烂，引饮梗痛，发热一天出现朱红色(猩红色)皮疹。其皮疹特点为弥漫性。疹点依次分布于颈、胸、背、四肢等处，渐至密布周身，2～3日遍及全身，疹点融合、状如涂丹，压之退色。皮疹以腋窝、肘弯及腹股沟部为着，面部仅有红晕而不见皮疹，唇口四周的肤色无明显改变，呈'环口苍白圈'。病初舌苔厚，3～4日后舌苔剥脱，呈杨梅舌。经3～7日后，身热渐降，咽喉腐烂疼痛减轻，皮肤脱屑，状如麟片，约二周后脱尽，如无其他病变，即可恢复健康。有的病儿，在病程中或病后可出现心悸心慌，气短，水肿、痹痛等并发症。"[37]42

《中医儿科治疗大成》："丹痧是因感受痧毒疫疠之邪所引起的急性时行疾病，又称'疫痧''疫疹''烂喉丹痧'。由于疫毒内犯肺胃，邪热炽盛三焦所致。临床以发热，咽喉肿痛或伴腐烂，全身并发猩红色皮疹，疹后脱屑脱皮为特征。本病一年四季都可发生，但以冬春两季为多。任何年龄都可发病，尤以2～8岁儿童发病率较高。本病若早期诊断，治疗及时，一般预后良好，但也有少数病例在病程中或病后并发心悸、水肿、痹证等病证。"[38]223

《中医名词术语精华辞典》："病证名。又名丹疹、烂喉痧、烂喉痧、疫痧、疫喉、喉痧。类于猩红热。因其咽喉红肿糜烂，疹色鲜红如丹，故名。属疫疹，流行于冬春季节。多见于2～10岁小儿。由疫疠之邪从口鼻而入肺胃，初期邪在卫分，继之病邪由表入里，里热炽盛，表现为气血两燔。咽喉为肺胃之通路，热毒上攻，故咽喉红肿腐烂。少数患儿由于正虚邪盛或延误治疗，可出现谵妄、昏迷、惊厥等邪陷心包的危候。"[39]721

《中医药常用名词术语辞典》："疾病。见《丹痧阐介·烂喉丹痧论》。又名喉痧、疫痧、烂喉丹痧。因感受痧毒疫疠之邪引起的急性时行疾病。相当于西医的猩红热。以发热、咽喉肿痛或伴腐烂、猩红色皮疹、杨莓舌、疹后脱皮为特征。多发生在冬春季节。病由非时疫疠之邪从口鼻侵犯，由表入里，蒸腾肺胃，上冲咽喉，外泄肌表而成。"[40]177

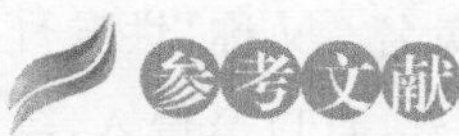

[1] [清] 陈耕道. 疫痧草[M]. 北京京都梓文斋刻本，1888(清光绪十四年)：1.

[2] [清] 叶霖. 痧疹辑要[M]. 北京：中国中医药出版社，2019：97.

[3] [清] 俞根初. 重订通俗伤寒论[M]. 北京：中国中医药出版社，2011：292.

[4] [清] 凌德. 专治麻痧初编[M]//裘庆元辑. 三三医书. 北京：中国中医药出版社，1998：21.

[5] [清] 柳宝诒. 温热逢源[M]. 北京：人民卫生出版社，1982：19.

[6] [清] 唐竺山. 吴医汇讲[M]. 北京：中国中医药出版

社，2013：30.
[7] [清] 高秉钧. 疡科心得集[M]. 盛维忠校注. 北京：中国中医药出版社，2000：36.
[8] [民国] 罗止园. 止园医话[M]. 北京：止园学社，1938：33.
[9] [清] 王春亭. 济生集[M]. 宁波：宁波咏古斋，1896：78.
[10] [清] 陆以湉. 冷庐医话[M]. 吕志连点校. 北京：中医古籍出版社，1999：117.
[11] [清] 凌奂. 凌临灵方[M]//上海中医学院中医文献研究所. 历代中医珍本集成. 上海：上海三联书店，1990：62.
[12] [清] 魏之琇. 续名医类案[M]. 黄汉儒，等点校. 北京：人民卫生出版社，1997：913.
[13] [清] 沈金鳌. 幼科释谜[M]. 北京：中国中医药出版社，2009：79.
[14] [清] 戴天章. 重订广温热论[M]. 福州：福建科学技术出版社，2010：117.
[15] [民国] 王德宣. 温病正宗[M]. 李刘坤点校. 北京：中医古籍出版社，1987：18.
[16] 谢阳谷，曹洪欣. 北京地区中医常见病证诊疗常规[M]. 北京：中国中医药出版社，2007：63.
[17] 冯喜如. 儿科疾病外治全书[M]. 北京：中医古籍出版社，1996：9.
[18] 柳英丽. 儿科临床指南[M]. 长春：吉林科学技术出版社，2016：262.
[19] 林晓峰. 儿科临证医案[M]. 北京：人民军医出版社，2009：199.
[20] 张奇文. 儿科医籍辑要[M]. 济南：山东科学技术出版社，2015：312.
[21] 聂绍通，林洁. 妇儿科诊治要诀[M]. 太原：山西科学技术出版社，2001：162.
[22] 邹积隆，丛林，杨振宁，等. 简明中医病证辞典[M]. 上海：上海科学技术出版社，2005：6.
[23] 王俊，肖正今. 实用中医儿科手册[M]. 西安：陕西科学技术出版社，1992：45.
[24] 郁晓维，何文彬. 现代中医儿科诊断治疗学[M]. 北京：人民卫生出版社，2001：88.
[25] 琚玮，葛湄菲. 现代中医儿科诊疗全书[M]. 上海：第二军医大学出版社，2005：584.
[26] 中国百科大辞典编委会. 中国百科大辞典[M]. 北京：华夏出版社，1990：1016.
[27] 郭振球. 中医儿科学[M]//钱信忠. 中国医学百科全书. 上海：上海科学技术出版社，1983：125.
[28] 孙世发，陈涤平，杭爱武，等. 中华医方：儿科篇[M]. 北京：科学技术文献出版社，2015：680.
[29] 袁钟，图娅，彭泽邦，等. 中医辞海[M]. 北京：中国医药科技出版社，1999：374.
[30] 高希言，朱平生，田力. 中医大辞典[M]. 太原：山西科学技术出版社，2017：587.
[31] 江苏新医学院第一附属医院. 中医儿科[M]. 北京：人民卫生出版社，1975：66.
[32] 江育仁. 南京中医学院附属医院儿科. 中医儿科[M]. 北京：人民卫生出版社，1988：87.
[33] 江苏省西医学习中医讲师团，南京中医学院儿科教研组. 中医儿科纲要[M]. 北京：人民卫生出版社，1960：74.
[34] 刘弼臣，刘昌明，刘昌艺，等. 中医儿科经典选释[M]. 北京：中国医药科技出版社，2003：35.
[35] 上海中医学院附属曙光医院. 中医儿科临床手册[M]. 上海：上海科学技术出版社，1980：156.
[36] 王庆文，董克勤. 中医儿科临证备要[M]. 北京：人民卫生出版社，1988：399.
[37] 赵圣谕，赵延霞. 中医儿科诊治验篇[M]. 沈阳：沈阳出版社，1991：42.
[38] 刘弼臣. 中医儿科治疗大成[M]. 石家庄：河北科学技术出版社，1998：223.
[39] 李经纬，余瀛鳌，蔡景峰. 中医名词术语精华辞典[M]. 天津：天津科学技术出版社，1996：721.
[40] 李振吉. 中医药常用名词术语辞典[M]. 北京：中国中医药出版社，2001：177.

（陈昱良）

4・067

奶癣

nǎi xuǎn

一、规范名

【汉文名】奶癣。

【英文名】infantile eczema。

【注释】以哺乳期婴儿面部出现的湿性或干性皮疹，破后出现点状糜烂、渗液、结痂并伴剧烈瘙痒为主要表现的皮肤病。

二、定名依据

“奶癣”作为一种哺乳期婴儿皮肤病，其特征表现为：婴儿面部皮肤红斑、粟粒状丘疹、丘疱疹或水疱、疱破后出现点状糜烂、渗液、结痂，并伴剧烈瘙痒。最早见于晋代葛洪《肘后备急方》，此时尚名“小儿头面疮”。

其后隋代巢元方《诸病源候论》中的“乳癣”，南宋刘昉《幼幼新书》中的“小儿奶癣”“胎癣”“肥疮”“炼银疮癣”，叶大廉《叶氏录验方》中的“小儿胎疮”，宋太医局《太平惠民和剂局》方中的“湿奶癣”；金代张从正《儒门事亲》“眉炼”“小儿眉炼”“眉炼疮”；元代齐德之《外科精义》中的“小儿面湮疮”“炼银疮”；明代赵宜真《秘传外科方》中的“小儿乳癣”“恋眉疮”，朱橚《普济方》中的“小儿奶癣疮”“眉疮”“眉炼头疮”“炼银癣”，李梴《医学入门》中的“胎疮”，李时珍《本草纲目》中的“小儿胎癣”“炼眉疮”“炼眉疮癣”“眉炼癣疮”“小儿眉疮”，缪希雍《本草单方》中的“婴儿胎疮”；清代陈士铎《洞天奥旨》中的“奶湿疮”，吴谦《外科心法要诀》中的“胎瘢疮”，顾世澄《疡医大全》中的“奶癣疮”“面湮疮”，严洁，郑玉坛《彤园医书》中的“胎瘢”，程鹏程《急救广生集》中的“眉练疥癣”，黄述宁《黄澹翁医案》中的“小儿乳癣疮”均是奶癣的曾用名。

自北宋赵佶《圣济总录》首用“奶癣”一名以来，历代医家沿用较多。如：南宋佚名《小儿卫生总微论方》，王璆《是斋百一选方》；明代楼英《医学纲目》，陈实功《外科正宗》；清代吴谦《外科心法要诀》，吴杖仙《吴氏医方汇编》，郑玉坛《彤园医书(外科)》，许克昌等《外科证治全书》，易凤翥《外科备要》。

中华人民共和国成立后，1956年《中医外科学概要》(中医研究院中医教材编辑委员会)，1956年《实用外科中药治疗学》(朱仁康)，1960年《中医外科学讲义》(上海中医学院外科教研组)，1976年《中医儿科学》(成都中医学院)，1983年《中医儿科学》(上海中医学院等)，1985年《实用中医外科学》(顾伯华)，1987年《中医外科学》(顾伯康)，1990年《初生儿病证》(张奇文)，1991年《中医外科学》(艾儒棣)，1991年《骨伤科皮科应用必备》(朱进忠)，1991年《中医儿科学》(萧正安)，1994年《中医外科学》(王沛)，2000年《新编中医皮肤病学》(欧阳恒等)，2007年《中医外科学》(艾儒棣)，2007年《中医外科学》(萧正安)，2009年《皮肤病性病中西医结合诊疗与防护》(杨京慧)，2009年《中医儿科一本通》(魏睦新等)均使用了“奶癣”作为正名，说明“奶癣”作为规范用名已取得共识。

我国2011年出版的全国科学技术名词审定委员会审定公布的《中医药学名词》已以“奶癣”作为规范名，所以“奶癣”作为规范名也符合术语定名的协调一致原则。

三、同义词

【又称】“胎瘢疮”(《朱仁康临床经验集》)。

【俗称】“奶腥疮”(《常见病中医防治·皮科便览》)。

【曾称】“小儿头面疮”(《肘后备急方》)；“乳癣”(《诸病源候论》)；“小儿奶癣”“胎癣”“肥疮”“炼银疮癣”(《幼幼新书》)；“小儿胎疮”(《叶氏录验方》)；“湿奶癣”(《太平惠民和剂局方》)；“眉炼”“小儿眉炼”“眉炼疮”(《儒门事亲》)；“小儿面湮疮”“炼银疮”(《外科精义》)；“小儿乳癣”“恋眉疮”(《秘传外科方》)；“小儿奶癣疮”“眉疮”“眉炼头疮”“炼银癣”(《普济方》)；“胎疮”(《医学入门》)；“小儿胎癣”“炼眉疮”“炼眉疮癣”“眉炼癣疮”“小儿眉疮”(《本草纲目》)；“婴儿胎疮”(《本草单方》)；“奶湿疮”(《洞天奥旨》)；“胎瘢疮”(《外科心法要诀》)；“奶癣疮”“面湮疮”(《疡医大全》)；“胎瘢”(《彤园医书》)；“眉练疥癣”(《急救广生集》)；“小儿乳癣疮”(《黄澹翁医案》)。

四、源流考释

晋代葛洪《肘后备急方》记载：“《胡洽》云疗

小儿头面疮。”[1]147 笔者认为此处的“小儿头面疮”即是指奶癣。后世沿用“小儿头面疮”亦多，如：北周姚僧垣《集验方》[2]245,246，唐代孙思邈《备急千金要方》[3]82《千金翼方》[4]111、王焘《外台秘要》[5]734，北宋赵佶《圣济总录》[6]2966，南宋刘昉《幼幼新书》[7]1493，元代许国桢《御药院方》[8]192，明代朱橚《普济方》[9]757、缪希雍《神农本草经疏》[10]648，清代王文选《幼科切要》[11]327。

隋代巢元方《诸病源候论》记载有“乳癣”[12]226 一名，后世亦有沿用，如：日本丹波康赖《医心方》[13]539，北宋王怀隐《太平圣惠方》[14]2911，南宋刘昉《幼幼新书》[7]1497，清代凌奂《外科方外奇方》[15]111，民国张山雷《疡科纲要》[16]67,68、丁甘仁《丁甘仁先生家传珍方》[17]58,59。必须指出的是，在中医古籍中，“乳癣”一名有时亦指“乳头风”，相当于西医的乳房湿疹，不可不辨。

北宋赵佶《圣济总录·小儿癣》记载：“论曰：小儿体有风热，脾肺不利，或湿邪搏于皮肤，壅滞血气，皮肤顽厚，则变诸癣。或斜或圆，渐渐长大，得寒则稍减，暖则痒闷，搔之即黄汁出，又或在面上，皮如甲错干燥，谓之奶癣。此由饮乳，乳汁渍着乃生，复以乳汁洗之，即瘥。”[6]2966 此是“奶癣”一名在中医古籍中的最早记载。此后医家亦有沿用，如：南宋佚名《小儿卫生总微论方》[18]262、王璆《是斋百一选方》[19]360，明代朱橚《普济方》[9] 1395-1398、楼英《医学纲目》[20]1593、陈实功《外科正宗》[21]261，清代吴谦《外科心法要诀》[22]443,444、吴杖仙《吴氏医方汇编》[23]101、郑玉坛《彤园医书(外科)》[24]122、许克昌等《外科证治全书》[25]127、易凤翥《外科备要》[26]290。

南宋刘昉《幼幼新书》记载有“小儿奶癣”[7]1502“胎癣”[7]64“肥疮”[7]934“炼银疮癣”[7]1501，笔者认为均相当于如今的奶癣。

后世沿用“小儿奶癣”一名的有：明代朱橚《普济方》[9]1395-1398，清代郑玉坛《彤园医书(外科)》[24]155。

后世沿用“胎癣”一名的有：明代朱橚《普济方》[9]164、徐春甫《古今医统大全》[27]871、李时珍《本草纲目》[28]1390，清代周士祢《婴儿论》[29]92、程鹏程《急救广生集》[30]136、许克昌等《外科证治全书》[25]127、陆锦燧《鲟溪秘传简验方》[31]269。

后世沿用“肥疮”一名有的：明代朱橚《普济方》[9]第9册643、龚信《古今医鉴》[32]379,380、龚廷贤《寿世保元》[33]601、傅山《大小诸证方论》[34]24《傅氏杂方》[35]196，清代孙伟《良朋汇集经验神方》[36]159、冯兆张《冯氏锦囊秘录》[37]541、顾奉璋《寿世编》[38]47、鲍相璈《验方新编》[39]386。必须指出的是，“肥疮”一名在中医古籍中所指内涵较为混乱，除了指奶癣外，有时亦指“黄肌疮”“黄水疮”“燕口疮”“脑疳”“肥黏疮”，不可不辨。

以笔者所见，后世未有沿用“炼银疮癣”一名。

南宋叶大廉《叶氏录验方》记载有“小儿胎疮”[40]168 一名，后世沿用的有：清代鲍相璈《验方新编》[39]386、龚自璋《家用良方》[41]166、凌奂《外科方外奇方》[15]125。

宋代太医局《太平惠民和剂局方》记载有“湿奶癣”[42]471 一名，后世亦有沿用，如：明代申拱宸《外科启玄》[43]53，清代陈士铎《洞天奥旨》[44]108,109。

金代张从正《儒门事亲》记载有“眉炼”[45]127“小儿眉炼”[45]127“眉炼疮”[45]242，笔者认为都是指奶癣。

后世沿用“眉炼”一名的有：明代朱橚《普济方》[9]173、薛铠《保婴撮要》[46]657、楼英《医学纲目》[20]1615、王肯堂《幼科证治准绳》[47]264,265，日本下津寿泉《幼科证治大全》[48]101。

以笔者所见，后世沿用“小儿眉炼”一名的仅有明代朱橚《普济方》[9]174。

后世沿用“眉炼疮”一名有的：明代薛铠《保婴撮要》[46]656、王肯堂《幼科证治准绳》[47]264,265。

元代齐德之《外科精义·刘守真疮论》记载：“治小儿面湮疮 俗云炼银疮者，是母受胎之日，食酸辣及邪味过度，多生此疮。”[49]93“小儿面湮疮”“炼银疮”笔者认为均是指奶癣。

后世沿用“小儿面湮疮”一名的有：明代朱橚《普济方》[9]174、李时珍《本草纲目》[28]1360、缪希雍《本草单方》[50]407。

后世沿用“炼银疮”一名有的：明代朱橚《普济方》[9]1434、彭用光《原幼心法》[51]240、王銮《幼科类萃》[52]447、徐春甫《古今医统大全》[28]992、李时珍《本草纲目》[28]1360、缪希雍《本草单方》[50]407，日本下津寿泉《幼科证治大全》[48]101，清代顾世澄《疡医大全》[53]1137。

明代赵宜真《秘传外科方》记载有“小儿乳癣”[54]122“恋眉疮”[54]163，笔者认为亦是指奶癣。

后世沿用“小儿乳癣”的有：明代朱橚《普济方》[9]282、胡濙《卫生易简方》[55]337，清代骆如龙《幼科推拿秘书》[56]65、吴世昌《奇方类编》[57]97、鲍相璈《验方新编》[39]175、姚俊《经验良方全集》[58]159。

后世沿用“恋眉疮”的有：明代申拱宸《外科启玄》[43]49，清代陈士铎《洞天奥旨》[44]100、顾世澄《疡医大全》[53]415。

明代朱橚《普济方》记载有“小儿奶癣疮”[9]1395-1398“眉疮”[9]173,174“眉炼头疮”[9]174“炼银癣”[9]174等不同名称，笔者认为亦是指奶癣。

以笔者所见，后世沿用“小儿奶癣疮”的仅有清代鲍相璈《验方新编》[39]386。

后世沿用“眉疮”一名的有：明代徐春甫《古今医统大全》[27]992、李时珍《本草纲目》[28]1591、倪朱谟《本草汇言》[59]1371、孙志宏《简明医彀》[60]347，日本下津寿泉《幼科证治大全》[48]101，清代程鹏程《急救广生集》[30]138、许克昌等《外科证治全书》[25]24,25。

后世沿用“眉炼头疮”一名有的：明代张时彻《急救良方》[61]70、李时珍《本草纲目》[28]884。

以笔者所见，后世未有沿用“炼银癣”。

明代李梴《医学入门》记载有“胎疮”[62]437,438一名，后世沿用的有：明代无忌先生《保幼新编》[63]40，清代郑玉坛《彤园医书(小儿科)》[64]950、程鹏程《急救广生集》[30]136、鲍相璈《验方新编》[39]386、王孟英《鸡鸣录》[65]7《潜斋简效方》[66]484、陆锦燧《鲟溪秘传简验方》[31]243。

明代李时珍《本草纲目》记载有“小儿胎癣”[28]1390“炼眉疮”[28]278“炼眉疮癣”[28]1360“眉炼癣疮”[28]1434“小儿眉疮”[28]1591，笔者认为均是指奶癣。

以笔者所见，后世未有沿用“小儿胎癣”。

以笔者所见，后世沿用“炼眉疮”一名的仅有清代顾世澄《疡医大全》[53]415。

后世沿用“炼眉疮癣”一名的有：明代缪希雍《本草单方》[50]407，清代严洁等《得配本草》[67]228。

以笔者所见，后世沿用“眉炼癣疮”一名的仅有清代程鹏程《急救广生集》[30]138。

后世沿用“小儿眉疮”的有明代缪希雍《本草单方》[50]358，清代汪昂《本草易读》[68]239、喻昌《喻选古方试验》[69]189、陆锦燧《鲟溪秘传简验方》[31]179。

明代缪希雍《本草单方》记载有“婴儿胎疮”[50]357一名，后世沿用的有：清代陈杰《回生集》[70]55、虚白主人《救生集》[71]188、龚自璋《家用良方》[41]175。

清代医家陈士铎《洞天奥旨》记载有“奶湿疮”[44]108,109一名，后世未有沿用。

清代医家吴谦《外科心法要诀》记载有“胎瘓疮”[22]443,444一名，后世沿用的有许克昌等《外科证治全书》[25]5、易凤翥《外科备要》[26]290。

清代医家顾世澄《疡医大全》记载有“奶癣疮”[53]1120一名，以笔者所见，后世沿用的仅有民国吴克潜《儿科要略》[72]658。

《疡医大全》还记载有“面湮疮”[53]1137一名，后世未有沿用。

清代医家郑玉坛《彤园医书(外科)》记载有“胎瘓”[24]122一名，后世未有沿用。

清代医家程鹏程《急救广生集》记载有“眉练疥癣”[30]138一名，后世未有沿用。

清代医家黄述宁《黄澹翁医案》记载有“小儿乳癣疮”[73]21一名，后世未有沿用。

“奶腥疮”一名古籍不载，应该是民国以来

出现的俗称。

有人认为古籍中的“胎风”亦是指奶癣，笔者认为是错误的，因为：①“胎风”在古籍中的症状与奶癣差异较大，不宜视为一种疾病。②有人认为胎风相当于“新生儿丹毒”[74]163 或“新生儿手足搐搦症”[75]143，可参。

有人认为古籍中的“奶疹”亦是指奶癣，笔者认为是错误的，因为“奶疹”在古籍中的症状与奶癣差异较大，二者不宜视为一种疾病。现代大多数医家认为“奶疹”是婴幼儿发疹性热病，相当于西医的幼儿急疹或婴儿玫瑰疹[76]259。

有人认为古籍中的“黄水疮”亦是指奶癣，笔者认为是错误的，因为“黄水疮”在古籍中的症状与奶癣差异较大，不宜视为一种疾病[77]1106。

中华人民共和国成立后，1956年《中医外科学概要》[78]74（中医研究院中医教材编辑委员会）使用了“奶癣”一名，其后著作大多沿用，如：1956年《实用外科中药治疗学》[79]87（朱仁康），1960年《中医外科学讲义》[80]146,147（上海中医学院外科教研组），1976年《中医儿科学》[81]240（成都中医学院），1983年《中医儿科学》[82]31（上海中医学院等），1985年《实用中医外科学》[83]461（顾伯华），1987年《中医外科学》[84]280,281（顾伯康），1990年《初生儿病证》[85]319（张奇文），1991年《中医外科学》[86]165,166（艾儒棣），1991年《骨伤科皮科应用必备》[87]122（朱进忠），1991年《中医儿科学》[88]199（萧正安），1994年《中医外科学》[89]348（王沛），2000年《新编中医皮肤病学》[90]262（欧阳恒等），2007年《中医外科学》[91]194（艾儒棣），2007年《中医外科学》[92]228（萧正安），2009年《皮肤病性病中西医结合诊疗与防护》[93]124（杨京慧），2009年《中医儿科一本通》[94]164（魏睦新等），2011年《中医药学名词》[95]209（中医药学名词审定委员会）。

亦有使用“婴儿湿疹”作为正名的，如：1960年《中医儿科诊疗学》[96]229,230（南京中医学院附属医院小儿科），1975年《内儿科学》[97]630（成都中医学院等），1979年《朱仁康临床经验集》[98]95（中医研究院广安门医院），1979年《中医皮肤病学简编》[99]23（程运乾），1981年《实用中医皮肤病学》[100]143,144（管汾），1981年《临床皮肤病学》[101]427（《临床皮肤病学》编写组），1983年《简明中医皮肤病学》[102]172（张志礼等），1986年《实用小儿皮肤病学》[103]103（涂元远等），1987年《中医外科学》[104]99（辽宁中医学院等），1996年《中西医临床皮肤病学》[105]188（王坤山），1997年《现代中医皮肤病学》[106]145（刘忠恕），1998年《中医外科学》[107]267（金之刚），1998年《中医儿科治疗大成》[108]587（刘弼臣），2000年《小儿皮肤病防治》[109]110,111（邢炜等），2004年《皮肤病性病中医洗渍疗法》[110]113（程秋生），2005年《中医儿科临床实践》[111]589（俞景茂），2005年《一百天学中医儿科》[112]361,362（朱大年），2008年《皮肤性病学》[113]112（张学军），2011年《农民朋友一定要掌握的99个皮肤科知识》[114]7（黄鹤），2012年《专家诊治皮肤癣与牛皮癣》[115]82（胡蔚毅）。

亦有使用“胎癣”作为正名的，如1958年《简明中医外科学》[116]91（南京中医学院外科教研组）。

亦有使用“胎瘢疮”作为正名的，如：1960年《中医外科学简编》[117]96（中医研究院），1985年《中医皮肤病诊疗》[118]122（张曼华），1986年《常见病中医防治·皮科便览》[119]11,12（李博鉴），1987年《中医外科学》[120]588（朱仁康），1998年《实用中医皮肤病学》[121]91（李林）。

亦有使用“湿疹”作为正名的，如：1980年《儿科证治》[122]292（曹旭），1982年《幼科条辨》[123]327,328（张奇文），1988年《中医儿科临证备要》[124]304（王庆文等）。

亦有使用“婴儿湿疮”作为正名的，如1986年《中医外科学》[125]140（顾伯康）。

总之，“奶癣”在古籍中的异名颇多，如：《肘后备急方》中的“小儿头面疮”；《诸病源候论》中的“乳癣”；《幼幼新书》中的“小儿奶癣”“胎癣”“肥疮”“炼银疮癣”；《叶氏录验方》中的“小儿胎

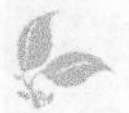

疮”;《太平惠民和剂局方》中的“湿奶癣”;《儒门事亲》中的“眉炼”“小儿眉炼”“眉炼疮”;《外科精义》中的“小儿面湮疮”“炼银疮”;《秘传外科方》中的“小儿乳癣”“恋眉疮”;《普济方》中的“小儿奶癣疮”“眉疮”“眉炼头疮”“炼银癣”;《医学入门》中的“胎疮”;《本草纲目》中的“小儿胎癣”“炼眉疮”“炼眉疮癣”“眉炼癣疮”“小儿眉疮”;《本草单方》中的“婴儿胎疮”;《洞天奥旨》中的“奶湿疮”;《外科心法要诀》中的“胎瘢疮”;《疡医大全》中的“奶癣疮”“面湮疮”;《彤园医书》中的“胎瘢”;《急救广生集》中的“眉练疥癣”;《黄澹翁医案》中的“小儿乳癣疮”。“婴儿湿疹”是西医病名,古籍不载,中医书籍亦采用之。“奶腥疮”古籍亦不载,应该是民间俗称。至于“胎风”“奶疹”“黄水疮”则不宜视为奶癣的曾用名。

五、文献辑录

《肘后备急方·卷五》:“头中恶疮……胡粉、水银、白松脂各二两,腊月猪膏四两,合松脂煎,以水银、胡粉合研,以涂上,日再。《胡治》云疗小儿头面疮。又一方,加黄连二两,亦疗得秃疮。”[1]147

《集验方·卷十一》:“治小儿面疮方。丹茱萸叶,以东流水煮,以浴良。”[2]245,246

《诸病源候论·卷五十小儿杂病诸候六》:“癣病,由风邪与血气相搏于皮肤之间不散,变生隐轸。轸上如粟粒大,作匡郭,或邪或圆,浸淫长大,痒痛,搔之有汁,名之为癣。小儿面上癣,皮如甲错起,干燥,谓之乳癣。言儿饮乳,乳汁渍污儿面,变生此。仍以乳汁洗之便瘥。”[12]226

《医心方·卷二十五》:“《病源论》云:癣疮由风邪与血气相搏为癣。小儿面上生癣谓之为乳癣,言乳汁潜秽儿面而生,仍以乳汁洗之便瘥。”[13]539

《备急千金要方·卷五少小婴孺方》:“治小儿头面疮疥方:麻子五升,末之,以水和,绞取汁,与蜜和,敷之。若有白犬胆敷之,大佳。”[3]82

《千金翼方·卷十一小儿》:“治二百日小儿头面疮起身体大热方:黄芩(三分),升麻(一两),柴胡(一两,去苗),石膏(一两,碎),甘草(二分半,炙),大黄(三两),当归(半两)。上七味,㕮咀,以水四升,煮取二升,分为四服。日三夜一,多煮洗疮佳。治小儿身体头面悉生疮方:取榆白皮灼令燥,下筛,酢和,举绵覆上,虫出自瘥。”[4]111

《外台秘要·卷三十六》:“《千金》疗三日小儿头面疮,起身大热方。升麻、柴胡、石膏(各一两),大黄、甘草(二两),当归(二两)。上六味,切,以水三斗,煮取一斗,去滓,以浴小儿疮上,讫,傅黄连散。”[5]734

《圣济总录·卷一百八十二》:“治小儿头面疮疥癣,大麻子涂方:大麻子(五升)。上一味,捣末水和,绞汁涂疮上。”[6]2966“论曰:小儿体有风热,脾肺不利,或湿邪搏于皮肤,壅滞血气,皮肤顽厚,则变诸癣。或斜或圆,渐渐长大,得寒则稍减,暖则痒闷,搔之即黄汁出,又或在面上,皮如甲错干燥,谓之奶癣。此由饮乳,乳汁渍著乃生,复以乳汁洗之,即差。”[6]2966,2967

《幼幼新书·卷三》:“胎癣是肺积风(其胎癣即是长下身上,皮起成癣。只因父母或有其肺不和,或是长下不避风冷也,而浴得之,是积滞为之也)。”[7]64

卷二十四:“《婴孺》治小儿疳,或频壮热,眼赤涩,多揩眼揉鼻及头生疮,毛发自落。或视物不明,手足心热,时出蛔虫;或身生肥疮及作痢;或青黄赤白不定,口及下部生疮,乃至齿落生无辜,兄弟姊妹相传而死者。神验方。”[7]934

卷三十七:“《千金》治小儿头面疮疥方。右以麻子五升末之,以水和,绞取汁,与蜜和敷之,若有白犬胆敷之大佳。”[7]1493“《巢氏病源》小儿癣候:癣病由风邪与血气相搏于皮肤之间,不散变生瘾疹,疹上如粟粒大,作形郭或邪或圆,浸淫长大,痒痛,搔之有汁,名之为癣。小儿面上癣,皮如甲错,起干燥,谓之乳癣。言儿乳饮,乳汁渍污儿面变生之,仍以乳汁洗之便差也。”[7]1497“《王氏手集》治小儿奶癣方。上以苦楝子不计多少，烧灰存性，研细入腻粉，生油调搽极妙。”[7]1502“《张氏家传》治小儿头面生炼银疮癣方。黄连（末）、黄柏（厚者，取各一钱），轻粉（二钱匕），乳香（少许，杵细），白胶香（为细末）、白矾（如痒生使，不痒煅过。各半钱）。上为细末，先将熔下白胶香，次下黄连、黄柏，令温下粉、乳，已却成块，再研令极细，敷疮上。”[7]1501

《太平圣惠方·卷九十一·治小儿癣诸方》：“夫小儿癣者，由风邪与血气，相搏于皮肤之间不散，变生瘾疹上如粟粒大，作匡廓，或斜或圆，侵淫长大，痒痛，搔之有汁，名之为癣。小儿面上生癣，皮如甲错起，干燥，谓之乳癣。言儿饮乳，乳汁渍污儿面，变生此。仍以乳汁洗之便差也。”[14]2911

《小儿卫生总微论方·卷十九》：“又方：治奶癣，黄连（去须）、赤芍药等分，为细末，入轻粉少许，嚼芝麻揉汁调药，先洗净拭干，以药傅之，不过数次而愈。”[18]262

《是斋百一选方·卷十九》：“治襁褓小儿面上生奶癣，张仲宝方极验。白胶香碾为极细末，酸浆水调敷，不过一两次。”[19]360

《叶氏录验方·卷下》：“大黄汤：治初生小儿洗胎疮（明州黄郎中方）。洗药：大黄、川芎、朴硝、当归（以上等分，㕮咀，煎汤服之）；又传敷药密陀僧散，治小儿胎疮。密陀僧、黄连、黄皮、黄丹、石膏（以上等分事持净为末，和匀敷之）。”[40]168

《太平惠民和剂局方·论小儿诸疾》：“论小儿疮癣证……浑身疥疮及湿奶癣，可与清心饮、头疮等疾，消毒饮、化毒丹通用之，次用葱盐汤洗，拭干，以无比散掺之。”[42]471

《御药院方·卷十》：“治恶疽、疮肿、毒疖、漏、发背、脑疽、疬子，寒湿气刺，冷痹顽麻，贴药不疼。牙肿外贴，打扑接骨，闪内歇血，毒气不散，镰刀铁器所伤，杖疮，药到不疼。小儿头面疮疖丹流，聚热杂疮，蜈蚣、蜂儿、蝎螫，净洗伏抵消停取毒。狗子、马咬，虫蛇所伤，汤火漆疮，甜指水毒，下疰臁疮，诸般疮肿，药到取毒，滋润止痛。干湿疥癣，拨动贴药。妇人吹奶。丸如梧桐子大，新汲水下二十丸。产前催生，产后趁败血。脐腹刺痛，经脉不调，温酒下二十丸。此药不得犯荤手，火上焙化，净纸上摊贴。”[8]192

《儒门事亲·卷五》：“夫小儿眉炼，在面曰眉炼，在耳曰辄耳，在足曰靴癣。此三者，皆谬名也。《内经》曰：诸痛痒疮疡，皆属心火。乃心火热盛之致然也。可用铍针刺之而出血，一刺不愈，当再刺之，二刺则必愈矣。《内经》云：血实者宜决之。决者，破其血也。眉炼者，不可用药敷之。其疮多痒则必爬，若药入眼则眼必损矣。”[45]127

卷十一：“凡小儿面上疮，谓眉炼疮；耳上，谓之辙耳；足上疮，谓靴癣。此三者一究其本，皆谬名也。《经》曰：诸痛疮疡，皆属心火。乃血热剧而致然也。或谓《内经》曰：大概不可使热以为皆然。此不明造化之道也，慎勿妄信。可用铍针刺之出血。一刺不愈，当复刺之；再刺不愈，则三刺必愈矣。《内经》曰：血实者决之。眉炼不可用药敷之，以其疮多痒，痒则爬矣，药入眼则目必损矣。”[45]242

《外科精义·卷下》：“治小儿面湮疮……俗云炼银疮者，是母受胎之日，食酸辣及邪味过度，多生此疮。百药煎（五钱）、生白矾（二钱）。上为细末，小油调旋，搽之神效。”[49]93

《医学纲目·卷三十六 小儿部》：“〔《明》〕目涩羞明，状如青盲：中渚（一壮。凡小儿艾炷，皆如小麦大）。儿三五岁，忽生白翳，遮睛掩瞳仁，疼痛不可忍，九椎上灸一壮。奶癣目不明者，肩中腧灸一壮。”[20]1593

“卷三十七 小儿部”：“〔田〕眉炼治法。用青金散傅之。如不愈，烧小麦存性研细，好油调涂。”[20]1615

《外科正宗·卷四 杂疮毒门》：“奶癣，儿在胎中，母食五辛，父餐炙煿，遗热与儿，生后头面遍身发为奶癣，流脂成片，睡卧不安，搔痒不绝。以文蛤散治之，或解毒雄黄散，甚则翠去散妙。”[21]261

《古今医统大全·卷八十八》:"胎癣是肺积风,潮热因惊而得。"[27]871"小儿眉间生疮,名曰炼银疮。"[27]992

《普济方·卷二百九十九》:"胡粉膏:治头中恶疮。胡粉、水银、白松脂(各二两),腊月猪脂(四两)。上将猪脂合松脂煎。却以水银、胡粉、合研涂上。又治小儿头面疮。一方加黄连二两,更治秃疮。"[9]757

卷三百六十三:"治小儿头生疮。手爬处即延,谓之胎癣。治法先以葱盐水洗,轻粉、桑木、蛀屑(煅存性)研匀,生麻油调搽。"[9]164"凡小儿面上疮谓之眉炼,耳上疮谓之辄耳,足上疮谓之靴癣。此三者,究其本皆谬名也。《经》曰:诸痛痒疮疡,皆属心。乃血热极而致然也。或谓《内经》大概,不可便以为皆然,此不明造化之道也,慎勿妄信。可用铫针刺之出血。一刺不愈,当复刺之,再刺不愈,则三刺之必愈也。《内经》曰:血实者决之。眉炼不可药傅之,以其疮多则痒,痒则爬,药入眼则目必损矣。"[9]173,174"前甲散治小儿眉丛中生疮。名曰炼银癣,用穿山甲前膊鳞,炙焦为细末,麻油轻粉调傅。黄连散:治小儿眉炼。黄连、大黄、黄芩、百药煎(各等分),轻粉(少许),陀僧。上为极细末,每用不拘多少,油蜜调搽,立效。"[9]174"治小儿面湮疮、浴银炼。云疮者,是母受胎之日,食酸辣及邪味过度,多生此疮。用百药煎半两、生白矾二钱。为细末,小油调,旋搽之。治小儿炼胤疮并眉炼疮方:用黑驴屎晒干烧灰,清油调搽,立效。"[9]174"治眉炼头疮……用小麦不拘多少。略烧令黑色。存性。为末。以小油调涂疮上。"[9]1434

卷三百八十一:"蟾酥散(出全婴方)治小儿走马疳,牙龈臭烂,侵蚀唇鼻。先用甘草汤洗去皮,令血出涂之。亦理身上肥疮,但是疳疮用之立效。疮干好麻油调,湿则干用。蚵蚾(黄纸裹火煨焦)、黄连(各末一两),青黛(一钱)。上为末,入麝香研和,依方用之。又南星入雄黄煨,入麝香为末,傅之。"[9]643

卷四百七:"夫小儿体有风热,脾肺不利,或湿邪搏于皮肤,壅滞血气,皮肤顽厚,则变诸癣,或长或圆,渐渐长大,得寒则稍减,暖则痒闷,搔之即黄汁出。又或在面上皮如甲错干燥,谓之奶癣,此由饮乳乳汁渍着乃生,复以乳汁洗之,即差……治癣及室女花癣、小儿奶癣:用韭菜根汁,先揉破,次涂之。治襁褓小儿面上生奶癣,用白胶香碾为极细末,酸浆水调傅,一日两上。治小儿奶癣疮:用烧狗屎灰和猪脂涂之。"[9]1395-1398

卷四百八:"治小儿面湮疮,俗云炼银疮者。是母受胎之日,食酸辣及邪物过度,多生此疮。用百叶煎半两、白矾二钱为末,小油调搽之。神效。"[9]1434

《本草纲目·卷七》:"【主治】偏坠疝气,研末,热酒调服二钱。又主炼眉疮、汤火疮,研末,入轻粉少许敷之。锅上黝,烂肉。"[28]278

卷二十二:"眉炼头疮:用小麦烧存性,为末。油调傅。"[28]884

卷三十九:"炼眉疮癣:小儿面湮疮,又名炼银疮,乃母受胎时,食酸辣邪物所致。用百药煎五钱,生白矾二钱,为末,油调搽之。"[28]1360

卷四十一:"小儿胎癣:小儿头生疮,手爬处即延生,谓之胎癣。先以葱盐汤洗净,用桑木蛀屑烧存性,入轻粉等分,油和敷之。"[28]1390

卷四十三:"眉炼癣疮生眉中者:穿山甲前膊鳞,炙焦为末,清油和轻粉调傅。"[28]1434

卷五十:"【主治】扑损恶疮(颂)。涂小儿解颅、头疮,及脐肿、眉疮、病疥。服之,补骨髓,益虚劳(时珍)……小儿眉疮:猪颈骨髓六七枚,白胶香二钱,同入铜器熬稠,待冷为末,麻油调涂。"[28]1591

《古今医鉴·卷十四》:"玉蟾散,治小儿走马牙疳,牙龈臭烂,侵蚀唇鼻。先用甘草水洗净,令血出涂之,亦理身上肥疮,但是疳疮用之,立效。蚵皮(即虾蟆,不鸣不跳者是,用黄泥裹,火煨焦,二钱半),黄连(二钱半),麝香(少许),青黛(一钱)。上为末,湿则干掺,干则香油调抹之。"[32]379,380

《寿世保元·卷八》:"立效散,治走马牙疳。

青黛、黄柏、枯矾、五倍子(各一钱)，上药共为细末，用米泔水先漱口内，掺入患处。一论小儿走马牙疳，牙根臭烂，侵蚀唇鼻，先用甘草汤洗皮令血出，涂之。亦理身上肥疮，但是疳疮，用之立效。”[33]601

《外科启玄·卷七》:“白壳疮者即癣也，而有四种，曰风癣、杨梅癣、花癣、牛皮癣，皆因毛孔受风湿之邪所生外，小儿一种因吃湿奶名曰湿奶癣。久则有虫，宜粉霜滓搽之立效。”[43]53

“胎毒疮恋眉疮”:“在腹胎之中，其母过食五辛酒肉厚味，遗毒于胎，则生子故有是疮。宜清热消风祛毒之剂治之，外宜搽药。仍忌发物及母欲乳，不然，恐难愈也。”[43]49

《本草单方·卷十七外科》:“炼眉疮癣，小儿面湮疮，又名炼银疮，乃母受胎时，食酸辣等物所致。用百药煎五钱、生白矾二钱为末，油调搽之。”[50]407

卷十五“幼科”:“婴儿胎疮满头。用水边乌桕树根晒研，入雄黄末少许，生油调搽(《经验良方》)。”[50]358“小儿眉疮。黑驴屎烧研，油调涂之，立效(《圣惠方》)。”[50]357

《原幼心法·下卷》:“前甲散，治小儿眉丛中生疮，名曰炼银疮。穿山甲前膊鳞，炙焦为细末，麻油轻粉调敷。”[51]240

《幼科类萃·卷二十七 杂证门》:“前甲散治小儿眉丛中生疮，名曰炼银疮。穿山甲前膊鳞，炙焦为细末，麻油、轻粉调敷。”[52]447

《秘传外科方·追疔夺命汤、飞龙夺命丹》:“小儿乳癣，以粉草擦之，后用油调酱抹。”[54]122

“合掌散”:“恋眉疮，猪腿筒骨五根或七根，生打开取髓，入铜铫熔却旋旋随多少入白胶香末，搅匀成膏为则，取出于新砖上，去火毒一时，研末，入轻粉，随骨数几帖，油调搽，湿则干掺。”[54]163

《卫生易简方·丹毒疮疖》:“治小儿乳癣，用粉草擦之，后用油酱抹。”[55]337

《本草汇言·肥皂荚》:“(《摘玄方》)治大人小儿，头耳诸疮，并眉疮痒癣，或燕窝等疮。用肥皂荚一个去核，生明矾一钱，内入盐泥固封，火煅存性，共矾研末，香油调搽。”[59]371

《简明医彀·卷六》:“眉疮(生眉上)：用倾银罐研为极细末，加轻粉少许，麻油调敷。”[60]347

《急救良方·卷二》:“治小儿眉炼头疮，用小麦不拘多少，烧令黑色，存性为末，以小油调敷之。”[61]70

《医学入门·外集卷五》:“胎疮必先化其毒，次用父便刷如神。一二岁生疮遍身，先服五福化毒丹，或犀角消毒饮;外用父小便，鹅翎蘸刷。湿者，青黛末干掺。”[62]437,438

《保幼新编·遍身胎肿》:“胎肿、胎疮，马胎烧存性作末，和油涂之为妙。”[63]40

《彤园医书(小儿科)》:“浴汤法桃、槐、桑、柳、梅五枝等分，切碎煎汤，布滤去滓，浴时下猪胆汁一枚以去其污秽，且能滋润肌肤，令儿不生胎疮。俗法春冬用艾汤水、檀香汤，夏秋用茶汤之类，亦各随其便。”[64]

《神农本草经疏·卷二十二 虫鱼部下品》:“主治参互《肘后方》治小儿头面疮：蛇蜕烧灰，腊猪脂和傅之，并治小儿月蚀。”[10]648

《幼科切要·头部门》:“三妙散，治小儿头面疮秃。松香、枯矾(各三钱)，黄丹(一钱)。为末，调麻油搽之。三黄散：治小儿头面一切热疮肥疮，并耳根湿烂。黄芩、黄柏、黄连、扫粉(各一钱)，上为细末调淡猪油搽之。”[11]327

《外科方外奇方·卷四》:“治癣神效方：硫黄(五两)，红矾(四两)，火酒(四两)。先将硫黄入铜杓内化开，用酒煮干，与红矾同研细末，米醋调搽，或先用穿山甲刮微破……一乳癣，前药加松香(二钱)。”[15]111“小儿胎疮方……苦参(一两，研细)用母发(一团)……鸡子黄(十个)熬出油，调入，候凝抹之。”[15]125

《医宗金鉴·胎瘢疮》:“瘢疮始发头眉间，胎中血热受风缠，干痒白屑湿淫水，热极红晕类火丹。(注)此证生婴儿头顶，或生眉端，又名奶癣。痒起白屑，形如癣疥，由胎中血热，落草受风缠绵，此系干瘢;有误用烫洗，皮肤起粟，搔痒

无度，黄水浸淫，延及遍身，即成湿癥。俱服消风导赤汤，干者抹润肌膏；湿者用嫩黄柏头末，与滑石等分撒之。脓痂过厚，再以润肌膏润之。又有热极皮肤火热，红晕成片，游走状如火丹，治法不宜收敛，只宜外发，宜服五福化毒丹，亦以润肌膏抹之；痒甚者，俱用乌云膏搽之。乳母俱忌河海鱼腥、鸡、鹅、辛辣、动风、发物，缓缓自效。”[22]443,444

《吴氏医方汇编·第二册》：“奶癣，乃小儿在胎中，母食五辛，父飧炙煿，遗热于胎。生后颈面遍身发为奶癣，流脂成片，睡卧不安，瘙痒不绝。内服、外敷，俱以解毒为主，方能奏功。”[23]101

《彤园医书(外科)·卷四发无定处》：“胎癥一名奶癣，生头颈眉端，痒起白屑，形如疥癣。由胎中血热，落草受风而成。初系干癣，若误用热水烫洗，致皮肤起粟，瘙痒无度，黄水浸淫，延及遍身，即成湿癣。俱服消风导赤汤。若皮肤火热，红晕成片，游走如丹者，兼服五福化毒丹。干癣燥痒，常涂润肌膏。湿癣瘙痒常涂二神膏，痒甚涂乌云膏。”[24]122

卷五“肿疡初起”：“消风导赤汤 治小儿奶癣，血热受风诸斑疹。炒研牛子、白鲜皮、生地、赤茯苓、银花、木通、薄荷(各一钱)，川连、甘草梢、淡竹叶(各五分)。”[24]155

《外科证治全书·卷一》：“眉丛生细疮如疥作脓，破流黄水结痂，小儿多患之。用穿山甲前膊上甲炙焦为末，入轻粉少许研匀，菜油调搽即愈。又方：用蒜瓣烧灰，灯盏油调搽。”[25]24,25“其于婴孩也：为遗毒烂斑，为胎瘤，为痘痈，痘疽，为痘烂，为痘风，为奶癣，胎癥疮。”[25]5

卷四：“胎癣，俗名奶癣，生婴儿头面，或生眉端，搔痒流脂成片，久则延及遍身。宜用纹蛤散搽之，或绣球丸亦效。乳母须忌一切动风湿发物。”[25]127

《外科备要·胎癥》：“生婴儿头顶或生眉端，又名奶癣，痒起白屑，形如癣疥，由胎中血热，落草受风而成。初系干癥，有误用汤洗，皮肤起粟，瘙痒无度，黄水浸淫，延及遍身，即成湿癥。俱用消风导赤汤(露)，干者抹润肌膏(阙)，湿者用嫩黄柏头末与滑石等分撒之，或涂二神膏(翔)，脓痂过厚，再以润肌膏(阙)润之。又有热极，红晕成片游走，状如火丹，治法不宜收敛，只宜外发，宜服五福化毒丹(露)，亦以润肌膏抹之(阙)，痒甚者俱涂乌云膏(河)。乳母俱忌河海鱼腥、鸡鹅、辛辣动风发物，缓缓自效。”[26]290

《婴儿论·辨疮疹脉症并治第四》：“附子煎方：附子(一块)，韶脑(五分)。上二味，以酒二升，煎取一升，温洗，日二三次，以疮愈为度。胎癣毒肿，若痈疮，俱宜清冷膏解之。”[29]92

《急救广生集·卷六 幼科》：“胎癣：小儿头生疮，手爬处即延生，谓之胎癣。先以葱盐汤洗净，用桑木蛀屑烧存性，入轻粉等分，油和敷之。”[30]136“胎疮满头用水边乌桕树根晒，研入雄黄末少许，生油调搽。”[30]136“眉疮：猪颈骨髓(六七枚)，白胶香(二钱)，同入铜器熬稠，待冷为末，麻油调涂。眉癣小儿眉毛眼睫，因癣退不生，用旋覆花、天麻苗、防风(各等分)为末，洗净，以油调涂之。眉练癣疮：蛇床子杵末，和猪脂涂之。眉练疥癣：松香(二两)，蛤粉(五钱)，青黛(二钱)。烛油调涂。”[30]138

《大小诸证方论·胎毒肥疮方》：“花椒(三钱)，白芷(三钱)，黄柏(三钱)，铅粉(三钱)，枯矾(三钱)。共为细末，麻油调敷，甚效。”[34]24

《傅氏杂方·胎毒肥疮方》：“花椒(三钱)，白芷、黄柏、铅粉(各二钱)，枯矾(三钱)。共为细末，麻油调敷，甚效。”[35]196

《良朋汇集经验神方·卷四》：“治小儿胎毒肥疮：五倍子、香白芷各一两，黄丹、花椒各五钱，枯矾二钱。上为细末，香油调搽。湿则干上。”[36]159

《冯氏锦囊秘录·肥疮方》：“松香(二钱，入葱管，饭上蒸化，待冷，去葱用)，真铅粉(二钱)，东丹(八分)，枯矾(一钱)。共研细末，熟香油调抹。”[37]541

《寿世编·上卷》：“胎毒肥疮：五倍、白芷、花椒各三钱，枯矾二钱，共为末，麻油调搽，干敷亦可。”[38]47

《验方新编·小儿胎毒肥疮》：“又，胎毒肥疮，脓窠疥疮并黄水等疮验方：硫黄、花椒、烟膏、炒黄柏、黄丹、大枫子、樟脑、铜青、枯矾、轻粉各一钱，共研细末，用菜油调搽极效。”[39]386

“小儿胎疮”：“麻油三两，同鲜槐树嫩枝熬枯去渣，入铅粉一两，轻粉五钱，石膏三钱，和匀调搽。”[39]386

“小儿乳癣”：“小儿初生，症类疥癣，先起手足，次遍腹背，缠绵不已。先用姜蚕，不拘多少，去嘴研末，煎汤浴之，或一日一次，或一日二次，毒出，再用真青黛、黄柏、枯矾、雄黄、百药煎、硫黄，各等分研末，湿则干搽，干则香油调搽，以愈为度。名换形散。”[39]175

“小儿奶癣疮”：“大枫子肉、黄柏各五钱，蛇床三钱，枯矾、雄黄各一钱，轻粉一钱二分，共为末，腊猪油调搽。又方：川贝母、金银花各二两，为末，炼蜜为丸，每重一钱，开水化服。”[39]386

“小儿胎毒胎疮”：“小儿头上红赤痒极，搔破出血，痒后大哭不睡，或遍身无皮，一片血肉，其痒非常。用白附子、蛇床子、黄丹各五钱，羌活、独活、白鲜皮、飞滑石、雄黄、枯矾各三钱五分，胭脂三钱五分（烧灰），共研极细末，疮干香油调搽，疮湿即干掺之，一切痒疮皆效。”[39]386

《家用良方·卷三》：“小儿胎疮：千里光（研）五钱，枯矾五钱（研），紫草一钱。共研细末，入麻油内蒸熟调搽。”[41]166“婴儿胎疮满头……用水边乌柏树根晒干研末，入雄黄少许，生油涂搽。”[41]175

《洞天奥旨·卷九》：“白壳疮，生于两手臂居多，或有生于身上者，亦顽癣之类也。如风癣、花癣、牛皮癣、杨梅癣，皆因毛窍受风湿之邪，而皮肤无气血之润，毒乃附之而生癣矣。此等之疮，非一二剂补气补血可以速愈也，故必须外治为妙。更有一种小儿，食母之湿乳，流落唇吻，积于两颔，间亦生癣疮，名曰‘湿奶癣’，与前疮少异。盖风、花、牛皮、杨梅癣，多是风燥之疮，而奶湿疮实湿症也。”[44]108,109

“胎毒疮 恋眉疮”：“疮生于头上、眉上，终年终月而不愈，皆受母胎之毒也。似与秃疮相同，然而秃疮止生于头，而不生于眉也。今头与眉俱生，尤胎毒之重者也。故秃疮可以外治，而恋眉之疮必须内外兼治。倘疮止生头上，用清首汤妙矣。或儿畏汤剂，不肯吞服，亦可止用蜗蜂丹外治，无不愈者。若头眉俱生，必须先服清首汤，另用释眉丹外搽，不至淹缠岁月也。”[44]100

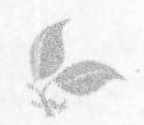

《保婴撮要·卷十二》：“眉炼者，谓小儿两眉间生疮，如疥癣。当求其因而药之。盖眉属胆经，若原禀肝胆经热，或乳母肝胆经有热者，用柴胡栀子散。或乳母食厚味醇酒者，用加味清胃散。或乳母有郁怒者，用加味逍遥散，俱与乳母服，子亦饮少许。仍参前症主之。”[46]657“牛黄解毒散：治胎毒，头面生癞，或延及遍身，痒痛不安，浸淫不愈，及眉炼疮。生甘草（一两），牛黄（五钱，膏粱之子必用之），金银花（一两）。上各为末，每服二三分，乳汁调服，或用甘草煎膏为丸，如芡实大。每服一丸，白汤化下，外敷清金散亦可。”[46]656

《幼科证治准绳·眉炼疮》：“〔薛〕眉炼者，谓小儿两眉间生疮如疥癣，当求其因而药之。盖眉属胆经，若原禀肝胆经热，或乳母肝胆经有热者，用柴胡栀子散。或乳母食厚味醇酒者，用加味清胃散。或乳母有郁怒者，用加味逍遥散。俱与乳母服，子亦饮少许，仍参前证主之。”[47]264,265

《幼科证治大全·九六 眉疮》：“薛氏曰：眉疮者，谓小儿两眉间生疮，如疥癣，当求其因而药之。《医统》金银散小儿眉间生疮。名曰炼银疮。煅金银锅（一个），轻粉（五分）。上为细末，麻油调傅。《准绳》治眉炼：烧小麦存性，研细，好油调涂。”[48]101

《疡医大全·炼银疮门主论》：“李东垣曰：炼银疮即面湮疮，是母受胎之日，喜食酸辣及邪味过度，多生此疮。”[53]1137

“奶癣疮门主论”：“陈实功曰：儿在胎中，母食五辛，喜飧炙煿，遗热与儿，生后头面遍身发为奶癣，流脂成片，睡卧不安，瘙痒不绝，治以文蛤散。(《正宗》)吴半千曰：小儿初生奶癣，类乎疥癞。初起手足，次延腹背，缠绵不已。用僵蚕不拘多少，去嘴研末，煎汤浴之，或一日一次，毒必发生，然后用青黛散搓之。"[53]1120

"恋眉疮门主论"："申斗垣曰：儿在胎中，母食五辛，父飧炙煿，遗热与儿，生后眉间如癣，流脂成片，瘙痒不绝，名曰恋眉疮，又名炼眉疮。(《启玄》)"[53]415

《幼科推拿秘书·良方》："治小儿乳癣：多生耳后。令伊母嚼白米成膏，涂之即愈。"[56]65

《奇方类编·小儿乳癣》："小儿初生症类疥癣起于手足，次遍腹背，缠绵不已。先用涤垢汤以洗之，后用换形散以搽之。涤垢汤：用姜蚕不拘多少，去嘴研末，煎汤浴之。或一日一次，或二日一次，毒必发出，然后揸之。换形散：青黛、黄柏、枯矾、雄黄、百药煎、硫黄各等分，研末。湿则干揸，干则香油调揸，以愈为度。又方：用如意草捣涂之，亦愈。"[57]97

《经验良方全集·小儿疮疾》："治小儿乳癣小儿初生，症类疥癣，先起手足，次遍腹背，缠绵不已。先用涤垢汤洗之，次用换形散揸之。涤垢汤用僵蚕不拘多少，去嘴，研末，煎汤浴之，或一日一次，或一日二次，毒必发出，然后揸之。"[58]159

《鸡鸣录·儿科第二》："胎疮满头：水边乌柏树根，晒燥研末，入雄黄少许，生麻油调涂。"[65]7

《潜斋简效方·小儿诸病》："胎毒、胎疮：胭脂、胆矾、黄柏、东丹等分研末，菜油调搽。水边柏树根白皮晒研，入雄黄末少许，生油调搽。"[66]484

《得配本草·卷八》："百药煎(即倍子酿过者)酸咸，微甘。清肺化痰(能聚周身顽痰于一处)。得槐花，治酒毒血痢。佐荆炭，治大便下血。合生白矾末，油调，搽小儿炼眉疮癣。"[67]228

《本草易读·麦麸》："小儿眉疮，炒黑末酒合敷。"[68]239

《喻选古方试验·卷四》："小儿眉疮：小麦麸炒黑，研末，酒调傅。"[69]189

《回生集·卷下》："婴儿胎疮满头者，用水边乌柏树根晒研，入雄黄末少许，生油调搽。"[70]55

《救生集·卷三》："婴儿胎疮满头者用水边乌柏树根晒研，入雄黄末少许，生油调搽。"[71]188

《黄澹翁医案·卷三》："治小儿乳癣疮(方拟松柏丹)：松香(熬，一两)、黄柏(二钱)，雄黄(二钱)，冰片(少许)，黄丹(二钱)。共为末，菜油搽，如发热风疳，加大黄(二钱)、青黛(一钱)。"[73]21

《儿科要略·第九章杂证论治》："柏油膏外用。治小儿头上肥疮，羊胡疮，奶癣疮，脓窠疮。柏油(一斤)，麻油(四两)，明矾、铜绿(各二两)，铅粉(一两)。共入锅内熬成红色，下黄蜡，入羊胆汁或猪胆汁一个，搅匀，瓷钵收贮。"[72]658

《疡科纲要·卷下》："治眼癣漏睛疮，鼻䘌、唇疳、乳癣、乳疳、脐疮、脐漏及肛疡诸痔，茎疳、阴蚀等证，不能用拔毒去腐三仙等丹者。川古勇连、川柏皮、玄参(各四两)，大生地、生龟板(各六两)，当归全(三两)。上各切片，用麻油五斤，文火先煎生地、龟板二十分钟，再入诸药，煎枯漉滓净，再上缓火，入黄蜡二十两，化匀，密收候用。"[16]67,68

《丁甘仁先生家传珍方·丹方》："八宝月华丹：专治眼科要药，亦可治痔疮湿热，乳癣亦可敷掺。浮水甘石(一两)，羌活、荆芥、防风、细辛、薄荷、麻黄、白芷、赤芍、大黄、黄芩、黄柏、当归、木贼草、龙胆草、密蒙花、蝉衣、蔓荆子、甘菊花各等分一钱，共煎汁。将甘石煅透，倾入令干，再用川连五分，煎汁煅于前法，研极细末，加朱砂三钱，每一钱加梅片一分。"[17]58,59

《鲟溪秘传简验方·鲟溪外治方选·卷上·眉门》："小儿眉疮：小麦麸炒黑，研末，酒调涂。"[31]179

卷下："小儿头疮，爬即延生为胎癣。葱盐汤洗净，后以桑中木蛀屑，烧，研，油和，敷。"[31]269

卷下："胎毒、胎疮。胭脂、胆矾、黄柏、东丹等分，研末，菜油调搽。又方：水边柏树根白皮，晒，研，入雄黄末少许，生油调，搽。"[31]243

《中医大辞典》："胎风病名。系新生儿皮肤红赤如丹的一种病证。见《保婴撮要》卷三。又名胎赤。由母体脾胃积热，传给胎儿所致。胎儿出生后，身热皮肤湿红，形如水烫火伤之状。胎宜清泄热毒。母、婴内服清胃汤，外敷如意金黄散。相当于新生儿丹毒。”[74]163

《简明中医古病名辞典》：“胎风……《世医得效方》卷十一：‘蝎梢散治胎风。’即胎搐。又称胎痫。指因禀赋不足，心肝气虚，感受风寒所致壮热吐岘、手足抽掣、睡卧惊悸、精神不宁等病证。相当于现代医学的新生儿手足搐搦症。”[75]143

《中医儿科学》：“奶疹以起病急、高热2～5日后骤然下降，随即肢体出现疹子为其特征，冬、春二季较多见。现代医学称为幼儿急疹或婴儿玫瑰疹。中医又称为奶疹、烂衣疮或瘙疹，因其形状与麻疹相似，故民间亦有称为假疹者。它是婴儿期的一种较轻型的急性发疹性传染病。好发于一岁以内哺乳之婴幼儿，最小亦有生后二周者。在明代马之骐著《疹科纂要》中即对本病有所描述，如‘若初生婴儿未及满月，或百日内外，或未生痘疹之先，遍身发出红点，如粟米状，满月内外名烂衣疮，百日内外及未生痘疮之先，名为瘙疹，皆不治自愈。’由此可知，本病的预后多属良好。”[76]259

《简明中医病证辞典》：“黄水疮……病名。见《外科正宗》卷十一。为《GB/T 16751.1—1997中医临床诊疗术语——疾病部分》标准病名。又名滴脓疮、黄烂疮、面上流肥脓疮、脓窝疮、脓窠疮、脓窠烂疮、黄水黏疮。为一种皮肤生脓疱的时行疾患。本病多见于小儿。初起有红斑或水疱，约黄豆大小，迅速变成脓疱，界限分明，四周轻度红晕，疱壁极薄，初为透明水疱，迅速变成混浊脓疱，疱壁易破，糜烂，渗流黄水，干燥后结成脓痂，待痂皮脱落后则愈，伴瘙痒等症。多发生于头面、耳、项等处，有时可蔓延至全身。常在夏秋季流行。盖由脾胃湿热蕴蒸，复受风邪，风湿热三邪相搏而致。治宜祛风胜湿、清热凉血。内服升麻消毒饮。若风邪胜者服消风散；湿热重者服平胃散。外治用青黛散。”[77]1106

《中医外科学概要》：“又有一种胎癣，俗名奶癣，生在婴儿头面，瘙痒成片，流出脂状湿水，久则蔓延全身。”[78]74

《实用外科中药治疗学》：“原因：多发生于二三个月至两岁的婴儿，乳儿皮肤抵抗力薄弱，加上外来的刺激，极易发生湿疹，例如穿的羊毛做的衣着用品，肥皂和其他刺激。有些是小儿对所吃食物发生过敏，主要对某种食物，特别是蛋白质；有的认为喂奶太多，致消化不良和便秘。这病在男孩多于女孩，肥胖者尤多。症状：多半发生在头部、额部、脸部、颈部、耳后、下颌部、腋下，有的扩展到躯干、四肢、腹股沟等处。先发生局限性红斑，皮肤粗糙发红，有许多小裂口，渗流血清（黄脂水），或在红肿的皮肤面上，密生许多丘疹或水疱，非常痒，因搔爬将角质层剥脱而现湿润面，脂水干后就结痂。此病每延缠着很长时间不易好。”[79]87

《中医外科学讲义》：“奶癣有二种：一种为胎癣，因其生于吃奶小儿的头面或遍身，亦称奶癣；另一种生于乳母的乳晕部。”[80]146、147

《中医儿科学》：“奶癣，又名胎癥疮，现代医学称婴儿湿疹。常见于一个月至一岁以内的哺乳婴儿，尤以百日之内更为多见，故称奶癣。疮疹好发于头额及眉间是本病的主要特点。”[81]240

《中医儿科学》：“奶癣是小儿常见的皮肤疾患，《诸病源候论》谓之‘胎癣’，《外科心法要诀》称为‘胎癥疮’。多发于婴儿出生后数日至数月内。好发于面部、头颈部皮肤，胸腹及其他部位亦可发生。初起发现粟粒大小红疹、瘙痒，若处理不当，蔓延迅速，可发展成片，有皮肤灼热，奇痒不安，渗液糜烂，结痂脱屑等各种表现。”[82]31

《实用中医外科学》：“小儿哺乳时所生之癣疾，谓之奶癣，又叫胎癣。此癣不是现代医学的‘癣’，而是现在所说的‘婴儿湿疹’。本病在中医文献中早有记载，如隋代《诸病源候论·小儿杂病诸候·癣候》中说：‘小儿面上，癣皮如甲错起干燥，谓之乳癣。言儿饮乳，乳汁渍污儿面，

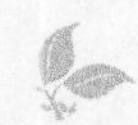

变生此症。'在'口下黄肥疮候''耳疮候''浸淫疮候'中均有类似记载。明《外科正宗·奶癣》指出了病因,描述了皮损。如'奶癣因儿在胎中,母食五辛,父餐炙煿,遗热与儿。头面遍身发为奶癣,流滋成片、睡卧不安、瘙痒不绝。'清《医宗金鉴·外科心法要诀·婴儿部》中叫'胎癥疮',说:'此证生婴儿头顶,或生眉端,又名奶癣。痒起白屑,形如癣疥,由胎中血热,落草受风缠绵,引系干癥;有误用烫洗,皮肤起粟,瘙痒无度,黄水浸淫,延及遍身,即成湿癥。'临床所见,奶癣即是现代医学的'婴儿湿疹',尚包括一部分异位性皮炎的婴儿期在内,多开始发于1~3个月的婴儿。"[83]461

《中医外科学》:"小儿哺乳时所生之癣疾,谓之奶癣,又叫胎癣。此癣不是现代医学的'癣',而是现在所说的'婴儿湿疹'。本病在中医文献中早有记载,如隋代《诸病源候论·小儿杂病诸候·癣候》中说:'小儿面上,癣皮如甲错起干燥,谓之乳癣。言儿饮乳,乳汁渍污儿面,变生此症'。在'口下黄肥疮候''耳疮候''浸淫疮候'中均有类似记载。明代《外科正宗·奶癣》指出了病因,描述了皮损。如说:'奶癣因儿在胎中,母食五辛,父餐炙煿,遗热与儿。头面遍身发为奶癣,流滋成片,睡卧不安,瘙痒不绝。'清代《医宗金鉴·外科心法要诀·婴儿部》中叫'胎敛疮',说:'此证生婴儿头顶,或生眉端,又名奶癣。痒起白屑,形如癣疥,由胎中血热,落草受风缠绵,此系干敛;有误用烫洗,皮肤起粟,瘙痒无度,黄水浸淫,延及遍身,即成湿敛。'临床所见奶癣即是现代臀学的'婴儿湿疹',尚包括一部分婴儿异位性皮炎,多发于1~3个月的婴儿。"[84]280,281

《初生儿病证》:"小儿哺乳期所生之癣疾,谓之奶癣,又称胎癥疮、胎癣,即婴儿湿疹。"[85]319

《中医外科学》:"奶癣(婴儿湿疹):见于1个月至2岁的小儿,好发于二腮及前额。初起皮肤发红,干燥脱屑,奇痒,夜间更甚,吵闹不安;搔后或衣领枕头摩擦后,则在原先干燥处发生丘疹和水疱,破后糜烂,滋水淋漓;滋水干后,渐渐结痂,甚至可蔓延至颈项、胸腋等处。用肥皂或热水洗脸后,病变增剧。虽经治愈,可以反复发作,往往拖延一二年会自行消失。"[86]165,166

《骨伤科皮科应用必备》:"奶癣是指发生在婴儿头面、躯干、四肢,初为簇集或散在红斑、丘疹样的疾病。又称胎癣疮。西医称为婴儿湿疹。多因其母怀胎过程中过食辛辣、炙酒厚味遗热于小儿,生后又感风湿,搏于气血所致,治疗时宜清热、祛风、除湿。"[87]122

《中医儿科学》:"奶癣,又名胎癥疮,现代医学称婴儿湿疹。常见于1月~1岁以内的哺乳婴儿,尤以百日之内的婴儿更为多见,故称奶癣。疮疹好发于头额及眉间是本病的主要特点。"[88]199

《中医外科学》:"小儿哺乳时所生之癣疾,谓之奶癣,又叫胎癣。相当于西医的'婴儿湿疹'。"[89]348

《新编中医皮肤病学》:"奶癣是一种婴儿常见的过敏性皮肤病。以头皮、面部,多形性皮损,剧烈瘙痒,反复发作为临床特征。多见于人工哺育的婴儿。本病相当于西医所指的婴儿湿疹。奶癣病名,出自《外科正宗》,后世医家根据发病病因、时间、部位,而有胎癣、胎敛疮、乳癣、奶腥疮、恋眉疮等之称。另有医家将本病分为干、湿两种类型;湿者以渗水为主,称为湿敛;干者以脱屑为主,称为干敛或奶癣。本病属疮、癣类皮肤病的范畴。"[90]262

《中医外科学》:"奶癣(婴儿湿疹):见于1个月至2岁的小儿,好发于二腮及前额。初起皮肤发红,干燥脱屑,奇痒,夜间更甚,吵闹不安;搔后或衣领枕头摩擦后,则在原先干燥处发生丘疹和水疱,破后糜烂,滋水淋漓;滋水干后,渐渐结痂,甚至可蔓延至颈项、胸腋等处。用肥皂或热水洗脸后,病变增剧。虽经治愈,可以反复发作,往往拖延一两年会自行消失。"[91]194

《中医儿科学》:"奶癣,又名胎癥疮,现代医学称婴儿湿疹。常见于1月~1岁以内的哺乳婴儿，尤以百日之内的婴儿更为多见，故称奶癣。疮疹好发于头额及眉间是本病的主要特点。”[92]228

《皮肤病性病中西医结合诊疗与防护》：“奶癣是婴儿哺乳时常见的过敏性皮肤病。以头皮、面部红斑、渗出、结痂等多形性皮损，剧烈瘙痒，反复发作为临床特征。多见于人工哺育的婴儿。又称胎敛疮。”[93]124

《中医药学名词》：“奶癣……以哺乳期婴儿面部出现的湿性或干性皮疹，破后出现点状糜烂、渗液、结痂并伴剧烈瘙痒为主要表现的皮肤病。”[95]209

《中医儿科诊疗学》：“婴儿湿疹是现代医学的病名，中医称之为‘胎疮’。盖因是疾受自胎中，故名之。《诸病源候论》谓之‘奶癣’，又名‘胎癣’；《医宗金鉴》名之为‘胎癥疮’。是儿科常见的皮肤疾患，多发于婴儿出生后数日，或1～2个月内，皮肤表面出现红粒红疹，奇痒流脂，蔓延迅速，任何部位，都会发生，特别显现于面部，湿疹形态不一，外观有红疹、水泡、脓泡以及糜烂、结痂、落屑等各种症状。本病虽无危及生命的严重性，但奇痒不舒，影响睡眠，病程较长，有碍于婴幼儿的健康。”[96]229,230

《内儿科学》：“婴儿湿疹是一种变态反应性皮炎。多发生于授乳期，主要是由于具有过敏性体质(或渗出性素质)的患儿，对母乳、食物或外界刺激过敏所致。以多形性皮疹、瘙痒、反复发作为主要临床特征。本病中医学称为胎癥疮、奶癣、胎癣等。”[97]630

《朱仁康临床经验集》：“本例婴儿湿疹，中医称胎癥疮。其成因为先天不足，胃强脾弱，胃强则食多量大，脾弱则运化失职，以致完谷不化，水湿内生，浸淫成疮。病根主要在脾，故治疗上着重治脾，补其脾虚，脾弱转强，水谷得运，湿亦无从产生。”[98]95

《中医皮肤病学简编》：“婴儿湿疹，又名胎癥疮、头面疮。发生于满月至一月左右的婴儿。临床上分为两型：湿癥，属于婴儿湿疹。干癥，属于脂溢性皮炎疾患范畴之内。婴儿湿疹，因其好发部位而命名。如粟疮、椒疮(眼睑淡疹)、鼻䘌疮(鼻部湿疹)、旋耳疮、月食疮(外耳湿疹)、燕窝疮(口围湿疹)、烟尻疮(臀部湿疹)等。”[99]23

《实用中医皮肤病学》：“婴儿湿疹，是一种多发于2岁以内婴儿期的湿疹。中医称为胎癥疮、奶癣。《医宗金鉴》‘胎癥疮’云：‘此证生婴儿头顶，或生眉端，又名奶癣’。本症多发于婴儿头面部，重者波及全身，秋冬季节好发。”[100]143,144

《临床皮肤病学》：“婴儿湿疹……是婴儿常见的一种皮肤病，中医学称为奶癣。是发生在婴儿头面部的一种急性或亚急性湿疹。近来认为本病即是异位性皮炎的婴儿期，但亦有人认为并不是所有婴儿湿疹都是异位性皮炎，仍主张沿用这一病名。其临床表现详见异位性皮炎。”[101]427

《简明中医皮肤病学》：“婴儿湿疹是婴儿比较常见的皮肤病。主要发生于头面，严重也可在躯干、四肢。皮疹为多形性，自觉剧痒。与中医学文献中记载的‘奶癣’‘胎癥疮’相类似。如《外科正宗》记载：‘奶癣，儿在胎中，母食五辛，父餐炙煿，遗热与儿，生后头面遍身发为奶癣，流脂成片，睡卧不安，瘙痒不绝。’又如《医宗金鉴·外科心法》胎癥疮记载：‘此证生婴儿头顶，或生眉端，又名奶癣。痒起白屑，形如癣疥，由胎中血热，落草受风缠绵，引系干癥；有误用烫洗，皮肤起粟，瘙痒无度，黄水浸淫，延及遍身，即成湿癥。’本病多因胎中遗热遗毒，或饮食失调，脾失健运，内蕴湿热，外受风湿热邪而致。”[102]172

《实用小儿皮肤病学》：“本病又名婴儿异位性皮炎，新近教科书已将本病归入异位性皮炎的第一期表现。但是许多婴儿湿疹没有家族性，而是独立的疾病。”[103]103

《中医外科学》(辽宁中医学院等)：“婴儿湿疹在临床中甚为多见，主要发生在头面，重者也可延及躯干和四肢。本病湿性者多发于1～3个月的肥胖婴儿；干性者往往发生在1岁以上较为

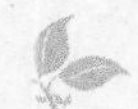

消瘦的小儿。"[104]99

《中西医临床皮肤病学》:"本病多见于肥胖渗出性体质婴儿,尤多见于人工哺育婴儿。病因比较复杂,其发病与多种内外因素有关。一般认为多因过度营养,消化不良,对食物过敏或某些外界刺激(肥皂、羽毛、毛衣等)所致。与遗传亦有一定关系。"[105]188

《现代中医皮肤病学》:"婴儿湿疹:多为急性或亚急性湿疹表现。主要发生在两颊、额部及头皮。其皮疹特点主要分为两型;即渗出型及干燥型。渗出型湿疹多发生于肥胖有渗出性体质的婴儿,可表现红斑,边界不清,有针尖大丘疹、丘疱疹密集,也可有水疱及渗液。渗液干燥则形成黄色厚薄不一的痂,在头皮或耳后可为黄色油腻性厚痂,因剧痒、搔抓刺激致部分痂皮脱落,可显露有大量渗液的糜烂面呈鲜红色。如有继发感染可见脓疱,局部淋巴结肿大及发热等症。干燥型的皮疹常见于瘦弱的婴儿,表现为淡红色或暗红色斑片,有丘疹而无水疱,皮损干燥而无明显渗出,表现有灰白色糠状鳞屑,也可表现为轻度浸润、肥厚、皲裂、抓痕或结痂。可累及面部、躯干、四肢。"[106]145

《中医外科学》(金之刚):"婴儿湿疹 本病是婴儿常见的一种皮肤病,中医学称为'奶癣'。是发生在婴儿头面部的一种急性或亚急性湿疹。"[107]267

《中医儿科治疗大成》:"婴儿湿疹,古名胎癥疮、奶癣、乳癣、浸淫疮等。其主要特征为皮肤表面出现细粒红疹,奇痒流水,反复发作,蔓延迅速,好发于婴儿头面部。"[108]587

《小儿皮肤病防治》:"婴儿湿疹是一种常见的由内外因素引起的过敏性皮肤炎症。其临床特点为:① 大多在出生后1～3个月发病,6个月以后逐渐减轻,1.5风后多可逐渐自愈。② 皮疹多见于头面部,并向颈、肩、背、臀、四肢扩散乃至泛发全身。③ 皮损初期为散在或聚焦的小红丘疹或红斑、小水疱、黄白色鳞屑及痂皮。④ 可伴有渗出、糜烂或继发感染,愈后不留瘢痕。⑤ 患儿烦躁不安,夜间哭闹,影响睡眠和食欲。⑥ 常有全身瘙痒。"[109]110,111

《皮肤病性病中医洗渍疗法》:"婴儿湿疹是一种婴幼儿常见的皮肤病。中医称'奶癣''胎癥疮''胎风''乳癣'。"[110]113

《中医儿科临床实践》:"婴儿湿疹是婴幼儿时期常见的一种皮肤病。多发生在生后1～6个月的婴儿。皮疹常对称发生于面颊,额部及头皮,少数可累及胸背及上臂等处。形态见红斑、丘疹、水疱、糜烂、渗液、结痂、脱屑等多形性损害,在头皮、眉部可有黄色脂性痂皮覆盖。古代医家称之为'奶癣''乳癣',亦命'胎疮'。《医宗金鉴》将奶癣分为干、湿两型,并立清风导赤汤为主配合外治的治疗方法,强调饮食起居护理等,至今为临床借鉴。"[111]589

《皮肤性病学》:"婴儿湿疹(infantile eczema)俗称'奶癣',是发生在婴儿头面部的一种急性或亚急性湿疹。"[113]361,362

《农民朋友一定要掌握的99个皮肤科知识》:"婴儿湿疹,也叫'胎毒''奶癣',是婴儿时期常见的一种皮肤病,属于变态反应性疾病,也叫过敏性疾病,以1～3个月大的婴儿最为多见。导致婴儿湿疹发生的原因比较复杂:外界对婴儿皮肤的刺激、婴儿消化不良以及先天性的过敏体质都可能诱发此病。"[114]7

《专家诊治皮肤癣与牛皮癣》:"是发生于婴儿头面部的一种急性或亚急性湿疹。"[115]82

《简明中医外科学》:"胎癣,俗名奶癣,生婴儿头面,或生眉端,瘙痒流脂成片,久则延及遍身,宜用文蛤散搽之。乳母忌食一切动风发物。"[116]91

《中医外科学简编》:"本病《医宗金鉴》称为胎癥疮,《外科正宗》称为奶癣。"[117]96

《中医皮肤病诊疗》:"发生在婴幼儿头面部的一种急性或亚急性湿疹,称为胎癥疮,又名奶癣,是婴幼儿常见的皮肤病。近来认为本病可能是遗传性过敏性湿疹(异位性皮炎)的婴儿期表现。好发于1～3个月的婴儿,至2～3周岁痊愈。”[118]122

《常见病中医防治皮科便览》:“胎癥疮,相当于现代医学的婴儿湿疹,是一种以皮肤瘙痒渗出、糜烂结痂为特征的疾病。根据其发病特点,中医学文献中又有‘奶癣’‘奶腥疮’‘胎癣’等名。因皮损有干湿之异,故亦有‘干癥’‘湿癥’之别。如清代《医宗金鉴·外科心法要诀》记载:‘此证生婴儿头顶,或生眉端,又名奶癣。痒起白屑,形如癣疥。由胎中血热,落草受风缠绵,此系干癥;有误用烫洗,皮肤起粟,瘙痒不度,黄水浸淫,延及遍身,即成湿癥。’本病多见于1～6个月的婴儿。皮损好发于头面,严重者可波及周身。病程较久,易于反复。”[119]11,12

《中医外科学》(朱仁康):“胎癥疮是1～2岁婴儿常见的皮肤病。发病与喂奶有关,又称‘奶癣’。疮有干、湿之分,故分干癥、湿癥,相当于现代医学的婴儿湿疹。明《外科正宗·奶癣》云:‘奶癣,儿在胎中,母食五辛,父餐炙煿,遗热于儿,生后头面遍身发为奶癣,流脂成片,睡卧不安,瘙痒不绝。’清《医宗金鉴·外科心法要诀卷七十六》云:‘此证生婴儿头顶,或生眉端,又名奶癣。痒起白屑,形如癣疥,由胎中血热,落草受风缠绵,此系干癥;有误用烫洗,皮肤起粟,瘙痒无度,黄水浸淫,延及遍身,即成湿癥。’已对本病的发病原因及证型有了明确的认识,可见本病有干、湿两种类型:湿者以渗水为主,称为湿癥;干者以脱屑为主,称为干癥或奶癣。总称为胎癥。与现代医学的婴儿湿疹、脂溢性皮炎相当。”[120]588

《实用中医皮肤病学》:“胎癥疮因胎中遗热所致而得名,又因在哺乳期发病,而称为奶癣。本病相当于现代医学的婴儿湿疹。”[121]91

《儿科证治》:“湿疹,是儿科常见的慢性皮肤疾患。多发于婴儿的头面部。初起,为粟米样丘疹,奇痒不堪,可蔓延至任何部位,病程较长,常常影响小儿睡眠和健康。”[122]292

《幼科条辨》:“湿疹是婴幼儿时期一种常见的皮肤病。中医学文献中称为‘胎风’‘奶癣’‘乳癣’等。多发于满月至1岁左右的小儿。本病多由孕母恣食肥甘或房事不节,湿热蕴毒传于胎儿;或乳母过食辛辣腥荤,化生湿热,从乳汁传入儿体;或小儿局部皮肤长期受汗湿浸渍等原因,致使湿热客于小儿肌肤而发病。”[123]327,328

《中医儿科临证备要》:“湿疹是一种变态反应性疾病,多具有各种类型瘙痒性的皮疹,反复发作,迁延不愈者可成慢性,亦称‘湿毒疮’。”[124]304

《中医外科学》:“婴儿湿疮在临床中甚为多见,主要发生在头面,重者也可延及躯干和四肢。中医文献中称‘奶癣’‘胎癥疮’。如《外科正宗》说:‘奶癣,因儿在胎中,母食五辛,父餐炙煿,遗热与儿,生后头面遍身发为奶癣,流滋成片,睡卧不安,瘙痒不绝。’《医宗金鉴》说:‘此证生婴儿头顶,或生眉端,又名奶癣,痒起白屑,形如癣疥,由胎中血热,落草受风缠绵,此系干癥;有误用烫洗,皮肤起粟,瘙痒无度,黄水浸淫,延处遍身,即成湿癥。’”[125]140

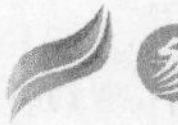

参考文献

[1] [晋]葛洪.肘后备急方[M].王均宁点校.天津:天津科学技术出版社,2005:147.

[2] [北周]姚僧垣.集验方[M].高文铸辑校.天津:天津科学技术出版社,1986:245,246.

[3] [唐]孙思邈.备急千金要方[M].鲁兆麟主校.沈阳:辽宁科学技术出版社,1997:82.

[4] [唐]孙思邈.千金翼方[M].鲁兆麟,等点校.沈阳:辽宁科学技术出版社,1997:111.

[5] [唐]王焘.外台秘要方[M].高文铸校注.北京:华夏出版社,1993:734.

[6] [宋]赵佶.圣济总录:下[M].北京:人民卫生出版社,1962:2966,2967.

[7] [宋]刘昉.幼幼新书[M].幼幼新书点校组点校.北京:人民卫生出版社,1987:64,934,1493,1497,1501,1502.

[8] [元]许国桢.御药院方[M].王淑民,关雪点校.北京:人民卫生出版社,1992:192.

[9] [明]朱橚.普济方:第7册;第9册[M].北京:人民卫生出版社,1959:757;164,173,174,643,1434.

[10] [明]缪希雍.神农本草经疏[M].郑金生校注.北京:

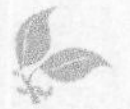

中医古籍出版社，2002：648.

[11] [清] 王文选. 幼科切要[M]//近代中医珍本集：儿科分册. 杭州：浙江科学技术出版社，1993：327.

[12] [隋] 巢元方. 诸病源候论[M]. 黄作阵点校. 沈阳：辽宁科学技术出版社，1997：226.

[13] [日] 丹波康赖. 医心方[M]. 高文铸校注. 北京：华夏出版社，1996：539.

[14] [宋] 王怀隐，等. 太平圣惠方[M]. 北京：人民卫生出版社，1958：2911.

[15] [清] 凌奂. 外科方外奇方[M]. 单耀明，等点校. 太原：山西科学技术出版社，2011：111，125.

[16] [民国] 张山雷. 疡科纲要[M]. 上海：上海卫生出版社，1958：67，68.

[17] [清] 丁甘仁. 丁甘仁先生家传珍方[M]. 曲丽方点校. 上海：上海科学技术出版社，2004：58，59.

[18] [宋] 佚名. 小儿卫生总微论方[M]. 上海：上海卫生出版社，1958：262.

[19] [宋] 王璆. 是斋百一选方[M]. 刘耀，等点校. 上海：上海科学技术出版社，2003：360.

[20] [明] 楼英. 医学纲目：下[M]. 高登瀛，鲁兆麟点校. 北京：人民卫生出版社，1987：1593，1615.

[21] [明] 陈实功. 外科正宗[M]. 张印生，韩学杰点校. 北京：中医古籍出版社，1999：261.

[22] [清] 吴谦. 医宗金鉴：第4分册 外科心法要诀[M]. 北京：人民卫生出版社，1973：443，444.

[23] [清] 吴杖仙. 吴氏医方汇编[M]. 查炜，陈守鹏点校. 上海：上海科学技术出版社，2004：101.

[24] [清] 郑玉坛. 彤园医书(外科)[M]//谭新华，罗毅文点校. 湖湘名医典籍精华：外科卷 针灸卷 五官科卷. 长沙：湖南科学技术出版社，2000：122，155.

[25] [清] 许克昌，毕法. 外科证治全书[M]. 曲祖诒点校. 北京：人民卫生出版社，1987：5，24，25，127.

[26] [清] 易凤翥. 外科备要[M]//谭新华，熊辉点校. 湖湘名医典籍精华：外科卷 针灸卷 五官科卷. 长沙：湖南科学技术出版社，2000：290.

[27] [明] 徐春甫. 古今医统大全：下[M]. 崔仲平，王耀廷主校. 北京：人民卫生出版社，1991：871，992.

[28] [明] 李时珍. 本草纲目校注[M]. 张志斌，等校注. 沈阳：辽海出版社，2000：278，884，1360，1390，1434，1591.

[29] [清] 周士祢. 婴儿论[M]. 上海：上海科学技术出版社，1990：92.

[30] [清] 程鹏程. 急救广生集[M]. 李静生，等点校. 北京：中国中医药出版社，2008：136，138.

[31] [民国] 陆锦燧. 鲟溪秘传简验方[M]. 何清湖，等点校. 北京：中医古籍出版社，1993：179，243，269.

[32] [明] 龚信，龚廷贤. 古今医鉴[M]. 王立，等校注. 南昌：江西科学技术出版社，1990：379，380.

[33] [明] 龚廷贤. 寿世保元[M]. 王均宁，刘更生，毛淳点校. 天津：天津科学技术出版社，1999：601.

[34] [清] 傅山. 大小诸证方论[M]. 何高民校订. 太原：山西人民出版社，1983：24.

[35] [清] 傅山. 傅氏杂方[M]//傅青主医学全书. 沈阳：辽宁科学技术出版社，2013：196.

[36] [清] 孙伟. 良朋汇集经验神方[M]. 2版. 齐馨点校. 北京：中医古籍出版社，2004：159.

[37] [清] 冯兆张. 冯氏锦囊秘录[M]//冯兆张医学全书. 北京：中国中医药出版社，1999：541.

[38] [清] 青浦诸君子. 寿世编[M]. 张慧芳点校. 北京：中医古籍出版社，1986：47.

[39] [清] 鲍相璈，梅启照. 验方新编[M]. 李世华校注. 北京：中国中医药出版社，1994：175，386.

[40] [宋] 叶大廉. 叶氏录验方[M]. 唱春莲，金秀梅点校. 上海：上海科学技术出版社，2003：168.

[41] [清] 龚自璋. 家用良方[M]. 王唯一，等点校. 北京：中医古籍出版社，1988：166，175.

[42] [宋] 太平惠民和剂局. 太平惠民和剂局方[M]. 刘景源点校. 北京：人民卫生出版社，1985：471.

[43] [明] 申斗垣. 外科启玄[M]. 北京：人民卫生出版社，1955：49，53.

[44] [清] 陈士铎. 洞天奥旨[M]. 孙光荣，等点校. 北京：中医古籍出版社，1992：100，108，109.

[45] [金] 张从正. 儒门事亲[M]. 刘更生点校. 天津：天津科学技术出版社，1999：127，242.

[46] [明] 薛铠. 保婴撮要[M]//薛立斋医学全书. 北京：中国中医药出版社，1999：656，657.

[47] [明] 王肯堂. 证治准绳：5 幼科证治准绳[M]. 陈立行点校. 北京：人民卫生出版社，2014：264，265.

[48] [日] 摄扬下津. 幼科证治大全[M]. 北京：人民卫生出版社，1955：101.

[49] [元] 齐德之. 外科精义[M]. 裘钦豪点校. 北京：人民卫生出版社，1990：93.

[50] [明] 缪希雍. 本草单方[M]. 李顺保点校. 北京：学苑出版社，1999：357，358，407.

[51] [明] 彭用光. 原幼心法[M]. 王海丽点校. 上海：上海科学技术出版社，2004：240.

[52] [明] 王銮. 幼科类萃[M]. 北京：中医古籍出版社，1984：447.

[53] [清] 顾世澄. 疡医大全[M]. 凌云鹏点校. 北京：人民卫生出版社，1987：415，1120，1137.

[54] [明] 赵宜真. 秘传外科方[M]. 韦以宗点校. 北京：人民卫生出版社，1991：122，163.

[55] [明] 胡濙. 卫生易简方[M]. 北京：人民卫生出版社，1984：337.

[56] [清] 骆如龙. 幼科推拿秘书[M]. 冀翠敏校注. 北京：中国医药科技出版社，2012：65.

[57] [清] 吴世昌，王远. 奇方类编[M]. 朱定华，曹秀芳点校. 北京：中医古籍出版社，1986：97.

[58] [清] 姚俊. 经验良方全集[M]. 陈湘萍，由昆校注. 北京：中国中医药出版社，1994：159.
[59] [明] 倪朱谟. 本草汇言[M]. 郑金生，等点校. 北京：中医古籍出版社，2005：371.
[60] [明] 孙志宏. 简明医彀[M]. 余瀛鳌点校. 北京：人民卫生出版社，1984：347.
[61] [明] 张时彻. 急救良方[M]. 康维点校. 北京：中医古籍出版社，1987：70.
[62] [明] 李梴. 医学入门[M]. 金嫣莉校注. 北京：中国中医药出版社，1995：437，438.
[63] [明] 无忌. 保幼新编[M]. 王亚芬点校. 北京：中医古籍出版社，1988：40.
[64] [清] 郑玉坛. 彤园医书(外科)[M]//刘克丽，等点校. 湖湘名医典籍精华：妇科卷 儿科卷. 长沙：湖南科学技术出版社，2000：950.
[65] [清] 王孟英. 鸡鸣录[M]. 上海：上海科学技术出版社，1985：7.
[66] [清] 王士雄. 潜斋简效方[M]//王孟英医学全书. 北京：中国中医药出版社，1999：484.
[67] [清] 严洁，等. 得配本草[M]. 姜典华，等校注. 北京：中国中医药出版社，1997：228.
[68] [清] 汪讱庵. 本草易读[M]. 吕广振，等点校. 北京：人民卫生出版社，1987：239.
[69] [清] 喻嘉言. 喻选古方试验[M]. 陈湘萍点校. 北京：中医古籍出版社，1999：189.
[70] [清] 陈杰. 回生集[M]. 周震，欧阳兵点校. 天津：天津科学技术出版社，2000：55.
[71] [清] 虚白主人. 救生集[M]. 王力，等点校. 北京：中医古籍出版社，1994：188.
[72] [民国] 吴克潜. 儿科要略[M]//陆拯. 近代中医珍本集：儿科分册. 杭州：浙江科学技术出版社，1993：658.
[73] [清] 黄述宁. 黄澹翁医案[M]. 上海：上海科学技术出版社，1986：21.
[74] 《中医大辞典》编辑委员会. 中医大辞典：外科骨伤五官科分册(试用本)[M]. 北京：人民卫生出版社，1987：163.
[75] 马汴梁. 简明中医古病名辞典[M]. 郑州：河南科学技术出版社，1988：143.
[76] 王伯岳，江育仁. 中医儿科学[M]. 北京：人民卫生出版社，1984：259.
[77] 邹积隆，丛林，杨振宁. 简明中医病证辞典[M]. 上海：上海科学技术出版社，2005：1106.
[78] 中医研究院中医教材编辑委员会. 中医外科学概要[M]. 北京：中医研究院，1956：74.
[79] 朱仁康. 实用外科中药治疗学[M]. 上海：上海卫生出版社，1956：87.
[80] 上海中医学院外科教研组. 中医外科学讲义[M]. 北京：人民卫生出版社，1960：146，147.
[81] 成都中医学院. 中医儿科学[M]. 成都：四川人民出版社，1976：240.
[82] 上海中医学院，上海市卫生局. 中医儿科学[M]. 北京：人民卫生出版社，1983：31.
[83] 顾伯华. 实用中医外科学[M]. 上海：上海科学技术出版社，1985：461.
[84] 顾伯康. 中医外科学[M]. 北京：人民卫生出版社，1987：280，281.
[85] 张奇文. 初生儿病证[M]. 济南：山东科学技术出版社，1990：319.
[86] 艾儒棣. 中医外科学[M]. 成都：四川科学技术出版社，1991：165，166.
[87] 朱进忠. 骨伤科皮科应用必备[M]. 太原：山西科学教育出版社，1991：122.
[88] 萧正安. 中医儿科学[M]. 成都：四川科学技术出版社，1991：199.
[89] 王沛. 中医外科学[M]. 北京：中医古籍出版社，1994：348.
[90] 欧阳恒，杨志波. 新编中医皮肤病学[M]. 北京：人民军医出版社，2000：262.
[91] 艾儒棣. 中医外科学[M]. 成都：四川科学技术出版社，2007：194.
[92] 萧正安. 中医儿科学[M]. 成都：四川科学技术出版社，2007：228.
[93] 杨京慧，赵梅，韩平. 皮肤病性病中西医结合诊疗与防护[M]. 赤峰：内蒙古科学技术出版社，2009：124.
[94] 魏睦新，苏维维. 中医儿科一本通[M]. 北京：科学技术文献出版社，2009：164.
[95] 中医药学名词审定委员会. 中医药学名词[M]. 北京：科学出版社，2011：209.
[96] 南京中医学院附属医院小儿科. 中医儿科诊疗学[M]. 南京：江苏人民出版社，1960：229，230.
[97] 成都中医学院，成都中医学院附属医院. 内儿科学[M]. 成都：四川人民出版社，1975：630.
[98] 中医研究院广安门医院. 朱仁康临床经验集[M]. 北京：人民卫生出版社，1979：95.
[99] 程运乾. 中医皮肤病学简编[M]. 西安：陕西人民出版社，1979：23.
[100] 管汾. 实用中医皮肤病学[M]. 兰州：甘肃人民出版社，1981：143，144.
[101] 《临床皮肤病学》编写组. 临床皮肤病学[M]. 南京：江苏科学技术出版社，1981：427.
[102] 赵炳南，张志礼. 简明中医皮肤病学[M]. 北京：中国展望出版社，1983：172.
[103] 涂元远，袁承晏. 实用小儿皮肤病学[M]. 北京：科学技术文献出版社，1986：103.
[104] 辽宁中医学院，北京中医学院，天津中医学院，等. 中医外科学[M]. 沈阳：辽宁科学技术出版社，1987：99.

[105] 王坤山.中西医临床皮肤病学[M].北京：中国中医药出版社,1996：188.

[106] 刘忠恕.现代中医皮肤病学[M].天津：天津科技翻译出版公司,1997：145.

[107] 金之刚.中医外科学[M].长沙：湖南科学技术出版社,1998：267.

[108] 刘弼臣.中医儿科治疗大成[M].石家庄：河北科学技术出版社,1998：587.

[109] 邢炜,周英杰.小儿皮肤病防治[M].北京：金盾出版社,2000：110,111.

[110] 程秋生.皮肤病性病中医洗渍疗法[M].北京：科学技术文献出版社,2004：113.

[111] 俞景茂.中医儿科临床实践[M].贵阳：贵州科技出版社,2005：589.

[112] 朱大年,肖臻,姜之炎.一百天学中医儿科[M].上海：上海科学技术出版社,2005：361,362.

[113] 张学军.皮肤性病学[M].7版.北京：人民卫生出版社,2008：112.

[114] 黄鹤.农民朋友一定要掌握的99个皮肤科知识[M].江西教育出版社,2011：7.

[115] 胡蔚毅.专家诊治皮肤癣与牛皮癣[M].上海：上海科学技术文献出版社,2012：82.

[116] 南京中医学院外科教研组.简明中医外科学[M].南京：江苏人民出版社,1958：91.

[117] 卫生部中医研究院.中医外科学简编[M].北京：人民卫生出版社,1960：96.

[118] 张曼华.中医皮肤病诊疗[M].南宁：广西人民出版社,1985：122.

[119] 李博鉴.常见病中医防治：皮科便览[M].北京：中医古籍出版社,1986：11,12.

[120] 朱仁康.中医外科学[M].北京：人民卫生出版社,1987：588.

[121] 李林.实用中医皮肤病学[M].北京：中医古籍出版社,1998：91.

[122] 曹旭.儿科证治[M].西安：陕西科学技术出版社,1980：292.

[123] 张奇文.幼科条辨[M].济南：山东科学技术出版社,1982：327,328.

[124] 王庆文,董克勤.中医儿科临证备要[M].北京：人民卫生出版社,1988：304.

[125] 顾伯康.中医外科学[M].上海：上海科学技术出版社,1986：140.

（刘　涛）

4·068

厌食

yàn shí

一、规范名

【汉文名】厌食。

【英文名】anorexia。

【注释】以长期厌恶饮食,消瘦疲乏为主要表现的疾病。

二、定名依据

厌食在早期文献,如《诸病源候论》中记载为"恶食",而在宋钱乙《小儿药证直诀》中称之为"不思食"。

《太平圣惠方》中,对厌食的病因病机做了讨论,认为脏腑气虚、饮食不节是造成小儿厌食的原因。明清时期,小儿厌食多归入脾胃病,多以厌食、恶食、伤食、不思食、不嗜食为名,主要指喂养不当、多病久病及先天不足,而致脾胃运化失健所引起的食欲不振、厌恶进食为特征的儿科疾病,如果不能及时干预治疗,多发展为疳病。另外有些著作将小儿厌食作为食积食伤所致的一种症状,归入积滞或者疳病讨论。

中华人民共和国成立后,对小儿厌食的疾病诊断以较长时期内对饮食有厌恶感,不愿进食的表现为主要症状,同时兼有因为抗拒饮食造成的消瘦疲乏、营养不良等和症状,以此与其他疾病引起的不思饮食相区别。

现代有关著作均以"厌食"作为本病正名,如《中医大辞典》《中国医学百科全书·中医学》《中医辞海》等,全国高等中医药院校规划教材

《中医儿科学》等均以“厌食”作为规范名。我国2011年出版的全国科学技术名词审定委员会审定公布的《中医药学名词·内科学 妇科学 儿科学》也确定“厌食”作为规范名。

三、同义词

【曾称】“恶食”(《诸病源候论》);“伤食”(《太平圣惠方》);“不思食”(《小儿药证直诀》);“不嗜食”(《寿世保元》)。

四、源流考释

古医籍中对于厌食的病因病机很早就有论述,《灵枢·脉度》篇云:“肺气通于鼻,肺和则鼻能知香臭矣。心气通于舌,心和则能知五味矣……脾气通于口,脾和则口能知五谷矣。”《素问·宝命全形论》云:“土得木而达。”《血证论》云:“木之性主于疏泄,食气入胃,全赖肝木之气以疏泄之,而水谷乃化。”从中医基础理论看,鼻辨香臭,舌知五味,口知五谷,是保持小儿食欲的最基本的条件之一。厌食主要以小儿以长期厌恶饮食,消瘦疲乏为主要表现的疾病,早期文献如《诸病源候论》中记载为“恶食”:“或恶食如臭物,坐温食作癖也,当急下之。若不下,万救终不瘥也。”[1]32

两宋时期对小儿不思食的证治认识十分精辟。钱乙《小儿药证直诀·脉证治法》云:“面白无精光,口中气冷,不思食,吐水,当补脾,益黄散主之。面就白色弱,腹痛不思食,当补脾,益黄散主之。若下利者,调中丸主之。”[2]17《太平圣惠方》:“夫厌食者,与食症无异也。此皆由脏腑气虚,饮食不节,生冷过度,不能消化,与脏气相搏治积年厌食症。”[3]1048 对厌食的病因病机做了讨论,认为脏腑气虚、饮食不节是造成小儿厌食的原因。明清时期,小儿厌食多归入脾胃病,多以厌食、恶食、伤食、不思食、不嗜食为名,主要指喂养不当、多病久病及先天不足,而致脾胃运化失健所引起的食欲不振、厌恶进食为特征的儿科疾病,如果不能及时干预治疗,多发展为疳病。另外有些著作将小儿厌食作为食积食伤所致的一种症状,归入积滞或者疳病讨论。

《保婴撮要》指出小儿厌食可能是由于饮食伤及脾胃,也有可能是脾胃功能失调导致:“伤食则恶食,小儿食泻者,因饮食伤脾,脾气不能健运,故乳食不化而出。若嗳臭吞酸,胸膈胀满,腹痛按之益痛者,虽作泻,而所停滞之物,尚未消也,用保和丸。腹痛按之不痛者,乳食已消也,用异功散。脾气伤而未复,不思饮食者,用六君子汤;所伤生冷之物及喜热者,并加木香、干姜。乳食已消,腹痛已止,泻尚未止者,脾失清升之气也,用补中益气汤。余有别症,当参各门。”[4]218《寿世保元》即认为小儿厌食的原因有很多种:“夫小儿伤食,皆因乳哺不节,过食生冷坚硬之物,脾胃不能克化,积滞中脘。外为风寒所搏或因夜卧失盖,以致头痛身热,面黄目胞微肿,腹痛胁胀,足冷肚热,喜睡神昏。不思饮食,或恶食,或恶心,或呕或哕,或口嗳酸气,或大便败卵臭,或气短痞闷,或胃口作痛。”[5]591《幼科类萃》提到小儿厌食的一大原因是饮食停滞中焦,心下痞满,多由于哺乳不节,或者所食伤及脾胃造成:“凡小儿饮食停滞中焦不化而发热者,必恶食也,或噫气作酸,或恶闻食臭,或欲吐不吐,或吐之不尽,或恶心,或气短痞闷,或胃口作疼,或心下痞满,按之则痛此皆停食之候也可辨之矣。皆因乳哺不节,过餐生冷坚硬之物脾胃不能克化,积滞中脘,外为风寒所搏,或因夜卧失盖,致头疼面黄,身热目微,肿腹痛膨胀,足冷肚热喜睡神昏不思饮食。”[6]323《幼科折衷》强调消化不良必然引起小儿厌食:“凡小儿饮食停滞中焦不化而发热者必恶食也,或暖气作酸,或恶闻食味,或欲吐不吐,或吐之不尽,或恶心,或气短痞闷,或胃口作疼,或心下痞满、按之则痛,此皆停食之候也。若感寒邪者,则左手人迎气口俱大。”[7]35

《痘疹心法要诀》则提到小儿患痘疹等疾病后身体虚弱,也容易产生厌食症状:“痘疮赖气血以成功,气血藉饮食以生化,自起胀、灌浆以

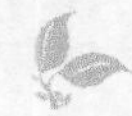

至收靥、结痂，俱以胃壮为根本。故痘中遇不食之证，须要明辨。如大便秘结，痘疮紫不食，此毒盛血热也，宜凉血解毒汤加黄芩、黄连、大黄主之。若痘色灰白，泄泻不食，此脾气虚弱也，人参白术散主之。行浆时欲食而复畏食，此咽门肿痛，难以下咽也，宜加味甘橘汤主之。设喜食过多，恶食不食，乃内伤饮食，胃有宿滞也，宜加味平胃散主之。"[8]80《幼幼集成·卷三·伤食证治》："小儿之病，伤食最多，故乳食停滞，中焦不化而成病者，必发热恶食，或噫气作酸，或恶闻食气，或欲吐不吐，或吐出酸水，或气短痞闷，或腹痛啼叫。此皆伤食之候也，便宜损之。损之者，谓姑止之，勿与食也，使其自运。经谓伤之轻者，损谷则愈矣。损之不减，则用胃苓丸以调之；调之不减，则用保和丸以导之；导之不去，则攻下之。"[9]230

中华人民共和国成立后，中医儿科对小儿厌食主要归纳为小儿较长时期食欲不振，厌恶进食的一种病症，这一定义包括三方面的含意：① 厌食以厌恶进食为临床主证。② 病程较长。③ 本病为一独立病症，非指其他各种疾病过程中所出现的食欲不振症状。小儿厌食，症状上长期见食不贪，食欲不振，甚则拒食的病证。厌食儿，精神症状较正常。病程长者，可出现面色少华、形体消瘦，但与疳证的急躁不安或精神萎靡不同。原因是平素饮食不节，喂养不当，长期偏食，损伤脾胃的运化功能所致。厌食症的临床证候，以厌食、拒食为主证，治疗上分别采用运脾、养胃、健补法则论治。从西医学的角度考虑，较长期的食欲减退或消失。主要有两种病理生理因素：一种因局部或全身性疾病影响消化功能，使胃肠平滑肌张力低下，消化液分泌减少、酶的活性降低；另一种是中枢神经系统受人体内外环境刺激的影响，使对消化功能的调节失去平衡。中医病因食滞伤脾、胃阴不足、脾胃虚弱三大类。小儿脾胃虚损，运化失常，消化吸收功能长期障碍，则不可避免地会引起营养不良，以致气液耗伤，肌肤失养而形成的一种慢性消耗性疾患，古代将长期厌食作为小儿疳证的病因之一。与现代所称的营养不良症相类似。

虽然古医书中厌食的专门论述较少，但医籍中提到的"恶食""不思饮食""不嗜食"等病证与本病相似。其多由喂养不当、多病久病及先天不足，而致脾胃运化失健所引起。临床表现以长期见食不贪、食欲不振、厌恶进食为特征，辨证要点一是食欲不振，恶食，拒食；二是病程较长。因外感等原因导致的暂时性食欲不振，不能视为厌食证。

五、文献辑录

《诸病源候论·卷之六·解散病诸候》："或恶食如臭物，坐温食作癖也，当急下之。若不下，万救终不瘥也。"[1]32

《太平圣惠方·卷第四十九·治积年厌食症块诸方》："夫厌食者，与食症无异也。此皆由脏腑气虚，饮食不节，生冷过度，不能消化，与脏气相搏治积年厌食症。"[3]1048

《小儿药证直诀·脉证治法》："面皖白无精光，口中气冷，不思食，吐水，当补脾，益黄散主之。面就白色弱，腹痛不思食，当补脾，益黄散主之。若下利者，调中丸主之。"[2]17

《内外伤辨惑论·卷上·辨口鼻》："若饮食劳役所伤，其外证必显在口，必口失谷味，必腹中不和，必不欲言，纵勉强对答，声必怯弱，口沃沫多唾，鼻中清涕或有或无，即阴证也。外伤风寒，则其外证必显在鼻，鼻气不利，声重浊不清利，其言壅塞，盛有力，而口中必和。"[10]11

"卷上·辨外伤不恶食"："辨外伤不恶食，若劳役饮食失节，寒温不适，此三者皆恶食。"[10]

《脾胃论·卷下·饮食伤脾论》："夫脾者，行胃津液，磨胃中之谷，主五味也。胃既伤，则饮食不化，口不知味，四肢倦困，心腹痞满，兀兀欲吐而恶食，或为飧泄，或为肠澼，此胃伤脾亦伤明矣。大抵伤饮伤食，其治不同。伤饮者，无形之气也。宜发汗，利小便，以导其湿。伤食者，有形之物也。轻则消化，或损其谷，此最为妙也，重则方可吐下。今立数方，区分类析，以列于后。"[11]11

《丹溪治法心要·卷四·伤食》："恶食者，胸中有物，导痰补脾，二陈汤加白术、山楂、川芎、苍术。饮食所伤，强胃消食，气虚者枳术丸。因酒为病或呕吐，或腹胀，用葛花解酲汤。饮食多伤，为痞满不食，宽中进食丸。"[12]101

《保婴撮要·卷九·虚羸》："一小儿九岁，吞酸恶食，肌体消瘦，腹中作痛，余谓食积虚羸也，用保和丸而愈。后腹中数痛，皆服保和丸，余曰：此因脾胃虚而饮食所伤也，当调补脾土，以杜后患。不信，后腹痛喜按，余用五味异功散二剂，因未应，自用平胃散等药，腹胀作痛，余仍以异功散加木香四剂而愈。"[4]218

卷七"食泻"："伤食则恶食，小儿食泻者，因饮食伤脾，脾气不能健运，故乳食不化而出。若嗳臭吞酸，胸膈胀满，腹痛按之益痛者，虽作泻，而所停滞之物，尚未消也，用保和丸。腹痛按之不痛者，乳食已消也，用异功散。脾气伤而未复，不思饮食者，用六君子汤；所伤生冷之物及喜热者，并加木香、干姜。乳食已消，腹痛已止，泻尚未止者，脾失清升之气也，用补中益气汤。余有别症，当参各门。"[4]218

卷五"腹胀"："一小儿腹胀恶食，发热恶心，症类外感。余曰：此饮食停滞也。用保和丸，一服诸症顿退，惟腹胀，用异功散而痊。"[4]279

《产鉴·上卷·妊娠子烦》："是心肺虚热，或痰积于胸。若三月而烦者，但热而已。若痰饮而烦者，吐涎恶食。大凡停痰积饮，寒热相搏，吐甚则胎动不安。用竹叶汤。"[13]8

《古今医鉴·卷之四·伤食》："宿食不消，由脏腑虚弱，寒气在于脾胃之间，故使谷不化也。宿谷未消，新谷又入，脾气既弱，故不能磨之，则经宿而不消也。令人腹胀气急，胸膈痞塞，咽酸噫气，如败卵臭。时复憎寒壮热，或头痛如疟状，皆其症也。凡伤食必恶食，胸中有物，宜用消导之剂。若伤食挟外感者，不可专攻其食，用行气香苏散，兼而治之。"[14]53

《古今医统大全·卷之二十三·内伤门》："内伤劳役，饮食所伤，其证之显必在口。夫口者，坤土也。脾气通于口。饮食失节，劳役所伤，必口不知谷味，亦不知五味。伤食必恶食，腹中不和，不欲言，纵勉强对答，声必怯弱。口沃沫多唾，鼻中清涕或有或无，即阴证也。""内伤劳役及饮食失节，寒温不适，三者俱恶食，口不知五味五谷，以其内伤于脾故也。"[15]876

卷之二十三"脾胃门"："凡饮食停滞不化而发热者，气口脉（即右寸也）必紧盛，或右关短而滑也。痞恶食，或噫气作酸，或恶闻食气，或欲吐不吐，或恶心，或短气痞塞，或胃口作疼，或下按之则痛，此皆食停之候。如停食而又感寒者，则两寸俱大也。"[15]877

《解围元薮·卷一·风癞论》："胃络循于目之上下，故额多汗。脾胃气弱，五谷不消，膈臆填满，上逆呕吐。气血不通，皮肤自痒。神魂离散，臆满则欷不爽，肠气既败，疲倦恶食也。经云肠胃为市，无不包藏，热积于中，必泛形于外，胃腑受毒，势由虫瘴，肤体胀肿虚浮，二十年不治。"[16]1

《金匮玉函经二注·卷十·腹满寒疝宿食病脉证治第十》："不欲食，言伤食恶食也。脾土受伤不能健运，岂能去故而新是谋乎？盖言受病未几，而利数旁流，虽下利而积聚未消也。苟久利之后，中州败坏，致不能食者，即欲温补，尚恐难救，岂可反用承气？读者当于下利不欲食句着眼，始知下利为宿食，不欲食亦止因宿食也。"[17]176

《景岳全书·卷之一·入集传忠录·表证篇》："寒邪在表多恶寒者，盖伤于此者必恶此，所谓伤食恶食，伤寒恶寒也。"[18]176

《明医指掌·卷四·内伤一》："外伤不能食，然口则知味而不恶食；内伤则恶食而口不知味。"[19]80

《普济方·卷一百七十五积聚门·积年厌食症块》："（附论）夫厌食者，与食症无异也。此皆由脏腑气虚，饮食不节，生冷过度，不能消化，与脏气相搏方砂丸(出《圣惠方》)治积年厌食症块，及血气症块。"[20]175

《寿世保元·卷八·伤食》:"夫小儿伤食，皆因乳哺不节，过食生冷坚硬之物，脾胃不能克化，积滞中脘。外为风寒所搏或因夜卧失盖，以致头痛身热，面黄目胞微肿，腹痛胁胀，足冷肚热，喜睡神昏，不思饮食，或恶食，或恶心，或呕或哕，或口嗳酸气，或大便败卵臭，或气短痞闷，或胃口作痛。"[5]591

《万病回春·卷之二·饮食》:"伤食者，只因多餐饮食，脾虚运化不及，停于胸腹，饱闷恶心、恶食不食、嗳气作酸、下泄臭屁、或腹痛吐泻，重则发热头疼，左手关脉平和、右手关脉紧盛，是伤食也。初起一吐即宽;若郁久不化，成食积也。"[21]60

《幼科类萃·卷之十六》:"凡小儿饮食停滞中焦不化而发热者，必恶食也，或噫气作酸，或恶闻食臭，或欲吐不吐，或吐之不尽，或恶心，或气短痞闷，或胃口作疼，或心下痞满，按之则痛此皆停食之候也可辨之矣。皆因乳哺不节，过餐生冷坚硬之物脾胃不能克化，积滞中脘，外为风寒所搏，或因夜卧失盖，致头疼面黄，身热目微，肿腹痛膨胀，足冷肚热喜睡神昏不思饮食。"[6]323

《幼科折衷·上卷·伤食》:"凡小儿饮食停滞中焦不化而发热者必恶食也，或暖气作酸，或恶闻食味，或欲吐不吐，或吐之不尽，或恶心，或气短痞闷，或胃口作疼，或心下痞满、按之则痛，此皆停食之候也。若感寒邪者，则左手人迎气口俱大。"[7]35

《幼科证治准绳·集之八·脾脏部(下)·虚羸》:"母气不足，则羸瘦肉极。巢氏论小儿羸瘦，不生肌肤，皆为脾胃不和，不能饮食，故血气衰弱，不能荣于肌肤也。挟热者，即温壮，身热，肌肉微黄。其挟冷者，实时时下利，唇口青白。小儿经诸大病，或惊痫，或伤寒，或温壮，而服药或吐利发汗，病瘥之后，气血尚虚，脾胃犹弱，不能传化谷气，以荣身体，故虚羸也。钱氏，虚羸冷者，木香丸主之，夏月不可服，如有证，则少服之。热者，胡黄连丸主之，冬月不可服，如有证，则少服之(虚羸与疳，同治也。木香丸、胡黄连丸见疳条)。薛氏云：更当审其形色，察其见证，如面赤多啼，心之虚羸也。面青目札，肝之虚羸也。耳前后或耳下结核，肝经虚火也。颈间肉里结核，食积虚热也。面黄痞满，脾之虚羸也。面白气喘，肺之虚羸也。目睛多白，肾之虚羸也。仍审相胜而药之。又，寒热二证，不可不辨，若腹痛泻利清白，不渴喜热，此属寒证，虽在夏月，宜木香丸。身热烦躁，泻利焦黄，作渴喜冷，此属热证，虽在冬月，宜胡黄连丸。皆舍时从证之治法也。"[22]107

《重订灵兰要览·卷上·伤食》:"凡诸脾脉，微洪伤苦涩物，《经》云：咸胜苦。微涩伤辣辛物，《经》云：苦胜辛。微滑伤腥咸物，《经》云：甘胜咸。洪缓伤甜烂物，《经》云：酸胜甘。弦紧伤酸硬物，《经》云：辛胜酸。微弦伤冷硬物，《经》云：温以克之。微迟伤冷痰积恶物，《经》云：温胃化痰。饮食过多，胀痞不下，寻常率以破气之药投之。伤食恶食，必有噫腐吞酸之候。"[23]28

《订正仲景全书金匮要略注·卷三·腹满寒疝宿食病脉证并治第十》:"初下利不欲食者是伤食，恶食不欲食也;久下利不欲食者，是伤脾不能食也。今初下利即不欲食，以有宿食故也。当下之，宜大承气汤无疑矣。"[24]107

《痘疹心法要诀·卷三·痘中杂证上·不食》:"痘疮赖气血以成功，气血藉饮食以生化，自起胀、灌浆以至收靥、结痂，俱以胃壮为根本。故痘中遇不食之证，须要明辨。如大便秘结，痘疮紫不食，此毒盛血热也，宜凉血解毒汤加黄芩、黄连、大黄主之。若痘色灰白，泄泻不食，此脾气虚弱也，人参白术散主之。行浆时欲食而复畏食，此咽门肿痛，难以下咽也，宜加味甘橘汤主之。设喜食过多，恶食不食，乃内伤饮食，胃有宿滞也，宜加味平胃散主之。"[8]80

《冯氏锦囊秘录·杂症大小合参·卷五·伤食大小总论合参附伤饮》:"停食者,必胸膈痞塞,恶食噫气,如败卵臭,身热颅汗,掌中倍热,烦啼不能仰卧,见食憎恶,且亦头痛发热,状如伤寒,但身不痛为异,其脉右手气口紧盛,治法伤食初起,必兼辛散,不可骤用苦寒,盖食得寒则愈凝,得热乃能腐熟,惟宜导痰消食健脾。若至已成糟粕,日久生热,须假凉药一二味以降之,故朦石丸内用黄芩也。亦有郁怒忧抑,伤脾不思饮食者,尤宜行气调中,如冷物停滞者,炮姜、豆蔻辛温之药,以消导之。宿食已消,而中焦未和者,六君子以养之。食多而滞者,消其滞,食少而不能化者,助其脾。至有身不壮热,脉不洪大而实,但胸中胀极者,此无根失守之气,逆奔于上,乃能极胀,大虚症也。盖胸为受气之所,非可藏纳有形之物,当用塞因塞用之法,以大补为消。"[25]53

《金匮翼·卷三·发热统论》:"劳倦发热者,积劳成倦,阳气下陷,则虚热内生也。其症身热心烦,头痛恶寒,懒言恶食,阳气和,自然汗出也。"[26]72

卷六"腹痛":"食积痛者,经所谓饮食自倍,肠胃乃伤也。其症恶心恶食,吞酸嗳腐,其脉多沉实,当分三焦而治,在上吐之,在中消之,在下下之。"[26]72

《临证指南医案·卷三·脾胃》:"小便短涩混浊,大便频溏,不欲纳谷,此伤食恶食也,当分消土。"[27]634

《伤寒指掌·卷四·瘟疫九传·伤食》:"伤食亦头痛恶寒发热,但身不痛,右关脉短滑。或弦滑,与伤寒异。胸膈饱闷,恶食嗳气,此食滞中脘也。"[28]26

《温病条辨·卷三·下焦篇·湿温》:"久痢,湿热无多而脏真已歉,故虽滞下不净,一以补脏固正,立法于此,亦可以悟治病之必先识证也。双补汤方:人参、山药、茯苓、莲子、芡实、补骨脂、苁蓉、萸肉、五味子、巴戟天、菟丝子、覆盆子……久痢小便不通,厌食欲呕,加减理阴煎主之。此由阳而伤及阴也。小便不通,阴液涸矣;厌食欲呕,脾胃两阳败矣。故以熟地、白芍、五味收三阴之阴,附子通肾阳,炮姜理脾阳,茯苓理胃阳也。"[29]162

《医碥·卷之二·杂症·不能食》:"伤食则恶食,已详饮食门,此举他证言之耳。大抵不能食由于胃满,而致满非一。有寒气滞于胃而满者,有热气壅于胃而满者;有湿痰不运而满者;有命门火衰致脾胃虚寒而满者;有肾水不足,虚火上冲而满者。"[30]658

卷之二"杂症·伤饮食":"食者物也,在人身属有形之血分。伤食则胸腹痞满,恶心咽酸,噫败卵臭,恶食,头痛发热恶寒。食郁成热,上攻头痛,外蒸身热,气不达于表故恶寒。证似伤寒,但气口脉倍大于人迎,及身不痛为异耳。轻则消导,重则吐下。"[30]658

《医方集解·消导之剂·保和丸》:"食积饮停,腹痛泄泻,痞满吐酸,积滞恶食,食疟下痢。伤于食饮,脾不运化,滞于肠胃,故有泄痢食疟等证。"[31]238

《医述·卷七·杂证汇参·饮食》:"恶食者,心下痞闷,见食恶食,甚则恶闻食臭。不能食者,心下不痞满,自不能食。饥不欲食者,心下自不嗜食,若饥状。""有胃气则生,无胃气则死。故诸病若能食者,势虽重尚可挽救;不能食者,势虽轻必致延剧。然有当禁食与不当禁食之两途:如伤寒邪传阳明,胃有燥热昏谵者;又如干霍乱之上下不通;或正值吐泻之际;或斑痧未透于表;或瘟疫邪客膜原;或疟邪交战之时;或六淫之邪,充塞弥漫,呕恶痞胀;或伤食恶食等证,凡此禁其谷食可也。其余诸证不食者,当责之胃阳虚、胃阴虚,或湿热阻气,或命门火衰。要知淡饮淡粥,人皆恶之;或辛或咸,人所喜也。或其人素好之物,亦可酌而投之,以醒胃气,惟酸腻甜浊不可进。"[32]919

《医学妙谛·卷上·杂症·伤食章》:"后天之本属脾胃,纳化饮食滋营卫。养生妙诀节饮食,脾胃受伤体弱意。胸腹饱闷并作酸,嗳气恶食腹痛累。甚则发热与头疼,惟身不痛伤寒异。”[33]44

《医宗金鉴·订正仲景全书伤寒论注》:“初下利不欲食者,是伤食恶食,故不欲食也。若久下利不欲食者,是伤脾,食后饱胀不欲食也。今初下利即不欲食,故知有宿食也,当下之,宜大承气汤无疑也。”“伤食恶食,故不欲食,与不能食者自别。下利有此,更无别样虚证,知非三阴之下利,而为宿食之下利也,故当下之。”[34]181

“吐证门·伤食吐”:“伤食吐者,因小儿饮食无节,过食油腻面食等物,以致壅塞中脘而成也,其证肚腹胀热,恶食口臭,频吐酸黏,眼胞虚浮,身体潮热,治宜清胃和中为主,先用三棱丸止其吐,再用和胃汤化其滞,而病渐愈矣。”[34]181

《幼幼集成·卷三·伤食证治》:“小儿之病,伤食最多,故乳食停滞,中焦不化而成病者,必发热恶食,或噫气作酸,或恶闻食气,或欲吐不吐,或吐出酸水,或气短痞闷,或腹痛啼叫。此皆伤食之候也,便宜损之。损之者,谓姑止之,勿与食也,使其自运。《经》谓伤之轻者,损谷则愈矣。损之不减,则用胃苓丸以调之;调之不减,则用保和丸以导之;导之不去,则攻下之。”[9]230

《杂病源流犀烛·卷十八·内伤外感门》:“伤食,不能食源流。伤食,脾虚病也。脾家之气虚,故所食之物,皆足为害。伤食之脉,左手平和,右手气口紧盛。伤食之症,必胸膈痞塞,噫气如败卵。且伤食者必恶心吞酸,伤食者必多吐泻,伤食者必恶饮食,伤食者必不能消化。伤食者必头疼发热。凡此,皆其症之所兼及者也。至于所伤之物,既种种不同。所伤之候,又有乍伤、宿食之各异。”[35]286

《张氏医通·卷九·杂门·不能食》:“太阴所谓恶闻食臭,胃无气,故恶食臭也。胃中元气虚,则能食而不伤,过时而不饥,脾胃俱旺,则能食而肥。脾胃俱虚,则不能食而瘦。故不能食,皆作虚论。若伤食恶食,自有本门,不在此例。病患脉缓,怠惰,四肢重着,或大便泄泻不食。”[36]221

《证治汇补·卷之二·内因门·伤食》:“恶食非止一端,有胸中痰滞者,宜导痰以助脾。有伤食恶食者,宜消化以助脾。有病久胃虚者,宜参术以健脾。”[37]68

《儿科学辞典》:“较长期的食欲减退或消失。主要有两种病理生理因素:一种因局部或全身性疾病影响消化功能,使胃肠平滑肌张力低下,消化液分泌减少、酶的活性降低;另一种是中枢神经系统受人体内外环境刺激的影响,使对消化功能的调节失去平衡。”[38]16

《简明中医病证辞典》:“病症名。为《GB/T16751.1—1997中医临床诊疗术语——疾病部分》标准病症名。指以长期厌恶饮食、消瘦疲乏为主要表现的郁病类疾病;或见食物即生反感,不思饮食的症状。多因娇生惯养,脾胃气虚,或因情志不畅,惧怕肥胖而节食等,日久而成。”[39]69

《实用小儿推拿》:“小儿厌食症是指小儿较长时期不贪进食,食欲不振,甚至拒进饮食的病症。”[40]18

《实用小儿厌食症防治》:“厌食,是指小儿较长时期食欲不振,厌恶进食的一种病症,以上这一定义包括三方面的含意:① 厌食以厌恶进食为临床主证。② 病程较长。③ 本病为一独立病症,非指其他各种疾病过程中所出现的食欲不振症状。”[41]1

《食湿与小儿疾病》:“厌食,是指小儿较长时间内食欲不振,甚至拒食的一种病征。临床以不思饮食,甚至对进食反感,食量较同龄正常儿童明显减少,病程较长,般连续2个月以上为特征。主要是由于喂养不当,饮食失调,或脾胃虚弱,运化失职。患儿多见于城镇学龄前儿童,由于有些家长缺乏喂养知识,辅食添加不适时、不适量,或追求高营养的滋补食品,或偏食、挑食造成某些微量元素的缺乏,影响小儿的脾胃腐熟运化功能,损伤脾胃而引起。或他病之后,耗伤脾气或损及胃阴所致。临床可分为食滞伤脾、胃阴不足、脾胃虚弱三大类。”[42]29

《胃痛、胃胀与厌食》："厌食症是指小儿较长时期食欲减低或消失，见食不贪，食欲不振，甚则拒食的一种常见病证。结果可导致患儿体重不足或影响生长发育。若由于家长过分要求小儿进食达到其规定的量而未能达到，实际小儿食物摄入量已满足正常营养需要，生长发育正常，此不应视为厌食。本病以1～6岁为多见。城市发病率高于农村，因多食零食所致。若因外感，或某些慢性疾病而出现的食欲不振者，则不属本病范围。"[43]43

《现代简明中医中药》："厌食是小儿时期常见的脾胃疾病，以小儿较长时期见食不贪，食欲不振，厌恶进食为临床特征。本病在城市儿童中发病率较高，各年龄组儿童均可罹患，以1～6岁为多见。"[44]541

《现代中医儿科诊断治疗学》："厌食的病名，古代中医文献中无专门论述，但医籍中提到的'恶食''不思饮食''不嗜食'等病证与本病相似。其多由喂养不当、多病久病及先天不足，而致脾胃运化失健所引起。临床表现以长期见食不贪、食欲不振、厌恶进食为特征。本病各个年龄都可发生，以1～6岁为多见，城市儿童发病率较高。其发生无明显季节性，但夏季暑湿当令，可使症状加重。一般预后良好，但长期不愈，可造成气血生化乏源，抵抗力差，易感外邪，合并贫血，甚则转为疳证。"[45]221

《现代中医儿科诊疗全书》："厌食症是指小儿较长时期食欲减低或消失，见食不贪，食欲不振，甚则拒食的一种常见病证。结果可导致患儿体重不足或影响生长发育。若由于家长过分要求小儿进食达到其规定的量而未能达到，实际小儿食物摄入量已满足正常营养需要，生长发育正常，此不应视为厌食。本病以1～6岁为多见。城市发病率高于农村，因多食零食所致。现代研究表明小儿厌食多与微量元素缺乏有关，尤其与锌元素缺乏有密切关系。"[46]184

《小儿常见病防治与护理》："厌食又称恶食，是指小儿较长时间，食欲不振，甚至拒食的一种常见病。厌食的患儿，一般精神状态较正常。长期厌食，会影响小儿正常的生长发育，如抵抗力降低，身材发育矮小，体重减轻等，因此对小儿厌食应及时调治。"[47]21

《小儿常见病-哮喘·厌食的辨证施治》："厌食，又称恶食，指小儿经常性食欲不振、不思饮食、甚至拒食。多因喂养不当，或恣意投好、长期偏食，脾胃受伤所致。厌食日久，气血化生乏源，可影响其生长发育，或体弱多病。"[48]63

《小儿推拿》："厌食是指小儿较长时期食欲不振，甚则拒食，经久如此，而无外感、内伤疾病的一种常见病症。近年来，此病日渐增多，尤以城市更为常见，独生子女的发病率较高，1～6岁儿童尤为多见。西医学中的'神经性厌食'与本病相类似。神经性厌食是以厌食和体重减轻为主要特点的疾病。本病以女孩为多见，病前多有拘谨、保守、偏食、焦虑、强迫或癔病样性格的特征。家长过分溺爱，养成孩子挑食、偏食的习惯，也可能与之有关。常见症状为不思纳食，或食物索然无味，拒进饮食，可见面色少光泽，形体消瘦或略瘦，一般精神状态正常，大小便也基本正常。"[49]159

《小儿胃肠疾病防治》："厌食又称食欲不振，是指小儿较长时期见食不贪，甚则拒食的一种常见病症。一般厌食患儿精神状态较差，病程长者，可出现面色少华，形体消瘦等症状。该病多发于1～6岁的小儿。"[50]32

《小儿厌食症》："厌食，是指小儿较长时期见食不贪，甚至拒食的一种病症；临床以厌恶进食为主证，且病程较长。本病为一独立病症，非指其他各种疾病过程中所出现的食欲不振症状。"[51]63

《中国小儿推拿学》："小儿厌食症是指小儿较长时期的食欲减退，甚至拒食的一种常见病症。多见于1～6岁儿童。随着食欲减退，体重下降，小儿出现注意力不集中，学习成绩退步，体温下降，心率变慢，血压偏低等症状。病儿还可出现心脏变小，女孩可出现闭经或月经延迟等。”[52]168

《中医大辞典》:“病证名。指在较长时间内食欲不振,见食物或闻食味即厌恶者。若见于小儿,每由喂养不当,饮食积滞,损伤脾胃所致。见于成人者,则常因饮食饥饱失宜、劳倦过度,或病后中气虚衰,脾胃受纳运化功能失常所致。由于饮食积滞者,常伴见脘腹胀满,嗳吐腐酸,舌苔厚腻,治宜健脾消积,和中化浊,用和胃二陈煎或曲麦枳术丸;由于脾胃虚弱者,则饥不欲食,食入难化,精神倦怠,面色萎黄,舌质淡胖,治宜健脾益气,用参苓白术散;若胃阴亏虚则口干喜饮而不欲食,肌肤枯瘦,舌苔光剥或光红少津,治宜养胃育阴,可用沙参麦冬饮或益胃汤加减。”[53]734

《中医儿科简编》:“厌食是指小儿较长时间见食不贪,甚至拒食的一种病证。不良的饮食习惯,不正确的喂养方法,以及急慢性疾病影响等,均可导致厌食发生。本病各个年龄段都可发生,但以1～6岁多见,城市儿童发病率较高。本病中医称‘纳呆’‘恶食’等。”[54]20

《中医儿科临床实践》:“厌食症是指小儿较长时期见食不贪,食欲不振,甚则拒食的病症。临床以不思饮食,食量较同龄正常儿童明显减少,甚至对进食表示反感,病程一般持续2个月以上为特征。中医古籍中无厌食病名的记载,有关论述散见于脾胃病等章节中,与‘恶食’‘不思饮食’‘不嗜食’等病症相类似。”[55]305

《中医儿科临证备要》:“食积是指宿食积滞引起的食欲减退。临床以厌食、面黄腹大、便干便溏为特征。病情迁延可成疳证。”[56]101

《中医儿科手册》:“厌食症是指较长期的食欲减退或消失、由多种原因引起的病症,多与脾胃受纳、运化功能失调有关。由于生活水平的提高,独生子女的过分娇惯,不合理的喂养、乳食不节等造成寒湿伤脾、温热伤胃、既伤气又伤阴,导致脾胃虚弱。如不及时治疗,往往会影响小儿的营养状态与正常的生长发育。”[57]124

《中医儿科治疗大成》:“厌食证是指小儿较长时间见食不贪,食欲不振的一种病证。临床以不思饮食,甚至对进食反感,食量较同年龄正常儿童明显减少,病程较长,一般连续2个月以上为特征。”[58]406

《中医药常用名词术语辞典》:“① 疾病。出《太平圣惠方·治积年厌食症块诸方》。又名不思食、不嗜食、恶食等。多由喂养不当、饮食失节,多病久病,先天不足,暑湿熏蒸,或情志不畅造成脾运胃纳功能失健所致,以小儿长期食欲不振、厌恶进食为特征者。② 症状。见《兰室秘藏·心腹痞门》。指厌恶饮食或恶闻食味。可因饮食所伤,宿食不化而致。”[59]204

[1] [隋] 巢元方. 诸病源候论[M]. 黄作阵点校. 沈阳：辽宁科学技术出版社，1997：32.

[2] [宋] 钱乙. 小儿药证直诀[M]. 南宁：广西科学技术出版社，2015：17.

[3] [宋] 王怀隐，等. 太平圣惠方[M]. 郑金生，汪惟刚，董志珍校点. 北京：人民卫生出版社，2016：1048.

[4] [明] 薛铠. 保婴撮要[M]. 北京：中国中医药出版社，2016：218.

[5] [明] 龚廷贤. 寿世保元[M]. 袁钟点校. 沈阳：辽宁科学技术出版社，1997：591.

[6] [明] 王銮. 幼科类萃[M]. 北京：中医古籍出版社，1984：323.

[7] [明] 秦昌遇撰. 幼科折衷[M]. 北京：中国中医药出版社，2016：35.

[8] [清] 吴谦. 痘疹心法要诀[M]. 北京：人民卫生出版社，1963：80.

[9] [清] 陈复正. 幼幼集成[M]. 蔡景高，叶奕扬点校. 北京：人民卫生出版社，1988：230.

[10] [金] 李杲. 内外伤辨惑论[M]. 北京：中国中医药出版社，2007：11.

[11] [金] 李杲. 脾胃论[M]. 沈阳：辽宁科学技术出版社，1997：11.

[12] [元] 朱震亨. 丹溪治法心要[M]. 张奇文，等校注. 济南：山东科学技术出版社，1985：101.

[13] [明] 王化贞. 产鉴[M]. 郑州：河南科学技术出版社，2013：8.

[14] [明] 龚信纂辑. 龚廷贤续编. 王肯堂订补. 古今医鉴[M]. 熊俊校注. 北京：中国医药科技出版社，2014：53.

[15] [明] 徐春甫. 古今医统大全[M]. 合肥：安徽科学技

术出版社，1995：876.
[16] [明] 沈之问. 解围元薮[M]. 上海：上海科学技术出版社，1959：1.
[17] [明] 赵以德. 金匮玉函经二注[M]. 北京：人民卫生出版社，1990：176.
[18] [明] 张介宾. 景岳全书[M]. 北京：中国中医药出版社，1994：176.
[19] [明] 皇甫中. 明医指掌[M]. 北京：中国中医药出版社，2006：80.
[20] [明] 朱橚. 普济方[M]. 北京：人民卫生出版社，1983：175.
[21] [明] 龚廷贤. 万病回春[M]. 张秀琴校注. 北京：中国医药科技出版社，2014：60.
[22] [明] 王肯堂. 证治准绳[M]. 吴唯，等校注. 北京：中国中医药出版社，1997：107.
[23] [明] 王肯堂. 重订灵兰要览[M]. 上海：上海科学技术出版社，1990：28.
[24] [清] 吴谦. 订正仲景全书金匮要略注[M]//吴谦. 医宗金鉴. 北京：人民卫生出版社，1977：107.
[25] [清] 冯兆张. 冯氏锦囊秘录[M]. 田思胜，等校注. 北京：中国中医药出版社，1996：53.
[26] [清] 尤怡. 金匮翼[M]. 北京：中医古籍出版社，2003：72.
[27] [清] 叶天士. 临证指南医案[M]. 北京：华夏出版社，1995.
[28] [清] 吴坤安. 伤寒指掌[M]. 上海：上海科学技术出版社，1959：26.
[29] [清] 吴瑭. 温病条辨[M]. 孙志波点校. 北京：中医古籍出版社，2010：162.
[30] [清] 何梦瑶. 医碥[M]. 邓铁涛，刘纪莎点校. 北京：人民卫生出版社，1994：658.
[31] [清] 汪昂. 医方集解[M]. 北京：中国中医药出版社，1997：238.
[32] [清] 程杏轩. 医述[M]. 合肥：安徽科学技术出版社，1983：919.
[33] [清] 何必伟. 医学妙谛[M]. 上海：上海三联书店，1990：44.
[34] [清] 吴谦. 医宗金鉴[M]. 刘国正校注. 北京：中医古籍出版社，1995：181.
[35] [清] 沈金鳌. 杂病源流犀烛[M]. 北京：中国中医药出版社，1994：286.
[36] [清] 张璐. 张氏医通[M]. 太原：山西科学技术出版社，2010：221.
[37] [清] 李用粹. 证治汇补[M]. 太原：山西科学技术出版社，2011：68.
[38] 胡皓夫. 儿科学辞典[M]. 北京：北京科学技术出版社，2003：16.
[39] 邹积隆，丛林，杨振宁，等. 简明中医病证辞典[M]. 上海：上海科学技术出版社，2005：69.
[40] 孙安达. 实用小儿推拿[M]. 合肥：安徽科学技术出版社，2004：18.
[41] 郝爱真，王发渭. 实用小儿厌食症防治[M]. 北京：金盾出版社，2001：1.
[42] 毕可恩，毕鸿雁. 食湿与小儿疾病[M]. 济南：山东科学技术出版社，1991：29.
[43] 周天寒. 胃痛、胃胀与厌食[M]. 重庆：重庆大学出版社，2005：43.
[44] 王晓华，郑颖，李益民，等. 现代简明中医中药[M]. 南京：江苏科学技术出版社，2005：541.
[45] 郁晓维，何文彬. 现代中医儿科诊断治疗学[M]. 北京：人民卫生出版社，2001：221.
[46] 琚玮，葛湄菲. 现代中医儿科诊疗全书[M]. 上海：第二军医大学出版社，2005：184.
[47] 李素亭，闫慧敏. 小儿常见病防治与护理[M]. 北京：农村读物出版社，2002：21.
[48] 江受传. 小儿常见病-哮喘 • 厌食的辨证施治[M]. 北京：中国医药科技出版社，1990：63.
[49] 廖品东. 小儿推拿[M]. 北京：科学技术文献出版社，2001：159.
[50] 常静亮. 小儿胃肠疾病防治[M]. 北京：金盾出版社，2002：32.
[51] 方凤. 小儿厌食症[M]. 北京：中国医药科技出版社，2009：63.
[52] 张素芳. 中国小儿推拿学[M]. 上海：上海中医学院出版社，1992：168.
[53] 高希言，朱平生，田力. 中医大辞典[M]. 太原：山西科学技术出版社，2017：754.
[54] 广州中医学院儿科教研组. 中医儿科简编[M]. 北京：人民卫生出版社，1972：20.
[55] 俞景茂. 中医儿科临床实践[M]. 贵阳：贵州科技出版社，2005：305.
[56] 王庆文，董克勤. 中医儿科临证备要[M]. 北京：人民卫生出版社，1988：101.
[57] 陈昭定. 中医儿科手册[M]. 福州：福建科学技术出版社，1999：214.
[58] 刘弼臣. 中医儿科治疗大成[M]. 石家庄：河北科学技术出版社，1998：406.
[59] 李振吉. 中医药常用名词术语辞典[M]. 北京：中国中医药出版社，2001：204.

（陈昱良）

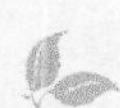

赤游丹

chì yóu dān

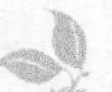

一、规范名

【汉文名】赤游丹。

【英文名】red wandering erysipelas。

【注释】于发病部位出现皮肤红肿，形如云片、色赤如丹、游走不定为主要表现的皮肤疾病。

二、定名依据

赤游丹作为儿科皮肤疾病，其症状表现为皮肤赤肿、色如涂丹、灼热疼痛、游走不定。因其色赤若丹，发无定处，故名赤游丹。又因风善行而数变，游走不定，又名赤游风、游火、赤游肿。病名最早见于《诸病源候论》，《颅囟经》也提到，用绿豆铅白调为霜，治孩童"赤游肿或如丹，烦渴，浑身赤瘤，壮热"。

明清时期医学著作中，对赤游丹的症状、病因、治疗和预后都有较为详细的论述。

中华人民共和国成立后，中医工具书如《中医名词术语精华词典》《中医大词典》等多将"赤游丹"作为以"小儿丹毒"的一种，或者直接作为"小儿丹毒"的别名。

三、同义词

【又称】"赤游风""赤游肿"（《诸病源候论》）；"赤游丹毒"（《证治准绳》）；"走马天红""游火""赤溜""天火丹"（《幼幼新书》）；"小儿丹毒"（《小儿卫生总微论方》）。

四、源流考释

赤游丹是儿科皮肤疾病，因其色赤若丹，发无定处，故名赤游丹，又名赤游风、游火、赤游肿。病名最早见于《诸病源候论》，其中曰："小儿赤游肿候：小儿有肌肉虚者，为风毒热气所乘，热毒搏于血气，则皮肤赤而肿起，其风随气行游不定，故名赤游肿也。"[1]223《颅囟经》提到用绿豆铅白调为霜，治孩童"赤游肿或如丹，烦渴，浑身赤瘤，壮热"。该病的名称确定，包含皮肤发红色，如丹并伴随肿胀，而且病处游走不定的特点，因此有赤游风、赤游肿、赤游丹毒等别称。

赤游丹病处不定，因而别称极多，《幼幼新书》[2]1357 中对赤游丹的发病位置、病情和预后都做了极为详细的描述。总体上，皮肤红肿，患处游移不定两大特色，让"赤游丹"的病名得到了医家广泛认可，在多本古籍中出现。

《小儿卫生总微论方》对赤游丹的病因病机和治法做了详细分析："小儿患赤游肿痛者，内由有积热熏发于外，外被风毒所干，内外相乘，搏于血气，则皮肤赤肿，其风邪毒气随经络行游不定，故为赤游也。"[3]583 明清时期医学著作中，对赤游丹的症状、病因、治疗和预后都有较为详细的论述。该病多因患儿于胎中受热所致，因孕妇热毒壅结于内，遗患胎儿，以致出生后热毒蒸发于外而为病。亦可因局部皮肤损伤，脐部疾患，臀部湿疹，种痘，虫咬，护理不善等，为外风邪毒所侵，以致感染成病。邪毒袭人经脉，随气血流走全身，发于肌表，因而出现皮肤红肿、灼热、疼痛等风火热毒证候。如邪毒炽盛则可入脏入腑内陷心营，出现壮热、神昏、抽搐等风火交炽，心神受扰，肝风内动的证候。《外科正宗》："赤游丹，受毒于未生前，发病于有生后。盖身在胞胎，皆赖父精母血借以生养，父母不能节其欲，多致淫火猖炽，胎必侵受；又不能戒诸浓味，以及炭火烘熏、重衾叠褥，往往受热，子无弗有，及致生后，热汤洗浴，烘熏衣物，触动内毒，而欲发之时，先发身热、啼叫、惊搐，次生红肿光亮、发热，瞬息游走，发无定处。先从头额起者，名天夺丹，以升麻葛根汤母子同服。余皆起于腹背，流入四肢者轻，起于四肢、流入胸腹者重。”[4]28《医宗金鉴·外科心法要诀》：“胎毒初患赤游丹，腹肢先后内外参，人服外贴兼砭血，红轻紫重黑难痊。”注释：“赤游丹之证，皆由胎毒所致。欲发之时，先身热，啼叫，惊搐不宁，次生红晕，由小渐大，其色如丹，游走无定，起于背腹，流散四肢者顺；起于四肢，流入胸腹者逆。或初生之后，外用热水洗浴，兼以火烘衣物，触动内毒，遂成此证。”[5]506

中华人民共和国成立后，中医工具书如《中医名词术语精华词典》[6]105《中医大词典》[7]398 等多将“赤游丹”作为以“小儿丹毒”的一种，或者直接作为“小儿丹毒”的别名。在一些中医著作中，《中医辞海》[8]476 则将“赤游丹”归入“丹毒”的一种，《简明中医辞典》[9]415 甚至直接等同于“丹毒”。

五、文献辑录

《诸病源候论·小儿杂病诸候》曰：“小儿有肌肉虚者，为风毒热气所乘，热毒搏于血气，则皮肤赤而肿起，其风随气行游不定，故名赤游肿也。”[1]223

《小儿卫生总微论方·卷二十·赤游论》：“小儿患赤游肿痛者，内由有积热熏发于外，外被风毒所干，内外相乘，搏于血气，则皮肤赤肿。其风邪毒气随经络行游不定，故为赤游也。若重者，随血气虚处流注为赤肿，或片或涡，毒渐引大，疼痛难忍。若游至于心，或毒入腹者，皆能杀人。小儿丹毒者，由风热毒邪客于腠理，搏于血气，发于皮肤之所作也。又《千金》论小儿黄丹恶毒，皆热积所成，或冬间向火烘衣，夜间盖覆太暖，或乳母爱食烧炙饮酒，皆令儿病丹。发处其热如火，轻轻手近，则痛不可忍。又有五色丹，虽赤色者最多，皆热作痛，甚者遍身壮热，烦渴闷乱。更有诸火丹，其名证甚多，不可尽述，皆赤丹之异名也。其毒人腹者，亦能杀人，宜速治之。治赤丹，此热毒所作，其色纯赤，如丹涂之，故名赤丹。以荞麦面醋和敷之，用荞麦面并鸠脑和饼，索串吊起放干，要用时研末，鸡子清调膏，以鸡羽翎扫上，效如神。”[3]583

《幼幼新书·卷第三十五·丹候第一》：“《巢氏病源》小儿丹候：风热毒气，客在腠理，热毒搏于血气，蒸发于外，其皮上热而赤，如丹之色，故谓之丹也。若久不瘥，即肌肉烂伤。(《圣惠方》若久不歇则肌肉坏烂，若毒气入腹则杀人也)土虺丹：发两手指，作红丝，迤渐下行至关节，便杀人。眼丹：眼卒然赤肿，生翳，至有十数翳者是也。五色丹：发而变改无常，或青、黄、白、黑、赤。茱萸丹：发初从背起，遍身如细缬。赤丹：丹之纯赤色者是也。白丹：初发痒痛，微虚肿，如吹奶起，不痛不赤，而白色者是也。黑丹：初发痒痛，或肿起，微黑色者是也。殃火丹：发两胁及腋下膀上。神火丹：发两膀，不过一日便赤黑。野火丹：发赤斑斑如梅子，遍背腹。骨火丹：初发在臂起，正赤若黑。家火丹：初发着两腋下，两膀上。火丹：往往如伤寒，赤着身而日渐大。丹火：其状发赤，如火之烧，须臾浆起者是也。朱田火丹：先发背起遍身，一日一夜而成疮。天灶火丹：发两膀里尻间，正赤流阴头，赤肿血出。赤流丹：身上或一片片赤色，如燕脂染及，渐引，俗谓之流。若因热而得者色赤，因风而得者色白，皆肿而壮热是也。赤游肿：其状皮肤赤而肿起，行游不定者是也。风火丹：初发肉黑，忽肿起。暴火丹之状带黑色。游火丹：发两臂及背如火炙。石火丹：发通身，自入起如细粟大，色青黑。郁火丹：发从背起。赤黑丹：本是毒热折于血气，蕴蒸色赤而复有冷气乘之，冷热互交，更相积瘀令色赤黑。厉火丹：发初从髂下起，背赤能移走。飞火丹：着两臂及背膝。留火丹：发一日一夜便成疮，如枣大正赤色。蓝注候：小儿为风冷乘其血脉，血得冷则结聚成核，其皮肉色如蓝，乃经久不歇，世谓之蓝注。《颅囟经》：黄帝问岐伯曰：后生少稚多被恶疾、丹毒，二品昔分？岐伯曰：阳解百年一十以上为

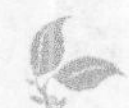

毒,一十以下为丹。丹毒一也,随其大小分别之。治之有毒至根据方万无一差。喻人问:男女皆遭丹毒之有毒至体,此枉死者复何限哉。良由信邪师之语,仍被恐之。过昧之人,勿与下手,请根据方用之。今出此图形状如后。伊芳火丹从两胁起,神灶丹从肚起,尿灶丹从踝起,胡吹灶丹从阴囊上起,天火丹从腹背遍身起,天雷丹从头项起,火丹从背甲起,胡漏灶丹从脐中起,废灶丹从曲臂起,神气丹从头背上起,土灶丹从阴踝起,朱黄丹赤豆色遍身上起,萤火丹从耳起,野龟丹从背脊起,鬼火丹从面上起。《婴童宝鉴》小儿诸般丹毒歌:丹火初成似火烧,天火浑身赤转饶。伊芳火膀边青黑色,厉从额上起根苗。臀并谷道丹毒,如带红暴火调。留火发时一日甚,变改无时五色。家火颊连双腋乳,天灶内肿到阴尻。背并膝赤飞丹病,股内脐阴尿灶招。"[2]1537

"赤游肿":"《巢氏病源》小儿赤游肿候:小儿有肌肉虚者,为风毒热气所乘,热毒搏于血气,皮肤赤而肿起,其风随气行游不定,故名赤游肿也。"[2]1357

《活幼心书·卷中·明本论·风毒》:"风毒者,因惊风之后,风从气行,血从气使,毒气蓄于皮肤,流结而为肿毒,遂成顽核赤色,多在腮颊之间,或耳根骨节之处,重则成痈成疖,谓之遁毒风。宜以百解散、牛蒡汤及当归散倍加枳壳、大黄,水煎服。或用皂角子、薄荷同煎,续投雄黄散、消毒饮。结在腮颊者,治用乌豉膏,以护咽喉,外则敷以拂毒散及外消散。若因跌扑破损皮肤,风邪侵袭,伤寒而发毒肿,谓之破血伤风,可投疏风散、活血散及黄芩四物汤调治。若发于喉下,如带横缠者,乃缠喉风也,三因方乌喉风,此证宜投化毒汤及乌豉膏,熔化护喉,却不可于喉外用药涂贴,但根据前遁毒风内治法如服后散止不定,或上头项,或游于面目,而又复来喉下,如赤紫微浮,中有白突者,阳证变阴,亢则必害,谓之赤游风毒,亦难治矣。"[10]9

《丹溪治法心要·卷八·小儿科·赤游丹毒》:"赤游在上,凉膈在身,用二蚕沙细研,以剪刀草根捣自然汁调匀,先涂腹上,却涂患处,须留一面出处,患处移动为效。剪刀草根即野慈姑。治赤游风,用伏龙肝和鸡子清敷,内用赤土水调服。治赤溜,生地黄、木通、荆芥、芍药、桃仁,苦药中带表之类,以芭蕉油搽患处,一作以芭蕉捣涂患处,主热伤血也。小儿天火丹齐腰起者,名赤溜。用蚯蚓泥油调敷。治冷风丹,车前子叶捣汁调伏龙肝敷之,或服尤妙。治小儿丹毒,以蓝靛敷之。"[11]225

《保婴撮要·卷十一·胎毒发丹》:"胎毒发丹者,因胎毒内伏,或频浴热汤,或着烘衣,或乳母饮食七情,内热助邪为患,发于头面四肢,延及胸腹,色赤游走不定。古人云:从四肢起入腹囊者,皆不治。"[12]264

《保幼新编·丹毒之候》:"小儿头面、背腹、手足或有红点者,乃丹毒之候。红晕蔓延最疾者,火丹也。红晕上生赤肿,或如粟米,或如瘾疹,或如癣疥,蔓延差缓者,风丹也(治同)。随赤色晕处,以三棱针乱刺出毒血,一日二、三次(弃血如粪)。五福化毒丹,犀角消毒饮并主之。"[13]37

《丹台玉案·卷之六·丹毒门》:"小儿初生十日,或半月,远则弥月之后,或两三月,其症形不同,或颏下如樱桃突出,色赤而光,谓之赤瘤;或遍身红点如洒珠,谓之丹疹;或遍身红肿,热气如蒸谓之火丹;或小腹上阴囊等处,忽然红肿如霞,流行不定,谓之赤游丹。病名非一,总为丹毒。丹毒入腹,腹胀不饮乳者死。必于未入腹之时,急服退毒凉剂,外用小刀轻轻刺出恶血,犹有可生。其入腹者,无如一泻,间有泻而得生者,乃千百中之一也,诸丹毒,惟赤游丹为至危。"[14]346

《古今医统大全·卷九十·幼幼汇集·赤游丹毒》:"如草木茸芽之状,未经寒暑,即娇嫩不坚。故小儿一周之内,不可频频洗浴。恐湿热之气,郁蒸不散,遂成赤游肿,或片片如胭脂涂染,皆肿而壮热。若毒入腹中者,则腹胀硬,多致不救。凡此证候，皆洗浴脱着而得之也。赤游丹肿者，急用蜞针法刺之，使吮其恶血而毒解矣。次服水黄散、葛根白术散、五和散，皆可选而用之。及丹热、实热、龙带热者，并用大连翘汤加大灯心煎服，败毒散，解毒丸并宜服之。”[15]72

《简明医彀·卷之六·赤游丹毒》：“由乳母食酒、面、煎炙、热毒，与夫烘衣儿穿。或发于手足，或发于头面胸背，令儿躁闷，腹胀如火，痛不可言，入腹者死。周内不可频浴，湿热之气郁蒸不散而成。或片片如胭脂涂染，肿而壮热，急用蜞针法得生。姑以法附后，极危笃始用，万不可轻施。”[16]344

《疡疡机要·上卷·疡疡类症》：“一肢体或腿臂腕间患，而游走不定者，赤曰赤游风。”[17]363

《普济方·卷四百六·婴孩诸疮肿毒门·五色丹毒附论》：“夫丹之为候，由热毒之气，搏于荣血，而风乘之，所以赤浮肌肉而为之走注也。外因乳母食啖热毒物药，及烘衣不候冷，便与儿服而得之。其证或发于手足，或生于头面胸胁，令儿烦闷腹胀，其热如火，痛不可言，赤肿游去遍体也。汤氏所谓丹有十五种，又有赤游风及熛疮。”[18]1363

卷四百六“婴孩诸疮肿毒门·五色丹毒附论”：“有肌肉虚者，为风毒热气所乘，热毒搏于血气，则皮肤赤而肿起，其风随气行游不定，故名赤游肿也。”[18]1364

《外科正宗·卷四杂疮毒门·小儿赤游丹》：“赤游丹，受毒于未生前，发病于有生后。盖身在胞胎，皆赖父精母血借以生养，父母不能节其欲，多致淫火猖炽，胎必侵受；又不能戒诸浓味，以及炭火烘熏、重衾叠褥，往往受热，子无弗有，及致生后，热汤洗浴，烘熏衣物，触动内毒，而欲发之时，先发身热、啼叫、惊搐，次生红肿光亮、发热，瞬息游走，发无定处。先从头额起者，名天夺丹，以升麻葛根汤母子同服。余皆起于腹背，流入四肢者轻，起于四肢、流入胸腹者重。”[4]28

《万氏秘传外科心法》：“赤游风手上生黑点，极痛极痒，用生姜、陈艾、槐叶煎汤洗之。”[19]102

《医学正传·卷之八·小儿科》：“小儿赤瘤（俗名赤游风也），此盖热毒气客于腠理，搏于血气，发于皮外，赤如丹也。”[20]65

《婴童百问·卷之十·丹毒赤游肿第九十六问》：“热毒之气，客于腠理，搏于血气，发于外皮，上赤如丹，热毒与血相击，而风气乘之，所以赤肿游走而遍体也。此由乳母食酒面煎炙过度，与夫烘衣与儿，不候冷而即穿者，多成此症。或发于头面胸背，令儿燥闷腹胀，如火之热，痛不可言。有入腹、入肾之证，便不可救。又方，小儿一周之内，皮毛肌肉，筋骨髓脑，五脏六腑，荣卫血气，皆未坚固，譬如草木萌芽之状，未经寒暑，娇嫩软弱，今婴孩称为芽儿故也；一周之内，切不可频频洗浴，恐湿热之气，郁蒸不散，遍身生赤游丹毒，俗为之溜，片片如胭脂涂染，皆肿而壮热，若毒入腹者，则腹胀硬气，以致杀儿，此因洗浴而得也。若肌肉宽缓，腠理开泄，包裹失宜，复为风邪所乘，而身生白溜，皆肿而壮热也，或憎寒壮热，鼻塞脑闷，或上气痰喘，咳嗽吐逆，种种之疾，皆因洗浴脱着而得也。”[21]130

《婴童类萃·上卷·胎毒论》：“暑月耽胎，冬月拥炉，胎中内蕴热毒，所以生下而生重舌、木舌、鹅口、疳疮、茧唇、并诸风疮、疥癣、赤游丹毒种种胎毒，皆母不洁故也……赤游丹毒，起如云朵，红紫色。先砭针敲血，方用敷药。起于头面四肢，入心即死。”[22]68

《幼科折衷·下卷·风毒》：“诸风夹热隐皮肤，凝结难为陡顿除；项颊肿须护喉舌，内疏风热外宜涂。《内经》曰：荣气不从，逆于肉内，乃生痈肿。夫小儿风毒者，因惊风之后风从气行，血从气使，毒气蓄于皮肤，流结而为肿毒，遂结顽核赤色，多成腮颊之间，或耳根骨节之处，重则成痈疖，谓之遁毒风。宜以当归散倍加枳壳、大黄，或皂角刺、薄荷之类。如结在腮颊者，治用乌豉膏含化，以护咽喉，外则敷以拂毒散。若因跌仆损伤皮肤，风邪侵袭患处面发肿者，谓之破血伤风，可投疏风散、活血散之类。夫瘰之症，《内经》谓之结核，究其所因，丹溪所谓五味之浓，郁气之积，曰风、曰热，与血相搏而结成者，其始生于耳后、颏下至项者，此出足阳明胃经来也，此曰瘰；生于缺盆胸侧，或在两胁者，此出手足少阳经来也，此曰马刀，俱当从其所因究治。其小儿幼弱不堪针灸，但以服饵涂贴之剂，施之可也，然须服引经之药，以除根本，可获全功耳。此症服药，须当卧在床褥，每日作十次咽，服毕安卧。盖取药力在膈上故也。若发于喉下，如带横缠者，乃缠喉风也，宜服化毒汤及乌豉膏含化以护咽喉外，但根据遁毒风治法。如服药后散止不定，或上头顶，或游面目，而反复来喉下，如赤紫微浮，中有白突者，阳症变阴，亢则必害，谓之赤游风毒，亦难治矣。"[23]59

《证治准绳·幼科·集之三·疮疡·丹毒》："《圣惠》凡小儿一切丹，皆由风毒在于腠理，热毒搏于血，蒸发其外，其皮上热而，如丹涂之状，故谓之丹也。若又不歇，则肌肉坏烂若毒气入腹，则杀人也。今以一方同疗之，故号一切丹也。《婴童宝鉴》小儿诸丹毒歌：丹火初成似火烧，天火浑身赤转饶，伊芳火膀边青黑色，厉从额上起根苗，臀并谷道丹毒，如带红暴火调，留火发时一日甚，改变无常五色标，家火颊连双腋乳，天灶内踝及阴尻，背并膝赤飞丹病，股内脐阴尿灶招。巢氏云：火丹候，往来如伤寒，赤着身、而日渐大者，是也。又云：丹火候，状发赤如火烧，须臾浆起，是也。《婴孺方》云：火丹者，往来如伤寒，赤着身体，不从伤火而得名，如日出时，以从其处，又名日丹，宜同用《千金》漏芦散。〔曾〕《经》云：赤紫丹瘤，皆心火内郁而发，赤如丹砂。心主血，而火性热，血热相搏，阴滞于阳，即发丹毒，心虚寒则痒，心实热则痛，自腹生出四肢者易治，自四肢生入腹者难疗。"[24]21

幼科·卷第三心脏部一："小儿丹毒，乃热毒之气极，与血相搏而风乘之，故赤肿及游走遍身者，又名赤游风，入肾入腹则杀人也。大抵丹毒虽有多种，病源则一，有赤丹毒遍身痒者，或女子十五六而脉未通者多发丹疹，皆由血有风毒乘之，宜服防已散。"[24]22

《急救广生集·卷九·外治补遗·赤游丹》："流行不止一处是也。此症至急，不可救迟。即用马兰头不拘多少，以水洗去泥，捣烂绞汁，以汁搽患处。燥再搽，屡试屡效。冬月无叶，用根亦可。"[26]256

卷九·外治补遗·赤游丹毒十种："一从顶头起肿，用葱白取汁涂之。二从头上起红肿痛，用赤小豆末、鸡子清调搽。三从面起赤肿，用灶心土、鸡子清调搽。四从背起赤点，用桑白皮为末，羊脂调涂。五从两臂起赤肿黄色，用柳木烧灰，水调涂。六从两肋起虚肿，用生铁屑和猪粪调涂。七从脐上起黄肿，用槟榔末，米醋调涂。八从两足赤肿，用乳香末，羊脂调涂。九从两脚赤白点，用猪槽下土，麻油调涂。"[26]257

《厘正按摩要术·卷四·列证·赤游丹》："赤游丹，由胎中热毒，或生后过于温暖，以致热毒外发，皮肤红肿，色若涂丹，游走不定，行于遍身，故曰赤游丹。发于头面四肢而内归心腹者不治。内治宜清热解毒主之。"[27]126

《奇效简便良方·卷二·杂症·赤游风》："凡大人小儿，身发红赤，如泥如云，游走不定者是，俗名天红。"[28]47

《外科大成·卷四·小儿部·赤游丹毒》："丹者受毒于未形之先，发病于有生之后，由胎养失宜所致。预辨之法，小儿无故眼生浓眵，或眼胞红晕，微有气喘，夜则烦啼。此欲发丹之候也，急服蓝根等药，潜消其毒。已有赤肿者，即用芸苔等类，外锉其锋。然必兼吮砭洗贴等法治之，始获全效。""胎热丹毒初发赤肿光亮，游走遍身者，由热毒之气极与血相搏而风乘之也，故又名之曰赤游风也。"

卷四"小儿部·食滞丹毒"："初发赤晕，行而缓慢，非若胎热之暴速者，此由食滞所致，治宜先消其食。食滞消而丹仍作者，用药与胎热药同。"

卷四"小儿部·胎惊丹毒"："初则面生水豆

根脚微红，出没无定次至颈项丹赤如珠。再次延及胸乳间者。”

卷四“小儿部·胎赤”：“胎赤者，初生月里，肌肤忽然发赤如丹，由胎热所致。宜清母热，外以蓝叶末涂之，与赤游丹门参考。”[29]307

《外科十三方考·下编·小儿赤游丹毒》：“此症因胎中受热，致生此疮，或生两膝眼上，或生肾囊上不定，皮肤赤肿，破皮后则出血痛甚，水洗至何处，即烂至何处。”[30]97

《验方新编·卷十·痈毒诸症·游风丹毒》：“又色赤而干，发热作痒，形如云片，为赤游丹，属血分有火而受风也。又遍起小白泡，无热无痛，游走不定为冷瘼，即冷丹，由火毒未发，肌肤外受寒郁而致也。又有腰间红肿一道，名缠腰丹，又名缠蛇疮，又有鸡冠丹、茱萸丹两种。丹名虽多，总属心火三焦风邪而成。”

卷十八“小儿杂症·小儿赤游丹毒”：“小儿一岁以内，身发赤游风者，皮上如丹涂之状，故谓之丹。一切紫赤丹瘤，总由孕母血热留胎，热毒蕴于腠理；或乳母好酒、嗜辛、喜啖炙爆；或烘晒热衣即与包裹，柔嫩肌肤感受热毒所致。发于四肢易治，入腹入囊皆难疗也。发于头面胸背，身如火灼，烦躁胀闷者，古谓之入心，必死。”[31]251

《疡科心得集·卷中·辨小儿赤游丹游火论》：“赤游丹者，乃心火内郁，三焦风热乘之，故发于肌肤之表，风胜则树木皆摇，故令游走殊速。名之丹者，以应心火而色赤也，形如云片，上起风粟，作痒而痛，或发于手足，或发于头面胸背，令儿躁闷腹胀，发热，游走遍体，流行甚速，须急治之。自腹而流于四肢者，易治；自四肢而归于腹者，难疗。”[32]81

《疡医大全·卷三十幼科诸疮部·赤游丹门主论》：“噎气不乳，手足拳禁，大小便绝，胸背血点，舌生黑疮，心胸紫肿者，皆为不治。然小儿脏腑娇嫩，凡一切丹毒，必先内服解毒，方可外敷。盖毒易入难出，肌肉受伤其害轻，脏腑受伤其害速耳。（《锦囊》）陈实功曰：小儿赤游丹乃受毒于未生前，发病于有生后。盖身在胞胎，皆赖父精母血借以生养，父母不能节其欲，多致淫火猖炽，胎必侵受；既生之后，热汤洗浴，烘熏衣物，触动内毒；欲发之时，先必发热啼叫惊搐，次生红肿光亮发热。”[33]233

《医门补要·卷上·赤游白丹》：“表虚风入，兼血热皮燥，致皮痒搔落白屑，或生水窠，或有黄白靥，游走不定（赤者名赤游风，白者名白游风）。治不易效，久进祛风丸，可退。”[34]11

卷中“赤游丹”：“小孩生下数日，浑身发紫红块，大小不一，走散极速，为赤游丹。急砭去恶血可救。或高肿如痈，一二日即成脓，速宜刺放，迟则内溃。因在胎中受父母热毒，生下外热触动而发也。”[34]33

《医宗金鉴·外科心法要诀·卷下婴儿部·赤游丹毒》：“胎毒初患赤游丹，腹肢先后内外参，人服外贴兼砭血，红轻紫重黑难痊。（注）小儿赤游丹之证，皆由胎毒所致。欲发之时，先身热，啼叫，惊搐不宁，次生红晕，由小渐大，其色如丹，游走无定，起于背腹，流散四肢者顺；起于四肢，流入胸腹者逆。或初生之后，外用热水洗浴，兼以火烘衣物，触动内毒，遂成此证。”[5]506

“外科心法要诀·卷一痈疽总论治法歌·痈疽砭法歌”：“痈疽肿赤走不定，赤游丹毒红丝疔，时毒瘀血壅盛证，砭石治法最宜行。只须刺皮无伤肉，瓷锋对患最宜轻，毒血遇刺皆出尽，肿消红散有奇功。（注）凡痈疽红肿色赤，游走不定，及赤游丹毒，红丝疔走散，时毒瘀血壅盛等证，皆宜行砭石之法。”[5]506

《幼科铁镜·卷五·赤游丹火》：“此候由内有积热重蒸，外被风热所感，搏于血气，皮肤赤肿，色如火灼，或注头上，或发肢体，却非轻症。入腹入肾，亦能杀人，宜速治之。”[35]55

《幼科医学指南·初生门·赤游风》：“小儿赤游风证，多因胎中毒热而成。或生后过于温暖，毒热蒸发于外，以致皮肤赤热而肿，色若丹涂，游走不定，遍身而行。若发在头面四肢之间，犹可治。若内归心腹，则命难生矣，当内服犀角解毒饮。如若不愈，继以蓝叶散，外再用砭

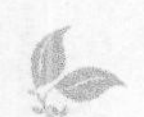

法，刺出毒血则痊。毒盛者，再敷以神功散。毒轻者，不用敷药。在百日之内者，小儿忌砭血，以其肌肉难任也。”[36]38

《幼幼集成·卷四·丹毒证治》：“小儿赤游丹毒，皆由心火内壅，热与血搏，或起于手足，或发于头面胸背，游移上下。其热如火，痛不可言，赤如丹砂，故名丹毒。凡自腹出四肢者易治，自四肢入腹者难治。治丹之法，先用辛凉解表，使毒渐消，方可搽敷；若先不解毒，遽用搽敷，必逼毒入腹，以致不救，小儿一岁以外者易治，未周岁者难治，治之得法，无论大小。”[37]357

《御纂医宗金鉴》：“小儿赤游风证，多由胎中毒热而成，或生后过于温暖，毒热蒸发于外，以致皮肤赤热，而肿色若丹涂，游走不定，行于偏身，故名曰赤游风。”[38]506

《杂病源流犀烛》：“血热宜清之凉之，热则为痈肿疮疥，为齿衄，为牙齿肿，为舌上出血，为舌肿，为赤淋，为血崩，为月事先期，为热入血室，为赤游丹。”[39]273

《竹林女科证治·卷四求嗣下·赤游丹毒》：“婴儿初生，遍身发丹毒赤肿，游走不定。此由妊母嗜食热物，血热流胎，毒蕴腠理；或烘晒热衣即与包裹，柔嫩肌肤感受热毒所致也。宜用细针随血晕周遭，刺出恶血最妙；仍用芭蕉根捣汁涂之，冬月畏冷隔水炖温可也。或用蛴螬虫捣汁涂之，或用沟渠中小虾捣烂涂之。”[25]153

《儿科萃精·卷二初生门·初生赤游风》：“儿生遍体丹毒赤肿，游走不定，多由胎中毒热而成，亦有因生后过于温暖，毒热蒸发于外，致皮肤赤热而肿，色若丹涂，名曰赤游风，先发于头面四肢之间，若内归心腹则不治。”[40]17

《简明中医病证辞典》：“病名。出《疮疡经验全书》卷七。为《GB/T16751.1—1997 中医临床诊疗术语——疾病部分》标准病名。又名赤游肿、天夺丹、赤游丹毒、赤游。指症见发病部位出现皮肤红肿，形如云片、色赤如丹、游走不定的小儿皮肤疾病。伴身热，啼叫，惊搐不宁。起于腹背，流散四肢者，顺；起于四肢，流入胸腹者，逆。属小儿丹毒之一种。多因外感风毒，或胎热内蕴，发于肌肤所致。”[41]578

《简明中医辞典》：“赤游丹，即丹毒。以其色赤、发无定处，故名。”[9]415

《中国百科大辞典》：“病名。又称‘赤游风’‘赤游丹毒’。以其皮肤色赤如丹，形如云片，焮热肿痛，游走不定，故名。并见发热烦躁，啼哭，甚则神昏抽搐。初生儿罹患者病情危重，婴幼儿亦常发生。多由皮肤损伤，护理不善，风热邪毒感染所致。治宜散邪清热，凉血解毒。外用大青叶煎水，调如意金黄散敷患处。”[42]1016

《中医辞海·中册》：“儿科病证名。是丹毒的一种，其特点为游走不定，色赤而开，发热作痒。出《疮疡全书》。又名赤游丹毒、赤游肿。小儿患本病最多见于新生儿及婴幼儿，有的可在出生后 24 小时内发病。即先天型丹毒。《医宗金鉴·外科心法要诀》说：‘小儿赤游丹之证，皆由胎毒所致……初生之后，外用热水洗浴，兼以火烘衣物，触动内毒，遂成此症。’小儿，尤其是初生儿，皮肤柔嫩，‘洗浴’及穿‘火烘衣物’时，容易擦破皮肤，邪毒乘机侵袭，搏于皮肤而成。年龄越小，症状越重，盖小儿体禀不足，不耐高热，最易毒陷入里，化火动风，发生痉厥。临证中见到发于头面者重，发于四肢者轻；从头面腹背向四肢蔓延者轻，从四肢向躯干蔓延者重。高热时可出现痉厥抽搐。治宜清火凉血解毒，方选消毒犀角饮、犀角地黄汤，兼服五福化毒汤，小面积丹毒，可用青敷膏、玉露膏外敷，而面部丹毒和其他部位大面积丹毒，不宜敷药包扎，可用三黄汤作冷湿敷。在未病前应着重预防，注意婴儿皮肤清洁，避免皮肤擦伤，洗澡时要轻轻抹拭，衬衣要柔软。”[8]476

《中医大辞典》：“病证名。出《疮疡经验全书》卷七。小儿丹毒之一种。多系胎中受热所致。欲发之时，先身热啼叫，惊搐不宁，次生红晕，皮肤赤肿，由小渐大，其色如丹，游走无定。起于腹背，流散四肢者顺；起于四肢，流入胸腹者逆。”[7]398

《中医名词术语精华辞典》：“病名。小儿丹毒之一种类型。出《疮疡经验全书》卷七，多因患儿于胎中受热所致。证见：欲发之时，患儿先有身热啼叫，惊搐不宁，烦躁哭闹，继则可见肌肤渐生赤晕，皮肤赤肿，由小而渐大，色如涂丹之状，游走不定。先发于胸腹腰背，渐渐流散于四肢者为顺；若先起于四肢，并蔓延入胸腹者则为逆。”[6]105

《中医药常用名词术语辞典》：“疾病。见《疮疡经验全书》。又名赤游肿。初生儿急性皮肤感染性疾病。以皮肤色赤如丹，形如云片，游走不定为特征，由局部皮肤损伤，护理不善，为风邪热毒所侵，留于肌肤络脉所致。”[43]171

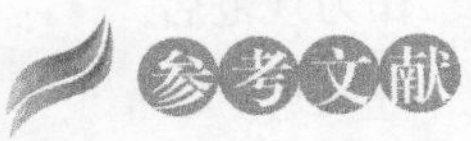

参考文献

[1] [隋] 巢元方. 诸病源候论[M]. 黄作阵点校. 沈阳：辽宁科学技术出版社，1997：223.

[2] [宋] 刘昉. 幼幼新书[M]. 北京：人民卫生出版社，1987：1357.

[3] [宋] 未著撰者. 小儿卫生总微论方[M]. 吴康健点校. 北京：人民卫生出版社，1990：583.

[4] [明] 陈实功. 外科正宗[M]. 刘忠恕，张若兰点校. 天津：天津科学技术出版社，1993：28.

[5] [清] 吴谦. 医宗金鉴[M]. 刘国正校注. 北京：中医古籍出版社，1995：506.

[6] 李经纬，余瀛鳌，蔡景峰. 中医名词术语精华辞典[M]. 天津：天津科学技术出版社，1996：105.

[7] 高希言，朱平生，田力. 中医大辞典[M]. 太原：山西科学技术出版社，2017：398.

[8] 袁钟，图娅，彭泽邦，等. 中医辞海[M]. 北京：中国医药科技出版社，1999：476.

[9] 《中医大辞典》编辑委员会. 简明中医辞典[M]. 北京：人民卫生出版社，1979：415.

[10] [元] 曾世荣. 活幼心书[M]. 田代华，等点校. 天津：天津科学技术出版社，1999：9.

[11] [元] 朱震亨. 丹溪治法心要[M]. 张奇文，等校注. 济南：山东科学技术出版社，1985：225.

[12] [明] 薛铠. 保婴撮要[M]. 北京：中国中医药出版社，2016：264.

[13] [明] 无忌. 保幼新编[M]. 王亚芬点校. 北京：中医古籍出版社，1988：37.

[14] [明] 孙文胤. 丹台玉案[M]. 北京：中国中医药出版社，2016：346.

[15] [明] 徐春甫. 古今医统大全[M]. 合肥：安徽科学技术出版社，1995：72.

[16] [明] 孙志宏. 简明医彀[M]. 余瀛鳌点校. 北京：人民卫生出版社，1984：344.

[17] [明] 薛己. 疠疡机要[M]//薛己. 薛氏医案选. 北京：人民卫生出版社，1983：363.

[18] [明] 朱橚. 普济方[M]. 北京：人民卫生出版社，1983：1364.

[19] [明] 万全. 万氏秘传外科心法[M]. 罗田县卫生局校注. 武汉：湖北科学技术出版社，1984：102.

[20] [明] 虞抟. 医学正传[M]. 郭瑞华，等点校. 北京：中医古籍出版社，2002：65.

[21] [明] 鲁伯嗣. 婴童百问[M]. 北京：人民卫生出版社，1961：130.

[22] [明] 王大纶. 婴童类萃[M]. 北京：人民卫生出版社，1983：68.

[23] [明] 秦昌遇. 幼科折衷[M]. 北京：中国中医药出版社，2016：59.

[24] [明] 王肯堂. 证治准绳[M]. 吴唯，等校注. 北京：中国中医药出版社，1997：22.

[25] [清] 竹林寺僧. 妇科卷：竹林女科证治[M]//周仲瑛，于文明. 中医古籍珍本集成. 长沙：湖南科学技术出版社，2014：153.

[26] [清] 程鹏程. 急救广生集[M]. 赵建新，王元祥点校. 北京：人民军医出版社，2009：257.

[27] [清] 张振鋆. 厘正按摩要术[M]. 曲祖贻点校. 北京：人民卫生出版社，1990：126.

[28] [清] 丁尧臣. 奇效简便良方[M]. 庆诗，王力点校. 北京：中医古籍出版社，1992：47.

[29] [清] 祁坤. 外科大成[M]. 上海：科技卫生出版社，1958：307.

[30] [清] 张觉人. 外科十三方考[M]. 北京：学苑出版社，2009：97.

[31] [清] 鲍相璈，梅启照. 验方新编[M]. 李世华校注. 北京：中国中医药出版社，1994：251.

[32] [清] 高秉钧. 疡科心得集[M]. 盛维忠校注. 北京：中国中医药出版社，2000：81.

[33] [清] 顾世澄. 疡医大全[M]. 北京：人民卫生出版社，1987：233.

[34] [清] 赵濂. 医门补要[M]. 职延广点校. 北京：人民卫生出版社，1994：11，33.

[35] [清] 夏鼎. 幼科铁镜[M]. 上海：上海科学技术出版社，2000：55.

[36] [清] 周震. 幼科医学指南[M]. 郑春素校注. 北京：中国中医药出版社，2015：38.

[37] [清] 陈复正. 幼幼集成[M]. 蔡景高，叶奕扬点校. 北京：人民卫生出版社，1988：357.

[38] [清] 吴谦. 御纂医宗金鉴[M]. 太原：山西科学技术

出版社，2011：506.
[39] [清] 沈金鳌. 杂病源流犀烛[M]. 李占永，李晓林校注. 北京：中国中医药出版社，1994：273.
[40] [民国] 陈守真. 儿科萃精[M]. 汉口汉康印书局，1930：17.
[41] 邹积隆，丛林，杨振宁，等. 简明中医病证辞典[M]. 上海：上海科学技术出版社，2005：578.
[42] 中国百科大辞典编委会. 中国百科大辞典[M]. 北京：华夏出版社，1990：1016.
[43] 李振吉. 中医药常用名词术语辞典[M]. 北京：中国中医药出版社，2001：171.

（陈昱良）

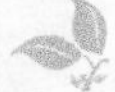

4・070

胎黄

tāi huáng

一、规范名

【汉文名】胎黄。

【英文名】neonatal jaundice。

【注释】新生儿出现皮肤、黏膜、巩膜发黄为主要表现的疾病。

二、定名依据

"胎黄"作为新生儿疾病，是小儿黄疸诸多分类的一种。主要症状表现为：新生儿于出生后数日内面目、皮肤发生黄疸。根据黄疸颜色和严重程度的不同，胎黄可分为阳黄、阴黄。与其他小儿黄疸区分，胎黄的特点主要表现为：症状在出生后迅速出现，病因为母体湿热熏蒸。该病最早称为"胎疸"，见于《诸病源候论・儿杂病诸候》。

唐代孙思邈在《备急千金要方》中指出胎黄的名称来源，清代《医宗金鉴》中对胎黄的病症和治法做了总括。

中华人民共和国成立后，儿科临床著作基本沿用了冯兆张的对胎黄的定义，除了新生儿产后即发的黄疸外，将出生后满月到百日发生的全身皮肤发黄也纳入胎黄的范围。

现代有关著作均以"胎黄"作为本病正名，"胎疸"为别名。如《中医大辞典》《中国医学百科全书・中医学》《中医辞海》等，全国高等中医药院校规划教材《中医儿科学》等均以"胎黄"作为规范名。我国2011年出版的全国科学技术名词审定委员会审定公布的《中医药学名词・内科学 妇科学 儿科学》也确定"胎黄"作为规范名。

三、同义词

【曾称】"胎疸"（《诸病源候论》）；"黄病"（《小儿药证直诀》）。

四、源流考释

"胎黄"作为新生儿疾病，与其他小儿黄疸区分，其特点主要表现为：症状在出生后迅速出现，病因为母体湿热熏蒸。该病最早称为"胎疸"，见于《诸病源候论・儿杂病诸候》，书中曰："小儿在胎，其母脏气有热，熏蒸于胎，至生下。小儿体皆黄，谓之胎疸也。"[1]213 胎黄病以婴儿出生后皮肤面目出现黄疸为特征，因与胎禀因素有关，故称"胎黄"或"胎疸"。《诸病源候论》对胎黄的病因、症状做出的论述是传世医著中对于胎黄的最早记载。但是因为此病症症状表现为新生儿的黄疸，故最初名"胎疸"。

唐代孙思邈在《备急千金要方》中使用"胎黄"为基本名称，并指出胎黄的名称和缘由："小儿生下，遍身面目皆黄如金色，身上壮热，大便不通，小便浊赤，不思乳食，啼叫不止，此胎黄之候也。皆因母受热而传于胎也。"说明胎黄是新生儿黄疸症状，因为病因在母体，故而初生后不日即发病，表现为全身皮肤、黏膜发黄。宋代钱乙在《小儿药证直诀》中，对生理性和病理性的胎黄做了区别论述："身皮、目皆黄者，黄病也。身痛，膊背强，大小便涩，一身尽黄，面目指爪皆黄，如屋尘色，看物皆黄，渴者难治，此黄胆也。二证多病于大病后。别有一证，不因病后，身微黄者，胃热也。大人亦同。又有面黄，腹大，食土，渴者，脾疳也。又有自生而身黄者，胎疸也。"[2]14 这一时期，仍有大量医学著作把本病称为胎疸，但《小儿卫生总微论方》对于"黄"和"疸"从病情轻重方面做了区分："小儿有身体肌肤面目悉黄者，此黄病也。因将息过度、饮食伤饱、脾胃受热与谷气相搏蒸发，于外。脾胃象土，其色黄候肌肉，故为是病也。慎不可灸，灸则热转甚矣。若身体痛，背膊强，大小便涩，腹胀满，一身尽黄及目睛爪甲皆黄，小便如屋尘色，着物皆黄，此疸病也。若发渴小便涩，腹满脉沉细，为难治也。黄病者稍轻，疸病者极重。又有自生下面身深黄者，此胎疸也。因母藏气有热，熏蒸于胎故也。"[3]410"疸"字在《说文解字》中的解释就是"黄病"，《康熙字典》对此字的解释引用了《说文解字》《内经》和《方书》三种文献。可见"疸"为"黄病"之概称，唐宋医著中并用"胎疸""胎黄"二名，但通过《小儿卫生总微论方》可知，"黄病""疸病"可作为病情轻重的区别。元代《活幼心书·卷上》继承了《小儿药证直诀》的观点，对胎黄的治疗提出子病母治，以哺乳的方式实现对新生儿的治疗，并主张针对胎黄的不同病因采取不同治疗方法："身黄暑湿蒸脾得，内外因分治最良；更有胎传生便见，母宜多服地黄汤。"[4]69

明代鲁伯嗣在《婴童百问》中指出了胎黄有阳黄、阴黄的区别，并用茵陈蒿汤、栀子柏皮汤、茵陈五苓散等方分别治疗，《龚廷贤医学全书》[5]1089 概括了胎黄有皮肤发黄、发热、大便难，小便如栀子汁，不思饮食，啼哭不止等症状。万全对胎黄的临床表现观察得非常仔细，《万氏家传幼科指南心法》："胎疾，胎黄状如金色，身热大便难通，小便黄赤热朦胧，少乳时时舌弄。此证传来母毒，脾胃湿热相攻""凡小儿生下，面目皆黄，状如金色，身上壮热，大便不通，小便赤涩，乳食不思，此胎黄也。"[6]19《万氏家藏育婴秘诀》中，万全指出胎黄有阴阳之分，凡病程短，肤黄色泽鲜明，舌苔黄腻者，为阳黄而黄疸日久不退，色泽晦暗，便塘色白，舌淡苔腻者，则为阴黄如若肝脾明显肿大，腹壁青筋显露，为癖积发黄，也属阴黄一类。"湿热食伤总发黄，是名疸。病属纯阳。热宜寒治湿宜利，食积还从消导良"。并指出"论小儿黄疸病，钱氏甚详。如因热者，其色黄而明因湿者，其色黄而黯因食积者，其色黄而淡。以此辨之"。[7]71 清代《医宗金鉴》中对胎黄的病症和治法做了总括："儿生遍体色如金，湿热熏蒸胎受深，法当渗湿兼清热，地黄犀角二方神。"其注释："胎黄者，遍体面目皆黄，其色如金，乃孕妇湿热太盛，小儿在胎受母热毒，故生则有是证也。法当渗湿清热，须分轻重治之，色微黄者生地黄汤，深黄者犀角散。"[8]497 清代医家冯兆张将胎黄细为黄病、黄疸、胃热、脾疸、胎疸等不同类型[9]53。

中华人民共和国成立以来，中医儿科词典、专著普遍以胎儿初生后出现的黄疸为胎黄。症见出生初期即见全身肤黄、目黄、尿黄或赤，或伴有高热、便秘等。除了新生儿产后即发的黄疸外，将出生后满月到百日发生的全身皮肤发黄也纳入胎黄的范围。胎黄分为生理性与病理性两类。生理性胎黄大多在生后 2～3 日出现，4～6 日达到高峰，7～10 日消退，早产儿持续时间较长，除有轻微食欲不振外，一般无其他临床症状。若生后 24 小时内即出现黄疸，3 周后仍不消退，或持续加深，或消退后复现，均为病理性黄疸。总之，湿热与寒湿的郁阻，均可使肝胆疏泄失利，胆汁外溢，而引起新生儿黄疸。

五、文献辑录

《诸病源候论·小儿杂病诸候·胎疸候》：

"小儿在胎，其母脏气有热，熏蒸于胎，至生下。小儿体皆黄，谓之胎疸也。"[1]213

《小儿药证直诀·卷上·脉证治法·黄相似》："身皮、目皆黄者，黄病也。身痛，膊背强，大小便涩，一身尽黄，面目指爪皆黄，如屋尘色，看物皆黄，渴者难治，此黄胆也。二证多病于大病后。别有一证，不因病后，身微黄者，胃热也。大人亦同。又有面黄，腹大，食土，渴者，脾疳也。又有自生而身黄者，胎疸也。古书云：诸疸皆热，色深黄者是也；若淡黄兼白者，胃怯、胃不和也。"[2]14

《小儿卫生总微论方·卷十五·黄胆论》："小儿有身体肌肤面目悉黄者，此黄病也。因将息过度，饮食伤饱，脾胃受热，与谷气相搏，蒸发于外。脾胃象土，其色黄，候肌肉，故为是病也。慎不可灸，灸则热转甚矣。若身体痛，背膊强，大小便涩，腹胀满，一身尽黄，及目睛爪甲皆黄，小便如屋尘色，着物皆黄，此疸病也。若发渴小便涩，腹满脉沉细，为难治也。黄病者稍轻，疸病者极重。又有自生下，面身深黄者，此胎疸也。因母藏气有热，熏蒸于胎故也。《经》言诸疸皆热，色深黄者是也。若身微黄者，胃热也。若但面黄腹大，渴而食泥土者，脾疳也。此二项各在本病具之外。"[3]410

《幼幼新书·卷第四(形初保者)凡二十二门·乳儿法第四》："《圣惠》论：凡为乳母，皆有节度。如不禁忌，即令孩子百病并生。如是自晓摄调，可致孩子无疾长寿。是以春夏切不得冲热哺孩子，必发热疳并呕逆。秋冬勿以冷乳哺孩子，必令腹胀羸瘦。乳母嗔怒次不得哺孩子，必患狂邪。乳母醉后，不得哺孩子，必患惊痫、天、急风等病。如母有娠，不得哺孩子，必患胎黄及脊疳。"[10]93

《活幼心书·卷上》："身黄暑湿蒸脾得，内外因分治最良；更有胎传生便见，母宜多服地黄汤。"[4]36

卷中"明本论·黄证"："有婴孩生下，便见遍体俱黄，惟两目弦浓如金色，身发壮热，名为胎黄。皆因未产之前，母受极热而传于胎，故有其证。"[4]69

《保婴撮要·卷四·胎症》："小儿胎症：谓胎热、胎寒、胎黄、胎肥、胎弱是也……胎黄者，体目俱黄，小便秘涩，不乳啼叫，或腹膨泄泻，此在胎母过食炙辛辣，致生湿热，宜用生地黄汤之类，热盛者，泻黄散之类。一小儿生下目黄，三日面赤黄。一小儿旬日内目黄而渐至遍身。此二者，胎禀胃热，各用泻黄散，一服皆愈。一小儿旬日，面目青黄，此胃热胎黄也，用泻黄散，以乳调服少许，即愈。后复身黄吐舌，仍用前散而安。一小儿患目黄。知其乳母食郁身黄所致，以越鞠丸治母，泻黄散治子，并愈。"[11]84

《慈幼新书·卷一·胎病·胎黄》："胎黄者，生下遍体面目皆黄如金色，或面赤眼闭，身上壮热，大便不通，小便如栀汁，皮肤生疮，不思乳食，啼哭不止，母子同服地黄汤。"[12]21

《龚廷贤医学全书》："论胎黄者，皆因乳母受热而传于胎也，儿生下，遍体面目皆黄，状如黄金色，身上壮热，大便不通，小便如栀子汁，乳食不思，啼哭不止，宜以地黄汤主之。"[5]1089

《古今医统大全·幼幼汇集·胎黄候第六》："巢氏曰：小儿在胎受母热毒，生下遍身面目俱壮热，大便秘，小便黄色，多啼不乳。"[13]69

《明医指掌》："儿生下遍体黄如金，此胎中受湿热也。其证壮热，大便不通，小便如栀汁，乳母可服生地黄汤加茵陈，忌食热毒之物。"[14]285

《普济方·卷三百六十一》："凡小儿生下，遍体面目皆黄，状如金色，身上壮热，大便不通，小便如栀汁，饮食不思，啼叫不止，此胎黄之。皆因母受热而传于胎也，凡有此症，乳母宜服生地黄汤，仍忌酒面五辛之物。"[15]111

《奇效良方·卷之六十四·小儿门·小儿证通治方》："治小儿生下，遍体皆黄，状如金色，身上壮热，大小便不通，乳食不进，啼叫不止，此胎黄之证，皆因母受热而传于胎也。凡有此证宜服，略与小儿服之。"[16]23

《寿世保元·卷八·初生杂症论》："一论胎黄者，皆因乳母受热而传于胎也。儿生下遍体，面目皆黄，状如黄金色，身上壮热，大便不通，小便不利，如栀子汁，乳食不思，啼哭不止，宜用地黄汤主之。”[17]363

《万氏家藏育婴秘诀》：“湿热食伤总发黄，是名疸病属纯阳。热宜寒治湿宜利，食积还从消导良。论小儿黄疸病，钱氏甚详。如因热者，其色黄而明因湿者，其色黄而黯因食积者，其色黄而淡。以此辨之。”[7]71

《万氏家传幼科指南心法》：“胎疾，胎黄状如金色，身热大便难通，小便黄赤热朦胧，少乳时时舌弄。此证传来母毒，脾胃湿热相攻。凡小儿生下，面目皆黄，状如金色，身上壮热，大便不通，小便赤涩，乳食不思，此胎黄也。”[6]19

《万氏秘传片玉心书·卷四·胎毒门》：“凡小儿生下，遍身面目皆黄，状如金色，身上壮热，大便不通，小便如栀子汁，乳食不思，皆胎黄也。因乳母受热，而传于胎，用地黄汤治之。”“胎黄状如金色，身热大便难通，小便黄赤色朦胧，少乳时时舌弄。此症传来无毒，脾胃湿热相攻，凉惊凉血解重重。保养胎元兼用。”[18]56

卷五“黄疸门”：“又有自生而身黄者，胎疸也，地黄汤主之。若淡黄兼白者，胃怯，白术散主之。”[18]74

《薛氏医案·薛氏医案卷六》：“一小儿生旬日，面目青黄，此胎黄症，妊娠胃热也，用防黄散乳调少许即愈，后复身黄吐舌，仍用前散而安。”[19]210

薛氏医案卷五十七：“一小儿旬日，面目青黄，此胃热胎黄也，用泻黄散以乳调服少许即愈，后复身黄吐舌，仍用前散而安，一小儿患目黄，知其乳母食鬱身黄所致，以越鞠丸治母泻黄散治子并愈。”[19]617

《医学纲目·卷之三十六·小儿部·生下胎疾》：“小儿生下遍体面目皆黄，状如金色，身上壮热，大便不通，小便如柏汁，乳食不思，啼叫不止，此胎黄之候。”[20]121

《婴童百问·卷之四》：“生地黄汤，治小儿生下，遍体面目皆黄，状如金色，身上壮热，大便不通，小便如栀子汁，乳食不思，啼叫不止，此胎黄之候，皆因母受热邪而传于胎也。凡有此症，乳母宜服，仍忌酒面五辛之物。”[21]47

《幼科发挥·卷之一·胎疾》：“有胎毒所生者，如虫疥流丹、浸淫湿疮、痈疖结核、重舌木舌、鹅口疮，与夫胎热、胎黄、胎惊之类。儿之初生，有病多属胎毒，如一腊之脐风，百之痰嗽，难治。恰半岁而真搐者凶，未一岁而流丹者死。”[22]1

《幼科类萃·卷之三·初生门·初生诸证治法》：“胎黄者，生下遍体面目皆黄，状如金色。身上壮热，大便不通，小便如栀汁，乳食不思，啼哭不止。此胎候也，皆因乳母受热而传于胎也，凡有此证，母子皆宜服地黄汤及地黄饮子。有生下百日及半周不因病后身微黄者，胃热也。若自生而身黄者，胎疸也。《经》云：‘诸疸皆热，色深黄者是也。’犀角散主之。若淡黄兼白者，胃怯也，白术散主之。”[23]55

《幼科折衷·上卷·黄胆》：“又有小儿生下，遍体俱黄，惟面目浓如金色，身发壮热，名为胎黄，因未产之前母受极热，母子俱宜服生地黄汤。”[24]35

下卷“小儿初生诸症”：“胎黄，小儿生下胎黄症，母感热毒传而成；急服地黄犀角散，黄退身冷命可生。胎黄者，生下遍体面目皆黄，状如金色，大便不通，小便如血，此胎黄也。亦因其母受热而传于胎，一有此症，母子皆宜服地黄汤。有生下百日及半周，不因病而身黄者，此胃热也。若自生而身黄者，胎疸也。《经》云：诸疸皆热，色深黄是也，犀角散主之。若淡黄兼白者，此胃怯也，白术散主之。”[24]100

《育婴家秘·卷之二·胎疾》：“胎黄者，儿生下，面目身尽黄者，亦胎热也，治法同。”[25]2

《证治准绳·幼科·集之一·初生门·生下胎疾》：“降生之后，有胎热胎寒，胎肥胎怯，胎惊胎黄，诸证生焉，外因浴洗拭口，断脐灸之不得法，乳哺寒温之乖其宜，致令噤口脐风，锁肚不乳等证，病患致此，亦难救疗，坐视其毙，良可哀悯。”[26]11

"幼科·集之一·初生门·生下胎疾·胎黄":"小儿生下遍体面目皆黄,状如金色,身上壮热,大便不通,小便如栀汁,乳食不思,啼哭不止,此胎黄之候,皆因乳母受湿热而敷于胎也,凡有此证,母子皆宜服地黄汤及地黄饮子。有生下百日及半周,不因病后身微黄者,胃热也。若自生而身黄者,胎疸也。《经》云:诸疸皆热,色深黄者是也。犀角散主之。若淡黄兼白者,胃怯也,白术散主之。"[26]11

《冯氏锦囊秘录·杂症大小合参卷三·胎黄》:"胎黄者,是母受热毒传入于胎而成也。其候生下面目遍体俱黄,大便不通,身发壮热,尿如枝汁,乳食不思,啼叫不止。当用酿乳生地黄汤之类,仍忌食热毒为要。更有小儿身皮面目皆黄者,此黄病也。如身痛膊背强,大小便涩,一身面目指甲皆黄,小便如黄尘色,着物皆黄者,此黄胆也。渴者,难治。然此二症多成于大痛之后,更有生下半周,或及百日,不因病后而身微黄者,此胃热也。又有面黄而腹大多积,食土而渴者,此脾疳也。若自生下而身黄者,此胎疸也。然诸疸皆热,色深黄者是也。若淡黄兼白者。必胃怯或胃不和耳。"[9]53

《古今图书集成医部全录卷四百七》:"凡小儿生下遍身面目皆黄,状如金色,身上壮热,大便不通,小便如栀子汁,乳食不思,此胎黄也,因蓐母受热而传于胎,以地黄汤治之。""胎黄状如金色,身热大便难通,小便黄赤色蒙胧,少乳时时舌弄。此证传来母毒,脾胃湿热相攻,凉经凉血解重重,保养胎元兼用。"[27]398

《古今图书集成·医部全录卷四百八》:"胎疾谓月数将满,母失调护,或劳动气血相干,或坐卧饥饱相役,或饮酒食肉,冷热相制,或恐怖血脉相乱,胎气有伤,儿形无补,有胎热,胎寒,胎黄,胎肥,胎弱等证。胎黄候,则小儿生下,遍体面目皆黄,状如金色,身上壮热,大便不通,小便如栀子汁,乳食不思,啼叫不止,皆因母受热而传于胎也。凡有此证,乳母可服生地黄汤,仍忌热毒之物。胎肥则生下肌肉厚,遍身色红,满月以后,渐渐羸瘦,目白睛粉红色,五心烦热,大便难,时时生涎,浴体法主之。"[27]401

《急救广生集·卷六·幼科·保护》:"母有娠,乳儿必患胎黄。"[28]149

《兰台轨范·卷八·胎疸》:"若百日或半年,不因病而身黄者,胃热胎疸也,若淡黄兼白者胃怯也。"[29]231

《验方新编·卷十·小儿科杂治》:"初生遍身发黄,此胎中湿热也,名胎黄。"[30]302

卷十九"小儿科·乳儿法":"《小儿精要》云:夜间乳儿,须乳母起坐,抱儿乳之。儿睡忌乳,恐母鼻风吹儿囟门,致成风疾。母有孕乳儿必患胎黄,母大醉乳儿必患惊热,母伤饱乳儿必成喘急,母大怒乳儿必成癫狂,母新吐乳儿必患虚羸《养子真诀》云:乳子须调护,看承莫纵弛。"[30]500

《医门补要·卷中·真黄病》:"凡黄病面目皆黄,手指甲白色,心须跳跃,头眩腹膨,乏力,脉洪数有力。不必服煎药,惟进丸剂可效。"[31]33

《医述·卷十四·幼科集要·胎证》:"胎黄者,因乳母受热而传于胎,儿生遍体面目皆黄,状如金色,身上壮热,大便不通,小便如栀子汁,乳食不思,啼哭不止,宜地黄汤主之。(《寿世保元》)"[32]919

《医宗金鉴·幼科心法要诀·卷二·初生门(下)·胎黄》:"儿生遍体黄如金,湿热熏蒸胎受深,法当渗湿兼清热,地黄犀角二方神。注:胎黄者,遍体面目皆黄,其色如金,乃孕妇湿热太盛,小儿在胎受母热毒,故生则有是证也。法当渗湿清热,须分轻重治之,色微黄者生地黄汤,深黄者犀角散。"[8]497

《幼科释谜·卷一·初生诸病》:"胎黄者,小儿生下,遍身面目皆黄,状如金色,壮热,大便不通,小便如栀汁,乳食不思,啼哭不止。此胎黄之候,皆因母受湿热而传于胎也。凡有此症,母子皆宜服地黄汤、地黄饮子;有生下百日,及半周,不因病后身微黄者,胃热也;若自生而身黄者,胎疸也;《经》云诸疸皆热,色深黄者是也,犀角散；若淡黄兼白者，胃怯也，白术散。”[33]7

《幼科铁镜·卷二·辨胎黄》：“胎黄由娠母感受湿热传于胞胎，故儿生下，面目、通身皆如黄金色，壮热便秘溺赤者是也。治用地黄茵陈汤。”[34]57

《幼科折衷秘传真本·黄疸》：“又有小儿初生，遍体俱黄，两目厚如金色，身发壮热，是名胎黄，因儿在腹中，母受极热耳。乳母须服生地黄汤。”[35]55

《幼科医学指南·初生门·胎黄》：“儿生遍体面目皆黄，其色如金黄，乃孕妇湿热熏蒸，小儿在胎受母热毒深极而生。法当渗湿而兼清热，须分轻重治之。色微黄者，用生地黄汤；深黄者，犀角散，二方如神。”[36]14

《幼幼集成·卷二·胎病论》：“胎毒者，即父母命门相火之毒也。命门者，男子以藏精，女子以系胞，道家谓之下丹田也。夫二五之精，妙合而凝，纯粹之精，溶液而成胎，淫佚之火，蓄之则为胎毒矣。盖人生而静，天之性也；感物而动，人之欲也。成胎之后，其母之关系尤繁。凡思虑火起于心，恚怒火生于肝，悲哀火郁于肺，甘肥火积于脾，淫纵火发于肾，五欲之火隐于母胞，遂结为胎毒。凡胎毒之发，如虫疥，流丹、湿疮，痈疖、结核、重舌，木舌、鹅口，口疮，与夫胎热、胎寒、胎搐、胎黄之类是也。更如一七之脐风，百日之痰嗽，半岁之真搐，一周之流丹，此又毒之至酷至烈，而不可解者也。胎黄者，儿生下面目浑身皆黄如金色，或目闭，身上壮热，大便不通，小便如栀子汁，皮肤生疮，不思乳食，啼哭不止。此胎中受湿热也。宜茵陈地黄汤，母子同服，以黄退为度。”[37]86

《张氏医通·卷十一·婴儿门上·胎证》：“啼声低小，或手足挛屈，或口噤不开，此母气虚寒，或在胎时，母过食生冷，或感寒气，宜用五味异功散之类。胎黄者体目俱黄，小便秘涩，不乳啼叫，或腹膨泄泻，此在胎时，母过食炙爆辛辣，致生湿热，宜用泻黄散之类。”[38]276

《竹林女科证治·卷四·求嗣下》：“若母有妊，乳儿必患胎黄。”[39]9

《儿科萃精·卷二初生门·初生胎黄》：“儿生遍体面目皆黄，其色如金，此因孕妇湿热太盛，儿胎在母腹中，久受湿热熏蒸，蕴毒致生此症，有微黄深黄之别，症轻者为微黄，古法用生地黄汤（如生地、赤芍、川芎、当归、赤苓、泽泻、猪苓、天花粉、生甘草、茵陈蒿，引用灯心等味），症重者为深黄，古法用犀角散（如犀角、茵陈蒿、栝蒌根、升麻、生甘草、龙胆草、生地、寒水石等味），皆以渗湿清热为法。〔真按〕微黄只用茵陈蒿、猪苓、泽泻、生甘草四味，深黄只用茵陈蒿、细生地、赤苓、滑石、生甘草、灯心六味足矣，不必多剂。”[40]16

《陈氏幼科秘诀·黄胆》：“此皆湿热蒸于脾胃，如合面相似。脾胃象土，其色黄，故发于外。生下黄名胎疸，母脏有热熏蒸于胎故也。若黄胆变黑疸，难治。治疸以利小便为主，小便利则黄自退，从食积来者亦可行，方内加食积药。”[41]33

《景景医话》：“癸丑五月十二日，五孙钦尚生，生而面目身皆黄，此胎黄也。以其小便清长，疑是虚寒，然身体壮盛，啼声载路，唇色红紫，察其瞳于，黑而有神，且伊父系木火体质，伊母系湿痰体质，因决其为湿热无疑，但质小不能服药，思吴尚先云：‘内服之方，皆可移作外治，遂用绵茵陈、赤小豆、海螵蛸、马鞭草、紫花地丁、生草梢、仙半夏、大腹皮、小青皮、炒白术、赤白芍，赤苓、白颈蚯蚓等，共研细末，酒调敷脐上，日再易，两旬而全愈。’可见小儿之不能服药者，类推可以改外治，如病在头目，则敷两太阳，病在臂腿则敷手足心，病在胸脯则敷胸间，病在肺则敷肺俞等穴，病在肝则敷期门等穴，病在脾胃则敷脐腹，视何病则用何药，温凉攻补，因病而施，想亦有效也。”[42]13

《范中林六经辨证医案选·少阴证胎黄》：“新生儿先天亏损，脾肾阳气衰微，气亏血败，经隧受阻，胆液浸淫，溢于全身肌肤，故发为胎黄，日久不退。精神萎靡，四肢不温，头发稀疏而黄糙，亦显为少阴阴盛阳微之征。”[43]123

《医心方·卷第二十五·治小儿身黄方第百十五·病源论》:“小儿在胎,其母脏气有热,熏蒸于胎;至生儿皆体黄,谓之胎疸。”[44]1048

《〈本草纲目〉全解》:“胎黄,亦称‘胎疸’,其发病与胎孕湿热、外受邪毒、肝胆郁阻等有关。临床以婴儿周身皮肤、双目、小便色黄为主症。治宜采用清热利湿、凉血解毒、活血祛瘀法,而总以疏肝利胆、清化湿热为基本原则。对于黄色较淡而鲜润、1周内不再加重的生理性黄疸,一般不需治疗,可在1～2周内自行消退。”[45]94

《儿科临床指南》:“胎黄是以婴儿出生后,皮肤、面目、尿液皆黄为特征。因与胎禀因素有关,故称‘胎黄’或‘胎疸’。”[46]354

《简明中医病证辞典》:“病名。见《幼科全书》。为《GB/T16751·1—1997中医临床诊疗术语——疾病部分》标准病名。又名胎疸。指胎儿产后出现之黄疸,症见出生初期即见全身肤黄、目黄、尿黄或赤、高热、便秘等。《幼科铁镜》卷五:‘胎黄,由妊母感受湿热,传于胞胎,故儿新生,面目通身皆黄如金色,壮热便秘,溺赤。’多因胎儿在胎中感受母体胞中之湿热邪毒而致,治宜清热、利湿退黄,方用茵陈蒿汤加减。还可见少数小儿先天禀赋不足、脾胃虚寒而致黄疸者,症见面肤黯黄无泽、四肢逆冷、便溏、胎儿倦怠懒动等,多因小儿先天禀赋不足、脾胃亏虚、寒湿内生、运化失司、水液代谢障碍而致,治宜健脾除湿,方用理中汤加茵陈蒿。”[47]63

《简明中医辞典》:“指新生儿出现的黄疸。又名胎疸。《幼科铁镜》:‘胎黄,由娠母感受湿热,传于胞胎,故儿新生,面目通身皆黄如金色,壮热,便秘,溺赤。’治宜清热化湿。用栀子柏皮汤或茵陈蒿汤加味,若小儿先天元气不足,脾气虚弱,寒湿不化,面色黯黄无泽,肢冷,便溏,治宜温脾化湿,用理中汤加茵陈蒿。”[48]63

《名老中医董廷瑶经验集》:“胎黄即新生儿黄疸,有因溶血、肝炎或巨细胞包含体引起,以肤目发黄为特征。古多以胎孕湿热,脾失转输,或寒湿阻滞,郁久发黄,区分‘阳黄’‘阴黄’;辨证,失治或治不合度,病程迁延常现症块(肝脾肿大),腹部膨满,青筋暴露,成为难治之症。”“初生儿目黄肤黄,小溲亦黄,名曰胎黄。有三种不同情况:一种是生理性黄疸,不药可愈。另有两种病理性的,其一属阻塞性黄疸,除目黄肤黄外,尚有大便色白如陶土,而无肝脾肿大;其二属溶血性黄疸,见目肤尿黄,并有贫血,可有急性发作现象,发则可见智力鲁钝。这种胎黄在治疗上较为困难。”[49]283

《名老中医张绚邦经验集》:“胎黄,是指新生婴儿全身皮肤黏膜、巩膜和小便出现黄色为主要特征的一种常见病多发病。它既具有黄疸的一般特征,又限于小儿生后四周内所出现的黄疸,所以亦称胎疸。轻者黄疸色淡,生后三五日出现,周内逐渐消退,也可不治而已。重者黄疸日渐加深,并伴有多种兼症,甚至迅速入营动血,或内陷扰乱神机,昏蒙闭脱,而危及生命。”[50]25

《难杂病临证手册》:“胎黄又名胎疸,以初生儿皮肤黄染及双目发黄为其特征。其中属生理性的,多在十日左右自行消退;若为病理性的,则其黄疸难退,或日益加深,且多兼见其他症状。就临床所遇为黄疸见症于新生儿期忽于治疗,或治疗不当,则病情不解,黄多灰暗渐至腹部胀满,青筋暴露,出现肿块(肝脾肿大),成为难治之疾。”[51]496

《蒲辅周医案》:“小儿初生遍身面目皆黄,中医学名为‘胎黄’或‘胎疸’,论其病因与母有关,认为其母感受湿热伏于胞胎或脏腑有热,则胎受其熏蒸。今患儿之母饮食不节,味过辛辣,损伤脾胃,湿浊内生,郁而化热,湿热交蒸,胎儿受病,说明中医学的理论是有实际根据的。”[52]216

《实用中医儿科手册》:“本病在中医学中称为‘胎黄’,是由于母体之湿热邪毒,熏蒸于胎所致;或先天元气不足,脾未运健、不能输泄胎毒湿热之邪,湿热内蕴,郁而发黄。少数是由于脾阳不振,寒湿阻滞所致。总之,湿热与寒湿的郁阻,均可使肝胆疏泄失利,胆汁外溢,而引起黄疸。本病轻者(主要指出生2～3日发黄，一般情况尚好，一周内自行消退的生理性黄疸)不需治疗。重者如数日之后，黄疸不退甚或加剧，或出生24小时左右出现黄疸，并很快加重者，则应及时治疗。”[53]120

《现代中医儿科诊断治疗学》：“胎黄又名胎疸，其名出之于《诸病源候论·小儿杂病诸候·胎疸候》，因胎儿期感受湿热，或湿浊淤阻所致。临床以婴儿出生后皮肤，面目出现黄疸为特征。胎黄分为生理性与病理性两类。生理性胎黄大多在生后2～3日出现，4～6日达到高峰，7～10日消退，早产儿持续时间较长，除有轻微食欲不振外，一般无其他临床症状。若生后24小时内即出现黄疸，3周后仍不消退，或持续加深，或消退后复现，均为病理性黄疸。”[54]55

《现代中医儿科诊疗全书》：“新生儿黄疸……又称‘新生儿高胆红素血症’，是指新生儿时期由于胆红素代谢异常引起血中胆红素水平升高而出现皮肤、巩膜及黏膜黄染的临床症状。据报道，如按肉眼观察约50%足月儿和80%以上的早产儿均有此症状。本病分生理性黄疸和病理性黄疸两大类。其中病理性黄疸当血清未结合胆红素明显增高时，可导致神经细胞中毒性病变，进而直接威胁小儿生命或造成严重的中枢神经系统后遗症，故对本病的诊断治疗应予以高度重视。”[55]89

《现代中医疾病特色治疗学》：“胎黄是指婴儿出生后，皮肤、面目及尿液出现黄色为特征的一种病证，因与胎禀有关，故称‘胎黄’或‘胎疸’。胎黄有生理性、病理性之分。生理性胎黄不需要治疗，病理性胎黄轻者预后较好，重者预后较差，遗留后遗症，甚则危及生命。”[56]205

《新安医学儿科精华》：“胎黄与胎禀因素有关，以新生儿皮肤、黏膜、巩膜发黄为特征，故称‘胎黄’，又称‘胎疸’。”[57]178

《杨维华儿科临证要诀》：“胎黄是以婴儿出生后皮肤面目出现黄疸为特征的病证。其病因为胎禀湿蕴，病机为脾胃湿热或寒湿内蕴，肝失疏泄，胆汁外溢，气滞血瘀。其病位在肝胆、脾胃。”[58]61

《中国医学百科全书·中医儿科学》：“胎黄，又名胎疸，系指初生儿遍体皮肤及双目发黄。”[59]63

《中国医学大辞典》：“小儿生下，遍体面目皆黄，状如金色、身上壮热，大便不通，小便如栀汁，乳食不思，啼哭不止，此由产母妊时，湿热重胎所致。”[60]153

《中医儿科》：“胎黄，又称‘胎疸’，指新生儿二三日内面目皮肤发黄；一般在十日左右自行消退。称为生理性黄疸。个别发黄日益加深，常迁延较久，则属病理状态。”[61]50

《中医儿科临床精华》：“新生儿黄疸，中医学称为‘胎黄’或‘胎疸’。其病因有是由湿热熏蒸引起，黄色鲜明，尿色深黄，神烦躁，腹胀便秘，指纹红紫，舌红苔腻，常伴有发热咳嗽，口疮等实热症状，此类黄疸称为阳黄；是因寒湿阻避，脾阳不振所致，其黄晦暗，精神萎靡，以肢欠温，大便溏白，腹软不胀，指纹淡隐，舌淡苔薄白，常伴有轻度浮肿，舌体肥大时露晴等虚寒症状，此类黄疸称为阴黄。”[62]175

《中医儿科临床实践》：“胎黄亦称胎疸。是指初生小儿周身皮肤、双目、小便都出现黄色为特征的一种病症。其中多数于出生后2～3日出现身、目发黄，数日内自行消退，即为生理性胎黄可不必治疗；若黄疸出现较早或较迟，或黄疸出现后日益加深，并兼见其他症状者，即为病理性胎黄。”[63]68

《中医儿科临床手册》：“新生儿黄疸是指婴儿出生后，皮肤、黏膜及巩膜出现黄色的症状。因多与胎孕等因素有关，故古代医家称之为胎黄或胎疸。由于湿热郁蒸而熏染皮肤发黄的为湿热黄；由于脾阳不振，寒湿阻遏所致为寒湿黄。”[64]110

《中医儿科临证备要》：“新生儿黄疸系指小儿生后全身出现黄染。孙思邈曰：‘小儿产下，遍身面目皆黄如金色’，又称‘胎黄’。”[65]477

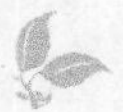

《中医儿科学》："胎黄是指儿出生后全身皮肤和眼巩膜发黄为特征。因为本病与胎禀因素有关，故称胎黄、又称胎疸。还要了解本病有生理性胎黄与病理性胎黄的不同。"[66]53

《中医儿科学》："胎黄是指婴儿于出生后，皮肤面目出现黄色为主征的一种证候，因与胎禀因素有关，故称'黄疸'或'胎疸'。"[67]50

《中医儿科诊疗思维》："胎黄与胎禀因素有关，以新生儿皮肤、黏膜、巩膜发黄为特征，故称'胎黄'，又称'胎疸'。西医学称为新生儿黄疸，包括新生儿生理性黄疸和血清胆红素增高的一系列疾病，如溶血性黄疸、胆道畸形、胆汁淤积、肝细胞性黄疸等。巢元方在《诸病源候论》中已有胎疸的论述。鲁伯嗣在《婴童百问》中指出了胎黄有阳黄、阴黄的区别，并用茵陈蒿汤、栀子柏皮汤、茵陈五苓散等方分别治疗。"[68]10

《中医儿科证治》："面呈黄色，内脏主脾，多属脾虚有湿。若面目黄、尿黄如橘子色，为湿热内蕴之阳黄；面黄而晦暗者，为寒湿阻滞、脾肾不足之阴黄；新生一周内面目黄染，为新生儿胎黄。"[69]101

《中医儿科治疗大成》："胎黄是指婴儿出生后全身皮肤、巩膜、小便都出现黄色的一种病证。是新生儿时期较常见疾病之一。其中若黄色较淡，1周内不再加重者属生理性黄疸，可自行消失，一般可不用治疗。属病理性者，黄疸可出现在生后几小时，且黄疸迅速加重，治疗不及时可危及生命或留下严重后遗症。"[70]598

《中医名词术语精华辞典》："病证名。《幼科铁镜》：'胎黄，由妊母感受湿热，传于胞胎，故儿新生，面目通身皆黄如金色，壮热便秘，溺赤。'即胎疸。"[71]568

《中医名词术语选释》："初生儿于出生后数日面目、皮肤发生黄疸，叫'胎黄'，或称'胎疸'，即现在所称的新生儿黄疸。多因妊娠时母体湿热熏蒸于胎所致。轻症一般不用治疗，黄疸可自行消退。"[72]458

《中医药常用名词术语辞典》："出《活幼心书·黄证》。又名胎疸。相当于新生儿黄疸。初生儿皮肤、两目发黄。有生理性与病理性之分。① 生理性胎黄。在婴儿生后2～3日出现，4～7日最明显，黄疸相对较淡，能自行消退，其消退时间，足月儿约在生后10～14日，早产儿可延迟至3～4周，一般无其他症状，眠食良好。② 疾病。病理性胎黄。黄疸出现时间或早或迟，有在生后1日之内出现，也有生后2～3周方见，黄疸较重，持续时间也长，伴有精神萎靡、纳呆等各种症状。胎黄的发生与先天胎禀有关。病理性胎黄有湿热熏蒸之阳黄，有寒湿阻滞之阴黄，有湿瘀阻滞之瘀黄，重者可发生胎黄动风、胎黄虚脱之变证。"[73]281

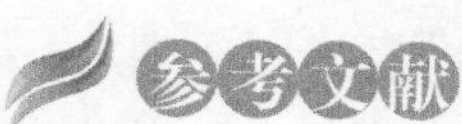

参考文献

[1] [隋] 巢元方. 诸病源候论[M]. 黄作阵点校. 沈阳：辽宁科学技术出版社，1997：213.

[2] [宋] 钱乙. 小儿药证直诀[M]. 南宁：广西科学技术出版社，2015：14.

[3] [宋] 未著撰者. 小儿卫生总微论方[M]. 吴康健点校. 北京：人民卫生出版社，1990：410.

[4] [元] 曾世荣. 活幼新书[M]. 北京：中医古籍出版社，1985：69.

[5] [明] 龚廷贤. 龚廷贤医学全书[M]. 李世华，王育学主编. 北京：中国中医药出版社，2015：1089.

[6] [明] 万全. 万氏家传幼科指南心法[M]. 武汉：湖北科学技术出版社，1986：19.

[7] [明] 万全. 万氏家藏育婴秘诀[M]. 武汉：湖北科学技术出版社，1986：71.

[8] [清] 吴谦. 医宗金鉴[M]. 刘国正校注. 北京：中医古籍出版社，1995：497.

[9] [清] 冯兆张. 冯氏锦囊秘录[M]. 田思胜，等校注. 北京：中国中医药出版社，1996：53.

[10] [宋] 刘昉. 幼幼新书[M]. 北京：人民卫生出版社，1987：93.

[11] [明] 薛铠. 保婴撮要[M]. 北京：中国中医药出版社，2016：84.

[12] [明] 程云鹏. 慈幼新书[M]. 刘奥注. 北京：人民军医出版社，2012：21.

[13] [明] 徐春甫. 古今医统大全[M]. 合肥：安徽科学技术出版社，1995：69.

[14] [明] 皇甫中. 明医指掌[M]. 北京：中国中医药出版社，2006：285.

[15] [明] 朱橚. 普济方[M]. 北京：人民卫生出版社，1983：111.
[16] [明] 董宿. 奇效良方[M]. 朱现民，刘淹清，陈煦编. 郑州：河南科学技术出版社，2010：23.
[17] [明] 龚廷贤. 寿世保元[M]. 袁钟点校. 沈阳：辽宁科学技术出版社，1997：363.
[18] [明] 万全. 万氏秘传片玉心书[M]. 罗田县卫生局校注. 武汉：湖北人民出版社，1981：74.
[19] [明] 薛己. 薛氏医案[M]. 张慧芳，伊广谦校注. 北京：中国中医药出版社，1997：617.
[20] [明] 楼英. 医学纲目[M]. 上海：上海科学技术出版社，2000：121.
[21] [明] 鲁伯嗣. 婴童百问[M]. 北京：人民卫生出版社，1961：47.
[22] [明] 万全. 幼科发挥[M]. 北京：中国中医药出版社，2007：1.
[23] [明] 王銮. 幼科类萃[M]. 北京：中医古籍出版社，2015：55.
[24] [明] 秦昌遇. 幼科折衷[M]. 北京：中国中医药出版社，2016：35，100.
[25] [明] 万全. 育婴家秘[M]//傅沛藩. 万密斋医学全书. 北京：中国中医药出版社，1999：2.
[26] [明] 王肯堂. 证治准绳[M]. 吴唯，等校注. 北京：中国中医药出版社，1997：11.
[27] [清] 陈梦雷. 古今图书集成医部全录：第10册[M]. 北京：人民卫生出版社，1963：401.
[28] [清] 程鹏程. 急救广生集[M]. 赵建新，王元祥点校. 北京：人民军医出版社，2009：149.
[29] [清] 徐灵胎. 兰台轨范[M]. 刘洋，刘惠杰校注. 北京：中国中医药出版社，2008：231.
[30] [清] 鲍相璈，梅启照. 验方新编[M]. 李世华校注. 北京：中国中医药出版社，1994：302，500.
[31] [清] 赵濂. 医门补要[M]. 职延广点校. 北京：人民卫生出版社，1994：33.
[32] [清] 程杏轩. 医述[M]. 合肥：安徽科学技术出版社，1983：919.
[33] [清] 沈金鳌. 幼科释谜[M]. 北京：中国中医药出版社，2009：7.
[34] [清] 夏鼎. 幼科铁镜[M]. 上海：上海科学技术出版社，2000：57.
[35] [清] 杨和. 幼科折衷秘传真本[M]. 周铭心点校. 上海：上海科学技术出版社，2004：55.
[36] [清] 周震. 幼科医学指南[M]. 郑春素校注. 北京：中国中医药出版社，2015：14.
[37] [清] 陈复正. 幼幼集成[M]. 蔡景高，叶奕扬点校. 北京：人民卫生出版社，1988：86.
[38] [清] 张璐. 张氏医通[M]. 太原：山西科学技术出版社，2010：276.
[39] [清] 竹林寺僧. 妇科卷：竹林女科证治[M]//周仲瑛，于文明. 中医古籍珍本集成. 长沙：湖南科学技术出版社，2014：9.
[40] [民国] 陈守真. 儿科萃精[M]. 汉口汉康印书局，1930：16.
[41] [民国] 陈氏. 陈氏幼科秘诀[M]//裘庆元辑. 三三医书. 北京：中国中医药出版社，1998：33.
[42] [民国] 陆晋笙. 景景医话[M]. 不详. 1913：13.
[43] [民国] 范学文，周鸿飞. 范中林六经辨证医案选[M]. 北京：学苑出版社，2008：123.
[44] [日本] 丹波康赖. 医心方[M]. 上海：上海科学技术出版社，1998：1048.
[45] 常学辉.《本草纲目》全解[M]. 天津：天津科学技术出版社，2018：94.
[46] 柳英丽. 儿科临床指南[M]. 长春：吉林科学技术出版社，2016：354.
[47] 邹积隆，丛林，杨振宁，等. 简明中医病证辞典[M]. 上海：上海科学技术出版社，2005：63.
[48]《中医大辞典》编辑委员会. 简明中医辞典[M]. 北京：人民卫生出版社，1979：63.
[49] 董廷瑶. 董廷瑶论儿科[M]//朱世增主编. 近代名老中医经验集. 上海：上海中医药大学出版社，2009：283.
[50] 王莒生. 名老中医经验集[M]. 北京：中国中医药出版社，2006：25.
[51] 余孟学. 难杂病临证手册[M]. 2版. 郑州：河南科学技术出版社，2018：496.
[52] 蒲辅周. 高辉远，等整理. 中医研究院主编. 蒲辅周医案[M]. 北京：人民卫生出版社，1972：216.
[53] 虞佩兰. 实用中医儿科手册[M]. 长沙：湖南科学技术出版社，1980：120.
[54] 郁晓维，何文彬. 现代中医儿科诊断治疗学[M]. 北京：人民卫生出版社，2001：55.
[55] 琚玮，葛湄菲. 现代中医儿科诊疗全书[M]. 上海：第二军医大学出版社，2005：89.
[56] 文清华，龙富立，张毅. 现代中医疾病特色治疗学[M]. 天津：天津科学技术出版社，2018：205.
[57] 尚莉丽. 新安医学儿科精华[M]. 北京：中国中医药出版社，2009：178.
[58] 杨维华. 杨维华儿科临证要诀[M]. 长沙：湖南科学技术出版社，2017：61.
[59] 郭振球. 中医儿科学[M]//钱信忠. 中国医学百科全书. 上海：上海科学技术出版社，1983：63.
[60] 谢观. 中国医学大辞典[M]. 北京：中国中医药出版社，1994：153.
[61] 江苏新医学院第一附属医院. 中医儿科[M]. 北京：人民卫生出版社，1975：50.
[62] 马荫笃. 中医儿科临床精华[M]. 银川：宁夏人民出版社，1996：175.
[63] 俞景茂. 中医儿科临床实践[M]. 贵阳：贵州科技出版社，2005：68.

[64] 上海中医学院附属曙光医院. 中医儿科临床手册[M]. 上海：上海科学技术出版社，1980：110.

[65] 王庆文，董克勤. 中医儿科临证备要[M]. 北京：人民卫生出版社，1988：477.

[66] 萧亚安. 中医儿科学[M]. 成都：四川科学技术出版社，1989：53.

[67] 江育仁，王玉润. 中医儿科学[M]. 北京：人民卫生出版社，1987：50.

[68] 万力生，邱静宇. 中医儿科诊疗思维[M]. 北京：人民军医出版社，2010：10.

[69] 周天心. 中医儿科证治[M]. 广州：广东科技出版社，1990：101.

[70] 刘弼臣. 中医儿科治疗大成[M]. 石家庄：河北科学技术出版社，1998：598.

[71] 李经纬，余瀛鳌，蔡景峰. 中医名词术语精华辞典[M]. 天津：天津科学技术出版社，1996：568.

[72] 中医研究院，广东中医学院. 中医名词术语选释[M]. 北京：人民卫生出版社，1973：485.

[73] 李振吉. 中医药常用名词术语辞典[M]. 北京：中国中医药出版社，2001：281.

（陈昱良）

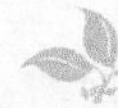

4 • 071

顿 咳

dùn ké

一、规范名

【汉文名】顿咳。

【英文名】whooping cough。

【注释】以阵发性痉挛性咳嗽，咳后有特殊的吸气性吼声，咯出痰涎而暂停为特征的时行疾病。

二、定名依据

早期儿科文献中虽有“百晬嗽”和“百日晬嗽”的记载，但这仅指婴儿出生一百日内所患的咳嗽而言，并非本病。顿咳较早的记载见于元代《金镜录・捷法歌》中，提出“顿咳”，叙证论方，即今之谓顿咳，并归纳概括出此病主要症状是连声顿咳，病情多变，能传染，感之则发作无时，百日后可痊的特点。

明清时期的医家因为认识到本病有较强的传染性，所以称之为疫咳、天哮咳。以阵发性痉挛性咳嗽并伴有咳后喉中有一种特殊的吸气性吼声，如水鸡样的鸣响，故又称鸡咳。因咳嗽倾吐痰沫故又称“鹭鹚咳”，因为病程较长，可以迁延到六周以至于数月，所以又称“百日咳”。

中华人民共和国成立后，参考西医学的定义，因百日咳嗜血杆菌所传染引起的小儿急性呼吸道传染病，基本将中医儿科疾病顿咳等同于百日咳。

现代有关著作均以“顿咳”作为本病正名，如《中医儿科临床手册》《中医儿科证治》等，全国高等中医药院校规划教材《中医儿科学》等也以“顿咳”作为规范名。

三、同义词

【又称】“顿嗽”（《幼幼集成》）；“百日咳”“疫咳”（《张氏医通》）；“天哮咳”“鹭鹚咳”“鹭鸶咳”“鸡咳”“鸬咳”“天哮呛”（《儿科要略》）。

四、源流考释

“顿咳”是小儿时期感受时行邪毒引起的肺系时行疾病，临床以阵发性痉挛咳嗽，咳后有特殊的鸡啼样吸气性吼声为特征。本病因其咳嗽特征又名“顿呛”“顿嗽”“鹭鸶咳”；因其具有传染性，故又称“天哮呛”“疫咳”。顿咳好发于冬春季节，以5岁以下小儿最易发病，年龄愈小，则病情大多愈重，10岁以上则较少罹患。病程愈长，对小儿身体健康影响愈大，若不及时治疗，可持续2～3个月以上。典型的顿咳与西医学百日咳相符。早期儿科文献中虽有“百晬嗽”和“百日晬嗽”的记载，但这仅指婴儿出生一百日内所患的咳嗽而言，并非本病。顿咳作为儿科疾病的精确描述始见于元代《金镜录》中，其中有“连声顿咳”“黏痰至之一语”“其嗽亦能传染”三大特点的精确叙述。这是明确了顿咳为单独疾病的最早记载。《幼科七种大全·治验顿嗽》：“顿咳一症，古无是名，由《金镜录》捷法歌中，有连声顿咳，黏痰至之一语。俗从而呼为顿咳，其嗽亦能传染，感之则发作无时，面赤腰曲，涕泪交流，每顿嗽至百声，必咳出大痰乃住，或所食乳食，尽皆吐出乃止。咳之至久，面目浮肿，或目如拳伤，或咯血，或鼻衄，时医到此，束手无策。遂以为此症最难速愈，必待百日后可痊。”[1]47

但是小儿长期咳嗽的记载则早已在古医籍中出现：《诸病源候论·咳嗽候》云：“肺咳，咳而引颈而唾涎是也。厥阴咳，咳而引舌本是也。”此论指出咳而引颈而唾涎沫和咳而引舌本。与百日咳痉咳的症状相仿，应当是对于顿咳症状的较早记载。《幼幼集成》将顿咳归纳为肺虚所致：“在小儿由风寒乳食不慎而致病者，尤多矣。《经》曰：五脏六腑皆令人咳。然必脏腑各受其邪而与之，要终不离乎肺也。但因痰而嗽者，痰为重，主治在脾；因咳而动痰者，咳为重，主治在肺。以时而言之，清晨咳者，属痰火；午前嗽者，属胃火；午后嗽者，属阴虚；黄昏嗽者，火浮于肺；五更嗽者，食积滞于三焦。肺实者，顿嗽抱首，面赤反食；肺虚者，气逆虚鸣，面白飧泄；肺热者，痰腥而稠，身热喘满，鼻干面红，手捏眉目；肺寒者，嗽多痰清，面白而喘，恶风多涕。故治者各因其虚实寒热而调之，斯无误矣。”[2]191

《原要论》则提出麻疹等疾病之后，小儿身体虚弱，易于感染长期不愈的咳嗽：“疹退之后，微微咳嗽者，此余毒未尽也。用清肺饮，加力子、甘草治之。若嗽甚，气喘连声不止，名为顿嗽，甚至饮食汤水俱呛出，或咳出血者，此热毒乘肺而然也。宜麦冬清肺饮，加连翘主之。如见胸高如圭，肩耸而喘，血从口鼻而出。或摆手摇头，面色或白或青或红，以及枯暗者，皆不可治之症也。然亦有肺气虚。为毒所抑而发喘，并无咳嗽出血呛食等证者，亦用麦冬清肺饮，倍加人参治之。切不可拘于肺热之一端，而纯用清肺解毒之药也。”[3]98 明清时期的医家因为认识到本病有较强的传染性，所以称之为疫咳、天哮咳。以阵发性痉挛性咳嗽并伴有咳后喉中有一种特殊的吸气性吼声，如水鸡样的鸣响，故又称鸡咳。因咳嗽倾吐痰沫故又称“鹭鹚咳”，因为病程较长，可以迁延到六周以至于数月，所以又称百日咳。

中华人民共和国成立后，对顿咳的认知受到西医学的影响，大部分中医儿科著作认为本病是由时行疫邪（百日咳嗜血杆菌）引起，以痉咳为主要特征的传染病，其特点是咳嗽顿作，连咳不已，咳后伴鸡鸣样回声，咳嗽必呕吐痰涎方止，少住又作，一般持续5～6周，如不适当治疗可延至2～3个月，故又称为百日咳。

五、文献辑录

《幼科七种大全·治验顿嗽》：“顿咳一症，古无是名，由《金镜录》捷法歌中，有连声顿咳，黏痰至之一语。俗从而呼为顿咳，其嗽亦能传染，感之则发作无时，面赤腰曲，涕泪交流，每顿嗽至百声，必咳出大痰乃住，或所食乳食，尽皆吐出乃止。咳之至久，面目浮肿，或目如拳伤，或咯血，或鼻衄，时医到此，束手无策。遂以为此症最难速愈，必待百日后可痊。”[1]47

《类证治裁·卷之二·咳嗽论治》：“固卫。款冬、紫菀之属，加入玉屏风散。肺热嗽必痰稠面红，身热喘满，当降火清痰。黄芩、花粉、海石、栝蒌、玉竹之属，加入清肺饮。肺虚嗽必气逆汗出，颜白飧泄，当补脾敛肺。六君子汤加山药、五味子之属，肺实嗽必顿咳抱首，面赤反食，当利膈化痰。泻白散加杏、蒌、姜、橘之属。外

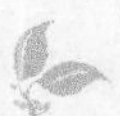

因者，六淫之邪，自表侵肺，治用辛散，则肺清而嗽止；内因者，五损之病，自下及上，治在甘润，则肺清而嗽安。"[4]79

《厘正按摩要术·卷四·列证·咳嗽》："肺为华盖，职司整肃。自气逆而为咳，痰动而为嗽。其证之寒热虚实，外因内因，宜审辨也。肺寒则嗽必痰稀，面白，畏风多涕，宜温肺固卫。肺热则嗽必痰稠，面红身热，喘满，宜降火清痰。肺虚则嗽必气逆，汗出，颜白，飧泄，宜补脾敛肺。肺实则嗽必顿咳，抱首，面赤，反食，宜利膈化痰。"[5]113

《幼幼集成》："在小儿由风寒乳食不慎而致病者，尤多矣。《经》曰：五脏六腑皆令人咳。然必脏腑各受其邪而与之，要终不离乎肺也。但因痰而嗽者，痰为重，主治在脾；因咳而动痰者，咳为重，主治在肺。以时而言之，清晨咳者，属痰火；午前嗽者，属胃火；午后嗽者，属阴虚；黄昏嗽者，火浮于肺；五更嗽者，食积滞于三焦。肺实者，顿嗽抱首，面赤反食；肺虚者，气逆虚鸣，面白飧泄；肺热者，痰腥而稠，身热喘满，鼻干面红，手捏眉目；肺寒者，嗽多痰清，面白而喘，恶风多涕。故治者各因其虚实寒热而调之，斯无误矣。"[2]191

《原要论》："疹退之后，微微咳嗽者，此余毒未尽也。用清肺饮，加力子、甘草治之。若嗽甚，气喘连声不止，名为顿嗽，甚至饮食汤水俱呛出，或咳出血者，此热毒乘肺而然也。宜麦冬清肺饮，加连翘主之。如见胸高如圭，肩耸而喘，血从口鼻而出。或摆手摇头，面色或白或青或红，以及枯暗者，皆不可治之症也。然亦有肺气虚。为毒所抑而发喘，并无咳嗽出血呛食等证者，亦用麦冬清肺饮，倍加人参治之。切不可拘于肺热之一端，而纯用清肺解毒之药也。"[3]98

《张氏医通·卷四·诸气门下·咳嗽》："凡咳嗽，饮水一二口而暂止者，热嗽也。呷热汤而暂停者，冷嗽也。治热嗽，以小柴胡加桔梗。冷嗽，理中汤加五味。感风者，鼻塞声重。伤冷者，凄清怯寒。挟热为焦烦，受湿为缠绵，瘀血则膈间腥闷，停水则心下怔忡。或实或虚，痰之黄白，唾之稠黏。从可知也。感风而嗽者，脉浮恶风自汗，或身体发热鼻塞，或鼻流清涕，欲语未竟而咳，宜桂枝汤加香豉、细辛。然火嗽亦有鼻流清涕，语未竟而咳者。但风则一嗽便多稠痰，火则顿咳无痰。"[6]73

《儿科要略·痧痘论治·痧后证治》："里急后重，此余毒流入大肠也。不论赤白，总应养血行气，盖血和而痢自止，气行而后重自除也。然须分虚实，实者不妨微利，虚者只可调和。一曰痧后咳，痧后气喘息高，连声不止，甚至咳血或呛饮食，此毒归于肺也，名曰顿咳，宜清肺除热为主。如胸高肩耸，手摆头摇，口鼻出血，面色青赤，或枯白，或晦暗，皆不可治。至于有肺气极虚，毒遏发喘，不至呛食咳血者，不得纯乎责之肺热，宜解毒之外，兼补肺气，此四者皆为痧后重证，病关生死。""一曰痧后咳，痧后气喘息高，连声不止，甚至咳血或呛饮食，此毒归于肺也，名曰顿咳，宜清肺除热为主。如胸高肩耸，手摆头摇，口鼻出血，面色青赤，或枯白，或晦暗，皆不可治。至于有肺气极虚，毒遏发喘，不至呛食咳血者，不得纯乎责之肺热，宜解毒之外，兼补肺气，此四者皆为痧后重证，病关生死，切忌妄治。"[7]172

"咳嗽论治·第二节外感咳嗽"："脉沉，及肾脏发咳，咳则腰背相引痛，甚则咳涎，及寒邪犯齿，致脑齿俱痛……（十一）保肺扶正汤（自制）治顿咳日久，气虚而咳不止者。"[7]172

《百日咳》："百日咳别名天哮呛。中医儿科文献中虽有'百晬嗽'和'百日晬嗽'的记载，但这仅指婴儿出生一百日内所患的咳嗽而言，和西医学所称的百日咳是不相同的。"[8]1

《百日咳的预防和护理》："顿咳又称'百日咳'，是小儿因百日咳杆菌引起的一种急性呼吸道传染病。多为散发，也可呈流行性，特别在集体儿童机构中常见发病最初 2～3 周传染性最强，主要通过飞沫经呼吸道传播。其特征为阵发性痉挛性咳嗽，咳嗽末伴有特殊的吸气吼声，病程较长，可达数周甚至3个月左右，故有百日咳之称。幼婴患本病时易有窒息、肺炎、脑病等并发症，病死率高。本病四季都可发生，但以冬春之季为多。”[9]1

《百日咳的诊断与防治》：“顿咳，即现代医学的‘百日咳’，是小儿时期特有的一种咳嗽疾病。中医学早已认识到本病有较强的传染性，所以称之为‘疫咳’‘天哮咳’。以阵发性痉挛性咳嗽并伴有咳后喉中有一种特殊的吸气性吼声，如水鸡样的鸣响，故又称‘鸡咳’。因咳嗽倾吐痰沫故又称‘鹭鹚咳’。”[10]3

《百日咳的中医疗法》：“百日咳，别名天哮咳。中医病名中又有‘百晬嗽’‘百日嗽’，但这仅指儿出生后一百日内所患的痰嗽症，又叫作‘乳嗽’，和近世所称百日嗽不尽相同。”[11]6

《锦方选：臌胀、百日咳、气喘、疟疾2》：“顿咳又名‘顿呛’‘顿嗽’‘鹭鸶咳’，是小儿时期感受寸行疠气疫邪引起的肺系时行疾病，由于时行疠气侵肺，夹痰交结气道，致肺失宣肃。临床以阵发性痉挛性咳嗽，咳后有特殊的鸡啼样吸气性吼声为特征。顿咳好发于冬春季节，以5岁以下小儿最易发病，年龄愈小，则病情大多愈重。病程愈长，对小儿身体健康影响愈大，若不及时治疗，可持续2～3个月以上。”[12]18

《实用中医儿科手册》：“本病中医学称‘顿咳’‘疫咳’‘天哮呛’‘鹭鹚咳’等。主要由于外感风邪、痰塞气道所致。风邪疫疠之气由口鼻入肺，肺气不宣，酿液成痰，痰阻气道，肺失宣降，肺气上逆而发痉咳。待黏痰咳出，气机通畅，痉咳缓解。痰郁化热，热痰阻于胸膈，升降失调，故咳甚伴呕。咳伤肺络，刚见咯血、鼻衄。痰浊闭肺或蒙蔽心窍可见肺炎咳喘或惊风昏迷。恢复期主要表现为肺脾两虚。”[13]167

《现代中医儿科诊断治疗学》：“顿咳又名‘顿呛’‘顿嗽’‘鹭鸶咳’，是小儿时期感受寸行疠气疫邪引起的肺系时行疾病，由于时行疠气侵肺，夹痰交结气道，致肺失宣肃。临床以阵发性痉挛性咳嗽，咳后有特殊的鸡啼样吸气性吼声为特征。顿咳好发于冬春季节，以5岁以下小儿最易发病，年龄愈小，则病情大多愈重。”[14]115

《中医儿科》：“顿咳，即现代医学的‘百日咳’，是小儿时期特有的一种咳嗽疾病。中医学早已认识到本病有较强的传染性，所以称之为‘疫咳’‘天哮咳’。以阵发性痉挛性咳嗽并伴有咳后喉中有一种特殊的吸气性吼声，如水鸡样的鸣响，故又称‘鸡咳’。因咳嗽倾吐痰沫故又称‘鹭鹚咳’。”[15]102

《中医儿科》：“顿咳是小儿时期特有的一种咳嗽疾病，传染性很强，所以又称‘疫咳’。主要特征为阵发性痉挛性咳嗽，并伴有咳后喉中有一种特殊的吸气性吼声，如水鸡样的鸣响，故又称‘鸡咳’。以五岁以下的小儿为多见，好发于冬春两季，病程较长，可以迁延到六周以上，所以又称‘百日咳’。”[16]75

《中医儿科传心录》：“始起似冒塞伤风咳嗽，1～2日后，咳呛频作，不咳则已，咳则连续数十声，喉间似有水蛙鸣声呛哌呕吐，甚则细血管破裂呛血，鼻衄、巩膜内出血。病程少则一周，多则半年，素称‘顿咳’‘鹭鹚咳’等即是。”[17]15

《中医儿科简编》：“本病以咳嗽为主证，病程缠绵，经久不愈，故名百日咳，咳嗽连续阵发，所以又称顿咳；由于咳时伸长颈项，并有回声，又因其能传染引起流行，及呛咳时如同哮喘，故又名天哮呛。”[18]43

《中医儿科简验疗法汇编》：“顿咳，又名疫咳，亦称百日咳，是小儿时期特有的一种咳嗽疾患。它的特征为阵发咳嗽，咳声连续十数声至数声，剧咳时呈痉挛状，颜面掀赤，咳毕有吼声，病因系感染时疫邪毒之气，郁闭于肺，与肺之清津交结而成痰，阻肺络，致清肃尖吟而咳嗽。”[19]15

《中医儿科临床实践》：“百日咳，又称为顿嗽，是由外感时行疫疠之气引起，临床以阵发性痉挛性咳嗽，痉咳后特殊的吸气性鸡鸣样回声，最后倾吐痰沫而止为特征的一种小儿常见的呼吸道传染病。”[20]152

《中医儿科临床手册》："百日咳是百日咳杆菌引起的呼吸道传染病。临床以阵发性痉挛性咳嗽和痉咳后伴有特殊的吸气性回声为特征。主要通过咳嗽时飞沫传播。患病后可获得持久免疫力。"[21]161

《中医儿科临证备要》："百日咳是小儿常见的呼吸道传染病，临床以阵发性痉挛性咳嗽和咳后鸡鸣样深吸气为特征。朱丹溪曰：小儿咳嗽日久连数十声不止，昼夜如此，面色皖白，目无神彩气急痰壅。'中医学称为'顿咳''疫咳''痉咳''鹭鹚咳'。"[22]418

《中医儿科手册》："百日咳俗称'顿咳''顿呛''天哮''疫咳''鹭鸶咳'，是由百日咳嗜血杆菌引起的一种呼吸道传染病。临床常以阵发性痉挛性咳嗽为特点，此病多因小儿素体虚弱，内蕴伏痰，复感受时邪疫毒，由口鼻而入，气痰搏结，郁而化热，痰阻气道，肺失清肃，导致肺气上逆而咳嗽不止：邪热灼伤肺络，可致咯血、衄血。"[23]113

《中医儿科手册》："顿咳又名百日咳，亦称疫咳。临床特征为阵发性痉挛性咳嗽，并有特殊的回声。二至五岁的小儿为多见。好发于冬春两季。病程较长，年龄越小，病情越重。病后可获得持久免疫力，二次发病者极少。"[24]36

《中医儿科证治》："顿咳，又名顿呛、鸡咳、呛咳、鹭鸶咳，因其具有传染性，故有天哮呛、疫咳等称。本病是小儿时期常见的一种呼吸道传染疾病，现代医学称之为百日咳。本病一年四季均可发生，以冬春二季多见，常成散发，亦见流行。发病年龄多为10岁以下的小儿，年龄愈小，愈易感染，且病情愈重。临床上以阵发性连续不断的痉挛性咳嗽、咳后伴有鸡鸣样回声为特征，日作数次至数十次。患本病后有持久的免疫力，一生患两次顿咳者极少。由于本病病程较长，常缠绵不愈，易诱发肺部其他疾病，对小儿身体健康危害颇大，故不可延贻。"[25]45

《中医儿科治疗大成》："顿咳是由时行疫邪引起的呼吸道传染病。临床以咳嗽逐渐加重，继而有阵发性痉挛性咳嗽，咳毕有特殊的鸡啼样吸气性回声，病程可拖延二三月以上为主要特征。本病好发于冬春季节，5岁以下婴幼儿最易感染，年龄愈小，病情愈重。10岁以上较少罹患。病程越长，对小儿身体健康影响愈大。重症患儿或治疗不及时易发生肺炎、脑病等严重合并症。新生儿易出现痉厥窒息。近年来，由于预防保健工作的加强，其发病率大为降低。"[26]251

《中医药防治疾病方法麻疹、白喉、百日咳、流行性感冒专辑》："百日咳又称顿咳，多为感受风热邪气郁久而成。治疗以清肺化痰，止咳平喘为大法。"[27]21

《中医中药防治六病手册：流行性感冒、麻疹、百日咳、流行性脑脊髓炎、白喉、痢疾》："顿咳又名百日咳，是小儿时期的一种常见的肺系传染疾病。因感受时邪病毒，以间歇发作连续不断的痉挛性咳嗽，最后伴有吼声的回音为其特征。发作一阵，停顿缓解片刻，后再次发作，每日可至数次至数十次，故名曰顿咳。因病程一般较长，故名百日咳。"[28]21

《祖国医药集锦：小儿百日咳秘验单方集第1集》："顿咳，又名百日咳。是小儿常见的一种呼吸道传染病。"[29]2

[1] [明] 翁仲仁. 幼科七种大全[M]. 上海：上海受古书店，1987：47.

[2] [清] 陈复正. 幼幼集成[M]. 蔡景高，叶奕扬点校. 北京：人民卫生出版社，1988：191.

[3] [清] 袁氏. 原要论[M]//曹炳章编. 中国医学大成. 上海：上海科学技术出版社，1990：98.

[4] [清] 林珮琴. 类证治裁[M]. 钱晓云校点. 上海：上海中医药大学出版社，1997：79.

[5] [清] 张振鋆. 厘正按摩要术[M]. 曲祖贻点校. 北京：人民卫生出版社，1990：113.

[6] [清] 张璐. 张氏医通[M]. 太原：山西科学技术出版社，2010：73.

[7] 民国. 吴克潜. 儿科要略[M]//陆拯. 近代中医珍本集：儿科分册. 杭州：浙江科学技术出版社，1993：172.

[8] 刘弼臣.百日咳[M].北京：人民卫生出版社，1985：1.
[9] 颜子武.百日咳的预防和护理[M].上海：上海卫生出版社，1958：1.
[10] 沈玉清，吴闻华.百日咳的诊断与防治[M].上海：华东医务生活社，1952：3.
[11] 广东省中医药研究所.百日咳的中医疗法[M].广州：广东省中医药研究委员会.1960：6.
[12] 浦东县卫生局，浦东县验方汇编小组.锦方选：臌胀、百日咳、气喘、疟疾 [M].上海：浦东县卫生局，1959：18.
[13] 虞佩兰.实用中医儿科手册[M].长沙：湖南科学技术出版社，1980：167.
[14] 郁晓维，何文彬.现代中医儿科诊断治疗学[M].北京：人民卫生出版社，2001：115.
[15] 江育仁.中医儿科[M].北京：人民卫生出版社，1988：102.
[16] 江苏新医学院第一附属医院.中医儿科[M].北京：人民卫生出版社，1975：75.
[17] 陈叔达.中医儿科传心录[M].上海：上海科学技术文献出版社，1993：15.
[18] 广州中医学院儿科教研组.中医儿科简编[M].北京：人民卫生出版社，1972：43.
[19] 余勉堂.中医儿科简验疗法汇编[M].漳州：福建省龙溪地区医院，1978：15.
[20] 俞景茂.中医儿科临床实践[M].贵阳：贵州科技出版社，2005：152.
[21] 上海中医学院附属曙光医院.中医儿科临床手册[M].上海：上海科学技术出版社，1980：161.
[22] 王庆文，董克勤.中医儿科临证备要[M].北京：人民卫生出版社，1988：418.
[23] 陈昭定.中医儿科手册[M].福州：福建科学技术出版社，1999：113.
[24] 浙江中医学院.中医儿科手册[M].杭州：浙江科学技术出版社，1985：36.
[25] 周天心.中医儿科证治[M].广州：广东科技出版社，1990：45.
[26] 刘弼臣.中医儿科治疗大成[M].石家庄：河北科学技术出版社，1998：251.
[27] 浙江省卫生厅.中医药防治疾病方法：麻疹、白喉、百日咳、流行性感冒专辑[M].杭州：浙江人民出版社，1959：21.
[28] 上海市卫生局，上海中医学会.中医中药防治六病手册：流行性感冒、麻疹、百日咳、流行性脑脊髓炎、白喉、痢疾[M].上海：上海科学技术出版社，1959：21.
[29] 中医研究院中药研究所.祖国医药集锦：小儿百日咳秘验单方集 第1集[M].北京：中医研究院中药研究所，1959：2.

（陈昱良）

4・072

积滞

jī zhì

一、规范名

【汉文名】积滞。

【英文名】indigestion。

【注释】因乳食内积，脾胃受损所致，以小儿腹泻或便秘、呕吐、腹胀腹痛为主要表现的肠胃疾病。

二、定名依据

积滞在文献中较早见于《诸病源候论》，其中把小儿伤食的症状归纳为四肢沉重、身体热、面黄腹大，这显然是小儿食积的典型表现。《仁斋小儿方论・积》对积滞的主要表现及分类作了论述。鲁伯嗣《婴童百问・积滞》始有“积滞”一名。明清儿科专著多以“积”或“积滞”为名概括小儿脾胃受损的肠胃疾病。迁延失治，小儿形体日渐羸瘦，可转化成疳，故有“积为疳之母，无积不成疳”之说，“疳积”也是明清儿科疾病中常见的记载，但具体而言有长期积滞转化成疳病，和因为疳病引起的积滞两种不同情况。

中华人民共和国成立以来，中医儿科对积滞的病因病机认识比较一致，故“积滞”病名在各中医儿科专著和教材中屡屡出现，成为该病的最常见病名。

三、同义词

【曾称】“积”“伤饱”“宿食不消”(《诸病源候论》);“积病”(《小儿药证直诀》);“乳积”“食积”“气积”“疳积”(《幼幼新书》)。

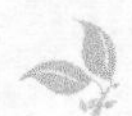

四、源流考释

积滞是因小儿喂养不当,内伤乳食,停积胃肠,脾运失司所引起的一种小儿常见的脾胃病证。临床以不思乳食,腹胀嗳腐,大便酸臭或便秘为特征。本病一年四季皆可发生,夏秋季节,暑湿易于困遏脾气,发病率较高。小儿各年龄组皆可发病,但以婴幼儿多见。积滞迁延失治,脾胃功能严重受损,导致小儿营养和生长发育障碍,形体日渐羸瘦,可转化成疳,故前人有“积为疳之母,无积不成疳”之说,常在感冒、泄泻、疳证中合并出现。

积滞作为小儿的一种肠胃疾病,在文献中较早见于《诸病源候论》。小儿积滞在《仁斋小儿方论·积》多有论述,认为:“小儿有积,面目黄肿,肚热胀满,覆睡多困,叫啼不食或大肠闭涩,小便如油,或便利不噤,粪白而酸臭,皆积症也,然有乳积、食积、气积、惊积,须当辨明。”《幼幼新书》[1]207 对“积”的症状和分类做了详细描述。

宋以前,中医方书中对积滞的病因、病机、证治等都已有记载,如隋《诸病源候论》有“宿食不消候”及“伤饱候”,宋钱乙《小儿药证直诀》有“胃气不和”及“食不消”的论述,其症状和积滞相似,但都只提出“宿食”“不消食”“伤饱”等。明代鲁伯嗣《婴童百问·积滞》[2]63 始有“积滞”一名。其曰:“小儿有积滞,面目黄肿,肚热胀痛,复睡多困,哭啼不食,或大肠闭涩,小便如油,或便利无禁,粪白酸臭,此皆积滞也。”对症状的描写非常详细,并把积滞分为“乳积”“食积”和“气积”三个类型。本病的主症是不思乳食、食而不化、嗳吐酸腐乳食、大便不调、形体瘦弱、腹部胀满等,辨证时须分别乳滞、食滞,如鲁氏言“然有乳积、食积,须当明辨之”。万全治疗伤食积滞有独特的经验,《万氏家藏育婴秘诀伤食证治》云:“小儿之病,伤食最多。故乳食停留中焦不化而成病者,必发热恶食,或嗯气作酸,或恶闻食臭,或欲吐不吐,或吐出酸气,或气短痞闷,或腹痛啼哭。此皆伤食之候也,不必悉俱,便宜损之。”[4]122

《活幼心书》提到幼儿积证的表现和病因:“凡婴孩所患积证,皆因乳哺不节。过餐生冷坚硬之物,脾胃不能克化,积停中脘,外为风寒所袭,或因吃卧失盖,致头疼面黄,身热眼胞微肿,腹痛膨胀,足冷肚热不安,昏神饮食不思,或呕或哕,口噫酸气,大便酸臭,此为陈积所伤。”[3]9《保婴撮要》则从脏腑的角度探讨了积滞的含义,并提到积滞不及时治疗可能引起疳证:“五脏之积曰积,六腑之积曰聚。凡小儿积滞或作痛,皆由乳哺不节,过餐生冷,脾胃不能克化,停滞中脘,久而成积。或因饱食即卧,脾失运化,留而成积。其症面目黄肿,腹痛膨胀,壮热足冷,嗜卧不思乳食,大便馊臭或秘涩,小便如油。若吐乳泻乳所出酸臭者,为乳积。腹胀作泻,呕吐哕气者,为食积。初患元气未损之时,或腹胀作痛,大小便不利者,先用白饼子或木香槟榔丸下之;下后以白术散或五味异功散和之,渴加干葛,吐加半夏。下而热不退,或作呕作泻,饮食不思,此脾胃俱伤也,用六君子汤。手足指冷,喜饮热汤,此脾胃虚寒也,前方加炮姜、木香。面色黄白,目无精光,脾肺俱虚也,用四君子加柴胡、升麻。腹痛泄利下重,或小便不利者,用四逆散。发热晡热,或泻不已,脾气下陷也;潮热口渴,大便不调,欲变疳症也,并用补中益气汤,佐以肥儿丸。《经》云:邪之所凑,其气必虚。留而不去,其病乃实。必以调脾为主,而以消导佐之。古人所谓养正积自除,正此意也。”[4]122《古今医鉴》认为小儿积滞的病因多为父母溺爱,饮食不节:“盖小儿脾胃懦弱,多为母之舐犊之爱,不知调养之法,遂令恣食甘肥瓜果生冷之物，一切烹饪调和之味，以其朝餐暮食，渐成积滞。”[5]195《简明医彀》也强调小儿脏腑娇弱，如果饮食不加节制，很容易导致以积滞为代表的消化疾病：“小儿脏腑怯弱，乳食过度，则脾胃受伤，疾病生焉。面黄肌瘦，肚大青筋，呕吐泻泄，腹痛积滞，皆所不免也。”[6]150《景岳全书》则把积滞作为腹痛腹胀的主要原因：“小儿腹胀腹痛，多因食积，或寒凉伤脾而然。病痛者阴也。痛者，寒气多也，有寒故痛也。东垣曰：寒胀多，热胀少，皆主于脾胃。故凡小儿肚腹或胀或痛，虽曰多由积滞，然脾胃不虚，则运化以时，何致作胀？是胀必由于虚也。”[7]98

《幼科心法要诀》总括了积滞的原因是养育者溺爱导致饮食无度，内伤脾胃：“小儿养生食与乳，撙节失宜积滞成，停乳伤食宜分晰，因证调治保安宁。【注】夫乳与食，小儿资以养生者也。胃主纳受，脾主运化，乳贵有时，食贵有节，可免积滞之患。若父母过爱，乳食无度，则宿滞不消而病成矣。医者当别其停乳、伤食之异，临证斟酌而施治焉。”根据小儿年龄不同，可分为幼儿“乳积”：“婴儿乳滞睡不安，多啼口热吐惊烦，肚胀腹热便酸臭，慎攻宜用消乳丸。【注】乳滞之儿，其候睡卧不宁，不时啼叫，口中气热，频吐乳片，肚胀腹热，大便酸臭也。但脏腑娇嫩，不可过攻。惟宜调和脾胃为上，以消乳丸消导之。”儿童“食滞”：“小儿食滞任意餐，头温腹热便脓酸，嗳气恶食烦作渴，大安承气审宜先。【注】小儿恣意肥甘生冷，不能运化，则肠胃积滞矣。其证头温，腹热，大便酸臭，暖气，恶食，烦不安眠，口干作渴。滞轻者，宜木香大安丸消导之；滞重便秘者，宜小承气汤攻下之。”[8]542

中华人民共和国成立以来，中医儿科对积滞的病因病机认识比较一致，故“积滞”病名在各中医儿科专著和教材中屡屡出现，成为该病的最常见病名。指小儿由于内伤乳食，停聚中焦，积而不化，气滞不行所形成的一种胃肠疾患。临床以不思乳食，食而不消，腹满胀痛，嗳腐呕吐，大便酸臭等为特征。伤乳食、疳证等均与积滞有密切的关系。如伤于乳食，经久不愈，可变成积；积久不消，迁延失治，可转化为疳。三者名虽异而源则一，惟病情有新旧长短、轻重深浅之不同。小儿积滞常见的病因或为脾胃虚弱，仍嗜食无度，致使乳食停滞；或为“乳哺饮食，取冷过度”“嗜食肥甘厚味”“谷肉果菜嗜其饮啖”“父母过爱，乳食无度”等原因导致乳食内停，形成积滞。由此，或形成单纯的积滞；或形成脾虚夹积之不同病理机转。① 乳食不化：由于小儿乳食不知自节，或喂养不当，乳食无度，或过食肥腻生冷瓜果和难以消化之食物，皆可损伤脾胃。胃主受纳，为水谷之海；脾主运化，为生化之源。若脾胃受伤，受纳运化失职，升降失调，乳食内停，气滞不行，积而不消，乃成积滞。② 脾虚夹积：小儿‘脾常不足’，胃气虚弱，或病后体虚，脾气虚损，或过用苦寒攻伐之药，令脾胃虚寒，消乳食能力下降。此时若不能节戒饮食，细心调理，仍嗜食无度，则令乳食停蓄中焦，气滞不行，日久形成积滞。

五、文献辑录

《高注金匮要略·呕吐哕下利病脉证治·第十七》：“言下利之脉症，有尚宜攻下者，此条从脉平，而心下坚看出，盖谓下利，不过寒热二因。若是上焦热，而为吹嘘奔迫之利，则当于上部见沉数之脉。若是中下寒，而为分理不清之利，则当于中下二部见沉迟沉弦之脉。今三部脉皆平，则下利之非寒热可知，加以按之而心下坚，其因胃有积滞。”[9]157

《幼幼新书·卷第二十二》：“汉东王先生《家宝》小儿积病，可医者九。面上虚肿是积。积者是脾之所系，脾主身之肌肉，故应面，故知是脾积，其脾系土，土无正形，故早晚浮肿不定，多则早浮，其睡则脾不磨，上面作肿，若病后，此证则是虚中积，宜用调脾消积行气等药。面合地卧是积。何以合地？其受积在脾，是冷积，何以知之，其脾好土，故知在脾，其冷者属阴，故知伤冷硬食得之，宜下热积气药耳。腹胀是积。

其积在肺,何以知之?其肺主于气,才当受积,其气便冷,腹胀满气急,故知在肺,如腹胀,先宜调气后转,转后更宜调气。小便如油是积。其积在小肠,何以知之?其积受于脾,脾当传心,心不受触,则入小肠,小肠是心之府,故知在小肠,则节其水道,小便如米泔油相似也。发黄是积。是积气伤心,心主血脉,荫遍身毛发,被积气所干,则发黄,故知是积伤心,宜下空心散及取积药,此人必时复发热也。赤白痢是积。其积在肺,受传大肠,及有外伤冷而得,何以知之?其肺主西方庚辛金,其色白,后赤则是外邪,故知肺传大肠,则为赤白痢也,宜取后调气。两眼黄赤、睛青、是积。其积在肝,何以知之?肝主东方甲乙木,色青,却被积气所干,即黄赤,睛青者,眼属五脏,肝是其主,肝若受积,故令眼睛青,是肝受积。若传胆,其人口苦,不要吃物,宜凉药退之。遍身虚肿是积。其积不在脏,只在腑,何以知之?为其积曾取,后被药发动,即不在脏,故出皮肤之间为肿也,只宜下取虚中积药,然后补之。多泻白粪是积。是受冷积在脾,何以知之?脾主化,受冷积在脾,冷滑而泻白粪,故知在脾,宜先转,后热药补之。积病不可医者六。喘急是肺积,肺主气,其喘急则肺绝,其人当面白,全无血色,故不可医也。面黑是肾积,其人面黑者,是肾绝也,人当不辨好恶,眼直无光,只得一日而死也。吐热气是荣积,其不医者,是血绝不可治也,血主心,心不能管,故出热气不止耳。手脚心生疮是卫积,卫者气也,胃气不生,故手足生疮,若卫绝,则气不回,只得半日也。恶心吐干呕是胃积,何以不医?胃主化食,其胃热则恶吐,故不治,其人必食乳不化,不食亦干吐呕,面色青黄无血色也。泻久住又泻,是积咬脾烂。何以知其脾烂?其人当泻白粪,为食不消,住了,却放粪赤黑而死,即知脾烂不可治。《宝鉴》论小儿五积,为脏气不行,蓄积一处不动,故曰积。夫心为伏梁,在脐上,上攻其心,下攻胃口。脾为痞气,在胃口上横之。肝为肥气,在脐之左边。肺为息贲,在脐之右畔。肾为贲豚,在脐下。各有变动,非食之所成,乃气积也,脏属阴,故在一处而不动也。聚谓六腑之气留聚也,腑属阳,阳气运转不停,故其聚不定一处,发而腹痛。积聚之候,皆面黄瘦劣,不生肌肉,发立或肌体浮肿,腹急多困,多为水气。《真珠囊》虚中积候,凡惊中虚积者,谓因惊取,复惊发动是也,所下粪青秽。凡虚中有积者,因伤食而泻又吐,如此渐虚,其病未瘥,故曰虚积也。又虚中之积,有积而频频取转,却取转不着,致其积尚伏,故亦曰虚中积。若惊积取下,则粪随惊青。如是食积,即粪成块子。凡疳中虚积者,因疳病转泻,虚而疳不退,故虚中尔,所取下粪里白色也。〔曾〕凡婴孩所患积证,皆因乳哺不节,过餐生冷坚硬之物,脾胃不能克化,积停中脘,外为风寒所袭。或因夜卧失盖。致头疼面黄身热,眼胞微肿,腹痛膨胀,足冷肚热,喜睡神昏,饮食不思,或呕或哕,口噫酸气,大便臭,此为陈积所伤。”[1]807

卷第二十六“疳积第五”:“茅先生:有小儿中疳积候。面带青黄色,身瘦肚膨胀,头发立,浑身或热,肚中微痛。此因疳盛而传此候。”[1]871

《格致余论·倒仓论》:“肠胃为市。以其无物不有,而谷为最多,故谓之仓,若积谷之室也。倒者,倾去积旧而涤濯,使之洁净也。胃居中属土,喜容受而不能自运者也。人之饮食,遇适口之物,宁无过量而伤积之乎?七情之偏,五味之厚,宁无伤于冲和之德乎?糟粕之余,停痰瘀血,互相纠缠,日积月深,郁结成聚,甚者如核桃之穰,诸般奇形之虫,中宫不清矣,土德不和也。诚于中形于外,发为瘫痪,为劳瘵,为蛊胀,为癞疾,为无名奇病。”[10]42

《丹溪心法·卷二·痢九》:“痢有气虚兼寒热,有食积,有风邪,有热有湿,有阳气下陷,而感受不一,当分治。泻轻痢重,诸有积以肚热缠痛推之,诸有气以肚如蟹渤验之,究其受病之源,决之对病之剂。”[11]17

《活幼心书·卷上·决证诗赋》:“宿冷积滞于脾,则脾气弱而不能磨化谷食,遂成积也。”[3]9

卷中“明本论·伤积”：“凡婴孩所患积证，皆因乳哺不节。过餐生冷坚硬之物，脾胃不能克化，积停中脘，外为风寒所袭，或因吃卧失盖，致头疼面黄，身热眼胞微肿，腹痛膨胀，足冷肚热不安，昏神饮食不思，或呕或哕，口噫酸气，大便酸臭，此为陈积所伤。”[3]9

《世医得效方·卷第四·大方脉杂医科·五积》：“血癖气块，时发刺痛，全不思食。及积滞不消，心腹坚胀，痰逆呕醋吞酸，胁肋刺痛，胸膈痞闷。并脾气横泄。”[12]134

《保婴撮要·卷五·积滞》：“五脏之积曰积，六腑之积曰聚。凡小儿积滞或作痛，皆由乳哺不节，过餐生冷，脾胃不能克化，停滞中脘，久而成积。或因饱食即卧，脾失运化，留而成积。其症面目黄肿，腹痛膨胀，壮热足冷，嗜卧不思乳食，大便馊臭或秘涩，小便如油。若吐乳泻乳所出酸臭者，为乳积。腹胀作泻，呕吐哕气者，为食积。初患元气未损之时，或腹胀作痛，大小便不利者，先用白饼子或木香槟榔丸下之；下后以白术散或五味异功散和之，渴加干葛，吐加半夏。下而热不退，或作呕作泻，饮食不思，此脾胃俱伤也，用六君子汤。手足指冷，喜饮热汤，此脾胃虚寒也，前方加炮姜、木香。面色黄白，目无精光，脾肺俱虚也，用四君子加柴胡、升麻。腹痛泄利下重，或小便不利者，用四逆散。发热晡热，或泻不已，脾气下陷也；潮热口渴，大便不调，欲变疳症也，并用补中益气汤，佐以肥儿丸。《经》云：邪之所凑，其气必虚。留而不去，其病乃实。必以调脾为主，而以消导佐之。古人所谓养正积自除，正此意也。”[4]122

《古今医鉴·卷之十三·诸疳》：“盖小儿脾胃懦弱，多为母之舐犊之爱，不知调养之法，遂令恣食甘肥瓜果生冷之物，一切烹饪调和之味，以其朝餐暮食，渐成积滞。”[5]195

《古今医统大全·卷之三十·胀满门》：“愚谓胀满只是湿热饮食，劳倦内伤，脾气积滞之所始致，是为胀满。苦积损既久，脾气日亏，气凝血聚，渐着不行，由胀满而成鼓胀。以其外虽坚满，中空无物，有似于鼓，坚固难治，俗名单腹胀。”[13]906

《古今医统大全·卷之三十六·滞下门》：“夫痢疾滞下，实由湿热郁久，食积停滞，而后滞下之疾作焉。”[13]985

《简明医彀·卷之六·脾胃》：“小儿脏腑怯弱，乳食过度，则脾胃受伤，疾病生焉。面黄肌瘦，肚大青筋，呕吐泻泄，腹痛积滞，皆所不免也。”[6]

《景岳全书·卷之五·通一子脉义》：“癖有数脉。凡胁腹之下有块如盘者，以积滞不行，脉必见数。”[7]150

卷之四十一“腹胀腹痛”：“小儿腹胀腹痛，多因食积，或寒凉伤脾而然。病痛者阴也。痛者，寒气多也，有寒故痛也。东垣曰：寒胀多，热胀少，皆主于脾胃。故凡小儿肚腹或胀或痛，虽曰多由积滞，然脾胃不虚，则运化以时，何致作胀？是胀必由于虚也。”[7]98

《明医杂著·卷之一·饮食劳倦》：“愚按饮食劳倦颇同而理异也。王安道先生曰：劳倦伤、饮食伤二者，虽俱为内伤，不可混而为一。夫饮食受伤而留滞不化，则有余矣，有余者泻之。”“予谓伤饮食而留积不化，以致宿食郁热，热发于外，此为有余之症，法当消导。”[14]48

卷之二“痢疾”：“痢是湿热及食积，治者别赤白青黄黑五色以属五脏。白者湿热伤气分，赤者湿热伤血分，赤白相杂气血俱伤，黄者食积。治法：泻肠胃之湿热，开郁结之气，消化积滞，通因通用。其初只是下，下后未愈，随症调之。痢稍久者不可下，胃虚故也。痢多属热，然亦有虚与寒者。虚者宜补，寒者宜温。年老及虚弱人不宜下。”[14]48

《寿世保元·卷八·吐泻》：“食积者，因伤食过多，积滞脾胃，则腹胀发热。”[15]594

《保婴撮要》：“《经》曰：五脏之积曰积，六腑之积曰聚。凡小儿积滞或作痛，皆由乳哺不节，过餐生冷，脾胃不能克化，停滞中脘，久而成积。或因饱食即卧，脾失运化，留而成积。”[16]13

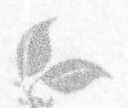

《婴童百问·卷之五·积滞第四十九问》:“小儿有积滞,面目黄肿,肚热胀痛,复睡多困,酷啼不食,或大肠闭涩,小便如油,或便利无禁,粪白酸臭,此皆积滞也。然有乳积、食积,须当明辨之。吐乳、泻乳,其气酸臭,此由啼叫未已,便用乳儿,停滞不化而得之,是为乳积。肚硬带热,渴泻或呕,此由饮食无度,多餐过饱,饱后即睡得之,是为食积。腹痛啼叫,利如蟹渤,此由触忤其气,荣卫不和,淹延日久得之,是为气积。合用木香丸主之,槟榔丸亦可用,大小便闭者,神芎丸妙甚,更用推气丸佳,冷症下积丸,五珍丸亦可用。”[2]63

《婴童类萃·上卷·慎护论》:“巢氏曰:将养小儿,衣不可大暖,热则汗出,而表虚风邪易入。乳不可大饱,则胃弱而易伤,积滞难化。《千金》论云:夏不去热,乳儿令呕逆。冬不去冷,乳儿令咳痢。葛氏云:乳者,奶也。哺者,食也。乳后不可与食,食后不可与乳。小儿曰芽儿者,犹草初生之芽。脾胃怯弱,乳食易伤,难以消化,初得成积,久则成癖。自我致寇,又何咎焉。”[17]140

《证治准绳·幼科·集之八·脾脏部(下)·宿食(食积寒热痢)》:“人病有宿食,何以别之?师曰:寸口脉浮而大,按之反涩,故知有宿食,当下之,宜大承气汤(《伤寒》)。然同一发热,而伤食者惟肚腹之热为甚,且粪极酸臭,夜间潮热,尤伤积之明验也。小儿宿食不消者,胃纳水谷而脾化之,儿幼不知撙节胃之所纳,脾气不足以胜之,故不消也。”“小儿食积者,因脾胃虚寒,乳食不化,久而成积,其证至夜发热,天明凉,腹痛膨胀,呕吐吞酸,足冷肚热,喜睡神昏,大便酸臭是也。有前证而兼寒热者,名曰食积寒热,若食在胃之上口者吐之,胃之下口者消之,腹痛痞胀,按之益痛者下之,下后仍痛按之则止者补之。夹食伤寒者,先散之用参苏饮。热甚便秘者,先利之用大柴胡汤。如无外感,但只伤食,不至于甚,保和丸调之。盖脾为至阴之脏也,故凡脾病者,至夜必热,热而兼寒,则又见所胜者侮所不胜矣。食未消者,消之则寒热自止。食既消者,补之则寒热自痊。若手足并冷喜热饮食,此中州虚寒也,宜温之。大便欲去不去,脾气下陷也,宜升之。”[18]107

《本草求真·下编·卷九·主治下·积》:“积者,久积不消之意。其病本非暴起,治亦未可忽视,但人止知积滞不消,多以食填太阴,用以消导,讵知食积止属病标,而其所以致积之由,则有不在于食而在于寒与热,及在于痰于气于水于虫于血之谓也。”[19]360

《对山医话·卷三》:“痢疾古称滞下,盖湿热内阻,气失流行,久成积滞。昔人每以导气分消为主,此诚治夏秋时痢之常法。然风淫火迫,寒侵积痰,亦能致痢,治之又当分别。更有脾肾交亏,饮食入胃,输化不清,积留于肠回曲折之间,入秋气,收藏不固而下泄者。”[20]33

《冯氏锦囊秘录·杂症大小合参·卷五·论泻》:“又见水泻而腹不痛,肌肉虚浮,身体重着者,是湿如完谷不化者为气虚。如腹痛肠鸣,卒痛一阵,水泻一阵者,是火如昏闷疾多,时泻时止,或多或少者为痰。如痛甚而泻,泻后而腹痛减者为食积。”[21]53

《古今名医汇粹·卷三·病能集一(杂证九门)·滞下门》:“痢是湿热、食积,治者别五色以属五脏,白者伤气分,赤者伤血分,赤白相杂气血俱伤,黄者食积。治法,泄肠胃之湿热,开郁结之气,消化积滞,通风通用。其初只是下之,下后未愈,随证调之。”“滞下之病,皆由肠胃日受饮食之积余不尽,留滞于内,湿蒸热淤,郁结日深,伏而不作,时逢炎暑大行,相火司令,又调摄失宜,复感酷热之毒,至秋阳气始收,火气下降,蒸发蓄积,而滞下之证作矣。以其积滞之滞行,故名之曰滞下。”[22]108

《经验丹方汇编·痢疾》:“痢疾赤属血,白属气,赤白相兼脓血杂痢,皆因脾胃失调,饮食停滞,积于肠胃之间,多是暑湿伤脾,故作痢疾。起于肚腹疼痛,大便里急后重,小水短赤,身凉脉缓者易治;身热脉弦急者难治。行血则便脓自愈；调气则后重自除。若大肠积滞，壅塞而后重，法当疏导之；若大肠气虚，下陷而后重，法当开补之。”[23]49

《类证治裁·卷之四·痢症论治》：“痢多发于秋，即《内经》之肠也。症由胃腑湿蒸热壅，致气血凝结，挟糟粕积滞，进入大小腑，倾刮脂液，化脓血下注，或痢白，痢红，痢瘀紫，痢五色，腹痛呕吐，口干溺涩，里急后重，气陷肛坠，因其闭滞不利，故亦名滞下也。”[24]250

《厘正按摩要术·卷四·列证·积聚》：“肺之积在右胁下，为息贲；肝之积在左胁下，为肥气；心之积在脐上，上至心下，为伏梁；脾之积在胃脘，为痞气；肾之积发于少腹，上至心，上下无时，为奔豚；其见于脐下为癥瘕，癥者按之不移，有血癥、食癥之别；瘕者假物成形，如血鳖石瘕之类。见于胸胁为痞癖，痞为结块，在肌肉而可见。癖由内着，结隐癖而难求。既分其部，必原所起，其初由外感风寒，内伤气郁血瘀，食积痰滞，凝结于肓膜，久而盘踞坚牢，以至元气日衰，攻补为难。”[25]119

卷四“列证·痢疾”：“热痢，湿热熏蒸，凝结肠胃，以致腹痛，肛坠，溲短，舌赤，唇焦，烦渴迸迫，下痢鲜红，脉象洪滑。总由暑湿积滞，内治宜清火导滞法。”[25]119

《灵素节注类编·卷四下·经解·辨阴阳脏腑脉象病证》：“缓而滑者，热邪伤中，故脉纵缓而滑，有力则为热病，无力则为痿病；盛而紧者，阴邪积滞于中，必胀满也。”[26]190

《六因条辨·卷中·伏暑条辨二十八条》：“再按痢者，古称滞下，又名肠澼。都由夏秋之间，暑湿伤脾，阻遏气机，蒸逼蕴酿，而致气不宣化，邪无出路，奔迫大腑，而黏结滞下也。故初起便兼肠脂浊垢交结而下，不拘赤白，总有里急后重腹痛下垂之患。”[27]45

《时病论·卷之六·秋伤于湿大意》：“考湿热之见证，身热有汗，苔黄而泽，烦渴溺赤，脉来洪数是也，当用通利州都法治之。如大便秘结，加栝蒌、薤白，开其上以润其下。如大便未下，脉形实大有力者，是湿热夹有积滞也。”[28]104

《小儿推拿广意·卷中·积症门》：“头疼身热腹微胀，足冷神昏只爱眠。因食所伤脾气弱，下宜迟缓表宜先。夫儿所患积症，皆因乳哺不节，过餐生冷坚硬之物，脾胃不能克化，积滞中脘。外为风寒所袭，或因夜卧失盖。致头疼面黄身热，眼胞微肿，肚腹膨胀，足冷肚热，喜睡神昏，饮食不思，或呕或哕，口噫酸气，大便酸臭。此为陈积所伤，先宜发表，后宜攻积。”[29]56

《幼科心法要诀·卷六·积滞门·积滞总括》：“小儿养生食与乳，撙节失宜积滞成，停乳伤食宜分晰，因证调治保安宁。【注】夫乳与食，小儿资以养生者也。胃主纳受，脾主运化，乳贵有时，食贵有节，可免积滞之患。若父母过爱，乳食无度，则宿滞不消而病成矣。医者当别其停乳、伤食之异，临证斟酌而施治焉。”[8]542

卷六“积滞门·乳滞”：“婴儿乳滞睡不安，多啼口热吐惊烦，肚胀腹热便酸臭，慎攻宜用消乳丸。【注】乳滞之儿，其候睡卧不宁，不时啼叫，口中气热，频吐乳片，肚胀腹热，大便酸臭也。但脏腑娇嫩，不可过攻。惟宜调和脾胃为上，以消乳丸消导之。”“小儿食滞任意餐，头温腹热便脓酸，嗳气恶食烦作渴，大安承气审宜先。【注】小儿恣意肥甘生冷，不能运化，则肠胃积滞矣。其证头温，腹热，大便酸臭，暖气，恶食，烦不安眠，口干作渴。滞轻者，宜木香大安丸消导之；滞重便秘者，宜小承气汤攻下之。”[8]543

《幼科推拿秘书·卷四·推拿病症分类·积滞门》：“小儿乳食不节，或过食生冷坚硬之物，致令脾胃不能克化，积滞中脘，壮热足冷腹胀，昏睡不思饮食者，宜攻其积。”[30]47

《儿科萃精·卷七·积滞门·积滞解》：“《经》曰：新积痛可移者，易已也。积不痛，难已也。小儿所资以养生者，惟乳与食，乳为血液，饮之类也，谷为糟粕，食之类也。乳贵有时，食贵有节，若父母过爱，乳食无度，虽曰爱之，其实害之。脾虚不运，气不流行，而积滞成矣。伤热乳热食者，则为热积。伤冷乳冷食者，则为冷

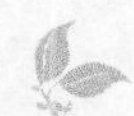

积。五谷之类为食积，禽畜之类为肉积，菜果之类为冷积。饮食之积，必用消导。消者散其积也，导者行其气也。轻则和解常剂，重则峻下汤丸。盖浊阴不降，则清阳不升，客垢不除，则真元不复。譬如戡定祸乱，然后可以致太平。或消补并行，或补多消少，或先补后消，洁古所谓养正而积自除。故前人破滞消坚之药，必假参术以赞助成功。《经》曰：无攻邪，无失正。此之谓也。因作积滞解。"[31]17

卷七"积滞门·乳积"："乳积之儿，其候睡卧不宁，不时啼叫，口中气热，频吐乳片，肚胀腹热，大便酸臭，古法主消乳丸。〔真按〕小儿乳积，因伤乳而停积，自与伤乳即吐者有别，脏腑娇嫩，不宜妄攻，方用炒麦芽一钱，六神曲八分，云茯苓二钱，炒莱菔子五分，炒枳壳八分，炙甘草三分，引用生姜一片。"[31]17

卷七"积滞门·食积"："小儿恣意肥甘生冷，不能运化，则肠胃皆有积滞。其证头温腹热，大便酸臭，嗳气恶食，烦不安眠，口干作渴，积轻者，古法主木香大安丸以消导之。"[31]17

《儿科》："小儿内伤乳食，停积中焦，气机阻滞所致的病证，叫作'积滞'。本证以纳呆厌食，食而不化，腹部胀痛，呕吐，大便腥臭为其特征。积滞是小儿一种常见证候，乳食不能定时定量，伤及脾胃，是其主要原因。积滞和疳证有着密切的关系，伤乳或伤食以后，久而不愈，病势进展，就形成积滞，而积滞迁延，未能及时治疗，或治疗不当，损伤脾胃功能，都可转成疳症。治疗积滞以消导为基本原则，但要注意体质的强弱和病情的虚实，采用药物，针灸、推拿、饮食等综合疗法。"[32]110

《儿科病的中医治疗》："由内伤乳食，停聚中焦所致，以不思饮食，食而不化，腹部胀满，大便不调为特征。宿食不消，停于胃为积，留于肠为滞，日久可化热、生湿、成饮、成痰、成瘀、成疳。如受外邪、客忤或受惊后，复为乳食所伤可成积滞外感或惊积。积滞有形，非消不去，故以消导为主。虚中夹实证则消补兼施。积伤脾胃，气虚明显者，宜扶正为主，消食为辅，'养正而积自除'。"[33]123

《儿科病古代医家》："积滞是指因乳食内积，脾胃受损所致，以小儿腹泻或便秘，呕吐，腹胀腹痛为主要表现的肠胃疾病。多见于婴幼儿，常在感冒、泄泻、疳病中合并出现。脾胃虚弱，先天不足，以及人工喂养的婴幼儿，容易反复发病。相当于西医学的消化功能紊乱。"[34]138

《儿科病证》："积滞是饮食过多，或多吃不消化食物，而致脾胃运化不健的一种常见的儿科疾病。多由于父母溺爱子女，不定时、不定量地杂投食物，脾胃受伤，影响到正常的运化功能，以致食积。"[35]99

《儿科病中药疗法》："积滞是由伤乳、伤食所致的一种儿科常见的脾胃疾病。"[36]28

《儿科通治方》："积滞，根据病因、证候，又有'伤饱''食不消''宿食不消'等病名。此病主要是指小儿乳食不节，停聚脘腹，积而不化，气滞不行所致的一种胃肠疾患。临床以不思饮食，食而不消，腹满胀痛，嗳腐呕吐，大便酸臭为特征。多因小儿脾胃虚弱，乳食壅积肠胃，致使运化失职，饮食不消而形成积滞。治疗宜健脾导滞。本病多见于消化不良、急性胃炎等疾病。"[37]116

《儿科诊疗》："积滞是指小儿由于内伤乳食，停聚中焦，积而不化，气滞不行所形成的一种慢性脾胃疾患。以不思乳食，腹部胀满，食而不化，嗳腐呕吐，大便酸臭或便秘为特征。"[38]284

《妇儿科诊治要诀》："伤乳、伤食或脾胃虚弱是导致积滞的病因。《古今医统大全》引《活幼心书》云：'小儿所患之证，皆因乳哺不节，过食生冷坚硬之物，脾胃不能克化。'《证治准绳》：'小儿宿食不消者，胃纳水谷而脾化之，儿幼不知撙节，胃之所纳，脾气不足以胜之，故不消化。'胃为水谷之海，六腑之大源也。人身气血脏腑俱由胃气而生，故李东垣之法，一以脾胃为主，所谓补肾不若补脾，这一观点对小儿尤为重要，小儿食，水谷之气未全，尤仗胃气，胃气一虚，则器脏俱失所养矣小儿饮食不宜过食生冷。《巢氏病源》：'夫宿食不消者，脾胃冷故也。小儿乳哺饮食，取冷过度，冷气积于脾胃，胃为水谷之海，脾气磨而消之，胃气调和则乳哺消化，脾伤冷则宿食不消。'"[39]219

《简明中医病证辞典》："病证名。为《GB/T16751.1—1997 中医临床诊疗术语——疾病部分》标准病名。指小儿内伤饮食，宿食不消，停积而滞的疾患。《医方集宜》：'积滞之病，面色萎黄，腹胀浮肿，多睡食少，大便滞涩，小水如油，或吐泻酸臭，皆积之证也。'多由乳食哺养不节，过食生冷肥甘之物，脾胃受损，运化失职，而饮食停滞胃肠。或因病后体虚，脾气虚弱，而形成虚中夹寒的积滞。若积久不化，则可出现长期低热不退；发热时间不规则，或朝热暮退，或夜重日轻，面黄消瘦；日久失治，则成虚羸。治标宜消积导滞，积滞轻者用保和丸加减，积滞重而大便秘结不通者用小承气汤攻下宿食。治本宜补脾理气，方用促脾丸、异功散化裁。"[40]67

《简明中医辞典》："病证名。指宿食不消，停积而滞的疾患。明代丁凤《医方集宜》：'积滞之病，面色萎黄，腹胀浮肿，多睡少食，大便滞涩，小水如油，或吐泻酸臭，皆积之证也。'多由乳食哺养不节，过食生冷、甘肥、坚燥之物，脾胃不能消化，停滞肠胃。外为风寒所伤，滞而成积，积久不化则可出现长期低热不退，发热时间不规则，或朝热暮退，或夜重日轻，面黄消瘦；日久失治则成虚羸。治疗宜消积导滞以治标，补脾理气以治本。治标，积滞轻用保和丸加减，积滞重而大便秘结不通者，用小承气汤攻下宿食。治本，用异功散化裁。针灸可取足三里、关元、内庭等穴。按摩：分阴阳，推三关，退六腑，推补脾土，掐四横纹等。"[41]76

《简明中医语词辞典》："凝积、滞留而不流通。《何氏虚劳心得·选方》：'又云：童子脏腑脆嫩，有寒热积滞，易于结癖成疳，待其血痹不行，气蒸发热。'"[42]89

《临床儿科》："积滞是指小儿由于内伤乳食，停聚中焦积而不化，气滞不行所形成的一种肠胃疾患，其证候以不思乳食，腹部胀满，食而不化，嗳腐呕吐，大便酸臭或便秘为特征。"[43]672

《实用儿科诊断与治疗》："积滞也称食积，是指小儿因乳食停滞不化所致的一种消化功能紊乱的疾病。其病因主要是乳食不节或脾胃虚弱，消化无力。临床以不思乳食，腹部胀满，食而不化，嗳腐呕吐，大便酸臭或便秘等为特征。本病主要是对脂肪和糖类的消化吸收能力降低，日久可致骨质疏松、佝偻病、干眼病及贫血等。"[44]57

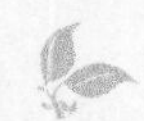

《实用儿科中成药》："积滞又称食积，为儿科常见的一种脾胃疾病，如病情迁延目外，或治疗不当，每致转成疳症，所以古人有'积为疳之母'及'无积不成疳'的说法；又因积滞往往导致呕吐、泄泻等症，故必须与其他各节相互参考。"[45]406

《实用中医儿科手册》："疳积多见于婴幼儿，主要包括积滞与疳证两部分。积滞又称食滞或食积，是由于饮食失节、停滞不化所引起，疳证乃因积滞日久、耗伤气血所致，故有'积为疳之母'之说。实际上积滞是病的早期，以实为主，而疳是病的后期，是积滞发展的结果，以虚为主。但临床上二者常同时出现，故称为疳积。"[46]242

《实用中医儿科手册》："积滞是指小儿由于内伤乳食，停聚中焦，积而不化，气滞不行所形成的一种胃肠疾患。"[47]91

《孙谨臣儿科集验录》："'积滞'是哺乳儿消化不良疾病，主要原因有乳食壅积和脾胃虚寒两方面。《医宗金鉴》说：'小儿所资以养生者，惟乳与食。乳为血液，饮之类也；谷为糟粕，食之类也，乳贵有时，食贵有节，若父母过爱，乳食无度，虽曰爱之，其实害之，脾虚不运，气不流利，而积滞成矣。'一般分乳积和食积论治。"[48]106

《现代中医儿科诊断治疗学》："积滞是指小儿由于内伤乳食、停聚中焦、积而不化、气滞不行所形成的一种慢性肠胃疾患。以不思乳食、腹部胀满、食而不化、嗳腐呕吐、大便酸臭或便秘等为特征。""积滞之名，首见于《婴童百问》。是因乳食内伤、脾胃受损而致食停中焦、积而不化、气滞不行所形成的一种脾胃疾患。临床以不思乳食，腹部胀满，食而不化，嗳腐呕吐，大便酸臭或便秘为特征。本病一年四季皆可发生，夏秋季节发病率略高。各年龄组小儿皆可发病，以婴幼儿较多见。一般预后良好，但少数患儿积久不化，迁延失治，脾胃功能严重受损，影响小儿营养及生长发育，形体日渐羸瘦，可转化为疳证。"[49]227

《中国医学百科全书·中医儿科学》："积滞是指小儿乳食不节，停聚中脘，积而不化，气滞不行所致的一种胃肠疾患。临床以不思乳食，食而不消，腹满胀痛，嗳腐呕吐，大便酸臭等为其特征。"[50]673

《中医辞海·中册》："儿科病证名。指小儿由于内伤饮食，停聚中焦，积而不化气滞不行所形成的一类肠胃疾患。见《婴童百问》第49问：'小儿有积滞，面目黄肿，肚热胀痛，复睡多困，酷啼不食，或大肠闭涩，小便如油，或便利无禁，粪白酸臭，此皆积滞也。'多因小儿乳食不知自节，或喂养不当，乳食无度，或过食肥甘等生冷和难以消化的食物，均可伤害脾胃。胃主受纳，为水谷之海，脾主运化，为生化之源。若脾胃受伤，受纳运化失职，升降失调，乳食停滞，积而不消，乃成积滞；或因小儿'脾常不足'，胃气虚弱，或病后体虚，脾气虚损，令乳食停蓄不消，每多形成虚中夹实的积滞。由乳食壅滞者临证可分伤乳积滞和伤食积滞。伤乳积滞可见呕吐乳片，口中有乳酸味，不欲吮乳，腹满胀痛，大便酸臭。伤食积滞可见呕吐酸馊残渣，腹部胀痛拒按，烦哭不宁，不思饮食，大便臭秽，腹痛欲便，便后痛减，或伴低热。舌苔厚腻，脉象弦滑，指纹多见紫滞。"[51]628

《中医大辞典》："病证名。指宿食不消，停积而滞的疾患。明·丁凤《医方集宜》：'积滞之病，面色萎黄，腹胀浮肿，多睡食少，大便滞涩，小水如油，或吐泻酸臭，皆积之证也。'多由乳食哺养不节，过食生冷、甘肥、坚燥之物，脾胃不能消化，停滞胃肠。外为风寒所伤，滞而成积。积久不化，则可出现长期低热不退；发热时间不规则，或朝热暮退，或夜重日轻，面黄消瘦；日久失治，则成虚羸。"[52]392

《中医儿科纲要》："积滞是指小儿乳食不节，积停中皖，食滞不化所致的一种脾胃病证。"[53]60

《中医儿科简编》："积滞是指小儿乳食不节，停滞中脘，食积不化所致的一种脾胃病证。临床以不思乳食，食而不化，腹部胀满，大便不调等为特征。本病属西医学慢性消化功能紊乱。"[54]57

《中医儿科临床实践》："积滞是指小儿由于内伤乳食，停聚中焦，积而不化，气滞不行所形成的一种慢性脾胃疾患。以不思乳食，腹部胀满，食而不化，嗳腐呕吐，大便酸臭或便秘为特征。"[55]286

《中医儿科手册》："疳积是以小儿脾胃虚弱，营养不良，形瘦腹大为特征的一种慢性疾病。断乳后的小儿多见。"[56]37

《中医儿科手册》："积滞是指小儿内伤乳食，停聚不化，积久不消，气滞不行所形成的一种慢性脾胃疾病。积滞积含有积蓄、堆积之意。"[57]75

《中医儿科诊治要诀》："积滞是指小儿由于内伤乳食，停聚中焦，积而不化，气滞不行所形成的一种胃肠疾患。任何年龄都可发病，但多见于婴幼儿，且一年四季皆可发生，一般来说，预后良好，个别积滞迁延日久，脾胃功能严重损害，导致小儿营养和生长发育障碍，形体日渐羸瘦，可转化成疳。"[58]44

《中医儿科证治》："积滞是指由于小儿内伤乳食，积聚不化，停宿中脘，积滞不行而形成的脾胃疾患。本病多见3岁以下的婴幼儿不思乳食，食而不化，腹部饱胀，形体消瘦，大便不调为特征。"[59]67

《中医儿科治疗大成》:“食积是小儿内伤乳食、停聚中焦所形成的一种消化系统疾病。临床以不思乳食、食而不化、腹部胀满、嗳腐酸臭或呕吐、大便稀溏或秘结为特征。本病一年四季都可以发生,但以节假日期间,食欲旺盛之时,及病后发病率为高。小儿时期任何年龄均可发病,以婴幼儿为多见。本病经治疗一般预后良好,个别小儿食积日久,迁延失治,脾胃功能严重损害,可导致营养和生长发育障碍,转化成疳证。”[60]413

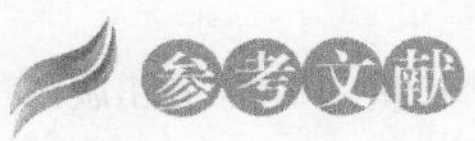

[1] [宋]刘昉.幼幼新书[M].北京:人民卫生出版社,1987:807.

[2] [明]鲁伯嗣.婴童百问[M].北京:人民卫生出版社,1961:63.

[3] [元]曾世荣.活幼心书[M].田代华,等点校.天津:天津科学技术出版社,1999:9.

[4] [明]薛铠.保婴撮要[M].北京:中国中医药出版社,2016:122.

[5] [明]龚信纂辑.龚廷贤续编.王肯堂订补.古今医鉴[M].熊俊校注.北京:中国医药科技出版社,2014:195.

[6] [明]孙志宏.简明医彀[M].余瀛鳌点校.北京:人民卫生出版社,1984:150.

[7] [明]张介宾.景岳全书[M].北京:中国中医药出版社,1994:98,150.

[8] [清]吴谦.幼科心法要诀[M]//吴谦.医宗金鉴:第3分册.北京:人民卫生出版社,1973:542.

[9] [清]高学山.高注金匮要略[M].黄仰模,田黎总校.北京:中医古籍出版社,2013:157.

[10] [元]朱震亨.格致余论[M].北京:中国医药科技出版社,2018:42.

[11] [元]朱震亨.丹溪心法[M].彭建中点校.沈阳:辽宁科学技术出版社,1997:17.

[12] [元]危亦林.世医得效方[M].戴铭,周祖亮,傅锡钦,等校注.北京:中国中医药出版社,2009:134.

[13] [明]徐春甫.古今医统大全[M].合肥:安徽科学技术出版社,1995:985.

[14] [明]王纶撰.明医杂著[M].吴承艳校注.北京:中国中医药出版社,2009:48.

[15] [明]龚廷贤撰.寿世保元[M].袁钟点校.沈阳:辽宁科学技术出版社,1997:594.

[16] [明]薛己.保婴撮要[M]//盛维忠.薛立斋医学全书.北京:中国中医药出版社,1999:13.

[17] [明]王大纶.婴童类萃[M].北京:人民卫生出版社,1983:140.

[18] [明]王肯堂.证治准绳[M].吴唯,等校注.北京:中国中医药出版社,1997:107.

[19] [清]黄宫绣.本草求真[M].北京:人民卫生出版社,1987:360.

[20] [清]毛对山.对山医话[M].北京:人民军医出版社,2012:33.

[21] [清]冯兆张.冯氏锦囊秘录[M].田思胜,等校注.北京:中国中医药出版社,1996:53.

[22] [清]陈士铎.古今名医汇粹[M].北京:中医古籍出版社,2018:108.

[23] [清]钱峻.经验丹方汇编[M].赵宝朋点校.北京:中医古籍出版社,1988:49.

[24] [清]林珮琴.类证治裁[M].钱晓云校点.上海:上海中医药大学出版社,1997:250.

[25] [清]张振鋆.厘正按摩要术[M].曲祖贻点校.北京:人民卫生出版社,1990:119.

[26] [清]章楠.灵素节注类编[M].方春阳,孙芝斋点校.杭州:浙江科学技术出版社,1986:190.

[27] [清]陆子贤.六因条辨[M].山东中医学院文献研究室校点.济南:山东科学技术出版社,1982:45.

[28] [清]雷丰.时病论[M].太原:山西科学技术出版社,1992:104.

[29] [清]熊应雄辑撰.小儿推拿广意[M].北京:中国中医药出版社,2016:56.

[30] [清]骆如龙.幼科推拿秘书[M].上海:上海卫生出版社,1957:47.

[31] [民国]陈守真.儿科萃精[M].汉口汉康印书局,1930:17.

[32] 杨医亚,陈孟恒.儿科[M].石家庄:河北科学技术出版社,1987:110.

[33] 周天心.儿科病的中医治疗[M].兰州:甘肃科学技术出版社,1991:123.

[34] 朱玲玲,陈沛熙.儿科病:古代医家[M].北京:中国医药科技出版社,2013:138.

[35] 朱音,李洁.儿科病证[M].上海:上海科学技术出版社,2012:99.

[36] 孙允中.儿科病中药疗法[M].上海:上海卫生出版社,1956:28.

[37] 郭君双.儿科通治方[M].北京:中国医药科技出版社,2010:116.

[38] 骆仲遥.儿科诊疗[M].北京:中国科学技术出版社,2008:284.

[39] 聂绍通,林洁.妇儿科诊治要诀[M].太原:山西科学技术出版社,2001:219.

[40] 邹积隆,丛林,杨振宁,等.简明中医病证辞典[M].上海:上海科学技术出版社,2005:67.

[41] 《中医大辞典》编辑委员会. 简明中医辞典[M]. 北京：人民卫生出版社，1979：76.
[42] 达美君. 简明中医语词辞典[M]. 上海：上海科学技术出版社，2004：89.
[43] 李晏龄，郑启仲. 临床儿科[M]. 郑州：河南人民出版社，1977：672.
[44] 马丙祥，范忠纯. 实用儿科诊断与治疗[M]. 北京：科学技术文献出版社，1997：57.
[45] 万瑞香. 实用儿科中成药[M]. 北京：中国海洋大学出版社，2006：406.
[46] 虞佩兰. 实用中医儿科手册[M]. 长沙：湖南科学技术出版社，1980：242.
[47] 王俊，肖正今. 实用中医儿科手册[M]. 西安：陕西科学技术出版社，1992：91.
[48] 孙浩. 孙谨臣儿科集验录[M]. 兰州：甘肃科学技术出版社，1990：106.
[49] 郁晓维，何文彬. 现代中医儿科诊断治疗学[M]. 北京：人民卫生出版社，2001：227.
[50] 郭振球. 中医儿科学[M]//钱信忠. 中国医学百科全书. 上海：上海科学技术出版社，1983：673.
[51] 袁钟，图娅，彭泽邦，等. 中医辞海[M]. 北京：中国医药科技出版社，1999：628.
[52] 高希言，朱平生，田力. 中医大辞典[M]. 太原：山西科学技术出版社，2017：392.
[53] 江苏省西医学习中医讲师团，南京中医学院儿科教研组. 中医儿科纲要[M]. 北京：人民卫生出版社，1960：60.
[54] 广州中医学院儿科教研组. 中医儿科简编[M]. 北京：人民卫生出版社，1972：57.
[55] 俞景茂. 中医儿科临床实践[M]. 贵阳：贵州科技出版社，2005：286.
[56] 浙江中医学院. 中医儿科手册[M]. 杭州：浙江科学技术出版社，1985：37.
[57] 陈昭定. 中医儿科手册[M]. 福州：福建科学技术出版社，1999：75.
[58] 陈宜根. 中医儿科诊治要诀[M]. 福州：福建科学技术出版社，1989：44.
[59] 周天心. 中医儿科证治[M]. 广州：广东科技出版社，1990：67.
[60] 刘弼臣. 中医儿科治疗大成[M]. 石家庄：河北科学技术出版社，1998：413.

（陈昱良）

4・073

脐风

qí fēng

一、规范名

【汉文名】脐风。

【英文名】tetanus neonatorum。

【注释】以新生儿唇青口撮，牙关紧闭，苦笑面容，全身强直性痉挛抽搐为主要表现的疾病。

二、定名依据

脐风是新生儿危急重症的一种，主要表现为新生儿口唇发青，撮口不张，牙关紧闭，重症患者还有苦笑面容，全身强制性痉挛抽搐等症状。该病的记载最早见于马王堆汉墓出土的西汉初年医书《五十二病方》中的"婴儿索痉"条。

文献记载"脐风"最早的是《针灸甲乙经》，其中小儿杂病篇提到了脐风的针灸疗法；隋《诸病源候论》中论述新生儿断脐病症时，脐疮感风而痫也是对脐风的症状记载。唐代《备急千金要方》指出了脐风的病因是断脐不洁，《颅囟经》将脐风称为"撮噤"。宋代《小儿卫生总微论方》指出了脐风与破伤风的一致性，金元医家对于小儿脐风提出了"七日验吉凶"的正确主张，因此，后世又有"七日风"的称呼。明清时期，《证治准绳》《医宗金鉴儿科心法》等著作中都对脐风的病因病机和治法有明确论述。

中华人民共和国成立后的中医著作和词典中，多将"脐风"和"新生儿破伤风"等同。大部分中医词典认为唐代《备急千金要方》是"脐风"一病的最早出处。

三、同义词

【曾称】"撮口"(《小儿卫生总微论方》);"锁口风""噤风""风噤""风搐""噤风"(《婴童百问》);"马牙风""初生口噤""锁口风""脐带风""索痉""七日口噤""四六风""七日风""锁肚"(《育婴家秘》)。

四、源流考释

脐风是新生儿危急重症的一种,该病的记载最早见于马王堆汉墓出土的西汉初年医书《五十二病方》[1]37,其症状则以肌肉强直、口噤、筋挛不能屈伸为主,即"婴儿索痉"条,云:"婴儿索痉:索痉者,如产时居湿地久,其肯直而口扣,筋(挛)难以信(伸)。取封殖土治之,□□二,盐一,合挠而丞(蒸),以扁(遍)熨直挛筋所。道头始,稍口手足而已。熨寒□□复(蒸),熨干更为。"

文献记载"脐风"最早的是《针灸甲乙经》,其中小儿杂病篇提到了脐风的针灸疗法:"小儿脐风,目上插,刺丝竹空主之""小儿脐风,口不开,善惊,然谷主之。"[2]290 脐风病属于初生小儿危重疾病,病死率极高,历代医学家对此十分重视。早在隋大业年间巢元方等人编撰的《诸病源候论·脐疮候》中就有"初生断脐,洗浴不即试燥,湿气在脐中,因解脱遇风,风湿相搏,故脐疮久不瘥也。脐疮不瘥,风气入伤经脉,则变为痫也"的记载[3]218。这是现存文献中有关小儿脐风病因病理的最早记载。

唐代《备急千金要方》指出了脐风的病因是断脐不洁:"断儿脐者,当令长六寸。长则伤肌,短则伤脏。不以时断,若挼汁不尽,则令暖气渐微,自生寒,令儿脐风。"[4]79《颅囟经》将脐风称为"撮噤":"初生小儿,鹅口撮噤,并是出胎客风着脐,致有此,可以小艾灸三壮,及烙之愈。"宋代《小儿卫生总微论方》指出了脐风与破伤风的一致性,如"脐风撮口,亦如大人因破伤而感风",[5]13 明确了小儿脐风与成人破伤风的疾病性质是相同的。而且要求断脐时戒用冷刀。《圣济总录》中讨论了断脐后的保养对防治脐风的重要性:"论曰:小儿初生,当先洗浴,然后断其脐,断脐后,盒饭以熟艾封裹之,或灸数壮。勿令犯湿日者治小儿脐不干。白矾散方:矾石(烧灰)、龙骨(各一分)。上二味细研,敷脐中,取瘥为度。治小儿脐风汁出。"[6]3450 这些记载,可以说明中医学当时已认识到小儿脐风与成人破伤风为同类疾病,并且在防治脐风上已有明确而较科学的方法。同时敷脐法的创造,为婴儿开辟了一条新的给药途径。《小儿药证直诀》中记载了"脐风"病名和其代表性症状:"急欲乳不能食者,此风邪由脐而蕴热心脾,致舌厚唇燥,不能吮乳也。"[7]21《幼幼新书》提出,宋代以来医家已经了解到脐风的病因是断脐小儿遭到水湿风冷伤害,其病症最危急之处在于,惊痫之外小儿口唇肌肉强直,舌硬口紧,不能乳食,而成危症:"《圣惠》论夫小儿脐风者,由断脐后为水湿所伤。或水在袍之中,乳母不觉,湿气伤于脐中。亦因其解脱,风冷所乘,遂令儿四肢不利,脐肿多啼,不能乳哺。若不急疗,遂致危殆者也。茅先生:小儿生下三腊,有中脐风候。腹脐肿满,口撮身热,不太故乳哺。此候因母受胎时,好吃猪、鸡、酒、面,恣情餐啜,遂流热毒聚在胞中,牙儿饮母热,血脉五脏未成就,故受风邪而得。"[8]102

金元医家对于小儿脐风提出了"七日验吉凶"的正确主张,因此,后世又有"七日风"的称呼。明清时期,《证治准绳·幼科》[9]11《医宗金鉴》等著作中都对脐风的病因病机和治法有明确论述。脐风异名极多,《婴童百问》中记载:"初坐噤风、撮口、脐风三者,一种病也。噤风者,眼闭口噤,啼声不出,舌上聚肉如粟米状,吮乳不得,口吐白沫,大小便皆通。盖由胎中感受热气,流毒于心脾,故形见于喉舌间也;抑亦生下复为风邪击搏所致。自满月至百二十日见此,名曰犯风噤。依法将护,防于未然,则无此患。撮口者,面目黄亦,气息喘急,啼声不出。盖由胎气挟热,兼风邪入脐,流毒心脾之经,故

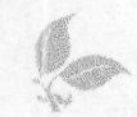

令舌强唇青，聚口撮面，饮乳有妨。若口出白沫而四肢冷者不可救。其或肚胀青筋，吊肠卵疝，内气引痛，皆肠胃郁结不通致之，治法贵乎疏利。撮口最为恶候，一腊内见之尤急。脐风者，断脐之后，为水湿风冷所乘，风湿之气入于脐而流于心脾，遂令肚胀脐肿，身体重着，四肢柔直，日夜多啼，不能吮乳，甚则发为风搐。若脐边青黑，撮口不开，是为内搐，不治；爪甲黑者，即死。其或热在胸膛，伸引努气，亦令脐肿，可与千金龙胆汤。如前三者受病之源，非一朝一夕。"《育婴家秘》："脐风恶候儿遭伤，一腊之中最不祥。识得病在何處起，无求无患早堤防。小儿初生一腊之内，惟脐风为恶候也。如脐肿腹痛，啼哭不止，唇青口撮者，曰脐风；牙关紧急，吮乳不得，啼声不出者，曰噤风；肚腹紧胀，肠若雷鸣，大小便不通者，曰锁肚。此三者同一病也，但证不同耳，俗名马牙风者是也。三证多死。脐肿唇撮者，脾胃之气绝于中也；噤风乳食不入者，心肺之气绝于上也；锁肚大小便不通者，肝肾之气绝于下也。任脉止，冲脉闭，胃脉散，如之何不死？欲免此证，须要堤防。"[10]31 诸多异名中，表现症状的有"撮口、锁口风、噤风、风噤、风搐、噤风、马牙风、初生口噤、锁肚"等，表现发病时间的有"七日口噤、四六风、七日风"，表现病因的有"脐风、脐带风"等。

中华人民共和国成立后的中医著作和词典中，多将"脐风"和"新生儿破伤风"等同，指由断脐不洁，感染外邪所致的风证。多在胎儿出生后4～7日内发病。症见全身各部发生强直性痉挛，以牙关紧闭，面呈苦笑状为其特征。属于危重疾病。大部分中医词典认为唐代《备急千金要方》是"脐风"病名的最早出处。因为该病源于断脐不洁，表现为抽搐强直，"脐风"一名高度概括病源病机，因而成为该病的主流称谓。治宜通经开闭、镇痉息风。

五、文献辑录

《五十二病方》："婴儿索痉：索痉者，如产时居湿地久，其肯直而口扣，筋（挛）难以信（伸）。取封殖土治之，□□二，盐一，合挠而丞（蒸），以扁（遍）熨直挛筋所。道头始，稍口手足而已。熨寒□□复（蒸），熨干更为。"[1]37

《针灸甲乙经》："小儿脐风，目上插，刺丝竹空主之""小儿脐风，口不开，善惊，然谷主之。"[2]290

《诸病源候论·脐疮候》："初生断脐，洗浴不即试燥，湿气在脐中，因解脱遇风，风湿相搏，故脐疮久不瘥也。脐疮不瘥，风气入伤经脉，则变为痫也。"[3]218

《备急千金要方·初生出腹论》："断儿脐者，当令长六寸。长则伤肌，短则伤脏。不以时断，若挼汁不尽，则令暖气渐微，自生寒，令儿脐风。"[4]79

《圣济总录·卷第一百六十七·小儿脐疮》："论曰：小儿初生，当先洗浴，然后断其脐，断脐后，盒饭以熟艾封裹之，或灸数壮。勿令犯湿日者治小儿脐不干。白矾散方矾石（烧灰）、龙骨（各一分）。上二味细研，敷脐中，取瘥为度。治小儿脐风汁出。"[6]3450

《小儿卫生总微论方·初生》："凡小儿患脐疮未愈，不可乳令太饱，太饱则令儿脐风。儿自初生至七日内外，忽然面青，啼声不出，口撮唇紧，不能哺乳，口青色，吐白沫，四肢逆冷，乃脐风撮口之证也。此由儿初生剪脐，不定伤动，或风湿所乘。其轻则病在皮肤而为脐疮不瘥，其重则病入脏腑而为脐风撮口。亦如大人因有破伤而感风，则牙关噤而口撮，不能入食，身硬四肢厥逆，与此候颇同，故谓之脐风撮口，乃最恶之病也。"[5]13

《小儿药证直诀·脐风》："急欲乳不能食者，此风邪由脐而蕴热心脾，致舌厚唇燥，不能吮乳也。"[7]21

《幼幼新书·卷四·裹脐法》："脐贯孔中于表辟之，复以絮裹在上带之。余说皆同。张涣：婴儿初生断脐之后，宜着熟艾浓裹爱护。若乳母不慎，或因洗浴水入脐中；或儿尿在袍之内，湿气伤于脐中，或解脱，风冷邪气所乘，令儿脐肿多啼，不能哺乳，即成脐风。”[8]75

《幼幼新书·卷五·初生中脐风》：“《圣惠》论夫小儿脐风者，由断脐后为水湿所伤。或水在襁之中，乳母不觉，湿气伤于脐中。亦因其解脱，风冷所乘，遂令儿四肢不利，脐肿多啼，不能乳哺。若不急疗，遂致危殆者也。茅先生：小儿生下三腊，有中脐风候。腹脐肿满，口撮身热，不太故乳哺。此候因母受胎时，好吃猪、鸡、酒、面，恣情餐啜，遂流热毒聚在胞中，牙儿饮母热，血脉五脏未成就，故受风邪而得。”[8]102

《明医杂著·脐风》：“小儿初生，百日内脐风，方书率用南星、僵蚕等风药，多不效，当作胎毒，泻阳明火邪。马牙亦是胎毒，用针挑破，桑树白汁涂之。桑汁主小儿鹅口及口疮、舌上疮神效。初生小儿，时时与看，频傅桑汁。不然，舌硬紧，渐至撮口，难治。”[11]152

《奇效良方·初生说》：“夫小儿当慎风池，在颈项筋两辕之间，诸疾从此而发。小儿脐带未脱，不可频浴，频浴则脐中入水，撮口脐风，皆从此起，不可不慎。此乃前人之成说，后人之龟鉴者欤。”[12]1

《寿世保元·卷八·初生杂症论》：“论脐风，多因断脐，为风湿所乘，或者胎元有热毒。则儿下胎时，视其脐必硬直，定有脐风。必自脐发出青筋一道，行至肚，却生两岔。行至心者，必死。”[13]613

《万氏秘传片玉心书·卷四·胎毒门》：“脐风者，由断脐之后，被水湿风冷之气所乘而流入心脾，遂令腹胀脐肿，四肢强直，日夜多啼，不能吮乳，甚则发为风搐。若脐青肿，撮口不开者，是为内搐，不治；爪甲黑者即死。”[14]26

《医学入门·脐风胎风》：“脐风风冷湿气流，脐肿腹胀四肢柔。或多啼搐防撮噤，间有热者生可求。”[15]927

《育婴家秘·噤风撮口脐风》：“初坐噤风、撮口、脐风三者，一种病也。噤风者，眼闭口噤，啼声不出，舌上聚肉如粟米状，吮乳不得，口吐白沫，大小便皆通。盖由胎中感受热气，流毒于心脾，故形见于喉舌间也；抑亦生下复为风邪击搏所致。自满月至百二十日见此，名曰犯风噤。依法将护，防于未然，则无此患。撮口者，面目黄亦，气息喘急，啼声不出。盖由胎气挟热，兼风邪入脐，流毒心脾之经，故令舌强唇青，聚口撮面，饮乳有妨。若口出白沫而四肢冷者不可救。其或肚胀青筋，吊肠卵疝，内气引痛，皆肠胃郁结不通致之，治法贵乎疏利。撮口最为恶候，一腊内见之尤急。脐风者，断脐之后，为水湿风冷所乘，风湿之气入于脐而流于心脾，遂令肚胀脐肿，身体重着，四肢柔直，日夜多啼，不能吮乳，甚则发为风搐。若脐边青黑，撮口不开，是为内搐，不治；爪甲黑者，即死。其或热在胸膛，伸引努气，亦令脐肿，可与千金龙胆汤。如前三者受病之源，非一朝一夕。”[10]31

“脐风”：“脐风恶候儿遭伤，一腊之中最不祥。识得病在何虚起，无求无患早堤防。小儿初生一腊之内，惟脐风为恶候也。如脐肿腹痛，啼哭不止，唇青口撮者，曰脐风；牙关紧急，吮乳不得，啼声不出者，曰噤风；肚腹紧胀，肠若雷鸣，大小便不通者，曰锁肚。此三者同一病也，但证不同耳，俗名马牙风者是也。三证多死。脐肿唇撮者，脾胃之气绝于中也；噤风乳食不入者，心肺之气绝于上也；锁肚大小便不通者，肝肾之气绝于下也。任脉止，冲脉闭，胃脉散，如之何不死？欲免此证，须要堤防。”[10]32

《幼科发挥·脐风》：“治未病：脐在两肾之间，任冲胃三脉之所系也。儿之初生，断脐护脐，不可不慎。故断脐之时，隔衣咬断者，上也；以火燎而断之，次也；以剪断之，以火烙之，又其次也。护脐之法：脐既断矣，用软布缠裹，待干自落，勿使犯去也。三朝洗儿，当护其脐，勿使水渍入也。脐落之后，当换包裙，勿使尿湿浸及脐中也。如此调护，则无脐风之病。所谓上工治未病，十得十全也。治初病：儿生旬日之内，脐风为恶病也。凡觉小儿喷嚏多啼，此脐风欲发之候，急抱儿向明晶处审视，口中上腭有泡，

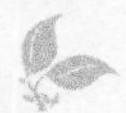

如珠如米成聚，此病根也。其色白者，初起也；黄者，久也。可用银乞耳轻手刮出，煎甘草薄荷汤拭洗之，预取桑白皮汁涂之。自此日日视之，有即去之，不可因循，以贻后祸。所谓中工治初病，十全六七也。治已病：不知保护于未病之先，不知调护于初病之日，其泡子落入腹中，变为三证：一曰撮口，二曰噤风，三曰锁肚，证虽不同皆脐风也。撮口证，儿多啼，口频撮者，此脐腹痛也，可用雄黄解毒丸加乳香、投药各五分，丸如黍米大，每服五丸，竹沥生姜自然汁送下，利去恶涎良；外用蕲艾炒热杵烂，护其脐，频换，使温暖之气不绝也。不乳者不治。噤风证，牙关紧急，不能吮乳，啼声不出，发搐者不治。锁肚证，脐突青肿，肚腹胀大，育筋浮露，大便濇不通者不治。或问：脐风三证，古人有方，何谓不治？予曰：一腊之内，谓初生八日，草木方萌，稍有触犯，即便折伤。《经》曰：根于中者命曰神机，神去则机息，故噤风者乳食不得入，则机废于上矣。锁肚者便溺不得出，则机废于下矣。所谓出入废则神机化灭者是也。神出机息，虽有神丹，不可为也，岂蜈蚣、蚕、蝎诸毒药之可治耶。”[16]5

《证治准绳·幼科·集之一·初生门·生下胎疾》：“《千金》有脐风、脐湿、脐疮、三者皆因断脐后为风湿伤而成，夫风入脐，脐肿腹胀，四肢不利，多啼不能乳，甚者发搐，为脐风。肿湿经久不干，为脐湿。风湿相搏，令脐生疮久不瘥，为脐疮。有一不已，入于经脉，多变为痫，痫成、作痫治。脐风者，谓断脐之后，被水湿风冷所乘，风湿之气入于脐而流入心脾，遂令肚腹胀满、脐肿，身体重着，四肢柔直，日夜多啼，不能吮乳，甚则发为风搐，若脐边青黑，撮口不开，是为内搐，不治。爪甲黑者即死，朱震亨曰，初生七日内，见噤口撮口脐风三症者危，百日内见此症，手足蜷者，亦不治。”[9]11

《冯氏锦囊秘录·杂症大小合参卷三·脐风》：“脐风者，由断脐之后，水洗失宜，以致水湿之气，流入心包络间，或当风解脱，为风邪所袭，以致贯脏伤肠，脐突肿烂。身体重着，四肢柔直，多啼不乳，唇青口撮，而出白沫，先撮口而渐成惊。即名脐风。若脐边紫黑，撮口不开，是为内搐不治，甚至啼叫不止，脐边青黑弩出，胸翻项软，乳不通喉，四肢皆厥，寒噎诞生，口干内搐，爪甲皆黑，握拳噤口，尤为死候也。”[17]53

《幼科释谜·卷一初生诸病·脐风》：“孙思邈曰，脐风者，断脐之后，被水湿风冷所乘，风湿之气入于脐，而流入心脾，遂令肚腹胀满，脐肿，身体重着，四肢柔直，日夜多啼，不能食乳，甚则发为惊搐。若脐边青黑，撮口不开，是为内搐，不治。爪甲黑者即死，朱震亨曰，初生七日内，见噤口撮口脐风三症者危，百日内见此症，手足蜷者，亦不治。”[18]7

《东医宝鉴·方炼脐药》：“……上为末，初生小儿结脐时用一二分，入近肚处大孔内，用手轻轻揉散，可免脐风。”[19]416

《古今中医儿科病辨治精要》：“撮口：又名撮口风，就是脐风，即新生儿破伤风。以牙关紧闭，强直痉挛，角弓反张，面带苦笑为特征。”[20]28

《海派中医董氏儿科》：“脐风，古称‘撮口’‘锁口风’。本病多因婴儿娩出时处理不当，秽毒浊气侵入脐中，窜犯经络、心神所致。临床以频繁出现牙关紧急，四肢抽搐，颈项强直，角弓反张为主症。治法主要用祛风止痉，宣通经络。初期宜息风定搐、祛风散邪；后期抽搐渐止，宜益气养血、扶正固本。牙关紧闭时，可采用鼻饲、敷脐等外治法。现代医学称之为新生儿破伤风。”[21]306

《简明中医病证辞典》：“病名。出《备急千金要方》卷五。为《GB/T16751.1—1997 中医临床诊疗术语——疾病部分》标准病名。又名风噤、风搐、噤风、马牙风、初生口噤、四六风、七日风、脐风撮口证、小儿脐风、七日口噤。指由断脐不洁，感染外邪所致的风证。多在胎儿出生后 4～7 日内发病。症见全身各部发生强直性痉挛，以牙关紧闭，面呈苦笑状为其特征。属于危重疾病。治宜通经开闭、镇痉息风。方选撮风散等。”[22]14

《简明中医辞典》：“病名。出《千金要方》卷五。又名风搐、七日口噤、四六风、七日风。即新生儿破伤风。系由于断脐不洁，感染外邪所致。本病以全身各部发生强直性痉挛，牙关紧闭，面呈苦笑状为其特征。属于危重疾病，病死率高。中华人民共和国成立后，妇女儿童得到保护。由于积极推广新法接生，已经全面地控制了新生儿破伤风的发生。以往中医对于本病，系以通经开闭，镇痉息风为治。”[23]76

《简明中医儿科处方手册》：“脐风，是由于初生儿断脐处理不善，接触不洁之物；风冷水湿秽毒之邪内侵而发生的疾病。临床以唇青口撮，牙关紧闭，苦笑面容，甚至四肢抽搐，角弓反张为特征。多于生后4～7日内发病，故又称‘四六风’。”[24]63

《今日中医儿科》：“婴儿脐风，是在初生之时，剪断脐带没有很好消毒，传染上破伤风杆菌引起的。口撮、抽筋，势甚凶险，速宜急治。总以解毒去风邪，镇痉化痰为治疗原则。”[25]23

《实用中医儿科手册》：“脐风是指新生儿因断脐处理不当，接触不洁之物，秽毒之邪经脐侵入内脏而发生的疾病，现称为新生儿破伤风。临床以唇青口撮，牙关紧闭，苦笑面容，甚至四肢抽搐、角弓反张为特征。多于出生后4～7日内发病。此病发病急，变化快，若不及时救治，预后差。”[26]21

《奚伯初中医儿科医案》：“凡将断脐，必须先用热汤浴过，不使水气人内，手握带，一手向脐推挤三四次，使胞血贯满脐穴，离胞寸许，用线扎紧，以锐锋割断，勿使脐血外流，则儿血旺易育，若不用割，隔单衣咬断，又将暖气呵七口，以免脐风之疾，或用前烧断之法亦妙。”[27]4

《现代中医儿科诊断治疗学》：“脐风之名出自于《千金要方》，又名撮口脐风、四六风、锁口风。是因断脐处理不洁，感染风毒所致。临床以唇青口撮，牙关紧闭，苦笑面容，甚则四肢抽搐，角弓反张为主要表现。脐风预后险恶，发病越早，病死率越高。本病以预防为主。”[28]60

《中国医学百科全书·中医儿科学》：“脐风是由于初生断脐不慎，被风冷水湿之邪所乘流入心脾而成。临床以四肢强直，腹胀脐肿，牙关紧闭，面呈苦笑，不能吮乳为特征。一般在生后4～7日发病，俗称四六风，或七日风。亦有据其特殊症状而命名为撮口、噤风、锁肚者。唇口收缩，啼不出声，舌强唇青为撮口；口紧不乳为噤风；腹胀不便名锁肚。《证治准绳·幼科》：‘凡脐风、撮口、噤风三者虽异，其受病之源则一也。’脐风发作前啼哭不休，吮乳口松，气息喘急，很快出现撮口，颈项强直，四肢抽搐等危象……脐风预后险恶，病死率高，中华人民共和国成立以后，由于积极推广新法接生，大幅度降低了发病率，有的地区已基本消灭了脐风。”[29]118

《中医词释》：“病名。出自《千金要方》。即初生儿破伤风。一般在出生后4～7日发生。所以又称‘四六风’‘七日风’‘七日口噤’。也称‘风搐’。发作时表现为牙关紧闭、颈项强直、角弓反张。遇到声、光、触动等容易引起发作。重者可因痉挛衰竭、呼吸窒息而死亡。多为新生儿断脐时消毒不严所致。”[30]468

《中医辞海·中册》：“儿科病名。出《备急千金要方》。又名风搐、七日口噤、四六风、七日风。即新生儿破伤风。系由于断脐不洁，感受外邪所致。本病以全身各部发生强直性痉挛，牙关紧闭，面呈苦笑为其特征。属危重疾病，病死率很高。”[31]432

《中医大辞典》：“病名。出《备急千金要方》卷五。又名风噤、风搐、噤风、马牙风、初生口噤、四六风、七日风。即新生儿破伤风。系由断脐不洁，感染外邪所致。一般在4～7日内发病，发病后以全身各部发生强直性痉挛，牙关紧闭，面呈苦笑状为其特征。属于危重疾病，病死率高。中华人民共和国成立后，积极推广新法接生，已控制了新生儿破伤风的发生。本病以通经开闭，镇痉息风为治。”[32]391

《中医儿科》：“脐风，俗名‘四六风、七朝

风'，现代医学称新生破伤风，由于断脐不洁，脐部感染所致……以牙关紧闭、苦笑面容为特征发病，预后不良。"[33]48

《中医儿科》："脐风，现代医学又称新生儿破伤风，是由于分娩断脐不当，脐部创口感染破伤风杆菌所引起的急性疾病。以阵发性抽搐、牙关紧闭、苦笑面容、角弓反张、舌体强硬、口角外牵为主要特征。本病一般都在感染后的4～7日内发病，所以又称为'四六风''七朝风'。本病预后极为不良，死亡率很高。"[34]63

《中医儿科集成·第2集》："脐风即新生儿破伤风，亦名四六风、七日风，民间称为'脐带风'或'锁口风'，主要由于断脐处理不善，接触不洁之物，为风冷水湿秽毒之邪内侵所致。病发必有先兆，多在出生后4～7日内发病，表现为精神躁扰，啼哭，不时喷嚏，吮乳口松，腹部膨胀等，发作时以唇青口撮，牙关紧闭，苦笑面容，甚或四肢抽搐，角弓反张等为特征。此病病势凶险，死亡极易，必须及早施治，尤应积极控制抽搐。当见先兆症状时，即可用脐疗法防治，不是此病万不可用此法。"[35]169

《中医儿科简编》："脐风，是初生儿因断脐处理不当所引趣的严重疾患般在出生后四至七日发病，俗称'四六风'或'七口风'。本病预后大多不良，病死率很高，中华人民共和国成立后由于党和政府对妇幼保健事业的重视，在全国各地大力培养接生员，推广新法接生，严密注意断脐过程中的消毒和护理工作，因此，发病率已大大降低，并已趋消灭。"[36]15

《中医儿科临床手册》："脐挛者，即小儿脐风也。风热入肝则筋自挛急。辛寒镇重，能散风热；金液之性，能平肝木，故主之也。久服通神明者，以其得先天之气，故能镇心安神也。"[37]114

《中医儿科临床选辑》："新生儿破伤风（脐风）是由破伤风杆菌侵入所引起的一种急性感染性疾病。"[38]114

《中医儿科临床研究》："脐风是指新生儿因接生时处理不当，或剪脐用具不洁，或脐部包裹污染，或脐部护理不善，接触不洁之物而发生的疾病。发病时间在初生后3～14日之间，以4～7日为常见。临床以出现唇青口撮，牙关紧闭，苦笑面容，甚或四肢抽搐，角弓反张为特征。现代医学称本病为新生儿破伤风。"[39]10

《中医儿科临证备要》："新生儿破伤风多见于旧法接生的新生儿，一般生后4～6日发病，临床以阵发性抽搐，牙关紧闭为特征。又名'脐风''撮口''噤风'等，朱震亨曰：'脐风者，由断脐之后，被水湿风冷之气所乘而流入心脾，遂令腹胀脐肿，四肢强直。'"[40]483

《中医儿科临证治要》："小儿初生，一至七日内，忽患脐风撮口，百无一活，坐视其毙者皆是，良可悯。有一法极验，世罕有知者。凡患此，儿齿龈上有小泡子，如粟米状，以温水蘸熟帛裹手指轻轻擦破，即口开便安，不用服药，神效。"[41]59

《中医儿科诊疗学》："脐风，俗称'脐带风'，现代医学称为'新生儿破伤风'。本病的临床表现特征是唇青口撮、牙关紧闭、苦笑面容，甚或四肢抽搐、角弓反张等。本病发生之前必有先兆，于出生后4～7日内，患儿出现精神躁扰，啼哭不休，不时喷嚏，吮乳口松，吐乳，或腹部膨胀等先兆症状，则预示将发生脐风。"[42]

《中医儿科治疗大成》："脐风是因新生儿脐带处理不善，破伤风杆菌由脐部侵入而引起的唇青口撮，牙关紧闭，苦笑面容，甚或四肢抽搐、角弓反张等症的急性感染性疾病。脐风一年四季均可发生，尤以农村及卫生条件落后地区发病率高。一旦发病，处理不当常可危及患儿生命。"[43]608

《中医妇科名著集成》："张焕云：儿断脐带后，宜用厚布裹护，若乳母不慎，或因浴而水入，或儿尿棚中未换，为湿气所侵，或当风解视，七日内遂有此病，令儿脐肿多啼，不能乳哺，即成脐风也。"[44]1095

《中医名词术语精华辞典》："病名。出《针灸甲乙经》。又名风噤、风搐、噤风、马牙风、初生口噤、七日口噤、四六风、七日风。即初生儿破伤风。多由断脐不洁，感染外邪所致。一般在4～7日内发病。发病特征为全身各部发生强直性痉挛，牙关紧闭，面呈苦笑状。治宜通经开闭，镇痉息风。用《证治准绳》撮风散（蜈蚣、全蝎尾、钩藤、麝香、僵蚕、水飞朱砂，用竹沥水送服）等。属于危重疾病，病死率高。中华人民共和国成立后，妇女儿童得到保护。由于积极推广新法接生，已控制了新生儿破伤风的发生。”[45]104

《中医名词术语选释》：“又称‘撮口’‘噤风’。即新生儿破伤风。以牙关紧闭、强直痉挛、角弓反张、面带苦笑为特征。严重的兼见面色发青、呼吸急促等症状。主要由于断脐不洁，或脐带脱落过早、局部受伤感染所致。中华人民共和国成立后，由于推行新法接生，本病已极少见。”[46]485

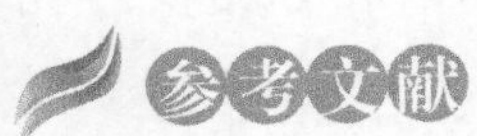

参考文献

[1] 严健民.五十二病方注补译[M].北京：中医古籍出版社，2005：37.

[2] [晋]皇甫谧.针灸甲乙经[M].郑州：河南科学技术出版社，2017：290.

[3] [隋]巢元方.诸病源候论[M].黄作阵点校.沈阳：辽宁科学技术出版社，1997：218.

[4] [唐]孙思邈.千金方[M].刘清国，等主校.北京：中国中医药出版社，1998：79.

[5] [宋]未著撰者.小儿卫生总微论方[M].吴康健点校.北京：人民卫生出版社，1990：13.

[6] [宋]赵佶.圣济总录[M].王振国，杨金萍主校.北京：中国中医药出版社，2018：3450.

[7] [宋]钱乙.小儿药证直诀[M].南宁：广西科学技术出版社，2015：21.

[8] [宋]刘昉.幼幼新书[M].北京：人民卫生出版社，1987：102.

[9] [明]王肯堂.证治准绳[M].吴唯，等校注.北京：中国中医药出版社，1997：11.

[10] [明]万全.育婴家秘[M]//傅沛藩.万密斋医学全书.北京：中国中医药出版社，1999：31.

[11] [明]王纶.明医杂著[M].吴承艳校注.北京：中国中医药出版社，2009：152.

[12] [明]董宿原.奇效良方[M].朱现民，刘淹清，陈煦.郑州：河南科学技术出版社，2010：1.

[13] [明]龚廷贤.寿世保元[M].袁钟点校.沈阳：辽宁科学技术出版社，1997：613.

[14] [明]万全.万氏秘传片玉心书[M].罗田县卫生局校注.武汉：湖北人民出版社，1981：26.

[15] [明]李梴.医学入门[M].金嫣莉，等校注.北京：中国中医药出版社，1998：927.

[16] [明]万全.幼科发挥[M].北京：中国中医药出版社，2007：5.

[17] [清]冯兆张.冯氏锦囊秘录[M].田思胜，等校注.北京：中国中医药出版社，1996：53.

[18] [清]沈金鳌.幼科释谜[M].北京：中国中医药出版社，2009：7.

[19] [朝鲜]许浚.东医宝鉴[M].郭霭春主校.北京：中国中医药出版社，2013：416.

[20] 吴柱中.古今中医儿科病辨治精要[M].北京：人民军医出版社，2007：28.

[21] 王霞芳，倪菊秀，董幼祺，等.海派中医董氏儿科[M].上海：上海科学技术出版社，2018：306.

[22] 邹积隆，丛林，杨振宁，等.简明中医病证辞典[M].上海：上海科学技术出版社，2005：14.

[23] 《中医大辞典》编辑委员会.简明中医辞典[M].北京：人民卫生出版社，1979：76.

[24] 汪受传.简明中医儿科处方手册[M].上海：上海中医药大学出版社，2001：63.

[25] 王庆文.今日中医儿科[M].北京：人民卫生出版社，2011：23.

[26] 浙江省中医院.实用中医儿科手册[M].杭州：浙江科学技术出版社，1998：21.

[27] 奚伯初.奚伯初中医儿科医案[M].上海：上海科学技术出版社，2015：4.

[28] 郁晓维，何文彬.现代中医儿科诊断治疗学[M].北京：人民卫生出版社，2001：60.

[29] 郭振球.中医儿科学[M]//钱信忠.中国医学百科全书.上海：上海科学技术出版社，1983：118.

[30] 徐元贞.中医词释[M].郑州：河南科学技术出版社，1983：468.

[31] 袁钟，图娅，彭泽邦，等.中医辞海[M].北京：中国医药科技出版社，1999：432.

[32] 高希言，朱平生，田力.中医大辞典[M].太原：山西科学技术出版社，2017：391.

[33] 江苏新医学院第一附属医院.中医儿科[M].北京：人民卫生出版社，1975：48.

[34] 江育仁.中医儿科[M].北京：人民卫生出版社，1988：63.

[35] 张宝林，凌锡森，张明宇.中医儿科集成：第2集[M].长沙：中南大学出版社，2010：169.

[36] 广州中医学院儿科教研组.中医儿科简编[M].北京：人民卫生出版社，1972：15.

[37] 王庆文，汪受传.中医儿科临床手册[M].北京：人民

卫生出版社,1996：114.

[38] 上海中医学院附属曙光医院. 中医儿科临床手册[M]. 上海：上海科学技术出版社,1980：114.

[39] 汪受传. 中医儿科临床研究[M]. 北京：人民卫生出版社,2009：10.

[40] 王庆文,董克勤. 中医儿科临证备要[M]. 北京：人民卫生出版社,1988：483.

[41] 万力生,钟山. 中医儿科临证治要[M]. 北京：学苑出版社,2012：59.

[42] 南京中医学院附属医院小儿科. 中医儿科诊疗学[M]. 南京：江苏人民出版社,1960.

[43] 刘弼臣. 中医儿科治疗大成[M]. 石家庄：河北科学技术出版社,1998：608.

[44] 牛兵占. 中医妇科名著集成[M]. 北京：华夏出版社,1997：1095.

[45] 李经纬,余瀛鳌,蔡景峰. 中医名词术语精华辞典[M]. 天津：天津科学技术出版社,1996：104.

[46] 中医研究院,广东中医学院. 中医名词术语选释[M]. 北京：人民卫生出版社,1973：485.

（陈昱良）

4・074

疳 病

gān bìng

一、规范名

【汉文名】疳病。

【英文名】infantile malnutrition。

【注释】以形体虚弱羸瘦为特征的慢性营养不良疾病。

二、定名依据

疳病是小儿以形体虚弱羸瘦为特征的慢性营养不良疾病。秦汉至隋唐,疳之为病,或有认识而无记载,或有所述但言语不详。疳之病名,首见于《诸病源候论・虚劳骨蒸候》："蒸盛过伤,内则变为疳,食人五脏。"《颅囟经》有"疳痢证治"一节,列举了17种不同的疳病。《外台秘要》有"小儿疳痢""久痢成疳"及"无辜疳"等病名。

宋《小儿药证直诀》："疳皆脾胃病,亡津液之所致也。"明确指出疳证的病位、病机变化主要在脾胃。《太平圣惠方》创立"五疳"分类,《证治准绳・幼科》集诸家之论,列举疳证61候。由于疳积患儿总是干瘦如柴,故解释为'疳者干也';另一说疳疾多由于饮食失调,恣食肥甘所引起,故又解释为'疳者甘也'。宋以降医学著作中对疳病的名称和分类论述十分丰富,疳病下所概括的疾病种类也十分庞杂,涵盖了内外口齿诸多疾病。但总体上,主流的疳病论述以伤损脾胃,全身羸弱为病症,以疳气、疳积、干疳为常见分类方法。

中华人民共和国成立以来,中医儿科中疳病大致等同于营养不良造成的诸儿科疾病的总称。

三、同义词

【曾称】"疳症""疳证"(《颅囟经》);"疳"(《诸病源候论》);"疳痨"(《证治准绳》);"疳积""疳疾"(《小儿药证直诀》)。

四、源流考释

"疳"有两种含义：一为"疳者甘也",谓其病由恣食肥甘厚腻所致;二为"疳者干也",是指病见气液干涸,形体干瘪消瘦的临床特征。前者言其病因,后者言其病机和症状。由于本病起病缓慢,病程较长,迁延难愈,严重影响小儿生长发育,甚至导致阴竭阳脱,卒然而亡。故前人视为恶候,列为儿科四大要证之一。

疳之病名,首见于《诸病源候论・虚劳骨蒸候》："蒸盛过伤,内则变为疳,食人五脏。"[1]207

指出疳为内伤慢性疾病，病可涉及五脏。嗣后，历代医家多有阐述。《颅囟经》列举了17种不同的疳病。《小儿药证直诀·脉证治法》:“疳皆脾胃病，亡津液之所作也。”[2]16 明确指出疳证的病位、病机变化主要在脾胃。关于疳证的命名与分类，历代医家认识不一，《证治准绳·幼科》[3]103 集诸家之论，列举疳证61候；《医宗金鉴·幼科心法要诀》[4]513 又重新划分为疳证19候。总的归纳起来，大致有：① 按五脏命名：如肝疳、心疳、脾疳、肺疳、肾疳。② 按病因命名：如热疳、冷疳、哺露疳、食疳、蛔疳等。③ 按病位命名：如外疳、内疳、口疳、牙疳、眼疳、鼻疳、脑疳、脊疳等。④ 按病情分类：如疳气、疳虚、疳极、干疳等。⑤ 按病证命名：如疳泻、疳痢、疳肿胀、疳渴、疳嗽、丁奚疳等。众说不一，临床难以掌握运用。目前参照古代文献资料，结合病程和病情，执简驭繁，将疳证分为疳气、疳积、干疳三类。以前由于生活水平低下，本病发病率较高，可见于各年龄儿童，且无明显的季节性。随着生活水平和医学水平的提高，本病发病率逐渐降低，病情也逐渐减轻。目前，本病多见于5岁以下儿童，且以疳气为主，干疳少见。

秦汉至隋唐，疳之为病，或有认识而无记载，或有所述但言语不详。如北周姚僧垣《集验方》中，提出了“小儿疳气”之名，却未指出其具体症状表现。隋巢元方在《诸病源候论》“小儿杂病诸候”中亦有“疳湿疮候”之名。究其内容，却是指因营养不良而出现的口舌生疮等。王焘的《外台秘要》则仅有“小儿疳痢”“久痢成疳”及“无辜疳”等病名。

我国现存最早的一部儿科专著《颅囟经》，在“疳痢证治”一节中，列举疳候十五种，涉及了消化系统的表现，如咬指甲、嗜异物等。以及全身的症状表现，如骨节粗、腹大、脐凸、头大、发黄、项细、眼赤、口赤、身热等等。在“病症”一节中，又将疳分为七种：“一、眼青揉痒是肝疳。二、齿焦是骨疳。三、肉色鼻中干是肺疳。四、皮干肉裂是筋疳。五、发焦黄是血疳。六、舌上生疮是心疳。七、爱吃泥土是脾疳。”

《小儿药证直诀》首次将疳证纳入了脾胃病的范畴，言“疳皆脾胃病，亡津液之所致也”。《太平圣惠方》对疳证的叙述尤为详尽而进步，创立了“五疳”分类，云：“一曰肝疳，其候摇头揉目，白膜遮睛，流汗遍身，合面而卧，目中涩痒，肉色青黄，发坚头焦，筋青脑热，腹中积聚，下痢颇多，久而不痊，转甚羸瘦，此是肝疳，亦名风疳也。二曰心疳，其候浑身壮热，吐利无恒，颊赤面黄，胸膈烦懑，鼻干心躁，口舌生疮，痢久不愈，多下脓血，有时盗汗，或乃虚惊，此是心疳亦名惊疳也。三曰脾疳。四曰肺疳，五曰肾疳。”并列有五疳可治候、不可治候，以及五疳的五绝候，云：“一亲着脚中，指底不觉疼；二抱着于足，垂无力；三病未退，遍身不暖，四脏腑泻青涎，及沫不止，五项筋舒展无力，如此候不可治也。”[5]81 书中还载有眼疳、口齿疳、鼻疳等病名。从其症状分析，这类疳证当是指局部溃疡性疾病而言。《太平圣惠方》所论疳证，有广义和狭义之分。广义的疳证，是指全身症状而言；狭义的疳证，则是指局部症状如溃疡者。

后世疳病称为系列疾病的总称，因多种原因所致的小儿脾胃虚损，出现肌肉消瘦，津液枯竭，积热内生，消耗气血等一系列慢性消耗性疾患都被归入其下。其名目繁多，有五脏之疳，以及疳热、疳积、疳极、疳痨、丁奚、哺露、虫疳等之名，故又称为诸疳。

五、文献辑录

《诸病源候论·虚劳骨蒸候》:“蒸盛过伤，内则变为疳，食人五脏。”[1]207

《小儿药证直诀》:“疳皆脾胃病，亡津液之所致也。”[2]16

《太平圣惠方》:“一曰肝疳，其候摇头揉目，白膜遮睛，流汗遍身，合面而卧，目中涩痒，肉色青黄，发坚头焦，筋青脑热，腹中积聚，下痢颇多，久而不痊，转甚羸瘦，此是肝疳，亦名风疳也。二曰心疳，其候浑身壮热，吐利无恒，颊赤

面黄，胸膈烦懑，鼻干心躁，口舌生疮，痢久不愈，多下脓血，有时盗汗，或乃虚惊，此是心疳亦名惊疳也。三曰脾疳。四曰肺疳，五曰肾疳。""一亲着脚中，指底不觉疼；二抱着于足，垂无力；三病未退，遍身不暖，四脏腑泻青涎，及沫不止，五项筋舒展无力，如此候不可治也。"[5]81

《幼幼新书·卷第二十四·无辜疳·凡五门·一切疳第三》："夫小儿疳证，互谕多端，言词烦迷，愈失大旨。但小儿发立焦黄，肌体瘦劣，腹肚疼痛，爱吃泥土，泻痢无常，盗汗不止，腹大即喘，脚细难行，洞下脱肛，时时壮热，面覆地卧，心喜啼呼，腹中虫生，粪中有米，便如泔淀，呕吐无时，有似瘦劳。更加寒颤，如此之状即是疳也。凡一十二种各异其名：在心为惊疳；在肝为风疳；在肺为气疳；在脾为肉疳；在肾为急疳。此五脏之五疳外，更十二般疳而重言别论。干疳虽能乳食，见者皆餐，最便酸咸之物。急疳泻痢脱肛，其粪五色，虽食不生肌肉，睡多汗出，此急疳之候也。风疳手足颤，双目微牵，或笑或嗔，爪甲青色，状如神祟，此风疳之候也。肉疳眼涩而痛，食物不消，体羸黄瘦，四肢无力，腹胀气喘，此肉疳之候也。脊疳虫攻，脊膂指背皆痒，头发焦立，皮肉枯燥，两胁胀满，一日数利，脊如锯齿，此脊疳之候也。口疳唇皮齿黑，舌上生疮，两龈溃烂，并虫自出，此口疳之候也。脑疳鼻下赤烂，以手自揉，身热体干，目赤如朱，此脑疳之候也。食疳夜间潮热，或即憎寒，手足俱冷，能乳即瘦，有如盗汗，此食疳之候也。奶疳因病后得之，乳母壅毒冲上，或者吃乳母之奶也。初只气促，虽能乳食，渐加羸瘦，泻久不止，三焦壅热，五脏困乏，此奶疳之候也。蛔疳合面而卧，气急面黄，时哭声高，又似心痛；或即发作有时，只在月初（谓月朔虫头举也。）脾疳常吃泥土、生米及盐，心意不悦，身体黄，口内多涎，泻痢有虫，此脾疳之候也。气疳或吃热乳，或因重病，渐成此患；忽然咳嗽，初得更服冷药，使日夕浑身壮热，脚冷如冰，气促而喘，渐渐目昏，此气疳之候也。"[6]913

《小儿药证直诀·卷上·诸疳》："故惟小儿之脏腑柔弱，不可痛击大下，必亡津液而成疳症。为儿医者，常当以幼幼之心为心而善调之，毋纵巨胆，妄为施治，以绝人之嗣续，幸甚！""疳皆脾胃病，亡津液之所作也。因大病或吐泻后，以药吐下，致脾胃虚弱亡津液，且小儿病疳皆愚医之所坏病。肝疳，白膜遮睛，当补肝，地黄圆主之。心疳，面黄、颊赤，身壮热，当补心，安神圆主之。脾疳，体黄、腹大，食泥土，当补脾，益黄散主之。肾疳，极瘦，身有疮疥，当补肾，地黄圆主之。肺疳，气喘，口鼻生疮，当补脾肺，益黄散主之。又有肥疳，即痹疳也。身瘦黄，皮干而有疮疥，其候不一，种种异端，今略举纲纪：目涩或生白膜，唇赤，身黄干或黑，喜卧冷地，或食泥土，身上有疮疥，泻青、白、黄沫水，利色变易，腹满身耳鼻皆有疮，发鬓作穗，头大项细，极瘦饮水，皆其证也。"[2]16

《活幼心书·卷中·明本论·疳证》："小儿疳证，其名有五：心、肝、脾、肺、肾是也，详析于后。咬牙舒舌舌上，生疮，爱饮冷水，唇红面赤，喜伏眠于地，名曰心疳。目生眵粪，发际左脸多青，或白睛微黄，泻痢夹水，或如苔色，名曰肝疳。爱吃泥土冷物，饮无度，身面俱黄，发稀作穗，头大项小，腹胀脚弱，间或酿泻，肌瘦目慢，昼凉夜热，不思乳食，名曰脾疳。鼻下赤烂，手足枯细，口有腥气，或作喘嗽，右腮白，名曰肺疳。两耳内外生疮，脚如鹤膝，头缝不合，或未能行，牙齿生迟，其缝臭烂，传作走马疳之类，名曰肾疳。大抵疳之为病，皆因过餐饮食，于脾家一脏有积不治，传之余脏而成，五疳之疾。"[7]29

《保婴撮要·卷八·疳证》："钱仲阳云：小儿诸疳，皆因病后脾胃亏损；或用药过伤，不能传化乳食，内亡津液，虚火妄动；或乳母六淫七情，饮食起居失宜，致儿为患。五脏之疳不同，当各分辨。肝疳者，一名风疳，其症白膜遮睛，或泻血羸瘦。心疳者，其症面黄颊赤，身体壮热。脾疳者，一名肥疳，其症肢体黄瘦，皮肤干涩，多生疮疥，腹大食土。肺疳者，一名气疳，其症喘嗽不已，口鼻生疮。肾疳者，一名骨疳，其症肢体削瘦，遍身疮疥，喜卧湿地。杨氏云：又有疳伤者，五脏虫疳也，其名甚多，姑举其要。虫疳者，其虫如丝，出于头项腹背之间，黄白赤者可治，青黑者难疗。蛔疳者，皱眉多啼，呕吐青沫，腹中作痛，肚腹青筋，唇口紫黑，头摇齿痒。脊疳者，身热羸黄，烦渴下利，拍背有声，脊骨如锯齿，十指皆疮，频啮爪甲。脑疳者，头皮光急，满头并疮，脑热如火，发结如穗，遍身多汗，腮肿囟高。疳渴者，日则烦渴，饮水不食，夜则渴止。疳泻者，毛焦唇含，额上青纹，肚胀肠鸣，泻下糟粕。疳痢者，停积宿滞，水谷不聚，泻下恶物。疳肿者，虚中有积，肚腹紧胀，脾复受湿，则头面手足虚浮。疳劳者，潮热往来，五心烦热，盗汗骨蒸，嗽喘枯悴，渴泻饮水，肚硬如石，面色如银。无辜疳者，脑后颈边有核如弹丸，按之转动，软而不疼，其内有虫，不速针出，则内食脏腑，肢体痈疽，便利脓血，壮热羸瘦，头露骨高。相传儿衣夜露，为鸱鸟羽所污亦致此症。若手足极细，项小骨高，尻削体痿，腹大脐突，号哭胸陷，名丁奚。若虚热往来，头骨分开，翻食吐虫，烦渴呕秽，名哺露。若牙齿蚀烂，名走马疳。盖齿属肾，肾虚受热，疳火上炎，致口臭齿黑，甚则龈烂牙宣。大抵其症虽多，要不出于五脏。治法：肝疳，用地黄丸以生肾。心疳，用安神丸以治心；异功散以补脾。脾疳，用四味肥儿丸以治疳；五味异功散以生土。肺疳，用清肺饮以治肺；益气汤以生金。脑疳，亦用地黄丸。无辜疳，用大芜荑汤、蟾蜍丸。丁奚、哺露，用肥儿丸、大芦荟丸。走马疳，敷雄黄散；服蟾蜍丸。若作渴泻痢，肿胀劳瘵等类，当详参方论而治之。盖疳者干也，因脾胃津液干涸而患，在小儿为五疳，在大人为五劳，总以调补胃气为主。”[8]205

《景岳全书·卷之四十一·小儿则·五疳证》：“按疳证或以哺食太早，或嗜食甘肥，或服峻厉之药，重亡津液，虚火炽盛，或因禀赋，或乳母浓味七情致之，各当调治其内。若口舌蚀烂，身体壮热，腮唇赤色，或作肿痛，腹膈烦闷，或掌热咽干，作渴饮，水，便赤盗汗，啮齿虚惊，此心经内外疳也，宜安神丸之类主之。若鼻外生疮，眼目赤烂，肢体似癣，两耳前后、项侧、缺盆、两腋结核，或小腹、内股、玉茎、阴囊、睾丸肿溃，小便不调，或出白津，或咬指甲，摇头侧目，白膜遮睛，羞明畏日，肚大青筋，口干下血，此肝经内外疳也，用地黄、芦荟二丸主之。若头不生发，或生疮痂，或发成穗，或人中口吻赤烂，腹痛吐逆，乳食不化，口干嗜土、泻下酸臭，小便白浊，或合目昏睡，恶闻木音，此脾经内外疳也，用肥儿丸主之。若鼻外生疮，咽喉不利，颈肿齿痛，咳嗽寒热，皮肤皱错，欠伸少气，鼻痒出涕，衄血目黄，小便频数，此肺经内外疳也，用地黄清肺饮主之。若脑热吐痰，手足逆冷，寒热往来，滑泄肚痛，口臭作渴，齿龈溃烂，爪黑面黧，身耳生疮，或耳出水，或食自发，此肾经内外疳也，用地黄丸主之。凡疳热上攻，或痘毒上升，为患甚速，名为走马疳，急敷雄黄散、搽牙散、马鸣散、择而用之，服蟾蜍丸。轻则于龈腐烂，唇吻肿痛，可治；甚则牙龈蚀落，腮颊透烂，不治。”[9]89

《明医指掌·卷十·小儿科·疳病八》：疳之状不一，古有五疳之名，盖传入五脏也。如心疳者，面黄颊赤，烦满壮热，心烦虚惊，口疮。肝疳者，摇头揉目，白膜遮睛，合面而睡，汗流，面色青黄，发立青筋，脑热羸瘦。脾疳者，肚腹胀，气粗，利下酸臭，爱吃泥土。肺疳者，咳嗽气逆多喘，揉鼻切牙，寒热往来。肾疳者，肌体极瘦，遍身疮疥，齿肿龈宣，甚则牙龈溃脱，俗云走马疳，寒热，头热脚冷，此五疳也。五疳之外，又有热疳者，潮热如火，大便涩滞。冷疳者，时时泄利腹痛，虚汗不止。疳劳者，骨蒸潮热，盗汗，腹急，面黄肌瘦，饮食不为肌肤。脊疳者，虫蚀脊膂，身热黄瘦，烦热下痢，脊骨如锯，十指皆疮，频啮爪甲。脑疳者，头闷脑热，满头生疮，身汗囟肿。干疳者，瘦瘁少血，舌干，目睛不转，干啼身热，手足清冷，皮燥便秘，搭口痴眼。疳渴者，脏中有风热疳气，加之乳母恣食五辛、酒、面、炙爆，使儿心肺壅热，日则消渴饮水，乳食不进，夜则渴止。疳泻者，毛焦唇白，额上青纹，肚大肠鸣泄利。疳痢者，挟外邪，或停宿滞，频下恶痢。疳肿胀者，虚中有积，毒与气并，故腹肚、头面、四肢浮肿。蛔疳者，多啼，呕清水，腹痛胀满，唇口紫黑，肠头及齿痒。丁奚疳者，手足极细，项小，居高，肉削体瘦，脐突，号哭，胸陷，或生谷症，爱吃生米。哺露疳者，虚热往来，头骨分开，翻食吐虫，烦渴呕哕。无辜疳者，脑后项边有核如弹，按之转动，软而不疼，其间有虫如米粉。不速破之，则虫随热气流散，淫蚀脏腑，以致肢体痈疮，便利脓血，壮热羸瘦，头露骨高。初起可用针破，膏药贴之。得之浣衣时投儿衣露于檐下，为无辜鸟落羽所污，儿着此衣，虫入皮肤故也。若衣用火烘着，则无此患。凡此之类，皆疳证也。[10]303

《普济方·卷三百八十一》："疳证有五，谓五脏所受故得其名。今止肾疳一脏，其证却有五。要不可以泛常疾忽略视之。此疾迅疾可畏，乃知走马之号不诬。初发之时，儿孩口臭上干胃气，其臭渐渐进于齿内，生疮或肿或烂，其齿焦黑。又进，从牙槽内疮疱溃烂生脓，又进，热逼齿龈时，时血出其热气注，久牙齿腐坏。槽宽齿脱六七岁孩落尽不复更生，岂可治疗也。"[11]637

《万氏秘传片玉心书·卷五·疳症门》："小儿十五岁以下为疳，十五岁以上，其症为痨。此皆气血虚惫，肠胃受伤致之，同出而异名也。盖小儿易虚易实，凡病久则成疳，用药乖方，饮食过度，将息失宜，俱成疳症。小儿脏腑娇嫩，饱则易伤，饮食失常，不为疳者鲜矣。或小儿失乳，粥饭太早，耗伤神气，则疳之根生。故乳食稍多，过饱无度，则疳因伤得。恣食肥甘黏腻，生冷、咸酸，以滞中脘，则疳因积生。"[12]78

《医学入门·外集·卷五·小儿门附：小儿病机五疳》："疳证初患中满，久则结痞；初患内热，久则外潮。令人肌肤黄瘦，或耳鼻生疮，或遍身生疮，爱吃泥炭土末、咸酸杂果，食不消化，小便不清，大便反利。大概热疳多见外证，冷疳多见内证。疳证鼻头有疮不着痂，渐绕耳生疮。"[13]951

《医学正传·卷之六·小儿科》："盖其病因肥甘所致，故命名曰疳。"[14]447

《婴童类萃·下卷·五疳论》："疳证有五，其原亦别。皆由饮食不调，肥甘过节之所致也。大人为痨，小儿为疳，同症而异名也。大人痨症起于房劳，肾经受病者多；小儿疳症皆由饮食所伤，脾胃受病者多。脾胃虚损津液消亡，病久相传，五脏皆损也。大人痨疾骨削而气耗；小儿疳疾，腹鼓而神羸。其始也，由哺食腥荤大早，或恣食肥甘油腻过度，或食生冷大多，凝滞中脘，或寒暄失宜不善调理，或房劳以乳吮儿，或母有痨气因而传子，种种不同。疳之为候：头皮光急，发毛焦稀、腮缩鼻干、口燥唇裂、两眼昏烂、揉鼻挦眉、肌肉消烁、便泻酸臭、尿白如泔、腹鸣肚痛、或发潮热、或生症癖、或咬指甲、或贪冷水、或食炭米泥土茶布碱酸果品，如此等症，皆疳之候也。所谓五疳者，外则传变不同，内则关于五脏。"[15]167

《幼科发挥·卷之四·疳》："疳证，此小儿科之极病也。虽有五脏之不同，其实皆脾胃之病也。"[16]104

《幼科折衷·上卷·疳积》："总括五疳五脏五般看，治法详推事不难；若见面黄肌肉瘦，齿焦发竖即为疳。又曰：凡养小儿宜戒谨，酒肉油腻偏生病；生冷硬物凉水浆，不与自无疳癖症。脉法脉单细为疳劳，虎口脉纹白为疳。气关青如鱼刺，主疳痨；气关赤色如悬针，主疳病，兼肺脏积热。"[17]12

《玉机微义·卷五十·小儿门·论疳证虚实》："疳者，小儿病癖，或久吐泻，医者妄投转过之药，小儿易为。虚实致之胃虚而亡失津液，内发虚热，外消肌肉，一脏虚则诸脏皆弱，其病目胞肿，腹胀利，色无常，渐加瘦瘁，久不痊可，是肠胃有风，积法当用宣风散导，之后各根据本脏补其母。大抵小儿疳病，肌羸血气不足，同大人痨瘵之疾。"[18]612

《证治准绳·幼科·集之八·脾脏部(下)疳》:"铜壁山人曰:凡治疳,不必细分五疳,但虚则补之,热则清之,冷则温之,吐则治吐,利则治利,积则治积,虫则治虫,不出集圣丸一方加减用之,屡试屡验。""治疳之法,量候轻重,理其脏腑,和其中脘,顺其三焦,使胃气温而纳食,益脾元壮以消化,则脏腑自然调贴,令气脉与血脉相参,则筋力与骨力俱健,神清气爽,疳消虫化,渐次安愈。若以药攻之,五脏疏却,肠胃下去积毒,取出虫子,虽曰医疗,即非治法。盖小儿脏腑虚则生虫,虚则积滞,虚则疳羸,虚则胀满,何可利下?若更转动肠胃致虚,由虚成疳,疳虚证候,乃作无辜,无辜之孩难救矣。""疳证有五,谓五脏所受,故得其名,今述肾疳一脏有五证候者,最为要急,不可同常。此疾共陈有五种候敷,迅疾可畏,乃知走马之号不诬,初发之时,儿孩口臭上干,胃口气息臭郁。渐进损筋,龈肉生疮,或肿或烂,其齿焦黑。又进,从牙槽内发作疮,破溃脓烂。又进,热逼筋脉,时时血出,其热注久,牙龈腐坏,槽宽齿脱。六七岁孩,落尽不复更生,岂可治疗,今以妙方,宜速与传变而理,不待疾作而后药也。""积是疳之母,所以有积不治,乃成疳候。又有治积不下其积,存而脏虚,成疳尤重。大抵小儿所患疳证,泄泻无时,不作风候者何?惟疳泻名热泻,其脏腑转动有限,所以不成风候,虽泻不风,亦转它证,作渴虚热烦躁,下痢肿满喘急,皆疳候虚证。古云:疳虚用补虚,是知疳之为疾,不可更利动脏腑。发作之初,名曰疳气。腹大胀急,名曰疳虚。泻痢频并,名曰疳积。五心虚烦,名曰疳热。""肺疳,当补脾肺,益黄散主之。骨疳,当补肾,地黄丸主之。大抵疳病当辨冷热肥瘦,其初病者,为肥热疳,久病者,为瘦冷疳,冷者木香丸,热者胡黄连丸,冷热之疳,尤宜如圣丸疳泻。故小儿之脏腑柔弱,不可痛击大下,必亡津液而成疳,凡有可下,量大小虚实而下之,则不至为疳也。初病津液少者,当生胃中津液,白术散主之,惟多则妙。〔杨〕热者凉之,冷者温之,冷热者温凉之,此其要也。热疳,病多在外,鼻下赤烂,头疮湿痒,五心烦热,掀衣气粗、渴引冷水,烦躁卧地,肚热脚冷,潮热往来,皆热疳也。冷疳,病多在内,利色无常,其沫青白,肢体软弱,目肿面黧。又一证,躁渴卧地,似有热状,惟饮食不进,滑泄无已,亦冷疳也。其有泻多脓血,日加瘦弱,此则谓之冷热疳。大抵疳之受病,皆虚使然,热者虚中之热,冷者虚中之冷,治热不可妄表过凉,治冷不可峻温骤补,故钱氏又曰:小儿易为虚实,脾虚不受寒温,服寒则生冷,服温则生热,当识此而勿误。是果非幼幼之网领乎。上医处此,消积和胃,滋血调气,随顺药饵以扶之,淡薄饮食以养之,荣卫调和,脏腑自然充实,一或过焉,君子未保其往也。取积之法,又当权衡,积者,疳之母,由积而虚,谓之疳极。"[3]103

"幼科·卷之九·肺脏部·肾脏部解颅囟陷囟填总论":"齿者,骨之所终,而髓之所养也,小儿禀受肾气不足,不能上营而髓虚,不能充于骨,又安能及齿,故齿久不生也,地黄丸主之。一小儿三岁,言步未能,齿发尤少,体瘦艰立,发热作渴,服肥儿丸不应。余曰此肾虚疳证也。"[3]125

"杂病·第七册·七窍门上·目疮疡":"火疳证:生于睥气轮,在气轮为害尤急。盖火之实邪在于金部,火克金,鬼贼之邪,故害最急。初起如椒疮榴子一颗小而圆,或带横长而圆如小赤豆,次后渐大痛者多,不痛者少。不可误认为轮上一颗如赤豆之证,因瘀积在外易消者。此则从内而生也。""金疳证:初起与玉粒相似,至大方变出祸患,生于睥内,必碍珠涩痛以生障翳。""水疳证:忽然一珠生于睥气轮之间者多,若在风轮,目必破损,有虚实大小二证。实者小而痛甚,虚者大而痛缓。状如黑豆,亦有横长而圆者,与木疳相似,但部分稍异,色亦不同。黑者属水,青绿蓝碧者属木。久而失治,必变为漏。头风人每有此患。风属木,肝部何以病反属水,盖风行水动,理之自然。头风病目,每伤瞳神,瞳神之精膏被风攻郁,郁久则火胜,其清液为火击散走，随其所伤之络结滞为疳也。疳因火滞，火兼水化，化因邪胜，不为之清润，而反为之湿热，湿热相搏而为漏矣。故水疳属肾与胆也。倪仲贤论血气不分混而遂结之病曰：轻清圆健者为天，故首象天。重浊方浓者为地，故足象地。飘腾往来者为云，故气象云。过流循环者为水，故血象水。天降地升，云腾水流，各宜其性，故万物生而无穷。阳平阴秘，气行血随，各得其调，故百骸理而有余。反此则天地不降升，云水不腾流，各不宜其性矣。反此则阴阳不平秘，气血不行随，各不得其调矣。故曰人身者，小天地也。《难经》云：血为荣，气为卫，荣行脉中，气行脉外，此血气分而不混，行而不阻也明矣。故如云腾水流之不相杂也。大抵血气如此不欲相混，混则为阻，阻则成结，结则无所去还，故隐起于皮肤之中，遂为疣病。然各随经络而见，疣病自上眼睫而起者，乃手少阴心脉，足厥阴肝脉，血气混结而成也。初起时但如豆许，血气衰者，遂止不复长。亦有久止而复长者。""土疳证：谓睥上生毒，俗呼偷针眼是也。有一目生又一目者，有止生一目者，有邪微不出脓血而愈者，有犯触辛热燥腻、风沙烟火，为漏为吊败者，有窍未实，因风乘虚而入，头脑俱肿，目亦赤痛者。其病不一，当随宜治之。巢氏曰：凡眼内头忽结成，三五日间便生脓汁，世呼为偷针。此由热气客在间，热搏于津液所成。但其势轻者，小小结聚，汁溃热歇乃瘥。谨按世传眼初生小，视其背上即有细红点如疮，以针刺破，眼时即瘥，故名偷针，实解太阳经结热也。人每试之有验。然巢氏但具所因，而不更分经络，其诸名实所过者多矣。"[3]103

《证治准绳·杂病·第七册·七窍门上·目翳》："木疳证：生于风轮者多，其色蓝绿青碧，有虚实二证。"[3]103

《冯氏锦囊秘录·杂症大小合参·卷五·小儿疳症总要》："殊不知疳之为病，皆虚所致。即热者亦虚中之热，寒者亦虚中之寒，积者亦虚中之积。故治积不可骤攻，治寒不宜峻温，治热不可过凉。虽积为疳之母，而治疳必先去积。然遇极虚者而迅攻之，则积未去而疳危矣。故壮者先去积而后扶胃气；衰者先扶胃气而后消之。书曰：壮人无积，虚则有之。可见虚为积之本，积反为虚之标也。"[19]53

《厘正按摩要术·卷四·列证·疳疾》："疳者，干而瘦也。由小儿禀赋气血虚弱，脏腑柔脆，或乳食过饱，或肥甘无节，停滞中脘，传化迟滞，肠胃渐伤，则生积热，热盛成疳，则消耗气血，煎灼津液。凡疳疾初起，尿如米泔，午后潮热，或因吐泻疟痢，日久失治，以及久热、久汗、久咳、久疮，致令青筋暴露，肚大坚硬，面色青黄，肌肉消瘦，皮毛憔悴，而疳证成矣。然当分其所属而治之。心疳，则面红便赤，壮热烦渴，切牙弄舌；肝疳，则面目爪甲皆青，目胞赤肿，翳生泪多，白膜遮睛，粪青如苔；脾疳，则黄瘦，头大胫细，或喜吃米，吃茶叶，吃泥土，或吐泻烦渴，大便腥黏；肺疳，则面白咳逆，毛发焦枯，肌肤干燥，憎寒发热，常流清涕，鼻颊生疮也；肾疳，则面色黧黑，齿龈出血，口臭足冷，骨瘦腹痛，泄泻，啼哭不已，汤药宜分经治之。"[20]106

《痧疹辑要·卷三·论治下》："宜升散而不升散，重则顷成喘闭，轻则余毒淹缠。宜降火而不降火，则肺胃受伤，或音哑烦渴，或牙疳口疮。宜养阴而不养阴，则午后潮热，肌肤瘦削，渐成疳证。"[21]10

《医述·卷十四·幼科集要·杂病》："无辜疳证，脑后有核如弹丸，若不速去，当损其命。此核初生，软而不痛，中有虫如米粉，得热气日渐长大，虫随血气流散，所有停蓄，子母相生，侵蚀脏腑，肌肉作疮，或大便脓血，致令儿渐黄瘦，头大发竖，手足细弱，从兹夭折也。"[22]919

《医宗金鉴·疳证门·疳证总括》："大人者十五岁以上也，病则为劳，若十五岁以下者，皆名为疳，缘所禀之气血虚弱，藏府娇嫩，易于受伤，或因乳食过饱，或因肥甘无节，停滞中脘，传化迟滞，肠胃渐伤，则生积热，热盛成疳，则消耗气血，前灼津液，凡疳病初起，尿如米泔，午后潮热，日久失治，致令青筋暴露，肚大坚硬，面色青黄，肌肉消瘦，皮毛憔悴，眼睛发眍，而疳证成矣，然当分其所属而治之，庶不致有误也。”[4]513

卷五二“幼科杂病心法要诀·哺露疳”：“乳食不节脾胃，羸瘦如柴哺露成，吐食吐虫多烦渴，头骨开张哺热蒸。先用集圣消积滞，继用肥儿甚有灵，若还腹大青筋现，人参丸服莫从容。”[4]525

“外科卷下·发无定处·风疳”：“风疳证如风癣形，破流黄水痒微疼，由于风湿客谷道，如圣膏搽功即成。”[4]721

“外科心法要诀·卷十四·发无定处下”：风疳证如风癣形，破流黄水痒微疼，由于风湿客谷道，如圣膏搽功即成。[4]722

《幼科心法要诀·卷三·疳证门》：“日久失治，致令青筋暴露，肚大坚硬，面色青黄，肌肉消瘦，皮毛憔悴，眼睛发眍，而疳证成矣。然当分其所属而治之，庶不致有误也。”[23]514

《幼科指南·疳证门》：“十五岁以上，大人病，则为劳；十五岁以下，小儿病，则为疳。缘所禀之气血虚弱，脏腑娇嫩，易于受伤，或因乳食过饱，伤其脾胃。是病之原，或因肥甘失节，停滞中脘，传化迟滞，肠胃渐伤，则生积热。热盛成疳，则气血消耗，精液被其熬煎。凡初患疳证，尿如米泔，午后潮热，即久失治，致令青筋暴露，壮大坚硬，面色青黄，肌肉消瘦，皮毛憔悴，眼睛发眍，则疳证成矣。脾属土，色黄，主肌肉。故脾疳，则见面黄，肌肉消瘦，身体发热，困倦，常喜睡眠，心下痞硬，懒进乳食，腹满肿胀，睡卧喜冷，好食泥土，腹痛坚硬，头大颈粗，有时吐泻，口干烦渴，大便腥黏之证也。宜先攻其积，用消疳理脾汤、肥儿丸治之。积退，然后补其脾气，以参苓白术散为先。疳泻之疾，多因积热伤脾，因致水谷不分而作泻也。法当先用清热渗湿，后补其脾，则为妙诀。初宜清热和中汤主之。若久泻不愈，用参苓白术散最捷。疳疾肿胀，面色浮光者，多因传化失宜，以致脾肺两伤。现证气逆喘咳，胸膈痞闷，肚腹肿胀也。宜用御苑匀气散，服之最良。疳疾日久，频频下痢者，多缘肠胃热结凝滞所致。故痢时或赤或白，腹中窘痛，急用香连导滞汤为妙剂也。肝属木，色青主筋，故肝疳则见面目爪甲皆青，眼生眵泪，隐涩难睁，摇头揉目，合面睡卧，耳流脓水，而湿疮生，腹大青筋，身体羸瘦，燥渴烦急，粪如苔青也。治宜先清其热，用柴胡清肝散，同芦荟肥儿丸主之。若病势稍退，则当调养，用逍遥散，抑肝扶脾汤最灵。心属火，色赤，主血脉。故心疳，则见面红，脉络赤，壮热有汗，时时烦惊，切牙弄舌，口舌干燥，渴饮，口舌生疮，小便红赤，胸膈满闷，睡喜伏卧，懒食干瘦，吐利频频也。热盛者，泻心导赤汤主之。热盛兼惊者，用珍珠散治之。病久心虚者，茯神汤调理之，始可收功也。疳渴者，多因肥甘积热，煎耗脾胃，以致损伤津液。故不时大渴引饮，心神烦热，速用清热甘露饮最宜。则热减津生，其渴自歇。肺属金，色白，主皮毛。故肺疳，则见面白气逆，有时咳嗽，毛发焦枯，皮上生粟，肌肤干燥，发热憎寒，常流清涕，鼻颊生疮，号曰肺疳也。先当疏散，用生地清肺饮；继则清热，以甘露饮为先。日久肺虚者，用补肺散最效。随证加减，莫迟延也。肾属水，色黑，主骨。患此疳者，初必有解颅鹤膝，齿迟行迟，乃肾气不足之证。更因肥甘失节，久则渐成肾疳。故骨瘦如柴，面色黑黧，齿龈出血，口中臭气，足冷如冰，腹痛泄泻，哭啼不已，乃肾疳也。先用金蝉丸治其疳，继以九味地黄丸调补之相宜。若逢禀赋肾气虚弱，用调元散进之，莫迟延也。小儿疳疾之证，身多发热，治其轻重虚实，当分别也。若病初起多实者，用青蒿鳖甲饮最宜；日久多虚者，鳖甲散最捷验也。脑疳者，多缘小儿素受风热，又兼乳哺失于调节，以致变生此证。头皮光急，脑生饼疮，头热毛焦，发如穗结，鼻干心烦，腮囟肿硬，困倦睛暗，自汗，肢体热也。脑热生疮者，龙胆丸主之。烦热羸瘦者，龙脑丸最良。外用吹鼻龙脑散，其效甚捷。疳热上攻于眼，而成眼疳之证。故发时痒涩赤烂，眼胞肿疼，白睛生翳，渐渐遮满，不

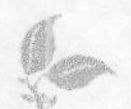

时流泪羞明，目不睁开。先要疏散，用泻肝散最妙；再用消其翳，以清热退翳汤极灵，目久不瘥，法当调补，逍遥散与羊肝散从治。疳热上攻于肺，而成鼻疳。盖鼻为肺窍，故发时鼻塞赤痒，疼痛难堪，浸淫溃烂，下连唇际成疮，咳嗽气促，毛发干枯也。如热盛者，用清金散、蒋氏化毒丹治之。疳虫蚀鼻者，用化虫丸。其外调敷，须用鼻疳散，或以吹鼻蝉壳散，吹入鼻中，其效如神。牙疳者，因毒热内攻于胃而成。故毒热上发，龈血赤烂疼痛，口鼻血出，牙枯脱落，穿腮蚀唇也。此证命多倾败。治宜急消其毒，用消疳芜荑散最效；继以芦荟肥儿丸，清除其热，最灵。外用牙疳散，时时敷上，自愈。总之此证必胃强能食，堪胜峻药，始能有生机也。小儿积热生虫，上蚀脊膂，以手击其背，必空若鼓鸣，脊骨羸瘦，如锯齿状，始为脊疳。外证亦身体发热，下利烦渴加增，十指皆疮，频啮爪甲，此名脊疳，其病甚凶。须先以芦荟丸杀其虫，再合金蝉散消其疳，则急急调治，莫从容也。蛔疳者，因过食油腻生冷，并肥甘之物，以致湿热生蛔，腹内缠扰，故有时烦躁多啼，有时肚腹搅痛，口唇色变，或红或白，口溢清涎，腹胀青筋，肛门湿痒也。急用使君子散治之，莫迟延也。如不愈，用下虫丸极效。若蛔退，又当调补其脾，以肥儿丸主之。无辜疳者，其病原有二焉。或因浣衣夜露，被无辜鸟落羽所污，衣着儿身，致成此证。或缘乳母有病，传染小儿，以有此疾。其证颈项生疮，或项内有核如弹，按之转动，软而不疼。其中有虫，如米粉，不速破之，使虫蚀脏腑，便利脓血，身体羸瘦，面黄发热，致疳病生也。治宜先清其热，宜用柴胡饮；再消其疳，以芦荟肥儿丸继之，其效如神。遍身骨露，其状似丁，故号丁奚也。其证肌肉干涩，昼夜啼哭不止，手足枯细，面色黧黑，项细腹大，突出肚脐，尻削身软，精神倦怠，骨蒸潮热，燥渴烦急也。先化其滞，用五疳消积丸治之；继用理脾补养，以人参启脾丸最宜。哺露者，因乳食有不节，大伤脾胃也。羸瘦如薪，吐食吐虫，心烦口渴，头骨开张，日晡热蒸也。先用集圣丸消其积滞，继用肥儿丸清理其脾，极灵。若哺露日久，还腹大青筋现者，又宜清补兼施，以人参丸服之，莫从容也。”[24]44

《幼幼集成·卷三·诸疳证治》：“如恶食滑泄，乳食直下，牙龈黑烂，头项软倒，四肢厥冷，下痢肿胀，面色如银，肚硬如石，肌肉青黑，肛门如筒，口吐黑血，吐利蛔虫，并为不治。”“一病有切牙舒舌，舌上生疮，爱饮冷水，唇红面白，喜伏地卧。此心疳也。一面青，目生白膜，泄泻夹水或青色，此肝疳也；一爱食泥土，冷物，饮食无度，身面俱黄，发稀作穗，头大项小，腹胀脚弱，间或泄泻，肌瘦，昼凉夜热，不思乳食，此脾疳也；一鼻下赤烂，手足枯细，口中腥臭，或作喘嗽，右腮晃白，此肺疳也；一两耳内外生疮，脚如鹤膝，头缝不合，或齿缝臭烂，变成走马疳，此肾疳也；一食积久而成疳，其证形瘦腹紧，时发潮热，羞见生人，见之则哭，；一久泄不止，胃虚成疳，此疳泻也；一久痢不止，胃虚成疳，此疳痢也；一疟久未已，胃虚成疳，此必有癖，谓之疳疟；一脑疳，皮毛光急，满头疮饼，脑热如火，发结如穗，遍身多汗，腮肿囟高，令儿眼痛，其病在肝；一脊疳，虫食脊膂，发热黄瘦，积中生热，烦渴下痢，拍背如鼓鸣，脊骨如锯齿，或十指皆疮，频啮指甲，宜安虫丸，盖五疳或有停食成积，积久生虫，或如丝发、如马尾，多出于头项背腹之间，虫色黄白赤者可治，青黑者难治也：一蛔疳，皱眉多哭，呕吐清沫，腹中乍痛，痛时腹中结聚成块，摸之梗起，满肚青筋，唇口紫黑，肠头啮痒者是也，蛔从口鼻出者难治；一丁奚疳，手足极细，项小骨高，尻削体瘦，腹大脐突，号叫胸陷者是也；一哺露疳，虚热往来，头骨分开，翻食吐虫，烦躁呕哕者是也；一无辜疳，因浣衣夜露，被无辜鸟落毛所污，小儿服之，身体发热，日渐黄瘦，脑后项边有核如弹丸，按之随动，软而不痛，其中有虫如米粉，宜刺破其核，以膏药贴之；一疳热，由于胃脾虚弱，阳浮于外，气不归元，只以补脾为主，使阳气收敛，热自退矣；一疳渴，由胃气下陷，津液不生故也，宜补其胃，使清阳上升，津液渐生，渴自止矣；一走马疳，虫病也，齿属肾，肾主虚，才受热邪，直奔上焦，初起口臭，名曰臭息，次则齿黑，名曰崩砂，甚则龈烂，名曰溃漕，有血迸出，名曰宣露，甚至齿皆脱落，名曰腐根。”[25]209

《张氏医通·卷八·七窍门上·五疳证》：“火疳证生于睥及气轮。在气轮者，火邪克金，为害尤急。初起如椒疮瘤子一颗，小而圆如小赤豆，次后渐大，痛者多，不痛者少，不可误认作轮上一颗如赤豆，为易消之证。此则从内而生也，三黄汤、导赤散分虚实治之。”“金疳证初起与玉粒相似，生于睥内，必碍珠涩痛，以生障翳。生于气轮者，则有珠痛泪流之苦。子后午前，阳分气升之时则重。午后入阴分，则病略宁。久而失治，违戒反触者，有变漏之患。泻肺汤。”“木疳证生于风轮者多，其色蓝绿青碧，有虚实之别。虚者大而昏花，实者小而涩痛。非比蟹睛因破而出，乃自然生者，大小不一，随其变长也。实者，泻青丸。虚者，通肝散。”“水疳证忽然一珠，生于睥气轮之间者多。若在风轮，目必破损。有虚实大小之殊，实者小而痛甚，虚者大而痛缓，状如黑豆，亦有横长而圆者。头风人多有此患。清空膏、神芎丸选用。此证与木疳相似，但部分稍异，色亦不同。黑者属水，青绿蓝碧者属木。久而失治，必变为漏，以风郁久胜，精膏走散，随其所伤之络，结滞为疳，湿热相搏而为漏矣。”“土疳证谓睥上生毒，俗呼偷针眼，有一目生又一目者，有止生一目者，有邪微不出脓血而愈者，有犯辛热燥腻，风沙烟火，为漏为吊者。泻黄散，初起以入大内边泪堂窍中捻之，泪出即消，无不立愈。”[26]198

《儿科萃精·卷六·疳证门·疳解》：“凡十六岁以上为成人，病则为痨，十六岁以下为小儿，病则为疳。缘所禀之气血虚弱，真元不足，脏腑娇嫩，易于受伤，有因一岁以内，肠胃未坚，乳食杂进，所吮之乳，与所食之物，不相融化而成者；有因儿仅岁余，甘肥无节，积滞日久，面黄肌削，而成者；有因二三岁后，杂物恣其啖食，食久成积，又因取积太过，反伤胃气而成者；有因大病之后，吐泻疟痢，乳食减少，以致脾胃失养而成者；有因乳母寒热不调，或喜怒房劳之后，即与乳哺而成者。究其病源，莫不由于脾胃。盖胃为水谷之海，水谷之精气为营，悍气为卫，营卫丰盈，灌溉五脏，所以气足毛孔致密，腠理坚强，血足则颜色鲜妍，皮肤润泽，若病疳之形不魁，乃气不足也，病疳之色不华，又血不足也，而要皆由脾胃之因积化热，因热成疳，消耗气血，煎熬津液，其证初起，不过尿如米泔，午后潮热，历久失治，则转为头皮光急，毛发焦稀，腮缩鼻干，口馋唇白，两眼昏烂，揉眉擦鼻，脊耸体黄，斗牙咬甲，焦渴自汗，便白泻酸，肚大青筋，酷嗜瓜果咸炭水泥者，即疳之正候也。若谓治疳必攻其积，然积为虚中之积，恐攻不受攻，而疳危矣。若谓治疳必除其热，然热为虚中之热，恐除未尽除，而疳又危矣。苟能分其所属而善治之，何至有恶食滑泻，乳食直下，牙龈黑烂，头项软倒，四肢厥冷，下痢肿胀，面色如银，肚硬如石，肌肉青黑，肛门如筒，口吐黑血，吐痢蛔虫，种种不治之危候乎，故不厌烦辞而为之解。”[27]

《中国医学大成·妇科、儿科分册》：“小儿疳证，其名有五：心、肝、脾、肺、肾是也。详析于后。切牙舒舌，舌上生疮，爱饮冷水，唇红面赤，喜伏眠于地，名曰心疳。目生眵粪，发际左脸多青，或白睛微黄，泻痢夹水，或如苔色，名曰肝疳。爱吃泥土冷物，饮无度，身面俱黄，发稀作穗，头大项小，腹胀脚弱，间或酿泻，肌瘦目慢，昼凉夜热，不思乳食，名曰脾疳。鼻下赤烂，手足枯细，口有腥气，或作喘嗽，右腮皖白，名曰肺疳。两耳内外生疮，脚如鹤膝，头缝不合，或未能行，牙齿生迟，其缝臭烂，传作走马疳之类，名曰肾疳。大抵疳之为病，皆因过餐饮食，于脾家一藏有积不治，传之余藏而成，五疳之疾。”[41]51

《北京地区中医常见病证诊疗常规1》：“疳证是由喂养不当，或多种疾病影响，导致脾胃功能受损，气液耗伤而形成的慢性病证。以形体消瘦，面黄发枯，精神萎靡或烦躁，饮食异常为特

征。'疳'有两种含义：其一'疳者甘也'，谓其病由恣食肥甘厚腻所致；二为'疳者干也'，是指病见气液干涸，形体干瘪消瘦的临床特征。"[28]489

《儿科》："疳的含义有两种：一种是作'甘'解，意思是疳证是因小儿过食肥甘，损伤脾胃，积滞不消发展而成。一种是作'干'解，是说疳证是营养失调，气血津液干枯的结果。由此可见，疳证和积滞有着密切的关系，积滞进一步发展则成疳证，而疳证往往是由积滞转化而来。"[29]132

《儿科病的中医治疗》："疳证是由喂养不当或病后失调，以致脾胃虚损，运化失健，脏腑失养，气液干涸的一种慢性病症。以形体消瘦，面黄发枯，精神萎靡，饮食异常，大便不调为特征。"[30]129

《儿科病·古代医家》："疳证是一种脾胃虚损，运化失调引起的慢性营养障碍性疾病。临床以形体消瘦、面黄发枯，精神萎靡，饮食异常为特征。本病多见于三岁以下婴幼儿，故又称'奶痨'。因起病缓慢，病程缠绵，可影响小儿生长发育，曾被古人列为儿科四大要证之一。本病属西医学营养不良。"[31]97

《儿科病证》："疳证的病名，在《诸病源候论·虚劳骨蒸候》中有'蒸盛过伤，内则变为疳，食人五脏''久蒸不除，多变成疳'的记载。指出疳为内伤慢性疾病，可涉及五脏。《备急千金要方·卷十五》中的'凡久下一月不差，成疳候'，提出久泻可成疳。《小儿药证直诀·诸疳》谓'疳皆脾胃病，亡津液之所作也''大抵疳证当辨冷热肥瘦'，为后世医家推崇。《幼幼集成·诸疳证治》认为'疳之为病，皆虚所致，即热者亦虚中之热，寒者亦虚中之寒，积者亦虚中之积'。"[32]169

《儿科病中药疗法》："本症基本上是一种慢性疾患，临床上往往虚实互见，病情比较复杂。证诸临床所见，疳疾确有初、中、后期的不同发展过程。疳疾的初期只是轻度的消化不良，正气尚存，邪气正盛，宜祛邪为主，佐以扶正，俾邪去而正安。中期可能转为积滞，后期可能形成严重的运化功能不良；中期和后期，正气衰弱，邪气尚存，治宜扶正为主，俟正气升长，然后佐以祛邪方能奏效。"[33]31

《儿科诊疗》："疳积又称'疳症'，是疳症和积滞的总称，指小儿饮食失调，喂养不足，或脾胃受损，运化失宜，不能将水谷化为精微，输布到全身，以致气血耗损，形体消瘦，毛发枯焦，或腹部膨大，青筋暴露，体力虚弱，缠绵难愈，甚至严重影响生长发育。其临床特点为，病程缓慢，形体消瘦，气血不荣，精神萎顿，并常伴有消化功能紊乱，故与现代医学的营养不良综合征相类似。由于疳症多见于3岁以下的乳幼儿，因之凡3岁以下的小儿体重比同龄的正常小儿减轻25%以上者都属本症。"[34]279

《简明实用中医学》："疳证，是多种原因所致的小儿脾胃虚损，出现肌肉消瘦，津液枯竭，积热内生，消耗气血等一系列慢性消耗性疾患。其名目繁多，有五脏之疳，以及疳热、疳积、疳极、疳痨、丁奚、哺露、虫疳等等之名，故又称为诸疳。"[35]530

《临床儿科》："疳证是由于喂养不当，或多种疾病的影响，使脾胃受损，气液耗损而引起的一种乳幼儿慢性消耗性疾病。临床表现以形体消瘦，饮食异常，精神不振，烦躁不宁，面黄发枯，大便不调为特征。病久则易合并其他疾病而危及生命。古代医家把疳证列为儿科四大要证(痧、痘、惊、疳)之一。"[36]365

《实用儿科诊断与治疗》："营养不良，又称蛋白质—能量营养不良，是由于摄入能量和蛋白质的不足，或营养消化、吸收、利用障碍，以致不能维持正常代谢，迫使机体消耗自身组织，造成体重不增或减轻，全身各系统、各器官的功能发生障碍，重者可死于继发感染及低血糖症。本病主要表现为：形体消瘦，肌肉松弛，面色、皮肤色泽不华，毛发稀疏；有大便异常、厌食和异嗜病史，以及肚腹膨胀等脾胃症状，还有精神异常，烦躁不宁，揉眉捋眼，咬牙嚼指等动作。重者呈老人貌，骨瘦如柴。饮食不当，患消化系统及消耗性疾病，以及先天不足和生理功能低下是本病的病因。在中医学中，本病属于疳证范畴。小儿'脾常不足'，饮食不能自节，常因哺食太早或恣食肥甘，以及吐泻后失调，均能影响脾胃的运化功能，损伤脾胃之气，耗损气血津液，从而出现消化功能紊乱。病变所在，无不在于脾胃，又可累及其他脏腑。初期多以脾胃不和为主，继而脾虚夹积，久之气血两虚，甚至阴竭阳绝。病变涉及五脏，又可产生种种兼证、并证。治疗上务必处处顾护脾胃为本，重在调脾和胃，以助受纳和运化，培后天以养先天。"[37]57

《实用中医儿科手册》："疳积多见于婴幼儿，主要包括积滞与疳证两部分。积滞又称食滞或食积，是由于饮食失节、停滞不化所引起，疳证乃因积滞日久、耗伤气血所致，故有'积为疳之母'之说。实际上积滞是病的早期，以实为主，而疳是病的后期，是积滞发展的结果，以虚为主。但临床上二者常同时出现，故称为疳积。"[38]242

《现代中医儿科诊断治疗学》："疳者干也。凡小儿在临床上出现面黄肌瘦、肚腹膨胀，营养障碍，而伴有慢性滑化不良，显示脾胃气血不足，或津液干涸者，为瘠症之临床特征。疳症是一种顽固性的慢性疾病好发于乏乳和断乳后的小儿。"[39]243

《中国医学百科全书·中医儿科学》："疳证又名疳、疳疾、疳积。是指小儿脾胃虚损，运化失常，脏腑失养，气液干涸，形体羸瘦的一类疾病。疳证既概括儿科多种慢性疾患，也是多种病证变化的转归。临床以面黄肌瘦，毛发焦枯，肚大青筋，精神萎靡为特征。"[40]18

《中医词释》："又称疳积、疳疾或简称疳。'疳者干也'，泛指以脾胃虚损，形体消瘦干枯，迁延难愈为特征的儿科疾病。如小儿营养不良、寄生虫和一些慢性消耗性疾病等。古代列为小儿四大证（痘、麻、惊、疳）之一。临床上多表现为面黄肌瘦、毛发焦枯、肚大青筋、精神萎靡不振等。"[42]486

《中医辞海·中册》："儿科病证名。指小儿面黄肌瘦肚大坚硬，青筋暴露甚至毛发憔悴、目无精光的病证。见《婴童百问》。疳证，前人有两种解释，一是由于疳疾患儿总是骨瘦如柴，故解释为'疳者干也'。二是疳疾多由于饮食失调，恣食肥甘所引起故又解释为'疳者甘也。'疳证的成因可归为三条：① 禀赋较弱，哺乳不当。② 饮食不节，恣食肥甘。③ 病后失调或为药误。以上原因损伤脾，耗伤津液而致。根据其发展，一般分为三期。"[43]298

《中医儿科》："疳证又名疳、疳疾、疳积，古人把它列为儿科'痧、痘、惊、疳'四大要证之一，是脾胃运化失健所引起的慢性营养障碍性疾病。多见于婴幼儿时期。临床以面黄肌瘦，毛发稀疏而黄，常伴有食欲反常、肚腹膨胀、大便不调等为主症。主要病变在脾胃，若不及时调理治疗，可涉及其他脏腑，严重影响患儿的生长发育。"[44]178

《中医儿科》："小儿疳症是由脾胃运化失常所引起的慢性营养障碍性疾病。本症相类于现代医学的'营养不良'或慢性消化不良及某些小儿结核病的后期及其他慢性传染病的后期病症，发病年龄多见于1～5岁的儿童。临床以面黄肌瘦，毛发稀黄，常伴有食欲反常，肚腹膨胀，大便失调等为主症。病久可影响生长发育，或因病久正气虚弱，导致其他并发症而病情恶化。"[45]125

《中医儿科纲要》："疳证是由于喂养不当，或因多种疾病的影响，导致脾胃受损，气液耗伤而形成的一种小儿慢性病证。临床以形体消瘦，面黄发枯，精神萎靡或烦躁，饮食异常，大便不调为特征。'疳'有两种含义：一为'疳者甘也'，谓其病由恣食肥甘厚腻所致，是从病因而言；二为'疳者干也'，是指病见气液干涸，形体干瘪消瘦的临床特征，是从病机和症状而言。由于本病起病缓慢，病程较长，迁延难愈，严重影响小儿生长发育，甚至导致阴竭阳脱，卒然而亡。故前人视为恶候，列为儿科四大要证之一。"[46]42

《中医儿科临床实践》："疳证是由于喂养不

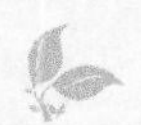

当，或多种疾病的影响，使脾胃受损，气液耗损而引起的一种乳幼儿慢性消耗性疾病。临床表现以形体消瘦，饮食异常，精神不振，烦躁不宁，面黄发枯，大便不调为特征。病久则易合并其他疾病而危及生命。古代医家把疳证列为儿科四大要证（痧、痘、惊、疳）之一。”[47]293

《中医儿科手册》：“疳疾的特征可归纳为：面黄肌瘦，肚大坚硬，青筋暴露，皮毛憔悴，目无精光等。这些证候，系由于长期饥饱失调而导致脾胃虚损，出现肌肉消瘦，津液枯竭，内生积热，消耗气血等一系列慢性消耗性疾患所具有的共同证候。疳疾属于脾胃疾患，在治疗上应重视保护脾胃的正常功能，注意津液的消长。”[48]39

《中医儿科诊治要诀》：“疳症，以脾胃虚损，形体干枯消瘦，缠绵难愈为主证。”[49]73

《中医儿科证治》：“疳证是指小儿脾胃虚损，运化不健，以致气液耗伤、肌肤失养，而形成的慢性消耗性疾患，与现代医学所称的营养不良相似。本病多见于3岁以下婴幼儿。临床上以形体消瘦，肚腹膨大，气血不荣，头发干枯稀少，精神萎靡不振，饮食异常等为特征。本病病程较长，缠绵难愈，且易并发其他疾病，故对小儿的生长发育影响极大。因此，应早期防治。”[50]71

《中医儿科治疗大成》：“疳证是指小儿喂养不当，或因多种疾病的影响，使脾胃受损，气液耗伤，导致全身虚弱羸瘦的一种病证。多见于5岁以下小儿。其特征为形体消瘦，饮食不调，甚则皮肤干燥，松弛，精神烦躁或萎靡不振，动作、智能发育迟缓，并常伴有恶心、呕吐、腹泻等消化紊乱和慢性营养障碍的表现。病久则容易合并其他疾病而危及生命。古人视之为‘恶候’，列为儿科痧、痘、惊、疳四大要证之一。”[51]80

《中医药常用名词术语辞典》：“疾病。① 见《活幼心书·疳证》。简称疳，又名疳证、疳痨。形体虚弱羸瘦为特征的慢性疾病。与营养不良相似。多因哺喂不当、饮食失节，禀赋虚弱，疾病失调，虫积为患或用药过伤使脾胃受损，运化失健，造成脏腑失养，气液耗伤而致。疳皆脾胃病，但发展则可涉于肝、心、肺、肾诸脏。疳证命名分类，古代各家论说不一，有以五脏分类，如脾疳、肝疳、心疳、肺疳、肾疳；有以病因分类，如蛔疳、食疳、哺乳疳；有以患病部位分类，如眼疳、鼻疳、口疳等，但一般多采用疳气、疳积、干疳分类法，详各该条。② 黏膜部发生浅表溃疡，呈凹形有腐肉而脓液不多的疾患。”[52]365

参考文献

[1] [隋]巢元方. 诸病源候论[M]. 黄作阵点校. 沈阳：辽宁科学技术出版社，1997：207.

[2] [宋]钱乙. 小儿药证直诀[M]. 南宁：广西科学技术出版社，2015：16.

[3] [明]王肯堂. 证治准绳[M]. 吴唯，等校注. 北京：中国中医药出版社，1997：103.

[4] [清]吴谦. 医宗金鉴[M]. 刘国正校注. 北京：中医古籍出版社，1995：513.

[5] [宋]王怀隐. 太平圣惠方[M]. 郑金生，汪惟刚，董志珍校点. 北京：人民卫生出版社，2016：81.

[6] [宋]刘昉. 幼幼新书[M]. 北京：人民卫生出版社，1987：913.

[7] [元]曾世荣. 活幼心书[M]. 田代华，等点校. 天津：天津科学技术出版社，1999：29.

[8] [明]薛铠. 保婴撮要[M]. 北京：中国中医药出版社，2016：205.

[9] [明]张介宾. 景岳全书[M]. 北京：中国中医药出版社，1994：89.

[10] [明]皇甫中. 明医指掌[M]. 北京：中国中医药出版社，2006：303.

[11] [明]朱橚. 普济方[M]. 北京：人民卫生出版社，1983：637.

[12] [明]万全. 万氏秘传片玉心书[M]. 罗田县卫生局校注. 武汉：湖北人民出版社，1981：78.

[13] [明]李梴. 医学入门[M]. 金嫣莉，等校注. 北京：中国中医药出版社，1998：951.

[14] [明]虞抟. 医学正传[M]. 郭瑞华，等点校. 北京：中医古籍出版社，2002：447.

[15] [明]王大纶. 婴童类萃[M]. 北京：人民卫生出版社，1983：167.

[16] [明]万全. 幼科发挥[M]. 北京：中国中医药出版社，2007：104.

[17] [明]秦昌遇撰. 幼科折衷[M]. 北京：中国中医药出版社，2016：12.

[18] [明]徐用诚. 玉机微义[M]. 上海：上海古籍出版社，

1991：612.
[19] [清]冯兆张.冯氏锦囊秘录[M].田思胜，等校注.北京：中国中医药出版社，1996：53.
[20] [清]张振鋆.厘正按摩要术[M].曲祖贻点校.北京：人民卫生出版社，1990：106.
[21] [清]叶霖.痧疹辑要[M].北京：中国中医药出版社，2019：10.
[22] [清]程杏轩.医述[M].合肥：安徽科学技术出版社，1983：919.
[23] [清]吴谦.外科心法要诀[M].北京：人民卫生出版社，1958：514.
[24] [清]周震.幼科医学指南[M].郑春素校注.北京：中国中医药出版社，2015：44.
[25] [清]陈复正.幼幼集成[M].蔡景高，叶奕扬点校.北京：人民卫生出版社，1988：209.
[26] [清]张璐.张氏医通[M].太原：山西科学技术出版社，2010：198.
[27] [民国]陈守真.儿科萃精[M].武汉：汉口汉康印书局，1930：17.
[28] 谢阳谷，曹洪欣.北京地区中医常见病证诊疗常规1[M].北京：中国中医药出版社，2007：489.
[29] 杨医亚，陈孟恒.儿科[M].石家庄：河北科学技术出版社，1987：132.
[30] 周天心.儿科病的中医治疗[M].兰州：甘肃科学技术出版社，1991：129.
[31] 朱玲玲，陈沛熙.儿科病：古代医家[M].北京：中国医药科技出版社，2013：97.
[32] 朱音，李洁.儿科病证[M].上海：上海科学技术出版社，2012：169.
[33] 孙允中.儿科病中药疗法[M].上海：上海卫生出版社，1956：31.
[34] 骆仲遥.儿科诊疗[M].北京：中国科学技术出版社，2008：279.
[35] 王道瑞，申好贞.简明实用中医学[M].北京：中国中医药出版社，1997：530.
[36] 李晏龄，郑启仲.临床儿科[M].郑州：河南人民出版社，1977：365.
[37] 马丙祥，范忠纯.实用儿科诊断与治疗[M].北京：科学技术文献出版社，1997：57.
[38] 虞佩兰.实用中医儿科手册[M].长沙：湖南科学技术出版社，1980：242.
[39] 郁晓维，何文彬.现代中医儿科诊断治疗学[M].北京：人民卫生出版社，2001：243.
[40] 郭振球.中医儿科学[M]//钱信忠.中国医学百科全书.上海：上海科学技术出版社，1983：18.
[41] 曹炳章.中国医学大成：妇科 儿科分册[M].张年顺，王凯校.北京：中国中医药出版社，1997：51.
[42] 徐元贞.中医词释[M].郑州：河南科学技术出版社，1983：486.
[43] 袁钟，图娅，彭泽邦，等.中医辞海[M].北京：中国医药科技出版社，1999：298.
[44] 江育仁.中医儿科[M].北京：人民卫生出版社，1988：178.
[45] 江苏新医学院第一附属医院.中医儿科[M].北京：人民卫生出版社，1975：125.
[46] 江苏省西医学习中医讲师团，南京中医学院儿科教研组.中医儿科纲要[M].北京：人民卫生出版社，1960：42.
[47] 俞景茂.中医儿科临床实践[M].贵阳：贵州科技出版社，2005：293，294.
[48] 陈昭定.中医儿科手册[M].福州：福建科学技术出版社，1999：39.
[49] 陈宜根.中医儿科诊治要诀[M].福州：福建科学技术出版社，1989：73.
[50] 周天心.中医儿科证治[M].广州：广东科技出版社，1990：71.
[51] 刘弼臣.中医儿科治疗大成[M].石家庄：河北科学技术出版社，1998：80.
[52] 李振吉.中医药常用名词术语辞典[M].北京：中国中医药出版社，2001：365.

（陈昱良）

4·075

痄腮

zhà sāi

一、规范名

【汉文名】痄腮。

【英文名】mumps。

【注释】因感染痄腮时邪，以发热、耳下腮部漫肿疼痛为主要表现的儿科时行病。

二、定名依据

"痄腮"作为病名最早见于宋代唐慎微《经史证类备用本草》所引沈括《灵苑方》及刘昉《幼幼新书》引录的茅先生论述中。虽宋以前医书中尚有"颔肿""颐痈""面肿""头面部卒肿""头面肿"等类似痄腮病名的描述，但与本病并不完全相同。

自宋代确立了痄腮病名后，历代著作多有沿用，如《类编朱氏集验医方》《慈幼便览》《幼科释谜》《外科枢要》《外科正宗》《万氏秘传外科心法》《幼科金针》《冯氏锦囊秘录》等。上述著作均为历代重要医著，对后世影响较大，故"痄腮"作为规范病名便达成共识，符合术语定名的约定俗成原则。

我国最新出版的全国科学技术名词审定委员会审定公布的《中医药学名词》、国家中医药管理局颁布的中医药行业标准、国家技术监督局颁布的中华人民共和国国家标准均以"痄腮"作为规范名。

"痄腮"作为规范名也见于《中国大百科全书》《中国医学百科全书·中医学》等权威性著作，并广泛应用于中医药学文献的标引和检索，如《中医药学主题词表》即以"痄腮"作为正式主题词。

普通高等教育中医药类规划教材《中医儿科学》(王萍芬)、21世纪课程教材《中医儿科学》(苏树蓉)等高校规划教材均以"痄腮"作为规范名。

《中医大辞典》《中医药常用名词术语辞典》等辞典类工具书亦以"痄腮"作为规范名。

综上，"痄腮"作为中医儿科疾病规范名已成为共识。

三、同义词

【曾称】"肿腮"(《幼科铁镜》)；"腮肿"(《冯氏锦囊秘录》)；"遮腮"(《外科全生集》)；"含腮"(《外科证治全书》)；"搭腮肿"(《疡医证治准绳》)；"耳腮痄肿"(《古今图书集成·医部全录》)。

【俗称】"鸬鹚瘟"(《疡科心得集》)；"鳗腮"(《幼科金针》)。

四、源流考释

痄腮的有关记载始见于我国现存最古老的方书《五十二病方》："颐痈者，冶半夏一，牛煎脂二，醯六，并以鼎□□□如□杯，以傅。勿尽傅，圜一寸。干，复傅之。而以汤洒去药，已矣。"[1]599 这是一条外敷医方，此处的颐痈即指腮颔部的痈肿而言。

秦汉之际的《内经》对"颔肿"一症有了较为详细的记载。《灵枢经·经脉》云："小肠手太阳之脉……是动则病嗌痛颔肿。"[2]33 又《素问·至真要大论》云："岁太阳在泉，寒淫所胜，则凝肃惨慄。民病少腹控睾，引腰脊，上冲心痛，血见，嗌痛颔肿。"[3]510 这可能是痄腮邪毒引睾窜腹所致变证的最早记载。

晋代葛洪在《肘后备急方》中记载有治疗伤寒、时气、温病以及毒肿的医方。隋代巢元方《诸病源候论》认为本病是"风热毒气客于咽喉颔颊之间"[4]245 所致，在"小儿杂病诸候"中又列有"时气病候"[4]245 "毒肿候"[4]245，对时气病及毒肿的病因病机有了较为深刻的认识。唐代孙思邈《备急千金要方》及王焘《外台秘要》中均载有以杏仁、马鞭草等药物外敷局部治疗头面部卒肿的方法。这些均对后世中医辨治痄腮有较大启发，也说明了中医学在宋以前虽未提出痄腮之名，但对痄腮等以头面部肿胀为主要表现的疾病已有了初步认识，理法方药亦初见雏形。

痄腮病名的确立当不晚于宋代，在唐慎微《经史证类备用本草》所引沈括《灵苑方》及刘昉《幼幼新书》引录的茅先生论述中有记载，但与中医学的其他病名一样，最初照例多不从"疒"旁，而原本写作"诈顋""胙顋"或"吒腮"。如《证类本草》写作"吒腮"[5]，《幼幼新书》写作"诈顋"

“胙颞”[6]。此外，北宋时期对于痄腮的病因病机、临床主症等都有了较深刻的认识，在治疗上也已经有了可行之法，但还未能将其作为一种传染性疾病加以认识。宋代诸多方书中亦载录有关痄腮病的内容，如《类编朱氏集验医方》卷十二载录了道士赞能用赤小豆外敷治愈宋仁宗所患痄腮一事。

金元时期，医学流派纷呈，医家对于痄腮一病亦有了新的认识，如刘完素和李东垣认为本病是阳明邪热太甚，资实少阳相火而为之；朱震亨指出乃湿热在高巅之上；曾世荣将本病责之为风毒蓄于皮肤，流结而为肿毒。刘完素主张以黄芩黄连甘草汤治疗；李东垣创立“二黄汤”“普济消毒饮子”，成为后世治疗痄腮病的基本方；朱震亨认为治疗此病切不可用降药，宜用羌活及酒炒黄芩、酒蒸大黄，临证擅用药物的自然汁外涂局部进行辅助性治疗，如侧柏叶汁、五叶藤汁等。此外，元代许国桢的《御药院方》中也记载有用治“头面赤肿”“颊车肿痛”“发鬓肿痛”“腮项结核痈肿毒聚”“时行热毒攻发咽喉及颈外肿痛”等的大量方药。

明清以后，痄腮病已被纳入温病范畴，多数医家认识到了此病的传染性。尤为重要的是，明清以前痄腮一病往往与诸多咽喉疾病混杂而论，明清之际始有医家列出专篇详论此病并与发颐等病证相鉴别，如明代万全与王肯堂以患病部位将二者加以区别，《疮疡经验全书》与《外科正宗》则进一步区分了二者的病因机制，清代王洪绪《外科全生集》与许克昌等《外科证治全书》、吴师机《理瀹骈文》均从症状上入手鉴别两病，但此时期，痄腮多种病名混杂的现象仍然存在。

近现代，许多医学书籍中均有关于痄腮病的记载，并逐渐使用“痄腮”作为该病的规范病名，如刁步忠《喉科家训》、时逸人《中国急性传染病学》、钱今阳《中国儿科学》、苏祖斐《儿科学》、耿鉴庭《痄腮的中医疗法》、任锡麟《中西医治疗痄腮的经验》、程绍恩等《中医心法丛书·儿科证治心法》、赵本贞等《中医当代腺体病学》、郭振球《儿科证治学新诠》、郭孝月《中国传统医学丛书·中医儿科学》以及各种儿科学教材、中医辞典类工具书、《中医主题词表》、国家标准、行业标准等。在全国科学技术名词审定委员会审定公布的《中医药学名词》出版后，“痄腮”作为规范名词，在科研、教学、新闻出版等领域均应被遵照使用。

总之，“痄”“颞”最早见于梁武帝大同九年（公元543年）顾野王的《玉篇》，宋代《广韵》中才出现了今日通行的“腮”字。痄、腮二字合用作为病名，不晚于宋代，但与中医学的其他病名一样，最初照例多不从疒旁，而原本写作“诈颞”“胙颞”或“吒腮”，由于本病是常见病、多发病，所以又出现了种种不同的异名，如“肿腮”（《幼科铁镜》）、“腮肿”（《冯氏锦囊秘录》）、“遮腮”（《外科全生集》）、“含腮”（《外科证治全书》）、“搭腮肿”（《疡医证治准绳》）、“耳腮痄肿”（《古今图书集成·医部全录》）等。通过痄腮病名的演变过程可以看出，起初痄腮病是混同于痈疡及其他喉科疾病而存在的，后来经过人们大量的医疗实践活动，将其辨析分离出来，逐渐被人们所认识，最终揭示出了该病的本质和特征。

五、文献辑录

《五十二病方》：“颐痈者，冶半夏一，牛煎脂二，醯六，并以鼎□□□如□枺，以傅。勿尽傅，圜一寸。干，复傅之。而以汤洒去药，已矣。”[1]599

《灵枢经·经脉》：“小肠手太阳之脉……是动则病嗌痛颔肿。”[2]33

《素问·至真要大论》：“岁太阳在泉，寒淫所胜，则凝肃惨慄。民病少腹控睾，引腰脊，上冲心痛，血见，嗌痛颔肿。”[3]510

《诸病源候论·小儿杂病诸候》：“风热毒气客于咽喉颔颊之间，与气血相搏，结聚肿痛。”[4]245

“时气病候”：“时气病者，是四时之间忽有非节之气……其气伤人为病，亦头痛壮热，大体与伤寒相似。无问长幼，其病形证略同，言此时通行此气，故名时气，亦呼为天行。”[4]245

“毒肿候”：“毒肿是风热温气搏于皮肤，使血气涩不行，蕴积成毒，其肿赤而热是也。”[4]245

《重修政和经史证类备用本草》：“糯三升……炒令焦黑，碾为末……喉闭及咽喉肿痛吒腮并用药贴项下及肿处。”[5]

《幼幼新书》：“浑身壮热，耳边连珠赤肿，喉中或结肉瘤，为诈颙风壅，因积热冲上。”[6]

《太平惠民和剂局方》：“如圣胜金铤治急喉闭、缠喉风、飞扬、单蛾、双蛾、结喉、重舌、木舌、腮颔肿痛，屡经用药，不能吞水粥者。”[7]1033

《圣济总录·疮肿门·诸疮》：“治腮颔肿痛，或破成疮，芙蓉敷方，芙蓉叶不拘多少，上一味，烂捣敷之，以帛系定，日一换。”[8]

《类编朱氏集验医方》：“咽喉之疾，本伤热毒上攻也，四时受热，藏心肺之间，一旦所触上攻咽喉，所谓肾伤寒也，然其证有单肉蛾、双肉蛾，有重舌、木舌、痄腮……痄腮则用涂药。”[9]“赤小豆治善恶疮并赤肿及诈腮无不愈者。仁宗在东宫时，尝患诈腮，命道士赞能治疗，取赤小豆七七粒为末，傅之而愈。”[10]

《外科枢要》：“痄瘖属足阳明胃经，或外因风热所乘，或内因积热所致。”[11]

《外科正宗》：“痄瘖乃风热湿痰所生，有冬温后天时不正，感发传染者多。”[12]

《万氏秘传外科心法》：“痄腮生于耳根耳庭之前后，颐发生于两颧骨之下一寸。”[13]35

《幼科金针·痄腮》：“此证乃四时不正之气，感而发也……感之者，寒热交作，以致项前结肿，状若鳗腮，故俗呼之，极易传染。”[14]117

《冯氏锦囊秘录》：“痄腮肿胀者，重则磁锋刺去恶血，轻则或涂或点，次投汤剂，散风清热，解毒消痰。”[15]197

《疡科心得集·辨鸬鹚瘟耳根痈异证同治论》：“夫鸬鹚瘟者，因一时风温偶袭少阳，脉络失和。生于耳下，或发于左，或发于右，或左右齐发。初起形如鸡卵，色白，濡肿，状若有脓，按不引指，但酸不痛，微寒微热，重者或憎寒壮热，口干舌腻。初时则宜疏解，热盛即用清泄。或挟肝阳上逆，即用熄风和阳。此证永不成脓，过一候自能消散。”[16]41

参考文献

［1］ 马继兴．马王堆古医书考释［M］．长沙：湖南科学技术出版社，1992：599．

［2］ 不著撰人．灵枢经［M］．北京：人民卫生出版社，1993：33．

［3］ 不著撰人．黄帝内经素问［M］．北京：人民卫生出版社，1963：510．

［4］ ［隋］巢元方．诸病源候论［M］．北京：人民卫生出版社，1955：245．

［5］ ［宋］唐慎微．重修政和经史证类备用本草［M］．明成化四年戊子据晦明轩本翻刻本，中国中医科学院图书馆藏．

［6］ ［宋］刘昉．幼幼新书［M］．明万历十四年丙戌陈履端校刻本，中国中医科学院图书馆藏．

［7］ ［宋］王怀隐．太平圣惠方［M］．北京：人民卫生出版社，1958：1033．

［8］ ［宋］赵佶．圣济总录［M］．1919年上海文瑞楼石印本，中国中医科学院图书馆藏．

［9］ ［宋］朱佐．类编朱氏集验医方［M］．宛委别藏钞本，中国中医科学院图书馆藏．

［10］ ［宋］朱佐．类编朱氏集验医方［M］．宛委别藏钞本，中国中医科学院图书馆藏．

［11］ ［明］薛己．外科枢要［M］．清刻本聚锦堂藏板，中国中医科学院图书馆藏．

［12］ ［明］陈实功．外科正宗［M］．明万历四十五年丁巳刻本，中国中医科学院图书馆藏．

［13］ ［明］万全．万氏秘传外科心法［M］．武汉：湖北科学技术出版社，1984：35．

［14］ ［明］秦景明．幼科金针［M］．上海：上海中医书局，1955：117．

［15］ ［清］冯兆张．冯氏锦囊秘录［M］．北京：人民卫生出版社，1998：197．

［16］ ［清］高秉钧．疡科心得集［M］．南京：江苏科学技术出版社，1983：41．

（赵　艳）

麻 疹

má zhěn

一、规范名

【汉文名】麻疹。

【英文名】measles。

【注释】以初热期发热、咳嗽、流涕、眼结膜充血、畏光等，2～3日后口腔颊黏膜粗糙，有细小白点（麻疹黏膜斑）、全身体表皮疹为主要表现的疾病。

二、定名依据

对于出疹类疾病，文献中早有记载。汉代张仲景的《金匮要略》，隋代巢元方的《诸病源候论》，唐代孙思邈的《备急千金要方》、王焘的《外台秘要》等书中，都有"发斑""隐疹""丹疹""赤疹"的记载，但宋代以前的医家多把斑、痘、疹类出疹性疾病综合论述。宋代钱乙在《小儿药证直诀》所说的"疮疹"当包括麻疹、天花、水痘、斑疹等一系列痘疹性疾病。宋代庞安时在《伤寒总病论》中提出了对麻疹和天花的鉴别标准。朱丹溪对斑和疹进行了明确的鉴别。

明徐春甫《古今医统》载，"支氏曰：发热之间，咳嗽、喷嚏、鼻流清涕，眼胞浮肿、腮赤，或泪汪汪，或恶心呕吐，即是疹候"，这是麻疹卡他期的典型症状。《古今医统大全》所说的支氏，为西晋永嘉年间的支法存。这表明，大约在公元四世纪，我国已发现并记载了麻疹的流行及症状。元代滑伯仁在我国现存最早的麻疹专著《麻证全书》中，对麻疹的各种别称进行了总结，并确定了"麻疹"的名称、典型临床症状："舌上白珠累累如粟，甚则上腭、牙龈，满口遍生。"明代医家对麻疹的临床表现描述非常细致，《景岳全书》《证治准绳》等都详细记载了麻疹的并发症及其治疗。清代出现了大量的麻疹专科著作，对该病的预防和治疗有详细论述。

中华人民共和国成立后，大量中医儿科专著和词典中，将"麻疹"明确为由麻疹病毒引起的急性呼吸道传染病，多见于儿童，传染性强，自1965年我国麻疹减毒活疫苗研制成功，并在全国普遍采用后，麻疹的发病率迅速下降，病死率也显著减少。

三、同义词

【曾称】"麻子"（《痧疹辑要》）；"瘄""麻证""瘄子""痧子""肤证""糠疮""烰疮""疹子""糟疹""喑子""施子"（《幼幼集成》）；"丹疹""赤疹""疮疹""瘟证""籽疮""糠疹""痦子""艄子""痧疹""痳子"（《麻证全书》）。

四、源流考释

麻疹作为儿科传染病，其主要表现分为全身症状和皮肤症状，全身症状包括发热、咳嗽、流涕、眼结膜充血、畏光等，多与水痘、天花初期症状类似，但口腔颊黏膜粗糙，有细小白点（麻疹黏膜斑）的皮肤黏膜表现为该病症的代表性症状。对于出疹类疾病，文献中早有记载。汉代张仲景的《金匮要略》，隋代巢元方的《诸病源候论》，唐代孙思邈的《备急千金要方》、王焘的《外台秘要》等书中，已有"发斑""隐疹""丹疹""赤疹"的记载，但由于历史条件的限制，文字简略，描述不详。总之，宋代以前的医家多把斑、痘、疹类出疹性疾病综合论述，未曾明确区分，但就其所述内容而言，当包括麻疹在内。

钱乙在《小儿药证直诀》[1]9 所说的"疮疹"当包括麻疹、天花、水痘、斑疹等一系列痘疹性疾病。书中虽无"麻疹"一词，但从其所述分析，确指无疑。如言其前驱症状"面燥腮赤，目胞赤

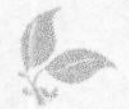

赤，呵欠顿闷，乍凉乍热，咳嗽、喷嚏、手足稍冷、夜卧惊悸、多睡”。并提出当与伤寒口中气热、呵欠顿闷、项急相鉴别。钱氏据五脏辨证，提出“肝脏水疱，肺脏脓疱，心脏斑，脾脏疹，归肾变黑”。并予以详细区别之，“肝为水疱，以泪出如水，其色青小。肺为脓疱，如涕稠浊，色白而大。心为斑，主心血，色赤而小，次于水疱。脾为疹，小次斑疮，其主裹血，故赤色黄浅也。涕、泪出多，故脓疱、水疱皆大；血营于内，所出不多，故斑疹皆小也。病疱者涕、泪俱少，譬则胞中容水，去水则瘦故也”。此言所谓水疱、脓疱、斑、疹当分别指水痘、天花、斑疹、麻疹而言。麻疹是一种传染病，早在宋代就认定是一种“天行”疾病，而且在病程、诊断、治疗等方面有独到的防治经验。

对于痘疮、麻疹的鉴别，庞安常在《伤寒总病论》中提出“热毒内盛、攻于脏腑，余气流于肌肉……此病有二种，一则发斑，俗谓之麻子，其毒稍轻；二则豌豆，其毒最重，多是冬温所变”。[2]93 这是明确分辨天花和麻疹的较早记载。

一般认为，宋代疮疹、疹子是麻疹病的通称，而疱疮、痘疱等则是天花病的俗语。朱丹溪对斑和疹进行了明确的鉴别，曰“斑有点而无头粒者是，如有头粒即疹也”，王好古在《斑论萃英》中也认为，斑与疹是不同的，言“疮发焮肿于外者，属少阳三焦相火也，谓之斑；小红点行皮肤之中，不出者，属少阳君火也，谓之疹”，说明了二者的外形及属性区别。

元代滑伯仁在我国现存最早的麻疹专著《麻证全书》中，总结麻疹之名：“麻证之名，各方不同，在京师呼为瘟证，河南呼籽疮，山西、陕西呼为糠疹，山东、福建、两广、云贵、四川俱呼疹子，江南呼为痧疹，浙江呼为瘖子，湖广、江西俱呼为艄子，闻人氏呼肤证，虽四方之命名有别，其实皆一，麻也。”对于麻证初起之候，云：“麻证初起，必发咳嗽，浑身胀痛，有似伤寒之候，惟干咳连声，目赤多泪，呕恶便溏，确为麻证之验。”其出疹次序，“面麻于耳后项上腰腿上先现，然后遍及手足底为齐，总以头面更多者为佳”。其形状和颜色谓“麻顶尖长形小而匀者吉也”“麻疹之色，最喜通红”。同时，作者还云“舌生白珠，累累如粟，甚则上牙龈，满口遍生”。

至元代，麻疹和痘疮已经逐渐分开，并且分别出现了专科医生。明徐春甫《古今医统》载：“支氏曰：发热之间，咳嗽、喷嚏、鼻流清涕，眼胞浮肿、腮赤，或泪汪汪，或恶心呕吐，即是疹候。”这是麻疹卡他期的典型症状。《古今医统大全》所说的支氏，为西晋永嘉年间的支法存。这表明，大约在公元四世纪，我国已发现并记载了麻疹的流行及症状。明清时期，对于麻疹症状的描述是相当细致的。张景岳云：“麻疹发热五日，腮下见疹，或六日早时，其疹出在两颊下，细细红点，晌午时，两手背并腰下及浑身，密密俱有红点。七日普遍掀发，其鼻中清涕不流，喷嚏亦不行。七日晚，两颊颜色渐淡。”明代已有许多医家认识到本病的并发症状，以张景岳为例，他在《景岳全书》中即载有类似今日肺炎、腹泻、神经错乱等表现的并发症状。如其云：“麻疹出后，喘嗽、合眼、多痰、咽喉痰奎、胸满、腹泻胀、皮色青紫，或反苍白，或反咳甚气逆若疹出三、四日后，喘而兼泻、闷乱、摇头，是为死证”“疹收之后，余热未尽，日夜烦吵，谵妄，狂乱，或兼抽搐”。其他如王肯堂[3]266、朱惠明、翁仲仁等也均有所论述。

清代，麻疹的诊疗水平也在不断发展、提高，大批专门性著作问世，并且记载了较为有效地麻疹预防方法。在治疗分期方面，清代医家是比较统一的，即从疹前、疹中、疹后三期分治。

中华人民共和国成立后，大量中医儿科专著和词典中，将“麻疹”明确为由麻疹病毒引起的急性呼吸道传染病，多见于儿童，传染性强，自 1965 年我国麻疹减毒活疫苗研制成功，并在全国普遍采用后，麻疹的发病率迅速下降，病死率也显著减少。

五、文献辑录

《小儿药证直诀·卷上·疮疹候》：“面燥腮

赤，目胞亦赤，呵欠顿闷，乍凉乍热、咳嗽、嚏喷、手足稍冷，夜卧惊悸多睡、并疮疹证，此天行之病也。惟用温凉药治之，不可妄下及妄攻，发受风冷。”[1]9

《小儿斑疹备急方论·药方》：“紫草散治伏热在胃经，暴发痘疱、疮疹，一切恶候，出不快，小便赤涩，心腹胀满……小儿脏腑娇嫩易为伤动，斑疹未出往往疑为伤风，即以麻黄等药重发其汗，遂使表虚里实。若为阴痫治之，便用温惊药品，则热势愈盛，直至三、四日证候已定，方得以斑疮药治之，则所失多矣。”[4]5

《幼幼新书·卷一八·疮疹初出》：“疹痘论：疹痘疮者，因热积脏腑，蒸郁毒气而生，腑伏热，生细疹赤疮，俗呼‘麻子’。”[5]670

《活幼口议·卷二十·疮疹证候方议》：“凡儿作热，有如伤寒候，疑惑之间不敢直谓者，但者耳后有红脉赤缕，定是疮疹证候，更无可疑。若发惊，不可下惊药，有热不可退热，有汗不可止汗，或吐不可理吐，但顺其表，温其中，自然而发出。六腑肠胃之热，蒸于肺，外感内伤并发，与痘症表似同而里实异。初热三日出，胀共三日，出而又没，没而又出。出没一周时许。重者遍身绷胀，眼亦封闭。有赤、白、微黄不同，仍要红活，最嫌黑陷及面目胸腹稠密。”[6]332

《古今医鉴·卷之十四麻疹·麻疹证治例》：“按麻疹出自六腑，先动阳分，而后归于阴经，故标属阴，而本属阳。其发热必大，与血分煎熬，故血多虚耗，首尾当滋阴补血为主，不可一毫动气，当从缓治，所以人参、白术、半夏燥悍之剂，升阳升动，阳气上冲，皆不可用也。又必内多实热，故四物汤加黄连、防风、连翘以凉其中，而退其阳也。”[7]225

《医学入门·卷六小儿门·麻》：“麻证初起，寒热咳嚏鼽面赤，全不思食味，烦喘便秘，谵如狂，或时便血并吐血，又或泻湿与干呕，始终杂症皆热炽，没后余毒内攻钻，循衣妄语昏神智。”[8]1007

《证治准绳·幼科·卷之四·心脏部二痘疮》：“麻子是疹子，常言风瘙瘾疹，则皆出皮肤，其毒轻而浮，又以麻油打匀，此滑窍之理，又以黄蜡煎青胶水服则安，此滋血行荣卫，荣卫既顺，麻疹出矣。”[3]265

“幼科·心脏部四·痘疮·麻疹”：“麻疹浮小而有头粒，随出即收，不结脓，北人谓之糠疮，南人谓之麸疮，吴人谓之痧，越人谓之暗，古所谓麻，闻人氏所谓肤疹是也。与前所谓脾为疹者不同。小儿有出一二次者，出轻而日数少者名奶疹子，出稍重而日数稍多者名正疹子，又，出于痘前者名奶疹子，出于痘后者名正疹子。初出亦与痘疮相似，但痘发于脏，麻发于腑，脏属阴，其病本深，故难出难收，而药于温平为宜。腑属阳，其病本浅，故易出易收，而药于清凉为宜。”[3]266

《痘疹心法要诀·卷四疹门·疹原》：“麻为正疹亦胎毒，毒伏六腑感而出，初发之状有类痘，形尖渐密不浆殊。始终调护须留意，较痘虽轻变化速。（注解）疹非一类，有瘙疹、瘾疹、温疹。盖痘疹皆非正疹也，惟麻疹则为正疹。亦胎元之毒，伏于六腑，感天地邪阳火旺之气，自肺、脾而出，故多咳嗽喷嚏，鼻流清涕，眼泪汪汪，两胞浮肿。身热二三日或四五日，始见点于皮肤之上，形如麻粒，色若桃花，间有类于痘大者，此麻疹初发之状也。形尖疏稀，渐次稠密，有颗粒而无根，晕微起泛而不生浆，此麻疹见形之后，大异于痘也。须留神调治，始终不可一毫疏忽。较之于痘虽稍轻，而变化之速则在顷刻也。”[9]101

《麻科活人全书·序言》：“甲寅夏，于友人处，得静远主人《麻疹辨证》一帙，继又得《麻科秘本》二卷。余细玩二书之论证立方，较之密斋全书、张氏医通、朱氏定论，颇更精详，犹病其缺略而不全也，因更将联杏心法、景岳麻诠、经验治法等书。各家麻疹之论，与治麻之方，悉为录出。”[10]1

卷一：“麻疹初起……宜用宣毒发表汤……麻疹虽胎毒，未有不由天行时令而发者。故一

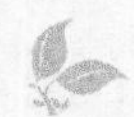

时传染相似远近大小皆发……一次后,再不复出矣。""麻虽胎毒,多带时行,气候暄热,常令男女传染而成。其发也与痘相似,其变也比痘非轻。愚夫愚妇,每视为泛常,若死若生,总归于天命。不知先起于阳,后归于阴,毒兴于脾,热流于心。脏腑之伤,肺则尤甚,始终之变,肾则无证。"[10]5

卷二:"麻出连串如珠,颗粒分明,红活光润,方为美候。若麻出而红肿太甚者,此毒火壅遏所致,倘不急治,必变紫黑干枯隐伏恶证……麻出必于三日之间,从肌表而渐收于里,或三日之间,一时收尽肤上并无疮痕形影者,方为易收。"[10]21

卷六"万氏痘麻·麻疹骨髓赋":"麻虽胎毒,多带时行,气候寒温非令,男女传染而成。其发也,与痘相似;其变也,比痘匪轻。愚夫愚妇每视为泛常,若死若生总归于天命。不知毒起于胃,热流于心。始终之变,肾则无证;脏腑之伤,肺则尤甚。闭户问途,何若出门寻径;扬汤止沸,不如去火抽薪。"[10]45

《麻疹备要方论·原始论》:"疹之为病也,本乎胎毒,感时行戾之气而发,亦与痘同。但痘出五脏属阴,阴主血,故有形有浆,其症有寒有热有虚实。疹出于六腑属阳,阳主气,故有形无浆,其症多实,有热而无寒。症既不同,治法亦异。"[11]1

《麻疹阐注·序》:"张子霞先生讳廉,字通源,为我邑名贡士,天资高迈而性耽经史,旁及艺术,屡不得志于名场也。夫麻疹莫醇于《金鉴》,赵氏既集为汇补,而谢氏又有七十二症之书,则《金鉴》之阐注,似可不作顾乃以简约烦琐变易之故,而必疏解而融贯之,并先示以读书之法,先生盖有深意焉。"[12]1

"自叙":"麻疹一科,古无专书,惟于痘症后略见之,痘重而麻轻也。近数十年,麻多剧症,较重于痘,于是有心济世者,各着书以传之。然犹少刊本,往往私相传抄,矜为秘方。其实瑕瑜不掩,醇驳杂出,甚至有以蜈蚣、全虫、五虎散治麻疹,夸为神方,笔之于书,而互相传授者,是可哀也。余所见麻科,自万氏而后,以谢氏七十二症,赵氏麻汇补最为平稳。"[12]2

"疹原":"疹非一类,有瘙疹、瘾疹、温疹。盖痘疹,皆非正疹也,惟麻疹则为正疹。亦胎元之毒,伏于六腑,感天地邪阳火旺之气,自肺脾而出,故多咳嗽喷嚏,鼻流清涕,眼泪汪汪,两胞浮肿,身热二三日,或四五日。始见点于皮肤之上,形如麻粒,色若桃花,间有类于痘大者,此麻疹初发之状也。形尖疏稀,渐次稠密,有颗粒而无根晕,微起泛而不生浆,此麻疹见形之后,大异于痘也。须留神调治,始终不可一毫疏忽。较之于痘虽稍轻,而变化之速,则在顷刻也。廉按身热一二日,疹点一齐涌出者重,三四日出者轻,五日后出者重,至六七日隐隐皮肤之间而不见点者尤重。"[12]3

《痧胀玉衡·后卷·痧胀兼麻疹》:"伤风咳嗽烦闷,为麻疹之候,然亦有麻疹未发,或触秽气,或感暑气,或吸时行不正之气,当即痧胀,或心痛腹痛,或胀闷喘急,或遍身疼痛,或发晕昏沉。一似麻疹不发,内攻心腹,痛及周身,使止认为麻疹之候,升发之,势必危殆。不知伤风咳嗽烦闷,虽有麻疹,发于日后,其痧胀内攻,即麻疹有现形者,因之反隐,更助痧胀为祸,况麻疹未形,痧胀沉重可不先救痧胀乎……麻疹方,惟是升发清凉解利,兹竞有若此不治者,因不知麻疹中有痧也。盖麻疹乘虚而发,若秽气暑气,时行不正之气,亦可乘病而感。苟犯痧者,但先治痧胀,麻疹自发自散。盖麻疹兼痧胀,痧胀为难,麻疹反隐而难现,不可不辨也。"[13]16

后卷"痧胀类麻疹":"或谓余曰:'痧胀之发,即麻疹也。子于痧胀,特多放痧之法尔,不知所放之痧,即放麻疹之胀气也。安得云麻疹非痧胀之标,痧胀非麻疹之本欤?余曰:'我见麻疹从伤风咳嗽而发者,有矣,未闻有感秽气发麻疹,感热天暑气发麻疹者。岂非麻疹自有麻疹病,痧胀自有痧胀病乎。况痧胀既云即麻疹,何以有麻疹因秽气暑气所乘兼痧胀麻疹即隐而不发，必俟放刮后麻疹始发乎。乃知麻疹不与痧胀同。'"[13]16

《痧疹辑要》："孙东宿曰：麻疹，浙之呼为子，又曰痧子；吴地呼为疹子；新安呼为麻。总为有生初之淫火，伏于命门之间。命门具太极之理，而阴阳五行系焉，脏腑之所由也。盖五行一阴阳，阴阳一太极也。天之与人，咸相感通。由其通，故天寒而人身寒，天热而人身热也。天之疠气，一动则所禀之毒随感而发，阳感之则疹出焉，阴感之则痘出焉。阳浮而浅，故疹易出易敛；阴凝而深，故痘难出难痂。阴阳二劫之毒尽出，则向安矣。余故曰：人之出疹出痘，犹蚕之一眠二眠三眠也。痘虽出于阴，而实成于阳，以气为之固也；疹虽出于阴，而实借于阴，以血为之资也。何见之？痘非气行则血不附，安得结痂；疹非血济则气失根据，焉能收敛？斯阴阳升降之理，一开必一阖。血之附气，气之根据血；阴根于阳，阳根于阴，阴阳互为其根也。前人谓痘出于脏，不知指何脏；疹出于腑，不知指何腑而云之也。又谓疹出心肺，故鼻涕而咳嗽。余谓此皆臆度套词，而非有真知一定之见也。既曰疹出于腑，心肺独非脏乎？按《内经》鼻为肺之门户，通天气。阳毒上发，热毒熏蒸。盖心肺位尊膈上，又肺主毛窍，毒从窍出，是干于肺而非出于肺也。要知痘之与疹，皆出于命门之阴阳也。霖按：痧疹，古经方不载。宋元以来，诸贤着述率多拉杂。前明罗田万密斋，始将治法阐明。其论胎毒，在腑在脏，仍属依样葫芦。惟孙文垣命门之论，允为精当。然痧疹之根原虽明，有非关命门伏气，其形证似是而非者。麻疹发热，不拘三四日，以火照之，遍身如涂朱之状，此将出之兆也。出则细碎，皮红成片，如蚊蚤螯啮之迹，抚之涩指，按之起晕，是其证也。亦须从面至胸背手足出透，以红润为佳。重者身膨胀，眼亦封闭。麻色有赤白微黄不同，只要红活，最嫌黑陷。麻出面目胸腹稠密，缠锁咽喉者逆，发不出而喘闷者凶。麻疹与痧疹异处，初见遍身发麻，退后脱皮，而治法亦略同。方书不载，惟《景岳全书》有此论治，宜参考。又有遍身但红而绝无斑点者，谓之火丹，亦其类也。故痘科中有夹痧、夹麻、夹丹等证，总皆热毒所致，俱当详辨也。按郭白云所云，焦则退皮，状如麸片者，即今之麻疹也。或问：痧、麻二证，一云命门伏毒，一非命门伏毒，抑有说欤？曰：痧疹人人不免，或有未痘之先出者，痘后仍必复出；麻疹则毕世不出者十之八九，患此者不过十之一二。一为伏藏之毒，一为疫疠之气。以此证之，夫复何疑。"[14]2

卷三"论治"："张石顽曰：麻疹者，手足太阴阳明二经蕴热所发，小儿居多，大人亦时有之，是亦时气传染之类。其发热时多咳嗽，多嚏多呕，眼中如泪，面浮腮赤，多泻，多痰，多热，多渴，多烦闷，甚则躁乱，咽痛唇焦，神昏。通身红赤，起而成粒，匀净而小，斜目视之，隐隐皮肤之下，以手摸之，磊磊肌肉之间，其形若疥，其色若丹。以其阳气从上，故头面愈多者为顺。"[14]31

《胎产心法·卷之上·妊娠麻疹论》："妊娠出疹，当以四物加减，而加条芩、艾叶，以安胎清热为主，则胎不动而麻疹自出矣。然热毒蒸胎，胎多受伤，但胎虽伤而母实无恙也。"[15]141

《医述·卷十五·痘疹精华·疹》："疹出之际，不思食者，胃为毒气所壅故也。疹尽毒解，即思食矣。不可啖面，惟啜稀粥，宜少而频，俟其气清神爽，身体不热，渐渐加添，庶无他虑。凡患麻疹，初起至收，个个好饮凉水，不可禁止，宜少与之，则毒气渐解。生生子曰：麻疹咳嗽喘急，用痘科大、小无比散，每服五、七分，大者一钱，即刻喘定而睡，醒后，神安气和而愈，乃热毒从小便出也。"[16]919

《幼科释谜·卷二麻疹·麻疹原由症治》："钱乙曰：麻疹形症亦同，有如发风疙瘩，拥起如云头，色赤成斑，随见随没者，有如粟米头，三番俱见而不没，至三日后方收渐没者，然皆谓麻疹，其于欲出未出之际，当用发表药发之，则易出易愈也。有发热至十余日始见者，大抵主在发散肺经之热毒，始事也，调理补养病后之元

气，终事也，其或兼风兼痰兼食，随宜加对症药。万全曰，疹小而碎，少阴心火也，心肺位乎上，心火旺则肺受之，治疹专以肺为主。"[17]46

《幼幼集成·集之六痘疮·麻疹》："麻疹浮小而有头粒，随出即收，不结脓，北人谓之糠疮，南人谓之麸疮，吴人谓之瘀，越人谓之暗，古所谓麻，闻人氏所谓肤疹是也。与前所谓脾为疹者不同。小儿有出一二次者，出轻而日数少者名奶疹子，出稍重而日数稍多者名正疹子，又，出于痘前者名奶疹子，出于痘后者名正疹子。初出亦与痘疮相似，但痘发于脏，麻发于腑，脏属阴，其病本深，故难出难收，而药于温平为宜。腑属阳，其病本浅，故易出易收，而药于清凉为宜。"[18]457

卷六"麻疹西江月"："麻疹俗呼麻子，盖因火毒熏蒸。朱砂红点遍身形，发自胃经一定。切忌黑斑死证，最宜赤似朱樱。大都治法喜凉清，不许辛甘犯禁。"[18]457

卷六"万氏痘麻·麻疹证治歌"："春温夏热，秋燥冬寒，此四时之主气也。冬应寒而反温，阳先暴泄，火令早行，人感其气，至于来春必生疮疹。未出痘麻者，必感而发，虽曰胎毒，未有不由天行疠气，故一时传染，大小相似。但见麻疹之出，宜服代天宣化丸以预解之，可使毒彻，不为已甚也。麻出须明岁气先，忽轻汗下致颠连。察人虚实施方法，暗损天和寿不坚。"[18]457

《原要论·虞氏麻疹治法》："古谓麻即疹也。疹如麻成朵，痘如豆成粒，皆象其形而名之也。夫胎毒一也，痘出于五脏，脏属阴，阴主血，故痘有形而有浆，其症寒热备有也。疹出于六腑，腑属阳，阳主气，故疹有形而无浆，其症多热而无寒也。为症既异，而治法亦殊。痘宜内实，可用补剂；疹忌内实，只宜解散。惟初热发表，略相似耳。既出之后，痘则补气以生血，疹宜补阴以制阳。何也？盖疹热甚则阴分受其熬煎，而血多虚耗，故治以清火滋阴为主，而不可少动其气。若燥悍之剂，首尾当深忌之。世知痘症之重，而不知疹之杀人尤甚，方书多忽而不备，可太息也。"[19]98

《张氏医通·卷十二·婴儿门下·例治》："麻疹俗名瘀子，浙人呼为子。麻病风热，人或未知，瘀之与，字学不收，皆土音习俗之讹耳。原其证之轻重，今昔悬殊。吾吴水土濡弱之乡，生气最易萌动，故麻疹之发，自始至终，不过二三日即安，从古迄今，靡不皆然。迩来风气变迁，有似北方气候，即寻常麻疹，必六七日乃化消。若热势未尽，或触风寒，或犯饮食，变证百出，其危有甚于痘者。因遍考方书，从无麻疹专学，间有一二及此，无非附见痘疹之末，一皆简略不详。"[20]323

《专治麻瘀初编·卷三·翁氏痘疹金镜录》："麻疹附余翁氏仲仁曰：夫麻疹之与痘疮始似而终殊，原同而证异，痘疮发于五脏，麻疹出于六腑。然麻疹一证先动阳分而后归于阴经，故标属阴而本属阳。其热也，气与血分相搏，故血多虚耗。其治也先发散行气，而后滋阴补血。凡动气燥悍之药皆不可用也。"[21]35

卷三"张氏痘疹诠附麻疹"："痘之外有疹，疹之外又有麻疹。麻疹者亦疹之类，即斑疹也。但正疹则热至五六日而后一齐涌出，出皆粒粒成疮，非若麻疹之皮红成片也。且麻疹之出则不拘三四日，以火照之，遍身如涂朱之状，此将出之兆，出则细碎皮红成片，如蚊蚤僭肤之迹者，即麻疹也。"[21]36

卷四"陈氏飞霞删润万氏原本·麻疹证治"："春温夏热秋燥冬寒此四时之主气也，冬应寒而反温，阳先暴泄，火令早行，人感其气，至于来春，必生疮疹，未出痘麻者，必感而发，虽曰胎毒，未有不由天行戾气，故一时传染大小相似，但见麻疹之出，宜服天代宣化丸以预解之，可使毒彻不为已甚也。"[21]47

《儿科萃精·卷五麻疹门·麻疹解》："麻疹之名，各方不同，北京以温疹为命名，河南以疹为命名，山西、陕西以糠疮为命名，山东、福建、广东、广西、云南、贵州、四川俱以疹子为命名，江南以瘀疹为命名，浙江以子为命名，湖广、江西俱以麻疹为命名，又呼为艄子，闻人氏以肤疹为命名，虽四方之命名有别，其实皆一疹也，他如瘙疹、瘾疹、温疹、盖豆疹，皆非正疹，惟麻疹乃谓之正疹，亦系胎元之毒，伏于六腑，感天地邪阳火旺之气，自肺脾而出，故多咳嗽喷嚏，鼻流清涕，眼泪汪汪，两胞浮肿，身热二三日、或四五日，始见点于皮肤之上，形如麻粒，色若桃花，间有类于痘大者，此麻疹初发之象也，形尖疏稀，渐次稠密，有颗粒而无根晕，微起泛而不生浆，此麻疹见形之后，大异于痘也，但调治麻疹者，慎毋失之大意，以麻疹变化之迅速，较出痘更有甚焉者，此亦小儿万不能免之一大证也。”[22]16

《儿科学辞典》：“是一种由麻疹病毒引起的急性呼吸道传染病，主要在婴幼儿中流行。麻疹病人是传染源，靠飞沫直接传播，人感染后，经6～18日不等（一般10～12日）潜伏期后发病，初为上呼吸道感染症状，表现为咳嗽，微热，喷嚏，流泪及全身乏力等症状，病初出现发热，眼结膜充血、畏光，发热第2～3日出现麻疹黏膜斑，而后在皮肤出现充血性红色斑丘疹，为身后、发际、面、颈、躯干、四肢，病后5～7日出齐，后期疹退，留有棕色斑痕，1～2周后消失。由于麻疹疫苗接种的推广，本病发病率明显下降，症状且不典型。治疗上只需加强护理及对症。有并发症时需及时处理。”[23]239

《简明中医辞典》：“病名。出元代滑伯仁《麻证新书》。简称麻。又名痦子、痧子。由麻毒引起的传染病，以体表皮疹状如麻粒而得名，多见于婴幼儿。发病主要在脾、肺两经，对其他脏腑亦有影响。先见发热、咳嗽、眼泪汪汪、口腔颊内与唇内黏膜上有累累如粟之白点，发热三日左右于耳后、颈、面出现疹点，自上而下及于四肢，至脚为出齐。一般分为初热期、见形期、收没期三个阶段。初热期治宜宣肺透疹，用宣毒发表汤或银翘散；见形期宜清热解毒，用紫草红花饮（紫草根、西红花、连翘、金银花、黄连、浙贝母、枇杷叶、板蓝根、竹叶、木通、甘草）；收没期，治宜生津养阴兼清余毒，用沙参麦冬汤加减。由于麻疹轻重兼夹不同，临床分为麻疹顺证、麻疹逆证、麻疹险证等，参见各条。”[24]78

《麻疹》（王凝芳等）：“北宋钱乙在《小儿药证直诀》（1023—1104年）中，对麻疹已有较详细的描述，他写道：‘初起之候，面燥，腮赤，目胞亦赤，呵欠烦闷，乍凉乍热，咳嗽，喷嚏，四肢末端发凉，惊悸多睡。’对麻疹前驱期症状描述得很详细，并说‘此天行之病也’。”[25]28

《麻疹》（陈翠贞）：“麻疹，俗称出疹子，是由麻疹病毒引起的急性呼吸道传染病，多见于儿童，传染性强，自古以来一直是威胁我国儿童生命的传染病。自1965年我国麻疹减毒活疫苗研制成功，并在全国普遍采用后，麻疹的发病率迅速下降，病死率也显著减少。但是，有些地区仍有麻疹流行或发生。”[26]2

《麻疹》（陈智铭）：“麻疹，俗名‘出疹子’，是一种在幼儿中广泛流行的传染病。得了麻疹，需卧床休息，妥善护理或治疗。如果护理、治疗不当，病儿可能并发肺炎，甚至出现心力衰竭等；如果抢救不及时，还有生命危险。”[27]1

《麻疹》（朱文元）：“麻疹是小儿急性传染病之一。各地俗名虽有疹子、痧子、麻子等之不同，但均指此病而言。由于患儿体质之强弱不同，以及顺逆症状的变化。在治疗上，决非固守陈法所能奏效。”[28]5

《麻疹》（钱琳）：“麻疹是小儿时期常见的一种急性传染病，也就是人们常说的‘出疹子’。这是由麻疹病毒感染而引起的发疹性疾病。它的特点是发热、流涕、咳嗽、眼红流泪、全身出红疹。在南方又叫‘痧子’‘痤（音锉）子’或‘糠疮’。这些名字都是地方的方言，但是却很形象地反映了本病的特征。”[29]1

《麻疹》（罗东辉等）：“麻疹是由外感麻疹病毒引起的急性传染病。临床主要症状为发热、流涕、咳嗽、鼻塞、流泪，全身有红色疹点。其发病快，传染性强，容易在儿童中广泛流行。麻疹四季均可发生，但以冬末初春季节为多见。患者大多数是儿童和少数没有感染过麻疹的成年人。

尤以6个月以上、5岁以下的幼儿为多见。"[30]1

《麻疹》(王侠生):"麻疹俗名甚多,北方叫做'疹子',江苏人叫做'痧子',浙江人叫做'瘖子',东北人叫做'出麻',医书上多数称做'麻疹''麻疹'就成为正式名辞。它是一种传染病。"[31]1

《麻疹发微》:"麻疹是一种传染病麻疹,俗名'疹子',是儿童容易得的一种传染病。这种病在我国隋代时就已经发现,到了宋代,儿科专家钱乙已经提出了治疗方法。但是长期的封建统治和反动统治时期,对这种病毫不重视,所以麻疹的流行极普遍,严重地威胁着儿童的健康。"[32]1

《麻疹风疹及水痘》:"麻疹是一种常见的小儿传染病,对于儿童的生命健康有严重的危害性。党和政府为了人民的健康,号召广大的中西医积极防治这类疾病。几年以来,我国对于麻疹的防治工作,采取了各种有效的措施,已取得了很大的成就。"[33]1

《麻疹水痘》:"麻疹是一种很容易传染的急性传染病。它的主要症状是发热,以及由发热的第四天起,皮肤上出现玫瑰色的斑疹。在皮疹出现之前,颊黏膜上出现费拉托夫-科泼力克氏斑,这就是它的特征。"[34]3

《麻疹证治要诀》:"麻疹是一种常见的小儿传染病,对于儿童的生命健康有严重的危害性。党和政府为了人民的利益,号召广大的中西医对这类疾病应当积极防治。几年以来,我国对于麻疹的防治工作,采取了各种有效措施,取得了很大的成就。"[35]1

《麻疹中药处方经验》:"麻疹是由外感麻毒引起的呼吸道传染病。临床以发热、咳嗽、鼻塞流涕、泪水汪汪,满身布发红色疹子为特征。"[36]2

《麻疹中医防治法》:"麻疹也叫'疹子''痧子''出麻'等,这是一种危害小孩身体健康的急性传染病,一年四季都会发病,春冬季节发病的人数较多。"[37]1

《麻疹专论》:"麻疹是一种急性传染病,一般发生于儿童时期。它的主要症状是:发热、咳嗽、喷嚏、鼻流清涕、眼皮浮肿,或恶心呕吐,以及典型口性黏膜疹,全身红斑性发疹。"[38]1

《实用中医儿科手册》:"中医学亦名麻疹。民间俗称'麻子'(华南)、'疹子'(华北)。发病原因是由于小儿缺乏抗体,又外感麻专。麻毒属阳,是一种温疫时疠之邪,经口鼻而入,主要侵犯肺,脾二经,全身其他脏器亦受影响。肺主皮毛,脾主肌肉,瘴气经三焦外泄,故疹点隐隐于皮肤之下,磊磊于肌肤之间,邪伤肺卫故见发热、恶寒、目赤、流涕、咳嗽,其则肺气闭塞,而见气促,鼻扇(麻疹肺炎);热伤脾胃则口渴思饮,不思食,或兼有吐泻。"[39]134

《现代中医儿科诊断治疗学》:"麻疹在古代属儿科四大要证之一,是由外感麻毒时邪引起的一种急性出疹性时行疾病。病因主要为麻毒内侵,与气血相搏,外发肌肤而出疹。以发热,咳嗽,流涕,眼泪汪汪,全身布发红色斑丘疹及早期口腔两颊黏膜出现麻疹黏膜斑为特征。本病一年四季都会发生,但好发于冬、春二季,且常引起流行。发病年龄一般为6个月至5岁。本病发病过程中若治疗调护适当,出疹顺利,大多预后良好;反之,调护失宜,邪毒较重,正不胜邪,可引起逆证险证,危及生命。患病后一般可获终生免疫。"[40]74

《中医词释》:"病名。出自《古今医鉴》。也称麻、痧子、瘖子。由麻疹病毒引起的急性发疹性传染病,属于中医温热病的范畴。以发热、咳嗽、流泪、口颊部粟形白斑和皮肤粟样红疹为临床特点。"[41]534

《中医辞海·中册》:"儿科病证名。指以发热咳嗽、鼻塞流涕、遍身布发红色斑疹的急性传染病。又名麻子、疹子、痧子、瘖子、肤证、糠证。麻疹四季均可发生,尤以冬末春初季节较多见,好发于儿童。"[42]296

《中医大辞典》:"病名。又名瘖、麻证、瘖子、痧子、肤证、糠疮、粰(麸)疮。元代滑伯仁《麻证新书》定为麻疹。是一种由麻疹病毒引起的发疹性传染病。多见于婴幼儿，以体表皮疹状如麻粒故名。四季均可发病，但以冬春季最易流行。中华人民共和国成立以来，由于对麻疹采取了各种有效的防治措施，发病率已经显著降低。病因为麻疹病毒，由口鼻而入。《麻疹拾遗》指出：'多为天行疠气传染。'也有认为与胎毒有关。主要病位在肺、脾二经。《小儿药证直诀》：'初起候，面燥腮赤，目胞亦赤，呵欠顿闷，乍凉乍热，咳嗽喷嚏，手足稍冷，夜卧惊悸，多睡……'《麻科活人全书》：'认麻须看两耳根下，颈项连耳之间，以及脊背以下至腰间，必有三五红点，此即麻之报标……'又：《麻证新书》：'舌上白珠累累如粟，甚则上腭、牙龈，满口遍生。'这是发疹期具有特殊意义的征象。在发病过程中，如体质壮实，护理恰当，毒能透发，勿药可愈。由于气候、环境以及小儿体质的强弱等各种不同因素的影响，在临床上所表现的症状也有所不同。根据病情轻重的表现，一般分为顺证、逆证及险证。顺证经过良好，逆证较严重，险证多属危急。麻疹一般分为疹前期、出疹期及疹退期三个阶段。从透发到收没，有一定过程。因此它是由内而外，由里及表，所以，在治疗上，以宣透清解为主，初期尤为重要；中期疹向外透，治应解毒，仍宜顺势宣透，使其完全出齐；末期，当养阴，清解托毒，使其逐渐收没。对于不同的变证，应具体分析，分别论治。"[43]327

《中医儿科》："麻疹，俗称'痧子'，是小儿时期一种常见的发疹性急性呼吸道传染病。"[44]76

《中医儿科》："麻疹，俗称痧子，是小儿时期一种常见的发疹性传染病。以发热、咳嗽、发疹为主症。一般从开始发热3～4日后，全身出现红色疹点，稍见隆起，扪之碍手，状如麻粒为特征，故名麻疹。"[45]53

《中医儿科临床精华》："麻疹乃阳毒，系温疫时气所致。正如《麻疹拾遗》所说：'多为天行疠气传染。'叶天士认为温邪时疠，触自鼻，秽逆游行三焦而为痧（麻疹）。'麻疹合并肺炎，临床常分两个类型：一为疹毒闭肺，二为内陷正虚。"[46]128

《中医儿科临床实践》："麻疹是由外感麻毒时邪引起的急性出疹性呼吸道传染病。临床以发热，咳嗽，鼻塞流涕，泪水汪汪，口腔两颊出现麻疹黏膜斑，周身皮肤规律有序地布发麻粒样大小的红色丘疹，皮疹消退可见脱屑和色素沉着斑为特征。本病是古代儿科四大要证之一。《痘疹大成·麻疹集成摘要》说：'疹者，肺胃蕴热所发，总宜解二经之邪热，邪热解则诸症自愈。'"[47]103

《中医儿科临床手册》："麻疹是由麻疹病毒引起的小儿常见发疹性传染病。其特征是传染性大，婴幼及体弱儿童容易转变为逆证。患过麻诊后一般可获终身免疫，仍有极少数可再次感染。解放以后，大力开展群众性预防工作，特别自从推行麻疹减毒活疫苗预防接种后，有效地控制了麻疹的流行。"[48]121

《中医儿科临证备要》："麻疹系指由麻疹病毒引起的传染病，临床以发热、流涕咳嗽、流泪、出疹为主要特征。《古今医镜》：'疹证发热之间，或咳嗽、喷嚏，鼻流清涕，眼胞浮肿，腮赤，或觉眼泪汪汪，或恶心，呕吐，即是疹候'。"[49]377

《中医儿科治疗大成》："麻疹系指小儿感受麻毒时邪而引起的出疹性急性传染病。临床上以发热、咳嗽、鼻塞流涕、泪水汪汪、满身布发红疹为特征。本病由麻毒时邪从口鼻而入，经呼吸道侵入机体后，主要病位在肺、胃二经。"[50]288

《中医名词术语精华辞典》："病名。出《古今医鉴》。又名痦、麻证、痦子、痧子、肤证、糠疮、烰疮。是一种由麻疹病毒引起的发疹性传染病。多见于婴幼儿。四季均可发病，尤以冬春季最易流行。"[51]107

《中医名词术语选释》："俗称'痧子'。是小儿常见的一种传染病，是由于感受时邪疠毒所引起，病毒主要侵犯肺胃。初起先见肺卫风热症状，以咳嗽、眼结膜红赤、畏光、眼泪汪汪为其特征。皮疹出现时，疹点先从耳后、发际及颈部出现，渐及颜面全身，疹点与疹点之间可见正常的皮肤为其特点。”[52]327

[1] [宋]钱乙.小儿药证直诀[M].南宁：广西科学技术出版社，2015：9.

[2] [宋]庞安时.伤寒总病论[M].邹德琛，刘华生点校.北京：人民卫生出版社，1989：93.

[3] [明]王肯堂.证治准绳[M].吴唯，等校注.北京：中国中医药出版社，1997：266.

[4] [宋]董汲.小儿斑疹备急方论[M]//董汲.董汲医学论著三种.北京：商务印书馆，1958：5.

[5] [宋]刘昉.幼幼新书[M].北京：人民卫生出版社，1987：670.

[6] [元]曾世荣.活幼口议[M].北京：中医古籍出版社，2015：332.

[7] [明]龚信；龚廷贤续编；王肯堂订补.古今医鉴[M].熊俊校注.北京：中国医药科技出版社，2014：225.

[8] [明]李梴.医学入门[M].金嫣莉，等校注.北京：中国中医药出版社，1998：1007.

[9] [清]吴谦.痘疹心法要诀[M].北京：人民卫生出版社，1963：101.

[10] [清]谢玉琼.麻科活人全书[M]//周仲瑛，于文明.中医古籍珍本集成：儿科卷.长沙：湖南科学技术出版社，2014：45.

[11] [清]吴砚丞.麻疹备要方论[M]//曹炳章编.中国医学大成.上海：上海科学技术出版社，1990：1.

[12] [清]张霞溪.麻疹阐注[M]//裘吉生原编.珍本医书集成.上海：上海科学技术出版社，1986：1.

[13] [清]郭志邃.痧胀玉衡[M].刘玉书点校.北京：人民卫生出版社，1995：16.

[14] [清]叶霖.痧疹辑要[M].北京：中国中医药出版社，2019：2，31.

[15] [清]阎纯玺.胎产心法[M].上海：上海科学技术出版社，2000：141.

[16] [清]程杏轩.医述[M].合肥：安徽科学技术出版社，1983：919.

[17] [清]沈金鳌.幼科释谜[M].北京：中国中医药出版社，2009：46.

[18] [清]陈复正.幼幼集成[M].蔡景高，叶奕扬点校.北京：人民卫生出版社，1988：457.

[19] [清]袁氏.原要论[M]//曹炳章编.中国医学大成.上海：上海科学技术出版社，1990：98.

[20] [清]张璐.张氏医通[M].太原：山西科学技术出版社，2010：323.

[21] [清]凌德.专治麻痧初编[M]//裘庆元辑.三三医书.北京：中国中医药出版社，1998：35，36，47.

[22] [民国]陈守真.儿科萃精[M].武汉：汉口汉康印书局，1930：16.

[23] 胡皓夫.儿科学辞典[M].北京：北京科学技术出版社，2003：239.

[24] 《中医大辞典》编辑委员会.简明中医辞典[M].北京：人民卫生出版社，1979：78.

[25] 王凝芳，陈菊梅.麻疹[M].北京：人民卫生出版社，1988：28.

[26] 陈翠贞.麻疹[M].北京：人民卫生出版社，1957：2.

[27] 陈智铭.麻疹[M].合肥：安徽科学技术出版社，1981：1.

[28] 朱文元.麻疹[M].南京：东南大学出版社，2001：5.

[29] 钱琳.麻疹[M].北京：人民卫生出版社，1985：1.

[30] 罗东辉，王侠生.麻疹[M].上海：上海科技教育出版社，2003：1.

[31] 王侠生.麻疹[M].北京：中国医药科技出版社，2009：1.

[32] 吴佩衡.麻疹发微[M].昆明：云南人民出版社，1962：1.

[33] 刘崇燕.麻疹风疹及水痘[M].北京：商务印书馆.1950：1.

[34] 赵国昌.麻疹水痘[M].北京：农村读物出版社，2000：3.

[35] 汤万团.麻疹证治要诀[M].上海：上海中医药大学出版社，1996：1.

[36] 袁雪亭.麻疹中药处方经验[M].上海：上海卫生出版社，1957：2.

[37] 李同伟.麻疹中医防治法[M].石家庄：河北人民出版社，1957：1.

[38] 李聪甫.麻疹专论[M].长沙：湖南人民出版社，1964：1.

[39] 虞佩兰.实用中医儿科手册[M].长沙：湖南科学技术出版社，1980：134.

[40] 郁晓维，何文彬.现代中医儿科诊断治疗学[M].北京：人民卫生出版社，2001：74.

[41] 徐元贞.中医词释[M].郑州：河南科学技术出版社，1983：534.

[42] 袁钟，图娅，彭泽邦，等.中医辞海[M].北京：中国医药科技出版社，1999：276.

[43] 高希言，朱平生，田力.中医大辞典[M].太原：山西科学技术出版社，2017：327.

[44] 江育仁.中医儿科[M].北京：人民卫生出版社，1988：76.

[45] 江苏新医学院第一附属医院.中医儿科[M].北京：人民卫生出版社，1975：53.

[46] 马荫笃.中医儿科临床精华[M].银川：宁夏人民出版社，1996：128.

[47] 俞景茂.中医儿科临床实践[M].贵阳：贵州科技出版社，2005：103.

[48] 上海中医学院附属曙光医院.中医儿科临床手册

[M]. 上海：上海科学技术出版社，1980：121.
[49] 王庆文，董克勤. 中医儿科临证备要[M]. 北京：人民卫生出版社，1988：377.
[50] 刘弼臣. 中医儿科治疗大成[M]. 石家庄：河北科学技术出版社，1998：228.
[51] 李经纬，余瀛鳌，蔡景峰. 中医名词术语精华辞典[M]. 天津：天津科学技术出版社，1996：107.
[52] 中医研究院，广东中医学院. 中医名词术语选释[M]. 北京：人民卫生出版社，1973：327.

（陈昱良）

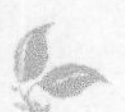

4·077

惊风

jīng fēng

一、规范名

【汉文名】惊风。

【英文名】infantile convulsion。

【注释】以神昏、抽风、惊厥为主要表现，以搐、搦、掣、颤、反、引、窜、视八候为特征的儿科疾病。

二、定名依据

惊风是以神昏、抽风、惊厥为主要表现，以搐、搦、掣、颤、反、引、窜、视八候为特征的儿科疾病。唐以前的古籍基本将本病归入痫证中，在我国最早的医学方书《五十二病方》中记载了小儿急惊风即"婴儿病间"，其症状与现代惊风基本相符。

在《黄帝明堂灸经》中第一次记载了"急惊风"病名。另外，本书还第一次记载了"缓惊风"之名。但作者没有言及二者的具体症状。《小儿药证直诀》有"小儿急惊者，本热生于心……小儿热痰客于心胃"等论述，症状表现为"身热、面赤、引饮、口中气热、大小便黄赤，剧则搐也"。而慢惊则表现为"遍身冷，口鼻气出亦冷，手足时搐，昏睡，睡露睛"。清代很多医家对"惊风"的病名提出否定，引发了广泛的争论。

中华人民共和国成立以来，小儿惊风的定义受到西医学的"惊厥"影响，西医学中惊厥是一种症状，多种疾病均可导致。一般说来，急惊风多指高热惊厥、急性中毒性脑病、各种颅内感染等引起的惊厥；慢惊风则为代谢疾病与水电解质紊乱，颅脑发育不全与脑损伤、出血、缺氧，以及各种脑炎、脑膜炎、中毒性脑病恢复期出现的惊厥等。慢惊风则为代谢疾病与水电解质紊乱，颅脑发育不全与脑损伤、出血、缺氧，以及各种脑炎、脑膜炎、中毒性脑病恢复期出现的惊厥等。

现代有关著作如《中医大辞典》《中国医学百科全书·中医学》《中医辞海》等均以"惊风"作为本病正名，我国2011年出版的全国科学技术名词审定委员会审定公布的《中医药学名词·内科学 妇科学 儿科学》也确定"惊风"作为规范名。

三、同义词

【曾称】"惊"(《千金翼方》)；"痉"(《诸病源候论》)；"惊厥"(《神农本草经疏》)；"抽风"(《普济方》)；"抽痉"(《小儿推拿广义》)；"小儿惊厥"(《经方实验录》)。

四、源流考释

惊风是小儿时期常见的一种急重病证，以临床出现抽搐、昏迷为主要特征。又称"惊厥"，俗名"抽风"。任何季节均可发生，一般以1～5岁的小儿为多见，年龄越小，发病率越高。其证往往比较凶险，变化迅速，威胁小儿生命。所以，古代医家认为惊风是一种恶候。如《东医宝鉴》说："小儿疾之最危者，无越惊风之证。"《幼科释谜》也说："小儿之病，最重惟惊。"[1]7 本病西医学称小儿惊厥。

惊乃强直和痉挛的表现，故古代有的医家把惊风与痉作为通用名词。如《寓意草》[2]5、吴鞠通《解儿难》《幼幼集成》[3]55 都认为惊风即是痉病。风乃言其病因，《内经》所谓"诸暴强直，皆属于风"。凡因风而引起的各种抽搐症状，皆可名之为惊风。近代习惯上将痉厥出现于成人的称痉病，出现于幼儿的称惊风。

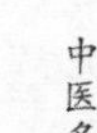

在我国最早的医学方书《五十二病方》中记载了小儿急惊风即"婴儿病间"，其云："婴儿病间(痫)方，取雷尾〈矢三果(颗)〉治，以煎膏和之。小婴儿以水(半)斗，大者以一斗，三分和，取一分置水中，挠，以浴之。浴之道头上始，下尽身，四支(肢)毋濡。三日一浴，三日已。已浴，辄弃其水中。间(痫)者，身热而数惊，颈脊强而复(腹)大。口间(痫)多众，以此药皆已。"从其身热数惊及颈强腹大等症状看，似乎是后世急惊风或热性惊厥的表现。小儿慢惊风称之为"婴儿风"，其症状是"目然，胁痛，息瘿瘿(嘤嘤)然，(矢)不化而青"。目然一句，马继兴氏释为眼球上反。其症状与现代所说的基本相符。

在《黄帝明堂灸经》中第一次记载了"急惊风"病名。其云"小儿急惊风，灸前顶一穴，三壮。在百会前一寸。若不愈，须灸两头眉及鼻下人中一穴。炷如小麦大"。另外，本书还第一次记载了"缓惊风"之名。谓"小儿缓惊风，灸尺泽各一壮，在肘中横纹，约上动脉中，炷如小麦大"。但作者没有言及二者的具体症状。

宋之前，对惊风的认识，多是惊痫并提，《太平圣惠方》[4]868 仅有急、慢惊风之名，却未加区别。《小儿药证直诀》有"小儿急惊者，本热生于心……小儿热痰客于心胃"等论述，症状表现为"身热、面赤、引饮、口中气热、大小便黄赤，剧则搐也"。而慢惊则表现为"遍身冷，口鼻气出亦冷，手足时搐，昏睡，睡露睛"。《太平惠民和剂局方》论惊风，多指急惊而言，如"软金丹，治小儿惊风壮热，多睡惊掣，精神昏，痰涎壅塞，手足搐搦，目睛上视，项背强硬，耳关紧急""太一银朱丹，治小儿惊风壮热，涎盛发痫，手足搐搦，目睛上视，及风壅壮实，心膈满闷、呕吐痰涎，大便秘涩"。慢脾风"慢脾风"一病，是惊风说的三个组成部分之一。慢惊、慢脾、急惊。《华佗九候》谓"其候面青唇黄，口角有涎，多睡不醒，或时手脚似搐，肢冷脉沉弱"。茅姓医家云"慢脾风候，时时吐呕，频频咬齿，手足擎疭，舌卷头低，两眼上视……"甚者"直眠不动，卧如尸，遍体如水，汗若泥，眼目不开，常似睡"。此为将死之候。此外还有"眼不紫黑者，主雷雨惊，慢脾风"等论述。对"慢脾风"同"慢惊风"的鉴别，《华佗九候论》将二者均归为"四慢候"，但"脾风多因吐得，必有风痰；慢惊风者，虚积生也""慢惊风眼喜张，慢脾风眼喜闭"。

金元时期：小儿惊风一证，李东垣将其分为外物所惊和气动所惊两大类，认识到了惊风有外惊和内惊之分。张子和善用攻邪之法治疗惊风，李东垣在《兰室秘藏·小儿门》中专列"治惊论"，提出"外物惊，宜镇心，以黄连安神丸；若心气动致惊，宜寒水石安神丸"的治疗方法。对慢惊风的治疗，李东垣创立了新益黄散，由黄芪、陈皮、人参、芍药、生熟甘草、黄连等组成，这是李氏补土学说在儿科病证治疗中运用的很好说明。

元代著名儿科医家曾世荣亦对小儿惊风具有独到的见解和经验，他在《活幼心书·明本论》说："惊生于心，风生于肝，搐始于气，是为三证。"[5]5 并将暑风、惊悸收入急惊，慢脾列入慢惊。《活幼口议·小儿惊风痰热四证》云："小儿有热，热盛生痰，痰盛生惊，惊盛作风，风盛发搐。有退热而愈者，有治惊而愈者，有截风而愈，有化痰通关而愈者，皆是依证用药。"[6]129 对急惊治疗用下法，提出"可量其轻重，如病五六分，只下三四分许，随通且利，热去痰消，则病与证次第徐徐而减瘥。若不揣度，一概并荡下之，一太过伤害脏腑，疾转阴证，乃作慢惊风候。”元危亦林《世医得效方》云治“急惊之候，通关截风，定搐去痰，其热尚作则当下之，一泄之后又急需和胃镇心，不可太过用寒凉等剂”“慢惊之候，宜于生胃气药，和以截风定搐，不可太燥”[7]455。至于慢脾风，指出“若逐风则无风可逐，若疗惊则无惊可疗，但脾间痰涎、虚热往来，气眼合者，脾困气乏，神志沉迷，痰涎凝滞而然尔。世所谓慢风难疗者，慢脾风是也”“慢脾十救一二，只当生胃回阳”。

惊风一证，在清代受到了广泛的否定，其代表人物当推夏鼎和陈复正。夏氏指出“推前人所称蛇丝、马蹄、鲫鱼、乌鸦等惊名之意，无非为后人痴人立其名色，告以病表，使易识耳……凡我同仁，万不可以蛇丝诸诡名，执为正论垂之，以杀有冤莫诉之婴儿也”，故专设“辟诸惊名谬”一节。至于慢惊，夏氏认为“慢惊何惊之有以慢症而云惊，皆庸医见儿眼翻、手掣、握拳、形状似惊，故以惊名之，一作惊治，或推或拿或火，是犹儿已下井而复落以石也”，因而主张“人动曰慢惊，予独曰慢症”。陈氏则认为，古今之医，“误以伤寒无汗之表症为急惊，以伤风自汗之解肌证为慢惊，以脾败胃伤竭绝之证为慢脾，妄立诸惊名色，眩惑后人，何尝有一毫实际，裨于治疗”，并录诸家惊风之论，予以逐条辩驳。他主张，当以“搐”字代替惊风之名，急惊、慢惊、慢脾分别代之以误搐、类搐、非搐。其中，“痉由误致，今故易名误搐”，类搐“即幼科所云惊风余证者是也”，非搐“即幼科之慢惊风，慢脾风者是也”，其他辟之得力者，尚有芝屿樵客、王清任、吴鞠通等。芝屿樵客在《儿科醒》中提出了自己对惊风的看法，认为其误有四其一是“立名之妄，但当以‘惊恐’二字立名，不当以‘惊风’二字目之矣”，即主张惊风为惊恐，其二乃用药之误，“用药但宜泻心平肝”哗惊恐自己。“亦非金石脑康所宜投”，其三乃慢惊之谬，其症“全属虚寒败证，急宜温补，无风可遂，无惊可疗”，其四乃是诸种搐证的角弓反张等症状，多被混作惊风论治。吴鞠通认为，惊当为痉，这一点与方中行的主张一脉相承，方氏曾作痉书予以详细阐述，他认为惊风即仲景之痉“大悟惊风之谬，悉皆痉语之讹”。

当然，与此相反，也有许多医家仍然赞同这一证名，并予以竭力探讨，出现了诸如《福幼编》《惊风辨证必读书》等的惊风专著。谈金章提出“若有感骤发，名曰急惊，属在阳，体虚病者，名曰慢惊，属在阴如日久脾虚，真元剥耗，名曰慢脾风又有潮热喘逆，搐擎呕吐，名曰类惊风，将发痘疹之泡如暑月受累，冒风过饱而来者，名曰暑风，即伤暑也”，任赞还提出急惊风应与其他疾病相鉴别，因而列举了天钓、痉病、内钓、客件等与急惊风的异同。如“天钓与惊风类似，皆有壮热惊悸、眼翻、角弓反张手指搐擎诸证”，然天钓或啼或笑，喜怒不常，甚有爪甲皆青，如祟之状，惊风无之，此可以分辨也。沈金鳌在《幼科释谜》中云：“小儿之病，最重为惊，惊必发搐，惊必窜睛，惊必牙紧，惊必面青，惊必鱼口，惊必弓形，心经积热，肝部风生，肝风心火，二脏交争。”

五、文献辑录

《高注金匮要略・湿病脉证・第二》：“太阳病，发热……言太阳见发热之表症，其脉多浮者，以阴阳之气两出，而与邪抟故也。若见表症，而脉又沉，是里阴短少，不出而附其阳，而经络独得干热之应故。然治经表干热之邪，非发表不能散其势。若沉而更见细，细为无阳之诊，发表以去邪热，刚柔之阳或解，而厥逆泻利之阴将复作矣，故曰难治。阴，即俗所谓慢惊风者。”[8]19

《扁鹊心书・卷下・惊风》：“风木太过，令人发搐，又积热蓄于胃脘，胃气瞀闭，亦令卒仆，不知人事。先服碧霞散吐痰，次进知母黄芩汤，或青饼子、朱砂丸皆可。若脾虚发搐，或吐泻后发搐乃慢惊风也，灸中脘三十壮，服姜附汤而愈(小儿之急惊、慢惊，犹大人中风之闭证、脱证，温清补泻，审病当而用药确，自无差讹)。”[9]77

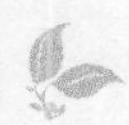

《妇人大全良方·卷之十九(产后门)》:“产后惊风,乱道言语,如见鬼状,精神不定者。”[10]516

《圣济总录·卷第一百七十·小儿慢惊风》:“慢惊风。干蝎散方:干蝎(五枚全者炒),细辛(去苗叶)、乳香(研各一分),青黛(研)、白附子(炮各半两)。上五味,捣研为细散,每服半钱匕,煎冬瓜子汤调下,不拘时。治小儿慢惊风,兼内外俱虚。羌活煎方:羌活(去芦头)、防风(去叉)、桂(去粗皮)、独活(去芦头)、人参(各一分),白附子(半两),干蝎(全者,炒,一钱),白僵蚕(炒,一钱),水银(两钱),硫黄(研,两钱)。上一十味,捣罗八味为末,次熔硫黄成汁,次入水银为沙子,放冷细研,入众药末,用枣肉蜜和成煎,每服一大豆许,煎防风汤化下,紫参人参汤亦得。”[11]3453

《太平圣惠方·卷第八十五·治小儿急惊风诸方》:“夫小儿急惊风者,由气血不和,夙有实热,为风邪所乘,干于心络之所致也,心者神之所舍也。治小儿急惊风,四肢抽掣,拘急,壮热,或则口噤,天麻丸方。”[4]868

《幼幼新书·卷第二·三关锦纹第十二》:“关慢惊有虚积,亦医。命关痟气风,不疗。歌曰:形如水字肺家惊,虚积相传面色青,膈上有食宜便取(杨大邺云:膈上有涎),消癥洗肺得安宁。风关肺风,亦医。气关慢惊风入肺,难疗。命关若有,不疗。歌曰:形如乙字病传肝,眼慢惊啼泪不干,此病肺风传受得(《庄氏家传》云:此是肝脾传受得),三关观候细详看。”[12]24

卷第九“慢惊风第三”:“《圣惠》论:夫小儿慢惊风者,由乳哺不调,脏腑壅滞,内有积热,为风邪所伤,入舍于心之所致也。其候:乍静乍发,心神不安,呕吐痰涎,身体壮热,筋脉不利,睡卧多惊,风热不除,变化非一,进退不定,荏苒经时,故名慢惊风也。宜速疗之。茅先生论:小儿生下有中慢惊风者,双目上视,双手搐搦,上喘,喉中涎响,乍静乍发,心神恍惚,不记人事。此候因惊横心舍而成;有因吐泻而成;有大患痢而成;有久泻痢后脾虚,风邪所干,乘虚致此者。”[12]24

《活幼口议·卷之九·议胎中受病诸症序·小儿惊风痰热四证》:“小儿有热,热盛生痰,痰盛生惊,惊盛作风,风盛发搐。有退热而愈者,有治惊而愈者,有截风而愈,有化痰通关而愈者,皆是依证用药……可量其轻重,如病五六分,只下三四分许,随通且利,热去痰消,则病与证次第徐徐而减瘥。若不揣度,一概并荡下之,一太过伤害脏腑,疾转阴证,乃作慢惊风候。”[6]129

卷之十二“议急惊风症候”:“议急惊风症候。上窜反张、搐搦、口流痰涎壮热并有之,其或有视左视右者,有僵有仆(僵仰也属阳仆覆也属阴),举握指有里有外,医分男女,定阴阳顺逆之理,有左右引搐,连及脚手身体颤动,初则搐搦俱作,久而搐住只搦。有急有缓,但只肩动口螵螵者,候之轻也。搐则盛也,搦又重也,反张牙关紧急,喉中有涎,即是惊风。候如牙关不紧,口无痰涎,只反张搐搦上窜者,未可便作惊风候。盖夹惊夹食,伤寒疹豆,或三焦蕴热,五脏不宣,流入经络,热在筋脉,亦作搐搦。”[6]129

《活幼心书·卷中·明本论·急惊》:“风火阳物也,风主乎动,火得风则烟焰起,此五行之造化。二阳相鼓,风火相搏,肝藏魄,心藏神,因热则神魂易动,故发惊也。心主乎神,独不受触,遇有惊则发热,热极生风,故能成搐,名曰急惊。治之之法,先以五苓散加黄芩、甘草,水煎,或百解散发表,次通心气。木通散、三解散,疏涤肝经,安魂退热。牛蒡汤、防风汤主之。惊风既除之后,轻者投半夏丸,重者下水晶丹,与之去痰,免成痴疾,但不可用大寒凉药治之,热去则寒起,亢则害,承乃制。若仓卒之间,惊与风证俱作,只用五苓散加辰砂末,薄荷汤调服,少解其证。盖五苓散内有泽泻导小便,心与小肠为表里,小肠流利,心气得通,其惊自减。内有桂,木得桂则枯,是以有抑肝之气,其风自停。况佐以辰砂,能安神魂,两得其宜,大略要解热凉心肝,后用平和汤散调理,稍热之剂则难用,医者宜审之。愚尝感慨诸人，每见惊风搐作，不明标本，混为一证，遽然全用金石、脑、麝、蜈、蚕、蛇、蝎，大寒搜风等剂投之，耗伤真气，其证愈甚，多致弗救。殊不知惊生于心，风生于肝，搐始于气，是为三证。其惊与风，首已详及，然所谓畜气而成搐，陈氏之论，最为明理，但未着其方。余于此证，则用宽气饮治之，只以枳壳、枳实为主，盖其气也，四时平和则身安，一息壅滞则疾作。况小儿啼哭不常，其气蕴蓄，内则不能升降，外则无由发泄，展转经时，亦能作搐。善医者审察病源，从而疗之，万无一失。更辨阴阳虚实，不可轻忽。若阳实证，煎平和汤调三解散主之，此急惊有搐之类。若阴虚证，煎固真汤调宽气饮治之，此慢惊有搐之类。若暴感此证，未别阴阳虚实，先用五苓散和宽气饮，及少加宽热饮，三药合用，姜汁沸汤调灌即解，大抵治搐之法，贵以宽气为妙，气顺则搐停，此自然之理。男左女右，手足搐者，即为顺证；男右女左，手足搐者，即为逆证，故难治也。有男右女左，证轻者投顺搐散，使分左右，庶好疗之，天钓者，初得时顿顿呵欠，眼忽下泪，身热脉浮洪实，是风痰壅聚，上贯心包，致经络闭而不通，目睛翻视，颈项强仰。两手掣转向后，大哭如怒，脚曲腰直，发热痰鸣，爪甲皆青，状如鬼祟，名曰天钓。”[5]5

卷中“明本论·慢惊”：“治慢惊者，考之古书，亦无所据，惟载阴痫而已。盖慢惊属阴，阴主静而搐缓。故曰慢。其候皆因外感风寒，内作吐泻，或得于大病之余，或传误转之后，目慢神昏，手足偏动，口角流涎，身微温，眼上视，或斜转，及两手握拳而搐，或兼两足动掣，各辨男左女右，搐者为顺，反此为逆，口气冷缓，或囟门陷，此虚极也。脉沉无力，睡则扬睛，谓两目半开半合，此真阳衰耗，而阴邪独盛。阴盛生寒，寒为水化，水生肝本，木为风化，木克脾土，胃为脾之府，故胃中有风，瘈渐生。其瘈证状，两肩微耸，两手垂下，时复动摇不已，名为慢惊。”[5]5

《世医得效方》：“急惊之候，通关截风，定搐去痰，其热尚作则当下之，一泄之后又急需和胃镇心，不可太过用寒凉等剂。慢惊之候，宜于生胃气药，和以截风定搐，不可太燥，若逐风则无风可逐，若疗惊则无惊可疗，但脾间痰涎、虚热往来，气眼合者，脾困气乏，神志沉迷，痰涎凝滞而然尔。世所谓慢风难疗者，慢脾风是也。慢脾十救一二，只当生胃回阳。”[7]455

《保婴撮要·卷三·急惊》：“一小儿发热抽搐，口噤痰涌，此胆经实火为惊风也。”[13]46

卷三“惊风”：“惊风者，虚惕怔忡，气怯神散，痰涎来去，泄泻色青。”[13]46

卷三“慢惊”：“慢惊因病后或吐泻或药饵伤损脾胃，肢体逆冷，口鼻气微，手足瘈，昏睡露睛，此脾虚生风，无阳之症也，温白丸主之。盖慢惊者阴症也，俱脏受病而属虚，因吐泻脾肺俱虚，肝木所乘，而致瘈微搐。”[13]46

卷三“胎惊”：“小儿胎惊风者，因妊妇饮酒忿怒惊跌，或外挟风邪，内伤于胎，儿生下即病也。”[13]46

《赤水玄珠》：“惊者病之名，风者病之象，言其抽搐有似于风之动而为名也。”[14]433

《丹台玉案·卷之六·惊风门》：“夫风一也，在大人则为中风，在小儿则为惊风。大人无惊，故名之曰中。小儿易惊，且易惹而症俱在。表慢惊与中脏同，谓之阴症。而症俱在里，治者能辨其阴阳表里而治之，斯可以无燥不宁者是也。慢惊之症，身常不热，眼常半开，手足微掣，精神倦怠，形体若呆，大便或泄者是也。又有慢脾风者，虎口纹青紫色，或黑色，隐隐相杂，似出而不出，手足不动，遍身皆冷，两眼常合，不能啼哭。症若至此，无复救矣。慢惊病根固有浅深，而亦可以施治于万一之中。若因急惊，而变慢惊，或因吐泻而生慢惊，则难治矣。因慢而成慢脾，或因吐泻而致慢脾，则不治矣。大抵惊属于心，风属于肝，心火动则振跳而不可遏，肝气发故搐搦而不自持，二经相助，其势必盛。心火有余，则火炽而风益猛，是风从火出也。肝有余则风狂而火益旺，是火从风炽也。风火齐发，故可畏，此特以急惊言之耳。而慢惊慢脾，又兼脾虚与寒，势若稍缓而及深焉。然以其病之可生可死，而细分之，则各有所属，非谓止于心肝二经，而不入于他经也。是故不时吊眼者，惊入于肝。梦中切牙者，惊入于肾。夜啼至晚者惊入于小肠。喉中如锯者，惊入于大肠。面青下白，惊入于胆。气喘吸水者，惊入于脾。不时干呕者，惊入于胃。睡中惊哭者，患在三焦，此皆可生之症也。至若爪黑者为肝绝，泻黑血者为心绝，日多盗汗者为胃绝，忽作哑声为肺绝，咬人者为骨绝，眼半开半合者为肾绝，口鼻干黑者为脾绝。惊风患此七绝，其儿何能得生耶?”[15]273

卷之六“小儿科”：“惟虎口之脉稍为可验，其脉在食指外侧，每一部一关，三节为三关，男视在左，女视在右，有筋脉如系，于肉内，仔细观之，紫则为风，红则伤寒青则为惊，白则为疳，黄则为脾困，青黑则为慢惊，入掌则为内吊。若三关通度为沉之候，惟此可以少知之耳。虽然幼科之治病，当多方求之，岂可执虎口之脉法，而尽小儿之诸病哉。必于病之未形，而用意察之，庶可以为预消之地。如小儿呵欠连绵，乃小儿脏腑受邪，病之渐也。若面赤则知其风热，而泻肝之剂可以先服。面青则知其惊风，而治惊之剂可以先服。面黄则知其为脾虚，而补脾之剂可以先服。多睡则知其为内热，而清热之剂可以先服。口中气热则知其为伤风，而疏风之剂可以先服。皆当随症形而先治之，勿俟其发而后用药也。”[15]273

《古今医鉴·卷之一·脉诀》：“虚脉按之不足，迟大而软，轻举指下豁然而空曰虚。为气血两虚之候。为暑、为烦满多汗、为恍惚多惊、为小儿惊风。”[16]352

卷之十三“惊风”：“小儿疾之最危者，无越惊风之证也。盖惊有急惊，有慢惊，有慢脾风。三者之不同，急者属阳，阳盛而阴亏；慢者属阴，阴亏而阳盛；慢脾者，亦属阴，阴气极盛，胃气极虚，阳动而躁疾，阴静而迟缓，其始也。多由小儿气血怯弱，肌肤软薄，神气未备，脏腑未全。在捧抱者，爱护如执玉捧盈之类，不令疏虞可也。若被掀轰恶逆之音，凶猛怪诧之物，触犯小儿，则致面青口噤，或声嘶而厥，发过则客色如故。良久复作，其身热面赤，口干引饮，口鼻中气热，大小便黄赤色，惺惺不睡，牙关紧急，壮热涎潮，上窜反张，搐搦颤动、唇口眉眼，眨引频并，其脉浮数洪紧。盖热盛则生痰，痰盛则生风，偶因惊而发耳，则急惊属于肝木，风邪痰热有余之证。治宜清冷苦寒泻气之药，以败毒散之类。慢惊之候，多因饮食不节，损伤脾胃，以致吐泻日久，中气大虚而致发搐，发则无休止时。其身冷面黄不渴，口鼻中气寒，大小便清白，昏睡露晴，目上视，手足瘛，筋脉拘挛，其脉沉迟散缓。盖脾虚则生风，风盛则筋急。俗云：天吊风者，即此候也。此慢惊属于脾土，中气虚损，不足之候。治宜和中甘温补气之剂，以补脾汤之类。慢脾风证，盖由慢惊传次而至。慢惊之后，吐泻损脾，病传已极，总归虚处，惟脾所受，故曰慢脾，又名虚风。其病，则面赤额汗，舌短头低，眼合不开，困睡中摇头吐舌，频吐腥臭，噤口切牙，手足微搐而不收，或身冷，或身温，而四肢厥冷，其脉沉微。”[16]352

《古今医统大全·卷之八十八·惊风门第十三》：“凡扎眼摇头，张口出舌，唇青脸赤，面青眼青泻青，太阳发际印堂青筋，三关虎口脉纹红紫或青者皆惊风也。大抵热论虚实，证别逆顺，治有先后。盖实热为急惊，虚热为慢惊。慢惊本无热，所以发热者，虚使然耳。急惊属阳，用药以凉；慢惊属阴，用药以温。其不可以阴阳无别，故曰热论虚实者此也。男搐左视左，女搐右视右。男眼上窜，女眼下窜。男握拇指出外，女握拇指入里。男引手挽，左直右曲，女引手挽，右直左曲，皆为之顺，反之则逆。亦有先搐左，而双搐者。但搐顺则无声，搐逆则有声。其指纹情势挛入里者顺，出外者逆，出入相半者难痊，故曰证别逆顺者此也。凡热盛生惊，惊盛生风，风盛发搐。治搐先于截风，治风先于利惊，治惊先欲豁痰，治痰先于解热。其若四证俱有，又当兼施并理，一或有遗，必生他证，故曰治有先后者，此也。纲领如此，若析急慢惊风而言之，则暴烈为急惊，沉重为慢惊，而慢脾则又重而深矣。”“虎口脉纹青紫为惊风。红者风热轻。赤者风热盛。紫者惊热，青者惊积。青而淡紫，伸缩来去，主慢惊。青紫相半，惊积风热俱有，主急惊风。紫丝青丝或黑丝隐隐相杂，似出而不出，主慢脾风。情势弯入里者顺，出外者逆。”“四证者，惊风痰热是也。八候者，搐搦掣颤反引窜视是也。搐者，两手伸缩。搦者，十指开合。掣者，势如相扑。颤者，头偏不正。反者，身仰向后。引者，臂若开弓。窜者，目直似怒。视者，睛露不活。四证已备，八候生焉。四证既无，八候安有？专是药者，可不究心及此？脉病证治，明有条类。大抵婴孩得疾，贵乎早治，若初觉受惊，伤风发热，便与疏解，何患之有？传变之异，所谓闯门之盗，不可以固留；逆流之水，不可以顺决。此有疾在谨其初之意也。”“小儿急慢惊风，古无之，惟曰阴阳滴而已。所谓急慢者，后世名之耳。正如赤白痢疾之类是也。急者属阳，阳盛而阴亏；慢者属阴，阳亏而阴盛。阳动而躁疾，阴静而迟缓。其始也，皆因脏腑虚而得之。虚能发热，热则生风，是以风生于肝，痰生于脾，惊出于心，热出于肺，而心亦主热，惊风痰热合为四证，四证已具，八候生焉。”“惊风总论阎孝忠曰：小儿急慢惊风，古无之，惟曰阴阳滴而已。所谓急慢者，后世名之耳。正如赤白痢疾之类是也。《直指方》云：急者属阳，阳盛而阴亏；慢者属阴，阳亏而阴盛。阳动而躁疾，阴静而迟缓。其始也，皆因脏腑虚而得之。虚能发热，热则生风，是以风生于肝，痰生于脾，惊出于心，热出于肺，而心亦主热，惊风痰热合为四证，四证已具，八候生焉。凡扎眼摇头，张口出舌，唇青脸赤，面青眼青泻青，太阳发际印堂青筋，三关虎口脉纹。”[17]1428

《简明医彀·卷之六·急惊》：“急惊之证，因热所生。热客于心，痰壅于肺，热极生风，风生惊，剧则搐搦、僵仆反目、八候渐见矣。凡儿欲发惊风，必精神不定，恍惚惧人，顾左复右，观上回下，即宜清热降痰、镇养心神，不令至甚。如只反张、搐搦、上窜，若牙关不紧，喉无痰声，口无涎沫，非为惊风。盖夹惊、夹食、伤寒、痘疹或三焦蕴热，五脏不宣，流入经络，热在筋脉，亦作搐搦，量轻重而利之。脉候浮数洪紧，虎口纹青紫相半。治宜主方利惊丸、导赤散、安神丸。”[18]325

《景岳全书·卷之四十·小儿则(上)·惊风(十二)》：“惊风之要领有二，一曰实证，一曰虚证而尽之矣。盖急惊者，阳证也，实证也。乃肝邪有余而风生热，热生痰，痰热客于心膈间，则风火相搏，故其形证急暴而痰火壮热者，是为急惊。此当先治其标，后治其本。慢惊者，阴证也，虚证也。此脾肺俱虚，肝邪无制，因而海脾生风，无阳之证也。故其形气病气俱不足者，是为慢惊，此当专顾脾肾以救元气。虽二者俱名惊风，而虚实之有不同，所以急慢之名亦异。凡治此者，不可罔顾其名以思其义。”[19]121

卷之四十“小儿则(上)·论惊风证治(十三)”：“小儿惊风，肝病也，亦脾肾心肺病也。盖小儿之真阴未足，柔不济刚，故肝邪易动，肝邪动则木能生火，火能生风，风热相搏则血虚，血虚则筋急，筋急则为掉眩反张、搐搦强直之类，皆肝木之本病也。至其相移，木邪侮土则脾病，而为痰，为吐泻；木盛金衰则肺病，而为喘促，为短气；木火上炎则心病，而为惊叫，为烦热；木火伤阴则肾病，而为水涸，为血燥、为干渴，为汗不出，为搐，为，此五脏惊风之大概也。”[19]121

《肯堂医论·卷上·惊风》：“惊者，痉也，痉有虚实之分，刚柔之别。急者宜清汗涤痰，世俗名曰急惊；缓者宜扶脾益气，俗谓慢惊。切忌妄用针刺，并误投金石毒烈之品。粤省钱澍滋回春丹驰名中外，然仅能治急症，若慢症误用，立见危殆。其仿单夸耀专治急、慢惊风者，是欲一药统治诸病，欲广招徕，岂不知无心杀人，已干天谴。奉劝该号速将仿单更正，造福无穷，生意从此发展，是所浓望焉。”[20]22

《明医杂著·卷之五》：“小儿病，大率属脾土、肝木二经，肝只是有余，有余之病，似重急而为治却易，见效亦速；脾只是不足，不足之病，似轻缓而为治却难，见效亦迟。二经为病，惟脾居多，用药最要分别。若肝木自旺，则为急惊，目直视或动摇，手足搐搦，风痰上壅等症，此为有余，宜伐木泻肝、降火清心。"[21]159

《明医指掌·卷十·小儿科·惊风七》："急惊之论，前代书所不载，惟曰阳痫。大概失所爱护，或抱当风，或近热地，昼则多食辛辣，夜则衾盖太浓，郁蒸邪热积于心，传于肝，再受人物惊触，或跌蹼叫呼，雷声鼓乐，鸡鸣犬吠，一切所惊。未发之时，夜卧不稳，困中或哭，啮齿咬乳，鼻额有汗，气促痰喘，忽尔闷绝，目直正视，牙关紧急，口噤不开，手足搐掣，此热甚而然，况兼面红，脉数可辨。盖心有热而肝有风，二脏乃阳中之阳。心，火也。肝，风也。风、火，阳物也。风主乎动，火得风则烟焰起，此五行之造化。二阳相鼓，风火相搏，肝藏魂，心藏神，因热则神魂易动，故发惊也。心主乎神，独不受触，遇有惊则发热，热极生风，故能成搐，名曰急惊，以泻青丸泻肝，导赤散泻心，珠珀丸、牛黄丸皆要药也。惊风关窍不利，人不省，通顶散。惊风热涎潮作，牙关紧急者，礞石滚痰丸。惊热者，凉惊丸。风盛发搐者，天麻防风丸。小儿只有痰热，未有惊风者，只可退热化痰，不宜妄投惊风药。盖经络本无病，而以寒凉攻击之，反使痰热透入，却成风痫证。急惊风恶叫三、两声者，是心绝，难治。急惊风四肢俱软者，不治。急惊风鼻中出血者，其热将散，故易治。口中出血者，是血妄行，故难治。惊风大、小便秘者，易治；尿屎遗者，难治。急惊风关黑纹条直者死。"[22]295

《普济方·卷三百七十三·婴孩惊风门·总论》："惊者，七情中之一也。古人于小儿论中，不言喜怒悲忧思恐，而独言惊者，小儿初生，气脉未定，精神未全，天之所察者，混然一真，七情虽具而未有爱着，但念乳食，余无所知，喜怒悲忧思恐动于中，惟惊从外来，神气无杂，一有所触，悸动不安，啼叫搐栩……惊风之证，非药石则不能调。信知性之不可以不善，犹惊之不可以或有也，是以惊风有急慢二证，而古方止曰阴阳二痫。所谓阴阳者，急慢之异名耳。凡婴孩十岁以下曰痫，十岁以上曰癫，阳痫属腑为阳证，俗曰急惊，其证身热面赤，发则搐搦，两目上视，牙关紧硬，宜用凉药。阴痫属脏俗曰慢惊，其证因吐与泻，或吐不泻，积日渐困，面白脾虚，不甚搐搦，目微上视，手足振动，宜用温药，不可一概施治也。尝见后人不明乎此，但知急惊用凉药，不知太过则反成慢惊。至于慢惊但知用温剂，不知太过则反成急惊。迄无定见，用药舛逆，纵能取效于目前，而不知酿成癫痫，为终身之痼疾。欲全婴者，幸加意焉。惊积者受惊日久而积成之，其状额上有汗，喘息烦渴，潮热往来，睡中觉腹内有物跳动，泻下如白脂豆沙是也。治法量轻重而疏导之，仍与调气和胃取愈。大凡小儿肚腹或热或胀或硬皆为内实，法当疏利。天□□钓壮热，惊悸眼目翻腾，手足抽掣，或啼或笑，喜怒不常，甚者爪甲皆青，如祟之状。盖由乳母酒肉过度，烦毒之气入乳，遄复乳儿，遂使心肺生热，痰郁气滞，加之外挟风邪，致有此耳。"[23]321

《医学入门·外集·卷五小儿门·附：小儿病机》："风邪乘入心肝二经；或内有积热，外又感风，俱谓之伤风夹惊。神困昏愦，头疼口中气粗而热，先用惺惺散、参苏饮、人参羌活散，或大青膏选用，微表；次与天麻防风丸。通用：导赤散、五福化毒丹、泻青丸、肾气丸。凡惊风用水银、轻粉、巴豆、芒硝、铅霜、脑麝、蟾酥、蜈蚣等剂，往往由此变成慢惊难治。况惊搐发热，若因内伤、外感、痘疮而作，其害尤速。"[24]926

《医学正传·卷之八小儿科·急慢惊风》："夫小儿八岁以前曰纯阳，盖其真水未旺，心火已炎，故肺金受制而无以平木，故肝木常有余，而脾土常不足也。为父母者，而有失于保养，其或衣服寒暄不调，以致外邪侵袭，或饮食之饥饱失节，以致中气损伤，是故急慢惊风之候作矣。夫惟急惊属肝木风邪有余之证，治宜清凉苦寒泻气之药。慢惊属脾土中气不足之候，治宜中和甘温补中之剂。若夫急惊之候，因闻不常之声，或遇驴马禽兽之号，以致面青口噤，或声嘶而厥，发过则容色如故，良久复作，其身热，面赤引饮，口鼻中气热，大小便黄赤色，惺惺不睡。盖热甚则生痰，痰盛则生风，偶因惊而发耳，宜用钱氏利惊丸、泻青丸、抱龙丸、宣风散、五福化毒丹等药。”[25]462

《婴童类萃·上卷·惊风二十四图》：“眠厥惊原饮食来，睡中惊觉意痴呆，虚汗缠身心腹胀，根据图灸治免悲哀。左右耳下灸三壮，合谷三壮；先消食，次镇惊，热甚惺惺散加神曲、枳实。走厥惊风一跌死，痰缠咽喉搐不已，四肢温暖灸则生，肢冷面青命已矣。灸手足心各三壮；先用通关散，得喷涕则生，次用镇惊药。”[26]78

《玉机微义·卷五十·小儿门·论急慢惊风》：“此证本因热生于心，身热面赤，引饮口中气热，大小便黄赤，剧则搐也，盖热甚则风生，风属肝，此阳盛阴虚也，故利惊丸主之。以除其痰热，不可与巴豆及温药大下之，恐搐虚热不消也。小儿热痰容于心胃，因闻声非常，则动而惊搐矣，若热极虽不闻声及惊，亦自发搐。慢惊因病后或吐泻，脾胃虚损，遍身冷，口鼻气出亦冷，手足时螈，昏睡露睛，此无阳也，栝蒌汤主之。凡急慢惊，阴阳异证，切宜辨而治之，急惊合凉泻，慢惊合温补，如不分别则误甚矣。”[27]280

《辨证录·卷之十四·惊疳吐泻门（七则）》：“小儿惊症有慢惊、急惊之分，世以急惊属之风，慢惊属之虚，以此区别治疗，生者颇多，似乎其说之不可易矣。谁知似是而非，亦杀人之说也。盖小儿从无有惊风之症，此岐天师之所未定，而雷公之所不论者也。惊风二字，乃未世之医创言以杀小儿者也。自此言出，杀小儿不啻数百万矣。小儿何尝有风，一作风治，千人千死，嗟乎！天心仁爱，何为使小儿不识不知，任其夭荡耶。铎授异人之教，救小儿惊症，绝不治风，无论急惊、慢惊，以人参汤调服，立刻奏功。不敢自秘，罄书竹简，以听世人公用。”[28]134

《程杏轩医案·方女慢惊》：“惊风一途，初感即发为急惊慢惊，总缘食积伤脾，脾伤则木恣其所侮，宜培土之中，兼以抑木。”[29]10

《串雅内外编·串雅内编·卷一·截药总治门》：“小儿惊风有急慢之别，二者判若天渊，古今方书每混合不分。殊不知急惊属火属痰属实者多，慢惊属风（脾虚生风）属寒属虚者多。此方内有川乌、牙皂、麻黄、冰片诸品辛燥升散，开窍祛风，投之急惊，恐小儿稚阴稚阳难禁耗散，惟内有实火实痰者，尚可无害。”[30]146

《慈幼便览·惊风辟妄》：“即伤寒病痉也，颈项强，背反张，目上视，属太阳。低头下视，口噤不语，手足牵引，肘膝相勾，属阳明。眼目或左而斜，手足或左或右而搐，属少阳，此是三阳表症。有汗者当解肌，无汗者当发散。不得妄以惊风名之，更不得妄投镇坠之药，阻其经络也。”“即幼科之慢惊慢脾风，其词自相矛盾，其方治无一效。故《集成》以非搐辨之，引夏禹铸之言曰，世人均称慢惊，予独曰慢证，盖此证多成于大病之后，庸工一见病愈，遂不防守去路，或初误汗、误下、吐泻，久而脾胃虚极，故成慢证，慢证何惊之有！彼庸医见儿眼翻手搐握拳，形状似惊，故以惊名之。一作惊治，或推拿、或火，是犹儿已落井而又下石也。”[31]44

《读医随笔·卷三·证治类·痉厥癫痫（奔豚）》：“小儿急、慢惊风，为阴阳痫，乃别一证，名同而实异也。急惊由于肝热生风化燥，其证尚介痫、痉之间。其异乎痉者，手足拘挛，而不必反张；异乎痫者，手足抽掣，而绝无兽鸣也。慢惊则全属脾脏阴阳两虚，故阴邪内拒，虚阳上迫，气机乍窒，卒然无知也。虚则易脱，故称难治。”[32]103

《冯氏锦囊秘录·杂症大小合参·卷二·审机（儿科）》：“然有原素喜热物，有伤胃脘，死血凝滞作痛者有矣。更凡呵欠面赤者风热；呵欠面青者，惊风。”[33]114

“杂症大小合参·卷五·急惊风”：“急惊者，阳症也。小儿阳常有余，阴常不足，故易于

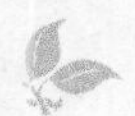

生热，热盛则生风、生痰、生惊。且食饮难节，喜怒不常，《经》曰：暴喜伤阳，暴怒伤阴。《书》曰：伤阴则泻，伤阳则惊。小儿暴喜伤乳。夫乳甘缓恋膈，又兼外感寒邪，则痰涎壅塞，郁滞熏蒸，内有食热，外感风邪，心家热盛则生惊，肝家风盛则发搐，肝风心火，二脏交争，因乃痰生于脾，风生于肝，惊出于心，热出于肺。惊风痰热四症若具，八候生焉（搐搦掣颤反引窜视是也）。一曰搐。搐者，肘臂伸缩。《书》云：肝风则发搐。二曰搦。搦者，十指开合，或握拳，男握拇指，出外为顺，入里为逆，女则反之，出入相半者，难痊。三曰掣。掣者，肩头相扑，或连身跳起。四曰颤。颤者，或头或身，或手足口目，偏动不止。五曰反。反者，身仰向后，势如反张。六曰引。引者，臂如挛弓，男左手直，右手曲为顺，否则为逆。女则反之。七曰窜。窜者，直目似怒，男眼上窜为顺，下窜为逆，女则反之。八曰视。视者，男引睛视左为顺，视右为逆。但顺则无声，逆则有声，何也？左者，肝部也。引睛窜视者，又肝候也。以肝候而现于肝症，故无声而为顺。右者，肺部也。”[33]114

“杂症大小合参·卷五·慢惊风（附暑风）”：“盖小儿初生，阴气未足，性禀纯阳，惟阴不足，阳有余，故身内易至生热，热甚生痰，生风生惊，亦所恒有，乃以惊风命名，随有八候之目。然小儿腠理不密，更易感冒寒邪，寒邪中人，必先中太阳之经，太阳之脉，起于目内，上额交巅入脑，还出别下项，夹脊，抵腰中，是以病则筋脉牵强，遂有抽掣搐搦，角弓反张，种种不通名目，妄用金石脑麝开关镇坠之药，引邪深入脏腑，千中千死。徒据八岁以前无伤寒之说，而立惊风一门，殊不知小儿不耐伤寒，故初传太阳一经，早已身强多汗，筋脉牵动，人事昏沉，病势已极，汤药妄投，危亡接踵，何由得至传经解散，故言小儿无伤寒也。小儿易于外感，故伤寒为独多，而世所妄称惊风者，即是也。是以小儿伤寒，要在三日内即愈为贵。若至传经，则无方以耐之矣。且伤寒门中，刚痉无汗，柔有汗，小儿刚少，柔多，世医见其汗出不止，神昏不醒，便以慢惊为名，妄用参术附，闭塞腠理，热邪不得外越，亦为大害，但此金石略差减耳。所以凡治小儿之热，切须审其本元虚实，察其外邪重轻，或阴或阳，或表或里，但当彻其外邪出表，不当固其入里也。”[33]114

“杂症大小合参·卷五·小儿急慢惊风”：“急慢惊风，古所为阴阳痫。急惊属阳，阳盛而阴亏；慢惊属阴，阴盛而阳亏，故阳病烦躁，阴病沉缓也。然惊邪入心，则面红颊赤，惕惕夜啼；入肝则面目俱青，眼睛窜视；入肾则面黑恶叫，啮啮切牙；入肺则面色淡白，喘息气乏；入脾则呕吐不食，虚汗多睡，而色淡黄。《经》曰：诸躁狂越，皆属心火；诸风悼眩，皆属肝木。风非火不动，火非风不发，风火相搏，而成惊风。故手少阴足厥阴主之，然火盛则金伤，水失其母，而火无所畏，且木无所制，则脾上又受伤矣。”[33]114

《古今名医汇粹·卷二·诸家脉论附·张景岳脉神章》：“紧脉，急疾有力，坚搏抗指，有转索之状。凡弦、数之类相似也，阴多阳少。乃阴邪击搏之候，主为痛为寒。紧数在表，为伤寒发热，头痛项强，浑身筋骨疼痛，咳嗽鼻塞，为痹为疟。沉紧在里，为心胁疼痛，胸腹胀痛，为中寒逆冷，吐食泻痢，阴疝癖，风痫反张。在妇人为气逆经滞，在小儿为惊风抽搐。”[34]181

《急救广生集·卷六·幼科·惊风》：“一切诸惊仰向后者，灯火其囟门、两眉、脐之上下。眼翻不下者，其脐之上下。不省人事者，其手足心、心之上下。手拳不开，口往上者，其顶心、两手心。撮口，出白沫者，其口上下、手足心。”[35]160

《厘正按摩要术·卷四·列证·惊风》：“惊风原小儿应有之证。第近来各家言惊风者，沿为二十四种，后增四种，后又增数种，至三十余种，列名既多，愈觉诞妄。治法应豁痰以疗惊，驱风以止掣，一以祛邪为主。奈庸夫村妇，用针挑筋以治惊，不知惊之为惊，而误以为筋骨之筋也。舌吐如蛇舌，故惊名蛇丝。手足乱舞如马蹄，故惊名马蹄。口动如鱼吮水，故惊名鲫鱼。

倘因病形以立名，则将来惊风名目有不可胜数者矣。夏禹铸辟谬甚是。余以急惊、慢惊为两门。急惊属阳，古称阳痫，慢惊属阴，古称阴痫。盖是证，中土已虚，风木始动，延久即见惊骇之状耳，实则非因惊而起也。奈世俗不知，一询医者不识惊名，即以医为无技。以故种种惊名不可不知，亦以免俗眼抑揄尔。”[36]105

《幼科释谜·卷一·惊风》：“小儿之病，最重惟惊。惊必发搐，惊必窜睛，惊必牙紧，惊必面青，惊必鱼口，惊必弓形。心经热积，肝部风生。肝风心火，二脏交争。血乱气壅，痰涎与并。百脉凝滞，关窍不灵。或急或慢，随其所撄。急由阳盛，慢属阴凝。急缘实病，慢自虚成。急惊之症，暴疾难名。种种恶候，一一并呈。迨其发定，了了神清。揆厥所原，调护失情。昼抱当风，夜卧浓衾。多食辛辣，偶触鼓钲。跌扑嚷叫，人物雷霆。凡诸惊恐，动魄乱经。一旦疾作，讵比寻恒。慢惊之症，睡卧靡宁。乍发乍静，神思昏瞑。大抵久病，逐渐热增。吐泻疟痢，消耗匪轻。脾虚胃弱，阳常不升。虚邪火旺，肝木来乘。淹延困顿，遂致命倾。有慢脾风，症更堪憎。慢惊之后，虚极难胜。病全归脾，故慢脾称。脾家痰饮，凝聚胸膺。脾家虚热，来往相仍。脾困气乏，肢冷目瞪。频呕腥臭，微搐焦声。无风可逐，无惊可平。十不救一，魂魄归冥。又有天吊，状若祟凭。头目仰视，身热不停。爪青肢，是真病情。邪热毒气，壅遏心精。颇难调治，医药速营。诸惊疾发，诊视察听。表里虚实，尤贵详明。惊风之属，痫痉易醒。更多兼症，一一细评。毋轻心掉，毋躐等行。方治无误，医始称能。”[1]7

《幼科指南·惊风门》：“心藏神，心病主惊，肝属木，肝病故主风也。凡小儿心热肝盛，一触惊受风，则风火相搏，必作急惊之证。若素禀既虚，或因急惊用药过峻，暴伤元气，每变成慢惊之症。更有因吐泻既久，中气大虚，脾土衰弱，肝木乘虚，而内生惊风者，名曰慢脾风。三者致病之因不同，而所见之证亦各异。急惊属阳证，必有阳热有余等实象；慢脾属阴证，必有阴冷不足虚形也。至于慢惊初得之时，阴阳尚未过损，或因急惊传变而成，其中尚有夹痰夹热等证，故属半阴半阳之证，不比慢脾纯阴之病也。治者当分寒热虚实，要详明也。”[37]86

《幼幼集成·卷二惊风辟妄·辨明致妄之由》：“(易去惊字)惊风二字，千古疑城。嘉言欲打破人鬼关，其实未易能也。盖从前有此名目，后人莫敢翻其成案，惟从惊风摹拟，究竟愈摹愈失，愈论愈晦，其实由于仲阳立名之不慎也。在伊芳当日，或适因婴儿伤寒病痉，乍有反张搐搦之态，故偶立惊风之名，亦犹方脉中之惊悸、惊惕、惊慌等类，初亦未尝即欲以此两字示法来兹，而门人继述不善，遂以惊字为惊吓之惊，风字即惊字之变文，观幼科书中，凡青为风者，皆曰青为惊可知矣。谬为小儿之病。”[3]55

《寓意草》：“不知小儿易于外感，易于发热，伤寒为独多，世所妄称为惊风者，即是也。”[2]5

《陈氏幼科秘诀·惊风》：“惊风原是二症。惊者，急惊慢惊。风者，中脏中风，此言风，热极生风也。惊风本于心肝二脏，肝风、心火相煽发搐。小儿脾胃弱，肝易凌之引动肝风。风主掣，不得心火不能发搐，儿有病，气血错乱，心神不宁，引动心火。火主惊，不得肝风亦不发搐。此心与肝相兼为惊风之源也。有惊风痰热四症，然后有搐搦掣颤及引窜视之候，入候理得惊风定，随便与下痰药，惊风不复复作矣。惊风是总名，急惊者惊风痰热所致，慢惊者久病所得。”[38]2

《吴氏儿科》：“惊风，以四肢抽搐、角弓反张、牙关紧闭为主症。其发病急暴，病情凶险，为儿科危重病。救治必须及时得法，在应用本法的同时，最好配合药物和其他疗法以挽救生命。穴取百会、风府、印堂、人中、合谷、阳陵泉、曲池、太冲、涌泉、十宣(放血)。”[39]147

《儿科》：“惊风又称‘抽风’，今称‘惊厥’，是以抽搐伴神昏(厥)为主要临床特征的种小儿常见危急证候。多见于6岁以下小儿。其来势凶猛，病情危急，发病率高，故为儿科‘四大要证’

之一。"[40]144

《儿科病的中医治疗》："惊风又称惊厥。是指四肢抽搐，意识不清为主的病症。"[41]116

《儿科病·古代医家》："惊风来势缓慢，以反复抽搐为特征。基本上没有发热，或仅有低热。慢惊风辨证属阴属虚。"[42]250

《儿科病·近现代医家》："惊风又叫'惊厥'，俗称'抽风'，是儿童时期一种常见的证候。临床上以频繁的抽风，伴有神志不清为特征。本证可见于很多疾病过程中，发病也没有明显的季节性。从年龄上看，一二岁的婴幼儿发病率最高，四五岁的幼童亦不少见，七岁以后明显减少。引起惊风的原因较多，外感时邪、内蕴痰湿，突受惊吓以及大吐大泻，热病、久病之后均能发生。由于惊风病势急，病情重、变化快，威胁小儿生命，因此又是儿科一种危急证候。"[43]18

《儿科病证》："惊风又称惊厥，是以抽风为主要证候的总称。是古代儿科四大证之一，惊风一证，常见于3岁以内的小儿，起病突然，来势凶猛变化迅速，为儿科急重症之一。发病率极高，是小儿常见症状，尤多见于婴幼儿，由大脑神经元的异常放电引起，表现为突然的全身或局部肌群呈强直性和阵挛性抽搐，常伴有意识障碍叫。儿童人群里惊风发病率为1%～15%(平均为3.6%)。新生儿惊厥率占活产婴儿的1.4%。以出生后10日内多见，尤以出生后3日内最多见。"[44]257

《儿科诊疗》："惊风，又名惊厥。泛指小儿由于多种因素，或某种疾病的发病过程中，以惊厥，抽风，或意识障碍为特征的一类疾病。"[45]287

《儿科证治学新诠》："小儿抽搐痉挛，夜卧不宁，啼哭失常，摇头伸足，脸色急变统称小儿惊风。本病属现代医学之小儿缺钙、小儿抽搐、小儿低血糖症等病范畴。是小儿时期常见的一种以抽搐伴神昏为主要特征的证候。又称'惊厥''抽风'。各年龄小儿均可发生，但年龄越少，发生率越高。小儿惊风发病突然，证情凶险，若不及时抢救，可危及小儿生命。"[46]74

《简明中医病证辞典》："病名。又名惊厥。小儿常见疾病之一。以搐、搦、掣、颤、反、引、窜、视等八种四肢抽搐或意识不清症状为其特征。多见于5岁以下的幼儿，7岁以上的则逐渐减少。年龄越小，发病率越高。"[47]73

《简明中医辞典》："儿科常见病证。临床以四肢抽搐或意识不清为主要特征。隋唐时与痫证混称。如《备急千金要方》《外台秘要》均以惊痫、风痫、食痫命名。至宋·钱乙《小儿药证直诀》始创惊风之名，并分急惊风和慢惊风。"[48]79

《实用中医儿科手册》："小儿惊厥又称'惊风'。属中医儿科四大证(痘、疹、惊、疳)之一，为一种较常见的病证。'惊'是指惊跳，悸动不安；'风'是指抽搐，二者常常同时出现，故称'惊风'。小儿惊风分为'急惊风'与'慢惊风'两大类。急惊风起病急，多因外感时邪(六淫或疫疠)，热极火盛，内扰心肝而发病。此类多属急性热性病。肝主筋、主风，热极生风，风盛则动，故见抽搐。心藏神，热忧心神，故惊悸不安。火盛灼津，熬液成痰，故惊风的同时常伴有喉内痰鸣。"[49]372

《现代中医儿科诊断治疗学》："惊风又称惊厥，俗名抽风，《太平圣惠方》首将惊风与痫证区别开来，并创急惊风、慢急风之病名。急惊风的病因主要有外感时邪、饮食内伤和猝受惊恐，邪气人里化热化火，内犯心包，引动肝风；慢惊风常因脾胃虚弱、脾肾阳衰、肝肾阴虚，致阴虚内热、灼伤阴精、筋失濡养、水不涵木。临床以全身或局部肌肉抽搐为主要表现，常伴有神志不清。"[50]327

《中国儿科病学》："惊风是小儿时期常见急重症，临床上以出现抽搐、昏迷为主要症状，并伴有高热、烦躁、呕吐、面色发青、剧烈头痛、颈项强直等症状的一种病证。西医学称本证为小儿惊厥。本病多因外感时邪，内蕴痰热或暴受惊恐所致。常见护理诊断：① 寒热异常——壮热。② 有受外伤的危险。③ 有窒息的危险。④ 有口腔黏膜损伤的危险。"[51]63

《中国医学百科全书·中医儿科学》："惊风

即惊厥。是小儿最常见危急证候之一。凡临床具有频繁抽痉伴有意识不清者，皆称惊风。多见于1～5岁的幼儿。唐代以前，无惊风之名，多与痫证混称。"[52]20

《中医词释》："以惊厥、抽搐、神志不清为特征的儿科疾病，可由多种原因引起，常见于高热、神经系统疾病、代谢营养障碍、药物及食物中毒等方面的疾病。临床上可分为急、慢惊风两种类型。"[53]535

《中医辞海·中册》："儿科病证名。指小儿由各种原因引起抽搐的病证。是小儿常见病证、任何季节都可发生，年龄以1～5岁为多见，在小儿疾病中是一个要证，古代医家认为是一种恶候。"[54]723

《中医大辞典》："病名。儿科常见疾病之一。即惊厥。以搐、搦、掣、颤、反、引、窜、视等八个主要症状为其特征。多见于5岁以下的幼儿，7岁以上的则逐渐减少，年龄越小，发病率越高。病情变化极快，多危及生命。"[55]654

《中医儿科》："惊风，又叫抽痉、抽风。一般分为急惊和慢惊两类。急惊病起急骤，发热较高，抽搐时多见颈项强直，严重的可见角弓反张，面色多潮红，舌苔多黄，脉弦或滑数。慢惊风来势缓慢，多数不发热，又称无热抽风，其特点为间歇性不定时的抽风，抽时不像急惊那样剧烈，发作症状一般多较轻微，面色多萎黄而皖白，形体多滑瘦，容易出汚，舌苔脉象无明显变化，常反复发作。此症多见于'脑发育不全'等。"[56]20

《中医儿科简编》："惊风，是小儿常见的一种症候，凡以抽搐为主要证候总称为惊风。"[57]55

《中医儿科临床经验集锦》："惊风是小儿常见的一种以肢体抽搐、神识异常为特征的病证。又称'惊厥'，俗称'抽风'。临床根据其病势急缓分为'急惊风'与'慢惊风'。"[58]201

《中医儿科临床实践》："惊风是小儿时期常见的急重病证，临床以全身或局部肌肉抽搐为主要表现，常伴有神志不清，是古代儿科四大证之一。"[59]367

《中医儿科临证备要》："惊风是以惊惕抽搐为特征的证候，又称'惊厥'。多发生在婴幼儿。《东医宝鉴》曰：'凡乳儿欲发惊风者，先神志不定，恍惚惧人，两眼上视，左顾右盼，伸手握拳，闷郁努气，情志不如寻常，皆惊风见证也。'"[60]181

《中医儿科手册》："惊风是多种原因引起抽风的一种证候名称。一般以其发病缓急及证候的虚实，分为急惊风和慢惊风两类。"[61]26

《中医儿科诊治要诀》："小儿惊风有急惊风、慢惊风、慢脾风等之分。急惊风以发病急为特征，证见高热惊厥，烦躁不安，神昏肢搐，角弓反张等。多为内热炽盛加之外风郁闭，痰凝气阻，热极生风而致。慢惊风的抽搐表现缓慢无力，时发时止。多为气血不足，肝盛脾虚及慢性病后期正气虚弱所致。"[62]72

《中医儿科证治》："惊风，又称惊厥，俗名抽风。多见于1～5岁婴幼儿，一般年龄越小，发病率越高。临床以四肢抽搐或意识不清，多伴有双眼球上翻、凝视或斜视为主要特征。发作时间可由数秒至几分钟，有时反复发作，甚至呈持续状态。"[63]91

《中医儿科治疗大成》："惊风也称惊厥，俗名抽风，是小儿时期常见急症之一。惊风是以颈项强直，四肢抽搐，甚至角弓反张，常伴有神志不清等症状为特征的病证。惊风可由多种原因、多种疾病引起，任何年龄的儿童在任何季节均可罹患。一般以1～5岁小儿为多见，年龄越小，发病率越高。发病时往往证情凶险，变化迅速，可危及生命，或留下痫、呆、瘫、哑等后遗证。"[64]71

《中医妇科、儿科医案》："惊风也称抽风，是常见急症之一，主要表现为全身或局部抽搐痉挛常伴有神志不清。本证在任何季节，很多疾病中均可发生，一般以1～5岁婴幼儿为多见，年龄越小，发病率越高。临床上将病来急骤惊、风、痰、热为最突出表现的称为急惊风；以病来缓慢，虚证明显，属阴属寒者称为慢惊风。慢惊风中有一种纯阴无阳之慢脾风，是慢惊风中的危重证候。"[65]285

《中医名词术语精华辞典》："儿科常见病证。唐以前将本病归入痫证，至宋《太平圣惠方》始定名惊风。即惊厥。临床以四肢抽搐或意识不清为主要特征。引起惊风的原因较多，一般分为急惊风和慢惊风两大类。"[66]

《中医名词术语选释》："是儿科常见病症之一。惊是惊厥，风是抽风。在儿童疾患中，凡因风而出现惊厥抽搐症状的，统称为惊风。分为'急惊风''慢惊风'二类。"[67]

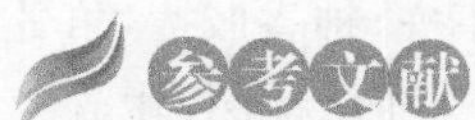

参考文献

[1] [清] 沈金鳌. 幼科释谜[M]. 北京：中国中医药出版社，2009：7.

[2] [清] 喻嘉言撰. 寓意草[M]. 焦振廉等注释. 上海：上海浦江教育出版社，2013：5.

[3] [清] 陈复正. 幼幼集成[M]. 蔡景高，叶奕扬点校. 北京：人民卫生出版社，1988：55.

[4] [宋] 王怀隐. 太平圣惠方[M]. 郑金生，汪惟刚，董志珍校点. 北京：人民卫生出版社，2016：868.

[5] [元] 曾世荣. 活幼心书[M]. 田代华，等点校. 天津：天津科学技术出版社，1999：5.

[6] [元] 曾世荣撰. 活幼口议[M]. 北京：中医古籍出版社，2015：129.

[7] [元] 危亦林. 世医得效方[M]. 戴铭，周祖亮，傅锡钦，等校注. 北京：中国中医药出版社，2009：455.

[8] [汉] 张仲景撰. [清] 高学山注. 高注金匮要略[M]. 黄仰模，田黎点校. 北京：中医古籍出版社，2013：19.

[9] [宋] 窦材辑. 扁鹊心书[M]. 李晓露，于振宣点校. 北京：中医古籍出版社，1992：77.

[10] [宋] 陈自明. 妇人大全良方[M]. 北京：中国中医药出版社，2007：516.

[11] [宋] 赵佶. 圣济总录[M]. 王振国，杨金萍主校. 北京：中国中医药出版社，2018：3453.

[12] [宋] 刘昉. 幼幼新书[M]. 北京：人民卫生出版社，1987：24.

[13] [明] 薛铠. 保婴撮要[M]. 北京：中国中医药出版社，2016：46.

[14] [明] 孙一奎撰. 赤水玄珠[M]. 叶川，建一校注. 北京：中国中医药出版社，1996：433.

[15] [明] 孙文胤撰. 丹台玉案[M]. 北京：中国中医药出版社，2016：273.

[16] [明] 龚信纂辑；龚廷贤续编；王肯堂订补. 古今医鉴[M]. 熊俊校注. 北京：中国医药科技出版社，2014：352.

[17] [明] 徐春甫. 古今医统大全[M]. 合肥：安徽科学技术出版社，1995：1428.

[18] [明] 孙志宏. 简明医彀[M]. 余瀛鳌点校. 北京：人民卫生出版社，1984：325.

[19] [明] 张介宾. 景岳全书[M]. 北京：中国中医药出版社，1994：121.

[20] [明] 王肯堂. 肯堂医论[M]//裘庆元辑. 三三医书. 北京：中国中医药出版社，1998：22.

[21] [明] 王纶撰. 明医杂著[M]. 吴承艳校注. 北京：中国中医药出版社，2009：159.

[22] [明] 皇甫中. 明医指掌[M]. 北京：中国中医药出版社，2006：295.

[23] [明] 朱橚. 普济方[M]. 北京：人民卫生出版社，1983：321.

[24] [明] 李梴. 医学入门[M]. 金嫣莉，等校注. 北京：中国中医药出版社，1998：926.

[25] [明] 虞抟. 医学正传[M]. 郭瑞华，等点校. 北京：中医古籍出版社，2002：452.

[26] [明] 王大纶. 婴童类萃[M]. 北京：人民卫生出版社，1983：78.

[27] [明] 徐用诚. 玉机微义[M]. 上海：上海古籍出版社，1991：280.

[28] [清] 陈士铎. 辨证录[M]. 北京：中国中医药出版社，2007：134.

[29] [清] 程文囿. 程杏轩医案[M]. 吴少祯. 北京：中国医药科技出版社，2018：10.

[30] [清] 学敏. 串雅内外编[M]. 北京：中国医药科技出版社，2011：146.

[31] [清] 文晟. 慈幼便览[M]. 萍乡文氏：44.

[32] [清] 学海. 读医随笔[M]. 北京：人民军医出版社，2010：103.

[33] [清] 冯兆张. 冯氏锦囊秘录[M]. 田思胜，等校注. 北京：中国中医药出版社，1996：114.

[34] [清] 陈士铎. 古今名医汇粹[M]. 北京：中医古籍出版社，2018：181.

[35] [清] 程鹏程. 急救广生集[M]. 赵建新，王元祥点校. 北京：人民军医出版社，2009：160.

[36] [清] 张振鋆. 厘正按摩要术[M]. 曲祖贻点校. 北京：人民卫生出版社，1990：105.

[37] [清] 周震. 幼科医学指南[M]. 郑春素校注. 北京：中国中医药出版社，2015：86.

[38] [民国] 陈氏. 陈氏幼科秘诀[M]. //裘庆元辑. 三三医书. 北京：中国中医药出版社，1998：2.

[39] [民国] 吴克潜. 吴氏儿科[M]. 大众书局. 1934：147.

[40] 杨医亚，陈孟恒. 儿科[M]. 石家庄：河北科学技术出版社，1987：144.

[41] 周天心. 儿科病的中医治疗[M]. 兰州：甘肃科学技术出版社，1991：116.

[42] 朱玲玲，陈沛熙. 儿科病：古代医家[M]. 北京：中国

医药科技出版社，2013：250.
[43] 朱玲玲，陈沛熙．儿科病：近现代医家[M]．北京：中国医药科技出版社，2013：18.
[44] 朱音，李洁．儿科病证[M]．上海：上海科学技术出版社，2012：257.
[45] 骆仲遥．儿科诊疗[M]．北京：中国科学技术出版社，2008：287.
[46] 郭振球．儿科证治学新诠[M]．北京：人民卫生出版社，1994：74.
[47] 邹积隆，丛林，杨振宁，等．简明中医病证辞典[M]．上海：上海科学技术出版社，2005：73.
[48] 《中医大辞典》编辑委员会．简明中医辞典[M]．北京：人民卫生出版社，1979：79.
[49] 虞佩兰．实用中医儿科手册[M]．长沙：湖南科学技术出版社，1980：372.
[50] 郁晓维，何文彬．现代中医儿科诊断治疗学[M]．北京：人民卫生出版社，2001：327.
[51] 时逸人．中国儿科病学[M]．上海：上海卫生出版社，1956：63.
[52] 郭振球．中医儿科学[M]//钱信忠．中国医学百科全书．上海：上海科学技术出版社，1983：20.
[53] 徐元贞．中医词释[M]．郑州：河南科学技术出版社，1983：535.
[54] 袁钟，图娅，彭泽邦，等．中医辞海[M]．北京：中国医药科技出版社，1999：723.
[55] 高希言，朱平生，田力．中医大辞典[M]．太原：山西科学技术出版社，2017：654.
[56] 江苏新医学院第一附属医院．中医儿科[M]．北京：人民卫生出版社，1975：20.
[57] 广州中医学院儿科教研组．中医儿科简编[M]．北京：人民卫生出版社，1972：54，55.
[58] 洪岩．中医儿科临床经验集锦[M]．西安：西安交通大学出版社，2011：201.
[59] 俞景茂．中医儿科临床实践[M]．贵阳：贵州科技出版社，2005：366，367.
[60] 王庆文，董克勤．中医儿科临证备要[M]．北京：人民卫生出版社，1988：181.
[61] 浙江中医学院编．中医儿科手册[M]．杭州：浙江科学技术出版社，1985：26.
[62] 陈宜根．中医儿科诊治要诀[M]．福州：福建科学技术出版社，1989：80.
[63] 周天心．中医儿科证治[M]．广州：广东科技出版社，1990：91.
[64] 刘弼臣．中医儿科治疗大成[M]．石家庄：河北科学技术出版社，1998：71.
[65] 马超英．中医妇科、儿科医案[M]．上海：上海中医药大学出版社，2008：285.
[66] 李经纬，余瀛鳌，蔡景峰．中医名词术语精华辞典[M]．天津：天津科学技术出版社，1996.
[67] 中医研究院，广东中医学院．中医名词术语选释[M]．北京：人民卫生出版社，1973：485.

（陈昱良）

4·078

遗尿

yí niào

一、规范名

【汉文名】遗尿。

【英文名】enuresis。

【注释】以小儿入睡后尿液不随意地流出为主要表现的疾病。

二、定名依据

遗尿一病在文献中最早出现的记载是《素问·宣明五气》："膀胱不约为遗溺。"《灵枢·本输》："虚则遗溺。"《伤寒论·辨阳明病脉证并治》有"遗溺"条："三阳合病，腹满身重，难以转侧，口不仁面垢，谵语遗尿。"作为儿科疾病的小儿遗尿见于《诸病源候论·小便病诸候》有"遗尿"条："遗尿者，此由膀胱虚冷，不能约于水故也。膀胱为足太阳，肾为足少阴，二经为表里。肾主水，肾气下通于阴。"

历代医家对小儿遗尿的疾病症状论述比较一致，病因病机也主要归于膀胱与肾的关系。

中华人民共和国成立后，中医儿科的遗尿参考了西医学中对于原发性、继发性遗尿的概念，从大脑发育、睡眠质量、心理因素和遗传因

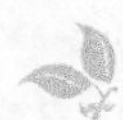

素等多方面对该病的病因进行探讨。

现代有关著作记载本病名称均用“遗尿”作为本病正名，我国2011年出版的全国科学技术名词审定委员会审定公布的《中医药学名词·内科学 妇科学 儿科学》也以“遗尿”作为规范名。

三、同义词

【曾称】“遗溺”（《内经》）；“小便不禁”（《万氏秘传片玉新书》）。

四、源流考释

小儿遗尿症又称遗尿、尿床，是指5周岁以上的小儿除外器质性病变，表现为不能自主控制排尿，经常于睡梦中小便自遗，醒后方觉的一种病症，少则数夜一次，多则一夜数次。病程可长达数年，对小儿的身心发育及家人生活质量造成不良影响。归属于中医学遗尿、遗溺、尿床等范畴。《素问·宣明五气》云：“膀胱不利为癃，不约为遗溺”；《灵枢·本输》：“虚则遗溺。”均是对本病较早的记载。《伤寒论·辨阳明病脉证并治》有“遗溺”条：“三阳合病，腹满身重，难以转侧，口不仁面垢，谵语遗尿。”[1]242 作为儿科疾病的小儿遗尿见于《诸病源候论·小儿杂病诸候·遗尿候》云：“遗尿者，此由膀胱有冷，不能约于水故也……肾主水，肾气下通于阴，小便者，水液之余也，膀胱为津液之腑，既冷气衰弱，不能约水，故遗尿也。”[2]224《证治汇补·遗溺》说：“遗尿又有挟热者，因膀胱火邪妄动，水不得宁，故不禁而频来。”

中医学对本病的认识，多以下元虚寒、肾气不固、肺脾气虚、肝经湿热等原因导致膀胱不约为其主要病机，在治疗上积累了很多确实有效的方法。古代医家认为，遗尿的发生，主要原因是肾与膀胱虚寒导致膀胱不约，也与肺、脾、心、肝、三焦等脏腑有关。《诸病源候论》认为小儿遗尿由膀胱有冷不能约于水故也。足太阴为膀胱之经，足少阴为肾之经，此二经为表里。肾主水，肾气下通于阴。小便者，水液之余也。膀胱为津液之腑，既冷气衰弱不能约水，故遗尿也。《备急千金要方》治小儿遗尿方：瞿麦、龙胆、皂荚、桂心、石韦（各半两），鸡肠草、人参（各一两），车前子（一两六铢）。上八味末之，蜜丸，每食后服如小豆大五丸，日三，加至六七丸。《千金》又方上以小豆叶捣汁服。《张氏医通·遗尿》中云：“膀胱者，州都之官，津液藏焉。卧则阳气内收，肾与膀胱之气虚寒，不能约制，入睡中遗尿”；《金匮翼·小便不禁》云：“肺脾气虚不能约束水道而病不禁者……上虚不能制下者也。”[3]233 历代医家对小儿遗尿的疾病症状论述比较一致，病因病机也主要归于膀胱与肾的关系。《医灯续焰》认为遗尿即膀胱不约：“不约为遗溺。小便者，乃津液之余也。肾主水，膀胱为津液之府。肾与膀胱俱虚，而冷气乘之，不能拘制，其水出不禁，谓之遗尿。睡里出者，谓之尿床。此皆肾与膀胱俱虚，而挟冷所致。亦有热结于肾部，干于足厥阴之经。庭孔郁结，气血不能宣通，则痿痹而神无用，故液渗入膀胱而溺遗失。”[4]44《古今医统大全》主张小儿遗尿是因为膀胱为冷所伤不能约束：“小儿遗尿者，此由膀胱有冷，不能约于水故也。夫肾主水，肾气下通于阴。小便者，津液之余也。膀胱为津液之府，肾与膀胱俱虚，而冷气乘之，衰弱故不能约制，其水出而不禁，故遗尿也。又有尿床者，亦由膀胱冷。夜属阴，小便不禁，胞里自出，谓之尿床也，宜破故纸散、益智仁散、鸡肠散服。”《冯氏锦囊秘录》则认为这是小儿禀赋不足肾与膀胱虚而为冷所伤的缘故：“小儿遗尿者，乃肾与膀胱俱虚，而冷气乘之。是以传送无度，亦有禀受阳气不足，而胞冷不能约制，其水出而不禁。亦有内虚湿热，是以不禁遗沥者有焉。色赤者为血热，白者气虚也。更有睡中自出者，谓之尿床。此亦肾虚与膀胱虚冷，至夜属阴，故小便不禁，睡中自出也。白浊者，其尿白如米泔，由乳哺失节，有伤于脾，致使清浊不分，久则成疳。先赤后白者，心热也。便下纯白者，疳症也。若小儿长大，而有赤白二浊者，其色虽殊，总归于火。赤浊者，湿热乘于血分也。白浊者，湿痰流下所致也。又有肾气虚寒，不能收摄精华，以是尿白如油，光彩不定，凝如膏糊者，久则肾败成痨。虚而挟热者，先行分利，虚而挟寒者，惟宜温补，当以脉候详之。”[5]53

中华人民共和国成立后，中医儿科的遗尿参考了西医学中对于原发性、继发性遗尿的概念，从大脑发育、睡眠质量、心理因素和遗传因素等多方面对该病的病因进行探讨。凡在睡眠中小便自遗，称为遗尿，俗称“尿床”。婴幼儿时期由于发育尚未健全，排尿的正常习惯尚未养成，或因白天活动过度，夜晚不易觉醒而遗尿者，不为病态。正常小儿1岁后白天已能控制小便，一般到3岁左右晚上也已能控制小便；此时，小儿经脉渐盛，气血渐充，脏腑渐实，知识渐开，排尿的控制与表达能力已经具备；若3岁以后，夜间仍不自主控制排尿，则为小儿遗尿。遗尿可分为器质性的、生理性的、功能性的。器质性遗尿可见于泌尿系统的先天畸形、感染、结石和神经源性膀胱，这种遗尿一般伴有尿失禁或其他排尿障碍；生理性遗尿可见饮水过多，尿中有过多的酸。3岁以上小儿遗尿则多因肾气不足，膀胱虚冷，或因病后虚弱，脾肺气虚不能制约水道所致，亦有少数可由肝经郁热，疏泄太过，膀胱不约而引起。常见的遗尿，一是白天过度疲劳，平时没有得到适当训练；或因受到指责和环境改变使小儿精神紧张诱发。中医认为该病是下元虚寒、肝经实热、脾肺气虚等影响了膀胱的气化功能，使膀胱约束失常所致。本病主要由于患儿先天肾气不足、下元虚寒，后天脾肺气虚，或肝经湿热引起肺脾肾三脏气化失常，膀胱失约而致遗尿。遗尿症有原发和继发两种，原发性遗尿是生后持续地不间断地遗尿；继发性遗尿是指生后曾有一段时间无遗尿，但由于不同原因又突然遗尿。前者为功能性遗尿，后者则需排除各种器质性病变。

五、文献辑录

《伤寒论·卷第十·辨发汗吐下后病脉证并治第二十二》：“三阳合病，腹满身重，难以转侧，口不仁而面垢，谵语，遗尿，发汗则谵语，下之则额上生汗，若手足逆冷，自汗出者。”[1]242

《诸病源候论·卷之十四小便病诸候（凡八论）·遗尿候》：“遗尿者，此由膀胱虚冷，不能约于水故也。膀胱为足太阳，肾为足少阴，二经为表里。肾主水，肾气下通于阴。小便者，水液之余也。膀胱为津液之腑，腑既虚冷，阳气衰弱，不能约于水，故令遗尿也。诊其脉来过寸口，入鱼际，遗尿。肝脉微滑，遗尿。左手关上脉沉为阴，阴绝者，无肝脉也，苦遗尿。”[2]224

《外台秘要·卷第二十七·遗尿方六首》：“病源遗尿者，此由膀胱虚冷，不能约于水故也，膀胱为足太阳，肾为足少阴，二经为表里，不为阴绝脉当今力一通集验疗遗尿方。”[6]729

《三因极一病证方论·卷之十二·遗尿失禁证治》：“治少长遗尿；及男子虚剧，阳气衰败，小便白浊，夜梦泄精。此药补养元气，进美饮食。”[7]243

《伤寒发微论·卷上·论伤寒七十二证候》：“溲便遗失，狂言反目直视，肾绝也，风温证，下之则直视失溲。”[8]56

《仁斋直指方》：“遗溺风温戒利肠，腹膨身重合三阳。下焦不摄兼停血，肾绝狂言五证详。水液之余者入胞而为小便，胞中虚寒，不能约制水液，加以邪气乘之，故旋溺自遗而不禁也。”[9]349

《幼幼新书·卷第三十九·遗尿第五》：“《巢氏病源》小儿遗尿候：遗尿者，此由膀胱有冷不能约于水故也。足太阴为膀胱之经，足少阴为肾之经，此二经为表里。肾主水，肾气下通于阴。小便者，水液之余也。膀胱为津液之腑，既冷气衰弱不能约水，故遗尿也。《千金》治小儿遗尿方：瞿麦、龙胆、皂荚、桂心、石韦（各半两），鸡肠草、人参（各一两），车前子（一两六铢）。上八味末之，蜜丸，每食后服如小豆大五丸，日三，加至六

七丸。《千金》又方上以小豆叶捣汁服。”[10]1560

《保婴撮要·卷八·遗尿》:“一小儿三岁，素遗尿，余视其两颏微赤，此禀父肾与膀胱二经阴虚也，与六味丸服之，赤色渐退，而遗尿亦愈。”“一小儿四岁，饮食少思，便泄腹痛，素遗尿，额颏青黑，虽盛暑而恶风寒，余谓：经云：热之不热，是无火也。用八味丸治之，诸症悉愈。”[11]201

《本草纲目·主治第三卷·百病主治药·溲数遗尿》:“有虚热、虚寒。肺盛则小便数而欠；虚则欠咳小便遗。心虚则少气遗尿。肝实则癃闭；虚则遗尿。脬遗热于膀胱则遗尿。膀胱不约则遗；不藏则水泉不禁；脬损则小便滴沥不禁。”[12]199

《寿世保元》:“夫尿者，赖心肾二气之所传送，膀胱为传送之府，心肾气虚，阳气衰冷，致令膀胱传送失度，则必有遗尿失禁之患矣，经云膀胱不利为癃、不约为遗尿也。大宜温补，清心寡欲。”“《经》云：膀胱不约为遗溺，小便不禁，常常出而不觉也。人之漩溺，赖心肾二气之所传送。盖心与小肠为表里，肾与膀胱为表里。若心肾气亏，传送失度，故有此症。小便自遗失禁者，溺出而不知也。”“膀胱不纳为遗溺，小便不禁不觉出，心肾二经有所亏，传送失度致此疾。”[13]1089

《古今医统大全·卷之九十·遗尿门(第二十一)》:“小儿遗尿者，此由膀胱有冷，不能约于水故也。夫肾主水，肾气下通于阴。小便者，津液之余也。膀胱为津液之府，肾与膀胱俱虚，而冷气乘之，衰弱故不能约制，其水出而不禁，故遗尿也。又有尿床者，亦由膀胱冷。夜属阴，小便不禁，胞里自出，谓之尿床也，宜破故纸散、益智仁散、鸡肠散服。”[14]1547

《金匮玉函经二注·卷十四·水气病脉证第十四》:“人之血气荣卫，皆主于谷。谷入于胃，化为精微。脾与胃以膜相连，主四肢。脾输谷气于三阴，胃输谷气于三阳。六经皆起于手足，故内外悉藉谷气温养之也。寸口以候荣卫，趺阳以候脾胃。脾胃之脉虚寒，则手足不得禀水谷气，故逆冷也。手足逆冷，则荣卫之营运于阴阳六经者皆不利。荣卫不利，则逆冷之气。入积于中而不泻，不泻则内之温气去，寒独留。寒独留，则宗气不行而腹满。脾之幕在季胁章门，寒气入于幕，止当少阳经脉所过，且少阳为枢，主十二官行气之使。少阳之腑，三焦也，既不得行升发之气于三焦以化荣卫，必引留幕之寒，相逐于三焦之下输。下输属膀胱也，当其时，卫微营衰，卫气不得行其阳于表，即身冷。营气不得行其阴于里，即痛。阳虽暂得前通，身冷不能即温，斯恶寒也。阴既前通，痛应少愈。然营气未与卫之阳合，孤阴独至，故痹而不仁，必从膻中气海之宗气通转，然后阴阳和，荣卫布，邪气乃从下焦而散也。下焦者，中渎之官，水道出焉，前后二窍皆属之。前窍属阳，后窍属阴，阳道实，则前窍固。邪从后窍失气而出阳道虚，则从前窍遗尿而去矣。”[15]11

《景岳全书·杂证谟》:“遗溺一证，有自遗者，以睡中而遗失也。有不禁者，以气门不固而频数不能禁也。又有气脱于上则下焦不约而遗失不觉者，此虚极之候也。”“有热客肾部而遗尿者……其证发热作渴，或时闭涩，或时自遗，或阴挺不能约制。午前小剂补中益气加黑山栀；午后大剂生料六味丸加五味子，常服自效。夏月暑病遗尿者，白虎加人参汤。一服即应。有先因病淋，服利药太多，致溺不禁者，补中益气稍佐熟附子。有所伤损，污血畜于胞中，亦令遗失，鹿角屑炙黄为末，和桃仁泥等分，酒调三钱。咳而遗溺，属膀胱，茯苓甘草汤；不应，五苓散。小儿胎中受冷遗尿，一味补骨脂，炒研，临卧红酒调服，即不遗。”[16]274

《景岳全书集要》:“经义‘宣明五气’篇曰：膀胱不利为癃，不约为遗溺。‘五癃津液别’篇曰：天寒则腠理闭，气湿不行，水下留于膀胱，则为溺与气。阴阳不和，则使液溢而下流于阴，髓液皆减而下，下过度则虚，虚故腰背痛。”[17]476

《伤寒括要》:“遗溺者，小便自出而不知也。夫膀胱所以潴水者也，下焦虚，故不能约摄也。三阳合病，腹满身重，口中不仁，面垢，谵语，遗尿，白虎汤。邪中下焦，阴气为栗，足冷遗溺，四逆汤。”[18]

《秘传证治要诀及类方·卷之八·大小腑门·小便多》：“睡着遗尿者，此亦下元冷，小便无禁而然，宜大菟丝子丸，猪胞炙碎煎汤下。凡遗尿皆属虚。古书云：实则失气虚则遗尿。”[19]

《伤寒证治准绳·卷六·遗溺》：“三阳合病，腹满身重，难以转侧，口中不仁，面垢。谵语遗尿。自汗者，不可汗，不可下，宜少与白虎汤。风温病，脉浮，自汗出，体重多眠，若下之，则小便不利，直视失溲（详风温）。杨士瀛曰：膀胱潴水，下焦不摄，则亦遗溺。《经》云：邪中下焦，阴气为栗，足膝逆冷，便溺妄出，合用四逆汤。下焦蓄血，小腹结急，小便自利不禁。轻者桃仁承气汤，重者抵当汤。寸口脉微而涩微者，卫气不行，涩者荣气不逮，荣卫不能相将，三焦无所仰，身体痹不仁，荣气不足则烦疼口难言，卫气虚则恶寒数欠，三焦不归其部，上焦不归者噫。”[21]179

《寿世保元·卷五·遗溺》：“夫尿者，赖心肾二气之所传送，膀胱为传送之府。心肾气虚，阳气衰冷，致令膀胱传送失度则必有遗尿失禁之患矣。《经》云：膀胱不利为癃，不约为遗尿也。大宜温补，清心寡欲。又有产后不顺，致伤膀胱，及小儿胞冷，俱能令人遗尿失禁，各须随症治之。一论小便不禁，出而不觉者，是有热不禁也，宜五苓散。”[22]391

《万病回春·卷之四·遗溺》：“人之漩溺，赖心肾二气之所传送。盖心与小肠为表里，肾与膀胱为表里。若心肾气亏，传送失度，故有此症。小便自遗失禁者，溺出而不知也。遗溺失禁者，属气虚，用参汤加减；老人溺多者，是虚寒，用参附汤加减；壮人溺多者，是虚热，用滋阴降火汤加减；夏月因伏暑热，溺必遗也，用人参白虎汤加减；中风症遗尿失禁者，难治也。”[23]137

《万氏秘传片玉心书·卷三·部位歌》：“要辨小儿死症，囟门陷下成坑，喉中拽锯气和痰，目闭无神拘管。口唇牙龈粉白，手足恰似冰寒，鸦声口紧眼常翻，不乳遗尿闷乱。”[24]22

卷五“大、小便门”：“小便不禁，此肾与膀胱俱虚，而冷气乘之，故不能制其尿出而不禁，谓之遗尿。睡里自出者，谓之尿床。俱以鸡肠散治，更以地黄丸调之。”[24]

《轩岐救正论·卷之二·四诊正法·闻声》：“或细如缕，惟急投以大剂参附，亦有生者。若其六脉上脱，数滑洪大，或弦硬搏指，兼以眼合口开，手散遗尿……则不治矣。”[25]50

《药鉴·新刻药鉴卷之一·六气主病》：“淋者，小便涩痛也。热客膀胱，郁结不能渗泄故也。又有遗尿不禁者，《经》曰：肾主二阴，水衰而怫郁客其部分，二阴郁结，则痿痹而神无所用，故小便遗失而不能禁止，然则热症明矣。仲景论少阴病热极，曰：溲便遗失、狂言、目反直视不转睛者，肾先绝也。”[26]15

《医贯·卷之五·先天要论（下）·小便不通并不禁论》：“膀胱不约为遗尿，下焦竭则遗溺失便。下焦不归，则遗溲。盖下焦在膀胱上口，主分别清浊溲小便。下焦不归其部，不能约制溲便，故遗溺。”[27]59

《医学纲目》：“小便遗失者，肺金虚也，宜安卧养气，禁劳役。以黄芪、人参之类补之。不愈，当责有热，加黄柏、生地。《甲乙》云：肺脉则少气不足以息，卒遗失无度。下虚，谓膀胱下焦虚。”[28]125

《症因脉治·卷一中风总论·内伤遗尿》：“【遗尿之症】神气清爽，时时遗失，似无关栏，语言轻微，饮食渐少，大便滑泄……【遗尿之因】肾元不足，真阳不能自固，肾主闭藏，肾虚则开阖失职；真阴不足，肝火内扰，肝主疏泄，火动则溺不停蓄，而遗尿之症作矣。【遗尿之脉】脉见散大，中气虚寒；六脉濡软，气血不足。尺脉浮大，真火外越。尺脉沉数，真阴内竭。【遗尿之治】脉散大者，中气不足，补中益气汤。尺脉浮大者，八味肾气丸。”[29]33

卷一中风总论“外感遗尿”：“【遗尿之症】身体发热，神志不清，小便自出而不觉，便色黄赤，此外感遗尿之症也。【遗尿之因】外受表邪，内有积热，热极神昏，则遗尿不禁矣。【遗尿之脉】若见浮大，外有表邪。若见沉数，里有热结。左脉弦数，外感邪热。右脉滑实，痰饮食积。【遗尿之治】外有表邪，羌活防风汤。脉数里热者，导赤各半汤。脉实滑数，食填太仓者，枳实消滞汤。痰凝中脘者，二陈汤加石菖蒲，或导痰汤。"[29]33

《辨证录·卷之十·遗尿门(三则)》："人有夜卧遗尿者，其人畏寒喜热，面黄体怯，大便溏泄，小水必勤，人以为小肠之虚，谁知肾气之虚乎。夫肾与膀胱为表里，膀胱之开阖，乃肾主之也。盖膀胱奉令于肾，肾寒则膀胱自不尊肾之令，故肾不闭而膀胱亦不闭也。治法约肾之水而水寒，不若温肾之水而水缩也。"[30]599

《订正仲景全书金匮要略注·卷四·水气病脉证并治第十五》："失气遗尿，谓分虚实而散也。曰气分者，谓寒气乘阳之虚，而病于气也。"[31]493

《冯氏锦囊秘录·杂症大小合参卷十·伤寒遗尿》："遗尿者，小便自出而不知也。大抵热盛神昏遗尿者，可治。若阴症下寒，逆冷遗尿，脉沉迟欲脱者不治，宜四逆汤，加益智仁主之。厥阴囊缩逆冷，脉沉遗尿者，宜四物加茱萸汤。阳不回者，死。若汗下之后，热不解，阴虚火动而遗尿者，用人参三白汤加黄柏、知母、麦冬、五味、归地主之。"[5]53

杂症大小合参卷十四"儿科遗尿白浊"："小儿遗尿者，乃肾与膀胱俱虚，而冷气乘之。是以传送无度，亦有禀受阳气不足，而胞冷不能约制，其水出而不禁。亦有内虚湿热，是以不禁遗沥者有焉。色赤者为血热，白者气虚也。更有睡中自出者，谓之尿床。此亦肾虚与膀胱虚冷，至夜属阴，故小便不禁，睡中自出也。白浊者，其尿白如米泔，由乳哺失节，有伤于脾，致使清浊不分，久则成疳。先赤后白者，心热也。便下纯白者，疳症也。若小儿长大，而有赤白二浊者，其色虽殊，总归于火。赤浊者，湿热乘于血分也。白浊者，湿痰流下所致也。又有肾气虚寒，不能收摄精华，以是尿白如油，光彩不定，凝如膏糊者，久则肾败成痨。虚而挟热者，先行分利，虚而挟寒者，惟宜温补，当以脉候详之。"[5]53

《顾松园医镜·卷十五·数集·小便不禁》："小便不禁，《内经》有责之膀胱，责之肾者，有责之肺，责之肝者。按赵氏云：天暖衣浓则多汗，天寒衣薄则多溺，多溺者寒也。至于不禁，虚寒之甚。又戴氏云：睡着遗尿者，此系下元冷所致。又言：遗尿此属于虚，所以婴儿脬气不固，老人下元不足，多有此症。河间独以为旋溺遗失，此系热症。《明医杂著》亦云：因肾水不足，膀胱火邪妄动，水不得宁，故不能禁，而小便频数也。老人每多患此。当补阴泻火为主，佐以收涩引导之剂，毋用温药。诸说不一。惟晚村则言：多溺不禁，有热有寒，临症细审，不可执一。旨哉斯言。"[32]235

《金匮翼·卷八·闭癃遗溺》："人睡中尿出者，是其素禀阴气偏盛，阳气偏虚，膀胱与肾气俱冷，不能制于水，而夜卧阳气衰状，不能制于阴，阴气独盛，则小便多，或不禁而遗尿也。"[3]233

《类证治裁·卷七》："大抵遗溺失禁，由肺肾膀胱气虚。肺虚，补中益气汤加五味、牡蛎；肾虚，菟丝子散；膀胱虚，固脬丸；挟寒，家韭子丸；挟热，白薇散；滑脱，秘元丹、牡蛎丸；命火衰，右归饮、巩堤丸。"[33]396

《伤寒论纲目·卷六·遗溺》："仲景曰：三阳合病，腹满身重，难以转侧，口中不仁，面垢，谵语遗尿，自汗者，不可汗，不可下，宜少与白虎汤。风温病，脉浮，自汗出，体重多眠，若下之。则小便不利，直视失溲，寸口脉微而涩。微者卫气不行，涩者营气不逮，荣卫不能相将，三焦无所仰，身体痹不仁，荣气不足，则烦疼，口难言。卫气虚，则恶寒，数欠，三焦不归其部。上焦不归者，噫而吞酸。中焦不归者，不能消谷。下焦不归者，则遗溲。"[34]194

《邵兰荪医案·卷四·遗尿》："下虚则遗尿。又曰：膀胱不约为遗尿。今以膀胱失约，无气以固，而致小便不禁。又因脾气未健，湿热未净，而泻犹未除，故治法于渗湿扶脾之中，参用缩小便之味。”[35]176

《疡医大全·卷四·内景图说(下)》:“膀胱病者热结下焦,小腹苦满,胞转小便不利,令人发狂。冷则湿痰上溢而为多唾,小便淋漓或遗尿。”“膀胱有热则淋闭,膀胱不约为遗溺。”[36]149

《医灯续焰·卷十一·水病脉证第七十·水病脉证第七十》:“寸口脉迟而涩,迟则为寒,涩为血不足。趺阳脉微而迟,微则为气,迟则为寒。寒气不足,则手足逆冷。手足逆冷,则荣卫不利。荣卫不利,则腹满胁鸣相逐,气转膀胱,荣卫俱劳。阳气不通即身冷,阴气不通即骨疼。阳前通则恶寒,阴气通则痹不仁。阴阳相得,其气乃行。大气一转,其气乃散。实则失气,虚则遗尿,名曰气分。”[4]44

卷十六“小儿脉证第七十八·小儿杂述”:“不约为遗溺。小便者,乃津液之余也。肾主水,膀胱为津液之府。肾与膀胱俱虚,而冷气乘之,不能拘制,其水出不禁,谓之遗尿。睡里出者,谓之尿床。此皆肾与膀胱俱虚,而挟冷所致。亦有热结于肾部,干于足厥阴之经。庭孔郁结,气血不能宣通,则痿痹而神无用,故液渗入膀胱而溺遗失。”[4]

《医理真传·医理真传卷三·阴虚症门问答》:“此答说明遗尿有两种:由于阳虚不能统率关窍者,宜补火以收纳元阳;由于阴虚下焦伏热者,宜滋肾、泻火以扶元阴。病人所现症状,全属后者,故直判为膀胱有伏热,而治以知柏地黄汤。六味地黄汤功能利水育阴,再加苦寒之知、柏以加强其坚肾清热之力,故能使遗尿止而口渴饮冷、小便不利诸症悉去。但下焦伏热之症,亦有由心热下移者,则宜治以导赤散,由肝热下移者,则宜治以小柴胡汤倍黄芩,是又须在脉、症上下细分辨而施治,不可专执一方。至于一般遗尿,尤其睡中遗尿,多由下元不固,肾与膀胱虚冷,不能制约于水所致,小儿素禀不足,及老年肾虚,多见此症,治宜菟丝子丸、缩泉丸、八味丸之类,随症加减。”[37]59

《医林改错·卷下·辨小便频数遗尿不禁》:“或曰:小便频数、遗尿不禁,有火有虚,有分别乎?余曰:有溺时玉茎内疼痛,尿一点一滴开张,尿流而不知,名曰遗尿。不禁者,尿欲出而人禁止不溺,尿仍自出。此专指小便自病而言。若半身不遂,兼小便频数,遗尿不禁,绝无玉茎疼痛之苦,此是气虚不固提也。”[38]37

《医门法律·卷二·中寒门》:“寸口脉迟而涩,迟则为寒,涩则为血不足。趺阳脉微而迟,微则为气,迟则为寒。寒气不足,即手足逆冷。手足逆冷,则荣卫不利。荣卫不利,则腹满胁鸣相逐,气转膀胱,荣卫俱劳。阳气不通即身冷,阴气不通即骨疼。阳前通则恶寒,阴前通即痹不仁。阴阳相得,其气乃行;大气一转,其气乃散。实则失气,虚则遗尿。名曰气分。”[39]72

《医述·卷十二·杂证汇参·肺痿肺痈》:“肺痿,吐涎沫而不咳者,其人不渴,必遗尿,小便数。”[40]919

《医效秘传·卷之二·伤寒诸证论》:“膀胱不利为癃,不约为遗溺。若肾虚,则膀胱之气不约,故小便出而不自知也。其治法有阴阳虚实之别。若阳邪谵妄,神昏热甚而遗尿者,当清心解热。若阴邪厥逆,脉微寒极而遗尿者,当温肾散寒。”“设或狂言直视而遗尿者,又为肾绝而不可治也。”[41]39

《三三医书·第二集》:“肾虚则膀胱之气不约,故小便出而不自知也。若热甚、神昏而遗尿者,当清心解热;阴寒厥逆而遗溺者,当温肾固气。惟直视遗溺,为肾绝不治。”[42]14

《杂病广要·脏腑类·小便多》:“不知不禁之谓,乃以小水太利为言,皆属虚寒,何有热症?若因热而小便频数,则淋沥点滴不能禁止,而又出之不快,或多痛涩,非遗失不禁之谓矣。倘以虚寒误认为热,而妄投泻火之剂,岂不殆哉。(《金匮翼》)(按:遗尿不禁为热客肾经,《原病式》有其说,而王氏《杂著》亦谓为属热。《赤水》《景岳》既斥其非,而尤氏此言最为约核,故拈出之)。”[43]543

《医心方·卷第十二·治遗尿方第二十

三》："《病源论》云：'遗尿者，此由膀胱虚冷，不能约（求俱反，救也）于水故也。'"[44]534

《简明中医病证辞典》："病名。即遗尿。《素问·宣明五气》：'膀胱不利为癃，不约为遗溺。'《景岳全书·杂证谟》：'遗溺一证，有自遗者，以睡中而遗失也。有不禁者，以气门不固而频数不能禁也。又有气脱于上则下焦不约而遗失不觉者，此虚极之候也。'"[45]74

《简明中医辞典》："病证名。又名遗溺……① 指小便不能随意控制而自遗……② 指睡眠中小便遗出，多见于小儿。俗称尿床。"[46]78

《实用家庭小儿推拿》："遗尿俗称尿床。《幼幼集成》中说：'小便自出不禁者，谓之遗尿。睡中自出者，谓之尿床。遗尿是指三岁以上的小儿睡中小便自遗，醒后方觉的一种疾病。本病偶可延长到十几岁，经久不愈，往往影响小儿的精神生活、身心健康及生长发育。"[47]103

《实用小儿推拿》："大多数小儿到了3周岁后，大小便基本上能自己控制，如到了5周岁，每天晚上还要尿床，我们称之为遗尿。引起夜间尿床的原因有很多，如有的小孩由于学习紧张或家庭不和睦、离开父母等精神因素可尿床，也有的小孩由于膀胱的功能发育较差而致尿床。常见的是患各类急慢性疾病后体质较虚弱，加上白天活动过度出现夜间尿床。另外，泌尿生殖器的一些炎症、寄生虫病及脊椎裂均可出现尿床。"[48]95

《实用中医儿科手册》："凡在睡眠中小便自遗，称为遗尿，俗称'尿床'。婴幼儿时期由于发育尚未健全，排尿的正常习惯尚未养成，或因白天活动过度，夜晚不易觉醒而遗尿者，不为病态。3岁以上小儿遗尿则多因肾气不足，膀胱虚冷，或因病后虚弱，脾肺气虚不能制约水道所致，亦有少数可由肝经郁热，疏泄太过，膀胱不约而引起。"[49]369

《现代中医儿科诊断治疗学》："遗尿在《内经》中被称为'遗溺'，中医学对本病有较全面的认识，《素问·宣明五气》明确指出：'膀胱不约为遗尿。'病因主要为先天禀赋不足，或大病久病之后，或外感湿热内蕴，致水道失司，固涩无权。临床以5岁以上的小儿不能自主控制排尿，经常睡中小便自遗，醒后方觉为主要表现。15%～20%的5岁儿童，5%的10岁儿童，2%的12～14岁儿童患遗尿症。本病大多病程长，或反复发作，重症病例白天睡眠中也会发生遗尿，严重影响患儿的身心健康与生长发育。"[50]380

《现代中医儿科诊疗全书》："遗尿是指3岁以后经常发生或5岁以上有时发生的日间或夜间的不自觉排尿。正常小儿在1岁～1岁半时就可以在白天自觉控制排尿，有些小儿到2岁～2岁半白天虽可控制排尿，而夜间仍无有意识的排尿，这是一种生理现象。遗尿症有原发和继发两种，前者是指出生后一直不间断的遗尿；后者是指遗尿发生前1年以上时间未曾有遗尿者。"[57]77

《中国小儿推拿学》："遗尿俗称'尿床'，是一种不随意的排尿，临床上系指睡眠时不自觉地排尿于床上。发生于3岁以上的儿童，男女罹患大致均等。3岁以前小儿由于高级中枢神经发育尚未完全，膀胱的排尿功能只由简单的脊髓反射弧控制，高级中枢神经不能控制骶髓排尿中枢，故可发生遗尿，但不属病态。如3岁以上儿童持续尿床，或尿床被控制后又复出现，则为遗尿症。国外报告发病率为12%～26%，患儿多无任何泌尿系统或神经系统疾病，绝大多数单纯性遗尿症的儿童到青春期前可自行停止。"[52]184

《中国医学大辞典》："睡中尿出不觉也。《灵枢·邪气藏府病形》：肝脉微滑为遗溺。《九针论》：膀胱不约为遗溺。《经脉》：手太阴之别，名曰列缺，其病虚则欠㰦，小便遗数。"[53]1397

《中医词释》："病证名。出自《内经·宣明五气》。又称遗溺。① 尿失禁，失去控制。② 睡眠中小便不自觉地遗出。"[54]323

《中医辞海·下册》："病名。即遗尿。指睡眠中小便自遗、或清醒时尿液自下的病证。出

《素问·宣明五气论》:‘膀胱不利为癃,不约为遗溺。’《素问·咳论》:‘膀胱咳状,咳而遗溺。’”“病名。又称遗溺,是指在睡眠中小便自遗,醒后方知的疾病。出《伤寒论·辨阳明病脉证并治》:‘三阳合病,腹满身重,难以转侧,口不仁面垢,谵语遗尿。’”[55]529

《中医大辞典》:“病名。出《伤寒论·辨阳明病脉证并治》。又称遗溺。包括睡中遗尿、昏迷时小便自遗、清醒时小便自出不知及小便频数而尿出难以自制等情况。”“病名。即遗尿。《素问·宣明五气论》:‘膀胱不利为癃,不约为遗溺。’《景岳全书·杂证谟》:‘遗溺一证,有自遗者,以睡中而遗失也。有不禁者,以气门不固而频数不能禁也。又有气脱于上则下焦不约而遗失不觉者,此虚极之候也。’”[56]724

《中医儿科》:“凡夜间睡眠时,小便不自觉地排于床上者,称为‘遗尿’,又称‘尿床’。常见于学龄儿童。若婴幼儿时期,由于发育尚未健全,排尿的正常习惯还未养成,或因白天嬉戏过度,精神激动,夜间偶有尿床者,则不属病态。本病是儿科的常见病,虽无严重的后果,但长期遗尿,造成患儿精神上的威胁,而产生自卑感。”[57]144

《中医儿科简编》:“常见于小儿,亦称尿床。但一二岁的小儿,因智力未充,未能养成按时排尿的习惯,或由于精神激动,引起暂时遗尿的,这些不作疾病论治。”[58]206

《中医儿科简编》:“遗尿是指小儿3岁以后,白天不能控制排尿,或不能从睡觉中醒来自觉排尿而小便自遗的一种病证。多发生在夜间,引起遗尿除少数由于尿道病变、蛲虫病、隐性脊柱裂等外,绝大多数为大脑皮质下中枢功能失调引起。本病中医亦称‘遗尿’,又称‘夜尿’‘尿床’。”[59]68

《中医儿科临证备要》:“小便次数增多,尿道不疼痛者为小便频数。多由肾气不固,膀胱客热所致。《诸病源候论》:‘小便数者,膀胱与肾俱有客热乘之故也。’”[60]237

《中医儿科手册》:“遗尿,亦称‘尿床’,是指三足岁以上的小儿在睡眠中小便自遗,醒后方觉的一种病证。”[61]90

《中医儿科手册》:“遗尿又称遗溺、尿床、夜尿症,是指5岁以上的儿童在睡眠中小便自遗,而醒后方觉已排尿的一种疾病。本病主要由于患儿先天肾气不足、下元虚寒,后天脾肺气虚,或肝经湿热引起肺脾肾三脏气化失常,膀胱失约而致遗尿。遗尿症有原发和继发两种,原发性遗尿是生后持续地不间断地遗尿;继发性遗尿是指生后曾有一段时间无遗尿,但由于不同原因又突然遗尿。前者为功能性遗尿,后者则需排除各种器质性病变。”[62]370

《中医儿科治疗大成》:“遗尿是指5岁以上的小儿睡中小便自遗,醒后方觉的一种病证,亦称尿床。多见于5～12岁的小儿,亦有延至成人,预后一般良好,但如果长期不愈,可使儿童精神抑郁,影响身心健康。”[63]427

《中医名词术语精华辞典》:“病证名。出《伤寒论·辨阳明病脉证并治》。一名遗溺”“病证名。又名遗尿。《素问·宣明五气论》:‘膀胱……不约为遗溺。’《灵枢·本输》:‘虚则遗溺……’可见遗溺以虚证多见。其证包括睡中经常尿床,或昏迷时小便自遗,或清醒时小便自出,或溺频而难以自禁等情况。”[64]175

《中医名词术语选释》:“即‘遗尿’。① 指经常夜间睡眠时不自觉的排尿,即俗称‘尿床’。多见于儿童。大都由于肾气不足,以致膀胱之气不固,属虚证。偏寒的尿色清白;偏热的尿黄而臭。② 指小便失禁。”[65]135

［1］［汉］张机.伤寒论［M］.上海中医学院中医基础理论教研组校注.上海:上海人民出版社,1976:242.

［2］［隋］巢元方.诸病源候论［M］.黄作阵点校.沈阳:辽宁科学技术出版社,1997:224.

［3］［清］尤怡.金匮翼［M］.北京:中医古籍出版社,2003:233.

［4］［清］潘楫.医灯续焰［M］.杨维益点校.北京:人民卫

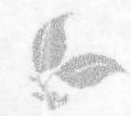

生出版社，1988：44.

[5] [清]冯兆张.冯氏锦囊秘录[M].田思胜，等校注.北京：中国中医药出版社，1996：53.

[6] [唐]王焘撰.外台秘要[M].北京：人民卫生出版社，1955：729.

[7] [宋]陈无择.三因极一病证方论[M].北京：中国中医药出版社，2007：243.

[8] [宋]许叔微.伤寒发微论[M]//许叔微.许叔微伤寒论著三种 伤寒百证歌 伤寒发微论 伤寒九十论.北京：商务印书馆，1956：56.

[9] [宋]杨士瀛.仁斋直指方[M].胡国臣，林慧光.杨士瀛医学全书.北京：中国中医药出版社，2006：349.

[10] [宋]刘昉.幼幼新书[M].北京：人民卫生出版社，1987：1560.

[11] [明]薛铠.保婴撮要[M].北京：中国中医药出版社，2016：201.

[12] [明]李时珍.本草纲目[M].楼智勇.昆明：云南人民出版社，2011：199.

[13] [明]龚廷贤.寿世保元[M].李世华，王育学.龚廷贤医学全书.北京：中国中医药出版社，2015：1089.

[14] [明]徐春甫.古今医统大全[M].合肥：安徽科学技术出版社，1995：1547.

[15] [明]赵以德.金匮玉函经二注[M].北京：人民卫生出版社，1990：11.

[16] [明]张介宾.景岳全书[M].北京：中国中医药出版社，1994：274.

[17] [明]张介宾.景岳全书集要[M].余瀛鳌，林菁，田思胜等编选.沈阳：辽宁科学技术出版社，2007：476.

[18] [明]李中梓.伤寒括要[M]//包来发.李中梓医学全书.北京：中国中医药出版社，1999：41.

[19] [明]戴原礼.秘传证治要诀及类方[M].才维秋，赵艳，胡海波校注.北京：中国中医药出版社，2006：111.

[20] [明]朱橚.普济方[M].北京：人民卫生出版社，1983：216.

[21] [明]王肯堂.证治准绳[M].吴唯，等校注.北京：中国中医药出版社，1997：179.

[22] [明]龚廷贤.寿世保元[M].袁钟点校.沈阳：辽宁科学技术出版社，1997：391.

[23] [明]龚廷贤.万病回春[M].张秀琴校注.北京：中国医药科技出版社，2014：137.

[24] [明]万全.万氏秘传片玉心书[M].罗田县卫生局校注.武汉：湖北人民出版社，1981：22.

[25] [明]肖京.轩岐救正论[M].北京：中医古籍出版社，2015：50.

[26] [明]杜文燮.药鉴[M].张向群校注.北京：中国中医药出版社，1993：15.

[27] [明]赵献可.医贯[M].北京：人民卫生出版社，1982：59.

[28] [明]楼英.医学纲目[M].上海：上海科学技术出版社，2000：125.

[29] [明]秦景明.症因脉治[M].冷方南，王齐南点校.上海：上海科学技术出版社，1990：33.

[30] [清]陈士铎.辨证录[M].北京：中国中医药出版社，2007：599.

[31] [清]吴谦.订正仲景全书金匮要略注[M]//吴谦.医宗金鉴.北京：人民卫生出版社，1977：493.

[32] [清]顾靖远.顾松园医镜[M].袁久林校注.北京：中国医药科技出版社，2014：235.

[33] [清]林珮琴.类证治裁[M].钱晓云校点.上海：上海中医药大学出版社，1997：396.

[34] [清]沈金鳌.伤寒论纲目[M].张家玮校注.北京：中国医药科技出版社，2014：194.

[35] [清]邵兰荪.重订邵兰荪医案[M].北京：中国中医药出版社，2019：176.

[36] [清]顾世澄.疡医大全[M].北京：人民卫生出版社，1987：149.

[37] [清]郑寿全.医理真传[M].于永敏校注.北京：中国中医药出版社，1993：59.

[38] [清]王清任.医林改错[M].李天德，张学文点校.北京：人民卫生出版社，1991：37.

[39] [清]喻昌.医门法律[M].张晓梅，等校注.北京：中国中医药出版社，2002：72.

[40] [清]程杏轩.医述[M].合肥：安徽科学技术出版社，1983：919.

[41] [清]叶天士述.[清]吴金寿校.医效秘传[M].上海：上海科学技术出版社，1963：39.

[42] [民国]裘庆元辑.三三医书[M].胡国臣，等主校.北京：中国中医药出版社，1998：14.

[43] [日本]丹波元坚.杂病广要[M].李洪涛主校.北京：中医古籍出版社，2002：543.

[44] [日本]丹波康赖撰.医心方[M].上海：上海科学技术出版社，1998：534.

[45] 邹积隆，丛林，杨振宁，等.简明中医病证辞典[M].上海：上海科学技术出版社，2005：74.

[46] 《中医大辞典》编辑委员会.简明中医辞典[M].北京：人民卫生出版社，1979：78.

[47] 臧郁文.实用家庭小儿推拿[M].贵阳：贵州科技出版社，1992：103.

[48] 孙安达.实用小儿推拿[M].合肥：安徽科学技术出版社，2004：95.

[49] 虞佩兰.实用中医儿科手册[M].长沙：湖南科学技术出版社，1980：369.

[50] 郁晓维，何文彬.现代中医儿科诊断治疗学[M].北京：人民卫生出版社，2001：380.

[51] 琚玮，葛湄菲.现代中医儿科诊疗全书[M].上海：第二军医大学出版社，2005：77.

[52] 张素芳.中国小儿推拿学[M].上海：上海中医学院

出版社，1992：184.

[53] 谢观. 中国医学大辞典[M]. 北京：中国中医药出版社，1994：1397.

[54] 徐元贞. 中医词释[M]. 郑州：河南科学技术出版社，1983：323.

[55] 袁钟，图娅，彭泽邦，等. 中医辞海[M]. 北京：中国医药科技出版社，1999：529.

[56] 高希言，朱平生，田力. 中医大辞典[M]. 太原：山西科学技术出版社，2017：724.

[57] 江苏新医学院第一附属医院. 中医儿科[M]. 北京：人民卫生出版社，1975：144.

[58] 江育仁. 南京中医学院附属医院儿科. 中医儿科[M]. 北京：人民卫生出版社，1988：206.

[59] 广州中医学院儿科教研组. 中医儿科简编[M]. 北京：人民卫生出版社，1972：67，68.

[60] 王庆文，董克勤. 中医儿科临证备要[M]. 北京：人民卫生出版社，1988：237.

[61] 浙江中医学院. 中医儿科手册[M]. 杭州：浙江科学技术出版社，1985：90.

[62] 陈昭定. 中医儿科手册[M]. 福州：福建科学技术出版社，1999：370.

[63] 刘弼臣. 中医儿科治疗大成[M]. 石家庄：河北科学技术出版社，1998：427.

[64] 李经纬，余瀛鳌，蔡景峰. 中医名词术语精华辞典[M]. 天津：天津科学技术出版社，1996：175.

[65] 中医研究院，广东中医学院. 中医名词术语选释[M]. 北京：人民卫生出版社，1973：135.

（陈昱良）

4 • 079

鹅口疮

é kǒu chuāng

一、规范名

【汉文名】鹅口疮。

【英文名】thrush。

【注释】以小儿口腔黏膜、舌头上布生白屑状物，状如鹅口为主要表现的疾病。

二、定名依据

"鹅口疮"作为儿科口腔部疾病，其症状表现为：患儿口腔舌上满布白屑，状如鹅口，一般先见于颊黏膜，初起很像奶斑，不易擦去，如病情发展，则可蔓延至口腔黏膜的另一部或全部分，蔓延较速，随拭随生，不易清除，若白屑侵入咽喉食道，堆积如雪花叠叠，可障碍呼吸和吮乳。最早见于南朝陈延之《小品方》，其时尚名"鹅口"。

其后唐代孙思邈《备急千金要方》中的"小儿鹅口"，明代虞抟《医学正传》中的"小儿鹅口疮"、万全《片玉心书》中的"口疮"、孙一奎《赤水玄珠》中的"鹅口白屑"、李时珍《本草纲目》中的"鹅口白疮"、倪朱谟《本草汇言》中的"鹅口舌疮"、李盛春《医学研悦》中的"雪口""马牙"、缪希雍《本草单方》中的"婴儿鹅口"，清代冯兆张《冯氏锦囊秘录》中的"白口疮"、陶承熹《惠直堂经验方》中的"鹅口白"、云川道人《绛囊撮要》中的"小儿雪口"、顾世澄《疡医大全》中的"乳鹅"、赵学敏《本草纲目拾遗》中的"鹅口疳"、沈金鳌《幼科释谜》中的"噤口风"、高秉钧《疡科心得集》中的"雪口疳"、王旭高《外科证治秘要》中的"糜口疳"，民国涂蔚生《推拿抉微》中的"敷口白"，均是鹅口疮的曾用名。

自北宋唐慎微《证类本草》首用"鹅口疮"一名以来，历代医家多有沿用，如：南宋佚名《小儿卫生总微论方》，元代王好古《汤液本草》，明代虞抟《医学正传》、薛己《外科经验方》、孙一奎《赤水玄珠》、李时珍《本草纲目》、陈实功《外科正宗》、王大纶《婴童类萃》、缪希雍《本草单方》，日本医家下津寿泉《幼科证治大全》，清代闵钺《本草详节》、冯兆张《冯氏锦囊秘录》、吴谦《医宗金鉴·外科心法要诀》、黄元御《长沙药解》、

顾世澄《疡医大全》、吴贞《感症宝筏》、黄朝坊《金匮启钥(幼科)》、姚澜《本草分经》、潘诚《喉科心法》、王文选《幼科切要》、赵濂《医门补要》,民国张觉人《外科十三方考》。

中华人民共和国成立后,1957年《实用中国小儿科学》(胡光慈),1960年《中医儿科学讲义》(广州中医学院儿科教研组),1961年《中医儿科学中级讲义》(广州中医学院儿科教研组),1964年《中医儿科学》(广东中医学院),1965年《小儿皮肤病》(杨天籁),1972年《中医儿科简编》(广州中医学院儿科教研组),1975年《内儿科学》(成都中医学院),1975年《中医儿科》(江苏新医学院第一附属医院),1977年《中医儿科学》(江苏新医学院第一附属医院儿科教研组),1978年《中医儿科学》(戴新民),1979年《中医儿科学》(山东中医学院儿科教研室等),1979年《中医儿科学》(上海中医学院),1980年《中医儿科学》(全国中等卫生学校统编教材《中医儿科学》编写组),1980年《儿科证治》(曹旭),1981年《临床皮肤病学》(《临床皮肤病学》编写组),1982年《幼科条辨》(张奇文),1983年《中医儿科学》(上海中医学院等),1985年《中医儿科学》(江育仁),1985年《小儿皮肤病学》(杨天籁),1986年《实用中医儿科学》(午雪峤等),1987年《中医儿科学》(钱琳),1987年《中医儿科学》(江育仁),1987年《中医儿科学》(衷诚伟),1987年《中医儿科学》(辽宁中医学院等),1987年《实用中医儿科学》(靳祖鹏),1988年《中医儿科》(江育仁),1989年《中医儿科学》(刘慧瑾),1990年《初生儿病证》(张奇文),1990年《儿科证治心法》(程绍恩等),1991年《中医儿科诊治验篇》(赵圣渝等),1993年《中医儿科传心录》(陈叔达),1994年《中医儿科学》(郭孝月),1994年《中医儿科学》(黄建业),1996年《诸福棠实用儿科学》(吴瑞萍等),1997年《中医儿科学》(王萍芬),1997年《基层中医临证必读大系·儿科分册》(俞景茂),1998年《中医儿科治疗大成》(刘弼臣等),2000年《中医儿科学》(王允荣等),2000年《儿科疾病中医治疗全书》(汪受传等),2000年《新编中医皮肤病学》(欧阳恒等),2002年《儿科学》(刘慧瑾),2004年《中医儿科学》(郁晓维等),2004年《中医儿科学》(丁樱),2004年《皮肤病性病中医洗渍疗法》(程秋生),2005年《中医儿科学》(马维平),2005年《中医儿科临床实践》(俞景茂),2005年《一百天学中医儿科》(朱大年等),2007年《中医儿科学》(萧正安),2009年《中医儿科学》(马融等),2009年《临床儿科诊疗概览》(王淑珍等),2009年《小儿皮肤病诊疗》(李红毅等)等均采用了"鹅口疮"作为正名,说明"鹅口疮"作为规范用名已取得共识。

我国2005年出版的由全国科学技术名词审定委员会审定公布的《中医药学名词》已以"鹅口疮"作为规范名,所以"鹅口疮"作为规范名也符合术语定名的协调一致原则。

三、同义词

【俗称】"白口糊"(《中医儿科学》);"雪口病"(《临床儿科诊疗概览》)。

【曾称】"鹅口"(《小品方》);"小儿鹅口"(《备急千金要方》);"小儿鹅口疮"(《医学正传》);"口疮"(《片玉心书》);"鹅口白屑"(《赤水玄珠》);"鹅口白疮"(《本草纲目》);"鹅口舌疮"(《本草汇言》);"雪口""马牙"(《医学研悦》);"婴儿鹅口"(《本草单方》);"白口疮"(《冯氏锦囊秘录》);"鹅口白"(《惠直堂经验方》);"小儿雪口"(《绛囊撮要》);"乳鹅"(《疡医大全》);"鹅口疳"(《本草纲目拾遗》);"噤口风"(《幼科释谜》);"雪口疳"(《疡科心得集》);"糜口疳"(《外科证治秘要》);"敷口白"(《推拿抉微》)。

四、源流考释

南朝陈延之《小品方·治少小百病诸汤方》记载:"凡初生儿,其口中舌上有白物如米屑,名为鹅口,及鼻外亦有。"[1]151 这里的"鹅口"表现症状与鹅口疮十分接近,可以认为是鹅口疮在中医古籍中的最早记载。

其后"鹅口"一名亦有沿用，如：隋代巢元方《诸病源候论》[2]227，唐代孙思邈《备急千金要方》[3]64、王焘《外台秘要》[4]718,719、日本丹波康赖《医心方》[5]502，北宋王怀隐《太平圣惠方》[6]2578，南宋刘昉《幼幼新书》[7]122、佚名《小儿卫生总微论方》[8]8、洪遵《洪氏集验方》[9]71、宋太医局《太平惠民和剂局方》[10]111、陈自明《妇人大全良方》[11]463、朱佐《类编朱氏集验医方》[12]267，元代曾世荣《活幼新书》[13]16，明代彭用光《原幼心法》[14]228、鲁伯嗣《婴童百问》[15]53、朱震亨《丹溪治法心要》[16]222、徐春甫《古今医统大全》[17]738、楼英《医学纲目》[18]1694、李梴《医学入门》[19]144、龚信《古今医鉴》[20]379、李时珍《本草纲目》[21]186、龚廷贤《万病回春》[22]459、杨继洲《针灸大成》[23]218、王肯堂《幼科证治准绳》[24]32、万表《万氏家抄济世良方》[25]141、朱橚《普济方》[26]220、龚廷贤《寿世保元》[27]598、缪希雍《神农本草经疏》[28]58、程云鹏《慈幼新书》[29]9、孙志宏《简明医彀》[30]304、缪希雍《本草单方》[31]359、孙文胤《丹台玉案》[32]319、王肯堂《医镜》[33]2341、秦昌遇《幼科折衷》[34]86、王宗显《医方捷径指南全书》[35]73、崔嘉彦等《医灯续焰》[36]376，清代尤乘《尤氏喉科秘书》[37]10、王梦兰《秘方集验》[38]77、蒋士吉《医宗说约》[39]193、熊应雄《小儿推拿广意》[40]42、孙伟《良朋汇集经验神方》[41]103、冯兆张《冯氏锦囊秘录》[42]141、魏鉴《幼科汇诀直解》[43]699、吴谦《医宗金鉴·幼科心法要诀》[44]47、陈复正《幼幼集成》[45]341、何梦瑶《医碥》[46]369、黄元御《玉楸药解》[47]413、吴仪洛《本草从新》[48]17、顾世澄《疡医大全》[49]557、严洁等《得配本草》[50]27、沈金鳌《幼科释谜》[51]10《杂病源流犀烛》[52]389、何京《文堂集验方》[53]86、郑玉坛《彤园医书(小儿科)》[54]965、程文囿《医述》[55]923、许克昌等《外科证治全书》[56]45、虚白主人《救生集》[57]158、杨时泰《本草述钩元》[58]73、鲍相璈《验方新编》[59]382、孟文瑞《春脚集》[60]110、文晟《慈张便览》[61]911、中川成章《证治摘要》[62]90、汪宏《望诊遵经》[63]80,81、邹存淦《外治寿世方》[64]134、丁尧臣《奇效简便良方》[65]78、陈其瑞《本草撮要》[66]5、张振鋆《厘正按摩要术》[67]123,124、罗越峰《疑难急症简方》[68]95，民国涂蔚生《推拿抉微》[69]1035、叶隐衡《幼科指南》[70]351、曹炳章《辨舌指南》[71]25。

唐代孙思邈《备急千金要方》记载："治小儿鹅口，不能饮乳方：鹅屎汁沥儿口中。"[3]83 笔者认为这里的"小儿鹅口"亦是指鹅口疮。

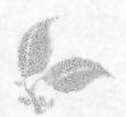

其后"小儿鹅口"一名亦有沿用，如：日本丹波康赖《医心方》[5]502，北宋王怀隐《太平圣惠方》[6]2585,2586、唐慎微《证类本草》[72]79、刘昉《幼幼新书》[7]122，明代刘文泰《本草品汇精要》[73]115、王纶《明医杂著》[74]160、张时彻《急救良方》[75]70、万全《片玉心书》[76]91、徐春甫《古今医统大全》[17]1219、李时珍《本草纲目》[21]186、张洁《仁术便览》[77]283、龚廷贤《寿世保元》[27]598、倪朱谟《本草汇言》[78]87、缪希雍《神农本草经疏》[28]58《本草单方》[31]359、清代汪昂《本草易读》[79]95,96、沈铭三等《灵验良方汇编》[80]、严洁等《得配本草》[50]31,32、赵学敏《本草纲目拾遗》[81]356、鲍相璈《验方新编》[59]593、徐沛《华佗神方》[82]190、佚名《大医马氏小儿脉珍科》[83]62，民国陆锦燧《鲟溪秘传简验方》[84]191、丁甘仁《丁甘仁先生家传珍方》[85]26。

宋代唐慎微《证类本草·桑根白皮》记载："研汁治小儿天吊惊痫，客忤，及敷鹅口疮，大验。"[72]373 此处系"鹅口疮"一名在中医古籍中的最早记载。

其后"鹅口疮"一名亦有沿用，如：南宋佚名《小儿卫生总微论方》[85]59，元代王好古《汤液本草》[86]523,524，明代虞抟《医学正传》[87]408、薛己《外科经验方》[88]389、孙一奎《赤水玄珠》[89]523,524、李时珍《本草纲目》[21]186、陈实功《外科正宗》[90]312、王大纶《婴童类萃》[91]69、缪希雍《本草单方》[31]359、日本医家下津寿泉《幼科证治大全》[92]56，清代闵钺《本草详节》[93]卷二十六页、冯兆张《冯氏锦囊秘录》[42]729、吴谦《医宗金鉴·外科心法要诀》[94]188、黄元御《长沙药解》[95]432,433、顾世澄《疡医大全》[49]557、吴贞《感症宝筏》[96]25、黄朝坊《金匮启钥(幼科)》[97]1233、姚澜《本草分经》[98]172、潘诚《喉科心法》[99]1083、王文选《幼科切要》[100]325,326、赵濂《医门补要》[101]15，民国张觉人《外科十三方考》[102]96。

明代虞抟《医学正传·吐泻》记载："治小儿鹅口疮，因白屑满舌及两吻，故名鹅口。"[87]408

其后"小儿鹅口疮"一名亦有沿用，如：清代李中梓《本草征要》[103]137、闵钺《本草详节》[93]卷七之九页、张璐《本经逢原》[104]252、日本医家下津寿泉《幼科证治大全》[92]56、赵学敏《本草纲目拾遗》[81]358、文晟《慈幼便览》[61]959。

明代万全在《片玉心书》中提出"口疮"[76]91一名，作为"小儿鹅口"的又称。据笔者所见，相当于鹅口疮的"口疮"，中医古籍仅此一处。必须指出的是，"口疮"在古籍中一般是指口腔溃疡，与鹅口疮迥然不同。

明代孙一奎《赤水玄珠·鹅口白屑》记载："初生百日，口中生白点，不计其数，拭之则去，少刻复有，口角流涎水，日夜啼哭不乳是也。"[89]513笔者认为，这里的"鹅口白屑"亦是指鹅口疮。

其后"鹅口白屑"一名亦有沿用，如：清代顾世澄《疡医大全》[49]557、竹林寺僧《竹林女科证治》[105]325，民国吴克潜《儿科要略》[106]491。

明代李时珍《本草纲目》记载有"鹅口白疮"[21]1545一名，笔者认为亦相当于鹅口疮。

"鹅口白疮"后世亦有沿用，如：明代缪希雍《神农本草经疏》[28]248《本草单方》[31]236，清代汪昂《本草易读》[79]53、沈金鳌《杂病源流犀烛》[52]376。

明代倪朱谟《本草汇言》记载有"鹅口舌疮"[78]628一名，笔者认为亦相当于鹅口疮。

据笔者所见，"鹅口舌疮"一名后世未有沿用。

明代李盛春《医学研悦》记载："小儿初生，口生马牙，一名雪口。"[107]117笔者认为，这里的"马牙""雪口"均是指鹅口疮。

"雪口"一名后世沿用较多，如：明代孙文胤《丹台玉案》[32]319、王肯堂《医镜》[33]2341、王宗显《医方捷径指南全书》[35]73，清代尤乘《尤氏喉科秘书》[37]10、日本下津寿泉《幼科证治大全》[92]56，清代顾世澄《疡医大全》[49]557、沈金鳌《幼科释谜》[51]10、郑瀚《重楼玉钥续编》[108]769、许克昌等《外科证治全书》[56]45、鲍相璈《验方新编》[59]137、邹存淦《外治寿世方》[64]134，民国涂蔚生《推拿抉微》[69]1065、吴克潜《儿科要略》[106]491。

"马牙"一名亦有沿用，如：清代熊应雄《小儿推拿广意》[40]42、丁尧臣《奇效简便良方》[65]79，民国涂蔚生《推拿抉微》[69]1035。

明代缪希雍《本草单方》提出"婴儿鹅口"[31]359一名，据笔者所见，后世未有沿用。

清代冯兆张《冯氏锦囊秘录》记载有"白口疮"[42]729一名，据笔者所见，后世未有沿用。

清代陶承熹《惠直堂经验方》记载有"鹅口白"[109]74一名，笔者认为亦是指鹅口疮。

"鹅口白"一名亦有沿用，如：清代丁尧臣《奇效简便良方》[65]79，民国陆锦燧《鲟溪秘传简验方》[84]25。

清代云川道人《绛囊撮要》记载有"小儿雪口"[110]25一名，笔者认为亦是指鹅口疮。

"小儿雪口"一名亦有沿用，如：叶桂《种福堂公选良方》[111]133。

清代顾世澄《疡医大全》记载有"乳鹅"[49]557一名，笔者认为亦是指鹅口疮。必须指出的是"乳鹅"在中医古籍中一般是指"乳蛾"，相当于西医的急慢性扁桃体炎，与鹅口疮迥然不同，不可不辨。据笔者所见，相当于鹅口疮的"乳鹅"古籍中仅此一例。

清代赵学敏《本草纲目拾遗》记载有"鹅口疳"[81]321一名，笔者认为亦相当于鹅口疮。

"鹅口疳"一名亦有沿用，如：清代鲍相璈《验方新编》[59]137、王旭高《外科证治秘要》[112]16,17，民国涂蔚生《推拿抉微》[69]1065。

清代沈金鳌《幼科释谜》记载有"噤口风"[51]10一名，笔者认为亦相当于鹅口疮。必须指出的是中医古籍亦记载有"咬牙噤口风"，相当于咬牙风[113]137，与鹅口疮迥然不同，不可不知。据笔者所见，相当于鹅口疮的"噤口风"，古籍中仅此一例。

清代高秉钧《疡科心得集》记载有“雪口疳”[114]17一名，笔者认为亦相当于鹅口疮。

“雪口疳”一名亦有沿用，如：清代王旭高《外科证治秘要》[112]16,17。

清代王旭高《外科证治秘要》记载有“糜口疳”[112]16,17一名，笔者认为亦相当于鹅口疮。

据笔者所见，“糜口疳”一名未有沿用。

民国涂蔚生《推拿抉微》记载有“敷口白”[69]1065一名，笔者认为亦相当于鹅口疮。

据笔者所见，“敷口白”一名未有沿用。

中华人民共和国成立后，1957年《实用中国小儿科学》[115]157（胡光慈）使用了“鹅口疮”作为正名，此后中医儿科著作大多沿用。如：1960年《中医儿科学讲义》[116]26（广州中医学院儿科教研组），1961年《中医儿科学中级讲义》[117]20（广州中医学院儿科教研组），1964年《中医儿科学》[118]58（广东中医学院），1965年《小儿皮肤病》[119]163（杨天籁），1972年《中医儿科简编》[120]20,21（广州中医学院儿科教研组），1975年《内儿科学》[121]625（成都中医学院），1975年《中医儿科》[122]51（江苏新医学院第一附属医院），1977年《中医儿科学》[123]101（江苏新医学院第一附属医院儿科教研组），1978年《中医儿科学》[124]59（戴新民），1979年《中医儿科学》[125]221（山东中医学院儿科教研室等），1979年《中医儿科学》[126]35,36（上海中医学院），1980年《中医儿科学》[127]113（全国中等卫生学校统编教材《中医儿科学》编写组），1980年《儿科证治》[128]51（曹旭），1981年《临床皮肤病学》[129]339（《临床皮肤病学》编写组），1982年《幼科条辨》[130]303,304（张奇文），1983年《中医儿科学》[131]178（上海中医学院等），1985年《中医儿科学》[132]41（江育仁），1985年《小儿皮肤病学》[133]154,155（杨天籁），1986年《实用中医儿科学》[134]815,816（午雪峤等），1987年《中医儿科学》[135]51（钱琳），1987年《中医儿科学》[136]69（江育仁），1987年《中医儿科学》[137]123,124（衷诚伟），1987年《中医儿科学》[138]35（辽宁中医学院等），1987年《实用中医儿科学》[139]187,188（靳祖鹏），1988年《中医儿科》[140]166（江育仁），1989年《中医儿科学》[141]28（刘慧瑾），1990年《初生儿病证》[142]275（张奇文），1990年《儿科证治心法》[143]47（程绍恩等），1991年《中医儿科诊治验篇》[144]59,60（赵圣渝等），1993年《中医儿科传心录》[145]45（陈叔达），1994年《中医儿科学》[146]101（郭孝月），1994年《中医儿科学》[147]36（黄建业），1996年《诸福棠实用儿科学》[148]2384（吴瑞萍等），1997年《中医儿科学》[149]69（王萍芬），1997年《基层中医临证必读大系·儿科分册》[150]98（俞景茂），1998年《中医儿科治疗大成》[151]402（刘弼臣等），2000年《中医儿科学》[152]29（王允荣等），2000年《儿科疾病中医治疗全书》[153]298（汪受传等），2000年《新编中医皮肤病学》[154]175（欧阳恒等），2002年《儿科学》[155]58（刘慧瑾），2004年《中医儿科学》[156]64（郁晓维等），2004年《中医儿科学》[157]65（丁樱），2004年《皮肤病性病中医洗渍疗法》[158]115（程秋生），2005年《中医儿科学》[159]52（马维平），2005年《中医儿科临床实践》[160]312（俞景茂），2005年《一百天学中医儿科》[161]109（朱大年等），2005年《中医药学名词》[162]265（中医药学名词审定委员会），2007年《中医儿科学》[163]150（萧正安），2009年《中医儿科学》[164]66（马融等），2009年《临床儿科诊疗概览》[165]120（王淑珍等），2009年《皮肤病性病中西医结合诊疗与防护》[166]88（杨京慧），2011年《中医药学名词》[167]191（中医药学名词审定委员会）。

亦有使用“鹅口”作为正名的，如：1960年《简明中医儿科学》[168]24（南京中医学院儿科教研组），2009年《新编中医儿科学》[169]41（秦敬修）。

亦有使用“雪口”作为正名的，如：1964年《儿科证治简要》[170]14（郑颉云）。

亦有使用“念珠菌病”作为正名的，如：1992年《中西医结合治疗皮肤病》[171]105（张合恩等），2009年《小儿皮肤病诊疗》[172]134（李红毅等）。

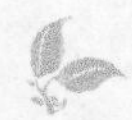

有人认为“白口糊”[157]65“雪口病”[164]66 亦是指鹅口疮，经查，中医古籍中并无相关记载。或许是民国以来出现的民间俗称。

有人认为“燕口疮”“剪口疮”[158]115“口糜”[124]59 亦是指鹅口疮，经查，“剪口疮”又名夹口疮、燕口疮，而燕口疮俗称烂嘴角，“口糜”则是口腔溃疡之一种，与鹅口疮迥然不同，不可不辨。

总之，鹅口疮一病在中医古籍中异名颇多，如《小品方》中的“鹅口”，《备急千金要方》中的“小儿鹅口”，《医学正传》中的“小儿鹅口疮”，《片玉心书》中的“口疮”，《赤水玄珠》中的“鹅口白屑”，《本草纲目》中的“鹅口白疮”，《本草汇言》中的“鹅口舌疮”，《医学研悦》中的“雪口”“马牙”，《本草单方》中的“婴儿鹅口”，《冯氏锦囊秘录》中的“白口疮”，《惠直堂经验方》中的“鹅口白”，《绛囊撮要》中的“小儿雪口”，《疡医大全》中的“乳鹅”，《本草纲目拾遗》中的“鹅口疳”，《幼科释谜》中的“噤口风”，《疡科心得集》中的“雪口疳”，《外科证治秘要》中的“糜口疳”，《推拿抉微》中的“敷口白”。至于“白口糊”“雪口病”，古籍不载，或许是民国以来出现的民间俗称。而“燕口疮”“剪口疮”“口糜”则不宜视为鹅口疮的曾用名。

五、文献辑录

《小品方·卷八》：“凡初生儿，其口中舌上有白物如米屑，名为鹅口，及鼻外亦有。此由儿在胞中之时，其母嗜嚼米使之然也。此物当时不去之，儿得吞者化为虫也，宜便去之，治之方。”[1]155

《诸病源候论·卷五十》：“小儿初生，口里白屑起，乃至舌上生疮，如鹅口里，世谓之鹅口。此由在胎时，受谷气盛，心脾热气熏发于口故也。”[2]227

《备急千金要方·卷五 少小婴孺方》：“凡小儿初出腹有鹅口者，其舌上有白屑如米，剧者鼻外亦有之。此由儿在胞胎中受谷气盛故也，或妊娠时嗜糯米使之然。”[3]64“治小儿鹅口不能饮乳方：鹅屎汁沥儿口中。”[3]83

《外台秘要·小儿鹅口燕口方六首》：“《千金》疗小儿心脏热，口为生疮，重舌鹅口方。取柘根锉五升，无根只以弓材佳。上一味，以水一斗，煮取二升，以汁更煎取五合，细细傅拭齿，数数为之，良。”[4]718,719

《医心方·卷二十五》：“《产经》云：凡初生儿，其口中舌上有白物如米屑，名为鹅口，及鼻外亦有。此由儿在胞中之时，其母嗜嚼米使之然也。此物当时不去之，儿得吞者，化为虫也，宜便去之。治之方：以发缠钗头，沾井花水撩拭之，三四旦，如此，便脱去也。犹不去者，可煮栗蒺汁令浓，以拭如上法。若春冬无栗蒺者，可煮栗树皮，用如上法，皆良。一云：钗头著在者，屠苏水中，勿令儿口中落入吞(《小品方》同之)。《爽师方》云：小儿鹅口方：桑白汁和胡粉涂之。”[5]502

《太平圣惠方·卷八十二》：“凡初生儿，须防三病：一曰撮口，二曰著噤，三曰脐风，皆是急病，就中撮口著噤尤甚，过一腊方免此厄。但看面赤喘急，啼急声不出者，是撮口状候已重，善救疗者十不得四五。若牙关紧急，吃乳不稳，啼声渐小，口吐涎沫，是著噤。常人见大小便皆通，以为冷热所得，殊不知病在喉舌之间，据亦极重矣，救疗者十不得三四。但依将护法，防于事先，则必无此患。又有鹅口、重腭、重断、悬痈等病，但依方疗之则差，皆不至损儿也。”[6]2578“夫小儿初生鹅口者，其舌上有白屑，如米屑也。剧者鼻外亦有，疗法以发缠箸头，沾井华水擦拭之，三旦如此便去。不差者，可取栗房煮汁令浓，以绵缠箸头沾拭之。无栗房，以栗树白皮，以井华水煮汁佳。小儿初生，有连舌下有膜，如石榴子中隔，连其舌下。若隔厚，令儿语不发转也，可以爪摘断之，微有血出无害。若血不止，可烧乱发作灰末以傅之，止。治小儿鹅口方，上取柘树根，净洗，细剉，五升，无根。只以弓材亦佳，水一斗煮取二升，去滓，更煎取五合，频频拭

齿口即差。”[6]2585,2586

《幼幼新书·卷五》：“《巢氏病源》小儿鹅口候：小儿初生，口里白屑起，乃至舌上生疮如鹅之口里，谓之鹅口。此由在胎时受谷气盛，心脾热气熏发于口故也。《千金》论曰：凡小儿初出腹，有鹅口者，其舌上有白屑如米，剧者鼻外(外，一作中)亦有之。此由儿在胞胎中，受谷气盛故也。或妊娠时嗜糯米使之。茅先生论：小儿生下有喉痹、木舌、鹅口候。喉中忽壅一块肉瘤闭却喉，此为喉痹。及身大热，舌硬都不转得，为木舌。口更开殊不合，满口都黄如膏，此名鹅口。此三个候，皆因热甚生风，风盛壅热毒，至此为实积实热。得此候所治者，先用积实牛黄丸(方见实热门中)微与通；吐恶涎后，用匀气散(方见胃气不和门中)；然用天竺黄散(方见实热门中)夹牛黄膏(方见膈热门中)与服即愈。如见喉内加空响似锯及眼视面青黑，不下奶食，死候。”[7]122

《小儿卫生总微论方·卷一》：“鹅口……儿自初生，至七日内外，因胎毒上攻，于舌上生白屑如米，连口两角，生黄疮，及舌下有膜，如石榴子大，令儿声不发者，名曰鹅口。”[8]8

卷五：“治孩童天吊痫搐，以东行桑根取汁与服，亦能傅鹅口疮。”[8]89

《洪氏集验方·卷五》：“治小儿一切口疮，并重舌鹅口(已下五方，信州蔡敏修助教传)。硼砂(一钱)，朱砂(一字)，雄黄(一钱)，甘草末(一字)，脑子(一字)。上研细各匀，少许傅之，吞咽不妨。”[9]71

《太平惠民和剂局方·卷十》：“治小儿初生鹅口，其舌上有白屑如米屑者，鼻外亦有，并不能乳。朱砂(细研)、白矾(枯，各等分)。上件药研极细，每用少许，传儿舌上，每日三次用之，先使乱发频揩舌上垢，令净即瘥。”[10]111

《妇人大全良方·卷二十四》：“每日频就无风处看儿上腭并两颊内，有白泡如膜起者，速以指甲刮破，更生更去之(《保童必效》谓之鹅口)。”[11]463

《类编朱氏集验医方·卷十一 小儿门》：“傅涎膏……治鹅口、木舌。(新增)黄丹、腻粉。上为末。用蜜调蒸两次，睡时以鹅毛傅舌上。”[12]267

《活幼心书·卷上》：“孩儿胎受诸邪热，热壅三焦作重舌，或成鹅口证堪忧，用药更须针刺裂。”[13]16

《原幼心法·下卷》：“鹅口者，小儿初生，口内白屑满舌上，如鹅之口，故曰鹅口也。此乃胎热，而心脾阳盛，重发于口也，用发缠指头，蘸薄荷自然汁水，拭口内，如不脱，浓煮粟米汁拭之，即用黄丹煅过出火毒，掺于患处。”[14]228

《婴童百问·卷四》：“巢氏云：鹅口候者，小儿初生，口里白屑满口舌上，如鹅之口，故曰鹅口也，此乃胎热而心脾最盛，熏发于口也。葛氏用发缠指头，蘸井花水揩拭之，睡时以黄丹煅出火气掺于舌上。”[15]53

《丹溪治法心要·口糜》：“小儿白屑满口，状如鹅口，用发缠指，蘸井水拭舌上，煅黄丹亦可敷。”[16]222

《古今医统大全·卷八十四》：“其患曰变蒸，曰惊悸，曰斑烂，曰风痫，曰月疮，曰发搐，曰痰喘，曰痘疹，曰火疹，曰赤瘤，曰解颅，曰龟胸，曰滞颐，曰内吊，曰鹅口，曰木舌、重舌等证，岂不皆根父母精血之初，与夫妊妇虚弱，不能谨节之所致欤？又或未满百日，遂与咸酸之味，未至周期，辄与肥甘之肴，百病由此而生也。”[17]738,739

卷九十五：“小儿鹅口不乳(烧腊胵黄皮末，乳和敷之)。”[17]1219

《医学纲目·卷之三十八》：“〔汤〕《巢氏病源》鹅口候者，小儿初生，口里白屑，满舌上如鹅口，故曰鹅口。此乃胎热，而心脾最盛，熏发于口也。治用发缠指头，蘸井花水揩拭之。睡时，黄丹煅出火气，掺于舌上(葛氏方)。如用前法，其舌上白屑不脱，可煮栗荴汁令浓，以绵缠指头拭之。若春夏无栗荴子，可煮栗木皮，如用井花水法。”[18]1694

《医学入门·内集》：“桑皮中白汁，主小儿口疮及鹅口舌上生疮，敷之神效。”[19]144

《古今医鉴·卷十四》："牛黄散……治小儿口中百病，鹅口口疮，重腭不能吮乳，及咽喉肿塞，一切热毒。牛黄（一分），片脑（一分），硼砂（一分），雄黄（二分），青黛（二分），朴硝（一分半），黄连（八分，末），黄柏（八分，末），辰砂（二分）。上为细末，每少许，敷口内。"[20]379

《本草纲目·口糜》："贝母（小儿口生白疮，如鹅口疮，为末，入蜜抹之，日五、六上。并涂小儿鹅口）…… 桂（同姜汁，涂于虚口疮及鹅口）。"[21]186

"鸡"："鹅口白疮：鸡肫黄皮为末，乳服半钱。子母秘录。"[21]1545

《万病回春·卷之七》："鹅口、口疮者，胃中湿热也。"[22]459

《针灸大成·卷十》："重舌：孩儿受胎诸邪热，热壅三焦作重舌，或成鹅口症堪忧，用药更须针刺裂。"[23]218

《幼科证治准绳·集之一 初生门》："巢氏云：儿初生，口里白屑满舌上，如鹅之口，故名，由在胎受谷气盛，心脾热气，熏发于口。治用发缠指头，蘸井花水揩拭之，睡时，黄丹煅，出火气，掺于舌上。如用前法，其舌上白屑不脱，可煮栗荴汁令浓，以绵缠指头拭之，若春夏无栗荴，可煮栗木皮，如用井花水法。《简要》用牙硝细研，于舌上掺之，日三五度。《秘录》用桑白皮汁和胡粉敷之。鸡胜胵黄皮，烧末，水和服。"[24]32

《万氏家抄济世良方·卷五》："热（胎热、胎黄、目赤、便涩，便闭，便血、丹毒、胎毒、疮疡、咽痛、发颐、重舌、弄舌、脾热、鹅口，以上皆热症）。"[25]141

《普济方·卷三百六十五》："鹅口候者，由小儿初生，口里白屑满舌，如鹅之口也，故曰鹅口也。此乃胎热而心脾最盛，熏发于口也。"[26]220

《寿世保元·卷八》："一论小儿鹅口、口疮者，胃中湿热也。小儿口中百病，鹅口、口疮、重腭，不能吮乳，及咽喉肿塞，一切热毒。"[27]598

《神农本草经疏·卷三 玉石部上品》："《简要济众方》治小儿鹅口：用马牙硝擦舌上，日四五度，效……《普济方》治重舌、鹅口，用竹沥同焰硝点之。"[28]58

卷十九"禽部三品"："《子母秘录》：鹅口白疮，鸡肫内黄皮，为末。乳服半钱，并可傅之。"[28]248

《慈幼新书·卷二》："鹅口者，初生白屑满舌，如鹅之口，乃胎热所致，用发缠指上，蘸薄荷自然汁拭之。如不已，更以粟米煎浓汁拭之，外用煅过黄丹渗患处。"[29]9

《简明医彀·卷六》："有白膜，名鹅口，用软绢裹指蘸汤绞去，涂京墨；舌下有，亦绞去涂墨。"[30]304

《本草单方·卷十五 幼科》："小儿口疮白屑，如鹅口，不须服药。以生天南星去皮脐，研末，醋调，涂足心，男左女右（阎孝忠《集效方》）。婴儿鹅口，白厚如纸。用坯子胭脂，以乳汁调，涂之，一宿效。男用女乳，女用男乳（《集简方》）。又嚼黍米浓汁，涂，有效。时珍方小儿鹅口，满口白烂。枯矾（一钱），朱砂（二分）为末。每以少许敷之，日三次。神验（《普济方》）。鹅口疮，自内生出，可治；自外生入，不可治。用食草白鹅下清粪，滤汁，入砂糖少许搽之；或用雄鹅粪眠倒者烧灰，入麝香少许，搽之。并效（《永类钤方》）。"[31]359

卷十一："鹅口白疮，地鸡（即鼠妇，又名湿生虫）研水涂之，即愈（《寿域方》）。"[31]236

《医镜·卷四》："何以名之曰鹅口？鹅口者，满口皆白，有似鹅之口中，俗谓之雪口是也。分而言之，重舌属心，鹅口属脾。合而言之，总为心热。何者？心统于脾，脾为心之子，心热则遗热于脾，故白沿于口也。使不由于心热，则口虽白而舌自赤，何为而舌皆白耶？大法内服泻心清热之剂，而外敷凉药，则重者可消，而白者可退矣。"[33]2341

《幼科折衷·下卷》："鹅口者，初生小儿，口内白屑，舌上如鹅之口，此乃胎热，而心脾最盛，熏发于口也，葛氏以发缠指头，蘸井华水揩拭之，以黄丹煅过，出火毒，掺患处。"[34]86

《医方捷径指南全书·卷四》："散名保命攻

鹅口(即雪口),夜啼猪乳四君和。"[35]73

《医灯续焰·卷十六》:"初生口中舌上,白屑如鹅之口。由在胎受谷气盛,心脾热气熏发,用发缠指,蘸井花水揩拭之。睡时,煅黄丹出火气,掺舌上。如屑不脱,可浓煮栗荴汁,绵缠指蘸拭。如无栗荴,栗木皮代之。"[36]376

《尤氏喉科秘书·鹅口》:"一名雪口。初生月内小儿,满口舌上白屑,如鹅口样,故名。"[37]10

《秘方集验·卷下》:"口破,俱禁水漱。滑石一钱、辰砂三钱、冰片二分,研末,掺(兼治牙疼鹅口)。"[38]77

《医宗说约·卷四》:"牛黄散……治小儿口中百病,鹅口、口疮、重腭、不能吮乳,及咽喉肿塞,一切热毒。用黄连末、黄柏末各八分,雄黄、青黛、火硝各二分半,牛黄、冰片、硼砂、朱砂各一分。共研极细,每用少许,敷入口内。"[39]193

《小儿推拿广意·卷中》:"凡鹅口者,始生婴孩,自一月内外,至半岁已上,忽口内白屑满舌,则上腭戴碍,状如鹅口,开而不合,语声不出,乳食多艰,或生于牙龈上下,名曰马牙。皆由热毒上攻,名虽异治则一也。治法推三关,退六府(各一百)分阴阳捞明月打马过天河再用扁银簪脚,将牙龈刮破出血,以软绢拭净,古墨涂之。"[40]42,43

《良朋汇集经验神方·卷三》:"一方(孙伟方)治口内红白疮,鹅口茧唇等疮。黄柏大片火炙涂蜂蜜,黄柏一斤,涂蜂蜜亦一斤,炙干为末,上疮咽下。做丸亦可。"[41]103

《冯氏锦囊秘录·杂症大小合参》:"鹅口者,乃胎热蕴蓄心脾,上蒸于口,舌上遍生白屑,如鹅之口。更有小儿舌下有膜,如石榴子样,连于舌根,令儿言语,不发不转,可摘破之。若血出,无害。不止,烧发灰掺之。"[42]141

"痘疹全集":"白者,名曰白口疮,又名鹅口疮,热在心肺二经也。并用洗心散服之。大便秘者,并用四顺饮利之。然有脉微无力,脾元中气虚寒,不能按纳三焦,阴火上浮而为口疮者,宜服附子理中汤愈。"[42]729

《幼科汇诀直解·首卷》:"重舌者,舌下有像小舌也,因胎毒上攻所致。木舌乃胎热上冲,其舌肿满。鹅口,热毒并攻口内,牙根上下生白屑如粟,以银针挑破。其重舌、木舌,俱以银针挑断舌下筋,刺去恶血,宜用化毒丹、雄片散搽服。"[43]699

《医宗金鉴·幼科心法要诀》:"鹅口白屑满舌口,心脾蕴热本胎原,清热泻脾搽保命,少迟糜烂治难痊。"[44]47

《幼幼集成·卷四》:"《经》曰:中央黄色,入通于脾,开窍于口。又曰:脾气通于口,脾和口能知五味矣。故曰:口者脾之外候。凡鹅口者,口内白屑满舌,如鹅之口。此肺热而心脾为甚,故发于口也。内服沆瀣丹,外以保命散吹之。"[45]341

《医碥·卷四》:"鹅口,初生小儿满口生白屑也,心脾热所致。先用绵蘸水洗去,后用冰硼散吹之。内服凉膈散。口疳,多食肥甘,积热所致,用口疳药吹之。"[46]369

《玉楸药解·卷六》:"乌鲗鱼,味咸,气平,入足厥阴肝经。行瘀止血,磨障消癥。乌鲗鱼骨善能敛新血而破瘀血,《素问》治女子血枯,先唾血,四肢清,目眩,时时前后血,以乌则鱼骨、藘茹,为末,丸以雀卵。血枯必由夫血脱,血脱之原,缘瘀滞不流,经脉莫容,乌贼骨行瘀固脱,兼擅其长,故能著奇功。其诸治效,止吐衄崩带,磨翳障藘瘕,疗跌打汤火,泪眼雀目,重舌鹅口,喉痹耳聤,缩瘿消肿,拔疔败毒,敛疮燥脓,化鲠止齁,收阴囊湿痒,除小便血淋。"[47]413

《本草从新·卷一 草部》:"(白及)涩、补肺、化瘀生新。苦辛而平,性涩而收。得秋金之令,入肺止吐血(《摘元》云:试血法,吐水内,浮者肺血也,沉者肝血也,半浮沉者心血也,各随所见。以羊肺肝心,蘸白及末,日日服之,佳)。肺损者,能复生之(以有形生有形也。人之五脏,惟肺叶损坏者,可以复生)。治跌打折骨(酒服二钱),汤火灼伤(油调末敷),恶疮痈肿,败疽死肌,去腐,逐瘀生新。除面上皯疱(皯音干,去

声，面黑气。疱音炮，面疮也）。涂手足皲裂，令人肌滑。紫石英为使。畏杏仁，反乌头（重舌，鹅口，为末，乳汁调，涂足心）。”[48]17

《疡医大全·卷十四》：“陈实功曰：鹅口疮，乃心脾二经胎热上攻所致。其证满口皆生白斑雪片，甚则咽间叠叠肿起，致难乳哺，哺时必多啼叫。急用青纱一条裹箸头上，蘸新汲水揩去白苔，以净为度，重手出血不妨，随以冰硼散搽之（《正宗》）。冯鲁瞻曰：鹅口者，乃胎热蕴蓄心脾，上蒸于口，舌上遍生白屑，如鹅之口（《锦囊》）。汤氏曰：初生，口内白屑满舌上，不能吮乳，谓之鹅口。急以乱发缠指头，蘸薄荷汁或井华水拭净。如不脱，用四宝丹掺之。若初生百日内，口中生白点无数，拭之则去，少刻复有，口角流涎，日夜啼哭不乳，又名鹅口白屑。皆由胎热或母贪嗜酒面，遗热于儿，用甘草、黄连各一钱煎浓，以帛裹手指，口中拭去再不复发（《赤水玄珠》）。奎光曰：鹅口一名雪口，先须搅去白衣，用口疳药（方载咽喉门）吹。频搅频吹，内服犀角汁或犀角解毒丸。骆潜庵曰：小儿胎火攻心，上腭有白点，状如粟米，名曰乳鹅；或口内白沫满口，上腭戴碍，状如鹅口，开而不合，语声不出，乳食多艰。皆由热毒上攻也，宜延寿丹（《推拿秘书》）。”[49]557

《得配本草·卷一》：“（一名盆硝，一名英硝）辛、苦、咸，大寒。荡涤三焦肠胃之实热，消除胸膈壅淤之痰痞。得鼠粘子，治大便痈毒。得水调，涂火焰丹毒。得童便温服，下死胎。配猪胆汁，涂豌豆毒疮。和沉香末，破下焦阳结。研末，吹喉痹不通（并治重舌、鹅口）。朴硝再煎炼，倾盆凝结，在上有芒者为芒硝，有牙者为马牙硝。大伐下焦真阴，不宜轻用。”[50]27“酸、咸、涩。入肝肺二经。燥湿解毒，杀虫坠浊，追涎化痰，除风去热，止血定痛，蚀恶肉，生好肉，除痼热在骨髓。治惊痫喉痹，风眼齿痛，鼻中息肉，脱肛漏下，阴挺阴蚀，疔毒恶疮，瘰疬疥癣，虎犬蛇虫咬伤。得肉桂，治木舌肿强。得皂角末，吐中风痰厥。得甘草，水磨，洗目赤肿痛。得朱砂，敷小儿鹅口。得铜绿，泡水，洗烂弦风眼。得蓖麻仁、盐梅肉、麝香，杵丸锦裹，塞鼻中息肉。得细茶叶五钱、生白矾一两，蜜为丸如梧子大，治风痰痫病（一岁十丸）。配黄丹，搽口舌生疮。配好黄蜡，溶化为丸，治毒气内攻，护膜止泻，托里化脓。配盐，搽牙关紧急，并点悬痈垂长。配牡蛎粉，酒下，治男妇遗尿。配黄蜡、陈橘皮，治妇人黄疸（如经水不调，或房事触犯致此疾者，用调经汤下）。研生白矾吹喉痹肿闭。蘸石榴皮擦皮癣。”[50]31，32

《幼科释谜·鹅口》：“巢元方曰：儿初生，口里白屑满舌上，如鹅之口，故名。由在胎时受谷气盛，心脾热气熏发于口。治法：用发缠指头，蘸井花水揩拭之。睡时，黄丹煅，出火气，掺舌上，如用此法不效，敷保命散。李梃曰：噤口风者，眼闭，啼声渐少，舌上聚肉如粟米状，吮乳不得，口吐血沫，二便皆通，此胎中热毒流于心脾也，此症亦初生七八日内患之。鳌按：鹅口疮，用硼砂细研敷之，立效。王肯堂曰：茅先生论，儿喉中壅一块肉瘤闭却，为喉痹；身大热，舌硬不转，为木舌；口闭，满口黄如膏，名鹅口。三症皆热甚生风，风壅热毒至此，为实热，先用三解牛黄散，微与通利，次用天竺黄散，共牛黄膏与服。如喉响似锯，及眼直视，面青黑，不乳食者，死。”[51]10

《杂病源流犀烛·卷二十三》：“若鹅口白疮（宜地鸡，即鼠妇，又名湿生虫，研水涂之愈）。”[52]389

卷二十四：“鹅口初生月内小儿，满口舌上生白屑如鹅口样，先用丝棉卷箸，水中蘸湿，缴去舌上白翳，用口疳药吹之，频缴频吹，自愈，内亦须服药（宜犀角丸，或犀角汁，或化毒丸）。”[52]376

《文堂集验方·卷三》：“〔口破〕滑石（一钱），辰砂（三钱），冰片（二分）。研末糁上即效（忌水漱口。并治鹅口）。如跌破者。用象牙或象皮刮细末敷之。”[53]86

《彤园医书·卷一》：“因白屑生满口，舌如鹅之口也。由在胎中受母饮食热毒之气，蕴于心脾二经，故生下发于口舌，内服清热泻脾散，外用发蘸井水拭，日频搽保命散，日敷二三次自愈。倘治迟必口舌糜烂，吮乳不得，则难痊矣。"[54]965

《医述·卷十四 幼科集要》："儿初生，口里白屑满舌，如鹅之口，故名。由在胎受谷气盛，心脾热气熏发于口。治用井花水拭之，黄丹煅出火气，糁之。不效，煮栗荴汁，以绵缠指拭之。《简要》：用牙硝细研，于舌上糁之，日三、五度。《秘录》：用桑皮汁和腻粉敷之。(《证治准绳》)"[55]923

《外科证治全书·口疮(鹅口)》："初生小儿，口内满生白屑，名鹅口，一名雪口，先用棉蘸水绞去口中白屑，以珍珠散频吹，内服犀角汁即愈。"[56]45

《救生集·卷三》："立效散(治小儿走马牙疳，牙龈口唇糜烂及鹅口、马牙等症)，枯白矾一钱，马牙硝一钱，朱砂三分(飞过)。共研末，频搽。如口唇干烂，用麻油调搽。"[57]

《本草述钩元·消石》："辛苦微咸，有小毒，阴中阳也。火为之使，主散热行结，治伏暑伤冷，霍乱吐利，破积块，散痰饮，疗肾虚气逆头痛，湿热黄疸，女劳黑疸，风热喉痹。赤眼肿痛，重舌鹅口，发背初起。得陈皮，性疏爽。"[58]382

《验方新编·卷十》："初生百日中，口中白点不计其数，拭之则去，少刻复有，满口缠遍，内窜入喉，日夜啼哭不乳，俗名雪口，又名鹅口疳。用甘草、黄连等分煎汤，以绸裹指拭去，取桑皮中白汁涂之立愈。或用陈墨点之亦可。再以辰砂益元散(见备用诸方)，灯心汤调下，则不再发。"[59]137

卷十九："鹅口者，白屑生满口舌如鹅之口也，不急治则杀人。先煎生甘草汤，用新软青布蘸擦口内。另用薄荷三钱，黄柏二钱，硼砂五分，水飞青黛四分，朱砂二分，冰片二分，枯矾一钱，元明粉一钱，共研极细末，每用少许，搽口舌上自愈。外用麝香一分，吴茱萸二分，巴豆一粒(去壳)，蓖麻子二粒(去壳)，鲜生地三钱，共捣如泥，贴两足底涌泉穴(即足心)，用帛扎一周时即愈。无论何项口疮、口病以及重舌，外敷之方，总可通用，均极效验。"[59]382

卷二十四："治小儿鹅口、口舌起白屑。牙硝五钱，枯矾、朱砂各三钱。共研极细，取白鹅粪水化，搅汁调药，搽儿口舌。"[59]593

《春脚集·卷四》："沆瀣丹……沆瀣，音亢械。北斗星夜半时，所降之甘露名也。专治小儿一切胎毒，胎热，胎黄，面赤目闭，鹅口口疮，重舌木舌，喉闭乳蛾，浑身壮热，小便黄赤，大便闭结，麻疹斑瘰，游风癣疥，流丹瘾疹，疾食风热，痄腮面肿，十种火丹，诸般风搐神效。杭川芎(九钱，酒洗)，锦庄黄(九钱，酒蒸)，实黄芩(九钱，酒炒)，黑牵牛(炒研，取头末，六钱)，厚黄柏(九钱，酒炒)，薄荷叶(四钱五分)，粉滑石(水飞，六钱)，尖槟榔(七钱五分，童便洗)，陈枳壳(四钱五分，麸炒)，净连翘(去净心隔，六钱)，京赤芍(六钱，炒)。上各味，依方炮制，共焙燥研极细末，炼蜜为丸，如芡实大。月内之儿，每服一粒，稍大者两粒，俱用茶汤化服。乳母切忌油腻。但觉微有泄泻，则药力行，病即减矣。如不泄再服之。重病每日三服，以愈为度。此药实不峻厉，不峻厉不要疑畏。惟胎寒胎怯，面青白者忌服。"[60]110

《慈幼便览·调护》："每日用淡盐茶，以帛蘸洗其口四五次，去其苔涎，可免马牙、鹅口、重舌、木舌之疾。"[61]911

"头缝不合"："治小儿鹅口疮：箭头砂、枯白矾、明牙硝各五钱，共为细末，每用三五分吹之。"[61]959

《证治摘要·卷下》："甘连大黄汤……或加石膏泻心，加石膏汤……有热者宜此汤兼紫丸。紫丸……鹅口用上之二汤，兼用此丸。紫圆……鹅口用上之二汤，兼用此丸。朱硼散(方见口舌门)用绢裹手指蘸水拭口，三五次，涂此药，按《圣济》有枯矾、辰砂二味等分之涂药。吾先师用之，有效。华冈氏用金锁七冰硼散，内服凉膈，甘连大黄。黄连解毒等也。和田氏云：鹅口，用附子者，百人有一人必死。方舆载凉膈，附子泻心，钱氏白术散。”[62]90

《望诊遵经·卷下》：“小儿初出腹，舌上有白屑如米，剧者口鼻亦有之，此由胞胎中受谷气盛，所谓鹅口者也。是皆舌苔之条目也，愚谓舌色深赤者，邪气实，舌色淡红者正气虚。舌深赤，苔薄而滑者，正胜邪，舌淡红，苔厚而涩者邪胜正。舌深赤而明润，苔厚而燥涩者，形气病气俱有余，舌淡红而枯暗，苔薄而冷滑者，形气病气俱不足也。顾前人独言其苔，后学当察其色，参之五法，合之四诊，则凡黄白灰黑之苔，莫不有寒热虚实之辨，即杂病亦有可验者，非特伤寒而已也。《金刚经》云：如来常说，汝等比邱，知我说法如筏喻者，法尚应舍，何况非法。然则学斯法者，取其精华，去其糟粕，胸中有一定法，无一成法，庶几其有法欤。”[63]80,81

《外治寿世方·儿科·口生白点》：“马兰头捣汁抹之，神验。又，槟榔烧枯研末，点之立效。又，黍米嚼浓汁涂效。又，赤小豆研末醋和涂（并治重舌）。”[64]134

《奇效简便良方·重舌鹅口》：“赤小豆二十四粒，捣末，醋调频涂。或桑白皮煮汁涂。”[65]78

“鹅口白”：“鸡肫皮（烧研）五分，乳调服。或用马牙（煅末），搽舌上。或饮驴乳。”[65]79

《本草撮要·白及》：“味苦，入手太阴经，功专疗金疮痈毒。得黄绢、丹皮能补脬损，并跌打折伤，手足皴裂，滑肌。紫石英为使，畏杏仁，反乌头。重舌鹅口为末，乳汁调涂足心。”[66]5

《厘正按摩要术·卷四 列证》：“鹅口，起于初生之小儿。口内白屑，试去复生，重则满舌上腭叠叠肿起，状如鹅口，开而不合，哭声不出，乳食为难。或生牙龈上下，名曰马牙，皆由心脾胎热上攻所致也。药以清热泻脾主之。推食指三关（一百遍），退六腑（一百遍），分阴阳（三十六遍），捞明月（三十六遍），打马过天河（三十六遍）。扁银簪脚，将牙龈刮破出血，以软绢拭净，磨陈墨汁涂之。头发蘸井水拭口，再以白矾烧灰二钱，朱砂水飞二钱，马牙硝五钱，研末，用白鹅粪水搅取汁，涂舌与口角上即愈。按：鹅口一证，在胎时受其母饮食热毒之气，蕴结心脾，因之甫生后，即发于口舌之间。内治以清热泻脾为主，外治如所列诸法足矣。倘不急于求治，必将口舌摩烂，不能吮乳，则命难痊也（惕厉子）。”[67]123

《疑难急症简方·卷二》：“重舌、鹅口外治下行法（《本草从新》）：白及（研末）乳汁调涂足心。越按：外治法最妙，小儿更妙，燥去则再涂，热下更速。”[68]95

《推拿抉微·第二集 推拿法》：“陈紫山曰：凡鹅口者，始生婴儿，自一月内外，至半岁以上，忽口内白屑满舌，而上腭戴碍，状如鹅口，开而不合，语声不出，乳食多难，或生于牙齿上下，名曰马牙，皆由热毒上攻，名虽异治则一也。治法：推上三关，退下六腑，分阴阳，打马过天河。再用扁银簪脚，将牙龈刮破出血，以软绢拭净，以陈墨涂之。涂蔚生曰：马牙系生黄色之小尖牙，与鹅口有异，余亦有治法见后。至其鹅口之推法，亦甚简略，须参用各种凉法亦可。”[69]1035

“第三集 治疗法”：“涂蔚生曰：以上简便诸方，颇多奇异之处，效否固难断定，姑存之以备参考。因脐风为小儿最危险，最迅速之症也。小儿内有积热，固可发生白点，成为马牙。然积热过甚，亦多有发生鹅口疳者。此症颇为险恶，不得治法，伤儿亦速。其症多在小儿初生百日内外，间有二三岁亦患此者。初起时，口中发生白点，逐渐增多，拭之即去，少刻即有，满口缠遍。内窜入候，日夜啼哭，不乳食，俗名雪口，又名敷口白，实则鹅口疳之义也。”[69]1065

《幼科指南·初生门》：“鹅口者，白屑生满口舌，如鹅之口也。乃心脾二经，热蕴于中，本由胎里受母饮食热毒之原，故生后即发于口舌之间。治清热泻脾散，外用发蘸井水拭口，搽以保生散。治之稍迟，则口舌糜烂，治难痊也。”[70]351

《辨舌指南·卷一》：“若小儿初生，舌上生白屑如米，剧者口鼻亦有之，此由胞胎中受谷气盛，所谓鹅口是也（用冰片一分，煅月石二分，研和，吹搽白粒上）。”[71]25

《证类本草·卷三》：“简要济众：治小儿鹅口。细研马牙消，于舌上掺之，日三、五度。”[72]79

卷十三：“研汁治小儿天吊惊痫，客忤，及傅鹅口疮，大验。”[72]373

《本草品汇精要·卷一 玉石部上品之上·马牙消》：“【治】（疗）（《别录》云）小儿鹅口，细研，掺于舌上，日三五度。及小儿重舌，细研，涂舌下，日三度。”[73]115

《明医杂著·卷五》：“桑汁主小儿鹅口及口疮、舌上疮，神效。”[74]160

《急救良方·卷二》：“治小儿鹅口不能乳用地鸡研水涂。地鸡即扁虫，人家砖中多有之。”[75]70

《片玉心书·卷五》：“小儿鹅口者，口内白屑满舌上，如鹅之口者，此为胎热，而心脾最甚，重发于口也。当内服凉惊丸，外用鹅口中涎，以绢包手指洗净，以保命散吹之，此亦名口疮。”[76]9191

《仁术便览·治小儿鹅口口疮（一捻金散）》：“雄黄（三钱），硼砂（一钱），龙脑（少许），甘草（五分），或加黄连（五分）。上为末，干傅，或蜜水调傅。”[77]283

《本草汇言·贝母》：“治小儿鹅口，满口白烂。用金华贝母（去心），为末，白汤调，用白绢蘸药抹之，日三四度。”[78]87

卷十“木部”：“桑汁：（味苦）治鹅口舌疮（以绢蘸涂口内）。”[78]628

“轻粉”：“（《幼科证治准绳》）治小儿天钓、脐风、容忤、卒死、撮口、鹅口、木舌、喉痹、腓腮、风壅，吐涎后以他药随证调理。”[78]87,628

《本草易读·卷一》：“鹅口白疮（内金三百八十七，验方十一）”[79]53

卷二：“小儿鹅口（黍米二百零二，验方二）…… 鹅口疮（贝母三十九，验方五。）”[79]95,96

《灵验良方汇编·卷三 女科》：“治小儿鹅口：凡小儿口内白屑满口者，为鹅口疮，不能饮乳。用发或软绢缠指，蘸茶拭之使净。若屑不能脱，浓煮栗木汤，以绵缠箸头拭洗，却用飞过黄丹搽之。”[80]102,103

《本草纲目拾遗·卷八》：“《山海草函》：烧灰存性，治鹅口疳。”[81]321

卷九：“《纲目》鹅下载其毛治射工毒、通气、辟痫、开噎，其屎治小儿鹅口，苍鹅者可敷虫蛇咬，而不知毛可治痫，屎更治犬咬，悉为补之。”[81]356“《纲目》只载治咽喉谷贼。今人治小儿鹅口疮，甚效。”[81]358

《华佗神方·华佗治小儿鹅口神方》：“取父母乱发洗净，缠桃枝沾取井花水东向，向日以发拭口中白乳，以置水中七过，洗三朝作之。或以白鹅屎汁沥口中，良。”[82]190

《大医马氏小儿脉珍科·卷下》：“小儿鹅口，月内白屑满口，则上颚载碍，状如鹅口，开而不合，语声不出，饮食多难。令乳母先以手指缠乱发，缴去舌上垢，后用保命丹调涂。大抵小儿脾胃脆弱，不可大用寒凉药攻前方可也。”[83]62

《鲟溪秘传简验方·卷上》：“鹅口白，鸡内金为末，乳服五分。”[84]25

“鲟溪外治方选·卷上”：“小儿鹅口。朴硝、儿茶各二分，硼砂一分。研细，蜡捣自然汁调搽。小儿鹅白。白矾、朱砂各二钱半，马牙硝五钱。研细，先拭净儿口，水调涂。”[84]191

《汤液本草·桑东南根》：“《时习》云：根暖，无毒。研汁，治小儿天吊，惊痫客忤，及傅鹅口疮，大效。”[86]119

《医学正传·卷八》：“治小儿鹅口疮，因白屑满舌及两吻，故名鹅口。用发缠指头，蘸井花水拭口令净。又用浓煮粟米汁，以绵缠箸头拭之，更以煅过黄丹掺之，即愈。又方：治鹅口疮，不能食乳。用地鸡擂水，涂疮即愈（地鸡，即匾虫也，人家砖石下多有之）。”[87]408

《外科经验方·小儿丹毒》：“治小儿白屑满口，因名曰鹅口疮，不能吮乳，用发缠指上，蘸井水拭舌。如屑不脱，浓煮栗木汁，以绵缠箸头拭洗，却用飞过黄丹搽上。”[88]389

《赤水玄珠·卷二十五》：“青黛散……治鹅

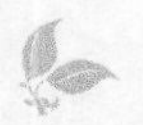

口疮，重腭不能吮乳，及治咽喉肿塞。黄连、黄柏(各五钱)，青黛(二钱)，牙硝、辰砂(各一钱)，雄黄、牛黄、蓬砂(各五分)，冰片(少许)。上为极细末，先以薄荷汁拭口，后搽此末一二分。如搽寒凉药不效，口中一片白漫漫者，此中焦虚而热不得下降。内服四君子加炮姜、葛根，外以熟鸡子黄同乱发熬油，用绵缠箸头，蘸油洗之，立能止痛取效。"[89]523,524

"鹅口白屑"："初生百日，口中生白点，不计其数，拭之则去，少刻复有，口角流涎水，日夜啼哭不乳是也。亦由胎热或乳母嗜贪煿炙酒面，贻热于儿。用甘草、黄连各一钱，煎浓汤，以帛裹指，口中拭去，再不复发。"[89]513

《外科正宗·卷十》："鹅口疮，皆心脾二经胎热上攻，致满口皆生白斑雪片；甚则咽间叠叠肿起，致难乳哺，多生啼叫。以青纱一条裹箸头上，蘸新汲水揩去白胎，以净为度，重手出血不妨，随以冰硼散搽之，内服凉膈之药。"[90]312

《婴童类萃·上卷》："或暑月耽胎，冬月拥炉，胎中内蕴热毒，所以生下而生重舌、木舌、鹅口、疳疮、茧唇、并诸风疮、疥癣、赤游丹毒种种胎毒，皆母不洁故也……鹅口疮(牙龈舌上满口白屑，堆起入喉即死)。"[91]69

《幼科证治大全·鹅口疮》："小儿鹅口疮者，胃中之湿热也，何以名之鹅口也？鹅口者，满口皆白，有似鹅之口中，俗谓之雪口是也。分而言之，重舌属心，鹅口属肺，合而言之，总为心热，何者？心统于脾，故曰治于口也。使不由于心热，则口虽白，而舌自赤，何为而舌上皆白耶。大法内服泻心清热之剂，而外敷凉药，则重者可消，白者可退矣。"[92]56

《本草详节·黍米》："味甘，气温。主益气补中。烧灰和油，涂杖疮止痛，不作瘢；嚼浓汁，涂小儿鹅口疮。按：黍米，气温，功能补肺。而多食作烦热，缓筋骨；合葵菜食成痼疾；合牛肉、白酒食，生寸白虫。"[93]卷七之九页

"鼠妇"："味酸，气温。生湿处瓮器底，及土坎中。大者长三四分，多足，似衣鱼稍大，灰色，背有横纹蹙起。主久疟寒热，月闭，血瘕，利水道，堕胎，小儿惊风，鹅口疮，痘倒靥，解射工、蜘蛛毒，蚰蜒入耳。"[93]卷十二之六页

《医宗金鉴·外科心法要诀·卷五》："鹅口满口白斑点，小儿心脾热所生，初生多是胎中热，甚则咽喉叠肿疼。【注】此证小儿多有之，属心、脾二经之热所生，初生小儿则属胎热上攻所致，满口皆生白色斑点作痛，甚则咽喉叠叠肿起，难于乳哺，多生啼叫。法用青纱一条，裹箸头上，蘸新汲水揩去白苔，以净为度，重手血出无妨，随用冰硼散搽之，内服凉膈散即愈。"[94]188

《长沙药解·桑根白皮》："味甘、涩、辛，微寒，入手太阴肺经。清金利水，敛肺止血。金匮王不留行散(方在王不留行)。用之，治病金疮，以其清肺而敛血也。桑根白皮甘辛敛涩，善泻湿气而敛营血。其诸主治，清肺火，利气喘，止吐血，断崩中，通小便，疗水肿，消痰饮，止吐泄，理金疮，敷石痈，生眉发，泽须鬓，去寸白虫，涂鹅口疮，汁搽口疮，沥搽疥疮。三月三日采东南根，阴干百日。"[95]432,433

《感症宝筏·卷一 类伤寒诸感证》："其他白色斑状之舌胎，现于鹅口疮及亚布答。鹅口疮之舌胎除去甚易，而亚布答之舌胎则拭去甚难。"[96]25

《金匮启钥(幼科)·卷二》："脾土之气，上通于口，脾有所伤，口病作焉。是故治口之病，不能不求其故于脾矣，而亦未可概论也。有因外伤者，有因内生者，岂得拘泥从治哉。彼夫满口赤烂，乃口疮也，其故在脾乎？实由奉养过温，或多着焙燥衣裳，积热熏蒸，有以致之耳，治法宜内服沆瀣丹，外用地风擂水搽之。满口白屑如刺者，乃鹅口疮也，治宜以保命散吹之，内仍服沆瀣丹。若生疮溃烂而痛，是谓之口糜，此因膀胱积热移于小肠，治宜导赤散合五苓散。若蒸热如火，反畏寒水，投凉药不效，此因肝脾不足，虚火上升，治宜理中汤。有上腭肿悬痓者，治宜以针刺之，使去恶血，而后服沆瀣丹，吹以碧雪散，其效如神。又有脾虚中气不足，致口

频撮者，是宜补脾，须进异功散。若面青多哭而口撮者，此阴寒之故，治宜用理中汤以温之。若两颐流涎，是脾胃之寒，治宜温脾丹。有急欲吮乳而口难吮者，是必舌硬，乃脾热之故，治宜泻黄散主之。此治口之大略也。”[97]1233

《本草分经·桑根》：“治小儿惊痫，及敷鹅口疮大效。取东南行者，研汁用。”[98]172

《喉科心法·鹅口疮》：“满口白屑瘫点，作痛，亦有不痛者。甚则心烦口渴，溺赤，咽喉亦红肿，痛不能吮乳。若身热者，用败毒散加牛子、荆芥、防风、元参、花粉、豆根。无身热者，用元珠丹搽之，即愈。甚者服沆瀣丹一剂立愈。”[99]1083

《幼科切要·幼科预宜修制应用诸方》：“沆瀣丹……治小儿一切胎热胎黄、面赤目闭、鹅口疮、重舌、喉闭、乳蛾、浑身壮热、小便赤、大便闭结、麻疹、瘢瘰、游风、癣疥、流丹、瘾疹、痰食、风热、痄腮、面肿、十种火丹、诸般风搐及大人头面三焦风热等症。”[100]325,326

《医门补要·卷上》：“脾胃郁热上蒸，口舌白腐，叠如雪片，在小儿名鹅口疮。先以牛桔汤，升发其火。若苦寒药用早，则冰伏火势。有喉烂气喘声嗄之危。”[101]15

《外科十三方考·下编》：“十八问曰：何为鹅口疮？答曰：满口舌上俱是白皮，口内流涎是也。治法以黄连、干姜、炒蒲黄各等分，为末搽之，出涎即愈。”[102]96

《本草征要·卷四》：“味甘、性温、无毒。入肺、脾、胃三经。甘温益气，补肺补中。鹅口杖疮，均堪外用。孟诜谓‘烧灰和油涂杖疮，止痛不作瘢’。李时珍谓‘嚼浓汁涂小儿鹅口疮有效。’”[103]137

《本经逢原·卷四》：“白鹅屎绞汁治小儿鹅口疮，苍鹅屎敷虫蛇咬毒。”[104]252

《竹林女科证治·鹅口白屑》：“婴儿初生，百日内口中生白点无数，拭之即去，少倾复生，口角流涎，日夜啼哭不乳，此胎热也。宜用甘草、黄连等分煎汤，以帛裹指拭去恶血，取桑树中白汁涂之。或用白杨树枝烧取沥涂之，立愈。再以辰砂益元散，灯心汤调下，则不复作。”[105]325

《儿科要略·第三章 儿科特征》：“雪口又名鹅口白屑，小儿患之最为普遍，婴孩初生百日中，口中有白点旋拭旋生，满口缠遍，内窜入喉，甚至有啼哭不能乳者是也。”[106]491

《医学研悦·卷四》：“小儿初生，口生马牙，一名雪口。大葱截白头引末，香火上熏，或用葱擦即消。”[107]

《重楼玉钥续编·诸证补遗》：“鹅口……一名雪口。小儿初生，月内满口满舌生白屑者是也。宜先将丝绵搅去。白屑以口疳药频吹之。白僵蚕，洗净，炒黄色，为末，蜜和敷之，立效。”[108]117

《惠直堂经验方·鹅口白》：“朱砂（二钱），硝（一钱五分），枯矾（三分），鹅口皮（一钱，阴干，火煅存性）。共为末，先用乱发裹指，将口内白拭去，用井水调药，鸡毛拥之。”[109]74

《绛囊撮要·小儿雪口方》：“陈腊雪水。煎生甘草（一钱），用新软青布，蘸擦口内愈。”[110]25

《种福堂公选良方·雪口》：“小儿雪口。硼砂（七厘），火硝（三厘），冰片（五厘），铜绿（一厘）。共研极细末。用新羊毛笔，蘸桐油润笔，再蘸药末，敷于口舌上，半日即愈，甚者敷二三次。”[111]133

《丁甘仁先生家传珍方·散部》：“冰硼散……专治小儿鹅口白斑，肿连咽喉，及一切喉痈乳鹅，喉风肿痛等症。老月石（五钱），西瓜霜（五钱），朱砂（六分），梅片（五分）。诸药共研极细末。”[85]

《外科证治秘要·雪口疳、梅花疳、糜口疳》：“生于小儿者多，皆胎火风热。雪口疳满口多生白屑，又名鹅口疳。口舌生白斑者，名梅花疳。细小如粟米者，多糜口疳。煎方：川连、甘草、丹皮、连翘、山栀、川斛，或加犀角。外用月石一钱，泡水洗去白屑神效。”[112]16,17

《简明中医古病名辞典》：“咬牙噤口风……《世医得效方》卷十七：‘咬牙噤口风……’即咬牙风。又称锁喉风，锁喉。指因阳明胃火炽盛，

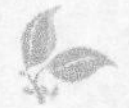

毒聚牙根所致牙龈肿胀、疼痛难咬、吞咽不利、口噤如锁、口臭、发热恶寒等病证。”[113]137

《疡科心得集·卷上》:“雪口疳,乃胎热蕴蓄心脾,上蒸于口,舌上遍生白屑,如鹅之口,故又名鹅口。甚则咽间叠叠肿起,致难乳哺,哺时必多啼叫。急用月石一钱,以滚水泡半茶杯,将棉花裹箸头上,蘸水缴净白苔,重手出血不妨,以冰硼散吹之。如口内舌上生白斑,如梅花瓣者,即名梅花疳,治同上;煎饮用川连、大黄、银花、钩藤、甘草、丹皮、山栀、石斛等,或加犀角汁亦可。”[114]17

《实用中国小儿科学》:“古谓本病发生,由于‘心脾之热’。按现代医学,病原体乃白念珠状霉菌。每由不洁之乳房、哺乳器、营养品等而传染,皮上损伤及自然预防力消失为发病之因素。一般发生于衰弱之婴儿、早产儿及营养不良之小儿;健康儿未受伤之黏膜上并不繁殖。”[115]157

《中医儿科学讲义》:“鹅口疮是小儿常见的口腔疾患,在周岁以内,特别是以初生儿为多。由于患儿口舌上生满白屑,很像鹅口,所以称为鹅口疮,亦称雪口。”[116]26

《中医儿科学中级讲义》:“本病因在口腔舌上生满白屑,状如鹅口,故名鹅口疮,亦称雪口。多患于周岁以内的小儿,初生婴儿更为常见。如能早期治疗,一般预后良好;若白屑蔓延咽喉,阻塞呼吸,亦可导致死亡。”[117]20

《中医儿科学》:“患儿口腔舌上满布白屑,状如鹅口,故名鹅口疮,亦称雪口。”[118]58

《小儿皮肤病》:“鹅口疮……患者多为体弱多病或营养不足之婴儿。在口腔内或他处黏膜上复以乳酪状物一层,松脆易去,下露鲜红潮湿基底。轻者为少数斑点,分布于颊黏膜、唇、舌、颚、齿龈等处,重者融合为大片,可往后延及气管食道,往外累及口角。乳酪状物为念珠菌菌落,故镜检或培养皆为强阳性,在上述情况下始可称为鹅口疮。若在一般的口腔炎、舌炎等,虽能找见少许念珠菌,亦不可武断认为念珠菌病。”[119]163

《中医儿科简编》:“本病因在口腔舌上生满白屑,状如鹅口,故名鹅口疮,亦称雪口。多患于周岁以内的小儿,初生婴儿更为常见。如能早期治疗,一般预后良好;若白屑蔓延咽喉,阻塞呼吸,亦可导致死亡。”[120]20,21

《内儿科学》:“鹅口疮是由白念珠菌引起的一种感染性口腔疾病。口舌内白屑生满为临床主要特征。本病中医学亦称鹅口,又名雪口。常见于新生儿、早产儿、体质羸弱或久病的婴幼儿。滥用广谱抗菌素的患儿,亦可继发本病。”[121]625

《中医儿科》:“鹅口疮俗称‘雪口’,为新生儿常见的口腔疾病。以口腔舌上满布白色糜点为主要症状,多见于早产体弱、乳食不洁的小儿。”[122]51

《中医儿科学》:“本病口腔舌上布有白屑,状如鹅口,故名鹅口疮;因其色白如雪,所以又称‘雪口’。”[123]101

《中医儿科学》:“鹅口疮以口腔舌上满布白色糜点为主要症状,故又称‘雪口’‘口糜’。本病是由白念珠菌所引起,属于口腔黏膜的霉菌性疾病。多见于新生儿、营养良儿与婴儿泄泻、麻疹等病的后期;婴儿时期长期应用广谱抗菌素也可引起本病。”[124]59

《中医儿科学》:“口内生疮上布白屑,形似凝奶块,也像雪片,故又称‘雪口’。鹅口疮由白念珠菌(霉菌)感染所致。白念珠菌在健康人口腔、肠道、皮肤上寄生,对新生儿、虚弱及营养不良的婴幼儿(特别是患营养不良者),以及长期服用抗菌素者可致病。也常因食具、乳母奶头污染而致病。好发于颊、腭黏膜上,可广泛蔓延至齿龈、唇内侧、舌、咽,甚至鼻、气管、肺、食管、胃肠。疮上的白屑,不像凝奶块那样易于擦掉,若强行擦去,则可留下潮红底面。一般症状较少,不影响食欲。”[125]221

《中医儿科学》:“鹅口疮为口腔舌上满布白屑,状如鹅口,故名。因其色白似雪片,又称‘雪口’。主要病因为口腔不洁,感染邪毒(白念珠

菌)所致。"[126]35,36

《中医儿科学》:"本病以口腔舌上满布白屑,状如鹅口为特征,故名鹅口疮,又称'雪口'。多发生于新生儿,也可见于久病体弱、营养不良的婴幼儿,是小儿常见的口腔疾患。"[127]113

《儿科证治》:"小儿口腔及舌部满布白屑,吮乳困难,状如鹅之口,故称'鹅口',亦称'雪口'。"[128]51

《临床皮肤病学》:"口腔念珠菌病——'鹅口疮'……是白念珠菌增生最常见的一种表现。因新生儿口腔 pH 低,有利于白念珠菌生长,引起舌、软腭等上覆盖一层奶油白至灰色膜。可分散、融合或成片粘着于黏膜上,揭去后可留下红色渗出基底。严重时可致黏膜溃疡及坏死。此膜虽不如白喉伪膜那样坚硬,但常更为广泛,可波及气管、食道、口角,其下的组织常肿胀而影响吞咽甚或呼吸。"[129]339

《幼科条辨》:"小儿口舌满生白屑,如鹅之口,称为鹅口疮,亦称雪口。此病周岁内小儿及病后体弱者多见,其中尤以初生儿最多。初生鹅口疮为胎中伏热,蕴积心脾,出生后熏于口舌而成。此外护养失宜,乳食不慎,或病后未复,亦可诱发本病。"[130]303,304

《中医儿科学》:"由于患儿口腔舌上满布白屑,状如鹅口,故名鹅口疮,又名雪口。一般先见于颊黏膜,初起很像奶斑,不易擦去,如病情发展,则可蔓延至口腔黏膜的另一部或全部分。本病蔓延较速,随拭随生,不易清除。若白屑侵入咽喉食管,堆积如雪花叠叠,可障碍呼吸和吮乳。"[131]178

《中医儿科学》:"鹅口疮为小儿口腔、舌上满布白屑,状如鹅口,故名。因其色白如雪片,或又称'雪口'。"[132]41

《小儿皮肤病学》:"鹅口疮:为白色乳酪状物,呈点状或膜状黏附在舌、颊黏膜、软腭上,去除附着物,可见潮红基底。感染可延及口角,致双侧性口角糜烂、浸渍、皲裂。在严重患者感染还可蔓延至咽、食管或气管,致婴儿哭声嘶哑,甚至影响吞咽、呼吸。患者以新生儿最多,据国内叶氏(1964)统计,85.4%病例系在生后 20 日内发生。此外也见于年长儿或虚弱多病的成人。"[133]154,155

《实用中医儿科学》:"鹅口疮,是小儿口腔黏膜上有散在白色斑点,或融合成片,常见于两颊、舌、齿龈,状如鹅口,故称为鹅口疮。其色白似雪片,故又称'雪口疮'。早在《诸病源候论》鹅口候中说:'小儿初生,口里白屑起,乃至舌上生疮,如鹅口里,世谓之鹅口,此由在胎时受谷气盛,心脾热气,熏发于口故也'。至唐代《备急千金要方》也说:'凡小儿初出腹有鹅口者,其舌上有白屑如米,剧者,鼻中亦有之,此由儿在胎胎中受谷气盛故也。'之后,《外科正宗》《幼幼集成》对本病皆有详细描述,并能和口疮、口糜等病相鉴别,还提出了相应的治疗方法,为我们今天治疗本病提供了重要参考资料。"[134]815,816

《中医儿科学》:"鹅口疮是指患儿口腔、舌上满布白屑,状如鹅口,故名鹅口疮,亦称雪口。本病主要由于口腔不洁,局部感染所引发。因婴儿口腔黏膜嫩薄,易为秽毒之邪侵袭,故鹅口疮是初生儿一种常见的口腔疾患,尤以早产儿和体质羸弱,久病的乳儿最为多见。蔓延颇速,若侵及咽喉食管,堆积如雪花叠叠,可障碍呼吸和吮乳,故须及时治疗。"[135]51

《中医儿科学》:"鹅口疮是以口腔、舌上白屑,或白膜满布,状如鹅口为特征的一种疾病。"[136]69

《中医儿科学》:"鹅口疮,是指小儿口腔、舌上满布白屑、其状如鹅口,故名。又因色白似雪片,故又称'雪口'。"[137]123,124

《中医儿科学》:"小儿口腔、舌上满布白屑,状如鹅口故名。色白如雪片,故又称'雪口'。婴儿口腔黏膜嫩薄,容易发生鹅口疮,尤以早产儿及久病体弱的乳儿更为多见。本病预后良好,但少数重症患儿,白屑可蔓延鼻腔、咽喉或气管,影响呼吸或吮乳。"[138]35

《实用中医儿科学》:"鹅口疮以口腔黏膜及

舌上满布白屑为特征，状如鹅口，故名鹅口疮，又名雪口。是因口腔不洁，感染邪毒（白念珠菌）所致。多见于新生儿或久病体弱，营养不良及长期服用抗菌素的婴幼儿。轻证患儿症状较少，不影响食欲，但重者炎症可广泛蔓延至全部口腔黏膜，甚至延至食管、气管，影响吮乳和呼吸。祖国医学对本病记载较多，如《诸病源候论·鹅口候》云：'小儿初生口里白屑起，乃至舌上生疮，如鹅口里，世谓之鹅口，此由在胎时受谷气盛，心脾热气，熏发于口故也。'提出了本病的病名，并叙述了主要病因和临床表现。本病临床分心脾积热、虚火上炎、脾虚湿盛三型，治疗分别以清热泻火、养阴清热、健脾渗湿为主。"[139]187,188

《中医儿科》："鹅口疮，是以口腔舌上满布白屑，状如鹅口，故名'鹅口疮'。因其色白如雪，故又名'雪口'。常见于 1 岁以内的哺乳婴儿。因口腔不洁或久病体虚而发生本病。"[140]166

《中医儿科学》："患儿口腔舌上布满白屑，状如鹅口，故名鹅口疮。其色白似雪，故亦称雪口。本病是新生儿时期最常见的口腔疾患，初起以口腔、舌上出现白屑为特征。临床上以早产儿、体质虚弱之乳幼儿较为多见。"[141]28

《初生儿病证》："鹅口疮，俗称雪口。体弱儿、早产儿发病较多，由先天或后天秽毒伤口而发，若滥用抗生素则更增加发病率。临证治疗，目前多分为二型，心脾积热，循经上炎者予清热泻脾，方取清热泻脾散；肾气亏损，水不制火者予滋阴潜阳，方取六味地黄汤。二型均应配用外治法，如冰硼散涂于患处。"[142]275

《儿科证治心法》："鹅口疮为小儿口腔、舌上满布白屑，状如鹅口，亦称雪口。以不乳、口角流涎，啼哭不宁，口腔白屑周围绕有红晕，互相粘连，状如凝固乳块，随拭随生，不易清除为主证。本病的发生原因，可由先天胎热内留，或口腔不洁，感染秽毒之邪而致。根据临床证候，本病可分为心脾积热，虚火上浮两证，治疗宜清心泻脾，或滋阴降火。"[143]47

《中医儿科诊治验篇》："鹅口疮，俗称'雪口'，为小儿多见口腔疾患。以满口雪白如鹅口为其主要特征。严重者往往蔓延至咽喉，而致哺乳困难，或呼吸困难。"[144]59,60

《中医儿科传心录》："鹅口疮多发于婴儿，是霉菌繁殖所致，不能责之于胎毒，也不能单以缺乏维生素 B_2 为理由。因霉菌繁殖，所以发展迅速，如治不及时或治法不当，一二日就会满布口腔，不利吮吸，很快蔓延至咽喉，甚至呼吸困难，铸成窒息。急服'扫雪汤'。外用甲紫水揩擦。"[145]45

《中医儿科学》："鹅口疮为小儿口腔、舌面上布有白屑，状如鹅口，故名'鹅口疮'。因其色白似雪片，故亦称'雪口'。本病主要因口腔不洁，感染白念珠菌所致。多发于新生儿及久病体弱、营养不良的婴幼儿。长期应用广谱抗菌素或肾上腺皮质激素后亦可诱发本病。为婴幼儿常见的口腔炎症。"[146]101

《中医儿科学》："鹅口疮是指口腔、舌上满布白屑为特征的病证。因其状如鹅口，故名鹅口疮；由于色白似雪片，又称'雪口'。"[147]36

《诸福堂实用儿科学》："鹅口疮（thrush）又名雪口病、白念菌病（moniliasis），是由真菌传染，在黏膜表面形成白色斑膜的疾病，多见于婴幼儿。"[148]2384

《中医儿科学》："鹅口疮以口腔、舌上满布白屑，状如鹅口为特征，因其色白如雪片，又名'雪口'。多见于初生儿、早产儿，以及久病体虚婴幼儿。系胎热内蕴，口腔不洁，感受秽毒之邪引起。婴幼儿口腔黏膜嫩薄，不耐邪热熏灼，故容易发病。"[149]69

《基层中医临证必读大系·儿科分册》："鹅口疮是初生儿、婴幼儿时期常见的口腔疾病。以口腔内、舌上出现白屑或白膜满布为特征，因状如鹅口而名'鹅口疮'；又因其色白类似雪片，又称'雪口'。"[150]98

《中医儿科治疗大成》："鹅口疮是以口腔、舌上白屑或白膜满布、状如鹅口为特征的一种病证。因其色白如雪片，或又称'雪口'。本病多发于哺乳期婴儿，小儿口腔黏膜娇嫩，不而邪毒熏灼，故易发生鹅口疮，尤以早产儿及久病、久泻、体质羸弱的乳儿更为常见。身体一般情况良好的患儿，只有局部症状，或轻微全身症状。个别重证患儿，白屑可蔓延至鼻腔、咽喉及气道，影响吮吸或呼吸，预后较差。”[151]402

《儿科疾病中医治疗全书》：“鹅口疮是由白念珠菌感染所致，临床上以口腔、舌上满布白屑，状如鹅口为其特征。因其色白如雪，故又称雪口。本病多见于新生儿，营养不良、久痢、久泻或长期使用广谱抗生素或激素的患儿，也易继发本病。本病是小儿口炎中的一种常见类型。”[153]298

《新编中医皮肤病学》：“鹅口疮是发生在口腔的真菌病。以口腔、舌面覆盖一层乳白色膜状物，形似鹅口，严重时可致黏膜溃疡及坏死为临床特征。本病多发于新生儿、婴儿，腹泻及营养不良、肾功能衰竭、长期应用广谱抗生素、激素、免疫抑制剂的患者。本病相当于西医所指的口腔白念珠菌病。病名首见于《诸病源候论》。又有雪口、雪口疮、燕口疮、鹅口白屑、白口糊、鹅口等名称。鹅口疮属疮的范畴。”[154]175

《儿科学》：“鹅口疮，临床以口腔、舌面满面白屑或白色片状物，状如鹅口为特征。因其色白如雪片，又名雪口。本病多见于新生儿、早产儿、营养不良、腹泻或长期使用广谱抗生素或激素的患儿。”[155]58

《中医儿科学》：“鹅口疮是小儿时期常见的一种口腔疾患，以口腔舌面满布白屑，状如鹅口为特征。因其色白似雪片又名‘雪口’。本病好发于婴幼儿，尤以早产儿、新生儿及禀赋不足、体质虚弱、热病、久病久泻的乳儿为多见。一年四季均可发生，一般临床症状较轻，预后良好，个别患儿白屑较多，层层叠叠，向消化道、呼吸道甚至全身蔓延，而引起呕吐、泄泻、吞咽及呼吸困难等症状，甚或危及生命。本病首载隋代《诸病源候论》，如《诸病源候论・鹅口候》云：‘小儿初生，口里白屑起乃至舌上生疮，如鹅口里，世谓之鹅口。此由在胎时受谷气盛，心脾热盛熏发于口故也。’明确指出该病由‘心脾积热，熏发于口’所致。明代《外科正宗・鹅口疮》提出‘胎中内蕴热毒’而生鹅口，并强调孕母饮食宜忌‘煎炒辛辣厚味’等预防方法，均为后世认识该病奠定了基础。”[157]63

《皮肤病性病中医洗渍疗法》：“鹅口疮是由白念珠菌引起黏膜上的一种真菌病。属中医‘鹅口疮’‘雪口疮’‘燕口疮’‘剪口疮’的范畴。”[158]115

《中医儿科学》：“鹅口疮是以口舌黏膜上有散在白屑，或白膜满布，状如鹅口为特征的一种小儿常见疾病。因其色白如雪片，又称‘雪口’。本病婴幼儿较常见，尤以新生儿及久病久泻、体质羸弱的小儿更多见。一年四季均可发病。主要由胎热内蕴、口腔不洁、感受秽毒之邪而致。一般症状轻微，若患儿机体抵抗力极度低下或治疗不当，病变可向消化道、呼吸道甚至全身蔓延，严重者危及生命。本病西医学也称鹅口疮，属于白念珠菌感染，可参考本节辨证治疗。”[159]52

《中医儿科临床实践》：“鹅口疮是初生儿、婴幼儿时期常见的口腔疾病。以口腔内、舌上出现白屑状如鹅口为特征。又因其色白如雪片而又称‘雪口’。现代认为本病多系白念珠菌感染所致，称作‘霉菌性口腔炎’。一年四季均可发生，尤以长夏霉雨季节最易发生；多见于哺乳期内婴儿，尤以早产儿，久病，久泻，体质虚弱的乳儿更为常见。若长期使用广谱抗生素或激素时也易发生。”[160]312

《中医药学名词》(2005)：“鹅口疮……以小儿口腔黏膜、舌头上布生白屑状物，状如鹅口为主要表现的疾病。”[162]265

《中医儿科学》：“鹅口疮，是指小儿口舌布满苔膜白屑，形如鹅口，故称为鹅口疮。因其白屑如雪，所以又称雪口。”[163]150

《中医儿科学》：“鹅口疮是以小儿口腔、舌上满布白屑，状如鹅口为临床特征。因色白似雪片，故又称‘雪口’。本病常见于新生儿、早产儿，久病、久泻、体质虚弱的婴幼儿。一年四季均可发病，一般病情较轻。若患儿身体状况良好，只有局部症状，治疗得当，预后良好。若患儿体虚邪盛，抵抗力低下或因治疗不当，白屑可蔓延至鼻腔，咽喉气道，影响吮乳或呼吸，严重者可危及生命，预后不良。”[164]66

《临床儿科诊疗概览》：“鹅口疮又名雪口病，为白念珠菌感染所致的口炎。临床以口腔、黏膜满布白色乳凝块样物，状如鹅口为特征。多见于新生儿、营养不良、腹泻、长期使用广谱抗生素或激素的患儿。新生儿多由产道感染或因哺乳时奶头不洁及污染的乳具感染。”[165]120

《皮肤病性病中西医结合诊疗与防护》：“鹅口疮是发生在口腔的真菌病。以口腔、舌面覆盖一层乳白色膜状物，形似鹅口，严重时可致黏膜溃疡及坏死为临床特征。本病好发于婴幼儿及患有腹泻及营养不良、肾功能衰竭、长期应用广谱抗生素、激素、免疫抑制剂的患者。”[166]86

《中医药学名词》：“鹅口疮……以小儿口腔黏膜、舌头上布生白屑状物，状如鹅口为主要表现的疾病。”[167]191

《简明中医儿科学》：“小儿鹅口，满口皆白，如鹅之口，所以又叫鹅口疮，俗称雪口。病源大抵由于胎热，如金鉴说：‘在胎中受母饮食热毒之气，蕴于心脾二经，故生后遂发于口舌之间。’证见口舌处所起白点旋拭旋生，满口缠遍，甚至白斑如雪片，蔓延到咽部，啼叫不止，影响哺乳。治法以清心脾之热为主，如清热泻脾散，外用古法以头发蘸井水拭口，或以千金栗树皮煎剂，浓煎拭口亦可（现采用消毒纱布以代头发，硼砂水代井水），再搽以保命散，或牛黄散、冰硼散等，每日三四次，至白斑退尽为止。一般情况多良，但也有极少数如外科正宗上说的‘雪花叠叠，壅塞咽部，阻止乳哺’的一种严重病例，若不及早治疗，那也是有危险性的。”[168]24

《新编中医儿科学》：“鹅口以口腔内舌上满铺白屑为特征，有似鹅之口，因名鹅口。”[169]41

《儿科证治简要》：“雪口是婴幼儿的一种常见病，如治疗失时，往往严重地影响呼吸、饮食，发生不良后果。”[170]14

《中西医结合治疗皮肤病》：“念珠菌病是由一组以白念珠菌为主的念珠菌属引起的感染，它不但侵犯皮肤、黏膜，还可以侵犯肺、肠、心、肾、脑等内脏器官。发生于儿童口腔黏膜者，中医称‘鹅口疮’。”[171]105

《小儿皮肤病诊疗》：“本病是念珠菌属，主要是白念珠菌所引起的原发或继发性感染。一般分为皮肤、黏膜和内脏三种类型……其相当于中医的‘鹅口疮’等。”[172]134

［1］［南朝］陈延之.小品方[M].高文铸辑校.北京：中国中医药出版社，1995：151.

［2］［隋］巢元方.诸病源候论[M].黄作阵点校.沈阳：辽宁科学技术出版社，1997：227.

［3］［唐］孙思邈.备急千金要方[M].鲁兆麟主校.沈阳：辽宁科学技术出版社，1997：63，64.

［4］［唐］王焘.外台秘要方[M].高文铸校注.北京：华夏出版社，1993：718，719.

［5］［日］丹波康赖.医心方[M].高文铸校注.北京：华夏出版社，1996：502.

［6］［宋］王怀隐.太平圣惠方[M].北京：人民卫生出版社，1958：2578，2585，2586.

［7］［宋］刘昉.幼幼新书[M].《幼幼新书》点校组点校.北京：人民卫生出版社，1987：122.

［8］［宋］佚名.小儿卫生总微论方[M].上海：上海卫生出版社，1958：8，59.

［9］［宋］洪遵.洪氏集验方[M].宋咏梅，张云杰点校.上海：上海科学技术出版社，2003：71.

［10］［宋］陈师文，等.太平惠民和剂局方[M].鲁兆麟，等点校.沈阳：辽宁科学技术出版社，1997：111.

［11］［宋］陈自明.妇人大全良方[M].田代华，宋咏梅，何永点校.天津：天津科学技术出版社，2003：463.

［12］［宋］朱佐.类编朱氏集验医方[M].郭瑞华，等点校.上海：上海科学技术出版社，2003：267.

［13］［元］曾世荣.活幼心书[M].田代华，林爱民，田丽莉点校.天津：天津科学技术出版社，1999：16.

［14］［明］彭用光.原幼心法[M].王海丽点校.上海：上海科学技术出版社，2004：228.

［15］［明］彭用光.婴童百问[M].北京：人民卫生出版社，1961：53.

［16］［元］朱震亨.丹溪治法心要[M].张奇文，朱锦善，王叙爵点校.济南：山东科学技术出版社，1985：222.

［17］［明］徐春甫.古今医统大全：下[M].崔仲平，王耀廷

主校. 北京：人民卫生出版社，1991：738，739，1219.
[18] [明] 楼英. 医学纲目：下[M]. 高登瀛，鲁兆麟点校. 北京：人民卫生出版社，1987：1694.
[19] [明] 李梴. 医学入门[M]. 金嫣莉校注. 北京：中国中医药出版社，1995：144.
[20] [明] 龚信，龚廷贤. 古今医鉴[M]. 王立，等点校. 南昌：江西科学技术出版社，1990：379.
[21] [明] 李时珍. 本草纲目校注[M]. 张志斌，等校注. 沈阳：辽海出版社，2000：186，1545.
[22] [明] 龚廷贤. 万病回春[M]. 朱广仁点校. 天津：天津科学技术出版社，1993：459.
[23] [明] 杨继洲. 针灸大成[M]. 鲁兆麟，等点校. 沈阳：辽宁科学技术出版社，1997：218.
[24] [明] 王肯堂. 证治准绳：5[M]. 陈立行点校. 北京：人民卫生出版社，2014：32.
[25] [明] 万表. 万氏家抄济世良方：五[M]. 北京：中医古籍出版社，1996：141.
[26] [明] 朱橚. 普济方：第9册 婴孩[M]. 北京：人民卫生出版社，1982：220.
[27] [明] 龚廷贤. 寿世保元[M]. 王均宁，刘更生，毛淳点校. 天津：天津科学技术出版社，1999：598.
[28] [明] 缪希雍. 神农本草经疏[M]. 夏魁周，赵瑗校注. 北京：中国中医药出版社，1997：58，248.
[29] [清] 程凤雏. 慈幼新书：卷二[M]//中国医学大成30. 上海：上海科学技术出版社，1990：9.
[30] [明] 孙志宏. 简明医彀[M]. 余瀛鳌点校. 北京：人民卫生出版社，1984：304.
[31] [明] 缪希雍. 本草单方[M]. 李顺保点校. 北京：学苑出版社，1999：236，359.
[32] [明] 孙文胤. 丹台玉案[M]. 王小岗，胡馨点校. 北京：中医古籍出版社，2012：319.
[33] [明] 王肯堂. 医镜[M]//王肯堂医学全书. 北京：中国中医药出版社，1999：2431.
[34] [明] 秦昌遇. 幼科折衷[M]. 俞景茂点校. 北京：中医古籍出版社，1990：86.
[35] [明] 王宗显. 医方捷径指南全书[M]. 2版. 陈湘萍，于天星，王虹点校. 北京：中医古籍出版社，2004：73.
[36] [清] 潘楫. 医灯续焰[M]. 杨维益点校. 北京：人民卫生出版社，1988：376.
[37] [清] 尤乘. 尤氏喉科秘书[M]. 上海：上海卫生出版社，1957：10.
[38] [清] 王梦兰. 秘方集验[M]. 王玉英，王作林点校. 北京：中医古籍出版社，1990：77.
[39] [清] 蒋士吉. 医宗说约[M]. 王道瑞，等校注. 北京：中国中医药出版社，2004：193.
[40] [清] 熊应雄. 小儿推拿广意[M]. 毕永升，张素芳点校. 北京：人民卫生出版社，1989：42，43.
[41] [清] 孙伟. 良朋汇集经验神方[M]. 齐馨点校. 北京：中医古籍出版社，1993：103.
[42] [清] 冯兆张. 冯氏锦囊秘录[M]//冯兆张医学全书. 北京：中国中医药出版社，1999：141，729.
[43] [清] 魏鉴. 幼科汇诀直解[M]//欧正武，刘克丽点校. 湖湘名医典籍精华 妇科卷 儿科卷. 长沙：湖南科学技术出版社，2000：699.
[44] [清] 吴谦. 医宗金鉴 幼科心法要诀白话解[M]. 刘弼臣，孙华士译编. 北京：人民卫生出版社，1983：47.
[45] [清] 陈复正. 幼幼集成[M]. 蔡景高，叶奕扬点校. 北京：人民卫生出版社，1989：341.
[46] [清] 何梦瑶. 医碥[M]. 邓铁涛，刘纪莎点校. 北京：人民卫生出版社，1994：369.
[47] [清] 黄元御.《玉楸药解》释义[M]. 黄开颜，张志国释义. 太原：山西科学技术出版社，2009：413.
[48] [清] 吴仪洛. 本草从新[M]. 朱建平，吴文清点校. 北京：中医古籍出版社，2001：17.
[49] [清] 顾世澄. 疡医大全[M]. 凌云鹏点校. 北京：人民卫生出版社，1987：557.
[50] [清] 严西亭，施澹宁，洪缉菴. 得配本草[M]. 上海：科技卫生出版社，1958：27，31，32.
[51] [清] 沈金鳌. 幼科释谜[M]. 李晓林，刘宏校注. 北京：中国中医药出版社，2009：10.
[52] [清] 沈金鳌. 杂病源流犀烛[M]. 李占永，李晓林校注. 北京：中国中医药出版社，1994：376，389.
[53] [清] 何惠川. 文堂集验方[M]//裘庆元. 珍本医书集成：10. 上海：上海科学技术出版社，1986：86.
[54] [清] 郑玉坛. 彤园医书(小儿科)[M]//刘克丽，杨静宜，莫非钧点校. 湖湘名医典籍精华 妇科卷 儿科卷. 长沙：湖南科学技术出版社，2000：965.
[55] [清] 程文囿. 医述[M]. 王乐匋，李明回点校. 合肥：安徽科学技术出版社，1983：923.
[56] [清] 许克昌，毕法. 外科证治全书[M]. 曲祖贻点校. 北京：人民卫生出版社，1987：45.
[57] [清] 虚白主人. 救生集[M]. 王力，等点校. 北京：中医古籍出版社，1994：158.
[58] [清] 杨时泰. 本草述钩元[M]. 上海：科技卫生出版社，1958：73.
[59] [清] 鲍相璈，梅启照. 验方新编[M]. 李世华校注. 北京：中国中医药出版社，1994：137，382，593.
[60] [清] 孟文瑞. 春脚集[M]//裘庆元. 珍本医书集成：10. 上海：上海科学技术出版社，1986：110.
[61] [清] 文晟. 慈幼便览[M]//陆拯. 近代中医珍本集：儿科分册. 杭州：浙江科学技术出版社，1993：911，959.
[62] [日] 中川成章. 证治摘要[M]. 北京：人民卫生出版社，1955：90.
[63] [清] 汪宏. 望诊遵经[M]. 陈雪功，张红梅校注. 北京：中国中医药出版社，2009：80，81.
[64] [清] 邹存淦. 外治寿世方[M]. 刘小平点校. 北京：中国中医药出版社，1992：134.

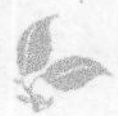

[65] [清] 丁尧臣. 奇效简便良方[M]. 庆诗，王力点校. 北京：中医古籍出版社，1992：78，79.
[66] [清] 陈蕙亭. 本草撮要[M]//裘庆元. 珍本医书集成：2. 上海：上海科学技术出版社，1985：5.
[67] [清] 张振鋆. 厘正按摩要术[M]. 曲祖贻点校. 北京：人民卫生出版社，1990：123，124.
[68] [清] 罗越峰. 疑难急症简方[M]//裘庆元. 珍本医书集成：11. 上海：上海科学技术出版社，1986：95.
[69] [民国] 涂蔚生. 推拿抉微[M]//陆拯. 近代中医珍本集：针灸按摩分册. 杭州：浙江科学技术出版社，1994：1035，1065.
[70] [民国] 叶隐衡. 幼科指南[M]//陆拯. 近代中医珍本集：儿科分册. 杭州：浙江科学技术出版社，1993：351.
[71] [民国] 曹炳章. 辨舌指南[M]. 裘俭点校. 福州：福建科学技术出版社，2005：25.
[72] [宋] 唐慎微. 证类本草[M]. 尚志钧，郑金生，尚元藕，等校点. 北京：华夏出版社，1993：79，373.
[73] [明] 刘文泰. 本草品汇精要[M]. 北京：人民卫生出版社，1982：115.
[74] [明] 王纶，薛己. 明医杂著[M]. 王新华点校. 南京：江苏科学技术出版社，1985：160.
[75] [明] 张时彻. 急救良方[M]. 康维点校. 北京：中医古籍出版社，1987：70.
[76] [明] 万全. 万氏秘传片玉心书[M]. 罗田县卫生局点校. 湖北：湖北人民出版社，1981：91.
[77] [明] 张洁. 仁术便览[M]. 北京：人民卫生出版社，1985：283.
[78] [明] 倪朱谟. 本草汇言[M]. 戴慎，陈仁寿，虞舜点校. 上海：上海科学技术出版社，2005：87，628.
[79] [清] 汪讱庵. 本草易读[M]. 吕广振，陶振岗，王海亭，等点校. 北京：人民卫生出版社，1987：53，95，96.
[80] [清] 田间来. 灵验良方汇编[M]. 王国柱，付昕点校. 北京：中医古籍出版社，1986：102，103.
[81] [清] 赵学敏. 本草纲目拾遗[M]. 闫志安，肖培新点校. 北京：中国中医药出版社，2007：321，356，358.
[82] [清] 徐沛. 华佗神方[M]. 香港：中外出版社，1979：190.
[83] [清] 马氏. 大医马氏小儿脉珍科[M]. 童瑶点校. 上海：上海科学技术出版社，2004：62.
[84] [民国] 陆锦燧. 鲟溪秘传简验方[M]. 何清湖，蔡铁如，赵频点校. 北京：中医古籍出版社，1993：25，191.
[85] [清] 丁甘仁. 丁甘仁先生家传珍方[M]. 曲丽方点校. 上海：上海科学技术出版社，2004：26.
[86] [元] 王好古. 汤液本草[M]. 陆拯，郭教礼，薛今俊点校. 北京：中国中医药出版社，2013：119.
[87] [明] 虞抟. 医学正传[M]. 北京：人民卫生出版社，1981：408.
[88] [明] 薛己. 外科经验方[M]//盛维忠. 薛立斋医学全书. 北京：中国中医药出版社，1999：389.
[89] [明] 孙一奎. 赤水玄珠[M]//韩学杰. 孙一奎医学全书. 北京：中国中医药出版社，1999：513，523，524.
[90] [明] 陈实功. 外科正宗[M]. 裘钦豪，杜江南，高葆良点校. 上海：上海科学技术出版社，1989：312.
[91] [明] 王大纶. 婴童类萃[M]. 北京：人民卫生出版社，1983：69.
[92] [日] 下津寿泉. 幼科证治大全[M]//陈存仁. 皇汉医学丛书：9. 上海：上海中医学院出版社，1993：56.
[93] [清] 闵钺. 本草详节[M]//朱大年，等. 历代本草精华丛书：6. 上海：上海中医药大学出版社，1994.
[94] [清] 吴谦. 医宗金鉴：第4分册 外科心法要诀[M]. 北京：人民卫生出版社，1973：188.
[95] [清] 黄元御. 长沙药解[M]//麻瑞亭，孙洽熙，徐淑凤，等点校. 黄元御医书十一种：下. 北京：人民卫生出版社，1990：432，433.
[96] [清] 吴贞. [民国] 何廉臣. 感症宝筏[M]. 阎卫青，王雅琴，郝大勇，等点校. 太原：山西科学技术出版社，2011：25.
[97] [清] 黄朝坊. 金匮启钥（幼科）[M]//刘克丽，蒋屏点校. 湖湘名医典籍精华：妇科卷 儿科卷. 长沙：湖南科学技术出版社，2000：1233.
[98] [清] 姚澜. 感症宝筏[M]. 刘若望，刘兰海，张伟，等点校. 太原：山西科学技术出版社，2013：172.
[99] [清] 潘诚. 喉科心法[M]//李元聪，谭国俊，谭劲点校. 湖湘名医典籍精华：针灸卷 五官科卷. 长沙：湖南科学技术出版社，2000：1083.
[100] [清] 王文选. 幼科切要[M]//陆拯. 近代中医珍本集 儿科分册. 杭州：浙江科学技术出版社，1993：325，326.
[101] [清] 赵濂. 医门补要[M]. 上海：上海卫生出版社，1957：15.
[102] [民国] 张觉人. 外科十三方考[M]. 上海：上海科学技术出版社，1959：96.
[103] [明] 李中梓原著. [清] 丁甘仁增撰. 重订本草征要[M]. 耿鉴庭重订. 北京：北京科学技术出版社，1986：137.
[104] [清] 张璐. 本经逢原[M]. 赵小青，等点校. 北京：中国中医药出版社，1996：252.
[105] [清] 竹林寺僧. 竹林寺女科证治[M]//由昆，等点校. 竹林寺僧. 竹林寺女科二种. 北京：中医古籍出版社，1993：325.
[106] [清] 吴克潜. 儿科要略[M]//陆拯. 近代中医珍本集 儿科分册. 杭州：浙江科学技术出版社，1993：491.
[107] [明] 李盛春. 医学研悦[M]. 田思胜，等点校. 北京：中国中医药出版社，1997：117.
[108] [清] 郑承瀚. 重楼玉钥续编[M]//盛维忠，廖果，胡晓峰主校. 裘吉生. 三三医书. 北京：中国中医药出版社，2012：769.

[109] [清] 陶东亭. 惠直堂经验方[M]//何源,高希言主校. 裘吉生. 珍本医书集成. 北京：中国中医药出版社,2012：74.
[110] [清] 云川道人. 绛囊撮要[M]//裘庆元. 珍本医书集成：9. 上海：上海科学技术出版社,1985：25.
[111] [清] 叶天士,华岫云. 种福堂公选良方[M]. 张浩良点校. 北京：人民卫生出版社,1992：133.
[112] [清] 王旭高. 外科证治秘要[M]. 许履和,徐福宁整理. 北京：中医古籍出版社,1991：16,17.
[113] 马汴梁. 简明中医古病名辞典[M]. 郑州：河南科学技术出版社,1988：137.
[114] [清] 高秉钧. 疡科心得集[M]. 田代华,田鹏点校. 天津：天津科学技术出版社,2004：17.
[115] 胡光慈. 实用中国小儿科学[M]. 成都：四川人民出版社,1957：157.
[116] 广州中医学院儿科教研组. 中医儿科学讲义[M]. 北京：人民卫生出版社,1960：26.
[117] 广州中医学院儿科教研组. 中医儿科学讲义[M]. 北京：人民卫生出版社,1961：20.
[118] 广东中医学院. 中医儿科学[M]. 上海：上海科学技术出版社,1964：58.
[119] 杨天籁. 小儿皮肤病[M]. 上海：上海科学技术出版社,1965：163.
[120] 广州中医学院儿科教研组. 中医儿科简编[M]. 北京：人民卫生出版社,1972：20,21.
[121] 成都中医学院,成都中医学院附属医院《内儿科学》编写组. 内儿科学[M]. 成都：四川人民出版社,1975：625.
[122] 江苏新医学院第一附属医院. 中医儿科[M]. 北京：人民卫生出版社,1975：51.
[123] 江苏新医学院第一附属医院儿科教研组. 中医儿科学[M]. 南京：江苏新医学院,1977：101.
[124] 戴新民. 中医儿科学[M]. 台北：启业书局,1978：59.
[125] 山东中医学院儿科教研组,山东中医学院附属医院儿科. 中医儿科学[M]. 济南：山东科学技术出版社,1979：221.
[126] 上海中医学院. 中医儿科学[M]. 上海：上海科学技术出版社,1979：35,36.
[127] 全国中等卫生学校统编教材《中医儿科学》编写组. 中医儿科学[M]. 南京：江苏科学技术出版社,1980：113.
[128] 曹旭. 儿科证治[M]. 西安：陕西科学技术出版社,1980：51.
[129] 《临床皮肤病学》编写组. 临床皮肤病学[M]. 南京：江苏科学技术出版社,1981：339.
[130] 张奇文. 幼科条辨[M]. 济南：山东科学技术出版社,1982：303,304.
[131] 上海中医学院,上海市卫生局. 中医儿科学[M]. 北京：人民卫生出版社,1983：178.
[132] 江育仁,王玉润. 中医儿科学[M]. 上海：上海科学技术出版社,1985：41.
[133] 杨天籁,唐曙. 小儿皮肤病学[M]. 上海：上海科学技术出版社,1985：154,155.
[134] 午雪峤,苗晋. 实用中医儿科学[M]. 西安：陕西科学技术出版社,1986：815,816.
[135] 钱琳. 中医儿科学[M]. 北京：中医古籍出版社,1987：51.
[136] 江育仁,王玉润. 中医儿科学[M]. 北京：人民卫生出版社,1987：69.
[137] 衷诚伟,朱锦善. 中医儿科学[M]. 长沙：湖南科学技术出版社,1987：123,124.
[138] 辽宁中医学院,北京中医学院,天津中医学院,等. 中医儿科学[M]. 沈阳：辽宁科学技术出版社,1987：35.
[139] 靳祖鹏. 实用中医儿科学[M]. 济南：山东科学技术出版社,1987：187,188.
[140] 江育仁,南京中医学院附属医院儿科. 中医儿科[M]. 北京：人民卫生出版社,1988：166.
[141] 刘慧瑾. 中医儿科学[M]. 济南：山东科学技术出版社,1989：28.
[142] 张奇文. 初生儿病证[M]. 济南：山东科学技术出版社,1990：275.
[143] 程绍恩,赵凤春. 儿科证治心法[M]. 北京：北京科学技术出版社,1990：47.
[144] 赵圣谕,赵延霞. 中医儿科诊治验篇[M]. 沈阳：沈阳出版社,1991：59,60.
[145] 陈叔达. 中医儿科传心录[M]. 上海：上海科学技术文献出版社,1993：45.
[146] 郭孝月. 中医儿科学[M]. 北京：科学出版社,1994：101.
[147] 黄建业. 中医儿科学[M]. 北京：中国中医药出版社,1994：36.
[148] 吴瑞萍,胡亚美,江载芳. 诸福堂实用儿科学：下册[M]. 6 版. 北京：人民卫生出版社,1996：2384.
[149] 王萍芬. 中医儿科学[M]. 上海：上海科学技术出版社,1997：69.
[150] 俞景茂. 基层中医临证必读大系：儿科分册[M]. 北京：中国科学技术出版社,1997：98.
[151] 刘弼臣,李素卿,陈丹. 中医儿科治疗大成[M]. 石家庄：河北科学技术出版社,1998：402.
[152] 王允荣,解英. 中医儿科学[M]. 北京：中国工人出版社,2000：29.
[153] 汪受传,韩新民. 儿科疾病中医治疗全书[M]. 广州：广东科技出版社,2000：298.
[154] 欧阳恒,杨志波. 新编中医皮肤病学[M]. 北京：人民军医出版社,2000：175.
[155] 刘慧瑾. 儿科学[M]. 南京：江苏科学技术出版社,

2002: 58.
[156] 郁晓维,王明明. 中医儿科学[M]. 北京: 中国中医药出版社,2004: 64.
[157] 丁樱,韩新民,虞坚尔. 中医儿科学 [M]. 2 版. 长沙: 湖南科学技术出版社,2004: 65.
[158] 程秋生. 皮肤病性病中医洗渍疗法[M]. 北京: 科学技术文献出版社,2004: 115.
[159] 马维平. 中医儿科学[M]. 西安: 第四军医大学出版社,2005: 52.
[160] 俞景茂. 中医儿科临床实践[M]. 贵阳: 贵州科技出版社,2005: 312.
[161] 朱大年,肖臻,姜之炎. 一百天学中医儿科[M]. 上海: 上海科学技术出版社,2005: 109.
[162] 中医药学名词审定委员会. 中医药学名词[M]. 北京: 科学出版社,2005: 265.
[163] 肖正安. 中医儿科学[M]. 成都: 四川科学技术出版社,2007: 150.
[164] 马融,梁繁荣. 中医儿科学[M]. 北京: 中国中医药出版社,2009: 66.
[165] 王淑珍,陈莉萍,卢利民. 临床儿科诊疗概览[M]. 北京: 中医古籍出版社,2009: 120.
[166] 杨京慧,赵梅,韩平. 皮肤病性病中西医结合诊疗与防护[M]. 赤峰: 内蒙古科学技术出版社,2009: 86.
[167] 中医药学名词审定委员会. 中医药学名词[M]. 北京: 科学出版社,2011: 191.
[168] 南京中医学院儿科教研组. 简明中医儿科学[M]. 上海: 上海科学技术出版社,1960: 24.
[169] 秦敬修. 新编中医儿科学[M]. 西安: 陕西科学技术出版社,2009: 41.
[170] 郑颉云. 儿科证治简要[M]. 郑州: 河南人民出版社,1964: 14.
[171] 张合恩,赵保艾. 中西医结合治疗皮肤病[M]. 石家庄: 河北科学技术出版社,1992: 105.
[172] 李红毅,禤国维. 小儿皮肤病诊疗[M]. 广州: 广东科技出版社,2009: 134.

（刘　涛）

4・080

解 颅

jiě lú

一、规范名

【汉文名】解颅。

【英文名】 hydrocephalus due to non-closure of fontanel。

【注释】以颅囟应合而不合,颅缝开解,头颅增大,叩之呈破壶音,目珠下垂如落日状为主要表现的小儿疾病。

二、定名依据

解颅作为一种小儿疾病,其病名较早见于《诸病源候论》卷四十八“小儿杂病诸候・解颅候”:“解颅者,其状小儿年大,囟应合而不合,头缝开解是也。”

历代医家对解颅的名称论述不一,有囟开不合、囟解、囟闭不全等称谓,但症状相对统一,病因病机多因先天不足,颅脑发育不全或迟缓。《育婴家秘》:“儿本虚怯,由胎气不成,则神气不足。目中白睛多,其颅即解。”《幼幼集成》:“解颅者是由于禀气不足,先天肾元大亏。”

中华人民共和国成立后,中医儿科用“解颅”为病名,述为小儿到一定年龄,囟门应合而不合,头缝开解以致囟门较正常为大,或可见囟门部稍稍隆起的病症。解颅多由父母精血不足,以致小儿先天肾气虚弱,不能充养脑髓而成。多见于西医学脑积水、佝偻病等病症。

现代有关著作记载本病名称均用“解颅”作为本病正名,我国 2011 年出版的全国科学技术名词审定委员会审定公布的《中医药学名词・内科学 妇科学 儿科学》也以“解颅”作为规范名。

三、同义词

【曾称】“囟开不合”(《备急千金要方》);

"囟解""囟闭不全"(《诸病源候论》);"囟填"(《证治准绳》)。

四、源流考释

"解颅"出《诸病源候论》"解颅者,其状小儿年大,囟应合而不合,头缝开解是也。""肾主骨髓,而脑为髓海,肾气不盛,则髓海不足,不能结成,故头颅开解也。"[1]218 又名囟开不合、囟解。指小儿到一定年龄,囟门应合而不合,头缝开解以致囟门较正常为大,或可见囟门部稍稍隆起。

历代医家对解颅的名称论述不一,有囟开不合、囟解、卤闭不全等称谓,但症状相对统一,病因病机多因先天不足,颅脑发育不全或迟缓。《备急千金要方》:"小儿脑长解颅不合,羸瘦色黄,至四五岁不能。"[2]79 宋代钱乙《小儿药证直诀》以肾虚为解颅的病因:"年大而囟不合,肾气不成也,长必少笑。更有目白睛多,䀮白色瘦者,多愁少喜也。余见肾虚。"[3]19《丹溪心法》则主张母体虚热容易导致小儿解颅:"小儿解颅,乃是母气虚与热多耳。"[4]704

《笔花医镜》提出解颅是先天不足疾病:"解颅者,脑盖未满,头颅不合,中陷而四角起,如古钱之形,此先天不足所致。暑月服六味地黄丸,冬春之月补天大造丸,俟气虚渐充,则自合矣。"[5]12《寿世保元》提到肾气不足导致囟开不合,治法内服药,外用布帛紧束头颅:"一治小儿颅开解,头缝不合,此乃肾气不成。肾主骨髓,脑为髓海,肾气不胜,所以脑髓不足,故不能合。丹溪治解颅以八物汤。有热,加酒炒黄连、黄芩、甘草,水煎服。外用布帛紧束,又以白及末敷之。"[6]637 万全《万氏秘传片玉心书》以解颅为恶疾,治疗沿用朱丹溪治法:"囟门开而不合者。此肾气有亏,名曰解颅,乃恶病也。宜内服地黄丸,外用封囟法。"[7]85《证治准绳》沿用了他的说法:"万全方云:小儿有解颅,有囟不合,有囟陷。此三者大同而小异也。解颅者,谓小儿年长,囟应合而不合,头颅开解也。主骨髓而脑为髓海,肾气不成则髓海不足,故骨缝开解也。其囟不合与囟陷,虽因脏腑有热上冲致囟或不合或陷,然亦本于肾气不足也。"[8]23 徐大椿《兰台轨范》[9]231 中亦引原文。《婴童百问》认为解颅小儿即便长大成人,也在生长发育,大脑发育方面多有迟缓:"解颅,生下而囟不合,肾气不成也,长必少笑,更有目白睛多,白身瘦者,多愁少喜也,余见肾虚症。杨氏曰:小儿年大,头缝开解而不合者,肾主髓,脑为髓海,肾气有亏,脑髓不足,所以头颅开而不能合也。人乏脑髓,如木无根,凡得此者,不远千日,其间亦有数岁,乃成废人。设有此症,不可束手待毙,宜与钱氏地黄丸,仍用南星微炮为末,米醋调敷于绯帛,烘热贴之,亦良法也。柏子仁散、三辛散等剂敷之尤效。"[10]48《育婴家秘》提到解颅的一个诊断要点是小儿目中白多黑少:"儿本虚怯,由胎气不成,则神气不足。目中白睛多,其颅即解。"[11]235《慈幼便览》将解颅名之为"头缝不合",认为这是大虚之证:"小儿解颅,或因病后,忽然囟门宽大,头纵四破,此脑髓不充,大虚之候:用鹿茸、防风、白及、柏子仁四味,各五钱,其为末,乳汁调作饼,贴囟门上,一日一换,以合为度。"[12]43《冷庐医话》等亦主张以补肾气治之:"小儿解颅者,因肾气幼弱,脑髓不实,不能收敛,而颅为之大也,宜急服地黄丸补之。"[13]133《医灯续焰》将囟门相关疾病皆归为肾虚:"解颅者,小儿数岁,囟不合而头颅开也。囟陷者,囟门深陷也。囟填者,囟门肿起也。皆属肾虚髓少,骨气不实,多主夭折。间有脏腑有热,热上冲而成者,然肾虚固本病也。宜补中益气汤、钱氏地黄丸、小儿锢囟药之类。"[14]367《医宗金鉴·幼科杂病心法要诀》总结了明清医家对解颅的病机和症状论述:"小儿解颅最堪怜,先天有损脑髓干。面色䀮白形瘦弱,二目多白若愁烦。补肾地黄丸堪服,补阳扶元散为先。更有封囟散极效,临时摊贴保安然。(注)解颅者,乃囟大骨缝不合也。盖肾生髓脑为髓海,肾气有亏,脑髓不足,亦如花木无根。"[15]548《婴儿论》形象地描述了解颅的外观:"儿颅成'八'字,名解颅此为缺乳所致也。"[16]157

民国《吴氏儿科》:"从中医认识囟门迟闭或不合的病因病机主要有先天禀赋不足,肾中元阳元阴亏虚,或后天脾胃虚弱,气血精津化生不足,病变证机有寒、热、虚、实,以及痰瘀气等。"[17]226《儿科要略》认为解颅小儿预后极差:"小儿囟门开大,头缝不合,如开解之状,谓之解颅。此证属于禀赋薄弱,气血不足,脑髓亏少所致。患此者必难养育,即能长大,亦往往成为废人,盖人无脑髓,如草木之无根,虽有良方,亦难奏效,惟神气充足,能饮能食,投补药即应者可治。"

中华人民共和国成立以后,中医儿科对解颅的症状认知承接了古代医家的观察结果,解颅作为小儿颅囟异常疾患,临床以头缝开解,头颅增大,囟门不合,目珠下垂为特征。多数患儿是在出生六个月以后出现明显症状,严重时影响体格及智力发育。其病因病机除了先天不良,还有疾病影响等。具体表现为:① 肾气亏损:小儿胎气怯弱,肾气亏损,不能养骨生髓,故髓脑不充,头颅开解而不合。② 肾虚肝亢:肾为水脏,水火相济则阴阳平衡。病后肾虚,则水不胜火,火气上蒸,其髓则热,髓热则颅缝开解,囟门宽大。或水不涵木,木亢风生,风水上泛,积于颅脑,以成本病。③ 脾虚水泛:小儿先天不足,后天失调,真阳不能温煦脾土,脾虚不能制水,水湿不化,久积成痰,水湿痰浊乘虚上泛于脑,故成此证。④ 热毒壅滞:外感时邪,热毒壅遏,炼液成痰,上攻于脑,以致脑络阻塞不通,气血运行不利,故头颅扩大,开解不合。综上所述解颅的病理,不外于肾虚、肝旺、脾虚水泛、热毒壅滞四个方面。本病多发于6个月到7岁的小儿,囟门应合,反为宽大,头缝开解,头颅逐渐增大,目珠下垂等为特征,预后不良,常可导致患儿智力发育障碍。其病机与肝脾亦有密切关系。治疗时应补肾生髓,临证时应据证审因,进行施治。

五、文献辑录

《诸病源候论·卷四十八小儿杂病诸候·解颅候》:"肾主骨髓,而脑为髓海,肾气不盛,则髓海不足,不能结成,故头颅开解也。"[1]218

"小儿杂病诸候":"解颅者,其状小儿年大,囟应合而不合,头缝开解是也。"[1]218

"总论·卷四十八":"解颅者,其状小儿年大,应合而不合,头缝开解是也,由肾气不成故也。肾主骨髓,而脑为髓海,肾气不成,则髓脑不足,不能结成,故头颅开解也。"[1]218

《备急千金要方·卷五·下少小婴孺方下·小儿杂病第九》:"小儿脑长解颅不合,羸瘦色黄,至四五岁不能。"[2]79

《小儿药证直诀》:"年大而囟不合,肾气不成也,长必少笑。更有目白睛多,㿠白色瘦者,多愁少喜也。余见肾虚。"[3]19

《丹溪心法·卷五·小儿九十四》:"小儿解颅,乃是母气虚与热多耳。"[4]704

《笔花医镜·卷三·儿科证治·解颅龟胸龟背》:"解颅者,脑盖未满,头颅不合,中陷而四角起,如古钱之形,此先天不足所致。暑月服六味地黄丸,冬春之月补天大造丸,俟气虚渐充,则自合矣。"[5]12

《寿世保元·卷八·初生杂症论》:"一论小儿解颅者,生下囟门不合也。长必多愁少笑,目白睛多,面色白,肢体消瘦。""一治小儿颅开解,头缝不合,此乃肾气不成。肾主骨髓,脑为髓海,肾气不胜,所以脑髓不足,故不能合。丹溪治解颅以八物汤。有热,加酒炒黄连、黄芩、甘草,水煎服。外用布帛紧束,又以白及末敷之。"[6]637

《万氏秘传片玉心书·卷五·头项门》:"囟门开而不合者。此肾气有亏,名曰解颅,乃恶病也。宜内服地黄丸,外用封囟法。"[7]85

《卫生易简方·卷之十二》:"治小儿解颅不合,即囟门,用蟹螯足及白蔹各半两为末,乳汁和;贴骨缝上,或生捣烂涂亦得。"[18]339

《医学正传·卷之六·小儿科》:"小儿解颅(头缝不合也),因母气虚与热多也。钱氏曰:生下而颅不合,肾气未成也,虽长必少笑。更有目白睛多,面白色,瘦者,多愁少喜也。丹溪用四君子汤合四物汤，有热加黄连酒炒煎服。更以帛紧束，及以白蔹末敷之。”[19]47

《婴童百问·卷之四·解颅第三十二问》：“解颅，生下而囟不合，肾气不成也，长必少笑，更有目白睛多，白身瘦者，多愁少喜也，余见肾虚症。杨氏曰：小儿年大，头缝开解而不合者，肾主髓，脑为髓海，肾气有亏，脑髓不足，所以头颅开而不能合也。人乏脑髓，如木无根，凡得此者，不远千日，其间亦有数岁，乃成废人。设有此症，不可束手待毙，宜与钱氏地黄丸，仍用南星微炮为末，米醋调敷于绯帛，烘热贴之，亦良法也。柏子仁散、三辛散等剂敷之尤效。”[10]48

《幼科折衷·下卷·症》：“解颅。仲阳谓生下囟不合，肾气衰也，长必少笑。更有目白睛多，白身瘦者，多愁少喜也，余见肾虚症。杨氏曰：小儿年大，头缝开解而不合者，肾主髓，脑为髓海，肾气有亏，脑髓不足，所以头颅开而不能合也。人乏脑髓，如木无根，凡得此者不远千日，亦有数岁，乃成废人。故有此症亦不可束手待死也，宜与钱氏地黄丸，仍用天南星，微炮为末，米醋调敷于绯帛，烘热贴之，亦良法也。”[20]90

《育婴家秘》：“儿本虚怯，由胎气不成，则神气不足。目中白睛多，其颅即解。”[11]235

《证治准绳·卷九十七·解颅囟陷囟填总论》：“万全方云：小儿有解颅，有囟不合，有囟陷。此三者大同而小异也。解颅者，谓小儿年长，囟应合而不合，头颅开解也。主骨髓而脑为髓海，肾气不成则髓海不足，故骨缝开解也。其囟不合与囟陷，虽因脏腑有热上冲致囟或不合或陷，然亦本于肾气不足也。”[8]23

《慈幼便览·头缝不合》：“小儿解颅，或因病后，忽然囟门宽大，头纵四破，此脑髓不充，大虚之候：用鹿茸、防风、白及、柏子仁四味，各五钱，其为末，乳汁调作饼，贴囟门上，一日一换，以合为度。”[12]43

《兰台轨范·卷八》：“解颅者，生下囟门不合也，长必多愁少笑，目白精多，面色㿠白或体消瘦，皆肾虚也。”[9]231

《冷庐医话·卷五·幼科》：“小儿解颅者，因肾气幼弱，脑髓不实，不能收敛，而颅为之大也，宜急服地黄丸补之。”“一儿头缝四破，皮光而急，两眼甚小，万曰：脑者，髓之海也。肾主骨髓，中有伏火，故髓热而头破，额颅大而眼楞小也，宜服地黄丸。其父母不信，至十四岁而死。余族一侄孙，幼时解颅头大，而面甚小，至十六岁竟死。余按：龟板治小儿囟不合，加入地黄中煎服，似尤应验。”[13]133

《小儿推拿广意·卷上·五视法》：“三视囟门，盖儿前囟门乃禀母血而充，后囟门乃受父精而实。若前后囟门充实，其儿必寿。如父之精气不足，耽嗜酒色，令儿后囟空虚不实。如母之原禀不足，血弱病多，令儿前囟虚软不坚，多生疾病。如父母气血俱不足，其儿必夭。若此，则其父母亦不能保其天年耳。前囟即道家所谓泥丸宫，后囟即脑后顶门中。名曰百会。前后囟门俱不合，名曰解颅。”[21]3

《续名医类案·卷二十八·小儿科·初生》：“解颅者，生下囟门不合也。长必多愁少笑，目白睛多，面色白，或体消瘦，皆肾虚。胎肥者，生下丰浓，目睛粉红，大便干难，时出涎水。”[22]913

《验方新编·卷十·小儿科杂治·头缝不合》：“名曰解颅，此肾气不足也。用干姜七钱，细辛三钱，肉桂五钱，共为末，姜汁和敷颅上，小儿面赤即愈。”[23]222

《医灯续焰·卷十六·小儿脉证第七十八·小儿杂述》：“解颅者，小儿数岁，囟不合而头颅开也。囟陷者，囟门深陷也。囟填者，囟门肿起也。皆属肾虚髓少，骨气不实，多主夭折。间有脏腑有热，热上冲而成者，然肾虚固本病也。宜补中益气汤、钱氏地黄丸、小儿锢囟药之类。”[14]367

《医学汇海·卷二十七·解颅》：“解颅者，囟门开解而不合也。此儿长大，必多愁少笑，目白睛多，面色㿠白，肢体消瘦，皆肾元不足之故也。”[24]279

《医宗金鉴·卷五十五·幼科杂病心法要

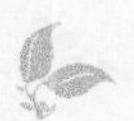

诀·解颅》:“小儿解颅最堪怜,先天有损脑髓干。面色皖白形瘦弱,二目多白若愁烦。补肾地黄丸堪服,补阳扶元散为先。更有封囟散极效,临时摊贴保安然。(注)解颅者,乃囟大骨缝不合也。盖肾生髓脑为髓海,肾气有亏,脑髓不足,亦如花木无根。”[15]548

《婴儿论·辨初生脉证并治第一》:“儿颅成‘八’字,名解颅此为缺乳所致也。”[16]157

《幼科铁镜·卷五·论解颅囟填囟陷》:“小儿生下头缝不合,肾主骨而脑为髓海,肾有亏,故不合也,名曰解颅,治宜六味地黄丸。囟门之起,名曰囟填,宜大连翘饮,或泻青汤。囟陷如坑者,由病久血气虚弱,不能上充,治宜固真汤。又以狗骨炙为末,鸡子清调敷之。”[25]59

《幼科心法要诀·卷六·杂证门》:“解颅者,乃囟大骨缝不合也。盖肾生髓,脑为髓海,肾气有亏,脑髓不足,亦如花木无根。现证面色白,形体瘦弱,目多白睛,悲愁少笑,治宜补养肾气为主。先以补肾地黄丸滋补其阴,再以扶元散补养其气,外用封囟散摊贴之,则精血稍充,或可转危为安也。”“小儿解颅最堪怜,先天有损脑髓干,面色白形瘦弱,二目多白若愁烦。补肾地黄丸堪服,补阳扶元散为先,更有封囟散极效,临时摊贴保安然。”[26]203

《幼科指南·杂证门》:“小儿解颅者,乃囟大骨缝不合,其症最可怜也。盖肾生髓,脑为髓海,肾气有亏,脑髓干燥。现症面色白,形体瘦削,目多白睛,心若愁烦,少笑。先以补肾地黄丸堪服,滋补其阴;再补其阳,以扶元散为先。更有封囟散,极有效验,临时摊贴,保安然矣。”[27]57

《幼幼集成·卷四·头项囟证治》:“解颅者,谓头缝开解而颅不合也。是由禀气不足,先天肾元大亏。肾主脑髓,肾亏则脑髓不足,故颅为之开解。然人无脑髓,犹树无根,不过千日,则成废人。其候多愁少喜,目白睛多,而白色。若成于病后者,尤凶。宜久服地黄丸,外用封囟法。”“小儿解颅,或因病后忽然囟门宽大,头缝四破。此脑髓不充,大虚之候。用鹿茸、防风、白及、柏子仁四味各五钱,共为末,乳汁调作饼,贴囟门上,一日一换,以合为度。”[28]324

《张氏医通·卷十一·婴儿门上·解颅》:“解颅者,生下囟门不合也,长必多愁少笑,目白睛多,面色白,肢体消瘦,皆属肾虚。按肾主髓,脑为髓海,因父母精血不足,不能敛固也。地黄丸加五味、鹿茸,更用天南星微炮为末,醋调摊绯帛,烘热贴囟门。虚寒,用细辛、桂心、干姜为末,乳汁和敷上,干复敷之,儿面赤即愈。又方:半夏、生姜、芎、细辛、桂心、乌头,苦酒煮去滓,以帛浸药汁中,适寒温以熨囟上,冷更温之,复熨如前,朝暮各三四熨乃止,二十日可愈。有至七八岁,或十四五岁,气血既盛而自合。若纵恣色欲,戕贼真阴,终焉不寿。此证若在乳下,当兼补其母,更以软帛束紧儿首,使其易合。亦有囟陷囟填,俱属赋禀不足,或五疳久病。元气亏损,泻利气虚,脾气不能上充所致者,补中益气及十补丸。若手足并冷,前汤加姜、桂,不应,虚寒之甚也,急加附子,缓则不救。”[29]57

《吴氏儿科》:“从中医认识,囟门迟闭或不合的病因病机主要有先天禀赋不足,肾中元阳元阴亏虚,或后天脾胃虚弱,气血精津化生不足,病变证机有寒、热、虚、实,以及痰瘀气等。”[17]226

《儿科》:“解颅是小儿颅囟异常疾患,临床以头缝开解,头颅增大,囟门不合,目珠下垂为特征。多数患儿是在出生六个月以后出现明显症状,严重时影响体格及智力发育。解颅的发生,除先天亏损外,疾病影响也是一种原因。治疗着重于补肾。重证预后不良。”[30]279

《儿科病的中医治疗》:“小儿头颅骨缝分解,囟门宽大不闭,头现青筋,面色皖白,精神呆滞,智力低落,甚则颈骨软塌,眼珠下垂,白睛显著增多等。”[31]143

《儿科分册》:“解颅的病因病理有以下几点:① 肾气亏损:小儿胎气怯弱,肾气亏损,不能养骨生髓,故髓脑不充,头颅开解而不合。② 肾虚肝亢:肾为水脏,水火相济则阴阳平衡。病后肾虚,则水不胜火,火气上蒸,其髓则热,髓热则颅缝开解，囟门宽大。或水不涵木，木亢风生，风水上泛，积于颅脑，以成本病。③ 脾虚水泛：小儿先天不足，后天失调，真阳不能温煦脾士，脾虚不能制水，水湿不化，久积成痰，水湿痰浊乘虚上泛于脑，故成此证。④ 热毒壅滞：外感时邪，热毒壅遏，炼液成痰，上攻于脑，以致脑络阻塞不通，气血运行不利，故头颅扩大，开解不合。综上所述解颅的病理，不外于肾虚、肝旺、脾虚水泛、热毒壅滞四个方面，临床证候都由此而产生的。”[32]421

《简明中医病证辞典》：“病症名。为《GB/T16751.1—1997 中医临床诊疗术语——疾病部分》标准病名。又名囟开不合、囟不合。指小儿囟门应合而不合，较正常儿为大的病症。囟门闭合延迟，多由先天之精亏虚，不能充养脑髓而致。《诸病源候论·小儿杂病诸候四》：‘肾主骨髓，而脑为髓海，肾气不成，则髓脑不足，不能结成，故头颅开解也。’治宜培元、滋肾、充髓为主，宜内服调元散，外用封囟散猪胆汁调，摊纱布上，敷于囟门。”[33]64

《简明中医辞典》：“病名。出《诸病源候论》。又名囟解、囟开不合。指小儿到一定年龄，向囟门应合而不合，头缝开解以致囟门较正常为大，或可见囟门部稍稍隆起。正常小儿的颅骨缝，大都在出生六个月时，开始骨化，后囟在二至四个月时闭合，前囟在一岁至一岁半时闭合。如延迟不合，多由父母精血不足，以致小儿先天肾气虚弱，不能充养脑髓而成。多见于脑积水、佝偻等病等病症。”[34]79

《简明中医语词辞典》：“病证名。即头颅骨缝分裂，前囟扩大，不能闭合之症。《卫生易简方·卷之十二》：‘治小儿解颅不合，即囟门，用蟹螯足及白蔹各半两为末，乳汁和，贴骨缝上，或生捣烂涂亦得。’”[35]247

《实用中医儿科手册》：“佝偻病多属中医‘五迟’‘五软’‘龟背’‘龟胸’‘解颅’等范畴。所谓‘五迟’是指立、行，发、齿、语迟。‘五软’是指头项、身体、口、手足、肌肉软啜。”[36]248

《现代中医儿科诊断治疗学》：“解颅的病因主要为先天肾气不足，或后天脾虚失调，以及髓热、风热、瘀血、痰热等。病证分虚实，其机制虚证为肾气亏损，髓海不足或肾虚肝旺，髓热，风水上泛，实证为外感时邪，热毒壅滞，留阻脑络。病变脏腑主要在脾肾，可涉及肝。”[37]391

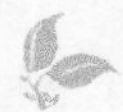

《中国儿科病学》：“解颅是以囟门宽大饱满，头颅迅速增大，囟门逾期不闭或合而复开，头大颈细难以自立，目睛下垂而呈‘落日状’特有面容为主要见证的疾病。所谓‘解’即解开之意，‘颅’是指头骨，解颅即是小儿头骨解开不合而命名。”[38]43

《中国医学百科全书·中医儿科学》：“小儿颅缝及囟门宽大，到一定年龄应合而不合者，谓之解颅。引起解颅的成因，主要是肾气亏损。《育婴家秘》：‘儿本虚怯，由胎气不成，则神气不足。目中白睛多，其颅即解。’《幼幼集成》：‘解颅者是由于禀气不足，先天肾元大亏。’因肾气虚弱，则骨之成长受阻，囟门不能如期闭合，以致囟门宽大，颅缝裂解而成解颅。”[39]27

《中医词释》：“病名。出自《诸病源候论》。又名囟解、囟开不合。即小儿到一定年龄，颅骨缝和囟门仍然不能闭合之证。正常小儿的颅骨缝，六个月左右即骨化。前囟在 1 至 1 岁半时闭合。后囟在 2 至 4 个月即闭合。延期闭合，即为解颅。另有婴儿初生后不久，头颅增大迅速，颅缝分离，前囟扩大，张力增加，双眼下视，表情迟钝，严重者可有视力障碍，两下肢拘挛、呕吐等，也属解颅范畴。前者类似软骨病，后者多属脑积水。”[40]131

《中医辞海·下册》：“儿科病证名。指囟门不能应期闭合，而反见宽大，头缝开解，头颅日见增大的病证。见《诸病源候论》卷四十八《小儿杂病诸候·解颅候》：‘解颅者，其状小儿年大，囟应合而不合，头缝开解是也。’”[41]278

《中医大辞典》：“病证名。又名囟开不合。指小儿到一定的年龄，囟应合而不合，头缝开解，囟门较正常儿为大的病态。一般矢状缝及其他头骨缝大都在6个月时骨化。前囟的斜径，在初生时约2.5厘米，到12～18个月时闭合。后囟在初生时或闭或微开，最晚于2～4个月时闭合。延迟闭合，多由胎禀不足，先天肾气亏虚，不能充养脑髓而致。《诸病源候论》卷四十八：'肾主骨髓，而脑为髓海，肾气不盛，则髓海不足，不能结成，故头颅开解也。'囟门晚闭见于脑积水、佝偻病、呆小病等。"[42]342

《中医儿科》："解颅是小儿颅囟异常的疾患。正常小儿如营养良好，发育正常，一般在一周岁至一岁半，囟门闭合。若不能如期闭合，囟门宽大，头缝开裂者，称为解颅。对本症的治疗，目前衔无较好的有效方法。本症的预后，多数是不良的。从临床的观察，凡是解颅患儿，由于体质多弱，容易感染并发其他的疾病。"[43]153

《中医儿科纲要》："小儿解颅（相当于现代医学所称的脑积水）的表现特点为：头颅骨骨缝渐分裂，前囟扩大不能闭合，头皮显现青筋，面色少华，神情呆滞，智力不聪，两目无神，白睛异常显露，眼珠下垂，甚者颅骨过大，如成人之头颅，体瘦颈细，其头偏倒，呈无力支持状态，脉沉细弱，指纹淡，为小儿危重证候之一。凡患则多智力痴呆，给社会带来后患，给家庭带来麻烦及沉重的经济负担。"[44]97

《中医儿科简编》："解颅，即囟门应合不合，反为宽大，头缝开解，头颅逐渐增，目珠下垂为特点的一种病证。严重影响小儿体格和智力发育。"[45]69

《中医儿科临床手册》："本病是一种婴幼儿常见的慢性营养不良病，由于维生素D不足而使钙、磷代谢失常，最后因为钙盐不能正常地沉着于骨骼的生长部分而发生骨骼病变。古代医家称之为'肾疳'，也散见于'解颅''鸡胸''龟背''五迟''五软'等。"[46]28

《中医儿科临证备要》："古人说：解颅者，上下囟不合，乃肾气不足之故。囟陷者，血虚气弱，不能上充脑髓，故成坑陷。囟肿者，脏腑不调，其气上冲为主；填胀囟突而扁。"[47]251

《中医儿科手册》："脑积水是由先天或后大的病理原因致使脑脊液循环障碍、脑脊液的循环通路梗阻或不全梗阻，过量的脑脊液挤占了正常的空间，引起颅各沦内高压的病证。此病大多发生于婴幼儿。临床主要表现为患儿头颅迅速增大、颅缝裂开、囟门不闭、恶心呕吐、视力减退或失明，甚则四肢活动不灵，年长儿童可诉剧烈头痛。本病中医称之为'解颅''囟填'等。其产生原因与先天不足、后天失调及外感时邪有关，主要病机为肾虚脾弱，水湿内停，水邪痰热上犯，聚于颅内，导致头颅增大。颅囟骨缝开解，不能闭合。"[48]363

《中医儿科证治》："解颅，又名囟解、囟开不合；正常小儿的颅骨缝，大都在出生后6个月开始骨化，后囟至2～4个月闭合，前囟至12～18个月闭合。若到一定年龄，囟门迟延不合，头缝开解，称之为解颅。"[49]143

《中医儿科治疗大成》："脑积水是由于过量的脑脊液产生高压，扩大了正常脑积液所占有的空间。如在颅骨缝融合之前发生此病，头颅增大非常显著。若颅骨缝已经闭合，则头颅增大不一定明显，但颅内压明显增高。脑积水可能在任何年龄出现，多数于生后6个月内发生，年龄小的患儿颅骨缝尚未闭合，头颅容易扩大，颅内压增高的症状较轻。本病多见于6个月至7岁的小儿。"[50]537

《中医名词术语精华辞典》："病证名。出《诸病源候论》。又名囟开不合、囟解。指小儿到一定年龄，囟门应合而不合，头缝开解以致囟门较正常为大，或可见囟门部稍稍隆起。正常小儿的颅骨缝，大都在出生六个月时，开始骨化，后囟在二至四个月时闭合，前囟在一岁至一岁半时闭合。如延迟不合，多由父母精血不足，以致小儿先天肾气虚弱，不能充养脑髓而成。多见于脑积水、佝偻病等病症。治宜培补气血，滋肾充髓。"[51]107

《中医名词术语选释》："即头颅骨缝分裂，前囟扩大，不能闭合之症。正常小儿的颅骨缝，大都在出生六个月时骨化，前囟在一岁至一岁半时闭合，后囟在二至四个月时闭合。如延期闭合，名为'解颅'。多由先天不足，肾气亏损所致，其症状为头缝裂开，头皮光急，青筋显露，面色皖白，眼珠常下翻，故白睛特别显露，智力发育不良。解颅是较重的佝偻病的症状之一，亦见于脑积水。"[52]485

《中医学解难·妇儿科分册》："小儿囟大，头缝不合，至周岁犹如初生，头颅日大，其形上大下小，即头盖骨膨大，头缝摸有凹隙脸面颌骨正常而显瘦削，颇似解开之状，故名'解颅'。此证属于先天不足之列，患此者有说'必难养育，即能长大，亦成废人，盖人无脑髓，如草木之无根，虽有良方亦难见效。'"[53]90

《中医综合类名著集成》："论小儿解颅者，生下囟门不合也，长必多愁少笑，目白睛多，面色皖白，肢体消瘦，皆肾虚也。"[54]328

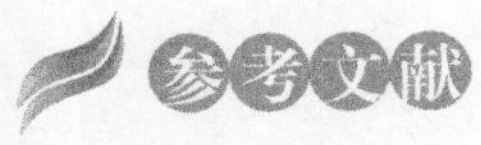

参考文献

[1] [隋] 巢元方.诸病源候论[M].黄作阵点校.沈阳：辽宁科学技术出版社，1997：218.

[2] [唐] 孙思邈.备急千金要方[M].鲁兆麟主校.沈阳：辽宁科学技术出版社，1997：79.

[3] [宋] 钱乙.小儿药证直诀[M].南宁：广西科学技术出版社，2015：19.

[4] [元] 朱震亨.丹溪心法[M].彭建中点校.沈阳：辽宁科学技术出版社，1997：704.

[5] [清] 江涵暾.笔花医镜[M].北京：中国医药科技出版社，2011：12.

[6] [明] 龚廷贤撰.寿世保元[M].袁钟点校.沈阳：辽宁科学技术出版社，1997：637.

[7] [明] 万全.万氏秘传片玉心书[M].罗田县卫生局校注.武汉：湖北人民出版社，1981：85.

[8] [明] 王肯堂.证治准绳[M].吴唯，等校注.北京：中国中医药出版社，1997：23.

[9] [清] 徐灵胎.兰台轨范[M].刘洋，刘惠杰校注.北京：中国中医药出版社，2008：231.

[10] [明] 鲁伯嗣.婴童百问[M].北京：人民卫生出版社，1961：48.

[11] [明] 万全.育婴家秘[M]//傅沛藩.万密斋医学全书.北京：中国中医药出版社，1999：235.

[12] [清] 文晟.慈幼便览[M].萍乡文氏：43.

[13] [清] 陆以湉.冷庐医话[M].吕志连点校.北京：中医古籍出版社，1999：133.

[14] [清] 潘楫.医灯续焰[M].杨维益点校.北京：人民卫生出版社，1988：367.

[15] [清] 吴谦.医宗金鉴[M].刘国正校注.北京：中医古籍出版社，1995：548.

[16] [清] 周士祢.婴儿论[M].陈熠编选.上海：上海科学技术出版社，1990：157.

[17] [民国] 吴克潜.吴氏儿科[M].大众书局.1934：226.

[18] [明] 胡濙撰.卫生易简方[M].北京：人民卫生出版社，1984：339.

[19] [明] 虞抟.医学正传[M].郭瑞华，等点校.北京：中医古籍出版社，2002：47.

[20] [明] 秦昌遇.幼科折衷[M].北京：中国中医药出版社，2016：90.

[21] [清] 熊应雄.小儿推拿广意[M].北京：中国中医药出版社，2016：3.

[22] [清] 魏之琇.续名医类案[M].黄汉儒，等点校.北京：人民卫生出版社，1997：913.

[23] [清] 鲍相璈，梅启照.验方新编[M].李世华校注.北京：中国中医药出版社，1994：222.

[24] [清] 孙德润撰辑.医学汇海[M].杨州：杨州董莲，清光绪5年.

[25] [清] 夏鼎.幼科铁镜[M].上海：上海科学技术出版社，2000：59.

[26] [清] 吴谦.幼科心法要诀[M]//吴谦.医宗金鉴：第3分册.北京：人民卫生出版社，2011：203.

[27] [清] 周震.幼科医学指南[M].郑春素校注.北京：中国中医药出版社，2015：57.

[28] [清] 陈复正.幼幼集成[M].蔡景高，叶奕扬点校.北京：人民卫生出版社，1988：324.

[29] [清] 张璐.张氏医通[M].太原：山西科学技术出版社，2010：57.

[30] 杨医亚，陈孟恒.儿科[M].石家庄：河北科学技术出版社，1987：279.

[31] 周天心.儿科病的中医治疗[M].兰州：甘肃科学技术出版社，1991：143.

[32] 俞景茂.儿科分册[M].北京：中国科学技术出版社，1997：421.

[33] 邹积隆，丛林，杨振宁，等.简明中医病证辞典[M].上海：上海科学技术出版社，2005：64.

[34] 《中医大辞典》编辑委员会.简明中医辞典[M].北京：人民卫生出版社，1979：79.

[35] 达美君.简明中医语词辞典[M].上海：上海科学技术出版社，2004：247.

[36] 虞佩兰.实用中医儿科手册[M].长沙：湖南科学技术出版社，1980：248.

[37] 郁晓维，何文彬.现代中医儿科诊断治疗学[M].北京：人民卫生出版社，2001：391.

[38] 时逸人.中国儿科病学[M].上海：上海卫生出版社，1956：43.

[39] 郭振球.中医儿科学[M]//钱信忠.中国医学百科全书.上海：上海科学技术出版社，1983：27.

[40] 徐元贞.中医词释[M].郑州：河南科学技术出版社，1983：131.

[41] 袁钟，图娅，彭泽邦，等.中医辞海[M].北京：中国医药科技出版社，1999：278.

[42] 高希言，朱平生，田力.中医大辞典[M].太原：山西科学技术出版社，2017：342.

[43] 江苏新医学院第一附属医院.中医儿科[M].北京：人民卫生出版社，1975：153.

[44] 江苏省西医学习中医讲师团，南京中医学院儿科教研组.中医儿科纲要[M].北京：人民卫生出版社，1960：97.

[45] 广州中医学院儿科教研组.中医儿科简编[M].北京：人民卫生出版社，1972：69.

[46] 上海中医学院附属曙光医院.中医儿科临床手册[M].上海：上海科学技术出版社，1980：28.

[47] 王庆文，董克勤.中医儿科临证备要[M].北京：人民卫生出版社，1988：251.

[48] 陈昭定.中医儿科手册[M].福州：福建科学技术出版社，1999：363.

[49] 周天心.中医儿科证治[M].广州：广东科技出版社，1990：143.

[50] 刘弼臣.中医儿科治疗大成[M].石家庄：河北科学技术出版社，1998：537.

[51] 李经纬，余瀛鳌，蔡景峰.中医名词术语精华辞典[M].天津：天津科学技术出版社，1996：107.

[52] 中医研究院，广东中医学院.中医名词术语选释[M].北京：人民卫生出版社，1973：485.

[53] 天津中医学院.中医学解难：妇、儿科分册[M].天津：天津科学技术出版社，1987：90.

[54] 张年顺.中医综合类名著集成[M].北京：华夏出版社，1997：328.

（陈昱良）

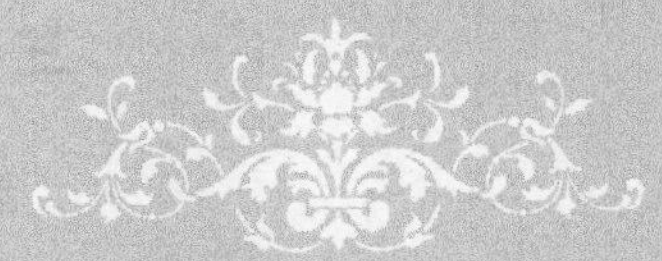

外　科

丹毒

dān dú

一、规范名

【汉文名】丹毒。

【英文名】erysipelas。

【注释】以皮肤突然发红成片,色如涂丹为主要表现的急性感染性疾病。

二、定名依据

“丹毒”作为中医皮肤病名称,主要症状为:“患部突然皮肤鲜红成片、色如涂丹,灼热肿胀,迅速蔓延。”该病最早见于西晋陈延之《小品方》。

葛洪所著的《肘后备急方》中亦有“丹毒”之名,唐代孙思邈《备急千金方》沿用“丹毒”之名,但指出另有一名“天火”。隋代巢元方《诸病源候论》中列丹毒病诸候,分十三种不同丹候。元代危亦林《世医得效方》出现异名“火瘅”。明清时期丹毒命名较为繁杂如无忌《保幼新编》用“火丹”,顾世澄《疡医大全》用“赤丹”,高秉钧《疡科心得集》用“赤游丹”,程鹏《急救广生集》用“抱头火丹”“大头瘟”,王肯堂《证治准绳》用“内发丹毒”,陈实功《外科正宗》用“赤游丹”。虽然各种命名间因部位、轻重的不同而命名不同,但总体仍为丹毒之病。

1960年《中医外科学讲义》、2002年赵尚华《中医外科学》、1999年谭新华《中医外科学》均沿用“丹毒”之名,所以“丹毒”作为规范名利于达成共识,符合术语约定俗成的原则。

我国1997年出版的《中华人民共和国国家标准·中医临床诊疗术语疾病部分》和《中医外科学》(李曰庆)、《中医外科学》(谭新华)等以及辞书类著作《中医大辞典》《中国医学百科全书·中医学》等均以“丹毒”作为规范名。说明“丹毒”作为中医皮肤外科的规范名已成为共识。

我国2005年出版的由全国科学技术名词审定委员会审定公布的《中医药学名词》已以“丹毒”作为规范名。所以“丹毒”作为规范名也符合术语定名的协调一致原则。

三、同义词

【曾称】“丹熛”(《内经》);“天火”(《备急千金要方》);“赤游丹”(《外科正宗》);“流火”(《疡医大全》);“抱头火丹”(《急救广生集》);“大头瘟”(《疡科心得集》);“赤游风”(《医宗金鉴》);“赤丹”(《疡医大全》);“火丹”(《保幼新编》)。

四、源流考释

《黄帝内经·素问》中提出“丹熛”一词,“少阳司天,客胜则丹胗外发,及为丹熛、疮疡、呕逆、喉痹、头痛、溢肿、耳聋、血溢、内为瘈瘲。”[1]184 据考证,上述当为热毒所致之丹毒。至《小品方》中方首次提出了丹毒之定义“肉中忽有赤如丹涂之色也,大者如手掌大,其剧者竟身体,亦有痛痒微肿者方。”[2]195 葛洪所著《肘后备急方》中[3]141 亦沿用“丹毒”之病名。

巢元方在《诸病源候论》[4]826 中将其简称为“丹”,唐代孙思邈所著的《备急千金要方》[5]317 中不仅沿用了“丹毒”之名,也提出了当时的另一种说法“天火”,称其“肉中忽有赤如丹涂之色,大者如手掌,甚者偏身,有痒有肿,无定色,有白丹者,肉中肿起,痒而腹痛,微虚肿,如吹状瘾疹起也。”亦有人认为《诸病源候论》[6]166 中的“王烂疮”与丹毒相似,其言“王烂疮者,由腑脏实热,皮肤虚,而受风湿,与热相搏,故初起作瘭浆,渐渐王烂,汁流浸溃烂”。《颅囟经》[7]202 将其意义是分开解释的。“一十以上为毒,一十以下为丹”。并根据不同的发病部位,将其详细分为"伊火丹""神灶丹""尿灶丹""胡吹灶丹""天火丹""天雷丹""炼火丹""胡漏灶丹""废灶丹""神气丹""土灶丹""朱黄丹""萤火丹""野灶丹""鬼火丹"。宋代的《圣济总录》[8]517 则提出了"丹毒"的病因，认为其为热毒之气蓄于肌肤之中不得外泄，发为丹毒。刘完素《保童秘要》[9]31 则将丹毒分为或白，或赤者，认为其感受邪气不一。元代医家危亦林《世医得效方》[10]198 提出"火瘅"一词。然《玉篇》记载："瘅，丁寒反。火瘅，小儿病也。"《广韵·寒部》《龙龛手镜》卷四音丹，并同。知"火丹"亦作"火瘅"，但其后世医家少有沿用。

明代医家王肯堂的《疡医证治准绳》[11]691 则扩大了丹毒的运用范围，认为人体忽然变赤如丹状者，皆可为之"丹毒"。并提出了"内发丹毒"之说，认为发在胁下至腰胯部位不时作痛者为内发丹毒。窦梦麟《疮疡经验全书》和申斗垣的《外科启玄》[12]60 则言"内丹"，认为其发于肉里，而色赤，申斗垣提出"眼丹"之说。陈实功的《外科正宗》[13]245 称之为"火丹"，认为其发病于"心火妄动，三焦风热乘之"。并提出生于腰胁者名"缠腰火丹"。薛己的《外科枢要》[14]103、孙志宏的《简明医彀》[15]344 和彭用光的《原幼心法》[16]205 主要提及小儿丹毒，举例了小儿丹毒的顺逆，从四肢入腹者为逆，从腹出四肢者为顺。无忌的《保幼新编》[17]10 则用到了"赤游风"之名，认为它与丹毒之名相同，并通过不同的症状分其为"火丹""风丹""白丹毒"。万全的《万氏秘传片玉心书》[18]102 定名为"赤游丹毒"，将其分为十类。

到了清代，《医宗金鉴》[19]759 总结前人之说，将丹毒又分为"鸡冠丹""茱萸丹""水丹""赤游丹""眼丹"等。高秉钧的《疡科心得集》[20]10 提出"抱头火丹"，认为其与"大头瘟"之病为病情轻重的不同。陈复正《幼幼集成》[21]74、顾世澄《疡医大全》[22]1129、吴克潜的《吴氏儿科》[23]50 和沈金傲的《幼科释谜》[24]122 等书都主要论述儿科丹毒的表现及治疗。张觉人的《外科十三方考》[25]122 仅有"小儿赤游丹毒"一说。

1954 年任应秋编写的《中国小儿病传染病学》[26]80 使用"丹毒"病名，1995 年的《中医词释》[27]113 和 1995 年的《中医大辞典》[28]297 都定名为丹毒，2002 赵尚华《中医外科学》[29]90 定名"丹毒"，并根据不同部位分"流火""抱头火丹""内发丹毒""赤游丹"，1994 年国家中医药管理局制定中华人民共和国中医药行业标准《中医皮肤科病证诊断疗效标准》，定名为"丹毒"，1997 年再次确定，此后中医学的各类著作一直沿用"丹毒"一词，如《中国医学百科全书·中医学》《中医外科学》(李曰庆)、《中医外科学》(陈红风)、《中医皮肤病学》[30]100、2005 年及 2014 年《中医药学名词》(中医药学名词审定委员会)。

总之，"丹毒"一名记载始于汉代《颅囟经》，《内经》中则称"火熛"。其后历代多沿用此名，虽然别名甚多，但除"天火""火瘅"外，其他运用较少。而"流火""抱头火丹""赤游风"等病名则是丹毒在不同部位的名称。1994 年国家中医药管理局制定标准时定名"丹毒"，被中医界接受，沿用至今。

五、文献辑录

《黄帝内经素问·至真要大论》："少阳司天，客胜则丹胗外发，及为丹熛、疮疡、呕逆、喉痹、头痛、溢肿、耳聋、血溢、内为瘈瘲。"[1]184

《小品方》第十卷："丹毒者，方说一名天火也，肉中忽有赤如丹涂之色也，大者如手掌大，其剧者竟身体，亦有痛痒微肿者方。"[2]195

《肘后备急方》卷之五："升麻膏，疗丹毒肿热疮。"[3]141

《外台秘要》三十卷："删繁方，疗丹毒走皮中淫淫，名火丹方。"[4]826

《诸病源候论》三十一卷："丹候丹者，人身体忽然焮赤如丹涂之状，故谓之丹。或发于手足，或发腹上，如手掌大，皆风热恶毒所为，重者亦有疽之类。不急治，则痛不可堪，久乃坏烂，去脓水数升。若发于节间；使流之四肢。毒人肠则杀人，小儿得之最忌。丹轸者，肉色不变，又不热，但起隐疹，相连而微痒。燥火丹者，发于背，亦在于臂，皮色赤是。"[6]145

第三十五卷："王烂疮者，由腑脏实热，皮肤虚，而受风湿，与热相搏，故初起作瘭浆，渐渐王烂，汁流浸溃烂，故名王烂疮也。亦名王灼疮，其初作浆，如汤火所灼也。又名洪烛疮，初生如沸汤洒，作瘭浆，赤烂如火烛，故名洪烛也。"[6]166

《备急千金要方》第二十二卷："丹毒一名天火，肉中忽有赤如丹涂之色，大者如手掌，甚者偏身，有痒有肿，无定色，有白丹者，肉中肿起，痒而腹痛，微虚肿，如吹状瘾疹起也。有鸡冠丹者，赤色而起，大者如连钱，小者如麻豆粒状，肉上粟粟如鸡冠肌理也，一名茱萸丹。有水丹者，由遍体热起，遇水湿搏之，结丹晃晃黄赤色，如有水在皮中，喜著股及刚处。此虽小疾，不治令人致死。"[5]317

《颅囟经》下卷："黄帝问岐伯曰：后生少稚，多被恶疾，丹毒二品，若何分之。岐伯曰：阳解百年，一十以上为毒，一十以下为丹，丹、毒一也。随其大小，分别以治之，有毒至根据方，万无一差。喻人间男女皆遭丹毒，至根据此枉死者复何限哉。良由信邪师之语，仍被恐之，愚昧之人勿与下手，请根据方用之，今出此图形状。如后。伊火丹从两胁起。神灶丹，从肚起。尿灶丹，从踝起。胡吹灶丹，从阴囊上起。天火丹，从腹背遍身起。天雷丹，从头顶起。炼火丹，从背甲起(方阙)。胡漏灶丹，从脐中起。废灶丹，从曲臂起。神气丹，从头项上起。土灶丹，从阴踝起。朱黄丹，赤豆色遍身上起。萤火丹，从耳起。野灶丹，从背脊起。鬼火丹，从面上起。伊芳火丹从两胁起。"[7]202

《圣济总录纂要》二十一卷："热毒之气，暴发于皮肤之见，不得外泄，则蓄热为丹毒。"[8]517

《保童秘要·丹毒》："夫小儿身上或有成片，赤如胭脂，或稍带白色，渐渐引多，此疾有因风而得，因热而得，因风而得者其色白，因热而得者其色赤，皆肿而壮热。"[9]31

《世医得效方》第十二卷："治风热积毒聚成，发于头面手足，热者如胭脂色，其热如火，轻轻着手，痛不可忍，加紫草煎，与犀角消毒饮相间服。赤瘴、火瘴、紫萍瘴并治。壮热烦渴甚，加黄芩、麦门冬去心、朴硝各半钱。"[10]198

《疡医证治准绳·丹毒》："《圣惠》云一切丹毒者，为人身体忽然变赤如丹之状，故谓之丹毒也。或发手足，或发腹上，如手大，皆风热恶毒所为，重者亦有疽之类也。若不急治则痛不可忍，久则坏烂出脓血数升，若发于节间便令人四肢毒肿，入于肠则杀人，小儿得之最为急也。戴复菴云：发丹色状不一，痒痛亦异，大概皆因血热肌虚风邪所搏而发，然色赤者多，以赤故为之丹，宜消风散人烧枫树子存性为末，酒凋服。内发丹毒，或问胁下至腰胯间时痛，赤色如丹霞何如？曰：此名内发丹毒，治之稍缓，毒攻于内，呕哕昏迷，胸腹膜胀者死；二便不通，遍身青紫者死。急砭出恶血，服防风通圣散去白术、甘草，紫金丹、胜金丹汗之。眼汗剂得汗则生，无汗则死，呕吐不合、谵语者死。"[11]691

《外科启玄》第八卷："丹者言赤色，如涂朱映于肉里，故名曰内丹。似板而微肿，如发于渊腋、京门等穴，或左或右，皆少阳胆经，一、二日者可治，如连腰脊青紫及大痛，或大小便不通，皆不可治，死之必矣。眼丹，凡眼胞属脾胃，谓之肉轮，如赤肿甚不作脓，谓之眼丹，内宜泻胃火三黄汤丸，外宜水澄膏涂之即愈。"[12]60

《外科正宗》第四卷："火丹者，心火妄动，三焦风热乘之，故发于肌肤之表，有干湿不同，红白之异。干者色红，形如云片，上起风粟，作痒发热，此属心肝二经之火，治以凉心泻肝，化斑解毒汤是也。湿者色多黄白，大小不等，流水作烂，又且多疼，此属脾肺二经湿热，宜清肺泻脾，除湿胃苓汤是也。腰胁生之，肝火妄动，名曰腰缠丹，柴胡清肝汤，外加柏叶散，如意金黄散敷之。"[13]245

《外科枢要》第六卷："一小儿遍身皆赤，砭之，投解毒药而即愈。一小儿遍身如赤，不从砭治，以致毒气入腹，遂不救，此症乃恶毒热血，蕴蓄于命门，遇相火而合起也。如霞片者，须砭去恶血为善；如肿起赤色，游走不定者，宜先以生麻油涂患处,砭之以泄其毒。凡从四肢起入腹者不治。虽云丹有数种,治有数法,无如砭之为善,常见患稍重者,不用砭法,俱不救也。”[14]103

《原幼心法》下卷:“夫热与血相搏,而风冷乘之,所以赤肿游而遍体也,此由乳母酒面煎炒过,与夫烘衣与儿,不候冷而即着,多成此疾。或发于手足,或发于头面胸背,令儿躁闷,腹胀,其热如火,痛不可言,才有入腹入肾之证,便不可救。杨氏曰:丹有三色乃血热,风毒有盛有衰,夹冷夹热,故其色变易不同。《经》云:赤紫丹瘤,皆心火内郁而发,赤如丹砂,故名丹毒。盖心主血,热为血之媒,谓应火而色也,乃心家血热盛以动之,是以游走遍体。自腹生出四肢者,易治;自四肢生人腹者,难治矣。既毒气无所泄,而入里害人,有身上发时,亦如前证,不甚燥痹,但见出浮于遍体,神昏不悦,名阴湿毒证。此二证不问赤白,若入腹入肾,多致为害,不可轻视如常,自取困耳。”[16]205

《保幼新编·丹毒之候》:“丹毒之候(一名赤游风)。小儿头面、背腹、手足或有红点者,乃丹毒之候。红晕蔓延最疾者,火丹也。红晕上生赤肿,或如粟米,或如瘾疹,或如癣疥,蔓延差缓者,风丹也。如面上有浮气,色白如常,仍成癣疮,或如樱桃而内有脓汁者,亦丹毒之类,俗名曰白丹毒。”[17]10

《万氏秘传片玉心书》卷之五:“小儿赤游丹毒,虽有十种,皆由心火内盛,热与血搏。或起于手足,或发于头面胸背,游移上下,其热如火,痛不可言,赤如丹砂,故名丹毒。自腹出四肢者易治,自四肢入腹者难治。疗此症者,其法必先用表药,以解热毒,方可搽敷。若遽用药搽,使气无所泄,而入于里,伤人者多矣。一从头项起者,名飞灶丹。二从头上起者,名走灶丹。三从面上起者,名鬼火丹。四从背上起者,名天火丹。五从两手起者,名天灶丹。六从两胁起者,名水丹。七从脐起者,名葫芦丹。八从两脚起者,名野火丹。九从两脚背起者,名烟火丹。十从阴上起者,名胡漏丹。”[18]102

《简明医彀》卷之六:“由乳母酒食、面、煎炙、热毒,与夫烘衣儿穿。或发于手足,或发于头面胸背,令儿燥闷,腹胀如火,痛不可言,入腹者死。周内不可频浴,湿热之气郁蒸不散而成。或片片如胭脂涂染,肿而壮热,急用蜞针法得生。”[15]344

《医宗金鉴·外科心法要诀》:“丹毒一名天火,肉中忽有赤色,如丹涂之状,其大如掌,甚者遍身,有痒有痛,而无定处。丹名虽多,其理则一也。形如鸡冠,名鸡冠丹;若皮涩起如麻豆粒者,名茱萸丹;亦有水丹,遍身已泡,遇水湿搏之,透露黄色,恍如有水在皮中,此虽小疾,能令人死,须当速治,不可忽也。色赤者,诸书谓之赤游丹;色白者为水丹,小儿多生之。但有干湿痒痛之殊,有夹湿、夹风、夹寒之别。诸丹总属心火、三焦风邪而成。如色赤而干,发热作痒,形如云片者,即名赤游丹,属血分有火而受风也。”[19]759

《疡科心得集·辨大头瘟抱头火丹毒论》:“抱头火丹毒者,亦中于天行热毒而发,较大头瘟证为稍轻。初起身发寒热,口渴舌干,脉洪数,头面赤有晕。”[20]10

《幼科释谜·丹毒》:“丹毒多般,病原则一。总由心火,风毒搏击。主血者心,血为火逼。阴滞于阳,血热郁逆。内而熏蒸,先蕴胸膈。外达皮肤,热而色赤。赤若丹涂,热若火炙。凡热有毒,毒则痛极。渐至坏烂,水流肌裂。入肾入腹,斯至于厄。亦有在胎,胎毒久积。迨至生后,感热发泄。亦有乳母,七情内迫。”[24]122

《疡医大全·赤游丹门主论》:“夫一切丹毒者,为人身体忽然变赤如丹之状,故谓之丹毒也。或发手足,或发腹上,如手大,皆风热恶毒所为。”[22]1129

《幼幼集成·新立误搐类搐非搐分门别证》:“《千金》曰:丹毒一名天火,皆风热恶毒所为,入腹则杀人。其证由心火炽盛,热与血搏,或起于手足,或发于头面胸背,游移上下,其热如火,赤如丹砂,形如锦纹,其痛非常。凡自胸

腹而散于四肢者易治，自四肢而入腹者难治。按丹毒虽曰风热，而由胎毒之发者十之八九，小儿最多，方脉无此。世有丹毒伤生而不知者，盖此毒每发于隐密之处，倘父母不觉，遂致伤儿。丹毒虽曰风热，而有胎毒之发者，十之八九，小儿最多，方脉无此。世有丹毒伤生而不知者，盖此毒每发于隐密之处，倘父母不觉，遂致伤儿。大凡小儿头面四肢、胸背胁腋，忽有红晕一点，渐次散开，色如锦纹，外带黄色，即是火丹。速宜砭去恶血，内服沆瀣丹，庶不致内攻作搐；倘医者不知针砭，妄用搽敷，逼毒入内，必致作搐而死。每见丹毒之祸儿者，比比矣。"[21]74

《吴氏儿科》第二章第二节："小儿一岁以内，身发赤游风者，皮如涂丹之状，而其原多由血中热毒之壅滞，故谓之丹毒。溯其原因，胎儿先天血中之伏毒，总由妊母血热流于胎中，热毒蕴于腠理。此生下之后，发动而宣泄，即为丹毒，亦谓之游丹。以其游走甚速，重者顷刻可以致命也。有时发动之因，为乳母好酒嗜辛，喜啖炙煿，或烘晒热衣，即与包裹。柔嫩肌肤，感受热毒所致。发于四肢者易治，由四肢入腹入囊皆为难疗也。"[23]50

《中国小儿传染病学·丹毒》："本病为急性皮肤传染病，以局部红肿伴发高热及全身症状为特征。红肿多发现与面部，故旧有'大头瘟'或'面游风'之称。患本病之小儿年龄大部在五岁以下，其最小者能于生后一日内发生。患本病后，并无免疫力，常见再度感染，甚或多次感染。流行时期，以春冬二季较盛。"[26]80

《外科十三方考·下编》："小儿赤游丹毒，此症因胎中受热，致生此疮，或生两膝眼上，或生肾囊上不定，皮肤赤肿，破皮后则出血痛甚，水流至何处，即烂至何处。"[25]122

《中医外科学》(赵尚华)："丹毒是皮肤突然发红，色如丹涂脂染的急性感染性疾病。相当于西医的急性网状淋巴管炎。其特点是：起病突然，恶寒发热，局部皮肤突然变赤，色如丹涂脂染，焮热肿胀，迅速扩大，发无定处，数日内可逐渐痊愈。因发病部位不同，名称各异。生于下肢者，称流火；生于头面部者，称抱头火丹；生于躯干者，称内发丹毒；新生儿丹毒名为'赤游丹'。"[29]90

《中国病史新义》："丹毒为旧社会贫弱小孩最易感染的一种外科病。它是由溶血性链球菌由小创口侵入网状淋巴管所发生的，颇含有'病走'的'瘤疮'之义，但它出现于皮肤，而有浸淫性的发展。"[31]620

《中医词释》："丹毒因其颜色鲜红如丹(朱砂)而称'丹毒'。起病突然。恶寒高热，局部皮肤灼热疼痛，呈均匀的鲜红色。稍有肿胀，并迅速向周围扩散。可有大小不等的水泡。由于发生的部位不同而有不同的名称。"[27]113

《中医大辞典》："又名丹熛、天火、火丹。因患部皮肤红如涂丹，热如火灼，故名。发无定处者名赤游丹；发于头部名抱头火丹；发于小腿者名流火。发于上者多为风热化火；发于下者多为湿热化火；亦有外伤感染所致。初起患部鲜红一片，边缘清楚，灼热，痒痛间作，迅速蔓延扩大，发热恶寒，头痛口渴；甚者可见壮热烦躁、神昏谵语、恶心呕吐等毒邪内攻之证。"[28]297

《中医皮肤病学》："丹毒中医亦称丹毒，俗称流火，中医古代文献中又称'丹熛''火丹'。是一种由溶血性链球菌感染引起的感染性皮肤病，更确切地说是以突然皮肤鲜红，色如丹涂，边界清楚，灼热疼痛为主要表现的急性皮肤网状淋巴管炎症。无年龄、性别和季节限制，且伴有头痛、发热等全身症状。"[30]100

《现代中医皮肤性病学》："丹毒是多先有皮肤、黏膜破损，外受火毒与血热搏结，蕴阻肌肤，不得外泄所致，以患部突然皮肤鲜红成片、色如涂丹，灼热肿胀，迅速蔓延为主要表现的急性感染性疾病，又名丹疹、丹膘、天火。"[32]46

《中医外科学》(谭新华)："丹毒是一种皮肤突然发红，色如涂丹指染，迅速蔓延的急性炎症。其特点是患处焮赤灼热迅速向外扩大。本病任何年龄、季节均可发病。"[33]197

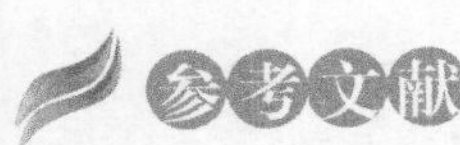

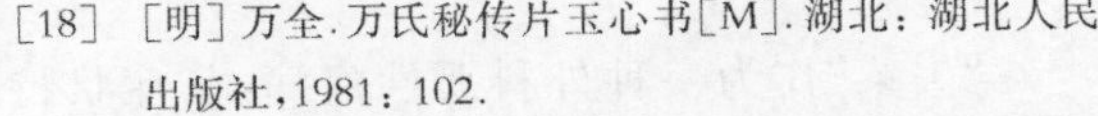

[1] 未著撰人. 黄帝内经素问[M]. 北京：人民卫生出版社，2005：184.

[2] [晋] 陈延之. 小品方[M]. 北京：中国中医药出版社，1995：195.

[3] [晋] 葛洪. 肘后备急方[M]. 天津：天津科学技术出版社，1956：141.

[4] [唐] 王焘. 外台秘要[M]. 北京：人民卫生出版社，1955：826.

[5] [唐] 孙思邈. 千金方[M]. 北京：华夏出版社，1993：317.

[6] [隋] 巢元方，等. 诸病源候论[M]. 北京：人民卫生出版社，1984：145，166.

[7] [唐] 佚名. 颅囟经[M]. 上海：第二军医大学出版社，1956：202.

[8] [宋] 赵佶. 圣济总录纂要[M]. 合肥：安徽科学技术出版社，1992：517.

[9] [金] 刘完素. 保童秘要[M]. 上海：上海中医药大学出版社，1996：31.

[10] [元] 危亦林. 世医得效方[M]. 北京：中国中医药出版社，1996：198.

[11] [明] 王肯堂. 证治准绳 4：疡医证治准绳[M]. 北京：人民卫生出版社，1993：691.

[12] [明] 申斗垣. 外科启玄[M]. 北京：人民卫生出版社，1955：60.

[13] [明] 陈实功. 外科正宗[M]. 北京：中医古籍出版社，1999：245.

[14] [明] 薛己. 薛氏医案选：下册 外科枢要[M]. 北京：人民卫生出版社，1983：103.

[15] [明] 孙志宏. 简明医彀[M]. 北京：人民卫生出版社，1984：344.

[16] [明] 彭用光. 原幼心法[M]. 上海：上海科学技术出版社，2004：205.

[17] [明] 无忌. 保幼新编[M]. 北京：中医古籍出版社，1988：10、37.

[18] [明] 万全. 万氏秘传片玉心书[M]. 湖北：湖北人民出版社，1981：102.

[19] [清] 吴谦. 御纂医宗金鉴[M]. 太原：山西科学技术出版社，2011：759.

[20] [清] 高秉钧. 疡科心得集[M]. 天津：天津科学技术出版社，2004：10.

[21] [清] 陈复正. 幼幼集成[M]. 上海：上海科学技术出版社，1962：74.

[22] [清] 顾世澄. 疡医大全[M]. 北京：人民卫生出版社，1987：1129.

[23] 吴克潜. 吴氏儿科[M]. 香港：大众书局，1934：50.

[24] [清] 沈金鳌. 幼科释谜[M]. 上海：上海卫生出版社，1959：122.

[25] 张觉人. 外科十三方考[M]. 上海：上海卫生出版社，1957：122.

[26] 任应秋，沈仲圭. 中国小儿传染病学[M]. 上海：千顷堂书局，1954：80.

[27] 徐元贞，曹健生，赵法新，等. 中医词释[M]. 河南：河南科学技术出版社，1983：113.

[28] 李经纬，邓铁涛，等. 中医大辞典[M]. 北京：人民卫生出版社，1995：297.

[29] 赵尚华. 中医外科学[M]. 北京：人民卫生出版社，2002：90.

[30] 金起凤，周德瑛. 中医皮肤病学[M]. 北京：中国医药科技出版社，2000：100.

[31] 范行准. 中国病史新义[M]. 北京：中医古籍出版社，1989：620.

[32] 魏跃刚. 现代中医皮肤性病学[M]. 江苏：东南大学出版社，2007：46.

[33] 谭新华. 中医外科学[M]. 北京：人民卫生出版社，1999：197.

（唐　增　周兴兰）

4 · 082

失荣

shī róng

一、规范名

【汉文名】失荣。

【英文名】cervical malignancy with cachexia。

【注释】以岩症转移颈部，致使患者颈部出现肿块，面容憔悴，形体消瘦，犹如树木之枝枯皮焦、失去荣华为主要表现的恶性肿瘤，相当于颈部淋巴结转移癌和原发性恶性肿瘤。

二、定名依据

“失荣”作为一种外科恶性疾病，其症状特点为：形体消瘦，犹如树木失去荣华，枝枯皮焦。《素问·疏五过论》中关于“脱营”与“失精”的记载，便大致相当于本病。

其后，隋代巢元方的《诸病源候论》、唐代孙思邈的《备急千金要方》、明代朱橚等人编撰的《普济方》等均有关于此病的记载，但并未明确其名，至明陈实功的《外科正宗》才首提“失荣”之名。因病之晚期患者形体消瘦，犹如树木失去荣华，枝枯皮焦而得其名。本病初起顶突根深，坚硬如石，推之不移，不红、不热、不痛，溃后疮口凹凸不平，但流血水而无脓，疼痛彻心，为古时四大绝症之一，多发于四十岁以上的男性，预后不良。

自《外科正宗》提“失荣”之病名始，其后历代众著作多有沿用，如清代《医宗金鉴》《疡科心得集》《外科真诠》《外科证治全书》等关于本病的论述都沿用了“失荣”一名。所以“失荣”作为规范名几已达成共识，符合术语定名的约定俗成原则。

1960年《中医外科学简编》（卫生部中医研究院），1982年出版的《医林荟萃》（浙江省中医药研究院），1993年出版的《新编中医临床手册》（周文全），2004年《中医外科临床诊疗指南》（沈敏娟等）和2012年《中医外科学》（李曰庆等），2014年《中医外科学》（宋一同），1966年《中医外科临床手册》（顾伯华）以及1995年《中医大辞典》，1987年《中国医学百科全书·中医外科学》（《中国医学百科全书》编辑委员会），2016年《中医外科分册》（上海医师协会组）均以“失荣”作为规范名。说明“失荣”作为这一疾病的规范名已为官方所认可。

我国2005年出版的由全国科学技术名词审定委员会审定公布的《中医药学名词》已以“失荣”作为规范名，以“失荣”作为规范名与术语定名原则协调一致。

三、同义词

【曾称】“失精”“脱营”（《内经》）。

四、源流考释

有关本病的记载始见于春秋战国至秦汉时期的医学著作《内经》，其《素问·疏五过论》称本病为“脱营”，并指出：“凡来诊者，必问尝贵后贱，虽不中邪，病从内生，名曰脱营；尝贵后贫，名曰失精，五气留连，病有所并。医工诊之，不生脏腑，不变躯形……身体日减，气虚无精，病深无气，洒洒然时惊。”[1]127 上述条文说明本病与情志有关，本病的发生非外邪所致，而是“并病于五脏也”。

明代陈实功《外科正宗·失荣症》将本病定名为失荣，认为本病之发生，乃由于“先得后失，始富终贫，亦有虽居富贵，其心或因六欲不遂，损伤中气，郁火相凝，隧痰失道停结而成。”[2]122 其临床表现为“多生肩之以上，初起微肿，皮色不变，日久渐大，坚硬如石，推之不移，按之不动；半载一年，方生阴痛，气血渐衰，形容瘦削，破烂紫斑，渗流血水。或肿泛如莲，秽气熏蒸，昼夜不歇，平生疙瘩，愈久愈大，愈溃愈坚”。[2]122 指出此为不治之症。并立和荣散坚丸及飞龙阿魏化坚膏二方，分别内服、外敷，虽不能根治，但可延长生命，多为后世所宗。

清代王维德《外科证治全生集》认为恶核失荣属阴疽的范畴。[3]6 吴谦等《医宗金鉴·外科心法》“失荣证”将本病的病因病机、临床表现、转归和预后都描述得更为准确。“失荣证，生于耳之前后及肩项，其证初起，状如痰核，推之不动，坚硬如石，皮色如常，日渐长大，由忧思、喜怒、气郁、血逆与火凝结而成。日久难愈，形体渐衰，肌肉消瘦，愈溃愈硬，色现紫斑，腐烂浸淫，渗流血水，疮口开大，胬肉高突，形状翻花。”[4]43《疡科心得集·辨失营马刀生死不同论》称本病为“失营（营荣同义）”，并对本病的病因病机、命名都有新的解释。[5]43 高锦庭《疡科心得集·辨失荣马刀生死不同论》认为本病难疗，属"四绝之一"。《外科真诠·失营症》也称本病为"失营"，并提出外治"不可用刀针及敷溃烂之药"。[6]49 余听鸿《外证医案汇编·失荣证附论》[7]22 以及许克昌《外科证治全书·失荣》[8]73 均以失荣命名此病，对其的论述至深且精，并在治疗原则方面从理论到实践作了高度精辟的分析。《马培之外科医案》认为失荣因肝郁不舒，气火夹痰凝结所致，其治宜清肝解郁。[9]28

现代有关著作均沿用陈实功《外科正宗·失荣症》的记载以"失荣"作为规范名，如：1995年《中医外科学》[10]11（韦永兴）、1995年《中医大辞典》[11]411、1961年《中医外科学中级讲义》（上海中医学院外科教研组）[12]51、1982年《医林荟萃》[13]54、1960年《中医外科学简编》[14]89（卫生部中医研究院）、1991年《中医外科学》（艾儒棣）[15]128、1987年《中国医学百科全书·中医外科学》（中国医学百科全书编辑委员会）[16]63、1966年《中医临床外科手册》（顾伯华等）[17]149、2005年及2014年《中医药学名词》（中医药学名词审定委员会）等。

总之，"失荣"一病，《内经》中称其为"失精""脱营"，至明代陈实功首提出"失荣"一名，并为后世医家沿用至今。

五、文献辑录

《素问·疏五过论》："尝贵后贱，虽不中邪，病从内生，名曰脱营。启玄子云：神屈故也。以其贵之尊荣，贱之屈辱，心怀慕眷，志结忧惶，虽不中邪，病从内生，血脉虚减，名曰脱营。"[1]127

《外科正宗·失荣症》："失荣者，先得后失，始富终贫，亦有虽居富贵，其心或因六欲不遂，损伤中气，郁火相凝，隧痰失道，停结而成。其患多生肩之以上，初起微肿，皮色不变，日久渐大，坚硬如石，推之不移，按之不动；半载一年，方生阴痛，气血渐衰，形容瘦削，破烂紫斑，渗流血水。或肿泛如莲，秽岁熏蒸，昼夜不歇，平生疙瘩，愈久愈大，越溃越坚，犯此俱为不治。予立二方，曾治数人，虽不获痊愈，而不夭札速死老，诚缓命药也。"[2]122

《医宗金鉴·外科心法》"失荣症"："失荣证，生于耳之前后及肩项。其证初起，状如痰核，推之不动，坚硬如石，皮色如常，日渐长大，由忧思、喜怒、气郁、血逆与火凝结而成。日久难愈，形体渐衰，肌肉消瘦，愈溃愈硬，色现紫斑，腐烂浸淫，渗流血水，疮口开大，胬肉高突，形状翻花。"[4]43

《疡科心得集·辨失营马刀生死不同论》："失营者，由肝阳久郁，恼怒不发，营亏络枯，经道阻滞，如树木之失于荣华，枝枯皮焦故名也。"[5]43

《外科真诠·失营症》："失营症生于耳之前后及肩颈。其证初起，状如痰核，推之不动，坚硬如石，皮色不变，日渐长大。由忧思恚怒、气郁、血逆、与火凝结而成……宜服益气养营汤，令其气血调和。"[6]49

《外证医案汇编·失荣证附论》："失荣已溃，愈烂愈坚，不时渗流血水，脉形皆现虚象，是谓败症。但不可弃而不治，古人立和营散坚丸，最为治妥，舍此别无他法矣。人参、熟地、当归、桔梗、升麻、茯苓、白芍、陈皮、昆布、红花、白术、川芎、川贝母、海粉、甘草、香附为末，夏枯草膏泛丸。"[7]22

《外科证治全书·失荣》："失荣生于肩之上，耳之前后。初起肿核皮色如常，日渐长大，坚硬如石，推之不移，按之不痛，半载一年方作阴痛，由忧思恚怒，痰气凝结而成。初宜服紫元丹消之，每隔两日进一服，所隔之两日，以阳和汤，犀黄丸早晚轮服。"[8]73

《马培之外科医案》："失荣，肝郁不舒，气火夹痰凝结。颈左失荣坚肿，筋脉攀痛，宜清肝解郁。"[9]28

《中医外科学简编》："此证由荣亏络枯，经道阻滞，如树木之失于荣华，枝枯皮焦，故曰失荣。"[14]89

《医林荟萃》："四散之象，肿块坚硬不移，酸

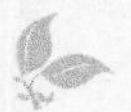

而不痛者，瘰疬、结痰痞积之属，日久初不掀发，忽然膨胀，时觉掣痛，乳岩、石疽、失荣之证，势且进裂。肿势束而痛反剧者，内脓外达之症；溃后脓泄其痛减为吉，反之，非手术不精，乃余毒尚。”[13]54

《新编中医临床手册》：“失荣，发于耳前后及颈间的肿块，因本病后期，患者面容消瘦，如树木失去荣华，故名失荣。多因操劳过度，肝郁不舒，气火夹痰，凝于少阳、阳明之络而成。本病相当于现代医学的颈部恶性淋巴肿瘤、腮腺瘤以及淋巴转移癌。”[18]601

《中医外科临床诊疗指南》：“失荣是发于颈部的原发性或继发性岩，因其晚期伴面容憔悴，形体消瘦，状如失去活力的树木，枝枯皮焦，故称为失荣。相当于西医的颈部原发性恶性肿瘤和恶性肿瘤颈部淋巴转移。其特点是颈部肿物坚硬如石，推之不移，皮色不变，身体逐渐消瘦。”[19]169

《中医外科学》：“失荣是发于颈部及耳后的岩肿，因其晚期气血亏虚而淤滞，出现面荣憔悴，形体消瘦，状如树之枝叶枯萎，失去荣华而得名。”[20]137

《中医外科学》(宋一同)：“失荣是发于颈部的原发性或继发性恶性肿瘤。因其面容憔悴，形体消瘦，状如失去活力的树木，枝枯皮焦，故称失荣。其临床特点是颈部肿块，坚硬如石，皮色不变，身体逐渐消瘦。本病相当于西医的颈部原发性恶性肿瘤和恶性肿瘤颈部淋巴转移。”[21]107

《中医外科临床手册》：“失荣：肿块形似堆栗，后期疼痛剧烈，一般经年溃腐，坚肿更甚，疮面凹凸不平，渗流臭秽血水……施治方法……乃为颈部淋巴结继发性或原发性恶性肿瘤，病因病机多由忧思恚怒，以致气郁血逆，与痰火凝结少阳，阳明之络而成辨证要点。”[17]149

《中医大辞典》：“‘四绝’又称四大绝证，指外科四种恶证：肾岩翻花(类于阴茎癌)、失荣(主要指发病于颈部或耳前后的恶性肿瘤)、舌疳(类于舌癌)、乳岩(类于乳腺癌)。”[11]411

《中国医学百科全书·中医外科学》：“……诸如忡疡、瘿瘤、瘿赘、赘瘤、肠覃、掇痕、积聚、噎膈、舌疳、胃反、恶疮、翻花疮、失荣、岩、朆、癌等。在上述疾患之中，有的包含了肿瘤在内，有的实际上就是肿瘤。”[16]63

《中医外科学》(韦永兴)：“如流痰、失荣等初起局部不红不热，本为阴证，而后期可出现气血两虚或阴虚火旺不同的全身症状。”[10]11

《中医外科学中级讲义》：“失荣生于眉上、项间，或耳前后，如树木之失于荣华，枝枯皮焦，故名失荣病因欲望未遂，心情不畅，忧思恚怒，五志化火，气郁血逆，凝结经络而成。辨证本病初起形如栗乎，顶突根深，按之石硬，推之不动。”[12]51

《中医外科学》(艾儒棣)：“凡是发于颈部或耳之前后的一类岩证，面容憔悴，形体消瘦，状如树木之枝枯皮焦，失去荣华者，称为失荣。其特点是：颈部肿块，坚硬如石，推之不移，身体消瘦。”[15]128

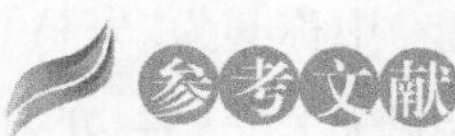

[1] 未著撰人. 素问[M]. 北京：人民卫生出版社，1956：127.

[2] [明] 陈实功. 外科正宗[M]. 沈阳：辽宁科学技术出版社，1997：122.

[3] [清] 王维德. 外科证治全生集[M]. 北京：人民卫生出版社，1956：6.

[4] [清] 吴谦. 医宗金鉴[M]. 沈阳：辽宁科学技术出版社，1997：43.

[5] [清] 高秉钧. 疡科心得集[M]. 天津：天津科学技术出版社，2004：43.

[6] 盱江. 邹五峰. 外科真诠[M]. 上海：中医书局，1953：49.

[7] [清] 余听鸿. 外证医案汇编[M]. 上海：上海科学技术出版社，1961：22.

[8] [清] 许克昌. 外科证治全书[M]. 北京：人民卫生出版社，1961：73.

[9] [清] 马培之. 马培之外科医案[M]. 北京：中医书局，1955：28.

[10] 韦永兴. 中医外科学[M]. 北京：中国中医药出版社，

1995：11.

[11] 李经纬，邓铁涛，等. 中医大辞典[M]. 北京：人民卫生出版社，1995：411.

[12] 上海中医学院外科教研组. 中医外科学中级讲义[M]. 北京：人民卫生出版社，1961：51.

[13] 中华全国中医学会浙江分会，浙江省中医药研究所. 医林荟萃[M]. 杭州：浙江省卫生厅，1982：54.

[14] 卫生部中医研究院. 中医外科学简编[M]. 北京：人民卫生出版社，1960：89.

[15] 艾儒棣. 中医外科学[M]. 成都：四川科学技术出版社，1991：128.

[16] 《中国医学百科全书》编辑委员会. 中医外科学[M]//钱信忠. 中国医学百科全书. 上海：上海科学技术出版社，1987：63.

[17] 顾伯华. 中医外科临床手册[M]. 2 版. 上海：上海科学技术出版社，1966：149.

[18] 周文泉. 新编中医临床手册[M]. 北京：金盾出版社，1993：601.

[19] 沈敏娟，贾育新. 中医外科临床诊疗指南[M]. 兰州：甘肃文化出版社，2004：169.

[20] 李曰庆，何清湖. 中医外科学[M]. 中国中医药出版社，2012：137.

[21] 宋一同. 中医外科学[M]. 北京：中国纺织出版社，2014：107.

（陈　星）

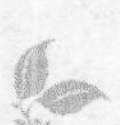

4 • 083

发颐

fā yí

一、规范名

【汉文名】发颐。

【英文名】acute suppurative parotitis。

【注释】以颐颌肿胀疼痛、张口受限，伴有高热为主要表现的疮疡类疾病。

二、定名依据

“发颐”为热毒结于颐颔之间，以致颐颔肿胀疼痛，张口受限，甚或发热的化脓性疾病，病情较为严重者，有时可出现逆证，但不传染，有别于会传染的“痄腮”。《素问·刺热》载“肾热病者，颐先赤”，是其有关最早的记载。其后，明代汪机《外科理例》名“颐毒”，薛己《外科枢要》名“痄腮”，此时期，“颐毒”“痄腮”未论及传染性。“发颐”作为病名始见于明代李梴《医学入门》，其后王肯堂《证治准绳·疡医》中将“发颐”为正名，“痄腮”附列其后。明代陈实功《外科正宗》称“伤寒发颐”又名“汗毒”。

“发颐”作为外科名词术语历代著作多沿用，如明代申拱宸《外科启玄》、陈实功《外科正宗》，清代祁坤《外科大成》、吴谦《医宗金鉴》、程钟龄《外科十法》、王旭高《外科证治秘要》、高秉钧《疡科心得集》、许克昌《外科证治全书》、高鼓峰等的《医宗己任编》、程国彭的《医学心悟》等。

中华人民共和国成立后，1961 年《中医外科学中级讲义》（上海中医学院外科教研组）使用“发颐”一词，其后教材及辞书类著作大多沿用，如 1986 年《中医外科学》（顾伯康）、《中医外科学》（尚德俊）、1991 年《中医外科学》（艾儒棣）、1998 年《中医外科学》（金之刚）、1999 年《中医外科学》（陈淑长等）、2000 年《中医证病名大辞典》、2001 年《中医药常用名词术语辞典》、2002 年《中医外科学》（赵尚华）、2005 年《简明中医病证辞典》、2007 年《中医外科学》（李曰庆）、2012 年《中医外科学》（上海中医药大学）、2017 年《中医大辞典》。

我国 2005 年出版的由全国科学技术名词审定委员会审定公布的《中医药学名词》、2014 年出版的《中医药学名词》（中医药学名词审定委员会）以及中华人民共和国国家标准 1997 年第一版《中医临床诊疗术语疾病部分》均以“发颐”

作为规范名。已经广泛应用于中医药学文献的标引和检索的《中国中医药学主题词表》也以“发颐”作为正式主题词。说明“发颐”作为这一中医外科疾病的规范名已成为共识。

三、同义词

【又称】“颐发”(《外科启玄》);“汗毒”(《外科正宗》)。

【曾称】“颐毒”(《外科理例》);“痄腮”(《外科枢要》)。

四、源流考释

《素问·刺热》曰:“肾热病者,颐先赤。”[1]64 是有关“发颐”最早的记载。明代汪机《外科理例》卷六“面疮一百二十附颐毒”载:“……颊腮患毒未溃而肉先死,脉数无力,此胃经积毒所致”[2]226,是较早记载对其发病部位、症状以及病机的认识。薛己《外科枢要》中名“痄腮”,曰:“痄腮属足阳明胃经,或外因风热所乘,或内因积热所致……若连颐及耳后者,属足少阴经虚火,当补肾水。”[3]181 对该病有了进一步认识。

“发颐”作为病名始见于明代李梴《医学入门》[4]469,后沿用至今。其后王肯堂《证治准绳·疡医》将“发颐”列为正名,“痄腮”附列其后,并从发病程度和部位进行划分,曰:“发颐……痄腮……或问:腮脸生毒何如?曰:此名腮颔发。肌肉浮而不着骨者名痄腮。俱属阳明风热所致,急服活命饮,加玄参、芩连,水酒煎服,及紫金丹汗之。或问:颧骨之下,腮颔之上,耳前一寸三分发疽何如?曰:此名颐发。”[5]362 明代申拱宸所著的《外科启玄》对症状进行了更加详细的描述,强调“发颐”的病机是“足阳明胃经,多气少血”,并且说明了“八日可刺,脓汁出四畔软者生”[6]362。明代陈实功《外科正宗》称“伤寒发颐”又名“汗毒”,并介绍了发颐的四种不同病症及对应的施治方剂[7]466,485。

及至清代,医家对发颐的认识与治疗更加深刻。祁坤《外科大成》继承前人观点,对发颐病因、症状和治疗更为具体、精当,曰:“发颐……生颧骨之下,耳前一寸三分。由手、足阳明经客热,或伤寒发表未尽所致。初宜贵金丸、绀珠丹,或卫生散加升麻、桔梗、黄连。如肿痛不减,用托里消毒散。如脓出反痛,恶寒发热哺热者,皆气血虚也,宜十全大补汤补之。颐肿而连及耳后者,宜补肾之虚火。《经》曰:‘肾热颐先赤也。’颐肿而连及耳下者,当清疏其肝火,是耳下则属手足少阳经也。”[8]548 吴谦《医宗金鉴》详细地阐述发颐的症状“初起身发寒热,肿如结核,微热微痛,渐肿如桃如李,疼痛倍增”[9]594,准确地指出了病发位置,乃“颐颔之间”,用形象的语言表示发颐肿块的大小“如桃如李”。程钟龄《外科十法》详明地阐释了发颐初起、肿甚、已脓未溃、溃后不同阶段的治法[10]27。王旭高《外科证治秘要》则补充治法,曰“若便泄恶心舌白,用泻心汤、葛根、芩、逆之类”[11]31。高秉钧《疡科心得集》记载脉、舌方面的症状表现、内服外用之法,使发颐的症状、病因、病机、治疗更加完善[12]32。许克昌《外科证治全书》中记载的方剂与前书不同“用白芷、天麻荆芥各一钱陈酒煎,服醒消丸三钱即愈”[13]25。高鼓峰等《医宗己任编》[14]191 和程国彭《医学心悟》[15]223 均用“发颐”。

中华人民共和国成立后,1961 年《中医外科学中级讲义》[16]58(上海中医学院外科教研组)使用“发颐”一词,其后教材及辞书类著作大多沿用,如 1986 年《中医外科学》[17]72(顾伯康)、《中医外科学》(尚德俊)[18]109、1991 年《中医外科学》[19]78,79(艾儒棣)、1994 年《中国医学大辞典》[20]423、1998 年《中医外科学》[21]105(金之刚)、1999 年《中医外科学》[22]26(陈淑长等)、2000 年《中医证病名大辞典》[23]139、2001 年《中医药常用名词术语辞典》[24]120、2002 年《中医外科学》[25]95(赵尚华)、2005 年《简明中医病证辞典》[26]365、2007 年《中医外科学》[27]81(李曰庆)、2012 年《中医外科学》[28]99(上海中医药大学)、2017 年《中医大辞典》[29]335。我国 2005 年出版的由全国科学技术名词审定委员会审定公布的《中医药学名词》[30]257、2014年出版的《中医药学名词》[31]25（中医药学名词审定委员会）以及中华人民共和国国家标准1997年第一版《中医临床诊疗术语疾病部分》等均采用“发颐”作为正名，说明“发颐”作为规范用名已取得共识。

总之，《内经》所载“肾热病者，颐先赤”是有关“发颐”最早的记载。明代汪机《外科理例》载“颐毒”、薛己《外科枢要》载“痄腮”，为“发颐”曾用名。“发颐”最早见于明李梴《医学入门》，王肯堂《证治准绳·疡医》将“发颐”作为正名并后附“痄腮”，陈实功《外科正宗》指出“伤寒发颐”又名“汗毒”。嗣后，“发颐”沿用至今。

五、文献辑录

《素问·刺热》卷九：“肾热病者，颐先赤。”[1]64

《外科理例》卷六：“一人年逾六十，素食厚味，颊腮患毒未溃而肉先死，脉数无力，此胃经积毒所致。然颊腮正属胃经，未溃肉死，则胃气虚极，老人岂宜患此，果殁。《经》曰：高粱之变，足生大丁，受如持虚。此之谓也。”[2]226

《外科枢要》卷二：“痄腮属足阳明胃经，或外因风热所乘，或内因积热所致……若连颐及耳后者，属足少阴经虚火，当补肾水。患此而有不治者，多泥风热，执用克伐之药耳。”[3]181

《医学入门》：“六腑阳毒聚顶，惟太阳膀胱主之。久积痰火湿热，上蒸于脑，古谓发脑、发鬓、发眉、发颐、发背，谓之五发，至险。”[4]469

《证治准绳·疡医》卷三：“发颐……痄腮……或问：腮脸生毒何如？曰：此名腮颔发。肌肉浮而不着骨者名痄腮。俱属阳明风热所致，急服活命饮，加玄参、芩连，水酒煎服，及紫金丹汗之。或问：颧骨之下，腮颔之上，耳前一寸三分发疽何如？曰：此名颐发。古云不治之证，属阳明经热毒上攻。宜活命饮加升麻、桔梗、黄连，水酒煎服，紫金丹、夺命丹汗之。壮实者，一粒金丹下之；老弱者，十全大补汤、黄芪内托散、人参养荣汤。若治不得法，延及咽嗌，溃烂穿口不食者死。尝见一妇人，患此证，经水适至，一医开之，呕逆不食而死。又一人患此，医用点药，溃烂臭秽，以致虚火上升，吐血痰谵语而死。［薛］痄腮属足阳明胃经，或外因风热所乘，或内因积热所致。若肿痛寒热者，白芷胃风汤。内热肿痛者，升麻黄连汤。外肿作痛，内热口干者，犀角升麻汤。”[5]362

《外科启玄》卷之四：“颐发是足阳明胃经，多气少血，在颊车大迎二穴上下，左右相同，双发最凶。如肿痛不可忍者，八日可刺，脓汁出四畔软者生，如反硬，牙关紧，不能食，似蜂窠涓涓流黄水，十无一生。女人患此，主四五日死。”[6]362

《外科正宗》：“伤寒发颐，亦名汗毒。此因原受风寒，用药发散未尽，日久传化为热不散，以致项之前后结肿疼痛。初起身热口渴者，用柴胡葛根汤清热解毒；患上红色热甚者，如意金黄散敷之。”[7]466

《医宗金鉴》卷六十三：“发颐肿痛结核般，经属阳明身热寒，伤寒疹毒汗失表，肿至咽喉调治难。［注］此证又名汗毒，发于颐颔之间，属足阳明胃经，初起身发寒热，肿如结核，微热微痛，渐肿如桃如李，疼痛倍增，由伤寒发汗未尽，或疹形未透，壅积而成。”[9]594

《外科十法》：“生于两颐，名曰发颐。初起宜用银花甘草汤加柴胡、荆芥、薄荷、蒡子以清散之。若肿势甚极，须用砭法。若已成脓而未溃者，以乌金膏涂疮头，贴以万全膏，自然腐溃。溃后则用海浮散，并贴万全膏，自应寻愈。”[10]27

《外科证治秘要》：“煎方……初起羚羊角，牛蒡，川石斛，大贝母，元参，桔梗，连翘，钩勾，丹皮。若神昏者，加犀角、石菖蒲、胆星、竺黄、鲜地之类；若便泄恶心舌白，用泻心汤、葛根、芩、连之类；若肿处色红，势必溃脓而愈。若神昏不清，饮食不进，肿处不消，又不出脓，每多棘手。”[11]31

《疡科心得集》卷上：“发颐，乃伤寒汗下不彻，余热之毒未除，邪结在腮颔之上，两耳前后硬肿疼痛。初起身热口渴，当用连翘败毒散清

热解毒，或普济消毒饮亦可；如正虚邪实，津亏液枯，大便秘结。神识昏蒙，脉来弦硬者，则以犀角地黄汤加西黄、胆星、竹沥主之。”

“又有湿温时邪，或伏邪瘅疟，或温痧疫毒，虽得汗而余邪未彻，走入少阳，发于颐者，身体仍然寒热，舌苔白腻，或大便坚结，或协热下泄，当以泻心合温胆，或葛根芩连汤治之。如寒热不止，患上红肿光亮而者，势均力敌必成脓，穿溃后不可骤投补托，止宜扶胃和营；外以升膏盖贴。如脓不外泄，用升药线提之。”

“豌豆疮者，亦因伤寒汗下后余毒未尽，故于瘥后而发。只以黄连、甘草、归尾、红花、防风、苦参、荆芥、连翘、羌活、白芷之类煎服。外用芒硝、赤小豆、青黛为末，以鸡子清和猪胆汁调和，敷疮上最效。勿动其靥，待其脱落无痕。”[12]32

《外科证治全书》卷一：“发颐（又名汗毒）病后两颐发肿，不作酸痛者，发颐也，宜表散风毒，用白芷、天麻荆芥各一钱陈酒煎，服醒消丸三钱即愈。”[13]25

《医宗己任编》：“凡伤寒汗出不彻，邪热结耳后一寸二三分，或耳下俱肿硬者，名曰发颐。此为遗热成毒之所致也，宜速消散则可，若发则成脓，又为害也。”[14]191

《医学心悟》卷六：“生于两颐，名曰发颐。初起宜用银花甘草汤，加柴胡、荆芥、薄荷、蒡子，以清散之。若肿势甚极，须用砭法。若已成脓而未溃者，以乌金膏涂疮头，贴以万全膏，自然腐溃。溃后则用海浮散，并贴万全膏，自应寻愈。”[15]223

《中医外科学中级讲义》：“发颐……本病因发于颐颔之间，故名发颐。病因……多由伤寒、温病汗出不畅，邪未外达，结于少阳、阳明之络而成。”[16]58

《中医外科学》（顾伯康）：“发颐，一名‘汗毒’。因病变发生于颐颔之间，故名发颐。它是一种热性病后余毒所引起的化脓性疾患，病势较为严重，有时可出现逆证。”[17]72

《中医外科学》（尚德俊）：“急性化脓性腮腺炎……本病是由于化脓性细菌经口腔腮腺管侵入而引起的急性化脓性炎症。因发于颐颔之间，所以祖国医学称为‘发颐’。”[18]109

《中医外科学》（艾儒棣）：“发颐是因病变发生于颐颔之间的急性化脓性疾病，故称发颐，又名汗毒。它是一种热性病后余毒所致的化脓性疾病，病情较为严重，有时可出现逆证。本病在《外科证治全生集·遮腮发颐治法》中指出：‘患生于腮，有曰遮腮者，有曰发颐者，当宜别治……倘病后两腮发肿，不作酸痛者，乃是发颐。’本病特点：发病急剧，颐颔之间，焮红肿痛，发热恶寒，头痛身痛，四肢酸楚，脓成不易溃出，或可自外耳道溃出，脓溃稠黄。”[19]78,79

《中国医学大辞典》：“发颐……此证由伤寒发汗未尽，或疹形未透壅积而成，发于颐颔之间，属足阳明胃经，初起身发寒热，肿如结核，微热微痛，渐肿如桃如李，疼痛倍增。先宜荆防败毒散汗之，外以二味拔毒散敷之，即消。如表邪已尽，耳项结痛，微热不红疼痛者，宜牛蒡甘桔汤。如消之不应，肿痛日增，势必溃脓，宜服托里透脓汤。溃后治法，与痈疽、溃疡同。若失于调治，或误投寒凉克伐之药，毒必内陷，肿至咽喉，痰涌气堵，汤水难咽，即难治矣。”[20]423

《中医外科学》（金之刚）：“发颐，《外科秘录》称之为‘颐发’，又有‘汗毒’之名称。为化脓性肿胀、疼痛发生于颐颌之间，现代医学称之为急性化脓性腮腺炎，是一种由热性病后余毒所引起的化脓性疾患，病势较为严重，有时可以出现逆证。”[21]105

《中医外科学》（陈淑长等）：“发颐是发于颐颔之间的化脓性疾患，西医称‘化脓性腮腺炎’。临床上有急、慢性之分。急性发颐的病因是伤寒或温病后，汗出不畅，余毒未能外达，以致结聚于少阳、阳明之络。”[22]26

《中医证病名大辞典》：“【发颐】病名。见明代申拱宸《外科启玄·发颐》：‘在颊车大迎二穴上下，左右相同，双发最凶。如肿痛不可忍者，八日可刺。脓汁出四畔软者生。如反硬，牙关紧，不能食，似蜂窠涓涓流黄水，十无一生。'即腮痈。"[23]139

《中医药常用名词术语辞典》："发颐……疾病。出《证治准绳·疡医》卷三。热性病或手术后汗出不畅，余毒未能外达，结聚于颐颌之间，以颐颌肿胀疼痛，张口受限，伴有高热为主要临床特征的疮疡类疾病。伤寒或温病后或手术后汗出不畅，余毒结聚少阳、阳明之络，气血凝滞，腐肉为脓或脾胃积热上蕴阻络而成。多见于成年人。颐颌间肿胀疼痛，张口受限，继则肿胀逐渐加重，并延及耳之前后，若压迫局部，在上颌第二臼齿相对的颊黏膜腮腺导管开口处有黏稠分泌物溢出。病势严重者常可出现神昏谵语等内陷变证。其因感受时邪疫毒而发者，称之为时毒发颐。本病相当于西医学的化脓性腮腺炎。"[24]120

《中医外科学》(赵尚华)："发颐是因热性疾病后余毒结聚于颐颔之间的急性化脓性疾病。又称'汗毒'。相当于西医的急性化脓性腮腺炎。其特点是：颐颔之间肿胀疼痛，张口不便，全身症状明显，病情严重者可出现邪毒内陷。"[25]95

《简明中医病证辞典》："发颐……病名。①为《GB/T16751.1—1997中医临床诊疗术语—疾病部分》标准病名。出《证治准绳·疡医》。又名小儿腮陷、腮颔发、颐发。指热毒结于颐颌之间，以致颐颌肿胀疼痛，张口受限，甚或发热的痈类疾病。其证初起身发寒热，颐颌之间(腮腺部位)一侧肿如结核，微热微痛，渐肿延及患侧耳之前后，疼痛日增。由患伤寒或温病发汗未尽，或疹形未透，以致余毒壅积而成。若溃后脓出臭秽，毒气内陷，肿延咽喉，痰壅堵咽，汤水难咽者危。治法：早期宜清热解毒兼表散，服普济消毒饮之类，外敷金黄膏；酿脓时，宜托毒透脓，服透脓散；脓成时切开排脓。若出现危证，宜清营解毒、泄热化痰，用清营汤加味。②见《医学入门》卷六。即锐毒。"[26]365

《中医外科学》(李曰庆)："发颐是热病后余毒结于颐颌间引起的急性化脓性疾病。相当于西医的化脓性腮腺炎。特点是常发生于热病后期，多一侧发病，颐颌部肿胀疼痛，张口受限，全身症状明显，重者可发生内陷。"[27]81

《中医外科学》(上海中医药大学)："发颐，一名'汗毒'，因发于颐颔之间，故名发颐。它是一种热性病后余毒所引起的化脓性疾患。病势较为严重，有时可出现逆证。"[28]99

《中医大辞典》："发颐……系指腮腺部位一侧肿如结核，热痛红肿延及患侧耳之前后，溃后出脓臭秽，痰涌气堵的病症。《疡医准绳》：又名腮颔发，顿发、汗毒。本病多由伤寒或温病发汗未尽或疹形未透，以致余毒壅积而成。初期应解表清热，用普济消毒饮。酿脓时，宜托里透脓，服透脓散。脓成则切开排脓。本病类今之化脓性腮腺炎、下颌骨骨髓炎、齿槽脓肿等病。"[29]334,335

《中医药学名词》(2004)："以颐颌肿胀疼痛、张口受限，伴有高热为主要表现的疮疡类疾病。"[30]257

《中医药学名词》(2013)："以颐颔肿胀疼痛、张口受限，伴有高热为主要表现的疮疡类疾病。相当于化脓性腮腺炎。"[31]25

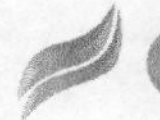

参考文献

[1] 不著撰人.黄帝内经素问[M].田代华整理.北京：人民卫生出版社，2015：64.

[2] [明]汪机.外科理例[M]//胡晓峰.中医外科伤科名著集成.北京：华夏出版社，1997：226.

[3] [明]薛己.薛氏医案选 外科发挥 外科枢要 疠疡机要 正体类要 口齿类要[M].北京：人民卫生出版社，1983：181.

[4] [明]李梴.医学入门[M].北京：中国中医药出版社，1995：469.

[5] [明]王肯堂辑.证治准绳：疡医[M].北京：人民卫生出版社，1993：362.

[6] [明]申拱宸.外科启玄[M]//胡晓峰.中医外科伤科名著集成.北京：华夏出版社，1997：362.

[7] [明]陈实功.外科正宗[M]//胡晓峰.中医外科伤科名著集成.北京：华夏出版社，1997：466，485.

[8] [清]祁坤.外科大成[M]//胡晓峰.中医外科伤科名著集成.北京：华夏出版社，1997：548.

[9] [清]吴谦.医宗金鉴[M].沈阳：辽宁科学技术出版

社，1997：594.

[10] [清] 程钟龄.《外科十法》释义[M]// 宋洋，陈瑶编著.传统中医药临床精华读本丛书.太原：山西科学技术出版社，2011：27.

[11] [清] 王旭高.外科证治秘要[M].许履和，徐福宁整理.北京：中医古籍出版社，1991：31.

[12] [清] 高秉钧.疡科心得集[M].田代华，田鹏点校.天津：天津科学技术出版社，2004：32.

[13] [清] 许克昌.外科证治全书[M].北京：人民卫生出版社，1961：25.

[14] [清] 高鼓峰.医宗已任编[M].上海：上海科学技术出版社，1959：191.

[15] [清] 程国彭.医学心悟：6卷[M].北京：人民卫生出版社，1963：223.

[16] 上海中医学院外科教研组.中医外科学中级讲义[M].北京：人民卫生出版社，1961：58.

[17] 顾伯康.中医外科学[M].上海：上海科学技术出版社，1986：72.

[18] 尚德俊.实用中医外科学[M].济南：山东科学技术出版社，1986：109.

[19] 艾儒棣.中医外科学[M].成都：四川科学技术出版社，1991：78，79.

[20] 谢观，等.中国医学大辞典[M].北京：中国中医药出版社，1994：423.

[21] 金之刚.中医外科学[M].长沙：湖南科学技术出版社，1998：105.

[22] 陈淑长，贾玉森.中医外科学[M].北京：中国工人出版社，1999：26.

[23] 韩成仁.中医证病名大辞典[M].北京：中医古籍出版社，2000：139.

[24] 李振吉.中医药常用名词术语辞典[M].北京：中国中医药出版社，2001：120.

[25] 赵尚华.中医外科学[M].北京：人民卫生出版社，2002：95.

[26] 邹积隆，丛林，杨振宁.简明中医病证辞典[M].上海：上海科学技术出版社，2005：365.

[27] 李曰庆.中医外科学[M].北京：中国中医药出版社，2007：81.

[28] 上海中医药大学.中医外科学[M].上海：上海科学技术出版社，2012：99.

[29] 高希言，朱平生，田力.中医大辞典[M].太原：山西科学技术出版社，2017：334，335.

[30] 中医药名词审定委员会.中医药学名词[M].北京：科学出版社，2005：257.

[31] 中医药名词审定委员会.中医药学名词：2013 外科学 皮肤科学 眼科学 耳鼻喉科学 骨伤科学[M].北京：科学出版社，2014：25.

（周兴兰　方晗语）

4 • 084

走黄

zǒu huáng

一、规范名

【汉文名】走黄。

【英文名】carbuncle complicated by septicemia。

【注释】疔疮火毒炽盛，走散入血，内攻脏腑的一种危急重症。

二、定名依据

"走黄"作为中医外科症候名，主要指疔毒走散，毒入血分内攻脏腑的一种急危重症候。症见疮顶忽然黑陷，无脓，肿势迅速向周围扩散，伴有高热寒战头痛、烦躁不安，神昏谵语等。有关该症状的记载最早见于隋代巢元方《诸病源候论》，此时尚名"犯丁疮候"。

明代杨清叟《仙传外科集验方》载"走黄"一名，但其含义指疔疮走窜之势。成书于1569年的《疮疡经验全书》给予本病症明确定义，虽名"癀走"，却明确指出疔疮危症之症兆，"癀走"即"走黄"。明代王肯堂《证治准绳·疡医》载"疔疮走黄"一词，进一步丰富"走黄"内涵。此后"走黄"一名使用渐增，历代的著作多有沿用，如《外科正宗》《医宗说约》《外科大成》《外科全生集》《医宗金鉴·外科心法要诀》《疡医大全》《外科证治全书》《类证治裁》《医门补要》《外科备要》《疡科纲要》《外科证治秘要》等。

中华人民共和国成立后，1975 年《中医外科》、1997 年《中医外科病名释义》、2001 年《中医药常用名词术语辞典》、2005 年《中医外科手册》、2014 年《中医药学名词》及多版《中医外科学》教材均采用“走黄”作为正名，说明“走黄”作为规范用名已取得共识。

我国 2005 年以及 2014 年出版的由全国科学技术名词审定委员会审定公布的《中医药学名词》均以“走黄”作为规范名，因此，“走黄”作为规范名也符合术语定名的协调一致原则。

三、同义词

【曾称】“癀走”(《疮疡经验全书》)。

四、源流考释

隋代巢元方《诸病源候论》“丁疮病诸候”中记载：“犯丁疮肿，谓疮肿欲瘥，更犯触之，疮势转剧，乃甚于初。或肿热疼掣，或心闷恍惚，或四肢沉重，或呕逆烦心，此皆犯疮之候，多能杀人。”[1]654“在手足头面骨节间者最急，其余处则可也。毒入腹则烦闷，恍惚不佳，或如醉，如此者三二日便死。”[1]650 综上可知，虽未给予具体命名，但在隋代即有“呕逆烦心、毒入腹则烦闷、恍惚不佳”等疔疮重症全身症状的记载，同时还提示疔疮在手足头面骨节最急，毒可入腹则预后不良。唐代孙思邈《备急千金要方》“卷二十二·疔肿痈疽”中也有对疔疮之危重症状记载，曰：“又其肿好著口中颊边舌上，看之赤黑如珠子，碜痛应心是也……不即疗之，日夜根长，流入诸脉数道，如箭入身，捉人不得动摇……经五六日不瘥，眼中见火光，心神惛，口干心烦即死也。”[2]307“上十三种疮，初起必先痒后痛，先寒后热，热定则寒，多四肢沉重，头痛，心惊眼花。若大重者则呕逆，呕逆者难治。”[2]307 可以看出，隋唐时期医家对疔疮危急重症候导致的全身症状已有相当的认识，虽未给予具体命名，但已具“走黄”内涵。

“走黄”之名，始见于明代杨清叟《仙传外科集验方》，曰：“气疔、水火疔……麻子诸般疔，急用圈黄药……用此药涂在疮上圈之，便不走黄。如是走黄，看血筋到何处，以用火针刺断其血筋立住，便不走黄……飞龙夺命丹……如疔疮走黄过心者，难治之。”[3]88,89 此处“走黄”则指疔疮发展流窜、走散之势。其后明代有少量医著如《赤水玄珠》[4]514《万病回春》[5]507《寿世保元》[6]684，其“走黄”之义采用杨清叟的说法。

明代《疮疡经验全书》给予本病症明确定义：“疔疮初生时红软温和，忽然顶陷黑，谓之癀走，此证危矣。”[7]366 明确提出“癀走”乃疔疮之危证。《玉篇》：“癀，黄疸病也。”[8]8 此“癀”取“黄色”之义，虽名“癀走”，实则为“走黄”。同时代的《证治准绳·疡医》[9]195 载“疔疮走黄”一词，并对其给予定义，进一步扩充疔疮“走黄”症状：“疔疮四畔红赤渐散，开阔走胤不止，此名疔疮走黄。”明代医家陈实功《外科正宗》中进一步指出“走黄”病因以及疔毒走散形色描述：“今人治法，不论阴阳、表里、部位上下，凡见是疮，便加艾灸，殊不知头乃诸阳之首，亢阳热极所致，其形虽小，其恶甚大，再加艾灸，火益其势，逼毒内攻，反为倒陷走黄之症作矣。”[10]86“时值季夏，岁荒之极，腮发一疔，六日后方延予视，其时疔毒已经走散，头、目、唇、项俱肿，形色紫赤，予曰：肉肿疮不肿，乃疔毒走黄不治之症。”[10]89 此后，清代《医宗说约》[11]249《外科大成》[12]268,269 均沿用陈实功之说。

至清代外科医家王维德《外科全生集》，简明扼要地指出疔毒危重症的全身症状：“疔毒发肿神昏，谓之走黄。”[13]22 此后，清代吴谦《医宗金鉴·外科心法要诀》[14]378、顾世澄《疡医大全》[15]1251、许克昌《外科证治全书》在王维德之说的基础上，进一步丰富“走黄”内涵，如《外科证治全书》曰：“夫疔毒险症也，其害最速……每每妇女而患暗疔者，初时误作伤寒，至毒陷发肿，神昏牙紧，遂成走黄，多致不救。黄即毒也。”[16]126 民国张山雷《疡科纲要》对除论述“走黄”为“毒散内陷”外，还解释“走黄”二字原由：

“所以毒散走黄(毒散而内陷,俗谓之‘走黄’。字义极不可解,而妇孺皆知有‘走黄’二字。以患疔毒死者,或有全体发黄如金色者,实即毒入经络,不能自化,郁蒸以成此变,‘走黄’之名,盖由于此)必有神志昏迷,肝火横逆见证。”[17]44,45

中华人民共和国成立后,1973 年上海中医学院《中医外科学》[18]69 使用“走黄”一词,其后著作大多沿用,如 1975 年《中医外科》[19]40(宁波市孝闻卫生防治所)、1987 年《中医外科学》[20]147(顾伯康)、1991 年《中医外科学》[21]25(艾儒棣)、1997 年《中医外科病名释义》[22]104,105(侯玉芬等)、2000 年《中医证病名大辞典》[23]201、2001 年《中医药常用名词术语辞典》[24]171、2005 年《简明中医病证辞典》[25]573 和《中医外科手册》[26]85(王沛)、2007 年《中医外科学》[27]109(陈红风)和《中医外科学》[28]89(李曰庆)、2008 年《现代中医诊疗学》[29]202(张增杰等)、2009 年《中医外科学》[30]81(刘忠德等)和《中医外科学》[31]126(张翠月)、2012 年《中医临床学》[32]24(冷向阳等)、2014 年《中医药学名词》[33]15(中医药学名词审定委员会编)以及 2017 年《中医临床医学概论》[34]149(张明雪)。

总之,隋代《诸病源候论》已有“走黄”相关症状的描述,此时该症尚名“犯丁疮候”,唐代《备急千金要方》也有该危重症状记载。“走黄”始见于明代杨清叟《仙传外科集验方》,但其内涵指疔疮走窜之势。明代《疮疡经验全书》赋予本病症明确定义,此时尚名“癀走”。明代《外科正宗》进一步指出“走黄”病因以及疔毒走散形色描述。清代《外科全生集》一书,指出疔毒之全身症状;同时代的《外科证治全书》在采用王维德之说的同时还进一步丰富“走黄”的症候,民国《疡科纲要》中对“走黄”二字原由进行阐释。

五、文献辑录

《玉篇》卷十一:“癀,黄疸病也。”[8]8

《诸病源候论》卷三十一:“在手足头面骨节间者最急,其余处则可也。毒入腹则烦闷,恍惚不佳,或如醉,如此者三二日便死。”[1]650“犯丁疮肿候……犯丁疮肿,谓疮肿欲瘥,更犯触之,疮势转剧,乃甚于初。或肿热疼掣,或心闷恍惚,或四肢沉重,或呕逆烦心,此皆犯疮之候,多能杀人。”[1]654

《备急千金要方》卷二十二:“又其肿好著口中颊边舌上,看之赤黑如珠子,碜痛应心是也,是秋冬寒毒久结皮中,变作此疾。不即疗之,日夜根长,流入诸脉数道,如箭入身,捉人不得动摇。若不慎口味房室,死不旋踵。经五六日不瘥,眼中见火光,心神惛,口干心烦即死也。”“上十三种疮,初起必先痒后痛,先寒后热,热定则寒,多四肢沉重,头痛,心惊眼花。若大重者则呕逆,呕逆者难治。”[2]307

《仙传外科集验方·增添别本经验诸方》:“气疔、水火疔、蛇眼、石疔、雄雌疔、烂疔、血疔、刀斧疔、红丝、鱼睛、紫砚、麻子诸般疔,急用圈黄药,用腊月间雄猪胆一个,入雄黄、京墨、姜汁末,入为于胆内,用此药涂在疮上圈之,便不走黄。如是走黄,看血筋到何处,以用火针刺断其血筋立住,便不走黄……飞龙夺命丹…… 如疔疮走黄过心者,难治之。”[3]88,89

《赤水玄珠》第二十九卷:“如疔走黄过心者,难治。”[4]514

《万病回春》卷之八:“如疔疮走黄过心者,并出汗冷者,难治。”[5]507

《寿世保元》卷九:“如疔疮走黄过心者,难治之。汗出冷者,亦难治。”[6]684

《疮疡经验全书》卷之四:“疔疮初生时红软温和,忽然顶陷黑,谓之癀走,此证危矣。”[7]366

《证治准绳·疡医》卷之二:“疔疮四畔红赤渐散,开阔走胤不止,此名疔疮走黄,宜以通圣消毒散,通利两三行,次去大黄、朴硝,调理而愈,或解毒消瘴散,亦可用之有效,此宜作瘴气治之无误。”[9]195

《外科正宗》卷之二:“今人治法,不论阴阳、表里、部位上下,凡见是疮,便加艾灸,殊不知头乃诸阳之首，亢阳热极所致，其形虽小，其恶甚大，再加艾灸，火益其势，逼毒内攻，反为倒陷走黄之症作矣。”[10]86“时值季夏，岁荒之极，腮发一疔，六日后方延予视，其时疔毒已经走散，头、目、唇、项俱肿，形色紫赤，予曰：肉肿疮不肿，乃疔毒走黄不治之症。”[10]89

《医宗说约》卷之五：“凡疮毒走散，头面耳项俱肿，烦躁脉细，痰动喘急，走黄过心，自汗者，死。”[11]249

《外科大成·卷四》：“及疔毒走黄别处结肿者，俱用离宫锭子涂之。如疔顽恶推之而根不动者，必用挑法以断其工根，否则必致走黄。”[12]268,269

《外科全生集》卷一：“疔毒发肿神昏，谓之走黄。”[13]22

《医宗金鉴·外科心法要诀》卷七十二：“疔毒复生汤……疔毒复生欲走黄，头面浮肿毒内伤，银栀骨蒡翘通蛎，军刺天花没乳香。”[14]378

《疡医大全》卷三十三：“冷疔先见，诸痘不敢彰形，若不早刺，则毒火郁结，久则走黄，遍身发肿，痘来隐隐，不能出窍，束手待毙，悔无及矣。”[15]1251

《外科证治全书》卷四：“夫疔毒险症也，其害最速。生头面耳鼻之间，显而易见；生臂足衣遮之处，隐而难明。知觉早者，朝医夕愈，迟者枉死甚多。每每妇女而患暗疔者，初时误作伤寒，至毒陷发肿，神昏牙紧，遂成走黄，多致不救。黄即毒也。”[16]126

《疡科纲要》卷上：“惟有毒火之证，发为疔疮，来势迅疾，一三男举，则热毒不仅直入血分，且必与心肝二藏，有直接关系，所以毒散走黄（毒散而内陷，俗谓之‘走黄’。字义极不可解，而妇孺皆知有‘走黄’二字。以患疔毒死者，或有全体发黄如金色者，实即毒入经络，不能自化，郁蒸以成此变，‘走黄’之名，盖由于此），必有神志昏迷，肝火横逆见证。则治法在肿犹未盛开之时，而审证既真。既当大剂凉血，并清心肝之热。鲜地芩连、犀羚丹芍，均是必需之要，否则变换异常，捷于奔马，一击不中，补救綦难。此疡科中最为激烈爆戾之证……疔毒之易于走黄者，头面诸疔为甚，肿势漫溢，坚硬异常，针之无血无水无脓一至神思恍惚，语言模糊，宜其难疗。”[17]44,45

《中医外科学》（上海中医学院）：“从局部感染病灶侵入血循环，并在血内迅速生长繁殖所产生的全身症状，称为败血症（血循环内短暂时间出现细菌而不繁殖者，称菌血症）；感染病灶的细菌栓子侵入血循环，并在身体各部组织或器官中形成转移性、多发性脓肿，称为脓血症。祖国医学则根据邪正斗争情况，在临床上分为走黄、内陷（包括火陷、干陷、虚陷）两种类型。凡因疔毒走散入血内攻脏腑而引起的全身性危险症候，称为走黄；凡生疮疡，正不胜邪，毒不外泄，反陷入里，客于营血，内传脏腑而引起的全身性危险症候，称为内陷。”[18]69

《中医外科》：“急性化脓性感染，中医学认为其病因为卫表不固，火（热）毒之邪乘虚入侵，导致局部经络阻隔，气血壅滞所致，一般属于实证、热证。其临床特点是，起病急，病程短，具有未成易消，脓易溃，溃后易敛的共性。如处理不当，容易扩散引起‘走黄’、‘内陷’。”[19]40

《中医外科学》（顾伯康）：“走黄之说，始见于《疮疡经验全书·疔毒》：‘疔疮初生时红软温和，忽然顶陷黑，谓之癀走，此证危矣。’（黄走，即走黄）又《外科正宗·疔疮论第十七》说：‘凡见是疮，便加艾灸，殊不知头乃诸阳之首……再加艾灸，火益其势，逼毒内攻，反为倒陷走黄之症作矣。’《疡科心得集·辨龙泉疔虎须疔颧骨疔论》曰：‘……其重者……根盘漫肿不透，面目浮肿，或坚肿掀红，恶寒身烙热，恶心呕吐，肢体拘急；三四日后，或口噤如痉，神识模糊，此以火毒陷入心包，即名走黄疔，十有九死之证。’此后各种中医外科书籍中也都有记载。关于‘走黄’二字的解释，诸说不一。有的说‘黄即毒也’，有的说‘黄即横，散也’。‘走黄’即毒走散也；尽管各家对‘走黄’的字义解释不一，但各家对‘走

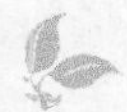

黄'实质的理解,还是相同的。"[20]147

《中医外科学》(艾儒棣):"疔毒走散为走黄,其余疮疡实证邪毒走散为内攻,其性质、治疗二者相同,故仅以走黄为代表,疮毒内攻不再讨论。发生疔疮走黄的常见原因有:疔疮等病变早期失于治疗,毒势迅速发展未控制者,疔被挤压,碰伤或涂搽碘酊等刺激药物,或过早切开排脓,使毒邪走窜而发生内攻,疔疮火毒之症,误用辛窜之品,助邪鸱张之势,逼毒邪内攻。疮毒出现走黄时,症现疮顶下陷,无脓,肿势迅速蔓延,疮色绛或紫暗,全身症状现寒战高热,烦渴引饮,头痛胸闷,此为毒邪内闭,元气不得宣通,舌红绛,苔黄燥,脉滑数有力。若病势加重则现神昏谵语,遍身多处毒包发起,或呕吐咳血,或腹泻抽搐,或全身瘀斑点,六脉暴绝,此为危中之危。若疮毒内攻为体实邪毒太盛,治当攻下清火解毒以直折火势,轻者用五味消毒饮合黄连解毒汤,重者加犀角地黄汤合紫雪丹同用,虚证用华佗救生汤。"[21]25

《中医外科病名释义》:"走黄……证名。见《外科正宗》:'今人治法,不论阴阳、表里、部位上下,凡见是疮,便加艾灸,殊不知头乃清阳之首,元阳热极所致,其形虽小,其恶甚大,再加艾灸,火益其势,毒内攻,反为倒陷走黄之症作矣。'指疔毒走散,毒入血分内攻脏腑的一种急危重证候群。证见疮顶忽然黑陷,无脓,肿势迅速向周围扩散,伴有高热寒战头痛、烦躁不安,神昏谵语等。即今称脓毒败血症、菌血症等。"[22]104,105

《中医证病名大辞典》:"走黄……证名。见明代陈实功《外科正宗·上部疽毒门·疔疮论第十七》'今人治法,不论阴阳、表里,部位上下,凡见是疮,便加艾灸,殊不知头乃诸阳之道,元阳热极所致,其形虽小,其恶甚大,再加艾灸。火益其势,闭毒内攻,反为倒陷走黄之症作灸。'即癀走。"[23]201

《中医药常用名词术语辞典》:"走黄……证候。源《疮疡经验全书》。疔疮火毒炽盛,走散入血,内攻脏腑的一种危急证候。相当于西医的毒血症、败血症、脓血症。其发生主要在于火毒炽盛。局部症状为原发病灶处忽然疮顶陷黑无脓,肿势迅速扩散,皮色暗红不鲜。伴见七恶证。"[24]171

《简明中医病证辞典》:"走黄……证名。又名黄走、疔黄。指疔毒走散,毒入血分,内攻脏腑的种危重证候。《外科证治全生集》卷一:'疔毒发肿神昏,谓之走黄。如在将昏之际,急取回疔散二钱,开水送服。少刻大痛,痛则许救,毒化黄水,痛止命活。'症见疮顶忽然黑陷,无脓,肿势迅速向周围扩散,伴有高热寒战、头痛、烦躁、神昏谵语等症。"[25]573

《中医外科手册》:"走黄系疔毒走散,人于营血,内攻脏脑所致的一种急性全身性危重病证。多由疔疮误治或失治,或挤压、碰撞而致。本病相当于西医的败血症,是由于细菌进入血液循环并产生大量毒素而导致的全身感染性疾病。"[26]85

《中医外科学》(陈红风):"走黄是因疔疮火毒炽盛,早期失治,毒势未能及时控制,或因挤压等,使毒邪走散入血,内攻脏腑而引起的一种全身性危急疾病。相当于西医的全身化脓性感染。其临床特点是疮顶忽然凹陷,色黑无脓,肿势散慢,迅速扩散,伴见寒战高热,烦躁,神昏谵语等七恶证。走黄又名'癀走',见于《疮疡经验全书》。清《疡科心得集》认为疔毒走散之后,并不只是限于心包一经,可累及其他脏腑,指出'外证虽有一定之形,而毒气之流行,亦无定位。故毒入于心则昏迷,入于肝则痉厥,入于脾则腹疼胀,入于肺则喘嗽,入于肾则目暗、手足冷,入于六腑亦皆各有变象,兼证。七恶叠见'。"[27]109

《中医外科学》(李曰庆):"走黄是疔疮火毒炽盛,早期失治,毒势未能及时控制,走散入营,内攻脏腑而引起的一种全身性危急疾病。又名癀走。其特点是疮顶忽然凹陷,色黑无脓,肿势迅速扩散,伴见心烦作躁、神识昏愦等症。凡是疔疮,均可发展为走黄,然颜面部疔疮因其所生之处经脉众多，又为诸阳所聚之地；烂疔因其病势急暴，化腐甚巨，故尤易发生走黄。”[28]89

《现代中医诊疗学》：“走黄系疔毒走散，四散经终，入于营血，内攻脏腑所致的一种急性全身性危重病证。属疔疮患病后出现的逆证、恶证。相当于现代医学的‘败血症’，是由于细菌进入血液循环并产生大量毒素导致的全身感染性疾病。其病势急骤险恶，如不及时抢救，多危及生命。此证是疔疮最严重的并发症，故又称‘疔疮走黄’，以颜面疔、烂疔发病为多。现代医学全身感染性疾病分为毒血症、败血症、脓毒血症，相当于中医学的‘走黄’‘内陷’‘流注’范畴。”[29]202

《中医外科学》(刘忠德等)：“走黄是由于疔疮火毒炽盛，早期失于治疗，毒势未能及时控制，走散入营，内攻脏腑而起的一种全身性危急疾病。又名癀走。”[30]81

《中医外科学》(张翠月)：“走黄是指疔疮火毒炽盛，早期失治而未能及时控制毒势，毒人血分，内攻脏腑的一种急性危重证候。其特征是：忽然疮顶凹陷，色黑无脓，肿势迅速向周围扩散，皮色暗红；伴有寒战高热，头痛，烦躁不安；甚至有神志昏迷，谵妄等危急证候。”[31]126

《中医临床学》：“走黄是疔疮火毒炽盛，早期失治，毒势未能及时控制，走散人营，内攻脏腑而引起的一种全身性危急疾病。其特点是疮顶忽然凹陷，色黑无脓，肿势迅速扩散，伴见心烦作躁、神识昏愦等症。”[32]24

《中医药学名词》：“疔疮火毒炽盛，走散入血，内攻脏腑的一种危重急症。相当于败血症、毒血症、脓血症。”[33]15

《中医临床医学概论》：“走黄是因疔疮火毒炽盛，早期失治，毒势未能及时控制；或因挤压等，使毒邪走散入血，内攻脏腑而引起的一种全身性危急疾病。其特点是疮顶忽然凹陷，色黑无脓，肿势散漫，迅速扩散，伴见寒战高热、烦躁、神昏谵语等七恶证候。”[34]149

参考文献

[1] [隋] 巢元方. 诸病源候论校释[M]. 南京中医学院校释. 北京：人民卫生出版社，2009：650，654.

[2] [唐] 孙思邈撰. 千金方[M]. 刘更生，等点校. 北京：华夏出版社，1993：307.

[3] [明] 杨清叟. 仙传外科集验方[M]. 北京：人民卫生出版社，1991：88，89.

[4] [明] 孙一奎. 赤水玄珠[M]. 叶川，建一校注. 北京：中国中医药出版社，1996：514.

[5] [明] 龚廷贤. 万病回春[M]. 朱广仁点校. 天津：天津科学技术出版社，1993：507.

[6] [明] 龚廷贤. 寿世保元[M]. 王均宁，等点校. 天津：天津科学技术出版社，1999：684.

[7] [宋] 窦默. 疮疡经验全书：上[M]// 周仲瑛，于文明总主编. 中医古籍珍本集成：外伤科卷. 长沙：湖南科学技术出版社，2014：366.

[8] [南朝] 顾野王. 玉篇：卷十一[M]. 上海：中华书局，1920－1936：8.

[9] [明] 王肯堂辑. 证治准绳：疡医[M]. 北京：人民卫生出版社，1993：195，196.

[10] [明] 陈实功. 外科正宗[M]. 北京：人民卫生出版社，2007：86，89.

[11] [清] 蒋示吉. 医宗说约[M]. 王道瑞，申好真校注. 北京：中国中医药出版社，2004：249.

[12] [清] 祁坤. 外科大成[M]. 上海：上海科技卫生出版社，1958：268，269.

[13] [清] 王洪绪. [清] 潘器之. 外科全生集[M]. 上海：上海卫生出版社，1956：22.

[14] 浙江中医学院.《医宗金鉴·外科心法要诀》白话解[M]. 北京：人民卫生出版社，2007：378.

[15] [清] 顾世澄. 疡医大全[M]. 北京：人民卫生出版社，1987：1251.

[16] [清] 许克昌. 外科证治全书[M]. 北京：人民卫生出版社，1961：126.

[17] [民国] 张寿颐. 疡科纲要[M]. 上海：上海卫生出版社，1958：44－45.

[18] 上海中医学院. 中医外科学[M]. 上海：上海人民出版社，1973：69.

[19] 宁波市孝闻卫生防治所. 中医外科[M]. 北京：人民卫生出版社，1975：40.

[20] 顾伯康. 中医外科学[M]. 北京：人民卫生出版社，1987：147.

[21] 艾儒棣. 中医外科学[M]. 成都：四川科学技术出版社，1991：25.

[22] 侯玉芬，陈柏楠. 中医外科病名释义[M]. 济南：山东大学出版社，1997：104，105.

[23] 韩成仁.中医证病名大辞典[M].北京：中医古籍出版社，2000：201.

[24] 李振吉.中医药常用名词术语辞典[M].北京：中国中医药出版社，2001：171.

[25] 邹积隆，丛林，杨振宁.简明中医病证辞典[M].上海：上海科学技术出版社，2005：573.

[26] 王沛.中医外科手册[M].福州：福建科学技术出版社，2005：85.

[27] 陈红风.中医外科学[M].上海：上海科学技术出版社，2007：109.

[28] 李曰庆.中医外科学[M].北京：中国中医药出版社，2007：89.

[29] 张增杰，刘志敏，孙瑞玲，等.现代中医诊疗学[M].天津：天津科学技术出版社，2008：202.

[30] 刘忠德，张鸥.中医外科学[M].北京：中国中医药出版社，2009：81.

[31] 张翠月.中医外科学[M].北京：中医古籍出版社，2009：126.

[32] 冷向阳，曹世奎.中医临床学[M].北京：科学技术文献出版社，2012：24.

[33] 中医药名词审定委员会.中医药学名词：外科学皮肤科学眼科学耳鼻喉科学骨伤科学[M].北京：科学出版社，2014：15.

[34] 张明雪.中医临床医学概论[M].北京：中国中医药出版社，2017：149.

（周兴兰）

4·085

肠痈

cháng yōng

一、规范名

【汉文名】肠痈。

【英文名】intestinal abscess。

【注释】发于肠腑的痈。

二、定名依据

“肠痈”作为病名最早见于《内经》，虽此前有相关术语“痈”，但概念与本术语“肠痈”不完全相同。

自《内经》提出此病名后，其后历代的著作多有沿用，如汉代《金匮要略》，南北朝《刘涓子鬼遗方》，隋代《诸病源候论》，宋代《圣济总录》，元代《世医得效方》，明代《证治准绳》，清代《疡科心得集》《外科医镜》《医宗金鉴》等。这些著作均为历代的重要著作，对后世有较大影响。所以“肠痈”作为规范名便于达成共识，符合术语定名的约定俗成原则。

我国2005年出版的由全国科学技术名词审定委员会审定公布的《中医药学名词》和全国普通高等教育中医药类规划教材《中医外科学》（赵尚华）、《中医外科学》（李曰庆）、《中医外科学》（陈红风）等以及辞书类著作《中医大辞典》《中国医学百科全书·中医外科学》等均以“肠痈”作为规范名。这些均说明“肠痈”作为中医外科的规范名已成为共识。

三、同义词

未见。

四、源流考释

肠痈是热毒内聚、郁结于肠道的痈肿。肠痈的记载始见于《内经》。《黄帝内经素问·厥论》篇曰：“少阳厥逆，机关不利者，腰不可以行，项不可以顾，发肠痈不可治，惊者死。”[1]91《黄帝内经灵枢·上膈》篇曰：“喜怒不适，食饮不节，寒温不时，则寒汁留于肠中，流于肠中则虫寒，虫寒则积聚守于下管，则肠胃充郭，卫气不营，邪气居之。”[2]283

汉代张仲景继承《内经》的观点，对肠痈做了详细的论述，如《金匮要略》曰：“肠痈者，少腹肿痞，按之即痛如淋……脓未成，可下之，当有血。脉洪数者，脓已成，不可下也。”[3]108 又曰：“肠痈之为病，其身甲错，腹皮急，按之濡，如肿状，腹无积聚，身无热，脉数，此为肠内有痈脓。”[4]58 本书详细论述了肠痈的病名、症状、方药等，本书所记载的大黄牡丹汤、薏苡附子败酱散均为治疗肠痈的肠痈方剂。

隋唐时期多推崇《金匮要略》的观点，《诸病源候论》中曰：“肠痈者，由寒温不适，喜怒无度，使邪气与营卫相干，在于肠内，遇热加之，血气蕴积，结聚成痈，热积不散，化而成脓……时时汗出，复恶寒，其身皮甲错，腹皮急，如肿状，诊其脉洪数者已有脓也……惟宜急治之。”[5]698《备急千金要方》曰：“肠痈，屈两肘……则下脓血即瘥。”[6]419

宋代对肠痈的病机有了新的认识，《圣济总录》指出：“肠痈由喜怒不节，忧思过甚，肠胃虚弱，寒温不调，邪热交攻，故荣卫相干，血为败浊，流渗入肠，不能传到，蓄结成痈。”[7]1477

明清时期，对肠痈的认识日臻成熟，记载肠痈的专著也日渐增多。如《外科正宗》指出：“夫肠痈者，皆湿热瘀血流入小肠而成也。又由来有三：一、男子暴急奔走，以致肠胃传送不能舒利，败血浊气壅遏而成者一也……湿动痰生，多致肠胃痞塞，运化不通，气血凝滞而成者三也。”[8]157“治肠痈溃后，疼痛淋沥不已……四肢无力，自汗盗汗，睡卧不宁。”[8]160《医灯续焰》曰：“肠痈者，肠内生痈也……不节饮食，不适寒温……久热腐脓，而痈斯成矣。”[9]326《证治准绳》云：“肠痈之证，因饮食积热，或母食辛热之物所致，小腹按之则痛，小便数似淋，腹急恶寒，身皮甲错，自汗恶寒。若脉迟紧未有脓者，用仙方活命饮，以解其毒。脉洪数已有脓者，服太乙膏，以下其脓。小腹疼痛，小便不利者，脓壅滞也，牡丹皮散主之。”[10]1459《疡科心得集》曰：“小肠痈者，少腹肿而硬，按之则痛……身皮甲错，腹皮急，甚则腹胀大。”[11]58《洞天奥旨》提出：“肠痈者，痈生于大小肠也。其症口渴……毒留在腹，无不死者。故治法必须亟消之，万不可因循失治，至溃破而始治之，以丧人性命耳。”[12]79《医学心悟》提及：“肠痈，有生于肠内者，腹内胀急……甚则穿溃大肠，食虫亦自脐出，势难为矣”[13]244《外科大成》曰：“小肠痈之发，必先关元穴隐痛不已……大肠痈之发，必先天枢穴隐痛不已。”[14]262,264《冯氏锦囊》曰：“肠痈是膏粱积热所致”[15]488。

现代有关著作均沿用《内经》的记载以“肠痈”为规范名，如《中医外科学》（赵尚华）[16]168、《中医外科学》（李曰庆）[17]338、《中医外科学》（陈红风）[18]345 等以及辞书类著作《中医大辞典》[19]793《中国医学百科全书·中医外科学》[20]17,18《中医药学名词》[21]259 等。

总之，自《内经》提出此病名后，后世医家以此命名该病。

五、文献辑录

《黄帝内经灵枢·上膈》：“喜怒不适，食饮不节，寒温不时，则寒汁留于肠中，流于肠中则虫寒，虫寒则积聚守于下管，则肠胃充郭，卫气不营，邪气居之。”[2]283,284

《黄帝内经素问·厥论》：“少阳厥逆，机关不利者，腰不可以行，项不可以顾，发肠痈不可治，惊者死。”[1]91

《金匮要略》卷十八：“肠痈者，少腹肿痞，按之即痛如淋……脓未成，可下之，当有血。脉洪数者，脓已成，不可下也。”[3]108

《金匮要略》：“肠痈之为病，其身甲错，腹皮急，按之濡，如肿状，腹无积聚，身无热，脉数，此为肠内有痈脓。”[4]58

《诸病源候论》卷三十三：“肠痈者，由寒温不适，喜怒无度，使邪气与营卫相干，在于肠内，遇热加之，血气蕴积，结聚成痈，热积不散，化而成脓……时时汗出，复恶寒，其身皮甲错，腹皮急，如肿状，诊其脉洪数者已有脓也……惟宜急治之。”[5]698

《备急千金要方》卷二十三：“肠痈，屈两肘……则下脓血即瘥。”[6]419

《圣济总录》卷一百二十九:“肠痈由恚怒不节,忧思过甚,肠胃虚弱,寒温不调,邪热交攻,故荣卫相干,血为败浊,流渗入肠,不能传到,蓄结成痈。”[7]1477

《外科正宗》卷三:“夫肠痈者,皆湿热瘀血流入小肠而成也。又由来有三:一、男子暴急奔走,以致肠胃传送不能舒利,败血浊气壅遏而成者一也……湿动痰生,多致肠胃痞塞,运化不通,气血凝滞而成者三也。”[8]157

《外科正宗》卷三:“肠痈溃后,疼痛淋沥不已……四肢无力,自汗盗汗,睡卧不宁。”[8]160

《医灯续焰》卷十四:“肠痈者,肠内生痈也……不节饮食,不适寒温……久热腐脓,而痈斯成矣。”[9]326

《证治准绳》:“肠痈之证,因饮食积热,或母食辛热之物所致,小腹按之则痛,小便数似淋,腹急恶寒,身皮甲错,自汗恶寒。若脉迟紧未有脓者,用仙方活命饮,以解其毒。脉洪数已有脓者,服太乙膏,以下其脓。小腹疼痛,小便不利者,脓壅滞也,牡丹皮散主之。”[10]1459

《疡科心得集》卷中:“小肠痈者,少腹肿而硬,按之则痛……身皮甲错,腹皮急,甚则腹胀大。”[11]58

《洞天奥旨》卷六:“肠痈者,痈生于大小肠也。其症口渴……毒留在腹,无不死者。故治法必须亟消之,万不可因循失治,至破溃而始治之,以丧人性命耳。”[12]79

《医学心悟》附录:“肠痈,有生于肠内者,腹内胀急……甚则穿溃大肠,食虫亦自脐出,势难为矣。”[13]244

《外科大成》卷四:“小肠痈之发,必先关元穴隐痛不已……大肠痈之发,必先天枢穴隐痛不已。”[14]262,264

《冯氏锦囊秘录》卷十九:“肠痈者,是膏粱积热所致,其候身皮甲错……腹胀恶寒,身热自汗。”[15]488

《中医外科学》(赵尚华):“肠痈是肠腑内发生痈肿的急性腹部疾患。”[16]168

《中医外科学》(李曰庆):“肠痈是指发生于肠道的痈肿,属内痈范畴。”[17]338

《中医外科学》(陈红风):“肠痈是指发生于肠道的痈肿,属内痈范畴。”[18]345

《中医大辞典》:“肠内生痈并腹部疼痛的病症。”[19]793

《中国医学百科全书·中医外科学》:“发生于肠的痈肿,称为肠痈。”[20]17

《中医药学名词》:“肠痈……以发热,右少腹疼痛拘急,或触及包块为主要表现的疾病。”[21]259

[1] 未著撰者.黄帝内经[M].北京:线装书局,2009:91.

[2] 未著撰者.黄帝内经[M].北京:中国医药科技出版社,2017:283,284.

[3] [汉]张仲景.金匮要略[M].北京:学苑出版社,2007:108.

[4] [汉]张仲景.金匮要略[M].北京:中国医药科技出版社,2013:58.

[5] [隋]巢元方.诸病源候论[M].北京:人民卫生出版社,2009:698.

[6] [唐]孙思邈.备急千金要方[M].北京:华夏出版社,2008:419.

[7] [宋]赵佶.圣济总录[M].北京:人民卫生出版社,2013:1477.

[8] [明]陈实功.外科正宗[M].北京:中医古籍出版社,1999:157,160.

[9] [明]王绍隆.医灯续焰[M].北京:人民卫生出版社,1988:326.

[10] [明]王肯堂.证治准绳[M].北京:中国中医药出版社,1997:1459.

[11] [清]高秉钧.疡科心得集[M].天津:天津科学技术出版社,2004:58.

[12] [清]陈士铎.洞天奥旨[M].北京:中国中医药出版社,1991:79.

[13] [清]程国彭.医学心悟[M].北京:中国中医药出版社,1996:244.

[14] [清]祁坤.外科大成[M].上海:上海卫生出版社,1957:262,264.

[15] [清]冯兆张.冯氏锦囊秘录[M].北京:中国医药科技出版社,2011:488.

[16] 赵尚华.中医外科学[M].北京:人民卫生出版社,2002:168.

[17] 李曰庆.中医外科学[M].北京：中国中医药出版社，2012：338.
[18] 陈红风.中医外科学[M].北京：中国中医药出版社，2016：345.
[19] 李经纬，邓铁涛，等.中医大辞典[M].北京：人民卫生出版社，1995：793.
[20] 中国医学百科全书编辑委员会.中医外科学[M]//钱信忠.中国医学百科全书.上海：上海科学技术出版社，1992：17.
[21] 中医药学名词审定委员会.中医药学名词[M].北京：科学出版社，2005：259.

（张肖瑾）

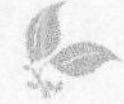

4·086

附骨疽

fù gǔ jū

一、规范名

【汉文名】附骨疽。

【英文名】bone-attaching abscess; suppurative osteomyelitis。

【注释】毒邪深袭，附着于骨的化脓性疾病。相当于化脓性骨髓炎。

二、定名依据

"附骨疽"作为中医外科病名，主要症状为"内里漫肿，皮色不变"，最早见于南北朝的《刘涓子鬼遗方》。此外还有"白虎飞尸""附骨流痰""附骨流注""赤施""剩骨疽""多骨疽""朽骨疽""股胫疽""股阴疽""贴骨痈""缩脚疽""渝疽""癖疽"等相关术语。其概念与附骨疽有相似之处，部分可作为"附骨疽"的替代名词。

隋代巢元方《诸病源候论》沿用"附骨疽"开始，后世医家多沿用这一名词。唐代医家孙思邈《千金方》、王焘《外台秘要》，宋代医家陈无择《三因极一病证方论》、赵佶《圣济总录》、刘昉《幼幼新书》，元代齐德之《外科精义》、危亦林《世医得效方》，明朝陈实功《外科正宗》、李梴《医学入门》，清代王旭高《外科证治秘要》、李用梓《证治汇补》、陈廷铨《罗遗编》、吴谦《医宗金鉴》、高秉钧《疡科心得集》、顾世澄《疡医大全》、吴杖仙《吴氏医方汇编》、孙震元《疡科会粹》、程国彭《医学心悟》等都沿用"附骨疽"这一术语。

《灵枢·痈疽篇》用"赤施"等名，至明王肯堂《六科证治准绳》中正式将"赤施""剩骨疽""多骨疽"等术语正名为"附骨疽""阴骨疽"等，明杨清叟《仙传外科集验》将"白虎飞尸"正名为"附骨疽"，清祁坤《外科大成》使用"朽骨疽"作为病名。

1960年《中医外科学讲义》（上海中医学院）、1964年《中医外科学》（上海中医学院）、1986年《中医外科学》（顾伯康）、1991《中医外科学》（艾儒棣）均以"附骨疽"作为规范术语。

我国1997年出版的中华人民共和国国家标准《中医临床诊疗术语·疾病部分》以及辞书类著作《中医大辞典》《中国医学百科全书·中医学》等均以"附骨疽"作为规范名。因此"附骨疽"作为中医外科病名以得到广泛的认可。

我国2005年出版的由全国科学技术名词审定委员会审定公布的《中医药学名词》已以"附骨疽"作为规范名，所以"附骨疽"作为规范名也符合术语定名的协调一致原则。

三、同义词

【曾称】"股阴疽""赤施"（《内经》）；"渝疽""癖疽"（《小品方》）；"白虎飞尸"（《三因极一病证方论》）；"贴骨痈"（《疡科心得集》）；"剩骨疽"（《疡医准绳》）；"朽骨疽"（《外科大成》）；"缩

脚疽”(《验方新编》);“穿骨流注”(《中医外科诊疗学》)。

四、源流考释

“疽”字在甲骨文中未见,首见于春秋左丘明《左传·襄十九年》[1]213。在东汉许慎《说文解字》[2]256 中未确切提及,但是其行文中有对“疽”的描述,可作为当时对“疽”这个字最早的较为详细的描述。至西汉司马迁《史记·孙吴传》[3]289 时“疽”这个字已经逐渐被人接受。到了宋代高承《医书》中便有了“阴滞于阳则生疽”[4]1。同时对疽的病机也有了较为明确的说法。明代张自烈《正字通》:“痈之深者曰疽。疽深而恶,痈浅而大。”[5]226 这时“疽”作为专用医学名词已经得到广泛的使用。

“附骨疽”作为“疽”的一种,首先见于晋代葛洪《肘后备急方》[6]79。至《刘涓子鬼遗方》中:“附骨疽,一名渝疽,以其无头,附骨成脓故也。又名痹疽,以其广大,竟体有脓故也。”[7]555 这时对其病变形态也有比较正确的描述。而此时还有“渝疽”“痹疽”等相关术语与之相同。而现在成书年代争议较大的《黄帝内经灵枢》[8]1 中又有“赤施”等名词,表述上与“附骨疽”相同,在明代王肯堂《疡科证治·准绳》卷四:“赤施即股阴疽。”[9]155 中对这两个名词有了很好的注释。

隋代巢元方《诸病源候论》[10]321 记载了诸多病名症候,其沿用《肘后备急方》“附骨疽”的术语,并对其病因病机有了更为详细的阐释。在之后唐代医家也多有沿用,如孙思邈《千金方》[11]464 以及王焘《外台秘要方》[12]206。

至宋元时期,“附骨疽”作为外科名词被沿用的越来越多,宋代陈言《三因极一病证方论》:“附骨疽,与白虎飞尸,历节风,皆相类。”[13]1445 首次将“附骨疽”和“白虎飞尸”以及“历节风”归为同一类。宋代刘昉《幼幼新书》[14]244 更是引用《千金方》而将“附骨疽”成单独一章。赵佶《圣济总录》[15]38 也是沿用前世之名。元代危亦林撰《世医得效方》[16]148 也沿用前世说法。元代齐德之《外科精义》:“夫附骨疽者以其毒气深沉附着于骨也,此疾与贼风相类而不同人不能辨治之。”[17]635 首次对“附骨疽”作了最规范的阐述,后世医家也多以此为标准。

到明清时期,医家对以往的外科名词作了许多辨析、归纳,其中“附骨疽”的许多相类名词在这一时期得到更好的规范。而此时大多以明代陈实功《外科正宗》作为准则,陈实功《外科正宗·附骨疽第二十七》:“夫附骨疽者,乃阴寒入骨之病也。”[18]104 明代李梴《医学入门》:“附骨疽毒深着骨,贼风石缓不可忽;贼网得热痛少宽。”[19]67 清代高秉钧《疡科心得集》[20]182、姚俊《验良方全集》[21]951、顾世澄撰《疡医大全》[22]659、程国彭《医学心悟》[23]5,以及吴谦《医综金鉴》:“附骨疽生于大腿外侧,咬骨疽生于大腿内侧。”[24]243 这些都沿用“附骨疽”这一医学名词,此时“附骨疽”已基本作为官方名词在使用。

1960 年上海中医学院外科教研组编《中医外科学讲义》[25]75 使用“附骨疽”病名,以及 1964 年的《中医外科学》也使用这一病名,我国 1997 年出版的中华人民共和国国家标准《中医临床诊疗术语·疾病部分》和《中医外科学》(顾伯康)[26]76、《中医外科学》[27]100(艾儒棣)等以及辞书类著作《中医大辞典》《中国医学百科全书·中医学》、2005 年及 2014 年《中医药学名词》[28]848 等均以“附骨疽”作为规范名。因此“附骨疽”至今已作为中医外科官方病名在使用。

总而言之,“附骨疽”这一名词最早见于晋代,在隋唐时期有了一定的沿用,而到了元明清时期外科有了较大的发展,对后世有很大的影响,其用名也越来越规范,至今“附骨疽”已经作为标准名词在使用。

五、文献辑录

《左传·襄十九年》:“荀偃瘅疽,生疡于头。”[1]213

《说文解字》:“久痈也。《后汉书》刘焉传注、玄应一切经音义皆引久痈。与小徐合。痈久而溃沮？然也。从且声，七余切，五部。"[2]256

《灵枢·痈疽篇》："发于阻股，名曰赤施，不急治，六十日死，在两股之内，不治，十日而当死。"[8]1

《史记·孙吴传》："卒有病疽者，起为吮之。"[3]289

《肘后备急方》卷八："疽疮、附骨疽肿、疔疮、痈肿，此四病。"[6]79

《刘涓子鬼遗方》附录："附骨疽，一名渝疽，以其无头，附骨成脓故也。又名癖疽，以其广大，竟体有脓故也。"[7]555

《诸病源候论》卷四："附骨疽者，由当风入骨解，风与热相搏，复遇冷湿；或秋夏露卧，为冷所折，风热伏结，壅歇附明成疽。"[10]321

《备急千金要方》卷五："凡附骨疽者，以其无破(外台作故)附骨成脓，故名附骨疽。"[11]464

《外台秘要方》卷五："《千金》诊附骨疽法，凡附骨疽者，无故附骨成脓，故名附骨疽。"[12]206

《医书》："痈者，六腑不和之所生。疽者，五藏不调之所致，阳滞于则生痈，阴滞于阳则生疽。"[4]1

《三因极一病证方论》卷六："附骨疽，与白虎飞尸，历节风，皆相类。"[13]1445

《圣济总录》卷一："论曰：附骨疽者，由风入骨解，与热相搏，复冷湿所折，风热伏劫，蕴积成毒，故附骨而为疽。"[15]38

《外科精义》卷二："夫附骨疽者以其毒气深沉附着于骨也，此疾与贼风相类而不同人不能辨治之。"[17]635

《世医得效方》卷六："蟾蜍膏治附骨疽久不差。"[16]148

《正字通》："痈之深者曰疽。疽深而恶，痈浅而大。"[5]226

《疡科准绳》卷四："赤施即股阴疽。"[9]155

《外科正宗·附骨疽》："夫附骨疽者，乃阴寒入骨之病也。"[18]104

《医学入门》卷三："附骨疽毒深着骨，贼风石缓不可忽：贼网得热痛少宽。"[19]67

《疡科心得集》卷四："附骨疽者，俗呼为贴骨痈，生于大腿外侧骨上，此阴寒之证也。"[20]182

《经验良方全集》卷三："内里漫肿，而皮色不变也。"[21]951

《疡医大全》卷五："沿用陈实功的话语，创附骨疽主论。"[22]659

《医综金鉴》卷五："附骨疽生于大腿外侧，咬骨疽生于大腿内侧。"[24]243

《医学心悟》卷四："附骨疽，肉里浮肿，而皮色不变也。"[23]5

《中医外科学讲义》："故附骨疽、流痰等症，大多生于肾蹬之体。"[25]75

《中医外科学》："附骨疽是一种病邪深沉，附着于骨的化脓性疾病。"[27]100

《中医大辞典》："附骨疽病名。出《肘后方》卷五。又名多骨疽。"[28]848

[1] [春秋] 左丘明. 左传[M]. 长沙：岳麓书社，1988：213.

[2] [汉] 许慎. [宋] 徐铉校定. 说文解字[M]. 北京：中华书局，1963：256.

[3] [汉] 司马迁. 史记[M]. 线装书局，2006：289.

[4] [宋] 高承. [明] 李果撰. 事物纪原[M]. 金圆，许沛藻点校. 北京：中华书局，1989：04.

[5] [明] 张自烈. 正字通[M]. 上海：国际文化出版公司，1996：1.

[6] [晋] 葛洪. 肘后备急方[M]. 天津：天津科学技术出版社，2005：226.

[7] [南北朝] 刘涓子. 刘涓子鬼遗方[M]. 北京：中华书局，1985：79.

[8] 未著撰人. 黄帝内经灵枢[M]. 成都：四川科学技术出版社，2008：555.

[9] [明] 王肯堂. 证治准绳[M]. 北京：中医古籍出版社，1993：1.

[10] [隋] 巢元方. 诸病源候论[M]. 沈阳：辽宁科学技术出版社，1997：155.

[11] [唐] 孙思邈. 千金方[M]. 北京：华夏出版社，1993：321.

[12] [唐] 王焘. 外台秘要方[M]. 北京：华夏出版社，1993：464.

[13] [宋] 陈言. 三因极一病证方论[M]. 北京：人民卫生

出版社，1957：206.

[14] [宋]刘昉.幼幼新书[M].北京：人民卫生出版社，1987：1445.

[15] [宋]赵佶敕.圣济总录精华本[M].科学出版社，1998：244.

[16] [元]危亦林.世医得效方[M].北京：人民卫生出版社，1990：635.

[17] [元]齐德之.外科精义[M].北京：人民卫生出版社，1990：38.

[18] [明]陈实功.外科正宗[M].北京：中医古籍出版社，1999：104.

[19] [明]李梴.医学入门[M].北京：中国中医药出版社，1995：67.

[20] [清]高秉钧.疡科心得集[M].天津：天津科学技术出版社，2004：182.

[21] [清]姚俊.经验良方全集[M].北京：中国中医药出版社，1994：951.

[22] [清]顾世澄.疡医大全[M].北京：人民卫生出版社，1987：659.

[23] [清]程国彭.医学心语[M].北京：中国中医药出版社，1996：5.

[24] [清]吴谦.医综金鉴[M].沈阳：辽宁科学技术出版社，1997：243.

[25] 上海中医学院外科教研组.中医外科学讲义[M].北京：人民卫生出版社，1960：75.

[26] 顾伯康.中医外科学[M].上海：上海科学技术出版社，1986：76.

[27] 艾儒棣.中医外科学[M].成都：四川科学技术出版社，2007：100.

[28] 李经纬，邓铁涛，等.中医大辞典[M].北京：人民卫生出版社，1995：848.

（余　波　周兴兰）

4・087

环跳疽

huán tiào jū

一、规范名

【汉文名】环跳疽。

【英文名】huantiao abscess; suppurative coxitis; osteomyelitis around Huantiao。

【注释】生于髋部环跳穴处，以漫肿疼痛，影响髋关节活动，全身症状严重，溃脓难收，并易致残为主要表现的无头疽。

二、定名依据

环跳疽作为髋关节处的脓疡，其症状特点为：局部漫肿疼痛，影响关节屈伸活动，全身症状严重，溃脓后难以收敛，容易致残。

《灵枢・痈疽》载“股胫疽”“锐疽”，南齐龚庆宣《刘涓子鬼遗方》载“坠阻痈”，与本病发病部位和症状相似。隋代巢元方《诸病源候论》载“附骨疽”，发于“鼠髅、髂头、脞膝间，摶、肘、背脊”等部位，但因其含义宽泛不具体，后世文献将发于不同部位的疽毒给予不同命名。

其后明代汪机《外科理例》首用“环跳疽”一名，归属“臀痈”统领。明代王肯堂《疡医证治准绳》载“股阳疽”，申拱宸《外科启玄》载“臀痈”均是当今“环跳疽”的曾用名。

清代祁坤《外科大成》首次定义“环跳疽”，后世沿用较多，比如：吴谦《医宗金鉴》、顾世澄《疡医大全》、邹岳《外科真诠》等。

中华人民共和国成立后，1960年《中医外科学简编》（中华人民共和国卫生部中医研究院），1970年《中医外科临床手册》（上海中医学院外科学教研组），1973年《中医外科学》（上海中医学院），1986年《中医外科学》（顾伯康），1991年《中医外科学》（艾儒棣），1994年《中国医学大辞典》，1997年《中医外科学》（陆德铭），1998年《中医外科学》（金之刚），1999年《中医外科学》（谭新华等），2000年《中医证病名大辞典》，2001年《中医药常用名词术语辞典》，2002年《中医外科学》（赵尚华），2005年《简明中医病证辞典》，2016年《中医外科学》（陈红风），2017年《中医大辞典》均采用“环跳疽”作为正名，说明“环跳疽”作为规范用名已取得共识。

我国2005年出版的由全国科学技术名词审定委员会审定公布的《中医药学名词》和2014年出版的《中医药学名词》（中医药学名词审定委员会）已以“环跳疽”作为规范名，所以“环跳疽”作为规范名也符合术语定名的协调一致原则。

三、同义词

【又称】“臀痈”（《外科启玄》）；“贴骨疽”（《外科证治全生集》）；“缩脚疽”（《外科证治全生集》）。

【曾称】“坠阳痈”（《刘涓子鬼遗方》）；“股阳疽”（《疡医证治准绳》）。

四、源流考释

成书于秦汉时期的《灵枢·痈疽》记载：“发于股胫，名曰股胫疽，其状不甚变，而痈脓搏骨，不急治，三十日死矣。发于尻，名曰锐疽。其状赤坚大，急治之。不治，三十日死矣。”[1]274 是本病发病部位、症状的最早记载。我国现存最早的中医外科学专著南齐龚庆宣《刘涓子鬼遗方》[2]106 指出发病部位为“股阳”，发病特点“其色不变而膗肿，多附骨”，预后“不急治，三十日而死”，笔者认为与本病内涵相似，所载“坠阳痈”是当今环跳疽的曾用名。

隋代巢元方《诸病源候论》[3]155 指出附骨疽“喜著大节解间，丈夫及产妇、女人，喜著鼠髅、髂头、胜膝间，婴孩、嫩儿，亦著搏、肘、背脊也”，其症状“援之应骨痛，经日便觉皮肉生急，洪洪如肥状”，与当今环跳疽症状相似。

明代汪机《外科理例》[4]129 首用“环跳疽”，将其归属于“臀痈”之类，后附病案曰：“一人腿根近环跳穴痛彻骨，外皮如故，脉数带滑。此附骨疽脓将成。”明确其发病部位。申拱宸《外科启玄》[5]303 载“臀痈”，提及“疮少向胯骨环跳穴者”，说明此时臀痈即为环跳疽。笔者认为臀痈是当今环跳疽之别名。

明代王肯堂《疡科证治准绳》载“发于股阳名曰股阳疽，其状不甚变色，痈肿内薄于骨，不急治，三十日死矣”等[6]98，其后清代王洪绪《外科证治全生集》则明确指出：“贴骨疽患在环跳穴，又名缩脚疽。皮色不异，肿硬作痛者是矣。”[7]29 笔者认为“股阳疽”“贴骨疽”“缩脚疽”均是当今环跳疽的曾用名。

清代祁坤《外科大成》[8]187 首次对“环跳疽”定义，曰：“环跳疽……生于环跳穴。漫肿隐痛，尺脉沉紧，腿不能伸。”后世沿用较多，如：吴谦《医宗金鉴》[9]289，顾世澄《疡医大全》[10]460，邹岳《外科真诠》[11]95 等。

中华人民共和国成立后，1960年《中医外科学简编》[12]16（中华人民共和国卫生部中医研究院）采用了“环跳疽”作为正名，其后中医外科著作以及辞书类著作大多沿用，如：1970年《中医外科临床手册》[13]549（上海中医学院外科学教研组），1973年《中医外科学》[14]67（上海中医学院），1986年《中医外科学》[15]77（顾伯康），1991年《中医外科学》[16]85（艾儒棣），1994年《中国医学大辞典》[17]205，1997年《中医外科学》[18]68（陆德铭），1998年《中医外科学》[19]107（金之刚），1999年《中医外科学》[20]183（谭新华等），2000年《中医证病名大辞典》[21]249，2001年《中医药常用名词术语辞典》[22]205，2002年《中医外科学》[23]89（赵尚华），2005年《中医药名词》[24]257（中医药学名词审定委员会）、《简明中医病证辞典》[25]703，2014年《中医药名词》[26]25（中医药学名词审定委员会），2016年《中医外科学》[27]86（陈红风），2017年《中医大辞典》[28]652。

总之，《内经》所载“股胫疽”“锐疽”的发病部位、症状与本病密切相关。其后，《刘涓子鬼遗方》的“坠阳痈”，《疡医证治准绳》“股阳疽”，均是当今环跳疽的曾用名。《外科启玄》“臀痈”，《外科证治全生集》“贴骨疽”，《外科证治全生集》“缩脚疽”是环跳疽的别名。明代汪机《外科理例》首用“环跳疽”一名，清代祁坤《外科大成》首次定义“环跳疽”，对后世影响较大。

五、文献辑录

《灵枢·痈疽》卷十二:"发于股胫,名曰股胫疽,其状不甚变,而痈脓搏骨,不急治,三十日死矣。发于尻,名曰锐疽。其状赤坚大,急治之。不治,三十日死矣。"[1]274

《刘涓子鬼遗方·刘涓子治痈疽神仙遗论》:"发于股阳,名曰坠阻痈。其色不变而臃肿,多附骨,不急治之,三十日死。"[2]106

《诸病源候论》卷三十三:"发于股阳,名曰坠阻痈。其色不变而臃肿,多附骨,不急治之,三十日死。"[3]155

《外科理例》卷五:"发于股阳,名曰坠阻痈。其色不变而臃肿,多附骨,不急治之,三十日死。"[4]129

《外科启玄》卷五:"臀痈……臀上乃足太阳经,多血少气。盖精肉气血罕来,最痛,因见虚弱,即当内托补其血气。如疮少向胯骨环跳穴者,兼足少阳经,少血多气,更加引经药更妙。左右相同,承扶穴是也。"[5]303

《疡科证治准绳》:"发于股阳,名曰股阳疽,其状不甚变色,痈肿内搏于骨,不急治,三十日死矣。"[6]98

《外科证治全生集·下部治法》:"贴骨疽患在环跳穴,又名缩脚疽。皮色不异,肿硬作痛者是矣。"[7]29

《外科大成》卷二:"环跳疽……生于环跳穴。漫肿隐痛,尺脉沉紧,腿不能伸。"[8]187

《医宗金鉴·外科心法要诀》:"股阳疽生股外侧,内搏于骨不变色,环跳疽肿腿难伸,俱由风湿寒凝结。"[9]289

《疡医大全》卷二十二:"环跳疽门主论……《心法》曰:环跳疽生胯骨节间之环跳穴,所以腰难曲伸,漫肿隐痛,此证皆由风湿寒邪凝结而成,属足少阳胆经。初起宜服黄狗下颏散,更刺委中穴出黑血,其腿即能转动矣。"[10]460

《外科真诠》卷上:"环跳疽生胯骨节间之环跳穴,所以腰难屈环跳疽生胯骨节间之环跳穴,所以腰难屈伸,漫肿隐痛也。二症皆由风湿寒凝结而成,属少阳胆经。"[11]95

《中医外科学简编》:"先痛而后肿者,其病深,多属附骨着节之大证,如附骨疽、流注、环跳疽、骨槽风、内痈等。"[12]16

《中医外科临床手册》:"生在环跳穴(髋关节)处的深部脓疡叫环跳疽。其病因多由外伤受损,复感毒邪,或余毒湿热(麻疹,疔毒走黄,疽毒内陷)留于筋骨或骨关节,气血凝滞而成。发病特点是:好发于儿童,男多于女,局部漫肿疼痛,腿不能屈伸,大腿略向外翻,全身症状严重,溃脓难敛,易成残废,本病应注意与附骨疽、历节风、髂窝流注、髋关节流痰相鉴别。古代文献中的'疵疽''足踝疽''肩中疽'又名'过肩疽''肘疽''兑疽',分别生于膝、踝、肩、肘、腕部。病名虽不同,但均属关节间的急性化脓性疾病,其病因、证治与环跳疽类似,可参阅,故不赘述。环跳疽属于现代医学的急性化脓性髋关节炎。"[13]54

《中医外科学》(上海中医学院):"化脓性关节炎好发于幼儿,男多于女,最常受染的是髋与膝关节,发子髋部的中医称'环跳疽',发于膝部的称'疵疽'。"[14]67

《中医外科学》(顾伯康):"疽毒发于髋部环跳穴者,谓之环跳疽。《外科大成》说:'生环跳穴,漫肿隐痛,尺脉沉紧腿不能伸。'其特征是好发于儿童,男多于女,局部漫肿疼痛,影响关节屈伸活动,全身症状严重,溃脓难以收敛,易于造成残废。中医文献中把生于膝部的叫'疵疽';生于足踝部的叫'足踝疽';生于肩部的叫'肩中疽'(又叫'过肩疽''疵疽');生于肘部的叫'肘疽';生于腕部的叫'兑疽'。病名虽不同,但均属关节间的急性化脓性疾病,其病因、证治,基本与环跳疽相类似,可以相互参阅,故其他各关节间的疽病从略。"[15]77

《中医外科学》(艾儒棣):"疽毒发于髋部环跳穴者,谓之环跳疽。其特征是:好发于儿童,男多于女,局部漫肿疼痛,影响关节屈伸活动,全身症状严重，溃脓难以收敛，易造成残废。本病发病部位不同，名称各异，但是病因，证治基本相同，故以环跳疽为代表，其余从略。”[16]85

《中国医学大辞典》：“环跳疽……疾病。出《外科理例·臀痈》。发生在髋关节的急性化脓性疾病。相当于西医的化脓性髋关节炎。多由病后余毒未净，血行感染所致，还可由附近外伤染毒或由附骨疽直接蔓延到关节而成。局部漫肿疼痛，影响关节屈伸活动，全身症状严重，溃脓后难以收敛，容易造成残废。”[17]205

《中医外科学》(陆德铭)：“环跳疽是指发生在髋关节的急性化脓性疾病。相当于西医的化脓性髋关节炎。其特点是好发于儿童，局部漫肿疼痛，影响关节屈伸活动，全身症状严重，溃脓后难以收敛，容易造成残废。中医文献中把生在膝部的，叫疵疽；生在足踝部的，叫足踝疽；生在肩部的，叫肩中疽；生在肘部的，叫肘疽。病名虽各异，但其病因、证治与环跳疽基本相似。”[18]68

《中医外科学》(金之刚)：“环跳疽：疼痛在髋关节部位，可致臀部外突，大腿向外旋，患肢不能伸直和弯曲(髂窝流注是曲而难伸)，甚则漫肿上延腰胯、下及大腿，必要时可做髋关节穿刺以作鉴别。”[19]107

《中医外科学》(谭新华等)：“疽毒发于股部环跳部位(髋关节)称环跳疽，又称骨阳疽。相当于西医所称的化脓性关节炎。其特点是：好发于儿童，男多于女，局部漫肿疼痛，影响关节屈伸，臀部外突，溃而难敛，易成残疾，全身症状较重。有关本病，在古代文献中记载较少，至明代《证治准绳·疡科·股阳疽》才有‘发于股阳名曰股阳疽，其状不甚变色，痈肿内薄于骨，不急治，三十日死矣’等记载。清代对于本病的论述逐渐增多。如清代《外科真诠》和《医宗金鉴·外科心法要诀》均认为：股阳疽生于股外侧，胯尖之后，其毒内搏于骨节脓深至骨，故漫肿不变色。环跳疽生胯骨节间之环跳穴，所以腰难屈伸，漫肿隐痛也。此二证皆由风、湿、寒凝结而成，属足少阳胆经。王洪绪《外科证治全生集》则明确指出：‘贴骨疽患在环跳穴，又名缩脚疽。皮色不异，肿硬作痛者是。’并强调‘大忌开刀，开则定成缩脚损疾’，主张以阳和通腠，温阳散寒之阳和剂作为主要治疗方法。清余听鸿《外证医案汇编》则说：‘体虚之人，寒湿所袭，流注骨骱之间，气痹血阻所致，日久不治，寒郁化热为脓。范宜温通气血，无不效验。或夹风夹痰，参入祛风消痰。下焦温则寒凝自散。’并不主张以大剂阳和汤温热助火，或发表攻里，戕贼正气，火针乱刺，否则，至成劳怯者亦多。据上述记载可以认为，本病发于髋关节，初起多为外感风、寒、湿邪所致，其久则郁而化热，化为脓血，若治疗不当常可落下残疾。”[20]183

《中医证病名大辞典》：“环跳疽……病名。见清代祁坤《外科大成·分治部上·股部》‘环跳疽生环跳穴’。指生于髀外环跳穴处之疽疡。此因胆经湿热下注，或伤寒病后，肝肾不足，气血两虚，余毒湿热内盛，深窜入经，聚此成毒而致。症见初起恶寒发热，髋部筋骨隐痛，活动受限，皮色不变；继则疼痛加剧，皮肤焮热微红，漫肿，髋关节呈屈曲位，1～3个月成脓，溃后难愈。今称臀部深部脓肿、化脓性髋关节炎。”[21]249

《中医药常用名词术语辞典》：“环跳疽……疾病。《外科理例·臀痈》：发生在髋关节的急性化脓性疾病。相当于西医的化脓性髋关节炎。多由病后余毒未净，血行感染所致，还可由附近外伤染毒或由附骨疽直接蔓延到关节而成。局部漫肿疼痛，影响关节屈伸活动，全身症状严重，溃脓后难以收敛，容易造成残废。”[22]205

《中医外科学》(赵尚华)：“环跳疽是发生在髋关节的急性化脓性疾病。相当于西医的化脓性髋关节炎。其特点是：好发于儿童，局部漫肿疼痛，影响关节屈伸活动，全身症状严重，溃后难以收敛，容易造成残废。中医文献中把生在膝部者，叫疵疽；生在足踝部者，叫足踝疽；生在肩部者，叫肩中疽；生在肘部者叫肘疽。病名虽各异，但其病因、证治与环跳疽基本相似。”[23]89

《中医药名词》："环跳疽……生于髋部环跳穴处，以漫肿疼痛，影响髋关节活动，全身症状严重，溃脓难收，并易致残为主要表现的无头疽。"[24]257

《简明中医病证辞典》："环跳疽……病名。为《GB/T16751.1—1997 中医临床诊疗术语·疾病部分》标准病名。指生于髀外环跳穴处之疽。症见初起恶寒发热、髋部筋骨隐痛、活动不利、肤色不变，继则疼痛加剧、皮肤焮热、微红、漫肿无头、日久成脓、溃后难愈等。多因胆经湿热下注，或伤寒病后，肝肾不足、气血亏虚，余毒内盛、流窜经络、聚此而致。《外科大成》卷二：'环跳疽生环跳穴。'"[25]703

《中医药学名词》："环跳疽……生于髋部环跳穴处，以漫肿疼痛，影响髋关节活动，全身症状严重，溃脓难收，并易致残为主要表现的无头疽。"[26]25

《中医外科学》(陈红风)："环跳疽是发生于环跳穴(髋关节)的急性化脓性疾病。又称股阴疽。其临床特点是好发于儿童，男多于女，发病急骤，局部漫肿疼痛，影响关节屈伸，溃后难敛，易致残疾，全身症状严重。《外科大成》云：'环跳疽生环跳穴，漫肿隐痛，尺脉沉紧，腿不能伸。'本病相当于西医学的化脓性髋关节炎。"[27]86

《中医大辞典》："环跳疽……疽之生于环跳穴(髋关节部)部位，故名。初起寒热，髋关节部漫肿隐痛，皮色不变，继则疼痛加剧，腰难屈伸，臀部渐渐外突，大腿略向外翻，约一至三个月左右，皮色微红，持续壮热，为内已成脓之证，溃后脓水清稀，不易收口，治疗不当或继续发展，则该侧下肢每成残废。"[28]652

参考文献

[1] 刘衡如校.灵枢经(校勘本)[M].北京：人民卫生出版社，1964：274.

[2] [晋] 刘涓子撰.刘涓子鬼遗方[M].北京：人民卫生出版社，1986：106.

[3] [隋] 巢元方.诸病源候论[M].黄作阵点校.沈阳：辽宁科学技术出版社，1997：155.

[4] [明] 汪机.外科理例[M]//中医经典文库.北京：中国中医药出版社，2010：129.

[5] [明] 申拱宸.外科启玄[M]//胡晓峰.中医外科伤科名著集成.北京：华夏出版社，1997：303.

[6] [明] 王肯堂辑.证治准绳：4 疡医[M].北京：人民卫生出版社，1993：98.

[7] [清] 王洪绪.外科证治全生集[M].胡晓峰.中医外科伤科名著集成.北京：人民卫生出版社，2006：29.

[8] [清] 祁坤.外科大成：4 卷[M].上海：上海卫生出版社，1957：187.

[9] [清] 吴谦.外科心法要诀[M]//医宗金鉴临证心法丛书.北京：中国医药科技出版社，2012：289.

[10] [清] 顾世澄.疡医大全[M].叶川，夏之秋校注.北京：中国中医药出版社，1994：460.

[11] [清] 邹岳.外科真诠[M].北京：中国中医药出版社，2016：95.

[12] 中华人民共和国卫生部中医研究院.中医外科学简编[M].北京：人民卫生出版社，1960：16.

[13] 上海中医学院外科学教研组，附属龙华医院外科.中医外科临床手册[M].上海：上海人民出版社，1970：549.

[14] 上海中医学院.中医外科学[M].上海：上海人民出版社，1973：67.

[15] 顾伯康.中医外科学[M].上海：上海科学技术出版社，1986：77.

[16] 艾儒棣.中医外科学[M].成都：四川科学技术出版社，1991：85.

[17] 谢观.中国医学大辞典[M].北京：中国中医药出版社，1994：205.

[18] 陆德铭.中医外科学(供中医类专业用)[M].上海：上海科学技术出版社，1997：68.

[19] 金之刚.中医外科学[M].长沙：湖南科学技术出版社，1998：107.

[20] 谭新华，陆德铭.中医外科学[M].北京：人民卫生出版社，1999：183.

[21] 韩成仁.中医证病名大辞典[M].北京：中医古籍出版社，2000：249.

[22] 李振吉.中医药常用名词术语辞典[M].北京：中国中医药出版社，2001：205.

[23] 赵尚华.中医外科学[M].北京：人民卫生出版社，2002：89.

[24] 中医药名词审定委员会.中医药学名词[M].北京：科学出版社，2005：257.

[25] 邹积隆，丛林，杨振宁.简明中医病证辞典[M].上海：上海科学技术出版社，2005：703.

[26] 中医药名词审定委员会.中医药学名词：2013 外科学 皮肤科学 眼科学 耳鼻喉科学 骨伤科学[M].北京：

科学出版社，2014：25.
[27] 陈红凤. 中医外科学[M]. 北京：中国中医药出版社，2016：86.
[28] 希言，朱平生，田力. 中医大辞典[M]. 太原：山西科学技术出版社，2017：652.

（周兴兰　李林康　方晗语　刘舒悦）

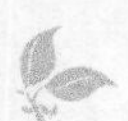

4・088

肾岩

shèn yán

一、规范名

【汉文名】肾岩。

【英文名】penis carcinoma。

【注释】好发于阴茎冠状沟及外尿道口边缘的岩，相当于阴茎癌。

二、定名依据

肾岩是发生于阴茎冠状沟及外尿道口的岩，因阴茎乃男子之外肾，故名肾岩。其症状特点为：阴茎表面出现丘疹、结节、疣状物突起坚硬，溃后状如翻花；好发于阴茎马口及其边缘，后期可侵犯整个阴茎。最早见于清代高秉钧《疡科心得集》，其时即名为"肾岩"。

明代薛己《外科发挥》、陈实功《外科正宗》载"下疳"，与本病相关，但内涵和概念与术语"肾岩"不完全相同。《疡科心得集》载"肾岩"又名"肾岩翻花"，"翻花下疳"为其俗称。

自清代高秉钧《疡科心得集》首用"肾岩"一名以来，历代沿用较多。如：清代高秉钧《高氏医案》《谦益斋外科医案》，邹岳《外科真诠》等。

中华人民共和国成立后，1960 年《中医外科学简编》（中华人民共和国卫生部中医研究院）、1961 年《中医外科学讲义》（上海中医学院外科教研组）、1970 年《中医外科临床手册》（上海中医学院外科学教研组）、1986 年《中医外科学》（顾伯康）、1991 年《中医外科学》（艾儒棣）、1994 年《中国医学大辞典》、1995 年《中医外科学》（韦永兴）、1997 年《中医外科学》（陆德铭）、1998 年《中医外科学》（金之刚）、1999 年《中医外科学》（谭新华等）、2000 年《中医证病名大辞典》、2001 年《中医药常用名词术语辞典》、2002 年《中医外科学》（赵尚华）、2005 年《简明中医病证辞典》、2007 年《中医外科学》（李曰庆）、2009 年《中医外科学》（张翠月）、2012 年《中医外科学》（上海中医药大学）、2016 年《中医外科学》（陈红风）、2017 年《中医大辞典》均采用了"肾岩"作为正名，说明"肾岩"作为规范用名已取得共识。

我国 2005 年出版的由全国科学技术名词审定委员会审定公布的《中医药学名词》和 2014 年出版的《中医药学名词》（中医药学名词审定委员会）已以"脱疽"作为规范名，所以"肾岩"作为规范名也符合术语定名的协调一致原则。

三、同义词

【又称】"肾岩翻花"（《疡科心得集》）。

【俗称】"翻花下疳"（《疡科心得集》）。

四、源流考释

古代文献中，有关肾岩的发病部位以及症状，大多混合在"下疳"中论述，但概念和内涵与"肾岩"不完全相同。

明代薛己《外科发挥》[1]140 阐明下疳的病因为肝经湿热，其症状"肿痛或发热"与肾岩症状相似。陈实功《外科正宗》[2]198 载"下疳"病因有三种，虽有"腐烂渐作，血水淋漓"之症与肾岩相似，但与后世对肾岩病因认识、治法大相径庭。张景岳《外科钤》曰："下疳疮一证，本肝肾湿热证也，若无外因而病者，不过去其湿热，或滋真阴，湿热既清，其疮自愈，无足虑也。”[3]109 由上可知，下疳虽与肾岩在发病部位、症状有相似之处，但概念和内涵不完全相同。

清代高秉钧《疡科心得集》[4]830 首载“肾岩”，俗名为“翻花下疳”，其病因为“此非由交合不洁，触染淫秽而生。由其人肝肾素亏，或又郁虑忧思，相火内灼，水不涵木，肝经血燥，而络脉空虚，久之损者愈损，阴精消涸，火邪郁结，遂遘疾于肝肾部分”，症状有“初起马口之内，生肉一粒，如竖肉之状，坚硬而痒，即有脂水，延至一二年或五、六载时，觉疼痛应心，玉茎渐渐肿胀，其马口之竖肉处翻花若榴子样，此肾岩已成也。渐至鬼头破烂，凸出凹进，痛楚难胜，甚或鲜血流注”。同时指出“此与舌疳、失营、乳岩为四大绝证”。高氏精辟地概述了本病的成因、症状、演变、预后。嗣后，“肾岩”一名沿用较多，如：高秉钧《高氏医案》[5]49《谦益斋外科医案》[6]168，邹岳《外科真诠》[7]78 等。

中华人民共和国成立后，1960 年《中医外科学简编》[8]90（中华人民共和国卫生部中医研究院）采用“肾岩”作为正名，其后中医外科学著作以及辞书类著作大多沿用，如：1961 年《中医外科学讲义》[9]51,52（上海中医学院外科教研组），1970 年《中医外科临床手册》[10]124（上海中医学院外科学教研组），1986 年《中医外科学》[11]114（顾伯康），1991 年《中医外科学》[12]135（艾儒棣），1994 年《中国医学大辞典》[13]816，1995 年《中医外科学》[14]15（韦永兴），1997 年《中医外科学》[15]116（陆德铭），1998 年《中医外科学》[16]176（金之刚），1999 年《中医外科学》[17]402（谭新华等），2000 年《中医证病名大辞典》[18]252，2001 年《中医药常用名词术语辞典》[19]215，2002 年《中医外科学》[20]162（赵尚华），2004 年《中医药名词》[21]258（中医药学名词审定委员会），2005 年《简明中医病证辞典》[22]731，2007 年《中医外科学》[23]293（李曰庆），2009 年《中医外科学》[24]195（张翠月），2012 年《中医外科学》[25]86（上海中医药大学），2014 年《中医药名词》[26]45（中医药学名词审定委员会），2016 年《中医外科学》[27]139（陈红风），2017 年《中医大辞典》[28]677。

总之，关于肾岩发病部位、症状等多混合在“下疳”中论述，“肾岩”最早见于《疡科心得集》，证属难治，为古代“四大绝证”之一，精辟地概述了本病的成因、症状、演变、预后等，十分符合临床，其后被广泛使用。

五、文献辑录

《外科发挥》卷七：“下疳……肿痛或发热者，肝经湿热也，清肝除湿。肿痛发寒者，邪气传表也，发散之。肿痛小便赤涩者，肝经湿热壅滞也，疏肝导湿。”[1]140

《外科正宗》卷八：“下疳者，邪淫欲火郁滞而成。其来有三：一由男子欲念萌动，阳物兴举，淫火猖狂而未经发泄者，以致败精浊血流滞中途，结而为肿者一也，二由妇人阴器瘀精浊气未净，接与交媾，以致淫精传袭而成者二也，三由房术热药涂抹玉茎，洗搽阴器，兴助阳火，煽动阴精，侥幸不衰，久顿不泄，多致火郁未发而成者三也。男子萌念火郁之症，初起先必涩淋，小便溺痛，次流黄浊败精，阳物渐损，甚则肿痛腐烂，法当疏利肝肾邪火，如八正散，清肝导滞汤之类是也。妇人阴器不洁，初起先从皮肿光亮，甚如水晶，皮破流水，肿痛日生，痒麻时发，治当解毒消风，如龙胆泻肝汤兼平胃散合而用之。男妇房术所伤，蕴毒所致，初起阳物痒痛，坚硬紫色，疙瘩渐生，腐烂渐作，血水淋漓，不时兴举，治当泻火解毒，如黄连解毒汤、芦荟丸之类是也。外以银粉散、珍珠散，人中白散选用。又有先发时疮，误用熏条擦药结毒于此者。详注结毒门，不在此类推之。”[2]198

《外科钤・下疳疮六十》：“下疳疮一证，本肝肾湿热证也，若无外因而病者，不过去其湿热，或滋真阴，湿热既清，其疮自愈，无足虑也。”[3]109

《疡科心得集・辨肾岩翻花绝证论》卷下：

"夫肾岩翻花者，俗名翻花下疳。此非由交合不洁，触染淫秽而生。由其人肝肾素亏，或又郁虑忧思，相火内灼，水不涵木，肝经血燥，而络脉空虚，久之损者愈损，阴精消涸，火邪郁结，遂遘疾于肝肾部分。初起马口之内，生肉一粒，如竖肉之状，坚硬而痒，即有脂水，延至一二年或五、六载时，觉疼痛应心，玉茎渐渐肿胀，其马口之竖肉处翻花若榴子样，此肾岩已成也。渐至鬼头破烂，凸出凹进，痛楚难胜，甚或鲜血流注……此与舌疳、失营、乳岩为四大绝证，犹内科中有疯、痨、膨、膈，不可不知。"[4]830

《高氏医案》下编："翻花肾岩……素有淋浊不止，阴亏湿降无疑，今茎头坚肿，气陷作痛，久则虑延翻花岩毒，急宜静心安养，适宜为要，姑拟大补阴法，壮水制阳。大熟地，败龟板，川黄柏，肥知母，粉丹皮，薏苡仁，麦冬肉(辰砂拌)。"[5]49

《谦益斋外科医案》："陆……肾岩翻花，古无治法，怡情安养，带疾终天。大补阴汤：黄芪，归身，茯苓，丹皮，砂仁。""周……肾岩已成，由肝象郁结而来，肝有欲绝之形，必须常熟开怀，庶几无放血之险。大补阴汤：阿胶，青盐。"[6]168

《外科真诠》卷上："肾岩翻花，玉茎崩溃，巉岩不堪，脓血淋漓，形如翻花。多因过服清凉，外擦丹药所致。宜内服六味地黄汤加人参、当归、白芍，外用珍珠散。年少气盛者可保全生。若年迈气衰之人，得此不治。又有先生杨梅，误服轻粉、丹药，结毒下疳所致者，筋骨必多疼痛，宜内服搜风解毒汤加人参、当归治之，外药同上。"[7]78

《中医外科学简编》："肾岩俗名翻花下疳，生于阴茎上。"[8]90

《中医外科学讲义》："肾岩生于阴茎尿道口附近，阴茎属肾，故名肾岩。病因：多由肝肾素亏，又兼忧郁思虑，相火内灼，水不涵木，肝经血燥，络脉空虚而成。辨证：初起尿道口附近，生肉一粒，如竖肉之状，坚硬而痒，或有脂水渗出，一二年后，时觉疼痛应心，阴茎渐渐肿胀，竖肉亦翻花如石榴子样，渐至龟头破烂，凹进突出，气味异臭，痛苦不堪，甚则鲜血如注。到后期腹股沟处可有结块，坚硬如石，根脚不活或两大腿漫肿胀大，皮色褐红，此时饮食无味，形神困顿，或阴茎全部烂去，危及生命。"[9]51,52

《中医外科临床手册》："肾岩……病因病机：肝肾素亏，又兼忧郁思虑，相火内灼，水不涵木，肝经血燥，经脉空虚，久之火邪郁结，聚会于肝肾部分而成。辨证要点：1. 本病是男性岩病中较为常见的一种，多发于包皮过长或包茎的老年人，但亦可见于20～40岁的青壮年。2. 初期——在阴茎冠状沟附近，生一硬结如竖肉之状，灼热作痒，不痛，或有滋水渗出。3. 中期——1～2年后，患处疼痛明显，阴茎肿胀，竖肉增大，状如翻花石榴。4. 后期——龟头破烂，凹凸不平，触之易出血，气味异舆，痛苦不堪，有时突然鲜血如注。胯腹部可触及肿块，坚硬如石，根脚不活，甚至二大腿漫肿胀大，皮色褐红，状如丹毒。伴有饮食无味，形瘦神萎，体力不支等证。"[10]124

《中医外科学》(顾伯康)："本病是生于阴茎头部的岩肿。因阴茎属肾且其溃后如翻花之状故名肾岩翻花。其特点是：阴茎头部表面为丘疹、结节、疣状等坚硬物，溃后如翻花。好发于阴茎马口(冠状沟)及外尿道口边缘。发病年龄大多在4～60岁之间。本病始见于《疡科心得集》。又名肾岩，俗名翻花下疳。在发病原因中，明确指出：'此非由交合不洁，触染淫秽而生。'说明与梅毒、下疳由传染而生有所不同。而是由于'肝肾素亏或又郁虑忧思，相火内灼，水不涵木，肝经血燥，而络脉空虚，久之损者愈损，阴精消涸，火邪郁结，遂遘疾于肝肾部分'。对早期症状描述为：'初起马口之内，生肉一粒，如竖肉之状，坚硬而痒……'晚期为：'其马口之胬肉处，翻花如石榴子样，此肾岩已成也……'在预后方面指出：'若至成功后，百无一生'，称为四大绝证之一。从上述引文看出前人对本病的发生、转归都有一定的认识。"[11]114

《中医外科学》[12]135(艾儒棣):"岩生于阴茎头部者称为肾岩,因阴茎属肾而得名。本病溃后翻花,状如去皮石榴,故又名肾岩翻花。其特点是:阴茎头部表面为丘疹,结节,疣状等形状的坚硬物,溃后如翻花石榴,时流污水恶臭。本病好发于阴茎冠状沟(马口)及外尿道口边缘,大多发于40~60岁之间的中老年人,有包茎者尤易发生本病。本病记载,始见于《疡科心得集》,指出:'夫肾岩翻花者,俗名翻花下疳。此非由交合不洁,触染淫秽而生。由其人肝肾素亏,或又郁虑忧思,相火内灼,水不涵木,肝经血燥,而络脉空虚,久之损者愈损,阴精消涸,火邪郁结,遂遘疾于肝肾部分。初起马口之内,生肉一粒,如竖肉之状,坚硬而痒,即有脂水。延至一二年,或五六载时,觉疼痛应心,玉茎渐渐肿胀,其马口之竖肉处,翻花若榴子样,此肾岩已成也。渐至龟头破烂,凸出凹进,痛楚难胜,甚或鲜血流注,斯时必脾胃衰弱,饮食不思,即食亦无味,形神困惫,或血流至两三次,则玉茎尽为烂去,如精液不饵灌输,即溘然而毙矣。'由此可见,高氏精辟地概述了本病的成因、症状、演变、预后等,十分符合临床实际。"[12]135

《中国医学大辞典》:"肾岩翻花……此证由肝肾素亏,或又郁虑忧思,相火内灼,水不涵木,肝经血燥,络脉空虚所致。初起马口之内,生肉一粒,坚硬而痒,即有脂水,延之一二年,或五六载,时觉疼痛应心,阴茎渐渐肿胀,其马口之竖肉处,翻花若榴于样,此肾岩已成,渐至龟头破烂,凸出凹进,痛楚难忍,甚或鲜血流汪,饮食不进,形神困惫,或血流至两三次,阴茎尽为烂去,如精液不能灌输即死。此证初觉时,宜用大补阴丸,或知柏八味丸兼用八珍汤、十全大补汤之属,加以怡养保摄,或可虚延岁月,若至成功后,则百无一生。"[13]816

《中医外科学》(韦永兴):"岩病性溃疡:溃疡凹凸不平,状若翻花、岩石,见于乳岩、失荣、肾岩翻花(阴茎癌)等。"[14]15

《中医外科学》(陆德铭):"肾岩为发生于阴茎头部的岩,因阴茎属肾且其溃后如翻花之状,故又名肾岩翻花。其特点是阴茎头部表面有丘疹、结节、疣状等坚硬物,溃后如翻花。相当于西医的阴茎癌。"[15]116

《中医外科学》(金之刚):"肾岩翻花是生于阴茎部的岩,即阴茎癌。因阴茎属肾且其溃后似翻花而定名。其特点是:阴茎部表面为丘疹、结节、疣状等坚硬物,溃后如翻花。好发于阴茎马口(冠状沟)及外尿道口边缘。阴茎癌在解放前是我国常见的恶性肿瘤之一,发病率很高,解放后逐渐下降。"[16]176

《中医外科学》(谭新华等):"阴茎属肾,岩肿生于阴茎,故名'肾岩'。由于肾岩日久疮面溃破,形如去皮之石榴,如花瓣翻开,故俗称'肾岩翻花''翻花下疳'。本病相当于现代医学的阴茎癌。肾岩病名首见于《疡科心得集》:'初起马口之内,生肉一粒,如竖肉之状,坚硬而痒,即有脂水,延至一二年或五六载时,觉疼痛应心,玉茎渐渐肿胀,其马口之竖肉处,翻花若榴子样,此肾岩已成也。'说明本病初起在阴茎头部出现小结节,自觉瘙痒,逐渐长大,溃后翻花如石榴,表面凹凸不平,滋水恶臭。本病的后期可侵犯整个阴茎,出现'饮食不思,形神困惫'等恶病质症状。是中医外科岩瘤'四大绝症'之一。"[17]402

《中医证病名大辞典》:"肾岩……病名。见清高秉钧《疡科心得集·辨肾岩翻花绝证论》:'夫肾岩翻花者,俗名翻花下疳……玉茎渐渐肿胀,其马口之竖肉处,翻花若榴子样,此肾岩已成也。'即下疳。"[18]252

《中医药常用名词术语辞典》:"肾岩……疾病……出《疡科心得集·辨肾岩翻花绝症论》。又名肾岩翻花。生于阴茎头部的溃如翻花的岩,相当于西医的阴茎癌。肝肾阴虚,忧思郁怒,相火内灼,水不涵木,肝经血少,络脉空虚,虚火痰浊侵袭,导致经络阻塞,积聚阴茎而成。其次与包茎或包皮过长秽毒积聚有密切关系。好发于阴茎冠状沟及外尿道口边缘,其阴茎头部表面有丘疹、结节，疣状坚硬物等，溃后如翻花。”[19]215

《中医外科学》(赵尚华)：“肾岩为发生于阴茎头部的恶性肿瘤，因阴茎属肾且其溃后如翻花之状，故又名肾岩翻花。相当于西医的阴茎癌。其特点是：阴茎头部表面有丘疹、结节、疣状等坚硬物，溃后如翻花。”[20]162

《中医药名词》：“肾岩……好发于阴茎冠状沟及外尿道口边缘，以阴茎头部表明有丘疹、结节、疣状坚硬物等，溃后如翻花为主要表现的恶性肿瘤。”[21]258

《简明中医病证辞典》：“肾岩……病名。即肾癌。”[22]731

《中医外科学》(李曰庆)：“阴茎属肾，岩肿生于阴茎，故名‘肾岩’。由于肾岩日久疮面溃破，形如去皮之石榴，如花瓣翻开，故又称‘肾岩翻花’。相当于西医的阴茎癌。”[23]293

《中医外科学》(张翠月)：“肾岩是指发生于阴茎头部的岩肿，因阴茎属肾，故名‘肾岩’。肾岩日久，溃后如翻花之状，故又名‘肾岩翻花’。其临床特征是：阴茎头部出现丘疹，或结节，或疣状肿物，且逐渐增大，溃后如翻花。相当于现代医学的阴茎癌。”[24]195

《中医外科学》(上海中医药大学)：“肾岩生于阴茎冠状沟附近。阴茎属肾，故名肾岩。日久翻花，形似石榴，故又名翻花下疳。此病虽属难治之证，如能怡情保养，亦可延缓其恶化。”[25]86

《中医药名词》：“好发于阴茎冠状沟及外尿道口边缘的岩，相当于阴茎癌。”[26]45

《中医外科学》(陈红风)：“阴茎乃男子之外肾，岩肿生于阴茎，故名‘肾岩’。若肾岩日久疮面溃破，形如熟透之石榴，皮裂翻开，则又称‘肾岩翻花’。其临床特点是阴茎表明出现丘疹、结节、疣状物突起坚硬，溃后状如翻花；好发于阴茎马口及其边缘，后期可侵犯整个阴茎。”[27]139

《中医大辞典》：“阴茎属肾，岩肿生于阴茎，故名‘肾岩’。由于肾岩日久疮面溃破，形如去皮之石榴，如花瓣翻开，故又称‘肾岩翻花’。多因肝肾素虚，或郁虑忧思，相火内灼，阴精干涸，火邪郁结所致。初于冠状沟处生一肉刺，坚硬而痒，局部有渗出液。延至一二年后。阴茎逐渐肿胀，肉刺增大翻花如石榴子样，渐至龟头破裂，凹凸不平，臭味难闻，甚或鲜血淋沥，饮食不思，形神困惫。”[28]677

[1] [明]薛己.外科发挥[M]//盛维忠.薛立斋医学全书.北京：中国中医药出版社，2015：140.

[2] [明]陈实功.外科正宗[M].刘忠恕，张若兰点校.天津：天津科学技术出版社，1993：198.

[3] [明]张景岳.外科钤[M]//景岳全书系列.北京：中国医药科技出版社，2017：109.

[4] [清]高秉钧.疡科心得集[M]//胡晓峰.中医外科伤科名著集成[M].北京：华夏出版社，1997：830.

[5] [清]高秉钧.高氏医案[M].北京：中国中医药出版社，2015：49.

[6] [清]高秉钧.谦益斋外科医案[M].北京：中国中医药出版社，2015：168.

[7] [清]邹岳.外科真诠[M].北京：中国中医药出版社，2016：78.

[8] 中华人民共和国卫生部中医研究院.中医外科学简编[M].北京：人民卫生出版社，1960：90.

[9] 上海中医学院外科教研组.中医外科学中级讲义[M].北京：人民卫生出版社，1961：51，52.

[10] 上海中医学院外科学教研组，附属龙华医院外科.中医外科临床手册[M].上海：上海人民出版社，1970：124.

[11] 顾伯康.中医外科学[M].上海：上海科学技术出版社，1986：113，114.

[12] 艾儒棣.中医外科学[M].成都：四川科学技术出版社，1991：135.

[13] 谢观.中国医学大辞典[M].北京：中国中医药出版社，1994：815，816.

[14] 韦永兴.中医外科学[M].北京：中国中医药出版社，1995：15.

[15] 陆德铭.中医外科学[M].上海：上海科学技术出版社，1997：116.

[16] 金之刚.中医外科学[M].长沙：湖南科学技术出版社，1998：176.

[17] 谭新华，陆德铭.中医外科学[M].北京：人民卫生出版社，1999：402.

[18] 韩成仁.中医证病名大辞典[M].北京：中医古籍出

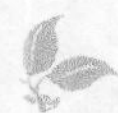

版社,2000:252.
[19] 李振吉.中医药常用名词术语辞典[M].北京:中国中医药出版社,2001:215.
[20] 赵尚华.中医外科学[M].北京:人民卫生出版社,2002:162.
[21] 中医药名词审定委员会.中医药学名词[M].北京:科学出版社,2005:258.
[22] 邹积隆,丛林,杨振宁.简明中医病证辞典[M].上海:上海科学技术出版社,2005:731.
[23] 李曰庆.中医外科学[M].北京:中国中医药出版社,2007:293.
[24] 张翠月.中医外科学[M].北京:中医古籍出版社,2009:195.
[25] 上海中医药大学.中医外科学[M].上海:上海科学技术出版社,2012:86.
[26] 中医药名词审定委员会.中医药学名词:2013 外科学 皮肤科学 眼科学 耳鼻喉科学 骨伤科学[M].北京:科学出版社,2014:45.
[27] 陈红风.中医外科学[M].北京:中国中医药出版社,2016:139.
[28] 高希言,朱平生,田力.中医大辞典[M].太原:山西科学技术出版社,2017:677.

(周兴兰)

4·089

岩

yán

一、规范名

【汉文名】岩。

【英文名】cancer。

【注释】以肿块坚硬如石,表面凸凹不平,形如岩石为主要表现的体表恶性肿瘤的统称,即癌。

二、定名依据

所谓"岩",是指质地坚硬,表面凹凸不平,形如岩石的肿物,它是以形象来定名的。古代岩、癌通用。最早见于战国至秦汉时期成书的《内经》,有"筋溜""昔溜""肠溜"等不同部位肿瘤的名称。

嗣后,晋代葛洪所著《肘后备急方》有"石痈"之名,其描述与乳岩早期症状相似,可以说是乳岩早期症状和治疗方法的最早记录。此后,隋代巢元方《诸病源候论》所载"反花疮",唐孙思邈《备急千金要方》所载"妒乳",所指之病大致与岩病同。宋代《仁斋直指附遗方论》中第一次使用了"癌"。宋代陈自明《妇人大全良方》载有"乳痈""乳岩"之名。明代陈实功《外科正宗》对失荣的病症进行了阐述,认为其"坚硬如石,推之不移,按之不动"。清代《医宗金鉴》所载"上石疽",《疡科心得集》所载"肾岩"等均为历代医籍对"岩"及不同部位"岩"的描述。

中华人民共和国成立以后,对岩的认识基本延续了前人的说法,认为"岩""癌"相同,与现代医学的恶性肿瘤相似。中医药高级丛书《中医外科学》(第二版)、《中医外科学》(第七版)等均有此认识。《中医临床诊疗术语·疾病部分》检索词"岩病"在"癌病类"条下,"泛指因不良生活习惯,情志郁结,家族遗传,以及食品、环境污染,或慢性炎症刺激等,致使邪毒与气血痰湿互结而引起的,以局部肿块逐渐增大,表面高低不平,质地坚硬,可伴见发热,乏力,快速消瘦,时有疼痛,出血,以及肿瘤标记物、基因检测、病理学检查阳性等为特征的一类疾病。包括体表癌症、内脏和器官癌症等"。说明"岩"作为中医外科的规范名已成为共识。

我国2005年出版的由全国科学技术名词审定委员会审定公布的《中医药学名词》已以"岩"作为规范名,所以"岩"作为规范名也符合术语定名的协调一致原则。

三、同义词

【曾称】“筋溜”(《内经》);“石痈”(《肘后备急方》);“反花疮”(《诸病源候论》);“癌”(《仁斋直指方》);“失荣”(《外科正宗》)。

四、源流考释

“岩”,俗喦字。[1]最早见于甲骨文,其意并非指疾病而言。至汉代,《说文解字》称:“喦,多言也。”与当今内涵相似的“岩”病,可追溯到战国至秦汉时期成书的《内经》,其中“筋溜”“昔溜”“肠溜”等不同部位肿瘤的名称,正是有关“岩”病的最早记载。此后,魏晋隋唐与“岩”病相关的描述多以“石痈”“石疽”称之,诸如《外台秘要》称之为“发肿至坚而有根”[2]为“石痈”,《医心方》亦称:“有石痈者,始微坚,皮核相亲著,不赤,头不甚尖,微热,热渐自歇,便极坚如石,故谓石痈。”[3]而颈项、腰胯和膝间的肿核,质坚如石,被称为石疽。《诸病源候论·痈疽病诸候》:“气结聚而皮厚,状如痤疖,坚如石,故谓之石疽也。”[4]685

而明确以“岩”代指疾病自宋代开始。陈自明《妇人良方大全·疮疡门》载有“若初起,内结小核,或如鳖棋子,不赤不痛,积之岁月渐大,峻岩崩破如熟榴,或内溃深洞,血水滴沥……名曰乳岩。”[5]485 岩生在不同的部位有不同的名称。生于乳房的岩,称为乳岩。此后,元代《丹溪心法》、明代《疮疡经验全书》《外科正宗》,清代《医宗金鉴》等书中,皆有类似论述。生于阴茎部者,称为肾岩,即阴茎癌。清代《马培之外科医案》论述肾岩说:“始时茎头马口痒碎,渐生坚肉,业已年余,今夏破溃翻花出血数次。”[6]56 生于颈部,坚硬如石,推之不移的肿块,称为石瘿。《证治准绳》引《三因》:“瘿多著于肩项,坚硬不可移者名曰石瘿。”[7]788 生于舌者,为舌岩。清代《外科真诠》最早记载了舌岩,载有:“舌根腐烂如岩,乃思虑伤脾,心火上炎所致。”[8]46 另外,清代的《谦益斋外科医案·上编》也记载了舌岩。

近现代以来,随着西方医学的传入,中医学对“岩”的认知也更加丰富,大致属于西医学恶性肿瘤的范畴,具体而言,将发生于舌部的恶性肿瘤称为“舌菌”,将发生于口唇部的恶性肿瘤称为“茧唇”,将发生于颈部的晚期的恶性肿瘤称为“失荣”,将发生于乳部的恶性肿瘤称为“乳岩”,将发生于阴茎头部的恶性肿瘤称为“肾岩”,将发生于体表的恶行肿瘤称为“翻花疮”。

总之,“岩”病作为以肿块坚硬如石,表面凹凸不平,形如岩石为主要表现的一类外科疾病,自《内经》起即有相关记载,此后中医学对其认识不断深化、发展,形成了诸如“石痈”“石疽”之类的病名,并根据“岩”发生的位置、特点的不同,细化为“乳岩”“肾岩翻花”“舌岩”“石瘿”等名。近现代中医学则根据此病临床表现,将之与现代医学相比较,认为“岩”“癌”相同,与现代医学的恶性肿瘤相似。《中医临床诊疗术语·疾病部分》“岩病”:“泛指因不良生活习惯,情志郁结,家族遗传,以及食品、环境污染,或慢性炎症刺激等,致使邪毒与气血痰湿互结而引起的,以局部肿块逐渐增大,表面高低不平,质地坚硬,可伴见发热,乏力,快速消瘦,时有疼痛,出血,以及肿瘤标记物、基因检测、病理学检查阳性等为特征的一类疾病。包括体表癌症、内脏和器官癌症等”。说明“岩”作为中医体表恶性肿瘤的规范名已成为共识。

五、文献辑录

《外科精要》卷上:“痈疽之疾,有二十余症,熛发,痼发,石发,岩发,蜂窠发,莲子发,椒眼发,连珠发,竟体发;有肠痈内发,脑背发,眉发腮颔发,肺痈,瓜瓠发。大率随病浅深,内外施治,不可迟缓。初发如伤寒,脉浮而紧,是其候也。”[9]25

《外科集验方》卷下:“又有妇人积忧结成隐核,有如鳖棋子大,其硬如石,不痛不痒,或一年、二年、三五年,始发为疮,破陷空洞,名曰乳

癌。以其深凹有似岩穴也。多为难治。”[10]481

《证治准绳·疡医》:“若夫不得于夫,不得于舅姑,忧怒郁遏,时日积累,脾气消沮,肝气横逆,遂成隐核如鳖棋子,不痛不痒。十数年后,方为疮陷,名曰奶岩。以其疮形嵌凹似岩穴也,不可治矣。”[11]1117

《外科证治全书》卷三:“乳岩者,于乳房结成隐核,大如棋子,不痛不痒,肉色不变,多由忧郁患难惊恐,日夕积累,肝气横逆,脾气消沮而然。积二、三年后,方成疮陷,以其形嵌凹,似岩穴之状,故名岩,至此则不可救矣。”[12]71

《医宗金鉴·外科心法要诀》:“乳中结核梅李形,按之不移色不红,时时隐痛劳岩渐,证由肝脾郁结成。”[13]756“乳岩初结核隐疼,肝脾两损气郁凝,核无红热身寒热,速灸养血免患攻。耽延续发如堆栗,坚硬岩形引腋胸,顶透紫光先腐烂,时流污水日增疼。溃后翻花怒出血,即成败证药不灵。”[13]757

《疡医大全》卷二十:“陈远公曰:有生乳痈,已经收口,因不慎色,以至复烂,变成乳岩。”[14]407

《外科正宗》卷一:“又有失荣肿,坚硬如岩凸;强阴失道症,形状要分别。”[15]19

《外科全生集》卷一:“坚硬如核,初起不痛,乳岩瘰疬也。不痛而坚,形大如拳,恶核失荣也。”[16]7

卷四:“治乳岩溃者,并治一切溃烂红痈,最效。阴症忌服。党参(或用人参)、黄芪、防风、官桂、川朴、白芷、川芎、桔梗、当归、生甘草。分两随时斟酌,煎服。”[16]110

《外科十三方考》下编:“乳岩则因七情气郁而成,初起形如豆大,至四五年时,乃渐大如弹子,或十余年方始发作,其硬如石,溃则状如山岩,故名乳岩。治法服‘金蚣丸’‘中九丸’后而生脓者,则为可治之症,若年久溃而不敛者难治。”[17]91

《外科证治秘要·辨证总论》:“乳房之证,有肝郁乳痈,其色白;有火毒乳痈,其色即红。又有乳癖,在乳旁,或大或小,随喜怒为消长。又有乳痰,如鹅卵大,在乳房之中,按之则硬,推之则动者是也。若推之不动,钉着于骨,即属乳岩,难治。”[18]2

“牙岩、舌岩”:“此二证,一生于舌边,一生于牙龈。初起如豆大,后如菌,头大蒂小,因于心脾郁火。日久防变牙岩、舌岩之类,又名翻花岩。”[18]21

“舌疳、木舌、舌衄”:“生于舌之根旁。初起如豆一粒,碎烂略痛,四边起沿,当头烂黄。因心脾郁火,日久不愈,亦变舌岩。”[18]21

《洞天奥旨》卷七:“无故双乳坚硬如石,数月不溃,时常疼痛,名曰乳岩。”[19]824

《疡科心得集》卷上:“细论之,发于脏者为内因,不问虚实寒热,皆由气郁而成,如失营、舌疳、乳岩之类,治之得法,止可带疾终天而已。”[20]2“若失于调治,以致焮肿,突如泛莲,或状如鸡冠,舌本短缩,不能伸舒言语,时漏臭涎,再因怒气上冲,忽然崩裂,血出不止,久久烂延牙龈,即名牙岩。甚则颔肿结核,坚硬时痛,皮色如常,顶软一点,色黯不红,破后时流臭水,腐如软绵,其证虽破,坚硬仍前不退,此为绵溃,甚至透舌穿腮,汤水漏出,是以又名翻花岩也。”[20]29

卷下:“夫肾岩翻花者,俗名翻花下疳。此非由交合不洁、触染淫秽而生。”[20]100

《疡科纲要》卷上:“若坚块既久,初不焮发,而忽然膨胀时觉掣痛者,乳岩石疽失荣之证。”[21]7

[1] [明]张自烈. 正字通[M]. 北京:中国工人出版社,1996:293.

[2] [唐]王焘. 外台秘要[M]. 北京:中国医药科技出版社,2013:692.

[3] [日]丹波康赖. 医心方[M]. 上海:上海科学技术出版社,1998:646.

[4] 南京中医学院. 诸病源候论校释[M]. 北京:人民卫生出版社,1980:685.

[5] [明]薛己. 校注妇人良方[M]. 太原:山西科学技术出版社,2012:485.

[6] [清]马培之. 马培之外科医案[M]. 上海:千倾堂书

局，1955：56.

[7] [明] 王肯堂. 证治准绳[M]. 北京：人民卫生出版社，1993：788.

[8] [清] 邹岳. 外科真诠[M]. 北京：中国中医药出版社，2016：46.

[9] [宋] 陈自明编. [明]薛己校注. 外科精要[M]. 北京：人民卫生出版社，1982：25.

[10] [明] 赵宜真. 外科集验方[M]//薛风奎，刘鹏举，刘忠德. 中医古籍临证必读丛书 外科卷：上. 长沙：湖南科学技术出版社，1994：481.

[11] [明] 王肯堂. 证治准绳[M]. 北京：中国中医药出版社，1997：1117.

[12] [清] 许克昌，毕法. 外科证治全书[M]. 北京：人民卫生出版社，1987：71.

[13] [清] 吴谦等. 医宗金鉴：外科心法要诀[M]. 北京：中国医药科技出版社，2011：756，757.

[14] [清] 顾世澄. 疡医大全[M]. 北京：中国中医药出版社，1994：407.

[15] [清] 陈实功. 外科正宗[M]. 北京：中国医药科技出版社，2011：19.

[16] [清] 王洪绪. 外科全生集[M]. 上海：上海卫生出版社，1956：7，110.

[17] [清] 张觉人. 外科十三方考[M]. 上海：上海卫生出版社，1957：91.

[18] [清] 王旭高. 外科证治秘要[M]. 北京：中医古籍出版社，1991：2，21.

[19] [清] 陈士铎. 洞天奥旨[M]. 太原：山西科学技术出版社，2011：824.

[20] [清] 高秉均. 疡科心得集[M]. 北京：中国中医药出版社，2000：2，29，100.

[21] [民国] 张山雷. 疡科纲要[M]. 上海：上海卫生出版社，1958：7.

（王一童）

4 • 090

乳发

rǔ fā

一、规范名

【汉文名】乳发。

【英文名】mammary cellulitis。

【注释】以乳房红肿痛热，溃后大片皮肉腐烂坏死，甚至热毒内攻为主要表现的发。

二、定名依据

“乳发”一词，最早出现在《刘涓子鬼遗方》，但此时仅表示“胎儿毛发”，为药名而非病名。乳发之证以乳房红肿热痛为基本表现，早期乳房病症未明确划分，多归于乳痈一类。“乳发”为病名，最早见于明代申斗垣《外科启玄》。书中有“发乳”近似“乳发”。

《备急千金要方》中“乳肿痛”包含了乳发的症状。后世对乳发、乳痈区分不明，明代申斗垣《外科启玄》首次定义乳发：“乳肿最大者曰乳发。指生于乳房较大之痈疡。”至清代易风翥《外科备要》才对乳发做了较为精准定义。吴谦《医宗金鉴》集历代医家对乳发的认识，编成歌诀，为后世医家所认同。

我国1997年出版的《中华人民共和国国家标准・中医临床诊疗术语疾病部分》和1999年的《中医外科学》(谭新华)、1997年《中医外科病名释义》(侯玉芬)等以及辞书类著作《中医大辞典》均以“乳发”作为规范名。说明“乳发”作为中医乳腺外科的规范名已成为共识。

我国2005年出版的由全国科学技术名词审定委员会审定公布的《中医药学名词》已以“乳发”作为规范名。所以“乳发”作为规范名也符合术语定名的协调一致原则。

三、同义词

【曾称】“发乳”(《刘涓子鬼遗方》)；“乳肿痛”(《备急千金要方》)；“蜂窝疽”(《外科证治全书》)；“湿火乳痈”(《疡科心得集》)。

四、源流考释

“乳发”一词，早在《刘涓子鬼遗方》卷五中就有出现，“治久疽，诸疮，冶葛膏方……芍药、藜芦、附子、乳发、芦茹、芎……（各一两）。”[1]58 但此时仅表示“胎儿毛发”，为药名而非病名。《刘涓子鬼遗方》卷三：“治发背发乳，四体有痈疽，虚热大渴，生地黄汤方。”[1]21“发乳”在《备急千金要方》[2]671 亦有提及。将“发乳”与“发背”并列，应是“乳发”的别称。

唐代孙思邈《备急千金要方》中记载蒺藜丸[2]332 治妇人乳肿痛。然以乳房肿胀为基础的乳房病症较多，如乳痈、乳发、乳癖、乳岩多种乳腺疾病均可见，因而不能明确区分。[3]60

最早明确记载“乳发”病名的是明代申斗垣《外科启玄》。“乳肿最大者曰乳发，次曰乳痈。[4]37”通过对乳肿程度的界定来区别“乳发”“乳痈”。此观点在清代陈士铎《洞天奥旨》卷七[5]86 中沿用，但其对乳肿的层次做了进一步区分：“乳肿最大者，名曰乳发；肿而差小者，名曰乳痈。”但此时乳发仍多归入为“乳痈”的一种，对乳房肿胀具体以何标准来区分“痈”与“发”，仍无定论。

明代万全《万氏秘传外科心法》根据不同“发”的位置对其病症所从属经络做了界定。对各类“发”进行了区分：“背发……乳发，内阳明、外少阳经；乳头，足厥阴经；肾痈，足太阳经；外肾痈，足厥阴经。”[6]36 这是认识的进步。但将“发”与“痈”为名的病症混杂论述，可见此证概念仍没有明确。

明代杨清叟《仙传外科集验方·敷贴热药第四》：“多□者为乳发……一囊一口为乳痈，五十岁老人无治法。”[7]33 通过乳房溃脓时形态区分，多口为发，单口为痈。明代王肯堂《证治准绳·疡医》、清初蒋示吉《医宗说约》均延续了这一认识。《医宗说约·女科》：“婆娑多口乳发方……然乳疖为轻，石乳、乳发为重。”[8]207 强调乳发是较为严重的乳房疾病。然依凭形态的多口，则乳发与乳疳有相似之处。明代申斗垣《外科启玄》：“久则成疮，经年不愈，或腐去半截，似破莲蓬样……名曰乳疳。”[4]37。此言乳疳形成时间更久，以此可做区分。

清代医家多延承明代医家对乳发的定义。清代高秉钧《疡科心得集》卷中：“夫乳痈之生也……起时乳头肿硬，乳房红漫肿，恶寒身热，毛孔深陷，二三日后，皮即湿烂，隔宿焦黑已腐，再数日后，身热退而黑腐尽脱，其生新肉如榴子象……此湿火乳痈也。”[9]54 从症状的描述，可知湿火乳痈即为乳发。清代医家少对二者做鉴别，多概称乳痈。

清代许克昌《外科证治全书》以发病部位定义不同的痈疽类病症：“胸侧乳上疮孔多为蜂窝疽，乳旁为痈……其于妇也……为乳发乳痈。”[10]3 其名“乳发乳痈”，仍将二者归为一类，但对部位形态做了界定，胸侧乳上为乳发，又称“蜂窝疽”。

清代祁坤《外科大成》：“乳发乳漏发为乳房赤俱肿，势大如痈……诸囊为害。防损囊隔。致难收敛。脓出未尽者。慎勿生肌。”[11]8 对乳发时乳房肿势及治疗的认知较与此前的医家更加清楚。

清代易风翥《外科备要》：“发于乳房，焮赤肿痛，其势更大于痈，皮肉尽腐。”[12]39 这是对乳发病症较为全面的认识。清代吴谦《医宗金鉴》：“乳发如痈胃火成，男女皆生赤肿疼，溃久不敛方成漏，只为脓清肌不生。”[13]635 这与易风翥对乳发的认识是一致的，说明此阶段医者已能明确界定乳发。

现代中医对乳发的认识较为明确，但定义稍有出入。例如侯玉芬《中医外科病名释义》：“乳发：病名，见《外科启玄》（卷五乳痈）：乳肿最大者曰乳发。指生于乳房较大之痈疡。多因产妇乳管不通……今称乳房部蜂窝组织炎。”[14]133,134 谭新华等《中医外科学》（1999）：“乳发是发生乳房部肌肤之间，容易腐烂坏死的化脓性疾病……相当于西医所称的乳房部急性蜂窝组织炎或乳房部坏疽。”[15]248 1994年国家中医管理局制定《中医药行业标准：中医病症诊疗标准》，未定名，但对“乳痈”的解释包含了“乳发”。1997年的《中医临床诊疗术语：疾病部分》[16]942对其定名，并指出其别称“脱壳乳痈”。此后外科学专著等多沿用“乳发”的定义和分类，并将其作为妇科常见疾病设立独立章节。辞书类著作1995年《中医大辞典》、2001年《简明中医辞典》、2005年及2014年《中医药学名词》（中医药学名词审定委员会）均以“乳发”作为规范名。说明“乳发”作为中医乳腺外科的规范名已成为共识。

总之，“乳发”早出现在《刘涓子鬼遗方》中，但意义与乳房疾病无关。书中有“发乳”可能近似“乳发”。《备急千金要方》有“乳肿痛”包含了乳发的症状。后世对乳发、乳痈区分不明，明·申斗垣《外科启玄》首次定义乳发。至清代易凤翥《外科备要》才对乳发做了精准定义。根据乳发的定义，1999年《中医外科学》将“乳房部急性蜂窝组织炎或乳房部坏疽”归为乳发，被中医界接受，沿用至今。

五、文献辑录

《刘涓子鬼遗方》卷五：“治久疽，诸疮，野葛膏方……芍药、藜芦、附子、乳发、芦茹、芎……（各一两）。”[1]58

《备急千金要方》卷第二十三：“妇人乳肿痛，除热，蒺藜丸方。”[2]332

《千金翼方》卷第二十四：“痈疽溃漏，男发背女发乳及五痔方：猬皮（烧）、蜂房（烧各壹具）、蜀椒（汗）、干姜（各一两）、厚朴（一两半）、附子（炮去皮）、桂心、当归、续断、畲本、地榆皮（各五分）。”[2]671

《本草蒙筌》卷一：“蒺藜子，乳发带下易效，肺痿脓吐可瘳。”[3]60

《外科启玄》卷五：“乳肿最大者曰乳发，次曰乳痈，初发即有头曰乳疽，令人憎寒壮热恶心是也。乳房属足阳明胃经，多血多气，乳头属足厥阴肝经，多血少气。有孕为内吹，有儿为外吹……经年不愈，或腐去半截，似破莲蓬样，苦楚难忍，内中败肉不去，好肉不生，乃阳明胃中湿热而成。名曰乳疳，宜清胃热。”[4]37

《洞天奥旨》卷七：“乳肿最大者，名曰乳发；肿而差小者，名曰乳痈；初发之时即有疮头，名曰乳疽。以上三症，皆令人憎寒壮热，恶心作呕者也。受孕未产而肿痛者，名曰乳吹；已产儿而乳肿痛者，名曰奶吹。三症皆宜急散，迟则必至出脓，转难愈也。”[5]86

《万氏秘传外科心法》卷四：“脑发，属肾脉、足太阳经；鬓发，手、足、少阳经；眉发，手足太阳、少阳经；颐发髭发，足阳明经；腮发，手阳明经；背发，中属督脉，余皆足太阳经；腋发，手太阳经；乳发，内阳明、外少阳经；乳头，足厥阴经；肾痈，足太阳经；外肾痈，足厥阴经；”[6]36

《仙传外科集验方·敷贴热药第四》“回阳玉龙膏”：“多□者为乳发，乳房坚硬者为乳石，正在乳嘴处肿者为吹乳，在乳儿囊下为乳漏，以肉悬垂而血易满故也，故为难治。一囊一口为乳痈，五十岁老人无治法。”[7]33

《医宗说约·女科》：“坚硬如石名石乳，婆娑多口乳发方，吹乳发于乳嘴上，乳漏之症生兜囊，不痛不痒如桃核，乳岩溃后病难当。然乳疖为轻，石乳、乳发为重。”[8]207

《疡科心得集》卷中：“夫乳痈之生也……儿以口气吹之，使乳内之气闭塞不通，以致作痛（此即外吹证）……又有湿火挟肝阳逆络，或时疫，或伏邪聚结而成者，起时乳头肿硬，乳房红漫肿，恶寒身热，毛孔深陷，二、三日后，皮即湿烂，隔宿焦黑已腐，再数日后，身热退而黑腐尽脱，其生新肉如榴子象……此湿火乳痈也。”[9]54

《外科证治全书》卷一：“心窝两旁为脾发疽，胸侧乳上疮孔多为蜂窝疽，乳旁为痈。其于内也：为肺痈，为胃痈，为脾痈，为肝痈，为肠痈。其于妇也，为内、外吹乳，为乳岩，为乳疽，为乳发乳痈。”[10]3

《外科大成》卷二：“乳发、乳漏发为乳房赤

俱肿，势大如痈。未成形者消之，已成形者托之，内有肿者针之，以免遍溃。诸囊为害，防损囊隔，致难收敛。脓出未尽者，慎勿生肌。”[11]8

《外科备要》卷一：“发于乳房，焮赤肿痛，其势更大于痈，皮肉尽腐，由胃腑湿热相凝而成。”[12]39

《医宗金鉴·外科》卷上：“乳发如痈胃火成，男女皆生赤肿疼，溃久不敛方成漏，只为脓清肌不生。”[13]635

《中医外科病名释义》：“乳发：病名，见《外科启玄》（卷五乳痈）：乳肿最大者曰乳发。指生于乳房较大之痈疡。多因产妇乳管不通，足阳明胃经积热，热毒壅盛，热与乳搏结而致。今称乳房部蜂窝组织炎。”[14]133,134

《中医外科学》：“乳发是发生乳房部肌肤之间，容易腐烂坏死的化脓性疾病。其特点为病变范围较乳痈大，局部焮红漫肿疼痛，迅速坏死溃烂，来势凶险，严重时可致热毒内攻。相当于西医所称的乳房部急性蜂窝组织炎或乳房部坏疽。”[15]248

《中医临床诊疗术语·疾病部分》：“因火毒外侵，或岗位湿热结滞于乳房肌肤之间所致。以乳房红肿热痛，溃后大片皮肉腐烂坏死，甚至热毒内攻为主要表现的痈病类疾病。”[16]942

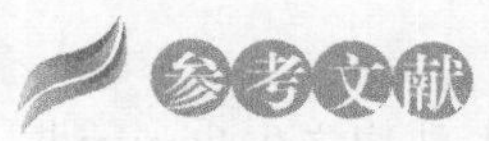

[1] ［晋］刘涓子. 刘涓子鬼遗方[M]. 人民卫生出版社，1986：58.

[2] ［唐］孙思邈. 千金方[M]. 刘更生，等. 北京：华夏出版社，1993：332，671.

[3] ［明］陈嘉谟. 本草蒙筌[M]. 北京：人民卫生出版社，1988：60.

[4] ［明］申拱宸. 外科启玄：12卷[M]. 北京：人民卫生出版社，1955：37.

[5] ［清］陈士铎. 洞天奥旨[M]. 柳长华，等校. 北京：中国中医药出版社，1991：86.

[6] ［明］万全. 万氏秘传外科心法[M]. 罗田县卫生局. 武汉：湖北科学技术出版社，1984：36.

[7] ［明］杨清叟. 仙传外科集验方[M]. 韦以宗，等校. 北京：人民卫生出版社，1991：33.

[8] ［清］蒋示吉. 医宗说约[M]. 王道瑞，申好真校. 北京：中国中医药出版社，2004：207.

[9] ［清］高秉钧. 疡科心得集[M]. 天津：天津科学技术出版社，2004：54.

[10] ［清］许克昌，毕法. 外科证治全书[M]. 北京：人民卫生出版社，1987：3.

[11] ［清］祁坤. 外科大成[M]. 上海：科技卫生出版社，1958：8.

[12] ［清］易凤翥. 外科备要[M]. 北京：中医古籍出版社，2011：39.

[13] ［清］吴谦. 医宗金鉴[M]. 石学文点校. 沈阳：辽宁科学技术出版社，1997：635.

[14] 侯玉芬. 陈柏楠. 中医外科病名释义[M]. 济南：山东大学出版社，1997：133，134.

[15] 谭新华，陆德铭. 中医外科学[M]. 北京：人民卫生出版社，1999：248.

[16] 国家技术监督局. 中医临床诊疗术语：疾病部分[M]. 北京：中国标准出版社，1997：942.

（陈　星）

4·091

乳岩

rǔ yán

一、规范名

【汉文名】乳岩。

【英文名】breast cancer。

【注释】又称“乳癌”。以乳房部结块，质地坚硬，高低不平，病久肿块溃烂，脓血污秽恶臭，疼痛日增为主要表现的乳房癌病。

二、定名依据

“乳岩”作为病名首载于南宋陈自明《妇人

良方》。此前东晋葛洪《肘后备急方》称作“石痈”；隋代巢元方《诸病源候论》称为“乳石痈”；唐代孙思邈《备急千金要方》称作“妒乳”“乳岩”；元代朱震亨《丹溪心法》称作“奶岩”；明代周文采《外科集验方》中的“乳癌”，杨清叟《仙传外科集验方》提出“乳石”，《普济方》提到“石奶”“番花奶”“辅奶”，申斗垣《外科启玄》称“乳痞”；清代张璐《张氏医通》将“脱营”与乳癌、噎膈视为同源，顾世澄《疡医大全》提到“乳栗”“乳节”，邹玉峰《外科真诠》提到“石榴翻花发”，高憩云《外科医镜》提出了“真乳岩”和“类乳岩”。

自从乳岩病名首见于《妇人良方》后，历代中医典籍多沿用这一名称，如元代朱震亨《丹溪心法》，明代薛己《外科枢要》、龚廷贤《万病回春》、龚廷贤《寿世保元》，清代祁坤《外科大成》、王洪绪《外科全生集》、高锦庭《疡科心得集》、赵濂《医门补要》等。

近现代“乳岩”作为规范名已成为共识，中医相关辞典和教科书多将其作为标准名。如：1921年谢观《中国医学大辞典》、1995年及2005年李经纬等《中医大辞典》、1995年袁钟等《中医辞海》、1995年《汉英中医辞海》、2001年《简明中医辞典》、2007年《新编简明中医大辞典》、2015年谭工《中医外科学》（全国高等职业教育“十二五”规划教材）及孙治安《中医外科学》。

我国2014年出版的由全国科学技术名词审定委员会审定公布的《中医药学名词》已以“乳岩”作为规范名。所以“乳岩”作为规范名也符合术语定名的协调一致原则。

三、同义词

【曾称】“石痈”（《肘后备急方》）；“乳石痈”（《诸病源候论》）；“妒乳”（《备急千金要方》）；奶岩（《丹溪心法》）；“乳癌”（《外科集验方》）；“乳石”（《仙传外科集验方》）；“石奶”“番花奶”“辅奶”（《普济方》）；“乳痞”（《外科启玄》）；“脱营”（《张氏医通精要》）；“乳栗”“乳节”（《疡医大全》）；“乳咅”（《疡科会粹》）；“翻花石榴发”（《外科真诠》）。

四、源流考释

有关乳岩的记载，最早见于东晋葛洪《肘后备急方》，当时名为“石痈”[1]199。

隋代巢元方《诸病源候论》称为“（乳）石痈”，描述其形态“微强不甚大，不赤，微痛热，热自歇”“肿结确实，至牢有根，核皮相亲”，是由于“寒气客于肌肉，折于血气，结聚所成”。[2]580

唐代孙思邈《备急千金要方》称其“妒乳”，谓：“妇人女子乳头生小浅热疮，痒搔之黄汁出，浸淫为长百种，治不瘥者，动经年月，名为妒乳。”[3]580 其描述类似现在的乳头湿疹样癌。

南宋陈自明《妇人良方》首提“乳岩”之名，《校注妇人良方》云：“若初起内结小核，或如鳖棋子，不赤不痛，积之岁月渐大，巉岩崩破，如熟榴，或内溃深洞。此属肝脾郁怒，气血亏损，名曰乳岩，为难疗。”[4]450 明代薛己《外科枢要》指出：“若郁怒伤肝脾而结核，不痒不痛者，名曰乳岩，最难治疗。苟能戒七情，远厚味，解郁结，养气血，亦可保全。”[5]43 明代陈实功《外科正宗》对乳岩发展全过程进行了详细描述并附有插图，提出“如此几般症，古今无治说”“真死候也”“凡犯此者，百人百必死”“辞不可治”说明此乃不治之症。[6]16,55,123

明代周文采《外科集验方》首次提出“乳癌”一词来命名该病，谓：“又有妇人积忧结成隐核，有如鳖棋子大，其硬如石，不痛不痒，或一年、二年、三五年，始发为疮，破陷空洞，名曰乳癌。”[7]75 描述了乳癌的病因和情志相关，临床症状演变从石样硬度到破溃空陷。明代《普济方》中提到了乳岩的别称“石奶”“番花奶”“辅奶”。明代申斗垣《外科启玄》称其“乳痞”[8]37。

清代张璐《张氏医通》谓：“原夫脱营之病，靡不本之于郁，若郁于藏府，则为噎膈等证，此不在藏府，病从内生，与流注结核乳岩，推其主治，在始萌可救之际。”[9]380 将“脱营”与乳癌、噎膈视为同源。清代吴谦等编著的《医宗金鉴·

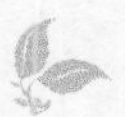

外科心法要诀》载“耽延续发如堆栗，坚硬岩形引腋胸”[10]232，对失治后的转移情况作出说明。清代顾世澄《疡医大全》[11]761 称此“乳栗”“乳节”。邹五峰《外科真诠》[12]112 称“翻花石榴发”。

“岩”本作“嵒”，《说文解字·山部》云“嵒，山岩也。从山、品。”癌之名义本为岩，而癌之名字初作岩者，乃以癌字从嵒，即“岩”通“癌”。《中医大辞典》[13]1969 中记载：“《卫济宝书》，第一次使用了‘癌’字，谓‘癌疾初发者，却无头绪，只是肉熟痛’，但所指并非恶性肿瘤，而是痈疽的一种。直到宋代杨士瀛《仁斋直指方论》真正用‘癌’字称恶性肿瘤，谓‘癌者，上高下深，岩穴之状，颗颗累垂，裂如瞽眼，其中带青，由是簇头各露一舌，毒根深藏，穿孔透里，男则多发于腹，女则多发于乳，或项或肩或臂，外证令人昏迷，治法急用蓖麻子等药外傅，以多出其毒水，如痈疽方中乳香膏，神功妙贴散是也。’[14]674 虽然明清时期部分医家开始使用‘乳癌’这一称谓，但更为广泛使用的名称还是‘乳岩’”。

近现代中医相关辞典亦多使用“乳岩”这一称谓，如 1921 年谢观《中国医学大辞典》[15]1458、1995 年及 2005 年李经纬等《中医大辞典》[13]1044、1995 年袁钟等《中医辞海》[16]477、1995 年《汉英中医辞海》[17]1057、2001 年《简明中医辞典》[18]631 及 2007 年《新编简明中医大辞典》[19]588。

由于现代对于疾病命名的规范化，将起源于上皮组织的恶性肿瘤称“癌”，如肝癌、肺癌等，1997 年国标《中医临床诊疗术语·疾病部分》将“乳癌”作为标准病名。目前部分书籍采用“乳癌”一名，如 2011 年徐荣斋《妇科知要》、2015 年张良英《推崇景岳善治经孕诸疾：张良英学术思想与临床经验集》、2016 年马大正《中医妇产科辞典》。

总之，“乳岩”一名最早见于南宋陈自明《妇人良方》。此前异名甚多，比如：东晋葛洪《肘后备急方》中的“石痈”，明代周文采《外科集验方》中的“乳癌”，隋代巢元方《诸病源候论》中的“(乳)石痈”，唐代孙思邈《备急千金要方》中的“妒乳”，明代《普济方》中的“石奶”“番花奶”“辅奶”，明代申斗垣《外科启玄》中的“乳疳”，清代顾世澄《疡医大全》中的“乳栗”，清代邹五峰《外科真诠》中的“翻花石榴发”。近现代中医相关辞典多使用“乳岩”这一称谓。

五、文献辑录

《肘后备急方》卷五：“姚方，若发肿至坚，而有根者，名曰石痈。”[1]199

《巢氏诸病源候论》卷一百三十四：“石痈之状，微强不甚大，不赤，微痛热，热自歇，是足阳明之脉，有下于乳者，其经虚，为风寒气客之，则血涩结成痈肿。而寒多热少者，则无大热，但结核如石，谓之石痈。”[2]580

《备急千金要方·肠痈汤方》：“产后宜勤济乳，不宜令汁蓄积，蓄积不去，便结不复出，恶汁于内，引热温壮，结坚牵掣痛，大渴引饮，乳急痛，手不得近，成妒乳，非痈也。”“妇人女子乳头生小浅热疮，痒搔之黄汁出，浸淫为长百种，治不瘥者，动经年月，名为妒乳。”[3]580

《校注妇人良方》卷二十四：“若初起内结小核，或如鳖棋子，不赤不痛，积之岁月渐大，巉岩崩破，如熟榴，或内溃深洞。此属肝脾郁怒，气血亏损，名曰乳岩。为难疗。”[4]450

《仁斋直指方论精要》卷二十二：“癌者，上高下深，岩穴之状，颗颗累垂，裂如瞽眼，其中带青，由是簇头各露一舌，毒根深藏，穿孔透里，男则多发于腹，女则多发于乳，或项或肩或臂，外证令人昏迷，治法急用蓖麻子等药外傅，以多出其毒水，如痈疽方中乳香膏，神功妙贴散是也。”[14]674

《扁鹊心书·神方》：“女人乳痈、乳岩初起，姜葱发汗立愈。”[20]89

《丹溪心法》卷五：“乳岩小破，加柴胡、川芎。”“乳栗破，少有破，必大补。”“若不得于夫，不得于舅姑，忧怒郁闷，昕夕累积，脾气消阻，肝气横逆，遂成隐核，如大棋子，不痛不痒。数十年后，方为疮陷，名曰奶岩，以其疮形嵌凹似岩

穴也。”[21]294-296

《仙传外科集验方·回阳玉龙膏》:“多口者为乳发,乳房坚硬者为乳石,正在乳嘴处肿者为吹乳,在乳儿囊下为乳漏,以肉悬垂而血易满故也,故为难治。”[22]17

《丹溪治法心要》卷六:“乳岩未破,加柴胡、台芎。”[23]294-296

《明医指掌》卷八:“若有不得于夫,不得于舅姑者,忧怒郁闷,朝夕积累,遂成隐核如棋子,不痛不痒,数十年后为陷空,名曰乳癌,其疮形凹嵌如岩穴,难治。”[24]241

《万病回春》卷六:“妇人乳岩,始有核肿,如鳖,棋子大,不痛不痒,五七年方成疮。初便宜多服疏气行血之药,须情思如意则可愈。如成之后,则如岩穴之凹,或如人口有唇,赤汁脓水浸淫胸腹,气攻疼痛。用五灰膏去蠹肉,生新肉,渐渐收敛。此疾多生于忧郁积忿,中年妇人。未破者,方可治;成疮者,终不可治。宜服十六味流气饮。”[25]421

《寿世保元》卷七:“或因忧愁郁闷,朝夕积累,脾气消伤,肝气横逆,遂成隐核如大棋子,不痛不痒。数年之后,方为疮陷,名曰乳岩。以其疮形峻曲似岩穴也,不可治矣。若于始生之际,便能消释病根,使心清神安,然后施之治法,亦有可安之理。”“妇人乳岩,始有核肿,如围棋子大,不痛不痒,五七年方成疮。初便宜服疏气行血之药,亦须情思如意则可愈。如成疮之后,则如岩穴之形,或如人口有唇,赤汁,脓水浸淫胸胁,气攻疼痛,用五灰石膏,出其蠹肉,生新肉,渐渐收敛。此症多生于忧郁积忿中年妇人,未破者尚可治,成疮者终不可治。宜服十六味流气饮。”[26]212-214

《简明医彀》卷八:“十六味流气饮……流注因一切恚怒气结,肿硬作痛。或胸膈痞满,风寒湿毒,血气不和,结成肿块,肉色不变;或漫肿无头。妇人乳中结核,恐成乳癌。”[27]454

《丹台玉案》卷六:“又有忧郁伤肝,思虑伤脾,积想在心,所愿不得志者。致于经络痞涩,聚结成核,初如豆大,渐若棋子。半年一载,二载三载,不疼不痒,渐渐而大,始生疼痛,痛则无解。日后肿如堆粟,或如覆粟色气秽,渐渐溃烂,深者如岩穴凸者若泛莲,疼痛连心,出血作臭。其时五脏俱衰,四大不救,名曰乳岩。凡犯此症,百无一生。宜清肝解郁,益气养荣。患者清心静养,无挂无碍,服药调理,苟延岁月而矣。”[28]85,86

《景岳全书》卷三十九:“乳岩属肝脾二脏郁怒,气血亏损,故初起小核结于乳内,肉色如故,其人内热夜热,五心发热,肢体倦瘦,月经不调,用加味逍遥散、加味归脾汤、神效栝蒌散,多自消散。若积久渐大,巉岩色赤出水,内溃深洞为难疗,但用前归脾汤等药可延岁月。若误用攻伐,危殆迫矣。”[29]321

《外科正宗》卷一:“又有失荣肿,坚硬如岩凸;强阴失道症,形状要分别。妇人之乳岩,此中一例决;未破肉嶒崚,已溃流臭血。如此几般症,古今无治说。”[6]16“乳岩一中空似岩,穴边肿若泛莲;真死候也。”[6]55

卷三:“夫乳病者,乳房阳明胃经所司,乳头厥阴肝经所属,乳子之母,不能调养,以致胃汁浊而壅滞为脓。又有忧郁伤肝,肝气滞而结肿,初起必烦渴呕吐,寒热交作,肿痛疼甚,宜牛蒡子汤主之。厚味饮食,暴怒肝火妄动结肿者,宜橘叶散散之。又忧郁伤肝,思虑伤脾,积想在心,所愿不得志者,致经络痞涩,聚结成核,初如豆大,渐若棋子;半年一年,二载三载,不疼不痒,渐渐而大,始生疼痛,痛则无解,日后肿如堆栗,或如复碗,紫色气秽,渐渐溃烂,深者如岩穴,凸者若泛莲,疼痛连心,出血则臭,其时五脏俱衰,四大不救,名曰乳岩。凡犯此者,百人百必死。如此症知觉若早,只可清肝解郁汤或益气养荣汤,患者再加清心静养、无挂无碍,服药调理只可苟延岁月。”[6]123“一妇人左乳结核,三年方生肿痛,诊之脉紧数而有力,此阳有余而阴不足也。况结肿如石,皮肉紫色不泽,此乳岩症也,辞不治。又一妇左乳结肿,或小或大,或软

或硬，俱不为痛，已半年余，方发肿如复碗，坚硬木痛，近乳头垒垒遍生疙瘩，时痛时痒，诊之脉弦而数，肿皮惨黑不泽，此气血已死，辞不可治。又一妇已溃肿如泛莲，流血不禁，辞后果俱死。”[6]123

《外科启玄》卷五：“有养螟蛉子为无乳，强与吮之，久则成疮，经年不愈。或腐去半截，似破莲蓬样，苦楚难忍，内中败肉不去，好肉不生，乃阳明胃中湿热而成，名曰乳疳。宜清胃热，大补血气汤丸，再加补气血膏药贴之，加红粉霜妙。又有乳结坚硬如石，数月不溃，时常作痛，名曰乳岩。宜急散郁消肿祛毒，不然难疗。”[8]37

《济阴纲目》卷十四：“丹溪云：妇人不得于夫，不得于舅姑，忧怒郁遏，时日积累，脾气消沮，肝气横逆，遂成隐核，如鳖棋子，不痛不痒，十数年后，方为疮陷，名曰乳岩。以其疮形嵌凹，似岩穴也，不可治矣。若于始生之际，便能消释病根，使心清神安，然后施之治法，亦有可安之理。予族侄妇年十八岁时曾得此证，审其形脉稍实，但性急躁，伉俪自偕，所难者从姑耳，遂以单方青皮汤，间以加减四物汤，行经络之剂，两月而安。此病多因厚味湿热之痰停蓄膈间，与滞乳相搏而成，又有滞乳因儿口气吹嘘而成，又有拗怒气激滞而生者。煅石膏烧桦皮、栝蒌子、甘草节、青皮，皆神效药也。妇人此病，若早治之便可立消，有月经时悉是轻病，五六十后无月经时，不可作轻易看也。”[30]606-609

《秘方集验》卷下：“又有妇人积优，结成隐核，如圆棋子大，其硬如石，不痛不痒，或一年二年，或三五年，始发为疮，破陷空洞，名曰乳癌，以其深凹，有似岩穴也，多难为治。得此症者，虽曰天命，若能清心寡虑，薄滋味，戒暴怒，仍服内托活血顺气之药，庶有可生之理。”[32]101

《黄帝内经灵枢集注》卷九：“其色青也，状如谷实者，如米谷、如栝蒌之子实也。阳明从太阴之化，厥阴从少阳之化，阴阳互交，故往来寒热也。急治之以去其寒热，此疽至十年而后发乃死。死后出脓者，谓至将死之候，然后出脓而死，此即乳岩石痈之证也。”[33]458

《本草备要・果部》：“治法以青皮疏肝滞，石膏清胃热，甘草节行浊血，瓜蒌消肿导毒，或加没药、橘叶、金银花、蒲公英、皂角刺、当归，佐以少酒，若于肿处灸三五壮尤捷。久则凹陷，名乳癌，不可治矣。”[34]162

《本草纲目・果部》：“妇人乳癌，因久积忧郁，乳房内有核如指头；不痛不痒，五七年成痈，名乳癌，不可治也：用青皮四钱，水一盏半，煎一盏，徐徐服之，日一服。或用酒服。”[31]91

《笔花医镜》卷四：“乳岩初起，内结小核，不赤不痛，渐大而溃，形如熟榴，内溃深洞。此脾肺郁结，气血亏损，最为难治。初起用加味逍遥散、加味归脾汤，二方间服，亦可内消。及其病势既成，虽有卢扁，亦难为力。”“乳岩者，逍遥散、归脾汤二方间服。”[35]66

《产科发蒙・附录》：“神效栝蒌散……治乳痈乳癌神效”“集验良方云：乳岩先因乳中一粒，大如豆，渐渐大如鸡蛋，七八年后方破，破则不可治矣，治乳岩奇方……乳癌神方……化癌煎（大西洋方）治一切癌疮……十六味流气饮，治乳癌。”[36]172-176

《灵枢识》卷六：“志云：死后出脓者，谓至将死之候，然后出脓而死，此即乳岩石痈之证也。出脓之解，近是。其为乳岩石痈者，恐非也。”[37]91

《针灸逢源》卷五：“乳岩，郁闷则脾气阻。肝气逆，遂成隐核。不痛不痒，一二载始溃。或五六年后方见外肿紫黑，内渐溃烂。亦有数载方溃而陷下者皆曰乳岩。最难治疗。”[38]213

《喻选古方试验》卷四：“妇人妒乳，内外吹乳，乳岩，乳疮，乳痈，用橘叶入药，皆效，以叶能散阳明厥阴经滞气也。”[39]183

《验方新编》卷二：“男女皆有此症。此症乳内生一小粒，初如豆大，渐大如块如枣，如围棋子，不痒不通，至一年后，或二三年，渐渐肿痛臭烂孔深。亦有初起色白坚硬一块作痛，此系阴疽，最为险恶，因哀哭忧愁，患难惊恐所致，急宜早治，迟则难愈。”[40]74,75“乳起结核，久之防成乳岩。初起并不疼痛，最恶之症，每日用山慈菇一钱，胡桃肉三枚，共捣，酒送服，以散为度，否则变患莫测。”[40]77

卷十一：“坚硬如核、初起不痛者，乳岩、瘰疬也；不痛而坚、形大如拳者，恶核、失荣也；不痛不坚，软而渐大者，瘿瘤也；不痛而坚，坚如金石，形大如升斗者，石疽也。此等症候尽属阴虚，无论平塌大小，毒发五脏，皆曰阴疽。”[40]366“阳和汤：治乳岩”[40]374“此丹（阴疽无价活命仙丹）通治落头疽、耳后锐毒、遮腮、骨槽风、阴对口、阴发背、乳岩、恶核、石疽、失荣、鹤膝风、鱼口、便毒、瘰疬、流注。”[40]379

《望诊遵经》卷下：“妇人受孕，其乳当转黑。小儿脐风，其乳当结核。有诸中，形诸外也。至于妇人乳中坚硬，不红不痛者，乳岩也。乳中肿胀，色红且痛者，乳痈也。”[41]102

《不知医必要·妇科补遗》：“惟乳岩之症，初起结小核于内，肉色如常，速宜服消散之药。若积久渐大，内溃深洞，最为难疗。服补方尚可以延岁月，切忌开刀，开刀则翻花必死，用药咬破者亦同。”“加味阳和汤，热补，治乳岩初起，日久亦宜，此乃阴症圣药。”“加味逍遥散，热补，治乳岩。”[42]216,217

《医方简义》卷六“乳痈乳岩”：“至于乳岩一症，室女寡妇居多。何也，因室女寡妇，最多隐忧郁结，情志不舒。日久血分内耗，每成是症。初起如梅核状，不痛不移。积久渐大，如鸡蛋之状，其硬如石，一致溃烂，形如破榴，内溃空洞，血水淋漓，有巉岩之象，故名乳岩。病在脾肺胆三经，血气两损，最难治疗。治之愈早愈妙，宜归脾汤、逍遥散二方，始终守服，切勿求其速效，庶乎十救其五。如致溃烂，则不治矣，慎之戒之。”“并治乳痈乳岩，凡胎前不宜。”“治乳岩初起，并治乳痈已愈。”“治乳岩初起。”“并治乳痈、乳岩初起者。”[43]163

《医门补要》卷中：“妇女乳中心生结核，初如梅，渐如李，不大痛，延久始能化脓，名乳心疽。若寡居室女，便成乳岩，并男子患此，均难治，当以化坚汤多服。”[44]57

《中西温热串解》卷八：“无论各种神经痛、偏头痛、正头痛、子宫癌、乳癌、脊髓痨之疼痛，服此药后皆有大效。”[45]233,234

《医学心悟》卷五：“若乳岩者，初起内结小核，如棋子，不赤不痛，积久渐大崩溃，形如熟榴，内溃深洞，血水淋沥，有巉岩之势，故名曰乳岩。此属脾肺郁结，气血亏损，最为难治。乳痈初期，若服栝蒌散，敷以香附饼，即见消散。如已成脓，则以神仙太乙膏贴之，吸尽脓自愈矣。乳岩初起，若用加味逍遥散，加味归脾汤，二方间服，亦可内消。及其病势已成，虽有卢扁，亦难为力。但当确服前方，补养气血，纵未脱体，亦可延生。若妄用行气破血之剂，是速其危也。”[46]219

卷六：“乳岩者，初起内结小核，如棋子，积久渐大崩溃，有巉岩之势，故名乳岩。宜服逍遥散、归脾汤等药。虽不能愈，亦可延生，若妄行攻伐，是速其危也。”[46]243

《类证治裁》卷三：“中气日结，不能运纳，至血液日涸，肌消骨蒸，经闭失调，乳岩项疬，而郁劳之症成……”[47]164

卷八：“乳症多主肝胃心脾，以乳头属肝经，乳房属胃经，而心脾郁结，多见乳核、乳岩诸症。乳痈焮肿色红，属阳，类由热毒，妇女有之，脓溃易愈。乳岩结核色白，属阴，类由凝痰，男妇皆有，惟孀孤为多，一溃难治。且患乳有儿吮乳易愈，无儿吮乳难痊。其沥核等，日久转囊穿破，洞见肺腑，损极不复，难以挽回。而乳岩尤为根坚难削，有历数年而后痛，历十数年而后溃者，痛已救迟，溃即不治。须多服归脾、养荣诸汤。切忌攻坚解毒，致伤元气，以速其亡。”“乳内结小核一粒如豆，不红不痛，内热体倦，月事不调，名乳岩。急早调治，若年久渐大，肿坚如石，时作抽痛，数年溃腐，如巉岩深洞，血水淋沥者，不治。溃后大如覆碗，不痛而痒极者，内生蛆虫也。症因忧思郁结，亏损肝脾气血而成。初起

小核，用生蟹壳爪数十枚，砂锅内焙，研末酒下，再用归、陈、枳、贝、翘、姜、白芷、甘草节，煎服数十剂，勿间，可消。蟹爪灰与煎剂间服，曾经验过。若未消，内服益气养荣汤，外以木香饼熨之。阴虚晡热，加味逍遥散去焦术，加熟地。寒热抽痛，归脾汤。元气削弱，大剂人参煎服可消。若用攻坚解毒，必致溃败不救。凡溃后，最忌乳没等药。"[47]460,461

《杂病源流犀烛》卷二十七："乳岩者，乳根成隐核，大如棋子，不痒不痛，肉色不变，其人内热夜热，五心烦热，皆由忧郁闷怒，朝夕累积，肝气横逆，脾气消沮而成，至五六年七八年之久，方成疮陷，以其疮形凹嵌，似岩穴之状，故名。是时虽饮食如常，必洞见五脏而死。盖至此而不可治矣，诚恶症也。"[48]438

《女科要旨》卷四："若乳岩者，初起内结小核如棋子，不赤不痛，积久渐大崩溃，形如熟榴，内溃深洞，脓水淋漓，有巉岩之势，故名曰乳岩；此属脾肺郁结，血气亏损，最为难治。乳痈初起，若服人参败毒散，栝蒌散加忍冬藤、白芷、青橘皮、生芪、当归、红花之类，敷以香附饼，即见消散；如已成脓，则以神仙太乙膏贴之，吸尽脓水自愈矣。乳岩初起，若用加味逍遥散、加味归脾汤二方间服，亦可内消。及其病势已成，虽有卢扁，亦难为力。但当确服前方，补养气血，纵未脱体，亦可延生。周季芝云：乳痈、乳岩结硬未溃，以活鲫鱼同天生山药捣烂入麝香少许，涂块上，觉痒勿搔动，隔衣轻轻揉之，以七日一涂，旋涂旋消；若用行血破气之剂，是速其危也。"[49]139

《胎产心法》卷下："妇人乳岩一证，原非产后之病，但乳岩、乳痈，皆疮生乳房，治此证者，混同施治，误世不小，不得不分别论明也。其乳痈起于吹乳之一时，非同乳岩，由气血亏损于数载，始因妇女或不得意于翁姑夫婿，或诸事忧虑郁遏，致肝脾二脏久郁而成。初起小核，结于乳内，肉色如故，如围棋子大，不痛不痒，十数年后方成疮患。烂见肺腑，不可治矣。故初起之时，其人内热夜热，五心烦热，肢体倦瘦，月经不调，宜早为治疗。益气养荣汤、加味逍遥散，多服渐散。气虚必大剂人参，专心久服，其核渐消。若服攻坚解毒伤其正气，必致溃败。多有数年不溃者最危，溃则不治。"[50]474,475

《外科证治全书》卷三："乳岩者，于乳房结成隐核，大如棋子，不痛不痒，肉色不变，多由忧郁患难惊恐，日夕积累，肝气横逆，脾气消沮而然。积二、三年后，方成疮陷，以其形嵌凹，似岩穴之状，故名岩，至此则不可救矣。须于初起时用犀黄丸，每服三钱，酒送下，十服即愈。或用阳和汤加土贝母五钱，煎服数剂，即可消散。如误服寒剂，误贴膏药，定致日渐肿大，内作一抽之痛，已觉迟治。再若皮色变紫，难以挽回，勉以阳和汤日服，或犀黄丸日服，或二药早晚兼服，服至自溃而痛，则外用大蟾六只，每日早晚取蟾破腹连杂，将蟾身刺数十孔，贴于患口，连贴三日，内服千金托毒散，三日后，接服犀黄丸、十全大补汤，可救十中三、四。如溃后不痛而痒极者，无一毫挽回，大忌开刀，开刀则翻花，万无一活，男女皆然。"[51]71,72

《外科传薪集·许恒君传用法(附)》："[乳岩方](初生可治)青皮，石膏(行污)，生甘草节(消肿导毒)，栝蒌，橘络(行经络)，皂角刺，银花(此症不可用刀)。因寒痰结凝，当用阳和汤。外敷宜留意，不可寒凉。"[52]36

《医宗金鉴·外科心法要诀》卷六："乳岩初结核隐疼，肝脾两损气郁凝，核无红热身寒热，速灸养血免患攻。耽延续发如堆栗，坚硬岩形引腋胸，顶透紫光先腐烂，时流污水日增疼。溃后翻花怒出血，即成败证药不灵。[注]此证由肝、脾两伤，气郁凝结而成。自乳中结核起，初如枣栗，渐如棋子，无红无热，有时隐痛。速宜外用灸法，内服养血之剂，以免内攻。若年深日久，即潮热恶寒，始觉大痛，牵引胸腋，肿如覆碗坚硬，形如堆栗，高凸如岩，顶透紫色光亮，肉含血丝，先腐后溃，污水时津，有时涌冒臭血，腐烂深如岩壑，翻花突如泛莲，疼痛连心。若复因急怒，暴流鲜血，根肿愈坚，期时五脏俱衰，即成败证，百无一救；若患者果能清心涤虑，静养调理，庶可施治。初宜服神效栝蒌散，次宜清肝解郁汤，外贴季芝鲫鱼膏，其核或可望消。若反复不应者，疮势已成，不可过用克伐峻剂，致损胃气，即用香贝养荣汤。或心烦不寐者，宜服归脾汤；潮热恶寒者，宜服逍遥散，稍可苟延岁月。如得此证者，于肿核初起，即加医治，宜用豆粒大艾壮，当顶灸七壮，次日起疱，挑破，用三棱针刺入五六分，插入冰螺散捻子，外用纸封糊，至十余日其核自落，外贴绛珠膏、生肌玉红膏，内服舒肝、养血、理脾之剂，生肌敛口自愈。”[10]232

《外科大成》卷二：“飞龙阿魏化坚膏……治失荣症。及乳岩、瘿瘤瘰疬、结毒。初起已成，但未破者，用此贴之。”[53]118“乳中结核……如梅如李，虽患日浅，亦乳岩之渐也。由肝脾虚者，用四君子汤加芎、归、升麻、柴胡。由郁结伤脾者，用归脾汤。轻者蒌贝散。”[53]130,131

《疡医大全》卷二十：“陈远公曰：有生乳痈，已经收口，因不慎色，以至复烂，变成乳岩。现出无数小疮口，如管如孔，如蜂窝状，肉向外生，经年累月不愈，服败毒之剂，身益狼狈，疮口更腐烂，人以为毒深结于乳房也，谁知气血大亏乎？凡人乳房内肉外长而筋束于乳头，故伤乳即伤筋也。此处生痈，原宜急散，迟恐有筋弛难长之患，况又泄精损伤元气，安得不变出非常乎！当失精后，即大用补精填髓之药，尚不至如此之横，今既阴虚而成岩，又因岩而败毒，不亦益虚其虚乎？治法必大补气血，以生其精，不必泄毒，以其无毒可泄耳。用化岩汤：人参、黄芪、忍冬藤、当归各一两，白术二两，茜草、白芥子各二钱，茯苓三钱水煎服。二剂生肉，又二剂脓尽疼止，又二剂漏管重长，又二剂全愈，再二剂不再发也。此方全补气血，不去败毒，虽忍冬乃消毒之味，其性亦补，况入于补药亦纯于补矣。惟是失精以变岩，似宜补精，今止补气血何也？盖精不可速生，而功又缓，不若大补气血，反易生精，且乳房属阳明，既生乳岩而阳明必无多气多血矣。今补气血则阳明经旺，自生精液以灌乳房，又何必生精以牵制参芪之功乎？所以不用填精之味也。”[11]761-763

《外科全生集・马评吴序》：“乳岩起于肝郁，郁久化火掣痛，姜桂必不宜服。”[54]2

卷一：“坚硬如核，初起不痛，乳岩瘰疬也。不痛而坚，形大如拳，恶核失荣也。不痛不坚，软而渐大，瘿瘤也。不痛而坚如金石，形如升斗，石疽也。此等症候，尽属阴虚，无论平塌大小，毒发五脏，皆曰阴疽”[64]7“初起乳中生一小块，不痛不痒，症与瘰疬恶核相若，是阴寒结痰，此因哀哭忧愁，患难惊恐所致。其初起以犀黄丸，每服三钱，酒送，十服痊愈。或以阳和汤加土贝五钱煎服，数日可消。倘误以膏贴药敷，定主日渐肿大，内作一抽之痛，已觉迟治，若皮色变异，难以挽回。勉以阳和汤日服，或以犀黄丸日服，或二药每日早晚轮服，服至自溃，用大蟾六只，每日早晚取蟾破腹连杂，以蟾身刺孔，贴于患口，连贴三日，内服千金托里散，三日后接服犀黄丸。十人之中，可救三四。溃后不痛而痒极者，断难挽回。大忌开刀，开则翻花最惨，万无一活。男女皆有此症。”[64]14“凡患一应色白大小等疽，忌用洞天膏贴、嫩膏敷，用则寒凝愈结。最忌用千捶膏、鲫鱼膏贴，盖此二膏内，皆有巴豆、蓖麻，贴则被其提拔助成。每见横痃、乳岩，贴至致命。孕妇贴则堕胎。凡诸疽溃后，宜贴阳和解凝膏。”[54]18

《外科十三方考》下编：“九问曰：何为乳痈、乳岩、乳花？答曰：乳痈初起，红肿痛甚，或六、七日成脓，或十余日成脓，或因有孕而内吹之，或因乳子而外吹之，皆为此病根源。初起可用蒲公英同酒糟捣敷之，或以白头翁叶同酒糟捣敷之，或用马前子去皮毛，香油炸透研末，黄酒冲服一分亦可，见汗即愈。乳岩则因七情气郁而成，初起形如豆大，至四、五年时，乃渐大如弹子，或十余年方始发作，其硬如石，溃则状如山岩，故名乳岩。治法服‘金蚣丸’‘中九丸’后而生脓者，则为可治之症，若年久溃而不敛者难

治。尤忌开刀，可令人血出不止。倘有五善而无七恶者，尚属可治，否则百无一生。乳花者状如背花，眼多肉绽，治法亦同。若三症毒未成脓者，俱可用内服仙方活命饮，或'神效栝蒌散'及'连翘金贝散'等，亦可痊愈。"[55]91,92

《张氏医通精要》卷九："原夫脱营之病，靡不本之于郁，若郁于藏府，则为噎膈等证，此不在藏府，病从内生，与流注结核乳岩，推其主治，在始萌可救之际。"[9]380

《外科真诠》"胸乳部"："乳岩初起，内结小核如棋子，积久渐大崩溃，有巉石之势，即成败症，百无一救。得此症者，于肿核初起时，果能清心涤虑，静养调理，内附和乳汤、归脾汤等药，虽不能愈，亦可延生。若妄行攻伐，是速其危也。此症即俗名石榴翻花发。"[12]112

《外科枢要》卷二："若郁怒伤肝脾而结核，不痒不痛者，名曰乳岩，最难治疗。苟能戒七情，远厚味，解郁结，养气血，亦可保全。"[5]43

《疡科心得集》卷中："乳疡之不可治者，则有乳岩。夫乳岩之起也，由于忧郁思虑，积想在心，所愿不遂，肝脾气逆，以致经络痞塞结聚成核。初如豆大，渐若棋子，不红不肿，不疼不痒，或半年一年，或两载三载，渐长渐大，始生疼痛，痛则无解日，后肿如堆栗，或如覆碗，紫色气秽，渐渐溃烂，深者如岩穴，凸者如泛莲，疼痛连心，出血则臭，并无脓水，其时五脏俱衰，遂成四大不救。凡犯此者，百人百死。如能清心静养，无挂无碍，不必勉治，尚可苟延。当以加味逍遥散、归脾汤，或益气养营汤主之。此证溃烂体虚，亦有疮口放血如注，即时毙命者，与失营证同。"[56]51

《马培之外科医案・乳癌》："乳头属肝，乳房属胃，胃与脾相连。乳癌一证，乃思虑抑郁，肝脾两伤，积想在心，所愿不得，志意不遂，经络枯涩，痰气郁结而成。两乳房结核有年，则攀痛牵连，肝阴益损，气化为火，阳明郁痰不解，虑其长大，成为癌症。"[57]34

《中国医学大辞典》："此证由于肝脾两伤，气郁凝结而成，自乳中结合起，出入枣栗，渐如棋子，无红无热，有时隐痛，速宜外用灸法，内服养血之剂，以免内攻，若年生日久，即潮热恶寒，始觉大痛牵引，胸腋，肿如覆碗，按之坚硬，形如堆栗，高凸如岩顶，肉色光亮，内含血丝，先腐后溃，污水时流，有时或涌冒臭血，腐烂深如岩坚，翻花凸如泛莲，疼痛连心，若因急怒，暴流鲜血，根肿愈坚，斯时五脏巨衰，即成败证，百无一救，若患者果能清心涤欲，静养调理，庶可施治。"[15]1458,1459

《中医辞海》："乳岩……外科病名。又称乳癌。由于内伤情志恚怒忧思，肝脾两伤，以致无形之气郁与有形之痰浊互相交凝，结滞乳中而成。"[16]477

《英汉中医辞海》："乳岩……出《丹溪心法》卷五。又名石榴翻花发、乳栗，多见于中年以上妇女。恚怒忧思，肝脾气逆所致。初起乳中结核大如枣栗。渐如棋子，不疼不痒，无红无热，后渐增大，始觉疼痛不止。未溃时，肿苦堆粟或如覆碗，皮核相连，推之不移，乳头内陷。若顶透紫色，则渐溃烂，溃后状如岩穴，形似菜花，时流污水或出血，臭秽难闻，系阴疽，最险恶，终因耗尽气血，五脏俱衰而危亡。即今这乳腺癌。"[17]1057

《简明中医词典》："乳岩……病名。出《丹溪心法》卷五。又名石榴翻花发、乳栗。多见于中年以上妇女。由恚怒忧思，肝脾气逆所致。初起乳中结核大如枣栗，表面不平，坚硬不痛，后渐增大，始觉疼痛不止，未溃时，肿若堆粟或如覆碗，肿块处皮核相连，推之不移，乳头内陷。若顶透紫色，则渐溃烂，溃后状如岩穴，形似菜花，时流污水或出血。即乳腺癌。"[18]631

《中医大辞典》："岩……病名。是以肿块坚硬如石，表面凹凸不平，形如岩石为主要表现的体表恶性肿瘤。"[13]1044"乳岩……病名。见《丹溪心法》卷五。又名石榴翻花发。多见于中年以上妇女。因恚怒忧思，肝脾气逆所致。初起乳中结核大如枣栗，渐如棋子，不疼不痒，无红无热，一年或二、三年渐渐肿大，始生疼痛，痛则无解。未溃时肿若堆栗或如覆碗，高突如岩，乳头内陷，肿处皮核相亲，推之不移；若顶透紫色，先腐后溃，溃后状如岩穴、如菜花，时流污水或出血，臭秽堆闻者，此系阴疽，最为险恶，终因耗尽气血，五脏俱衰而危亡。”[13]1072“癌……病名。出《卫济宝书》卷上。① 其症肿块凹凸不平，边缘不齐，坚硬难移，状如岩石，故名。溃后血水淋漓，臭秽难闻，不易收敛，甚则危及生命。即恶性肿瘤。本病发无定处，多按生长部位或症状命名，如乳岩（岩同癌）、肾癌等。若癌生腹内多属癥瘕积聚范围。② 发的一种。见癌发条。”[13]1969

《新编简明中医辞典》：“乳岩……外科病证名。即乳腺癌。出《丹溪心法》。又名石榴翻花发、乳粟。多见于中年以上妇女。由恚怒忧思，肝失疏泄，脾失健运，久瘀成毒所致。初起乳中结核大如枣栗，表面不平不红，坚硬不痛不热，后渐增大，渐觉疼痛，或剧痛；未溃时，肿若堆栗或如覆碗，肿块处皮核相连，推之不移，乳头内陷。若顶透紫色，则渐溃烂，溃后状如岩穴，形似菜花，时流污水或出血，属阴疽。”[19]588

《中医外科学》（谭工）：“乳岩是乳房部的恶性肿瘤……该病的特点是乳房部出现无痛，无热，皮色不变质地坚硬的肿块，推之不移，表面不光滑，凹凸不平，或乳头溢血，晚期溃烂凹似岩穴，凸如泛莲。”[58]130-135

《中医外科学》（孙治安）：“乳岩是指乳房部的恶性肿瘤。其特点是乳房部出现无痛、不热、皮色不变而质地坚哽的肿块，推之不移，表面凹凸不平，或乳头溢血，晚期溃烂，凹如泛莲。”[59]130-135

参考文献

[1] [晋] 葛洪. 肘后备急方[M]. 上海：上海人民出版社，2005：199.

[2] [隋] 巢元方. 巢氏诸病源候论[M]. 上海：人民出版社，2005：580.

[3] [唐] 孙思邈. 备急千金要方[M]. 高文柱，沈澍农校注. 北京：华夏出版社，2008：580.

[4] [明] 薛己. 校注妇人良方[M]. 太原：山西科学技术出版社，2012：450.

[5] [明] 薛己，等. 外科枢要[M]. 北京：人民卫生出版社，1983：43.

[6] [明] 陈实功. 外科正宗[M]. 北京：人民卫生出版社，1956：16，55，123.

[7] 周文采. 外科集验方[M]. 孙海舒，农汉才点校. 北京：学苑出版社，2015：75.

[8] [明] 申斗垣. 外科启玄[M]. 北京：人民卫生出版社，1955：37.

[9] [清] 张璐. 张氏医通精要[M]. 贵阳：贵州科技出版社，2008：380.

[10] [清] 吴谦. 医宗金鉴：外科心法要诀白话解[M]. 浙江中医学院编. 北京：人民卫生出版社，1965：232.

[11] [清] 顾世澄. 疡医大全[M]. 凌雲鹏点校. 北京：人民卫生出版社，1987：761－763.

[12] [清] 邹五峰. 外科真诠[M]. 石埭，沈登峰校订. 上海：中医书局，1955：112.

[13] 李经纬，余瀛鳌，蔡景峰，等. 中医大辞典[M]. 北京：人民卫生出版社，2005：1044，1072，1969.

[14] [宋] 杨士瀛. 仁斋直指方论精要[M]. 贵阳：贵州科技出版社，2008：674.

[15] 谢观. 中国医学大辞典[M]. 北京：商务印书馆，1921：1458，1459.

[16] 袁钟，图娅，彭泽邦，等. 中医辞海[M]. 北京：中国医药科技出版社，1995：477.

[17] 张有儁，李栀，郑敏. 汉英中医辞海[M]. 太原：山西人民出版社，1995：1057.

[18] 李经纬，等. 简明中医词典[M]. 北京：中国中医药出版社，2001：631.

[19] 严世芸，李其忠. 新编简明中医辞典[M]. 北京：人民卫生出版社，2007：588.

[20] [宋] 窦材. 扁鹊心书[M]. 李晓露，于振宣点校. 北京：中医古籍出版社，1992：89.

[21] [元] 朱丹溪. 丹溪心法[M]. 田思胜校注. 北京：中国中医药出版社，2008：294－296.

[22] [元] 杨清叟. [明] 赵宜真. 仙传外科集验方[M]. 叶圣洁，孙仲谋点校，北京：中医古籍出版社，1988：17.

[23] [元] 朱震亨. 丹溪治法心要[M]. 张奇文，等校注. 济南：山东科学技术出版社，1985：165，166.

[24] [明] 皇甫中，王肯堂. 明医指掌[M]. 北京：人民卫生出版社，1982：241.

[25] [明] 龚廷贤. 万病回春[M]. 朱广仁点校. 天津：天津科学技术出版社：1993：421.

[26] [明] 龚廷贤. 寿世保元[M]. 袁钟点校. 北京：人民卫生出版社，1993：212－214.

[27] [明] 孙志宏. 简明医彀[M]. 余瀛鳌点校. 北京：人民

卫生出版社，1984：454.
[28] [明]孙文胤.丹台玉案：下[M].上海：上海科学技术出版社，1985：85，86.
[29] [明]张介宾.景岳全书[M].上海：上海科学技术出版社，1959：321.
[30] [明]武之望.济阴纲目[M].太原：山西科学技术出版社，2012：606－609.
[31] [明]李时珍.本草纲目[M].重庆：重庆大学出版社，1995：318.
[32] [清]王梦兰.秘方集验[M].王玉英，王作林点校.北京：中医古籍出版社，1990：101.
[33] [清]张隐庵.黄帝内经灵枢集注[M].上海：上海科学技术出版社，1958：458.
[34] [清]汪昂.本草备要[M].北京：中国中医药出版社，1998：162.
[35] [清]江涵暾.笔花医镜[M].郭瑞华点校.天津：天津科学技术出版社，1999：66.
[36] [日]片仓元周.产科发蒙[M].上海：世界书局，1936：172－176.
[37] [日]丹波元简.灵枢识[M].上海：上海科学技术出版社，1957：91.
[38] [清]李学川.针灸逢源[M].上海：上海科学技术出版社，1987：213.
[39] [清]喻嘉言.喻选古方试验[M].陈湘萍点校，北京：中医古籍出版社，1999：183.
[40] [清]鲍相璈.验方新编[M].北京：人民军医出版社，2008：74，75，77，366，374，379.
[41] [清]汪宏辑.望诊遵经[M].上海：上海科学技术出版社，1959：102.
[42] [清]梁廉夫.不知医必要[M].黄鑫校注.北京：中医古籍出版社，2012：216，217.
[43] [清]王清源.医方简义[M].上海：上海科学技术出版社，1985：163.
[44] [清]赵濂.医门补要[M].上海：上海卫生出版社，1957：57.
[45] [清]吴瑞甫.中西温热串解[M].刘德荣，金丽点校，福州：福建科学技术出版社，2003：233，234.
[46] [清]程国彭.医学心悟[M].闫志安，徐文兵校注.北京：中国中医药出版社，1996：219、243.
[47] [清]林珮琴.类证治裁[M].刘荩文主校.北京：人民卫生出版社，1988：164、460，461.
[48] [清]沈金鳌.杂病源流犀烛[M].李占永，李晓林校注.北京：中国中医药出版社，1994：438.
[49] [清]陈修园.女科要旨[M].余育元校注.福州：福建科学技术出版社，1982：139.
[50] [清]阎似玺.[清]沈封.胎产心法 女科辑要[M].田代华，郭君双点校，北京：人民卫生出版社，1988：474，475.
[51] [清]许克昌，毕法.外科证治全书.[M].北京：人民卫生出版社，1987：71，72.
[52] [清]马培之.外科传薪集.[M].北京：人民卫生出版社，1959：36.
[53] [清]祁坤.外科大成[M].上海：上海卫生出版社，1957：118、130，131.
[54] [清]王洪绪.外科全生集[M].上海：上海卫生出版社，1956：马评吴序2，7，14，18.
[55] [清]张觉人.外科十三方考[M].上海：上海卫生出版社，1957：91，92.
[56] [清]高秉钧.疡科心得集[M].田代华，田鹏点校.天津：天津科学技术出版社，2004：51.
[57] [清]马培之.马培之外科医案[M].范凤源校.上海：中医书局，1955：34.
[58] 谭工.中医外科学[M].北京：中国中医药出版社，2015：130－135.
[59] 孙治安.中医外科学[M].北京：中国中医药出版社，2015：109.

（方晗语　艾彦伶）

4·092

乳疬

rǔ lì

一、规范名

【汉文名】乳疬。

【英文名】gynecomastia。

【注释】是指以男性、儿童乳晕部发生扁圆形肿块，触之疼痛为主要表现的乳房疾病。

二、定名依据

“乳疬”作为中医外科病名，主要症状为男性、儿童乳晕部发生扁圆形肿块，触之疼痛。最早见于宋代王怀隐《太平圣惠方》，其时尚名“奶疬”。

自“乳疬”作为病名首现于明代刘纯《医经小学》，后世便一直沿用，如明代朱橚《普济方》、高宾《丹溪治法心要》、窦梦麟《疮疡经验全书》、缪希雍《先醒斋医学广笔记》、倪朱谟《本草汇言》、清代云川道人《绛囊撮要》、顾世澄《疡医大全》、沈金鳌《妇科玉尺》、黄凯钧《证治摘要》、陈修园《医学从众录》、程文囿《医述》、时世瑞《疡科捷径》、林珮琴《类证治裁》、王士雄《鸡鸣录》、凌奂《凌临灵方》、梁希曾《疬科全书》。

中华人民共和国成立后，1961 年《中医外科学中级讲义》，1973 年《中医外科学》（上海中医学院），1984 年《中医男科证治》（李家振），1985 年《中医乳房病诊治》，1988 年《中医男科学》，1991 年《中医妇科治疗手册》，1992 年《中医外科病诊治彩色图谱》，1993 年《新编中医临床手册》，1994 年《中医外伤科学》，1995 年《中医外科学》（韦永兴），1997 年《简明实用中医学》，2000 年《中医证病名大辞典》，2001 年《中医外科学》（赵尚华），2004 年《中医外科临床诊疗指南》，2005 年《中医药名词》，2006 年《现代中西医妇科学》，2007 年《中医外科学》（艾儒棣），2009 年《中医外科学》（张翠月），2012 年《外科疾病处方快捷通》，2014 年《中医药名词》，2015 年《中医妇产科词典》，2016 年《中医外科学》（陈红风），2017 年《中医大辞典》均采用了“乳疬”作为正名，说明“乳疬”作为规范用名已取得共识。

我国 2005 年出版的由全国科学技术名词审定委员会审定公布的《中医药学名词》和 2014 年出版的《中医药学名词》已以“乳疬”作为规范名，所以“乳疬”作为规范名也符合术语定名的协调一致原则。

三、同义词

【又称】“乳崖”“乳核”（《医经小学》）。

【曾称】“奶疬”（《疮疡经验全书》）；“童子疬”（《疡科全书》）。

四、源流考释

有关乳疬，最早见于宋代《太平圣惠方》[1]381，时称“奶疬”。其后，清代梁希曾《疬科全书》指出“童子疬”亦是“乳疬”的曾用名，曰：“自襁褓而至成童，旋起旋消，或凝结久而不化，或时大时小，此多由先天虚损所致，或在其母腹内，因饮食不谨而来，此名童子疬，又名乳疬。”[2]9

明代刘纯《医经小学》[3]60 首载“乳疬”，曰：“乳崖。乳核。亦名乳疬。”明代朱橚《普济方》[4]、高宾《丹溪治法心要》[5]229、倪朱谟《本草汇言》[6]361 等均不刻意区分，任用“奶疬”或“乳疬”。窦梦麟《疮疡经验全书》[7]151 首述“乳疬”之病因病机，指出乳疬与前人之“奶疬”相同。

清代，中医对乳疬的认识与探究已积累了相当丰富的临床经验。清代叶桂《种福堂公选良方》[8]162、云川道人《绛囊撮要》[9]23、王孟英《鸡鸣录》[10]52,53、程文囿《医述》[11]903、林珮琴《类证治裁》[12]471、陈念祖《医学从众录》[13]167、沈金鳌《妇科玉尺》[14]85、顾世澄《疡医大全》[15]695 等，均从乳疬的病发与诊治的不同方面论述其要，极大丰富了乳疬的证型及诊治要点。清代张乃修《张聿青医案》[16]659,660、魏之琇《续名医类案》[17]814、缪希雍《先醒斋医学广笔记》[18]95、余景《外证医案汇编》[19]149 等，都在秉承前人的基础上，有所发挥。虽然古代医学著作记载病名常因时代、地域、认识角度的不同，显得繁杂而不统一，再加上历史上中医外科各流派的影响，容易出现相当明显的病名的混乱现象。但因为乳疬一病，其病机简单，故而任其百变，均易察而类治，因此其病名没有出现过多繁杂的变化，而是相对稳定的流传。

中华人民共和国成立后，1961 年《中医外科学中级讲义》[20]66 中采用“乳疬”作为正名，其后教材和辞书类著作大多沿用，比如：1973 年《中医外科学》[21]321（上海中医学院），1986 年《中医外科学》[22]92（顾伯康），1993 年《新编中医临床

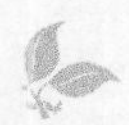

手册》[23]590（周文泉），1994 年《中医外伤科学》[24]80（许书亮），1995 年《中医外科学》[25]63（韦永兴），1998 年《中医外科学》[26]138（金之刚），2000 年《中医证病名大辞典》[27]260，2002 年《中医外科学》[28]133（赵尚华），2004 年《中医外科临床诊疗指南》[29]180，2005 年《中医药名词》[30]257，2006 年《现代中西医妇科学》[31]447，2007 年《中医外科学》[32]124（艾儒棣），2012 年《外科疾病处方快捷通》[33]60，2014 年《中医药名词》[34]31，2015 年《中医妇产科词典》[35]476，2016 年《中医外科学》[36]113（陈红风），2017 年《中医大辞典》[37]708。说明“乳疬”作为中医外科名词已得到共识。

总之，本病症状首见于宋代王怀隐《太平惠方》，其时尚名“奶疬”。明代刘纯《医经小学》正式提出“乳疬”一名，《疬科全书》曾称“童子疬”。从其载记起至今，其病名虽有变化，但其核心病因病机始终不变，病症变化简单易察，对后世影响颇大。

五、文献辑录

《太平圣惠方》卷第一百：“小儿奶病目不明者，灸肩中俞二穴各一壮，在肩甲内廉，去背二寸陷者中，炷如小麦大。”[1]381

《疬科全书·辨疬症之证治》：“自襁褓而至成童，旋起旋消，或凝结久而不化，或时大时小，此多由先天虚损所致，或在其母腹内，因饮食不谨而来，此名童子疬，又名乳疬。”[2]9

《医经小学》卷四：“乳崖。乳核。亦名乳疬。”[3]60

《普济方》卷二百七十六：“乳疬疮第二十七。以上六证。咽喉内疮用针钩搭开。”[4]

卷二百八十八：“名消毒溃坚汤。治人发痈肿、瘰疬、乳疬。”[4]

《丹溪治法心要》卷八：“治乳疬，用青皮、陈皮为末，食后或汤或酒调服。”[5]229

《本草汇言》卷九：“治乳疬溃烂，经年将穿膜者。用土楝实一两（经霜者佳），雄鼠粪七钱，露蜂房五钱，俱炒微焦，研细末，每用三钱，食后酒调服，间日一服，服药完，痛即止，不数日脓血收敛，外贴长肉膏而愈。”[6]361

《种福堂公选良方》卷四：“内消乳疬方：大贝母、白芷等分为末，每服二钱，白酒下。如有郁症，加白蒺藜。若有孕，忌用白芷。”[8]162

《绛囊撮要·妇人科》：“治乳疬效方。鲜橘叶（一两石臼内捣烂）、童便制香附（五钱）、夏枯草花（五钱切碎）、青皮（五钱）、川贝母（五钱去心）、蒲公英（五钱）。先将青皮香附晒干为末。后入捣烂橘叶拌匀。再晒极干碾细。陈米饭为丸。不拘时。开水日服以消为度。”[9]23

《鸡鸣录·外科》：“象牙屑、棉花仁（炒去油）、葫芦芭、石决明（煅）、土贝母（各二两），蒲公英、鬼馒头、橘叶、莲房（各一两五钱），炙草、花粉、鹿角屑、麦（各一两），乳香（炙，五钱），小青皮。十五味研末，每一钱六分，橘核煎汤调下，治内外吹，乳癖乳疬皆良。”[10]52,53

《医述》卷十三：“乳疬者，女子十三四岁，经水将行，或一月二次，或过月不行，致生此疾。多生于寡薄虚弱之人。每乳上止有一核，犹或可治；若串成三四个，即难疗矣。通用逍遥调经汤。”[11]903

《类证治裁》卷八：“乳疬肿痛，用大贝母、白芷、乳香、没药、当归身，每服四钱，白酒下。乳疬溃烂，用两头尖雄鼠粪，土楝子经霜者佳，露蜂房各三钱，俱煅存性，研末，分三服酒下。间两日一服。痛止脓敛，如脓成不溃，或脓水清稀，用托里消毒散。溃久不敛，用桑根木芝，或菌，烧灰，和梅片末掺之，即愈。”[12]471

《医学从众录》卷八：“贝母白芷内消汤。内消乳疬方。大贝母、白芷各等分为末。每服二钱，白酒下。有郁加白蒺藜，若有孕之妇，忌用白芷。”[13]167

《妇科玉尺》卷六：“其有乳疬者。女子十三四岁，经脉将行，或一月二次，或过月不行，致生此疾。多生于寡薄虚弱之人。每乳上止有一核，可治。若串成三四个，即难疗。宜服败毒散加生地，再服黄矾丸。通用逍遥调经汤。”[14]160

《疡医大全》卷十八："乳疬溃烂已见脏腑。(抄本)土楝树子(经霜者佳，川楝不用)、雄鼠屎(即两头尖者)、露蜂房(各三两)俱煅存性，为末，每服三钱，酒调服，间三日一服，不数日，脓尽自敛。"[15]695

《张聿青医案》卷十九："梁(右)左脐旁瘕聚已久，发则攻筑，为痛为胀，偏右头疼，略一辛劳，辄绵绵带下。良以木郁不条达，厥阴之气滞积成形，下为瘕聚，上为乳疬。"[16]659,660

《续名医类案》卷三十一："马铭鞠治沈氏妇，患乳疬，溃烂经年，不见脏腑者一膜耳。用鼠粪土、楝树子、(经霜者佳，川楝不用。)露蜂房各三钱，俱煅存性，各取净末和匀。每服三钱，酒下，间两日一服，痛即止，不数日脓尽收敛。此方传自江西贩糖客，因治祝氏喉症得之。"[17]814

《先醒斋医学广笔记》卷三："里中妇沈姓者患乳疬，溃烂经年，不见脏腑者一膜尔。马铭鞠用鼠粪(三钱)，土楝树子(三钱，经霜者佳，川楝不用)，俱锻存性，各取净末，和匀。每服三钱，酒下，间两日一服，痛即止，不数日脓尽收敛。(此方传自江西贩糖客，因治祝氏喉症得之)。"[18]95

《外证医案汇编·乳岩附论》："他如乳疬、乳癌，亦多为肝气郁结，脾土受损、痰浊内聚、痰气凝结而成。"[19]149

《中医外科学中级讲义》："乳疬……多由于冲任不调及气滞痰郁而成。辨证……多发生于女子青春发育期，偶或发生于中年或老年男子。在初起时乳晕部生一肿块，约如桂圆大小，呈扁圆形，质地并不十分坚硬稍有疼痛。治疗后约二、三月可以消散，破溃的极少。"[20]66

《中医外科学》(上海中医学院)："本病包括男性乳房发育异常及儿童乳房发育异常两类。前者见于中、老年男性，后者见于10岁左右的少年儿童。中医统称乳疬。是肾气不充，肝失所养所致。"[21]321

《中医外科学》(顾伯康)："男女儿童或中老年男性在乳晕部分出现疼痛性结块，称为乳疬。是一种乳房异常发育症。其特点是：乳晕中央有扁圆形肿块。分为男性乳房发育异常和儿童乳房发育异常两类，前者见于中、老年男性，后者见于10岁左右的男女儿童。其病名最早见于《疮疡经验全书·卷二》，又称妳疬。"[22]92

《新编中医临床手册》："乳疬为发生于青年人的乳中结核。多见于女性月经初潮前后，乳晕部出现一疼痛性肿块，常伴有冲任失调，月经不规律等现象。偶也可见于青年男性。"[23]590

《中医外伤科学》(许书亮)："乳疬是乳房异常发育症。多发生于青春期女子。"[24]80

《中医外科学》(韦永兴)："男女儿童或中老年男性在乳晕部出现疼痛性肿块，称为乳疬。"[25]63

《中医外科学》(金之刚)："乳疬即现代医学称乳房异常发育症。分为男性乳房发育异常和儿童乳房发育异常两种。前者见于中、老年男性，后者见于10岁左右儿童。乳疬病名最早见于《疮疡经验全书·卷二》，又称妳疬。"[26]138

《中医证病名大辞典》："乳疬……见清·梁希曾《疬科全书·证治》'童子疬，自襁褓而至成疬，旋起旋消，或凝结久而不化……此名童子疬。又名乳疬。'即童子疬。详见该条。"[27]260

《中医外科学》(赵尚华)："乳疬是发生于中老年男性或男女儿童的乳房异常发育性疾病。相当于西医的乳房异常发育症。其特点是：乳房结块，发生在一侧或两侧乳晕部，呈半球形，触之疼痛。"[28]133

《中医外科临床诊疗指南》："乳疬是发生于男女儿童或中老年男性的乳房异常发育性疾病。相当于西医的乳房异常发育症。临床分为男性乳房异常发育症和儿童乳房异常发育症两类，前者见于中老年男性，后者见于10岁左右的男女儿童。"[29]180

《中医药名词》(2005)："乳疬……以男性、儿童单侧或双侧乳晕部分发生扁圆形肿块，触之疼痛为主要表现的乳房疾病。"[30]257

《现代中西医妇科学》:“乳疬是发生于男女儿童或中老年男性乳房的异常发育性疾病。相当于西医的乳房异常发育症。”[31]447

《中医外科学》(艾儒棣):“男女儿童及中老年男性在乳晕部出现疼痛性结块,称为乳疬。”[32]124

《外科疾病处方快捷通》:“乳疬是以男性、儿童单侧或双侧乳晕部发生扁圆形肿块,触之疼痛为主要表现的乳房异常发育症。分为男性乳房发育异常和儿童乳房发育异常两大类,前者见于中、老年男性。多为继发性;后者见于10岁左右儿童,多为原发性。”[33]60

《中医药名词》(2014):“乳疬……以男性、儿童乳晕部发生扁圆形肿块,触之疼痛为主要表现的乳房疾病。”[34]31,32

《中医妇产科词典》:“病名。指月经初潮前后双侧乳晕部发生扁圆形肿块,触之疼痛为主要表现的乳房类疾病。类于青春期乳腺炎。”[35]476

《中医外科学》(陈红风):“乳疬是指男女儿童或中老年男性在乳晕部出现的疼痛性结块。其临床特点是乳晕中央有扁圆肿块,质地中等,有轻压痛。”[36]113

《中医大辞典》:“乳疬……乳疬之名所指有两种不同之疾病……古名奶疬。乃乳中结核肿块之种,其特点为女子月经初潮前后,乳晕部出现疼痛性结块。多因冲任失调,肾气不充所致。治宜调理冲任,滋补肝肾,活血化瘀之剂,可选用逍遥调经汤,或逍遥散加减,或小柴胡汤加减……婴幼儿童所患瘰疬。”[37]708

参考文献

[1] [宋]王怀隐,等.《太平圣惠方》校注:10[M].郑州:河南科学技术出版社,2015:381.

[2] [清]梁希曾.疬科全书[M].郑州:科技卫生出版社,1958:9.

[3] [明]刘纯.医经小学[M].上海:上海科学技术出版社,1985:60.

[4] [明]朱橚,滕硕,刘醇,等.普济方[M].刻印本.1406(明永乐四年).

[5] [元]朱震亨原著.[明]高宾校正.丹溪治法心要[M].济南:山东科学技术出版社,1985:229.

[6] [明]倪朱漠.本草汇言[M].北京:中医古籍出版社,2005:361.

[7] [明]窦梦麟.疮疡经验全书:上[M]//周仲英,于文明.中医古籍珍本集成:外科卷.长沙:湖南科学技术出版社,2014:151.

[8] [清]叶桂.种福堂公选良方[M].北京:人民卫生出版社,1960:162.

[9] [清]云川道人.绛囊撮要[M].上海:上海科学技术出版社,1985:23.

[10] [清]王孟英.鸡鸣录[M].上海:上海科学技术出版社,1985:52,53.

[11] [清]程文囿.医述[M].合肥:安徽科学技术出版社,1983:903.

[12] [清]林珮琴.类证治裁[M].上海:第二军医大学出版社,2008:471.

[13] [清]陈念祖.医学从众录[M].北京:中国中医药出版社,1996:167.

[14] [清]沈金鳌.妇科玉尺[M].上海:上海科学技术出版社,1958:160.

[15] [清]顾世澄.疡医大全[M].北京:人民卫生出版社,1987:695.

[16] [清]张乃修.张聿青医案[M].上海:上海科学技术出版社,1963:659,660.

[17] [清]魏之琇.续名医类案[M].北京:人民卫生出版社,1957:814.

[18] [明]缪希雍.先醒斋医学广笔记[M].北京:中医古籍出版社,2000:95.

[19] [清]余景和.外证医案汇编[M].上海:上海科学技术出版社,1961:149.

[20] 上海中医学院外科教研组.中医外科学中级讲义[M].北京:人民卫生出版社,1961:66.

[21] 上海中医学院.中医外科学[M].上海:上海人民出版社,1973:321.

[22] 顾伯康.中医外科学[M].上海:上海科学技术出版社,1986:92.

[23] 周文泉.新编中医临床手册[M].北京:金盾出版社,1993:590.

[24] 许书亮.中医外伤科学[M].北京:中国医药科技出版社,1994:80.

[25] 韦永兴.中医外科学[M].北京:中国中医药出版社,1995:63.

[26] 金之刚.中医外科学[M].长沙:湖南科学技术出版社,1998:138.

[27] 韩成仁,等.中医证病名大辞典[M].北京:中医古籍出版社,2000:260.

[28] 赵尚华. 中医外科学[M]. 北京：人民卫生出版社，2002：133.
[29] 沈敏娟，贾育新. 中医外科临床诊疗指南[M]. 兰州：甘肃文化出版社，2004：180.
[30] 中医药名词审定委员会. 中医药学名词[M]. 北京：科学出版社，2005：257.
[31] 马其江，桑海莉，岳小方，等. 现代中西医妇科学[M]. 北京：中国科学技术出版社，2006：447.
[32] 艾儒棣. 中医外科学[M]. 成都：四川科学技术出版社，2007：124.
[33] 曾莉，凌立君，等. 外科疾病处方快捷通[M]. 南京：东南大学出版社，2012：60.
[34] 中医药名词审定委员会. 中医药学名词：外科学 皮肤科学 眼科学 耳鼻喉科学 骨伤科学[M]. 北京：科学出版社，2014：31，32.
[35] 马大正. 中医妇产科词典[M]. 北京：人民卫生出版社，2015：476.
[36] 陈红风. 中医外科学[M]. 北京：中国中医药出版社，2016：113.
[37] 高希言，朱平生，田力. 中医大辞典[M]. 太原：山西科学技术出版社，2017：708.

（周兴兰　方晗语　吕蕊婷）

4 · 093

乳核

rǔ hé

一、规范名

【汉文名】乳核。

【英文名】mammary nodule; fibroadenoma of breast。

【注释】生于乳房的良性肿瘤。相当于乳腺纤维腺瘤。

二、定名依据

“乳核”一病的最早记载见于《诸病源候论》，同一时期又名“乳结核”。其后《丹溪心法》中的“隐核”，《万氏秘传外科心法》中的“乳癖”均相当于本病。

“乳核”一名首见于明代申斗垣《外科启玄》，其后医家多有沿用，如清代顾世澄《疡医大全》、陈士铎《洞天奥旨》及吴尚先《理瀹骈文》。此外，清《外科证治秘要》中的“乳痰”“乳岩”指“乳癖之大者”，与“乳核”含义相当。

现代相关著作中许多中医辞书，如《中医词释》《中国医学大词典》《中医大辞典》《中华性医学词典》《中医辞海》《中医药常用名词术语辞典》《简明中医病证词典》《本草纲目大辞典》都沿用了“乳核”作为规范名。此外，全国高等中医药院校教材《中医外科学》等，几次修订中均使用“乳核”作为规范名，说明“乳核”这一中医外科名词已取得共识。

我国2005年出版的由全国科学技术名词审定委员会审定公布的《中医药学名词》已以“乳核”作为规范名，所以“乳核”作为规范名也符合术语定名的协调一致原则。

三、同义词

【曾称】“乳结核”（《诸病源候论》）；“隐核”（《丹溪心法》）；“乳癖”（《万氏秘传外科心法》）“乳痰”（《疡科心得集》）；“乳中结核”（《外科启玄》）。

四、源流考释

有关乳核的最早记载在隋代巢元方的《诸病源候论》中可见：“足阳明之经脉，有从缺盆下于乳者，其经虚，风冷乘之，冷折与血，则结肿。夫肿热则变败血为脓，冷则核不消。又重疲劳，动气则生热，亦焮烊。”[1]260 其称为“乳结核”，对其病因、病机有简要阐述，但其概念范围较宽泛，此处的“乳结核”实际包括了乳癖、乳核、乳痈等多个乳房部结块性的疾病。

唐宋时期有关乳核的文献记载较少，但可见乳核的相近病症记载。

元代朱丹溪在《丹溪心法》中将乳核称为“隐核”，书中言：“若不得于夫，不得于舅姑，忧怒郁闷，昕夕累积，脾气消阻，肝气横逆，遂成隐核，如大棋子，不痛不痒。”[2]199 书中对乳核的概念做出了较为具体的规范，阐述其病因、病机、症状以及治疗预后，首次提出经久不愈可为奶岩的观点。

明代《万氏秘传外科心法》中提及与乳核相似症状的病症，“乳痈生于正乳之上，乃厥阴阳明经之所属也。初起必痒，用艾灸十余壮可消。若成大毒，法同乳吹。何谓乳癖？盖硬而不痛，如顽石之类，经三、四月而成。”[3]107 其称为“乳癖”。

“乳核”作为病名首先出现于明代申斗垣的《外科启玄》中，但并非完全是现代意义上的乳核。书中云：“如妇人年五十以外，气血衰败，常时郁闷，乳中结核，天阴作痛，名曰乳核。”[4]37

明代陈实功在《外科正宗》“乳痈论”中对乳核的病因、病机、症状表现以及预后做了详细的论述。书中言：“又忧郁伤肝，思虑伤脾，积想在心，所愿不得志者，致经络痞涩，聚结成核，初如豆大，渐若棋子；半年一年，二载三载，不疼不痒，渐渐而大。”[5]186 此处尚未将乳核作为单独的病名来论述，而是将其作为乳岩的早期症状来阐述。

到清代对乳核的论述和记载渐渐多了起来。王旭高在《外科证治秘要》中论述了与乳核症状相近的乳癖，书中言：“乳头属肝，乳房属胃。乳中结核不痛，无寒热，皮色不变，其核随喜怒为消长者，为乳癖。”[6]2 但此处乳癖仍不能完全等同于现代意义的乳核，乳癖与乳核的概念尚未清楚区分。

《外科大成》[7]129 中有近似乳核记载，但尚不明确。此外许多著作提及乳痈、乳栗、乳癖等相关概念，并对其病因病机进行阐述，但未将乳核进行阐述区分。如。《女科精要》[8]《医宗金鉴心法辑要》[9]198《疡医大全》[10]746《疡科心得集》[11]51《疡科捷径》[12]55《验方新编精要》[13]60《类证治裁》[14]460 等。

清代《马培之医案》中将乳核与乳岩进行详细的区分比较，《孟河马培之医案论精要》曰：“症核轻而岩重，论形核小而岩大。核如颈项之瘰疬，或圆或庯，推之可移；岩如山岩之高低，或凹或凸，似若筋挛。”[15]240 并且提出治疗原则和方法，对于后世多有借鉴意义。但乳核与乳癖的概念尚未区分，此时“乳核”仍是一个包含了乳核和乳癖症状的病症。《环溪草堂医案》[16]39 和《外科备要》[17]27 皆提及“乳中结核”，认为皆与肝脾有关，其症状描述与乳核相似，但仍当归属乳癖概念。

民国时期《青霞医案》中记载：“凡不乳妇人害乳，名曰干奶子。初起结核如棋子，渐大如鸡蛋，有名曰乳癖、乳栗、乳节、乳患之名，有十余种。但外科重在消散。”[18]62 认为乳癖、乳栗、乳核等胸乳部结核的治疗皆是重在消散，对后世有一定影响。

1986 年《肝胆论》中提及胸部乳核，其内涵与现代意义的乳核十分相近，曰：“肝胆经络布于胸胁，上连颈项，故胸部乳核，颈项瘰疬，皆由于肝经气滞血凝，结核连串，或单个，或多个联接，不痛不痒，推之可移动，逐渐增大增多，久则溃破。”[19]108 同时提出“疏肝、软坚、散结”的治疗大法，为后世推崇。

至改革开放之后，“乳核”之名逐渐在中医教材以及相关著作中明确。《中医病症治疗常规》中规定：“乳核由冲任失调，情志所伤，血瘀痰浊互结于乳房而成。肿块表面光滑，质地坚硬，边界清楚，退之活动不痛，与月经周期无关。相当于乳腺纤维腺瘤。”[20]104 。此后《今日中医外科》[21]184《中医外科学》[22]172 等书在几次修订中皆沿用“乳核”的定义，认为乳核是指乳房部出现的结块，形如丸卵，具有边界清楚、表面光滑、推之活动、无疼痛、质地韧的特点。同时将

"乳核"与现代医学中的概念也进行了联系，乳核被认为是一种良性肿瘤，相当于现代医学中的乳腺纤维瘤。

总之，有关乳核的最早记载见于隋代巢元方所著的《诸病源候论》，有"乳结核"之名，但并非完全指现代意义上的乳核。唐宋时期相关文献较少，且多论述的是相似病症。元代朱丹溪《丹溪心法》中见"隐核"，与乳核症状相似，对其病因病机进行详细阐述，并提出经久不愈可变为乳岩的观点。明代《外科启玄》中首见作为单独病名的乳核，但其内涵并不明确。清代对于乳核以及其相关病症的论述大大增加，众多书籍都有提及乳核或是其相关概念，并且提出一些鉴别依据，但是并没有明确具体地提出将乳核作为独立疾病的定义直至改革开放之后乳核的定义才逐渐明确。《中医病症治疗常规》中将乳核作为独立疾病进行论述。此后诸多教材开始沿用此定义进行编著，乳核的相关内涵逐渐明确，并且与现代医学进行联系。

五、文献辑录

《诸病源候论》"妇人杂病诸候"："足阳明之经脉，有从缺盆下于乳者，其经虚，风冷乘之，冷折与血，则结肿。夫肿热则变败血为脓，冷则核不消。又重疲劳，动气则生热，亦焮烊。"[1]260

《妇人大全良方》卷二十三："夫妇人乳痈者，由乳肿结聚，皮薄以泽，是成痈也。足阳明之经脉则血涩不通，其血又归之，气积不散，故结聚成痈。"[23]401

《丹溪心法》卷五："乳栗破少有破，必大补。""若不得于夫，不得于舅姑，忧怒郁闷，昕夕累积，脾气消阻，肝气横逆，遂成隐核，如大棋子，不痛不痒。数十年后，方为疮陷，名曰奶岩，以其疮形嵌凹似岩穴也。不可治矣。若于始生之际，便能消释病根，使心清神安，然后施之治法，亦有可安之理。"[2]199

《外科活人定本》卷二："多因肝气不舒，郁积而成，若以为痰气郁结非也。"[24]19

《万氏秘传外科心法》卷八："乳痈生于正乳之上，乃厥阴阳明经之所属也。初起必痒，用艾灸十余壮可消。若成大毒，法同乳吹。何谓乳癖，盖硬而不痛，如顽石之类，经三、四月而成。"[3]107

《外科启玄》卷五："如妇人年五十以外，气血衰败，常时郁闷，乳中结核，天阴作痛。名曰乳核。久之一年半载，破而脓水淋漓，日久不愈，名曰乳漏。"[4]37

《万病回春》卷六："乳汁不通，结核成饼不散，寒热作痛者，速揉散，乳汁一通，饼核自消。"[25]419

《外科正宗》卷三："初起红赤肿痛，身微寒热，无头眩，无口干，微痛者顺。已成焮肿发热，疼痛有时，一囊结肿，不侵别囊者轻。已溃脓黄而稠，肿消疼痛渐止，四边作痒，生肌者顺。溃后脓水自止，肿痛自消，新肉易生，脓口易合者顺。""又忧郁伤肝，思虑伤脾，积想在心，所愿不得志者，致经络痞涩，聚结成核，初如豆大，渐若棋子；半年一年，二载三载，不疼不痒，渐渐而大，始生疼痛；痛则无解，日后肿如堆粟，或如覆碗，紫色气秽，渐渐溃烂，深者如岩穴，凸者若泛莲，疼痛连心，出血则臭，其时五脏俱衰，四大不救，名曰乳岩。"[5]186

《脉经钞》卷九："又法，妇人妊娠，其夫左乳房有核是男，右乳房有核是女也"[26]97

《吴氏医方汇编》第二册："至于五心烦热、肢体倦瘦、月经不调、乳内结毒如芡实者，为乳栗。"[27]85

《外科证治秘要・总论》："乳房之证……又有乳癖，在乳旁，或大或小，随喜怒为消长。""乳头属肝，乳房属胃。乳中结核不痛，无寒热，皮色不变，其核随喜怒为消长者，为乳癖。""乳痰即乳癖之大者。初起不痛，后渐痛疼岌热，成腋穿破。此名乳痰，即乳岩之根也。治法与上大段相同。"[6]2

《外科大成》卷二："乳中结核如梅如李。虽患日浅，亦乳岩之渐也。由肝脾虚者，用四君子汤加芎、归、升麻、柴胡。由郁结伤脾者，用归脾

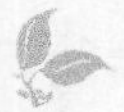

汤，轻者蒌贝散。”[7]129

《女科精要》卷一：“妇人不知调养，有伤冲任，且忿怒所逆，郁闷所遏，厚味所酿，以致厥阴之气不行，阳明之血热甚，或为风邪所容，则气壅不散，结聚乳间，或硬或肿，疼痛有瓕核，渐至皮肤焮肿，寒热往来，谓之乳痈。”[8]

《女科指掌》：“结核：气血虚弱，或内伤七情，外感六淫，以致痰瘀凝滞而成者，芷贝散为主。”[14]254

《医宗金鉴心法辑要》卷四：“乳房忽然红肿痛，往来寒热乳痈成。”[9]198

《女科医则玄要》乳症章：“乳栗：厥阴之气不行，阳明之血沸腾，孔窍不通，结成坚核，形如棋子，或五、七年不发，有十余年不发者。或因大怒触动，一发即烂，开如翻花石榴者，名曰乳栗。”“乳痰：有乳中结核，始不作痛继遂隐隐疼痛，或身发寒热，渐渐成脓，溃破者，名曰乳痰。”“若经久难愈，岁月缠绵，疮腐难去，溃似莲蓬，疼痛难忍，则为乳疳。”“乳癖：妇人乳中有痞核，形如丸卵，不疼痛，不寒热，皮色不变，其核随喜怒而消长，此名乳癖。”[28]241

《疡医大全》卷二十：“或五七年不发，有十余年不发者，或因岁运流行，或因大怒触动，一发起烂开如翻花石榴者，名曰乳栗，凡三十岁内血气旺者可治，四十以外气血衰败者难治。”“冯鲁瞻曰：奶栗即乳栗，又名乳癖。破者少有生，须用参、芪、归、芍大朴兼解毒，外以丁香末敷之。”“乳癖乃乳中结核，形如丸卵，或坠重作痛，或不痛，皮色不变，其核随喜怒消长，多由思虑伤脾，怒恼伤肝，郁结而成也。”“如妇人年近五十以外，气血衰败，当时郁闷，乳中结核，天阴作痛，名名。”[10]746

《彤园妇人科》卷六：“乳房结核：吹乳结核不散者，当早消之，久则成痈。”[29]239

《疡科心得集》卷中：“有乳中结核，形如丸卵，不疼痛，不发寒热，皮色不变，其核随喜怒为消长，此名乳癖。良由肝气不舒郁积而成，若以为痰气郁结，非也。”[11]51

《疡科捷径》卷中：“乳中结核李梅形，按之难移色不更。将涉劳岩时隐痛，肝脾郁结始能成。”[12]55

《验方新编精要》卷二十：“乳岩、乳痈，皆疮生乳房。”“乳岩：男女皆有此症。此症乳内生一小粒，初如豆大，渐大如块，不痒不痛，至一年后或二三年，渐渐肿痛臭烂孔深。亦有初起色白坚硬一块作痛，此系阴疽最为险恶。因哀哭忧愁患难惊恐所致。急宜早治，迟则难愈。”[13]60,61

《类证治裁》卷八：“乳症多主肝胃心脾，以乳头属肝经，乳房属胃经，而心脾郁结，多见乳核、乳岩诸症。乳痈焮肿色红，属阳，类由热毒，妇女有之，脓溃易愈。乳岩结核色白，属阴，类由凝痰，男妇皆有，惟孀孤为多，一溃难治。”[14]460

《孟河马培之医案》乳核：“乳岩、乳核，男妇皆有之，惟妇人更多，治亦较难，乳头为肝肾二经之冲，乳房为阳明气血会集之所。论症核轻而岩重，论形核小而岩大。核如颈项之瘰疬，或圆或匾，推之可移；岩如山岩之高低，或凹或凸，似若筋挛；皆肝脾郁结所致。痰气凝滞则成核，气火抑郁则成岩；核则硬处作痛，岩则硬处不痛，四围筋脉牵掣作疼。治核宜解郁化痰，治岩宜解郁清肝，再察脉之虚实，体之强弱，虚者略兼平补，以扶其正。”[15]240

《环溪草堂医案》：“营枯无以养络，络脉不和，而成木硬，乳房结核，症名乳癖。”[16]39

《外科备要》：“乳中结核：乳房结核坚硬，小者如梅，大者如李，按之不移，推之不动，时时隐痛，皮色如常，由肝脾二经，气郁结滞而成。势虽小，不可轻忽，若耽延日久，轻成乳劳，重成乳岩，慎之。”[17]27

《疡科捷径》卷上：“而石疽、失荣、乳癖、乳岩胀裂之后，时而有水，时而有血，以及坏证之败浆，血水污浊，色晦臭腥者，则皆百无一-治。此又疡患流水者之最恶候也。”[12]55

《疡科纲要》：“此外惟有五志之火，七情之郁，其来以渐，结为坚肿。如乳癖、乳岩、失荣、石疽等证，则由来已久，蒂固根深，虽有养液和荣、软坚流气之良法，而苟非病者摆脱尘缘，破除烦恼，怡情悦性，颐养太和，则痼疾难疗，必无希冀。”[30]39

《青霞医案》：“正月二十二日，凡不乳妇人害乳，名曰干奶子。初起结核如棋子，渐大如鸡蛋，有名曰乳癖、乳栗、乳节、乳患之名，有十余种。但外科重在消散。”[18]62

《肝胆论》：“肝胆经络布于胸胁，上连颈项，故胸部乳核，颈项瘰疬，皆由于肝经气滞血凝，结核连串，或单个，或多个联接，不痛不痒，推之可移动，逐渐增大增多，久则溃破，论治以疏肝、软坚、散结为法。”[19]108

《中医外科学》（顾伯康）：“乳癖是青年妇女最常见的乳房部良性肿瘤。”[22]172

《中医大辞典》：“乳痨又名乳痰。多由肝气郁结，胃经痰浊凝结所致。初起乳房中生肿块形如梅李，硬而不痛，皮色如常；数月后肿块逐渐增大，与皮肤粘连，隐痛，皮色转微红，肿块逐渐变软成脓；溃后脓汁稀薄，腐肉不脱，周围肤色暗红，病变可延及胸胁腋下。相当于乳房结核。”[31]581

《中医病症治疗常规》：“乳核由冲任失调，情志所伤，血瘀痰浊互结于乳房而成。肿块表面光滑，质地坚硬，边界清楚，退之活动不痛，与月经周期无关。相当于乳腺纤维腺瘤。”[20]104

《中医外科学》（谭新华等）：“乳腺增生病为西医学病名，是一种既非炎症也非肿瘤的增生性乳腺疾病。本病属中医‘乳癖’‘乳中结核’范畴。”[32]260

《今日中医外科》：“乳腺纤维腺瘤：本病中医称乳中结核，形如丸卵，随喜怒而消涨，本病多见于15～25岁青年女性，一般多为单发，亦有两侧乳房多发者，多发者切除后易再发，有家族史，临床主要表现为乳房内无痛性肿块，体检时乳房内可触及单个或多个圆形或椭圆形肿块，边界清楚，质地硬而不坚，表面光滑，活动度好，肿块在2～5厘米，无触痛或有轻度触痛，腋淋巴结不肿大，乳房钼靶X线摄片可见乳房内有一致密阴影，边界清楚，与临床触诊的大小一致，肿块阴影的边缘可见细窄的透明晕。”[21]184

《中医外科学》（赵尚华）：“乳核是指乳腺小叶内纤维组织和腺上皮的良性肿瘤。相当于西医的乳腺纤维腺瘤。其特点是乳中肿块，形如丸卵，边界清楚，表面光滑，推之活动，多无疼痛。本病多发于20～25岁的青年妇女，50岁以后很少见。一般认为其恶变率相当低，约为0.2%。”[33]154

《中医中药专业技术资格应试指南与题解》：“乳核是指乳腺小叶内纤维组织和腺上皮的良性肿瘤。”[34]123

《外科证治经验》：“乳痰是由于肝胃两经痰凝气郁所致，若长久不消，延绵失治，可以变成乳岩。”[35]43

《中医外科学》（张翠月）：“乳核是发生在乳房部最常见的良性肿瘤。其临床特征是：好发于20～25岁青年妇女，乳中结核，状如丸卵，表面光滑，推之活动度大，边界清楚。历代文献将其归属为‘乳癖’‘乳痞’‘乳中结核’的范畴，相当于现代医学的乳腺纤维腺瘤。”[36]162

《中医外科学图表解》：“乳核是一种发生于乳房部的良性肿瘤。其临床特点是乳房内单发或多发肿块，无疼痛，生长缓慢，肿块质地韧，光滑，活动度好无皮肤无粘连。”[37]82

《田淑霄中医妇科五十年求索录》：“按：《疡科心得集》所说‘乳中结核，形如丸卵，不疼痛，不发寒热，皮色不变’与纤维瘤很相似。纤维痛生于乳房，属中医乳癖范畴，又与痰核相似。由痰瘀互结而成。因症无红肿热痛，故属阴寒，予阳和汤加减，以温阳补血，活血化换、散寒消痰。”[38]257

《难治妇科病名医绝技》：“乳腺增生是一组既非炎症，亦非肿瘤的而以小叶增生、囊性变为主要病理改变的常见的乳房疾病。好发于30～45岁中青年妇女，以单侧或双侧乳房疼痛，并出现肿块，乳痛和肿块与月经周期关系密切为临床特征。根据其病理特点可分为三型：单纯乳腺增生症、腺型小叶增生症、囊性乳腺增生症。本病的发病率近年来日渐趋高，是妇女乳房疾病中最常见的疾病，有一定的癌变率。本病一般属中医学'乳癖''乳中结核''乳粟'等范畴。"[39]256

《中国平遥王氏临床经验集》："乳癖（乳腺小叶增生）：本病临床常见，多见于中年妇女。常发于一侧或两侧乳房之外上限，有偏长如索条状肿块。或在肿块上有多个小结节，质地柔软，与周围组织分界尚清，可以推动。常伴有乳房胀痛，胸闷嗳气。常于情绪不佳或月经前期加重。王老云：妇人乳房结块，常见于肝气郁结，其病因多侧重在肝。患者多有情绪不悦史，乳房肿块常随喜怒而消长。也有'冲任不调'而致乳癖者，常见经水来潮之时，乳房胀痛明显，经行则症状减轻。此虽冲任失调，但也与肝气郁结有关。因冲任为血海，隶于肝肾，肝气不舒，冲任亦失调，经水一行，肝气得舒，故症状减缓。""乳核（乳房纤维瘤）：常见于未婚女子。乳房结块其形卵圆，质地较硬，边缘光滑，大小不等。临床多采用手术治疗。"[40]15,16

《周子骉妇科》："妇女乳房内有肿块或乳核，质硬，能推动，痛或不痛，中医称之为乳癖或乳核，相当于西医学的乳腺增生、纤维瘤。"[41]140

《中医妇科实践录》："女子乳房硬结肿块，胀痛，经期尤甚，甚者不能触衣，伴两胁胀满，心烦易怒，舌红，脉弦。西医学谓之'乳腺增生症'。此乃肝气郁结，气血运行不畅，肝经脉络受阻，乳腺滞而不通也。宜疏肝解郁，理气散结治之。""乳岩（乳腺癌）：女子乳房硬结肿块，坚硬，触之肿块凹凸不平，不痛不痒，肤色不变，甚者肿块与皮肤粘连，或乳头溢出黄黏液，中医学谓之'乳岩'，西医学谓之'乳腺癌'，此乃恶证。"[42]135

《中医外科学》（宋一同）："乳房部出现形状大小不一的硬结肿块，称为乳核。其临床特点是乳房肿块，常单发，形如丸卵，边界清楚，表面光滑，推之活动。也称为'乳癖''乳中结核'等，相当于西医的乳腺纤维腺瘤。"[43]93

《中医妇产科辞典》："乳结核：病名。即乳核。""乳中结核：病名。即乳结核。""乳核：病名总称。指以乳房边出现状如鸡卵的硬结肿块（多为单发），表面光滑，边界清楚，推之能移，不痛与月经周期无关为主要表现的瘤病类疾病。如乳疬、乳癖、乳痨、乳岩等多种乳病。又称乳痰、乳结核、乳中结核、乳中瘰疬等。""乳栗病名。即乳癖。""乳中瘰疬病名。即乳核。"[44]476-481

《推崇仲景 善治经孕诸疾—张良英学术思想与临床经验集》："诊治特色：乳癖是指乳房出现形状、大小、数量不一的硬结肿块，以经前乳房胀痛为主要表现，常伴月经不调、不孕症、绝经前后诸症等。其特点是不红肿，不破溃，不活动，无浸润，生长缓慢，病程长，不转移。相当于现代医学的乳腺增生病。"[45]97

《现代中医名家妇科经验集》："乳癖：本病多因平素抑郁致肝气不舒，或由体胖痰湿阻闭脉络，或哺乳期乳汁受阻而致。25～50岁妇女多见，并成为妇科多发病。症见：乳房两侧或一侧，腋下至乳房胀满，压迫而引痛，倍感乳房区不适，乳腺增生，但无热痛、乳房红肿。必须指出，乳腺癌早期和乳腺增生的症状几乎相似，初期很难区分，故而误诊率较高。一旦出现上述症状，应及时检查确诊，切不可盲目姑息治疗。"[46]2278

《弭氏妇科传薪录》：按语："乳腺增生症，中医字标之为乳癖。此症既非肿瘤，亦非炎症，是乳腺纤维组织、乳腺导管上皮增生形成的乳腺肿块。与神经-内分泌系统功能紊乱有关。增生程度严重者，伴有反复的情绪变化，长期的肝气郁结。有少部分患者可能恶化，形成乳腺癌。中医认为本病的发生，与情志不舒，肝郁气滞，肝气郁结相关，气滞则血瘀痰积，形成乳核。治疗以疏肝解郁、理气化痰、化瘀散结为主要治则。逍通散、柴胡疏肝散、加减消瘿散、海藻玉壶汤等为首选方剂。"[47]235

《魏雅君妇科临床证治》："乳核又称'乳痰''乳栗'等，多发于生育年龄而体质虚弱者，由肝郁脾虚，痰浊凝结所致。结核初起时，多生在一侧乳房的偏上方，一个或多个，小的如梅，大的如李，质硬，推之可动，皮色不变，触之不痛，数月后，肿块增大，皮色微红，慢慢变软，是已化脓，溃破后常成瘘管，脓液清稀，并杂有败絮样物，疮口腐肉不脱，患侧腋窝常有肿大之结块。其是女性乳房的一类慢性炎症，包括一些结核病变。”[48]236

《中医外科学》(何清湖等)：“乳核是发生在乳房部最常见的良性肿瘤。历代文献将本病归属‘乳癖’‘乳痞’‘乳中结核’的范畴。其临床特点是好发于20～25岁青年妇女，乳中结核，形如丸卵，边界清楚，表面光滑，推之活动。相当于西医的乳腺纤维瘤。”“乳癖是乳腺组织的良性病变。其临床特点是单侧或双侧乳房疼痛并出现肿块，乳痛和肿块与月经周期及情志变化密切相关。乳房肿块大小不等，形态不一，边界清楚，质地不硬，推之活动，本病好发于25～45岁的中青年妇女，育龄期女性本病发病率在70%左右，是临床上最常见的乳房疾病。研究资料发现，本病是乳腺癌的独立危险因素之一，对有乳癌家族史的患者更应引起重视。相当于西医学的乳腺增生病。”[49]141-145

《蔡连香妇科临证实录》：“所愿不遂，久之肝气郁滞，气滞血行不畅，血瘀于内……脾虚有湿，痰瘀互结，积聚乳房脉络而成乳癖。”[50]209

《中医外科学》(陈红风)：“乳癖是乳腺组织的既非炎症也非肿瘤的良性增生性疾病。其临床特点是单侧或双侧乳房疼痛并出现肿块，乳痛和肿块与月经周期及情志变化密切相关。乳房肿块大小不等，形态不，边界不清，质地不硬，活动度好。本病好发于25～45岁的中青年妇女，其发病率约占乳房疾病的75%，是临床上最常见的乳房疾病。历代文献中有‘乳癖’‘乳中结核’‘乳痞’等病名。”“乳核：乳核是指乳腺小叶内纤维组织和腺上皮的良性肿瘤。其临床特点是好发于20～25岁青年妇女。”[51]111-115

《宋健民妇科临证实录》：“乳癖：乳腺增生病，古称‘乳癖’。乳癖之名最早见与《中藏经》。本病与西医学的乳腺增生病基本相同，在病理形态上包括‘乳腺小叶增生’(好发于青春期的经前)、‘胸腺导管增生’(多发生于哺乳后期)‘乳腺囊性增生’(常发生于更年期)和乳腺纤维瘤等。发病原因，西医学认为与内分泌失调有关。中医认为多因外邪袭体，情志内伤，肝郁气滞，痰凝乳房而成。临床表现为乳房肿胀(气)，或有肿块(痰)，或有压痛(热)等症，常伴见月经病。如果肿块出现在乳房左上方，应抓紧治疗，否则，可能诱发乳癌。乳癖好发于30～45岁的女性。症见月经期乳房疼痛、胀大。有大小不等的结节状或片块状肿块，边界不清，质地柔韧，常为双侧性。肿块和皮肤不粘连。乳核多见于20～30岁的女性，肿块多发生于一侧，形如丸卵，表面坚实光滑，边界清楚，活动度好，可推移，病程进展缓慢。”[52]96

《妇科病中医预测学》：“乳癖……乳房出现形状、大小、数量不一的结块，称为‘乳癖’，又称‘乳粟’‘奶癖’‘乳痞’。相当于西医学之乳腺结构不良，又称‘乳腺增生病’。其特点是不红肿，不破溃，不活动，无浸润，生长缓慢，病程长，不转移。”[53]354

《刘云鹏妇科治验》：“妇女乳房内出现一至多个大小不等的硬结，界限清楚，不与周围组织粘连，患部常感刺痛或胀痛，经前症状较为明显，此属中医学乳癖的范畴。”[54]167

《中医妇儿科学四易口诀》：“乳腺增生病是乳房部一种非炎性疾病，属中医学‘乳癖’的范围。乳腺增生病的特点是：乳房肿块(分为片块型、结节型、两者皆具的混合型、弥漫型)，经前肿痛加重，经后减轻，多发于30～40岁妇女。乳癖之肿块为卵圆形，边界清楚，光滑，活动，发生于单侧乳房，一般无胀痛感觉，多发于青年妇女。乳腺增生病多因肝郁痰凝，治宜疏肝解郁、化痰散结。”[55]88,89

[1] [隋]巢元方.诸病源候论[M].高文柱，沈澍农主编.

北京：华夏出版社，2008：260.
[2] [元] 朱丹溪. 丹溪心法[M]. 田思胜主编. 北京：中国中医药出版社，2008：199.
[3] [明] 万密斋. 万氏秘传外科心法[M]. 武汉：湖北科学技术出版社，1984：107.
[4] [明] 申斗垣. 外科启玄[M]. 北京：人民卫生出版社，1955：37.
[5] [明] 陈实功. 外科正宗[M]. 余瀛鳌，卢祥之主编. 贵阳：贵州科技出版社，2008：186.
[6] [清] 王旭高. 外科证治秘要[M]. 北京：中国古籍出版社，2005：2.
[7] [清] 祁坤. 外科大成[M]. 上海：科技卫生出版社，1958：129.
[8] [清] 冯兆张. 女科精要[M]. 1813年（嘉庆十八年）.
[9] [清] 吴谦. 医宗金鉴心法集要[M]. 余瀛鳌，林菁，田思胜主编. 沈阳：辽宁科学技术出版社，2007：198.
[10] [清] 顾世澄. 疡医大全[M]. 北京：人民卫生出版社，1987：746.
[11] [清] 高秉钧. 疡科心得集[M]. 天津：天津科学技术出版社，2012：51.
[12] [清] 时世瑞. 疡科捷径[M]. 北京：人民卫生出版社，2006：55.
[13] [清] 鲍相璈. 验方新编精要[M]. 余瀛鳌，卢祥之主编. 贵阳：贵州科技出版社，2007：60，61.
[14] [清] 林珮琴. 类证治裁[M]. 北京：人民卫生出版社，1988：460.
[15] [清] 马培之. 孟河马培之医案论精要[M]. 吴中泰编. 北京：人民卫生出版社，1985：240.
[16] [清] 王旭高. 环溪草堂医案[M]. 成都：成都市中医师公会医友出版社，1943：39.
[17] [清] 易风翥. 外科备要[M]. 北京：中国古籍出版社，2011：27.
[18] [清] 沈青霞. 青霞医案[M]. 上海：上海科学技术出版社，1986：62.
[19] 章真如. 肝胆论[M]. 武汉：湖北科学技术出版社，1986：108.
[20] 章如虹. 中医病症治疗常规[M]. 北京：科学出版社，1997：104.
[21] 王永炎，王沛. 今日中医外科[M]. 北京：人民卫生出版社，2000：184.
[22] 顾伯康. 中医外科学[M]. 上海：上海科学技术出版社，1986：172.
[23] [宋] 陈自明. 妇人大全良方[M]. 刘洋校注. 北京：中国医药科技出版社，2011：401.
[24] [明] 龚居中. 外科活人定本[M]北京：中国中医药出版社，2015：19.
[25] [明] 龚廷贤. 万病回春[M]. 天津：天津科学技术出版社，1993：419.
[26] [清] 许建吴. 脉经钞[M]. 上海：中华书局，1936：97.
[27] [清] 吴仗仙. 吴氏医方汇编[M]. 钱敏捷编. 上海：上海科学技术出版社，2004：85.
[28] [清] 沈绍功. 沈绍功女科临证精要[M]. 韩学杰，沈宁主编. 2016：241.
[29] [清] 郑玉坛. 彤园妇人科[M]. 江凌圳校注. 北京：中国中医药出版社，2015：239.
[30] 张山雷. 疡科纲要[M]. 上海：上海卫生出版社，1958：39.
[31] 李经纬，余瀛鳌，蔡景峰，等. 中医大辞典[M]. 北京：人民卫生出版社，2005：581.
[32] 谭新华，陆德铭. 中医外科学[M]. 北京：人民卫生出版社，1999：260.
[33] 赵尚华. 中医外科学[M]. 北京：科学书版社，2001：154.
[34] 巴元明. 中医中药专业技术资格应试指南与题解[M]. 北京：中国医药科技出版社，2008：123.
[35] 段馥亭. 中医外科证治经验：第五辑[M]. 北京：人民卫生出版社，2008：43.
[36] 张翠月. 中医外科学[M]. 北京：中国古籍出版社，2009：162.
[37] 谷云飞. 中医外科学图表解[M]. 北京：人民卫生出版社，2009：82.
[38] 田淑霄. 田淑霄中医妇科五十年求索录[M]. 北京：中国中医药出版社，2012：257.
[39] 李菊华，刘红梅，陈惠萍. 难治妇科病名医绝技[M]. 武汉：华中科技大学出版社，2012：256.
[40] 王金亮. 中国平遥王氏临床经验集[M]. 太原：山西科学技术出版社，2013：15－16.
[41] 周子颿. 周子颿妇科[M]. 北京：中国中医药出版社，2013：140.
[42] 秦世云. 中医妇科实践录[M]. 北京：人民卫生出版社，2013：135.
[43] 宋一同. 中医外科学[M]. 北京：中国纺织出版社，2014：93.
[44] 马大正. 中医妇产科辞典[M]. 北京：人民卫生出版社，2015：476－481.
[45] 张良英. 推崇仲景 善治经孕诸疾—张良英学术思想与临床经验集[M]. 北京：中国中医药出版社，2015：97.
[46] 张煜，王国辰. 现代中医名家妇科经验集[M]. 北京：中国中医药出版社，2015：2278.
[47] 弭阳. 弭氏妇科传薪录[M]. 北京：人民军医出版社，2015：235.
[48] 魏雅君，夏梦. 魏雅君妇科临床证治[M]. 北京：中国中医药出版社，2015：236.
[49] 何清湖，秦国政. 中医外科学[M]. 北京：人民卫生出版社，2016：141－145.
[50] 蔡连香. 蔡连香妇科临证实录[M]. 北京：中国医药

科技出版社，2016：209.

[51] 陈红风. 中医外科学[M]. 北京：中国中医药出版社，2016：111－115.

[52] 宋健民. 宋健民妇科临证实录[M]. 北京：中国医药出版社，2016：96.

[53] 吴熙，王小红，李红. 妇科病中医预测学[M]. 厦门：厦门大学出版社，2016：354.

[54] 刘云鹏. 刘云鹏妇科治验[M]. 北京：中国医药科技出版社，2017：167.

[55] 李玉芬. 中医妇儿科学四易口诀[M]. 北京：中国医药科技出版社，2017：88，89.

（方晗语　郭微艺　李芳源）

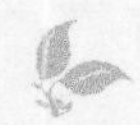

4·094

乳痈

rǔ yōng

一、规范名

【汉文名】乳痈。

【英文名】acute mastitis。

【注释】以乳房结块、肿胀疼痛、溃后脓出浓厚为主要表现的急性化脓性疾病。

二、定名依据

“乳痈”作为疾病术语名称最早见于成书于东汉的《释名·释疾病》，该书并载乳痈另一常用名“妬”。其中，“妬”今同“妒”。此前，虽张家山汉简《脉书》有“乳痈”之说，但不能确认其与后世乳痈概念完全对等。

传世医著中，“乳痈”“妒乳”始见于晋代所著《针灸甲乙经》，虽对乳痈的病位、症状及其主治穴有所记载，但无病机阐述，亦不能完全确认与后世乳痈概念对等。晋代《肘后备急方》明确指出“妬乳”病因在于“乳汁不得泄”，后世多沿用其说法。南北朝《刘涓子鬼遗方》认为乳痈有发热、肿胀、疼痛、溃脓等特征。《诸病源候论》以病因区分“妒乳”与“乳痈”，以“妒乳”专为哺乳期所患，而“乳痈”则明确分为“气积不散”所致的非哺乳期乳痈、“乳汁蓄积”所致的哺乳期乳痈和“怀娠”而致的“发乳痛肿”（即后世的妊娠期乳痈），又以“露乳伤风”所致乳肿为“吹乳”。唐代《外台秘要》明确指出妒乳与乳痈是两种不同疾病。

此后，医学典籍中多以“乳痈”“妒乳”并举，“吹奶”等名并出，并将“妒乳”“乳痈”“发乳”“吹乳”等并列论述，多以孕期所患乳痈称为“内吹”，哺乳期所患乳痈为“外吹”，多数医著分论“妒乳”和“乳痈”的理法方药，但又有重合交叉。《刘涓子鬼遗方》《诸病源候论》《备急千金要方》《儒门事亲》《外科启玄》《外科正宗》《医宗金鉴》《疡医大全》《外科全生集》《疡科心得集》等诸多著作均对乳痈、妒乳有专条论述。而《妇人大全良方》认为吹奶、妬乳、乳痈名异实同，只是疾病轻重程度不同而已，轻者为吹奶、妬乳，重者为乳痈。《外科正宗》明确提及男子乳痈与女子乳痈在病因、病机、致损脏腑等方面的异同，并以非孕期、哺乳期所患乳痈为“乳毒”。《疡医大全》以“无儿女吮乳”而患乳房肿痛者为“席风呵奶”。

中华人民共和国成立后，高等中医院校使用的统编教材，均以“乳痈”为规范名。全国高等中医院校二版教材、高等医药院校教材《中医外科学》（顾伯康）、《中医外科学》（陈红风）、《中医外科学》（陆德铭）等以及辞书类著作《中医大辞典》等均以“乳痈”作为规范名。我国2005年、2014年出版的由中医药学名词审定委员会审定公布的《中医药学名词》均以“乳痈”为规范名。

三、同义词

【曾称】“妒乳”（《针灸甲乙经》）；“吹乳”（《诸病源候论》）；“吹奶”（《普济方》）；“乳毒”（《外科大成》）；“外吹”“内吹”（《外科启玄》）；“席风呵奶”（《疡医大全》）。

四、源流考释

“乳痈”作为中医疾病术语名称最早见于成书于东汉的《释名》，该书“释疾病”有“乳痈曰妬。妬，褚也。气积褚不通至肿溃也”[1]275 之语，认为“乳痈”“妬”为同一种疾病，以“气积褚不通”为其病机，以“肿溃”言其症状。此前，虽张家山汉简《脉书》有“乳痈，为醉”[2]346 之说，但仅知其病位及疾病类型等，其余内涵不明。传世医著中，“乳痈”“妒乳”之名始见于晋代所著《针灸甲乙经》，“乳痈”“妒乳”并举。其中，以“乳痈，洒淅恶寒”[3]191、“乳痈，凄索寒热，痛不可安”[3]241 等语指明乳痈有发热、疼痛等症状。《针灸甲乙经》在论述乳痈的文中，杂以“妒乳，太渊主之”[3]242 的说法，以“乳痈”“妒乳”为同一种疾病的倾向比较明显。可惜《针灸甲乙经》未对乳痈的病因病机予以阐释。至此，文献均未明确指出乳痈与哺乳期的相关性。

晋代《肘后备急方》卷五“治痈疽妒乳诸毒肿方第三十六”以“妒乳”为目录名，似有以“妒乳”为乳痈正名之意，正文以“凡乳汁不得泄，内结名妒乳，乃急于痈”[4]91,92 明确指出妒乳是乳汁疏泄不畅所致，“急”字则表明了该病急性发作的特征，为后世医籍以“妒乳”为哺乳期乳痈的肇始。

南北朝时期《刘涓子鬼遗方》将妒乳、乳痈并列阐述，治法不同，《刘涓子鬼遗方》卷三：“治发背、发乳，四体有痈疽，虚热大渴……治发背乳痈……治妇人妒乳，辛夷汤方……治妇人客热乳结肿，或溃或作痈。”[5]26-36

隋代《诸病源候论》分述妬乳和乳痈两候，在“此由新产后，儿未能饮之，及饮不泄；或断儿乳，捻其乳汁不尽，皆令乳汁蓄结，与血气相搏，即壮热大渴引饮，牢强掣痛，手不得近是也”中[6]260，指出“妬乳”为乳汁蓄积、排除不畅所致，有发热、疼痛等症状。而“乳痈”则明确分为“气积不散”所致的非哺乳期乳痈、“乳汁蓄积”所致的哺乳期乳痈和“怀娠”而致的“发乳痈肿”（即后世的妊娠期乳痈）。在卷四十“乳痈候”中，以劳伤、外客虚寒、血气瘀滞、乳汁蓄积为乳痈之病因，并加以经脉运行理论阐释其病机，较为全面地阐述了乳痈的病因病机：“足阳明之经脉，有从缺盆下于乳者，劳伤血气，其脉虚，腠理虚，寒客于经络，寒搏于血，则血涩不通，其血又归之气积不散，故结聚成痈者。痈气不宣，与血相搏，则生热，热盛乘于血，血化成脓；亦有因乳汁蓄结，与血相搏，蕴积生热，结聚而成乳痈”[6]260 之语，详细阐述了非哺乳期乳痈的发病机制与疾病发展。认为妊娠期乳房增大及痈肿，是正常的生理现象：“又怀娠发乳痈肿及体结痈，此无害也。”[6]260 该书首次出现“吹乳”之名，认为是露乳伤风所致：“养生方云：热食汗出，露乳伤风，喜发乳肿，名吹乳，因喜作痈。”[6]260 与后世以“吹乳”为哺乳期乳痈有别。

唐代《备急千金要方》指出乳痈多由“产后不自饮儿，并失儿无儿饮乳，乳蓄喜结痈”[7]420 所致，认为“妒乳”乃乳汁“蓄积不去，便结不复出，恶汁于内，引热温壮，结坚牵掣痛”[7]419 所致，并以“妒乳”为哺乳期乳痈专名，认为“成妒乳，非痈也”[7]419。

《外台秘要》卷三十四“妬乳疮痛方一十四首”：“集验论疗妇人妬乳、乳痈，诸产生后宜勤挤乳，不宜令汁畜积不去，便不复出恶汁于内，引热温壮，结坚掣痛，大渴引饮，乳急痛，手不得近，成妬乳，非痈也……又产后不自饮儿，及失儿、无儿饮乳，乳畜喜结痈，不饮儿令乳上肿者方。”[8]943 而此处“妒乳”还有另一种含义：“妇人女子乳头生小浅热疮，搔之黄汁出，侵淫为长，百种治不瘥者，动经年月，名为妒乳”[8]943，与当今所谓不乳儿乳痈相类。《外台秘要》以“妬乳疮痈方"和"乳痈肿方"分列，引文和论述与《备急千金要方》相类。

宋金元时期中医妇科学和中医外科学均有进一步发展。《圣济总录》卷第一百二十八"痈疽门·乳痈"结合经脉理论，认为气机壅塞为主要病机，以寒热往来、肿硬、皮肤焮肿为主要特征，为产后"乳汁蓄结，气血蕴积"[9]642 而致，也有"乳子汗出露风，邪气外客入于乳，因气留不行，传而为热，则乳脉壅滞，气不疏通，蓄结成脓"[9]642 而致的"吹乳"。其后的《儒门事亲》所载"乳痈"观，认为"吹乳"乃"乳痈发痛者"，以"风"而致"血脉凝注，久而不散，溃腐为脓"[11]125，与《圣济总录》相类。《妇人大全良方》以产后吹奶、产后妬乳、乳痈并举，均为"产后门"诸病，指明该病为哺乳期所患；并明确指出吹奶、妒乳、乳痈实为一病，差异只在轻重而已："吹奶、妬乳、乳痈，其实则一，只分轻重而已，轻则为吹奶、妬乳，重则为痈"。[10]642

明清时期的大型方书与外科专著，多专论乳痈，对其分类更为明确。《普济方》虽将"乳痈""妬乳"列于"妇人诸疾门"，将"吹乳""产后乳结痈"列于"产后诸疾门"，但承继前代说法，认为"吹奶、妬乳、乳痈，其实则一，只分轻重而已，轻则为吹奶、妬乳，重为痈"[12]69,70。明代《外科启玄》将乳痈按生产前后分为内吹和外吹两种类型："乳肿最大者曰乳发，次曰乳痈，初发即有头曰乳疽，有孕为内吹，有儿为外吹。"[13]37 此处所言内吹、外吹，与现代所言内吹乳痈、外吹乳痈在意义上基本一致。《外科正宗》提及男子乳痈："又男子乳节欲妇人微异，女损肝胃，男损肝肾，盖怒火房欲过度，以此肝虚血燥，肾虚精怯，血脉不得上行，肝经无以荣养，遂结肿痛。"[14]141,142 并阐明其病因、病机、致损脏腑。男子乳痈为非哺乳期乳痈的类型之一。《医宗金鉴》以"内未怀胎""外未行乳""肝胃湿热凝结而成"的乳痈为"乳毒"。[15]688《疡医大全》以"无儿女吮乳"而患乳房肿痛者为"席风呵奶"。[16]749

现代有关著作均以"乳痈"作为规范名，如高等医药院校教材《中医外科学》(顾伯康)、中国传统临床医学丛书《中医外科学》(陆德铭)、《中医外科学》(陈红风)等以及辞书著作《中医大辞典》等均以"乳痈"作为规范名。"乳痈"作为这一中医疾病的规范名已成为共识。我国2005年、2014年出版的由中医药学名词审定委员会审定公布的《中医药学名词》均以"乳痈"为规范名。

总之，"乳痈"(《五十二病方》)指的是乳房疾病，"乳痈"和"妬"(《释名》)是因气积壅塞而致的以溃肿为特征的疾病；《诸病源候论》认为"乳痈"包括"气积不散"所致的非哺乳期乳痈、"乳汁蓄积"所致的哺乳期乳痈和"怀娠"而致的"发乳痛肿"(即后世的妊娠期乳痈)，并兼及"露乳伤风"所致的"吹乳"；《妇人大全良方》认为"吹奶""妬乳""乳痈"三病实为一病，只是"乳痈"病重而已；《外科启玄》以有孕所患为"内吹"乳痈，产后所患为"外吹"乳痈；《外科正宗》提及男子乳痈，《医宗金鉴》以"内未怀胎，外未行乳"而患乳痈为"乳毒"。

五、文献辑录

《脉书》："乳痈，为醉。"[2]346

《释名·释疾病》："乳痈曰妬。妬，褚也。气积褚不通至肿溃也。"[1]275

《针灸甲乙经》卷九："肝受病及卫气留积发胸胁满痛第四"："胸胁榰满不得息，咳逆，乳痈，洒淅恶寒，神封主之。"[3]191

卷十二："妇人乳余疾，肓门主……乳痈，凄索寒热，痛不可安，乳根主之。……妒乳，大渊主之。"[3]242"乳痈，太冲及复溜主之。"[3]642

《肘后备急方》卷五"治痈疽妬乳诸毒肿方第三十六"："凡乳汁不得泄，内结名妬乳，乃急于痈。"[4]91,92

《刘涓子鬼遗方》卷三："治发背、发乳，四体有痈疽，虚热大渴，生地黄汤方……治发背乳痈，已服生地黄汤，取利后服此淡竹叶汤方……

治发背痈及发乳，兼味竹叶汤下……治妇人妒乳，辛夷汤方……治妇人客热乳结肿，或溃或作痈，内补黄芪汤方。”[5]26-36

《诸病源候论》卷四十“妬乳候”：“此由新产后，儿未能饮之，及饮不泄；或断儿乳，捻其乳汁不尽，皆令乳汁蓄结，与血气相搏，即壮热大渴引饮，牢强掣痛，手不得近是也。初觉便以手助捻去其汁，并令傍人助嗍引之，不尔，成疮有脓，其热势盛，则成痈。”[6]260

《诸病源候论》卷四十“乳痈候”：“肿结皮薄以泽，是痈也。足阳明之经脉，有从缺盆下于乳者，劳伤血气，其脉虚，腠理虚，寒客于经络，寒搏于血，则血涩不通，其血又归之气积不散，故结聚成痈者。痈气不宣，与血相搏，则生热，热盛乘于血，血化成脓；亦有因乳汁蓄结，与血相搏，蕴积生热，结聚而成乳痈。年四十已还，治之多愈。年五十已上，慎，不当治之，多死。不治，自当终年。又，怀娠发乳痈肿及体结痈，此无害也。盖怀胎之痈，病起阳明。阳明胃之脉也，主肌肉，不伤脏，故无害。诊其右手关上脉，沈则为阴，虚者则病乳痈。乳痈久不瘥，因变为瘘。养生方云：热食汗出，露乳伤风，喜发乳肿，名吹乳，因喜作痈。”[6]260

《备急千金要方》第二十三卷“痔漏”：“论曰：产后宜勤济乳，不宜令汗蓄积，蓄积不去，便结不复出，恶汁于内，引热温壮，结坚牵掣痛，大渴引饮，乳急痛，手不得近，成妒乳，非痈也。急灸两手鱼际各二十七壮，断痈状也，不复恶手近乳，汁亦自出，便可手助迮捋之，则乳汁大出，皆如脓状。”[7]419

《备急千金要方》第二十三卷“痔漏”：“论曰：产后不自饮儿，并失儿无儿饮乳，乳蓄喜结痈。不饮儿令乳上肿者，以鸡子白和小豆散敷乳房，令消结也。若饮儿不泄者，数捻去之，亦可令大孩子含水使口中冷，为嗍取滞乳汁吐去之，不含水漱去热，喜令乳头作疮乳孔塞也。凡女人多患乳痈，年四十以下治之多瘥，年五十以上慎勿治，治之多死，不治自得终天年。”[7]420

《外台秘要》卷三十四“妬乳疮痛方一十四首”：“集验论疗妇人妬乳、乳痈，诸产生后，宜勤挤乳，不宜令汁畜积不去，便不复出，恶汁于内引热，温壮结坚掣痛，大渴引饮，乳急痛，手不得近，成妬乳，非痈也……又产后不自饮儿，及失儿、无儿饮乳，乳畜喜结痈，不饮儿令乳上肿者方……又疗妇人女子乳头生小浅热疮，搔之黄汁出，侵淫为长，百疗不差者，动经年月，名为妒乳病，妇人饮儿者，乳皆欲断，世论苟抄乳是也。”[8]943

《圣济总录》“痈疽门·乳痈”：“论曰：足阳明之脉，自缺盆下于乳，又冲脉者，起于气冲，并足阳明之经，夹脐上行，至胸中而散。盖妇人以冲任为本，若失于将理，冲任不和，阳明经热，或为风邪所客，则气壅不散，结聚乳间，或硬或肿，疼痛有核，皮肤焮肿，寒热往来，谓之乳痈。然风多则肿硬色白，热多则肿焮色赤，若不即治，血不流通，气为留滞与乳内，津液相搏，腐化为脓。然此疾产后多有者，以冲任之经脉，上为乳汁，下为月水，新产之人，乳脉正行，若不自乳儿，乳汁蓄结，气血蕴积，即为乳痈。又有因乳子汗出露风，邪气外客入于乳，因气留不行，传而为热，则乳脉壅滞，气不疏通，蓄结成脓，疼痛不可忍，世谓之吹乳，速宜下其乳汁，导其壅塞，散其风热，则病可愈。”[9]242

《妇人大全良方》卷二十三：“夫产后吹奶者，因儿吃奶之次，儿忽自睡，呼气不通，乳不时泄，蓄积在内，遂成肿硬，壅闭乳道，津液不通，腐结疼痛；亦有不痒不痛，肿硬如石，名曰吹奶。若不急治，肿甚成痈。产后吹奶，最宜急治，不尔结痈，逮至死者。”[10]641

《妇人大全良方》卷二十三：“夫妬乳者，由新产后儿未能饮之，及乳不泄，或乳胀，捏其汁不尽，皆令乳汁蓄结，与血气相搏，即壮热大渴引饮，牢强掣痛，手不得近是也。初觉便以手助捏去汁，更令傍人助吮引之。不尔或作疮有脓，其热势盛，必成痈也。吹奶、妬乳、乳痈，其实则一，只分轻重而已，轻则为吹奶、妬乳，重则为痈，虽有专门，不可不录。”[10]642“夫妇人乳痈者，由乳肿结聚，皮薄以泽，是成痈也。足阳明之经脉则血涩不通，其血又归之，气积不散，故结聚成痈。《千金》云：年四十以下治之多愈，年五十以上宜速治之即差。若不治者，多死中年。又怀胎发乳痈肿及体结痈，此必无害也。盖怀胎之痈，病起于阳明。阳明者，胃之脉也。主肌肉，不伤脏，故无害也。诊其右手关上，脉沉则为阴虚者，则病痈、乳痈，久不差则变为瘘。”[10]644

《儒门事亲》卷五：“夫乳痈发痛者，亦生于心也，俗呼曰吹乳是也。吹者，风也，风热结薄于乳房之间，血脉凝注，久而不散，溃腐为脓也。”[11]125

《普济方》卷三百二十五：“足阳明之脉，自缺盆下于乳，又冲脉者，起于气冲，并足阳明之经，夹脐上行，至胸中而散。盖妇人以冲任为本，若失于将理，冲任不和，阳明经热，或为风邪所客，则气壅不散，结聚乳间，或鞕或肿，疼痛有核，皮肤焮赤，寒热往来，谓之乳痈。然风多则肿鞕色白，热多则肿焮色赤，若不即治，血不流通，气为留滞，与乳内津液相搏，腐化为脓。大凡妇人乳痈，此非小病。盖妇人肺在前，近乳故也。怀娠发乳痈，此却无害，盖由血气凝满而成，才产后便可愈。又有产后发乳痈者。此乳道蓄积不去，因气逆而结成，宜常令挤乳汁令通，便可愈也。又有产后为小儿睡中呵吹，以致肿结而痛，名曰吹奶。宜速下其乳汁，导其壅滞……于其右手关上脉沉而为阴虚者，则病痈乳，久不瘥，将变为漏。男子以肾为重，妇人以乳为重，上下不同而性之根一也。坐草以后，风邪袭虚，荣卫为之凝滞，与夫婴儿未能吮乳或乳为儿辈所吹饮而涩，或断乳之时，汗出不尽，皆令乳汁停蓄其间，与血气搏结而肿痛，继而结硬，至于手不能近前，乳痈之患成矣。乳痈，一名妬乳，恶寒发热，烦躁大渴是其证也，甚则呕吐无已，咽膈窒碍，何耶？盖胃属足阳明经，实通乎乳，血热入胃，呕吐何疑？或者昧于温散，妄以寒凉，疏转之剂行之，即便痈毒自外入里，呕吐尤甚，其咽膈妨碍者，毒气上冲所致也……产后不自饮儿，并失儿，无饮乳，乳蓄常结痈……产后宜嗍去乳汁，不宜蓄积不出。恶汁内引于热，则结硬坚肿，牵急疼痛，或渴思饮其奶，手近不得，若成脓者名妬乳，乃结成痈……或数捏去乳汁，或以小儿手摩动之，或大人含水嗍之，得汁吐之，其汁状如脓，若产后不曾乳儿，蓄积乳汁亦结成痈。凡妇人乳痈，发痛者亦生子心也。俗呼吹奶是也。吹者，风也，风热结聚于乳房之间，血脉凝注久而不散，溃腐为脓。”[12]30–32“气血流行，则上为汁，下为月水，上下通达，不失常度，是谓平人。宜通而塞，则为痛热，气复乘之，则为肿。向之流行者，壅遏矣。傥失调治，则结鞕成核，身体壮热，甚则憎风，遂为乳痈。世传气结乳闭，亦为妬乳者此也。妇人女子乳头生小浅热疮，痒搔之，黄汁出，浸淫为长，百种治不瘥者，动经年月，名为妒乳。妇人饮儿者，乳皆欲断，世谓苟抄乳是也。……吹奶、妬乳、乳痈，其实则一，只分轻重而已，轻则为吹奶、妬乳，重为痈。”[12]69,70

卷三百四十七：“夫产后吹奶者，因儿吃乳之次，儿忽自睡，呼气不通，乳不时泄，蓄积在内，遂成肿硬，壅闭乳道，津液不通，腐结疼痛。亦有不痒不痛，肿硬如石，名曰吹奶，若不急治，肿甚成痈。产后吹奶，最宜急治，不尔结痈，渐至死者。”[12]1“治产后吹奶，肿硬疼痛欲结痈，轻则为吹奶、妬乳，重则为乳痈。”[12]2“夫产后乳结核者，以气血虚弱，邪搏之乳脉凝滞，故结为核，日久不差，蕴积生热，甚则肿甚则成痈也。”[12]13

《外科启玄》卷之五：“有孕为内吹，有儿为外吹。”[12]37

《外科正宗》卷三：“夫乳病者，乳房阳明胃经所司，乳头厥阴肝经所属，乳子之母，不能调养，以致胃汁浊而壅滞为脓。又有忧郁伤肝，肝气滞而结肿，初起必烦渴呕吐，寒热交作，肿痛疼甚，宜牛蒡子汤主之。厚味饮食，暴怒肝火妄动结肿者，宜橘叶散散之……又男子乳节欲妇人微异，女损肝胃，男损肝肾，盖怒火房欲过度，以此肝虚血燥，肾虚精怯，血脉不得上行，肝经无以荣养，遂结肿痛……怀孕之妇乳疾曰内吹。因胎气旺而上冲，致阳明乳房作肿，宜石膏散清之，亦可消散；迟则迁延日久，将产出脓，乳汁亦从乳窍流出，其口难完。”[14]141,142“治妇人有孕胎热为内吹，有儿吃乳名外吹。”[14]144

《医宗金鉴》卷四十九：“乳房忽然红肿痛，往来寒热乳痈成。乳被儿吹因结核，坚硬不通吹乳名。初起结核不肿痛，年深内溃乳岩凶。乳头生疮名妒乳，细长垂痛乳悬称。”其“注”曰：“妇人乳房忽然红肿坚硬疼痛，憎寒壮热头痛者，此欲成乳痈也。若乳儿之时，乳被儿口中气吹，以致乳管不通结核者，名曰吹乳……若乳头生小细疮痛者，为妬乳。”[15]485

卷六十六：“乳房属胃，乳头属肝，而有内吹、外吹之分。内吹者怀胎六七月，胸满气上，乳房结肿疼痛。若色红者，因多热也。不红者，既因气郁，且兼胎旺也……外吹者，由乳母肝、胃气浊，更兼子吮乳睡熟，鼻孔凉气，袭入乳房，与热乳凝结肿痛，令人寒热往来，烦躁口渴……又有至如内未怀胎，外未行乳而生毒者，系皮肉为患，未伤乳房，此肝、胃湿热凝结而成乳毒也。”[15]688

《疡医大全》“乳痈门主论”：“澄曰：更有寡妇，并无儿女吮乳，而乳房或肿痛者，此为席风呵奶，当同干奶治法。”[16]749

《外科大成》卷二：“生近乳头，孕妇为内吹，胎气旺也，宜清之。有儿食乳为外吹，又名乳毒，由肝气滞也。”“乳痈 乳疽”：“生于乳房，红肿热痛者为痈，坚硬木痛者为疽，由肝气郁结，胃热壅滞而成也。”[17]130

《外科全生集》卷一“乳痈（又名妒乳）”：“妇人被儿鼻风吹入乳孔，以致闭结，内生一块，红肿作痛，大谓痈，小谓疖。又未产谓内吹，已产谓外吹。”[18]36

《疡科心得集》“辨乳痈乳疽论”：“夫乳痈之生也，有因乳儿之时，偶尔贪睡，儿以口气吹之，使乳内之气闭塞不通，以致作痛（此即外吹证）。因循失治而成者；有因所乳之子膈有滞痰，口气焮热，贪乳而睡，热气吹入乳房，凝滞不散，乳汁不通，以致结核化脓而成者；亦有忧郁暴怒伤肝，肝气结滞而成者；又有肝胃湿热凝聚，或风邪客热壅滞而滞而成者。始时疼痛坚硬，乳汁不出，渐至皮肤焮肿，寒热往来，则痈成而内脓作矣……又有湿火挟肝阳逆络，或时疫、或伏邪聚结而成者，起时乳头肿硬，乳房焮红漫肿，恶寒身热，毛孔深陷，二、三日后，皮即湿烂，隔宿焦黑已腐，再数日后，身热退而黑腐尽脱，其生新肉如榴子象……此湿火乳痈也……附：内吹，孕妇二、三月，或至八、九个月，乳中有核成痈。是胎气旺而上冲，致阳明乳房结肿疼痛。宜服石杏散清之可消；若溃后虽脓出腐脱肌生，必俟分娩后始能收口……男子乳疖，与女子不同。男子乳头属肝，乳房属肾，以肝虚血燥，肾虚精怯，故结肿痛。”[19]68-70

《外科证治全书》“乳痈”：“乳房内结一块，红肿热痛，大则言痈，小则言疖，由忿怒郁结，或多食厚味，致厥阴之气不行、窍不通，阳明之血壅怫与内故也。”[20]80

《外科证治全书》“吹乳”：“吹乳者，所乳之子，口气焮热，含乳而睡，热气鼻风吹入乳孔，气逆乳凝，遂致结肿。于初起时，亟煎葱汤避风熏浴，忍痛轻揉，令稍软，任孩吮令乳透，自科消散。否则成痈疖，则按前乳痈治法。”[20]80

《中医外科学》（上海中医学院）：“乳痈是乳房部的急性化脓性疾病。因发病时期和病因不同，故又有几种名称：如在哺乳期发生的，名外吹乳痈；在怀孕期发生的，名内吹乳痈；除了上述两种情况外，不论男女老小与哺乳等无关而发生的，名非哺乳期乳痈（本病又名‘干乳子’或‘席风呵乳’）。三证在临证上以外吹乳痈为最多，内吹乳痈较少，非哺乳期乳痈则更少见。”[21]108

《中医外科学》（顾伯康）：“（乳痈）本病是发生在乳房部的一种急性化脓性疾病。多见于哺乳期妇女，以初产妇为多见，好发于产后3～4周，是乳房疾病中的常见病。”[22]87

《中医外科学》(陆德铭)：“乳痈是发生在乳房部的最常见的急性化脓性疾病。其特征是乳房结块，红肿热痛，溃后脓出稠厚，伴恶寒发热等全身症状。好发于产后1个半月以内哺乳妇女，尤以初产妇为多见。发生于哺乳期的称‘外吹乳痈’，占到全部病例的90%以上；发生于怀孕期的称‘内吹乳痈’，临床上较为少见；不论男女老少，在非哺乳期和非怀孕期发生的称为‘不乳儿乳痈’。”[23]220

《中医外科学》(陈红风)：“乳痈是发生在乳房部的最常见的急性化脓性疾病。其临床特点是乳房结块，红肿热痛，溃后脓出稠厚，伴恶寒发热等全身症状。好发于产后1个半月以内哺乳妇女，尤以初产妇为多见。发生于哺乳期的称‘外吹乳痈’，占到全部病例的90%以上；发生于怀孕期的称‘内吹乳痈’；不论男女老少，在非哺乳期和非怀孕期发生的称为‘不乳儿乳痈’，临床少见。”[24]124

《中医药学名词》“乳痈”：“乳房的急性化脓性疾病。”[25]30

《中医大辞典》：“(乳痈)病名……多因肝气郁结、胃热壅滞，或乳汁淤积而成。初起乳房出现硬结、胀痛、乳汁流出不畅，全身可有恶寒发热。继则肿块增大，焮红剧痛，寒热不退而内蕴成脓。”[26]1073

参考文献

[1] [东汉] 刘熙.释名疏证补[M].[清] 毕沅疏证，王先谦补.北京：中华书局，2008：275.

[2] 周祖亮，方懿林.简帛医药文献校释[M].北京：学苑出版社，2014：346.

[3] [晋] 皇甫谧.[宋] 林亿，等校.针灸甲乙经[M].北京：商务印书馆，1996：191，241，242.

[4] [晋] 葛洪.肘后备急方[M].北京：人民卫生出版社，1982：91，92.

[5] [南北朝] 龚庆宣.刘涓子鬼遗方[M].北京：人民卫生出版社，1956：26－36.

[6] [隋] 巢元方.诸病源候论[M].高文柱，沈澍农校.北京：华夏出版社，2008：260.

[7] [唐] 孙思邈.备急千金要方[M].高文柱，沈澍农校注.北京：华夏出版社，2008：419，420.

[8] [唐] 王焘.外台秘要[M].北京：人民卫生出版社，1955：943.

[9] [宋] 赵佶.[清] 程林纂辑.圣济总录精华本[M].余瀛鳌等编选.北京：科学出版社，1998：242.

[10] [宋] 陈自明.妇人大全良方[M].田代华，等点校.天津：天津科学技术出版社，2003：641，642，644.

[11] [金] 张子和.儒门事亲[M].刘更生点校.天津：天津科学技术出版社，1999：125.

[12] [明] 朱橚.普济方[M]//四库全书本.北京：1782年(乾隆四十六年)：1，2，13，30－32，69，70.

[13] [明] 申拱宸.外科启玄[M].北京：人民卫生出版社，1955：37.

[14] [明] 陈实功.外科正宗[M].张印生，韩学杰点校.北京：中医古籍出版社，1999：141，142，144.

[15] [清] 吴谦.御览医宗金鉴[M].丁文庆，等校.太原：山西科学技术出版社，2011：485，688.

[16] [清] 顾世澄.疡医大全[M].北京：人民卫生出版社，1987：749.

[17] [清] 祁坤.外科大成[M].上海：科技卫生出版社，1958：130.

[18] [清] 王洪绪.[清] 潘器之编.外科全生集[M].上海：上海卫生出版社，1956：36.

[19] [清] 高秉钧.疡科心得集[M].徐福松点注.南京：江苏科学技术出版社，1983：68－70.

[20] [清] 许克昌.外科证治全书[M].北京：人民卫生出版社，1961：80.

[21] 上海中医学院.中医外科学[M].上海：上海科学技术出版社，2012：108.

[22] 顾伯康.中医外科学[M].上海：上海科学技术出版社，1986：87.

[23] 陆德铭，何清湖.中医外科学[M].北京：中国中医药出版社，2004：220.

[24] 陈红风.中医外科学[M].北京：人民卫生出版社，2012：124.

[25] 中医药学名词审定委员会.中医药学名词[M].北京：科学出版社，2014：30.

[26] 李经纬，余瀛鳌，蔡景峰，等.中医大辞典[M].北京：人民卫生出版社，2009：1073.

（王　丽）

乳 痨

rǔ láo

一、规范名

【汉文名】乳痨。

【英文名】mammary tuberculosis。

【注释】生于乳房的痨病。相当于乳房结核。

二、定名依据

"乳痨"作为一种外科病，其特征表现为：病程缓慢，初起乳房内有一个或数个结块如梅李，边界不清，皮核相连，日久溃破，脓液稀薄如痰，且混有豆渣样碎屑。最早见于宋代李迅《集验背疽方》，其时尚名"奶劳"。

其后元代危亦林《世医得效方》中的"乳劳痈"，元代杨清叟《仙传外科秘方》中的"乳劳"，清代高秉钧《疡科心得集》中的"乳痰"，均是当今"乳痨"的曾用名。

自明代赵宜真《秘传外科方》首用"乳痨"一名以来，历代沿用较少。

中华人民共和国成立后，1960 年《中医外科学讲义》（上海中医学院外科教研组）、1961 年《中医外科学中级讲义》（上海中医学院外科教研组）、1964 年《中医外科学》（上海中医学院外科教研组）、1986 年《中医外科学》（顾伯康）、1987 年《中医外科学》（朱仁康）、1994 年《中医外科学》（王沛）、1997 年《中医外科学》（陆德铭）、1998 年《中医外科学》（金之刚）、1999 年《中医外科学》（谭新华等）、2000 年《中医外科学》（谭新华）、2002 年《中医外科学》（赵尚华）、2007 年《中医外科学》（陈红风）均采用了"乳痨"作为正名，说明"乳痨"作为规范用名已取得共识。

我国 2005 年出版的由全国科学技术名词审定委员会审定公布的《中医药学名词》已以"乳痨"作为规范名，所以"乳痨"作为规范名也符合术语定名的协调一致原则。

三、同义词

【曾称】"奶劳"（《集验背疽方》）；"乳劳痈"（《世医得效方》）；"乳劳"（《仙传外科秘方》）；"乳痰"（《疡科心得集》）。

四、源流考释

宋代李迅《集验背疽方》记载："栝蒌散……治妇人乳痈奶劳，神效。"[1]106 笔者认为，此处的"奶劳"即是乳痨一病的最早记载。

此后，"奶劳"一名沿用较多，如：宋代陈自明《妇人大全良方》[2]457，明代戴元礼《丹溪心法》[3]95、朱橚《普济方》[4]249、高宾《丹溪心法治要》[5]165、龚廷贤《万病回春》[6]420、武之望《济阴纲目》[7]186，清代孙伟《良朋汇集经验神方》[8]261、冯兆张《冯氏锦囊秘录》[9]497、顾世澄《疡医大全》[10]751、叶桂《种福堂公选良方》[11]457。

元代危亦林《世医得效方》记载："乳劳痈，火锨草、皂角刺、穿山甲、黄蜂窠。上各烧存性为末，入轻粉，生清油调匀，敷疮上。"[12]631 笔者认为，此处的"乳劳痈"亦相当于乳痨。

据笔者所见，此后"乳劳痈"一名未见沿用。

元代杨清叟《仙传外科秘方》[13]60 中记载有"乳劳"一名，笔者认为其内涵相当于如今的乳痨。

其后"乳劳"一名沿用较多，如：明代薛己《外科心法》[14]202，汪机《外科理例》[15]103，徐春甫《古今医统大全》[16]615，龚廷贤《寿世保元》[17]537，清代祁坤《外科大成》[18]130，汪昂《本草易读》[19]158，吴谦《医宗金鉴 · 外科心法要诀》[20]231,232，郑玉坛《彤园医书（妇人科）》[21]292，易凤翥《外科备要》[22]236。

明代赵宜真《秘传外科方》[23]112,113 中记载有"乳痨"一名，笔者认为亦相当于如今的乳痨。

此后"乳痨"一名亦有沿用，如清代龚自璋《家用良方》[24]300。

清代高秉钧《疡科心得集》[25]51 记载有"乳痰"一名，笔者认为亦相当于乳痨。

此后"乳痰"一名亦有沿用，如：清代王旭高《外科证治秘要》[26]46，曹沧洲《曹沧洲医案》[27]404,405。

有人认为乳痨又称"乳中结核"[28]36，"乳疬""乳痿"[29]389"乳癖"[30]762"乳中瘰疬"[30]766 亦是乳痨曾用名，笔者认为是错误的。因为"乳疬""乳痿""乳癖"都是国家标准病名，与乳痨不同。而"乳中瘰疬"即"乳结核"[31]262"乳核""乳中结核"[32]119，相当于西医学中的"慢性乳腺炎、乳房结核、乳腺囊性增生、乳房肿瘤等病变"，内涵较乳痨更为宽泛，二者不能等同。

中华人民共和国成立后，1960年《中医外科学讲义》[33]83（上海中医学院外科教研组）采用了"乳痨"作为正名，其后中医外科著作大多沿用，如：1961年《中医外科学中级讲义》[34]67（上海中医学院外科教研组），1964年《中医外科学》[35]124（上海中医学院外科教研组），1986年《中医外科学》[36]90（顾伯康），1987年《中医外科学》[37]273（朱仁康），1994年《中医外科学》[38]193（王沛），1997年《中医外科学》[39]88（陆德铭），1998年《中医外科学》[40]133（金之刚），1999年《中医外科学》[41]250（谭新华等），2000年《中医外科学》[42]207（谭新华），2002年《中医外科学》[43]129（赵尚华），2004年《中医药学名词》[44]257（中医药学名词审定委员会），2007年《中医外科学》[45]131（陈红风），2014年《中医药学名词》[46]32（中医药学名词审定委员会）。

亦有使用"乳痰"作为正名的，如：1956年《实用外科中药治疗学》[47]260（朱仁康），1985年《实用中医外科学》[48]136（顾伯华），1993年《中医外科临床指南》[49]186（葛武生），1999年《妇科诊治精要》[50]449（梁勇才）。

亦有使用"乳房结核"作为正名的，如：1972年《常见病中医临床手册》[51]306（江苏省新医学院第一附属医院），1973年《外伤科学》[52]229（湖南中医学院），1975年《中西医结合临床外科手册》[53]189（北京中医医院），1991年《中医妇科治疗手册》[54]176（杨世兴，乔成林），1994年《中医治疗疑难杂病秘要》[55]574（张镜人），1995年《中西医结合疑难杂病治疗学》[56]130（肖软林等），1999年《新编中医外科学》[57]290（李彪等），2000年《袖珍中医外科处方手册》[58]133（唐汉钧），2004年《中医乳房病临床手册》[59]121,122（唐汉钧等），2005年《名中医治疗难治性外科病奇方妙法》[60]127（魏睦新等），2008年《中医临床荟萃》[61]295（张文义等），2013年《中西医结合外科学》[62]100（赵刚），2014年《乳腺疾病治疗与药膳调养》[63]40（李丽），2014年《中国中成药优选》[64]508（冷方南）。

必须指出的是，中医古籍中亦有"乳房结核"[21]291 一名，系指"乳中结核"，即"乳核"，与乳痨内涵并不相同。

总之，乳痨一病最早见于元代危亦林《世医得效方》，其时尚名"乳劳痈"。"乳痨"一名最早见于明代赵宜真《秘传外科方》，其后古籍沿用较少。元代杨清叟《仙传外科秘方》中的"乳劳"，清代高秉钧《疡科心得集》中的"乳痰"，均是当今乳痨的曾用名。"乳房结核"是西医病名，近现代中医书籍亦采用之。而中医古籍中的"乳房结核"与乳痨内涵并不相同。至于"乳中结核""乳疬""乳痿""乳癖""乳中瘰疬"均不宜视为乳痨的曾用名。

五、文献辑录

《集验背疽方·痈疽不用膏药贴合论》："栝蒌散……治妇人乳痈奶劳，神效。今俗呼：奶劳，即此疾之渐。栝蒌（一个，去皮，焙，研为末，急用则烂研，子多者有力），当归（净洗，去芦，焙细，半两），甘草（半两，细锉，生用），通明没药

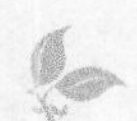

（一分，别研），乳香（一钱，别研）。上用无灰酒三升，同于银石器中，慢火熬取一升清汁，分三服。食后良久服，如有奶劳，便服此药，可绝病根。如毒已成，能化脓为黄水；毒未成，即于大小便中通泄。疾甚再合服，以退为妙。妇人乳疽方虽多，独此一方，神效无比，万不失一。”[1]106

《妇人大全良方·卷二十三》：“神效栝楼散（李嗣立方）治妇人乳疽、奶劳。栝蒌（一个，去皮，焙研为末。如急用，只烂研。子多者有力），生粉草（半两），当归（酒洗，去芦，焙，半两），乳香（一钱），通明没药（一分。二味并别研）。上用无灰酒三升，同于银石器中慢火熬，取一升清汁，分作三服，食后良久服。如有奶劳，便服此药，可杜绝病根。如毒气已成，能化脓为黄水；毒未成，即于大小便中通利。疾甚，再合服，以退为妙。妇人乳痈方甚多，独此一方神效无比，万不失一。”[2]457

《丹溪心法·卷五》：“乳痈奶劳焮肿。石膏（煅），桦皮（烧），栝蒌子，甘草节，青皮。上以水煎服。”[3]95

《丹溪心法治要·卷六》：“乳痈、奶劳焮肿，煅石膏、烧桦皮、栝蒌子、甘草节、青皮。”[5]165

《万病回春·卷六》：“瓜蒌散……治妇人乳疽，乳痈，奶劳。黄栝蒌（子多者，不去皮，研烂），当归（五钱），乳香（一钱，研碎），没药（一钱，研），生甘草（五钱）。上合一剂，好酒三碗，于银、石器中，慢火熬至碗半，分为二次，食后服。如有乳劳，便服此药，杜绝病根。如毒气已成，能化脓为黄水。毒未成，即内消。疾甚者，再合一服，以愈为度。”[6]420

《济阴纲目·卷十四》：“一方……治乳痈奶劳焮肿。石膏（煅），桦叶（烧），栝蒌子，青皮，甘草节。上锉，水煎服。”[7]186

《良朋汇集经验神方·卷六》：“瓜蒌散……治乳痈奶劳，屡效。瓜蒌一个（去皮焙为末），生甘草一钱，乳香一钱（另研），没药二钱（末另研），当归（酒浸焙）半两。上用无灰酒二升，银石器内慢火熬，取一升清汁，分三服。”[8]261

《冯氏锦囊秘录·外科大小合参卷十九》：“栝蒌散……治乳痈奶劳。栝蒌一个（去皮焙），生甘草三钱，乳香一钱（另研），当归（酒浸，焙）五钱，没药二钱（另研）。用无灰好酒三升，银石器内慢火熬取一升清汁，分作三服饮之。如乳栗破者，少有生，须用参芪归芍大补而解毒，外以丁香末敷之。”[9]497

《疡医大全·卷二十》：“神效栝蒌散（《外科集验》）。治乳痈、乳疽、奶劳。川当归（酒洗，去芦焙切），生甘草（各五钱），滴乳香（去油，另研一钱），苦瓜蒌（子多者一个，去皮，焙为末，如急用只须研烂），明没药（去油，另研，二钱五分）。无灰酒三升，同药入银石器中，慢火熬取一升，清汁分为三服，食后服之。如奶劳便服此药，杜绝病根；如毒气已成，能化脓为黄水；如毒未成即消。甚者再服，以退为度。治乳之方甚多，独此一方神验，万无一失。”[10]751

《种福堂公选良方·卷四》：“神效瓜蒌散……治妇人乳疽奶劳。黄栝蒌（子多者一个，去皮焙，为细末，如急用只烂研），川当归（洗，去芦焙切细，半两），生甘草（半两），滴乳香（一钱，另研），通明没药（二钱半，另研）。上用无灰酒三升，同于银石器中，慢火熬取一升清汁，分为三次，食后服。如有奶劳便服此药，杜绝病根。如毒气已成，能化脓为黄水：毒未成即内消。疾甚者再合服，以退为度。乳疽之方甚多，独此一方，神效无比，万不失一。”[11]457

《世医得效方·卷十九》：“乳劳痈，火枚草、皂角刺、穿山甲、黄蜂窠。上各烧存性为末，入轻粉，生清油调匀，傅疮上。”[12]631

《仙传外科秘方·卷九》：“凡患乳劳之证，不宜用针，恐针伤其房蜂者死。但要识证，开口洪者去奶房因伤而坏也，皆须急服药、敷之。不生肌者必死难治。可服秘传流气饮、托里十宣散，中间敷解毒生肌定痛散，用前吹乳方，内敷药四围敷之。”[13]60

《外科心法·卷四》：“一妇人，患乳痈，气血颇实，但疮口不合，百法不应。予与神效栝蒌散，四剂少可。更与数剂，及豆豉饼灸之而愈。又一妇患此未溃，亦与此药，三剂而消。良甫云：如有乳劳，便服此药，可杜绝病根。如毒已成，能化脓为水。毒未成者，则从大小便中散之。"[14]202

《外科理例·卷四》："一妇乳内肿一块如鸡子大。劳则作痛，久而不消，服托里药不应，此乳劳症也，肝经血少所致。先与神效栝蒌散四剂，更隔蒜灸，肿少退，再服八珍汤，倍加香附、夏枯草、蒲公英。仍间服前散，月余而消(此因症因治而处也)。"[15]103

《古今医统大全·卷八十》："一妇乳内肿一块，如鸡子大，劳则作痛，久而不消，服托里药不应，此乳劳证也，肝经血少所致。先与神效栝蒌散，四剂，更隔蒜灸，肿少退；再服八珍汤，倍加香附、夏枯草、蒲公英，仍间服前散，月余而消。"[16]615

《寿世保元·卷七》："一妇乳内肿一块，如鸡子大，劳则作痛，久而不消，服托里药不应。此乳劳证也，属肝经血少所致……亦有乳疽一症，其状肿硬木闷，虽破而不溃，肿亦不消，尢当急服此散，及隔蒜灸。斯二证，乃七情所伤，气血所损，亦劳证也。宜戒怒，节饮食，慎起居，否则不治。"[17]537

《外科大成·卷二》："乳劳……乳房结核，初如梅子，数月不疗，渐大如鸡子，串延胸胁，破流稀脓白汁而内实相通，外见阴虚等症。初起宜隔蒜灸之，绀珠膏贴之，蒌贝散消之。已成者用栝蒌散调之，兼八珍汤加姜、炒香附、夏枯草、蒲公英补之。已成者必见阴虚等症。兼用六味地黄丸料，以培其本。"[18]130

《本草易读·卷三》："乳中结核，久久不愈，轻则乳劳，重成乳岩。均宜：木香(五钱)，生地(一两)。捣合饼帖之，或熨斗间日熨之(诸方第一)。"[19]158

《医宗金鉴·外科心法要诀·卷六十六》："乳劳初核渐肿坚，根形散漫大如盘，未溃先腐霉斑点，败脓津久劳证添。(注)此证即由乳中结核而成。或消之不应，或失于调治，耽延数日，渐大如盘如碗，坚硬疼痛，根形散漫，串延胸肋腋下，其色或紫、或黑，未溃先腐，外皮霉点，烂斑数处，渐渐通破，轻津白汁，重流臭水，即败浆脓也。日久溃深伤膜，内病渐添，午后烦热、干嗽、颧红、形瘦、食少、阴虚等证俱见，变成疮劳。初结肿时，气实者宜服蒌贝散，及神效栝蒌散；气虚者逍遥散，及归脾汤合而用之。阴虚之证已见，宜服六味地黄汤，以培其本。外治法按痈疽溃疡门。然此疮成劳至易，获效甚难。"[20]231,232

《彤园医书(妇人科)·卷六》："乳劳者，由乳中结核先失调治，挨延数月，渐大如盘如碗，坚硬疼痛，根形散漫，串延胸肋胁下，其色或紫或黑，未溃先腐，外皮微点斑烂数处，渐渐涌破。轻者时津白汁，重则常流败脓，溃深伤膜，渐添内病，午后潮热烦闷，颧红干嗽，食少形羸，虚怯倦怠，变成疮痨。"[21]292

《彤园妇科·卷六 乳房结核》："《金鉴》曰：吹乳结核不散者，当早消之，久则成痈。初起即服栝蒌散。"[21]291

《外科备要·卷一》："乳劳……即由乳中结核而成，或消之不应，或失于调理，耽延数月，渐大如碗如盘，坚硬疼痛，根形散漫，串延胸肋腋下。其色或紫或黑，未溃先腐，外皮霉点烂斑数处，渐渐通破，轻者津白汁，重者流臭水，即败浆脓也。日久溃深伤膜，内病渐添，午后烦热，干嗽颧红，形瘦食少，阴虚等证俱见，变成疮劳。当于结核肿痛渐大时，气实者，服蒌贝散(来)，常服神效栝蒌散(来)，气虚者，服逍遥散(丽)、归脾汤加柴胡、贝母(丽)合而用之。阴虚之证已见，宜服六味地黄汤(玉)以培其本。外治去腐生肌膏贴，按法用之。然此疮成劳至易，调护效甚难。此疮初起，大法宜用酒煎神效栝蒌散，如数剂不效宜以补气血之药兼服之。若肝经血虚，结核不消，佐以四物、柴胡、升麻、白术、茯苓。若肝脾气血虚弱，佐以四君、芎、归、柴胡、升麻。若忧郁伤脾、气血亏损，佐以归脾汤。"[22]236

《秘传外科方·复元通气散》："凡患乳痨之证，不宜用针，恐针伤其房缝者死。但要识证，开口洪者，去奶房因伤而坏也，皆须急服药，敷之。不生肌者，必死难治。可服秘传流气饮、托里十宣散，中间敷解毒生肌定痛散。用前吹乳方内敷药四围敷之。”[23]112,113

《家用良方·卷五》：“乳痨乳痈……瓜蒌（大而红者，二个捣碎），生甘草，当归（绍酒洗，各五钱）。另研乳香、没药（各一钱），作二剂，绍酒三碗，煎二碗饮，以渣乘热敷患处。瘰疬亦治。”[24]300

《疡科心得集·卷中》：“有乳中结核，始不作痛，继遂隐隐疼痛，或身发寒热，渐渐成脓溃破者，此名乳痰。或亦由肝经气滞而成，或由于胃经痰气郁蒸所致。用药疏肝之中，必加贝母、半夏、栝蒌等以治痰，则未脓可消，至已溃必兼补气血，方易收口。”[25]51

《外科证治秘要·乳痰》：“即乳癖之大者。初起不痛，后渐痛疼发热，成脓穿破。此名乳痰，即乳岩之根也。”[26]46

《曹沧洲医案·乳科》：“丁……乳痰结核不一，此属气阻痰郁，延防滋大为患。旋覆花（三钱五分，包），白杏仁（四钱），枸橘（三钱五分），海蛤粉（五钱，包），海浮石（四钱），象贝（四钱），远志炭（一钱），橘络（一钱），丝瓜络（三钱五分），紫菀（一钱），合欢皮（三钱），蒲公英（三钱）。”[27]404,405

《中医外科证治经验》：“乳痰（又称乳中结核）……乳痰是由于肝胃两经痰凝气郁所致，若长久不消，延绵失治，可以变成乳岩。”[28]36

《病证临床集验录》：“乳房结核，中医认识很早，且有专名：乳痨、乳疬、乳瘘等，结核病是个古老的病，由结核杆菌引起病，中医统称为痨或疬。”[29]389

《简明中医病证辞典》：“乳痨……病名。为《GB/T 16751.1—1997 中医临床诊疗术语——疾病部分》标准病名。又名乳劳、乳劳痈、乳癖、乳痰。指生于乳房之痨证。”[30]762

《简明中医病证辞典》：“乳中瘰疬……病名。又名乳劳、乳痰。指乳房瘰疬、结块累叠的疾病。症见初起乳房中一个或多个结块、大小不等、边界不清、与皮肤相连、坚而不硬、推之可动、皮色不变、久之可溃破、溃后疮口难敛。多因素体亏虚、肺肾阴亏、阴虚火旺、火炼津为痰而积聚，或肝气郁结、痰凝气滞而致。”[30]766

《中医证病名大辞典》：“乳中瘰疬……病证名。见晋代葛洪《肘后备急方·治痈疽妬乳诸毒肿方第三十六》‘徐玉疗乳中瘰疬起痛方’，即乳结核。”[31]262

《简明中医古病名辞典》：“乳结核……《诸病源候论》卷四十：‘乳结核候。’即乳核。又称乳中结核。指因经脉虚弱，风冷乘虚侵袭，折伤于血，或情志不遂，痰气凝结，气滞血瘀所致乳房肿块为特征的病证。多见于乳岩、乳痨、乳癖、乳疬等病的早期。相当于现代医学的慢性乳腺炎、乳房结核、乳腺囊性增生、乳房肿瘤等病变。”[32]119

《中医外科学讲义》：“乳痨……多由体虚之质，肝气郁滞，胃经痰浊凝结，失于调治而成。”[33]83

《中医外科学中级讲义》：“乳痨……多由体虚之质，肝气郁滞，胃经痰浊凝结，失于调治而成。”[34]67

《中医外科学》（上海中医学院）：“乳痨……多由身体虚弱，肝气郁滞，胃经痰浊凝结，失于调治而成。”[35]124

《中医外科学》（顾伯康）：“乳痨是乳房部的结核性疾病。因其病变后期常有虚痨表现，故名乳痨。溃后脓液稀薄如痰，所以又名乳痰。其特点是：病程进展缓慢，初起乳房内有一个或数个结块如梅李，边界不清，皮肉相连。”[36]90

《中医外科学》（朱仁康）：“乳痨是比较少见的乳房病。其特点是乳房局部出现一个或多个无痛性结块，形如梅子，推之可以移动，硬而不坚，边界不清，日渐蔓延扩大，变软溃破成漏，久不收口。好发于中、青年妊娠或哺乳期妇女。本病相当于现代医学的乳房结核。中医文献里亦有称为乳痰的。”[37]273

《中医外科学》(王沛)："乳痨是乳房部结核性疾病。因其病变溃后难敛及后期常有虚痨表现，故名乳痨。溃后脓液稀薄如痰所以又名乳痰。"[38]193

《中医外科学》(陆德铭)："乳痨是发生在乳房部的慢性化脓性疾病。因其溃后脓液稀薄如痰，故又名'乳痰'。"[39]88

《中医外科学》(金之刚)："乳痨是乳房部的结核性疾病。因其病程后期常有虚痨表现，故名乳痨。溃后脓液稀薄如痰，所以又称乳痰。"[40]133

《中医外科学》(谭新华等)："乳痨是由结核杆菌引起的乳房部的慢性特异性感染性疾病。西医称为乳房结核。"[41]250

《中医外科学》(谭新华)："乳痨是发生在乳房部的慢性化脓性疾病，因其溃后脓液稀薄如痰，故又名'乳痰'。相当于西医的乳房结核。"[42]207

《中医外科学》(赵尚华)："乳痨是指发生在乳房部的慢性化脓性疾病，相当于西医的乳房结核。因其溃后脓液稀薄如痰，故又名'乳痰'。其特点是：病程较长，发展缓慢，局部有一个或数个乳房肿块，边界不清，皮肉相连，肿块不痛，日久破溃，脓出稀薄，疮口不易收敛。"[43]129

《中医药学名词》(2005)："乳痨……生于乳房的结核类疾病。"[44]257

《中医外科学》(陈红风)："乳痨是发生在乳房部的慢性化脓性疾病，因病变后期常有虚痨表现而名。其溃后脓液稀薄如痰，故又名乳痰。相当于西医的乳房结核。"[45]131

《中医药学名词》(2014)："乳痨……生于乳房的痨病。相当于乳房结核。"[46]32

《实用外科中药治疗学》："乳痰(乳腺结核)……此病较为少见，常犯一侧，乳腺内触得多数核块，渐渐增大变软，致成寒性脓疡，破溃后每遗留瘘管。"[47]260

《实用中医外科学》："乳痰一名乳痨，相当于现代医学的'乳房结核'，是结核杆菌侵犯乳腺组织而引起的乳房部的特异性感染之一。祖国医学所称'乳中结核'，并不是指现代医学的'乳房结核'，是乳房部肿块性疾病的总称。其概念比较含糊。举凡乳癖、乳疬、乳痰、乳岩等病，乳中均有核子，故统称'乳中结核'，简称'乳核'……明·汪机《外科理例》描写的'乳内结核'很可能是指乳痰。"[48]136

《中医外科临床指南》："体虚之人肝气郁滞，胃中痰浊凝结而成的乳中结块，称之乳痰，又称为乳痨。"[49]186

《妇科诊治精要》："结核杆菌所致的乳房慢性特殊性感染，破溃后脓液清稀如痰者，称为乳痰，亦称'乳痨'。"[50]449

《常见病中医临床手册》："乳房结核又称乳痨，溃后脓液稀薄如痰，又名乳痰。病程进展缓慢，以20～30岁为主要发病期。"[51]306

《外伤科学》："乳房结核为较常见的乳房疾病，其发病率占全部乳房疾病的2%～4%。多发生于20～40岁妇女，且多见于妊娠和哺乳期。本病祖国医学称'乳痨''乳痰'。"[52]229

《中西医结合临床外科手册》："乳房结核是指乳房因结核杆菌感染所致的慢性炎症性疾病。属于中医'乳痰''乳痨'范围。"[53]189

《中医妇科治疗手册》："乳房结核是现代医学病名，是结核杆菌侵犯乳腺组织而引起的乳房部的特异性感染，多发生在20～40岁妇女，以妊娠期和哺乳期的发病率较高。"[54]176

《中医治疗疑难杂病秘要》："乳房结核又称结核性乳腺炎，是结核杆菌引起的一种慢性特殊性感染。中医称'乳痰''乳痨'。"[55]574

《中西医结合疑难杂病治疗学》："乳房结核……本病临床少见，按文献统计，占所有乳房疾病的1%左右，中医称为'乳痨'，也称'乳痰'。"[56]130

《新编中医外科学》："病名释义：乳房结核是乳房部的结核杆菌感染所引起的慢性炎症性疾病。中医称为'乳痨'或'乳痰'。临床以病程缓慢，初起乳房内有一个或数个结块如梅李，边

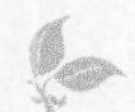

界不清，皮核相连，日久溃破，脓稀混有豆渣样碎屑为特点。"[57]290

《袖珍中医外科处方手册》："乳房结核又称结核性乳腺炎，是结核杆菌引起的一种慢性特殊性感染。"[58]133

《中医乳房病临床手册》："乳房结核是由结核杆菌感染引起的乳房慢性特异性炎症性疾病。其临床表现以病程进展缓慢，初起乳房内有一个或数个结块，边界不清，逐渐与皮肤粘连，日久破溃，脓液稀薄夹有干酪样物质为特点。"[59]121,122

《名中医治疗难治性外科病奇方妙法》："乳房结核系由于乳腺组织受结核杆菌感染而引起的特异性感染。本病多发生于20～40岁体质虚弱的已婚青年妇女，妊娠期及哺乳期发病率较高。本病病程进展较慢，主要特征是乳房内有一肿块。乳房结核属于中医学'乳痨''乳痰'范畴。"[60]127

《中医临床荟萃》："乳房结核类似于中医的'乳痰''乳痨'的范畴。是一种发生于乳房部位的慢性化脓性外科疾病。病程较长，属慢性消耗性疾病。乳房内初期可发现一个或数个如梅李状边界不清，皮肉相连的肿块，日久破溃，脓液稀薄如痰，且杂有如豆腐渣样物质。同时，可伴见全身的结核中毒症状。本病多发生于20～40岁的已婚妇女，大多伴有原发性结核病灶，病程长，进展较缓慢，有低热、潮热、盗汗等结核中毒症状。溃后流出稀薄脓液，伤口久而不能愈合，往往形成窦道甚至溃疡。胸部X线检查可见结核病灶。组织活检查出结核杆菌时方可确诊。"[61]295

《中西医结合外科学》："乳房结核（breast tuberculosis）是发生在乳房部的慢性特异性化脓性疾病。属于中医'乳痨'范畴。其临床特点是多发生在20～40岁妇女，尤其在妊娠期和哺乳期，起病缓慢，初起乳房内有一个或数个结块，边界不清，皮核相亲，日久溃破，脓液清稀且夹杂有败絮相物，常有肺结核、淋巴结结核等病史，在临床上比较少见。"[62]100

《乳腺疾病食疗与药膳调养》："乳房结核是一种慢性特异性感染，由于结核杆菌感染所致，又称为结核性乳腺炎。本病临床较少见，多发生在20～40岁女性，以妊娠期和哺乳期发病率较高。乳房结核是乳房部的结核性疾病，因期病变后期常有虚劳现象，故中医学称其为'乳痨'。溃后脓液稀薄如痰，所以又名'乳痰'。"[63]40

《中国中成药优选》："乳房结核，临床较为少见。本病初起，乳房内有一个或几个结块，质地较硬，大小不等，边界不清，推之可动，皮色不变，不痛或微痛。如结块渐大，皮肉相连，皮色渐红，肿块变软，即形成脓肿。如结块溃破，形成溃疡，可见稀薄脓液，可伴有潮热、盗汗、食欲不振、身体消瘦。本病起病缓慢，病程较长，治疗以内外兼治为宜。"[64]508

参考文献

[1] [宋]李迅，等. 卫济宝书 集验背疽方[M]. 赵正山点校. 北京：人民卫生出版社，1989：106.

[2] [宋]陈自明. 妇人大全良方[M]. 田代华，等点校. 天津：天津科学技术出版社，2003：457.

[3] [明]戴元礼. 丹溪心法[M]. 鲁兆麟，等点校. 沈阳：辽宁科学技术出版社，1997：95.

[4] [明]朱橚. 普济方：第8册[M]. 北京：人民卫生出版社，1959：249.

[5] [明]高宾. 丹溪治法心要[M]. 张奇文，等点校. 济南：山东科学技术出版社，1985：165.

[6] [明]龚廷贤. 万病回春[M]. 朱广仁点校. 天津：天津科学技术出版社，1993：420.

[7] [明]武之望. 济阴纲目[M]. 肖诗鹰，吴萍点校. 沈阳：辽宁科学技术出版社，1997：186.

[8] [清]孙伟. 良朋汇集经验神方[M]. 齐馨点校. 北京：中医古籍出版社，1993：261.

[9] [清]冯兆张. 冯氏锦囊秘录[M]. 田思胜，等校注. 北京：中国中医药出版社，1996：497.

[10] [清]顾世澄. 疡医大全[M]. 凌云鹏点校. 北京：人民卫生出版社，1987：751.

[11] [清]叶天士，华岫云. 种福堂公选良方[M]. 张浩良点校. 北京：人民卫生出版社，1992：457.

[12] [元]危亦林. 世医得效方[M]. 王育学点校. 北京：人民卫生出版社，1990：631.

[13] [元] 杨清叟. 仙传外科秘方[M]. 叶圣洁,孙仲谋点校. 北京：中医古籍出版社,1988：60.

[14] [明] 薛己. 外科心法[M]//盛维忠. 薛己医学全书. 北京：中国中医药出版社,1999：202.

[15] [明] 汪机. 外科理例[M]. 上海：商务印书馆,1957：103.

[16] [明] 徐春甫. 古今医统大全：下册[M]. 崔仲平,王耀廷主校. 北京：人民卫生出版社,1991：615.

[17] [明] 龚廷贤. 寿世保元[M]. 王均宁,刘更生,毛淳点校. 天津：天津科学技术出版社,1999：537.

[18] [清] 祁坤. 外科大成[M]. 上海：科技卫生出版社,1958：130.

[19] [清] 汪昂. 本草易读[M]. 吕广振,陶振岗,王海亭,等点校. 北京：人民卫生出版社,1987：158.

[20] [清] 吴谦. 医宗金鉴：第四分册 外科心法要诀[M]. 北京：人民卫生出版社,1973：231,232.

[21] [清] 郑玉坛. 彤园妇科[M]. 刘丽莎点校. 天津：天津科学技术出版社,2010：291,292.

[22] [清] 易凤翥. 外科备要[M]. 谭新华,熊辉点校//刘炳凡,周绍明. 湖湘名医典籍精华：外科卷 针灸卷 五官科卷. 长沙：湖南科学技术出版社,1999：236.

[23] [明] 赵宜真. 秘传外科方[M]. 韦以宗点校. 北京：人民卫生出版社,1991：112,113.

[24] [清] 龚自璋. 家用良方[M]. 王唯一,周澎,谢林点校. 北京：中医古籍出版社,1988：300.

[25] [清] 高秉钧. 疡科心得集[M]. 田代华,田鹏点校. 天津：天津科学技术出版社,2004：51.

[26] [清] 王旭高. 外科证治秘要 [M]. 2 版. 许履和,徐福宁整理. 北京：中医古籍出版社,2005：46.

[27] [清] 曹沧洲. 曹沧洲医案[M]. 刘学华点校. 上海：上海科学技术出版社,2005：404,405.

[28] 段馥亭,中医研究院内外科研究所外科研究小组. 中医外科证治经验[M]. 北京：人民卫生出版社,1960：36.

[29] 李超. 病证临床集验录[M]. 北京：中国医药科技出版社,2000：389.

[30] 邹积隆,丛林,杨振宁. 简明中医病证辞典[M]. 上海：上海科学技术出版社,2005：762,766.

[31] 韩成仁,黄启金,王德全. 中医证病名大辞典[M]. 北京：中医古籍出版社,2000：262.

[32] 马汴梁. 简明中医古病名辞典[M]. 郑州：河南科学技术出版社,1988：119.

[33] 上海中医学院外科教研组. 中医外科学讲义[M]. 北京：人民卫生出版社,1960：83.

[34] 上海中医学院外科教研组. 中医外科学中级讲义[M]. 北京：人民卫生出版社,1961：67.

[35] 上海中医学院. 中医外科学[M]. 上海：上海科学技术出版社,1964：124.

[36] 顾伯康. 中医外科学[M]. 上海：上海科学技术出版社,1986：90.

[37] 朱仁康. 中医外科学[M]. 北京：人民卫生出版社,1987：273.

[38] 王沛. 中医外科学[M]. 6 版. 北京：中医古籍出版社,1994：193.

[39] 陆德铭. 中医外科学[M]. 上海：上海科学技术出版社,1997：88.

[40] 金之刚. 中医外科学[M]. 长沙：湖南科学技术出版社,1998：133.

[41] 谭新华,陆德铭. 中医外科学[M]. 北京：人民卫生出版社,1999：250.

[42] 谭新华. 中医外科学[M]. 北京：中国中医药出版社,2000：207.

[43] 赵尚华. 中医外科学[M]. 北京：人民卫生出版社,2002：129.

[44] 中医药学名词审定委员会. 中医药学名词[M]. 北京：科学出版社,2005：257.

[45] 陈红风. 中医外科学[M]. 上海：上海科学技术出版社,2007：131.

[46] 中医药学名词审定委员会. 中医药学名词[M]. 北京：科学出版社,2014：32.

[47] 朱仁康. 实用外科中药治疗学[M]. 上海：上海卫生出版社,1956：260.

[48] 顾伯华. 实用中医外科学[M]. 上海：上海科学技术出版社,1985：136.

[49] 葛武生. 中医外科临床指南[M]. 石家庄：河北科学技术出版社,1993：186.

[50] 梁勇才. 妇科诊治精要[M]. 北京：人民军医出版社,1999：449.

[51] 江苏新医学院第一附属医院. 常见病中医临床手册[M]. 北京：人民卫生出版社,1972：306.

[52] 湖南中医学院. 外伤科学[M]. 长沙：湖南中医学院,1973：229.

[53] 北京中医医院. 中西医结合临床外科手册[M]. 北京：北京中医医院,1975：189.

[54] 杨世兴,乔成林. 中医妇科治疗手册[M]. 西安：陕西科学技术出版社,1991：176.

[55] 张镜人. 中医治疗疑难杂病秘要：上册[M]. 上海：文汇出版社,1994：574.

[56] 肖软林,高雅伶,冯喜瑞,等. 中西医结合疑难杂病治疗学[M]. 济南：山东科学技术出版社,1995：130.

[57] 李彪,龚景林. 新编中医外科学[M]. 北京：人民军医出版社,1999：290.

[58] 唐汉钧. 袖珍中医外科处方手册[M]. 上海：文汇出版社,2000：133.

[59] 唐汉钧,陈红风. 中医乳房病临床手册[M]. 上海：上海中医药大学出版社,2004：121,122.

[60] 魏睦新,王普霞. 名中医治疗难治性外科病奇方妙法[M]. 北京：科学技术文献出版社,2005：127.

[61] 张文义，刘开荣. 中医临床荟萃[M]. 北京：中医古籍出版社，2008：295.

[62] 赵刚. 中西医结合外科学[M]. 北京：科学技术文献出版社，2013：100.

[63] 李丽. 乳腺疾病食疗与药膳调养[M]. 北京：中国医药科技出版社，2014：40.

[64] 冷方南，等. 中国中成药优选 修订版[M]. 北京：人民军医出版社，2014：508.

（刘　涛　杨　佳）

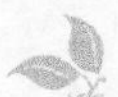

4・096

乳　漏

rǔ lòu

一、规范名

【汉文名】乳漏。

【英文名】mammary fistula。

【注释】以乳房或乳晕部瘘管，时流脓水或乳汁，久不收口为主要表现的乳房疾病。

二、定名依据

"乳漏"一病的相关记载首见于隋代巢元方《诸病源候论・乳痈候》："乳痈久不瘥，因变为瘘。""乳漏"作为病名首载于明代申斗垣《外科启玄》，后世皆沿用此名，如清代祁坤《外科大成》、陈士铎《洞天奥旨》、吴谦《外科心法要诀》、郑玉坛《彤园医书》、邹岳《外科真诠》、易凤翥《外科备要》。而清代邹澍《本经疏证》称为"乳瘘"。

在1956年出版的《实用外科中药治疗学》（朱仁康）中使用"乳腺瘘"一词，1960年《中医外科学简编》（卫生部中医研究所）提及"乳漏"，1960年《中医外科学讲义》（上海中医学院外科教研组）明确了"乳漏"的定义，详细阐述了其病因、分类、辨证、治法，后也延续其法，如1961年《中医外科学中级讲义》（上海中医学院外科教研组）、《中医外伤科学中级讲义》（上海中医学院外科教研组）、1980年《中医外伤科学》（全国中等卫生学校试用教材《中医外伤科学》编写组）、1988年《中医外科学》（顾伯康）、1989年《中医外科学》（成都中医药大学）、《中医外科》（邱嗣康）、1991年《中医外科学》（艾儒棣）、1994年《中医外伤科学》（许书亮）、1995年《中医大辞典》、1995年《中医外科学》（韦永兴）、1997年《简明实用中医学》（简明实用中医学）、1998年《中医外科学》（金之刚）、1999年的《中医诊断学》（朱文锋）、2002年的《中医外科学》（赵尚华）、《中西医临床外科学》（艾儒棣）、2004年的《中医外科学》（杨素清）、2005年的《简明中医病证辞典》（邹积隆）、2006年的《中医外科学》（潘立群）、2009年《中医外科学》（张翠月）、2010年的《中医百病症治大全》（韩志德）、2011年的《中医外科诊疗思维》（陈德宁）、《中医外科学》（谭新华）。此皆以"乳漏"为名，说明"乳漏"作为中医外科规范名词已取得共识。

我国2005年出版的由全国科学技术名词审定委员会审定公布的《中医药学名词》已以"乳漏"作为规范名。所以"乳漏"作为规范名也符合术语定名的协调一致原则。

三、同义词

【曾称】"乳瘘"（《本经疏证》）；"乳腺瘘"（《实用外科中药治疗学》）。

四、源流考释

有关乳漏的记载最早见于《诸病源候论》："诸瘘者，谓接病初发之由不同至于接成，形状亦异，有以一方而治之者，故名诸瘘。"[1]159 又提出"乳痈久不瘥，因变为瘘"[1]192，认为乳漏是因乳痈迁延不愈所致。明代申斗垣《外科启玄》首次提出乳漏病名，如说："破而脓水淋漓，日久不愈，名曰乳漏。"[2]37 明代陈实功《外科正宗》中记载"迟则迁延日久，将产出脓，乳汁亦从乳窍流出，其口难完"[3]144，虽未提及乳漏病名，但其描述是符合乳漏的临床表现的，明代李梴《医学入门》中也有类似的记载："又有核小全不痛，久则溃漏疗益难……经年以后，必于乳下溃一穴出脓。"[4]474 以上文献中皆言明乳漏为乳病溃后程久不敛形成的漏管。

清代祁坤《外科大成》增论了乳漏的内外治疗方法，如说："脓出未尽者。慎勿生肌……久久不收口，时流清水者，为漏。外用药线祛腐生肌，内当大补。"[5]130 其后，陈士铎《洞天奥旨》提出乳漏是因乳核失治所致："老妇郁结，乳中有核不消，天阴作痛，名曰乳核。因循失治，破而内溃，脓水淋漓，日久不愈，名曰乳漏"。[6]86 吴谦《医宗金鉴·外科心法要诀》在病因上提出有外感寒邪："若久不收口，外寒侵袭，失于调养，时流清水者，即成乳漏。"治疗上"外用红升丹作捻，以去腐生肌；再兼用豆豉饼灸法，缓缓灸之以怯寒；内当大补气血。"调护上"节劳烦，慎起居，忌发物"[7]631。邹岳《外科真诠》中对乳漏的病因、症状、治法论述较前详细："乳漏乳房烂孔，时流清水，久而不愈，甚者乳汁从孔流出，多因先患乳痈，耽延失治所致，亦有乳痈脓未透时，医者用针伤囊膈所致者。"[8]114 清代邹澍《本经疏证》又称"乳瘘"。[9]163 目前，中医外科学上统一称为"乳漏"或"乳瘘"，相当于现代医学的乳房部窦道或漏管。

我国1956年出版的《实用外科中药治疗学》(朱仁康)[10]250 中使用"乳腺瘘"一词，1960年卫生部中医研究所编《中医外科学简编》[11]59 提及"乳漏"，1960年上海中医学院外科教研组《中医外科学讲义》[12]85,86 明确了"乳漏"的定义、病因、辨证、内外治法，并根据部位不同分为乳房部漏和乳晕部漏，后世皆沿用其法，如1961年上海中医学院外科教研组《中医外科学中级讲义》[13]68,69、1980年全国中等卫生学校试用教材《中医外伤科学》编写组编《中医外伤科学》[14]66、1988年顾伯康《中医外科学》[15]93,94、1989年成都中医药大学《中医外科学》[16]119、邱嗣康《中医外科》[17]73,74、1991年艾儒棣《中医外科学》[18]105,106、1994年许书亮《中医外伤科学》[19]81,82、1995年中国中医研究院、广州中医学院《中医大辞典》[20]945、1997年王道瑞等《简明实用中医学》[21]433、1998年金之刚《中医外科学》[22]140、2002年赵尚华《中医外科学》[23]134、艾儒棣《中西医临床外科学》[24]314、2004年的杨素清《中医外科学》[25]123、2009年张翠月《中医外科学》[26]169、2010年韩志德《中医百病症治大全》[27]634，皆以"乳漏"为名，并延续至今。

1994年马禄均《实用中医乳房病学》[28]131 又称为"乳瘘"，1995年韦永兴《中医外科学》[29]64、2005年邹积隆《简明中医病证辞典》[30]763 也用此名。1999年朱文锋《中医诊断学》称为"乳漏或乳瘘"[31]160。

随着发展指出乳房的窦道和漏管、浆细胞型乳腺炎包含于"乳漏"概念之中。乳漏分为乳房漏和乳晕漏，乳房漏相当于现代医学的乳房窦道和漏管，如《乳房疾患》(邱嗣康)："本病中医称为'乳漏'，俗称'乳房瘘管'。"[32]22《中医外科学》(艾儒棣)："乳房部患生痈疽，因失治或误治，致溃后久不收口，形成通向乳房深部的盲管，或乳晕部的管道称为乳漏。"[18]105,106 乳晕漏相当于现代医学的浆细胞型乳腺炎，《中医外科学讲义》(上海中医学院外科教研组)在乳漏的病因中指出："乳晕部脂瘤溃后成漏。"[12]86 而"乳晕部脂瘤"即浆细胞型乳腺炎。1964年顾伯华先生首次提出"慢性复发性伴有乳头内缩的乳晕部瘘管"(相当于浆液细胞性乳腺炎的乳腺瘘管型)，但当时与乳房部瘘管作了鉴别诊断："乳房部瘘管多为乳痈、乳发、乳痰溃后形成，病变在乳房部，创口与乳头孔不相通，并无乳头内

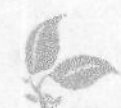

缩畸形，流出脓液不臭，亦无粉渣状物。”但后世仍将乳腺导管扩张综合征纳入中医“乳漏”范畴，如1994年《中医外伤科学》（许书亮）：“乳漏是乳房部的漏管……相当于现代医学的乳房部窦道和乳腺导管扩张综合征。”[19]81,82

总之，乳漏的相关记载最早见于隋代《诸病源候论》：“乳痈久不瘥，因变为瘘”[1]159，后于明代《外科启玄》[2]37 首载“乳漏”一名。《外科正宗》[3]144《医学入门》[4]474 虽未提及“乳漏”病名，但其记载与乳漏的成因和症状是相符合的。清代《外科大成》[5]130《外科真诠》[8]114 仍称“乳漏”，并认识得更加全面，详细记载了其治法，而清代邹澍《本经疏证》[9]163 又提出“乳瘘”。目前，中医外科学上统一称为“乳漏”或“乳瘘”，相当于现代医学的乳房部窦道或漏管、浆细胞型乳腺炎。

五、文献辑录

《诸病源候论》卷三十四：“诸瘘者，谓接病初发之由不同，至于接成，形状亦异，有以一方而治之者，故名诸瘘。”[1]159

卷四十：“肿结皮薄以泽，是痈也。足阳明之经脉，有从缺盆下于乳者，劳伤血气，其脉虚，腠理虚，寒客于经络，寒搏于血，则血涩不通，其气又归之，气积不散，故结聚成痈者。痈气不宣，与血相搏，则生热；热盛乘于血，血化成脓；亦有因乳汁蓄结，与血相搏，蕴积生热，结聚而成乳痈。年四十已还，治之多愈；年五十以上，慎，不当治之，多死。不治，自当终年。又，怀娠发乳痈肿及体结痈，此无害也。盖怀胎之痈，病起阳明，阳明胃之脉也，主肌肉，不伤脏，故无害。诊其右手关上脉，沉则为阴，虚者则病乳痈。乳痈久不瘥，因变为瘘。”[1]192

《外科启玄》卷五：“乳肿最大者曰乳发，次曰乳痈，初发即有头曰乳疽，令人憎寒壮热恶心是也。乳房属足阳明胃经，多血多气。乳头属足厥阴肝经，多血少气。有孕为内吹，有儿为外吹，宜急散之……如妇人年五十以外，气血衰败，常时郁闷，乳中结核，天阴作痛，名曰乳核。久之一年半载，破而脓水淋漓，日久不愈，名曰乳漏。”[2]37

卷三：“怀孕之妇乳疾曰内吹。因胎气旺而上冲，致阳明乳房作肿，宜石膏散清之，亦可消散；迟则迁延日久，将产出脓，乳汁亦从乳窍流出，其口难完，有此者，纯用补托生肌，其口亦易完矣。”[3]144

《医学入门·外集》卷五：“又有核小全不痛，久则溃漏疗益难。郁怒有伤肝脾，结核如鳖棋子大，不痛不痒，五七年后，外肿紫黑，内渐溃烂，名曰乳痈，滴尽气血方死，急用十六味流气饮，及单青皮汤兼服。虚者，只用清肝解郁汤，或十全大补汤，更加清心静养，庶可苟延岁月。经年以后，必于乳下溃一穴出脓，及中年无夫妇人死尤速。故曰：夫者妻之天。惟初起不分属何经络，急用葱白寸许，生半夏一枚，捣烂为丸，芡实大，以绵塞之，如患左塞右鼻，患右塞左鼻，一宿而消。”[4]474

《外科大成》卷二：“发为乳房赤俱肿，势大如痈。未成形者消之，已成形者托之，内有肿者针之，以免遍溃。诸囊为害，防损囊隔，致难收敛。脓出未尽者，慎勿生肌。捻入药锭吸之，煎楮叶橘皮汤洗之。久不收口，时流清水者，为漏。外用药线去腐生肌，内当大补。”[5]130

《洞天奥旨》卷七：“乳肿最大者，名曰乳发；肿而差小者，名曰乳痈；初发之时即有疮头，名曰乳疽。以上三症，皆令人憎寒壮热，恶心作呕者也。受孕未产而肿痛者，名曰乳吹；已产儿而乳肿痛者，名曰奶吹。三症皆宜急散，迟则必至出脓，转难愈也。老妇郁结，乳中有核不消，天阴作痛，名曰乳核。因循失治，破而内溃，脓水淋漓，日久不愈，名曰乳漏。妇人无子，爱养岭，强将双乳与儿吮，久则成疮腐烂，乳头状似莲蓬，名曰乳痹。无故双乳坚硬如石，数月不溃，时常疼痛，名曰乳岩。乳上赤肿，围圆无头，名曰乳疖。以上乳症，约有十种，大抵皆阳症也，不比他痈有阴有阳，不必别分阴阳以定治法，但当别先后为虚实耳。盖乳痈初起多邪实，久经溃烂为正虚。然补中散邪，实乃万全之道也。按，乳房属足阳明胃经，乳头属足厥阴肝经，况生乳痈，则阳明之经未必能多气多血，厥阴之经未必不少气血也。不补二经之气血，乳痈断不能痊。不可谓是阳而非阴，一味止消火毒，致肌不能生，筋不能续耳。”[6]86

《外科心法要诀》卷六：“乳发如痈胃火成，男女皆生赤肿疼，溃久不敛方成漏，只为脓清肌不生。（注）此证发于乳房，嫩赤肿痛，其势更大如痈，皮肉尽腐，由胃腑湿火相凝而成。治法急按乳痈：未成形者消之，已成形者托之，腐脱迟者黄灵药撒之，以免遍溃乳房，至伤囊福，难以收敛。若久不收口，外寒侵袭，失于调养，时流清水者，即成乳漏。外用红升丹作捻，以去腐生肌；再兼用豆豉饼灸法，缓缓灸之以怯寒；内当大补气血。节劳烦，慎起居，忌发物，渐可生肌敛口而愈。”[7]631

《外科真诠》乳漏：“乳漏乳房烂孔，时流清水，久而不愈，甚则乳汁从孔流出。多因先患乳痈，耽延失治所致；亦有乳痈脓未透时，医者用针刺伤囊隔所致者，宜内服托里散，外用八宝珍珠散盖膏，方可生肌收口而愈。”[8]114

《本经疏证》卷六：“夫虫鸟之毒，或自饮食染其精液，或自居处袭其毒气，内则决而逐之，外则蚀而去之，所谓从本引末以去之也。疡久不敛，或疡生筋骨空陷之处，外阖而内不联，或以气血虚乏，腐去而肉不长，所谓补虚易而塞漏难也。情志拂郁，则精血内沮，他藏之损不若肝藏之专，男子每发于茎，妇人历生于乳，经方所谓瘘、乳瘘是也，亦有发于颈掖者，所谓狼瘘是也。其成每至数年、数十年，其溃每至于死而后已，近世名之曰失荣、乳岩、阴岩，治者善于补救，尚尔无裨，攻蚀则适促其生也。”[9]163

《实用外科中药治疗学》：若炎症向周围组织或后方蔓延，则成化脓性乳腺周围炎（中医称盘瓤），每一处未愈，一处复起，经过久者，每致乳腺萎缩而干瘪。间有排脓不利，创口仍然不治，形成瘘孔者，曰乳腺瘘，《医宗金鉴》称曰乳漏。[10]250

《中医外科学简编》：“如因肝气郁结，乳汁积滞而发，初起硬结，胀痛，皮色不红，乳汁不通；若因胃热壅滞而起，乳房结肿疼痛，灼热焮红，亦能向外自溃，如治疗失宜，可旁窜络囊，相继发生，或溃后久不收口，形成乳漏。”[11]59

《中医外科学讲义》：“乳病溃脓，经久不敛，形成瘘管，名叫乳漏。乳漏可发生于乳晕部和乳房部，因此可分为二类。”[12]85,86

《中医外科学中级讲义》：“本病是乳病溃后，经久不敛，形成漏管，名叫乳漏。乳漏可发生于乳晕部和乳房部。”[13]68,69

《中医外科》：“乳部窦道，中医称为乳漏，俗称‘乳房部瘘管’，多见于哺乳期乳痈（急性化脓性乳腺炎），溃后的后遗症。疮口时流脓血或溢乳（故称乳漏），久不收口。”[17]73,74

《中医外科学》（艾儒棣）：“乳房部患生痈疽，因失治或误治，致溃后久不收口，形成通向乳房深部的盲管，或乳晕都的管道称为乳漏。本病的记载最早见于《诸病源候论·发乳漏候》书中说：‘此谓因发痈疮而脓汁未尽，其疮暴瘀，则恶汁内食，后更发，则成瘘者也。’《外科启玄》《医宗金鉴》等书亦论述较多，尤推清代邹岳认识较全面，他说：‘乳漏，乳房烂孔，时流清水，久而不愈，甚则乳汁从孔流出，多因先患乳痈，耽延失治所致，亦有乳痈脓未透时，医者用；针伤囊膈所致者。’本病目前多采用挂线、切开等方法治疗。本病特点是：疮口脓水淋润，久不收口而成管道。发生于乳房和乳晕两个部位，而以前者为多，预后较好后者常见于未婚女性，病程较长。”[18]105,106

《中医外伤科学》：“乳漏是乳房部的漏管。好发于中青年妇女。其特点是疮口脓水淋漓，久不收口而成管道。可发生于乳房和乳晕两个部位。乳房部漏管多发生于哺乳期妇女，预后较好；乳晕部漏管又称乳关漏，多发生于非哺乳期青年妇女。是一种特殊类型的乳房部漏管，

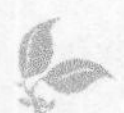

漏管一端开口于乳晕部，另一端开口于乳头，一般疗程较长。相当于现代医学的乳房部窦道和乳腺导管扩张综合征。”[19]81,82

《简明实用中医学》：“乳漏，广义指乳房部窦道，狭义指哺乳期乳痈溃后创口漏乳不止，它是乳房感染性疾病的后遗症，如乳痈等溃脓或切开损伤乳腺导管，窗口经久不敛，而形成的瘘管。乳房各部均可发生，多见于乳晕部。一般乳漏不必服药，若气血两虚者，可以八珍汤或托里消毒散加减，总以扶正驱邪为主，外治一是腐蚀疗法，用八二丹；二是切开瘘管，或挂线疗法。”[21]433

《中医外科学》（金之刚）：“乳漏是乳房部的瘘管，漏亦作瘘，通常是乳房感染性疾病的后遗症。其特点是：疮口脓水流漓，久不收口而成管道。常发生于乳房和乳晕两个部分，以前者多见，预后较好；后者病程较长，常见于未婚妇女。”[22]140

《中医外科学》（赵尚华）：“乳漏是指发生在乳房部的疮口溃脓后，久不收口而形成管道者，含乳房部窦道和瘘管。其特点是：疮口脓水淋漓，或杂有豆渣样的预后较好，而乳晕的病程较长，且易反复发作。”[23]134

《中西医临床外科学》：“乳漏是指发生在乳房部或乳晕部的疮口溃脓后，久不收口而形成关道哲。其特点是疮口脓水淋漓，或杂有豆腐渣样物，溃口经久不愈。发生在乳房部的乳漏预后较好，而乳晕部的乳漏病程较长，且易反复发作。本病包括西医的浆细胞性乳腺炎（发生在乳晕部的乳漏）。”[24]314

《中医外科学》（杨素清）：“乳漏是指发生在乳房部或乳晕部疮口溃脓后，久不收口而形成管道者。其特点是疮口脓水淋漓，或杂有乳汁，或杂有豆腐渣样物，溃口经久不愈。”[25]123

《实用中医乳房病学》：“后期乳房肿块软化，形成脓肿，破溃后流出的脓液中常夹杂粉刺样物或油脂样物。常形成通向输乳孔的瘘管，创口久不收敛或反复溃破，逐渐患部瘢痕形成，局部组织坚硬不平，乳头更现凹陷。瘘管有单纯性的，也有复杂性的。单纯性瘘管是指只有一个外口，直通乳头孔。复杂性瘘管是指有一个以上外口或管道弯曲或伴有较大坏死空腔者。外口多位于乳晕部，也有位于乳房部的，但终究与乳头孔相通。”[28]131

《中医外科学》（韦永兴）：“发生于乳房部的瘘，称为乳瘘。其特点是：疮口脓水淋漓，久不收口而成瘘管。临床上以瘘管发于乳房的乳房部瘘，发生于乳晕的称为乳晕部瘘。本病是乳房急，慢性炎症引起的后遗症。”[29]64

《乳房疾患》：“本病中医称为‘乳漏’，俗称‘乳房瘘管’，常为哺乳期乳痈（急性乳腺炎）的后遗症。疮口时流脓血、溢乳（故称漏乳），久不收口。”[32]22

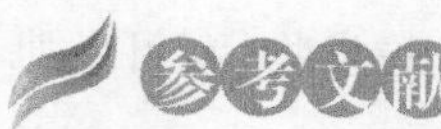

参考文献

[1] [隋] 巢元方. 诸病源候论[M]. 沈阳：辽宁科学技术出版社，1997：159，192.

[2] [明] 申斗垣. 外科启玄[M]. 北京：人民卫生出版社，1955：37.

[3] [明] 陈实功. 外科正宗[M]. 北京：人民卫生出版社，1973：144.

[4] [明] 李梴. 医学入门[M]. 金嫣莉点校. 北京：中国中医药出版社，1995：474.

[5] [清] 祁坤. 外科大成[M]. 上海：上海科学技术出版社，1958：130.

[6] [清] 陈士铎. 洞天奥旨[M]. 北京：中国中医药出版社，1991：86.

[7] [清] 吴谦. 医宗金鉴.[M]. 沈阳：辽宁科学技术出版社，1997：631.

[8] [清] 邹五峰. 外科真诠[M]. 上海：上海中医书局，1955：114.

[9] [清] 邹澍. 本经疏证[M]. 上海：上海科学技术出版社，1957：163.

[10] 朱仁康编著. 实用外科中药治疗学[M]. 上海：上海卫生出版社，1956：250.

[11] 卫生部中医研究所. 中医外科学简编[M]. 北京：人民卫生出版社，1960：59.

[12] 上海中医学院外科教研组. 中医外科学讲义[M]. 北京：人民卫生出版社，1960：85，86.

[13] 上海中医学院外科教研组. 中医外科学中级讲义[M]. 北京：人民卫生出版社，1961：68，69.

[14] 全国中等卫生学校试用教材《中医外伤科学》编写组. 中医外伤科学[M]. 南京：江苏科学技术出版社，1980：66.

[15] 顾伯康. 中医外科学[M]. 上海：上海科学技术出版社，1988：93，94.

[16] 成都中医药大学. 中医外科学[M]. 成都：四川科学技术出版社，1989：119.

[17] 邱嗣康. 中医外科[M]. 北京：人民卫生出版社，1989：73，74.

[18] 艾儒棣. 中医外科学[M]. 成都：四川科学技术出版社，1991：105，106.

[19] 许书亮. 中医外伤科学[M]. 北京：中国医药科技出版社，1994：81，82.

[20] 李经纬，邓铁涛，等. 中医大辞典[M]. 北京：人民卫生出版社，1995：945.

[21] 王道瑞，申好贞. 简明实用中医学[M]. 北京：中国中医药出版社，1997：433.

[22] 金之刚. 中医外科学[M]. 长沙：湖南科学技术出版社，1998：140.

[23] 赵尚华. 中医外科学[M]. 北京：人民卫生出版社，2002：134.

[24] 艾儒棣. 中西医临床外科学[M]. 北京：中国医药科技出版社，2002：314.

[25] 杨素清. 中医外科学[M]. 北京：清华大学出版社，2004：123.

[26] 张翠月. 中医外科学[M]. 北京：中医古籍出版社，2009：169.

[27] 韩志德. 中医百病症治大全[M]. 北京：中医古籍出版社，2010：634.

[28] 马禄均. 实用中医乳房病学[M]. 北京：人民卫生出版社，1994：131.

[29] 韦永兴. 中医外科学[M]. 北京：中国中医药出版社，1995：64.

[30] 邹积隆，丛林，杨振宁. 简明中医病证辞典[M]. 上海：上海科学技术出版社，2005：763.

[31] 朱文锋，袁肇凯. 中医诊断学[M]. 2版. 北京：人民卫生出版社，2011：160.

[32] 邱嗣康. 乳房疾患[M]. 北京：人民卫生出版社，1985：22.

（梁雨晴　方晗语）

4 • 097

乳 癖

rǔ pǐ

一、规范名

【汉文名】乳癖。

【英文名】lump in breast。

【注释】以乳房有形状大小不一的肿块，疼痛，与月经周期相关为主要表现的，乳腺组织的良性增生性疾病。

二、定名依据

“乳癖”作为妇科乳房疾病名称，其主要症状为：“乳中结核，形如丸卵，不疼痛，不发寒热，皮色不变，其核随喜怒为消长。”虽此前在《中藏经》已有“乳癖”之名，但为小儿疾患，与本术语完全不同。

隋代巢元方《诸病源候论》使用“乳结核”与元代医家朱丹溪《丹溪心法》中“隐核”都与“乳癖”症状相似。明代龚云林《寿世保元》、清代俞震《古今医案按》都沿用了“隐核”之名。明代龚居中在《外科活人定本》首次将“乳癖”与乳房肿块联系在一起。清代顾士澄《疡医大全》还使用了“奶栗”“乳栗”“乳中结核”等别名。此后“乳癖”一名使用渐多。如《疡科心得集》《外科真诠》《外科证治秘要》《青霞医案》、1986年《实用中医外科学》，这些均是中医外科重要著作，所以“乳癖”作为规范名利于达成共识，符合术语约定俗成的原则。

我国1997年出版的国标《中医临床诊疗术语・疾病部分》和《中医外科学》（艾儒棣）、《中医外科学》（赵尚华）等以及辞书类著作《中医大辞典》《简明中医辞典》等均以“乳癖”作为规范名。说明“乳癖”作为中医乳腺外科的规范名已成为共识。

我国2005年出版的由全国科学技术名词审定委员会审定公布的《中医药学名词》已以"乳癖"作为规范名，所以"乳癖"作为规范名也符合术语定名的协调一致原则。

三、同义词

【曾称】"奶癖"(《中藏经》)；"乳结核"(《诸病源候论》)；"隐核"(《丹溪心法》)；"奶栗""乳栗""乳中结核"(《疡医大全》)。

四、源流考释

"乳癖"一词的文献记录最早出现在于公元200年前后以托名华佗著《中藏经》中，然此处的乳癖并非我们现在研究的乳房中结肿块、疼痛之乳癖病，根据书中原文"治小儿乳癖，胸腹高喘急吐乳汁"的记载[1]106，可知该"乳癖"是小儿不知饥饱，食奶太过，以致胸腹高喘急吐乳汁之症。书中"附录"还记载有："治小儿奶癖，以白芥子……贴疼硬处，坐中，效。"[1]103 此处"奶癖"有医家注为乳房内的痰核结块，与"乳癖"症状相似，但原文描述不明，无法定论。

隋唐时期对本病的仍无明确定义，文献记载较少。对于乳癖病症的描述，可散见于"乳肿痛""乳中结核"中。隋代巢元方的《诸病源候论》卷十四有"乳结核候足阳明之经脉……则结肿……愈瘰疬、乳痛也"的记载[2]192，从症状及治法上看，与本病颇为相似。唐代孙思邈《备急千金要方》中给出蒺藜丸[3]421 治妇人乳肿痛。然"乳结核""乳肿痛"可以是乳痈、乳癖、乳岩多种乳腺疾病的临床表现之一，因而不能定论。

宋代赵佶敕《圣济总录》载有"妇人以冲任为本……则气壅不散，结聚乳间，或硬或肿，疼痛有核"的论述[4]242，此处虽论乳痈，但其病机临床表现与后世医家对乳癖的判定有相似之处。但宋此后的医家未对乳癖进一步的分析定义。

元代医家朱丹溪《丹溪心法》中"隐核"与乳癖症状相似："忧怒郁闷……肝气横逆，遂成隐核，如大棋子，不痛不痒。"[5]94 在明医家龚云林《寿世保元》[6]212 清俞震《古今医案按》[7]183 都沿用了之意，故"隐核"应是乳癖的曾用名。

明代将乳癖与妇科乳腺疾病相关联的文献逐渐增多。医家张景岳《景岳全书》卷四十九：白芥子"善开滞消痰……消痰癖疟痞……若肿毒乳癖痰核初起，研末用醋或水调敷甚效。"[8]955 此处与《中藏经》的记载类似，以白芥子调治乳癖痰核初起，可知"奶癖"应是"乳癖"的曾用名。

明代孙志宏在《简明医彀》[9]433 中，将乳癖与乳岩、乳疬等乳房疾病并列载录，可见乳癖已用于指乳腺疾病。龚居中在《外科活人定本》卷二中则首次将乳癖与乳房肿块联系在一起，并独立篇章，曰："乳癖……此症生于正乳之上，乃厥阴阳明之经所属也……何谓之癖？若硬而不痛，如顽核之类，过久则成毒。"[10]70 万全《万氏秘传外科心法・八面图形十五症》中对乳癖做了类似的描述"何谓乳癖，盖硬而不痛，如顽石之类，经三、四月而成。"[11]75

陈实功《外科正宗》中："忧郁伤肝，思虑伤脾，积想在心，所愿不得，致经络痞涩，聚积成核，初如豆大，渐若围棋子……始生疼痛，痛则无解。"[12]173 该论述与乳癖极为相似，但被归于乳痈论。此时医家仍多将乳癖作为乳痈的一种前期症状出现，未对乳癖与乳痈进行鉴别。

清代医家顾士澄在《疡医大全》中设乳痞门，延引陈实功对乳癖的定义："乳癖乃乳中结核，形如丸卵，或坠重作痛，或不痛，皮色不变，其核随喜怒消长……"[13]759 该定义为后世医家认同沿用，是对乳癖较为全面的认识。书中引冯鲁瞻论述："奶栗即乳栗，又名乳癖。破者少有生。"[13]760 "奶栗""乳栗"也作为乳癖的曾用名。

祁坤《外科大成》曰："乳中结核如梅如李。"[14]138 医家吴谦沿用"乳中结核"的症状名，《医宗金鉴・外科卷上》中"自乳中结核起……无红无热，有时隐痛。[15]632"虽概论为"乳中结核"，但可以推知论述的是乳癖的症状。

后有医家高秉钧在《疡科心得集・辨乳癖、

乳痰、乳岩论》曰："有乳中结核，形如丸卵，不疼痛，不发热，皮色不变，其核随喜怒为消长，此名乳癖。"[16]51 医家邹伍峰《外科真诠》延续了高秉钧的说法，对乳癖的病因进一步明确："乳癖，乳房结核坚硬，始如钱大……遇寒作痛。"[17]112 医家王旭高的《外科证治秘要》"总序[18]2"与"乳癖"[18]45 及《环溪草堂医案》[19]426 中对乳癖从不同病因进行补充论述。同时书中还对乳癖、乳岩进行区分："乳岩：初起与乳癖大略相同……日后肿如堆栗……渐渐溃烂。"[20]45,46 乳癖可以发展为乳痰、乳岩，因而乳癖可作为乳岩的早期表现。

此后"乳癖"之名基本明确，并为清代陈秉钧(《陈莲舫医案》)[21]166、曹沧洲(《曹沧洲医案》)[22]401，近代医家沈青霞(《青霞医案》)[23]24 等广泛沿用。

中医学和现代医学对该疾病临床表现认识上存在着一定的差异性，中医之"乳癖"与西医之"乳腺增生病"不能够完全等同。现代多数医家均认识到"乳腺增生病"隶属于乳癖的范畴。《疡医大全》与《疡科心得集》中"坠重作痛""其核随喜怒消长"等描述符合现代乳腺增生病的临床表现，而"乳中结核、形如丸卵，不疼痛"之描述则不能完全符合乳腺小叶增生病的临床表现，而似与乳腺纤维瘤相似。故 1986 年尚德俊主编的《实用中医外科学》将"乳腺小叶增生症"[24]346 和"乳房纤维腺瘤"[24]370 同归属于"乳癖"范畴，但书中并未对乳癖单独论述。1994 年国家中医药管理局制定《中医药行业标准：中医病症诊疗标准》，定名为"乳癖"，1997 年的《中医临床术语·疾病部分》再次确定，此后《中医外科学》(艾儒棣)[25]98、《中医外科学》(赵尚华)[26]131 等沿用"乳癖"的定义和分类，并将其作为妇科常见疾病设立独立章节。妇科专著《中医乳房病诊治》(徐福松)[27]21 以及辞书类著作《中医大辞典》[28]945《简明中医辞典》[29]633 和 2005 年、2014 年《中医药学名词》(中医药学名词审定委员会)均以"乳癖"作为规范名。说明"乳癖"作为中医乳腺外科的规范名已成为共识。

总之，"乳癖"最早出现在华佗《中藏经》中，但意义与乳房疾病无关。书中有"奶癖"可能近似"乳癖"。隋代巢元方的《诸病源候论》中"乳中结核"与乳癖症状较为相似。另有"乳肿痛"也包含了乳癖的症状。元代朱震亨《丹溪心法》中"隐核"的症状与乳癖相似，后世多沿用其意。在明代之前文献中载录的乳癖病多是指小儿乳郁食积的病症，到明代将乳癖作为乳腺疾病的文献逐渐增多。明龚居中《外科活人定本》首次明确定义并将乳癖作为独立病名。顾士澄在《疡医大全》引用陈实功话对乳癖做了更为精准定义，为后世沿用。根据乳癖的定义，1986 年《实用中医外科学》将"乳腺增生病""乳房纤维腺瘤"归为乳癖，被中医界接受，沿用至今。

五、文献辑录

《中藏经·附录》卷七："治小儿奶癖，以白芥子不拘多少，研成膏，摊纸花子上，贴疼硬处，坐中，效。"[1]103

卷八："治小儿乳癖，胸腹高喘急吐乳汁方……以不入仓黑豆七粒，去皮，研极细；滴水七遍，和成，作七丸，以青黛末滚之令遍，更用白面和作皮裹药，慢火煨熟，去面再研细。别入腻粉、生脑子、麝香各少许，再滴水，丸作七丸。每服一丸，临卧、温水送下。儿子小，嚼破无妨。极效。"[1]106

《诸病源候论》卷十四："足阳明之经脉，有从缺盆下于乳者，其经虚，风冷乘之，冷折于血，则结肿。夫肿热则变败血为脓，冷则核不消。又重疲劳，动气而生热，亦焮烊。其汤熨针石，别有正方，补养宣导，今附于后。养生方导引法云：蹲踞，以两手从曲脚内入，据地，曲脚加其上，举尻。其可用行气。愈瘰疬、乳痛。交两脚，以两手从曲脚极捖，举十二通，愈瘰疬乳痛也。"[2]192

《备急千金要方》卷二十三："妇人乳肿痛，

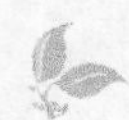

除热，蒺藜丸方。"[3]421

《圣济总录》卷二十："妇人以冲任为本，若失之将理，冲任不和，阳明经热，或为风邪所害，则气壅不散，结聚乳间，或硬或肿，疼痛有核，皮肤焮肿。"[4]242

《丹溪心法》卷五："若不得于夫，不得于舅姑，忧怒郁闷，昕夕累积，脾气消阻，肝气横逆，遂成隐核，如大棋子，不痛不痒。"[5]94

《寿世保元》卷七："或因忧愁郁闷，朝夕累积，脾气消伤，肝气横逆，遂成隐核如大棋子，不痛不痒。"[6]212

《古今医案按》卷十："一妇形脉稍实，性躁，难于后姑，乳生隐核，以本草单味青皮汤，间以加减四物汤，加行经络之剂。"[7]183

《景岳全书》卷四十九："味大辛，气温。善开滞消痰，疗咳嗽喘急，反胃呕吐，风毒流注，四肢疼痛，尤能祛辟冷气，解肌发汗，消痰癖痃痞，除胀满极速。因其味浓气轻，故开导虽速而不甚耗气。既能除胁肋皮膜之痰，则他近处者不言可知。善调五脏，亦熨散恶气，若肿毒乳癖痰核初起，研末用醋或水调敷甚效。"[8]955

《简明医彀》卷七："乳癖：白芷、鼠粪，为末，好酒下至醉；外用白及末，水调敷。"[9]433

《外科活人定本》卷二："乳癖……此症生于正乳之上，乃厥阴阳明之经所属也……何谓之癖？若硬而不痛，如顽核之类，过久则成毒。"[10]70

《万氏秘传外科心法》卷八："何谓乳癖，盖硬而不痛，如顽石之类，经三、四月而成。"[11]75

《外科正宗》卷三："忧郁伤肝，思虑伤脾，积想在心，所愿不得，致经络痞涩，聚积成核，初如豆大，渐若围棋子，半年一年，二载三载，不痛不痒，渐渐而大，始生疼痛，痛则无解。"[12]173

《疡医大全》卷十二："陈实功曰：乳癖乃乳中结核，形如丸卵，或坠重作痛，或不痛，皮色不变，其核随喜怒消长，多由思虑伤脾，怒恼伤肝，郁结而成也。"[13]759"冯鲁瞻曰：奶栗即乳栗，又名乳癖。破者少有生，须用参、归、芍大补兼解毒，外以丁香末敷之。"[13]760

《外科大成》卷二："乳中结核……如梅如李。虽患日浅。亦乳岩之渐也。由肝脾虚者。用四君子汤加芎、归、升麻、柴胡。由郁结伤脾者。用归脾汤。轻者蒌贝散。"[14]138

《医宗金鉴·外科》卷上："乳中结核梅李形，按之不移色不红，时时隐痛劳岩渐，症由肝脾郁结成。"[15]632

《疡科心得集》卷中："薛立斋曰：乳房属足阳明胃经，乳头属足厥阴肝经。男子房劳恚怒，伤于肝肾；妇人思虑忧郁，损于肝脾，皆能致疡。第乳之为疡有不同。有乳中结核，形如丸卵，不疼痛，不发寒热，皮色不变，其核随喜怒为消长，此名乳癖。"[16]51

《外科真诠》上部："乳癖……乳房结核坚硬，始如钱大，渐大如桃、如卵，皮色如常，遇寒作痛，总由形寒饮冷。"[17]112

《外科证治秘要·总论》："乳癖，在乳房，或大或小，随喜怒为消长。"[18]2

"乳癖"："乳头属肝，乳房属胃，乳中结核不痛，无寒热，皮色不变，其核随喜怒为消长者，为乳癖。"[18]45

《环溪草堂医案》卷四："营枯无以养络，络脉不和，而成木硬，乳房结核，症名乳癖。更兼遍体肢麻掣痛。非养营无以生血，非泄木无以化结。"[19]426

《外科证治秘要·乳岩》："初起与乳痰、乳癖大略相同，或半载一年、或二载、三四载，渐长渐大，始生疼痛。日后肿如堆栗，或如复杯，色紫气秽，渐渐溃烂，疼痛连心，出血则臭，并无脓水。"[20]45,46

《陈莲舫医案·乳癖》："肝气充斥，挟痰入络为乳癖，挟饮扰中为吐沫，脉见细弦。治以和养。""乳癖起因，癖久不消，渐为胀大，肌肤板滞，按之坚结，属由癖成岩之势，若抽搐作痛，痛而色红，即能穿溃，溃后有血无脓，尤为可虑。"[21]166

《曹沧洲医案·外疡门》："营虚水亏，痰气互阻，结为乳癖，脉弦细。阳明素有虚热，需肝胃兼治。”[22]401

《青霞医案》：“初起结核如棋子，渐大如鸡蛋，有名曰乳癖、乳栗、乳节、乳患之名，有十余种。但外科重在消散。然乳生此证，皆因肝火太旺，气血凝滞而成。”[23]24

《实用中医外科学》：“乳腺小叶增生症又名乳腺囊性增生、乳腺病等，是指乳腺小叶和乳腺导管结缔组织增生，乳管扩张或形成囊肿。多发生于30～50岁的妇女，以更年期妇女为明显。属于祖国医学的‘乳癖’‘乳中结核’范畴。”[24]346 “乳房纤维腺瘤是常见的乳腺良性肿瘤，属于祖国医学的‘乳中结核’‘乳癖’范围。多见于20～25岁女性患者。单发较多，亦有多个瘤体在一侧或两侧乳房。一般无不适，可有轻度胀痛或刺痛。瘤体生长缓慢，可数月或数年无变化，但在妊娠期间可迅速增大。”[24]370

《中医外科学》（艾儒棣）：“乳房部位出现形状大小不一的硬结肿块，称为乳癖。本病为乳房部常见的肿瘤性疾病。由于自觉症状不明显，肿块隐于乳内，外不可见，故名乳癖。其特点是乳中结核，形如鸡卵，表面光滑，推之移动，一般为单发，好发于20～25岁的青年女性，其发病率约占乳房肿块的10%。”[25]98

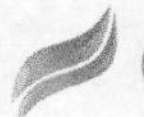

《中医外科学》（赵尚华）：“乳癖是一种乳腺组织的良性增生性疾病。相当于西医的乳腺增生病。其特点是：一侧或两侧乳房出现单个或多个肿块，多数伴有周期性乳房疼痛，且多与情绪及月经周期有明显关系。肿块大小不等，形态不一，质韧，多位于外上象限，与周围组织无粘连，可被推动，常有轻度触痛。是最常见的乳房疾病，其发病率占乳腺疾病的首位。”[26]131

《中医乳房病诊治》：“乳癖相当于现代医学所称的‘乳房囊性增生病’，也称‘慢性囊性乳腺病’，俗称‘乳腺性小叶增生’，简称‘乳腺病’。这是妇女的常见病，多发生在30～50岁之间，临床表现和早期乳癌有些混淆，有3%的乳腺病可恶变成癌。”[27]21

《中医大辞典》：“乳癖……乳中结核之一种。见《外科活人定本》卷二。又名乳栗、奶栗。由肝气不舒、郁结而成。此核可随喜怒而消长，大小不等，形如鸡卵或呈结节状。质硬，多无痛感，无寒热，推之可移，不破溃，皮色不变。治宜舒肝解郁，化痰消结，内服消遥散加味；或和乳汤加附子七分、煨姜一片；或化圣通滞汤主之；外用艾灸五、七壮，或丁香末敷之。古代文献有将乳癖与乳痞混称者。本病类似慢性纤维囊性乳腺病。”[28]945

《简明中医辞典》：“乳癖……病名。见《外科活人定本》卷二。多由思虑伤脾，郁怒伤肝以致气滞痰凝而成。症见乳房中生肿块，形如梅李、鸡卵或呈结节状，质硬，无痛，推之可移，不发寒热，皮色不变，可随喜怒消长。类似乳腺增生及乳腺良性肿瘤。治宜疏肝解郁，化痰消结。内服逍遥散。”[29]633

参考文献

[1] [东汉]华佗.中藏经[M].吴昌国校注.南京：江苏科学技术出版社，1985：103；106.

[2] [隋]巢元方.诸病源候论[M].黄作阵点校.沈阳：辽宁科学技术出版社，1997：192.

[3] [唐]孙思邈.备急千金要方[M].高文柱，沈澍农校注.北京：华夏出版社，2008：421.

[4] [宋]赵佶敕.[清]程林纂辑.圣济总录精华本[M].余瀛鳌，等编选.北京：科学出版社，1998：242.

[5] [元]朱震亨.丹溪心法[M].鲁兆麟点校.沈阳：辽宁科学技术出版社，1997：94.

[6] [明]龚廷贤.寿世保元[M].袁钟点校.沈阳：辽宁科学技术出版社，1997：212.

[7] [清]俞震.古今医案按[M].袁钟点校.沈阳：辽宁科学技术出版社，1997：183.

[8] [明]张景岳.景岳全书[M].上海：上海科学技术出版社，1959：955.

[9] [明]孙志宏.简明医彀[M].余瀛鳌点校.北京：人民卫生出版社，1984：433.

[10] [明]龚居中.外科活人定本[M].北京：中国中医药出版社，2015：70.

[11] [明]万全.万氏秘传外科心法[M].罗田县卫生局校注.武汉：湖北科学技术出版社，1984：75.

[12] [明]陈实功.外科正宗[M].裘钦豪点校.上海：上海

科学技术出版社，1989：173.
[13] [清] 顾世澄. 疡医大全[M]. 北京：人民卫生出版社，1987：759，760.
[14] [清] 祁坤. 外科大成[M]. 上海：科技卫生出版社，1958：138.
[15] [清] 吴谦. 医宗金鉴[M]. 石学文点校. 沈阳：辽宁科学技术出版社，1997：632.
[16] [清] 高秉钧. 疡科心得集[M]. 天津：天津科学技术出版社，2004：51.
[17] [清] 邹岳撰. 外科真诠疡[M]. 北京：中华书局，1995：112.
[18] [清] 王旭高. 外科证治秘要[M]// 珍本医籍丛刊. 北京：中医古籍出版社，1991：2.
[19] [清] 王旭高. 环溪草堂医案[M]// 珍本医籍丛刊. 北京：中医古籍出版社，1991：426.
[20] [清] 王旭高. 外科证治秘要[M]// 珍本医籍丛刊. 北京：中医古籍出版社，1991：45，46.
[21] [清] 陈秉钧. 陈莲舫医案[M]. 上海：上海科学技术出版社，2004：166.
[22] [清] 曹沧洲. 曹沧洲医案[M]. 刘学华点校. 上海：上海科学技术出版社，2005：401.
[23] 沈青霞. 青霞医案[M]//珍本医书集成(十三)：医案类乙. 上海：上海科学技术出版社，1986：24.
[24] 尚德俊. 实用中医外科学[M]. 济南：山东科学技术出版社，1986：346，370.
[25] 艾儒棣. 中医外科学[M]. 成都：四川科学技术出版社，1991：98.
[26] 赵尚华. 中医外科学[M]. 北京：人民卫生出版社，2002：131.
[27] 徐福松. 中医乳房病诊治[M]. 南宁：广西人民出版社，1985：21.
[28] 李经纬，邓铁涛，等. 中医大辞典[M]. 北京：人民卫生出版社，1995：945.
[29] 李经纬，等. 简明中医辞典[M]. 北京：中国中医药出版社，2001：633.

（方晗语）

4 • 098

疝气

shàn qì

一、规范名

【汉文名】疝气。

【英文名】hernia。

【注释】阴囊、小腹疼痛肿起，涉及腰、胁、背以及心窝部、脐周，伴有四肢厥冷，冷气抢心，止作无时为主要表现的疾病。

二、定名依据

“疝气”作为一种疾病，其特征表现为：阴囊、小腹疼痛肿起，涉及腰、胁、背以及心窝部、脐周，伴有四肢厥冷，冷气抢心，止作无时为主要表现的疾病。最早见于出土汉代医书《张家山汉简》，其时名为“穨”“颓”及“山”。

其后出土汉代医书《阴阳十一脉灸经》中的“隤”，司马迁《史记》中的“疝”，《黄帝内经素问》中的“颓疝”“癞癃疝”“卒疝”，《灵枢经》中的“㿗疝”“狐疝”，晋代王叔和《脉经》中的“阴疝”；南朝陈延之《小品方》中的“阴癞”“阴颓”，隋代巢元方《诸病源候论》中的“诸疝”，唐代孙思邈《备急千金要方》中的“阴㿗”均是当今“疝气”的曾用名。

自晋代王叔和《脉经》首用“疝气”一名以来，历代沿用较多，如：北朝姚僧垣《集验方》，唐代王焘《外台秘要》，宋代赵佶《圣济总录》，明代周文采《医方选要》，程玠《松崖医径》，虞抟《医学正传》，李梴《医学入门》，龚廷贤《种杏仙方》，刘一仁《考证病源》，孙志宏《简明医彀》，清代王梦兰《秘方集验》，蒋士吉《医宗说约》，佚名《济世神验良方》，李用粹《证治汇补》，钱峻《经验丹方汇编》，程国彭《医学心悟》，顾世澄《疡医大全》，何京《文堂集验方》，陈修园《时方妙用》《医学从众录》，黄朝坊《金匮启钥》，虚白主人《救生集》，鲍相璈《验方新编》，姚俊《经验良方全集》，梁廉夫《不知医必要》，丁尧臣《奇效简便良方》，民国时期秦伯未《秦伯未实用中医学》。

中华人民共和国成立后，1985年《实用中医外科学》（顾伯华）、2010年《中医证病名大辞典》（韩成仁等）、2010年《实用中医外科学》（陆德铭等）、2016年《王静安50年临证精要》（王静安）均采用了“疝气”作为正名，说明“疝气”作为规范用名已取得共识。

我国2005年出版的由全国科学技术名词审定委员会审定公布的《中医药学名词》已以“疝气”作为规范名，所以“疝气”作为规范名也符合术语定名的协调一致原则。

三、同义词

【曾称】“穨”“颓”“山”（《张家山汉简》）；“隤”（《阴阳十一脉灸经》）；“疝”（《史记》）；“颓疝”“癞癃疝”“卒疝”“㿉疝”“狐疝”（《内经》）；“阴疝”（《脉经》）；“阴癞”“阴颓”“癞”（《小品方》）；“诸疝”（《诸病源候论》）；“阴㿉”（《备急千金要方》）。

【下位词】“厥疝”“癥疝”“寒疝”“气疝”“盘疝”“胕疝”“狼疝”（《诸病源候论》）；“寒疝”“水疝”“筋疝”“血疝”“气疝”“狐疝”“癞疝”（《儒门事亲》）。

四、源流考释

江陵张家山出土汉代医书《张家山汉简·脉书》记载：“橐痈，为血穨；其痈上下鸣，为肠穨。”[1]25“蹷阴之脉……是动则病，丈夫则穨山……其所产病……穨，扁山，为五病。”[1]68《张家山汉简·引书》记载：“引颓，肠穨及筋穨。”[2]145 长沙马王堆汉墓出土医书《阴阳十一脉灸经》[3]206《五十二病方》[4]104 亦记载有“穨”“隤”“隤山”“扁山”。笔者认为，此处“穨”“颓”“隤”“山”，即是疝气的最早记载。其中，“山”字则中后世“疝”字的古字，“穨”“颓”“隤”三者读音相似，是古文中的同音通假字，后世又出现了“㿉”及“癞”，均为同音通假现象。

东汉史游《急就篇》记载：“疝瘕癫疾狂失响。”[5]唐颜师古注：“疝，腹中气疾上下引也。”许慎《说文解字》记载：“疝，腹痛也……隤，下队也……”刘熙《释名》记载：“心痛曰疝。疝，诜也，气诜诜然上而痛也。……阴肿曰隤，气下隤也；又曰疝，亦言诜也，诜诜引小腹急痛也。”[6]宋代陈彭年，邱雍《广韵》记载：“心痛曰疝。疝，诜也，气诜诜然上而痛也……阴肿曰隤，气下隤也；又曰疝，亦言诜也，诜诜引小腹急痛也。”[7]丁度《集韵》记载：“㿉癞瘣穨……苍颉篇：阴病。或作癞、瘣、穨……隤、颓、頹、墤……《说文》：下坠也。或作颓，頹，墤。通作頹。”[8]225,226 从以上资料分析可知，宋代以前的“疝”字指的是腹中气痛（“心”可以理解为上腹部），而“隤”字则指外阴肿大下坠，可伴有疼痛，也可不伴有疼痛。其中，“疝”比“隤”的内涵更为宽泛，可以包含后者。故出现了“隤疝”一词，即表现为“隤”病特征的“疝”病。

西汉司马迁《史记·扁鹊仓公列传》中有关于“涌疝”“气疝”“牡疝”的记载[9]1270-1278，笔者认为，此处的“疝”亦相当于如今的疝气。

汉代《黄帝内经》中关于“疝”的记载十分丰富，医书中首次对“疝”做出了明确定义，如《黄帝内经素问》：“病在少腹，腹痛不得大小便，病名曰疝。”[10]286《黄帝内经素问》还记载有“颓疝”[10]54“厥疝”[10]76“心疝”[10]105“疝瘕”[10]112[10]123,124“肺疝”[10]265“癞癃疝”[10]272“冲疝”[10]320,321“卒疝”[10]345，《素问》认为，风邪亦可导致疝病，记载了“狐疝风”和“五脏风疝（肺风疝、脾风疝、心风疝、肾风疝、肝风疝）”[10]352,353。其中，“颓疝”指阴器连少腹急痛，《灵枢经》作“㿉疝”；“厥疝”指气滞所致的腹痛；“疝瘕”指腹中有包块可移动而痛之病证；“肺疝”指寒滞肺经所致之胸痛喘逆之证；“癞癃疝”指阴囊肿大，小便不通，兼有腹痛之证；“冲疝”指患者自觉有气从小腹向上逆行，冲撞心胸而产生剧烈疼痛，同时伴有腹部包块隆起，二便闭塞等症状；“卒疝”指睾丸骤然肿大，疼痛发凉的症状。比较而言，“颓疝”“癞癃疝”“卒疝”的内涵更接近如今的疝气。《灵枢经》记载了相当于如今气疝的典型症状：“小腹控睾，引腰脊，上冲心。”[11]96 后世发展为“控睾证”。另外，《灵枢经》亦记有“肠㿗”“㿗癃”“癃㿗”[11]20-22“㿗疝”[11]62,63“狐疝”[11]161,162“隤阴”[11]172。其中，“肠㿗”相当于直肠脱出，即脱肛；“㿗癃”“癃㿗”的症状是：阴囊肿胀，小便不通；“隤阴”指阴部肿胀下坠；“狐疝”指肠管坠入阴囊的病症。比较而言，“㿗疝”与“狐疝”的内涵更接近如今的疝气。

东汉张机在《金匮要略》中记载有“寒疝”[12]32 及“阴狐疝”“阴狐疝气”[12]65。其中，“寒疝”指一种急性腹痛的病症，以脐周绞痛、冷汗、四肢厥逆、脉沉紧，甚则全身发冷为临床特征；而“阴狐疝”“阴狐疝气”即相当于如今的狐疝。

晋代王熙《脉经》记载有“瘕疝”[13]57“颓疝”[13]69“颓癃”“肠颓”[13]81,82“狐疝”[13]175,176“心疝”[13]181“寒疝”[13]327“积疝”[13]330“疝气”[13]385“阴疝”[13]387。其中，“瘕疝”指上腹部突然疼痛，且伴见腹胀及气块者；“积疝”尚无人解释，暂录之待考；“疝气”“阴疝”的内涵即相当于如今的疝气。

南朝陈延之《小品方》记载有“阴颓”“阴癞”[14]161“颓疝”“癞”[14]223。笔者认为，四者内涵均与如今的疝气相似。另外，《小品方》还记载：“男颓有肠颓、卵胀、有水颓、气颓四种。”[14]252 这是历史文献中首次对“颓（癞）”病进行的分类，这种分类对后世影响颇深，其后孙思邈《备急千金要方》、丹波康赖《医心方》、王怀隐《太平圣惠方》、赵佶《圣济总录》、严用和《严氏济生方》、朱橚《普济方》、李梴《医学入门》皆沿袭之。

北朝姚僧垣《集验方》[15]37,38 记载有“疝瘕”“疝气”“寒疝”“卒疝”。

隋代巢元方《诸病源候论·诸疝候》记载：“疝者，痛也。或少腹痛，不得大小便；或手足厥冷，绕脐痛，白汗出；或冷气逆上抢心腹，令心痛；或里急而腹痛。此诸候非一，故云诸疝也。”[16]100,101 笔者认为，这里的“诸疝”内涵与如今的疝气相当。《诸病源候论》还记载有“寒疝”[16]101“七疝（厥疝、瘕疝、寒疝、气疝、盘疝、胕疝、狼疝）”[16]101“五疝（石疝、血疝、阴疝、妒疝、气疝）”[16]101“心疝”[16]101“饥疝”[16]102“疝瘕”[16]102“㿗”[16]19,162,163,225“差㿗”[16]225。其中巢氏“七疝”中，“狼疝”与如今的狐疝相似，其余六疝均与腹部疾病有关。“饥疝”指食后即饥，胃脘疼痛的病症。“㿗”病分为妇人㿗，即阴挺；小儿㿗，即睾丸肿大。“差㿗”指小儿阴囊单侧肿大。巢氏七疝分类法对后世影响较大，后世王焘《外台秘要》、丹波康赖《医心方》、王怀隐《太平圣惠方》、赵佶《圣济总录》、严用和《严氏济生方》、周文采《医方选要》皆沿袭之。

唐代孙思邈《备急千金要方》中记载有“寒疝”[17]54,362“胞落颓”[17]66“狐疝”[17]118“㿗”[17]530“阴㿗”[17]569“偏㿗”[17]669,670。其中，“胞落颓”相当于阴挺；“阴㿗”内涵与如今疝气较为接近；“偏㿗”即“差㿗”，指阴囊单侧肿大。

唐代王焘《外台秘要》记载有“寒疝”[18]163“卒疝”“诸疝”[18]163“疝气”“阴癞”[18]744,745，另外《外台秘要·七疝》中除了引用巢元方“七疝”内容外，还引用了张文仲“七疝”[18]163,164（实止六疝：尸疝、石疝、寒疝、盘疝、血疝、脉疝）。

日本医家丹波康赖《医心方》记载有“阴颓”[19]171,172“诸疝”[19]215“寒疝”[19]216“颓”[19]522“差颓”[19]522，《医心方》除引用巢元方“七疝”外，亦引用了甄权《录验方》“七疝”[19]216，内容与巢氏七疝较为接近。

宋代王怀隐《太平圣惠方》记载有“阴㿗”[20]52“癞”[20]1346“阴癞”[20]2972“偏癞”[20]2973“诸疝”[20]1487“七疝”[20]1488“寒疝”[20]1489“心疝”[20]1493“疝瘕”[20]2233。

宋代赵佶《圣济总录》记载有“诸疝”[21]1651“寒疝”[21]1651“心疝”[21]1653“厥疝”[21]1654“七疝”[21]1659“蛊疝”[21]1660“阴疝”[21]1662“卒疝”[21]1665“控睾”[21]1669“癞疝”[21]2969“癞”[21]3220。其中，“蛊疝”即“疝瘕”；“七疝”亦大体沿袭巢元方的分类。《圣济总录》认为，“癞疝”即“阴疝”[21]1662。

金代刘完素《素问玄机原病式》记载了"癞疝"的典型症状："少腹控卵，肿急绞痛"[22]216,217。刘氏在《黄帝素问宣明论方》中还记载有"厥疝"[23]12"蛊病"[23]15"控睾"[23]59"阴疝"[23]60"心疝"[23]62。其中，"蛊病"即"瘕疝"，刘氏又称为"疝气"。

宋代陈无择《三因极一病证方论》记载有"阴癞"[24]245，分为四类：肠癞、卵胀、气癞、水癞。并首次描述了四种阴癞病的症状。

金代张从正《儒门事亲》记载了疝病的七种分类方法（寒疝、水疝、筋疝、血疝、气疝、狐疝、癞疝），认为"诸疝皆归肝经"[25]60,61。其中的"血疝"指的是"便痈"[25]65,66，与当今不同。张氏"七疝"对后世影响较大，后世程玠《松崖医径》[26]48、虞抟《医学正传》[27]232、李梴《医学入门》、龚廷贤《种杏仙方》[28]50、刘一仁《考证病源》[29]47、孙志宏《简明医彀》[30]170、皇甫中《明医指掌》[31]170、王梦兰《秘方集验》[32]89、蒋士吉《医宗说约》[33]117、佚名《济世神验良方》[34]58、李用粹《证治汇补》[35]389、钱峻《经验丹方汇编》[36]77,78、顾世澄《疡医大全》[37]924、何京《文堂集验方》[38]56、陈修园《时方妙用》[39]81、江涵暾《奉时旨要》[40]54、王旭高《医学刍言》[41]23、姚俊《经验良方全集》[42]95皆沿袭之。

宋代严用和《严氏济生方》记载有"诸疝"[43]17"阴癞"[43]57，其中"诸疝"引用了巢氏七疝分类法，"阴癞"则沿用陈延之《小品方》四分类法。

明代朱橚《普济方》记载有"癞疝"[44]4048"诸疝"[44]4051"心疝"[44]4071"厥疝"[44]4073"卒疝"[44]4074"寒疝"[44]4076"阴疝"[44]4088"阴癞"[44]4125。其中，"诸疝"也分为七种，与巢元方七疝较为接近。

明代周文采《医方选要》记载有"疝气"[45]211,212，使用的也是巢元方七疝分类法。

明代李梴《医学入门》记载有"疝气"[46]376，沿袭张从正关于疝气的认识及分类[46]376。《医学入门》亦记载有"阴癞"[46]376，认为"癞疝"发生在妇人的表现是"阴户突出"，即阴挺。李氏同时认为"癞疝证兼七疝"[46]376,377。

明代李时珍《本草纲目》认为"腹病曰疝，丸病曰㿉"[47]188。

明代张介宾《类经》记载了"颓疝"的症状："小腹控睾而痛"[48]183。同时，张介宾不同意张从正对于疝病的认识和分类，主张回归到《内经》[48]262。

清代张璐《张氏医通》[49]174,175中记载了"疝"，张璐既不同意巢元方分类方法，也不同意张从正的分类方法。

清代高式栻《黄帝素问直解》[50]408记载了"七疝"的新说法，即"狐疝、颓疝及五藏之疝"，后世未见沿袭。

清代程国彭《医学心悟》记载了"七疝"又一新说法，即"冲疝、狐疝、癞疝、厥疝、瘕疝、㿉疝、㿉癃疝"[51]166，后世亦未沿袭。程氏同时认为，只有"痛引睾丸"才能叫作"疝"证[51]167，实际上是缩小了"疝"病的内涵。

清代吴谦《医宗金鉴·杂病心法要诀》记载了"七疝"又一新说法，即"冲疝、厥疝、瘕疝、狐疝、㿉疝、癃疝、癞疝"[52]91，后世亦未沿袭。

清代尤怡在《金匮翼》中认为："疝者痛也，不特睾丸肿痛为疝，即腹中攻击作痛，控引上下者，亦得名疝。"[53]243他同时认为巢氏七疝为"痛在心腹之疝"，张氏七疝为"痛在睾丸之疝"[53]244。

清代黄朝坊在《金匮启钥》中认为疝气的症状是"内则小腹必绞痛，外则睾丸肿大侵"[54]1266,1267。清代陈修园在《医学从众录》中也认为"疝气，睾丸肿大，牵引小腹而痛。"[55]91其后虚白主人《救生集》[56]，鲍相璈《验方新编》[57]345，梁廉夫《不知医必要》[58]112，丁尧臣《奇效简便良方》[59]26都记载有"疝气"一名。

民国时期秦伯未《秦伯未实用中医学》[60]229亦记载有"疝气"一名。

中华人民共和国成立后，1985年《实用中医外科学》[61]384（顾伯华），2004年《中医药学名词》[62]259（中医药学名词审定委员会），2010年

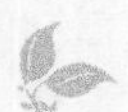

《中医证病名大辞典》[63]276（韩成仁等），2010 年《实用中医外科学》[64]409（陆德铭等），2013 年《中医药学名词》[65]48（中医药学名词审定委员会），2016 年《王静安 50 年临证精要》[66]132（王静安）均采用了“疝气”作为正名，说明“疝气”作为规范用名已取得共识。

亦有用“疝”作为正名的，如：1987 年《中医外科学》[67]379（朱仁康），1995 年《中医大辞典》[68]974（李经纬），1997 年《中国医学百科全书·中医学》[69]1858（《中医学》编辑委员会），1999 年《中医外科学》[70]484（谭新华等）。

总之，疝气一病最早见于出土汉代医书《张家山汉简》，其时名为“穨”“颓”“山”。其后出土汉代医书《阴阳十一脉灸经》中的“隤”，司马迁《史记》中的“疝”，《黄帝内经素问》中的“颓疝”“癞癃疝”“卒疝”，《灵枢经》中的“㿗疝”“狐疝”，晋代王熙《脉经》中的“阴疝”；南朝陈延之《小品方》中的“阴癞”“阴颓”，隋代巢元方《诸病源候论》中的“诸疝”，唐代孙思邈《备急千金要方》中的“阴㿗”均是当今“疝气”的曾用名。南朝陈延之《小品方》把“癞”病分为四种：肠癞、卵癞、气癞、水癞，隋代巢元方《诸病源候论》把疝分为七种，金代张从正《儒门事亲》亦把疝分为七种，均对后世影响巨大，尤其是“张氏七疝”，2014 年《中医药学名词》仍然沿用它的分类。

五、文献辑录

《张家山汉简·脉书 一》：“M1·39 㿗痈，为血穨；其痈上下鸣，为肠穨。”[1]25

“脉书 二”：“M2·8·蹷阴之脉……是动则病，丈夫则穨山，妇人则少腹种，要痛，不可以卬，则嗌干，面骊，是蹷阴之脉主治。其所产病，热中，㾓，穨，扁山，为五病。五病有心烦死，勿治殹；有阳（脉）与之俱病，可治也。”[1]68

《张家山汉简·引书》：“引颓，肠穨及筋穨，左手据左股，诎左郄，后信右足，诎右手而左雇三，有前右足，后左足，曲左手，雇右，三而已。”[2]145

《阴阳十一脉灸经》：“厥阴脉……是动则病，丈夫则隤（癞）山（疝），妇人则少腹肿，要（腰）甬（痛），不可以卬（仰），甚则嗌干，面疵，是厥阴之脉主治。其所产病：热中，降（癃），隤（癞），扁（偏）山（疝），□□病，病有烦心，死，勿治也；有阳脉与俱病，可治也。”[3]206

《五十二病方·肠穨》：“穨，操柏杵，禹步三，曰：‘贲者一襄胡，濆者二襄胡，濆者三襄胡。柏杵臼穿，一母一□，□独有三。贲者穜（肿），若以柏杵七，令某傽（癞）毋一。’必令同族抱□穨者，直（置）东乡（向）窗道外，攺椎之。”[4]104

《急就篇·卷四》：“疝瘕癫疾狂失响。唐颜师古注：疝，腹中气疾上下引也。”[5]

《释名·卷八 释疾病》：“心痛曰疝。疝，诜也，气诜诜然上而痛也……阴肿曰隤，气下隤也；又曰疝，亦言诜也，诜诜引小腹急痛也。”[6]

《广韵·灰韵》：“㿗，阴病。隤，下坠也。”[7]

《集韵·灰韵》：“㿗癞㿉㿗……苍颉篇：阴病。或作癞，㿉，㿗……隤、䫌、颓、墤……《说文》：下坠也。或作䫌，颓，墤。通作颓。”[8]225，226

《史记·扁鹊仓公列传》：“齐郎中令循病，众医皆以为蹷入中，而刺之。臣意诊之，曰：‘涌疝也，令人不得前后溲’……齐北宫司空命妇出于病，众医皆以为风入中，病主在肺，刺其足少阳脉。臣意诊其脉曰：‘病气疝，客于膀胱，难于前后溲，而溺赤。病见寒气则遗溺，使人腹肿’……即更为火齐汤以饮之，三日而疝气散，即愈……安陵阪里公乘项处病，臣意诊脉，曰：‘牡疝。’牡疝在鬲下，上连肺。病得之内。”[9]1270-1278

《灵枢经·卷一》：“黄帝曰：请问脉之缓、急、小、大、滑、涩之病形何如？岐伯曰：臣请言五藏之病变也。心脉……微滑为心疝引脐，小腹鸣……肝脉急甚者为恶言……滑甚为㿗疝……脾脉急甚为瘈疭……滑甚为㿗癃……涩甚为肠㿗……肾脉急甚为骨癫疾……滑甚为癃㿗。”[11]20-22

卷三：“肝足厥阴之脉……是动则病腰痛不

可以俯仰，丈夫㿗疝，妇人少腹肿，甚则嗌干，面尘脱色。是主肝所生病者，胸满呕逆飧泄，狐疝遗溺闭癃。”[11]62,63

卷四：“小腹控睾，引腰脊，上冲心，邪在小肠也。小肠者，连睾系，属于脊，贯肝肺，络心系。气盛则厥逆，上冲肠胃，动肝肺，散于肓，结于脐。故取之肓原以散之，刺太阴以予之，取厥阴以下之，取巨虚下廉以去之。按其所过之经以调之。”[11]96

卷七：“肾小则藏安难伤；肾大则善病腰痛，不可以俯仰，易伤以邪。肾高则苦背膂痛，不可以俯仰；肾下则腰尻痛，不可以俯仰，为狐疝。肾坚则不病腰背痛；肾脆则善病消瘅易伤。肾端正则和利难伤；肾偏倾则苦腰尻痛也。凡此二十五变者，人之所苦常病。”[11]161,162

卷八：“男子色在于面王，为小腹痛，下为卵痛，其圜直为茎痛，高为本，下为首，狐疝㿗阴之属也；女子在于面王，为膀胱、子处之病，散为痛，抟为聚，方员左右，各如其色形。”[11]172

《黄帝内经素问·卷二》：“曰：三阳为病发寒热，下为痈肿，及为痿厥腨痟；其传为索泽，其传为颓疝。”[10]54

卷三：“黄脉之至也，大而虚，有积气在腹中，有厥气，名曰厥疝，女子同法，得之疾使四支汗出当风。”[10]76

卷五：“帝曰：诊得心脉而急，此为何病？病形何如？岐伯曰：病名心疝，少腹当有形也。帝曰：何以言之？岐伯曰：心为牡藏，小肠为之使，故曰少腹当有形也。”[10]105“寸口脉沉而弱，曰寒热及疝瘕少腹痛……脉急者，曰疝瘕少腹痛。”[10]112

卷六：“是故风者百病之长也，今风寒客于人，使人毫毛毕直，皮肤闭而为热，当是之时，可汗而发也……弗治，脾传之肾，病名曰疝瘕，少腹冤热而痛，出白，一名曰蛊，当此之时，可按可药。”[10]123,124

卷十三：“肾脉大急沉，肝脉大急沉，皆为疝。心脉搏滑急为心疝，肺脉沉搏为肺疝。三阳急为瘕，三阴急为疝，二阴急为痫厥，二阳急为惊。”[10]265“厥阴所谓㿉疝，妇人少腹肿者，厥阴者辰也，三月阳中之阴，邪在中，故曰㿉疝少腹肿也。所谓腰脊痛不可以俯仰者，三月一振荣华，万物一俯而不仰也。所谓㿉癃疝肤胀者，曰阴亦盛而脉胀不通，故曰㿉癃疝也。”[10]272

卷十四：“病在少腹，腹痛不得大小便，病名曰疝，得之寒，刺少腹两股间，刺腰髁骨间，刺而多之，尽炅病已。”[10]286

卷十六：“任脉为病，男子内结七疝，女子带下瘕聚……督脉者……此生病，从少腹上冲心而痛，不得前后，为冲疝。”[10]320,321

卷十八：“邪客于足厥阴之络，令人卒疝暴痛。”[10]345“厥阴有余病阴痹，不足病生热痹，滑则病狐疝风，涩则病少腹积气。少阴有余病皮痹隐轸，不足病肺痹，滑则病肺风疝，涩则病积溲血。太阴有余病肉痹寒中，不足病脾痹，滑则病脾风疝，涩则病积心腹时满。阳明有余病脉痹身时热，不足病心痹，滑则病心风疝，涩则病积时善惊。太阳有余病骨痹身重，不足病肾痹，滑则病肾风疝，涩则病积善时巅疾。少阳有余病筋痹胁满，不足病肝痹，滑则病肝风疝，涩则病积时筋急目痛。”[10]352,353

《金匮要略方论·腹满寒疝宿食病脉证第十》：“腹痛，脉弦而紧，弦则卫气不行，即恶寒；紧则不欲食，邪正相搏，即为寒疝。寒疝绕脐痛，若发则白津出，手足厥冷，其脉沉紧者，大乌头煎主之……寒疝，腹中痛及胁痛里急者，当归生姜羊肉汤主之。”[12]32

《金匮要略方论·趺蹶手指臂肿转筋阴狐疝蛔虫病脉证治第十九》：“阴狐疝气者，偏有小大，时时上下，蜘蛛散主之。蜘蛛散方：蜘蛛（十四枚，熬焦），桂枝（半两）。上二味，为散，取八分一匕，饮和服，日再服，蜜丸亦可。”[12]65

《脉经·卷二》：“尺脉伏，小腹痛，癥疝，水谷不化。宜服大平胃圆、桔梗圆，针关元，补之。”[13]57

卷三：“肝脉急甚，为恶言；微急，为肥气，在胁下若覆杯缓甚，为善呕；微缓，水瘕痹。大甚，为内痈，善呕衄；微大，为肝痹、阴缩，咳引少腹。小甚为多饮；微小，为消瘅。滑甚，为㿗疝；微滑，为遗溺。涩甚，为淡饮；微涩，为瘛疭挛筋。”[13]69“脾脉急甚，为瘛疭；微急，为膈中满，食饮入而还出，后沃沫。缓甚，为痿厥；微缓，为风痿，四肢不用，心慧然若无病。大甚，为击仆；微大，为痞气，腹裹大脓血，在肠胃之外。小甚，为寒热；微小，为消瘅。滑甚，为㿗癃；微滑，为虫毒蛕，肠鸣热。涩甚，为肠㿗；微涩，为内溃，多下脓血也。”[13]81,82

卷六：“足厥阴之脉……是动则病腰痛，不可以俯仰，丈夫㿗疝，妇人少腹肿，甚则嗌干，面尘脱色。是主肝所生病者，胸满，呕逆，洞泄，狐疝，遗溺，闭癃。”[13]175,176“心脉急，名曰心疝，少腹当有形。其以心为牡脏，小肠为之使，故少腹当有形。”[13]181

卷八：“寸口脉弦而紧，弦则卫气不行，卫气不行则恶寒；紧则不欲食，弦紧相搏，则为寒疝。趺阳脉浮而迟，浮则为风虚，迟则为寒疝，寒疝绕脐痛，若发则白汗出，手足厥寒，其脉沉弦者，大乌头汤主之。”[13]327“诊得肝积，脉弦而细，两胁下痛，邪走心下，足肿寒，胁痛引少腹，男子积疝，女子瘕淋，身无膏泽，喜转筋，爪甲枯黑，春差秋剧，其色青。”[13]330

卷十：“前如内者，足厥阴也。动，苦少腹痛，月经不利，子脏闭。前如内者，足厥阴也。动，苦少腹痛，与腰相连，大便不利，小便难，茎中痛，女子月水不利，阴中寒，子门壅绝内，少腹急；男子疝气，两丸上入，淋也。针入六分，却至三分。”[13]385“后部左右弹者，阴跷也。动，苦少腹痛，里急，腰及髋窌下相连阴中痛，男子阴疝，女子漏下不止。”[13]387

《小品方·卷八》：“治少小阴㿉，白头翁傅之神效方。生白头翁根，不问多少，捣之，随偏处以傅之，一宿当作疮，二十日愈。治小儿㿗方。先将儿至碓头，祝之曰：坐汝令儿某甲称儿名阴㿗也。故灸汝三七，一灸讫，便牵小儿令茎以下向碓，囊缝当阴以所著处，灸缝上七壮，日可消，有验。”[14]161

卷十：“牡丹五等散，治㿗疝阴卵偏大，有气上下胀大，行走肿大为妨，服此方良验……牡丹散，治㿉偏大气胀方。”[14]223

卷十二：“男㿗有肠㿗、卵胀、有水㿗、气㿗四种。肠㿗、卵胀难瘥，气㿗、水㿗针灸则易差也。男阴卵偏大，㿗方……㿗病，阴卒肿者方。”[14]252

《集验方·卷二》：“治疝瘕冷气方……治疝气，桃仁汤方……治寒疝不能食方……治卒疝暴痛方。”[15]37,38

《诸病源候论·卷二十》：“诸疝者，阴气积于内，复为寒气所加，使荣卫不调，血气虚弱，故风冷入其腹内而成疝也。疝者，痛也。或少腹痛，不得大小便；或手足厥冷，绕脐痛，白汗出；或冷气逆上抢心腹，令心痛；或里急而腹痛。此诸候非一，故云诸疝也。”[16]100,101“寒疝者，阴气积于内，则卫气不行，卫气不行，则寒气盛也。故令恶寒不欲食，手足厥冷，绕脐痛，白汗出，遇寒即发，故云寒疝也。其脉弦紧者是也。其汤熨针石，别有正方，补养宣导，今附于后。”“七疝者，厥疝、癥疝、寒疝、气疝、盘疝、胕疝、狼疝，此名七疝也。厥逆心痛，足寒，诸饮食吐不下，名曰厥疝也。腹中气乍满，心下尽痛，气积如臂，名曰癥疝也。寒饮食即胁下腹中尽痛，名曰寒疝也。腹中乍满乍减而痛，名曰气疝也。腹中痛在脐旁，名曰盘疝也。腹中脐下有积聚，名曰胕疝也。小腹与阴相引而痛，大行难，名曰狼疝也。凡七疝，皆由血气虚弱，饮食寒温不调之所生。”“一曰石疝，二曰血疝，三曰阴疝，四曰妒疝，五曰气疝，是为五疝也。而范汪所录华佗太一决疑双丸，方云治八否、五疝、积聚、伏热、留饮、往来寒热，而不的显五疝之状。寻此皆由腑脏虚弱，饮食不节，血气不和，寒温不调之所生也。”“疝者，痛也。由阴气积于内，寒气不散，上冲于心，故使心痛，谓之心疝也。其痛也，或如锥刀所刺，或阴阴而疼，或四肢逆冷，或唇口变青，皆其候也。”[16]101“阴气在内，寒气客于足阳明、手少阴之络，令食竟必饥，心为之痛，故谓之饥疝。”“疝者，痛也；瘕者，假也。其病虽有结瘕，而虚假可推移，故谓之疝瘕也。由寒邪与脏腑相搏所成。其病，腹内急痛，腰背相引痛，亦引小腹痛。”[16]102

卷三十四：“癀病之状，阴核肿大，有时小歇，歇时终大于常。劳冷阴雨便发，发则胀大，使人腰背挛急，身体恶寒，骨节沉重。此病由于损肾也。足少阴之经，肾之脉也，其气下通于阴；阴，宗脉之所聚，积阴之气也。劳伤举重，伤于少阴之经，其气下冲于阴，气胀不通，故成疾也。其汤熨针石，别有正方，补养宣导，今附于后。”[16]162,163

卷四十：“此或因带下，或举重，或因产时用力，损于胞门，损于子脏，肠下乘而成癀。”[16]191

卷五十：“癀者，阴核气结肿大也。小儿患此者，多因啼怒躯气不止，动于阴气，阴气而击，结聚不散所成也。”“差癀者，阴核偏肿大，亦由啼怒躯气，击于下所致。其偏肿者，气偏乘虚而行，故偏结肿也。”[16]225

《备急千金要方·卷三》：“当归汤……治妇人寒疝，虚劳不足，若产后腹中绞痛方。”[17]54“妇人胞落颓，灸脐中三百壮。”[17]66

卷五：“治小儿狐疝，伤损生癀方……五等丸……治小儿阴偏大，又卵核坚癀方……治小儿癀方……治小儿气癀方。”[17]118

卷十六：“寒疝，绕脐苦痛，发即白汗出，手足厥寒，其脉沉弦，大乌头汤主之方。”[17]362

卷二十四：“论曰：癀有四种，有肠癀卵胀气癀水癀，肠癀卵胀难瘥，气癀水癀针灸易治……阴癀，灸足大趾下理中十壮，随肿边灸之。”[17]530

卷二十六：“狐阴茎……味甘平，有小毒，主女子绝产，阴中痒，小儿阴癀卵肿。”[17]569

卷三十：“中都：主癀疝崩中……商丘：主阴股内痛，气痈，狐疝走上下引小腹痛，不可以俯仰……肩井：傍肩解与臂相接处：主偏癀……中脘：主冲疝冒死不知人。脐中、石门、天枢、气海：主小腹疝气，游行五脏，疝绕脐，冲胸不得息……气冲：主癀阴肿痛，阴痿，茎中痛，两丸骞痛，不可仰卧……少府：主阴痛，实时挺长，寒热，阴暴痛，遗尿；偏虚则暴痒，气逆，卒疝，小便不利。阴市：主寒疝下至腹腠，膝腰痛如清水，小腹诸疝，按之下至膝上伏兔中寒，疝痛，腹满，痿，少气……五枢：主阴疝两丸上下，小腹痛。”[17]669,670

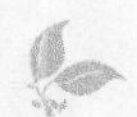

《外台秘要·卷七》：“《病源》夫疝者，痛也，阴气积结所生也。阴气不散，则寒气盛；寒气盛，则痛，上下无常处，言冷气上冲于心，故令心痛也。”“文仲疗卒得诸疝，少腹及阴中相引绞痛，白汗出，欲死方。捣沙参下筛。酒服方寸匕，立愈。《肘后》《备急》同。”[18]163“《病源》七疝候。七疝者，厥疝、癥疝、寒疝、气疝、盘疝、胕疝、狼疝也。厥逆心痛，足寒，诸饮食吐不下，名曰厥疝也。腹中气乍满，心下尽痛，气积如臂，名曰癥疝也。寒饮食则胁下腹中尽痛，名曰寒疝也。腹中乍满乍减而痛，名曰气疝也。腹中痛在脐傍，名曰盘疝也。腹中脐下有积聚，名曰胕疝也。少腹与阴相引而痛，大便难，名曰狼疝也。凡七病，皆由血气虚弱，饮食寒温不调之所生也。出第二十卷中……文仲小器七疝丸，主暴心腹厥逆不得气息，痛达背膂，名曰尸疝；心下坚痛，不可手迫，名曰石疝；脐下坚痛，得寒冷食辄剧，名曰寒疝；胁下坚痛大如手，痛时出，若不痛不见，名曰盘疝；脐下结痛，女人月事不时，名曰血疝；少腹胀满，引膀胱急痛，名曰脉疝；悉主之方（臣等看详七疝，已载前序）。”[18]163,164

卷三十六：“刘氏疗小儿疝气，阴囊核肿痛，灸法。如一岁儿患，向阴下缝子下有穴灸三壮，瘥。五岁以上，即从阴上有穴灸之，即愈。”[18]744,745

《医心方·卷七》：“《病源论》云：颓病之状，阴核肿大，有时小歇，歇时终大于常。劳冷阴雨便发，发则胀大，使人腰脊挛急，身体恶寒，骨节沉重。此病由于损肾也。足少阴之经，肾之脉也，其气下通于阴。阴，宗脉之所聚，积阴之气也。劳伤举重，伤于少阴之经，其气下冲于阴，气胀不通，故成颓也。《小品方》牡丹五等散，治颓疝，阴卵偏大，有气上下胀大，行走肿大为妨，服此方良验……又云：男颓有肠颓、卵胀，有水颓、气颓四种，肠颓，卵胀难瘥；气颓、水颓针灸则易瘥也……又云：颓疝卵偏大气上下胀方……《葛氏方》治人超跃举重，卒得阴颓方。”[19]171,172

卷十："《病源论》云：阴气积于内，复为寒气所加，故使荣卫不调，血气虚弱，故风冷入其腹内而成疝也。疝者，痛也。或少腹痛，不得大小便；或手足厥冷，绕脐痛，白汗出；或冷气逆上抢心腹，令心痛；或里急而肠痛。此诸候非一，故云诸疝也。”[19]215"《病源论》云：阴气积于内，则卫气不行，卫气不行，则寒气盛，故令恶寒，不饮食，手足厥冷，绕脐痛，白汗出，遇寒即发，故云寒疝。”[19]216"《病源论》云：七疝者，厥逆心痛，足寒清，饮食吐不下，名曰厥疝；腹中气乍满，心下尽痛，气积如臂，名曰癥疝；寒饮食即胁下腹中尽痛，名曰寒疝；腹中乍满乍减而痛，名曰气疝；腹中痛在脐旁，名曰盘疝；腹中在脐下有积聚，名曰胕疝；少腹与阴相引而痛，大行难，名曰狼疝也，皆由血气虚弱，饮食寒温不调之所生也。《录验方》七疝丸，治人腹中有大疾，厥逆心痛，足寒冷，食吐不下，名曰厥疝；腹中气满，心下尽痛，气积大如臂，名曰僻疝；寒饮食即胁下腹中尽痛，名曰寒疝；腹中乍满乍减而痛，名曰气疝；腹中痛在脐左旁，名曰盘疝；腹痛，脐右下有积聚，名曰附疝；腹与阴相引而痛，大行难，名曰狼疝。”[19]216

卷二十五："《病源论》云：颓者，阴核气结肿大也。小儿患此者，多因啼怒躯气不止，动于阴气下击，结聚不散所致也。”"《病源论》云：差颓者，阴核偏肿大也。其偏虚者，气虚而行，故偏结肿也。”[19]522

《太平圣惠方·卷二》："阴㿗：海藻（寒），铁精（微温），狸阴茎（温），狐阴茎（微寒），蜘蛛（寒），蒺藜（温微寒），鼠阴（平）。”[20]52

卷四十四："夫阴㿗者，由肾气虚，为风冷所侵，流入肾经，不能宣散故也。㿗有四种：有肠㿗，有卵㿗，有气㿗，有水㿗。肠㿗、卵㿗难差；气㿗、水㿗针灸易愈也。”[20]1346

卷四十八："夫诸疝者，由阴气积于内，复为寒气所加，故使荣卫不调，血气虚弱，故风冷入其腹内，而成疝也。疝者，痛也、或小腹痛，不得大小便。或手足厥冷，绕脐痛，白汗出。或冷气逆上抢心腹，令心痛。或里急而腹痛。此诸候非一，故云诸疝也。脉弦紧者，疝也。”[20]1487"夫七疝者，厥疝、癥疝、寒疝、气疝、盘疝、附疝、狼疝。若厥疝，心痛足冷，饮食吐逆不止，名曰厥疝。腹中气乍满，心下尽痛，气积如臂，名曰癥疝。因寒饮食，即胁下腹中尽痛，名曰寒疝。腹中乍满乍减而痛，名曰气疝。腹中痛在脐傍，名曰盘疝。腹中痛在脐下有积聚，名曰附疝。小腹与阴相引而痛，大便难，名狼疝。此皆由血气虚弱，饮食寒温不调之所生也。”[20]1488"夫寒疝者，由阴气积于内，则卫气不行，卫气不行，则寒气盛也。故令恶寒，不欲饮食，手足厥冷，绕脐痛，白汗出，遇寒则发，故云寒疝也。其脉弦紧者是也。”[20]1489"夫疝者，痛也。由阴气积于内，寒气不散，上冲心，故使心痛，谓之心疝也。其痛也，或如锥刀所刺，或阴阳而疼痛，或四肢逆冷，或唇口变青。皆其候也。”[20]1493

卷七十一："夫妇人疝瘕之病者，由饮食不节，寒温不调，气血劳伤，脏腑虚弱，受于风冷，令入腹内，与血气相结所生。疝者，痛也。瘕者，假也。其结聚浮假而痛，推移乃动也。妇人之病，有异丈夫者。或因产后，脏虚受寒。或因经水往来，取冷过度，非独关饮食失节，多是挟于血气所成也。诊妇人疝瘕，其脉弦急者生，虚弱小者死。又尺脉涩如浮牢为血实，气虚也。其发腹痛逆满，气上行，此为妇人胞中绝伤。有恶血久则结成瘕也。”[20]2233

卷九十二："夫小儿阴㿗者，是阴核结肿大也。小儿患此者多因啼努，躯气不正，动于阴。阴气下击，结聚不散之所成也。”[20]2972"夫小儿偏㿗者，是阴核偏肿大。亦由啼努，躯气不正所致。其偏者乘虚而行，故谓偏结也。”[20]2973

卷九十四："论曰：疝者、痛也，阴气积于内，复为寒气所加，使营卫不调，血气虚弱，故风冷入腹而成疝也，或少腹痛而不得大小便，或手足厥，绕脐痛，白汗出，或冷气逆上抢心，令腹心痛，或里急腹痛。又有五疝七疝，其证非一，故云诸疝。当诊其脉弦而急者，是谓疝也。皆由府藏虚弱，饮食不节，血气不和，寒温不调之所生也。"[21]1651

《圣济总录·卷九十四》："论曰：寒疝为病，阴冷内积，卫气不行，结于腹内，故遇寒则发。其状恶寒不欲食，手足逆冷，绕脐痛，白汗出。"[21]1651"论曰：《内经》谓诊得心脉而急，病名心疝，少腹当有形也。心为牡脏，小肠为之使，故曰少腹当有形也。夫藏病必传于府，今心不受邪，病传于府，故小肠受之，为疝而痛，少腹当有形也，世之医者，以疝为寒湿之疾，不知心气之厥，亦能为疝。心疝者，当兼心气以治之。"[21]1653"论曰：《内经》谓黄脉之至也，大而虚，有积气在腹中，有厥气名曰厥疝，女子同法。得之疾使四肢汗出当风，夫疝藏疾，言隐而难见，阴沉而伏也。今脾虚风寒客于腹膜之间，不能与胃通行水谷之气，结而成积，使气道厥逆而痛，故谓之厥疝。"[21]1654"论曰：疝病有七。厥逆心痛足寒，饮食则吐者，名厥疝。腹中气满，心下尽痛，气积如臂者，名坚疝。寒饮则胁下腹中尽痛者，名寒疝。腹中乍满乍减而痛者，名气疝。腹中痛在脐傍者，名盘疝。腹中痛在脐下，有积聚者，名胕疝。少腹与阴相引而痛，大便难者，名狼疝。凡此七疝，皆由寒气内积，血气凝涩，不得通利，冷剧则痛，故皆谓之疝。《难经》曰：任之为病，其内苦结，男子为七疝，女子为瘕聚。盖以此也。"[21]1659"论曰：《内经》谓脾风传之肾，病名曰疝瘕，少腹冤热而痛出白，一名曰蛊。夫脾受风邪，传于肾经，邪热内烁，故其证少腹冤热而痛，真精不守，故其证溲出白液，病名曰蛊，以邪热内烁，真精不守，久而弗治，适以丧志也，水之精为志，志丧则精从之。左传谓：惑以丧志为蛊者。如此。"[21]1660"论曰：黄帝针经曰，足厥阴之脉，环阴器，抵少腹，是动则病丈夫㿗疝，即阴疝也。嗜欲劳伤，肾水涸竭，无以滋荣肝气，故留滞内结，发为阴疝之病，世俗论阴疝者，为肾余气，殊不知邪实又本于肝经也，治法宜泻邪气之实，补肝经之虚。"[21]1662"论曰：卒疝者，谓肾藏虚弱之人，形寒饮冷，暴受邪气，传入经脉。盖足少阴肾经，与太阳膀胱，二经合为表里，卒然感寒热相薄，则筋脉不得流通，气道结涩而胀满，攻绕脐腹，牵引于阴，暴发疼痛。或白汗出，闷绝不省，难可堪忍。故曰卒疝也。"[21]1665"论曰：甲乙经曰，少腹控睾，引腰脊，上冲心肺，邪在小肠也，又曰小肠病者，少腹痛，腰脊控睾而痛，夫小肠者，连睾系，属于脊，贯肝肺，络心系，其经虚不足，则风冷乘间而入，邪气既盛，则有厥逆之证，其气上冲肝肺，客冷散于肓，结于脐，控引睾丸，上而不下，痛引少腹，甚则冲于心胸，盖其经络之所系属然也。"[21]1669"论曰：疝者痛也，邪气聚于阴，致阴器肿大而痛者，阴疝也，一名㿗疝，其类有四，即肠㿗卵胀气㿗水㿗是也，世俗云疝气，亦云小肠气，或曰膀胱气，原其病本缘肾气通于阴，与膀胱为表里，胞囊者、膀胱之候，此二经不足，下焦受寒，皆能致阴卵肿大，或发疝痛，故通称曰阴疝，若寒湿之气，有连于小肠者，即少腹控睾而痛，阴丸上下，谓之肠㿗，寒气客于经筋，足厥阴脉受邪，脉胀不通，邪结于睾卵，谓之卵胀，肾虚之人，因饮食不节，喜怒不时，津液内溢，下流于睾，寒气结聚不散，谓之气㿗，水气盛则津液内结，谓之水㿗。水㿗气㿗，病生于标，故针灸可治，其疾易愈，肠㿗卵胀，病生于本，邪气入深，其治难差。"[21]1662

卷一百八十二："论曰：小儿阴核气结肿大者，㿗疝也。由禀受之初，肝经虚弱，因啼怒躯气，气脉下坠，击于阴器，则筋脉缓纵，结聚不散，是为㿗疝也。若气偏虚，则其肿亦偏。盖足厥阴肝之经，环阴器，抵少腹，是动则为㿗疝少腹痛之疾。"[21]2969

卷一百九十四："卵偏大㿗病。灸玉泉百壮，报之，穴在屈骨下。"[21]3220

《素问玄机原病式·六气为病》："㿗疝：少

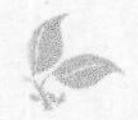

腹控卵，肿急绞痛也。寒主拘缩故也。寒极而土化制之，故肿满也。《经》言‘丈夫癞疝’，谓阴器连少腹急痛也。故言‘妇人少腹肿’。皆肝足厥阴之脉也。《经》注曰：‘寒气聚而为疝也。’又按《难经》言，五脏皆有疝，但脉急也。注言：‘脉急者，寒之象也。’然寒则脉当短少而迟，今言急者，非急数而洪也，由紧脉主痛，急为痛甚，病寒虽急，亦短小也。所以有痛而脉紧急者，脉为心之所养也，凡六气为痛则心神不宁，而紧急不得舒缓，故脉亦从之而见也。欲知何气为其痛者，适其紧急相兼之脉，而可知也。如紧急洪数，则为热痛之类也。又《经》言：‘脾传之肾，病名曰疝瘕，少腹烦冤而痛，出白蛊。’注言：‘少腹痛，溲出白液也，一作客热内结，销烁脂肉，如虫之食，故名白蛊也。’然经之复言热为疝瘕，则亦不可止言为寒，当以脉证别之。”[22]216,217

《黄帝素问宣明论方·卷一 厥疝 主腹痛》：“脉至大虚，积气腹中，隐而难见，阴沉，使脾弱，寒于肢膜，气厥逆也。”[23]12

卷一“蛊病证 主脾风”：“脾风传肾，一名疝气，小腹痛，出白液，名曰蛊。《左传》云：惑以丧志，名为蛊，乃真精不守也。”[23]15

卷二“控睾证 主小肠”：“《甲乙经》云：小肠病，结于腰上而不下，痛冲心肺，邪所系，茴香楝实丸主之，治小肠病结上而不下，痛冲心肺。”[23]59

卷二“阴疝证 主男病”：“足厥阴之脉，环器底，小腹肿或痛，肾虚寒，水涸，渴。泻邪补脉为治。”[23]60

卷二“心疝证 主心痛”：“心脉急，小腹有形，心不受邪，必传于腑，故小腹有形。心气逆不顺，当痛不已。当兼心气治，不止为有寒邪所中。”[23]62

《三因极一病证方论·卷十四》：“夫阴癞，属肝系宗筋，胃阳明养之。世多不识，谓之外肾，非特名义差错，亦使内脏不分，其可不辨。古方虽出四证，但曰肠癞、气癞、水癞、卵胀，殊不别其所因。如肠癞，则因房室过度，元脏虚冷，肠边膂系不收，坠入癞中，上下无定，谓之肠癞，属不内外因。病者久蓄忧思，恐怒兼并，随脏气下坠阴癞，肿胀急痛，名曰气癞，属内所因。病者久坐冷湿，湿气下袭，致阴肿胀，名曰水癞，属外所因。病者劳役无节，及跨马坐车，致卵核肿胀，或偏有大小，上下无常，名曰卵胀，亦属不内外因。有小儿生来便如此者，乃宿疾也。卵胀、肠癞，皆难治，气癞、水癞治之易愈。又寒疝下注，入于癞中，名曰狐疝，亦属癞病。世人因此并以癞病为疝气，不审之甚。妇人阴门挺出，亦称癞病，名义不分，有如此者。”[24]245

《儒门事亲·卷二》：“疝有七，前人论者甚多。非《灵枢》《素问》《铜人》之论，余皆不取。非余好异也，但要穷其原耳。七疝者何？寒疝、水疝、筋疝、血疝、气疝、狐疝、癞疝，是谓七疝。俗工不识，因立谬名，或曰膀胱，或曰肾冷，或曰小肠气，小儿曰偏气。立名既谬，并丧其实，何哉？盖医者既断为膀胱、肾冷、小肠气，又曰虚寒所致。其药之用也，不鹿茸、巴戟，则杜仲、苁蓉；不附子、乌头，则干姜、官桂；不楝实、怀香，则金铃、补骨脂。朝吞暮饵，曾无殊效。三二十年，牢不可去。间因微病，稍似开通。执此微芒，浸成大错。标既不除，本必归甚。处处相传，曾无觉者。岂知诸疝，皆归肝经。”[25]60,61“寒疝：其状囊冷，结硬如石，阴茎不举，或控睾丸而痛。得于坐卧湿地，或寒月涉水，或冒雨雪，或卧坐砖石，或风冷处使内过劳。宜以温剂下之。久而无子。水疝：其状肾囊肿痛，阴汗时出，或囊肿而状如水晶，或囊痒而燥，出黄水，或少腹中按之作水声。得于饮水醉酒，使内过劳，汗出而遇风寒湿之气，聚于囊中，故水多，令人为卒疝。宜以逐水之剂下之，有漏针去水者，人多不得其法。筋疝：其状阴茎肿胀，或溃或脓，或痛而里急筋缩，或茎中痛，痛极则痒，或挺纵不收，或白物如精，随溲而下。久而得于房室劳伤，及邪术所使。宜以降心之剂下之。血疝：其状如黄瓜，在少腹两旁、横骨两端约中，俗云便痈。得于重感，春夏大燠，劳动使内，气血流溢，渗入脬囊，留而不去，结成痈肿，脓少血多。宜以和血之剂下之。气疝：其状上连肾区，下及阴囊，或因号哭忿怒，则气郁之而胀，怒哭号罢，则气散者是也。有一治法，以针出气而愈者。然针有得失，宜以散气之药下之。或小儿亦有此疾，俗曰偏气。得于父已年老，或年少多病，阴痿精怯，强力入房，因而有子，胎中病也。此疝不治，惟筑宾一穴言之。狐疝：其状如瓦，卧则入小腹，行立则出小腹入囊中。狐则昼出穴而溺，夜则入穴而不溺。此疝出入，上下往来，正与狐相类也。亦与气疝大同小异。今人带钩钤是也。宜以逐气流经之药下之。㿗疝：其状阴囊肿缒，如升如斗，不痒不痛者是也。得之地气卑湿所生。故江淮之间，湫塘之处，多感此疾。宜以祛湿之药下之。女子阴户突出，虽亦此类，乃热则不禁固也。不可便谓虚寒而涩之、燥之、补之。本名曰瘕，宜以苦下之，以苦坚之。王冰云：阳气下坠，阴气上争，上争则寒多，下坠则筋缓，故睾垂纵缓，因作㿗疝也。"[25]65.66

《松崖医径·卷下》："疝气者，《内经》曰：肝脉大急沉，皆为疝。又曰：三阳急为瘕，三阴急为疝。《难经》曰：任脉之为病，其内苦结，男子为七疝。夫所谓七疝者，寒、水、筋、血、气、狐、㿗，七者是也。医者宜分别七证而治之。"[26]48

《医学正传·卷四 疝气》："《内经》曰：肝脉大急沉，皆为疝。又曰：三阳急为瘕，三阴急为疝。《难经》曰：任脉之为病，其内苦结，男子为七疝。夫所谓七疝者，寒、水、筋、血、气、狐、㿗，七者是也。"[27]232

《种杏仙方·卷二》："疝气七种要推详，寒水筋血气狐㿗。湿热在内因寒裹，阴肿小腹痛如锥。"[28]50

《考证病源·七般疝气在厥阴》："七疝者，寒疝、水疝、血疝、气疝、筋疝、狐疝、㿗疝也。张子和论之详矣。"[29]47

《简明医彀·卷三 疝气》："《经》曰：任脉为病，男子内结七疝，女子带下瘕聚。夫疝者，少腹控引睾丸，胀急而肿痛也。由郁热内积，抑遏至久，寒湿外侵，收引拘缩，相搏而痛。冲上则面黑口噤；坠下则仆地昏沉，甚至绝者，亦为顽证，有七种之别。水疝，肿胀明亮，瘙痒水出，得之醉酒饮冷，汗泄当风，宜逐水。寒疝，囊冷结硬，阴茎不睾，得之坐卧湿处，子嗣艰难，宜温经。㿗疝，大如升斗，不痒不痛，得之地卑土薄，江淮多感，宜渗湿。血疝，小腹之旁，横骨中肿（俗名便毒），得之气血凝滞，留结为痈，宜攻散。气疝，状连肾区，下及阴囊，得之号哭忿怒，气郁而成，宜散滞。狐疝，卧入昼出，往来有声（今铁圈托），得之郁怒愤气，抑遏不舒，宜逐气。筋疝，阴肿溃痛，挺纵溲浊，得之房欲之伤，邪术所感，宜制火。"[30]170

《明医指掌·卷六 疝证》："【歌】寒水㿗血气狐筋，先哲空留七疝名。盖是肝经原有热，外边却被湿寒侵。或因死血并痰饮，郁在囊中气不行。控引睾丸生肿痛，或如瓜瓠或蛙声。要将标本分寒热，感受仍评重与轻。勿指膀胱心肾气，当知正属厥阴经。"[31]170

《秘方集验·卷下 疝气诸症》："七疝总论……七疝症各不同，治亦有别。如寒疝囊冷，结硬如石，阴茎不举或控睾丸痛。得于坐卧湿地、涉水，以去湿之剂下之。水疝，囊肿如水晶，阴汗、痒，搔出黄水，或小腹按之作水声。得于醉酒行房，汗出遇风，寒湿结囊中，以逐水之剂下之。筋疝，阴茎肿胀，或溃或脓或痛，里急筋缩，或茎中痛，痛极则痒，或挺出不收，白物如精，随溺出。得于房中邪术所使，宜降心火之剂下之。血疝，状如黄瓜，在小腹两旁，横骨两端，俗名便痈。得之重感，春夏大燠，劳于使内，其气流溢，渗于脬囊，结为痈肿，以和血药下之。气疝，上连肾区，下及阴囊；或号哭忿怒，气郁而胀，以散气药下之。狐疝，状如瓦，卧则入腹，行则出，上下无定，如狐之惑也，故名之，以逐气流经之剂下之。㿗疝，阴囊肿大如升斗，不痒不痛，因受湿气而生，宜去湿之剂下之。"[32]89

《医宗说约·卷二 疝》："小腹急痛连睾丸，疝气还来有七般（寒、水、筋、血、气、狐、㿉七疝），总为房劳并辛苦，履冰涉水又经寒。《素问》以下皆寒治，丹溪湿热法方完。"[33]117

《济世神验良方·疝气门》："经有七疝：寒、水、筋、血、气、狐、溃也，诸方甚多，效者少见，若用黑丑、槟榔等药，克伐破气，非徒无益，而又害之矣。此疾于人无大害，苦痛时服药数剂，痛止宜听之。"[34]58

《证治汇补·卷七 疝气》："疝分七种……七疝者：寒、水、筋、气、血、狐、㿗也。寒疝囊冷，结硬如石，阴茎不举，胫痛引丸。此坐卧湿地，寒月涉水冒雨，或劳碌热极，坐卧砖石，或风冷处使内过劳而得，宜温经散寒。水疝肾囊肿痛，阴汗时出，或肿如水晶，或发痒而搔流黄水，或小腹按之作水声。此醉酒行房，或汗出过风，寒湿之气，聚于囊中而得，宜利水除湿。筋疝阴囊肿胀，或溃或痛，或筋缩里急，或挺纵不收，或茎中痛极作养，或白物随溲下流。此房术丹药积郁不散所致，宜清火解毒。血疝状如黄瓜，在小腹两傍横骨之端，俗云便毒，或睾丸偏大，阴分作痛，甚则血溢气聚，流入脬囊，结成痈肿。此醉饱入房，或扑损积怒，血流隧道所致，宜和血消瘀。气疝上连肾俞，下及阴囊，遇恚怒悲哀，则气滞而胀，胀罢则散，或劳役坐马，摩击睾丸，致令肿胀。此肝气怫郁所致，宜散气疏肝。小儿每患此，俗名偏气。因父精怯弱，强力入房，乃胎病，惟灸筑宾穴可消。狐疝状如仰瓦，在小腹，立则出囊而肿胀疼痛，卧则归腹而闷苦皆消，上下无定，如狐之昼出夜入。此脾气下陷所致，宜升阳降阴。今人带钩钳者是也。㿗疝阴囊肿硬，如升如斗，不痛不痒。此感地气卑湿所生。故江淮之间，湫溏之处，多有此疾。宜导湿利水。"[35]389

《经验丹方汇编·疝气》："七疝症各不同，治亦有别。如寒疝：囊冷、结硬如石、阴茎不举或控睾丸痛，得于坐卧湿地、涉水，以去湿之剂下之；水疝：囊肿如水晶，阴汗、痒搔出黄水，或小腹按之作声，得于醉酒行房，汗出遇风，寒湿结囊中，以逐水之剂下之；筋疝：阴茎肿胀，或溃或浓或痛，里急筋缩，或茎痛。痛极则痒，或挺出不收，白物如精、随溺出，得于房中邪术所使，宜降心火之剂下之；血疝：状如黄瓜，在小腹两旁，横骨两端，俗名便痈，得于重感春夏大燠，劳于使内，其气流溢，渗入脬囊，结为痈肿，以和血药下之；气疝：上连肾区，下及阴囊，或号哭忿怒气郁而胀，以散气药下之；狐疝：状如瓦，卧则入腹，行则出，上下无定，如狐之惑也，故名之，以逐气流经之剂下之；㿗疝：阴囊肿大如升斗，不痒不痛，因受湿气而生，宜去湿之剂下之。"[36]77,78

《疡医大全·卷二十四 疝气偏坠门主论》："夫疝者，是阴气积于内，复为寒气所袭而发，故《素问》以下论疝，皆以为寒，然不可单论曰寒。盖虽为寒郁而作，亦由醉饱无度，内蒸湿热，痰积流于厥阴，木性急速，又为寒束，是以痛甚。症虽见于肾，病实本乎肝，厥阴肝脉络于阴器耳，可见内积湿热郁于中，外被寒邪郁束于外，且有痰饮、食积、死血郁结为病，故谓专主肝经而与肾绝无相干也，其候睾丸牵引少腹，或无形无声，或有形如瓜，有声如蛙，激搏而痛，无有定处，不堪忍也。其证有七：寒、水、㿗、血、气、狐、筋是也。(《冯氏锦囊》)"[37]924

《文堂集验方·卷二》："疝气症有各别，治亦不同。如寒疝，囊冷结硬如石，阴茎不举，或引睾丸痛。乃起于坐卧湿地，或寒月涉水，喜暖畏寒者是也，以温暖去湿之药治之。水疝，囊肿如水晶，阴汗痒瘙出黄水，或小腹按之作水声。乃得于醉酒行房，汗出遇风寒，湿结囊中，以逐水之剂下之，筋疝，阴茎肿胀，或溃或脓，里急筋缩疼痛，痛极则痒，或挺出不收，溺浊如精。乃得于房中邪术所致，宜降心火之药治之。血疝，状如黄瓜，在小腹两傍横骨两端，俗名便痈，得之春夏大暖，劳于使内，其气流溢，渗入脬囊，结为痈肿，以和血药治之。气疝，上连肾区，下及阴囊，或因号哭、忿怒气、郁而胀，以散气药治之。狐疝，状如瓦，卧则入腹，行则出，上下无定，如狐之惑也，以逐气、流经之药治之。㿗疝，阴囊肿大，如升如斗，不痒不痛。因受湿气而生，多服去湿之药治之。凡患疝气者，杨梅不可与烧酒同食，食则即时举发，无药可解矣。慎之。"[38]56

《时方妙用·卷三 疝气》:“疝者,小腹睾丸为肿为痛是也。其名有七:曰寒疝,囊冷结硬如石,阴茎不举,或控睾丸而痛;曰水疝,肾囊肿痛,阴汗时出,或肿状如水晶,或囊痒而外出黄水;曰筋疝,阴茎肿胀,或溃或脓,或里急筋缩,或出白物;曰血疝,状如黄瓜,或小腹两旁横骨两端约中,俗云便痈;曰气疝,上连肾区,下及阴囊或因号哭忿怒则胀,罢则气散;曰狐疝,卧则入小腹,行立则出小腹;曰㿗疝,阴囊肿缒,如升如斗,不痒不痛。然亦不必拘者。《经》云:‘任脉为病,男子内结七疝,女子带下瘕聚。’又曰:‘足厥阴肝病,丈夫㿗疝,妇人少腹肿。’大抵任病、肝病居多,小肠病亦多,各经亦间有之。”[39]81

《奉时旨要·卷三 疝》:“凡小腹睾丸为肿为痛,止作无时者,皆为疝。七疝者,寒、水、筋、血、气、狐、㿗也。”[40]54

《医学刍言·第二十二章》:“疝有七种,多属肝经为病。一曰寒疝,睾丸冷硬而痛,宜温之,如吴萸、小茴、川楝子、胡芦巴;甚则肉桂、附子。一曰水疝,囊肿出水,宜萆薢、茯苓、半夏、橘皮、苡仁等。一曰筋疝,不在阴囊,而在阴茎,阴茎肿大,或碎流脓水,此属湿火,宜龙胆泻肝汤。近世名下疳,不名筋疝。筋疝之疝,在胯凹,有筋一条,肿胀者是也。一曰血疝,即世俗夹痈、鱼口、便毒之类,在外科门。一曰气疝,忿怒劳碌,则囊肿而痛,气平则安,宜乌药、木香、吴萸、山栀。一曰狐疝,卧则入少腹,行立则出少腹而下注,亦宜温通。一曰㿗疝,囊大如斗,不能全愈,亦不害命。”[41]23

《经验良方全集·卷二 疝气》:“疝音讪,肾病。《素问》黄帝曰:诊得心脉而急为何病,岐伯曰:病名心疝,少腹当有形也。心为牡脏,小肠为之使,又脉急者曰疝瘕。少腹痛,又释名疝,诜也。气诜诜然,上入而痛也。方书曰:三阳急为瘕,三阴急为疝。《难经》曰:任脉之为病,其内苦结,男子为七疝。七疝者,寒、水、筋、血、气、狐、㿗七者是也。”[42]95

《严氏济生方·卷二 诸疝论治》:“巢氏云:疝者,痛也,皆由荣卫虚弱,饮食寒温不调,致风冷邪气乘虚入于腹中,遂成诸疝。发则小腹疼痛,痛或绕脐,或逆上抢心,引心皆痛。甚则手足厥冷,自汗呕逆,或大小便秘难。大抵诸疝之脉,脉当弦紧,盖弦者寒也,紧者痛也。疝有七证,厥疝、癥疝、寒疝、气疝、盘疝、附疝、狼疝是也。何以言之?厥疝则心痛足冷,食已则吐;癥疝腹中气乍满,气积如臂;寒疝因寒饮食,卒然胁下腹中痛;气疝腹中乍满乍减而痛;盘疝腹中痛引脐旁;附疝腹痛连脐,下有积聚;狼疝小腹与阴相引而痛。诸疝不愈,邪气留滞,乃成积聚。其为病也,或左或右,胁下有如覆杯,或脐上下如臂,或腹大如盘,令人羸瘦少气,洒淅寒热,嗜卧,饮食不为肌肤,或腹满呕泄,或遇寒则痛。其脉厥而紧,浮而牢,皆积聚之脉也。但牢强急者生,虚弱急者不可治。”[43]17

卷四“阴㿗论治”:“夫阴㿗之证有四种:一曰肠㿗,二曰气㿗,三曰卵胀,四曰水㿗是也。《圣惠》云:肾气虚,风冷所侵,流入于肾,不能宣散而然也。《三因》云:阴㿗属肝,系宗筋,胃阳明养之。考之众论,俱为至当。多由不自卫生,房室过度,久蓄忧、思、恐、怒之气,或坐卧冷湿处,或劳役无节,皆能致之。病则卵核肿胀,偏有大小,或坚硬如石,或脐腹绞痛,甚则肤囊肿胀,多成疮毒,轻者时出黄水,甚则成痈溃烂。大抵卵胀、肠㿗皆不易治,气㿗、水㿗灸之易愈也。又有小儿有生以来便如此者,乃宿疾也。四㿗治法,橘核圆用之屡验,谩录于后。”[43]57

《普济方·卷二百四十七 㿗疝》:“夫肾主纳气,人之气海系焉。肾虚而为风寒所乘,为暑湿所袭,为喜怒忧恐所伤。而冰结不散,又与气搏,是以群邪聚于其中。曰疝、曰奔、曰小肠气、曰膀胱气。皆是物也。其候不特外肾小腹作痛,或攻刺于腰胁,或游走于背膂,或冷气抢心,心下痛满,或手足厥冷,自汗呕逆,痛绕脐旁,或胁之左右如杯,或脐之上下如臂,或腹中累累如桃李,或胃脘间,覆大如盘。有壮热恶寒者,有洒淅寒热者,有不得大小便者,有里急而下泄者，有自汗出者，有不欲食者。其于阴间，则卵有大小伸缩，而上下不常，囊有肿胀急痛，而发歇无定，挟冷触怒，则块物逼上囊根，或攻腹之胁，时和心平，则块物自循肾系，归入囊中。凡此皆谓之肾气。”[44]4048

卷二百四十七“诸疝”：“疝病有七。厥逆心痛足寒，饮食则吐者，名厥疝。腹中气满，心下尽痛，气积如臂者，名癥疝。寒饮则胁下腹尽痛者，名寒疝。腹中乍满乍寒而痛者，名气疝。腹中痛在脐旁者，名盘疝。乍腹中痛在脐下，有积聚者，名附疝。小腹与阴相引而痛，大便难者，名狐疝。凡此七疝，皆由血气凝涩，不得通利，冷剧则痛，故皆谓之疝。难经曰：任之为病，其内若结，男子为七疝，女为瘕聚，盖明此也。”[44]4051

卷二百四十八：“夫疝者，痛也。由阴气积于内，寒气不散，上冲心，故使作痛，谓之心疝也。其痛也，或如锥刀所刺，或隐隐而疼，或四肢逆冷，或唇口变青。皆其候也。”[44]4071“夫《内经》谓黄脉之至也，大而虚，有积气在腹中，有厥气，名曰厥疝。女子同法。得之疾使四肢汗出当风。夫疝疾隐而难见，阴沉而伏也。今脾虚，风寒客于膜腹之间，不能通行水谷之气，结而成积，使气道厥而不通。故谓之厥疝。”[44]4073“夫卒疝者，肾脏虚弱之人，形寒饮冷，暴受邪气，传入经脉。盖以少阴肾经与太阳膀胱，二经合为表里。猝然感邪，寒热相搏，则经脉不得流通，气道结涩而胀满。致脐腹牵引于阴，暴发疼痛。或自汗出，闷绝不省，难可堪忍。故名卒疝也。”[44]4074“夫寒疝为病，阴冷内积，胃气不行，结于腹内。故遇寒则发。其状恶寒不欲食，手足冷，绕脐痛，自汗出，遇寒则发，其脉弦紧是也。”[44]4076“《黄帝针经》曰：足厥阴之脉环阴器，抵少腹，是动则病丈夫㿉疝。即阴疝也。嗜欲伤肾，肾水涸竭，无以滋荣肝气，故留滞内结，发为阴疝之病也。世俗论阴疝者，为肾余气。殊不知邪实，又本于肝经也。治法宜泻邪气之实，补肝经之虚。”[44]4088

卷二百五十：“夫阴㿉者，由肾气虚，为风冷所侵，流入肾经，不能宣散故也。㿉有四种：有肠㿉，有卵㿉，有气㿉，有水㿉。肠㿉、卵㿉难瘥，气㿉、水㿉针灸易愈也。”[44]4125

《医方选要·卷七 疝气》：“夫疝者，睾丸连小腹急痛也。《素问》《灵枢》《脉经》所论疝证最多，难以尽举。姑以七疝论之：一曰厥疝，谓厥逆心痛，足寒，饮食吐逆不下。二曰癥疝，腹中气乍满，心下尽痛，气积如臂。三曰寒疝，因寒饮食积，胁下腹中尽痛。四曰盘疝，腹中气痛，盘结脐傍。五曰气疝，腹中乍满乍减而痛。六曰附疝，腹中脐下有积聚。七曰狼疝，小腹与阴相引而痛，大便难。此七疝之形证也。又有所谓心疝、饥疝、疝癖、小肠气、膀胱气、奔豚气、横弦、竖弦、偏坠、木肾、肾余、阴肿，其名不同，要皆疝之类也。”[45]211,212

《医学入门·外集 卷四 疝气》：“小肠膀肾总由肝；《局方》多以为小肠气、膀胱气、肾气者，亦自其标末而言，其实主于肝也。盖肝环阴器，而上入小肠；又肝肾所属于下，与冲任督相附；肾与膀胱为脏腑，其气相通，运为外肾，系于睾丸，此三经相连相会。然肝主筋，睾丸虽名外肾，非厥阴环而引之，与玉茎无由伸缩，在女子则为篡户。经云：邪在小肠，连睾系属于肾，贯肝络肺。心系气盛，厥逆上冲肠胃熏肝，散于肓，结于脐，惟取厥阴以下之。及论三脏脉，皆以滑为疝。每云风疝者，非外风也，乃肝木阳脏气动之风；论三阳疝，发寒热，言膀胱非受病之处，必传于肝而后为疝；又明堂穴法治疝皆厥阴部分，可见疝主肝经。小肠多气少血之经，忿怒忧思起于肝，而心气因之郁结，心与小肠为表里，膜外气聚无出，攻及膀胱。肾纳气，房劳过度，败精蓄为邪水，气滞入里，胞络真气，膀胱气胀，然皆肝所主也。所以病发，不特外肾、小腹作痛，或攻刺腰胁，或游走胸背，或抢心痛，或绕脐痛，男子遗精，女子不月，令人羸瘦少气，洒淅寒热，食少呕吐吞酸。久则遂成暴吐，甚则角弓反张，咬牙战汗，冷汗流不止者，难治。”[46]376

外集 卷四“疝气”：“水筋气血狐㿉寒。水疝，囊肿如水晶，或囊痒而流黄水，阴汗自出，小腹按之作水声，得于醉酒行房，遇外邪结于囊中。筋疝，阴茎肿胀，或挺长不收，或痛痒至极，得于房劳。血疝，如黄瓜在小腹两旁，俗云便毒，得于春夏大燠，气劳于使内，血渗入浮囊，结气痈肿。气疝，上连肾俞，下及阴囊，得于号哭忿怒，气郁而胀，或劳役坐马，致核肿胀，偏有大小者，难治。狐疝，状如仰瓦，卧则入小腹，如狐之昼出穴而溺，夜入穴而不溺，亦与气疝大同。癞疝有四种，详后。寒疝，囊冷结硬如石，阴茎不举，或控睾丸而痛，得于寒湿，使内过劳，久而无子。此七疝之名，从经旨也，余旨谬妄不敢。凡疝，久则成积，盘附脐之上下左右，为瘕为癥。”[46]376“阴癞肿痛硬如石，此即癞疝，在妇人则阴户突出。寒胜则痛，湿胜则肿，寒湿相搏，热毒又重，则肿硬如石。肠癞，即小肠气，吊外肾偏坠肿痒。卵癞，玉茎肿硬，引脐绞痛，甚则阴缩肢冷，囊上生疮或痈。二证出水不止者，死。气癞，素有湿热，因怒激起相火，昏眩，手搐如狂，面黑，睾丸能左右相过，气疝饮、萸连栀石丸。寒冷者，五积散、蟠葱散、当归四逆汤、木香匀气散、青木香丸、茱萸内消丸、黑锡丹。水癞，外肾肿大如斗如升，不痛不痒，得于卑湿，五苓散加小茴，韭汁为丸、单竹茹汤。热者，三白散，橘核散。久者，橘核丸。”[46]376“硬木不通肿偏丸。此又言癞疝之中有木肾者，有偏坠者。木肾，坚硬顽痹不痛，乃心火不降，肾水不温，活肾丸、四制茱萸丸、四炒川楝丸，或单用雄楮树叶，不结子者是，晒干为末，酒糊丸梧子大，每五十丸，空心盐酒下。又有跌伤惊气与败血攻入者，当消瘀血。偏坠，肿有大小；偏左多瘀血怒火，或肾气虚横；偏右多湿痰食积。是知癞疝证兼七疝，治宜详审，故特抽言之。外治，摩腰膏。小儿偏坠，牡丹皮散。妇人子宫突出，有寒湿者，泽兰叶散、金液丹；有热则不固者，小柴胡汤合四物汤，加龙胆草、青皮。”[46]376,377

《本草纲目·卷三》：“腹病曰疝，丸病曰㿗。有寒气，湿热，痰积，血滞，虚冷。男子奔豚，女子育肠，小儿木肾。”[47]188

《类经·卷十三》：“其传为索泽，其传为颓疝。（阳邪在表为热，则皮肤润泽之气必皆消散，是为索泽也。颓疝者，小腹控睾而痛也。按邪气脏腑病形篇曰：膀胱病者，小便偏肿而痛。小肠病者，小腹痛，腰脊控睾而痛。是太阳之传为颓疝也。颓，癞同。）”[48]183

卷十七：“愚按：本经诸篇所言疝证不一，有云狐疝，以其出入不常也。有癞疝者，以其顽肿不仁也。有冲疝者，以其自少腹上冲心而痛也。有厥疝者，以积气在腹中而气逆为疝也。有瘕者，以少腹冤热而痛出白，一名曰蛊也。有六经风疝者，如本篇之所云也。有小肠疝者，如《邪气脏腑病形篇》曰小肠病者，小腹痛，腰脊控睾而痛，时窘之后者，亦疝之属也。是皆诸疝之义。按《骨空论》曰：任脉为病，男子内结七疝，女子带下瘕聚。盖任脉者，起于中极之下，以上毛际，循腹里，上关元，总诸阴之会，故诸疝之在小腹者，无不由任脉为之原，而诸经为之派耳。云七疝者，乃总诸疝为言，如本篇所言者六也，《邪气脏腑病形篇》所言者一也，盖以诸经之疝所属有七，故云七疝。若狐癞冲厥之类，亦不过为七疝之别名耳。后世如巢氏所叙七疝，则曰厥、癥、寒、气、盘、胕、狼。至张子和非之曰：此俗工所立谬名也。盖环阴器上抵小腹者，乃属足厥阴肝经之部分，是受疝之处也。又曰：凡疝者，非肝木受邪，则肝木自甚，皆属肝经。于是亦立七疝之名，曰寒、水、筋、血、气、狐、癞，治多用下。继自丹溪以来，皆宗其说。然以愚观之，亦未为得。夫前阴小腹之间，乃足三阴阳明任冲督脉之所聚，岂得独以厥阴经为言？但如本篇六疝皆兼风言者，本非外入之风，盖风属肝，肝主筋，故凡病各经之疝者，谓其病多在筋而皆挟肝邪则可；若谓必在厥阴，则不可也。后世议论徒多，又安能出《内经》之围范哉？学者当以经旨为正。至于治之之法，大都此证寒则多痛，热则多纵，湿则多肿坠，虚者亦然，若重在血分者不移，在气分者多动。分察六者于诸经，各因

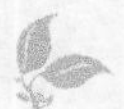

其多少虚实而兼治之，自无不效也。又诸疝详义，具会通类疾病二十六。”[48]262

《张氏医通·卷七 疝》：“巢氏所叙厥疝、癥疝、寒疝、气疝、盘疝、胕疝、狼疝，戴人又立寒疝、水疝、筋疝、血疝、气疝、狐疝、㿗疝之名，各七。然皆谬立多名，殊非切要……冲疝者，气上冲心下，二便不通……狐疝者，卧则入腹，立则出腹……㿗疝者，少腹控卵，肿急绞痛……水疝，肾囊肿痛，阴汗如流，囊如水晶，小腹内按之作声……木肾，则阴丸肿大作痛，顽痹结硬……厥疝者，厥气上冲心腹……瘕疝，脾传之肾，少腹冤热而痛出白……偏坠初起……小肠气者，小肠经为病，小腹引睾丸连腰脊而痛……厥而上冲肝脉，控引睾丸，上而不下，痛冲心肺，病名控睾……膀胱气者，膀胱经为病，小腹肿痛，不得小便是也。”[49]174,175

《黄帝素问直解·卷五》：“七疝，狐疝、颓疝，及五藏之疝也。”[50]408

《医学心悟·卷三 疝气》：“疝者，少腹痛，引睾丸也。《经》云：任脉为病，男子内结七疝，女子带下瘕聚。七疝者，一曰冲疝，气上冲心，二便不通也。二曰狐疝，卧则入腹，立则出腹也。三曰㿗疝阴囊肿大，如升如斗也。四曰厥疝，肝气上逆也。五曰瘕疝，腹有癥痞，痛而热，时下白浊也。六曰㿉疝，内裹脓血也。七曰㿉癃疝，内裹脓血，小便不通也。愚按：厥疝即冲疝，㿉癃疝即㿉疝，其名有七，其实五者而已。”[51]166“小肠气者，脐下转痛，失气则快。膀胱气者，脐热痛，涩于小便，即胞痹也。痃者，状如弓弦，筋病也。癖者，隐状于内，疼痛着骨也。癥者，有块可征，血病也。瘕者，假也，忽聚忽散，气病也。以上诸证，虽作痛，不引睾丸，故不以疝名之。”[51]167

《医宗金鉴·杂病心法要诀·卷四十二》：“《经》云任脉结七疝，子和七疝主于肝，肝经过腹环阴器，任脉循腹里之原。疝证少腹引阴痛，冲上冲心二便难，厥吐瘕癥狐出入，溃脓癃秘木㿗顽。【注】《经》曰：任脉为病，男子内结七疝，女子带下瘕聚。瘕聚者，即女子之疝也。七疝主任者，原以任脉起中极，循腹里也。七疝主肝者，盖以肝经过腹里，环阴器也。是以诸疝病，无不由是二经，故主之也。疝病之证，少腹痛引阴丸，气上冲心，不得二便者，为冲疝也。少腹痛引阴丸，肝之逆气冲胃作吐者，为厥疝也。少腹之气不伸，左右癥块作痛者，为瘕疝也。卧则入腹，立则出腹入囊，似狐之昼则出穴而尿，夜则入穴而不尿者，为狐疝也。少腹痛引阴丸，横骨两端约文中状如黄瓜，内有脓血者，为㿉疝也。少腹痛引阴丸，小便不通者，为癃疝也。少腹不痛，阴囊肿大顽硬者，为㿗疝也。”[52]91

《金匮翼·卷八 疝症统论》：“昔人论疝，有专主厥阴经者，有专主任脉者，有兼言五脏者。主厥阴者，谓肝之脉环阴器，抵少腹，是厥阴之分，乃受疝之处也。主任脉者，谓《内经》任脉为病，男子内结七疝，故任之脉，为疝之源也。兼五脏者，谓《内经》心脉搏急为心疝，肺脉沉搏为肺疝，又太阴脉滑为脾风疝，太阳脉滑为肾风疝，少阳脉滑为肝风疝之类是也。以愚观之，则疝病未有不本于肝者，盖任为阴脉之海，其脉同足厥阴并行腹里，而五脏之疝，其脉曰搏急，曰滑。夫搏急是肝脉，滑则为病风，气通于肝，故任脉诸脏，虽皆有疝，莫不连合肝经。所谓有形如瓜，有声如蛙，或上于腹，或下于囊者，方可谓之疝病。其不与肝相干者，则不得谓之疝矣。至论疝病之因，有主寒者，有主湿热者，有火从寒化者。要之，疝病不离寒湿热三者之邪，寒则急，热则纵，湿则肿，而尤必以寒气为之主。其有热者，寒邪郁热于内，非热能病疝，亦非热能变寒也，故曰热为寒郁则可，热从寒化则不可。又疝者痛也，不特睾丸肿痛为疝，即腹中攻击作痛，控引上下者，亦得名疝。所以昔贤有腹中之疝与睾丸之疝之说。戴人且谓妇人亦有疝。凡血涸不月，少腹有块等症皆是，要不离乎肝经为病，盖肝者藏血主筋而其气暴，且善攻冲也。”[53]243“诸疝名状，巢氏、戴人言之最详。巢氏辨列七疝，曰厥，曰癥，曰寒，曰气，曰盘，曰胕，曰狼。其厥热心痛，吐食不下者，名曰厥疝。腹中气乍满，心下尽痛，气积如臂者，曰癥疝。寒饮食，即胁下腹中尽痛，曰寒疝。腹中乍满乍减而痛，曰气疝。腹中痛在脐旁，曰盘疝。腹中脐下有积聚，曰胕疝。小腹与阴相引而痛，大便难，曰狼疝。此皆痛在心腹之疝也。戴人亦分七疝，曰寒，曰水，曰筋，曰血，曰气，曰狐，曰㿗。寒疝，其状囊气冷，结硬如石，阴茎不举，连控睾丸而痛，得之坐卧湿地及砖石，或冬月涉水，或风冷处使内过劳，宜以温剂下之，久而无子。水疝，其状肾囊肿痛，阴汗时出，或囊肿状如水晶，或囊痒搔出黄水，或小腹按之作水声，得之饮水，或醉酒使内过劳，汗出而遇风寒湿之气聚于囊中，故水多令人为卒疝，宜以逐水之剂下之。筋疝，其状阴茎肿痛，或溃或脓，或里急筋缩，或茎中痛，痛极则痒，或挺纵不收，或白物如精，随溲而下，得之房室劳伤及邪术所使，宜以降心火之药下之。血疝，其状如黄瓜，在小腹两旁，横骨两端约中，俗云便痈，得之春夏重感大燠，劳于使内，气血流溢，渗入脬囊，留而不去，结成痈肿，脓少血多，宜以和血之剂下之。气疝，其状上连肾区，下及阴囊，或因号哭忿怒，则郁久而胀，号哭怒罢，则气散者是也，宜以散气之剂下之。狐疝，其状如瓦，卧则入小腹，行立则出腹入囊中，狐昼出穴而溺，夜入穴而不溺，此疝出入上下往来，正与狐相类，亦与气疝大同小异也。宜以逐气流经之药下之。㿗疝，其状阴囊肿缒，如升如斗，不痒不痛，得之地气卑湿所生，故江淮之间，湫溏之处，多感此疾，宜以去湿之药下之，此皆痛在睾丸之疝也。”[53]244

《金匮启钥(幼科)·卷三 疝气论》：“疝气邪客足厥阴，令人卒疝暴痛疼。内则小腹必绞痛，外则睾丸肿大侵。此证多因寒邪犯，发源专属在肝经。小儿性急多啼哭，气动于内气疝名。治宜行气开郁结，初服柴苓(汤)继二陈(汤)。木香内消丸亦好，气疝之证此调停。冷气入腹寒疝证，调治散寒或温中。方进加味当归散，茱萸内消(丸)亦可吞。卵肿无热腹不痛，行湿消肿法宜明。加减守病丸甚美，中湿先宜把湿行。素有疝气或间发，内外牵痛背难伸。肿硬一条如小杵，二便秘塞苦不通。此证必宜何药主，当归木香汤可平。肾肿如木虽不痛，连年不消也困人。茱萸内消(丸)加黑丑，半生半炒灸章门(穴)。有坐湿地蚓吹卵，肿大而垂不须惊。苍术煎汤入盐洗，误作疝治必不灵。阴囊生疮或溃烂，脱囊之病亦无凶。紫苏研末调敷好，包用(生)荷叶须火烘(软)。外肾臊臭时复痒，柴胡龙胆(汤)服之馨。痒甚不止(胡)椒汤洗，推详治法后医听。”[54]1266,1267

《医学从众录·卷四 疝气》：“疝气，睾丸肿大，牵引小腹而痛。丹溪云：专属肝经。景岳云：病名疝气，以治疝必先治气也。盖寒有寒气，热有热气，湿有湿气，逆有逆气，俱当兼用气药也。长孙男心典按：虽有寒、水、筋、气、血、狐、㿗七疝之名，其治法不外温经散寒，除湿行气，活血、导火、软坚为主。《别录》云：以五苓散加木通、川楝子、橘核、木香统治之，实为简捷可从。若苦楝子丸，及三层茴香散，为久患不愈者立法。《千金翼》洗方，为暴痛欲死者立法，不可不知。癥瘕，即妇人之疝也。”[55]91

《救生集·卷四》：“治疝气 橘核二两，蕲艾三钱，荔枝五钱，俱烧存性，好酒二次服。”[56]

《验方新编·卷十八》：“疝气有五：寒、热、气、血、湿。又有房劳、气滞、木肾、筋疝、㿉疝、狐疝。狐疝者，日缩而夜出，种种不同，必须审症择方治之，庶几易于见效；凡患疝者，切忌饮杨梅烧。”[57]345

《不知医必要·卷三 疝气》：“此症大抵任病、肝病居多，小肠病亦多，各经间或有之。经云：男子内结七疝，女子带下瘕聚。治之之法，必先治气。”[58]112

《奇效简便良方·卷一 疝气》：“茴香炒热，分两包更换熨之。或茄蒂伏天晒干切碎(交秋不用)，将好酒蒸服。”[59]26

《秦伯未实用中医学》：“疝者，少腹痛引睾丸也。经云，任脉为病，男子外结七疝，女子带下瘕聚。七疝者，一曰冲疝，气上冲心，二便不通也。二曰狐疝，卧则入腹，立则出腹也。三曰癞疝，阴囊肿大，如升如斗也。四曰厥疝，肝气上逆也。五曰瘕疝，腹有癥瘩，痛而热，时下白浊也。六曰溃疝，内里浓血也。七曰溃癃疝，内里脓血，小便不通也。愚按厥疝即冲疝，溃癃疝即溃疝。其名有七，其实五者而已。疝之根起于各脏，而归并总在厥阴。以肝主筋，又主痛也。治疝之法非一，而分别不外气血。"[60]229

《实用中医外科学》(顾伯华)："疝者，有块冲击作痛的病证。中医文献早有记载……由此可见，历代所论疝证，包括现在临床上多种疾病。其中有指腹部剧烈疼痛，兼有二便不通的病证；也有指生殖器如睾丸、阴囊部位的病证，可兼有腹部症状，包括水疝、癞疝、㿉疝、血疝、筋疝等；还有乃泛指体腔内容物向外突出的病证，多有气痛的症状，故又有疝气、小肠气、小肠气痛等名称，包括气疝、狐疝等。实质上是指肠腔的一段突出于腹壁、腹股沟或从腹腔下进入阴囊的疾病。即是现代医学所称的疝。本节主要叙述此病。疝气多见于新生的小儿和中老年男子，女性亦可发生。"[61]384

《中医药学名词》(2005)："以阴囊、小腹疼痛肿起，涉及腰、胁、背以及心窝部、脐周，伴有四肢厥冷，冷气抢心，止作无时为主要表现的疾病。"[62]259

《中医证病名大辞典》："疝气……病名。见清·祁坤《外科大成·分治部上·下部前》：'囊痈与疝气相类。但痈则阴囊红肿热痛，内热口干，小便赤涩；若疝则小腹痛牵引肾子，少热多寒。'指外阴及小腹有可复性肿物之病变。多因素体虚弱，中气下陷，寒邪入侵而致。症见小腹疼痛，牵引外阴睾丸或阴唇，或见睾丸阴唇肿胀疼痛，哭泣、寒冷、久行站立等加重。"[63]276

《实用中医外科学》(陆德铭等)："疝者，有块冲击作痛的病证。中医文献早有记载……由此可见，历代所论疝证，包括现在临床上多种疾病。其中有指腹部剧烈疼痛，兼有二便不通的病证；也有指生殖器如睾丸、阴囊部位的病证，可兼有腹部症状，包括水疝、癞疝、㿉疝、血疝、筋疝等；还有乃泛指体腔内容物向外突出的病证，多有气痛的症状，故又有疝气、小肠气、小肠气痛等名称，包括气疝、狐疝等。实质上是指肠腔的一段突出于腹壁、腹股沟或从腹腔下进入阴囊的疾病。即是现代医学所称的疝。本节主要叙述此病。疝气多见于新生的婴儿和中老年男子，女性亦可发生。"[64]409

《中医药学名词》(2014)："阴囊、小腹疼痛肿起，涉及腰、胁、背以及心窝部、脐周，伴有四肢厥冷，冷气抢心，止作无时为主要表现的疾病。"[65]48

《王静安50年临证精要》："疝气亦名走肾，是指睾丸、阴囊肿胀疼痛或腹中攻逐作痛，牵引上下、脐部突出的一类疾病。最常见的有阴囊疝和脐疝。它包括现代医学的腹股沟斜疝、阴囊病变等。本病常见于婴幼儿。"[66]132

《中医外科学》(朱仁康)："疝，包括多种病证，散见于内、外、妇、儿诸科，名目繁多，众说不一。故至今仍尚未有统一的定义。……疝，并非指一病一证，而是辖括多种性质完全不同的病证。从外科角度而论，疝，是指阴囊肿大，不痛或痛，连引少腹，或肿伏时出，或其形渐大，重坠而胀为特征的一类疾患的总称。这是本章讨论的主要内容。换言之，由腹腔内容物向外突出所引起的疝证，以及发于阴囊、睾丸等前阴部位之疝，如狐疝、癞疝、水疝、血疝等，才属外科范围。"[67]379

《中医大辞典》："(疝)病名。出《素问·长刺节论》。又名疝气、横痃、膀胱小肠气、贼风入腹、小肠气、膀胱气、奔豚气、蟠肠气、肾系阴肿等。历代论疝，包括多种病证，范围较广。"[68]974

《中国医学百科全书·中医学》："(疝)以阴囊、小腹疼痛肿起，涉及腰、胁、背以及心窝部、脐周，伴有四肢厥冷，冷气抢心，止作无时为主证者称为疝。本条叙述以睾丸或阴囊，或女阴肿胀疼痛为主的病证。"[69]1858

《中医外科学》(谭新华等)："根据众位医家所描述的临床表现，'疝'大体可归纳为下述三类病证，一是泛指体腔内容物经腹壁薄弱或缺损处向外突出的病证。多伴有气痛的症状，故有狐疝、疝气、小肠气、小肠气痛等症名。二是指生殖器、睾丸、阴囊等部位肿大疼痛，或流出败精浊物的病症，或可兼有腹部症状，包括水疝、癞疝、㿗疝、气疝、血疝、筋疝等。三是指腹部的剧烈疼痛，兼有二便不通的病症。"[70]484

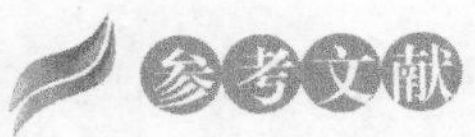

[1] 高大伦.张家山汉简《脉书》校释[M].成都：成都出版社，1992：25，68.

[2] 高大伦.张家山汉简《引书》研究[M].成都：巴蜀书社，1995：145.

[3] 马王堆汉墓帛书整理小组.马王堆汉墓帛书：四[M].北京：文物出版社，1985：206.

[4] 严健民.五十二病方注补译[M].北京：中医古籍出版社，2005：104.

[5] [汉] 史游.急就篇.卷 4.[M]//张元济.四部丛刊续编.上海：商务印书馆，1930.

[6] [汉] 刘熙.释名.卷 8.释疾病[M]//张元济.四部丛刊初编.上海：商务印书馆，1930.

[7] [宋] 陈彭年，邱雍.广韵.灰韵[M]//张元济.四部丛刊初编.上海：商务印书馆，1930.

[8] [宋] 丁度.集韵.灰韵[M].北京：中国书店，1983：225，226.

[9] 许嘉璐，安平秋.二十四史全译 史记[M].上海：汉语大词典出版社，2004：1270－1278.

[10] [战国] 佚名.黄帝内经素问[M].北京：人民卫生出版社，1963：54，76，105，112，123，124，265，272，286，320，321，345，352，353.

[11] [战国] 佚名.灵枢经(校勘本)[M].刘衡如校.北京：人民卫生出版社，1964：96，20－22，62，63，161，162，172.

[12] [汉] 张机.金匮要略方论[M].北京：人民卫生出版社，1963：32，65.

[13] [晋] 王叔和.脉经校注[M].沈炎南主编.北京：人民卫生出版社，1991：57，69，81，82，175，176，181，327，330，385，387.

[14] [南朝] 陈延之.小品方[M].高文铸辑校.北京：中国中医药出版社，1995：161，223，252.

[15] [北周] 姚僧垣.集验方[M].高文铸辑校.天津：天津科学技术出版社，1986：37，38.

[16] [隋] 巢元方.诸病源候论[M].鲁兆麟，等点校.沈阳：辽宁科学技术出版社，1997：100，101，102，162，163，191，225.

[17] [唐] 孙思邈.备急千金要方校释[M].李景荣，等校释.北京：人民卫生出版社，1998：54，66，118，362，530，569，669，670.

[18] [唐] 王焘.外台秘要方[M].高文柱，等校注.北京：华夏出版社，2009：163，744.745，163，164.

[19] [日] 丹波康赖.医心方[M].高文柱校注.北京：华夏出版社，2011：171，172，215，216，522.

[20] [宋] 王怀隐.太平圣惠方[M].北京：人民卫生出版社，1958：52，1346，1487，1488，1489，1493，2233，2972，2973.

[21] [宋] 赵佶.圣济总录[M].北京：人民卫生出版社，1962：1651，1653，1654，1659，1660，1662，1665，1669，2969，3220.

[22] [金] 刘完素.素问玄机原病式[M].曹公寿，宗全和注释.北京：人民卫生出版社，1983：216，217.

[23] [金] 刘完素.黄帝素问宣明论方[M]//曹炳章.中国医学大成续集.上海：上海科学技术出版社，2000：12，15，59，60，62.

[24] [宋] 陈无择.三因极一病证方论[M].侯如艳校注.北京：中国医药科技出版社，2011：245.

[25] [金] 张从正.儒门事亲[M].刘更生点校.天津：天津科学技术出版社，1999：60，61，65，66.

[26] [明] 程玠.松崖医径[M]//裘庆元.珍本医书集成 第2册.北京：中国中医药出版社，2012：48.

[27] [明] 虞抟.医学正传[M].郭瑞华，等点校.北京：中医古籍出版社，2002：232.

[28] [明] 龚廷贤.种杏仙方 鲁府禁方[M].王志洁点校.北京：中医古籍出版社，1991：50.

[29] [明] 刘全德.考证病源[M].黄素英点校.上海：上海科学技术出版社，2004：47.

[30] [明] 孙志宏.简明医彀[M].余瀛鳌点校.北京：人民卫生出版社，1984：170.

[31] [明] 皇甫中.明医指掌(订补本)[M].北京：人民卫生出版社，1982：170.

[32] [清] 王梦兰.秘方集验[M].王玉英，王作林点校.北京：中医古籍出版社，1990：89.

[33] [清] 蒋士吉.医宗说约[M].北京：中国中医药出版社，2004：117.

[34] [清] 佚名.济世神验良方[M].广诗，文正点校.北京：中医古籍出版社，1991：58.

[35] [清] 李用粹.证治汇补[M].黄素英点校.上海：上海卫生出版社，1958：389.

[36] [清] 钱峻.经验丹方汇编[M].赵宝朋点校.北京：中医古籍出版社，1988：77，78.

[37] [清] 顾世澄.疡医大全[M].凌云鹏点校.北京：人民卫生出版社，1987：924.

[38] [清] 何京. 文堂集验方[M]//裘庆元. 珍本医书集成. 上海：上海科学技术出版社，1986：56.

[39] [清] 陈修园. 时方妙用[M]. 杨护生点校. 福州：福建科学技术出版社，1986：81.

[40] [清] 汪涵暾. 奉时旨要[M]. 王觉向点校. 北京：中国中医药出版社，1993：54.

[41] [清] 王旭高. 医学刍言[M]. 北京：人民卫生出版社，1960：23.

[42] [清] 姚俊. 经验良方全集[M]. 陈湘萍，由昆校注. 北京：中国中医药出版社，1994：95.

[43] [宋] 严用和. 严氏济生方[M]. 刘阳校注. 北京：中国医药科技出版社，2012：17，57.

[44] [明] 朱橚. 普济方：第 6 册[M]. 北京：人民卫生出版社，1960：4408，4051，4071，4073，4074，4076，4088，4125.

[45] [明] 周文采. 医方选要[M]. 王道瑞，申好贞，焦增绵点校. 北京：中国中医药出版社，1993：211，212.

[46] [明] 李梴. 医学入门[M]. 金嫣莉，等校注. 北京：中国中医药出版社，1995：376，377.

[47] [明] 李时珍. 本草纲目[M]. 刘衡如，刘山永校注. 北京：华夏出版社，1988：188.

[48] [明] 张介宾. 类经[M]. 郭洪耀，等校注. 北京：中国中医药出版社，1997：183，262.

[49] [清] 张璐. 张氏医通[M]. 李静芳，建一，等校注. 北京：中国中医药出版社，1995：174，175.

[50] [清] 高士宗. 黄帝素问直解[M]. 于天星按. 北京：科学技术文献出版社，1982：408.

[51] [清] 程国彭. 医学心悟[M]. 田代华，等点校. 天津：天津科学技术出版社，1999：166，167.

[52] [清] 吴谦. 医宗金鉴 杂病心法要诀[M]. 北京：人民卫生出版社，1963：91.

[53] [清] 尤怡. 金匮翼[M]. 张印生，等校注. 北京：中医古籍出版社，2003：243，244.

[54] [清] 黄朝坊. 金匮启钥(幼科)[M]. 刘克丽，蒋屏点校//刘炳凡，周绍明. 湖湘名医典籍精华 妇科卷 儿科卷. 长沙：湖南科学技术出版社，2000：1266，1267.

[55] [清] 陈念祖. 医学从众录[M]. 金香兰校注. 北京：中国中医药出版社，1996：91.

[56] [清] 虚白主人. 救生集. 卷 4. 疝气门[M]. 清道光十三年刻本.

[57] [清] 鲍相璈. 验方新编[M]. 李世华校注. 北京：中国中医药出版社，1994：345.

[58] [清] 梁廉夫. 不知医必要[M]. 黄瑾明点校. 南宁：广西民族出版社，1990：112.

[59] [清] 丁尧臣. 奇效简便良方[M]. 庆诗，王力点校. 北京：中医古籍出版社，1992：26.

[60] 秦伯未. 秦伯未实用中医学[M]. 北京：中国医药科技出版社，2014：229.

[61] 顾伯华. 实用中医外科学[M]. 上海：上海科学技术出版社，1985：384.

[62] 中医药学名词审定委员会. 中医药学名词[M]. 北京：科学出版社，2005：259.

[63] 韩成仁，黄启金，王德全. 中医证病名大辞典[M]. 北京：中医古籍出版社，2000：276.

[64] 陆德铭，陆金根. 实用中医外科学[M]. 上海：上海科学技术出版社，2010：409.

[65] 中医药学名词审定委员会. 中医药学名词[M]. 北京：科学出版社，2014：48.

[66] 王静安. 王静安50年临证精要[M]. 北京：中国中医药出版社，2016：132.

[67] 朱仁康. 中医外科学[M]. 北京：人民卫生出版社，1987：379.

[68] 李经纬，邓铁涛，等. 中医大辞典[M]. 北京：人民卫生出版社，1995：974.

[69] 《中医学》编辑委员会. 中国医学百科全书 中医学[M]. 上海：上海科学技术出版社，1997：1858.

[70] 谭新华，陆德铭. 中医外科学[M]. 北京：人民卫生出版社，1999：484.

（刘 涛 卢 静）

4 • 099

茧唇

jiǎn chún

一、规范名

【汉文名】茧唇。

【英文名】lip cancer。

【注释】生于口唇部位，以初起下唇为无痛性局限性硬结，或似乳头、蕈状突出，溃烂后翻花如杨梅为主要表现的恶性肿瘤。

二、定名依据

“茧唇”作为一种外科病，其特征表现为：生于口唇部位，以初起下唇为无痛性局限性硬结，或似乳头、蕈状突出，溃烂后翻花如杨梅。最早见于元代沙图穆苏《瑞竹堂经验方》，其时即名为“茧唇”。

其后清代尤乘《尤氏喉科秘书》中的“茧唇风”，鲍相璈《验方新编》中的“唇菌”，王旭高《外科证治秘要》中的“茧唇疳”，均是当今“茧唇”的曾用名。

自元代沙图穆苏《瑞竹堂经验方》首用“茧唇”一名以来，历代沿用较多，比如：明代薛己《口齿类要》，窦梦麟《疮疡经验全书》，龚廷贤《寿世保元》，陈实功《外科正宗》，清代祁坤《外科大成》，陈士铎《洞天奥旨》，冯兆张《冯氏锦囊秘录》，许克昌、毕法《外科证治全书》，程国彭《医学心悟》，吴谦《医宗金鉴·外科心法要诀》，顾世澄《疡医大全》，郑玉坛《大方脉》，高秉钧《疡科心得集》，郭诚勋《证治针经》，邹存淦《外治寿世方》。

中华人民共和国成立后，1960年《中医外科学讲义》（上海中医学院外科教研组），1960年《中医外科学简编》（卫生部中医研究院），1961年《中医外科学中级讲义》（上海中医学院外科教研组），1964年《中医外科学》（上海中医学院外科教研组），1985年《中医外科学》（顾伯华），1986年《中医外科学》（顾伯康），1987年《中医外科学》（朱仁康），1994年《中医外科学》（王沛），1997年《中医外科学》（陆德铭），1998年《中医外科学》（金之刚），1999年《中医外科学》（谭新华，陆德铭），2000年《中医外科学》（谭新华），2002年《中医外科学》（赵尚华）均采用了“茧唇”作为正名，说明“茧唇”作为规范用名已取得共识。

我国2005年出版的由全国科学技术名词审定委员会审定公布的《中医药学名词》已以“茧唇”作为规范名，所以“茧唇”作为规范名也符合术语定名的协调一致原则。

三、同义词

【曾称】“茧唇风”（《尤氏喉科秘书》）；“唇菌”（《验方新编》）；“茧唇疳”（《外科证治秘要》）；“白茧唇”（《中国医学大辞典》）；“唇岩”“唇部恶疮”（《外科通治方》）。

四、源流考释

元代沙图穆苏《瑞竹堂经验方》记载：“治茧唇方。”[1]53 笔者认为，此处即是“茧唇”的最早记载。此后明代薛己在《口齿类要》[2]1 中记载了一条治疗茧唇的医案。稍后的窦梦麟在《疮疡经验全书》中记载：“茧唇者，此症生于嘴唇也……若唇肿起白皮，皱裂如蚕茧，故定名曰茧唇也。始起一小瘤，如豆大，或再生之，渐渐肿大，合而为一，约有寸厚，或翻花如杨梅，如疙瘩，如灵芝，如菌，形状不一。皆由六气七情相感而成，或心思太过，忧虑过深，则心火焦炽，传授脾经，或食醇酒厚味，积热伤脾而肾水枯竭以致之。”[3]593 描述了茧唇的发病部位、典型症状、病因病机。后世古籍中对茧唇的认识皆不越其樊篱。

此后“茧唇”一名沿用较多，如：明代龚廷贤《寿世保元》[4]425，陈实功《外科正宗》[5]263，清代祁坤《外科大成》[6]237，陈士铎《洞天奥旨》[7]64，冯兆张《冯氏锦囊秘录》[8]191，许克昌等《外科证治全书》[9]47，程国彭《医学心悟》[10]188，吴谦《医宗金鉴·外科心法要诀》[11]191，顾世澄《疡医大全》[12]292，郑玉坛《大方脉》[13]123，高秉钧《疡科心得集》[14]16，郭诚勋《证治针经》[15]141，邹存淦《外治寿世方》[16]67。

清代尤乘《尤氏喉科秘书》[17]11 中记载有“茧唇风”一名，笔者认为亦相当于茧唇。

此后“茧唇风”一名亦有沿用，比如清代朱费元《临证一得方》[18]21，曹沧洲《曹沧洲医案》[19]398。

清代鲍相璈《验方新编》[20]57 记载有“唇菌”一名，笔者认为亦相当于茧唇。

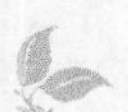

此后“唇菌”一名亦有沿用，比如：清代邹存淦《外治寿世方》[16]67，丁尧臣《奇效简便良方》[21]12，罗越峰《疑难急症简方》[22]783，民国陈守真《儿科萃精》[23]707。

清代王旭高《外科证治秘要》[24]4 中记载有“茧唇疳”一名，笔者认为亦相当于茧唇。据笔者所见，“茧唇疳”一名未有沿用。

有人认为“口紧”“月阙疮”“雁来风”[25]865“紧唇”“沈唇”[26]59 等为茧唇曾用名，笔者认为是错误的。因为，古籍记载的“口紧”“紧唇”“沈唇”“渖唇”“唇紧”“沈唇紧”“沈唇疮”都是同一种疾病，《诸病源候论》记载紧唇的特征是：“微肿湿烂，或冷或热，乍瘥乍发，积月累年。”[27]139 与茧唇不同。学者罗和古认为紧唇“相当于现代医学中的光化性唇炎、糜烂性唇炎、湿疹性糜烂性唇炎、剥脱性唇炎等病”[28]366。而据《疮疡经验全书》的记载，“月阙疮”“雁来风”“虫蚀疮”亦是“口紧”的别名[3]570。

中华人民共和国成立后，1960年《中医外科学讲义》[29]66（上海中医学院外科教研组）采用了“茧唇”作为正名，其后中医外科著作大多沿用，比如：1960年《中医外科学简编》[30]111（卫生部中医研究院），1961年《中医外科学中级讲义》[31]53（上海中医学院外科教研组），1964年《中医外科学》[32]100（上海中医学院外科教研组），1985年《实用中医外科学》[33]171（顾伯华），1986年《中医外科学》[34]109（顾伯康），1987年《中医外科学》[35]309（朱仁康），1994年《中医外科学》[36]170（王沛），1997年《中医外科学》[37]112（陆德铭），1998年《中医外科学》[38]170（金之刚），1999年《中医外科学》[39]379（谭新华等），2000年《中医外科学》[40]287（谭新华），2002年《中医外科学》[41]157（赵尚华），2004年《中医药学名词》[42]258（中医药学名词审定委员会），2014年《中医药学名词》[43]43（中医药学名词审定委员会）。

总之，茧唇一病最早见于元代沙图穆苏《瑞竹堂经验方》，其时即名“茧唇”。明代窦梦麟《疮疡经验全书》对茧唇的描述和分析对后世影响甚大，清代《尤氏喉科秘书》中的“茧唇风”，《验方新编》中的“唇菌”，《外科证治秘要》中的“茧唇疳”亦是指茧唇。“唇岩”“白茧唇”“唇部恶疮”古籍不载，应该是民国以来出现的俗称。至于“口紧”“月阙疮”“雁来风”“紧唇”“沈唇”均不宜视为茧唇的曾用名。

五、文献辑录

《诸病源候论·卷三十》：“脾与胃合，胃为足阳明，其经脉起于鼻，环于唇，其支脉入络于脾。脾胃有热，气发于唇，则唇生疮。而重被风邪寒湿之气搏于疮，则微肿湿烂，或冷或热，乍瘥乍发，积月累年，谓之紧唇，亦名渖唇。”[27]139

《瑞竹堂经验方·治茧唇方》：“黄柏（一两），五倍子（二钱），密陀僧（少许），甘草（少许）。上除黄柏外，为细末，水调匀，敷于黄柏上，火炙三、五次，炙尽药末为度，将黄柏切成薄片，临睡贴之，天明即愈。”[1]53

《口齿类要·茧唇一》：“州守刘克新患茧唇，时出血水，内热口干，吐痰体瘦，肾虚之症悉具，用济阴地黄丸，年许而愈。”[2]1

《疮疡经验全书·卷一》：“口紧……一名月阙疮，一名雁来风，一名虫蚀疮。此症急用马齿苋捣汁洗紧唇，仍用黄荠汁灌去风痰，再用冰片散吹之，然后服防风通圣散。”[3]570

卷二：“茧唇者，此症生于嘴唇也。其形似蚕茧，故名之。《内经》云：脾之荣在唇，但燥则干，热则裂，风则瞤，寒则揭。若唇肿起白皮，皱裂如蚕茧，故定名曰茧唇也。始起一小瘤，如豆大，或再生之，渐渐肿大，合而为一，约有寸厚，或翻花如杨梅，如疙瘩，如灵芝，如菌，形状不一。皆由六气七情相感而成，或心思太过，忧虑过深，则心火焦炽，传授脾经，或食醲酒厚味，积热伤脾而肾水枯竭以致之。”[3]593

《寿世保元·卷六》：“《内经》云：脾气通于口。又云：脾之荣在唇。盖燥则干，热则裂，风则肿，寒则揭。若唇肿起白皮，皱裂如蚕茧，名曰茧唇。有唇肿重出如茧者，有本细末大，如茧如瘤者。或因七情动火伤血，或因心火传授脾经，或因厚味积热伤脾。大要审本病，察兼症，补脾气，生脾血，则燥自润，火自除，风自息，肿自消。若患者忽略，治者不察，妄用清热消毒之药，或用药线揭去皮，反为翻花败症矣。”[4]425

《外科正宗·卷十》：“茧唇乃阳明胃经症也。因食煎炒，过餐炙爆，又兼思虑暴急，痰随火行，留注于唇，初结似豆，渐大若蚕茧，突肿坚硬，甚则作痛；饮食妨碍，或破血流久则变为消渴、消中难治之症。”[5]263

《外科大成·卷三》：“茧唇者初生如豆，渐大如茧，或如番花灵芝等样。肿硬疼痛，破流血水，久变消渴消中之症。由胃中积热，火痰留注所致。初起及已成无内症者。用麻子大艾灸三壮，贴蟾酥饼，膏药盖之，日久渐消。有内症作渴者，早服加减地黄丸，午服清凉甘露饮，以滋化源。如日久流血不止，见形羸虚热，面黑颧红，口干渴甚者，不治。”[6]237

《洞天奥旨·卷五》：“至于茧唇，治法少轻，其形似茧，然亦脾之病也。《经》云：脾气开于口，脾之荣在唇。干燥开裂，白皮皱揭，宛如蚕茧。始起小瘤如豆大，随消随生，渐渐肿大，合而为一。原有寸许，或如杨梅，或如芝菌，虽本于七情六气，总因肾火枯而脾火炽也。”[7]64

《冯氏锦囊秘录·儿科唇口病》：“唇本脾之外候，然足阳明之脉，亦起于鼻，而环于唇，故凡停滞伤脾，必气粗唇坚而发肿，名曰唇肿。至有伤寒，或发惊候，是以眉棱骨痛，厥热眩闷，气秽颐浮，或舌苔，或齿击，或狂逆，则又色白肿甚，名曰茧唇。”[8]191

《外科证治全书·卷二》：“唇上起白皮小泡，渐肿渐大如蚕茧，或唇下肿如黑枣，燥裂痒痛，皆七情火动伤血。”[9]47

《医学心悟·卷四》：“唇上起小泡，渐肿渐大如茧，此心脾郁热所致。初起时，即用艾绒如麦粒大，灸之。仍服甘桔汤，加香附、远志之类。”[10]188

《外科心法要诀·卷五》：“茧唇脾胃积火成，初如豆粒渐茧形，痛硬溃若翻花逆，久变三消定主凶。”[11]191

《疡医大全·卷十四》：“奎光曰：茧唇痈属阳明胃经，痰火流注于唇而成。结如豆大，若蚕茧然。突起坚硬，甚者作痛，饮食妨碍，或破流血，久则难治。”[12]292

《大方脉·杂病心法集解卷四》：“《经》曰：脾气通于口。又曰：脾之荣在唇。盖脾燥则干，热则裂，风则瞤动，寒则皮揭。初起唇皮燥裂、紧小，名曰茧唇。”[13]123

《疡科心得集·卷上》：“茧唇亦生于嘴唇。《经》云：唇本脾之外候。又云：脾之荣在唇。故燥则干，热则裂，风则瞤，寒则揭。若肿起白皮皱裂如蚕茧状，故名茧唇也。”[14]16

《证治针经·卷三》：“唇属手足阳明(上唇属手阳明大肠，下唇属足阳明胃)，上肠下胃须别。热则裂而燥则干，风则瞤而寒则揭。若乃唇肿起皮，皱裂如茧(病名茧唇)。”[15]141

《外治寿世方·茧唇》：“青皮(烧灰)、黄柏(各等分)，为末，猪脂调涂，效。”[16]67

“唇燥生疮”：“嘴唇翻转，形如猪嘴，名唇菌。此心脾热毒所致，对时必死，无药可救。急烧两手少商穴(在两手大指内外甲缝之中不上不下即是)，一面用蚯蚓(十条捣烂)、吴茱萸(二钱研末)加灰面(少许)热醋调敷两脚心。用布捆住，半日一换，以愈为度。或用溏鸡粪敷。”[16]67

《尤氏喉科秘书·茧唇风症》：“此乃阳明胃经，因爝炙所致，或兼思虑暴怒，痰随火行，流至于唇，而结如豆大。若蚕茧突肿，坚硬作痛，饮食妨碍，或破流血，久则难治。”[17]11

《临证一得方·卷一》：“茧唇风红肿，清凉主之。乌犀角，麦冬肉，桑白皮，白蒺藜，甘菊花，羚羊角，炒黄芩，建连翘，净蝉衣。”[18]21

《曹沧洲医案·唇齿舌门》：“顾……唇：茧唇风，肿硬，牙龈红肿，表热胸闷，汗少烦躁。内外两病，正在发越之时，未可泛视。桑叶，银花，枳壳，赤苓，丹皮，土贝，竹茹，地丁草，连翘，大竹叶，益元散(包)，白茅根。”[19]398

《验方新编·卷一 嘴唇陡然翻突形如猪

嘴》:"此名唇菌症,乃心脾热毒所致,对时必死,无药可救。急烧两手少商穴(查鼻部鼻血第一方便知),一面用活地龙(又名曲蟮,又名蚯蚓)十条捣烂,吴萸二钱研末,加灰面少许,热醋调敷两脚心,用布捆住,半日一换,以愈为止。又用活癞虾蟆(又名老蟾,又名癞团)一个,破出血,仍照上口唇紧小第一、二方治之,或可救也。"[20]57

《奇效简便良方·卷一》:"嘴唇陡然翻突,形如猪嘴(名唇菌症),不救对时必死。溏鸡粪敷之。"[21]12

《疑难急症简方·卷四》:"唇菌(蕈也)症(《丁氏》),嘴唇陡然翻突,形如猪嘴,对时必死,黄溏鸡屎敷之。燥则再敷。按:此屎大败毒。"[22]783

《儿科萃精·卷三》:"小儿唇忽翻突,形如猪嘴,此名唇菌,乃心脾热毒所致,非急救不可。须觅活地龙(又名蚯蚓、曲鳝)十条,捣烂,吴茱萸二钱研末,加灰面少许,醋调敷两脚心,用布捆住,半日一换;内服唇疔汤剂。以愈为度。"[23]707

《外科证治秘要·总论》:"茧唇疳,唇肿碎烂硬,突起如茧。"[24]4

《简明中医病证辞典》:"茧唇……病名。见《疮疡经验全书》卷一。为《GB/T 16751.1—1997 中医临床诊疗术语——疾病部分》标准病名。又名口紧、月阙疮、雁来风、白茧唇、紧唇、沈唇。指生于唇部的一种顽固性皮肤病。"[25]865

《中国养生文化·秘方、验方》:"茧唇又名'白茧唇''紧唇''沈唇'。指生于口唇部位的肿块,形如蚕茧的病症。是一种唇部的恶性肿瘤。"[26]59

《穴位敷药巧治病》:"紧唇是以唇肿湿烂为主要特征。因唇肿绷紧,开口则痛剧,以致饮食困难,故名紧唇。据其症状红肿、糜烂、疼痛、流水、脱屑、结痂等症状的轻重不一,医籍中又有'口唇湿烂''唇巩'等病名。相当于现代医学中的光化性唇炎、糜烂性唇炎、湿疹性糜烂性唇炎、剥脱性唇炎等病。"[28]366

《中医外科学讲义》:"茧唇生于唇部,因其肿起白皮皱裂,状如蚕茧,所以名为茧唇。其症状、病因、预后和治疗,一般与外科的四绝症类同,故归在本章论述。"[29]66

《中医外科学简编》:"嘴唇初起发硬如痂,渐渐肿大,白皮皱裂如蚕茧,故名茧唇。"[30]111

《中医外科学中级讲义》:"茧唇生于唇部,因其肿起白皮皱裂,状如蚕茧,故名茧唇。"[31]53

《中医外科学》(上海中医学院):"茧唇是岩证之生于唇部者,因其肿起白皮皱裂,状如蚕茧,故名茧唇。"[32]100

《实用中医外科学》:"本病因唇部肿起白皮皱裂,状如蚕茧,故名茧唇。似与现代医学所称的唇癌类同。"[33]171

《中医外科学》(顾伯康):"生于口唇部位的肿块,形如蚕茧,故名茧唇,是一种唇部的恶性肿瘤。其特点是:初起下唇无痛性局限性硬结,或似乳头、蕈状突出,溃烂后翻花如杨梅。"[34]109

《中医外科学》(朱仁康):"岩生于唇部者谓之茧唇,因其肿起白皮皱裂,状如蚕茧而得名。其特点是:初起唇部发硬如痂,逐渐长大,形如蚕茧,坚硬作痛,妨碍饮食,溃后翻花如杨梅,久不愈合。一般多发生在下唇的中外三分之一处,且有90%～95%在唇红缘部。多见于50岁以上的男性,可发于任何季节。"[35]309

《中医外科学》(王沛):"茧唇是发于唇部的岩肿。因其形状似蚕茧,故名茧唇。相当于西医之唇癌。"[36]170

《中医外科学》(陆德铭):"发生在口唇部位的恶性肿瘤,因其厚硬,白皮皱裂如蚕茧,故称茧唇。"[37]112

《中医外科学》(金之刚):"茧唇为生于唇部的岩。因其肿起白皮皱裂,状如蚕茧而得名。本病相当于现代医学的唇癌。"[38]170

《中医外科学》(谭新华等):"茧唇是发生于唇部的岩肿,因其外形似蚕茧而得名。"[39]379

《中医外科学》(谭新华):"发生在口唇部位的恶性肿瘤,因其厚硬,白皮皱裂如蚕茧,故称茧唇。其特点是初起下唇为无痛性局限性硬结,或似乳头、蕈状突出,溃烂后翻花如杨梅。

相当于西医的唇癌。”[40]287

《中医外科学》(赵尚华):“茧唇是发生在口唇部位的恶性肿瘤,因其肿起白皮皱裂,状如蚕茧而得名。相当于西医的唇癌。”[41]157

《中医药学名词》(2005):“生于口唇部位,以初起下唇为无痛性局限性硬结,或似乳头、蕈状突出,溃烂后翻花如杨梅为主要表现的恶性肿瘤。”[42]258

《中医药学名词》(2014):“茧唇·心脾火毒证……心脾火毒,以下唇部肿胀坚硬,结多层痂皮,形如春茧,溃烂后渗流血水,疼痛较剧,张口困难,伴口渴,尿黄,心烦,失眠,舌质红,舌苔黄,脉细而数为常见症的茧唇证候。”[43]43

参考文献

[1] [元] 沙图穆苏.瑞竹堂经验方[M].宋白杨校注.北京:中国医药科技出版社,2012:53.

[2] [明] 薛己.口齿类要[M].郭君双,赵艳点校.天津:天津科学技术出版社,2004:1.

[3] [明] 窦梦麟.疮疡经验全书[M].上海图书馆藏明隆庆三年三衢大酉堂刻本//四库全书存目丛书:子部:第40册.济南:齐鲁书社,1997:593,570.

[4] [明] 龚廷贤.寿世保元[M].王均宁,刘更生,毛淳点校.天津:天津科学技术出版社,1999:425.

[5] [明] 陈实功.外科正宗[M].刘忠恕,张若兰点校.天津:天津科学技术出版社,1993:263.

[6] [清] 祁坤.外科大成[M].上海:科技卫生出版社,1958:237.

[7] [清] 陈士铎.洞天奥旨[M].柳长华,等点校.北京:中国中医药出版社,1991:64.

[8] [清] 冯兆张.冯氏锦囊秘录[M].田思胜校注.北京:中国中医药出版社,1996:191.

[9] [清] 许克昌,毕法.外科证治全书[M].曲祖贻点校.北京:人民卫生出版社,1987:47.

[10] [清] 程国彭.医学心悟[M].田代华,朱世杰,王长民点校.天津:天津科学技术出版社,1999:188.

[11] [清] 吴谦.医宗金鉴:第四分册 外科心法要诀[M].北京:人民卫生出版社,1973:191.

[12] [清] 顾世澄.疡医大全[M].叶川,夏之秋校注.北京:中国中医药出版社,1994:292.

[13] [清] 郑玉坛.大方脉[M]//李佑生,伍大华点校.湖湘名医典籍精华:内科卷.长沙:湖南科学技术出版社,1999:123.

[14] [清] 高秉钧.疡科心得集[M].田代华,田鹏点校.天津:天津科学技术出版社,2004:16.

[15] [清] 郭诚勋.证治针经[M].江一平,等校注.北京:中国中医药出版社,1996:141.

[16] [清] 邹存淦.外治寿世方[M].刘小平点校.北京:中国中医药出版社,1992:67.

[17] [清] 尤乘.尤氏喉科秘书[M].北京:中国书店,1985:11.

[18] [清] 朱费元.临证一得方[M].张玉萍点校.上海:上海科学技术出版社,2004:21.

[19] [清] 曹沧洲.曹沧洲医案[M].刘学华点校.上海:上海科学技术出版社,2005:398.

[20] [清] 鲍相璈.验方新编[M].周喜民,纪秀兰,郝俊利整理.天津:天津科学技术出版社,1991:57.

[21] [清] 丁尧臣.奇效简便良方[M].庆诗,王力点校.北京:中医古籍出版社,1992:12.

[22] [清] 罗越峰.疑难急症简方[M]//裘庆元.珍本医书集成:第3册 方书类.北京:中国中医药出版社,1999:783.

[23] [民国] 陈守真.儿科萃精[M].2版//陆拯.近代中医珍本集 儿科分册.杭州:浙江科学技术出版社,2003:707.

[24] [清] 王旭高.外科证治秘要[M].2版.许履和,徐福宁整理.北京:中医古籍出版社,2005:4.

[25] 邹积隆,丛林,杨振宁.简明中医病证辞典[M].上海:上海科学技术出版社,2005:865.

[26] 舒大丰.中国养生文化:秘方验方[M].南昌:百花洲文艺出版社,2007:59.

[27] [隋] 巢元方.诸病源候论[M].鲁兆麟,等点校.沈阳:辽宁科学技术出版社,1997:139.

[28] 罗和古.穴位敷药巧治病:下册[M].北京:中国医药科技出版社,2006:366.

[29] 上海中医学院外科教研组.中医外科学讲义[M].北京:人民卫生出版社,1960:66.

[30] 卫生部中医研究院.中医外科学简编[M].北京:人民卫生出版社,1960:111.

[31] 上海中医学院外科教研组.中医外科学中级讲义[M].北京:人民卫生出版社,1961:53.

[32] 上海中医学院.中医外科学[M].上海:上海科学技术出版社,1964:100.

[33] 顾伯华.实用中医外科学[M].上海:上海科学技术出版社,1985:171.

[34] 顾伯康.中医外科学[M].上海:上海科学技术出版社,1986:109.

[35] 朱仁康.中医外科学[M].北京:人民卫生出版社,1987:309.

[36] 王沛.中医外科学[M].6版.北京:中医古籍出版社,1994:170.

[37] 陆德铭.中医外科学[M].上海:上海科学技术出版

社，1997：112.

[38] 金之刚. 中医外科学[M]. 长沙：湖南科学技术出版社，1998：170.

[39] 谭新华，陆德铭. 中医外科学[M]. 北京：人民卫生出版社，1999：379.

[40] 谭新华. 中医外科学[M]. 北京：中国中医药出版社，2000：287.

[41] 赵尚华. 中医外科学[M]. 北京：人民卫生出版社，2002：157.

[42] 中医药学名词审定委员会. 中医药学名词[M]. 北京：科学出版社，2005：258.

[43] 中医药学名词审定委员会. 中医药学名词[M]. 北京：科学出版社，2014：43.

（刘 涛 茹丽珂）

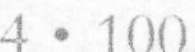

4 · 100

疮疡

chuāng yáng

一、规范名

【汉文名】疮疡。

【英文名】sore and ulcer.

【注释】各种致病因素侵袭人体后引起的体表化脓性疾病。

二、定名依据

“疮疡”为一类中医外科疾病的总称，为各种致病因素侵袭人体后引起的体表化脓性疾病，是中医外科疾病中最常见的一大类病证，未溃者称肿疡，已溃者称溃疡。在发病过程中，肿、痛、痒、脓是疮疡的主要四大症候。

“疮疡”一名出自《素问》，后一直沿用。《诸病源候论》专列“疮病诸候”统领六十五种疮疡疾病，《儒门事亲》卷十五列“疮疡痈肿第一”，《兰室秘藏》卷下列“疮疡门”，《外科启玄》曰：“夫疮疡者，乃疮之总名也。”说明“疮疡”作为一类中医外科疾病的统称已被古代医家认同，如后世中医外科学专著《洞天奥旨》《临证指南医案》《疡医大全》等。

中华人民共和国成立后，1960年《中医外科学》（上海中医学院外科教研组），1961年《中医外科学中级讲义》（上海中医学院外科教研组）、1986年《中医外科学》（顾伯康）、1991年《中医外科学》（艾儒棣）、1994年《中国医学大辞典》、1995年《中医外科学》（韦永兴）、2000年《中医证病名大辞典》、2001年《中医药常用名词术语辞典》、2002年《中医外科学》（赵尚华）、2005年《简明中医病证辞典》、2007年《中医外科学》（李曰庆）、2009年《中医外科学》（刘忠德等）、2016年《中医外科学》（陈红风）、2017年《中医大辞典》和2018年《中医外科学》（陈红风）均采用了“疮疡”作为正名，说明“疮疡”作为规范用名已取得共识。

我国2005年出版的由全国科学技术名词审定委员会审定公布的《中医药学名词》、2014年出版的《中医药学名词》（中医药学名词审定委员会）以及中华人民共和国国家标准1997年第一版《中医临床诊疗术语疾病部分》等均以“疮疡”作为规范名。已经广泛应用于中医药学文献的标引和检索的《中国中医药学主题词表》也以“疮疡”作为正式主题词。说明“疮疡”作为这一中医外科疾病的规范名已成为共识。

三、同义词

未见。

四、源流考释

“疮疡”见于《黄帝内经素问·六元正纪大

论》："初之气，地气迁，气乃大温，草乃早荣，民乃厉，温病乃作，身热头痛呕吐，肌腠疮疡。"[1]155，并指出其病因"诸痛痒疮，皆属于心"[1]188。其后，医家一直沿用。隋代巢元方《诸病源候论》[2]163 卷三十五专列"疮病诸候"，下属六十五种疮疡疾病，表明"疮病"已作为一类外科疾病的统称。

金代张从正《儒门事亲》[3]317 卷十五以"疮疡痈肿第一"作为章节名。南宋陈自明《外科精要》卷一"骑竹马灸法第四"载"治一切疮疡，即用此法，无有不愈。"[4]2 金代李杲《兰室秘藏》[5]90 卷下专列"疮疡门"，表明"疮疡"一词不仅仅专指疾病，而是一类外科疾病的总称。

明代申拱宸《外科启玄·明疮疡标本论》曰："夫疮疡者，乃疮之总名也。疮者伤也，肌肉腐坏痛痒，苦楚伤烂而成，故名曰疮也。疮之一字，所包者广矣。虽有痈疽、疔疖、瘰疬、疥癣、痘疹等分，其名亦止大概而言。"[6]1 明确提出"疮疡"为疮病的总称，说明"疮疡"作为一类中医外科疾病的统称已被古代医家认同。

此后，医家对疮疡有更深的认识。明代陈实功编撰的《外科正宗》[7]22 详明地记载了疮疡的临床表现及症状。清代陈士铎《洞天奥旨·疮疡标本论》曰："世人皆谓疮疡生于肌肤，何必问起脏腑。谁知外生疮疡，皆脏腑内毒蕴结于中，而发越于外也。苟不治内而惟事外攻，则内毒未散，外毒安能化乎？故必先看其生疮于何处，系何经部位。"[8]1 对疮疡有进一步认识。叶天士《临证指南医案》[9]262-266"疮疡"下列疮、疖、风热项肿、疔、瘰疬痰核、瘿、乳、暑疡、疡、溃疡、疡漏、肝痈、肠痈、痔共计 14 种外科疾病。《疡科大全》[10]265-290 卷六内容中有 31 篇论述疮疡，如"论疮疡虚实""论疮疡五善七恶救援法""论疮疡发热恶寒烦躁头痛"等。邹岳《外科真诠》[11]1-3 从阴阳、善恶、气血、经络、脉息五个方面论述了疮疡。

中华人民共和国成立后，1960 年《中医外科学讲义》[12]2（上海中医学院外科教研组）采用"疮疡"作正名，并定义为"一切外疡的总称"，其后中医外科学著作以及辞书类著作大多沿用，如 1961 年《中医外科学中级讲义》[13]3（上海中医学院外科教研组），1986 年《中医外科学》[14]46（顾伯康），1991 年《中医外科学》[15]目录（艾儒棣），1994 年《中国医学大辞典》[16]898，1995 年《中医外科学》[17]25（韦永兴），2000 年《中医证病名大辞典》[18]331，2001 年《中医药常用名词术语辞典》[19]284，2002 年《中医外科学》[20]59（赵尚华），2005 年《简明中医病证辞典》[21]973，2007 年《中医外科学》[22]53（李曰庆），2009 年《中医外科学》[23]55（刘忠德等），2016 年《中医外科学》[24]8（陈红风），2017 年《中医大辞典》[25]892，2018 年《中医外科学》[26]142（陈红风）。我国 2005 年出版的由全国科学技术名词审定委员会审定公布的《中医药学名词》[27]255，2014 年出版的《中医药学名词》[28]11（中医药学名词审定委员会编）以及中华人民共和国国家标准 1997 年第一版《中医临床诊疗术语疾病部分》等均以"疮疡"作为规范名，说明"疮疡"作为这一中医外科疾病的规范名已成为共识。

总之，"疮疡"作为病名首见于《黄帝内经素问·六元正纪大论》，金代张从正《儒门事亲》、李杲《兰室秘藏》等均以"疮疡"作为章节名统领一类外科疾病。明代申拱宸《外科启玄》明确指出疮疡为疮之总称，对后世影响甚大。嗣后，明清医家对疮疡有了更进一步的认识。

五、文献辑录

《黄帝内经素问·六元正纪大论》卷二十一："初之气，地气迁，气乃大温，草乃早荣，民乃厉，温病乃作，身热头痛呕吐，肌腠疮疡。"[1]155

"诸痛痒疮，皆属于心。"[1]188

《诸病源候论》卷三十五："疮病诸候"。[2]163

《外科精要》卷一："治一切疮疡，即用此法，无有不愈。"[4]2

《儒门事亲》卷十五："疮疡痈肿第一。"[3]317

《兰室秘藏》卷下："疮疡门。"[5]90

《外科启玄》卷一："夫疮疡者，乃疮之总名也。疮者伤也，肌肉腐坏痛痒，苦楚伤烂而成，故名曰疮也。疮之一字，所包者广矣。虽有痈疽、疔疖、瘰疬、疥癣、痘疹等分，其名亦止大概而言。"[6]1

《外科正宗》卷一："疮疡看法……初起顶高根活，色赤发热，焮肿疼痛，日渐高肿者顺。已成焮痛，皮薄光亮，饮食如常，二便调和，身温者顺。已溃脓稠，色鲜不臭，腐肉自脱，焮肿易消，身轻者顺。溃后脓厚稠黄，新肉易生，疮口易敛，饮食渐进者顺。初起顶平根散，色暗微肿，不热不疼，身体倦怠者逆。已成肿坚色紫，不作脓，不腐溃，惟口干多烦躁者逆。已溃皮烂，内坚不腐，肿仍不消，痛仍不减，心烦者逆。溃后脓水清稀，腐肉虽脱，新肉不生，色败臭秽者死。"[7]22

《洞天奥旨》卷一："世人皆谓疮疡生于肌肤，何必问起脏腑。谁知外生疮疡，皆脏腑内毒蕴结于中，而发越于外也。苟不治内而惟事外攻，则内毒未散，外毒安能化乎？故必先看其生疮于何处，系何经部位。"[8]1

《临证指南医案》卷八："疮疡……疮……疖……风热项肿……疔……瘰疬痰核……瘿……乳……暑疡……疡……溃疡……疡漏……肝痈……肠痈……痔……"[9]262-266

《疡科大全》卷六："论疮疡虚实……论疮疡五善七恶救援法……论疮疡发热恶寒烦躁头痛……"[10]265-290

《外科真诠》卷一："第一宜辨阴阳。纯阳之毒，高肿焮痛，来势暴急，治法以清热解毒为主。初起内服加减消毒散，外敷洪宝膏，自可消散。"[11]1"第二宜辨善恶。饮食知味，一善也。便尿调匀，二善也。脓出毒消，色鲜不臭，三善也。神气清爽，声音响亮，四善也。脉息有神，不违时令，五善也。疮口干黑，不知痛痒，一恶也。食少不化，服药作呕，二恶也。声嘶色脱，面青气喘，三恶也。大渴发热，泄泻淋闭，四恶也。恍惚嗜卧，语言颠倒，五恶也。四肢沉重，面目浮肿，六恶也。脉息无神，躁动不和，七恶也。语云五善见三则吉，七恶得四则凶。吉者生之兆，凶者死之机也。""第三宜辨气血。气血壮者，其色红润，其形高肿，脓水稠粘，神清气朗，治法以行气调血为主。"[11]2"第四宜辨经络。人身之有经络，犹地理之有界分。治病不知经络，犹捕贼不知界分也。""第五宜辨脉息。疮疡未溃之先，脉宜有余。已溃之后，脉宜不足。"[11]3

《中医外科学》（上海中医学院外科教研组）："外科名称是怎样来的呢？《外科理例》的著者汪机说：'……以其痈疽疮疡皆见于外，故以外科名之。'这就清楚地告诉我们，外科的名称是从疮疡生于人体外部的这个特点而来，故与内科相对而称为外科。再从外科专书所载的疾病来看，我们可从以下一点来确定外科的范围，就是病生于人的体表能够用肉眼可以直接诊察到的，有局部症状可凭的，凡痈、疽、疖、疔、流注、丹毒、岩、瘰疬、流痰以及眼、耳、鼻、咽喉、口腔、唇病和皮肤病，以及意外损伤等等，都属于外科的治疗范围（内脏痈肿也属于外科）。疮疡：从广义来说，是一切外疡的总称；从狭义来说，是作为发于皮里肉外的疡毒和发于皮肤上的疮疖。"[12]2,3

《中医外科学中级讲义》（上海中医学院外科教研组）："总之，不论内因和外因，都能使荣卫不和，气血凝滞，经络阻隔，而引起各种疮疡。但疮疡的发生与否和预后的顺逆，与机体抵抗力的强弱，有着密切关系。"[13]3

《中医外科学》（顾伯康）："疮疡是各种致病因素侵袭人体后引起的体表化脓性疾患。它包括急性和慢性两大类，是外科范围中最普遍最常见的疾病。祖国医学在长期实践中，对疮疡积累了丰富的理论和治疗经验，已成为中医外科的重点。"[14]46

《中医外科学》（艾儒棣）："疮疡"。[15]目录

《中国医学大辞典》："疮疡：《素问·五常政大论》：'少阴司天，热气下临，甚则疮疡。'《气交变大论》：'岁木不及，复则炎暑流火，民病寒热

疮疡,痱疹痈痤。'又:'岁水不及,民病寒疡流水。'《五常政大沦》:'委和之纪,其病支废痈肿疮疡,赫曦之纪,其病笑虐疮疡血流。'按:疮疡为外证总称,大而痈疽发背,小而疥癣瘾疹皆是,未溃曰肿疡,已溃曰溃疡,而肥人、瘦人、妊娠,产后、小儿之治法又不同,各详本条。"[16]898

《中医外科学》(韦永兴):"疮疡是各种致病因素侵袭人体后引起的体表化脓性疾患。它包括急性和慢性两人类,是外科中最普遍、最常见的疾病。"[17]25

《中医证病名大辞典》:"病证名。出《素问·至真要大论》'太阴之胜,火气内郁,疮疡于中,流散于外,病在胠胁,甚则心痛,热格,头痛喉痹项强。'按明·申拱宸《外科启玄·明疮疡标本论》:'夫疮疡者,乃疮之总名也。'指一切痈疽、疔疖、癣疥、痘疹、外伤等之总称。简称疮。参见疮条。"[18]331

《中医药常用名词术语辞典》:"疮疡:疾病。出《素问·六元正纪大论》。各种致病因素侵袭人体后引起的体表化脓性疾病。包括急性和慢性两大类,其致病因素分为外感和内伤。从外感受者轻,因脏腑蕴毒而内发者重。在疮疡发病过程中,正邪交争决定着疮疡的发展和转归。治疗常须内治与外治相结合。内治法的总则是消、托、补;外治可根据疮疡的初、中、后期分别辨证论治。初期宜箍毒消肿,中期脓熟时宜切开排脓,后期宜提脓祛腐,生肌收口。"[19]284

《中医外科学》(赵尚华):"外科疮疡是各种致病因素侵袭人体后引起的体表化脓性疾病。包括急性和慢性两大类,是中医外科范围内最常见的疾病之一。外科起于疮疡,当时名曰痈疽,自周代以降,才延及乳房病、肿瘤、皮肤病、男性病、杂病、肛肠病等,但以疮疡的理论和治疗经验最为丰富。"[20]59

《简明中医病证辞典》:"疮疡病名。出《素问·六元正纪大论》等。指发于皮肤肌肉之肿疡、溃疡、痈、疽、疔疮、疖肿、流注、流痰、瘰疬及皮肤病等的总称。多因外感风寒湿热邪毒等,客于肌表,或毒邪内侵、邪热灼血,气血凝滞而致。"[21]973

《中医外科学》(陈红风,2016):"唐代,外科则称疮肿科,范围变化不大,仍包括疮疡、骨伤及金创等。宋代,太医局设疮肿兼折伤科,外科范围主要是疮疡及骨伤,包括肿疡、溃疡、皮肤病、骨折、创伤等。元代医事分为13科,其中有疮疡科、正骨兼金镞科,分立外科与伤科。至明清时期,医事分科更细,骨伤、耳鼻咽喉、眼科等疾病一般开设专科分治。这一时期,外科统称为疮疡科,其范围以疮疡、皮肤和肛肠疾病为主体,但在当时的许多外科专著中所论述的病种却大大超出这一范围。疮:一是指体表皮肉发生的各种损害性疾病的统称,包括创伤、疮疡、皮肤病等。如《外科启玄·名疮疡标本论》曰:'疮者伤也,肌肉腐坏,痛痒苦楚,伤烂而成,故名曰疮也。疮之一字,所包者广矣。虽有痈疽、疔疖、瘰疬、疥癣、痘疹等分其名,亦止大概而言。'二是专指皮肤浅表起丘疹、疱疹等的疾病,如湿疮、疥疮、黄水疮等,《诸病源候论》专列'疮病诸候',载有六十五论。疡:又称外疡,是指一切外科疾病的总称。古代疡科指外科,疡医即外科医生。疮疡:广义上是指一切体表外科疾患的总称;狭义是指发于体表的化脓性疾病。"[24]8,9

《中医大辞典》:"广义上指一切体表外科疾患的总称;狭义是指发生于体表的化脓性疾病。是外科临床常见的多发病。包括所有的肿疡和溃疡,如痈疽、疔疮、疖肿、流痰、流注、瘰疬等。"[25]892

《中医外科学》(陈红风,2018):"疮疡,广义上泛指一切体表浅显外科疾病。狭义上指发生于体表的感染性疾病,以化脓性感染为主。"[26]142

《中医药学名词》(2004):"疮疡……各种致病因素侵袭人体后引起的体表化脓性疾病"。[27]255

《中医药学名词》(2013):"广义为一切体表外科疾患,狭义为各种致病因素侵袭人体后引起的体表化脓性疾病。"[28]11

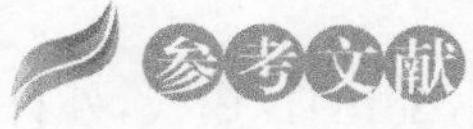

[1] 未著撰人. 黄帝内经素问[M]. 田代华整理. 北京：人民卫生出版社，2015：155，188.

[2] [隋] 巢元方. 诸病源候论[M]. 黄作阵点校. 沈阳：辽宁科学技术出版社，1997：163.

[3] [金] 张从正. 儒门事亲[M]. 王雅丽校注. 北京：中国医药科技出版社，2019：317.

[4] [宋] 陈自明. 外科精要[M]. 盛维忠校注. 北京：中国中医药出版社，2007：2.

[5] [金] 李杲. 兰室秘藏[M]. 刘更生，臧守虎点校. 天津：天津科学技术出版社，2000：90.

[6] [明] 申拱宸. 外科启玄：12 卷[M]. 北京：人民卫生出版社，1955：1.

[7] [明] 陈实功. 外科正宗[M]. 北京：人民卫生出版社，1973：22.

[8] [清] 陈士铎. 洞天奥旨[M]. 柳璇，宋白杨校注. 北京：中国医药科技出版社，2019：1.

[9] [清] 叶天士. 临证指南医案[M]//黄英志主编. 叶天士医学全书. 北京：中国中医药出版社，2015：262－266.

[10] [清] 顾世澄. 疡医大全[M]. 北京：人民卫生出版社，1987：265－290.

[11] [清] 邹岳. 外科真诠[M]. 张毅，等校注. 北京：中国中医药出版社，2016：1－3.

[12] 上海中医学院外科教研组. 中医外科学讲义[M]. 北京：人民卫生出版社，1960：2，3.

[13] 上海中医学院外科教研组. 中医外科学中级讲义[M]. 北京：人民卫生出版社，1961：3.

[14] 顾伯康. 中医外科学[M]. 上海：上海科学技术出版社，1986：46.

[15] 艾儒棣. 中医外科学[M]. 成都：四川科学技术出版社，1991：目录，50－87.

[16] 谢观，等. 中国医学大辞典[M]. 北京：中国中医药出版社，1994：898.

[17] 韦永兴. 中医外科学[M]. 北京：中国中医药出版社，1995：25.

[18] 韩成仁，等. 中医证病名大辞典[M]. 北京：中医古籍出版社，2000：331.

[19] 李振吉. 中医药常用名词术语辞典[M]. 北京：中国中医药出版社，2001：284.

[20] 赵尚华. 中医外科学[M]. 北京：人民卫生出版社，2002：59.

[21] 邹积隆，丛林，杨振宁. 简明中医病证辞典[M]. 上海：上海科学技术出版社，2005：973.

[22] 李曰庆. 中医外科学[M]. 2 版. 北京：中国中医药出版社，2007：53.

[23] 刘忠德，张鸥. 中医外科学[M]. 北京：中国中医药出版社，2009：55.

[24] 陈红风. 中医外科学[M]. 北京：中国中医药出版社，2016：7－9.

[25] 高希言，朱平生，田力. 中医大辞典[M]. 太原：山西科学技术出版社，2017：892.

[26] 陈红风. 中医外科学[M]. 上海：上海浦江教育出版社，2018：142.

[27] 中医药名词审定委员会. 中医药学名词[M]. 北京：科学出版社，2005：255.

[28] 中医药名词审定委员会. 中医药学名词：外科学 皮肤科学 肛肠科学 眼科学 耳鼻喉科学 骨伤科学[M]. 北京：科学出版社，2014：11.

（周兴兰）

4・101

破伤风

pò shāng fēng

一、规范名

【汉文名】破伤风。

【英文名】tetanus。

【注释】感染破伤风杆菌后引起的急性特异性感染。

二、定名依据

破伤风是以牙关紧闭、局部或全身肌肉呈强直性和阵发性痉挛为其临床特征的急性特异性感染。“破伤风”一名最早见于唐代蔺道人《理伤续断方》。此前虽有相关术语书名中“金创”“金疮”“伤痉”等，但概念与本术语“破伤风”不完全相同。

在唐代提出了“破伤风”这一病名后，一直沿用至今。如宋代《太平惠民和剂局方》《扁鹊心书》，明代《外科启玄》《外科正宗》，清代《洞天奥旨》《疡医大全》《外科证治全书》等。这些著作均为历代的重要著作，对后世有较大影响。所以“破伤风”作为规范名便于达成共识，符合术语定名的约定俗成原则。

我普国通高等教育中医药类规划教材《中医外科学》以及辞书类著作《中医大辞典》《中医药常用名词术语辞典》《中医证病名大辞典》《简明中医病证辞典》《中医大辞典》等均以“破伤风”作为规范名。已经广泛应用于中医药学文献的标引和检索的《中国中医药学主题词表》也以“破伤风”作为正式主题词。说明“破伤风”作为这一外科病名的规范名已成为共识。

我国2005年出版的全国科学技术名词审定委员会审定公布的《中医药学名词》已以“破伤风”作为规范名，所以“破伤风”作为规范名也符合术语定名的协调一致原则。

三、同义词

【曾称】“伤痉”（《五十二病方》）；“金创瘛瘲”（《金创瘛瘲方》）；“中风痉候”（《诸病源候论》）。

四、源流考释

破伤风的有关记载始见于我国已发现的最早医方书《五十二病方》，该书曰：“痉者，伤，风入伤，身信（伸）而不能诎（屈）。”该书将破伤风称为“伤痉”[1]36，颇似今天的破伤风发病的初期表现，为关于破伤风的最早记载。

隋代时代，巢元方所著的《诸病源候论》[2]39称本病为“中风痉候”。其中“中风痉候”前是损伤名；“中风”即被风邪侵入，指病因；“痉”即肌肉痉挛、抽搐，是症状名；“候”即证候、病候。把损伤、病因、症状等几方面的名称组合成病名。如“腕折中风痉候”“金创中风痉候”“产后中风痉候”“小儿脐疮中风痉候”等，并分别独立出列在目录上。有认为这是最早从损伤角度对本病进行分型的先例。巢氏把该病名从雏形发展到有一定的固定格式，走向相对稳定的阶段。历经两千多年的古籍文献中，所用的病名虽先后不同，但所记载的具体症状基本都是肌肉痉挛和强烈收缩的表现，实质上是同一个病候。

“破伤风”这一病名首见于唐代蔺道人《理伤续断方》，该书曰：“凡脑骨伤碎，轻轻用手樽另平正，若皮不破，用黑龙散敷；若破，用风流散填窗口，绢片包之，不可见风着水，恐成破伤风。若水与风入脑，成破伤风，则必发头疼，不可复治。在发内者，需剪去发傅之。”[3]37 宋代王怀隐等在《太平圣惠方》对此名作了概念性解释：“此皆损伤之处，中于风邪，故名破伤风也。”[4]13

后世很多医书中都提及这一病名，并对该症的表现及治疗有更多认识。

宋代赵佶《圣济总录》：“破伤风者，因卒暴伤损，风邪袭之，传播经络，致使寒热更作，身体反强，口噤不开，甚者邪气人脏，则不可治。诸疮久不差，荣卫虚弱，肌肉不生，疮眼不合者，风邪亦能外入，为破伤风之候。”[5]278

明代《外科枢要》：“大凡痈疽溃后，筋糜肉烂，脓血大泄，阳随阴散，或筋脉拘急，恶寒惕搦，甚者舌强口噤……当大补气血。若果系风症，亦须以大补气血为本，而兼以治风之药。设若不审是非而妄药之则误矣。风症治见后方。”[6]37《古今医鉴》：“若夫破伤风证，因事击破皮肉，往往视为寻常，殊不知风邪乘虚而客袭之，渐而变为恶候。又诸疮久不合口，风邪亦能内袭，或用汤淋洗，或着艾焚灸，其汤火之毒气，亦与破伤风斜无异。其为证也，皆能传播经络，烧烁真气，是以寒热间作；甚则口噤目斜，身体强直，如角弓反张之状，死在旦夕，诚可哀悯。”[7]594《外科启玄》：治破伤风方用粪堆内蛴螬虫一筒，将手捏住脊背，出水来，涂在疮口上。[10]5《外科正宗》：“破伤风，因皮肉损破，复被外风袭

入经络，渐传入里，其患寒热交作，口噤咬牙，角弓反张，口吐涎沫，入阴则身凉自汗，伤处反为平陷如故，其毒内收矣。当用万灵丹发汗，令风邪反出，次以玉真散患上贴之，得脓为效。如汗后前症不退，伤处不高，渐醒渐昏，时发时止，口禁不开，语声不出者，终为死候。”[11]256

清代《医学心悟》：“破伤风，因跌打伤头脑，而客邪乘之，以致手足搐搦，人事昏愦，天麻散主之。”[8]283《杂病源流犀烛·破伤风源流》：“痉者，筋劲强直而不柔和；痓者，口噤而角弓反张。二者虽各有症状，其源则由血气内虚”[9]204《洞天奥旨》：“如破伤风，头痛寒热，角弓反张，如痉状，用蚕鳖散最妙。”[12]168《疡医大全》：“朱丹溪曰：破伤风证多死，最急症也。始因出血过多，或风从伤口而入，或疮早闭合，瘀血停滞于内，血受病而属阴，始虽在表，随易传脏，故此风所伤，必多难治。其正身热自汗，口噤抽搐，势急非常药可治，非全蝎不开，兼以防风风药……”[13]1391《外科证治全书》：“破伤风者，因跌扑金刃伤破皮肉，及新久诸疮未合口，失于调护，风邪乘虚袭入经络，宜亟治之。如迟则邪陷三阴，头目青黑，额上汗珠下流，目瞪，身汗如油，腹满自利，舌卷囊缩，皆莫救矣。要在初受风时，其证发热恶风，筋脉拘牙关噤急，伤口锈涩肿胀，或四围起粟作痒。此风热尚郁在表，急取玉真散（通用四十）二钱，温酒调服，盖被暖卧时许，即可消散。如入里势甚，舌强口噤，项背反张，口吐涎沫，不省人事，四肢抽搐，无有宁时者，取玉真散三钱，用童便调服，虽有血亦愈。至于昏死，心腹尚温，速进玉真散二服，亦可保全。其患口以热童便洗净，生南星为末糁之，或以水调涂之，出水方妙。待风邪势平，接进荣养气血之剂八珍汤（通用二十五）为宜。”[14]16

现代历次编写的教材《中医外科学》在论及破伤风时最早年代多定格在明代即《外科枢要》记载，事实上，《五十二病方》关于破伤风的记载更早出现且对破伤风颇有认识。

总之，“破伤风”作为病名首见于唐代蔺道人《理伤续断方》，宋代王怀隐等在《太平圣惠方》、宋代王怀隐等在《太平圣惠方》等均以“破伤风”作为此病的名称。后世医家均延用此名称，并对该病有了更多的认识。

中华人民共和国成立后，1960 年《中医外科学简编》[15]125、1986 年《中医外科学》[16]206（顾伯康）、2001 年《中医药常用名词术语辞典》[17]306、2002 年《中医外科学》[18]119（赵尚华）、2005 年《简明中医病证辞典》[19]1045、2017 年《中医大辞典》[20]915 等均以“破伤风”作为规范名，说明“破伤风”作为这一中医外科疾病的规范名已成为共识。

五、文献辑录

《五十二病方·牝痔》：“痉者，伤，风入伤，身信（伸）而不能诎（屈）。”[1]36

《诸病源候论》卷一：“风痉者，口噤不开，背强而直，如发痫之状。其重者，耳中策策痛；卒然身体痉直者，死也。由风邪伤于太阳经，复遇寒湿，则发痉也。诊其脉策策如弦，直上下者，风痉脉也。风邪伤人，令腰背反折，不能俯仰，似角弓者，由邪人诸阳经故也。”[2]39

《理伤续断方》：“凡脑骨伤碎，轻轻用手樽另平正，若皮不破，用黑龙散敷；若破，用风流散填窗口，绢片包之，不可见风着水，恐成破伤风。若水与风入脑，成破伤风，则必发头疼，不可复治。在发内者，需剪去发傅之。”[3]37

《太平圣惠方》卷五：“夫刀箭所伤，针疮灸烙，踒折筋骨痈肿疮痍，或新有损伤，或久患疮口未合，不能畏慎，感冒风寒，毒气风邪，从外所中，始则伤于血脉，久则攻入脏腑，致身体强直，口噤不开，筋脉拘挛，四肢颤悼，骨髓疼痛……此皆损伤之处，中于风邪，故名破伤风也。”[4]13

《扁鹊心书》卷中：“凡疮口或金刃破处，宜先贴膏药以御风，不然致风气人内，则成破伤风。”[21]40

《古今医鉴》卷十六：“若夫破伤风证，因事击破皮肉，往往视为寻常，殊不知风邪乘虚而客袭之，渐而变为恶候。又诸疮久不合口，风邪亦能内袭，或用汤淋洗，或着艾焚灸，其汤火之毒气，亦与破伤风斜无异。其为证也，皆能传播经络，烧烁真气，是以寒热间作；甚则口噤目斜，身体强直，如角弓反张之状，死在旦夕，诚可哀悯。"[7]594

《杂病源流犀烛·破伤风源流》："痉者，筋劲强直而不柔和；痓者，口噤而角弓反张。二者虽各有症状，其源则由血气内虚。"[9]204

《弄丸心法》："破伤风症，表里当分。脉浮而弦，头汗津淫，夹车紧急，如无病人。半表半里，从中解分；数大沉弦，风邪冲心：防风通圣，下药为君。"[22]9

《小儿传染病学》：（破伤风）大多发生于创伤之后，由伤口受破伤风杆菌感染而引起。临床主要表现为全身肌肉强直和阵发性痉挛。多死于窒息及全身性衰竭，病死率很高。[23]153

《创伤诊断学》："破伤风是由破伤风杆菌引起的一种创伤感染。由于抗毒素被动免疫，尤其是类毒素自动免疫的广泛使用，这种病已日见减少。1979年对越自卫反击作战中，我边防军伤员已没有一例发生破伤风。""所有造成伤口感染的细菌都是侵入组织引起局部变化和全身中毒。破伤风杆菌却通过分泌出和扩散到全身的毒素而导致发病。局部的炎症反应很小，有时少量的细菌生长即足以造成严重的，甚至致死的破伤风。"[24]558

《中国传染病学》："破伤风是由破伤风杆菌经伤口侵入人体后所引起的急性疾病，以牙关紧闭、局部或全身肌肉呈强直性和阵发性痉挛为其临床特征。本病遍布全球，各年龄均可发病，男性感染本病的机会较女性为多，发病率亦较高。少年、工人、农民等因发生外伤较多而易得破伤风。近年来由于广泛推广预防接种和重视新法接生，新生儿发病率已显著降低。"[25]598

《急诊医学》："破伤风（tetanus）是由破伤风梭菌（clostridium tetani）侵入机体伤口，在低氧条件下（破伤风梭菌是专性厌气菌）在局部迅速繁殖且产生毒素，所引起的一种急性特异性感染。主要损害脊髓，引起全身的骨骼肌持续性强直和阵发性痉挛为特征。"[26]402

《〈仁术便览〉释义》："破伤风是一种由破伤风杆菌经伤口侵入肌体而引起的急性特异性感染疾病。本病是风毒自创口而人，袭于肌腠筋脉，内传脏腑，筋脉拘挛，产生大量外毒素而作用于中枢神经系统。"[27]156

《中西医治疗传染病文献精粹》："新生儿破伤风又称'四六风'七日风或'脐风'。通常是在接生断脐时，由于接生人员的手或所用的剪刀、纱布未经消毒或消毒不严密，脐部被破伤风杆菌侵入而引起，多数发生在出生后4～7日。破伤风梭状杆菌侵入脐部，并产生痉挛毒素而引起以牙关紧闭和全身肌肉强直性痉挛为特征的急性感染性疾病。"[28]422

《检验医学手册》："破伤风……痰培养可检出破伤风杆菌，伤口分泌物常常分离到需氧性化脓性细菌，亦可经厌氧培养分离出破伤风杆菌。"[29]341

《中医药常用名词术语辞典》：破伤风，见疾病。见《仙授理伤续断秘方》。皮肤破伤，风毒之邪乘虚侵入而引起发痉的疾病。多由风毒之邪乘皮肉破伤而侵袭入内，引起肝风内动，化热化燥所致。其特点是有皮肉破伤史，有一定的潜伏期，发作时呈现全身性肌肉强直性痉挛，阵发性抽搐，抽搐间歇期全身肌肉仍紧张强直，伴有发热但神志始终清醒，多因并发症而死亡：外伤所致者，称为金创痉；产后发生者，称为产后痉：新生儿断脐所致者，称脐风撮口。[17]306

《简明中医病证辞典》：破伤风病名。见《仙授理伤续断秘方》。为《GBT16751.11997中医临床诊疗术语——疾病部分》标准病名。又名伤痉、金疮痉、金创痉、金疮中风痉。指因风邪侵入伤破处或疮口所致的、以肌肉痉挛为特征的疾病。症见初起四肢无力、头痛、两腮酸痛、

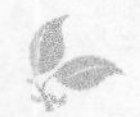

口噤、颈部转动不灵、发热发冷，进而面肌痉挛呈苦笑面容，牙关紧闭、舌强口噤、流涎，甚则全身肌紧张、角弓反张，频频发作，最后语言、吞咽、呼吸均困难，甚或窒息而死。初期治宜祛风定痉，可服玉真散、五虎追风散，或脱凡散热黄酒送下取微汗；外治宜清创、扩创及敷玉真散。后期当祛风、解毒、镇痉，方用木萸散加减并配合针灸治疗。[19]1045

《中医大辞典》："破伤风又称'金疮痉'，指因皮肤破伤处受邪（破伤风杆菌）而致抽风的一种病症。病因血虚不能养筋，病邪由伤口内侵，使风气内动所致。临床表现为面唇青紫，苦笑面容，肌肉阵发性痉挛，角弓反张，牙关紧闭，呼吸困难，痰鸣，脉弦数或弦紧等。"[20]915

《中医外科学简编》："本病由先受外伤、皮肉破损，复又受风邪所致。因发生风病的现象，故名破伤风。"[15]125

《中医外科学》（赵尚华）："破伤风是指皮肉破伤后，风毒之邪乘虚侵入而发痉者。西医亦称'破伤风'。其特点是：肌肉强直性痉挛和阵发性收缩。"[18]119

《中医外科学》（顾伯康）："皮肉破伤，风毒之邪乘虚侵入而发痉者，称为破伤风。"[16]206

《中医证病名大辞典》："（破伤风）见元朱震亨《丹溪治法心要·破伤风》：'破伤风，血凝心，针入肉游走，三证如神方……'《五十二病方》称伤痉。又称金疮痉，金疮中风痉等。多因肌肤破伤染毒而致。有即发和缓发两类。即发者，外伤染毒即发病。缓发者，外伤染毒数日或数十日后发病。症见初则四肢无力，头痛，两腮酸痛，颈项转动不灵，伴寒热，继则阵发性面肌痉挛，苦笑面容，口噤流涎，角弓反张等，若频发不止者，多因呼吸困难窒息而死亡。"[30]351

［1］ 未著撰人. 五十二病方［M］. 马王堆汉墓帛书整理小组. 北京：文物出版社，1979：36.

［2］ ［隋］巢元方，诸病源候论［M］// 高文柱，沈澍农. 中医必读百部名著. 北京：华夏出版社，2008：39.

［3］ ［唐］蔺道人. 理伤续断方点校［M］. 韦以宗点校. 南宁：广西民族出版社，1889：37.

［4］ ［宋］王怀隐，等. 太平圣惠方校注［M］. 郑州：河南科学技术出版社，2015：13.

［5］ ［宋］赵佶敕编. 圣济总录：第2册［M］. 王振国，杨金萍主校. 北京：中国中医药出版社，2018：278.

［6］ ［明］薛己. 外科枢要［M］. 北京：人民卫生出版社，1983：37.

［7］ ［明］龚信. 古今医鉴精要［M］. 贵阳：贵州科技出版社，2007：594.

［8］ ［清］程国彭. 医学心悟［M］. 北京：中国中医药出版社，2019：283.

［9］ ［清］沈金鳌. 杂病源流犀烛［M］. 北京：中国中医药出版社，1994：204.

［10］ ［明］申拱宸. 外科启玄：12卷［M］. 北京人民卫生出版社，1955：5.

［11］ ［明］陈实功. 外科正宗［M］. 刘忠恕，张若兰点校. 天津：天津科学技术出版社，1993：256.

［12］ ［清］陈士铎. 洞天奥旨［M］. 柳长华，等点校. 北京：中国中医药出版社，1991：168.

［13］ ［清］顾世澄. 疡医大全［M］. 北京：人民卫生出版社，1987：1391.

［14］ ［清］许克昌. 外科证治全书［M］. 北京：人民卫生出版社，1961：16.

［15］ 卫生部中医研究院. 中医外科学简编［M］. 北京：人民卫生出版社，1960：125.

［16］ 顾伯康. 中医外科学［M］. 上海：上海科学技术出版社，1986：206.

［17］ 李振吉. 中医药常用名词术语辞典［M］. 北京：中国中医药出版社，2001：306.

［18］ 赵尚华. 中医外科学［M］. 北京：人民卫生出版社，2002：119.

［19］ 邹积隆，丛林，杨振宁. 简明中医病证辞典［M］. 上海：上海科学技术出版社，2005：1045.

［20］ 高希言，朱平生，田力. 中医大辞典［M］. 太原：山西科学技术出版社，2017：915.

［21］ ［宋］窦材. 扁鹊心书［M］. 北京：中医古籍出版社，1992：40.

［22］ ［清］杨凤庭. 弄丸心法［M］. 北京：中国中医药出版社，2015：9.

［23］ 顾友梅. 小儿传染病学［M］. 北京：人民卫生出版社，1987：153.

［24］ 陈寿康. 创伤诊断学［M］. 北京：人民军医出版社，1991：558.

［25］ 李家庚. 中国传染病学［M］. 北京：中国医药科技出版社，1997：598.

［26］ 罗学宏. 急诊医学［M］. 北京：高等教育出版社，

2008：402.
[27] 周德生.《仁术便览》释义[M].太原：山西科学技术出版社，2013：156.
[28] 彭锦，尹爱宁.中西医治疗传染病文献精粹[M].北京：中医古籍出版社，2013：422.
[29] 王谦，检验医学手册[M].济南：山东科学技术出版社，2016：341.
[30] 韩成仁.中医证病名大辞典[M].北京：中医古籍出版社，2000：351.

（卢　静）

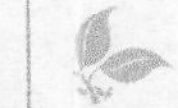

4·102

疽

jū

一、规范名

【汉文名】疽。

【英文名】ju；carbuncle and abscess。

【注释】发生于皮肉筋骨的感染性疾病，是头疽和无头疽的统称。

二、定名依据

“疽”最早见载于《五十二病方》，时称“雎”。其后一直沿用“疽”之一词，如晋皇甫谧《针灸甲乙经》、晋刘涓子《刘涓子鬼遗方》、隋巢元方《诸病源候论》。

隋代杨上善《黄帝内经太素》、唐孙思邈《千金翼方》、宋王怀隐等《太平圣惠方》等均延续“疽”之命名，但其含义仅仅限制于无头疽。宋《卫济宝书》始见有头疽的描述，自此疽之一病，有了有头疽与无头疽之区别差异，如刘昉《幼幼新书》、李迅《集验背疽方》、陈自明《外科精要》等。但随着“疽”的首次出现后，其一直广泛应用于其所归属的病疾之中，如金张元素《医学启源》、刘完素《黄帝素问宣明论方》，元齐德之《外科精义》，明汪机《外科理例》、徐春甫《古今医统大全》、龚信《古今医鉴》、马莳《黄帝内经灵枢注证发微》、张志聪《黄帝内经素问集注》、张介宾《类经》、王绍隆《医灯续焰》、罗美《内经博议》，清王怀隐《洞天奥旨》、吴谦《运气要诀》、薛雪《医经原旨》、黄元御《素问悬解》、李守先《针灸逢源》、王旭高《外科证治秘要》、胡先容《医方守约》、周学海《脉义简摩》。此外，更有国外学者撰书以用疽，如日本丹波雅忠《医略抄》、日本丹波元简《灵枢识》等。

中华人民共和国成立以后，1961年南京中医学院《中医学概要》使用了“疽”作为正名，此后相关著作大多沿用，如：1965年上海第一医学院《祖国医学知识》、1979年李在明《外科新编》、1983年贺志光《中医学》、1988年邱茂良《中国针灸荟萃 针灸治疗卷》、1994年刘学勤《吐下汗奇方妙法治百病——金元名医张子和临床经验精要》、1995年《中医大辞典》、1995年韩贵清《中医学》、1998年王新华《中医历代医话精选》、2003年李天望《外科疾病外治法》等。说明“疽”作为中医外科规范名词已取得共识。

我国2014年出版的由全国科学技术名词审定委员会审定公布的《中医药学名词》已以“疽”作为规范名。所以“失荣”作为规范名也符合术语定名的协调一致原则。

三、同义词

【曾称】“雎”（《五十二病方》）。

四、源流考释

“疽”最早载于《五十二病方》，时称“雎”。其后一直沿用“疽”之一词，如晋皇甫谧《针灸甲乙经》[1]144、晋刘涓子《刘涓子鬼遗方》[2]35,36、隋巢元方《诸病源候论》[3]155,156,192,226 等，并记述了疽的病因病机、治疗方法等。其后隋杨上善《黄帝内经太素》[4]387,488,489、唐孙思邈《千金翼方》[5]230,231、宋王怀隐等《太平圣惠方》[6]273 等，也均言"疽"病，但其含义都仅仅限于无头疽而言。后自宋《卫济宝书》才始见有头疽的描述。而宋刘昉《幼幼新书》[7]1442、李迅《集验背疽方》[8]8,9,11、陈自明《外科精要》[9]35 的及时出现，使得疽之类别逐渐涵趋于完整。

到了金元时期，金张元素《医学启源》[10]79、刘完素《黄帝素问宣明论方》[11]139、元齐德之《外科精义》[12]21，对于疽的含义与辨证加以发挥，增加了疽之内涵。

到了明清时期，中医对"疽"的认识与探究已积累了十分丰富的临床经验。明汪机《外科理例》[13]13、徐春甫《古今医统大全》[14]372、龚信《古今医鉴》[15]455、马莳《黄帝内经灵枢注证发微》[16]197,403、张志聪《黄帝内经素问集注》[17]63、张介宾《类经》[18]478、王绍隆《医灯续焰》[19]138、罗美《内经博议》[20]79 等均从"疽"之含义出发，较为准确的定义了"疽"的概念，阐述了其病因病机，使得祖国医学对于疽的认识在理论层次上提升了一个新高度。而清陈士铎《洞天奥旨》[21]92、吴谦《运气要诀》[22]127、薛雪《医经原旨》[23]97、黄元御《素问悬解》[24]33、李守先《针灸逢源》[25]49、王旭高《外科证治秘要》[26]37、胡先容《医方守约》[27]267、周学海《脉义简摩》[28]108 等，则在临床实际上配合前人理论，将"疽"之一病清晰地展现了出来。此外，更有不同时期的外国医学者对"疽"这一病进行描述、记载等，如日本丹波雅忠《医略抄》[29]、日本丹波元简《灵枢识》[30]236,248 等，可见"疽"之为病，早在中国古代就已经被探索的很明朗了。

1949 年以后，1961 年南京中医学院《中医学概要》[31]167 使用了"疽"作为正名，此后相关著作大多沿用，比如：1965 年上海第一医学院《祖国医学知识》[32]154、1979 年李在明《外科新编》[33]23、1983 年贺志光《中医学》[34]414、1988 年邱茂良《中国针灸荟萃：针灸治疗卷》[35]299、1994 年刘学勤《吐下汗奇方妙法治百病——金元名医张子和临床经验精要》[36]135、1995 年《中医大辞典》[37]1298、1995 年韩贵清《中医学》[38]257、1998 年王新华《中医历代医话精选》[39]217、2003 年李天望《外科疾病外治法》[40]1154、2005 年及 2014 年《中医药学名词》（中医药学名词审定委员会）[41]23。

总之，"疽"为病名，首载于《五十二病方》。据历代文献记载，宋以前之疽，仅指无头疽而言，后渐见有头疽之描述。随着时代进步、科技发展，现在的"疽"是指发生于皮肉筋骨的一类感染性疾病，为有头疽和无头疽的统称。

五、文献辑录

《针灸甲乙经》卷十一："热气纯盛，下陷肌肤筋髓骨肉，内连五脏，血气竭绝，当其痈下筋骨，良肉皆无余，故名曰疽。疽者，曰其上皮夭瘀以坚，状如牛领皮；痈者，其皮上薄以泽，此其候也。"[1]144

《刘涓子鬼遗方》卷四："诸疽发于节而相应之者，不可治之也。""凡发背，外皮薄为痈，皮坚为疽，如此者多现先兆，宜急治之。皮坚甚，大多致祸矣。"[2]35,36

《诸病源候论》卷三十三："凡疽发诸节及腑脏之俞，则卒急也。其久疽者，发于身体闲处，故经久积年，致脓汁不尽，则疮内生虫，而变成瘘也。"[3]155"五脏不调则发疽，五脏俞皆在背，其血气经络周于身。腑脏不调，腠理虚者，经脉为寒所客，寒折于血，血壅不通，故用结成疽，其发脏俞也。热气施于血，则肉血败腐为脓也。疽初结之状，皮强如牛领之皮是也。疽重于痈，发者多死。"[3]156

卷四十："肿而皮强，上如牛领之皮，谓之疽也。"[3]192

卷五十："五脏不调则生疽，亦是寒客于皮肤，折于血气，血气痞涩不通，结聚所成。大体与痈相似，所可为异，其上如牛领之皮而硬是也。痈则浮浅，疽则深也。至于变败脓溃，重于痈也，伤骨烂筋，遂至于死。”[3]266

《黄帝内经太素》卷二十三：“痈疽一也，痈之久者败骨，名曰疽也。”[4]387

卷二十六：“凡痈疽所生，皆以寒气客于经络之中，令血凝涩不通，卫气归之，寒极化为热气，□成痈疽，腐肉为痈，烂筋坏骨为疽，轻者疗之可生，重者伤脏致死。”“岐伯曰：热气淳盛，下陷肌肤，筋髓骨枯，内连五脏，血气竭，当其痈下筋骨、良肉皆毋余，故命曰疽。”“痈下者，即前之痈甚，肌、肤、肉、筋、骨、髓，斯之六种，皆悉破坏，命之曰疽也。”“疽者，上之皮夭以坚，上如牛领之皮。”[4]488,489

《千金翼方》卷二十三：“热气纯盛，下陷肌肤筋髓骨肉，内连五脏，血气竭尽，当其痈下筋骨良肉皆无余，故命曰疽。疽者其上皮夭瘀以坚，如牛领之皮，痈者，其上皮薄以泽，此其候也。”[5]230“发背外皮薄为痈，皮厚为疽，如此者多见先兆，宜急治之。皮坚甚大者多致祸也。”[5]231

《太平圣惠方》卷六十二：“夫疽者，五脏不调所生也。五脏主里，气行经络而沉。若喜怒不测，饮食不节，阴阳不和，则五脏不调。营卫虚者，腠理则开，寒客经络之间，经络为寒所折，则营卫稽留于脉。营者血也，卫者气也，营血得寒则涩而不行，卫气从之，与寒相搏而壅遏不通。气者阳也，阳气蕴积则生于热，寒热下散，故积聚成疽。脏气沉行主里，故疽肿深厚。其上皮强如牛领之皮，久则热胜于寒，热气淳盛，蕴结伤肉也。血肉腐坏，化而为脓，乃至伤骨烂筋，不可治也。”[6]273

《幼幼新书》卷三十六：“五脏不调则生疽，亦是寒。客于皮肤，折于血气，血气痞涩不通，结聚所成。大体与痈相似，所可为异者，其上如牛领之皮而硬是也。痈则浮浅，疽则深也。至于变败脓溃，重于痈也，伤骨烂筋，遂至于死。”[7]1442

《集验背疽方·背疽方总论》：“初发疽时，一粒如麻豆大，身体便发热，生疽处肉亦热，肿大而高，多生疼痛，破后肉色红紫，此为外发。”“如初发疽时，不拘小大，身体无热，自觉倦怠，生疽处亦不热，数日之间，渐渐开大，不肿不高，不疼不痛，低陷而坏烂，破后肉紫黑色，此为内发。”[8]8,9“脑上诸阳所会穴，近脑则髓出；颈项上近咽喉，药饵、饮食之所通，一有所碍，两不能进；肾俞上与肾相抵，命之所系，穴即透空，又不可著艾。三处有疽，并为难治。”[8]11

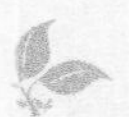

《外科精要》卷中：“李氏云：疽初发一粒如麻豆，发热肿高，热痛色赤，此为外发。势虽炽盛，治得其法，可保其生。若初时不发热，体倦怠，患处如故，数日不肿痛，内脏已坏，虽有卢扁之药，亦未如之何矣。”[9]35

《医学启源》卷中：“疽，注云：深而恶也。”[10]79

《黄帝素问宣明论方》卷十五：“痈浅而大，疽深而恶。”“脏腑积热，则血脉不流，而毒气凝滞，邪气伏留，热搏于血，血聚则肉溃成疮，浅则为疖，实则为痈，深则为疽矣。”[11]139

《外科精义》卷上：“夫疽初生，如黍米大，痒痛有异，误触破之，即焮展四畔，赤肿沉闷，牵引胁肋疼痛。”[12]21

《外科理例》卷一：“疽者，初生白粒如粟米，便觉痒痛，触着其痛应心，此疽始发之兆。或误触者，便觉微赤肿痛，三四日后，根脚赤晕展开，浑身壮热微渴，疮上亦热，此疽也。”“疽毒深恶，内连腑脏。”[13]13

《古今医统大全》卷八十：“疽之邪，其稽留壅遏，内连五脏而不专攻于外，故身或无热，患处或不肿痛甚者，声嘶色脱，眼黑青小，十指肿黑者，多死。”“治疽初发，当以涓子法为主。填补脏腑，令实，勿令下陷之邪延曼。外以火灸，引邪透出，使有穴归而不乱攻，可转死为生，变凶为吉。”[14]372

《古今医鉴》卷十五：“凡疽发深而不痛者，胃气大虚，必死肉多而不知痛也。”[15]455

《黄帝内经灵枢注证发微》卷三：“女子有郁病，如成疽疾相似。”[16]197

卷九：“黄帝曰：何谓疽？岐伯曰：热气淳(纯)盛，下陷肌肤，筋髓枯，内连五脏，血气竭，当其痈下筋骨良肉皆无余，故命曰疽。”“疽则筋骨良肉皆无余，而下陷于肌肤，筋髓皆枯，内连五脏。其轻重如此。”“疽者，上之皮夭以坚，上如牛领之皮。痈者，其皮上簿以泽。此其候也。”[16]403

《黄帝内经素问集注》卷四：“痈者拥也，疽者阻也，谓热毒外壅内阻，宜即刺之，不得迟延时顷，而使邪毒之回转也。”[17]63

《类经》卷十三：“又如诸痈痒疮皆属于心矣，若火盛则炽热为痈，心之实也；阳衰则阴胜为疽，心之虚也。”[18]478

卷十八：“黄帝曰：何谓疽？岐伯曰：热气淳盛，下陷肌肤，筋髓枯，内连五脏，血气竭，当其痈下，筋骨良肉皆无余，故命曰疽（痈浅疽深，毒有微甚，故内连五脏，外败筋骨良肉者，是谓之疽，乃可畏也）。疽者，上之皮夭以坚，上如牛领之皮。”[18]478

《医灯续焰》卷十三：“痈者，壅也。疽者，阻也。荣卫气血，壅塞阻滞，郁热成脓之所致，有阴阳脏腑之分。痈大而浅，疽小而深。大则气鼓发。鼓发，则向表而浅。小则气收敛。收敛，则近里而深。浅则从腑从阳，故易消易溃。深则从脏从阴，故难消难溃。易溃者，则毒从外泄。难溃者，则毒常内陷。此吉凶轻重之所由分也。”“疽之邪深，其稽留壅遏，内连五脏而不专攻于外，故身体或无热，患处或不肿。”“发于阴者，为疽，为冷，为虚。”[19]138

《内经博议》卷二：“大怒则形气绝，而血菀于上也。大怒则伤阳，阳既郁逆，则无所行，而菀于上。故有吐血数升而殒者，有疽发于背者，皆薄厥之至也，此不密之故三。”[20]79

《洞天奥旨》卷七：“合阳属足太阳膀胱之经，因感湿热，蕴结成毒，久而生疽也。”[21]92

《运气要诀·运气为病歌》：“热入经脉与血凝结，浅则为痈，深则为疽，更深入之，则伤脏腑。”[22]127

《素问悬解》卷一：“疽者，气血之深阻于肌肉者也。”[24]33

《针灸逢源》卷一：“疽者，上之皮夭以坚上如牛领之皮。”[25]

《外科证治秘要》第二十五章：“凡初起无头漫肿者名痈，起即有头者名疽。”[26]37

第二十七章：“初起如豆，渐至漫肿坚硬，痛不可忍者名疽。”[26]37

《医方守约》：“阴证曰疽，其色白，其肿平塌无头，散漫无界，肤冷不热，木硬不痛，皮黯无光，其证纯阴，其脉沉迟，故名曰疽。”[27]267

《脉义简摩》卷六：“若迟中见结，而其后发疽，必难治。”[28]108

《医略抄·痈疽方》：“疽者，五藏不调所生也。”[29]1

《灵枢识》卷三：“女子有郁病，如成疽疾相似。”[30]236

卷六：“痈字从壅，疽字从沮。总是气血稽留，营卫不通之症，大而浅者为痈。六腑受伤，可无大患。深而恶者为疽，五脏受伤，大可忧畏，治之者顾可缓乎，顾可忽乎。”[30]248

《中医学概要》：“疽：分有头和无头两种，前者多发于肌肉之间，初起即有脓头，色白焦枯，形如粟米黍粒，勿向周围扩展腐烂，脓头多的形似蜂窝，如脑疽、背疽之类。后者每发于筋骨之间，肤麦没脓头，漫肿色白，疼痛不甚，未成难消，已成难溃，溃后亦难收口，往往损伤筋骨，形成漏管，如附骨疽、穿踝疽之类。”[31]167

《祖国医学知识》：“疽，是气血为毒邪阻滞而不行的意思，有二种类型：一种属于有头的，称为‘有头疸’；一种属于无头的，称为‘无头疽’。本病的特征是：初起似粟米大小，红肿热痛，易向周围扩大，溃烂之后，状如蜂窝，发于肌肉之间，凡皮肤蚊厚而坚韧的地方都可发生，但多发于项后背部。”[32]154

《外科新编》：“疽是外科疾患中比较严重的病症。在八纲辨证上属阴、虚、里、寒证。疽可分为两大类。一种是代表初起有头，逐步形成蜂窝状脓头满布的疮疡，如脑疽、背疽等，一种是代表深部慢性脓肿，如附骨疽等。”[33]23

《中医学》(贺志光)："疽包括两种性质不同的疾患。一种是初起有头的，称为有头疽，即现代医学所指的痈。另一种是初起无头的，称为无头疽，包括了现代医学的化脓性骨髓炎、化脓性关节炎及肌肉深部脓肿。"[34]414

《中国针灸荟萃》："疽，窍阴主之。管疽，商丘主之。"[35]299

《吐下汗奇方妙法治百病·金元名医张子和临床经验精要》："疮面深而恶者为疽。病因病机：外感风湿、湿热内有脏腑蕴毒，凝聚肌表，以致营卫不和，气血凝滞、经络阻隔所致。"[36]135

《中医大辞典》："疽，病名：见《五十二病方·疽》。《灵枢·痈疽》：'热气淳盛，下陷肌肤，筋髓枯，内连五脏，气血竭，当其痈下，筋骨良肉皆无余，故命曰疽。疽者，上之反天以坚，上如牛领之皮。'据历代文献记载，宋以前之疽，仅指无头疽而言，后渐见有头疽之描述，《卫济宝书》：'疽初起如麻豆子大，痒痛抓破如小疮，后渐结瘢痕作痪，以次皮破窍穴渐如蜂房。'现代中医按疽病早期有头和无头而分为有头疽和无头疽两大类。"[37]1289

《中医学》(韩贵清等)："疽是气血为邪毒阻滞而不行之意，分为有头疽、无头疽两类，有头疽初起即有粟米状脓头，锨热红肿胀痛，易向周围及深部扩散，溃破之后状若蜂窝。范围较痈为大，常超出9～12厘米以上，甚至有盈尺、覆盘者；无头疽是发生于骨骼及关节的化脓性疾患，其病变部位深在，患部漫肿皮色不变，疼痛彻骨，难消、难溃、难敛，溃后多损伤筋骨，因其初起无头，故曰无头疽，无头疽包括附骨疽和环跳疽。现代医学的痈相当于有头疽，附骨疽相当于化脓性骨髓炎，环跳疽相当于化脓性关节炎。"[38]257

《中医历代医话精选》："(疽)乃虚弱已极，元气熏蒸不到之处，湿滞寒凝，积久而成。已为废肉，不疼，不肿，不红，惟酸而麻木者，因与好肉相连也。"[39]217

《外科疾病外治法》："疽分为有头疽和无头疽，是中医外科特有的病名。有头疽是指发生于肌肤间的急性化脓性疾患，相当于西医学的痈和蜂窝组织炎，好发于皮肤较厚坚韧的项后、背部、腹部等处，多见于中老年人，尤其消渴病人更为多见。"[40]1154

《中医药学名词》：疽……发生于皮肉筋骨的感染性疾病，有头疽和无头疽的统称。[41]22

[1] [晋]皇甫谧.[宋]林亿，等校.针灸甲乙经[M].北京：人民卫生出版社，1956：144.

[2] [晋]刘涓子.刘涓子鬼遗方[M].北京：人民卫生出版社，1986：35，36.

[3] [隋]巢元方.诸病源候论[M].黄作阵点校.沈阳：辽宁科学技术出版社，1997：155，156，192，226.

[4] [隋]杨上善.黄帝内经太素[M].北京：人民卫生出版社，1965：387，488，489.

[5] [唐]孙思邈.千金翼方[M].沈阳：辽宁科学技术出版社，1997：230，231.

[6] [宋]王怀隐.太平圣惠方[M].北京：人民卫生出版社，2016：273.

[7] [宋]刘昉.幼幼新书[M].北京：人民卫生出版社，1987：1442.

[8] [宋]李迅.集验背疽方[M].赵正山校注.福州：福建科学技术出版社，1986：8，9，11.

[9] [宋]陈自明；[明]薛己.外科精要[M].北京：人民卫生出版社，1982：35.

[10] [金]张元素.医学启源[M].北京：人民卫生出版社，1978：79.

[11] [金]刘完素.黄帝素问宣明论方[M].北京：中国中医药出版社，2010：139.

[12] [元]齐德之.外科精义[M].北京：人民卫生出版社，1956：21.

[13] [明]汪机.外科理例[M].北京：商务印书馆，1957：13.

[14] [明]徐春甫.古今医统大全[M].沈阳：辽宁科学技术出版社，2007：372.

[15] [明]龚信.[明]龚廷贤.古今医鉴[M].北京：商务印书馆，1958：455.

[16] [明]马莳.黄帝内经灵枢注证发微[M].田代华点校.北京：人民卫生出版社，1994：197，403.

[17] [明]张志聪.黄帝内经素问集注[M].1609年(明万历三十七年己酉年刊本)：63.

[18] [明]张介宾.类经[M].北京：中国古籍出版社，2016：478.

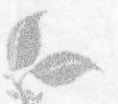

[19] [明] 王绍隆. [清] 潘楫. 医灯续焰[M]. 北京：中国中医药出版社，2017：138.
[20] [明] 罗美. 内经博议[M]. 北京：中国古籍出版社，2015：79.
[21] [清] 王怀隐. 洞天奥旨[M]. 北京：中国中医药出版社，1991：92.
[22] [清] 吴谦. 运气要诀[M]. 北京. 中国医药科技出版社，2017：127.
[23] [清] 薛雪. 医经原旨[M]. 北京：学苑出版社，2017：97.
[24] [清] 黄元御. 素问悬解[M]. 北京：学苑出版社，2008：33.
[25] [清] 李守先. 针灸逢源[M]. 北京：北京科学技术出版社，2013：49.
[26] [清] 王旭高. 外科证治秘要[M]. 许履和，徐福宁整理. 北京：中医古籍出版社，2005：37.
[27] [清] 胡先容. 医方守约[M]. 北京：中医古籍出版社，2012：267.
[28] [清] 周学海. 脉义简摩[M]. 北京：中国中医药出版社，2016：108.
[29] [日本] 丹波雅忠. 医略抄[M]//卢承顶，田思胜校注. 皇汉医学精华书系. 北京：中国医药科技出版社，2019：1.
[30] [日本] 丹波元简. 灵枢识[M]. 上海：上海科学技术出版社，1957：236，248.
[31] 南京中医学院. 中医学概要[M]. 北京：人民卫生出版社，1961：167.
[32] 上海第一医学院医学卫生普及全书编辑委员会. 祖国医学知识[M]. 上海：上海科学技术出版社，1965：154.
[33] 李在明，张八卦. 外科新编[M]. 郑州：河南人民出版社，1979：23.
[34] 贺志光. 中医学[M]. 3版. 北京：人民卫生出版社，1983：414.
[35] 邱茂良. 中国针灸荟萃：上册[M]. 长沙：湖南科学技术出版社，1988：299.
[36] 刘学勤. 吐下汗奇方妙法治百病——金元名医张子和临床经验精要[M]. 北京：中国医药科技出版社，1994：135.
[37] 李经纬，邓铁涛等. 中医大辞典[M]. 北京：人民卫生出版社，1995：1289.
[38] 韩贵清，任启瑞. 中医学[M]. 北京：北京医科大学中国协和医科大学联合出版社，1995：257.
[39] 王新华. 中医历代医话精选[M]. 南京：江苏科学技术出版社，1998：217.
[40] 李天望，杨明会. 外科疾病外治法[M]. 北京：中国医药科技出版社，2003：1154.
[41] 中医药学名词审定委员会. 中医药学名词[M]. 北京：科学出版社，2014：22.

（方晗语　曹　模）

4・103

痈

yōng

一、规范名

【汉文名】痈。

【英文名】abscess。

【注释】又称“外痈”。生长于皮肉之间，以局部光软无头，红肿疼痛，结块范围多在6～9厘米大小，发病迅速，易肿、易溃、易敛，或有恶寒、发热、口渴等全身症状为主要表现的急性化脓性疾病。

二、定名依据

“痈”作为一种外科疾病，其特征为：生长于皮肉之间，以局部光软无头，红肿疼痛，结块范围多在6～9厘米大小，发病迅速，易肿、易溃、易敛，或有恶寒、发热、口渴等全身症状的急性化脓性疾病。最早见于战国时期庄周《庄子》，其时即名为“痈”。

其后出土汉代医书《五十二病方》中的“痈肿”，汉代佚名《黄帝内经素问》中的“痈疡”，张机《伤寒论》中的“痈脓”，《金匮要略》中的“疮痈”，均是当今“痈”的曾用名。

自战国庄周《庄子》首用“痈”一名以来，历代沿用较多，比如：战国《山海经》，汉代《张家山汉简》《五十二病方》，王充《论衡》，佚名《灵枢经》《黄帝内经素问》，张机《金匮要略》，晋代王熙《脉经》，葛洪《肘后备急方》，南朝陈延之《小品方》，龚庆宣《刘涓子鬼遗方》，北朝姚僧垣《集验方》，隋代巢元方《诸病源候论》，唐代杨上善《黄帝内经太素》，孙思邈《备急千金要方》《千金翼方》，王焘《外台秘要》，日本丹波康赖《医心方》，宋代王怀隐《太平圣惠方》，赵佶《圣济总录》，东轩居士《卫济宝书》，陈无择《三因极一病证方论》，李迅《集验背疽方》，陈自明《外科精要》，元代李仲南《永类钤方》，齐德之《外科精义》，危亦林《世医得效方》，明代赵宜真《秘传外科方》，朱橚《普济方》，汪机《外科理例》，王肯堂《疡医证治准绳》，申拱宸《外科启玄》，清代祁坤《外科大成》，冯兆张《冯氏锦囊秘录》，王洪绪《外科证治全生集》，吴谦《医宗金鉴·外科心法要诀》，顾世澄《疡医大全》，郑玉坛《彤园医书(外科)》，许克昌、毕法《外科证治全书》。

中华人民共和国成立后，1960年《中医外科学讲义》(上海中医学院外科教研组)，1960年《中医外科学简编》(卫生部中医研究院)，1961年《中医外科学中级讲义》(上海中医学院外科教研组)，1964年《中医外科学》(上海中医学院外科教研组)，1985年《实用中医外科学》(顾伯华)，1986年《中医外科学》(顾伯康)，1987年《中医外科学》(朱仁康)，1991年《中医外科学》(艾儒棣)，1997年《中国医学百科全书 中医学》(《中医学》编辑委员会)，1998年《中医外科学》(许芝银，闵仲生)，1998年《中医外科学》(金之刚)，2000年《中医外科学》(谭新华)，2002年《中医外科学》(赵尚华)，2007年《中医外科学》(艾儒棣)，2007年《中医外科学》(陈红风)，2009年《中医外科学》(刘忠德，张鸥)均采用了"痈"作为正名，说明"痈"作为规范用名已取得共识。

我国2005年出版的全国科学技术名词审定委员会审定公布的《中医药学名词》已以"痈"作为规范名，所以"痈"作为规范名也符合术语定名的协调一致原则。

三、同义词

【又称】"外痈"(宋一同《中医外科学》)。

【曾称】"痈肿"(《五十二病方》)；"痈疡"(《内经》)；"痈脓"(《伤寒论》)；"疮痈"(《金匮要略》)。

四、源流考释

战国时期庄周《庄子》记载："秦王有病召医，破痈溃痤者得车一乘，舐痔者得车五乘。"[1]556 笔者认为，此处的"痈"即是痈病的最早记载。同时期的文献《山海经》中亦有"食之已痈""食者不痈"[2]的记载。

江陵张家山出土汉代医书《张家山汉简》记载了痈"在齿"[3]6"在北(背)"[3]10"在胃管(脘)"[3]14"在篡"[3]26"在踝下"[3]27及"乳痈"[3]24"囊痈"[3]25。

长沙马王堆出土汉代医书《五十二病方》中记载了"痈"[4]592"痈肿"[4]593"痈首"[4]593"颐痈"[4]599"股痈"[4]485。

西汉史游《急就篇》记载："痈疽瘛瘲痿痹痕。"唐代颜师古注："痈之言壅也，气壅否结，里肿而溃也；痈之久者曰疽。"[5]许慎《说文解字》记载："痈，肿也。从疒雝声。疽，痈也。从疒且声。"刘熙《释名》记载："痈，壅也，气壅否结里而溃也。"[6]从以上资料分析可知，汉代及以前，"痈"的内涵为：症状为皮肤肿胀，破溃流脓一类疾病的总称。与现代痈病的内涵较为接近。

东汉王充《论衡》[7]记载："气结阏积，聚为痈，溃为疽、创。"并且认为："人之有痈肿，血脉不通也。"《论衡》同时记载："鼻不知香臭曰痈。"民国学者黄晖认为，此处"痈"当为"齆"[8]591，笔者赞同此观点，因为《仓颉篇》记载："齆(痈)，鼻疾也。"[9]30

汉代《灵枢经》记载"六府不和则留为痈"[10]89，痈疽的病因病机[10]270-272，"痈"与"疽"的症状与区别[10]276,277，发于身体各部位痈疽的病名及特点[10]272-276。《灵枢经》关于"痈"的认识对后世影响极大，南齐龚庆宣《刘涓子鬼遗方》、北周姚僧垣《集验方》、唐代孙思邈《千金翼方》、王焘《外台秘要》、日本丹波康赖《医心方》、宋代王怀隐《太平圣惠方》、明代赵宜真《秘传外科方》、清代顾世澄《疡医大全》均沿袭了《灵枢经》的观点。

汉代《黄帝内经素问》亦记载有"痈"[11]286,557,558"痈肿"[11]17,18,76,105,106,212"痈疡"[11]80"痈疽""掖痈""暴痈"[11]177"肠痈"[11]254"胃脘痈""颈痈"[11]257。

汉代张机《伤寒论》记载有"痈肿"[12]11"痈脓"[12]93,94。《金匮要略》记载有"肺痈"[13]22"痈脓"[13]45"疮痈""肠痈"[13]63。

晋代王熙《脉经》记载有"乳痈"[14]46"尻痈"[14]293"痈""痈肿"[14]347,348"痈脓"[14]354。

晋代葛洪《肘后备急方》记载有"痈""痈疽""乳痈""石痈"[15]131-135。

南朝陈延之《小品方》记载有"悬痈"[16]160"痈"[16]175,176"痈疽"[16]209"石痈""乳痈"[16]212，必须指出的是，这里的"痈疽"为"附骨疽"的又名，与一般的概念不同。

南齐龚庆宣《刘涓子鬼遗方》沿袭了《灵枢经》关于痈疽病因[17]1,2、病机[17]34、身体各部位痈疽病名及特点[17]35-38，此书还记载有"热痈""痈疽""乳痈""发背痈"[17]21-26，同时此书记载了"相痈疽知有脓可破法"[17]41,42，是为中医认识痈疽的重要进展，对后世影响较大。

北周姚僧垣《集验方》沿袭了《灵枢经》关于痈疽区别的认识[18]128，同时还记载有"痈肿"[18]128,129"石痈"[18]134"乳痈"[18]235。

隋代巢元方《诸病源候论》继承并发展了《灵枢经》关于痈病因病机症状预后的认识[19]147,148，还记载有"痈肿"[19]38"悬痈肿"[19]140"喉痈"[19]141"石痈"[19]149"附骨痈"[19]149"痈发背"[19]156"乳痈"[19]191"乳石痈"[19]192"痈疮"[19]226。在"喉痈"的论述中，指出"疖"与"痈"的区别在于大小："凡结肿一寸为疖，二寸至五寸为痈。"必须指出，此"悬痈肿"系指咽喉部位的悬雍垂肿胀，即"重腭"，又名"上腭痈"，与如今内涵不同。

唐代杨上善在《黄帝内经太素》中提出痈病发生的四种病因："喜怒无度，争气聚，生痈一也。饮食不依节度，纵情不择寒温，为痈二也。脏阴气虚，府阳气实，阳气实盛，生痈三也。邪客于血，聚而不行，生痈四也"[20]385，为后世所沿袭。

唐代孙思邈在《备急千金要方》[21]472中记载有"痈"及"痈肿"，同时提出"疖""小痈""疱子"的区别："凡肿，根广一寸以下名疖，一寸以上名小痈，如豆粒大者名疱子。"在《千金翼方》中孙氏沿袭了《灵枢经》关于痈疽病因病机[22]352、痈疽症状表现与区别[22]354、发于身体各部位痈疽名称[22]352-354的认识。

唐代王焘《外台秘要》沿袭了《灵枢经》关于痈疽病机、症状表现与区别[23]476的认识，还记载有"痈肿"[23]480"石痈"[23]483"痈疽"[23]763。这里的"悬痈"仍然是指"上腭痈"。

日本丹波康赖《医心方》沿袭了《灵枢经》关于痈疽病因病机症状表现与区别[24]313,314、发于身体各部位痈疽名称与特点的认识[24]317,318，同时沿袭了杨上善关于痈病发生四种病因的论述[24]319，还记载有"石痈"[24]328"乳痈"[24]430。

宋代王怀隐《太平圣惠方》沿袭了《灵枢经》关于痈疽病机、症状表现与区别的认识[25]1902，同时沿袭了巢元方《诸病源候论》关于痈病因病机症状预后的认识[25]1908，另外还记载有"痈肿"[25]1910"石痈"[25]1916"乳痈"[25]2262"鼻痈"[25]2865。

宋代赵佶《圣济总录》认为"凡痈之类，其气浮达，宜灸焫而不宜针烙，凡疽之类，其气深沉，宜针烙而不宜灸焫"。同时指出，痈疽病须及时治疗，不必拘于人神禁忌[26]2143。《圣济总录》还记载有"石痈"[26]2148"附骨痈"[26]2150"乳痈"[26]2157"痈疮"[26]2958"痈肿"[26]3227。

宋代东轩居士《卫济宝书》中记载有"痈疽五发"[27]21-24，其中的"癌""瘭""痈"的表现症状均与如今的痈病相似，笔者认为应视为痈。《卫济宝书》还记载有“乳痈”。

宋代陈无择在《三因极一病证方论》[28]248,249中总结了痈疽发病“该三因而有之”。

宋代李迅《集验背疽方》中记载有“痈疽”[29]76“痈”[29]97“痈疖”[29]104及其治疗方法。

宋代陈自明《外科精要》记载有“痈疽”[30]1“痈”[30]70，同时认为“痈”与“疽”的区别在于大小：“一寸至二寸为疖，三寸至五寸为痈，五寸至一尺为疽，一尺至二尺为竟体疽。”[30]33这是个错误观点。同时《外科精要》还记载了与如今内涵大致相同，即发于会阴部位的“悬痈”[30]87。

元代李仲南《永类钤方》记载有“痈疽”[31]159“乳痈”[31]161“悬痈”[31]161“偏痈”[31]161，其中的“悬痈”与如今内涵相同。

元代齐德之《外科精义》沿袭了《灵枢经》关于痈疽病机症状与区别的认识[32]37,38，对于“疖”“痈”“疽”的症状表现与病机做了简明扼要的论述[32]22,23。同时，还记载有“发背痈”，认为“浅则为疖，实则为痈，深则为疽”[32]35,36。

元代危亦林《世医得效方》认为痈疽区别在于大小[33]303，沿袭了《外科精要》之误。同时还记载有“痈发”[33]304和“偏痈”[33]312。

明代赵宜真在《秘传外科方》中提出了痈病病因的新认识：“痈之本者，始于血老不作汗，内陈不脱垢，蒸气不能外达，留积遂成，热所为也。”[34]80,81

明代朱橚《普济方》认为：“凡痈发肿高者疢源浅，肿下者疢源深。大者易疗，小热者难疗。初便大痛伤肌，晚乃大痛伤骨。”[35]377,378

明代汪机在《外科理例》中详细描述了“疖”“痈”“疽”的症状及治法[36]13,14，同时还记载了“乳痈”“腿痈”“腹痈”[36]24“悬痈”[36]87“囊痈”[36]89。

明代王肯堂在《疡医证治准绳》[37]4,5中认为：“痈与疽，但有阴阳、深浅、内外、虚实之分，而无大小之别。”纠正了陈自明《外科精要》之误。同时，他引用的《刘涓子鬼遗方》文本内容并不见于今通行本。

明代申拱宸《外科启玄》[38]4中简明扼要地辨别了“痈”“疽”“疔”“疖”“瘤”“丹”“疡”“痘”“疹”“结核”。

明代陈实功《外科正宗》记载了“乳痈”[39]141“囊痈”[39]183“悬痈”[39]187,188“臀痈”[39]191“腋痈”[39]219“胁痈”[39]219及其病因病机症状治法。

清代祁坤《外科大成》[40]9,10同意王肯堂关于痈与疽区别的论述，分别论述了臀痈、悬痈、便痈、囊痈、牙痈。

清代陈士铎《洞天奥旨》[41]74记载了“乳发”“乳痈”“乳疽”的区别。

清代冯兆张《冯氏锦囊秘录》[42]489记载：“痈者，壅也，壅滞于阳络也。大而高起属乎阳，其脉浮数，故多由于六腑。”其后医家关于“痈”的论述大都遵从前代医家的论述，没有出现新的观点，比如：王洪绪《外科证治全生集》[43]1、吴谦《医宗金鉴·外科心法要诀》[44]37、顾世澄《疡医大全》[45]245,246、郑玉坛《彤园医书(外科)》[46]21、许克昌、毕法《外科证治全书》[47]1。

中华人民共和国成立后，1960年《中医外科学讲义》[48]33(上海中医学院外科教研组)采用了“痈”作为正名，其后中医外科著作大多沿用，比如：1960年《中医外科学简编》[49]52(卫生部中医研究院)，1961年《中医外科学中级讲义》[50]27(上海中医学院外科教研组)，1964年《中医外科学》[51]52(上海中医学院外科教研组)，1985年《实用中医外科学》[52]79(顾伯华)，1986年《中医外科学》[53]62(顾伯康)，1987年《中医外科学》[54]108(朱仁康)，1991年《中医外科学》[55]50(艾儒棣)，1997年《中国医学百科全书·中医学》[56]1969(《中医学》编辑委员会)，1998年《中医外科学》[57]50(许芝银，闵仲生)，1998年《中医外科学》[58]84(金之刚)，2000年《中医外科学》[59]131(谭新华)，2002年《中医外科学》[60]74(赵尚华)，2005年《中医药学名词》[61]256(中医药学名词审定委员会)，2007年《中医外科学》[62]63(艾儒棣)，2007年《中医外科学》[63]86(陈红风)，2009年《中医外科学》[64]64(刘忠德，张鸥)，2014年

《中医药学名词》[65]15（中医药学名词审定委员会）。

亦有使用“蜂窝织炎”作为正名的，比如：1973年《中医外科学》[66]34（山东中医学院中医系外科教研室）。

亦有使用“蜂窝组织炎”作为正名的，比如：1973年《中医外科学》[67]45（上海中医学院）。

亦有使用“急性蜂窝织炎”作为正名的，比如：1982年《中医外科学》[68]41（北京中医医院），1986年《实用中医外科学》[69]92（尚德俊）。

亦有使用“急性淋巴结炎”作为正名的，比如：1999年《新编中医外科学》[70]126（李彪，龚景林）。

亦有使用“外痈”作为正名的，比如：2014年《中医外科学》[71]65（宋一同）。

必须指出的是，部分《中医外科学》使用了西医病名，比如：1973年《中医外科学》[72]32（山东中医学院中医系外科教研室），1973年《中医外科学》[73]43（上海中医学院）。西医“痈”的内涵相当于中医的“有头疽”，与传统中医之“痈”相去甚远，不可不知。

总之，痈一病最早见于战国时期庄周《庄子》，其时即名为“痈”。其后出土汉代医书《五十二病方》中的“痈肿”，汉代佚名《黄帝内经素问》中的“痈疡”，张机《伤寒论》中的“痈脓”，《金匮要略》中的“疮痈”，均是当今“痈”的曾用名。必须指出的是，西医中的“痈”相当于中医的“有头疽”，与中医的“痈”迥然不同，不可不辨。

五、文献辑录

《庄子·列御寇》：“庄子曰：秦王有病召医，破痈溃痤者得车一乘，舐痔者得车五乘，所治愈下，得车愈多。子岂治其痔邪，何得车之多也？子行矣！”[1]556

《山海经·卷三 北山经》：“又北四百里，曰谯明之山，谯水出焉，西流注于河。其中多何罗之鱼，一首而十身，其音如吠犬，食之已痈。”[2]

“卷五 中山经”：“又东七十里，曰半石之山，其上有草焉，生而秀，其高丈余，赤叶赤华，华而不实，其名曰嘉荣，服之者不霆。来需之水出于其阳，而西流注于伊水，其中多鲶鱼，黑文，其状如鲋，食者不睡。合水出于其阴，而北流注于洛，多騰鱼，状如鳜，居逵，苍文赤尾，食者不痈，可以为瘘。”[2]

《张家山汉简·脉书一》：“M1·8在齿，痛，为虫禹；其痈，为血禹。”[3]6“M1·16在北，痈，为王身。”[3]10“M1·22在胃管，痈，为鬲中。”[3]14“M1·37乳痈，为醉。”[3]24

“M1·39橐痈，为血穨；其痈上下鸣，为肠穨。”[3]25“M1·40在篡，痈如枣，为牡痔；其痈有空，汁出，为牝痔。”[3]26“M1·42在踝下，痈，为瘘。”[3]27

《五十二病方·痈》：“一方：痈自发者，取桐本一节所，以泽泔煮……”[4]592“一方：痈肿者，取乌喙，藜芦，治之。……之，以熨肿所。有可，××手，令痈肿者皆已。”“一方：痈首，取茈半斗，细劙，而以善截六斗……如此××医以此教惠……”[4]593“一方：颐痈者，治半夏一，牛煎脂二，醯六，并以鼎×××如×粖，以傅。勿尽傅，圆一寸。乾，复傅之。而以汤洒去药，已矣。”[4]599

《五十二病方·肠癩》：“一方：癩者及股痈，鼠伏者，□中指搔二七，必瘳。”[4]485

《急就篇·卷四》：“痈疽瘛瘲痿痹痕。唐颜师古注：痈之言壅也，气壅否结，里肿而溃也；痈之久者曰疽。瘛瘲，小儿之疾，即今痫病也；痿，不能行也；痹，风湿不仁也，一曰：痿，偏枯也；痕，四体强急难用屈申也，字或作疢，音义并同。”[5]

《释名·卷八 释疾病》：“痈，壅也，气壅否结里而溃也。痈喉，气著喉中不通，稸成痈也。乳痈曰妒，妒褚也，气积褚不通至肿溃也。”[6]

《论衡·卷二 幸偶篇》：“由是以论，痈疽之发，亦一实也。气结阏积，聚为痈，溃为疽、创，流血出脓。岂痈疽所发，身之善穴哉？营卫之行，遇不通也。”[7]

卷五“感遇篇”：“夫山崩壅河，犹人之有痈肿，血脉不通也。治痈肿者，可复以素服哭泣之声治乎？”[7]

卷十三“别通篇”：“人目不见青黄曰盲，耳不闻宫商曰聋，鼻不知香臭曰痈。痈、聋与盲，不成人者也。人不博览，不闻古今，不见事类，不知然否，犹目盲、耳聋、鼻痈者也。”[7]

《论衡校释·卷十三》：“御览三六七引作‘齆’。注云：‘乌贡切。’广韵一送云：‘鼻塞曰齆。’众经音义二十引埤苍曰：‘齆，鼻疾也。’又引通俗文曰：‘齀鼻曰齆。’则御览引作‘齆’为是。‘痈’乃痈疽之‘痈’。说文：‘痈，肿也。从疒，雝声。’释名释疾病：‘痈，壅也，气壅否结里而溃也。’俗言‘鼻痈’，字亦当作‘齆’。”[8]591

《仓颉篇·卷中》：“齆（痈），鼻疾也。”[9]30

《灵枢经·卷四》：“五脏常内阅于上七窍也，故肺气通于鼻，肺和则鼻能知香臭矣；心气通于舌，心和则舌能知五味矣；肝气通于目，肝和则目能辨五色矣；脾气通于口，脾和则口能知五谷矣；肾气通于耳，肾和则耳能闻五音矣。五藏不和则七窍不通，六府不和则留为痈。”[10]89

卷十二：“黄帝曰：余闻肠胃受谷，上焦出气，以温分肉，而养骨节，通腠理。中焦出气如露，上注谿谷，而渗孙脉，津液和调，变化而赤为血，血和则孙脉先满溢，乃注于络脉，皆盈，乃注于经脉。阴阳已张，因息乃行，行有经纪，周有道理，与天合同，不得休止。切而调之，从虚去实，泻则不足，疾则气减，留则先后。从实去虚，补则有余。血气已调，形气乃持。余已知血气之平与不平，未知痈疽之所从生，成败之时，死生之期，有远近，何以度之，可得闻乎？岐伯曰：经脉留行不止，与天同度，与地合纪。故天宿失度，日月薄蚀，地经失纪，水道流溢，草萓不成，五谷不殖，径路不通，民不往来，巷聚邑居，则别离异处，血气犹然，请言其故。夫血脉营卫，周流不休，上应星宿，下应经数。寒邪客于经络之中则血泣，血泣则不通，不通则卫气归之，不得复反，故痈肿。寒气化为热，热胜则腐肉，肉腐则为脓，脓不泻则烂筋，筋烂则伤骨，骨伤则髓消，不当骨空，不得泄泻，血枯空虚，则筋骨肌肉不相荣，经脉败漏，熏于五藏，藏伤故死矣。”[10]270-272“黄帝曰：夫子言痈疽，何以别之？岐伯曰：营卫稽留于经脉之中，则血泣而不行，不行则卫气从之而不通，壅遏而不得行，故热。大热不止，热胜则肉腐，肉腐则为脓。然不能陷，骨髓不为燋枯，五脏不为伤，故命曰痈。黄帝曰：何谓疽？岐伯曰：热气淳盛，下陷肌肤筋髓枯，内连五藏，血气竭，当其痈下，筋骨良肉皆无余，故命曰疽。疽者，上之皮夭以坚，上如牛领之皮。痈者，其皮上薄以泽。此其候也。”[10]276,277“黄帝曰：愿尽闻痈疽之形，与忌曰名。岐伯曰：痈发于嗌中，名曰猛疽……发于颈，名曰夭疽……阳留大发，消脑留项，名曰脑烁……发于肩及臑，名曰疵痈……发于腋下赤坚者，名曰米疽……其痈坚而不溃者，为马刀挟瘿……发于胸，名曰井疽……发于膺，名曰甘疽……发于胁，名曰败疵……发于股胫，名曰股胫疽……发于尻，名曰锐疽……发于股阴，名曰赤施……发于膝，名曰疵痈……发于胫，名曰兔啮……发于内踝，名曰走缓……发于足上下，名曰四淫……发于足傍，名曰厉痈……发于足趾，名曰脱痈……”[10]272-276

《黄帝内经素问·卷一》：“阳气者，精则养神，柔则养筋……营气不从，逆于肉理，乃生痈肿。”[11]17,18

卷二：“曰：三阳为病发寒热，下为痈肿，及为痿厥腨痛；其传为索泽，其传为颓疝。”[11]76

卷四：“黄帝问曰：医之治病也，一病而治各不同，皆愈何也？岐伯对曰：地势使然也。故东方之域，天地之所始生也，鱼盐之地，海滨傍水，其民食鱼而嗜咸，皆安其处，美其食，鱼者使人热中，盐者胜血，故其民皆黑色疏理，其病皆为痈疡，其治宜砭石，故砭石者，亦从东方来。”[11]80

卷五：“帝曰：诸痈肿筋挛骨痛，此皆安生？岐伯曰：此寒气之肿，八风之变也。帝曰：治之奈何？岐伯曰：此四时之病，以其胜治之

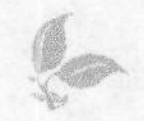

愈也。”[11]105,106

卷八：“帝曰：形度骨度脉度筋度，何以知其度也？帝曰：春亟治经络，夏亟治经俞，秋亟治六府，冬则闭塞。闭塞者，用药而少针石也。所谓少针石者，非痈疽之谓也，痈疽不得顷时回。痈不知所，按之不应手，乍来乍已，刺手太阴傍三痏与缨脉各二。掖痈大热，刺足少阳五，刺而热不止，刺手心主三，刺手太阴经络者大骨之会各三。暴痈筋緛，随分而痛，魄汗不尽，胞气不足，治在经俞。”[11]177

卷十：“黄帝问曰：五脏六府，寒热相移者何？岐伯曰：肾移寒于肝，痈肿少气。脾移寒于肝，痈肿筋挛。”[11]212

卷十二：“少阳厥逆，机关不利，机关不利者，腰不可以行，项不可以顾，发肠痈不可治，惊者死。”[11]254

卷十三：“黄帝问曰：人病胃脘痈者，诊当何如？岐伯对曰：诊此者当候胃脉，其脉当沉细，沉细者气逆，逆者人迎甚盛，甚盛则热，人迎者胃脉也，逆而盛，则热聚于胃口而不行，故胃脘为痈也……帝曰：善。有病颈痈者，或石治之，或针灸治之，而皆已，其真安在？岐伯曰：此同名异等者也。夫痈气之息者，宜以针开除去之，夫气盛血聚者，宜石而泻之，此所谓同病异治也。”[11]257

卷十四：“治腐肿者刺腐上，视痈小大深浅刺，刺大者多血，小者深之，必端内针为故止。”[11]286

卷二十三：“不知俞理，五脏菀熟，痈发六府。诊病不审，是谓失常，谨守此治，与经相明，《上经》《下经》，揆度阴阳，奇恒五中，决以明堂，审于终始，可以横行。”[11]557,558

《伤寒论·卷一》：“西方肺脉，其形何似？师曰：肺者金也，名太阴，其脉毛浮也。肺病自得此脉，若得缓迟者，皆愈，若得数者则剧。何以知之？数者，南方火，火克西方金，法当痈肿，为难治也。”[12]11

卷六：“伤寒始发热六日，厥反九日而利。凡厥利者，当不能食，今反能食者，恐为除中，（一云消中）食以索饼，不发热者，知胃气尚在，必愈，恐暴热来出而复去也。后日脉之，其热续在者，期之旦日夜半愈。所以然者，本发热六日，厥反九日，复发热三日，并前六日，亦为九日，与厥相应，故期之旦日夜半愈。后三日脉之，而脉数，其热不罢者，此为热气有余，必发痈脓也。”[12]93,94

《金匮要略方论·卷上》：“问曰：热在上焦者，因咳为肺痿，肺痿之病，从何得之？师曰：或从汗出，或从呕吐，或从消渴，小便利数，或从便难，又被快药下利，重亡津液，故得之。曰：寸口脉数，其人咳，口中反有浊唾涎沫者何？师曰：为肺痿之病。若口中辟辟燥，咳即胸中隐隐痛，脉反滑数，此为肺痈。咳唾脓血，脉数虚者为肺痿，数实者为肺痈。”[13]22

卷中：“师曰：病有风水，有皮水，有正水，有石水，有黄汗。风水其脉自浮，外证骨节疼痛，恶风；皮水其脉亦浮，外证浮肿，按之没指，不恶风，其腹如鼓，不渴，当发其汗；正水其脉沉迟，外证自喘；石水其脉自沉，外证腹满不喘；黄汗其脉沉迟，身发热，胸满，四肢头面肿，久不愈，必致痈脓。”[13]45“诸浮数脉，应当发热，而反洒淅恶寒，若有痛处，当发其痈。师曰：诸痈肿欲知有脓、无脓，以手掩肿上热者，为有脓；不热者，为无脓。肠痈之为病，其身甲错，腹皮急，按之濡如肿状，腹无积聚，身无热，脉数，此为肠内有痈脓，薏苡附子败酱散主之。”[13]63

《脉经·卷二》：“胃实……右手关上脉阳实者，足阳明经也。病苦腹中坚痛而热，汗不出，如温疟，唇口干，善哕，乳痈，缺盆腋下肿痛。”[14]46

卷七：“热病，肾气绝，喘悸，吐逆，踵疽，尻痈，目视不明，骨痛，短气，喘满，汗出如珠，死。”[14]293

卷八：“脉数，身无热，内有痈也。……脉微而迟，必发热；弱而数，为振寒，当发痈肿。脉浮而数，身体无热，其形嘿嘿，胸中微燥，不知痛之

所在，此人当发痈肿。……师曰：诸痈肿欲知有脓与无脓，以手掩肿上，热者为有脓，不热者为无脓。”[14]347,348

卷九：“脉浮汗出者，必闭。其脉数者，必发痈脓。五月、六月脉数者，必向坏。脉紧者，必胞漏。脉迟者，必腹满而喘。脉浮者，必水坏为肿。”[14]354

《肘后备急方·卷五》：“葛氏疗奶发，诸痈疽发背及乳方……又方，熬粢粉令黑，鸡子白和之，涂练上以贴痈，小穿练上作小口泄毒气，燥易之，神秘。……葛氏妇女乳痈妒肿……姚方，若发肿至坚而有根者，名曰石痈。当上灸百壮，石子当碎出。不出者，可益壮。痈疽、瘤、石痈、结筋、瘰疬，皆不可就针角。针角者，少有不及祸者也。”[15]131-135

《小品方·卷八》：“小儿刺悬痈方。可以绵缠长针，末刃如粟，以刺决之，令气泄之，去清黄血汁良。一刺止之，消息一日，不消又刺之，不过三刺自消。”[16]160

卷九：“解散除热，热结肿坚，起始欲作痈，升麻汤方。升麻、大黄、芍药、枳实（各二两），黄芩（三两），甘草、当归（各一两）。凡七物，以水八升，煮取二升半，分三服，快下，肿即消。”[16]175,176

卷十：“附骨疽，一名瀹疽，以其无头附骨成脓故也。又名痈疽，以其广大竟体有脓故也。”[16]209“有石痈者，始微坚，皮核相亲著，不赤，头不甚尖，微痛热，热渐自歇，便极坚如石，故谓石痈，难消，又不自熟，熟皆可百日中也。……治始发诸痈疽发背及乳痈方。半夏末，鸡子白和，涂良。生者神验，以水和涂之。”[16]212

《刘涓子鬼遗方·卷一》：“黄父曰：夫子言痈疽，何以别之？岐伯答曰：荣卫稽留于经脉之中，久则血涩不行，血涩不行则卫气从之不通，壅遏不得行，故热。大热不止，热胜，热胜则肉腐为脓，然不能陷肤于骨，髓不为燋枯，五脏不为伤，故曰痈。黄父曰：何为疽？岐伯曰：热气淳盛，下陷肌肤，筋髓枯，内连五脏，气血竭，当其痈下筋骨良肉无余，故曰疽。疽上之皮夭以坚，状如牛领之皮。痈者，其上皮薄以泽，此其候也。”[17]1,2“黄父曰：愿闻于痈疽之形与其忌日名。岐伯曰：略说痈疽极者一十八种：痈发于嗌，名曰猛疽……发于颈者，名曰夭疽……阳气大发，消脑留项，名曰脑烁……发于肩及臑者，名曰疵痈……发于腋下赤坚者，名曰米疽……其痈坚而不溃者，马刀挟缨……发于胸者，名曰并疽……发于臆者，名曰甘疽……发于胁者，名曰改訾……发于股胫，名曰股胫疽……发于股阴，名曰赤施疽……发于尻，名曰兑疽……发于膝，名曰疵疽……发于胫，名曰兔啮……发于踝，名曰走缓……发于足上下，名曰四淫……发于足傍，名曰疠疽……发于足指，名曰脱疽。”[17]35-38

卷三：“治年四十已，还强壮，常大患热痈无定处，大小便不通，大黄汤方……治发痈疽兼结实，大小便不通，寒热，已服五利汤，吐出不得下，大渴烦闷，淡竹叶汤方……治发背乳痈，已服生地黄汤，取利后服此，淡竹叶汤方……治发背痈及发乳，兼味竹叶汤下。”[17]21-26

卷四：“岐伯曰：……夫血脉荣卫，周流不休，上应星宿，下应经数。寒客于经络之中，则血泣，血泣则不通，不通则卫气归之，不得复反，故痈肿。与寒气化为热，热胜则血腐，肉腐则为脓，脓不写则烂筋，筋烂则伤骨，骨伤则髓消，不当骨空不得泻写，血枯空虚，则筋骨肌肉不得相荣，经脉败漏，熏于五脏，五脏伤故死矣。”[17]34“痈大坚者，未有脓。半坚薄，半有脓。当上薄者，都有脓，便可破之。所破之法，应在下逆上破之，令脓得易出，用铍针。脓深难见，上肉厚而生肉，火针。若外不别有脓，可当其上数按之，内便隐痛者，肉殃坚者，未有脓也。按更痛于前者，内脓已熟也。脓泄去热气，不尔，长速，速即不良。”[17]41,42

《集验方·卷七》：“痈疽论：黄帝曰：夫子言痈疽，何以别之？岐伯答曰：营卫稽留于经脉之中，则血泣而不行，不行则卫气从之，从之而

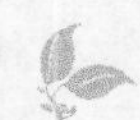

不通，壅遏不得行，故热。大热不止，热胜则肉腐，肉腐则为脓。然不能陷肌肤于骨髓，骨髓不为焦枯，五脏不为伤，故命曰痈。黄帝曰：何谓疽？岐伯答曰：热气绝盛，下陷肌肤筋髓骨肉，内连五脏，血气竭尽，当其痈下，筋骨良肉皆无余，故命曰疽。疽者其上皮夭瘀以坚，亦如牛领之皮。痈者其上皮簿以泽。此其候。帝曰：善。"[18]128"治痈肿，大按乃痛者病深，小按便痛者病浅，按之处陷不复者无脓，按之即复者有脓，若当上破者，脓出不尽，不尽稍深蚀骨，骨碎出，当以鱼导侧际，从下头破令脓出尽，出尽则骨生愈矣。若恶肉不尽者，食恶肉药去之，膏涂之即愈。"[18]128，129"治痈坚如石，核复大，色不变，或作石痈，治之炼石散方。"[18]134

卷十一："治妇人妒乳、乳痈。诸产生后，宜勤挤乳，不宜令汁蓄积，不去便不复出，恶汁于内引热，温壮结坚掣痛，大渴引饮，乳急痛，手不得近，成妒乳，非痈也方。"[18]235

《诸病源候论·卷六》："六腑不和而成痈。夫服散之人，若将适失宜，散动热气，内乘六腑，六腑血气行于经脉，经脉为热所搏，而外有风邪乘之，则石热痈结，血气否涩，而成痈肿。"[19]38

卷三十："悬痈，为音声之关也。喉咙，气之所上下。五脏六腑有伏热，上冲于喉咽，热气乘于悬痈，或长或肿。"[19]140"六腑不和，血气不调，风邪客于喉间，为寒所折，气壅而上散，故结而成痈。凡结肿一寸为疖，二寸至五寸为痈。"[19]141

卷三十一："夫痈发于背者，多发于诸腑俞也。六腑不和则生痈，诸腑俞皆在背，其血气经络周于身，腑气不和，腠理虚者，经络为寒所客，寒折于血则壅不通，故结成痈，发其俞也。热气加于血，则肉血败化，故为脓。痈初结之状，肿而皮薄以泽。"[19]156

卷三十二："痈者，由六腑不和所生也。六腑主表，气行经络而浮。若喜怒不测，饮食不节，阴阳不调，则六腑不和。荣卫虚者，腠理则开，寒客于经络之间，累络为寒所折，则荣卫矧留于脉。荣者，血也；卫者，气也。荣血得寒，则涩而不行。卫气从之，与寒相搏，亦壅遏不通。气者，阳孔。阳气蕴积，则生于热。寒热不散，故聚积成痈。腑气浮行，主表，故痈浮浅，皮薄以泽。久则热胜于寒，热气蕴积，伤肉而败肌，故血肉腐坏，化而为脓。其患在表浮浅，则骨髓不焦枯，腑脏不伤败，故可治而愈也。"[19]147，148"石痈者，亦是寒气客于肌肉，折于血气，结聚所成。其肿结确实，至牢有根，核皮相亲，不甚热，微痛，热时自歇。此寒多热少，坚如石，故谓之石痈也。久久热气乘之，乃有脓也。""附骨痈，亦由体痈热而当风取凉，风冷入于肌肉，与热气相搏，伏结近骨成痈。其状无头，但肿痛而阔，其皮薄泽，谓之附骨痈也。"[19]149

卷四十："肿结皮薄以泽，是痈也。足阳明之经脉，有从缺盆下于乳者，劳伤血气，其脉虚，腠理虚，寒客于经络，寒搏于血，则血涩不通。其气又归之，气积不散，故结聚成痈者。痈气不宣，与血相搏，则生热。热盛乘于血，血化成脓。亦有因乳汁蓄结，与血相搏，蕴积生热，结聚而成乳痈。"[19]191"乳石痈之状，微强不甚大，不赤，微痛热，热自歇，是足阳明之脉，有下于乳者，其经虚，为风寒气客之，则血涩结成痈肿。而寒多热少者，则无大热，但结核如石，谓之乳石痈。"[19]192

卷五十："六腑不和，寒气客于皮肤，寒搏于血，则壅遏不通，稽留于经络之间，结肿头成痈。其状，肿上皮薄而泽是也。热气乘之，热胜于寒，则肉血腐败，化为脓。脓溃之后，其疮不瘥，故曰痈疮。"[19]226

《黄帝内经太素·卷二十三》："黄帝曰：病生之时，有喜怒不测，饮食不节，阴气不足，阳气有余，营气不行，乃发为疽痈（痈生所由，凡有四种。测，度也。喜怒无度，争气聚，生痈一也。饮食不依节度，纵情不择寒温，为痈二也。脏阴气虚，府阳气实，阳气实盛，生痈三也。邪客于血，聚而不行，生痈四也。痈疽一也，痈之久者败骨，名曰疽也。平按：《灵枢》《甲乙》病生之时作生病之时)。"[20]385

《备急千金要方·卷二十二》:"诸浮数脉,当发热,而反洗洗恶寒,若有痛处,当结为痈……脉浮而数,身体无热,其形默默,胃中微燥,不知痛处,其人当发痈肿……论曰:夫痈疽初发至微,人皆不以为急,此实奇患,惟宜速治。若疗稍迟,乃即病成,以此致祸者不一。但发背,外皮薄为痈,外皮厚者为疽,宜急治之。凡痈疽始发,或似小疖,或复大痛,或复小痛,或发如米粒大白脓子。此皆微候,宜善察之。见有小异,即须大惊忙,急须攻之及断口味,速服诸汤,下去热毒。若无医药处,即灸当头百壮。其大重者,灸四面及中央二三百壮,数灸不必多也,复薄冷药。种种救疗,必速瘥也。……凡肿,根广一寸以下名疖,一寸以上名小痈,如豆粒大者名疱子。皆始作,急服五香连翘汤下之,数剂取瘥乃止。"[21]472

《千金翼方·卷二十三》:"九江黄父相痈疽论:黄帝问于岐伯曰:余闻肠胃受谷,上焦出气,以温分肉而养骨节通腠理。中焦出气如雾,上注溪谷而渗孙脉,津液和调,变化赤而为血,血和则孙脉先满,乃注于络脉;络脉皆盈,乃注于经脉。阴阳已张,因息乃行,行有纲纪,周有道理,与天合同,不得休止。切而调之,从虚去实,泻则不足,疾则气减,留之先后,从实去虚,补则有余,血气已调,形神乃持。余已知血气之平与不平,未知痈疽之所从生,成败之时,死生之期,或有远近,何以度之,可得闻乎。岐伯曰:经脉流行不止,与天同度,与地合纪。故天宿失度,日月薄蚀,地经失纪,水道流溢,草芦不成,五谷不植,径路不通,民不往来,巷聚邑居,别离异处。血气犹然,请言其故。夫血脉荣卫,周流不休,上应星宿,下应经数,寒气客于经络之中则血涩,血涩则不通,不通则卫气归之,不得复反,故痈肿也。寒气化为热,热胜则肉腐,肉腐则为脓,脓不泻则烂筋,筋烂则伤骨,骨伤则髓消,不当骨空,骨空不得泄泻则筋骨枯虚,枯虚则筋骨肌肉不相营(一作亲),经脉败漏,熏于五脏,脏伤故死矣。"[22]352"黄帝曰:夫子言痈疽,何以别之。岐伯曰:荣气稽留于经脉之中,则血涩而不行,不行则卫气归之,归之而不通,壅遏不得行,故曰热。大热不止,热胜则肉腐,肉腐则为脓。然不能陷肌肤于骨髓,骨髓不为焦枯,五脏不为伤,故命曰痈。何谓疽,答曰:热气纯盛,下陷肌肤筋髓骨肉,内连五脏,血气竭尽,当其痈下筋骨良肉皆无余,故命曰疽。疽者其上皮夭瘀以坚,如牛领之皮,痈者其上皮薄以泽,此其候也。帝曰:善。"[22]354"黄帝曰:愿尽闻痈疽之形与忌日名。岐伯曰:略说痈疽极者有十八种。痈发于嗌中,名曰猛疽……发于颈,名曰夭疽……阳气大发,消脑流项,名曰脑烁疽……发于肩及臑,名曰疵疽……发于腋下赤坚者,名曰朱疽……其疽坚而不溃者,为马刀挟婴……发于胸,名曰井疽……发于膺,名曰甘疽……发于胁,名曰改訾……发于股胻,名曰股脱疽……发于股阴,名曰赤弛……发于尻,名曰锐疽……发于膝,名曰疵疽……发于胫,名曰兔啮……发于踝名曰走缓……发于足上下,名曰四淫……发于足傍,名曰疠疽……发于足指,名曰脱疽。"[22]352-354

《外台秘要·卷二十四》:"《集验》痈疽论:黄帝曰:夫子言痈疽何以别之?岐伯答曰:荣卫稽留于经脉之中,则血泣而不行,不行则卫气从之。从之而不通,壅遏不得行,故曰热。大热不止,热胜则肉腐,肉腐则为脓。然不能陷肌肤于骨髓,骨髓不为焦枯,五脏不为伤,故命曰痈。黄帝曰:何谓疽?岐伯答曰:热气纯盛,下陷肌肤筋髓骨肉,内连五脏,血气竭尽,当其痈下,筋骨良肉皆无余,故命曰疽。疽者,其上皮夭瘀以坚,亦如牛领之皮。痈者,其上皮薄以泽。此其候。黄帝曰:善。出《太素》第十六卷中。"[23]476"《集验》疗痈肿,大按乃痛者病深,小按便痛者病浅,按之处陷不复者无脓,按之即复者有脓。若当上破者,脓出不尽,不尽稍深食骨,骨碎出,当以鱼导侧际,从下头破令脓出尽,出尽则骨生愈矣。若恶肉不尽者,食恶肉药去之,膏涂之即

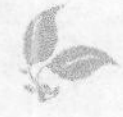

愈，食肉药方。”[23]480“《千金》坚如石，核复大，色不变，或作石痈，疗之炼石散方。鹿角（八两，熬作白灰）白蔹（三两）粗理黄石（一斤，酢五升，先烧石令赤，内酢中复烧，纳之酢尽半止）上三味，捣筛作细末，以余醋拌和如泥，厚涂之，干即涂，取消止，尽更合。诸漏瘰疬药悉皆主之。并须火针疮上，涂膏。”[23]483

卷三十七：“痈疽之名，大体相似，发有深浅，疗有虚盈，然摄之于药物，殊途而同归也。”[23]763

《医心方·卷十五》：“《刘涓子方》云：九江黄父问于岐伯曰：余闻肠胃受谷，上焦出气，以温分肉，而养骨节，通腠理。中焦出气如露，上注溪谷，而渗孙脉，津液和调，变化而赤为血。血和则孙脉先满，乃注络脉，络脉皆盈，注乃于经脉，阴阳已张，因息乃行。行有经纪，周有道理，与天合同，不得休止。切而调之，从虚去实，泻则不足，疾则气留，去虚补实，补则有余，血气已调，形神乃持。余已知血气之平与不平，未知痈疽之所从生，成败之时，死生之期，期有远近，何以度之？可得闻乎？岐伯曰：经脉流行不止，与天同度，与地合纪，故天宿失度，日月薄蚀，地经失纪，水道流溢，草蘆不成，五谷不植，经络不通，民不往来，巷聚邑居，别离异处，血气犹然，请言其故。夫血脉营卫，周流不休，上应星宿，下应经数。寒气客于经络之中则血涩，血涩则不通，不通则气归之，不得复返，故痈肿焉。寒气化为热，热胜则肉腐，肉腐则不脓，脓不泻则烂筋，筋烂则伤骨，骨伤则髓消，不当骨空，不得泄泻，煎枯空虚，筋骨肌肉不相亲，经脉败漏，内熏于五脏，五脏伤故死矣。又云：黄父曰：夫子言痈疽，何以别之？岐伯答曰：营卫稽留于脉，久则血涩而不行，血涩不行则卫气从之，从之不通，壅遏不得行也。大热不止热胜，热胜则肉腐，肉腐为脓，然不能陷肌肤，枯于骨髓，骨髓不为焦枯，五脏不为伤，故曰痈。黄父曰：何谓疽？岐伯曰：热气淳盛，当其下筋骨良肉无余，故命曰疽。疽上皮夭以坚，上如牛领之皮，痈者上薄以泽，此其候也。”[24]313,314“《太素经》云：黄帝曰：愿尽闻痈疽之形与忌日名。岐伯曰：痈发于嗌中，名曰猛疽……发于颈，名曰夭疽……阳气大发，消脑留项，名曰脑铄……发于肩及臑，名曰疵痈……发于腋下赤坚，名曰朱疽……其痈坚而不溃者，为马刀侠婴……发于胸，名曰井疽……发于胁，名曰败疵……发于股胻，名曰脱疽……发于尻，名曰兑疽……发于股阴，名曰赤弛……发于膝，名曰疵疽……发于胫，名曰兔啮……发于踝，名曰走缓……发于足上下，名曰四淫……发于足旁，名曰厉疽……发于足指，名曰脱疽。”[24]317,318“又云：杨上善曰：痈生所由，凡有四种也：喜怒无度，争气聚生痈，一也；饮食不依节度，纵情不择寒温为痈，二也；脏阴气虚，腑阳气实，阳气实盛生痈也，三也；邪客于血，聚而不行生痈，四也。痈疽一也，痈之久者败骨，名疽也。”[24]319“《千金方》治石痈坚如石，不作脓者方：生商陆根，捣敷之，燥则易。又治漏疖。（《医门方》同之。）”[24]328

卷二十一：“《养生方》云：妇人热食汗出，露乳荡风，喜发肿，名吹乳，因喜作痈。”[24]430

《太平圣惠方·卷六十一》：“《经》云，黄帝问于岐伯曰：夫痈疽何以别之？岐伯答曰：荣卫稽留于经脉之中，则血涩不行，血涩不行，则卫气壅遏而不通，故生大热。热盛则肉腐为脓。然不能陷肌于骨髓，骨髓不为焦枯，五脏不为伤损，故命曰痈。黄帝曰：何谓疽？岐伯答曰：热毒炽盛，下陷肌肤，骨髓皆焦枯，内连五脏，血气涸竭，当其痈下，筋骨良肉无余，故命曰疽。疽者，其上皮夭，已坚如牛颔。痈者，其上皮薄以泽。此其候也。黄帝曰：善！然五脏不调则致痈，久患消渴之流，亦多发痈疽之疾。岐伯曰：喜怒不测，饮食不节，阴气不足，阳气有余，荣卫不行，气血不通，而热相搏，乃发为痈疽。”[25]1902“夫痈者，由六腑不和所生也。六腑主表，气行经络而浮。若喜怒不测，饮食不节，阴阳不调，则六腑不和。荣卫虚者，腠理则开。寒客于经络之间，经络为寒所折，则荣卫稽留于脉。荣者，血也。卫者，气也。荣血得寒则涩而不行。卫气从之，与寒相搏，亦壅遏不通。气者，阳也。阳气蕴积，则生于热。寒热久不散，故积聚成痈。腑者，阳气浮行主表。故痈浮浅，皮薄以泽。久则热胜于寒，热气蕴结，伤肉而败肌，故血肉坏化而为脓。其患在表，浮浅则骨髓不焦枯，腑脏不伤败，故可治而愈也。”[25]1908“凡疗暴热欲成痈肿者，所贴熁药，初时热猛盛，炎炽难当。肿处若似有头，即当上贴温热膏药，引出其热毒。此乃火就燥之义也。”[25]1910“夫石痈者，亦是寒气客于肌肉，折于气血结聚所成。其肿结确实至牢，有根核。皮肉不甚热，微痛。热时自歇，此寒多热少，坚硬如石，故谓之石痈也。久久热气乘之，乃有脓也。”[25]1916

卷七十一：“夫妇人乳痈者，由乳肿，结皮薄以泽，是痈也。足阳明之经脉，从缺盆下于乳。若劳伤血气，其脉虚寒，客于经络，寒搏于血，则血涩不通，其气又归之，气积不散，故结聚成痈。年四十以下，治之多愈。年五十以上，宜速治之即瘥。若不治者多死。又中年又怀娠，发乳痈肿，及体结痈。此必无害也。盖怀胎之痈，病起于阳明。阳明者，胃之脉也，主肌肉，不伤脏，故无害也。诊其右手关上脉沉，则为阴虚者，则病乳痈。痈久不瘥，因变为瘘。”[25]2262

卷八十九：“夫小儿鼻痈者，由肺主气，而通于鼻，而气为阳。诸阳之气，上荣头面。若上焦壅滞，风冷客于头脑，则气不通，冷气停滞，搏于津液，脓涕结聚，则鼻不闻香臭，谓之鼻痈也。”[25]2865

《圣济总录·卷一百二十八》：“论曰：周官疡医与疾医，分职而异治，凡有疡者，受其药焉，盖非专门之学，不足以深究博识故也。人之气血与天地同流，经络常数，与昼夜同度，一或壅而不通，沮而不行，则血老不作汗，肉陈不脱垢，蒸气不达痈疽，内热甚于焚溺之患，治之不可缓，是以喜怒忧乐之不时，饮食居处之不节，芳草石药之发动，内使阴阳不平而蕴结，外使营卫凝涩而腐化，轻者起于六腑，浮达而为痈，外溃肤肉，经所谓营卫稽留于经脉之中，血涩不行，卫气壅遏不通，热盛则肉腐为脓，然不陷肌肤于骨髓，骨髓不为焦枯，五脏不为伤损，其皮薄以泽是也。重者发于五脏，蕴蓄而为疽，内消骨髓，经所谓热毒炽盛，下陷肌肤，骨髓焦枯，五脏涸竭，当其病下，良肉无余，其皮夭以坚，如牛领然是也。夫疖肿之患，莫大于痈疽，明乎二者，则凡肿毒丹疹，可以类推矣，故证有浅深，治有轻重，若疮发之初，汤液疏其内，针石疏其外，内外之治不同也。五脏内虚则平补，内实则快利，补泻之法不同也。疮发于虚处则难瘥，发于实处则易愈，则生有虚实之辨，富贵体逸，危殆者多，贫贱形苦，困笃者少，则其形有苦乐之辨，浅疮欲在厚处，攻之易平，深疮欲在薄处，达之易及，则肌肉皮肤有厚薄之辨。脉见洪滑粗散，其病难治，脉见微涩迟缓，其病易治，则脉之与病有应否之辨，凡痈之类，其气浮达，宜灸焫而不宜针烙，凡疽之类，其气深沉，宜针烙而不宜灸焫，此灸焫针烙之异也。淋射熁贴，以消肿毒。膏润温养，以生肌肉，此先后终始之序也。昔人论痈疽病者，惑于人神所在，不可妄行针刺见血，不知神之与形，同为休戚，体既不平，神乌能定，内经谓痈疽不得顷时回，恐内烂筋骨，穿通脏腑，岂有人神之忌耶。”[26]2143“论曰：人之气血，得热则淖泽，得寒则凝结，石痈者，寒气凝结，致热气不得散，故其肿毒硬实，如石之状，而谓之石痈，治宜温调营卫，散其寒邪，使气得阳而外发，则脓血出而肿硬自消。”[26]2148“论曰：凡身体盛热，不可当风，盖风冷之气，入于肌肉，则热气搏伏不得出，故附著于骨而成痈也。其状无头，但肿而阔，皮肤薄泽者，以毒气伏留于内故也。法宜外散其寒，内达蕴热，乃得本标之治。”[26]2150“论曰：足阳明之脉，自缺盆下于乳，又冲脉者，起于气冲，并足阳明之经，夹脐上行，至胸中而散，盖妇人以冲任为本，若失于将理，冲任不和，阳明经热，或为风邪所客，则气壅不散，结聚乳间，或硬或肿，疼痛有核，皮肤焮赤，寒热往来，谓之乳痈，然风多则肿硬色白，热多则肿焮色赤，若不即治，血不流通，气为留滞，与乳内津液相搏，腐化为脓，然此病产后多有者，以冲任之经，上为乳汁，下为月水，新产之人，乳脉正行，若不自乳儿，乳汁蓄结，气血蕴积，即为乳痈。又有因乳子，汗出露风，邪气外客，入于乳内，气留不行，传而为热，则乳脉壅滞，气不疏通，蓄结成脓，疼痛不可忍，世谓之吹奶，速宜下其乳汁，导其壅塞，散其风热，则病可愈。”[26]2157

卷一百八十二：“论曰：经谓六腑不和，则留结为痈，盖小儿营卫痞涩，不得通利，逆于肉理，致肌肉肿结。皮薄而泽，是痈之状也，痈既不得内消，则脓溃穿穴而成疮，故谓痈疮也。”[26]2958

卷一百九十四：“治痈肿者，刺痈上，视痈小大深浅，刺大者多而深之，必端纳针。”[26]3227

《卫济宝书·卷上》：“一曰：癌……癌疾初发者，却无头绪，只是肉热痛。过一七或二七，忽然紫赤微肿，渐不疼痛，迤逦软熟紫赤色，只是不破。宜下大车螯散取之，然后服排脓、败毒、托里、内补等散。破后用麝香膏贴之。五积丸散，疏风和气，次服余药……二曰：瘭……瘭者，始初聚结尖肿，根脚赤白色，高处带红赤，肿实疼痛，憎寒壮热，口干渴，百节疼痛，困倦沉重，饮食少。未破者，即下大车螯散；如先破，下小车螯散。然后服轻肌、活脓、内托等药，次洗点破等药。次洗、点破等药。加服小车螯散，脓毒不决，即服二三，取活脓血……五曰：痈……痈初起，突如蒸饼，又如鱼形一头。或一头小，或横在背膊，或在胁肋间，及二、三寸许，坚实赤肿，时发热、疼痛。如未破，服大车螯散；已破，服小车螯散。次用内解、内消等药。与治痼法治之。”[27]21-24

卷下：“凡乳痈易萌，皆由气逆，寒热相乘，荣卫缝结，乳汁不行而生痈。四十以下，治之多愈；四十以上，十愈四、五。未成者，吸其乳，非乳者下；其已成者，如痈法治之。在乳房而不善治，腐漏者，三年而死，中乳房者，不救。（此句言针。）”[27]50

《三因极一病证方论·卷十四》：“发背痈疽者，该三因而有之。论云：痈疽瘰疬，不问虚实寒热，皆由气郁而成。经亦云：气宿于经络，与血俱涩而不行，壅结为痈疽。不言热之所作而后成痈者，此乃因喜怒忧思有所郁而成也。又论云：身有热，被风冷搏之，血脉凝泣不行，热气壅结而成；亦有阴虚，阳气凑袭，寒化为热，热成则肉腐为脓者，此乃外因，寒热风湿所伤而成也。又服丹石及炙煿酒面、温床厚被所致，又尽力房室，精虚气节所致者，此乃因不内外所伤而成也。故知三因备矣。又论云：疖者，节也；痈者，壅也；疽者，沮也。如是，但阴阳不平，有所壅节，皆成痈疽。又曰：阴滞于阳则发痈，阳滞于阴则发疽。而此二毒，发无定处，当以脉别之。浮洪滑数则为阳，微沉缓涩则为阴，阴则热治，阳则冷治。”[28]248

《集验背疽方·麦饭石膏论》：“一、痈疽初作之时，便要著艾，既灸之后，便合用麦饭石膏四围涂傅，以护其根脚，不可使开，中心却要留痈口如钱大，使毒气出。如痈渐小，随其大小傅之。直候疽破脓溃之后，口收止犹径寸许，用神异膏点傅；收住却用麦饭石膏。”[29]76

“痈将收口论”：“痈口将收之际，最忌用急涩敛口之药，只宜用神异膏贴。多见昧者立说，破此一段，不过病者厌于将理；医者急欲获利，不思毒气发泄未尽，其疾再来，人命自此不救。”[29]97

“痈疖不可用膏药贴合论”：“治些小痈疖，结而未成，不可用膏药贴合，以药涂使内自消。每用生取鹿角尖于砂钵内，同老米醋，今俗呼：黄子醋浓磨，时以鹅翎涂拂于痈疖四围，当中留一口，遇干再涂，一、二日即内消。”[29]104

《外科精要·卷上》：“经云：诸痛痒疮疡，皆属心火。前辈又谓痈疽多生于丹石房劳之人。凡人年四十以上，患发背等疮，宜安心早治。此症如虎入室，御而不善，必至伤人。宜先用内托散，次用五香连翘汤，更以骑竹马法，或隔蒜灸，并明灸足三里，以发泄其毒。盖邪之所凑，其气必虚，留而不去，其病乃实。故痈疽未溃，脏腑蓄毒,一毫热药,断不可用。痈疽已溃,脏腑既亏,一毫冷药,亦不可用,犹宜忌用敷贴之药闭其毫孔。若热渴便秘,脉沉实洪数,宜用大黄等药以泄其毒;后国老膏、万金散、黄矾丸、远志酒之类,选而用之。”[30]1

卷中:“伍氏曰:痈疽皆因喜怒不测,饮食不节,阴阳不调,脏腑不和,腠理不密,寒气客于经络。或荣血受寒,则涩而不行,卫气从之,与寒相搏,壅遏不通。或阳气蕴积,则生寒热,寒热不散,皆致前证。又曰:五脏六腑俞穴皆在背,凡患疮症,易伤脏膜,多致不救。腑气浮,行于表,故痈肿浮高为易治;脏血沉寒主里,故疽肿内陷为难治。又曰:疖者节也,痈者壅也,疽者沮也,一寸至二寸为疖,三寸至五寸为痈,五寸至一尺为疽,一尺至二尺为竟体疽。”[30]33

卷下:“李氏论云:凡痈不可食牛羊鸡鹅虾鱼酒面煿炙之物。犯之必发热,宜服栀子黄芪汤。大凡脏腑已利,疮毒已溃,气血既虚,最当调护。若发热而服凉药,无不致祸。”[30]70

《外科精要·卷下》:“治谷道前后生痈,谓之悬痈。用粉草一两,截断,以涧水浸润,炙令透内,细锉,用无灰酒煎服。有人患此已破,服两剂,疮即合。”[30]87

《永类钤方·卷七》:“《经》云:诸疮痛痒生于心。自属虚实冷热,故痛而实者为热,虚而痒者为寒。痈者六腑不和所生,腑为表,阴滞于阳,其气浅,故皮薄而肿高。疽者,五脏不调所致,脏为里,阳滞于阴,其气深,故皮厚而肿坚。阔大一寸以上曰痈疽,一寸以下曰疮疖。发于咽喉者,心之毒。发于皮毛者,肺之毒。发于骨髓者,肾之毒。发于上者得之速,发于下者得之缓。近骨多冷,近肤多热。”[31]159“乳痈,结硬欲作痈。真桦皮末,酒调方寸匕,睡觉已失之。”[31]161“生谷道外肾之间,医书不载,初发甚痒,状如松子,四十日后赤肿如桃,若破,大小便自此出,不可治。”[31]161“又名……埅,挟痈生两胯间,结核掣痛,风毒与肾邪相搏,破为痈漏,余月不得安。”[31]161

《外科精义·卷上》:“夫疮肿之患,莫大乎痈疽,然而痈疽何以别之?经所谓荣卫稽留于经脉之中,则涩不行,血脉不行,则阳气郁遏而不通,故生寒热,秽毒之气腾出于外,蓄结为痈。久而不散,热气乘之,腐化为脓。然而骨髓不焦枯,腑脏不伤败,可治而愈也。何为疽?五脏风毒积热,毒热炽甚,下陷肌肤骨髓皆枯,血气涸竭,其肿色夭,坚如牛领之皮,故命曰疽。痈者,其肿皮薄以泽,此其候也。痈疽之生,有内有外,内生胸腹脏腑之中,外生肤肉筋骨之表。凡此二毒,发无定处,而有常名。夫郁滞之本,始于喜怒忧乐不时,饮食居处不节,或金石草药之发动,寒暑燥湿之不调,使阴阳之不平而蕴结,外使荣卫凝涩而腐溃。轻者,起于六腑,浮达而为痈,气行经络而浮也。重者,发于五脏,沉涩而为疽,气行经络而沉也。明乎二者,肿毒丹疹可以类推矣。”[32]37,38“夫疮疽疖肿,其名甚多,载之纷纭,方书百绪,及之临疾治之,无据不知所以。《内经》曰:知其要者,一言而终;不知其要者,流散无穷。愚虽不才,姑揣其要而言之。热发于皮肤之间,是以浮肿根小,至大不过二三寸者,疖也。六腑积热,腾出于外,肌肉之间,其发暴甚,肿皮光软,侵展广大者,痈也。五脏风积热攻,焮于肌骨,风毒猛暴,初生一头如痦瘤,白焦枯,触之应心者,疽也。夫痈疽发于六腑,若燎原之火,外溃肤肉,疽生五脏,沉涩难疗,若陶室之燧,内消骨髓。痈则易疗,惟难将息,而迟瘥。疽则难疗,易得痊复。”[32]22,23“夫疽初生,如黍米大,痒痛有异,误触破之,即焮展四畔赤肿沉闷,牵引胁肋疼痛,数日之后,渐觉肌肤壮热,恶寒烦渴,肿晕侵展,嫖浆汁出,积日不溃,抑之则流血者,谓之发背疽也。其发于脑者,为脑疽也;其发于鬓眉髯者,以类呼也。又有初生,其状无头肿阔三四寸,始觉注闷疼痛,因循数日,皮光微软者,甚则亦令人发热恶寒,头痛烦渴者,谓之发背痈也。又有初生一头,色浮赤而无根肿,见于皮肤之间,大小一二寸者,疖也。三者之候,惟疽最重。此疾初生,皆曰滋味与厚

衣。衣服厚暖，则表易招寒，滋味过多，则五脏生热。脏腑积热，则血脉不流，而毒气凝滞，邪气伏留。热抟于血，血聚则肉溃成疮，浅则为疖，实则为痈，深则为疽矣。”[32]35,36

《世医得效方·卷十九》：“人之一身，血气周流则平。若冷热不调，喜怒不常，饮食不节，稍有壅聚，则随所发现。痈疖属表易治，疽、癌、瘭、痼、发属脏腑，发于脑、背、颐上，最为难治。径一寸二寸为疖，三寸五寸肿圆赤为痈，八寸为疽、癌、痼、瘭，名各不同，其色亦异，有图见之，凡初觉臖聚结热，疼痛肿赤，痕瘢阔硬，或见或不见，治之如拯溺救焚，不可缓也。若按而后痛者，其脓深，小按即痛者，其脓浅。按之软而复者有脓，按之强而不复者无脓。焮赤肿高者为实，软慢冷肿者为虚。初作宜宣热拔毒，外以洗涤、角敷，以敛其痕瘢，是大要法也。”[33]303“肿赤高起或长或大……痈发……此疾或在妇人乳房上，为血宫积滞，气壅血涩而成也。内有脓血，其病易治，内有白脓，其病难治。”[33]304“秘方……治偏痈，俗名……垭，欲作未作之时，服之即愈。猪牙皂角七片，灰火煨黄色，去皮弦，地上出火毒。研如末，用酒调服。”[33]312

《秘传外科方·总论十八条》：“《圣惠方》经云：夫痈疽何以别之善。然五脏不调则致痈。久患消渴之证，亦多发痈疽之疾。饮食不节，喜怒不常，阴气不足，阳气有余，荣卫不和，则血涩不行；血涩不行，则卫气不通，而热相搏，乃发为痈疽，故生大热，甚则肉腐为脓。然不能陷肌肤于骨髓，骨髓不为焦枯，五脏不为伤损，下陷肌肤，骨髓焦枯，内连五脏，血气枯竭，当其病下陷筋骨良肉无余。痈疽之生，有内有外；内则生于胸腹脏腑之间，外则生于肤肉肌骨之表。凡此二毒，发无定处，而有常名。夫痈之本者，始于血老不作汗，内陈不脱垢，蒸气不能外达，留积遂成，热所为也。”[34]80,81

《普济方·卷二百八十六》：“痈者，六腑不和所生也。六腑主表，气行经络而浮。喜怒不测，饮食不节，阴阳不调，则六腑不和。营卫虚者，腠理则开。寒客于经络，经络为寒所折，则营卫稽留于脉。荣者，血也。卫者，气也。荣血得寒，涩而不行。卫气从之，与寒相搏，壅遏不通。气者，阳也。阳气蕴积，则生瘀热。寒热久不散，故积聚成痈。腑者，阳气浮行主表，故痈浮浅皮薄以泽。久则热胜于寒，热气蕴结，伤肉败肌，故血肉坏化为脓。其患在表，浮浅则骨髓不燋枯，腑脏不伤败，故可治也……凡痈发，肿高者疢源浅，肿下者疢源深。大者易疗，小热者难疗。初便大痛伤肌，晚乃大痛伤骨。都坚者未有脓，半坚半软者有脓。发肿都软者血瘤也，非痈。发肿以渐知，长引日月，亦不热，时时牵痛。瘤也，非痈。诸气结亦有肿，久久不消成痈。疗之宜散气。气已散，若初肿处有浮气。年衰皆发痈。疗之宜及年盛，并折散热，可无此忧。”[35]377,378

《外科理例·卷一》：“疖者，初生突起，浮赤，无根脚，肿见于皮肤，止阔一二寸，有少疼痛，数日后微软，薄皮剥起，始出青水，后自破脓出。如不破，用簪针丸。痈者，初生红肿，突起阔三四寸，发热恶寒，烦渴，或不热，抽掣疼痛，四五日后按之微软。此证毒气浮浅，春夏宜防风败毒散，加葱姜枣煎，秋冬去葱姜枣，加木香。身半以上，加栝蒌，身半以下，加射干。又有皮色不变，但肌肉内微痛，甚发热恶寒，烦渴，此证热毒深沉。日久按之，中心微软，脓成，用火烙烙开，以决大脓，宜服托里之药。疽者，初生白粒如粟米，便觉痒痛，触着其痛应心，此疽始发之兆。或误触者，便觉微赤肿痛，三四日后，根脚赤晕展开，浑身壮热微渴，疮上亦热，此疽也。疽上或渐生白粒如黍米，逐个用银篦挑去，勿令见血，或有少血亦不妨，不见血尤妙。却用老皮散敷之。五七日，疮头无数如蜂房。脓不肯出，冬用五香连翘汤，夏用黄连羌活散，夏初用防风败毒散，加葱枣，秋去之，加木香。若形气实，脉洪滑有力，痈肿焮开，壮热便闭，宜五利大黄汤，复元通气散，选用通利。又有初生白粒，误触后，便觉情思不畅，背重如石，身体烦疼，胸膈痞闷，怕闻食气。此谓外如麻，里如瓜。疽毒深恶，内连府脏，疽顶白粒如椒者数十，间有大如连子蜂房者，指捺有脓不流，时有清水微肿不突，根脚红晕，渐渐展开，或痒痛，或不痛，疽不甚热，疮反陷下，如领之皮，渐变黑色，恍惚沉重。脉若虚弱，便用大料参芪归术，浓煎调理。"[36]13,14"一妇乳痈脓成，针刺及时，不月而愈。一人腿痈脓成，畏针几殆，后为针之，大补三月而平……一人腹痈溃透，秽从疮口出。皆由畏针而毙。"[36]24

《外科理例・卷三》："一人谷道前患毒，焮痛寒热，此肝经湿热所致。名曰悬痈。属阴虚。先以制甘草（百二七）二服，顿退。再以四物加车前、青皮、甘草节、酒制黄柏、知母，数服而消。（此凭症也。）"[36]87"囊痈，湿热下注也。有作脓者，此浊气顺下，将流入渗道。因阴道或亏，水道不利而然，脓尽自安，不药可也。惟在善于调摄耳。又有因腹肿，渐流入囊，肿甚而囊自裂开，睾丸悬挂水出。以麸炭（杉木炭也）末傅外，以紫苏叶包裹，仰卧养之。"[36]89

《疡医证治准绳・卷一》："《灵枢经》云：荣卫稽留于经脉之中，则血泣而不行，不行则卫气从之而不通，壅遏而不得行故热。大热不止，热胜则肉腐，肉腐则为脓。然不能陷肌肤，骨髓不为焦枯，五脏不为伤，故命曰痈。热气淳盛，下陷肌肤，筋髓枯，内连五脏，血气竭，当其痈下，筋骨良肉皆无余，故命曰疽。疽者，上之皮夭以坚，状如牛领之皮。痈者，其皮上薄以泽，此其候也。《鬼遗方》云：痈之痛只在皮肤之上，其发如火焚茅，初如黍米大，三两日如掌面大，五七日如碗面大即易治。如肿冷，发渴，发逆，治之难愈。疽发或如小疖，触则彻心痛，四边微起如橘皮孔，色红赤不全变，脓水不甚出，至七八日疼闷喘急不止。若始发肿高，五七日忽平陷者，此内攻之候也。又云：痈疽有三等，毒气浮浅属腑，毒气沉深属脏，毒气猛烈而行经络，或浅或深无定。五脏六腑皆受五毒，难为调理。唯宜急切于痈发诸处，不问虚实，高肿起盛，光泽疼痛，只在皮肤之上，热急胀满，或有痒疼，别无恶候。初用温药平气，次用排脓发穴……今世外科，不分痈疽，一例宣热拔毒，外以五香耗其气，内以大黄竭其血，终不能自悟其药之非，惜哉。《集验》云：痈疽之名虽有二十余证，而其要有二，阴阳而已。发于阳者，为痈为热为实。发于阴者，为疽为冷为虚。故阳发则皮薄、色赤、肿高，多有椒眼数十而痛。阴发则皮厚、色淡、肿硬，状如牛颈之皮而不痛。又有阳中之阴，似热而非热，虽肿而实虚，若赤而不燥，欲痛而无脓，既浮而复消，外盛而肉腐。阴中之阳，似冷而非冷，不肿而实，赤微而燥，有脓而痛，外虽不盛，而内实烦闷。阳中之阴，其人多肥，肉紧而内虚，阴中之阳，其人多瘦，肉缓而内实。而又有阳变而为阴者，草医凉剂之过也。阴变而为阳者，大方热药之骤也。然阳变阴者其证多，犹可返于阳，故多生。阴变为阳者其证少，不能复为阴矣，故多死。然间有生者，此医偶合于法，百中得一耳。观此，则痈与疽，但有阴阳、深浅、内外、虚实之分，而无大小之别。《精要》乃谓二寸至五寸为痈，五寸至一尺为疽者，谬也。"[37]4,5

《外科启玄・卷一》："凡疮虽因营气不从，逆于肉理所生。各形不同者，因逆之微甚，邪之轻重可知也。痈者，壅也、塞也。壅塞之甚，故形大而浮也，纵广尺许者是也。疽者，阻也、不通也、深而恶也。其形有头粒是也。疔者，丁也、定也。其形虽小，一起即有顶如泡丁之形，痒痛不一者是也。疖者，节也。乃时之邪热感受而成。故形小，至大不过二三寸者是也。瘤者，留也、畜也，赤肿如榴之形是也。丹者，赤也、火也，标红势浅大而浮也。疡者，阳也，乃有头之小疮是也。痘者，豆也。形有豆，是胎毒所生也，故世人未免也。疹者，隐也。隐而现，现而隐。有头粒而更手，俗称痧子是也。亦胎毒畜于肝脏之所生也。结核者，在皮肤中，如果之核坚硬。初则推之可动无根是也。久则推之不动，亦有作脓而未得其治也。"[38]4

《外科正宗・卷三》："夫乳病者，乳房阳明

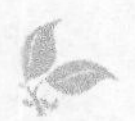

胃经所司，乳头厥阴肝经所属，乳子之母，不能调养，以致胃汁浊而壅滞为脓。又有忧郁伤肝，肝气滞而结肿，初起必烦渴呕吐，寒热交作，肿痛疼甚，宜牛蒡子汤主之。厚味饮食，暴怒肝火妄动结肿者，宜橘叶散散之。”[39]141“夫囊痈者，乃阴虚湿热流注于囊，结而为肿。至溃后睾丸悬挂者，犹不伤人，以其毒从外发，治当补阴、清利湿热，取效者十有八九。近时人误用疝家热药，多致热甚为脓，虑难收敛。”[39]183“夫悬痈者，乃三阴亏损、湿热结聚而成。此穴在于谷道之前，阴器之后，又谓海底穴也。初生状如莲子，少痒多痛，日久渐如桃李，赤肿焮痛，欲溃为脓，破后轻则成漏，重则沥尽气血变为痨瘵不起者多矣。”[39]187,188“臀痈生于小腹之后，位远僻奥，气亦罕到，血亦少来，凡生此者，湿热凝滞结聚乃成，得此毒必外发，庶不内攻。”[39]191

卷四：“腋痈俗称夹痈，此肝、脾二经为患。肝经血滞、脾经气凝共结为肿。初起皮色不变，漫肿无头，日久方疼，乃生寒热，此患难消，终必作脓。”“胁痈多从郁怒肝火者发之，肥胖内实者鲜此症。”[39]219

《外科大成·卷一》：“痈发于六腑，为表为阳，为热为实。其发迅暴，如燎原之火，故热痛高肿，侵长广大，皮薄光软以泽，多有椒眼。或作便闭，发渴发逆以拒之。由正气内固，不能下陷，是以五脏终不伤也……阳症变而为阴者，草医凉剂之过也。阴症变而为阳者，大方热药之骤也。然阳变为阴，为犹可返于阳也，其症多生。阴变为阳，为不久复归于阴矣，其症多死。阳症有热，则气血行而生肌。阴症无热，则气血滞而不敛。故云：有热无热为生死之诀。观此，则知痈疽有阴阳表里虚实之分，而无大小之别也。”[40]9,10

《洞天奥旨·卷七》：“乳肿最大者，名曰‘乳发’；肿而差小者，名曰‘乳痈’；初发之时即有疮头，名曰‘乳疽’。以上三症，皆令人憎寒壮热，恶心作呕者也。”[41]74

《冯氏锦囊秘录·痈疽诸毒大小总论合参》：“痈疽之疾，多生膏梁炙煿嗜欲之人，虚邪热毒，煎熬气血而成。痈者，壅也，壅滞于阳络也。大而高起属乎阳，其脉浮数，故多由于六腑。疽者，沮也，阻伏于阴经也。平而内发，属乎阴，其脉沉数，故多由于五脏。疖者，如错疖之结著也。疮者，毒之总名也。《经》曰：诸痛痒疮，皆属心火。夫诸疮之中，惟背疽疔疮最为急症，次莫如脑疽、肠痈、喉痈，亦具急者也。至若瘰疬、悬痈、痔漏诸疮，皆可缓而治之。”[42]489

《外科证治全生集·卷一》：“痈疽二毒，由于心生。盖心主血而行气，气血凝而发毒。毒借部位而名，治论循经则误。症之根盘，逾径寸而红肿者谓痈，痈发六腑；若形止数分，乃为小疖。按之陷而不即高，虽温而顶不甚热者，脓尚未成；按之随指而起，既软而顶热甚者，脓已满足。无脓宜消散，有脓宜攻托。醒消一品，立能消肿止疼，为疗痈之圣药。白陷者谓疽，疽发五脏，故疽根深而痈毒浅。”[43]1

《外科心法要诀·卷六十一》：“人之身体，计有五层：皮、脉、肉、筋、骨也。发于筋骨间者，名疽，属阴；发于肉脉之间者，名痈，属阳；发于皮里肉外者，名曰疡毒；只发于皮肤之上者，名曰疮疖。凡痈疽阳盛者，初起焮肿，色赤疼痛，则易溃易敛，顺而易治，以其为阳证也。阴盛者，初起色黯不红，塌陷不肿，木硬不疼，则难溃难敛，逆而难治，以其为阴证也。半阴半阳者，漫肿不高，微痛不甚，微焮不热，色不甚红，此证属险。”[44]37

《疡医大全·卷五》：“龚子才曰：痈疽者，皆由气血不和，喜怒不时，饮食不节，寒暑不调，使五脏六腑之气，怫郁于内，以致阴阳乖错，气血凝滞而发也。亦有久服丹石燥热之药，热毒结深而发也。但此疾多生于膏粱富贵之人，以其平昔所食肥腻炙煿，安坐不劳，嗜欲无节，以致虚邪热毒内攻，煎熬气血而成也。经曰：诸痛痒疮，皆属心火者，盖心主血而行气，若气血凝滞，夹心火之热而主痈疽之类也。然所感有浅深，故所发有轻重大小之不同也。六腑积热，腾出于外，肌肉之间，其发暴甚，皮肿光软侵展广大者，痈也。五脏风毒，积热攻注于肌肉，其发猛恶，初生一头如痞瘟，白色焦枯，触之而痛应心者，疽也。热于皮肤之间，是以浮肿根小，不过二、三寸者，疖也。夫痈生于六腑，若燎原之火，外溃肌肉；疽生于五脏，沉涩难疗，若陶室之燧，内溃骨髓。痈则易疗，惟难将息而迟瘥；疽则难疗而易痊复。诸疮之中，惟背疽疔疮，最为急证，其外莫如脑疽、肠痈、喉痈之类，亦其急者也。”[45]245,246

《彤园医书（外科）·卷一》：“阴阳主证……人之身体，皮、脉、肉、筋、骨计有五层。发于筋骨间者名疽属阴；发于肉脉间者名痈属阴阳。发于皮里肉外者名阳毒；发皮肤之上者名疮疖，均属阳证。凡痈疽阳盛者，初起焮肿，色赤疼痛，易溃易敛，顺而易治，以其为阳证也；凡痈疽阴盛者，塌陷不肿，色暗不红，木闷不痛，则难溃敛，以其为阴证也。”[46]21

《外科证治全书》：“问曰：痈疽何为而发也。答曰：人之一身，气血而已，非气不生，非血不行。气血者，阴阳之属也。阴阳调和，百骸畅适，苟六淫外伤，七情内贼，饮食不节，起居不慎，以致脏腑乖变，经络滞隔，气血凝结，随其阴阳之所属，而攻发于肌肤筋脉之间，此痈疽之所以发也。曰：然则痈疽有别乎？曰：痈者，壅也，邪热壅聚，气血不宣，其为证也为阳，属六腑，高肿色红，焮热疼痛，而其发也必暴，故所患浮浅而易治。疽者，沮也，气血虚寒，阴邪沮逆；其为证也为阴，属五脏，漫肿色白，坚硬木痛，而其发也必缓，故所患深沉而难疗。此痈疽之所以别者然也。”[47]1

《中医外科学讲义》：“概说：痈是壅塞不通的意思，有内痈和外痈之分。外痈发于肌肉之间，随处可生，发病迅速，易脓、易溃、易敛，一般不会损伤筋骨，也不会造成‘陷’症。因发病部位不同，故名称很多；但因其性质、症状、治疗都大同小异。此外有少数痈症，如颈痈、锁喉痈、脐痈、囊痈、委中毒等，因有其特点，故另节论述。其他如乳痈、肛痈，不仅在病因、治疗上与一般痈症不同，而且在转归方面也与一般痈症有异，如乳痈可致传囊，也可成漏，肛痈溃后往往成漏，所以将乳痈和肛痈分别在乳病和肛门病中叙述。内痈则生于脏腑，有肠痈、胃痈等等，虽同属痈症范畴，但在证治上有内外的不同，故另立专章讨论。”[48]33

《中医外科学简编》：“定名：凡发于肌肉之间，局部红肿热痛，周围界限清楚，在未溃之前无疮头者，可称为痈，如颈痈、乳痈、腿痈等。若发于脏腑者，则称为内痈，如肠痈、肺痈、肝痈等。”[49]52

《中医外科学》（上海中医学院）：“概说：‘痈’的含义，是气血为毒邪壅塞而不通的意思，有‘内痈’和‘外痈’之分。内痈是生于脏腑，外痈则发在体表。”[51]52

《实用中医外科学》（顾伯华）：“‘痈’的含义，是气血为毒邪壅塞而不通的意思，有‘内痈’与‘外痈’之分。”[52]79

《中医外科学》（顾伯康）：“痈是一种发生于皮肉之间的急性化脓性疾患。在中医文献中，‘痈’的含义是气血为毒邪壅塞而不通的意思。”[53]62

《中医外科学》（朱仁康）：“痈者，壅也。是气血为毒邪所阻滞，壅遏不通而发生的化脓性疾患，系外科临床最常见的疾病。它既可外发于体表，亦可内生于脏腑，故有‘外痈’‘内痈’的区分。”[54]108

《中医外科学》（艾儒棣，1991）：“痈者，壅也。是气血为毒邪所阻滞，壅遏不通而发生的化脓性疾患，是外科常见病之一。”[55]50

《中国医学百科全书 中医学》：“一种发生于皮肉之间的急性化脓性病证为痈。痈者，雍也，是气血为毒邪壅塞而不通的意思。首见于《灵枢·痈疽》，有内痈与外痈之分，内痈生于脏腑，外痈发于体表。本条仅叙述外痈。”[56]1969

《中医外科学》（许芝银等）：“痈是发生于皮肉之间的急性化脓性疾病，相当于西医的化脓性

淋巴结炎。本病的临床特点：局部红肿热痛，光软无头，结块范围较大，发病迅速，易肿、易脓、易溃、易敛，可伴恶寒、发热、口渴等全身症状，一般不致损筋伤骨，也不会造成陷证。”[57]50

《中医外科学》（金之刚）：“痈有内痈和外痈之分，内痈生于脏腑，外痈发于体表，内痈在内科有论述，本书有关章节亦有专论，这里只论述外痈。”[58]84

《中医外科学》（谭新华）：“痈是指发生在皮肉间的急性化脓性疾病，属于外痈范围。相当于西医的急性化脓性淋巴结炎。皮肤浅表脓肿等。临床特点是：局部红肿疼痛，光软无头，范围略大，发病快，愈后好，伴有一定的全身症状，一般无并发症发生。根据病变部位不同，又分为颈痈、腋痈、胯腹痈、委中毒、脐痈等。”[59]131

《中医外科学》（赵尚华）：“痈是发生在皮肉之间的急性化脓性疾病。有‘内痈’与‘外痈’之分，内痈在脏腑，外痈在体表，本节只讨论外痈。外痈相当于西医的皮肤浅表脓肿、急性化脓性淋巴结炎等，不同于西医的痈。”[60]74

《中医药学名词》（2005）：“痈　生于皮肉之间，以局部光软无头，红肿疼痛，结块范围多在6～9厘米大小，发病迅速，易肿、易溃、易敛，或有恶寒、发热、口渴等全身症状为主要表现的急性化脓性疾病。”[61]256

《中医外科学》（艾儒棣，2007）：“痈者，壅也。是气血为毒邪所阻滞，壅遏不通而发生的化脓性疾患，是外科常见病之一。”[62]63

《中医外科学》（陈红风）：“痈是一种发生于皮肉之间的急性化脓性疾患。相当于西医的皮肤浅表脓肿，急性化脓性淋巴结炎，脐炎，或脐肠管异常、脐尿管异常继发性感染等。”[63]86

《中医外科学》（刘忠德，等）：“痈是指发生于体表皮肉之间的急性化脓性疾病。”[64]64

《中医药学名词》（2014）：“痈　又称‘外痈’。生长于皮肉之间，以局部光软无头，红肿疼痛，结块范围多在6～9厘米大小，发病迅速，易肿、易溃、易敛，或有恶寒、发热、口渴等全身症状为主要表现的急性化脓性疾病。”[65]15

《中医外科学》（山东中医学院中医系外科教研室）：“急性蜂窝织炎是由化脓性细菌，经过皮肤创伤侵入皮下组织而引起的一种急性炎症。属于祖国医学‘痈’的范畴和‘发’的一部分。”[66]34

《中医外科学》（上海中医学院）：“皮下组织、筋膜下，肌肉层间的急性弥漫性化脓性炎症，称为蜂窝组织炎。中医名为‘发’，或称‘痈’。好发于四肢、颈部。”[67]45

《中医外科学》（北京中医学院，等）：“急性蜂窝织炎是由化脓性细菌所引起的皮下组织急性炎症。属于中医‘痈’的范围。”[68]41

《实用中医外科学》（尚德俊）：“急性蜂窝织炎是由化脓性细菌侵入皮下、筋膜下、肌间隙或深部蜂窝组织而引起的一种急性化脓性炎症。属于祖国医学‘痈’‘发’‘无名肿毒’等范围。”[69]92

《新编中医外科学》：“病名释义：急性淋巴结炎属中医外痈范畴，是一种急性化脓性疾病。由于发病部位不同，名称各异，如生于颈部者称‘颈痈’，生于腋部者为‘腋痈’，生于耳后者为‘耳根痈’，生于胯腹部者为‘胯腹痈’，生于腘窝部者为‘委中毒’……以发病迅速，局部淋巴结肿大、疼痛，皮肤红肿，光软无头，肿块范围6～9厘米，易脓、易溃、易敛为临床特征。”[70]126

《中医外科学》（宋一同）：“外痈是指发生于体表皮肉之间的急性化脓性疾病。”[71]65

《中医外科学》（山东中医学院中医系外科教研室）：“痈是化脓性细菌侵入多数的毛囊、皮脂和汗腺所引起的化脓性炎症。属于祖国医学‘有头疽’的范围。如生于颈后部的叫‘对口疽’，生于背部的叫‘发背’‘搭手’等。”[72]32

《中医外科学》（上海中医学院）：“痈是多个毛囊和皮脂腺的急性化脓性感染。中医称为‘有头疽’。大都见于中年人，有糖尿病的更易发生。好发于项后、背部，发于项部的俗称‘脑疽’；发于背部的俗称‘发背’；发于身体其他部位者统称疽毒，或名有头疽。”[73]43

[1] [战国] 庄周. 庄子[M]. 方勇译注. 北京：中华书局，2010：556.

[2] [战国] 佚名. 山海经[M]//张元济. 四部丛刊初编. 上海：商务印书馆，1930.

[3] 高大伦. 张家山汉简《脉书》校释[M]. 成都：成都出版社，1992：6，10，14，24－27.

[4] 马继兴. 马王堆古医书考释[M]. 长沙：湖南科学技术出版社，1992：485，592，593，599.

[5] [汉] 史游. 急就篇. 卷4. [M]//张元济. 四部丛刊续编. 上海：商务印书馆，1934.

[6] [汉] 刘熙. 释名. 卷8. 释疾病[M]//张元济. 四部丛刊初编. 上海：商务印书馆，1930.

[7] [汉] 王充. 论衡[M]//张元济. 四部丛刊初编. 上海：商务印书馆，1930.

[8] [民国] 黄晖. 论衡校释(新编诸子集成)[M]. 北京：中华书局，1990：591.

[9] [清] 孙星衍辑. 仓颉篇. 卷中[M]//王云五. 丛书集成初编. 上海：商务印书馆，1937：30.

[10] [战国] 佚名. 灵枢经(校勘本)[M]. 刘衡如校. 北京：人民卫生出版社，1964：89，270－272，273－275，276，277.

[11] [战国] 佚名. 黄帝内经素问[M]. 北京：人民卫生出版社，1963：17，18，76，80，105，106，177，212，254，257，286，557，558.

[12] [汉] 张机. 伤寒论[M]. 钱超尘，郝万山整理. 北京：人民卫生出版社，2005：11，93，94.

[13] [汉] 张机. 金匮要略方论[M]. 北京：人民卫生出版社，1963：22，45，63.

[14] [晋] 王叔和. 脉经校注[M]. 沈炎南主编. 北京：人民卫生出版社，1991：46，293，347，348，354.

[15] [晋] 葛洪. 肘后备急方[M]. 王均宁点校. 天津：天津科学技术出版社，2005：131－135.

[16] [南朝] 陈延之. 小品方[M]. 高文铸辑校. 北京：中国中医药出版社，1995：160，175，176，209，212.

[17] [晋] 刘涓子撰. [南齐] 龚庆宣编. 刘涓子鬼遗方[M]. 于文忠点校. 北京：人民卫生出版社，1986：1，2，21－26，34，35－38，41，42.

[18] [北周] 姚僧垣. 集验方[M]. 高文铸辑校. 天津：天津科学技术出版社，1986：128，129，134，235.

[19] [隋] 巢元方. 诸病源候论[M]. 鲁兆麟，等点校. 沈阳：辽宁科学技术出版社，1997：38，140，141，147，148，149，156，191，192，226.

[20] [唐] 杨上善. 黄帝内经太素[M]. 北京：人民卫生出版社，1965：385.

[21] [唐] 孙思邈. 备急千金要方校释[M]. 李景荣，等校释. 北京：人民卫生出版社，1998：472.

[22] [唐] 孙思邈. 千金翼方校释[M]. 李景荣，等校释. 北京：人民卫生出版社，1998：352－354.

[23] [唐] 王焘. 外台秘要方[M]. 高文柱，等校注. 北京：华夏出版社，2009：476，480，483，763.

[24] [日] 丹波康赖. 医心方[M]. 高文柱校注. 北京：华夏出版社，2011：313，314，317，318，319，328，430.

[25] [宋] 王怀隐. 太平圣惠方[M]. 北京：人民卫生出版社，1958：1902，1908，1910，1916，2262，2865.

[26] [宋] 赵佶. 圣济总录[M]. 北京：人民卫生出版社，1962：2143，2148，2150，2157，2958，3227.

[27] [宋] 东轩居士. [宋] 李迅. 卫济宝书 集验背疽方[M]. 赵正山点校. 北京：人民卫生出版社，1989：21－24，50.

[28] [宋] 陈无择. 三因极一病证方论[M]. 侯如艳校注. 北京：中国医药科技出版社，2011：248，249.

[29] [宋] 东轩居士. [宋] 李迅. 卫济宝书 集验背疽方[M]. 赵正山点校. 北京：人民卫生出版社，1989：76，97，104.

[30] [宋] 陈自明. 外科精要[M]. [明]薛己校注. 北京：人民卫生出版社，1982：1，70，33，87.

[31] [元] 李仲南. 永类钤方[M]. 刘洋校注. 北京：中国医药科技出版社，2014：159，161.

[32] [元] 齐德之. 外科精义[M]. 裘钦豪点校. 北京：人民卫生出版社，1990：37，38，22，23，35，36.

[33] [元] 危亦林. 世医得效方[M]. 王育学，等校注. 北京：中国中医药出版社，1996：303，304，312.

[34] [明] 杨清叟. [明] 赵宜真. 仙传外科集验方 秘传外科方[M]. 韦以宗点校. 北京：人民卫生出版社，1991：80，81.

[35] [明] 朱橚. 普济方：第7册[M]. 北京：人民卫生出版社，1983：377，378.

[36] [明] 汪机. 外科理例[M]. 上海：商务印书馆，1957：13，14，24，87，89.

[37] [明] 王肯堂. 证治准绳4疡医证治准绳[M]. 施仲安点校. 北京：人民卫生出版社，2014：4，5.

[38] [明] 申拱宸. 外科启玄[M]. 北京：人民卫生出版社，1955：4.

[39] [明] 陈实功. 外科正宗[M]. 张印生，韩学杰点校. 北京：中医古籍出版社，1999：141，183，187，188，191，219.

[40] [清] 祁坤. 外科大成[M]. 上海：上海卫生出版社，1957：9，10.

[41] [清] 陈士铎. 洞天奥旨[M]. 孙光荣，等点校. 北京：中医古籍出版社，1992：74.

[42] [清] 冯兆张. 冯氏锦囊秘录[M]. 田思胜，等校注. 北京：中国中医药出版社，1996：489.

[43] [清] 王洪绪. 外科症治全生集[M]. 夏羽秋校注. 北

京：中国中医药出版社，1996：1.

[44] [清] 吴谦.医宗金鉴：第四分册 外科心法要诀[M].北京：人民卫生出版社，1973：37.

[45] [清] 顾世澄.疡医大全[M].凌云鹏点校.北京：人民卫生出版社，1987：245，246.

[46] [清] 郑玉坛.彤园医书(外科)[M]//谭新华，罗毅文点校.刘炳凡，周绍明.湖湘名医典籍精华：外科卷 针灸卷 五官科卷.长沙：湖南科学技术出版社，2000：21.

[47] [清] 许克昌，毕法.外科证治全书[M].凌云鹏点校.北京：人民卫生出版社，1987：1.

[48] 上海中医学院外科教研组.中医外科学讲义[M].北京：人民卫生出版社，1960：33.

[49] 卫生部中医研究院.中医外科学简编[M].北京：人民卫生出版社，1960：52.

[50] 上海中医学院外科教研组.中医外科学中级讲义[M].北京：人民卫生出版社，1961：27.

[51] 上海中医学院.中医外科学[M].上海：上海科学技术出版社，1964：52.

[52] 顾伯华.实用中医外科学[M].上海：上海科学技术出版社，1985：79.

[53] 顾伯康.中医外科学[M].上海：上海科学技术出版社，1986：62.

[54] 朱仁康.中医外科学[M].北京：人民卫生出版社，1987：108.

[55] 艾儒棣.中医外科学[M].成都：四川科学技术出版社，1991：50.

[56] 《中医学》编辑委员会.中医学[M]//钱信忠.中国医学百科全书.上海：上海科学技术出版社，1997：1969.

[57] 许芝银，闵仲生.中医外科学[M].南京：东南大学出版社，1998：50.

[58] 金之刚.中医外科学[M].长沙：湖南科学技术出版社，1998：84.

[59] 谭新华.中医外科学[M].北京：中国中医药出版社，2000：131.

[60] 赵尚华.中医外科学[M].北京：人民卫生出版社，2002：74.

[61] 中医药学名词审定委员会.中医药学名词[M].北京：科学出版社，2005：256.

[62] 艾儒棣.中医外科学[M].成都：四川科学技术出版社，2007：63.

[63] 陈红风.中医外科学[M].上海：上海科学技术出版社，2007：86.

[64] 刘忠德，张鸥.中医外科学[M].北京：中国中医药出版社，2009：64.

[65] 中医药学名词审定委员会.中医药学名词[M].北京：科学出版社，2014：15.

[66] 山东中医学院中医系外科教研室.中医外科学[M].济南：山东人民出版社，1973：34.

[67] 上海中医学院.中医外科学[M].上海：上海人民出版社，1973：45.

[68] 北京中医医院，北京市卫生干部进修学院中医部.中医外科学[M].北京：人民卫生出版社，1982：41.

[69] 尚德俊.实用中医外科学[M].济南：山东科学技术出版社，1986：92.

[70] 李彪，龚景林.新编中医外科学[M].北京：人民军医出版社，1999：126.

[71] 宋一同.中医外科学[M].北京：中国纺织出版社，2014：65.

[72] 山东中医学院中医系外科教研室.中医外科学[M].济南：山东人民出版社，1973：32.

[73] 上海中医学院.中医外科学[M].上海：上海人民出版社，1973：43.

（刘　涛）

4·104

流 注

liú zhù

一、规范名

【汉文名】流注。

【英文名】deep multiple abscess。

【注释】以好发于肌肉深部，漫肿疼痛，皮色如常，此处未愈，他处又发为主要表现的多发性脓肿。

二、定名依据

“流注”作为一种外科疾病，其症状表现为：发无定处，随注随生，此起彼伏，在身体各处不断形成多发性脓肿；发病局部则漫肿疼痛，皮色如常。好发于四肢、躯干肌肉丰厚的深处，并有此处未愈，它处又生的特点。本病症状最早见于《内经》，与“走缓”“股胫疽”相似，但内涵与本术语不完全相同。

其后隋代巢元方《诸病源候论》名“走注”，明代王肯堂《证治准绳·疡医》、清代祁坤《外科大成》明确指出“马瘨”是“流注”的俗称。

“流注”作为病名始见于《刘涓子治痈疽神仙遗论》，作为外科名词历代著作多有沿用，如元代杨清叟《仙传外科集验方》，明代汪机《外科理例》、薛己《外科发挥》《外科枢要》、王肯堂《证治准绳·疡医》、申斗垣《外科启玄》、陈实功《外科正宗》、李梴《医学入门》，清代祁坤《外科大成》、陈士铎《洞天奥旨》、王维德《外科证治全生集》、吴谦《医宗金鉴》、高秉钧《疡科心得集》、许克昌等《外科证治全书》等著作。

中华人民共和国成立后，1958年《简明中医外科学》（南京中医学院外科教研组）使用“流注”一词，其后教材及辞书类著作大多沿用，如1960年《中医外科学简编》（卫生部中医研究院），1960年《中医外科学》（上海中医学院外科教研组），1961年《中医外科学》（上海中医学院），1987年《中医外科学》（顾伯康），1988年《中医外科学》（吴恒亚），1989年《中医外科学》（艾儒棣），1995年《中医外科学》（韦永兴），1997年《中医外科学》（陆德铭），1998年《中医外科学》（金之刚），1998年《中医外科学》（许芝银），2002年《中医外科学》（赵尚华），2007年《中医外科学》（艾儒棣），2009年《中医外科学》（张翠月）；辞书类著作《中医大辞典》《中医药常用名词术语辞典》《中医证病名大辞典》等。

中华人民共和国国家标准《中医临床诊疗术语·疾病部分》、2005年出版的全国科学技术名词审定委员会审定公布的《中医药学名词》、2014年出版的《中医药学名词》均以“流注”作为规范名；已经广泛应用于中医药学文献的标引和检索的《中国中医药学主题词表》也以“流注”作为正式主题词。说明“流注”作为中医外科疾病的规范名已成为共识。

三、同义词

【俗称】“马瘨”（《证治准绳》）。

【曾称】“走缓”“股胫疽”（《内经》）。

四、源流考释

汉代《灵枢·痈疽》记载：“诸痈疽之发于节而相应者，不可治也。发于阳者，百日死；发于阴者，三十日死。”[1]555,556 这是本病有关病症特征的最早记载，该书中记载的“发于内踝，名曰走缓。其状痈也，色不变。数石其输，而止其寒热，不死”“发于股胫，名曰股胫疽。其状不甚变，而痈脓搏骨。不急治，三十日死矣。”与本病类似但内涵不完全相同，但指出本病特点之一为漫肿疼痛，皮色如常。隋代巢元方《诸病源候论》则载“走注候……注者住也”[2]529，其观点得到后世诸多著作沿用，如明代陈实功《外科正宗》[3]432、清代祁坤《外科大成》[4]606,607 等。

成书于宋代的《刘涓子治痈疽神仙遗论》首载“流注”一名，提出“下焦有痈为流注虚候”[5]113,114，该观点很少有后世医家承袭，但“流注”作为外科一种病名则广为后世沿用。元末明初外科著作《仙传外科集验方》对“流注”病因进行阐释，曰：“流注起于伤寒，伤寒表未尽，余毒流于四肢经络，涩于所滞而后为流注也。”[6]57 其观点得到后世较多医家认同，如明代申斗垣《外科启玄》[7]345,346。自明代汪机《外科理例》详论本病病因，曰：“大抵流注之症，多因郁结，或暴怒，或脾虚湿气逆于肉理，或腠理不密，寒邪客于经络，或闪扑，或产后瘀血流注关节，或伤寒余邪未尽为患，皆因真气不足，邪得乘之。”[8]192 其后明代薛己《外科发挥》[9]84《外科枢要》[10]194、王肯堂《证治准绳·疡医》[11]1304、陈实功《外科正宗》[12]432、李梴《医学入门》均沿用。值得一提的是，明代陈实功《外科正宗》明确提出本病的症状“其形漫肿无头，皮色不变，所发毋论穴道，随处可生”[12]432，指出其症状特点以及流窜的性质，其认识得到后世医家认同，如清代吴谦《医宗金鉴》[13]380、许克昌《外科证治全书》[14]979，并沿用至今。

元代杨清叟《仙传外科集验方》[6]14、明代申斗垣《外科启玄》[7]344载“冷流注”，多因伤寒表之太过而致。

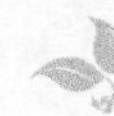

明代王肯堂《证治准绳·疡医》[11]1283、清代祁坤《外科大成》[4]582载“湿毒流注”，笔者认为并非“流注”一病，而属于疮证。

明代王肯堂《证治准绳·疡医》[11]1283提出“马瘽”是“流注”俗称，按照部位不同，又分“瓜藤马瘽”“喇骨马瘽”“过脊马瘽”“杀着马瘽”“锁脚马瘽”“接骨马瘽”，得到清代祁坤《外科大成》沿用。

1958年南京中医学院外科教研组《简明中医外科学》[15]6使用“流注”一名，其后教材大多沿用，比如：1960年《中医外科学简编》[16]85（卫生部中医研究院），1960年《中医外科学》[17]49（上海中医学院外科教研组），1961年《中医外科学》[18]38（上海中医学院），1987年《中医外科学》[19]121（顾伯康），1988年《中医外科学》（吴恒亚）[20]52，1991年《中医外科学》[21]80（艾儒棣），1995年《中医外科学》[22]48（韦永兴），1997年《中医外科学》（陆德铭），1998年《中医外科学》[23]106（金之刚），1998年《中医外科学》[24]64,65（许芝银），2002年《中医外科学》[25]92（赵尚华），2005年《中医药学名词》（中医药学名词审定委员会）[26]257，2007年《中医外科学》（艾儒棣），2009年《中医外科学》（刘忠德）[27]71，2009年《中医外科学》（张翠月）[28]114，2014年《中医药学名词》（中医药学名词审定委员会）[29]26。

总之，关于“流注”病症特征最早记载见于《内经》；“流注”一名首载于宋代《刘涓子治痈疽神仙遗论》；明代汪机《外科理例》详论本病病因；元代杨清叟《仙传外科集验方》、明代申斗垣《外科启玄》称“冷流注”，多因伤寒表之太过而致；明代王肯堂《证治准绳·疡医》、清代祁坤《外科大成》所载“湿毒流注”应属疮证；明代王肯堂《证治准绳·疡医》提出“流注”俗称“马瘽”，并按照部位分类。

五、文献辑录

《灵枢·痈疽》：“诸痈疽之发于节而相应者，不可治也。发于阳者，百日死；发于阴者，三十日死。”“发于内踝，名曰走缓。其状痈也，色不变。数石其输，而止其寒热，不死。”“发于股胫，名曰股胫疽。其状不甚变，而痈脓搏骨。不急治，三十日死矣。”[1]555,556

《刘涓子治痈疽神仙遗论·痈疽有三等》：“痈虽轻，亦能损人。上焦有痈为壅塞实候；中焦有痈为涩滞候；下焦有痈为流注虚候……下焦发为流注虚损之候。前阴股两处起如鸡鸭子大，长横折内，初起肿核结块，后四畔浮肿，相并伏硬，色青黑。先用和平药内服三五日，后用发软散及罨药，罨令软即穴。穴后其疮口即随折子内作长疮。疮口破，急用抽毒膏出脓，脓尽便贴合疮口药。为此处无肉可坏，更不须长肉也。”[5]113,114

《诸病源候论》卷二十四：“注者住也，言其病连滞停住，死又注易傍人也。人体虚，受邪气。邪气随血而行，或淫奕皮肤，去来击痛，游走无有常所，故名为走注。”[2]529

《仙传外科集验方》卷三：“回阳玉龙膏（性热）……一此方治阴发背、冷流注、鼓椎风、久损痛、冷痹、风湿、诸脚气、冷肿无红赤者、冷痛不肿者、足顽麻、妇人冷血风诸阴证之第一药也，用法详具予后，用热酒调涂。”[6]14“散走流注发……此俗谚鳖影之证，殊不知医方即无此说，鳖证生子之说背上不为鳖影之，实毒气乘风热而走是也。此证因风盛而生热之极，气因热之极，气因热而走于四散，急宜疏风定热则气自然而息。此药用之如用兵治之，流注于手脚腿者必死无疑矣。”[6]57

《外科正宗》卷三：“夫流注者，流者行也，乃气血之壮，自无停息之机；注者住也，因气血之衰，是有凝滞之患。故行者由其自然，住者由其瘀壅。其形漫肿无头，皮色不变，所发毋论穴道，随处可生。凡得此者，多生于体虚之人，勤劳之辈，不慎调燮，夏秋露卧，纵意取凉，热体当风，图身快爽；或中风邪，发散未尽，或欲后阴虚，外寒所侵。又或恼怒伤肝，郁结伤脾，荣气不从，逆于肉里；又或跌打损伤，瘀血凝滞；或产后恶露未尽，流滞经络。此等种种，皆成斯疾也。既成之后，当分表里、寒热、虚实、邪正、新久而治之。”[3]432

《外科大成》卷二：“湿毒流注……生于足胫，状如牛眼。由风湿外侵。初宜绀珠丹加下部药。”[4]582

卷三：“流者，行也。由气血壮，自无停息之机。注者，住也。乃气血衰，是有凝滞之患。其形漫肿无头，皮色不变。毋论穴次，随处而生。此症所受之因不同，则先后之治亦异矣。”[4]606,607

《外科启玄》卷十一：“冷流注，因伤寒表之太过，宜加温平之药，十宣内补之类，甚则加附子或四桂散类。”“冷流注多附骨硬不消，骨寒而痛，筋缩不能伸屈，庸俗误用刀针，又无脓血，止有屋漏清汁，或有瘀黑血，宜此方敷之。”[7]344“流注者乃伤寒表未尽，余毒流入四肢，经络涩滞之所为也。流者动也，注者止也；动者阳也，气也；止者阴也，血也。阴从阳动，血随气行，凝滞经络，初则肿痛，久则成脓，决不可用凉药。宜单方一味，独活末酒调敷之，乘热一路其尽处，以玉龙膏诱之，能使阴阳运动，气血和顺，则流注自然消散也。盖独活其性能动荡气血，故用之，使其不能作为骨疽也。”“冷流注，因伤寒表之太过，宜加温平之药，十宣内补之类，甚则加附子或四桂散类。”[7]345,346

《外科理例》卷三：“大抵流注之症，多因郁结，或暴怒，或脾虚湿气逆于肉理，或腠理不密，寒邪客于经络，或闪扑，或产后瘀血流注关节，或伤寒余邪未尽为患，皆因真气不足，邪得乘之。常治郁者开之，怒者平之，闪扑及产后瘀血者散之，脾虚及腠理不密者除而补之，伤寒余邪者调而解之。大要以固元气为主，佐以见症之药。如久而疮口寒者，更用豆豉饼或附子饼灸之；有脓管或瘀肉者，用针头散腐及锭子尤效。若不补血气，及不慎饮食起居七情，俱不治。”[8]192

《外科发挥》卷五：“流注……暴怒所致，胸膈不利者，调气为主。抑郁所致而不痛者，宜调经脉，补气血。肿硬作痛者，行气和血。溃而不敛者，益气血为主。伤寒余邪未尽者，和而解之。脾气虚，湿热凝滞肉理而然，健脾除湿为主。闪胁瘀血凝滞为患者，和血气，调经络。寒邪所袭，筋挛骨痛，或遍身痛，宜温经络，养血气。”[9]84

《外科枢要》卷二：“流注，或因饮食劳倦，脾胃伤损，或因房劳阴虚，阳气凑袭，或因营气不从，逆于肉理，或因腠理不密，外邪客之，或暴怒伤肝，或郁结伤脾，或湿痰流注或跌扑血滞，或产后恶露，皆因气虚血注而凝也。或生于四肢关节，或生于胸腹腰臀，或结块，或漫肿，或作痛，皆由元气亏损所致也。悉宜葱熨，及用益气养荣汤，固其元气。则未成者自消，已成者自溃。若久而不敛，佐以豆豉饼、琥珀膏，祛散寒邪，补接阳气。若内有脓管而不敛者，用针头散腐化之。经云：形伤痛，气伤肿。又曰：真气夺则虚，邪气胜则实。若不补气血，节饮食，慎起居，戒七情，而专用寒凉克伐，其不死者章矣。”[10]194

《疡医证治准绳》卷二：“湿毒流注……或问：足胫之间生疮，状如牛眼，或紫或黑，脓水淋漓，止处即溃烂，久而敛如何？曰：此名湿毒流注，暴风疾雨，寒湿暑气侵入腠理而成。”[11]1283

《疡医证治准绳》卷五：“不串流者俗曰马痹。串流者名曰走散流注，俗曰瓜藤马痹。外形微肿，骨节内疼甚，名曰嘣骨马痹。若遍身骨节内疼痛，不能起坐，无堆作热不退者，亦曰嘣骨马痹。若脊骨及髀骨上起堆，或一二个、或三五个名曰过脊马痹。若尾骶骨上起堆作热者，名曰杀着马痹。若髁骨下痛甚，无堆但肿者，名曰锁脚马痹。若骨相交接之处，疼痛无堆微肿，名曰接骨马痹。”[11]1283“流注之证，或因饮食劳倦脾胃伤损，或因房劳阴虚阳气凑袭，或因营气不从逆于肉理，或因腠理不密外邪客之，或暴怒伤肝，或郁结伤脾，或湿痰流注，或跌扑血滞，或产

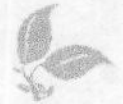

后恶露，皆因气虚血注而凝也。或生于四肢关节，或生于胸腹腰臀，或结块，或漫肿，或作痛，皆由元气亏损所致也。”[11]1304

《外科正宗》卷三：“夫流注者，流者行也，乃气血之壮，自无停息之机；注者住也，因气血之衰，是有凝滞之患。故行者由其自然，住者由其瘀壅。其形漫肿无头，皮色不变，所发毋论穴道，随处可生。凡得此者，多生于体虚之人，勤劳之辈，不慎调燮，夏秋露卧，纵意取凉，热体当风，图身快爽；或中风邪，发散未尽，或欲后阴虚，外寒所侵。又或恼怒伤肝，郁结伤脾，荣气不从，逆于肉里；又或跌打损伤，瘀血凝滞；或产后恶露未尽，流滞经络。此等种种，皆成斯疾也。既成之后，当分表里、寒热、虚实、邪正、新久而治之。”[12]432

《医宗金鉴》卷中：“流注原有症数般，湿痰瘀风汗后寒，发无定处连肿漫，溃近骨节治难痊，此症本由脾胃弱，留结肌肉骨筋间。”[13]380

《外科证治全书》卷四：“凡人之血气，昼夜流行，周而复始，自无停息。或因寒痰，或因风湿，稽留于肌肉之中，致令气血不行，合而为患，故曰流注。初起漫肿无头，皮色不异，患无定处，随在所生，板肿微痛，或兼身体发热。当未作脓时，用加味二陈汤，入阳和丸同煎，数服全消。消后接服小金丹七丸，杜其续发。如皮色稍变，疼痛难忍者，须用阳和汤以止其痛，消其未成脓之余地，使已成脓者不痛而溃，此乃大疽变小之法也。如患顶软、已有脓，即为针之。脓多白色，贴阳和解凝膏。但此证溃后，定增毒痰流走，患生不一，故初溃五日内，仍服小金丹十丸以杜后患，接用犀黄丸、阳和汤，每日早、晚轮服，使毒痰消尽收功。”[14]979

《中医外科学》（南京中医学院外科教研组）：“发无定处，随在可生。它的主要症状，是漫肿无头，皮色不变。此证最易走窜，往往此处未愈，他处又起，无穴可以定名，所以叫做流注。”[15]6

《中医外科学简编》：“流者流也，注者住也，发无定处，随处可生，此证漫肿无头，初起不红，或连发数处，其毒流走窜注，故名流注。”[16]85

《中医外科学》（上海中医学院外科教研组）：“流注一症，除头面部、前后二阴及腕、踝远侧端以外，其余任何地方都可发生。所谓‘流者流行，注者住也’，因无穴位可以定名，所以称为流注。由于病因不同，故可分为暑湿流注、余毒流注、瘀血流注等。本病的特征是：漫肿，疼痛，皮色如常，多发于肌肉深处，往往此处未愈而他处又起。在历代多数文献中，流注与流痰并无区分，其实两者的性质确有不同，故将流痰另立专章叙述。这里仅介绍流注。”[17]49

《中医外科学中级讲义》：“流注发无定处，除头面、前后二阴、腕、踝部等远侧端比较少见外，其余任何地方都可发生。本病为多发性疾病，有流窜转注现象，所以称为流注。但由于病因不同，症状各异，故可分为：暑湿流注、余毒流注、瘀血流注等。流注的特征是：漫肿，疼痛，皮色如常，好发于肌肉深处。并有此处未愈，而他处又起的现象。”[18]38

《中医外科学》（顾伯康）：“流注是发于肌肉深部的转移性多发性脓肿。特点：漫肿疼痛，皮色如常，好发于四肢躯干肌肉丰厚处的深部，容易走窜，每此处未愈他处又起。本病初起，发病急骤，溃后易敛，具有外科阳证的基本特性。分类：流注以发于暑夏者名暑湿流注。其他季节发病者曰湿痰流注。因疔、疖之毒入血走散而生者名余毒流注。因产后瘀露停滞或跌打损伤而引起的名瘀血流注。因其性质大致相同，故统述之。发于髂窝的名髂窝流注，只发一处，且有一定的特殊性，故分述之。”[19]121

《中医外科学》（吴恒亚）：“本病是一种发于肌肉深部的急性化脓性疾患。《外科正宗》曰：‘夫流注者，流者，行也……注者，住也。’说明本病是由于某一处病灶的毒邪随血脉流注到它处而形成的多发性、转移性脓疡，故称流注。本病除头面、前后二阴、腕、踝等远侧端比较少见外，其余任何部位均可发生。根据发病原因的不同，又有许多名称，发于夏秋之间的名‘暑湿流注’；由于疔、疖后引起的名‘余毒流注’；产后恶露停滞或跌打损伤而引起的名‘瘀血流注’；仅发生于髂窝部的名‘髂窝流注’。这些不同名称的流注，因其性质、证治基本相仿，故不再分述。流注一证，依据历代文献中描述，还包含着骨及骨关节的脓疡，如附骨疽和附骨流痰等，但与本节所述的流注，在性质和预后上都有区别，治疗有异，故另立专章叙述。本病相当于西医的多发性、转移性的肌肉深部脓肿。”[20]52

《中医外科学》(艾儒棣)："流注是毒邪流窜，发于肌肉深部的多发性脓肿，是阳证疮疡。本病的特征是：漫肿疼痛，皮色如常，好发于四肢、躯干肌肉丰厚的深处，并有此处未愈，它处又生的特点。"[21]80

《中医外科学》(韦永兴)："流注是早期发于肌肉深部的多发性脓肿。其特点是局部漫肿疼痛，皮色如常，好发于四肢、躯干等肌肉丰厚处，并有此处未愈，他处又起的现象。本病除头面、前后二阴、腕、踝等处少见外，其余任何部位均可发生，以胸腹、腰、臀、四肢为多见。依据发病情况不同，又有许多名称，发于夏秋之间的名‘暑湿流注’；由于疔疖引起的名‘余毒流注’；产后瘀露停滞或跌打损伤而引起的名‘瘀血流注’等。这些不同名称的流注，因其性质。证治基本相仿，故一并论述。相当于现代医学的转移性多发性脓肿。"[22]48

《中医外科学》(金之刚)："流注是发于肌肉深部的多发性脓肿。其特征是漫肿疼痛，皮色正常，好发于四肢、躯干肌肉丰厚之深处，并有此处未愈，它处又起的现象。现代医学认为是由于感染病的细菌栓子随着血流被带到肌肉深部组织，而形成多发性、转移性的肌肉深部脓肿。本病除头面、前后二阴、腕、踝等远端比较少见外，其余巨何部位均可发生。依据发病情况不同而有很多不同的名称。如发于夏秋之间的，名‘暑湿流注’；由于疔、疖后引起的，名‘余毒流注’，产后瘀露停滞或跌打损伤而引起的，名‘瘀血流注’；仅发于髂窝部的，名‘髂窝流注’。这些不同名称的流注，因其性质、证治基本相仿，故合而论述。在古代中医外科文献中，有关流注的论述还包含了骨及骨关节的脓肿，如附骨疽和附骨流痰等，与本节所述的流注在性质和预后上都有很大的区别，为了疾病的性质归类清楚，这些已立专节叙述。"[23]106

《中医外科学》(许芝银)："流注是发于肌肉深部的多发性脓肿，相当于西医的多发性、转移性脓肿。其临床特点为漫肿疼痛，皮色如常，好发于四肢、躯干肌肉丰厚的深处，并有此处未愈、他处又起的现象。本病除头面、前后二阴、腕、踝等远侧比较少见外，其余任何部位均可发生。依据发病情况不同，本病又有许多名称，发于夏秋季之间的称暑湿流注，由于疔、疖后引起者的称余毒流注；产后恶露停滞或跌打损伤所致者称瘀血流注，发于髂窝部者称髂窝流注。"[24]64,65

《中医外科学》(赵尚华)："流注是发于肌肉深部的多发性脓肿。相当于西医的脓血症、肌肉深部脓肿和髂窝脓肿。其特点是：初起漫肿疼痛，皮色如常，好发于四肢、躯干肌肉丰厚的深处，常此处未愈他处又起。因发病情况及原因不同，名称各异。如发于夏秋季节者，称暑湿流注；由于疔、疖邪毒走散引起者，称余毒流注；产后瘀血恶露停滞或跌打损伤引起者，称瘀血流注；仅发于髂窝部者，称髂窝流注。因其病机、证治基本相同，故一并讨论。"[25]92

《中医药学名词》(2004)："发于肌肉深部的多发性脓肿。"[26]257

《中医外科学》(刘忠德等)："流注是指发于肌肉深部的多发性急性化脓性疾病。其特征是：好发于四肢、躯干肌肉丰厚的深处，表现为局部漫肿疼痛，皮色如常，并有此处未愈，它处又起的走窜现象。相当于现代医学的脓血症、多发性肌肉深部脓肿及髂窝部脓肿。本病依据发病情况不同，又有许多名称。如发于夏秋之间的名‘暑湿流注’，由于疔、疖后引起的名‘余毒流注’，产后瘀露停滞或跌打损伤而引起的名‘瘀血

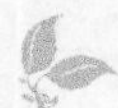

流注’，仅发于髂窝部的名‘髂窝流注’等。因其性质、证治基本相仿，故不再分别论述。”[27]71

《中医药学名词》(2013)：“以好发于肌肉深部，漫肿疼痛，皮色如常，此处未愈，他处又发为主要表现的多发性脓肿。”[29]26

参考文献

[1] 不著撰人．黄帝内经·灵枢[M]．张新渝，马烈光．成都：四川科学技术出版社，2008：555，556．

[2] [隋] 巢元方．诸病源候论[M]．南京中医学院校释．北京：人民卫生出版社，2009：529．

[3] [明] 陈实功．外科正宗[M]//胡晓峰．中医外科伤科名著集成．北京：华夏出版社，1997：432．

[4] [清] 祁坤．外科大成[M]//胡晓峰．中医外科伤科名著集成．华夏出版社，1997：606，607．

[5] [晋] 刘涓子．刘涓子鬼遗方[M]．北京：人民卫生出版社，1986：113，114．

[6] [元] 杨清叟．仙传外科秘方[M]．北京：中医古籍出版社，1988：57．

[7] [明] 申拱宸．外科启玄[M]//胡晓峰．中医外科伤科名著集成．北京：华夏出版社，1997：345，346．

[8] [明] 汪机．外科理例[M]//胡晓峰．中医外科伤科名著集成．北京：华夏出版社，1997：192．

[9] [明] 薛己．外科发挥[M]//薛氏医案选：(上册)外科枢要 疠疡机要 正体类要 口齿类要 内科摘要 女科撮要 保婴撮要．北京：人民卫生出版社，1983：84．

[10] [明] 薛己．外科枢要薛[M]//氏医案选(上册)外科发挥 疠疡机要 正体类要 口齿类要 内科摘要 女科撮要 保婴撮要．北京：人民卫生出版社，1983：194．

[11] 陆拯．王肯堂医学全书[M]．北京：中国中医出版社，2010：1304．

[12] [明] 陈实功．外科正宗[M]//胡晓峰．中医外科伤科名著集成．北京：华夏出版社，1997：432．

[13] 陈培丰．医宗金鉴·外科心法要诀白话解[M]．3 版．北京：人民卫生出版社，1965：380．

[14] [清] 许克昌．外科证治全书[M]//胡晓峰．中医外科伤科名著集成．北京：华夏出版社，1997：979．

[15] 南京中医学院外科教研组．简明中医外科学[M]．南京：江苏人民出版社，1958：6．

[16] 中华人民共和国卫生部中医研究院．中医外科学简编[M]．人民卫生出版社，1960：85．

[17] 上海中医学院外科教研组．中医外科学讲义[M]．北京：人民卫生出版社，1960：49．

[18] 上海中医学院外科教研组．中医外科学中级讲义[M]．北京：人民卫生出版社，1961：38．

[19] 顾伯康．中医外科学[M]．北京：人民卫生出版社，1987：121．

[20] 吴恒亚．中医外科学[M]．南京：江苏科学技术出版社，1988：52．

[21] 艾儒棣．中医外科学[M]．成都：四川科学技术出版社，1991：80．

[22] 韦永兴．中医外科学[M]．北京：中国中医药出版社，1995：48．

[23] 金之刚．中医外科学[M]．长沙：湖南科学技术出版社，1998：106．

[24] 许芝银，闵仲生．中医外科学[M]．南京：东南大学出版社，1998：64，65．

[25] 赵尚华．中医外科学[M]．北京：人民卫生出版社，2002：92．

[26] 中医药学名词审定委员会审定．中医药学名词 2004[M]．北京：科学出版社，2005：257．

[27] 刘忠德，张鸥．中医外科学[M]．北京：中国医药出版社，2009：71．

[28] 张翠月，高征，范雪峰，等．中医外科学[M]．北京：中医古籍出版社，2009：114．

[29] 中医药学名词审定委员会．中医药学名词：外科学 皮肤科学 肛肠科学 眼科学 耳鼻喉科学 骨伤科学[M]．北京：科学出版社，2014：26．

（周兴兰）

4·105

流 痰

liú tán

一、规范名

【汉文名】流痰。

【英文名】flowing phlegm；tuberculosis of bone and joint。

【注释】发生于骨和关节间的慢性化脓性

疾病。相当于骨与关节结核。

二、定名依据

"流痰"作为专有外科疾病名称见于清代高秉钧《谦益斋外科医案》。此前，在古代文献中大都混合在"附骨疽""流注""龟背痰""鹤膝痰""附骨痰"等疾病中论述，但概念与本术语"流痰"不完全相同。

《内经》记载的"股胫疽"，隋代巢元方《诸病源候论》记载的"附骨疽""附骨痈"，虽与本术语发病部位相同，均附骨而生，但未有虚痨现象，因而概念不能完全等同。"股胫疽""附骨痈"因其含义宽泛不具体，后世沿用较少。明代汪机《外科理例》载"环跳疽""环跳流痰""穿踝痰"，清代高秉钧《疡科心得集》记载的"附骨痰""鹤膝痰"，赵濂虽载有溃后脓液稀薄如痰，显鸡胸龟背之象等症状，但却是按发病部位而定名，不能体现该病流窜的性质。明代陈实功《外科正宗》记载的"流注"指出随处可发、流窜不定的特质，后世沿用较多。虽发病初期症状与"流痰"相似，但病因、发病部位、后期症状及预后与"流痰"有明显区别，故而不可混淆。采用"流痰"名称既能体现其流窜不定、多部位发病的性质，又能高度概括疾病症状特点，精当、简练地反映名词术语内涵。

虽"流痰"作为专有外科病名出现时间较晚，但一出现便被广泛采用。如晚清余景和《外证医案汇编》、1917年张寿颐的《疡科纲要》等将"流痰"作为病名。

中华人民共和国成立后，1973年上海中医学院编《中医外科学》使用"流痰"一词，其后教材及辞书类著作等大多沿用，如1975年《中医外科》(宁波市孝闻卫生防治所)、1987年《中医外科学》(顾伯康)、1991年《中医外科学》(艾儒棣)、1998年《中医外科学》(金之刚)、2000年《中医证病名大辞典》、2001年《中医药常用名词术语辞典》、2005年《简明中医病证辞典》和《中医外科手册》(王沛)、2007年《中医外科学》(陈红风)和《中医外科学》(李曰庆)、2009年《中医外科学》(刘忠德等)、2010年《中医外科学》(吴恒亚)和2015年《中医外科学》(刘洪波等)。

我国2004年出版的由全国科学技术名词审定委员会审定公布的《中医药学名词》、2014年出版的《中医药学名词》以及中华人民共和国国家标准1997年第一版《中医临床诊疗术语疾病部分》等均以"流痰"作为规范名。已经广泛应用于中医药学文献的标引和检索的《中国中医药学主题词表》也以"流痰"作为正式主题词。说明"流痰"作为规范名也符合术语定名的协调一致原则。

三、同义词

【曾称】"股胫疽"(《内经》)；"阴疽"(《刘涓子鬼遗方》)；"附骨疽""附骨痈"(《诸病源候论》)；"胁疽""肋疽"(《证治准绳》)；"环跳疽"(《外科理例》)；"流注"(《外科正宗》)；"龟背痰"(《医门补要》)；"附骨痰""鹤膝痰"(《疡科心得集》)。

四、源流考释

成书于秦汉时期的《灵枢·痈疽》记载："发于股胫，名曰股胫疽。其状不甚变，而痈脓搏骨，不急治，三十日死矣。"[1]274 是其有关发病部位的最早记载。我国现存最早的中医外科学专著南齐龚庆宣《刘涓子鬼遗方》已观察到"骨疽"[2]8 有脓出不止、壮热、碎骨等症状。

晋代葛洪《附广肘后方》则见"疽疮骨"[3]153"骨疽"[3]153"附骨疽肿"[3]244 等病证名的记载。魏晋以前外科学内容多是病名或者方药资料记载，病症内容特别对症状特征的文字描述较少，外科病症内容多依附于方剂的适应证。魏晋以前外科学内容仅有病名或者方药资料记载，可见此时期主要是从"疽"病的角度进行认识，发现其与骨病有关，病症内容特别对症状特征的文字描述较少，外科病症内容多依附于方剂的适应证。

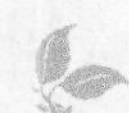

隋代巢元方《诸病源候论》卷三十二载“附骨痈肿候”：“附骨痈，亦由体盛热而当风取凉，风冷入于肌肉，与热气相搏，伏结近骨成痈。其状无头，但肿痛而阔，其皮薄泽，谓之附骨痈也。”[4]155 卷三十三首次详论“附骨疽候”，曰：“附骨疽者，由当风入骨解，风与热相搏，复遇冷湿；或秋夏露卧，为冷所折，风热伏结，壅遏附骨成疽。喜著大节解间，丈夫及产妇、女人，喜著鼠髅、髂头、胜膝间，婴孩、嫩儿亦著髆、肘、背脊也。”明确指出此病可致骨关节多部位发病，这两种痈疽证候与流痰较为接近。此后，唐代医家孙思邈《备急千金要方》[5]321、王焘《外台秘要》[6]464、宋代官修方书《圣济总录》[7]2150 有关“附骨疽”病因病机及症状描述亦沿用巢元方的说法，《圣济总录》[7]2169 对“附骨痈”认识较《诸病源候论》有更加深入认识，提出该病还有“结核脓水肿痛，心腹气满”的症状，与流痰症候更为接近。宋代《太平圣惠方》对本病的认识较前任进了一步，文中描述的“龟背”“鸡胸”，依其症状多属流痰。

元代齐德之《外科精义》提出“夫附骨疽者，以其毒气深沉附着于骨也。此疾与贼风相类而不同，人不能辨治之，误矣。盖附骨疽者，由秋夏露卧，为冷折之，风热伏结附骨成疽。”[8]131 则进一步明确提出附骨疽因其毒气深沉附着于骨。这一观点在元后外科著作多有沿用，如申拱宸《外科启玄》[11]287、元代朱丹溪《丹溪心法》[9]286、明代汪机《外科理例》[10]178 还观察到附骨疽发于颈项处如贯珠，将发于小儿项颈、胸背、臂膊处的结核等病症纳入附骨疽之中。至此，“附骨疽”一名内涵已包括了“流痰”大部分内容，如早期发病症状、好发人群、骨关节多部位发病、发病部位如贯珠等。由于早期外科中痈疽界定不清，出现痈疽混用或以“疽”代“痈”的现象。“附骨痈”因其定义宽泛，无突出疾病特点，与“痈”区分不大，在宋以后医书中很少沿用。

明代外科发展成熟，病症内容从原来治疗方药适应证的附庸地位中独立，中医外科文献中病症专论内容开始增多。因而，元以后古医籍常常载“附骨疽”“流注”“鼓椎风”“鹤膝风”“多骨疽”等疾病。元末明初外科著作《仙传外科集验方》首载“流注”，曰“流注起于伤寒，伤寒表未尽，余毒流于四肢经络，涩于所滞而后为流注也……骨痈者，又流注之败证也……骨而成痈，非药所治，故名附骨疽，又名白虎飞尸。”[9]15 认为附骨疽为流注之败证。这种理论得到《外科理例》的继承，文中“论附骨疽七十八”中曰：“疽乃流注之败症也，如用凉药，则内伤其脾，外冰其血，脾主肌肉，脾气受伤，饮食必减，肌肉不生；血为脉络，血既受冰，则血气不旺而愈滞。”[10]178 又曰：“白虎飞尸，留连周期。或辗转数岁，冷毒朽骨出尽自愈。若附骨腐者可痊，正骨腐则为终身废疾矣。有毒自手足或头面肿起，或兼疼痛，止至颈项骨节去处，如疬疡贯珠，此风湿流气之症也，宜加减小续命汤、独活寄生汤主之。有两膝肿痛起或至遍身骨疼痛者，此风湿痹，又名疬节风，宜附子八物汤。又有结核在项腋或两胯软肉处，名曰瘰疬痈，属冷症也。又有小儿宿痰失道，致结核于项颈、臂膊、胸背之处，亦冷症也，俱用热药敷贴。”[2]178 此时，医家已观察到有“疬疡贯珠”“结核在项腋或两胯软肉处”“小儿宿痰失道”等症状，并按照病位不同给予不同命名。同时期的申拱宸《外科启玄》载：“冷流注多附骨硬不消。骨寒而痛，筋缩不能伸屈。”[11]346 王肯堂《疡医证治准绳》有“附骨疽，何以别之？曰：凡患流注，表未尽则余毒附骨而为疽”[13]324 的延用，表明医家对“流注”“附骨疽”渐有不同认识。有关“流注”病因，《疡医证治准绳》《外科正宗》《医宗金鉴・外科心法直诀》均与前人相别。陈实功《外科正宗》始将“流注”与“附骨疽”加以区分，认为是两种不同疾患，并指出流注病因、症状以及流窜性质，曰：“夫流注者，流者行也，乃气血之壮，自无停息之机；注者住也，因气血之衰，是有凝滞之患。其形漫肿无头，皮色不变，所发毋论穴道，随处可生。”[14]158 此后，“流注”一名被后世医家广泛使用，明清时期外科发展成熟，虽出现诸多外科流派，但对流注病因、症状的认识大多集成前人观点。如外科专著《外科正宗》《外科大成》[15]274,275等均有专篇详论此病，但均未记载“虚劳”“骨痨”之症状。此外，与“流痰”症状类似病症名有《仙传外科集验方》[12]15 的“鼓椎风”，认为鼓椎风起于流注，《疡医证治准绳》[13]329 指出鹤膝风又名鼓槌风。《外科正宗》[14]158-183 将鹤膝风列在附骨疽病证中，《外科钤》[15]103-108 已分别单列“鹤膝风”“流注”与“多骨疽”，表明至明代，虽然医家未提出“流痰”之病症名，但已逐步对“流注”“附骨疽”“鹤膝风”等进行区分，并总结归纳出三者的区别和联系，对其认识逐渐清晰。

清代中医外科文献中，与之相关的病症名中始现“痰”字并逐渐增多。如高秉钧《疡科心得集》的“附骨痰”[17]67。同时，医家已明确论述“痰”之病因和症状，如龟背痰，《医门补要》卷中曰：“脾肾两亏，加之劳力过度，损伤筋骨，使腰胯隐痛，恶寒发热，食少形瘦，背脊骨凸肿如梅。初不在意，渐至背伛颈缩，盖肾衰则骨萎，脾损则肉削，但龟背疾已成。”[18]26《疡科心得集》[17]67卷中“辨附骨疽复古谈肾俞虚痰论”已经明确将附骨疽和附骨痰区分，指出“脓水清稀，或有豆腐花块随之而出……而显鸡胸鳖背之象”指出小儿患此病，将“渐成童痨而毙”，起于腿股，又名股阴疽；起于腰间肾俞穴，名肾俞虚痰。至此，医家清楚地认识到“流注”与“鹤膝痰”“龟背痰”“附骨疽”与“附骨痰”等为不同的病症。

高秉钧《谦益斋外科医案》[19]185 一书中首载“流痰”病名，并直接指出流痰发无定处，对肾俞流痰、穿拐痰进行了讨论。

尽管名词术语“流痰”出现较晚，但一出现便被广泛采用。如晚清余景和《外证医案汇编》[20]105、1917 年张寿颐的《疡科纲要》[21]10 等将“流痰”作为病名。中华人民共和国成立后，1973 年上海中医学院编《中医外科学》[22]5 使用“流痰”一词，其后教材及辞书类著作等大多沿用，如 1975 年《中医外科》[23]66（宁波市孝闻卫生防治所）、1987 年《中医外科学》[24]140（顾伯康）、1991 年《中医外科学》[25]81（艾儒棣）、1998 年《中医外科学》[26]115（金之刚）、2000 年《中医证病名大辞典》[27]373、2001 年《中医药常用名词术语辞典》[28]330、2005 年《简明中医病证辞典》[29]1097 和《中医外科手册》[30]90（王沛）、2007 年《中医外科学》[31]115（陈红风）和《中医外科学》[32]92（李曰庆）、2009 年《中医外科学》[33]85（刘忠德等）、2012 年《中医外科学》[34]3（上海中医药大学）和 2015 年《中医外科学》[35]97（刘洪波等）。

我国 2004 年出版的全国科学技术名词审定委员会审定公布的《中医药学名词》[36]257、2014 年出版的《中医药学名词》[37]27（中医药学名词审定委员会）以及中华人民共和国国家标准《中医临床诊疗术语疾病部分》[38]27 等均以“流痰”作为规范名。

总之，关于流痰发病部位的最早记载见于汉代《灵枢·痈疽》，《诸病源候论》记载的“附骨疽”“附骨痈”，虽与本术语发病部位相同，均附骨而生，但未有虚痨现象，因而概念不能完全等同。“股胫疽”“附骨痈”因其含义宽泛不具体，后世沿用较少。《医门补要》记载的“龟背痰”、《疡科心得集》记载的“附骨痰”“鹤膝痰”、《外科理例》“环跳疽”“环跳流痰”“穿踝痰”虽载有溃后脓液稀薄如痰，显鸡胸鳖背之象等症状，但却是按发病部位而定名，不能体现该病流窜的性质。《外科正宗》记载的“流注”指出随处可发、流窜不定的特质，后世沿用较多。虽发病初期症状与“流痰”相似，但病因、发病部位、后期症状及预后与“流痰”有明显区别，故而不可混淆。清代高秉钧《谦益斋外科医案》首载“流痰”，其后被广泛使用。“流痰”一名既能体现其流窜不定、多部位发病的性质，又能高度概括疾病症状特点，精当简练地反映名词术语内涵。

五、文献辑录

《灵枢·痈疽》：“发于股胫，名曰股胫疽。其状不甚变，而痈脓搏骨，不急治，三十日死矣。”[1]274

《刘涓子鬼遗方》卷一：“骨疽脓出不可止，壮热，碎骨，六十日死。胁少阳有痈肿，在颈八日死，发脓血者十日死。”[2]8

《附广肘后方》卷七：“疽疮骨出：黄连、牡蛎各二分，为末，先盐酒洗，后傅。”[3]153

“若骨疽积年，一捏一汁出，不瘥。”[3]153

卷十：“疽疮、附骨疽肿、疔疮、痈肿，此四病，量疮肿大小，用药子中人，暖水碎，和猪胆封上。”[3]244

《诸病源候论》卷三十二：“附骨痈，亦由体盛热而当风取凉，风冷入于肌肉，与热气相搏，伏结近骨成痈。其状无头，但肿痛而阔，其皮薄泽，谓之附骨痈也。”[4]155

卷三十三：“附骨疽者，由当风入骨解，风与热相搏，复遇冷湿；或秋夏露卧，为冷所折，风热伏结，壅遏附骨成疽。喜著大节解间，丈夫及产妇、女人，喜著鼠髅、髂头、膍膝间，婴孩、嫩儿，亦著髆、肘、背脊也。”[4]155

《备急千金要方》卷二十二：“凡附骨疽者，以其无破附骨成脓，故名附骨疽。喜著大节解中，丈夫产妇喜著胜中，小儿亦著脊背。大人急著者，先觉痛不得动摇，按之应骨痛，经日便觉皮肉渐急，洪肿如肥状是也。小儿才手近便大啼呼，即是肢节有痛候也。大人缓者，先觉肥烘烘然，经日便觉痛痹不随。小儿四肢不能动摇，亦如不随状。看肢节解中若有肌有烘烘处，不知是附骨疽，令遍身成肿不至溃，体皆有青黯，大人亦有不别，呼为贼风风肿，不知是疽也。凡人身体患热，当风取凉，风入骨解中，风热相搏，便成附骨疽，其候嗜眠沉重，忽忽耳鸣。又秋夏露卧，为冷所折，风热伏结而作此疾。急者热多风少，缓者风多热少。小儿未知取风冷，何故而有此疾？由其血盛肌嫩，为风折之，即使凝结故也。凡初得附骨疽，即须急服漏芦汤下之，敷小豆散得消，可服五香连翘汤。”[5]321

《外台秘要方》卷二十四：“《千金》诊附骨疽法：凡附骨疽者，无故附骨成脓，故名附骨疽。喜著大节解中，丈夫产妇喜著胯髀，婴儿亦著脊背。丈夫急者，先觉痛，不得动摇，按之应骨，痛经日便觉皮肉渐急，洪肿如肥状是也。小儿才近便大啼呼，即是肢节有痛候也。大人缓者先觉肥洪洪然，经日便觉痹痛不随。小儿四肢不能动摇，亦如不随状。著肢节解中，有洪洪处，不知是附骨疽，令遍身成肿不至溃死，体皆青黯，大人亦有不别，是附骨疽、呼为贼风风肿也。”[6]464

《圣济总录》卷一百二十八：“凡身体盛热，不可当风，盖风冷之气，入于肌肉，则热气搏伏不得出，故附著于骨而成痈也。其状无头，但肿而阔，皮肤薄泽者，以毒气伏留于内故也。”[7]2150

“附骨疽：‘骨疽者，由风入骨解，与热相搏，复为冷湿所折。风热伏结，不得发散，蕴积成毒，故附骨而为疽。喜发于大节解间，按之应骨，皮肉微急，洪洪如肌，而不外见是也。’”[7]2169

《外科精义》卷上：“夫附骨疽者，以其毒气深沉附着于骨也。此疾与贼风相类而不同，人不能辨治之，误矣。盖附骨疽者，由秋夏露卧，为冷折之，风热伏结附骨成疽。”[8]131

《外科启玄》卷二：“夫附骨疽者，以其毒气深附于骨间，疼痛不已，亦有三种之分：一曰缓疽，二曰石疽，三曰附骨疽。皆因气体衰弱，感受贼风，而有经久不治，延缓而成也。经曰百病乘虚而入是也。初感之贼风痛，皮肤不甚热，而脉沉缓，微恶风，自汗，喜热熨，痛则少减是也，宜服引越婢汤治之剂。然附骨疽但痛无休，或寒热而无汗，经久不治，阴极生阳，寒化为热，方能腐溃是也。盖缓疽其热缓慢，数月半载不溃，延捱日久，色变紫黑，皮肉俱烂，故名曰缓疽。石疽者，亦寒热相袭，深伏骨髓，但肿痛坚硬如石，故名曰石疽。”[11]287

卷十一：“冷流注多附骨硬不消。骨寒而痛，筋缩不能伸屈。”[11]346

《丹溪心法》卷四：“结核或在项、在颈、在臂、在身，如肿毒者，多是湿痰流注，作核不散。”[9]286

《外科理例》卷二：“疽乃流注之败症也，如用凉药，则内伤其脾，外冰其血，脾主肌肉，脾气受伤，饮食必减，肌肉不生；血为脉络，血既受冰，则血气不旺而愈滞……白虎飞尸，留连周期。或辗转数岁，冷毒朽骨出尽自愈。若附骨腐者可痊，正骨腐则为终身废疾矣。有毒自手足或头面肿起，或兼疼痛，止至颈项骨节去处，如疬疡贯珠，此风湿流气之症也，宜加减小续命汤、独活寄生汤主之。有两膝肿痛起或至遍身骨疼痛者，此风湿痹，又名疬节风，宜附子八物汤。又有结核在项腋或两胯软肉处，名曰瘰疬痈，属冷症也。又有小儿宿痰失道，致结核于项颈、臂膊、胸背之处，亦冷症也，俱用热药敷贴。"[10]178

《仙传外科集验方》敷贴热药第四："流注起于伤寒，伤寒表未尽，余毒流于四肢经络，涩于所滞而后为流注也……骨痈者，又流注之败证也……骨而成痈，非药所治，故名附骨疽，又名白虎飞尸。""鼓椎风……此证有三：一是两膝相磕，行步振掉，膝舵胫骨微肿。二是膝舵胫骨交接处大如椎，腿骨肉消、皮缩，裹骨。三是上腿肿大，下股冷消……其原若起于流注，则肉痴者为烂，烂则冷毒腐骨，腐骨一出神仙无术。又名马瘨。"[12]15

《疡医证治准绳》："附骨疽，何以别之？曰：凡患流注，表未尽则余毒附骨而为疽。"[13]324

《外科正宗·流注》："夫流注者，流者行也，乃气血之壮，自无停息之机；注者住也，因气血之衰，是有凝滞之患。其形漫肿无头，皮色不变，所发毋论穴道，随处可生。"[14]158

"其形漫肿无头，皮色不变，所发毋论穴道，随处可生……已溃脓水清洗，肿仍不消，虚热不退，疼痛不减者逆……有生于尻臀部、腿内近膝股、腿外侧。"[14]158-183

《外科大成》："流注：流者行也，由气血壮，自无停息之机；注者住也，乃气血衰……流注之症，俗称马瘨。"[15]274，275

《外钤科》："流注……立斋曰：流注之证，多因郁结，或暴怒，或脾气虚，湿气逆于肉理，或腠理不密，寒邪客于经络，或湿痰，或闪扑，或产后瘀血流注关节，或伤寒余邪未尽为患，皆因真气不足，邪得乘之，故气凝血聚为患也。"[16]103"鹤息风……凡肘膝肿痛，臂胻细小者，名为鹤膝风，以其像鹤膝之形而名之也。"[16]105"多骨疽……立斋曰：多骨疽者，由疮疡久溃，气血不能营于患处，邪气陷袭，久则烂筋腐骨而脱出，属足三阴亏损之证也，用补中益气汤以固根本。"[16]108

《疡科心得集》卷中："脓水清稀，或有豆腐花块随之而出……而显鸡胸鳖背之象。"[17]67

《医门补要》卷中："脾肾两亏，加之劳力过度，损伤筋骨，使腰胯隐痛，恶寒发热，食少形瘦，背脊骨凸肿如梅。初不在意，渐至背伛颈缩，盖肾衰则骨萎，脾损则肉削，但龟背疾已成。"[18]26

《外证医案汇编》卷二："方当夜喉间渐松，渐能进饮，数日渐消，能进稀糜后起手。臂伏兔等处流痰数块，余曰即请疡科治之后延疡科治。"[20]105

《谦益斋外科医案》下编："李……先天不足，血气之亏可知，湿热从此不化，逗留肢节，遍发流痰，蔓延不已，此为童瘵。"[19]185

《疡科纲要》卷一："体弱者，真阴式微，阳气亦馁。藏府之盖藏既鲜。营卫之布濩难周。或为腰疽，或为肾俞，或为虚损流痰。虽已有形而多不痛，此无他。正不胜邪，无相争之力耳。盖疡之为痛，皆正气与邪气搏战之故。"[21]10

《中医外科学》（上海中医学院）："流痰……好发于骨关节间的疾病。起病很慢，化脓亦迟，溃后流脓清稀，或挟有豆腐花块样（干酪样）物质，且不易愈合，因病在筋骨关节深处，故每多焜伤筋骨，而形成残疾，即现代医学所称的骨关节结核。如发于膝关节部的称'鹤膝流痰'（膝关节结核）；发于髋关节部的称'环跳流痰'（髋关节结核）等。"[22]5

《中医外科》（宁波市孝闻卫生防治所）："骨与关节结核一病，中医外科按其发病的部位和形态不同，又有龟背痰（病于胸椎部），肾俞虚痰（病于腰椎部），附骨痰（病于髋关节部），鹤膝痰（病于膝关节部），穿拐痰（病于踝关节部）和蜣螂蛀（病于指节）等不同名称，中医学统称为流痰，一般俗称骨痨、疮痨或穿骨流注，为外科阴症疮疡的顽证。”[23]66

《中医外科学》(顾伯康)：“流痰是发生于骨与关节间的结核性化脓性疾病。因其成脓之后，可流窜于病变附近或较远的空隙处形成脓肿，破损后脓液稀薄如痰，故名曰流痰，又以其后期可出现虚劳症状，故又有‘骨痨’之称。”[24]140

《中医外科学》(艾儒棣)：“流痰是发生于骨与关节部位的阴证疮疡。本病在病变附近或较远的空隙处形成脓肿，溃后脓液清稀如痰，故名流痰，俗名巴骨流痰，后期出现虚劳现象，又称骨痨。”[25]88

《中医外科学》(金之刚)：“流痰是发生于骨与关节的疾病，可在病变附近或较远的空隙处形成脓肿，破溃脓液稀薄如痰，所以命名为‘流痰’。本病到了后期，可以出现虚劳现象，因而又有‘骨痨’的名称。”[26]115

《中医证病名大辞典》：“流痰，病名。见清代余景和《外证医案汇编·外部·流痰》：‘流痰者……痰凝于肌肉、筋骨、骨空之处，无形可徵，有血肉可以成脓，即为流痰。’指骨或关节肿痛溃流溃水之顽证。按发病部位不同又有龟背痰、穿踝痰、附骨痰、环跳流痰等名称。多因脾虚湿痰凝滞，或病后余毒稽留肌肉之内，或愈后袭于经络之中，或因跌仆损伤，气血不和而诱发。初起患部酸胀微痛，无红肿热痛，日久则漫肿疼痛成脓，肌肉萎缩，后期潮热盗汗，形体消瘦，食少倦怠无力，溃后流出清稀脓液及败絮状物，久之疮口不愈，形成窦道，不易敛口。今之骨与关节结核似为是病。”[27]373

《中医药常用名词术语辞典》：“流痰……疾病。出《素问·刺节真邪论》。发生在骨与关节间的慢性化脓性疾病，相当于西医的骨与关节结核。先天不足，肾亏髓空为病之本；痰浊凝聚，风寒侵袭，或有所损伤，则是病之标。初起不红不热，化脓亦迟，脓水清稀并夹有败絮样物，溃后不易收口，易成窦道，常可损筋伤骨而致残废，甚则危及生命。”[28]330

《简明中医病证辞典》：“流痰病名。见《外证医案汇编》。为《中医临床诊疗术语——疾病部分》标准病名。又称骨痨。指骨关节慢性破坏性疾病兼有脓肿者。因当脓肿形成后可以流窜，溃后脓液稀薄如痰，故称。为无头疽的一种。好发于儿童和青年，患者多有痨病史。因患病部位不同，又有龟背痰、鹤膝痰、穿踝痰、穿拐痰、鸡胸痰、附骨痰、肾俞虚痰、环跳流痰等名称。病因多为先天下不足，或久病肾阴亏损，损髓不充，外邪乘虚而入，痰浊凝聚；或跌仆损伤，气血不和而诱发。病初局部酸胀微肿、不红、不热、不痛；再则漫肿疼痛成脓，周围肌肉萎缩；后期由于阴亏火旺，可有午后潮热、盗汗、身困无力、食少、溃流清稀脓液及败絮样物，久则疮口凹陷、周围色紫，形成窦道，不易收口。治疗初宜补肝肾、温经化痰为主，用阳和汤、小金丹之类；中期宜扶正托毒；后期疮溃脓成，难于收口，当重扶正。气血亏损者，用人参养荣汤；若阴虚火旺者，用大补阴丸之类；若窦道形成，应配合外用七仙条或千金散黏附药线插入管内。”[29]1097

《中医外科手册》：“流痰是发生于骨与关节的疾病，可在病变附近或较远的空隙处形成脓肿，破溃后脓液稀薄如痰，故称。多因先天不足、骨骼柔嫩，或有所损伤，致使气血失和，风寒痰浊凝聚，留于骨骼，而发本病。相当于西医的骨与关节结核，即骨与关节因结核杆菌感染所引起的慢性特异性感染。其特点是好发于骨与关节，以脊柱和髋关节为多见，其次为下肢与上肢。起病缓慢，化脓亦迟，溃后不易愈合。”[30]90

《中医外科学》(陈红风)：“流痰是一种发于骨与关节间的慢性化脓性疾病。因其可随痰流窜于病变附近或较远的骨与骨节间，壅阻而形成脓肿，破损后脓液稀薄如痰，故名曰流痰，又以其后期可出现虚痨症状，故又有‘骨痨’‘穿骨流注’之称。相当于西医的骨与关节结核。其临床特点是好发于儿童与青少年，多见于骨与关节，以脊椎为最多，其次为上、下肢。起病慢，初起不红不热，漫肿酸痛，化脓迟缓，溃后脓水清稀并夹有败絮状物，不易收口，形成窦道，多数损伤筋骨，轻则形成残疾，重则可危及生命。”[31]115

《中医外科学》（李曰庆）：“流痰是一种发于骨与关节间的慢性化脓性疾病。因其可随痰流窜于病变附近或较远的组织间隙，壅阻而形成脓肿，破损后脓液稀薄如痰，故名流痰。又以其后期可出现虚劳症状，故有‘骨痨’之称。相当于西医的骨与关节结核。其特点是好发于儿童与青少年，多见于骨与关节，以脊椎为最多，其次为上、下肢。由于发病部位和形态不同，流痰有许多名称。如发于胸背者，称龟背痰；发于腰背，痰流于肾俞穴附近者，称肾俞虚痰；生于胸壁和肋骨者称胁疽、肋疽、渊疽；生在髋关节部的叫环跳痰、缩脚隐痰；生于膝部，病膝状如鹤膝者，称鹤膝痰；发生于踝部，疮孔内外相通者，称穿拐痰；发生于指节，形似蝉肚者，称蜣螂蛀等。但其病因、证治基本相似，故统称为流痰，一并论述。”[32]92

《中医外科学》（刘忠德）：“流痰是指骨与关节间所发生的慢性化脓性疾病。因在其成脓后，常可流窜于病变附近或较远的空隙处形成脓肿，破溃后脓液清稀如痰故名之。又因其病变后期气血津液耗伤，致形体羸瘦，正气衰败，病程缠绵难愈而有‘骨痨’之称。本病好发于骨与关节，且多在负重大，活动多，易劳损的骨或关节，以脊椎为最多，其次为下肢、上肢。起病及病情发展缓慢，初起不红不热，中期渐渐肿胀，化脓延迟，溃后脓液消稀，夹有败絮样（干酪样）物质，溃后不易收口，并常形成窦道，而致骨与关节损伤，轻者造成残废，重者危及生命。流痰因流窜的部位不同，又有不同的名称。如‘龟背痰’发生于背脊部；‘肾俞虚痰’（腰部冷脓肿）生于腰椎两旁；‘附骨痰’生在环跳部；‘鹤膝痰’生于膝部；‘穿拐痰’发生于踝部；‘蜣螂痰’则发生在手指骨节处。本病相当于西医的骨与关节结，由于结核杆菌感染而致。是由肺和淋巴结等处原发病灶经血循环侵入骨与关节组织而成的骨与关节结核。多见于儿童及青少年，以脊柱多见，其次为髋关节、膝关节。”[33]85

《中医外科学》（上海中医药大学）：“流痰好发于骨关节间的疾病。起病很慢，化脓亦迟，溃后流脓清稀，或挟有豆腐花块样物质，且不易收敛。因其病在筋骨关节深处，故每多损伤筋骨，轻则形成残废，重则危及生命，是一种外科疾病中颇难治疗的阴证。”[34]3

《中医外科学》（刘洪波等）：“流痰是发生于骨与关节间的慢性化脓性疾病。因其成脓之后可在病变附近或较远的空隙处形成脓肿，破溃后脓液稀薄如痰，故名流痰。[35]86

《中医药学名词》（2013）：“流痰……发生在骨与关节间的慢性化脓性疾病。相当于骨与关节结核。”[37]27

参考文献

[1] 刘衡如．灵枢经（校勘本）[M]．北京：人民卫生出版社，1964：274.

[2] [明]申斗垣．外科启玄[M]//胡晓峰．中医外科伤科名著集成．北京：华夏出版社，1997：8，28，131，178，287，308，346.

[3] [晋]葛洪．附广肘后方[M]．上海：上海科学技术出版社，2009：153，244.

[4] [隋]巢元方．诸病源候论[M]．黄作阵点校．沈阳：辽宁科学技术出版社，1997：155.

[5] [唐]孙思邈．备急千金要方[M]．刘更生，等点校．京：华夏出版社，1993：321.

[6] [唐]王焘．外台秘要方[M]．北京：华夏出版社，1993：464.

[7] [宋]赵佶．圣济总录[M]．北京：人民卫生出版社，1982：2150，2169.

[8] [元]齐德之．外科精义[M]．北京：人民卫生出版社，1990：131.

[9] [元]朱震亨原著．丹溪心法评注[M]．高新彦，等解析．陕西：三秦出版社，2005：286.

[10] [明]汪机．外科理例[M]//胡晓峰．中医外科伤科名著集成．北京：华夏出版社，1997：178.

[11] [明]申拱宸．外科启玄[M]//胡晓峰．中医外科伤科名著集成．北京：华夏出版社，1997：287，346.

[12] [元]杨清叟撰．[明]赵宜真集．仙传外科集验方[M]．叶圣洁，孙仲谋点校．北京：中医古籍出版社，1988：15.

[13] [明]王肯堂著．证治准绳：4 疡医证治准绳[M]．北

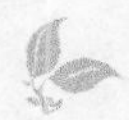

京：人民卫生出版社，2014：324，329.

[14] [明] 陈实功著. 外科正宗[M]. 北京：人民卫生出版社，2007：158，158－183.

[15] [清] 祁坤. 外科大成[M]. 上海：科技卫生出版社，1958：274，275.

[16] [明] 张景岳. 外科钤[M]//景岳全书系列. 北京：中国医药科技出版社，2017：98－108.

[17] [清] 高秉钧. 疡科心得集[M]. 田代华，田鹏点校. 天津：天津科学技术出版社，2004：67.

[18] [清] 赵濂. 医门补要[M]. 职延广点校. 北京：人民卫生出版社，1994：26.

[19] [清] 高秉钧. 谦益斋外科医案[M]. 李政校注. 北京：中国中医药出版社，2015：185.

[20] [清] 余景和. 外证医案汇编[M]. 尚冰校注. 北京：中国中医药出版社，2015：105.

[21] 张寿颐. 疡科纲要[M]. 上海：上海卫生出版社，1958：10.

[22] 上海中医学院. 中医外科学[M]. 上海：上海人民出版社，1973：5.

[23] 宁波市孝闻卫生防治所. 中医外科[M]. 北京：人民卫生出版社，1975：66.

[24] 顾伯康. 中医外科学[M]. 北京：人民卫生出版社，1987：140.

[25] 艾儒棣. 中医外科学[M]. 成都：四川科学技术出版社，1991：81.

[26] 金之刚. 中医外科学[M]. 长沙：湖南科学技术出版社，1998：115.

[27] 韩成仁. 中医证病名大辞典[M]. 北京：中医古籍出版社，2000：373.

[28] 李振吉. 中医药常用名词术语辞典[M]. 北京：中国中医药出版社，2001：330.

[29] 邹积隆，丛林，杨振宁. 简明中医病证辞典[M]. 上海：上海科学技术出版社，2005：1097.

[30] 王沛. 中医外科手册[M]. 福州：福建科学技术出版社，2005：90.

[31] 陈红风. 中医外科学[M]. 上海：上海科学技术出版社，2007：115.

[32] 李曰庆. 中医外科学[M]. 北京：中国中医药出版社，2007：92.

[33] 刘忠德，张鸥. 中医外科学[M]. 北京：中国中医药出版社，2009：85.

[34] 上海中医药大学. 中医外科学[M]. 上海：上海科学技术出版社，2012：3.

[35] 刘洪波，肖跃红. 中医外科学[M]. 长春：吉林大学出版社，2015：86.

[36] 中医药名词审定委员会. 中医药学名词[M]. 北京：科学出版社，2005：257.

[37] 中医药名词审定委员会. 中医药学名词：外科学 皮肤科学 眼科学 耳鼻喉科学 骨伤科学[M]. 北京：科学出版社，2014：27.

[38] 国家技术监督局. 中医临床诊疗术语：疾病部分[M]. 北京：中国标准出版社，1997：27.

（周兴兰）

4 • 106

脱疽

tuō jū

一、规范名

【汉文名】脱疽。

【英文名】gangrene。

【注释】发生于四肢末端，局部疼痛、坏死，严重时趾（指）节坏死脱落的慢性周围血管疾病。

二、定名依据

"脱疽"是以肢端缺血性坏死，趾（指）节脱落为特征的周围血管疾病。本病好发四肢末端，尤以下肢多见；初则患肢疼痛，乏力，变冷，继则剧痛难忍，趾（指）部骨节脱落。有关"脱疽"症状记载最早见于《灵枢·痈疽》，其时名为"脱痈"。"脱疽"首见于南齐龚庆宣《刘涓子鬼遗方》。

自南齐龚庆宣《刘涓子鬼遗方》首用"脱疽"一名以来，历代沿用较多。如隋代巢元方《诸病源候论》，明代薛己《外科发挥》《外科枢要》、李梴《医学入门》、王肯堂《证治准绳》、申拱宸《外科启玄》、陈实功《外科正宗》、张介宾《景岳全书》，清代陈士铎《洞天奥旨》、吴谦《医宗金鉴》、顾世澄《疡医大全》、高秉钧《疡科心得集》、许克昌《外科证治全书》。

中华人民共和国成立后，1958年《简明中医外科学》（南京中医学院外科教研组）、1960年《中医外科学简编》（中华人民共和国卫生部中医研究院）、1961年《中医外科学讲义》（上海中医学院外科教研组）、1973年《中医外科学》（上海中医学院）、1984年《中医外科学》（倪大钧）、1986年《中医外科学》（顾伯康）、1991年《中医外科学》（艾儒棣）、1994年《中国医学大辞典》、1995年《中医外科学》（韦永兴）、1999年《中医外科学》（陈淑长等）、2000年《中医证病名大辞典》、2001年《中医药常用名词术语辞典》、2002年《中医外科学》（赵尚华）、2005年《简明中医病证辞典》、2007年《中医外科学》（李曰庆）、2015年《中医外科学》（刘洪波等）、2017年《中医大辞典》，均采用了“脱疽”作为正名，说明“脱疽”作为规范用名已取得共识。

我国2005年出版的由全国科学技术名词审定委员会审定公布的《中医药学名词》和2014年出版的《中医药学名词》（中医药学名词审定委员会）已以“脱疽”作为规范名，所以“脱疽”作为规范名也符合术语定名的协调一致原则。

三、同义词

【又称】“蛀节疔”（《外科发挥》）；“敦疽”（《证治准绳》）。

【曾称】“脱痈”（《内经》）。

四、源流考释

有关脱疽症状的记载，最早见于《灵枢·痈疽》，其时名“脱痈”，曰：“发于足趾，名曰脱痈，其状赤黑，死不治，不赤黑，不死，不衰，急斩之，不则死矣。”[1]487

南齐龚庆宣《刘涓子鬼遗方》首载“脱疽”一名，对其认识沿袭《灵枢》，曰“发于足指，名曰脱疽，其状赤黑，不死；治之不衰，急斩之；治不去，必死矣。”[2]106 描述了脱疽发病部位、典型症状以及预后。后世医籍中对脱疽的认识皆沿用于此。

此后，“脱疽”一名沿用较多，如：隋代巢元方《诸病源候论》[3]671，明代薛己《外科发挥》[4]58、李梴《医学入门》[5]482、王肯堂《证治准绳》[6]608、申拱宸《外科启玄》[7]44、陈实功《外科正宗》[8]95、张介宾《外科钤》[9]121，清代陈士铎《洞天奥旨》[10]688、吴谦《医宗金鉴》[11]357,358、顾世澄《疡医大全》[12]1016、高秉钧《疡科心得集》[13]76、许克昌《外科证治全书》[14]957。

明代薛己《外科发挥·脱疽》[4]58 记载“蛀节疔”、王肯堂《证治准绳·疡医》[6]608 载“敦疽”一名，清代许克昌《外科证治全书》称“蜣螂蛀”[14]957，相当于脱疽。

中华人民共和国成立后，1960年《中医外科学简编》[15]71（中华人民共和国卫生部中医研究院）采用“脱疽”作为正名，其后中医外科学著作以及辞书类著作大多沿用，如：1961年《中医外科学中级讲义》[16]89（上海中医学院外科教研组），1973年《中医外科学》[17]389（上海中医学院），1984年《中医外科学》[18]91（倪大钧），1986年《中医外科学》[19]210（顾伯康），1991年《中医外科学》[20]262（艾儒棣），1994年《中国医学大辞典》[21]1274，1995年《中医外科学》[22]155（韦永兴），1999年《中医外科学》[23]128（陈淑长等），2000年《中医证病名大辞典》[24]138，2001年《中医药常用名词术语辞典》[25]353，2002年《中医外科学》[26]189（赵尚华），2005年《简明中医病证辞典》[27]1160，2007年《中医外科学》[28]293（李曰庆），2015年《中医外科学》[29]239（刘洪波，肖跃红），2017年《中医大辞典》[30]1000。

总之，《内经》是有关脱疽症状最早的记载，南齐《刘涓子鬼遗方》首载“脱疽”一名，并沿袭《灵枢》的认识，对后世影响甚大。明代《外科发挥·脱疽》“蛀节疔”、《证治准绳·疡医卷》“敦疽”、《东医宝鉴》“脱骨疔”，清代《外科证治全

书》称“蜣螂蛀”亦是指脱疽。

五、文献辑录

《灵枢》卷八十一：“发于足趾，名曰脱痈，其状赤黑，死不治，不赤黑，不死，不衰，急斩之，不则死矣。”[1]487

《刘涓子鬼遗方》卷四：“发于足指名曰脱疽，其状赤黑不死，治之不衰，急渐去之，治不去，必死矣。”[2]106

《诸病源候论》卷三十二：“发于足趾，名曰脱疽。其状赤黑，死；不赤黑，不死。治之不衰，急斩去之，活也；不斩者，死矣。”[3]671

《外科发挥》卷四：“谓疔生于足趾，或足溃而自脱，故名脱疽。亦有发于手指者，名曰蛀节疔，重者腐去本节，轻者筋挛。”[4]58

《医学入门》卷五：“甲疽恶代虽害事，不似鹅掌风难平。甲疽，乃毒气攻于手足指，胬肉裹上，指甲疼痛出血，疮中有虫。或因剔甲伤肌；或因甲长侵肌，遂成肿痛。”“脚背发必兼消渴，轻者赤痛犹可活；重溃色黑名脱疽，甚重筋骨宁斩割。脚背发，又名脱疽疔，以其能溃脱也，亦有患于手背及手指者。原因膏粱房室，损伤脾肾，或先渴而后发，或先发而后渴。轻者，色赤作痛自溃，可治。”[5]482

《证治准绳·疡医》卷四：“《灵枢》云：发于足指，名曰脱痈。其状赤黑者死，不治。不赤黑者，不死，治之不衰，急斩之，否则死矣。《鬼遗》云：瘇敦疽，发两足指，五日不穴死，四日可刺，其色发黑痈者，不堪，未过节者，可治。足指生疔，重者溃而自脱，故曰脱疽。或曰：惟足大指患之为脱疽；其余足指患之，曰敦疽易治。惟脱疽难治。”[6]608

《外科启玄》卷六：“是足之大指、次指，或足溃而脱，故名脱疽。是脾经积毒下注而然，赤色，焮肿，痛及不痛。俱以蒜灸之，人参败毒托里之剂治之。若色紫黑者急斩去之。如黑上至踝骨不治。”[7]44

《外科正宗》卷二：“脱疽多生足指，少生手指，初起水窠黄泡者，即灸之。初生如粟，里可容谷，皮色紫赤，不作焮肿，发扎仍灸。已灸之后，疮受火气，发泡作脓，外药箍之，内兼补托。毒势已成，疮形稍陷，但紫色未攻脚面者，评议割取。既割取之后，血水淋漓，疼痛不减，和气血，补脾胃。已成饮食减少，身体倦怠，便数口干，滋津液、壮肾水。破后气血受伤，脾胃虚弱，自汗盗汗，恶心干呕，睡卧不宁，日晡发热，疼痛苦楚，烦闷谵妄，俱宜大补气血。富贵及膏粱，素饕色欲，每淤房术，纵恣日久，禁行割法。”[8]95

《外科钤》卷四十七：“立斋曰：脱疽，以疔患于足，或足趾，重者溃脱，故名之。亦有患于手指者，名曰蛀节疔。”[9]121

《洞天奥旨》卷七：“手足指生疮，有生于指尖之旁也，名曰敦疽。有生于手足指上丫者，名曰伏鼠疽。大约高肿而痛，乃阳症；平肿而痒，乃阴症也。阳症必有脓，阴症必无脓也。有脓者，刺之而愈；无脓者，刺之而转重也。无脓而色红者生，无脓而色黑者死，正不必黑过节也。有一种黑过节者，生在手足之指上，名曰脱疽，言必须去其指也。此症多得之膏粱之客，而又用丹石房术之药，或噙舌下，或纳脐中，或涂阴户，或擦阳器，淫火猖狂，烁干骨髓，日积月累，乃发为此疽。夫脚乃四余之末，宜毒之所不至，谁知毒所不到之处，而毒聚不散，出于指甲之间，其毒更凶，较寻常之处尤甚十倍也。然则治之法，必以割去其指为上乎？而亦不尽然也。人身气血，周流于上下，则毒气断不聚结于一处，火毒聚于一处者，亦乘气血之亏也。脱疽之生，正四余之末气血不能周到也，非虚而何？大补气血，益之泻毒之晶，往往奏功如响，何必割指始能存活乎？诸方既无痛楚之伤，而又获生全之妙，愿人信心用之耳。”[10]688

《医宗金鉴》卷七十一：“脱疽多生足指间，黄疱如粟黑烂延。肾竭血枯五败症，割切仍黑定归泉”[11]357、358

《疡医大全》卷二十七：“《心法》曰：脱疽多生手足，初起如粟，渐大其色如褐，或似枣皮，渐黑渐开渐大，黑如乌羽，不知痛痒，热臭难闻，小儿多从积热积毒，大人多因误服丹石兴阳等药，霸阻精道房术所致。古人虽有割截之法，予见三人，俱至七八日而死。诸方书论脱疽，单生于足大指，而别指生者俱是敦疽，此非确论。然脱疽偏生于属足阴经之指者居多，学者宜详审之。”[12]1016

《疡科心得集》卷中：“脱疽者，足指生疔，重者溃而紫黑，不疼不痒，久则脱去其节，故名之。亦有患于手指者，名曰蛀节疔，重者腐去本节，轻者筋挛。此由膏粱厚味，醇酒炙煿，积毒所致；或因房术涩精，丹石补药，销烁肾水，房劳过度，气竭精枯而成。有先渴而后患者，有先患而后渴者，皆肾水亏涸，不能制火也。此证形势虽小，其恶甚大。初起如粟，黄泡一点，皮色紫暗，如煮熟红枣，黑气漫延，腐烂渐开，五指相染，甚至脚面疼如汤泼火燃，秽臭难闻，遂成五败之证（血死心败，皮死肺败，筋死肝败，肉死脾败，骨死肾败），而不可救。”[13]74

《外科证治全书·脱疽（一名羌螂蛀）》卷三：“脱疽多生手指节中，无名指上最多。不红不热，肿如蟾腹疼痛。乃少阴痰气凝滞。”[14]957

《中医外科学简编》：“手指及足趾生疽，重的溃烂而紫黑，日久指（趾）节脱落，故名脱疽。”[15]71

《中医外科学中级讲义》：“本病是一种险恶的外科疾患，多发于四肢末端，尤其下肢较上肢更为多见；若溃烂不愈，久则趾（指）骨脱落，故名脱疽。”[16]89

《中医外科学》（上海中医学院）：“血栓闭塞性脉管炎是慢性全身性血管疾患，多发于青壮年，是一种动脉和静脉的周期性、节段性炎症病变；血管腔发生闭塞，引起局部组织缺血，最后并发溃疡、坏死，导致肢体末端脱落。本病在中医学文献中属于‘脱疽’范围，远在两千多年前的《内经》中就有记载，如《灵枢·痈疽》说：‘发于足趾名曰脱痈（《太素》《甲乙经》作脱疽）。其状赤黑死不治，不赤黑不死。治之不衰，急斩之，不则死矣。’而后历代外科著作，如《外科正宗》《医宗金鉴》等对该病的病因、辨证、论治均有着详细的记载。”[17]389

《中医外科学》（倪大钧）：“脱疽是一种筋脉被寒湿或火毒侵犯，引起趾（指）节坏死脱落的慢性疾病。特点是好发于四肢的末端，尤以下肢较为多见，初起时趾（指）部骨节脱落。本病绝大多数发生于男性，女性很少见，年龄多在25～40岁之间。本病远在两千多年前就有记载，如《灵枢·痈疽》说：‘发于足趾，名曰脱痈（因脱疽），其状赤黑老死不治，不赤黑不死，治之不衰，急斩之，否则死矣。’中医学的‘脱疽’包括血性脉管炎、动脉硬化、糖尿病坏疽等。”[18]91

《中医外科学》（顾伯康）：“脱疽……四肢末端坏死，严重时指（趾）节脱落者，称为脱疽，又称脱骨疽。早在《灵枢·痈疽》即有‘发于足趾，名脱痈，其状赤黑、死，不治；不赤黑不死，治之。不衰，急斩之，不则死矣’的记载。此后，历代外科著作对本病的辨证与治疗均有论述。其特点是：好发于四肢末端，尤以下肢较上肢更为多见，初起时趾（指）间怕冷、苍白、麻木、步履不便继则疼痛剧烈，日久患趾（指）坏死变黑，甚至趾（指）节脱落。好发于男性青壮年，在我国北方较南方为多见。”[19]210

《中医外科学》（艾儒棣）：“四肢末端坏死，严重时指（趾）节脱落者，称为脱疽，又称脱骨疽。中医学文献早有认识，《灵枢·痈疽》说：‘发于足趾，名脱痈（《太素》《甲乙经》作脱疽），其状赤黑、死，不治，不赤黑，不死，治之。不衰，急斩之，不则死矣。’《华佗神医秘传》称脱骨疽。《外科正宗》又说：‘脱疽之发，脱者，落也，疽者，黑腐也……多生手足，发在筋骨。’《外科全生集》陶阶臣批曰：‘脱骨疽发于脚趾，渐上至膝，色黑，痛不可忍，逐节脱落而死。’指出剧痛是本病的特点之一。《马培之外科医案》说：脱疽‘始则足趾木冷，继则红紫之色，足跗肿热，足趾仍冷，皮肉筋骨俱死，节缝渐裂开，污水渗流，筋断肉离而脱’。以上引文，生动地描述了脱疽的临床表现，在当时条件下，能如此深刻的认识本

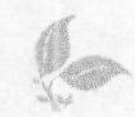

病，是难能可贵的。本病好发于男性青壮年，我国北方较南方多见。本病特点：好发四肢末端，尤以下肢多见，多发青壮年，男多于女，初则患肢疼痛，乏力、变冷，继则剧痛难忍。患肢皮色由苍白变为紫暗，随之状如熟枣之色而坏死，趾（指）脱落，节节相浸，故名脱疽。"[20]262

《中国医学大辞典》："脱疽……① 此证由膏粱药酒，及房术、丹石热药，以致阳精煽惑，淫火猖狂，蕴蓄于脏腑，消烁阴液而成。多生足趾之旁，生手指者亦有之。未发之先，烦躁发热，颇类消渴，日久始发此患，初生如粟，黄疱一点，皮色紫黯，犹如煮熟红枣，黑气侵漫，腐烂延开，五指相传，甚则攻于脚面，痛如汤泼火燃，其臭气虽异香难解，斯时血死心败，皮死肺败，筋死肝败，肉死脾败，骨死肾败。此五败证，虽遇灵丹，亦难获效。初起宜服解毒济生汤，或驱湿保脱汤，顾步保脱汤，或大人用阳和汤，小儿用小金汤，重则用犀黄丸，或用银花二斤，煎汤浓饮，再用银花三两，当归二两，生甘草一两，连服十剂，或用生甘草末研细，和菜油调敷极厚，日易数次，或用隔蒜灸法，不痛则明灸之，外用大麦米煮饭，拌芙蓉叶、菊花叶各五钱，贴之止痛。如消之不应，必施割法，须患者情愿将死生付于度外，遵古法毒在肉则割，毒在骨则切之例。然割切之法，亦宜早施，乘其未及延散时，用头发十余根，紧缠患指本节尽处，绕扎十余转，毋令毒气攻延好肉，随用蟾酥饼放于初起黄疱顶上，加艾灸之，至肉枯疮死为度，次日病指尽黑，方用利刀，寻至本节缝中，将患指徐顺取下。血流不止者，用如圣金刀散止之，余肿以离宫锭涂之。次日倘有黑气未尽，单用蟾酥饼研末撒之，用陀憎膏盖贴，黑气自退。如疮上生脓，兼贴生肌玉红膏及生肌等药。肌生护骨敛口，此为吉兆，内宜服滋肾水、养气血、健脾安神之剂，如阴阳二气丹、清神散、金液戊土丹，俱可服之。若内外始终无变证，十中可保三四。若割切之后，黑气复生，渐过骨节，侵漫好肉，疼痛尤甚者，属逆。如此证初起不痛者，宜雌雄霹雳火灸之，其余滋补烫洗等法，俱与痈疽肿疡溃疡同（按：昔人以单生于足大趾者为脱疽，余趾为敦疽，殊非确论，但大指属足太阴经，得此者较别趾为尤难治耳）。② 即唇疽。"[21]1274

《中医外科学》（韦永兴）："脱疽是以肢端缺血性坏死，趾（指）节脱落为特征的慢性疾病。本病又称脱痈、脱骨疽。引起趾指坏疽的疾病现代医学不止一个，常见的有血栓闭塞性脉管炎、闭塞性动脉硬化症、糖尿病坏疽等。本节脱疽仅是叙述血栓闭塞性脉管炎，简称脉管炎。其临床特征为：患肢伯冷，疼痛，间歇性跛行。受累的动脉搏动减弱或消失，伴有浅表性血栓性静脉炎的反复发作，最后肢端发生坏疽、溃疡，导致肢体末端脱落。绝大多数发生在20～40岁青壮年男性。"[22]155

《中医外科学》（陈淑长等）："血栓闭塞性脉管炎，又称Burger病，是临床上常见的周围血管疾病，多发于四肢中、小动脉，属血栓性疾病。本病好发于青壮年男性，寒冷地区发病率较高。中医病名属'脱疽'范畴。中医文献很早就对本病有详细记载，最早见于《灵枢·痈疽》。该书称本病为脱痈。至晋代皇甫谧始称为脱疽。对本病的治疗，早在汉代华佗即创有'四妙勇安汤'治疗溃烂后的脱疽。在明代陈实功即对本病设有多个证型和治疗方药，并且创立了自关节离断的截趾手术方法。清代王洪绪用阳和汤治疗早期脱疽，更是现代治疗的一大法则。"[23]128

《中医药常用名词术语辞典》："脱疽……疾病：源《灵枢·痈疽》。原名脱痈，又称脱骨疽。发生于四肢末端，严重时趾（指）节坏疽脱落的一种慢性周围血管疾病。相当于西医的血栓闭塞性脉管炎和闭塞性动脉硬化症。初期时患肢末端发凉、怕冷、酸痛、麻木，间歇性跛行，继而出现夜间痛，疼痛可剧烈难忍。后期患肢出现坏死，趾（指）节脱落，本病发病缓，病程长，常在寒冷季节加重。多由于内外的综合因素，引起脏腑之间失调，经络阻塞，气血运行受扰而致。"[25]353

《中医外科学》（赵尚华）："脱疽是以肢端缺

血性坏死、趾节脱落为特征的慢性血管疾病。本病又称'脱痈''脱骨疽''脱骨疔'。相当于西医的闭塞性动脉硬化症、血栓闭塞性脉管炎。其特点是：初起患趾(指)怕冷、麻木、步履不便，逐渐趾(指)色转为暗紫，疼痛剧烈，继则趾(指)色变黑，筋骨腐烂，五趾相传，趾节零落，顽固难愈。本病绝大多数发生于男性，好发部位是四肢末端，尤以下肢更易罹患，寒湿地区发病率较高；吸烟者发病率明显高于不吸烟者。"[26]189

《简明中医病证辞典》："脱疽……病名。出《刘涓子鬼遗方》卷四。为《GB/T 16751.1—1997中医临床诊疗术语——疾病部分》标准病名。又名甲疽、脱痈、敦痈、脱骨疽、脱骨疔、脚疽、蛀节疔、蜣螂蛀。多发于足趾。因溃烂疼痛、日久足趾脱落而名。本病起病缓慢，初起症见患趾色白麻木、发凉疼痛，日久患趾出现红肿灼热、形如煮熟红枣、痛如火烧，并逐渐由红转黯变黑、筋骨腐烂，继向周围或深部蔓延，并传至邻近趾、脚面和小腿等处，甚则出现五败症。可因郁火毒邪蕴于脏腑，肾阴亏损不能制火而发；或因外感寒湿毒邪，营卫不调，气血凝滞而成。治宜解毒定痛、活血化瘀为主。寒湿甚者，辅以温经祛寒；气血虚者，配合补益气血。并可随证选服解毒济生汤、阳和汤、顾步汤、四妙勇安汤、人参养荣汤等。外治：早期不痛宜隔姜灸，局部疼痛宜大麦米饭、芙蓉叶，捣贴外敷止痛，或用附子、干姜、吴萸等捣敷脚心；若腐烂黑陷、痛不可忍者，宜用大甘草研极细末，香油调敷，敷药宜厚，一日一换，不可间断；腐去后再以生肌玉红膏及生肌散敷之；若黑坏死，则应手术切除之。"[27]1160

《中医外科学》(李曰庆)："脱疽是指发于四肢末端，严重时趾(指)节坏疽脱落的一种慢性周围血管疾病，又称脱骨疽。其临床特点是好发于四肢末端，以下肢为多见，初起患肢末端发凉、怕冷、苍白、麻木，可伴间歇性跛行，继则疼痛剧烈，日久患趾(指)坏死变黑，甚至趾(指)节脱落。好发于青壮年男子、老年人或糖尿病病人。在《灵枢·痈疽》中即有关于本病的记载，

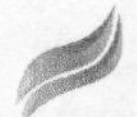

云：'发于足趾，名脱痈，其状赤黑，死不治；不赤黑，不死。治之不衰，急斩之，不则死矣。'西医学的血栓闭塞性脉管炎、动脉硬化性闭塞症和糖尿病足可参照本病治疗。"[28]293

《中医外科学》(刘洪波等)："脱疽是由于寒邪侵犯筋脉，引起趾(指)节脱落的慢性疾患。中医古代又称'脱痈''脱骨疽'，如《灵枢·痈疽》曰：'发于足趾，名脱痈，其状赤黑、死，不治；不赤黑、不死，治之。不衰，急斩之，不则死矣。'相当于西医所称的血栓闭塞性脉管炎、闭塞性动脉硬化症。"[29]239

《中医大辞典》："脱疽……《刘涓子鬼遗方·卷四》：'发于足指名曰脱疽，其状赤黑不死，治之不衰，急渐去之，治不去，必死矣。'《外科正宗》：'脱疽者，外腐而内坏也……其形骨枯筋纵，其秽异臭难辨，其命仙方难治。'"[30]1000

参考文献

[1] [隋] 杨上善. 黄帝内经太素[M]. 北京：人民卫生出版社，1965：487，488.

[2] [晋] 龚庆宣. 刘涓子鬼遗方[M]. 北京：人民卫生出版社，1986：106.

[3] [隋] 巢元方. 诸病源候论校释[M]. 南京中医学院校释. 北京：人民卫生出版社，2009：671.

[4] [明] 薛己. 薛氏医案选 外科发挥 外科枢要 疠疡机要 正体类要 口齿类要[M]. 北京：人民卫生出版社，1983：58.

[5] [明] 李梴. 医学入门[M]. 金嫣莉，等校注. 北京：中国中医药出版社，1995：482.

[6] [明] 王肯堂. 证治准绳：4 疡医[M]. 北京：人民卫生出版社，1993：608.

[7] [明] 申拱宸. 外科启玄[M]. 北京：人民卫生出版社，1955：44.

[8] [明] 陈实功. 外科正宗[M]. 天津：天津科学技术出版社，1956：95.

[9] [明] 张景岳. 外科钤[M]//景岳全书系列. 北京：中国医药科技出版社，2017：121.

[10] [清] 陈士铎. 洞天奥旨[M]//胡晓峰. 中医外科伤科名著集成. 北京：华夏出版社，1997：688.

[11] 浙江中医学院.《医宗金鉴·外科心法要诀》白话解[M]. 3 版. 北京：人民卫生出版社，1965：357，358.

[12] [清] 顾世澄. 疡医大全[M]. 北京：人民卫生出版社，

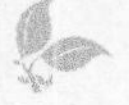

1987：1016.

[13] [清] 高秉钧．疡科心得集[M]．田代华，田鹏点校．天津：天津科学技术出版社，2004：76.

[14] [清] 许克昌．外科证治全书[M]//胡晓峰．中医外科伤科名著集成．北京：华夏出版社，1997：957.

[15] 南京中医学院外科教研组．简明中医外科学[M]．南京：江苏人民出版社，1958：80.

[16] 上海中医学院外科教研组．中医外科学中级讲义[M]．北京：人民卫生出版社，1961：89.

[17] 上海中医学院．中医外科学[M]．上海：上海人民出版社，1973：389.

[18] 倪大钧．中医外科学[M]．广州：第一军医大学训练部，1984：91.

[19] 顾伯康．中医外科学[M]．上海：上海科学技术出版社，1986：210.

[20] 艾儒棣．中医外科学[M]．成都：四川科学技术出版社，1991：262.

[21] 谢观．中国医学大辞典[M]．北京：中国中医药出版社，1994：1274.

[22] 韦永兴．中医外科学[M]．北京：中国中医药出版社，1995：155.

[23] 陈淑长，贾玉森．中医外科学[M]．北京：中国工人出版社，1999：128.

[24] 韩成仁．中医证病名大辞典[M]．北京：中医古籍出版社，2000：138.

[25] 李振吉．中医药常用名词术语辞典[M]．北京：中国中医药出版社，2001：353.

[26] 赵尚华．中医外科学[M]．北京：人民卫生出版社，2002：189.

[27] 邹积隆，丛林，杨振宁．简明中医病证辞典[M]．上海：上海科学技术出版社，2005：1160.

[28] 李曰庆．中医外科学[M]．北京：中国中医药出版社，2007：293.

[29] 刘洪波，肖跃红．中医外科学[M]．长春：吉林大学出版社，2015：239.

[30] 高希言，朱平生，田力．中医大辞典[M]．太原：山西科学技术出版社，2017：1000.

（周兴兰）

4 · 107

瘰疬

luǒ lì

一、规范名

【汉文名】瘰疬。

【英文名】cervical scrofula。

【注释】多以颈、腋等部缓慢出现豆粒大小圆滑肿块，累累如串珠，不红不痛，溃后脓水清稀，夹有败絮状物，易成窦道为主要表现的痨病。相当于慢性淋巴结炎、淋巴结结核。

二、定名依据

瘰疬是一种多发生于颈、腋等部淋巴结的慢性感染性疾病，名称最早见于《黄帝内经·灵枢》。古今病名虽然一致，但概念内涵却不尽相同。

瘰疬概念内涵的差异，主要源于其发病部位的不同。医学文献中与本病相关的病名主要有瘰疬、马刀侠瘿、鼠瘘，三者均源于《内经》。《灵枢·寒热》虽两次提及瘰疬的发病部位在"颈腋"（即颈部、腋下），但同时《灵枢·痈疽》又将发于腋下的瘰疬命名为马刀侠瘿（有时简称"马刀"），使得二者的内涵在逻辑上出现混乱。宋元以前各家医著均较少论及，而明清医家则频繁将二者相提并论，说明本病的发病部位以颈部、腋下居多，得到了较多的关注。后世对于瘰疬与马刀并列而命名，以《素问病机气宜保命集·瘰疬论》较为典型，其后《活法机要》《寿世保元》等均照搬其说，《疡科会粹》专列瘰疬、马刀单篇，《疡医大全》专设瘰疬门、马刀门。虽如此，但诸病名之间相互混用者也屡见不鲜，如瘰疬结核（《医宗金鉴》）、瘰疬马刀（《证治准绳》）、马刀结核（《疡医大全》）等。而鼠瘘的内涵则相对统一且固定，其表述的是本病在特定阶段出现瘘道流脓的病理情况，在病理内涵上从属于瘰疬，古今医著中只是各种瘘道细分数量（多为9种）的记载不同。

现代以来，马刀、鼠瘘的出现频率均大幅下降，特别是1956年以后，适用于高等中医药院校的统编各版《中医外科学》教材逐渐舍弃马刀、鼠瘘，代之以瘰疬作为本病的统称，同时发病部位也出现了变化。统编第五、第六版《中医外科学》教材认为其多发生在颈部，不少情况下也会延及颌下、锁骨上凹、腋部等部位。《中医大辞典》（第2版）也持类似的观点，认为其可与淋巴结结核、慢性淋巴结炎对应。但以国标《中医临床诊疗术语·疾病部分》为代表，现代相关权威著作已将其发病部位统一为颈部，明确对应的西医疾病是颈部淋巴结结核。但从古今文献的梳理结果来看，发病部位被固定为颈部，可能将意味着胁下发生者被排除在外，定义内涵的概括性就会略显不足，即使以对应的西医学名词来解释，颈部淋巴结结核的定义也不能大于淋巴结结核。因而，对于瘰疬的定义拟修改为上述注释内容。

三、同义词

【俗称】"疬子颈""老鼠疮""鼠瘘"（《内经》）。

【曾称】"气疬"（《医宗金鉴》）；"痰疬""筋疬"（《痰疬法门》）；"湿疬"（《外科正宗》）；"重瘰疬"（《疡科选粹》）；"蛇盘疬"（《证治准绳》）；"蜂窝疬"（《针灸大成》）；"风疬"（《本草图经》）；"瓜藤疬"（《针灸大全》）；"锁项疬""重台疬""门闩疬""石疬""子母疬"（《彤园医书》）；"木疬"（《外科大成》）；"鼠疬"（《灵枢识》）。

四、源流考释

"瘰疬"作为一种外科疾病，早期的医学著作中与之相关的病名有"马刀侠瘿""鼠瘘"，均出自《内经》。《灵枢·寒热》记载："黄帝问于岐伯曰：寒热瘰疬在于颈腋者，皆何气使生？岐伯曰：此皆鼠瘘寒热之毒气也……鼠瘘之本，皆在于藏，其末上出于颈腋之间。"[1]126《灵枢·痈疽》记载"发于腋下……其痈坚而不溃者，为马刀侠瘿。"[1]155 从文献记载来看，瘰疬发病一般以颈部、腋下为多见，《内经》又将发于腋下的瘰疬命名为马刀侠瘿（常简称"马刀"）。因瘰疬晚期常见流脓穿孔形成瘘道，状如老鼠穿洞，又被称为鼠瘘（也作"鼠漏"）。这是医学著作中与本病有关的最重要的三个称谓。除《内经》之外，其他早期文献的记载还有"牡蛎……除拘缓，鼠瘘。"[2]190"夏枯草……治寒热瘰疬，鼠瘘。"[2]379"人年五六十，其病脉大者，痹侠背行，苦肠鸣，马刀侠瘿者，皆为劳得之。"[3]62,63

晋唐时期，出现了我国现存最早的中医外科学专著《刘涓子鬼遗方》，该书第四卷"九江黄父痈疽论"篇中全面继承了《灵枢·痈疽》关于马刀侠瘿的论述，第五卷还记载了本病的专门方剂"白蔹膏方"："治痱、瘰疬疮"[4]69"治皮肤中热痱、瘰疬。"[4]69 除此以外，本阶段关于瘰疬的论述主要体现在各种方剂学、脉学、针灸学、证候学、本草学著作中，尤以《诸病源候论》论述最详。

《诸病源候论·瘘病诸候》提出"诸瘘者，谓瘘病初发之由不同，至于瘘成，形状亦异。有以一方而治之者，故名诸瘘，非是诸病共成一瘘也。而方说九瘘者，是狼瘘、鼠瘘、蝼蛄瘘、蜂瘘、蚍蜉瘘、蛴螬瘘、浮疽瘘、瘰疬瘘、转脉瘘，此颈之九瘘也。"[5]931 该书将鼠瘘与瘰疬统属于"颈之九瘘"（发生颈部的九种瘘病）之中，称为鼠瘘、瘰疬瘘。其中鼠瘘"使人寒热，出于颈腋之间"[5]937 等描述一如《灵枢·寒热》，差异不大；瘰疬瘘的论述与《灵枢》相比，则更加突出了本病迁延日久易成痨病的特点："此由风邪毒气，客于肌肉，随虚处而停结为瘰疬。或如梅、李、枣核等大小，两三相连在皮间，而时发寒热是也。久则变脓，溃成瘘也。"[5]952"始发之时，在于颈项，恒有脓，使人寒热。"[5]952 上述"九瘘"的记载在《备急千金要方》（作"九漏"）得到延续，但《备急千金要方·九漏第一》的论述却与前大同小异："凡项边腋下先作瘰疬者，欲作漏

也……凡漏有似石痈，累累然作疬子，有核在两颈及腋下，不痛不热。”[6]495 鼠瘘“始发于颈，无头尾如鼷鼠，使人寒热脱肉”[6]496；瘰疬瘘“始发于颈，有根，初苦痛，令人寒热”。[6]496《外台秘要》“九漏”内容大体与此相仿，后世多有论述“诸瘘”（也作“诸漏”）者，皆源于此。

晋唐时期关于马刀侠瘿的论述，当以《脉经》《针灸甲乙经》为贡献突出者。《脉经·胆足少阳经病证》《针灸甲乙经·十二经脉络脉支别》在继承《灵枢》《金匮要略》的基础上，从经络的角度提出了新的诠释：“足少阳之脉……是主骨所生病者……缺盆中肿痛，腋下肿痛，马刀侠瘿……”[7]178,179。此论对李东垣的瘰疬分经论治不无启发，也一直被后世传抄注释，如同时期的《备急千金要方·胆腑脉论》即有收录。

宋元时期，对于瘰疬论述最详的莫过于《太平圣惠方》《圣济总录》。由于二书同属官方统修，而且间隔时间较短，因而相关论述差异不大。《太平圣惠方》《圣济总录》都将瘰疬发病分为不同的病理阶段，包括结肿寒热期、结核形成期、结核化脓期、瘘道形成期，又都将瘰疬分为不同种类，包括风毒瘰疬、气毒瘰疬、热毒瘰疬，而且全部单设专篇，并配以专门方药。所不同的是，《圣济总录》增设了“瘰疬门”，还比《太平圣惠方》多了“诸瘰疬”“瘰疬统论”，总括了瘰疬的相关称谓、病因病机、发病部位、病理特点等：“瘰疬诸病，皆由风热毒气蕴积脏腑，搏于肝经所致，盖肝主筋，毒气攻于筋脉，故随肌肉虚处，停结而为瘰疬，多生颈腋间，其状结核，累累相连，或如梅李，故谓之瘰疬。”[8]2701“瘰疬者，其本多因恚怒气逆忧思恐惧，或饮食有虫鼠余毒，或风热邪气，客于肌肉，随虚处停结，或在颈项，或在胸腋，累累相连是也……有风毒气毒热毒之异，有寒热结核脓溃之殊，然瘰疬又谓之鼠瘘者……瘰疬又通谓之九瘘者……”[8]2683

《太平圣惠方》《圣济总录》对瘰疬发病的不同阶段概述如下。① 结肿寒热期：“夫瘰疬者……多生于颈腋之间，浮于筋皮之中，有结核累累相连，大小无定，其初发之时，热毒肿结，故令寒热也。”[9]2035 ② 结核形成期：“夫瘰疬结核肿硬者，由脏腑壅滞，风热毒气攻于肝，搏于筋，脉结聚成核也……其状多生于项腋之间，或如梅李，或似珠颗相连……”[9]2038 ③ 结核化脓期：“夫瘰疬者……初得即觉项遏磊之状，若连珠，面色萎黄，皮肤壮热，久而不疗，被热上蒸，则化为脓也。”[9]2043 ④ 瘘道形成期：“夫瘰疬久不瘥者，由风邪毒气积蓄在于脏腑，搏于筋脉颈腋之间。毒气积结不得消散，或穴或疮孔，脓水不绝。”[9]2055《太平圣惠方》《圣济总录》对瘰疬不同种类的划分概述如下。《太平圣惠方》指出风毒瘰疬是由于“邪气客于肌肉，搏于气血”[9]2044，气毒瘰疬是由于“邪热与气相搏，结聚于皮肤肌肉之间”[9]2048，热毒瘰疬病由“热毒之气流于项腋之间，搗于肌肉而生”[9]2052。此论不足之处在于前二者均没有说明具体的发病部位，因而不能断定是否与今日所称的瘰疬涵义相同。但《圣济总录》弥补了这个缺憾：“盖风、热、气蕴蓄，经脉否涩，皆能结于头项胸腋，成瘰疬硬核，状如连珠，肿溃生疮，不疗则变久瘰疬之证，令人寒热羸瘦。”[8]2705 据此可以判断三者同属今日瘰疬涵义之范畴，可以被视为瘰疬病名的别称。

宋元期间关于马刀侠瘿的论述对后世影响较大的有二：其一，根据发病部位的不同，将瘰疬与马刀分经论治。《兰室秘藏·疮疡门》：“救苦化坚汤，治瘰疬、马刀侠瘿，从耳下或耳后下颈至肩上，或入缺盆中，乃手足少阳之经分。其瘰疬在颏下，或至颊车，乃足阳明经之分，受心脾之邪而作也。”[10]104 此论在明清外科医著中屡屡出现，备受推崇。类似的还有《儒门事亲·风门》：“瘰疬、结核、马刀挟瘿，足少阳胆经多气少血之病也。”[11]233 其二，根据发病部位及疾病特征的不同，将马刀与瘰疬并称。《素问病机气宜保命集·瘰疬论》：“夫瘰疬者，经所谓结核是也。或在耳前后，连及颐颔，下连缺盆，皆为瘰疬；或在胸及胸之侧，下连两胁，皆为马刀，手足少阳主之，此经多气少血，故多坚而少软，脓白而稀如泔水状，治者求水清可也……独形而小者，为结核，续数连结者，为瘰疬，形表如蛤者，为马刀。”[12]89 此论不仅为《灵枢·寒热》《灵枢·痈疽》的相关内容做了注脚，也使得明清许多外科医家颇多重视马刀。

明清时期，临床各科文献数量急剧增加，瘰疬的论述也相应增多，大约出现如下特点。

其一，马刀的出现频率远高于前代，其与瘰疬联系与区别也基本被认可。① 明清医家往往将马刀与瘰疬并称，这与刘河间的《素问病机气宜保命集·瘰疬论》有关，典型的论述有：“结核连续者，为瘰疬。形长如蛤者，为马刀。一云，瘰疬者，结核是也。或在耳后耳前，或在耳下连及颐颔，或在颈下连缺盆，皆谓之瘰疬。或在胸及胸之侧，或在两胁，皆谓之马刀。手足少阳主之。”[13]393 相似论述还有《外科理例》《疡科会粹》《疡医大全》等外科专著，也有不少如《普济方》《奇效良方》《寿世保元》《万病回春》等综合著作。② 经典注释方面，医家对《金匮要略·血痹虚劳病脉证并治》提及的“马刀侠瘿”多有注解，代表性的注释有：“人年五六十……马刀侠瘿者，皆为劳得之。〔补注〕……马刀侠瘿。瘿者，即瘰疬也，以其形长如蛤，为马刀。或在耳前后，连及颐颔头下，或下连缺盆以及胸胁，皆谓之马刀……”[14]8,9 此外还有《金匮玉函要略辑义·血痹虚劳病脉证并治》《金匮悬解·内伤·虚劳》等篇。③ 针灸经络方面，医家也对《脉经·胆足少阳经病证》提及的“马刀侠瘿”格外关注。典型的论述有：“胆，足少阳也……是主骨所生病者……马刀侠瘿（马刀，瘰疬也。侠瘿，侠颈之瘤属也）……”[15]241 此外还有《顾松园医镜·病机》《内经知要·病能》《灵枢悬解·经络》等篇。

其二，瘰疬的别称越来越多，且开始对应于经络，从经络论治瘰疬逐渐成为重要的辨证指南。瘰疬的别称随着命名标准的不同而不同，在各类著作中不下数十种，如《万病回春·瘰疬》有“蟠蛇疬”“瓜藤疬”“惠袋疬”“蜂窝疬”[16]443 等，《外科正宗》有“筋疬”“痰疬”[17]119，《外科大成》有“蜂窠疬”“气疬”“血疬”“风疬”“燕窝疬”“□疡疬”“流注疬”“单窠疬”“莲子疬”“重台疬”“门闩疬”“石疬”“木疬”“锁项疬”“鼠疬”[18]111,112 等，又有“小者为瘰，大者为疬”[18]111 之说。《医宗金鉴·外科心法要诀》除了罗列繁多的称呼之外，还提出这些名称要与经络联系起来，“此证……当分经络：如生于项前，属阳明经，名为痰瘰；项后属太阳经，名为湿瘰；项之左右两侧，属少阳经，形软，遇怒即肿，名为气疬”[19]135，重申了从经络论治瘰疬的可操作性。而关于从经络论治瘰疬，众多医家也基本取得共识，如《万病回春·瘰疬》“夫瘰疬初发，必起于少阳经。不守禁戒，必延及阳明经。”[16]443《类经·疾病类》“瘰疬”更是将其扩展，“瘰疬必起于少阳，而后延及阳明，二经表里相传，乃至厥阴、太阴俱能为病。”[15]341

近现代以来，曾出现过两部专门论述瘰疬的著作，1958 年梁希《疬科全书》和《痰疬法门》，但均影响有限，而且书名也没有采用“瘰疬”一词。1956 年代以后，适用于高等中医药院校的统编各版《中医外科学》教材逐渐舍弃马刀、鼠瘘，代之以瘰疬作为本病的统称，同时发病部位也出现了变化。如瘰疬在统编第五版教材的定义是“多数发生于颈部的慢性感染疾患”[21]80，第六版的定义是“多发生在颈部的慢性炎症性疾病”[22]77。两书均言以颈部多发，那么就有不发生于颈部的情况存在，即“也有延及颌下、锁骨上凹、腋部等部位的”[21]80，此与《内经》以降的多数文献记录吻合。《中医外科学》（中医药学高级丛书）的定义就考虑到了这两种常规与非常规情况，“瘰疬是发生于颈项腋间淋巴结的慢性感染性疾患。”[23]210《中医大辞典》也同样支持这一观点，“瘰疬……结于颈、项、腑、胯之间……相当于淋巴结结核、慢性淋巴结炎”。[24]1955 目前，瘰疬影响较大的定义出现在统编第七版《中

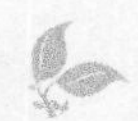

医外科学》教材："瘰疬是一种发生于颈部的慢性化脓性疾病……相当于西医的颈部淋巴结结核。"[25]80 诸多教材、专著等均采用其说，如《中医外科学》(第2版，高等中医药院校教学参考丛书)、《中医药学名词·外科学、皮肤科学、肛肠科学、眼科学、耳鼻喉科学、骨伤科学》、中华人民共和国国家标准《中医临床诊疗术语·疾病部分》等。该定义上去掉了旧版的"多数"二字，看似无足轻重的两个字，在这里却影响巨大，因为这意味着瘰疬的发病部位被定格在颈部，胁下发生者(马刀侠瘿)被排除在外，但"国标"却又收载了马刀侠瘿，且定义为"发生于胸部及胸胁部属于瘰疬的瘰病类疾病"[26]12。因而，从古今文献梳理的结果来看，该定义似乎略有不足，拟修改为"瘰疬：多以颈、腋等部缓慢出现豆粒大小圆滑肿块，累累如串珠，不红不痛，溃后脓水清稀，夹有败絮状物，易成窦道为主要表现的瘰病。相当于慢性淋巴结炎、淋巴结结核。"

综上所述，瘰疬、马刀侠瘿、鼠瘘的关系可以借用三句话来总结：①"瘰疬者其总名，而就形分类，则各有指名可按焉"[27]422。②"瘰疬马刀，皆形质发于部分而命名也"[27]386。③"盖瘰疬者，未溃之称，已溃漏而不愈者为鼠瘘"[28]77。也就是说，三者以瘰疬为总括的病名，马刀侠瘿、瘰疬(狭义)都被包含其中，而鼠瘘则是瘰疬在特定病理阶段的专称。

五、文献辑录

《灵枢·寒热》："黄帝问于岐伯曰：寒热瘰疬在于颈腋者，皆何气使生？岐伯曰：此皆鼠瘘寒热之毒气也……鼠瘘之本，皆在于藏，其末上出于颈腋之间。"[1]126

"痈疽"："发于腋下……其痈坚而不溃者，为马刀侠瘿。"[1]155

《神农本草经》卷二："牡蛎……除拘缓，鼠瘘。"[2]190

卷三："夏枯草……治寒热瘰疬，鼠瘘。"[2]379

《金匮要略·血痹虚劳病脉证并治》："人年五六十，其病脉大者，痹侠背行，苦肠鸣，马刀侠瘿者，皆为劳得之。"[3]62,63

《脉经》卷六："足少阳之脉……是主骨所生病者……缺盆中肿痛，腋下肿痛，马刀侠瘿……"[7]178,179

《刘涓子鬼遗方》卷五："治痱、瘰疬疮，白蔹膏方。"[4]69"治皮肤中热痱、瘰疬，白蔹膏方。"[4]69

《诸病源候论》卷三十四："诸瘘者，谓瘘病初发之由不同，至于瘘成，形状亦异。有以一方而治之者，故名诸瘘，非是诸病共成一瘘也。而方说九瘘者，是狼瘘、鼠瘘、蝼蛄瘘、蜂瘘、蚍蜉瘘、蛴螬瘘、浮疽瘘、瘰疬瘘、转脉瘘，此颈之九瘘也。"[5]931"鼠瘘者……使人寒热，出于颈腋之间……"[5]937"瘰疬瘘候……此由风邪毒气，客于肌肉，随虚处而停结为瘰疬，或如梅、李、枣核等大小，两三相连在皮间，而时发寒热是也。久则变脓，溃成瘘也。"[5]952"瘰疬瘘……始发之时，在于颈项，恒有脓，使人寒热。"[5]952

《备急千金要方》卷二十三："凡项边腋下先作瘰疬者，欲作漏也……凡漏有似石痈，累累然作疬子，有核在两颈及腋下，不痛不热。"[6]495"治鼠漏始发于颈，无头尾如鼷鼠，使人寒热脱肉。"[6]495"治瘰疬漏始发于颈，有根，初苦痛，令人寒热。"[6]496

《圣济总录·诸瘰疬》："瘰疬诸病，皆由风热毒气蕴积脏腑，搏于肝经所致，盖肝主筋，毒气攻于筋脉，故随肌肉虚处，停结而为瘰疬，多生颈腋间，其状结核，累累相连，或如梅李，故谓之瘰疬。"[8]2701

"瘰疬门"："瘰疬者，其本多因恚怒气逆忧思恐惧，或饮食有虫鼠余毒，或风热邪气，客于肌肉，随虚处停结，或在颈项，或在胸腋，累累相连是也……有风毒气毒热毒之异，有寒热结核脓溃之殊，然瘰疬又谓之鼠瘘者……瘰疬又通谓之九瘘者。"[8]2683"盖风、热、气蕴蓄，经脉否涩，皆能结于头项胸腋，成瘰疬硬核，状如连珠，肿溃生疮，不疗则变久瘰疬之证，令人寒热羸瘦。"[8]2705

《太平圣惠方·治瘰疬结肿寒热诸方》:"夫瘰疬者……多生于颈腋之间,浮于筋皮之中,有结核累累相连,大小无定,其初发之时,热毒肿结,故令寒热也。"[9]2035

"治瘰疬结核诸方":"夫瘰疬结核肿硬者,由脏腑壅滞,风热毒气攻于肝,搏于筋,脉结聚成核也……其状多生于项腋之间,或如梅李,或似珠颗相连。"[9]2038

"治瘰疬有脓诸方":"夫瘰疬者……初得即觉项遏磊之状,若连珠,面色萎黄,皮肤壮热,久而不疗,被热上蒸,则化为脓也。"[9]2043

"治风毒瘰疬诸方":"风毒……邪气客于肌肉,搏于气血。"[9]2044

"治气毒瘰疬诸方":"气毒……邪热与气相搏,结聚于皮肤肌肉之间。"[9]2048

"治热毒瘰疬诸方":"热毒之气流于项腋之间,搗于肌肉而生。"[9]2052

"治久瘰疬诸方":"夫瘰疬久不瘥者,由风邪毒气积蓄在于脏腑,搏于筋脉颈腋之间。毒气积结不得消散,或穴或疮孔,脓水不绝。"[9]2055

《素问病机气宜保命集·瘰疬论》:"夫瘰疬者,经所谓结核是也。或在耳前后,连及颐颔,下连缺盆,皆为瘰疬;或在胸及胸之侧,下连两胁,皆为马刀,手足少阳主之,此经多气少血,故多坚而少软,脓白而稀如泔水状,治者求水清可也……独形而小者,为结核,续数连结者,为瘰疬,形表如蛤者,为马刀。"[12]89

《儒门事亲·风门》:"瘰疬、结核、马刀挟瘿,足少阳胆经多气少血之病也。"[11]233

《兰室秘藏》卷下:"救苦化坚汤,治瘰疬、马刀侠瘿,从耳下或耳后下颈至肩上,或入缺盆中,乃手足少阳之经分。其瘰疬在颏下,或至颊车,乃足阳明经之分,受心脾之邪而作也。"[10]104

《证治准绳·瘰疬马刀》:"结核连续者,为瘰疬。形长如蛤者,为马刀。一云,瘰疬者,结核是也。或在耳后耳前,或在耳下连及颐颔,或在颈下连缺盆,皆谓之瘰疬。或在胸及胸之侧,或在两胁,皆谓之马刀。手足少阳主之。"[13]393

《金匮玉函经二注》卷六:"人年五六十……马刀侠瘿者,皆为劳得之。〔补注〕……马刀侠瘿。瘿者,即瘰疬也,以其形长如蛤,为马刀。或在耳前后,连及颐颔头下,或下连缺盆以及胸胁,皆谓之马刀……"[14]8,9

《类经》卷十四:"胆,足少阳也……是主骨所生病者……马刀侠瘿(马刀,瘰疬也。侠瘿,侠颈之瘤属也)……"[15]241

卷十八:"瘰疬必起于少阳,而后延及阳明,二经表里相传,乃至厥阴、太阴俱能为病。"[15]341

《万病回春》卷八:"绕项起核,名曰蟠蛇疬;延及胸前、腋下起,名曰瓜藤疬;左耳根肿核者,名曰惠袋疬;右耳根肿核者,名曰蜂窝疬。""夫瘰疬初发,必起于少阳经。不守禁戒,必延及阳明经。"[16]443

《外科正宗》卷五:"筋疬者,忧愁思虑,暴怒伤肝,盖肝主筋,故令筋缩结蓄成核,生于项侧,筋间形如棋子,坚硬大小不一,或陷或突,久则虚羸,多生寒热,劳怒则甚;痰疬者,饮食冷热不调,饥饱喜怒不常,多致脾气不能传运,遂成痰结,初起如梅如李,生及遍身,久则微红,后必溃破,易于收敛。"[17]119

《外科大成·瘰疬》:"生左耳根名蜂窠疬,生右耳根名惠袋疬,遇怒即肿名气疬,核痛红肿名血疬,筋缩如贯珠者名筋疬,小而多痒名风疬,绕项生者名蛇盘疬,颔红肿痛名燕窝疬,延及胸腋者名瓜藤疬,延及遍身红活易溃者名痰疬,生乳旁两胯软肉等处名□疡疬,灌注四肢遍身自溃相穿者名流注疬……独生一个在囟门者名单窠疬,一包十数个者名莲子疬,核上堆核者名重台疬,坚硬如砖者名门闩疬,形如荔枝者名石疬,如柱木者名木疬,如黄豆结篓者名锁项疬,如鼠形者名鼠疬。"[18]111,112"结核于颈前项侧之间,小者为瘰,大者为疬。"[18]111

《医宗金鉴·外科心法要诀》"瘰疬":"此证……当分经络:如生于项前,属阳明经,名为痰瘰;项后属太阳经,名为湿瘰;项之左右两侧,属少阳经,形软,遇怒即肿,名为气疬。"[19]115

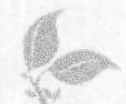

《杂病源流犀烛》卷二十六："瘰疬者其总名，而就形分类，则各有指名可按焉。"[20]422

《奇效良方·疮疡门》："瘰疬马刀，皆形质发于部分而命名也。"[27]386

《金匮玉函要略辑义·血痹虚劳病脉证并治》："盖瘰疬者，未溃之称，已溃漏而不愈者为鼠瘘。"[28]77

《中医外科学》(顾伯康)："多数发生于颈部的慢性感染疾患……也有延及颌下、锁骨上凹、腋部等部位的。"[21]80

《中医外科学》(谭新华等)："瘰疬是发生于颈项腋间淋巴结的慢性感染性疾患。"[23]210

《中医大辞典》："瘰疬……结于颈、项、腑、胯之间……相当于淋巴结结核、慢性淋巴结炎。"[24]1955

《中医外科学》(李曰庆)："瘰疬是一种发生于颈部的慢性化脓性疾病……相当于西医的颈部淋巴结结核。"[25]80

《中医临床诊疗术语·疾病部分》："马刀侠瘿，发生于胸部及胸肋部属于瘰疬的痨病类疾病。"[26]12

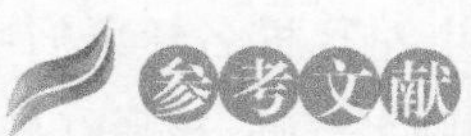

[1] 不著撰人. 灵枢[M]. 北京：人民卫生出版社，1963：126，155.

[2] 不著撰人. 神农本草经[M]. 北京：人民卫生出版社，1995：190，379.

[3] [汉] 张仲景. 金匮要略[M]. 北京：人民卫生出版社，1990：62，63.

[4] [晋] 刘涓子. 刘涓子鬼遗方[M]. 北京：人民卫生出版社，1986：69.

[5] [隋] 巢元方. 诸病源候论：下册[M]. 北京：人民卫生出版社，1980：931，933，937，952.

[6] [唐] 孙思邈. 备急千金要方[M]. 北京：人民卫生出版社，1998：495，496.

[7] [晋] 王叔和. 脉经[M]. 北京：人民卫生出版社，1991：178，179.

[8] [宋] 赵佶. 圣济总录[M]. 北京：中国中医药出版社，2018：2683，2701，2705.

[9] [宋] 王怀隐. 太平圣惠方[M]. 北京：人民卫生出版社，1958：2035，2038，2043，2044，2048，2052，2055.

[10] [金] 李杲. 兰室秘藏[M]. 北京：中国中医药出版社，2007：104.

[11] [金] 张从正. 儒门事亲[M]. 天津：天津科学技术出版社，1999：233.

[12] [金] 刘完素. 素问病机气宜保命集[M]. 北京：人民卫生出版社，1959：89.

[13] [明] 王肯堂. 证治准绳[M]. 北京：人民卫生出版社，1986：393.

[14] [宋] 赵以德. 金匮玉函经二注[M]//曹炳章. 中国医学大成. 上海：上海科学技术出版社，1990：8，9.

[15] [明] 张介宾. 类经[M]//李志庸. 张景岳医学全书. 北京：中国中医药出版社，1999：241，341.

[16] [明] 龚廷贤. 万病回春[M]. 北京：人民卫生出版社，1984：443.

[17] [明] 陈实功. 外科正宗[M]. 北京：人民卫生出版社，1989：119.

[18] [清] 祁坤. 外科大成[M]. 上海：上海卫生出版社，1957：111，112.

[19] [清] 吴谦. 医宗金鉴[M]. 北京：人民卫生出版社，1963：135.

[20] [清] 沈金鳌. 杂病源流犀烛[M]. 北京：中国中医药出版社，1994：442.

[21] 顾伯康. 中医外科学[M]. 上海：上海科学技术出版社，1986：80.

[22] 陆德铭. 中医外科学[M]. 上海：上海科学技术出版社，1997：77，210.

[23] 谭新华，陆德铭. 中医外科学[M]. 北京：人民卫生出版社，1999：210.

[24] 李经纬，余瀛鳌，蔡景峰，等. 中医大辞典[M]. 北京：人民卫生出版社，2011：1955.

[25] 李曰庆. 中医外科学[M]. 北京：中国中医药出版社，2002：80.

[26] 国家技术监督局. 中医临床诊疗术语：疾病部分[M]. 北京：中国标准出版社，1997：12.

[27] [明] 董宿. 奇效良方[M]. 北京：中国中医药出版社，1995：386.

[28] 丹波元简. 金匮玉函要略辑义[M]//丹波元简. 聿修堂书选. 北京：人民卫生出版社，1983：77.

（王　缙）

4 · 108

臁疮

lián chuāng

一、规范名

【汉文名】臁疮。

【英文名】chronic shank ulcer。

【注释】发生于小腿下 1/3 内外臁处的慢性溃疡。相当于慢性下肢溃疡。

二、定名依据

臁疮是发生于小腿下 1/3 内外臁处的慢性溃疡,相当于慢性下肢溃疡。总体来说,臁疮病名的涵义古今变化不大,一般分为内臁疮、外臁疮,其发病部位为小腿内外侧,少数文献具体至足三里之傍、三阴交之侧。

臁疮的名称大约在宋代时期开始出现并广泛使用,较早的文献记载是《苏沈良方》,且已经开始区分内臁疮与外臁疮。元代《世医得效方》有较详细的论述。宋元时期,臁疮曾与下注疮相混,但到了明清时期,臁疮之名逐渐成为主流,而且延续了臁疮的内外之分。近现代以来,臁疮的发病部位被广泛认可,其名称也最终确定下来。

我国 2005 年出版的全国科学技术名词审定委员会审定公布的《中医药学名词》已以"臁疮"作为规范名,所以"臁疮"作为规范名也符合术语定名的协调一致原则。

三、同义词

【曾称】"裙边疮"(《外科启玄》);裤口风疮(《疡医大全》);"烂腿疮"(《疮疡经验全书》);"烂腿"(《外科证治全生集》)。

四、源流考释

臁疮之名在早期甚至汉唐时期的文献中皆不见记载,但在宋元的各类方书中却大量涌现,如《苏沈良方》《太平惠民和剂局方》《鸡峰普济方》《杨氏家藏方》《是斋百一选方》《仁斋直指方论》《御药院方》《瑞竹堂经验方》《世医得效方》等。既知《苏沈良方》最早记载臁疮病名,且已有内、外臁疮之分,而相关较详细的论述则见于元代的《世医得效方》。

自宋元开始,臁疮之名曾与下注疮相混,直到明清仍有余绪。《世医得效方·疮肿科·臁疮》:"生疮于脚肕,名下疰疮,俗谓之裤口疮,或因物打扑而成者。"[1]649 此处提到的下疰疮发病于脚肕,而臁疮的发病部位则是小腿内外臁。肕:《说文解字》曰"胫端也"[2]237,《说文解字注》曰"胫端也,端犹头也,胫近膝者曰肕,如股之外曰髀也。"[3]170《医宗金鉴·正骨心法要旨》也说"肕骨,即膝下踝上之小腿骨,俗名臁胫骨者也。"[4]1057 臁:《康熙字典》曰"《集韵》胫臁也。"[5]962 胫:《说文解字》曰:"肕也。"[2]237《说文解字注》曰:"肕也,膝下踝上曰胫。"[3] 可见,下疰疮与臁疮的发病部位(胫、肕、臁)在解剖学命名上具有高度的关联性,甚至往往发生重叠,但是依然不能排除二者可能存在混淆的情况。证据有二:其一,《世医得效方》之臁疮实与《杂病源流犀烛》之下疰疮如出一辙。《世医得效方·疮肿科·臁疮》:"生疮于脚肕,名下疰疮,俗谓之裤口疮……其疮口狭,皮内极阔,皮薄如竹膜,极痒痛,终日黄水流,延蔓而生,甚者数年不愈。又易于染过他人。患此者须忌房室则易愈。"[1]649《杂病源流犀烛·前阴后阴病源流》:"另有下疰疮……生于脚胫……其疮口小,皮内溃得极宽,皮之薄却如竹膜,极痒而痛,黄水时流,经年不愈,又易染他人,须忌房欲。"[6]458 其二,关于下疰疮的描述(以《证治准绳·疡医》为

例）又与后世流传之臁疮（以《外科枢要》为例）颇多相似。《证治准绳·疡医·下注疮》："脚膝间脓水不绝，连年不愈何如？曰：此名下注疮……在外属足太阳、少阳经；在内属足厥阴、足太阴经"[7]1282。《外科枢要·论臁疮》："臁疮生于两臁……外臁属足三阳湿热，可治；内臁属足三阴虚热，难治。"[8]273 因而，下疰疮可能尚不足以确指为臁疮的别称。

明清时期，臁疮逐渐占据了本病称谓的绝对主流，而且延续了臁疮的内外之分。总体来说，病名内涵几乎没有变化，但对发病部位的具体位置记载详略不等，大约有三种情况。其一，概言生于臁骨且区分内外臁疮，这种情况最为常见。如《外科启玄》"里臁疮，此疮在里臁骨上，是足厥阴肝经，多血少气""外臁疮，此疮在外臁骨上，是足阳明胃经，多气多血"。[9]311《外科正宗·杂疮毒门·臁疮论》"臁疮者……有新久之别，内外之殊……外臁多服四生丸，内臁多服肾气丸妙。"[10]281《医宗金鉴·外科心法要诀·臁疮》"此证生在两胫内外廉骨，外廉属足三阳经湿热结聚，早治易于见效；内廉属三阴有湿，兼血分虚热而成，更兼廉骨皮肉浇薄，难得见效，极其缠绵。"[4]857 其二，结合发病部位阐述病机，这种情况其论述的发病部位较为精确，即"足三里之傍，阴交之侧"。如《外科集验方·臁疮论》"夫臁疮者，皆由肾脏虚寒，风邪毒气外攻三里之旁，灌于阴交之侧"[11]100，持相同论述的还有《赤水玄珠·臁疮》《寿世保元·臁疮》。其三，根据臁骨正面、内面、外面划分出三类臁疮，独见于《杂病源流犀烛·腿股膝膑踝足病源流》，"发于臁骨正面及内外两臁者，名臁疮，而以臁骨正面者为重，以其骨上肉少皮薄，难治也……总之，臁疮之治当分正面、内、外三处。"[6]472

近现代以来，臁疮发病部位也逐渐变得更加精确，如统编第五版《中医外科学》依然沿用传统的定义，即"发生于小腿下部内外侧的慢性溃疡，称为臁疮"[12]208。但其后，如《中医外科学》（谭新华等）、《中医外科学》（顾伯康）都将其发病部位精确到"小腿下三分之一胫骨脊两旁（臁部）"[13]469，包括最近出版发行的《中医药学名词》、中华人民共和国国家标准《中医临床诊疗术语·疾病部分》均采用此说。

五、文献辑录

《世医得效方·疮肿科》："生疮于脚肵，名下疰疮，俗谓之裤口疮，或因物打扑而成者……其疮口狭，皮内极阔，皮薄如竹膜，极痒痛，终日黄水流，延蔓而生，甚者数年不愈。又易于染过他人。患此者须忌房室则易愈。"[1]649

《外科枢要·论臁疮》："臁疮生于两臁，初起赤肿，久而腐溃，或津淫瘙痒，破而浓水淋漓。盖因饮食起居，亏损肝肾；或因阴火下流，外邪相搏所致。外臁属足三阳湿热，可治。内臁属足三阴虚热，难治。"[8]273

《外科启玄·里臁疮》："此疮在里臁骨上，是足厥阴肝经，多血少气，如生于蠡沟、中都二穴上下，皆因湿毒，或因打扑抓磕虫犬破伤，日久不愈，亦由沾阴，致令黑肉瘀血腐坏，流水不止。"[9]311

"外臁疮"："此疮在外臁骨上，是足阳明胃经，多气多血，或上下廉二穴，乃湿毒所生也。年月深远，久占房事，致令疮黑腐臭，如骨不腐可治。"[9]311

《外科正宗·臁疮论》："臁疮者，风热湿毒相聚而成，有新久之别，内外之殊……外臁多服四生丸，内臁多服肾气丸妙。"[10]281

《医宗金鉴·外科心法要诀》"臁疮"："此证生在两胫内外臁骨，外臁属足三阳经湿热结聚，早治易于见效；内臁属三阴有湿，兼血分虚热而成，更兼臁骨皮肉浇薄，难得见效，极其缠绵。"[4]857

《外科集验方·臁疮论》："夫臁疮者，皆由肾脏虚寒，风邪毒气外攻三里之旁，灌于阴交之侧，风热毒气流注两脚，生疮肿烂，疼痛臭秽，步履艰难。此疮生于臁骨为重，以其骨上肉少皮薄，故难愈。"[11]100

《杂病源流犀烛·腿股膝膑踝足病源流》：

“发于臁骨正面及内外两臁者，名臁疮，而以臁骨正面者为重，以其骨上肉少皮薄，难治也……总之，臁疮之治当分正面、内、外三处。”[6]472

《中医外科学》(顾伯康)：“发生于小腿下部内外侧的慢性溃疡，称为臁疮。”[12]208

《中医外科学》(谭新华等)：“臁疮是发生于小腿下三分之一胫骨两旁部位的肌肤慢性溃疡。”[13]469

[1] [元]危亦林.世医得效方[M].北京：人民卫生出版社，1990：649.

[2] [汉]许慎.说文解字[M].北京：九州出版社，2001：237.

[3] [清]段玉裁.说文解字注[M].上海：上海古籍出版社，1981：170.

[4] [清]吴谦.医宗金鉴[M].北京：人民卫生出版社，1963：857，1057.

[5] [清]陈廷敬.康熙字典[M].上海：上海辞书出版社，2008：962.

[6] [清]沈金鳌.杂病源流犀烛[M].北京：中国中医药出版社，1994：458，472.

[7] [明]王肯堂.疡医证治准绳[M]//陆拯.王肯堂医学全书.北京：中国中医药出版社，1999：1282.

[8] [明]薛己.外科枢要[M]//盛维忠.薛立斋医学全书.北京：中国中医药出版社，1999：273.

[9] [明]沈拱辰.外科启玄[M]//胡晓峰.中医外科伤科名著集成.北京：华夏出版社，1997：311.

[10] [明]陈实功.外科正宗[M].上海：上海科学技术出版社，1989：281.

[11] [明]周文采.外科集验方[M].北京：学苑出版社，2015：100.

[12] 顾伯康.中医外科学[M].上海：上海科学技术出版社，1986：208.

[13] 谭新华，陆德铭.中医外科学[M].北京：人民卫生出版社，1999：469.

（王　缙）

4 · 109

囊痈

náng yōng

一、规范名

【汉文名】囊痈。

【英文名】scrotal abscess。

【注释】发生于阴囊部位的痈。相当于阴囊脓肿和阴囊蜂窝织炎。

二、定名依据

“囊痈”作为病名首载于元代朱丹溪《丹溪手镜》，此前关于此疾病无明确记载。清代吴谦《医宗金鉴》称其“肾囊痈”。

“囊痈”一名在元代出现后得到后世广泛沿用，如明代汪机《外科理例》、薛铠《保婴撮要》、陈实功《外科正宗》、张介宾《景岳全书》，清代祁坤《外科大成》、王洪绪《外科全生集》、赵濂《医门补要》、陈士铎《辨证录》等。

近现代“囊痈”作为规范名已成为共识，中医相关辞典和教科书多将其作为标准名。如1960年卫生部中医研究院《中医外科学简编》、1986年欧明《汉英中医辞典》、1991年艾儒棣《中医外科学》、2001年《简明中医辞典》、2001年张奇文《实用汉英中医词典》、2005年李经纬等《中医大辞典》及2006年潘立群《中医外科学》。

我国2005年出版的由全国科学技术名词审定委员会审定公布的《中医药学名词》已以“囊痈”作为规范名。所以“囊痈”作为规范名也符合术语定名的协调一致原则。

三、同义词

【曾称】“肾囊痈”(《医宗金鉴》)。

四、源流考释

有关囊痈的记载，最早见于元代朱丹溪《丹溪手镜》，如《丹溪治法心要》记载："囊痈……乃湿热下注也，浊气流入渗道，因阴道亏，水道不利而然，脓尽自安。"[1]167 元代之前已有不少医家对该疾病有相关论述。

明代汪机《外科理例》始有专门篇目介绍，谓："囊痈湿热下注也，有作脓者，此浊气顺下。""肿痛未作脓者，疏肝导湿；肿硬发热，清肝降火；脓清不敛者，大补气血；已溃者，滋阴托里。"[2]132 介绍了脓溃前后不同阶段的治疗方法。薛铠《保婴撮要》："囊痈属肝经湿热，或禀胎肝热所致……若元气无亏，虽阴囊悉溃，睾丸悬露，亦不为害。"[3]358 明确其病位在阴囊。陈实功《外科正宗》云："夫囊痈者，乃阴虚湿热流注于囊，结而为肿""囊痈，初起寒热交作，肾子作痛，疼连小腹者，宜发散寒邪。"[4]156-160 张介宾《景岳全书》详细阐述了不同治疗的预后情况，谓："此证虽大溃，而睾丸悬露，治得其法，旬日间肉可渐生而愈。若专攻其疮，阴道益虚，则肿者不能溃，溃者不能敛，少壮者成痼疾，老弱者多致不起。亦有患痔久漏，而串及于囊者，当兼治其痔，切忌寒药克伐，亏损胃气。"[5]886

清代祁坤《外科大成》[6]176 明确定义囊痈为"阴囊红肿热痛"，症状描述类似现代的阴囊蜂窝织炎、阴囊脓肿。阐述囊痈病因，谓："由肝肾阴虚，湿热下注所致。治以补阴为主，清热渗湿之药佐之。"并提出了急救之法，即"睾丸悬露者，松木灰托之，紫苏叶仓之。"吴谦《医宗金鉴》称其"肾囊痈"，谓："肾囊痈，此证生于肾囊，红肿焮热疼痛，身发寒热，口干饮冷，由肝肾湿热下注肾囊而成。"[7]835

值得注意的是，自"囊痈"一名首见，后世多将其与其他疾病混淆。如明代汪机《外科理例》[2]132 专述"囊痈"，但文后的病例可知，"囊痈"涉及阴囊、阴茎、睾丸等多个病位，且不仅限于男性。窦梦麟《疮疡经验全书·阴囊毒》谓："感冒寒暑邪气，偏盛于阴之经络，以致气血凝滞，寒湿不散，阴囊上肿而痛。"称其为"外肾痈""阴囊毒"。[8]1606 申斗垣《外科启玄》提出"肾阴发"，谓："肾阴发此疮发于肾囊，一名悬痈，又名囊痈，乃冲任脉所会之处，发者言大也比痈更大也，况胞乃空囊之处，气血凝聚，能作肿大也，亦有胞腐了止存睾丸亦不死，亦有俱腐落而不死者也。"[9]33 混淆了"囊痈"和"肾阴发""悬痈"。陈实功《外科正宗·囊痈论》[4]156-160 同样包含阴囊、睾丸的多种疾病。《疡医大全》谓："朱丹溪曰：囊痈即外肾痈也，此痈生阴囊之上，其证最酷，阴道多亏，湿热相聚，致生此毒，若不速治则囊裂睾丸外悬，可用青荷叶包之，或紫苏叶洗去毛包之，或单油纸煮过包之。"[10]917-920 将"囊痈"和"外肾痈"归为一种疾病。

后世逐渐将其进行区分。如清代祁坤《外科大成·囊痈》提出"囊痈"与"疝"的鉴别，谓："但痈则阴囊红肿热痛，内热口干，小便赤涩。若疝，则腹痛牵及肾子，少热多寒，好饮热汤为异耳。若水疝，虽肿而光，虽痛有时，不红不热，按之软而即起为异耳。"[6]176 王洪绪《外科全生集》谓："马曰：子痈与囊痈有别。子痈则睾丸硬痛，睾丸不肿而囊肿者为囊痈。枸橘等品，正治子痈之法。"[11]20 区分了"子痈"与"囊痈"。高秉钧《疡科心得集》[12]87 提出"脱囊"，明确区别了"脱囊"与"囊痈"。《中医大辞典》[8]515 则明确指出"外肾痈""阴囊毒"属"脱囊"，"悬痈"同"骑马痈""海底漏"而非"囊痈"。另有"脱壳囊痈"，《简明中医辞典》[13]912 说明其并非"囊痈"，实属"脱囊"。

近现代中医相关辞典和教科书多沿用"囊痈"这一称谓，并将其作为标准名。如 1960 年卫生部中医研究院《中医外科学简编》[14]62、1986 年欧明《汉英中医辞典》[15]569、1991 年艾儒棣《中医外科学》[16]270、2001 年《简明中医辞典》[13]912、2001 年张奇文《实用汉英中医词典》[17]564、2005 年李经纬等《中医大辞典》[8]515、2006 年潘立群《中医外科学》[18]343、2005 年及 2014 年《中医药学名词》。

总之，"囊痈"在最早见于元代朱丹溪《丹溪手镜》，明代汪机《外科理例》专篇予以介绍，明代薛铠《保婴撮要》明确其病位在阴囊，清代祁坤《外科大成》(1665)定义囊痈为"阴囊红肿热痛也"，清代吴谦《医宗金鉴》称其"肾囊痈"。历史上"囊痈"曾和"脱囊""外肾痈""阴囊毒""肾阴发""悬痈""骑马痈""疝"等多种疾病和病名混淆。近现代中医相关辞典和教材多沿用"囊痈"这一称谓，并将其作为标准名，类似近代的阴囊蜂窝织炎。

五、文献辑录

《华佗神方》卷四："本症由肝肾阴虚，湿热下注所致。虽与疝气相类痈则阴囊红肿，内热口干，小便赤涩；疝则小腹痛，牵引肾子，少热多寒，好饮热汤，此其异耳。初起时即宜用。"[19]112

《世医得效方》卷十九："肾痈乃与内肾相对，皆由肾气衰败而成。突起皮赤者易安，陷入皮黑者难瘥。如精神清爽，颜色红润，饮食不减，多起少卧，此为善美也。颜色黑黄，饮食全减，斯为可忧，惟须详审速疗。"[20]304,305

《丹溪治法心要》卷六："一人上嗽下肾痈破，玄参、黄柏炒、青黛、犀角、山楂、甘草节、神曲、麦蘖、桃仁、连翘，上末之作丸。"[1]167

《普济方》卷二百八十六："夫肾痈于内肾相对，皆由肾气衰败而成，突起皮赤者易安，陷入皮黑者难痊。如精神清爽，颜色红润，饮食不减，多起少卧，此为善义也。颜色黑黄，饮食全减，斯为可忧。惟须详审速疗。肾痈乃将理失宜，劳伤气血，风寒之气，乘虚而入，内舍于肾，及挟邪热，其气结聚，或作寒热，脉数而实者是也。消毒散(出《百一选方》)治男子肾痈，妇人乳痈，一切赤肿焮毒，服之自散。赤土(一皂子大)，木鳖子(七个炮去皮)。上同研令极匀，分三服，热酒或米饮调下，食后服，不动脏腑，不过一剂效。治外肾痈疮：用抱鸡卵壳、鹰爪、黄连、轻粉等分为末。煎过，清油调涂。治丈夫阴头痈(出肘后方)：用鳖甲一个，烧为末，以鸡子白和，敷之，治肾痈及天行热疾。"[21]1573

《卫生易简方》卷八："治外肾痈疮用抱鸡卵壳、黄连、轻粉等分为末。以熬过清油调涂。"[22]215

《景岳全书》卷四十七："此证虽大溃，而睾丸悬露，治得其法，旬日间肉可渐生而愈。若专攻其疮，阴道益虚，则肿者不能溃，溃者不能敛，少壮者成痼疾，老弱者多致不起。亦有患痔久漏，而串及于囊者，当兼治其痔，切忌寒药克伐，亏损胃气。"[5]886

《保婴撮要》卷十四："囊痈属肝经湿热，或禀胎肝热所致。初起肿痛，小便赤涩者，湿热壅滞也，先用龙胆泻肝汤，如不消，用仙方活命饮。若肿痛数日不止，欲作脓也，用托里消毒散。若肿未溃而小便不利者，毒气壅滞也，当分利之。脓已成而小便不利，毒气未解也，当针泄之。脓出而反痛者，气血虚也，当补益之。若元气无亏，虽阴囊悉溃，睾丸悬露，亦不为害。若乳母恚怒，令儿患此者，加味逍遥散。肝经气血虚者，八珍散加味，柴胡、山栀，俱加漏芦，子母并服。"[3]358

《医学纲目》卷十九："〔丹〕《外科精要》云：痈疽入囊者死。囊为厥阴，今以死言之，将以为属少阴肾经邪？予亲见入囊者七八人，悉以湿热入肝经施治，而用补阴药佐之，虽脓溃皮脱，睾丸悬挂可畏者，皆不死。但未知下虚年老者如何耳？〔《千》〕治丈夫阴头痈，师所不能医。用鳖甲一枚，烧末，以鸡子白和敷之良。"[9]220

《外科枢要》卷三："(谓阴囊患痈)囊痈属肝肾二经，阴虚湿热下注。若小便涩滞者，先分利以泄其毒，继补阴以令其自消。若湿热退而仍肿痛，宜补阴托里，以速其脓。脓焮而便秘者，热毒壅闭也，先用托里消毒散，后用针以泄之，脓去即解。若脓去而肿痛不减者，热毒未解也，用清肝养荣汤。口干而小便数者，肾经虚热也，六味丸。内热晡热者，肝经血虚也，四物加参、术。体倦食少者，脾气虚热也，补中益气汤。脓水清稀者，气血俱虚也，十全大补汤。此症虽大溃，而睾丸悬露，治得其法，旬日肉渐生而愈。若专攻其疮，阴道益虚，则肿者不能溃，溃者不能敛，少壮者多成痼疾，老弱者多致不起。亦有

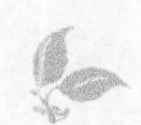

患痔漏，久而串及于囊者，当兼治其痔。切忌寒药克伐，亏损胃气。”[23]207,208

《医学入门·外集》卷五：“肾痈，足太阳经；外肾痈；足厥阴经。”[24]465

《寿世保元》卷九：“丹溪曰：囊痈者，湿热下注也。有作脓者，此浊气顺下，将流入渗道，因阴道或亏，水道不利而然，脓尽自安，不药可也，惟在善于调摄耳。又有因腹肿，渐流入囊，肿甚而囊自裂开，睾丸悬挂，水出以烰炭末敷之，外以紫苏叶包裹，仰卧养之。一论痈疽入囊者，曾治数人，悉由湿热入肝经处治，而用补阴药佐之，虽脓溃皮脱，睾丸悬者，皆不死。”[25]394

《外科正宗》卷三：“夫囊痈者，乃阴虚湿热流注于囊，结而为肿。至溃后睾丸悬挂者，犹不伤人，以其毒从外发，治当补阴、清利湿热，取效者十有八九。近时人误用疝家热药，多致热甚为脓，虑难收敛。初宜龙胆泻肝汤，稍久滋阴内托散，外敷如意金黄散，俱可内消。又一种水疝，皮色光亮，无热无红，肿痛有时，内有聚水，宜用针从便处引去水气则安。如肿痛日久，内脓已成胀痛者，可即针之；内服十全大补汤加山茱萸、牡丹皮、泽泻治之，间以六味地黄丸服之亦愈。”“初起不红微肿，肾子引痛，不作寒热，起坐自便者轻。已成红肿发热，形色光亮，疼痛有时，饮食有味者顺。已溃脓稠，肿消痛止，新肉渐生，不痛作痒、收敛者吉。溃后腐烂，囊皮脱落，甚者睾丸突出，能食不痛者可。初起坚硬紫色，日夜痛甚，小便不利，大便秘泄者重。已成坚而不溃，头腐无脓，疼痛无时，常流血水者重。溃后脓口开张，肿痛不减，身发寒热，睡卧不宁者重。”“初起寒热交作，肾子肿痛，疼连小腹者，宜发散寒邪。已成红肿发热，口干焮痛，小水不利，大便秘者利之；已溃疼痛不减，脓水清稀，朝寒暮热者，宜滋阴内托；溃后不能收敛，日晡发热，饮食减少者，宜养血健脾；溃后睾丸悬挂不能收敛者，当外用生肌，内加补托。”[4]156-160

《简明医彀》卷八：“证属厥阴肝经。阴道亏虚，湿热不利，浊气下注，流入渗道而然；有腹肿渐流入囊，水液不分而致。甚有脓溃皮脱，睾丸悬挂，囊裂水流。惟在治理得宜，亦可平复。先疏肝除湿，次滋阴补养气血。有醉后饮水入房，乃汗出遇风寒湿毒，乘聚于囊，先以导水丸二服，水去小便如常，以胃苓汤倍白术、茯苓。”[26]479

《丹台玉案》卷六：“囊痈者，乃阴虚湿热流注于囊，结而为肿。至溃之后，睾丸悬挂，犹不伤人。其毒从外发，治当补阴，清利湿热为主。”[27]89,90

《外科理例》卷三：“囊痈，湿热下注也。有作脓者，此浊气顺下，将流入渗道，因阴道或亏，水道不利而然，脓尽自安，不药可也，惟在善于调摄耳。又有因腹肿，渐流入囊，肿甚而囊自裂开。睾丸悬挂水出，以麸炭（杉木炭也）末敷外，以紫苏叶包裹，仰卧养之。《精要》谓痈入囊者死，将以为属肾耶。予治数人，悉以湿热入肝经施治，而以补阴佐之，虽脓溃皮脱，睾丸悬挂亦不死。但未知下虚年老者如何耳？大抵此症属阴道亏，湿热不利所致，故滋阴降湿药不可缺。常治肿痛小便秘滞者，用除湿为主，滋阴佐之。肿痛已退，便利已和者，除湿滋阴药相兼治之。欲其成脓，用托里为主，滋阴佐之，候脓成即针之，仍用托里滋阴。若湿毒已尽者，专用托里。如脓清或多或敛迟者，用大补之剂，或附子饼灸之。”[2]132

《明医指掌》卷八：“外肾阴发，名肾痈，又名悬痈，阴囊上肿痛，乃膀胱与肾经及足厥阴肝经感寒湿邪，偏肾于阴之经络，致血气凝滞，寒湿气不散，而为此病。即服托里散加车前子、木通、淡竹叶、牵牛、何首乌，复用内消散及生肌定痛散敷之。此证外溃去子亦无害也。”[28]242

《外科启玄》卷四：“此疮发于肾囊，一名悬痈，又名囊痈，乃冲任脉所会之处。发者，言大也，比痈更大也。况胞乃空囊之处，气血凝聚，能作肿大也。亦有胞腐了止存睾丸亦不死，亦有俱腐落而不死者也。”[9]33

《秘方集验》卷下：“囊痈凡小腹作疼，牵引肾子，多寒少热，好饮热汤，乃疝气也。如阴囊红肿，发热，小便赤涩，内热口干，坠重作痛，乃囊痈之候，不宜用疝家热药，清肝渗湿汤主之。川芎、龙胆草、天花粉、当归、生地、柴胡、山栀、黄芩各一钱，泽泻、木通、甘草各五分，加灯心水煎，食前服。溃后掺药：蚌壳、黄连、青黛各等分，研极细敷之。”[29]90,91

《外科大成》卷二：“夫囊痈者，阴囊红热肿痛也。由肝肾阴虚，湿热下注所致，治以补阴为主，清热渗湿之药佐之。如初起肿痛小便涩滞者，清肝渗湿汤，或送六味地黄丸。因寒中未经发散者，用绀珠丹汗之，次用滋阴清湿等药。焮肿便闭者，服神授卫生散。已成者托里消毒散，去桔梗，加泽泻、穿山甲，外用如意金黄散，葱汤和蜜调敷。坚硬无脓，紫色作烂，欲外腐也，蟾酥锭为末，掺之，膏盖，服滋阴药，俟腐脱，搽红黑二膏。如余肿俱消，惟一处不消，欲作脓也，托里消毒散倍用皂角刺透之，脓热作胀针之，以免遍溃其囊，法以油头绳扎住肾子，开海底穴，脓出自尽，服十全大补汤加牛膝、丹皮。脓出而仍肿痛者，热未解也，托里消毒散加胆草、栀子、柴胡，余肿俱退。只一条不消者，肝虚也，六味地黄丸去茯苓加五味子，兼补中益气汤加茯苓。口干便数者，肾虚也，六味地黄丸。因膀胱酒毒所乘者，六味地黄丸料加车前子、牛膝。内热晡热，肝虚也，四物汤加参、术。体倦食少者，脾虚也，补中益气汤。脓水清稀者，气血虚也，十全大补汤。久而不敛者，大补汤加麦冬、五味子，外兼豆豉饼灸之。睾丸悬露者，杉木灰托之，紫苏叶包之，或莹珠膏代之，内外得法，旬日可瘥。若攻其毒，则阴道愈虚。投淡渗之药，则真阴愈损，虽少壮者，多成痼疾，况虚弱者乎。更误作疝治，投以热药，必难收敛，以至脓清脉大者不治。”“囊痈与疝气相类，但痈则阴囊红肿热痛，内热口干，小便赤涩。若疝则小腹痛牵引肾子，少热多寒，好饮热汤为异耳。若水疝，虽肿而光，虽痛有时不红不热，按之软而即起为异耳，宜以针引去水气则安，内服本门之药。”[6]176

《疡医大全》卷二十四：“王肯堂曰：囊痈乃足厥阴肝经所主，乃湿热流入肝经而成，治当清肝家湿热，佐以养阴固肾。”[10]917-920“又曰：肾阴毒即阴囊疽，乃坐卧湿地，久著汗湿衣袴，寒湿下攻，阴注经络，久而不散，遂生此证。初起阴囊红肿疼痛者是也。”[10]917-920“陈远公曰：有阴囊左右生痈者，名曰便毒，生于囊之下，粪门之前，名曰囊痈。三处相较，便毒易治，囊痈最难治，以囊之下为悬痈，其皮肉与他处不同，在他处皮肉或横生直生，俱易合口，而囊下横中有直，直中有横，不易收功，此皆少年贪于酒色，忍精而战，耐饥而交，或苟合有毒之妇，或斗精有疮之妓，所谓欲泄不泄，化为脓血是也。治必大补其虚，佐以化毒之味，以毒因虚而成，不治虚得乎！逐邪至神丹：金银花四两，蒲公英二两，人参一两，当归二两，生甘草一两，大黄五钱，天花粉二钱，水煎，二服痊愈，溃者三剂收功。此方用金银花、公英佐以参归大黄之大料，未免霸气。然大虚之证，又用大黄祛逐，似乎不宜。谁知毒盛乘初起之时，正气未甚衰，大补泻火之为得乎！倘因循不敢治，及至流脓出血，正气萧索，始用参芪补气，往往用至数斤，尚未能复元，何若早用于化毒之中，正又无伤，毒又易散，此因势利导之法，不可不知也(《冰鉴》)。”[10]917-920“陈实功曰：夫囊痈者，乃阴虚湿热流注于囊，结而为肿，至溃后睾丸悬挂者，犹不伤人，以其毒从外发，治当补阴清利湿热，取效者十有八九，时人误用疝家热药，多致热甚为脓，必难收敛。初宜龙胆泻肝汤，稍久滋阴，外敷金黄散，如肿痛日久，内脓已成，胀痛者即针之，内服十全大补汤加山萸肉、丹皮、泽泻治之，间以六味地黄丸服之，自安(《正宗》)。”[10]917-920

《外科心法要诀》卷九：“肾囊红肿发为痈，寒热口干焮痛疼，肝肾湿热流注此，失治溃深露睾凶。【注】此证生于肾囊，红肿，焮热疼痛，身发寒热，口干饮冷，由肝、肾湿热下注肾囊而成。初起宜服荆防败毒散汗之，外用葱、盐熬汤烫之；寒热已退，宜服清肝渗湿汤消解之；不应者，脓势将成也，急服滋阴内托散；若气怯食少者，宜服托里透脓汤，外用二味拔毒散圈敷肿根。

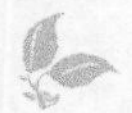

脓胀痛者，用卧针针之，出稠脓者顺，出腥水者险，宜服托里排脓汤，外用琥珀膏贴之；俟肿消、脓少、痛减时，用生肌散、生肌玉红膏以生肌敛口。此痈本于肝、肾发出，以滋阴培补气血为要。生肌敛口时，朝服六味地黄汤，暮服人参养荣汤，滋补之甚效。此证若失治，溃深露睾丸者险，然不可弃而不治，宜杉木灰托之，苏子叶包之，患者仰卧，静以养之，或可取效。"[7]835

《吴氏医方汇编》第五册："囊痈；此症属胆肾二经湿热下注，甚至脓溃皮开，睾丸悬露。不可专用克伐之剂，宜活命饮随症加减用治之。如肿痛发热者，小柴胡汤加黄连、青皮；未溃之际、壮盛者，龙胆泻肝汤亦可用之。如睾丸悬露，用生姜捣烂取汁，加香油调匀，以棉纸包之，自愈。如酒后入房，汗出作肿，时痛时痒，按小腹内有水声，名曰水疝。又有囊肿痛，以热手熨之稍缓，乃虚寒所袭而然，名曰阴疝。二者之患，不可作疡症论。"[30]282

《回生集》卷下："凡小腹作痛，牵引肾子，多寒少热，好饮热汤，乃疝气也。如阴囊红肿发热，小便赤涩，内热口干，坠重作痛，乃囊痈之候，不宜用疝家热药，清肝渗湿汤主之。""囊痈抱出鸡卵壳，黄连轻粉等分为末，以炼过麻油敷。"[31]36

《神仙济世良方》下卷："吕祖择，囊痈、骑马痈等最难治。此皆少年人不保重，或串花街柳巷，或贪倚翠偎红，忍精而战，耐饥而守，皆足以生此恶毒也。"[32]93

《疡科心得集》卷中："囊痈者，阴囊痈肿。乃足厥阴肝经所主，由肝肾二经阴亏湿热下注而成。初起肿痛，小便赤涩，当用龙胆泻肝汤清利解毒，或芩、连、黄柏、山栀、苡仁、木通、甘草、当归之类。若脓已成而小便不利者，是热毒壅闭也，先用托里消毒散，后用针以泄之；若脓已出而肿痛不减者，是热毒未解也，用清肝益营汤。此证由阴道亏、湿热不利所致，故除湿滋阴药不可缺。若溃后脓清或多，或敛迟者，须用十全大补汤加山萸、丹皮、泽泻以补益之；如虚而不补，少壮者多成痼疾，老弱者多致不起。又有脱囊，起时寒热交作，囊红睾肿，皮肤湿裂，隔日即黑，间日腐秽，不数日间其囊尽脱，睾丸外悬，势若险重，其实不妨，皆由湿热下流所致。掺以珍珠散，以白玉膏盖之，内服四苓或萆薢汤。又有一种水疝，肿痛而皮色光亮，无热无红，内有聚水，宜用针针之，引去水气则安，内服五苓等利湿之药。"[12]87"悬痈生于肾囊之后，谷道之前，又名海底漏，最难收功。患此者，俱是极虚之人，由足三阴经亏损，湿热结聚而发。初生状如莲子，日久渐如桃李，赤肿焮痛，溃后轻则成漏，重则气血沥尽，变为痨瘵者多矣。治法：初起肿痛而小便赤涩者，肝经湿热也，龙胆泻肝汤主之；若焮肿发热者，清肝解毒，小柴胡去半夏、人参，加车前、黄柏、芎、归、甘草；已溃者，用八珍汤加制甘草、柴胡梢、酒炒黄柏、知母，切不可过用寒凉，损伤胃气；惟制甘草一药，名国老散，不损血气，不动脏腑，其功甚捷，最宜用之。"[12]87

《古今医彻》卷三："囊痈者，厥阴肝经湿热所注，兼以阴虚而邪袭之也，故酗酒色者恒患此。盖肝主疏泄，肾主闭藏，过饮醇酒厚味，则湿热聚于宗筋。而肝者筋之合，下注为痈，红肿疼痛。治之者，宜泻肝经之湿热，滋肾阴之不足，切勿投香燥药，反助其邪，甚至溃烂，睾丸悬挂。如法疗之，无有不痊。"[33]120

《外科证治全书》卷三："阴囊红肿，焮热疼痛，乃肝脾湿热下注，龙胆泻肝汤加泽泻主之。如溃，则按后囊脱治法。"[34]85

《临证一得方》卷三："(案73)囊痈溃后，肿胀未消。炒柴胡，赤苓，生四芪，新会皮，焦楂核，大腹皮，炙升麻，萆薢，焦白芍，炒橘核，湖丹皮。"[35]83-85

《医门补要》卷上："湿盛热炽者，每下注肾囊，失于疗治，则易肿易溃。常有烂穿囊皮，脱去一卵者，或落下两子者，无容惊畏，只内进清热利湿方，外掺两元散(方见《青囊集》)。贴以膏药，一二月可全功。若刀棍伤落者，立死。"[36]30

卷中："常见湿盛热重之人，下注于肾，使子囊肿痛溃脓，竟至烂脱卵子者，或单或双，不可弃而不治，内进利湿清热药，外掺二元散（方见《青囊集》）。月余皆可完全，独猝被伤破卵蛋者，立死。”[36]63

《辨证奇闻》卷十四：“阴囊左右生痈，名便毒。生囊下、谷道前，名囊痈。较之，便毒易治，囊痈最难疗。以囊下为悬痈。盖他处皮肉横生、直生，俱易合口，悬痈横中有直，直中有横，不易收口。此少年贪酒色，花街柳巷，忍精耐饥而斗，或已泄重交，或将败再鼓，或与毒妇疮妓合，多生此症。所谓欲泄不泄，化为脓血也。宜大补虚，佐消毒。”[37]493

《经验丹方汇编·下疳及肾囊风、囊痈诸证》：“（囊痈）栝蒌五钱，甘草节、金银花各五钱，连翘、柴胡、青皮各七分。水煎服，愈（《新都医案》）。囊痈溃后掺药：蚌壳、黄连、青黛各等分，研细敷之（《秘方集验》）。”[38]80,81

《青囊秘诀》上卷：“人有阴囊左右而生痈毒者，名曰便毒。生于肾囊之下，谷道之前，名曰囊痈。二者之间，便毒易治，而囊痈难疗也。以囊之下为悬痈，其皮肉与他处不同。盖他处皮肉，或横生，或直生，俱易合；而悬痈之处，横中有直，直中有横，一有损伤，不易收功。然治之得法，未尝难也。此等之症，皆少年贪于酒色，或入花街而酣战，或入柳巷而恣欢，……往往多生此疮者，所谓‘欲泄不泄，精化为脓血’是也。治之法，必须大补其虚，而佐以化毒之品。以毒因虚而成，不治乎虚，痈安得痊？”[39]40

《外科全生集》卷一：“肾子作痛而不升上，外现红色者是也。迟则成患，溃烂致命。其未成脓者，用枸橘汤一服即愈。马曰：子痈与囊痈有别。子痈则睾丸硬痛，睾丸不肿而囊肿者为囊痈。枸橘等品，正治子痈之法。”[11]20

《疡科心得集》卷中：“囊痈者，阴囊痈肿。乃足厥阴肝经所主，由肝肾二经阴亏湿热下注而成。初起肿痛，小便赤涩，当用龙胆泻肝汤清利解毒，或芩、连、黄柏、山栀、苡仁、木通、甘草、当归之类。若脓已成而小便不利者，是热毒壅闭也，先用托里消毒散，后用针以泄之；若脓已出而肿痛不减者，是热毒未解也，用清肝益营汤。此证由阴道亏、湿热不利所致，故除湿滋阴药不可缺。若溃后脓清或多，或敛迟者，须用十全大补汤加山萸、丹皮、泽泻以补益之；如虚而不补，少壮者多成痼疾，老弱者多致不起。又有脱囊，起时寒热交作，囊红睾肿，皮肤湿裂，隔日即黑，间日腐秽，不数日间其囊尽脱，睾丸外悬，势若险重，其实不妨，皆由湿热下流所致。掺以珍珠散，以白玉膏盖之，内服四苓或萆薢汤。又有一种水疝，肿痛而皮色光亮，无热无红，内有聚水，宜用针针之，引去水气则安，内服五苓等利湿之药。”[40]87

《外科证治秘要》第四十一章：“囊痈属肝经湿热。初起寒热，囊肿色红，易于成脓；治法：归尾、龙胆草、萆薢、黑山栀、赤苓、橘核、木通。若火重者加羚羊角。如川楝子、楂肉皆可。若溃后宜调补脾胃。”[41]56

《中医外科学简编》：“骑马痈亦名偏马坠、跨马痈，生于阴囊两旁，大腿根侧股缝处。”[14]62“悬痈一名海底痈，生于前阴之后，后阴之前，会阴穴处，属任脉经，人站立时如悬状，故名悬痈。”[14]63“生于阴囊，名囊痈，亦名肾囊痈；生于睾丸，名子痈。”[14]64

《汉英中医辞典》：“【囊痈】nang yong 多由肝肾两经湿热下注或外湿内浸，酝酿成毒所致。症见身发热寒热，口干饮冷，阴囊红肿热痛，甚至囊皮紧张光亮，久则成脓。”[15]569

《中医外科学》（艾儒棣）：“子痈是指睾丸及附睾的急性化脓性疾病。睾丸中医文献称肾子。在早期外科文献中，将子痈与囊痈误为一病，因严重的子痈也会引起阴囊红肿，直到清代著名医家王洪绪在《外科全生集》中才将子痈单独列为一病，并有鉴别之法，马培之在评注该书时中指出：‘子痈与囊痈有别，子痈则睾丸硬痛；睾丸不肿而囊肿者为囊痈。’简明、准确地将子痈与囊痈分别开了。”[16]270“囊痈，又名肾囊痈，是阴囊部的急性化脓性疾病”[16]274“脱囊又称囊脱，是阴囊部急性坏死性疾病，其性质属发。本

病特点是：阴囊红肿，1～2日皮肤湿裂，迅速腐烂，腐肉脱落，睾丸悬挂；本病好发于不注意卫生的老年人。中医文献早已详细记载本病，如《外科启玄·肾阴发》：'此疮发于肾囊，一名悬痈，又名囊痈，乃冲任脉所会之处。发者言大也，比痈更大也。况胞乃空囊之处，气血凝聚，能作肿大也。亦有胞腐止存睾丸亦不死，亦有俱腐落而不死者也。'《疡科心得集》指出：'又有脱囊，起时寒热交作，囊红睾肿，皮肤湿裂，隔日即黑，间日腐秽，不数日间其囊尽脱……'由此可见，脱囊病重，故将其并发症及其预后讲得很详细清楚了。"[16]275

《中医外科学》(陈淑长等)："子痈……肾子包括附睾和睾丸，古人把附睾隶属于睾丸而统称为肾子。子痈是发于肾子的急性化脓性感染。湿热所致者多在附睾；外伤所致者多在睾丸。本病相当于西医之急性化脓性附睾炎或附睾睾丸炎。"[42]108"囊痈是发于阴囊皮肉间的急性化脓性疾病。包括多种阴囊皮肤急性炎症，如阴脓肿、阴蜂窝组织炎、丝虫病阴囊炎等。共同的临床特点为局部有明显的红肿热痛"[42]111"脱囊是阴囊部的急性感染性坏疽性疾病。临床以阴囊皮肤红肿剧痛并迅速坏死脱落、睾丸悬露为特点。相当于西医之阴囊特发性坏疽。"[42]112

《简明中医辞典》："囊痈……病名。见《外科理例》卷三。又名肾囊痈。多由肝肾两经湿热下注，或外湿内浸，蕴酿成毒。症见身发寒热，口干饮冷，阴囊红肿热痛，甚而囊皮紧张光亮，重坠而痛，久则成脓。宜清热利湿。用龙胆泻肝汤。成脓时则切开排脓，或上方加穿山甲、皂刺。溃脓后肿痛不减者，宜滋阴除湿，用滋阴除湿汤(《外科正宗》：川芎、当归、白芍、熟地、柴胡、黄芩、陈皮、知母、贝母、泽泻、地骨皮、甘草)。外治同外痈。切开排脓时，注意勿损伤睾丸。"[13]912"囊脱……即脱囊。"[13]912"脱囊……病名。① 见《医宗金鉴》卷七十五。又名外肾痈、囊发、囊脱、脱壳囊痈。因湿热火毒下注肝经而成。症见阴裹红肿，继而费烂皮脱，睾丸外悬。类似阴囊部坏疽。治宜泻肝火、利湿热。用龙胆泻肝汤。后期宜滋补调理。未溃外敷玉露散或金黄散，已溃按溃疡治。亦可用紫苏叶煎洗或为末干掺或香油调敷。② 阴肿之古称。见《外科大成》卷四。"[13]1134"脱壳囊痈……即脱囊。"[13]1134

《实用汉英中医词典》："囊痈［nang yong］scrotal abscess。"[17]564

《中医大辞典》："囊痈……病名。出《外科理例》卷三。又名肾囊痈。"[8]515"肾囊痈……病名。出《医宗金鉴》卷六十九。即囊痈。"[8]515"骑马痈……病名。见《仁术便览》卷四。即悬痈。"[8]747"悬痈……病证名。①《疡科经验全书》卷一：'此毒生于上颚，形如紫李，坠下抵舌，其人口不能言舌不能伸，头不能低，仰面而立，鼻中时出红涕……即上颚痈。'② 会阴部脓肿，也称悬痈或海底漏。"[8]747"海底漏……病证名。又叫骑马漏。见《外科证治全生集》卷一。属湿热下注证。初为会阴处肿胀，疼痛，后破溃流脓，日久成漏。"[8]1493"骑马漏……病名。见王芳林《临床实用痔漏学》指外口位于会阴部的肛瘘。"[8]1493"阴囊毒……病名。出《疮疡经验全书》卷五。即脱囊。"[8]1606"脱囊……病证名。①《医宗金鉴》卷七十五。又名阴囊毒、外肾痈、囊发、囊脱、脱壳囊痈。因湿热火毒下注肝经而成，症见阴囊红肿，继而溃烂脱皮，甚而阴囊外悬……② 阴肿之古称。"[8]1606"外肾痈……病名。出《疮疡经验全书》卷五。即脱囊。"[8]1665"囊发……病名。出《外科活人定本》卷一，即脱囊。"[8]1665"脱壳囊痈……病证名。即脱囊之南方俗称。"[8]1993

《中医外科学》(潘立群)："子痈……① 指发生于睾丸及附睾部位的非特异性感染性炎性疾患。② 临床上有急、慢性之分。以附睾炎为多，睾丸炎者少。③ 子痈相当于现代医学的附睾炎、睾丸炎等。"[18]343"囊痈……① 发生于阴囊部位的化脓性疾患，多见于阴囊急性蜂窝织炎。②《外科启玄》称，此病发于肾囊，一名悬痈，又名囊痈。"[18]348"脱囊……① 是指突然发生在阴囊的急性坏死性疾病。② 脱囊原属于囊痈范畴，自清代《疡科心得集》始将其命名为脱囊。③ 阴囊急性炎性病变，起病急、病情重，发展快，属于男科急诊。”[18]350

参考文献

[1] [元] 朱震亨.丹溪治法心要[M].张奇文，等校注，济南：山东科学技术出版社，1985：167.

[2] [明] 汪机.外科理例[M]//纪昀，等.钦定四库全书.上海：人民出版社，2005：132.

[3] [明] 薛铠.保婴撮要[M]北京：中国中医药出版社，2016：358.

[4] [明] 陈实功.外科正宗[M].北京：人民卫生出版社，1956：156－160.

[5] [明] 张介宾.景岳全书[M].上海：科学技术出版社，1959：886.

[6] [清] 祁坤.外科大成[M].上海：上海卫生出版社，1957：176.

[7] [清] 吴谦.医宗金鉴：外科心法要诀[M].太原：科学技术出版社，2011：835.

[8] 李经纬，余瀛鳌，蔡景峰，等.中医大辞典[M].北京：人民卫生出版社，2005：515，747，1493，1588，1606，1665，1993.

[9] [明] 申拱宸.外科启玄[M].北京：人民卫生出版社，1955：33.

[10] [清] 顾世澄.疡医大全[M].北京：人民卫生出版社，1987.12：917－920.

[11] [清] 王洪绪.外科全生集[M].上海：上海卫生出版社，1956：20.

[12] [清] 高秉钧.疡科心得集[M].徐福松点校，南京：江苏科学技术出版社，1983：87.

[13] 李经纬，等.简明中医辞典[M].北京：中国中医药出版社，2001：912，1134.

[14] 卫生部中医研究院.中医外科学简编[M].北京：人民卫生出版社，1960：62－64.

[15] 欧明.汉英中医辞典[M].广州：广东科技出版社，1986：569.

[16] 艾儒棣.中医外科学[M].成都：四川科学技术出版社，1991：270、274、275.

[17] 张奇文.实用汉英中医词典[M].济南：山东科学技术出版社，2001：564.

[18] 潘立群.中医外科学[M].上海：上海中医药大学出版社，2006：343，348，350.

[19] [汉] 华佗.华佗神方[M].杨金生，赵美丽，段志贤点校.北京：中医古籍出版社，2002：112.

[20] [元] 危亦林.世医得效方[M].王育学点校，北京：人民卫生出版社，1990：304，305.

[21] [明] 朱橚.普济方[M].北京：人民卫生出版社，1983：1573.

[22] [明] 胡濙.卫生易简方[M].北京：人民卫生出版社，1984：215.

[23] [明] 楼英.医学纲目白话精译[M].倪泰一选译.重庆：重庆大学出版社，1999：220.

[24] [明] 李梴.医学入门[M].金嫣莉，等校注.北京：中国中医药出版社，北京：中国中医药出版社，1995：465.

[25] [明] 龚廷贤.寿世保元[M].鲁兆麟主校.北京：人民卫生出版社，1993：394.

[26] [明] 孙志宏.简明医彀[M].余瀛鳌点校.北京：人民卫生出版社，1984：479.

[27] [明] 孙文胤.丹台玉案[M].上海：上海科学技术出版社，1984：89，90.

[28] [明] 皇甫中，王肯堂.明医指掌[M].北京：人民卫生出版社，1982：242.

[29] [清] 王梦兰.秘方集验[M].王玉英，王作林点校.北京：中医古籍出版社，1990：90－91.

[30] [清] 吴杖仙.吴氏医方汇编[M].查炜，陈守鹏点校.上海：上海科学技术出版社，2004：282.

[31] [清] 陈杰.回生集[M].周霞，欧阳兵点校.天津：天津科学技术出版社，2000：36.

[32] [清] 柏鹤亭.神仙济世良方[M].康维点校.北京：中医古籍出版社，1988：93.

[33] [清] 怀抱奇.古今医彻[M].上海：上海科学技术出版社，1985：120.

[34] [清] 许克昌，毕法.外科证治全书[M].北京：人民卫生出版社，1987：85.

[35] [清] 朱费元.临证一得方[M].张玉萍点校.上海：上海科学技术出版社，2004：83－85.

[36] [清] 赵濂.医门补要[M].上海：上海卫生出版社，1957：30，63.

[37] [清] 陈士铎.辨证奇闻[M].孙治熙，等校注.北京：中国中医药出版社，1995：493.

[38] [清] 钱峻.经验丹方汇编[M].赵宝朋点校.北京：中医古籍出版社，1988：80，81.

[39] [清] 傅山.青囊秘诀[M].何高民校考.太原：山西人民出版社，1983：40.

[40] [清] 高秉钧.疡科心得集[M].徐福松点校.南京：江苏科学技术出版社，1983：87.

[41] [清] 王旭高.外科证治秘要[M].许履和，徐福宁整理.北京：中医古籍出版社，2005：56.

[42] 陈淑长，贾玉森.中医外科学[M].北京：中国工人出版社，1999：108，111，112.

（方晗语　吴　昊）

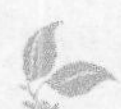

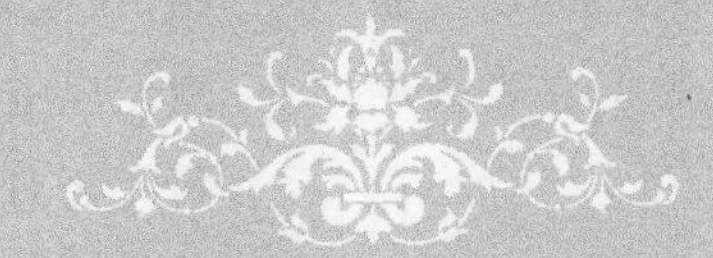

皮 肤 科

土风疮

tǔ fēng chuāng

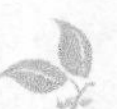

一、规范名

【汉文名】土风疮。

【英文名】urticaria papulosa。

【注释】水土不服,感染湿热虫邪,以皮肤出现丘疹、风团、水疱,乍发乍瘥为主要表现的皮肤疾病。相当于丘疹性荨麻疹。

二、定名依据

“土风疮”作为中医皮肤病名称,其主要症状为:多呈水肿性红色风团,中心有坚硬小水疱,瘙痒剧烈,常有结痂。皮疹常成批出现,此起彼伏,缠绵不愈,多发生在四肢伸侧,腹、臀等部位。“土风疮”一词首见于隋代巢元方《诸病源候论》,但后世医家鲜用“土风疮”一词。现代医家认为其相当于丘疹性荨麻疹,亦有称之为“细皮风疹”“水疱湿疡”和“水疥”。

马汴梁《简明中医古病名辞典》、李经纬《中医大辞典》使用土风疮。1997 年国标《中医临床诊疗术语·疾病部分》以土风疮作为规范名,之后的《皮肤病古今验方》《皮肤病防治验方精编》和朱文锋《中医诊断学》,皆使用土风疮这一病名。说明“土风疮”作为中医皮肤病的规范名已经成为共识。

我国 2005 年出版的由全国科学技术名词审定委员会审定公布的《中医药学名词》已以“土风疮”作为规范名。所以“土风疮”作为规范名也符合术语定名的协调一致原则。

三、同义词

【曾称】“水疥”(《诸病源候论》);“风土疮”(《中医诊断学》);“细皮风疹”(《中医皮肤科临床手册》)。

四、源流考释

土风疮作为病名首见于《诸病源候论》:“土风疮状如风胗而头破,乍发乍瘥。此由肌腠虚疏,风尘入于皮肤故也。俗呼之为土风疮。”[1]223 对土风疮的病因病机及症状做了记载。后世外科专著对土风疮的记载较少,《外台秘要》所记载的风疹瘙痒生疮症状与土风疮相似:“人皮肤虚为风邪所折,则起瘾疹。寒多则色赤,风多则色白。甚者痒痛,搔之成疮。”[2]423 清代顾世澄《疡医大全》并无土风疮记载,但其卷三十三“痧疹部”记载:“其色如斑兮摸之有迹,其形如痘兮视之无津,朝出暮收兮发之于阳,暮出朝收兮发之于阴,变化莫测,出没靡定。”[3]1259 与乍发乍瘥的土风疮症状相似。

近代有医家认为土风疮相当于现代医学的丘疹性荨麻疹,如《简明中医古病名辞典》明确提出:“土风疮出《诸病源候论》卷三十五:‘土风疮候……’相当于现代医学的丘疹性荨麻疹。”[4]6 1998 年的《中医常见病证诊疗常规》亦明确提出土风疮相当于丘疹性荨麻疹:“土风疮指因肌腠虚疏,复感风邪所致。以状如风疹而头破,乍发乍瘥为特征的皮肤病。相当于丘疹性荨麻疹。”[5]342 土风疮又被称为“水疥”“细皮风疹”,如 1996 年宋兆友《中医皮肤科临床手册》曰:“丘疹性荨麻疹本病中医称为土风疮、水疥、细皮风疹。病因病机为胎中遗热,蕴煦肌肤腠理,复加风邪外袭,外风内热所致,或因心脾积热,湿邪外淫肌肤,湿热蕴结而成。”[6]188

《今日中医外科》记载:“细皮风疹,为素体湿热,昆虫叮咬或外感风邪而致皮肤丘疹样风团样发疹的皮肤病,称为细皮风疹。常伴有水疱,故又名水疥……西医称丘疹性荨麻疹,多发生于儿童，常有季节性。”[7]349 水疥首记载于《诸病源候论》卷之三十五“疮病诸候”：“水疥者，痞瘰如小瘰浆，摘破有水出。此一种小轻。”[2]226 虽水疥与土风疮皆可见水疱，但土风疮有乍发乍瘥的特点，二者不尽相同。赵炳南将丘疹性荨麻疹称为“水疱湿疡”：“丘疹性荨麻疹症状特点为损害为1～2厘米大小的椭圆形风团样红斑……我科赵炳南老医生称本病为水疱湿疡。”[8]92

丘疹性荨麻疹与荨麻疹分别为中医学的土风疮与瘾疹，两者皆可见风团，具有乍发乍瘥的特点，但临床症状又不尽相同。如1995年韦永兴《中医外科学》：“瘾疹是一种常见的过敏性皮肤病。因皮肤起红色或苍白色风团，时隐时现……其特点为皮肤片状风团，骤然发生，又迅速消退，瘙痒剧烈，愈后不留任何痕迹，少数可引起胃肠道症状。任何年龄均可发生，常反复发作。相当于现代医学的荨麻疹。”[9]92 详细记载了瘾疹（荨麻疹）的症状特点。而2002年赵尚华《中医外科学》道：“丘疹性荨麻疹多见于小儿，皮疹呈梭形或纺锤形的水肿性风团，多呈散在分布，或风团上有丘疱疹或小水疱，瘙痒剧烈，通常数小时或一周左右消退而愈。”[10]275

1997年国标《中医临床诊疗术语·疾病部分》以土风疮作为规范名。李经纬等《中医大辞典》[11]75 收录土风疮并认为其类似现代医学的丘疹性荨麻疹。《皮肤病古今验方》[12]46《皮肤病防治验方精编》[13]4，2005年出版的由全国科学技术名词审定委员会审定公布的《中医药学名词》[14]277 及2014年出版的《中医药学名词》[15]60 皆使用土风疮作为正名。

五、文献辑录

《诸病源候论》卷三十五：“土风疮状如风胗而头破，乍发乍瘥。此由肌腠虚疏，风尘入于皮肤故也。俗呼之为土风疮。”[1]223 “水疥者，痞瘰如小瘰浆，摘破有水出。此一种小轻。”[1]226

《外台秘要》卷十五：“病源：人皮肤虚为风邪所折，则起瘾疹。寒多则色赤，风多则色白。甚者痒痛，搔之成疮。”[2]423

《疡医大全》卷三十三：“痧疹部……其色如斑兮摸之有迹，其形如痘兮视之无津，朝出暮收兮发之于阳，暮出朝收兮发之于阴，变化莫测，出没靡定。”[3]1259

《简明中医古病名辞典》：“土风疮出《诸病源候论》卷三十五：‘土风疮候。’指因肌腠空疏，风尘侵入皮肤所致皮肤起丘疹，时好时坏、瘙痒、搔之头破成疮，状如风疹的病证，相当于现代医学的丘疹性荨麻疹。”[4]6

《中医常见病证诊疗常规》：“土风疮指因肌腠虚疏，复感风邪所致。以状如风疹而头破，乍发乍瘥为特征的皮肤病。相当于丘疹性荨麻疹。”[5]342

《中医皮肤科临床手册》：“丘疹性荨麻疹本病中医称为土风疮、水疥、细皮风疹。病因病机为胎中遗热，蕴煦肌肤腠理，复加风邪外袭，外风内热所致，或因心脾积热，湿邪外淫肌肤，湿热蕴结而成。临床症状为：① 常见于春秋两季，幼儿及儿童中多见。② 好发于躯干及四肢近端。③ 红色丘疹，略带水肿，豆大至花生米大，略呈纺锤形，其中心常有针头大小水疱或丘疱疹，散布或成簇分布，常分批出现，新旧皮疹交杂，皮疹经1～2周后可自然消退，往往遗留暂时性淡褐色斑。④ 剧烈瘙痒，尤以夜间为甚，往往影响睡眠，搔抓后可使表皮剥脱或并发脓疱疮等。”[6]188

《今日中医外科》：“细皮风疹，为素体湿热，昆虫叮咬或外感风邪而致皮肤丘疹样风团样发疹的皮肤病，称为细皮风疹。常伴有水疱，故又名水疥……西医称丘疹性荨麻疹，多发生于儿童，常有季节性。”[7]349

《中医皮肤病学》：“丘疹性荨麻疹症状特点为损害为1～2厘米大小的椭圆形风团样红斑，中心发生隆起的丘疹或小水疱，好发于躯干及四肢，自觉奇痒。我科赵炳南老医生称本病为水疱湿疡。”[8]92

《中医外科学》（韦永兴）：“瘾疹是一种常见

的过敏性皮肤病。因皮肤起红色或苍白色风团，时隐时现，故名。又名风疹块。其特点为皮肤片状风团，骤然发生，又迅速消退，瘙痒剧烈，愈后不留任何痕迹，少数可引起胃肠道症状。任何年龄均可发生，常反复发作。相当于现代医学的荨麻疹。”[9]92

《中医外科学》（赵尚华）：“丘疹性荨麻疹多见于小儿，皮疹呈梭形或纺锤形的水肿性风团，多呈散在分布，或风团上有丘疱疹或小水疱，瘙痒剧烈，通常数小时或一周左右消退而愈。”[10]275

《中医大辞典》：“土风疮……病名。发作性皮肤丘疹疾患。出《诸病源候论》卷三十五。因肌腠虚疏，风尘入于肌肤所致。状如风疹、瘙痒、搔之头破而成疮，时好时发。治宜疏风止痒。内服局方消风散或荆防败毒散。注意皮肤清洁，以防再发。类似丘疹性荨麻疹。”[11]75

《皮肤病古今验方》：“胡麻散、枳实丸……四十三方治疗荨麻疹（隐疹、土风疮等）。”[12]46

《皮肤病防治验方精编》：“当归拈痛方、抗荨汤、葱白汤……四十八方治疗荨麻疹（隐疹、土风疮）。”[13]48

《中医药学名词》：“因水土不服，感染湿热虫邪，以皮肤出现丘疹、风团、水疱，乍发乍瘥为主要表现的皮肤疾病。”[14]277

《中医药学名词·外科学 皮肤科学 肛肠科学 眼科学 耳鼻喉科学 骨伤科学》：“因水土不服，感染湿热虫邪，以皮肤出现丘疹、风团、水疱，乍发乍瘥为主要表现的皮肤疾病。”[15]60

［1］［隋］巢元方．诸病源候论［M］．沈阳：辽宁科学技术出版社，1997：223，226．

［2］［唐］王焘．外台秘要［M］．北京：人民卫生出版社，1955：423．

［3］［清］顾世澄．疡医大全［M］．北京：人民卫生出版社，1987：1259．

［4］马汴梁．简明中医古病名辞典［M］．郑州：河南科学技术出版社，1988：6．

［5］庞春生．中医常见病证诊疗常规［M］．郑州：河南医科大学出版社，1998：342．

［6］宋兆友．中医皮肤科临床手册［M］．北京：人民卫生出版社，1996：188．

［7］王永炎，王沛．今日中医外科［M］．北京：人民卫生出版社，2000：349．

［8］北京中医医院皮肤科．中医皮肤病学［M］．北京：北京中医医院，1978：92．

［9］韦永兴．中医外科学［M］．北京：中国中医药出版社，1995：92．

［10］赵尚华．中医外科学［M］．北京：人民卫生出版社，2002：275．

［11］李经纬，余瀛鳌，蔡景峰，等．中医大辞典［M］．北京：人民卫生出版社，2005：75．

［12］阎俊国，刘天骥．皮肤病古今验方［M］．北京：中医古籍出版社，2001：46．

［13］阎俊国，胡可．皮肤病防治验方精编［M］．北京：中医古籍出版社，2010：48．

［14］中医药学名词审定委员会审定．中医药学名词［M］．北京：科学出版社，2005：277．

［15］中医药学名词审定委员会编．中医药学名词：外科学 皮肤科学 肛肠科学 眼科学 耳鼻喉科学 骨伤科学［M］．北京：科学出版社，2014：60．

（李　瑶　周兴兰）

4·111

牛皮癣

niú pí xuǎn

一、规范名

【汉文名】牛皮癣。

【英文名】cattle-skin lichen；neurodermatitis。

【注释】又称“摄领疮”。常发于颈项、肘部等处，以状如牛皮，顽硬且坚为主要表现的慢性瘙痒性皮肤疾病。相当于神经性皮炎。

二、定名依据

牛皮癣作为一种慢性瘙痒性皮肤病，其症状表现是：大多发生于颈项处，亦可发生在肘窝、腘窝、上眼睑、会阴、大腿内侧等处。初起皮肤先有瘙痒，继之出现粟米大小不规则之扁平实丘疹，皮色如常或呈淡褐色，进而融合成片，皮肤干燥、肥厚、浸润，有阵发性奇痒，入夜更甚。最早见于隋代巢元方《诸病源候论》，此时尚名“牛癣”“摄领疮”。

其后南宋朱佐《类编朱氏集验医方》记载的“柯皮癣”，明代胡濙《卫生易简方》记载的“牛皮癣疮”、兰茂《滇南本草》记载的“牛皮”、宋之问《解围元薮》记载的“牛皮血癣”“牛皮血癣疮”、李时珍《本草纲目》记载的“牛皮恶癣”“牛皮顽癣”“牛皮风癣”、龚廷贤《万病回春》记载的“牛皮疥癣”、张介宾《景岳全书》记载的“牛皮疮癣”，清代赵学敏《串雅内外编》“牛皮癣癞”都是牛皮癣的曾用名。

自北宋方书《圣济总录》始载“牛皮癣”一名以来，历代著作沿用较多，比如南宋杨士瀛《仁斋直指方论》，元代危亦林《世医得效方》，明代朱橚《普济方》、胡濙《卫生易简方》、兰茂《滇南本草》、周文采《外科集验方》、汪机《外科理例》、吴旻《扶寿精方》、沈之问《解围元薮》、楼英《医学纲目》、孙一奎《赤水玄珠》、李时珍《本草纲目》、龚廷贤《鲁府禁方》、申拱宸《外科启玄》、陈实功《外科正宗》、缪希雍《神农本草经疏》、祁坤《外科大成》，清代汪昂《本草易读》，陈士铎《洞天奥旨》、汪启贤等《济世全书》、吴谦《外科心法要诀》、顾世澄《疡医大全》、赵学敏《本草纲目拾遗》、郑玉坛《彤园医书》、程鹏程《急救广生集》、李云骕《新刻图形枕藏外科》、周诒观《秘珍济阴》、许克昌等《外科证治全书》、鲍相璈《验方新编》、王士雄《潜斋简效方》、易凤翥《外科备要》，民国张觉人《外科十三方考》。

中华人民共和国成立后，1958 年《简明中医外科学》（南京中医学院外科教研组），1960 年《中医外科学简编》（中医研究院），1961 年《中医外科学》（上海中医学院外科教研组），1964 年《中医外科学》（上海中医学院），1972 年《中医外科学》（上海中医学院外科教研组），1985 年《中医皮肤病诊疗》（张曼华），1986 年《中医外科学》（顾伯康），1987 年《中医外科学》（辽宁中医学院等），1988 年《中医外科学》（吴恒亚），1989 年《中医外科学》（艾儒棣），1991 年《骨伤科皮科应用必备》（朱进忠），1994 年《中医外科学》（王沛），1995 年《中医外科学》（韦永兴），1997 年《中医外科学》（陆德铭），1998 年《实用中医皮肤病学》（李林），1998 年《中医外科学》（金之刚），1999 年《中医外科学》（陈淑长等），2000 年《新编中医外科临床手册》（王少金），2001 年《皮科证治概要》（李博鉴），2007 年《中医外科学》（艾儒棣），2010 年《实用中医外科学》（陆德铭等）均使用了“牛皮癣”作为正名，说明“牛皮癣”作为规范病名已取得共识。

我国 2014 年出版的由全国科学技术名词审定委员会审定公布的《中医药学名词》已以“牛皮癣”作为规范名。所以“牛皮癣”作为规范名也符合术语定名的协调一致原则。

三、同义词

【曾称】“牛癣”“摄领疮”（《诸病源候论》）；“柯皮癣”（《类编朱氏集验医方》）；“牛皮癣疮”（《卫生易简方》）；“牛皮”（《滇南本草》）；“牛皮血癣”“牛皮血癣疮”（《解围元薮》）；“牛皮恶癣”“牛皮顽癣”“牛皮风癣”（《本草纲目》）；“牛皮疥癞”（《万病回春》）；“牛皮疮癣”（《景岳全书》）；“牛皮癣癞”（《本草纲目拾遗》）。

四、源流考释

成书于隋代的巢元方《诸病源候论·疮病诸候》记载：“俗云：以盆器盛水饮牛，用其余水洗手、面，即生癣，名牛癣。其状皮厚，抓之硬强而痒是也。其里亦生虫。”[1]165“疮病诸候”又记载："摄领疮，如癣之类，生于颈上，痒痛，衣领拂着即剧。云是衣领揩所作，故名摄领疮也。"[1]167"牛癣"指出牛皮癣"其状皮厚，抓之硬强而痒"的典型症状，"摄领疮"则指出牛皮癣好发于颈项部的特点。值得注意的是，"摄领疮"一名没有被后世医家沿用，而"牛癣"一名则沿用较多。比如丹波康赖《医心方》[2]356，北宋王怀隐《太平圣惠方》[3]2012，周守忠《养生类纂》[4]31，南宋杨士瀛《仁斋直指方论》[5]649,650，明代朱橚《普济方》[6]240，周文采《外科集验方》[7]91，王肯堂《疡医证治准绳》[8]413,414，龚廷贤《济世全书》[9]1064。

其后北宋方书《圣济总录·诸癣》记载："于诸癣中，最为瘰厚邪毒之甚者，俗谓之牛皮癣。"[10]2278 这里可以被视为"牛皮癣"病名在中医古籍中的最早记载。其后"牛皮癣"一名得到广泛沿用，比如南宋杨士瀛《仁斋直指方论》[5]652，元代危亦林《世医得效方》[11]648，明代朱橚《普济方》[6]294，兰茂《滇南本草》[12]96，周文采《外科集验方》[7]91,92，汪机《外科理例》[13]210，吴旻，王来贤《扶寿精方》[14]81，楼英《医学纲目》[15]780，孙一奎《赤水玄珠》[16]1122，李时珍《本草纲目》[17]208，龚廷贤《鲁府禁方》[18]133，申拱宸《外科启玄》[19]53，龚廷贤《济世全书》[9]1065，陈实功《外科正宗》[20]275，缪希雍《神农本草经疏》[21]547，祁坤《外科大成》[22]327，清代汪昂《本草易读》[23]376，陈士铎《洞天奥旨》[24]214，吴谦《外科心法要诀》[25]400，顾世澄《疡医大全》[26]1084，赵学敏《本草纲目拾遗》[27]189，郑玉坛《彤园医书（外科）》[28]111，程鹏程《急救广生集》[29]149，李云骕《新刻图形枕藏外科》[30]32，周诒观《秘珍济阴》[31]108，许克昌，毕法《外科证治全书》[32]127，鲍相璈《验方新编》[33]326，王士雄《潜斋简效方》[34]357，易凤翥《外科备要》[35]276，民国张觉人《外科十三方考》[36]94。

其后南宋朱佐《类编朱氏集验医方》记载："癣有数种。荷叶疮者，开生如圈，多在头面；柯皮癣者，皮厚痒痛。"[37]357 笔者认为此处的"柯皮癣"就是指牛皮癣。但"柯皮癣"一名后来医家沿用很少，以笔者所见，仅有明代《普济方》[6]293。

其后明代胡濙《卫生易简方·疥癣》记载："治疥癞、牛皮癣疮用陆英叶阴干为末，小油调涂，大效。"[38]238"牛皮癣疮"一名后世亦有沿用，李时珍《本草纲目》[17]208，王肯堂《疡医证治准绳》[8]413。

其后明代兰茂《滇南本草·白果》："采树皮烧灰，调油搽牛皮、铜钱癣，最效。"[39]24"牛皮"一名后世沿用较少，以笔者所见，仅有清代陈士铎《洞天奥旨》[24]214。

其后明代沈之问《解围元薮·麻癞》记载："或如牛皮血癣，时痛时麻。"[40]62"牛皮血癣"后世亦有较多沿用，比如李时珍《本草纲目》[17]279，清代孙伟《良朋汇集经验神方》[41]202，冯兆张《冯氏锦囊秘录》[42]502，吴杖仙《吴氏医方汇编》[43]215，顾世澄《疡医大全》[26]1089，高秉钧《疡科心得集》[44]127，程鹏程《急救广生集》[29]149。《解围元薮》还提出"牛皮血癣疮"[40]137 一名，后世医家并未沿用。

其后明代李时珍《本草纲目·水银粉》记载："牛皮恶癣：五更食炙牛肉一片，少刻以轻粉半钱，温酒调下。"[17]333《本草纲目·雌黄》还记载："牛皮顽癣：雌黄末，入轻粉，和猪膏敷之。"[17]341《本草纲目·木槿》还记载："牛皮风癣：川槿皮一两，大风子仁十五个，半夏五钱，锉，河水、井水各一碗，浸露七宿，入轻粉一钱，入水中，秃笔扫涂，覆以青衣，数日有臭涎出，妙。忌浴澡。夏月用尤妙。"[17]1297 其中"牛皮恶癣"古籍记载仅此一处，而"牛皮风癣""牛皮顽癣"后来医家沿用较多。记载有"牛皮风癣"的古籍有明代万表《万氏家抄济世良方》[45]41，清代黄元御《玉楸药解》[46]330，赵学敏《串雅内外编》[47]77《本草纲目拾遗》[27]356，鲍相璈《验方新编》[33]575，姚俊《经验良方全集》[48]208，罗越峰《疑难急症简方》[49]183。记载有"牛皮顽癣"的古籍有清代严洁，施雯，洪炜《得配本草》[50]15，林珮琴《类证治裁》[51]265，凌奂《外科方外奇方》[52]110。亦有一种书中"牛皮血癣""牛皮风癣""牛皮顽癣”同时记载的，比如明代缪希雍《本草单方》[53]612。

其后明代龚廷贤《万病回春》提出“牛皮疥癞”[54]518，后世医家没有沿用。张介宾《景岳全书》提出“牛皮疮癣”[55]1605，后世亦没有沿用。清代医家赵学敏《本草纲目拾遗》提出“牛皮癣癞”[27]189，其后龚自璋《家用良方》[56]306 亦沿用。

后世有人认为古籍中的“顽癣”亦是指牛皮癣，笔者认为是错误的，因为：① “顽癣”与“牛皮癣”在古籍中往往是同时出现，不太可能是指同一种疾病。② 吴谦《外科心法要诀》记载顽癣的特点是“搔抓顽痹，不知痛痒”[25]400，与牛皮癣有异。③ 程国彭《医学心悟》记载：“顽癣乃湿热凝聚，虫行皮中，有顽厚坚硬者，俗称牛皮癣，是宜用百部膏搽之。”[57]258 明确指出牛皮癣为顽癣一种，二者内涵并不相同。

后世亦有人认为《肘后备急方》中的“牛领”“马鞍疮”[58]223 也是牛皮癣，笔者亦认为是错误的，因为古籍中的“牛领疮”症状是“皮肉俱烂”[59]133 与牛皮癣不符。现代人多认为“马鞍疮”是指“肌阴部因骑马磨损所致的疮病”[60]40。

后世亦有人认为《诸病源候论》中的“刀癣”也是牛皮癣，笔者亦认为是错误的，因为刀癣的典型症状是“无匡廓，纵斜无定”[2]356，与牛皮癣不符。现代有人认为刀癣相当于西医“叠瓦癣”[61]170，可参。

后世亦有人认为古籍中的“纽扣风”也是指牛皮癣，笔者亦认为是错误的。因为吴谦《外科心法要诀》记载纽扣风的症状为“起如粟米，瘙痒无度，抓破津水”[25]151，与牛皮癣不同。现代多数医家认为纽扣风相当于西医的“脂溢性皮炎”[62]100，可参。

1958 年南京中医学院外科教研组的《简明中医外科学》使用了“牛皮癣”一名[63]90，其后著作大多沿用，如 1960 年中医研究院《中医外科学简编》[64]107，1961 年上海中医学院外科教研组《中医外科学中级讲义》[65]110，1964 年上海中医学院《中医外科学》[66]227，1972 年上海中医学院外科教研组《中医外科简编》[67]131，1985 年张曼华《中医皮肤病诊疗》[68]161，1985 年顾伯华的《中医外科学》[69]474，1986 年顾伯康《中医外科学》[70]144，1987 年辽宁中医学院，北京中医学院《中医外科学》[71]105，1988 年吴恒亚《中医外科学》[72]121，1989 年艾儒棣《中医外科学》[73]170，1991 年朱进忠《骨伤科皮科应用必备》[74]125，1994 年王沛《中医外科学》[75]356，1995 年韦永兴《中医外科学》[76]94，1997 年陆德铭《中医外科学》[77]146，1998 年李林《实用中医皮肤病学》[78]115，1998 年金之刚《中医外科学》[79]295，1999 年陈淑长等《中医外科学》[80]83，2000 年王少金《新编中医外科临床手册》[81]316，2001 年李博鉴《皮科证治概要》[82]440，2007 年艾儒棣《中医外科学》[83]201，2010 年陆德铭等《实用中医外科学》[84]502，2014 年《中医药学名词》[85]61（中医药学名词审定委员会）。

亦有使用“神经性皮炎”作为正名的，如 1973 年山东中医学院中医系外科教研室的《中医外科学》[86]203，1979 年中医研究院广安门医院的《朱仁康临床经验集》[87]136，1979 年程运乾的《中医皮肤病学简编》[88]77，1980 年全国中等卫生学校试用教材《中医外伤科学》编写组编写的《中医外伤科学》[89]108，1981 年管汾的《实用中医皮肤病学》[90]167，1981 年《临床皮肤病学》编写组编写的《临床皮肤病学》[91]514，1982 年北京中医医院的《中医外科学》[92]167，1983 年张志礼等的《简明中医皮肤病学》[93]188，1986 年尚德俊的《实用中医外科学》[94]532，1986 年涂元远等的《实用小儿皮肤病学》[95]532，1995 年尚德俊的《新编中医外科学》[96]273，1996 年杨国亮等的《现代皮肤病学》[97]506，1997 年刘忠恕的《现代中医皮肤病学》[98]220，1998 年许芝银等的《中医外科学》[99]225，1999 年杜锡贤的《皮肤病中医辨治》[100]208，2001 年赵尚华的《中医皮肤病学》[101]165，2012 年胡蔚毅的《专家诊治皮肤癣与牛皮癣》[102]110。

还有使用“摄领疮”作为正名的，比如 1986

年李博鉴的《皮科便览》[103]31，2000年欧阳恒等的《新编中医皮肤病学》[104]311，2005年《中医药学名词》[105]277（中医药学名词审定委员会）。

总之，《诸病源候论》中的"牛癣""摄领疮"是牛皮癣的最早记载，"牛皮癣"一名始见于《圣济总录》，《类编朱氏集验医方》的"柯皮癣"，《卫生易简方》的"牛皮癣疮"，《解围元薮》"牛皮血癣"，《本草纲目》"牛皮恶癣""牛皮顽癣""牛皮风癣"，《万病回春》"牛皮疥癞"，《景岳全书》"牛皮疮癣"，《本草纲目拾遗》的"牛皮癣癞"都是牛皮癣的异名。至于古籍中的"顽癣""牛领""马鞍""刀癣""纽扣风"，与牛皮癣内涵并不相同，不宜视为牛皮癣的曾用名。"神经性皮炎"是西医用名，古籍不载，中医外科书籍亦采用之。

五、文献辑录

《诸病源候论》卷三十五："俗云：以盆器盛水饮牛，用其余水洗手、面，即生癣，名牛癣。其状皮厚，抓之硬强而痒是也。其里亦生虫。"[1]165"摄领疮，如癣之类，生于颈上，痒痛，衣领拂着即剧。云是衣领揩所作，故名摄领疮也。"[1]167

《医心方》卷十七："牛癣，俗云以盆器盛水饮牛，用其余水洗手面，即生癣，名为牛癣。其状皮厚，抓之硬强而痒是也。其里亦生虫。"[2]356"刀癣，俗云以磨刀水用洗手面而生癣，名刀癣。其状无匡廓，纵斜无定是也。其里亦生虫。"[2]356

《太平圣惠方》卷六十五："夫久癣者，为诸癣有虫，而经久不差者也。癣病之状，皮肉瘾疹如钱文，渐渐增长，或圆或斜，痒痛有棱廓，搔之有汁。又有干癣，枯索痒，搔之无汁。又有风癣，搔之顽痹，不知痛痒。又有牛癣，因饮牛余水得之，其状皮厚硬强。又有圆癣，作圆文隐起，四面赤。又有狗癣，因以狗食余水，洗手面得之，其状微白，点缀相连，亦微痒。又有雀眼癣，作细文似雀眼，搔之亦痒痛。又有刀癣，因以磨刀水，洗手面得之，其状无棱廓，纵斜无定。如此之癣，初得，或因风湿客于肌肤折于血气所生，至其病成，皆有虫侵蚀，转深连滞不差，故成久癣也。"[3]2012,2013

《养生类纂》卷上："以磨刀水洗手、面生癣，名刀癣（《巢氏病源》）。狗舐之水，用洗手、面生癣，白点微痒是也（同上）。盆盛水饮牛，用其余水洗手、面生癣，名牛癣（同上）。"[4]31

《仁斋直指方论》卷二十四："疥与癣，风毒客于肌肤所致也。风毒之浮浅者为疥，风毒之沉深者为癣。疥则多因风毒挟热得之，癣则多因风毒挟湿得之。疥发于手足，或至于遍身，癣则肌肉瘾疹，或圆或斜，或如苔莓走散，内藏汁而外有筐，二者莫不均有虫也，亦莫不易为之染触也。焮赤痒痛，作疮有脓，曰大疥；隐起带根，搔不知痛，曰马疥；痞瘟含浆，摘破出水，曰水疥；痒而搔之，皮起干痂，曰干疥；薄皮小疮，常常淫汁，曰湿疥，此疥之名目然也。干癣则搔出白屑，索然凋枯；湿癣则淫如虫行，搔之多汁；风癣则爪擦痹顽，不知痛痒；牛癣则状如牛领，皮厚而坚；其若时作微痒，白点相连，是之谓狗癣；轮廓全无，纵横不定，是之谓刀癣，此癣之种类然也。疥癣治法，驱风杀虫固也。然杀虫于其外，亦须以硫黄、轻粉、蜡矾丸辈，服饵而内济之，庶绝其根矣。若夫肿而湿者有热，槁而干者无热，用药加减，又当权衡。"[5]649,650

《仁斋直指方论》卷二十四："牛皮癣方……旧皮鞋底烧存性，麻油、轻粉调抹。"[5]652

《普济方》卷二百七十九："夫疥与癣，风毒客于肌肤所致也。风毒之浮浅者为疥，风毒之沉深者为癣。疥则多因风毒挟热得之，癣多因风毒挟湿热得之。疥发于手足，或至于遍身，癣则肌肉瘾疹，或圆或斜，或如苔莓走散，内藏汁而外有框。二者莫不均有虫也，亦莫不易为之染触也。焮赤痒痛，作疮有脓，曰大疮。隐起带根，搔不知痛，曰马疥。痞瘟含浆，抓破出水，曰水疥。痒而搔之，皮起干痂，曰干疥。薄皮小疮，常常淫汁，曰湿疥。此疥之名目然也。干癣则搔出白屑，索然凋枯；湿癣则淫如虫行，搔之多汁；风癣则爪擦痹顽，不知痛痒；牛癣则状如牛领，皮厚而坚。其有时则微痒，白点相连，是之谓狗癣。轮郭全无，纵横不定，是之谓刀癣。

此癣之种类然也。疥癣治法，驱风杀虫固已。然杀虫于其外，亦须以硫黄、轻粉、蜡矾圆辈，服铒而内济之，庶绝其根矣。若夫肿而有湿者有热，槁而干者无热，用药加减，又当权衡。”[6]240

卷二百八十一：“又有风癣，搔之顽痹，不知痛痒。又有牛皮癣，因饮牛饮余水得之，其状皮厚硬强。”[6]294“癣有数种，荷叶疮者，开生如圈，多在头面。柯皮癣者，皮厚痒痛，轻者用荷叶心，左缠藤叶，同为末，麻油调涂。厚者加砒少许和匀，水调涂。”[6]293

《外科集验方》卷下：“夫疥癣者，皆由脾经湿热及肺气风毒，客于肌肤所故也。风毒之浮浅者为疥，风毒之深沉者为癣，尽癣则发于肺之风毒，而疥则兼乎脾之湿热而成也。久而不愈，延及遍身，浸淫溃烂，或痒或痛，其状不一，二者皆有细虫而能传染人也。疥有五种，一曰大疥，焮赤痒痛，作疮有脓。二曰马疥，隐起带根，搔不知痛。三曰水疥瘖瘟，含浆，摘破出水。四曰干疥，痒而搔之，皮起干痂。五曰湿疥，薄皮小疮，常常淫汁是也。癣之状起于肌肤，瘾疹或圆或斜，或如每苔走散，内藏汁而外有筐，其名亦有六焉。一曰干癣，搔则出白屑，索然凋枯。二曰湿癣，搔则多汁，浸淫如虫行。三曰风癣，搔则痹顽，不知痛痒。四曰牛癣，其状如牛领之皮，浓而且坚。五曰狗癣，则时作微痒，白点相连。六曰刀癣，则轮廓全无，纵横不定是也。治法，当以杀虫渗湿消毒之药敷之，内则服和脾清肺、除风散湿之剂，庶绝其根矣。又有面上风癣，初起瘖瘟或渐成细疮，时作痛痒，发于春月名吹花癣，女人多生之。此皆肺经蕴积风热，阳气上升发于面部，或在眉目之间，久而不愈恐成风疾。治法当清心火，散肺经之风热，然后以消毒散热之药敷之，则自愈矣。”[7]91,92

《疡医证治准绳》卷五：“夫疥癣者，皆由脾经湿热，及肺气风毒，客于肌肤所致也。风毒之浮浅者为疥，风毒之深沉者为癣。盖癣则发于肺之风毒，而疥则兼乎脾之湿热而成也。久而不愈，延及遍身，浸淫溃烂，或痒或痛，其状不一，二者皆有细虫而能传染人也。疥有五种。一曰大疥，焮赤痒痛，作疮有脓。二曰马疥，隐起带根，搔不知痛。三曰水疥，瘖瘟含浆，摘破出水。四曰干疥，痒而搔之，皮起干痂。五曰湿疥，薄皮小疮，常常淫汁是也。癣之状起于肌肤，瘾疹或圆或斜，或如莓苔走散，内藏汁而外有筐，其名亦有六焉。一曰干癣，搔则出白屑，索然凋枯。二曰湿癣，搔则多汁，浸淫如虫行。三曰风癣，搔则痹顽，不知痛痒。四曰牛癣，其状如牛领之皮，厚而且坚。五曰狗癣，时时作微痒，白点相连。六曰刀癣，则轮郭全无，纵横不定是也。治法当以杀虫、渗湿、消毒之药敷之，内服和脾清肺，除风散湿之剂，庶绝其根。又面上风癣，初起瘖瘟，或渐成细疮，时作痛痒，发于春月，名吹花癣，女人多生之。此皆肺经蕴积风热。阳气上升，发于面部，或在眉目之间，久而不愈，恐成风疾。治法当清心火，散肺经之风热，然后以消毒散热之药敷之，则自愈矣。戴院使云：此虽皮肤小疾不足为害，然疮有恶疮，癣有顽癣，疥痨嗜肤，尤为烦扰，甚至经年不累月不能脱洒。凡病此者，不当专用外敷药，须内宣其毒可也。升麻和气饮、消毒饮、四顺清凉饮、犀角饮皆可用。”[8]413,414

《济世全书》卷八“兑集”：“久癣，是诸癣有虫，而经久不瘥者也。癣病之状，皮肉隐疹如钱文，渐渐增长，或圆或斜，痒痛有匡廓，搔之有汁。又有干癣枯索痒，搔之白屑出；又有湿癣，如虫行浸淫赤湿痒，搔之多汁；又有风癣，搔抓顽痹不知痛痒；又有牛癣，因饮牛余水得之，其状皮厚，抓之鞹强；又有圆癣，作圆文隐起四面赤；又有狗癣，因以狗舐余水洗手面得之，其状微白，点缀相连亦微痒；又有雀眼癣，作细文似雀眼，搔之亦痒痛；又有刀癣，因以磨刀水洗手面得之，其状无匡廓，纵邪无定。如此之癣，初得，或风因湿客于肌肤，折于血气所生，或因用牛、狗所饮余水洗手面得之，至其病成，皆有虫侵食转深，连滞不瘥，故成久癣。”[9]1064“治牛皮癣极痒抓烂，用牛脚爪烧灰存性，香油调搽，立效。"[9]1065

《圣济总录》卷一百三十七:"论曰:癣之字从鲜,言始发于微鲜,纵而弗治,则浸淫滋蔓,其病得之风湿客于腠理。搏于气血,气血否涩,久则因风湿而变化生虫,故风多于湿,则为干癣。但有周郭,皮枯瘙痒,搔之白屑起者是也。湿多于风,则为湿癣,周郭中如虫行,浸淫赤湿,搔痒汁出是也,风折于气血,则为风癣,痛痹不知痛痒是也。如钱形则为圆癣,如雀目然则为雀目癣,亦皆赤痛而瘙痒,又或牛犬所饮,刀刃磨淬之余水,取以盥濯,毒气传人,亦能生癣,故得于牛毒者,状似牛皮。于诸癣中,最为痛厚邪毒之甚者,俗谓之牛皮癣。狗癣白点而连缀,刀癣纵斜无定形。凡此八者,皆风湿毒气折于肌中,故痛痒不已,久而不差,又俱谓之久癣。"[10]2278

《世医科效方》卷十九:"遍身牛皮癣方:川乌、草乌(去皮尖),何首乌、白芷、苏木(各等分),右截小片,腊月猪脂油煮焦,候冷,入盐少许,瓷器收。时常挑一匙,空心酒调下。"[11]648

《滇南本草》卷二:"牛膝,一名铁牛膝,绿片有白丝者是。味酸、微辛,性微温。入肝经,走经络,止筋骨疼痛,强筋舒筋,止腰膝酸麻,破瘀,坠胎,散结核,攻瘰疬,散痈疽、疥癞、血风疮、牛皮癣、脓窠疮、鼻渊、脑漏等症。"[12]96

《外科理例》卷七:"牛皮癣……用牛胆调烧酒敷之。"[13]210

《扶寿精方》卷下:"治牛皮癣(以秃笔蘸涂疮上,但忌疮上覆以青皮。夏月治数日,水有臭涎,更效):川槿皮(一两),大枫子仁(十五个),半夏(半两)。上锉片,河井水各一碗,浸露七宿取,加轻粉一钱在水中。"[14]8

《医学纲目》卷二十"心小肠部":"〔世〕治牛皮癣。用清香油一两,入全蝎七枚,巴豆二十枚,斑蝥十枚同熬,候色焦者先去之,去了,入黄蜡一钱,候溶收起。朝擦暮愈,不损皮肉。"[15]780

《赤水玄珠》卷二十九:"香疥药……治风疥癣疮,黄水疮,牛皮癣。轻粉、水银、樟脑(各三钱),大风子(四十九枚),川椒(四十九粒),杏仁(二十一粒),柏油(一对),为细末,疥用绢包于疮上熨之。黄水疮干掺神效。"[16]1122

《本草纲目·主治》第四卷:"〔金石〕轻粉(牛皮癣,酒服半钱;小儿癣,同猪脂涂),雌黄(同轻粉、猪脂,涂牛皮顽癣),明矾(榴皮蘸,掺牛皮癣。)"[17]208

第七卷"土部":"牛皮血癣:烟胶三钱,寒水石三钱,白矾二钱,花椒一钱半。为末,腊猪脂调搽。积德堂方。"[17]279

第九卷"石部":"牛皮恶癣:五更食炙牛肉一片,少刻以轻粉半钱,温酒调下(《直指方》)。"[17]333

第九卷"石部":"牛皮顽癣:雌黄末,入轻粉,和猪膏敷之(《直指方》)。"[17]341

第三十六卷"木部":"牛皮风癣:川槿皮一两,大风子仁十五个,半夏五钱,锉,河水、井水各一碗,浸露七宿,入轻粉一钱,入水中,秃笔扫涂,覆以青衣,数日有臭涎出妙。忌浴澡。夏月用尤妙(《扶寿方》)。"[17]1297

《鲁府禁方》卷四"宁集":"治牛皮癣极痒抓烂……牛脚爪烧存性,为末。香油调搽,立效。"[18]133

《外科启玄》卷七:"白壳疮者即癣也,而有四种,曰风癣、杨梅癣、花癣、牛皮癣。皆因毛孔受风湿之邪所生,外,小儿一种因吃湿奶名曰湿奶癣,久则有虫,宜粉霜淬搽之立效。"[19]53

《外科正宗》卷十:"顽癣,乃风、湿、热、虫四者为患。发之大小圆斜不一,干湿新久之殊。风癣如云朵,皮肤娇嫩,抓之则起白屑;湿癣如虫形,搔之则有汁出;顽癣抓之则全然不痛;牛皮癣如牛项之皮,顽硬且坚,抓之如朽木;马皮癣微痒,白点相连;狗皮癣白斑相簇。此等总皆血燥风毒克于脾、肺二经。"[20]275

《神农本草经疏》卷十四"木部下品":"《扶寿方》牛皮癣:川槿皮一两,大风子肉十五个,半夏五钱锉,河水、井水各一碗,浸六七宿,入轻粉一钱,秃笔扫涂,覆以青衣,数日有臭涎出妙。忌澡浴。"[21]547

《外科大成》卷四："癣发于肺之疯毒，若疥则属于脾之湿热矣，总不外乎风、热、湿、虫四者相合而成。其形有六，搔之起屑者为干癣，有汁水者为湿癣，不知痛痒者为风癣，即顽癣，坚厚如牛领之皮者为牛皮癣，白点相连者为马皮癣，轮廓全无纵横不定者为刀癣。"[22]327,328

《本草易读》卷八："牛皮癣，石榴皮蘸白矾末搽之。"[23]376

《洞天奥旨》卷十五"奇方中"："岐天师传方治牛皮癣。杜大黄根鲜者一两，捣碎，日日擦之，擦至十日之后，用冰片三分、麝香三分、楝树根一钱、蜗牛十八个、白矾二钱、生甘草一钱、蚯蚓粪五钱，各为细末，捣蜗牛内敷之，一月即全愈，至神之至。"[24]214

《外科心法要诀》卷七十四："此证总由风热湿邪，侵袭皮肤，郁久风盛，则化为虫，是以瘙痒之无休也。其名有六：一曰干癣，搔痒则起白屑，索然凋枯；二曰湿癣，搔痒则出黏汁，浸淫如虫形；三曰风癣，即年久不愈之顽癣也，搔则痹顽，不知痛痒；四曰牛皮癣，状如牛领之皮，厚而且坚；五曰松皮癣，状如苍松之皮，红白斑点相连，时时作痒；六曰刀癣，轮廓全无，纵横不定。总以杀虫渗湿，消毒之药敷之。轻者羊蹄根散，久顽者必效散搽之。亦有脾、肺风湿过盛而肿痛者，宜服散风苦参丸，解散风湿，其肿痛即消。又有面上风癣，初如痦瘟，或渐成细疮，时作痛痒，发于春月，又名吹花癣，即俗所谓桃花癣也，妇女多有之。此由肺、胃风热，随阳气上升而成，宜服疏风清热饮，外用消风玉容散，每日洗之自效。"[25]400

卷四："纽扣风生胸颈间，风湿结聚瘙痒难，延及成片浸汁水，因地而名当癣看。〔注〕此证生于颈下天突穴之间。因汗出之后，邪风袭于皮里，起如粟米，瘙痒无度，抓破津水，误用水洗，浸淫成片。轻者外敷独胜散、冰硫散，甚者宜服消风散即愈。"[25]400

《疡医大全》卷二十九："又曰：牛皮癣顽硬且坚，抓之如朽木。""牛皮血癣。旧银罐（一个），露蜂房（煅灰，五钱），枯矾（二钱），研细，香油调搓。"[26]1084

《本草纲目拾遗》卷六："牛皮癣癞……毛世洪《经验集》：川槿皮一斤，勿见火，晒燥磨末，以好烧酒十斤，加榆面四两，浸七日为度，不时蘸酒搽擦，二三十年者，搽一年断根。如无川槿，土槿亦可代之。治顽癣：《种福堂方》川槿皮、海桐皮、尖槟榔、樟冰、苦参、黄柏、白及各二钱，雷丸一钱五分，大枫子、杏仁各二粒，木鳖四个，用火酒浸七日，将穿山甲刮癣，少碎，以酒搽之，即愈。五仙散：《经验广集》治久年顽癣、牛皮癣，神效。红粉霜五分，明矾、川槿皮、杏仁各一钱，蜜陀僧三钱，为末，津调抹，一日三次，三日全愈。"[27]189

卷九："遍身牛皮风癣，作痒作痛出水者，亦照前用中等药擦。凡擦药，仍须内服煎药兼之。"[27]356

《彤园医书·外科》卷四"发无定处"："癣有六种：一曰干癣，搔痒则起白屑，索然凋枯；二曰湿癣，搔痒则出黏汁，浸淫如虫行；三曰风癣，因久不愈搔则顽痹，痛痒不知；四曰牛皮癣，状如牛领皮厚而坚；五曰松皮癣，状如松皮，红白斑点，时时作痒；六曰刀癣，轮廓全无，纵横不定。六癣皆由风热湿邪侵袭皮肤……风盛则化为虫，是以瘙痒无休也。总以杀早、渗湿、消毒之药，从外治之。轻者用搽癣三方，重者搽必效散、一扫光。亦有脾肺风湿过盛，而兼肿痛者，内服散风苦参丸。"[28]111

《急救广生集》卷七"疡科"："牛皮癣……以桃树根同胆矾捣烂，敷之神效。"[29]149"牛皮血癣：九硫一信三巴豆，俱为细末，菜油调。"[29]149

《新刻图形枕藏外科》"枕藏外科诸症"："牛皮癣，用消毒流气饮。"[30]32

《秘珍济阴》卷三："治牛皮癣……用销牛皮灶上黑土三钱、寒水石三钱、白矾二钱、花椒钱半，共碾细末，猪油调搽，并治膝弯牛压癣亦效。"[31]108

《外科证治全书》卷四："初起如钱，渐渐增长，或圆或歪，有匡廓，痒痛不一，其证有六：一曰干癣，搔痒则起白屑，索然凋枯；二曰湿癣，搔痒则出黏汁，浸淫如虫行；三曰风癣，即痒久不愈之顽癣，搔之痹顽，不知痛痒；四曰牛皮癣，状如牛领之皮，厚而且坚；五曰松皮癣，状如苍松，红白斑点相连；六曰刀癣，轮廓全无，纵横不定，总由风邪湿热浸袭皮肤，郁久而化虫，是以搔痒无休矣，宜用杀虫渗湿逐风之药。轻者绣球丸搽之，重者槿皮酒搽之，年久阴顽恶癣，诸治不效者，鲜角膏、五倍膏随宜敷之。忌动风发物，自无不愈。”[32]127

《验方新编》卷十八：“又方：用苍耳子仁为末，将痂起去，香油调搽，神效。并治牛皮癣。”[33]326

卷二十四：“牛皮风癣，用石榴皮蘸生明矾末多擦之。又，牛皮血癣，枯矾、水银各二钱，川椒一钱，土大黄根、食盐、猪油同捣烂，敷患处。”[33]575

《潜斋简效方》“癣”：“牛皮癣……桃树根白皮同胆矾杵烂敷。”[34]488

《外科备要》卷二“证治”：“治牛皮癣，皮铺内熏牛皮的烟煤二两，研末清油调糊，先用穿山甲略刨破，以药敷之。”[35]276

《外科十三方考·下编》：“十五问曰：裙边疮、蹭膻、踝花、鹅掌疔、鹅掌风、牛皮癣，何以别之？答曰：裙边疮妇人多有之，因搔抓破皮，肌肉溃烂，年深日久，风湿热交炽，或因脚气而血脉不行，致成此症，其疮大多难治。盖足为诸阴之所会，肌肉浅薄，气血难到，故治疗不能速愈，可用‘紫霞膏’或‘白玉膏’贴之，兼用熏洗等法，一方用好醋二碗，入土罐内，将白蜡树叶不拘多少，入罐同煮，俟煮至一碗时，再入轻粉二钱，稍煮之后，用蜡叶贴之即愈。蹭膻生于脚蹭上，穿头出脓者易治，如穿头后，日久年深，不能收口者难治，当以药线治之。踝花生于螺蛳骨上，有眼出脓，须用药线套下方好，若眼多而七恶有一二见者，多不可救。鹅掌疔生于脚板心，其状如瘤，出水流脓，若日久不收口者，当用药线落瘤，并去败物，方可生肌。鸭掌风系生过杨梅毒疮，服药过急，收毒入内，不能发出，故发生此疮，可内服‘中九丸’，外用桐油搽之，兼用黑牛粪烧烟熏之，即可痊愈。牛皮癣生于颈项及腰腕、胯腿之间，皆由风热之毒中于肌肤，必用银针外刺截住，以川槿皮磨醋搽之，内服‘中九丸’，或用烟硫、石青、生巴豆、川槿皮、锅烈搽之，无不愈者。”[36]94,95

《类编朱氏集验医方》卷十五“拾遗门”：“治风癣……癣有数种。荷叶疮者，开生如圈，多在头面；柯皮癣者，皮厚痒痛。轻者用荷叶心、左缠藤叶同为末，麻油调涂，厚者加砒少许和匀，水调涂。”[37]357

《卫生易简方》卷九：“治疥癞，牛皮癣疮用陆英叶阴干为末，小油调涂，大效。”[38]238

《滇南本草·白果》：“采树皮烧灰，调油搽牛皮、铜钱癣，最效。”[39]24

《解围元薮》卷二：“此症由酒癞之后，毒留胃腑，遍生毒疮如癣疥，淫痒难忍，或手足掌背顽痹不仁，黑白不等，形如雁来鹅掌风之状，或如牛皮血癣，时痛时麻，虫蚀脾胃或发肉痣，头硬而碎形如蟮木，遍身皆然，人呼散头木，触之则大痛，冷汗一二时而息。”[40]202

卷四：“消毒丹……又名太白散。治牛皮血癣疮更妙。明矾（十两），白砒（五钱），蛇床子（七合炒），硫黄（五两），海螵蛸（五两），各研末，先将砒矾渐掺入锅内，俟矾化枯收起，又将些掺下，如此待枯尽，方同下三味和，研细。如血风臭秽成片，湿肿黄水淋漓，或脓血黏渍太重，加核桃壳灰一两，以菜油调涂，四五日脱光。”[40]137

《良朋汇集经验神方》卷五：“烟胶散……治燕窝疮生于项上者，兼治牛皮血癣及四弯疮痛痒，久不愈者神效。”[41]202

《冯氏锦囊秘录》卷十九：“独茎羊蹄根捣细，白矾研细，以极酸米醋调，抓破搽药，隔日再搽，不过两上即愈。又方，紫苏，樟脑、苍耳，浮萍，煎汤洗。又方，治牛皮血癣。用旧银罐一个，蜂房灰五钱，枯矾三钱，研细末，香油调敷。"[42]542

《吴氏医方汇编》:"生于项下者,兼牛皮血癣及四湾疮,痛痒久不愈者,神效。"[43]215

《疡科心得集》家用膏丹丸散诸方:"麻黄膏治牛皮血癣,营枯血燥,遍体发癞发痒。川连、黄芩、黄柏、紫草、麻黄(各一钱),斑毛(七枚),小生地(三钱)。用雄猪板油十两,将上药熬枯,滤去渣,入黄蜡一两、白蜡五钱,烊化,再入蓖麻子肉、大枫子肉各一钱,捣烂如泥,调和离火,俟半冷后入:雄黄(三钱)、樟冰(二钱)、生矾(三钱)、五倍子(二钱)、轻粉(一钱)、铜青(二钱)、东丹(二钱)、金底(二钱),研细调匀,磁碗收贮。不时频揸。"[44]127

《万氏家抄济世良方》卷四:"黄柏(去皮,一钱),黄连(去芦,一钱),川大黄(五分,三味另研),雄黄、胆矾、铜青、孩儿茶、青黛、轻粉、枯矾(各五分),冰片(一分半,另研入),大枫子(七个,去壳去油),人言(壮人七厘,弱者半分),上为极细末作三分,分开每分约一钱七八分。打麻(即番舶打火把之物,另为末,疮毒盛而人壮健能食者,每分五分;毒盛而人弱者每分用三分;不健不弱之人,每分用四分,和入前药内研匀)、水银(壮健人每分用一两,中等人用五钱,弱极人用三钱,不可多药,须研极细,否则粒粗恐伤皮肉)。上先将水银一分并前药末一分入盏内,加真芝麻油少许,以指研开逐渐添油,研至不见水银为度,大约如稀糊可矣。于两手两足掌后动脉处周围擦之,每一分药擦三日,每日早晚各擦一次,每次以七八百擦为止。大率擦使热透则住。擦时凡周身破伤处,俱用无射香膏药贴之,每一日一换,不可经风,避帐幔内。冬月用暖床厚被褥,即春夏秋暖时,亦不可见风,擦至七日必口吐臭涎。若口齿破烂出血者,用黄蜂窝煎汤候冷漱解,勿咽下。轻则只用花椒汤漱之。擦处多皮破不可畏痛而少擦。忌鱼腥生冷、发风等物及醋茶酱一个月,尤忌房事;其牛肉、烧酒、团鱼之类,忌二三年;若荞麦面与羊肉则终身忌之。每次擦毕,以蓝布尺许包裹所擦处。此治杨梅风毒法也。如杨梅疮初发者,擦五六日全愈,所用药皆同。惟水银止用四五钱足矣,不必贴膏药。久远臁疮应擦处如有破烂,可于脚手心擦之。其药料照中等者,亦包布贴膏如前。下疳及蛀幹重者,亦照中等药擦治贴膏。喉内疮癣溃烂不能进饮食者,亦照前用中等药擦。遍身牛皮风癣作痒作痛出水者,亦照前用中等药擦。又方,杨梅疮轻者不必擦,止用雄黄(一钱五分)、杏仁(去皮,用三十粒)、轻粉(一钱),为末。先将疮洗净,以雄猪胆汁调敷二三日即愈,杨梅癣亦效。凡擦药仍须内服煎药兼之,方开后。"[45]41,42

《玉楸药解》卷五:"《素问》:脾色黄,宜食甘,粳米、牛肉、枣、葵皆甘。牛肉补益脾肝,滋养血肉,壮筋强骨,治腰膝软弱,消渴癖积,涂牛皮风癣。"[46]330

《串雅全书·内编》:"牛皮风癣。川槿皮一两,大风子仁十五个,半夏五钱。河、井水各一杯,浸露七宿,入轻粉(一钱)于水中,用秃笔扫涂,有臭涎出方妙,但忌洗澡,能于夏月治之尤效。"[47]77

《经验良方全集》卷三:"治牛皮风癣……第一经验方。凡患此癣,多在颈项,痒不可忍,越抓越大,沿成一片。用新棉花扯成如纸薄一层,量皮癣宽大,将花铺贴,用纸捻然火,向花上一点,倾刻燃尽,当即止痒,而且并不焦痛,不须用药,极简易,极效验,只须一次全愈。倘次年再发,照治一回,永绝根株,是余所亲验也。"[48]208,209

《疑难急症简方》卷四:"牛皮风癣……牛蹄甲、驴粪(各一两),烧存性研末,油调,抓破敷之,五七日即愈。"[49]183

《得配本草》卷一:"得轻粉、猪脂研,敷牛皮顽癣。"[50]15

《类证治裁》卷五:"牛皮顽癣,用火酒浸土槿皮、大枫子、雄黄、川椒、羌活、斑蝥、朝脑、红砒、烟膏、明矾,以穿山甲刮破,笔擦之。"[51]265

《外科方外奇方》卷四:"生大黄、皮硝、荔枝核等分,为末,米醋调搽。牛皮顽癣加旧牛皮灰；铜钱癣加古钱灰；荷叶癣加荷叶灰。”[52]110

《本草单方》卷十七“外科”：“牛皮血癣。烟胶三钱，寒水石三钱，白矾二钱，花椒一钱半，为末，腊猪脂调搽。《积德堂方》……牛皮风癣。生驴皮一块，以朴硝腌过，烧灰油调敷之，名一扫光。李楼《奇方》……牛皮顽癣。雌黄末入轻粉，和猪膏敷之(《直指方》)。”[53]612

《万病回春》卷八：“治满身生牛皮疥癞。花椒(一钱)，大枫子(去皮，六个)，巴豆仁(八个)，人言(一钱)，雄黄(一钱)，艾(一两)，上共为细末，将艾椬熟入药，纸卷作二筒。每晚熏一筒，被盖头露在外。仍要包裹大小便，免伤毒气。作瓦二片，阴阳盛药于中，放脚腕下熏。甚者，不过二次愈。”[54]518

《景岳全书·秘传水银膏方》：“若治蛀干疳疮，或咽喉溃烂，或遍身牛皮疮癣，俱照前中治法。”[55]1605

《家用良方》卷五：“牛皮癣癞……土槿皮一斤勿见火，晒燥磨末。烧酒一斤，榆面四两，浸七日常搽。擦年久者，搽一年断根。”[56]306

《医学心悟·顽癣》：“顽癣乃湿热凝聚，虫行皮中，有顽厚坚硬者，俗称牛皮癣，是宜用百部膏搽之。”[57]258

《肘后备急方》卷八：“华佗虎骨膏，疗百病。虎骨、野葛各三两，附子十五枚(重九两)，椒三升，杏仁、巴豆(去心皮)、芎䓖(切)各一升，甘草、细辛各一两，雄黄二两。十物苦酒渍周时，猪脂六斤，微煎三上三下，完附子一枚，视黄为度，绞去滓，乃内雄黄，搅使稠和，密器贮之。百病皆摩敷上，唯不得入眼。若服之，可如枣大，纳一合热酒中，须臾后，拔白发，以敷处，即生乌。猪疮毒风肿及马鞍疮等，洗即瘥，牛领亦然。蛇衔膏，疗痈肿，金疮瘀血，产后血积，耳目诸病，牛领，马鞍疮。蛇衔、大黄、附子、当归、芍药、细辛、黄芩、椒、莽草、独活各一两，薤白十四茎。十一物苦酒淹渍一宿，猪脂三斤，合煎于七星火上，各沸，绞去滓，温酒服如弹丸一枚，日再。病在外，摩敷之。耳以绵裹塞之。目病如黍米注眦中。其色缃黄，一名缃膏。南人又用龙衔藤一两，合煎，名为龙衔膏。”[58]223

《集验方》卷七：“有缓疽者，初结肿形似痈，回回无头尾，其色不异，但痛，深有根核，又与皮肉相亲著外耳，一名内痈。其有大者如拳，小者如桃李状，积日不消，喜变紫色黯黑，久即皮肉具烂，如牛领疮状，便通体遍青黯色，而不作头穿溃出脓。”[59]133

《中医证病名大辞典》：“马鞍疮……病名。见晋代葛洪《肘后备急方·治百病备急丸散膏诸方》‘蛇衔膏，疗痈肿、金疮、瘀血、产后血积、耳目诸病、牛领马鞍疮。’指肌阴部因骑马磨损所致的疮病。”[60]40

《新编中医皮肤病学》：“刀癣是指由一种同心性毛癣菌引起的皮肤角质层真菌病。以皮疹表现为棕榈色丘疹，特异性同心环状排列，鳞屑堆积似叠瓦状为临床特征。本病相当于西医所指的叠瓦癣。”[61]170

《简明中医外科学》：“牛皮癣状如牛领之皮，厚而且坚，搔之如朽木。”[63]90

《中医外科学简编》：“牛皮癣状如牛领之皮，厚而且坚，搔之如朽木。”[64]10

《中医外科学中级讲义》：“牛皮癣因其顽久难愈，状如牛领之皮厚而且坚故名。且好发于颈上，衣领拂着则剧，故又名摄领疮。”[65]110

《中医外科学》(上海中医学院)：“牛皮癣因其顽久难愈，状如牛领之皮，厚而且坚，故名。且好发于项部，衣领拂着则剧，故又名摄领疮。”[66]227

《中医外科简编》：“牛皮癣因其顽久难愈，状如牛领之皮厚而且坚故名。且好发于颈上，衣领拂着则剧，故又名摄领疮。”[67]131

《中医皮肤病诊疗》：“风热、血虚、肌肤失养或七情内伤，心火亢盛而致的一种瘙痒剧烈、皮肤增厚的慢性易复发性的皮肤病，称为牛皮癣，以其皮损苔藓样变和阵发性剧烈瘙痒为特征。它是临床常见的皮肤病。又名干癣、顽癣、摄领疮。西医名神经性皮炎而归属于神经官能性的皮肤疾病范围。"[68]161

《实用中医外科学》(顾伯华):"本病以青壮年患病者为多。因状如牛领之皮,厚而且坚,故命名为'牛皮癣'。好发于颈项部,又称'摄领疮'。"[69]474

《中医外科学》(顾伯康):"本病因状如牛领之皮,厚而且坚,故命名为'牛皮癣'。好发于颈项部,又称为'摄领疮'。"[70]144

《中医外科学》(辽宁中医学院等):"因本病如牛领之皮,厚而且坚而得名。因好发于颈部,又名摄领疮,即现代医学的神经性皮炎。"[71]105

《中医外科学》(吴恒亚):"本病因其顽固难愈,皮损厚而且坚,状如牛领之皮,故名'牛皮癣'。又因好发于项部、衣领指盖之处,摄领则现,故又名'摄领疮'。《诸病源候论》指出:'摄领疮,如癣之类,生于领上痒痛,衣领指着即剧,是衣领揩所作,故名摄领疮也。'相当于西医所称的神经性皮炎。"[72]121

《中医外科学》(艾儒棣,1989):"本病皮损特征:皮疹为圆形或多角形扁平丘疹融合成片,搔抓后皮肤肥厚,皮沟加深,皮嵴隆起,极易形成苔藓化。"[73]170

《骨伤科皮科应用必备》:"牛皮癣是指发生于颈项,甚或肘窝、腘窝、眼睑、会阴、大腿内侧,症见厚而且坚,如牛领之皮,局部奇痒的疾病,又称顽癣、干癣,若大腿内侧者亦称骑马癣。西医称为神经性皮炎。"[74]125

《中医外科学》(王沛):"本病是一种与情绪波动关系有密切的常见皮肤病。中医文献称'牛皮癣'和'摄领疮',即西医的'神经性皮炎'。"[75]356

《中医外科学》(韦永兴):"牛皮癣是一种常见的慢性瘙痒性皮肤病。因其皮损厚而且坚,状如牛领之皮,故名。又名摄领疮、顽癣。其特点为皮肤苔藓样变和阵发性剧烈瘙痒,常发于颈部和四肢伸侧。多见于青壮年,病程缓慢,易反复发作。相当于现代医学的神经性皮炎。"[76]94

《中医外科学》(陆德铭):"牛皮癣是一种患部皮肤状如牛领之皮,厚而且坚的慢性瘙痒性皮肤病。在中医古文献中,因其好发于颈项部,又称摄领疮;因其病缠绵顽固,亦称顽癣。相当于西医的神经性皮炎。其特点是皮损多是圆形或多角形的扁平丘疹融合成片,搔抓后皮肤肥厚,皮沟加深,皮嵴隆起,极易形成苔藓化。"[77]146

《实用中医皮肤病学》:"牛皮癣因皮损状如牛项之皮而得名,发于颈部由衣领摩擦所致者又称摄领疮。本病相当于现代医学神经性皮炎。"[78]115

《中医外科学》(金之刚):"本病是以皮损肥厚顽硬,如牛皮因而得名。在很多中医外科文献中又有顽癣、摄顽疮之称。本病现代医学称之为神经性皮炎,是一种以皮肤苔藓样变及剧烈瘙痒为特征的常见的慢性皮肤病。"[79]295

《中医外科学》(陈淑长):"因局部皮肤肥厚而坚,状如牛皮,故名牛皮癣。好发于颈项部,故又称摄领疮。本病相当于西医之神经性皮炎。临床特征:① 皮损为圆形或多角形的扁平丘疹融合成片;② 搔抓后皮肤肥厚,皮沟加深,皮嵴隆起,呈苔藓样斑片;③ 阵发性剧痒;④ 病程缠绵,易于复发。"[80]83

《新编中医外科临床手册》:"本病因状如牛领之皮,厚而且坚,故命名为'牛皮癣'。好发于颈项部,又称为'摄领疮'。"[81]316

《皮科证治概要》:"牛皮癣,相当于西医的神经性皮炎,是一种以皮肤瘙痒肥厚,状如牛领之皮为特征的皮肤病,故名。根据其发病特点,中医学文献中亦有'牛皮风癣''牛癣''牛领马鞍癣''牛领'等名,发于颈后者,又称'摄领疮'。"[82]440

《中医外科学》(艾儒棣,2007):"本病因状如牛领之皮,坚厚难愈而得名。因其好发于项或项之两侧,故又名摄领疮,现代医学多称之为'神经性皮炎'。"[83]20

《实用中医外科学》(陆德铭等):"牛皮癣是一种以阵发性剧痒、皮肤苔藓样变为特征的慢性皮肤炎症,因其状如牛领之皮,厚而且坚,故命名为'牛皮癣'。好发于颈项部,故又称'摄领疮'。相当于西医学的神经性皮炎。"[84]502

《中医药名词》(2014):"牛皮癣……又称'摄领疮'。常发于颈项、肘部等处,以状如牛皮,顽硬且坚为主要表现的慢性瘙痒性皮肤疾病。相当于神经性皮炎。"[85]61

《中医外科学》(山东中医学院中医系外科教研室):"神经性皮炎是一种皮肤神经功能障碍性疾病。分局限性和播散性两种:局限性多发于颈项部,播散性多发于四肢。祖国医学根据其病损'状如牛领之皮''厚且硬'的特征,故称为'牛皮癣',又因其病程长,易反复发作,故又称为'顽癣'。"[86]203

《朱仁康临床经验集》:"神经性皮炎,中医列入癣门。由于它往往顽固难愈,故统称为'顽癣'。临床上由于皮损形态的不同又有牛皮癣(与银屑病有别),风癣、刀癣等不同名称(见《医宗金鉴·外科心法》)。此外如《巢氏病源》记载:'摄领疮如癣之类,生于颈上,痒痛,衣领拂著即剧'。不但说明了项后为本病好发部位,而且指出发病与物理摩擦的关系。"[87]136

《中医皮肤病学简编》:"神经性皮炎发于颈项及四肢屈侧,呈苔藓样肥厚粗糙皮面,剧烈瘙痒。"[88]77

《中医外伤科学》:"神经性皮炎是一种神经功能失调引起的皮肤病,情绪波动,精神紧张,局部摩擦刺激常为诱因。皮损呈苔藓样变和阵发性剧痒是其特征。中医学称'牛皮癣''摄领疮'。"[89]108

《实用中医皮肤病学》:"神经性皮炎,是一种神经官能性皮肤病,以皮肤呈苔藓样变和阵发性剧痒为特征。中医因其顽固难治,故称顽癣;又因其状如牛项之皮,厚而且坚,故亦名牛皮癣(与西医'牛皮癣'有别)。此外,尚有摄领疮、纽扣风等多种名称。"[90]167

《临床皮肤病学》:"神经性皮炎又名慢性单纯性苔藓(Lichen simplex chronicus)或 Vidal 苔藓。中医称为牛皮癣、摄领疮或顽癣。是一种常见的慢性皮肤病。以皮肤苔藓样变及剧烈瘙痒为特征。"[91]514

《中医外科学》(北京中医医院):"神经性皮炎是一种皮肤神经功能紊乱性疾病。分局限性和播散性两种。属于中医'牛皮癣''顽癣''摄领疮'等范围。"[92]167

《简明中医皮肤病学》:"神经性皮炎是一种皮肤神经功能障碍性皮肤病。皮损呈苔藓样变,不倾向湿润化和阵发性剧痒是本病的特点,分局限性和播散性两种。与中医学文献中记载的'牛皮癣''摄领疮'相类似。如《诸病源候论》摄领疮候记载:'摄领疮如癣之类,生于颈上痒痛,衣领指着即剧,云是衣领揩所作,故名摄领疮也'。又如《外科正宗》顽癣中记载:'牛皮癣如牛项之皮,顽硬且坚,抓之如朽木'。"[93]188

《实用中医外科学》(尚德俊):"神经性皮炎是一种慢性瘙痒性皮肤病。以瘙痒和苔藓样变为特征。中医学根据其皮损'状如牛项之皮,顽硬且坚'的特征,故称之为牛皮癣;因其病程长,易反复发作,故又称为顽癣;又因其生于颈上,痒痛,为衣领摩擦所致,故名摄领疮。"[94]932

《实用小儿皮肤病学》:"此病在儿童期十分少见,近年来似乎有所增加,这可能与儿童的学习紧张,导致神经功能不相适应有关。儿童期的神经性皮炎与成人大致相似,损害为成群的扁平丘疹,正常皮色或稍红,分布于颈后及其两侧或肘伸面,少见皮肤肥厚及苔藓样变。"[95]532

《新编中医外科学》:"神经性皮炎是一种皮肤神经功能障碍性皮肤病。以阵发性剧烈瘙痒和皮肤苔藓样变为特征。中医学根据其皮损'状如牛项之皮,顽硬且坚'的特征,称为'牛皮癣';因其生于颈上,为衣领摩擦所致,故名'摄领疮';又因其病程长,易反复发作,顽固难治,而称为'顽癣'。"[96]273

《现代皮肤病学》:"神经性皮炎是一种慢性常见的皮肤神经功能障碍必皮肤病,占皮肤科初诊病例的2.1%~7.7%。以剧烈瘙痒及皮肤局限性苔藓样变为特征。"[97]506

《现代中医皮肤病学》:"神经性皮炎为一种

常见的以皮肤瘙痒、苔藓化为特征的皮肤神经功能障碍性皮肤病，多发于中年和老年人，中医称为牛皮癣。如病发于颈部则称摄领疮，因其顽固难愈又称顽癣。”[98]220

《中医外科学》(许芝银等)：“神经性皮炎又名慢性单纯性苔藓，是一种以瘙痒和苔藓样变为特征的慢性皮肤病，常反复发作，多见于青壮年。其发病机理目前尚不清楚，一般认为，发病与精神神经因素有关，情绪激动，过度紧张、神经衰弱、劳累过度以及消化不良、内分泌紊乱、衣领摩擦、毛织品或化学物质刺激等，皆可为诱因。中医因其皮损状如牛项之皮故称为牛皮癣；好发于颈部两侧称为摄领疮；因顽固难治，故又称顽癣。”[99]225

《皮肤病中医辨治》：“神经性皮炎是以阵发性皮肤瘙痒和皮肤苔藓样变为特征的慢性皮肤炎症。《外科正宗》记载的‘牛皮癣’、《诸病源候论》的‘摄领疮’均与本病相似。”[100]208

《中医皮肤病学》：“神经性皮炎又称慢性单纯性苔藓，是一种与神经精神因素密切相关的常见慢性皮肤病。以阵发性剧烈瘙痒及皮肤苔藓样变为特征。中医称为‘牛皮癣’‘顽癣’，明代《外科正宗·顽癣第七十六》说：‘牛皮癣如牛项之皮，顽硬且坚，抓之如朽木。’本病多见于青壮年。临床上分局限性和播散性两个类型。”[101]165

《专家诊治皮肤癣与牛皮癣》：“神经性皮炎初发时，仅有瘙痒感，而无原发皮损，由于搔抓及摩擦，皮肤逐渐出现粟粒至绿豆大小的扁平丘疹，圆形或多角形，坚硬而有光泽，呈淡红色或正常皮色，散在分布。因有阵发性剧痒，病人经常搔抓，丘疹逐渐增多，日久则融合成片，肥厚、苔藓样变，表现为皮纹加深、皮嵴隆起，皮损变为暗褐色，干燥、有细碎脱屑。斑片样皮损边界清楚，边缘可有小的扁平丘疹，散在而孤立。皮损斑片的数目不定，可单发或泛发周身，大小不等，形状不一。好发于颈部两侧、颈部、肘窝、腘窝、骶尾部、腕部、踝部，也见于腰背部、眼睑、四肢及外阴等部位。皮损仅限于一处或几处为局限性神经性皮炎；若皮损分布广泛，甚至泛发于全身者，称为泛发性神经性皮炎。自觉症状为阵发性剧痒，夜晚尤甚，影响睡眠。搔抓后引致血痕及血痂，严重者可继发毛囊炎及淋巴炎。该病为慢性经过，症状时轻时重，治愈后容易复发。”[102]110,111

《皮科便览》：“摄领疮，相当于现代医学中发于颈部的神经性皮炎，是一种以皮肤瘙痒肥厚，状若牛领之皮为特征的皮肤病。因其发病部位多在衣领摩擦处，故名。根据其特点，祖国医学文献中又有‘牛皮癣’‘风癣’‘刀癣’‘顽癣’等名。”[103]31

《新编中医皮肤病学》：“摄领疮是一种好发于颈部的慢性瘙痒性皮肤病，因皮损状如牛领之皮，厚而且坚，故又称之为牛皮癣。以皮肤苔藓样变，伴剧烈瘙痒为特征。多见于20～40岁的青壮年，本病可分为局限性和泛发性两种类型，相当于西医所指的神经性皮炎。”[104]311,312

《中医药学名词》(2005)：“摄领疮……又称‘牛皮癣’。常发于颈项领口之处，皮肤状如牛皮，厚而且坚的慢性瘙痒性皮肤病。”[105]277

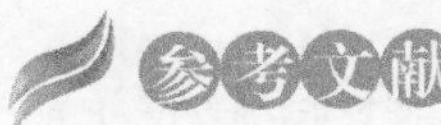

［1］［隋］巢元方.诸病源候论［M］.黄作阵点校.沈阳：辽宁科学技术出版社，1997：165，167.

［2］［日］丹波康赖.医心方［M］.高文铸，等校注.北京：华夏出版社，1996：356.

［3］［宋］王怀隐，等.太平圣惠方［M］.北京：人民卫生出版社，1958：2012，2013.

［4］［宋］周忠守.养生类纂［M］.韩靖华点校.上海：上海中医学院出版社，1989：31.

［5］［宋］杨士瀛.仁斋直指方论(附补遗)［M］.盛维忠，等校注.福州：福建科学技术出版社，1989：649，650，652.

［6］［明］朱橚.普济方：第7册［M］.北京：人民卫生出版社，1983：240，293，294.

［7］［明］周文采.外科集验方［M］.孙海舒，农汉才点校.北京：学苑出版社，2014：91，92.

［8］［明］王肯堂.证治准绳(四)：疡医证治准绳［M］.施仲安点校.北京：人民卫生出版社，2014：413，414.

[9] [明] 龚廷贤. 济世全书[M]//李世华,等. 龚廷贤医学全书. 北京:中国中医药出版社,1999:1064,1065.

[10] [宋] 赵佶. 圣济总录:下[M]. 北京:人民卫生出版社,1962:2278.

[11] [元] 危亦林. 世医得效方[M]. 王育学点校. 北京:人民卫生出版社,1990:648.

[12] [明] 兰茂. 滇南本草:第二卷[M]. 昆明:云南人民出版社,1977:96.

[13] [明] 汪机. 外科理例[M]. 上海:商务印书馆,1957:210.

[14] [明] 吴旻,王来贤. 扶寿精方[M]//明清验方三种. 邱金麟,王凤兰校注. 北京:中国中医药出版社,1995:81.

[15] [明] 楼英. 医学纲目:上[M]. 高登瀛,鲁兆麟点校. 北京:人民卫生出版社,1987:780.

[16] [明] 孙一奎. 赤水玄珠全集[M]. 凌天翼点校. 北京:人民卫生出版社,1986:1122.

[17] [明] 李时珍. 本草纲目校注:上[M]. 张志斌,等校注. 沈阳:辽海出版社,2000:208,279,333.

[18] [明] 龚廷贤. 鲁府禁方[M]. 田代华,等点校. 天津:天津科学技术出版社,2000:133.

[19] [明] 申斗垣. 外科启玄[M]. 北京:人民卫生出版社,1955:53.

[20] [明] 陈实功. 外科正宗[M]. 刘忠恕,张若兰点校. 天津:天津科学技术出版社,1993:275.

[21] [明] 缪希雍. 神农本草经疏[M]. 郑金生校注. 北京:中医古籍出版社,2002:547.

[22] [清] 祁坤. 外科大成[M]. 上海:上海卫生出版社,1957:327,328.

[23] [清] 汪讱庵. 本草易读[M]. 吕广振,等点校. 北京:人民卫生出版社,1987:376.

[24] [清] 陈士铎. 洞天奥旨[M]. 柳长华,等点校. 北京:中国中医药出版社,1991:214.

[25] [清] 吴谦. 医宗金鉴:外科心法要诀[M]. 北京:人民卫生出版社,1973:400.

[26] [清] 顾世澄. 疡医大全[M]. 凌云鹏点校. 北京:人民卫生出版社,1987:1084.

[27] [清] 赵学敏. 本草纲目拾遗[M]. 闫冰,等校注. 北京:中国中医药出版社,1998:189,356.

[28] [清] 郑玉坛. 彤园医书(外科)[M]//刘炳凡,周绍明. 湖湘名医典籍精华:外科卷 针灸卷 五官科卷. 谭新华,罗毅文点校. 长沙:湖南科学技术出版社,2000:111.

[29] [清] 程鹏程. 急救广生集[M]. 张静生,王世杰,赵小青,徐志宏点校. 北京:中国中医药出版社,2008:149.

[30] [清] 佚名,李云驌. 新刻图形枕藏外科[M]. 杨碧遐点校. 北京:中医古籍出版社,1994:32.

[31] [清] 周诒观. 秘珍济阴[M]//刘炳凡,周绍明. 湖湘名医典籍精华:妇科卷 儿科卷. 丁青点校. 长沙:湖南科学技术出版社,2000:108.

[32] [清] 许克昌,毕法. 外科证治全书[M]. 曲祖诒点校. 北京:人民卫生出版社,1987:127.

[33] [清] 鲍相璈,梅启照. 验方新编[M]. 李世华校注. 北京:中国中医药出版社,1994:326,575.

[34] [清] 王孟英. 潜斋简效方[M]//盛增秀. 王孟英医学全书. 北京:中国中医药出版社,1999:488.

[35] [清] 易凤翥. 外科备要[M]//刘炳凡,周绍明. 湖湘名医典籍精华:外科卷 针灸卷 五官科卷. 谭新华,熊辉点校. 长沙:湖南科学技术出版社,2000:276.

[36] [民国] 张觉人. 外科十三方考[M]. 上海:上海卫生出版社,1957:94,95.

[37] [宋] 朱佐. 类编朱氏集验医方[M]. 郭瑞华,等点校. 上海:上海科学技术出版社,2003:357.

[38] [明] 胡濙. 卫生易简方[M]. 北京:人民卫生出版社,1984:238.

[39] [明] 兰茂. 滇南本草:第1卷[M]. 昆明:云南科技出版社,2008:24.

[40] [明] 沈之问. 解围元薮[M]. 上海:上海科学技术出版社,1959:62,137,341,1297.

[41] [清] 孙伟. 良朋汇集经验神方[M]. 齐馨点校. 北京:中医古籍出版社,2004:202.

[42] [清] 冯兆张. 冯氏锦囊秘录[M]//田思胜. 冯兆张医学全书. 北京:中国中医药出版社,1999:542.

[43] [清] 吴杖仙. 吴氏医方汇编[M]. 查炜,陈守鹏点校. 上海:上海科学技术出版社,2004:215.

[44] [清] 高秉钧. 疡科心得集[M]. 田代华,田鹏点校. 天津:天津科学技术出版社,2004:127.

[45] [明] 万表. 万氏家抄济世良方[M]. 北京:中医古籍出版社,1996:41,42.

[46] [清] 黄元御.《玉楸药解》释义[M]. 太原:山西科学技术出版社,2009:330.

[47] [清] 赵学敏. 串雅全书[M]. 何源,李佳,赵小青校注. 北京:中国中医药出版社,1998:77.

[48] [清] 姚俊. 经验良方全集[M]. 陈湘萍,由昆校注. 北京:中国中医药出版社,1994:208,209.

[49] [清] 罗越峰. 疑难急症简方[M]//裘吉生. 珍本医书集成:11 方书类丙. 上海:上海科学技术出版社,1986:183.

[50] [清] 严西亭,施澹宁,洪缉菴. 得配本草[M]. 上海:科技卫生出版社,1958:15.

[51] [清] 林珮琴. 类证治裁[M]. 刘荩文,等点校. 北京:人民卫生出版社,1988:265.

[52] [清] 凌奂. 外科方外奇方[M]. 单耀明,等点校. 太原:山西科学技术出版社,2011:110.

[53] [明] 缪希雍. 本草单方[M]//任春荣. 缪希雍医学全书. 北京:中国中医药出版社,1999:612.

[54] [明] 龚廷贤. 万病回春[M]. 朱广仁点校. 天津:天津科学技术出版社,1993:518.

[55] [明]张介宾.景岳全书[M]//李志庸.张景岳医学全书.李秀满,等点校.北京：中国中医药出版社,1999：1605.
[56] [清]龚自璋.家用良方[M].王唯一,等点校.北京：中医古籍出版社,1988：306.
[57] [清]程国彭.医学心悟[M].田代华,等点校.天津：天津科学技术出版社,1999：258.
[58] [晋]葛洪.肘后备急方[M].王均宁点校.天津：天津科学技术出版社,2005：223.
[59] [北周]姚僧垣.集验方[M].高文铸辑校.天津：天津科学技术出版社,1986：133.
[60] 韩成仁,黄启金,王德全.中医证病名大辞典[M].北京：中医古籍出版社,2000：40.
[61] 欧阳恒,杨志波.新编中医皮肤病学[M].北京：人民军医出版社,2000：170.
[62] 陈林姣,陈罗娣,周阁辉,等."纽扣风"现代病名考[J].内蒙古中医药,2014,25：100.
[63] 南京中医学院外科教研组.简明中医外科学[M].南京：江苏人民出版社,1958：90.
[64] 卫生部中医研究院.中医外科学简编[M].北京：人民卫生出版社,1960：107.
[65] 上海中医学院外科教研组.中医外科学中级讲义[M].北京：人民卫生出版社,1961：110.
[66] 上海中医学院.中医外科学[M].上海：上海科学技术出版社,1964：227.
[67] 上海中医学院外科教研组.中医外科简编[M].北京：人民卫生出版社,1972：131.
[68] 张曼华.中医皮肤病诊疗[M].南宁：广西人民出版社,1985：161.
[69] 顾伯华.实用中医外科学[M].上海：上海科学技术出版社,1985：474.
[70] 顾伯康.中医外科学[M].上海：上海科学技术出版社,1986：144.
[71] 辽宁中医学院,北京中医学院,天津中医学院,等.中医外科学[M].沈阳：辽宁科学技术出版社,1987：105.
[72] 吴恒亚.中医外科学[M].南京：江苏科学技术出版社,1988：121.
[73] 艾儒棣.中医外科学[M].成都：四川科学技术出版社,1989：170.
[74] 朱进忠.骨伤科皮科应用必备[M].太原：山西科学教育出版社,1991：125.
[75] 王沛.中医外科学[M].北京：中医古籍出版社,1994：356.
[76] 韦永兴.中医外科学[M].北京：中国中医药出版社,1995：94.
[77] 陆德铭.中医外科学[M].上海：上海科学技术出版社,1997：146.
[78] 李林.实用中医皮肤病学[M].北京：中医古籍出版社,1998：115.
[79] 金之刚.中医外科学[M].长沙：湖南科学技术出版社,1998：295.
[80] 陈淑长,贾玉森.中医外科学[M].北京：中国工人出版社,1999：83.
[81] 王少金.新编中医外科临床手册[M].南昌：江西科学技术出版社,2000：316.
[82] 李博鉴.皮科证治概要[M].北京：人民卫生出版社,2001：440.
[83] 艾儒棣.中医外科学[M].成都：四川科学技术出版社,2007：201.
[84] 陆德铭,陆金根.实用中医外科学[M].上海：上海科学技术出版社,2010：502.
[85] 中医药学名词审定委员会.中医药学名词[M].北京：科学出版社,2014：61.
[86] 山东中医学院中医系外科教研室.中医外科学[M].济南：山东人民出版社,1973：203.
[87] 中医研究院广安门医院.朱仁康临床经验集[M].北京：人民卫生出版社,1979：136.
[88] 程运乾.中医皮肤病学简编[M].西安：陕西人民出版社,1979：77.
[89] 全国中等卫生学校试用教材《中医外伤科学》编写组.中医外伤科学[M].南京：江苏科学技术出版社,1980：108.
[90] 管汾.实用中医皮肤病学[M].兰州：甘肃人民出版社,1981：167.
[91] 《临床皮肤病学》编写组.临床皮肤病学[M].南京：江苏科学技术出版社,1981：514.
[92] 北京中医医院,北京市卫生干部进修学院中医部.中医外科学[M].北京：人民卫生出版社,1982：167.
[93] 赵炳南,张志礼.简明中医皮肤病学[M].北京：中国展望出版社,1983：188.
[94] 尚德俊.实用中医外科学[M].济南：山东科学技术出版社,1986：532.
[95] 涂元远,袁承晏.实用小儿皮肤病学[M].北京：科学技术文献出版社,1986：532.
[96] 尚德俊.新编中医外科学[M].济南：济南出版社,1995：273.
[97] 杨国亮,王侠生.现代皮肤病学[M].上海：上海医科大学出版社,1996：506.
[98] 刘忠恕.现代中医皮肤病学[M].天津：天津科技翻译出版公司,1997：220.
[99] 许芝银,闵仲生.中医外科学[M].南京：东南大学出版社,1998：225.
[100] 杜锡贤.皮肤病中医辨治[M].济南：山东科学技术出版社,1999：208.
[101] 赵尚华.中医皮肤病学[M].北京：科学出版社,2001：165.
[102] 胡蔚毅.专家诊治皮肤癣与牛皮癣[M].上海：上海

科学技术文献出版社，2012：110，111.
[103] 李博鉴. 皮科便览[M]//常见病中医防治. 北京：中医古籍出版社，1986：31.
[104] 欧阳恒，杨志波. 新编中医皮肤病学[M]. 北京：人民军医出版社，2000：311，312.
[105] 中医药学名词审定委员会. 中医药学名词[M]. 北京：科学出版社，2005：277.

（刘 涛）

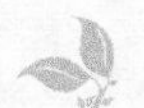

4・112

四弯风

sì wān fēng

一、规范名

【汉文名】四弯风。

【英文名】four bends wind; atopic dermatitis of elbow and knee pits。

【注释】发生于四肢弯曲处的湿疮。相当于特应性皮炎。

二、定名依据

“四弯风”作为一种皮肤病，其特征表现为：发生在四肢弯曲处，以多形性皮损，反复发作，时轻时重，自觉剧烈瘙痒。最早可见于清初祁坤《外科大成》，其时即名“四弯风”。

自清代祁坤《外科大成》首载“四弯风”一名以来，后来医家多有沿用，比如：清代吴谦《医宗金鉴・外科心法要诀》，顾世澄《疡医大全》，郑玉坛《彤园医书》，时世瑞《疡科捷径》，易凤翥《外科备要》，民国董韵笙《陈莲舫医案》。

中华人民共和国成立后，1960年《中医外科学讲义》（上海中医学院外科教研组），1961年《中医外科学中级讲义》（上海中医学院外科教研组），1964年《中医外科学》（上海中医学院），1972年《中医外科简编》（上海中医学院），1973年《中医外科学》（山东中医学院中医系外科教研室），1981年《实用中医皮肤病学》（管汾），1985年《中医皮肤病诊疗》（张曼华），1985年《实用中医外科学》（顾伯华），1986年《皮科便览》（李博鉴），1986年《中医外科学》（顾伯康），1987年《中医外科学》（顾伯康），1987年《中医外科学》（辽宁中医学院等），1988年《中医外科学》（吴恒亚），1989年《中医自学丛书・外科》（杨医亚等），1990年《中医皮肤病学》（欧阳恒），1991年《中医外科学》（艾儒棣），1991年《骨伤科皮科应用必备》（朱进忠），1992年《中西医结合治疗皮肤病》（张合恩等），1994年《中医外伤科学》（许叔亮），1994年《中医外科学》（王沛），1996年《中医外伤科学》（李彪），1996年《中西医结合治疗皮肤病性病》（范瑞强等），1997年《中医外科学》（陆德铭），1998年《中医外科学》（许芝银等），1998年《中医外科学》（金之刚），1999年《皮肤病中医辨治》（杜锡贤），1999年《中医外科学》（陈淑长等），2000年《新编中医皮肤病学》（欧阳恒等），2000年《新编中医外科临床手册》（王少金），2001年《中医皮肤病学》（赵尚华），2007年《中医外科学》（艾儒棣），2009年《中医外科学》（张翠月），2009年《皮肤病性病中西医结合诊疗与防护》（杨京慧等）均采用了“四弯风”作为正名，说明“四弯风”作为规范用名已取得共识。

我国2005年出版的由全国科学技术名词审定委员会审定公布的《中医药学名词》已以“四弯风”作为规范名。所以“四弯风”作为规范名也符合术语定名的协调一致原则。

三、同义词

【俗称】“顽湿”（《简明中医皮肤病学》）。

四、源流考释

清初祁坤《外科大成·胫部》记载："四弯风生于腿弯脚弯，一月一发，痒不可忍，形如风癣，搔破成疮。"[1]198 笔者认为，这里的"四弯风"与现代的四弯风相同，均指发生于四肢弯曲处的湿疹。

其后，"四弯风"一名为后来医家沿用，比如：清代吴谦《医宗金鉴·外科心法要诀》[2]338，顾世澄《疡医大全》[3]967，郑玉坛《彤园医书》[4]96，时世瑞《疡科捷径》[5]，易凤翥《外科备要》[6]262，民国董韵笙《陈莲舫医案》[7]21。

有人认为"回弯风"[8]154 亦是指发生于四肢弯曲处的湿疹，笔者认为是错误的，因为"回弯风"一名古籍不载，现代医籍也仅此一处，故可视为"四弯风"之误笔。

中华人民共和国成立后，1960 年上海中医学院外科教研组的《中医外科学讲义》[9]146 使用了"四弯风"作为正名，此后外科及皮肤科著作大多沿用，比如：1961 年《中医外科学中级讲义》[10]108（上海中医学院外科教研组），1964 年《中医外科学》[11]119（上海中医学院），1972 年《中医外科简编》[12]129（上海中医学院），1973 年《中医外科学》[13]199（山东中医学院中医系外科教研室），1981 年《实用中医皮肤病学》[14]138（管汾），1985 年《中医皮肤病诊疗》[15]117（张曼华），1985 年《实用中医外科学》[16]455（顾伯华），1986 年《常见病中医防治 皮科便览》[17]60（李博鉴），1986 年《中医外科学》[18]137（顾伯康），1987 年《中医外科学》[19]276（顾伯康），1987 年《中医外科学》[20]98（辽宁中医学院等），1988 年《中医外科学》[21]114（吴恒亚），1989 年《中医自学丛书·外科》[22]171（杨医亚等），1990 年《中医皮肤病学》[23]79（欧阳恒），1991 年《中医外科学》[24]164（艾儒棣），1991 年《骨伤科皮科应用必备》[25]54（朱进忠），1992 年《中西医结合治疗皮肤病》[26]127（张合恩等），1994 年《中医外伤科学》[27]105（许叔亮），1994 年《中医外科学》[28]343（王沛），1996 年《中医外伤科学》[29]85（李彪），1996 年《中西医结合治疗皮肤病性病》[30]182（范瑞强等），1997 年《中医外科学》[31]138（陆德铭），1998 年《中医外科学》[32]211（许芝银等），1998 年《中医外科学》[33]264（金之刚），1999 年《皮肤病中医辨治》[34]169（杜锡贤），1999 年《中医外科学》[35]77（陈淑长等），2000 年《新编中医皮肤病学》[36]265（欧阳恒等），2000 年《新编中医外科临床手册》[37]298（王少金），2001 年《中医皮肤病学》[38]127（赵尚华），2005 年《中医药学名词》[39]277（中医药学名词审定委员会），2007 年《中医外科学》[40]194（艾儒棣），2009 年《中医外科学》[41]237（张翠月），2009 年《皮肤病性病中西医结合诊疗与防护》[42]125（杨京慧等），2014 年《中医药学名词》[43]59（中医药学名词审定委员会）。

亦有使用"异位性湿疹"作为正名的，比如 1983 年《简明中医皮肤病学》[44]169（赵炳南等），同时此书亦记载赵炳南老医生称此病为"顽湿"。

亦有使用"特发性皮炎"作为正名的，比如 2004 年《皮肤病性病中医洗渍疗法》[45]158（程秋生）。

亦有使用"特应性皮炎"作为正名的，比如 2009 年《小儿皮肤病诊疗》[46]150（李红毅等），2012 年《专家诊治皮肤病与牛皮癣》[47]2（胡蔚毅）。

总之，"四弯风"一名最早见于清初祁坤《外科大成》，后来医家亦有沿用，均是指发生于四肢弯曲处的湿疹。赵炳南称此病为"顽湿"，可视为四弯风的俗称。至于"异位性湿疹""特发性皮炎""特应性皮炎"，均是西医病名，古籍不载，中医书籍亦采用之。而"回弯风"乃"四弯风"之误笔。

五、文献辑录

《外科大成》卷二："四弯风……生于腿弯脚弯，一月一发，痒不可忍，形如风癣，搔破成疮。用大麦一升入砂锅内，水煮麦开花为度，乘热先熏后洗,日二三次,五七日可愈。"[1]198

《医宗金鉴·四弯风》:"四弯风生腿脚弯,每月一发最缠绵,形如风癣风邪袭,搔破成疮痒难堪。【注】此证生在两腿弯、脚弯,每月一发,形如风癣,属风邪袭入腠理而成。其痒无度,搔破津水,形如湿癣。法宜大麦一升熬汤,先熏后洗;次搽三妙散,渗湿杀虫,其痒即止,缓缓取效。"[2]338

《疡医大全·四弯风门主论》:"《心法》曰:四弯风,生于两腿弯及两脚拗,每月一发,形如风癣,乃风邪袭入腠理而成。其痒无度,搔破津水形如湿癣,治当大麦一升熬汤,先熏后洗,搽三妙散渗湿杀虫之药,其痒自止,缓缓取效。(《金鉴》)"[3]967

《彤园医书·外科》卷三"外科病症":"四弯风……生两腿弯两脚弯,每月一发,形如风癣。由风邪袭入腠理而成。其痒无度,搔破津水,久如湿癣。宜用大麦一升,熬汤,先熏后洗,次搽三妙散。常用此渗湿杀虫,缓缓取效。"[4]96

《疡科捷径》卷中:"四弯风发腿弯生,淫痒滋延似癣形。外受风邪兼湿热,消风三妙最为灵。三妙散……散名三妙用槟苍,黄柏同研渗湿疮。苏合油调除湿癣,收干止痒是神方。槟榔、苍术、黄柏各等分为末,苏合油调之。消风散……见肥疮。"[5]

《外科备要·四弯风》:"生两腿弯,及脚弯,每月一发,形如风癣。由风部袭入腠理而成。其痒无度,搔破津水,久如湿癣,法宜大麦一升熬汤,先熏后洗,次搽三妙散(李),渗湿杀虫,缓缓取效。"[6]262

《陈莲舫医案·四弯风》:"钱,左,四十六。四弯风肢酸发痒,脉见细弦,肺脾为患。制豨莶,元生地,白鲜皮,焦米仁,焦茅术(一钱五分),焦山栀,地肤子,绿豆衣,净苦参,南花粉,梧桐花,生甘草,丝瓜络。"[7]21

《中医外科学》:"湿疹是一种常见的过敏性炎性皮肤病。其特征为皮疹具有多形性,易于渗出,自觉搔痒,常对称分布和反复发作。中医所谓'浸淫疮''旋耳疮''绣球风''回弯风''奶癣'(胎瘢疮)等,有似急性湿疹、耳周湿疹、阴囊湿疹、肘膝窝部湿疹及婴儿湿疹。"[8]154

《中医外科学讲义》:"四弯风,因多发于四肢弯曲处,故得此名。"[9]146

《中医外科学中级讲义》:"湿疹分急性、慢性两种,不论性别、年龄,均可发生,也可发生于全身任何部位,剧烈瘙痒,容易复发。由于患病部位不同,而有种种名称,如发于面部的叫奶癣(婴儿湿疹),发于鼻部的叫鼻𧏾疮,发于耳部的叫旋耳疮,发于臀部的叫坐板疮,发于阴囊部的叫肾囊风,发于四肢臂弯处的叫四弯风,等等。总之虽部位病名不同,但证治相仿,故合并于本节论述。"[10]108

《中医外科学》:"湿疹是一种常见皮肤病,分为急性、慢性两种,任何性别、年龄均可发生,也可发生于全身任何部位。其特征常对称发作,有剧烈瘙痒的感觉。由于患病部位的不同而有各种各样的特点与病名。湿疹是近代的病名,虽古代文献中未见此名,但依据部分的'癣''疮''风'等证状,如婴儿发于面部的奶癣(胎瘢疮),发于鼻部的鼻𧏾疮,发于耳部的旋耳疮,发于阴囊部的肾囊风,发于四肢弯曲处的四弯风,皆属本病的范围。"[11]119,120

《中医外科简编》:"湿疹分急性、慢性两种,不论性别、年龄,均可发生,也可发生于全身任何部位,剧烈瘙痒,容易复发。由于患病部位不同,而有种种名称,如发于面部的叫奶癣(婴儿湿疹),发于鼻部的叫鼻𧏾疮,发于耳部的叫旋耳疮,发于臀部的叫坐板疮,发于阴囊部的叫肾囊风,发于四肢臂弯处的叫四弯风等。总之虽部位病名不同,但证治相仿,故合并于本节论述。"[12]129

《中医外科学》(山东中医学院中医系外科教研组):"湿疹是一种过敏性的浅在皮肤炎症,分急、慢性两种。不论年龄、性别均可发生,也可以发生于全身任何部位。其特征为剧烈奇痒,反复发作,常对称发生。祖国医学文献未见湿疹病名，对其论述散在于‘癣’‘疮’‘风’等范围内。如婴儿面部湿疹称为‘奶癣’；外耳郭背后根部湿疹称为‘旋耳疮’；局限性湿疹称为‘湿毒疮’；阴囊部湿疹称为‘肾囊风’或‘绣球风’；肘膝部湿疹称为‘四弯风’等。”[13]199

《实用中医皮肤病学》：“湿疹，是临床上常见的炎症性、变应性皮肤病。中医学文献中记载类似湿疹之病甚多，如周身遍发红粟、瘙痒剧烈者名粟疮；渗水淋漓、泛发全身者，名浸淫疮；抓之出血者，则为血风疮。若按发病部位不同，则又有发于耳部的旋耳疮或月蚀疮；发于手背的病疮；发于乳头者，为乳头风；发于脐围者，名脐疮；发于肘弯、腘窝者，名四弯风。阴囊部的湿疹，则名绣球风或肾囊风；生于小腿部的名湿臁疮等。此外，尚有风湿疡（急性湿疹）、顽湿（慢性湿疹）等名。”[14]138

《中医皮肤病诊疗》：“禀性不耐，风、湿、热客于肌肤，或血虚、脾虚、风燥等而致的皮肤炎症反应，称为湿疹，以其皮疹多形、浸淫、湿润、瘙痒、分布对称、易于复发等为特征。它是临床上常见的皮肤病。本病可发于任何年龄及身体任何部位，不分性别，可局限，亦可泛发。其急性者可泛发全身，而以头面、四肢屈侧为著；慢性者具有好发某些部位的特点。起病可急可缓，不分季节，可冬重夏轻，亦可夏重冬轻，表现不一。湿疹的分类目前尚未完全统一。由于发疹的部位与表现不同而有不同的名称，皮疹泛发者，称为血风疮、浸淫疮等；皮疹局限于某些部位者，名旋耳疮、四弯风、肾囊风、病疮等。发于婴幼儿者，称胎瘓疮，又名奶癣。临床上是按照炎症反应的性质而分为急性湿疹、亚急性湿疹、慢性湿疹、婴儿湿疹以及先天素质遗传性湿疹（又名异位性皮炎）等类型。”[15]117

《实用中医外科学》：“有的文献用‘风’命名各部位的湿疹。如明《外科正宗·纽扣风》中说：‘纽扣风皆由风湿凝聚生疮，久则瘙痒如癣，不治则沿漫项背。’《医宗金鉴·外科心法要诀》‘此证生于颈下天突穴之间，因汗出之后，邪风袭于皮里，起如粟米，瘙痒无度，抓破汁水，误用水洗，浸淫成片。’指的是胸前部湿疹；《外科正宗·肾囊风》‘肾囊风乃肝经风湿所成。其患作痒，喜欲热汤，甚者疙瘩顽麻，破流滋水。’《外科启玄》中叫‘胞漏疮’，指的是阴囊湿疹；《医宗金鉴·外科心法要诀·四弯风》说：‘此证生在两腿弯、脚弯，每月一发，形如风癣，属风邪袭入腠理而成。其痒无度，搔破津水，形如湿癣。’《外科启玄》中叫‘血风疮’《圣济总录》中称‘下注疮’，指的是下肢湿疹。”[16]455

《常见病中医防治·皮科便览》：“四弯风，近似于现代医学的异位性皮炎，是一种好发于四肢弯曲处，以瘙痒为特征的皮肤病，故名。如清代《医宗金鉴·外科心法要诀》记载：‘此证生在两腿弯、脚弯，每月一发，形如风癣，属风邪袭入腠理而成。其痒无度，搔破津水，形如湿癣。’本病多始于一个月至两岁左右的婴幼儿，好发于肘窝、腘窝、踝部，两相对称。病程日久，可延至学龄前或青春时痊愈，个别患者至五十岁后方瘥。”[17]60

《中医外科学》（顾伯康，1986）：“湿疮是指皮损多种，形态各异，总有瘙痒糜烂流滋结痂证候的皮肤疾患。一般可分为急性、亚急性和慢性三类。本病具有多形性损害、对称分布、自觉瘙痒、反复发作、易演变成慢性等特点。男女老幼皆可发病，而以先天禀赋敏感者为多，无明显季节性，但冬季常常复发。急性者多泛发全身，慢性者往往固定在某些部位，亚急性者介于两者之间，在有些部位，尚有其特殊的表现。中医文献依据其发病部位和性质的特点而有不同的名称。浸淫遍体，滋水极多者，称‘浸淫疮’。如《诸病源候论》中说：‘浸淫疮是心家有风热，发于肌肤，初生甚小，先痒后痛而成疮。汁出浸溃肌肉，浸淫渐阔，乃遍体。’以丘疹为主的又称‘血风疮’或‘粟疮’，如《医宗金鉴》中说：‘遍身生疮，形如粟米，瘙痒无度，搔破时，津脂水，浸淫成片’。发于耳部的称‘旋耳疮’；发于手部的称‘病疮’；发于乳头部的称‘乳头风’；发于脐部的称‘脐疮’；发于阴囊部的称‘肾囊风’；发于下肢弯曲部的称‘四弯风’等。”[18]137

《中医外科学》(顾伯康,1987)：“《医宗金鉴·外科心法要诀》中有‘旋耳疮’如说：‘此证生于耳后缝间,延及耳折上下,如刀裂之状,色红,时津黄水。’指的是耳部湿疹。书中‘四弯风’指的是下肢湿疹；‘鼻䘌疮’指的是鼻部湿疹。以后诸家把乳部湿疹叫‘乳头风’；脐部湿疹叫‘脐疮’等。”[19]276

《中医外科学》(辽宁中医学院等)：“湿疮相当于现代医学的湿疹,是过敏性炎症性的皮肤病,可分为急性、亚急性、慢性三类。本病具有多形性损害,对称分布,自觉瘙痒,反复发作,易溃变成慢性等特点,是一种常见的皮肤病。根据发病部位和性质的特点而有不同的名称。归纳起来有两类：泛发性的称浸淫疮、血风疮、粟疮；局限性的有旋耳疮、肾囊风、四弯风、乳头风、脐疮,婴儿湿疹称胎㾗疮。”[20]98

《中医外科学》(吴恒亚)：“本病是一种皮损多样,形态不一,以瘙痒糜烂渗出为特征的皮肤疾患。《诸病源候论》中说：‘浸淫疮是心家有风热,发于肌肤,初生甚小,先痒后痛而成疮。汁出浸溃肌肉,浸淫渐阔,乃遍体。’《医宗金鉴》曰：‘遍身生疮,形如粟米,瘙痒无度,搔破时,津脂水,浸淫成片’。中医文献中根据其发病部位和特点的不同,而有不同名称,归纳起来大致有两类：泛发于全身的称浸淫疮、血风疮、粟疮；局限于一定部位的称旋耳疮、肾囊风、四弯风、乳头风、脐疮、病疮等。发于婴儿者称胎㾗疮,俗称奶癣。目前临床上一般分为急性湿疮、慢性湿疮和婴儿湿疮。”[21]114,115

《中医自学丛书·外科》：“湿疹,一般叫湿气,是一种常见的瘙痒性皮肤病。因发病部位不同,其名称各异。如生在面部的叫面游风；生在手部的叫病疮；生在乳头部的叫乳头风；生在脐部的叫脐疮；生在阴囊部的叫肾囊风或绣球风；生在女性会阴部的叫阴蚀；生在肘窝、腘窝部的叫四弯风；生在肛门部的叫肛门作痒；生在小腿部的叫爪风疮、或湿毒疮；若泛发全身起红粟、瘙痒剧烈,抓之出血者叫血风疮；瘙痒糜烂有脂水侵淫的叫浸淫疮等。婴儿患湿疹叫胎㾗疮等。”[22]171

《中医皮肤病学》：“本病是指发生于四肢弯曲处的瘙痒性皮肤病。常发于四肢屈侧,如肘弯、腘窝及两踝附近等处,两相对称,故名‘四弯风’,包括中医文献中的奶癣、浸淫疮、血风疮,多形性皮损,反复发作,时轻时重,由儿童延续到成人,伴有哮喘等过敏性疾病者。四弯风病名,出自《外科大成》一书中：‘生于腿弯脚弯,一月一发,痒不可忍,形如风癣,搔破成疮。’《医宗金鉴·外科心法要诀》指出此证‘属风邪袭入腠理而成。其痒无度,搔破津水,形如湿癣。’现代医学称为异位性皮炎,又称离位性湿疹或先天过敏性湿疹。”[23]79

《中医外科学》(艾儒棣,1991)：“湿疹是一种常见皮肤病,分有急性、慢性两种,任何性别、年龄可发生,也可发生于全身任何部位。其特征常对称发作,有剧烈瘙痒的感觉。由于患病部位的不同而有各种各样的特点与病名。湿疹是近代的病名,虽古代文献中未见此名,但依据部分的‘癣’‘疮’‘风’等证状,如婴儿发于面部的奶癣(胎㾗疮),发于鼻部的鼻䘌疮,发于耳部的旋耳疮,发于阴囊部的肾囊风,发于四肢弯曲处的四弯风等,皆属于本病的范围。本病的特点是：具有多形性损害,对称分布,自觉瘙痒,反复发作,易演变成慢性等。”[24]164,165

《骨伤科皮科应用必备》：“湿疹是指多种皮肤损害如丘疹、水疱、糜烂、渗液、结痂等同时存在的一种皮肤病,常在人体两侧患病,患病部位对称,患本病后剧烈瘙痒,病情时好时差,反复发作,很容易演变为慢性疾病。中医称为浸淫疮、血风疮者,多指全身的湿疹而言；称为旋耳疮者常在耳周发病；称为绣球风者,是指在阴囊发病的湿疹；称为四弯风者,是指四肢屈侧发病的湿疹而言。总之在身体某一部位发病的湿疹,仅是部位不同,名称各异而已。”[25]54

《中西医结合治疗皮肤病》:“湿疹是皮肤科最常见的疾病之一,是由多种因素引起的变态反应性皮肤病。中医称之为‘浸淫疮’‘旋耳疮’‘绣球风’‘四弯风’等。”[26]127

《中医外伤科学》(许书亮):“湿疮是指皮损多种,形态各异,总有瘙痒糜烂流滋结痂证候的皮肤疾患。本病具有多形性损害、对称分布、自觉瘙痒、反复发作、易演变成慢性等特点。无明显年龄及季节差异。根据其病程和皮损特点可分为急性、亚急性及慢性湿疮。根据发病范围可分为全身和局部两类。发于全身者,如浸淫遍体,滋水流溢者,称‘浸淫疮’。以丘疹为主的又称‘血风疮’或‘粟疮’。发于局部者,发于耳部的称‘旋耳疮’;发于手部的称‘病疮’;发于乳头部的称‘乳头风’;发于脐部的称‘脐疮’;发于阴囊部的称‘肾囊风’;发于下肢弯曲部的称‘四弯风’。”[27]105

《中医外科学》(王沛):“《外科正宗·纽扣风》中说:‘纽扣风皆由风湿凝聚生疮,久则瘙痒如癣,不治则沿漫项背。’指的是胸前部湿疹。其‘肾囊风’中说:‘其患作痒,喜欲热汤,甚者疙瘩顽麻,破流滋水。’指的是阴囊湿疹。清《医宗金鉴·外科心法要诀》中有‘旋耳疮’则说:‘此证生于耳后缝间,延及耳折上下,如刀裂之状,色红,时津黄水。’指的是耳部湿疹。书中‘四弯风指的是下肢湿疹’;鼻䘌疮指的是鼻部湿疹,以后诸家把乳部湿疹叫‘乳头风’;脐部湿疹叫‘脐疮’等。”[28]343

《中医外伤科学》(李彪):“湿疮是指皮损多种、形态各异、总有瘙痒糜烂流滋结痂证候的皮肤疾患。一般可分为急性、亚急性和慢性三类,以具有多形性皮损,对称分布,自觉瘙痒,反复发作,易演变成慢性为特征。男女老幼皆可发病,而以先天禀赋不耐者为多,无明显季节性,但冬季常常复发。中医文献依据其发病部位和性质特点而有不同的名称:浸淫遍体,滋水极多者,称浸淫疮;以丘疹为主的称血风疮或粟疮;发于耳部的称旋耳疮;发于手部的称病疮;发于乳头部的称乳头风;发于脐部的称脐疮;发于阴囊部的称肾囊风;发于下肢弯曲部的称四弯风,但总称之为湿疮。相当于西医的湿疹。”[29]85

《中西医结合治疗皮肤病性病》:“本病是一种病因不明确的和具有明显渗出倾向的变态反应皮肤病。中医称之为‘浸淫疮’或‘湿疮’。对于一些特殊部位的湿疹中医又分别命以不同的名称,如耳部湿疹称旋耳疮;乳房湿疹称乳头风;脐部湿疹称脐疮;阴囊湿疹称绣球风;肘窝湿疹称四弯风等。”[30]182

《中医外科学》(陆德铭):“湿疮是一种过敏性炎症性皮肤病。其特点是具有对称分布,多形损害,剧烈瘙痒,倾向湿润,反复发作,易成慢性等。根据病程和皮损特点,一般可分为急性、亚急性、慢性三类。湿疮根据发病部位不同,名称各异,如发于耳部者,称为旋耳疮;发于手部者,称为病疮;发于阴囊部者,称为肾囊风;发于脐部者,称为脐疮;发于肘、膝弯曲部者,称为四弯风;发于乳头者,称为乳头风。此外,根据皮损形态的不同,也有不同的名称,如以丘疹为主者,称为血风疮或粟疮;浸淫全身,滋水较多者,称为浸淫疮。相当于西医的湿疹。”[31]138,139

《中医外科学》(许芝银等):“湿疹是由多种内外因素引起的一种具有明显渗出倾向的皮肤炎症。皮疹呈多形性,易慢性化,易复发,瘙痒剧烈是其特征。发病机制主要是由复杂的内外激发因子引起的一种迟发型变态反应。患者可能具有受遗传因素支配的特定素质。其致敏原可以是食物、药物、肠寄生虫、细菌、花粉、动物皮毛,或冷、热、日光等因素,还与消化不良、内分泌障碍、精神因素、感染病灶等内在因素有关。中医称湿疹为湿疮、湿毒疮。泛发全身者称浸淫疮;发于耳部者称旋耳疮;发于手背称病疮;发于乳头称乳头风;发于脐周称脐疮;发于肘弯、腘窝称四弯风;发于阴囊部称绣球风或肾囊风。此外,还有风湿疡(急性湿疹)、顽湿疡(慢性湿疹)等名。发病总因与风、湿、热有关。慢性者多血虚风燥。”[32]211

《中医外科学》(金之刚):“湿疹是一种常见的、多发的变态反应性皮肤病,是一种以红斑、丘疹、水疱、渗出、糜烂和肥厚等多种皮肤损害为临床特征,并且常对称分布,伴瘙痒。本病有急性、慢性和亚急性之分,急性者多泛发于全身,慢性者往往固定在某些部位,亚急性介于二者之间。中医学中的血风疮,浸淫疮、粟疮、旋耳疮及乳头风等相当于本病。祖国医学将湿疹散记在有关带有疮、风、癣的病名文献中,并根据湿疹的发病部位和性质特点而进行不同命名。如急性湿疹,渗出为主的称之为浸淫疮。若以丘疹红斑为主的则称之为‘血风疮’或粟疮。此外亦有将血风疮称之为局限性湿疹的,如《外科启玄·论血风疮》说:‘此疮多在两小腿里外臁,上至膝,下至踝骨,乃血受风邪而生也,多痒,抓破出黄水成疮。’这里是指下肢胫前局限性湿疹。此外,发于阴囊部的称之为‘肾囊风’;发于脐部的又有‘脐疮’之称;发于手部的有‘病疮’之称,发于肘,膝关节屈侧部的则称之为‘四弯风’等。”[33]264,265

《皮肤病中医辨治》:“湿疹是一种常见的过敏性皮肤病,四季均可发生,可见于任何年龄,可发生于任何部位;其特点是皮损多形性,分布对称,剧烈瘙痒,容易反复发作和演变成慢性。中医依据该病发病部位和临床表现而有多种名称,如发于头面部的称为‘头面疮’,发于耳部的称‘旋耳疮’,发于脐部的称‘脐疮’,发于阴囊部的称‘肾囊风’,发于踝膝部的称‘四弯风’,发于婴儿的称‘奶癣’,滋水浸淫者称‘浸淫疮’,一般称‘风湿疡’‘湿疮’等。”[34]169

《中医外科学》(陈淑长等):“湿疮是指皮损多种、形态各异,总有瘙痒糜烂流滋结痂的皮肤疾患。本病相当于西医之湿疹。本病分急性、亚急性、慢性三类。临床特点:具有多形性损害、对称分布、自觉瘙痒、反复发作、易演变成慢性的特点。不同部位的不同名称:浸淫遍体,滋水极多者,称浸淫疮。以丘疹为主的湿疮,称血风疮或粟疮。发于耳部的湿疮,称旋耳疮。发于手部的湿疮,称病疮。发于乳头部的湿疮,称乳头风。发于脐部的湿疮,称脐疮。发于阴囊部的湿疮,称肾囊风。发于下肢部弯曲部的湿疮,称四弯风。四弯风病名,出自《外科大成》,部分医家根据皮损形态不同又有奶癣、浸淫疮、血风疮之称,本病属风类皮肤病的范畴。”[35]77,78

《新编中医皮肤病学》:“四弯风是指发生于四肢弯曲处的瘙痒性皮肤病。以多形性皮损,反复发作,时轻时重,自觉剧烈瘙痒为临床特征。常伴有哮喘等过敏性疾病。据统计在儿童中的发病率为2%～3%,在整个人群中约1%。本病通常可分为婴儿期、儿童期、青年及成人期三个类型,婴儿期一般发病较早,约60%在出生后1～6个月内发病,约90%在5岁内发病,超过35岁发病的不足5%。本病相当于西医所指的异位性皮炎或先天过敏性湿疹或称之为特应性皮炎。”[36]265

《新编中医外科临床手册》:“湿疮是指皮损多种,形态各异,总有瘙痒,糜烂流滋结痂证候的皮肤疾患。一般可分为急性、亚急性和慢性三类。本病具有多形性损害,对称分布,自觉瘙痒,反复发作,易演变成慢性等特点。男女老幼皆可发病,而以先天禀赋敏感者为多,无明显季节性,但冬季常常复发。急性者多泛发全身;慢性者往往固定在某些部位;亚急性者介于两者之间,在有些部位,尚有其特殊表现。中医文献依据其发病部位和性质的特点而有不同的名称。如浸淫遍体,滋水极多者,称‘浸淫疮’。如《诸病源候论》中曰:‘浸淫疮是心家有风热,发于肌肤,初生甚小,先痒后痛而成疮。汁出浸溃肌肉,浸淫渐阔,乃遍体。’以丘疹为主的又称‘血风疮’或‘粟疮’。如《医宗金鉴》中说:‘遍身生疮,形如粟米,瘙痒无度,搔破时,津脂水,浸淫成片。’发于耳部的称‘旋耳疮’;发于手部的称‘病疮’;发于乳头部的称‘乳头风’;发于脐部的称‘脐疮’;发于阴囊部的称‘肾囊风’;发于下肢弯曲部的称‘四弯风’,等。西医称为湿疹。”[37]298

《中医皮肤病学》："湿疹是一种由多种内外因素引起的皮损多种，形态各异，总有瘙痒糜烂流滋结痂症状的皮肤疾患。一般可分为急性、亚急性和慢性三类。本病个有多形性损害、对称分布、自觉瘙痒、反复发作、易演变成慢性等特点。男女老幼皆可患病，而以先天禀赋敏感者为多，无明显季节性，但冬季常常复发。急性者多泛发全身，慢性者往往固定在某些部位，亚急性者介于两者之间，在有些部位，尚有特殊的表现。中医文献依据其发病部位和性质的特点而有不同的名称。浸淫遍体，滋水极多者，称'浸淫疮'；以丘疹为主的称'血风疮'或'粟疮'；发于耳部的称'旋耳疮'；发于手部的称'病疮'；发于乳头部的称'乳头风'；发于脐部的称'脐疮'；发于阴囊部的称'肾囊风'；发于四肢弯曲部的称'四弯风'。现代医学认为，过敏体质，外来各种物理的、机械的、化学的、药物的、羊毛羽绒的刺激，以及精神紧张、过度劳累、感染病灶等等，均可引起本病的发生。"[38]127

《中医药学名词》(2005)："四弯风 wind of four fossae; atopic dermatitis　发生于四肢弯曲处的湿疮。"[39]277

《中医外科学》(艾儒棣，2007)："四弯风(四肢湿疹)：好发于四肢曲侧，往往对称发作，皮肤变厚粗糙，干燥瘙痒。如用热水烫洗或抓后，亦有出水流滋现象。"[40]194

《中医外科学》(张翠月)："湿疮是一种皮损形态多样，常对称分布，且伴瘙痒、糜烂、流滋、结痂等症状的过敏性炎症性皮肤病。其临床表现特点是：多形性皮损，常对称分布，剧烈瘙痒，有渗出倾向，反复发作，易成慢性等。依据病程一般可分为急性、亚急性和慢性三类。急性者多泛发全身，以丘疱疹为主，有渗出倾向；慢性者常固定某些部位，以苔藓样变为主，易反复发作；亚急性者介于两者之间，以丘疹、结痂、鳞屑为主。本病男女老幼皆可发病，而以先天禀赋不耐者多发，无明显季节性，但常在冬季复发。根据中医文献的记载，该病以其形态不同或发病部位不同而名称各异，如浸淫遍体，滋水较多者，称为浸淫疮；以丘疹为主的又称为血风疮或粟疮；发于耳部者，称为旋耳疮；发于乳头者，称为乳头风；发于脐部者，称为脐疮；发于四肢弯曲部者，称为四弯风等。该病相当于西医学的湿疹。"[41]237

《皮肤病性病中西医结合诊疗与防护》："四弯风是指发生于四肢弯曲部位的瘙痒性皮肤病。以多形性皮损，反复发作，时轻时重，自觉剧烈瘙痒为临床特征。常伴有哮喘等过敏性疾病。临床分为婴儿期、儿童期、成人期三个类型。婴儿期一般发病较早，约60%在生后1～6个月内发病，约90%在5岁内发病，超过35岁发病的不足5%。"[42]125,126

《中医药学名词》(2014)："四弯风 four bends wind; atopic dermatitis of elbow and knee pits　发生于四肢弯曲处的湿疮。相当于特应性皮炎。"[43]59

《简明中医皮肤病学》："异位性湿疹又名异位性皮炎，是具有遗传倾向的一种过敏反应性皮肤病。多数患者是由婴儿湿疹反复发作延至而成，其母常有过敏性疾病史(如哮喘、荨麻疹等)。好发于肘窝、腘窝等处，与中医学文献记载的'四弯风'相类似。如《医宗金鉴·外科心法》记载：'四弯风生在每腿弯、脚弯、每月一发，形如风癣，属于风邪袭入腠理而成，其痒无度，搔破津水形如湿癣'。我科赵炳南老医生称此病为'顽湿'。"[44]169

《皮肤病性病中医洗渍疗法》："特发性皮炎又叫异位性皮炎、异位性湿疹、遗传过敏性皮炎、遗传过敏性湿疹等，与遗传过敏性体质有关。属中医'四弯风''四弯风顽湿'的范畴。"[45]158

《小儿皮肤病诊疗》："特应性皮炎(atopic dermatitis，AD)是临床上常见的一种慢性、复发性、瘙痒性炎症性皮肤病，曾称为异位性皮炎、遗传过敏性皮炎、内源性湿疹、体质性痒疹、Besnier痒疹等。90%为儿童患者，常随年龄增大而减轻，但患者皮肤对变应原终身敏感。多数患者常伴血清 IgE 水平显著升高，且常伴有过敏性鼻炎、哮喘的个人史或家族史。本病皮损好发于肘窝、腘窝等处，AD 相当于中医学文献论述的'四弯风'；但临床上'四弯风'尚不能完全概括各个阶段发生在特应性皮炎。"[46]150

《专家诊治皮肤癣与牛皮癣》："患了特应性皮炎会出现哪些症状……表现为全身散发性丘疹，多发生于四肢伸侧及背部。丘疹较大，皮色或棕褐色，初起者较红。丘疹干燥，表面粗糙覆以皮屑。陈旧者小而硬。大多数皮疹顶端被抓破，并可见许多抓痕、血痂。可伴有局部淋巴结肿大。"[47]2

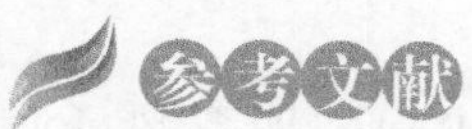

[1] [清] 祁坤. 外科大成[M]. 上海：科技卫生出版社，1958：198.

[2] [清] 吴谦. 医宗金鉴：第四分册 外科心法要诀[M]. 北京：人民卫生出版社，1973：338.

[3] [清] 顾世澄. 疡医大全[M]. 凌云鹏点校. 北京：人民卫生出版社，1987：967.

[4] [清] 郑玉坛. 彤园医书(外科)[M]//刘炳凡，周绍明. 湖湘名医典籍精华：外科卷 针灸卷 五官科卷. 谭新华，罗毅文点校. 长沙：湖南科学技术出版社，2000：96.

[5] [清] 时世瑞. 疡科捷径：卷中[M]. 刻本，许閒书屋：1831(道光十一年).

[6] [清] 易凤翥. 外科备要[M]//刘炳凡，周绍明. 湖湘名医典籍精华：外科卷 针灸卷 五官科卷. 谭新华，熊辉点校. 长沙：湖南科学技术出版社，2000：262.

[7] [民国] 陈莲舫. 陈莲舫医案集[M]. 肖梅华点校. 福州：福建科学技术出版社，2008：21.

[8] 北京中医学院，北京市卫生干部进修学院中医部. 中医外科学[M]. 北京：人民卫生出版社，1982：154.

[9] 上海中医学院外科教研组. 中医外科学讲义[M]. 北京：人民卫生出版社，1960：146.

[10] 上海中医学院外科教研组. 中医外科学中级讲义[M]. 北京：人民卫生出版社，1961：108.

[11] 上海中医学院. 中医外科学[M]. 北京：人民卫生出版社，1964：119，120.

[12] 上海中医学院外科教研组. 中医外科简编[M]. 北京：人民卫生出版社，1972：129.

[13] 山东中医学院中医系外科教研组. 中医外科学[M]. 济南：山东人民出版社，1973：199.

[14] 管汾. 实用中医皮肤病学[M]. 兰州：甘肃人民出版社，1981：138.

[15] 张曼华. 中医皮肤病诊疗[M]. 南宁：广西人民出版社，1985：117.

[16] 顾伯华. 实用中医外科学[M]. 上海：上海科学技术出版社，1985：455.

[17] 李博鉴. 皮科便览[M]. 北京：中医古籍出版社，1986：60.

[18] 顾伯康. 中医外科学[M]. 上海：上海科学技术出版社，1986：137.

[19] 顾伯康. 中医外科学[M]. 北京：人民卫生出版社，1987：276.

[20] 辽宁中医学院，北京中医学院，天津中医学院，等. 中医外科学[M]. 沈阳：辽宁科学技术出版社，1987：98.

[21] 吴恒亚. 中医外科学[M]. 南京：江苏科学技术出版社，1988：114，115.

[22] 郑顺山，等. 外科[M]//杨医亚. 中医自学丛书：第十分册. 石家庄：河北科学技术出版社，1989：171.

[23] 欧阳恒. 中医皮肤病学[M]. 长沙：湖南中医学院，1990：79.

[24] 艾儒棣. 中医外科学[M]. 成都：四川科学技术出版社，1991：164，165.

[25] 朱进忠. 骨伤科皮科应用必备[M]. 太原：山西科学教育出版社，1991：54.

[26] 张合恩，赵保艾. 中西医结合治疗皮肤病[M]. 石家庄：河北科学技术出版社，1992：127.

[27] 许书亮. 中医外伤科学[M]. 北京：中国医药科技出版社，1994：105.

[28] 王沛. 中医外科学[M]. 北京：中医古籍出版社，1994：343.

[29] 李彪. 中医外伤科学[M]. 长沙：湖南科学技术出版社，1996：85.

[30] 范瑞强，禤国维. 中西医结合治疗皮肤病性病[M]. 广州：广东人民出版社，1996：182.

[31] 陆德铭. 中医外科学[M]. 上海：上海科学技术出版社，1997：138，139.

[32] 许芝银，闵仲生. 中医外科学[M]. 南京：东南大学出版社，1998：211.

[33] 金之刚. 中医外科学[M]. 长沙：湖南科学技术出版社，1998：264，265.

[34] 杜锡贤. 皮肤病中医辨治[M]. 济南：山东科学技术出版社，1999：169.

[35] 陈淑长，贾玉森. 中医外科学[M]. 北京：中国工人出版社，1999：77，78.

[36] 欧阳恒，杨志波. 新编中医皮肤病学[M]. 北京：人民军医出版社，2000：265.

[37] 王少金. 新编中医外科临床手册[M]. 南昌：江西科学技术出版社，2000：298.

[38] 赵尚华. 中医皮肤病学[M]. 北京：科学出版社，

2001：127.

[39] 中医药学名词审定委员会. 中医药学名词[M]. 北京：科学出版社，2005：277.

[40] 艾儒棣. 中医外科学[M]. 成都：四川科学技术出版社，2007：194.

[41] 张翠月. 中医外科学[M]. 北京：中医古籍出版社，2007：237.

[42] 杨京慧，赵梅，韩平. 皮肤病性病中西医结合诊疗与防护[M]. 赤峰：内蒙古科学技术出版社，2009：125，126.

[43] 中医药学名词审定委员会. 中医药学名词：外科学 皮肤科学 肛肠科学 眼科学 耳鼻喉科学 骨伤科学[M]. 北京：科学出版社，2014：59.

[44] 赵炳南，张志礼. 简明中医皮肤病学[M]. 北京：中国展望出版社，1983：169.

[45] 程秋生. 皮肤病性病中医洗渍疗法[M]. 北京：科学技术文献出版社，2004：158.

[46] 李红毅，禤国维. 小儿皮肤病诊疗[M]. 广州：广东科技出版社，2009：150.

[47] 胡蔚毅. 专家诊治皮肤癣与牛皮癣[M]. 上海：上海科学技术文献出版社，2012：2.

（刘 涛）

4·113

白疕

bái bǐ

一、规范名

【汉文名】白疕。

【英文名】psoriasis。

【注释】以皮损状如松皮，形如疹疥，搔起白皮为主要表现的红斑鳞屑性皮肤疾病。相当于银屑病。

二、定名依据

“白疕”作为中医皮肤病名称，主要症状为：多发于四肢伸侧，次为头皮及躯干，常对称发生，初起皮肤上出现边缘明显，大小不等的红色丘疹，形如疹疥，逐渐扩大成片，上覆多层银白色皮屑，刮去表面皮屑则现红光皮面，再刮即可见筛状如露水珠样出血点，呈不同程度瘙痒，病程长，易反复发作。最早见于隋代巢元方《诸病源候论》，此时尚名“干癣”“白癣”“狗癣”，虽此前尚有相关术语“疕”“痂”“疡”“癣”“疥”等，但内涵与本术语“白疕”不完全相同。

唐代王焘《外台秘要》及南宋杨士瀛《仁斋直指方论》亦沿用“干癣”之名。明代王肯堂《证治准绳》首用“白疕”一词，但不是病名，是此时病名为“蛇虱”的一种症状。陈实功《外科正宗》使用“风癣”。至清代祁坤《外科大成》始首用“白疕”病名，此后“白疕”一名使用渐多。但仍有其他称呼，比如吴谦《医宗金鉴》用“松皮癣”，顾世澄《疡医大全》用“蛇虱”，郑玉坛《彤园医书》用“白疕疮”，萧晓亭《疯门全书》用“银钱疯”，许克昌等《外科证治全书》用“白疕”“疕风”“蛇风虱”。

自明代王肯堂《证治准绳》首用“白疕”一词，其后历代的著作多有沿用，如清代祁坤《外科大成》，吴谦《医宗金鉴·外科心法要诀》，顾世澄《疡医大全》，许克昌、毕法《外科证治全书》，1960年《中医外科学讲义》（上海中医学院外科教研组），1964年《中医外科学》（上海中医学院），1987年《中医外科学》（朱仁康），这些均是中医皮肤外科的重要著作，所以“白疕”作为规范名利于达成共识，符合术语约定俗成的原则。

我国1997年出版的国标《中医临床诊疗术语·疾病部分》和2007年《中医外科学》（陈红风）、2005年《中医外科学》（李曰庆）等以及辞书类著作《中医大辞典》《中国医学百科全书·中医学》等均以“白疕”作为规范名。说明“白疕”作为中医皮肤外科的规范名已成为共识。

我国2005年出版的由全国科学技术名词审定委员会审定公布的《中医药学名词》已以“白疕”作为规范名，所以“白疕”作为规范名也符合术语定名的协调一致原则。

三、同义词

【俗称】“牛皮癣”(《牛皮癣中医疗法》)。

【曾称】“干癣”“白癣”“狗癣”(《诸病源候论》);“白壳疮”(《外科启玄》);“蛇虱”(《疡医证治准绳》);“风癣”(《外科正宗》);“蛇风”(《外科大成》);“松皮癣”(《医宗金鉴》);“白疕疮”(《彤园医书》);“银钱疯”(《疯门全书》);“疕风”“蛇风虱”(《外科证治全书》);“牛皮癣”(《实用外科中药治疗学》);“白疕风”(《朱仁康临床经验集》)。

四、源流考释

甲骨文无“疕”字，“疕”的有关记载始见于我国周代的钟鼎文《昆疕王钟》。[1]194 但甲骨文中有“疾匕”的记载，有人据此以为“匕”即后世的“疕”字，可备一说。[1]194

成书于战国的《周礼·天官》“冢宰”有记载：“凡邦之有疾病者，疕疡者造焉，则使医分而治之。”[2] 东汉郑玄注：“疕，头疡，亦谓秃也。身伤曰疡。”[2] 东汉许慎《说文解字》：“疕，头疡也。从疒，匕声。”[3]154 西汉史游《急就篇》卷四：“痂疕疥疠痴聋盲。”[4]223 唐代颜师古注：“痂，疮上甲也。疕，谓薄者也。疥，小虫攻啮皮肤，灌错如鳞介也。”[4]246-248 张家山汉简《脉书》：“病在头……疕为秃。”[5]1 “(病)在面，疕，为包(疱)。”[5]7 “(病)在身，疕如疏，养(痒)，为加(痂)。”[5]12 “(病)在脂，疕……其疕就就然，为潞。”[5]27 “四节疕如目，麋突，为疠。”[5]33 马王堆汉墓《五十二病方》：“天啻(帝)下若，以漆(桼)弓矢，今若为下民疕，涂若以豖矢。”[6]183 “已去药，即以彘……疕瘳而止。”[6]186 “疕母(毋)名而养(痒)。”[6]196 “疕……渍以水，夏日勿渍，以傅之，百疕尽已。”“以黎(藜)卢二，礜一，豖膏和……以熨疕。”“久疕不已，干夸(刳)灶，渍以傅之，已。”[6]197 “行山中而疕出其身，如牛目是谓日□。”“露疕：燔饭焦，冶，以久膏和傅。”[6]198 综合以上资料可知，“疕”在西汉及以前泛指发于身体各处的疮疡，到了东汉则特指头部疮疡，到了唐代则指疮疡愈合后所结的痂皮了。

隋代巢元方《诸病源候论》记载了诸多病名症候，其中有“干癣候：干癣，但有匡郭，皮枯索，痒，搔之白屑出是也。”[7]164 “白癣候：白癣之状，白色，硿硿然而痒。”[7]165 “狗癣候：其状微白，点缀相连，亦微痒是也。”[7]165 这三种癣的证候与白疕是比较接近的。唐代医家王焘在其名著《外台秘要》中有“干癣”亦沿用巢元方的说法。[8]829 南宋医家杨士瀛的《仁斋直指方论》亦沿用巢元方的说法。[9]649,650

明代王肯堂《疡医证治准绳》一书始首载“白疕”一词：“遍身起如风疹、疥、丹之状，其色白不痛，但瘙痒，抓之起白疕，名曰蛇虱。”[10]1472 值得注意的是，此时的“白疕”尚未是独立的病名，而是指一种症状，即“白色的皮屑”的意思。此时尚名“蛇虱”。“蛇虱”一名后世亦有沿用，比如清代吴谦《医宗金鉴·外科心法要诀》[11]413，顾世澄《疡医大全》[12]1081，易凤翥《外科备要》[13]277。

“白疕”作为病名，首次出现在清代祁坤的《外科大成》中，原文是：“白疕：肤如疹疥。色白而痒。搔起白疕。俗呼蛇风。”[14]337 此时白疕又称“蛇风”。

“白疕”一名亦有沿用，比如清代吴谦《医宗金鉴·外科心法要诀》[11]413，顾世澄在《疡医大全》[12]1081，许克昌等《外科证治全书》。值得注意的是，《外科证治全书》对于白疕的症状描述与现代临床观察已十分相似了：“皮肤燥痒，起如疹疥而色白，搔之屑起，渐至肢体枯燥坼裂，血出痛楚，十指间皮厚而莫能搔痒。”[15]150

“蛇风”一名，据笔者所见，后世未有沿用。

同时代医家郑玉坛在《彤园医书》中则使用“白疕疮”一名。[16]113 此后，“白疕疮”则为清代医家程鹏程（《急救广生集》）[17]152、鲍相璈（《验方新编》）[18]614、易凤翥（《外科备要》）[13]277 所沿用。

许克昌等《外科证治全书》使用“疕风”[15]150“蛇风虱”[15]6 二名指代白疕，据笔者所见，二名均未有沿用。

同时的医家萧晓亭在《疯门全书》中描述了一种疾病：“银钱疯：块如钱大，内红外白，刺之无血，白色如银，先发于身，后上面部，隐隐在内。轻用狗宝汤，重用蒺藜散。此似疯而非疯，急照书治之。”[19]15 后人以为亦是白疕，笔者以为其与白疕有两点相区别：一是“刺之无血”，二是“先发于身，后上面部”。由于此病名在古代医书中仅此一例，故暂录之待考。

西方医学传入中国后，在翻译医书时，将“psoriasis”译成了“牛皮癣”[20]14，中医受此影响，渐渐也以“牛皮癣”称呼之。比如 1956 年朱仁康《实用外科中药治疗学》将此病称为“牛皮癣”“干癣”[21]103，1983 年张志礼等《简明中医皮肤病学》[22]200 与 1989 年李林《牛皮癣中医疗法》[23]1 亦用“牛皮癣”之名，后来认识到中医古籍里亦有“牛皮癣”病名，相当于西医的神经性皮炎，与银屑病迥然不同。由于“牛皮癣”一名两病，极容易引起混淆，故此后西医界废弃不用，但民间仍用“牛皮癣”指代白疕。

有人认为古籍中的“风癣”亦是指白疕[24]644，笔者认为是错误的。“风癣”最早见于巢元方《诸病源候论》：“又有风癣，搔抓顽痹，不知痛痒。”又说：“风癣，是恶风冷气客于皮，折于血气所生。”[7]164,165 明代李梴在《医学入门》中认为：“风癣即干癣，搔之则有白屑。”[25]483 陈实功在《外科正宗》则认为：“风癣如云朵，皮肤娇嫩，抓之则起白屑。”[26]275 但后世大多数医家如南宋杨士瀛、明代王肯堂、清代吴谦、许克昌、易凤翥关于风癣仍然认同巢元方的见解，即“搔抓顽痹，不知痛痒”，而这种症状是白疕所不具备的。

有人认为古籍中的“白壳疮”亦是指白疕[27]410，笔者认为是错误的。“白壳疮”最早见于明代申斗垣《外科启玄》：“白壳疮者即癣也，而有四种：曰风癣、杨梅癣、花癣、牛皮癣。皆因毛孔受风湿之邪所生。外，小儿一种因吃奶名曰湿奶癣，久则有虫。”[28]53 稍后的陈士铎在《洞天奥旨》中说：“白壳疮，生于两手臂居多，或有生于身上者，亦顽癣之类也。如风癣、花癣、牛皮癣、杨梅癣，皆因毛窍受风湿之邪，而皮肤无气血之润，毒乃附之而生癣矣……更有一种小儿，食母之湿乳，流落唇吻，积于两颔间，亦生癣疮，名曰湿奶癣，与前疮稍异。盖风、花、牛皮、杨梅癣，多是风燥之疮，而奶湿疮实湿症也。惟疮皆白壳，无他异耳。故皆以白壳名之。”[29]101,102 据此可知，可产生白壳的癣即是“白壳疮”，可分为“风癣”“杨梅癣”“花癣”“牛皮癣”“湿奶癣”五种，风癣、牛皮癣上文已述，“杨梅癣”即梅毒并发症，“花癣”即单纯糠疹，“湿奶癣”即婴儿湿疹。综合以上论述，笔者认为白壳疮与白疕差异巨大，不可将白壳疮视作白疕的曾用名。

有人认为古籍中的“松皮癣”亦是指白疕[30]319[24]644，笔者认为是错误的。“松皮癣”最早见于清代吴谦《医宗金鉴·外科心法要诀》：“五曰松皮癣，状如苍松之皮，红白斑点相连，时时作痒。”[11]400 稍后的《彤园医书》《外科证治全书》亦沿用吴谦的说法。“松皮癣”病名的出现晚于“白疕”，即“白疕”出现以后，“松皮癣”作为独立的病名才出现，二者在古籍中是并列的关系，而不是承继关系；从症状上来看，“松皮癣状如苍松之皮”，而白疕则“肤如疹疥，色白而痒，搔起白皮”，二者差异明显，故把松皮癣作为白疕的曾用名实为不妥。今人朱文锋亦认为松皮癣相当于西医原发性皮肤淀粉样变[27]437，而不是银屑病。

自从 1960 年上海中医学院外科教研组主编的《中医外科学讲义》使用“白疕”[31]146 一名以来，此后中医外科著作多有沿用，比如：1961 年《中医外科学中级讲义》[32]110（上海中医学院外科教研组），1964 年《中医外科学》[33]228（上海中医学院），1972 年《中医外科简编》[34]132（上海中医学院外科教研组），1985 年《中医皮肤病诊疗》[35]142（张曼华），1985 年《实用中医外科学》[36]490（顾伯华），1986 年《常见病中医防治 皮科便览》[37]105（李博鉴），1986 年《中医外科学》[38]147（顾伯康），1987 年《中医外科学》[39]296（顾伯康），1987 年《中医外科学》[40]106（辽宁中医学院等），1988 年《中医外科学》[41]128（吴恒亚），1989 年《中医外科学》[42]173（艾儒棣），1990 年《中医皮肤病学》[43]109（欧阳恒），1991 年《中医外科学》[44]175（艾儒棣），1991 年《骨伤科皮科应用必备》[45]61（朱进忠），1993 年《中医外科临床指南》[46]243（葛武生），1994 年《中医外伤科学》[47]115（许书亮），1994 年《中医外科学》[48]335（王沛），1995 年《中医外科学》[49]97（韦永兴），1995 年《中医大辞典》[50]430（李经纬等），1996 年《中医外伤科学》[51]90（李彪），1997 年《皮肤病中医诊疗学》[52]413（徐宜厚等），1997 年《中医外科学》[53]149（陆德铭），1997 年《中国医学百科全书·中医学》[54]2018（《中医学》编辑委员会），1998 年《实用中医皮肤病学》[55]213（李林），1998 年《中医外科学》[56]283（金之刚），1999 年《中医外科学》[57]803（谭新华等），1999 年《中医外科学》[58]86（陈淑长等），1999 年《中医诊断与鉴别诊断学》[59]410（朱文锋），2000 年《新编中医皮肤病学》[60]332（欧阳恒等），2000 年《今日中医外科》[61]354（王永炎，王沛），2000 年《新编中医外科临床手册》[62]331（王少金），2005 年《中医外科学》[63]356（陈红风），2005 年《中医药学名词》[64]277（中医药学名词审定委员会），2007 年《中医外科学》[65]327（顾伯康），2007 年《中医外科学》[66]205（艾儒棣），2007 年《中医外科学》[67]183（李曰庆），2009 年《中医外科学》[68]261（张翠月），2009 年《皮肤病性病中西医结合诊疗与防护》[69]151（杨京慧等），2014 年《中医药学名词》[70]62（中医药学名词审定委员会）。

亦有使用“白疕风”作为正名的，比如 1977 年《朱仁康临床经验集》[71]157（中医研究院）。

亦有使用“银屑病”作为正名的，比如：1965 年《小儿皮肤病》[72]207（杨天籁），1973 年《中医外科学》[73]205（山东中医学院中医系外科教研室），1979 年《朱仁康临床经验集》[74]152（中医研究院广安门医院），1979 年《中医皮肤病学简编》[75]75（程运乾），1980 年《中医外伤科学》[76]110（全国中等卫生学校试用教材《中医外伤科学》编写组），1981 年《实用中医皮肤病学》[77]182（管汾），1981 年《临床皮肤病学》[78]550（《临床皮肤病学》编写组），1982 年《中医外科学》[79]163（北京中医医院等），1983 年《简明中医皮肤病学》[80]200（张志礼等），1985 年《小儿皮肤病学》[81]101（杨天籁），1986 年《实用中医外科学》[82]529（尚德俊），1986 年《实用小儿皮肤病学》[83]162（涂元远等），1992 年《中西医结合治疗皮肤病》[84]139（张合恩等），1995 年《新编中医外科学》[85]275（尚德俊），1996 年《中西医临床皮肤病学》[86]245（王坤山），1996 年《中西医结合治疗皮肤病性病》[87]260（范瑞强等），1996 年《现代皮肤病学》[88]512（杨国亮等），1997 年《现代中医皮肤病学》[89]174（刘忠恕），1998 年《中医外科学》[90]230（许芝银等），1999 年《皮肤病中医辨治》[91]215（杜锡贤），1999 年《新编中医外科学》[92]499（李彪等），2000 年《小儿皮肤病防治》[93]168（邢炜等），2001 年《中医皮肤病学》[94]173（赵尚华），2004 年《皮肤病性病中医洗渍疗法》[95]219（程秋生），2008 年《皮肤性病学》[96]141（张学军），2010 年《中医皮肤性病学》[97]470（范瑞强等），2011 年《农民朋友一定要掌握的 99 个皮肤科知识》[98]115（黄鹤），2012 年《专家诊治皮肤癣与牛皮癣》[99]182（胡蔚毅）。

总之，“疕”字记载始于钟鼎文《昆疕王钟》，《周礼》中亦有记载，但与白疕内涵关系不大。隋代巢元方的《诸病源候论》里始载有“干癣”与白疕症状较为相似，另有“白癣”“狗癣”亦相似。“白疕”始见于明代王肯堂《疡医证治准绳》一书，但尚未成为独立的病名，而是指一种症状，此时尚名“蛇虱”。“白疕”作为病名，首次出现于清代祁坤《外科大成》。《医宗金鉴》沿用“白疕”，《彤园医书》则使用“白疕疮”。西医传入中国后，使用了“牛皮癣”指代白疕，影响甚大，造成了一定程度的认识混乱。此后中医界渐使用“白疕”一名，“银屑病”是西医病名，古籍不载，中医书籍亦采用之。至于“风癣”“白壳疮”“松皮癣”则不宜视为白疕的曾用名。

五、文献辑录

《甲骨文医学资料释文考辨与研究》：“又有贞辞言：(9) 贞疾匕隹(惟)父甲害……(10) 疾匕隹(惟)父乙害。不隹(惟)父乙害……我以为释‘人’或‘妣’均不妥。这儿的[illegible]就释匕，读为疕。铜器《昆疕王钟》有疕字。”[1]194

《周礼》卷第二：“凡邦之有疾病者，疕疡者造焉，则使医分而治之。”“郑氏注”：“疕，头疡，亦谓秃也。身伤曰疡。分之者，医各有能。”[2]

《说文解字》卷七“下”：“疕，头疡也。从疒，匕声。”[3]154

《急就篇》卷四：“痂疕疥疠痴聋盲。”[4]223 “痂，疮上甲也。疕，谓薄者也。疥，小虫攻啮皮肤，漼错如鳞介也。疠，恶疾也。痴，不慧也。耳不闻声曰聋，目不见色为盲也。”[4]246

《张家山汉简〈脉书〉校释》：“病在头，农为𩐱，疕为秃，养为鬠。”[5]1 “(病)在面，疕，为包(疱)。”[5]7 “(病)在身，疕如疏，养(痒)为加(痂)。”[5]12 “(病)在胻，疕，赤淒，为膫，其疕就就然，为潞。”[5]27 “四节疕如目，麋突，为疠。”[5]33

《五十二病方・鬃》：“鬃：唾曰：‘歕桼(漆)’，三，即曰：‘天啻(帝)下若，以漆(桼)弓矢，今若为下民疕，涂若以豕矢’。以履下靡(磨)抵之。”[6]183

“虫蚀”：“已去药，即以彘……疕瘳而止。”[6]186

“久(身)疕”：“身疕：疕母(毋)名而养(痒)，用陵(菱)敊(枝)熬，冶之，以犬胆和以傅之。傅之久者，辄停三日，三，疕已，尝试。令。”[6]196 “疕，鳖葵，渍以水，夏日勿渍，以傅之，百疕尽已”“以黎(藜)卢二，礜一，豕膏和，而膆以熨疕。”“久疕不已，干夸(刳)灶，渍以傅之，已。”[6]197 “行山中而疕出其身，如牛目是胃(谓)日□。”“露疕：燔饭焦，治，以久膏和傅。”[6]198

《诸病源候论》卷三十五：“干癣，但有匡郭，皮枯索，痒，搔之白屑出是也。皆是风湿邪气，客于腠理，复值寒湿，与血气相搏所生。若其风毒气多，湿气少，故风沉入深，故无汁，为干癣也。其中亦生虫。”[7]164 “白癣之状，白色，硿硿然而痒。此亦是腠理虚受风，风与气并，血涩而不能荣肌肉故也。”“俗云：狗舐之水，用洗手、面，即生癣。其状微白，点缀相连，亦微痒是也。其里亦生虫。”[7]165 “风癣，是恶风冷气客于皮，折于血气所生，亦作圆文匡郭，但抓搔顽痹，不知痛痒。其里亦有虫。”“又有风癣，搔抓顽痹，不知痛痒。”[7]164,165

《外台秘要》卷第三十：“病源：干癣但有匡郭，皮枯索，痒搔之白屑出是也，皆是风湿邪气客于腠理，复值寒湿与血气相搏所生，若其风毒气多，湿气少，故风沉入深，故无汁为干癣，其中生虫。”[8]829

《仁斋直指方论》卷二十四：“干癣则搔出白屑，索然凋枯；湿癣则淫如虫行，搔之多汁；风癣则爪擦痹顽，不知痛痒；牛癣则状如牛领，皮厚而坚；其若时作微痒，白点相连，是之谓狗癣；轮廓全无，纵横不定，是之谓刀癣，此癣之种类然也。”[9]649,650

《疡医证治准绳》卷五：“遍身起如风疹、疥、丹之状，其色白不痛，但搔痒，抓之起白疕，名曰蛇虱。用油秽田肥株、山樟子叶、樟树叶、柏叶煎水，入些醋洗之。又方，只用柏叶一味，煎水洗更速也，要服苦参丸、蜡矾丸、金银皂角丸。”[10]1472

《医学入门》卷五：“风癣即干癣，搔之有白屑；湿癣如虫行，搔之有汁出；顽癣全然不知痛痒；牛癣如牛颈皮，厚且坚；马癣微痒，白点相连，又曰狗癣。”[25]483

《外科正宗》卷十：“风癣如云朵，皮肤娇嫩，抓之则起白屑；湿癣如虫形，瘙之则有汁出；顽癣抓之则全然不痛；牛皮癣如牛项之皮，顽硬且坚，抓之如朽木；马皮癣微痒，白点相连；狗皮癣白斑相簇。此等总皆血燥风毒克于脾、肺二经。初起用消风散加浮萍一两，葱、豉作引，取汁发散。久者服首乌丸、蜡矾丸，外擦土大黄膏，用槿皮散选而用之，亦可渐效。”[26]275

《外科启玄》卷七：“白壳疮者即癣也，而有四种：曰风癣、杨梅癣、花癣、牛皮癣，皆因毛孔受风湿之邪所生。外，小儿一种因吃湿奶名曰湿奶癣，久则有虫，宜粉霜滓搽之立效。”[28]53

《洞天奥旨》卷九：“白壳疮，生于两手臂居多，或有生于身上者，亦顽癣之类也。如风癣、花癣、牛皮癣、杨梅癣，皆因毛窍受风湿之邪，而皮肤无气血之润，毒乃附之而生癣矣。此等之疮，非一二剂补气补血可以速愈也，故必须外治为妙。更有一种小儿，食母之湿乳，流落唇吻，积于两颔间，亦生癣疮，名曰湿奶癣，与前疮少异。盖风、花、牛皮、杨梅癣，多是风燥之疮，而奶湿疮实湿症也。惟疮皆白壳，无他异耳。故皆以白壳名之。大约白壳疮，俱用治顽癣方多效，独湿奶疮，用粉霜散而效速，不必用顽癣之方耳。”[29]101,102

《医宗金鉴·外科心法要诀》卷七十四：“五曰松皮癣，状如苍松之皮，红白斑点相连，时时作痒。”[11]400“白疕之形如疹疥，色白而痒多不快，固由风邪客皮肤，亦由血燥难荣外。注：此证俗名蛇虱。生于皮肤，形如疹疥，色白而痒，搔起白皮，由风邪客于皮肤，血燥不能荣养所致。初服防风通圣散，次服搜风顺气丸，以猪脂、苦杏仁等分共捣，绢包擦之俱效。”[11]413

《疡医大全》卷二十九：“王肯堂曰：蛇虱遍身起如风疹疥丹之状，其色白不痛但痒，搔抓之起白疕。柏叶一味煎水洗。内服蜡矾丸、金银皂角丸（《准绳》）。《心法》曰：白疕俗名蛇虱。生于皮肤，形如疹疥，色白而痒，搔起白皮，由风邪客于皮肤，血燥不能荣养所致。用猪油、苦杏仁等分捣匀，绢包擦。”[12]1081

《外科备要》卷二：“俗名蛇虱，生遍身皮肤，形如疹疥，色白而痒，搔起白皮，由风邪客于皮肤，血燥不能荣养而成。初服防风通圣散两解之，汗下后，常服搜风顺气丸，外用猪脂、苦杏仁等分，共捣成膏，绢包擦之，重者洗以海艾汤，常搽一扫光俱效。”[13]277

《外科大成》卷四：“肤如疹疥，色白而痒。搔起白疕，俗呼蛇风。由风邪客于皮肤，血燥不能荣养所致。宜搜风顺气丸、神应养真丹加白蛇之类。”[14]337

《外科证治全书》卷一：“至若发无定处者，为时毒，为黄水疮，为恶核，为石疽，为瘿瘤，为流注，为疔疮，为多骨疽，为痼发，为蛇瘴瘭疽，为大麻风，为杨梅疮，为结毒，为血箭，为痣，为血风疮，为白驳风，为血疳，为赤白游风，为汗斑，紫、白癜风，为疬疡风，为破伤风，为发痉，为风疳，为顽癣，为痦瘰，为蛇风虱（白疕）。”[15]6

卷四：“皮肤燥痒，起如疹疥而色白，搔之屑起，渐至肢体枯燥坼裂，血出痛楚，十指间皮厚而莫能搔痒。因岁金太过，至秋深燥金用事，乃得此证。多患于血虚体瘦之人，生血润肤饮主之，用生猪脂搽之。”[15]150

《彤园医书》卷四：“生遍身皮肤之上，形如疥疹，色白而痒，抓起白皮。由风邪客于皮肤，血燥不能荣养而成。初起服防风通圣散两解之，汗下后常服搜风顺气丸（见五卷云字号）。外用猪油、杏仁（等分）捣膏，绢包搽之。重者洗以海艾汤（见六卷冈字号），常搽一扫光（见六卷姜字号）。”[16]113

《急救广生集》卷七：“遍身形如疹疥，色白而痒，或搔起白皮。用猪脂、苦杏仁等分共捣，绢包擦之，甚效。”[17]152

《验方新编》卷二十四：“治白疕疮，抓起白屑者。大黄二两（酒蒸晒），山药（炒）、枣皮、牛膝、菟丝、麻仁、枳壳、郁李仁（泡去皮）、羌活、防风、独活、车前子、槟榔各一两，晒研细末，蜜为小丸。茶酒任下，每服二钱，日二服。”[18]614

《疯门全书·麻疯三十六种辨症图说》：“银

钱疯……块如钱大，内红外白，刺之无血，白色如银，先发于身，后上面部，隐隐在内。轻用狗宝汤，重用蒺藜散。此似疯而非疯，急照书治之。”[19]15

《实用外科中药治疗学》：“牛皮癣（干癣）：初发红色小疹，上面覆着白色鳞屑，渐渐扩大成局限性红斑，上有干燥性灰白色或银白色很厚的大片鳞屑。斑大小不一，鳞屑容易剥离，现出浅红色有光的薄膜，如将此薄膜剥离，则现出血点。病变进行得很慢，或有轻度的痒感。本病易发于头皮、四肢的伸侧、膝关节伸侧面、骶部，其次为躯干。”[21]103

《简明中医皮肤病学》：“银屑病又称牛皮癣，是一种常见的红斑鳞屑性皮肤病。该病经过缓慢，具有复发倾向。”[22]200

《牛皮癣中医疗法》：“银屑病（psoriasis）又称牛皮癣，是西医的病名。其主要临床特点是皮肤出现散在的红色丘疹或斑块，皮损表面覆盖着银白色鳞屑。由于本病有银白色鳞屑的形态特点，故称为银屑病。”[23]1

《中医外科学》（朱仁康）：“松皮癣是一种常见慢性皮肤病，又名白疕。特征为大小不等，界线清楚的红斑，覆盖银白色鳞屑，剥去白屑，可见到点状出血。好发于冬春之季，夏季少发或减轻。男女老幼皆可患之。多见于青壮年男女。少数人有家族遗传病史。易反复发作，难于根治。本病相当于现代医学的银屑病……总之，祖国医学对银屑病的认识是逐步深入的，而历代医家所描述的‘干癣’‘白癣’‘狗癣’‘白壳疮’‘蛇虱’‘风癣’‘白疕’‘松皮癣’等，其名各异，症状也有所差异，但都是从不同角度较为形象地描述了本病的特征。”[24]644

《中医外科临床手册》：“松皮癣（白疕）病因病机：① 风寒外袭，致使营卫失调，肤失濡养。② 风热侵入毛孔，郁久血燥，皮肤失养。③ 冲任不调，营血亏耗，血虚生风生燥，肤失濡养。”[30]319

《中医外科学讲义》：“白疕……皮肤形如疹疥，色白而痒，搔起白皮。”[31]146

《中医外科学中级讲义》：“皮肤损害，状如松皮，或形如疹疥，搔起白皮，故名白疕或松皮癣。”[32]110

《中医外科学》（上海中医学院）：“白疕（松皮癣）……皮肤损害，状如松皮，或形如疹疥，搔起白皮，故名白疕，或称松皮癣。此病时轻时重，不易根治，是顽固性的皮肤病之一。”[33]228

《中医外科简编》：“白疕（松皮癣）……皮肤损害，状如松皮，或形如疹疥，搔起白皮，故名白疕，或称松皮癣。此病时轻时重，不易根治，是顽固性的皮肤病之一。皮肤损害，状如松皮，或形如疹疥，搔起白皮，故名白疕或松皮癣。”[34]132

《中医皮肤病诊疗》：“由血热风燥或情志内伤而致在皮肤红斑上反复出现银白色干燥鳞屑的慢性皮肤病，称为白疕。又名松皮癣，与古医籍中的干癣、白壳疮、疕风等相类似。西医名银屑病，旧称牛皮癣，是一种常见的红斑鳞屑性皮肤病。”[35]142

《实用中医外科学》（顾伯华）：“皮损以红斑、鳞屑为主，因抓去脱屑，有点状出血，如匕首所刺之状，故称‘白疕’。因形状如癣，脱屑如松皮，又名松皮癣。”[36]490

《皮科便览》：“白疕，相当于现代医学的寻常型银屑病，是一种以肤起红疹，上覆银屑，搔之而起为特征的皮肤病。根据其发病特点，祖国医学文献中又有‘松皮癣’‘干癣’‘白壳疮’‘蛇虱’‘疕风’‘马皮癣’等名。”[37]105

《中医外科学》（顾伯康，1986）：“皮肤红斑上反复出现多层银白色干燥鳞屑的慢性复发性皮肤病称‘白疕’。”[38]147

《中医外科学》（顾伯康，1987）：“白疕……是一种皮损以红斑、鳞屑为特征的慢性复发性皮肤病。即是现代医学所称的银屑病。”[39]296

《中医外科学》（辽宁中医学院等）：“白疕……本病是在皮疹上反复出现多层银白色干燥的鳞屑，搔之脱屑，故名白疕，又因其状如松皮，故又名松皮癣。”[40]106

《中医外科学》（吴恒亚）：“白疕……本病是

一种皮肤红斑上反复出现多层银白色干燥鳞屑的慢性复发性皮肤病。又名'松皮癣'。相当于西医所称的'银屑病'(旧称牛皮癣)。"[41]128

《中医外科学》(艾儒棣,1989):"皮肤红斑上反复出现多层银白色干燥鳞屑的慢性复发性皮肤病,称为白疕。多发青壮年。"[42]173

《中医皮肤病学》:"白疕又名蛇风,如明代《证治准绳·疡医诸肿》记载:'遍身起风隐(疹)疥丹之状,其色白不痛,但痒,搔抓之,起白疕,名曰蛇风。'是一种红斑覆盖着银白色鳞屑的慢性皮肤病。男女老幼,皆可罹患。"[43]109

《中医外科学》(艾儒棣,1991):"皮肤红斑上反复出现多层银白色干燥鳞屑的慢性复发性皮肤病,称为白疕。"[44]175

《骨伤科皮科应用必备》:"白疕是指皮疹多呈片状,上面覆盖银白色较厚鳞屑为主的疾病。因其形状很像松树之皮,故又称松皮癣。现代医学称为银屑病或牛皮癣。"[45]61

《中医外科临床指南》:"皮肤红斑上反复出现多层银白色干燥鳞屑的慢性复发性皮肤病,称为白疕,白疕皮损以红斑、鳞屑为主,因抓去脱屑,有点状出血,如匕首之状,而得名。因形状如癣,脱屑如松皮,故又名松皮癣。又称为干癣、白壳疮,俗称蛇虱。现代医学称之为银屑病、牛皮癣。"[46]243

《中医外伤科学》(许书亮):"皮肤红斑上反复出现多层银白色干燥鳞屑的慢性复发性皮肤病称'白疕'。"[47]115

《中医外科学》(王沛):"白疕是一种皮损以红斑、鳞屑为特征的慢性复发性皮肤病。即是西医的银屑病。其特点为红斑上堆集很厚的银白色鳞屑,抓去脱屑,可见到呈筛状如露水珠样的出血点。"[48]335

《中医外科学》(韦永兴):"白疕是一种常见的慢性红斑鳞屑性皮肤病。又名松皮癣、干癣。"[49]97

《中医大辞典》:"白疕……为一种慢性落屑性皮肤病。见《外科大成》卷四。又名蛇虱、疕风、松皮癣。因风寒或风热郁于肌肤,营卫失调;或营血不足,运行不畅,瘀于肌表,致使肌肤失养而成此病。多发于四肢伸侧,次为头皮及躯干,常对称发生。初起皮肤上出现边缘明显,大小不等的红色丘疹,形如疹疥,逐渐扩大成片,上覆多层银白色皮屑。刮去表面皮屑则现红光皮面,再刮即可见筛状如露水珠样出血点。呈不同程度瘙痒。病程长,易反复发作。"[50]430

《中医外伤科学》(李彪):"白疕是一种易于复发的慢性炎症性皮肤病。以皮肤上出现红色斑片,上覆以多层银白色鳞屑,伴瘙痒为特征。男女老幼皆可患病,但以青壮年为多,男性略多于女性。具有一定遗传倾向。冬季发病或加重,夏季消退或减轻。相当于西医之银屑病。"[51]90

《皮肤病中医诊疗学》:"白疕病名,出自《外科大成》,又名疕风、银钱疯、白壳疮等。"[52]413

《中医外科学》(陆德铭):"白疕是一种皮损状如松皮,形如疹疥,搔起白皮的红斑鳞屑性皮肤病。亦称疕风、松皮癣。相当于西医的银屑病,旧称牛皮癣,其特点是皮损覆盖有多层银白色鳞屑,抓去鳞屑可见点状出血,病程长,病情变化多,时轻时重,不易根治。"[53]149

《中国医学百科全书·中医学》:"皮肤红斑上反复出现多层银白色干燥鳞屑的慢性复发性的皮肤病,称为白疕……主要分布在头皮、四肢伸侧面和躯干,多呈对称性,亦可发展到全身,有不同程度的瘙痒。一般冬重夏轻,个别有夏重的,愈后常有复发。"[54]2018

《实用中医皮肤病学》(李林):"白疕因其'肤如疹疥,色白而痒,搔起白皮'而得名,或因其'状如苍松之皮,红白斑点相连'而称松皮癣。相当于现代医学的银屑病(牛皮癣)。"[55]213

《中医外科学》(金之刚):"白疕,因皮疹处抓之脱落白色糠秕状鳞屑,鳞屑抓脱后,基底部有点滴状出血,如匕首所刺之状,因而得名。"[56]283

《中医外科学》(谭新华等):"白疕是一种皮损以红斑、鳞屑为主的、慢性复发性皮肤病,即西医学的银屑病。”[57]803

《中医诊断与鉴别诊断学》：“白疕是因禀赋素弱，或血虚风燥，湿滞血瘀所致。以皮肤起多形红斑、鳞屑，刮去鳞屑可见点状出血为主要表现的皮肤疾病。”[59]410

《新编中医皮肤病学》：“白疕是一种常见的慢性炎症性皮肤病，以浸润性红斑上覆以多层银白色糠秕状鳞屑，刮去鳞屑有薄膜现象和点状出血为临床特征。”[60]332

《今日中医外科》：“白疕是一种红斑鳞屑性皮肤病，因搔抓起白皮而得名。主要临床特征为皮肤起红疹或红斑，上覆层层白色皮屑，形如疹疥，状如松皮，刮去可见点状出血。白疕有遗传倾向，皮损发生后消退缓慢，易反复发作，难于根治，是一种顽固性皮肤病。相当于西医的银屑病。”[61]354

《新编中医外科临床手册》：“皮肤红斑上反复出现多层银白色干燥鳞屑的慢性复发性皮肤病称‘白疕’。”[62]331

《中医外科学》(陈红风)：“白疕是一种以红斑、丘疹、鳞屑损害为主要表现的慢性易反复发作的皮肤病。因刮去鳞屑可见点状出血点，如匕首刺伤皮肤之状，故而称之。其特点是……患病男性多于女性，城市高于农村，北方高于南方，大多呈冬重夏轻趋势，约有30%的患者有家族史。”[63]356

《中医药学名词》(2005)：“白疕……皮损状如松皮，形如疹疥，搔起白皮的红瘢鳞屑性皮肤病。”[64]277

《中医外科学》(顾伯康，2007)：“白疕……是一种皮损以红斑、鳞屑为特征的慢性复发性皮肤病。即是西医学所称的银屑病。”[65]327

《中医外科学》(艾儒棣，2007)：“皮肤红斑上反复出现多层银白色干燥鳞屑的慢性复发性皮肤病，称为白疕。”[66]205

《中医外科学》(李曰庆)：“白疕因其‘肤如疹疥，色白而痒，搔起白皮’而得名，是一种常见的易于复发的炎症性皮肤病……其特点是：在红斑上有松散的银白色鳞屑，抓之有薄膜及露水样出血点。”[67]183

《中医外科学》(张翠月)：“白疕是指在红斑皮损上，反复出现多层而松散的银白色干燥鳞屑性的慢性炎症性皮肤病。因其‘肤如疹疥，色白而痒，搔起白皮’而得名。”[68]261

《皮肤病性病中西医结合诊疗与防护》：“白疕是一种常见的慢性炎症脱屑性皮肤病。以浸润性红斑，上覆多层银白色片状鳞屑，刮去鳞屑见有薄膜现象和筛状出血为临床特征。男女老幼皆可发病，但以青壮年为多，男性略多于女性，北方略多于南方，具有一定的遗传倾向。”[69]151

《中医药学名词》(2014)：“白疕……以皮损状如松皮，形如疹疥，搔起白皮为主要表现的红斑鳞屑性皮肤疾病。相当于银屑病。”[70]62

《朱仁康临床经验集》：“白疕风证候：生于皮肤，形状如疹疥，色白而痒，搔起白皮，遍身都可生。”[71]157

《小儿皮肤病》：“银屑病旧称牛皮癣，系常见皮肤病之一，多见于成人，少见于儿童，婴儿几不患此病，为慢性且易于复发之皮肤炎症。其皮损为形状不一，大小不等，边缘清楚之红斑，复以银白色云母状鳞屑。除脸部外，几乎任何部位均可发生，顽固难愈。”[72]207

《中医外科学》(山东中医学院中医系外科教研室)：“银屑病是一种慢性、反复发作的斑片鳞屑性皮肤病。祖国医学称为‘松皮癣’‘白疕’。无传染性，好发于青壮年。”[73]205

《朱仁康临床经验集(皮肤外科)》：“银屑病，中医列入风门或癣门。统称白疕风。由于皮损匡廓清晰，脱屑层层，又有‘松皮癣’‘白壳疮’之称。”[74]152

《中医皮肤病学简编》：“银屑病又名牛皮癣。是因血热或血燥所致的一种红斑鳞屑性疾患。”[75]75

《中医外伤科学》(全国中等卫生学校试用教材《中医外伤科学》编写组)：“银屑病是一种常见多发的红斑鳞屑性皮肤病。无传染性，病程经过缓慢，易反复发作。与感染、代谢、内分泌障碍及自体免疫有关。亦有遗传倾向。中医学有'松皮癣''白疮'之称，俗称'牛皮癣'。"[76]110

《实用中医皮肤病学》(管汾)："银屑病原名牛皮癣，是一种常见的慢性鳞屑性皮肤病。根据本病的证候表现，类似古代医书中的'干癣''松皮癣''白壳疮''白疕'等证。"[77]182

《临床皮肤病学》："银屑病又名牛皮癣，是一种常见并易复发的慢性炎症性皮肤病。"[78]550

《中医外科学》(北京中医医院等)："银屑病又称牛皮癣，是一种常见的红斑鳞屑性疾病。该病经过缓慢，具有复发倾向。相当于中医所谓之'白疕'。"[79]163

《简明中医皮肤病学》："银屑病又称牛皮癣，是一种常见的红斑鳞屑性皮病。该病经过缓慢，具有复发倾向。与祖国医学文献中记载的'白疕''蛇虱''疕风'相类似。"[80]200

《小儿皮肤病学》："银屑病是一种常见的慢性皮肤病，基本损害为边缘鲜明之淡红色或暗红色丘疹，以后扩大或融合成斑片，上覆层层银白色鳞屑，好发于四肢伸侧面和头皮，冬重夏轻，病程不定，有复发倾向。"[81]101

《实用中医外科学》(尚德俊)："银屑病是一种慢性红斑鳞屑性皮肤病。中医学称为'白疕''松皮癣''疕风''蛇虱'。"[82]529

《实用小儿皮肤病学》："银屑病……是一种常见多发的慢性复发性炎性皮肤病，以红斑上有层层银白色云母状鳞屑为其特征而得名。"[83]162

《中西医结合治疗皮肤病》："银屑病俗称牛皮癣，是一种以红斑鳞屑为特征的慢性易复发的皮肤病。属于中医'松皮癣''干癣'等病范畴。"[84]139

《新编中医外科学》："银屑病旧称牛皮癣，是一种常见并易复发的慢性红斑鳞屑性皮肤病。其皮疹特点是在红斑上反复出现多层银白色干燥鳞屑。以青壮年多见，男略多于女。祖国医学称为'白疕''松皮癣''疕风''蛇虱'等。"[85]275

《中西医临床皮肤病学》："银屑病俗称'牛皮癣'，是一种常见并易复发的以表虎增殖和炎症为特征，无传染性红斑鳞屑性可遗传的皮肤病。"[86]245

《中西医结合治疗皮肤病性病》："银屑病又名牛皮癣，是一种常见而易复发的慢性皮肤病，中医称之为白疕、干癣、松皮癣、疕风、狗皮癣等。"[87]260

《现代皮肤病学》："银屑病是一种常见的原因不明的有代表性的红斑、丘疹、鳞屑性慢性皮肤病，在红色丘疹或斑片上覆有银白色鳞屑，以四肢伸面、头皮和背部较多。一般冬重夏轻。"[88]512

《现代中医皮肤病学》："银屑病是一种以皮肤初起红斑，表面覆多层易剥离的银白色鳞屑为特征的慢性红斑鳞屑性皮肤病。中医有白疕、松皮癣、干癣、疕风、蛇风等名称，俗称牛皮癣、狗皮癣、马皮癣。是一种原因不明且易复发的慢性皮肤病。"[89]174

《中医外科学》(许芝银等)："银屑病是一种常见并易复发的慢性炎症性皮肤病。本病病程较长，侵犯青壮年为多，是当前重点研究的皮肤病之一。"[90]230

《皮肤病中医辨治》："银屑病是一种慢性红斑鳞屑性皮肤病，旧称牛皮癣。临床主要表现为皮肤出现红斑，表面覆以多层银白色鳞屑。属中医学'白疕''松皮癣''疕风'等范围。"[91]215

《新编中医外科学》："银屑病中医称松皮癣、白疕、干癣、白癣，是一种红斑上覆盖着白色鳞屑的常见并易复发的慢性炎症性皮肤病。"[92]499

《小儿皮肤病防治》："银屑病又称牛皮癣，是一种慢性反复发作以红斑及厚鳞屑为特征的皮肤病。分急性点滴型和寻常型。"[93]168

《中医皮肤病学》："银屑病又称'牛皮癣'，是一种常见的并易复发的红斑鳞屑性皮肤病。红斑上覆有疏松的银白色鳞屑，刮去鳞屑，有薄膜现象，再刮去薄膜，有点状出血为特征。病程慢性，大多冬重夏轻，发病年龄以青壮年多见。"[94]173

《皮肤病性病中医洗渍疗法》:"银屑病是一种常见的慢性红斑丘疹鳞屑性皮肤病。中医称'牛皮癣''白疕''松皮癣''干癣''疕风'等。此病缠绵难愈,极易复发。"[95]219

《皮肤性病学》:"银屑病(psoriasis)是一种常见的慢性复发性皮肤病,典型皮损为鳞屑性红斑。"[96]141

《中医皮肤性病学》:"中医称银屑病为'白疕',是一种常见的红斑鳞屑性皮肤病,该病经过缓慢,具有复发倾向,对患者的身心健康影响严重。历来中医文献中所记载的'蛇虱''疕风''松皮癣''干癣'等属于该病范畴。"[97]470

《农民朋友一定要掌握的 99 个皮肤科知识》:"银屑病俗称牛皮癣,中医又称其为白花、顽癣、干癣、松皮癣等。该病是一种常见的易复发的慢性炎症性红斑鳞屑性皮肤病。牛皮癣其实并不是癣,因为癣是由真菌引起的,而牛皮癣则并非由真菌感染引起。医学上称其为银屑病,是因为该病患者的皮损部位覆盖有银白色的鳞屑。"[98]115

《专家诊治皮肤癣与牛皮癣》:"银屑病是一种慢性、复发性、炎症性常见皮肤病。"[99]182

参考文献

[1] 彭邦炯.甲骨文医学资料释文考辨与研究[M].北京:人民卫生出版社,2008:194.

[2] [战国]佚名.周礼:卷 2[M]//张元济.四部丛刊初编.上海:商务印书馆再版影印本,1922.

[3] [东汉]许慎.说文解字[M].[宋]徐铉校定.北京:中华书局,1963:154.

[4] [西汉]史游.急就篇[M]//纪昀.文渊阁四库全书.台北:台湾商务印书馆,1983:223,246-248.

[5] 高大伦.张家山汉简《脉书》校释[M].成都:成都出版社,1992:1,7,12,27,33.

[6] 严健民.五十二病方注补译[M].北京:中医古籍出版社,2005:183,186,196,197,198.

[7] [隋]巢元方.诸病源候论[M].黄作阵点校.沈阳:辽宁科学技术出版社,1997:164,165.

[8] [唐]王焘.外台秘要[M].北京:人民卫生出版社,1955:829.

[9] [宋]杨士瀛.仁斋直指方论[M].福州:福建科学技术出版社,1989:649,650.

[10] [明]王肯堂.证治准绳:中[M].北京:人民卫生出版社,1991:1472.

[11] [清]吴谦.医宗金鉴:第 4 分册 外科心法要诀[M].北京:人民卫生出版社,1973:400,413.

[12] [清]顾世澄.疡医大全[M].北京:人民卫生出版社,1987:1081.

[13] [清]易凤翥.外科备要[M]//刘炳凡,周绍明,潘远根.湖湘名医典籍精华:外科卷 针灸卷 五官科卷.长沙:湖南科学技术出版社,2000:277.

[14] [清]祁坤.外科大成[M].上海:科技卫生出版社,1958:337.

[15] [清]许克昌,毕法.外科证治全书[M].北京:人民卫生出版社,1961:6,150.

[16] [清]郑玉坛.彤园医书:外科[M]//刘炳凡,周绍明,潘远根.湖湘名医典籍精华:外科卷 针灸卷 五官科卷.谭新华,罗毅文点校.长沙:湖南科学技术出版社,2000:113.

[17] [清]程鹏程.急救广生集[M].李静生,等点校.北京:中国中医药出版社,2008:152.

[18] [清]鲍相璈,梅启照.验方新编[M].李世华校注.北京:中国中医药出版社,1994:614.

[19] [清]萧晓亭.疯门全书[M].上海:上海科技卫生出版社,1959:15.

[20] 汪洋.中西皮肤病学讲义[M].上海:上海中西医院,1920:14.

[21] 朱仁康.实用外科中药治疗学[M].上海:上海卫生出版社,1956:103.

[22] 赵炳南,张志礼,孙在原.简明中医皮肤病学[M].北京:中国展望出版社,1983:200.

[23] 李林.牛皮癣中医疗法[M].北京:中国医药科技出版社,1989:1.

[24] 朱仁康.中医外科学[M].北京:人民卫生出版社,1987:644.

[25] [明]李梴.医学入门[M].金嫣莉,等点校.北京:中国中医药出版社,1995:483.

[26] [明]陈实功.外科正宗[M]刘忠恕,张若兰点校.天津:天津科学技术出版社,1993:275.

[27] 朱文锋.中医诊断与鉴别诊断学[M].北京:人民卫生出版社,1999:410,437.

[28] [明]申拱宸.外科启玄[M].北京:人民卫生出版社,1955:53.

[29] [清]陈士铎.洞天奥旨[M].太原:山西科学技术出版社,2011:101,102.

[30] 上海中医学院外科学教研组,附属龙华医院外科.中医外科临床手册[M].上海:上海市出版革命组,1970:319.

[31] 上海中医学院外科教研组. 中医外科学讲义[M]. 北京：人民卫生出版社，1960：146.
[32] 上海中医学院外科教研组. 中医外科学中级讲义[M]. 北京：人民卫生出版社，1961：110.
[33] 上海中医学院. 中医外科学[M]. 上海：上海科学技术出版社，1964：228.
[34] 上海中医学院外科教研组. 中医外科简编[M]. 北京：人民卫生出版社，1972：132.
[35] 张曼华. 中医皮肤病诊疗[M]. 南宁：广西人民出版社，1985：142.
[36] 顾伯华. 实用中医外科学[M]. 上海：上海科学技术出版社，1985：490.
[37] 李博鉴. 皮科便览[M]. 北京：中医古籍出版社，1986：105.
[38] 顾伯康. 中医外科学[M]. 上海：上海科学技术出版社，1986：147.
[39] 顾伯康. 中医外科学[M]. 北京：人民卫生出版社，1987：296.
[40] 辽宁中医学院，北京中医学院，天津中医学院，等. 中医外科学[M]. 沈阳：辽宁科学技术出版社，1987：106.
[41] 吴恒亚. 中医外科学[M]. 南京：江苏科学技术出版社，1988：128.
[42] 艾儒棣. 中医外科学[M]. 成都：四川科学技术出版社，1989：173.
[43] 欧阳恒. 中医皮肤病学[M]. 长沙：湖南中医学院出版社，1990：109.
[44] 艾儒棣. 中医外科学[M]. 成都：四川科学技术出版社，1991：175.
[45] 朱进忠. 骨伤科皮科应用必备[M]. 太原：山西科学教育出版社，1991：61.
[46] 葛武生. 中医外科临床指南[M]. 石家庄：河北科学技术出版社，1993：243.
[47] 许书亮. 中医外伤科学[M]. 北京：中国医药科技出版社，1994：115.
[48] 王沛. 中医外科学[M]. 6版. 北京：中医古籍出版社，1994：335.
[49] 韦永兴. 中医外科学[M]. 北京：中国中医药出版社，1995：97.
[50] 李经纬，邓铁涛，等. 中医大辞典[M]. 北京：人民卫生出版社，1995：430.
[51] 李彪. 中医外伤科学[M]. 长沙：湖南科学技术出版社，1996：90.
[52] 徐宜厚，王保方，张赛英. 皮肤病中医诊疗学[M]. 北京：人民卫生出版社，1997：413.
[53] 陆德铭. 中医外科学[M]. 上海：上海科学技术出版社，1997：149.
[54] 《中医学》编辑委员会. 中医学：下[M]//钱信忠. 中国医学百科全书. 上海：上海科学技术出版社，1997：2018.
[55] 李林. 实用中医皮肤病学[M]. 北京：中医古籍出版社，1998：213.
[56] 金之刚. 中医外科学[M]. 长沙：湖南科学技术出版社，1998：283.
[57] 谭新华，陆德铭. 中医外科学[M]. 北京：人民卫生出版社，1999：803.
[58] 陈淑长，贾玉森. 中医外科学[M]. 北京：中国工人出版社，1999：86.
[59] 朱文锋. 中医诊断与鉴别诊断学[M]. 北京：人民卫生出版社，1999：410.
[60] 欧阳恒，杨志波. 新编中医皮肤病学[M]. 北京：人民军医出版社，2000：332.
[61] 王永炎，王沛. 今日中医外科[M]. 北京：人民卫生出版社，2000：354.
[62] 王少金. 新编中医外科临床手册[M]. 南昌：江西科学技术出版社，2000：331.
[63] 陈红风. 中医外科学[M]. 北京：中国中医药出版社，2005：356.
[64] 中医药学名词审定委员会. 中医药学名词[M]. 北京：科学出版社，2005：277.
[65] 顾伯康. 中医外科学[M]. 2版. 北京：人民卫生出版社，2007：327.
[66] 艾儒棣. 中医外科学[M]. 成都：四川科学技术出版社，2007：205.
[67] 李曰庆. 中医外科学[M]. 北京：中国中医药出版社，2007：183.
[68] 张翠月. 中医外科学[M]. 北京：中医古籍出版社，2009：261.
[69] 杨京慧，赵梅，韩平. 皮肤病性病中西医结合诊疗与防护[M]. 赤峰：内蒙古科学技术出版社，2009：151.
[70] 中医药学名词审定委员会. 中医药学名词[M]. 北京：科学出版社，2014：62.
[71] 卫生部中医研究院，广安门医院皮肤科. 朱仁康临床经验集[M]. 北京：人民卫生出版社，1977：157.
[72] 杨天籁. 小儿皮肤病[M]. 上海：上海科学技术出版社，1965：207.
[73] 山东中医学院中医系外科教研室. 中医外科学[M]. 济南：山东人民出版社，1973：205.
[74] 中医研究院广安门医院. 朱仁康临床经验集：皮肤外科[M]. 北京：人民卫生出版社，1979：152.
[75] 程运乾. 中医皮肤病学简编[M]. 西安：陕西人民出版社，1979：75.
[76] 全国中等卫生学校试用教材《中医外伤科学》编写组. 中医外伤科学[M]. 南京：江苏科学技术出版社，1980：110.
[77] 管汾. 实用中医皮肤病学[M]. 兰州：甘肃人民出版社，1981：182.
[78] 《临床皮肤病学》编写组. 临床皮肤病学[M]. 南京：

江苏科学技术出版社,1981：550.

[79] 北京中医医院,北京市卫生干部进修学院中医部.中医外科学[M].北京：人民卫生出版社,1982：163.

[80] 赵炳南,张志礼.简明中医皮肤病学[M].北京：中国展望出版社,1983：200.

[81] 杨天籁.小儿皮肤病学[M].上海：上海科学技术文献出版社,1985：101.

[82] 尚德俊.实用中医外科学[M].济南：山东科学技术出版社,1986：529.

[83] 涂元远,袁承晏.实用小儿皮肤病学[M].北京：科学技术文献出版社,1986：162.

[84] 张合恩,赵保艾.中西医结合治疗皮肤病[M].石家庄：河北科学技术出版社,1992：139.

[85] 尚德俊.新编中医外科学[M].济南：济南出版社,1995：275.

[86] 王坤山.中西医临床皮肤病学[M].北京：中国中医药出版社,1996：245.

[87] 范瑞强,禤国维.中西医结合治疗皮肤病性病[M].广州：广东人民出版社,1996：260.

[88] 杨国亮,王侠生.现代皮肤病学[M].上海：上海医科大学出版社,1996：512.

[89] 刘忠恕.现代中医皮肤病学[M].天津：天津科技翻译出版公司,1997：174.

[90] 许芝银,闵仲生.中医外科学[M].南京：东南大学出版社,1998：230.

[91] 杜锡贤.皮肤病中医辨治[M].济南：山东科学技术出版社,1999：215.

[92] 李彪,龚景林.新编中医外科学[M].北京：人民军医出版社,1999：499.

[93] 邢炜,周英杰.小儿皮肤病防治[M].北京：金盾出版社,2000：168.

[94] 赵尚华.中医皮肤病学[M].北京：科学出版社,2001：173.

[95] 程秋生.皮肤病性病中医洗渍疗法[M].北京：科学技术文献出版社,2004：219.

[96] 张学军.皮肤性病学[M].北京：人民卫生出版社,2008：141.

[97] 范瑞强,邓丙戌,杨志波.中医皮肤性病学[M].北京：科学技术文献出版社,2010：470.

[98] 黄鹤.农民朋友一定要掌握的99个皮肤科知识[M].南昌：江西教育出版社,2011：115.

[99] 胡蔚毅.专家诊治皮肤癣与牛皮癣[M].上海：上海科学技术文献出版社,2012：182.

（刘　涛）

4·114

白秃疮

bái tū chuāng

一、规范名

【汉文名】白秃疮。

【英文名】tinea blanca。

【注释】以头皮覆盖灰白色鳞屑斑片,毛发折断为主要表现的癣病。相当于白癣。

二、定名依据

“白秃疮”作为一种头部癣类疾病,其症状表现为：初起头皮毛发根部出现灰白色屑斑,小如豆粒,大如钱币,日久逐渐蔓延扩大成片,毛发干枯,断折易落,参差不齐,偶有瘙痒,久则发枯脱落,形成秃斑,但愈后毛发可再生。病程较长,经年不愈,一般至青春期大部可自愈。最早见于东汉时期成书的《神农本草经》,此时尚名“白秃”。此前虽有“疕”“秃”“颓”“沐秃”,但内涵与本术语“白秃疮”不完全相同。

东晋葛洪《肘后备急方》记载有“秃疮”,南朝刘宋陈延之《小品方》记载有“小儿白秃”,南朝齐龚庆宣《刘涓子鬼遗方》记载有“白颓疮”,隋代巢元方《诸病源候论》记载有“白秃”,唐代孙思邈《备急千金要方》记载有“小儿秃头疮”,孟诜《食疗本草》记载有“白秃疮”,北宋王怀隐《太平圣惠方》记载有“白秃病癣”,南宋刘昉《幼幼新书》记载有“小儿白秃疮”,杨士瀛《仁斋直指方论》则记载有“白秃头”,明代朱橚《普济方》记载有“头秃”“白秃病”,徐春甫《古今医统大全》记载有“白秃头疮”,龚信《古今医鉴》记载有

“秃头疮”，缪希雍《本草单方》记载有“白秃虫疮”，日人下津寿泉《幼科证治大全》记载有“小儿头上白秃”，清代赵学敏《串雅内外编》记载有“小儿白秃癞疮”，沈金鳌《杂病源流犀烛》记载有“小儿癞头白秃疮”，王锡鑫《幼科切要》记载有“头上白秃”，文晟《慈幼便览》记载有“小儿白秃癞”，龚自璋《家用良方》记载有“白癞头疮”。

自唐代孟诜首用“白秃疮”一名以来，历代著作多有沿用，比如北宋王怀隐《太平圣惠方》、南宋赵佶《圣济总录》、唐慎微《证类本草》、刘昉《幼幼新书》、元代危亦林《世医得效方》、明代朱橚《普济方》、徐春甫《古今医统大全》、龚信《古今医鉴》、陈实功《外科正宗》、顾世澄《疡医大全》、清代沈金鳌《杂病源流犀烛》、赵秉钧《疡科心得集》、许克昌《外科证治全书》、易凤翥《外科备要》。

我国1956年《实用外科中药治疗学》（朱仁康），1958年《简明中医外科学》（南京中医学院外科教研组），1960年《中医外科学简编》（中医研究院），1964年《中医外科学》（上海中医学院），1973年《中医名词术语选释》（中医研究院等），1985年《中医皮肤病诊疗》（张曼华），1986年《中医外科学》（顾伯康），1987年《中医外科学》（朱仁康），1989年《外科》（杨医亚），1990年《中国百科大辞典》（袁世全等），1991年《骨伤科皮科应用必备》（朱进忠），1994年《中医外科学》（王沛），1997年《中医外科学》（陆德铭），1998年《实用中医皮肤病学》（李林），1999年《中医外科学》（谭新华等），2000年《今日中医外科》（王永炎等），2000年《新编中医皮肤病学》（欧阳恒等），2000年《新编中医外科临床手册》（王少金），2001年《中医药常用名词术语辞典》（李振吉），2007年《皮肤病中医诊疗学》（徐宜厚等）等均采用了“白秃疮”一名，说明“白秃疮”作为规范用名已取得共识。

我国2005年出版的由全国科学技术名词审定委员会审定公布的《中医药学名词》已以“白秃疮”作为规范名。所以“白秃疮”作为规范名也符合术语定名的协调一致原则。

三、同义词

【俗称】“鬎鬁头”（《简明中医外科学》）；“癞鬁头”（《中医外科学简编》）；“白鬎鬁”（《中医外科学讲义》）；“白痢痢”（《中医外科学简编》）；“钱疮”“肥疮”（《中医皮肤病学简编》）；“癞痢头”（《中医外伤科学》）；“白瘌痢”（《中医外科学》）（朱仁康）；“癞剃头”（《骨伤科皮科应用必备》）；“白鼠痢”（《中医外科学》）（谭新华）；“乌主毛癣”（《新编中医皮肤病学》）；“钱癣”（《皮肤病中医诊疗学》）。

【曾称】“白秃”（《神农本草经》）；“頌”（《通俗文》）；“秃疮”“白秃疮”（《肘后备急方》）；“小儿白秃”（《小品方》）；“白颓疮”（《刘涓子鬼遗方》）；“白秃”（《诸病源候论》）；“小儿秃头疮”（《备急千金要方》）；“白秃病癣”（《太平圣惠方》）；“小儿白秃疮”（《幼幼新书》）；“白秃头”（《仁斋直指方论》）；“头秃”“白秃病”（《普济方》）；“白秃头疮”（《古今医统大全》）；“秃头疮”（《古今医鉴》）；“白秃虫疮”（《本草单方》）；“小儿头上白秃”（《幼科证治大全》）；“小儿白秃癞疮”（《串雅内外编》）；“癞头疮”（《外科真诠》）；“头上白秃”（《幼科切要》）；“小儿白秃癞”（《慈幼便览》）；“白癞头疮”（《家用良方》）。

四、源流考释

成书于战国的《周礼》载“凡邦之有疾病者，疕疡者造焉”[1]，东汉郑玄注曰：“疕，头疡，亦谓秃也。”[1]《春秋谷梁传》亦记载有“秃”字[2]75，东汉许慎《说文解字》曰：“秃，无发也。”又曰：“颓，秃貌。”[3]177 同一时期刘熙《释名》又有“秃”[4]322和“沐秃”[4]91 的记载。这里所列的“秃”指头秃无发，所以涵盖范围比白秃疮要广得多，一切可以造成秃发的病症均有可能。

与当今“白秃疮”内涵大致相同的病症最早见于《神农本草经》，此时尚名“白秃”[5]37，同时期成书的服虔《通俗文》记载了白秃另一异名

"頞(kū)"[6]1207。东晋葛洪《肘后备急方》首载"秃疮"一名[7]147,同时此书还记载有"白秃疮"[7]186"白秃"[7]149。但此处的"白秃疮"系金代医家杨用道增补,故不可视为葛洪所作。南朝刘宋陈延之《小品方》记载有"小儿白秃"[8]160,晋代龚庆宣《刘涓子鬼遗方》记载有"白颓疮"[9]60,症状与如今的白秃疮比较相似。

隋代医家巢元方的《诸病源候论》亦记载有"白秃",并指出病因是"蛲虫发动"[10]130。唐代孙思邈《备急千金要方》记载有"白秃"[11]63 和"小儿秃头疮"[11]81,同时稍后的医家孟诜在《食疗本草》中记载有"秃疮"[12]46"白秃疮"[12]63 和"小儿秃疮"[12]130。但孙氏和孟氏只是记载了病名,均未描述其症状。

北宋王怀隐《太平圣惠方》沿袭《诸病源候论》关于白秃病因的说法,还记载了另一异名"白秃病癣"[13]1206。南宋医家刘昉《幼幼新书》记载有"小儿白秃疮"[14]934,同时稍后的佚名《小儿卫生总微论方》把秃疮分为"白秃"和"赤秃",从描述的症状来看,"白秃"更接近于今天的肥疮[15]241。金代医家张从正在《儒门事亲》中记载的"小儿白秃疮""鸡粪秃"亦接近肥疮[16]131。南宋医家杨士瀛在《仁斋直指方论》中记载有"白秃头"[17]645,亦未描述症状。

明代朱橚《普济方》亦沿袭《诸病源候论》关于白秃病因的说法,并记载了另外两个异名:"头秃"[18]434"白秃病"[18]748。同时代稍后的医家徐春甫在《古今医统大全》中记载有"白秃头疮"[19]1114,其后医家龚信在《古今医鉴》中记载有"秃头疮"[20]484,徐氏与龚氏同样没有描述此病的症状。其后医家龚廷贤在《寿世保元》中记载有"白秃",但从描述的症状来看,更接近于今天的肥疮[21]676。其后医家缪希雍在《本草单方》中记载有"白秃虫疮"[22]416,其后医家下津寿泉在《幼科证治大全》中记载有"小儿头上白秃"[23]97。

清代医家赵学敏在《串雅内外编》中记载有"小儿白秃癞疮"[24]20,其后医家赵秉钧在《疡科心得集》中记载有"辨白秃疮肥疮论",其中并没有描述肥疮的症状,而从描述的白秃疮的症状来看,更接近于当今的肥疮[25]85,86。其后医家邹岳在《外科真诠》中记载有"癞头疮"[26]29,是作为白秃疮的异名,从描述的症状来看,与如今的白秃疮颇为相似。其后医家王锡鑫在《幼科切要》中记载有"头上白秃"[27]327,其后医家文晟在《慈幼便览》中记载有"小儿白秃癞"[28]966,其后医家龚自璋在《家用良方》中记载有"白癞头疮"[29]5,此三位医家亦没有描述疾病的症状。

1956 年朱仁康《实用外科中药治疗学》中使用了"白秃疮"[30]129 一名,此后中医外科著作大多沿用,比如 1958 年南京中医学院外科教研组《简明中医外科学》[31]25,26,1960 年中医研究院《中医外科学简编》[32]98,1961 年上海中医学院外科教研组《中医外科学中级讲义》[33]99,1972 年上海中医学院外科教研组《中医外科简编》[34]120,1973 年中医研究院《中医名词术语选释》[35]419,1986 年顾伯康《中医外科学》[36]127,1987 年朱仁康《中医外科学》[37]567,1989 年杨医亚《外科》[38]154,1991 年艾儒棣《中医外科学》[39]156,1991 年朱进忠《骨伤科皮科应用必备》[40]84,1994 年王沛《中医外科学》[41]360,1997 年陆德铭《中医外科学》[42]130,1999 年谭新华等《中医外科学》[43]695,2000 年欧阳恒等《新编中医皮肤病学》[44]148,2000 年王永炎等《今日中医外科》[45]485,2001 年李振吉《中医药常用名词术语辞典》[46]110,2001 年赵法新《乡村中医临证大全》[47]381,2007 年徐宜厚等《皮肤病中医诊疗学》[48]88,2009 年张翠月《中医外科学》[49]219。但也有使用"秃疮"作为正名的,比如 1960 年上海中医学院外科教研组《中医外科学讲义》[50]137,1979 年程运乾《中医皮肤病学简编》[51]88,1998 年李林《实用中医皮肤病学》[52]14,2005 年邹积隆等《简明中医病证辞典》[53]611。亦有使用"白癣"作为正名的,比如 1980 年《中医外伤科学》[54]89,1981 年管汾《实用中医皮肤病学》[55]110,1983 年张志礼等《简明中医皮肤病学》[56]139,1995 年韦永兴《中医外科学》[57]78,

1998年许芝银等《中医外科学》[58]205，1998年金之刚《中医外科学》[59]258，1999年杜锡贤《皮肤病中医辨治》[60]140，2001年赵尚华《中医皮肤病学》[61]61，2005年《中医药学名词》[62]276（中医药学名词审定委员会），2014年《中医药学名词》[63]56（中医药学名词审定委员会）。

总之，《神农本草经》始见“白秃”一名，而“白秃疮”则始见于唐代孟诜《食疗本草》，《肘后备急方》始载“秃疮”，而《刘涓子鬼遗方》始载有“白颓疮”，隋代巢元方《诸病源候论》提出白秃病因是蛲虫，对后世影响颇大。宋代《太平圣惠方》始载“白秃病癣”一名，明代《普济方》始载“头秃”“白秃病”，清代《外科真诠》记载有“癞头疮”一名。自从1956年朱仁康《实用外科中药治疗学》使用“白秃疮”一名，后来著作大多沿用，但也有少数著作使用“秃疮”和“白癣”作为正名。

五、文献辑录

《周礼·天官》：“凡邦之有疾病者，疕疡者造焉，则使医分而治之。”[1]

郑玄注：“疕，头疡，亦谓秃也。身伤曰疡。分之者，医各有能。”[1]

《春秋谷梁传·成公元年》：“冬，十月。季孙行父秃，晋郤克眇，卫孙良夫跛，曹公子手偻，同时而聘于齐。齐使秃者御秃者，使眇者御眇者，使跛者御跛者，使偻者御偻者。”[2]75

《说文解字·卷八》“下”：“秃，无发也。从人，上象禾粟之形，取其声。凡秃之属皆从秃。王育说。苍颉出见秃人伏禾中，因以制字。未知其审。他谷切。”“颓，秃貌。从秃，贵声。杜回切。”[3]177

《释名》卷三：“沐秃，沐者发下垂，秃者无发，皆无上貌之称也。”[4]91

卷八：“秃，无发沐秃也。毼，头生创也，头有创曰疡，毼亦然也。”[4]322

《神农本草经》卷一：“松脂……味苦温。主疽，恶创头疡，白秃，疥搔，风气，五藏，除热。久服，轻身不老，延年。一名松膏，一名松肪。生山谷。”[5]37

《通俗文辑校》：“白秃曰颂（妙法莲华经卷二音义）。”[6]1207

《肘后备急方》卷五：“头中恶疮……胡粉、水银、白松脂各二两，腊月猪膏四两，合松脂煎，以水银、胡粉合研，日再。《胡治》云疗小儿头面疮。又一方，加黄连二两，亦疗得秃疮。”[7]147“葛氏疗白秃方……杀猪即取肚，破去屎，及热以反搨头上，须臾，虫出著肚。若不尽，更作，取令无虫即休。”[7]149

卷六：“《杨氏产乳》疗白秃疮，及发中生癣。取熊白，敷之。”[7]186

《小品方》卷八：“治小儿白秃方。捣楸菜中心，取汁以涂头，立生。”[8]160,161

《刘涓子鬼遗方》卷五：“治头白颓疮，发落生白痂，经年不差，五味子膏方。五味子（二分），菟丝子（五分），茯蓉（二分），雄黄（一分），松脂（二分），蛇床子、远志（去心，各三分），雌黄、白蜜（各一分），鸡屎（半分），右十味，以猪膏一升二合煎，先内雌黄，次内鸡屎，次白蜜，次内松脂，次内诸药，并先各自末之，膏成。先以桑灰洗头，后傅之。”[9]60

《诸病源候论》卷二十七：“凡人皆有九虫在腹内，值血气虚则能侵食。而蛲虫发动，最能生疮，乃成疽、癣、病、疥之属，无所不为。言白秃者，皆由此虫所作，谓在头生疮，有虫，白痂，甚痒，其上发并秃落不生，故谓之白秃。”[10]130

《备急千金要方》卷五“少小婴孺方”：“凡乳母者，其血气为乳汁也。五情善恶，悉是血气所生也。其乳儿者，皆宜慎于喜怒。夫乳母形色所宜，其候甚多，不可求备。但取不胡臭，瘿瘘、气嗽、病疥、痴癃、白秃、疬汤、沈唇、耳聋、齆鼻、癫痫，无此等疾者，便可饮儿也。师见其故灸瘢，便知其先疾之源也。”[11]63“治小儿秃头疮方：取雄鸡屎，陈酱汁，苦酒和，以洗疮了，敷之。”[11]81

《食疗本草》卷上：“（四）又，秃疮：收未开花阴干，与桑椹赤者，等分作末，以猪脂和。先用灰汁洗去疮痂，即涂药。〔嘉〕”[12]46

卷中：“（八）白秃疮，以駮马不乏者尿，数数暖洗之十遍，差。〔证〕”[12]63

卷下："（十一）子：主小儿秃疮，油煎傅之。亦主蛊、五痔及食肉中毒下血：煮，冷取汁服。并州人呼为'香荽'。入药炒用。〔嘉补〕"[12]130

《太平圣惠方》卷四十："又方：上以米醋二升，浸三宿，以布绞取汁，于铛内慢火熬成膏，净洗疮，裛干，去痂涂之。白秃病癣，并宜用之。"[13]1206

《幼幼新书》卷二十四："小儿白秃疮，以泔清洗去痂，拭干，先涂油，后敷散，差。"[14]934

《小儿卫生总微论方》卷十八："小儿头有秃疮者，按《九虫论》云，是蛲虫动作，与风邪相乘，上于头之皮肤，搏于血气，伤其荣卫而所生也。荣为血，受病则为赤秃。卫为气，受病则为白秃。荣在内，邪稍难干，故患赤秃者少。卫在外，邪易得著，故患白秃者多。其始生如癣之斑点，上有皮屑，渐渐作痂，以成其疮，遂至满头发落逮尽。若刮去其痂，则疮皆是孔眼，大小不等，如虫之窠，有脓汁出，不痛而痒，痒乃不可禁，是知有虫为风也。又一种俗呼为鬼舐头，小儿有头疮，遇夜被鬼舐之，则引及满头有赤痂，或云便赤秃也。"[15]241，242

《儒门事亲》卷五："夫小儿白秃疮者，俗呼为鸡粪秃者是也。"[16]131

《仁斋直指方论》卷二十四："白秃头方……雄猪胆汁半入法醋，须以鸡羽扫傅。"[17]645

《普济方》卷四十八："治头秃。用五灵脂、白矾、白芷、青黛、好草乌各一分，为末，麻油调傅。"[18]434

卷二百九十九："又方：豉（一升）。上以米醋二升浸三宿，以布绞取汁，于铛内慢火熬成膏，洗疮，挹干，去痂涂之。白秃病并宜用之。"[18]748

《古今医统大全》卷九十三："除小儿奶疳外，一切干湿白秃头疮，剃去发，用香油摊薄煎饼一个，裹着头上一饭顷，即用大膏药去饼满头贴之一、二次，换药即效。"[19]1114

卷十五："方桃梅煎（陈白野方）治秃头疮。桃枝（连叶七枚，长四寸，捣碎），乌梅（七个，打碎），白矾（研，一钱），胡椒（研末，一钱），川椒（研末，一钱），右用香油二两，煎至一两，每早擦一次。"[20]484

《寿世保元》卷九："白秃之候。头上白点斑剥，初似癣而上有白皮屑，久则生痂疱，成疮，遂至遍头，洗刮除其痂，头成疮孔，如箸头大，里有脓汁出。不痛而有微痒时，其内有虫，甚细微难见。《九虫论》亦云：是蛲虫动作而成此疮。乃自幼小及长大不差，头发秃落，故谓之白秃也。宜以后方治之。"[21]676

《本草单方》卷十七："白秃虫疮。藜芦末猪油调，涂之。（《肘后方》）"[22]416

《幼科证治大全》八六"发迟"："〔《肘后》〕治小儿头上白秃，发不生，用椿楸树叶心取汁，傅之大效。"[23]97

《串雅内外编》卷二："治小儿白秃癞疮。百草霜（一两），雄黄（一两），胆矾（六钱），轻粉（一钱），榆树皮（三钱），用石灰窑内烧红流结土渣四两，共为细末，猪胆汁调，薙头后搽之，神方也。"[24]20

《疡科心得集》卷下："白秃疮者，俗名瘌痢疮。乃足太阳膀胱、督脉二经受湿热，生虫作痒，疮痂高堆是也。风袭则起白屑，热甚则秃，久则伤孔而不生发。治当消风除湿、杀虫止痒、养血。肥疮生于头顶，乃脏腑不和之气上冲，血热之毒上注。小儿阴气未足，阳火有余，故最多犯之。宜内服荆芥、防风、连翘、天花粉、贝母、元参、赤芍、生地、牛蒡子等，清热解毒、凉血和血；俟毒气少解，方外用药以涂之，切不可骤加寒凉涂遏，以致热毒内攻不救。盖小儿脏腑娇嫩，易入难出也。"[25]85，86

《外科真诠·头项部》："白秃疮一名癞头疮，多生小儿头上。初起小者如豆，大者如钱，白痂累累，抓痒不堪，年深日久，发焦脱离，由胃经积热生风所致。"[26]29

《外科切要·头部门》："头上白秃……用白头翁为末，调陈蜡油搽顶，先剃头，以川椒、白矾煎水洗净。"[27]327

《慈幼便览·杨梅疮》："小儿白秃癞：用石灰窑内烧红流结土渣二两，百草霜、雄黄各五钱，明矾三钱，榆皮钱半，轻粉六分，共为末，于剃头后，用猪胆汁调涂，神效。"[28]966

《家用良方》卷一："白癞头疮…… 木炭烧红，入沸水中。温洗，效。"[29]5

《实用外科中药治疗学》："白秃疮（发癣）原因：大抵由剃发时的不洁传染，或由患者戴过的帽子或梳子传染到别人。多发生于学龄儿童，病原是一种癣菌。症状：在头发间生赤色圆形略高起的小斑，表皮剥脱，渐渐向四围蔓延，中心微有鳞屑，并发瘙痒，呈苍白色的痕迹，发根部失去固有的光泽而截断脱落。"[30]129

《简明中医外科学》："白秃疮多生于小儿头上，俗名鬎鬁头。由足太阳膀胱与督脉经湿热生虫所致；或剃头后腠理开疏，风邪袭入，结聚不散，致气血不潮，皮肉干枯而成。"[31]25,26

《中医外科学简编》："白秃疮……此证生在头上，初起白痂，瘙痒难忍，久则发枯脱落，形成秃斑，故名白秃疮。俗名癞鬁头。又称秃疮、钱癣。"[32]98,99

《中医外科学中级讲义》："白秃疮俗称白鬎鬁，因于头发内起发白皮，易使头发秃脱故名，本症常见于儿童。"[33]99,100

《中医外科简编》："白秃疮俗称白痢痢，因于头发内起发白皮，易使头发秃脱故名，本症常见于儿童。"[34]120

《中医外科学》（朱仁康）："白秃疮为发生于头部的一种发癣，又称'蛀毛癣'，俗称'白瘌痢'。本病多见于卫生条件较差的山区农村儿童。男多于女，青春期可自然痊愈。"[37]567

《骨伤科皮科应用必备》："白秃疮是指头皮上初起白痂，瘙痒难忍，久则发枯脱落，形成秃斑的疾病，俗名癞剃头，又称秃疮、钱癣，西医称为发癣或白癣。"[40]84

《中医外科学》（谭新华等）："白秃疮是生于头部的真菌性皮肤病。因其头生白屑，发落而秃成疮而命名。中医又称'蛀毛癣'，俗称'白鼠痢'。其特征为灰白色鳞屑斑，毛发易断，在接近头皮的发干外围有白色菌鞘围绕。本病多发于卫生条件差的农村儿童，尤以男孩为多，青春期可自然痊愈。本病即现代医学发癣中的白癣。"[43]695

《新编中医皮肤病学》："白秃疮……因头生白屑，发落而秃成疮而得名。历代中医文献对此论述颇丰，常见的有白鬎鬁、癞头、癞头疮、头上疮、头秃疮、梅花疮等别名，俗称乌主毛癣、白鼠痢等。白秃疮属疮、风、癣的范畴。"[44]148

《中医药常用名词术语辞典》："白秃疮……出《刘涓子鬼遗方》卷五。头癣的一种。相当于西医的头癣。以头皮有圆形或不规则的覆盖灰白色鳞屑的斑片为特征的疾病。"[46]110,111

《乡村中医临证大全》："白秃疮俗称白痢痢，因其头发内发生白色鳞屑，易使头发脱落而定名。"[47]381,382

《皮肤病中医诊疗学》："白秃疮（白癣）……白秃疮首见于晋代《刘涓子鬼遗方》。常见别名有白鬎鬁、癞头疮、梅花疮、头上疮、头秃疮、秃疮等。俗称钱癣、瘌痢疮等。"[48]88

《中医外科学讲义》："秃疮……疮生于头上，易使发秃，故名秃疮；又因疮结白痂，故又称为白秃疮，俗称白鬎鬁。秃疮一般多见于小儿。"[50]137

《中医皮肤病学简编》："白秃：小儿头上发生指大至钱大白屑面，如撒石灰状。日久蔓延成片，发焦脱落。俗名'钱疮'或'肥疮'。"[51]88

《实用中医皮肤病学》（李林）："秃疮泛指头部发秃落成疮的一种癣病。本病相当于现代医学头癣。在中医文献里，有关本病的病名很多，一般认为白秃疮相当于白癣、肥疮、鼠梨疮、癞痢头，赤秃疮相当于黄癣，黏疮相当于脓癣。黑癣临床少见，中医文献里少有记载。"[52]64

《简明中医病证辞典》："秃疮……出《外科秘要》卷三十二。为《GB/T 16751.1—1997 中医临床诊疗术语——疾病部分》标准病名。又名癞头、白秃疮、白秃、蛀发癣、妒头疮、疮秃、秃积、秃头疮。为头部癣疾之一。"[53]611

《中医外伤科学》："头癣是发生于头皮和毛

发的一种浅部霉菌病。分黄癣、白癣、黑点癣三型。俗称癞痢头，好发于儿童。"[54]89

《实用中医皮肤病学》(管汾)："皮肤霉菌病……头癣可分白癣与黄癣，中医称白癣为白秃，黄癣为赤秃或癞头疮。"[55]110

《简明中医皮肤病学》："头癣是发生于头部毛发及皮肤的一种真菌病，由于致病菌种的不同和病情表现的差异，一般分为黄癣及白癣。与中医学文献中记载的'秃疮''瘌痢''癞头疮''肥粘疮''白秃''蛀发癣'等相似。"[56]139

《中医外科学》(金之刚)："白癣亦称'蛀毛癣'。常在托幼机构、小学校等儿童集体单位中流行，多为儿童期患病，青春期后可自愈。"[59]258

《皮肤病中医辨治》："头癣是发生于头部毛发及皮肤的一种浅部真菌病。多见于儿童传染性较强。根据致病菌种及临床表现的不同，一般可分为白癣、黄癣及黑癣三型，以前二型多见。另外尚有患处隆起、化脓为特征的脓癣。"[60]140

《中医皮肤病学》(赵尚华)："头癣是一种真菌侵及头皮及毛发的浅部真菌病，好发于儿童，传染性大。根据致病菌种不同可分为白癣、黄癣、黑点癣。"[61]61

《中医药学名词》(2005)："白秃疮……以头皮有圆形或不规则的覆盖灰白色鳞屑的斑片为主要表现的皮肤病。"[62]276

《中医药学名词》(2014)："白秃疮……以头皮覆盖灰白色鳞屑斑片，毛发折断为主要表现的癣病。相当于白癣。"[63]56

参考文献

[1] [战国]未著撰者. 周礼：卷2[M]//张元济. 四部丛刊初编. 上海：商务印书馆再版影印本，1922.

[2] [战国]谷梁赤. 春秋谷梁传[M]. 顾馨，徐明校点. 沈阳：辽宁教育出版社，1997：75.

[3] [汉]许慎. 说文解字[M]. [宋]徐铉校定. 北京：中华书局，1963：177.

[4] 王国珍.《释名》语源疏证[M]. 上海：上海辞书出版社，2009：91，322.

[5] [汉]神农本草经[M]. [清]孙星衍，孙冯翼辑本. 太原：山西科学技术出版社，1991：37.

[6] [汉]服虔，[清]黄奭辑. 服虔通俗文[M]//《续修四库全书》编委会. 续修四库全书. 上海：上海古籍出版社，2013：1207.

[7] [晋]葛洪. 肘后备急方[M]. 王均宁点校. 天津：天津科学技术出版社，2005：147，149，186.

[8] [南北朝]陈延之. 小品方[M]. 高文铸辑校注. 北京：中国中医药出版社，1995：160，161.

[9] [晋]刘涓子. [南齐]龚庆宣编. 刘涓子鬼遗方[M]. 于文忠点校. 北京：人民卫生出版社，1986：60.

[10] [隋]巢元方. 诸病源候论[M]. 黄作阵点校. 沈阳：辽宁科学技术出版社，1997：130.

[11] [唐]孙思邈. 备急千金要方[M]. 鲁兆麟主校. 沈阳：辽宁科学技术出版社，1997：63，81.

[12] [唐]孟诜. 食疗本草[M]. 北京：人民卫生出版社，1984：46，63，130.

[13] [宋]王怀隐，等. 太平圣惠方[M]. 北京：人民卫生出版社，1958：1206.

[14] [宋]刘昉. 幼幼新书[M]. 北京：人民卫生出版社，1987：934.

[15] [宋]佚名. 小儿卫生总微论方[M]. 上海：上海卫生出版社，1958：241，242.

[16] [金]张从正. 儒门事亲[M]. 刘更生点校. 天津：天津科学技术出版社，1999：131.

[17] [宋]杨士瀛. 仁斋直指方论[M]. 福州：福建科学技术出版社，1989：645.

[18] [明]朱橚. 普济方[M]//纪昀. 文渊阁四库全书. 台北：台湾商务印书馆，1983：434，748.

[19] [明]徐春甫. 古今医统大全：下册[M]. 崔仲平，王耀廷主校. 北京：人民卫生出版社，1991：1114.

[20] [明]龚信. 古今医鉴[M]. 北京：商务印书馆，1958：484.

[21] [明]龚廷贤. 寿世保元[M]. 王均宁，等点校. 天津：天津科学技术出版社，1999：676.

[22] [明]缪仲淳. 本草单方[M]. 李顺保校注. 北京：学苑出版社，2005：416.

[23] [日]下津寿泉. 幼科证治大全[M]. 北京：人民卫生出版社，1955：97.

[24] [清]赵学敏. 串雅内外编[M]. 北京：中国书店，1987：20.

[25] [清]高秉钧. 疡科心得集[M]. 田代华，田鹏点校. 天津：天津科学技术出版社，2004：85，86.

[26] [清]邹岳. 外科真诠[M]//陆拯. 近代中医珍本集：外科分册. 杭州：浙江科学技术出版社，1994：29.

[27] [清]王锡鑫. 幼科切要[M]//陆拯. 近代中医珍本集：儿科分册. 杭州：浙江科学技术出版社，1993：327.

[28] [清]文晟. 慈幼便览[M]//陆拯. 近代中医珍本集：儿科分册. 杭州：浙江科学技术出版社，1993：966.

[29] [清]龚自璋. 家用良方[M]. 王唯一，等点校. 北京：

中医古籍出版社，1988：5.
[30] 朱仁康.实用外科中药治疗学[M].上海：上海卫生出版社，1956：129.
[31] 南京中医学院外科教研组.简明中医外科学[M].南京：江苏人民出版社，1958：25，26.
[32] 卫生部中医研究院.中医外科学简编[M].北京：人民卫生出版社，1960：98，99.
[33] 上海中医学院外科教研组.中医外科学中级讲义[M].北京：人民卫生出版社，1961：99，100.
[34] 上海中医学院外科教研组.中医外科简编[M].北京：人民卫生出版社，1972：120.
[35] 中医研究院，广东中医学院.中医名词术语选释[M].北京：人民卫生出版社，1973：419，420.
[36] 顾伯康.中医外科学[M].上海：上海科学技术出版社，1986：127.
[37] 朱仁康.中医外科学[M].北京：人民卫生出版社，1987：567.
[38] 郑顺山，等.外科[M]//杨亚亚.中医自学丛书：第十分册.石家庄：河北科学技术出版社，1989：154.
[39] 艾儒棣.中医外科学[M].成都：四川科学技术出版社，1991：156.
[40] 朱进忠.骨伤科皮科应用必备[M].太原：山西科学教育出版社，1991：84.
[41] 王沛.中医外科学[M].北京：中医古籍出版社，1994：360.
[42] 陆德铭.中医外科学[M].上海：上海科学技术出版社，1997：130.
[43] 谭新华，陆德铭.中医外科学[M].北京：人民卫生出版社，1999：695.
[44] 欧阳恒，杨志波.新编中医皮肤病学[M].北京：人民军医出版社，2000：148.
[45] 王永炎，王沛.今日中医外科[M].北京：人民卫生出版社，2000：485.
[46] 李振吉.中医药常用名词术语辞典[M].北京：中国中医药出版社，2001：110，111.
[47] 赵法新.乡村中医临证大全[M].北京：中医古籍出版社，2001：381，382.
[48] 徐宜厚，王保方，张赛英.皮肤病中医诊疗学[M].2版.北京：人民卫生出版社，2007：88.
[49] 张翠月.中医外科学[M].北京：中医古籍出版社，2009：219.
[50] 上海中医学院外科教研组.中医外科学讲义[M].北京：人民卫生出版社，1960：137.
[51] 程运乾.中医皮肤病学简编[M].西安：陕西人民出版社，1979：88.
[52] 李林.实用中医皮肤病学[M].北京：中医古籍出版社，1998：64.
[53] 邹积隆，丛林，杨振宁.简明中医病证辞典[M].上海：上海科学技术出版社，2005：611.
[54] 全国中等卫生学校试用教材《中医外伤科学》编写组.中医外作科学[M].南京：江苏科学技术出版社，1980：89.
[55] 管汾.实用中医皮肤病学[M].兰州：甘肃人民出版社，1981：110.
[56] 赵炳南，张志礼.简明中医皮肤病学[M].北京：中国展望出版社，1983：139.
[57] 韦永兴.中医外科学[M].北京：中国中医药出版社，1995：78.
[58] 许芝银，闵仲生.中医外科学[M].南京：东南大学出版社，1998：205.
[59] 金之刚.中医外科学[M].长沙：湖南科学技术出版社，1998：258.
[60] 杜锡贤.皮肤病中医辨治[M].济南：山东科学技术出版社，1999：140.
[61] 赵尚华.中医皮肤病学[M].北京：科学出版社，2001：61.
[62] 中医药学名词审定委员会.中医药学名词[M].北京：科学出版社，2005：276.
[63] 中医药学名词审定委员会.中医药学名词[M].北京：科学出版社，2014：56.

（刘　涛）

4 • 115

灰指甲

huī zhǐ jiǎ

一、规范名

【汉文名】灰指甲。

【英文名】tinea unguium；onychomycosis。

【注释】以指(趾)甲增厚色灰，或出现中空碎屑，失去光泽为主要表现的癣病。相当于甲真菌病。

二、定名依据

灰指甲作为一种癣类皮肤病，其症状表现是：初起甲远端或两侧见黄白点，渐扩展至全甲及甲下，甲板增厚，变脆，凹凸不平，色泽不荣，呈灰白或棕褐色或甲板变薄，翘起，其下蛀空，或甲板增厚而甲缘蛀蚀呈蜂窝状。最早见于明代沈之问《解围元薮》，此时尚名"鹅爪风"。

其后明代王维德《外科症治全生集》中的"油灰指甲""灰甲"，清代许克昌等《外科证治全书》中的"油灰甲"，鲍相璈《验方新编》中的"灌甲"都是灰指甲的曾用名。

"灰指甲"一名古籍不载，最早见于1960年上海中医学院外科教研组《中医外科学讲义》，其后中医外科著作沿用较多，如1961年《中医外科学中级讲义》(上海中医学院外科教研组)，1964年《中医外科学》(上海中医学院)，1972年《中医外科简编》(上海中医学院外科教研组)，1973年《中医外科学》(山东中医学院中医系外科教研室)，1985年《中医皮肤病诊疗》(张曼华)，1985年《实用中医外科学》(顾伯华)，1986年《常见病中医防治 皮科便览》(李博鉴)，1986年《中医外科学》(顾伯康)，1987年《中医外科学》(顾伯康)，1987年《中医外科学》(朱仁康)，1989年《中医外科学》(艾儒棣)，1989年《中医自学丛书・外科》(杨医亚等)，1991年《中医外科学》(艾儒棣)，1991年《骨伤科皮科应用必备》(朱进忠)，1994年《中医外伤科学》(许书亮)，1994年《中医外科学》(王沛)，1996年《中医外伤科学》(李彪)，1998年《实用中医皮肤病学》(李林)，2000年《新编中医皮肤病学》(欧阳恒等)，2000年《今日中医外科》(王永炎等)，2000年《新编中医外科临床手册》(王少金)，2007年《中医外科学》(艾儒棣)，2007年《皮肤病中医诊疗学》(徐宜厚)，2009年《中医外科学》(张翠月)，2011年《农民朋友一定要掌握的99个皮肤科知识》(黄鹤)。说明"灰指甲"作为规范病名已取得共识，符合约定俗成的原则。

我国2014年出版的由全国科学技术名词审定委员会审定公布的《中医药学名词》已以"灰指甲"作为规范名。所以"灰指甲"作为规范名也符合术语定名的协调一致原则。

三、同义词

【俗称】"油炸甲""油风指甲""虫蛀甲"。

【曾称】"鹅爪风"(《解围元薮》)；"油灰指甲""灰甲"(《外科症治全生集》)；"油灰甲"(《外科证治全书》)；"灌甲"(《验方新编》)。

四、源流考释

成书于明代的沈之问《解围元薮・鹅掌风》记载："另有一种指甲浮薄，隐隐如见血痕，不痛而作，拘急不爽，名曰鹅爪风。久则烂去爪甲，指头毹落，大害难救。"[1]21 笔者认为，这里的"鹅爪风"与灰指甲症状表现相似，可以认为是灰指甲的最早记载。

"鹅爪风"一名后世沿用较多，比如清代王维德《外科症治全生集》[2]17，许克昌等《外科证治全书》[3]79，曹沧洲《曹沧洲医案》[4]415。

清代王维德《外科症治全生集・鹅爪风》记载："即油灰指甲，即日取白凤仙花捣涂指甲，上下包好，日易一次，涂至灰甲换好而止。"[2]17 其中"油灰指甲"后世沿用亦多，比如同时稍晚的许克昌等《外科证治全书》[3]79，鲍相璈《验方新编》[5]36，邹存淦《外治寿世方》[6]80，丁尧臣《奇效简便良方》[7]35。

其后，"灰甲"一名则沿用较少，以笔者所见，仅有许克昌等《外科证治全书》[3]79 有记载。

清代许克昌等《外科证治全书》还记载有"油灰甲"[3]79 一名，后世并未沿用。

清代鲍相璈《验方新编》记载有"灌甲"[5]36 一名，笔者认为也是灰指甲的曾用名，其后沿用的有邹存淦《外治寿世方》[6]80，丁尧臣《奇效简便良方》[7]35。

现代有人认为"油炸甲""油风指甲""虫蛀

甲”也是“灰指甲”的曾用名，以笔者所见，古籍中并没有三名的相关记载，此三名应该是民间俗称。

中华人民共和国成立后1956年朱仁康《实用外科中药治疗学》使用了“油灰指甲”[8]285一名。

1960年上海中医学院外科教研组《中医外科学讲义》使用了“灰指甲”[9]140一名，后来著作大多沿用，比如1961年上海中医学院外科教研组《中医外科学中级讲义》[10]101，1964年上海中医学院《中医外科学》[11]209，1972年上海中医学院外科教研组《中医外科简编》[12]122，1973年山东中医学院中医系外科教研室《中医外科学》[13]197，1985年张曼华《中医皮肤病诊疗》[14]61，1985年顾伯华《实用中医外科学》[15]439，1986年李博鉴《皮科便览》[16]65，1986年顾伯康《中医外科学》[17]130，1987年顾伯康《中医外科学》[18]262，1987年朱仁康《中医外科学》[19]639，1989年艾儒棣《中医外科学》[20]159，1989年杨医亚等《中医自学丛书·外科》[21]156，1991年艾儒棣《中医外科学》[22]160，1991年朱进忠《骨伤科皮科应用必备》[23]93，1994年许书亮《中医外伤科学》[24]103，1994年王沛《中医外科学》[25]366，1996年李彪《中医外伤科学》[26]82，1998年李林《实用中医皮肤病学》[27]180，2000年欧阳恒等《新编中医皮肤病学》[28]164，2000年王永炎等《今日中医外科》[29]486，2000年王少金《新编中医外科临床手册》[30]281，2005年《中医药学名词》[31]276（中医药学名词审定委员会），2007年艾儒棣《中医外科学》[32]187，2007年徐宜厚《皮肤病中医诊疗学》[33]225，2009年张翠月《中医外科学》[34]225，2011年黄鹤《农民朋友一定要掌握的99个皮肤科知识》[35]56，2014年《中医药学名词》[36]57（中医药学名词审定委员会）。

也有使用“甲癣”作为正名的，比如1965年杨天籁《小儿皮肤病》[37]167，1979年中医研究院广安门医院《朱仁康临床经验集》[38]82，1979年程运乾《中医皮肤病学简编》[39]89，1980年全国中等卫生学校试用教材《中医外伤科学》编写组《中医外伤科学》[40]91，1981年管汾《实用中医皮肤病学》[41]112，1981年《临床皮肤病学》编写组《临床皮肤病学》[42]330，1983年张志礼等《简明中医皮肤病学》[43]142，1986年尚德俊《实用中医外科学》[44]522，1986年涂元远等《实用小儿皮肤病学》[45]68，1988年吴恒亚《中医外科学》[46]105，1995年尚德俊《新编中医外科学》[47]261。1996年王坤山《中西医临床皮肤病学》[48]141。1996年杨国亮等《现代皮肤病学》[49]190，1997年刘忠恕《现代中医皮肤病学》[50]73，1998年许芝银等《中医外科学》[51]206，1998年金之刚《中医外科学》[52]260，1999年杜锡贤《皮肤病中医辨治》[53]149，2001年赵尚华《中医皮肤病学》[54]70。

也有使用“鹅爪风”作为正名的，比如1997年侯玉芬等《中医外科病名释义》[55]232。

也有使用“甲真菌病”作为正名的，比如2010年范瑞强《中医皮肤性病学》[56]195。

总之，《解围元薮》中的“鹅爪风”是“灰指甲”的最早记载，《外科症治全生集》中的“油灰指甲”“灰甲”，《外科证治全书》中的“油灰甲”，《验方新编》中的“灌甲”都是“灰指甲”的曾用名。“油炸甲”“油风指甲”“虫蛀甲”古籍不载，应该是民间俗称。“灰指甲”一名，古籍亦不载，最早见于1960年上海中医学院外科教研组《中医外科学讲义》。“甲癣”是西医病名，中医书籍亦采用之。

五、文献辑录

《解围元薮·鹅掌风》：“此症先于手心并指丫间生紫白癣，麻痒顽厚，抓之有白皮鳞屑，搔后又痛又痒，汤沃则爽，每于汤中爬破，成疮，或红白乖癞。其形俨如鹅鸭脚皮，故以名之。或生于足面及穿鞋处，混如鞋面而生，俗云鞋带疮，又名鞋套风，其实即此风也。久则穿溃秽烂，脓臭延及遍身，败恶弥甚，乃因劳心焦思，饥饱肆欲，汗露纵力，风湿伤血，或暴怒冷餐，火邪入肝，心肺戕害，日渐虚损。发于肝家，故先起四肢四末，次伤及根本也，不可轻视，最耗真元。以大消风散、二八济阳丹、小枣丹，用心调治。另有一种指甲浮薄，隐隐如见血痕，不痛而作，拘急不爽，名曰鹅爪风。久则烂去爪甲，指头乾落，大害难救。每日清晨未梳洗，取自己眼脂涂之，久则自愈，名曰还神丹。内治以清阳散气摄血之药，久服可愈，除此再无他法。”[1]21

《外科症治全生集·鹅爪风》：“即油灰指甲，即日取白凤仙花捣涂指甲，上下包好，日易一次，涂至灰甲换好而止。”[2]17

《外科证治全书·鹅爪风》：“即油灰指甲。用白凤仙花捣涂指甲上，日日易之。待至凤仙过时，灰甲即好。”[3]79

《曹沧洲医案·外疡总门科》：“费……鹅爪风：病后血虚，指甲脱去，防成鹅爪风。归身（三钱五分），豨莶草（三钱），丹皮（三钱五分），赤芍（三钱），白蒺藜（四钱），茯苓（四钱），忍冬藤（三钱），连翘（三钱），生米仁（四钱），白茅根（一两）。”[4]415,416

《验方新编·油灰指甲》：“每日取凤仙花（又名指甲花）连根蒂叶捣敷指甲上，用布包好，一日一换，月余乃愈。此林屋山人方也。”[5]36

《验方新编·灌甲初起》：“用瓷锋于甲上刨去一层，并用枯矾末敷之，其效如神。”[5]36

《外治寿世方·油灰指甲》：“每日取凤仙花连根蒂叶捣敷指甲上，用布包好，一日一换，月余愈。”[6]80

“灌甲初起”：“用瓷锋于甲上刨去一层，并用枯矾末敷之，神效。”[6]80

《奇效简便良方·油灰指甲》：“每日取凤仙花连根蒂叶捣敷指甲上，用布包好，一日一换，月余愈。”[7]35

“灌甲初起”：“用瓷锋于甲上刨去一层，以枯矾末敷之。”[7]35

《实用外科中药治疗学》：“初起时觉手掌奇痒，皮下隐藏小水泡，搔破了流少许水浆，不断褪皮，掌皮粗糙肥厚，汗腺闭塞，发生皲裂，冬季尤甚。蔓延至手指，指甲随之发生变化，指甲油灰。”[8]285

《中医外科学讲义》：“由于鹅掌风经久不愈而造成，或单独指甲患病。主要原因是由于血不荣爪的关系，以至指甲灰厚堆迭，较难治愈。可试用癣药水在天气酷热时浸润，或用猪苦胆套指上。”[9]140

《中医外科学中级讲义》：“一般由于鹅掌风、脚丫破烂蔓延而成。初起在甲旁有发痒感觉；日久使指（趾）甲出现高低不平，逐渐增厚，或蛀空而残缺不全；最后指（趾）甲变形，失去原有光泽而呈灰白色。一般无自觉证状，但（趾）甲过厚，也可有疼痛现象。”[10]101,102

《中医外科学》（上海中医学院）：“病因……一般由鹅掌风、脚丫破烂蔓延而成。辨证……初起在甲旁有发痒感觉，日久使指（趾）甲出现高低不平，逐渐增厚或蛀空而残缺不全，最后指（趾）甲变形，失去原有光泽而呈灰白色，一般无自觉症状，但（趾）甲过厚，也可有疼痛现象。”[11]209

《中医外科简编》：“病因……一般由于鹅掌风、脚丫破烂蔓延而成。辨证……初起在甲旁有发痒感觉，日久使指（趾）甲出现高低不平，逐渐增厚或蛀空而残缺不全，最后指（趾）甲变形，失去原有光泽而呈灰白色，一般无自觉症状，但（趾）甲过厚，也可有疼痛现象。”[12]122

《中医外科学》（山东中医学院外科教研组）：“手足癣是手足部皮肤被霉菌感染引起的一种传染性皮肤病。中医学称为生于足部的为‘脚气’‘脚湿气’；生于手部的为‘鹅掌风’；侵犯指（趾）甲的又叫‘灰指（趾）甲’。多发于城市成年人，儿童少见。”[13]197,198

《中医皮肤病诊疗》：“发生于指（趾）甲的癣称为灰指甲，又名甲癣、油风指甲，俗称鹅爪风。常由鹅掌风、脚湿气、圆癣、阴癣传染而来，也可由本病起始，或诸癣同时存在。”[14]61

《实用中医外科学》：“因指（趾）甲失去光泽，增厚色灰而定名。清代《外科证治全书》中称‘鹅爪风’，其中说：‘鹅爪风，即油灰指甲，用白凤仙花捣涂指甲上，日日易之，待至凤仙过时，灰甲即好。’说明须连续治疗二三个月，方能治愈，至今临床上尚在应用。本病即是西医的甲癣，以成人为多，绝大多数伴有脚湿气和鹅掌风。”[15]439,440

《皮科便览》：“灰指甲，相当于现代医学的甲癣，是一种以指、趾甲枯厚灰白，甚则蛀空为特征的皮肤病，故名。根据其发病特点，祖国医学文献中又有‘油灰指甲’‘鹅爪风’‘油炸甲’等名。如清代《外科证治全书·鹅爪风》记载：‘鹅爪风，即油灰指甲。用白凤仙花捣涂指甲上，日日易之，待至凤仙过时，灰甲即好。’本病患者，常先有手癣或足癣。初发时，仅有少数指、趾受累，久则延及全部指、趾甲。病程长久，进展缓慢，难于彻底根除。”[16]65

《中医外科学》（顾伯康，1986）：“因指（趾）甲失去光泽，增厚色灰而定名。清·《外科证治全书》中称‘鹅爪风’。以成人为多，绝大多数伴有脚湿气和鹅掌风。”[17]130

《中医外科学》（顾伯康，1987）：“因指（趾）甲失去光泽，增厚色灰而定名。清·《外科证治全书》中称‘鹅爪风’，说：‘鹅爪风，即油灰指甲，用白凤仙花捣涂指甲上，日日易之，待至凤仙过时，灰早即好。’说明须连续治疗二三个月，方能治愈。本法至今临床上尚在应用。本病即是西医的甲癣，以成人为多，绝大多数伴有脚湿气和鹅掌风。”[18]262

《中医外科学》（朱仁康）：“灰指甲，多由于鹅掌风或脚湿气日久延及爪甲，甲壳色似油煎，故称之为油灰指（趾）甲，简称灰指甲，又称鹅爪风。相当于现代医学的甲癣。本病夏季容易沾染。中年与老年患者多见，既可发于一手一足，亦可发生于双手双足；既可发生于一个爪甲，亦可发生于多个爪甲。病后指（趾）甲多呈灰黄色凸凹不平的甲壳。此虽为爪甲小疾，却较难根治。本病文献记载较早。如清《外科证治全生集》曰：‘鹅爪疯，即油灰指甲。日取白凤仙花，捣涂指甲，上下包好，日易一次，涂至灰甲换好而止’。清《外科证治全书》亦有类同记载。俗称‘油炸甲’‘灰甲’‘虫蛀甲’等。”[19]639

《中医外科学》（艾儒棣，1989）：“因爪甲失去光泽增厚而名，又称为鹅爪风。”[20]159

《中医自学丛书·外科》：“足趾间、足底部长癣，潮湿糜烂，所以叫脚湿气。因有特殊臭味，又名臭田螺。在夏秋季节加重，春冬较轻。多发于成年人，儿童少见。有传染性，患病后可自家传染。并发于手部的叫鹅掌风；并发于指（趾）甲的叫灰指（趾）甲；并发于股胯间的叫胯间癣；并发于面及躯干等部位的叫铜钱癣等。”[21]156

《中医外科学》（艾儒棣，1991）：“因爪甲失去光泽增厚而名，又称为鹅爪风。”[22]160

《骨伤科皮科应用必备》：“灰指（趾）甲是指（趾）甲远端两侧逐渐变色、变形，失去光泽，并进一步增厚、变脆，呈灰白色或棕色，高低不平，呈畸形状态的疾病。亦称鹅爪风，西医称为甲癣。多因脚湿气、鹅掌风之毒邪蔓延甲板，湿毒内蕴，爪甲失去营养所致，故治宜养血柔肝，除湿清热。”[23]93

《中医外伤科学》（许书亮）：“发生于指（趾）甲的癣称为灰指甲，因指（趾）甲失去光泽，增厚色灰而定名。又名甲癣、油风指甲，鹅爪风。常由鹅掌风、脚湿气、圆癣、阴癣传染而来，也可由本病起始，或诸癣同时存在。”[24]103

《中医外科学》（王沛）：“因指（趾）甲失去光泽，增厚色灰而定名。相当于西医的‘甲癣’。”[25]366

《中医外伤科学》（李彪）：“① 甲远端或两侧见黄白斑点，渐扩展至全甲及甲下，甲板增厚、变脆、凹凸不平，色泽不荣，呈灰白色或棕褐色；或甲板变薄、翘起，其下蛀空；或甲板部分增厚，而甲缘蛀蚀呈蜂窝状。② 成人多见，始于一侧1～2个甲板，渐及邻甲，久及全部甲。多继发于鹅掌风及脚湿气。③ 真菌培养和镜检多为阳性。”[26]82

《实用中医皮肤病学》（李林）：“灰指甲，相当于现代医学的甲癣。”[27]180

《新编中医皮肤病学》：“灰指(趾)甲是一种甲真菌病。临床以甲枯厚灰白，状如虫蛀为特征。常由鹅掌风或脚湿气日久传染而来。少有单纯患灰指(趾)甲者。多发于成年人。本病相当于西医所指的甲癣。灰指(趾)甲因其甲失去光泽，增厚灰白而得名，中医学最早见于《外科证治全书》。又名鹅爪风、油灰指甲、油炸甲等。灰指(趾)甲属风、癣的范畴。”[28]164

《今日中医外科》：“甲端或两侧见黄白斑点，渐扩大至全甲及全甲下。甲板增厚、变脆、凹凸不平，色泽不荣，呈灰白或棕褐色；或甲板变薄、翘起，其下蛀空；或甲板部分增厚，而甲缘蛀蚀呈蜂窝状。成人多见。始于一侧1～2个甲板，渐及邻甲，及全部甲。多继发于鹅掌风及脚湿气。”[29]486

《新编中医外科临床手册》：“因指(趾)甲失去光泽，增厚色灰而定名。清代《外科证治全书》中称‘鹅爪风’。以成人为多，绝大多数伴有脚湿气和鹅掌风。现代医学称为甲癣，认为常由皮肤癣菌即毛癣菌、小孢子菌和表皮癣菌侵犯甲板而引起的真菌感染，统称甲癣。由皮肤病菌以外的真菌或酵母等侵犯甲板而引起的感染称为甲真菌病。过去此两种名称通用，近来逐渐分开。甲癣发病率高，主要致病菌是红色毛癣菌，其次是须癣毛癣菌、紫色毛癣菌、断发毛癣菌、玫瑰色毛癣菌和狗小孢子菌等。甲真菌病的主要致病菌是白色念珠菌、短帚霉、白地霉、曲霉、镰刀霉等。甲癣常继发于手、足癣；而甲真菌病则往往是由外界直接侵入的。也有使用甲真菌病作为甲癣的广义名称。”[30]281

《中医药学名词》(2005)：“灰指甲……以指甲增厚色黑灰，或出现黄白斑点，失去光泽为主要表现的癣病类疾病。”“灰趾甲……以趾甲增厚色黑灰，或出现黄白斑点，失去光泽为主要表现的癣病类疾病。”[31]276,277

《中医外科学》(艾儒棣，2007)：“因爪甲失去光泽增厚而名，又称为鹅爪风。”[32]187

《皮肤病中医诊疗学》：“灰指甲病名，出自《外科证治全书》，又名鹅爪风、油灰指甲、油炸甲等，均是依据指(趾)甲枯厚灰白，状如虫蛀等特征而命名。据此而论，十分类似现代医学的甲癣。”[33]225

《中医外科学》(张翠月)：“本病因指(趾)甲失去光泽、增厚、色灰而定名。绝大多数患者伴有脚湿气和鹅掌风。”[34]225

《农民朋友一定要掌握的99个皮肤科知识》：“灰指甲，也叫甲真菌病，它是由皮肤癣菌、酵母菌和非皮肤癣菌性霉菌侵犯甲板和(或)甲床所致的病变。这种菌就生存在我们身边，如土壤里，浴池及游泳池的地面，动物(常见于猫、狗、猪等)身上，以及患有皮肤真菌病患者的皮疹内。真菌侵入甲板周围皮肤或甲下组织，然后分泌角质蛋白酶分解角质，破坏甲组织而引起感染，从而导致灰指甲。”[35]56

《中医药学名词》(2014)：“灰指甲……以指(趾)甲增厚色灰，或出现中空碎屑，失去光泽为主要表现的癣病。相当于甲真菌病。”[36]57

《小儿皮肤病》：“甲癣亦多发于成人，儿童患者甚少。除灰甲畸形外，无何主观症状。少数灰甲弯曲变形，可造成外科问题。有时亦可引起霉菌疹。病因……甲癣大多由于红色、石膏样及玫瑰色发癣菌等所致。念珠菌虽亦可致甲癣，但其症状与发癣菌引起者稍有不同。霉菌首先由甲沟皮肤角质层波及甲床，使其角化过度增厚，然后再向上侵及甲板，形成灰甲。霉菌不能在活组织中生长，故不累及甲母质。症状 大多只累及一手或双手之一个或数个指甲，全部指甲皆被累及者甚少。指甲变化开始于两侧或半月形处，呈灰白色或棕色，表面失去光泽，质变松脆，甲板逐渐增厚凸起成直嵴，以致表面高低不平。有时指甲前缘蛀空，向后发展，使部分或整个板甲与甲床分离，易受外伤而将它翻开。因霉菌主要寄生于甲板下面，故检查时应从甲板前缘下面采取标本，易于查见或培养。趾甲癣症状与指甲癣相同。若念珠菌所致者，其甲板虽亦增厚，但表面仍保持光泽，并不

松脆,高低不平,呈横嵴。"[37]167,168

《朱仁康临床经验集》:"甲癣: 中医称鹅爪风,油灰指甲等。"[38]82

《中医皮肤病学简编》:"手癣又名'鹅掌风'。初起两手掌心燥痒,起红色斑点,继之,干枯皲裂,脱白皮。重者,延及遍手,粗糙肥厚,层层剥脱。如破烂流水,反复发作,名'病疮'(湿疹),有灰指甲的,名'甲癣'。"[39]89

《中医外伤科学》:"甲癣多由手足癣的自家传染而发生,也有因搔抓头癣、体癣而引起的,俗称灰指(趾)甲。"[40]91

《实用中医皮肤病学》(管汾):"甲癣:甲癣,中医称鹅爪风或灰指(趾)甲,多继发于手足癣。表现为指(趾)甲变形、变脆,表面有沟纹,高低不平,失去光泽,呈污黄褐色,甲板逐渐肥厚,亦可在甲下聚有疏松的灰样角化物质,以致甲板与甲床分离。"[41]112

《临床皮肤病学》:"甲癣是指皮癣菌侵犯甲板或甲下所引起的疾病,而甲真菌病是指由非皮癣菌及酵母菌等真菌引起的甲感染。以往二者常混为一谈,随着病原菌的分离可将此二病逐渐分开进行讨论。甲癣至少可分为两型: ① 真菌性白甲(浅表性白色甲癣),这型的病损局限于甲而一片或其尖端。② 甲板下皮癣菌(甲下型甲癣),这型病变从甲的两侧或远端开始,继以甲板下发生感染。甲癣多伴发于其他皮肤真菌病,大约有30%的皮肤真菌病患者患有甲癣,20%的指甲病变是由真菌所引起。"[42]330

《简明中医皮肤病学》:"甲癣是手足指(趾)甲的一种真菌病,多发生于手足癣之后,亦可同时出现,俗称'灰指甲'。与祖国医学文献记载的'鹅爪风''油灰指甲'相类似。如《外科证治全书》鹅爪风记载:'即油灰指甲,用白凤仙花捣涂指甲上,日日易之,待至凤仙过时,灰甲即好。'我科赵炳南老医生称之为'油炸甲'。"[43]142,143

《实用中医外科学》:"手足癣: 发生于手足的掌、跖面,以足部为最多见。常在足趾开始,发生群集小水疱,糜烂、脱皮,每当夏季加重,冬季减轻。病人自觉奇痒难忍。日久皮肤增厚、干燥、脱屑,冬季皲裂,引起疼痛。并可发生手足甲癣,指甲增厚、变脆,失去光泽,呈灰白色。发生于手部的称'鹅掌风''灰指甲';生于足部的称'脚气''脚湿气'。"[44]522

《实用小儿皮肤病学》:"临床表现 甲癣俗称灰指甲,多继发于手足癣,常自甲的游离缘开始,病甲质地松脆,失去光泽,混浊不透明,呈污黄色或灰白色。甲板增厚,凹凸不平,有横嵴,甲缘残缺不齐,有时与甲床分离,甲板脱落。甲板发生一个或多个白点,甲面较软,其下为粉状碎屑,称真菌性白甲。"[45]68,69

《中医外科学》(吴恒亚):"甲癣多由手、足癣继发,表现为甲板增厚,高低不平,失去光泽,变脆,蛀空或甲缘破损,呈灰褐色。一般无自觉症状。"[46]105

《新编中医外科学》:"甲癣为甲部发生的霉菌病,亦名灰指甲、鹅爪风。患甲颜色混浊、失去光泽,呈现灰白色。形态呈甲面不平滑,肥厚,或高凸变形。甲质地松脆,易残缺不整。"[47]261

《中西医临床皮肤病学》:"甲癣多发生于手足癣之后,亦可同时出现,致病菌与手足癣相同,成人多见,性质顽固,自觉症缺乏。"[48]141,142

《现代皮肤病学》:"甲癣又称灰指甲,指皮肤癣菌引起的甲板或甲下组织感染。若由念珠菌引起者,称甲念珠菌病或念珠菌性甲病。由其他真菌如青霉、曲霉、帚霉等引起的甲感染称甲真菌病(onychomycosis)。这种区分主要基于临床治疗的考虑。"[49]190

《现代中医皮肤病学》:"甲癣是甲板或甲下的一种甲真菌病。多由手足癣日久传染的致,很少有人只患甲癣而无手足癣的。轻者只有1～2个指(趾)甲受损,重者所有的指(趾)甲都可受传染,男女老幼皆可发病,但少见于儿童。本病在祖国医学中称为'鹅爪风',又名'虫蛀甲''油炸甲'等,俗称'灰指甲'。"[50]73

《中医外科学》(许芝银等):"甲癣(甲真菌病) 好发于成人,多有手足癣史。初起甲远端或两侧见黄白点，渐扩展至全甲及甲下。甲板增厚，变脆，凹凸不平，色泽不荣，呈灰白或棕褐色或甲板变薄，翘起，其下蛀空，或甲板增厚而甲缘蛀蚀呈蜂窝状。”[51]206

《中医外科学》(金之刚)：“甲癣是由霉菌侵犯甲板或甲下所引起，以成人为多，大多数甲癣多伴有手足癣疾病。因指(趾)甲失去光泽，增厚色灰，故中医学称之为‘灰指甲’，此外尚有‘鹅爪风’之称。”[52]260

《皮肤病中医辨治》：“甲癣是发生于指(趾)甲的一种浅部真菌病，多发生于手足癣之后，亦可同时出现。中医称‘油灰指甲’‘鹅爪风’，俗称灰指甲。成人多患。”[53]149

《中医皮肤病学》：“甲癣相当于中医文献中的‘灰指甲’‘鹅爪风’，俗称‘油炸甲’‘虫蛀甲’。是由皮肤癣菌引起的甲板或甲下组织感染。多为手足癣日久蔓延引起，亦可单独发生，患者以成人为多。既可发生于一手一足，亦可发生于多个爪甲，病后指(趾)甲失去光泽，增厚色灰，凹凸不平。甲癣是浅部真菌病中最顽固难治的病种。”[54]70

《中医外科病名释义》：“鹅爪风……病名。见《外科证治全生集·治法·鹅爪风治法》：‘鹅爪风，即油灰指甲。’指手足指趾因患顽癣而功能受限形同鹅爪者，称鹅爪风。多因脚湿气、鹅掌我之毒邪日久蔓延及甲板，湿毒内蕴，爪甲失去荣养所致。证见初起甲旁发痒，继则指趾甲出现高低不平，逐渐增厚或蛀空而残缺不全；最后指趾甲变形，失去光泽而呈灰白色，病顽难愈。今称甲癣。”[55]232

《中医皮肤性病学(临床版)》：“甲真菌病中医称之为‘灰指甲’，本病是由真菌侵犯甲板所致的一种皮肤病。几乎致病的真菌均可引起甲的感染(具体见临床表现)，既可因外伤直接侵犯甲板，又可继发于手足癣。一般在甲损伤、易感人群、机体免疫功能下降等情况出现甲感染而致病。由于甲板较厚，药难透入，感染常不易治愈。”[56]195

参考文献

[1] [明]沈之问.解围元薮[M].上海：上海科学技术出版社，1959：21.

[2] [清]王洪绪.外科症治全生集[M].夏羽秋校注.北京：中国中医药出版社，1996：17.

[3] [清]许克昌，毕法.外科证治全书[M].曲祖诒点校.北京：人民卫生出版社，1987：79.

[4] [清]曹沧洲.曹沧洲医案[M].刘学华点校.上海：上海科学技术出版社，2005：415，416.

[5] [清]鲍相璈，梅启照.验方新编[M].李世华校注.北京：中国中医药出版社，1994：36.

[6] [清]邹存淦.外治寿世方[M].刘小平点校.北京：中国中医药出版社，1992：80.

[7] [清]丁尧臣.奇效简便良方[M].庆诗，王力点校.北京：中医古籍出版社，1992：35.

[8] 朱仁康.实用外科中药治疗学[M].上海：上海卫生出版社，1956：285.

[9] 上海中医学院外科教研组.中医外科学讲义[M].北京：人民卫生出版社，1960：140.

[10] 上海中医学院外科教研组.中医外科学中级讲义[M].北京：人民卫生出版社，1961：101，102.

[11] 上海中医学院.中医外科学[M].上海：上海科学技术出版社，1964：209.

[12] 上海中医学院外科教研组.中医外科简编[M].北京：人民卫生出版社，1972：122.

[13] 山东中医学院中医系外科教研室.中医外科学[M].济南：山东人民出版社，1973：197，198.

[14] 张曼华.中医皮肤病诊疗[M].南宁：广西人民出版社，1985：61.

[15] 顾伯华.实用中医外科学[M].上海：上海科学技术出版社，1985：439，440.

[16] 李博鉴.皮科便览[M].北京：中医古籍出版社，1986：65.

[17] 顾伯康.中医外科学[M].上海：上海科学技术出版社，1986：130.

[18] 顾伯康.中医外科学[M].北京：人民卫生出版社，1987：262.

[19] 朱仁康.中医外科学[M].北京：人民卫生出版社，1987：639.

[20] 艾儒棣.中医外科学[M].成都：四川科学技术出版社，1989：159.

[21] 郑顺山，等.外科[M]//杨医亚.中医自学丛书：第十分册.石家庄：河北科学技术出版社，1989：156.

[22] 艾儒棣.中医外科学[M].成都：四川科学技术出版社，1991：160.

[23] 朱进忠.骨伤科皮科应用必备[M].太原：山西科学

教育出版社，1991：93.
[24] 许书亮.中医外伤科学[M].北京：中国医药科技出版社，1994：103.
[25] 王沛.中医外科学[M].北京：中医古籍出版社，1994：366.
[26] 李彪.中医外伤科学[M].长沙：湖南科学技术出版社，1996：82.
[27] 李林.实用中医皮肤病学[M].北京：中医古籍出版社，1998：180.
[28] 欧阳恒，杨志波.新编中医皮肤病学[M].北京：人民军医出版社，2000：164.
[29] 王永炎，王沛.今日中医外科[M].北京：人民卫生出版社，2000：486.
[30] 王少金.新编中医外科临床手册[M].南昌：江西科学技术出版社，2000：281.
[31] 中医药学名词审定委员会.中医药学名词[M].北京：科学出版社，2005：276，277.
[32] 艾儒棣.中医外科学[M].成都：四川科学技术出版社，2007：187.
[33] 徐宜厚，王保方，张赛英.皮肤病中医诊疗学[M].2版.北京：人民卫生出版社，2007：225.
[34] 张翠月.中医外科学[M].北京：中医古籍出版社，2007：225.
[35] 黄鹤.农民朋友一定要掌握的99个皮肤科知识[M].南昌：江西教育出版社，2011：56.
[36] 中医药学名词审定委员会.中医药学名词[M].北京：科学出版社，2014：57.
[37] 杨天籁.小儿皮肤病[M].上海：上海科学技术出版社，1965：167，168.
[38] 中医研究院广安门医院.朱仁康临床经验集[M].北京：人民卫生出版社，1979：82.
[39] 程运乾.中医皮肤病学简编[M].西安：陕西人民出版社，1979：89.
[40] 全国中等卫生学校试用教材《中医外伤科学》编写组.中医外伤科学[M].南京：江苏科学技术出版社，1980：91.
[41] 管汾.实用中医皮肤病学[M].兰州：甘肃人民出版社，1981：112.
[42] 《临床皮肤病学》编写组.临床皮肤病学[M].南京：江苏科学技术出版社，1981：330.
[43] 赵炳南，张志礼.简明中医皮肤病学[M].北京：中国展望出版社，1983：142，143.
[44] 尚德俊.实用中医外科学[M].济南：山东科学技术出版社，1986：522.
[45] 涂元远，袁承晏.实用小儿皮肤病学[M].北京：科学技术文献出版社，1986：68，69.
[46] 吴恒亚.中医外科学[M].南京：江苏科学技术出版社，1988：105.
[47] 尚德俊.新编中医外科学[M].济南：济南出版社，1995：261.
[48] 王坤山.中西医临床皮肤病学[M].北京：中国中医药出版社，1996：141，142.
[49] 杨国亮，王侠生.现代皮肤病学[M].上海：上海医科大学出版社，1996：190.
[50] 刘忠恕.现代中医皮肤病学[M].天津：天津科技翻译出版公司，1997：73.
[51] 许芝银，闵仲生.中医外科学[M].南京：东南大学出版社，1998：206.
[52] 金之刚.中医外科学[M].长沙：湖南科学技术出版社，1998：260.
[53] 杜锡贤.皮肤病中医辨治[M].济南：山东科学技术出版社，1999：149.
[54] 赵尚华.中医皮肤病学[M].北京：科学出版社，2001：70.
[55] 侯玉芬，陈伯楠.中医外科病名释义[M].济南：山东大学出版社，1997：232.
[56] 范瑞强，邓丙戌，杨志波.中医皮肤性病学[M].北京：科学技术文献出版社，2010：195.

（刘　涛）

4·116

阴　癣

yīn xuǎn

一、规范名

【汉文名】阴癣。

【英文名】tinea inguinalis。

【注释】好发于臀股部，以丘疹、水疱、结痂、瘙痒、边界清楚为主要表现的癣病。相当于股癣。

二、定名依据

“阴癣”作为一种阴股部癣类皮肤病，其特

征表现为：好发于双胯间、臀部、阴囊、阴茎等皱褶处，初起为丘疹或丘疱疹，逐渐向外扩展，常呈大片状或不规则状，常呈棕红色、褐色等，由于不断地抓搔和反复发作，皮损常呈肥厚和粗糙。最早见于金代张从正《儒门事亲》，此时尚名“两股间湿癣”。

其后明代董宿，方贤《奇效良方》中的“阴部湿淹疮”，吴昆《针方六集》中的“阴部湿痒”，清代陈莘田《陈莘田外科方案》中的“烂皮阴癣”，刘恒瑞《伏邪新书》中的“肾脏风”，均是阴癣的曾用名。

自明代倪朱谟《本草汇言》首载“阴癣”一名以来，后世医家多有沿用，比如：缪希雍《神农本草经疏》，孙文胤《丹台玉案》，蒋士吉《医宗说约》，清代孙伟《良朋汇集经验神方》，吴杖仙《吴氏医方汇编》，顾世澄《疡医大全》，赵学敏《本草纲目拾遗》，片仓元周《青囊琐探》，程鹏程《急救广生集》，杨时泰《本草述钩元》，李文荣《李冠仙医案》，王孟英《鸡鸣录》，陈莘田《陈莘田外科方案》，邹存淦《外治寿世方》，凌奂《外科方外奇方》，刘恒瑞《伏邪新书》。

中华人民共和国成立后 1956 年《实用外科中药治疗学》(朱仁康)，1979 年《中医皮肤病学简编》(程运乾)，1985 年《中医皮肤病诊疗》(张曼华)，1986 年《常见病中医防治 皮科便览》(李博鉴)，1986 年《中医外科学》(顾伯康)，1987 年《中医外科学》(朱仁康)，1997 年《中医外科学》(陆德铭)，1997 年《中医外科病名释义》(侯玉芬，陈伯楠)，1998 年《实用中医皮肤病学》(李林)，2000 年《新编中医皮肤病学》(欧阳恒，杨志波)，2000 年《今日中医外科》(王永炎，王沛)，2007 年《皮肤病中医诊疗学》(徐宜厚)，2009 年《皮肤病性病中西医结合诊疗与防护》(杨京慧)均采用了“阴癣”作为正名，说明“阴癣”作为规范用名已取得共识。

我国 2014 年出版的由全国科学技术名词审定委员会审定公布的《中医药学名词》已以“阴癣”作为规范名，所以“阴癣”作为规范名也符合术语定名的协调一致原则。

三、同义词

【俗称】“臊癣”(《新编妇人大全良方》)；“瘙癣”“股间湿癣”(《皮科便览》)；“湿癣”(《现代中医皮肤病学》)；“腿丫癣”(《皮肤病中医诊疗学》)；“胯间癣”(《中医自学丛书·外科》)。

【曾称】“阴部湿淹疮”(《奇效良方》)；“阴部湿痒”(《针方六集》)；“烂皮阴癣”(《陈莘田外科方案》)；“肾脏风”(《伏邪新书》)。

四、源流考释

金代张从正《儒门事亲·湿癣》记载有“两股间湿癣”[1]167 一名，笔者认为即是“阴癣”的最早记载。其后“两股间湿癣”多有沿用，比如明代朱橚《普济方》[2]290、楼英《医学纲目》[3]781、龚信《古今医鉴》[4]440、王肯堂《疡医证治准绳》[5]434、清代魏之琇《续名医类案》[6]912。

其后明代董宿，方贤《奇效良方·铜绿散》中记载有“阴部湿淹疮”[7]420 一名，笔者认为也是指阴癣。后世沿用的有楼英《医学纲目》[3]790,791、李梴《医学入门》[8]582、王肯堂《疡医证治准绳》[5]308、武之望《济阴纲目》[9]78《济阳纲目》[10]1200。

其后明代吴昆《针方六集》记载有“阴部湿痒”[11]179 一名，据笔者所见，后世未有沿用。

有人认为宋代《苏沈良方》即有“阴癣”的记载，经查，《苏沈良方》并没有相关记载。明代倪朱谟《本草汇言·紫葳花》首载“阴癣”[12]249 一名，其后著作沿用较多，比如缪希雍《神农本草经疏》[13]172、孙文胤《丹台玉案》[14]385、蒋士吉《医宗说约》[15]264、孙伟《良朋汇集经验神方》[16]129、吴杖仙《吴氏医方汇编》[17]75、顾世澄《疡医大全》[18]1084、赵学敏《本草纲目拾遗》[19]355、片仓元周《青囊琐探》[20]20、程鹏程《急救广生集》[21]227、杨时泰《本草述钩元》[22]27、李文荣《李冠仙医案》[23]45、王孟英《鸡鸣录》[24]603、陈莘田《陈莘田外科方案》[25]300、邹存淦《外治寿世方》[26]111、凌奂

《外科方外奇方》[27]110、刘恒瑞《伏邪新书》[28]16。

其后清代陈莘田《陈莘田外科方案》记载有“烂皮阴癣”[25]300一名，以笔所见，后来医家未有沿用。

其后清末医家刘恒瑞《伏邪新书》记载有“肾脏风”[28]16一名，笔者认为也是指阴癣。必须指出的是，“肾脏风”在中医古籍里大多是指“湿脚气”，与阴癣迥然不同。

有人认为“湿癣”也是“阴癣”的曾用名，笔者认为是错误的，因为：① 在古籍中“湿癣”的典型症状是“有匡郭，如虫行，浸淫，赤，湿痒，搔之多汁成疮”[29]164；② “湿癣”不限于阴股部，与阴癣不同。现代有人认为“湿癣”相当于西医急性湿疹、皮炎之类[30]904，可参。

至于“臊癣”“瘙癣”“腿丫癣”“胯间癣”，古籍不载，应该是民间俗称。

中华人民共和国成立后，1956年朱仁康《实用外科中药治疗学》使用了“阴癣”作为正名[31]321，其后外科著作大多沿用，比如1979年程运乾《中医皮肤病学简编》[32]89，1985年张曼华《中医皮肤病诊疗》[33]64，1986年李博鉴《皮科便览》[34]81，1986年顾伯康《中医外科学》[35]131，1987年朱仁康《中医外科学》[36]64，1997年陆德铭《中医外科学》[37]131，1997年侯玉芬等《中医外科病名释义》[38]92，1998年李林《实用中医皮肤病学》[39]198，2000年欧阳恒等《新编中医皮肤病学》[40]168，2000年王永炎等《今日中医外科》[41]486，2007年徐宜厚《皮肤病中医诊疗学》[42]297，2009年杨京慧《皮肤病性病中西医结合诊疗与防护》[43]83，2014年《中医药学名词》[44]57（中医药学名词审定委员会）。

也有使用“股癣”作为正名的，比如1965年杨天籁《小儿皮肤病》[45]160，1979年中医研究院广安门医院《朱仁康临床经验集》[46]81，1980年全国中等卫生学校试用教材《中医外伤科学》编写组《中医外伤科学》[47]92，1981年管汾《实用中医皮肤病学》[48]112，1981年《临床皮肤病学》编写组《临床皮肤病学》[49]334，1984年刘辅仁《实用皮肤科学》[50]185，1986年尚德俊《实用中医外科学》[51]522，1986年涂元远等《实用小儿皮肤病学》[52]66，1987年顾伯康《中医外科学》[53]263，1988年吴恒亚《中医外科学》[54]105，1991年胡国华等《新编妇人大全良方》[55]289，1995年尚德俊《新编中医外科学》[56]262，1996年王坤山《中西医临床皮肤病学》[57]136，1996年杨国亮等《现代皮肤病学》[58]187，1997年刘忠恕《现代中医皮肤病学》[59]76，1998年许芝银等《中医外科学》[60]206，1998年金之刚《中医外科学》[61]261，1999年杜锡贤《皮肤病中医辨治》[62]152，2000年邢炜等《小儿皮肤病防治》[63]45，2000年王少金《新编中医外科临床手册》[64]284，2001年赵尚华《中医皮肤病学》[65]64，2002年陈俊玲《皮肤及性病证治精要》[66]94，2004年《皮肤病性病中医洗渍疗法》[67]110，2009年李红毅等《小儿皮肤病诊疗》[68]128，2010年范瑞强《中医皮肤性病学》[69]192，2011年黄鹤《农民朋友一定要掌握的99个皮肤科知识》[70]55，2012年胡蔚毅《专家诊治皮肤癣与牛皮癣》[71]144，2013年李元文等《中医性学》[72]569。

也有使用“圆癣”作为正名的，比如1985年顾伯华《实用中医外科学》[73]440，1994年王沛《中医外科学》[74]367。

也有使用“胯间癣”作为正名的，比如1989年杨医亚等《中医自学丛书·外科》[75]156。

总之，《儒门事亲》中的“两股间湿癣”是阴癣的最早记载，《本草汇言》始载“阴癣”一名，《陈莘田外科方案》中的“烂皮阴癣”，《伏邪新书》中的“肾脏风”均是阴癣的曾用名。“臊癣”“瘙癣”“腿丫癣”“胯间癣”则是民间俗称，至于“湿癣”则不宜视为阴癣的曾用名。

五、文献辑录

《诸病源候论》卷三十五：“湿癣者，亦有匡郭，如虫行，浸淫，赤，湿痒，搔之多汁成疮，是其风毒气浅，湿多风少，故为湿癣也。其里亦有虫。”[29]164

《儒门事亲》卷六：“一女子年十五，两股间湿癣，长三四寸，下至膝，发痒，时爬搔，汤火俱不解；痒定，黄赤水流，痛不可忍。灸焫熏揲，硫黄、蔄茹、白僵蚕、羊蹄根之药，皆不效。其人恣性妍巧，以此病不能出嫁，其父母求疗于戴人。戴人曰：能从余言则瘥。父母诺之。戴人以铫针磨令尖快，当以痒时，于癣上各刺百余针。其血出尽，煎盐汤洗之。如此四次，大病方除。此方不书，以告后人，恐为癣药所误。湿淫于血，不可不砭者矣。"[1]167

《普济方》卷二百八十一："戴人十形三疗云：有一女子年十五，两股间湿癣长三四寸，下至膝，发痒时爬搔、汤火俱不解，痒定黄赤水流，痛不可忍。灸焫熏渫，硫黄、蔄茹、白僵蚕、羊蹄根之药，皆不效。其女姿性妍巧，以此两股不能出嫁。其父母求于戴人，戴人曰：能从余言则瘥，父母诺。戴人以铫针磨令尖快，当痒时于癣上刺百余针，其血出尽，煎盐汤洗之。如此四次，大病方除。此方不书告于后人，恐为癣药所误，浸淫于血，不可不砭者矣。"[2]290

"肾脏风阴疮"："〔洁〕治男子妇人阴部湿淹疮。五倍子(细研，五分)，白矾(一钱)，铜绿(少许)，轻粉(一字)，乳香(五分)，上为极细末，洗净掺之。"[3]790,791

《古今医鉴》卷十五："一女子两股间湿癣，长四、五寸，发时极痒，痒定极痛。乃以利针当痒时于癣上刺百余下，其血出尽，盐汤洗之，如此三、四次方除，盖湿淫于内，其血不可不砭，后服浮萍散出汗。"[4]440

《疡医证治准绳》卷五："铜绿散……治男、妇阴部湿淹疮。铜绿(少许)，白矾(一钱)，乳香(半钱)，轻粉(一字)，五倍子(细研，半两)，上为细末。洗净掺之。"[5]308

《奇效良方》卷五十四："治男子妇人阴部湿淹疮。铜绿(少许)，白矾(一钱)，乳香(半钱)，轻粉(一字)，五倍子(细研，半两)，上为细末，洗净掺之。"[7]420

《医学入门·外集》卷七："铜绿散……五倍子五钱，白矾一钱，乳香五分，轻粉一字，铜绿少许，为末，洗净糁之。治男妇阴部湿淹疮。"[8]582

《济阴纲目》卷七："铜绿散……治男妇阴部湿淹疮(眉批：燥湿去腐生肌)。五倍子(五钱)，白矾(一钱)，乳香(五分)，轻粉(一字)，铜绿(少许)，上为末，洗净掺之。"[9]78

卷九十八："铜绿散……治男妇阴部湿淹疮。五倍子(五钱)，白矾(一钱)，乳香(五分)，轻粉(一字)，铜绿(少许)，上为末，洗净撒之。"[10]1200

《针方六集》卷五"纷署集"："阴谷二穴，治膝痛不能屈伸，舌纵，心烦，癃闭，股内廉痛，阻痿，阴部湿痒，女人血崩腹胀，男子如蛊，女人不孕。"[11]179

《本草汇言》卷六："(《摘玄方》)治妇人阴癣阴疮。用凌霄花为末，用鲤鱼胆调搽。"[12]249

《神农本草经疏·铁落》："主治参互……铁称锤烧红，淬入米泔中百次，乘热熏洗阴癣顽疮，皆有效。别敷杀虫凉血药弥佳。"[13]172

《丹台玉案》卷六："又方……治阴癣。川槿皮(二钱)，槟榔、番木鳖子(各五个，以上三味用阴阳水三碗，煎至一碗，入后药)，全蝎、巴豆、大枫子(肉)、斑蝥(各十五个)，麝香(四分)，轻粉(三钱)，上为末，以前药水调和，将穿山甲刮微破，用笔蘸涂之，六日全愈。"[14]385,386

《医宗说约》卷五："五癣者，湿、顽、风、马、牛也。治法宜分上下。上半身为顽癣，治之易，多属风热；下半身为阴癣，治之难，多属寒湿。总之血分受病，以致皮肤不和也。"[15]264

《良朋汇集经验神方》卷三："治下部阴虱……生白果嚼烂擦之愈。又治阴癣。"[16]129

《吴氏医方汇编》："阴癣……生在两腿合缝间，痛痒不已。野根宕菜疙瘩(切成三四分厚片)用酽醋浸五七日，搓之。"[17]75

《疡医大全》卷二十九："蒋示吉曰：上半身为顽癣，治之易，多属风热。(《说约》)又曰：阴癣生在下半身，治之最难，多属寒湿，总之血分受病，以致皮肤不和也。"[18]1084

《本草纲目拾遗》卷九："治阴癣……《救生苦海》：用番打马和铅、水银、雄黄、樟脑各等分，猪油和搽，效。癞疥脓疮。《积善堂良方》：麻黄膏中用之。疥疮。《救生苦海》：番打马三钱，枫子肉五钱，水银、杏仁、蛇床子各一钱，川椒、樟脑、雄黄各二钱，用红烛盖油共研匀擦之，神效。治疥疮。《应验良方》：用全蝎、乳香、枯矾、大枫子、蛇床子、土木鳖、川椒、雄黄、水银、番打马、轻粉、樟脑为末，用烛油为丸，擦之即效。此方番打马作番答木。”[19]355

《青囊琐探》上卷："世治癣方极多，余之所经验，既载杂病试效，顷得治阴癣妙方于一爻人，记以广传。其方慈菇不拘多少，捣烂取汁，牡蛎细末和调敷患处，七八日而必效。”[20]20

《急救广生集》卷九“外治补遗"："用吴茱萸、胡椒等分为末，将蒜头一枚捣匀抹上。一方，用大黄汁烧香，加枯矾、雄黄擦上愈。”[21]227

《本草述钩元》卷四："气味辛温，喉痹肿痛，菖蒲根嚼汁，烧秤锤淬一杯饮之。咽痛或生息肉舌肿，秤锤烧赤，淬醋一杯咽之。阴癣顽疮，用秤锤烧红，淬入米泔中百次，乘热熏洗有效。别傅杀虫凉血药弥佳。”[22]27

《李冠仙医案·柏邃庵治效》："京口协领柏邃庵，方正人也。从无淫邪，奈廿余岁初次进京，未知检点，竟不知于何处旅店蒙其不洁。头生颗粒，有似广疮，急延外科医治，想用捺药随即痊好，而年余后下疳，外科调治久而不愈。予劝以仙遗粮下五宝丹，由渐而愈。邃庵最畏服药，愈后未经清理，后乃发为阴癣，腰以下腹以上蔓延无隙，其痒异常。然三十二年以来竟无他患。”[23]45,46

《鸡鸣录·外科》："癣……白矾炒极干为末，猪油和涂。初起以海螵蛸一块，时常擦之。白及(二钱)，土槿皮(八分)，二味研末，少加白糖霜，百滚水搅如糊，用棉纸摊贴阴癣效。”[24]603

《陈莘田外科方案·阴癣》："(案 1)程，右。左脉细弦右濡，舌苔糙黄，根厚，左□流水作痒。起经逾年，时盛时衰，下体阴癣，痒不可当。由来三载，无非肝火湿热蕴于下焦，挟风阳上旋也。病道已深，药难骤效。鲜首乌、牡丹皮、青皮、泽泻、石决明、赤芍药、黑栀、赤苓、土贝、钩钩，朝服当归龙荟丸三钱，甘菊汤送下。”[25]300

“烂皮阴癣"："沈，左。肝火湿热交蒸，玉茎肾囊烂皮癣流水，左痒延及胯间，脉左细弦右濡。病逾两月，药力难以骤效者。细生地、黑山栀、赤芍、甘草梢、淡竹叶、丹皮、连翘、川柏、细木通、泽泻、车前。”[25]300

《外治寿世方·阴癣》："土槿皮、槟榔(各两文)切片，用滴花烧酒(五文)，将二药浸三四日，候酒色变赤而腻，蘸涂患处，痛痒立止，癣亦即愈。又，明矾(生熟各一钱)，轻粉(二钱)，银硝(三分)，共研，将土大黄根捣烂，布包蘸药末擦之。又，蛇床子、豨莶草、川芎、川柏、银花共煎滚，入干净便桶内，以身坐上，熏其热气。”[26]111

《外科方外奇方》卷四："癣药酒……海风藤、土大黄根、白果肉(各五钱)，白芷、白及(各三钱)，槟榔(五钱)，斑猫(七只)，鲜金钱松根皮(一两)，雄黄(三钱)，滴烧酒(半斤)，浸药七日后，凡远年牛皮蛇皮，一切顽阴癣，以酒搽患处，五七遍自愈。”[27]110

《伏邪新书·伏风》："风入卫阳，头生白屑，面皮干燥，渐及偏身，发为白癣。阴液不足，好色之人，发为肾脏风，俗名阴癣(生于两胯阴间，渐及两股)。远原酒加减主之，在上生白屑者，去油松节，加干浮萍、葛花；在下部者，去油松节，加黑大豆、阿胶、黑芝麻、龟板胶；血热者为紫癜风，加酒炒大黄；血气虚者为白癜风(即白瘢驳杂)加潞党参、黄芪、防风(白瘢多有兼湿者，宜加油松节用之)。”[28]16

《简明中医辞典》："湿癣……出《诸病源候论》。风湿热邪侵于肌肤而发。患处皮损潮红，糜烂，瘙痒不止，搔破滋水淋漓，浸淫不断扩大，皮内似虫行。即急性湿疹、皮炎之类。治宜除湿杀虫，内服除湿胃苓汤(《医宗金鉴》：苍术、厚朴、陈皮、猪苓、泽泻、赤茯苓、白术、滑石、防风、栀子、木通、肉桂、甘草)。外用蛇床子散麻油调敷。”[30]908

《实用外科中药治疗学》："原因及症状……

由于腹股沟表皮霉菌的传染，初为红色斑状丘疹，向四周进行而成红斑，有鳞屑与水疱形成，亦可有脓疱及结痂，瘙痒甚剧。”[31]321

《中医皮肤病学简编》：“体癣亦为皮肤真菌病之一。发生于体表，以颜面多见，为圆形如钱币大小红斑，上附白色鳞屑，形成环状。因此又名‘圆癣’。其起水疱红疹，湿润糜烂，名‘湿癣’，增增殖肥厚，脱屑难愈，名‘顽癣’。发生于阴部，蔓延臀部，名‘阴癣’。”[32]89

《中医皮肤病诊疗》：“发生于阴股部的癣，称为阴癣，又名股癣，系圆癣的一种。在温热潮湿季节，尤以多汗者易发生，其病因与圆癣相同。”[33]64

《皮科便览》：“阴癣，近似于现代医学的股癣，是一种以阴股部位生癣，瘙痒蔓延为特征的皮肤病，故名。根据其发病特点，中医学文献中又有‘瘙癣’‘股间湿癣’‘腿丫癣’等名。如隋代《诸病源候论・癣候》记载：‘癣病之状，皮肉隐疹，如钱纹，渐渐增长，或圆或斜，痒痛有匡，廓里生虫。’本病常于潮湿闷热之时，好发于多汗的男子。皮损常发生在阴股部近鼠蹊处，单侧或双侧均以累及。夏季加重，冬日减轻或自愈。患者多伴有足癣或手癣。”[34]81,82

《中医外科学》(顾伯康，1986)：“皮损多呈圆形，故名圆癣。隋代《诸病源候论》说：‘癣病之状，皮肉隐胗如钱文，渐渐增长，或圆或斜，痒痛，有匡郭，里生虫，搔之有汁。此由风湿邪气，客于腠理，复值寒湿，与血气相搏，则血气否(痞)涩，发此疾也。’指出了本病的特点。生在阴部者，清代邹存淦《外科寿世方》中称‘阴癣’。”[35]131

《中医外科学》(朱仁康)：“本病是一种多发于大腿阴股内侧、会阴等处的皮肤病。现代医学称为股癣。患者以男性青壮年居多。先在阴股内侧发病，赤湿浸淫，日久延散，严重时扩至会阴、肛周、尻臀等处。并有夏重冬轻的倾向。多自认为皮肤小疾，懒于医治，或治不彻底，时而复发。女子可因含羞则讳疾忌医而失治，岁久难瘥。中医文献对本病记载较早。在宋代以前即有‘阴癣’病名，并示治法。宋《苏沈良方》中有‘治阴癣’的记载。明清两代，对其证候描述尤为详尽，如清《续名医类案》说：‘两股间湿癣，长三四寸，下至膝，发痒时爬搔，汤火俱不解，痒定黄赤水出，又痛不可耐’。清《医部全录》在‘病案’中还介绍了本病的针灸疗法，实为可贵。”[36]641

《中医外科学》(陆德铭)：“圆癣……相当于西医的体癣。因皮损多呈钱币状、圆形，故名圆癣，亦称钱癣。发于股胯、外阴等处者，称阴癣(股癣)。”[37]131

《中医外科病名释义》：“阴癣……病名。见《外治寿世方》(卷三 诸疮)：‘阴癣……涂患处。’指生于近腹股沟之大腿内侧、外阴、会阴、臀部、肛门周围等处的癣病。多因肥胖痰湿之体，外受风毒湿热之邪阻于皮肤；或由直接或间接接触传染而得。证见在上述部位，初起丘疹，逐渐扩大，形成边界清楚的红斑，其上覆盖细薄鳞屑。因此处易受摩擦，潮湿多汗，故又常见糜烂，流滋，结痂，瘙痒等，今称股癣。”[38]92,93

《实用中医皮肤病学》(李林)：“阴癣发生在阴股部，现代医学称为股癣。”[39]198

《新编中医皮肤病学》：“阴癣是发生于阴股部的皮肤浅层真菌病。本病是圆癣发于阴股部的特殊类型，又名臊癣。以一侧或双侧阴股内侧钱币大小圆形或椭圆形红斑、水疱、糜烂、流滋，自觉剧痒为临床特征。常因搔抓继发湿疹化或苔藓化，多发于夏季，冬季消退或减轻。多见于成年男性。本病相当于西医所指的股癣。”[40]168

《今日中医外科》：“好发于双胯间、臀部、阴囊、阴茎等皱褶处。初起为丘疹或丘疱疹，逐渐向外扩展，常呈大片状或不规则状，常呈棕红色、褐色等。由于不断地抓搔和反复发作，皮损常呈肥厚和粗糙。”[41]486

《皮肤病中医诊疗》：“阴癣病名，出自《苏沈良方》，明清两代医籍，对其证候描述尤为详尽，如《续名医类案》说：‘两股间湿癣，长三四寸，下至膝、发痒时爬搔，汤火俱不解，痒定黄赤水出，又痛不可耐。’另据发病特点，相继出现的病名还有瘙癣、腿丫癣等。类似现代医学股癣。"[42]297

《皮肤病性病中西医结合诊疗与防护》:"阴癣是发生于阴股部的皮肤浅层真菌病。以一侧或双侧阴股内侧钱币大小圆形或椭圆形红斑、水疱、糜烂、流滋,自觉剧痒为临床特征。本病是圆癣发于阴股部的特殊类型,又名臊癣,常因搔抓继发湿疹化或苔藓化,多见于青年男性,好发于夏季,冬季消退或减轻。"[43]83

《中医药学名词》:"阴癣……好发于臀股部,以丘疹、水疱、结痂、瘙痒、边界清楚为主要表现的癣病。相当于股癣。"[44]57

《小儿皮肤病》:"股癣以腹股沟表皮癣菌与石膏样发癣菌所致者较多,系体癣之一种,因腹股光部潮湿,多摩擦、外形稍异,故另立一节叙述。且患者多为成人,儿童患之甚少,幼儿肥胖,大腿、腹股沟、会阴、臀部等处多褶缝,尿布区更潮湿,易有念珠菌寄生,亦是皮肤癣病,但不包括股癣内,别述于他节。症状 发生于大腿上部内侧接近腹股沟会阴处。初时为一感痒之红斑,上有丘疹、疱疹、鳞屑等。渐向四周扩大,中央皮疹渐少,色棕红或棕褐,边缘微高,红色、有丘疹、疱疹、鳞屑等,似体癣一般呈环状。若附近有新损害发生,各自扩大,最后相接融合成为多环形。日久中央皮肤无皮疹,色棕红或棕褐,边缘微高,色红,有皮疹,其下缘较清楚,上缘较模糊,稍似地图形。病损扩大,向下蔓延,或上延及阴囊两侧、阴囊生殖器间、阴毛区,向后处延及臀缝、肛门四周,可累及单侧或双侧。因该区潮湿多摩擦,感痒常抓,可引起湿疹样病变,皮肤浸润肥厚或苔藓样变化。病程慢,夏重冬轻。"[45]160

《朱仁康临床经验集》:"体癣:中医称'圆癣',又有'金钱癣''荷叶癣'等名称。发于腿侧两股的股癣,中医称'阴癣';又有所谓'丹癣'者,相当于'红癣'。"[46]81

《中医外伤科学》:"体癣是除头皮、掌跖、指趾甲以外的皮肤浅部霉菌感染的通称。又叫'圆癣'或'钱癣'。股癣是发生于大腿内上端及腹股沟处的体癣,又称'阴癣'。常由手足癣感染而来。"[47]92

《实用中医皮肤病学》(管汾):"体癣:体癣,中医称为圆癣或钱癣。发疹为圆形红斑,大小不等,中心常自愈而形成环状,边缘向周围继续发展,其上有丘疹、水疱、痂皮、鳞屑等。多数红斑融合,可呈多环形,如在红斑中心发生新疹,可呈同心环形。自觉瘙痒。本病好发于面、颈、躯干、臀、股等处。发于大腿内侧及臀部、皮损肥厚浸润者,称为股癣或阴癣。"[48]112

《临床皮肤病学》:"凡由致病性真菌侵犯阴股部腹股沟内侧所致环状或半环状皮损统称为股癣,实际是体癣在阴股部位的特殊型。"[49]334

《实用皮肤科学》:"股癣是发生于阴股部的由红色发癣菌(Trichophyton rubrum)及絮状表皮癣菌(Epidermophyton floccosum)所引起的皮肤真菌病。我国有人称为'臊癣'。"[50]185

《实用中医外科学》:"股癣:发生于股部上端的内侧,常是单侧发病或两侧对称发病。初起时,股部发生局限性散在红色小丘疹,表面带有白色鳞屑,以后逐渐扩展,边界清楚,在边缘上常有结痂及起水泡,患处皮肤常有糜烂、肥厚或湿疹样变化。病人自觉瘙痒、灼热不适。"[51]522

《实用小儿皮肤病学》:"是发生于光滑皮肤的一组真菌感染疾病,我国以红色毛癣菌最为常见。临床表现……初发病变为红色丘疹,顶部或有小疱,后显脱屑,丘疹扩大,中心消退,形成环状损害。边缘为线状排列的小丘疹,间或有小疱,内缘有脱屑。数环相连则形成多弧形,中心再发则形成同心环,全身光滑皮肤皆可发病,位于股内侧及腹股沟的病变称股癣。手足病变特殊另题阐述。现时类固醇激素较多,常误以激素类药物外用,虽可止痒,但易引起损害迅速发展,有时失去病变特征,并可侵犯阴囊皮肤。"[52]66,67

《中医外科学》(顾伯康,1987):"《诸病源候论·疮病诸候·圆癣候》中说:'圆癣之状,作圆文隐起,四畔赤,亦痒痛是也'。在'癣候'中说:

'癣病之状，皮肉隐疹如钱文，渐渐增长，或圆或斜，痒痛，有匡郭，里生虫，搔之有汁。此由风湿邪气，客于腠理，复值寒湿，与血气相搏，则血气否涩，发此疾也。'对本病的症状、病因均作了详细的描述。清《外科证治全生书·卷四·癣》中说：'初起如钱，渐渐增长，或圆或歪，有匡廓，痒痛不一。'从文献记载看，圆癣即是现代医学的体癣和股癣。"[53]263

《中医外科学》(吴恒亚)："凡发生在头发、掌、跖、指(趾)甲以外皮肤的癣，统称为体癣，若仅局限于大腿内侧靠近生殖器及臀部的体癣则称之为股癣。多见于男性青壮年。好发于夏季。"[54]105

《新编妇人大全良方》："股癣是发生于阴股部的由红色发癣菌及絮状表皮癣菌所引起的皮肤真菌病。多数因手、足癣搔抓传染所引起，也可通过被污染的浴具，或接触患癣的猫狗等而间接传染。好发于两股及阴股皱襞处，表现为周围隆起的环形斑块，瘙痒，常因搔抓继发湿疹化或苔藓化。相当于中医学的'阴癣'，俗称'臊癣'。"[55]289

《新编中医外科学》："股癣：发生于股内上部及会阴部的皮肤霉菌病。多发生于成年人。患部呈红色斑片状丘疹损害，边缘清楚，略高起，表面有鳞屑。后期皮肤呈苔藓样化表现。有剧烈瘙痒，慢性病程。"[56]262

《中西医临床皮肤病学》："股癣是发生于阴股部的由红色发癣菌及絮状表皮癣菌所引起的皮肤真菌病。常在夏季发作，冬季消退；多见于男性成人。糖尿病，白带过多，潮湿多汗，衣服刺激等为诱因。"[57]136

《现代皮肤病学》："腹股沟、会阴和肛周的皮肤癣菌感染称股癣。"[58]187

《现代中医皮肤病学》："发生于腹股沟部位的体癣称为股癣。一般好发于男性成年人。夏季多发，冬季减轻，本病中医称为'阴癣'，又称'臊癣''湿癣'。"[59]76

《中医外科学》(许芝银等)："体癣(股癣)好发于面、颈、躯干、臂、股等处。皮疹为圆形或不规则形红斑，大小不等，中央常自愈，呈环状、同心环或多环状，相邻皮损可融合成花环状，边缘身周围继续发展。其上有丘疹、水疱、痂皮、鳞屑，瘙痒明显。发于大腿内侧及臀部者称为股癣，皮损可肥厚浸润。"[60]206

《中医外科学》(金之刚)："体癣与股癣都是浅部霉菌性皮肤病，因股癣实际上是体癣在阴股部的特殊类型，故合而论述。中医学称体癣和股癣为'圆癣'，《诸病源候论·癣候》说：'癣病之状，皮肉隐隐如钱文，渐渐增长，或圆或斜，痒痛，有匡郭。'是说癣的外形如铜钱，有圆的或者斜倾不规则形，有匡郭是指皮损与正常皮肤有清楚的界限。"[61]261

《皮肤病中医辨治》："体癣是发生于毛发、手足及指(趾)甲以外皮肤的浅部真菌病。中医学称为'圆癣''金钱癣'等。如隋代巢元方《诸病源候论·圆癣候》记载：'圆癣之状，作圆文隐起，四畔赤，亦痒痛是也。其里亦生虫。'说明本病皮损近似圆形，境界清楚，易于扩散，伴有痒痛，其内也有真菌生长。另外，体癣若发生于大腿根部内侧或日久蔓延至臀部、阴部者，称为股癣，中医学称'阴癣'。"[62]152,153

《小儿皮肤病防治》："凡由真菌侵犯腹股沟内侧皮肤所致环状或半环状皮损，统称为股癣。"[63]45

《新编中医外科临床手册》："因皮损多呈圆形，故名圆癣。隋代《诸病源候论》曰：'癣病之状，皮肉隐胗如钱文，渐渐增长，或圆或斜，痒痛，有匡部，里生虫，搔之有汁。此由风湿邪气，客于腠理，复值寒湿，与血气相搏，则血气否(痞)涩，发此疾也。'指出了本病的特点。生在阴部者，清代邹存淦《外科寿世方》中称'阴癣'。现代医学称为体癣。是平滑皮肤上的一种皮肤癣菌感染。真菌寄生在表皮角质层内，其代谢产物作为毒素或变应原引起真皮表皮炎症，出现各种临床症状。在皮肤上的毳毛常被侵犯，皮损消退后，毳内仍存在真菌，容易复发。本病常见于夏季及炎热潮湿地区，瘙痒明显。股癣是腹股沟、会阴部和肛门周围的皮肤癣菌感染。

呈急性或慢性炎症，伴有剧烈瘙痒。男多于女，常见于夏季及炎热潮湿地区。”[64]284

《中医皮肤病学》：“体癣和股癣是发生于体表的一种浅部真菌病。因其皮损多呈圆形，故中医文献称之为‘圆癣’，此外还有‘金钱癣’、‘铜钱癣’等别名。股癣一般多发于大腿阴股内侧、臀部、会阴等处。体癣一般发于全身各处。其特征为圆形或椭圆形斑片，中心有自愈倾向，但四周有活动性边缘。本病青壮年患病较多，好发于潮湿多汗的汽车驾驶员和筑路、建筑工人，多见于高温季节，冬季缓解。”[65]64

《皮肤及性病证治精要》：“股癣（Tinea cruris)是一种发生于阴股部的皮肤真菌闰。以初起为边缘清晰微隆起红斑，渐渐扩大，中心自愈，边缘炎症较著，上有小疱、糜烂、痂皮等，形成环形，自觉瘙痒为特征。边缘鳞屑直接镜检真菌为阳性，其致病菌为红色发癣菌及絮状表皮癣菌。本病常于夏季发作，冬季消退，多见于男性成人。”[66]94

《皮肤病性病中医洗渍疗法》：“发生在腹股沟、会阴、臀部等处的体癣称为股癣。中医称‘阴癣’‘臊癣’‘湿癣’。”[67]110

《小儿皮肤病诊疗》：“股癣相当于中医的‘阴癣’。”[68]128

《中医皮肤性病学》：“中医文献对本病记载较早。宋以前即有‘阴癣’病名及其治法。宋《苏沈良方》中有‘治阴癣’的记载。明清时对其证候描述尤为详尽，如清《续名医类案》说‘两股间湿癣，长三四寸，下至膝，发痒时爬搔，汤火俱不解，痒定黄赤水出，又痛不可耐’。清·《医部全录》还介绍了本病的针灸疗法。阴癣现代医学称为‘股癣’，是一种由致病性真菌寄生在人体的阴股部皮肤（腹股沟、会阴部和肛周）所引起的浅表皮肤真菌感染。患者以男性青壮年为多。先发于阴股内侧，赤湿浸淫，日久延散，严重时扩至会阴和肛周。夏重冬轻。由于本病多被认为是小疾，疏于医治或治不彻底，时而复发，岁久难愈。”[69]192

《农民朋友一定要掌握的99个皮肤科知识》：“股癣是发生于腹股沟、大腿内侧上部及外阴部的癣病。最常见的部位是阴囊对侧的大腿皮肤，损害初起为一小片斑丘疹，色红，表面可出现小鳞屑。随后皮疹扩大，向四周逐渐蔓延，形成环状或半环状斑片。一般夏季加重，冬季皮损明显减轻。”[70]55

《专家诊治皮肤癣与牛皮癣》：“股癣通常表现为，在大腿内侧一块或多块快速发展的中间消退的红斑损害，损害倾向有融合，有隆起的红斑边缘，包围一褐色脱屑区。病人主诉严重瘙痒，搔抓可能导致小的卫星状损害，有时与原发损害融合而改变其轮廓。”[71]144,145

《中医性学》：“股癣是指股内侧、会阴、臀部感染真菌后引起的皮肤病，其病原菌为絮状表皮癣菌，但石膏样毛癣菌、红色毛癣菌也可致本病，有时白色念珠菌也可侵犯腹股沟部位而呈红斑脱屑性斑片，其边缘有丘疱疹。一般好发于成年男性，夏季多发，冬季减轻。本病中医称为‘阴癣’，又称‘臊癣’‘湿癣’。”[72]569

《实用中医外科学》：“《诸病源候论·疮病诸候·圆癣候》中说：‘圆癣之状，作圆文隐起，四畔赤，亦痒痛是也’。在‘癣候’中说：‘癣病之状，皮肉隐疹如钱文，渐渐增长，或圆或斜，痒痛有匡，郭里生虫，搔之有汁。此由风湿邪气客于腠理，复值寒湿与血气相搏，则血气否涩，发此疾也。’对本病的症状、病因均作了详细的描述。以后诸家把本书中的风癣、湿癣、干癣、白癣、牛癣、刀癣等合在一起叫‘诸癣’。其名叫癣，实非现代医学所说的‘癣’，而包括了多种其他皮肤病。如明《外科正宗·顽癣》中说：‘顽癣乃风热湿虫四者为患，其形大小圆斜不一，有干湿新久之殊。’分有风、湿、顽、牛皮、马皮、狗皮等六种。清《医宗金鉴》分干、湿、风、牛皮、松皮、刀癣六种。清《外科证治全生集》卷四中说：‘癣初起如钱，或圆或歪，有匡廓，痒痛不一’，以下也分六种。总之，从文献记载看，圆癣即是现代医学的体癣和股癣。清代《外科寿世方》中‘阴癣’即股癣。”[73]440

《中医外科学》(王沛)："本病皮损多呈圆形而得名。相当于西医的'体癣'和'股癣'。"[74]367

《中医自学丛书·外科》："足趾间、足底部长癣，潮湿糜烂，所以叫脚湿气。因有特殊臭味，又名臭田螺。在夏秋季节加重，春冬较轻。多发于成年人，儿童少见。有传染性，患病后可自家传染。并发于手部的叫鹅掌风；并发于指(趾)甲的叫灰指(趾)甲；并发于股胯间的叫胯间癣；并发于面及躯干等部位的叫铜钱癣等。"[75]156

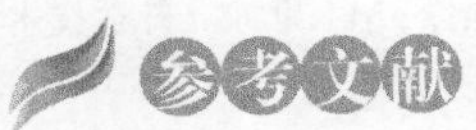

参考文献

[1] [金] 张从正. 儒门事亲[M]. 刘更生点校. 天津：天津科学技术出版社，1999：167.

[2] [明] 朱橚. 普济方：第7册[M]. 北京：人民卫生出版社，1983：290.

[3] [明] 楼英. 医学纲目：上[M]. 高登瀛，鲁兆麟点校. 北京：人民卫生出版社，1987：781，790，791.

[4] [明] 龚信，龚廷贤. 古今医鉴[M]. 王立，等校注. 南昌：江西科学技术出版社，1990：440.

[5] [明] 王肯堂. 证治准绳(四)：疡医证治准绳[M]. 施仲安点校. 北京：人民卫生出版社，2014：308，434.

[6] [明] 江瓘. [清] 魏之琇. 名医类案正续编[M]. 潘桂娟，侯亚芬校注. 北京：中国中医药出版社，1996：912.

[7] [明] 董宿，方贤. 奇效良方[M]. 可嘉校注. 北京：中国中医药出版社，1995：420.

[8] [明] 李梴. 医学入门[M]. 金嫣莉校注. 北京：中国中医药出版社，1995：582.

[9] [明] 武之望. 济阴纲目[M]. 鲁兆麟，等点校. 沈阳：辽宁科学技术出版社，1997：78.

[10] [明] 武之望. 济阳纲目[M]//苏礼. 武之望医学全书. 北京：中国中医药出版社，1999：1200.

[11] [明] 吴昆. 针方六集[M]. 张缙，等校点. 合肥：安徽科学技术出版社，1992：179.

[12] [明] 倪朱谟. 本草汇言[M]. 郑金生，等点校. 北京：中医古籍出版社，2005：249.

[13] [明] 缪希雍. 神农本草经疏[M]. 郑金生校注. 北京：中医古籍出版社，2002：172.

[14] [明] 孙文胤. 丹台玉案[M]. 王小岗，胡馨校注. 北京：中医古籍出版社，2012：385，386.

[15] [清] 蒋士吉. 医宗说约[M]. 王道瑞，等校注. 北京：中国中医药出版社，2004：264.

[16] [清] 孙伟. 良朋汇集经验神方[M]. 齐馨点校. 北京：中医古籍出版社，2004：129.

[17] [清] 吴杖仙. 吴氏医方汇编[M]. 查炜，陈守鹏点校. 上海：上海科学技术出版社，2004：75.

[18] [清] 顾世澄. 疡医大全[M]. 凌云鹏点校. 北京：人民卫生出版社，1987：1084.

[19] [清] 赵学敏. 本草纲目拾遗[M]. 闫冰，等校注. 北京：中国中医药出版社，1998：355.

[20] [日] 片仓元周. 青囊琐探[M]. 北京：人民卫生出版社，1955：20.

[21] [清] 程鹏程. 急救广生集[M]. 李静生，等点校. 北京：中国中医药出版社，2008：227.

[22] [清] 杨时泰. 本草述钩元[M]. 上海：科技卫生出版社，1958：27.

[23] [清] 李文荣. 李冠仙医案[M]. 程磐基点校. 上海：上海科学技术出版社，2004：45，46.

[24] [清] 王孟英. 鸡鸣录[M]//盛增秀. 王孟英医学全书. 北京：中国中医药出版社，1999：603.

[25] [清] 陈莘田. 陈莘田外科方案[M]. 陈守鹏，查炜点校. 上海：上海科学技术出版社，2004：300.

[26] [清] 邹存淦. 外治寿世方[M]. 刘小平点校. 北京：中国中医药出版社，1992：111.

[27] [清] 凌奂. 外科方外奇方[M]. 单耀明，等点校. 太原：山西科学技术出版社，2011：110.

[28] [清] 刘恒瑞. 伏邪新书[M]//裘沛然. 中国医学大成：16. 上海：上海科学技术出版社，1990：16.

[29] [隋] 巢元方. 诸病源候论[M]. 黄作阵点校. 沈阳：辽宁科学技术出版社，1997：164.

[30] 《中医大辞典》编辑委员会. 简明中医辞典[M]. 北京：人民卫生出版社，1979：904.

[31] 朱仁康. 实用外科中药治疗学[M]. 上海：上海卫生出版社，1956：321.

[32] 程运乾. 中医皮肤病学简编[M]. 西安：陕西人民出版社，1979：89.

[33] 张曼华. 中医皮肤病诊疗[M]. 南宁：广西人民出版社，1985：64.

[34] 李博鉴. 皮科便览[M]//常见病中医防治. 北京：中医古籍出版社，1986：81，82.

[35] 顾伯康. 中医外科学[M]. 上海：上海科学技术出版社，1986：131.

[36] 朱仁康. 中医外科学[M]. 北京：人民卫生出版社，1987：641.

[37] 陆德铭. 中医外科学[M]. 上海：上海科学技术出版社，1997：131.

[38] 侯玉芬，陈伯楠. 中医外科病名释义[M]. 济南：山东大学出版社，1997：92，93.

[39] 李林. 实用中医皮肤病学[M]. 北京：中医古籍出版社，1998：198.

[40] 欧阳恒，杨志波. 新编中医皮肤病学[M]. 北京：人民军医出版社，2000：168.

[41] 王永炎，王沛. 今日中医外科[M]. 北京：人民卫生出版社，2000：486.

[42] 徐宜厚，王保方，张赛英. 皮肤病中医诊疗学[M]. 北京：人民卫生出版社，2007：297.
[43] 杨京慧，赵梅，韩平. 皮肤病性病中西医结合诊疗与防护[M]. 呼和浩特：内蒙古科学技术出版社，2009：83.
[44] 中医药学名词审定委员会. 中医药学名词[M]. 北京：科学出版社，2014：57.
[45] 杨天籁. 小儿皮肤病[M]. 上海：上海科学技术出版社，1965：160.
[46] 中医研究院广安门医院. 朱仁康临床经验集[M]. 北京：人民卫生出版社，1979：81.
[47] 全国中等卫生学校试用教材《中医外伤科学》编写组. 中医外伤科学[M]. 南京：江苏科学技术出版社，1980：92.
[48] 管汾. 实用中医皮肤病学[M]. 兰州：甘肃人民出版社，1981：112.
[49] 《临床皮肤病学》编写组. 临床皮肤病学[M]. 南京：江苏科学技术出版社，1981：334.
[50] 刘辅仁. 实用皮肤科学[M]. 北京：人民卫生出版社，1984：185.
[51] 尚德俊. 实用中医外科学[M]. 济南：山东科学技术出版社，1986：522.
[52] 涂元远，袁承晏. 实用小儿皮肤病学[M]. 北京：科学技术文献出版社，1986：66，67.
[53] 顾伯康. 中医外科学[M]. 北京：人民卫生出版社，1987：263.
[54] 吴恒亚. 中医外科学[M]. 南京：江苏科学技术出版社，1988：105.
[55] 胡国华，刘静宇. 新编妇人大全良方[M]. 北京：中国医药科技出版社，1991：289.
[56] 尚德俊. 新编中医外科学[M]. 济南：济南出版社，1995：262.
[57] 王坤山. 中西医临床皮肤病学[M]. 北京：中国中医药出版社，1996：136.
[58] 杨国亮，王侠生. 现代皮肤病学[M]. 上海：上海医科大学出版社，1996：187.
[59] 刘忠恕. 现代中医皮肤病学[M]. 天津：天津科技翻译出版公司，1997：76.
[60] 许芝银，闵仲生. 中医外科学[M]. 南京：东南大学出版社，1998：206.
[61] 金之刚. 中医外科学[M]. 长沙：湖南科学技术出版社，1998：261.
[62] 杜锡贤. 皮肤病中医辨治[M]. 济南：山东科学技术出版社，1999：152，153.
[63] 邢炜，周英杰. 小儿皮肤病防治[M]. 北京：金盾出版社，2000：45.
[64] 王少金. 新编中医外科临床手册[M]. 南昌：江西科学技术出版社，2000：284.
[65] 赵尚华. 中医皮肤病学[M]. 北京：科学出版社，2001：64.
[66] 陈俊玲. 皮肤及性病证治精要[M]. 北京：科学技术文献出版社，2002：94.
[67] 程秋生. 皮肤病性病中医洗渍疗法[M]. 北京：科学技术文献出版社，2004：110.
[68] 李红毅，禤国维. 小儿皮肤病诊疗[M]. 广州：广东科技出版社，2009：128.
[69] 范瑞强，邓丙戌，杨志波. 中医皮肤性病学 临床版[M]. 北京：科学技术文献出版社，2010：192.
[70] 黄鹤. 农民朋友一定要掌握的99个皮肤科知识[M]. 南昌：江西教育出版社，2011：55.
[71] 胡蔚毅. 专家诊治皮肤癣与牛皮癣[M]. 上海：上海科学技术文献出版社，2012：144，145.
[72] 李元文，刘春英. 中医性学[M]. 北京：北京科学技术出版社，2013：569.
[73] 顾伯华. 实用中医外科学[M]. 上海：上海科学技术出版社，1985：440.
[74] 王沛. 中医外科学[M]. 北京：中医古籍出版社，1994：367.
[75] 郑顺山，等. 外科[M]//杨医亚. 中医自学丛书：第十分册. 石家庄：河北科学技术出版社，1989：156.

（刘　涛）

4・117

吹花癣

chuī huā xuǎn

一、规范名

【汉文名】吹花癣。

【英文名】pityriasis simplex。

【注释】发生于面颊部的细小鳞屑性浅色斑，多见儿童、青少年、妇女。相当于单纯糠疹。

二、定名依据

“吹花癣”作为一种癣类皮肤病，其症状表现为：多在春天起病，夏、秋后消退，皮疹主要为色素减退性圆形或卵圆形斑片，多见于面部，亦好发于上臂、颈和肩部等处，斑片大小不等，直径约一厘米至数厘米，淡白色或淡红色，边界清楚，边缘可微高起，上覆少量细小鳞屑，多无自觉症状，部分病人可有轻度瘙痒。最早见于五代时李珣《海药本草》，其时尚名“花癣”。

其后明代沈之问《解围元薮》中的“吹花疮”，万表《万氏家抄济世良方》中的“粉花癣”，王肯堂《疡医证治准绳》中的“面上风癣疮”，清代佚名《济世神验良方》中的“面上风癣”，沈铭三，田间来《灵验良方汇编》中的“桃花癣”，顾世澄《疡医大全》中的“吹风癣”，吴瑭《吴鞠通医案》中的“虫斑”，程鹏程《急救广生集》中的“颈面花癣”，鲍相璈《验方新编》中的“头面花癣”，易凤翥《外科备要》中的“吹毛癣”均是吹花癣的曾用名。

自明代周文采《外科集验方》首用“吹花癣”一名以来，历代亦有沿用，比如：明代沈之问《解围元薮》，王肯堂《疡医证治准绳》，清代祁坤《外科大成》，吴谦《外科心法要诀》，赵学敏《本草纲目拾遗》，许克昌等《外科证治全书》，易凤翥《外科备要》。

中华人民共和国成立后，1966年《中医临床外科手册》（顾伯华等），1970年《中医外科临床手册》（上海中医学院外科学教研组，附属龙华医院外科），1985年《实用中医外科学》（顾伯华），1986年《常见病中医防治 皮科便览》（李博鉴），1987年《中医外科学》（朱仁康），1988年《中医临床实习手册》（欧阳锜），1988年《中医疾病证候辞典》（王雨亭），1993年《临床必读》（欧阳锜），1995年《中医大辞典》（李经纬等），1996年《疾病诊治大典（中医卷）》（王云凯），1997年《基层中医临证必读大系 皮科分册》（危剑安），1997年《皮肤病中医诊疗学》（徐宜厚），1999年《中医外科学》（谭新华等），2000年《新编中医皮肤病学》（欧阳恒等），2000年《中医英语1000中级词汇速记》（李照国），2004年《中医外科临床诊疗指南》（沈敏娟等），2009年《皮肤病性病中西医结合诊疗与防护》（杨京慧）均使用了“吹花癣”作为正名，说明“吹花癣”作为规范病名已取得共识。

三、同义词

【俗称】“荷花癣”（《皮肤病中医诊疗学》）；“吹花痘”（《小儿皮肤病诊疗》）。

【曾称】“花癣”（《海药本草》）；“吹花疮”（《解围元薮》）；“粉花癣”（《万氏家抄济世良方》）；“面上风癣疮”（《疡医证治准绳》）；“面上风癣”（《济世神验良方》）；“桃花癣”（《灵验良方汇编》）；“吹风癣”（《疡医大全》）；“虫斑”（《吴鞠通医案》）；“颈面花癣”（《急救广生集》）；“头面花癣”（《验方新编》）；“吹毛癣”（《外科备要》）。

四、源流考释

五代李珣《海药本草·海红豆》记载：“主人黑皮䵟䵳花癣，头面游风。”[1]45 笔者认为这里的“花癣”即是指如今的吹花癣。此后“花癣”一名，亦有沿用，比如：北宋唐慎微《证类本草》[2]368，明代朱橚《普济方》[3]282，李时珍《本草纲目》[4]1257，清代顾世澄《疡医大全》[5]1084。

明代周文采《外科集验方·疥癣》记载：“又有面上风癣，初起瘖瘟或渐成细疮，时作痛痒，发于春月名吹花癣，女人多生之。”[6]92 此处可以认为是“吹花癣”一名在古籍中的最早记载。此后“吹花癣”一名亦有沿用，比如：明代沈之问《解围元薮》[7]30,31，王肯堂《疡医证治准绳》[8]413，清代祁坤《外科大成》[9]328，吴谦《外科心法要诀》[10]400，赵学敏《本草纲目拾遗》[11]262,263，许克昌等《外科证治全书》[12]127，易凤翥《外科备要》[13]275,276。

明代沈之问《解围元薮》记载有“吹花疮”[7]30,31 一名，是作为吹花癣的异名，据笔者所见，后世未有沿用。

明代万表《万氏家抄济世良方》记载有“粉花癣”[14]25 一名，笔者认为亦是指吹花癣。“粉花癣”一名后世亦未沿用。

明代王肯堂《疡医证治准绳》记载有“面上风癣疮”[8]210 一名，笔者认为也是指吹花癣。据笔者所见，后世沿用“面上风癣疮”一名的仅有清代潘楫《医灯续焰》[15]309。

清代佚名《济世神验良方》记载有“面上风癣”[16]112 一名，后世亦有沿用，比如：清代吴杖仙《吴氏医方汇编》[17]29，沈金鳌《杂病源流犀烛》[18]347。

清代沈铭三等《灵验良方汇编》记载有“桃花癣”[19]87 一名，后世亦有沿用，比如清代吴谦《外科心法要诀》[10]400，郑玉坛《彤园医书》[20]111,112，许克昌等《外科证治全书》[12]127，鲍相璈《验方新编》[21]597。

清代顾世澄《疡医大全》记载有“吹风癣”[5]1058 一名，笔者认为也是指吹花癣。“吹风癣”一名，后世未见沿用。

清代吴瑭《吴鞠通医案》记载有“虫斑”[22]279 一名，笔者认为亦是指吹花癣。据笔者所见，后世沿用“虫斑”一名的仅有清代易凤翥《外科备要》[13]266。

清代程鹏程《急救广生集》记载有“颈面花癣”[23]148 一名，后世亦有沿用，比如：清代鲍相璈《验方新编》[21]294，龚自璋《家用良方》[24]308，丁尧臣《奇效简便良方》[25]61，陆锦燧《鲟溪秘传简验方》[26]269。

清代鲍相璈《验方新编》记载有“头面花癣”[21]575 一名，后世古籍未见沿用。

清代易凤翥《外科备要》亦记载有“吹毛癣”[13]275,276 一名，是作为吹花癣的又称，后世古籍未见沿用。

至于“吹花痘”“荷花癣”二名，古籍不载，应该是民国以来出来的俗称。

有人认为古籍中的“风癣”也是指“吹花癣”[27]107，笔者认为是错误的。因为：① “风癣”在古籍中的症状与吹花癣并不相同，吹花癣曾用名“面上风癣”，二者不宜视为一种疾病；② 有人认为“风癣”相当于西医的体癣[28]307，可参。

中华人民共和国成立后，1966 年《中医外科临床手册》使用了“吹花癣”[29]297 作为正名，此后著作大多沿用，比如：1970 年《中医外科临床手册》[30]223（上海中医学院外科学教研组等），1980 年《中医外科临床手册》[31]346（顾伯华等），1985 年《实用中医外科学》[32]478（顾伯华），1986 年《常见病中医防治 · 皮科便览》[33]25（李博鉴），1987 年《中医外科学》[34]642（朱仁康），1988 年《中医临床实习手册》[35]224（欧阳锜），1988 年《中医疾病证候辞典》[36]135（王雨亭），1993 年《临床必读》[37]163（欧阳锜），1995 年《中医大辞典》[38]765（李经纬等），1996 年《疾病诊治大典（中医卷）》[39]956（王云凯），1997 年《基层中医临证必读大系 皮科分册》[40]277（危剑安），1997 年《皮肤病中医诊疗学》[41]131（徐宜厚），1999 年《中医外科学》[42]795,796（谭新华等），2000 年《新编中医皮肤病学》[43]211（欧阳恒等），2000 年《中医英语 1000 中级词汇速记》[44]68（李照国），2004 年《中医外科临床诊疗指南》[45]273（沈敏娟等），2009 年《皮肤病性病中西医结合诊疗与防护》[46]102（杨京慧）。

也有使用“虫斑”作为正名的，比如：1970 年《中医外科临床手册》[47]247（上海中医学院外科教研组等），1985 年《实用中医外科学》[48]489（顾伯华），1990 年《中医皮肤病学》[49]107（欧阳恒），2000 年《新编中医皮肤病学》[43]327（欧阳恒等），2004 年《中医外科临床诊疗指南》（沈敏娟等）[50]233，2009 年《皮肤病性病中西医结合诊疗与防护》[51]162（杨京慧）。

也有使用“单纯糠疹”作为正名的，比如：1981 年《实用中医皮肤病学》[52]207（管汾），1983 年《简明中医皮肤病学》[53]240（张志礼等），1996 年《中西医临床皮肤病学》[54]262（王坤山），1996 年《中西医结合治疗皮肤病性病》[55]276（范瑞强），1996 年《现代皮肤病学》[56]525（杨国亮等），2001 年《中医皮肤病学》[57]181（赵尚华），2009 年

《小儿皮肤病诊疗》[58]169（李红毅等），2010年《中医皮肤性病学(临床版)》[59]497（范瑞强）。

也有使用“白色糠疹”作为正名的，比如：1981年《临床皮肤病学》[60]564（《临床皮肤病学》编写组），1985年《小儿皮肤病》[61]82（杨天籁），1986年《实用小儿皮肤病学》[62]159（涂元远等），1997年《现代中医皮肤病学》[63]186（刘忠恕），2000年《小儿皮肤病防治》[64]170（邢炜等），2001年《临床皮肤病学》[65]776（赵辨），2008年《皮肤性病学》[66]145（张学军）。

也有使用“桃花癣”作为正名的，比如：1985年《中医皮肤病诊疗》[67]148（张曼华），1997年《中医外科病名释义》[68]183（侯玉芬等），1998年《实用中医皮肤病学》[69]80（李林），2000年《中医证病名大辞典》[70]351（韩成仁），2014年《中华医学望诊大全》[71]687（张树生等）。

也有使用“春季皮炎”作为正名的，比如2006年《中西医结合皮肤性病手册》[72]418（罗汉超等）。

也有使用“颜面再发性皮炎”作为正名的，比如2010年《中医皮肤性病学》[59]325（范瑞强）。

总之，五代李珣《海药本草》中的“花癣”是吹花癣的最早记载，其后《解围元薮》中的“吹花疮”，《万氏家抄济世良方》中的“粉花癣”，《疡医证治准绳》中的“面上风癣疮”，《济世神验良方》中的“面上风癣”，《灵验良方汇编》中的“桃花癣”，《疡医大全》中的“吹风癣”，《吴鞠通医案》中的“虫斑”，《急救广生集》中的“颈面花癣”，《验方新编》中的“头面花癣”，《外科备要》中的“吹毛癣”都是吹花癣的曾用名。“吹花痘”“荷花癣”二名古籍不载，应该是民国以来出现的俗称。至于“单纯糠疹”“白色糠疹”“春季皮炎”“颜面再发性皮炎”，则是西医病名，古籍不载，中医书籍，亦采用之。至于“风癣”，则不宜视为吹花癣的曾用名。

五、文献辑录

《海药本草·海红豆》：“谨按徐表《南州记》云：生南海人家园圃中。大树而生，叶圆，有荚。微寒，有小毒。主人黑皮鼾黯花癣，头面游风。宜入面药及藻豆。近右蜀中种亦成也。”[1]45

《证类本草·海红豆》：“谨按徐表《南州记》云：生南海。人家园圃中大树。而生叶圆，有荚，微寒，有小毒。主人黑皮鼾黯，花癣，头面游风。宜入面药及藻豆，近右蜀中种亦成也。”[2]368

《普济方》卷二百八十一：“治诸般恶癣……先用韭菜煎汤洗。次用腊猪油调蛇床子、海桐皮末。敷之。兼治小儿乳癣。妇人室女花癣。”[3]282

《本草纲目·海红豆》：“【主治】人黑皮鼾黯花癣，头面游风。宜入面药及澡豆(李珣)。”[4]1257

《外科集验方》卷下：“又有面上风癣，初起㾦𤺋或渐成细疮，时作痛痒，发于春月名吹花癣，女人多生之。此皆肺经蕴积风热，阳气上升发于面部，或在眉目之间，久而不愈恐成风疾。治法当清心火，散肺经之风热，然后以消毒散热之药敷之，则自愈矣。”[6]92

《解围元薮》卷一：“又有一种面上风癣，初起㾦瘤，似疥非疥，似癣非癣，多感于春夏之时，或痒或痛，或作寒热，渐成细疮，黄脓腥秽，滋水滴流，粘处即变成疮，延蔓倏息，名曰吹花疮，又曰吹花癣。妇女多生之，此乃肺受火炎，蕴积风热毒秽之气，阳邪上升，故发于面部。如在眉额间起者凶，但飘逸俏俐爱洁者，偏生之，或暴妄偏执骄傲者，或阴毒固感者，或醉卧乘风御湿者，或恣食糕果油腻炙煿者，皆患之。倘又使汤火贼风冲激，则势愈盛，若不速治，被风火湿邪袭之，妄为疠风，延入发内，则不能治矣。急以清心顺气，散肺火祛风解热，而正淫邪，久久方可除根，否则虽愈必发。”[7]

《疡医证治准绳》卷五：“又面上风癣，初起㾦𤺋，或渐成细疮，时作痛痒，发于春月，名吹花癣，女人多生之。此皆肺经蕴积风热。阳气上升，发于面部，或在眉目之间，久而不愈，恐成风疾。治法当清心火，散肺经之风热，然后以消毒散热之药敷之，则自愈矣。”[8]413

卷三：“祛风白芷散……治面上风癣疮。白

芷(三钱),黄连、黄柏、黄丹(各二钱),茯苓(一钱五分),轻粉(一钱),上为细末。用油调搽癣疮上,或加孩儿茶二钱,麝香二分亦可。"[8]210

《疡医大全》卷二十八:"有一种面上初起瘔瘰,似疥非疥,似癣非癣,多发于春夏之时,或痒或痛,或蒸热,渐成细疮,黄脓腥秽,流注漫延,名曰吹风癣。妇人多患此,乃受火炎郁积风热,邪毒上升,故发面部,久则变成疯癞,延入发际则不治矣。治宜清心顺气,散肺火,祛风热,戒淫欲方愈。"[5]1058

卷二十九:"王肯堂曰:面上风癣,初起瘔瘰或渐成细疮,时作痛痒,发于春月,名曰花癣,女人多生之。此皆肺经蕴积风热,阳气上升,发于面部或生眉目之间,久而不愈,恐成风疾(《准绳》)。"[5]1084

《外科大成》卷四:"吹花癣生于面,初起瘔瘰作痒,渐成细疮,女子多有之。由风热积郁,久之恐变风症。治宜清心火,除肺风。外以羽白散搽之。"[9]328

《医宗金鉴·外科心法要诀》卷七十四:"又有面上风癣,初如瘔瘰,或渐成细疮,时作痛痒,发于春月,又名吹花癣,即俗所谓桃花癣也,妇女多有之。此由肺、胃风热,随阳气上升而成,宜服疏风清热饮,外用消风玉容散,每日洗之自效。"[10]400

《本草纲目拾遗》卷七:"海棠蜜《救生苦海》:红秋海棠采花去心,白蜜拌匀,蒸晒十次,令化为度,冬月早晨洗面后敷之,能令色艳,并治吹花癣痱瘖。"[11]262,263

《外科证治全书·卷四》:"吹花癣,生面上如钱,搔痒抓之如白屑,发于春月,故俗名桃花癣,妇女多有之。用绿豆捣碎,将纸蒙碗,针刺数小孔,将豆放纸上,以大炭火一块烧豆,灼尽,纸将焦即去豆,揭纸碗中有水,取涂,三五次愈。"[12]127

《外科备要》卷二:"又有面上风癣,发于春月,初起瘔瘰,时痛时痒,或渐成细疮,又名吹毛癣即俗所谓桃花癣也,多生妇女小儿头面之上,由肺胃风热随阳气上升而成。宜服疏风清热饮(阳),外用消风玉容散(海),每日搽洗自效。"[13]275,276"又看初起至三五日间,由白色而至青紫色,疔头溃脓,形蜂窝,内无七恶等证者为顺;若初起似疔非疔,灰色,顶陷如鱼脐、如虫斑,青紫黑疱软陷无脓,内见七恶等证者逆,此辨疔之大略也。"[13]266

《万氏家抄济世良方》卷五:"妇人粉花癣……用艾烧烟薰,入铅粉内搽之。"[14]25

《医灯续焰》卷十八:"祛风白芷散……治面上风癣疮。白芷(三钱),黄连、黄柏、黄丹(各二钱),茯苓(一钱五分),轻粉(一钱),上为细末,用油调搽癣疮上。或加孩儿茶二钱,麝香二分,亦可。"[15]309

《济世神验良方·外科附录》:"治面上风癣(先用苦参汤洗),白芷三钱,黄连、黄丹各二钱,白茯苓一钱五分,轻粉五分,香油调搽。一方加竹节、白附子、治面风之游走。"[16]112

《吴氏医方汇编》:"面上风癣皯疱……酒磨鹿角汁涂之。"[17]29

《杂病源流犀烛》卷二十二:"又如面上风癣(宜祛风白芷散)。"[18]347

《灵验良方汇编》卷二"外科":"治桃花癣:用绿矾火上炼至红紫色为末,锈铁钉研,醋调搽。又方……烟胶一两、硫黄五钱,研末,烛油调搽。"[19]87

《彤园医书·外科》卷四"发无定处":"桃花癣……发于春月,初起蓓蕾,时痛时痒,或渐成细疮,多生妇人,小儿头面之上,由肺胃风热随阳气上升而成,宜服疏风清热饮,外搽消风玉容散。"[20]111,112

《验方新编》卷十七:"以核桃树叶擦之,或以腊梅花叶擦之。如老年人头颈燥靥痒痛,以熟地汁涂之。均皆极效。"[21]294

卷二十四:"治桃花癣,春月始发者。绿豆粉三两,白菊花、白附子、白芷梢各一两,炒盐五钱,冰片五分。共研细,水调搽之,良久,洗去再搽。"[21]597"又,头面花癣,生白果仁,切开频擦,极效。”[21]575

《吴鞠通医案》卷三:“乙酉五月十四日……李,十三岁。六脉俱弦,不浮不沉不数,舌苔白而滑,不食不饥,不便不寐,九窍不和,皆属胃病。卧时自觉气上阻咽,致令卧不着席,此肝气之逆也。额角上有虫斑,神气若昏,目闭不欲开,视不远。医云有虫,亦复有理。议先与两和肝胃,如再不应,再议治虫。”[22]279

《急救广生集》卷七“疡科”:“颈面花癣……以腊梅花叶擦之即瘥。(《梓送经验方》)”[23]148

《家用良方》卷五:“颈面花癣 以核桃叶擦之可瘥。或腊梅花叶擦之亦瘥。”[24]308

《奇效简便良方》卷二:“核桃叶或腊梅花擦之,或嬉子白窝烧灰,油搽(治一切癣)。”[25]61

《鲟溪秘传简验方》卷下:“颈面花癣。真象皮。切片,醋蒸烊,搽之。”[26]269

《中医外科学简编》:“风癣:生于颜面上,初如痞瘰,或如细疮,时作痛痒,发于春月,又名吹花癣,俗名桃花癣,妇女多患之,此于脾胃风热随阳气上升而成。”[27]107

《中医大辞典》:“风癣……病名。出《诸病源候论》卷三十五。多因风冷之气客于肌肤,搏于血气而成。患处作痒,略高出皮面,边缘清楚,呈圆形或椭圆形,搔起白屑,久则皮肤顽厚。外搽癣药水或土槿皮酊。本病相当于体癣。”[28]307

《中医外科临床手册》:“病因病机:肺胃内热上蕴,兼以风热外感或花粉过敏所致。”[29]297

《实用中医外科学》:“吹花癣,是发生于面颊部的细小鳞屑性浅色斑,多见儿童、青少年、妇女。相当于现代医学的春季皮炎。”[32]478

《皮科便览》:“吹花癣,相当于现代医学的单纯糠疹,是一种以肤起白斑,状若吹花为特征的皮肤病,故名。根据其皮损特点,祖国医学文献中又有‘桃花癣’‘花癣’等名。俗称‘虫斑’。如清代《外科证治全书·癣》记载:‘吹花癣,生面上如钱,搔痒抓之如白屑,发于春月,故俗名桃花癣。’本病常见于学龄前后的儿童,青年人偶可罹患。多与季节有关,春天起病,夏秋时可逐渐消退。皮损多发生于面颊、颈周,偶可累及肩臂。”[33]25

《中医外科学》(朱仁康):“本病又名桃花癣,相当于现代医学的单纯糠疹。清《外科证治全书》中记载:‘吹花癣,生面上如钱,搔痒抓之如白屑,发于春月,故俗名桃花癣,妇女多有之。’本病常发于春季,儿童妇女多见,面部生斑,大小不等,形圆如钱,色白或淡红,搔之白屑,微有痒感。”[34]642

《中医临床实习手册》:“本病是以面部出现淡红色斑片,上覆细小鳞屑为主要表现的皮肤疾病。因其发于春花方开之时,故名吹花癣。”[35]224

《中医疾病证候辞典》:“吹花癣……病名。出《疡科选粹》。又名桃花癣。本病多发于春季,尤以妇女最为常见。本病一般多因脾胃内热上蒸,复感风邪所致。症见初起颜面部皮肤发红,伴有密集的小丘疹,继则成斑片状,界限不清,上覆薄屑,微痒有干燥感,治疗用土槿皮酊外搽。”[36]135

《临床必读》:“本病多因风热郁于肺经,外发肌肤所致。是以面部出现表浅性糠秕状斑片为主要表现的癣类疾病。《外科证治全书》谓发于春月,故俗名桃花癣。”[37]163

《中医大辞典》:“吹花癣……病名。生于颜面的一种糠疹。出《疡科选粹》卷六。又名桃花癣。多因脾胃内热上蒸,复感风邪所致。多发于春季,妇女多见。初起颜面皮肤微红,伴发密集的小丘疹,逐渐形成灰白色斑片,边缘不清,上覆薄屑,自觉微痒及干燥感。外用三黄洗剂,或消风玉容散外搽。相当于颜面糠疹。”[38]765

《疾病诊治大典·中医卷》:“吹花癣是以皮肤起白斑,上覆糠状鳞屑为特征的常见皮肤病,又称‘桃花癣’‘风癣’。本病相当于西医学的单纯糠疹、白色糠疹。多见于儿童与青少年,发于小儿面部者俗称‘虫斑’。皮损主要发生在面颊部,也可见于颈及四肢部位。发病主因为风热郁肺或虫积内生。治疗以清热祛风,除湿驱虫为主。”[39]956

《基层中医临证必读大系：皮科分册》："吹花癣是一种以面部生斑，大小不等，形圆如钱，色白或淡红，搔之白屑，微有痒感为特征的皮肤疾病。"[40]277

《皮肤病中医诊疗学》："吹花癣病名出自《疡科选粹》。清代《外科证治全书》说：'吹花癣，生面上如钱，搔痒抓之如白屑，发于春日，故俗名桃花癣，妇女多有之。'其别名还有花癣、荷花癣等，从发病的季节性和皮疹特征，类似现代医学的单纯糠疹。"[41]131

《中医外科学》（谭新华，陆德铭）："单纯糠疹是一种发生在儿童或女青年颜面的常见的鳞屑性非特异性皮肤病。又称'白色糠疹'。因部分患者有肠寄生虫，故又谓之'虫斑'。其特征为大小不等的圆形或椭圆形淡白色或灰白色斑片，境界不太清楚，上覆少许糠秕状鳞屑。"[42]795,796

《新编中医皮肤病学》："吹花癣是一种春季多发于妇女面部的季节性皮肤病。以皮肤潮红，小丘疹，边界不清的斑片，上覆以少量鳞屑为临床特征。相当于西医所指的春季皮炎。"[43]211"虫斑是一种以圆形或椭圆形色素减退斑，上覆糠状鳞屑为特征的常见皮肤病。多见于儿童和青少年，任何季节均可发病，但以春季发生较多，往往入夏减轻。皮损主要发生在面颊部，间或累及躯干及四肢。相当于西医所指的单纯糠疹。"[43]327

《中医英语1000中级词汇速记》："吹花癣好发于春季，多见于妇女。多因脾胃内热上蒸，复感风邪所致。"[44]68

《中医外科临床诊疗指南》："肺胃内热上蕴，兼以风热外感或花粉过敏所致。"[45]273

《皮肤病性病中西医结合诊疗与防护》："吹花癣是一种春季多发于妇女面部的季节性皮肤病。以皮肤潮红，起小丘疹及边界不清的斑片上覆以少量鳞屑为临床特征。病人多有户外活动史。"[46]102

《中医外科临床手册》："由于饮食不洁，虫积内生，脾气失运，以致虫毒气滞，郁于头面皮肤而成。"[47]247

《实用中医外科学》："虫斑是发生在儿童或青少年面部或其他部位的一种鳞屑性色素减退斑。现代医学称为单纯糠疹或白色糠疹。"[48]489

《中医皮肤病学》（欧阳恒）："虫斑是一种好发于颜面的浅表性干燥鳞屑性圆形白斑。中医学文献中的'吹花癣''桃花癣'与本病相似。如清代《外科证治全书·癣》记载：'吹花癣，生面上如钱，搔痒抓之如白屑，发于春月，故俗名桃花癣。'本病多与季节有关，春天起病，夏秋时可逐渐消退。现代医学称为单纯糠疹或白色糠疹。"[49]107

《中医外科临床诊疗指南》："由于饮食不洁，虫积内生，脾气失运，以致虫毒气滞，郁于头面皮肤而成。"[50]233

《皮肤病性病中西医结合诊疗与防护》："虫斑是一种体表局限性脱屑及色素减退为主的常见皮肤病。以圆形或椭圆形色素减退斑，上覆糠状鳞屑，无明显自觉症状为临床特征。多见于儿童和青少年，任何季节均可发病，但以春季多发，往往入夏减轻。皮损主要发生在面颊部，间或累及头颈、躯干及四肢。又名桃花癣。"[51]162

《实用中医皮肤病学》："单纯糠疹，是一种病因不明的非特异性皮炎。与中医书中所称的风癣、吹花癣或桃花癣的证候极为相似。如《外科证治全书》记述：'吹花癣，生面上如钱，搔抓之如白屑，发于春月，故俗名桃花癣，妇女多有之'。生于小儿面部者，俗称虫斑。"[52]207

《简明中医皮肤病学》："单纯糠疹是一种常见的表浅性糠状落屑斑，炎症轻微或缺如。多见于儿童，主要发生于头面部。与中医学文献中记载的'吹花癣''桃花癣'相类似。如《外科证治全书》癣中记载：'……吹花癣，生面上如钱，搔痒抓之如白屑，发于春月，故俗名桃花癣，妇女多有之'。"[53]240

《中西医临床皮肤病学》："单纯糠疹又名白色糠疹。为主要发生于儿童颜面的表浅性干燥鳞屑性减色斑，炎症轻微或缺如。病因尚未明确。有人认为与感染因素有关，但均未能培养或分离出细菌、真菌或病毒。亦有人认为本病发生与特异性体质有关。目前大多数认为系非特异性皮炎。阳光暴晒、皮肤干燥或营养不良可促进本病发生。本病多见于儿童或青年，性别无大差异。多春季发病，亦可见于初夏或冬季。”[54]262

《中西医结合治疗皮肤病性病》：“单纯糠疹相当于中医的‘桃花癣’‘吹风癣’‘风癣’‘吹花癣’。正如《外科证治全书》曰：‘……吹花癣，生面上如钱，瘙痒抓之如白屑，发于春月，故俗名桃花癣。’”[55]276

《现代皮肤病学》：“又名白色糠疹(pityriasis alba)。中医学认为与肠寄生虫有关，故称‘虫斑’。”[56]525

《中医皮肤病学》(赵尚华)：“单纯糠疹又名白色糠疹、面部干性糠疹，是发生于面部的一种色素减退性皮肤病。多见于儿童或女青年。其临床以大小不等的圆形或卵圆形淡白色斑片，边界不甚清楚，上覆有少许糠秕状白色鳞屑为特征。好发于春季。”[57]181

《小儿皮肤病诊疗》：“单纯糠疹是一种病因不明，通常发生在儿童或青少年面部的糠状鳞屑性浅色斑。多见于儿童及十几岁的青少年，发病率可达30%～40%。男女均可受累，多发于春季，也可见于夏初及冬季。中医属于‘虫斑’‘吹花痘’‘桃花癣’。”[58]169

《中医皮肤性病学》：“中医称颜面再发性皮炎为‘桃花癣’，是发生在面部的一种轻度红斑鳞屑性皮炎。”[59]325“中医称单纯糠疹为‘吹花癣’‘吹风癣’等，因部分患者有肠道寄生虫，故又称之为‘虫斑’。本病是一种主要发生于儿童颜面的表浅性干燥鳞屑性浅色斑。”[59]497

《临床皮肤病学》：“本症为儿童的常见病，青壮年亦可发病，无性别差异。季节有一定关系，多在春天起病，夏、秋后消退。皮疹主要为色素减退性圆形或卵圆形斑片。多见于面部，亦好发于上臂、颈和肩部等处。斑片大小不等，直径约一厘米至数厘米，淡白色或淡红色，边界清楚，边缘可微高起，上覆少量细小鳞屑。多无自觉症状，部分病人可有轻度瘙痒。经数月或更长一些时间可自行消退。”[60]564,567

《小儿皮肤病学》：“为原因不明的慢性皮炎。通常见于3～16岁的儿童。有学者认为由链球菌引起，有的提出营养缺乏或肠寄生虫引起，但都无定论。”[61]82

《实用小儿皮肤病学》：“白色糠疹，又名面部单纯糠疹。以糠状鳞屑、圆形或椭圆形淡白斑为特征性损害。好发于儿童或青少年。”[62]159

《现代中医皮肤病学》：“白色糠疹又称单纯糠疹，是一种以圆形或椭圆形色素减退斑，上覆糠状鳞屑为特征的常见皮肤病。中医有桃花癣、吹花癣、风癣等名称。本病多见于儿童和青少年，任何季节均可发病，但以春、冬季明显。皮损主要发生在面颊部，也可见于颈、躯干等处。”[63]186

《小儿皮肤病防治》：“白色糠疹又称单纯糠疹，是一种儿童颜面无炎症鳞屑性浅表性浅色斑，俗称‘虫斑’。”[64]170

《临床皮肤病学》：“本病为儿童的常见病，青壮年亦可发病，无性别差异，与季节有一定关系，多在春天起病，夏秋后消退。皮疹主要为色素减退性圆形或卵圆形斑片。多见于面部，亦好发于上臂、颈和肩部等处。斑片大小不等，直径约1厘米至数厘米，淡白色或淡红色，边界清楚，边缘可微高起，上覆少量细小鳞屑，一般无自觉症状，部分患者可有轻度瘙痒。经数月或更长一段时间可自行消退。”[65]776

《皮肤性病学》：“白色糠疹(pityriasis alba)又称单纯糠疹(pityriasis simplex)，是一种好发于儿童面部的表浅性鳞屑性色素减退斑。”[66]145

《中医皮肤病诊疗》：“风热郁肺或虫积内生而致面部表浅性糠状斑片，炎症轻微或缺如，多发于冬春，而称为桃花癣，又名吹花癣。《外科证治全书》谓：‘……吹花癣，生面上如钱，瘙痒抓之如白屑，发于春月，故俗名桃花癣。’它与西医面部单纯糠疹或白色秕糠疹相类似，亦有人称作虫斑。”[67]148

《中医外科病名释义》：“桃花癣……病名。

见《外科证治全书》：'吹花癣，生面上如钱，搔痒抓之如白屑，发于春月，故俗名桃花癣，妇女多有之。'指生于面部的色素减退性斑片。多见于儿童。多因风热外袭而发病。好发于春季。证见面颈部出现大小不等的圆形或卵圆形斑片。淡红或淡白色，上覆少量细小鳞屑，微痒。今称单纯糠疹。”[68]183

《实用中医皮肤病学》：“桃花癣因其在桃花盛开的春季发病，故名，又称吹花癣。本病相当于现代医学单纯糠疹。”[69]80

《中医证病名大辞典》：“桃花癣……病名。见清代许克昌《外科证治全书·发无定处证》：'吹花癣，生面上如钱，瘙痒抓之如白屑，发于春月，故俗名桃花癣，妇女多有之。'指生于面部的细小鳞屑性浅色斑癣病。多见于儿童、青少年及青春期女子。多因风热外受，多发于春季。症见面颈部皮损为淡白或淡红色斑片，圆形式，卵圆形，大小不等，覆有少量干燥细薄鳞屑，微痒。今称单纯糠疹。”[70]351

《中华医学望诊大全》：“本病又名吹花癣，多发于妇女、儿童的面部，亦可见于颈、肩、臂等处，春季多见。望之皮损以表浅性糠秕状斑片为特点。《证治准绳·疡医》曰：'面上风癣，初起痞，或渐成细疮，时作痛痒，发于春月，名吹花癣，女人多生之。'《外科证治全书》：'吹花癣，生面上如钱，瘙痒抓之如白屑，发于春日，故俗名桃花癣，妇女多有之。'本病初起，患处出现圆形或椭圆形淡红斑片，逐渐变为淡白色，大小不等，表面干燥，上覆少量糠秕样鳞屑。”[71]687

《中西医结合皮肤性病手册》：“春季皮炎是发生于春季的面部痒性红斑。多见于青年女性，入夏后自愈。”[72]418

参考文献

[1] [五代] 李珣. 海药本草[M]. 尚志钧辑校. 北京：人民卫生出版社，1997：45.

[2] [宋] 唐慎微. 证类本草[M]. 尚志钧，等校点. 北京：华夏出版社，1993：368.

[3] [明] 朱橚. 普济方：第7册[M]. 北京：人民卫生出版社，1983：282.

[4] [明] 李时珍. 本草纲目校注：中[M]. 张志斌，等校注. 沈阳：辽海出版社，2000：1257.

[5] [清] 顾世澄. 疡医大全[M]. 凌云鹏点校. 北京：人民卫生出版社，1987：1058，1084.

[6] [明] 周文采. 外科集验方[M]. 孙海舒，农汉才点校. 北京：学苑出版社，2014：92.

[7] [明] 沈之问. 解围元薮[M]. 上海：上海科学技术出版社，1959：30，31.

[8] [明] 王肯堂. 证治准绳：4 疡医证治准绳[M]. 施仲安点校. 北京：人民卫生出版社，2014：210，413.

[9] [清] 祁坤. 外科大成[M]. 上海：上海科学技术出版社，1958：328.

[10] [清] 吴谦. 医宗金鉴：外科心法要诀[M]. 北京：人民卫生出版社，1973：400.

[11] [清] 赵学敏. 本草纲目拾遗[M]. 闫冰，等校注. 北京：中国中医药出版社，1998：262，263.

[12] [清] 许克昌，毕法. 外科证治全书[M]. 曲祖诒点校. 北京：人民卫生出版社，1987：127.

[13] [清] 易凤翥. 外科备要[M]//刘炳凡，周绍明. 湖湘名医典籍精华：外科卷 针灸卷 五官科卷. 长沙：湖南科学技术出版社，2000：266，275，276.

[14] [明] 万表. 万氏家抄济世良方[M]. 北京：人民卫生出版社，1996：25.

[15] [清] 潘楫. 医灯续焰[M]. 何源，等校注. 北京：中国中医药出版社，1997：309.

[16] [清] 未著撰人. 济世神验良方[M]. 广诗，文正点校. 北京：中医古籍出版社，1991：112.

[17] [清] 吴杖仙. 吴氏医方汇编[M]. 查炜，陈守鹏点校. 上海：上海科学技术出版社，2004：29.

[18] [清] 沈金鳌. 杂病源流犀烛[M]. 李占永，李晓林校注. 北京：中国中医药出版社，1994：347.

[19] [清] 田间来. 灵验良方汇编[M]. 王国柱，傅昕点校. 北京：中医古籍出版社，2004：87.

[20] [清] 郑玉坛. 彤园医书[M]//刘炳凡，周绍明. 湖湘名医典籍精华：外科卷 针灸卷 五官科卷. 谭新华，罗毅文点校. 长沙：湖南科学技术出版社，2000：111，112.

[21] [清] 鲍相璈，梅启照. 验方新编[M]. 李世华校注. 北京：中国中医药出版社，1994：294，575，597.

[22] [清] 吴瑭. 吴鞠通医案[M]. 王绪鰲点校. 北京：人民卫生出版社，1985：279.

[23] [清] 程鹏程. 急救广生集[M]. 李静生，等点校. 北京：中国中医药出版社，2008：148.

[24] [清] 龚自璋. 家用良方[M]. 王唯一，等点校. 北京：中医古籍出版社，1988：308.

[25] [清] 丁尧臣. 奇效简便良方[M]. 庆诗，王力点校. 北京：中医古籍出版社，1992：61.

[26] [清] 陆锦燧. 鲟溪秘传简验方[M]. 何清湖，等点校.

北京：中医古籍出版社，1993：269.
[27] 卫生部中医研究院. 中医外科学简编[M]. 北京：人民卫生出版社，1960：107.
[28] 李经纬，邓铁涛，等. 中医大辞典[M]. 北京：人民卫生出版社，1995：307.
[29] 顾伯华，顾伯康. 中医外科临床手册[M]. 上海：上海科学技术出版社，1966：297.
[30] 上海中医学院外科学教研组，附属龙华医院外科. 中医外科临床手册[M]. 上海：上海人民出版社，1970：223.
[31] 顾伯华，顾伯康. 中医外科临床手册[M]. 2 版. 上海：上海科学技术出版社，1980：346.
[32] 顾伯华. 实用中医外科学[M]. 上海：上海科学技术出版社，1985：478.
[33] 李博鉴. 皮科便览[M]. 北京：中医古籍出版社，1986：25.
[34] 朱仁康. 中医外科学[M]. 北京：人民卫生出版社，1987：642.
[35] 欧阳锜. 中医临床实习手册[M]. 长沙：光明中医函授大学湖南分校，1988：224.
[36] 王雨亭，等. 中医疾病证候辞典[M]. 北京：人民军医出版社，1988：135.
[37] 欧阳锜. 临床必读[M]. 北京：中国中医药出版社，1993：163.
[38] 李经纬，余瀛鳌，蔡景峰，等. 中医大辞典[M]. 北京：人民卫生出版社，2005：765.
[39] 王云凯. 疾病诊治大典：中医卷[M]. 石家庄：河北科学技术出版社，1996：956.
[40] 危剑安. 基层中医临证必读大系：皮科分册[M]. 北京：中国科学技术出版社，1997：277.
[41] 徐宜厚. 皮肤病中医诊疗学[M]. 北京：人民卫生出版社，1997：131.
[42] 谭新华，陆德铭. 中医外科学[M]. 北京：人民卫生出版社，1999：795，796.
[43] 欧阳恒，杨志波. 新编中医皮肤病学[M]. 北京：人民军医出版社，2000：211，327.
[44] 李照国. 中医英语 1000 中级词汇速记[M]. 上海：上海中医药大学出版社，2000：68.
[45] 沈敏娟，贾育新. 中医外科临床诊疗指南[M]. 兰州：甘肃文化出版社，2004：273.
[46] 杨京慧，赵梅，韩平. 皮肤病性病中西医结合诊疗与防护[M]. 赤峰：内蒙古科学技术出版社，2009：102.
[47] 上海中医学院外科学教研组，附属龙华医院外科. 中医外科临床手册[M]. 上海：上海人民出版社，1970：247.
[48] 顾伯华. 实用中医外科学[M]. 上海：上海科学技术出版社，1985：489.
[49] 欧阳恒. 中医皮肤病学[M]. 长沙：湖南中医学院，1990：107.
[50] 沈敏娟，贾育新. 中医外科临床诊疗指南[M]. 兰州：甘肃文化出版社，2004：233.
[51] 杨京慧，赵梅，韩平. 皮肤病性病中西医结合诊疗与防护[M]. 赤峰：内蒙古科学技术出版社，2009：162.
[52] 管汾. 实用中医皮肤病学[M]. 兰州：甘肃人民出版社，1981：207.
[53] 赵炳南，张志礼. 简明中医皮肤病学[M]. 北京：中国展望出版社，1983：240.
[54] 王坤山. 中西医临床皮肤病学[M]. 北京：中国中医药出版社，1996：262.
[55] 范瑞强，禤国维. 中西医结合治疗皮肤病性病[M]. 广州：广东人民出版社，1996：276.
[56] 杨国亮，王侠生. 现代皮肤病学[M]. 上海：上海医科大学出版社，1996：525.
[57] 赵尚华. 中医皮肤病学[M]. 北京：科学出版社，2001：181.
[58] 李红毅，禤国维. 小儿皮肤病诊疗[M]. 广州：广东科技出版社，2009：169.
[59] 范瑞强，邓丙戌，杨志波. 中医皮肤性病学：临床版[M]. 北京：科学技术文献出版社，2010：325，497.
[60] 《临床皮肤病学》编写组. 临床皮肤病学[M]. 南京：江苏科学技术出版社，1981：564－567.
[61] 杨天籁，等. 小儿皮肤病学[M]. 上海：上海科学技术出版社，1985：82.
[62] 涂元远，袁承晏. 实用小儿皮肤病学[M]. 北京：科学技术文献出版社，1986：159.
[63] 刘忠恕. 现代中医皮肤病学[M]. 天津：天津科技翻译出版公司，1997：186.
[64] 邢炜，周英杰. 小儿皮肤病防治[M]. 北京：金盾出版社，2000：170.
[65] 赵辨. 临床皮肤病学[M]. 3 版. 南京：江苏科学技术出版社，2001：776.
[66] 张学军. 皮肤性病学[M]. 7 版. 北京：人民卫生出版社，2008：145.
[67] 张曼华. 中医皮肤病诊疗[M]. 南宁：广西人民出版社，1985：148.
[68] 侯玉芬，陈伯楠. 中医外科病名释义[M]. 济南：山东大学出版社，1997：183.
[69] 李林. 实用中医皮肤病学[M]. 北京：中医古籍出版社，1998：80.
[70] 韩成仁，黄启金，王德全. 中医证病名大辞典[M]. 北京：中医古籍出版社，2000：351.
[71] 张树生，肖相如. 中华医学闻疹大全[M]. 3 版. 太原：山西科学技术出版社，2014：687.
[72] 罗汉超，吴军. 中西医结合皮肤性病手册[M]. 成都：四川科学技术出版社，2006：418.

（刘　涛）

松皮癣

sōng pí xuǎn

一、规范名

【汉文名】松皮癣。

【英文名】pine bark plaque; skin amyloidosis。

【注释】以皮肤丘疹、结节、肥厚，触之硬固，皮色暗褐，状如苍松之皮，瘙痒为主要表现的皮肤疾病。相当于皮肤淀粉样变性。

二、定名依据

“松皮癣”作为一种癣类皮肤病，其症状表现为：多见于成人，好发于两小腿伸侧，亦可发于背部和上肢。初起为褐色丘疹如针头大小，后增大为圆形、半圆形如米粒或绿豆大小，高出皮肤，状如蟾皮，呈棕褐色，日久连成大片，肌肤坚韧粗糙，奇痒难忍，病程缓慢。最早见于明代朱橚《普济方》，其时尚名“松皮顽癣”。

其后龚自璋《家用良方》中的“松皮癣疮”亦是松皮癣的曾用名。

自清代吴谦《外科心法要诀》首用“松皮癣”一名以来，后世亦有沿用，比如：清代郑玉坛《彤园医书》，许克昌等《外科证治全书》，易凤翥《外科备要》。

中华人民共和国成立后，1956 年《中医外科学概要》（中医研究院中医教材编辑委员会），1958 年《简明中医外科学》（南京中医学院外科教研组），1960 年《中医外科学简编》（中医研究院），1960 年《中医外科学讲义》（上海中医学院外科教研组），1986 年《中医皮肤科诊疗学》（徐宜厚），1990 年《中医皮肤病学》（欧阳恒），1997 年《皮肤病中医诊疗学》（徐宜厚），1999 年《中医诊断与鉴别诊断学》（朱文锋），2005 年《皮肤病中医外治学》（邓丙戌），2009 年《皮肤病性病中西医结合诊疗与防护》（杨京慧），2010 年《中医皮肤性病学》（杨志波）均使用了“松皮癣”作为正名，说明“松皮癣”作为规范名已取得共识。

我国 2014 年出版的由全国科学技术名词审定委员会审定公布的《中医药学名词》已以“松皮癣”作为规范名，所以“松皮癣”作为规范名也符合术语定名的协调一致原则。

三、同义词

【曾称】“松皮顽癣”（《普济方》）；“松皮癣疮”（《家用良方》）。

四、源流考释

明代朱橚《普济方·大风癞病》记载：“八宝散治风癞、松皮顽癣。久不瘥者，神效。”[1]502 笔者认为这里的“松皮顽癣”指的即是松皮癣。后世古籍亦有沿用“松皮顽癣”一名，比如：明代董宿，方贤《奇效良方》[2]947，周文采《外科集验方》[3]95，孙一奎《赤水玄珠》[4]1122，王肯堂《疡医证治准绳》[5]427。

清代吴谦《外科心法要诀·癣》记载：“五曰松皮癣，状如苍松之皮，红白斑点相连，时时作痒。”[6]400 这里可以看作是“松皮癣”一名在古籍中的最早记载。后世医家亦有沿用“松皮癣”一名，比如：清代郑玉坛《彤园医书》[7]111，许克昌等《外科证治全书》[8]127，易凤翥《外科备要》[9]275。

清代医家龚自璋《家用良方》记载有“松皮癣疮”[10]447 一名，笔者认为亦相当于松皮癣。

有人认为古籍中的“顽癣”也是指松皮癣，笔者认为是错误的。因为：① 大多数医家认为“顽癣”是指一种慢性顽固性皮肤病[11]1012，与松皮癣不同；② 有人认为“顽癣”相当于西医的神经性皮炎，慢性湿疹等[12]157，可参。

中华人民共和国成立后，1956年《中医外科学概要》[13]74（中医研究院中医教材编辑委员会）使用了“松皮癣”作为正名，此后著作大多沿用，比如：1958年《简明中医外科学》[14]90（南京中医学院外科教研组），1960年《中医外科学简编》[15]107（中医研究院），1960年《中医外科学讲义》[16]146（上海中医学院外科教研组），1986年《中医皮肤科诊疗学》[17]215（徐宜厚），1990年《中医皮肤病学》[18]159（欧阳恒），1997年《皮肤病中医诊疗学》[19]256（徐宜厚），1999年《中医诊断与鉴别诊断学》[20]431（朱文锋），2005年《皮肤病中医外治学》[21]386（邓丙戌），2009年《皮肤病性病中西医结合诊疗与防护》[22]246（杨京慧），2010年《中医皮肤性病学》[23]205（杨志波），2014年《中医药学名词》[24]63（中医药学名词审定委员会）。

也有使用“皮肤淀粉样变”作为正名的，比如：1983年《简明中医皮肤病学》[25]260（张志礼等），1985年《小儿皮肤病学》[26]212（杨天籁），1987年《中医外科学》[27]816（朱仁康），1992年《中西医结合治疗皮肤病》[28]250（张合恩等），1993年《皮肤病针灸疗法》[29]427（李连生等），1996年《中西医结合治疗皮肤病性病》[30]416（范瑞强等），1996年《中西医疗法对比选择指南》[31]330（叶尚瑜），1999年《中医外科学》[32]888（谭新华等），2000年《新编中医皮肤病学》[33]494（欧阳恒等），2000年《中医皮肤病学》[34]330（金起凤等），2000年《常见皮肤病中医疗法》[35]158（黄慧芹等），2000年《中医皮肤科临床手册》[36]407（徐宜厚），2001年《实用皮肤病性病诊疗手册》[37]383（刘辅仁），2001年《皮肤病中医特色治疗》[38]309（陈凯），2003年《中西医结合临床皮肤性病学》[39]841（范瑞强），2004年《皮肤病性病中医洗渍疗法》[40]298（程秋生），2005年《简明皮肤病诊疗手册》[41]258（欧阳恒等），2006年《中西医结合皮肤性病手册》[42]544（罗汉超等），2008年《皮肤性病学》[43]175（朱学骏），2010年《中医皮肤性病学》[44]640（范瑞强），2012年《皮肤针美容技法图解》[45]101（向阳等），2014年《中华医学望诊大全》[46]739（张树生等）。

也有使用“原发性皮肤淀粉样变”作为正名的，比如：1997年《现代中医皮肤病学》[47]353（刘忠恕），2001年《临床皮肤病学》[48]1002（赵辨），2008年《皮肤性病学》[49]200（张学军），2009年《中国女性皮肤病学》[50]439（曹元华等），2012年《中西医结合皮肤病学》[51]402（王根会）。

必须指出的是，有相当一部分近现代著作认为古籍中的“松皮癣”指的是“白疕”（即西医的银屑病），这是个错误观点，但沿袭此观点的书籍亦复不少，比如：1964年《中医外科学》[52]228（上海中医学院），1972年《中医外科简编》[53]132（上海中医学院外科教研组），1987年《中医外科学》[27]644（朱仁康），1989年《中医自学丛书：外科》[54]161（杨医亚等），1997年《中医外科病名释义》[55]128（侯玉芬等），2014年《中华医学望诊大全》[56]690（张树生等）。

总之，朱橚《普济方》中的“松皮顽癣”相当于松皮癣的最早记载，吴谦《外科心法要诀》最早记载“松皮癣”一名，龚自璋《家用良方》中的“松皮癣疮”亦相当于松皮癣。古籍中的“顽癣”系指慢性顽固性皮肤病，与松皮癣不同。至于“皮肤淀粉样变”，则是西医病名，古籍不载，中医书籍亦采用之。近现代有一批著作混淆了“松皮癣”与“白疕”，应当予以纠正。

五、文献辑录

《普济方》卷一百九：“八宝散……治风癞，松皮顽癣，久不瘥者，神效。藿香、破故纸、大腹皮、槟榔、雄黄、轻粉、硫黄、枯白矾（各一两），上为细末，小油调搽，日上数次，痒则搽之。”[1]502

《医宗金鉴・癣》：“五曰松皮癣，状如苍松之皮，红白斑点相连，时时作痒。”[6]400

《家用良方》卷六：“久年松皮癣疮……用鸽肉久煮食之。再用杨柳叶、地骨皮二味，煎水洗浴。”[10]475

《简明中医病证辞典》：“顽癣……病名。见《外科正宗》卷十一。为《GB/T 16751.1—1997

中医临床诊疗术语——疾病部分》标准病名。为一种慢性顽固性皮肤病。症见发无定处,初为皮肤发痒,后起淡褐色粟粒样丘疹,表面有落屑,病损逐渐扩大,融合成片,形成肥厚粗糙皮损,形状不一,瘙痒明显,搔之不知疼痛,病程缠绵,经久不愈,反复发作。多因风、湿、热、虫四者为患。治宜养血疏风,内服当归饮子或四物消风散,外用土大黄膏或槿皮酒外搽。"[11]1012

《简明中医古病名辞典》:"顽癣……《疡科会粹》卷四:'铁筒拔毒膏,治……顽癣。'即指因风、湿、热、虫所致皮肤搔痒,发无定处,继起淡褐色粟粒样丘疹,表面脱屑,渐扩成片,皮损肥厚粗糙,瘙痒较剧,不知疼痛,缠绵不愈,反复发作之病证。相当于现代医学的神经性皮炎,慢性湿疹等。"[12]157

《中医外科学概要》:"松皮癣,状如苍松的皮一般,红白瘢点相连,时时作痒。"[13]74

《简明中医外科学》:"松皮癣状如苍松之皮,红白斑点相连,时时作痒。"[14]90

《中医外科学简编》:"松皮癣:状如苍松之皮,时时作痒。"[15]107

《中医外科学讲义》:"松皮癣:好像松皮,红白斑点相连,时时作痒。"[16]146

《中医皮肤科诊疗学》:"松皮癣病名,出《医宗金鉴·外科心法》。据《医宗金鉴·外科心法》所说:'松皮癣,状如苍松之皮,红白斑点相连,时时作痒',类似西医所称'皮肤淀粉样变'。不过,有人认为松皮癣类似银屑病(牛皮癣)。"[17]215

《中医皮肤病学》:"相当于现代医学的皮肤淀粉样变。系由淀粉样蛋白质沉积于皮肤组织所致。多见于青壮年。有原发性和继发性之分。"[18]159

《皮肤病中医诊疗学》:"松皮癣病名,出自《医宗金鉴·外科心法要诀》。该书说:'松皮癣,状如苍松之皮,红白斑点相连,时时作痒。'类似现代医学的皮肤淀粉样变。不过,对后期皮肤顽厚,难治,故今人又将其划属于顽癣范畴。"[19]256

《中医诊断与鉴别诊断学》:"松皮癣是因湿热郁肤,留滞不去所致。以四肢皮肤丘疹、结节、肥厚,触之硬固,皮色暗褐如松皮,瘙痒为主要表现的皮肤疾病。"[20]437

《皮肤病中医外治学》:"松皮癣是因湿毒蕴结,凝滞肌肤所致。皮损为芝麻至黄豆大小半球形浅褐色坚实丘疹,密集而不融合,常排列呈念珠状。多见于小腿伸面、上背部。本病相当于西医所指的皮肤淀粉样变。"[21]386

《皮肤病性病中西医结合诊疗与防护》:"松皮癣是一种由于淀粉样物质沉着于皮肤组织中引起的慢性皮肤病。以皮肤出现多个黄褐色圆锥形的坚硬丘疹,成念珠状排列,上覆轻度鳞屑,呈苔藓样变性,自觉剧痒为临床特征。好发于青壮年,男性多于女性,临床上可分为原发性和继发性两种类型。原发性皮肤淀粉样变仅累及皮肤,内脏器官不受损害;继发性皮肤淀粉样变可继发于皮肤肿瘤或慢性炎症性疾病。"[22]246

《中医皮肤性病学》:"松皮癣是一种由于淀粉样物质沉着于皮肤组织中引起的慢性皮肤病。因皮损表面粗糙,似苍松之皮,故中医称之为松皮癣。以皮肤出现多数黄褐色圆锥形的坚硬丘疹,自觉剧烈瘙痒为临床特征。多发于中青年,男性多于女性。相当于西医的皮肤淀粉样变。"[23]205,206

《中医药学名词》(2014):"松皮癣 pine bark plaque; skin amyloidosis　以皮肤丘疹、结节、肥厚,触之硬固,皮色暗褐,状如苍松之皮,瘙痒为主要表现的皮肤疾病。相当于皮肤淀粉样变性。"[24]63

《简明中医皮肤病学》:"本病系由于淀粉蛋白质沉积于皮肤所致,可为原发性,亦可续发于全身淀粉样变或某些表皮增殖性炎症的皮肤病。与祖国医学文献记载之'松皮癣'相似;如《医宗金鉴·外科心法》记载:'松皮癣,状如苍松之皮、红白斑点相连,时时作痒'。"[25]260

《小儿皮肤病学》:"皮肤(限局性)淀粉样变

病(Cutaneous Amyloidosis)本型只累及皮肤而不涉及其他器官，最典型的是淀粉样变苔藓(Lichen Amyloidosis)。基本损害为半透明、圆锥形、褐丘疹，密集而不融。成批出现，对称分布于小腿伸侧，也可累及其他部位，但不涉及面、肛门生殖器及黏膜部位。有剧烈瘙痒。晚期损害可互融成斑块，表面呈疣状改变，类似慢性单纯性苔藓或肥厚型扁平苔藓。"[26]212

《中医外科学》(朱仁康)："松皮癣……一种常见慢性皮肤病，又名白疕。特征为大小不等，界线清楚的红斑，覆盖银白色鳞屑，剥去白屑，可见到点状出血。好发于冬春之季，夏季少发或减轻。男女老幼皆可患之。多见于青壮年男女。少数人有家族遗传病史。易反复发作，难于根治。本病相当于现代医学的银屑病。"[27]644 "皮肤淀粉样变……一种原因不明、顽固难治的皮肤病。祖国医学文献无可考，其后期皮肤顽厚，可属顽癣之类。本病多见于成人，好发于两小腿伸侧，亦可发于背部和上肢。初起为褐色丘疹如针头大小，后增大为圆形、半圆形如米粒或绿豆大小，高出皮肤，状如蟾皮，呈棕褐色，日久连成大片，肌肤坚韧粗糙，奇痒难忍，病程缓慢。"[27]816

《中西医结合治疗皮肤病》："皮肤淀粉样变是由一种淀粉样蛋白物质，沉积于组织或器官所致的一组疾病。"[28]250

《皮肤病针灸疗法》："皮肤淀粉样变是由淀粉样蛋白沉积于皮肤组织所致的慢性皮肤病。其临床特点为以四肢伸侧为主的疣状丘疹性结节性斑片，伴剧烈瘙痒。"[29]427

《中西医结合治疗皮肤病性病》："本病是指淀粉样蛋白沉积只累及皮肤的原发性皮肤淀粉样变。属于中医'松皮癣'的范畴。"[30]416

《中西医疗法对比选择指南》："本病是淀粉样蛋白沉积在皮肤中所致。皮损对称，好发于小腿胫前伸侧面，皮损粟粒大小，呈半球或圆锥形，棕色，自觉剧痒。中医属'松皮癣'范畴。"[31]330,331

《中医外科学》(谭新华等)："皮肤淀粉样变是一种淀粉样物质在组织中沉积所引起的皮肤病变，属中医'松皮癣'的范畴。"[32]888

《新编中医皮肤病学》："皮肤淀粉样变是一种由于淀粉样物质沉着于皮肤组织中引起的慢性皮肤病。以皮肤出现多数黄褐色圆锥形的坚硬丘疹，成念珠状排列，轻度鳞屑，呈苔藓样淀粉样变性，自觉剧痒为临床特征。一般认为与遗传因素有关，好发于青壮年，男性多于女性，临床上可分为原发性和继发性两种类型。原发性皮肤淀粉样变，仅累及皮肤，内脏器官不受损害；继发性皮肤淀粉样变，可继发于皮肤肿瘤、非瘤性皮肤病或慢性炎症性疾病。"[33]494

《中医皮肤病学》："皮肤淀粉样变是一种原因不明、顽固难治的皮肤病。本病中医学文献无确切记载，其后期皮肤顽厚可与中医的顽癣相类似。本病多见于成人，病程缓慢，奇痒难忍。"[34]330

《常见皮肤病中医疗法》："皮肤淀粉样变是一种淀粉样蛋白沉着引起的皮肤病。其特点为皮肤出现褐色丘疹，密集成片，局部皮肤肥厚、粗糙。本病与中医文献记载的'松皮癣'相类似。"[35]158

《中医皮肤科临床手册》："本病是指一种均匀无结构的淀粉样蛋白沉淀在组织或器官，并导致沉积的组织或器官产生不同程度机能障碍性疾病。根据有否内脏损害可分为系统性淀粉样变及局限性皮肤淀粉样变。系统性淀粉样变病指淀粉样蛋白广泛沉积于内脏、肌肉、黏膜和皮肤。本节仅介绍常见的局限性皮肤样淀粉样变。类似中医的松皮癣。"[36]407

《实用皮肤病性病诊疗手册》："皮肤淀粉样变(cutaneous amyloidosis)是指淀粉样蛋白仅沉积于皮肤而出现的症状，无全身其他器官受累的表现。有原性和继发性两型，在我国以原发性淀粉样变较多见。属中医'松皮癣'的范畴。"[37]383

《皮肤病中医特色治疗》："皮肤淀粉样变病是指组织或器官中沉积有均质化无结构的淀粉

样蛋白，从而导致组织或器官呈现不同程度的形态改变和机能障碍的疾病。沉积物为糖蛋白。病因目前尚不明了。本病与中医文献中记载的'松皮癣'相类似。如《医宗金鉴·外科心法》中记载：'松皮癣，状如苍松之皮，红白斑点相连，时时作痒。'"[38]309

《中西医结合临床皮肤性病学》："皮肤淀粉样变是一种由于淀粉样物质沉着于皮肤组织中引起的慢性皮肤病。淀粉样蛋白是一种球蛋白和黏多糖复合物，由于其化学反应类似淀粉（如与碘反应）而命名，但实际上与淀粉无关。以皮肤出现多数黄褐色圆锥形的坚硬丘疹，成念珠状排列，轻度鳞屑，呈苔藓样淀粉样变性，自觉剧痒为临床特征。好发于青壮年，男性多于女性，临床上可分为原发性和继发性两种类型。前者淀粉样蛋白主要沉积在间质组织，根据是否有内脏损害又可分为局限性及系统性。后者常继发于慢性炎症疾患如结核病、类风湿关节炎、骨髓炎等。在中医古代文献中，本病属于'松皮癣''顽癣'等范畴。"[39]841

《皮肤病性病中医洗渍疗法》："皮肤淀粉样变是由于体内淀粉样蛋白代谢障碍，沉积于皮肤所引起。可分为原发性、继发性、遗传性、老年性等类型。属中医'顽癣''松皮癣'的范畴。"[40]298,299

《简明皮肤病诊疗手册》："皮肤淀粉样变是一种由于淀粉样物质沉着于皮肤组织中引起的慢性皮肤病。以皮肤出现多数黄褐色圆锥形的坚硬丘疹，成念珠状排列，轻微鳞屑，呈苔藓样淀粉样变性，自觉剧痒为特征。本病多发于中年。属于中医'松皮癣''顽癣'等范畴。"[41]258

《中西医结合皮肤性病手册》："皮肤淀粉样变在祖国医学文献中无确切的相应病名记载，多数学者认为其属于中医学'松皮癣''顽癣'的范畴。这种坚硬丘疹密集、自觉剧痒的疾病，顽固难愈。根据其发病部位和临床特点，按照中医辨证理论，采取内外结合、整体与局部结合的治疗方法，可使症状明显改善，取得较为满意的疗效。"[42]544

《皮肤性病学》："淀粉样变（amyloidosis）是淀粉样蛋白沉积在组织中引起的疾病。淀粉样蛋白是一种球蛋白和黏多糖复合物，淀粉样蛋白可沉积在内脏器官，引起系统性淀粉样变。沉积在皮肤组织，引起皮肤淀粉样变。"[43]175

《中医皮肤性病学》："皮肤淀粉样变是一种由于淀粉样物质沉着于皮肤组织中引起的慢性皮肤病。本病好发于躯干四肢，尤其小腿伸侧，临床上以皮肤出现多数黄褐色圆锥形的坚硬丘疹，呈念珠状排列、轻度鳞屑，呈苔藓样变、自觉剧痒为特征。临床上可分为原发性和继发性两种类型，原发性损害可分为皮肤局限型和内脏系统型。继发性常继发于慢性炎症性疾病，如结核病、类风湿关节炎、骨髓炎等。在中医古代文献中，本病属'松皮癣''顽癣'等范畴。如《医宗金鉴·外科心法要诀》记载：'松皮癣，状如苍松之皮，红白斑点相连，时时作痒。'"[44]640

《皮肤针美容技法图解》："皮肤淀粉样变是西医病名。其是指组织或器官中沉积有均质化无结构的淀粉样蛋白，从而导致组织或器官呈现不同程度的形态改变和机能障碍的疾病。中医称之为'松皮癣'。《医宗金鉴·外科心法》记载：'松皮癣，状如苍松之皮，红白斑点相连，时时作痒。'"[45]101

《中华医学望诊大全》："本病多发于小腿内侧，为对称性分布的皮疹，严重时也可播散全身。皮疹望之呈圆形或半圆形、芝麻至黄豆大，为密集而不融合的丘疹，色泽棕褐，质坚实、表面粗糙，状如苍松之皮。偶见因剧痒搔破而有鲜血渗出，并结血痂。"[46]739

《现代中医皮肤病学》："本病是一种淀粉样物质在皮肤组织中沉积引起的皮肤病。病因不明，顽固难治。中医学文献中无文可考。多发生于青壮年，部分病人有家族史。"[47]353

《皮肤性病学》："原发性皮肤淀粉样变（primary cutaneous amyloidosis）是指组织病理学表现为淀粉样蛋白沉积于正常皮肤中而不累及

其他器官的一种慢性皮肤病。"[49]1002

《中西医结合皮肤病学》:"原发性皮肤淀粉样变是由淀粉样蛋白沉积于皮肤组织引起的疾病。本病属中医'松皮癣''顽癣'范畴。"[51]

《中医外科学》(上海中医学院):"皮肤损害,状如松皮,或形如疹疥,搔起白皮,故名白疕,或称松皮癣。此病时轻时重,不易根治,是顽固性的皮肤病之一。"[52]228

《中医外科简编》:"皮肤损害,状如松皮,或形如疹疥,搔起白皮,故名白疕,或称松皮癣。"[53]132

《中医自学丛书・外科》:"皮疹表面附有较厚的鳞屑似松树皮样,故名松皮癣。是一种常见的容易复发的慢性皮肤病。因在皮疹上反复出现银白色干燥的鳞屑,搔之脱屑,又名白疕。可发于任何部位,不论男女老幼均可发病。一年四季均可发病。冬春季发病较多。"[54]161

《中医外科病名释义》:"松皮癣……病名。见《医宗金鉴》(卷七十四 外科心法要诀 发无定处下 癣):'五曰松皮癣,状如苍松之皮,红白斑点相连,时时作痒。'即白疕。详见该条。"[55]128

《中华医学望诊大全》:"本病多发于头皮、四肢伸侧皮肤,皮损常呈对称性分布,亦可泛发全身,望诊以患处反复出现多层银白色干燥鳞屑,其皮损状如苍松之皮为特点,《医宗金鉴・松皮癣》曰:'松皮癣,状如苍松之皮,红白斑点相连,时时作痒。'因皮枯搔之起白皮,故又称'白疕'。《外科大成》谓:'白疕,肤如疹疥,色白而痒,搔起白疕,俗呼蛇风。由风邪客于皮肤,血燥不能荣养所致。'本病初起可见米粒到黄豆大的红色丘疹,形态不一,可呈点滴状,上起干燥银白色鳞屑,剥去后可见点状出血,逐渐扩大,可互相融合成片,呈钱币或地图状。"[56]690

参考文献

[1] [明]朱橚.普济方:第3册[M].北京:人民卫生出版社,1982:502.

[2] [明]董宿,方贤.奇效良方[M].田代华,等点校.天津:天津科学技术出版社,2005:947.

[3] [明]周文采.外科集验方[M].孙海舒,农汉才点校.北京:学苑出版社,2014:95.

[4] [明]孙一奎.赤水玄珠全集[M].凌天翼点校.北京:人民卫生出版社,1986:1122.

[5] [明]王肯堂.证治准绳(四):疡医证治准绳[M].施仲安点校.北京:人民卫生出版社,2014:427.

[6] [清]吴谦.医宗金鉴:第四分册 外科心法要诀[M].北京:人民卫生出版社,1973:400.

[7] [清]郑玉坛.彤园医书(外科)[M]//刘炳凡,周绍明.湖湘名医典籍精华:外科卷 针灸卷 五官科卷.谭新华,罗毅文点校.长沙:湖南科学技术出版社,2000:111.

[8] [清]许克昌,毕法.外科证治全书[M].曲祖诒点校.北京:人民卫生出版社,1987:127.

[9] [清]易凤翥.外科备要[M]//刘炳凡,周绍明.湖湘名医典籍精华:外科卷 针灸卷 五官科卷.谭新华,熊辉点校.长沙:湖南科学技术出版社,2000:275.

[10] [清]龚自璋.家用良方[M].王唯一,等点校.北京:中医古籍出版社,1988:447.

[11] 邹积隆,丛林,杨振宁.简明中医病证辞典[M].上海:上海科学技术文献出版社,2005:1012.

[12] 马汴梁.简明中医古病名辞典[M].郑州:河南科学技术出版社,1988:157.

[13] 中医研究院中医教材编辑委员会.中医外科学概要(未经审定教材草稿)[M].北京:中医研究院,1956:74.

[14] 南京中医学院外科教研组.简明中医外科学[M].南京:江苏人民出版社,1958:90.

[15] 卫生部中医研究院.中医外科学简编[M].北京:人民卫生出版社,1960:107.

[16] 上海中医学院外科教研组.中医外科学讲义[M].北京:人民卫生出版社,1960:146.

[17] 徐宜厚.中医皮肤科诊疗学[M].武汉:湖北科学技术出版社,1986:215.

[18] 欧阳恒.中医皮肤病学[M].长沙:湖南中医学院,1990:159.

[19] 徐宜厚,王保方,张赛英.皮肤病中医诊疗学[M].北京:人民卫生出版社,1997:256.

[20] 朱文锋.中医诊断与鉴别诊断学[M].北京:人民卫生出版社,1999:437.

[21] 邓丙戌.皮肤病中医外治学[M].北京:科学技术文献出版社,2005:386.

[22] 杨京慧,赵梅,韩平.皮肤病性病中西医结合诊疗与防护[M].赤峰:内蒙古科学技术出版社,2009:246.

[23] 杨志波,范瑞强,邓丙戌.中医皮肤性病学:临床版[M].北京:中国中医药出版社,2010:205,206.

[24] 中医药学名词审定委员会.中医药学名词[M].北京:科学出版社,2014:63.

[25] 赵炳南,张志礼.简明中医皮肤病学[M].北京:中国展望出版社,1983:260.

[26] 杨天籁，等. 小儿皮肤病学[M]. 上海：上海科学技术出版社，1985：212.
[27] 朱仁康. 中医外科学[M]. 北京：人民卫生出版社，1987：816.
[28] 张合恩，赵保艾. 中西医结合治疗皮肤病[M]. 石家庄：河北科学技术出版社，1992：250.
[29] 李连生，白俊昆. 皮肤病针灸疗法[M]. 天津：天津科学技术出版社，1993：427.
[30] 范瑞强，禤国维. 中西医结合治疗皮肤病性病[M]. 广州：广东人民出版社，1996：416.
[31] 叶尚瑜. 中西医疗法对比选择指南[M]. 北京：人民卫生出版社，1996：330，331.
[32] 谭新华，陆德铭. 中医外科学[M]. 北京：人民卫生出版社，1999：888.
[33] 欧阳恒，杨志波. 新编中医皮肤病学[M]. 北京：人民军医出版社，2000：494.
[34] 金起凤，周德瑛. 中医皮肤病学[M]. 北京：中国医药科技出版社，2000：330.
[35] 黄慧芹，马一兵. 常见皮肤病中医疗法[M]. 北京：金盾出版社，2001：158.
[36] 徐宜厚. 中医皮肤科临床手册[M]. 上海：上海科学技术文献出版社，2000：407.
[37] 刘辅仁. 实用皮肤病性病诊疗手册[M]. 西安：世界图书出版西安公司，2001：383.
[38] 陈凯，等. 皮肤病中医特色治疗[M]. 沈阳：辽宁科学技术出版社，2001：309.
[39] 范瑞强，廖元兴. 中西医结合临床皮肤性病学[M]. 北京：世界图书出版公司，2003：841.
[40] 程秋生. 皮肤病中医洗渍疗法[M]. 北京：科学技术文献出版社，2004：298，299.
[41] 欧阳恒，杨志波. 简明皮肤病诊疗手册[M]. 北京：化学工业出版社，2005：258.
[42] 罗汉超，吴军. 中西医结合皮肤性病手册[M]. 成都：四川科学技术出版社，2006：544.
[43] 朱学骏. 皮肤性病学[M]. 北京：北京大学医学出版社，2008：175.
[44] 范瑞强，邓丙戌，杨志波. 中医皮肤性病学：临床版[M]. 北京：科学技术文献出版社，2010：640.
[45] 向阳，赵田雍，向云飞. 皮肤针美容技法图解[M]. 北京：中国医药科技出版社，2012：101.
[46] 张树生，肖相如. 中华医学望诊大全[M]. 3 版. 太原：山西科学技术出版社，2014：739.
[47] 刘忠恕. 现代中医皮肤病学[M]. 天津：天津科技翻译出版公司，1997：353.
[48] 赵辨. 临床皮肤病学[M]. 3 版. 南京：江苏科学技术出版社，2001：1002.
[49] 张学军. 皮肤性病学[M]. 7 版. 北京：人民卫生出版社，2008：200.
[50] 曹元华，陈志强. 中国女性皮肤病学[M]. 北京：中国协合医科大学出版社，2009：439.
[51] 王根会，等. 中西医结合皮肤病学[M]. 石家庄：河北科学技术出版社，2012：402.
[52] 上海中医学院. 中医外科学[M]. 上海：上海科学技术出版社，1964：228.
[53] 上海中医学院外科教研组. 中医外科简编[M]. 北京：人民卫生出版社，1972：132.
[54] 郑顺山，秦发中. 外科[M]//杨医亚. 中医自学丛书：第十分册. 石家庄：河北科学技术出版社，1989：161.
[55] 侯玉芬，陈伯楠. 中医外科病名释义[M]. 济南：山东大学出版社，1997：128.
[56] 张树生，肖相如. 中华医学闻疹大全[M]. 3 版. 太原：山西科学技术出版社，2014：690.

（刘　涛）

4 • 119

肾囊风

shèn náng fēng

一、规范名

【汉文名】肾囊风。

【英文名】scrotum eczema。

【注释】又称“绣球风”。发生于阴囊部，以瘙痒、脱屑、肥厚为主要表现的湿疮。相当于阴囊湿疹。

二、定名依据

“肾囊风”作为一种发生于阴囊部的皮肤病，其特征表现为：阴囊部皮肤皱纹深阔，浸润肥厚，大多干燥，有薄痂和鳞屑，色素增加，间或有部分色素脱失，当有渗出时，则阴囊皮肤水肿性肿胀、结痂及皲裂，自觉剧痒故经常搔抓，慢性经过，常多年不愈。最早见于南朝梁代陶弘景《名医别录》，其时尚名“阴囊痒”。

其后北宋赵佶《圣济总录》中的“阴囊痒湿”，南宋陈言《三因极一病证方论》中的“癞风”，南宋杨士瀛《仁斋直指方论》中的“肾脏风痒”“肾囊湿疮”，明代兰茂《滇南本草》中的“肾囊风痒”“绣球风”，戴思恭《秘传证治要诀及类方》中的“肾脏风”，戴思恭《丹溪心法》中的“肾上风湿疮”，李时珍《本草纲目》中的“肾气阴痒”“阴囊湿痒”，申斗垣《外科启玄》中的“胞漏疮”，龚廷贤《寿世保元》中的“阴囊风痒”，吴昆《针方六集》中的“囊痒”，缪仲淳《本草单方》中的“肾风囊痒”，张介宾《景岳全书》中的“肾上风”；清代祁坤《外科大成》中的“肾脏风疮”，陈士铎《洞天奥旨》中的“胞漏”，顾世澄《疡医大全》中的“肾囊痒”“肾囊风疮”“阴球开花”，叶桂《种福堂公选良方》中的“绣球疯”，郑玉坛《彤园医书（外科）》中的“绣毬风”，程鹏程《急救广生集》中的“肾囊湿”，民国陆锦燧《鲟溪秘传简验方》中的“囊湿痒”，现代医家马汴梁《中医性病治疗学》中的“阴囊风”，刘忠恕《现代中医皮肤病学》中的“胎漏疮”，李超《病证临床集验录》中的“阴囊癣”均是肾囊风的异名。

自明代陈实功《外科正宗》首用“肾囊风”一名以来，历代医家多有沿用，比如：倪朱谟《本草汇言》，喻政《虺后方》，清代祁坤《外科大成》，李用粹《证治汇补》，汪昂《本草备要》，钱峻《经验丹方汇编》，吴世昌《奇方类编》，魏祖清《村居救急方》，吴谦《外科心法要诀》，吴仪洛《本草从新》，顾世澄《疡医大全》，赵学敏《本草纲目拾遗》，叶桂《种福堂公选良方》，何京《文堂集验方》，杨栗山《伤寒瘟疫条辨》，郑玉坛《彤园医书（外科）》，程鹏程《急救广生集》，许克昌等《外科证治全书》，时世瑞《疡科捷径》，鲍相璈《验方新编》，王士雄《潜斋简效方》，姚俊《经验良方全集》，胡增彬《经验选秘》，马培之《外科传薪集》，罗越峰《疑难急症简方》，易凤翥《外科备要》，民国张山雷《疡科纲要》，陆锦燧《鲟溪秘传简验方》，何廉臣《增订通俗伤寒论》，张觉人《外科十三方考》。

中华人民共和国成立后，1958 年《简明中医外科学》（南京中医学院外科教研组），1960 年《中医外科学简编》（卫生部中医研究院），1960 年《中医外科学讲义》（上海中医学院外科教研组），1961 年《中医外科学中级讲义》（上海中医学院外科教研组），1964 年《中医外科学》（上海中医学院），1972 年《中医外科简编》（上海中医学院外科教研组），1973 年《中医外科学》（山东中医学院中医系外科教研室），1979 年《朱仁康临床经验集》（中医研究院广安门医院），1985 年《实用中医外科学》（顾伯华），1986 年《常见病中医防治・皮科便览》（李博鉴），1986 年《中医外科学》（顾伯康），1987 年《中医外科学》（顾伯康），1987 年《中医外科学》（辽宁中医学院等），1988 年《中医外科学》（吴恒亚），1991 年《中医外科学》（艾儒棣），1994 年《中医外伤科学》（许叔亮），1994 年《中医外科学》（王沛），1996 年《中医外伤科学》（李彪），1997 年《中医外科学》（陆德铭），1998 年《实用中医皮肤病学》（李林），1998 年《中医外科学》（金之刚），1999 年《皮肤病中医辨治》（杜锡贤），1999 年《中医外科学》（陈淑长等），2000 年《新编中医皮肤病学》（欧阳恒等），2000 年《新编中医外科临床手册》（王少金），2001 年《中医皮肤病学》（赵尚华），2007 年《中医外科学》（艾儒棣），2009 年《皮肤病性病中西医结合诊疗与防护》（杨京慧等）均使用了“肾囊风”作为正名，说明“肾囊风”作为规范用名已取得共识。

我国 2005 年出版的由全国科学技术名词审定委员会审定公布的《中医药学名词》已以“肾囊风”作为规范名，所以“肾囊风”作为规范名也符合术语定名的协调一致原则。

三、同义词

【又称】“绣球风”（《简明中医外科学》）。

【曾称】“阴囊痒”(《名医别录》);“阴囊痒湿”(《圣济总录》);“癞风”(《三因极一病证方论》);“肾脏风痒”“肾囊湿疮”(《仁斋直指方论》);“肾囊风痒”“绣球风”(《滇南本草》);“肾脏风”(《秘传证治要诀及类方》);“肾上风湿疮”(《丹溪心法》);“肾气阴痒”“阴囊湿痒”(《本草纲目》);“胞漏疮”(《外科启玄》);“阴囊风痒”(《寿世保元》);“囊痒”(《针方六集》);“肾风囊痒”(《本草单方》);“肾上风”(《景岳全书》);“肾脏风疮”(《外科大成》);“胞漏”(《洞天奥旨》);“肾囊痒”“肾囊风疮”“阴球开花”(《疡医大全》);“绣球疯”(《种福堂公选良方》);“绣毬风”(《彤园医书》);“肾囊湿”(《急救广生集》);“囊湿痒”(《鲟溪秘传简验方》);“阴囊风”(《中医性病治疗学》);“胎漏疮”(《现代中医皮肤病学》);“阴囊癣”(《病证临床集验录》)。

四、源流考释

南朝梁代陶弘景《名医别录·乌喙》记载:“主治风湿,丈夫肾湿,阴囊痒,寒热历节,掣引腰痛,不能行步,痈肿脓结。”[1]233 笔者认为此处的“阴囊痒”接近于如今的肾囊风。此处亦可视为肾囊风一病在中医古籍中的最早记载。“阴囊痒”一名后世亦有沿用,比如:陶弘景《本草经集注》[2]342,唐代苏敬《新修本草》[3]147,孙思邈《千金翼方》[4]28,北宋唐慎微《证类本草》[5]277,明代胡濙《卫生易简方》[6]147。

其后北宋赵佶《圣济总录·肾虚》记载:“治肾虚小便无度,阴囊痒湿。五石丸方。”[7]951 笔者认为此处的“阴囊痒湿”亦接近于肾囊风。“阴囊痒湿”后世亦有沿用,比如:清代顾松园《顾松园医镜》[8]33,日本菅沼长之《针灸学纲要》[9]3。其后南宋陈言《三因极一病证方论·癞风证治》记载:“男子精血不调,外为风冷所袭,致阴下湿痒,搔之不已,流注于脚,悉生疮疡,名曰癞风。”[10]265 笔者认为此处的“癞风”亦接近于肾囊风。

“癞风”一名后世亦有沿用,比如:南宋杨士瀛《仁斋直指方论》[11]482,明代朱橚《普济方》[12]845,戴思恭《秘传证治要诀及类方》[13]165,孙一奎《赤水玄珠》[14]642,王肯堂《疡医证治准绳》[15]306,顾世澄《疡医大全》[16]920。

其后南宋杨士瀛《仁斋直指方论》记载有“肾脏风痒”[11]482 一名,笔者认为亦接近于肾囊风。“肾脏风痒”一名后世亦有沿用,比如:元代王国瑞《扁鹊神应针灸玉龙经》[17]438,危亦林《世医得效方》[18]645,明代楼英《医学纲目》[19],王肯堂《疡医证治准绳》[15]307,倪朱谟《本草汇言》[20]660,清代沈金鳌《杂病源流犀烛》[21]467。

杨士瀛《仁斋直指方论》亦记载有“肾囊湿疮”[11]484,笔者认为亦接近肾囊风。“肾囊湿疮”一名后世亦有沿用,比如:明代戴思恭《丹溪心法》[22]84,武之望《济阳纲目》[23]1046。

其后明代兰茂《滇南本草·绣球藤》记载:“主治一切下部生疮,肾囊风痒。”[24]677 笔者认为此处“肾囊风痒”亦接近肾囊风。“肾囊风痒”一名后世亦有沿用,比如:清代鲍相璈《验方新编》[25]374,丁尧臣《奇效简便良方》[26]27,喻政《虺后方》[27]86。

兰茂《滇南本草·苦龙胆》记载:“治肾囊有风瘙痒,或破流黄水,又名绣球风。”[24]497“绣球风”一名后世沿用亦多,比如:明代程云鹏《慈幼新书》[28]36,清代李中梓《本草征要》[29]127,佚名《济世神验良方》[30]117,吴世昌《奇方类编》[31]98,王维德《外科症治全生集》[32]23,吴谦《外科心法要诀》[33]290,云川道人《绛囊撮要》[34]40,吴杖仙《吴氏医方汇编》[35]109,顾世澄《疡医大全》[16]906,赵学敏《本草纲目拾遗》[36]223,程鹏程《急救广生集》[37]150,许克昌等《外科证治全书》[38]86,朱费元《临证一得方》[39]85,林珮琴《类证治裁》[40],鲍相璈《验方新编》[25]75,姚俊《经验良方全集》[41]159,胡增彬《经验选秘》[42]86,邹存淦《外治寿世方》[43]94,丁尧臣《奇效简便良方》[26]27,凌奂《外科方外奇方》[44]129。

其后明代戴思恭《秘传证治要诀及类方·癞风》记载有“肾脏风”[13]165 一名,笔者认为亦接近于如今的肾囊风。"肾脏风"一名后世亦有沿用,比如:明代孙一奎《赤水玄珠》[14]642,王肯堂《疡医证治准绳》[15]306,清代顾世澄《疡医大全》[16]920。必须指出的是,在中医古籍中,"肾脏风"一般是指湿脚气,相当于西医的湿型脚气病[45]115,116,与肾囊风迥然不同。

戴思恭《丹溪心法》记载有"肾上风湿疮"[22]84一名,笔者认为亦接近肾囊风。"肾上风湿疮"后世沿用较少,以笔者所见,仅有明代武之望《济阳纲目》[23]1046。

其后明代李时珍《本草纲目》记载有"肾气阴痒""阴囊湿痒"[46]149二名,笔者认为均接近于肾囊风。以笔者所见,"肾气阴痒"后世未有沿用。"阴囊湿痒"一名后世沿用较少,以笔者所见,仅有明代缪希雍《本草单方》[47]188。

其后明代申拱宸《外科启玄·胞漏疮》记载:"此疮乃肝经湿热所致,外胞囊上起窠子作痒,甚则滴水,湿其中衣。"[48]52症状与如今肾囊风十分接近。"胞漏疮"一名后世亦有沿用,比如:清代陈士铎《洞天奥旨》[49]105,顾世澄《疡医大全》[16]923。

其后明代龚廷贤《寿世保元》记载有"阴囊风痒"[50]360一名,笔者认为亦接近于肾囊风。"阴囊风痒"后世沿用较少,以笔者所见,仅有龚廷贤《济世全书》[51]1060。

其后明代陈实功《外科正宗·肾囊风》记载:"肾囊风乃肝经风湿而成。其患作痒,喜浴热汤;甚者疙瘩顽麻,破流脂水,宜蛇床子汤熏洗二次即愈。"[52]269此处可视为"肾囊风"一名在中医古籍中的最早记载。"肾囊风"一名后世沿用亦多,比如:明代倪朱谟《本草汇言》[20]465,清代祁坤《外科大成》[53]176,177,李用粹《证治汇补》[54]339,汪昂《本草备要》[55]170,钱峻《经验丹方汇编》[56]80,吴世昌《奇方类编》[31]64,魏祖清《村居救急方》[57]207,吴谦《外科心法要诀》[33]290,吴仪洛《本草从新》[58]153,顾世澄《疡医大全》[16]921,赵学敏《本草纲目拾遗》[36]259,叶桂《种福堂公选良方》[59]128,何京《文堂集验方》[60]60,杨栗山《伤寒瘟疫条辨》[61]310,311,郑玉坛《彤园医书(外科)》[62]82,程鹏程《急救广生集》[37]50,许克昌等《外科证治全书》[38]86,时世瑞《疡科捷径》[63],鲍相璈《验方新编》[25]75,王士雄《潜斋简效方》[64]485,姚俊《经验良方全集》[41]200,胡增彬《经验选秘》[42]43,马培之《外科传薪集》[65]28,罗越峰《疑难急症简方》[66]192,易凤翥《外科备要》[67]246,民国张山雷《疡科纲要》[68]29,陆锦燧《鲟溪秘传简验方》[69]228,何廉臣《增订通俗伤寒论》[70]416,张觉人《外科十三方考》[71]122。

其后明代吴昆《针方六集》记载有"囊痒"[72]199一名,笔者认为亦接近肾囊风。"囊痒"后世亦有沿用,比如:明代王梦兰《秘方集验》[73]91,清代何京《文堂集验方》[60]60,王士雄《四科简效方》[74]547。

其后明代缪希雍《本草单方》记载有"肾风囊痒"[47]188一名,亦接近肾囊风。以笔者所见,"肾风囊痒"后世未有沿用。

其后明代张介宾《景岳全书·肾藏风疮》记载:"凡肾囊湿痒,抓破成疮,俗名肾上风也。"[75]609与肾囊风亦十分接近。以笔者所见,"肾上风"一名后世未见沿用。

其后清代祁坤《外科大成》记载有"肾脏风疮"[53]177,178一名,亦相当于肾囊风。"肾脏风疮"后世沿用较少,以笔者所见,仅有清代顾世澄《疡医大全》[16]920。

其后清代陈士铎《洞天奥旨》记载有"胞漏"[49]105一名,亦相当于肾囊风。以笔者所见,"胞漏"一名后世未见沿用。

其后清代顾世澄《疡医大全》记载有"肾囊风疮"[16]920"阴球开花"[16]921"肾囊痒"[16]921三名,笔者认为均相当于肾囊风。以笔者所见,"肾囊风疮"后世未有沿用。"阴球开花"后世亦有沿用,比如:清代钱峻《经验丹方汇编》[56]80,程鹏程《急救广生集》[37]94。"肾囊痒"后世亦有沿用,比如:清代邹存淦《外治寿世方》[43]95,叶桂《种福堂公选良方》[59]128,民国陆锦燧《鲟溪秘传简验方》[69]227。

其后清代叶桂《种福堂公选良方》记载有"绣球疯"[59]128 一名，笔者认为亦相当于肾囊风。"绣球疯"后世沿用亦少，以笔者所见，仅有民国陆锦燧《鲟溪秘传简验方》[69]228。

其后清代郑玉坛《彤园医书(外科)》记载有"绣毬风"[62]82 一名，亦相当于肾囊风。以笔者所见，"绣毬风"一名后世未有沿用。

其后清代程鹏程《急救广生集》记载有"肾囊湿"[37]150 一名，亦相当于肾囊风。以笔者所见，"肾囊湿"一名后世未有沿用。

其后民国陆锦燧《鲟溪秘传简验方》记载有"囊湿痒"[69]226，笔者认为亦相当于肾囊风。以笔者所见，"囊湿痒"一名后世未有沿用。

中华人民共和国成立后，1958 年《简明中医外科学》[76]64(南京中医学院外科教研组)使用了"肾囊风"作为正名，此后外科及皮肤科著作大多沿用，比如：1960 年《中医外科学简编》[77]106(卫生部中医研究院)，1960 年《中医外科学讲义》[78]149(上海中医学院外科教研组)，1961 年《中医外科学中级讲义》[79]108(上海中医学院外科教研组)，1964 年《中医外科学》[80]219,220(上海中医学院)，1972 年《中医外科简编》[81]129(上海中医学院外科教研组)，1973 年《中医外科学》[82]199(山东中医学院中医系外科教研室)，1979 年《朱仁康临床经验集》[83]99(中医研究院广安门医院)，1986 年《皮科便览》[84]82,83(李博鉴)，1986 年《中医外科学》[85]82,83(顾伯康)，1987 年《中医外科学》[86]98(辽宁中医学院等)，1988 年《中医外科学》[87]114,115(吴恒亚)，1991 年《中医外科学》[88]164,165(艾儒棣)，1994 年《中医外伤科学》[89]105(许叔亮)，1994 年《中医外科学》[90]343(王沛)，1996 年《中医外伤科学》[91]85(李彪)，1997 年《中医外科学》[92]138,139(陆德铭)，1998 年《实用中医皮肤病学》[93]185(李林)，1998 年《中医外科学》[94]264,265(金之刚)，1999 年《皮肤病中医辨治》[95]169(杜锡贤)，1999 年《中医外科学》[96]77,78(陈淑长等)，2000 年《新编中医皮肤病学》[97]256,257(欧阳恒等)，2000 年《新编中医外科临床手册》[98]298(王少金)，2001 年《中医皮肤病学》[99]127(赵尚华)，2005 年《中医药学名词》[100]277(中医药学名词审定委员会)，2007 年《中医外科学》[101]194(艾儒棣)，2009 年《皮肤病性病中西医结合诊疗与防护》[102]121(杨京慧等)，2014 年《中医药学名词》[103]59(中医药学名词审定委员会)。

亦有使用"绣球风"作为正名的，比如：1980 年《中医外伤科学》[104]106,107(全国中等卫生学校试用教材《中医外伤科学》编写组)，1981 年《实用中医皮肤病学》[105]138(管汾)，1982 年《中医外科学》[106]154(北京中医学院等)，1983 年《简明中医皮肤病学》[107]169(赵炳南等)，1986 年《实用中医外科学》[108]524(尚德俊)，1989 年《中医自学丛书・外科》[109]171(杨医亚等)，1991 年《骨伤科皮科应用必备》[110]124(朱进忠)，1992 年《中西医结全治疗皮肤病》[111]127(张合恩等)，1996 年《中西医结合治疗皮肤病性病》[112]182(范瑞强等)，1996 年《皮科百览》[113]77,78(李博鉴)，1998 年《中医外科学》[114]211(许芝银等)。

亦有使用"阴囊湿疹"作为正名的，比如：1981 年《临床皮肤病学》[115]426(《临床皮肤病学》编写组)，1985 年《中医皮肤病诊疗》[116]118(张曼华)，1985 年《实用中医外科学》[117]455(顾伯华)，1987 年《中医外科学》[118]275,276(顾伯康)，1990 年《中医皮肤病学》[119]77(欧阳恒)，1996 年《现代皮肤病学》[120]393(杨国亮等)，2004 年《皮肤病性病中医洗渍疗法》[121]153(程秋生)，2011 年《农民朋友一定要掌握的 99 个皮肤科知识》[122]5(黄鹤)，2012 年《专家诊治皮肤癣与牛皮癣》[123]83(胡蔚毅)。

亦有使用"阴囊风"作为正名的，比如：1990 年《中医性病治疗学》[124]106(马汴梁)，2014 年《李秀亮中医儿科证治》[125]213(李秀亮)。

亦有使用"胎漏疮"作为正名的，比如 1997 年《现代中医皮肤病学》[126]142(刘忠恕)。

亦有使用"胞漏疮"作为正名的，比如 2001 年《皮科证治概要》[127]273(李博鉴)。

亦有使用“阴囊湿疮”作为正名的，比如2009年《中医外科学》[128]239（张翠月）。

亦有使用“阴囊癣”作为正名的，比如2000年《病证临床集验录》[129]544（李超）。

总之，肾囊风一病最早见于《名医别录》，其时尚名“阴囊痒”。“肾囊风”一名首见于《外科正宗》。此外，《圣济总录》中的“阴囊痒湿”，《三因极一病证方论》中的“癞风”，《仁斋直指方论》中的“肾脏风痒”“肾囊湿疮”，《滇南本草》中的“肾囊风痒”“绣球风”，《秘传证治要诀及类方》中的“肾脏风”，《丹溪心法》中的“肾上风湿疮”，《本草纲目》中的“肾气阴痒”“阴囊湿痒”，《外科启玄》中的“胞漏疮”，《寿世保元》中的“阴囊风痒”，《针方六集》中的“囊痒”，《本草单方》中的“肾风囊痒”，《景岳全书》中的“肾上风”，《外科大成》中的“肾脏风疮”，《洞天奥旨》中的“胞漏”，《疡医大全》中的“肾囊痒”“肾囊风疮”“阴球开花”，《种福堂公选良方》中的“绣球疯”，《彤园医书(外科)》中的“绣毬风”，《急救广生集》中的“肾囊湿”，《鲟溪秘传简验方》中的“囊湿痒”，《中医性病治疗学》中的“阴囊风”，《现代中医皮肤病学》中的“胎漏疮”，《病证临床集验录》中的“阴囊癣”均是肾囊风的异名。“阴囊湿疹”是西医病名，古籍不载，中医书籍亦采用之。

五、文献辑录

《名医别录·乌喙》：“味辛，微温，有大毒。主治风湿，丈夫肾湿，阴囊痒，寒热历节，掣引腰痛，不能行步，痈肿脓结。又堕胎。生朗陵。正月、二月采，阴干。长三寸以上为天雄(莽草为之使，反半夏、栝萎、贝母、白蔹、白及，恶藜芦)。”[1]233,234

《本草经集注·乌头》：“味辛、甘，温、大热，有大毒。主治中风，恶风洗洗，出汗，除寒湿痹，咳逆上气，破积聚，寒热。消胸上痰冷，食不下，心腹冷疾，脐间痛，肩胛痛不可俯仰，目中痛不可力视，又堕胎。其汁：煎之名射罔，杀禽兽。射罔，味苦，有大毒。治尸疰癥坚，及头中风，痹痛。一名奚毒，一名即子，一名乌喙。乌喙，味辛，微温，有大毒。主风湿，丈夫肾湿，阴囊痒，寒热历节，掣引腰痛，不能步行，痈肿脓结。又堕胎。生朗陵川谷。正月、二月采，阴干。长三寸以上为天雄(莽草为之使，反半夏、栝萎、贝母、白敛、白及，恶藜芦)。”[2]342,343

《新修本草·乌头》：“乌头，味辛、甘，温、大热，有大毒。主中风，恶风，洗洗出汗，除寒湿痹，咳逆上气，破积聚寒热。消胸上淡冷，食不下，心腹冷疾，脐间痛，肩胛痛不可俯仰，目中痛不可力视。又堕胎。其汁煎之名射罔，杀禽兽。射罔，味苦，有大毒。疗尸疰癥坚，及头中风痹痛。一名奚毒，一名即子，一名乌喙。乌喙，味辛，微温，有大毒。主风湿，丈夫肾湿，阴囊痒，寒热历节，掣引腰痛，不能步行，痈肿脓结。又堕胎。生朗陵川谷。正月、二月采，阴干。长三寸以上为天雄。”[3]147

《千金翼方·乌喙》：“乌喙：味辛，微温有大毒。主风湿，丈夫肾湿阴囊痒，寒热历节，掣引腰痛，不能行步，痈肿脓结，又堕胎。生朗陵山谷，正月二月采，阴干。长三寸以上为天雄。”[4]28

《证类本草·乌头》：“乌喙(音讳)味辛，微温，有大毒。主风湿，丈夫肾湿阴囊痒，寒热历节，制引腰痛，不能行步，痈肿脓结。又堕胎。生朗陵山谷，正月、二月采，阴干。长三寸以上为天雄。(莽草为之使，反半夏、栝萎、贝母、白敛、白及、恶藜芦。)”[5]277

《卫生易简方·阴癞》：“治肾风阴囊痒……用猪尿胞火炙熟，空心吃，盐汤咽下。”[6]147

《圣济总录·肾虚》：“治肾虚小便无度，阴囊痒湿。五石丸方：钟乳(研)、紫石英(研)、石膏脂(研)、白矾(烧研)、白石英(研各半两)，肉苁蓉(酒浸去皴皮切焙)、甘草(炙锉)、天雄(炮裂去皮脐)、熟干地黄(焙各一两)，龙骨(碎研三分)，上一十味，捣罗为末。炼蜜和丸，如梧桐子大，空心酒下一十丸。日再服。”[7]951

《顾松园医镜·草部》：“蛇床子〔辛苦温，入脾肾二经，地黄汁拌蒸三次后黑色乃佳〕，善起男子阳事痿〔性善益阳，治痿有奇功，不可以贱而忽之〕，能温妇女子宫寒〔阴中寒冷，蜜丸绵裹纳入阴中〕，止白带〔带下如鸡子清不臭者宜之。〕，而擦疮癣，洗阴痒〔用猪肝葱椒油煎，先纳阴户片时，以引虫出，然后同白矾煎汤频洗，男子阴汗阴囊痒湿，并洗有效〕，而浴癞风。温燥之品，相火易动者勿服。”[8]33

《针灸学纲要·胸胁部》：“阴交……脐上一寸，当膀胱上口。主治小腹冷痛，阴囊痒湿。”[9]3

《三因极一病证方论》卷十五：“男子精血不调，外为风冷所袭，致阴下湿痒，搔之不已，流注于脚，悉生疮疡，名曰癞风。世谓肾脏风者，乃认癞为肾也。癞属宗筋，系于肝，胃阳明养之，阳明主肌肉，循经流入四肢，故使四肢生疮，正谓之癞风，非肾脏风也。”[10]265

《仁斋直指方论·肾痒证治》：“蒺藜散……治癞风上攻，耳鸣目眩，下注阴湿疮痒。蒺藜（炒，杵去刺）、草乌头（水浸三日，逐日换水，去皮，晒。各半两），白芷、白附（生）、苍术（炒）、荆芥穗（各二钱半），上㕮，末，米糊丸桐子大。每三十丸，上则茶清，下则盐酒服。”[11]482

“肾脏风痒”：“一方：治肾囊湿疮。密陀僧干姜，滑石。上为末，擦上。”[11]484

《普济方》卷三百一：“癞风证为男子精血不调，被风冷所袭，致阴下湿，痒之不已，流注手脚，悉生疮疡，名曰癞风。世谓肾脏风者，乃认癞为肾也。癞，属宗筋，系于肝，胃阳明养之，阳明主肌肉。此经流入四肢生疮，正胃之癞风，非肾脏风也。”[12]845,846

《秘传证治要诀及类方》卷十一“疮毒门”：“癞风，因精未调，外为风湿所袭，从阴囊湿汗作痒起，流注四肢，手又白色，悉生疮疡，俗谓之肾脏风，四生饮二两，以竹刀细切猪腰一对，银、石器中酒漉，熟烂，研细，和药为圆，如梧子大。如不可圆，入酒醋少许，每服五六十圆，盐、酒空心下。又用花蛇散和消风散，酒调服，或升麻和气饮，嗍乌头煮盐丸及乌荆圆，或花蛇圆。若癞常湿痒，欲得淋洗，则以蛇床子一味煎汤用之。”[13]165

《赤水玄珠·癞风》：“癞风之症，起于下部虚热，或行路体倦，及夏月久坐冷地，为风湿所袭，乃发为疾。其症囊湿皮厚，生水泡疮疥作痒。古方用蛇床子一味，煎汤淋洗，痒甚者，以姜汁入香油数滴，搅匀，涂上自愈。”[14]642

《疡医证治准绳·阴疮》：“【肾藏风疮】戴院使云：癞风因精未调，外为风湿所袭，从阴囊湿汗作痒起，流注四肢，手叉白色，悉生疮疡，俗谓之肾脏风。”[15]305

“阴疮”：“肾脏风痒不可当者，吴茱萸、蛇床子等分，煎汤洗神效。治肾脏阴汗生疮，用苋菜根茎叶，烧灰存性研细，抓破傅之立愈。又苍耳草、蛇床子煎汤，洗之良。”[15]306

《疡医大全·肾囊风门主论》：“王肯堂曰：肾脏风即肾囊风疮，生于隐处，瘙痒成疮，挟有耳鸣目痒，鼻赤齿浮，指甲缝白等证是也（《准绳》）戴院使曰：癞风俗名肾脏风疮，因精水调外，为风湿所袭，从阴囊湿汗作痒起，流注四肢，手叉白色，悉生疮疡（蛇床子、吴茱萸或甘草节煎洗，外用苋菜根、茎、叶，烧存性干掺，并治阴汗生疮）。陈实功曰：肾囊风乃肝经风湿而成，其患作痒，喜浴热汤，其形肾囊疙瘩顽麻，破流脂水者是（《正宗》）。”[16]920,921

卷二十四：“小儿外肾赤肿。老杉木（煨存性）、宫粉（各等分），研细，清油调搽。并治大人绣球风。”[16]906“阴球开花（单方）。狗橘子七个煎汤，入罐内将阴球挂罐口，离汤一二寸，俟熏待温倾盆内洗之，如此者三日痊愈。”“肾囊痒。荷叶、吴茱萸、苍术（各一两）。水煎滚，临洗加皮硝一两洗之。”“申斗垣曰：肝经湿热，外胞囊上起窠子作痒，甚则滴水，湿透中衣，名曰胞漏疮（《启玄》）。又曰：又有杨梅疮毒结于此，以致肾囊破裂，漏水腥臭，久治不痊，宜土茯苓汤加人参等补药治之。”[16]921

《扁鹊神应针灸玉龙经·六十六穴治症》：“蠡沟……别走少阳，在内踝五寸。治项急，腹痛，足寒，腿酸，卒疝，小便不利，肾脏风痒，妇人月水不调，赤白带下，脐下积疼。”[17]438

《世医得效方》卷十九“疮肿科”：“活血驱风散……治肝肾虚为风毒所入，湿痒生疮。当归（去尾）、川芎、白芷、华阴细辛、白蒺藜（炒，去刺）、桃仁（浸去皮尖，焙）、白芍药、半夏（洗）、五灵脂、甘草（各三钱）、苍术（炒）、杜仲（去粗皮，姜汁炒断丝）、辣桂、天麻、薏苡仁、橘红、槟榔、厚朴（去粗皮，姜汁炒），枳壳（去穰切炒。各四钱），上锉散。每服三钱，水一盏半，生姜五片，枣二枚煎，去滓。入乳香末少许，以佐心气，使心肾相交。挟热，去桂、乳香，加黑豆煎服。”[18]645

《医学纲目》卷二十“心小肠部”：“〔《秘》〕肾脏风痒不可当者。吴茱萸、蛇床子等分煎汤洗，神效。”[19]790

《本草汇言》卷十“木部”：“枸杞子……润肺生津，补肾添精之药也（《日华子》）。前古（杨小江稿）言生血气，强阴阳，耐寒暑，坚筋骨，止消渴，去风湿周痹，有十全之功，故《甄氏方》治内损不足，精元失守，以致骨髓空虚，腰脊无力，血亏眼花，虚蒙昏涩。又治骨间风痛，肾脏风痒，滋阴不致阴衰，兴阳常使阳举。俗云枸杞善能治目，非治目也，能壮精益神，神满精足，故治目有效。”[20]660

“泽泻”：“（《丹溪心法》）：治阴汗湿痒，肾囊风疾。用泽泻一两，小茴香、苍术各五钱，水煎服。”[20]465

《杂病源流犀烛》卷二十八：“肾脏风痒方。吴萸、蛇床子等分，煎汤洗。”[21]467

《丹溪心法》卷四：“肾囊湿疮……密陀僧、干姜、滑石，上为末，擦上。”[22]84“又方：治肾上风湿疮及两腿。全蝎（一钱），槟榔（一钱），蛇床子（一钱），硫黄（一钱）。上四味，研如细末。用麻油调入手心搽热，吸三口，用手抱囊一顷。次搽药两腿上。”[22]84

《济阳纲目》卷七十六：“一方……治肾囊湿疮。密陀僧、干姜、滑石，上为末，擦囊上。”[23]1046“又方……治肾上风湿疮，及两腿。全蝎、槟榔、蛇床子、硫黄（各一钱），上为细末，用麻油调入手心擦热，用手抱囊一顷，次擦药两腿上。”[23]1046

《滇南本草》卷三：“绣球藤，生山中有水处。其藤贯串，有小细叶一撮，生于藤上。味苦，性微寒。无毒。主治一切下部生疮，肾囊风痒，洗之，神效。治天疱疮，焙干细末，撒疮上，三剂神效，俗呼杨梅结毒。又烧灰治鼻痔疮，吹入鼻中。或中毒于肺，鼻不能闻香臭者，吹之，鼻窍即通。”[24]677

“苦龙胆草”：“（附方）治肾囊有风瘙痒，或破流黄水，又名绣球风。苦龙胆草、经霜桃叶、蜂房、藜芦、千张纸，共为细末，芝麻油调搽。”[24]497

《验方新编·肾囊风痒》：“用初滚饭汤洗之，洗过倾入鱼池。或用蛇床子同白矾煎汤洗之。如干痒用核桃油润擦，湿痒用炉甘石、蛤粉共研细末扑之。”[25]374

“阴囊奇痒不止”：“名肾囊风，又名绣球风，已破者为肾囊痈。用阉过公猪肉四两（取猪生肾囊之处更妙），胡椒十粒，煎汤洗之，一日数次，数日即愈。屡试如神，此仙方也。”[25]75

《奇效简便良方·肾囊风痒》：“以初滚饭汤洗数次，或鸡蛋黄熬油搽。”[26]27

“绣球风”：“茄一枝，连根叶切片，煎水熏洗一周时。又蒜梗煎洗。男子阳痿囊湿，妇人阴痒，蛇床子煎洗。”[26]27

《虺后方·肾囊风痒》：“猪蹄壳烧灰存性，煎水，先洗患处，后将此药搽之亦好。又方……青矾煎水洗，极妙（并坐板疮亦治）。”[27]86

《慈幼新书》卷十一：“绣球风……蕲艾、川椒、吴萸、明矾、食盐，煎汤熏洗。”[28]36

《本草征要·槐枝》：“味苦，性平，无毒。绣球风，阴囊湿痒。煎频洗，平复如常。可沐头长发，须烧灰煮汤。”[29]127

《济世神验良方·外科附录》：“治囊痒痛（一名绣球风），铁马鞭草入罐内，煨汤熏洗。又方：鸡毛水洗，白果擦之。”[30]117

《奇方类编》卷下：“用老杉木烧灰存性，入官粉，以清油调搽。亦治大人绣球风。”[31]98

"治肾囊风"："老杉木烧灰存性研末，再用鸡蛋煮熟去白存黄，炒出油，调杉木末搽之。"[31]64

《外科症治全生集·癞疥 绣球风》："遇此二症，用合掌散二钱，可敷数次痊愈。临用以右手中指罗门，粘满香油，再在包内粘药，涂入左手心，合掌数摩。俟药止有气而不见形，将两掌擦疮，每日早晚擦二次，三日扫光，再擦三四日不发。马曰：此治癞疥之主方，用之得宜，效如影响。惟肾囊上不可用。"[32]23

《医宗金鉴·肾囊风》："肾囊风发属肝经，证由风湿外袭成，麻痒搔破流脂水，甚起疙瘩火燎疼。【注】此证一名绣球风，系肾囊作痒，由肝经湿热，风邪外袭皮里而成。初起干燥痒极，喜浴热汤，甚起疙瘩，形如赤粟，麻痒，搔破浸淫脂水，皮热痛如火燎者，此属里热，俱宜龙胆泻肝汤服之，外用蛇床子汤熏洗之，洗后，擦狼毒膏甚效。"[33]290

《绛囊撮要·外科》："专治癞疥。阴囊疮效方。硫黄（一两），铁锈（一钱），红砒（六分），共研极细如面，取葱汁调和，涂入粗大碗内，勿使厚薄。以碗覆于瓦上，取艾置碗下熏药，药得熏干，敲药碗声同空碗无异为度，取药再研极细。每遇满身疥疮，及绣球风，用药一钱，可敷数次痊愈。临用以右手中指罗门粘满香油，然后蘸药，涂入左手心，合掌而摩，止有药气，不见药形。将两手擦疮，每日早晚擦二次，三日扫光，再擦三四日不发。"[34]40

《吴氏医方汇编》第二册："小儿外肾肿……蛇床子、归尾、威灵仙、苦参、地骨皮、槐枝、葱白、地肤子、蝉蜕，水煎频洗。又方……老杉木烧灰存性，入官粉，将清油调和涂之。亦治大人绣球风。"[35]109

《本草纲目拾遗》卷六："绣球风……《活人书》：五倍子炒，松萝茶各五钱，研末，茶和敷。"[36]223

卷七："洗肾囊风……姚伯玉方：用粉团花七朵，水煎洗。《良方集要》用蛇床子，涩上野苋绣球花，煎汤洗之。"[36]259

《急救广生集》卷七"疡科"："男子肾囊湿阳痿女人阴痒……用蛇床子煎汤，洗之立愈。(《种福堂方》)肾囊风(一名绣球风)：将鸡蛋煮熟，去白留黄，炒出油，再用老杉木，烧灰存性，调油涂之。"[37]150

卷二"杂症"："肾囊风……鸡蛋炒出油，搽之自效(《奇方类编》)。"[37]50

《急救广生集·阴球开花》："狗橘七只，煎汤入罐内。将阴球挂罐口，离汤一二寸，俟热气熏上，汤将温时，倾盆内，洗球，如此三日痊愈(《单方全集》)。"[37]90

《外科证治全书·肾囊风》："肾囊燥痒，系膀胱风热。用合掌散，以右手中指蘸满香油粘药涂入左手心，合掌磨擦数次，只有药气，不见药形为度。将两掌搓擦患处，每日早晚擦二三次，三日即愈，再擦三四日不发。"[38]86

《临证一得方·绣球风》："(案 78)血燥积热，肾囊肤裂出血，瘙痒难支，症名绣球风，和营润燥主之。白归身、制首乌、柏子仁、苦杏仁、地肤子、中生地、嫩苦参、白鲜皮、单桃仁、威灵仙、豨莶草。"[39]85

《类证治裁》卷五："若夫疠疡类症，则有两臁如癣，虫蚀成疮者，为肾脏风。用四生散以去风邪，六味丸以滋肾水。肾囊湿痒者，为绣球风。蛇床子汤加川椒、茴香、葱。"[40]263

《经验良方全集》卷二："治小儿外肾赤肿用老杉木烧灰存性，入官粉，将清油调和涂之。亦治大人绣球风。"[41]159

卷三："治肾囊风……肾子肿大，一名绣球风。鸡蛋煮熟，去白留黄，炒枯出油。再用老杉木烧灰存性，调油搽之。"[41]200

《经验选秘》卷三："合掌散：治遍身癞疥疮毒，并治阴囊痒、绣球风。硫黄（一两），铁锈（一钱），红砒（六分），共研极细如面，以葱汁调和涂大碗内，勿使厚薄，以碗覆于瓦上，取艾置碗下熏，药熏干敲碗声与空碗无异为度，将药刮下再研极细。临用以右手中指罗门拈满香油，在包内粘药涂入左手心中，两手合掌数摩，只有药气，不见药形，以两手掌擦疮，每日早晚二次，三日扫光，再擦三四日，永不复发。”[42]86

卷一：“阴囊痒……名肾囊风，又名绣球风。已破者为肾囊痈。地骨皮（二两），吴萸（一两）。煎汤，久久熏洗效。”[42]43

《外治寿世方·绣球风》：“五倍子、松萝茶（各五钱）为末，茶调敷。又，杉木焙灰，熟鸡子黄炒油调搽。”[43]94

“肾囊痒”：“干者用油核桃研油润之。湿者用炉甘石灰、蛤粉末掺之。又，干荷叶摘碎，以口水润软，贴痒处，立效。又，艾叶 苏叶 明矾（各三钱）煎水洗之。”[43]95

《外科方外奇方》卷四：“紫苏散……六一散（四钱），紫苏叶（一钱五分），儿茶（一钱），赤石脂（二钱），共为细末，先以紫苏、紫背浮萍煎汤重（熏）洗，然后敷之。专治阴囊烂，名绣球风。”[44]129

《本草纲目·主治》第三卷：“【内服】白芷、羌活、防风、柴胡、白术、麻黄根、车前子、白蒺藜、白附子、黄芩、木通、远志、藁本香、黑牵牛、石菖蒲、生地黄、当归、细辛、山药、荆芥穗、补骨脂（男子阴囊湿痒）、黄芪（阴汗，酒炒为末，猪心蘸食）、毕勃没（止阴汗）、苍术、龙胆草、川大黄、天雄、大蒜（阴汗作痒，同淡豉丸服）、栀子仁、茯神、黄柏、五加皮（男女阴痒）、杜仲、滑石、白僵蚕（男子阴痒痛）、猪脬（肾气阴痒，火炙，盐酒下。）”[46]149

《本草单方》卷九：“肾风囊痒。川椒、杏仁研膏涂掌心，合阴囊而卧。甚效（《直指》）。阴囊湿疮，出水不瘥。用五倍子、腊茶各五钱，腻粉少许，研末。先以葱椒汤洗过，香油调搽，以瘥为度（《圣惠方》）。”[47]188

《外科启玄·胞漏疮》：“此疮乃肝经湿热所致，外胞囊上起窠子作痒，甚则滴水。湿其中衣，久治不痊者，宜服黄芩、滑石、牵牛、大黄、甘草、木通等剂，以逐其湿。外以鲫鱼散搽之效。”[48]52

《洞天奥旨·阴囊破裂漏水疮 胞漏疮》：“阴囊之外破裂漏水，此非痔漏之漏也，乃杨梅毒气未散，结于囊中也。然而，杨梅疮生于身上，既已痊愈，何外囊独留毒乎？盖服败毒之药过多，必伤元气，则膀胱之气难化，而毒尚存于囊中矣，所以破裂漏水也。治之法必须补气以健膀胱，益之分消之药为妙。断不可更服祛毒之味，重伤元气也。胞漏者，囊中起窠子作痒，乃搔抓破损，而水遂外滴，尚不至破裂而漏水，此乃肝经湿热，非膀胱受毒也。分消肝经之湿热，亦易奏功耳。”[49]105

《寿世保元·癞疝》：“一治阴囊风痒，浮萍煎水洗之。如成疮，用黄连、轻粉、鸡蛋壳烧灰，将末擦之，即已。”[50]360

《济世全书·兑集》卷八：“治阴囊风痒方用紫背浮萍，不拘多少，煎水洗之。如成疮，黄连、轻粉、鸡蛋壳烧灰，将末擦之即已。”[51]1060

《外科正宗》卷十：“肾囊风乃肝经风湿而成。其患作痒，喜浴热汤；甚者疙瘩顽麻，破流脂水，宜蛇床子汤熏洗二次即愈。”[52]269

《外科大成》卷二：“肾囊风者，阴囊作痒，甚则疙瘩顽麻，破流脂水。由肝经风湿所致，宜龙胆泻肝汤、柴胡胜湿汤、蒜豉丸服之，蛇床子汤熏洗之。”[53]176,177“肾脏风疮，即肾囊风也。以其久之则有耳鸣、目痒、鼻赤、齿浮、手叉白色等症，及上攻下注，遍体生疮。宜三因四生散。”[53]176,177

《证治汇补》卷七“腰膝门”：“附：肾囊风是症乃肝经风湿，作痒不已，喜浴热汤。甚则疙瘩顽麻，破流脂水。宜蛇床子汤熏洗，或吴茱萸汤更妙。”[54]339

《本草备要·荷叶》：“苦平。其色青，其形仰，其中空，其象震（震仰盂），感少阳甲胆之气。烧饭合药，裨助脾、胃而升发阳气（洁古枳术丸，用荷叶烧饭为丸），痘疮倒靥者，用此发之（僵蚕等分为末，胡荽汤下。闻人规曰：胜于人牙、龙脑）。能散瘀血，留好血。治吐、衄、崩、淋，损伤产瘀（熬香末服），一切血证，洗肾囊风（东垣曰：雷头风症，头面疙瘩肿痛，憎寒恶热，状如伤寒，病在三阳，不可过用寒药重剂，诛罚无过，处清震汤治之。荷叶一枚，升麻、苍术各五钱，煎服。

郑奠一曰：荷叶研末，酒服三钱，治遗精极验）。”[55]170，171

《经验丹方汇编·下疳及肾囊风、囊痈等诸证》：“肾囊风（痒痛，有黄水不干者）……蚯蚓泥同真粉停对，井水调敷，干为妙，永不再发。若痒不可忍，用大叶杨柳叶一握，煎水乘热熏洗，后以蚯蚓屎焙干燥，研末掺之，三、四次即愈。一用墙头上酱板豆草（或鲜或收干），煎汤洗，愈。绣球花煎洗尤妙（姚伯玉方）。”[56]80“阴球开花……狗脊七只，煎汤入罐内，将阴球挂罐口，离汤一二寸，俟热气熏上。汤将温时，倾盆内洗球。如此三日，全愈（《单方集验》）。”[56]80

《村居救急方》卷六：“肾囊风……痒不可忍，用大叶杨柳叶煎水薰洗，或墙上酱板豆草煎洗，后以蚯蚓屎焙掺之。”[57]207

《本草从新》卷十“荷叶”：“苦平。其色青，其形仰，其中空，其象震（震仰盂），感少阳甲胆之气。烧饭合药，裨助脾胃，而升发阳气（洁古枳术丸，用荷叶烧饭为丸）。痘疮倒黡者，用此发之（僵蚕等分为末，胡荽汤下）。能散瘀血，留好血。治吐衄崩淋，损伤产瘀，一切血证。洗肾囊风（郑奠一曰：荷叶研末，酒服三钱，治遗精极验。东垣曰：雷头风证，头面疙瘩肿痛，憎寒壮热，状如伤寒，病在三阳，不可过用寒药重剂，诛伐无过，处清震汤治之。荷叶一枚，升麻、苍术各五钱，煎）。升散消耗，虚者禁之。”[58]153

《种福堂公选良方》卷四：“治肾囊风湿热疙瘩作痒，搔之则痛，名蛇床子汤。蛇床子、归尾灵仙、苦参（各五钱），用水五碗煎数滚，入盆内先熏后洗，两三次即愈。”[59]128“治肾囊疯肾子肿大：一名绣球疯。将鸡蛋煮熟，去白留黄炒出油，再用老杉木烧灰存性，调油搽之。”“治肾囊痒方：用葱三十根，胡椒、花椒各一两，蛇床子末一两，均作三服，煎汤洗之立愈。”[59]128

《文堂集验方》卷二：“〔肾囊风肾子肿大〕鸡蛋煮熟去白留黄，炒枯出油，再用老杉木烧灰存性，调油搽之。”“〔囊痒〕燥者以油核桃取油润之，湿者五加皮、千里光、明矾、刘寄奴、莃莶草，煎汤洗之。猪窠草（生小猪时者）煎汤洗，陈壁土研末扑上愈。阴囊、肾茎、肛门瘙痒难忍，用陈葫芦烧灰存性，擦糁患处立愈。”[60]60

《伤寒瘟疫条辨》卷六：“莲子（福建者佳），味甘涩，气平。益十二经脉气血，涩精气，厚肠胃，除湿热，治脾泻久痢，白浊梦遗，血淋吐衄崩漏（莲子、茯苓等份，入雄猪肚内，煮烂捣丸，莲叶汤下，治前证悉效）。此脾之果也，交水火而媾心、肾，安静上下君相二火，犹黄婆媒合婴儿姹女之理也。莲藕生甘寒，凉血散瘀，止渴除烦；熟甘温，益胃补心，止泻平怒。莲须清心滋肾，益血固精。莲叶色青中空，形仰像震，补脾胃而升阳，散瘀血而生新。主一切血证，洗肾囊风湿，疗梦遗泄精。奠一云：莲叶为末，酒调服三钱，龙骨、牡蛎不若也。”[61]310，311

《彤园医书·外科》卷三“外科病症”：“肾囊风……古名绣毬风，由肝经湿热风邪外袭，搏于皮里，初起干燥痒极，喜浴热汤，甚起疙瘩，形如赤粟，搔破浸淫脂水，麻热痛如火燎，此属里热。内服龙胆泻肝汤；外洗蛇床汤，洗后搽狼毒膏。轻者煎地肤子汤勤洗，常搽过灯油，猪油调灶心土。”[62]82

《疡科捷径》卷中：“肾囊风发属肝经，风湿熏蒸外袭成。痒痛搔穿流血水，甚而疙瘩亦多生。蛇床子汤……蛇床汤内苦参归，更入灵仙用有奇。河水同煎熏患处，肾囊风痒洗之宜。蛇床子（五钱），威灵仙（五钱），当归（五钱），苦参（五钱），四味煎汤洗净。”[63]

《潜斋简效方·二阴诸病》：“肾囊风……鸡子黄炒出油搽之。”[64]485

《外科传薪集·专治肾囊风（去风消痒除湿。）》：“威灵仙（五钱），蛇胆子（五钱），当归尾（五钱），缩砂壳（三钱），土大黄（五钱），苦参（五钱），老葱头（七个），用水五碗，煎数滚，倾入盆内，先熏，候温浸洗。”[65]28

《疑难急症简方》卷四：“又方：阴囊奇痒，名肾囊风，又名绣球风，已破者为肾囊痈。阉公猪肉（四两，须肾处者佳），胡椒（十粒，打碎），煎洗，日数次，数日愈。或包盐蒲包(一块，约一尺大)，熬汤洗之。洗毕，原水存留，再热再洗，一日数次，三日愈。患二三十年者，屡效。或新荷叶(一张)，连须葱头(七个)，煎，先熏后洗。”[66]192

《外科备要·肾囊风》:“古名绣球风，由肝经湿热，风邪外袭皮里而成。初起干燥痒极，喜浴热汤，甚起疙瘩，形如赤粟，麻痒，抓破津淫脂水，皮热痛如火燎者，此属里热，内服龙胆泻肝汤(荒)，外洗蛇床汤(剑)。洗后擦狼毒膏(菜)，轻者煎地肤子汤勤洗，常搽过灯油，猪油调灶心土亦效。槐枝煎水洗，住痒。”[67]246

《疡科纲要》卷上:“溃疡流水，凡皮肤之病，皆湿盛也。如疥疮、天泡疮、黄水疮之属，奇痒异常，皆有水无脓，皆湿热之淫溢于肌腠者也。其水黄浊而黏，其毒甚炽，最易浸淫四窜，不独一人之身沾染此水，随即发粒痒瘙，他人沾之，亦易传染。而湿盛之人，感触其气，亦即同病，此湿疥、天泡疮之类，所以为流行病之一类。世俗之人，望而却步，诚非无因，是为疡疮水毒之滋蔓者。此外如游风湿注，湿臁湿癣，阴䘌疮、肾囊风、坐板疮诸证，虽不致传染他人，而湿痒腐化，为患略等。此疡科流水之一大类也。”[68]29

《鲟溪秘传简验方》卷下:“肾囊风，肾子肿大，一名绣球疯。鸡蛋煮熟，去白留黄，炒出油，老杉木烧灰，调油搽之。”[69]228

《鲟溪秘传简验方》卷下:“囊湿痒。先以葱、椒煎汤洗，再以五倍子、腊茶，研末，少加铅粉，搽。肾囊痒，葱三十根，胡椒、花椒各一两，蛇床子末一两。均作三服，煎汤洗。”[69]226,227

《增订通俗伤寒论·第三编 证治各论》:“亦有囊痒不已，甚则疙瘩顽麻，破流脂水，谓之肾囊风证，是由肝经风湿，宜敷药，或熏洗以治之，宜蛇床子、绣球花，或大叶杨柳，煎汤，乘热熏洗，再以蚯蚓焙为末，掺之即愈。如无脂水，以井水调敷，或吴萸煎汤熏洗，若但阴囊开花，以枸橘七枚，煎汤熏洗，三日可愈。”[70]416,417

《外科十三方考·小儿肾囊风》:“此症多因湿热窜入膀胱而成，治方如下：蒲黄(一两)，胡连(一两)，苍术(一两)，右共末，以葱白一握捣烂，入药在内，调敷患处。又方：以千年石灰调好醋搽之，亦效。”[71]122,123

《针方六集》卷六“兼罗集”:“长强，穴在尾骶骨端。刺入三分，大痛无喜是穴。泻，可灸二七壮。又治猢狲劳，并囊痒。”[72]199

《秘方集验》卷下:“囊痒……燥者，油核桃油润之；湿者，五加皮、千里光、明矾、刘寄奴、豨莶草，煎汤洗之。肾肠风痒痛，陈壁土研末扑上，愈。”[73]91

《四科简效方·囊痒》:“川椒、杏仁研膏涂。”[74]547

《景岳全书·肾脏风疮》:“凡肾囊湿痒，抓破成疮，俗名肾上风也。外治之法，但以黄丹、枯矾、生牡蛎，共为末，搽擦即愈。或以蛇床子同白矾煎汤洗之，亦可。”[75]609

《简明中医外科学》:“肾囊风发于阴囊，又名绣球风。是由肝经湿热，风邪外袭而成。”[76]64

《中医外科学简编》:“本病生于肾囊(阴囊)，因肝经湿热下注，外受风邪所袭而发，故名肾囊风，又因形似绣球花，故俗名绣球风。”[77]106

《中医外科学讲义》:“肾囊风生于肾囊表皮，又名绣球风。”[78]149

《简明中医古病名辞典》:“肾脏风：《医门补要》卷中‘肾脏中风者’，即湿脚气。指因水湿之邪，从下感受致经络不得宣通而引起足胫肿大、麻木重着、软弱无力、或生臁疮、小便不利、舌苔白腻、脉濡缓的病证。相当于现代医学的脚气病湿型等疾患。”[45]115,116

《中医外科学中级讲义》:“湿疹分急性、慢性两种，不论性别、年龄，均可发生，也可发生于全身任何部位，剧烈搔痒，容易复发。由于患病部位不同，而有种种名称，如发于面部的叫奶癣(婴儿湿疹)，发于鼻部的叫鼻䘌疮，发于耳部的叫旋耳疮，发于臀部的叫坐板疮，发于阴囊部的叫肾囊风，发于四肢臂弯处的叫四弯风等。总之虽部位病名不同，但证治相仿，故合并于本节论述。”[79]108

《中医外科学》(上海中医学院):“湿疹是一种常见皮肤病,分为急性、慢性两种,任何性别、年龄均可发生,也可发生于全身任何部位。其特征常对称发作,有剧烈搔痒的感觉。由于患病部位的不同而有各种各样的特点与病名。湿疹是近代的病名,虽古代文献中未见此名,但依据部分的‘癣’‘疮’‘风’等证状,如婴儿发于面部的奶癣(胎癥疮),发于鼻部的鼻𧏾疮,发于耳部的旋耳疮,发于阴囊部的肾囊风,发于四肢弯曲处的四弯风,皆属本病的范围。”[80]219,220

《中医外科简编》:“湿疹分急性、慢性两种,不论性别、年龄,均可发生,也可发生于全身任何部位,剧烈搔痒,容易复发。由于患病部位不同,而有种种名称,如发于面部的叫奶癣(婴儿湿疹),发于鼻部的叫鼻𧏾疮,发于耳部的叫旋耳疮,发于臀部的叫坐板疮,发于阴囊部的叫肾囊风,发于四肢臂弯处的叫四弯风等。总之虽部位病名不同,但证治相仿,故合并于本节论述。”[81]129

《中医外科学》(山东中医学院中医系外科教研组):“湿疹是一种过敏性的浅在皮肤炎症,分急、慢性两种。不论年龄、性别均可发生,也可以发生于全身任何部位。其特征为剧烈奇痒,反复发作,常对称发生。祖国医学文献未见湿疹病名,对其论述散在于‘癣’‘疮’‘风’等范围内。如婴儿面部湿疹称为‘奶癣’;外耳廓背后根部湿疹称为‘旋耳疮’;局限性湿疹称为‘湿毒疮’;阴囊部湿疹称为‘肾囊风’或‘绣球风’;肘膝部湿疹称为‘四弯风’等。”[82]199

《朱仁康临床经验集》:“中医对湿疹的命名,大致可分为局限和泛发两大类。例如泛发全身,浸淫遍体,渗水极多者名‘浸淫疮’;周身遍起红粟,搔痒极甚为‘粟疮’;抓之出血者名‘血风疮’;若局限于一处,称为‘湿毒疮’。由于发病部位不同,又有不同名称:如发于耳廓者称‘旋耳疮’;发于手背者称‘病疮’;发于小腿者称‘湿臁疮’;发于阴囊部称‘肾囊风’或‘胞漏疮’;发于脸部之脂溢性湿疹称‘面游风’等。此外婴幼儿湿疹称‘胎𤸷疮’‘奶癣’等。”[83]99

《皮科便览》:“肾囊风,近似于现代医学的阴囊湿疹,是一种以阴囊作痒,破流脂水为特征的皮肤病,故名。根据其发病特点,中医学文献中又有‘胞漏疮’‘肾脏风疮’‘绣球风’等名。如清代《医宗金鉴·外科心法要诀》记载:‘此证一名绣球风,系肾囊作痒,由肝经湿热,风邪外袭皮里而成。初起干燥痒极,喜浴热汤,甚起疙瘩,形如赤粟,麻痒,搔破浸淫脂水,皮热痛如火燎者,此属里热。’本病好发于阴囊,亦可累及肛周、阴茎。病程较久,易于反复。”[84]82,83

《中医外科学》(顾伯康,1986):“湿疮是指皮损多种,形态各异,总有瘙痒糜烂流滋结痂证候的皮肤疾患。一般可分为急性、亚急性和慢性三类。本病具有多形性损害、对称分布、自觉瘙痒、反复发作、易演变成慢性等特点。男女老幼皆可发病,而以先天禀赋敏感者为多,无明显季节性,但冬季常常复发。急性者多泛发全身,慢性者往往固定在某些部位,亚急性者介于两者之间,在有些部位,尚有其特殊的表现。中医文献依据其发病部位和性质的特点而有不同的名称。浸淫遍体,滋水极多者,称‘浸淫疮’。如《诸病源候论》中说:‘浸淫疮是心家有风热,发于肌肤,初生甚小,先痒后痛而成疮。汁出浸溃肌肉,浸淫渐阔,乃遍体。’以丘疹为主的又称‘血风疮’或‘粟疮’,如《医宗金鉴》中说:‘遍身生疮,形如粟米,瘙痒无度,搔破时,津脂水,浸淫成片’。发于耳部的称‘旋耳疮’;发于手部的称‘病疮’;发于乳头部的称‘乳头风’;发于脐部的称‘脐疮’;发于阴囊部的称‘肾囊风’;发于下肢弯曲部的称‘四弯风’等。”[85]137

《中医外科学》(辽宁中医学院等):“湿疮相当于现代医学的湿疹,是过敏性炎症性的皮肤病,可分为急性、亚急性、慢性三类。本病具有多形性损害,对称分布,自觉瘙痒,反复发作,易溃变成慢性等特点,是一种常见的皮肤病。根据发病部位和性质的特点而有不同的名称。归纳起来有两类:泛发性的称浸淫疮、血风疮、粟疮；局限性的有旋耳疮、肾囊风、四弯风、乳头风、脐疮，婴儿湿疹称胎㾦疮。”[86]98

《中医外科学》(吴恒亚)：“本病是一种皮损多样，形态不一，以瘙痒糜烂渗出为特征的皮肤疾患。《诸病源候论》中说：‘浸淫疮是心家有风热，发于肌肤，初生甚小，先痒后痛而成疮。汁出浸溃肌肉，浸淫渐阔，乃遍体。’《医宗金鉴》曰：‘遍身生疮，形如粟米，瘙痒无度，搔破时，津脂水，浸淫成片’。中医文献中根据其发病部位和特点的不同，而有不同名称，归纳起来大致有两类：泛发于全身的称浸淫疮、血风疮、粟疮；局限于一定部位的称旋耳疮、肾囊风、四弯风、乳头风、脐疮、病疮等。发于婴儿者称胎㾦疮，俗称奶癣。目前临床上一般分为急性湿疮、慢性湿疮和婴儿湿疮。”[87]114,115

《中医外科学》(艾儒棣，1991)：“湿疹是一种常见皮肤病，分有急性、慢性两种，任何性别、年龄可发生，也可发生于全身任何部位。其特征常对称发作，有剧烈瘙痒的感觉。由于患病部位的不同而有各种各样的特点与病名。湿疹是近代的病名，虽古代文献中未见此名，但依据部分的‘癣’‘疮’‘风’等证状，如婴儿发于面部的奶癣(胎㾦疮)，发于鼻部的鼻䘌疮，发于耳部的旋耳疮，发于阴囊部的肾囊风，发于四肢弯曲处的四弯风等，皆属于本病的范围。本病的特点是：具有多形性损害，对称分布，自觉瘙痒，反复发作，易演变成慢性等。”[88]164,165

《中医外伤科学》(许书亮)：“湿疮是指皮损多种，形态各异，总有瘙痒糜烂流滋结痂证候的皮肤疾患。本病具有多形性损害、对称分布、自觉瘙痒、反复发作、易演变成慢性等特点。无明显年龄及季节差异。根据其病程和皮损特点可分为急性、亚急性及慢性湿疮。根据发病范围可分为全身和局部两类。发于全身者，如浸淫遍体，滋水流溢者，称‘浸淫疮’。以丘疹为主的又称‘血风疮’或‘粟疮’。发于局部者，发于耳部的称‘旋耳疮’；发于手部的称‘病疮’；发于乳头部的称‘乳头风’；发于脐部的称‘脐疮’；发于阴囊部的称‘肾囊风’；发于下肢弯曲部的称‘四弯风’。”[89]105

《中医外科学》(王沛)：“《外科正宗・纽扣风》中说：‘纽扣风皆由风湿凝聚生疮，久则瘙痒如癣，不治则沿漫项背。’指的是胸前部湿疹。其‘肾囊风’中说：‘其患作痒，喜欲热汤，甚者疙瘩顽麻，破流滋水。’指的是阴囊湿疹。清《医宗金鉴・外科心法要诀》中有‘旋耳疮’则说：‘此证生于耳后缝间，延及耳折上下，如刀裂之状，色红，时津黄水。’指的是耳部湿疹。书中‘四弯风’指的是下肢湿疹；‘鼻䘌疮’指的是鼻部湿疹，以后诸家把乳部湿疹叫‘乳头风’；脐部湿疹叫‘脐疮’等。”[90]343

《中医外伤科学》(李彪)：“湿疮是指皮损多种、形态各异、总有瘙痒糜烂流滋结痂证候的皮肤疾患。一般可分为急性、亚急性和慢性三类，以具有多形性皮损，对称分布，自觉瘙痒，反复发作，易演变成慢性为特征。男女老幼皆可发病，而以先天禀赋不耐者为多，无明显季节性，但冬季常常复发。中医文献依据其发病部位和性质特点而有不同的名称：浸淫遍体，滋水极多者，称浸淫疮；以丘疹为主的称血风疮或粟疮；发于耳部的称旋耳疮；发于手部的称病疮；发于乳头部的称乳头风；发于脐部的称脐疮；发于阴囊部的称肾囊风；发于下肢弯曲部的称四弯风，但总称之为湿疮。相当于西医的湿疹。”[91]95

《中医外科学》(陆德铭)：“湿疮是一种过敏性炎症性皮肤病。其特点是具有对称分布，多形损害，剧烈瘙痒，倾向湿润，反复发作，易成慢性等。根据病程和皮损特点，一般可分为急性、亚急性、慢性三类。湿疮根据发病部位不同，名称各异，如发于耳部者，称为旋耳疮；发于手部者，称为病疮；发于阴囊部者，称为肾囊风；发于脐部者，称为脐疮；发于肘、膝弯曲部者，称为四弯风；发于乳头者，称为乳头风。此外，根据皮损形态的不同，也有不同的名称，如以丘疹为主者，称为血风疮或粟疮；浸淫全身，滋水较多者，称为浸淫疮。相当于西医的湿疹。”[92]138,139

《实用中医皮肤病学》:“肾囊风是发生在阴囊部的皮肤病,相当于现代医学的阴囊湿疹。”[93]185

《中医外科学》(金之刚):“湿疹是一种常见的、多发的变态反应性皮肤病,是一种以红斑、丘疹、水疱、渗出、糜烂和肥厚等多种皮肤损害为临床特征,并且常对称分布、伴瘙痒。本病有急性、慢性和亚急性之分,急性者多泛发于全身,慢性者往往固定在某些部位,亚急性介于二者之间。中医学中的血风疮,浸淫疮、粟疮、旋耳疮及乳头风等相当于本病。中医学将湿疹散记在有关带有疮、风、癣的病名文献中,并根据湿疹的发病部位和性质特点而进行不同命名。如急性湿疹,渗出为主的称之为浸淫疮。若以丘疹红斑为主的则称之为‘血风疮’或粟疮。此外亦有将血风疮称之为局限性湿疹的,如《外科启玄·论血风疮》说:‘此疮多在两小腿里外臁,上至膝,下至踝骨,乃血受风邪而生也,多痒,抓破出黄水成疮’,这里是指下肢胫前局限性湿疹。此外,发于阴囊部的称之为‘肾囊风’;发于脐部的又有‘脐疮’之称;发于手部的有‘病疮’之称,发于肘,膝关节屈侧部的则称之为‘四弯风’等。”[94]264,265

《皮肤病中医辨治》:“湿疹是一种常见的过敏性皮肤病,四季均可发生,可见于任何年龄,可发生于任何部位;其特点是皮损多形性,分布对称,剧烈瘙痒,容易反复发作和演变成慢性。中医依据该病发病部位和临床表现而有多种名称,如发于头面部的称为‘头面疮’,发于耳部的称‘旋耳疮’,发于脐部的称‘脐疮’,发于阴囊部的称‘肾囊风’,发于踝膝部的称‘四弯风’,发于婴儿的称‘奶癣’,滋水浸淫者称‘浸淫疮’,一般称‘风湿疡’‘湿疮’等。”[95]169

《中医外科学》(陈淑长等):“湿疮是指皮损多种、形态各异,总有瘙痒糜烂流滋结痂的皮肤疾患。本病相当于西医之湿疹。本病分急性、亚急性、慢性三类。临床特点:具有多形性损害、对称分布、自觉瘙痒、反复发作、易演变成慢性的特点。不同部位的不同名称:浸淫遍体,滋水极多者,称浸淫疮。以丘疹为主的湿疮,称血风疮或粟疮。发于耳部的湿疮,称旋耳疮。发于手部的湿疮,称病疮。发于乳头部的湿疮,称乳头风。发于脐部的湿疮,称脐疮。发于阴囊部的湿疮,称肾囊风。发于下肢部弯曲部的湿疮,称四弯风。”[96]77,78

《新编中医皮肤病学》:“湿疮是指由多种内外因素所引起的一种具有明显渗出倾向的皮肤炎症性疾病。以多形性皮损、对称分布、易于渗出、自觉瘙痒、反复发作和慢性化为临床特征。男妇老幼皆可罹患。而以先天禀赋不耐者为多。一般分为急性、亚急性、慢性三期。本病相当于西医所指的湿疹。中医古代文献无湿疮之名,一般依据其发病部位、皮损特点而有不同的名称。若浸淫遍体,滋水极多者,称‘浸淫疮’;以丘疹为主者,称‘血风疮’或‘粟疮’;发于耳部者,称‘旋耳疮’;发于乳头者,称‘乳头风’;发于阴囊者,称‘肾囊风’或‘绣球风’;发于四肢弯曲部者,称‘四弯风’;发于婴儿者,称‘奶癣’或‘胎敛疮’等。湿疮属疮、癣、风的范畴。”[97]256,257

《新编中医外科临床手册》:“湿疮是指皮损多种,形态各异,总有瘙痒,糜烂流滋结痂证候的皮肤疾患。一般可分为急性、亚急性和慢性三类。本病具有多形性损害,对称分布,自觉瘙痒,反复发作,易演变成慢性等特点。男女老幼皆可发病,而以先天禀赋敏感者为多,无明显季节性,但冬季常常复发。急性者多泛发全身;慢性者往往固定在某些部位;亚急性者介于两者之间,在有些部位,尚有其特殊表现。中医文献依据其发病部位和性质的特点而有不同的名称。如浸淫遍体,滋水极多者,称‘浸淫疮’。如《诸病源候论》中曰:‘浸淫疮是心家有风热,发于肌肤,初生甚小,先痒后痛而成疮。汁出浸溃肌肉,浸淫渐阔,乃遍体。’以丘疹为主的又称‘血风疮’或‘粟疮’。如《医宗金鉴》中说:‘遍身生疮,形如粟米,瘙痒无度,搔破时,津脂水,浸淫成片。’发于耳部的称‘旋耳疮’;发于手部的称‘病疮'；发于乳头部的称'乳头风'；发于脐部的称'脐疮'；发于阴囊部的称'肾囊风'；发于下肢弯曲部的称'四弯风'等。西医称为湿疹。"[98]298

《中医皮肤病学》(赵尚华)："湿疹是一种由多种内外因素引起的皮损多种，形态各异，总有瘙痒糜烂流滋结痂症状的皮肤疾患。一般可分为急性、亚急性和慢性三类。本病个有多形性损害、对称分布、自觉瘙痒、反复发作、易演变成慢性等特点。男女老幼皆可患病，而以先天禀赋敏感者为多，无明显季节性，但冬季常常复发。急性者多泛发全身，慢性者往往固定在某些部位，亚急性者介于两者之间，在有些部位，尚有特殊的表现。中医文献依据其发病部位和性质的特点而有不同的名称。浸淫遍体，滋水极多者，称'浸淫疮'；以丘疹为主的称'血风疮'或'粟疮'；发于耳部的称'旋耳疮'；发于手部的称'病疮'；发于乳头部的称'乳头风'；发于脐部的称'脐疮'；发于阴囊部的称'肾囊风'；发于四肢弯曲部的称'四弯风'。现代医学认为，过敏体质，外来各种物理的、机械的、化学的、药物的、羊毛羽绒的刺激，以及精神紧张、过度劳累、感染病灶等，均可引起本病的发生。"[99]127

《中医药学名词》(2015)："肾囊风 scrotum eczema。发生于阴囊皮肤湿疮。"[100]277

《中医外科学》(艾儒棣，2007)："肾囊风(阴囊湿疹)：急性者皮色潮红，水疱糜烂，滋水浸淫；慢性者皮肤肥厚，皮纹加深，颜色变白或变黑，均有剧痒。"[101]194

《皮肤病性病中西医结合诊疗与防护》："湿疮是指由多种内外因素所引起的一种具有明显渗出倾向的皮肤炎症性疾病。以多形性皮损、对称分布、易于渗出、自觉瘙痒、反复发作和慢性化为临床特征。男女老幼皆可罹患。而以先天禀赋不耐者为多。根据皮损表现和发病部位不同，又有浸淫疮、血风疮、旋耳疮、乳头风、肾囊风、四弯风等不同病名。"[102]121

《中医药学名词》(2014)："肾囊风 scrotum eczema……又称'绣球风'。发生于阴囊部，以瘙痒、脱屑、肥厚为主要表现的湿疮。相当于阴囊湿疹。"[103]59

《中医外伤科学》(全国中等卫生学校试用教材《中医外伤科学》编写组)："湿疹是过敏性皮肤炎性反应，是一种常见多发的皮肤病。其特征为皮疹具有多形性，对称性分布，易于渗出，反复发作，自觉瘙痒，易演变复发成慢性，可泛发全身，又可限局于某个局部。中医学记载的'旋耳疮''绣球风''奶癣'等，皆属于湿疹的范畴。"[104]106,107

《实用中医皮肤病学》："湿疹，是临床上常见的炎症性、变应性皮肤病。中医学文献中记载类似湿疹之病甚多，如周身遍发红粟、瘙痒剧烈者名粟疮；渗水淋漓、泛发全身者，名浸淫疮；抓之出血者，则为血风疮。若按发病部位不同，则又有发于耳部的旋耳疮或月蚀疮；发于手背的病疮；发于乳头者，为乳头风；发于脐围者，名脐疮；发于肘弯、腘窝者，名四弯风。阴囊部的湿疹，则名绣球风或肾囊风；生于小腿部的名湿臁疮等。此外，尚有风湿疡(急性湿疹)、顽湿(慢性湿疹)等名。"[105]138

《中医外科学》(北京中医学院等)："湿疹是一种常见的过敏性炎性皮肤病。其特征为皮疹具有多形性，易于渗出，自觉搔痒，常对称分布和反复发作。中医所谓'浸淫疮''旋耳疮''绣球风''回弯风''奶癣'(胎癥疮)等，有似急性湿疹、耳周湿疹、阴囊湿疹、肘膝窝部湿疹及婴儿湿疹。"[106]154

《简明中皮肤病学》："湿疹是一种常见的过敏性炎性皮肤病，其特征为皮疹具有多形性，易于渗出，自觉瘙痒，常对称分布和反复发作。中医学文献中记载的'浸淫疮''旋耳疮''绣球风''四弯风''奶癣'(胎癥疮)等类似急性湿疹、耳周湿疹、阴囊湿疹、肘膝窝部湿疹及婴儿湿疹等。如《医宗金鉴·外科心法》浸淫疮记载：'此证初生如疥，瘙痒无时，蔓延不止，抓津黄水，浸淫成片'。又如胎癥疮记载：'此证生婴儿头顶或生眉端，又名奶癣'。"[107]169

《实用中医外科学》(尚德俊):"湿疹是一种过敏性炎性皮肤病。祖国医学文献未见湿疹病名,包括在'癣''疮''风'等范围内。如婴儿面部湿疹称为'奶癣'等;外耳部湿疹称为'旋耳疮';局限性湿疹称为'湿毒疮';阴囊部湿疹称为'肾囊风''绣球风'等。"[108]524

《中医自学丛书·外科》:"湿疹,一般叫湿气,是一种常见的瘙痒性皮肤病。因发病部位不同,其名称各异。如生在面部的叫面游风;生在手部的叫病疮;生在乳头部的叫乳头风;生在脐部的叫脐疮;生在阴囊部的叫肾囊风或绣球风;生在女性会阴部的叫阴蚀;生在肘窝、腘窝部的叫四弯风;生在肛门部的叫肛门作痒;生在小腿部的叫爪风疮、或湿毒疮;若泛发全身起红粟、瘙痒剧烈,抓之出血者叫血风疮;瘙痒糜烂有脂水侵淫的叫浸淫疮等。婴儿患湿疹叫胎癥疮等。"[109]171

《骨伤科皮科应用必备》:"绣球风是旨发生于阴囊的形如粟米,色红,麻痒,搔破流水或热痛的疾病。又名肾囊风。西医称为阴囊湿疹。多因肝经湿热下注,风邪外袭所致,治宜除湿清热。"[110]124

《中西医结合治疗皮肤病》:"湿疹是皮肤科最常见的疾病之一,是由多种因素引起的变态反应性皮肤病。中医称之为'浸淫疮''旋耳疮''绣球风''四弯风'等。"[111]127

《中西医结合治疗皮肤病性病》:"本病是一种病因不明确的和具有明显渗出倾向的变态反应皮肤病。中医称之为'浸淫疮'或'湿疮'。对于一些特殊部位的湿疹中医又分别命以不同的名称,如耳部湿疹称旋耳疮;乳房湿疹称乳头风;脐部湿疹称脐疮;阴囊湿疹称绣球风;肘窝湿疹称四弯风等。"[112]182

《皮科百览》:"绣球风,近似于西医的阴囊部位湿疹、神经性皮炎、核黄素缺管病等,是一种以阴囊干燥作痒为主要特征的疾病,故名。根据其发病特点,祖国医学文献中又有'肾囊风''肾脏风'等名称。如明代《外科正宗·卷之四》记载:'肾囊风乃肝经风湿而成。其患作痒,喜浴热汤;甚则疙瘩顽麻,破流脂水,宜蛇床子汤熏洗二次即愈。'本病多见于成年男子,皮损对称发生于阴囊,亦可波及阴茎、包皮、会阴部。病程较久,经过缓慢,难于自愈,易于反复。"[113]77,78

《中医外科学》(许芝银等):"湿疹是由多种内外因素引起的一种具有明显渗出倾向的皮肤炎症。皮疹呈多形性,易慢性化,易复发,瘙痒剧烈是其特征。发病机制主要是由复杂的内外激发因子引起的一种迟发型变态反应。患者可能具有受遗传因素支配的特定素质。其致敏原可以是食物、药物、肠寄生虫、细菌、花粉、动物皮毛,或冷、热、日光等因素,还与消化不良、内分泌障碍、精神因素、感染病灶等内在因素有关。中医称湿疹为湿疮、湿毒疮。泛发全身者称浸淫疮;发于耳部者称旋耳疮;发于手背称病疮;发于乳头称乳头风;发于脐周称脐疮;发于肘弯、腘窝称四弯风;发于阴囊部称绣球风或肾囊风。此外,还有风湿疡(急性湿疹)、顽湿疡(慢性湿疹)等名。发病总因与风、湿、热有关。慢性者多血虚风燥。"[114]211

《临床皮肤病学》:"阴囊湿疹为湿疹中常见的一种,局限于阴囊皮肤,有时延及肛门周围,少数可至阴茎。临床表现多呈慢性湿疹症状。皮肤皱纹深阔,浸润肥厚,大都干燥,有薄痂和鳞屑,色素增加,间或有部分色素脱失。当有渗出时,则阴囊皮肤水肿性肿胀,结痂及皲裂。自觉剧痒,经常搔抓。慢性经过,常多年不愈。本病需与核黄素缺乏性阴囊炎相鉴别,后者病程短,无明显浸润肥厚,常伴有舌炎,内服核黄素约一周左右见效。"[115]426

《中医皮肤病诊疗》:"阴囊湿疹:又名肾囊风,发于阴囊,甚则延及肛门与阴茎,患部皮肤肥厚,色素加深,瘙痒剧烈,时有潮红、少许渗液与结痂。"[116]118

《实用中医外科学》(顾伯华):"有的文献用'风'命名各部位的湿疹。如明《外科正宗·纽扣风》中说:'纽扣风皆由风湿凝聚生疮,久则瘙痒如癣，不治则沿漫项背。'《医宗金鉴·外科心法要诀》'此证生于颈下天突穴之间，因汗出之后，邪风袭于皮里，起如粟米，瘙痒无度、抓破汁水、误用水洗，浸淫成片。'指的是胸前部湿疹；《外科正宗·肾囊风》：'肾囊风乃肝经风湿所成。其患作痒，喜欲热汤，甚者疙瘩顽麻，破流滋水。'《外科启玄》中叫'胞漏疮'，指的是阴囊湿疹；《医宗金鉴·外科心法要诀·四弯风》说：'此证生在两腿弯、脚弯，每月一发，形如风癣，属风邪袭入腠理而成。其痒无度，搔破津水，形如湿癣。'《外科启玄》中叫'血风疮'《圣济总录》中称'下注疮'，指的是下肢湿疹。"[117]455

《中医外科学》（顾伯康，1987）："《外科正宗·纽扣风》中说：'纽扣风皆由风湿凝聚成疮，久则瘙痒如癣，不治则沿漫项背。'指的是胸前部湿疹。其'肾囊风'中说：'其患作痒，喜欲热汤，甚者疙瘩顽麻，破流滋水。'指的是阴囊湿疹。"[118]275,276

《中医皮肤病学》（欧阳恒）："阴囊湿疹是一种多发病，急性者潮湿、流滋颇多、常浸湿衣裤、肿胀、结痂、光亮、暗红。日久干燥、肥厚、皱纹变深加阔如核桃皮状，有薄痂或鳞屑、色素沉着，亦有因搔抓而致色素减退者。剧烈瘙痒，夜卧不宁，可反复发作、多年不愈。"[119]77

《现代皮肤病学》："阴囊湿疹颇为常见，主要局限于阴囊，有潮湿型和干燥型两种。潮湿型者整个阴囊肿胀突出，有轻度糜烂、溢液、结痂和显著浸润、肥厚，皱纹深阔，稍发亮和色素加深，阴囊比正常显著增大，间有累累抓痕。另一为干燥型，水肿变厚不如前者突出，有薄痂或鳞屑，呈灰色。由于浸润变厚，间有裂隙。因经常搔抓，间有不规则色素消失小片。由于奇痒难受，患者经常搔抓，但愈抓愈痒，愈痒愈抓，成一恶性循环，以致影响睡眠和工作。病程甚长，经年不愈，患者甚感痛苦。"[120]393

《皮肤病性病中医洗渍疗法》："好发于阴囊部位的湿疹叫阴囊湿疹。中医称'绣球风''肾囊风'。"[121]153

《农民朋友一定要掌握的 99 个皮肤科知识》："阴囊湿疹：较常见。局限于阴囊，自觉剧烈瘙痒，因经常搔抓，阴囊红肿，有轻度糜烂、渗液。慢性者表现为浸润肥厚，有薄屑、病程长，常多年不愈。"[122]5

《专家诊治皮肤癣与牛皮癣》："阴囊湿疹：为湿疹中常见的一种，局限于阴囊皮肤，有时延及肛门周围，少数可延至阴茎，临床表现多呈慢性湿疹症状。皮肤皱纹深阔，浸润肥厚，大多干燥，有薄痂和鳞屑，色素增加，间或有部分色素脱失。当有渗出时，则阴囊皮肤水肿性胀胀、结痂及皲裂。自觉剧痒故经常搔抓。慢性经过，常多年不愈。该病需与核黄素缺乏性阴囊炎相鉴别，后者病程短，无明显浸润肥厚，常伴有舌炎，内服维生素 B_2（核黄素）后 1 周左右见效。"[123]83

《中医性病治疗学》："阴囊风即指阴囊瘙痒发红，或皮上生赤粟样疙瘩，抓破脂水浸淫，或有灼热感，久则皮肤渐变肥厚、皲裂，缠绵难愈的病证。又称肾囊风，肾风囊痒，肾上风，肾脏风痒，囊痒，绣球风，绣毬风等。好发于阴囊，亦可累及肛周、阴茎，病程长，易于反复，是男性的一种多发病。相当于现代医学阴囊湿疹。"[124]106

《李秀亮中医儿科证治心法》："湿疹是以皮肤发生丘疹、瘙痒，破后糜烂、滋水淋漓为特点的一种常见婴幼儿皮肤疾病。全身任何部位都可发生，以头面和下肢为多见，呈对称性发生。由于发生于婴幼儿为多见，又称为'奶癣'或'婴幼儿湿疹'。发生于耳部者又称'旋耳风'，发生于阴囊者称'阴囊风'，发生于四肢肘弯处称'四弯风'，说明湿疹的发生分全身性和局灶性两种情况，均统称为湿疹。"[125]213

《现代中医皮肤病学》："湿疹是由多种内外因素引起的一种具有明显渗出倾向的皮肤炎症反应。中医称之为'浸淫疮'，同时根据其发病部位的不同及其病程中的某个阶段还有许多病名，如发于下肢称为'湿毒疮'；发于手足部称为'病疮'；发于阴囊部位称为'肾囊风'或'胎漏疮’；发于耳部称为‘旋耳疮’；发于婴儿的称为‘奶癣’；急性渗出者称为‘湿癣’；慢性已无渗出者称为‘干癣’等名称。还有把发于眉部者称为‘恋眉疮’；发于乳房部称为‘乳头风’；脐部称为‘脐疮’；肛门周围称为‘肛门圈癣’；胸前部称为‘纽扣风’等病名。本病皮疹为多形性，可表现为红斑、丘疹、水疱、渗出、糜烂、结痂或皮肤肥厚、皲裂、鳞屑和浸润，皮损多呈对称性分布，有剧烈瘙痒，病程慢性且易复发。”[126]142

《皮科证治概要》：“胞漏疮，近似于西医学的阴囊湿疹，是一种以阴囊作痒，破流脂水为特征的皮肤病，故名。根据其发病特点，中医学文献中又有‘湿阴疮’‘阴湿疮’‘绣球风’等名。”[127]273

《中医外科学》(张翠月)：“阴囊湿疮……部位常局限于阴囊皮肤，有时可延至肛周，甚至阴茎部。分潮湿型和干燥型两种。前者皮损呈淡红色斑片、轻度糜烂、流滋、结痂，日久皮肤肥厚，皮色发亮，色素加深；后者皮肤浸润变厚，呈灰色，上覆鳞屑，且有裂隙，因经常搔抓而有不规则小片色素消失，瘙痒剧烈，夜间更甚，常影响睡眠和工作。”[128]239

《病证临床集验录》：“阴囊癣，属中医肾囊风范畴。病虽小，但由于发生部位特殊，十分痛苦。”[129]544

参考文献

[1] [梁] 陶弘景. 名医别录(辑校本)[M]. 尚志钧辑校. 北京：人民卫生出版社，1986：233，234.

[2] [梁] 陶弘景. 本草经集注(辑校本)[M]. 尚志钧，尚元胜辑校. 北京：人民卫生出版社，1994：342，343.

[3] [唐] 苏敬. 新修本草(辑复本)[M]. 2版. 尚志钧辑校. 合肥：安徽科学技术出版社，2004：147.

[4] [唐] 孙思邈. 千金翼方[M]. 鲁兆麟，等点校. 沈阳：辽宁科学技术出版社，1997：28.

[5] [宋] 唐慎微. 证类本草[M]. 尚志钧，等校点. 北京：华夏出版社，1993：277.

[6] [明] 胡濙. 卫生易简方[M]. 北京：人民卫生出版社，1984：147.

[7] [宋] 赵佶. 圣济总录：上[M]. 北京：人民卫生出版社，1962：951.

[8] [清] 顾松园. 顾松园医镜：上[M]. 郑州：河南人民出版社，1961：33.

[9] [日] 摄都管周桂. 针灸学纲要[M]. 北京：人民卫生出版社，1955：3.

[10] [宋] 陈无择. 三因极一病证方论[M]. 侯如艳校注. 北京：中国医药科技出版社，2011：265.

[11] [宋] 杨士瀛. 仁斋直指方论[M]. 盛维忠，等校注. 福州：福建科学技术出版社，1989：482，484.

[12] [明] 朱橚. 普济方：第7册[M]. 北京：人民卫生出版社，1983：845，846.

[13] [明] 戴元礼. 秘传证治要诀及类方[M]. 沈凤阁点校. 北京：人民卫生出版社，1989：165.

[14] [明] 孙一奎. 赤水玄珠全集[M]. 凌天翼点校. 北京：人民卫生出版社，1986：642.

[15] [明] 王肯堂. 证治准绳(四)：疡医证治准绳[M]. 施仲安点校. 北京：人民卫生出版社，2014：306，307.

[16] [清] 顾世澄. 疡医大全[M]. 凌云鹏点校. 北京：人民卫生出版社，1987：906，920，921.

[17] [元] 王国瑞. 扁鹊神应针灸玉龙经[M]. 黄幼民，黄龙祥点校. 北京：华夏出版社，1996：438.

[18] [元] 危亦林. 世医得效方[M]. 王育学点校. 北京：人民卫生出版社，1990：645.

[19] [明] 楼英. 医学纲目：上[M]. 高登瀛，鲁兆麟点校. 北京：人民卫生出版社，1987：790.

[20] [明] 倪朱谟. 原幼心法[M]. 戴慎，陈仁寿，虞舜点校. 上海：上海科学技术出版社，2005：465，660.

[21] [清] 沈金鳌. 杂病源流犀烛[M]. 李占永，李晓林校注. 北京：中国中医药出版社，1994：467.

[22] [元] 朱震亨. 丹溪心法[M]. 鲁兆麟，等点校. 沈阳：辽宁科学技术出版社，1997：84.

[23] [明] 武之望. 济阳纲目[M]//苏礼. 武之望医学全书. 北京：中国中医药出版社，1999：1046.

[24] [明] 兰茂. 滇南本草[M]. 于乃义，丁兰馥，胡月英，等整理. 昆明：云南科技出版社，2000：677，497.

[25] [清] 鲍相璈，梅启照. 验方新编[M]. 李世华校注. 北京：中国中医药出版社，1994：75，374.

[26] [清] 丁尧臣. 奇效简便良方[M]. 庆诗，王力点校. 北京：中医古籍出版社，1992：27.

[27] [明] 喻政. 虺后方[M]//朱邦贤. 历代中医珍本集成：11. 上海：上海科学技术出版社，1990：86.

[28] [明] 程凤雏. 慈幼新书. [M]//曹炳章. 中国医学大成：三十. 上海：三联书店，1990：36.

[29] [明] 李中梓，丁甘仁，等增撰. 耿鉴庭重订. 重订本草征要[M]. 北京：北京科学技术出版社，1986：127.

[30] [清] 佚名. 济世神验良方[M]. 广诗，文正点校. 北京：中医古籍出版社，1991：117.

[31] [清] 吴世昌，王远. 奇方类编[M]. 朱定华，曹秀芳点校. 北京：中医古籍出版社，1986：64，98.

[32] [清] 王洪绪. 外科症治全生集[M]. 夏羽秋校注. 北京：中国中医药出版社，1996：23.
[33] [清] 吴谦. 医宗金鉴：第 4 分册 外科心法要诀[M]. 北京：人民卫生出版社，1973：290.
[34] [清] 云川道人. 绛囊撮要[M]//裘吉生. 珍本医书集成：9. 上海：上海科学技术出版社，1985：40.
[35] [清] 吴杖仙. 吴氏医方汇编[M]. 查炜，陈守鹏点校. 上海：上海科学技术出版社，2004：109.
[36] [清] 赵学敏. 本草纲目拾遗[M]. 闫冰，等校注. 北京：中国中医药出版社，1998：223，259.
[37] [清] 程鹏程. 急救广生集[M]. 张静生，等点校. 北京：中国中医药出版社，2008：50，94，150.
[38] [清] 许克昌，毕法. 外科证治全书[M]. 曲祖诒点校. 北京：人民卫生出版社，1987：86.
[39] [清] 朱费元. 临证一得方[M]. 张玉萍点校. 上海：上海科学技术出版社，2004：85.
[40] [清] 林珮琴. 类证治裁[M]. 刘荩文主校. 北京：人民卫生出版社，1988：263.
[41] [清] 姚俊. 经验良方全集[M]. 陈湘萍，由昆校注. 北京：中国中医药出版社，1994：159，200.
[42] [清] 胡增彬. 经验选秘[M]. 朱定华，严维康点校. 北京：中医古籍出版社，1993：43，86.
[43] [清] 邹存淦. 外治寿世方[M]. 刘小平点校. 北京：中国中医药出版社，1992：94，95.
[44] [清] 淩奂. 外科方外奇方[M]. 单耀明，等点校. 太原：山西科学技术出版社，2011：129.
[45] 马汴梁. 简明中医古病名辞典[M]. 郑州：河南科学技术出版社，1988：115，116.
[46] [明] 李时珍. 本草纲目校注[M]. 张志斌，李经纬，等校注. 沈阳：辽海出版社，1998：149.
[47] [明] 缪仲淳. 本草单方[M]. 李顺保点校. 北京：学苑出版社，1999：188.
[48] [明] 申斗垣. 外科启玄[M]. 北京：人民卫生出版社，1955：52.
[49] [清] 陈士铎. 洞天奥旨[M]. 孙光荣，等点校. 北京：中医古籍出版社，1992：105.
[50] [明] 龚廷贤. 寿世保元[M]. 王均宁，刘更生，毛淳点校. 天津：天津科学技术出版社，1999：360.
[51] [明] 龚廷贤. 济世全书[M]//李世华，等. 龚廷贤医学全书. 北京：中国中医药出版社，1999：1060.
[52] [明] 陈实功. 外科正宗[M]. 刘忠恕，张若兰点校. 天津：天津科学技术出版社，1993：269.
[53] [清] 祁坤. 外科大成[M]. 上海：上海卫生出版社，1957：176，177.
[54] [清] 李用粹. 证治汇补[M]. 竹剑平，等整理. 北京：人民卫生出版社，2006：339.
[55] [清] 汪昂. 本草备要[M]. 王效菊点校. 天津：天津科学技术出版社，1993：170，171.
[56] [清] 钱峻. 经验丹方汇编[M]. 赵宝明点校. 北京：中医古籍出版社，1988：80.
[57] [清] 魏祖清. 村居救急方[M]//裘庆元. 三三医书. 胡国臣，等点校. 北京：中国中医药出版社，2012：207.
[58] [清] 吴仪洛. 本草从新[M]. 朱建平，吴文清点校. 北京：中医古籍出版社，2001：153.
[59] [清] 叶天士，华岫云. 种福堂公选良方[M]. 张浩良点校. 北京：人民卫生出版社，1992：128.
[60] [清] 何惠川. 文堂集验方[M]//裘吉生. 珍本医书集成：10. 上海：上海科学技术出版社，1986：60.
[61] [清] 杨璿. 伤寒瘟疫条辨[M]. 徐国仟，张鸿彩，董锡玑点校. 北京：人民卫生出版社，1986：310，311.
[62] [清] 郑玉坛. 彤园医书[M]//刘炳凡，周绍明. 湖湘名医典籍精华：外科卷 针灸卷 五官科卷. 谭新华，罗毅文点校. 长沙：湖南科学技术出版社，2000：82.
[63] [清] 时世瑞. 疡科捷径[M]. [出版地不详]：许閒书屋，1831(道光 11 年).
[64] [清] 王士雄. 潜斋简效方[M]//盛增秀. 王孟英医学全书. 北京：中国中医药出版社，1999：485.
[65] [清] 马培之. 外科传薪集[M]. 北京：人民卫生出版社，1959：28.
[66] [清] 罗越峰. 疑难急症简方[M]//裘吉生. 珍本医书集成：11. 上海：上海科学技术出版社，1986：192.
[67] [清] 易凤翥. 外科备要[M]//刘炳凡，周绍明. 湖湘名医典籍精华：外科卷 针灸卷 五官科卷. 谭新华，熊辉点校. 长沙：湖南科学技术出版社，2000：246.
[68] [民国] 张寿颐. 疡科纲要[M]//朱邦贤. 历代中医珍本医书集成：二五. 上海：三联书店，1990：29.
[69] [民国] 陆锦燧. 鲟溪秘传简验方[M]. 何清湖，蔡铁如，赵频点校. 北京：中医古籍出版社，1993：226，227，228.
[70] [民国] 何廉臣. 增订通俗伤寒论[M]. 连智华点校. 福州：福建科学技术出版社，2004：416，417.
[71] [民国] 张觉人. 外科十三方考[M]. 上海：上海科学技术出版社，1959：122，123.
[72] [明] 吴昆. 针方六集[M]. 张缙，等点校. 合肥：安徽科学技术出版社，1992：199.
[73] [清] 王梦兰. 秘方集验[M]. 王玉英，王作林点校. 北京：中医古籍出版社，1990：91.
[74] [清] 王士雄. 四科简效方[M]//盛增秀. 王孟英医学全书. 北京：中国中医药出版社，1999：547.
[75] [明] 张介宾. 景岳全书[M]. 夏之秋，等校注. 北京：中国中医药出版社，1996：609.
[76] 南京中医学院外科教研组. 简明中医外科学[M]. 南京：江苏人民出版社，1958：64.
[77] 卫生部中医研究院. 中医外科学简编[M]. 北京：人民卫生出版社，1960：106.
[78] 上海中医学院外科教研组. 中医外科学讲义[M]. 北京：人民卫生出版社，1960：149.

[79] 上海中医学院外科教研组.中医外科学中级讲义[M].北京：人民卫生出版社，1961：108.
[80] 上海中医学院.中医外科学[M].北京：人民卫生出版社，1964：219，220.
[81] 上海中医学院外科教研组.中医外科简编[M].北京：人民卫生出版社，1972：129.
[82] 山东中医学院中医系外科教研组.中医外科学[M].济南：山东人民出版社，1973：199.
[83] 中医研究院广安门医院.朱仁康临床经验集[M].北京：人民卫生出版社，1979：99.
[84] 李博鉴.皮科便览[M].北京：中医古籍出版社，1986：82，83.
[85] 顾伯康.中医外科学[M].上海：上海科学技术出版社，1986：137.
[86] 辽宁中医学院，北京中医学院，天津中医学院，等.中医外科学[M].沈阳：辽宁科学技术出版社，1987：98.
[87] 吴恒亚.中医外科学[M].南京：江苏科学技术出版社，1988：114，115.
[88] 艾儒棣.中医外科学[M].成都：四川科学技术出版社，1991：164，165.
[89] 许书亮.中医外伤科学[M].北京：中国医药科技出版社，1994：105.
[90] 王沛.中医外科学[M].北京：中医古籍出版社，1994：343.
[91] 李彪.中医外伤科学[M].长沙：湖南科学技术出版社，1996：85.
[92] 陆德铭.中医外科学[M].上海：上海科学技术出版社，1997：138，139.
[93] 李林.实用中医皮肤病学[M].北京：中医古籍出版社，1998：185.
[94] 金之刚.中医外科学[M].长沙：湖南科学技术出版社，1998：264，265.
[95] 杜锡贤.皮肤病中医辨治[M].济南：山东科学技术出版社，1999：169.
[96] 陈淑长，贾玉森.中医外科学[M].北京：中国工人出版社，1999：77，78.
[97] 欧阳恒，杨志波.新编中医皮肤病学[M].北京：人民军医出版社，2000：256，257.
[98] 王少金.新编中医外科临床手册[M].南昌：江西科学技术出版社，2000：298.
[99] 赵尚华.中医皮肤病学[M].北京：科学出版社，2001：127.
[100] 中医药学名词审定委员会.中医药学名词[M].北京：科学出版社，2005：277.
[101] 艾儒棣.中医外科学[M].成都：四川科学技术出版社，2007：194.
[102] 杨京慧，赵梅，韩平.皮肤病性病中西医结合诊疗与防护[M].赤峰：内蒙古科学技术出版社，2009：121.
[103] 中医药学名词审定委员会.中医药学名词[M].北京：科学出版社，2014：59.
[104] 全国中等卫生学校试用教材《中医外伤科学》编写组.中医外伤科学[M].南京：江苏科学技术出版社，1980：106，107.
[105] 管汾.实用中医皮肤病学[M].兰州：甘肃人民出版社，1981：138.
[106] 北京中医学院，北京市卫生干部进修学院中医部.中医外科学[M].北京：人民卫生出版社，1982：154.
[107] 赵炳南，张志礼.简明中医皮肤病学[M].北京：中国展望出版社，1983：169.
[108] 尚德俊.实用中医外科学[M].济南：山东科学技术出版社，1986：524.
[109] 郑顺山，等.外科[M]//杨医亚.中医自学丛书：第十分册.石家庄：河北科学技术出版社，1989：171.
[110] 朱进忠.骨伤科皮科应用必备[M].太原：山西科学教育出版社，1991：124.
[111] 张合恩，赵保艾.中西医结合治疗皮肤病[M].石家庄：河北科学技术出版社，1992：127.
[112] 范瑞强，禤国维.中西医结合治疗皮肤病性病[M].广州：广东人民出版社，1996：182.
[113] 李博鉴.皮科百览[M].北京：人民卫生出版社，1996：77，78.
[114] 许芝银，闵仲生.中医外科学[M].南京：东南大学出版社，1998：211.
[115] 《临床皮肤病学》编写组.临床皮肤病学[M].南京：江苏科学技术出版社，1981：426.
[116] 张曼华.中医皮肤病诊疗[M].南宁：广西人民出版社，1985：118.
[117] 顾伯华.实用中医外科学[M].上海：上海科学技术出版社，1985：455.
[118] 顾伯康.中医外科学[M].北京：人民卫生出版社，1987：275，276.
[119] 欧阳恒.中医皮肤病学[M].长沙：湖南中医学院，1990：77.
[120] 杨国亮，王侠生.现代皮肤病学[M].上海：上海医科大学出版社，1996：393.
[121] 程秋生.皮肤病性病中医洗渍疗法[M].北京：科学技术文献出版社，2004：153.
[122] 黄鹤.农民朋友一定要掌握的 99 个皮肤科知识[M].南昌：江西教育出版社，2011：5.
[123] 胡蔚毅.专家诊治皮肤癣与牛皮癣[M].上海：上海科学技术文献出版社，2012：83.
[124] 马汴梁.中医性病治疗学[M].郑州：河南科学技术出版社，1990：106.
[125] 李秀亮.李秀亮中医儿科证治心法[M].北京：中国医药科技出版社，2014：213.
[126] 刘忠恕.现代中医皮肤病学[M].天津：天津科技翻

译出版公司，1997：142.
[127] 李博鉴.皮科证治概要[M].北京：人民卫生出版社，2001：273.
[128] 张翠月.中医外科学[M].北京：中医古籍出版社，2009：239.
[129] 李超.病证临床集验录[M].北京：中国医药科技出版社，2000：544.

（刘 涛）

4 • 120

乳头风

rǔ tóu fēng

一、规范名

【汉文名】乳头风。

【英文名】nipple wind; rhagadia mammae。

【注释】以乳头、乳晕部位群集丘疹、丘疱疹，伴有瘙痒渗出，结痂皲裂为主要表现的湿疮。相当于乳房湿疹。

二、定名依据

乳头风作为一种妇女乳房部皮肤病，其症状表现为：多见于授乳期妇女，好发于乳头、乳晕及其周围，皮疹呈棕红色，境界清楚，糜烂、渗液，其上常附以薄痂或鳞屑，有时可发生皲裂而剧痛，兼有瘙痒，授乳停止后，常可自愈。

该病名最早出现于日本医家丹波康赖《医心方》，其时尚名"乳头裂破"。其后北宋王怀隐《太平圣惠方》中的"乳头裂痛"，唐慎微《证类本草》中的"乳头破裂"，元代危亦林《世医得效方》中的"奶头裂"，明代徐彦纯《本草发挥》中的"乳裂"，清代王梦兰《秘方集验》中的"乳癣"，鲍相璈《验方新编》中的"乳头破烂"，沈尧封《沈氏女科辑要》中的"乳头碎裂"，王旭高《外科证治秘要》中的"乳头碎烂""乳头疯"均是乳头风的曾用名。

自清代医家高秉钧《疡科心得集》首用"乳头风"一名以来，后来古籍沿用较少，沿用的主要有王旭高《外科证治秘要》、王泰林《环溪草堂医案》。

中华人民共和国成立后，1981年《中医实习医生手册》（湖南中医学院）、1986年《常见病中医防治 皮科便览》（李博鉴）、1987年《中医外科学》（中国中医研究院）、1988年《中医疾病证候辞典》、1992年《实用中医词典》（朱文锋）、1993年《中医外科临床指南》（葛武生）、1994年《中医外科学》（王沛）、1995年《基层中医临证必读大系》（陈淑长）、1996年《中医诊断治疗学》（李任先，刘国普）、1997年《汉英双解中医大辞典》（原一祥）、1998年《中华医学闻诊大全》（肖相如）、1999年《妇科诊治精要》（梁勇才）、2000年《中医证病名大辞典》（韩成仁）、2006年《现代中西医妇科学》（马其江）、2009年《常见病敷贴实效方》（张先锋）、2013年《中医性学》（李元文等）等均采用了"乳头风"作为正名，说明"乳头风"一名已取得共识，符合术语约定俗成原则。

我国2005年出版的由全国科学技术名词审定委员会审定公布的《中医药学名词》已以"乳头风"作为规范名。所以，"乳头风"作为规范名也符合术语定名的协调一致原则。

三、同义词

【又称】"乳头破碎"〔《中医实习医生手册（试用本）》〕。

【俗称】"奶头风"（《实用外科中药治疗学》）；"乳头皲裂"（《中医外科处方手册》）。

【曾称】"乳头裂破"（《医心方》）；"乳头裂痛"（《太平圣惠方》）；"乳头破裂"（《证类本

草》);"奶头裂"(《世医得效方》);"乳裂"(《本草发挥》);"乳癣"(《秘方集验》);"乳头破烂"(《验方新编》);"乳头碎裂"(《沈氏女科辑要》);"乳头碎烂""乳头疯"(《外科证治秘要》)。

四、源流考释

成书于北宋时期日本医家丹波康赖的《医心方·治妇人乳疮方》记载:"《医门方》疗乳头裂破方:捣丁香,敷之,立瘥。"[1]431 笔者认为这里的"乳头裂破"即是乳头风在中医古籍中的最早记载。其后"乳头裂破"一名被后世医家广泛沿用,比如北宋唐慎微《证类本草》[2]363,金代杨用道增补《肘后备急方》[3]145,南宋代陈自明《妇人大全良方》[4]455,元代朱震亨《丹溪治法心要》[5]102,明代朱橚《普济方》[6]249、薛己《外科心法》[7]78《校注妇人良方》[8]496、汪机《外科理例》[9]102、徐春甫《古今医统大全》[10]615、楼英《医学纲目》[11]763、孙一奎《赤水玄珠》[12]906、李时珍《本草纲目》[13]603、王肯堂《疡医证治准绳》[14]274、武之望《济阴纲目》[15]189、缪希雍《本草单方》[16]293,294,清代王维德《外科症治全生集》[17]76、赵学敏《串雅内外编》[18]120、严洁等《得配本草》[19]70、何京《文堂集验方》[20]104、王孟英《随息居饮食谱》[22]23、罗越峰《疑难急症简方》[23]208,日本片仓元周《产科发蒙》[21]175。

北宋王怀隐《太平圣惠方·治妇人乳痈肿疼痛诸方》记载:"治妇人乳头裂痛欲成疮方。"[24]2269 笔者认为此处"乳头裂痛"也是指乳头风。其后"乳头裂痛"一名沿用较少,以笔者所见,仅有明代朱橚《普济方》[6]243。

北宋唐慎微《证类本草》记载有"乳头破裂"[2]478 一名,其后沿用较多,比如:金代杨用道增补《肘后备急方》[3]145,明代朱橚《普济方》[6]785,786、虞抟《医学正传》[25]360、李时珍《本草纲目》[13]1548、张浩《仁术便览》[26]293,294、俞新宇等《胤产全书》[27]2555、缪希雍《神农本草经疏》[28]474,清代汪昂《本草易读》[29]177、王道纯增补《本草品汇精要》[30]3、顾世澄《疡医大全》[31]757、赵学敏《本草纲目拾遗》[32]361、沈金鳌《杂病源流犀烛》[33]436、程鹏程《急救广生集》[34]116、周诒观《秘珍济阴》[35]112、鲍相璈《验方新编》[36]38、龚自璋《家用良方》[37]139、吴师机《理瀹骈文》[39]282、邹存淦《外治寿世方》[40]82、徐沛《华佗神方》[41]158、丁尧臣《奇效简便良方》[42]29、罗越峰《疑难急症简方》[23]210、易凤翥《外科备要》[43]237,日本中川成章《证治摘要》[38]87。

元代危亦林《世医得效方·栝蒌散》记载:"奶头裂,取秋后冷露茄子花裂开者,阴干烧存性,灰水调敷。未秋时但裂开者亦可用。"[44]310 "奶头裂"一名,后世亦有沿用,比如:明代朱橚《普济方》[6]249、徐春甫《古今医统大全》[10]1064、李时珍《本草纲目》[13]202、小仙等《怪证奇方》[45]673,清代陶承熹《惠直堂经验方》[46]93,94。

明代徐彦纯《本草发挥》记载有"乳裂"[47]34 一名,笔者认为亦相当于乳头风。其后沿用"乳裂"的有:明代李时珍《本草纲目》[13]1022,清代张璐《本经逢原》[48]141、吴道源《女科切要》[49]83,84、王孟英《四科简效方》[50]71《鸡鸣录》[51]63《随息居饮食谱》[22]32、陆锦燧《鲟溪秘传简验方》[52]213。

清代医家王梦兰《秘方集验》记载有"乳癣"[53]102 一名,笔者认为亦相当于乳头风,其后沿用"乳癣"的有吴道源《女科切要》[49]85,何京《文堂集验方》[20]105,程鹏程《急救广生集》[34]116,龚自璋《家用良方》[37]105。必须指出的是,"乳癣"在古籍中有时亦指"奶癣",相当于西医的婴儿湿疹,不可不辨。

清代医家高秉钧《疡科心得集·辨乳痈乳疽论》记载:"乳头风,乳头干燥而裂,痛如刀刺,或揩之出血,或流黏水,或结黄脂。此由暴怒抑郁,肝经火邪不能施泄所致,胎前产后俱有之。"[54]53 "乳头风"一名在中医古籍中沿用较少,以笔者所见,仅有清代王旭高《外科证治秘要》[55]2 和王泰林《环溪草堂医案》[56]426。

清代医家鲍相璈《验方新编》记载有"乳头破烂"[36]331 一名,后世沿用的有王孟英《潜斋简效方》[57]482,陆锦燧《鲟溪秘传简验方》[52]213。

清代医家沈尧封《沈氏女科辑要》记载有“乳头碎裂”[58]106 一名，后世沿用的有曹沧洲《曹沧洲医案》[59]402，陆锦燧《鲟溪秘秘传简验方》[52]213。

清代医家王旭高《外科证治秘要》记载有“乳头疯”[55]47“乳头碎烂”[55]2 二名，以笔者所见，后世未有沿用。

“乳头破碎”“乳头皲裂”“奶头风”三名古籍不载，应该是民国以来出现的俗称。

中华人民共和国成立后，1981 年湖南中医学院的《中医实习医生手册》使用了“乳头风”[60]827 一名，其后中医外科著作大多沿用。如：1986 年《常见病中医防治 皮科便览》[61]42,43（李博鉴），1987 年《中医外科学》[62]278（朱仁康），1988 年《中医疾病证候辞典》[63]174（王雨亭等），1992 年《实用中医词典》[64]70（朱文锋），1993 年《中医外科临床指南》[65]184（葛武生），1994 年《中医外科学》[66]185（王沛），1995 年《基层中医临证必读大系・外科分册》[67]188（陈淑长），1996 年《中医诊断治疗学》[68]651（李任先等），1997 年《汉英双解中医大辞典》[69]617（原一祥），1998 年《中华医学闻诊大全》[70]211（肖相如），1999 年《妇科诊治精要》[71]456（梁勇才），2000 年《中医证病名大辞典》[72]262（韩成仁），2005 年《中医药学名词》[73]277（中医药学名词审定委员会），2006 年《现代中西医妇科学》[74]442（马其江），2009 年《常见病敷贴实效方》[75]184（张先锋），2013 年《中医性学》[76]527（李元文等），2014 年《中医药学名词》[77]58,59（中医药学名词审定委员会）。

亦有使用“乳头破碎”作为正名的，如：1960 年《中医外科学讲义》[78]84（上海中医学院外科教研组），1961 年《中医外科学中级讲义》[79]68（上海中医学院外科教研组），1964 年《中医外科学》[80]124（上海中医学院），1972 年《中医外科简编》[81]81（上海中医学院），1980 年《中医外伤科学》[82]66（《中医外伤科学》编写组），1985 年《实用中医外科学》[83]127（顾伯华），1986 年《中医外科学》[84]87（顾伯康），1987 年《中医外科学》[85]152（顾伯康），1987 年《中医外科学》[86]61,62（辽宁中医学院等），1988 年《中医外科学》[87]60（吴恒亚），1989 年《中医外科学》[88]111（艾儒棣），1991 年《中医外科学》[89]94（艾儒棣），1994 年《中医外伤科学》[90]69（许书亮），1996 年《中医外伤科学》[91]69（李彪），1998 年《中医外科学》[92]127（金之刚），2001 年《中医外科学》[93]144（赵尚华），2007 年《中医外科学》[94]112（艾儒棣），2009 年《中医外科学》[95]165（张翠月）。

亦有使用“乳房湿疹”作为正名的，如：1997 年《现代中医皮肤病学》[96]144（刘忠恕），2008 年《皮肤性病学》[97]107（张学军），2011 年《农民朋友一定要掌握的 99 个皮肤科知识》[98]10（黄鹤），2012 年《专家诊治皮肤癣与牛皮癣》[99]83（胡蔚毅）。

亦有使用“奶头风”作为正名的，如 1956 年《实用外科中药治疗学》[100]248（朱仁康）。

亦有使用“乳晕湿疹”作为正名的，如 1985 年《中医皮肤病诊疗》[101]119（张曼华）。

亦有使用“乳头破裂”作为正名的，如 1988 年《简明中医古病名辞典》[102]118（马汴梁）。

亦有使用“乳头皲裂”作为正名的，如 2005 年《中医外科处方手册》[103]347（孙世发等）。

总之，《医心方》中的“乳头裂破”，《太平圣惠方》中的“乳头裂痛”，《证类本草》中的“乳头破裂”，《世医得效方》中的“奶头裂”，《本草发挥》中的“乳裂”，《秘方集验》中的“乳癣”，《外科证治秘要》中的“乳头碎烂”，均是乳头风的曾用名。至于“乳房湿疹”，则是西医病名，古籍不载，中医书籍亦采用之。“乳头破碎”“乳头皲裂”“奶头风”三名古籍亦不载，应该是民国以来出现的俗称。

五、文献辑录

《医心方》卷二十一：“《医门方》疗乳头裂破方：捣丁香，敷之，立瘥（今按：《崔侍郎方》同之）。”[1]431

《证类本草》卷十九：“又方：治妒乳及痈肿。

鸡屎末，服方寸匕，须臾，三服愈。梅师亦治乳头破裂。方同。”[2]478

卷十二：“梅师方治乳头裂破，捣丁香末傅之。”[2]363

《肘后备急方》卷五：“又方，治乳头裂破。捣丁香末敷之。”“《产宝》治乳及痈肿。鸡屎，末，服方寸匕，须臾三服，愈。《梅师方》亦治乳头破裂，方同。”[3]145

《妇人大全良方》卷二十三：“疗乳头裂破。以丁香为末，水调傅，立愈。又以蛤粉、胭脂等分，新水调傅。”[4]455

《丹溪治法心要》卷六：“乳头裂破，丁香末敷，如燥以津调。”[5]102

《普济方》卷三百二十五：“治乳头裂破。上用苎麻根，捣傅之。治奶头裂，上用秋后冷露茄儿花裂开者，阴干烧灰存性，水调傅之，如未秋时，但是裂开者亦可用。”[6]249“治妇人乳头裂痛欲成疮，胭脂（三分）、蚌蛤粉（一两），上药研细涂乳裂处神效。”[6]243

卷三百四十六：“又方：治妒乳及痈肿，用鸡屎末服方寸匕，须臾三服愈。亦治乳头破裂。”[6]785,786

《外科心法》卷四：“若儿吮破乳头成疮，则用蒲公英末，或黄连胡粉散掺之。若乳头裂破，以丁香末，或蛤粉、胭脂傅之，并效。”[7]78

《校注妇人良方》卷二十三：“一方 乳头裂破，秋茄子裂开者，阴干，烧存性，水调涂之。”[8]496

《外科理例》卷四：“若儿吮破乳头成疮。用蒲公英末，或黄连、胡粉散掺之。若乳头裂破，以丁香末，或蛤粉、胭脂末傅之。并效。”[9]102

《古今医统大全》卷八十：“盖初产有乳，再而无，其气血只给一产耳，其衰可知。间有产后乳出不止，亦为气虚，宜补药止之。其或断乳，儿不吮亦能作胀，用麦芽炒为末，白汤调服，以散之。若儿吮破乳头，成疮，用蒲公英末或黄连胡粉散掺之，若乳头裂破，以丁香末或蛤粉、胭脂末敷之，并效。”[10]615

卷九十二：“奶头裂用秋后嫩茄子裂开头者，阴干烧为末，水调服。”[10]1064

《医学纲目》卷十九“心小肠部”：“〔丹〕乳头裂破，丁香末傅之。（《梅师方》）”[11]763

《赤水玄珠》卷二十三：“一妇乳头裂破。以秋茄子裂开者，阴干，烧存性，为末，水调涂之而愈。”[12]906

《本草纲目》卷四：“燕脂（奶头裂，同蛤粉涂。）”[13]302

卷二十八：“【主治】寒热，五脏劳（孟诜）。治温疾传尸劳气。醋摩，傅肿毒（《大明》）。老裂者烧灰，治乳裂（震亨）。散血止痛，消肿宽肠（时珍）。”[13]1022

卷十五：“【附方】新五。乳头裂破：燕脂、蛤粉为末，傅之（《危氏得效方》）。”[13]603

卷四十八：“乳妒乳痈：鸡矢白炒研，酒服方寸匕，三服愈（《产宝》）。乳头破裂：方同上。”[13]1548

《疡医证治准绳》卷三：“妇人吹乳，用桑树皮和饭，捣成膏贴之。乳头裂破，丁香末敷之。”[14]274

《济阴纲目》卷十四：“一方治乳头裂破，用丁香为末，傅之。一方用秋茄子裂开者阴干，烧存性，水调涂之。”[15]189

《本草单方》卷十三“女科”：“乳头裂破。燕脂、蛤粉为末，敷之（《危氏得效方》）。又：秋月冷茄子裂开者，阴干烧存性，研末，水调涂（《补遗方》）。”[16]293,294

《外科症治全生集》卷三：“辛温，治霍乱痞块，吹鼻愈脑疳，反胃开膈关，腹中肿毒，鼻中息肉，乳头裂破。”[17]76

《串雅全书・乳头裂破》：“秋月冷露茄子裂开者，阴干，烧存性，研末，水调涂之，即愈。”[18]120

《得配本草・胭脂》：“即红花汁所造 甘，平。活血。痘将出时，以此涂眼四围，痘不入目。兼解疔毒。配蛤粉，敷乳头裂破。”[19]70

《文堂集验方》卷三：“〔乳头裂破〕秋茄子开裂者（阴干烧存性），为末，水调涂之。”[20]104“〔乳癣〕白松香（二钱），川椒（二十粒），研末。先用槐枝汤洗，和猪油调涂。”[20]105

《产科发蒙·乳岩》:"治乳头裂破方……以蛤粉胭脂等分。水调傅。"[21]175

《随息居饮食谱·调和类》:"乳头裂破,丁香末敷,并治痈疽恶肉,外以膏药护之。"[22]23

"蔬食类":"乳裂,老茄裂开者,阴干,烧存性,研,水调涂。"[22]32

《疑难急症简方》卷四:"乳头裂破(《随息》)丁香末,敷,并治痈疽恶肉,外以膏护之。又方(丁氏)胭脂和海蛤粉水调,敷。或鸡屎白炒研,每服(一钱),酒下三服。"[23]208"乳痈并乳头破裂白鸡屎(炒研)。酒服(一茶匙),三服愈。"[23]210

《太平圣惠方》卷七十一:"治妇人乳头裂痛,欲成疮方。胭脂(三分),蚌蛤粉(一两)。上件药,研细涂乳裂处,神效。"[24]2269

《医学正传》卷六:"丁香散(丹溪)治乳头破裂,或因小儿吹乳,血干自裂开多痛。丁香不拘多少。上一味为末,干敷裂处。如燥,唾津调敷。"[25]360

《仁术便览》卷四:"一方:治妇人乳头破裂。鹿角灰酒付,或石上磨脓汁付,或苎麻根捣汁付,或秋后自裂破茄子烧灰付。"[26]213.294

《胤产全书》卷四:"又方:治乳头破裂痛。苎麻根捣,傅之愈。又方:取秋后冷落茄子花裂开者,阴干烧存性,水调涂之。"[27]2555

《神农本草经疏》卷十二:"《梅师方》治乳头破裂:丁香末,傅之。"[28]474

《本草易读》卷四:"乳头破裂,同蛤粉敷(验方第一)。"[29]177

《本草品汇精要·续集》卷二:"【合治】乳头破裂,燕脂嚼汁点之。"[30]3

《疡医大全》卷四:"《心法》曰:乳头属足厥阴肝经。如暴怒或抑郁,肝经怒火不能施泄,是以乳头破裂,痛如刀刺,或揩之出血,或流粘水,或结黄脂。治当以加味逍遥散主之。"[31]757

《本草纲目拾遗》卷九:"乳头破裂:油胭脂、蛤粉水飞敷之(不用蛤粉亦可)。"[32]361

《杂病源流犀烛》卷二十七:"至如乳头破裂,是为险候,必用大补之剂(宜人参、当归、白术、白芍、川芎、连翘、甘草各一钱)。"[33]436

《急救广生集》卷五"妇科":"一方,用五倍子焙干为末,醋调搽。若穿烂者,另用贝母、知母研末,加麝少许,鸡子清调敷(《经验广集》)。乳癣:白松香(二钱),川椒(二十粒)。研末,猪油调搽。先用槐枝汤洗(同上)。乳头破裂:丁香一味为末,干敷患处。如燥用津唾调敷(《疡科选粹》)。"[34]116

《秘珍济阴》卷三:"又方:治乳头破裂。用丁香为末敷上,或用芙蓉花或叶为末干搽。"[35]112

《验方新编·乳头破裂》:"胭脂和蛤粉,用水调敷。又方:鸡矢白炒研,每服一钱,酒送下,三服即愈。"[36]38

"乳头破烂""败龟板炙研细末,加冰片研匀,以麻油调搽即愈。又方:丁香末敷之,极效。"[36]331

《家用良方》卷二:"乳头破裂乳痈:用白鸡屎(炒研),好绍酒调服一茶匙。三服自愈。"[37]139"妇人乳癣:先以槐枝煎水洗,后用松香二钱,川椒二十粒,研末,猪油和搽。"[37]105

《证治摘要》卷下:"《秘录》云:小儿有啮乳头如皲而腐烂者,名之乳疳,亦曰乳头破裂。乳儿则益烂而难愈,不乳儿则乳汁充满而痛,成乳痈,虽小疮难治。宜摊中黄膏于绵片,而贴疮。欲乳儿则去中黄膏,摊游奕膏于纸而贴之。不当齿于疮口,又不湿疮口而可也。凡乳病禁针线劳肩。"[38]87

《理瀹骈文·妇科》:"乳头破裂,或小儿吹乳,血干自裂破,多痛,丁香末敷,如燥,津唾调敷。"[39]282

《外治寿世方·乳头破裂》:"胭脂和蛤粉。用水调敷。又,秋月冷茄子裂开者(阴干,烧存性)研末,水调涂。又,丁香(末)敷(如燥,津唾调敷)。"[40]82

《华佗神方·华佗治乳头破裂神方》:"龟板(炙)三钱、龙脑五分,研极细,香油调搽。"[41]158

《奇效简便良方·乳头破裂》:"胭脂和蛤粉,水调敷。或鸡屎白(炒研),每服一钱,酒下三服。"[42]29

《外科备要》卷一"证治"："乳头破裂：用秋茄裂开者阴干，烧存性为末，水调涂之。"[43]237

《世医得效方》卷十九"疮肿科"："奶头裂，取秋后冷露茄子花裂开者，阴干烧存性，灰水调敷。未秋时但裂开者亦可用。"[44]310

《怪证奇方》卷上："治奶头裂，寻秋后嫩茄子裂开头者，阴干，烧为末，水调服。"[45]673

《惠直堂经验方·奶头裂》："一人奶头裂，寻秋后嫩茄子裂开头者，阴干，焙为末，水调服。"[46]93,94

《本草发挥》卷三："茄子……丹溪云：茄属土，故甘而喜降火，腑易动者忌之。实之裂者，烧灰以治乳裂。蒂本烧灰，以治口疮。皆甘缓火之意。"[47]34

《本经逢原》卷三："【发明】茄性寒利，多食腹痛下利，女人能伤子宫、发动痼疾，秋后多食损目。老裂者烧灰治乳裂。根治冻疮皱裂，煮汤渍之良。"[48]141

《女科切要》卷八："产妇乳裂流脂疼痛，用秋冬绷拆茄子瓦上煅灰，白蜜调敷。"[49]83,84

"妇人乳癣，痒不可忍"："用铜碌、轻粉为末，菜油调敷，其痒渐止。"[49]85

《四科简效方·乳裂》："丁香末敷。胭脂、蛤粉等分，研敷。"[50]71

《鸡鸣录·外科》："乳癖（正名乳裂）：上川连（三分），制甘石（二钱），黄柏（五厘），牛黄（三厘）。四味研细，麻油调傅。"[51]63

《鲟溪秘传简验方·外治方选》："乳裂：胭脂、蛤粉等分，研，敷。乳头碎裂：老黄茄子，烧灰，敷。又方：白茄子，烧灰，敷之。又方：丁香末，敷。乳头破烂：龟板，炙，研末，加冰片研匀，麻油调搽。"[52]213

《秘方集验》卷下："乳癣……白松香二钱、川椒二十粒，研末，先用槐枝汤洗，和猪油调擦之。"[53]102

《疡科心得集》卷中："乳头风……乳头干燥而裂，痛如刀刺，或揩之出血，或流黏水，或结黄脂。此由暴怒抑郁，肝经火邪不能施泄所致，胎前产后俱有之。内服加味逍遥散；外以白芷末，乳汁顿熟调敷。"[54]53

《外科证治秘要·总论》："乳房之证，有肝郁乳痈，其色白；有火毒乳痈，其色红；又有乳癖，在乳旁，或大或小，随喜怒为消长；又有乳痰，如鹅卵大，在乳房之中，按之则硬，推之则动者是也；若推之不动，钉着于骨，即属乳岩，难治；又有乳头碎烂，且痒且痛，名乳头风，属湿热。"[55]2

"乳头疯"："乳头干燥裂痛，或出血或流水，此由郁怒所致。治法：内服加味逍遥散，外用白芷末和乳汁调敷。柴胡、白芍、当归、茯苓、白芷、桔梗、白术、甘草、黄芩、半夏、陈皮、黄芪、银花、蜣螂、虫蜕、荷根。甜白酒煎。"[55]57

《环溪草堂医案·乳痈 乳头风 乳痰 乳癖 乳岩》："卢……乳头风得郁则痒，吮乳则痛，漫无愈期。生黄芪（五钱），金银花（三钱），全当归（三钱），甘草节（一钱），东白芍（二钱），苏梗（三钱），蝉蜕（五分），蜣螂虫（三只），甜白酒（一斤）煎药。"[56]426

《潜斋简效方·乳病》："乳头破烂：龟板炙研末，加冰片研匀，麻油调搽。"[57]482

《沈氏女科辑要·乳头碎裂》："丹溪：老黄茄子，烧灰傅之。《纲目》：丁香末傅之。"[58]106

《曹沧洲医案·外疡门》："乳头碎裂，起泡作痛。此属肝胃蕴热，行将结疡，不可忽视。制香附（三钱五分），忍冬藤（四钱），丹皮（三钱五分），川通草（一钱），川楝子（二钱），丝瓜络（三钱五分），归须（三钱），土贝（三钱），连翘（三钱），蒲公英（三钱）。"[59]402

《中医实习医生手册》："又名乳头破碎，因肝火不泄，阳明湿热蕴结而成，与西医称乳头湿疹相似。"[60]827

《皮科便览》："乳头风，相当于现代医学的乳房湿疹，是一种以乳头湿烂，皲裂疼痛为特征的疾病，故名。根据其发病特点，中医学文献中又有'乳头破裂''乳头破碎''乳头皲裂'等名。

如清代《疡科心得集·辨乳痈乳疽论》记载：'乳头风，乳头干燥而裂，痛如刀割，或揩之出血，或流粘水，或结黄脂。此由暴怒抑郁，肝经火邪不能施泄所致，胎前产生俱有之。'本病好发于哺乳期妇女的乳头、乳颈及乳晕部。病程较久，易于复发。"[61]42,43

《中医外科学》(朱仁康)："乳头风是哺乳期常见的乳头破碎。其特点是乳头表皮剥离，发生大小不等的裂口，并形成溃疡，小儿吮乳时，痛如刀割，病程漫长，反复不愈，重者常诱发乳痈。本病好发于哺乳期妇女。"[62]278

《中医疾病证候辞典》："乳头风……病名。见《疡科心得集》。本病多因肝火亢盛，肝胃湿热蕴结而致。症见乳头、乳颈、乳晕部裂口，疼痛，揩之出血或流黏水，或结痂。容易继发外吹乳痈。治宜清肝泻火，方用龙胆泻肝汤，外搽生肌玉红膏；湿烂者搽湿软膏。"[63]174

《实用中医词典》："乳头风……病名。见《疡科心得集》。为乳头、乳颈及乳晕裂口，疼痛出血，或流黏水，或结黄痂，易继发外吹乳痈等为特征。多由肝火不能疏泄，肝胃湿热蕴结所致。"[64]70

《中医外科临床指南》："乳头干燥而裂疼称之为乳头风。因多由暴怒抑郁肝经为邪所致，故又称之为妒乳。高绵庭认为：'乳头风，乳头干燥而裂痛如刀刺，或揩之出血，或流粘水，或结黄脂。此由暴怒抑郁肝经火邪，不能施泄所致。胎前产后俱有之。'乳头风总由暴怒以致肝火不能疏泄，阳明湿热蕴结而成，故又称乳头缩裂。其诱因为，乳头内陷，被乳儿强力吮吸，破裂而起。或为乳儿出牙时，吮乳咬破所致。或因乳汁过多，流溢皮肤，浸淫乳头，湿烂而裂。或因小儿高热，或麻疹时吮乳，热毒所感染。总之，本病多见于素为乳头内缩，或乳头过短的哺乳期妇女。发病部位为乳头或乳颈部。乳头破碎裂开，痛如刀割，尤其在小儿吮乳时更甚，揩之出血，或流粘水，并结黄痂。患者常因疼痛，怕给乳儿吮吸，造成乳汁壅滞，最易继发为外吹乳痈。"[65]184

《中医外科学》(王沛)："乳头风是指乳头和乳晕部发生渗液、结痂、继而出现大小不等的皲裂的疾病。又称乳头破碎。其发病特点为：乳头、乳晕部位，皮肤裂伤或糜烂，痛如刀割，愈后往往复发，个别患者至停止哺乳后才能愈合。该病相当于西医学所称的乳头表皮擦伤及乳头皲裂。本病多见于初产妇，常在哺乳的第一周发病。"[66]185

《基层中医临证必读大系·外科分册》："乳头风相当于现代医学中之乳头表皮擦伤及乳头皲裂，是一种以乳头、乳晕表面有小裂口及溃疡，喂奶时痛如刀割为主症的一种乳房疾病。本病多发于哺乳期妇女，尤其是初产妇。"[67]188

《中医诊断治疗学》："哺乳期常见的乳头破碎称为乳头风。现代医学称之为乳头破碎或乳头皲裂。"[68]651

《汉英双解中医大辞典》："乳头风(又称乳头破碎)……病名。即乳头和乳晕部分发生大小不等的皲裂。多由肝火不得疏泄，与阳明湿热相结而成。症见乳头、乳晕部位破裂，分泌脂水，结黄色痂，发生燥裂样疼痛，哺乳时更甚。多发于哺乳期妇女，是引起乳发、乳痈的重要原因之一。治宜清肝火利湿热。"[69]617

《中华医学闻诊大全》："乳头风哺乳期常见的乳头破碎，其特点为乳头表皮剥离，发生大小不等的裂口，并形成溃疡，小儿吮乳时，痛如刀割，病程温长，反复不愈，疮面时痒时痛，甚者痂可阻塞乳窍，影响乳汁排泄。因乳妇惧怕乳儿吮吸，而使乳汁瘀积，热毒随疮口侵入乳房，诱发乳痈。"[70]211

《妇科诊治精要》："乳房部位皮肤发生过敏性炎症性皮肤病，称为乳头风，亦称'浸淫疮'。"[71]456

《中医证病名大辞典》："乳头风……病名。见清代高秉钧《疡科心得集·辨乳痈乳疽论》：'乳头风，乳头干燥而裂，痛如刀刺，或揩之出血，或流粘水，或结黄脂。此由暴怒抑郁，肝经火邪不能施泄所致。'指乳头乳晕裂破。又名乳裂、乳头破裂、乳头裂破等。多生于哺乳期妇女，除影响哺乳外，还可引发乳痈、乳疽等。今称乳头湿疹、乳头皲裂等。"[72]262

《中医药学名词》(2015)："乳头风……又称'乳头破碎'。以乳头、乳晕部位皮肤皲裂，喂奶时痛如刀割为主要表现的疾病。"[73]277

《现代中西医妇科学》："乳头风(奶头风)，即乳头皲裂，又称为乳头破碎。本病多见于初产妇，常在哺乳的第一周发病。发病特点为乳头、乳晕部皮肤裂伤或糜烂、疼痛，奇痒难忍，愈合后易复发。个别患者至停止哺乳后方能愈合。常可为乳头炎、乳晕炎、急性乳腺炎发病的主要诱因。"[74]442

《常见病敷贴实效方》："乳头风又称乳头皲裂。本病多发生在哺乳期妇女，以初产妇为多见和容易发生，是引起急性乳腺炎的原因之一。其特点是多发生在乳头、乳晕部的皮肤。喂奶时痛如刀割，常常愈合复发。"[75]184

《中医性学》："乳头风是指乳头和乳晕部位发生大小不等的皲裂，又称'乳头破裂''乳头破碎'。本病早在元·朱震亨的《丹溪治法心要·乳痈第一百二》就有记载：'乳头裂碎，丁香末敷，如燥以津调。'本病是哺乳期妇女的常见疾病，尤多见于初产妇，往往引发乳头、乳晕甚至乳房部红热疼痛。主要表现为乳头、乳晕部皮肤破裂或糜烂，痛如刀割，反复发作，缠绵不愈，有些患者直到停止哺乳后才能愈合。"[76]527

《中医药学名词》(2014)："乳头风……又称'乳头破碎'。以乳头、乳晕部位群集丘疹、丘疱疹，伴有瘙痒渗出，结痂皲裂为主要表现的湿疮。相当于乳房湿疹。"[77]58,59

《中医外科学讲义》："乳头破碎又名乳头风和乳疳，多生于乳头及乳颈部。"[78]84

《中医外科学中级讲义》："乳头破碎，生于乳头及乳颈部。"[79]68

《中医外科学》(上海中医学院)："乳头破碎是一种证状，本病是以证状命名。其特点：大多生于乳头及乳颈部，皮肤破裂，痛如刀刺。"[80]124

《中医外科简编》："乳头破碎，生于乳头及乳颈部。"[81]81

《中医外伤科学》："乳头破碎是一种症状，大多发生于乳头及乳颈部，皮肤破裂，痛如刀割。"[82]66

《实用中医外科学》："乳头破碎，即乳头皲裂，俗称乳癣。《疡科心得集》称'奶头风'。是以症状命名的一种乳疾。它的主要见症是：乳头皮肤裂伤或糜烂，痛如刀割。"[83]127

《中医外科学》(顾伯康，1986)："乳头和乳晕部分发生大小不等的皲裂，称为乳头破碎。《疡科心得集》名乳头风。多发于哺乳期妇女，是引起乳痈、乳发的重要原因之一。其特点是：多发生在乳头、乳晕部位，皮肤破裂，喂奶时痛如刀割，往往愈后复发，部分患者至停止哺乳后才能痊愈。"[84]87

《中医外科学》(顾伯康，1987)："乳头破碎，因其乳头皲裂而定名。又名乳头风……多发生在乳头、乳晕部位，表面有小裂口及溃疡，喂奶时痛如刀割，愈后往往复发，个别患者至停止哺乳后才能愈合。初产妇多于经产妇，常在哺乳的第一周发病。可引起乳痈、乳发，因此对本病的预防十分重要……本病即现代医学所称的乳头表皮擦伤及乳头皲裂。"[85]152

《中医外科学》(辽宁中医学院等)："乳头破碎又名乳头风，多发哺乳期妇女。特点是乳头及乳晕处皮肤破裂、痛如刀割，或奇痒，有复发的倾向，部分患者直至停止哺乳才告愈。"[86]61,62

《中医外科学》(吴恒亚)："乳头破碎是乳头和乳晕部皮肤发生大小不等的皲裂。又称乳头风。多发于哺乳期妇女，是引起乳痈、乳发的重要原因之一。"[87]60

《中医外科学》(艾儒棣，1989)："乳头和乳晕部发生大小不等的皲裂，称为乳头破碎。多发于哺乳期妇女，常导致乳痈的发生。其特点是：多发生于乳头、乳晕部位，皮肤破裂，喂奶时痛如刀割，往往愈后复发，部分患者至停止哺乳后才能痊愈。"[88]111

《中医外科学》(艾儒棣,1991):"乳头和乳晕部发生大小不等的皲裂,称为乳头破碎。多发于哺乳期妇女,常导致乳痈的发生。其特点是:多发生于乳头、乳晕部位,皮肤破裂,喂奶时痛如刀割,往往愈后复发,部分患者至停止哺乳后才能痊愈。"[89]94

《中医外伤科学》(许书亮):"乳头和乳晕部发生皲裂,称乳头破碎,又名乳头风。其特点是乳头、乳晕部有小裂口及溃疡,喂奶时痛如刀割。多发于哺乳期妇女,是引起乳痈、乳发的重要原因之一。相当于现代医学的乳头皲裂及乳头表皮擦伤。"[90]69

《中医外伤科学》(李彪):"乳头和乳晕部发生皲裂,称乳头破碎,又名乳头风。其特点是乳头、乳晕部有小裂口及溃疡,喂奶时痛如刀割。多发于哺乳期妇女,是引起乳痈、乳发的重要原因之一。相当于现代医学的乳头皲裂及乳头表皮擦伤。"[91]69

《中医外科学》(金之刚):"乳头破碎,因乳头皲裂而定名。《疡科心得集》名乳头风。多发生于哺乳期妇女,是引起乳痈、乳发的重要原因。其特点是:多发生在乳头、乳晕部位,皮肤晕裂,喂奶时痛如刀割,或奇痒难忍,往往愈后复发,部分患者直至停止哺乳才痊愈。"[92]127

《中医外科学》(赵尚华):"乳头破碎是指乳头和乳晕部分发生大小不等的皲裂,又称'乳头皲裂',《疡科心得集》名乳头风。本病是哺乳期妇女的常见疾病,尤多见于初产妇,往往引发乳头、乳晕甚至乳房的炎症。其特点是多发生在乳头、乳晕部位,皮肤破裂,喂奶时痛如刀割,反复发作,缠绵不愈,有些患者直到停止哺乳后才能愈合。"[93]144

《中医外科学》(艾儒棣,2007):"乳头和乳晕部发生大小不等的皲裂,称为乳头破碎。多发于哺乳期妇女,常导致乳痈的发生。其特点是:多发生于乳头、乳晕部位,皮肤破裂,喂奶时痛如刀割,往往愈后复发,部分患者至停止哺乳后才能痊愈。"[94]112

《中医外科学》(张翠月):"乳头和乳晕部分发生大小不等的皲裂,称为乳头破碎。《疡科心得集》名乳头风。多发于哺乳期妇女,是引起乳痈、乳发的重要原因之一。其特征是:多发生在乳头、乳晕部位,皮肤破裂,喂奶时痛如刀割,往往愈后复发,部分患者至停止哺乳后才能痊愈。"[95]165

《现代中医皮肤病学》:"乳房湿疹:多见于哺乳的妇女。发生于乳头、乳晕及其周围,表现为边界清楚的斑片、潮红、渗出,间覆以鳞屑或薄痂,也可发生皲裂,自觉瘙痒兼有疼痛。停止哺乳后,易治愈。日久可有色素沉着。如顽固不愈又系一侧发病者,应除外湿疹样癌。"[96]144

《皮肤性病学》:"乳房湿疹:多见于哺乳期女性。表现为乳头、乳晕、乳房暗红斑,其上有丘疹和丘疱疹,边界不清楚,可伴糜烂、渗出和裂隙,可单侧或对称发病,瘙痒明显,发生裂隙时可出现疼痛。仅发生于乳头部位者称为乳头湿疹。"[97]107

《农民朋友一定要掌握的99个皮肤科知识》:"乳房湿疹多见于年青妇女,特别是哺乳期妇女,这可能与婴儿吮吸奶头等物理刺激有关。病变多为双侧性,亦可为单侧性。发生于乳头及乳晕处,特别是乳房下部,有时累及乳头周围皮肤,常常反复发作而转成慢性。"[98]10

《专家诊治皮肤癣与牛皮癣》:"乳房湿疹:多见于哺乳的妇女。发生于乳头、乳晕及其周围,境界清楚,皮损呈棕红色,糜烂明显,间覆以鳞屑或薄痂,有浸润时可发生皲裂。自觉瘙痒兼有疼痛。停止哺乳后多易治愈。如顽固不愈或一侧发生者,应注意排除湿疹样癌。"[99]83

《实用外科中药治疗学》:"乳头裂口的原因,大抵因不清洁,乳汁浸泡乳头,或多受摩擦,更有一主要原因,则为乳头的内陷,被小儿猛力吮吸、咬碎而起。乳头之表皮起皱裂,常见于皮肤脆弱的人,尤以初产妇人居多。每因机械的刺激而表皮脱落或皱裂,哺乳时发剧痛,更易传染细菌，而引起乳腺炎（乳痈）。”[100]248

《中医皮肤病诊疗》：“乳晕湿疹：多见于授乳期妇女，好发于乳头、乳晕及其周围，故又名乳头风，或称为乳头破碎。皮疹呈棕红色，境界清楚，糜烂、渗液，其上常附以薄痂或鳞屑，有时可发生皲裂而剧痛，兼有瘙痒；授乳停止后，常可自愈。应注意与湿疹样癌相鉴别。”[101]119

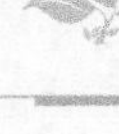

《简明中医古病名辞典》：“乳头破裂……《华佗神医秘传》卷六：‘华佗治乳头破裂神方。’即乳头皲裂，又称乳头风，乳裂，乳头裂破。指因肝火郁结，脾胃湿热内蕴所致乳头、乳颈及乳晕部裂口，疼痛，出血，或流出黏水，或结黄痂的病证。”[102]118

《中医外科处方手册》：“乳头皲裂又称乳头破碎，是指乳头和乳晕部发生大小不等的皲裂，本病为哺乳期妇女的常见病，尤好发于初产妇，中医称之为‘乳头风’或‘奶头风’。其主要临床症候是，乳头皮肤裂伤或糜烂，病如刀割，或奇痒难忍，常可并发乳头炎、乳晕炎或乳腺炎。”[103]347

参考文献

[1] [日] 丹波康赖. 医心方[M]. 高文铸校注. 北京：华夏出版社，1996：431.

[2] [宋] 唐慎微. 证类本草[M]. 尚志钧，等校点. 北京：华夏出版社，1993：363，478.

[3] [晋] 葛洪. 肘后备急方[M]. 王均宁点校. 天津：天津科学技术出版社，2005：145.

[4] [宋] 陈自明. 妇人大全良方[M]. 田代华，等点校. 天津：天津科学技术出版社，2003：455.

[5] [元] 朱震亨. 丹溪治法心要[M]. 北京：人民卫生出版社，1962：102.

[6] [明] 朱橚. 普济方：第8册[M]. 北京：人民卫生出版社，1959：243，249，785，786.

[7] [明] 薛己. 外科心法[M]//盛维忠. 薛立斋医学全书. 北京：中国中医药出版社，1999：78.

[8] [宋] 陈自明. [明] 薛己. 校注妇人良方[M]. 上海：科技卫生出版社，1958：496.

[9] [明] 汪机. 外科理例[M]. 上海：商务印书馆，1957：102.

[10] [明] 徐春甫. 古今医统大全：下[M]. 崔仲平，王耀廷主校. 北京：人民卫生出版社，1991：615，1064.

[11] [明] 楼英. 医学纲目：上[M]. 高登瀛，鲁兆麟点校. 北京：人民卫生出版社，1987：763.

[12] [明] 孙一奎. 赤水玄珠全集[M]. 凌天翼点校. 北京：人民卫生出版社，1986：906.

[13] [明] 李时珍. 本草纲目校注[M]. 张志斌，等校注. 沈阳：辽海出版社，2000：202，302，1022，1548.

[14] [明] 王肯堂. 证治准绳：4[M]. 施仲安点校. 北京：人民卫生出版社，2014：274.

[15] [明] 武之望. 济阴纲目[M]. 鲁兆麟，等点校. 沈阳：辽宁科学技术出版社，1997：189.

[16] [明] 缪希雍. 本草单方[M]. 李顺保点校. 北京：学苑出版社，1999：293，294.

[17] [清] 王洪绪. 外科症治全生集[M]. 夏羽秋校注. 北京：中国中医药出版社，2009：76.

[18] [清] 赵学敏. 串雅全书[M]. 何源，等校注. 北京：中国中医药出版社，1998：120.

[19] [清] 严西亭，施澹宁，洪缉庵. 得配本草[M]. 上海：上海科学技术出版社，1958：70.

[20] [清] 何惠川. 文堂集验方[M]. 上海：上海科学技术出版社，1986：104，105.

[21] [日] 片仓元周. 产科发蒙[M]. 上海：上海中医学院出版社，1993：175.

[22] [清] 王士雄. 随息居饮食谱[M]. 聂伯纯，等点校. 北京：人民卫生出版社，1987：23，32.

[23] [清] 罗越峰. 疑难急症简方[M]. 上海：上海科学技术出版社，1986：208，210.

[24] [宋] 王怀隐. 太平圣惠方[M]. 北京：人民卫生出版社，1958：2269.

[25] [明] 虞抟. 医学正传[M]. 郭瑞华，等点校. 北京：中医古籍出版社，2002：360.

[26] [明] 张浩. 仁术便览[M]. 北京：商务印书馆，1957：293－294.

[27] [明] 俞新宇，王肯堂. 胤产全书[M]//陆拯. 王肯堂医学全书. 北京：中国中医药出版社，1999：2555.

[28] [明] 缪希雍. 神农本草经疏[M]. 郑金生校注. 北京：中医古籍出版社，2002：474.

[29] [清] 汪讱庵. 本草易读[M]. 吕广振，等点校. 北京：人民卫生出版社，1987：177.

[30] [清] 王道纯. 本草品汇精要：续集[M]. 上海：商务印书馆，1936：3.

[31] [清] 顾世澄. 疡医大全[M]. 凌云鹏点校. 北京：人民卫生出版社，1987：757.

[32] [清] 赵学敏. 本草纲目拾遗[M]. 闫冰，等校注. 北京：中国中医药出版社，1998：361.

[33] [清] 沈金鳌. 杂病源流犀烛[M]. 李占永，李晓林校注. 北京：中国中医药出版社，1994：436.

[34] [清] 程鹏程. 急救广生集[M]. 李静生，等点校. 北京：中国中医药出版社，2008：116.

[35] [清] 周诒观. 秘珍济阴[M]//丁青点校. 湖湘名医典

籍精华.长沙：湖南科学技术出版社，2000：112.
[36] [清] 鲍相璈，梅启照.验方新编[M].李世华校注.北京：中国中医药出版社，1994：38，331.
[37] [清] 龚自璋.家用良方[M].王唯一，等点校.北京：中医古籍出版社，1988：105，139.
[38] [日] 中川成章.证治摘要[M].北京：人民卫生出版社，1955：87.
[39] [清] 吴尚先.理瀹骈文[M].步如一，等校注.北京：中国中医药出版社，1995：282.
[40] [清] 邹存淦.外治寿世方[M].刘小平点校.北京：中国中医药出版社，1992：82.
[41] [清] 徐沛.华佗神方[M].香港：中外出版社，1979：158.
[42] [清] 丁尧臣.奇效简便良方[M].庆诗，王力点校.北京：中医古籍出版社，1992：29.
[43] [清] 易凤翥.外科备要[M]//刘炳凡，周绍明.湖湘名医典籍精华：外科卷 针灸卷 五官科卷.长沙：湖南科学技术出版社，2000：237.
[44] [元] 危亦林.世医得效方[M].王育学，等校注.北京：中国中医药出版社，1996：310.
[45] [清] 小仙，李楼.怪证奇方[M]//胡文焕.寿养丛书全集.北京：中国中医药出版社，1997：673.
[46] [清] 陶东亭.惠直堂经验方[M]//裘吉生.珍本医书集成：第三册.北京：中国中医药出版社，1999：93，94.
[47] [清] 徐彦纯.本草发挥[M]//历代本草精华丛书：第2册.上海：上海中医药大学出版社，1992：34.
[48] [清] 张璐.本经逢原[M].顾漫，杨亦周校注.北京：中国医药科技出版社，2011：141.
[49] [清] 吴本立.女科切要[M].佘德友点校.北京：中医古籍出版社，1999：85.
[50] [清] 王士雄.四科简效方[M].杨英杰，陈振南点校.北京：中医古籍出版社，1991：71.
[51] [清] 王孟英.鸡鸣录[M].上海：上海科学技术出版社，1985：63.
[52] [清] 陆锦燧.鲟溪秘传简验方[M].何清湖，等点校.北京：中医古籍出版社，1993：213.
[53] [清] 王梦兰.秘方集验[M].王玉英，王作林点校.北京：中医古籍出版社，1990：102.
[54] [清] 高秉钧.疡科心得集[M].田代华，田鹏点校.天津：天津科学技术出版社，2004：53.
[55] [清] 王旭高.外科证治秘要[M].许履和，徐福宁整理.北京：中医古籍出版社，1991：2，47.
[56] [清] 王旭高.环溪草堂医案[M]//鲁瑛，等点校.王旭高临证医书合编.太原：山西科学技术出版社，2009：426.
[57] [清] 王孟英.潜斋简效方[M]//盛增秀.王孟英医学全书.北京：中国中医药出版社，1999：482.
[58] [清] 沈尧封.女科辑要[M].李广文，等点校.北京：人民卫生出版社，1988：106.
[59] [清] 曹沧洲.曹沧洲医案[M].刘学华点校.上海：上海科学技术出版社，2005：402.
[60] 湖南中医学院.中医实习医生手册[M].长沙：湖南中医学院，1981：827.
[61] 李博鉴.皮科便览[M].北京：中医古籍出版社，1986：42，43.
[62] 朱仁康.中医外科学[M].北京：人民卫生出版社，1987：278.
[63] 王雨亭，罗普树，李志文.中医疾病证候辞典[M].北京：人民军医出版社，1988：174.
[64] 朱文烽.实用中医词典[M].西安：陕西科学技术出版社，1992：70.
[65] 葛武生.中医外科临床指南[M].石家庄：河北科学技术出版社，1993：184.
[66] 王沛.中医外科学[M].北京：中医古籍出版社，1994：185.
[67] 陈淑长.基层中医临证必读大系：外科分册[M].北京：中国科学技术出版社，1995：188.
[68] 李任先，刘国普.中医诊断治疗学[M].广州：广东科技出版社，1996：651.
[69] 原一祥，任继学，黄龙，等.汉英双解中医大辞典[M].北京：人民卫生出版社，1997：617.
[70] 肖相如，倪青，张静.中华医学闻诊大全[M].太原：山西科学技术出版社，1998：211.
[71] 梁勇才.妇科诊治精要[M].北京：人民军医出版社，1999：456.
[72] 韩成仁，黄启金，王德全.中医证病名大辞典[M].北京：中医古籍出版社，2000：262.
[73] 中医药学名词审定委员会.中医药学名词[M].北京：科学出版社，2005：277.
[74] 马其江，桑海莉，岳小方.现代中西医妇科学[M].北京：中国科学技术出版社，2006：442.
[75] 张先锋.常见病敷贴实效方[M].北京：化学工业出版社，2009：184.
[76] 李元文，刘春英.中医性学[M].北京：中国科学技术出版社，2013：527.
[77] 中医药学名词审定委员会.中医药学名词[M].北京：科学出版社，2014：58，59.
[78] 上海中医学院外科教研组.中医外科学讲义[M].北京：人民卫生出版社，1960：84.
[79] 上海中医学院外科教研组.中医外科学中级讲义[M].北京：人民卫生出版社，1961：68.
[80] 上海中医学院.中医外科学[M].上海：上海科学技术出版社，1964：124.
[81] 上海中医学院外科教研组.中医外科简编[M].北京：人民卫生出版社，1972：81.
[82] 全国中等卫生学校试用教材《中医外伤科学》编写组.中医外伤科学[M].南京：江苏科学技术出版社，1980：66.

[83] 顾伯华.实用中医外科学[M].上海：上海科学技术出版社，1985：127.
[84] 顾伯康.中医外科学[M].上海：上海科学技术出版社，1986：87.
[85] 顾伯康.中医外科学[M].北京：人民卫生出版社，1987：152.
[86] 辽宁中医学院，北京中医学院，天津中医学院，等.中医外科学[M].沈阳：辽宁科学技术出版社，1987：61，62.
[87] 吴恒亚.中医外科学[M].南京：江苏科学技术出版社，1988：60.
[88] 艾儒棣.中医外科学[M].成都：四川科学技术出版社，1989：111.
[89] 艾儒棣.中医外科学[M].成都：四川科学技术出版社，1991：94.
[90] 许书亮.中医外伤科学[M].北京：中国医药科技出版社，1994：69.
[91] 李彪.中医外伤科学[M].长沙：湖南科学技术出版社，1996：69.
[92] 金之刚.中医外科学[M].长沙：湖南科学技术出版社，1998：127.
[93] 赵尚华.中医外科学[M].北京：科学出版社，2001：144.
[94] 艾儒棣.中医外科学[M].成都：四川科学技术出版社，2007：112.
[95] 张翠月.中医外科学[M].北京：中医古籍出版社，2007：165.
[96] 刘忠恕.现代中医皮肤病学[M].天津：天津科技翻译出版公司，1997：144.
[97] 张学军.皮肤性病学[M].7版.北京：人民卫生出版社，2008：107.
[98] 黄鹤.农民朋友一定要掌握的99个皮肤科知识[M].南昌：江西教育出版社，2011：10.
[99] 胡蔚毅.专家诊治皮肤癣与牛皮癣[M].上海：上海科学技术文献出版社，2012：83.
[100] 朱仁康.实用外科中药治疗学[M].上海：上海卫生出版社，1956：248.
[101] 张曼华.中医皮肤病诊疗[M].南宁：广西人民出版社，1985：119.
[102] 马汴梁.简明中医古病名辞典[M].郑州：河南科学技术出版社，1988：118.
[103] 孙世发，王旭东.中医外科处方手册[M].北京：科学技术文献出版社，2005：347.

（刘　涛）

4·121

肥疮

féi chuāng

一、规范名

【汉文名】肥疮。

【英文名】favus。

【注释】多生小儿头上，以瘙痒不疼，抓破津水，结黄脓痂，日久漫延，发焦脱落为主要表现的癣病。

二、定名依据

"肥疮"作为一种头部癣类疾病，其症状表现为：初起头皮毛发根部有小丘疹或小脓疱，形如粟米，破出黄水，逐渐形成硫磺色碟形黄痂，中央凹陷，有毛发贯穿，黄痂落后可见糜烂面，有鼠尿样特殊臭气，自觉瘙痒，黄痂日久氧化可变为灰黄或白色，由于毛囊破坏，愈后留有瘢痕，呈永久性脱发。最早见于成书于战国的《周礼》，此时尚名"疕"。

其后东汉时期《神农本草经》中的"白秃"，晋代葛洪《肘后备急方》中的"秃疮"，南朝刘宋陈延之《小品方》中的"小儿白秃"，南朝齐龚庆宣《刘涓子鬼遗方》中的"白颓疮"，唐代孙思邈《备急千金要方》中的"小儿秃头疮"，北宋王怀隐《太平圣惠方》中的"白秃病癣"、朱佐《类编朱氏集验医方》中的"癞头疮"，金代张从正《儒门事亲》中的"白秃疮""小儿白秃疮""鸡粪秃"，明代朱橚《普济方》中的"刺黎""癞头"、朱震亨《丹溪心法》中的"小儿癞头"、刘文泰《本草品汇精要》中的"腊梨头疮"、汪机《外科理例》中的"粘疮"、李时珍《本草纲目》中的"腊梨头疮"、龚信《古今医鉴》中的"秃头疮"、龚廷贤《济世全书》中的"白秃癞痢"、缪希雍《本草单方》中的"鸡屎白秃""白秃腊梨"、张介宾《景岳全书》中的"腊梨疮"、清代陈士铎《洞天奥旨》中的"头上秃疮"、王洪绪《外科症治全生集》中的"蜡梨""蜡梨疮"、吴谦《外科心法要诀》中的"钱癣"、陈复正《幼幼集成》中的"癞痢"、顾世澄《疡医大全》中的"肥疮瘌痢"、赵学敏《本草纲目拾遗》中的"腊梨头""小儿腊梨疮""白秃堆灰""狗屎"、孙震元《疡科会粹》中的"辣黎""秃积"、黄朝坊《金匮启钥》中的"白秃头疮"、高秉钧《疡科心得集》中的"瘌痢疮"、程鹏程《急救广生集》中的"腊梨""鬎鬁疮"、鲍相璈《验方新编》中的"瘌痨头""蜡梨头疮""蜡梨秃头疮"、龚自璋《家用良方》中的"头上癞痨"、邹存淦《经验奇方》中的"蜡梨头",日人丹波元简《医賸》中的"辣离""鬎鬁""喇哩",1979年程运乾《中医皮肤病学简编》中的"赤秃",均是当今肥疮的曾用名。

自南宋王璆首用"肥疮"一名以来,历代沿用较少,如明代朱橚《普济方》、李时珍《本草纲目》、龚廷贤《云林神彀》,清代程云鹏《慈幼新书》、吴谦《外科心法要诀》、郑玉坛《彤园医书》、邹岳《外科真诠》。

中华人民共和国成立后,1956年《实用外科中药治疗学》(朱仁康),1958年《简明中医外科学》(南京中医学院外科教研组),1960年《中医外科学简编》(中医研究院),1964年《中医外科学》(上海中医学院),1973年《中医名词术语选释》(中医研究院等),1985年《中医皮肤病诊疗》(张曼华),1986年《中医外科学》(顾伯康),1987年《中医外科学》(朱仁康),1989年《外科》(杨医亚),1991年《中医外科学》(艾儒棣),1991年《骨伤科皮科应用必备》(朱进忠),1993年《中医外科临床指南》(葛武生),1994年《中医外科学》(王沛),1997年《中医外科学》(陆德铭),1999年《中医外科学》(谭新华等),2000年《今日中医外科》(王永炎等),2000年《新编中医皮肤病学》(欧阳恒等),2000年《新编中医外科临床手册》(王少金),2001年《中医药常用名词术语辞典》(李振吉),2007年《皮肤病中医诊疗学》(徐宜厚等)等均采用了"肥疮"作为正名。

我国2005年出版的由全国科学技术名词审定委员会审定公布的《中医药学名词》已以"肥疮"作为规范名。但综合中医古籍的情况,"肥疮"并不适合作为规范名词。因为古籍中的"肥疮"的内涵大多数情况下与黄癣并不相同。通过对古籍的核查,笔者认为"腊梨"更适合作为规范病名。

三、同义词

【俗称】"堆砂鬎鬁"(《实用外科中药治疗学》);"堆沙鬎鬁"(上海中医学院外科教研组《中医外科学》);"癞痢头"(《中医外伤科学》);"堆沙瘌痢"(《中医皮肤病诊疗》);"黄秃疮"(《中医自学丛书·外科》);"黄瘌鬁"(陆德铭《中医外科学》);"堆沙鬁痢"(谭新华《中医外科学》);"黄癞痢"(《新编中医皮肤病学》);"黄癞"(张翠月《中医外科学》);"癞""癞子""秃疮""秃子"(《现代汉语词典》)。

【曾称】"疕"(《周礼》);"白秃"(《神农本草经》);"頌"(《通俗文》);"秃疮"(《肘后备急方》);"小儿白秃"(《小品方》);"白颓疮"(《刘涓子鬼遗方》);"小儿秃头疮"(《备急千金要方》);"白秃病癣"(《太平圣惠方》);"白秃疮""小儿白秃疮""鸡粪秃"(《儒门事亲》);"癞头疮"(《类编朱氏集验医方》);"刺黎""鬁鬘头白疮""癞头"(《普济方》);"小儿癞头"(《丹溪心法》);"蜡梨头疮"(《本草品汇精要》);"粘疮"(《外科理例》);"腊梨头疮"(《本草纲目》);"秃头疮"(《古今医鉴》);"白秃癞痢"(《济世全书》);"鸡屎白秃""白秃腊梨"(《本草单方》);"腊梨疮"(《景岳全书》);"癞疮"(《外科大成》);"头上秃疮"(《洞天奥旨》);"蜡梨""蜡梨疮"(《外科症治全生集》);"钱癣"(《外科心法要诀》);"癞痢"(《幼幼集成》);"肥疮瘌痢"(《疡医大全》);"腊梨头"

“小儿腊梨疮”“白秃堆灰”“狗屎”(《本草纲目拾遗》);“辣离”“鬎鬁”“喇哩”(《医賸》);“辣黎”“秃积”(《疡科会粹》);“白秃头疮”(《金匮启钥》);“瘌痢疮”(《疡科心得集》);“腊梨”“鬎鬁疮”(《急救广生集》);“瘌疬头”“蜡梨头疮”“蜡梨秃头疮”(《验方新编》);“头上癞疬”(《家用良方》);“蜡梨头”(《经验奇方》);“赤秃”(《中医皮肤病学简编》)。

四、源流考释

成书于战国的《周礼》记载:“凡邦之有疾病者,疕疡者造焉。”东汉郑玄注曰:“疕,头疡,亦谓秃也。”[1] 唐代贾公彦疏曰:“疕,头疡,谓头上有疮含脓血者。”[2] 西汉戴圣《礼记》记载:“夏后氏以楬(jié)豆。”东汉郑玄注曰:“楬,无异物之饰也。献,疏刻之。齐人谓无发为秃楬。”[3] 此处秃楬指秃发,而秃发仅是肥疮的一个症状,所以二者不能等同。东汉刘安《淮南子》中记载有“扢(gē)秃”[4],但此处指凸起的头疮。同时刘熙《释名》记载有“毼(hé)[5]322”和“沐秃”[5]91,但此处的“毼”指头部生疮,“沐秃”则指头部无发,不能与肥疮完全等同。

成书于东汉的《神农本草经》记载有“白秃”[6]37,虽然仅是作为松脂的一个主治病名,没有描述症状,但后世确有用松脂治疗肥疮的记载。同时期的服虔《通俗文》记载有“頢(kū)”[7]1207,作为白秃的异名。

东晋葛洪《肘后备急方》首载“秃疮”[8]147一名,同时此书还记载有“白秃”[8]149“白秃疮”[8]186。但此处的“白秃疮”系金代医家杨用道增补,故不可视为葛洪所作。北周姚僧垣《集验方》首载“肥疮”[9]149一名,但实际上是“黄水疮”,与当今的肥疮迥然不同。《集验方》亦载有“口边肥疮”[9]238,系指“黄肌疮”,亦与当今肥疮无涉。南朝刘宋陈延之《小品方》记载有“小儿白秃”[10]160,161,晋代龚庆宣《刘涓子鬼遗方》记载有“白颓疮”[11]60,症状与如今的肥疮比较相似。

隋代巢元方《诸病源候论》亦记载有“白秃”,并指出病因是“蛲虫发动”[12]130,与当今肥疮较为相似。《诸病源候论》还记载有“口下黄肥疮”[12]227,但系指“黄肌疮”。唐代孙思邈《备急千金要方》记载有“白秃”[13]63“小儿秃头疮”[13]81。孙思邈《备急千金要方》和其后王焘《外台秘要》中亦记载有“肥疮”,但实际上亦是“燕口疮”[14]429和“黄水疮”[14]590。其后丹波康赖《医心方》记载的“肥疮”亦相当于如今的“黄肌疮”[15]514和“黄水疮”[15]108。

北宋王怀隐《太平圣惠方》记载有“白秃病癣”[16],没有描述症状。其后苏轼、沈括《苏沈良方》记载有“小儿疳肥疮”[17]系指“脑疳”,与当今肥疮不同。南宋佚名《小儿卫生总微论方》把秃疮分为“白秃”和“赤秃”[18]241,从描述的症状来看,“白秃”更接近于今天的肥疮,另外书中还记载有“长头疮”[18]239,亦与肥疮相似。南宋医家王璆《是斋百一选方》记载“肥疮”[19]361一名,亦没有描述症状,但从治疗的方药来看,应该相当于如今的肥疮。金代医家张从正在《儒门事亲》中记载的“白秃疮”“小儿白秃疮”“鸡粪秃”[20]131亦接近肥疮。南宋医家朱佐《类编朱氏集验医方》中记载有“癞头疮”[21]304,亦没有描述症状,根据所用方药,可以推断相当于如今的肥疮。

明代朱橚《普济方》记载有“肥疮”[22]759“白秃”“剌黎”“鬖鬘(yà lí)头白疮”[22]748,与当今的肥疮较为相似。其后朱震亨《丹溪心法》记载有“小儿癞头”[23]108,明代《本草品汇精要》记载有“蜡梨头疮”[24]1121,不过此为康熙年间王道纯增补,不能视为刘文泰所作。其后万全在《育婴家秘》中记载有“癞头”“白秃”[25]540,症状与如今的肥疮十分接近,并指出其有遗传性和传染性。其后徐春甫在《古今医统大全》中记载的“肥疮”“腊梨”[26]994与当今肥疮较为接近,而记载的“白秃”则与当今“白秃疮”较为接近。其后李时珍《本草纲目》中记载有“肥疮”[27]767“腊梨头疮”[27]890,亦未描述症状。其后龚信《古今医鉴》记载有“秃疮”“秃头疮”[28]440,其后龚廷贤《济世全书》记载有“秃疮”“白秃”“白秃癞痢”[29]1065与当今肥疮十分相似。其后缪希雍《本草单方》记载有“白秃腊梨”[30]581“鸡屎白秃”[30]618，其后张介宾《景岳全书》记载有“腊梨疮”“秃疮”[31]1822。

清代祁坤《外科大成》记载有“癞疮”[32]213，其描述症状与如今肥疮较为相似。其后陈士铎《洞天奥旨》记载有“秃疮”[33]109，与当今肥疮相似，并指出“秃疮乃胎毒”，同时还记载有“肥黏疮”[33]119，实为另一种疾病，与当今肥疮不同。其后程云鹏《慈幼新书》亦记载有“肥疮”[34]29，其后王洪绪《外科症治全生集》记载有“蜡梨”[35]23“蜡梨疮”[35]24，其后吴谦《外科心法要诀》中记载有“秃疮”“钱癣”“肥疮”“癞头疮”[36]110，均指当今的肥疮。其后陈复正《幼幼集成》记载有“癞痢”[37]，同时书中的“肥疮”系指“黄水疮”[37]375。其后顾世澄《疡医大全》记载有“肥疮痢痢”[38]1333，其后赵学敏在《本草纲目拾遗》中记载有“秃疮”“癞头疮”[39]166“腊梨头”[39]382“腊梨疮”[39]391“小儿腊梨疮”[39]408“白秃堆灰”“狗屎”[39]50，均相当于如今的肥疮。其后日人丹波元简在《医賸》中记载有“腊梨”“白秃腊梨”“辣离”“鬎鬁”“喇哩”[40]34，其后孙震元《疡科会粹》记载有“癞头疮”“辣黎”“秃积”[41]317“蜡梨疮”[41]319，其后黄朝坊《金匮启钥》记载有“癞痢”“白秃头疮”[42]1291。其后高秉钧《疡科心得集》“辨白秃疮肥疮论”[43]85 区分了白秃疮和肥疮，但这里的“白秃疮”系指当今的肥疮，而这里的“肥疮”书中描述的症状十分简略，从病机的描述上来看，应该是当今的“肥黏疮”。其后程鹏程《急救广生集》记载有“腊梨”[44]19“鬜鬁疮”[44]153，其后邹岳《外科真诠》记载有“肥疮”[45]29，与如今肥疮较为相似。其后鲍相璈《验方新编》记载有“秃头疮”“痢疬头”[46]21“蜡梨头疮”“蜡梨秃头疮”[46]458，龚自璋《家用良方》记载有“白秃头疮”“白癞头疮”“头上癞疬”[47]35，其后邹存淦《外治寿世方》记载有“秃疮”“腊梨”“癞头”[48]48，周璟《经验奇方》记载有“蜡梨头”[49]28“蜡梨头疮”[49]20。其后易凤翥《外科备要》记载有“秃疮”“肥疮”“钱癣”“癞头”[50]207。

1956年朱仁康《实用外科中药治疗学》中使用了“肥疮”[51]127 一名，此名中医外科著作大多沿用，如：1958年南京中医学院外科教研组《简明中医外科学》[52]26，1960年中医研究院《中医外科学简编》[53]98，1960年上海中医学院外科教研组《中医外科学讲义》[54]，1961年上海中医学院外科教研组《中医外科学中级讲义》[55]，1964年上海中医学院《中医外科学》[56]，1972年上海中医学院外科教研组《中医外科简编》[57]，1973年中医研究院等《中医名词术语选释》[58]420，1983年徐元贞《中医词释》[59]355，1985年张曼华《中医皮肤病诊疗》[60]60，1986年顾伯康《中医外科学》[61]128，1987年朱仁康《中医外科学》[62]587，1989年杨医亚等《外科》[63]155，1991年艾儒棣《中医外科学》[64]157，1991年朱进忠《骨伤科皮科应用必备》[65]86，1993年葛武生《中医外科临床指南》[66]201，1994年王沛《中医外科学》[67]362，1995年李经纬等《中医大辞典》[68]959，1997年陆德铭《中医外科学》[69]130，1999年袁钟等《中医辞海》[70]532，1999年谭新华《中医外科学》[71]697，2000年欧阳恒等《新编中医皮肤病学》[72]151，2000年王永炎《今日中医外科》[73]485，2000年王少金《新编中医外科临床手册》[74]272，2000年赵法新《乡村中医临证大全》[75]382,383，2001年李振吉《中医药常用名词术语辞典》[76]237，2005年邹积隆等《简明中医病证辞典》[77]794，2007年徐宜厚《皮肤病中医诊疗学》[78]80，2009年张翠月《中医外科学》[79]221。亦有使用“黄癣”作为正名的，如1980年《中医外伤科学》[80]89，1981年管汾《实用中医皮肤病学》[81]110，1983年张志礼等《简明中医皮肤病学》[82]139，1995年韦永兴《中医外科学》[83]78，1995年尚德俊《新编中医外科学》[84]261，1996年杨国亮等《现代皮肤病学》[85]185，1998年许芝银等《中医外科学》[86]205，1998年金之刚《中医外科学》[87]258，1999年杜锡贤《皮肤病中医辨治》[88]140，2001年赵尚华《中医皮肤病学》[89]61，2005年《中医药学名词》[90]276（中医药学名词审定委员会），2010年范瑞强《中医皮肤性病学》[91]180，2011 年黄鹤《农民朋友一定要掌握的 99 个皮肤科知识》[92]50，2012 年胡蔚毅《专家诊治皮肤癣与牛皮癣》[93]136,137，2014 年《中医药学名词》[94]57（中医药学名词审定委员会）。

也有使用“赤秃”作为正名的，如 1979 年程运乾《中医皮肤病学简编》[95]88，1998 年李林《实用中医皮肤病学》[96]64。

同时在民间仍使用“癞”“癞子”[97]770“秃疮”“秃子”[97]131 作为俗称。

总之，《周礼》称肥疮为“疕”，《神农本草经》则称为“白秃”，《刘涓子鬼遗方》称为“白颓疮”。因其多发于小儿，故称为“小儿白秃”“小儿秃头疮”“小儿白秃疮”“小儿癞头”“小儿腊梨疮”。因其有特殊臭气，且愈后致秃，故称为“鸡粪秃”“鸡屎白秃”“狗屎”“秃疮”“秃子”“白秃病癣”“白秃疮”“秃头疮”“白秃癞痢”“头上秃疮”“白秃堆灰”“白秃头疮”“蜡梨秃头疮”“赤秃”。因其疮脓结痂，损及毛发，其形似癞，故又名“癞”“癞子”“癞头疮”“癞头”“白秃癞痢”“头上癞疠”“癞痢头”“黄瘌鬁”“黄癞痢”“黄癞”。“癞”缓读则为“腊梨”[98]483，腊梨音转则讹为“刺黎”“辣离”“鬎鬁”“喇哩”“辣黎”“瘌痢疮”“瘌疠头”“蜡梨头疮”“蜡梨秃头疮”“蜡梨头”“堆砂鬎鬁”“堆沙鬎鬁”“堆沙瘌痢”“黄瘌鬁”。而“黄癣”则为外来西医病名，古籍不载，中医书籍亦采用之。

综合古籍的记载和现代文献的沿用，笔者认为，鉴于中医古籍中的“肥疮”所指内涵十分混乱，除了极少数情况下指黄癣以外，大多情况下指“黄肌疮”“黄水疮”“燕口疮”“脑疳”“奶癣”“肥黏疮”。按照名词规范单义性原则，有必要将其他含义剥离出去，由相应病名来指称。“腊梨”一词似可用作规范病名，因为：①“腊梨”一名历史悠久，元代即出现[99]38，且在中医古籍中就是意指黄癣，没有歧义，符合名词单义性原则。②“腊梨”一词生动形象，“腊”可训为“久”[100]2235，久置之梨，其形枯萎，其色黯黄，正可反映肥疮的典型症状。③现代亦有相关著作使用“腊梨”作为正名[98]483。但“腊梨”容易让人误解为某种水果，不如“黄癞痢”更合适作为规范病名。

五、文献辑录

《周礼·天官》卷第二：“凡邦之有疾病者，疕疡者造焉，则使医分而治之。”郑氏注：“疕，头疡，亦谓秃也。身伤曰疡。分之者，医各有能。”[1]

《周礼注疏》卷五：“言疕头疡者，案下疡医肿疡等不言疕，此特言疕者，肿疡等可以兼之，故云疕头疡，谓头上有疮含脓血者，又云亦谓秃也者。秃含脓血者，则入疕中。秃而不含脓血者，疕中可以兼之，故云亦谓秃也。云身伤曰疡者，《曲礼》云：身有疡则浴，是也，即疡医所云肿疡已下，亦是。云分之者，医各有能者，疾医，知疾不知疡；疡医，知疡不知疾。故云医各有能。”[2]

《纂图互注礼记》卷九：“夏后氏以楬豆，殷玉豆，周献豆。”郑玄注：“楬，无异物之饰也。献，疏刻之。齐人谓无发为秃楬。楬，徐苦瞎反，注同。又，苦八反。献，素何反。秃，土木反。”[3]

《淮南子》卷十一：“亲母为其子治扢秃，而血流至耳，见者以为其爱之至也，使在于继母，则过者以为嫉也。事之情一也，所从观者异也。”[4]

《〈释名〉语源疏证》卷八：“秃，无发沐秃也。鬝，头生创也，头有创曰疡，鬝亦然也。”[5]322

卷三：“沐秃，沐者发下垂，秃者无发，皆无上貌之称也。”[5]91

《神农本草经》卷一：“松脂……味苦温。主疽，恶创头疡，白秃，疥搔，风气，五藏，除热。久服，轻身不老，延年。一名松膏，一名松肪。生山谷。”[6]37

《服虔通俗文》：“白秃曰頞。”[7]1207

《肘后备急方》卷五：“头中恶疮……胡粉、水银、白松脂各二两，腊月猪膏四两，合松脂煎，以水银、胡粉合研，日再。《胡洽》云疗小儿头面疮。又一方，加黄连二两，亦疗得秃疮。”[8]147“葛

氏疗白秃方……杀猪即取肚，破去屎，及热以反搨头上，须臾，虫出著肚。若不尽，更作，取令无虫即休。”[8]149

卷六：“《杨氏产乳》疗白秃疮，及发中生癣。取熊白，敷之。”[8]186

《集验方》卷七：“热疮者，起疮便生白脓是也。黄烂疮者，起疮浅，但出黄汁若肥疮是也。侵淫疮者，浅疮黄汁出，兼搔之，漫延长不止是也。瘑疮者，喜著手足相对，痛痒折裂，春夏随差。”[9]149

卷十一：“飞乌膏散方……用烧朱砂作水银上黑烟（一名细粉者三两），矾石（三两烧粉）。上二味，以绢筛了，以甲煎和之令如脂，以傅乳疮，日三。作散者不须和，有汁自著可用散，亦傅诸热疮、黄烂侵淫疮、蜜疮、丈夫阴蚀痒湿、诸小儿头疮疳蚀、口边肥疮、蜗疮等，并以此傅之。”[9]238

《小品方》卷八：“治小儿白秃方。捣楸菜中心，取汁以涂头，立生。”[10]160,161

《刘涓子鬼遗方》卷五：“治头白颓疮，发落生白痂，经年不差，五味子膏方。五味子（二分），菟丝子（五分），苁蓉（二分），雄黄（一分），松脂（二分），蛇床子、远志（去心，各三分），雌黄、白蜜（各一分），鸡屎（半分）。上十味，以猪膏一升二合煎，先内雌黄，次内鸡屎，次白蜜，次内松脂，次内诸药，并先各自末之，膏成。先以桑灰洗头，后傅之。”[11]60

《诸病源候论·白秃候》：“凡人皆有九虫在腹内，值血气虚则能侵食。而蛲虫发动，最能生疮，乃成疽、癣、瘑、疥之属，无所不为。言白秃者，皆由此虫所作，谓在头生疮，有虫，白痂，甚痒，其上发并秃落不生，故谓之白秃。”[12]130

“口下黄肥疮候”：“小儿有涎唾多者，其汁流溢，浸渍于颐，生疮，黄汁出，浸淫肥烂。挟热者，疮汁则多也。”[12]227

《备急千金要方》卷五“少小婴孺方”：“凡乳母者，其血气为乳汁也。五情善恶，悉是血气所生也。其乳儿者，皆宜慎于喜怒。夫乳母形色所宜，其候甚多，不可求备。但取不胡臭，瘿瘘、气嗽、瘑疥、痴癃、白秃、疬疡、沈唇、耳聋、齆鼻、癫痫，无此等疾者，便可饮儿也。师见其故灸瘢，便知其先疾之源也。”[13]63

卷五“少小婴孺方”：“治小儿秃头疮方：取雄鸡屎，陈酱汁，苦酒和，以洗疮了，敷之。”[13]81

《外台秘要方》卷二十二：“《病源》足太阴为脾之经，其气通于口。足阳明为胃之经，手阳明为大肠之经。此二经并夹于口。其腑脏虚，为风邪湿热所乘，气发于脉，与津液相搏，则生疮，常湿烂有汁，世谓之肥疮，亦名燕口疮。”[14]429

卷三十：“又疗诸瘑疮经年，依手拂疽，痒引日生，不瘥，疮久则有疽虫，藜芦膏方。藜芦（六分），黄连（八分），矾石（熬汁尽）、松脂、雄黄（研，各八分），苦参（六分）。上六味，捣，以厚绢下之，用猪脂二升煎之，候膏成去滓。入雄黄、矾石末，搅令和调，待凝，以傅之。诸疮经年，或搔之汁出，不生痂，百药疗不瘥，悉主之。瘑疥、痔、头疮亦效，热疮者，起疮便生白脓是也。黄烂疮者，起疮浅，但出黄汁，若肥疮是也。侵淫疮者，浅疮，黄汁出，兼搔之漫延，长不止是也。瘑疮者，喜著手足，相对痛痒，坼裂，春夏随瘥。”[14]590

《医心方》卷四：“《如意方》治面上恶疮术：胡粉（五两，熬），黄柏（五两），黄连（五两），三物，冶下筛，粉面疮上，日三（《小品方》同之）。《拯要方》疗面上疮，极痒，搔即生疮，黄脂出，名曰肥疮方：上，煮苦参汁，洗去痂，故烂帛淹，即涂白蜜，自当汁出如胶，即敷雄黄末，不过一两度，瘥。”[15]108

卷二十五：“《病源论》云：小儿有涎唾多者，其汁流溢，浸渍于颐，生疮，黄汁出，浸淫肥烂，挟热者，疮汁则多。《千金方》云：治小儿口下黄肥疮方：熬灶上饭令焦，末敷之。”[15]514

《太平圣惠方》卷四十：“又方：上以米醋二升，浸三宿，以布绞取汁，于铛内慢火熬成膏。净洗疮，裹干，去痂涂之。白秃瘑癣，并宜用之。”[16]1206

《苏沈良方》卷八："治小儿疳肥疮，多生头上，浸淫久不瘥，及耳疮等，悉主之。石绿、白芷(等分)，上以甘草洗疮，敷药一日愈。"[17]115

《小儿卫生总微论方》卷十八："小儿头疮者，由藏府有热，上冲于头，外被风湿，复相乘之。搏于血气而生其疮，故曰头疮。此候与秃疮特异，且秃疮者，有白有赤，硬痂遍满。其头疮者，但一两处生，其痂并不白硬而干，时时常有浓血湿汁，俗呼为长头疮。小儿失于沐发者，便生此疮也。"[18]239"小儿头有秃疮者，按《九虫论》云，是蛲虫动作。与风邪相乘，上于头之皮肤，搏于血气，伤其荣卫而所生也。荣为血，受病则为赤秃。卫为气，受病则为白秃。荣在内，邪稍难干，故患赤秃者少。卫在外，邪易得著，故患白秃者多。其始生如癣之斑点，上有皮屑，渐渐作痂，以成其疮，遂至满头发落逮尽。若刮去其痂，则疮皆是孔眼，大小不等，如虫之窠，有脓汁出，不痛而痒，痒乃不可禁，是知有虫为风也。又一种俗呼为鬼舐头，小儿有头疮，遇夜被鬼舐之，则引及满头有赤痂，或云便赤秃也。"[18]241,242

《是斋百一选方·治小儿头疮》："以猪筒子骨髓调轻粉，涂疮上立效。早涂至晚即干而愈，神妙不可具述。肥疮、疳疮皆可用。"[19]361

《儒门事亲·白秃疮》："夫小儿白秃疮者，俗呼为鸡粪秃者是也。"[20]131

《类编朱氏集验医方》卷十二"痈疽门"："治癞头疮方……先用本人小便，烧秤锤令红，投于小便中，方与洗头疮，都无皮了，然后以帛拭干。却以：历青五文，细研。上用油鱼三个，以盏熬成油，调历青，涂三日，效。"[21]304,305

《普济方》卷三百六十三："治头疮海上仙方，治久不瘥疮：以猪筒骨中髓，腻粉和为剂，复纳骨中。火煨香熟取出，先以温盐水浴疮，乃傅之，兼肥疮、疳疮，皆可用。"[22]759

《普济方·卷四十八》："夫蛲之为害，因血气虚，乘风而上，则能生疮。疽、癣、瘑、疥无不为也。疮痂不去而痒，鬓发秃落，无复生荣。是为白秃。"[22]366

《普济方·白秃》："治髻鬘头白疮。猪筒骨带髓、紫草，上用香油熬，药焦色去药，入白矾，轻粉在内，搽疮即生发。""治剌黎。用百年屋下燕窠泥同奄翁窠为末，麻油调，先用米泔洗透，用刀子剃去皮，血出不妨，用纸挹干，傅药，或干傅亦可。"[22]748

《丹溪心法》卷五："又方……治小儿癞头，并身癞等证。松皮(烧灰)、白胶香、枯矾、大黄、黄柏，上为末，用熟油调敷。"[23]103

《本草品汇精要·续集》卷七："竹蠹虫主小儿蜡梨头疮，蛀末主聤耳出脓水，汤火伤疮。"[24]1121

《育婴家秘》卷四："癞头者，一名白秃，或父母之传，或兄弟姊妹之相授，乃遗毒之气也。初起可治，待皮毛光，不必治也。宜服消风通圣散除大黄，另研，酒蒸，炒末，再酒拌晒干，每一钱，水煎热服。外用炭烧红，以长流水淬之，乘热炭擦头皮，以前松皮散敷之。"[25]540

《古今医统大全·白秃疮》："头为诸阳之首，多有胎热及热毒上攻于头，故头上成疮不绝。若散而片片白痂，燥痒又类白屑。此因积热而生，名曰白秃。又有厚痂黄汁，汁流又成疮者，名肥疮。若不早治，渐成满头，其势遍延，久而难变成光秃，并不生发，俗名腊梨，不可不早治也。"[26]994

《本草纲目》二十九卷"桃枭"："治小儿虚汗，妇人妊娠下血，破伏梁结气，止邪疟。烧烟熏痔疮。烧黑油调，傅小儿头上肥疮软疖(时珍)。"[27]767

三十五卷"肥皂荚"："腊梨头疮，不拘大人、小儿。用独核肥皂去核，填入沙糖，入巴豆二枚扎定，盐泥包，煅存性，入槟榔、轻粉五七分，研匀，香油调搽。先以灰汁洗过，温水再洗，拭干乃搽。一宿见效，不须再洗。"[27]897

《古今医鉴·秃疮》："桃梅煎(陈白野方)治秃头疮。桃枝(连叶七枚，长四寸，捣烂)，乌梅(七个，打碎)，白矾(研，一钱)，胡椒(研末，一钱)，川椒(研末，一钱)，上用香油二两，煎至一两，每早擦一次。”[28]440

《济世全书·秃疮》：“白秃之候，头上白点斑剥，初似癣而上有白皮屑，久则生痂瘰成疮，遂至遍头，洗刮除其痂，头皮疮孔如筋头大，里有脓汁出，不痛而有微痒时，其里有虫甚细微难见。《九虫论》亦云：是绕虫动作而成。此疮乃至自小及长大，小不瘥，头发秃落，故谓之白秃也。治白秃瘌痢神效方……石灰窖内烧过四围红土堑四两，为末。百草霜(一两)，胆矾(六钱)，雄黄(二两)，轻粉(二钱)，榆皮(三钱，末)，上为一处，猪胆调搽，头或洗净，剃头尤妙，刮去盖，以药敷上。干用棉子油调搽亦可，四五次即愈。外敷败毒散三四服。”[29]1065

《本草单方》卷十五“幼科”：“白秃腊梨。灰窑内烧过红土墼(四两)，百草霜(一两)，雄黄(一两)，胆矾(六钱)，榆皮(三钱)，轻粉(一钱)，为末，猪胆汁调，剃头后搽之。百发百中，神方也。”[30]581

卷十七“外科”：“鸡屎白秃。甜瓜蔓连蒂，不拘多少，以水浸一夜，砂锅熬苦汁，去滓，如饧盛收。每剃去痂疙，洗净，以膏一盏加半夏末二钱、姜汁一匙、狗胆汁一枚，和匀，涂之，不过三上。忌食动风之物。”[30]618

《景岳全书·春集》卷六十四：“腊梨疮(二八八)用杏仁百枚炒为炭，入葱白、蜂蜜共捣烂。先用花椒煎汤洗净，然后用此药搽之，新旧秃疮皆可用，但勿见风方好。”[31]1822

《外科大成》卷三：“秃疮生白痂成个而不相连，若癞疮则生黄痂成片有脓为异耳。夫头为诸阳之首，而疮亦属火，乃二阳相灼所致。其治法必当解陈莝之积热，导心经之烦躁，故宜以防风通圣散俱用酒浸过，焙为末，每日三服，量见大小，食后白滚水调服，服至头上有汗出为验。外兼以杀虫散风等药搽之，若虫死则痒止，风散则发生，血潮则斑润，随用生姜蘸润肌膏擦之，则发生矣。忌动风发物。”[32]213

《洞天奥旨》卷九：“秃疮，乃是太阳膀胱、督脉二经受湿热，故生虫作痒。其实亦因父母生儿之前，不节色欲，或服热药浪战，频频泄精，以致胎中受毒，不能即散，而小儿之首受之。毒轻者疮轻，毒重者疮重。既生之后，小儿或食煎炒之味，或多餐水果，或多受暑风，而头上秃疮因而生虫，痂高堆起，白屑满盈，终年累月而不愈矣。疮轻者，外治即痊；疮重者，必须内外兼治，庶易愈也。世人多不急治，所以多累，竟至虫蚀发尽，成为秃子耳。”[33]109,110“肥黏疮多生于小儿头上，俗名肥疮。头上乃太阳经也，身感风热不散，而毒乃浮于头上，遂生此疮。初生之时，多黄脓暴出，流粘发根，与秃疮无异。然秃疮乃胎毒，而肥粘非胎毒也。以小儿好餐水果，湿气留中，一遇风热，聚而外出，或油手抓头，或剃刀传染。初生一二，久则遍头皆是，盖湿热生虫也。治法先用槐条煎汤洗净，后用末药外治，不数日即愈也。”[33]119

《慈幼新书》卷十一：“头上肥疮方……黄丹黄柏、松香(各五钱)，猪油四两，同捣烂，纸裹成条，点烧滴取热油，擦疮上即愈。如痒甚以飞矾少许糁之。”[34]29

《外科症治全生集》卷一：“疮疥之生，独由于湿，故南方卑下之地，患生最多。昔书皆言湿热所致，方中皆用生地凉血，未见医愈一人。且以熏罨为法，熏虽疮愈，然毒归腹，定成疮鼓。凡患诸疮，宜戒沐浴，浴则湿气愈重，难以速痊。痊后再戒月余，庶免复发，忌食鸡羊虾蟹一应发毒新鲜等物，并戒房事。欲愈诸疮者，非得良方，未易痊也。按其名类，有脓窠、癞疥、绣球风、猴狲疳、泾风顽癣、蛀发癣、小儿疳、肥疮、蜡梨、火珠、臁疮、烂腿、漆疮。”[35]23

“蜡梨疮”：“用扫雪散，香油调腻，剃头后，煎滚灰汤温洗，洗后以药敷，敷后不必再洗。日以药敷，至愈乃止。”[35]24

《外科心法要诀·秃疮》：“秃疮风热化生虫，骚痒难堪却不疼，白痂如钱生发内，宜服通圣擦膏灵。[注]此证头生白痂，小者如豆，大者如钱，俗名钱癣，又名肥疮，多生小儿头上，骚痒

难堪，却不疼痛。日久延漫成片，发焦脱落，即成秃疮，又名癞头疮，由胃经积热生风而成。宜用防风通圣散料，醇酒浸焙为细末，每服一钱或二钱，量其壮弱用之。食后白滚汤调下，服至头上多汗为验。初起肥疮，宜擦肥油膏，用久则效。已成秃疮者，先宜艾叶、鸽粪煎汤洗净疮痂；再用猪肉汤洗之，随擦踯躅花油，以杀虫散风，虫死则痒止，风散则发生，血潮则肌肤润，久擦甚效。秃疮图：秃疮生于头皮，瘙痒，挠破津水结白脓痂，多生小儿头上。"[36]110

《幼幼集成》卷四："治瘌痢、白秃头疮方，用鸡蛋十个，去壳搅匀，入小锅，香油荡成一饼，乘热盖儿头上，一时许，蛋冷取下，又将上面用油煎热，再覆头上。数次愈，妙不可言。""黄水头疮，即肥疮也。其疮黄水流下即沿生，渐至眉耳，不治则杀人。用黄连五钱、轻粉三钱，共为细末，麻油调成膏，涂粗碗内，须干湿得中，将碗覆转，下烧艾烟熏之，缓缓烧烟，熏至黑色为度，放地上出火毒，次加冰片三分，研匀，香油调涂数次，即愈。"[37]375

《疡医大全·肥疮门主方》："肥疮瘌痢……煮鸡蛋黄二个，入铜锅内熬出油，入松香一两五钱熬枯为末。又用麻油一两入蜈蚣一条，去头尾，入油内熬枯，去渣冷定，调前末听用。先将疮用挦猪汤煎滚，洗透、去靥，或剃头后用鸡蛋数枚加花椒五分，以香油摊煎饼盖头上，用毡帽盖之，过一宿，再用蜈蚣油调松香末搽之。"[38]1333

《本草纲目拾遗》卷二："治白秃堆灰……俗名狗屎，蜡梨疮，剃头，以此油涂上，立瘥。又治顽癣风癞恶疥。"[39]50

卷五："秃疮……《不药良方》云：即肥疮日久，延蔓成片，发焦脱落，又名癞头疮。先以艾叶鸽粪煎汤洗净疮痂，再用猪肉汤洗之，随用踯躅油，以踯躅花根四两捣烂，用菜油一碗，煎枯去渣，加黄蜡少许，布滤候冷，以青布蘸搽，日三次，毡帽戴之，勿令见风，散毒，能令痒止发生，久搽自效。"[39]166,167

卷九："神功至宝丹……王秋泉《家传秘方》：专治男妇溜脓肥疮、脓窠疮、腊梨头、遍身风癞、瘾疹疥癣，瘙痒异常，麻木不仁，诸风手足酸痛，皮肤破烂，阴囊痒极，并妇人阴痒湿痒，酒丸散擦药洗贴如神，随病上下茶汤送下，日进二次，戒暴怒房劳，炙煿发毒之物。苦参一斤为末，鹅毛香油炒存性六两，黄米糊丸，朱砂为衣，此方与《元珠》治大麻风所用，大同小异，因并存之。"[39]382,383"《物理小识》：虎一身皆入药，而本草未载虎油之功效。愚于猎户取其油以涂腊梨疮，一二次即愈，亦可治大麻风。《药性考》：虎油疗秃，涂狗咬伤，五痔下血，反胃酒尝。"[39]391"小儿腊梨疮……《贩翁医要》：陈火腿骨烧灰，如痒加矾少许，麻油调敷。不生发，用老姜擦。"[39]408

《医媵·腊梨》："白秃腊梨，盖腊梨者。腊月之梨，所谓冻梨也，头生白秃，其状类此，故亦呼腊梨焉。《坚瓠集》载'腊梨赋'云：葫芦之质，油灰之色，盔头以摆锡为装，灯笼以梅花为式。又有'腊梨歌'：并为此疮作耳，外科奇救方。作辣离，《医法指南》作鬎鬁，事物绀珠作喇哩，皆因音而转讹也。"[40]34,35

《疡科会粹》卷四"古集"："癞头疮（辣黎，一名秃积）。"[41]317

"癞头疮"："蜡梨疮（《全书》）……又治一切风疳、痒疥终年不效。轻粉、鸡内金、铜青、槟榔、樟水、雀梅、藤皮（煅灰）各等分为末，搽入肌肤内。"[41]319

《金匮启钥·幼科》卷四："治瘌痢、白秃头疮方，用鸡蛋十个，去壳搅匀，入小锅，加香油共烫成一饼，乘热盖儿头上，一时蛋冷，又将上面用香油煎热，再覆头上数次，痊愈。"[42]1291

《疡科心得集》卷下："白秃疮者，俗名瘌痢疮。乃足太阳膀胱、督脉二经受湿热，生虫作痒，疮痂高堆是也。风袭则起白屑，热甚则秃，久则伤孔而不生发。治当消风除湿、杀虫止痒、养血。肥疮生于头顶，乃脏腑不和之气上冲，血热之毒上注。小儿阴气未足，阳火有余，故最多犯之。宜内服荆芥、防风、连翘、天花粉、贝母、元参、赤芍、生地、牛蒡子等，清热解毒、凉血和

血；俟毒气少解，方外用药以涂之，切不可骤加寒凉涂遏，以致热毒内攻不救。盖小儿脏腑娇嫩，易入难出也。”[43]85,86

《急救广生集》卷二“杂症”：“腊梨（白秃者）……灰窑内烧过红土墼（四两），百草霜、雄黄（各一两），胆矾（六钱），榆皮（三钱），轻粉（一钱）。共为末，猪胆汁调，剃头后擦之，百发百中，其效如神。”[44]19

卷七“疡科”：“鬁鬎疮（一作腊梨）……川椒（一两），麻油、菜油（各一盅）。同煎浓搽之。”[44]153

《外科真诠·头项部》：“肥疮多生小儿头上，乃真阴未足，阳火上浮所致。初发小吻，瘙痒难堪，上结黄痂。宜先用细茶汁洗去黄痂，徐用大皂散搽之。”[45]29

《验方新编》：“又名瘌痢头。香黄散：松香（二两，为末，入葱管内，用线扎定，水煮融化，去葱研末），黄丹（一两，水飞），无名异（一钱，炒），宫粉（一钱，炒），轻粉（三分，炒）。共为细末，香油调搽。并治头面黄水疮，俱极神效。”[46]21

卷十一：“松香散……治小儿胎毒，并蜡梨头疮，及男妇一切湿疮。有人施送四十余年，神效无比。老松香（二两），黄丹（一两，微炒），铅粉（五钱，炒净，勿留铅气），真青黛（一两），白矾（二两，入头发少许同烧，以枯为度），共研细末。湿则干敷，干则用麻油调搽。牛牙散……治一切痈毒大疮初起，并治蜡梨头疮及脚丫破烂，神效。取已死黄牛门牙数枚，以三钱为度，将牙烧红，浸醋内。烧三次，浸三次。研末，候冷。如病人有一斤酒量者，用酒二斤，将牙灰冲入饮之。盖被睡一夜，即出大汗，次日全消。或腹泻再用败毒散服之立愈。初起三日内俱可治，活人无算。若治蜡梨秃头疮并脚丫烂多年者，用麻油或鸡蛋油（见后）调敷。”[46]458,459

《家用良方》卷一：“白秃头疮……陈年石灰，炒黄色，退火气。以马齿苋汁调敷，干复易之，神效。赤秃头疮出脓……马蹄爪烧灰，生麻油调涂。白癞头疮……木炭烧红，入沸水中。温洗，效。头上癞痨……大鲜虾去须壳，将肉打如泥。剃去发擦之，三次全效。”[47]3-5

《外治寿世方》卷四：“秃疮（一名腊梨，又名癞头），麻子（二升），熬焦末，以猪脂和涂之，发生为度。又，初起者，用紫甘蔗皮煅存性，香油调搽。”[48]48

《经验奇方·卷上》：“治小儿胎毒、疳疮、蜡梨头疮、男妇发痒湿疮等症。嫩松香（一斤，铁锅内熬烊，至沸平为度，立刻取起，切勿过时，若过时，性太烈不用。倒在纸铺有凹泥地上，候冷取起，秤用四两），煅蛤壳、青黛（各一两），上药各研细末，和匀再研，储瓷瓶。用真麻油调敷患处，每日一换，切忌水洗，并须忌食发气诸物，数日即愈。”[49]20,21“专治小儿胎毒、疳疮、痘痳回毒、散漫蜡梨头等症。用海猪肉数斤，不经水洗，切薄片，以白盐腌之，储瓷瓶泥封口。凡遇可治之症，取肉一片，擦患处，日擦数次，数日全愈。”[49]28

《外科备要·秃疮》：“秃疮……俗名肥疮，又名钱癣。多生小儿头上，瘙痒不疼，抓破津水，结白脓痂，日久漫延，发焦脱落即名秃疮。又名癞头，由胃经积热生风而成。宜用防风通圣散一料（黄）醇酒浸透，焙干研末，食后白汤调服一二钱，以头上多汗为度。初起外搽肥油膏（阙），久搽自效。已成秃疮者，先用艾叶、鸽子粪煎汤洗净疮痂，再煮猪肉汤蘸洗拭干，预捣踯躅花根加菜油一碗，拌入锅中炸枯去渣，加黄蜡三钱溶化，青布蘸搽每日数次，以杀虫散风。或涂二神膏（翔）。胡荽子用油煎过捣敷秃疮。”[50]207

《实用外科中药治疗学》：“肥疮（黄癣）……原因及症状：大多发生在头皮部，见于未成年男女。初起毛发四围现硫黄色、粟粒大至小豆大的痂，这就是黄癣菌的菌落，多陷没在皮肤内。后来成为指头大的圆斑，皮肤潮红，中央凹陷，上盖菲薄的角质膜，若再增大，角质膜破裂，菌痂呈灰黄色，有一种霉菌及鼠样气味而瘙痒，俗称堆砂鬎鬁，大概就指此病。黄癣菌侵入毛囊及毛根鞘中，经过数月至数年，遗留毛乳头萎缩，成为永久性脱发后才好。所以本病极缓慢而不易治愈。此症相当于外科书中所称的'肥疮'，可惜肥疮的症状未得至详细说明，尚不能肯定，但对肥疮的治疗药方，治此症颇为合适。"[51]127,128

《简明中医外科学》："肥疮亦多生于小儿头上，此由风邪湿热凝滞而成。初起形如粟米，瘙痒不堪，继则破流黄水，上结黄痂，宜服消风散外用细茶汁洗去黄痂，再以青蛤散搽之。"[52]26

《中医外科学讲义》："肥疮……肥疮俗称堆砂鬎鬁，多生于头部。病因：由于脏腑不和之气上冲，血热胎毒上注而成，或因污手摸头，或枕头不洁所致。辨证：初起形如粟米，瘙痒不堪，继则流黄水，上结黄痂，有臭味。本症性亦缠绵，治愈后容易反复发作。"[54]137

《中医外科学中级讲义》："肥疮……肥疮俗称堆沙鬎鬁，因头发部结成肥厚黄痂故名，本症好发于儿童。病因：由于胎毒湿热上注，或由于污手摩头，或由于枕头不洁，感染所致。辨证：初起形如粟米或有小脓疱，时时瘙痒，继则破流黄水，典型损害为上结黄痂呈蝶状，中央凹下有头发贯穿，色黄易脆，有鼠臭味，黄痂脱落后留下小疤，疤上呈永久性脱发。"[55]100

《中医外科学》："肥疮……概说：肥疮俗称堆沙鬎鬁，因头发部结成肥厚黄痂，故名。本病有传染性，好发于儿童，但少数成人也可以发病。病因病机：由脾胃湿热蕴蒸，上攻头皮所致；或污手摩头，感染毒邪，结聚不散而成。辨证：本证初起在毛发根部起小丘疹或小脓疱，时时瘙痒；继则破流黄水，逐渐蔓延，出现典型的黄痂，其状如碟，中央凹下，有头发贯串，痂色灰黄，质脆，有鼠粪臭；黄痂脱落，留以小瘢，瘢上呈永久性脱发。该病在青春期后往往变轻，但也有继续发展者。"[56]207

《中医外科简编》："肥疮……肥疮俗称堆沙瘌痢，因头发部结成肥厚黄痂故名，本症好发于儿童。病因：由于胎毒湿热上注，或由于污手摩头，或由于枕头不洁，感染所致。辨证：初起形如粟米或有小脓疱，时时瘙痒，继则破流黄水，典型损害为上结黄痂呈碟状，中央凹下有头发贯穿，色黄易脆，有鼠臭味，黄痂脱落后留下小瘢，瘢上呈永久性脱发。"[57]120

《中医名词术语选释》："肥疮……俗称'堆沙鬎鬁'。病因与'白秃疮'同。初起时毛发根部有小丘疹或小脓疱，形如粟粒，瘙痒难忍，搔破流水，干后结黄痂成碟形，中央凹陷，中有毛发贯穿，黄痂脱落后见糜烂面，有特殊臭味。由于毛囊被破损，愈后留有疤痕而局部秃发。本病类于黄癣。"[58]420

《中医词释》："肥疮……又称堆沙瘌痢。出自《千金要方》。因头部结成肥痂，故名。是真菌感染的头部皮肤病。初起，毛发根部出一小丘，破后流黄水，渐次蔓延，结黄痂。瘙痒重，有鼠臭味。愈后留有瘢痕，呈永久性脱发。类于黄癣。"[59]355

《中医皮肤病诊疗》："肥疮……发生在头部并出现黄色癣痂的癣病，称为肥疮，又名黄癣、秃疮，俗称堆沙瘌痢。《医宗金鉴》谓：'此证……日久延漫成片，发焦脱落，即成秃疮，又名瘌头疮。'愈后形成瘢痕。"[60]68

《中医外科学》（顾伯康）："肥疮……隋代《诸病源候论·赤秃候》中说：'此由头疮、虫食，发秃落，无白痂，有汁，皮赤而痒，故谓之赤秃。'这是类似'肥疮'的最早记载。以后诸家有所发挥。明代《外科启玄》称'肥黏疮'，如说：'小儿头上多生肥黏疮，黄脓显暴。皆因油手抓头生之，亦是太阳风热所致，亦有剃刀所过'而成。本病有传染性，多发于儿童，流行地区成人亦可发生。"[61]128

《中医外科学》（朱仁康）："肥疮……肥疮是发生在头发和头皮的癣，后可发脱成秃。故又名为秃疮，俗称堆砂鬎鬁。多发生于儿童。"[62]587

《中医自学丛书·外科》："肥疮……习惯叫黄秃疮，与白秃疮同是头癣，传染性强。流黄水，有鼠尿味，结黄痂，遗留瘢痕，疤内呈永久性脱发。"[63]155

《中医外科学》(艾儒棣)："肥疮……本病传染性强，多发儿童，黄水多而臭，结痂发脱不生。"[64]157

《骨伤科皮科应用必备》："肥疮是指头皮上发生的丘疹或脓疱，结痂后，呈腊黄色，毛发从中贯穿，或结成大片的黄痂，并有鼠尿样臭味的疾病，西医称黄癣。多因湿热蕴蒸，传染毒邪所致，治宜祛风除湿、清热杀虫。"[65]86

《中医外科临床指南》："肥疮俗称堆沙鬎鬁，又称肥黏疮、黄秃疮。因头部结成黄色厚痂故名。"[66]201

《中医大辞典》："肥疮……病名。头皮癣疾之一。出《千金要方》卷二十二。由脾胃湿热蕴蒸，上攻头皮所致；或因接触传染而得。初起头皮毛发根部有小丘疹或小脓疱，形如粟米，破出黄水。逐渐形成硫磺色碟形黄痂，中央凹陷，有毛发贯穿，黄痂落后可见糜烂面；有鼠尿样特殊臭气，自觉瘙痒。由于毛囊破坏，愈后留有瘢痕。治疗：先用葱汤或槐条煎汤洗去黄痂，外搽风油膏或雄黄膏、苦楝膏，亦可配合拔发疗法。相当于头黄癣。① 见《圣济总录》一百十六卷。即燕口疮……② 婴儿湿疹亦称肥疮。"[68]959

《中医外科学》(陆德铭)："肥疮……相当于西医的黄癣，为头癣最常见类型，俗称'黄癞鬁'。多见于农村，好发于儿童。"[69]130

《中医辞海》："肥疮……皮肤科病名。① 见《千金要方》卷二十二。头皮癣疾之一。由脾胃湿热蕴蒸。上攻头皮所致；或因接触感染而得。初起头皮毛发根部有小丘疹或小脓疱，形如粟米，破出黄水。逐渐形成硫黄色碟形黄痂，中央凹陷，有毛发贯穿，黄痂落后可见糜烂面；有鼠尿样特殊臭气，自觉瘙痒。由于毛囊破坏，愈后留有瘢痕。治疗：先用葱汤或槐条煎汤洗去黄痂，外搽风油膏或雄黄油膏、苦楝膏，亦可配合拔发疗法。相当于头黄癣。② 即燕口疮。见《圣济总录》一百六十卷。见燕口疮条。③ 婴儿湿疹又称肥疮。"[70]532

《中医外科学》(谭新华等)："肥疮是一种传染性较强的毛发真菌病。因其后可发展成秃，故又名秃疮，俗称'堆砂鬎鬁'。其特点为蜡黄、松脆、鼠粪臭的癣痂，易形成秃瘢。多发于儿童，流行地区成人也被累及，家庭成员或邻居均可患病。"[71]697

《新编中医皮肤病学》："肥疮是由黄癣菌引起的发于头发和头皮的慢性传染性皮肤病。以毛干周围互相融合的蜡黄、松脆、蝶状、鼠类臭的黄癣痂，易成瘢痕，永久秃发，剧烈瘙痒为其临床特征。多发于儿童，可见家族、集体或区域流行，尤以农村较多见。本病相当于西医所称的黄癣。历代中医文献对此病记述较多，有秃疮、堆砂鬎鬁、肥粘疮、粘疮赤秃等别名，俗名癞痢头、黄癞痢等。肥疮属疮、癣、风范畴。"[72]151

《今日中医外科》："肥疮(相当于黄癣)……头皮见蝶形污黄厚痂，有鼠尿臭味，中心粘着且有毛发穿过，发变枯黄弯曲，易拔出但无折断。初期分布较小，久可泛及广大头皮，最后形成萎缩性瘢痕，遗留永久秃发，仅沿发际有1厘米左右的一圈毛发残留。自觉瘙痒，常继发感染，可形成脓肿。病程缓慢，可迁延数十年，多在儿童期发病，有与同患者密切接触史。"[73]485

《新编中医外科临床手册》："肥疮，又称秃疮、癞头疮、肥黏疮等。"[74]272

《乡村中医临证大全》："肥疮俗称堆沙痢痢，因头发部结成肥厚黄痂而得名。本病有传染性。好发于儿童，少数成人亦可发病。多因内蕴湿毒，外受毒邪感染面成。"[75]382,383

《中医药常用名词术语辞典》："肥疮……疾病。出《备急千金要方》卷二十二。俗称黄癞痢。生于头皮、毛发的浅部真菌皮肤病。相当于西医的黄癣。病变多从头顶部开始，渐及四周，可累及全头部，其特征是有黄癣痂堆积，有特殊的鼠尿味。除去黄癣痂，其下为鲜红湿润的糜烂面。病变区头发干燥，失去光泽。久之毛囊被破坏而成永久性脱发。痊愈后，则在头皮留下广泛、光滑的萎缩性瘢痕。病程慢性，自觉瘙痒。因起居不慎，风湿热邪外袭，郁于腠理，淫于头皮、毛发所致。”[76]237

《简明中医病证辞典》：“肥疮……病名。①出《备急千金要方》卷二十二。为《GB/T 16751.1—1997 中医临床诊疗术语——疾病部分》标准病名。又名癞头疮、黄水头疮。指疮癣生于头上者。为头皮癣疾之一。症见初起头发根部生小丘疹或小脓疱，形如粟米，瘙痒，溃后出腥臊黄脂水。溃后可逐渐形成硫黄色碟形结痂，中央凹陷，有毛发贯穿，黄痂落后可见疮糜烂，脂水出，有鼠尿样特殊臭气，瘙痒难耐。因毛囊破坏，愈后留有瘢痕。多因感受湿热邪毒或脾胃湿热蕴蒸，上攻头皮所致。治宜清热利湿解毒。可用葱白或槐条煎汤洗去黄痂，外搽风油膏或雄黄油膏、苦楝膏。②见《圣济总录》卷一百一十七。即燕口疮。详见燕口疮条。③指婴儿湿疹。参见‘湿疹’条。”[77]794

《皮肤病中医诊疗学》：“肥疮病名，首见于唐代《备急千金要方》，该书说：‘凡热疮起，便自脓黄烂，疮起即浅，但出黄汁肥疮。’其别名有：堆沙鬎鬁、肥粘疮、黏疮赤秃等。相当于现代医学的黄癣，部分可能还包括脓癣。”[78]80

《中医外科学》（张翠月）：“肥疮是头癣中最常见的一种，俗称‘黄癞’。相当于西医学的黄癣。”[79]221

《中医外伤科学》：“头癣是发生于头皮和毛发的一种浅部霉菌病。分黄癣、白癣、黑点癣三型。俗称癞痢头，好发于儿童。通常是直接或间接接触传染。农村中发病率较多，是防治重点。”[80]89

《实用中医皮肤病学》：“皮肤霉菌病……头癣可分白癣与黄癣，中医称白癣为白秃，黄癣为赤秃或癞头疮。”[81]110

《简明中医皮肤病学》：“头癣是发生于头部毛发及皮肤的一种真菌病，由于致病菌种的不同和病情表现的差异，一般分为黄癣及白癣。与中医学文献中记载的‘秃疮’‘瘌痢’‘癞头疮’‘肥粘疮’‘白秃’‘蛀发癣’等相似。”[82]139

《现代皮肤病学》：“黄癣……病原菌为许兰毛癣菌。除侵犯头皮头发外，还可侵犯身体其他部位。累及甲称甲黄癣；侵犯光滑皮肤称体黄癣；侵犯呼吸道、消化道及中枢神经称内脏黄癣，极为少见……黄癣常自儿童时即发病。开始为黄红色表皮下的小点，后成毛囊性脓疱。头皮有红斑和皮脂溢出。脓胞可破裂，干后形成碟形蜜黄色的痂，此时感染似脂溢性湿疹。随着病情的进展，黄癣痂也扩大融合，边缘翘起，中心粘着，中央有毛干穿过。黄癣痂为黄癣的特征性损害，由密集的菌丝和上皮碎屑组成，闻之有鼠臭味，捏之如豆渣，极易粉碎。去除痂后，可见潮湿渗液的红色基底，严重的有较深的溃疡。日久痂处皮肤萎缩，毛囊破坏，头发脱落，形成黄色的脱发瘢痕。损害广泛时，除额上发际及鬓脚处有1～2厘米宽较密的头发外，整个头皮几乎全是大片的萎缩性瘢痕，只有稀疏散在的少数头发。黄癣病程极为慢性。一般外观呈头发粘连成块。头皮上有碎屑、黄癣痂、渗液，如继发细菌感染，则有脓液和大片污垢，自觉瘙痒剧烈。有时整个头皮覆以白色厚痂，上有头发穿出，很像银屑病。黄癣若不治疗，可持续很多年，最终遗留大片的永久性脱发。黄癣的皮损表现和蔓延程度很大程度上取决于患者的卫生情况。若能经常和及时地清除黄癣痂，使毛囊不被破坏，则皮损愈后仍有可能长出新发。受感染的头发枯黄无光泽，倒伏或者折断。黄癣累及光滑皮肤称体黄癣。可以伴有或不伴有头黄癣，但一般都有。皮损好发于面部，间或见于颈、肩、背、上胸及四肢。除丘疹、水疱或丘疹鳞屑外，也可以产生典型的黄癣痂和皮肤萎缩。甲黄癣主要侵犯指甲，很少累及趾甲。可以单独存在，但常伴有头黄癣或体黄癣。开始甲有少数斑点，以后甲板逐渐增厚、破坏，外观与其他甲癣难以区别。”[85]185

《中医外科学》（金之刚）：“头癣是由真菌感染头皮、毛发所产生的疾病。由于头癣的病原菌好犯生长期头发，而对休止期头发则较少侵犯，因此头癣好发于儿童。头癣分为黄癣，白癣和黑点癣三种，以前两种居多。中医学称黄癣为肥黏疮，白癣为白秃疮。一、白癣……亦称'蛀毛癣'。常在托幼机构、小学校等儿童集体单位中流行，多为儿童期患病，青春期后可自愈。二、黄癣……又名'癞痢头'。此类癣在我国流行最广，尤其在山区农村中多见。"[87]258

《皮肤病中医辨治》："头癣是发生于头部毛发及皮肤的一种浅部真菌病。多见于儿童传染性较强。根据致病菌种及临床表现的不同，一般可分为白癣、黄癣及黑癣三型，以前二型多见。另外尚有患处隆起、化脓为特征的脓癣。"[88]140

《中医药学名词》(2005)："肥疮……以头部初起红丘疹，继而流水结黄痂，中有毛发穿过，脱发后头皮光亮为主要表现的癣病。"[90]276

《中医皮肤性病学》："头癣，中医称为'秃疮'，是一种真菌侵犯头皮和头发而引起的浅部真菌病。好发于儿童，传染性大，主要通过理发工具或接触受染动物而传染。根据致病菌不同又可分为白癣、黄癣、黑点癣和脓癣。中医亦有不同的病名，称白癣为'白秃疮'，黄癣为'肥疮'，黑癣为'蛀发疮'，脓癣为'赤秃疮'……黄癣……主要是由黄癣菌引起，多见于农村儿童，成人亦可发病。初起为毛囊口炎性丘疹，后形成小脓疱，干后结黄痂，如蝶状，除去黄痂，其下为鲜红湿润糜烂面，有鼠臭味，黄痂中有大量真菌，不及时治疗可破坏毛囊，形成萎缩瘢痕，造成永久性秃发。"[91]180

《农民朋友一定要掌握的99个皮肤科知识》："黄癣由许蓝毛癣菌引起，也初发于儿童，但到成年后不一定会好。黄癣初起时，在头皮上可出现针头大小的疹子，以后逐渐扩大，其上覆盖着许多大小不等的黄色厚痂，干而脆。仔细检查，可发现痂皮的周边高起，中心凹下，像一个碟子，在略为凹陷的中央部有一残发突出。许多黄癣痂集聚在一起，可以堆得很厚，如不除去，时间一久，经过空气氧化，可成松脆的灰黄或白色厚痂。痂下可以是一个深在性的溃疡，并常继发其他细菌感染。待溃疡瘢痕化，病变区的毛发从开始的干枯无光泽而逐渐脱落。这种秃发是由于毛囊被破坏后从根部脱出，为永久性、不会再长。患者的头部发散出一股特殊的臭味，瘙痒明显。黄癣呈缓慢地、进行性地发展，成年期不会自然消退，直到全部头发几乎脱光，头皮萎缩才休止。这时可能仅在发际处残留少量正常头发。"[92]50

《专家诊治皮肤癣与牛皮癣》："黄癣……俗称'癞痢头'。许兰毛癣菌侵入头皮角质层后大量生长繁殖，很快在毛根处形成针头或绿豆大小丘疱疹，继而生长繁殖，很快在毛根处形成针头或绿豆大小丘疱疹，继而变为脓疱，脓疱干燥后形成硫黄色干痂。皮损扩大，痂皮融合变厚，边缘翘起，中央黏着于头皮而略凹陷，中心则有毛干通过，外观似碟状，称为碟形黄癣痂。传染性强。用力揭去痂皮，其下为鲜红色湿润糜烂面或浅溃疡，极易继发细菌感染，发出鼠尿样臭味，同时伴有附近淋巴结肿大。毛发由于病原菌侵入，变得干枯无光泽或出现弯曲，易拔除，但无断发，最后毛囊破坏，遗留萎缩性瘢痕和永久性秃发。碟形黄癣痂、萎缩性瘢痕、永久性秃发是黄癣三大临床特征。黄癣若未及时治疗，皮损持续发展可累及整个头皮，形成广泛性秃发性瘢痕，但在发际处可遗留1～2厘米正常毛发带，瘢痕中可散在少数正常毛发。瘙痒剧烈，可因搔抓而自身播散。毛癣菌偶可侵犯躯干及四肢光滑皮肤和甲板。可有黄癣痂和皮肤萎缩，甲损害则很难与其他甲癣区分。"[93]136,137

《中医药学名词》(2014)："肥疮……多生小儿头上，以瘙痒不疼，抓破津水，结黄脓痂，日久漫延，发焦脱落为主要表现的癣病。相当于黄癣。"[94]57

《中医皮肤病学简编》："赤秃：儿童头上，初起贯穿毛发，有点滴黄痂，甚至赤炎化脓。继之，黄痂积累高堆。久则压迫发根无营养，使毛发脱落，头皮干枯，遂成瘢痕，光泽菲薄，故名'秃疮'。"[95]88

《实用中医皮肤病学》："秃疮泛指头部发秃

落成疮的一种癣病。本病相当于现代医学头癣。在中医文献里，有关本病的病名很多，一般认为白秃疮相当于白癣、肥疮、鼠梨疮、癞痢头，赤秃疮相当于黄癣，黏疮相当于脓癣。黑癣临床少见，中医文献里少有记载。”[96]64

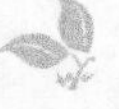

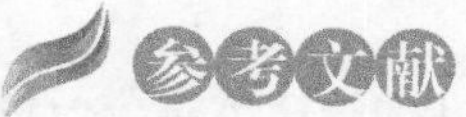

参考文献

[1] [战国] 佚名. 周礼：天官冢宰下[M]//张元济. 四部丛刊初编. 上海：商务印书馆再版景印本，1922.

[2] [唐] 贾公彦. 周礼注疏：天官冢宰下[M]. 据乾隆四年校刊本. 1871(清同治十年).

[3] [汉] 戴圣. 纂图互注礼记[M]//张元济. 四部丛刊初编. 上海：商务印书馆再版景印本，1922.

[4] [汉] 刘安. 淮南子[M]//张元济. 四部丛刊初编. 上海：商务印书馆再版景印本，1922.

[5] 王国珍.《释名》语源疏证[M]. 上海：上海辞书出版社，2009：91，322.

[6] [汉] 不著撰人. 神农本草经[M]. [清] 孙星衍，孙冯翼辑本. 太原：山西科学技术出版社，1991：37.

[7] [汉] 服虔. 服虔通俗文[M]. [清] 黄奭辑//续修四库全书. 上海：上海古籍出版社，2013：1207.

[8] [晋] 葛洪. 肘后备急方[M]. 王均宁点校. 天津：天津科学技术出版社，2005：147，149，186.

[9] [北周] 姚僧垣. 集验方[M]. 高文铸辑校. 天津：天津科学技术出版社，1986：149，238.

[10] [南北朝] 陈延之. 小品方[M]. 高文铸辑校注. 北京：中国中医药出版社，1995：160，161.

[11] [晋] 刘涓子. 刘涓子鬼遗方[M]. [南齐] 龚庆宣编. 于文忠点校. 北京：人民卫生出版社，1986：60.

[12] [隋] 巢元方. 诸病源候论[M]. 黄作阵点校. 沈阳：辽宁科学技术出版社，1997：130，227.

[13] [唐] 孙思邈. 备急千金要方[M]. 鲁兆麟主校. 沈阳：辽宁科学技术出版社，1997：63，81.

[14] [唐] 王焘. 外台秘要方[M]. 高文铸校注. 北京：华夏出版社，1993：429，590.

[15] [日] 丹波康赖. 医心方[M]. 高文铸校注. 北京：华夏出版社，1996：108，514.

[16] [宋] 王怀隐. 太平圣惠方[M]. 北京：人民卫生出版社，1958：1206.

[17] [宋] 沈括，苏轼. 苏沈良方[M]. 上海：上海科学技术出版社，2003：115.

[18] [宋] 佚名. 小儿卫生总微论方[M]. 上海：上海卫生出版社，1958：239，241，242.

[19] [宋] 王璆. 是斋百一选方[M]. 上海：上海科学技术出版社，2003：361.

[20] [金] 张从正. 儒门事亲[M]. 刘更生点校. 天津：天津科学技术出版社，1999：131.

[21] [宋] 朱佐. 类编朱氏集验医方[M]. 上海：上海科学技术出版社，2003：304，305.

[22] [明] 朱橚. 普济方[M]//纪昀. 文渊阁四库全书. 台北：台湾商务印书馆，1983：759，366，748.

[23] [元] 朱震亨. 丹溪心法[M]. 彭建中点校. 沈阳：辽宁科学技术出版社：1997：108.

[24] [明] 刘文泰. 本草品汇精要：下[M]. 上海：商务印书馆，1936：1121.

[25] [明] 万全. 育婴家秘[M]//傅沛藩. 万密斋医学全书. 北京：中国中医药出版社，1999：540.

[26] [明] 徐春甫. 古今医统大全：下[M]. 崔仲平，王耀廷主校. 北京：人民卫生出版社，1991：994.

[27] [明] 李时珍. 本草纲目[M]//夏魁周. 李时珍医学全书. 北京：中国中医药出版社，1996：767，890.

[28] [明] 龚信. 古今医鉴[M]. 王立点校. 南昌：江西科学技术出版社，1999：440.

[29] [明] 龚廷贤. 济世全书[M]//李世华，等. 龚廷贤医学全书. 北京：中国中医药出版社，1999：1065.

[30] [明] 缪希雍. 本草单方[M]//任春荣. 缪希雍医学全书. 北京：中国中医药出版社，1999：151，618.

[31] [明] 张介宾. 景岳全书[M]//李志庸. 张景岳医学全书. 北京：中国中医药出版社，1999：1822.

[32] [清] 祁坤. 外科大成[M]. 上海：上海卫生出版社，1957：213.

[33] [清] 陈士铎. 洞天奥旨[M]. 柳长华点校. 北京：中国中医药出版社，1991：109，110.

[34] [清] 程云鹏. 慈幼新书[M]//曹炳章. 中国医学大成. 上海：上海科学技术出版社，1990：29.

[35] [清] 王洪绪. 外科症治全生集[M]. 夏羽秋校注. 北京：中国中医药出版社，2009：23，24.

[36] [清] 吴谦. 医宗金鉴：外科心法要诀[M]. 北京：人民卫生出版社，1973：110.

[37] [清] 陈复正. 幼幼集成[M]. 蔡景高，叶奕扬点校. 北京：人民卫生出版社，1988：375.

[38] [清] 顾世澄. 疡医大全[M]. 凌云鹏点校. 北京：人民卫生出版社，1987：1333.

[39] [清] 赵学敏. 本草纲目拾遗[M]. 闫冰，等校注. 北京：中国中医药出版社，1998：166，167，382，383，391，408.

[40] [日] 丹波元简. 医賸[M]. 北京：人民卫生出版社，1983：34，35.

[41] [清] 孙震元. 疡科会粹[M]. 崔扫尘点校. 北京：人民卫生出版社，1987：317，319.

[42] [清] 黄朝坊. 金匮启钥(幼科)[M]//刘炳凡，周绍明. 湖湘名医典籍精华：妇科卷 儿科卷. 长沙：湖南科学技术出版社，2000：1291.

[43] [清] 高秉钧. 疡科心得集[M]. 田代华，田鹏点校. 天津：天津科学技术出版社，2004：85，86.

[44] [清] 程鹏程. 急救广生集[M]. 李静生点校. 北京：中国中医药出版社，2008：19，153.

[45] [清] 邹岳. 外科真诠[M]//陆拯. 近代中医珍本集 外科分册. 杭州：浙江科学技术出版社，1994：29.

[46] [清] 鲍相璈. 验方新编[M]. 天津：天津科学技术出版社，1991：21，458，459.

[47] [清] 龚自璋. 家用良方[M]. 王唯一，等点校. 北京：中医古籍出版社，1988：3－5.

[48] [清] 邹存淦. 外治寿世方[M]. 刘小平点校. 北京：中国中医药出版社，1992：48.

[49] [清] 周子乡. 经验奇方[M]//裘吉生. 珍本医书集成. 上海：上海科学技术出版社，1985：20，21，28.

[50] [清] 易凤翥. 外科备要[M]//刘炳凡，周绍明. 湖湘名医典籍精华：外科卷 针灸卷 五官科卷. 长沙：湖南科学技术出版社，2000：207.

[51] 朱仁康. 实用外科中药治疗学[M]. 上海：上海卫生出版社，1956：127，128.

[52] 南京中医学院外科教研组. 简明中医外科学[M]. 南京：江苏人民出版社，1958：26.

[53] 卫生部中医研究院. 中医外科学简编[M]. 北京：人民卫生出版社，1960：98，99.

[54] 上海中医学院外科教研组. 中医外科学讲义[M]. 北京：人民卫生出版社，1960：137.

[55] 上海中医学院外科教研组. 中医外科学中级讲义[M]. 北京：人民卫生出版社，1961：100.

[56] 上海中医学院. 中医外科学[M]. 上海：上海科学技术出版社，1964：207.

[57] 上海中医学院外科教研组. 中医外科简编[M]. 北京：人民卫生出版社，1972：120，121.

[58] 中医研究院，广东中医学院. 中医名词术语选释[M]. 北京：人民卫生出版社，1973：420.

[59] 徐元贞，曹健生，赵法新，等. 中医词释[M]. 郑州：河南科学技术出版社，1983：355.

[60] 张曼华. 中医皮肤病诊疗[M]. 南宁：广西人民出版社，1985：68.

[61] 顾伯康. 中医外科学[M]. 上海：上海科学技术出版社，1986：128.

[62] 朱仁康. 中医外科学[M]. 北京：人民卫生出版社，1987：587.

[63] 郑顺山，等. 外科[M]//杨医亚. 中医自学丛书. 石家庄：河北科学技术出版社，1989：155.

[64] 艾儒棣. 中医外科学[M]. 成都：四川科学技术出版社，1991：157.

[65] 朱进忠. 骨伤科皮科应用必备[M]. 太原：山西科学教育出版社，1991：86.

[66] 葛武生. 中医外科临床指南[M]. 石家庄：河北科学技术出版社，1993：201.

[67] 王沛. 中医外科学[M]. 北京：中医古籍出版社，1994：362.

[68] 李经纬，邓铁涛，等. 中医大辞典[M]. 北京：人民卫生出版社，1995：959.

[69] 陆德铭. 中医外科学[M]. 上海：上海科学技术出版社，1997：130.

[70] 袁钟，图娅，彭泽邦，等. 中医辞海：中册[M]. 北京：中国医药科技出版社，1999：532.

[71] 谭新华，陆德铭. 中医外科学[M]. 北京：人民卫生出版社，1999：697.

[72] 欧阳恒，杨志波. 新编中医皮肤病学[M]. 北京：人民军医出版社，2000：151.

[73] 王永炎，王沛. 今日中医外科[M]. 北京：人民卫生出版社，2000：485.

[74] 王少金. 新编中医外科临床手册[M]. 南昌：江西科学技术出版社，2000：272.

[75] 赵法新. 乡村中医临证大全[M]. 北京：中医古籍出版社，2001：382，383.

[76] 李振吉. 中医药常用名词术语辞典[M]. 北京：中国中医药出版社，2001：237.

[77] 邹积隆，丛林，杨振宁. 简明中医病证辞典[M]. 上海：上海科学技术出版社，2005：794.

[78] 徐宜厚，王保方，张赛英. 皮肤病中医诊疗学[M]. 2版. 北京：人民卫生出版社，2007：80.

[79] 张翠月. 中医外科学[M]. 北京：中医古籍出版社，2009：221.

[80] 全国中等卫生学校试用教材《中医外伤科学》编写组. 中医外伤科学[M]. 南京：江苏科学技术出版社，1980：89.

[81] 管汾. 实用中医皮肤病学[M]. 兰州：甘肃人民出版社，1981：110.

[82] 赵炳南，张志礼. 简明中医皮肤病学[M]. 北京：中国展望出版社，1983：139.

[83] 韦永兴. 中医外科学[M]. 北京：中国中医药出版社，1995：78.

[84] 尚德俊. 新编中医外科学[M]. 济南：济南出版社，1995：261.

[85] 杨国亮，王侠生. 现代皮肤病学[M]. 上海：上海医科大学出版社，1996：185.

[86] 许芝银，闵仲生. 中医外科学[M]. 南京：东南大学出版社，1998：205.

[87] 金之刚. 中医外科学[M]. 长沙：湖南科学技术出版社，1998：258.

[88] 杜锡贤. 皮肤病中医辨治[M]. 济南：山东科学技术出版社，1999：140.

[89] 赵尚华. 中医皮肤病学[M]. 北京：科学出版社，2001：61.

[90] 中医药学名词审定委员会. 中医药学名词[M]. 北京：科学出版社，2005：276.

[91] 范瑞强，邓丙戌，杨志波. 中医皮肤性病学（临床版）[M]. 北京：科学技术文献出版社，2010：180.

[92] 黄鹤.农民朋友一定要掌握的99个皮肤科知识[M].南昌：江西教育出版社，2011：50.

[93] 胡蔚毅.专家诊治皮肤癣与牛皮癣[M].上海：上海科学技术文献出版社，2012：136，137.

[94] 中医药学名词审定委员会.中医药学名词[M].北京：科学出版社，2014：57.

[95] 程运乾.中医皮肤病学简编[M].西安：陕西人民出版社，1979：88.

[96] 李林.实用中医皮肤病学[M].北京：中医古籍出版社，1998：64.

[97] 中国社会科学院语言研究所词典编辑室.现代汉语词典[M].6版.北京：商务印书馆，2012：131，770.

[98] 张纲.中医百病名源考[M].北京：人民卫生出版社，1997：483.

[99] [元]康进之.李逵负荆[M].北京：中国文史出版社，2002：38.

[100] 汉语大字典编辑委员会.汉语大字典[M].2版.武汉：湖北长江出版集团，2010：2235.

（刘　涛）

4・122

面游风

miàn yóu fēng

一、规范名

【汉文名】面游风。

【英文名】 facial wandering wind；seborrheic dermatitis。

【注释】因皮脂分泌过多而引起的慢性、亚急性炎性皮肤病。

二、定名依据

面游风作为一种皮肤疾病，其症状表现为初起面目浮肿，痒如虫行，肌肤干燥，时起白屑，抓破之后，湿热盛者出黄水，风燥甚者出血，痛楚难堪。最早见于明代王肯堂《疡医证治准绳》。此外《外科正宗》中的"白屑风""纽扣风"，《疡医大全》中的"眉风癣"都是"面游风"的曾称。

此后医家多沿用"面游风"一名，比如：清代祁坤《外科大成》，吴谦《外科心法要诀》，顾世澄《疡医大全》，王旭高《外科证治秘要》，郑玉坛乾《彤园医书》，程鹏等《急救广生集》，易风翥《外科备要》。

中华人民共和国成立后，1958年《简明中医外科学》（南京中医学院外科教研组），1960年《中医外科学讲义》（上海中医学院外科教研组），《中医大辞典》（李经纬等），1997年《中医外科学》（陆德铭），《中医病证治疗常规》（章如虹等），《中医临床诊疗术语》，《中医外科病名释义》（侯玉芬等），1999年《中医外科学》（谭新华等），2009年《中医外科学图表解》（谷云飞），2010年《中医皮肤性病学（临床版）》（范瑞强等）均采用了"面游风"作为正名。说明"面游风"作为规范用名已取得共识。

我国2005年出版的由全国科学技术名词审定委员会审定公布的《中医药学名词》已以"面游风"作为规范名，所以"面游风"作为规范名也符合术语定名的协调一致原则。

三、同义词

【曾称】"眉风癣"（《疡医大全》）。

四、源流考释

明代王肯堂《证治准绳》[1]1086 首载"面游风"一名，此后医家广泛沿用，如清代祁坤《外科大成》[2]97，吴谦《外科心法要诀》[3]119，顾世澄《疡医大全》[4]416，王旭高《外科证治秘要》[5]5，郑玉坛《彤园医书（外科）》[6]97，程鹏等《急救广生集》[7]193，易风翥《外科备要》[8]113。

明代陈实功的《外科正宗》记载："白屑风多生于头、面、耳、项发中，初起微痒，久则渐生白屑，叠叠飞起，脱之又生，此皆起于热体当风，风热所化，治当消风散，面以玉肌散擦洗，次以当归膏润之。发中作痒有脂水者，宜翠云散搽之自愈。"[9]292 首次描述"白屑风"，记载了白屑风的部位、病因病机、临床表现及治疗方法，后世多沿用"白屑风"这一病名。如：清代医家周士祢《婴儿论》[10]39，祁坤《外科大成》[2]212，吴谦《外科心法要诀》[3]109，顾世澄《疡医大全》[4]416，程鹏等《急救广生集》[7]193，郑玉坛《彤园医书》[6]97，时世端《疡科捷径》[11]53，易风翥《外科备要》[8]113。

明代陈实功《外科正宗》："纽扣风，皆原风湿凝聚生疮，久则瘙痒如癣，不治则沿漫项背。当以冰硫散擦之，甚者服消风散亦妙。"[9]298 这是对"纽扣风"的最早记载。"纽扣风"生于颈下，近于衣领纽扣部位，故以此命名，其后医家沿用此名的有：吴谦《外科心法要诀》[3]153，顾世澄的《疡医大全》[4]416，郑玉坛《彤园医书(外科)》[6]97。

《疡医大全》："澄曰：眉风癣乃肝血枯燥，风湿外袭，初起作痒，搔之累累流脂，延蔓额上眼胞者是也。治当养血滋肝，不得妄用斑蝥、砒、硇猛厉燥烈之药搽擦，只宜紫茸膏涂之，自愈。"[4]416 首次出现"眉风癣"一名，其后医家沿用此名的有《疡医大全》。"眉风癣"为"纽扣风"在额上眼胞的病名。

有人认为"面游风"又名"白屑风""纽扣风"，笔者认为"面游风""白屑风""纽扣风"三者为并列关系，三者虽有相同的临床表现，但三者病因病机、病位各不相同，所以不能完全等同。"面游风"是由于平素血燥，过食辛辣厚味，以致胃经湿热，又感受风邪而成，初发面目红肿，痒如虫行，肌肤干燥，时起白屑，抓破后，湿热盛者流黄水，风燥盛者出血，痛楚难堪。相当于西医的脂溢性皮炎，皮脂溢出症。其特点是皮肤油腻、瘙痒，迭起白屑，脱去又生。患者以青壮年为多，男性多于女性，乳儿期也有发生。"白屑风"是由于外感风热郁于肌表，化燥伤阴，肌肤失养而发，或过食肥甘厚味，肠胃湿热内生，蕴于肌肤而发，皮疹好发于皮脂腺较多的部位，如头皮，额、眉弓，鼻翼外侧、耳后，胸，背，腋窝、外阴等处，常先从头部开始向下蔓延，重者可泛发。皮损形态多样，干性：大小不一的斑块，基底微红，上覆粉末状脱屑，易脱落，毛发干枯易脱；湿性：多为红斑、糜烂、流滋，有油腻性，脱屑、有臭味，毛发稀疏，眉毛折断，以青壮年患者居多，也可发生于婴儿期。"纽扣风"生于颈下，近于衣领纽扣部位，故名纽扣风。由于汗出之后，风邪袭于皮里，风湿相搏，凝滞而成。初起形如粟米，瘙痒无度，破流脂水。时久失治，或误用水洗，浸淫成片，可以延及项背。白屑风、面游风是一种皮肤瘙痒、油腻潮红或起白屑的慢性皮肤炎性疾患。因其发病部位不同又有"眉风癣""纽扣风"等不同名称。相当于西医所称"皮肤溢出症"和"脂溢性皮炎"。可参。

中华人民共和国成立后，1958 年南京中医学院外科教研组编写的《简明中医外科学》[12]89 使用了"面游风"作为正名，其后 1960 年上海中医学院外科教研组编写的《中医外科学讲义》[13]147 沿用此名。此后沿用此名的教材有很多。2005 年及 2014 年出版的《中医药学名词》(中医药学名词审定委员会)均使用了"面游风"作为正名，说明此名作为规范名词得到了公认。

1960 年上海中医学院外科教研组编写的《中医外科学讲义》[13]148 中使用"纽扣风"病名，此后该病名未沿用于教材。

总之，"面游风"一名首见于明代王肯堂《证治准绳》，其后明代陈实功的《外科正宗》中的"白屑风""纽扣风"，《疡医大全》中的"眉风癣"都大致相当于"面游风"，至于"皮肤溢出症"和"脂溢性皮炎"则是西医病名，古籍不载，中医书籍亦采用之。现外科学专书多以"纽扣风""白屑风"为正名。

五、文献辑录

《证治准绳》卷三："或问：面游风毒何如?

曰：此积热在内，或多食辛辣厚味，或服金石刚剂太过，以致热壅上焦，气血沸腾而作，属阳明经。初觉微痒，如虫蚁行，搔损则成疮，痛楚难禁，宜服黄连消毒散去人参，加薄荷、栀子，及活命饮加桔梗、升麻。紫金丹、乌金散选用。外用祛风润肌之剂敷之。"[1]1086

《外科正宗》卷四："白屑风多生于头、面、耳、项发中，初起微痒，久则渐生白屑，叠叠飞起，脱之又生，此皆起于热体当风，风热所化，治当消风散，面以玉肌散擦洗，次以当归膏润之。发中作痒有脂水者，宜翠云散搽之自愈。""纽扣风，皆原风湿凝聚生疮，久则搔痒如癣，不治则沿漫项背。当以冰硫散擦之，甚者服消风散亦妙。"[9]298

《婴儿论·辨疮疹脉症并治》："头发臭痒剧，爬则作片而落，名曰白屑风。宜白屑散主之。"[10]39

《外科大成》卷二："面游风初发微痒，次如蚁行，面目俱浮，更兼痛楚。由阳明壅热所致，宜凉膈散加升麻、葛根、羌活、防风、白芷、牛蒡子之类。外敷祛风润肌之药。"[2]97

卷三："白屑风生发内及面目耳项，初起微痒，久生白屑，叠叠飞起，脱之又生。由肌热当风，风热之所化也。宜祛风换肌丸。"[4]212

《外科心法要诀》卷三："面游风燥热湿成，面目浮肿痒虫行，肤起白屑而痒极，破津黄水津血疼。"[3]119"白屑风生头与面，燥痒日久白屑见，肌热风侵成燥化，换肌润肌医此患。"[3]109

卷四："纽扣风生胸颈间，风湿结聚瘙痒难，延及成片浸汁水，因地而名当癣看。"[3]153

《彤园医书(外科)》卷二："初起面目浮肿，痒若虫行，肌肤干燥，时起白屑如细鱼鳞，次则痒极，湿热甚者抓破津黄水；风燥甚者津血痛楚难堪。由平日血燥，过食辛辣厚味，致胃经湿热受风而成。痒甚者服消风散，痛甚者服黄连消毒饮，俱外搽摩风膏。""初生发内，延及面项，日久飞起白屑，脱去又生。由肌热当风，风侵毛孔，郁久燥血，肌肤失养，化成燥证。常服祛风换肌丸。肌肤燥裂常搽润肌膏。忌食鱼腥发物。""多生妇女颈下天突穴之间。因汗出之后邪风袭于皮里，初起如粟米，瘙痒无度，抓破津水，误用水洗，浸淫成片。轻者外敷独胜散，芥菜花捣烂和醋作饼敷之，或用樟硫散。甚者服消风散。"[6]97

《急救广生集》卷七："面游风……面生起白皮，形似细鱼鳞。用羌活(一两)，麻黄(五钱)，升麻、防风(各二钱)、白及、白檀香、当归身(各一钱)，以香油(五两)将药浸五日，文火炸黄即捞起渣，加黄蜡五钱溶化尽，用绢滤过，搅冷，涂抹于上。""白屑风……生于头面，作痒，抓起白屑皮，脱去又起，燥痒异常。用香油(四两)，奶酥油(二两)、当归(五钱)，紫草(一钱)，将当归、紫草入二油内浸二日，文火炸焦去渣，加黄蜡(五钱)溶化，布滤倾碗内，不时用柳枝，搅冷成膏，每用少许，日擦二次效。(同上)"。[7]193

《外科证治秘要·辨证总论》："又有面游风，生于小儿面上，或多或少，或满面，痒而碎烂。大人偶有之。"[5]5

《疡科捷径》卷上："白屑风生面与头，浸淫骚痒屑风浮，久而风郁延成燥，须擦黄连膏自瘳。"[11]53

《外科备要》卷一："初起面目浮肿，痒若虫行，肌肤干燥，时起白屑，如细鱼鳞，次则极痒，湿热甚者抓破津黄水，风燥甚者津血，痛楚难堪。由平日血燥，过食辛辣厚味，致阳明胃经湿热受风而成。痒甚者宜服消风散(黄)，痛甚者服黄连消毒饮(元)，俱外抹摩风膏(阙)，缓缓取效。""初生发内，延及面目耳项，燥痒日久，飞起白屑，脱去又生。由肌热当风，风侵毛孔，郁久燥血，肌肤失养，化成燥症。宜多服祛风换肌丸(黄)。肌肤燥裂，常搽润肌膏(阙)。忌食鱼胆发物。"[8]113

《疡医大全》卷十："澄曰：眉风癣乃肝血枯燥，风湿外袭，初起作痒，搔之累累流脂，延蔓额上眼胞者是也。治当养血滋肝，不得妄用斑蝥、砒、硇，猛厉燥烈之药搽擦，只宜紫茸膏涂之，自愈。"[4]416

《简明中医外科学》："面游风生于面上，由于平素血燥，过食辛辣厚味，以致胃有湿热兼受风邪而成。初起面目浮肿，痒如虫行，肌肤干燥，时起白屑，抓破之后，湿热盛者出黄水，风燥甚者出血，痛楚难堪，积年累月，时重时轻，治疗方法，痒盛的宜服清风散，痛甚的宜服黄连消毒饮，外搽摩风膏缓缓取效。”[12]89

《中医外科学讲义》：“此症发于面部。由于平素血燥，过食辛辣厚味，以致胃经湿热，又感受风邪而成……初发面目红肿，痒如虫行，肌肤干燥，时起白屑，抓破后，湿热盛者流黄水，风燥盛者出血，痛楚难堪。内治宜服消风散。外治可用青黛散麻油调搽。”[13]147“纽扣风生于颈下，近于衣领纽扣部位，故名纽扣风。由于汗出之后，风邪袭于皮里，风湿相搏，凝滞而成。初起形如粟米，瘙痒无度，破流脂水。时久失治，或误用水洗，浸淫成片，可以延及项背。轻的外敷青黛散或三石散可愈，重者兼内服消风散。”[13]148

《中医外科学》(顾伯康)：“白屑风……因皮肤油腻，瘙痒潮红，或起白屑而得名。《外科正宗》说：‘白屑风多生于头、面、耳、项、发中，初起微痒，久则渐生白屑，叠叠飞起，脱而又生。此皆起于热体当风，风热所化。’《外科真诠》又说：‘白屑风初生发内，延及面目、耳项，燥痒日久飞起白屑，脱去又生。由肌热当风，风邪侵入毛孔，郁久燥血，肌肤失养，化成燥症也。’本病以青壮年患者最多，或在乳儿期发生。”[14]302“白屑风是一种皮肤油腻，瘙痒潮红，或起白屑的一种慢性皮肤病。皮损形态多种多样，干性者以潮红脱屑为主；湿性者红斑，糜烂，流滋、有油腻性脱屑和结痂；玫瑰糠疹型者，有圆形，椭圆形红斑，伴有油腻性脱屑。明代《外科正宗·白屑风第八十四》说：‘白屑风多生于头，面，耳，项，发中，初起微痒，久则渐生自屑，叠叠飞起，脱而又生。此皆起于热体当风，风热所化。’清·《医宗金鉴·外科心法要诀·面游风》说：‘此证生于面上，初发面目浮肿，痒着虫行，肌肤干燥，时起白屑。次后极痒，抓破，热湿盛者津黄水，风燥盛者津血，痛楚难堪。由平素血燥，过食辛辣厚味，以致阳明胃经湿热受风而成。”[14]334

《中医外科学》(艾儒棣)：“白屑风是一种皮肤油腻，瘙痒潮红，或起白屑的一种慢性皮肤病。皮损形态多种多样，干性者以潮红脱屑为主；湿性者红斑、糜烂、流滋、有油腻性脱屑和结痂；玫瑰糠疹型者，有圆形、椭圆形红斑，伴有油腻性脱屑。”“本病多发青壮年，皮肤油腻或潮红，多生白屑而得名。病因病理为外感风热郁于肌表，化燥伤阴，肌肤失养而发，或过食肥甘厚味，肠胃湿热内生，蕴于肌肤而发。皮损形态多样，好发眉弓、鼻唇沟、耳前后、颈背，腋窝等处，病程缓慢。干性：大小不一的斑片，基底微红，上覆粉末状脱屑。易脱，毛发干枯易脱。湿性：多为红斑、糜烂、流滋，有油腻性，脱属、有臭味，毛发稀疏，眉毛折断。”[15]178“(白屑风)皮疹好发于皮脂腺较多的部位，如头皮，额、眉弓，鼻翼外侧、耳后、胸、背、腋窝、外阴等处，常先从头部开始向下蔓延，重者可泛发。皮损形态多样，好发眉弓、鼻唇沟、耳前后、颈背、腋窝等处，病程缓慢。干性：大小不一的斑块，基底微红，上覆粉末状脱屑，易脱落，毛发干枯易脱；湿性：多为红斑、糜烂、流滋，有油腻性，脱屑、有臭味，毛发稀疏，眉毛折断。”[15]179

《中医大辞典》：“白屑风……病名。以头皮脱白屑为主的一种疾病。《外科正宗》卷四：‘白屑风多生于头、面、耳、项、发中，初起微痒，久则渐生白屑，叠叠飞起，脱而又生。’由于肌热当风，风邪侵入毛孔，郁久血燥，肌肤失养所致。好发于头发，可见弥漫而均匀的糠秕样干燥白屑，搔抓时脱落，落而又生，自觉痒甚，日久毛发易落。相当于干性皮脂溢性皮炎。”[16]60“面游风，病名，见《疡科选粹》卷三。多由平素血燥，过食辛辣厚味，胃蕴湿热，外受风邪所致。初起面目浮肿或发红，痒如虫行。风甚者肌肤干燥，时起白屑；湿甚者破流脂水，瘙痒难忍。”[16]151“纽扣风……病名。出《外科正宗》卷四。由汗出受风，与湿相搏、风湿凝滞肌肤而成。初起形如粟米，搔痒无度，破流脂水；甚则疮面溃烂，浸淫成片，延及项背。"[16]159

《中医外科学》（陆德铭）："面游风是一种因皮脂分泌过多引起的慢性，亚急性炎症性皮肤病。相当于西医的脂溢性皮炎、皮脂溢出症。其特点是皮肤油腻、瘙痒，迭起白屑，脱去又生。患者以青壮年为多，男性多于女性，乳儿期也有发生。平素血燥之体，复感风热外袭，郁久转而化燥，肌肤失去濡养；甚或风邪郁久，耗血伤阴，血虚阴伤，肌肤失于濡养则生风化燥。两者互为因果，以致皮肤粗糙，表现以干燥型者为多。过食肥甘、辛辣、酒类，以致脾胃运化失常，生湿生热，湿热蕴积肌肤而成，表现以慢性皮损为主。"[17]152

《中医病证治疗常规》："面游风多发生于面部，以皮肤油腻或干燥，结黄痂或起白屑，痒甚为特征的皮肤病。类似于脂溢性皮炎。"[18]356

《中医临床诊疗术语》："白屑风……因风热血燥，肌肤失养，湿热蕴肤所致。从头部、颜面等处皮肤出现糠状白屑，瘙痒为主要表现的皮肤病。""面游风……因脾肺湿热，感受风邪所致。以面部红斑、脱屑、瘙痒，甚至肿胀、糜烂为主要表现的皮肤病。"[19]132

《中医外科病名释义》："白屑风……病名。见《外科正宗》：'白屑风多生于头、面、耳、项、发中，初起微痒，久则渐生白屑，叠叠飞起，脱而又生。此皆起于热体当风，风热所化。'指以皮肤潮红瘙痒即起白屑为特征。多因风热外袭，郁久化燥，燥热郁阻肌肤；或肠胃湿热，上蒸熏肺，外透肌肤等所致。好发于青壮年或乳儿期，多生于头面部的眉弓、鼻唇沟、耳前后及项背、腋窝等处。证见发于干性皮肤者，则皮损呈大小不一的斑片，上有弥漫糠状皮屑，皮毛干枯；发于湿性皮肤者，皮损成红斑，糜烂、流滋，有油腻性脱屑和结痂，伴有臭味。今称脂溢性皮炎及皮脂溢出症。"[20]65"面游风……病名。见《医宗金鉴·外科心法要诀》，'面游风燥热湿成，面目浮肿痒虫成。肤起白屑而痒极，破津黄水津血疼'，即白屑风。"[20]153"纽扣风……病名。见《外科正宗》：'纽扣风，皆原风湿凝聚生疮，久则瘙痒如癣，不治则沿漫上背。'指生于项背胸胁部之疮疹病。多因汗出受风，与湿相搏，风湿凝聚肌肤所致。证见初起形如粟米，搔痒无度，破流脂水，甚则疮面湿烂，浸淫成片，其状如纽扣，故名纽扣风。即白屑风。"[20]165

《中医外科学》（谭新华等）："白屑风，面游风是一种皮肤瘙痒、油腻潮红或起白屑的慢性皮肤炎性疾患。因其发病部位不同又有'眉风藓''纽扣风'等不同名称。相当于西医所称'皮肤溢出症'和'脂溢性皮炎'。多见于青中年及婴幼儿。其特征为发于头皮、颜面、胸腋等皮脂溢出区，红斑上有油脂性鳞屑对称分布，病程缓慢，反复发作。""白屑风是一种皮肤油腻，瘙痒潮红，或起白屑的一种慢性皮肤病。皮损形态多种多样，干性者以潮红脱屑为主；湿性者红斑、糜烂、流滋、有油腻性脱屑和结痂；玫瑰糠疹型者，有圆形、椭圆形红斑，伴有油腻性脱屑。"[21]210

《中医外科学图表解》："面游风，是发生在皮脂溢出部位的慢性炎症性皮肤病，表现为皮肤油腻，出现红斑，覆有鳞屑，又名白屑风。相当于西医的脂溢性皮炎。"[22]166

《中医外科学》（高翠月）："白屑风是指发生在皮脂溢出部位的慢性炎症性皮肤病。因皮肤油腻而潮红，上覆白屑而得名，又名面油。其临床特征是：头发、皮肤多脂发亮，油腻，瘙痒，迭起白屑，脱去又生。如《外科正宗》说：'白屑风多生于头、面、耳、项、发中，初起微痒，久则渐生白屑，脱而又生。此皆起于热体当风，风热所化。'本病以青壮年为多，乳儿期也有发生。相当于西医学的脂溢性皮炎。本病由于风热之邪外袭，郁久则耗伤阴血，阴伤血燥；或平素血虚，复感风热之邪，血虚则生风化燥，风燥热邪蕴阻肌肤，肌肤失于濡养，以致皮肤粗糙、干燥，表现以干性皮损为主；或由于过食肥厚腻，辛辣刺激之品，以致肠胃运化失常，湿热内生，蕴结肌肤而成，表现以湿性皮损为主。皮损主要发于头面部的眉弓、鼻唇沟、耳前后，颈后、背部、腋窝等处。常自头皮开始，向下蔓延，重者泛发全

身。皮损形态多样。干性者，为大小不一的斑片，基底微红，上有弥漫而均匀的粉末状脱屑，在头皮部可堆叠很厚，梳发或搔抓时易于脱落，往往毛发干枯，伴有脱发。湿性者，多为红斑、糜烂、流滋，有油腻性的脱屑和结痂，常有臭味。在耳后和鼻部可有皲裂。眉毛往往因搔抓折断而稀疏。严重者，泛发全身，成为湿疹样皮损。病程缓慢，时常呈现出急性发作。"[23]277

《当代中医皮肤科临床家丛书：第二辑·杜锡贤》："中医称脂溢性皮炎为'面游风'，是发生于皮脂腺丰富部位的一种炎症性皮肤病。以颜面出现淡红或淡黄的斑块、上覆糠秕状为特征，故在中医文献里，将发生于胸前者名曰'纽扣风'，发于眉间者曰'眉风癣'，病名不同，症状相近。"[24]270

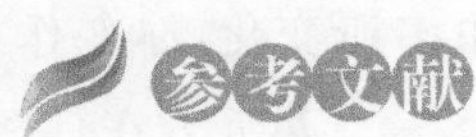

[1] [明] 王肯堂. 证治准绳[M]. 北京：中国中医药出版社，1997：1086.

[2] [清] 祁坤. 外科大成[M]. 上海：上海卫生出版社，1957：97，212.

[3] 浙江中医学院. 医宗金鉴外科心法要诀白话解[M]. 北京：人民卫生出版社，1965：109，119，153.

[4] [清] 顾世澄. 疡医大全[M]. 北京：人民卫生出版社，1987：416.

[5] [清] 王旭高. 外科证治秘要[M]. 北京：中国古籍出版社，2005：5.

[6] [清] 郑玉坛. 彤园医书[M]//刘炳凡，周绍明. 湖湘名医典籍精华. 长沙：湖南科学技术出版社，2000：97.

[7] [清] 程鹏程. 急救广生集[M]. 北京：中国中医药出版社，2009：193.

[8] [清] 易凤翥. 外科备要[M]. 北京：中医古籍出版社，2011：113.

[9] [明] 陈实功. 外科正宗[M]. 上海：上海科学技术出版社，1989：292，298.

[10] [清] 周士祢. 婴儿论[M]. 北京：中国中医药出版社，2015：39.

[11] [清] 时世瑞. 疡科捷径[M]. 北京：人民卫生出版社，1961：53.

[12] 南京中医学院外科教研组. 简明中医外科学[M]. 南京：江苏人民出版社，1958：89.

[13] 上海中医学院外科教研组编. 中医外科学讲义[M]. 北京：人民卫生出版社，1960：147，148.

[14] 顾伯康. 中医外科学[M]. 2 版. 北京：人民卫生出版社，1987：302，334.

[15] 艾儒棣. 中医外科学[M]. 成都：四川科学技术出版社，1991：178，179.

[16] 《中医大辞典》编辑委员会. 中医大辞典：外科骨伤五官科分册（试用本）[M]. 北京：人民卫生出版社，1987：60，151，159.

[17] 陆德铭. 中医外科学[M]. 上海：上海科学技术出版社，1997：152.

[18] 章如虹，金棣生，毛树生. 中医病证治疗常规[M]. 北京：科学技术文献出版社，1997：356.

[19] 赵艳玲，张志芳. 中医临床诊疗术语[M]. 长沙：湖南科学技术出版社，1999：132.

[20] 侯玉芬，陈柏楠. 中医外科病名释义[M]. 济南：山东大学出版社，1997：65，153，165.

[21] 谭新华，陆德铭. 中医外科学[M]. 北京：人民卫生出版社，1999：210.

[22] 谷云飞. 中医外科学图表解[M]. 北京：人民卫生出版社，2009：166.

[23] 高翠月. 中医外科学[M]. 北京：人民卫生出版社，2009：277.

[24] 史传奎，范玉. 当代中医皮肤科临床家丛书：第二辑·杜锡贤[M]. 北京：中国医药科技出版社，2015：270.

（方晗语　王　遥　吴浩然）

4·123

疥疮

jiè chuāng

一、规范名

【汉文名】疥疮。

【英文名】scabies。

【注释】由疥螨引起的传染性皮肤病。

二、定名依据

“疥疮”作为中医皮肤病名称，其主要症状为：发病多从手指间开始，好发于手腕屈侧、腋前缘、乳晕、脐周、阴部及大腿内侧。皮损损害初发为米粒大红色丘疹、水疱、脓疱和疥虫隧道，夜间奇痒。晋《刘涓子鬼遗方》中首次记载了“疥疮”这一病名。之前虽有相关术语“疥”“痂”等，但与今之“疥疮”不完全相同。隋代巢元方在《诸病源候论》中沿用“疥疮”一词，并对其证候做了详细记载，从此为历代医家所沿用。

唐代王焘的《外台秘要》，明代陈实功的《外科正宗》以及清代的《医宗金鉴》《疡医大全》《洞天奥旨》《疡科心得集》等重要外科著作皆沿用“疥疮”一词。1960 年《中医外科学讲义》使用“疥疮”病名，1987 年顾伯康主编的《中医外科学》亦沿用“疥疮”病名。

1994 年国标《中医皮肤科病证诊断疗效标准》以“疥疮”作为规范名。之后的各种中医学著作一直沿用“疥疮”一词，如赵尚华主编的《中医外科学》及广州中医学院主编的辞书类著作《中医大词典》。说明“疥疮”中医皮肤病的规范名已经成为共识。

我国 2005 年出版的由全国科学技术名词审定委员会审定公布的《中医药学名词》已以“疥疮”作为规范名，所以“疥疮”作为规范名也符合术语定名的协调一致原则。

三、同义词

【俗称】“干疤疥”“癞疥”“虫疥”（《中医外科学》）。

四、源流考释

成书于战国的《周礼·天官》有记载：“夏时有痒疥之疾。”[1]46 东汉许慎《说文解字》：“疥，搔也。”[2]154 清代段玉裁在《说文解字注》七卷下进一步论道：“疥急于搔，因谓之搔。”[3]350“痂本谓疥，后人乃谓疮所蜕鳞为痂，此古义今义不同也。”[3]350 西汉史游《急就篇》卷四：“痂疕疥疠痴聋盲。”[4]223 唐颜师古注：“痂，疮上甲也。疕，谓薄者也。疥，小虫攻啮皮肤，漼错如鳞介也。”[5]48 张家山汉简《脉书》：“（病）在身，疕如疏，养（痒）为加（痂）。”[5]12 综上所述秦汉时期疥泛指以瘙痒为主症，且搔之起屑如甲介鳞介的一类皮肤病，与今之干疥更为相近。秦汉时期与疥疮相关的术语有“疕”“痂”“疥”等，其症状相似，常有互称，应注意区分。

其后“疥疮”亦见于晋代《刘涓子鬼遗方》，以膏方治疗疥癣恶疮：“治久病疥廯恶疮膏方，丹砂、雄黄、雌黄、乱发（洗）、松脂、白蜜各一两。”“治久病疥癣诸恶疮毒五黄膏方。”[6]68 隋代巢元方在《诸病源候论》卷之三十五中将疥疮分为五种：“疥者，有数种。有大疥，有马疥，有水疥，有干疥，有湿疥。”[7]226 并于《九虫论》首先提出疥虫为其致病因素“蛲虫多所变化，亦变作疥。其疮里有细虫，甚难见。”[7]165 巢元方在《诸病源候论》记载道：“小儿多因乳养之人病疥，而染著小儿也。”[7]165 说明疥疮可由乳养之人传染给小儿，首先提出疥疮具有传染性。自巢元方后疥疮这一病名为后代大多数医家所沿用。唐代王焘在其所著《外台秘要》中沿用疥疮这一病名，《外台秘要》记载：“范江疗小儿疥疮雄黄膏方……千金疥疮方，以臭苏和胡粉敷之，差为度。”[8]1021 明代陈实功认为疥疮由湿热化虫导致，所著《外科正宗》云：“夫疥者……乃秉阴阳气育湿热化形……痒热之中湿火魂化为虫。”[9]199

至清代，吴谦《医宗金鉴》中将疥疮分为干疥、湿疥、虫疥、砂疥、脓疥五种，并认为：“其形虽有五种，总由各经蕴毒，日久生火，兼受风湿，化生斯疾，或传染而生。”[10]692 同时期的高秉钧在《疡科心得集》[11]85 中亦将疥疮分为干疥、湿疥、虫疥、砂疥、脓疥五种。顾世澄主编的《疡医大全》[12]1321 中记载到：“王肯堂曰：疥有五种，一曰大疥，二曰马疥，三曰水疥，四曰干疥，五曰湿疥，宜分治之。”[12]1321 与《诸病源候论》相同。

"蒋示吉曰：疥有干疥、湿疥、虫疥、砂疥、紫疥之称……《心法》曰：疥有干、湿、虫、沙、脓五种。"[12]1321 可见后世医家对疥疮的分类多受到巢元方《诸病源候论》的影响。同时期陈士铎在其所著《洞天奥旨》中将疥疮与脓窠疮进行区分："疥疮、脓窠疮多生于两手两足，然亦有遍身俱生者。脓窠疮痒多于痛，若疥疮，但痒而不痛者也。故疥之病轻，而脓窠之病重。大约疥疮风热也，脓窠血热也。风热者，湿少；血热者，湿多。症俱有湿，故皆有虫也。"[13]112 然其所称脓窠疮似为疥疮中的脓疥，其所认为的疥疮但痒不痛亦有待考究。同时陈士铎认为在治疗疥疮时不应妄用熏洗之药，气血虚弱之人使用熏药易生肺痈。

1960年《中医外科学讲义》[14]152 使用疥疮病名，1987年顾伯康主编的《中医外科学》[15]269 亦使用疥疮病名。1994年国标《中医临床诊疗术语·疾病部分》以疥疮作为规范名。之后的各种中医学著作一直沿用疥疮一词，如《中医大词典》[16]1146《中医外科学》(赵尚华)[17]264。

总之，"疥"字早在《周礼》中就有记载，泛指瘙痒类疾病，至晋代刘涓子的《刘涓子鬼遗方》中，疥疮正式作为病名出现。隋代巢元方在《诸病源候论》中对疥疮的证候做了详细的记载，从此疥疮一词被后世医家所公认，1994年国标《中医临床诊疗术语·疾病部分》以疥疮作为规范名，并沿用至今。

五、文献辑录

《周礼·天官》："夏时有痒疥之疾。"[1]46

《说文解字》卷七："疥，搔也。"[2]163

《解文解字注》七篇："疥急于搔，因谓之搔。""痂本谓疥，后人乃谓疮所蜕鳞为痂，此古义今义不同也。"[3]154

《急就篇》卷四："痂疕疥疠痴聋盲。"[4]223 "痂，疮上甲也。疕，谓薄者也。疥，小虫攻齧皮肤，漼错如鳞介也。"[4]48

张家山汉简《脉书》校释："(病)在身，疕如疏，养(痒)为加(痂)。"[5]12

《刘涓子鬼遗方》卷五："治久病疥癣恶疮膏方，丹砂，雄黄，雌黄，乱发(洗)，松脂，白蜜各一两。""治久病疥癣诸恶疮毒五黄膏方。"[6]68

《诸病源候论》卷三十五："疥者，有数种。有大疥，有马疥，有水疥，有干疥，有湿疥。多生手足，乃至遍体。大疥者，作疮，有脓汁，掀赤痒痛是也。马疥者，皮肉隐嶙起，作根墌，搔之不知痛。此二者则重。水疥者，痦瘰如小瘭浆，摘破有水出。此一种小轻。干疥者，但痒，搔之皮起，作干痂。湿疥者，小疮，皮薄，常有汁出。并皆有虫。人往往以针头挑得，状如水内疠虫。此悉由皮肤受风邪热气所致也。"[7]226

卷五十："疥疮，多生手足指间。染渐生至于身体，痒有脓汁。按《九虫论》云：蛲虫多所变化，亦变作疥。其疮里有细虫，甚难见。小儿多因乳养之人病疥，而染著小儿也。"[7]165

《外台秘要》卷三十六："范江疗小儿疥疮雄黄膏方……《千金》疥疮方，以臭苏和胡粉敷之，差为度。《备急》疗疮方。"[8]1021

《外科正宗》卷四："夫疥者……乃秉阴阳气育湿热化形……痒热之中湿火魂化为虫。"[9]199

《医宗金鉴》卷七十四："疥疮干湿虫砂脓，各经蕴毒风化成，治论上下分肥瘦，清风利湿兼杀虫。[注]此证有干、湿、虫、砂、脓之分，其形虽有五种，总由各经蕴毒，日久生火，兼受风湿，化生斯疾，或传染而生……如肺经燥盛则生干疥，瘙痒皮枯，而起白屑；如脾经湿盛，则生湿疥，脊肿作痛，破津黄水，甚流黑汗；如肝经风盛，则生虫疥，瘙痒彻骨，挠不知疼；如心血凝滞，则生砂疥，形如细砂，焮赤痒痛，抓之有水；如肾经湿热，则生脓窠疥，形如豆粒，便利作痒，脓清淡白；或脾经湿盛，亦生脓窠疥，但顶含稠脓，痒疼相兼为异。"[10]692

《疡科心得集》卷上："夫疥有五种：干疥、湿疥、虫疥、砂疥、脓疥。如肺金燥盛，则生干疥，瘙痒皮枯，而起白屑；脾经湿盛，则生湿疥，粹肿作痛，破泄黄水，甚流黑汁；肝经风盛，则生虫疥，瘙痒彻骨，挠不知痛；心血凝滞，则生砂疥，形如细砂，掀赤痒痛，抓之有水；肾经湿盛，则生脓窠疥，形如豆粒，便利作痒，脓清淡白，或脾经湿盛亦生之，但顶含稠脓，痒痛相兼为异。皆有小虫，染人最易。切忌热汤浸洗图快一时，殊不知热毒攻里，虫愈深入，虽有良方，何能刻日奏效？患者戒之。兼忌一切发物海鲜。治法，内服疥灵丹，或消风散；外搽绣球丸，或一扫光，俱可。"[11]85

《疡医大全》卷三十五："王肯堂曰：疥有五种，一曰大疥，二曰马疥，三曰水疥，四曰干疥，五曰湿疥，宜分治之。陈实功曰：疥疮皆因脾经湿热，肺经风毒，客于肌肤，毒之浅者为疥……皆有小虫，染人最易。切忌热汤浸洗。蒋示吉曰：疥有干疥、湿疥、虫疥、砂疥、紫疥之称，小如疹子，干而且痒者是，此乃风热虫也。《心法》曰：疥有干、湿、虫、沙、脓五种。"[12]1321

《洞天奥旨》卷十："疥疮、脓窠疮多生于两手两足，然亦有遍身俱生者。脓窠疮痒多于痛，若疥疮，但痒而不痛者也。故疥之病轻，而脓窠之病重。大约疥疮风热也，脓窠'血热也。风热者，湿少；血热者，湿多。症俱有湿，故皆有虫也。使气血两旺，断不生虫也。故治此等之疮，须补气补血，佐之祛风去湿，则虫且自亡，安能作祟乎？正不必妄用熏洗之药也，洗法尚无大害，倘气血大衰之人，轻用熏药必伤肺矣，外疮虽愈。而火毒内攻，往往有生肺痈者，不可不慎。"[13]112

《中医外科学讲义》："形如芥粒，故名疥疮，有干疥、湿疥、虫疥、砂疥、脓疥等五种。本病有传染性。总的病因，不外乎风、湿、热、虫郁于肌肤，或接触传染。疥疮一般先由手丫发生，渐渐遍染全身，但头面很少有。瘙痒无度，逢热更甚，搔之皮起，出血或出水，结作干痂，其中有虫。久之化脓，则痒痛并作。"[14]152

《中医外科学》(顾伯康)："疥疮是疥虫引起的一种接触性传染性皮肤病。其特点为皮肤上有一灰白色、浅黑色或普通皮色的隧道，呈细浅纹状，稍弯，微隆起，长约 0.5 厘米，用针挑破，可见到一白色蠕动的疥虫。由于直接接触疥疮患者，或使用患者用过而未经消毒的衣服、被席、用具等由疥虫传染而得；或由疥虫寄生的动物传染所致。或因染毒风湿热郁于肌肤而成。"[15]269

《中医大词典》："疥疮……病名。是一种传染性瘙痒性皮肤病。出《刘涓子鬼遗方》卷五。多因风、湿、热邪郁于皮肤，接触传染而成。《诸病源候论》卷五十：'疥疮多生于足指间，染渐生至于身体，痒有脓汁……其疮里有细虫，甚难见。'已分辨出疥虫为其病源体。本病以手指缝最为多见，亦常见于腋下、肘窝、脐周围、腹股沟、臀腿等处，甚则遍及全身。呈粟米样的丘疹和水泡，剧烈瘙痒，夜间尤甚。体表常见有抓痕和结痂；如因搔抓破皮引起继发感染化脓者，则称脓窝疥。治疗以外治为主。先以花椒 9 克，地肤子 30 克煎汤熏洗，再选用蛇床子散、臭灵丹、一扫光、硫黄软膏等外搽。中华人民共和国成立后，由于大力开展爱国卫生运动，卫生条件改善，本病已少见。"[16]1146

《中医外科学》(赵尚华)："疥疮是由疥螨寄生于表皮内而引起的一种接触传染性皮肤病。又称'虫疥''干疤疥'等。通过密切接触而传染，也可通过共用被褥、毛巾等间接传染。特点是夜间奇痒，皮损以丘疱疹、隧道为主，可找到疥虫。"[17]264

[1] 林尹，王云五. 周礼今注今译[M]. 台北：台湾商务印书馆股份有限公司，1979：46.

[2] [东汉] 许慎. 说文解字[M]. [宋] 徐铉校订. 北京：中华书局，1963：154.

[3] [东汉] 许慎. 说文解字注[M]. [清] 段玉裁注. 郑州：中州古籍出版社，2006：350.

[4] [西汉] 史游. 急就篇[M]//纪昀. 文渊阁四库全书. 台湾：台湾商务印书馆，1983：223－248.

[5] 高大伦. 张家山汉简《脉书》校释[M]. 成都：成都出版社，1992：12.

[6] [晋] 刘涓子. 刘涓子鬼遗方[M]. [南齐] 龚庆宣. 北京：人民卫生出版社，1956：68.

[7] [隋] 巢元方. 诸病源候论[M]. 黄作阵点校. 沈阳：辽

宁科学技术出版社，1997：165、226.
[8] [唐]王焘. 外台秘要[M]. 北京：人民卫生出版社，1955：1021.
[9] [明]陈实功. 外科正宗[M]. 北京：人民卫生出版社，1956：199.
[10] [清]吴谦. 医宗金鉴[M]. 辽宁：辽宁科学技术出版社，1997，：692.
[11] [清]高秉钧.[东晋]刘涓子. 疡科心得集 刘涓子鬼遗方[M]. 天津：天津科学技术出版社，2004：85.
[12] [清]顾世澄. 疡医大全[M]. 北京：人民卫生出版社，1987：1321.
[13] [清]陈士铎. 洞天奥旨[M]. 孙光荣，等点校，北京：中医古籍出版社，1992：112.
[14] 上海中医学院外科教研组. 中医外科学讲义[M]. 北京：人民卫生出版社，1960：152.
[15] 顾伯康. 中医外科学[M]. 北京：人民卫生出版社，1987：269.
[16] 李经纬，邓铁涛，等. 中医大辞典[M]. 北京：人民卫生出版社，1995：1146.
[17] 赵尚华. 中医外科学[M]. 北京：人民卫生出版社，2002：264.

（李　瑶）

4・124

圆癣

yuán xuǎn

一、规范名

【汉文名】圆癣。

【英文名】tinea circinata。

【注释】发生于面部、颈部、躯干及四肢近端，以疹如钱币有匡廓、瘙痒为特征的癣病。相当于体癣。

二、定名依据

“圆癣”作为一种癣类皮肤病，其症状表现为：皮疹表现圆形或钱币状红斑，中央常自愈，周缘有炎性丘疹、水疱、痂皮、鳞屑等，可形成环形或互相融合成多环状，自觉剧痒。最早见于隋代巢元方《诸病源候论》，此时即名“圆癣”“雀眼癣”。

其后北宋赵佶《圣济总录》中的“雀目癣”，南宋张锐《鸡峰普济方》中的“圈癣”、陈言《三因极一病证方论》中的“荷叶癣”，明代兰茂《滇南本草》中的“铜钱癣”、李时珍《本草纲目》中的“荷钱癣疮”“头面钱癣”、喻政《虺后方》中的“笔圈癣”，清代祁坤《外科大成》中的“钱癣”、吴杖仙《吴氏医方汇编》中的“金钱癣”、顾世澄《疡医大全》中的“圈子癣”、程鹏程《急救广生集》中的“脸癣”均是圆癣的曾用名。

自隋代巢元方《诸病源候论》首载“圆癣”以来，历代亦有沿用，比如丹波康赖《医心方》，北宋王怀隐《太平圣惠方》、赵佶《圣济总录》，明代朱橚《普济方》、龚廷贤《济世全书》，清代张璐《张氏医通》、鲍相璈《验方新编》。

中华人民共和国成立后，1960年《中医外科学简编》（中医研究院），1985年《中医皮肤病诊疗》（张曼华），1985年《实用中医外科学》（顾伯华），1986年《中医外科学》（顾伯康），1987年《中医外科学》（顾伯康），1987年《中医外科学》（朱仁康），1988年《简明中医古病名辞典》（马汴梁），1989年《中医外科学》（艾儒棣），1991年《中医外科学》（艾儒棣），1991年《骨伤科皮科应用必备》（朱进忠），1994年《中医外伤科学》（许书亮），1994年《中医外科学》（王沛），1996年《中医外伤科学》（李彪），1997年《中医外科学》（陆德铭），1997年《中医外科病名释义》（侯玉芬等），1998年《实用中医皮肤病学》（李林），2000年《新编中医皮肤病学》（欧阳恒等），2000年《今日中医外科》（王永炎等），2000年《新编中医外科临床手册》(王少金),2007年《中医外科学》(艾儒棣),2007年《皮肤病中医诊疗学》(徐宜厚),2009年《中医外科学》(张翠月)均采用了"圆癣"作为正名,说明"圆癣"作为规范病名已取得共识。

我国2005年出版的由全国科学技术名词审定委员会审定公布的《中医药学名词》已以"圆癣"作为规范名,所以"圆癣"作为规范名也符合术语定名的协调一致原则。

三、同义词

【俗称】"笔管癣"(《实用外科中药治疗学》);"园癣"(《常见病中医防治·皮科便览》);"环癣"(《新编中医外科学》)。

【曾称】"雀眼癣"(《诸病源候论》);"雀目癣"(《圣济总录》);"圈癣"(《鸡峰普济方》);"荷叶癣"(《三因极一病证方论》);"铜钱癣"(《滇南本草》);"荷钱癣疮""头面钱癣"(《本草纲目》);"笔圈癣"(《飑后方》);"钱癣"(《外科大成》);"金钱癣"(《吴氏医方汇编》);"圈子癣"(《疡医大全》);"脸癣"(《急救广生集》)。

四、源流考释

隋代巢元方《诸病源候论·圆癣候》记载:"圆癣之状,作圆文隐起,四畔赤,亦痒痛是也。其里亦生虫。"[1]165 描述了圆癣的典型症状,并指出"其里亦生虫"。"圆癣"一名自隋代出现以来,后世世家亦有沿用,比如丹波康赖《医心方》[2]356,北宋王怀隐《太平圣惠方》[3]2012,2013、赵佶《圣济总录》[4]2278,明代朱橚《普济方》[5]274、龚廷贤《济世全书》[6]1065,清代张璐《张氏医通》[7]354、鲍相璈《验方新编》[8]575。

《诸病源候论·雀眼癣候》亦记载:"雀眼癣,亦是风湿所生。其文细似雀眼,故谓之雀眼癣。搔之亦痒,中亦生虫。"[1]165 笔者认为这里的"雀眼癣"亦是指圆癣。后世医家亦有沿用"雀眼癣",比如丹波康赖《医心方》[2]356,北宋赵佶《圣济总录》[4]2278、王怀隐《太平圣惠方》[3]2012,2013,明代朱橚《普济方》[5]293,294、龚廷贤《济世全书》[6]1065。

北宋赵佶《圣济总录》还记载有"雀目癣"[4]2278 一名,后世亦有沿用,比如明代朱橚《普济方》[5]274。

南宋张锐《鸡峰普济方》记载有"圈癣"[9]23 一名,后世亦有沿用,比如清代王梦兰《秘方集验》[10]124,125、钱峻《经验丹方汇编》[11]121、程鹏程《急救广生集》[12]148。

南宋陈言《三因极一病证方论》记载有"荷叶癣"[13]266 一名,笔者认为也是指圆癣。"荷叶癣"一名后世沿用较多,比如清代钱峻《经验丹方汇编》[11]120、冯兆张《冯氏锦囊秘录》[14]542、顾世澄《疡医大全》[15]1089、赵学敏《本草纲目拾遗》[16]189、程鹏程《急救广生集》[12]149、周诒观《秘珍济阴》[17]108、凌奂《外科方外奇方》[18]110。

明代兰茂《滇南本草》记载有"铜钱癣"[19]24 一名,后世亦有沿用,比如清代周诒观《秘珍济阴》[17]108、凌奂《外科方外奇方》[18]110。

明代李时珍《本草纲目》记载有"荷钱癣疮"[20]1256"头面钱癣"[20]1297,笔者认为都是指圆癣。后世用"荷钱癣疮"的有:明代倪朱谟《本草汇言》[21]380,缪希雍《本草单方》[22]612。后世沿用"头面钱癣"的有:清代汪昂《本草易读》[23]312、姚俊《经验良方全集》[24]207。

明代喻政《飑后方》记载有"笔圈癣"[25]41 一名,以笔者所见,后世古籍未见沿用。

清代祁坤《外科大成》记载有"钱癣"[26]33 一名,后世亦有沿用,比如汪昂《本草易读》[25]41。必须指出的是吴谦《外科心法要诀》[27]110、郑玉坛《彤园医书(外科)》[28]43、易凤翥《外科备要》[29]207 亦记载有"钱癣",但系指"秃疮",相当于西医的黄癣,不可不辨。

清代吴杖仙《吴氏医方汇编》记载有"金钱癣"[30]14 一名,以笔者所见,后世古籍未有沿用。

清代顾世澄《疡医大全》记载有"圈子癣"[15]1091 一名,以笔者所见,后世古籍未有沿用。

清代程鹏程《急救广生集》记载有"脸癣"[12]148 一名，笔者认为也是指圆癣。以笔者所见，"脸癣"一名后世未有沿用。

中华人民共和国成立后，1960 年中医研究院《中医外科学简编》使用了"圆癣"[31]107 作为正名，其后外科著作大多沿用，如 1985 年《中医皮肤病诊疗》(张曼华)[32]63，1985 年《实用中医外科学》(顾伯华)[33]440，1986 年《中医外科学》(顾伯康)[34]131，1987 年《中医外科学》(顾伯康)[35]263，1987 年《中医外科学》(朱仁康)[36]642,643，1988 年《简明中医古病名辞典》(马汴梁)[37]161，1989 年《中医外科学》(艾儒棣)[38]159，1991 年《中医外科学》(艾儒棣)[39]160，1991 年《骨伤科皮科应用必备》(朱进忠)[40]87，1994 年《中医外伤科学》(许书亮)[41]103，1994 年《中医外科学》(王沛)[42]367，1996 年《中医外伤科学》(李彪)[43]81，1997 年《中医外科学》(陆德铭)[44]131，1997 年《中医外科病名释义》(侯玉芬等)[45]184，1998 年《实用中医皮肤病学》(李林)[46]122，2000 年《新编中医皮肤病学》(欧阳恒等)[47]166，2000 年《今日中医外科》(王永炎等)[48]485，2000 年《新编中医外科临床手册》(王少金)[49]284，2005 年《中医药学名词》[50]277(中医药学名词审定委员会)，2007 年《中医外科学》(艾儒棣)[51]188，2007 年《皮肤病中医诊疗学》(徐宜厚)[52]187，2009 年《中医外科学》(张翠月)[53]226，2014 年《中医药学名词》[54]57(中医药学名词审定委员会)。

也有使用"体癣"作为正名的，如 1965 年《小儿皮肤病》(杨天籁)[55]159，1979 年《朱仁康临床经验集》(中医研究院广安门医院)[56]81，1979 年《中医皮肤病学简编》(程运乾)[57]89，1980 年《中医外伤科学》(全国中等卫生学校试用教材《中医外伤科学》编写组)[58]92，1981 年《实用中医皮肤病学》(管汾)[59]112，1981 年《临床皮肤病学》(《临床皮肤病学》编写组)[60]333，1983 年《简明中医皮肤病学》(张志礼等)[61]140，1986 年《实用中医外科学》(尚德俊)[62]522，1986 年《实用小儿皮肤病学》(涂元远等)[63]66,67，1988 年《中医外科学》(吴恒亚)[64]105，1996 年《中西医临床皮肤病学》(王坤山)[65]135，1996 年《现代皮肤病学》(杨国亮等)[66]186，1997 年《现代中医皮肤病学》(刘忠恕)[67]75，1998 年《中医外科学》(许芝银等)[68]206，1998 年《中医外科学》(金之刚)[69]261，1999 年《皮肤病中医辨治》(杜锡贤)[70]152，2000 年《小儿皮肤病防治》(邢炜等)[71]44，2001 年《中医皮肤病学》(赵尚华)[72]64，2009 年《小儿皮肤病诊疗》(李红毅等)[73]127，2010 年《中医皮肤性病学(临床版)》(范瑞强)[74]193，2011 年《农民朋友一定要掌握的 99 个皮肤科知识》(黄鹤)[75]53，2012 年《专家诊治皮肤癣与牛皮癣》(胡蔚毅)[76]144。

也有使用"金钱癣""笔管癣"作为正名的，如 1956 年《实用中外科中药治疗学》(朱仁康)[77]102。

也有使用"园癣"作为正名的，如 1986 年《皮科便览》(李博鉴)[78]112。

也有使用"环癣"作为正名的，如 1995 年《新编中医外科学》(尚德俊)[79]263。

总之，"圆癣"一名首见于《诸病源候论》，同书中的"雀眼癣"，《圣济总录》中的"雀目癣"，《鸡峰普济方》中的"圈癣"，《三因极一病证方论》中的"荷叶癣"，《滇南本草》中的"铜钱癣"，《本草纲目》中的"荷钱癣疮""头面钱癣"，《䖝后方》中的"笔圈癣"，《外科大成》中的"钱癣"，《吴氏医方汇编》中的"金钱癣"，《疡医大全》中的"圈子癣"，《急救广生集》中的"脸癣"都是圆癣的曾用名。至于"体癣"，则是西医病名，中医书籍亦采用之，而"笔管癣""园癣""环癣"，古籍不载，应该是民间俗称。

五、文献辑录

《诸病源候论》卷三十五："圆癣之状，作圆文隐起，四畔赤，亦痒痛是也。其里亦生虫。""雀眼癣，亦是风湿所生。其文细似雀眼，故谓之雀眼癣。搔之亦痒，中亦生虫。"[1]165

《医心方》卷十七："圆癣之状，作圆纹隐起，四畔赤，痒痛是也。其里亦生虫。""雀眼癣，亦是风湿所化，其纹细似于雀眼，故谓之雀眼，搔之亦痒，其里亦生虫。"[2]356

《太平圣惠方》卷六十五："夫久癣者，为诸癣有虫，而经久不差者也。癣病之状，皮肉瘾疹如钱文，渐渐增长，或圆或斜，痒痛有棱廓，搔之有汁。又有干癣，枯索痒，搔之无汁。又有风癣，搔之顽痹，不知痛痒。又有牛癣，因饮牛余水得之，其状皮厚硬强。又有圆癣，作圆文隐起，四面赤。又有狗癣，因以狗食余水，洗手面得之，其状微白，点缀相连。亦微痒。又有雀眼癣，作细文似雀眼，搔之亦痒痛。又有刀癣，因以磨刀水，洗手面得之，其状无棱廓，纵斜无定。如此之癣，初得，或因风湿客于肌肤折于血气所生。至其病成，皆有虫侵蚀，转深连滞不差，故成久癣也。"[3]2012，2013

《圣济总录》卷一百三十七："论曰：癣之字从鲜，言始发于微鲜，纵而弗治，则浸淫滋蔓，其病得之风湿客于腠理。搏于气血，气血否涩，久则因风湿而变化生虫，故风多于湿，则为干癣。但有周郭，皮枯瘙痒，搔之白屑起者是也。湿多于风，则为湿癣，周郭中如虫行，浸淫赤湿，搔痒汁出是也，风折于气血，则为风癣，痛痹不知痛痒是也。如钱形则为圆癣，如雀目然则为雀目癣，亦皆赤痛而瘙痒，又或牛犬所饮，刀刃磨淬之余水，取以盥濯，毒气传人，亦能生癣，故得于牛毒者，状似牛皮。于诸癣中，最为痛厚邪毒之甚者，俗谓之牛皮癣。狗癣白点而连缀，刀癣纵斜无定形。凡此八者，皆风湿毒气折于肌中，故痛痒不已，久而不差，又俱谓之久癣。"[4]2278

《普济方》卷二百八十一"诸疮肿门"："夫癣之字从鲜，言发于微鲜。纵而弗治，则浸淫滋蔓。其病得之风湿客于腠理，搏于气血，气否涩久，则因风湿而变化生虫。故风多于湿则为干癣，但有周郭皮枯瘙痒，搔之白屑起者是也。湿多于风则为湿癣，郭中如虫行，浸淫赤色，搔痒汁出者是也。风折于气血，则为风癣，麻痹不知痛痒者是也。如钱形然，则为圆癣。如雀目然，则为雀目癣。亦皆痛而瘙痒之。或牛犬所饮，刀刃磨淬之余水，取以盥濯，毒气传人，亦能生癣。故得于牛毒者状似牛皮，于诸癣中最为痛厚。邪毒之甚者，俗谓之牛皮癣。狗癣白点而连缀，刀癣纵斜无定形。凡此八者，皆风湿毒气折于肌中，故痛痒不已，久而不瘥，俱谓之癣。又云露下勿卧，夏间着人面，令皮厚及喜生癣。"[5]274"夫久癣者，为诸癣有虫，而经久不瘥者也。癣病之状，皮肉瘾疹如钱文，渐渐增长，或圆或斜，痒痛有棱郭，搔之有汁。又有干癣，皮枯瘙痒，搔之无汁。又有风癣，搔之顽痹，不知痛痒。又有牛皮癣，因饮牛饮余水得之，其状皮厚硬强。又有圆癣，作圆又隐起四面赤。又有狗癣，因饮狗食余水，或用洗手面得之，其状微白，点缀相连，亦微痒。又有雀眼癣，作细文似雀眼，搔之亦痒痛。又有刀癣，因以磨刀水洗面得之，其状无棱郭，纵斜无定。如此知癣初得，或因风湿客于肌肤，折于气血所生。至其病成，皆有虫侵蚀转深，连滞不瘥，故成久癣也。"[5]293，294

《济世全书·兑集》卷八："久癣，是诸癣有虫，而经久不瘥者也。癣病之状，皮肉隐疹如钱文，渐渐增长，或圆或斜，痒痛有匡廓，搔之有汁。又有干癣枯索痒，搔之白屑出；又有湿癣，如虫行浸淫赤湿痒，搔之多汁；又有风癣，搔抓顽痹不知痛痒；又有牛癣，因饮牛余水得之，其状皮厚，抓之鞹强；又有圆癣，作圆文隐起四面赤；又有狗癣，因以狗舐余水洗手面得之，其状微白，点缀相连亦微痒；又有雀眼癣，作细文似雀眼，搔之亦痒痛；又有刀癣，因以磨刀水洗手面得之，其状无匡廓，纵邪无定。如此之癣，初得，或风因湿客于肌肤，折于血气所生，或因用牛、狗所饮余水洗手面得之，至其病成，皆有虫侵食转深，连滞不瘥，故成久癣。"[6]1065

《张氏医通》卷十一："猴疳者，状如圆癣，色红，从臀而起，渐及遍身，四围皮脱，中露赤肉。臀疳若猴之状，乃胎中毒邪，蓄于肾脏而发，不急治必死。"[7]354

《验方新编》卷二十四:"圆癣,皂矾炒干为末,猪胆调搽。"[8]575

《鸡峰普济方》卷二十二:"圈癣膏……治干湿癣……夏枯草根(俗呼吃塔叶者)……上一味捣烂,以酽醋浸涂癣疮上佳。"[9]23

《秘方集验》卷下:"癣疮……年久罗汉松皮,煅存性,陈米醋调搽。芦荟,磨滴,醋敷之。或川槿皮搽之,或木莲蓬去蒂擦之,或土大黄捶碎,兼用硝蘸醋擦之,皆效。真柏油调轻粉,涂之起泡,泡消即愈。斑蝥同糯米炒,去米研末,炼蜜敷患处,去黄水三四次,即愈。风癣,颈上身上风癣作痒,抓破作疼,时愈时发者,巴豆壳二钱、明矾一钱五分,研末,生姜切平,蘸药擦上二三次,自愈。痒时正好搽药。顽癣,芦荟一两、炙甘草五钱,研末,先以温水洗净,拭干敷之。多年顽癣,硫黄一钱、枯矾一钱、白芷三分、斑蝥(去头、翅、足)三个,为细末,抓破擦之。圈癣,各树皮,煎,如疮样大小,以毛皮一面,用唾贴肉,以手不时扑之,即愈。"[10]124,125

《经验丹方汇编·诸般癣疮》:"圈癣……穀树皮剪如癣样大小,以毛背一面用唾贴肉,以手不时扑之,即愈。"[11]121"荷叶癣……田螺一个,开靥,入信二分,待肉化水,抹上即痊。"[11]120

《急救广生集》卷七"疡科":"圈癣……穀树皮剪如癣样大小,以毛背一面,用唾贴肉,以手不时扑之,即愈。"[12]148"荷叶癣……田螺(一个)开靥,入信(二分),待肉化水,抹上即愈。"[12]149"脸癣(其大如钱,抓之有白屑者)……绿豆捶碎,以纸蒙碗口,针刺多孔,以碎豆铺纸上,用炭一块烧豆。豆灼尽,纸将焦,去豆揭纸,碗中有水,取搽三五次即愈。"[12]148

《三因极一病证方论》卷十五:"凡癣种类亦多,所谓苔癣、瓦癣、荷叶癣,虽以皮肤气血凝滞所为,或有风湿搏成者,或为人传染得之者,种状不同,治之各有方。"[13]266

《冯氏锦囊秘录》卷十九"外科":"又方,治头面荷叶癣。用川槿皮,研细,醋调汤炖如胶,将癣抓破,搽敷即愈。"[14]542

《疡医大全·卷二十九》:"头面荷叶癣……川槿皮研细醋调,汤顿如胶,将癣抓破搓之。"[15]1089"圈子癣……谷树皮剪如癣样大小,以毛背一面用唾贴癣上,以手不时扑之,即愈。"[15]1091

《本草纲目拾遗》卷六"木部":"荷叶癣《活人书》:川槿皮切片、海桐皮、槟榔各二钱,轻粉钱半,红娘子五分,阴阳水浸一二日,用鹅翎扫上,如痒,以竹片刮破,搽此药。夜露三宿,更妙。"[16]189

《秘珍济阴》卷三:"治一切顽癣神验方……生白矾、生南星、白芒硝等分碾细末筛过,加银珠水粉和乳匀,每将癣剃破(先用片糖搽之然后用药擦之一二三次),数日全愈。铜钱癣……取古铜钱一个,用酽醋少许浸待起绿,剃破癣指,涂采擦之,数次愈。荷叶癣 取牛舌大黄根磨醋,剃破擦之,数次愈。"[17]108

《外科方外奇方》卷四:"又方……生大黄、皮硝、荔枝核等分,为末,米醋调搽。牛皮顽癣加旧牛皮灰;铜钱癣加古钱灰;荷叶癣加荷叶灰。"[18]110

《滇南本草·白果》:"采树皮烧灰,调油搽牛皮、铜钱癣,最效。"[19]24

《本草纲目校注·巴豆》:"荷钱癣疮:巴豆仁三个,连油杵泥,以生绢包擦,日一二次,三日痊好。邵以正经验方。"[20]256

《木槿》:"头面钱癣:槿树皮为末,醋调,重汤顿如胶,内傅之。王仲勉经效方。"[20]1297

《本草汇言·巴豆》:"(《急验方》)治荷钱癣疮。用巴豆肉三粒研烂,以生绢包擦,日一二次。如神。"[21]380

《本草单方·癣》:"荷钱癣疮。巴豆仁三个,连油杵泥,以生绢包擦,日一二次,三日全好。《经验方》"[22]612

《本草易读·木槿皮》:"头面钱癣,槿皮为末,醋合,重汤煮如胶,敷之。"[23]312

《经验良方全集·癣疥》:"治头面钱癣……槿树皮为末,醋重汤炖如胶,敷之。"[24]207

《尪后方·矾砒丸》:"明矾(半斤)、白砒(四两）二味共为细末，火煅过烟尽为度，为末，滴水为丸。痢疾，冷水吞下七丸；水泄，木瓜汤下七丸；胃脘痛，炒栀子汤下；久患足上顽疮，擂末搽之；笔圈癣，皮略擦破，用末搽之；九种心疼，牡蛎粉冷水调下七丸，忌热物；疥疮，用腊猪油调搽。又能搽坐板及黄水疮，忌搽头上疮。"[25]41

《外科大成》卷四："羽白散……治面上吹花癣并钱癣。白矾（半生半熟）为末，黄酒调化，以鹅翎蘸扫患处。甚者，枯矾末（二两）、朝脑（一钱）为末。醋调敷，一用葛条烧灰存性为末，灯窝油调敷。一先抓破，取穀树汁搽之。"[26]331

《外科心法要诀》卷三："此证头生白痂，小者如豆，大者如钱，俗名钱癣，又名肥疮，多生小儿头上，瘙痒难堪，却不疼痛。日久延漫成片，发焦脱落，即成秃疮，又名癞头疮，由胃经积热生风而成。宜用防风通圣散料，醇酒浸焙为细末，每服一钱或二钱，量其壮弱用之。食后白滚汤调下，服至头上多汗为验。初起肥疮，宜擦肥油膏，用久则效。已成秃疮者，先宜艾叶、鸽粪煎汤洗净疮痂；再用猪肉汤洗之，随擦踯躅花油，以杀虫散风，虫死则痒止，风散则发生，血潮则肌肤润，久擦甚效。"[27]110

《彤园医书（外科）·头部》："秃疮……俗名肥疮，又名钱癣。多生小儿头上，瘙痒不疼，抓破津水结白脓痂。日久漫延，发焦脱落即名秃疮，又名癞头。由胃经积热生风而成。宜用防风通圣散一料，醇酒浸透，焙干研末，食后白汤调服二钱，以头上多汗为度。初起外搽肥油膏，久搽自效。已成秃疮者，先用艾叶、鸽子粪熬汤，洗净疮痂，再煮猪肉汤蘸洗拭干。预捣踯躅花根四两，菜油一碗，拌入锅中炼枯去渣，加黄蜡三钱，溶化，青布蘸搽，每日数次，以杀虫散风。或涂二神膏。"[28]43

《吴氏医方汇编》："变金钱……治金钱癣。用靛花末敷，或锅底灰，香油调搽亦效。甚者，用黑矾为末掩之，出汁再掩，汁尽痂干而愈。"[30]74

《中医外科学简编》："圆癣：癣呈圆形，小的名笔管癣，大的名金钱癣。"[31]107

《中医皮肤病诊疗》："发生于面、颈、躯干、四肢的癣病，称为圆癣，又名体癣、金钱癣。《诸病源候论》谓：'圆癣之状作圆文隐起，四畔赤，亦痒痛是也。'多由鹅掌风、脚湿气、阴癣、灰指甲传染而来。"[32]63

《实用中医外科学》："隋《诸病源候论·疮病诸候·圆癣候》中说：'圆癣之状，作圆文隐起，四畔赤，亦痒痛是也。'在'癣候'中说：'癣病之状，皮肉隐疹如钱文，渐渐增长，或圆或斜，痒痛有匡，郭里生虫，搔之有汁。此由风湿邪气客于腠理，复值寒湿与血气相搏，则血气否涩，发此疾也。'对本病的症状、病因均作了详细的描述。以后诸家把本书中的风癣、湿癣、干癣、白癣、牛癣、刀癣等合在一起叫'诸癣'。其名叫癣，实非现代医学所说的'癣'，而包括了多种其他皮肤病。如明《外科正宗·顽癣》中说：'顽癣乃风热湿虫四者为患，其形大小圆斜不一，有干湿新久之殊。'分有风、湿、顽、牛皮、马皮、狗皮等六种。清《医宗金鉴》分干、湿、风、牛皮、松皮、刀癣六种。清《外科证治全生集·卷四》中说，'癣初起如钱，或圆或歪，有匡廓，痒痛不一'，以下也分六种。总之，从文献记载看，圆癣即是现代医学的体癣和股癣。清代《外科寿世方》中'阴癣'即股癣。"[33]440

《中医外科学》（顾伯康，1986）："皮损多呈圆形，故名圆癣。隋《诸病源候论》说：'癣病之状，皮肉隐胗如钱文，渐渐增长，或圆或斜，痒痛，有匡郭，里生虫，搔之有汁。此由风湿邪气，客于腠理，复值寒湿，与血气相搏，则血气否（痞）涩，发此疾也。'指出了本病的特点。生在阴部者，清·邹存淦《外科寿世方》中称'阴癣'。"[34]131

《中医外科学》（顾伯康，1987）："隋代《诸病源候论·疮病诸候·圆癣候》中说：'圆癣之状，作圆文隐起，四畔赤，亦痒痛是也。'在'癣候'中说：'癣病之状，皮肉隐疹如钱文，渐渐增长，或圆或斜，痒痛，有匡郭，里生虫，搔之有汁。此由风湿邪气，客于腠理，复值寒湿，与血气相搏，则血气否涩，发此疾也。'对本病的症状、病因均作了详细的描述。清《外科证治全生书·卷四·癣》中说：'初起如钱，渐渐增长，或圆或歪，有匡廓，痒痛不一。'从文献记载看，圆癣即是现代医学的体癣和股癣。"[35]263

《中医外科学》(朱仁康)："癣者，状如苔藓，浸淫滋蔓，多呈圆形，因似钱币之状，故简谓钱癣。民间俗称'金钱癣'或'铜钱癣'。本病常于夏季发作，冬季好转。青壮年患者较多。好发于臀尻，季胁等处。本病相当于现代医学的体癣。中医学文献中有关本病的病名颇多，但大都以形态取名。尚有'环癣''笔管癣''荷叶癣'等。中医学的'癣'包括多种慢性局限性的皮肤病，而本病仅限于虫癣之内。隋唐时期，对本病的论述有其独特的贡献。如隋《诸病源候论》中首先提出了'圆癣''雀眼癣'之名。该书圆癣候云：'圆癣之状，作圆文隐起，四畔赤，亦痒痛是也。其里亦生虫。'此处说明癣是境界清楚，近似圆形，易于扩散且有痒感，其中均因虫淫致病。唐代对本病的症状及预后有进一步的描述。如唐《外台秘要·卷三十》说：'病源癣病之状，皮肉隐疹如钱文，渐渐增长，或圆或斜，痒痛，有匡郭，里生虫，搔之有汁。'若钱癣久搔，可流脂水。宋《圣济总录·诸癣》在总结前人经验的基础上，加以概括，并解释曰：'论曰癣字从鲜，言始发于微鲜，纵而弗治，则浸淫滋蔓。'故癣有迁徙延散的特性。明清两代，本病的病名分类和施治诸方，更为切实可行，如明《普济方》又提出荷叶癣、圈癣等，并收集验方近百种。明《本草纲目》则称本病为'荷钱癣疮'。"[36]642,643

《简明中医古病名辞典》："圆癣……《诸病源候论》卷三十五：'圆癣之状……'即铜钱癣。指因风湿热邪著于皮肤，或与患者接触相染所致的皮肤病变。相当于现代医学的体癣。"[37]161

《中医外科学》(艾儒棣，1989)："皮损多呈圆形，故名圆癣。"[38]159

《中医外科学》(艾儒棣，1991)："皮损多呈圆形，故名圆癣。"[39]160

《骨伤科皮科应用必备》："圆癣是指皮肤，特别是毛发部位、掌、指(趾)甲及股、阴囊间皱襞以外平滑皮肤上浅表的，边界清楚如钱币形，上覆细薄鳞屑，或如针头大小的丘疹、水疱、结痂的疾病。又称钱癣，小者又名笔管癣。西医称为体癣。多因痰湿之体复感风邪郁于皮肤而成，故治疗上主宜祛风、除湿、清热。"[40]87

《中医外伤科学》(许书亮)："发生于面、颈、躯干、四肢的癣病，称为圆癣，又名体癣、金钱癣。《诸病源候论》谓：'圆癣之状作圆文隐起，四畔赤，亦痒痛也。'"[41]103

《中医外科学》(王沛)："本病皮损多呈圆形而得名。相当于西医的'体癣'和'股癣'。"[42]367

《中医外伤科学》(李彪)："1. 皮损为圆形或不规整形，边缘有炎性丘疹，逐渐向外扩展，亦可呈同心环或多环形，相邻皮损亦可相互融合呈花环状、表面附有细碎鳞屑，常有中心自愈倾向，瘙痒明显。2. 好发于颜面、颈、腋等多汗潮湿部位，多见于肥胖体形，常发生在夏天多雨季节。3. 真菌培养或镜检，常见小孢子菌属、毛癣菌属及表皮癣菌属等致病菌。"[43]81

《中医外科学》(陆德铭)："圆癣……相当于西医的体癣。因皮损多呈钱币状、圆形，故名圆癣，亦称钱癣。发于股胯、外阴等处者，称阴癣(股癣)。"[44]131

《中医外科病名释义》："圆癣……病名。出《诸病源候论》：'圆癣之状，作圆文隐起，四畔赤，亦痒痛是也，其里亦生虫。'指因风湿热邪侵袭肌肤，或接触传染所致之皮肤癣病。症见皮肤起红斑、丘疹，瘙痒，界限清楚。今称体癣。"[45]184

《实用中医皮肤病学》(李林)："圆癣因皮损形态呈圆形而得名，亦因皮损如钱币大小而称钱癣。本病相当于现代医学的体癣。"[46]122

《新编中医皮肤病学》："圆癣是指发生于皮肤浅层的真菌病。以皮疹表现圆形或钱币状红斑，中央常自愈，周缘有炎性丘疹、水疱、痂皮、鳞屑等，可形成环形或互相融合成多环状，自觉剧痒，为临床特征，多发于颜面、颈项、躯干或四肢等处，男女老幼皆可罹患。圆癣相当于西医所指的体癣。本病在中医古籍中早有载述，其名称因不同形态而异，有诸如圆癣、金钱癣、圈子癣、笔管癣、荷叶癣、铜钱癣、雀眼癣，等等。圆癣属疥、癣的范畴。”[47]166

《今日中医外科》：“钱癣初起为丘疹或小疱，逐渐形成圆形或不整形，边缘有炎性丘疹，逐渐向外扩展，亦可呈同心环形或多环形，相邻皮损亦可相互融合呈花环状，表面附有细碎鳞屑，常有中心自愈倾向，瘙痒明显。好发于颜面、颈、腋等多汗部位，多见于肥胖体型，常发生在夏天多雨季节。”[48]485,486

《新编中医外科临床手册》：“因皮损多呈圆形，故名圆癣。隋代《诸病源候论》曰：‘癣病之状，皮肉隐胗如钱文，渐渐增长，或圆或斜，痒痛，有匡部，里生虫，搔之有汁。此由风湿邪气，客于腠理，复值寒湿，与血气相搏，则血气否(痞)涩，发此疾也。’指出了本病的特点。生在阴部者，清代邹存淦《外科寿世方》中称‘阴癣’。现代医学称为体癣，是平滑皮肤上的一种皮肤癣菌感染。真菌寄生在表皮角质层内，其代谢产物作为毒素或变应原引起真皮表皮炎症，出现各种临床症状。在皮肤上的毳毛常被侵犯，皮损消退后，毳内仍存在真菌，容易复发。本病常见于夏季及炎热潮湿地区，瘙痒明显。股癣是腹股沟、会阴部和肛门周围的皮肤癣菌感染。呈急性或慢性炎症，伴有剧烈瘙痒。男多于女，常见于夏季及炎热潮湿地区。”[49]284

《中医药学名词》(2005)：“圆癣……发生于面部、躯干及四肢近端，呈圆状的癣病。”[50]277

《中医外科学》(艾儒棣，2007)：“皮损多呈圆形，故名圆癣。”[51]188

《皮肤病中医诊疗学》：“圆癣病名，出自《诸病源候论》。中医古籍对本病的别名颇多，但大多均以不同形态而取名，诸如环癣、金钱癣、钱癣、笔管癣、荷叶癣、雀眼癣、圈癣、荷钱癣疮、铜钱癣等。综观历代文献，隋唐时期，不仅对圆癣皮疹有典型描述，而且还隐指由虫而发。此外，《外台秘要》说：‘病源癣病之状，皮肉隐疹如钱文，渐渐增长，或圆或斜，痒痛，有匡郭，里生虫，搔之有汁。’若钱癣久搔，可见脂水外渗。所有这样记载颇合临床实践的观察。本病相当于现代医学的体癣。”[52]187

《中医外科学》(张翠月)：“圆癣因皮损多呈钱币状、圆形而定名，亦称铜钱癣。相当于西医学的体癣。”[53]226

《中医药学名词》(2014)：“圆癣……发生于面部、颈部、躯干及四肢近端，以疹如钱币有匡廓，瘙痒为特征的癣病。相当于体癣。”[54]57

《小儿皮肤病》：“除头皮外，霉菌亦可侵袭躯干、四肢之平滑皮肤，称为体癣或名圆癣。但发生于手足、股部、指趾甲者，并不包括在内。体癣之致病霉菌在我国以玫瑰色、红色及石膏样发癣菌较多见……皮损好发生于身体之暴露部分，如脸、颈部、前臂、小腿等处，但腰围因长期束紧潮湿，亦常受累，此外，胸、背、腹、臀等处亦均可被累及。初发时局部小块皮肤发红，上有针头大小的丘疹和疱疹，逐渐向四周扩大，中央皮疹渐消失，皮肤痊愈正常，而边缘有进行性的皮疹，形成环状，因此俗称铜钱癣或圈癣。若向一面发展，则成半环状，若附近有新损害发生，则数个病区各向外发展为多环状，或相互接连融合，中央痊愈，形成一不规则之多环形。中央皮肤正常，或稍有色素沉着，边缘清楚稍高起，色红，上有丘疹、疱疹、鳞屑或痂皮，因此颇似地图形状。病损数目多少不定，少者仅某处有一二环状病损，多则散居各处。此病慢性，常于夏季发作，冬季减轻或消失。觉痒，常以手抓擦，经常刺激，可致湿疹样变化，局部皮肤变厚而有浸润，或稍有苔藓样变化。儿童的发病率不如成人高，并因父母经常注意子女健康，故能及早发现。儿童就诊时，其体癣病损大多为早期，病损少而小，色较淡红。而成人就医时大多均已病久，病损呈褐色，有的并呈湿疹样变化。"[55]

《朱仁康临床经验集》:"体癣:中医称'圆癣',又有'金钱癣''荷叶癣'等名称。发于腿侧两股的股癣,中医称'阴癣';又有所谓'丹癣'者,相当于'红癣'。"[56]81

《中医皮肤病学简编》:"体癣亦为皮肤真菌病之一。发生于体表,以颜面多见,为圆形如钱币大小红斑,上附白色鳞屑,形成环状。因此又名'圆癣'。其起水疱红疹,湿润糜烂,名'湿癣',增増殖肥厚,脱屑难愈,名'顽癣'。发于阴部,蔓延臀部,名'阴癣'。"[57]89

《中医外伤科学》:"体癣是除头皮、掌跖、指趾甲以外的皮肤浅部霉菌感染的通称,又叫'圆癣'或'钱癣'。股癣是发生于大腿内上端及腹股沟处的体癣,又称'阴癣'。常由手足癣感染而来。"[58]92

《实用中医皮肤病学》(管汾):"体癣:体癣,中医称为圆癣或钱癣。发疹为圆形红斑,大小不等,中心常自愈而形成环状,边缘向周围继续发展,其上有丘疹、水疱、痂皮、鳞屑等。多数红斑融合,可呈多环形,如在红斑中心发生新疹,可呈同心环形。自觉瘙痒。本病好发于面、颈、躯干、臀、股等处。发于大腿内侧及臀部、皮损肥厚浸润者,称为股癣或阴癣。"[59]112

《临床皮肤病学》:"由致病性真菌寄生在人体的平滑皮肤上(除手、足、毛发、甲板以及阴股部以外的皮肤)所引起的浅表性皮肤真菌感染,统称为体癣。"[60]333

《简明中医皮肤病学》:"体癣是发生于头皮、毛发、手足及指(趾)甲以外部位的皮肤真菌病。与中医学文献记载的'圆癣''金钱癣'相类似。如《诸病源候论》'圆癣候'记载:'圆癣之状,作圆文隐起,四畔赤,亦痒痛是也,其里亦生虫。'又如癣候记载:'癣病之状,皮肉隐胗如钱文,渐渐增长,或圆或斜,痒痛有匡郭,里生虫搔之有汁。'"[61]140

《实用中医外科学》:"体癣:发生于面、颈、躯干和四肢的皮肤上。初起皮肤上起淡红色小丘疹,以后逐渐扩展,形成干燥的斑状损害,常呈环状、地图状或钱币状,边界明显,稍微隆起,表面覆盖白色鳞屑。患者自觉瘙痒不适。"[62]522

《实用小儿皮肤病学》:"(体癣)是发生于光滑皮肤的一组真菌感染疾病,我国以红色毛癣菌最为常见。临床表现……初发病变为红色丘疹,顶部或有小疱,后显脱屑,丘疹扩大,中心消退,形成环状损害。边缘为线状排列的小丘疹,间或有小疱,内缘有脱屑。数环相连则形成多弧形,中心再发则形成同心环,全身光滑皮肤皆可发病,位于股内侧及腹股沟的病变称股癣。手足病变特殊另题阐述。现时类固醇激素较多,常误以激素类药物外用,虽可止痒,但易引起损害迅速发展,有时失去病变特征,并可侵犯阴囊皮肤。"[63]66,67

《中医外科学》(吴恒亚):"凡发生在头发、掌、跖、指(趾)甲以外皮肤的癣,统称为体癣,若仅局限于大腿内侧靠近生殖器及臀部的体癣则称之为股癣。多见于男性青壮年。好发于夏季。"[64]105

《中西医临床皮肤病学》:"体癣是除头皮,手足及指(趾)甲以外皮肤上发生的浅部霉菌病,致病菌是毛癣菌属,可由直接接触传染。患癣的猫、狗也可将癣病传染给人,也可由衣物用具等间接传染。也可由本人自身传染,如头癣可以引起体癣。"[65]135

《现代皮肤病学》:"除掌跖、腹股沟、外阴及肛周外人体其他部位的光滑皮肤的皮肤癣菌感染称体癣。"[66]186

《现代中医皮肤病学》:"凡发生在面、颈、躯干和四肢浅部光滑皮肤的癣菌病称为体癣。体癣患者常常患有手足癣、甲癣及股癣,往往因搔抓而漫延。一般以多汗或湿热部位好发,在温热季节或湿热地区也容易发病和蔓延。由于中医学历代医家对本病论述较多,又都以形态命名,因而中医的病名各异,如:'圆癣''环癣''笔管癣''钱癣''荷叶癣',等等,在《本草纲目》中又称'荷钱癣疮'。"[67]75

《中医外科学》(许芝银等):“体癣(股癣)好发于面、颈、躯干、臂、股等处。皮疹为圆形或不规则形红斑,大小不等,中央常自愈,呈环状、同心环或多环状,相邻皮损可融合成花环状,边缘身周围继续发展。其上有丘疹、水疱、痂皮、鳞屑,瘙痒明显。发于大腿内侧及臀部者称为股癣,皮损可肥厚浸润。”[68]206

《中医外科学》(金之刚):“体癣与股癣都是浅部霉菌性皮肤病,因股癣实际上是体癣在阴股部的特殊类型,故合而论述。中医学称体癣和股癣为‘圆癣’,《诸病源候论·癣候》说:‘癣病之状,皮肉隐隐如钱文,渐渐增长,或圆或斜,痒痛,有匡郭。’是说癣的外形如铜钱,有圆的或者斜倾不规则形,有匡郭是指皮损与正常皮肤有清楚的界限。”[69]261

《皮肤病中医辨治》:“体癣是发生于毛发、手足及指(趾)甲以外皮肤的浅部真菌病。中医学称为‘圆癣’‘金钱癣’等。如隋代巢元方《诸病源候论·圆癣候》记载:‘圆癣之状,作圆文隐起,四畔赤,亦痒痛是也。其里亦生虫。’说明本病皮损近似圆形,境界清楚,易于扩散,伴有痒痛,其内也有真菌生长。另外,体癣若发生于大腿根部内侧或日久蔓延至臀部、阴部者,称为股癣,中医学称‘阴癣’。”[70]152,153

《小儿皮肤病防治》:“由致病性真菌寄生在皮肤上所引起的浅表性皮肤真菌感染,统称体癣。”[71]44

《中医皮肤病学》:“体癣和股癣是发生于体表的一种浅部真菌病。因其皮损多呈圆形,故中医文献称之为‘圆癣’,此外还有‘金钱癣’‘铜钱癣’等别名。股癣一般多发于大腿阴股内侧、臀部、会阴等处。体癣一般发于全身各处。其特征为圆形或椭圆形斑片,中心有自愈倾向,但四周有活动性边缘。本病青壮年患病较多,好发于潮湿多汗的汽车驾驶员和筑路、建筑工人,多见于高温季节,冬季缓解。”[72]64

《小儿皮肤病诊疗》:“体癣是由致病性真菌寄生在皮肤(手足、头除外)上所引起的浅表性皮肤真菌感染的统称。接触动物的儿童发病危险性大,相当于中医的‘圆癣’。”[73]127

《中医皮肤性病学》:“中医称体癣为‘圆癣’,体癣是由致病性真菌寄生在人体的光滑皮肤上(除手、足、毛发、甲板以及阴股部以外的皮肤)所引起浅表皮肤真菌感染的统称。因其状如苔藓,浸淫滋蔓,多呈圆形,故名。与本病相关的病名颇多,有‘环癣’‘笔管癣’‘荷叶癣’等。中医学文献中的‘癣’包括多种慢性局限性皮肤病。而本病仅限于虫癣之内。隋《诸病源候论》中首先提出了‘圆癣’之名:‘圆癣之状,作图文隐起,四畔赤,亦痒痛是也。其里亦生虫。’宋《圣济总录·诸癣》在总结前人基础上,加以概括并解释:‘论曰:癣字从鲜,言始发于微鲜,纵而弗治,则汉淫滋蔓。’明清两代对本病的病名分类和施方更为切实可行,如明《普济方》又提出‘荷叶癣’‘圈癣’等名,并收集验方近百种。”[74]193

《农民朋友一定要掌握的99个皮肤科知识》:“体癣是指发生于除头皮、毛发、掌跖、甲板以外的人皮肤上的浅表性皮肤真菌感染。体癣因其形状极像古钱,所以又称为钱癣或环癣,多发生在面部、胸部、腹部、臀部、头皮的浅部;发生于股部者又称股癣。多见于温暖潮湿的季节,或于冬季消退而夏季复发,肥胖的男性或多汗者高发。一般由自己的手、足、甲癣蔓延而来,也与接触真菌、猫狗、不良的卫生习惯和个人抵抗力弱有关。”[75]53

《专家诊治皮肤癣与牛皮癣》:“体癣可以感染身体任何部位,但更可能发生在暴露部位,病人主诉可轻度瘙痒。临床表现多种多样,取决于致病菌菌种和进展的程度,但在典型病例,可见干燥、红斑和界限清楚的圆形脱屑性损害。在损害的边缘真菌更活跃。因此,边缘比中心更淡,而中心倾向于早期痊愈。当感染进展,第一环继续向外播散,可能由一个或更多个同心环或弓形所包围,相邻损害可能融合产生回形。在一些病例,损害可能明显红肿,甚至发生脓疱。”[76]144

《实用外科中药治疗学》:“(体癣)发于平滑

皮肤上，起圆形限局性、微红色、干燥鳞屑性的斑，或稍高于皮肤面，在边缘部现隆起，每向边缘进行，中央现治愈状态，所以现圆环状，小的如笔管(故称笔管癣)，大的如钱形(故称金钱癣)，多发生在面部、颈部及手部等处。”[77]102

《皮科便览》：“园癣，相当于现代医学的体癣，是一种以肤起隐疹如钱纹，逐渐蔓延扩展为特征的皮肤病，故名。根据其发病特点，中医学文献中又有‘金钱癣’‘钱癣’‘荷叶癣’‘笔管癣’等名。如隋代《诸病源候论·园癣候》记载：‘园癣之状，作园文隐起，四畔赤，亦痒痛是也，其里亦生虫。’又如清代《外科证治全书·癣》记载：‘初起如钱，渐渐增长，或园或歪，有匡廓，痒痛不一。’本病常在夏季发作或加重，冬日自愈或减轻。皮损好发于面颊、颈周、腰围、胸腹等处。病者常先有手癣、足癣或灰指甲等皮肤病。”[78]112,113

《新编中医外科学》：“环癣：又称金钱癣、圆癣。可发于面颈、躯干及四肢。初起为淡红色丘疹及水疱，逐渐扩展成炎症性红色环，或钱币大圆形红斑，表面有细薄鳞屑，边界清楚，略高起。自觉瘙痒。日久搔抓可呈现湿疹化或苔藓化。”[79]262

参考文献

[1] [隋] 巢元方. 诸病源候论[M]. 黄作阵点校. 沈阳：辽宁科学技术出版社，1997：165.

[2] [日] 丹波康赖. 医心方[M]. 高文铸，等校注. 北京：华夏出版社，1996：356.

[3] [宋] 王怀隐，等. 太平圣惠方[M]. 北京：人民卫生出版社，1958：2012，2013.

[4] [宋] 赵佶. 圣济总录：下[M]. 北京：人民卫生出版社，1962：2278.

[5] [明] 朱橚. 普济方：第7册[M]. 北京：人民卫生出版社，1983：274.

[6] [明] 龚廷贤. 济世全书[M]//李世华，等. 龚廷贤医学全书. 北京：中国中医药出版社，1999：1065.

[7] [明] 张璐. 张氏医通[M]//张民庆，等. 张璐医学全书. 北京：中国中医药出版社，1999：354.

[8] [清] 鲍相璈，梅启照. 验方新编[M]. 李世华校注. 北京：中国中医药出版社，1994：575.

[9] [宋] 张锐. 鸡峰普济方：第10册[M]. 北京：中医古籍出版社，1988：23.

[10] [清] 王梦兰. 秘方集验[M]. 王育英，王作林点校. 北京：中医古籍出版社，1990：124，125.

[11] [清] 钱峻. 经验丹方汇编[M]. 赵宝明点校. 北京：中医古籍出版社，1988：121.

[12] [清] 程鹏程. 急救广生集[M]. 李静生，等点校. 北京：中国中医药出版社，2008：148，149.

[13] [宋] 陈无择. 三因极一病证方论[M]. 侯如艳校注. 北京：中国医药科技出版社，2011：266.

[14] [清] 冯兆张. 冯氏锦囊秘录[M]//田思胜. 冯兆张医学全书. 北京：中国中医药出版社，1999：542.

[15] [清] 顾世澄. 疡医大全[M]. 凌云鹏点校. 北京：人民卫生出版社，1987：1089，1091.

[16] [清] 赵学敏. 本草纲目拾遗[M]. 闫冰，等校注. 北京：中国中医药出版社，1998：189.

[17] [清] 周诒观. 秘珍济阴[M]//刘炳凡，周绍明. 湖湘名医典籍精华：妇科卷 儿科卷. 长沙：湖南科学技术出版社，2000：108.

[18] [清] 凌奂. 外科方外奇方[M]. 单耀明，等点校. 太原：山西科学技术出版社，2011：110.

[19] [明] 兰茂. 滇南本草：第1卷[M]. 昆明：云南科技出版社，2008：24.

[20] [明] 李时珍. 本草纲目校注[M]. 张志斌，等校注. 沈阳：辽海出版社，2000：1256，1297.

[21] [明] 倪朱谟. 本草汇言[M]. 郑金生，等点校. 北京：中医古籍出版社，2005：380.

[22] [明] 缪希雍. 本草单方[M]//任春荣. 缪希雍医学全书. 北京：中国中医药出版社，1999：612.

[23] [清] 汪讱庵. 本草易读[M]. 吕广振，等点校. 北京：人民卫生出版社，1987：312.

[24] [清] 姚俊. 经验良方全集[M]. 陈湘萍，由昆校注. 北京：中国中医药出版社，1994：207.

[25] [明] 喻政. 虺后方[M]. 上海：三联书店，1990：41.

[26] [清] 祁坤. 外科大成[M]. 上海：上海卫生出版社，1957：331.

[27] [清] 吴谦. 医宗金鉴：外科心法要诀[M]. 北京：人民卫生出版社，1973：110.

[28] [清] 郑玉坛. 彤园医书[M]//刘炳凡，周绍明. 湖湘名医典籍精华. 长沙：湖南科学技术出版社，2000：43.

[29] [清] 易凤翥. 外科备要[M]//刘炳凡，周绍明. 湖湘名医典籍精华：外科卷 针灸卷 五官科卷. 长沙：湖南科学技术出版社，2000：207.

[30] [清] 吴杖仙. 吴氏医方汇编[M]. 查炜，陈守鹏点校. 上海：上海科学技术出版社，2004：74.

[31] 卫生部中医研究院. 中医外科学简编[M]. 北京：人民卫生出版社，1960：107.

[32] 张曼华. 中医皮肤病诊疗[M]. 南宁：广西人民出版社，1985：63.

[33] 顾伯华. 实用中医外科学[M]. 上海：上海科学技术出版社，1985：440.

[34] 顾伯康.中医外科学[M].上海：上海科学技术出版社，1986：131.

[35] 顾伯康.中医外科学[M].北京：人民卫生出版社，1987：263.

[36] 朱仁康.中医外科学[M].北京：人民卫生出版社，1987：642,643.

[37] 马汴梁.简明中医古病名辞典[M].北京：人民卫生出版社，1988：161.

[38] 艾儒棣.中医外科学[M].成都：四川科学技术出版社，1989：159.

[39] 艾儒棣.中医外科学[M].成都：四川科学技术出版社，1991：160.

[40] 朱进忠.骨伤科皮科应用必备[M].太原：山西科学教育出版社，1991：87.

[41] 许书亮.中医外伤科学[M].北京：中国医药科技出版社，1994：103.

[42] 王沛.中医外科学[M].北京：中医古籍出版社，1994：367.

[43] 李彪.中医外伤科学[M].长沙：湖南科学技术出版社，1996：81.

[44] 陆德铭.中医外科学[M].上海：上海科学技术出版社，1997：131.

[45] 侯玉芬，陈伯楠.中医外科病名释义[M].济南：山东大学出版社，1997：184.

[46] 李林.实用中医皮肤病学[M].北京：中医古籍出版社，1998：122.

[47] 欧阳恒，杨志波.新编中医皮肤病学[M].北京：人民军医出版社，2000：166.

[48] 王永炎，王沛.今日中医外科[M].北京：人民卫生出版社，2000：485,486.

[49] 王少金.新编中医外科临床手册[M].南昌：江西科学技术出版社，2000：284.

[50] 中医药学名词审定委员会.中医药学名词[M].北京：科学出版社，2005：277.

[51] 艾儒棣.中医外科学[M].成都：四川科学技术出版社，2007：188.

[52] 徐宜厚，王保方，张赛英.皮肤病中医诊疗学[M].2版.北京：人民卫生出版社，2007：187.

[53] 张翠月.中医外科学[M].北京：中医古籍出版社，2007：226.

[54] 中医药学名词审定委员会.中医药学名词[M].北京：科学出版社，2014：57.

[55] 杨天籁.小儿皮肤病[M].上海：上海科学技术出版社，1965：159,160.

[56] 中医研究院广安门医院.朱仁康临床经验集[M].北京：人民卫生出版社，1979：81.

[57] 程运乾.中医皮肤病学简编[M].西安：陕西人民出版社，1979：89.

[58] 全国中等卫生学校试用教材《中医外伤科学》编写组.中医外伤科学[M].南京：江苏科学技术出版社，1980：92.

[59] 管汾.实用中医皮肤病学[M].兰州：甘肃人民出版社，1981：112.

[60] 《临床皮肤病学》编写组.临床皮肤病学[M].南京：江苏科学技术出版社，1981：333.

[61] 赵炳南，张志礼.简明中医皮肤病学[M].北京：中国展望出版社，1983：140.

[62] 尚德俊.实用中医外科学[M].济南：山东科学技术出版社，1986：522.

[63] 涂元远，袁承晏.实用小儿皮肤病学[M].北京：科学技术文献出版社，1986：66,67.

[64] 吴恒亚.中医外科学[M].南京：江苏科学技术出版社，1988：105.

[65] 王坤山.中西医临床皮肤病学[M].北京：中国中医药出版社，1996：135.

[66] 杨国亮，王侠生.现代皮肤病学[M].上海：上海医科大学出版社，1996：186.

[67] 刘忠恕.现代中医皮肤病学[M].天津：天津科技翻译出版公司，1997：75.

[68] 许芝银，闵仲生.中医外科学[M].南京：东南大学出版社，1998：206.

[69] 金之刚.中医外科学[M].长沙：湖南科学技术出版社，1998：261.

[70] 杜锡贤.皮肤病中医辨治[M].济南：山东科学技术出版社，1999：152,153.

[71] 邢炜，周英杰.小儿皮肤病防治[M].北京：金盾出版社，2000：44.

[72] 赵尚华.中医皮肤病学[M].北京：科学出版社，2001：64.

[73] 李红毅，禤国维.小儿皮肤病诊疗[M].广州：广东科技出版社，2009：127.

[74] 范瑞强，邓丙戌，杨志波.中医皮肤性病学(临床版)[M].北京：科学技术文献出版社，2010：193.

[75] 黄鹤.农民朋友一定要掌握的99个皮肤科知识[M].南昌：江西教育出版社，2011：53.

[76] 胡蔚毅.专家诊治皮肤癣与牛皮癣[M].上海：上海科学技术文献出版社，2012：144.

[77] 朱仁康.实用外科中药治疗学[M].上海：上海卫生出版社，1956：102.

[78] 李博鉴.皮科便览[M].北京：中医古籍出版社，1986：112,113.

[79] 尚德俊.新编中医外科学[M].济南：济南出版社，1995：262.

（刘　涛）

胼胝

piān zhī

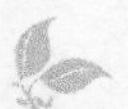

一、规范名

【汉文名】胼胝。

【英文名】callus。

【注释】由于摩擦而引起的局限性表皮角质增生的皮肤疾病。

二、定名依据

“胼胝”作为中医皮肤病名称，主要症状为：好发于受挤压与摩擦部位，皮损呈蜡黄色或灰白色片状肥厚角质，稍隆起，质硬，一般无直觉症状，严重者出现局部感觉迟钝或轻度压痛。其最早见于战国时期的《庄子》，此病尚有“牛程蹇”“琉璃疽”“土栗”等不同病名。

明代陈实功《外科正宗》使用“牛程蹇”，而《证治准绳》用“琉璃疽”一名，将其与“土栗”等同起来。《华佗神方》用单用“茧”字作为病名。清代的祁坤《外科大成》用“土栗”一词。《杂病源流犀烛》则沿用“胼胝”之名。

自隋代巢元方《诸病源候论》首用“胼胝”一名，其后历代的著作多有沿用，如《伤寒论条辨》《杂病源流犀烛》。1986年《皮肤病诊疗手册》、2000年《中医皮肤病学》、2007年《现代中医皮肤性病学》这些现代著作亦用此名，所以“胼胝”作为规范名利于达成共识，符合术语约定俗成的原则。

我国1997年出版的国标《中医临床诊疗术语·疾病部分》和及辞书类著作《中医大辞典》《中国医学百科全书·中医外科学》等均以“胼胝”作为规范名。说明“胼胝”作为中医皮肤外科的规范名已成为共识。

我国2005年出版的由全国科学技术名词审定委员会审定公布的《中医药学名词》已以“胼胝”作为规范名，所以“胼胝”作为规范名也符合术语定名的协调一致原则。

三、同义词

【俗称】“老茧”(《古代名物大典》)；“脚垫”(《中国医学百科全书·中医外科学》)。

【曾称】“茧”(《三苍解诂》)；“趼”(《儒门事亲》)；“牛程蹇”(《疡医大全》)；“土栗”(《医宗金鉴》)；“琉璃疽”(《医宗金鉴》)。

四、源流考释

春秋战国时期，诸子百家的著作中多有提及，《荀子·子道篇》“手足胼胝，以养其亲”[1]360，《庄子·让王》“颜色肿哙，手足胼胝”[2]494，《列子·杨朱》“身体偏枯，手足胼胝”[3]302，《韩非子·外储说左上》“手足胼胝，面目黧黑，劳有功者也，而君后之”[4]186，《墨子》卷十四“手足胼胝，面目黧黑，役身给使”[5]461，至战国《战国策》“墨子闻之，百舍重茧”[6]360，《史记·李斯列传》中“手足胼胝，面目黧黑”[7]377，魏晋时期《抱朴子·金丹卷四》“躬耕林薮，手足胼胝，谓予有狂惑之疾也”。[8]77由此可见此时的胼胝多用来形容劳动人民的生活艰辛或者工作者的努力。后代常沿用此表达。如《汉书》：“农夫父子暴露中野，不避寒暑，捽土，手足胼胝，已奉谷租，又出稿税，乡部私求，不可胜供。故民弃本逐末，耕者不能半。”[9]957

东汉许慎《说文解字》：“胝，腄也，从肉，氏声。”[10]223 郭璞《三苍解诂》曰：“胼，茧也。”[11]“腄，瘢胝也，从肉，垂声”，徐锴作：“跟胝也，谓脚跟行多行，生胝皮也。”这里已基本确定了胼胝发生的原因。《黄帝内经素问·五脏生成》：“多食酸，则肉胝而唇结。”[12]29 酸属木，肉属土，木克土，故多食酸，则伤肉。

然唐代陆德明《释文》引许慎云:“足指约中断伤为趼。”有学者认为《庄子·天道》中:“吾固不辞远道而来愿见,百舍重趼而不敢息。”[13]121“趼”字亦表示足指中断,以形容赶路的艰辛,而形成的足指的断裂伤。至陆德明释文引司马彪曰:“趼,胝也。”之后著作中一般都将趼和胼胝混用。现在多用“茧”字。

隋代巢元方《诸病源候论》:“人手足忽然皮浓涩,而圆短如茧者,谓之胼胝。此由血气沉行,不荣其表,故皮涩厚而成胝。”[14]142 这是胼胝一次首见于医学书籍中。《素问识》中明确指出“胼胝,皮上坚也。”[15]77《伤寒论条辨》云:“手足胼胝。禹稷之所以圣也。然则任治君子。苟未至于胼胝。亦何惮而不然也。”[16]9

由于胼胝的发病原因和症状都较为明显,故后世医家多着重论述胼胝的方式。《奇效简便方》[17]37 主张用荸荠贴服,五六日即去。《儒门事亲》[18]819《外科证治全书》[19]125 用水调面糊之,《本草易读》[20]67 用半夏。

明清时有出现了“牛程蹇”一名。明代陈实功《外科正宗》[21]317、清代顾世澄《疡医大全》[22]1023、吴谦《御纂医宗金鉴》[23]741 等书籍提及“牛程蹇”的形成为长途奔波热脚下水见风而成。其症状与胼胝相似,故可认为两者为同一疾病。

《现代中医皮肤性病学》[24]96《中医皮肤病学》[25]178 等书籍都沿用了胼胝这一病名。其定义为由于手足长期受压迫和摩擦而引起的局限性扁平的角质增生。《中国医学百科全书·中医外科学》[26]66《中医辞海》[27]1097《中医大辞典》[28]1458 等辞书亦沿用此病名。1997 年国标《中医临床诊疗术语》[29]203,2014 年《中医药学名词》[30]70 均定名为“胼胝”。而民间仍然用“茧”“老茧”等说法。

总之,“胼胝”首见于先秦诸子的文章的,但并没有作为病名使用。至隋代巢元方的《诸病源候论》里始载有将“胼胝”作为一种疾病名称著录。后世医家虽有论述,但因其疾病较为简单故论述不多。《外科正宗》《医宗金鉴》《疡医大全》等都有胼胝的治疗方法。1994 年国家中医药管理局制定标准时定名“胼胝”,被中医界接受,沿用至今。

五、文献辑录

《荀子·子道篇》:“今夙兴夜寐,耕耘树艺,手足胼胝,以养其亲,无此三者,则何为而无孝之名也?”[1]360

《庄子》:“颜色肿哙,手足胼胝,三日不举火,十年不制衣。正冠而缨绝,捉襟而肘见,纳屦而踵决。曳纵而歌《商颂》,声满天地,若出金石。天子不得臣,诸侯不得友。故养志者忘形,养形者忘利,致道者忘心矣。”[2]494

《列子·杨朱》:“禹纂业事仇,惟荒土功,子产不字,过门不入;身体偏枯,手足胼胝。及受舜禅,卑宫室,美绂冕,戚戚然以至于死:此天人之忧苦者也。”[3]302

《韩非子·外储说左上》:“文公反国,至河,令笾豆捐之,席蓐捐之,手足胼胝面目黧黑者后之收纳。咎犯闻之而夜哭。”[4]186

《墨子》卷十四:“禽滑厘子事子墨子三年,手足胼胝,面目黧黑,役身给使,不敢问欲。”[5]461

《战国策》:“公输般为楚设机,将以攻宋。墨子闻之,百舍重茧,往见公输般。”[6]360

《史记·李斯列传》:“禹凿龙门,通大夏,疏九河,曲九防,决渟水致之海,面股无胈,胫无毛,手足胼胝,面目黧黑。”[7]377

《抱朴子·金丹》:“俗人莫不怪予之委桑梓,背清涂,而躬耕林薮,手足胼胝,谓予有狂惑之疾也。”[8]77

《汉书》卷七十二:“农夫父子暴露中野,不避寒暑,捽土,手足胼胝,已奉谷租,又出稿税,乡部私求,不可胜供。故民弃本逐末,耕者不能半。”[9]957

《说文解字·肉》:“胝,腄也。从肉氐声。竹尼切。”[10]223

《三苍解诂》:“胼,茧也。”[11]

《黄帝内经素问·五脏生成》:"多食酸,则肉胝而唇揭。"[12]29

《庄子·天道》:"吾闻夫于圣人也,吾固不辞远道而来愿见,百舍重趼而不敢息。"[13]121

《诸病源候论》卷三十:"人手足忽然皮浓涩,而圆短如茧者,谓之胼胝。此由血气沉行,不荣其表,故皮涩厚而成胝。"[14]142

《素问识》卷二:"胼胝,皮上坚也。"[15]77

《伤寒论条辨》卷三十:"手足胼胝,禹稷之所以圣也。然则任治君子,苟未至于胼胝,亦何惮而不然也。若曰:何如此其屑屑,则脱有不中,其咎将谁归与?"[16]9

《奇效简便良方》卷二:"脚上生趼,忌用刀,荸荠半个,贴五六夜,连根脱去。"[17]37

《〈儒门事亲〉校注》卷十五:"治趼方,以水调白面,稀稠得所。糊趼上以纸封之,明日便干。如不曾破者,剥去面便行。"[18]819

《外科证治全书》卷三:"凡远行脚趼成泡,用白面水调涂之,一夜即平。"[19]125

《本草易读·腰脚部》:"远行足趼半夏一百四十二,验方十六。"[20]67

《外科正宗》卷四:"牛程蹇,程途奔急,热脚下水见风,以致气滞血枯,结成顽硬,皮肉荣卫不滋,渐生肿痛;肿高突起,支脚难行,久则破裂,脓水相流。每日温汤净洗,搽牛角散。又有内脓攻注,皮顽难破者,以大线针眠头挑破,出脓乃宽。硬皮敲破者,剪而去之;肉不生者,玉红膏长之:肉满不生皮者,珍珠散搽上,生皮乃愈。"[21]317

《疡医大全》卷二十七:"牛程蹇乃因程途奔走,热脚下水见风,以致气滞血枯,结成顽硬皮肉,荣卫不滋,渐生肿痛,肿高突起,步履难行,久则破裂,脓水相流,每日温汤洗净,搽牛角散。又有内脓攻注,皮顽难破者,以大线针抿头挑破出脓乃宽。硬皮跷破者,剪而去之;肉不生者,玉红膏搽之。肉满不生皮者,生肌散掺之。"[22]1023

《御纂医宗金鉴》卷七十一:"牛程蹇,因奔走急脚热着水寒风袭气滞血凝起硬埂法宜鸽粪滚汤渍。"[23]741

《现代中医皮肤性病学》:"胼胝是掌跖在长期摩擦受压后形成的局限性片状角化增生。中医亦称为胼胝,或称为牛程蹇,俗称'茧子''脚垫'。"[24]96

《中医皮肤病学》:"胼胝,中西医共名。是由于手足长期受压迫和摩擦而引起的局限性扁平的角质增生,俗称'茧子''脚垫'。本病好发于青中年体力劳动者的手掌和足跖及指间关节近侧,也可为某一职业的标志之一。由于其角质增生,在某种程度上起一定的保护作用。"[25]178

《中国医学百科全书·中医外科学》:"掌跖部表皮角质层局限的片状增厚,称为胼胝。见于《诸病源候论》,谓:'人手足忽然皮厚涩而圆短如茧者,谓之胼胝。'又称脚垫,俗称茧子。因长期受压或摩擦,局部气血运行阻滞而发病。本病好发掌跖部,也可因某些职业的关系而发生在其他部位,表现为局限性皮肤增厚,呈蜡样黄色,扁平或隆起,质硬、光滑,中央部分最厚,越近边缘越薄,境界多不清楚,汗液减少,当压迫时可有轻度疼痛,病程缓慢。"[26]66

《中医辞海》:"皮肤科病名,出《诸病源候论》卷三十,即手掌、足蹠皮肤局部增厚。因患处长期受压,磨擦,局部气血受阻,皮肤失营而成。多见于掌跖突起部位。患处皮肤增厚,以中央为甚,触之坚硬或有疼痛,边缘不清,表面多光滑,呈黄白色或淡黄褐色。治疗用刀削后敷水晶膏,或用修脚术切除,并可配合外用生半夏末,凉水调搽。"[27]1097

《中医大辞典》:"(胼胝)病名。即手掌、足跖皮肤局限增厚。出《诸病源候论》卷三十。因患处长期受压、磨擦,局部气血受阻,皮肤失营而成。多见于掌跖突起部位。患处皮肤增厚,以中央为甚,触之坚硬或有疼痛,边缘不清,表面多光滑,呈黄白色或淡黄褐色。"[28]1458

《中医临床诊疗术语·疾病部分》:"胼胝……因手足受摩擦压迫所致。以受压处出现厚涩、质硬、圆短如茧的皮损,压痛为主要表现的皮肤疾病。"[29]70

《中医药学名词》：胼胝……由于摩擦而引起的局限性表皮角质增生的皮肤疾病。[30]70

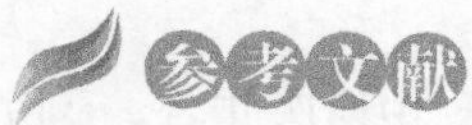

[1] [战国] 荀况. 荀子[M]. [唐] 杨倞注，耿芸标校. 上海：上海古籍出版社，2014：360.

[2] [战国] 庄周. 庄子[M]. 方勇译注. 北京：中华书局，2007：494.

[3] [周] 老子. 老子[M]//四库家藏. 济南：山东画报出版社，2004：302.

[4] [战国] 韩非子. 韩非子全鉴[M]. 任娟霞解译. 北京：中国纺织出版社，2015：186.

[5] [战国] 墨翟著. 墨子全译[M]. 孙以楷译注. 成都：巴蜀书社，2000：461.

[6] [汉] 刘向. 战国策[M]. 于元译评. 长春：吉林文史出版社，2014：360.

[7] [汉] 司马迁. 史记[M]. 北京：线装书局，2006：377.

[8] [东晋] 葛洪. 抱朴子内篇[M]. 北京：中华书局，2011：77.

[9] [东汉] 班固. 汉书：第05部[M]. 呼和浩特：远方出版社，2001：957.

[10] [汉] 许慎. 说文解字(现代版)[M]. [宋] 徐铉校定. 王宏源新勘. 北京：社会科学文献出版社，2005：223.

[11] [晋] 郭璞撰. [清] 黄奭辑. 三苍解诂[M]. 刻本，[出版地不详]：[出版者不详]，[出版时间不详].

[12] [战国] 未著撰人. 黄帝内经素问[M]. 孙玉信编著. 上海：第二军医大学出版社，2005：29.

[13] [战国] 庄子. 庄子[M]. 夏华，等编译. 沈阳：万卷出版公司，2016：121.

[14] [隋] 巢元方. 诸病源候论[M]. 沈阳：辽宁科学技术出版社，1997：142.

[15] [日] 丹波元简. 素问识[M]. 北京：人民卫生出版社，1984：77.

[16] [明] 方有执. 伤寒论条辨[M]. 太原：山西科学技术出版社，2009：9.

[17] [清] 丁尧臣. 奇效简便良方[M]//珍本医籍丛刊. 北京：中医古籍出版社，1992：37.

[18] [金] 张从正.《儒门事亲》校注[M]. 张海岑，等校注. 郑州：河南科学技术出版社，1984：819.

[19] [清] 许克昌，毕法. 外科证治全书[M]. 北京：人民卫生出版社，1961：125.

[20] [清] 汪讱庵. 本草易读[M]. 北京：人民卫生出版社，1987：67.

[21] [明] 陈实功. 外科正宗[M]. 上海：上海科学技术出版社，1989：317.

[22] [清] 顾世澄. 疡医大全[M]. 北京：人民卫生出版社，1987：1023.

[23] [清] 吴谦. 御纂医宗金鉴[M]. 太原：山西科学技术出版社，2011：741.

[24] 魏跃钢. 现代中医皮肤性病学[M]. 南京：东南大学出版社，2007：96.

[25] 金起凤，周德瑛. 中医皮肤病学[M]. 北京：中国医药科技出版社，2000：178.

[26] 中国医学百科全书编辑委员会. 中医外科学[M]//钱信忠. 中国医学百科全书. 上海：上海科学技术出版社，1992：66.

[27] 吴大真，余传隆. 中医辞海：中册[M]. 北京：中国医药科技出版社，1999：1097.

[28] 李经纬，邓铁涛，等. 中医大辞典[M]. 北京：人民卫生出版社，1995：1458.

[29] 赵艳玲，张志芳. 中医临床诊疗术语：疾病部分[M]. 长沙：湖南科学技术出版社，1999：203.

[30] 中医药学名词审定委员会. 中医药学名词[M]. 北京：科学出版社，2014：70.

（唐 增 周兴兰）

4·126 蛇皮癣

shé pí xuǎn

一、规范名

【汉文名】蛇皮癣。

【英文名】ichthyosis。

【注释】以四肢、躯干皮肤干涩少汗，有蛇皮样鳞屑为主要表现的皮肤疾病。相当于鱼鳞病。

二、定名依据

"蛇皮癣"作为一种癣类皮肤病，其症状表

现为：对称的发生于四肢伸侧，皮肤干燥、粗糙，形似鱼鳞状无自觉症，夏轻冬重。最早见于隋代巢元方《诸病源候论》，其时尚名“蛇皮”“蛇体”“蛇身”。

其后南宋佚名《小儿卫生总微论方》中的“鳞体”，明代李时珍《本草纲目》中的“小儿鳞体”“胎垢”，清代程鹏程《急救广生集》中的“鱼鳞癣”，鲍相璈《验方新编》中的“身如蛇皮鳞甲”“蛇胎”均是蛇皮癣的曾用名。

自清代程鹏程《急救广生集》首载“蛇皮癣”一名以来，历代医家沿用较少。比如：清代鲍相璈《验方新编》、姚俊《经验良方全集》、黄述宁《黄澹翁医案》。

中华人民共和国成立后，1964年《中医外科学》（上海中医学院），1985年《中医皮肤病诊疗》（张曼华），1985年《实用中医外科学》（顾伯华），1986年《皮科便览》（李博鉴），1987年《中医外科学》（朱仁康），1988年《中医临床实习手册》（欧阳锜），1990年《中医皮肤病学》（欧阳锜），1990年《中国针灸治疗学》（陈佑邦），1989年《中医自学丛书·外科》（杨医亚等），1991年《中医临床大全》（杨思澍），1992年《实用中医辞典》（朱文锋），1993年《临床必读》（欧阳锜），1995年《实用中医皮肤病学》（马绍尧），1996年《疾病诊治大全》（王云凯），1996年《中医实用外治法精义》（贾林山），1997年《基层中医临证必读大系·皮科分册》（危剑安），1998年《实用中医皮肤病学》（李林），1998年《中医症证病三联诊疗》（欧阳锜），1999年《中医外科学》（谭新华等），1999年《中医诊断与鉴别诊断学》（朱文锋），2001年《现代中医皮肤性病学》（马绍尧），2002年《中医外科临床手册》（顾伯康），2004年《中医外科临床诊疗指南》（沈敏娟等），2009年《中医皮肤性病学》（瞿幸），2014年《中华医学望诊大全》（张树生等）均采用了“蛇皮癣”作为正名，说明“蛇皮癣”作为规范病名已取得共识，符合术语约定俗成的原则。

我国2014年出版的由全国科学技术名词审定委员会审定公布的《中医药学名词》已以“蛇皮癣”作为规范名，所以“蛇皮癣”作为规范名也符合术语定名的协调一致原则。

三、同义词

【曾称】“蛇皮”“蛇体”“蛇身”（《诸病源候论》）；“鳞体”（《小儿卫生总微论方》）；“小儿鳞体”“胎垢”（《本草纲目》）；“鱼鳞癣”（《急救广生集》）；“身如蛇皮鳞甲”“蛇胎”（《验方新编》）。

四、源流考释

隋代巢元方《诸病源候论·蛇皮候》记载：“蛇皮者，由风邪客于腠理也。人腠理受于风则闭密，使血气涩浊，不能荣润，皮肤斑剥。其状如蛇鳞，世呼蛇体也，亦谓之蛇皮也。”[1]187《诸病源候论·蛇身候》记载：“蛇身者，谓人皮肤上如蛇皮而有鳞甲，世谓之蛇身也。此由血气否涩，不通润于皮肤故也。”[1]131 笔者认为，这里的“蛇皮”“蛇体”“蛇身”均是指蛇皮癣。后世古籍沿用“蛇体”一名的有：南宋佚名《小儿卫生总微论方》[2]280,281，明代李时珍《本草纲目》[3]1364、缪希雍《本草单方》[4]351。据笔者所见，“蛇皮”“蛇身”二名，后世古籍没有沿用。

南宋佚名《小儿卫生总微论方·鳞体论》记载：“鳞体者，谓皮肤之上，如蛇皮鳞甲之状，故又名蛇体。”[2]280,281 笔者认为，这里的“鳞体”亦是指蛇皮癣。“鳞体”一名，后世古籍未见沿用。

明代李时珍《本草纲目》记载有“小儿鳞体”“胎垢”[3]1364 二名，笔者认为亦是指蛇皮癣。其中，后世沿用“小儿鳞体”一名的有：明代倪朱谟《本草汇言》[5]1015、缪希雍《本草单方》[4]351，清代汪昂《本草易读》[6]324、吴杖仙《吴氏医方汇编》[7]109、赵学敏《串雅内外编》[8]128、徐沛《华佗神方》[9]196。

后世沿用“胎垢”一名的有：明代缪希雍《本草单方》[4]351，清代汪昂《本草备要》[10]289、吴仪洛《本草从新》[11]243、黄宫绣《本草求真》[12]195,196、沈金鳌《要药分剂》[13]59、罗国纲《罗氏会约医镜》[14]689、鲍相璈《验方新编》[15]136、吴师机《理瀹骈文》[16]289，邹存淦《外治寿世方》[17]129。

清代程鹏程《急救广生集》首载“蛇皮癣”[18]149一名，其后沿用“蛇皮癣”的古籍有：清代鲍相璈《验方新编》[15]575、姚俊《经验良方全集》[19]158、黄述宁《黄澹翁医案》[20]35。必须指出的是，《四科简效方》及《鲟溪秘传简验方》中的“蛇皮癣”系指“白驳”，不可不辨。

《急救广生集》还记载有“鱼鳞癣”[18]149一名，笔者认为亦是指蛇皮癣。据笔者所见，后世古籍未有沿用“鱼鳞癣”一名。

清代鲍相璈《验方新编·身如蛇皮鳞甲》记载：“名胎垢，又名蛇胎。用白僵蚕（去嘴为末）煎汤洗之。”[15]136 笔者认为，这里的“身如蛇皮鳞甲”“蛇胎”均是指蛇皮癣。

后世沿用“身如蛇皮鳞甲”一名的有：清代邹存淦《外治寿世方》[17]129，丁尧臣《奇效简便良方》[21]84。

据笔者所见，后世沿用“蛇胎”一名的仅有清代邹存淦《外治寿世方》[17]129。

有人认为古籍中的“蛇鳞”亦是指蛇皮癣，笔者认为是错误的，因为据笔者所见，古籍中的“蛇鳞”与蛇皮癣并无关系。

有人认为古籍中的“鱼鳞风”亦是指蛇皮癣，笔者认为是错误的，因为“鱼鳞风”一名多见于咽喉病专书中，现代医家大多认为“鱼鳞风”是喉风之一种[22]801，与蛇皮癣无关。

另有“蛇皮风”一名，仅见于清代林珮琴《类证治裁》[23]263，有人认为亦相当于蛇皮癣。笔者不敢苟同，因为蛇皮癣一般没有自觉症状，而这里的“蛇皮风”的症状却是“肤裂痒痛”，所以二者虽然都“形似蛇纹”，但不是指同一种疾病。

中华人民共和国成立后，1964年《中医外科学》（上海中医学院）开始使用了“蛇皮癣”[24]227作为正名，此后著作大多沿用。如：1985年《中医皮肤病诊疗》[25]153（张曼华），1985年《实用中医外科学》[26]542（顾伯华），1986年《常见病中医防治 皮科便览》[27]56（李博鉴），1987年《中医外科学》[28]649（朱仁康），1988年《中医临床实习手册》[29]222（欧阳锜），1990年《中医皮肤病学》[30]151（欧阳锜），1990年《中国针灸治疗学》[31]757（陈佑邦），1989年《中医自学丛书·外科》[32]165（杨医亚等），1991年《中医临床大全》[33]883（杨思澍），1992年《实用中医辞典》[34]777（朱文锋），1993年《临床必读》[35]163（欧阳锜），1995年《实用中医皮肤病学》[36]411（马绍尧），1996年《中医绝活·拔罐》[37]225（王平），1996年《疾病诊治大全（中医卷）》[38]980（王云凯），1996年《中医实用外治法精义》[39]144（贾林山），1997年《基层中医临证必读大系·皮科分册》[40]220（危剑安），1998年《实用中医皮肤病学》[41]252（李林），1998年《中医症证病三联诊疗》[42]375（欧阳锜），1999年《中医外科学》[43]819（谭新华等），1999年《中医诊断与鉴别诊断学》[44]409（朱文锋），2001年《现代中医皮肤性病学》[45]295（马绍尧），2002年《中医外科临床手册》[46]334（顾伯康），2004年《中医外科临床诊疗指南》[47]271（沈敏娟等），2009年《中医皮肤性病学》[48]250（瞿幸），2014年《中华医学望诊大全（3版）》[49]692,693（张树生等），以及2014年《中医药学名词》[50]63（中医药学名词审定委员会）。

亦有使用“鱼鳞病”作为正名的，比如：1965年《小儿皮肤病》[51]249（杨天籁），1981年《实用中医皮肤病学》[52]191（管汾），1983年《简明中医皮肤病学》[53]204（张志礼等），1985年《小儿皮肤病学》[54]286（杨天籁），1986年《实用小儿皮肤病学》[55]152（涂元远等），1992年《中西医结合治疗皮肤病》[56]248（张合恩等），1993年《皮肤病中医洗渍疗法》[57]215（程秋生等），1996年《中西医结合治疗皮肤病性病》[58]419（范瑞强等），1996年《现代皮肤病学》[59]805,806（杨国亮等），1997年《现代中医皮肤病学》[60]312（刘忠恕），1999年《皮肤病中医辨治》[61]228（杜锡贤），2000年《小儿皮肤病防治》[62]92（邢炜等），2001年《临床皮肤病学》[63]1062（赵辨），2008年《皮肤性病学》[64]189（张学军），2009年《中国女性皮肤病学》[65]317（曹元华等)，2009 年《小儿皮肤病诊疗》[66]235（李红毅等)，2010 年《中医皮肤性病学》[67]670（范瑞强)，2014 年《皮肤病效验秘方》[68]292（邹国明)。

亦有使用“鱼鳞癣”作为正名的，如：1980 年《常见皮肤病中医诊疗》[69]58（王加才)。

亦有使用“蛇皮”作为正名的，比如：1988 年《简明中医古病名辞典》[70]183（马汴梁)。

亦有使用“蛇身”作为正名的，比如：1997 年《中医外科病名释义》[71]204（侯玉芬等)，1997 年《皮肤病中医诊疗学》[72]433（徐宜厚)，2000 年《新编中医皮肤病学》[73]435（欧阳恒等)，2009 年《皮肤病性病中西医结合诊疗与防护》[74]212（杨京慧)。

总之，蛇皮癣最早见于《诸病源候论》，《小儿卫生总微论方》中的“鳞体”，《本草纲目》中的“小儿鳞体”“胎垢”，《急救广生集》中的“鱼鳞癣”，《验方新编》中的“身如蛇皮鳞甲”“蛇胎”均是蛇皮癣的曾用名。古籍中的“蛇鳞”“鱼鳞风”“蛇皮风”则不宜视为蛇皮癣的曾用名。至于“鱼鳞病”，则是西医病名，古籍不载，中医书籍亦采用之。

五、文献辑录

《诸病源候论》卷三十九：“蛇皮者，由风邪客于腠理也。人腠理受于风则闭密，使血气涩浊，不能荣润，皮肤斑剥。其状如蛇鳞，世呼蛇体也，亦谓之蛇皮也。”[1]187

《诸病源候论》卷二十七：“蛇身者，谓人皮肤上如蛇皮而有鳞甲，世谓之蛇身也。此由血气否涩，不通润于皮肤故也。”[1]131

《小儿卫生总微论方》卷二十：“鳞体者，谓皮肤之上，如蛇皮鳞甲之状，故又名蛇体。此由气血否涩，不能通润于皮肤矣。又生下便有者，此儿在母腹形象未具之时，母曾观看或曾食吃或服药饵，有犯鳞甲网罟秽毒之物，儿胎中感而化之，故又谓之胎复垢，谓生下身皮黑垢。若鳞者也，此必难治。治小儿身上皮肤若蛇皮之鳞，以白僵蚕去丝嘴为末，煎汤适温暖浴之。一云与蛇蜕同煎。”[2]280，281

《本草纲目・蚕》：“小儿鳞体：皮肤如蛇皮鳞甲之状，由气血否涩，亦曰胎垢，又曰蛇体。白僵蚕去嘴为末，煎汤浴之。一加蛇蜕。保幼大全。”[3]1364

《本草单方》卷十五“幼科”：“小儿鳞体，皮肤如蛇皮、鳞甲之状，由气血否涩，亦曰‘胎垢’，又曰‘蛇体’。白僵蚕去嘴为末，煎汤浴。一加蛇蜕(《保幼大全》)。”[4]351

《本草汇言》卷十七：“(《保幼大全》)治小儿鳞体皮肤如蛇皮鳞甲之状，由气血否涩，亦属胎毒。用白僵蚕一斤，蛇蜕四两，共为末，夏月每日取一撮，煎汤浴之。”[5]1015

《本草易读》卷七：“小儿鳞体，去嘴为末，水煎洗之。一加蛇皮。”[6]324

《吴氏医方汇编・白秃》：“小儿鳞体……皮肤如披鳞甲之状。姜蚕(去嘴，为末)，蛇蜕(一条)。煎汤浴之。”[7]109

《串雅全书・小儿鳞体》：“皮肤如蛇皮鳞甲之状。由气血痞涩，亦曰胎垢。白僵蚕去嘴，为末，煎浴之。如蛇蜕去，便愈。”[8]128

《华佗神方・华佗治小儿鳞体神方》：“初生小儿，身如蛇皮鳞甲，名曰胎垢。宜用白僵蚕去嘴为末，煎汤洗之，若加入蛇蜕更效。”[9]196

《本草备要・鳞介鱼虫部》：“小儿惊疳，肤如鳞甲(由气血不足，亦名胎垢。煎汤浴之)。”[10]289

《本草从新》卷十七“虫鱼鳞介部”：“小儿惊疳，肤如鳞甲(由气血不足，亦名胎垢。煎汤浴之)。”[11]243

《本草求真》卷四：“又云能治小儿惊疳，肤如鳞甲，亦是胎元气血不足，得此辛咸煎汤除垢，则鳞自去(肤如麟甲，病名胎垢)。”[12]195，196

《要药分剂》卷二“宣剂下”：“《备要》曰：小儿惊疳，肤如鳞甲，由气血不足。亦名胎垢。用僵蚕煎汤浴之。”[13]59

《罗氏会约医镜・僵蚕》：“疗疔毒瘰疬，灭瘢痕，除阴痒，及小儿惊疳、肤如鳞甲(由气血不足，亦名胎垢。煎汤浴之)。”[14]689

《验方新编·身如蛇皮鳞甲》："名胎垢，又名蛇胎。用白僵蚕（去嘴为末）煎汤洗之。或加蛇蜕研末和入亦可。"[15]136

卷二十四："又，蛇皮癣，以新米糠用火烧，取滴下之油擦之。"[15]575

《理瀹骈文·儿科》："洗蛇蜕以去胎垢（身如蛇皮鳞甲名胎垢，蛇蜕煎洗，僵蚕亦可。两大腿近小腹处生疮，皮脱开，名胎剥，黄柏末、胆汁敷）。"[16]289

《外治寿世方·身如蛇皮鳞甲》："名胎垢，又名蛇胎。用白僵蚕（去嘴）为末，煎汤洗之；或加蛇蜕研末和入，亦可。"[17]129

《急救广生集》卷七"疡科"："蛇皮癣……苦参、明矾、白及、胆矾、土槿皮（各一两），白砒（三钱），共为末。先以鬼扬柳煎水，同豆腐泔水，煎热洗浴。然后以滴醋调匀，蒸热敷之，须敷四五次愈（《硖川沈氏梓方》）。鱼鳞癣……鲤鱼头（一个）、五倍子（三粒），俱烧灰杵细，青油调，鹅翎涂，不拘遍数（《疡科选粹》）。"[18]149

《经验良方全集·卷二》："治小儿蛇皮癣验方……用白僵蚕一两，清水滚化，稍温频洗患处数次，如汤冷，将原汤再温，再洗即愈。"[19]158

《黄澹翁医案》卷四："治蛇皮癣……土荆皮（一两），槟榔（一两），巴豆（三钱），斑猫（一钱），枫子肉（五钱），硫黄（二钱），麝香（三分），朱砂（三分），烧酒（一斤）。将药入酒内，浸七天，涂搽，避风三四日即愈。"[20]35

《奇效简便良方·身如蛇皮鳞甲》："白僵蚕去嘴为末，煎汤洗。"[21]84

《简明中医病证辞典》："鱼鳞风……病名。指悬雍垂肿痛起白屑的疾患。为喉风三十六证之一。症见悬雍垂肿起，色白如鱼鳞状，疼痛，吞咽痛甚。《重楼玉钥》卷上：'鱼鳞风……此症生在帝中之下，与松子风相似，但微肿处起白点，日久白点变成鳞。'多因肺胃伏热与外感风热之邪相合，炎灼而致。治宜滋阴清热、利咽消肿。方用六味汤、紫地汤等加减。"[22]801

《类证治裁》卷五："肤裂痒痛，形似蛇纹者，为蛇皮风。初用火龙散，继服补剂，外用雄黄、硫黄、朱砂、赭石、枯矾、川椒、樟脑研，香油调擦。"[23]263

《中医外科学》（上海中医学院）："本病是一种先天性疾病，可在皮肤上出现如蛇皮而有鳞屑的现象，故名蛇皮癣。"[24]227

《中医皮肤病诊疗》："先天禀赋不足，后天脾气失养，而致血虚风燥，皮肤呈鱼鳞样、干燥角化脱屑，称为蛇皮癣，又名蛇身、鱼鳞癣。属先天性遗传性皮肤疾病。多自幼年发病，持续终生，冬重夏轻。"[25]153

《中医外科学》（顾伯华）："皮肤如蛇皮，干燥有鳞甲，叫蛇皮癣。隋代《诸病源候论·面体病诸候·蛇身候》中说：'蛇身者，谓人皮肤上如蛇皮而有鳞甲，世谓之蛇身也。此由血气痞涩，不通润于皮肤故也。'在'蛇皮候'中又说：'蛇皮者，由风邪客于腠理也。人腠理受于风则闭密，使气血涩浊，不能荣润，皮肤斑剥，其状如蛇鳞，世呼蛇体也。亦谓之蛇皮也。'即现代医学所说的鱼鳞病。本病多自幼年开始，无男女差异，多与遗传有关。"[26]542

《常见病中医防治·皮科便览》："蛇皮癣，相当于现代医学的寻常鱼鳞病，是一种以皮肝干燥粗糙，状如鱼鳞、蛇皮为特征的疾病。根据其发病特点，中医学文献中又有'蛇皮''蛇体''蛇鳞''蛇身''蛇胎'等名。如隋代《诸病源候论·蛇皮候》记载：'蛇皮者，由风邪客于腠理也。人腠理受于风，则闭密，使血气涩浊，不能荣润，皮肤斑剥，其状如蛇鳞，世呼蛇体也，亦谓之蛇皮也。'本病多始发于婴幼儿，常有家庭病史，累代不绝。皮损好发于背部、四肢伸侧，尤以胫前为甚；严重者，可波及躯干、四肢屈侧。冬重夏轻。病程长久，难于根除。"[27]1986

《中医外科学》（朱仁康）："蛇皮癣是一种较少见的皮肤病，因其主要表现为周身肌肤甲错，宛如蛇皮或鱼鳞，故名。本病多自幼即可发生，常有家族病史，冬重夏轻，皮损主要发于四肢伸侧，重者可波及全身，很少有自觉症状。本病相当于现代医学的寻常性鱼鳞病。中医学对本病记述较早。汉《金匮要略》中就有'肌肤甲错''肌若鱼鳞'的症状描述；隋《诸病源候论》称此为'蛇皮''蛇体''蛇鳞''蛇身'等，不仅有症状记载，而且对其病因、病机有所探讨；清《外科真诠》亦有'身长鳞甲'的记述；后世亦有因其多自幼发病，又名为'蛇胎'；近代名医赵炳南氏称之为'藜藿之亏症'；亦有因其皮损形态而称'鱼鳞癣'的；中华人民共和国成立以来，全国各地多有对本病治愈的报导，为今后的研究工作，提供了宝贵资料。"[28]649

《中医临床实习手册》："本病是以皮肤干燥起鳞甲，呈斑片状剥脱为主要表现的疾病。因其形如蛇皮，故俗称蛇皮癣。"[29]222

《中医皮肤病学》："本病即现代医学所说的鱼鳞病。与遗传有关。隋代《诸病源候论》记载：'蛇身者，谓人皮肤上如蛇皮而有鳞甲，世谓之蛇身也。此由血气痞涩，不通润于皮肤也。'在蛇皮候中又说'蛇皮者，由风邪客于腠理也，人腠理受于风则闭密，使气血涩浊，不能荣润，皮肤斑剥，其状如蛇鳞，世呼蛇体也，亦谓之蛇皮也。'"[30]151

《中国针灸治疗学》："蛇皮癣是一种少见的皮肤病，因其主要表现为周身肌肤甲错，宛如蛇皮或皮鳞，故名。"[31]757

《中医自学丛书·外科》："是一种先天性皮肤病，因在皮肤上出现肌肤甲错，似鱼鳞或如蛇皮样，故名蛇皮癣，或叫鱼鳞风，俗名蛇皮风。若泛发于躯干、四肢者，名曰蛇身。儿童患此病明显，冬季较重，夏季减轻。"[32]165

《中医临床大全》："蛇皮癣因周身肌肤甲错，状若蛇皮而得名。又因皮肤宛如鱼鳞，层层叠叠而称为鱼鳞癣。本病相当于现代医学的鱼鳞病。"[33]883

《实用中医辞典》："蛇皮癣……病名。源于《诸病源候论》卷二十七，'谓人皮肤上，如蛇皮而有鳞甲，世谓之蛇身也'。又名蛇体、蛇胎、鱼鳞癣。本病为胎传，风盛血燥，肌肤失养而成。"[34]777

《临床必读》："本病因营血不足，日久生风化燥，肌肤失养所致。是以皮肤斑剥，状如蛇鳞为主要表现的癣类疾病。《巢源》称为'蛇身'。"[35]163

《实用中医皮肤病学》："蛇皮癣是一种皮肤干燥有鳞甲的遗传性皮肤病，相当于现代医学的鱼鳞病。其特征为蛇皮状，干燥有鳞甲。《诸病源候论·面体病诸候·蛇身候》中说：'蛇身者，谓人皮肤上如蛇皮而有鳞甲，世谓之蛇身也。此由血气痞涩，不通润于皮肤故也。'在'蛇皮候'中又说：'蛇皮者，由风邪客于腠理也。人腠理受于风则闭密，使气血涩浊，不能荣润，皮肤斑剥，其状如蛇鳞，世呼蛇体也。'本病多自幼年开始，冬重夏轻，无男女差异，多与遗传有关。"[36]411

《中医绝活·拔罐》："蛇皮癣是一种以局部或周身肌肤甲错，皮肤干燥，宛如蛇皮或鱼鳞的皮肤病。又称蛇皮、蛇体、蛇身、蛇鳞、蛇胎、鱼鳞癣等。临床表现以皮损好发于四肢伸侧，尤以小腿多见，甚者可波及后背及全身，患部皮肤干燥粗糙，有褐色鳞屑，常呈棱形或多角形，紧贴皮肤而边缘翘起，状如荞麦之皮，触之刺手为特征。其多先天禀赋不足，而致血虚风燥，或瘀血阻滞，肌肤失养而发为本病。"[37]225

《疾病诊治大典》："蛇皮癣是一种表现周身肌肤甲错，宛如蛇皮或鱼鳞的一种皮肤病，又称'蛇身''鱼鳞癣'等。西医称本病为鱼鳞病，属遗传性疾病。本病多自幼发生，常有家族史，冬重夏轻。皮损主要见于四肢伸侧，重者可见于全身皮肤，一般无自觉症状。多由禀赋不足，血虚风燥而致。治疗以养血润燥为主。"[38]980

《中医实用外治法精义》："本病又称鱼鳞病，多见于儿童，有明显的遗传性。主要表现为皮肤干燥粗糙，有鱼鳞状或蛇皮状鳞屑的特征，一般冬重夏轻。中医辨症乃肝肾不足，脾肺虚弱，津亏血少，皮肤络脉失畅，皮毛失于濡润所发。"[39]144

《基层中医临床必读大系·皮科分册》:"蛇皮癣是一种临床上以皮肤干燥粗糙,或周身肌肤甲错,状如蛇纹、鱼鳞为特征的皮肤疾病。"[40]220

《实用中医皮肤病学》(李林):"蛇皮癣因周身肌肤甲错,状如蛇皮,故名。又因皮肤宛如鱼鳞,层层叠叠,又称鱼鳞癣。本病相当于现代医学鱼鳞病。"[41]252

《中医症证病三联诊疗》:"本病又名蛇身、蛇皮、鱼鳞病(西医病名),因营血不足,日久生风化燥,肌肤失养所致。是以皮肤斑剥,状如蛇鳞为主要表现的癣类疾病,《诸病源候论》称为'蛇身'。"[42]375

《中医外科学》(谭新华等):"蛇皮癣是一种皮肤干燥有鳞甲的遗传性角化障碍性皮肤病。相当于西医学的鱼鳞病。其临床特征为皮肤呈蛇皮状,干燥如有鳞甲。好发于四肢、躯干部,一般持续终身。"[43]819

《中医诊断与鉴别诊断学》:"蛇皮癣是因血虚风燥,皮肤失于濡养,或为遗传所致。以四肢、躯干皮肤干涩少汗,有蛇皮样鳞屑为主要表现的皮肤疾病。"[44]409

《现代中医皮肤性病学》:"蛇皮癣是一种皮肤干燥有鳞甲的遗传性皮肤病,相当于现代医学的鱼鳞病。其特征为蛇皮状,干燥有鳞甲。"[45]295

《中医外科临床手册》:"蛇皮癣是一种皮肤干燥有鳞甲的遗传性皮肤病。相当于西医的鱼鳞病。本病多自幼年开始,冬重夏轻,无男女差异,多与遗传有关。"[46]334

《中医外科临床诊疗指南》:"(蛇皮癣)由于营血不足,以致血虚生风,风胜则燥,皮肤失于濡养而成。"[47]271

《中医皮肤性病学》:"蛇皮癣是一种皮肤干燥粗糙,伴有褐黑色鳞屑,状如蛇皮的遗传性皮肤病。中医文献中又名'蛇体''蛇身''小儿鳞体'等。本病的特点是皮肤干燥伴有蛇皮样或鱼鳞样鳞屑,多发于四肢伸侧。有家族遗传史。"[48]250

《中华医学望诊大全》:"本病好发于四肢伸侧,重者可波及全身皮肤,常呈对称性分布。望诊以患处皮肤干燥粗糙,并有鳞屑,状如蛇皮为特点。《诸病源候论·蛇皮候》谓:'蛇皮者,由风邪客于腠理也。人腠理受于风,则闭密,使血气涩浊,不能荣润,皮肤斑剥,其状如蛇鳞,世呼蛇体也,亦谓之蛇皮也。'《诸病源候论·蛇身候》曰:'蛇身者,谓人皮肤上,如蛇皮而有鳞甲,世谓之蛇身也。此由血气痞涩,不通润于皮肤故也。'"[49]692,693

《中医药学名词》:"蛇皮癣……以四肢、躯干皮肤干涩少汗,有蛇皮样鳞屑为主要表现的皮肤疾病。相当于鱼鳞病。"[50]63

《小儿皮肤病》:"鱼鳞病为先天性皮肤病,表皮角化过度,颗粒层减缩少消失,皮脂腺萎缩或没有,汗腺一般仍正常,以致皮肤干燥粗糙呈鱼鳞状。皮损在伸侧显著,曲侧轻微。开始发病于幼年,成人患者亦大多开始发病于幼年。旧称'鱼鳞癣',但本病并非霉菌引起,不应称之谓'癣',故称鱼鳞病为妥。"[51]249

《实用中医皮肤病学》(管汾):"鱼鳞病,是一种常见的先天性角化障碍性皮肤病,又称鱼鳞癣。中医因其皮损形态如蛇皮样,故称蛇皮癣或蛇身。如《诸病源候论》'蛇身候'云:'蛇身者,谓人皮肤上,如蛇皮而有鳞甲,世谓之蛇身也。'本病为儿童常见皮肤病,冬重夏轻,不易治愈。"[52]191

《简明中医皮肤病学》:"鱼鳞病是最常见的一种先天性角化病,对称的发生于四肢伸侧,皮肤干燥、粗糙,形似鱼鳞状无自觉症,夏轻冬重。与祖国医学文献中记载的'蛇身''蛇皮''蛇胎'等相类似。如《诸病源候论》蛇身候记载:'蛇身者谓人皮肤上如蛇皮而有鳞甲,世谓之蛇身也。'又如蛇皮候记载:'蛇皮者,由风邪客于腠理也,人腠理受于风,则闭密,使血气涩浊,不能荣润,皮肤斑剥,其状如蛇鳞,世呼蛇体也,亦谓之蛇皮也。'我科赵炳南老医生称本病为'藜藿之亏'症。"[53]206

《小儿皮肤病学》:“鱼鳞病是一种干燥有鳞屑的先天性皮肤病。”[54]286

《实用小儿皮肤病学》:“鱼鳞病是常见的遗传性皮肤病。以皮肤有鱼鳞状或蛇皮状的角质鳞屑为特征。”[55]152

《中西医结合治疗皮肤病》:“鱼鳞病是一种先天性慢性角化异常性皮肤病。中医称‘蛇身’‘蛇皮癣’‘蛇胎’等。”[56]248

《皮肤病中医洗渍疗法》:“鱼鳞病是一种常见的遗传性角化病。皮疹主要发生于四肢伸侧,重者可波及全身。表现为皮肤干燥、粗糙,有褐色或黑褐色鱼鳞状鳞屑,毛发稀少,每年冬季加重,夏季减轻。本病有遗传现象,往往于幼年发病,持续终身,中医称本病为‘蛇皮癣’等。”[57]215

《中西医结合治疗皮肤病性病》:“本病是一种以皮肤干燥鱼鳞状脱屑为特征的遗传性皮肤病。中医称之为‘蛇皮癣’或‘蛇身’。”[58]419

《现代皮肤病学》:“本病是一种以皮肤干燥、伴有鱼鳞状鳞屑为特征的遗传性角化障碍性疾病。由于类似‘鱼’的皮肤,故称鱼鳞病。中医称本病为‘蛇身’,如隋巢元方《诸病源候论》中说:‘蛇身者,谓人皮肤上如蛇皮而有鳞甲。’”[59]805,806

《现代中医皮肤病学》:“鱼鳞病属于一种遗传性慢性角化异常的皮肤病。中医称为蛇皮癣、蛇身、蛇胎,因皮肤如蛇皮,干燥有鳞甲而得名。本病多自幼年开始,男女均可发病。皮损主要发生于四肢伸侧,重者可波及全身,除因皮肤干燥而轻微瘙痒外,很少有自觉症状。”[60]312

《皮肤病中医辨治》:“鱼鳞病是一种遗传性角化异常性皮肤病,以皮肤干燥粗糙、状似鱼鳞为特征。中医学属‘蛇皮癣’‘蛇身’‘蛇胎’等范围。”[61]228

《小儿皮肤病防治》:“本病是一组常见的以皮肤干燥、鳞状脱屑为主要表现的先天性遗传性皮肤病。”[62]92

《中国女性皮肤病学》:“为一组遗传性疾病,临床特点为皮肤鳞屑的过度堆积,其严重程度从轻微、无症状的皮肤改变至危及生命。”[65]317

《小儿皮肤病诊疗》:“鱼鳞病是一种常见的遗传性皮肤角化病,以四肢伸侧或躯干部皮肤干燥、粗糙、伴有菱形或多角形鳞屑,外观如鱼鳞状为特征,一般无自觉症状或有微痒。多在生后几个月开始发病,2～3岁时明显,随着年龄增长波及全身,也有部分出生时或后不久即发病。本病症状冬重夏轻。现代医学尚无好的治疗方法。”[66]235

《中医皮肤性病学》:“中医称鱼鳞病为‘蛇身’,是一组常见的角化异常性遗传性皮肤病。本病可发于全身任何部位,常好发于四肢伸侧。临床上以皮肤干燥伴片状鱼鳞样黏着性鳞屑为特征。由于本病的皮肤表现似蛇皮,故中医谓之为‘蛇身’。早在隋代巢元方《诸病源候论·面体病诸候·蛇身候》中记载:‘蛇身者,谓之皮肤上如蛇皮而有鳞甲,世谓之蛇身也。此由气血痞涩,不通润于皮肤故也。’又说:‘蛇皮者,由风邪客于腠理也。人腠理受于风则闭密,使气血涩浊,不能荣润,皮肤斑剥。其状如蛇鳞,世呼蛇体也,亦谓之蛇皮也。’著名中医皮外科专家赵炳南教授称本病为‘藜藿之亏’症。”[67]670

《皮肤病效验秘方》:“鱼鳞病是一种常见的遗传性皮肤角化性皮肤病,中医学称为‘蛇皮癣’‘鱼鳞风’。中医学认为其病多为先天禀赋不足,后天脾胃失调,以致皮肤失于濡养。目前国内外尚无满意的治疗方法。其病因病机多属脾胃衰弱,荣血不足,血虚生风,风盛则燥,肌肤失去濡养而成,故常用滋阴养血润燥之法。”[68]292

《常见皮肤病中医诊治》:“本病由于营血不足,以致血虚生风,风胜则燥,皮肤失濡养所致。此病为先天性的一种皮肤角化病,多发生于四肢伸侧,病情冬季加重。”[69]58

《简明中医古病名辞典》:“蛇皮……《诸病源候论》卷三十九:‘蛇皮者,由风邪客于腠理也。'即蛇体。又称蛇身、蛇皮癣、蛇胎、小儿鳞体、胎垢。指因风邪客于腠理，血气运行滞涩，不能营养濡润皮肤所致肌肤干燥、斑剥、状如蛇鳞的皮肤病。相当于现代医学的鱼鳞癣。"[70]183

《中医外科病名释义》："蛇身……病名。出《诸病源候论》(卷二十七·面体病诸候·蛇身候)：'蛇身者，谓人皮肤上如蛇皮而有鳞甲，世谓之蛇身也。此由血气否涩，不通润于皮肤故也。'指一种遗传性慢性角化异常性皮肤病。多因先天禀赋不足，后天脾气失调，而致血虚风燥，脾运失健，日久肌肤失养所致。证见四肢伸侧或躯干部发生形如鱼鳞或蛇皮样角质层增生，皮肤干燥甲错粗糙。幼年发病，持续终生，有家族遗传史。今称鱼鳞病。《华佗神医秘传》称小儿鳞体、胎垢。"[71]204

《皮肤病中医诊疗学》："蛇身病名，出自《诸病源候论》。该书说：'谓人皮肤上，如蛇皮而有鳞甲，此谓之蛇身也。'又名蛇体、蛇皮癣、蛇胎、鱼鳞风、蛇鳞等。不过，在汉代《金匮要略》一书中，虽有'肌肤甲错''肌若鱼鳞'等症状的描述，但并非本病，只是类似鱼鳞病的损害。今人赵炳南称之本病为'藜藿之亏症'，表明多种营养不足，体肤失养所致肤表粗糙，状如蛇鳞。类似现代医学的寻常性鱼鳞病。"[72]433

《新编中医皮肤病学》："蛇身是一种常见的遗传性角化性皮肤病。以皮肤干燥、粗糙，伴有鱼鳞状鳞屑为临床特征。本病为先天性疾患，出生时或出生后不久发病，随年龄增长而加剧，至青春期最显著，以后可停止发展。常有家族史，冬重夏轻。本病相当于西医学所指的寻常性鱼鳞病。"[73]435

《皮肤病性病中西医结合诊疗与防护》："蛇身是一种常见的遗传性角化性皮肤病。以皮肤干燥、粗糙，伴有鱼鳞状鳞屑为临床特征。本病为先天性疾患，出生时或出生后不久发病，随年龄增长而加剧，至青春期最显著，以后可停止发展。常有家族史，冬重夏轻。"[74]212

[1] [隋] 巢元方. 诸病源候论[M]. 黄作阵点校. 沈阳：辽宁科学技术出版社，1997：131.

[2] [宋] 佚名. 小儿卫生总微论方[M]. 上海：上海卫生出版社，1958：280，281.

[3] [明] 李时珍. 本草纲目校注[M]. 张志斌，等校注. 沈阳：辽海出版社，2000：1364.

[4] [明] 缪希雍. 本草单方[M]. 李顺保点校. 北京：学苑出版社，1999：351.

[5] [明] 倪朱谟. 本草汇言[M]. 戴慎，等点校. 上海：上海科学技术出版社，2005：1015.

[6] [清] 汪讱庵. 本草易读[M]. 吕广振，等点校. 北京：人民卫生出版社，1987：324.

[7] [清] 吴杖仙. 吴氏医方汇编[M]. 查炜，陈守鹏点校. 上海：上海科学技术出版社，2004：109.

[8] [清] 赵学敏. 串雅全书[M]. 何源，等校注. 北京：中国中医药出版社，1998：128.

[9] [清] 徐沛. 华佗神方[M]. 香港：中外出版社，1979：196.

[10] [清] 汪昂. 本草备要[M]. 余力，陈赞育校注. 北京：中国中医药出版社，1998：289.

[11] [清] 吴仪洛. 本草从新[M]. 朱建平，吴文清点校. 北京：中医古籍出版社，2001：243.

[12] [清] 黄宫绣. 本草求真[M]. 王淑民校注. 北京：中国中医药出版社，1997：195，196.

[13] [清] 沈金鳌. 要药分剂[M]. 上海：上海卫生出版社，1958：59.

[14] [清] 罗国纲. 罗氏会约医镜[M]. 北京：人民卫生出版社，1965：689.

[15] [清] 鲍相璈，梅启照. 验方新编[M]. 李世华校注. 北京：中国中医药出版社，1994：135，575.

[16] [清] 吴尚先. 理瀹骈文[M]. 步如一，等校注. 北京：中国中医药出版社，1995：289.

[17] [清] 邹存淦. 外治寿世方[M]. 刘小平点校. 北京：中国中医药出版社，1992：129.

[18] [清] 程鹏程. 急救广生集[M]. 李静生，等点校. 北京：中国中医药出版社，2008：149.

[19] [清] 姚俊. 经验良方全集[M]. 陈湘萍，由昆校注. 北京：中国中医药出版社，1994：158.

[20] [清] 黄述宁. 黄澹翁医案[M]. 上海：上海科学技术出版社，1986：35.

[21] [清] 丁尧臣. 奇效简便良方[M]. 庆诗，王力点校. 北京：中医古籍出版社，1992：84.

[22] 邹积隆，丛林，杨振宁. 简明中医病证辞典[M]. 上海：上海科学技术文献出版社，2005：801.

[23] [清] 林珮琴. 类证治裁[M]. 刘荩文主校. 北京：人民

卫生出版社，1988：263.
[24] 上海中医学院. 中医外科学[M]. 上海：上海科学技术出版社，1964：227.
[25] 张曼华. 中医皮肤病诊疗[M]. 南宁：广西人民出版社，1985：153.
[26] 顾伯华. 实用中医外科学[M]. 上海：上海科学技术出版社，1985：542.
[27] 李博鉴. 皮科便览[M]. 北京：中医古籍出版社，1986：56.
[28] 朱仁康. 中医外科学[M]. 北京：人民卫生出版社，1987：649.
[29] 欧阳锜. 中医临床实习手册[M]. 长沙：光明中医函授大学湖南分校，1988：222.
[30] 欧阳恒. 中医皮肤病学[M]. 长沙：湖南中医学院，1990：151.
[31] 陈佑邦. 中国针灸治疗学[M]. 北京：中国科学技术出版社，1990：757.
[32] 郑顺山，等. 外科[M]//杨医亚. 中医自学丛书：第十分册. 石家庄：河北科学技术出版社，1989：165.
[33] 杨思澍，张树生，傅景华. 中医临床大全[M]. 北京：中国科学技术出版社，1991：883.
[34] 朱文锋. 实用中医辞典[M]. 西安：陕西科学技术出版社，1992：777.
[35] 欧阳锜. 临床必读[M]. 北京：中国中医药出版社，1993：163.
[36] 马绍尧. 实用中医皮肤病学[M]. 上海：上海中医药大学出版社，1995：411.
[37] 王平. 中医绝活：拔罐[M]. 天津：天津科学技术出版社，1996：225.
[38] 王云凯. 疾病诊治大典：中医卷[M]. 石家庄：河北科学技术出版社，1996：980.
[39] 贾林山，马建国. 中医实用外治法精义[M]. 北京：科学技术文献出版社，1996：144.
[40] 危剑安. 基层中医临证必读大系：皮科分册[M]. 北京：中国科学技术出版社，1997：220.
[41] 李林. 实用中医皮肤病学[M]. 北京：中医古籍出版社，1998：252.
[42] 欧阳锜. 中医症证病三联诊疗[M]. 北京：人民卫生出版社，1998：375.
[43] 谭新华，陆德铭. 中医外科学[M]. 北京：人民卫生出版社，1999：819.
[44] 朱文锋. 中医诊断与鉴别诊断学[M]. 北京：人民卫生出版社，1999：409.
[45] 马绍尧. 现代中医皮肤性病学[M]. 上海：上海中医药大学出版社，2001：295.
[46] 顾伯康. 中医外科临床手册[M]. 上海：上海科学技术出版社，2002：334.
[47] 沈敏娟，贾育新. 中医外科临床诊疗指南[M]. 兰州：甘肃文化出版社，2004：271.
[48] 瞿幸. 中医皮肤性病学[M]. 北京：中国中医药出版社，2009：250.
[49] 张树生，肖相如. 中华医学望诊大全[M]. 3版. 太原：山西科学技术出版社，2014：692，693.
[50] 中医药学名词审定委员会. 中医药学名词[M]. 北京：科学出版社，2014：63.
[51] 杨天籁. 小儿皮肤病[M]. 上海：上海科学技术出版社，1965：249.
[52] 管汾. 实用中医皮肤病学[M]. 兰州：甘肃人民出版社，1981：191.
[53] 赵炳南，张志礼. 简明中医皮肤病学[M]. 北京：中国展望出版社，1983：206.
[54] 杨天籁，等. 小儿皮肤病学[M]. 上海：上海科学技术出版社，1985：286.
[55] 涂元远，袁承晏. 实用小儿皮肤病学[M]. 北京：科学技术文献出版社，1986：152.
[56] 张合恩，赵保艾. 中西医结合治疗皮肤病[M]. 石家庄：河北科学技术出版社，1992：248.
[57] 程秋生，王香兰. 皮肤病中医洗渍疗法[M]. 西安：西北大学出版社，1993：215.
[58] 范瑞强，禤国维. 中西医结合治疗皮肤病性病[M]. 广州：广东人民出版社，1996：419.
[59] 杨国亮，王侠生. 现代皮肤病学[M]. 上海：上海医科大学出版社，1996：805，806.
[60] 刘忠恕. 现代中医皮肤病学[M]. 天津：天津科技翻译出版公司，1997：312.
[61] 杜锡贤. 皮肤病中医辨治[M]. 济南：山东科学技术出版社，1999：228.
[62] 邢炜，周英杰. 小儿皮肤病防治[M]. 北京：金盾出版社，2000：92.
[63] 赵辨. 临床皮肤病学[M]. 3版. 南京：江苏科学技术出版社，2001：1062.
[64] 张学军. 皮肤性病学[M]. 7版. 北京：人民卫生出版社，2008：189.
[65] 曹元华，陈志强. 中国女性皮肤病学[M]. 北京：中国协和医科大学出版社，2009：317.
[66] 李红毅，禤国维. 小儿皮肤病诊疗[M]. 广州：广东科技出版社，2009：235.
[67] 范瑞强，邓丙戌，杨志波. 中医皮肤性病学（临床版）[M]. 北京：科学技术文献出版社，2010：670.
[68] 邹国明. 皮肤病效验秘方[M]. 北京：中国医药科技出版社，2014：292.
[69] 王加才. 常见皮肤病中医诊治[M]. 哈尔滨：黑龙江人民出版社，1980：58.
[70] 马汴梁. 简明中医古病名辞典[M]. 郑州：河南科学技术出版社，1988：183.
[71] 侯玉芬，陈伯楠. 中医外科病名释义[M]. 济南：山东大学出版社，1997：204.
[72] 徐宜厚，王保方，张赛英. 皮肤病中医诊疗学[M]. 北

京：人民卫生出版社，1997：433.

[73] 欧阳恒，杨志波. 新编中医皮肤病学[M]. 北京：人民军医出版社，2000：435.

[74] 杨京慧，赵梅，韩平. 皮肤病性病中西医结合诊疗与防护[M]. 赤峰：内蒙古科学技术出版社，2009：212.

（刘 涛）

4 · 127

蛇串疮

shé chuàn chuāng

一、规范名

【汉文名】蛇串疮。

【英文名】herpes zoster。

【注释】以集簇性水疱沿身体单侧，断续排列成带，宛如蛇形，四畔焮红，伴疼痛为主要表现的皮肤疾病。相当于西医的带状疱疹。

二、定名依据

蛇串疮作为中医皮肤科病名，最早见于清代外科专著《外科大成》"缠腰火丹"条下，称此症"俗名蛇串疮，初生于腰，紫赤如疹，或起水疱，痛如火燎"。

明清之前没有专名，但有相关病症记载，如《诸病源候论·甑带疮候》。明清多用"缠腰火丹"，俗称为"蛇串疮"。如《医宗金鉴·外科心法要诀》"缠腰火丹"言："此证俗名蛇串疮，有干湿不同，红黄之异，皆如累累珠形。干者色红赤，形如云片，上起风粟，作痒发热。此属肝心二经风火，治宜龙胆泻肝汤；湿者色黄白，水疱大小不等，作烂流水，较干者多疼，此属脾肺二经湿热，治宜除湿胃苓汤。若腰肋生之，系肝火妄动，宜用柴胡清肝汤治之。其间小疱，用线针穿破，外用柏叶散敷之；若不速治，缠腰已遍，毒气入脐，令人膨胀，闷呕者逆。"《医宗金鉴》为官修医书，并作为教材使用，对后世有较大影响。其病名一直沿用到中华人民共和国成立后。

中华人民共和国成立后，改革开放早期的一些皮肤病专著如李林的《实用中医皮肤病学》和已经广泛应用于中医药学文献的标引和检索的《中国中医药学主题词表》以"缠腰火丹"作为正式主题词。

现代中医著作多用"蛇串疮"作为正名，高等中医院校教材《中医外科学》五版教材，《中医病症分类与代码》《中医临床诊疗术语·疾病部分》，2004年全国科学技术名词审定委员会审定公布的《中医药学名词》，"十二五"规划教材《中医外科学》均以蛇串疮作为该病的规范名。现在，"蛇串疮"作为该病正名已成为共识。

三、同义词

【俗称】"缠腰火龙""火龙缠身"（《壮族百科词典》）；"缠腰蛇"（《福州方言词典》）；"缠腰蛇丹"（《中医词释》）；"串腰龙"（《中医外科病诊治彩色图谱》）；"蛇盘疮"（《中国医学百科全书·外科学》）；"蛇形疮"（《华佗神医秘传》）；"蛇缠疮"（《世医得效方》）；"蛇窝疮""蛇窝子疮"（《简明中医病症词典》）；"白蛇缠"（《奇效简便良方》）。

【曾称】"缠腰火丹"（《外科大成》）；"蛇丹""火带疮"（《中医大辞典》）；"大带"（《五十二病方》）；"甑带疮"（《诸病源候论》）；"蛇窠疮"（《外科启玄》）；"蛇缠虎带"（《育婴家秘》）。

四、源流考释

与蛇串疮有关的记载最早可以追溯到约成书于春秋战国时代，发现于西汉墓葬中的现存最早的医方书《五十二病方》。该书"大带"篇曰:“大带者,燔⿰土甾,与久膏而×傅之。”[1]74 由于年代久远,缺字,病症记述不详,据现有文献专家并没有给出“大带”就是“蛇串疮”的定论。“大带”是古代礼服所用腰带。祭服、礼服有革带、大带之分。大带加于革带之上,用白丝布做成,系于腰间。外科疾病的命名一般是依据其发病部位、穴位、脏腑、病因、形态、颜色、特征、范围、病程、传染性等,有取类比象的特点。那么该病应该是形似大带,环腰而生。发病部位及形态上与本病相符。

魏晋南北朝时期,未见相关记载。隋代《诸病源候论》“甑带疮候”,是最早对该病的临床表现和病机有所记述:“甑带疮者,绕腰生。此亦风湿搏血气所生,状如甑带,因以为名。又云:此疮绕腰匝。”[2]2 指出该病形似带而绕腰生,病机为风湿搏气血而生。

唐宋时期,虽然出现了外科专著,但是,重要医学专书中未见对该病记载。元代危亦林的《世医得效方》[3]976 在中记载了“蛇缠疮”的病名,没有对症状的描述。

明清时期,外科大为发展。明代王肯堂的《证治准绳·疡医》[4]272 痈疽部分“腰部”将《世医得效方》对蛇缠疮的外治法记载在“缠腰火丹”条下。“缠腰火丹,或问:绕腰生疮,累累如珠何如?曰:是名火带疮,亦名缠腰火丹。由心肾不交,肝火内炽,流入膀胱,缠于带脉,故如束带。急服内疏黄连汤。壮实者,一粒金丹下之。活命饮加芩、连、黄柏,外用清热解毒药敷之。此证若不早治,缠腰已遍,则毒由脐入,膨胀不食而死。治蛇缠疮上用雄黄研为末,以醋调涂,仍用酒调服。”[4]272 首次较为全面、明确的记述了该病的症状、证候、治疗等内容,从内涵上与蛇串疮相符。此书将缠腰火丹、火带疮、蛇缠疮联系为一个疾病。由于当时人们的认识水平有限,人们会把同一种疾病的不同表现当成不同的疾病,也会把表现相似的不同疾病当成一种疾病。不同的人,认识不同,把很多疾病联系到一起。

此外,地域的差异、朝代的更替也可导致对同一疾病的称呼在不同地区和不同时代的迥然不同。明代外科专著或方书中记载的疾病,今人认为与蛇串疮相关的疾病还有蜘蛛疮、蛇窠疮、白蛇串、白蛇缠等。外科专著《外科启玄》[5]316 中记载的蜘蛛疮“生于皮肤间与水窠相似,淡红且痛,五七个成堆,亦能荫开。”同时书中记载的蛇窠疮:“此疮因衣服被蛇游过,或饮食内受沾蛇毒,入于皮毛,致生疮且痛。”小儿的白蛇串“即白蛇缠,生于腰间,两头如蛇形,两头相合则必不能救矣”,也应该是蛇串疮发生在小儿身上,很可能是蛇串疮的不同表现,及出现在不同人群的不同称呼。此外还有“蛇缠虎带”(《育婴家秘》)等称呼。病因上,认为蜘蛛疮、蛇窠疮是由于接触有毒物质所致,而非缠腰火丹之心肾不交,肝火内炽。

清代,蛇串疮证治首载于《外科大成》:“缠腰火丹,俗名蛇串疮,初生于腰,紫赤如疹,或起水疱,痛如火燎。”[6]559 之后的《医宗金鉴》[7]1717 对其记载更加详细,“此证俗名蛇串疮,有干湿不同,红黄之异,皆如累累珠形。干者色红赤,形如云片,上起风粟,作痒发热……湿者色黄白,水疱大小不等,作烂流水,较干者多疼”。清代的《疡医大全》[8]1124 较为全面的收录了前人的外科成就。但是,未收录缠腰火丹。

近现代,由于中医临床双诊断的现实情况,在研究中医疾病时,多与西医疾病相对应,蛇串疮则被认为是西医的带状疱疹。带状疱疹,中医多以缠腰火丹、蛇串疮为正名。尤其是中华人民共和国成立后国家标准、行业标准、中医院校教材多用蛇串疮为该病正名。早期的一些皮肤病专著如李林的《实用中医皮肤病学》和已经广泛应用于中医药学文献的标引和检索的《中国中医药学主题词表》[9]73 以“缠腰火丹”作为正式主题词。高等中医院校教材《中医外科学》[10]122 五版教材,国家标准《中医病症分类与代码》[11]59、国家标准《中医临床诊疗术语:疾病部分》[12]79,行业标准“中医病症”,2004 年全国科学技术名词审定委员会审定公布的《中医药学名词》[13]256，《中医外科学》“十二五”规划教材[14]151 均以蛇串疮作为该病的规范名。“蛇串疮”作为该病病名已成为共识。还有民间对蛇串疮的俗称非常多，如缠腰火龙、缠腰蛇、火带丹、缠腰龙、蛇缠腰、拦腰蛇、串腰龙、蛇盘疮、火腰带毒等、蛇窝子疮、蛇身疮。

总之，古代，同一种疾病由于症状表现不同可能被看作是不同的疾病，此处如缠腰火丹和白蛇串。也有可能表现相似的疾病，被近世医家看作是同一种疾病。不同医家，由于临床经历不同，认识会有所不同。蛇串疮、缠腰火丹，对应西医的带状疱疹，均没有异议。五版《中医外科学》教材认为《外科启玄》中所言的蜘蛛疮所指也是带状疱疹，后面的教材多延续其说法，“十二五”教材也是这样。《外科启玄》记载的蜘蛛疮，《外科大成》和《外科正宗》认为是接触了“蜘蛛的排泄物”等所致。因此，《实用中医皮肤性病学》认为蜘蛛疮是疱疹性皮炎，即接触异物所致的变态反应性皮肤病。当然，这也不排除古代医家对其病因的错误认识。

五、文献辑录

《五十二病方·大带》：“大带者，燔𡊅，与久膏而□傅之。”[1]74

《诸病源候论·卷三十七·甑带疮候》：“甑带疮者，绕腰生。此亦风湿搏血气所生，状如甑带，因以为名。又云：此疮绕腰匝。”[2]742

《世医得效方·卷第十九·疮肿科·诸疮》：“蛇缠疮用雄黄为末，醋调涂，仍用酒服。凡为蛇伤及蜂虿、蜈蚣、毒虫、颠犬所伤，皆可用。”[3]976

《疡医大全》：“白蛇串即白蛇缠，又名蛇窠疮。”[8]1124

《证治准绳·痈疽部分·腰部》：“缠腰火丹或问：绕腰生疮，累累如珠何如？曰：是名火带疮，亦名缠腰火丹。由心肾不交，肝火内炽，流入膀胱，缠于带脉，故如束带。急服内疏黄连汤。壮实者，一粒金丹下之。活命饮加芩、连、黄柏，外用清热解毒药敷之。此证若不早治，缠腰已遍，则毒由脐入，膨胀不食而死。治蛇缠疮上用雄黄研为末，以醋调涂，仍用酒调服。”[4]272

《外科启玄》：“蛇窠疮，此疮因衣服被蛇游过，或饮食内受沾蛇毒，入于皮毛，致生疮且痛。可用艾灸之疮头上，或以松针刺血，取蜈蚣浸油搽之，或酒调雄黄搽之即安。”“白蛇串即白蛇缠，生于腰间，两头如蛇形，两头相合则必不能救矣。”“蜘蛛疮，此疮生于皮肤间与水窠相似，淡红且痛，五七个成堆，亦能荫开。”[5]316

《本草求真》：“原蚕沙，又新瓦炙，为末，少加雄黄，麻油调敷，治蛇串疮。”[15]223

《外科大成·腰部》：“缠腰火丹，俗名蛇串疮，初生于腰，紫赤如疹，或起水疱，痛如火燎。”[6]559

《医宗金鉴·外科心法要诀》：“缠腰火丹【方歌】缠腰火丹蛇串名，干湿红黄似珠形，肝心脾肺风热湿，缠腰已遍不能生。【注】此证俗名蛇串疮，有干湿不同，红黄之异，皆如累累珠形。干者色红赤，形如云片，上起风粟，作痒发热。此属肝心二经风火，治宜龙胆泻肝汤；湿者色黄白，水疱大小不等，作烂流水，较干者多疼，此属脾肺二经湿热，治宜除湿胃苓汤。若腰肋生之，系肝火妄动，宜用柴胡清肝汤治之。其间小疱，用线针穿破，外用柏叶散敷之；若不速治，缠腰已遍，毒气入脐，令人膨胀，闷呕者逆。”[7]1717

《疡医大全·幼科诸疮》：“申斗垣曰：白蛇串即白蛇缠，生于腰间，两头如蛇形，两头相合则必不能救矣。按《纲目》剪春萝条下治火带疮绕脐腰腹生者，采花叶捣烂，蜜和涂之，即愈。大法宜隔纸膏。《外科启玄》白蛇缠腰，乃腰里起一红泡圈子，若不早治，被其缠到者不救。缠腰者如腰样也。《钱青抡方》窦汉卿曰：白蛇串即白蛇缠，又名蛇窠疮。《外科全书》朱丹溪曰：此疮因衣服被蛇游行，或饮食中受沾蛇毒，入于皮毛，致生疮且痛。可用艾灸之，疮头上或以松针刺血，取蜈蚣浸油搓之，或酒调雄黄白芷搓之。澄曰：此患多起于腰间，若不急治，则疮形灰烂，首尾搭头无救。”[8]1124

“蜘蛛疮门主论”：“陈实功曰：蜘蛛疮或衣沾蜘蛛遗尿，或虫蚁游走而成。初生白泡红根作痒，日渐开成簇作痛（《正宗》）。申斗垣曰：此疮生于皮肤间，如水窠疮相似，淡红且痛，五七个成簇，亦能荫开，可用苎麻在疮上揉搓出水，即以苎麻烧灰为末，掺在疮上即愈（《启玄》）。汪省之曰：蜘蛛尿着人身上，即生疮如粟粒累累，似蜊虫螫痛，亦能恶寒发热，即以犀角磨汁涂之则愈。不然以苎麻搓去疮内水汁，用金黄散搽之（《理例》）。”[8]1346

《奇效简便良方》：“赤白蛇缠疮……兜粪勺上竹箍烧灰研细，香油调涂。白蛇缠，红土香油调敷亦妙。”[16]118

《回生集·外症门》：“治赤白蛇缠疮，用兜粪杓上竹箍。烧灰研细。用香油或麻油调搽患处。即愈。”[17]64

《中医大辞典》：“蛇串疮，病证名。见《医宗金鉴·外科心法要诀》，即蛇缠虎带。”[18]1582

“蛇缠虎带，病名。出明代万全《育婴家秘》。又名缠腰火丹、火带疮、蛇串疮。系由湿热火毒，蕴蓄经络而发。《外科大成》载其症‘初生于腰，紫赤如疹，或起水疱，痛如火燎’。虽多发于腰及胸胁等处，但亦可发生于其他部位。发病前，局部常有疼痛，同时伴有微热和全身不适等症状。2～3日后，局部皮肤出现不规则的小红瘢，随即在小红瘢上发生水疱，密集成群。发生在躯干或四肢时，常依次排列成带状。即带状疱疹。”[15]1583

“缠腰火丹，病名。生于腰肋间的疱疹性皮肤病。见《证治准绳·疡医》卷四。又名蛇串疮、火带疮、蛇缠疮、蛇丹、蛇缠虎带。多由心肝二经风火，或脾肺二经湿热所致。起病突然、症见患部皮肤发红烧灼刺痛，红疹集簇，继而出现水疱，小如粟米，大如黄豆，疱液初呈透明，后转浑浊；或间有出血或坏死，累累如串珠，排列成束带状。多发生在身体的一侧。老年患者有时疼痛可持续1～2月，甚至更长时间。或伴有轻度发热、疲乏、纳差等全身症状。”[15]1878

《中医皮肤科病症诊断疗效标准》：“蛇串疮是因肝脾内蕴湿热，兼感邪毒所致。以成簇水疱沿身体一侧呈带状分布，排列宛如蛇行，且疼痛剧烈为特征的皮肤病。相当于带状疱疹。”[19]144

《中医临床诊疗术语：疾病部分》：“蛇串疮，因肝脾湿热，循经蕴肤，兼感邪毒所致。以成簇水疱沿身体单侧呈带状分布，排列宛如蛇形，疼痛剧烈为主要表现的疱疹类皮肤病。”[12]79

《中医药学名词》：“蛇串疮……以成簇水疱沿身体单侧呈带状分布，排列宛如蛇形，疼痛剧烈为主要表现的急性疱疹性皮肤病。”[13]256

《简明中医病证辞典》：“蛇窝疮，病名。出《华佗神医秘传》卷五。即蛇串疮。”[20]1142

《中国中医药学主题词表》：“缠腰火丹，异名火带疮、蛇串疮。”[9]73

《中医外科学》（顾伯康）：“蛇串疮是一种在皮肤上出现成簇水疱，痛如火燎的急性疱疹性皮肤病。引起皮肤上有红斑水疱，累累如串珠，每多缠腰而发，故又名缠腰火丹，或称火带疮、蛇丹。《外科启玄》中又叫作‘蛛蛛疮’。”[9]73

《中医外科学》（李曰庆）：“蛇串疮是一种皮肤上出现成簇水疱，呈带状分布，痛如火燎的急性疱疹性皮肤病。因皮损状如蛇行，故名蛇串疮；因每多缠腰而发，故又称缠腰火丹；本病又称之为火带疮、蛇丹、蜘蛛疮等。以成簇水疱，沿一侧周围神经作带状分布，伴刺痛为临床特征。多见于成年人，好发于春秋季节。相当于西医的带状疱疹。”[14]151

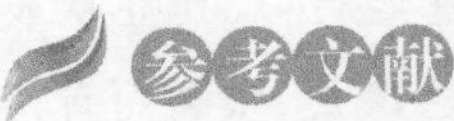

参考文献

[1] 严建民. 五十二病方注补译[M]. 北京：中医古籍出版社. 2005：74.

[2] [隋] 巢元方. 诸病源候论[M]. 影印本. 北京：人民卫生出版社，2009：742.

[3] [元] 危亦林. 世医得效方[M]. 上海：上海科学技术

出版社，1964：976.

[4] [明]王肯堂.证治准绳(四)[M].影印本.上海：上海科学技术出版社，1995：272.

[5] [明]申斗垣.外科启玄[M].北京：人民卫生出版社，1955：316.

[6] 胡晓峰，高文铸.外科大成[M]//中医外科伤科名著集成.北京：华夏出版社，1997：559.

[7] [清]吴谦.医宗金鉴.外科心法要诀[M].北京：人民卫生出版，2003：1717.

[8] [清]顾世澄.疡医大全[M]北京：人民卫生出版社，1987：1124.

[9] 中国中医科学院中医药信息研究所.中国中医药学主题词表[M].北京：中医古籍出版社，1996：73.

[10] 顾伯康.中医外科学[M].上海：上海科学技术出版社.1986：122.

[11] 国家中医药管理局.中医病症分类与代码[M].北京：中国标准出版社，1995：59.

[12] 国家中医药管理局.中医临床诊疗术语：疾病部分[M].北京：中国标准出版社，1997：79.

[13] 全国中医药学名词审定委员会.中医药学名词[M].北京：科学出版社，2004：256.

[14] 李曰庆.中医外科学[M].北京：中国中医药出版社，2010：151.

[15] [清]黄宫绣.本草求真[M].上海：上海科学技术出版社，1959：223.

[16] [清]丁尧臣.奇效简便良方[M].北京：中医古籍出版社，1990：118.

[17] 裘吉生.回生集[M]//珍本医书集成.上海：世界书局，1936：64.

[18] 李经纬，余瀛鳌，欧永欣，等.中医大辞典[M].北京：人民卫生出版社.1995：1582.

[19] 中国中西医结合皮肤性病专业委员会，北京中医医院，上海中医药大学附属龙华医院.中医皮肤科病症诊断疗效标准[M].北京：人民卫生出版社，1994：144.

[20] 邹积隆，丛林，杨振宁.简明中医病证辞典[M].上海：上海科学技术出版社，2005：1142.

（洪　梅）

4·128

脚湿气

jiǎo shī qì

一、规范名

【汉文名】脚湿气。

【英文名】tinea pedis。

【注释】又称“田螺疱”。发生于足跖趾丫，以趾间浸渍糜烂、渗流滋水、足跖水疱、角化过度、脱屑、瘙痒等为主要表现的癣病。相当于足癣。

二、定名依据

脚湿气作为一种足部癣类疾病，其症状表现为：足趾间皮肤水疱、脱皮、糜烂、皲裂而有特殊臭味。最早见于北宋《圣济总录》，其时尚名“脚气疮”。

其后元代齐德之《外科精义》中的“足癣”，明代朱橚《普济方》中的“烂脚气疮”“脚烂疮”、李濙《卫生易简方》中的“脚指缝烂疮”、徐春甫《古今医统大全》中的“两脚烂疮”、龚信《古今医鉴》中的“脚丫烂”、李时珍《本草纲目》中的“脚丫湿烂”“足趾丫湿烂疮”、张浩《仁术便览》中的“脚缝烂疮”“风痒脚疮”、申斗垣《外科启玄》中的“足丫湿烂”“脚丫烂疮”、陈实功《外科正宗》中的“臭田螺”“田螺泡”“脚丫作痒”，清代程国彭《医学心悟》中的“烂脚风”、汪琥《伤寒论辨证广注》中的“脚气疮疥”、吴谦《外科心法要诀》中的“田螺疱”、吴杖仙《吴氏医方汇编》中的“烂脚丫”、何京《文堂集验方》中的“脚丫痒”、程鹏程《急救广生集》中的“脚疰”、鲍相璈《验方新编》中的“脚丫破烂”都是脚湿气的曾用名。

自从明代李濙《卫生易简方》首载“脚湿气”一名以来，历代沿用较少，如楼英《医学纲目》、曹沧洲《曹沧洲医案》。

中华人民共和国成立后，1964年《中医外科学》（上海中医学院），1985年《中医皮肤病诊疗》（张曼华），1985年《实用中医外科学》（顾伯华），1986年《皮科便览》（李博鉴），1986年《中医外科学》（顾伯康），1987年《中医外科学》（顾伯康），1989年《中医外科学》（艾儒棣），1989年《外科》（杨医亚等），1991年《中医外科学》（艾儒棣），1991年《骨伤科皮科应用必备》（朱进忠），1994年《中医外伤科学》（许书亮），1994年《中医外科学》（王沛），1996年《中医外伤科学》（李彪），1997年《中医外科学》（陆德铭），2000年《新编中医皮肤病学》（欧阳恒等），2000年《今日中医外科》（王永炎），2000年《新编中医外科临床手册》（王少金），2007年《中医外科学》（艾儒棣），2009年《中医外科学》（张翠月）均采用了"脚湿气"作为正名，说明"脚湿气"作为规范病名已取得共识，符合约定俗成的原则。

我国2005年出版的由全国科学技术名词审定委员会审定公布的《中医药学名词》已以"脚湿气"作为规范名，所以"脚湿气"作为规范名也符合术语定名的协调一致原则。

三、同义词

【又称】"田螺疱"（《中医皮肤病学简编》）。

【俗称】"香港脚"（《中医皮肤病诊疗》）；"运动员脚"（《现代皮肤病学》）；"脚气"（《现代中医皮肤病学》）。

【曾称】"脚气疮"（《圣济总录》）；"足癣"（《外科精义》）；"烂脚气疮""脚烂疮"（《普济方》）；"脚指缝烂疮"（《卫生易简方》）；"脚气疮疥"（《中寒论辩证广注》）；"两脚烂疮"（《古今医统大全》）；"脚丫烂"（《古今医鉴》）；"脚丫湿烂""足趾丫湿烂疮"（《本草纲目》）；"脚缝烂疮""风痒脚疮"（《仁术便览》）；"足丫湿烂""脚丫烂疮"（《外科启玄》）；"臭田螺""田螺泡""脚丫作痒"（《外科正宗》）；"烂脚风"（《医学心悟》）；"田螺疱"（《外科心法要诀》）；"烂脚丫"（《吴氏医方汇编》）；"脚丫痒"（《文堂集验方》）；"脚疰"（《急救广生集》）；"脚丫破烂"（《验方新编》）。

四、源流考释

成书于北宋的方书《圣济总录》首载"脚气疮"[1]2265一名，其后明代朱橚《普济方》[2]206、孙志宏《简明医彀》[3]489、清代祁坤《外科大成》[4]206、吴谦《外科心法要诀》[5]351、顾世澄《疡医大全》[6]969、沈金鳌《杂病源流犀烛》[7]473、郑玉坛《彤园医书（外科）》[8]97、许克昌等《外科证治全书》[9]104、鲍相璈《验方新编》[10]591、易凤翥《外科备要》[11]263均沿用"脚气疮"一名，古籍描述的典型症状是："脚膝生疮，痒痛作肿，破津黄水，形类黄水疮。"颇近于湿热下注型脚湿气。

元代医家齐德之《外科精义》始载"足癣"[12]67,68一名，其后医家沿用较少，如朱橚《普济方》[2]241，龚廷贤《鲁府禁方》[13]130，清代陈士铎《洞天奥旨》[14]123。

明代朱橚《普济方》始载"烂脚气疮"[2]22"脚烂疮"[2]799，其中"烂脚气疮"后人没有沿用，"脚烂疮"沿用亦少，以笔者所见，仅有明代董宿，方贤《奇效良方》[15]927、王肯堂《疡医证治准绳》[16]347。

其后明代胡濙《卫生易简方》始载"脚指缝烂疮"[17]203一名，后世沿用较多，比如董宿等《奇效良方》[15]927、徐春甫《古今医统大全》[18]1106、楼英《医学纲目》[19]797、王肯堂《疡医证治准绳》[16]353、万表《万氏家抄济世良方》[20]41、王梦兰《秘方集验》[21]92，清代孙伟《良朋汇集经验神方》[22]220、冯兆张《冯氏锦囊秘录》[23]542、沈铭三等《灵验良方汇编》[24]89、何京《文堂集验方》[25]149。

胡濙《卫生易简方》还首载"脚湿气"[17]269一名，但其后医家沿用较少，沿用的有楼英《医学纲目》[19]795、曹沧洲《曹沧洲医案》[26]447。

其后明代徐春甫《古今医统大全》首载"两脚烂疮"[18]1106一名，后世医家沿用亦较少，沿用的有李梴《医学入门》[27]482，张浩《仁术便览》[28]258，清代陈士铎《石室秘录》[29]43。

其后明代龚信《古今医鉴》始载"脚丫

皮肤科

烂”[30]470 一名，后世沿用亦少，沿用的有清代程鹏程《急救广生集》[31]35，姚俊《经验良方全集》[32]76,77。

其后明代李时珍《本草纲目》始载“脚丫湿烂”[33]1138“足趾丫湿烂疮”[33]210，其中“足趾丫湿烂疮”后世没有沿用，“脚丫湿烂”则沿用较多，比如缪希雍《本草单方》[34]622，清代汪昂《本草易读》[35]281、陈士铎《洞天奥旨》[14]178、顾世澄《疡医大全》[6]1021、何京《文堂集验方》[25]71、龚自璋《家用良方》[36]49。

其后明代张浩《仁术便览》记载有“脚缝烂疮”“风痒脚疮”[28]258，后世沿用“脚缝烂疮”的有清人陈士铎《洞天奥旨》[14]233，后世沿用“风痒脚疮”的有万表《万氏家抄济世良方》[20]42、王梦兰《秘方集验》[21]92。

其后明代申斗垣《外科启玄》记载有“足丫湿烂”“脚丫烂疮”[37]76，后世均未沿用。

其后明代陈实功《外科正宗》记载有“臭田螺”[38]310“田螺泡”[38]311“脚丫作痒”[38]294。

其中，“脚丫作痒”一名后世亦有沿用，比如：清代王梦兰《秘方集验》[21]103，顾世澄《疡医大全》[6]1021，周诒观《秘珍济阴》[39]109，孟文瑞《春脚集》[40]72,73，易凤翥《外科备要》[11]266。

“田螺泡”一名后世亦有沿用，如：清代祁坤《外科大成》[4]206，郑玉坛《彤园医书》[8]99，许克昌等《外科证治全书》[9]108,109，朱费元《临证一得方》[41]107。

“臭田螺”相当于“趾间型”脚湿气。其名后世亦有沿用，如：清代祁坤《外科大成》[4]205，吴谦《外科心法要诀》[5]348，顾世澄《疡医大全》[6]1020，郑玉坛《彤园医书》[8]98，许克昌等《外科证治全书》[9]109，时世瑞《疡科捷径》[42]39，易凤翥《外科备要》[11]264,265。

值得注意的是，“臭田螺”一名在古籍当中还指“甲疽”[33]424，与脚湿气迥然不同，所以“臭田螺”与“脚湿气”内涵并不完全相同。

其后清代程国彭《医学心悟》记载有“烂脚风”[43]257 一名，以笔者所见，后世未有沿用。

其后清代汪琥《中寒论辩证广注》[44]252 记载有“脚气疮疥”一名，后世医家亦未沿用。

其后吴谦《外科心法要诀》记载有“田螺疱”[5]352,353 一名，后世沿用的有：顾世澄《疡医大全》[6]1013,1014，郑玉坛《彤园医书》[8]145，许克昌等《外科证治全书》[9]5，时世瑞《疡科捷径》[42]，鲍相璈《验方新编》[10]610，易凤翥《外科备要》[11]265,266。“田螺疱”相当于“汗疱型”脚湿气。

其后吴杖仙《吴氏医方汇编》记载有“烂脚丫”[45]219 一名，后世沿用的有：许克昌等《外科证治全书》[9]109，凌奂《外科方外奇方》[46]125。

其后何京《文堂集验方》记载有“脚丫痒”[25]106 一名，后世没有沿用。

其后程鹏程《急救广生集》记载有“脚疰”[31]35 一名，后世沿用较少，仅有凌奂《外科方外奇方》[46]125。

其后鲍相璈《验方新编》记载有“脚丫破烂”[10]188 一名，后世亦未沿用。

中华人民共和国成立后，1964 年上海中医学院《中医外科学》[47]208 使用了“脚湿气”作为正名，其后外科著作大多沿用，如：1985 年张曼华《中医皮肤病诊疗》[48]60，1985 年顾伯华《实用中医外科学》[49]438，1986 年李博鉴《皮科便览》[50]74,75，1986 年顾伯康《中医外科学》[51]129，1987 年顾伯康《中医外科学》[52]261，1989 年艾儒棣《中医外科学》[53]158，1989 年杨医亚等《外科》[54]156，1991 年艾儒棣《中医外科学》[55]159，1991 年朱进忠《骨伤科皮科应用必备》[56]91，1994 年许书亮《中医外伤科学》[57]102，1994 年王沛《中医外科学》[58]365，1996 年李彪《中医外伤科学》[59]82，1997 年陆德铭《中医外科学》[60]130，2000 年欧阳恒等《新编中医皮肤病学》[61]159，2000 年王永炎等《今日中医外科》[62]486，2000 年王少金《新编中医外科临床手册》[63]316，2005 年《中医药学名词》[64]276（中医药学名词审定委员会），2007 年艾儒棣《中医外科学》[65]186，2009 年张翠月《中医外科学》[66]223，2014 年《中医药学名词》[67]57（中医药学名词审定委员会）。

也有使用“足癣”作为正名的，如：1965年杨天籁《小儿皮肤病》[68]164，1973年山东中医学院中医系外科教研室《中医外科学》[69]197,198，1979年中医研究院广安门医院《朱仁康临床经验集》[70]82，1979年程运乾《中医皮肤病学简编》[71]90,91，1980年全国中等卫生学校试用教材《中医外伤科学》编写组《中医外伤科学》[72]90，1981年管汾《实用中医皮肤病学》[73]111,112，1981年《临床皮肤病学》编写组《临床皮肤病学》[74]330，1983年张志礼等《简明中医皮肤病学》[75]141，1986年尚德俊《实用中医外科学》[76]522，1986年涂元远等《实用小儿皮肤病学》[77]67，1988年吴恒亚《中医外科学》[78]105，1995年韦永兴《中医外科学》[79]79，1995年尚德俊《新编中医外科学》[80]261，1996年王坤山《中西医临床皮肤病学》[81]139，1996年杨国亮等《现代皮肤病学》[82]189，1998年金之刚《中医外科学》[83]259，1999年杜锡贤《皮肤病中医辨治》[84]145，2001年赵尚华《中医皮肤病学》[85]67，2012年胡蔚毅《专家诊治皮肤癣与牛皮癣》[86]154。

也有使用“脚癣”作为正名的，如：1956年朱仁康《实用外科中药治疗学》[87]338,339，1997年刘忠恕《现代中医皮肤病学》[88]70，1998年许芝银等《中医外科学》[89]206。

也有使用“脚丫破烂”作为正名的，如：1960年上海中医学院外科教研组《中医外科学讲义》[90]140，1961年上海中医学院外科教研组《中医外科学中级讲义》[91]101，1972年上海中医学院外科教研组《中医外科简编》[92]121。

也有使用“脚气疮”作为正名的，如：1988年马汴梁《简明中医古病名辞典》[93]187，1998年李林《实用中医皮肤病学》[94]174，2007年徐宜厚等《皮肤病中医诊疗学》[95]320。

有人认为“湿脚气”也是脚湿气的曾用名，笔者认为是错误的，因为“湿脚气”是脚气病的一种[96]44，与脚湿气迥乎不同，所以不能将二者混淆。

亦有人认为“烂疮”也是脚湿气的曾用名，笔者认为也是错误的，因为“烂疮”有两种内涵：①指熛疮[97]409。②泛指疮面溃烂之一切疮疡[98]987。所以二者内涵是不相同的。

总之，“脚湿气”一名首载于《卫生易简方》，古籍中沿用较少，而《圣济总录》中的“脚气疮”、《外科精义》中的“足癣”、《普济方》中的“烂脚气疮”“脚烂疮”、《卫生易简方》中的“脚指缝烂疮”、《本草约言》中的“脚气疮疥”、《古今医统大全》中的“两脚烂疮”、《古今医鉴》中的“脚丫烂”、《本草纲目》中的“脚丫湿烂”“足趾丫湿烂疮”、《仁术便览》中的“脚缝烂疮”“风痒脚疮”、《外科启玄》中的“足丫湿烂”“脚丫烂疮”、《外科正宗》中的“臭田螺”“田螺泡”“脚丫作痒”、《医学心悟》中的“烂脚风”、《外科心法要诀》中的“田螺疱”、《吴氏医方汇编》中的“烂脚丫”、《文堂集验方》中的“脚丫痒”、《急救广生集》中的“脚疰”、《验方新编》中的“脚丫破烂”均是脚湿气的曾用名。至于“湿脚气”“烂疮”则不宜视为脚湿气的曾用名。

五、文献辑录

《圣济总录》卷一百三十六：“治一切风毒，头面虚肿㾭麻，遍身风瘙生疮，风气走注，骨肉疼痛，攻刺胸髆头项，热疼冷痹，白虎风、脚手干小，肾脏风拘急四肢转动不得，流灌脚膝，上冲眼目昏暗涩泪赤肿，女人血风钻刺四肢瞤麻，发落头疼，男子肾脏风，下注变为脚气疮，紫黑胀烂等疾。龙沙丸方……天麻、芎䓖、附子（炮裂去皮脐）、狗脊（去毛）、踯躅花、藿香叶、紫葳（凌霄花是也）、干蝎（去土炒）、地龙（去土炒）、藁本（去苗土）、白芷、乳香（研）、枫香脂（研）、白僵蚕（炒）、蒺藜子（炒去角）、独活（去芦头各半两），白花蛇（酒浸去皮骨炙）、麻黄（去根节）、萆薢、败龟（醋炙各一两），乌头（炮裂去皮脐二两）。上二十一味，捣罗一十九味为末，与二味研者和匀，炼蜜丸如弹子大，别以丹砂一分，龙脑麝香各二钱，同研为衣，每服一丸，空心薄荷温酒嚼下。”[1]2265

《普济方》卷二百七十八“诸疮肿门”：“龙沙丸(出圣济总录)……治一切风毒，头面虚肿，痒麻遍身，风瘙生疮，风气游走，骨肉疼痛，攻刺胸膊，头项热痛，冷痹，白虎风脚手干小，肾脏风拘急，四肢转动不得，流灌脚膝上肿，眼目昏暗，涩泪赤肿，女人血风钻刺，四肢瞤麻，发落头疼，男子肾脏风下注变为脚气疮紫黑胀烂等疾。天麻、芎䓖、附子(炮裂去皮脐)、狗脊(去毛)、踯躅花、藿香叶、紫葳(凌霄是也)、干蝎(去土炒)、地龙(去土炒)、藁本(去苗叶)、白芷、乳香(研)、枫香脂(研)、白僵蚕(炒各半两)、萆薢(一两)、蒺藜子(去角炒)、独活(去芦头各半两)、麻黄(去根节)、败龟(醋炙各一两)，乌头(炮去皮脐)、白花蛇(酒浸去皮骨炙一两)。上以一十九味为末，与二味研者和匀，炼蜜丸如弹子大。别以丹砂一分，龙脑、麝香各二钱，同研为末。每服一丸，空心薄荷温酒嚼下。”[2]206“天麻膏(出《外科精要》)治疥癣赤秃，手足癣皮剥起，病瘙疳疮，浸蚀痒痛，脓汁浸淫，淫蔓经久不瘥者。草乌头、钩藤钩、木鳖子(用仁)、天麻、藜芦、川芎、狼毒、轻粉(各二分)，粉霜(二分另研)，黄蜡(六两)，腊猪脂(二两)，油(一斤)。上细锉如麻豆大，于油内煎至焦紫色，令冷滤去渣。上火入黄蜡、猪脂熔开，再重绵滤过，入轻粉、粉霜搅凝，磁盒内收贮，用以涂之。”[2]241

卷二百七十二“诸疮肿门”：“治诸般疮，或烂脚气疮、臁疮。明矾(飞)、川椒(各为末)，黄蜡，轻粉。上用柏子油灯盏煎沸，入前药，再用黄蜡同煎，搅匀成膏，却入轻粉。如脚气痛烂疮，先用大蓼煎汤，熏洗了挹干，敷药二次立效。”[2]22

卷三百“上部疮门”：“毡矾散……治脚烂疮。竹蛀屑 毡(烧灰)，红枣(烧灰存性)，黄丹，白矾(飞)，韶粉。上等分，为末掺之。”[2]799

《简明医彀·脚气疮》：“因肾虚风湿所搏，气血壅滞，毒在肤腠，不得宣通，脚上生疮。若风毒不散，迁延日久，黄水淋漓，气血亏伤，难治。”[3]489

《外科大成》卷二“分治部上”：“脚气疮……足膝间生疮。由肾虚风湿相搏所致，久则渐增肿痛，出黄水，身热，经久不瘥。宜服犀角散，洗漏芦汤，敷龙骨散。”[4]206“田螺泡……生于足间，忽如火燃，随生紫白黄泡，胀痛，由脾经风热所致。服解毒泻脾汤，外则挑破贴膏。”[4]206“臭田螺……生足指丫，起白斑作烂，痒痛流水，甚则寒热，足面俱肿，由胃经湿热下注。用甘草汤洗之，嚼细茶涂之，或用鹅掌皮烧存性敷之，或生桐油调敷，甚者蟾酥饼搽之，三日后易珍珠散，肿处敷金黄散。”[4]205

《外科心法要诀·脚气疮》：“脚气疮在足膝生，湿热相搏风气乘，壮热肿痛津黄水，心神烦躁犀角灵。〔注〕此证生于足膝，由湿热内搏，滞于肤腠，外为风乘，不得宣通，故令脚膝生疮，痒痛作肿，破津黄水，形类黄水疮，惟身体壮热，心神烦躁，经久难瘥。宜服犀角散，外以漏芦汤洗之，兼敷龙骨散甚效。”[5]351

卷七十一：“臭田螺疮最缠绵，脚丫瘙痒起白斑，搓破皮烂腥水臭，治宜清热渗湿痊。〔注〕此证由胃经湿热下注而生。脚丫破烂，其患甚小，其痒搓之不能解，必搓至皮烂，津腥臭水觉疼时，其痒方止，次日仍痒，经年不愈，极其缠绵。法宜甘草薏苡仁煎汤洗之，嚼细茶叶涂之，干则黄连膏润之；破烂甚者，宜用鹅掌皮，煅存性，研末，香油调敷，甚效。”[5]348“田螺疱在足掌生，里湿外寒蒸郁成，豆粒黄疱闷胀硬，破津臭水肿烂疼。〔注〕此证多生足掌，而手掌罕见。由脾经湿热下注，外寒闭塞，或因热体涉水，湿冷之气蒸郁而成。初生形如豆粒，黄疱闷胀，硬疼不能着地，连生数疱，皮厚难于自破，传度三五成片湿烂；甚则足跗俱肿，寒热往来。法宜苦参、菖蒲、野艾熬汤热洗，次用线针将疱挑破，放出臭水，加味太乙膏贴之。又将疱皮剪去，宜用石膏、轻粉等分研末撒之，仍以加味太乙膏盖贴，内服解毒泻脾汤。更有经年不愈者，系下部湿寒，以金匮肾气丸常服甚效。”[5]352,353

《疡医大全·脚气疮门主论》：“《心法》曰：

脚气疮生于膝之下，足之上，腿胫肿胖痒痛，破津黄水上结黄痂，皆由湿热内搏，滞于肤腠，外为风乘，不得宣通，形类黄水疮，惟身体壮热，心神烦躁，经久难瘥为异(《金鉴》)。"[6]969

"脚丫痒烂门主论"："陈实功曰：妇人脚丫作痒，乃从三阳风湿下流，凝结不散，故先作痒而后生湿烂，又或足底湾曲之处痒湿亦然(《正宗》)。申斗垣曰：脚丫湿烂乃湿热下注，或热足下水，以致脚丫破烂。如平素湿热盛者，听其淌水，不须医治，湿热由此外泄，若骤用燥药收干，反助湿热内患也(《启玄》)。又曰：久雨淹水，跣足出入于中，脚丫湿烂成疮，疼痛难行，先用矾汤洗拭，再以密陀僧煅赤，置地下去火毒，研极细末掺之，次日即能行走。胡公弼曰：凡脚丫初起小泡，作痒溃烂，毒水流注之处，即作痒溃烂出水。此乃湿气浸淫之证，以神应散治之(《青囊》)。"[6]1021

"臭田螺门主论"："陈实功曰：臭田螺者，乃足阳明胃经，湿火攻注，多生足指脚丫，随起白斑作烂，先痒后痛，破流臭水，形同螺靥，甚者脚面俱肿，恶寒发热，先宜甘草汤洗净，贴蟾酥饼，三日三换，后用珍珠散猪脊髓调搽膏盖，肿处以真君妙贴散敷之(《正宗》)。《心法》曰：臭田螺由胃经湿热下注而生。脚丫破烂，其患甚小，其痒搓之不能住痒，必搓至皮烂流腥臭水觉痛时，其痒方止，次日依然作痒，经年不愈，极其缠绵(《金鉴》)。"[6]1020

"田螺疱门主论"："《心法》曰：田螺疱多生足掌，而手掌罕见，由脾经湿热下注，外寒闭塞，或因热体涉水，湿冷之气蒸郁而成。初生形如豆粒，黄疱闷胀，硬疼不能着地，连生数疱，皮厚难于自破，传度三、五成片，湿烂甚则足跗俱肿，寒热往来，治宜苦参、菖蒲、野艾熬汤热洗，次用线针将疱挑破，放出臭水，加味太乙膏贴之，再将疱皮剪去，宜用石膏、轻粉等分，研末撒之，仍以膏贴，更有经年不愈者，系下部湿寒，以金匮肾气丸常服甚效(《金鉴》)。陈实功曰：田螺疱，乃脾经风湿攻注，多生手足，忽如火烧，随生紫白黄疱，不久渐大，胀痛不安，用针挑破，泄去毒水，太乙膏盖。如挑破又生者，须服解毒泻脾汤(《正宗》)。"[6]1013,1014

《杂病源流犀烛》卷二十九："发于脚膝，始而肿，继乃溃烂成疮者，名脚气疮，由肾虚为风湿所搏，攻于腿下足上，或由气血壅滞，湿毒在肤腠，不得宣通所致。若风毒不散，其疮渐出黄水，肿痛身热，延迟太久，亦能伤生。至本症方治，已详前脚气条，兹不赘。"[7]473

《彤园医书(外科)》卷三"外科病症"："脚气疮……生足踝之上两膝之下，由湿热内搏，滞于肤腠，外为风乘，不得宣通故令脚胫生疮，疼痛胖肿，溃渗黄水，形类黄水疮，但身体壮热，心神烦躁，经久难瘥。宜服犀角散，频洗漏芦汤。兼敷龙骨散。"[8]97"田螺泡……生脚板诸处，形如豆粒，黄泡闷胀，坚硬疼痛，不能履地，连生数枚，皮厚难破，内相传广，渐次湿烂，足跗牵肿，寒热往来。由脾经湿热下注，外寒闭塞，或体热涉水，冷湿之气蒸郁而成。外治法煎苦参、石菖蒲、艾叶、苍术煎汤，浸洗数次，次用线针挑破，放出臭水，上贴太乙膏。"[8]99

卷五"肿疡初起"："解毒泻脾汤……治田螺疱。炒研牛子、石膏末、制苍术、苡仁、木通、栀子、条芩、防风、甘草(等分)，灯心引。"[8]145

《外科证治全书・脚气》："脚气疮，胫足胖肿，生疮痒痛，出黄水，结黄痂，颇类黄水疮。惟身体壮热，心神烦躁，经久难痊，用抉壅汤加黄柏、山栀，外敷五美散。"[9]104

"臭田螺(俗名烂脚丫)"："脚丫起粟米白泡极痒，搓至皮烂，津腥臭水，觉疼时，其痒方止，次日仍痒如故，经年不愈，亦或痒痛出水，肿焮脚面，此皆阴虚湿热下注，三阴不足。主治补中益气汤，六味地黄丸，间服自愈，外以五美散掺之。"[9]108

"田螺泡"："生足掌，初如火燎，随生紫白黄泡，闷肿硬疼，不能着地，连生数泡，皮厚难于自破，三、五日成片湿烂，甚则足、跗俱肿，寒热往来。此肝脾风湿攻注，用苦参、菖蒲、野艾熬汤热洗，次用线针将泡挑破，泄去毒水，贴洞天膏，内服解毒泻肝汤。如湿重流水者，则以五美散撒之，更用膏盖贴。"[9]5

卷一："足背为足背发，足心为涌泉疽，脚底为牛程蹇，足掌起如豆粒黄泡为田螺疱，大拇指烂为臭田螺，足指色黑旁有红晕为脱疽，足无名指患色白而痛甚为脱疽，足指甲旁胬肉高起突为甲疽，为肉刺鸡眼，足跗两旁小如枣栗为历疽痈，足跗之前上下大如痈为四淫，足挛跟为足跟疽，足跟旁如枣栗黄肿若琉璃为土栗，足跟底起紫白泡为冷疔。"[9]109

《验方新编》卷二十四："洗脚气疮，焮肿痛痒，破流黄水。漏芦、白蔹、甘草节、五加皮、槐根皮各一两，蒺藜三两切碎，水煎浓汤，先熏后洗，冷则烫热再熏洗。"[10]591"治田螺疱。炒研牛子、石膏末、制苍术、苡仁、木通、栀子、条芩、防风、甘草等分，灯心引。"[10]610

卷十一："牛牙散：治一切痈毒大疮初起，并治蜡梨头疮及脚丫破烂神效。取已死黄牛门牙数枚，以三钱为度，将牙烧红浸醋内，烧三次浸三次，研末候冷。如病人有一斤酒量者，用酒二斤将牙灰冲入饮之，盖被睡一夜即出大汗，次日全消。或腹泻再用败毒散服之立愈。初起三日内俱可治，活人无算。若治蜡梨秃头疮并脚丫烂多年者，用麻油或鸡蛋油调敷。"[10]188

《外科备要》卷二"证治"："脚气疮……生足踝之上，两膝之下。由湿热内搏，滞于肤腠，外为风乘，不得宣通，故令脚胫生疮。疼痛胖肿，溃津黄水，时结黄痂，形类黄水疮，惟身体壮热，心神烦躁，经久难瘥。宜服犀角散（润），频洗芦汤（剑），兼敷龙骨散（芥）。"[11]263"臭田螺……由胃经湿热下注而生。脚丫破烂，其患甚小，其痒搓之不能解，必搓至皮烂津腥臭水，觉痛时其痒方止，次日仍痒。经年不愈，极其缠绵。宜用甘草薏苡仁煎汤浸洗，嚼细茶叶涂之，趾丫干燥者，黄连膏（阙）润之，日久破烂甚者，用鹅掌皮煅存性研末，香油调敷，甚效。若趾丫平常作痒，但用盐茶汤洗净，煅枯白矾末撒之。一方，黄柏炙为末，乳调涂之。又熟桐油调密陀僧敷。又藕煮熟捣烂涂之，如有水出，用黄丹、花蕊石粉擦。"[11]264,265"妇女脚丫作痒，属三阳风湿下注凝结不散，故先作痒，而后湿烂，又或足底弯曲之处，痒湿亦然，宜用枯矾散：枯矾五钱、石膏（煅）、轻粉、黄丹各三钱，共为末，温汤洗净搽药即愈。"[11]266"田螺疱……多生足掌而手掌罕见，由脾经湿热下注，外寒闭塞或因热体涉水，冷湿之气蒸郁而成。初生形如豆粒，黄疱闷胀，坚硬疼痛不能履地，连生数疱，皮厚难于自破，内相传度成片，渐次湿烂甚则足跗俱踵，寒热往来。法宜用苦参，菖蒲、野艾叶、苍术熬汤浸洗数次；次用线针，将疱挑破，放出臭水，贴加味太乙膏（淡），甚者须将疱皮剪去，研石膏轻粉、水粉末撒入，贴太乙膏，每日洗换。内治，初起频服解毒泻脾汤（润），更有经年不愈者系下部湿寒，常服金匮肾气丸（玉）甚效。"[11]265,266

《外科精义》卷下："天麻膏……治疥癣赤秃手足癣，皮剥起，痫疼痏疮侵蚀痛，脓汁浸淫，滋蔓经久不差者。草乌头、钓苓根、木鳖子、天麻、藜芦 川芎、狼毒（以上各五钱），轻粉、粉霜（以上各二分，另研），腊猪脂（二两），黄蜡（六两），油（一斤）。上前七味细锉如麻豆大，于油内煎至焦紫色，令冷，滤去柤，上火入黄蜡、猪脂溶开，再用重绵滤过，入轻粉、粉霜搅凝，磁盒内收贮。用以涂摩之，大效。"[12]241

《鲁府禁方》卷四"宁集"："五种发手足癣，千重万重，或好或发。"[13]130

《洞天奥旨·鹅掌风》："加味地黄汤……祖传。内治鹅掌风、足癣。熟地八两，山茱萸四两，山药四两，丹皮三两，泽泻三两，柴胡一两，麦冬三两，当归三两，白芍三两，肉桂一两，菖蒲五钱，茯苓三两。各为末，蜜为丸。每日早晚，空腹，滚水送下各五钱 一料即愈。"[14]123,124

卷十三："陀僧散……世传。治脚丫湿烂。密陀一两，轻粉一钱，熟石膏二钱，枯矾二钱。为末，湿则干敷，干则桐油调搽。一方用柏子油一两，明雄黄末五钱，调搽亦效。"[14]178

卷十六："鹅掌油(《准绳》)，治脚缝烂疮。鹅掌皮(烧灰存性)为末，敷之。以桐油涂亦妙。"[14]233

《奇效良方》卷五十四："治脚烂疮。竹蛀屑、毡烧灰、红枣(烧存性)、黄丹、白矾(枯)、韶粉。上等分。为细末，掺之。""治足大指角急为甲所入肉，便刺作疮，不可着履靴，脚指湿烂，妇人有此。上用矾石一物，烧汁尽，取末着疮中。食恶肉，生好肉，细细割去甲角，旬日即瘥。一方加黄连少许，同研掺之。治脚指缝烂疮。上用鹅掌皮，烧灰存性，为末敷之。"[15]927

《疡医证治准绳·脚气疮》："毡矾散……治脚烂疮。竹蛀屑，毡烧灰、红枣(烧存性)、黄丹、白矾(枯)韶粉各等分。为细末掺之。"[16]347

《卫生易简方》卷十："又方……用紫苏子、高良姜、陈皮等分为末，炼蜜丸如桐子大。空心服一二十丸，令人肥白身香，能下一切冷气、脚湿气，破癥结，消痰饮，止喘嗽，润心肺，疗呕吐反胃，补虚劳，调中顺气，益五脏，利大小便。"[17]269

《古今医统大全》卷九十三："治脚指缝烂疮及因暑手抓两脚烂疮……用细茶口嚼烂敷之，立愈。"[18]1106

《医学纲目》卷二十"心小肠部"："〔世〕用五倍子为末，用牛骨髓填缝内即好。治脚指缝烂疮，挦鹅时，取鹅掌黄皮，焙干烧存性为末，湿则掺之。"[19]797"〔世〕捷应散……治脚湿气成疮，痒不可当，爬之流黄水。用羯羊粪晒干为末，安于瓦上，手把竹柴火烧作灰，又研细。先用葱椒汤洗之，次用香油调厚傅上，以山茶花叶罨之，帛缚四五日即可。"[19]795

《万氏家抄济世良方》卷四："治脚指缝烂疮及手脚烂疮……用细茶一口嚼碎涂之。"[20]41"治远年近日风痒脚疮流黄水者……以黄柏去皮不拘多少，用猪胆汁涂，晒干数次令透，柏皮研为末。先用花椒煎汤，洗净拭干后以柏末掺之，二三次即愈。"[20]42

《秘方集验》卷下："脚指缝烂疮……鹅掌黄皮焙干，烧灰存性，为末掺之。或因暑，手抓烂疮，细茶口嚼烂敷之。远年近日，风痒脚疮，流黄水者，黄柏去皮，不拘多少，用猪胆汁涂搽晒干，数次酥透，柏皮方研末；先用花椒煎汤，洗过拭干，随以末药敷之，二三次即愈。"[21]92"脚丫作痒……此从三阳风湿下流，凝结不散，故先作痒，而后生湿烂；又或足底弯曲之处痒湿皆然。枯矾五钱，石膏(煅)、轻粉、黄丹各三钱。上为末，温汤洗净，搽药即愈。"[21]103

《良朋汇集经验神方》卷五："治脚指缝烂疮(吴化善方)……鹅掌上黄皮阴干，烧存性为末，搽上效。"[22]220

《文堂集验方》卷四："〔脚指缝烂疮〕鹅掌黄皮焙干，烧灰存性，为末糁之。赤石脂、苍术(炒焦)俱研极细末，糁上皆效。暑月抓烂疮，口嚼细茶叶敷之。风痒流黄水者，黄柏(去皮不拘多少)用猪胆汁涂搽，晒干数次，酥透柏皮，方研末。先用花椒汤洗过拭干，随以末药敷之，二三次即效。极痒有虫者，用乌桕根为细末，油调涂上，少顷涎水出即愈。湿烂不愈者，以多年尿桶烧灰存性敷之，凡下部湿气脚烂，不能移步者。内服黄柏(酒炒)、苍术(米泔水浸一宿，盐水炒燥，各五钱)，水煎食前服，连服四五次，再无不效。"[25]149

卷二："〔脚丫湿烂肿痛〕两足生疮，不能行走。苍术(米泔浸一日，晒干切片，盐水炒三钱)，黄柏(酒炒三钱)，川牛膝(酒炒二钱)，水煎。空心服，重者日两服，五七次后，再无不效。外用枸杞叶捣汁，将鹅毛涂患处，或萝卜菜连根煎汤洗皆效。"[25]71

卷三："〔脚丫痒〕枯矾(五钱)，石膏(煅)、轻粉、黄丹(各三钱，洗，研细后搽上，并治湿烂)。"[25]106

《曹沧洲医案·外疡总门科》："脚湿气：脚湿气，延腐胯间结块，须作速消散，以防聚而成疡。归须(三钱)，白蒺藜(四钱)，川牛膝(三钱)，陈皮(一钱)，忍冬藤(四钱)，赤芍(三钱)，粉萆薢(四钱)，生米仁(四钱)，丝瓜络(三钱五分)，土贝(四钱)，防己(三钱五分)，连翘(三钱),小金丹(一粒,研冲)。"[26]447

《医学入门·外集》卷五:"脚指丫疮湿烂,及足指角急为甲所入,肉便刺作疮湿烂,用枯矾三钱,黄丹五分,为末糁之。或鹅掌黄皮烧灰糁之。又方:用细茶嚼烂敷之。因暑手抓,两脚烂疮亦宜,能解热燥故也。指缝瘙痒成疮,血出不止,用多年粪桶箍篾,烧灰敷之。脚上及指缝中沙疮,用燕窠泥略炒、黄柏,二味为末,香油调敷,痛者加乳香。"[27]482

《仁术便览》卷四:"治脚缝烂疮,及两手两脚烂疮。细茶嚼烂涂之,即解热燥湿,其疮立愈……治远年近日风痒脚疮流黄水者。猪胆炙黄柏末付,先用花椒汤洗。"[28]258

《石室秘录》卷二"乐集":"论腿痈、多骨痈、囊痈、骑马痈、鹤膝风、脚胫烂疮。天师曰:下治者,乃生腿痈,多骨痈,囊痈,骑马痈,鹤膝风,两脚烂疮,脚疽等项是也。"[29]43

《古今医鉴》卷十六:"一脚丫烂,用生矾细末掺之。"[30]470

《急救广生集》卷二"杂症":"脚丫烂……滑石(一两),石膏五钱(锻),枯白矾(少许)研掺之(《李时珍方》)。一方,用茶叶嚼烂,敷之有效(《摄生方》)。脚痒、枯矾、黄柏为末,掺之(《方钞》)。"[31]35

《经验良方全集》卷一:"治脚丫烂方……用荆芥叶,捣烂敷之。又方:用干茶叶,嚼细敷之。治脚指缝白烂方 用鹅掌黄皮烧存性,为细末,敷之,如水出,用飞黄丹入花乳石粉掺之。"[32]76,77

《本草纲目·茗》:"脚丫湿烂:茶叶嚼烂敷之,有效。摄生方。"[33]1138

"足疮":"鹅掌皮灰(并敷足趾丫湿烂疮。)"[33]210

"绿矾":"妇人甲疽:妇人趾甲内生疮,恶肉突出,久不愈,名臭田螺。用皂矾日晒夜露。每以一两,煎汤浸洗。仍以矾末一两,加雄黄二钱,硫黄一钱,乳香、没药各一钱。研匀,搽之。"[33]424

《本草单方》卷十八"外科":"脚丫湿烂。茶叶嚼烂,敷之,有效。《摄生方》。"[34]622

《本草易读·茶叶》:"脚丫湿烂,嚼敷之。"[35]281

《家用良方》卷一:"脚丫湿烂……茶叶嚼烂塞之。凡脚趾缝丫,感受潮湿,水气红赤肿痒,搔之疼痛,似如烂腐,步履难行。用乌桕树嫩叶水浸软,抹燥,嵌脚丫内,立时痛止,收之而愈。如子女脚踝臁上所受湿气,忽起白泡,痛腐,以此贴之亦能止痛。"[36]49

《外科启玄·水渍脚丫烂疮》:"久雨水湿。劳苦之人跣行,致令足丫湿烂成疮,疼痛难行,惟用密陀僧煅赤置地下去火性,碾细末。先以矾水洗足拭干。即以此末上之次日即能行走。"[37]76

《外科正宗·臭田螺》:"臭田螺,乃足阳明胃经湿火攻注而成。此患多生足指脚丫,随起白斑作烂,先痒后痛,破流臭水,形似螺靥;甚者脚面俱肿,恶寒发热,先宜甘草汤洗净,贴蟾酥饼,三日三枚,后用珍珠散、猪脊髓调搽膏盖,焮肿上真君妙贴散敷之,其肿渐消。戒便步履。"[38]310

"田螺泡":"田螺泡,多生手足,忽如火燃,随生紫白黄泡,此脾经风湿攻注,不久渐大,胀痛不安。线针挑破泄去毒水,太乙膏盖。挑破又生者,内服解毒泻脾汤可愈。"[38]311

《外科正宗·女人脚丫作痒》:"妇人脚丫作痒,乃从三阳风湿下流凝聚不散,故先作痒而后生湿烂。又或足底弯曲之处,痒湿皆然。"[38]294

《秘珍济阴》卷三:"妇人脚丫作痒,乃从三阳风湿下流凝结不散,故先作痒,而后生湿烂;又或足底弯曲之处痒湿皆然,宜用枯矾散。"[39]109

《春脚集》卷三:"治妇女脚丫作痒方……枯矾(五钱),石膏(三钱,煨),轻粉(三钱),黄丹(三钱),共为细末,温汤洗净,搽之即愈。治脚丫潮烂……凡脚指丫缝,感受湿气,红赤肿痒,搔之疼痛,似如烂腐,步履难行。用乌桕嫩叶,水浸软,抹燥,嵌贴丫内,立时痛止收燥而愈。如女子脚臁上,所受湿气,忽起白泡,痛烂,亦以此贴之,即可止痛。"[40]72,73

《临证一得方》卷四"发无定处":"足了腐

烂，臭水津脂，名曰田螺泡。不外乎湿热为患，燥湿参化毒。焦茅术，生米仁，白鲜皮，金银花，陈皮，香白芷，生茜草，宣木瓜，黑猪苓。”[41]107

《疡科捷径》卷中：“臭田螺症最淹缠，白疱光明痒不堪。臭水溃流皆湿热，消风化湿可相参。”[42]“田螺疱在足边生，外袭寒凝湿热成。起似豆形黄水疱，破时流水痒疼行。”[42]39

《医学心悟·附录》：“大麻风，皮肤肿起，瘙痒顽麻，如树皮吐汁之状，此湿毒生虫，甚则眉毛剥落，鼻柱崩坏，事不可为也。宜服蕲蛇酒，搽以当归膏。赤白游风，肌肤瘙痒起皮也。鹅掌风，手足心顽厚起皮也。烂脚风，脚下湿烂也。并可搽当归膏，内服逍遥散，兼用生熟地黄丸。”[43]257

《中寒论辩证广注》卷下：“琥按：《易简》王氏生料五积散，兼治妇人经候不调，产后催生，寒热恶露为患，及痃癖癥瘕、脚气疮疥等疾。故海藏云：始知用之非一途也，然惟知活法者其择之，则知其方不轻用，且不可溷用矣。”[44]252

《吴氏医方汇编》第四册：“烂脚丫方……明密陀僧、嫩松香、钟乳石(等分)为末搽之。”[45]219

《外科方外奇方》卷四：“烂脚丫方……月石、滑石(各三钱)，龙骨、川柏(各二钱)，百部(二钱)，陈茶叶(六钱)，共为末。临用加冰片一分敷之。又方：用陈茶叶、陈黄泥砖，共末掺之。”[46]125

《中医外科学》(上海中医学院)：“足趾间、足底生癣，潮湿糜烂，故名脚湿气。此病夏日加重，冬天较轻，有传染性，也是顽固难治的皮肤病。”[47]208

《中医皮肤病诊疗》：“发生于足部的癣，称为脚湿气，又名足癣。古称臭田螺，俗称香港脚。《医宗金鉴》谓：‘此证由胃经湿热下注而生，脚丫破烂，其患甚小，其痒搓之不能解，必搓至皮烂，津腥臭觉疼时，其痒方止，次日仍痒，经年不愈，极其缠绵。’本病发病率高，是其他各种癣病的主要传染来源。”[48]60

《实用中医外科学》：“因足丫糜烂流汁而有特殊气味者，叫‘脚湿气’。中医文献中‘臭田螺’‘田螺疱’‘脚丫痒烂’等，指的均是本病。明代《外科启玄·水渍脚丫烂疮》中说：‘久雨水湿，劳苦之人跣行，致令足丫湿烂成疮，疼痛难行’指出了本病的基本原因。明代《外科正宗》中描述得更为详细，在‘妇人脚丫作痒’中说：‘妇人脚丫作痒，乃三阳风湿下流，凝结不散，故先痒而后湿，又或足底弯曲之处痒湿皆然。’在‘臭田螺’中指的是继发感染的情况，如：‘臭田螺乃足阳明胃经湿火攻注而成。多生指足丫，白斑作烂，先痒后痛，破流臭水，好似螺压。甚者脚面俱肿，恶寒发热。’清代《医宗金鉴》中的‘田螺疱’和‘臭田螺’指的是脚湿气的两个类型。如在‘田螺疱’中说：‘此证多生足掌而手掌罕见。由脾经湿热下注，外寒闭塞，或因热体涉水，湿冷之气蒸郁而成。初生形如豆粒，黄疱闷胀，硬疼不能着地，连生数疱，皮厚难以自破，传度三、五成片湿烂，甚则足跗俱肿，寒热往来。’在‘臭田螺’中则说：‘此证由胃经湿热下注而生。脚丫破烂其患甚小，其痒搓之不能解，必搓至皮烂，津腥臭水，觉疼时，其痒方止。次日仍痒，经年不愈，极其缠绵。’本病即是现代医学的足癣，好发于成年人，儿童较少。夏秋季节为重，春冬为轻。尤以穿胶鞋、球鞋、塑料鞋者最易发生。”[49]438

《常见病中医防治·皮科便览》：“脚湿气，相当于现代医学的足癣，是一种以趾缝湿烂瘙痒，浸淫蔓延为特征的皮肤病。根据其发病特点，中医学文献中又有‘田螺疱’‘臭田螺’‘脚蚓疮’‘烂脚丫’‘脚蚓’等名……本病多见于南方湿热之地，夏季发病尤多。皮损常累及趾缝、足跖、足缘等处。病程较久，缠绵不愈。”[50]74,75

《中医外科学》(顾伯康，1986)：“因足丫糜烂流汁而有特殊气味者，叫‘脚湿气’。中医文献中‘臭田螺’‘田螺泡’‘脚丫痒烂’等，指的均是本病……本病好发于成年人，儿童较为少见。夏秋季节为重，春冬为轻。”[51]129

《中医外科学》(顾伯康，1986)：“因足丫糜烂流汁而有特殊气味者，叫‘脚湿气’。中医文献中‘臭田螺’‘田螺疱’‘脚丫痒烂’等，指的均是本病。”[52]261

《中医外科学》(艾儒棣，1989)：“因脚丫糜烂流汁而有特殊气味者，称为脚湿气，多发成人，夏重冬轻。”[53]158

《中医自学丛书·第10分册·外科》：“足趾间、足底部长癣，潮湿糜烂，所以叫脚湿气。因有特殊臭味，又名臭田螺。在夏秋季节加重，春冬较轻。多发于成年人，儿童少见。有传染性，患病后可自家传染。并发于手部的叫鹅掌风；并发于指(趾)甲的叫灰指(趾)甲；并发于股胯间的叫胯间癣；并发于面及躯干等部位的叫铜钱癣等。”[54]156

《中医外科学》(艾儒棣，1991)：“因脚丫糜烂流汁而有特殊气味者，称为脚湿气，多发成人，夏重冬轻。”[55]159

《骨伤科皮科应用必备》：“脚湿气是指发生于趾间、足跟、足侧、足底，甚至足背的较薄而易于脱落的鳞屑，或足跟、足侧皮肤增厚、皲裂，或趾缝间潮湿糜烂，复以白色表皮或溢液，痒或痛样的疾病，俗称脚气、香港脚、田螺泡、臭田螺、脚丫痒烂。西医称为足癣。多因脾胃湿热下注或久居湿地，水浆浸渍而成，尤以穿胶鞋、球鞋、塑料鞋的人最易发生，治疗时宜清热除湿为法。”[56]91

《中医外伤科学》(许书亮)：“发生于足部的癣，称为脚湿气，因足丫糜烂流汁而有特殊气味而定名。古称臭田螺，俗称香港脚。”[57]102

《中医外科学》(王沛)：“因足丫糜烂流汁而有特殊气味者，叫‘脚湿气’。中医文献中‘臭田螺’‘田螺疱’‘脚丫痒烂’等，均指本病。相当于西医的‘足癣’。”[58]365

《中医外伤科学》(李彪)：“脚湿气……1. 趾间浸渍，覆以白皮，常伴恶臭。或足跖、足缘群集水疱，干燥脱屑。或足跟、足缘甚至整个足跖皮肤肥厚、干燥、皲裂。自觉剧痒，夏季尤甚。2. 足部多汗者易患本病。3. 真菌培养和镜检多为阳性。”[59]82

《中医外科学》(陆德铭)：“脚湿气……相当于西医的足癣，以脚趾痒烂而得名。若伴发感染，足丫糜烂、焮痛、起疱，破流臭水者称‘臭田螺’‘田螺疱’。我国南方地区由于温热潮湿，发病率很高。多发于成年人，儿童少见。发病季节性明显，夏秋病重，冬春病减。”[60]130

《新编中医皮肤病学》：“脚湿气是指发于足部皮肤的浅部真菌病。以足趾间皮肤水疱、脱皮、糜烂、皲裂而有特殊臭味为临床特征。成人多见，夏季好发。一般分为水疱、糜烂、脱屑三型。本病相当西医所指的足癣。在中医文献里根据本病皮疹形态的多样性，其名称提法颇多，如趾间腐白作烂，痒痛流水，气味特殊称之为臭田螺疮、脚湿气疮、脚气；生于趾间，腐白黄疱，迭生不断称之为田螺疮；脚丫破烂，其痒搓之不解，必搓至皮烂称之为脚指缝疮、烂疮、烂脚风、脚疰等。俗称香港脚、烂脚丫、脚烂疮等等。脚湿气属疮、癣、风的范畴。”[61]159

《今日中医外科》：“趾间浸渍，皮肤红白或糜烂，常伴恶臭。或足缘群集水泡，干燥脱屑。足跟或足缘甚至整个足跖皮肤肥厚、干燥、皲裂。自觉剧痒，夏季尤甚。足部多汗者、潮湿环境工作人员易患此病。”[62]486

《新编中医外科临床手册》：“因足丫糜烂流汁而有特殊气味者，叫‘脚湿气’。中医文献中‘臭田螺’‘田螺泡’‘脚丫糜烂’等，指的均是本病。”[63]316

《中医药学名词》(2005)：“脚湿气……发生于趾丫，以趾间浸渍糜烂，渗流滋水，角化过度，脱屑，瘙痒等为主要表现的癣病。”[64]276

《中医外科学》(艾儒棣，2007)：“因脚丫糜烂流汁而有特殊气味者，称为脚湿气，多发成人，夏重冬轻。”[65]186

《中医外科学》(张翠月)：“本病因脚丫糜烂流汁而有特殊气味，故命名为‘脚湿气’。相当于西医学的脚癣。”[66]223

《中医药学名词》(2014)：“脚湿气……又称

‘田螺疱’。发生于足跖趾丫，以趾间浸渍糜烂，渗流滋水，足跖水疱，角化过度，脱屑，瘙痒等为主要表现的癣病。相当于足癣。”[67]57

《小儿皮肤病》：“婴儿孩童患足癣者甚少，至青春发育期后，发病率始渐高，症状一如成人。除家庭中互相传染外，公共场所如浴室、游泳池等处亦为传染之源。此病一般症状不严重，患者往往得病不医，或医而不彻底，在青年与成人中，流行相当广泛。但足部除癣外尚有其他皮肤病可以引起炎症，瘙痒、脱屑、或角化过度等，因此必须致细检查，决不可将足部皮肤病一概诊断为足癣，尤以儿童足部皮肤病大多皆非足癣。”[68]164

《中医外科学》(山东中医学院中医系外科教研室)：“手足癣是手足部皮肤被霉菌感染引起的一种传染性皮肤病。中医学称为生于足部的为‘脚气’‘脚湿气’；生于手部的为‘鹅掌风’；侵犯指(趾)甲的又叫‘灰指(趾)甲’。多发于城市成年人，儿童少见。”[69]197,198

《朱仁康临床经验集》：“足癣：名称很多，有脚气疮、脚蚓症、烂脚丫、香港脚等。”[70]82

《中医皮肤病学简编》：“足癣常发生于第三、四趾缝间，潮红脱屑，发痒。或起粟性水疱，糜烂流水，为‘趾间型’(臭田螺)。如发生于足掌，起豆粒大小黄疱，连生多数疱疹，为‘汗疱型’(田螺疱)。引起腿胫肿胀，下肢或全身发疹，名‘癣菌疹”(脚气疮)’。[71]90,91

《中医外伤科学》：“手足癣是掌、跖和指趾间表皮的霉菌感染。足癣发病率较高，占癣病的50%～60%，常由接触患者用过的用具或通过浴室而传染。手癣俗称‘鹅掌风’，由职业接触或因患足癣用手抓脚而引起。”[72]90

《实用中医皮肤病学》：“手足癣：损害一般局限在手掌、足底及趾间。其临床症状表现不一，有的初发为针头大水疱，干燥后形成环状脱屑，可融合成大片不规则的脱屑性斑，属于水疱型；有的发于趾缝间，表皮浸渍发白，痒甚，如将表皮擦去后，露出鲜红色创面，有渗液，属糜烂型；有的表现为皮肤角化过度、干燥、粗糙、脱屑、皲裂等，属角化型。病程慢性，常经年累月发作，春夏加重，秋冬减轻，多因再感染而复发。”[73]111

《临床皮肤病学》：“手足癣是致病性皮肤丝状真菌在手足部位引起的皮肤病。根据其发病部位又可区分为足癣及手癣，足癣的患病率远较手癣为多。在我国南方尤为常见。在有些经常穿着胶鞋的工种中，患病率可高达80%以上。并常由足癣感染到手部而引起手癣，这两种癣有时占皮肤科门诊病人的20%以上。”[74]330

《简明中医皮肤病学》：“足癣是极常见的皮肤病，俗称‘脚气’，是由真菌侵入足部表皮所引起。通常发生于两侧足底及趾间。与中医学文献中记载的‘臭田螺’‘田螺疱’相类似。”[75]141

《实用中医外科学》：“手足癣：发生于手足的掌、跖面，以足部为最多见。常在足趾开始，发生群集小水疱，糜烂、脱皮，每当夏季加重，冬季减轻。患者自觉奇痒难忍。日久皮肤增厚、干燥、脱屑，冬季皲裂，引起疼痛。并可发生手足甲癣，指甲增厚、变脆，失去光泽，呈灰白色。发生于手部的称‘鹅掌风’‘灰指甲’；生于足部的称‘脚气’‘脚湿气’。”[76]522

《实用小儿皮肤病学》：“手足癣大多为红色手癣菌致病。足癣发病率甚高，南方温湿地区发病尤多，一般夏重冬轻，手癣多由足癣自身传染所致，常单侧发病。”[77]67

《中医外科学》(吴恒亚)：“手足癣好发于成年人，尤以城镇居民为多见，我国南方温暖潮显地带发病率较高，患病部位为手足的掌跖及趾(指)间。按皮损的形态不同，一般可分为浸渍糜烂型、水疱型和鳞屑角化型。”[78]105

《中医外科学》(韦永兴)：“手足癣是一种最常见的浅部霉菌病。其中手癣又名鹅掌风，足癣又名脚湿气。其特点为手足部皮肤干燥，脱皮，或起水疱，浸渍糜烂，伴自觉瘙痒，常单侧发病，易反复发作。任何年龄均可发生，以成年人多见。”[79]79

《新编中医外科学》：“手足癣可分为汗疱型、

糜烂型、角化型3种损害，临床上常3种损害同时出现，其中以第1、2种损害为主。中医称手癣为鹅掌风，足癣为湿脚气、臭田螺、田螺疱。”[80]261

《中西医临床皮肤病学》：“足癣是常见的皮肤真菌病，其病原菌与手癣相同。主要见于成人，儿童少见。夏秋重，冬春轻，手足多汗及穿胶鞋或塑料鞋者易患本病。”[81]139

《现代皮肤病学》：“足癣又称香港脚、运动员脚或脚湿气，是发生于趾缝、足掌和足跟的皮肤癣菌感染。”[82]189

《中医外科学》(金之刚)：“手足癣是由于霉菌感染手足部而引起的皮肤病。根据其发病部位又可区分为足癣及手癣。在临床上足癣患者患病率远较手癣为多，而且手足癣病又可互相传染。手足癣类似中医学所称之鹅掌风，足癣还有‘脚湿气’‘臭田螺’等名称。”[83]259

《皮肤病中医辨治》：“手足癣是浅部真菌侵入手足部表皮所引起的皮肤真菌病。发于手部的癣称手癣，中医学称为‘鹅掌风’，因手掌粗厚皲裂，形如鹅掌故名。发于足部的癣称足癣，因患处潮湿糜烂故俗称‘脚湿气’，中医学称‘臭田螺’‘田螺疱’等。手癣往往冬重而夏轻，足癣常常冬轻而夏重。手足癣具有传染性，多发于成人。”[84]145

《中医皮肤病学》：“足癣是足部的浅层真菌病，因足部糜烂流汁而有特殊的气味，中医文献称之为‘脚湿气’，也称‘臭田螺’‘脚丫痒烂’等。其特征为足部出现水疱、脱皮、皲裂、糜烂。”[85]67

《专家诊治皮肤癣与牛皮癣》：“足癣可以单侧，但双侧受累更常见，可以划分为3种临床类型：浸渍糜烂型，角化过度型，水疱型感染(炎症型)，也可以发生混合的临床表现。”[86]154

《实用外科中药治疗学》：“由表皮霉菌及数种发癣菌的传染，少数为小芽孢菌传染，多半因擦脚、捏脚等而来。”[87]338,339

《现代中医皮肤病学》：“手足癣是由致病性真菌感染手足皮肤发生的浅部霉菌疾患，即手癣和足癣。中医学将手癣称为‘鹅掌风’，足癣称为‘脚湿气’，民间又称‘臭田螺’‘香港脚’‘脚气’等。”[88]70

《中医外科学》(许芝银等)：“好发于手掌、足底及趾间。初发为针头大小的水疱，干燥后形成环状红斑及脱屑，可形成大片不规则的脱屑性红斑或患处皮肤肥厚、粗糙、皲裂。发于趾缝间常见浸渍，覆以白皮，伴恶臭，可露出红色创面，有渗液。病程慢性，可反复发作、加重。”[89]206

《中医外科学讲义》：“生于脚丫的脚丫破烂和生于手丫的水渍疮，症状、治疗相同，故合并论述。病因……由于胃经湿热注滞而成，或由水浆浸渍所致。辨证……脚丫破烂，臭味难闻，其痒异常，喜搓，往往搓之皮烂疼痛，津流水血，其痒方止，但是次日又痒，经年不愈，极其缠绵，甚至腐烂疼痛，足趾浮肿，流脓淌水。手丫破烂的水渍疮，臭味较少。”[90]140

《中医外科学中级讲义》：“足部生癣可以形成脚丫破烂故名，灰指甲大多从鹅掌风、脚丫破烂传染得来，亦附论于下。”[91]101

《中医外科简编》：“足部生癣可以形成脚丫破烂故名，灰指甲大多从鹅掌风、脚丫破烂传染得来，亦附论于下。”[92]121

《简明中医古病名辞典》：“脚气疮……《疡科会粹》卷五：‘脚气疮……则名脚气疮。’即脚烂疮。又称臭田螺，脚气湿疮，脚气，脚指缝烂疮，烂疮，风痒脚疮，烂脚风，脚疰。相当于现代医学的脚癣。”[93]187

《实用中医皮肤病学》：“脚气疮生于脚趾等处，瘙痒异常，故称脚气。本病相当于现代医学的足癣。”[94]174

《皮肤病中医诊疗学》：“脚气疮病名，出自《证治准绳·疡科》。因其本病皮疹形态多样，因而，在专科文献里所称病名不一，如趾间腐白作烂，痒痛流水称之为臭田螺、脚气湿疮、脚气；生于足间，紫白黄疱，迭生不断称之田螺疱；脚丫破烂，其痒搓之不解，必搓至皮烂称之脚踏缝烂疮、烂疮、烂脚风、风痒脚疮、脚疰等，俗称香港脚、烂脚丫、脚湿气、脚烂疮等。”[95]320

《农民朋友一定要掌握的 99 个皮肤科知识》:"脚气病是一种由于人体缺乏维生素 B_1 而引起的全身性疾病。根据发病症状可以分为:四肢感觉异常、过敏、迟钝、痛觉减退,肌肉酸痛,肌力下降,行走困难,以多发性周围神经炎为主要表现的'干型';以四肢、全身和内脏水肿及浆液渗出为主要表现的'湿型'。多数患者呈亚急性发作,病情较轻。"[96]44

《简明中医病名辞典》:"熛疮……《备急千金要方》卷五:'治小儿疮初起熛浆似火疮。名曰熛疮。'即烂疮,又称瘭疮、熛浆疮。指小儿因风热毒邪侵入皮肤所致初生如火烧汤烫。作疱而起,继之破溃,漂浆流出延及周身,疼痛难忍的病证。治宜疏风清热解毒。方用辛夷清肺饮(《外科正宗》辛夷、黄芩、山栀、麦冬、百合、石膏、知母、甘草、枇杷叶、升麻),外用青吹口油膏。"[97]409

《简明中医病证辞典》:"烂疮……病名。泛指疮面溃烂之一切疮疡。症见浸淫疮腐、脓水淋漓、久不愈合。多因正气不足无力托毒外出而致。"[98]987

参考文献

[1] [宋] 赵佶. 圣济总录[M]. 北京:人民卫生出版社,1962:2265,2266.

[2] [明] 朱橚. 普济方:第7册[M]. 北京:人民卫生出版社,1983:22,206,241.

[3] [明] 孙志宏. 简明医彀[M]. 余瀛鳌,等点校. 北京:人民卫生出版社,1984:489.

[4] [清] 祁坤. 外科大成[M]. 上海:上海卫生出版社,1957:205,206.

[5] [清] 吴谦. 医宗金鉴:外科心法要诀[M]. 北京:人民卫生出版社,1973:348,351,352,353.

[6] [清] 顾世澄. 疡医大全[M]. 凌云鹏点校. 北京:人民卫生出版社,1987:969,1013,1014,1020,1021.

[7] [清] 沈金鳌. 杂病源流犀烛[M]. 李占永,李晓林校注. 北京:中国医药科技出版社,1994:473.

[8] [清] 郑玉坛. 彤园医书[M]//刘炳凡,周绍明. 湖湘名医典籍精华. 长沙:湖南科学技术出版社,2000:97,98,145.

[9] [清] 许克昌,毕法. 外科证治全书[M]. 曲祖诒点校. 北京:人民卫生出版社,1987:5,104,109.

[10] [清] 鲍相璈,梅启照. 验方新编[M]. 李世华校注. 北京:中国中医药出版社,1994:188,591,610.

[11] [清] 易凤翥. 外科备要[M]//刘炳凡,周绍明. 湖湘名医典籍精华:外科卷 针灸卷 五官科卷. 长沙:湖南科学技术出版社,2000:263-265.

[12] [元] 齐德之. 外科精义[M]. 裘钦豪点校. 北京:人民卫生出版社,1990:67,68.

[13] [明] 龚廷贤. 鲁府禁方[M]. 田代华,等点校. 天津:天津科学技术出版社,2000:130.

[14] [清] 陈士铎. 洞天奥旨[M]. 柳长华,等点校. 北京:中国中医药出版社,1991:123,124,178,233.

[15] [明] 董宿,方贤. 奇效良方:下[M]. 田代华,等点校. 天津:天津科学技术出版社,2005:927.

[16] [明] 王肯堂. 证治准绳:疡医证治准绳[M]. 施仲安点校. 北京:人民卫生出版社,2014:347,353.

[17] [明] 胡濙. 卫生易简方[M]. 北京:人民卫生出版社,1984:203,269.

[18] [明] 徐春甫. 古今医统大全:下[M]. 崔仲平,王耀廷点校. 北京:人民卫生出版社,1991:1106.

[19] [明] 楼英. 医学纲目:上册[M]. 高登瀛,鲁兆麟点校. 北京:人民卫生出版社,1987:795,797.

[20] [明] 万表. 万氏家抄济世良方:四[M]. 北京:中医古籍出版社,1996:41,142.

[21] [清] 王梦兰. 秘方集验[M]. 王育英,王作林点校. 北京:中医古籍出版社,1990:92,103.

[22] [清] 孙伟. 良朋汇集经验神方[M]. 2版. 齐馨点校. 北京:中医古籍出版社,2004:220.

[23] [清] 冯兆张. 冯氏锦囊秘录[M]//田思胜. 冯兆张医学全书. 北京:中国中医药出版社,1999:542.

[24] [清] 田间来. 灵验良方汇编[M]. 2版. 王国柱,傅昕点校. 北京:中医古籍出版社,2004:89.

[25] [清] 何惠川. 文堂集验方[M]. 上海:上海科学技术出版社,1986:71,106,149.

[26] [清] 曹沧洲. 曹沧洲医案[M]. 刘学华点校. 上海:上海科学技术出版社,2005:447.

[27] [明] 李梴. 医学入门[M]. 金嫣莉校注. 北京:中国中医药出版社,1995:482.

[28] [明] 张浩. 仁术便览[M]. 上海:上海科学技术出版社,1957:258.

[29] [清] 陈士铎. 石室秘录[M]. 柳璇,宋白杨校注. 北京:中国医药科技出版社,2011:43.

[30] [明] 龚信,龚廷贤. 古今医鉴[M]. 王立,等校注. 南昌:江西科学技术出版社,1990:470.

[31] [清] 程鹏程. 急救广生集[M]. 李静生,等点校. 北京:中国中医药出版社,2008:35.

[32] [清] 姚俊. 经验良方全集[M]. 陈湘萍,由昆校注. 北京:中国中医药出版社,1994:76,77.

[33] [明] 李时珍. 本草纲目校注[M]. 张志斌,等校注. 沈阳:辽海出版社,2000:210,424,1138.

[34] [明] 缪希雍. 本草单方[M]//任春荣. 缪希雍医学全书. 北京：中国中医药出版社，1999：622.
[35] [明] 汪讱庵. 本草易读[M]. 吕广振，等点校. 北京：人民卫生出版社，1987：281.
[36] [清] 龚自璋. 家用良方[M]. 王唯一，等点校. 北京：中医古籍出版社，1988：49.
[37] [明] 申斗垣. 外科启玄[M]. 北京：人民卫生出版社，1955：76.
[38] [明] 陈实功. 外科正宗[M]. 刘忠恕，张若兰点校. 天津：天津科学技术出版社，1993：394，310，311.
[39] [清] 周诒观. 秘珍济阴[M]//刘炳凡，周绍明. 湖湘名医典籍精华. 长沙：湖南科学技术出版社，2000：109.
[40] [清] 孟文瑞. 春脚集[M]. 上海：上海科学技术出版社，1986：72，73.
[41] [清] 朱费元. 临证一得方[M]. 张玉萍点校. 上海：上海科学技术出版社，2004：107.
[42] [清] 时世瑞. 疡科捷径[M]. 许閒书屋，1831(道光十一年)：39.
[43] [清] 程国彭. 医学心悟[M]. 田代华点校. 天津：天津科学技术出版社，1999：257.
[44] [清] 汪琥. 伤寒论辨证广注[M]. 上海：上海科学技术出版社，1959：252.
[45] [清] 吴杖仙. 吴氏医方汇编[M]. 查炜，陈守鹏点校. 上海：上海科学技术出版社，2004：219.
[46] [清] 凌奂. 外科方外奇方[M]. 单耀明，等点校. 太原：山西科学技术出版社，2011：125.
[47] 上海中医学院. 中医外科学[M]. 上海：上海科学技术出版社，1964：208.
[48] 张曼华. 中医皮肤病诊疗[M]. 南宁：广西人民出版社，1985：60.
[49] 顾伯华. 实用中医外科学[M]. 上海：上海科学技术出版社，1985：438，439.
[50] 李博鉴. 皮科便览[M]//常见病中医防治. 北京：中医古籍出版社，1986：74，75.
[51] 顾伯康. 中医外科学[M]. 上海：上海科学技术出版社，1986：129.
[52] 顾伯康. 中医外科学[M]. 北京：人民卫生出版社，1987：261.
[53] 艾儒棣. 中医外科学[M]. 成都：四川科学技术出版社，1989：158.
[54] 郑顺山，等. 外科[M]//杨医亚. 中医自学丛书：第十分册. 石家庄：河北科学技术出版社，1989：156.
[55] 艾儒棣. 中医外科学[M]. 成都：四川科学技术出版社，1991：159.
[56] 朱进忠. 骨伤科皮科应用必备[M]. 太原：山西科学教育出版社，1991：91.
[57] 许书亮. 中医外伤科学[M]. 北京：中国医药科技出版社，1994：102.
[58] 王沛. 中医外科学[M]. 北京：中医古籍出版社，1994：365.
[59] 李彪. 中医外伤科学[M]. 长沙：湖南科学技术出版社，1996：82.
[60] 陆德铭. 中医外科学[M]. 上海：上海科学技术出版社，1997：130.
[61] 欧阳恒，杨志波. 新编中医皮肤病学[M]. 北京：人民军医出版社，2000：159.
[62] 王永炎，王沛. 今日中医外科[M]. 北京：人民卫生出版社，2000：486.
[63] 王少金. 新编中医外科临床手册[M]. 南昌：江西科学技术出版社，2000：316.
[64] 中医药学名词审定委员会. 中医药学名词[M]. 北京：科学出版社，2005：276.
[65] 艾儒棣. 中医外科学[M]. 成都：四川科学技术出版社，2007：186.
[66] 张翠月. 中医外科学[M]. 北京：中医古籍出版社，2007：223.
[67] 中医药学名词审定委员会. 中医药学名词[M]. 北京：科学出版社，2014：57.
[68] 杨天籁. 小儿皮肤病[M]. 上海：上海科学技术出版社，1965：164.
[69] 山东中医学院中医系外科教研室. 中医外科学[M]. 济南：山东人民出版社，1973：197，198.
[70] 中医研究院广安门医院. 朱仁康临床经验集[M]. 北京：人民卫生出版社，1979：82.
[71] 程运乾. 中医皮肤病学简编[M]. 西安：陕西人民出版社，1979：90，91.
[72] 全国中等卫生学校试用教材《中医外伤科学》编写组. 中医外伤科学[M]. 南京：江苏科学技术出版社，1980：90.
[73] 管汾. 实用中医皮肤病学[M]. 兰州：甘肃人民出版社，1981：111，112.
[74] 《临床皮肤病学》编写组. 临床皮肤病学[M]. 南京：江苏科学技术出版社，1981：330.
[75] 赵炳南，张志礼. 简明中医皮肤病学[M]. 北京：中国展望出版社，1983：141.
[76] 尚德俊. 实用中医外科学[M]. 济南：山东科学技术出版社，1986：522.
[77] 涂元远，袁承晏. 实用小儿皮肤病学[M]. 北京：科学技术文献出版社，1986：67.
[78] 吴恒亚. 中医外科学[M]. 南京：江苏科学技术出版社，1988：105.
[79] 韦永兴. 中医外科学[M]. 北京：中国中医药出版社，1995：79.
[80] 尚德俊. 新编中医外科学[M]. 济南：济南出版社，1995：261.
[81] 王坤山. 中西医临床皮肤病学[M]. 北京：中国中医药出版社，1996：139.
[82] 杨国亮，王侠生. 现代皮肤病学[M]. 上海：上海医科

大学出版社,1996：189.
[83] 金之刚.中医外科学[M].长沙：湖南科学技术出版社,1998：259.
[84] 杜锡贤.皮肤病中医辨治[M].济南：山东科学技术出版社,1999：145.
[85] 赵尚华.中医皮肤病学[M].北京：科学出版社,2001：67.
[86] 胡蔚毅.专家诊治皮肤癣与牛皮癣[M].上海：上海科学技术文献出版社,2012：154.
[87] 朱仁康.实用外科中药治疗学[M].上海：上海卫生出版社,1956：338,339.
[88] 刘忠恕.现代中医皮肤病学[M].天津：天津科技翻译出版公司,1997：70.
[89] 许芝银,闵仲生.中医外科学[M].南京：东南大学出版社,1998：206.
[90] 上海中医学院外科教研组.中医外科学讲义[M].北京：人民卫生出版社,1960：140.
[91] 上海中医学院外科教研组.中医外科学中级讲义[M].北京：人民卫生出版社,1961：101.
[92] 上海中医学院外科教研组.中医外科简编[M].北京：人民卫生出版社,1972：121.
[93] 马汴梁.简明中医古病名辞典[M].郑州：河南科学技术出版社,1988：187.
[94] 李林.实用中医皮肤病学[M].北京：中医古籍出版社,1998：174.
[95] 徐宜厚,王保方,张赛英.皮肤病中医诊疗学[M].2版.北京：人民卫生出版社,2007：320.
[96] 黄鹤.农民朋友一定要掌握的99个皮肤科知识[M].南昌：江西教育出版社,2011：44.
[97] 马汴梁.简明中医病名辞典[M].北京：人民卫生出版社,1997：409.
[98] 邹积隆,丛林,杨振宁.简明中医病证辞典[M].上海：上海科学技术文献出版社,2005：987.

（刘　涛）

4・129

旋耳疮

xuán ěr chuāng

一、规范名

【汉文名】旋耳疮。

【英文名】eczema of external ear。

【注释】以耳根部皮肤潮红、瘙痒、黄水淋漓或脱屑、皲裂为主要表现的耳病。相当于外耳湿疹。

二、定名依据

"旋耳疮"作为中医耳科病名出现最早见于清吴谦《医宗金鉴・外科心法要诀》,虽此前或同书中尚有相关术语"浸淫疮""月蚀疮""月食疮""月蚀疳疮""月蚀疳""黄水疮""耳镟疮""鸦啗(啖)疮"等,但概念与本术语"旋耳疮"或不完全相同,或存在着明显的演变关系。

汉代《金匮要略》始出现的"浸淫疮",具有流变全身以及浸淫、出脓汁的特点,应为全身皮肤湿疹之类的疾病,发病范围包括今旋耳疮在内;而明代《普济方》中始出现的"黄水疮"除去浸淫疮的蔓延特性之外,尚有好发于耳面、流黄脓、生大水疱的特点,这与今西医的脓疱疮相似;"月蚀疮""月食疮""月蚀疳疮""月蚀疳""耳镟疮""鸦啖疮"等与今旋耳疮在概念内涵上较为接近,存在着明显的演变关系。北周《姚氏集验方》始载"月蚀疮"之名及治法,隋代《诸病源候论》始称"月食疮",其中包含两种病,一种类似于今天的皮肤恶疮之类,发于两耳鼻面及下部诸孔窍,无论大人小孩,侵蚀筋骨,另一种则专见于小儿两耳,绵延反复易发,与今"旋耳疮"所指较为接近。"食""蚀"同音通假,所指为同病。明朱橚《普济方》始称"月蚀疳疮",其概念内涵已从"月蚀疮""月食疮"中分离出来,专指小儿耳鼻等部的月蚀疮;明申斗垣《外科启玄》始称"月蚀疳",病位局限在耳边,与今"旋耳疮"所指几乎相同。至清代,"月蚀疮"的被更加明确地定位于耳部,且易发于小儿,"月蚀疮"之名逐渐被“耳镟疮”“鸦啖疮”和“旋耳疮”所取代。清祁坤《外科大成》始称“耳镟疮”“鸦啗（啖）疮”，吴谦《医宗金鉴·外科心法要诀》始称“旋耳疮”，三者均指生于耳后缝间，延及耳折上下，如刀裂之状，色红，时流津黄水，具有“月盈则盛，月亏则衰”特点的疮疡，即今之旋耳疮的内涵。“旋耳疮”之名历经了历朝的演变发展，其病名定位清楚，内涵明确，宜作为规范术语使用。

“旋耳疮”之名自清吴谦《医宗金鉴》中始载以来，清代外科专著如《疡医大全》《外科证治全书》《外科备要》《外科医案汇编》以及民国时期医籍如《疡科纲要》等均有沿用，对后世影响较大。因此以“旋耳疮”作为规范名便于达成共识，符合术语定名的约定俗成原则。

现代辞典类书如《中医大辞典》《中国医学百科全书》，教材类书如普通高等教育中医药类规划教材《中医耳鼻喉科》（五版）、《中医耳鼻喉科》（新世纪）以及研究生教材王士贞《中医耳鼻咽喉科临床研究》，个人专著如熊大经《今日中医耳鼻喉科》等均以“旋耳疮”作为规范名。说明“旋耳疮”作为中医耳科病名的规范名已成为共识。

三、同义词

【曾称】“浸淫疮”（《金匮要略》）；“月蚀疮”（《姚氏集验方》）；“月食疮”（《诸病源候论》）；“月蚀疳疮”（《普济方》）；“月蚀疳”（《外科启玄》）；“黄水疮”（《普济方》）；“耳镟疮”“鸦啗（啖）疮”（《外科大成》）等。

四、源流考释

旋耳疮在历代医籍中有浸淫疮、月蚀疮、月食疮、月食、月蚀疳疮、月蚀疳、黄水疮、耳镟疮、鸦啖疮等多种相关记载。这几种病名虽与今“旋耳疮”，在内涵范围上有不同程度的不同，但在发病部位、发病特点上又有颇多相似之处。

“浸淫疮”之名最早见于东汉张仲景的《金匮要略》，[1]3 在《金匮要略·藏府经络先后病脉证》[1]3 及《金匮要略·疮痈肠痈浸淫病脉证并治》[1]81 中都有“浸淫疮，从口流向四肢者可治，从四肢流来入口者不可治”的记载，可见，“浸淫疮”有蔓延不断及全身发病的特点，其蔓延之特点与旋耳疮有相似之处，但就发病部位而言“浸淫疮”显然更为广大，应包含旋耳疮在内。

魏晋南北朝时期，与“旋耳疮”有关的病名为“月蚀疮”，但只涉及病名及治法，并未提及症状。“月蚀疮”以往多认为最早出现于《肘后备急方》卷五[2]153 中，并提出了该病的外治疗法，然细查出处，此文之上尚有“《集验方》疗月蚀疮”等，可见此方实出自《集验方》，《肘后备急方》为间接引用而已，从年代来推，此《集验方》当为北周姚僧垣所撰《姚氏集验方》。因此“月蚀疮”之名应最早出现于北周姚僧垣《姚氏集验方》中。

至隋唐时期，与“旋耳疮”相关的病名渐趋多样，有月食疮、浸淫疮、月蚀疮等，出现了同一书中两种名称并存的现象。

“月食疮”首次出现于隋代巢元方《诸病源候论》卷三十五中：“月食疮生于两耳及鼻面间，并下部诸孔窍侧，侵食乃至筋骨。月初则疮盛，月末则疮衰，以其随月生，因名之为月食疮也。又，小儿耳下生疮，亦名月食。世云：小儿见月，以手指指之，则令病此疮也。”[3]166 卷五十进一步解释道：“小儿耳鼻口间生疮，世谓之月食疮，随月生死，因以为名也。世云小儿见月初生，以手指指之，则令耳下生疮，故呼为月食疮也。”“疮生于小儿两耳，时瘥时发，亦有脓汁。此是风湿搏于血气所生，世亦呼之为月食疮也。”[3]227 可见，此所论述的月食疮有两种，一种是发于两耳鼻面及下部诸孔窍，无论大人小孩，且侵蚀筋骨，类似于今天的皮肤恶疮之类，另一种则专见于小儿两耳，绵延反复易发，这与今“旋耳疮”所指较为接近。关于月食疮的得名也有两种，一种是“月初则疮盛，月末则疮衰，以其随月生”，另一种则是“小儿见月初生，以手指指之，则令耳下生疮”。从发病范围来看，“月食疮”显较今

"旋耳疮"更大。可见，当时已认识到本病绵延反复，易著小儿的特点。

此外，在《诸病源候论·疮病诸候》中有对浸淫疮的详细描述："浸淫疮，是心家有风热，发于肌肤。初生甚小，先痒后痛而成疮，汁出，侵溃肌肉；浸淫渐阔，乃遍体。其疮若从口出，流散四肢者，则轻；若从四肢生，然后入口者，则重。以其渐渐增长，因名浸淫也。"[3]227《诸病源候论·小儿杂病诸候》中列有浸淫疮候："其疮初出甚小，后有脓汁，浸淫渐大，故谓之浸淫疮也。"[3]227 可见，此时期对"浸淫疮"的认识与《金匮要略》中记载类似，浸淫、出脓汁的特点与今"旋耳疮"较相似，但发病部位为"遍体"，当为皮肤湿疹之类的疾病。

唐代医籍中多称"月蚀疮"，治疗多采用外治法。因"蚀""食"同音通假，且症状相同，所以"月蚀疮"与"月食疮"实为同一种病。如唐代孙思邈的《备急千金要方》卷五载有"治小儿月蚀疮，随月生死方。"[4]82《千金翼方》卷第二十四中有"上八味，以水二斗，煮取一斗，洗疮日再，并治疽及月蚀疮烂。"[5]249 唐代王焘《外台秘要》卷二十九记载有治疗月蚀疮的外治方 12 首，并强调月蚀疮以小儿为多见："此疮多在两耳上及七孔边，随月死生，故名月蚀疮也，世言小儿夜指月所为，实多着小儿也。"[6]567 进一步厘清了"月蚀疮"并非因小儿夜指得病，实为多发于小儿。唐代孟诜《食疗本草》卷中载有："月蚀疮绕耳根，以乌雌鸡胆汁敷之，日三。"[7]80 可见，唐代开始关注小儿月蚀疮和耳部月蚀疮。

此外，《备急千金要方》卷二十二中亦有浸淫疮的记载："浸淫疮者，浅，搔之，蔓延长不止。瘙痒者，初如疥，搔之转生汁，相连者是也。""治浸淫疮方（疮表里相当名浸淫疮）"[4]345 进一步指出了浸淫疮的发病特点：发病部位表浅，且有瘙痒的症状。

宋金元时期，政府组织大型官修医书，医药大发展，与"旋耳疮"有关的病名主要有两种："月蚀疮"和"浸淫疮"。宋代医籍中多见"月蚀疮"，提倡用外治法进行治疗。如《太平圣惠方》卷第六十五、卷第九十中，收录了治疗月蚀疮的外用方剂 20 多首。但对于月蚀疮的认识仍停留在隋代，如《太平圣惠方》卷六十五："夫月蚀疮者，生于两耳及鼻面间，并下部诸孔窍侧，侵蚀乃至筋骨，月初则疮成，月末则疮衰，以随月生，因名之为月蚀疮也，又小儿耳下生疮，亦名月蚀。"《太平圣惠方》卷九十："夫小儿耳鼻口间生疮者，世谓之月蚀疮，其疮随月生死，因以为名也，世云小儿见月初生，以手指之，则令耳下生疮，故呼为月蚀疮也。"然而，同时期的官修方书《圣济总录》却对月蚀疮有了更加全面的认识，如《圣济总录》卷一百三十三记载："论曰：月蚀疮小儿多有之。盖由嗜甘肥，荣卫不清，风湿毒热之气，蕴蓄腑脏。其疮多生于两耳及鼻面间，并下部诸孔窍侧侵蚀之，甚则溃烂，黄赤汁流，达于筋骨，月初则诸盛，月晦则疮衰，以其随月盈虚，故名月蚀，或谓小儿以手指月而生，未必然也。"[8]2224 指出月蚀疮病因病机及症状表现，多发于两耳、鼻面间及诸孔窍，且有流脓的特点，同时否定了小儿以手指月而生疮的荒诞说法。此外，《圣济总录》还记载治疗月蚀疮的外治方剂 10 多首。

宋代已更加明显地认识到"月蚀疮"多发于小儿的特点，除官修医书及个人方书中多见于小儿病之外，亦在儿科医书中有记载。如《证类本草》之卷五、卷七、卷十、卷十三、卷十七、卷二十、卷二十二等都有关于治疗月蚀疮的药物记载，且多见于小儿耳后月蚀疮、小儿新生月蚀疮等，类似的还有《杨氏家藏方》[9]384 卷第十九。此外，儿科专著《小儿卫生总微论方》亦记载："小儿有月蚀疮者，或生耳鼻，或生手指，随月生死。"[10]580 发病部位除了耳鼻之外，还可见于手指，且有两首耳后月蚀疮的外治方。这一特点一直延续到元代，如元代朱丹溪的《丹溪心法》卷五载有"小儿耳后月蚀疮"的外治方药。

此外，《圣济总录》卷一百三十三还有关于浸淫疮的记载："论曰心恶热，风热蕴于心经，则神志躁郁，气血鼓作，发于肌肤而为浸淫疮也，其状初生甚者轻。治心有风热，生浸淫疮遍体。"[8]2225 可见，对于"浸淫疮"的认识，较前期无明显进展。然而，在《小儿卫生总微论方》卷二十中列有浸淫疮专章，曰："小儿生浸淫疮者，由府有热，熏发皮肤，复为风湿相持，搏于血气，而其疮初生碎小，后有脓汁，浸淫渐大，脓汁着处便生，故谓之浸淫疮也""治浸淫疮痛不可忍，发寒热"[10]513 等。可见，对于"浸淫疮"的病因病机，除去风热等，还注意到了"湿"的致病因素，症状上还有疼痛和发寒热等表现。

明代，有关"旋耳疮"的名称开始增多，有月蚀疮、月食疮、月蚀疳、月蚀疳疮、黄水疮、浸淫疮、香遍疮等6种名称。治疗上开始出现内治法，但仍以外治法为主。

对于"月蚀疮"的认识，较前期没有太大的进展，仍认为有两种，一种是发于耳鼻面间，侵蚀筋骨的恶疮，如《外科集验方·诸疮论》："或生于两耳鼻面，烂及下部诸窍，浸入筋络，月中则疮盛，月末则疮衰，以其随月而生，是为月蚀疮。"[11]108 另一种多发于小儿的耳部月蚀疮，如明代王肯堂《证治准绳·幼科》："儿稍大，见月初生，以手指之，则耳下生疮者，名月蚀疮。"[12]390 对于小儿因指月而得病的说法并未否定，相同的还可见于"月食疮"，如《古今医统大全·天时类第三》中："小儿勿指月，指月则两耳后生疮，名月食疮，不可指。"[13]1619

明代延续了前期的特点，更多地关注耳部月蚀疮和小儿月蚀疮的证治，如多注意到"月蚀疮，多在两耳上及窍傍，随月虚盈"的特点，这在明代朱橚《普济方》[14]136 卷二百五十七、《证治准绳·幼科》和《证治准绳·疡医》、汪机的《外科理例》[15]213 卷七、董宿的《奇效良方》[16]907 卷之四十八中多有涉及；李时珍的《本草纲目》[17]212、刘文泰等《本草品汇精要》卷之五、龚廷贤《寿世保元》卷八[18]359、楼英的《医学纲目》卷之三十七[19]1615、徐春甫《古今医统大全》卷之九十[13]1619 等，延续了前期的特点，多记载治小儿月蚀疮的方药。较前期有较大不同的是万全的《万氏秘传外科心法》卷之十提出了"月蚀疮即走马牙疳也"的新认识，且提出了"内用凉膈散，外用搽药"外治相结合的治疗方法。[20]88

"月蚀疳疮"最早出现于明代朱橚的《普济方·月蚀疮》："治小儿耳边鼻下赤烂湿痒，名月蚀疳疮。"[14]1399 之后，《证治准绳·疡医》提出："小儿耳窍旁生者，相传指月而生，恐未必然，大抵风湿热毒成疳，故名月蚀疳疮。"[12]1462 很明确地指出月蚀疳疮的病因病机为"风湿热毒成疳"，而未必"指月而生"。从症状描述来看，"月蚀疳疮"已从"月蚀疮""月食疮"中分离出来，专指小儿耳鼻等部的月蚀疮。此外，《本草纲目·主治》第四卷及《本草纲目·兽部》第五十一卷中载有2首月蚀疳疮的外用方。[17]1177

"月蚀疳"则最早出现于明代申斗垣的《外科启玄》卷之八："耳边有疮能蚀者名曰月蚀疳，乃足阳明胃经，少阳胆经湿热。"病位局限在耳边，这与今"旋耳疮"所指几乎相同。[21]65

"黄水疮"最早出现于《普济方·诸疮肿门》："治黄水疮……以榅桲皮捣末，敷之止黄水。"[14]1399 查明以前本草书，并无"黄水疮"出现，此"出本草"当指后文用于治疗黄水疮的药物"榅桲"。《华佗神方·华佗治黄水疮神方》中亦载有："黄水疮又名滴脓疮，言脓水所到之处，即成疮也。"[22]65 据考《华佗神方》，此书虽著"托名汉·华佗撰，唐·孙思邈集"，实为清末民初的编次之作，其年代晚于《普济方》。

此后，周文采《外科集验方·诸疳疮论》提及黄水疮："风疳者，乃足阳明胃经或受风邪热毒，客于然谷之间，注在承山之侧。初生如疥癣，破时黄水浸淫成疮，风湿相搏，毒气聚攻，渐生遍体。或生小儿耳边，黄水疮亦谓之疳疮。"[11]108 将黄水疮归于风疳一类，大概因为其出黄水及浸淫遍体的特点，同样也可生于"小儿耳边"。可见，"黄水疮"应与"浸淫疮"较为相似，发病部位较"旋耳疮"为大。与"浸淫疮"有不同的是，"黄水疮"较多发病于头项耳面，如陈实功《外科正宗》卷之四称："黄水疮，于头面、耳项忽生黄色，破流脂水，顷刻沿开，多生痛痒。此因日晒风吹，暴感湿热，或因内餐湿热之物，风动火生者有之，治宜蛤粉散搽之必愈。"[23]270张景岳的《景岳全书·卷之六十四春集》："治小儿头面患疮，浓汁作痒，痂浓者名曰粘疮，当用此方，或止用矾、丹二味亦可。若作痒出水，水到即溃者，名曰黄水疮，当用后一方。"[24]940 明代，黄水疮证治繁多，散见于各本草书及方书中，多内外治相结合。

明代关于"浸淫疮"的认识，无较大发展。明武之望的《济阴纲目》卷之十四中曾提及："(浸淫疮亦名姑妒)凡妇人女子乳头生小浅热疮，搔之黄汁出，浸淫渐长，百疗不瘥，动经年月，名为妒乳。"[25]188 此当为发于女子乳头处的浸淫疮，类似于今之乳痈。此外，明代张浩的《仁术便览》卷四："治面上耳边浸淫疮，黄水出，久不愈者，名香遍疮。"[26]259 从症状上来看，此"香遍疮"与今"旋耳疮"也较为相似。

至清代，"月蚀疮"的病位被更加明确地定位于耳部，且易发于小儿。如《冯氏锦囊秘录·杂症大小合参·儿科耳病》则指出："若风湿相搏，则生耳疮。更有以手指月，遂使两耳之后生疮者，名曰月蚀疮。""治小儿耳后生疮者，名曰月蚀疮。"[27]356 相似的如陈复正《幼幼集成·耳病证治》："耳珠前后生疮，浸淫不愈者，名月蚀疮。"[28]84 陈梦雷《古今图书集成医部全录》卷四百五十六"治小儿耳后月蚀疮"[29]1037、顾世澄《疡医大全·正面耳颏部》"耳朵后生疮名曰月蚀疮"，[30]531 及何英《文堂集验方·儿科》："〔月蚀疮〕生于耳后。"[31]676

"月蚀疮"之名逐渐被"耳镟疮"和"旋耳疮"所取代。与旋耳疮有关的病名主要有月蚀疮、月蚀疳、月蚀疳疮、耳镟疮、鸦啖疮、旋耳疮、黄水疮、浸淫疮等，且注重内外治相结合的治疗方法。

"耳镟疮""鸦啗(啖)疮"首见于祁坤《外科大成》卷三："耳镟者生耳后缝间，延及上下，如刀裂之状，随月之盈虚，故名月蚀疮，宜川粉散搽之。如初生如黍，次烂如鸦啗(啖)之状，名鸦啗(啖)疮。"[32]229 明确指出耳镟疮病位在耳后缝，疮形如刀裂，发病时间随月之盈亏。

"旋耳疮"之名则首见于吴谦《医宗金鉴·外科心法要诀》："旋耳疮生耳后缝，疮延上下连耳疼，状如刀裂因湿热，穿粉散搽即成功。"[33]186 除指出病位和疮形外，伴有疼痛的症状，病因为湿热。顾世澄《疡医大全》卷十三进一步指出："月蚀疮，又名旋耳疮，生于耳后缝间，延及耳折上下，如刀裂之状，色红时流津黄水。由胆脾湿热所致。"[30]531 认为月蚀疮即旋耳疮，并有色红、流黄水的症状。可见，"月蚀疮"之名被"旋耳疮"所取代，定位更加明确。清许克昌、毕法撰《外科证治全书》认为旋耳疮为痈疽的一种，明确指出其部位为耳后缝间，以区别于其他耳病："耳为耳病，耳窍内为黑疔、耳痔、耳挺、耳痣、耳蕈；耳上梢后折间为耳后疽；耳折间连耳叶通肿为耳发；耳垂后为耳根毒；耳后缝间为旋耳疮。"[34]3 至清光绪易风翥《外科备要》卷一进一步指出了旋耳疮"月盈则盛，月亏则衰"的发病特点，此亦为旋耳疮与月蚀疮同名的原因："旋耳疮，亦名月蚀疮，以月盈则盛，月亏则衰也，生耳内缝间延及耳摺下，如刀裂之状，色红痒痛，流津黄水。"[35]19 同时治疗强调内治与外治相结合。

"月蚀疳""月蚀疳疮"与明代认识几无异，月蚀疳如清陈士铎《洞天奥旨·月蚀疳》："月蚀疳者，多生于耳边，或耳之下也。此疮小儿生居多。然足阳明胃经无湿热，与足少阳胆经无郁气，则不生此疳也。然此乃小疮耳，不必内治。倘其疮大，而蚀不止者，必宜内治为佳。"[36]145 月蚀疳疮如清《古今图书集成医部全录》卷一百三十五："小儿耳窍旁生者，相传指月而生，恐未必然。大抵风湿热毒成疳，故名月蚀疳疮。"[29]1037 从症状描述来看，月蚀疳、月蚀疳疮与月蚀疮、耳镟疮、旋耳疮所指为同病。

清代关于"黄水疮"和"浸淫疮"的证治仍旧繁多。对于两种病的不同，认识更为清楚。如清代高学山的《高注金匮要略·脏腑经络先后病脉证治第一》提出："浸淫疮，俗注为今之黄水疮，非。以黄水疮并无入口不治之禁故也。"[37]11明确指出两病并非一病。对于黄水疮，更加清楚地认识到其除去浸淫疮的蔓延特性之外，尚有流黄脓、生大水疱的特点，与西医的脓疱疮相似。如祁坤《外科大成》卷三："黄水疮，头面耳项，忽生黄粟，破流脂水，顷刻沿开，多生痛痒。由外伤风热内伤湿热所致。"[32]215《石室秘录》卷四载："黄水疮，凡毒水流入何处，即生大水泡疮，即为黄水疮。"[38]190《医宗金鉴·外科心法要诀》"黄水疮如粟米形，起时作痒破时疼，外因风邪内湿热，黄水浸淫更复生"等，而对于浸淫疮的认识，与前几无差异。[33]402

民国时期，与旋耳疮有关的名称主要有"旋耳疮""黄水疮"和"浸淫疮"三种，且多集中于其病因病机的分析，如民国时期外科学专著《疡科纲要》对旋耳疮流黄水的症状进行了分析，认为均由湿盛引起："溃疡流水，凡皮肤之病，皆湿盛也。如疥疮、天疱疮、黄水疮之属，奇痒异常，皆有水无脓，皆湿热之淫溢于肌腠者也……此外如游风湿注，湿癣，旋耳疮、燕窝疮……"[39]17

现代著作里，均沿用清代"旋耳疮"作为规范名，如《中医大辞典》[40]220《中国医学百科全书·中医外科学》[41]2159、五版教材《中医耳鼻喉科》[42]12、新世纪教材《中医耳鼻咽喉科学》[43]43、王士贞《中医耳鼻咽喉科临床研究》[44]73、熊大经《今日中医耳鼻喉科》[45]1 等。如《中医大辞典》："指发生于耳郭根部的湿疮。由于肝脾二经湿热上蒸，或耳道流脓延及外耳所致。初起在耳后折缝间皮肤潮红，久则黄水淋漓，湿烂作痒，搔破则津血水，甚者耳后折缝裂开，状如刀割，缠绵难愈。多见于小儿。即外耳湿疹。"又如新世纪教材《中医耳鼻咽喉科学》："旋耳疮是指旋绕耳郭或耳周而发的湿疮。以耳部皮肤潮红、瘙痒、黄水淋漓或脱屑、皲裂为特征，以小儿为多见。"

总之，相较于"黄水疮"和"浸淫疮"，"旋耳疮"与"月蚀疮""月食疮""月蚀疳""月蚀疳疮""耳镟疮""鸦啖疮""香遍疮"等关系更为密切，存在着明显的演变关系。

北周《姚氏集验方》始载"月蚀疮"之名及治法，隋代《诸病源候论》始称"月食疮"，其中包含两种病，一种类似于今天的皮肤恶疮之类，发于两耳鼻面及下部诸孔窍，无论大人小孩，侵蚀筋骨，另一种则专见于小儿两耳，绵延反复易发，与今"旋耳疮"所指较为接近。"食""蚀"同音通假，所指为同病。唐、宋、明三代，对于"月蚀疮"的证治多集中于小儿月蚀疮和耳后月蚀疮；而"月蚀疳疮"则最早出现于明代朱橚的《普济方》中，已从"月蚀疮""月食疮"中分离出来，专指小儿耳鼻等部的月蚀疮；"月蚀疳"则最早出现于明代申斗垣的《外科启玄》中，病位局限在耳边，与今"旋耳疮"所指几乎相同。至清代，"月蚀疮"的病位被更加明确地定位于耳部，且易发于小儿，"月蚀疮"之名逐渐被"耳镟疮"和"旋耳疮"所取代。"耳镟疮""鸦啗（啖）疮"首见于祁坤《外科大成》，"旋耳疮"之名则首见于吴谦《医宗金鉴·外科心法要诀》，三者所指相同，均指生于耳后缝间，延及耳折上下，如刀裂之状，色红，时流津黄水，具有"月盈则盛，月亏则衰"特点的疮疡，即今之旋耳疮的内涵。

"浸淫疮"则最早见于张仲景《金匮要略》中，具有"从口流向四肢者可治，从四肢流来入口者不可治"的发于全身的特点，随后在《诸病源候论》中指出其"浸淫、出脓汁"的特点，此应为全身皮肤湿疹之类的疾病，发病范围包括今旋耳疮在内。此后，宋代《圣济总录》《小儿卫生总微论方》等书又指出其"疼痛和发寒热"的特点。明代的《仁术便览》提到发于面上耳边的"香遍疮"，与今"旋耳疮"也较为相似。清代，对于浸淫疮的认识，与前几无差异。

"黄水疮"最早应出现于明代《普济方》中，此后周文采《外科集验方》、陈实功《外科正宗》、张景岳的《景岳全书》等均载黄水疮，此病与"浸淫疮"较为相似，发病部位较"旋耳疮"为大。与"浸淫疮"有不同的是，"黄水疮"较多发病于头项耳面。清代，关于"黄水疮"和"浸淫疮"的不同，认识更为清楚。如高学山的《高注金匮要略》明确指出两病并非一病。此外,《外科大成》《石室秘录》《医宗金鉴》等,已更加清楚地认识到黄水疮除去浸淫疮的蔓延特性之外,尚有流黄脓、生大水疱的特点,这与今西医的脓疱疮相似。

五、文献辑录

《金匮要略·藏府经络先后病脉证并治》:"譬如浸淫疮,从口起流向四肢者,可治,从四肢流来入口者,不可治。病在外者可治,入里者即死。"[1]3

《疮痈肠痈浸淫病脉证并治》:"浸淫疮,从口流向四肢者可治,从四肢流来入口者不可治。"[2]81

《肘后备急方》卷五:"《集验方》疗月蚀疮。虎头骨二两,捣碎,同猪脂一升,熬成膏黄,取涂疮上。"[2]153

《诸病源候论·卷三十五》:"月食疮生于两耳及鼻面间,并下部诸孔窍侧,侵食乃至筋骨。月初则疮盛,月末则疮衰,以其随月生,因名之为月食疮也。又,小儿耳下生疮,亦名月食。世云:小儿见月,以手指指之,则令病此疮也。""浸淫疮,是心家有风热,发于肌肤。初生甚小,先痒后痛而成疮,汁出,侵溃肌肉;浸淫渐阔,乃遍体。其疮若从口出,流散四肢者,则轻;若从四肢生,然后入口者,则重。以其渐渐增长,因名浸淫也。"[3]166

卷五十:"小儿耳鼻口间生疮,世谓之月食疮,随月生死,因以为名也。世云小儿见月初生,以手指指之,则令耳下生疮,故呼为月食疮也。""疮生于小儿两耳,时瘥时发,亦有脓汁。此是风湿搏于血气所生,世亦呼之为月食疮也"。"其疮初出甚小,后有脓汁,浸淫渐大,故谓之浸淫疮也。"[3]227

《备急千金要方·卷五》:"治小儿月蚀疮,随月生死方。"[4]82

卷二十二:"浸淫疮者,浅,搔之,蔓延长不止。瘙痒者,初如疥,搔之转生汁,相连者是也。"[4]345"治浸淫疮方(疮表里相当名浸淫疮)。"[4]346

《千金翼方·卷第二十四》:"……上八味,以水二斗,煮取一斗,洗疮日再,并治疸及月蚀疮烂。"[5]249

《外台秘要·卷二十九》:"此疮多在两耳上及七孔边,随月死生,故名月蚀疮也,世言小儿夜指月所为,实多着小儿也。"[6]567

《食疗本草·卷中》:"月蚀疮绕耳根,以乌雌鸡胆汁敷之,日三。"[7]80

《圣济总录·卷第一百三十三》:"论曰:心恶热,风热蕴于心经,则神志躁郁,气血鼓作,发于肌肤而为浸淫疮也,其状初生甚者轻。治心有风热,生浸淫疮遍体。"[8]2224"论曰:月蚀疮小儿多有之。盖由嗜甘肥,荣卫不清,风湿毒热之气,蕴蓄腑脏。其疮多生于两耳及鼻面间,并下部诸孔窍侧侵蚀之,甚则溃烂,黄赤汁流,达于筋骨,月初则诸盛,月晦则疮衰,以其随月盈虚,故名月蚀,或谓小儿以手指月而生,未必然也。"[8]2235

《杨氏家藏方·卷第十九》:"治小儿月蚀疮。耳后耳下或鼻内生疮是也。"[9]384

《小儿卫生总微论方·卷二十》:"小儿生浸淫疮者,由府有热,熏发皮肤,复为风湿相持,搏于血气,而其疮初生碎小,后有脓汁,浸淫渐大,脓汁着处便生,故谓之浸淫疮也。""治浸淫疮痛不可忍,发寒热。"[10]573"小儿有月蚀疮者,或生耳鼻,或生手指,随月生死。"[10]580

《外科集验方》卷下:"或生于两耳鼻面,烂及下部诸窍,浸入筋络,月中则疮盛,月末则疮衰,以其随月而生,是为月蚀疮。""风疳者,乃足阳明胃经或受风邪热毒,客于然谷之间,注在承山之侧。初生如疥癣,破时黄水浸淫成疮,风湿相搏,毒气聚攻,渐生遍体。或生小儿耳边,黄水疮亦谓之疳疮。"[11]108

《证治准绳·疡医·卷三》:"小儿耳窍旁生者,相传指月而生,恐未必然,大抵风湿热毒成疳,故名月蚀疳疮。""治月蚀疮,多在两耳上及窍旁,随月虚盈。"[12]370

"幼科·集之三":"小儿耳后月蚀疮,蚯蚓粪烧,以猪油和敷。胡粉、鸡清和敷,黄连末敷,竹叶烧末,猪脂和敷。"[12]390

集之九:"风与湿相搏,则两耳生疮。又,儿稍大，见月初生，以手指之，则耳下生疮者，名月蚀疮。”[12]1462

《普济方·卷二百七十二》：“治黄水疮（出本草）。以榅桲皮捣末，敷之止黄水。”[14]26

卷二百七十六：“治月蚀疮。夫月蚀疮者，生于两耳及鼻面间，并下部诸孔窍侧及至筋骨，月初则疮盛。”[14]136

卷四百七“月蚀疮”：“治小儿耳边鼻下赤烂湿痒，名月蚀疳疮。”[14]1399

《外科理例·卷七》：“耳后月蚀疮。黄连、枯矾为末敷。”[15]213

《奇效良方·卷之五十四》：“治月蚀疮，多在两耳上及窍旁，随月盈虚。”[16]907

《寿世保元·卷八》：“一治小儿耳后月蚀疮。烧蚯蚓粪合猪脂敷之。”[18]359

《医学纲目·卷之三十七》：“小儿耳后月蚀疮。蚯蚓粪烧，以猪油和，敷之。耳上生疮。竹叶烧末，猪脂敷之，妙。”[19]1615

《古今医统大全·卷之九十八》：“小儿勿指月，指月则两耳后生疮，名月食疮。不可指，诗曰：在东，莫之敢指。日晕主雨，月晕主风。”[13]1619

《万氏秘传外科心法·卷之十》：“月蚀疮即走马牙疳也，内用凉膈散，外用搽药。”[20]88

《本草纲目·主治第四卷》：“鸡子黄（炒油），天鹅油（调草乌、龙脑），醍醐、羊脂、熊胆、猪胆、鸡胆（并涂耳面月蚀疳疮），醋（同油煎沸，敷之，二日一易），羚羊须（小儿耳面香瓣疮，同白矾、荆芥、小枣，入轻粉敷之）。”[17]212

木部第三十四卷：“【主治】小儿耳后月蚀疮，研碎敷之（藏器）。”[17]1177

介部第四十六卷：“【主治】甲疽，小儿头疮吻疮，口旁馋疮，耳后月蚀疮，虫蜂蛇蝎所螫之疮，并敷之（藏器）。”[17]1518

禽部第四十八卷：“月蚀疮，绕耳根，日三涂之（孟诜）。”[17]1544

兽部第五十一卷：“月蚀疳疮：虎头骨二两捣碎，猪脂一斤，熬膏涂之。（《集验方》）”[17]1648

《外科启玄·卷之八》：“耳边有疮能蚀者名曰月蚀疳，乃足阳明胃经，少阳胆经湿热。”[21]65

《华佗神方·卷五》：“黄水疮又名滴脓疮，言脓水所到之处，即成疮也。”[22]141

《外科正宗·卷之四》：“黄水疮，于头面、耳项忽生黄色，破流脂水，顷刻沿开，多生痛痒。此因日晒风吹，暴感湿热，或因内餐湿热之物，风动火生者有之，治宜蛤粉散搽之必愈。”[23]270

《景岳全书·卷之六十四春集》：“治小儿头面患疮，浓汁作痒，痂浓者名曰粘疮，当用此方，或止用矾、丹二味亦可。若作痒出水，水到即溃者，名曰黄水疮，当用后一方。”[24]940

《济阴纲目·卷之十四》：“（浸淫疮亦名妬妒）凡妇人女子乳头生小浅热疮，搔之黄汁出，浸淫渐长，百疗不瘥，动经年月，名为妒乳。”[25]188

《仁术便览·卷四》：“治面上耳边浸淫疮，黄水出，久不愈者，名香遍疮。”[26]259

《冯氏锦囊秘录·杂症大小合参卷六》：“若风湿相搏，则生耳疮。更有以手指月，遂使两耳之后生疮者，名曰月蚀疮。”[27]356“治小儿耳后生疮者，名曰月蚀疮。”[27]357

《幼幼集成·卷四》：“耳珠前后生疮，浸淫不愈者，名月蚀疮。”[28]84

《古今图书集成医部全录·卷一百三十五》：“小儿耳窍旁生者，相传指月而生，恐未必然。大抵风湿热毒成疳，故名月蚀疳疮。”[29]1037

《疡医大全·卷十三》：“耳朵后生疮名曰月蚀疮。”[30]531“月蚀疮，又名旋耳疮，生于耳后缝间，延及耳折上下，如刀裂之状，色红时流津黄水。由胆脾湿热所致。”[30]532

《文堂集验方·卷三·儿科》：“（月蚀疮）生于耳后。”[31]676

《外科大成·卷三》：“黄水疮，头面耳项，忽生黄粟，破流脂水，顷刻沿开，多生痛痒。由外伤风热内伤湿热所致。”[32]215“耳镟者生耳后缝间，延及上下，如刀裂之状，随月之盈虚，故名月蚀疮，宜川粉散搽之。如初生如黍，次烂如鸦啗（啖）之状，名鸦啗（啖）疮。”[32]229

《医宗金鉴·外科心法要诀·耳部》：“旋耳

疮生耳后缝，疮延上下连耳疼，状如刀裂因湿热，穿粉散搽即成功。”[33]186

“发无定处下”：“黄水疮如粟米形，起时作痒破时疼，外因风邪内湿热，黄水浸淫更复生。”[33]402

《外科证治全书》：“耳为耳病，耳窍内为黑疔、耳痈、耳挺、耳痣、耳蕈；耳上梢后折间为耳后疽；耳折间连耳叶通肿为耳发；耳垂后为耳根毒；耳后缝间为旋耳疮。”[34]3

《外科备要·卷一》：“旋耳疮，亦名月蚀疮，以月盈则盛，月亏则衰也，生耳内缝间延及耳摺下，如刀裂之状，色红痒痛，流津黄水。”[35]19

《洞天奥旨·卷十二》：“月蚀疳者，多生于耳边，或耳之下也。此疮小儿生居多。然足阳明胃经无湿热，与足少阳胆经无郁气，则不生此疳也。然此乃小疮耳，不必内治。倘其疮大，而蚀不止者，必宜内治为佳。”[36]145

《高注金匮要略·脏腑经络先后病脉证治第一》：“浸淫疮，俗注为今之黄水疮，非。以黄水疮并无入口不治之禁故也。”[37]11

《石室秘录·卷四》：“黄水疮，凡毒水流入何处，即生大水泡疮，即为黄水疮。”[38]190

《疡科纲要·第一章》：“溃疡流水，凡皮肤之病，皆湿盛也。如疥疮、天泡疮、黄水疮之属，奇痒异常，皆有水无脓，皆湿热之淫溢于肌腠者也……此外如游风湿注，湿癣，旋耳疮、燕窝疮……”[39]17

《中医大辞典》：“指发生于耳郭根部的湿疮。由于肝脾二经湿热上蒸，或耳道流脓延及外耳所致。初起在耳后折缝间皮肤潮红，久则黄水淋漓，湿烂作痒，搔破则津血水，甚者耳后折缝裂开，状如刀割，缠绵难愈。多见于小儿。即外耳湿疹。”[40]220

《中国医学百科全书·中医外科》：“旋绕耳部而发的疮疡，称旋耳疮。多发于耳后缝及耳摺上下、耳道、耳壳周围。又名黄水疮、月蚀疮、瘗疬疮、鸦啗(啖)疮、耳镟疮等。”[41]2159

《中医耳鼻咽喉科学》：“旋耳疮是指旋绕耳郭或耳周而发的湿疮。以耳部皮肤潮红、瘙痒、黄水淋漓或脱屑、皲裂为特征，以小儿为多见。”[43]43

《中医耳鼻喉科》：“旋耳疮是指旋绕耳周而发的疮疡。多发于耳前或耳后缝间，也有波及整个耳壳。以局部潮红、灼热、瘙痒、水泡、糜烂、渗液、结痂等为其主要症状。或称黄水疮、月蚀疮等。相当于外耳湿疹。”[42]12

《今日中医耳鼻喉科》：“旋耳疮系指由于风热湿邪浸渍或血虚生风化燥所引起的外耳道或旋绕耳周而发生的湿疮。以耳窍或耳周瘙痒、局部潮红、灼热、水疱、糜烂、渗液、结痂或脱屑、皲裂为主要临床表现。”[45]1

《中医耳鼻咽喉科临床研究》：“旋耳疮是指旋绕耳郭或耳周而发的湿疮，以耳部皮肤潮红、瘙痒、黄水淋漓或脱屑、皲裂为特征。本病以小儿为多见。西医学的外耳湿疹等疾病可参考本病进行辨证论治。”[44]73

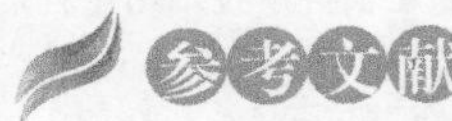

[1] 张仲景. 金匮要略[M]. 福州：福建科学技术出版社，2011：3，81.

[2] 葛洪. 肘后备急方[M]. 天津：天津科学技术出版社，2000：153.

[3] 巢元方. 诸病源候论[M]. 沈阳：辽宁科学技术出版社，1997：166，227.

[4] 孙思邈. 备急千金要方[M]. 沈阳：辽宁科学技术出版社，1997：82，345，346.

[5] 孙思邈撰. 千金翼方[M]. 沈阳：辽宁科学技术出版社，1997：249.

[6] 王焘. 外台秘要方[M]. 北京：华夏出版社，1993：567.

[7] 孟诜. 食疗本草[M]. 北京：人民卫生出版社，1984：80.

[8] 赵佶. 圣济总录[M]. 北京：人民卫生出版社，1962：2235，2224.

[9] 杨倓. 杨氏家藏方[M]. 北京：人民卫生出版社，1988：384.

[10] 不著撰者. 小儿卫生总微论方[M]. 北京：人民卫生出版社，1990：580，573.

[11] 周文采. 外科集验方[M]. 明嘉靖二十四年(1545)南京礼部刻本. 北京：中医古籍出版社，1985：108.

[12] 王肯堂. 证治准绳：幼科[M]. 北京：人民卫生出版社，1993：370，390，1462.

[13] 徐春甫. 古今医统大全[M]. 北京：人民卫生出版社，

1991：1619.

[14] 朱橚.普济方[M].北京：人民卫生出版社，1983：26，136，1399.

[15] 汪机.外科理例[M].北京：商务印书馆，1957：213.

[16] 董宿.奇效良方[M].天津：天津科学技术出版社，2005：907.

[17] 李经纬，李振吉.《本草纲目》校注[M].沈阳：辽海出版社，2001：212，1177，1518，1544，1648.

[18] 龚廷贤.寿世保元[M].北京：人民卫生出版社，2001：359.

[19] 楼英.医学纲目[M].北京：人民卫生出版社，1987：1615.

[20] 万全.万氏秘传外科心法[M].武汉：湖北科学技术出版社，1984：88.

[21] 申拱宸.外科启玄[M].北京：人民卫生出版社，1955：65.

[22] 华佗撰，孙思邈编集.华佗神方[M].北京：中医古籍出版社，2002：141.

[23] 陈实功.外科正宗[M].北京：中医古籍出版社，1999：270.

[24] 张介宾.景岳全书[M].北京：中国中医药出版社，1994：940.

[25] 武之望.济阴纲目[M].沈阳：辽宁科学技术出版社，1997：188.

[26] 张浩.仁术便览[M].北京：商务印书馆，1957：259.

[27] 冯兆张.冯氏锦囊秘录[M].北京：人民卫生出版社，1998：356，357.

[28] 陈复正.幼幼集成[M].沈阳：辽宁科学技术出版社，1997：84.

[29] 陈梦雷.古今图书集成医部全录[M].北京：人民卫生出版社，1991：1037.

[30] 顾世澄.疡医大全[M].北京：人民卫生出版社，1987：531，532.

[31] 何英.文堂集验方[M]//裘庆元.珍本医书集成.北京：中国中医药出版社，2012：676.

[32] 祁坤.外科大成[M].上海：上海卫生出版社，1957：229，215.

[33] 吴谦.医宗金鉴·外科心法要诀[M].北京：人民卫生出版社，1973：186，402.

[34] 许克昌，毕法.外科证治全书[M].北京：人民卫生出版社，1987：3.

[35] 易凤翥.外科备要[M].易氏家藏原刻本.1904：19.

[36] 陈士铎.洞天奥旨[M].北京：中医古籍出版社，1992：145.

[37] 高学山.高注金匮要略[M].上海：上海卫生出版社，1956：11.

[38] 陈士铎.石室秘录[M].北京：中国中医药出版社，1991：190.

[39] 张寿颐.疡科纲要[M].上海：上海卫生出版社，1958：17.

[40] 李经纬.中医大辞典[M].北京：人民卫生出版社，2004：220.

[41] 中医学编辑委员会.中医外科学[M]//钱信忠.中国医学百科全书.上海：上海科学技术出版社，1997：2159.

[42] 王德鑑，干祖望.中医耳鼻喉科学[M].上海：上海科学技术出版社，1985：12.

[43] 王士贞.中医耳鼻咽喉科学[M].北京：中国中医药出版社，2007：43.

[44] 王士贞.中医耳鼻咽喉科临床研究[M].北京：人民卫生出版社，2009：73.

[45] 熊大经，李凡成.今日中医耳鼻喉科[M].北京：人民卫生出版社，2011：1.

（邱　功）

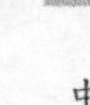

4 · 130

紫白癜风

zǐ bái diàn fēng

一、规范名

【汉文名】紫白癜风。

【英文名】tinea versicolor。

【注释】又称“汗斑”。发生于颈项、躯干、四肢近心端等多汗部位，紫白相兼，有麸皮样鳞屑的癣病。相当于花斑癣。

二、定名依据

“紫白癜风”作为一种癣类皮肤病，其特征表现为：于颈、腋及胸背呈现点滴斑点，呈灰色、褐色或白色，附细鳞脱屑。有的融合成片，表面附微细糠秕状鳞屑，多发生于夏季。最早见于东晋葛洪《肘后备急方》，其时尚名“疬疡”。

其后隋代巢元方《诸病源候论》中的“疬疡风”，南宋窦材《扁鹊心书》中的“汗斑”、张杲《医说》中的“紫白癜癣”、杨士瀛《仁斋直指方论》中的“白紫癜风”“赤白癜风”，元代危亦林《世医得效方》中的“癜风”“紫癜”“白癜”，明代沈之问《解围元薮》中的“历疡”“汗黯”、徐春甫《古今医统大全》中的“紫白癜”、龚信《古今医鉴》中的“赤白汗斑”、李时珍《本草纲目》中的“紫白癜斑”、龚廷贤《种杏仙方》中的“赤白癜”、龚廷贤《寿世保元》中的“紫癜风”“白癜风”，清代祁坤《外科大成》中的“疬疡疯”“紫白癜疯”“癜疯”、孙韦《良朋汇集经验神方》中的“红白汗斑”、陶承熹《惠直堂经验方》中的“红白癜风”、吴杖仙《吴氏医方汇编》中的“疠疡”、黄元御《玉楸药解》中的“白点汗斑”、郑玉坛《彤园医书》中的“紫白汗斑”、徐沛《华佗神方》中的“夏日斑”均是紫白癜风的曾用名。

自南宋窦材《扁鹊心书》首用“紫白癜风”一名以来，历代医家多有沿用，如：南宋王璆《是斋百一选方》、杨士瀛《仁斋直指方论》、朱佐《类编朱氏集验医方》，元代罗天益《卫生宝鉴》，明代朱橚《普济方》、戴思恭《秘传证治要诀及类方》、董宿等《奇效良方》、薛己《疠疡机要》、吴旻等《扶寿精方》、张时彻《急救良方》、徐春甫《古今医统大全》、楼英《医学纲目》、周之幹《周慎斋遗书》、孙一奎《赤水玄珠》、李梴《医学入门》、龚信《古今医鉴》、李时珍《本草纲目》、王肯堂《疡医证治准绳》、陈实功《外科正宗》、缪希雍《神农本草经疏》《本草单方》、武之望《济阳纲目》、张介宾《景岳全书》，清代祁坤《外科大成》、陈士铎《石室秘录》、汪昂《本草易读》、张璐《本经逢原》、李潆《身经通考》、冯兆张《冯氏锦囊秘录》、吴谦《外科心法要诀》、吴杖仙《吴氏医方汇编》、顾世澄《疡医大全》、黄宫绣《本草求真》、程鹏程《急救广生集》、李学川《针灸逢源》、许克昌等《外科证治全书》、时世瑞《疡科捷径》、林珮琴《类证治裁》、杨时泰《本草述钩元》、王孟英《潜斋简效方》、易凤翥《外科备要》。

中华人民共和国成立后，1958年《简明中医外科学》（南京中医学院外科教研组），1960年《中医外科学简编》（中医研究院），1960年《中医外科学讲义》（上海中医学院外科教研组），1985年《中医皮肤病诊疗》（张曼华），1985年《实用中医外科学》（顾伯华），1986年《常见病中医防治·皮科便览》（李博鉴），1986年《中医外科学》（顾伯康），1987年《中医外科学》（顾伯康），1989年《中医外科学》（艾儒棣），1991年《中医外科学》（艾儒棣），1991年《骨伤科皮科应用必备》（朱进忠），1994年《中医外伤科学》（许书亮），1994年《中医外科学》（王沛），1996年《中医外伤科学》（李彪），1997年《中医外科学》（陆德铭），1998年《实用中医皮肤病学》（李林），2000年《新编中医皮肤病学》（欧阳恒等），2000年《今日中医外科》（王永炎等），2000年《新编中医外科临床手册》（王少金），2007年《中医外科学》（艾儒棣），2009年《中医外科学》（张翠月），2009年《皮肤病性病中西医结合诊疗》（杨京慧）均采用了“紫白癜风”作为正名，说明“紫白癜风”作为规范用名已取得共识。

我国2005年出版的由全国科学技术名词审定委员会审定公布的《中医药学名词》已以“紫白癜风”作为规范名，所以“紫白癜风”作为规范名也符合术语定名的协调一致原则。

三、同义词

【又称】“汗斑”（《中医皮肤病学简编》）。

【俗称】“夏斑”（《新编中医皮肤病学》）。

【曾称】“疬疡”（《肘后备急方》）；“疬疡风”（《诸病源候论》）；“汗斑”（《扁鹊心书》）；“紫白癜癣”（《医说》）；“白紫癜风”“赤白癜风”（《仁斋直指方论》）；“癜风”“紫癜”“白癜”（《世医得效方》）；“历疡”“汗黯”（《解围元薮》）；“紫白癜”（《古今医统大全》）；“赤白汗斑”（《古今医鉴》）；“紫白癜斑”（《本草纲目》）；“赤白癜”（《种杏仙

方》）；"紫癜风""白癜风"（《寿世保元》）；"疬疡疯""紫白癜疯""癜疯"（《外科大成》）；"红白汗斑"（《良朋汇集经验神方》）；"红白癜风"（《惠直堂经验方》）；"疬疡"（《吴氏医方汇编》）；"白点汗斑"（《玉楸药解》）；"紫白汗斑"（《彤园医书》）；"夏日斑"（《华佗神方》）。

四、源流考释

东晋葛洪《肘后备急方·治面疱发秃身臭心惛鄙丑方》记载："疗人头面患疬疡方。"[1]176 此是中医古籍中关于"疬疡"的最早记载，笔者认为指的就是紫白癜风。其后隋代巢元方《诸病源候论·疬疡候》记载："疬疡者，人有颈力、胸前、腋下自然斑剥，点相连，色微白而圆。亦有乌色者。亦无痛痒，谓之疬疡风。此亦是风邪搏于皮肤，血气不和所生也。"[2]143 描述的疬疡风的症状与如今的紫白癜风十分接近。

其后"疬疡"一名被后世医家广泛沿用，如：唐代孙思邈《备急千金要方》[3]63《千金翼方》[4]167，孟诜《食疗本草》[5]14、日本丹波康赖《医心方》[6]111，北宋苏颂《本草图经》[7]76、唐慎微《证类本草》[8]117、赵佶《圣济总录》[9]439,440，南宋刘昉《幼幼新书》[10]89、王执中《针灸资生经》[11]18，元代佚名《增广和剂局方药性总论》[12]33,34，明代徐春甫《古今医统大全》[13]343、李梴《医学入门》[14]139、李时珍《本草纲目》[15]195，清代闵钺《本草详节》[16]6、冯兆张《冯氏锦囊秘录》[17]826、严洁等《得配本草》[18]111、周士祢《婴儿论》[19]92,93、张曜孙《产孕集》[20]41、王孟英《随息居饮食谱》[21]71、张振鋆《鬻婴提要》[22]973，日本原昌克《经穴汇解》[23]550，张山雷《本草正义》[24]266。

其后"疬疡风"一名亦被后世广泛沿用，如：唐代孟诜《食疗本草》[5]97、王焘《外台秘要》[25]287，北宋王怀隐《太平圣惠方》[26]684、唐慎微《证类本草》[8]311，明代胡濙《卫生易简方》[27]226,227、薛己《本草约言》[28]459、徐春甫《古今医统大全》[13]1228,1229、王肯堂《疡医证治准绳》[29]402、李中梓《雷公炮制药性解》[30]176,177、缪希雍《神农本草经疏》[31]610，清代冯兆张《冯氏锦囊秘录》[17]909、吴谦《外科心法要诀》[32]392、吴仪洛《本草从新》[33]223、顾世澄《疡医大全》[34]1043、郑玉坛《彤园医书（外科）》[35]150、程鹏程《急救广生集》[36]151、章穆《调疾饮食辩》[37]176、许克昌等《外科证治全书》[38]132、邹存淦《外治寿世方》[39]20、徐沛《华佗神方》[40]70、陈其瑞《本草撮要》[41]84、易凤翥《外科备要》[42]274。

南宋窦材《扁鹊心书》首载"汗斑"[43]108 一名，笔者认为亦相当于紫白癜风。"汗斑"一名后世沿用亦多，如：南宋杨士瀛《仁斋直指方论》[44]636，明代俞弁《续医说》[45]5、徐春甫《古今医统大全》[13]76、陈嘉谟《本草蒙筌》[46]177,178、李梴《医学入门》[14]506、龚廷贤《万病回春》[47]522《云林神彀》[48]203《鲁府禁方》[49]64《济世全书》[50]977、陈实功《外科正宗》[51]293、倪朱谟《本草汇言》[52]730、缪希雍《神农本草经疏》[31]138、喻政《虺后方》[53]92、张介宾《景岳全书》[54]658，清代王梦兰《秘方集验》[55]50、蒋士吉《医宗说约》[56]265,266，佚名《济世神验良方》[57]114,115、陈士铎《本草新编》[58]161《洞天奥旨》[59]、吴世昌《奇方类编》[60]101、冯兆张《冯氏锦囊秘录》[17]817、沈铭三等《灵验良方汇编》[61]85,86、顾世澄《疡医大全》[34]1110、赵学敏《本草纲目拾遗》[62]4、叶桂《种福堂公选良方》[63]131、杨栗山《伤寒瘟疫条辨》[64]308、程鹏程《急救广生集》[36]147、周诒观《秘珍济阴》[65]107、许克昌等《外科证治全书》[38]132,133、林珮琴《类证治裁》[66]264、龚自璋《家用良方》[67]407、姚俊《经验良方全集》[68]226、田绵淮《医方拾锦》[69]172、凌奂《外科方外奇方》[70]127。

南宋窦材《扁鹊心书》亦首载"紫白癜风"[43]104 一名，后世医家沿用亦多。如：南宋王璆《是斋百一选方》[71]192、杨士瀛《仁斋直指方论》[44]147,148、朱佐《类编朱氏集验医方》[72]356，元代罗天益《卫生宝鉴》[73]88，明代朱橚《普济方》[74]453-456、戴思恭《秘传证治要诀及类方》[75]107、董宿等《奇效良方》[76]65、薛己《疠疡机要》[77]325、吴旻等《扶寿精方》[78]46、张时彻《急救良方》[79]54、徐春甫《古今医统大全》[13]556、楼英《医学纲目》[80]781,782、周之幹《周慎斋遗书》[81]38、孙一奎《赤水玄珠》[82]1121、李梴《医学入门》[14]505,506、龚信《古今医鉴》[83]47、李时珍《本草纲目》[15]195、王肯堂《疡医证治准绳》[29]396、陈实功《外科正宗》[51]222、缪希雍《神农本草经疏》[31]484、《本草单方》[84]403、武之望《济阳纲目》[85]1102、张介宾《景岳全书》[54]954、清代祁坤《外科大成》[86]212、陈士铎《石室秘录》[87]140、汪昂《本草易读》[88]145、张璐《本经逢原》[89]19、李潆《身经通考》[90]264、冯兆张《冯氏锦囊秘录》[17]273、吴谦《外科心法要诀》[32]389,390、吴杖仙《吴氏医方汇编》[91]307、顾世澄《疡医大全》[34]1044、黄宫绣《本草求真》[92]101、程鹏程《急救广生集》[36]150、李学川《针灸逢源》[93]56、许克昌等《外科证治全书》[38]132、时世瑞《疡科捷径》[94]、林珮琴《类证治裁》[66]264、杨时泰《本草述钩元》[95]515、王孟英《潜斋简效方》[96]488，易凤翥《外科备要》[42]274。

南宋张杲《医说》记载有“紫白癜癣”[97]103一名，据笔者所见，后世沿用的只有明代朱橚《普济方》[74]555。

南宋杨士瀛《仁斋直指方论》记载有“白紫癜风”[44]636“赤白癜风”[44]634。

后世医家沿用“赤白癜风”的有明代兰茂《滇南本草》[98]13、董宿等《奇效良方》[76]65、李时珍《本草纲目》[15]377、张浩《仁术便览》[99]317、龚廷贤《云林神彀》[48]202、武之望《济阳纲目》[85]1093、缪希雍《本草单方》[84]404、蒋士吉《医宗说约》[56]265、尤乘《寿世青编》[100]228、汪昂《本草易读》[88]262、孙伟《良朋汇集经验神方》[101]198,199、冯兆张《冯氏锦囊秘录》[17]273、顾世澄《疡医大全》[34]1063、日本片仓元周《青囊琐探》[102]24、王孟英《四科简效方》[103]452、龚自璋《家用良方》[67]408、邹存淦《外治寿世方》[39]19、陆锦燧《鲟溪秘传简验方》[104]268。

后世医家沿用“白紫癜风”的有明代张时彻《急救良方》[79]54，龚廷贤《种杏仙方》[105]87。

元代危亦林《世医得效方》记载有“癜风”“紫癜”“白癜”[106]230，笔者认为均是指紫白癜风。其后沿用此三名的有明代龚廷贤《万病回春》[47]522《云林神彀》[49]64，清代王梦兰《秘方集验》[55]11、钱峻《经验丹方汇编》[107]13、严洁等《得配本草》[18]140、姚俊《经验良方全集》[68]123。必须指出的是，在古籍中，“癜风”有时亦指“白驳风”，与紫白癜风迥然不同。

其后明代沈之问《解围元薮》记载有“历疡”“汗黯”[108]28二名，据笔者所见，后世未有沿用。

明代徐春甫《古今医统大全》记载有“紫白癜”[13]565一名，后世沿用的有明代张介宾《景岳全书》[54]954，清代陈士铎《石室秘录》[87]140、沈金鳌《杂病源流犀烛》[109]402、易凤翥《外科备要》[42]274。

明代龚信《古今医鉴》记载有“赤白汗斑”[83]442一名，后世沿用的有明代龚廷贤《寿世保元》[110]755、缪希雍《本草单方》[84]144，清代汪昂《本草易读》[88]182、孙伟《良朋汇集经验神方》[101]206、顾世澄《疡医大全》[34]1112、程鹏程《急救广生集》[36]194、喻昌《喻选古方试验》[111]237。

明代李时珍《本草纲目》记载有“紫白癜斑”[15]503，据笔者所见，后世未有沿用。

明代龚廷贤《种杏仙方》记载有“赤白癜”[105]87一名，据笔者所见，后世沿用的仅有清代陆锦燧《鲟溪秘传简验方》[104]152。

明代朱橚《普济方》记载有“紫癜风”“白癜风”[74]554，笔者认为也是指紫白癜风。后世沿用二名的有明代龚廷贤《寿世保元》[110]678《济世全书》[50]1066、孙志宏《简明医彀》[112]88，清代陈士铎《石室秘录》[87]140，民国郑守谦《全体病源类纂》[113]522。必须指出的是，在古籍中，“紫癜风”一名有时亦指西医的“扁平苔藓”，“白癜风”一名有时亦指“白驳风”，不可不辨。

其后清代祁坤《外科大成》记载有“疬疡疯”[86]318“紫白癜疯”“癜疯”[86]320。其中，“疬疡疯”后世沿用的仅有民国佚名《秘传大麻疯方》[114]37；“紫白癜疯”后世沿用的仅有清代顾世澄《疡医大全》[34]1044；“癜疯”后世沿用的亦仅有顾世澄《疡医大全》[34]1033。

清代孙伟《良朋汇集经验神方》记载有“红

白汗斑”[101]235 一名，以笔者所见，后世未有沿用。

清代陶承熹《惠直堂经验方》经载有“红白癜风”[115]30 一名，后世亦未沿用。

清代吴杖仙《吴氏医方汇编》记载有“疬疡”[91]307 一名，后世亦未沿用。

清代黄元御《玉楸药解》记载有“白点汗斑”[116]92,93 一名，后世亦未沿用。

清代郑玉坛《彤园医书(外科)》记载有“紫白汗斑”[35]150 一名，后世亦未沿用。

清代徐沛《华佗神方》记载有“夏日斑”[40]235,236 一名，后世亦未沿用。

“夏斑”一名，古籍不载，应该是民国以来的俗称。

中华人民共和国成立后，1958年南京中医学院外科教研组的《简明中医外科学》使用了“紫白癜风”[117]88,89 作为正名，其后外科著作大多沿用。如：1960年《中医外科学简编》[118]105(中医研究院)，1960年《中医外科学讲义》[119]150(上海中医学院外科教研组)，1985年《中医皮肤病诊疗》[120]65(张曼华)，1985年《实用中医外科学》[121]441(顾伯华)，1986年《常见病中医防治 皮科便览》[122]51(李博鉴)，1986年《中医外科学》[123]131(顾伯康)，1987年《中医外科学》[124]263(顾伯康)，1989年《中医外科学》[125]160(艾儒棣)，1991年《中医外科学》[126]161(艾儒棣)，1991年《骨伤科皮科应用必备》[127]95(朱进忠)，1994年《中医外伤科学》[128]82(许书亮)，1994年《中医外科学》[129]369(王沛)，1996年《中医外伤科学》[130]82(李彪)，1997年《中医外科学》[131]131(陆德铭)，1998年《实用中医皮肤病学》[132]127(李林)，2000年《新编中医皮肤病学》[133]171(欧阳恒等)，2000年《今日中医外科》[134]486(王永炎等)，2000年《新编中医外科临床手册》[135]287(王少金)，2005年《中医药学名词》[136]277(中医药学名词审定委员会)，2007年《中医外科学》[137]188(艾儒棣)，2009年《中医外科学》[138]227(张翠月)，2009年《皮肤病性病中西医结合诊疗》[139]84(杨京慧)，2014年《中医药学名词》[140]57,58(中医药学名词审定委员会)。

也有使用“花斑癣”作为正名的，比如：1965年《小儿皮肤病》[141]161(杨天籁)，1979年《朱仁康临床经验集》[142]82(中医研究院广安门医院)，1979年《中医皮肤病学简编》[143]91(程运乾)，1980年《中医外伤科学》[144]92(《中医外伤科学》编写组)，1981年《实用中医皮肤病学》[145]112(管汾)，1981年《临床皮肤病学》[146]335(《临床皮肤病学》编写组)，1983年《简明中医皮肤病学》[147]143(张志礼等)，1985年《小儿皮肤病学》[148]153(杨天籁)，1986年《实用小儿皮肤病学》[149]70(涂元远等)，1988年《中医外科学》[150]105(吴恒亚)，1995年《新编中医外科学》[151]262(尚德俊)，1996年《中西医临床皮肤病学》[152]143(王坤山)，1996年《现代皮肤病学》[153]179(杨国亮等)，1996年《中西医结合治疗皮肤病性病》[154]177,178(范瑞强)，1997年《现代中医皮肤病学》[155]78(刘忠恕)，1998年《中医外科学》[156]207(许芝银等)，1998年《中医外科学》[157]261(金之刚)，1999年《皮肤病中医辨治》[158]155(杜锡贤)，2000年《小儿皮肤病防治》[159]50(邢炜等)，2001年《中医皮肤病学》[160]72(赵尚华)，2004年《皮肤性病中医洗渍疗法》[161]113(程秋生)，2010年《中医皮肤性病学》[162]199(范瑞强)，2012年《专家诊治皮肤癣与牛皮癣》[163]130(胡蔚毅)。

也有使用“汗斑”作为正名的，如1956年《实用外科中药治疗学》[164]105(朱仁康)。

亦有使用“紫癜风”作为正名的，如1988年《简明中医古病名辞典》[165]197(马汴梁)。

亦有使用“花斑糠疹”作为正名的，如2008年《皮肤性病学》[166]85(张学军)。

总之，“紫白癜风”在古籍中的异名颇多，如《肘后备急方》中的“疬疡”，《诸病源候论》中的“疬疡风”，《扁鹊心书》中的“汗斑”，《医说》中的“紫白癜癣”，《仁斋直指方论》中的“白紫癜风”“赤白癜风”，《世医得效方》中的“癜风”“紫癜”

“白癜”,《解围元薮》中的“历疡”“汗黯”,《古今医统大全》中的“紫白癜”,《古今医鉴》中的“赤白汗斑”,《本草纲目》中的“紫白癜斑”,《种杏仙方》中的“赤白癜”,《寿世保元》中的“紫癜风”“白癜风”,《外科大成》中的“疬疡疯”“紫白癜疯”“癜疯”,《良朋汇集经验神方》中的“红白汗斑”,《惠直堂经验方》中的“红白癜风”,《吴氏医方汇编》中的“疠疡”,《玉楸药解》中的“白点汗斑”,《彤园医书》中的“紫白汗斑”,《华佗神方》中的“夏日斑”。至于“花斑癣”,则是西医病名,古籍不载,中医书籍亦采用之。而“夏斑”一名,古籍不载,应该是民国以来出现的俗称。

五、文献辑录

《肘后备急方》卷六:“疗人头面患疬疡方。雄黄,硫黄、矾石,末,猪脂和涂之。又方,取生树木孔中蚌汁拭之,末桂,和敷上,日再三。又方,蛇蜕皮,熟以磨之,数百度,令热,乃弃草中,勿顾。”[1]176

《诸病源候论》卷三十一:“疬疡者,人有颈边、胸前、腋下自然斑剥,点相连,色微白而圆。亦有乌色者。亦无痛痒,谓之疬疡风。此亦是风邪搏于皮肤,血气不和所生也。”[2]143

《备急千金要方》卷五“少小婴孺方”:“凡乳母者,其血气为乳汁也。五情善恶,悉是血气所生也。其乳儿者,皆宜慎于喜怒。夫乳母形色所宜,其候甚多,不可求备。但取不胡臭、瘿瘘、气嗽、病疥、痴癃、白秃、疬疡、沈唇、耳聋、齆鼻、癫痫,无此等疾者,便可饮儿也。师见其故灸瘢,便知其先疾之源也。”[3]63

《千金翼方》卷十七“中风下”:“治白癜白驳,浸淫疬疡,著颈及胸前方:大醋于瓯底磨硫黄令如泥,又以八角附子截一头使平,就瓯底重磨硫黄使熟,夜卧先布拭病上令热,乃以药傅之,重者三度。”[4]167

《食疗本草》卷上:“菰菜:利五藏邪气,酒皶面赤,白癞疬疡,目赤等,效。然滑中,不可多食。热毒风气,卒心痛,可盐、醋煮食之。”[5]14

“鳗鲡鱼”:“又,熏下部痔,虫尽死。患诸疮瘘及疬疡风,长食之甚验。”[5]97

《医心方》卷四:“《病源论》云:人颈边及胸前、腋下自然斑剥,点相连,色微白而圆;亦有乌色者。无痛痒,谓之疬疡风。此亦是风邪搏于皮肤,血气不和所生也。《葛氏方》云:面颈忽生白驳,状如癣,世名为疬疡方:以新布揩令赤,苦酒摩巴豆涂之,勿广。”[6]111

《本草图经·萎蕤》:“又主贼风手足枯痹、四肢拘挛茵芋酒中用女萎,及《古今录验》治身体疬疡斑剥女葳膏,乃似朱字女萎,缘其主中风不能动摇及去皯好色故也。”[7]76

《证类本草·自然灰》:“主白癜风、疬疡,重淋取汁,和醋。先以布揩白癜风破傅之,当为创勿怪。能软琉璃玉石如泥,至易雕刻,及浣衣令白。洗恶疮疥癣验于诸灰。生海中,如黄土。《南中异物志》云:自然灰生南海畔,可浣衣,石得此灰即烂,可为器。今玛瑙等形质异者,先以此灰埋之令软,然后雕刻之也。”[8]117

“羊蹄”:“食疗主痒。不宜多食。《圣惠方》:治疬疡风。用羊蹄菜根,于生铁上,以好醋磨,旋旋刮取,涂于患上,未差,更入硫黄少许,同磨涂之。”[8]311

《圣济总录·疬疡风》:“论曰:疬疡之病,其状斑驳,点点相连而圆,大概似白驳而稍微也。皆由风邪热气,搏于脾肺经,流散肌肉使然也。”[9]439,440

《幼幼新书》卷四:“《千金》论:乳母者,其血气为乳汁也。五情善恶,悉是血气所生也。其乳儿者,皆宜慎于喜怒,夫乳母形色所宜,其候甚多,不可求备。但取不胡臭、瘿瘘、气嗽、病疥、痴癃、白秃、疬疡、沈唇、耳聋、齆鼻、癫痫无此等疾者,便可饮儿也。师见其故灸瘢,便知其先疾之源也。”[10]89

《针灸资生经》:“疬疡著颈及胸前,灸乳间。”[11]18

《增广和剂局方药性总论·络石》:“味苦,温,微寒,无毒。主风热死肌痈伤,口干舌焦,痈肿不消，喉舌肿不通，水浆不下，大惊入腹，除邪气，养肾，主腰髋痛，坚筋骨，利关节。《药性论》云：君。恶铁精，杀孽毒。味甘，平。治喉痹。《日华子》云：木莲藤汁敷白癜，疬疡，风恶疥癣。牡丹、杜仲为使。恶：铁落。畏：贝母、菖蒲。生：岩石。"[12]33,34

《古今医统大全·痄腮候》："又方：治人头面患疬疡，用雄黄、硫黄、矾石为末，猪脂和涂。"[13]343

卷九十五："鳗鲡鱼……味甘，有毒(有五色纹者其功胜)。主五痔疮瘘，杀诸虫，压诸草石药毒。熏下部虫，疗妇人产户疮虫疰，腰背间湿风痹常如水洗，及湿脚气人服之良。患诸疮瘘及疬疡风，妇人带下百病，一切风瘙如虫行者，长食之。烧之熏膻中，断蛀虫。置其骨箱中，断白鱼诸虫咬衣服。又熏诸木竹，辟蛀虫。又治蚊虫，取干者于室烧之，蚊化为水。"[13]1228,1229

"附汗斑证"："湿热郁于皮肤，久而不散，发而为斑，黑白相杂，遍身花藻，甚者变而为紫白癜风，虽无疾痛害事，不可以不防微而杜渐也。"[13]76

"疠风门"："加减大造苦参丸……治大风诸风，紫白癜风。苦参(一斤)，防风、荆芥、苍耳子、胡麻子(半生半熟用)、皂角刺(各十两)，蔓荆子、牛蒡子(炒)、黄荆子、枸杞子、何首乌、生地黄(一两)、蛇床子(各三两)，香白芷(两半)，薄荷(一两)。上为细末，用大皂角捣烂熬膏，入前药匀丸，如梧桐子大。每服五十丸，茶酒任下。"[13]556

卷九："又方：治紫白癜、汗斑等风。雄黄、硫黄、黄丹、密陀僧、南星(各等分)，上为末，先用姜擦患处，次用姜蘸末药，擦后渐黑，次日再擦，黑散则无事矣。"[13]565

《医学入门·内集》卷二："络石……络石味苦性微寒，风热死肌口舌干，背痈咽肿浆难入，坚筋利窍主腰髋。根须布络石上而生，叶细圆者良，络木者不用，又名石薜荔。无毒。主风热死肌，恶疮疥癣，白癜疬疡，口干舌焦，咽肿水浆不入。"[14]139

《医学入门·外集》卷六："治汗斑方……牙皂、雄黄、半夏、川椒、荜澄茄、白附子各等分，硫黄、信石各少许，为末，醋调绢包擦。又水粉、硫黄等分，生姜汁调擦，三次效。"[14]506"胡麻散……胡麻一两二钱，荆芥、苦参各八钱，何首乌一两，甘草、威灵仙各一钱，为末。每二钱，薄荷煎汤，或茶酒蜜汤下。服药后频频浴身，得汗出立效。治脾肺风毒攻冲，遍身瘙痒，或生疮疥瘾疹，浸淫不愈及面上游风，或如虫行，紫白癜风顽麻，可肾脏风攻注，脚膝生疮等证。"[14]505,506

《本草纲目·疬疡癜风》："【内治】〔草谷〕蒺藜(白癜风，每酒服二、三钱)，女萎、何首乌(白癜，同苍术、荆芥等分，皂角汁煎膏，丸服)，胡麻油(和酒服)，〔木鳞〕桑枝(同益母草熬膏服)，枳壳(紫癜风)，牙皂(白癜风，烧灰酒服)，白花蛇(白癜疬疡斑点，酒浸，同蝎梢、防风末服)，乌蛇(同天麻诸药，浸酒服)，〔禽兽〕白鸽(炒熟，酒服)，猪胰(酒浸蒸食，不过十具)，猪肚(白煮食)。【外治】〔草谷〕附子(紫白癜风，同硫黄，以姜汁调，茄蒂蘸擦)。"[15]195

卷十："赤白癜风：胆矾、牡蛎粉各半两。生研，醋调，摩之(《圣济录》)。"[15]377

卷十三："紫白癜斑……贝母、南星等分为末，生姜带汁擦之。德生堂方：用贝母、干姜等分为末，如澡豆，入密室中浴擦，得汗为妙。谈野翁方：以生姜擦动，醋磨贝母涂之。圣惠方：用贝母、百部等分为末，自然姜汁调搽。"[15]503

《本草详节·白鸽肉》："味甘，气平。主调精，益气，恶疮，疥癣，风疮，白癜，疬疡，炒热酒服。多食，减诸药力。"[16]6

《冯氏锦囊秘录·络石》："薜荔虽同络石，茎叶粗大如藤，治背痈，将叶采收煎酒饮，下痢即愈。木莲与络石相类，茎叶粗大，更大于络石，味苦，藤似寄生，附木而生，苗枝叶如石苇，因得木气，故名木莲，俗呼鬼馒头是也。又名薜荔，或煎汤或浸酒，初服壮阳却病，久服耐老延年，藤汁取之，堪敷风毒，扫白癜风疹，除疥癣疬疡，其上结子房，并房中白汁，破血甚良。地锦味甘，煎汤浸酒，破血止痛，祛产后血凝，逐腹中血瘕。石血亦以血攻，煎酒建功，堕胎亦速。”[17]826

“鸽”：“味咸，气平。禀水金之气，入肾、入肺，为调精益气之需，兼肺主皮毛，甘寒能解诸毒，所以又主皮肤恶疮，及白癜疬疡风，并辟诸药毒也。其卵能预解痘毒，使毒从二便而出，其屎名左盘龙，亦主人马疥疮，醋调敷白秃更效。”[17]817

“白附子”：“感阳气而生，故味辛微甘，气大温，有小毒。性燥而升，风药中之阳草也。东垣谓其纯阳，引药势上行，能去面上百病，为去瘢疵，擦汗斑，豁风痰，逐寒邪，燥湿散结，中风痰厥，小儿急惊之要药也。但性温燥，凡阴虚类中风证，小儿脾虚慢惊，并宜切忌。”[17]273

“通天再造散”：“一方……治大风肌顽麻，皮肤瘙痒，遍身疥癞瘾疹，面上游风，或如虫行，紫白癜风，贼风攻注，腿脚生疮。川乌、白芷、苦参、胡麻、荆芥、防风（各三两），当归、川芎、独活、羌活、白蒺藜、赤芍药、白附子、山栀子（各一两），何首乌、大风子（去壳）、威灵仙、地龙（各二两），蔓荆子（一两五钱）。为末，先取乌蛇一条，好酒浸，煮熟，去骨取肉晒干，或焙，同为末，酒糊丸，桐子大，每四十丸，茶汤下。”[17]273

“加减大造苦参丸”：“治大风疮，及诸风赤白癜风神效。苦参（一斤），蔓荆子、牛蒡子、何首乌、禹余粮、黄荆子、枸杞子、蛇床子（各三两），防风、荆芥、角刺、胡麻子（半生半熟）、苍耳子（各十两），香白芷（一两五钱）。为末，用皂角捣烂熬膏，入前药为丸，桐子大。每服五十丸，茶酒任下。”[17]273

《得配本草·木莲》：“藤……捣汁，涂白癜风、疬疡、恶疮、疥癣。”[18]111

“茄”：“蒂……烧灰，治口疮。鲜蒂蘸硫黄末，擦癜风（白癜用白茄蒂，紫癜用紫茄蒂）。”[18]140

《婴儿论·辨疮疹脉症并治》：“清冷膏方……木芙蓉（花叶同一两不拘生干）、红豆（半两），上二味，以蜂蜜研调，以傅，且干且傅。始发者，热散痛歇。脓成者，脓当自出也。身体发疮，若大若小，若多若少，无定者，此为血花，名曰血风疮，宜防风败毒汤服之。体肤班疮，若圆，若斜，爬必有白屑，名曰白癣也。白癣若紫癣，渐长烦痒者，磨好墨傅之。夏月蒸热，汗气凝结，发班如钱状，名疬疡，即汗班也。疬疡得秋凉而解，若不解者，米粃烧取油傅之。问曰：癜风如何？答曰：无疮而有色者，癜风也。癜风，有白有黑。黑者易治，白者难治。宜密陀膏傅之。”[19]92,93

《产孕集》下篇：“富贵家，多置乳妇，而愚蠢之辈，不知慎护，不识避忌，寒燠失候，饥饱违理，因而致疾者最多。故善怀婴者，当自乳为善，必欲置乳妇，宜择气血清和，肥白壮盛之妇，毋犯胡臭、瘿瘘、病疥、痴瘫、白秃、疬疡、耳聋、齆鼻、癫痫之疾。夫乳者，血气之所为也。儿之性情未定，藉血气以涵养之，苟饮以恶浊之乳，则气血日昏，性情日劣，变清明而为愚蠢，为患实深，又不特致疾之一端也。”[20]41

《随息居饮食谱·鳞介类》：“白花蛇……甘咸温。祛风湿，治半身不遂，口面㖞斜，风痱，疬疡，骨节疼痛，痘疮倒陷，搐搦，惊痫，麻痹不仁，霉疮，疥癣。头尾甚毒，去尽用之。产蕲州者良，虽干枯而目光不陷，故一名蕲蛇。凡饮蛇酒，切忌见风。”[21]71

《鬻婴提要说》：“乳母形色所宜，其候甚多，不可求备。但取不狐臭、瘿瘘、气咳、疮疥、痴瘫、白秃、疬疡、藩唇、耳聋、齆鼻、癫痫，无此等疾者，便可乳儿也。”[22]973

《经穴汇解》卷八：“膝外……灸疬疡法，五月五日午时，灸膝外屈脚当纹头，随年壮，两处灸，一时下火，不得转动。（千翼）”[23]550

《本草正义·木莲》：“【发明】木连、薜荔，俱见陈藏器《本草拾遗》。薜荔与络石一类，蔓延树上，节节生根，性情功用，皆与络石相似。藏器谓：叶酸平，主风血，暖腰脚。苏颂谓治背痈，亦主下痢。《大明》谓：治疬疡恶疮疥癣。濒湖治血淋痛涩，皆疏通经隧、清热逐瘀之意。”[24]266

《外台秘要》卷十五：“《广济》疗疬疡风方。石硫黄（三两，研），雄黄（一两，研），硇砂、附子（生用，各二两）。上四味捣筛为散，以苦酒和如泥，涂疡处，干即更涂，以瘥为度。”[25]287

《太平圣惠方·治疬疡风诸方》：“夫风邪积热，居于肺腑，久而不散，流溢皮肤，令人颈边胸前腋下，自然斑驳，点点相连，色微白而圆，亦有紫色者，亦无痛痒，谓之疬疡风也。此皆风之与热，伏留肌腠之间，气血不和，乃生斯疾也。”[26]684

《卫生易简方》卷九：“治疬疡风并鼠瘘……用途中死蜣螂杵烂封之一宿差；或烧为末，苦酒和敷，数遍愈。先以盐汤洗，亦治疔疮。”[27]226,227

《本草约言·羊蹄菜》：“味苦，寒，无毒。根用醋磨涂癣疥速效。治疬疡风，并大便卒涩结不通，喉痹卒不能语，肠风痔泻血，产后风。铧根取汁煎服殊验。”[28]459

《疡医证治准绳·紫白癜风》：“【疬疡风】夫风邪积热居于肺府，久而不散，流溢皮肤，令人颈边、胸前、腋下、自然斑驳，点点相连，其色微白而圆，亦有紫色者，亦无痛痒，谓之疬疡风也。凡此皆风之与热，伏留肌腠之间，气血不和乃生此疾也。”[29]402“〔海〕龙蛇散 治风虚顽麻，遍身紫白癜风，瘾痒痛者。白花蛇（去骨，焙），黑梢蛇（去骨，焙），萆薢、天麻、黄芪、金毛狗脊、自然铜、骨碎补、枫香（研）、草乌头（盐水浸，剉）、地龙（各一两），乳香、没药（各三钱），麝香（二钱）。上为细末，酒糊丸梧子大。每服十五丸，酒下食后；为末，酒调服亦得。”[29]396

《雷公炮制药性解·鳗鲡鱼》：“味甘，性平，有微毒，不载经络。主虚劳不足，阳事衰微，传尸鬼疰，蛊毒诸虫，妇人阴疮虫痒带下，皮肤恶疮，疳䘌痔漏，腰背间风寒湿痹，诸般草石药毒，脚气，疬疡风，白剥风。肉烧室内，可辟蚊虫，骨置箱中能除衣蠹。”[30]176,177

《神农本草经疏·白鸽》：“味咸，平，无毒。肉主辟诸药毒，及人马久患疥。又云：暖，无毒。调精益气，治恶疮疥，并风瘙、白癜、疬疡风。”[31]610

“矾石”：“主治参互 矾石即白矾，得巴豆同煅令枯，取矾研末，以鹅翎管吹入喉中，流出热涎立解。喉痹其证，俗呼为缠喉风是也。皮肤疥癣，脓窠、坐板、肥疮等疮，皆资其用，各合所宜以施之。得硫黄、雄黄、白附子、海金沙、密陀僧，擦汗斑殊效。一年者去皮一次，十年者去皮十次。擦后坐卧勿当风，勿行房摇扇。”[31]481

“桑根白皮（附桑枝）”：“《圣惠方》治紫白癜风。桑枝十斤，益母草三斤，水五斗，慢煮至五升，去滓，再煎成膏，每卧时温酒调服半合，以愈为度。”[31]482

《外科心法要诀·疬疡风》：“疬疡风从皮肤生，颈项胸腋无痒疼，紫白点点不开大，皮肤风邪热结成。【注】此证发于皮肤，多生颈项胸腋，其色紫白，点点相连，亦无痒疼，较白驳形圆，不延蔓开大。由风邪郁热皮肤，居久不散而成斯疾。宜服乌蛇散，外用羊蹄草根，共硫黄蘸醋于锈铁片上研浓汁，日涂二、三次效。”[32]392

“紫白癜风”：“紫白癜风无痒痛，白因气滞紫血凝，热体风侵湿相搏，毛窍闭塞发斑形。【注】此证俗名汗斑，有紫、白二种。紫因血滞，白因气滞。总由热体风邪、湿气，侵入毛孔，与气血凝滞，毛窍闭塞而成。多生面项，癍点游走，延蔓成片，初无痛痒，久之微痒。初起宜万灵丹汗之，次以胡麻丸常服；外用密陀僧散擦患处，令汗出，风湿自解。古今治法虽多，取效甚少。得此证者当忌鱼腥、煎炒、火酒、动风、发物。”[32]389,390

《本草从新·鸽》：“咸平。解诸药毒。及人马久患疥，治恶疮风癣，白癜疬疡风。唯白色者入药。”[33]223

《疡医大全·疬疡风门主论》：“王肯堂曰：疬疡风乃风邪积热居于肺腑，久而不散，流溢皮肤，令人颈边胸前腋下，自然斑驳点点相连，其色微白而圆，亦有紫色者，亦无痛痒，凡此皆风之与热伏于肌腠之间，气血不和，乃生此疾也。”[34]1043

“汗斑门主论”：“张仲景曰：汗斑乃暑热之时，人不知而用日晒之手巾，揩其身上之汗，便成此病。最无害而难愈，宜内服苍耳丸主之。”[34]1110

“大麻疯门主方”：“加减大造苦参丸 治大麻疯及诸风赤白癜风。苦参（一斤），蔓荆子、牛蒡子、何首乌、禹余粮、黄荆子、枸杞子、蛇床子（各三两），防风、胡麻子（半生半熟）、荆芥、皂角刺、苍耳子（各十两），香白芷（一两五钱）。为末，用皂角捣烂熬膏，入前药为丸桐子大，每服五十丸，茶酒任下。”[34]1063

“紫白癜疯门主方”：“紫白癜风汗斑……硫黄、密陀僧（各一钱），白砒（六分）。研细，陈醋调擦。”[34]1044

“诸风部”：“自油风、痛风起，至癞疯、麻疯止，皆汇于此部中，以便检阅参治。”[34]1033

“汗斑门主方”：“赤白汗斑（刘进士）。雄黄、硫黄、全蝎、白僵蚕、白附子、密陀僧（各五分），麝香共为末。蘸生姜于患处擦之，五日除根。”[34]1112

《彤园医书》卷五“肿疡初起”：“乌蛇散……治疬疡风，生颈项胸腋，皮肤起点紫白相连。乌梢蛇肉（酒浸炙焦，三两），羌活、防风、条芩、苦参（各二两），沙参、元参、丹参、桂心、栀仁、木通、秦艽、川芎、升麻、枳壳、炒蒺藜、白鲜皮、羚羊角（各一两），共研细末，酒下二钱，日三服。忌发物。”[35]150“紫白汗斑……古名癜风，紫因血滞，白因气滞，总由热体贪凉，风邪湿气侵入毛孔与气血凝滞，毛窍闭塞而成。多生两项，斑点游走蔓延成片，初无痒痛，久则微痒，初起俱服万灵丹汗之；次常服胡麻丸清散之。外搽陀僧散，搽后须令出汗，常用自效。”[35]150

《急救广生集·卷七》：“疬疡风……颈项胸腋，起紫白点，点点相连者，用羊蹄草根共硫黄蘸醋，于锈铁片上研浓汁，日涂二三次效。”[36]151

《急救广生集》卷七：“汗斑……用青布三尺，再用瓦松，不拘多少，煎浓汁去渣，入信石末少许于汤内，将青布煮干，以布蘸凉水擦之。数次除根。”[36]147“紫白癜风……遍身色紫暗斑者，名紫癜风。遍身粉红斑中有白点者，名白癜风。用秃菜根同白矾、五倍子、无名异，和醋捣碎。先以苎麻刮热，以药擦之，三四次绝根。”[36]150“赤白汗斑……白附子、硫黄（各等分），共研末，姜汁调稀，茄蒂蘸擦。”[36]194

《调疾饮食辩》卷三：“按：此与薇、翘摇三物，所在皆有，形略相似，但翘摇蔓细而短，此稍长大。《本经》收为下品，后世本草皆失载，至《纲目》始著其形状，云治蛊毒，女子腰腹疼，肠痈，瘰疬，疬疡风。主治如此，其性必不平和，病人不宜轻食。”[37]176

《外科证治全书·疬疡风》：“多生于颈项胸腋之间，其色紫白，点点相连成片如糙皮，却不蔓延，亦无痛痒。由邪风入于肌肤，居久不散而成。用加味二陈汤加荆芥、防风、蝉衣各二钱，川芎一钱，酒水各半煎服。外以荆芥煎汤洗之，敷雄蛇散即愈。”[38]132

“紫白癜风”：“初起斑点游走成片，久之可延蔓遍身，初无痛痒，久则微痒，由汗衣经晒著体，或带汗行日中，暑湿浸滞毛窍所致。白因气滞，紫因血滞，俱用五神散姜蘸搽之，搽后渐黑，次日再搽，至黑退便愈。此证古方治法虽多，取效甚少。得此证者忌食鱼腥、火酒、动风发物。五神散：雄黄，硫黄，黄丹，密陀僧，南星。上为细末，先用葱搽患处，次用姜蘸药末搽之，搽后渐黑，搽至黑散则愈。”[38]132，133

《外治寿世方·赤白癜风》：“生姜频擦之。”[39]19

“疬疡风”：“茵陈蒿两握，水一斗五升，煮七升，先以皂角汤洗，后以此汤洗，如冷更作，隔日一洗，不然恐痛。”[39]20

《华佗神方·华佗治疬疡风神方》：“石硫黄（三两），硇砂、生附子（各二两），雄黄（一两），共捣成末，以苦酒和如泥，涂疡处，干即更涂，以差为度。”[40]70

“华佗治夏日斑神方”：“先用水洗净汗垢，然后研密陀僧为末，以胡瓜蒂蘸擦数次，即愈。”[40]235，236

《本草撮要·鸽》：“味咸平，入手足太阳经，功专解诸药毒，治恶疮风癣白癜疬疡风。唯色白者入药，卵解疮毒痘毒，屎名左盘龙，消腹中痞块瘰疬诸疮，疗破伤风及阴毒垂死者，人马疥疮炒研敷之，驴马和草饲之。消肿杀虫，头疮白秃鸽粪研末敷之，先以醋泔洗净。”[41]84

《外科备要·疬疡风》：“发于皮肤，多生颈项胸腋，其色紫白，点点相连，亦无痒疼，较白驳形圆，不延蔓开大。由风热郁于皮肤，居久不散而成。初终服乌蛇散（调），外用羊蹄草根共硫黄块蘸醋磨锈铁刀上，取汁日涂二三次效。”[42]274

“紫白癜风”：“俗名汗斑，有紫白二种，紫因血滞，白因气滞。总由热体贪凉，风邪湿气侵入毛孔与气血，凝滞毛窍，闭塞而成。多生面项，斑点游走，蔓延成片，初不痛痒，久之微痒。初起俱服万灵丹汗之（元），次服胡麻丸（调）清散之，外用密陀僧散（姜）擦患处，令出汗，风湿自解。又方，煨热生姜切片蘸铁线粉，频擦之亦效。忌鱼腥、煎炒、火酒、动风发物。一方，用胡椒、硫黄、陀僧等分研末，生姜片蘸擦之甚效。又方，治紫癜醋磨知母擦之，日三次，效。治紫白癜风……雄黄、朱砂等，入茄蒂内捣融，搽患处。白癜而蛇蜕同擦更妙，三日即愈。紫白癜……用茄蒂蘸硫黄末擦之，取能散血。紫用紫茄，白用白茄。”[42]274

《扁鹊心书·汗斑神效方》：“黑芝麻一撮，碱汁半杯，将芝麻研细入碱汁，煎数沸，搽之即愈。”[43]108

“脱衣散”：“治汗斑及紫白癜风。附子、硫黄（各五钱）共为末，姜汁调，以茄蒂蘸擦三四次全愈。”[43]104

《仁斋直指方论·附：汗斑方》：“一方，治汗斑紫白色者。用白附子、硫黄各等分，为细末，以茄蒂蘸醋粘末擦。”[44]636

“附诸方”：“诸风应效酒……治一切诸般风气湿痹，遍身骨节疼痛，紫白癜风神效。当归、川芎、何首乌（各三钱），苍术（四钱），白芷、苦参、防风、胡麻、石楠藤、石连藤、僵蚕（各二钱），细辛（一钱），穿山甲、黄柏、知母、白芍药、生地黄、牛膝、白术、藁本、木瓜、大风子、威灵仙、羌活（各二钱），川乌（一钱），八角风、五加皮、紫荆皮（各二钱），木香（一钱半），薏苡仁（三钱）。上件共为粗末，用好酒一坛，将药用绢袋之，悬于坛口，下用文武火煮一二时辰，取出放于湿泥去火毒，住二三日再服。每服加后末药入内饮之，量力而用。末药方于后。入酒末药方 每服煎药一钟，加此末药八分，入酒服之。乌药，白芷，木香，荆芥，甘草，何首乌，川乌，青藤，藁本，天麻，金银花，苍术，全蝎，细辛，防风，草乌，川芎，人参，当归，石斛，麻黄，两头尖。上件共为细末，入煎药、酒，服之效。”[44]147,148 “苍耳丸……治诸风，及诸风瘾疹、白紫癜风。五月五日割取苍耳草叶，洗净，晒干为末，炼蜜丸如梧桐子大。每服十丸，日三服。若身体有风处或如麻豆粒，此为风毒出也，可以针刺，黄汁出尽乃止。”[44]636 “加减大造苦参丸……治大风疮及诸风、赤白癜风。苦参（一斤），防风、荆芥、苍耳子、胡麻子（半生半熟）、皂角刺（各十两），蔓荆子、牛蒡子、黄荆子、枸杞子、何首乌、禹余粮、蛇床子（各三两），香白芷（一两半），薄荷、生地黄（各一两）。上为细末，用皂角捣烂熬膏，入前药匀为丸，丸如梧桐子大。每服五十丸，茶酒任下。”[44]634

《续医说·治汗斑》：“穀树汗调轻粉，用生姜切平，蘸药擦之，汗斑自退。”[45]5

《本草蒙筌·白附子》：“味甘、辛、气温。纯阳，无毒，一云有小毒。巴郡凉州俱多，砂碛卑湿才有。独茎发叶甚细，周匝生于穗间。形类天雄，入药炮用。治面上百病，可作面脂；主血痹冷疼，且行药势。驱诸风冷气，解中风失音。摩醋擦身背汗斑，尤去疥癣；研末收阴囊湿痒，并灭瘢痕。”[46]177,178

《万病回春·癜风》：“治汗斑……用密陀僧为细末，以隔年酽醋调搽斑上，随手而愈。”[47]522 “白癜紫癜一般风，附子硫黄最有功，姜汁调匀茄蒂搽，但患痒处并无踪。上将粗布搽洗患处令净，以茄蒂蘸擦之。一说白癜用白茄蒂，紫癜用紫茄蒂。”[47]522

《云林神彀·癜风》:"癜风与汗斑,陀僧用细研,隔年酽醋和,一擦如旧颜。"[48]203

"杨梅疮":"香鳔汤……医筋骨痛,麻黄乌药细茶椒,槐子乳香茜根草,鱼鳔将麻同炒焦(八味)。人患杨梅天泡疮,致令溃毒利膏肓,筋骨疼痛时难忍,肉烂皮穿臭莫当,玉茎溃烂阴囊脱,鼻破喉穿性命亡,浑身疙瘩形如李,手足皴粗裂似姜,或生赤白癜风症,或生鹅掌风癣疡,或生臁疮顽恶毒,或生瘰疬痔穿丁,诸般怪异难形状,五宝仙丹是秘方。"[48]202

《鲁府禁方·面斑》:"治汗斑经验方……官粉(一钱),轻粉(五分),硫黄(三分),珍珠(五厘,砂锅内煅过,研细)。上为末,以生姜擦之,次日即去其斑。"[49]64

《济世全书·面病》:"治汗斑紫白色。白附子、硫黄(各等分),上为细末,以茄蒂蘸醋粘末擦之。"[50]977

"癜风":"紫癜风、白癜风,乃因心苦汗出,及醉饱及浴后,毛窍开时乘风拽扇,得之扇风侵逆皮肤所致,宜服胡麻散,外以洗擦药治之。"[50]1066

《外科正宗》卷四:"紫白癜风,乃一体二种。紫因血滞,白因气滞,总由热体风湿所侵,凝滞毛孔,气血不行所致,此皆从外来矣。初起毛窍闭而体强者,宜万灵丹以汗散之,次以胡麻丸常服,外用蜜陀僧散搽擦,亦可得愈。"[51]222"汗斑方:蜜陀僧散,硫黄、雄黄、蛇麻子(各二钱),石黄、密陀僧(各一钱),轻粉(五分),为末,醋调搽患上。"[51]293

《本草汇言·密陀僧》:"入外敷方,去面鼾。退鼻皶,灭汗斑,愈臁疮,拔多骨,消痔瘘,散肿毒,呼脓秽也(《唐本》)。"[52]730

《虺后方·汗斑》:"用紫背浮萍捶烂,将酸浆草捣汁,拌萍,麻布包擦,待汗出,擦发热洗澡,一次全愈。又方:用自己小便洗之极效。"[53]92

《景岳全书》卷四十九"大集":"密陀僧(二百五十),味咸平,有小毒。能镇心神,消痰涎,治惊痫咳嗽,呕逆反胃,疟疾下痢,止血杀虫,消积聚,治诸疮肿毒,鼻齄面鼾汗斑,金疮五痔,辟孤臭,收阴汗脚气。"[54]658

卷六十四"春集":"紫白癜风歌(二九三)紫癜白瘕一般风,附子硫黄最有功,姜汁调匀茄蒂擦,若经三度永无踪。又歌:紫癜白癜两般风,水银轻粉最成功,捣取生姜自然汁,只须一擦便无踪。又方:治紫白癜汗斑等风。雄黄,硫黄,黄丹,密陀僧,南星,上为末。先用葱擦患处,次用姜蘸药末擦之,擦后渐黑,次日再擦,黑散则愈矣。"[54]954

《秘方集验》卷上:"癜风……白癜紫癜一般风,更有汗斑亦相同,内服败风九散药,外将末剂擦其容。"[55]11"汗斑 硫黄、蛇床子、密陀僧,各研,生姜汁调,将茄蒂蘸药擦之。"[55]50

《医宗说约·汗斑》:"用硫黄末共浮萍草捣烂,涂斑上,过一夜,立愈。一用密陀僧细末,陈醋调搽,随手而愈。"[56]265,266

"赤白癜风":"用附子、硫黄为细末,姜汁调匀,用茄蒂蘸擦之。一用硫黄、密陀僧各一钱,白砒六分,共为细末,用陈醋调和擦之。"[56]265

《济世神验良方·外科附录》:"治汗斑……陀僧三钱,面粉、硫黄各二钱,信二分,洗出汗,姜蘸擦之,待凉再擦。又方:硫黄二钱(研),面粉八分,汗出擦之。又方:醋入鸡子清浸三日擦之。治白癜及紫癜风歌 白癜紫癜两般风,雄黄朱砂等分同;茄蒂蘸来擦患处,不消三日有奇功;白加蛇壳同来擦,管教前患永无迹。又方:白附子、雄黄、密陀僧等分为末,姜汁调,茄蒂擦。"[57]114,115

《本草新编》卷三"角集":"或问苍耳子,他病亦有用处,如治汗斑之去风,脚膝之去湿,未尝无效,而子止言其治大麻风,毋乃太过乎?非过也,苍耳子实只可治大麻风,而不可治他病。如汗斑,细病也,何必用此以耗元气。脚膝,下病也,何必用此升散。舍可用之药,而求之不可用之草,此世用药之好奇,非吾论之太过也。"[58]161

《洞天奥旨》卷十五:"陀僧散:治汗斑如神。密陀僧(细末,三钱),白砒(一钱),枯矾(五分),硫黄(二分),羊蹄根汁对半调搽,一次即黑,二次即愈。"[59]214,215

《奇方类编·汗斑方》:"老生姜一块,挖空入陀僧五分，人言（少许）在内，黄泥封固，火煅存性，取姜擦之。”[60]101

《灵验良方汇编·治汗斑方》：“大黄（二钱），枯矾、椒红（各五分），共为末，以猪油、沙糖同捣烂。俟浴起，以细麻布包，擦至痛而止，数次即愈。又方：用硫黄三钱，入麻油研如糊，浴时用麻布蘸擦，数次即愈。”[61]85,86

《本草纲目拾遗》卷一：“汪东藩《医奥》云：毛竹内剖之，新竹多有水，乃竹精也。以不臭色清者入药佳。治汗斑：以鸡毛蘸水刷上，立退。五月五日雨，剖竹得水，名神水。”[62]4

《种福堂公选良方·汗斑》：“治夏月汗斑如疹方：密陀僧（八钱），雄黄（四钱）。上研极细，以姜蘸药擦之。”[63]131

《伤寒瘟疫条辨》卷六：“白附子（新罗者佳，泡用）味甘辛，纯阳，大热有毒。入肝、脾。去头面游风，可作面脂。主血痹心疼，且行药势，驱诸风冷气，解中风失音，磨醋擦身背汗斑，尤去疥癣（用茄蒂里边，撚药擦三日，愈忌澡洗）。研末，收阴囊湿痒，并灭斑痕（牵正散治中风口眼㖞斜。白附子、白僵蚕酒炒、全蝎炙，等分，温酒调末服）。脾胃燥热者忌之。”[64]308

《秘珍济阴·汗斑》：“方用陀僧、硫黄、川椒、海螵蛸、共为细末，用老姜切片蘸药末，遍擦患处或加明雄、荜澄茄亦效。”[65]107

《类证治裁·卷五》：“夏月汗斑、用密陀僧末、洋糖，醋调，黄瓜蒂擦之。雀斑酒刺，白屑风痒，玉肌散擦。”“其肌肉斑驳，紫白为紫白癜风。通用川附、硫黄研末，姜汁调匀，茄蒂擦之，或用水银、轻粉，调姜汁擦之。”[66]264

《家用良方·卷六》：“汗斑风痒……秋海棠叶擦洗，愈。赤白汗斑……夏枯草煎汤，须浓。日洗数次，神效。”[67]407“赤白癜风……生姜频擦愈。”[67]408

《经验良方全集》卷三：“治汗斑方……硫黄、陀僧各等分研末，烧酒调擦可也。”[68]226

“癜风”：“癜音殿。癜，风班片也。有紫白二种，李时珍曰：治癜用茄蒂蘸硫黄末掺之，取其能散血。白癜用白茄蒂；紫癜用紫茄蒂。各从其类也。”[68]123

《医方拾锦·面方》：“治汗斑……官粉、硫黄、穿山甲，共为细末，用双蒂秋茄蘸药拭之。”[69]172

《外科方外奇方》卷四：“不二散……密陀僧（三钱），硫黄（一两），草乌（三钱），红砒（一钱），共为细末。米醋调搽。专治汗斑。”[70]127

《是斋百一选方·治紫白癜风》：“用生硫黄末，以生姜蘸擦之，随手去。又方，生硫黄为末，生姜自然汁数点调润，以生附子或生乌头截作两段，蘸药擦之，浴时，先以生布之类擦动使药。又方，白矾、硫黄（等分），上为细末，以糟茄蒂蘸药擦患处，须浴时使之。”[71]192

《类编朱氏集验医方》卷十五：“治紫白癜风……密陀僧（别研为末，五钱），自然铜（研，重筛，五钱），砒（别研为霜用，二钱），猪牙皂角（五钱，为末）。上为末，和匀。先用热水揩洗，去黑被抹干，用水调药，薄薄揩拭肉上，令入肉纹，一日晚用一次，三次。”[72]356

《卫生宝鉴》卷九：“加减何首乌散……治紫白癜风，筋骨疼痛，四肢少力，眼断白人，鼻梁崩塌，皮肤疮疥及手足皴裂，睡卧不稳，步履艰辛。何首乌、蔓荆子、石菖蒲、荆芥穗、甘菊花、枸杞子、威灵仙、苦参（各半两），上为末，每服三钱，蜜茶调下，无时。”[73]88

《普济方》卷一百七：“夫风邪积热居于肺腑，久而不散流溢皮肤，令人胫边胸前腋下。自然斑驳点相连，色微白而圆，亦有紫色者，亦无痛痒，谓之疬疡风也。此皆风之与热伏留肌腠之间，气血不和乃生斯疾也……一方：治紫白癜风，用生姜汁数点，调润硫黄末，却以生附子或乌头截作两段。蘸药搽患处立愈。”[74]453-456“夫紫癜风之状，皮肤皱起生紫点，搔之皮起而不痒痛是也，此由风邪夹湿客在腠理，营卫壅滞不得宣流，蕴瘀皮肤，致令色紫，故名紫癜风。白癜风之状，皮肤皱起生白斑点是也。由肺脏壅热，风邪乘之，风热相并传流荣卫，壅滞肌肉久不消散，故成此也。肺有壅热，又风气外伤于肌肉，热与风交并，邪毒之气流伏于腠理，与卫气相搏不能消散，令皮肤皱起生白斑点，故名白癜风也。”[74]555“治紫白癜风（出危氏方）……用硫黄一两，米醋煮一日；海螵蛸二个，并为细末。浴后以生姜蘸药热搽，谨风少时，数次绝根。皂荚散：治诸般癜风疾。治紫白癜癣汗斑，用苍耳叶勤搽，三日愈。”[74]554

《秘传证治要诀及类方》卷十一：“有紫白癜风，酒调消风散饮讫，使去浴，即以消风散入皂角末揩洗，外以乌白膏傅之。浴子以醋调贝母末，笔蘸刷之，频浴频用为佳。”[75]107

《奇效良方》卷三：“治紫白癜风。雄黄、雌黄、硫黄、白矾（并用透明者），上各等分，研为末。每用时先浴，令通身汗出，次以生姜蘸药擦患处，良久以热汤淋洗，当日色淡，五日除根。”[76]65“治赤白癜风。诗曰：赤白癜风两般风，附子硫黄最有功；姜汁调匀茄蒂擦，一擦之后便无踪。白癜用白茄蒂，紫癜用紫茄蒂。如用药时，先以布擦洗其疮，令损，却以茄蒂蘸药擦之。”[76]65

《疠疡机要》下卷：“硫黄散……治紫白癜风。硫黄（一两，用醋一碗煎干再晒），上为末，以生姜蘸药擦患处。”[77]325

《扶寿精方》卷中：“紫白癜风，并鼻赤肺脏风，并防风汤下。”[78]46

《急救良方》卷二：“治紫白癜风……用秃叶根同白矾、五倍子、无名异和醋捣碎，先以苎麻刮热，以药擦之，三四次绝根。又方：治白紫癜风及诸风疮瘾疹，名苍耳丸。五月五日割取苍耳草叶，洗净晒干为末，炼蜜丸，如梧桐子大。每服十丸，日三服。若身体有风处，或如麻豆粒，此为风毒出也。可以针刺，黄汁出尽，乃止。”[79]54

《医学纲目·紫白癜风白秃》：“〔海〕龙蛇散治风虚顽麻，遍身紫、白癜风瘾痒痛者。白花蛇（去骨，焙）、黑梢蛇（去骨，焙）、萆薢、天麻、黄芪、金毛狗脊、自然铜、骨碎补、枫香（研）、地龙、草乌头、（盐水浸，锉。各一两），乳香、没药（各三钱），麝香（二钱）。上细末，酒糊丸，桐子大。每服十五丸，酒下食后。为末，酒调亦得。”[80]781，782

《周慎斋遗书》卷七：“紫白癜风，疠风中别一种也。风、湿、燥、火皆有之。胡麻汤、四圣丸、苍耳酒皆可选用，外用浮萍四两，汉防已五钱，煎浓汤洗。”[81]38

《赤水玄珠》卷二十九：“罗太无何首乌散……治脾肺风毒攻肿，遍身癣，变成瘾疹，搔之成疮。或肩背拘急，肌肉顽痹，手足皴裂。风气上攻，头面生疮。及治紫白癜风，顽麻风症。荆芥穗、蔓荆子、威灵仙、何首乌、炙甘草、防风、车前子各等分，为末，每服一钱，食后温酒调下，白汤亦可。”[82]1121

《古今医鉴》卷二：“神仙延寿药酒丹……治久近风邪，左瘫右痪，语言謇涩，手足拘挛，紫白癜风，风寒暑湿，四气交攻，身体虚羸，腰疼膝痛，耳聋眼瞶，下部诸虚，及女子经血不调，脐腹绞痛，胸膨胁胀，呕吐恶心，子宫虚冷，赤白带下，一切诸疾，皆有神验。此酒互相等制，其性和缓，其味甘香，能追万病，善补诸虚，和胃养丹田，益精壮筋骨，安和五脏，定魄宁魂，返老还童，延年绵算，病可尽驱，效难罄笔。”[83]47

卷十五：“治赤白汗斑（刘进士传）。雄黄、硫黄、全蝎、僵蚕、白附子、密陀僧（各五分），麝香（二分）。上为末，蘸生姜于患处擦之，五日除根，决效。”[83]442

《本草单方·赤白癜风》：“紫白癜风。桑枝十斤，益母草三斤，水五斗慢煮至五斤，去滓再煎成膏，每卧时，温酒调服半合，以愈为度。(《圣惠方》)”[84]403“汗斑癜风。羊蹄根二两，独科扫帚头一两，枯矾五钱，轻粉一钱，生姜半两，同杵如泥，以汤澡浴，用手抓患处起粗皮，以皮包药，着力擦之，暖卧取汗即愈。乃盐山刘氏方，比用硫黄者更妙。”[84]404

“汗（附汗斑）”：“赤白汗斑。白附子、硫黄等分为末，姜汁调稀，茄蒂蘸擦，日数次(《简便方》)。夏月汗斑如疹。用密陀僧八钱，雄黄四钱，先以姜片擦热，仍以姜片蘸末搽之，次日即焦(《活人心镜》)。”[84]144

《济阳纲目》卷八十四:"胡麻散……治脾肺风毒攻冲,遍身瘙痒,或生疮疥瘾疹,侵淫不愈,及面上游风,或如虫行,紫白癜风,顽麻,或肾脏风攻注,脚膝生疮等证。胡麻(一两二钱),荆芥、苦参(各八钱),何首乌(炒,一两),甘草(炙),威灵仙(各六钱)。上为末,每服二钱,薄荷煎汤或茶酒蜜汤调下。服后频频浴身,得汗出,立效。"[85]1102

卷八十三:"加味苦参丸……治大风疮及诸风,赤白癜风。苦参(一斤),防风、荆芥、苍耳子、胡麻子(半生半炒)、皂角刺(各十两),蔓荆子、牛蒡子、黄荆子、枸杞子、何首乌、禹余粮、蛇床子(各三两),香白芷(一两半)。上为细末,用皂角捣烂熬膏入前药和为丸,如桐子大,每服五十丸,茶酒任下。"[85]1093

《外科大成》卷三:"祛风换肌丸,治白屑风紫白癜风,顽风顽癣,湿热疮疥,一切痒疮。日久不绝,愈而又发者。威灵仙、石菖蒲、大胡麻、何首乌、天花粉、苦参、苍术、牛膝(等分),当归、川芎、甘草(减半)。上为末。用新安酒跌丸绿豆大,每服二钱,白滚汤送下,忌发物火酒。"[86]212

《外科大成》卷四:"疬疡疯,生于颈项胸腋之间,其色紫而点点相连,且无痛痒,若白驳疯,形如云片为异耳。"[86]318

"紫白癜疯":"癜疯,俗名汗斑也。紫因血滞,白因气滞,皆由热体被疯湿所侵,留于腠理,搔之起皮而不痛。此从外来,治宜汗之,如绀珠丹、松漆丸、浮萍、苍耳之类。再灸夹白穴,擦八葳灵散,自当获效。非若白驳疯之难疗也。"[86]320

《石室秘录·皮毛治法(论疥疮 论黄水疮 论痱疮 论紫白癜风)》:"张公曰:凡人生白癜风与紫癜风者,乃暑热之时,人不知而用日晒之手巾,擦其身中之汗,便成此病,最无害而最难愈。方用苍耳子一两,防风三钱,黄芪三两,备为末,水打成丸。米汤每日早晨送下三钱,一料服完必愈。神方也,紫白癜俱效。"[87]140

《本草易读·贝母三十九》:"紫白癜风,同南星为末,姜带汁拭之。"[88]145

卷六:"赤白癜风,生姜常搽。"[88]404

卷四:"赤白汗斑,用叶捣烂,同青盐搽之,五七次。"[88]262

《本经逢原·石胆》:"又治紫白癜风,胆矾、牡蛎粉生研,醋调摩之。"[89]19

《身经通考》卷四"方选":"紫白癜风(并斑疹疥),干乳萍四两、汉防风三钱,同煎,汤热洗效。"[90]264

《吴氏医方汇编·癜风(疬疡是汗斑,癜风是白斑片,赤者名赤疵)》:"此症有紫白二种,皆风湿邪气客于腠理,与正气相搏,不能消散,以致皮肤皱起,斑点渐如云形,宜汗之,宜浮萍散,外以不二丹擦之……阴阳不二丹:治紫白癜风。硫黄(白用一钱,紫用一分),大黄(白用一分,紫用一分),共为细末。白者,加冰片少许。用鸡蛋黄炒,取油调搽。紫者,加麝香少许,用鸡子清调搽。奇效,屡试屡验。"[91]307,308

《本草求真·上编》"散剂":"又治紫白癜风,同牡蛎生研,醋调摩之即愈。"[92]101

《针灸逢原·厉风》:"紫白癜风……由血虚不能充润,经络毒邪伤气分也。桑枝(十斤),茺蔚草穗(三斤),煎膏温酒服。外用雄黄、硫黄、黄丹、南星、枯矾、密陀僧等分研末,姜醮擦之,擦后渐黑,再擦则愈,或用白茄子切破一头,姜醮擦之。"[93]56

《疡科捷径》卷下:"紫白癜风无痒疼,白因气滞紫瘀凝,风邪湿入皮毛里,久服胡麻丸自兴。胡麻丸:胡麻丸内用防风,白附威灵参草同。独活菖蒲研细末,酒浆和服效神功。胡麻(四两),苦参(二两),威灵仙(二两),甘草(五钱),防风(一两),白附子(一两),独活(一两),菖蒲(二两)。共为细末,酒泛为丸。"[94]

《本草述钩元》卷二十四:"紫白癜风。桑枝十斤,益母草三斤,水五斗。慢煮至五升,去渣,再熬成膏。每卧时温酒调服半合,以愈为度。"[95]515

《潜斋简效方(附医话)·癜》:"紫白癜风……芦菔汁调生矾末三钱,先以布擦损涂之。"[96]488

《医说》卷三："脏风，夜多盗汗；血风，阴囊湿痒；乌风，头面肿块；皮风，紫白癜癣；肌风，遍身燥痒；体风，身生肿毒；闭风，大便燥涩；软风，四肢不举。"[97]103

《滇南本草》第一卷："松香，一名松脂，味苦、甘，性温。搽疥癞疮，吃安五脏，除胃中湿热，疗赤白癜风、痨风等症。"[98]13

《仁术便览》卷四："一方……治赤白癜风，及汗癍。白附子、硫黄，用姜汁调匀，茄蒂蘸搽数次。"[99]317

《寿世青编》卷下："猪胰酒：治赤白癜风。用猪胰一具，酒浸一时，饭上蒸熟食，不过十具愈。又方，白煮猪肚一枚食之，顿尽三个愈，切忌房事。"[100]228

《良朋汇集经验神方》卷五："白癜风方：雄黄三分，陀僧七分，共为细末，于三伏月，用鲜丝瓜叶蘸药末搽患处，三日后方洗浴，一日搽三五次。治黑白癜风方：硫黄一钱，陀僧一钱，人言六分。上为细末，用陈醋调和，晚上搽之，次早洗去，数日效。赤白癜风方：芝麻花，同自己小便搽患，过半日洗去效。"[101]198,199"简便方：治赤白汗斑。白附子、硫黄各等分，为极细末，姜汁调稀，用茄蒂沾搽，一日数次。"[101]206"专治红白汗斑方：用牛舌科根搽，一日一遍，勿令人知，三日全愈。"[101]235

《青囊琐探》卷上："赤白癜风，本属难治症矣，近读《大永医话》，得一奇方：附子皮，硫黄，矾石，铁精。上四味等分，极细末。先使患者浴去垢腻，而后贴药于患处，乃火焙干，复浴而贴药，火焙如前法。日三四遍，数日而必愈。"[102]24

《四科简效方·赤白癜风》："贝母、南星等分为末，生姜带汁擦之。"[103]452

《鲟溪秘传简验方·癜癞门》："赤白癜风。生姜频擦之，良。"[104]268"赤白癜。猪胰酒浸，饭上蒸熟食。"[104]152

《种杏仙方》卷三："白癜紫癜一般风，更有汗斑亦相同。内服败风丸散药，外将末剂擦其容。治赤白癜，用芝麻花同自己小水频擦患处，过半日洗去如失……一方：治诸风疮隐疹、白紫癜风。用端午日取苍耳草叶，洗净晒干，为末，炼蜜丸如梧桐子大。每服四五十丸，白汤下。日三服。若身体有风处或如麻豆粒，此为风毒出也，以针刺汁出尽乃止。"[105]87

《世医得效方》卷十三："治癜风。诗曰：紫癜白癜两般风，附子硫黄最有功，姜汁调匀茄蒂蘸，擦来两度更无踪。先以布擦其疮令损，却以茄蒂蘸药擦。一说，白癜风用白茄蒂，紫癜风用紫茄蒂。"[106]230

《经验丹方汇编·诸症歌诀》："癜风……白癜紫癜一般风，更有汗斑亦相同，内服败风丸散药，外将末剂察其容。"[107]13

《解围元薮·白癜风》："此症初无痛处，但皮肤麻木，生灰白斑点。久如涂垩，顽惫。又变亮赤色，即曰紫癜。患之不治，亦有终身无害，惟形状怪异者，又多有损败气血，遍身皆然，神瘁精疲，减食，憎寒壮热，怫郁困怠而死者，由淫毒伤肺。金气泛于外以克肝血，毛发枯萎也。以枣灵丹、玉枢丹选治。又有夏日身生紫白斑点，汗出则痒，秋凉少息，年复增之，赤曰紫癜，名汗斑也。酗酒，房劳，感受风湿，邪热抟于皮肤，血气不和而发，又名历疡，又名汗黯，皆一类也。以雄鸡内肾调麝香，浴出敷之，用新青布衫紧着睡一夜，大汗出，明早热汤沃之，其斑俱毹在汤内，不发矣。"[108]28

《杂病源流犀烛》卷二十五："加减何首乌散〔紫白癜〕：首乌、石菖蒲、蔓荆子、苦参、荆芥穗、威灵仙、甘菊、杞子（等分），每末三钱，蜜、茶调下。此方兼治疬疡风、白驳、一切疥癣。"[109]402

《寿世保元》卷十："一论赤白汗斑神法。或以针刺之，出血亦已。宜灸夹白穴，先于两乳头上涂墨，令两手直伸夹之，染黑处即是穴也。"[110]755

《寿世保元·癜风》："紫癜风、白癜风，乃因心火汗出，及醉饱并浴后毛窍开时，乘风挥扇得之，扇风侵逆皮腠所致。宜服胡麻散，或追风丸，外以洗擦药涤之。"[110]678

《喻选古方试验》卷四："赤白汗斑……苍耳

嫩叶尖和青盐擂烂，五六月间擦之，五七次效。(《摘元方》)《简便方》：白附子、硫黄等分，为末，姜汁调稀，茄蒂蘸擦，日数次。”[111]237

《简明医彀》卷二：“白癜风者，身、面、颈项、皮肤生紫白癜，并不痛痒。此亦风邪搏于肤腠之间，气血不和而成。紫癜风者，多在四肢，或身上有紫疙瘩，此为风热壅结而然。治法，紫白同方……四神散：治紫、白癜风。雄黄、雌黄、硫黄、白矾(等分)，上为末，先以汤浴汗出，肥皂擦癜处洗净，次用生姜(切断尽碎)蘸药擦患处(过三日又洗又擦，五次愈)。简便方：癜风，硫黄为末，鸡蛋清调涂布上晒干(汗出时布擦患处)。又：雄黄、硫黄、黄丹、密陀僧、南星(等分)为末，照前法涂布(擦汗斑亦效。)”[112]88

《全体病源类纂·皮病》：“然而皮之为病，不特此也。又皮肉变色，赤为紫癜风，白为白癜风。紫由风与血搏，白由风与气搏。又皮肉色变，不痛痒，久之遍体为白驳风，此肺风流注皮间，其轻者，即为白屑风。”[113]522

《秘传大麻疯方·疯病另一名目形状鉴别法》：“疬疡疯……面项生白驳，状如白癣，服炊箒散。”[114]37

《惠直堂经验方·红白癜风》：“硫黄末、白附子、姜汁(和匀)，茄子带蘸药擦之。红癜用红茄，白癜用白茄，二三次即愈。”[115]30

《玉楸药解·夏枯草》：“夏枯草，味苦、辛，气寒，入足厥阴肝、足少阳胆经。凉营泻热，散肿消坚。治瘰疬瘿瘤扑伤血崩带下，白点汗斑诸证。”[116]92,93

《简明中医外科学》：“紫癜风和白癜风都是慢性皮肤疾病，又叫汗斑，无论紫、白、总由风湿侵入毛孔，以致气血不凝滞，毛窍闭塞而成。大抵白多气滞，紫多血滞，这是两者不同之处。”[117]88,89

《中医外科学简编》：“此证俗称汗斑，有紫白二种，故名之。”[118]105

《中医外科学讲义》：“紫癜风和白癜风多生于面项或发于全身，疬疡风多生于颈项胸腋，也分紫白二色，因症状相似，故合并论述。至于白驳风只有白色，故附述于后。”[119]150

《中医皮肤病诊疗》：“好发于颈、躯干的多汗部位，皮疹形如花斑，或紫(褐)或白的癣病称为紫白癜风，又名花斑癣，俗称汗斑。《医宗金鉴》谓：‘紫白癜风，俗名汗斑，有紫白二种……’常因多汗而诱发。”[120]65

《实用中医外科学》：“因紫斑、白斑交叉得名，夏季出汗皮疹明显，故俗称‘汗斑’。隋代《诸病源候论·疬疡候》有类似本病的记载，如：‘疬疡者，人有颈边胸前腋下自然斑剥点相连，色微白而圆，亦有乌色者，亦无痛痒，谓之疬疡风。此亦是风邪搏于皮肤，血气不和所生也。’紫白癜风之名，见于明《外科正宗·紫白癜风》，如：‘紫白癜风乃一体二种，紫因血滞，白因气滞，总由热体风湿所侵，凝滞毛孔，气血不行所致。’清《外科大成》说：‘紫白癜风，俗名汗斑也。’至清代《外科证治全书》则有了进一步地说明，例如：‘紫白癜风，初起斑点流走成片，久之可延蔓遍身。初无痛痒，久则微痒。由汗衣经晒著体，或带汗行日中，暑湿浸滞毛窍所致。’即是现代医学所说的‘花斑癣’。本病有传染性，多见于多汗体质的青年，家庭中可有数人同时患病。”[121]441

《皮科便览》：“紫白癜风，相当于现代医学的花斑癣，是一种以初起斑点游走成片，久之延蔓遍身为特征的皮肤病。因患处常是紫白相兼，并伴瘙痒，故名。中医学文献中又称之为‘汗斑’。如清代《外科证治全书·紫白癜风》记载：‘初起斑点游走成片，久之可延蔓遍身。初无痛痒，久则微痒，由汗衣经晒著体，或带汗行日中，暑湿浸滞毛窍所致。’又如《医宗金鉴·外科心法要诀》记载：‘此证俗名汗斑，有紫、白二种。紫因血滞，白因气滞。总由热体风邪、湿气，侵入毛孔，与气血凝滞，毛窍闭塞而成。多生面项，癍点游走，延蔓成片，初无痛痒，久之微痒。’本病多见于温热潮湿地区，常在夏季发生或加重，入冬减轻或痊愈。皮损好发于胸、腹、背及四肢近端。”[122]51

《中医外科学》(顾伯康，1986)：“因病变处损害以紫斑、白斑而得名。又因夏季出汗后皮疹明显，故俗称'汗斑'。紫白癜风之名，见于明·《外科正宗》，如：'紫白癜风乃一体二种。紫因血滞，白因气滞，总由热体风湿所侵，凝滞毛孔，气血不行所致。'清代《外科大成》说：'紫白癜风，俗名汗斑也。'至清代《外科证治全书》则有了进一步的说明，例如：'紫白癜风，初起斑点游走成片，久之可延蔓遍身。初无痛痒，久则微痒。由汗衣经晒著体，或带汗行日中，暑湿浸滞毛窍所致。'"[123]131

《中医外科学》(顾伯康，1987)："因紫斑、白斑交叉得名。夏季出汗皮疹明显，故俗称'汗斑'。"[124]263

《中医外科学》(艾儒棣，1989)："因病变处皮损为紫斑、白斑而得名，又名汗斑。多发青年多汗者。"[125]160

《中医外科学》(艾儒棣，1991)："因病变处皮损为紫斑、白斑而得名，又名汗斑。多发青年多汗者。"[126]161

《骨伤科皮科应用必备》："紫白癜风是指发生于皮肤的色淡红或紫赤，或棕黄，或淡褐，将愈时呈灰白色样斑片的疾病。因夏季出汗后皮疹明显，故又称汗斑。西医称为花斑癣。多发于胸前、颈肩、上臂，间或亦发生于下腹部、前臂及背部、下肢，多因风湿郁于皮肤腠理或汗衣着体，复经日晒而成，故多冬轻夏重或入冬则愈至夏复发，治疗时宜除湿、清热、祛暑。"[127]95

《中医外伤科学》(许书亮)："1. 皮损为黄豆大或更大的圆形斑片，有时融合成大片，上有微亮的糠秕样细小鳞屑，呈淡褐色，深褐色或色素减退。2. 好发于颈、躯干、四肢近心端等衣着覆盖的多汗部位。3. 自觉微痒或无自觉症状。多为夏季发作，冬季隐退。4. 鳞屑直接镜检，可查见大量菌丝及成团孢子。损害在滤过紫外线灯照射下，显示黄褐色荧光。"[128]82

《中医外科学》(王沛)："因紫斑、白斑交叉得名。夏季出汗出显，故俗称'汗斑'。相当于西医的花斑癣。"[129]369

《中医外伤科学》："1. 皮损为黄豆大或更大的圆形斑片，有时融合成大片，上有微亮的糠秕样细小鳞屑，呈淡褐色，深褐色或色素减退。2. 好发于颈、躯干、四肢近心端等衣着覆盖的多汗部位。3. 自觉微痒或无自觉症状。多为夏季发作，冬季隐退。4. 鳞屑直接镜检，可查见大量菌丝及成团孢子。损害在滤过紫外线灯照射下，显示黄褐色荧光。"[130]82

《中医外科学》(陆德铭)："紫白癜风……相当于西医的花斑癣，俗称汗斑。常发于多汗体质青年，可在家庭中互相传染。"[131]131

《实用中医皮肤病学》(李林)："紫白癜风因皮肤发生紫白相间的斑点而得名，俗称汗斑。本病相当于现代医学花斑癣。"[132]127

《新编中医皮肤病学》："紫白癜风是由糠秕孢子菌引起的一种很表浅的慢性皮肤真菌病。以黄色、褐色或灰白色边界清楚的蚕豆或更大斑片，上覆细小糠屑为临床特征。多见于成年男性。本病相当于西医所指的花斑癣。紫白癜风之名，最早见于宋代《普济方》中，以后较多专门文献均有记述。鉴于本病夏季多见，汗出时斑点明显可见，故又有夏斑、汗斑等名称，紫白癜风属癣、风的范畴。"[133]171

《今日中医外科》："紫白癜风（又称'汗斑''花斑癣'）初起皮肤上出现豌豆至蚕豆大的斑疹，色淡红或赤紫，或棕黄，或淡褐。继则游走成片，上有糠秕样鳞屑，微微发亮，将愈时呈灰白色斑片。皮损好发于躯干及上肢、面部、股内侧等汗腺丰富的部位。"[134]486

《新编中医外科临床手册》："因病变处损害以紫斑、白斑而得名。又因夏季出汗后皮疹明显，故俗称'汗斑'。紫白癜风之名，见于明代《外科正宗》如：'紫白癜风乃一体二种。紫因血滞，白因气滞，总由热体风湿所侵，凝滞毛孔，气血不行所致。'清代《外科大成》说：'紫白癜风，俗名汗斑也。'至清代《外科证治全书》则有了进一步的说明，例如：'紫白癜风，初起斑点游走成片，久之引蔓延遍身。初无痛痒，久则微痒。由汗衣晒著体，或带汗行日中，暑湿浸滞毛窍所致。’”[135]287

《中医药学名词》(2005)：“紫白癜风……发生于颈项、躯干、四肢近心端等多汗部位，呈紫白相兼斑片的癣病。”[136]277

《中医外科学》(艾儒棣，2007)：“因病变处皮损为紫斑、白斑而得名，又名汗斑。多发青年多汗者。”[137]188

《中医外科学》(张翠月)：“本病因皮损颜色以紫斑、白斑而得名。又因夏季出汗后皮疹明显，故俗称汗斑。相当于西医学的花斑癣。”[138]84

《皮肤病性病中西医结合诊疗与防护》：“紫白癜风是由糠秕孢子菌引起的一种表浅的慢性皮肤真菌病。以黄色、褐色或灰白色边界清楚的蚕豆或更大斑片，上覆细小糠状鳞屑为临床特征。本病好发于夏季，多见于多汗体质的青年，家庭中可数人同时患病。”[139]84

《中医药学名词》(2014)：“紫白癜风……又称‘汗斑’。发生于颈项、躯干、四肢近心端等多汗部位，紫白相兼，有麸皮样鳞屑的癣病。相当于花斑癣。”[140]57,58

《小儿皮肤病》：“花斑癣俗称汗斑，患者以青壮年为多，老人和儿童患之甚少。由糠秕小孢子菌附生于皮肤所致。多汗少洗澡与换衣不勤者，有利于受染此病。但各个皮肤之抵抗力与其他条件不同，有的易染，有的不易感染，如夫妇虽经常接触，但得病数年而配偶始终不得病者极为普通。本病亦为体癣之一种，但因症状特殊，且为单一病原菌，故另名花斑癣。”[141]161

《朱仁康临床经验集》：“花斑癣：中医称紫白癜风，俗称汗斑。”[142]82

《中医皮肤病学简编》：“花斑癣又名‘汗斑’，多发生于夏季。于颈、腋及胸背呈现点滴斑点，呈灰色、褐色或白色，附细鳞脱屑。有的融合成片，表面附微细糠秕状鳞屑。若融合成片，如糙皮，名‘疬疡风’。如《诸病源候论》说：‘疬疡者。人有颈边、胸前、腋下，自然斑剥点相连，色微白而圆，亦有乌色者，亦无痛痒。’”[143]91

《中医外伤科学》：“花斑癣，俗称汗斑。祖国医学称为‘紫白癜风’。《医宗金鉴》记有‘此证俗名汗斑……多生面项，斑点游走，蔓延成片，初无痛痒，久之微痒。’”[144]92

《实用中医皮肤病学》(管汾)：“花斑癣：花斑癣，俗称汗斑。皮疹为大小不一，境界清楚的圆形或不规则的斑，呈淡褐色或深褐色，上附细糠秕样鳞屑。有轻度瘙痒或无自觉症状。好发于颈、胸、臀部，以及四肢的近端。夏季发作，入冬后减轻或痊愈。”[145]112

《临床皮肤病学》：“花斑癣俗称汗斑，是一种皮肤浅表角质层慢性的轻度感染，常无症状。其损害特征为散在或融合的淡色或着色区上有糠秕状脱屑，好发于胸、腹、上臂及背部，有时也可波及面颈及其他部位。”[146]335

《简明中医皮肤病学》：“花斑癣俗称‘汗斑’，是浅表的皮肤真菌病。与中医学文献中记载的‘紫白癜风’相类似。如《医宗金鉴·外科心法》紫白癜风记载：‘此证俗名汗斑有紫白二种，紫因血滞，白因气滞。总由热体风邪，湿气，侵入毛孔，与气血凝滞，毛窍闭塞而成。多生面项，斑点游走，延蔓成片，初无痛痒，久之微痒’。”[147]143

《小儿皮肤病学》：“花斑癣俗称汗斑，由糠秕孢子菌附生在皮肤表面引起。该菌有嗜汗性，至今人工培养未成功。以青、中年患者为多见。”[148]153

《实用小儿皮肤病学》：“又称汗斑，系由嗜脂性圆形糠秕状小孢子菌致病，以青年男性多见，儿童发病者不多。”[149]70

《中医外科学》(吴恒亚)：“花斑癣……好发于颈、躯干、四肢的近心端等衣着覆盖的多汗部位，为黄豆大或更大的圆形斑片，有时融合成大片，上有微亮的糠秕样细小鳞屑，呈淡褐色、深褐色或色素减退。自觉微痒或无自觉症状。多为夏季发作，冬季隐退。”[150]105

《新编中医外科学》：“花斑癣：发生在胸背部，中医称为紫白癜风，俗称汗斑。皮损呈淡白色或浅黄色黄豆大斑点群，边界清楚，表面光滑，或有糠状鳞屑。无自觉症状，或有微痒感。

慢性病程。”[151]262

《中西医临床皮肤病学》:“花斑癣俗称汗斑,又名变色糠疹,是一种浅表真菌病,由花斑癣菌所引起。经过缓慢,夏秋较重,入冬减轻,次年又发。患者常为多汗体质,好发于成人,男性多见。”[152]143

《现代皮肤病学》:“花斑癣又称汗斑,为轻微的,通常无症状的慢性皮肤角质层真菌感染,皮损有糠秕样鳞屑,色素减退或增加。”[153]179

《中西医结合治疗皮肤病性病》:“花斑癣是一种由圆形糠秕孢子菌所引起的发生于皮肤浅表角质层的癣病。若糠秕孢子菌感染毛囊引起炎症则称为糠秕孢子菌性毛囊炎(Pityrosporum Folliculitis)。中医称花斑癣为‘紫白癜风’,俗称‘汗斑’。”[154]177,178

《现代中医皮肤病学》:“花斑癣是由糠秕孢子菌引起的一种浅部真菌病。好发于成年人,以男性为多见,几乎不发生于儿童,多夏季发作,冬季隐而不现,本病又称‘花斑糠疹’。中医称为‘紫白癜风’,因紫斑、白斑交替而得名。俗称汗斑。”[155]78

《中医外科学》(许芝银):“花斑癣……好发于颈、胸、臀及四肢近端。皮损为大小不一、境界清楚的圆形或不规则形斑,呈淡褐或深褐色,上附有细糠秕样鳞屑,轻度瘙痒或无自觉症状。夏季发作,入冬后减轻或痊愈。”[156]207

《中医外科学》(金之刚):“花斑癣是皮肤浅部真菌病之一。因夏季出汗皮疹明显,故俗名‘汗斑’。其损害特征为散在或融合的淡色或紫褐色的着色斑,上有糠秕状脱屑,故中医学称为‘紫白癜风’。本病亦具有传染性,常发生于多汗体质的青年,家庭中可有数人同时患病。”[157]261

《皮肤病中医辨治》:“花斑癣是一种皮肤浅表角质层的真菌病。中医学称‘紫白癜风’,因患处斑色或紫或白,并伴有瘙痒而得名。因夏季出汗时斑点明显易见,故俗称‘汗斑’。有传染性。”[158]155

《小儿皮肤病防治》:“花斑癣是由糠秕马拉色菌感染表皮角质层而引起的一种浅表性真菌病。”[159]50

《中医皮肤病学》:“花斑癣相当于中医文献中的‘紫白癜风’,又因夏季出汗后皮疹明显,故俗称‘汗斑’,是一种轻微的、通常无症状的皮肤角质层真菌感染,病变处损害以紫斑、白斑为主,上覆以糠秕样鳞屑。本病具有传染性,常发生于多汗体质的青年,家庭中可有数人同时患病,尤多见于不经常洗澡者。”[160]72

《皮肤病性病中医洗渍疗法》:“花斑癣是由糠秕马拉色菌感染引起的一种浅表真菌感染性皮肤病。俗称‘汗斑’,中医称‘紫白癜风’‘夏日斑’‘疬疡风’。”[161]113

《中医皮肤性病学》:“本病中医称之为‘紫白癜风’,是由糠秕马拉色菌所致的皮肤浅表慢性真菌感染。夏天多发,多位于汗腺丰富部位,故俗称‘汗斑’。我国南方患本病者较多。中医病名‘紫白癜风’,始见于明《证治准绳·外科·卷五》,明《普济方》记曰:‘夫紫白癜风之状,皮肤皱起生紫点……白癜风之状,皮肤皱起白斑点也。”并称:“赤癜、白癜两股风,附子、硫黄最有功,姜汁调匀茄蒂搽,一搽之后便无踪。’清·《外科证治全书》曰:‘紫白癜风,初起斑点,游走成片,久之可延蔓全身。’”[162]199

《专家诊治皮肤癣与牛皮癣》:“皮损开始为细小斑点。患者常不自觉,渐成粟米、黄豆至蚕豆大小圆形或类圆形斑疹。边缘清楚,与皮肤持平或微微高起。表面覆以极薄糠秕样鳞屑,有光泽,尤其是对光侧看时,皮损表面反光性强。新皮损色深,呈灰色、黄色、棕色、淡褐色或褐色。老皮损色淡发白。新老皮损同存时,黑白间杂呈花斑状,颇具特征性,为花斑癣的典型表现。当除去鳞屑或皮损痊愈时,留有暂时性的色素减退斑。夏季发病,冬季隐匿。好发于胸背、腋下、面颈等汗腺丰富部位,其他有面部、腹部、臀部、腹股沟、头皮、枕部等。自觉症状缺乏,有时有轻微刺痒。”[163]130

《实用外科中药治疗学》:“本病又称花斑

癣，由于秕糠小芽孢菌传染。症状：皮肤上发生大小不等的斑，微微隆起，淡黄色、淡褐色或灰白色。大小如扁豆大或如蚕豆大，表面平滑，微有光泽，搔之稍有鳞屑，无其他症状；或出汗时有痒感，不易治愈。夏天愈显明，冬天则褪色，好出汗者患此。”[164]105

《简明中医古病名辞典》：“紫癜风……《世医得效方》卷十三：‘紫癜风用紫茄蒂。’即紫癜。又称汗斑，紫白癜风。指因风湿入腠，营卫壅滞所致发于胸背、颈项、肩胛、腋下等处，初起紫色或灰白色斑点，相互融片，搔之皮肤稍有细屑、微痒，夏重冬轻的病证。相当于现代医学的花斑癣。”[165]197

《皮肤性病学》：“花斑糠疹（pityriasis versicolor）又称花斑癣（tinea versicolor）、汗斑，是马拉色菌侵犯表皮角质层引起的表浅感染。”[166]85

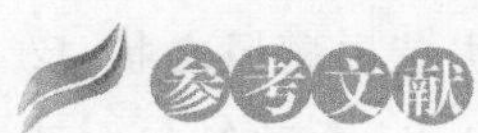

参考文献

[1] ［晋］葛洪. 肘后备急方［M］. 王均宁点校. 天津：天津科学技术出版社，2005：176.

[2] ［隋］巢元方. 诸病源候论［M］. 黄作阵点校. 沈阳：辽宁科学技术出版社，1997：143.

[3] ［唐］孙思邈. 备急千金要方［M］. 鲁兆麟主校. 沈阳：辽宁科学技术出版社，1997：63.

[4] ［唐］孙思邈. 千金翼方［M］. 鲁兆麟主校. 沈阳：辽宁科学技术出版社，1997：167.

[5] ［唐］孟诜，张鼎. 食疗本草［M］. 谢海洲，等辑. 北京：人民卫生出版社，1984：14，97.

[6] ［日］丹波康赖. 医心方［M］. 高文铸校注. 北京：华夏出版社，1996：111.

[7] ［宋］苏颂. 本草图经［M］. 尚志钧辑校. 合肥：安徽科学技术出版社，1994：76.

[8] ［宋］唐慎微. 证类本草［M］. 尚志钧，等点校. 北京：华夏出版社，1993：117，311.

[9] ［宋］赵佶. 圣济总录：上［M］. 北京：人民卫生出版社，1962：439，440.

[10] ［宋］刘昉. 幼幼新书［M］. 幼幼新书点校组点校. 北京：人民卫生出版社，1987：89.

[11] ［宋］王执中. 针灸资生经：第7册［M］. 上海：上海科学技术出版社，1959：18.

[12] ［元］佚名. 增广和剂局方药性总论［M］. 郝近大校点. 北京：中医古籍出版社，1988：33，34.

[13] ［明］徐春甫. 古今医统大全［M］. 崔仲平，王耀廷主校. 北京：人民卫生出版社，1991：76，343，556，565，1228，1229.

[14] ［明］李梴. 医学入门［M］. 金嫣莉校注. 北京：中国中医药出版社，1995：139，505，506.

[15] ［明］李时珍. 本草纲目校注［M］. 张志斌等校注. 沈阳：辽海出版社，2000：195，377，503.

[16] ［清］闵钺. 本草详节：卷11［M］//历代本草精华丛书：第6册. 上海：上海中医药大学出版社，1992：6.

[17] ［清］冯兆张. 冯氏锦囊秘录［M］//田思胜. 冯兆张医学全书. 北京：中国中医药出版社，1999：273，817，826，909.

[18] ［清］严西亭，施澹宁，洪缉庵. 得配本草［M］. 上海：上海科学技术出版社，1958：111，140.

[19] ［清］周士祢. 婴儿论［M］. 陈熠编选. 上海：上海科学技术出版社，1990：92，93.

[20] ［清］张曜孙. 产孕集［M］. 上海：上海科学技术出版社，1986：41.

[21] ［清］王士雄. 随息居饮食谱［M］. 聂伯纯，等点校. 北京：人民卫生出版社，1987：71.

[22] ［清］张振鋆. 鬻婴提要说［M］//近代中医珍本集：儿科分册. 杭州：浙江科学技术出版社，1993：973.

[23] ［日］原昌克. 经穴汇解［M］. 北京：中医古籍出版社，1982：550.

[24] ［清］张山雷. 本草正义［M］. 程东旗点校. 福州：福建科学技术出版社，2006：266.

[25] ［唐］王焘. 外台秘要方［M］. 高文铸校注. 北京：华夏出版社，1993：287.

[26] ［宋］王怀隐. 太平圣惠方［M］. 北京：人民卫生出版社，1958：684.

[27] ［明］胡濙. 卫生易简方［M］. 北京：人民卫生出版社，1984：226，227.

[28] ［明］薛己. 本草约言［M］//盛维忠. 薛立斋医学全书. 北京：中国中医药出版社，1999：459.

[29] ［明］王肯堂. 证治准绳［M］. 施仲安点校. 北京：人民卫生出版社，2014：396，402.

[30] ［清］李中梓. 雷公炮制药性解［M］. 金芷君校注. 北京：中国中医药出版社，1998：176，177.

[31] ［明］缪希雍. 神农本草经疏［M］. 郑金生校注. 北京：中医古籍出版社，2002：481，610.

[32] ［清］吴谦. 医宗金鉴［M］. 北京：人民卫生出版社，1973：389，390，392.

[33] ［清］吴仪洛. 本草从新［M］. 朱建平，吴文清点校. 北京：中医古籍出版社，2001：223.

[34] ［清］顾世澄. 疡医大全［M］. 凌云鹏点校. 北京：人民卫生出版社，1987：1033，1043，1044，1110，1112.

[35] ［清］郑玉坛. 彤园医书［M］//刘炳凡，周绍明. 湖湘名医典籍精华. 长沙：湖南科学技术出版社，2000：

150.

[36] [清] 程鹏程. 急救广生集[M]. 李静生, 王世杰, 赵小青, 等点校. 北京: 中国中医药出版社, 2008: 147, 150, 151, 194.

[37] [清] 章穆. 调疾饮食辩[M]. 伊广谦点校. 北京: 中医古籍出版社, 1987: 176.

[38] [清] 许克昌, 毕法. 外科证治全书[M]. 曲祖诒点校. 北京: 人民卫生出版社, 1987: 132, 133.

[39] [清] 邹存淦. 外治寿世方[M]. 刘小平点校. 北京: 中国中医药出版社, 1992: 19, 20.

[40] [清] 徐沛. 华佗神方[M]. 香港: 中外出版社, 1979: 70, 235, 236.

[41] [清] 陈蕙亭. 本草撮要[M]. 上海: 上海科学技术出版社, 1985: 84.

[42] [清] 易凤翥. 外科备要[M]//刘炳凡, 周绍明. 湖湘名医典籍精华: 外科卷 针灸卷 五官科卷. 长沙: 湖南科学技术出版社, 2000: 274.

[43] [宋] 窦材. 扁鹊心书[M]. 李晓露, 于振宣点校. 北京: 中医古籍出版社, 1992: 104, 108.

[44] [宋] 杨士瀛. 仁斋直指方论[M]. 盛维忠, 王致谱, 傅芳等校注. 福州: 福建科学技术出版社, 1989: 147, 148, 634, 636.

[45] [明] 俞弁. 续医说: 卷 9[M]. 上海: 上海科学技术出版社, 1984: 5.

[46] [明] 陈嘉谟. 本草蒙筌[M]. 王淑民, 等点校. 北京: 人民卫生出版社, 1988: 177, 178.

[47] [明] 龚廷贤. 万病回春[M]. 朱广仁点校. 天津: 天津科学技术出版社, 1993: 522.

[48] [明] 龚廷贤. 云林神彀[M]//李世华, 等. 龚廷贤医学全书. 北京: 中国中医药出版社, 1999: 202, 203.

[49] [明] 龚廷贤. 鲁府禁方[M]. 田代华, 田丽莉, 何敬华点校. 天津: 天津科学技术出版社, 2000: 64.

[50] [明] 龚廷贤. 济世全书[M]//李世华, 等. 龚廷贤医学全书. 北京: 中国中医药出版社, 1999: 977, 1066.

[51] [明] 陈实功. 外科正宗[M]. 张印生, 韩学杰点校. 北京: 中医古籍出版社, 1999: 222, 293.

[52] [明] 倪朱谟. 本草汇言[M]. 戴慎, 等点校. 上海: 上海科学技术出版社, 2005: 730.

[53] [明] 俞政. 虺后方[M]. 上海: 三联书店, 1990: 92.

[54] [明] 张介宾. 景岳全书[M]. 夏之秋, 等校注. 北京: 中国中医药出版社, 1994: 658, 954.

[55] [清] 王梦兰. 秘方集验[M]. 王玉英, 王作林点校. 北京: 中医古籍出版社, 1990: 11, 50.

[56] [清] 蒋士吉. 医宗说约[M]. 王道瑞, 等校注. 北京: 中国中医药出版社, 2004: 265, 266.

[57] [清] 佚名. 济世神验良方[M]. 广诗, 文正点校. 北京: 中医古籍出版社, 1991: 114, 115.

[58] [清] 陈士铎. 本草新编[M]. 柳璇, 宋白杨校注. 北京: 中国医药科技出版社, 2011: 161.

[59] [清] 陈士铎. 洞天奥旨[M]. 柳长华, 等校注. 北京: 中国中医药出版社, 1991: 214, 215.

[60] [清] 吴世昌, 王远. 奇方类编[M]. 朱定华, 曹秀芳点校. 北京: 中医古籍出版社, 1986: 101.

[61] [清] 田间来. 灵验良方汇编[M]. 王国柱, 傅昕点校. 北京: 中医古籍出版社, 2004: 85, 86.

[62] [清] 赵学敏. 本草纲目拾遗[M]. 闫冰, 等校注. 北京: 中国中医药出版社, 1998: 4.

[63] [清] 叶天士, 华岫云. 种福堂公选良方[M]. 张浩良点校. 北京: 人民卫生出版社, 1992: 131.

[64] [清] 杨璿. 伤寒瘟疫条辨[M]. 徐国仟, 等点校. 北京: 人民卫生出版社, 1986: 308.

[65] [清] 周诒观. 秘珍济阴[M]//刘炳凡, 周绍明. 湖湘名医典籍精华. 长沙: 湖南科学技术出版社, 2000: 107.

[66] [清] 林珮琴. 类证治裁[M]. 刘荩文主校. 北京: 人民卫生出版社, 1988: 264.

[67] [清] 龚自璋. 家用良方[M]. 王唯一, 等点校. 北京: 中医古籍出版社, 1988: 407, 408.

[68] [清] 姚俊. 经验良方全集[M]. 陈湘萍, 由昆校注. 北京: 中国中医药出版社, 1994: 123, 226.

[69] [清] 田绵淮. 医方拾锦[M]//邱金麟, 王凤兰校注. 明清验方三种. 北京: 中国中医药出版社, 1995: 172.

[70] [清] 凌奂. 外科方外奇方[M]. 单耀明, 等点校. 太原: 山西科学技术出版社, 2011: 127.

[71] [宋] 王璆. 是斋百一选方[M]. 刘耀, 等点校. 上海: 上海科学技术出版社, 2003: 192.

[72] [宋] 朱佐. 类编朱氏集验医方[M]. 郭瑞华, 等点校. 上海: 上海科学技术出版社, 2003: 356.

[73] [元] 罗天益. 卫生宝鉴[M]. 武文玉, 孙洪生校注. 北京: 中国医药科技出版社, 2011: 88.

[74] [明] 朱橚. 普济方: 第 3 册[M]. 北京: 人民卫生出版社, 1982: 453-456, 554, 555.

[75] [明] 戴元礼. 秘传证治要诀及类方[M]. 北京: 商务印书馆, 1955: 107.

[76] [明] 董宿, 方贤. 奇效良方: 上[M]. 田代华, 张晓杰, 何永点校. 天津: 天津科学技术出版社, 2003: 65.

[77] [明] 薛己. 薛氏医案选 外科发挥 外科枢要 疠疡机要 正体类要 口齿类要[M]. 北京: 人民卫生出版社, 1983: 325.

[78] [明] 吴旻, 王来贤. 扶寿精方: 3[M]. 北京: 中医古籍出版社, 1986: 46.

[79] [明] 张时彻. 急救良方[M]. 康维点校. 北京: 中医古籍出版社, 1987: 54.

[80] [明] 楼英. 医学纲目: 上[M]. 高登瀛, 鲁兆麟点校. 北京: 人民卫生出版社, 1987: 781, 782.

[81] [明] 周慎斋. 周慎斋遗书[M]//中国医学大成: 第 21 册. 上海: 上海科学技术出版社, 1990: 38.

[82] [明] 孙一奎. 赤水玄珠全集[M]. 凌天翼点校. 北京: 人民卫生出版社, 1986: 1121.

[83] [明] 龚信，龚廷贤. 古今医鉴[M]. 王立，等校注. 南昌：江西科学技术出版社，1990：47，442.

[84] [明] 缪希雍. 本草单方[M]. 李顺保点校. 北京：学苑出版社，1999：144，403，404.

[85] [明] 武之望. 济阳纲目[M]//苏礼. 武之望医学全书. 北京：中国中医药出版社，1999：1093，1102.

[86] [清] 祁坤. 外科大成[M]. 上海：上海卫生出版社，1957：212，318，320.

[87] [清] 陈士铎. 石室秘录[M]. 柳璇，宋白杨校注. 北京：中国医药科技出版社，2011：140.

[88] [清] 汪讱庵. 本草易读[M]. 吕广振，等点校. 北京：人民卫生出版社，1987：145，182，262，404.

[89] [清] 张璐. 本经逢原[M]. 顾漫，杨亦周校注. 北京：中国医药科技出版社，2011：19.

[90] [清] 李潆. 身经通考[M]. 李绍生，等点校. 北京：中医古籍出版社，1993：264.

[91] [清] 吴杖仙. 吴氏医方汇编[M]. 查炜，陈守鹏点校. 上海：上海科学技术出版社，2004：307，308.

[92] [清] 黄宫绣. 本草求真[M]. 席与民，朱肇和点校. 北京：人民卫生出版社，1987：101.

[93] [清] 李学川. 针灸逢原[M]. 北京：中国书店，1987：56.

[94] [清] 时世瑞. 疡科捷径：卷下[M]. 许閒书屋：1831（道光十一年）.

[95] [清] 杨时泰. 本草述钩元[M]. 上海：科技卫生出版社，1958：515.

[96] [清] 王士雄. 潜斋简效方[M]//盛增秀. 王孟英医学全书. 北京：中国中医药出版社，1999：488.

[97] [宋] 张杲. 医说[M]. 王旭光，张宏校注. 北京：中国中医药出版社，2009：103.

[98] [明] 兰茂. 滇南本草[M]. 于乃义，等整理. 昆明：云南科技出版社，2000：13.

[99] [明] 张浩. 仁术便览[M]. 上海：商务印书馆，1957：317.

[100] [清] 尤乘. 寿世青编[M]. 杨柳竹，等注释. 赤峰：内蒙古科学技术出版社，2002：228.

[101] [清] 孙伟. 良朋汇集经验神方[M]. 齐馨点校. 北京：中医古籍出版社，1993：198，199，206，235.

[102] [日] 片仓元周. 青囊瑣探[M]. 北京：人民卫生出版社，1955：24.

[103] [清] 王士雄. 四科简效方[M]//盛增秀. 王孟英医学全书. 北京：中国中医药出版社，1999：452.

[104] [清] 陆锦燧. 鲟溪秘传简验方[M]. 何清湖，等点校. 北京：中医古籍出版社，1993：152，268.

[105] [明] 龚廷贤. 种杏仙方 鲁府禁方[M]. 王志洁点校. 北京：中医古籍出版社，1991：87.

[106] [元] 危亦林. 世医得效方[M]. 王育学，等校注. 北京：中国中医药出版社，1996：230.

[107] [清] 钱峻. 经验丹方汇编[M]. 赵宝明点校. 北京：中医古籍出版社，1988：13.

[108] [明] 沈之问. 解围元薮[M]. 上海：上海科学技术出版社，1959：28.

[109] [清] 沈金鳌. 杂病源流犀烛[M]. 李占永，李晓林校注. 北京：中国中医药出版社，1994：402.

[110] [明] 龚廷贤. 寿世保元[M]. 王均宁，刘更生，毛淳点校. 天津：天津科学技术出版社，1999：678，755.

[111] [清] 喻嘉言. 喻选古方试验[M]. 陈湘萍点校. 北京：中医古籍出版社，1999：237.

[112] [明] 孙志宏. 简明医彀[M]. 余瀛鳌点校. 北京：人民卫生出版社，1984：88.

[113] [民国] 郑守谦. 全体病源类纂[M]//刘炳凡，周绍明. 湖湘名医典籍精华：内科卷. 长沙：湖南科学技术出版社，2000：522.

[114] [民国] 佚名. 秘传大麻疯方[M]. 上海：上海科学技术出版社，1986：37.

[115] [清] 陶东亭. 惠直堂经验方[M]//裘庆元. 珍本医书集成：第三册. 北京：中国中医药出版社，1999：30.

[116] [清] 黄元御.《玉楸药解》释义[M]. 黄开颜，张志国编著. 太原：山西科学技术出版社，2011：92，93.

[117] 南京中医学院外科教研组. 简明中医外科学[M]. 南京：江苏人民出版社，1958：88，89.

[118] 卫生部中医研究院. 中医外科学简编[M]. 北京：人民卫生出版社，1960：105.

[119] 上海中医学院外科教研组. 中医外科学讲义[M]. 北京：人民卫生出版社，1960：150.

[120] 张曼华. 中医皮肤病诊疗[M]. 南宁：广西人民出版社，1985：65.

[121] 顾伯华. 实用中医外科学[M]. 上海：上海科学技术出版社，1985：441.

[122] 李博鉴. 皮科便览[M]//常见病中医防治. 北京：中医古籍出版社，1986：51.

[123] 顾伯康. 中医外科学[M]. 上海：上海科学技术出版社，1986：131.

[124] 顾伯康. 中医外科学[M]. 北京：人民卫生出版社，1987：263.

[125] 艾儒棣. 中医外科学[M]. 成都：四川科学技术出版社，1989：160.

[126] 艾儒棣. 中医外科学[M]. 成都：四川科学技术出版社，1991：161.

[127] 朱进忠. 骨伤科皮科应用必备[M]. 太原：山西科学教育出版社，1991：95.

[128] 许书亮. 中医外伤科学[M]. 北京：中国医药科技出版社，1994：82.

[129] 王沛. 中医外科学[M]. 北京：中医古籍出版社，1994：369.

[130] 李彪. 中医外伤科学[M]. 长沙：湖南科学技术出版社，1996：82.

[131] 陆德铭. 中医外科学[M]. 上海：上海科学技术出版社，1997：131.

[132] 李林.实用中医皮肤病学[M].北京：中医古籍出版社，1998：127.

[133] 欧阳恒，杨志波.新编中医皮肤病学[M].北京：人民军医出版社，2000：171.

[134] 王永炎，王沛.今日中医外科[M].北京：人民卫生出版社，2000：486.

[135] 王少金.新编中医外科临床手册[M].南昌：江西科学技术出版社，2000：287.

[136] 中医药学名词审定委员会.中医药学名词[M].北京：科学出版社，2005：277.

[137] 艾儒棣.中医外科学[M].成都：四川科学技术出版社，2007：188.

[138] 张翠月.中医外科学[M].北京：中医古籍出版社，2007：227.

[139] 杨京慧，赵梅，韩平.皮肤病性病中西医结合诊疗与防护[M].赤峰：内蒙古科学技术出版社，2009：84.

[140] 中医药学名词审定委员会.中医药学名词[M].北京：科学出版社，2014：57，58.

[141] 杨天籁.小儿皮肤病[M].上海：上海科学技术出版社，1965：161.

[142] 中医研究院广安门医院.朱仁康临床经验集[M].北京：人民卫生出版社，1979：82.

[143] 程运乾.中医皮肤病学简编[M].西安：陕西人民出版社，1979：91.

[144] 全国中等卫生学校试用教材《中医外伤科学》编写组.中医外伤科学[M].南京：江苏科学技术出版社，1980：92.

[145] 管汾.实用中医皮肤病学[M].兰州：甘肃人民出版社，1981：112.

[146] 《临床皮肤病学》编写组.临床皮肤病学[M].南京：江苏科学技术出版社，1981：335.

[147] 赵炳南，张志礼.简明中医皮肤病学[M].北京：中国展望出版社，1983：143.

[148] 杨天籁，等.小儿皮肤病学[M].上海：上海科学技术出版社，1985：153.

[149] 涂元远，袁承晏.实用小儿皮肤病学[M].北京：科学技术文献出版社，1986：70.

[150] 吴恒亚.中医外科学[M].南京：江苏科学技术出版社，1988：105.

[151] 尚德俊.新编中医外科学[M].济南：济南出版社，1995：262.

[152] 王坤山.中西医临床皮肤病学[M].北京：中国中医药出版社，1996：143.

[153] 杨国亮，王侠生.现代皮肤病学[M].上海：上海医科大学出版社，1996：179.

[154] 范瑞强，禤国维.中西医结合治疗皮肤病性病[M].广州：广东人民出版社，1996：177，178.

[155] 刘忠恕.现代中医皮肤病学[M].天津：天津科技翻译出版公司，1997：78.

[156] 许芝银，闵仲生.中医外科学[M].南京：东南大学出版社，1998：207.

[157] 金之刚.中医外科学[M].长沙：湖南科学技术出版社，1998：261.

[158] 杜锡贤.皮肤病中医辨治[M].济南：山东科学技术出版社，1999：155.

[159] 邢炜，周英杰.小儿皮肤病防治[M].北京：金盾出版社，2000：50.

[160] 赵尚华.中医皮肤病学[M].北京：科学出版社，2001：72.

[161] 程秋生.皮肤病性病中医洗渍疗法[M].北京：科学技术文献出版社，2004：113.

[162] 范瑞强，邓丙戌，杨志波.中医皮肤性病学 临床版[M].北京：科学技术文献出版社，2010：199.

[163] 胡蔚毅.专家诊治皮肤癣与牛皮癣(升级版)[M].上海：上海科学技术文献出版社，2012：130.

[164] 朱仁康.实用外科中药治疗学[M].上海：上海卫生出版社，1956：105.

[165] 马汴梁.简明中医古病名辞典[M].郑州：河南科学技术出版社，1988：197.

[166] 张学军.皮肤性病学[M].7版.北京：人民卫生出版社，2008：85.

（刘　涛）

4・131

紫癜风

zǐ diàn fēng

一、规范名

【汉文名】紫癜风。

【英文名】lichen planus。

【注释】以皮肤出现紫红色扁平皮疹，瘙痒，可发生于全身各处，常累及口腔为主要表现

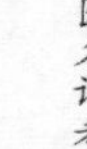

的皮肤疾病。相当于扁平苔藓。

二、定名依据

"紫癜风"作为一种皮肤病,其特征表现为:皮肤出现紫红色的多角形扁平丘疹,表面有蜡样光泽,常伴剧烈瘙痒,亦可累及口腔黏膜。最早见于北宋王怀隐《太平圣惠方》,其时即名"紫癜风"。

其后明代李时珍《本草纲目》中的"口蕈""口中生蕈",清代何梦瑶《医碥》中的"口菌",均是紫癜风的曾用名。

自北宋王怀隐《太平圣惠方》首用"紫癜风"一名以来,历代医家多有沿用,如:北宋唐慎微《证类本草》、赵佶《圣济总录》,南宋许叔微《普济本事方》、闻人耆年《备急灸法》、杨倓《杨氏家藏方》、王执中《针灸资生经》,元代沙图穆苏《瑞竹堂经验方》,明代赵宜真《秘传外科方》、朱橚《普济方》、刘纯《杂病治例》、胡濙《卫生易简方》、董宿等《奇效良方》、薛己《疠疡机要》、徐春甫《古今医统大全》、楼英《医学纲目》、李时珍《本草纲目》、龚廷贤《鲁府禁方》、王肯堂《疡医证治准绳》、武之望《济阳纲目》、孙志宏《简明医彀》,清代张璐《本经逢原》、陶承熹《惠直堂经验方》、沈金鳌《杂病源流犀烛》、虚白主人《救生集》、鲍相璈《验方新编》、龚自璋《家用良方》、赵濂《医门补要》。

中华人民共和国成立后,1986年《皮科便览》(李博鉴),1987年《中医外科学》(朱仁康),1991年《中医临床大全》(杨思澍等),1993年《中医皮肤科古籍精选》(欧阳恒),1996年《疾病诊治大典·中医卷》(王云凯),1996年《临床食疗配方》(陈静岐),1997年《基层中医临证必读大系·皮科分册》(危剑安),1997年《中医病证治疗常规》(章如虹等),1997年《皮肤病中医诊疗学》(徐宜厚等),1998年《实用中医皮肤病学》(李林),1998年《中医常见病证诊疗常规》(庞春生),1998年《中医诊法精华》(张登本),1999年《中医外科学》(谭新华等),1999年《中医临床必读》(张树生等),1999年《外科常见病实用方》(宋爱莉等),1999年《中医病证诊疗全书》(韩冰),1999年《中医诊断与鉴别诊断学》(朱文锋),2001年《口腔、皮肤科疾病诊断标准》(周长江等),2001年《中医病证诊疗标准与方剂选用》(戴慎等),2005年《中医外科手册》(王沛),2005年《简明中医病证辞典》(邹积隆等),2005年《皮肤病中医外治学》(邓丙戌),2007年《中医外科学》(陈红风),2009年《皮肤病性病中西医结合诊疗与防护》(杨京慧等),2009年《中医皮肤性病学》(瞿幸),2010年《中医皮肤性病学》(杨志波等),2010年《中华医学闻诊大全》(肖相如等)均采用了"紫癜风"作为正名,说明"紫癜风"作为规范用名已取得共识。

我国2005年出版的由全国科学技术名词审定委员会审定公布的《中医药学名词》已以"紫癜风"作为规范名,所以"紫癜风"作为规范名也符合术语定名的协调一致原则。

三、同义词

【曾称】"口蕈""口中生蕈"(《本草纲目》);"口菌"(《医碥》)。

四、源流考释

北宋王怀隐《太平圣惠方·治紫癜风诸方》记载:"夫紫癜风者,由皮肤生紫点,搔之皮起,而不痒痛者是也。此皆风湿邪气客于腠理,与血气相搏,致荣卫否塞,风冷在于肌肉之间,故令色紫也。"[1]683 笔者认为这里的"紫癜风"与当今的紫癜风相同,此处亦可视为"紫癜风"一名在中医古籍中的最早出处。

其后"紫癜风"一名被后世医家广泛沿用,如:北宋唐慎微《证类本草》[2]379、赵佶《圣济总录》[3]444,南宋许叔微《普济本事方》[4]39、闻人耆年《备急灸法》[5]62、杨倓《杨氏家藏方》[6]252、王执中《针灸资生经》[7]22,元代沙图穆苏《瑞竹堂经验方》[8]11,明代赵宜真《秘传外科方》[9]175、朱橚《普济方》[10]456、刘纯《杂病治例》[11]495、胡濙《卫生易简方》[12]12,13、董宿等《奇效良方》[13]65、薛己《疠疡机要》[14]300、徐春甫《古今医统大全》[15]563、楼英《医学纲目》[16]782、李时珍《本草纲目》[17]195、龚廷贤《鲁府禁方》[18]135、王肯堂《疡医证治准绳》[19]397、武之望《济阳纲目》[20]1104、孙志宏《简明医彀》[21]87,清代张璐《本经逢原》[22]141、陶承熹《惠直堂经验方》[23]30、沈金鳌《杂病源流犀烛》[24]399、虚白主人《救生集》[25]30,31、鲍相璈《验方新编》[26]179、龚自璋《家用良方》[27]421、赵濂《医门补要》[28]92。

必须指出的是,"紫癜风"在中医古籍中有时亦指"紫白癜风(汗斑)",相当于西医的"花斑癣",如明代朱橚《普济方》[10]554、龚廷贤《寿世保元》[29]678《济世全书》[30]1066,清代陈士铎《石室秘录》[31]140、鲍相璈《验方新编》[26]179,民国郑守谦《全体病源类纂》[32]522。

明代李时珍《本草纲目》记载有"口蕈"[17]1024"口中生蕈"[17]1024,现代大多数医家认为相当于发于口腔部的扁平苔藓。后世医家沿用"口蕈"一名的有:清代许克昌等《外科证治全书》[33]45、杨时泰《本草述钩元》[34]408。"口中生蕈"一名,后世亦有沿用,如:清代王梦兰《秘方集验》[35]77、程鹏程《急救广生集》[36]90、杨时泰《本草述钩元》[34]408。

清代何梦瑶《医碥·口》记载:"口菌,生牙肉上,隆起形如菌,紫黑,或生舌上。"[37]209 笔者认为这里的"口菌"亦是指口腔扁平苔藓。"口菌"一名,后世医家亦有沿用,比如清代郑承瀚《重楼玉钥续编》[38]769,许克昌,毕法《外科证治全书》[33]45,46。

有人认为古籍中的"乌癞风"亦是指紫癜风,笔者认为是错误的,因为中医古籍中的"乌癞"系指"疠风"中的一种,相当于麻风病[39]96,与紫癜风无涉。

有人认为发于口腔黏膜的扁平苔藓中医称"红蕈",经查,中医古籍中并无"红蕈"一名,口腔扁平苔藓应是"口蕈"。所以这里的"红蕈"应是"口蕈"误笔。

中华人民共和国成立后,1986年李博鉴的《常见病中医防治·皮科便览》使用了"紫癜风"[40]110 作为正名,其后中医外科及皮肤科著作大多沿用,如:1987年《中医外科学》[41]686(朱仁康),1991年《中医临床大全》[42]902(杨思澍等),1993年《中医皮肤科古籍精选》[43]103(欧阳恒),1996年《疾病诊治大典(中医卷)》[44]957(王云凯),1996年《临床食疗配方》[45]355(陈静岐),1997年《基层中医临证必读大系·皮科分册》[46]281(危剑安),1997年《中医病证治疗常规》[47]351(章如虹等),1997年《皮肤病中医诊疗学》[48]454(徐宜厚等),1998年《实用中医皮肤病学》[49]225(李林),1998年《中医常见病证诊疗常规》[50]349(庞春生),1998年《中医诊法精华》[51]536(张登本),1999年《中医外科学》[52]756(谭新华等),1999年《中医临床必读》[53]91(张树生等),1999年《外科常见病实用方》[54]344,345(宋爱莉等),1999年《中医病证诊疗全书》[55]388(韩冰),1999年《中医诊断与鉴别诊断学》[56]433(朱文锋),2001年《口腔、皮肤科疾病诊断标准》[57]729(周长江等),2001年《中医病证诊疗标准与方剂选用》[58]903(戴慎等),2005年《中医外科手册》[59]272,273(王沛),2005年《简明中医病证辞典》[60]1205(邹积隆等),2005年《皮肤病中医外治学》[61]322(邓丙戌),2005年《中医药学名词》[62]277(中医药学名词审定委员会),2007年《中医外科学》[63]223(陈红风),2009年《皮肤病性病中西医结合诊疗与防护》[64]166(杨京慧等),2009年《中医皮肤性病学》[65]177(瞿幸),2010年《中医皮肤性病学》[66]130(杨志波等),2010年《中华医学望诊大全》[67]239(肖相如等),2014年《中医药学名词》[68]62(中医药学名词审定委员会)。

必须指出的是,近现代著作中的"紫癜风"有时亦指"斑毒""斑疹",相当于西医的"过敏性紫癜",比如1993年《临床必读》[69]171(欧阳锜),1998年《中医症证病三联诊疗》[70]383(欧阳锜),2007年《北京地区中医常见病证诊疗常规(一)》[71]294,295(谢阳谷等)。笔者认为"紫癜风"

的古籍资料并不支持这一观点，所以是错误的。

近现代著作中的“紫癜风”有时亦指“紫白癜风”（“汗斑”），即西医的“花斑癣”，比如1988年《简明中医古病名辞典》[72]197（马汴梁），1995年《中医大辞典》[73]1494（李经纬等），1997年《简明中医病名辞典》[74]349（马汴梁）。笔者认为，虽然这一观点有古籍资料的支持，但并不全面，且易导致混淆，所以不宜提倡。

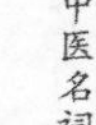

也有使用“扁平苔癣”作为正名的，比如：1965年《小儿皮肤病》[75]215（杨天籁），1983年《简明中医皮肤病学》[76]192（张志礼等）。

也有使用“扁平苔藓”作为正名的，比如：1979年《朱仁康临床经验集》[77]148,149（中医研究院广安门医院），1981年《实用中医皮肤病学》[78]172（管汾），1981年《临床皮肤病学》[79]569（《临床皮肤病学》编写组），1985年《小儿皮肤病学》[80]109（杨天籁），1985年《实用中医外科学》[81]494（顾伯华），1986年《实用小儿皮肤病学》[82]165（涂元远等），1992年《中西医结合治疗皮肤病》[83]147（张合恩等），1996年《中西医临床皮肤病学》[84]271（王坤山），1996年《中西医结合治疗皮肤病性病》[85]284（范瑞强），1996年《现代皮肤病学》[86]527（杨国亮等），1997年《现代中医皮肤病学》[87]191（刘忠恕），1999年《皮肤病中医辨治》[88]230（杜锡贤），2000年《新编中医皮肤病学》[89]341（欧阳恒等），2001年《中医皮肤病学》[90]185（赵尚华），2003年《中西医结合皮肤性病手册》[91]378（罗汉超等），2004年《皮肤病性病中医洗渍疗法》[92]231（程秋生），2006年《中西医结合皮肤性病手册》[93]374（罗汉超等），2012年《专家诊治皮肤癣与牛皮癣》[94]130（胡蔚毅）。

总之，“紫癜风”一名首见于北宋《太平圣惠方》，后世沿用亦多。而明代《本草纲目》中的“口蕈”“口中生蕈”以及清代《医碥》中的“口菌”均是指发于口腔的紫癜风。近现代著作中的“紫癜风”大多是指扁平苔藓，有时亦指紫白癜风（花斑癣），有时亦指斑毒，斑疹（过敏性紫癜），前者不宜提倡，后者则是错误观点。至于“扁平苔藓”，则是西医病名，古籍不载，中医书籍亦采用之。

五、文献辑录

《太平圣惠方》卷二十四：“夫紫癜风者，由皮肤生紫点，搔之皮起，而不痒痛者是也。此皆风湿邪气客于腠理，与血气相搏。致荣卫否塞。风冷在于肌肉之间。故令色紫也。”[1]683

《证类本草》卷十三：“雷公云：凡使，勿用颗大者，号曰伏尸栀子，无力。须要如雀脑，并须长有九路赤色者上。凡使，先去皮、须了，取仁，以甘草水浸一宿，漉出焙干，捣筛如赤金末用。食疗：主喑哑，紫癜风，黄疸，积热心躁。”[2]379

《圣济总录》卷十八：“论曰：紫癜风之状，皮肤生紫点，搔之皮起而不痒痛是也。此由风邪挟湿，客在腠理，荣卫壅滞，不得宣流，蕴瘀皮肤，致令色紫，故名紫癜风。”[3]444

《普济本事方·乌头圆》：“真州资福文雅白老，元祐间有此疾，服数年，肌体黑鼾顿除，脚力强健，视听不衰。有一宗人，遍身紫癜风，身如墨，服踰年，体悦泽，教予服之，亦得一年许，诸风疹疮皆除，然性差热，虽制去毒，要之五七日作乌豆粥啜之为佳。”[4]39

《备急灸法·竹阁经验备急药方》：“治紫癜风……榆树皮烧存性，细研为末，糟茄蘸擦，一二次即除。”[5]62

《杨氏家藏方·独黄散》：“治紫癜风。硫黄（研细）。上以茄蒂蘸药少许痛擦，良久以温汤洗去。”[6]252

《针灸资生经》第七：“至道单方治紫癜风。用舶上硫黄细研，绵帛裹，生姜自然汁半盏浸和，绵子涂所患处，稍干再易。此患多从夏发，但请验之，予虽未试，想必奇方也。”[7]22

《瑞竹堂经验方·治紫癜风》：“用舶上硫黄，不以多少，用米醋化开，将茄蒂蘸硫黄醋，磨擦癜风处。”[8]11

《秘传外科方·神应散》：“治紫癜风，硫黄一两，醋煮一日，海螵蛸三个，同研为末。浴后，以生姜蘸药熟擦患处，须谨风少时，数度断根。”[9]175

《普济方·疬疡风》：“一方：傅治紫癜风，用生姜同煎成膏，浴罢以药搽之，或用白面脂，调丸涂亦可。一方：用米醋化开，将蒂蘸硫黄醋，磨癜风处。”[10]456

《普济方·紫白癜风》：“夫紫癜风之状，皮肤皱起生紫点，搔之皮起而不痒痛是也。此由风邪夹湿客在腠理，营卫壅滞不得宣流，蕴瘀皮肤，致令色紫，故名紫癜风。白癜风之状，皮肤皱起生白斑点是也，由肺脏壅热，风邪乘之，风热相并传流荣卫，壅滞肌肉久不消散。故成此也。肺有壅热，又风气外伤于肌肉，热与风交并，邪毒之气流伏于腠理，与卫气相搏不能消散，令皮肤皱起生白斑点，故名白癜风也。”[10]554

《杂病治例·紫癜风》：“雄黄、白附子、草乌尖末，和姜汁擦之。”[11]495

《卫生易简方》卷一：“治一切风疾等证　用川乌、草乌俱炮裂、去皮脐，何首乌酒浸，石槲炒，麻黄去根节，白术煨，防风、细辛、川芎、当归、白芷、荆芥穗、白附子炮各一两，为末，炼蜜丸如弹子大。每服一丸，诸风瘫痪，防风煎酒下……紫癜风 防风汤下。”[12]12,13

《奇效良方》卷三：“一方治紫癜风，再入胡粉一分，腻粉少许，同繁柳汁和匀，临卧时揩三五遍，并瘥。”[13]65

《疠疡机要》中卷“续治诸症”：“一男子素不慎房劳，其发渐落，或发热恶寒，或吐痰头晕，或口干作渴，或小便如淋，两足发热，或冷至胫，属足三阴亏损而阴火内炽。朝用十全大补汤，夕用加减八味丸，诸症退而发渐生。后两腿腕患紫癜风，延于两股作痒，各砭出血，痒处日甚，服消风等药，患处微肿，延及上体，两眼昏涩，余谓肾脏风。先用四生散四服，后用易老祛风丸月余，用地黄丸两月余而痊。后饮食起居失宜，肢体色赤，服二丸随愈。”[14]300

《古今医统大全》卷九：“白癜风者，面皮、颈项、身体、皮肤色变为白，与肉色不同，亦不痒痛，谓之曰白癜。此亦风邪搏于皮肤之间，气血不和所生也。紫癜风者，多在四肢或身上，或紫疙瘩如赤豆疔状是也。此为风热壅结而然。治法，赤白癜风并同一方也。”[15]563

《医学纲目·紫白癜风白秃》：“真州资福庵文雅长老有此疾，服数年，黑默顿除，脚力强健，视听不衰。有一宗人，遍身患紫癜风，身如墨，服逾年，体悦泽。予服之一年，诸风疥疮疡皆瘥。性差热，虽云去毒，要之五七日。作乌头粥啜之为佳。粥法用《豫章集》中者佳。”[16]782

《本草纲目·疬疡癜风（疬疡是汗斑，癜风是白斑片，赤者名赤疵）》：“【内治】〔草谷〕蒺藜（白癜风，每酒服二三钱），女萎，何首乌（白癜，同苍术、荆芥等分，皂角汁煎膏，丸服），胡麻油（和酒服）。〔木鳞〕桑枝（同益母草，熬膏服），枳壳（紫癜风）。”[17]195

《本草纲目·茄》：“【主治】冻疮皴裂，煮汤渍之良（《开宝》）。散血消肿，治血淋下血，血痢阴挺，齿䘌口蕈（时珍）。”[17]1024

《本草纲目·茄》：“口中生蕈：用醋漱口，以茄母烧灰、飞盐等分，米醋调稀，时时擦之（摘玄方）。”[17]1024

《鲁府禁方》卷四“宁集”：“治紫癜风……硫黄（一两，醋煮一日），海螵蛸（二个），上共研为末。先浴，后以生姜蘸药热搽患处。须谨风少时，数度断根，又以知母磨醋搽亦妙。”[18]135

《疡医证治准绳·紫白癜风》：“夫紫癜风者，由皮肤生紫点，搔之皮起而不痒痛者是也。此皆风湿邪气，客于腠理与气血相搏，致荣卫否涩，风冷在于肌肉之间，故令色紫也。”[19]397

《济阳纲目》卷八十四：“一方：治紫癜风。官粉（五钱），硫黄（三钱），上为末，鸡清调擦。”[20]1104

《简明医彀》卷二：“白癜风者，身、面、颈项、皮肤生紫白癜，并不痛痒。此亦风邪搏于肤腠之间，气血不和而成。紫癜风者，多在四肢，或身上有紫疙瘩，此为风热壅结而然。治法，紫白同方。”[21]87

《本经逢原》卷三：“【发明】茄性寒利，多食腹痛下利，女人能伤子宫、发动痼疾，秋后多食损目。老裂者烧灰治乳裂，根治冻疮皴裂，煮汤渍之良。其白茄根入风湿药，浸酒服，其白茄蒂蘸硫黄末擦白癜风，紫茄蒂蘸硫黄末擦紫癜风，取其散风毒瘀血也。”[22]141

《杂病源流犀烛》卷二十五“身形门”：“如人身体皮肉变色赤者为紫癜风，白者为白癜风。紫由风与血搏，血不调和所生（宜紫癜风方）。白由风与气搏，气不调和所生（宜追风丸、三黄散，总治紫白癜，宜加减何首乌散）。”[24]399

《救生集》卷一：“回生再造丸……治中风中痰，左瘫右痪，筋骨疼痛，半身不遂，步履艰难。服此止痛，手足如常，比郭令公有再造唐室之功，故名再造。真蕲蛇（小者为佳，去骨头尾，炙三寸，酒浸炙取净末）四两，北细辛（研末）、赤芍（炒）、乌药（酒炒）、青皮（面炒）、白术（土炒）、天竺黄、香附（去皮毛酒炒）、姜蚕（酒洗炒）、乳香（去油）、制附片（阴干）、没药（去油）、胆星（烘干）、骨碎补（酒炒）、沉香（研末）、母丁香（研）、龟板（火炙）、以上药味各一两，麻黄（炒）、防风（酒炒）、元参（酒炒）、甘草（炙）、羌活（酒炒）、天麻（烘干）、藿香（烘干）、白芷（烘干）、川连（酒炒）、茯苓（蒸）、熟地（捣如泥）、白蔻仁（研末不见火）、当归（酒炒）、川萆薢（炒）、肉桂（研末不见火）、片子姜黄（烘干）、川芎（酒炒）、辰砂、两头尖，穿山甲（前后四足各用五钱，麻油浸炙，共二两）、黄芪（蜜炙）、西琥珀（研末）、大黄（酒蒸）、草蔻仁（研末）、大首乌（料豆水拌蒸九次），以上药味各二两，葛根（炒）、灵仙（酒炒）、桑寄生（烘干，不可炒）、全蝎（去头足并尾）各二两五钱，虎胫骨（炙酥）一对，红花（酒浸烘干）八钱，冰片（要真的）二钱五分，血竭（另研）八分，松香（煮过），地龙（炙干）、原麝各五钱，西牛黄（研）二钱五分，犀角尖（镑末）八钱，广木香（研）四钱，水安息（和药内）四两，人参（研末）二两。共为细末，炼蜜和匀，捣数千捶，为丸。每丸重一钱，金箔为衣。凡一切中风、中痰、中气、中湿，口眼歪斜，生姜汤下。如男妇脚气，骨节疼痛，手足拘挛，半身不遂，白癜风，紫癜风，无灰酒空心下。孕妇忌服（此方山东嘉祥王宗圣识极矣，故敢告四方君子，以志同仁广传，万勿视药微而不能伏症也，幸甚幸甚）。”[25]30,31

《验方新编》卷十一：“又方：猪肝一副，白煮不用盐，一顿食尽。忌房事一月，渐渐自愈。并治紫癜风。春季猪肝有毒，勿用。”[26]179

《验方新编·紫癜风（即汗斑）》：“硫黄、轻粉、密陀僧、斑蝥、樟脑各等分，共研极细末，候出汗时，用老姜蘸擦患处，二三日洗出即除根，神效。或用密陀僧为末，黄瓜蒂擦之亦效。”[26]179

《家用良方》卷六：“紫癜风……醋磨知母频擦。”[27]421

《医门补要》卷下“见症实录”：“一妇手足遍生紫疙瘩，焮疼或溃黄水，名紫癜风。乃湿热留于血分而然。以刀砭去毒血，外将老桐油调清凉散敷之，内进凉血掺湿药，随手取效。”[28]92

《寿世保元·癜风》：“紫癜风、白癜风，乃因心火汗出，及醉饱并浴后毛窍开时，乘风挥扇得之，扇风侵逆皮膝所致。宜服胡麻散，或追风丸，外以洗擦药涤之。”[29]678

《济世全书·兑集》卷八：“紫癜风、白癜风，乃因心苦汗出，及醉饱及浴后，毛窍开时乘风拽扇，得之扇风侵逆皮肤所致，宜服胡麻散，外以洗擦药治之。”[30]1066

《石室秘录·皮毛治法（论疥疮 论黄水疮 论痱疮 论紫白癜风）》：“张公曰：凡人生白癜风与紫癜风者，乃暑热之时，人不知而用日晒之手巾，擦其身中之汗，便成此病，最无害而最难愈。方用苍耳子一两，防风三钱，黄芪三两，备为末，水打成丸。米汤每日早晨送下三钱，一料服完必愈。神方也，紫白癜俱效。”[31]140

《全体病源类纂·皮肉筋骨病》：“然而皮之为病，不特此也。又皮肉变色，赤为紫癜风，白为白癜风。紫由风与血搏，白由风与气搏。又皮肉色变，不痛痒，久之遍体为白驳风，此肺风流注皮间，其轻者，即为白屑风。”[32]522

《外科证治全书·口菌》：“多生在牙龈肉

上，隆起形如菌，或如木耳，紫黑色，火盛血热气滞而生，宜内服加味甘桔汤，外吹珍珠散，如火郁火炽，则生舌上，治法详见舌部。”[33]45,46

《本草述钩元・茄》：“主治中风寒湿诸证，鹤膝风疠风，散血消肿。治血淋下血，血痢阴挺，齿䘌口蕈，冻疮皴裂，煮汤渍之良。女阴挺出，茄根烧存性，为末，油调，用纸卷筒入内，一日一上。口中生蕈，用醋漱口，以茄母烧灰，飞盐等分，米醋调稀，时时擦之。血淋疼痛，茄叶熏干为末，每服二钱，温酒或盐汤下，隔年者尤佳。牙齿䘌痛，陈茄树烧灰傅之，先以露蜂房煎汤漱过，茄秆烧灰淋汁，和入桑硇碱等药，治诸痈肿疔疮有效。”[34]408

《秘方集验》卷下：“口中生蕈……用醋漱口，以茄母（烧灰）、飞盐等分，米醋调稀，常擦，愈。”[35]77

《急救广生集・口中生蕈》：“用醋漱口，以茄母烧灰，飞盐等分，米醋调稀，时时擦之。（《叶氏摘玄》）”[36]90

《医碥・卷四 杂症》：“悬痈生上腭，发紫泡者是。银针挑破，吹口疳药碧丹亦可。口菌，生牙肉上，隆起形如菌，紫黑，或生舌上，俱口疳药吹，或用茄母蒂烧灰，盐拌醋调时擦。”[37]209

《重楼玉钥续编・诸证补遗》：“口菌……生牙龈肉上隆起，形如蕈，或如木耳，紫黑色，此火盛血热气滞所致。用口疳药吹之，或用醋漱口，茄母蒂烧灰，盐拌、醋调，时时擦之，以愈为度。”[38]769

《中医证病名大辞典》：“乌癞：病证名。出《诸病源候论・风病诸候下・乌癞候》：‘初觉皮毛变异，或淫淫若痒如虫行，或眼前见物如垂丝，言语无定，心常惊恐，皮肉中或如桃李子隐疹赤黑，手足顽痹，针刺不痛……此名黑癞。’指疠风。多因接触疠毒，恶风袭于肌肤，侵入血脉肾经所致。症见初起皮色变异，隐疹赤黑，身肤痒若虫行，逐渐皮肤结节如瘤，忧若桃李，手足木，不知痛，进而手足肘膝拘挛难伸，不能持物任地。今称瘤形麻风。”[39]96

《皮科便览》：“紫癜风，近似于现代医学的急性泛发性扁平苔藓，是一种以肤起扁平粟疹，其色紫蓝，伴有瘙痒为特征的皮肤病。根据其发病特点，中医学文献中又有‘乌癞风’之称。如明代《外科准绳・紫癜风》记载：‘夫紫癜风者，由皮肤生紫点，搔之皮起。’本病多见于成年人。皮损可发生于任何部位，但通常发生在腕屈侧、前臂、小腿内侧、踝、股内、腰背、腹等处。亦可累及颊、唇、舌部。病程较久，初起较急，数日内可扩展至全身。少数可自行消退。”[40]110

《中医外科学》（朱仁康）：“本病以皮肤出现紫红色扁平丘疹，剧烈瘙痒为主要临床特点，口腔及唇等处亦可罹患。成人多见，病程缓慢。”[41]686

《中医临床大全》：“《证治准绳・紫癜风》记载：‘夫紫癜风者，由皮肤生紫点，搔之皮起。’据现代临床观察，本病以皮肤出现紫红色扁平丘疹，剧烈瘙痒为主要特点。近似现代医学的扁平苔藓。”[42]902

《中医皮肤科古籍精选》：“本病是一种发炎性丘疹性皮肤病，见于《证治准绳・疡医》。其病因病机为外受风湿热之邪，搏于肌肤所致；或久病血虚生风生燥，肌肤失于濡养而成；或因阴虚内热，气滞血瘀；或因肝肾不足，湿热下注皆可导致本病之发生。临床表现以表面光滑、有蜡样光泽的扁平多形性丘疹为特点。”[43]103

《疾病诊治大典》：“紫癜风是一种以皮肤歧异扁平丘疹，瘙痒剧烈为特征的慢性皮肤病，又称‘乌癞风’，相当于西医学的扁平苔藓，或扁平红苔藓。本病皮损呈多角形，色紫发亮之扁平丘疹，多见成人。多因风湿热搏结，气血郁滞，或肝肾阴虚所致。治疗以清热祛风、养血润燥、滋补肝肾为主。”[44]957

《临床食疗配方》：“紫癜风是以皮肤出现紫红色扁平皮疹，自觉瘙痒，可发于全身各处，常累及口唇为特征。皮损为紫红斑，扁平略高于皮面，坚韧干燥，表面平滑，光泽如蜡，中央凹陷，黏膜受累。或呈糜烂，网状条纹，剧痒难忍。多发于皮肤，黏膜，少数可侵犯指、趾甲和毛发，有时呈线状排列。多见于中青年。病程较长。但经病理检查示表面角化过度，颗粒层增厚，棘细胞层不规则增厚，基底细胞液化变性及真皮上部呈带状浸润。根据病因和症状不同可分为风热阻络型、风湿蕴肤型和风火上炎型。"[45]355

《基层中医昨证必读大系·皮科分册》："紫癜风是一种以皮肤生紫红色扁平丘疹为特征的慢性皮肤病。紫癜风之病名见于明《证治准绳·病医》：'夫紫癜风者，由皮肤生紫点，搔之皮起，而不痒痛者是也。'其他中医文献未见记载。本病相当于现代医学的扁平苔癣（藓）。《赵炳南临床经验集》认为扁平苔癣（藓）生于口腔者，类似于中医的'口蕈'。"[46]281

《中医病证治疗常规》："紫癜风是以皮肤出现紫红色扁平皮疹，自觉瘙痒，可发于全身各处，常累及口唇为特征的皮肤病。相当于扁平苔癣（藓）。"[47]351

《皮肤病中医诊疗学》："病名释义：紫癜风病名，始见于宋代《圣济总录》。该书说：'紫癜风之状，皮肤生紫点，搔之皮起而不痒痛是也。'据现代临床观察，本病以皮肤出现紫红色扁平丘疹，剧烈瘙痒为其主要特点，近似现代医学的扁平苔藓。"[48]454

《实用中医皮肤病学》："紫癜风，古人以'皮肤生紫点，搔之皮起'而命名。据现代临床观察，本病主要特点是皮肤出现紫红色扁平丘疹或紫色小斑块，伴剧烈瘙痒，相当于现代医学扁平苔藓。"[49]225

《中医常见病证诊疗常规》："紫癜风是以皮肤出现紫红色扁平皮疹，自觉瘙痒，可发于全身各处，常累及口唇为特征的皮肤病。相当于现代医学的扁平苔藓。"[50]349

《中医诊法精华》："紫癜风是以皮肤出现紫红色扁平皮疹，自觉瘙痒，可发于全身各处，常累及口唇为特征的皮肤病。相当于扁平苔癣（藓）。"[51]536

《中医外科学》（谭新华等）："紫癜风为一种皮肤及黏膜炎症性疾病。以紫红色多角形扁平丘疹，剧烈瘙痒为特征。男女均可发病，发病年龄以30～60岁为最多见，好发于春夏季节，发病率为0.2%～1.4%，但近年来似有增高的趋势。本病西医称扁平苔藓，又名扁平红苔藓。"[52]756

《中医临床必读》："本病以皮肤出现紫红色扁平丘疹，剧烈瘙痒为主要特点，好发于四肢、口腔、唇舌，龟头、阴唇等处也可累及。病因又与风邪有关，故名紫癜风，与现代医学的扁平苔癣（藓）相近。"[53]91

《外科常见病实用方》："紫癜风以皮肤出现紫红色扁平丘疹，剧烈瘙痒为主要临床特点，口腔及唇等处亦可罹患，是一种皮肤黏膜的慢性炎症性皮肤病，成人多见，病程缓慢。类似于现代医学的扁平苔藓。中医认为，本病乃因湿热内蕴，外受风邪，风湿热搏结，阻于肌肤所致，亦可因肝肾阴虚，虚火上炎，使口腔唇龈等失于润养而致。"[54]344,345

《中医病证诊疗全书》："紫癜风是以皮肤出现紫红色扁平皮疹，自觉瘙痒，可发于全身各处，常累及口唇为特征的皮肤病。相当于扁平苔藓。"[55]388

《中医诊断与鉴别诊断学》："紫癜风是因阴虚内热，或湿热凝滞，复感风邪所致。以皮肤出现紫红色扁平皮疹，瘙痒，可发生于全身各处，常累及口腔为主要表现的皮肤疾病。"[56]433

《口腔、皮肤科疾病诊断标准》："紫癜风是以皮肤出现紫红色扁平皮疹，自觉瘙痒，可发于全身各处，常累及口唇为特征的皮肤病。相当于扁平苔癣（藓）。"[57]729

《中医病证诊疗标准与方剂选用》："紫癜风是以皮肤出现紫红色扁平皮疹，自觉瘙痒，可发于全身各处，常累及口唇为特征的皮肤病。相当于扁平苔藓。"[58]903

《中医外科手册》："紫癜风是以皮肤出现紫红色扁平丘疹，瘙痒，常伴口腔黏膜损害为特征的一种皮肤病。多因肝肾阴虚，虚火上炎；外因风湿侵袭、郁于肌腠，与气血相搏，致使经络不利、荣卫涩行、气血瘀滞而发病。其主要临床表现为：皮肤生紫红色扁平丘疹，或融合成紫红色斑块，口腔黏膜有网状白纹、糜烂。本病男女均可发生，口腔黏膜损害以女性为多，好发于成年人，发病与感染、某些药物、精神紧张、过度疲劳、意外刺激等有关。相当于西医的扁平苔藓。”[59]272,273

《简明中医病证辞典》：“紫癜风……病名……指皮肤上生紫色扁平色皮疹、瘙痒的病证。《圣济总录》卷十八：‘紫癜风之状，皮肤生紫点，搔之皮起而不痒痛是也。’多由风邪夹湿，客于腠理，荣卫壅滞，不得疏泄，湿郁皮肤所致。治用硫黄、轻粉、密陀僧、斑蝥、樟脑各等分，共研细末，俟汗出时用老姜擦患处，两三日洗去即愈；或密陀僧、干葛、硫黄、海螵蛸、川椒研细末，先用老姜擦患处，后以药敷之。证治参见紫白癜风。”[60]1205

《皮肤病中医外治学》：“紫癜风是因风湿毒邪，蕴阻肌肤或阴虚内热所致。以皮肤出现紫红色扁平皮疹，自觉瘙痒，可发生于全身各处，常累及口唇为主要表现。又名乌癞风、口蕈（口腔损害）等。本病相当于西医所指的扁平苔藓。”[61]322

《中医药学名词》（2005）：“紫癜风……以皮肤出现紫红色扁平皮疹，瘙痒，可发生于全身各处，常累及口腔为主要表现的皮肤疾病。”[62]277

《中医外科学》（陈红风）：“紫癜风是一种原因不明的皮肤黏膜的慢性炎症性皮肤病，可单独发生于皮肤或黏膜，也可同时或先后并发。相当于西医的‘扁平苔藓’。其临床特点是皮疹色紫、多角、扁平，表面光滑、有蜡样光泽，丘疹中央有细小角栓，常累及黏膜。”[63]223

《皮肤病性病中西医结合诊疗与防护》：“紫癜风是一种原因不明的慢性炎症性皮肤病。以紫红色的多角形扁平丘疹，表面有蜡样光泽，剧烈瘙痒为临床特征。好发于成人，男女性别无明显差异。”[64]166

《中医皮肤性病学》（瞿幸）：“紫癜风是一种慢性炎症性皮肤黏膜疾病，因皮损色紫而得名。发于口腔的紫癜风中医称为‘口蕈’。本病的特点是皮肤出现紫红色多角形扁平丘疹，好发于四肢屈侧，常累及口腔黏膜。多见于成年人，女性患者多于男性。”[65]177

《中医皮肤性病学》（杨志波等）：“紫癜风是一种原因不明的慢性炎症性皮肤病。以紫红色的多角扁平丘疹、表面蜡样光泽，剧烈瘙痒为特征。多发于成年人，男女皆患。相当于西医的扁平苔藓。”[66]130

《中华医学望诊大全》：“本病以皮肤出现紫红色扁平丘疹，剧烈瘙痒为主要临床特点。口腔及唇等处亦可罹患，成人多见，病情缓慢，损害好发于腕部屈侧、前臂及下肢伸侧，口腔颊部、唇、舌、龟头等处也常累及，颊黏膜部皮疹呈乳白色点状或网状改变，唇舌部皮疹呈紫红色，常致糜烂，伴有剧痒，闻之脓液臭秽。”[67]239

《中医药学名词》（2014）：“紫癜风……以皮肤出现紫红色扁平皮疹，瘙痒，可发生于全身各处，常累及口腔为主要表现的皮肤疾病。相当于扁平苔癣（藓）。”[68]62

《临床必读》：“别名：斑毒、过敏性紫癜（西医病名）……本病多因血热壅盛，使血不循经，溢于脉外所致。是以皮肤反复出现大小不等的紫色斑片斑点为主要表现的斑毒类疾病。”[69]171

《中医症证病三联诊疗》：“本病又名斑毒、过敏性紫癜（西医病名），因血热壅盛，或气不摄血所致。是以皮肤反复出现大小不等的紫色斑片斑点为主要表现的斑毒类疾病。”[70]383

《北京地区中医常见病证诊疗常规（一）》：“紫癜风以外感风邪后出现肌衄、尿血、腹痛、便血、关节痛等为主要表现，属于‘血证’‘斑疹’范畴，又与‘葡萄疫’‘肌衄’相似，病程中又可兼有关节痛、便血及尿血等出血证候，故亦隶属于‘血证’范畴。本病的发生与外感风邪、饮食失节、瘀血阻络等有关。其病机为风热毒邪浸淫腠理，深入营血，燔灼营阴；或素体阴虚血分伏热，又复感风热，风热与血热相搏，壅盛成毒，致使脉络受损，血溢脉外。临床主要表现为以皮肤紫癜为主，常伴有关节炎、腹痛及尿改变等症状，少数患者还伴有血管神经性水肿。本病多发于儿童及青少年。常与上呼吸道感染有关。

因其症状多变易变，故称‘紫癜风’。”[71]294,295

《简明中医古病名辞典》：“紫癜风……《世医得效方》卷十三：‘紫癜风用紫茄蒂。’即紫癜。又称汗斑、紫白癜风。指因风湿入腠，营卫壅滞所致发于胸背、颈项、肩胛、腋下等处，初起紫色或灰白色斑点，相互融片，搔之皮肤稍有细屑、微痒，夏重冬轻的病证。相当于现代医学的花斑癣。”[72]197

《中医大辞典》：“紫癜风……病名。《圣济总录》卷十八：‘紫癜风之状，皮肤生紫点，搔之皮起而不痒痛是也。’多由风邪挟湿，客于腠理，荣卫壅滞，不得疏泄，湿郁皮肤所致。证治参见紫白癜风条。”[73]1494

《小儿皮肤病》：“扁平苔癣（藓）为急或慢性皮炎，有的累及黏膜。此病少见，患者都在青壮年龄，婴儿、儿童患之绝少。其典型皮损为淡紫色多角形无鳞屑之扁平丘疹，有特殊之好发部位，主观极痒。”[75]215

《简明中医皮肤病学》：“扁平苔癣（藓）又称扁平红苔癣（藓），是一种慢性或亚急性皮肤炎症，皮疹特点为扁平发亮的多角形扁豆至蚕豆大丘疹，或斑块，性质坚韧，颜色紫红，自觉剧痒，常合并口腔黏膜损害。与中医学文献中记载的‘紫癜风’相类似。如《证治准绳》紫癜风记载：‘夫紫癜风者，由皮肤生紫点，搔之皮起’。”[76]192

《朱仁康临床经验集》：“按语：扁平苔癣（藓）为一种原因不明之皮肤病。一般认为发病原因可能与神经过度紧张有关。临床上典型损害可见多角形表面常有光泽之紫红色扁平丘疹，其大小从针头大至黄豆大小，往往多发，皮疹成片呈苔藓化。有的排列呈带状或环状，好发于口腔黏膜、唇、舌、手腕屈侧、小腿内侧、阴茎等处。临床类型很多，可为急性泛发性或慢性限局性。慢性限局性有下述特殊类型：萎缩性、大疱性、疣状、线状、环状、毛囊性等。朱老医生认为扁平苔藓属于中医‘乌癞风’或‘紫癜风’范畴。其发生病机，由于风湿蕴聚，郁久化毒，阻于肌腠，气滞血瘀所致。治疗原则以搜风燥湿清热解毒为主。以乌蛇、蝉衣搜风化毒为主药，佐以荆芥、防风、羌活、白芷驱风止痒，并以黄连、黄芩、银花、连翘、甘草清热解毒为辅，亦可加用活血化瘀之桃仁、红花、茜草等药以活血消风。”[77]148,149

《实用中医皮肤病学》：“扁平苔藓，是一种皮肤、黏膜的慢性炎症性皮肤病。本病多发于成人，皮疹主要为紫蓝色扁平丘疹，瘙痒剧烈，病程慢性。”[78]172

《临床皮肤病学》：“扁平苔藓又名扁平红苔藓（Lichen ruber planus）。首先由 Erasmus Wilson 于 1869 年报告。本病在各地发病率不很一致，有高至 1%以上者，亦有低至 0.2%以下者。近年来发病率似有增高趋势，故扁平苔藓并非罕见疾病。”[79]569

《小儿皮肤病学》：“扁平苔藓是一病因不明、有特征性临床表现和病理改变的皮肤病，患者多数是青壮年，儿童少见，性别差异不著。”[80]109

《实用中医外科学》：“本病是一种有扁平多角形丘疹、表面光滑、有蜡样光泽的慢性皮肤病。多发于成年人，男女皆可患病。”[81]494

《实用小儿皮肤病学》：“本病是一种瘙痒性炎性皮肤病。以暗红或紫红色多角形扁平丘疹为特征性损害。惯发于皮肤黏膜某些部位。青壮年多见，儿童少见。”[82]165

《中西医结合治疗皮肤病》：“扁平苔藓又称扁平红苔藓，是一种原因不明的常见的慢性炎症性皮肤病。多发于成年人，男女均可患病。”[83]147

《中西医临床皮肤病学》：“中医学对本病尚未见有确切记载。赵炳南认为与中医学文献中记载的‘紫癜风’相似。如《证治准绳》记载：‘夫紫癜风者，由皮肤生紫点，搔之皮起。’口腔扁平苔藓则认为与中医的‘口蕈’类似。”[84]271

《中西医结合治疗皮肤病性病》：“扁平苔藓相当于中医的‘紫癜风’。”[85]284

《现代皮肤病学》：“同义名：红色扁平苔藓。定义：本病为一独特的皮肤和黏膜疾病，皮疹通常为多角形扁平丘疹，呈紫色，常瘙痒，偶有肥大性斑块、糜烂或大疱，皮损消退后留有色素沉着。病理组织象有特征性。”[86]527

《现代中医皮肤病学》：“扁平苔藓又称扁平红苔藓，是一种皮肤黏膜的慢性或亚急性炎症性疾病，中医学称为紫癜风、乌癞风等，发于口腔黏膜的则称口蕈。本病好发于青年及成人。皮损为红色或紫红色扁平丘疹或斑丘疹，多角形或圆形，边界清楚，表面有蜡样光泽，上有灰白色斑点或网状白色条纹，多见于手腕屈侧、前臂、小腿伸侧，亦可散发全身，口腔、阴部黏膜亦可受累。自觉瘙痒或无自觉症状，搔抓后划痕处可产生同形反应。本病经过慢性，病因尚未明了。”[87]191

《皮肤病中医辨治》：“扁平苔藓是一种皮肤黏膜的慢性炎症性皮肤病。多发于成年人，以皮肤出现紫红色扁平丘疹，剧烈瘙痒为主要临床特征，常合并口腔黏膜损害，病程缓慢。”[88]230

《新编中医皮肤病学》：“紫癜风是一种原因不明的慢性炎症性皮肤病。以紫红色的多角形扁平丘疹，表面有蜡样光泽，剧烈瘙痒为临床特征。好发于成人，男女性别无明显差异，相当于西医所指的扁平苔藓。”[89]341

《中医皮肤病学》：“扁平苔藓又称扁平红苔藓，是发生在皮肤、黏膜的慢性炎症性皮肤病。临床特征为皮损呈紫红色多角形扁平丘疹，表面有一层角质薄膜，有蜡样光泽，常伴有黏膜损害，自觉瘙痒，病程慢性，多见于青年及成人。”[90]185

《中西医结合皮肤性病手册》：“扁平苔藓属于中医学‘紫癜风’‘乌癞风’的范畴。本病顽固难愈，运用传统中医药治疗，特别是活血化瘀疗法，有较好的效果。由于黏膜损害存在发生癌变的危险性，宜中西医结合综合治疗，及时控制。”[91]378

《皮肤病性病中医洗渍疗法》：“扁平苔藓是一种发生在皮肤与黏膜的炎症性皮肤病。中医称‘紫癜风’‘乌癞风’，发于口腔黏膜的则称‘红蕈’。”[92]231

《中西医结合皮肤性病手册》：“扁平苔藓又叫扁平红苔藓，是一种皮肤和黏膜的慢性炎症性瘙痒性疾病，其特征性皮损呈紫红色多角形扁平丘疹，病程有自限性。组织病理有特征性改变。”[93]374

《专家诊治皮肤癣与牛皮癣》：“扁平苔藓可突然发病，也可慢性发生，但多数患者起病隐匿，病人初诊时的病程一般已有几周，甚至几个月，其临床表现不一。”[94]130

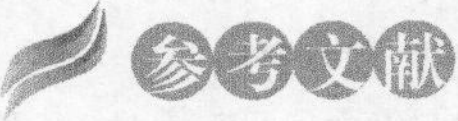

[1] [宋]王怀隐，等. 太平圣惠方[M]. 北京：人民卫生出版社，1958：683.

[2] [宋]唐慎微. 证类本草[M]. 尚志钧，等点校. 北京：华夏出版社，1993：379.

[3] [宋]赵佶. 圣济总录：上[M]. 北京：人民卫生出版社，1962：444.

[4] [宋]许叔微. 普济本事方[M]. 上海：上海科学技术出版社，1959：39.

[5] [宋]闻人耆年. 备急灸法[M]. 北京：人民卫生出版社，1955：62.

[6] [宋]杨倓. 杨氏家藏方[M]. 于文忠，王亚芬，李洪晓点校. 北京：人民卫生出版社，1988：252.

[7] [宋]王执中. 针灸资生经[M]. 上海：上海科学技术出版社，1959：22.

[8] [元]沙图穆苏. 瑞竹堂经验方[M]. 宋白杨校注. 北京：中国医药科技出版社，2012：11.

[9] [明]赵宜真. 秘传外科方[M]. 韦以宗点校. 北京：人民卫生出版社，1991：175.

[10] [明]朱橚. 普济方：第3册[M]. 北京：人民卫生出版社，1982：456.

[11] [明]刘纯. 杂病治例[M]//姜典华. 刘纯医学全书. 北京：中国中医药出版社，1999：495.

[12] [明]胡濙. 卫生易简方[M]. 北京：人民卫生出版社，1984：12，13.

[13] [明]董宿，方贤. 奇效良方：上[M]. 田代华，张晓杰，何永点校. 天津：天津科学技术出版社，2003：65.

[14] [明]薛己. 薛氏医案选：上[M]. 北京：人民卫生出版社，1983：300.

[15] [明]徐春甫. 古今医统大全[M]. 崔仲平，王耀廷主校. 北京：人民卫生出版社，1991：563.

[16] [明]楼英. 医学纲目：上[M]. 高登瀛，鲁兆麟点校. 北京：人民卫生出版社，1987：782.

[17] [明]李时珍. 本草纲目校注[M]. 张志斌，等校注. 沈阳：辽海出版社，2000：195，1024.

[18] [明]龚廷贤. 鲁府禁方[M]. 田代华，田丽莉，何敬华

点校.天津：天津科学技术出版社,2000：135.

[19] [明]王肯堂.证治准绳：4[M].施仲安点校.北京：人民卫生出版社,2014：397.

[20] [明]武之望.济阳纲目[M]//苏礼.武之望医学全书.北京：中国中医药出版社,1999：1104.

[21] [明]孙志宏.简明医彀[M].余瀛鳌点校.北京：人民卫生出版社,1984：87.

[22] [清]张璐.本经逢原[M].顾漫,杨亦周校注.北京：中国医药科技出版社,2011：141.

[23] [清]陶东亭.惠直堂经验方[M]//裘庆元.珍本医书集成：第三册.北京：中国中医药出版社,1999：30.

[24] [清]沈金鳌.杂病源流犀烛[M].李占永,李晓林校注.北京：中国中医药出版社,1994：399.

[25] [清]虚白主人.救生集[M].王力,秋晨,由昆,等点校.北京：中医古籍出版社,1994：30,31.

[26] [清]鲍相璈,梅启照.验方新编[M].李世华校注.北京：中国中医药出版社,1994：179.

[27] [清]龚自璋.家用良方[M].王惟一,等点校.北京：中医古籍出版社,1994：421.

[28] [清]赵濂.医门补要[M].上海：上海卫生出版社,1957：92.

[29] [明]龚廷贤.寿世保元[M].王均宁,刘更生,毛淳点校.天津：天津科学技术出版社,1999：678.

[30] [明]龚廷贤.济世全书[M]//李世华,等.龚廷贤医学全书.北京：中国中医药出版社,1999：1066.

[31] [清]陈士铎.石室秘录[M].柳璇,宋白杨校注.北京：中国医药科技出版社,2011：140.

[32] [民国]郑守谦.全体病源类纂[M]//刘炳凡,周绍明.湖湘名医典籍精华：内科卷.长沙：湖南科学技术出版社,2000：522.

[33] [清]许克昌,毕法.外科证治全书[M].曲祖贻点校.北京：人民卫生出版社,1987.

[34] [清]杨时泰.本草述钩元[M].上海：科技卫生出版社,1958.

[35] [清]王梦兰.秘方集验[M].王玉英,王作林点校.北京：中医古籍出版社,1990：77.

[36] [清]程鹏程.急救广生集[M].张静生,王世杰,赵小青,等点校.北京：中国中医药出版社,2008：90.

[37] [清]何梦瑶.医碥[M].上海：上海科学技术出版社,1982：209.

[38] [清]郑承瀚.重楼玉钥续编[M]//裘庆元.三三医书：第三集.北京：中国中医药出版社,1998：769.

[39] 韩成仁,黄启金,王德全.中医证病名大辞典[M].北京：中医古籍出版社,2000：96.

[40] 李博鉴.皮科便览[M]//常见病中医防治.北京：中医古籍出版社,1986：110.

[41] 朱仁康.中医外科学[M].北京：人民卫生出版社,1987：686.

[42] 杨思澍,张树生,傅景华.中医临床大全[M].北京：北京科学技术出版社,1991：902.

[43] 欧阳恒.中医皮肤科古籍精选[M].长沙：湖南科学技术出版社,1993：103.

[44] 王云凯.疾病诊治大典：中医卷[M].石家庄：河北科学技术出版社,1996：957.

[45] 陈静岐.临床食疗配方[M].天津：天津科学技术出版社,1996：355.

[46] 危剑安.基层中医临证必读大系：皮科分册[M].北京：中国科学技术出版社,1997：281.

[47] 章如虹,金棣生,毛树松.中医病证治疗常规[M].北京：科学技术文献出版社,1997：351.

[48] 徐宜厚,王保方,张赛英.皮肤病中医诊疗学[M].北京：人民卫生出版社,1997：454.

[49] 李林.实用中医皮肤病学[M].北京：中医古籍出版社,1998：225.

[50] 庞春生.中医常见病证诊疗常规[M].郑州：河南医科大学出版社,1998：349.

[51] 张登本.中医诊法精华[M].北京：世界图书出版公司,1998：536.

[52] 谭新华,陆德铭.中医外科学[M].北京：人民卫生出版社,1999：756.

[53] 张树生,张宽智.中医临床必读[M].北京：中国中医药出版社,1999：91.

[54] 宋爱莉,柳长华.外科常见病实用方[M].北京：人民卫生出版社,1999：344,345.

[55] 韩冰.中医病证诊疗全书[M].天津：天津科学技术出版社,1999：388.

[56] 朱文锋.中医诊断与鉴别诊断学[M].北京：人民卫生出版社,1999：433.

[57] 周长江,钱学治.口腔、皮肤科疾病诊断标准[M].北京：科学出版社,2001：729.

[58] 戴慎,薛建国.中医病证诊疗标准与方剂选用[M].北京：人民卫生出版社,2001：903.

[59] 王沛.中医外科手册[M].福州：福建科学技术出版社,2005：272,273.

[60] 邹积隆,丛林,杨振宁.简明中医病证辞典[M].上海：上海科学技术出版社,2005：1205.

[61] 邓丙戌.皮肤病中医外治学[M].北京：科学技术文献出版社,2005：322.

[62] 中医药学名词审定委员会.中医药学名词[M].北京：科学出版社,2005：277.

[63] 陈红风.中医外科学[M].上海：上海科学技术出版社,2007：223.

[64] 杨京慧,赵梅,韩平.皮肤病性病中西医结合诊疗与防护[M].赤峰：内蒙古科学技术出版社,2009：166.

[65] 瞿幸.中医皮肤性病学[M].北京：中国中医药出版社,2009：177.

[66] 杨志波,范瑞强,邓丙戌.中医皮肤性病学[M].北京：中国中医药出版社,2010：130.

[67] 肖相如，倪青，张静生．中华医学望诊大全［M］．太原：山西科学技术出版社，2010：239.
[68] 中医药学名词审定委员会．中医药学名词［M］．北京：科学出版社，2014：62.
[69] 欧阳锜．临床必读［M］．北京：中国中医药出版社，1993：171.
[70] 欧阳锜．中医症证病三联诊疗［M］．北京：人民卫生出版社，1998：383.
[71] 谢阳谷，曹洪欣．北京地区中医常见病证诊疗常规（一）［M］．北京：中国中医药出版社，2007：294，295.
[72] 马汴梁．简明中医古病名辞典［M］．郑州：河南科学技术出版社，1988：197.
[73] 李经纬，邓铁涛，等．中医大辞典［M］．北京：人民卫生出版社，1995：1494.
[74] 马汴梁．简明中医病名辞典［M］．北京：人民卫生出版社，1997：349.
[75] 杨天籁．小儿皮肤病［M］．上海：上海科学技术出版社，1965：215.
[76] 赵炳南，张志礼．简明中医皮肤病学［M］．北京：中国展望出版社，1983：192.
[77] 中医研究院广安门医院．朱仁康临床经验集［M］．北京：人民卫生出版社，1979：148，149.
[78] 管汾．实用中医皮肤病学［M］．兰州：甘肃人民出版社，1981：172.
[79] 《临床皮肤病学》编写组．临床皮肤病学［M］．南京：江苏科学技术出版社，1981：569.
[80] 杨天籁．小儿皮肤病学［M］．上海：上海科学技术出版社，1985：109.
[81] 顾伯华．实用中医外科学［M］．上海：上海科学技术出版社，1985：494.
[82] 涂元远，袁承晏．实用小儿皮肤病学［M］．北京：科学技术文献出版社，1986：165.
[83] 张合恩，赵保艾．中西医结合治疗皮肤病［M］．石家庄：河北科学技术出版社，1992：147.
[84] 王坤山．中西医临床皮肤病学［M］．北京：中国中医药出版社，1996：271.
[85] 范瑞强，禤国维．中西医结合治疗皮肤病性病［M］．广州：广东人民出版社，1996：284.
[86] 杨国亮，王侠生．现代皮肤病学［M］．上海：上海医科大学出版社，1996：527.
[87] 刘忠恕．现代中医皮肤病学［M］．天津：天津科技翻译出版公司，1997：191.
[88] 杜锡贤．皮肤病中医辨治［M］．济南：山东科学技术出版社，1999：230.
[89] 欧阳恒，杨志波．新编中医皮肤病学［M］．北京：人民军医出版社，2000：341.
[90] 赵尚华．中医皮肤病学［M］．北京：科学出版社，2001：185.
[91] 罗汉超，吴军．中西医结合皮肤性病手册［M］．成都：四川科学技术出版社，2003：378.
[92] 程秋生．皮肤病性病中医洗渍疗法［M］．北京：科学技术文献出版社，2004：231.
[93] 罗汉超，吴军．中西医结合皮肤性病手册［M］．成都：四川科学技术出版社，2006：374.
[94] 胡蔚毅．专家诊治皮肤癣与牛皮癣［M］．上海：上海科学技术文献出版社，2012：130.

（刘　涛）

4·132

鹅掌风

é zhǎng fēng

一、规范名

【汉文名】鹅掌风。

【英文名】goose-web wind；tinea manuum。

【注释】以手掌部皮肤粗糙、肥厚、干裂为特征的癣病。相当于手癣。

二、定名依据

"鹅掌风"作为一种手部皮肤病，其特征表现为：初起紫白斑点，叠起白皮，坚硬且厚，干枯燥裂，延及遍手。最早见于明代医家沈之问《解围元薮》，此时即名"鹅掌风"。

其后明代李梴《医学入门》中的"鹅掌风癣"，龚信《古今医鉴》中的"鹅掌癣疮"，李盛春《医学研悦》中的"鹅掌癣"，清代医家祁坤《外科大成》中的"鹅掌疯"，顾世澄《疡医大全》中的"鹅掌疯癣"，郑玉坛《彤园医书》中的"掌心风"均是鹅掌风的曾用名。

自沈之问《解围元薮》首用“鹅掌风”一名以来，历代医家多有沿用，如：明代医家徐春甫《古今医统大全》、吴正伦《养生类要》、龚信《古今医鉴》、李时珍《本草纲目》、王三才《医便》、杨继洲《针灸大成》、万表《万氏家抄济世良方》、申拱辰《外科启玄》、陈实功《外科正宗》、缪希雍《神农本草经疏》《本草单方》、程云鹏《慈幼新书》、孙志宏《简明医彀》、喻政《虺后方》、张介宾《景岳全书》、王梦兰《秘方集验》、蒋士吉《医宗说约》，清代医家祁坤《外科大成》、李用粹《证治汇补》、陈士铎《洞天奥旨》、汪昂《本草易读》、张璐《张氏医通》、孙伟《良朋汇集经验神方》、沈铭三等《灵验良方汇编》、程国彭《医学心悟》、王维德《外科全生集》、吴谦《外科心法要诀》、云川道人《绛囊撮要》、陈复正《幼幼集成》、吴杖仙《吴氏医方汇编》、赵学敏《串雅内外编》《本草纲目拾遗》、顾世澄《疡医大全》、陈杰《回生集》、郑玉坛《彤园医书(外科)》、盛景云等《益世经验良方》、程鹏程《急救广生集》、李学川《针灸逢源》、李云骕《新刻图形枕藏外科》、许克昌等《外科证治全书》、朱费元《临证一得方》、王孟英《四科简效方》、喻昌《喻选古方试验》、林珮琴《类证治裁》、孟文瑞《春脚集》、龚自璋《家用良方》、胡增彬《经验选秘》、邹存淦《外治寿世方》、丁尧臣《奇效简便良方》、罗赵峰《疑难急症简方》、易凤翥《外科备要》，民国医家张觉人《外科十三方考》。

中华人民共和国成立后，1956 年《中医外科学概要》(中医研究院)，1958 年《简明中医外科学》(南京中医学院外科教研组)，1960 年《中医外科学简编》(中医研究院)，1960 年《中医外科学讲义》(上海中医学院外科教研组)，1961 年《中医外科学中级讲义》(上海中医学院外科教研组)，1964 年《中医外科学》(上海中医学院)，1972 年《中医外科简编》(上海中医学院外科教研组)，1979 年《朱仁康临床经验集》(中医研究院广安门医院)，1985 年《中医皮肤病诊疗》(张曼华)，1985 年《实用中医外科学》(顾伯华)，1986 年《皮科便览》(李博鉴)，1986 年《中医外科学》(顾伯康)，1987 年《中医外科学》(顾伯康)，1989 年《中医外科学》(艾儒棣)，1989 年《中医自学丛书·外科》(杨医亚等)，1991 年《中医外科学》(艾儒棣)，1991 年《骨伤科皮科应用必备》(朱进忠)，1994 年《中医外伤科学》(许书亮)，1994 年《中医外科学》(王沛)，1996 年《中医外伤科学》(李彪)，1997 年《中医外伤科学》(陆德铭)，1998 年《实用中医皮肤病学》(李林)，2000 年《新编中医皮肤病学》(欧阳恒等)，2000 年《今日中医外科》(王永炎等)，2000 年《新编中医外科临床手册》(王少金)，2007 年《中医外科学》(艾儒棣)，2007 年《皮肤病中医诊疗学》(徐宜厚)，2009 年《中医外科学》(张翠月)均采用了“鹅掌风”作为正名，说明“鹅掌风”作为规范用名已取得共识。

我国 2005 年出版的由全国科学技术名词审定委员会审定公布的《中医药学名词》已以“鹅掌风”作为规范名，所以“鹅掌风”作为规范名也符合术语定名的协调一致原则。

三、同义词

【曾称】“鹅掌风癣”(《医学入门》)；“鹅掌癣疮”(《古今医鉴》)；“鹅掌疯”(《外科大成》)；“鹅掌癣”(《医学研悦》)；“鹅掌疯癣”《疡医大全》；“掌心风”(《彤园医书》)。

四、源流考释

明代沈之问《解围元薮》首载“鹅掌风”[1]108,109 一名，其后医家沿用甚多，如：徐春甫《古今医统大全》[2]632,633，吴正伦《养生类要》[3]121，龚信《古今医鉴》[4]435，李时珍《本草纲目》[5]209，王三才《医便》[6]85，杨继洲《针灸大成》[7]351，万表《万氏家抄济世良方》[8]21，申拱辰《外科启玄》[9]54，陈实功《外科正宗》[10]269，缪希雍《神农本草经疏》[11]313《本草单方》[12]610，程云鹏《慈幼新书》[13]37，孙志宏《简明医彀》[14]496,497，喻政《虺后方》[15]69，张介宾《景岳全书》[16]1605；清代医家王梦兰《秘方集验》[17]50，蒋士吉《医宗说约》[18]265，祁坤《外科大成》[19]330，李用粹《证治汇补》[20]175,176，陈士铎《洞天奥旨》[21]123，汪昂《本草易读》[22]172，张璐《张氏医通》[23]136，孙伟《良朋汇集经验神方》[24]218,219，沈铭三等《灵验良方汇编》[25]85，程国彭《医学心悟》[26]257，王维德《外科症治全生集》[27]91，吴谦《外科心法要诀》[28]278，云川道人《绛囊撮要》[29]19，陈复正《幼幼集成》[30]372，吴杖仙《吴氏医方汇编》[31]66，赵学敏《串雅内外编》[32]120《本草纲目拾遗》[33]86，顾世澄《疡医大全》[34]734，陈杰《回生集》[35]10，郑玉坛《彤园医书(外科)》[36]89，盛景云等《益世经验良方》[37]149，程鹏程《急救广生集》[38]231，李云骕《新刻图形枕藏外科》[39]31，许克昌等《外科证治全书》[40]78，朱费元《临证一得方》[41]93，王孟英《四科简效方》[42]537，喻昌《喻选古方试验》[43]47，林珮琴《类证治裁》[44]263,264，孟文瑞《春脚集》[45]40,41，龚自璋《家用良方》[46]48，胡增彬《经验选秘》[47]18，邹存淦《外治寿世方》[48]19，丁尧臣《奇效简便良方》[49]31，罗赵峰《疑难急症简方》[50]228，易凤翥《外科备要》[51]254；民国医家张觉人《外科十三方考》[52]94,95。

其后明代医家李梴《医学入门》记载有"鹅掌风癣"[53]473 一名，后世沿用的有龚信《古今医鉴》[4]440，龚廷贤《种杏仙方》[54]85《万病回春》[55]459,460《云林神彀》[56]202《寿世保元》[57]803《济世全书》[58]1065，倪朱谟《本草汇言》[59]121；清代钱峻《经验丹方汇编》[60]120，鲍相璈《验方新编》[61]326，龚自璋《家用良方》[46]308，邹存淦《外治寿世方》[48]19，陆锦燧《鲟溪秘传简验方》[62]245。

其后明代医家龚信《古今医鉴》记载有"鹅掌癣疮"[4]435,436，后世医家未见沿用。

其后明代医家李盛春《医学研悦》记载有"鹅掌癣"[63]170 一名，后世沿用较多，如：吴世昌《奇方类编》[64]57，赵学敏《本草纲目拾遗》[33]323，顾奉璋《寿世编》[65]130，程鹏程《急救广生集》[38]149，龚自璋《家用良方》[46]421，王孟英《潜斋简效方》[66]488，姚俊《经验良方全集》[67]208。

其后清代祁坤《外科大成》记载有"鹅掌疯"[19]330 一名，后世沿用的有郭志邃《痧胀玉衡》[68]106，陶承熹《惠直堂经验方》[69]30，顾世澄《疡医大全》[34]1052，吴道源《女科切要》[70]86，何京《文堂集验方》[71]106，叶桂《种福堂公选良方》[72]127。

其后清代医家顾世澄《疡医大全》记载有"鹅掌疯癣"[34]1091 一名，后世医家未见沿用。

其后清代医家郑玉坛《彤园医书(外科)》记载有"掌心风"[36]89 一名，后世沿用的有易凤翥《外科备要》[51]254。

有人认为"病疮"也是鹅掌风的曾用名，笔者认为是错误的，因为：① 在古籍中，"病疮"与"鹅掌风"往往是并列出现，可见古人把它们视为两种疾病。② "病疮"的典型症状是："多著手足间，递相对，如新生茱萸子，痛痒，抓搔成疮，黄汁出，浸淫生长，拆裂，时瘥时剧，变化生虫"[73]164，与"鹅掌风"并不相同，现代有人认为"病疮"相当于西医的手足部湿疹[74]402，可参。

中华人民共和国成立后，1956 年中医研究院《中医外科学概要》使用了"鹅掌风"[75]72 作为正名，其后外科著作大多沿用，如：1958 年南京中医学院外科教研组《简明中医外科学》[76]52，1960 年中医研究院《中医外科学简编》[77]106，1960 年上海中医学院外科教研组《中医外科学讲义》[78]139，1961 年上海中医学院外科教研组《中医外科学中级讲义》[79]1000，1964 年上海中医学院《中医外科学》[80]207，1972 年上海中医学院外科教研组《中医外科简编》[81]121，1979 年中医研究院广安门医院《朱仁康临床经验集》[82]82，1985 年张曼华《中医皮肤病诊疗》[83]58，1985 年顾伯华《实用中医外科学》[84]437，1986 年李博鉴《常见病中医防治 皮科便览》[85]62,63，1986 年顾伯康《中医外科学》[86]128,129，1987 年顾伯康《中医外科学》[87]260，1987 年朱仁康《中医外科学》[88]682,683，1989 年艾儒棣《中医外科学》[89]157，1989 年杨医亚等《中医自学丛书·外科》[90]156，1991 年艾儒棣《中医外科学》[91]158，1991 年朱进忠《骨伤科皮科应用必备》[92]39，1994 年许书亮

《中医外伤科学》[93]101，1994 年王沛《中医外科学》[94]363，1996 年李彪《中医外伤科学》[95]81，1997 年陆德铭《中医外科学》[96]130，1998 年李林《实用中医皮肤病学》[97]176，2000 年欧阳恒等《新编中医皮肤病学》[98]155，2000 年王永炎等《今日中医外科》[99]486，2000 年王少金《新编中医外科临床手册》[100]274，2005 年《中医药学名词》[101]276（中医药学名词审定委员会），2007 年艾儒棣《中医外科学》[102]67，2007 年徐宜厚《皮肤病中医诊疗学》[103]223，2009 年张翠月《中医外科学》[104]222，2014 年《中医药学名词》[105]57（中医药学名词审定委员会）。

也有使用“手癣”作为正名的，如：1965 年杨天籁《小儿皮肤病》[106]165，166，1973 年山东中医学院中医系外科教研室《中医外科学》[107]197，198，1979 年程运乾《中医皮肤病学简编》[108]89，1980 年全国中等卫生学校试用教材《中医外伤科学》编写组《中医外伤科学》[109]90，1981 年管汾《实用中医皮肤病学》[110]111，112，1981 年《临床皮肤病学》编写组《临床皮肤病学》[111]330，1983 年张志礼等《简明中医皮肤病学》[112]141，1986 年尚德俊《实用中医外科学》[113]522，1986 年涂元远等《实用小儿皮肤病学》[114]67，1988 年吴恒亚《中医外科学》[115]105，1995 年韦永兴《中医外科学》[116]79，1995 年尚德俊《新编中医外科学》[117]261，1996 年王坤山《中西医临床皮肤病学》[118]137，1995 年杨国亮等《现代皮肤病学》[119]188，1997 年刘忠恕《现代中医皮肤病学》[120]70，1998 年许芝银等《中医外科学》[121]206，1998 年金之刚《中医外科学》[122]259，1999 年杜锡贤《皮肤病中医辨治》[123]145，2001 年赵尚华《中医皮肤病学》[124]67，2010 年范瑞强《中医皮肤性病学》[125]184，2011 年黄鹤《农民朋友一定要掌握的 99 个皮肤科知识》[126]45，2012 年胡蔚毅《专家诊治皮肤癣与牛皮癣》[127]152。

总之，“鹅掌风”一名首见于《解围元薮》，其后《医学入门》中的“鹅掌风癣”，《古今医鉴》中的“鹅掌癣疮”，《医学研悦》中的“鹅掌癣”，《外科大成》中的“鹅掌疯”，《疡医大全》中的“鹅掌疯癣”，《彤园医书》中的“掌心风”都是鹅掌风的曾用名。至于“手癣”，则是西医病名，古籍不载，中医书籍亦采用之。而“病疮”则不宜视为“鹅掌风”的曾用名。

五、文献辑录

《解围元薮》卷三：“治鹅掌风雁来风方（九十六）银杏肉打烂搓擦。如干，扑去渣，不可水洗，再加冰片、麝香各三分，研匀。桐油调涂上，以艾火熏之。”[1]108，109

《古今医统大全》卷八十一：“捷法……治杨梅疮不论新久，及痈毒、鹅掌风并效，不过旬日而愈。伏龙肝（二钱），水银（一钱），枯矾（三分），白鲜皮（七分），百草霜（一分）。上为极细末，用香油少许调研如膏，以水银不见星为度。于无风处，将膏少许涂于手足心，互相擦磨，尽，又涂又擦，以药尽为度。擦完却吃热葱羹一二碗助汗，以绵被重覆出汗，汗后却服解毒散一剂，或服内疏黄连汤，三日一作为之，九日连三次，十二日之后渐愈，再不必作，愈迟，再以五日一作，并汗。愈后可服萆薢八珍汤。有热，加芩连。”[2]632，633

《养生类要·治四块鹅掌风》：“用千里光草一大握，苍耳草一中握，朝东墙头草一小握，共入瓶内，水煎百沸。以手少擦麝香，以瓶熏之。仍用绢帛系臂上，勿令走气，熏三次即愈。（千里光草即金钗草是也）”[3]121

《古今医鉴》卷十五：“苍耳散……治杨梅疮已服轻粉，愈后手发癣，或手掌上退一层，又退一层，生生不绝者，名鹅掌风。苍耳子、金银花、皂角刺、防风、荆芥、连翘（各一钱），蛇床子、天麻、前胡（各五分），土茯苓、牙皂、甘草（各三钱），上锉一剂，生姜一片，川椒一撮，水煎，不拘时服。”[4]435“玉脂膏（王中城传）治杨梅疮愈后，鹅掌癣疮，久而不瘥，一擦如扫。牛油、柏油、香油、黄蜡（各一两，溶化入），银朱（一钱半），官粉（二钱），麝香（五分）。上为末，入内搅匀，抹癣上，火烤，再擦再烤，如神。”[4]435,436“治鹅掌风癣有虫吃开（罗岑楼传）。黄丹、轻粉（各三钱），猪脏头烧油调搽。”[4]440

《本草纲目》卷四“主治下”：“艾叶，牛屎（并熏鹅掌风），椒根，烧酒，灰汤（并洗鹅掌风。）”[5]209

《医便》卷三：“治四块鹅掌风……用千里光草一大握，苍耳草一中握，朝东墙头草一小握，共入瓶内，水煎百沸，以手少擦麝香，以瓶薰之，仍用绢帛系臂上，勿令走气，熏三次即愈。（千里光草即金钗草是也）”[6]85

《针灸大成》卷七：“劳宫……主痰火胸痛，小儿口疮，及鹅掌风。”[7]351

《万氏家抄济世良方》卷四：“千里光膏……贴疮疖风癣、杨梅疮毒、鹅掌风极效。千里光（采茎叶捣汁，砂锅内熬成膏）、防风、荆芥、黄柏、金银花、当归、生地（各二两），川椒、白芷、大黄、红花（各一两），苦参（四两），麻油浸三日，熬枯黑色去渣。每油二碗配千里光膏一碗，再熬滴水成珠，飞丹收成膏，入乳香、没药各一两，轻粉三钱，槐枝搅匀收用。”[8]21

《外科启玄·鹅掌风》：“皆因生杨梅食鹅肉而生，亦有沾露而生在手足心背，乃心肾二经受毒所致，治宜熊脂膏搽之，火烘不三次而全愈，虽十数年者亦效。”[9]54

《外科正宗》卷九：“鹅掌风由于阳明胃经火热血燥，外受寒凉所凝，致皮枯槁；又或时疮余毒未尽，亦能致此。初起红斑白点，久则皮肤枯厚、破裂不已，二矾汤熏洗即愈。”[10]269

《神农本草经疏》卷九“草部中品之下”：“鹅掌风，用蕲艾五两，水四五碗，煮五六滚，入大口瓶，覆以麻布二层，熏掌心，如冷，顿热再熏，如神。”[11]313

《本草单方》卷十七“外科”：“鹅掌风病。蕲艾真者四五两，水四五碗，煮五六滚，入大口瓶内盛之，用麻布二层缚之，将手心放瓶上熏之，如冷再热。如神。陆氏《积德堂方》”[12]610

《慈幼新书》卷十一：“鲍殿一曰：有鹅掌风者，鹅卵石一块，烧红放烘炉灰火中，以皂角为粗末，烧烟熏之。或桐油擦患处，柏枝叶烧烟熏之。或密陀僧为末，生桐子肉捣如泥，和成膏敷之，灯火上熏极痒，布包过夜去之。”[13]37

《简明医彀》卷八：“玉脂膏……治杨梅疮。愈后发鹅掌风，手上白皮层起。牛油、香油、柏油、黄蜡（各五钱，同熬化，待冷），银珠（五钱），官粉（一钱），麝香（二分，同研）。油药和匀，火拷掌热擦，再烘频擦。”[14]496,497

《虺后方·鹅掌风》：“用鱼腥草（即野荞麦最腥气）并葱二味捣，一丸两手搓之，即愈。鼻闻其气可治杨梅疮，极效。”[15]69

《景岳全书·德集》卷五十一：“鹅掌风四方（五十六）附录：猪胰（一具，去油，勿经水），花椒（三钱）。上用好酒温热，将二味同浸二三日，取胰，不时擦手，微火烘之，自愈。又方：用白砒三钱，打如豆粒，以麻油一两熬砒至黑，去砒用油擦手，微火烘之，不过二三次即愈。又方：用葱五六根，椎破，再用花椒一把，同入磁瓦罐中，入醋一碗，后以滚汤冲入，熏洗数次即愈。又方：用谷树叶煎汤温洗，以火烘干，随用柏白油擦之，再以火烘干，少顷又洗又烘，如此日行三次，不过三五日即愈。”[16]1605

《秘方集验》卷上：“鹅掌风……槐皮、花椒、大麦、地骨皮、艾叶、鸽粪、白芷，煎汤先熏后洗，每日数次，愈后常用猪蹄汤洗。先以滚水洗手浸皮，如白浮色，石柏枝煅烧为末，用滴卤调药半酒盏如米糊，搽之，愈。雄黄同穿山甲，火烧熏之，数次自愈，乃吕祖法也。”[17]50

《医宗说约·鹅掌风》：“用五倍子为末，桐油调搽风上，用炭火烘之二三次，即愈。一方用凤仙花草一支，豨莶一两，蝉退三钱，煎汤洗。一方用瓦花头发捣烂，用手上搓之，立愈。一方用川乌、草乌、何首乌、花粉、赤芍、防风、荆芥、苍术、地丁、艾叶各一两，煎汤，先熏后洗，效。”[18]265

《外科大成》卷四：“白朱砂散……治顽癣并鹅掌风。朱砂、雄黄、象皮（煅）、硼砂（各一钱），蟾酥（五分），白朱砂（煅二钱）。上为细末，用真生桐油调搽患处，以火烘之，痒止为度。遍身顽癣如癞者，烧猪粪熏之烘之。鹅掌疯烧鸽粪熏之烘之。”[19]330

《证治汇补》卷三：“附鹅掌风方……先以麻油四两煎微滚，入黄蜡再煎，以无黄沫为度，取起。入轻粉一钱五分，黄丹、朱砂各一钱，敷手心患处，以火熏之，即愈。又方：先以桐油涂在手上，将鸽粪熏之，以一炷香时，如此三日，立效。”[20]175,176

《洞天奥旨》卷十：“鹅掌风生于手掌之上，古书云：人生杨梅疮时，贪食鹅肉，因生鹅掌之风。然亦有不慎房事，泄精之后，或手洗凉水，或足犯雨露，皆能感生此疮。不独犯于手掌，而兼能患于足面。白屑堆起，皮破血出，或疼或痒者有之，乃心肾二经乘虚而受毒也。内治用六味地黄汤，加柴胡、麦冬、白芍、菖蒲之类，治其心肾最神。外用熊脂膏涂而烘之，不一二次即愈。”[21]123

《本草易读》卷四：“鹅掌风，手心斑点燥裂，用四两入大口瓶内火之，用麻布两层缚之，将手心放瓶口上熏之，如冷再热，如神。”[22]172

《张氏医通》卷六：“鹅掌风，用核桃壳、鸽粪，煎汤频洗效。又方，用生桐油涂指上，以蕲艾烧烟熏之，七日不可下水效。”[23]136

《良朋汇集经验神方·鹅掌风》：“一方：蜈蚣二条(全)，防风、荆芥、花椒、蕲艾、浮小麦、葱根各一两，芦甘石五钱，用水五碗煎三碗，再用芦甘石洗三四次，其厚皮自起勿扯，起即愈。一方：苍术半斤，桐油二两，醋一小钟，人中白(为末)五钱，上三味合均，搽洗掌上，次用苍术烧，烧烟熏五次即愈。一方(张开泰方)：用自己小便，常洗至好即止。一方(韩羽侯方)：猪脂油、石决明(煅)、苦参各等分，为末，用猪油调搽患处，夜卧用猪尿胞将手包之。”[24]218,219

《灵验良方汇编·鹅掌风》：“猪胰一具去油，勿经水，花椒三钱，用好酒温热，将二味同浸二、三日。取胰不时擦手，微火烘之，自愈。”[25]85

《医学心悟·大麻风(赤白游风 鹅掌风 烂脚风)》：“大麻风，皮肤肿起，瘙痒顽麻，如树皮吐汁之状，此湿毒生虫，甚则眉毛剥落，鼻柱崩坏，事不可为也。宜服蕲蛇酒，搽以当归膏。赤白游风，肌肤搔痒起皮也。鹅掌风，手足心顽厚起皮也。烂脚风，脚下湿烂也。并可搽当归膏，内服逍遥散，兼用生熟地黄丸。”[26]257

《外科症治全生集》卷三“诸药法制及药性”：“经制无毒，不伤人畜，同铅入器内，砒放铅底，火熔烟尽为度。铅上刮下者，名金顶砒。取香油一两，生砒一钱，研，入油煎，沫尽烟绝，擦鹅掌风，取红枣去核，以砒代核，发扎，入炭火煅至烟尽，取研细粉，名赤霜。治走马牙疳，久溃不敛者，撒上数次收功。生者可疗冷哮，不伤人者。”[27]91

《医宗金鉴·外科心法要诀》卷六十八：“鹅掌风生掌心间，皮肤燥裂紫白斑，杨梅余毒血燥热，兼受风毒凝滞源。〔注〕此证生于掌心，由生杨梅，余毒未尽，又兼血燥，复受风毒，凝滞而成。初起紫白斑点，叠起白皮，坚硬且厚，干枯燥裂，延及遍手。外用二矾散洗之，三油膏擦之，内用祛风地黄丸料，加土茯苓、白鲜皮、当归为佐，作丸服之其效。若年久成癣难愈。又有不因杨梅后，无故掌心燥痒起皮，甚则枯裂微痛者，名掌心风。由脾胃有热，血燥生风，血不能荣养皮肤而成。宜服祛风地黄丸，外用润肌膏，久久擦之即愈。”[28]278

《绛囊撮要·治鹅掌风方》：“雄黄、穿山甲(等分)为末，卷筒火熏之，数次自愈。”[29]19

《幼幼集成》卷四：“予高友少年不慎，尝发梅疮，治不如法，以致毒气内伏，外虽愈而内成结毒。每夏月则手心多现紫疹，如鹅掌风样。”[30]372

《吴氏医方汇编·鹅掌风》：“初起斑点，渐至皮枯破裂，由于三阳经血燥兼外受风寒所致，以大枫子，去壳，研如泥，搓掌上，以火烤之。”[31]66

《串雅内外编·鹅掌风》：“香樟木打碎煎汤，每日早晚温洗三次，即愈。”[32]120

《本草纲目拾遗·金钱草》：“味微甘，性微寒，祛风，治湿热。《百草镜》：跌打损伤，虐疾，产后惊风，肚痈便毒痔漏，擦鹅掌风。叶漱牙疼。”[33]86

《本草纲目拾遗》卷八：“腐沫……即豆腐泔水上结沫是也。治鹅掌癣，生手掌及足掌，层层剥皮，血肉外露，此沫热洗即愈。”[33]323

《疡医大全》卷十九：“陈实功曰：鹅掌风乃手阳明胃经火热血燥，外受寒凉所凝，以致皮肤枯槁。初起紫斑白点，久则手心皮肤枯厚，破裂不已(《正宗》)。又曰：时疮余毒未尽，亦能致此。申斗垣曰：杨梅疮，食鹅肉亦生(《启玄》)。《心法》曰：此证手掌及指上层层剥皮，血肉外露。”[34]734

《疡医大全·卷二十八》：“鹅掌疯(此证兼肺经)。始发起于手心并脚踝拐，生紫白癣，麻痒顽皮，搔之则起白屑，痛痒不常，或生足面，称为鞋带疯，久则穿溃延及遍身。”[34]1052,1053

《疡医大全·卷二十九》：“鹅掌疯癣(《秘录》)。川乌、草乌、何首乌、花粉、赤芍药、防风、荆芥、苍术、地丁(各一两)，艾叶(四两)，煎汤。先熏后洗，层层起皮，痛痒自愈。”[34]1091

《回生集·卷上》：“用皂角为粗末。将鹅卵石烧红，小瓦一块，盛在升中，上加皂角末，烧烟熏之，其皮痒甚，再熏数次即愈。”[35]10

《彤园医书(外科)》卷三“外科病症”：“鹅掌风……生于掌中，由先生杨梅，余毒未尽，又兼血燥，复受风邪毒结而成。初起紫白斑点，叠起白皮，坚硬且厚，干枯燥裂，延及偏手。外用二矾散，如法蒸洗，旋搽三油膏。常服祛风地黄丸。”[36]89“掌心风……不因梅毒，无故掌心燥痒起皮，甚则枯裂牵痛，由脾胃有热，血燥生风，血不能荣养皮肤而成。常服祛风地黄丸，常涂润肌膏。”[36]89

《益世经验良方·杂症》：“治鹅掌风方……用白砒二钱，略捣碎，以麻油一两，熬砒至黑色，去砒将油擦手，再以微火烘之，二次即愈。”[37]149

《急救广生集·鹅掌风》：“白果肉八两，水银五钱，共捣烂，将手掌先用火烘热，后用药擦之，一日三次，数日愈。”[38]231

《急救广生集·卷七 疡科》：“鹅掌癣……川乌、草乌、何首乌、花粉、赤芍、防风、荆芥、苍术、地丁(各一两)，艾叶(四两)，煎。先熏后洗，层层起皮，痛痒愈(《医方秘录》)。一方，用豆腐泔水洗手，愈(《济世便易集》)。”[38]149

《新刻图形枕藏外科》“枕藏外科诸症”：“此图破腮疔，鹅掌风俱用追毒流气饮。”[39]31

《外科证治全书·鹅掌风》：“手足掌心，燥痒起皮，坚厚枯裂者，以豆腐浆沫热洗之，轻者搽砒油，每日三四次，至愈乃止。如日久延及遍手枯裂极重者，用二矾汤。”[40]78

《临证一得方·鹅掌风》：“血燥受风，掌心白斑色枯且痒，鹅掌风最难脱体。制首乌，麦冬，刺蒺藜，小生地，松毛，炒归身，知母，嫩苦参，炙甘草，胡麻。”[41]93

《四科简效方·鹅掌风》：“艾汤乘热熏洗。豆腐泔水日日洗之。”[42]537

《喻选古方试验》卷二：“鹅掌风，蕲艾四五两，水四五盏，煮五六滚，入大口瓶内盛之。用麻布二层盖住，将手放瓶上熏之，如冷，再热，甚神。”[43]47

《类证治裁》卷五：“掌心顽厚，白皮鳞屑者，为鹅掌风。内服大消风散，外用土槿皮、川椒煎汤熏洗，再用桐油调鸽粪擦之。”[44]263,264

《春脚集》卷二：“手足生紫斑，白点枯厚破裂，名鹅掌风者。神效方：白矾(三两)，皂矾(三两)，儿茶(五钱)，侧柏叶(八两生用)，苦参(二两)，甘草(一两)。先将患处，用桐油搽抹，再用桐油蘸纸捻点着，以烟焰熏之。片时，然后将前药煎汤，盛入净桶内，将手架上，以布盖之。勿令走气，热时熏，温时洗，洗至汤极冷，为度。忌七日，勿见汤水。”[45]40,41

《家用良方》卷一：“鹅掌风……凡手掌及指，层皮剥落，血肉外露。用豆腐沫，热洗甚效。或鸽屎，白雄鸡屎，炒研煎水，日日洗之。”[46]48

卷五：“鹅掌风癣……以陈艾、侧柏叶汤乘热熏洗一月愈，或雄黄、甲片火烧熏之愈，或豆腐泔水洗手愈。”[46]308

卷六：“鹅掌癣……剥皮露肉者，豆腐沫热

洗。苍耳子仁研末，和油搽。”[46]421

《经验选秘》卷一：“鹅掌风……生手掌上，紫白斑点迭起白皮，坚硬干燥，甚则迭迭脱皮，血肉外露，或痒或痛，久则成癣难愈。用米糠油时时搽之，数日断根，屡试神效。”[47]18

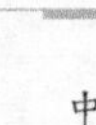

《外治寿世方·鹅掌风》：“香樟木打碎煎汤，每日早晚温洗三次，洗半年愈。又，青盐、防风、地骨皮、槐条（各等分）。煎水屡洗，至妙。又，鸽屎白、雄鸡屎共炒研，煎水，日日洗之。又，青松毛瓦上焙烟起熏之。”[48]19

“鹅掌风癣”：“蕲艾和侧柏叶煎汤，乘热熏洗，一月愈。又，豆腐泔水洗手，一月即愈。”[48]19

《奇效简便良方》卷二：“鹅掌风（指掌层皮剥落，血肉外露者是），豆腐沫热洗，或鸽屎白雄鸡屎，炒研，煎水日洗。”[49]31

《疑难急症简方》卷四：“鹅掌风（各家）……皮肤枯厚，破裂作痛，宜用此汤，越重越效。白矾、皂矾（各四两），柏叶（八两），水煎，先用桐油搽抹患上，再用桐油蘸纸点着，烟焰向患处熏片时，方将前汤乘热贮桶内，手架其上，用布盖，以汤气熏之，勿令泄气，待微热，倾入盆内，蘸洗良久，一次可愈。七日忌下汤水，永不再发。”[50]228

《外科备要·鹅掌风》：“生于掌心，由先生梅毒，余毒未尽，又兼血燥，复受风邪毒结而成。初起紫白斑点，迭起白皮，坚硬且厚，干枯燥裂，延及遍手，外用二矾散（李）如法蒸洗，旋搽三油膏（李），常服祛风地黄丸（秋），料加土茯苓、白鲜皮、当归为佐作丸，服之甚效。鹅掌风，猪胰一具去油，不见水，茶椒三钱，温热黄酒，将二味同浸三五日，取胰不时搽手，微火烘之，自愈。又方，自己小便常洗至好。”[51]254

《外科备要·掌心风》：“不因梅毒，无故掌心燥痒起皮，甚则枯裂微痛，由脾胃有热，血燥生风，血不能营养皮肤而成，宜服祛风地黄丸（秋），外用润肌膏（阙），久擦自愈。”[51]254

《外科十三方考·下编》：“十五问曰：裙边疮、蹭癀、踝花、鹅掌疔、鹅掌风、牛皮癣，何以别之？答曰：裙边疮妇人多有之，因搔抓破皮，肌肉溃烂，年深日久，风湿热交炽，或因脚气而血脉不行，致成此症，其疮大多难治。盖足为诸阴之所会，肌肉浅薄，气血难到，故治疗不能速愈，可用‘紫霞膏’或‘白玉膏’贴之，兼用熏洗等法，一方用好醋二碗，入土罐内，将白蜡树叶不拘多少，入罐同煮，俟煮至一碗时，再入轻粉二钱，稍煮之后，用蜡叶贴之即愈。蹭癀生于脚蹭上，穿头出脓者易治，如穿头后，日久年深，不能收口者难治，当以药线治之。踝花生于螺蛳骨上，有眼出脓，须用药线套下方好，若眼多而七恶有一、二见者，多不可救。鹅掌疔生于脚板心，其状如瘤，出水流脓，若日久不收口者，当用药线落瘤，并去败物，方可生肌。鸭掌风系生过杨梅毒疮，服药过急，收毒入内，不能发出，故发生此疮，可内服‘中九丸’，外用桐油搽之，兼用黑牛粪烧烟熏之，即可痊愈。牛皮癣生于颈项及腰腕、胯腿之间，皆由风热之毒中于肌肤，必用银针外刺截住，以川槿皮磨醋搽之，内服‘中九丸’，或用烟硫、石青、生巴豆、川槿皮、锅烈搽之，无不愈者。”[52]94,95

《医学入门·外集》卷五：“鹅掌风癣，用猪前蹄爪，破开，入菊花、苍耳末，以线缚定，炆烂食之。次日，用白鲜皮、皂角、雄黄各五分，铅制水银三分，为末，临夜用鹅脂、姜汁调搽。次早，以沙擦去，然后量体服去风之药。此癣，乃杨梅疮类，如多年不愈者，先用瓷锋磨刮，次以蓖麻子一两，枯矾二钱，为末，桐油调擦，火烘极热；再以枣肉三两，水银五钱，枯矾三钱，捣烂如泥，每日擦手千余下；次以肥皂、酒糟洗净，十次神效。更灸劳宫，或内关一穴断根。又方：桐油调密陀僧末，搽掌；外用水龙骨，火烧烟熏之。治手足掌风及绵花癣。更以樟叶煎汤洗之。”[53]473

《种杏仙方》卷三：“一方：治鹅掌风癣，有虫吃开。用黄丹、轻粉等分，为末，猪脏头烧油，调药搽之。”[54]85

《万病回春》卷八：“治鹅掌风癣，层层起皮、且痒且痛，用此一洗立愈。川乌、草乌、何首乌、天花粉、赤芍、防风、荆芥、苍术、地丁（各一两），

艾叶(四两),上锉,煎水,先熏后洗立愈。”[55]459,460

《云林神彀》卷四:“人患杨梅天泡疮,致令溃毒利膏肓,筋骨疼痛时难忍,肉烂皮穿臭莫当,玉茎溃烂阴囊脱,鼻破喉穿性命亡,浑身疙瘩形如李,手足皴粗裂似姜,或生赤白癜风症,或生鹅掌风癣疡,或生臁疮顽恶毒,或生瘰疬痔穿丁,诸般怪异难形状,五宝仙丹是秘方。”[56]202

《寿世保元》卷九:“论凡人患杨梅、天泡、棉花等疮,致成一切难状之疾,或杨梅疮烂见骨,经年不收口者,或筋骨疼痛,举发无时,或遍身疙瘩不消,或手足皲破出血,或遍身起皮发靥,好一层起一层,或赤癜、白癜、鹅掌风癣,或皮好骨烂,口臭难当,及年久臁疮不愈,一切顽疮恶毒,并皆神效。”[57]803

《济世全书·兑集》卷八:“摩风膏……治鹅掌风癣。玄明粉(三钱),雌黄(一钱半),牙皂(五钱),胆矾(三钱),枯矾(三钱),青木香(三钱),川大黄(三钱),雄黄(二钱),芦荟(二钱),川槿皮(五钱),杏仁(去皮尖,五钱),大枫子肉(五钱),水银(五钱,先化铅四钱入水银)。上各研为末,和匀,用时取雄猪白胰子一件,研烂,入药一半,复捣匀,擦风癣上。”[58]1065

《本草汇言》卷三:“(《陆氏方》)治鹅掌风癣。用陈艾四两,水四碗,煮十余滚,连艾并汤入瓶内,用麻布二层缚瓶口,将手心放瓶口上熏之。如汤冷再热,如神。”[59]121

《经验丹方汇编·经验单方汇编》:“鹅掌风癣……川乌、草乌、何首乌、花粉、赤芍、防风、荆芥、苍术、地丁各一两,艾叶四两,煎。先熏后洗,层层起皮,痛痒愈。”[60]120

《验方新编·鹅掌风癣》:“又方:治鹅掌风并面癣诸癣。天麻叶煮浓汁热洗,多擦之。如无叶,即用天麻子煮汁亦效。”[61]326

《鲟溪秘传简验方》卷下:“鹅掌风癣。雄黄、穿山甲片。火烧,熏数次。”[62]245

《医学研悦》卷七“治杂症验方”:“鹅掌癣 皂角为粗末,将鹅卵石一个,烧透红,用小瓦一片,盛升内,入皂角末,烧烟熏之。其皮痒甚,即是愈机。又方,桐油搽,柏枝叶烧烟熏之。又方,皮硝水洗愈。”[63]170

《奇方类编·治鹅掌癣》:“手掌及指上层剥皮,血肉外露,用豆腐沫热洗,效。又方:生桐油搽患处,烧松毛烟熏之,立效。”[64]57

《寿世编》下卷:“鹅掌癣四方:密陀僧二两,为末,出笼实心包子一个,分开,敥末于上即合,乘热两手把握,熏蒸良久,四五次即愈。青盐、防风、地骨皮、槐条等分,煎水常洗。苍耳子仁为末,香油调,去痂搽之。此方并治牛皮癣。猪胰一具去油,勿经水,花椒三钱,温热好酒浸三日,取胰不时搽手,微火烘之,渐愈。”[65]130

《潜斋简效方·癣》:“鹅掌癣……豆腐泔水日日频洗。”[66]488

《经验良方全集》卷三:“治鹅掌癣……手掌指层层剥皮,血肉外露,用豆腐沫热洗极效。又方,用生桐油揸患处,烧松毛烟熏之即愈。”[67]208

《痧胀玉衡》后卷:“人生鹅掌疯,放痧而愈。”[68]106

《惠直堂经验方·鹅掌疯》:“桐油(三钱),盐卤和匀搽之。外用纸板火熏之。”[69]30

《女科切要·妇人鹅掌疯》:“芜荑一两,五倍子一两,共为末,醋调敷,七日不可下水,听其自脱,二次全愈。”[70]86

《文堂集验方·痿痹》:“〔鹅掌疯〕穿山甲、雄黄二味,火烧烟熏之,数次自愈。吕祖传方:鸡脑髓乘热掌心搓擦数次即愈。真蕲艾四五两,水煮五六滚,入大口瓶内盛贮,将手心放在瓶口熏之,如冷再煮热即效。活蟹煮汤。洗手即效。”[71]55

《种福堂公选良方》卷四:“治鹅掌疯方……用白鸽粪为末,夜间先用生桐油涂患处,将鸽粪烧烟熏之。须用旧吊桶去底,罩火上,以手架桶上,手上用物遮蔽,勿使烟气泄去,熏至黄色为度,熏后勿洗手,须过一夜,二三次即愈。”[72]127

《诸病源候论》卷三十五:“病疮者,由肤腠虚,风湿之气,折于血气,结聚所生。多著手足间,递相对,如新生茱萸子,痛痒,抓搔成疮,黄汁出，浸淫生长，拆裂，时瘥时剧，变化生虫，故名病疮。”[73]164

《简明中医病名辞典》：“病疮《备急千金要方》卷二十二：‘病疮者，初作亦如肥疮……’即病，又称病火丹。指因风湿热邪客于肌肤所致手足上生出茱萸子状突起，瘙痒疼痛，瘙破流水，浸淫成疮，干皱折裂，时瘥时剧等病证。若疮面浸淫，黄水溃流者，为湿病疮；若疮面肥厚、裂口、剧痒，皮损粗糙，反复发作者，为久病疮；若疮面干燥结黄痂，瘙痒明显，病程缓慢者，为干病疮。相当于现代医学的手足部湿疹。治宜清热利湿。方选龙胆泻肝汤、萆薢渗湿汤。”[74]402

《中医外科学概要》：“本症生在两手掌心，发生紫白斑点，叠起白皮，略如鹅掌之状，故叫鹅掌风……由于杨梅余毒的，初起紫白斑点，叠起白皮，坚硬且厚，久则皮肤枯厚，破裂不已，延及遍手，若年久则难愈，又有不因杨梅病毒，无故掌心燥痒起皮，甚则枯裂微痛，俗名掌心风，实则即是鹅掌风，此由脾胃有热，血燥生风，血不能荣养皮肤而成。”[75]72

《简明中医外科学》：“鹅掌风生于手掌，形如鹅掌之皮。此由脾胃火热，血燥生风，不能营养皮肤所致。若梅疮余毒未尽，亦能形成本症。”[76]52

《中医外科学简编》：“本病生在两手掌心，发生紫白斑点，迭起白皮，状如鹅掌，因名鹅掌风。”[77]106

《中医外科学讲义》：“鹅掌风和掌心风大都生于手掌，间有生于足掌的。二症，一因形态如鹅掌，一因部位在掌心，故尔得名。虽然金鉴上称鹅掌风由梅毒而成，掌心风由血燥生风而成；但是，目前在临症上已将二种病名统称为鹅掌风，本节专指血燥生风所成的而言。”[78]139

《中医外科学中级讲义》：“手部生癣可以形如鹅掌，故名鹅掌风。”[79]100

《中医外科学》(上海中医学院)：“手掌部生癣，粗厚皲裂，形如鹅掌，故名鹅掌风。本病多由传染而得，往往夏轻冬重，难于治疗，实为顽固性的皮肤疾病。”[80]207

《中医外科简编》：“手部生癣可以形如鹅掌，故名鹅掌风。”[81]121

《朱仁康临床经验集》：“手癣包括在中医鹅掌风范畴。凡是手掌部角化、肥厚、皲裂、脱屑之损害，统称为鹅掌风，因此鹅掌风可能包括手癣，手部皲裂，汗疱疹、掌跖角化症，对称性进行性红斑角化症等。”[82]82

《中医皮肤病诊疗》：“发生于手部的癣称为鹅掌风，又名手癣。往往由脚湿气传染而来，但亦有的人只有鹅掌风而并没有脚湿气。临床上可分为水疱型、丘疹鳞屑型、角化型、体癣型和指间擦烂型等五种，而最常发生的是丘疹鳞屑型与角化型。因其皮损角化皲裂，有如鹅掌皮纹，故名鹅掌风。鹅掌风尚包括了有鳞屑的手部其他皮肤疾病。此处专论述真菌所致，不涉及其他的皮肤疾病。”[83]58

《实用中医外科学》：“因手掌粗糙而裂如鹅掌而得名。鹅掌风见于明《外科启玄》。明代《外科正宗·鹅掌风》有了详细的记载，如‘鹅掌风由足阳明胃经火热血燥，外受寒凉所凝，致皮枯槁。又或时疮余毒未尽，亦能致此。初起紫斑白点，久则皮肤枯厚，破裂不已。’清代《医宗金鉴·外科心法要诀》叫‘掌心风’，如：‘无故掌心燥痒起皮，甚则枯裂微痛者，名掌心风。由脾胃有热，血燥生风，不能荣养皮肤而成。’鹅掌风相当于现代医学的手癣。”[84]437

《皮科便览》：“鹅掌风，相当于现代医学的手癣，是一种以手部生癣，干裂如鹅掌为特征的皮病，故名。因本病浸淫蔓延，伴有瘙痒，故中医学文献多将其归于‘癣’‘疥癣’类……本病多见于青壮年，常始发于单侧手背近合谷之处，或手指背处，继而蔓延及对侧，亦有长久仅在一侧者。患者多伴有足癣、灰指甲。病程较久，缠绵不愈。”[85]62

《中医外科学》(顾伯康，1986)：“鹅掌风因手掌粗糙开裂如鹅掌而得名。在明代《外科正宗》已有了详细的记载，如‘鹅掌风由足阳明胃经火热血燥，外受寒凉所凝，致皮枯槁’。本病以成年人为多见。"[86]128

《中医外科学》(顾伯康，1987)："因手掌粗糙裂如鹅掌而得名。鹅掌风见于明代《外科启玄·鹅掌风》。《外科正宗·鹅掌风》中有了详细的记载，如……鹅掌风相当于现代医学的手癣。"[87]260

《中医外科学》(朱仁康)："手掌部生癣干裂如鹅掌，名鹅掌风。清《医宗金鉴·外科心法要诀·鹅掌风》曰：'此证生于掌心……初起紫白斑点，叠起白皮，坚硬且厚，干枯燥裂，延及遍手。'本病多发于掌心及指头。夏季常见起水疱或糜烂，冬季多表现为鳞屑及枯裂。男女老幼均可患病，但以青壮年较为多见。本病相当于现代医学的手癣。"[88]682

《中医外科学》(艾儒棣，1989)："鹅掌风因手掌粗糙开裂状如鹅掌而得名，本病成人多见。"[89]157

《中医自学丛书·外科》："足趾间、足底部长癣，潮湿糜烂，所以叫脚湿气。因有特殊臭味，又名臭田螺。在夏秋季节加重，春冬较轻。多发于成年人，儿童少见。有传染性，患病后可自家传染。并发于手部的叫鹅掌风；并发于指(趾)甲的叫灰指(趾)甲；并发于股胯间的叫胯间癣；并发于面及躯干等部位的叫铜钱癣等。"[90]156

《中医外科学》(艾儒棣，1991)："鹅掌风因手掌粗糙开裂状如鹅掌而得名，本病成人多见。"[91]158

《骨伤科皮科应用必备》："鹅掌风是指在手指屈面或手心发生的散在或簇集小水疱，破溃后形成环状鳞屑，触之粗糙，久之整个手心均被累及，或手指间潮湿损害，基底发红，上有大量溢液或灰白色表皮，间有裂隙，疼痛的疾病，西医称手癣。多因内郁湿热，风邪外袭，久郁化燥、肌肤失荣而成，故治疗时宜清热除湿、祛风润燥。"[92]39

《中医外伤科学》(许书亮)："发生手部的称为鹅掌风，因手掌粗糙裂如鹅掌而得名。"[93]101

《中医外科学》(王沛)："因手掌粗糙裂如鹅掌而得名。相当于西医'手癣'。"[94]363

《中医外伤科学》(李彪)："鹅掌风……1. 手掌局部有境界明显的红斑、脱屑、皮肤干裂，甚或整个手掌皮肤肥厚、粗糙、皲裂、脱屑，亦可水疱或糜烂。自觉瘙痒或瘙痒不明显。2. 多始于一侧手指尖或鱼际部。常继发于脚湿气。3. 真菌培养或镜检多为阳性，常以表皮癣菌属为致病菌。"[95]81

《中医外科学》(陆德铭)："鹅掌风……相当于西医的手癣，以成年人多见，男女老幼均可染病，多数为单侧发病，也可染及双手。"[96]130

《实用中医皮肤病学》："鹅掌风因手掌皮肤粗糙坚厚，犹如鹅掌而得名。本病相当于现代医学的手癣。"[97]176

《新编中医皮肤病学》："鹅掌风是指发生于手部的皮肤真菌病。以手部皮肤水疱、脱皮，或皲裂，自觉瘙痒，反复发作为临床特征。多见于成年人，春夏好发。一般分为水疱、糜烂、脱屑三型。本病相当于西医所指的手癣。鹅掌风因其手掌粗糙坼裂如鹅掌而得名(综合中医古籍对本病的描述，鹅掌风除手癣外，还应包括手部慢性湿疮、蚂蚁窝、剥脱性角质松解症、掌跖角化症等一组疾病……)。鹅掌风属疮、癣、风的范畴。"[98]155

《今日中医外科》："手掌部有境界明显的红斑脱屑，皮肤干裂，或整个手掌皮肤肥厚、粗糙、皲裂、脱屑，亦可出现水泡或糜烂。自觉瘙痒或瘙痒不明显。多始于一侧手指尖或鱼际部，常继发于脚湿气。"[99]486

《新编中医外科临床手册》："鹅掌风：发于手掌部的浅部真菌病为——鹅掌风。因手掌粗糙开裂如鹅掌而得名。"[100]274

《中医药学名词》(2005)："鹅掌风……发生于手掌部的浅部真菌皮肤病。"[101]276

《中医外科学》(艾儒棣，2007)："鹅掌风因手掌粗糙开裂状如鹅掌而得名，本病成人多见。"[102]67

《皮肤病中医诊疗学》："鹅掌风病名，出自

《外科正宗》，又名鹅掌疯、鹅堂风(《急救普济良》)。据中医文献对鹅掌风的描述，可能包括手癣、手部慢性盘状湿疹、剥脱性角质松解症、掌跖角化症等一组疾病，不过，现代多数医家认为，《医宗金鉴·外科心法要诀》所说：'……初起紫白斑点，叠起白皮，坚硬且厚，干枯燥裂，延及遍手。'十分接近解化型手癣；《外科秘录》说：'鹅掌风生于手掌之上……不独犯于手掌，而兼能患于足面，白屑堆起，皮破血出，或疼或痒者有之。'此段所指又与掌跖角化症相似。"[103]223

《中医外科学》(张翠月)："鹅掌风因手掌粗糙、皲裂，甚至手掌、手指失去弹性以致屈伸不利，宛如鹅掌而定名。相当于西医学的手癣。"[104]222

《中医药学名词》(2014)："鹅掌风……以手掌部皮肤粗糙、肥厚、干裂为特征的癣病。相当于手癣。"[105]57

《小儿皮肤病》："手癣亦少见于儿童，患者以成人为多。有些常被称为手癣的是霉菌疹，该处并无霉菌存在，又有些手部皮肤部，是急慢性皮炎湿疹或是角化过度等，故手癣的实际发病率是远低于一般所想象的，有时必须反复作霉菌检查，方能断定。"[106]165,166

《中医外科学》(山东中医学院中医系外科教研室)："手足癣是手足部皮肤被霉菌感染引起的一种传染性皮肤病。中医学称为生于足部的为'脚气''脚湿气'；生于手部的为'鹅掌风'；侵犯指(趾)甲的又叫'灰指(趾)甲'。多发于城市成年人，儿童少见。"[107]197,198

《中医皮肤病学简编》："手癣又名'鹅掌风'。初起两手掌心燥痒，起红色斑点，继之，干枯皲裂，脱白皮。重者，延及遍手，粗糙肥厚，层层剥脱。如破烂流水，反复发作，名'病疮'(湿疹)，有灰指甲的，名'甲癣'。"[108]89

《中医外伤科学》："手足癣是掌、跖和指趾间表皮的霉菌感染。足癣发病率较高，占癣病的50%～60%，常由接触患者用过的用具或通过浴室而传染。手癣俗称'鹅掌风'，由职业接触或因患足癣用手抓脚而引起。"[109]90

《实用中医皮肤病学》："手足癣：损害一般局限在手掌、足底及趾间。其临床症状表现不一，有的初发为针头大水疱，干燥后形成环状脱屑，可融合成大片不规则的脱屑性斑，属于水疱型；有的发于趾缝间，表皮浸渍发白，痒甚，如将表皮擦去后，露出鲜红色创面，有渗液，属糜烂型；有的表现为皮肤角化过度、干燥、粗糙、脱屑、皲裂等，属角化型。病程慢性，常经年累月发作，春夏加重，秋冬减轻，多因再感染而复发。"[110]111,112

《临床皮肤病学》："手足癣是致病性皮肤丝状真菌在手足部位引起的皮肤病。根据其发病部位又可区分为足癣及手癣，足癣的患病率远较手癣为多。在我国南方尤为常见。在有些经常穿着胶鞋的工种中，患病率可高达80%以上。并常由足癣感染到手部而引起手癣，这两种癣有时占皮肤科门诊病人的20%以上。"[111]330

《简明中医皮肤病学》："手癣往往由足癣传染而来，但也可只有手癣而无足癣者。与中医学文献中记载的'鹅掌风'相类似。"[112]141

《实用中医外科学》："手足癣：发生于手足的掌、跖面，以足部为最多见。常在足趾开始，发生群集小水疱，糜烂、脱皮，每当夏季加重，冬季减轻。病人自觉奇痒难忍。日久皮肤增厚、干燥、脱屑，冬季皲裂，引起疼痛。并可发生手足甲癣，指甲增厚、变脆，失去光泽，呈灰白色。发生于手部的称'鹅掌风''灰指甲'；生于足部的称'脚气''脚湿气'。"[113]522

《实用小儿皮肤病学》："手足癣大多为红色手癣菌致病。足癣发病率甚高，南方温湿地区发病尤多，一般夏重冬轻，手癣多由足癣自身传染所致，常单侧发病。"[114]67

《中医外科学》(吴恒亚)："手足癣好发于成年人，尤以城镇居民为多见，我国南方温暖潮湿地带发病率较高，患病部位为手足的掌跖及趾(指)间。按皮损的形态不同，一般可分为浸渍糜烂型、水疱型和鳞屑角化型。"[115]105

《中医外科学》(韦永兴)："手足癣是一种最常见的浅部霉菌病。其中手癣又名鹅掌风，足癣又名脚湿气。其特点为手足部皮肤干燥，脱皮，或起水疱，浸渍糜烂，伴自觉瘙痒，常单侧发病，易反复发作。任何年龄均可发生，以成年人多见。”[116]79

《新编中医外科学》：“手足癣可分为汗疱型、糜烂型、角化型3种损害，临床上常3种损害同时出现，其中以一或两种损害为主。中医称手癣为鹅掌风，足癣为湿脚气、臭田螺、田螺疱。”[117]261

《中医西医临床皮肤病学》：“手癣病原菌多为红色发癣菌、絮状表皮癣菌、石膏样发癣菌或白色念珠菌等。常因足癣感染而来，但亦有仅患手癣而无足癣者。”[118]137

《现代皮肤病学》：“手癣又称鹅掌疯，为手掌的皮肤癣菌感染。若仅累及手背，出现环形或多环形损害，则仍称体癣。”[119]188

《现代中医皮肤病学》：“手足癣是由致病性真菌感染手足皮肤发生的浅部霉菌疾患，即手癣和足癣。中医学将手癣称为‘鹅掌风’，足癣称为‘脚湿气’，民间又称‘臭田螺’‘香港脚’‘脚气’等。”[120]70

《中医外科学》(许芝银)：“好发于手掌、足底及趾间。初发为针头大小的水疱，干燥后形成环状红斑及脱屑，可形成大片不规则的脱屑性红斑或患处皮肤肥厚、粗糙、皲裂。发于趾缝间常见浸渍，覆以白皮，伴恶臭，可露出红色创面，有渗液。病程慢性，可反复发作、加重。”[121]206

《中医外科学》(金之刚)：“手足癣是由于霉菌感染手足部而引起的皮肤病。根据其发病部位又可区分为足癣及手癣。在临床上足癣患者患病率远较手癣为多，而且手足癣病又可互相传染。手足癣类似中医学所称之鹅掌风，足癣还有‘脚湿气’‘臭田螺’等名称。”[122]259

《皮肤病中医辨治》：“手足癣是浅部真菌侵入手足部表皮所引起的皮肤真菌病。发于手部的癣称手癣，中医学称为‘鹅掌风’，因手掌粗厚皲裂，形如鹅掌故名。发于足部的癣称足癣，因患处潮湿糜烂故俗称‘脚湿气’，中医学称‘臭田螺’‘田螺疱’等。手癣往往冬重而夏轻，足癣常常冬轻而夏重。手足癣具有传染性，多发于成人。”[123]145

《中医皮肤病学》：“手癣是手部的浅部真菌感染，因手掌粗糙而裂如鹅掌，中医文献称本病为‘鹅掌风’。其特征为夏季水疱、糜烂、脱屑，冬季增厚、皲裂。”[124]67

《中医皮肤性病学》：“中医称手癣为‘鹅掌风’，是手部皮肤的浅部真菌病。本病好发于手掌指间，也可波及手背，以手部皮肤水疱、糜烂、脱屑或增厚、皲裂，自觉瘙痒，反复发作为特征，多见于成年人，春夏季多发。”[125]184

《农民朋友一定要掌握的99个皮肤科知识》：“手足癣是指皮肤癣菌感染掌跖、指(趾)屈面、指(趾)间、掌跖缘及足跟皮肤而致的浅部真菌性皮肤病。手癣俗称‘鹅掌风’；足癣俗称‘香港脚’。临床上又以足癣最为常见。手足癣皮疹主要表现为水疱、鳞屑、红斑、脓疱、浸渍、糜烂、渗出、角化、皲裂，常伴瘙痒。表现为糜烂、渗出、皲裂的皮损可伴有不同程度的疼痛。”[126]45

《专家诊治皮肤癣与牛皮癣》：“手癣通常是单侧的，右手更常受累。在手背或在指间的损害类似于体癣，可有明显的边缘和中心消退。”[127]152

[1] [明] 沈之问. 解围元薮[M]. 上海：上海科学技术出版社，1959：108，109.

[2] [明] 徐春甫. 古今医统大全：下[M]. 崔仲平，王耀廷点校. 北京：人民卫生出版社，1991：632，633.

[3] [明] 吴正伦. 养生类要[M]//养生类要 大成捷要. 北京：宗教文化出版社，2011：121.

[4] [明] 龚信，龚廷贤. 古今医鉴[M]. 王立，等校注. 南昌：江西科学技术出版社，1990：435，440.

[5] [明] 李时珍. 本草纲目校注[M]. 张志斌，等校注. 沈阳：辽海出版社，2000：209.

[6] [明] 王三才. 医便[M]. 上海：上海科学技术出版社，1986：85.

[7] [明] 杨继洲. 针灸大成[M]. 夏魁周校注. 北京：中国中医药出版社，1997：351.

[8] [明] 万表. 万氏家抄济世良方：四[M]. 北京：中医古籍出版社，1996：21.

[9] [明] 申斗垣. 外科启玄[M]. 北京：人民卫生出版社，

1955：54.
[10] [明] 陈实功. 外科正宗[M]. 刘忠恕，张若兰点校. 天津：天津科学技术出版社，1993：269.
[11] [明] 缪希雍. 神农本草经疏[M]. 郑金生校注. 北京：中医古籍出版社，2002：313.
[12] [明] 缪希雍. 本草单方[M]//任春荣. 缪希雍医学全书. 北京：中国中医药出版社，1999：610.
[13] [明] 程凤雏. 慈幼新书. [M]//曹炳章. 中国医学大成：30. 上海：上海科学技术出版社，1990：37.
[14] [明] 孙志宏. 简明医彀[M]. 余瀛鳌，等点校. 北京：人民卫生出版社，1984：496，497.
[15] [明] 喻政. 虺后方[M]. 上海：三联书店，1990：69.
[16] [明] 张介宾. 景岳全书[M]//李志庸. 张景岳医学全书. 北京：中国中医药出版社，1999：1605.
[17] [清] 王梦兰. 秘方集验[M]. 王育英，王作林点校. 北京：中医古籍出版社，1990：50.
[18] [清] 蒋士吉. 医宗说约[M]. 王道瑞，等校注. 北京：中国中医药出版社，2004：265.
[19] [清] 祁坤. 外科大成[M]. 上海：上海卫生出版社，1957：330.
[20] [清] 李用粹. 证治汇补[M]. 竹剑平，等整理. 北京：人民卫生出版社，2006：175，176.
[21] [清] 陈士铎. 洞天奥旨[M]. 柳长华，等点校. 北京：中国中医药出版社，1991：123.
[22] [清] 汪讱庵. 本草易读[M]. 吕广振，等点校. 北京：人民卫生出版社，1987：172.
[23] [清] 张璐. 张氏医通[M]. 李静芳，等点校. 北京：中国中医药出版社，1995：136.
[24] [清] 孙伟. 良朋汇集经验神方[M]. 2 版. 齐馨点校. 北京：中医古籍出版社，2004：218，219.
[25] [清] 田间来. 灵验良方汇编[M]. 2 版. 王国柱，傅昕点校. 北京：中医古籍出版社，2004：85.
[26] [清] 程国彭. 医学心悟[M]. 田代华点校. 天津：天津科学技术出版社，1999：257.
[27] [清] 王洪绪. 外科症治全生集[M]. 夏羽秋校注. 北京：中国中医药出版社，1996：91.
[28] [清] 吴谦. 医宗金鉴：外科心法要诀[M]. 北京：人民卫生出版社，1973：278.
[29] [清] 云川道人. 绛囊撮要[M]. 上海：上海科学技术出版社，1985：19.
[30] [清] 陈复正. 幼幼集成[M]. 蔡景高，叶奕扬点校. 北京：人民卫生出版社，1988：372.
[31] [清] 吴杖仙. 吴氏医方汇编[M]. 查炜，陈守鹏点校. 上海：上海科学技术出版社，2004：66.
[32] [清] 赵学敏. 串雅全书[M]. 何源，等校注. 北京：中国中医药出版社，1998：120.
[33] [清] 赵学敏. 本草纲目拾遗[M]. 闫冰，等校注. 北京：中国中医药出版社，1998：86，323，734.
[34] [清] 顾世澄. 疡医大全[M]. 凌云鹏点校. 北京：人民卫生出版社，1987：323，734，1052，1053，1091.
[35] [清] 陈杰. 回生集[M]. 陈振南，等点校. 北京：中医古籍出版社，1999：10.
[36] [清] 郑玉坛. 彤园医书(外科)[M]//刘炳凡，周绍明. 湖湘名医典籍精华. 长沙：湖南科学技术出版社，2000：89.
[37] [清] 盛景云，盛兆龙. 益世经验良方[M]//明清验方三种. 邱金麟，王凤兰校注. 北京：中国中医药出版社，1995：149.
[38] [清] 程鹏程. 急救广生集[M]. 李静生，等点校. 北京：中国中医药出版社，2008：149，231.
[39] [清] 李云骕. 新刻图形枕藏外科[M]. 杨碧遐点校. 北京：中医古籍出版社，1994：31.
[40] [清] 许克昌，毕法. 外科证治全书[M]. 曲祖诒点校. 北京：人民卫生出版社，1987：78.
[41] [清] 朱费元. 临证一得方[M]. 张玉萍点校. 上海：上海科学技术出版社，2004：93.
[42] [清] 王孟英. 四科简效方[M]//盛增秀. 王孟英医学全书. 北京：中国中医药出版社，1999：537.
[43] [清] 喻嘉言. 喻选古方试验[M]. 陈湘萍点校. 北京：中医古籍出版社，1999：47.
[44] [清] 林珮琴. 类证治裁[M]. 刘荩文，等点校. 北京：人民卫生出版社，1988：263，264.
[45] [清] 孟文瑞. 春脚集[M]. 上海：上海科学技术出版社，1986：40，41.
[46] [清] 龚自璋. 家用良方[M]. 王唯一，等点校. 北京：中医古籍出版社，1988：48，308，421.
[47] [清] 胡增彬. 经验选秘[M]. 2 版. 朱定华，严康维点校. 北京：中医古籍出版社，2004：18.
[48] [清] 邹存淦. 外治寿世方[M]. 刘小平点校. 北京：中国中医药出版社，1992：19.
[49] [清] 丁尧臣. 奇效简便良方[M]. 庆诗，王力点校. 北京：中医古籍出版社，1992：31.
[50] [清] 罗越峰. 疑难急症简方[M]. 上海：上海科学技术出版社，1986：228.
[51] [清] 易凤翥. 外科备要[M]//刘炳凡，周绍明. 湖湘名医典籍精华. 长沙：湖南科学技术出版社，2000：254.
[52] [民国] 张觉人. 外科十三方考[M]. 上海：上海卫生出版社，1957：94，95.
[53] [明] 李梴. 医学入门[M]. 金嫣莉校注. 北京：中国中医药出版社，1995：473.
[54] [明] 龚廷贤. 种杏仙方 鲁府禁方[M]. 王志洁点校. 北京：中医古籍出版社，1991：85.
[55] [明] 龚廷贤. 万病回春[M]. 北京：人民卫生出版社，1984：459－460.
[56] [明] 龚廷贤. 云林神彀[M]//李世华，等. 龚廷贤医学全书. 北京：中国中医药出版社，1999：202.
[57] [明] 龚廷贤. 寿世保元[M]//李世华，等. 龚廷贤医学全书. 北京：中国中医药出版社，1999：803.

[58] [明] 龚廷贤.济世全书[M]//李世华,等.龚廷贤医学全书.北京：中国中医药出版社,1999：1065.
[59] [明] 倪朱谟.本草汇言[M].郑金生,等点校.北京：中医古籍出版社,2005：121.
[60] [清] 钱峻.经验丹方汇编[M].赵宝明点校.北京：中医古籍出版社,1988：120.
[61] [清] 鲍相璈,梅启照.验方新编[M].李世华校注.北京：中国中医药出版社,1994：326.
[62] [清] 陆锦燧.鲟溪秘传简验方[M].何清湖,等点校.北京：中医古籍出版社,1993：245.
[63] [清] 李盛春.医学研悦[M].田思胜,等校注.北京：中国中医药出版社,2009：170.
[64] [清] 吴世昌.奇方类编[M].朱定华,曹秀芳点校.北京：中医古籍出版社,1986：57.
[65] [清] 顾奉璋.寿世编[M].张慧芳点校.北京：中医古籍出版社,1986：130.
[66] [清] 王孟英.潜斋简效方[M]//盛增秀.王孟英医学全书.北京：中国中医药出版社,1999：488.
[67] [清] 姚俊.经验良方全集[M].陈湘萍,由昆校注.北京：中国中医药出版社,1994：208.
[68] [清] 郭志邃.痧胀玉衡[M].刘玉书点校.北京：人民卫生出版社,1995：106.
[69] [清] 陶承熹.惠直堂经验方[M]//裘吉生.珍本医书集成：三.北京：中国中医药出版社,1999：30.
[70] [清] 吴本立.女科切要[M].佘德友点校.北京：中医古籍出版社,1999：86.
[71] [清] 何惠川.文堂集验方[M].上海：上海科学技术出版社,1986：55.
[72] [清] 叶天士,华岫云.种福堂公选良方[M].张浩良点校.北京：人民卫生出版社,1992：127.
[73] [隋] 巢元方.诸病源候论[M].黄作阵点校.沈阳：辽宁科学技术出版社,1997：164.
[74] 马汴梁.简明中医病名辞典[M].北京：人民卫生出版社,1997：402.
[75] 中医研究院中医教材编辑委员会.中医外科学概要[M].北京：中医研究院,1956：72.
[76] 南京中医学院外科教研组.简明中医外科学[M].南京：江苏人民出版社,1958：52.
[77] 卫生部中医研究院.中医外科学简编[M].北京：人民卫生出版社,1960：106.
[78] 上海中医学院外科教研组.中医外科学讲义[M].北京：人民卫生出版社,1960：139.
[79] 上海中医学院外科教研组.中医外科学中级讲义[M].北京：人民卫生出版社,1961：100.
[80] 上海中医学院.中医外科学[M].上海：上海科学技术出版社,1964：207.
[81] 上海中医学院外科教研组.中医外科简编[M].北京：人民卫生出版社,1972：121.
[82] 中医研究院广安门医院.朱仁康临床经验集[M].北京：人民卫生出版社,1979：82.
[83] 张曼华.中医皮肤病诊疗[M].南宁：广西人民出版社,1985：58.
[84] 顾伯华.实用中医外科学[M].上海：上海科学技术出版社,1985：437.
[85] 李博鉴.皮科便览[M]//常见病中医防治.北京：中医古籍出版社,1986：62,63.
[86] 顾伯康.中医外科学[M].上海：上海科学技术出版社,1986：128,129.
[87] 顾伯康.中医外科学[M].北京：人民卫生出版社,1987：260.
[88] 朱仁康.中医外科学[M].北京：人民卫生出版社,1987：682,683.
[89] 艾儒棣.中医外科学[M].成都：四川科学技术出版社,1989：157.
[90] 郑顺山,等.外科[M]//杨医亚.中医自学丛书：第十分册.石家庄：河北科学技术出版社,1989：156.
[91] 艾儒棣.中医外科学[M].成都：四川科学技术出版社,1991：158.
[92] 朱进忠.骨伤科皮科应用必备[M].太原：山西科学教育出版社,1991：39.
[93] 许书亮.中医外伤科学[M].北京：中国医药科技出版社,1994：101.
[94] 王沛.中医外科学[M].北京：中医古籍出版社,1994：363.
[95] 李彪.中医外伤科学[M].长沙：湖南科学技术出版社,1996：81.
[96] 陆德铭.中医外科学[M].上海：上海科学技术出版社,1997：130.
[97] 李林.实用中医皮肤病学[M].北京：中医古籍出版社,1998：176.
[98] 欧阳恒,杨志波.新编中医皮肤病学[M].北京：人民军医出版社,2000：155.
[99] 王永炎,王沛.今日中医外科[M].北京：人民卫生出版社,2000：486.
[100] 王少金.新编中医外科临床手册[M].南昌：江西科学技术出版社,2000：274.
[101] 中医药学名词审定委员会.中医药学名词[M].北京：科学出版社,2005：276.
[102] 艾儒棣.中医外科学[M].成都：四川科学技术出版社,2007：67.
[103] 徐宜厚,王保方,张赛英.皮肤病中医诊疗学[M].2版.北京：人民卫生出版社,2007：223.
[104] 张翠月.中医外科学[M].北京：中医古籍出版社,2007：222.
[105] 中医药学名词审定委员会.中医药学名词[M].北京：科学出版社,2014：57.
[106] 杨天籁.小儿皮肤病[M].上海：上海科学技术出版社,1965：165,166.

[107] 山东中医学院中医系外科教研室. 中医外科学[M]. 济南：山东人民出版社,1973：197,198.
[108] 程运乾. 中医皮肤病学简编[M]. 西安：陕西人民出版社,1979：89.
[109] 全国中等卫生学校试用教材《中医外伤科学》编写组. 中医外伤科学[M]. 南京：江苏科学技术出版社,1980：90.
[110] 管汾. 实用中医皮肤病学[M]. 兰州：甘肃人民出版社,1981：111,112.
[111]《临床皮肤病学》编写组. 临床皮肤病学[M]. 南京：江苏科学技术出版社,1981：330.
[112] 赵炳南,张志礼. 简明中医皮肤病学[M]. 北京：中国展望出版社,1983：141.
[113] 尚德俊. 实用中医外科学[M]. 济南：山东科学技术出版社,1986：522.
[114] 涂元远,袁承晏. 实用小儿皮肤病学[M]. 北京：科学技术文献出版社,1986：67.
[115] 吴恒亚. 中医外科学[M]. 南京：江苏科学技术出版社,1988：105.
[116] 韦永兴. 中医外科学[M]. 北京：中国中医药出版社,1995：79.
[117] 尚德俊. 新编中医外科学[M]. 济南：济南出版社,1995：261.
[118] 王坤山. 中西医临床皮肤病学[M]. 北京：中国中医药出版社,1996：137.
[119] 杨国亮,王侠生. 现代皮肤病学[M]. 上海：上海医科大学出版社,1996：188.
[120] 刘忠恕. 现代中医皮肤病学[M]. 天津：天津科技翻译出版公司,1997：70.
[121] 许芝银,闵仲生. 中医外科学[M]. 南京：东南大学出版社,1998：206.
[122] 金之刚. 中医外科学[M]. 长沙：湖南科学技术出版社,1998：259.
[123] 杜锡贤. 皮肤病中医辨治[M]. 济南：山东科学技术出版社,1999：145.
[124] 赵尚华. 中医皮肤病学[M]. 北京：科学出版社,2001：67.
[125] 范瑞强,邓丙戌,杨志波. 中医皮肤性病学：临床版[M]. 北京：科学技术文献出版社,2010：184.
[126] 黄鹤. 农民朋友一定要掌握的 99 个皮肤科知识[M]. 南昌：江西教育出版社,2011：45.
[127] 胡蔚毅. 专家诊治皮肤癣与牛皮癣[M]. 上海：上海科学技术文献出版社,2012：152.

（刘　涛）

4 • 133

湿疮

shī chuāng

一、规范名

【汉文名】湿疮。

【英文名】eczema。

【注释】以多形损害,对称分布,剧烈瘙痒,渗出倾向,反复发作,易成慢性等为主要表现的皮肤疾病。相当于湿疹。

二、定名依据

“湿疮”作为一种皮肤病,其症状表现为：初生甚小如疥,瘙痒无时,蔓延不止,抓津黄水,浸淫成片、即多形性皮损、弥漫性分布、对称性发作、剧烈的瘙痒、反复的发作,有演变成慢性的倾向特征。最早见于《黄帝内经素问》,此时尚名“浸淫”。

其后东汉张仲景《金匮要略》中的“浸淫疮”,隋代巢元方《诸病源候论》中的“湿癣”,唐代王焘《外台秘要》中的“粟疮”,元代危亦林《世医得效方》中的“湿癣疮”,明代汪机《外科理例》中的“血风疮”,汪昂《本草易读》中的“湿疹”,均是湿疮的曾用名。

自唐代孙思邈《备急千金要方》中首用“湿疮”一名以来,历代医家沿用较多,如：日本医家丹波康赖《医心方》,北宋王怀隐《太平圣惠方》、苏颂《本草图经》、唐慎微《证类本草》,南宋寇宗奭《本草衍义》、郭思《千金宝要》、吴彦夔《传信适用方》、王璆《是斋百一选方》、张杲《医说》、杨士瀛《仁斋直指方论》,金代张从正《儒门事亲》,

元代沙图穆苏《瑞竹堂经验方》、齐德之《外科精义》、危亦林《世医得效方》、佚名《增广和剂局方药性总论》，明代朱橚《普济方》、胡濙《卫生易简方》、董宿等《奇效良方》、张时彻《急救良方》、陈嘉谟《本草蒙筌》、周之幹《周慎斋遗书》、吴正伦《养生类要》、李时珍《本草纲目》、王三才《医便》、倪朱谟《本草汇言》、缪希雍《神农本草经疏》《本草单方》、李盛春《医学研悦》、卢之颐《本草乘雅半偈》、王梦兰《秘方集验》、傅山《大小诸证方论》，清代陈士铎《洞天奥旨》、张璐《本经逢原》、钱峻《经验丹方汇编》、沈铭三等《灵验良方汇编》、吴谦《医宗金鉴·外科心法要诀》、吴杖仙《吴氏医方汇编》、吴仪洛《本草从新》《成方切用》、赵学敏《串雅内外编》、顾世澄《疡医大全》、严洁等《得配本草》、叶桂《种福堂公选良方》、杨栗山《伤寒瘟疫条辨》、郑玉坛《彤园医书（外科）》、盛景云等《益世经验良方》、程鹏程《急救广生集》、朱费元《临证一得方》、喻昌《喻选古方试验》、杨时泰《本草述钩元》、鲍相璈《验方新编》、王士雄《鸡鸣录》、费伯雄《医方论》、邹存淦《外治寿世方》、丁尧臣《奇效简便良方》、陈其瑞《本草撮要》、凌奂《外科方外奇方》、周子芗《经验奇方》、易凤翥《外科备要》，民国费绳甫《费绳甫先生医案》、陆锦燧《鲟溪秘传简验方》、张山雷《本草正义》、丁甘仁《丁甘仁先生家传珍方》。

中华人民共和国成立后，1986年《中医外科学》（顾伯康），1987年《中医外科学》（顾伯康），1987年《中医外科学》（辽宁中医学院等），1988年《中医外科学》（吴恒亚），1989年《中医外科学》（艾儒棣），1994年《中医外伤科学》（许书亮），1994年《中医外科学》（王沛），1995年《中医外科学》（韦永兴），1996年《中医外伤科学》（李彪），1997年《中医外科学》（陆德铭），1999年《中医外科学》（陈淑长等），2000年《新编中医皮肤病学》（欧阳恒等），2000年《新编中医外科临床手册》（王少金），2009年《中医外科学》（张翠月），2009年《皮肤病性病中西医结合诊疗与防护》（杨京慧等）均使用了“湿疮”作为正名，说明“湿疮”作为规范用名已取得共识。

我国2005年出版的由全国科学技术名词审定委员会审定公布的《中医药学名词》已以“湿疮”作为规范名，所以“湿疮”作为规范名也符合术语定名的协调一致原则。

三、同义词

【俗称】“风湿疡”“顽湿”（《实用中医皮肤病学》）；“顽湿疡”（《中医外科学》）。

【曾称】“浸淫”（《内经》）；“浸淫疮”（《金匮要略》）；“湿癣”（《诸病源候论》）；“粟疮”（《外台秘要》）；“湿癣疮”（《世医得效方》）；“血风疮”（《外科理例》）；“湿疹”（《本草易读》）。

四、源流考释

湿疮分为泛发全身性与局限性两种，本文仅考证泛发于全身的湿疮，至于局限性湿疮，其名甚多，容后撰文另述。

成书于战国至两汉的《黄帝内经素问·玉机真脏论》记载：“帝曰：夏脉太过与不及，其病皆何如？岐伯曰：太过则令人身热而肤痛，为浸淫；其不及则令人烦心，上见咳唾，下为气泄。”[1]2 笔者认为这里的“浸淫”指的就是湿疮。

东汉末年张仲景《金匮要略·脏腑经络先后病脉证》记载：“譬如浸淫疮，从口起流向四肢者，可治；从四肢流来入口者，不可治；病在外者，可治；入里者，即死。”[2]3,4 笔者认为这里的“浸淫疮”指的就是浸淫遍体，滋水极多的急性湿疹。

“浸淫疮”一名后人亦有沿用，如：隋代巢元方《诸病源候论》[3]166，日本丹波康赖《医心方》[4]360，北宋王怀隐《太平圣惠方》[5]2029、赵佶《圣济总录》[6]2224,2225，南宋刘昉《幼幼新书》[7]1510、佚名《小儿卫生总微论方》[8]272，明代朱橚《普济方》[9]1412、周文采《外科集验方》[10]77、缪希雍《本草单方》[11]407、清代祁坤《外科大成》[12]333,334、吴谦《医宗金鉴·外科心法要诀》[13]408、吴杖仙《吴氏医方汇编》[14]310、黄元御《金匮悬解》[15]489,490、

易凤翥《外科备要》[16]277。

隋代巢元方《诸病源候论·湿癣候》记载："湿癣者，亦有匡郭，如虫行，浸淫，赤，湿痒，搔之多汁成疮，是其风毒气浅，湿多风少，故为湿癣也。其里亦有虫。"[3]164 笔者认为这里的"湿癣"指的也是湿疮。

"湿癣"一名后人亦有沿用，如：唐代孟诜《食疗本草》[17]24、王焘《外台秘要》[18]591，北宋王怀隐《太平圣惠方》[5]2009、唐慎微《证类本草》[19]203、郭思《千金宝要》[20]113，金代张从正《儒门事亲》[21]167，南宋严用和《严氏济生方》[22]112、杨士瀛《仁斋直指方论》[23]652，元代佚名《增广和剂局方药性总论》[24]37,38，明代朱橚《普济方》[9]288、王肯堂《疡医证治准绳》[25]426、陈实功《外科正宗》[26]275、倪朱谟《本草汇言》[27]562、缪希雍《神农本草经疏》[28]339，清代祁坤《外科大成》[12]327,328、吴谦《医宗金鉴·外科心法要诀》[13]399,400、吴仪洛《本草从新》[29]111、许克昌《外科证治全书》[30]127、易凤翥《外科备要》[16]275,276。

唐代孙思邈《备急千金要方·飞乌膏方》首载"湿疮"[31]355 一名。

"湿疮"一名后代沿用较多，如：日本医家丹波康赖《医心方》[4]169，北宋王怀隐《太平圣惠方》[5]2907、苏颂《本草图经》[32]227、唐慎微《证类本草》[19]261，南宋寇宗奭《本草衍义》[33]65,66、郭思《千金宝要》[20]24、吴彦夔《传信适用方》[34]80-82、王璆《是斋百一选方》[35]280、张杲《医说》[36]363、杨士瀛《仁斋直指方论》[23]124，金代张从正《儒门事亲》[21]187，元代沙图穆苏《瑞竹堂经验方》[37]74、齐德之《外科精义》[38]39、危亦林《世医得效方》[39]643、佚名《增广和剂局方药性总论》[24]74,75，明代朱橚《普济方》[9]280、胡濙《卫生易简方》[40]226、董宿等《奇效良方》[41]951、张时彻《急救良方》[42]54、陈嘉谟《本草蒙筌》[43]241,242、周之幹《周慎斋遗书》[44]24,25、吴正伦《养生类要》[45]119、李时珍《本草纲目》[46]272、王三才《医便》[47]84、倪朱谟《本草汇言》[27]659、缪希雍《神农本草经疏》[28]199《本草单方》[11]188、李盛春《医学研悦》[48]177、卢之颐《本草乘雅半偈》[49]161、王梦兰《秘方集验》[50]115、傅山《大小诸证方论》[51]140，清代陈士铎《洞天奥旨》[52]158、张璐《本经逢原》[53]245、钱峻《经验丹方汇编》[54]118、沈铭三等《灵验良方汇编》[55]60、吴谦《医宗金鉴·外科心法要诀》[13]88、吴杖仙《吴氏医方汇编》[14]171,172、吴仪洛《本草从新》[29]102《成方切用》[56]343、赵学敏《串雅内外编》[57]77、顾世澄《疡医大全》[58]937、严洁等《得配本草》[59]2,3、叶桂《种福堂公选良方》[60]100、杨栗山《伤寒瘟疫条辨》[61]336、郑玉坛《彤园医书·外科》[62]95、盛景云等《益世经验良方》[63]142、程鹏程《急救广生集》[64]251、朱费元《临证一得方》[65]142、喻昌《喻选古方试验》[66]237、杨时泰《本草述钩元》[67]128、鲍相璈《验方新编》[68]16、王士雄《鸡鸣录》[69]584、费伯雄《医方论》[70]47,48、邹存淦《外治寿世方》[71]63、丁尧臣《奇效简便良方》[72]118、陈其瑞《本草撮要》[73]40,41、凌奂《外科方外奇方》[74]102、周子芗《经验奇方》[75]18、易凤翥《外科备要》[16]350，民国费绳甫《费绳甫先生医案》[76]81,82、陆锦燧《鲟溪秘传简验方》[77]269、张山雷《本草正义》[78]114、丁甘仁《丁甘仁先生家传珍方》[79]19。

唐代王焘《外台秘要》记载有"阴边粟疮"[18]507 一名，指发于阴部的丘疹性湿疹。

"粟疮"一名后人亦有沿用，如：清代吴谦《医宗金鉴·外科心法要诀》[13]395、易凤翥《外科备要》[16]274。必须指出的是："粟疮"一名在古籍中亦指眼睑内生粟粒，如清代祁坤《外科大成·眼胞内生椒疮粟疮》记载："椒疮粟疮。生眼胞之内。由脾胃血热所致。椒疮则赤坚而难消。粟疮则黄软而易散。"[12]222"粟疮"一名两病，不可不辨。

元代危亦林《世医得效方》记载有"湿癣疮"[39]436 一名，笔者认为亦是指湿疮。

"湿癣疮"一名后人亦有沿用，比如：明代朱橚《普济方》[9]290，胡濙《卫生易简方》[40]338。

明代汪机《外科理例》记载有"血风疮"[80]216 一名，笔者认为系指发于全身的丘疹性湿疹。

“血风疮”一名后人亦有沿用，如：明代申斗垣《外科启玄》[81]48、陈实功《外科正宗》[26]274，武之望《济阳纲目》[82]1098，清代陈士铎《洞天奥旨》[52]89，冯兆张《冯氏锦囊秘录》[83]485，吴谦《医宗金鉴·外科心法要诀》[13]406，吴杖仙《吴氏医方汇编》[14]309，高秉钧《疡科心得集》[84]83，程鹏程《急救广生集》[64]229，易凤翥《外科备要》[16]276。

有人认为中医古籍并无“湿疹”一名的记载，这个观点是错误的，据笔者所见，“湿疹”一名在清代汪昂《本草易读》[85]186 中就已出现。

其后“湿疹”一名亦有沿用，如：清代程文囿《医述》[86]343,344、曹沧洲《曹沧洲医案》[87]431,432，民国张若霞《通俗内科学》[88]13,14，日本汤本求真等《中国内科医鉴》[89]130。

至于“风湿疡”“顽湿”“顽湿疡”三名，古籍不载，应该是民国以来出现的俗称。

中华人民共和国成立后，1986 年《中医外科学》[90]137（顾伯康）使用了“湿疮”作为正名，其后外科著作大多沿用，如：1987 年《中医外科学》[91]275（顾伯康），1987 年《中医外科学》[92]98（辽宁中医学院等），1988 年《中医外科学》[93]114,115（吴恒亚），1989 年《中医外科学》[94]164（艾儒棣），1994 年《中医外伤科学》[95]105（许书亮），1994 年《中医外科学》[96]343（王沛），1995 年《中医外科学》[97]87,88（韦永兴），1996 年《中医外伤科学》[98]85（李彪），1997 年《中医外科学》[99]138,139（陆德铭），1999 年《中医外科学》[100]77,78（陈淑长等），2000 年《新编中医皮肤病学》[101]256,257（欧阳恒等），2000 年《新编中医外科临床手册》[102]298（王少金），2005 年《中医药学名词》[103]277（中医药学名词审定委员会），2009 年《中医外科学》[104]237（张翠月），2009 年《皮肤病性病中西医结合诊疗与防护》[105]121（杨京慧等），2014 年《中医药学名词》[106]58（中医药学名词审定委员会）。

亦有用“湿疹”作为正名的，如：1961 年《中医外科学中级讲义》[107]108（上海中医学院外科教研组），1964 年《中医外科学》[108]219,220（上海中医学院），1970 年《中医外科临床手册》[109]272（上海中医学院外科学教研组等），1972 年《中医外科简编》[110]129（上海中医学院外科教研组），1973 年《中医外科学》[111]199（山东中医学院中医系外科教研室），1979 年《朱仁康临床经验集·皮肤外科》[112]99（中医研究院广安门医院），1979 年《中医皮肤病学简编》[113]17,20（程运乾），1980 年《中医外伤科学》[114]106,107（全国中等卫生学校试用教材《中医外伤科学》编写组），1981 年《实用中医皮肤病学》[115]138（管汾），1981 年《临床皮肤病学》[116]425（《临床皮肤病学》编写组），1982 年《中医外科学》[117]154（北京中医学院，北京市卫生干部进修学院中医部），1983 年《简明中医皮肤病学》[118]169（赵炳南等），1985 年《小儿皮肤病学》[119]69（杨天籁），1985 年《中医皮肤病诊疗》[120]117（张曼华），1985 年《实用中医外科学》[121]454（顾伯华），1986 年《实用中医外科学》[122]524（尚德俊），1986 年《实用小儿皮肤病学》[123]102（涂元远等），1989 年《中医自学丛书·第十分册·外科》[124]171（杨医亚等），1991 年《中医外科学》[125]164,165（艾儒棣），1991 年《骨伤科皮科应用必备》[126]54（朱进忠），1992 年《中西医结合治疗皮肤病》[127]127（张合恩等），1995 年《新编中医外科学》[128]264（尚德俊），1996 年《中西医临床皮肤病学》[129]181（王坤山），1996 年《中西医结合治疗皮肤病性病》[130]182（范瑞强等），1996 年《现代皮肤病学》[131]392（杨国亮等），1997 年《现代中医皮肤病学》[132]142（刘忠恕），1998 年《中医外科学》[133]211（许芝银等），1998 年《中医外科学》[134]264,265（金之刚），1999 年《皮肤病中医辨治》[135]169（杜锡贤），2001 年《中医皮肤病学》[136]127（赵尚华），2004 年《皮肤病性病中医洗渍疗法》[137]150,151（程秋生），2007 年《中医外科学》[138]192,193（艾儒棣），2011 年《农民朋友一定要掌握的 99 个皮肤科知识》[139]4（黄鹤），2012 年《专家诊治皮肤癣与牛皮癣（升级版）》[140]80（胡蔚毅）。

亦有使用“皮炎”作为正名的，比如 1965 年

《小儿皮肤病》[141]73（杨天籁）。

亦有使用“浸淫疮”作为正名的，如：1990年《中医皮肤病学》[142]75（欧阳恒），1993年《中医外科临床指南》[143]233（葛武生）。

总之，湿疮在中医古籍中记载较多，名称亦异，比如《黄帝内经素问》中的“浸淫”，《金匮要略》中的“浸淫疮”，《诸病源候论》中的“湿癣”，《外台秘要》中的“粟疮”，《世医得效方》中的“湿癣疮”，《外科理例》中的“血风疮”，《本草易读》中的“湿疹”。至于“风湿疡”“顽湿”“顽湿疡”三名，古籍不载，应该是民国以来出现的俗称。

五、文献辑录

《黄帝内经素问》卷六：“帝曰：夏脉太过与不及，其病皆何如？岐伯曰：太过则令人身热而肤痛，为浸淫；其不及则令人烦心，上见咳唾，下为气泄。”[1]2

《金匮要略方论》卷上：“问曰：脉脱入脏即死，入腑即愈，何谓也？师曰：非为一病，百病皆然。譬如浸淫疮，从口起流向四肢者，可治；从四肢流来入口者，不可治；病在外者，可治；入里者，即死。”[2]3

《诸病源候论》卷三十五：“浸淫疮，是心家有风热，发于肌肤。初生甚小，先痒后痛而成疮，汁出，侵溃肌肉；浸淫渐阔，乃遍体。其疮若从口出，流散四肢者，则轻；若从四肢生，然后入口者，则重。以其渐渐增长，因名浸淫也。”[3]166

卷三十五：“湿癣者，亦有匡郭，如虫行，浸淫，赤，湿痒，搔之多汁成疮，是其风毒气浅，湿多风少，故为湿癣也。其里亦有虫。”[3]164

《医心方》卷十七：“《病源论》云：浸淫疮，是心家有风热，发于肌肤。初生甚小，先痒后痛而成疮。汁出浸淫肌肉，浸淫渐阔，乃至遍体。其疮若从口出流散四肢则轻，若从四肢生然后入口则重。以其渐渐增长，因名浸淫疮也。”[4]360

卷七：“《删繁论》治阴生湿疮包用：石硫黄，末，敷之。”[4]169

《太平圣惠方》卷六十五：“夫浸淫疮者，是心家有风热，发于肌肤也。初生甚小，先痒后痛而成疮，汁出侵溃肌肉，浸淫渐阔，乃至遍身。其疮若从口出，流散四肢者则轻。若从四肢生，然后入口者则重。以其渐渐增长，故名浸淫也。”[5]2029“夫湿癣者，亦有棱廓，如虫行，浸淫赤湿痒，搔之多汁成疮。是其风毒气攻注，故为湿癣也。其里亦有虫生。”[5]2009

卷九十：“治小儿面鼻身生疳疮，及近口生湿疮，并赤白疮等。及疳气入腹，渐渐羸瘦方。白狗粪（半两烧灰），虾蟆（半两烧灰），地龙（半两烧灰），蜗牛壳（半两烧灰），兰香（半两和根烧灰），人粪（半两烧灰），熊胆（一分），芦荟〔一两（分）〕，麝香（一分）。上件药，细研为散。若口中生疮，先以盐浆水净漱口，以绵裹药少许，含之。若鼻内生疮，吹少许在鼻中。如鼻外生疮，去痂，敷之，疳气入腹，以新汲水，空心调服半钱。”[5]2907

《圣济总录·浸淫疮》：“论曰：心恶热，风热蕴于心经，则神志躁郁，气血鼓作，发于肌肤而为浸淫疮也，其状初生甚微，痒痛汁出，渐以周体，若水之浸渍，淫泆不止，故曰浸淫，其疮自口出，流散四肢者轻，毒气已外出故也，从四肢反入于口则重，以毒复入于内故也。”[6]2224

《幼幼新书·浸淫疮》：“《巢氏病源》小儿浸淫疮候：小儿五脏有热，熏发皮肤，外为风湿所折，湿热相搏，身体发疮，初出甚小，后有脓汁，浸淫渐大，故谓之浸淫疮也。”[7]1510

《小儿卫生总微论方·浸淫疮论》：“小儿生浸淫疮者，由府有热，熏发皮肤，复为风湿相持，搏于血气。而其疮初生碎小，后有脓汁。浸淫渐大，脓汁着处便生，故谓之浸淫疮也。又一证：风毒湿疮，颇似浸淫疮，亦脓汁浸淫而生，但脓痂遍周，比浸淫疮稍大尔。”[8]272

《普济方·浸淫疮》：“夫小儿五脏有热，熏发皮肤，外为风湿所折，湿热相搏，身体发疮。其疮初出甚小，后有脓汁，浸淫渐大，故谓之浸淫疮也。”[9]1412

《普济方·湿癣》：“夫湿者亦有棱廓，如虫行，浸淫赤湿、瘙痒，搔之多汁成疮，是其风毒气攻注，故为湿癣也。其里亦有虫生。”[9]288

《普济方·诸癣》：“治癣方（出《圣惠方》）……治湿痒搔之有黄水出者。余少年曾患癣，初在颈项间，后延上左耳，遂成湿疮。用斑蝥、狗胆、桃根等，涂令去之，其疮转胜。偶于楚州卖药人教用：芦荟（一两），甘草（炙半两），上为末，相和令匀，先以浆水洗癣，用帛子拭干，敷癣上良，干瘥。一方抓动癣，次用药搽之，日三五次瘥。”[9]280

《普济方·湿癣》：“治湿癣疮……刮疮令拆，火炙指摩之，用蛇床子为末。先以韭菜根煎汤洗，次用腊月猪脂搽。”[9]270

《外科集验方》卷下：“或初生甚小，先痒后痛，汁出浸淫，湿烂肌肉，延及遍身，名曰浸淫疮。”[10]77

《本草单方·浸淫疮》：“凡卒得毒气攻身，或肿痛，或赤痒，上下周匝，烦毒欲死。此浸淫毒疮。”[11]407

卷九：“阴囊湿疮，出水不瘥。用五倍子、腊茶各五钱，腻粉少许，研末。先以葱椒汤洗过，香油调搽，以瘥为度。”[11]188

《外科大成》卷三：“椒疮粟疮，生眼胞之内，由脾胃血热所致。椒疮则赤坚而难消，粟疮则黄软而易散。今人用灯草、竹叶以治标，孰若清脾凉血以治本，宜菩提露洗之。”[12]222

卷四：“浸淫疮者，转广有汁，多起于心。《经》曰：岁火太盛，甚则身热而肌肤浸淫。仲景云：从口流向四肢者顺，反此者逆，治同痤痱，外搽青蛤粉。”[12]333,334“癣发于肺之疯毒，若疥则属于脾之湿热矣，总不外乎风热湿虫四者相合而成。其形有六：搔之起屑者为干癣；有汁水者为湿癣；不知痛痒者为风癣，即顽癣；坚厚如牛领之皮者为牛皮癣；白点相连者为马皮癣；轮廓全无纵横不定者为刀癣。”[12]327,328

《医宗金鉴·浸淫疮》：“浸淫疮发火湿风，黄水浸淫似疥形，蔓延成片痒不止，治宜清热并消风。【注】此证初生如疥，瘙痒无时，蔓延不止，抓津黄水，浸淫成片，由心火、脾湿受风而成。《经》云：岁火太过，甚则身热，肌肤浸淫。仲景云：从口流向四肢者顺，四肢流入口者逆。初服升麻消毒饮加苍术、川黄连。抓破津血者，宜服消风散；外搽青蛤散即愈。若脉迟不食，黄水不止，此属脾败，不治之证也。”[13]408

“癣”：“癣证情形有六般，风热湿虫是根原，干湿风牛松刀癣，春生桃花面上旋。【注】此证总由风热湿邪，侵袭皮肤，郁久风盛，则化为虫，是以瘙痒之无休也。其名有六：一曰干癣，瘙痒则起白屑，索然凋枯；二曰湿癣，瘙痒则出粘汁，浸淫如虫形；三曰风癣，即年久不愈之顽癣也，搔则痹顽，不知痛痒；四曰牛皮癣，状如牛领之皮，厚而且坚；五曰松皮癣，状如苍松之皮，红白斑点相连，时时作痒；六曰刀癣，轮廓全无，纵横不定。总以杀虫渗湿，消毒之药敷之。轻者羊蹄根散，久顽者必效散搽之。”[13]339

“粟疮作痒”：“粟疮痒证属火生，风邪乘皮起粟形，风为火化能作痒，通圣苦参及消风。【注】凡诸疮作痒，皆属心火。火邪内郁，表虚之人，感受风邪，袭入皮肤，风遇火化作痒，致起疮疡形如粟粒，其色红，搔之愈痒，久而不瘥，亦能消耗血液，肤如蛇皮。初服防风通圣散加枳壳、蝉蜕，血燥遇晚痒甚，夜不寐者，宜服消风散，外敷二味拔毒散。若年深日久，肤如蛇皮者，宜常服皂角苦参丸，外用猪脂油二两、苦杏仁一两捣泥，抹之自效。”[13]395

“膏药类方”：“碧螺膏……此膏治下部湿疮疥癣，并结毒、痰串、疬疮。松香（取嫩白者佳。为末筛过，用铜盆以猪油遍搽之，入水至滚，入香不住手搅之，以香沉底为度，即倾冷水中，拔扯百十次，以不断为度）上将麻油煎滴水成珠，入松香一斤，文火溶化，看老嫩，取起离火住滚，徐徐入糠青、胆矾各净末五钱，以柳枝左搅匀为度。如老加熟猪油二、三钱，用绿纸薄摊贴之。”[13]400

“血风疮”：“血风疮证生遍身，粟形瘙痒脂水淫，肝肺脾经风湿热，久郁燥痒抓血津。【注】此证由肝、脾二经湿热，外受风邪，袭于皮肤，郁于肺经，致遍身生疮。形如粟米，搔痒无度，抓破时，津脂水浸淫成片，令人烦躁、口渴、瘙痒，日轻夜甚。宜服消风散，外敷雄黄解毒散。若日久风邪郁在肌肤，则耗血生火，瘙痒倍增，夜不得寐，挠破津血，心烦，大便燥秘，咽干不渴，此属火燥血短。宜服地黄饮，外擦黄连膏、润肌膏，合而用之悉效。兼忌椒、酒、鸡、鹅、动风等物。"[13]406

《吴氏医方汇编·浸淫疮》："初生如疥，瘙之生汁，相连胤生。从口流向四肢者，生，可治；四肢流入口者，不可治。往往散及遍身，乃心肺风热所发。外用胆汁调芦荟末频涂，内服当归饮子、去黄芪、加犀角、羚羊，兼以浴药，早晚趁热频洗。"[14]310

"炮制法则"："当归膏……治下部湿疮，连年不愈。内兼服六味汤加防己、独活等。当归（一两），陀僧（二两），香油（四两），熬之，油纸摊贴。"[14]171,172

"血风疮"："此症乃风湿邪热交感而发。瘙痒无度，破出滋水，日渐沿开者，为薄皮疮。若破成空壳，而无脓水者，即血风疮也，以消风凉血之剂自愈。久则紫黑坚硬，气血不行，须砭去黑血方瘥。"[14]309

《金匮悬解·浸淫疮》："浸淫疮，从口流向四肢者可治，从四肢流来入口者不可治，浸淫疮，黄连粉主之。《素问·玉机真脏论》：夏脉太过，则令人身热而肤痛，为浸淫。'气交变论'：岁火太过，身热骨痛，而为浸淫。《灵枢·痈疽》：发于足上下，名曰四淫，四淫者，疮之淫溢于四肢，即浸淫疮之谓也。热毒浸淫，从口流向四肢者，毒散于外，故可治，从四肢流来入口者，毒结于内，故不可治。黄连粉，泻热而清火也。"[15]489,490

《外科备要·浸淫疮》："《经》云：岁火太过，甚则身热肌肤胃浸淫。仲景云：从口流向四肢者顺，从四肢流入口者逆。初生如疥，瘙痒无时，蔓延不止，抓溃黄水浸淫成片，由心火脾淫受风而成。初服升麻消毒饮云，加苍术、川黄连。抓破津血者，服消风散黄，俱外搽青蛤散称即愈。若脉迟不食，黄水不止，此属脾败不治之证。"[16]277

"癣"："有六种 一曰干癣，瘙痒则起白屑，索然凋彤枯；二曰湿癣，瘙痒则出粘汁，浸淫如虫行；三曰风癣，即年久不愈之顽癣也，搔则顽癣不知痛痒；四曰牛皮癣，状如牛领之皮，厚而且坚；五曰松皮癣，状如苍松之皮，红白斑点相连，时时作痒；六曰刀癣，轮廓全无，纵横不定。六癣皆由风热湿邪侵袭皮肤，郁久风盛，则化为虫，是以瘙痒无休也，总以杀虫渗湿消毒之药从外治之，轻者用搽癣三方（海），重者搽必效散（海），一扫光（姜）。"[16]275,276

卷四"方药"："碧螺膏……贴下部湿疮，一切疥癣，瘰疬结毒痰串。松香（二斤）研细筛末，用大铜盆内面以猪油搽遍，坐滚汤锅中，下松香末入内，粗筷不住手搅，以凝结沉底为度，倾冷水盆中拔扯数百十下，分作数块。将麻油一斤熬至滴水成珠时，投入松香膏（一斤），慢火熬成膏。如太老加油再熬，老嫩得中方住火。预研青矾、胆矾细末（各五钱）筛入搅匀，用时烘热涂贴。"[16]350

"粟疮"："凡诸疮作痒，皆属心火。火邪内郁，表虚之人感受风邪，袭入皮肤，风遇火化作痒，致起粟粒，痒而色红，搔之愈痒，久而不瘥，亦能消耗血液，肤如蛇皮。初服防风通圣散黄加枳壳、蝉蜕；日久血燥，遇晚更痒，夜不得寐者，宜服消风散（黄），外敷二味拔毒散（巨）；若年深月久，肤如蛇皮者，宜常服皂角苦参丸（阳），外擦摩风膏、润肌膏（阙），或用猪脂油二两、苦杏仁一两，捣泥，抹之效。"[16]274,275

"血风疮"："由肝脾二经湿热，外受风邪，袭于皮肤，郁于肺经，致遍身生疮，形如粟米，瘙痒无度，抓破时津脂水，浸淫成片，令人烦躁口渴，其痒日轻夜甚，初宜多服消风散（黄），外敷雄黄解毒散（海）。若日久风邪袭在肌肤，则耗血生火，瘙痒倍增，夜不得寐，挠破津血，心烦便燥，咽干不渴，此属火燥血短，宜服地黄饮（云），外擦黄连膏、润肌膏，合而用之（阙）悉效，忌椒酒鸡鹅动风发物。”[16]276

《食疗本草·芜荑》:“又方,和白沙蜜治湿癣。”[17]24

《外台秘要·阴边粟疮方五首》:“《必效》疗阴疮,阴边如粟粒生疮及湿痒方。以槐北面不见日处白皮一大握,盐三指一撮,以水二大升,煮取一升洗之,日三五遍,适寒温用,若涉远恐冲风,即以米粉和涂之神效。”[18]507

卷三十:“《病源》干癣但有匡郭,皮枯索,痒搔之白屑出,是也,皆是风湿邪气客于腠理,复值寒湿与血气相搏所生,若其风毒气多,湿气少,故风沉入深,故无汁为干癣,其中生虫。又湿癣者,亦有匡郭,如虫行侵淫赤湿,痒搔之,多汁成疮,是其风毒气浅,湿多风少,故为湿癣也,其中亦有虫。”[18]591

《证类本草·蛇床子》:“《日华子》云:治暴冷,暖丈夫阳气,助女人阴气,扑损瘀血,腰胯疼,阴汗,湿癣,四肢顽痹,赤白带下,缩小便。《日华子》云:治暴冷,暖丈夫阳气,助女人阴气,扑损瘀血,腰胯疼,阴汗,湿癣,四肢顽痹,赤白带下,缩小便。凡合药服食,即挪去皮壳,取仁微炒杀毒,即不辣。作汤洗病则生使。”[19]203

卷九:“《衍义》曰:青黛,乃蓝为之。有一妇人患脐下腹上,下连二阴,遍满生湿疮,状如马瓜疮。他处并无,热痒而痛,大小便涩,出黄汁,食亦减,身面微肿。医作恶疮治,用鳗鲡鱼、松脂、黄丹之类。药涂上,疮愈热,痛愈甚。治不对,故如此。问之,此人嗜酒,贪淡,喜鱼蟹发风等物。急令用温水洗,拭去膏药。寻以马齿苋四两,烂研细,入青黛一两,再研匀,涂疮上,即时热减,痛痒皆去。仍服八正散,日三服,分败客热。每涂药,得一时久,药已干燥,又再涂新湿药。凡如此二日,减三分之一,五日减三分之二,自此二十日愈。既愈而问曰:此疮何缘至此?曰:中、下焦蓄风热毒气,若不出,当作肠痈内痔,仍常须禁酒及发风物。然不能禁酒,后果然患内痔。”[19]261

《千金宝要》卷一:“小儿湿疮,浓煮地榆汁洗浴,日两度。”[20]24

卷五:“浸淫疮,以煎饼乘热搨之。亦治湿癣。”[20]113

《儒门事亲》卷六:“一女子年十五,两股间湿癣,长三、四寸,下至膝。发痒,时爬搔,汤火俱不解;痒定,黄赤水流,痛不可忍。灸焫熏揲,硫黄、蔄茹、白僵蚕、羊蹄根之药,皆不效。其人恣性妍巧,以此病不能出嫁。其父母求疗于戴人。戴人曰:能从余言则瘥。父母诺之。戴人以铍针磨令尖快,当以痒时,于癣上各刺百余针,其血出尽,煎盐汤洗之,如此四次,大病方除。此方不书,以告后人,恐为癣药所误。湿淫于血,不可不砭者矣。又:蔡寨成家童子一岁,病满腹胸湿癣,每爬搔则黄水出,已年矣。戴人先以苦末作丸上涌;涌讫,次以舟车丸、浚川散,下三、五行;次服凉膈加朴硝,煎成时时呷之,不数日而愈。”[21]167

卷七:“小渠袁三,因强盗入家,伤其两胻外臁,作疮数年不已,脓血常涓涓然,但饮冷则疮间冷水浸淫而出,延为湿疮,来求治于戴人。曰:尔中焦当有绿水二、三升,涎数掬。袁曰:何也?戴人曰:当被盗时,感惊气入腹,惊则胆伤足少阳经也,兼两外臁皆少阳之部,此胆之甲木受邪,甲木色青,当有绿水。少阳在中焦如沤,既伏惊涎在中焦,饮冷水,咽为惊涎所阻,水随经而旁入疮中,故饮水则疮中水出。乃上涌寒痰,汗如流水;次下绿水,果二、三升,一夕而痂干,真可怪也。”[21]187

《严氏济生方》卷六:“夫癣之为病,种状不同。古方所谓干癣、湿癣、风癣、苔癣(藓)之类。瘾疹如钱,渐渐滋蔓,或痒或痛,或圆或斜,其中生虫,搔之有汁,此由风湿毒气与血气相搏,凝滞而为此疾也。”[22]112

《仁斋直指方论》卷二十四:“湿癣方……明矾(煅)、黄连(各半两),胡粉、黄丹、水银(各二钱),上末,用猪脂油二两夹研,令水银星尽散,瓷盒收用。”[23]652

卷三:“神芎导水丸……治湿热内郁,胸膈

痞满，衄衃，口舌生疮，咽喉不利，牙疳齿蚀，口臭，或遍身生湿疮干疥，睡语咬牙，惊惕怔忡，大小便滞涩，风热酒毒蕴热等证。”[23]124

《增广和剂局方药性总论·蛇床子》：“味苦辛甘，平，无毒。主妇人阴中肿痛，男子阴痿，湿痒，除痹气，利关节，癫痫，恶疮，温中下气，令妇人子脏热，男子阴强。《药性论》云：君。疗齿痛，浴男女阴去风冷，大益阳事，小儿惊痫。《日华子》云：治暴冷，暖丈夫阳气，助女人阴气，扑损瘀血，腰胯疼，阴汗湿癣，四肢顽痹，赤白带下，缩小便。凡用取仁微炒杀毒，作汤洗则生使。恶：牡丹、巴豆、贝母。”[24]37,38“松脂”：“味苦甘，温，无毒。主痈疽恶疮，头疡白秃，疥瘙风气，安五脏，除热，胃中伏热，咽干，消渴及风痹死肌。实：主风痹寒气。虚羸少气，补不足。叶：主风湿疮，安五脏，不饥。节：主百节久风风虚，脚痹疼痛。根白皮：主辟谷。《药性论》云：使。杀虫，主耳聋。《日华子》云：润心肺，下气，除邪。煎膏治瘘烂，排脓。”[24]37,38

《疡医证治准绳·癣》：“湿癣者，亦有匡阑如虫行，浸淫赤湿，遇痒搔之多水成疮，盖风毒气浅，湿气偏多而为湿癣，中亦生虫。”[25]426

《外科正宗》卷九：“顽癣乃风、热、湿、虫四者为患。发之大小圆斜不一，干湿新久之殊。风癣如云朵，皮肤娇嫩，抓之则起白屑；湿癣如虫形，搔之则有汁出；顽癣抓之则全然不痛；牛皮癣如半项之皮，顽硬且坚，抓之如朽木；马皮癣微痒、白点相连；狗皮癣白斑相簇，此等总皆血燥风毒克于脾、肺二经。初起用消风散加浮萍一两，葱、豉作引，取汗发散。久者服首乌丸、蜡矾丸，外擦土大黄膏，用槿皮散选而用之，亦可渐效。”[26]275“血风疮，乃风热、湿热、血热三者交感而生。发则瘙痒无度，破流脂水，日渐沿开。甚者内服消风散加牛膝、黄柏，外搽解毒雄黄散或如意金黄散俱可敷之。如年久紫黑坚硬，气血不行者，用针砭去黑血，以神灯照法熏之，以解郁毒，次以前药敷之方效。”[26]274,275

《本草汇言》卷八：“卢会……凉肝杀虫之药也（李南、甄权合论）。宋《开宝》方主除心肺热烦（桂汝薪稿），去胸膈郁火，大人痔瘘，湿癣，小儿疳积虫痞，癫痫惊痰诸疾。又去三虫，消五臓，凡属肝脏为病有热者，用之必无疑也。但味极苦，气极寒，诸苦寒药，无出其右者，其功力主消不主补，以上数证因内热气强者，可用，如内虚泄泻食少者，禁之。”[27]562

“五加皮”：“治下部湿疮久不愈，兼治周身脓窠疮。用五加皮、薏苡仁、金银花、石菖蒲、胡麻子、土茯苓、连翘、苍术、黄柏、黄耆、木瓜各等分（以上数方各等分者，临证置方，或煎汁，或作丸，或早服、晚服，随病取法也）。”[27]659

《神农本草经疏·芦荟》：“主治参互……同厚朴、橘红、甘草、青黛、芜荑、百草霜、旋覆花，为末，以砂仁汤吞，治小儿诸疳。一岁一分，甚效。《卫生易简方》治脾疳。与使君子等分，为末。每服一二钱，米饮调下。李珣：用以主小儿诸疳热。甄权：单用杀疳蛔，及吹鼻杀脑疳，除鼻痒。苏颂：研末傅䘌齿甚效。治湿癣出黄水，有神。治大便不通。真芦荟研细七钱，朱砂研如飞面五钱，滴好酒和丸。每服三钱，酒吞。朝服暮通，暮服朝通。须天晴时修合为妙。”[28]339

“菖蒲”：“主治参互……菖蒲同熟地黄、黄檗作丸，治肾虚耳聋。若中年预服，可使老而听聪。同二术、木瓜、薏仁、石斛、萆薢、黄檗，为除湿强步之要药。兼治下部脓窠湿疮如神。佐人参、麦门冬、酸枣仁、茯神、远志、生熟地黄，为补心之剂。如心气郁结者，加沉香，能益火以开心。兼辟蚤虱。”[28]199

《本草从新·柏子仁》：“辛甘而平，气香能透心脾（凡补脾药多燥，唯此香能舒脾而偏润，助脾药中，兼用最妙）。性润，能滋肝肾（好古曰：肝经气分药）。益智宁神，聪耳明目（香通窍），养血止汗（心生血，汗为心液）。除风湿，愈惊痫，泽皮肤，辟鬼魅。多油而滑，作泻者禁与，多痰亦忌。蒸晒炒研，去油，油透者勿入药。畏菊花（《积德堂方》：治黄水湿疮，真柏油、香油各二两，熬稠，搽之如神）。”[29]102

"芦荟"："大苦大寒，功专清热杀虫。凉肝明目，镇心除烦，治小儿惊痫。敷䘌齿（以盐汤漱净、敷之），湿癣（甘草末减半和敷）。吹鼻杀脑疳，除鼻痒。脾胃虚者忌投。出波斯国。木脂也。味苦色绿者真。"[29]111

《外科证治全书·癣》："初起如钱，渐渐增长，或圆或歪，有匡廓，痒痛不一，其证有六：一曰干癣，搔痒则起白屑，索然凋枯；二曰湿癣，搔痒则出黏汁，浸淫如虫行；三曰风癣，即痒久不愈之顽癣，搔之痹顽，不知痛痒；四曰牛皮癣，状如牛领之皮，厚而且坚；五曰松皮癣，状如苍松，红白斑点相连；六曰刀癣，轮廓全无，纵横不定，总由风邪湿热浸袭皮肤，郁久而化虫，是以瘙痒无休矣，宜用杀虫渗湿逐风之药。"[30]127

《备急千金要方·飞乌膏方》："倾粉（是烧朱砂作水银上黑烟是也，一作湘粉）、矾石（各三两），上二味，为末，以甲煎和如脂，敷乳疮，日三敷之。作散者，不须和。汁自着者，可用散。其诸热疮、黄烂疮、浸淫汁痒、丈夫阴蚀痒、湿疮、小儿头疮、月蚀、口边肥疮、㾦疮等，并皆主之。"[31]355

《本草图经·卢会》："卢会，出波斯国，今惟广州有来者。其木生山野中，滴脂泪而成。采之不拘时月。俗呼为象胆，以其味苦而云耳。芦荟治湿痒，搔之有黄汁者。刘禹锡著其方云：余少年曾患癣，初在颈项间，后延上左耳，遂成湿疮，用斑猫、狗胆、桃根等诸药，徒令蜇蠚，其疮转盛。偶于楚州，卖药人教用芦荟一两，研，炙甘草半两，末，相和令匀，先以温浆水洗癣，乃用旧干帛子拭干，便以二味合和傅之，立干，便瘥，神奇。"[32]227

《本草衍义·青黛》："青黛乃蓝为之。有一妇人患脐下腹上、下连二阴遍满生湿疮，状如马瓜疮，他处并无，热痒而痛，大小便涩，出黄汁，食亦减，身面微肿。医作恶疮治，用鳗鲡鱼、松脂、黄丹之类。药涂上，疮愈热，痛愈甚。治不对，故如此。问之，此人嗜酒，贪啖，喜鱼蟹发风等物。令急用温水洗拭去膏药，寻以马齿苋四两，烂研细，入青黛一两，再研匀，涂疮上，即时热减，痛痒皆去。仍服八正散，日三服，分败客热。每涂药，得一时久。药已干燥，又再涂新湿药。凡如此，及日减三分之一，五日减三分之二，自此二十日愈。既愈而问曰：此疮何缘至此？曰：中、下焦蓄风热毒气，若不出，当作肠痈内痔，仍常须禁酒及发风物。然不能禁酒，后果然患内痔。"[33]65,66

《传信适用方》卷下："又方：柿树皮（烧烟欲尽，以碗盖灭火，研一两），荷叶（如前法烧灰，取一两），草乌（去皮尖，半两），硫黄（半两），黄连（半两，去须），黄檗（半两，去粗皮），胡椒（半两），白芜荑（半两，研），细辛（半两），苦参（半两），白矾（生研，三钱），雄黄（细研，半两），轻粉（一钱）。上件一十三味捣为细末，和令匀，湿疮干掺，干疮用乌臼油或酥或油腊调涂，夜间以手掌多擦药，有痒处即以手掌拂之……治湿疮……芸台叶或用子捣汁涂。又方，用腊茶调麻油涂。"[34]80-82

《是斋百一选方·治阴囊上生湿疮》："黄水流注，有妨行步，倪尉传。白矾不以多少，碾为细末，入冷水内，洗疮即愈。又方，五倍子、黄檗滑石、轻粉，上四味等分，为细末，贴之，数次即愈。"[35]280

《瑞竹堂经验方·治疮肿湿疮方》："黄连（生用）、轻粉（生用）、海螵蛸（生用）、韶粉（煅）、蛤粉（生用）、橄榄核（烧灰）、黄柏皮（以上各等分）。上为极细末，干贴立效。"[37]74

《外科精义》卷上："夫阴疮者，大概有三等：一者湿阴疮；二者妒精疮；三者阴蚀疮，又曰下疳疮。盖湿疮者，由肾经虚弱，风湿相搏，邪气乘之，瘙痒成疮，浸淫汗出，状如疥疮者是也；妒精者，由壮年精气盈满，久旷房室，阴上生疮，赤肿作害，烦闷痒痛者是也；阴蚀疮者，由肾脏虚邪，热结下焦，经络痞涩，气血不行，或房劳洗浴不洁，以致生疮，隐忍不医，焮肿尤甚，由疮在里，措手无方，疼痛注闷，或小便如淋，阴丸肿痛是也。"[38]39

《世医得效方》卷十九“疮肿科”：“青黛散……治中部生湿疮，热痒而痛，寒热，大小便涩，食亦减，身面微肿，多食鱼虾发风热物得之。马齿苋四两研烂，入青黛一两，再研匀涂上，立有神效。仍服八正散，日三服。”[39]643

卷十二：“湿癣疮方……用蛇床子为末，先以韭菜根煎汤洗，次用腊月猪脂调药傅之。”[39]436

《卫生易简方》卷九：“治风热湿疮痒痛……用马齿苋四两烂研，入青黛一两再研。均涂疮上，干再涂。”[40]226

卷十二：“治湿癣疮……用蛇床子为末。先以韭菜根煎汤洗，次用腊月猪脂调药敷之。”[40]338

《奇效良方》卷五十四：“治下部生湿疮，热痒而痛，寒热，大小便涩，食亦减，身面微肿，因多食鱼虾发风热物得之。上用马齿苋四两，研烂，入青黛一两，再研匀涂上，立有神效。仍服八正散，日三服。”[41]951

《急救良方》卷二：“治下部生湿疮……热痒而痛，寒热，大小便涩，食亦减，身面微肿，用马齿苋四两，研烂，入青黛一两，再研匀敷上。”[42]54

《本草蒙筌》卷四：“味苦，气温，无毒。高岸田野，俱各丛生。种有责黄两般，惟取青者为上。因茎坚劲，故以牡称。乡人只呼黄荆，法司常作棰杖。八月采实，向日曝干。凡入药中，必须炒研。防风为使，单恶石膏。下肺气，止咳逆咽喉；通胃气，除寒热骨节。通神见鬼，又载仙方。得柏实青葙，疗头风甚验。叶……主脚气肿满，湿疮；仍治霍乱转筋，血淋血痢。”[43]241,242

《周慎斋遗书·疳疮湿疮》：“黄柏、黄连（各五钱），黄丹（一两，水飞），轻粉（一钱）。洗疮后以药敷之。”[44]24,25

《养生类要·治湿疮并疮膏》：“黄蜡（一两），头发（一拳大），香油（一两），轻粉（二钱另研），猪胆（二个）。上先将香熬四五沸；次下黄蜡，又熬四五沸；再后下头发，文火熬，用槐柳条不住手搅，候发消化滤净，后下轻粉，略熬一时；取起放瓷碗内，冷水浸，少顷即成膏。一切湿疮、臁疮贴半日，黄水流出拭干，加药再贴，一七全愈。”[45]119

《本草纲目》卷七：“浸淫湿疮发于心下者，不早治杀人。用胡燕窠中土，研末，水和敷。（葛氏）”[46]272

《医便》卷三：“治湿疮并臁疮膏（百四十八）……黄蜡（一两），头发（一拳大），香油（一两），轻粉（二钱，另研），猪胆（二个）。上先将香油熬四五沸，次下黄蜡又熬四五沸，次下黄蜡又熬四五沸，再后下头发文火熬，用槐柳条不住手搅，候发消化，滤净后，下轻粉略熬一时，取起放磁碗内，冷水浸少顷即成膏。一切湿疮臁疮，贴半日黄水流出，拭干，加药再贴一七全愈。”[47]84

《医学研悦·疮》：“治下部湿疮……黄连末八分，樟脑二分，研细末。将生猪油绵细内绞出，调作隔纸膏贴，疮上先用葱椒汤洗净，贴膏，布条裹之，三日一换。”[48]177

《本草乘雅半偈·蛇床子》：“【主治】主男子阴痿湿疮，妇人阴中肿痛，除痹气，利关节，癫痫，恶疮。久服轻身，好颜色。”[49]161

《秘方集验》卷下：“寒湿疮……鸡子煮熟，去白用黄，慢火炒出油，加黄柏末于油内，掺上立效。或烟胶（即皮市熏皮烟煤）为末，掺上。若疮燥、加香油调敷。”[50]115

《大小诸证方论·治腿上湿疮方》：“榆条、椿条、柳条、桑条、槐条（各一两），荆芥、当归、葱胡、蒜辫、川椒（各一撮），水十碗，煎五碗洗，洗后，敷以银杏散：银珠（一两）、杏仁（五钱）、京粉（五钱），研细末。”[51]140

《洞天奥旨》卷十三：“手足，乃四末也，属脾而最恶湿。以脾为湿土，以湿投湿，安得不助湿乎？湿以加湿，此湿疮之所以生也。况劳苦之人，以其手足日浸渍于水浆之中，乌能保皮肤之坚硬乎？手足十指，未免开裂而腐烂矣。幸其气血尚健，不必内治，但用外治而可愈。外治用密陀僧煅赤，置地上去火性，碾细末，先以矾水洗足，拭干，然后以前药敷之，次日即能行动矣。倘气血衰惫，用补中益气汤多治，当归加之尤效也。”[52]89

卷八："血风疮，多生在两腿里外之臁，上至膝，下至踝骨，前人谓是血受风邪而生也。谁知皆好饮之徒，过饮于酒，以至湿滞于下腿而不散，血气一衰，而疮渐生矣。其疮初生之时，必小小而痒，久则大痒，非手抓搔，则痒不可止。然过于抓搔，则肌皮必伤，而纵饮如故，则痒又加甚，皮破难于收，酒湿难于散，烂皮腐肉，终无已日，久之而肉中带湿，则必生虫，虫多则更痒矣。治之法必须断酒，然后用内药补其气血，而兼消风湿，外用膏药敷贴，则水去虫死自愈。"[52]158,159

《本经逢原》卷四："烧灰敷小儿头疮、妇人阴疮。鳝鱼血调涂汤火湿疮。但胃虚少食，大便不实及妊娠禁用，以其无阳生之力耳。"[53]245

《经验丹方汇编·诸疮》："寒湿疮……鸡子煮熟，去白用黄，慢火炒去油，加黄柏末掺上，立效。"[54]118

《灵验良方汇编》卷二"外科"："螵蛸散……治湿热破烂、毒水淋漓等疮，或下部肾囊、足股肿痛，下疳诸疮，无不神效。海螵蛸（不必浸淡）、人中白，上为细末，先以百草多煎浓汤，乘热熏洗，后以此药掺之。如疮干者，以麻油调敷，或蜜水亦可。若肿而痛甚者，加冰片少许更妙。若湿疮脓水甚者，加密陀僧等分，或煅制炉甘石更佳。"[55]60

《成方切用》卷十一"下"："治湿热破烂，毒水淋漓等疮，或下部肾囊足股肿痛，下部诸疮。无不神效。海螵蛸（不必浸淡），人中白（或人中黄、硇砂亦可。等分），为细末，先以百草煎浓汤，乘热熏洗，后以此药掺之。如干者，以麻油或熬熟猪油，或蜜水，调涂之。若肿而痛甚者，加冰片少许更妙。若湿疮脓水甚者，加密陀僧等分，或煅过官粉亦可。"[56]343

《串雅内外编·热毒湿疮》："遍身生疮，痛而不痒，手足尤甚。粘着衣被，晓夕不得睡。以菖蒲三斤晒干为末，布席上卧之。仍以衣被覆之，即不粘衣，又复得睡，不过五日、七日，其疮如失，神验。"[57]77

《疡医大全·阴疮门主方》："津调散《锦囊》。治妒精，妇人阴湿疮，脓汁淋漓臭烂。黄连、款冬花（各等分），麝香（少许），研细末。先用沐浴长春散煎洗，软绢拭干，津调搽之，忌用生汤洗。"[58]937

《得配本草·五倍子》："配白矾，治肠风下血。和荞麦面，治寐中盗汗。合全蝎，掺聤耳。合黄丹，敷风眼赤烂。合腊茶叶末，搽阴囊湿疮。"[59]2,3

《种福堂公选良方》卷三："治湿疮方：取桑树根上土中鲜白皮，去粗皮切细，同生猪油放石臼内打糍，先用冷茶洗疮拭干，用此药敷之，外以油纸盖之，将帛扎紧，换四五次即愈。加白蜡同捣作饼，反复贴之，一日夜再换，拔去毒水臭腐，生肌收口。湿疮与臁疮有别，湿疮有水窠头，不烂而甚痒，臁疮必烂而痛。凡治湿疮切不可用升药及冰片，非惟不能奏效，反致溃烂难愈。凡远年湿风疮痒甚，诸药不效者，必有虫在内，须用药引出其虫，则用药有效矣。凡治湿疮，先用铅打薄片贴之，以帛扎住，毒水自流，流尽然后用药，方易见效。"[60]100

《伤寒瘟疫条辨》卷六："防风，味甘辛，微温，气平，升也，阳也。虽脾、胃、膀胱经药，然随诸药各经皆至，为风药卒徒。发脾中伏火，于土中泻木。气味俱轻，故散风邪，治周身之疼痹；性能胜湿，故去湿热，除遍体之湿疮。虽云风药中润剂，亦能散上焦元气。"[61]336

《彤园医书（外科）》卷三"外科病症"："鳝漏生小腿肚间，形类湿疮，及至溃后，中有数孔深如钻眼，痛痒相兼，流津黄水。由湿热久积，后受寒气，浸入疮孔，致肌冷口寒，因而成漏。初起宜服当归拈痛汤；外敷如意金黄散，溃后浓煎艾叶老葱汤，每日先熏后洗，俟疮口发热觉痒时上贴黄蜡膏。或用经验方。"[62]95

《益世经验良方·杂症》："治黄水湿疮方……用真柏油（二两），香油（二两），同熬，调搽如神。"[63]142

《急救广生集》卷十"防病预诀"："甜瓜（俗名熟瓜），多食伤胃破腹，发黄疸，动冷气，生湿疮，发痞癖，令人虚羸（《日用》）。五月甜瓜沉水

者，一瓜两蒂者，皆能杀人(《食治》)。"[64]251

"治血风疮方"："硫黄(钱半)，雄黄(三分)，轻粉(三分)，寒水石(四分)，獐脑(五分)，大枫子肉(三分)，蛇床子(二钱半)。以腊脂油捶搽，擦立愈。"[64]229

《临证一得方·附录》："白膏药……治无名肿毒，胎毒，黄水疮及湿疮无皮。功能拔毒生肌。上炉甘石四两，能浮水者佳。炭火内煅五炷香，久研细，摊地上，拔去火毒。用生猪油和匀，捣熔摊贴。"[65]142

《喻选古方试验》卷四："湿癣，初在颈项，后延及耳，遂成湿疮。芦荟一两，炙草五钱，研末，先以温浆水洗癣，拭净敷之，立干而瘥，真神方也(《传信方》)。"[66]237

《本草述钩元》卷七："(之颐)秦艽为风药中润剂，散药中补剂，故养血有功，而中风恒用之。同干葛、黄连、茵陈、五味、扁豆、木香、苜蓿，治酒疸。同薏仁、木瓜、苍术、黄柏、五加皮、牛膝，治下部湿热作疼，或生湿疮。"[67]128

《验方新编·耳外湿疮》："鸡腰膏(见痈毒诸方)敷之，其效如神。又方：黄丹一钱，松香八分，轻粉一分，枯矾一分，共为细末，香油调擦，效。又方：枯矾、轻粉、贝母、银朱，共研匀，麻油调涂，甚效。"[68]16

《鸡鸣录·儿科第二》："湿疮疳癣……黄连、黄柏(各五钱)，黄丹(水飞一两)，轻粉(一钱)，麝香(二分半)。研匀，洗净患处，糁之，名金华散。"[69]584

《医方论》卷二："豨莶草……以五月五日、七月七日、九月九日采者佳。不拘多少，拣去粗茎，留枝、花、叶、实，酒拌蒸晒九次，蜜丸。豨莶之性，一味搜风逐湿。若风湿相抟、腿足麻痹，及诸湿疮皆可用。以治中风㖞僻，徒益之燥耳。"[70]47

《外治寿世方·耳外湿疮》："大鸡腰子(一对蒸熟去皮)、枯矾(三分)，共捣融。加顶上冰片(一二分)敷之(并治小儿胎毒及头面耳前后一切湿疮兼羊须疮)。又黄丹(一钱)，松香(八分)轻粉、枯矾(各一分)，共为细末。香油调擦效。"[71]63

《奇效简便良方·热毒湿疮》："(有人遍身生疮，痛不能睡卧)菖蒲二三斤，晒干为末，掺布席上，卧盖被不复粘痛，五六日愈。"[72]118

《本草撮要·蜀椒》："味辛，入足太阴阳明经，功专疗心腹冷痛、传尸劳症。得地黄汁调养真元，得白茯苓补益心肾，得乌梅治蛔。阴虚火旺之人忌服，闭口者杀人宜去之。微炒去汗。捣去里面黄壳，取红用，名椒红。得盐良，杏仁为使，畏雄黄、附子、防风、款冬、凉水麻仁。中其毒者用凉水麻仁浆解之。一名川椒，秦产俗名花椒，实稍大，子名椒目。味辛有小毒，专行水道，不行谷道，消水蛊，除胀定喘，及肾虚耳鸣。根辛热，杀虫煎汤，洗脚气及湿疮。"[73]40

《外科方外奇方》卷三："松黄散……专治腿上湿疮：雄黄(六钱)，川柏(一两五钱)，炒蛇床子(一两)，炒川椒、轻粉、水银(各二钱共末)，密陀僧(四两)，硫黄(三钱)，明矾(一钱二分)，烟胶(九钱)，松香(一两三钱)。研末。法用葱三两捣汁拌，熬烊入阴水内取起，再拌入水取起，三次为度，共研极细。专治腿上湿疮，红紫流水奇痒，久不得愈，并治一切疥癣诸疮。湿疮用桐油调敷，诸疮用木鳖子煎菜油调搽。如脓窠疮，方中去水银。"[74]102

《经验奇方》卷上："治一切湿疮。煅甘石、赤石脂、上血竭、儿茶(各二钱)，煅龙骨(一钱)，煅珍珠、琥珀、象皮(各五分)。上药各研细末，和匀再研极细，储瓷瓶听用。"[75]18

《费绳甫先生医案·湿疮》："肌肤起颗成片，破碎时流脂水，腿足内热，暮肿朝消，湿热外发，下行自寻出路，脉来弦滑。抱恙多年，根深蒂固。治宜气血两清，缓缓图功。南沙参(四钱)，京元参(一钱)，天麦冬(一钱半三钱)，鲜生地(五钱)，大玉竹(三钱)，女贞子(三钱)，牡丹皮(一钱半)，仙遗粮(三钱)，甜川贝(三钱)，天花粉(三钱)，梧桐花(三钱)，川黄柏(一钱)，光杏仁(三钱)，鲜竹茹(一钱)，川石斛(三钱)，冬瓜子(四钱)，生谷芽(四钱)，钩藤钩(一钱半)，犀角尖（磨冲，一分），牛黄（研，过服，五厘）。”[76]81

《鲟溪秘传简验方》卷下“癣疥门”：“癣蔓延成湿疮。芦荟一两，炙草半两。研末。先以温浆水洗癣，拭净，敷之，瘥。”[77]269

《本草正义》卷三：“［发明］蓝淀，以蓝叶浸水，和石灰搅澄，而去其清水故谓之淀。淀者，滓垽之下沉者也，今字则作靛。苦寒之性，解毒清热，亦同蓝草。但加之石灰，则止血、消肿、杀虫之力尤胜。陈藏器谓其解诸毒，敷热疮、秃疮、热肿。濒湖谓能治噎膈，即石灰重坠，故能破坚积，消瘀血，且能杀虫也（噎膈有湿热生虫一证）。凡外疡热毒，疔疮痈肿，及湿疮奇痒者，用作敷药，皆佳。”[78]114

《丁甘仁先生家传珍方·二 散部》：“皮脂散专治湿疮浸淫，湿水痒痛。提青黛、川黄柏（各二钱），熟石膏（二两），烟膏（二两四钱）。诸药共研细末，用麻油调敷即解，毒丹等与烟膏用分。”[79]19

《外科理例·血风疮一百四十七》：“脉浮者，祛风为主，益气佐之。脉涩者，祛风为主，养血佐之。脉浮而涩者，祛风养气血。”[80]216

《外科启玄·血风疮》：“此疮多在两小腿里外臁，上至膝，下至踝骨，乃血受风邪而生也，多痒。抓破出黄水成疮，况内有虫，延及十数，未遇良方，故不能取效也。方在后，勿以寻常比之。”[81]48

《济阳纲目·治血风疮方》：“马齿苋膏……治两足血风疮，并两脚背风湿疮疼痒。马齿苋（切碎焙干，五钱），黄丹（飞）、黄柏、枯白矾、孩儿茶（各三钱），轻粉（一钱）。上为细末，和匀，后入轻粉，用生桐油调，摊于厚桐油纸上，用葱椒汤洗净患处，贴之。”[82]1098

《冯氏锦囊秘录·血风疮》：“妇人血风疮，因肝脾二经风热郁火血燥所致，其外症身发疙瘩，痒痛不常，搔破成疮，脓水淋漓。内症月经无定，小便不调，夜热盗汗，恶寒憎热，倦怠懒食。宜先用加味逍遥散，或小柴胡汤合四物，多加胡麻子，后以归脾汤，加熟地去木香。”[83]485

《疡科心得集》卷下：“血风疮，多生在两小腿里外臁，上至膝，下至踝骨，乃风热、湿热、血热交感而成。初起瘙痒无度，破流滋水，日渐沿开，形同针眼。宜服四物汤加防己、萆薢、丹皮、苡仁、黄柏、银花等；外搽解毒雄黄散，或如意金黄散俱可。如年久紫黑坚硬，气血不行者，用磁锋砭去恶血，以解郁毒，然后敷药。”[84]83

《本草易读》卷四：“血风疮，多生在两小腿里外臁，上至膝，下至踝骨，乃风热、湿热、血热交感而成。初起瘙痒无度，破流滋水，日渐沿开，形同针眼。宜服四物汤加防己、萆薢、丹皮、苡仁、黄柏、银花等；外搽解毒雄黄散，或如意金黄散俱可。如年久紫黑坚硬，气血不行者，用磁锋砭去恶血，以解郁毒，然后敷药。”[85]186

《医述》卷五“杂证汇参”：“斑无头粒，如蚊迹、蚤痕，重者如锦纹；疹有头粒，或见或隐。斑发于阳明，疹发于太阴。疹之所由，乃肺为热灼，故红点见于皮毛，与湿疹白色而无红点者不同。盖疹，感病也，时行也，四时不正之气与膈间素有之火合而灼肺也。或君火、相火之所致，或寒、暖、暑、湿之气合而为病。其证寒热呕恶，目多眵痕，耳冷尻冷；其脉或沉而数，或伏而不起，发后始见洪数者是也。”[86]343

《曹沧洲医案·外疡总门科》：“毛……湿疹：湿疹渐转黄水疮，作痒至甚，水多。脾经湿热为病，宜清化主之。桑白皮（三钱），鲜生地（一两），银花（三钱），滑石（四钱），丹皮（三钱五分），川柏（三钱五分，盐水炒），粉萆薢（四钱），通草（一钱），赤芍（三钱），知母（三钱五分，盐水炒），生米仁（四钱），白茅根（一两）。”[87]431

《通俗内科学·传染病》：“（治法）先天梅毒宜禁与母乳，而与以滋养之物品。口内、阴部、肛门，行清洁法，施局部及全身疗法，宜预防传染于家族为要。后天梅毒，宜取易于消化而富于滋养之食物，切戒饮酒及房事，如在第一期之时间，宜预防第二期之发疹侵袭，即口内炎皮脂漏、脱发、湿疹、足汗、龋齿、胃痛，及习惯便秘之疗法，切勿可忽。如行水银疗法时，其口腔宜严厉保持清洁，每日用淡盐汤含漱数次。”[88]13

《中国内科医鉴》后篇“病证各论”：“患者之颜貌呈苍白色，急速陷于羸瘦，稍稍为轻度之运动，即容易感疲劳。诉心悸亢进，皮肤渐著干燥，上皮有剥脱之倾向，屡屡生顽固之湿疹，食思大多缺乏，口渴亢进，口腔内诉干燥感觉，舌上诉黏稠感觉。”[89]130

《中医外科学》（顾伯康，1986）：“湿疮是指皮损多种，形态各异，总有瘙痒、糜烂流滋、结痂证候的皮肤疾患。一般可分为急性、亚急性和慢性三类。本病具有多形性损害、对称分布、自觉瘙痒、反复发作、易演变成慢性等特点。男女老幼皆可发病，而以先天禀赋敏感者为多，无明显季节性，但冬季常常复发。急性者多泛发全身，慢性者往往固定在某些部位，亚急性者介于两者之间，在有些部位，尚有其特殊的表现。中医文献依据其发病部位和性质的特点而有不同的名称。浸淫遍体，滋水极多者，称‘浸淫疮’。如《诸病源候论》中说：‘浸淫疮是心家有风热，发于肌肤，初生甚小，先痒后痛而成疮。汁出浸溃肌肉，浸淫渐阔，乃遍体。’以丘疹为主的又称‘血风疮’或‘粟疮’，如《医宗金鉴》中说：‘遍身生疮，形如粟米，瘙痒无度，搔破时，津脂水，浸淫成片’。发于耳部的称‘旋耳疮’；发于手部的称‘病疮’；发于乳头部的称‘乳头风’；发于脐部的称“脐疮”；发于阴囊部的称‘肾囊风’；发于下肢弯曲部的称‘四弯风’等。”[90]137

《中医外科学》（顾伯康，1987）：“湿疮是指皮损多种，形态各异，总有瘙痒糜烂、流滋、结痂证候的皮肤疾患。相当于现代医学的湿疹。是一种由多种内外因素引起过敏反应的急性、亚急性或慢性皮肤病。”[91]275

《中医外科学》（辽宁中医学院等）：“湿疮相当于现代医学的湿疹，是过敏性炎症性的皮肤病，可分为急性、亚急性、慢性三类。本病具有多形性损害，对称分布，自觉瘙痒，反复发作，易溃变成慢性等特点，是一种常见的皮肤病。根据发病部位和性质的特点而有不同的名称。归纳起来有两类：泛发性的称浸淫疮、血风疮、粟疮；局限性的有旋耳疮、肾囊风、四弯风、乳头风、脐疮，婴儿湿疹称胎癥疮。”[92]98

《中医外科学》（吴恒亚）：“本病是一种皮损多样，形态不一，以瘙痒糜烂渗出为特征的皮肤疾患。《诸病源候论》中说：‘浸淫疮是心家有风热，发于肌肤，初生甚小，先痒后痛而成疮。汁出浸溃肌肉，浸淫渐阔，乃遍体。’《医宗金鉴》曰：‘遍身生疮，形如粟米，瘙痒无度，搔破时，津脂水，浸淫成片。’中医文献中根据其发病部位和特点的不同，而有不同名称，归纳起来大致有两类：泛发于全身的称浸淫疮、血风疮、粟疮；局限于一定部位的称旋耳疮、肾囊风、四弯风、乳头风、脐疮、病疮等。发于婴儿者称胎癥疮，俗称奶癣。目前临床上一般分为急性湿疮、慢性湿疮和婴儿湿疮。”[93]114

《中医外科学》（艾儒棣，1989）：“湿疮具有多表性损害，对称分布，自觉瘙痒，反复发作，易演变成慢性等。发病部位不同，名称各异。”[94]164

《中医外伤科学》（许书亮）：“湿疮是指皮损多种，形态各异，总有瘙痒、糜烂、流滋、结痂证候的皮肤疾患。本病具有多形性损害、对称分布、自觉瘙痒、反复发作、易演变成慢性等特点。无明显年龄及季节差异。根据其病程和皮损特点可分为急性、亚急性及慢性湿疮。根据发病范围可分为全身和局部两类。发于全身者，如浸淫遍体，滋水流溢者，称‘浸淫疮’。以丘疹为主的又称‘血风疮’或‘粟疮’。发于局部者，发于耳部的称‘旋耳疮’；发于手部的称‘病疮’；发于乳头部的称‘乳头风’；发于脐部的称‘脐疮’；发于阴囊部的称‘肾囊风’；发于下肢弯曲部的称‘四弯风’。”[95]105

《中医外科学》（王沛）：“湿疮是指皮损多种，形态各异，总有瘙痒糜烂、流滋、结痂证候的皮肤疾患。是一种由多种内外因素引起过敏反应的急性、亚急性或慢性皮肤病。相当于西医的湿疹。其特点有多形性皮损，呈弥漫性分布，常对称发作，剧烈瘙痒，反复发作，且有演变成慢性的倾向。”[96]343

《中医外科学》(韦永兴):“湿疮是皮损多种,形态各异,觉有瘙痒、糜烂、流滋、结痂证候的皮肤疾患。又名浸淫疮、血风疮、顽湿疡。其特点为皮肤多形性损害,对称分布,自觉瘙痒,反复发作,易变成慢性。男女老幼均可发病,而以先天禀赋敏感者为多。相当于现代医学的湿疹。”[97]87,88

《中医外伤科学》(李彪):“湿疮是指皮损多种、形态各异、总有瘙痒、糜烂、流滋、结痂证候的皮肤疾患。一般可分为急性、亚急性和慢性三类,以具有多形性皮损,对称分布,自觉瘙痒,反复发作,易演变成慢性为特征。男女老幼皆可发病,而以先天禀赋不耐者为多,无明显季节性,但冬季常常复发。中医文献依据其发病部位和性质特点而有不同的名称:浸淫遍体,滋水极多者,称浸淫疮;以丘疹为主的称血风疮或粟疮;发于耳部的称旋耳疮;发于手部的称病疮;发于乳头部的称乳头风;发于脐部的称脐疮;发于阴囊部的称肾囊风;发于下肢弯曲部的称四弯风,但总称之为湿疮。相当于西医的湿疹。”[98]85

《中医外科学》(陆德铭):“湿疮是一种过敏性炎症性皮肤病。其特点是具有对称分布,多形损害,剧烈瘙痒,倾向湿润,反复发作,易成慢性等。根据病程和皮损特点,一般可分为急性、亚急性、慢性三类。湿疮根据发病部位不同,名称各异,如发于耳部者,称为旋耳疮;发于手部者,称为病疮;发于阴囊部者,称为肾囊风;发于脐部者,称为脐疮;发于肘、膝弯曲部者,称为四弯风;发于乳头者,称为乳头风。此外,根据皮损形态的不同,也有不同的名称,如以丘疹为主者,称为血风疮或粟疮;浸淫全身,滋水较多者,称为浸淫疮。相当于西医的湿疹。”[99]138

《中医外科学》(陈淑长):“湿疮是指皮损多种、形态各异,总有瘙痒糜烂流滋结痂的皮肤疾患。本病相当于西医之湿疹。本病分急性、亚急性、慢性三类。临床特点:具有多形性损害、对称分布、自觉瘙痒、反复发作、易演变成慢性的特点。不同部位的不同名称:浸淫遍体,滋水极多者,称浸淫疮。以丘疹为主的湿疮,称血风疮或粟疮。发于耳部的湿疮,称旋耳疮。发于手部的湿疮,称病疮。发于乳头部的湿疮,称乳头风。发于脐部的湿疮,称脐疮。发于阴囊部的湿疮,称肾囊风。发于下肢部弯曲部的湿疮,称四弯风。”[100]77,78

《新编中医皮肤病学》:“湿疮是指由多种内外因素所引起的一种具有明显渗出倾向的皮肤炎症性疾病。以多形性皮损、对称分布、易于渗出、自觉瘙痒、反复发作和慢性化为临床特征。男妇老幼皆可罹患。而以先天禀赋不耐者为多。一般分为急性、亚急性、慢性三期。本病相当于西医所指的湿疹。中医古代文献无湿疮之名,一般依据其发病部位、皮损特点而有不同的名称。若浸淫遍体,滋水极多者,称‘浸淫疮’;以丘疹为主者,称‘血风疮’或‘粟疮’;发于耳部者,称‘旋耳疮’;发于乳头者,称‘乳头风’;发于阴囊者,称‘肾囊风’或‘绣球风’;发于四肢弯曲部者,称‘四弯风’;发于婴儿者,称‘奶癣’或‘胎敛疮’等。湿疮属疮、癣、风的范畴。”[101]256,257

《新编中医外科临床手册》:“湿疮是指皮损多种,形态各异,总有瘙痒、糜烂、流滋、结痂证候的皮肤疾患。一般可分为急性、亚急性和慢性三类。本病具有多形性损害,对称分布,自觉瘙痒,反复发作,易演变成慢性等特点。男女老幼皆可发病,而以先天禀赋敏感者为多,无明显季节性,但冬季常常复发。急性者多泛发全身;慢性者往往固定在某些部位;亚急性者介于两者之间,在有些部位,尚有其特殊表现。中医文献依据其发病部位和性质的特点而有不同的名称。如浸淫遍体,滋水极多者,称‘浸淫疮’。如《诸病源候论》中曰:‘浸淫疮是心家有风热,发于肌肤,初生甚小,先痒后痛而成疮。汁出浸溃肌肉,浸淫渐阔,乃遍体。’以丘疹为主的又称‘血风疮’或‘粟疮’。如《医宗金鉴》中说:‘遍身生疮,形如粟米,瘙痒无度,搔破时,津脂水,浸淫成片。'发于耳部的称'旋耳疮'；发于手部的称'病疮'；发于乳头部的称'乳头风'；发于脐部的称'脐疮'；发于阴囊部的称'肾囊风'；发于下肢弯曲部的称'四弯风'等等。西医称为湿疹。"[102]298

《中医药学名词》(2005)："湿疮……以对称分布，多形损害，剧烈瘙痒，倾向湿润，反复发作，易成慢性等为主要表现的过敏性炎症皮肤病。"[103]277

《中医外科学》(张翠月)："湿疮是一种皮损形态多样，常对称分布，且伴瘙痒、糜烂、流滋、结痂等症状的过敏性炎症性皮肤病。其临床表现特点是：多形性皮损，常对称分布，剧烈瘙痒，有渗出倾向，反复发作，易成慢性等。依据病程一般可分为急性、亚急性和慢性三类。急性者多泛发全身，以丘疱疹为主，有渗出倾向；慢性者常固定某些部位，以苔藓样变为主，易反复发作；亚急性者介于两者之间，以丘疹、结痂、鳞屑为主。本病男女老幼皆可发病，而以先天禀赋不耐者多发，无明显季节性，但常在冬季复发。根据中医文献的记载，该病以其形态不同或发病部位不同而名称各异，如浸淫遍体，滋水较多者，称为浸淫疮；以丘疹为主的又称为血风疮或粟疮；发于耳部者，称为旋耳疮；发于乳头者，称为乳头风；发于脐部者，称为脐疮；发于四肢弯曲部者，称为四弯风等等。该病相当于西医学的湿疹。"[104]237

《皮肤病性病中西医结合诊疗与防护》："湿疮是指由多种内外因素所引起的一种具有明显渗出倾向的皮肤炎症性疾病。以多形性皮损、对称分布、易于渗出、自觉瘙痒、反复发作和慢性化为临床特征。男女老幼皆可罹患。而以先天禀赋不耐者为多。根据皮损表现和发病部位不同，又有浸淫疮、血风疮、旋耳疮、乳头风、肾囊风、四弯风等不同病名。"[105]121

《中医药学名词》(2014)："湿疮……以多形损害，对称分布，剧烈瘙痒，渗出倾向，反复发作，易成慢性等为主要表现的皮肤疾病。相当于湿疹。"[106]58

《中医外科中级讲义》："湿疹分急性、慢性两种，不论性别、年龄，均可发生，也可发生于全身任何部位，剧烈瘙痒，容易复发。由于患病部位不同，而有种种名称，如发于面部的叫奶癣(婴儿湿疹)，发于鼻部的叫鼻䘌疮，发于耳部的叫旋耳疮，发于臀部的叫坐板疮，发于阴囊部的叫肾囊风，发于四肢臂弯处的叫四弯风等。总之虽部位病名不同，但证治相仿，故合并于本节论述。"[107]108

《中医外科学》(上海中医学院)："湿疹是一种常见皮肤病，分为急性、慢性两种，任何性别、年龄均可发生，也可发生于全身任何部位。其特征常对称发作，有剧烈瘙痒的感觉。由于患病部位的不同而有各种各样的特点与病名。湿疹是近代的病名，虽古代文献中未见此名，但依据部分的'癣''疮''风'等证状，如婴儿发于面部的奶癣(胎敛疮)，发于鼻部的鼻䘌疮，发于耳部的旋耳疮，发于阴囊部的肾囊风，发于四肢弯曲处的四弯风，皆属本病的范围。"[108]219,220

《中医外科简编》："湿疹分急性、慢性两种……不论性别、年龄，均可发生，也可发生于全身任何部位，剧烈瘙痒，容易复发。由于患病部位不同，而有种种名称，如发于面部的叫奶癣(婴儿湿疹)，发于鼻部的叫鼻慝疮，发于耳部的叫旋耳疮，发于臀部的叫坐板疮，发于阴囊部的叫肾囊风，发于四肢臂弯处的叫四弯风……总之虽部位病名不同，但证治相仿，故合并于本节论述。"[110]129

《中医外科学》(山东中医学院中医系外科教研室)："湿疹是一种过敏性的浅在皮肤炎症，分急、慢性两种。不论年龄、性别均可发生，也可以发生于全身任何部位。其特征为剧烈奇痒，反复发作，常对称发生。祖国医学文献未见湿疹病名，对其论述散在于'癣''疮''风'等范围内。如婴儿面部湿疹称为'奶癣'；外耳廓背后根部湿疹称为'旋耳疮'；局限性湿疹称为'湿毒疮'；阴囊部湿疹称为'肾囊风'或'绣球风'；

肘膝部湿疹称为'四弯风'等。"[111]199

《朱仁康临床经验集》:"中医对湿疹的命名,大致可分为局限和泛发两大类。例如泛发全身,浸淫遍体,渗水极多者名'浸淫疮';周身遍起红粟,搔痒极甚为'粟疮';抓之出血者名'血风疮';若局限于一处,称为'湿毒疮'。由于发病部位不同,又有不同名称:如发于耳郭者称'旋耳疮';发于手背者称'病疮';发于小腿者称'湿臁疮';发于阴囊部称'肾囊风'或'胞漏疮';发于脸部之脂溢性湿疹称'面游风'等等。此外婴幼儿湿疹称"胎𤻮疮""奶癣"等。"[112]99

《中医皮肤病学简编》:"湿疹又名浸淫疮、血风疮、湿毒、风湿疡等。急性湿疹,是由于腠理素虚,外风引动内部湿热,致皮肤呈现斑疹痦疱,糜烂流水,剧烈瘙痒,反复发作……慢性湿疹,一般是由急性湿疹所继发。也是由风热、湿热、血热所致。可发生于全身各部,因发病部位不同而命名不一。如颜面湿疹、躯干湿疹、手掌湿疹、阴囊湿疹等。"[113]17,20

《中医外伤科学》:"湿疹是过敏性皮肤炎性反应,是一种常见多发的皮肤病。其特征为皮疹具有多形性,对称性分布,易于渗出,反复发作,自觉瘙痒,易演变复发成慢性,可泛发全身,又可限局于某个局部。祖国医学记载的'旋耳疮''绣球风''奶癣'等,皆属于湿疹的范畴。"[114]106,107

《实用中医皮肤病学》:"湿疹,是临床上常见的炎症性、变应性皮肤病。中医学文献中记载类似湿疹之病甚多,如周身遍发红粟、瘙痒剧烈者名粟疮;渗水淋漓、泛发全身者,名浸淫疮;抓之出血者,则为血风疮。若按发病部位不同,则又有发于耳部的旋耳疮或月蚀疮;发于手背的病疮;发于乳头者,为乳头风;发于脐围者,名脐疮;发于肘弯、腘窝者,名四弯风。阴囊部的湿疹,则名绣球风或肾囊风;生于小腿部的名湿臁疮等等。此外,尚有风湿疡(急性湿疹)、顽湿(慢性湿疹)等名。"[115]138

《临床皮肤病学》:"本病是由多种内外因素引起的一种具有明显渗出倾向的皮肤炎症反应,皮疹多形性,慢性期则局限而有浸润和肥厚,瘙痒剧烈,易复发。"[116]425

《中医外科学》(北京中医学院):"湿疹是一种常见的过敏性炎性皮肤病。其特征为皮疹具有多形性,易于渗出,自觉瘙痒,常对称分布和反复发作。中医所谓'浸淫疮''旋耳疮''绣球风''回弯风''奶癣'(胎𤻮疮)等,有似急性湿疹、耳周湿疹、阴囊湿疹、肘膝窝部湿疹及婴儿湿疹。"[117]154

《简明中医皮肤病学》:"湿疹是一种常见的过敏性炎性皮肤病,其特征为皮疹具有多形性,易于渗出,自觉瘙痒,常对称分布和反复发作。中医学文献中记载的'浸淫疮''旋耳疮''绣球风''四弯风''奶癣'(胎𤻮疮)等类似急性湿疹、耳周湿疹、阴囊湿疹、肘膝窝部湿疹及婴儿湿疹等。如《医宗金鉴·外科心法》浸淫疮记载:'此证初生如疥,瘙痒无时,蔓延不止,抓津黄水,浸淫成片。'又如胎𤻮疮记载:'此证生婴儿头顶或生眉端,又名奶癣。'"[118]169

《小儿皮肤病学》:"湿疹是皮肤对多种外界和内在因子的过敏性炎症反应。皮损表现为多形性、弥漫性、对称性。急性期以疱疹、糜烂、渗出为主;慢性期以鳞屑、结痂、浸润增厚为主。急、慢性期重迭交替,反复发作。常伴剧烈瘙痒。"[119]69

《中医皮肤病诊疗》:"禀性不耐,风、湿、热客于肌肤,或血虚、脾虚、风燥等而致的皮肤炎症反应,称为湿疹,以其皮疹多形、浸淫、湿润、瘙痒、分布对称、易于复发等为特征。它是临床上常见的皮肤病。本病可发于任何年龄及身体任何部位,不分性别,可局限,亦可泛发。其急性者可泛发全身,而以头面、四肢屈侧为著;慢性者具有好发某些部位的特点。起病可急可缓,不分季节,可冬重夏轻,亦可夏重冬轻,表现不一。湿疹的分类目前尚未完全统一。由于发疹的部位与表现不同而有不同的名称,皮疹泛发者,称为血风疮、浸淫疮等;皮疹局限于某些部位者,名旋耳疮、四弯风、肾囊风、病疮等。发

于婴幼儿者，称胎癥疮，又名奶癣。临床上是按照炎症反应的性质而分为急性湿疹、亚急性湿疹、慢性湿疹、婴儿湿疹以及先天素质遗传性湿疹(又名异位性皮炎)等类型。”[120]117

《实用中医外科学》(顾伯华)：“湿疹者，皮损多种，形态各异，总有糜烂流滋而有潮湿之征，故定名湿疹。现代医学认为是由多种内外因素引起的过敏反应，是一种常见的急性、亚急性或慢性皮肤病，是皮肤科的常见病、多发病，往往占门诊病例的15%～30%。其特征是多形性皮损，弥漫性分布，对称性发作、剧烈的瘙痒、反复的发病，有演变成慢性的倾向。男女老幼皆可发生，而以过敏体质者为多；无明显季节性，但冬季常常复发。本病急性者多泛发全身，慢性者往往固定在某些部位，亚急性者介于两者之间，可泛发，亦可限局。在某些特定的部位，尚有其特殊的表现。湿疹是现代医学病名，中医文献中有许多病名指的是本病，包括在疮、癣、风之中。因为‘疮’，广义地说，指一切体表的外疡；狭义地说是指发于皮肤浅表、有形焮痒、搔破流水、常浸淫成片的皮肤疾患。如浸淫疮就类似于急性湿疹。早在战国《黄帝内经素问·玉机真藏论篇》中就有‘浸淫’二字，如‘帝曰：夏脉太过与不及，其病皆何如？岐伯曰：太过则令人身热而肤痛，为浸淫’。汉代张仲景在《金匮要略·疮痈肠痈浸淫病脉证并治》中有了症关和治法，如：‘浸淫疮，从口流向四肢者，可治；从四肢流来入口者，不可治。’‘浸淫疮，黄连粉主之’。隋《诸病源候论·浸淫疮候》中说：‘浸淫疮是心家有风热，发于肌肤，初生甚小，先痒后痛而成疮，汁出浸溃肌肉，浸淫渐阔，乃遍体……以其渐渐增长，因名浸淫也。’以后在清《医宗金鉴·外科心法要诀》‘浸淫疮’中说：‘此证初生如疥，瘙痒无时，蔓延不止，抓津黄水，浸淫成片。由心火、脾湿受风而成。’以疮命名在古代文献中尚有许多，如《诸病源候论·疮病诸候》‘头面身体诸疮候’中有：‘湿热相搏，故头面身体皆生疮。其疮初如疱，须臾生汁，热盛者则变为脓，随瘥随发。’相当于急性湿疹。在‘病疮候’中有：‘病疮者，由肤腠虚，风湿之气折于血气，结聚所生。多著手足间，递相对，如新生茱萸子。痛痒抓搔成疮，黄汁出，浸淫生长拆裂，时瘥时剧。’在‘燥病疮候’中有：‘肤腠虚，风湿搏于血气则生病疮，若湿气少风气多者，其病则干燥，但痒，搔之白屑出，干枯拆痛。’在‘湿病疮候’中有：‘若风气少湿气多，其疮痛痒，搔之汁出，常濡湿者。’相当于手足部的急、慢性湿疹。清《医宗金鉴·外科心法要诀》中‘旋耳疮’有：‘此证生于耳后缝间，延及耳折上下，如刀裂之状，色红，时津黄水。由胆、脾湿热所致。然此疮月盈则疮盛，月亏则疮衰，随月盈亏，是以又名月蚀疮也。’指的是耳部湿疹，反复发作。中医书籍中有时疮与癣又常混称。把湿毒疮叫‘湿癣’，慢性的称‘干癣’，把有形有分泌物渗出的称为疮，与皮肤相平如苔藓之状、无分泌物渗出的称为癣。如《诸病源候论·疮病诸候》‘湿癣候’中有：‘湿癣者，亦有匡部，如虫行，浸淫赤湿，痒，搔之多汁，成疮。是其风毒气浅，湿多风少，故为湿癣也。’在‘干癣候’中有：‘干癣，但有匡部，皮枯索痒，搔之白屑出是也。皆是风湿邪气客于腠理，复值寒湿与血气相搏所生。若其风毒气多，湿气少，则风沉入深，故无汁为干癣也。’即是现在所说的急、慢性湿疹。有的文献用‘风’命名各部位的湿疹。如明《外科正宗·纽扣风》中说：‘纽扣风皆由风湿凝聚生疮，久则瘙痒如癣，不治则沿漫项背。’《医宗金鉴·外科心法要诀》：‘此证生于颈下天突穴之间，因汗出之后，邪风袭于皮里，起如粟米，瘙痒无度、抓破汁水、误用水洗，浸淫成片。’指的是胸前部湿疹；《外科正宗·肾囊风》：‘肾囊风乃肝经风湿所成。其患作痒，喜欲热汤，甚者疙瘩顽麻，破流滋水。’《外科启玄》中叫‘胞漏疮’，指的是阴囊湿疹；《医宗金鉴·外科心法要诀·四弯风》说：‘此证生在两腿弯、脚弯，每月一发，形如风癣，属风邪袭入腠理而成。其痒无度，搔破津水，形如湿癣。’《外科启玄》中叫‘血风疮’，《圣济总录》中称'下注疮'，指的是下肢湿疹。其他，还有如《外科启玄》把眉部湿疹叫'恋眉疮'，足踝部湿疹叫'湿毒疮'。如说：'凡湿毒所生之疮，皆在于二足胫、足踝、足背、足跟。初起而微痒，爬则水出、久而不愈。'《医宗金鉴·外科心法要诀》把鼻部湿疹叫'鼻䘌疮'，《薛氏医案》把头面部湿疹叫'头面疮'。以后诸家又把乳部湿疹叫'乳头风'，脐部湿疹叫'脐疮'，肛门周围湿疹叫'肛门圈癣'等。"[121]454

《实用中医外科学》(尚德俊)："湿疹是一种过敏性炎性皮肤病。祖国医学文献未见湿疹病名，包括在'癣''疮''风'等范围内。如婴儿面部湿疹称为'奶癣'等；外耳部湿疹称为'旋耳疮'；局限性湿疹称为'湿毒疮'；阴囊部湿疹称为'肾囊风''绣球风'等。"[122]524

《实用小儿皮肤病学》："湿疹是儿童常见的一种皮肤病。它的病因复杂，形态多样，渗出明显，部位不定，反复发作，病程迁延，痒感明显，常造成患儿及家长的严重不安和焦虑。"[123]102

《中医自学丛书·外科》："湿疹，一般叫湿气，是一种常见的瘙痒性皮肤病。因发病部位不同，其名称各异。如生在面部的叫面游风；生在手部的叫病疮；生在乳头部的叫乳头风；生在脐部的叫脐疮；生在阴囊部的叫肾囊风或绣球风；生在女性会阴部的叫阴蚀；生在肘窝、腘窝部的叫四弯风；生在肛门部的叫肛门作痒；生在小腿部的叫爪风疮、或湿毒疮；若泛发全身起红粟、瘙痒剧烈，抓之出血者叫血风疮；瘙痒糜烂有脂水侵淫的叫浸淫疮等。婴儿患湿疹叫胎癥疮等。"[124]171

《中医外科学》(艾儒棣，1991)："湿疹是一种常见皮肤病，分有急性、慢性两种，任何性别、年龄可发生，也可发生于全身任何部位。其特征常对称发作，有剧烈瘙痒的感觉。由于患病部位的不同而有各种各样的特点与病名。湿疹是近代的病名，虽古代文献中未见此名，但依据部分的'癣''疮''风'等证状，如婴儿发于面部的奶癣(胎癥疮)，发于鼻部的鼻䘌疮，发于耳部的旋耳疮，发于阴囊部的肾囊风，发于四肢弯曲处的四弯风等，皆属于本病的范围。本病的特点是：具有多形性损害，对称分布，自觉瘙痒，反复发作，易演变成慢性等。"[125]164,165

《骨伤科皮科应用必备》："湿疹是指多种皮肤损害如丘疹、水疱、糜烂、渗液、结痂等同时存在的一种皮肤病，常在人体两侧患病，患病部位对称，患本病后剧烈瘙痒，病情时好时差，反复发作，很容易演变为慢性疾病。中医称为浸淫疮、血风疮者，多指全身的湿疹而言；称为旋耳疮者常在耳周发病；称为绣球风者，是指在阴囊发病的湿疹；称为四弯风者，是指四肢屈侧发病的湿疹而言。总之在身体某一部位发病的湿疹，仅是部位不同，名称各异而已。"[126]54

《中西医结合治疗皮肤病》："湿疹是皮肤科最常见的疾病之一，是由多种因素引起的变态反应性皮肤病。中医称之为'浸淫疮''旋耳疮''绣球风''四弯风'等。"[127]127

《新编中医外科学》："湿疹是一种常见的过敏性炎症性皮肤病。中医学文献中无统一病名，多包括在'癣''疮''风'范围内，并依据其发病部位和临床表现有不同的名称，如发于肛门者，称'肛门圈癣'；发于耳部的称'旋耳疮'；发于乳头部的称'乳头风'；浸淫遍体，渗液极多者，称'浸淫疮'；遍发红粟，剧烈瘙痒者称'粟疮'；搔之出血者，称'血风疮'等。"[128]264

《中西医临床皮肤病学》："中医文献中有许多病名指的是本病，包括在疮、癣、风中。早在战国《黄帝内经素问·玉机真藏论》中就有'浸淫'的病名，汉代张仲景在《金匮要略·疮痈肠痈浸淫病脉证并治》中有了症状和治法的描述，如'浸淫疮，从口潋向四肢者，可治；从四肢流来入口者，不可治。''浸淫疮黄连粉主之'。《诸病源候论·疮病诸候》'湿癣候'中有：'湿癣者，亦有匡部，如虫行，浸淫、赤、湿、痒，搔之多汁，成疮。是其风毒气浅，湿多风少，故为湿癣也。'在'干癣候'中有'干癣，但有匡部，皮枯索痒，搔之白屑出是也。皆是风湿邪气客于腠理，复值寒湿与血气相搏所生。若其风毒气多，湿气少，则风沉入深，故无汗为干癣也。'即是现在所说的急、慢性湿疹。"[129]181

《中西医结合治疗皮肤病性病》："本病是一种病因不明确的和具有明显渗出倾向的变态反应皮肤病。中医称之为'浸淫疮'或'湿疮'。对于一些特殊部位的湿疹中医又分别命以不同的名称，如耳部湿疹称旋耳疮；乳房湿疹称乳头风；脐部湿疹称脐疮；阴囊湿疹称绣球风；肘窝湿疹称四弯风等。"[130]182

《现代皮肤病学》："湿疹是由各种内外因素引起的，在急性阶段以丘疱疹为主，在慢性阶段以表皮肥厚和苔藓样变为主的瘙痒性皮肤病。"[131]392

《现代中医皮肤病学》："湿疹是由多种内外因素引起的一种具有明显渗出倾向的皮肤炎症反应。中医称之为'浸淫疮'，同时根据其发病部位的不同及其病程中的某个阶段还有许多病名，如发于下肢称为'湿毒疮'；发于手足部称为'瘑疮'；发于阴囊部位称为'肾囊风'或'胎漏疮'；发于耳部称为'旋耳疮'；发于婴儿的称为'奶癣'；急性渗出者称为'湿癣'；慢性已无渗出者称为'干癣'等名称。还有把发于眉部者称为'恋眉疮'；发于乳房部称为'乳头风'；脐部称为'脐疮'；肛门周围称为'肛门圈癣'；胸前部称为'纽扣风'等病名。本病皮疹为多形性，可表现为红斑、丘疹、水疱、渗出、糜烂、结痂或皮肤肥厚、皲裂、鳞屑和浸润，皮损多呈对称性分布，有剧烈瘙痒，病程慢性且易复发。"[132]142

《中医外科学》（许芝银）："湿疹是由多种内外因素引起的一种具有明显渗出倾向的皮肤炎症。皮疹呈多形性，易慢性化，易复发，瘙痒剧烈是其特征。发病机制主要是由复杂的内外激发因子引起的一种迟发型变态反应。患者可能具有受遗传因素支配的特定素质。其致敏原可以是食物、药物、肠寄生虫、细菌、花粉、动物皮毛，或冷、热、日光等因素，还与消化不良、内分泌障碍、精神因素、感染病灶等内在因素有关。中医称湿疹为湿疮、湿毒疮。泛发全身者称浸淫疮；发于耳部者称旋耳疮；发于手背称瘑疮；发于乳头称乳头风；发于脐周称脐疮；发于肘弯、腘窝称四弯风；发于阴囊部称绣球风或肾囊风。此外，还有风湿疡（急性湿疹）、顽湿疡（慢性湿疹）等名。发病总因与风、湿、热有关。慢性者多血虚风燥。"[133]211

《中医外科学》（金之刚）："湿疹是一种常见的、多发的变态反应性皮肤病，是一种以红斑、丘疹、水疱、渗出、糜烂和肥厚等多种皮肤损害为临床特征，并且常对称分布、伴瘙痒。本病有急性、慢性和亚急性之分，急性者多泛发于全身，慢性者往往固定在某些部位，亚急性介于二者之间。中医学中的血风疮，浸淫疮、粟疮、旋耳疮及乳头风等相当于本病。中医学将湿疹散记在有关带有疮、风、癣的病名文献中，并根据湿疹的发病部位和性质特点而进行不同命名。如急性湿疹，渗出为主的称之为浸淫疮。若以丘疹红斑为主的则称之为'血风疮'或粟疮。此外亦有将血风疮称之为局限性湿疹的，如《外科启玄·论血风疮》说：'此疮多在两小腿里外臁，上至膝，下至踝骨，乃血受风邪而生也，多痒，抓破出黄水成疮。'这里是指下肢胫前局限性湿疹。此外，发于阴囊部的称之为'肾囊风'；发于脐部的又有'脐疮'之称；发于手部的有'瘑疮'之称，发于肘，膝关节屈侧部的则称之为'四弯风'等。"[134]264,265

《皮肤病中医辨治》："湿疹是一种常见的过敏性皮肤病，四季均可发生，可见于任何年龄，可发生于任何部位；其特点是皮损多形性，分布对称，剧烈瘙痒，容易反复发作和演变成慢性。中医依据该病发病部位和临床表现而有多种名称，如发于头面部的称为'头面疮'，发于耳部的称'旋耳疮'，发于脐部的称'脐疮'，发于阴囊部的称'肾囊风'，发于踝膝部的称'四弯风'，发于婴儿的称'奶癣'，滋水浸淫者称'浸淫疮'，一般称'风湿疡''湿疮'等。"[135]169

《中医皮肤病学》："湿疹是一种由多种内外

因素引起的皮损多种，形态各异，总有瘙痒糜烂流滋结痂症状的皮肤疾患。一般可分为急性、亚急性和慢性三类。本病个有多形性损害、对称分布、自觉瘙痒、反复发作、易演变成慢性等特点。男女老幼皆可患病，而以先天禀赋敏感者为多，无明显季节性，但冬季常常复发。急性者多泛发全身，慢性者往往固定在某些部位，亚急性者介于两者之间，在有些部位，尚有特殊的表现。中医文献依据其发病部位和性质的特点而有不同的名称。浸淫遍体，滋水极多者，称'浸淫疮'；以丘疹为主的称'血风疮'或'粟疮'；发于耳部的称'旋耳疮'；发于手部的称'病疮'；发于乳头部的称'乳头风'；发于脐部的称'脐疮'；发于阴囊部的称'肾囊风'；发于四肢弯曲部的称'四弯风'。现代医学认为，过敏体质，外来各种物理的、机械的、化学的、药物的、羊毛羽绒的刺激，以及精神紧张、过度劳累、感染病灶等等，均可引起本病的发生。"[136]127

《皮肤病性病中医洗渍疗法》："湿疹是一种常见的由多种因素引起的变态反应性皮肤病。中医称'浸淫疮''湿疮'，根据皮损发生的部位不同又有不同的名称，如'旋耳疮''乳头风''脐疮''绣球风''四弯风''湿毒疮'等。"[137]150，151

《中医外科学》："湿疹是一种常见皮肤病，分有急性、慢性两种，任何性别、年龄、部位可发生。其特征为对称发作，有剧烈瘙痒的感觉。由于患病部位的不同而有各种各样的特点与病名。湿疹是近代的病名，虽古代文献中未见此名，但依据部分的'癣''疮''风'等症状，如婴儿发于面部的奶癣（胎癥疮），发于鼻部的鼻𧏾疮，发于耳部的旋耳疮，发于阴囊的肾囊风，发于四肢弯曲处的四弯风等，皆属本病的范围。本病特点是：具有多形性损害，对称分布，自觉瘙痒，反复发作，易演变成慢性等。"[138]192，193

《农民朋友一定要掌握的 99 个皮肤科知识》："湿疹是一种常见的由多种内外因素引起的表皮及真皮浅层的炎症性皮肤病。其特点为自觉剧烈瘙痒，皮损多形性，对称分布，有渗出倾向，慢性病程，易反复发作。因此，在发病早期积极治疗湿疹，把疾病防治做在早期显得尤为重要。"[139]4

《专家诊治皮肤癣与牛皮癣》："（皮肤湿疹）该病由多种内外因素引起的一种具有明显渗出倾向的皮肤炎症反应，皮疹多样性、瘙痒剧烈，易复发。临床分为急性、亚急性和慢性 3 种。另外，还有特殊类型湿疹。"[140]80

《小儿皮肤病》："皮炎可发生于婴儿、儿童和成人。各种皮炎虽多为变态反应性皮肤病，但其发病机制、皮损、分布状况、病程、实验室检查结果、预后与处理等均不相同，故皮炎可分为若干种类。在临床上我们惯用之名词湿疹，原指患有红斑、水肿、疱疹、渗出液、结痂等症状，而皮炎不一定有上述的湿疹样改变。此两名词，界限和定义皆不清楚，常互相通用。但近来皮肤病学方面用湿疹的名词者渐少，大多采用皮炎。以往称为变应性湿疹者（Allergic Eczema），现称为异位性皮炎（Atopic Dermatitis），系指患者具有异位性素质，有遗传和家族影响，病因较复杂的皮炎而言。过去称为湿疹（Eczema）者，现称为接触性皮炎（Contact Dermatitis），系指接触某些植物性、动物性、矿物性物质或化学品所引起的皮炎，病原清楚，致敏物单纯，去因后疗效显著，迅速痊愈，再接触再发生的皮炎而言。若因药物致敏而发生的皮炎则称为药物性皮炎（Dermatitis Medicamentosa）。但尚有某些皮肤炎症，其病原与致敏物并不如接触性皮炎单纯，其过去过敏史与家族史又无明显之异位性素质存在，其致敏因素极为复杂，有时虽找出一些病因，但去因后并不一定收到显著效果，因此病程常为慢性，此种情况常发生于成人，似不能将它包括在接触性或异位性皮炎两类中，故有人仍称之谓湿疹，或湿疹样皮炎等。"[141]73

《中医皮肤病学》："本病是一种遍发全身瘙痒渗出性疾病。因其浸淫全身故名浸淫疮。可发生于任何年龄、性别和季节，但冬季常常复发。其特点为初生甚小如疥，瘙痒无时，蔓延不止，抓津黄水，浸淫成片、即多形性皮损、弥漫性分布、对称性发作、剧烈的瘙痒、反复的发作，有演变成慢性的倾向特征。”[142]75

《中医外科临床指南》：“因此证初起如粟粒，浸淫遍体，滋水极多，故称之为浸淫疮，又称为粟疮、黄水疮。”[143]233

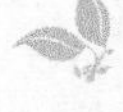

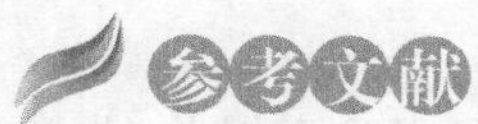

参考文献

[1] [战国] 未著撰者. 重广补注黄帝内经素问：卷六[M]//张元济. 四部丛刊初编. 上海：上海书店，1989：2.

[2] [汉] 张机. 金匮要略卷一[M]//张元济. 四部丛刊初编. 上海：上海书店，1989：3，4.

[3] [隋] 巢元方. 诸病源候论[M]. 黄作阵点校. 沈阳：辽宁科学技术出版社，1997：164，166.

[4] [日] 丹波康赖. 医心方[M]. 高文铸校注. 北京：华夏出版社，1996：169，360.

[5] [宋] 王怀隐. 太平圣惠方[M]. 北京：人民卫生出版社，1958：2009，2029，2907.

[6] [宋] 赵佶. 圣济总录：下[M]. 北京：人民卫生出版社，1962：2224，2225.

[7] [宋] 刘昉. 幼幼新书[M]. 幼幼新书点校组点校. 北京：人民卫生出版社，1987：1510.

[8] [宋] 佚名. 小儿卫生总微论方[M]. 上海：上海卫生出版社，1958：272.

[9] [明] 朱橚. 普济方[M]. 北京：人民卫生出版社，1982：1412，288，280，281，290.

[10] [明] 周文采. 外科集验方[M]. 孙海舒，农汉才点校. 北京：学苑出版社，2014：77.

[11] [明] 缪希雍. 本草单方[M]. 李顺保点校. 北京：学苑出版社，1999：188，407.

[12] [清] 祁坤. 外科大成[M]. 上海：科技卫生出版社，1958：222，327，328，333，334.

[13] [清] 吴谦. 医宗金鉴：第4分册 外科心法要诀[M]. 北京：人民卫生出版社，1973：339，395，400，406，408.

[14] [清] 吴杖仙. 吴氏医方汇编[M]. 查炜，陈守鹏点校. 上海：上海科学技术出版社，2004：171，172，309，310.

[15] [清] 黄元御. 金匮悬解[M]//黄元御医书十一种：中. 麻瑞亭，孙洽熙，徐淑凤，等点校. 北京：人民卫生出版社，1990：489，490.

[16] [清] 易凤翥. 外科备要[M]//刘炳凡，周绍明. 湖湘名医典籍精华：外科卷 针灸卷 五官科卷. 长沙：湖南科学技术出版社，2000：274－277，350.

[17] [唐] 孟诜，张鼎. 食疗本草[M]. 谢海洲，马继兴，翁维健，郑金生辑. 北京：人民卫生出版社，1984：24.

[18] [唐] 王焘. 外台秘要方[M]. 高文铸校注. 北京：华夏出版社，1993：507，591.

[19] [宋] 唐慎微. 证类本草[M]. 尚志钧，郑金生，尚元藕，等点校. 北京：华夏出版社，1993：203，261.

[20] [宋] 郭思. 千金宝要[M]. 苏礼，杨承祖点校. 北京：人民卫生出版社，1986：24，113.

[21] [金] 张从正. 儒门事亲[M]. 刘更生点校. 天津：天津科学技术出版社，1999：167，187.

[22] [宋] 严用和. 严氏济生方[M]. 刘阳校注. 北京：中国医药科技出版社，2012：112.

[23] [宋] 杨士瀛. 仁斋直指方论[M]. 盛维忠，王致谱，傅芳，等校注. 福州：福建科学技术出版社，1989：124，652.

[24] [元] 未著撰人. 增广和剂局方药性总论[M]. 郝近大点校. 北京：中医古籍出版社，1988：37，38.

[25] [明] 王肯堂. 证治准绳：4[M]. 施仲安点校. 北京：人民卫生出版社，2014：426.

[26] [明] 陈实功. 外科正宗[M]. 刘忠恕，张若兰点校. 天津：天津科学技术出版社，1993：274，275.

[27] [明] 倪朱谟. 本草汇言[M]. 戴慎，陈仁寿，虞舜点校. 上海：上海科学技术出版社，2005：562，659.

[28] [明] 缪希雍. 神农本草经疏[M]. 郑金生校注. 北京：中医古籍出版社，2002：1999，339.

[29] [清] 吴仪洛. 本草从新[M]. 朱建平，吴文清点校. 北京：中医古籍出版社，2001：102，111.

[30] [清] 许克昌，毕法. 外科证治全书[M]. 曲祖诒点校. 北京：人民卫生出版社，1987：127.

[31] [唐] 孙思邈. 备急千金要方[M]. 鲁兆麟，等点校. 沈阳：辽宁科学技术出版社，1997：355.

[32] [宋] 苏颂. 本草图经[M]. 尚志钧辑校. 合肥：安徽科学技术出版社，1994：227.

[33] [宋] 寇宗奭. 本草衍义[M]. 颜正华，常章富，黄幼群点校. 北京：人民卫生出版社，1990：65，66.

[34] [宋] 吴彦夔. 传信适用方[M]. 臧守虎校注. 上海：上海科学技术出版社，2003：80，82.

[35] [宋] 王璆. 是斋百一选方[M]. 刘耀，张世亮，刘磊点校. 上海：上海科学技术出版社，2003：280.

[36] [宋] 张杲. 医说[M]. 王旭光，张宏校注. 北京：中国中医药出版社，2009：363.

[37] [元] 沙图穆苏. 瑞竹堂经验方[M]. 宋白杨校注. 北京：中国医药科技出版社，2012：74.

[38] [元] 齐德之. 外科精义[M]. 裘钦豪点校. 北京：人民卫生出版社，1990：39.

[39] [元] 危亦林. 世医得效方[M]. 王育学点校. 北京：人民卫生出版社，1990：436，643.

[40] [明] 胡濙. 卫生易简方[M]. 北京：人民卫生出版社，1984：226，238.

[41] [明] 董宿，方贤. 奇效良方：下[M]. 田代华，张晓杰，何永点校. 天津：天津科学技术出版社，2005：951.

[42] [明] 张时彻. 急救良方[M]. 康维点校. 北京：中医古

籍出版社，1987：54.

[43] [明] 陈嘉谟. 本草蒙筌[M]. 王淑民，等点校. 北京：人民卫生出版社，1988：241，242.

[44] [明] 周之幹. 周慎斋遗书：卷 10[M]//曹炳章. 中国医学大成：21. 上海：上海科学技术出版社，1990：24，25.

[45] [明] 吴正伦. 养生类要[M]. 董沛文点校. 北京：宗教文化出版社，2011：119.

[46] [明] 李时珍. 本草纲目校注：上[M]. 张志斌，等校注. 沈阳：辽海出版社，2000：272.

[47] [明] 王三才. 医便[M]//裘吉生. 珍本医书集成：10. 上海：上海科学技术出版社，1986：84.

[48] [明] 李盛春. 医学研悦[M]. 田思胜，等校注. 北京：中国中医药出版社，1997：177.

[49] [明] 卢之颐. 本草乘雅半偈[M]. 冷方南，王齐南点校. 北京：人民卫生出版社，1986：161.

[50] [明] 王梦兰. 秘方集验[M]. 王玉英，王作林点校. 北京：中医古籍出版社，1990：115.

[51] [明] 傅山. 大小诸证方论[M]. 何高民点校. 太原：山西人民出版社，1983：140.

[52] [清] 陈士铎. 洞天奥旨[M]. 文红旗，裴效华，张姣兰，等点校. 太原：山西科学技术出版社，2011：89，158，159.

[53] [清] 张璐. 本经逢原[M]. 赵小青，等校注. 北京：中国中医药出版社，1996：245.

[54] [清] 钱峻. 经验丹方汇编[M]. 赵宝明点校. 北京：中医古籍出版社，1988：118.

[55] [清] 沈铭三，田间来. 灵验良方汇编[M]. 2 版. 王国柱，傅昕点校. 北京：中医古籍出版社，2004：60.

[56] [清] 吴仪洛. 成方切用[M]. 北京：科学技术文献出版社，1996：343.

[57] [清] 赵学敏. 串雅全书[M]. 何源，李佳，赵小青校注. 北京：中国中医药出版社，1998：77.

[58] [清] 顾世澄. 疡医大全[M]. 凌云鹏点校. 北京：人民卫生出版社，1987：937.

[59] [清] 严西亭，施澹宁，洪缉菴. 得配本草[M]. 上海：科技卫生出版社，1958：2，3.

[60] [清] 叶天士，华岫云. 种福堂公选良方[M]. 张浩良点校. 北京：人民卫生出版社，1992：100.

[61] [清] 杨璿. 伤寒瘟疫条辨[M]. 徐国仟，张鸿彩，董锡玑点校. 北京：人民卫生出版社，1986：336.

[62] [清] 郑玉坛. 彤园医书(外科)[M]//刘炳凡，周绍明. 湖湘名医典籍精华：外科卷 针灸卷 五官科卷. 长沙：湖南科学技术出版社，2000：95.

[63] [清] 盛景云，盛兆龙. 益世经验良方[M]//邱金麟，王凤兰校注. 明清验方三种. 北京：中国中医药出版社，1995：142.

[64] [清] 程鹏程. 急救广生集[M]. 2 版. 张静生，王世杰，赵小青，等点校. 北京：中国中医药出版社，2008：229，251.

[65] [清] 朱费元. 临证一得方[M]. 张玉萍点校. 上海：上海科学技术出版社，2004：142.

[66] [清] 喻嘉言. 喻选古方试验[M]. 陈湘萍点校. 北京：中医古籍出版社，1999：237.

[67] [清] 杨时泰. 本草述钩元[M]. 上海：科技卫生出版社，1958：128.

[68] [清] 鲍相璈，梅启照. 验方新编[M]. 李世华校注. 北京：中国中医药出版社，1994：16.

[69] [清] 王孟英. 鸡鸣录[M]//盛增秀. 王孟英医学全书. 北京：中国中医药出版社，1999：584.

[70] [清] 费伯雄. 医方论[M]. 李铁君点校. 北京：中医古籍出版社，1987：47，48.

[71] [清] 邹存淦. 外治寿世方[M]. 刘小平点校. 北京：中国中医药出版社，1992：63.

[72] [清] 丁尧臣. 奇效简便良方[M]. 庆诗，王力点校. 北京：中医古籍出版社，1992：118.

[73] [清] 陈蕙亭. 本草撮要[M]//裘吉生. 珍本医书集成：2. 上海：上海科学技术出版社，1985：40，41.

[74] [清] 凌奂. 外科方外奇方[M]. 单耀明，王卓元，王翰章，等点校. 太原：山西科学技术出版社，2011：102.

[75] [清] 周子芗. 经验奇方[M]//裘吉生. 珍本医书集成：9. 上海：上海科学技术出版社，1985：18.

[76] [清] 费承祖. 费绳甫先生医案[M]. 吴九伟点校. 上海：上海科学技术出版社，2004：81，82.

[77] [清] 陆锦燧. 鲟溪秘传简验方[M]. 何清湖，蔡铁如，赵频点校. 北京：中医古籍出版社，1993：269.

[78] [民国] 张山雷. 本草正义[M]. 程东旗点校. 福州：福建科学技术出版社，2006：114.

[79] [民国] 丁甘仁. 丁甘仁先生家传珍方[M]. 吴九伟点校. 上海：上海科学技术出版社，2004：19.

[80] [明] 汪机. 外科理例[M]. 上海：商务印书馆，1957：216.

[81] [明] 申斗垣. 外科启玄[M]. 北京：人民卫生出版社，1955：48.

[82] [明] 武之望. 济阳纲目[M]//苏礼. 武之望医学全书. 北京：中国中医药出版社，1999：1098.

[83] [清] 冯兆张. 冯氏锦囊秘录[M]//田思胜. 冯兆张医学全书. 北京：中国中医药出版社，1999：485.

[84] [清] 高秉钧. 疡科心得集[M]. 田代华，田鹏点校. 天津：天津科学技术出版社，2004：83.

[85] [清] 汪讱庵. 本草易读[M]. 吕广振，陶振岗，王海亭，等点校. 北京：人民卫生出版社，1987：186.

[86] [清] 程杏轩. 医述[M]. 王乐匋，李明回点校. 合肥：安徽科学技术出版社，1983：343，344.

[87] [清] 曹沧洲. 曹沧洲医案[M]. 刘学华点校. 上海：上海科学技术出版社，2005：431，432.

[88] [民国] 张若霞. 通俗内科学[M]//裘吉生. 珍本医书集成. 上海：上海科学技术出版社，1985：13，14.

[89] [日]汤本求真,大塚敬节. 中国内科医鉴[M]. 北京：人民卫生出版社,1955：130.
[90] 顾伯康. 中医外科学[M]. 上海：上海科学技术出版社,1986：137.
[91] 顾伯康. 中医外科学[M]. 北京：人民卫生出版社,1987：275.
[92] 辽宁中医学院,北京中医学院,天津中医学院,等. 中医外科学[M]. 沈阳：辽宁科学技术出版社,1987：98.
[93] 吴恒亚. 中医外科学[M]. 南京：江苏科学技术出版社,1988：114,115.
[94] 艾儒棣. 中医外科学[M]. 成都：四川科学技术出版社,1989：164.
[95] 许书亮. 中医外伤科学[M]. 北京：中国医药科技出版社,1994：105.
[96] 王沛. 中医外科学[M]. 北京：中医古籍出版社,1994：343.
[97] 韦永兴. 中医外科学[M]. 北京：中国中医药出版社,1995：87,88.
[98] 李彪. 中医外伤科学[M]. 长沙：湖南科学技术出版社,1996：85.
[99] 陆德铭. 中医外科学[M]. 上海：上海科学技术出版社,1997：138,139.
[100] 陈淑长,贾玉森. 中医外科学[M]. 北京：中国工人出版社,1999：77,78.
[101] 欧阳恒,杨志波. 新编中医皮肤病学[M]. 北京：人民军医出版社,2000：256,257.
[102] 王少金. 新编中医外科临床手册[M]. 南昌：江西科学技术出版社,2000：298.
[103] 中医药学名词审定委员会审定. 中医药学名词[M]. 北京：科学出版社,2005：277.
[104] 张翠月. 中医外科学[M]. 北京：中医古籍出版社,2009：237.
[105] 杨京慧,赵梅,韩平. 皮肤病性病中西医结合诊疗与防护[M]. 赤峰：内蒙古科学技术出版社,2009：121.
[106] 中医药学名词审定委员会审定. 中医药学名词[M]. 北京：科学出版社,2014：58.
[107] 上海中医学院外科教研组. 中医外科学中级讲义[M]. 北京：人民卫生出版社,1961：108.
[108] 上海中医学院. 中医外科学[M]. 北京：人民卫生出版社,1964：219,220.
[109] 上海中医学院外科学教研组,附属龙华医院外科. 中医外科临床手册[M]. 上海：上海市出版革命组,1970：272.
[110] 上海中医学院外科教研组. 中医外科简编[M]. 北京：人民卫生出版社,1972：129.
[111] 山东中医学院中医系外科教研组. 中医外科学[M]. 济南：山东人民出版社,1973：199.
[112] 中医研究院广安门医院. 朱仁康临床经验集[M]. 北京：人民卫生出版社,1979：99.
[113] 程运乾. 中医皮肤病学简编[M]. 西安：陕西人民出版社,1979：17,20.
[114] 全国中等卫生学校试用教材《中医外伤科学编写组》. 中医外伤科学[M]. 南京：江苏科学技术出版社,1980：106,107.
[115] 管汾. 实用中医皮肤病学[M]. 兰州：甘肃人民出版社,1981：138.
[116] 《临床皮肤病学》编写组. 临床皮肤病学[M]. 南京：江苏科学技术出版社,1981：425.
[117] 北京中医学院,北京市卫生干部进修学院中医部. 中医外科学[M]. 北京：人民卫生出版社,1982：154.
[118] 赵炳南,张志礼. 简明中医皮肤病学[M]. 北京：中国展望出版社,1983：169.
[119] 杨天籁,唐曙. 小儿皮肤病学[M]. 上海：上海科学技术出版社,1985：69.
[120] 张曼华. 中医皮肤病诊疗[M]. 南宁：广西人民出版社,1985：117.
[121] 顾伯华. 实用中医外科学[M]. 上海：上海科学技术出版社,1985：454.
[122] 尚德俊. 实用中医外科学[M]. 济南：山东科学技术出版社,1986：524.
[123] 涂元远,袁承晏. 实用小儿皮肤病学[M]. 北京：科学技术文献出版社,1986：102.
[124] 郑顺山,等. 外科[M]//杨医亚. 中医自学丛书：第十分册. 石家庄：河北科学技术出版社,1989：171.
[125] 艾儒棣. 中医外科学[M]. 成都：四川科学技术出版社,1991：164,165.
[126] 朱进忠. 骨伤科皮科应用必备[M]. 太原：山西科学教育出版社,1991：54.
[127] 张合恩,赵保艾. 中西医结合治疗皮肤病[M]. 石家庄：河北科学技术出版社,1992：127.
[128] 尚德俊. 新编中医外科学[M]. 济南：济南出版社,1995：264.
[129] 王坤山. 中西医临床皮肤病学[M]. 北京：中国中医药出版社,1996：181.
[130] 范瑞强,禤国维. 中西医结合治疗皮肤病性病[M]. 广州：广东人民出版社,1996：182.
[131] 杨国亮,王侠生. 现代皮肤病学[M]. 上海：上海医科大学出版社,1996：392.
[132] 刘忠恕. 现代中医皮肤病学[M]. 天津：天津科技翻译出版公司,1997：142.
[133] 许芝银,闵仲生. 中医外科学[M]. 南京：东南大学出版社,1998：211.
[134] 金之刚. 中医外科学[M]. 长沙：湖南科学技术出版社,1998：264,265.
[135] 杜锡贤. 皮肤病中医辨治[M]. 济南：山东科学技术出版社,1999：169.
[136] 赵尚华. 中医皮肤病学[M]. 北京：科学出版社,

2001：127.

[137] 程秋生.皮肤病性病中医洗渍疗法[M].北京：科学技术文献出版社，2004：150，151.

[138] 艾儒棣.中医外科学[M].成都：四川科学技术出版社，2007：192，193.

[139] 黄鹤.农民朋友一定要掌握的99个皮肤科知识[M].南昌：江西教育出版社，2011：4.

[140] 胡蔚毅.专家诊治皮肤癣与牛皮癣[M].上海：上海科学技术文献出版社，2012：80.

[141] 杨天籁.小儿皮肤病[M].上海：上海科学技术出版社，1965：73.

[142] 欧阳恒.中医皮肤病学[M].长沙：湖南中医学院出版社，1990：75.

[143] 葛武生.中医外科临床指南[M].石家庄：河北科学技术出版社，1993：233.

（刘　涛）

4·134

瘾　疹

yǐn zhěn

一、规范名

【汉文名】瘾疹。

【英文名】hidden rash；urticaria。

【注释】又称"风瘖瘖"。以皮肤出现红色或苍白色风团，时隐时现为主要表现的瘙痒性过敏性皮肤疾病。相当于荨麻疹。

二、定名依据

"瘾疹"作为一种皮肤病，其特征表现为：皮肤出现红色或苍白色风团，时隐时现，瘙痒剧烈。最早可见成书于战国至两汉时期的《内经》，其时尚名"隐轸"。

其后东汉《神农本草经》中的"风瘙"，东晋葛洪《肘后备急方》中的"风尸"，南朝陶弘景《名医别录》中的"隐疹""风瘾疹""风瘙瘾疹"、陈延之《小品方》中的"瘖瘖"，北周姚僧垣《集验方》中的"赤疹""白疹"，隋代巢元方《诸病源候论》中的"风瘙隐轸""风瘙瘾轸""赤轸""白轸""风瘖瘰""风矢""隐胗""风瘙隐胗"，唐代孙思邈《备急千金要方》中的"风屎""风瘙隐疹"、孟诜《食疗本草》中的"隐轸疮"、王焘《外台秘要》中的"风疹"，北宋王怀隐《太平圣惠方》中的"风瘖瘖"、苏颂《本草图经》中的"隐疹风"、赵佶《圣济总录》中的"赤胗""白胗""风瘙瘾胗"，南宋陈言《三因极一病证方论》中的"婆膜""血风"、郭雍《伤寒补亡论》中的"麸疮""麸疹"、张杲《医说》中的"肥脉瘾疹"，明代龚信《古今医鉴》中的"风疙瘩""生饭""鼓槌"、龚廷贤《云林神彀》中的"冷风疙瘩"、王梦兰《秘方集验》中的"风疹块"，清代吴谦《外科心法要诀》中的"鬼饭疙瘩"、何梦瑶《医碥》中的"白膜""风落瘼"、吴杖仙《吴氏医方汇编》中的"鬼风""鬼风疙瘩"、蔡贻绩《医学指要》中的"风丹"、许昌克等《外科证治全书》中的"风乘疙瘩"、叶霖《痧疹辑要》中的"风矢隐轸"，民国张山雷《中风斠诠》中的"风胗瘙疮"均是当今瘾疹的曾用名。

自东汉《神农本草经》始用"瘾疹"一名以来，历代医家多有沿用，如：东汉张机《金匮要略方论》，西晋王叔和《脉经》，梁代陶弘景《名医别录》，唐代孙思邈《备急千金要方》、苏敬《新修本草》、孟诜《食疗本草》、王焘《外台秘要》，北宋王怀隐《太平圣惠方》、王兖《博济方》、苏颂《本草图经》，南宋刘昉《幼幼新书》、佚名《小儿卫生总微论方》、杨倓《杨氏家藏方》、叶大廉《叶氏录验方》、王璆《是斋百一选方》、朱佐《类编朱氏集验医方》、王好古《汤液本草》，金代张从正《儒门事亲》，元代危亦林《世医得效方》，明代徐彦纯《本草发挥》、戴思恭《推求师意》、董宿等《奇效良方》、周文采《医方选要》、刘文泰《本草品汇精要》、薛己《外科心法》、高武《针灸聚英》、张时彻《急救良方》、徐春甫《古今医统大全》、吴昆《针方六集》、武之望《济阳纲目》、孙志宏《简明医彀》、卢之颐《本草乘雅半偈》，清代祁坤《外科大成》、李中梓等《本草通玄》、汪昂《本草备要》、张璐《本经逢原》、冯兆张《冯氏锦囊秘录》、许克昌等《外科证治全书》、吴杖仙《吴氏医方汇编》、黄宫绣《本草求真》、郑玉坛《彤园医书（小儿科）》、邹存淦《外治寿世方》、周岩《本草思辨录》。

中华人民共和国成立后，1986 年《中医外科学》（顾伯康），1987 年《中医外科学》（顾伯康），1987 年《中医外科学》（辽宁中医学院，北京中医学院），1989 年《中医外科学》（艾儒棣），1989 年《中医自学丛书·外科》（杨医亚等），1991 年《中医外科学》（艾儒棣），1994 年《中医外伤科学》（许叔亮），1994 年《中医外科学》（王沛），1995 年《中医外科学》（韦永兴），1996 年《中医外伤科学》（李彪），1997 年《中医外科学》（陆德铭），1998 年《中医外科学》（金之刚），1999 年《中医外科学》（陈淑长等），2000 年《新编中医皮肤病学》（欧阳恒等），2000 年《今日中医外科》（王永炎等），2000 年《新编中医外科临床手册》（王少金），2007 年《中医外科学》（艾儒棣），2009 年《中医外科学》（张翠月），2009 年《皮肤病性病中西医结合诊疗与防护》（杨京慧等）均采用了“瘾疹”作为正名，说明“瘾疹”作为规范用名已经取得共识。

我国 2005 年出版的由全国科学技术名词审定委员会审定公布的《中医药学名词》已以“瘾疹”作为规范名，所以“瘾疹”作为规范名也符合术语定名的协调一致原则。

三、同义词

【又称】“风痦瘰”。

【俗称】“痒疙瘩”“泛疙瘩”（《常见皮肤病中医疗法》）；“风湿疙瘩”“饭疙瘩”（《中医自学丛书·外科》）；“饭便疙瘩”（《中西医结合治疗皮肤病》）。

【曾称】“隐轸”（《内经》）；“风瘙”（《神农本草经》）；“风尸”（《肘后备急方》）；“隐疹”“风瘾疹”“风瘙瘾疹”（《名医别录》）；“痦瘰”（《小品方》）；“风瘙隐轸”“风瘙瘾轸”“风痦瘰”“风矢”“隐胗”“风瘙隐胗”（《诸病源候论》）；“风屎”“风瘙隐疹”（《备急千金要方》）；“隐轸疮”（《食疗本草》）；“风疹”（《外台秘要》）；“风痦瘰”（《太平圣惠方》）；“隐疹风”（《本草图经》）；“风瘙瘾胗”（《圣济总录》）；“婆膜”“血风”（《三因极一病证方论》）；“麸疮”“麸疹”（《伤寒补亡论》）；“肥脉瘾疹”（《医说》）；“风疙瘩”“生饭”“鼓槌”（《古今医鉴》）；“冷风疙瘩”（《云林神彀》）；“风疹块”（《秘方集验》）；“鬼饭疙瘩”（《外科心法要诀》）；“鬼风”“鬼风疙瘩”（《吴氏医方汇编》）；“风丹”（《医学指要》）；“风乘疙瘩”（《外科证治全书》）；“风矢隐轸”（《痧疹辑要》）；“风胗瘙疮”（《中风斠诠》）。

【下位词】“赤疹”“白疹”（《集验方》）；“赤轸”“白轸”（《诸病源候论》）；“赤胗”“白胗”（《圣济总录》）；“白膜”“风落瘼”（《医碥》）。

四、源流考释

成书于战国至两汉的《内经》记载：“少阴有余病皮痹隐轸，不足病肺痹，滑则病肺风疝，涩则病积溲血。”[1]352 笔者认为，这里的“隐轸”即是瘾疹在古籍中的最早记载。

此后“隐轸”一名亦有沿用，如：南齐龚庆宣《刘涓子鬼遗方》[2]65,66，隋代巢元方《诸病源候论》[3]13，明代吴昆《素问吴注》[4]250、张介宾《类经》[5]261，清代张志聪《黄帝内经素问集注》[6]238、姚止庵《素问经注节解》[7]425、高式栻《黄帝素问直解》[8]427。

成书于东汉的《神农本草经》始记载有“瘾疹”[9]14，此后“瘾疹”一名亦有沿用，比如：东汉张机《金匮要略方论》[10]15，西晋王叔和《脉经》[11]570，梁代陶弘景《名医别录》[12]196，唐代苏敬《新修本草》[13]186、孟诜《食疗本草》[14]16、王焘《外台秘要》[15]283，北宋王怀隐《太平圣惠方》[16]667、王兖《博济方》[17]36、苏颂《本草图经》[18]205，南宋刘昉《幼幼新书》[19]1488、佚名《小儿卫生总微论方》[20]260、杨倓《杨氏家藏方》[21]14、叶大廉《叶氏录验方》[22]4、王璆《是斋百一选方》[23]192、朱佐《类编朱氏集验医方》[24]212,213，金代张从正《儒门事亲》[25]19、王好古《汤液本草》[26]72,73，元代危亦林《世医得效方》[27]452，明代徐彦纯《本草发挥》[28]17、戴思恭《推求师意》[29]7、董宿等《奇效良方》[30]75、周文采《医方选要》[31]30、刘文泰《本草品汇精要》[32]208、薛己《外科心法》[33]208、高武《针灸聚英》[34]27、张时彻《急救良方》[35]54、徐春甫《古今医统大全》[36]71、吴昆《针方六集》[37]197、武之望《济阳纲目》[38]1101、孙志宏《简明医彀》[39]241、卢之颐《本草乘雅半偈》[40]455，清代祁坤《外科大成》[41]309、李中梓等《本草通玄》[42]511、汪昂《本草备要》[43]245,246、张璐《本经逢原》[44]78、吴杖仙《吴氏医方汇编》[45]71、冯兆张《冯氏锦囊秘录》[46]689、许克昌等《外科证治全书》[47]132、黄宫绣《本草求真》[48]247、郑玉坛《彤园医书(小儿科)》[49]1061、邹存淦《外治寿世方》[50]20、周岩《本草思辨录》[51]60。

《神农本草经》另记载有“风瘙”[9]125一名，笔者认为亦相当于瘾疹。此后“风瘙”一名亦有沿用，如：北周姚僧垣《集验方》[52]143,144，唐代苏敬《新修本草》[13]497、孙思邈《千金翼方》[53]28,29，日本医家丹波康赖《医心方》[54]575，北宋王怀隐《太平圣惠方》[16]2165，南宋刘昉《幼幼新书》[19]1477，明代朱橚《普济方》[55]760，缪希雍《神农本草经疏》[56]144。

东晋葛洪《肘后备急方》记载有“风尸”[57]11一名，笔者认为亦相当于瘾疹。此后“风尸”一名亦有沿用，如：隋代巢元方《诸病源候论》[3]116，唐代孙思邈《备急千金要方》[58]342、王焘《外台秘要》[15]239，北宋王怀隐《太平圣惠方》[16]1716、唐慎微《证类本草》[59]203、赵佶《圣济总录》[60]1736，南宋许叔微《普济本事方》[61]95、郭雍《伤寒补亡论》[62]232、陈自明《妇人大全良方》[63]75，明代朱橚《普济方》[55]750，徐春甫《古今医统大全》[36]1420、李梴《医学入门》[64]627、李时珍《本草纲目》[65]149、吴昆《医方考》[66]168,169、倪朱谟《本草汇言》[67]478、缪希雍《本草单方》[68]18，清代冯兆张《冯氏锦囊秘录》[46]780,781，日人丹波元简《素问识》[69]268,269，喻昌《喻选古方试验》[70]151,152。

南朝梁代陶弘景《名医别录》记载有“隐疹”[12]41“风瘾疹”[12]64“风瘙瘾疹”[12]269三名，笔者认为均相当于瘾疹。

此后“隐疹”一名亦有沿用，比如：唐代孙思邈《备急千金要方》[58]342，日本医家丹波康赖《医心方》[54]97，明代吴昆《素问吴注》[4]250，清代张志聪等《本草崇原》[71]104、叶霖《痧疹辑要》[83]995,996。

其后“风瘾疹”一名亦有沿用，如：北宋王怀隐《太平圣惠方》[16]667、寇宗奭《本草衍义》[72]80。

其后“风瘙瘾疹”一名亦有沿用，如：北宋唐慎微《证类本草》[59]309，南宋刘昉《幼幼新书》[19]1488，明代陈自明《妇人大全良方》[63]80、朱橚《普济方》[55]750、徐春甫《古今医统大全》[36]684,685、武之望《济阳纲目》[38]1105、缪希雍《神农本草经疏》[56]71。

南朝陈延之《小品方》记载有“痦瘰”[73]201，笔者认为均亦相当于瘾疹。

此后“痦瘰”一名亦有沿用，比如：唐代孙思邈《备急千金要方》[58]80，日本医家丹波康赖《医心方》[54]363，北宋唐慎微《证类本草》[59]159，南宋刘昉《幼幼新书》[19]1477、杨倓《杨氏家藏方》[21]253，明代王肯堂《疡医证治准绳》[74]438，清代祁坤《外科大成》[41]332、吴谦《外科心法要诀》[75]407、吴仗仙《吴氏医方汇编》[45]309、顾世澄《疡医大全》[76]1083、郑玉坛《彤园医书·外科》[77]112、日本医家丹波元简《素问识》[69]226、许克昌等《外科证治全书》[47]131、易凤翥《外科备要》[78]277。

北周姚僧垣《集验方》记载有“赤疹”“白疹”[52]143,144二名，笔者认为均相当于瘾疹。此后“赤疹”“白疹”二名亦有沿用，比如：唐代孙思邈《备急千金要方》[58]342、王焘《外台秘要》[15]587、日本医家丹波康赖《医心方》[54]97，北宋王怀隐《太平圣惠方》[16]667，南宋陈自明《妇人大全良方》[63]80、杨士瀛《仁斋直指方论》[79]624，元代危亦林《世医得效方》[27]621，明代朱橚《普济方》[55]760、汪机《外科理例》[80]217、徐春甫《古今医统大全》[36]684、李梃《医学入门》[64]359、王肯堂《疡医证治准绳》[74]406、武之望《济阳纲目》[38]1100、顾世澄《疡医大全》[76]1093、黄朝坊《金匮启钥·妇科》[81]338。

隋代巢元方《诸病源候论》记载有“风瘙隐轸”“风瘙瘾轸”“赤轸”“白轸”[3]13“风痦瘰”[3]14“风矢”[3]160“隐胗”“风瘙隐胗”[3]223，笔者认为均相当于瘾疹。

其中，“风瘙隐轸”“风瘙瘾轸”“赤轸”“白轸”“风痦瘰”“隐胗”七名后世未见引用。

“风瘙隐胗”一名后世沿用较少，以笔者所见，仅有北宋王怀隐《太平圣惠方》[16]2165。

“风矢”一名后世亦有沿用，如：唐代王焘《外台秘要》[15]283，日本医家丹波康赖《医心方》[54]360。

唐代孙思邈《备急千金要方》记载有“风屎”“风瘙隐疹”[58]342二名，笔者认为均相当于瘾疹。

其后“风屎”一名，沿用较少，以笔者所见，仅有明代朱橚《普济方》[55]750、王肯堂《疡医证治准绳》[74]407。

其后“风瘙隐疹”一名，沿用亦少，以笔者所见，仅有日本医家丹波康赖《医心方》[54]97。

唐代孟诜《食疗本草》记载有“隐轸疮”[14]151一名，笔者认为亦相当于瘾疹。以笔者所见，后世未见沿用。

唐代王焘《外台秘要》记载有“风疹”[15]283一名，笔者认为亦相当于瘾疹。其后“风疹”一名亦有沿用，如：南宋王璆《是斋百一方》[23]192、王执中《针灸资生经》[82]18,19、陈自明《妇人大全良方》[63]80，明代朱橚《普济方》[55]761，清代喻昌《喻选古方试验》[70]236、叶霖《痧疹辑要》[83]995,996。

必须指出的是，“风疹”在古籍中有二义：一是相当于瘾疹；另一种情况是相当于西医学“风疹”，为儿科流行病，中医亦名“风疹”，此名也是国家标准委颁布的中医学名词。“风疹”一名二义，不可不知。

北宋王怀隐《太平圣惠方》记载有“风痦瘤”[16]675一名，笔者认为亦相当于瘾疹。其后“风痦瘤”一名亦有沿用，如：北宋赵佶《圣济总录》[60]328，明代朱橚《普济方》[55]750、王肯堂《疡医证治准绳》[74]439、清代顾世澄《疡医大全》[76]1094。

北宋苏颂《本草图经》中记载有“隐疹风”[18]253一名，笔者认为亦相当于瘾疹。其后“隐疹风”一名亦有沿用，如：北宋唐慎微《证类本草》[59]297，明代李时珍《本草纲目》[65]778，清代杨时泰《本草述钩元》[84]286。

北宋赵佶《圣济总录》记载有“风瘙瘾胗”“赤胗”“白胗”[60]2968三名，笔者认为均相当于瘾疹。其后，三名均未见沿用。

南宋陈言《三因极一病证方论》记载有“婆膜”“血风”二名，笔者认为均相当于瘾疹。其后“婆膜”“血风”二名亦有沿用，比如：明代朱橚《普济方》[55]750、彭用光《原幼心法》[85]147、王銮《幼科类萃》[86]238。

南宋郭雍《伤寒补亡论》记载有“麸疮”“麸疹”[62]232二名，笔者认为均相当于瘾疹。必须指出的是，古籍中的“麸疮”“麸疹”一般指的是儿科疾病麻疹，不可不察。

南宋张杲《医说》记载有“肥脉瘾疹”[87]21一名，笔者认为亦相当于瘾疹。其后“肥脉瘾疹”一名沿用较少，以笔者所见，仅有明代李时珍《本草纲目》[65]1406。

明代龚信《古今医鉴》记载有“风疙瘩”“生饭”“鼓槌”[88]193三名，笔者认为均相当于瘾疹。其中，“生饭”“鼓槌”二名后世未见沿用。

其后，“风疙瘩”一名后世沿用亦少，以笔者所见，仅有清代何梦瑶《医碥》[89]394。

必须指出的是，“风疙瘩”在中医古籍中有时亦指“风丹”，系丹毒的一种，不可不辨。

明代龚廷贤《云林神彀》记载有“冷风疙瘩”[90]151一名，笔者认为亦相当于瘾疹。其后此名未见沿用。

清代王梦兰《秘方集验》记载有“风疹

块”[91]32 一名，笔者认为亦相当于瘾疹。其后“风疹块”一名亦有沿用，如：清代佚名《济世神验良方》[92]114、云川道人《绛囊撮要》[93]11、何京《文堂集验方》[94]9、顾奉璋《寿世编》[95]99，龚自璋《家用良方》[96]256、柳宝诒《柳宝诒医论医案》[97]228、张寿颐《中风斠诠》[98]46,47。

清代吴谦《外科心法要诀》记载有“鬼饭疙瘩”[75]407 一名，笔者认为亦相当于瘾疹。其后“风疹块”一名亦有沿用，如：清代顾世澄《疡医大全》[76]1083、许克昌等《外科证治全书》[47]131、易凤翥《外科备要》[78]277。

清代何梦瑶《医碥》记载有“白膜”“风落瘼”[89]394 二名，笔者认为均相当于瘾疹。其后此二名均未见沿用。

清代吴杖仙《吴氏医方汇编》记载有“鬼风”“鬼风疙瘩”[45]309 二名，笔者认为亦相当于瘾疹。其后二名均未见沿用。

清代蔡贻绩《医学指要》记载有“风丹”[99]914 一名，笔者认为亦相当于瘾疹。必须指出的是，中医古籍中的“风丹”一般是指丹毒，与瘾疹迥然不同，不可不察。

清代许克昌等《外科证治全书》记载有“风乘疙瘩”[47]131 一名，笔者认为亦相当于瘾疹。其后此名未见沿用。

清代叶霖《痧疹辑要》记载有“风矢隐轸”[83]995 一名，笔者认为亦相当于瘾疹。其后此名未见沿用。

清代张山雷《中风斠诠》记载有“风胗瘙疮”[98]46 一名，笔者认为亦相当于瘾疹。其后此名未见沿用。

至于“痒疙瘩”“泛疙瘩”“风湿疙瘩”“饭疙瘩”“风矢块”“饭便疙瘩”四名古籍不载，应该是民国以来出现的俗称。

程运乾等认为古籍中的“赤白游风”亦属于“瘾疹”，笔者认为是错误的，因为：① “赤白游风”的症状是：起如云片，浮肿焮热，痛痒相兼，高累如粟，与瘾疹不同，在古籍中被认为是不同的疾病。② “赤白游风”相当于西医血管性水肿，又名巨大荨麻疹，发于喉头者有窒息危险，宜与瘾疹区分。③ 欧阳恒等人也将“赤白游风”独立于瘾疹。

中华人民共和国成立后，1986 年《中医外科学》（顾伯康）使用了“瘾疹”[100]143 作为正名，其后中医外科著作大多沿用，如：1987 年《中医外科学》[101]288（顾伯康），1987 年《中医外科学》[102]102（辽宁中医学院，北京中医学院），1989 年《中医外科学》[103]168（艾儒棣），1989 年《中医自学丛书·外科》[104]166（杨医亚等），1991 年《中医外科学》[105]170,171（艾儒棣），1994 年《中医外伤科学》[106]111（许叔亮），1994 年《中医外科学》[107]353,354（王沛），1995 年《中医外科学》[108]92（韦永兴），1996 年《中医外伤科学》[109]89（李彪），1997 年《中医外科学》[110]144（陆德铭），1998 年《中医外科学》[111]277（金之刚），1999 年《中医外科学》[112]82（陈淑长等），2000 年《新编中医皮肤病学》[113]252（欧阳恒等），2000 年《今日中医外科》[114]340（王永炎等），2000 年《新编中医外科临床手册》[115]311（王少金），2005 年《中医药学名词》[116]277（中医药学名词审定委员会），2007 年《中医外科学》[117]199（艾儒棣），2009 年《中医外科学》[118]249（张翠月），2009 年《皮肤病性病中西医结合诊疗与防护》[119]118（杨京慧等），2014 年《中医药学名词》[120]60（中医药学名词审定委员会）。

亦有使用“痞癗”作为正名的，如：1958 年《简明中医外科学》[121]92（南京中医学院外科教研组），1990 年《中医皮肤病学》[122]85（欧阳恒）。

亦有使用“风疹块”作为正名的，如：1960 年《中医外科学简编》[123]105（卫生部中医研究院），1960 年《中医外科学讲义》[124]142（上海中医学院外科教研组），1961 年《中医外科学中级讲义》[125]107（上海中医学院外科教研组），1964 年《中医外科学》[126]218（上海中医学院），1972 年《中医外科简编》[127]128（上海中医学院外科教研组），1988 年《中医外科学》[128]117（吴恒亚），1991 年《骨伤科皮科应用必备》[129]58（朱进忠）。

亦有使用“荨麻疹”作为正名的，比如：1965年《小儿皮肤病》[130]109（杨天籁），1973年《中医外科学》[131]201（山东中医学院中医系外科教研室），1979年《朱仁康临床经验集》[132]117（中医研究院广安门医院），1979年《中医皮肤病学简编》[133]38（程运乾），1980年《中医外伤科学》[134]103（全国中等卫生学校试用教材《中医外伤科学》编写组），1981年《实用中医皮肤病学》[135]152（管汾），1981年《临床皮肤病学》[136]434（《临床皮肤病学》编写组），1982年《中医外科学》[137]152（北京中医学院等），1983年《简明中医皮肤病学》[138]173（赵炳南等），1985年《小儿皮肤病》[139]86（杨天籁），1986年《实用中医外科学》[140]526（尚德俊），1986年《实用小儿皮肤病学》[141]135（涂元远等），1992年《中西医结合治疗皮肤病》[142]134（张合恩等），1995年《新编中医外科学》[143]267（尚德俊），1996年《中西医临床皮肤病学》[144]206（王坤山），1996年《中西医结合治疗皮肤病性病》[145]193（范瑞强等），1996年《现代皮肤病学》[146]404（杨国亮等），1997年《现代中医皮肤病学》[147]151（刘忠恕），1998年《中医外科学》[148]214（许芝银等），1999年《皮肤病中医辨治》[149]185（杜锡贤），2000年《小儿皮肤病防治》[150]121（邢炜等），2001年《中医皮肤病学》[151]135（赵尚华），2004年《皮肤病性病中医洗渍疗法》[152]145（程秋生），2011年《农民朋友一定要掌握的99个皮肤科知识》[153]14（黄鹤）。

亦有使用“风瘖瘤”作为正名的，如：1985年《中医皮肤病诊疗》[154]135（张曼华），1986年《常见病中医防治·皮科便览》[155]106,107（李博鉴），1998年《实用中医皮肤病》[156]201（李林）。

亦有使用“风隐疹”作为正名的，如：1985年《实用中医外科学》[157]469（顾伯华），2014年《中华医学望诊大全》[158]715（张树生等）。

亦有使用“风瘾疹”作为正名的，如：1986年《常见病中医防治 皮科便览》[153]121（李博鉴）。

亦有使用“隐疹”作为正名的，如：1988年《中医临床实习手册》[159]443（欧阳锜），2008年《中医外科、伤科及皮肤科治疗》[160]310（汝丽娟等），2011年《实用临床中医诊疗学》[161]272（徐西元等）。

亦有使用“风疹”作为正名的，如：1990年《怎样才能生个好宝宝》（孙桂新）。

总之，瘾疹一病的特点是：时隐时现，故《黄帝内经素问》称为“隐轸”，“隐轸”音转而讹为：“隐疹”“瘾疹”“隐胗”“隐轸疮”，时隐时现也是鬼魂的特征，故瘾疹又名“鬼风”“鬼风疙瘩”“鬼饭疙瘩”。又因其发无定处，且瘙痒，具有风病的特性，故又称“风瘾疹”“隐疹风”“风瘙隐轸”“风瘙瘾轸”“风瘖瘰”“风瘙”“风瘙隐胗”“风瘙瘾疹”“风疹”“风瘙隐疹”“风瘖瘤”“风矢隐轸”“风丹”“风落瘼”；《肘后备急方》称为“风尸”，“风尸”音转而讹为“风矢”“风屎”。又因其皮损为淡红色或白色之风团，高出皮面，如同块状疙瘩，故又称“风疹块”“风矢块”“痒疙瘩”“泛疙瘩”“风疙瘩”“冷风疙瘩”“风乘疙瘩”“风湿疙瘩”“饭疙瘩”“饭便疙瘩”，白色的称为“白疹”“白轸”“婆膜”“白膜”，红色的称为“赤疹”“赤轸”“血风”。古籍中的“赤白游风”不宜与瘾疹等同。至于“荨麻疹”，则是西医病名，古籍不载，中医书籍亦采用之。

五、文献辑录

《黄帝内经素问》卷十八：“厥阴有余病阴痹，不足病生热痹，滑则病狐疝风，涩则病少腹积气。少阴有余病皮痹隐轸，不足病肺痹，滑则病肺风疝，涩则病积溲血。太阴有余病肉痹寒中，不足病脾痹，滑则病脾风疝，涩则病积心腹时满。”[1]352

《刘涓子鬼遗方》卷五：“赤膏……治百病方（治病同丹砂膏用之）。治葛皮（一两），白芷（一两），蜀椒（二升，去目、闭口、汗），大黄、芎䓖（各二两），巴豆（三升，去皮心），附子（十二枚），丹参（一斤），猪脂（六升）。上九味㕮咀，以苦酒渍一宿，合微火煎三上下，白芷黄即膏成，绞去滓用。伤寒鼽鼻，温酒服如枣核大一枚。贼风，痈疽肿，身体恶气，久温痹，骨节疼痛，向火摩之。病疥诸恶疮，以帛薄之。鼠瘘、疽、痔下血，身体隐轸，痒搔成疮、汁出，马鞍牛领，以药傅之即愈。腰背手足流肿，拘急，屈伸不快，以膏傅之，日三。妇人产乳中风，及难产，服如枣核大，并以膏摩腹立生。如食鱼哽，日五服愈。如耳聋，以膏如小豆大著耳中。患息肉，以膏内鼻中愈。眼齿痛，以膏如粢注眦中。白芦医当童子视，以膏如粟注眦愈。"[2]65

《诸病源候论》卷二"风病诸候下"："人皮肤虚，为风邪所折，则起隐轸。热多则色赤，风多则色白，甚者痒痛，搔之则成疮。"[3]13

卷二十三"尸病诸候"："风尸者，在人四肢，循环经络。其状：淫跃去来，沉沉默默，不知痛处，若冲风则发是也。"[3]116

卷二"风病诸候下"："邪气客于皮肤，复逢风寒相折，则起风瘙瘾轸。若赤轸者，由凉湿折于肌中之热，热结成赤轸也。得天热则剧，取冷则灭也。白轸者，由风气折于肌中热，热与风相搏所为。白轸得天阴雨冷则剧，出风中亦剧，得晴暖则灭，著衣身暖亦瘥也。脉浮而洪，浮即为风，洪则为气强。风气相搏，隐轸，身体为痒。《养生方》云：汗出不可露卧及浴，使人身振、寒热、风轸。"[3]13

"风瘖瘰候"："夫人阳气外虚则多汗。汗出当风，风气搏于肌肉，与热气并，则生瘖瘰。状如麻豆，甚者渐大，搔之成疮。"[3]14

卷三十四"瘘病诸候"："蝼蛄瘘者，由食果蓏子，不避有虫，即便啖之，有虫气入于腹内，外发于颈。其根在大肠。初生之时，其状如风矢，亦如蜗形，瘾胗而痒，搔之则引大如四寸。更其中生道，乃有数十；中生蝼蛄，亦有十数。不治，二年杀人。"[3]160

"风瘙隐胗候"："小儿因汗解脱衣裳，风入腠理，与血气相搏，结聚起，相连成隐胗。风气止在腠理，浮浅，其势微，故不肿不痛，但成隐胗瘙痒耳。"[3]223

《素问吴注》卷十八："少阴有余病皮痹隐轸，不足病肺痹，滑则病肺风疝，涩则病积溲血（隐轸即隐疹。少阴，君火之气也。其气有余则害乎金，能令人皮部不仁而痹，或为隐疹于皮也，不足则肺无所畏而生亢害，故病肺痹。脉滑亦有余也，火有余而乘于肺，故病肺风疝。脉涩亦不足也，少阴主血，血不足则阴气滞，故令病积及溲血也）。"[4]250

《类经》卷十七："少阴有余病皮痹隐轸（少阴者君火之气也，火盛则克金，皮者肺之合，故为皮痹。隐轸，即瘾疹也），不足病肺痹（火不足则金无所畏，燥邪独胜，故病为肺痹），滑则病肺风疝（滑实则君火为邪，故乘于肺，病在气也），涩则病积溲血（涩为心血不足，故经滞而为积聚，血乱而为溲血也）。"[5]261

《黄帝内经素问集注》卷七："少阴有余病皮痹隐轸，不足病肺痹，滑则病肺风疝，涩则病积溲血。"[6]238

《素问经注节解·外篇》："少阴有余，病皮痹，隐轸；不足，病肺痹（肾水逆连于肺母故也。足少阴脉，从肾上贯肝膈，入肺中，故病如是也）；滑则病肺风疝；涩则病积，溲血（以其正经入肺，贯肾，络膀胱，故为是病）。"[7]425

《黄帝素问直解》卷五："少阴有余病皮痹隐轸，不足痛肺痹；滑则病肺风疝，涩则病积溲血。轸，疹同。少阴，火也。火，四时之夏也。少阴有余，则火气外炎，故病皮痹隐轸；少阴不足，则火气内虚，故病肺痹。气病为疝，故少阴脉滑则病肺风疝；血病为积，故少阴脉涩则病积、溲血。"[8]427

《神农本草经》卷一："茺蔚子，味辛微温。主明目益精，除水气。久服轻身。茎，主瘾疹痒，可作浴汤。一名益母，一名益明，一名大札。"[9]14

卷三："青葙子，味苦微寒。主邪气，皮肤中热，风瘙身痒，杀三虫。子名草决明，疗唇口青。一名草蒿，一名萋蒿。"[9]125

《金匮要略方论》卷上："寸口脉迟而缓，迟则为寒，缓则为虚。荣缓则为亡血，卫缓则为中风。邪气中经，则身痒而瘾疹；心气不足，邪气入中，则胸满而短气。”[10]15

《脉经》卷八：“寸口脉迟而缓，迟则为寒，缓则为虚。荣缓则为亡血，卫迟则为中风。邪气中经，则身痒而瘾疹。心气不足，邪气入中，则胸满而短气。”[11]570

《名医别录·中品》卷二：“原蚕蛾……雄者，有小毒。主益精气，强阴道，交接不倦，亦止精。屎，温，无毒。主治肠鸣，热中，消渴，风痹，瘾疹。”[12]196

“上品”卷一：“楮实……味甘，寒，无毒。主治阴痿水肿，益气，充肌肤，明目。久服不饥，不老，轻身。生少室山。一名榖实，所在有之。八月、九月采实，晒干，四十日成。叶，味甘，无毒。主治小儿身热，食不生肌，可作浴汤；又治恶疮，生肉。树皮，主逐水，利小便。茎，主隐疹痒，单煮洗浴。其皮间白汁疗癣。”[12]41“沉香……薰陆香、鸡舌香、藿香、詹糖香、枫香并微温。悉治风水毒肿，去恶气。薰陆、詹糖去伏尸。鸡舌藿香治霍乱、心痛。枫香治风瘾疹痒毒。”[12]64

“下品”卷三：“蒴藋……味酸，温，有毒。主治风瘙瘾疹、身痒、湿痹，可作浴汤。一名堇草，一名及。生田野。春夏采叶，秋冬采茎、根。”[12]269

《新修本草》卷七：“〔谨案〕鹿活草是也。《别录》一名天蔓菁，南人名为地松，味甘、辛，故有姜称；状如蓝，故名虾蟆蓝，香气似兰，故名蟾蜍兰。主破血，生肌，止渴，利小便，杀三虫，除诸毒肿，丁疮，瘘痔，金疮内射，身痒瘾疹不止者，揩之立已。其豨莶苦而臭，名精乃辛而香，全不相类也。”[13]186

卷二十：“玉英，味甘。主风瘙皮肤痒。一名石镜，明白可作镜。生山窍，十二月采。”[13]497

《食疗本草·槐实》：“春初嫩叶亦可食，主瘾疹，牙齿诸风疼。〔证〕”[14]16

“蘩蒌”：“又方（治隐轸疮），捣蘩蒌封上。〔心〕”[14]151

《外台秘要·瘾疹风疹一十三首》：“（俗呼为风矢者是也）《黄帝素问》曰：风邪客于肌中肌虚，真气致散，又被寒搏皮肤，外发腠理，淫气行之则痒也。所以瘾疹瘙疾，皆由于此。有赤疹忽起，如蚊蚋啄，烦痒重沓垄起，搔之逐手起也。《删繁》同。”[15]283

“赤疹白疹方一十一首”：“《千金》云：凡赤疹，热时发，冷即止。白疹，天阴冷即发方。白疹，以水煮白矾汁拭之。又煮蒴藋，著少酒以浴。又以酒煮石南拭之。又以水煮鸡屎汁拭之。又枳实汁拭之。所疗一如疗丹法。《集验》同。”[15]587

卷十三：“《肘后》疗卒中五尸。五尸者，飞尸、遁尸、风尸、沉尸、尸疰也。其状皆腹痛胀急，不得气息，上冲心胸，旁攻两胁，或磊块踊起，或挛引腰脊，今取一方而兼疗之。”[15]239

《太平圣惠方》卷二十四：“夫风瘾疹者，由邪气客于皮肤，复遇风寒相搏，则为瘾疹。若赤疹者，由冷湿搏于肌中，风热结成赤疹也，遇热则极，若冷则差也。白疹者，由风气搏于肌中，风冷结为白疹也，遇冷则极，或风中亦极，得晴明则差，著厚暖衣亦差也，其脉浮而洪，浮即为风，洪则为气，风气相搏则成瘾疹，致身体为痒也。”[16]667

卷二十四：“夫妇人体虚，为风邪气客于皮肤，复逢风寒热折，则起风瘙瘾胗。若赤胗者，犹凉湿折于肌中之极热，热结成赤胗也，得天热则剧，取冷则差也。白胗者，由风气折于肌，肌中热，热与风相搏，所为白胗也，得天阴雨冷则剧，出风中亦剧，得晴暖则减，着衣暖亦差也，脉浮而洪，浮即为风，洪则为气，风气相搏，则生瘾胗，身体为痒。凡人汗出，不可露卧，及浴，使人身振寒热生风胗也。”[16]2165

卷五十六：“夫风尸者，在人四肢，循环经络，其状淫跃去来，沉沉默默，不知痛处。若冲风则发，故名风尸也。”[16]1716

“治风瘖瘤诸方”：“夫人阳气外虚则多汗，汗出当风，风气搏于肌肉，与热气并，则生瘖瘤，状如麻豆，甚者渐大搔之成疮也。”[16]675

《博济方》卷二：“治男子下元虚冷伤惫，筋骨衰弱，遍身瘾疹及风气上攻下疰，疼痛不可忍者。”[17]36

《本草图经·莎草》:"单服疗肺风,又云其药疗丈夫心肺中虚风及客热,膀胱间连胁下时有气妨,皮肤瘙痒瘾疹,饮食不多,日渐瘦损,常有忧愁,心忪少气等。"[18]205

"大戟":"医家用治隐疹风及风毒脚肿,并煮水热淋,日再三,便愈。"[18]253

"蛇含":"赤疹者,由冷湿搏于肌中,甚即为热,乃成赤疹,得天热则剧,冷则减是也。"[18]273

《幼幼新书·风瘙瘾疹》:"《巢氏病源》小儿风疹瘾疹候:小儿因汗解脱衣裳,风入腠理,与血气相搏,结聚起,相连成瘾疹。风气止在腠理浮浅,其热微,故不肿不痛,但成瘾疹瘙痒耳。"[19]1488

卷三十七:"《千金》枳实丸 治小儿病风瘙痒痛如疥,搔之汁出,遍身痦瘟如麻豆粒,年年喜发,面目虚肥,手足干枯,毛发细黄,及肌肤不光泽,鼻气不利。此则小时热盛极,体当风,风热相搏所得也。不早治之,成大风疾。"[19]1477

《小儿卫生总微论方·风疾瘾疹论》:"小儿风疾瘾疹者,小儿肌肤嫩,血气微弱,或因暖衣而腠理疏开,或天暄而汗津润出,忽为风邪所干,搏于血气,藏流于皮肤之间,不能消散,而成磆成(舌犬),相连而生,其状如生姜片,轻者名曰风斑,不至改色,重者名曰瘾疹,改赤紫色。发瘙痒,搔之不解,甚者使人心神闷乱。"[20]260

《杨氏家藏方·沉香天麻煎丸》:"治风气不顺,流入骨节,疼痛无力。或生瘾疹,久而不治,渐加冷痹,节骨缓弱。"[21]14

"浣肌散":"治风热客搏皮肤,瘙痒、瘾疹、痦瘟、疮疡、疥癣抓之水出,侵淫不止。或风气游走暴肿。枫香(别研)、荆芥穗(二味各三两),大黄、苦参、当归、升麻、白蒺藜、枳壳(去穰,炒。以上六味各二两),射干(一两半)。上同焙干,碾为细末,入枫香和匀。每用五钱,水三升同煎三、五沸,通手淋洗。"[21]253

《叶氏录验方》上卷:"万灵丹……治一切风及头面诸风,皮肤不仁,多生瘾疹,手足顽麻等疾。服诸风药不差者,曾得效。"[22]4

《是斋百一选方·治瘾疹》:"白芷针刺烧存性,为末,温酒调下二钱。吴内翰淑人病此三十年,服三服去根本矣。"[23]192

卷十:"治风疹,亦治风热皮肤燥痒,因而生疮。赤土不以多少研细,每服二钱,荆芥茶调下,食后荆芥酒调亦得。如气实人,用蜜水调尤妙。"[23]192

《类编朱氏集验医方·调经》:"防风散……治女人经脉不匀,气血壅滞,肺有风热,遂令遍身瘾疹,红紫成片,肌肉顽痹,皮肤粗涩,或时瘙痒。"[24]212,213

《儒门事亲》卷一:"非独人有此疾,凡胎生血气之属,皆有蕴蓄浊恶热毒之气。有一二岁而发者,有三五岁至七八岁而作者,有年老而发丹熛瘾疹者,亦有伤寒中温毒而发斑者,亦有阳毒发斑者。斑有大小,色有轻重,大者为阴,小者为阳,均是热也。但色重赤者热深,色轻红者热浅。"[25]19

《汤液本草·香附子》:"《图经》云:膀胱、两胁气妨,常日忧愁不乐,饮食不多,皮肤瘙痒瘾疹,日渐瘦损,心忪少气。以是知益气,血中之气药也。方中用治崩漏,是益气而止血也。又能逐去凝血,是推陈也。与巴豆同,治泄泻不止,又能治大便不通,同意。"[26]72,73

《世医得效方·消风散》:"治诸风上攻,头目昏痛,项背拘急,肢体烦痛,肌肉蠕动,目眩晕,耳鸣,眼涩好睡,鼻塞多嚏,皮肤顽麻,瘙痒瘾疹。又治妇人血风,头皮肿痒,眉棱骨痛,旋运欲倒,痰逆恶心。"[27]452

卷十九:"瘾疹为病,风热在表,天时炎暄,而燥气乘之,则为赤疹;天时寒凉,冷气折之,则为白疹。治之须疏风行气,气行则消矣。其有疥癣等疮,各自不同,浸淫不已,皆由脾肺风热,或心肾久虚所致。热则平血解毒,冷则清心温肾,又何患其不瘳矣。"[27]621

《本草发挥》卷一:"茺蔚子……一名益母。味辛、甘,微寒,无毒。主明目益精。其茎主瘾疹痒,可作浴汤。治产后血胀。苗、叶同功。"[28]17

《推求师意·疮疡瘾疹疥癣》:"《内经》有谓

汗之则疮已者，谓温胜皮肤为疥癣者也。治当饮以凉肌、和血、散湿热怫郁在皮肤之药；外以杀虫、润燥、解痰涎凝结腠理之药敷之。仲景谓：疮不可汗，汗之则作痓。此热郁肌肉，血腐为疮，宜解郁热也。或饮食之积所致，皆不宜汗，热有浅深故也。疡即头疮，乃火热上炎，当治火于上，内使之降，外令其散，亦敷以杀虫、退热之剂。世方皆得以治，不足深论。"[29]7

《奇效良方·苦参丸》："治肺风，皮肤瘙痒，或生瘾疹疥癣。寇宗奭云：有人病遍身风热细疹，痒痛不可任者，连胸颈脐腹及近隐皆然，涎痰亦多，夜不得睡。"[30]75

《医方选要》卷一："除湿丹……治诸湿客搏，腰膝重痛，足胫浮肿，筋脉拘急，津液凝涩，便溺不利，目赤，瘾疹，疥癣，走注，脚气，尽皆治之。"[31]30

《本草品汇精要·水香棱》："水香棱……主丈夫心肺中虚风及客热，膀胱间连胁下时有气妨，皮肤瘙痒，瘾疹，饮食不多，日渐瘦损，常有忧愁，心忪少气。"[32]208

《外科心法·妇人血风瘾疹》："一妇人，生风癞似癣，三年不愈，五心烦热，脉洪，按之财涩。此血虚之证也，当以生血为主，风药佐之。若专攻风毒，则血愈虚，而热愈炽。血被煎熬，则发瘰疬，或为怯证。遂以逍遥散数剂，及人参荆芥散二十余剂而愈。"[33]208

《针灸聚英》卷一"上"："伏兔……膝上六寸起肉，正跪坐而取之。一云，膝盖上七寸，以左右各三指按捺，上有肉起如兔之状，因以此名。《此事难知》定痈疽死地分有九，伏兔居一。刘宗厚曰：脉络所会也。主膝冷不得温，风劳痹逆，狂邪，手挛缩，身瘾疹，腹胀少气，头重脚气，妇人八部诸疾。"[34]27

《急救良方》卷二："又方……治白紫癜风及诸风疮瘾疹名苍耳丸，五月五日割取苍耳草叶，洗净晒干为末，炼蜜丸，如梧桐子大。每服十丸，日三服。若身体有风处，或如麻豆粒，此为风毒出也。可以针刺，黄汁出尽，乃止。"[35]54

《古今医统大全·风痹瘾疹门》："风气挟热，郁于腠理，无从发散，起于皮肤，不红不肿，惟有颗粒高起而作痒者，痹也。略有形迹见于皮肤者，瘾疹也。要皆风热之所为，郁不散而成也。或因浴有凑风，汗出脱解而得之者，为挟暑温，久而不退，必亦为疮疹丹毒，自微至著，不可不知。"[36]71

卷四十九："一方：治五尸飞尸，游走皮肤，穿脏腑，变化无常，闻笑哀便作。风尸者，淫濯四肢，不知痛楚，每发昏迷，遇风雪便作。沉尸疰，缠骨冲心，举身沉重，精神错乱，常觉昏废，每遇节气辄至。以忍冬藤锉数斛，煮取浓汁，煎成膏。每服半酒杯，酒一杯下。"[36]1420

卷八十二："妇人体虚，为风邪气客于皮肤，复逢风寒相折，则起风瘙瘾疹。若赤疹者，由凉湿折于肌，肌中之极热结成赤疹也。得天热则剧，取冷则瘥。白疹者，由风气折于肌中，肌中热，热与风相搏，即为白疹。得天阴、雨冷则剧出，风中亦剧，得晴暖则减，着衣暖亦瘥也。脉当浮洪，浮即为风，洪即为气，风气相搏，则为瘾疹，身体为痒。凡人汗出，不可露卧及浴，使人振寒热生风疹也。"[36]684,685

《针方六集·瘾疹瘰疬》："瘾疹之疾有多般，此症从来治疗难，天井二穴多着艾，更医瘰疬疾皆安。天井：穴在肘尖大骨上陷中。取法：用手拄腰，方可下针。内少海，外小海，中天井。治手肘骨痛，并一切麻疮。瘰疬未破者，单泻；已破者，先泻后补。"[37]197

《济阳纲目·治瘾疹方》："消风散……治风热瘾疹，皮肤顽麻瘙痒，或脓水淋漓。荆芥穗、甘草（炙）、陈皮（去白）、厚朴、白僵蚕（炒）、蝉蜕（炒）、人参、茯苓、防风、川芎、藿香、羌活（各等分），上为细末，每服二钱，煎荆芥汤或茶清调下。"[38]1101

卷八十四："一方……治风瘙瘾疹，遍身痒成疮者。蚕沙一升、水二斗煮取一斗二升，去渣，热洗，宜避风。"[38]1105"赤疹……因天热燥气乘之，稍凉则消，川芎搽调散、人参羌活散、胡麻散；里热者，解毒汤。白疹……因天寒冷气折之，稍暖则消，惺惺散；里虚者，理中汤。似赤似白，微黄隐于肌肉之间，四肢肿着，此风热加湿也，多因浴后感风与汗出解衣而得……宜消风散，寒加官桂，暑加柴胡、黄芩，湿加苍术、茯苓。”[38]1100

《简明医彀·瘾疹》：“《经》曰：风痹瘾疹，乃风气挟热，郁于腠理，无从发散。起于皮肤，不红不肿，惟有颗粒高起而作痒者，风瘰也；略有形迹见于皮肤者，瘾疹也。皆风热所成。或因新浴凑风及汗出脱解而得；或挟暑湿，久而不退，亦变疮疡。如风热甚者，防风通圣散。脉多浮数。”[39]241

《本草乘雅半偈·熏陆香》：“【主治】主风水毒肿，去恶气伏尸，瘾疹痒毒。乳香同功。”[40]455

《外科大成》卷四：“瘾疹者，生小粒靥于皮肤之中，憎寒发热，遍身瘙痒。《经》云：劳汗当风，薄为郁，乃痱痤，热微色赤，热甚色黑。由痰热在肺，治宜清肺降痰解表。”[41]309

“痞瘟”：“痞瘟者状如麻豆，搔之成疮，由汗出见风所致。宜秦艽汤、黑龙丸服之，二参汤洗之。”[41]332

《本草通玄》卷上：“益母草，心、肝二经，血分药也。活血破血，调经止痛，下水消肿，胎前产后一切诸症，皆不可缺。可浴瘾疹，捣傅蛇毒。茺蔚子，功用略同，但叶则专主行血，子则行中有补，故广嗣及明目药中，多收之。然毕竟职专行血，故瞳神散大者，又在禁例。微炒，舂去壳用。”[42]511

《本草备要·蝉蜕》：“蝉乃土木余气所化，饮风露而不食。其气清虚而味甘寒，故除风热；其体轻浮，故发痘疹；其性善蜕，故退目翳，催生下胞；其蜕为壳，故治皮肤疮疡瘾疹（与薄荷等分，为末，酒调服）；其声清响，故治中风失音；又昼鸣夜息，故止小儿夜啼，蝉类甚多，惟大而色黑者入药，洗去泥土、翅、足，浆水煮，晒干用（攻毒生用）。”[43]245

《本经逢源·恶实》：“鼠粘子肺经药也。治风湿瘾疹，咽喉风热，散诸肿疮疡之毒，痘疹之仙药也。”[44]78

《吴氏医方汇编》第二册：“癣之状，初起瘾疹，渐渐胤生，有如钱形，有如热非痱者，浸淫若虫行者；有如牛领之厚皮而且坚，干湿虽异，而生赤小虫则同，宜服当归饮子以散其风湿，外用杀虫渗湿之药即愈。”[45]71

“痞瘟”：“阳气外虚之人则多汗，汗出当风，风气入于肌肤，与热气相搏则生。小如豆、大如李，痒而不痛，甚及全身，俗名鬼风。有经验洗方，一治即安。”[45]309“浴鬼风……俗名鬼风疙瘩。川大黄（二钱），归尾（三钱），防风（二钱），银花（三钱），艾叶（五钱），荆芥（二钱），槐柳枝（各十四五寸）。水煎洗。”[45]309

《冯氏锦囊秘录·瘾疹紫点风》：“痘后有余毒不散，发为瘾疹者，瘾者，隐隐而成疙瘩，抓搔瘙痒更多，其治宜内服解毒防风汤，外用活蚬水以洗之。若色红而痒甚，抓破出血而犹痒者，此紫点风也，宜用荆防、草胡麻、生地、牛蒡、赤芍、丹皮、连翘之类。胡麻，三十六风皆治之，而瘙痒者非此不除也。其疹者，皮间点点状如蚊蚤所咬之迹，或如小疥子者是也，宜内服升麻葛根汤，不过随其轻重疏解而已。”[46]689

“青蒿”：“身中鬼气，引接外邪，游走皮肤，洞穿脏腑，每发刺痛，变动不常者，为飞尸，附骨入肉，攻凿血脉，见尸闻哭，便作者为遁尸，淫跃四末，不知痛之所在，每发恍惚，得风雪便作者为风尸。缠结脏腑，冲引心胁，每发绞切，遇寒冷便作者为沉尸。举身沉重，精神错杂，尝觉昏废，每节气大发者为尸疰。时珍曰：月令通纂，言伏内庚日，采青蒿悬门庭，可辟邪，冬至元旦各服二钱亦良，则青蒿之治鬼疰，盖亦有所本也。”[46]780,781

《外科证治全书·痞瘟（一名鬼饭疙瘩，俗名风乘疙瘩）》：“初起皮肤作痒，次发扁疙瘩，形如豆瓣，堆累成片，由汗出乘风，或夜受露，风湿相搏而发，表虚人多患之。宜用荆防败毒散去前胡、独活加桂枝、白芷、石膏汗之，谨避风凉即愈。外取百部浸烧酒，以蓝布蘸搽之。"[47]131

"瘾疹"："红色小点，有窠粒隐行于皮肤之中而不出者是也。属心火伤血，血不散传于皮肤，四物消风饮去柴胡加连翘、木通主之。"[47]132

《本草求真·山慈菇》："山慈菇（专入肺）。味苦微辛，气寒微毒。功专泻热消结解毒。故凡症患痈疽，无名疔肿，瘾疹恶疮，蛇虺齿伤，瘰疬结核等证，用此外敷（醋磨涂），固可解散，内服亦可调治，总为结毒散结之方。"[48]247

《彤园医书·小儿科》"瘾疹症治"："先因心火灼肺，又复外受风湿，发时红赤多痒，隐隐于皮肤之中。先宜疏风散湿，服加味羌活散；次当清热解毒，服前加味消毒散。"[49]1061

《外治寿世方·瘾疹百疗不差》："景天（亦名慎火草一斤）捣绞取汁，涂上热炙，手摩之再三，即瘥。"[50]20

《本草思辨录·水萍》："《本经》未尝言风，而后世以风药推之。要知其所治为风热之风，非风寒之风。如《古今录验》以水萍与牛蒡子、薄荷治风热瘾疹，则药病相当矣。"[51]60

《集验方·治丹毒及赤白疹方》："《经》言：风邪客于肌中，则肌虚，真气发散，又被寒气搏皮肤，外发腠理，开毫毛，淫淫气妄行之，则为痒也。所以有风疹风瘙疾，皆由于此。有赤疹者，忽起如蚊蚤吮，烦痒，剧者连连重沓垄肿起，搔之逐手起。有白疹者亦如此证也，治之皆如治丹法也。"[52]143,144

《千金翼方·青葙子》："味苦，微寒，无毒。主邪气，皮肤中热，风瘙身痒……"[53]28

《医心方》卷三："《病源论》云：邪气客于皮肤，复逢风寒相折，则起风瘙隐疹。若赤疹者，由凉湿折于肌中之热，热结成赤疹也。得天热则剧，取冷则减也。白疹者，由风气折于肌中热，热与风相搏为白疹也。得天阴雨冷则剧出风中亦剧，得晴温则灭，着衣身温亦瘥。"[54]97

卷十七："今按：师说云：嚼疮者，风邪在皮肉间，夏时蒸热气时成疮，如风矢，先痒后痛。色赤白，隐疹如粟米大，治之方：柚叶，煮水洗之。"[54]360"《病源论》云：漆有毒，人有禀性畏漆，但见漆，便中其毒，喜面痒，然后胸臂髀腨皆悉瘙痒，面为起肿，先眼微赤，诸所痒处，以手搔之，随手辇展，起赤瘖瘤，瘖瘤消已，生细粟疮甚微，有脓，中毒轻者，证候如此；其有重者，遍身作疮，小者如麻豆，大者如枣、杏，脓燃疼痛，摘破小定，有小瘥者，随次更生。若火烧漆，其毒气则厉，著人急重；亦有性自耐者，终日烧煮，竟不为害。"[54]363

卷二十七："又云：湿衣及汗衣皆不可久著，令人发疮及风瘙。大汗能易衣佳，不易者，急粉身，不尔令人小便不利。"[54]575

《普济方·风瘙瘾疹（附论）》："《素问》言：风邪客于肌中，则肌虚真气发散，又被寒搏皮肤，外发腠理，开毫毛，淫气妄行则为痒也，所以有风疹瘙痒皆由于此。又有赤疹者，忽起如蚊蚋啄，烦痒极者，沓沓垄起，搔之随手起。又有白疹者亦如此。赤疹热时即发，冷即止，白疹天阴即发。白疹宜煮矾石汁拭之，或煮蒴藋，和少酒浴之，良，或煮石楠汁拭之，良，或水煮鸡粪汁，或煮枳实汁拭之，余一切如治丹方法。俗呼为风屎，亦名风尸，风气挟热起于腠理，皮肤不肿不疼，发为瘙痒，谓之瘾疹，此风热之浮浅者也。其亦有寒暑湿之气行焉，热在表，天时炎暄而燥气乘之，则为赤疹，风热在表，天时寒凉而冷气折之，则为白疹。赤者，遇凉清而后消。白者，遇温暖而后灭。然则用药加减，可无权度于此哉。其有浴后腠理风，与夫汗出解脱而得之者，隐隐微黄，似赤似白，凝滞于肌肉之间，而四体为之重着，此风热之挟湿外证，又可推矣。如其不知寒暑湿之所由生，概以疗风热等辈之法治，殆恐痰嗽呕渴杂证变交攻，由瘾疹而变为疮疹。世医瘾疹无不谓是皮肤间风热，既分冷热，冷热则寒暑之证。《经》曰：诸痒痛疮皆属于心，心实热则痛，虚寒则痒。又阳明主肌肉，属胃与大肠，亦有冷热分，痛痒不可不审。世人呼白者为婆膜，赤者为血风，名义混淆，当以理晓。内则察其脏腑虚实，外则分其寒暑风湿，随证调之无不愈。脉浮而大，浮为风虚。大为气强，风气相搏即成瘾疹，身体为痒。《养生方》云：汗出不可露卧及浴，使人身体振寒，热风疹也。白疹天阴雨冷则剧，遇风亦剧，得晴暖，及着衣服即瘥。"[55]750

卷九："治风疹臂肘腕善动摇，穴曲泽。"[55]761

卷一百七："夫风痦瘤者，由腠理不密，阳气外泄发而为汗，汗出未已，为风邪所搏，风热相并不得流行，故结为痦瘤。状如麻豆，甚者渐长，搔之成疮，方乌蛇散（出圣惠方）治风热，遍身生痦瘤，瘙痒。"[55]520

卷四百五："夫小儿风瘙瘾疹者，由邪风客于腠理，搏于荣卫，遂传而为热，熏散肌肉，溢于皮肤，变生瘾疹。状如痦，乍差乍发，痒瘙不时，搔之血出，其痒不已，故名曰风瘙。赤疹者热，白疹者寒，治法不可不察。"[55]760

《神农本草经疏・胡燕窝内土》："无毒。主风瘙瘾疹及恶刺疮，浸淫疮遍身至心者死，并水和傅之。"[56]71

"剪草"："凉，无毒。治恶疮、疥癣、风瘙。"[56]144

《肘后备急方》卷一："五尸者（飞尸、遁尸、风尸、沉尸、尸注也，今所载方兼治之），其状腹痛胀急不得气息，上冲心胸，旁攻两胁，或磥块涌起，或挛引腰脊，兼治之方。"[57]11

《备急千金要方・隐疹》："论曰：《素问》云，风邪客于肌中则肌虚，真气发散，又被寒搏皮肤，外发腠理，开毫毛，淫气妄行之，则为痒也，所以有风疹瘙痒，皆由于此。又有赤疹者，忽起如蚊蚋啄，烦痒剧者重沓垄起，搔之逐手起。又有白疹者，亦如此。赤疹热时即发，冷即止；白疹天阴冷即发。白疹宜煮矾石汁拭之，或煮蒴藋和少酒以浴之良（姚氏以治赤疹）。或煮石南汁拭之良，或水煮鸡屎汁，或煮枳实汁拭之良。馀一切如治丹方法。俗呼为风屎，亦名风尸。"[58]342

"石南汤"："治风瘙隐疹，心迷闷乱方：天雄、牛膝、桂心、知母（各四分），防风（六分），干姜、细辛（各三分），人参（二分），栝蒌根、白术（各五分）。上十味为末，治下筛。酒服半钱匕，加至一匕为度。"[58]342

《备急千金要方・枳实丸》："治小儿病风瘙，痒痛如疥，搔之汁出，遍身痦瘟如麻豆粒，年年喜发，面目虚肥，手足干枯，毛发细黄，及肌肤不光泽，鼻气不利。此则少时热盛极，体当风，风热相薄所得也。"[58]80

《证类本草・牛膝》："又方：治风瘙瘾疹。牛膝末，酒服方寸匕，日三。并主骨疽癞病及痦瘟。"[59]159

"忍冬"："《肘后方》（飞尸者，游走皮肤，穿脏腑，每发刺痛，变作无常；遁尸者，附骨入肉，攻凿血脉，每发不可得近，见尸丧闻哀哭便作；风尸者，淫跃四肢，不知痛之所在，每发昏恍，得风雪便作；沉尸者，缠骨结脏，冲心胁，每发绞切，遇寒冷便作；尸注者，举身沉重，精神错杂，常觉昏废，每节气至，则辄致大恶。此一条别有治后熨也。忍冬茎叶，锉数斛，煮令浓，取汁煎之服如鸡子一枚，日二、三服）。"[59]203

"大戟"："《图经》曰：大戟，泽漆根也。生常山，今近道多有之。春生红芽，渐长作丛，高一尺已来。叶似初生杨柳小团。三月、四月开黄紫花，团圆似杏花，又似芜荑。根似细苦参，皮黄黑，肉黄白色，秋冬采根，阴干。淮甸出者茎圆，高三、四尺，花黄，叶至心亦如百合苗。江南生者叶似芍药。医家用治隐疹风，及风毒脚肿，并煮水热淋，日再三便愈。"[59]297

"蒴藋"："味酸，温，有毒。主风瘙瘾疹，身痒湿痹，可作浴汤。一名堇草，一名芨。生田野，春夏采叶，秋冬采茎、根。"[59]309

《圣济总录・诸尸统论》："论曰：人身中有三尸诸虫，与人俱生，常忌善而好恶，能与鬼神通，每接引外邪，与人为害，谓之尸病，其状沉沉默默，不的知所苦，而无处不恶，或心腹痛胀，或磥块踊起，或挛引腰脊，或精神错杂，变状不一，有飞尸者，有伏尸者，复有遁尸沉尸风尸之异，久不已停注留滞，及死又注易傍人，则为尸注之病矣。"[60]1736

"小儿风瘙瘾胗":"论曰：小儿风瘙瘾胗者，由风邪客于腠理，搏于营卫，传而为热。熏散肌肉，溢于皮肤，变生瘾胗，状如痞瘟，乍差乍发，痒瘙不时，搔之血出，其痒不已，故名风瘙瘾胗。赤胗者热，白胗者寒，治法不可不察。"[60]2968

"风痞瘟":"论曰：风痞瘟者，由腠理不密，阳气外泄，发而为汗，汗出未已，为风邪所搏，风热相并，不得流行，故结为痞瘟。状如麻豆，甚者渐长，搔之成疮。"[60]328

《普济本事方》卷七"诸虫飞尸鬼疰":"治飞尸者，游走皮肤，穿藏府，每发刺痛，变作无常。遁尸者，附骨入肉，攻凿血脉，每发不可得近。见尸丧者，闻哀哭便发。风尸者，淫濯四肢，不知痛之所在，每发昏沉，得风雪便作。沉尸者，缠骨结藏，冲心胁，每发绞切，遇寒冷便作。注尸者，举身沉重，精神错杂，常觉昏，每发节气致变，辄成大恶。皆宜用此方。"[61]95

《伤寒补亡论》卷二十:"瘾疹者，皮肤发痒，搔之则瘾疹垄起，相连而出，终不成疮，不结脓水，亦不退皮，忽尔而生，复忽尔而消，亦名风尸也。世人呼麸疮，或曰麸疹即是。"[62]232

《妇人大全良方·妇人血风瘾疹瘙痒方论》:"夫妇人体虚，为风邪气客于皮肤，复逢风寒相折，则起风瘙瘾疹。若赤疹者，由凉湿折于肌，肌中之极热结成赤疹也。得天热则剧，取冷则差。白疹者，由风气折于肌中，肌中热，热与风相搏，所以为白疹也。得天阴雨冷则剧，出风中亦剧，得晴暖则减，着衣暖亦差也。脉当浮而洪，浮即为风，洪即为气，风气相搏，则为瘾疹，身体为痒。凡人汗出，不可露卧及浴(《素问》云：汗出见湿，乃生痤痱)，使人身振寒热，生风疹也。"[63]80

《医学入门·风类》:"赤疹，因天热燥气乘之，稍凉则消，川芎茶调散、人参羌活散、胡麻散。里热者，解毒汤。白疹，因天寒冷气折之，稍暖则消，惺惺散。里虚者，理中汤。"[64]359

《本草纲目·邪祟》:"忍冬(飞尸、遁尸、风尸、沉尸、尸疰、鬼击，并煮汁服，或煎膏，化酒服。)"[65]149

"帛":"【附方】新一。肥脉瘾疹：曹姓帛拭之愈。"[65]1406

"大戟":"【主治】蛊毒，十二水，腹满急痛积聚，中风皮肤疼痛，吐逆(《本经》)。颈腋痈肿，头痛。发汗，利大小便(《别录》)。泻毒药，泄天行黄病温疟，破癥结(大明)。下恶血癖块，腹内雷鸣，通月水，堕胎孕(甄权)。治隐疹风，及风毒脚肿，并煮水，日日热淋，取愈(苏颂)。"[65]778

《医方考·鳗煎》:"《稽神录》云：有人多得劳疾，相因传死者数人。后一女子病，生置之柩中，钉之沉于江，冀绝传染之患。流之金山，有渔人异之，引至岸，见一女子犹然活，因取置渔舍，多得鳗鲡鱼食之，病愈，遂为渔人之妻。又越州镜湖邵长者女十八，染瘵疾累年，刺灸无不求治，医亦不效。有渔人赵十煮鳗羹与食，食竟，内热之病皆无矣。世人得此二说，凡遇瘵疾，即以鳗鱼食之，率多不效。昆谓鳗鱼之性，天和则伏，风汹则动，是逐风之鳞也。若用之以疗风尸，无不愈者；若概以之治瘵，则恐不能。风尸者，五疰之一，其证淫濯四肢，不知痛之所在，每发昏沉，得风雪便作，渐就危笃，以至于死也。"[66]168

《本草汇言·忍冬藤》:"忍冬藤……叶、花、根功用相同，驱风除湿，散热疗痹，消痈止痢之药也(李时珍)。此药清虚振肃(江春野稿)，不寒不燥，补而不滞，利而不滑，凡病风湿火邪，筋脉受患者，服之效验更速。故《史氏方》称治痹痛并手气脚气甚捷，而后世外科痈疡诸证，未成可散，能施拔毒之功，已成可溃，大有回生之力，始终必用要剂。《肘后方》又治飞尸、遁尸、风尸、沉尸、尸注及鬼击容忤诸疾者，取其甘温忍冬，乃得震阳振肃之意，不特解毒祛风，更有奠安神脏者也。"[67]478

《本草单方·瘾疹》:"风瘙瘾疹，作痒成疮。用蚕砂炒一升，水五斗煮取一斗二升。去砂，洗浴避风(《圣惠方》)。治瘾疹痒。楮枝茎叶煮汤，洗浴(《别录》)。"[68]405

《素问识》卷七："股胫淫泺，《巢源》：皮肤淫跃。又云：淫淫跃跃。《肘后方》云：风尸者，淫跃不知痛之所在。本草黑字云：狸骨，主风疰尸疰鬼疰，毒气在皮中，淫跃如针刺者。《千金》：隐轸六十四种风，淫液走入皮中。《巢源》：注病，肌肉淫奕，又淫奕皮肤，去来击痛。《文选》：枚乘七发，血脉淫濯，手足惰窳。李善注：淫濯。谓过度而且大也。又曰：濯，大也。"[69]268,269

卷六："白垒，《甲乙》作白累。马云：垒，当作藟。《诗》云绵绵葛藟，藟，亦葛之属，吴云垒者，瘾疹之高起者。北方黑色，主收藏，西方白色，主杀物故死，张云垒。虆同，即蓬虆之属，虆有五种，而白者发于春，木王之时，土当败也。简按垒，藟通，不必改。《尔雅》：诸虑，山櫐。郭注云：今江东呼櫐为藤，似葛而粗大。《广雅》云：藟，藤也。一切经音义。《引集训》云：藤，藟也。藟，谓草之有枝条，蔓延，如葛之属也，吴越间谓之藤，本草。《马志》云：虆者，藤也，则蓬虆，明是藤蔓矣，据此则藟所指不一，未知白垒是何物，张说难信。吴读为痦瘟之瘟，亦恐非。"[69]226

《喻选古方试验》卷三："五种尸疰……飞尸者，游走皮肤，洞穿脏腑，每发刺痛，变动不常。遁尸者，附骨入肉，攻凿血脉，每发不可见死尸，闻哀哭便作。风尸者，淫跃四末，不知痛之所在，每发恍惚，得风雪便作。沉尸者，缠结脏腑，冲引心胁，每发绞切，遇寒冷便作。尸注者，举身沉重，精神错乱，常觉昏废，遇节气至，则大作，并是身中尸鬼，引接外邪。宜用忍冬茎叶锉数斛，煮浓汁，煎稠。每服鸡子大许，温酒化下，日二三服(《肘后》)。"[70]151,152

"风疹瘙痒"："风疹遍身，百药不愈。煅云母粉清水调服二钱。"[70]236

《本草崇原·原蚕砂(附)》："气味甘辛温，无毒。主治肠鸣，热中消渴，风痹，隐疹(《别录》附)。"[71]104

《本草衍义·枫香》："与松脂皆可乱乳香，尤宜区别。枫香微黄白色，烧之尤见真伪。兼能治风瘾疹痒毒。水煎，热炸洗。"[72]80

《小品方》卷第十："有蛷螋虫尿人影，便令人病也。其状身中忽有处疹痛如芒刺，亦如虫所吮螫，然后起细痦瘟作聚，如茱萸子状也，其痦瘟边赤，中尖有白脓如粟粒是也。亦令人皮肉急剧，恶寒壮热，剧者连起，竟腰胁胸背也。"[73]201,202

《疡医证治准绳·痦癗》："夫人阳气外虚则多汗。汗出当风，风气搏于肌肉，与热气并，则生痦瘟。状如麻豆，甚者渐大，搔之则成疮也。"[74]438"防风散……治风痦瘟。防风(去芦)、杏仁(麸炒，另研为泥)、白僵蚕(炒，各二两)，甘草(炙，一两)。上为细末。每服三钱，空心，蜜水调下，或温酒调服亦得。日进二服。"[74]439

"瘾疹"："孙真人论曰：《素问》云，风邪客于肌中则肌虚，真气发散，又被寒搏皮肤，外发腠理，开毫毛，淫气妄行之则为痒也。所以有风疹瘙痒，皆由于此。又有赤疹者，忽然起如蚊虫咬，烦痒极者，重抓疹起，搔之逐手起。又有白疹者发冷；亦有赤疹，盖赤疹者发热。夫风瘾疹者，由邪气客于皮肤，复遇风寒相搏，则为瘾疹。"[74]406"《千金方》治法，白疹宜者矾石汁拭之；或煮蒴藋和少酒以浴之良(姚氏，以治赤疹)。或煮石南汁拭之良，或水煮鸡屎汁拭之，余一切如治丹方法。俗呼为风屎，亦名风尸。盛者石南汤主之。"[74]407

《外科心法要诀·痦癗》："痦癗汗出中邪风，状类豆瓣扁瘟形，日痒秦艽汤宜服，夜重当归饮服宁。【注】此证俗名鬼饭疙瘩。由汗出受风。或露卧乘凉，风邪多中表虚之人，初起皮肤作痒，次发扁疙瘩，形如豆瓣，堆累成片。日痒甚者，宜服秦艽牛蒡汤；夜痒重者，宜当归饮子服之。外用烧酒浸百部，以蓝布蘸酒擦之，谨避风凉自效。"[75]407

《疡医大全·痦癗门主论》："王肯堂曰：夫人阳气外虚则多汗，汗出当风，风气搏于肌肉，与热气并则生痦癗，状如麻豆，甚者渐大，搔之则成疮也(《准绳》)。《心法》曰：痦癗俗名鬼饭疙瘩，由汗出受风，或露卧乘凉，风邪多中表虚之人。初起皮肤作痒,次发扁疙瘩,形如豆瓣,堆累成片,日间痒甚者,宜秦艽牛蒡汤,夜间痒甚者,宜当归饮子,外用烧酒浸百部,以蓝布蘸酒搓之,谨避风凉。”[76]1083

"瘢疹门主论":"孙真人论曰:《素问》云:风邪客于肌中则肌虚,真气发散,又被寒搏皮肤,外发腠理,开毫毛,淫气妄行,则为痒也。所以有风疹瘙痒,皆由于此。又有赤疹者,忽然起如蚊虫咬,烦痒极者重抓疹起,瘙之逐手起。又有白疹者发冷,亦有赤疹,盖赤疹者发热。”[76]1093,1094"方论中又有风瘖瘟者,即《内经》所谓汗出见湿,乃生痤疿。又曰:劳汗当风,寒薄为郁乃痤疿;即瘾疹属也,故瘖瘟类也,此皆谓外邪郁肌肉玄府之热者矣。然则与《内经》言少阳、少阴而君、相二火客热之胜为丹疹外发者,方论中则无有也。”[76]1094

《彤园医书·外科》卷四"发无定处":"瘖瘟初起皮肤作痒,次发扁疙瘩,形如豆瓣,堆垒成片,红晕宣肿,由汗出受风或露卧乘凉,风邪多袭,表虚之人,每易患此。如日间痒甚,常服秦艽牛蒡汤,夜间痒甚,常服当归饮;外用火酒浸百部草,绞取浓汁,以青布蘸汁频涂之。避风寒,禁发物自效。”[77]112

《外科备要·瘖瘟》:"俗名鬼饭疙瘩,由汗出受风,或露卧乘凉,风邪多中,表虚之人每易患此。初起皮肤作痒,次发扁疙瘩形如豆瓣,堆累成片,红宜宣重,如日间痒甚,宜服秦艽牛蒡汤云,夜间痒甚,宜服当归饮子阳,外用火酒浸百部草,绞取浓汁,以青布蘸酒频擦之,避风凉,禁发物,自效。”[78]277

《仁斋直指方论·瘾疹风论》:"风气挟热,起于腠理,皮肤不肿不疼,发为瘙痒,谓之瘾疹,此风热之浮浅者也。其亦有寒、暑、湿之气行焉。风热在表,天时炎暄而燥气乘之,则为赤疹;风热在表,天时寒凉而冷气折之,则为白疹。赤者遇凉清而后消;白者遇温暖而后灭,然则用药加减,可无权度于此哉?其有浴后凑风,与夫汗出解脱而得之者,隐隐微黄,似赤似白,凝滞于肌肉之间,而四体为之重着,此风热之挟湿外证,又可推矣。如其不知寒、暑、湿之所由生,概以疗风热等辈索之按图,殆恐痰嗽、呕渴杂证交攻,由瘾疹而变为疮疹。”[79]624

《外科理例》卷七:"大抵妇人体虚,风邪客于皮肤则成白疹,寒湿客于肌肉,郁热而为赤疹,色虽有异,治法颇同,凡人汗出不可露卧及浴。《经》曰:汗出见湿,乃生痤疿。雷公云:遍身风疹,酒调生柏,予用屡验。”[80]217

《金匮启钥·妇科》卷二"积聚癥瘕论":"抑有疹焉,其类不一。有曰赤疹者,寒湿客于肌中,热结所成,热则发,冷则瘥,治宜柴葛解肌汤。有曰白疹者,风气客于肌中,热与风相搏,治宜消风散、四物汤。”[81]338

《针灸资生经·风疹(瘾疹)》:"曲泽:治风疹,臂肘腕善动摇(《铜》)。肩髃:治热风瘾疹(《明》云:刺风风虚)。曲池:治刺风瘾疹。涌泉:(《明》同)、环跳(见膝):治风疹。下昆仑:疗刺风疹风热风冷痹(《明》)。曲池:疗刺风疹疼痛(见偏风)。伏兔(见风劳):疗瘾疹。合谷、曲池:疗大小人遍身风疹(《下》)。”[82]18

《痧疹辑要》卷一:"风疹初起烦痒,搔之随手垄起,成片成块,愈搔愈甚,由脾虚血热,感风邪而作。治宜调中疏风,不可专用风药。隐疹始候,如蚊蚤螫啮,烦痒无头粒,搔之似肿非肿,隐隐然不发,胖甚则发热腹痛。此脾有蓄热,更为风湿所中。治宜消风清热。较痧疹险证中之皮里隐不同,不可牵混。按以上二证,即《巢源》所谓邪折于肌,与内热相搏则为轸;《外台》所谓赤轸如蚊螫烦痒,搔之重沓垄起。斯即赤白二种之风矢隐轸也。”[83]995

《本草述钩元·大戟》:"根……味苦辛,气寒,有毒。阴中微阳,泻肺损真气。得枣即不损脾,赤小豆为之使,恶薯蓣,反甘草。主治十二水,腹满急痛积聚,但脏腑隐有细水,皆能导之,下恶血癖块,泻蛊毒毒药,天行黄病温疟,疗中风皮肤疼痛吐逆,隐疹风及风毒脚肿。并日日煮水,热淋取愈。”[84]286

《原幼心法·论斑疹之由》："洁古云：斑疹之病，其为证各异。疮掀肿于外者，属少阳相火也，谓之斑。小红靥，行皮肤之中，不出者，属少阴君火也，谓之疹。凡显斑证，若自吐泻者，慎勿乱治而多吉，谓毒气上下皆出也。斑疹并出，小儿难禁，是以别生他证也，首尾不可下。大抵安里之药多，发表之药少。秘则渐疏，令邪气不壅，并而能作番次便，儿易禁也。身温暖者顺，身凉者逆。《略例》云：伤风阳证发斑有四，惟温毒发斑至重，斑斑而如锦文，或发之面部，或发之背部，或发之四表。红赤者，为胃热也；紫黑者，为胃烂也。一则下之早，一则下之晚，乃外感热者发斑也。阴证发斑，多出胸背，或出手足，亦稀少而水红。若作热证，投之凉药，大误矣！此无根失守之火，聚于胸中，上独熏肺，传于皮肤而为斑点，但如蚊蚋蚤虱所咬形状，而非锦文也。陈无择云：医论瘾疹，无不谓是。皮肤风热，既分冷热，冷热即寒暑之症，又有因浴起凄风冷而得之者，岂非湿也？则知四气备矣。经分诸疮，实热则痛，虚寒则痒。又脾明主肌肉，属胃与大肠，亦有冷热，分痛痒，不可不审。世人呼白者为婆膜，赤者为血风，名义混淆，当以理晓察。"[85]147

《幼科类萃·论瘢之由》："陈无择云：世医论瘾疹，无不谓是。皮肤风热，既分冷热，冷热即寒暑之证，又有因浴起凄风冷而得之者，岂非湿也？则知四气备矣。经分诸疮，实热则痛，虚寒则痒。又阳明主肌肉，属胃与大肠，亦有冷热，分痛痒，不可不审。世人呼白者为婆膜，赤者为血风，名义混淆，当以理晓察。"[86]238

《医说·病肥脉》："许慎云：人病肥脉瘾疹，当取人姓曹氏帛布，拭之则愈也。"[87]21

《古今医鉴》卷七："清风散〔批〕(按此方治风气麻木之剂) 治身体麻木，遍身结核。北人谓之生饭，南人谓之鼓槌，俗谓风疙瘩，俱属热气滞。防风(五分)，荆芥(三分)，羌活(五分)，独活(五分)，连翘(五分)，当归(五分)，赤芍药(一钱)，生地黄(五分)，苍术(一钱)，陈皮(一钱)，半夏(制，一钱)，白茯苓(一钱)，乌药(七分)，槟榔(五分)，木瓜(六分)，牛膝(七分)，木香(三分)，黄连(五分)，玄参(七分)，鼠粘子(炒，五分)，草薢(二钱)，金银花(六分)，升麻(一钱)，白蒺藜(炒，八分)，防己(五分)。上锉一剂，姜三片，葱白五寸，水二盏，煎八分服。"[88]193

《医碥》卷四"杂症"："遍身瘙痒起疙瘩，俗名风疙瘩。红者，名血风，血分风热也；白者，名白膜，气分风热也，广州名风落瘼。鱼罾煮水浴，或羊桃叶火燂热擦，并效。此与赤白游风相类，所异者，彼游走而此否耳。又与发斑异，此无病而陡发，彼因病而后发也。"[89]394

《云林神彀》卷一："冷风疙瘩发瘙痒，荆防芎芷茯陈归，何首乌药蚕蝉草，羌活苍术等分宜(十四味)。"[90]151

《秘方集验·诸虫兽伤》："风热、发痒、起斑块……防风、荆芥、黄芩、连翘各一钱，甘草五分，升麻四分，木通六分，枳壳八分，桔梗七分，水煎服。风疹块，白鸡冠花煎洗。"[91]32

《济世神验良方·外科附录》："治遍身风疹块痒……苦参一斤，甘草一两，河水煎汤，去渣入皮硝五钱洗，避风睡。"[92]114

《绛囊撮要·治风疹块方》："白鸡冠花煎水洗之愈。"[93]11

《文堂集验方》卷一："〔风热发痒风疹块〕防风、荆芥(各一钱半)，黄芩、连翘、木通、桔梗(各一钱)，钩藤、蝉退(各二钱)，升麻、甘草(各五分)。水煎服。外用盐草包煎汤洗，或白鸡冠花煎汤洗。即效。"[94]9

《寿世编》下卷："风疹块，白鸡冠花煎水洗。"[95]99

《柳宝诒医论医案·医论》："有风疹块不时举发者，性天先生殊不经意，曰：此风入肚中耳。用白蒺藜丸加山栀、防风两味而愈(此两味即山栀丸)。"[97]228

《中风斠诠》卷一："其第四节曰：寸口脉迟而缓，迟则为寒，缓则为虚，荣缓则为亡血，卫缓则为中风。邪气中经，则身痒而瘾疹；心气不足，邪气入中，则胸满而短气。颐按：《金匮》此节之所谓中风，更不可通，身痒瘾疹之症，乃风热在表，或其人本有蕴热，则微风束之，肌肤之热，不得外泄，于是起块发瘰，痒搔遍体。今三吴之俗，谓之风疹块是肌膀间极浅极轻之病，虽亦可谓之风邪，而何得与上节喎僻不遂、不仁不识之中风，连类而书，相提并论？乃观本节全文，则曰'脉迟而缓，迟则为寒，缓者为虚'，已与风热之瘾疹，显然矛盾。且更郑重其辞曰，'荣缓亡血，卫缓中风'，不伦不类，文义亦不相贯串。且以身痒瘾疹皮毛之病，而谓之邪气中经。据病理而言，确是风热侵袭肌腠，其说似无不可。然上节则曰'邪在于经，即重不胜'，语气又复不符。岂有同在一篇之中，而忽彼忽此，自盾自矛，竟无一定宗旨之理，而谓仲师手笔，有如是之模糊隐约，疑是疑非者乎！要之，今本《金匮要略》似此不可索解者最多，皆当存而不论，既不能强为疏通，削足适履，亦不当随文敷衍，虚与委蛇。其'心气不足，邪气入中，胸满短气'三句，亦是不相联属之文。而注者曲为说解，仍不可通，亦何苦耶？颐按：巢氏《病源候论》谓人皮肤虚，力风邪所折，则起隐轸。又谓邪气客于皮肤，复逢风寒相折，则起风瘙隐轸。《千金方》谓风邪客于肌肤，虚痒成风胗瘙疮（'瘾'之与'隐'，'疹'之与'轸''胗'，皆古今字）。可见身痒瘾疹，止是微风郁于肌肤之病。《金匮》此条不为《病源》《千金》所采，则巢元方、孙思邈等，亦不以《金匮》此说为然。惟《金匮》既以瘾疹列于《中风篇》，益可见其所谓中风之病，皆是外风，此固唐以前之通例也。"[98]46,47

《医学指要》卷六："若夫瘾疹法脉，则又当辨。瘾疹者，乃心火灼于肺金，又兼外受风湿而成也，发必多痒，色则红赤，隐隐于皮肤中，故名瘾疹（俗名风丹）。其脉六部浮大，浮为风虚，大为气强，强者热也，风热相搏，必成瘾疹。身体为痒，痒者肌虚，热气外薄故也。《经》曰：泄风，盖诸痒为虚，血燥不荣肌腠，故痒也。治法先用加减羌活散疏风散湿，继以加味消毒饮清热解毒，表里清而疹自愈耳。"[99]914

《中医外科学》（顾伯康，1986）："本病是因皮肤出现鲜红色或苍白色风团，时隐时现，故名瘾疹。中医文献早有记载，如《素问·四时刺逆从论》说：'少阴有余，病皮痹隐疹。'《诸病源候论·风瘙身体瘾疹候》指出：'邪气客于皮肤，复逢风寒相折，则起风瘙瘾疹。'又说：'夫人阳气外虚则多汗，汗出当风，风气搏于肌肉，与热气并，则生㾦𤻲，状如麻豆，甚者渐大。'俗称'风疹块'，其特征是瘙痒性风团，突然发生，迅速消退，不留任何痕迹。如发生在眼睑、口唇等组织疏松部位，水肿特别明显，则称'游风'，性质与'瘾疹'相同。本病可发生于任何年龄，男女均可患病。"[100]143

《中医外科学》（顾伯康，1987）："本病是一种以风团时隐时现为让的瘙痒性过敏性皮肤病。即是现代医学的荨麻疹。"[101]288

《中医外科学》（辽宁中医学院等）："本病是因皮肤出现鲜红色或苍白色风团，时隐时现，故名瘾疹。其特征是瘙痒性风团，突然发生，迅速消退，不留任何痕迹。如发生在眼睑、口唇等组织疏松部位，水肿特别明显，则称游风，性质与瘾疹相同。本病可发生于任何年龄，男女皆可患病。"[102]102

《中医外科学》（艾儒棣，1989）："突然发生瘙痒性风团，迅速消退，不留痕迹。"[103]168

《中医自学丛书·外科》："瘾疹以风团在皮肤上时隐时现而得名。因形状如麻豆，遇风易发，故又名'风疹块''风乘疙瘩'，或'㾦𤻲'；常见与风湿有关，亦名'风湿疙瘩'；因风团出沿无常，也叫'鬼饭疙瘩'；俗名'饭疙瘩'等。这些名称虽不同，其症状、治法基本相似。故用瘾疹为代表统一病名。"[104]166

《中医外科学》（艾儒棣，1991）："本病是因皮肤出现鲜红色或苍白色风团，时隐时现，故名瘾疹。中医文献早有记载，如《素问·四时刺逆从论》说：'少阴有余，病皮痹瘾轸（疹）……'《金匮·中风历节篇》又说：'……邪气中经，则身痒而瘾疹。'《千金要方》指出:'风邪客于肌中则肌虚,真气发散,又被寒搏于皮肤,外发腠理,开毫毛,淫气妄行之则为痒也。所以有风疹瘙痒,皆由于此。'且又分为赤疹、白疹。《诸病源候化》称'痦瘟。'历代论述颇多,本病名称有:瘾疹、风疹、痦瘟、风疹块等名,类似现代医学的荨麻疹。瘾疹的特征是:瘙痒性风团,突然发生,迅速消退,不留任何痕迹。本病可发生在任何年龄,男妇老幼皆可患病。"[105]170,171

《中医外伤科学》(许书亮):"本病是因皮肤出现鲜红色或苍白色风团,时隐时现,故名瘾疹。中医文献早有记载,如《诸病源候论·风瘙身体瘾疹候》说:'邪气客于皮肤,复逢风寒相折,则起风瘙瘾疹。'其特征是瘙痒性风团,突然发生,迅速消退,不留任何痕迹。如发生在眼睑、口唇等组织疏松部位,水肿特别明显,则称'游风',性质与瘾疹同。中医学称为'风疹块''风疹''痦瘤''鬼风疙瘩''赤白游风''风丹'等。本病可发生于任何年龄,男女皆可患病。现代医学称为'荨麻疹'。"[106]111

《中医外科学》(王沛):"此病是一种以风团时隐时现为主的瘙痒性过敏性皮肤病。即西医的荨麻疹。其特点是皮肤出现鲜红色或苍白色风团,发无定处,忽起忽退,来去迅速,瘙痒不堪,消退后不留痕迹等。如发生在眼睑、口唇等组织疏松部位,水肿特别明显,称'血管性水肿',性质与'瘾疹'相同。"[107]353,354

《中医外科学》(韦永兴):"瘾疹是一种常见的过敏性皮肤病。因皮肤起红色或苍白色风团,时隐时现,故名。又名痦瘟、风疹块。其特点为皮肤片状风团,骤然发生,又迅速消退,瘙痒剧烈,愈后不留任何痕迹,少数可引起胃肠道症状。任何年龄均可发生,常反复发作。相当于现代医学的荨麻疹。"[108]92

《中医外伤科学》(李彪):"瘾疹是指皮肤上出现鲜红色或苍白色风团,时隐时现,故名瘾疹,以瘙痒性风团,突然发生,迅速消退,不留任何痕迹为特征。发生于任何年龄,男女皆可患病。相当于西医之荨麻疹。"[109]89

《中医外科学》(陆德铭):"瘾疹是一种以皮肤出现红色或苍白色风团、时隐时现的瘙痒性、过敏性皮肤病。中医古代文献又称风痦瘟,西医称荨麻疹。其特点是皮肤上出现瘙痒性风团,发无定处,骤起骤退,消退后不留任何痕迹。"[110]144

《中医外科学》(金之刚):"因为本病是皮肤出现鲜红色或苍白色风团,时隐时现,故名瘾疹,现代医学称为'荨麻疹',是一种常见的皮肤血管反应性过敏性皮肤病。瘾疹的病名首见于《素问·四时刺逆从论》,以后则有痦瘟、风疹、赤白游风、风丹、风疹块等名称。本病的特征是皮肤出现瘙痒性风团,突然发生,迅速消退,不留任何痕迹。急性者,可在数小时或数日内痊愈;慢性者,可迁延数月、数年,经久不愈。本病可以发生于任何年龄,男女皆可患此病。"[111]277

《中医外科学》(陈淑长等):"本病因皮肤出现鲜红色或苍白色风团、时隐时现而得名。俗称风疹块。发于眼睑、口唇等组织疏松部位者,称游风。本病相当于西医之荨麻疹。临床特征为瘙痒性风团,突然发生,迅速消退,不留任何痕迹。"[112]82

《新编中医皮肤病学》:"瘾疹是一种皮肤出现红色或苍白色风团,时隐时现的瘙痒性、过敏性皮肤病。以皮肤上出现瘙痒性风团,发无定处,骤起骤退,消退后不留任何痕迹为临床特点。一年四季均可发病。老幼均可罹患。有15%～20%的人一生中至少发过1次。临床上可反复发作。本病相当于西医所指的荨麻疹。瘾疹首先见于《素问·四时刺道从论》,后历代医家对本病均有记载,称之为痦瘟、风疹块、风疹等,隋代《诸病源候论》对病因、症状都作了简略的论述,并分为赤疹、白疹。清《疡医大全》则说明了胃肠变化与本病发生的关系,而且提出了'内热生风''外风引动内风'的学术观点,并在治疗中采取'疏风、散热、托疹'。《外科真诠》采用内治与外治相结合。这些对后世均有指导意义。本病属风类皮肤病的范畴。"[113]252

《今日中医外科》:"瘾疹又称痦瘰,是一种常见的过敏性皮肤病,是由多种病因引起的皮肤、黏膜小血管扩张及渗透性增强而出现的一种局限性水肿反应。其特征为身体瘙痒,搔之出现红斑隆起,形如豆瓣,堆累成片,发无定处,忽隐忽现,退后不留痕迹。相当于荨麻疹。本病为常见多发性皮肤病,俗称风疹块,为皮肤和黏膜因血管扩张、血浆外渗而引起的一种暂时性红斑和水肿反应,有15%～20%的人一生中至少发作过一次荨麻疹。本病可发生于任何年龄、任何季节,以青壮年为多,无明显性别差异。"[114]340

《新编中医外科临床手册》:"本病是因皮肤出现鲜红色或苍白色风团,时隐时现,故名瘾疹。此病中医文献早有记载,如《素问·四时刺逆从论》说:'少阴有余,病皮痹隐疹。'《诸病源候论·风瘙身体瘾疹候》指出:'邪气客于皮肤,复逢风寒相折,则起风瘙瘾疹。'又说:'夫人阳气外虚则多汗,汗出当风,风气搏于肌肉,与热气并,则生痦瘰,状如麻豆,甚者渐大。'俗称'风疹块',其特征是瘙痒性风团,突然发生,迅速消退,不留任何痕迹。如发生在眼睑、口唇等组织疏松部位,水肿特别明显,则称'游风',性质与'瘾疹'相同。本病可发生于任何年龄,男女皆可患病。"[115]311

《中医药学名词》(2005):"瘾疹……皮肤出现红色或苍白色风团,瘙痒时隐时现为主要表现的过敏性皮肤病。"[116]

《中医外科学》(艾儒棣):"本病是因皮肤出现鲜红色或苍白色风团,时隐时现,故名瘾疹。中医文献早有记载,如《素问·四时刺逆从论》说:'少阴有余,病皮痹瘾轸(疹)……'《金匮·中风历节篇》又说:'……邪气中经,则身痒而瘾疹。'《千金要方》指出:'风邪客于肌中则肌虚,真气发散,又被寒搏皮肤,外发腠理,开毫毛,淫气妄行之则为痒也。所以有风疹瘙痒,皆由于此。'且又分为赤疹、白疹。《诸病源候论》称'痦瘰',历代论述颇多,本病名称有:瘾疹、风疹、痦瘰、风疹块等名,类似现代医学的荨麻疹。瘾疹的特征是:瘙痒性风团,突然发生,迅速消退,不留任何痕迹。本病可发生于任何年龄,男女老幼皆可患病。"[117]199

《中医外科学》(张翠月):"瘾疹是一种皮肤出现红色或苍白色风团,时隐时现的瘙痒性、过敏性皮肤病,俗称'风疹块'。其临床特征是:皮肤上出现瘙痒性风团,突然发生,发无定处,迅速消退,不留任何痕迹。如发生在眼睑、口唇等组织疏松部位,水肿特别明显,则称'游风',性质与'瘾疹'相同。本病相当于西医学的荨麻疹。"[118]249

《皮肤病性病中西医结合诊疗与防护》:"瘾疹是一种皮肤出现红色或苍白色风团,时隐时现的过敏性皮肤病。以皮肤上出现瘙痒性风团,发无定处,骤起骤退,消退后不留任何痕迹为临床特点。一年四季均可发病。老幼均可罹患。有15%～20%的人一生中至少发过1次。临床上可分为急性和慢性,急性者骤发速愈,慢性者可反复发作,长达数月或数年。"[119]118

《中医药学名词》(2014):"瘾疹……又称'风痦瘰'。以皮肤出现红色或苍白色风团,时隐时现为主要表现的瘙痒性过敏性皮肤疾病。相当于荨麻疹。"[120]60

《简明中医外科学》:"痦瘰俗名鬼饭疙瘩。由表虚之人,汗出受风,或露卧乘凉,风气搏于肌肉而成。"[121]92

《中医皮肤病学》:"本病是一种常见的瘙痒性过敏性皮肤病。其特点是皮肤出现红色或白色疹块,突然发作,发无定处,时隐时现,瘙痒无度,消退后不留任何痕迹。急性者骤发速愈,慢性者可反复发作,达数日或更久。可发生在任何年龄、季节和部位。相当于现代医学的荨麻疹。中医学文献中又称瘾疹、风痦瘰、风疹块等。因其时隐时现,'身体风疹而痒,搔之隐隐而起'(《圣济总录》),故名瘾疹;因皮肤发疹'形如豆瓣,堆累成片',故称风痦瘰;因疹形高出皮肤，成块连片，遇风易发，故又称风疹块。”[122]85

《中医外科学简编》：“因本病由风邪而发，突然发作，发无定处，疹块累累，故名风疹块，俗名饭疙瘩，又名痞瘤。”[123]105

《中医外科学讲义》：“风疹块古名瘾疹，时隐时现，遇风易发，形小如麻疹，大如豆瓣，或块成片，故名风疹块或瘾疹。瘾疹是临证上常见的疾患，染身后往往反复发作，缠绵数月或数年不能痊愈，所以古代医家很早就注意到本症的病因和症状。如素问四时刺逆从论说：‘少阳有余，病皮痹隐轸（即瘾疹）。’《金匮要略》中风历节篇说：‘邪气中经，则身痒而瘾疹。’这说明了古代医家对瘾疹疾患的重视。”[124]142

《中医外科学中级讲义》：“风疹块是临证上常见的疾患，形如麻疹或大如豆瓣，成块成片，遇风易发，故名风疹块。少数病例可以反复发作，缠绵数年而不能根治。”[125]107

《中医外科学》（上海中医学院）：“风疹块是临证上常见的疾患。皮肤上发疹，形如麻疹或大如豆瓣，成块成片，遇风易发，故名风疹块，或称痞瘤。又因时隐时现，所以又名瘾疹。少数病例可以反复发作，缠绵数月或数年而不能根治。”[126]218

《中医外科简编》：“风疹块是临症上常见的疾患，形如麻疹或大如豆瓣，成块成片，遇风易发，故名风疹块。少数病例可以反复发作，缠绵数年而不能根治。”[127]128

《中医外科学》（吴恒亚）：“风疹块是一种以皮肤出现鲜红色苍白色风团为主要特征的皮肤病。因其小则如麻如豆，大则成块成片，每因遇风而发，故名‘风疹块’。又因皮疹时隐时现，故又称‘瘾疹’。此外尚有‘痞瘟’‘风疹’‘赤白游风’等名称。现代医学称之为‘荨麻疹’。”[128]117

《骨伤科皮科应用必备》：“风疹块是指发病迅速，消退亦快，皮肤出现粉红色或白色风团，瘙痒剧烈，少数患者可伴有发热，腹痛症状的皮疹。中医又称瘾疹。现代医学称为荨麻疹，多因阳气虚而出汗，汗后遭受风热或风寒之邪侵袭或胃肠不和，气血卫外不固，血虚生风而发病。”[129]58

《小儿皮肤病》：“荨麻疹为急性或慢性皮肤病，常见于孩童或青年。系局部皮肤水肿。其皮损为淡红色或白色之风团，高出皮面，边缘清楚，大多呈扁平斑块状，周围绕以红晕。出现快，消失亦快，不留遗迹，少顷又再发生，时隐时现，为其特点。风团大小不定，可发于身体任何部位。”[130]109

《中医外科学》（山东中医学院中医系外科教研室）：“荨麻疹是一种以皮肤起风团为主要表现的过敏性皮肤病。因其皮损成块成片，遇风易发，故中医学名为‘风疹块’，又因其时隐时现，故又称为‘隐疹’。”[131]201

《朱仁康临床经验集》：“荨麻疹是一种症状，各种各样病因均可导致荨麻疹。荨麻疹中医称风痞瘟。俗称鬼饭疙瘩或风疹块。有些典籍如巢氏《诸病源候论》称风瘙瘾轸。朱老医生在多年治疗本病积累经验中，初步探索到一些规律。认为风痞瘟的成因，不仅仅是外因引起，有不少是由于内因产生的，有的内因、外因相互影响，不能截然分开。一般急性期，多见风热、风湿两型，投以疏风清热或祛风胜湿之法，易于收效。至于慢性荨麻疹，多顽固难愈，必须仔细审证求因，方能得治。如风邪久郁未经发泄，可重用搜风药驱风外出。又如卫气失固，遇风着冷即起，则宜固卫御风。又有既有内因，复感外风触发者，如饮食失宜，脾虚失运，复感外风，而致胃疼、呕吐、腹痛、便泄，应予温中健脾，理气止痛。此外又有内因血热、血瘀致病者；血热生风，亦不少见，常见皮肤灼热刺痒，搔后立即焮起条痕，所谓外风引动内风，必须着重凉血清热，以熄内风。血瘀之证，由于瘀血阻于经络肌腠之间，营卫不和，发为风疹块，应着重活血祛风；所谓‘治风先治血，血行风自灭’。更有寒热错杂之证，又当寒热兼治，总之病情比较复杂，应当详究，审证求因，庶能得治。”[132]117

《中医皮肤病学简编》："荨麻疹是由风或热引起的一种过敏性风团。中医学按风团的形态分为：游风：发于肌肤，起如云片，浮肿焮热，呈斑状风团。时消时生，出没无定，故名游风。分赤、白两种，赤者为热，白者为风。此型风重。瘔瘰：扁平隆起，堆垒成片，状如豆瓣或麻豆，呈高起风团。此型热重。瘾疹：发疹小粒状，隮于皮肤之中，忽起如蚊咬留迹，呈点状风团。"[133]38

《中医外伤科学》："荨麻疹是一种常见的过敏性皮肤病。常由于肌体对某种食物，药物，花粉等因素过敏而引起，或由于感染病灶引起。骤然发生迅速消退，愈后不留任何痕迹。"[134]103

《实用中医皮肤病学》(管汾)："荨麻疹，是一种皮肤血管神经和内脏器官功能障碍性疾病，它是由各种不同内外因子作用于人体通过变应性或非变应性机制而发生的皮肤病。中医学书中记载的瘾轸、风瘔瘰、风矢、鬼饭疙瘩等，可能均系荨麻疹之症。如《医宗金鉴》'瘔瘰'记载：'此证俗名鬼饭疙瘩。由汗出受风或露卧乘凉，风邪多中表虚之人。初起皮肤作痒，次发扁疙瘩，形如豆瓣，堆累成片。'"[135]152

《临床皮肤病学》："俗称'风疹块'。是皮肤黏膜血管扩张及通透性增加而出现的一种限局性水肿反应。有15%～20%的人一生中至少发作过一次荨麻疹。"[136]434

《中医外科学》(北京中医医院)："荨麻疹是一种常见的过敏性皮肤病。临床表现为局限性风疹块样损害，骤然发生并迅速消退，愈后不留任何痕迹，有剧烈瘙痒及烧灼感，相当于中医所谓之'瘔瘰'或'瘾疹'。"[137]152

《简明中医皮肤病学》："荨麻疹是一种常见的过敏性皮肤病，其临床表现为局限性风疹块样损害，骤然发生并迅速消退，愈后不留任何痕痕迹，有剧烈瘙痒及烧灼感。与中医学文献中记载的'瘔瘰'相类似。如《医宗金鉴·外科心法》瘔瘰记载：'此证俗名鬼饭疙瘩，由汗出受风，或露卧乘凉，风邪多中表虚之人，初起皮肤作痒，次发扁疙瘩，形如豆瓣，堆累成片。'"[138]173

《小儿皮肤病学》："荨麻疹为各种刺激因素所致、以风团为特征的一种血管反应性皮肤病。人的一生中发生荨麻疹或血管性水肿者为15%～20%。荨麻疹可分急性、慢性两大类。急性以儿童、青年多见，病因较易发现，有特应性素质(Atopy)者发病率较高；慢性以中年妇女为多，3/4病例找不到病因。其特征表现为皮肤或黏膜暂时性红斑或风团样水肿。然而严重的荨麻疹可引起大疱甚至紫癜样损害，通常多见于儿童。"[139]86

《实用中医外科学》："荨麻疹是一种起风团为主要表现的皮肤病。风团是皮肤黏膜的暂时性血管通透性增加和水肿的反应。中医学中称为'风疹块''隐疹''风疹''瘔瘰''鬼风疙瘩''赤白游风''风丹'等。"[140]526

《实用小儿皮肤病学》："荨麻疹是皮肤反复发生一过性的风团伴瘙痒，消退后不留痕迹的疾病。在儿童十分常见，多呈急性经过。"[141]135

《中西医结合治疗皮肤病》："荨麻疹俗称'鬼饭疙瘩''饭便疙瘩'，相当于中医的'隐疹'。"[142]134

《新编中医外科学》："荨麻疹是一种以风团或局限性水肿为主要表现的瘙痒性过敏性皮肤病。中医学称此病为'风疹块''瘔瘰''鬼风疙瘩''游风''赤白游风''风丹'等。"[143]267

《中西医临床皮肤病学》："中医学历代医学家有隐疹、风瘙隐疹、风瘔等名，相当于现代医学的荨麻疹。隐疹之名，首先见于《素问·四时刺逆从论》：'少降之病，皮痹隐疹。'隋·巢元方《诸病源候论·风瘙隐疹候》：'邪气客于皮肤，复逢风寒相折，则起风瘙隐疹'。"[144]206

《中西医结合治疗皮肤病性病》："本病是以局部或全身出风团为特征的变态过敏反应性皮肤病。中医称之为'瘾疹'。"[145]193

《现代皮肤病学》："本病是一种较常见的皮

肤黏膜过敏性疾患，其特征为具有剧痒的一过性局限性水肿发疹。”[146]404

《现代中医皮肤病学》：“荨麻疹是各种因素致皮肤黏膜血管扩张及通透性增加而出现的一种限局性水肿反应。中医有‘瘾疹’‘风痞瘟’‘风疹块’‘风瘙瘾疹’等名称。本病特点是皮肤出现风团，呈鲜红或苍白色，突然发作，时隐时现，伴剧烈瘙痒，消退后不留任何痕迹。可发生在身体任何部位。急性者，骤发速愈；慢性者，可反复发作达数月以上。本病无年龄及季节之分。”[147]151

《中医外科学》（许芝银等）：“荨麻疹是由于皮肤、黏膜小血管扩张及渗透性增加而出现的一种局限性水肿反应。其病因复杂，约3/4的患者不能找到原因。常见致病原因有药物、食物及食物添加剂、吸入物（如花粉、皮屑、真菌孢子）、感染（细菌、病毒、寄生虫感染）、虫叮咬、机械及冷、热、光刺激、精神因素、内分泌改变、遗传因素及系统性疾病等。荨麻疹发病机制有免疫性有非免疫性两类。与免疫有关者主要是由于Ⅰ型变态反应引起，血清病型荨麻疹可为Ⅲ型变态反应。非免疫性荨麻疹的发病机制是某些物质如细菌毒素、蛇毒等由非免疫方式活化补体而引起组胺释放或致血管通透性增加物抑制物有先天性缺陷，饮酒、发热、情绪紧张、运动、受凉等因素直接作用于小血管和通过内源性激素改变而作用于肥大细胞，使其释放介质所致。本病属中医隐疹、痞瘟之证，发病多与外感风邪有关，反复发作可致血虚风燥。”[148]214

《皮肤病中医辨治》：“荨麻疹是一种常见的多由过敏引起的皮肤病。以皮肤发生风团、伴有剧烈瘙痒为主要表现。中医学称该病为‘痞瘤’‘瘾疹’‘风疹块’等。”[149]185

《小儿皮肤病防治》：“荨麻疹是由于皮肤、黏膜小血管扩张及渗透性增加而出现的一种局限性水肿反应。”[150]121

《中医皮肤病学》：“荨麻疹是一种以皮肤上出现鲜红色或苍白色风团，时隐时现为主的瘙痒性过敏性皮肤病。中医文献有‘瘾疹’‘风痞瘟’等名称。其特点为风团发无定处，忽起忽退，瘙痒不堪，消退后不留痕迹。急性者骤发速愈，慢性者可反复发作，数月或多年不愈。可发生于任何年龄、部位和季节，男女皆可患病。”[151]135

《皮肤病性病中医洗渍疗法》：“荨麻疹是由诸多因素引起的一种变态反应性皮肤病。俗称‘风疹块’，中医称‘瘾疹’‘赤疹’‘白疹’‘鬼饭疙瘩’等。”[152]145

《农民朋友一定要掌握的99个皮肤科知识》：“荨麻疹俗称‘风疹块’‘风疙瘩’，它是一种常见的皮肤黏膜过敏性疾患。发病原因是皮肤组织暂时性水肿引起的。荨麻疹表现为大小不等、形态不规则的苍白色扁平疙瘩，多时会融合成大片，伴有明显瘙痒，皮损多时遍布全身。荨麻疹发病快，消落也快，一般24小时内可自行消退。儿童常合并发热和胃肠道症状，有些患儿还可合并手足、眼睑甚至整个面部局限性水肿。”[153]14

《中医皮肤病诊疗》：“外感风邪、脾胃湿热、气血虚弱等多种原因而致皮肤风团发疹，称为风痞瘟。以其风团样皮疹骤起骤消，不留痕迹，有时伴有腹痛等为特征。《证治准绳》谓：‘烦痒极者重抓疹起……亦有白轸……亦有赤轸……’《外科真铨》谓：‘初起皮肤作痒，次发扁疙瘩，形如豆瓣，堆累成片……’风痞瘟又名瘾疹、风疹、痞瘟等，俗称风疹块、鬼风疙瘩。西医名荨麻疹，是常见的皮肤病。”[154]135

《常见病中医防治 皮科便览》：“风痞瘟，相当于现代医学的荨麻疹，是一种肤起风团，伴有瘙痒的皮肤病。根据其发病特点，中医学文献中又有‘鬼饭疙瘩’‘风乘疙瘩’‘风疹块’‘瘾疹’‘风瘙瘾疹’等名。如隋代《诸病源候论·风痞瘟候》记载：‘汗出当风，风气搏于肌肉，与热气并，则生痞瘟，状如麻豆，甚者渐大，搔之成疮。’本病不分年龄、季节、性别。皮损发起突然，骤来速去，时隐时现，消退后不留痕迹。亦可反复发作，数年不愈。”[155]106

《实用中医皮肤病学》(李林)：“风瘖癗因皮损形如豆瓣，状如瘖癗，故名。因皮损时隐时现，称风隐疹、瘾疹。因皮损高出皮肤，成块连片，遇风易发，又称风疹块。俗称鬼饭疙瘩。本病相当于现代医学荨麻疹。”[156]201

《实用中医外科学》：“风隐疹……本病为一种常见的瘙痒性过敏性皮肤病，以发无定处，忽起忽退，来去迅速，瘙痒无度，消退后不留痕迹为其特点。历代医家有隐疹、风瘙隐疹、风瘖癗等名，俗称风疹块。相当于现代医学的荨麻疹。隐疹之名，首先见于《素问·四时刺逆从论》，‘少阴为病，皮痹隐疹’。隋代巢元方《诸病源候论·风瘙隐疹候》，‘邪气客于皮肤，复逢风寒相折，则起风瘙隐疹’。又‘风瘖癗候’‘夫人阳气外虚则多汗，汗出当风，风气搏于肌肉，与热气并，则生瘖癗，状如麻豆，甚者渐大。’清·《医宗金鉴·外科心法要诀》简称瘖癗，说：‘由汗出受风或露卧乘凉，风邪多中表虚之人。’阐明了它的发病之因。”[157]469

《中华医学望诊大全》：“(风隐疹)本病可发于身体各处，望诊以皮肤出现发无定处、时隐时现、红色或白色的风团块为特点，又称‘风瘙隐疹’‘风瘖癗’等。”[158]715

《中医临床实习手册》：“(隐疹)本病是以突发皮肤瘙痒，出现大小不等、高出皮肤的疹块，突起突消，褪后不留痕迹为主要表现的斑疹类疾病。”[159]443

《中医外科、伤科及皮肤科治疗》：“隐疹是指有过敏体质的人对某些物质引起皮肤出现的皮疹时现、时退，故称隐疹。其特点是皮肤突然出现瘙痒性风团、发病迅速、消退亦快不留痕迹。”[160]310

《实用临床中医诊疗学》：“隐疹是一种常见的瘙痒性过敏性皮肤病，以皮肤上出现鲜红或苍白色风团，发无定处，时隐时现，来去迅速，瘙痒无度，消退后不留痕迹为其特点。”[161]272

[1] [战国] 未著撰者. 黄帝内经素问[M]. 北京：人民卫生出版社，1963：352.

[2] [南齐] 龚庆宣. 刘涓子鬼遗方[M]. 北京：中华书局，1985：65，66.

[3] [隋] 巢元方. 诸病源候论[M]. 黄作阵点校. 沈阳：辽宁科学技术出版社，1997：13，14，116，160，223.

[4] [明] 吴昆. 内经素问吴注[M]. 张灿玾，等点校. 济南：山东科学技术出版社，1984：250.

[5] [明] 张介宾. 类经[M]. 郭洪耀，等校注. 北京：中国中医药出版社，1997：261.

[6] [清] 张隐庵. 黄帝内经素问集注[M]. 上海：上海科学技术出版社，1959：238.

[7] [清] 姚止庵. 素问经注节解[M]. 北京：人民卫生出版社，1963：425.

[8] [清] 高士宗. 黄帝素问直解[M]. 于天星按. 北京：科学技术文献出版社，1980：427.

[9] [汉] 佚名. 神农本草经[M]. 徐国楠，朱兵占校注. 石家庄：河北科学技术出版社，1996：14，125.

[10] [汉] 张机. 金匮要略方论[M]. 北京：人民卫生出版社，1963：15.

[11] [晋] 王叔和. 脉经[M]. 严石林，李正华点校. 成都：四川科学技术出版社，2008：570.

[12] [梁] 陶弘景. 名医别录[M]. 尚志钧辑校. 北京：人民卫生出版社，1986：41，196，269.

[13] [唐] 苏敬. 新修本草(辑复本)[M]. 尚志钧辑校. 合肥：安徽科学技术出版社，1981：186，497.

[14] [唐] 孟诜，张鼎. 食疗本草[M]. 谢海洲，马继兴，翁维健，等辑. 北京：人民卫生出版社，1984：16，151.

[15] [唐] 王焘. 外台秘要方[M]. 高文铸校注. 北京：华夏出版社，1993：239，283，587.

[16] [宋] 王怀隐. 太平圣惠方[M]. 北京：人民卫生出版社，1958：667，675，1716，2165.

[17] [宋] 王衮. 博济方[M]. 王振国，宋咏梅点校. 上海：上海科学技术出版社，2003：36.

[18] [宋] 苏颂. 本草图经[M]. 尚志钧辑校. 合肥：安徽科学技术出版社，1994：205，253，273.

[19] [宋] 刘昉. 幼幼新书[M]. 幼幼新书点校组点校. 北京：人民卫生出版社，1987：1477，1488.

[20] [宋] 佚名. 小儿卫生总微论方[M]. 上海：上海卫生出版社，1958：260.

[21] [宋] 杨倓. 杨氏家藏方[M]. 于文忠，王亚芬，李洪晓点校. 北京：人民卫生出版社，1988：14，253.

[22] [宋] 叶大廉. 叶氏录验方[M]. 唱春莲，金秀梅点校. 上海：上海科学技术出版社，2003：4.

[23] [宋] 王璆. 是斋百一选方[M]. 上海：上海科学技术

出版社，2003：192.
[24] [宋] 朱佐.类编朱氏集验医方[M].上海：上海科学技术出版社，2003：212，213.
[25] [金] 张从正.儒门事亲[M].刘更生点校.天津：天津科学技术出版社，1999：19.
[26] [元] 王好古.汤液本草[M].崔扫尘，尤荣辑点校.北京：人民卫生出版社，1987：72，73.
[27] [元] 危亦林.世医得效方[M].王育学点校.北京：人民卫生出版社，1990：452，621.
[28] [元] 徐彦纯.本草发挥[M].宋咏梅，李军伟校注.北京：中国中医药出版社，2015：17.
[29] [明] 戴思恭.推求师意[M].左言富点校.南京：江苏科学技术出版社，1984：7.
[30] [明] 董宿，方贤.奇效良方[M].田代华，张晓杰，何永点校.天津：天津科学技术出版社，2003：75.
[31] [明] 周文采.医方选要[M].王道瑞，申好贞，焦增绵点校.北京：中国中医药出版社，1993：30.
[32] [明] 刘文泰.本草品汇精要[M].曹晖校注.北京：华夏出版社，2004：208.
[33] [明] 薛己.外科心法[M]//盛维忠.薛立斋医学全书.北京：中国中医药出版社，1999：208.
[34] [明] 高武.针灸聚英[M].高俊雄，王启才，赵慧玲，等点校.北京：中医古籍出版社，1999：27.
[35] [明] 张时彻.急救良方[M].康维点校.北京：中医古籍出版社，1987：54.
[36] [明] 徐春甫.古今医统大全[M].崔仲平，王耀廷主校.北京：人民卫生出版社，1991：71，420.
[37] [明] 吴昆.针方六集[M].张缙，等点校.合肥：安徽科学技术出版社，1992：197.
[38] [明] 武之望.济阳纲目[M]//苏礼.武之望医学全书.北京：中国中医药出版社，1999：1100，1101，1105.
[39] [明] 孙志宏.简明医彀[M].余瀛鳌，等点校.北京：人民卫生出版社，1984：241.
[40] [明] 卢之颐.本草乘雅半偈[M].冷方南，王齐南点校.北京：人民卫生出版社，1986：455.
[41] [清] 祁坤.外科大成[M].上海：上海科技卫生出版社，1958：309，332.
[42] [明] 李中梓.[清] 尤乘.本草通玄[M]//包来发.李中梓医学全书.张宁校注.北京：中国中医药出版社，1999：511.
[43] [清] 汪昂.本草备要[M].王效菊点校.天津：天津科学技术出版社，1993：245，246.
[44] [清] 张璐.本经逢原[M].赵小青，等点校.北京：中国中医药出版社，1996：78.
[45] [清] 吴杖仙.吴氏医方汇编[M].查炜，陈守鹏点校.上海：上海科学技术出版社，2004：71，309.
[46] [清] 冯兆张.冯氏锦囊秘录[M].田思胜，等校注.北京：中国中医药出版社，1996：689，780，781.
[47] [清] 许克昌，毕法.外科证治全书[M].曲祖诒点校.北京：人民卫生出版社，1987：131，132.
[48] [清] 黄宫绣.本草求真[M].席与民，朱肇和点校.北京：人民卫生出版社，1987：247.
[49] [清] 郑玉坛.彤园医书(小儿科)[M]//刘炳凡，周绍明.湖湘名医典籍精华：妇科卷 儿科卷.长沙：湖南科学技术出版社，2000：1061.
[50] [清] 邹存淦.外治寿世方[M].刘小平点校.北京：中国中医药出版社，1992：20.
[51] [清] 周岩.本草思辨录[M].邹运国点校.北京：人民军医出版社，2015：60.
[52] [北周] 姚僧垣.集验方[M].高文铸辑校.天津：天津科学技术出版社，1986：143，144.
[53] [唐] 孙思邈.千金翼方[M].鲁兆麟，等点校.沈阳：辽宁科学技术出版社，1997：28，29.
[54] [日] 丹波康赖.医心方[M].高文铸校注.北京：华夏出版社，1996：97，360，363，575.
[55] [明] 朱橚.普济方[M]//纪昀.文渊阁四库全书.台湾：台湾商务印书馆，1983：750，761，520，760.
[56] [明] 缪希雍.神农本草经疏[M].夏魁周，赵瑗校注.北京：中国中医药出版社，1997：71，144.
[57] [晋] 葛洪.肘后备急方[M].王均宁点校.天津：天津科学技术出版社，2005：11.
[58] [唐] 孙思邈.备急千金要方[M].鲁兆麟主校.沈阳：辽宁科学技术出版社，1997：80，342.
[59] [宋] 唐慎微.证类本草[M].尚志钧，等点校.北京：华夏出版社，1993：159，203，297，309.
[60] [宋] 赵佶.圣济总录[M].北京：人民卫生出版社，1962：328，1736，2968.
[61] [宋] 许叔微.普济本事方[M].上海：上海科学技术出版社，1959：95.
[62] [宋] 郭雍.伤寒补亡论[M].牛宝生，周利，谢剑鹏校注.郑州：河南科学技术出版社，2014：232.
[63] [宋] 陈自明.妇人大全良方[M].田代华，宋咏梅，何永点校.天津：天津科学技术出版社，2003：75，80.
[64] [明] 李梴.医学入门[M].金嫣莉，等点校.北京：中国中医药出版社，1995：359，627.
[65] [明] 李时珍.医学纲目 新校注本[M].刘衡如，刘山水校注.北京：华夏出版社，1998：149，778，1406.
[66] [明] 吴昆.医方考[M].李飞校注.南京：江苏科学技术出版社，1985：168，169.
[67] [明] 倪朱谟.本草汇言[M].戴慎，陈仁寿，虞舜点校.上海：上海科学技术出版社，2005：478.
[68] [明] 缪仲淳.本草单方[M].李顺保校注.北京：学苑出版社，2005：18，405.
[69] [日] 丹波元简.素问识[M].北京：人民卫生出版社，1955：226，268，269.
[70] [清] 喻嘉言.喻选古方试验[M].陈湘萍点校.北京：中医古籍出版社，1999：151，152，236.
[71] [清] 张志聪.本草崇原[M].刘小平点校.北京：中国

中医药出版社,1992：104.
[72] [宋] 寇宗奭.本草衍义[M].颜正华,常章富,黄幼群点校.北京：人民卫生出版社,1990：80.
[73] [南朝] 陈延之.小品方[M].高文铸辑校注.北京：中国中医药出版社,1995：201,202.
[74] [明] 王肯堂.证治准绳：4[M].施仲安点校.北京：人民卫生出版社,2014：406,407,438,439.
[75] [清] 吴谦,等.医宗金鉴：外科心法要诀[M].北京：人民卫生出版社,1973：407.
[76] [清] 顾世澄.疡医大全[M].凌云鹏点校.北京：人民卫生出版社,1987：1083,1093,1094.
[77] [清] 郑玉坛.彤园医书(小儿科)[M]//刘炳凡,周绍明.湖湘名医典籍精华：妇科卷 儿科卷.长沙：湖南科学技术出版社,2000：112.
[78] [清] 易凤翥.外科备要[M]//刘炳凡,周绍明.湖湘名医典籍精华：外科卷 针灸卷 五官科卷.长沙：湖南科学技术出版社,2000：277.
[79] [宋] 杨士瀛.仁斋直指方论[M].福州：福建科学技术出版社,1989：624.
[80] [明] 汪机.外科理例[M].上海：商务印书馆,1957：217.
[81] [清] 黄朝坊.金匮启钥(妇科)[M]//刘炳凡,周绍明.湖湘名医典籍精华：妇科卷 儿科卷.长沙：湖南科学技术出版社,2000：338.
[82] [宋] 王执中.针灸资生经：第7册[M].上海：上海科学技术出版社,1959：18,19.
[83] [清] 叶霖.痧疹辑要[M]//陆拯.近代中医珍本集：儿科分册.杭州：浙江科学技术出版社,1994：995,996.
[84] [清] 杨时泰.本草述钩元[M].上海：科技卫生出版社,1958：286.
[85] [明] 彭用光.原幼心法[M].王海丽点校.上海：上海科学技术出版社,2004：147,148.
[86] [明] 王銮.幼科类萃[M].北京：中医古籍出版社,1984：238,239.
[87] [宋] 张杲.医说：卷10[M].上海：上海科学技术出版社,1984：21.
[88] [明] 龚信,龚廷贤.古今医鉴[M].王立,等校注.南昌：江西科学技术出版社,1990：193.
[89] [清] 何梦瑶.医碥[M].邓铁涛,刘纪莎点校.北京：人民卫生出版社,1994：394.
[90] [明] 龚廷贤.云林神彀[M]//李世华,等.龚廷贤医学全书.北京：中国中医药出版社,1999：151.
[91] [清] 王梦兰.秘方集验[M].王玉英,王作林点校.北京：中医古籍出版社,1990：32.
[92] [清] 佚名.济世神验良方[M].广诗,文正点校.北京：中医古籍出版社,1991：114.
[93] [清] 云川道人.绛囊撮要[M]//裘庆元.珍本医书集成：9.上海：上海科学技术出版社,1985：11.
[94] [清] 何惠川.文堂集验方[M]//裘庆元.珍本医书集成：10.上海：上海科学技术出版社,1986：9.
[95] [清] 青浦诸君子.寿世编[M].张慧芳点校.北京：中医古籍出版社,1986：99.
[96] [清] 龚自璋.家用良方[M].王唯一,等点校.北京：中医古籍出版社,1988：256.
[97] [清] 柳宝诒.柳宝诒医论医案[M]//吴中珍本医籍四种.江一平,张耀宗辑校.北京：中国中医药出版社,1994：228.
[98] [民国] 张山雷.中风斠诠[M].吴文清点校.福州：福建科学技术出版社,2005：46,47.
[99] [清] 蔡贻绩.医学指要[M]//刘炳凡,周绍明.湖湘名医典籍精华：医经卷 温病卷 诊法卷.长沙：湖南科学技术出版社,2000：914.
[100] 顾伯康.中医外科学[M].上海：上海科学技术出版社,1986：143.
[101] 顾伯康.中医外科学[M].北京：人民卫生出版社,1987：288.
[102] 辽宁中医学院,北京中医学院,天津中医学院,等.中医外科学[M].沈阳：辽宁科学技术出版社,1987：102.
[103] 艾儒棣.中医外科学[M].成都：四川科学技术出版社,1989：168.
[104] 郑顺山,等.外科[M]//杨医亚.中医自学丛书：第十分册.石家庄：河北科学技术出版社,1989：166.
[105] 艾儒棣.中医外科学[M].成都：四川科学技术出版社,1991：170,171.
[106] 许书亮.中医外伤科学[M].北京：中国医药科技出版社,1994：111.
[107] 王沛.中医外科学[M].6版.北京：中医古籍出版社,1994：353,354.
[108] 韦永兴.中医外科学[M].北京：中国中医药出版社,1995：92.
[109] 李彪.中医外伤科学[M].长沙：湖南科学技术出版社,1996：89.
[110] 陆德铭.中医外科学[M].上海：上海科学技术出版社,1997：144.
[111] 金之刚.中医外科学[M].长沙：湖南科学技术出版社,1998：277.
[112] 陈淑长,贾玉森.中医外科学[M].北京：中国工人出版社,1999：82.
[113] 欧阳恒,杨志波.新编中医皮肤病学[M].北京：人民军医出版社,2000：252.
[114] 王永炎,王沛.今日中医外科[M].北京：人民卫生出版社,2000：340.
[115] 王少金.新编中医外科临床手册[M].南昌：江西科学技术出版社,2000：311.
[116] 中医药学名词审定委员会.中医药学名词[M].北京：科学出版社,2005：277.

[117] 艾儒棣. 中医外科学[M]. 成都：四川科学技术出版社，2007：199，120.
[118] 张翠月. 中医外科学[M]. 北京：中医古籍出版社，2009：249.
[119] 杨京慧，赵梅，韩平. 皮肤病性病中西医结合诊疗与防护[M]. 赤峰：内蒙古科学技术出版社，2009：118.
[120] 中医药学名词审定委员会. 中医药学名词[M]. 北京：科学出版社，2014：60.
[121] 南京中医学院外科教研组. 简明中医外科学[M]. 南京：江苏人民出版社，1958：92.
[122] 欧阳恒. 中医皮肤病学[M]. 长沙：湖南中医学院，1990：85.
[123] 卫生部中医研究院. 中医外科学简编[M]. 北京：人民卫生出版社，1960：105.
[124] 上海中医学院外科教研组. 中医外科学讲义[M]. 北京：人民卫生出版社，1960：142.
[125] 上海中医学院外科教研组. 中医外科学中级讲义[M]. 北京：人民卫生出版社，1961：107.
[126] 上海中医学院. 中医外科学[M]. 上海：上海科学技术出版社，1964：218.
[127] 上海中医学院外科教研组. 中医外科简编[M]. 北京：人民卫生出版社，1972：128.
[128] 吴恒亚. 中医外科学[M]. 南京：江苏科学技术出版社，1988：117.
[129] 朱进忠. 骨伤科皮科应用必备[M]. 太原：山西科学教育出版社，1991：58.
[130] 杨天籁. 小儿皮肤病[M]. 上海：上海科学技术出版社，1965：109.
[131] 山东中医学院中医系外科教研室. 中医外科学[M]. 济南：山东人民出版社，1973：201.
[132] 中医研究院广安门医院. 朱仁康临床经验集[M]. 北京：人民卫生出版社，1979：117.
[133] 程运乾. 中医皮肤病学简编[M]. 西安：陕西人民出版社，1979：38.
[134] 全国中等卫生学校试用教材《中医外伤科学》编写组. 中医外伤科学[M]. 南京：江苏科学技术出版社，1980：103.
[135] 管汾. 实用中医皮肤病学[M]. 兰州：甘肃人民出版社，1981：152.
[136]《临床皮肤病学》编写组. 临床皮肤病学[M]. 南京：江苏科学技术出版社，1981：434.
[137] 北京中医医院，北京市卫生干部进修学院中医部. 中医外科学[M]. 北京：人民卫生出版社，1982：152.
[138] 赵炳南，张志礼. 简明中医皮肤病学[M]. 北京：中国展望出版社，1983：173.
[139] 杨天籁，唐曙. 小儿皮肤病学[M]. 上海：上海科学技术出版社，1985：86.
[140] 尚德俊. 实用中医外科学[M]. 济南：山东科学技术出版社，1986：526，527.
[141] 涂元远，袁承晏. 实用小儿皮肤病学[M]. 北京：科学技术文献出版社，1986：135.
[142] 张合恩，赵保艾. 中西医结合治疗皮肤病[M]. 石家庄：河北科学技术出版社，1992：134.
[143] 尚德俊. 新编中医外科学[M]. 济南：济南出版社，1995：267.
[144] 王坤山. 中西医临床皮肤病学[M]. 北京：中国中医药出版社，1996：206.
[145] 范瑞强，禤国维. 中西医结合治疗皮肤病性病[M]. 广州：广东人民出版社，1996：193.
[146] 杨国亮，王侠生. 现代皮肤病学[M]. 上海：上海医科大学出版社，1996：404.
[147] 刘忠恕. 现代中医皮肤病学[M]. 天津：天津科技翻译出版公司，1997：151.
[148] 许芝银，闵仲生. 中医外科学[M]. 南京：东南大学出版社，1998：214.
[149] 杜锡贤. 皮肤病中医辨治[M]. 济南：山东科学技术出版社，1999：185.
[150] 邢炜，周英杰. 小儿皮肤病防治[M]. 北京：金盾出版社，2000：121.
[151] 赵尚华. 中医皮肤病学[M]. 北京：科学出版社，2001：135.
[152] 程秋生. 皮肤病性病中医洗渍疗法[M]. 北京：科学技术文献出版社，2004：145.
[153] 黄鹤. 农民朋友一定要掌握的 99 个皮肤科知识[M]. 南昌：江西教育出版社，2011：14.
[154] 张曼华. 中医皮肤病诊疗[M]. 南宁：广西人民出版社，1985：135.
[155] 李博鉴. 皮科便览[M]. 北京：中医古籍出版社，1986：106，107.
[156] 李林. 实用中医皮肤病学[M]. 北京：中医古籍出版社，1998：201.
[157] 顾伯华. 实用中医外科学[M]. 上海：上海科学技术出版社，1985：469.
[158] 张树生，肖相如. 中华医学望诊大全[M]. 3 版. 太原：山西科学技术出版社，2014：715.
[159] 欧阳锜. 中医临床实习手册[M]. 长沙：光明中医函授大学湖南分校，1988：443.
[160] 汝丽娟，诸福度，许建敏. 中医外科、伤科及皮肤科治疗[M]. 上海：上海世界图书出版公司，2008：310.
[161] 徐西元，梁桂林，张冬云. 实用临床中医诊疗学[M]. 天津：天津科学技术出版社，2011：272.

（刘　涛）

癣

xuǎn

一、规范名

【汉文名】癣。

【英文名】tinea。

【注释】发生在皮表、黏膜、毛发、指(趾)甲,以皮损边缘清楚,略高出皮面,边缘周围有丘疹、水疱、脓疱、结痂、鳞屑等,自觉瘙痒为主要表现的浅部真菌性皮肤疾病。

二、定名依据

"癣"作为一种皮肤病,其特征表现为:发生在皮表、黏膜、毛发、指(趾)甲,以皮损边缘清楚,略高出皮面,边缘周围有丘疹、水疱、脓疱、结痂、鳞屑等,自觉瘙痒。最早见于春秋时代左丘明《国语》,其时即名为"癣"。

其后唐代孙思邈《备急千金要方》中的"癣疮"亦是"癣"的曾用名。

自左丘明《国语》首用"癣"一名以来,历代沿用甚多,如:战国时期成书的《山海经》、吕不韦《吕氏春秋》,西汉刘向《说苑》,东汉刘熙《释名》,东晋葛洪《肘后备急方》,南朝陈延之《小品方》,北周姚僧垣《集验方》,隋代巢元方《诸病源候论》,唐代孙思邈《千金翼方》,日本丹波康赖《医心方》,北宋王怀隐《太平圣惠方》、赵佶《圣济总录》,明代朱橚《普济方》,清代祁坤《外科大成》、吴谦《医宗金鉴・外科心法要诀》、顾世澄《疡医大全》、许克昌等《外科证治全书》、易凤翥《外科备要》。

中华人民共和国成立后,1960年《中医外科学简编》(中医研究院),1979年《朱仁康临床经验集》(卫生部中医研究院等),1985年《中医皮肤病诊疗》(张曼华),1985年《实用中医外科学》(顾伯华),1986年《中医外科学》(顾伯康),1986年《实用中医外科学》(尚德俊),1987年《中医外科学》(顾伯康),1987年《中医外科学》(辽宁中医学院等),1988年《中医外科学》(吴恒亚),1989年《中医外科学》(艾儒棣),1989年《中医自学丛书・外科》(杨医亚等),1990年《中医皮肤病学》(欧阳恒),1991年《中医外科学》(艾儒棣),1994年《中医外伤科学》(许叔亮),1995年《中医外科学》(韦永兴),1995年《新编中医外科学》(尚德俊),1996年《中医外伤科学》(李彪),1997年《皮肤病中医诊疗学》(徐宜厚等),1997年《中医外科学》(陆德铭),1997年《现代中医皮肤病学》(刘忠恕),1998年《中医外科学》(金之刚),1999年《中医外科学》(谭新华等),1999年《中医外科学》(陈淑长等),2000年《新编中医皮肤病学》(欧阳恒等),2000年《今日中医外科》(王永炎等),2000年《新编中医外科临床手册》(王少金),2007年《中医外科学》(顾伯康),2007年《中医外科学》(艾儒棣),2009年《中医外科学》(张翠月),2009年《皮肤病性病中西医结合诊疗与防护》(杨京慧等),2010年《中医皮肤性病学(临床版)》(范瑞强等)均采用了"癣"作为正名,说明"癣"作为规范用名已取得共识。

我国2005年出版的由全国科学技术名词审定委员会审定公布的《中医药学名词》已以"癣"作为规范名,所以"癣"作为规范名也符合术语定名的协调一致原则。

三、同义词

【曾称】"癣疮"(《备急千金要方》)。

四、源流考释

春秋时代左丘明《国语》记载:"今王非越是图而齐、鲁以为忧,夫齐、鲁譬诸疾,疥癣也,岂能涉江、淮而与我争此地哉？将必越实有吴土。”[1]326 笔者认为，此处即是古籍中关于“癣”的最早记载，伍子胥把越国视为吴国的心腹之患，把齐鲁比作吴国的疥癣小疾，意在劝谏吴王先解决越国的威胁，齐鲁之患无需担忧。此后成书于战国的《山海经》有关于“白癣”[2]92 的记载，战国时期吕不韦《吕氏春秋》[3]235 及西汉刘向《说苑》[4]228 亦有与《国语》相似的记载。东汉刘熙《释名》记载：“癣，徙也。浸淫移徙，处处日广也。故青徐谓癣为徙也。”[5]327 指出了癣病“浸淫移徙”的特征。

此后东晋葛洪《肘后备急方》[6]147，南朝陈延之《小品方》[7]202,203，北周姚僧垣《集验方》[8]244,245 都有“癣”治疗方法的记载。

隋代巢元方《诸病源候论·癣候》记载：“癣病之状，皮肉隐胗如钱文，渐渐增长，或圆或斜，痒痛，有匡郭，里生虫，搔之有汁。此由风湿邪气，客于腠理，复值寒湿，与血气相搏，则血气否涩，发此疾。按九虫论云：蛲虫在人肠内，变化多端，发动亦能为癣，而癣内实有虫也。《养生方》云：夏勿露面卧，露下堕面上，令面皮厚，及喜成癣。”[9]164 描述了“癣”病的特征，病因病机，提出“癣中有虫”。《诸病源候论》还把癣病分为九种：干癣、湿癣、风癣、白癣、牛癣、圆癣、狗癣、雀眼癣、刀癣。[9]164《诸病源候论》还记载有“久癣”[9]165，指出其“经久不瘥”的特征，系指顽固不愈的癣病。

其后日本医家丹波康赖《医心方》[10]355,356 沿袭《诸病源候论》的记载，没有创见。

北宋王怀隐《太平圣惠方》亦大体沿袭《诸病源候论》的记载，但是把癣病分为七种：干癣、风癣、牛癣、圆癣、狗癣、雀眼癣、刀癣。[11]2012,2013

北宋赵佶《圣济总录》亦大体沿袭《诸病源候论》的记载，但是把癣病分为八种：干癣、湿癣、风癣、圆癣、雀眼癣、牛皮癣、狗癣、刀癣。[12]2278

南宋杨士瀛《仁斋直指方论》亦大体沿袭《诸病源候论》的记载，但是把癣病分为六种：干癣、湿癣、风癣、牛癣、狗癣、刀癣。[13]649,650

明代朱橚《普济方》亦大体沿袭《诸病源候论》的记载，但不同章节对于癣的分类并不相同。在“疥癣”[14]240 节下分为六种：干癣、湿癣、风癣、牛癣、狗癣、刀癣。在“诸癣”[14]274 节下则分为八种：干癣、湿癣、风癣、圆癣、雀目癣、牛皮癣、狗癣、刀癣。在“久癣”[14]293 节下则分为七种：干癣、风癣、牛皮癣、圆癣、狗癣、雀眼癣、刀癣。

明代周文采《外科集验方》沿袭《仁斋直指方论》的记载，亦把癣病分为六种。[15]91,92

明代王肯堂《疡医证治准绳》亦沿袭《仁斋直指方论》的记载，把癣病分为六种。[16]413

明代龚廷贤《济世全书》沿袭《普济方·诸癣》的记载，把癣病分为八种。[17]1064

明代陈实功《外科正宗》大体沿袭《诸病源候论》的记载，但是把癣病分为六种：风癣、湿癣、顽癣、牛皮癣、马皮癣、狗皮癣。[18]242,243

明代蒋士吉《医宗说约》[19]264 将癣病分为五种：湿癣、顽癣、风癣、马癣、牛癣，其后孙志宏《简明医彀》[20]505，皇甫中、王肯堂、邵从臬《明医指掌》[21]250 亦沿袭之。

清代祁坤《外科大成》大体沿袭《诸病源候论》的记载，但是把癣病分为六种：干癣、湿癣、风癣、牛皮癣、马皮癣、刀癣。[22]327,328

清代吴谦《医宗金鉴·外科心法要诀》大体沿袭《诸病源候论》的记载，但是把癣病分为六种：干癣、湿癣、风癣、牛皮癣、松皮癣、刀癣。[23]399,400

清代顾世澄《疡医大全》沿袭陈实功《外科正宗》的记载，亦把癣病分为六种。[24]1084

清代许克昌等《外科证治全书》沿袭吴谦《医宗金鉴·外科心法要诀》的记载，亦把癣病分为六种。[25]127

清代易凤翥《外科备要》亦沿袭吴谦《医宗金鉴·外科心法要诀》的记载，把癣病分为六种。[26]275,276

唐代孙思邈《备急千金要方》记载有“癣疮”[27]359 一名，笔者认为亦是指“癣”病。其后“癣疮”一名沿用较多，如：唐代王焘《外台秘要》[28]590，元代危亦林《世医得效方》[29]647，明代胡濙《卫生易简方》[30]237、朱震亨《丹溪治法心要》[31]176、楼英《医学纲目》[32]779、龚信等《古今医鉴》[33]439、龚廷贤《种杏仙方》[34]85《万病回春》[35]519、张洁《仁术便览》[36]234、申斗垣《外科启玄》[37]57、缪希雍《本草单方》[38]406，清代孙伟《良朋汇集经验神方》[39]201、吴世昌《奇方类编》[40]58、程鹏程《急救广生集》[41]228、鲍相璈《验方新编》[42]175、凌奂《外科方外奇方》[43]110。

中华人民共和国成立后，1960年《中医外科学简编》[44]107（中医研究院）使用了"癣"作为正名，其后著作大多沿用，如：1979年《朱仁康临床经验集》[45]1,2（卫生部中医研究院，广安门医院），1985年《中医皮肤病诊疗》[46]57（张曼华），1985年《实用中医外科学》[47]11（顾伯华），1986年《中医外科学》[48]127（顾伯康），1986年《实用中医外科学》[49]521（尚德俊），1987年《中医外科学》[50]257（顾伯康），1987年《中医外科学》[51]95（辽宁中医学院等），1988年《中医外科学》[52]104（吴恒亚），1989年《中医外科学》[53]155（艾儒棣），1989年《中医自学丛书·外科》[54]154（杨医亚等），1990年《中医皮肤病学》[55]3（欧阳恒），1991年《中医外科学》[56]156（艾儒棣），1994年《中医外伤科学》[57]100（许叔亮），1995年《中医外科学》[58]77（韦永兴），1995年《新编中医外科学》[59]261（尚德俊），1996年《中医外伤科学》[60]81（李彪），1997年《皮肤病中医诊疗学》[61]6（徐宜厚等），1997年《中医外科学》[62]130（陆德铭），1997年《现代中医皮肤病学》[63]6（刘忠恕），1998年《中医外科学》[64]258（金之刚），1999年《中医外科学》[65]19（谭新华等），1999年《中医外科学》[66]71（陈淑长等），2000年《新编中医皮肤病学》[67]9（欧阳恒等），2000年《今日中医外科》[68]485（王永炎等），2000年《新编中医外科临床手册》[69]267（王少金），2005年《中医药学名词》[70]276（中医药学名词审定委员会），2007年《中医外科学》[71]12（顾伯康），2007年《中医外科学》[72]183（艾儒棣），2009年《中医外科学》[73]219（张翠月），2009年《皮肤病性病中西医结合诊疗与防护》[74]7（杨京慧等），2010年《中医皮肤性病学（临床版）》[75]9（范瑞强等），2014年《中医药学名词》[76]56（中医药学名词审定委员会）。

亦有使用"癣疮"作为正名的，如：1956年《中医外科学概要》[77]74（中医研究院教材编辑委员会），1958年《简明中医外科学》[78]107（南京中医学院外科教研组），1960年《中医外科学讲义》[79]145（上海中医学院外科教研组）。

亦有使用"皮肤霉菌病"作为正名的，如：1965年《小儿皮肤病》[80]150（杨天籁），1981年《实用中医皮肤病学》[81]110（管汾），1986年《实用小儿皮肤病学》[82]63（涂元远等）。

亦有使用"真菌病"作为正名的，如：1981年《临床皮肤病学》[83]325（《临床皮肤病学》编写组），1985年《小儿皮肤病学》[84]148（杨天籁），1996年《现代皮肤病学》[85]175（杨国亮等）。

亦有使用"皮肤真菌病"作为正名的，如：1983年《简明中医皮肤病学》[86]139（张志礼等），1996年《中西医临床皮肤病学》[87]132（王坤山）。

亦有使用"真菌性皮肤病"作为正名的，如：1992年《中西医结合治疗皮肤病》[88]99（张合恩等），2000年《小儿皮肤病防治》[89]41（邢炜等），2004年《皮肤病性病中医洗渍疗法》[90]99（程秋生），2008年《皮肤性病学》[91]78（张学军），2009年《小儿皮肤病诊疗》[92]122,123（李红毅等），2011年《农民朋友一定要掌握的99个皮肤科知识》[93]41（黄鹤）。

亦有使用"真菌感染性皮肤病"作为正名的，如：1996年《中西医结合治疗皮肤病性病》[94]165（范瑞强）。

亦有使用"皮肤浅部真菌病"作为正名的，比如：1998年《中医外科学》[95]205（许芝银等）。

亦有使用"浅部真菌病"作为正名的，比如：1999年《皮肤病中医辨治》[96]140（陈淑长等）。

总之，"癣"最早见于春秋时期左丘明《国语》，隋代巢元方《诸病源候论》对癣病的描述和分类对后世影响甚大，唐代孙思邈《备急千金要方》中的"癣疮"亦是指癣病，后世对癣病的分类不尽相同，到了清代以六种癣病的分类方法稳定下来。中华人民共和国成立后由于西医的影响，"癣"的内涵变成了真菌性皮肤病，与古籍本来的内涵截然不同，一直使用到如今。

五、文献辑录

《国语·吴语》："吴王夫差既许越成，乃大戒师徒，将以伐齐。申胥进谏曰：'昔天以越赐吴，而王弗受。夫天命有反，今越王句践恐惧而改其谋，舍其愆令，轻其征赋，施民所善，去民所恶，身自约也，裕其众庶，其民殷众，以多甲兵。越之在吴，犹人之有腹心之疾也。夫越王不忘败吴，于其心也佊然，服士以伺吾间。今王非越是图而齐、鲁以为忧，夫齐、鲁譬诸疾，疥癣也，岂能涉江、淮而与我争此地哉？将必越实有吴土。'"[1]326

《山海经·中山经》："又东十五里，曰渠猪之山。其上多竹。渠猪之水出焉，而南流注于河。其中多豪鱼，状如鲔(鲔似鳣也。)，赤喙尾赤羽，可以已白癣。"[2]92

《吕氏春秋》卷二十三："习俗同，言语通，我得其地能处之，得其民能使之。越于我亦然，夫吴越之势不两立，越之于吴也譬若心腹之疾也，虽无作，其伤深而在内也。夫齐之于吴也，疥癣之病也，不苦其已也，且其无伤也。今释越而伐齐，譬之犹惧虎而刺猏(兽三岁曰猏也。)虽胜之，其后患未央(虎之患未能央)。"[3]235

《说苑》卷九"正谏"："其后五年，吴王闻齐景公死而大臣争宠，新君弱，乃兴师北伐齐。子胥谏曰：'不可。勾践食不重味，吊死问疾，且能用人，此人不死，必为吴患。今越，腹心之疾，齐犹疥癣耳，而王不先越，乃务伐齐，不亦缪乎？'"[4]228

《〈释名〉语源疏证》卷八："癣，徙也，浸淫移徙处处日广也，故青徐谓癣为徙也。"[5]327

《肘后备急方》卷五"治病癣疥漆疮诸恶疮方"："《小品》疗病癣疥恶疮方。水银、矾石、蛇床子、黄连各二两。四物捣筛，以腊月猪膏七合，并下水银搅万度，不见水银，膏成。敷疮，并小儿头疮，良。龚庆宣加藺茹一两，疗诸疮，神验无比。"[6]147

《小品方》卷十："治病癣疥恶疮方。水银、矾石、蛇床子、黄连(各二两)，四物捣筛，以腊月猪膏七合，并下水银搅万度，不见水银膏成，傅疮并小儿头疮，良。"[7]202

《集验方》卷十一："治小儿癣方。以蛇床子末，以白膏和敷之(《外台》卷三十六)。又方：以水银合胡粉傅之(《医心方》卷二十五)。"[8]244

《诸病源候论》卷三十五："癣病之状，皮肉隐胗如钱文，渐渐增长，或圆或斜，痒痛，有匡郭，里生虫，搔之有汁。此由风湿邪气，客于腠理，复值寒湿，与血气相搏，则血气痞涩，发此疾。按九虫论云：蛲虫在人肠内，变化多端，发动亦能为癣，而癣内实有虫也。《养生方》云：夏勿露面卧，露下堕面上，令面皮厚，及喜成癣。"[9]164"干癣，但有匡郭，皮枯索，痒，搔之白屑出是也。皆是风湿邪气，客于腠理，复值寒湿，与血气相搏所生。若其风毒气多，湿气少，故风沉入深，故无汁，为干癣也。其中亦生虫。"[9]164"湿癣者，亦有匡郭，如虫行，浸淫，赤，湿痒，搔之多汁成疮，是其风毒气浅，湿多风少，故为湿癣也。其里亦有虫。"[9]165"风癣，是恶风冷气客于皮，折于血气所生。亦作圆文匡郭，但抓搔顽痹，不知痛痒。其里亦有虫。"[9]164,165"白癣之状，白色，硿硿然而痒。此亦是腠理虚受风，风与气并，血涩而不能荣肌肉故也。"[9]164"俗云：以盆器盛水饮牛，用其余水洗手、面，即生癣，名牛癣。其状皮厚，抓之硬强而痒是也。其里亦生虫。"[9]164"圆癣之状，作圆文隐起，四畔赤，亦痒痛是也。其里亦生虫。"[9]164"(狗癣候)俗云：狗舐之水，用洗手、面，即生癣。其状微白，点缀相连，亦微痒是也。其里亦生虫。"[9]164"雀眼癣，亦是风湿所生，其文细似雀眼，故谓之雀眼癣。搔之亦痒，中亦生虫。"[9]164"俗云：以磨刀水，用洗手、面，而生癣，名为刀癣。其形无匡郭，纵斜无定是也。中亦生虫。”[9]164“久癣，是诸癣有虫，而经久不瘥者也。癣病之状，皮肉隐胗如钱文，渐渐增长，或圆或斜，痒痛，有匡郭，搔之有汁。又有干癣，皮枯索，痒，搔之白屑出。又有湿癣，如虫行，浸淫，赤，湿痒，搔之多汁。又有风癣，搔抓顽痹，不知痛痒。又有牛癣，因饮牛余水洗手面得之，其状皮厚，抓之硬强。又有圆癣，作圆文隐起，四面赤。又有狗癣，因以狗舐余水洗手面得之，其状微白，点缀相连，亦微痒。又有雀眼癣，作细文似雀眼，搔之亦痒痛。又有刀癣，因以磨刀水洗手面得之，其状无匡郭，纵邪无定。如此之癣，初得或因风湿客于肌肤，折于血气所生，或因用牛、狗所饮余水洗手面得之；至其病成，皆有虫侵食，转深，连滞不瘥，故成久癣。”[9]165

《医心方》卷十七：“《病源论》云：癣病之状，皮肉上隐疹如钱大，渐渐增长，或圆或斜，痒痛。有匡郭，里生虫，搔之有汁。此由风湿邪气客于腠理，复值寒湿与血气相搏，则血气痞涩阻绝。谓之发此病。按《九虫论》云：蛲虫在人肠内，变化多端，发动亦能为癣，而癣内实有虫也。《养生方》云：夏不用屋而露面卧，露下堕面上，令面皮厚，喜成癣也。干癣，但有匡郭，皮枯索，痒搔，搔之白屑出是也。皆是风湿邪气客于腠理，复值寒湿为血气相搏所生。若其风毒气多，湿气少，故风沉入深，故无汁，为干癣也。其里亦生虫。湿癣亦有匡郭也，如虫行，浸淫，亦湿痒，搔之多汁成疮。是其风毒气浅，湿多风少，故为湿癣也。其里亦生虫之。风癣是恶风冷气客在皮，折于血所生。亦作圆纹匡郭，但抓搔顽痹，不知痛痒是也，其里亦生虫。白癣之状，白色沉淀然而痒。此亦是腠理虚受风，风与气并，血涩而不能荣肌肉故也。牛癣，俗云以盆器盛水饮牛，用其余水洗手面，即生癣，名为牛癣。其状皮厚，抓之靳强而痒是也。其里亦生虫。圆癣之状，作圆纹隐起，四畔赤，亦痒痛是也。其里亦生虫。狗癣，俗云狗舐之水，用洗手面即生癣，其状瘢微。白点缀相连，亦微痒是也。其里亦生虫。雀眼癣，亦是风湿所化。其纹细似雀眼，故谓之雀眼癣，搔之亦痒。其里亦生虫。刀癣，俗云以磨刀水，用洗手面而生癣，名为刀癣。其状无匡郭，纵斜无定是也。其里亦生虫。”[10]355

《太平圣惠方》卷六十五：“夫久癣者，为诸癣有虫，而经久不瘥者也。癣病之状，皮肉瘾疹如钱文，渐渐增长，或圆或斜，痒痛有棱廓，搔之有汁。又有干癣，枯索痒，搔之无汁。又有风癣，搔之顽痹，不知痛痒。又有牛癣，因饮牛余水得之，其状皮厚硬强。又有圆癣，作圆文隐起，四面赤。又有狗癣，因以狗食余水，洗手面得之，其状微白，点缀相连。亦微痒。又有雀眼癣，作细文似雀眼，搔之亦痒痛。又有刀癣，因以磨刀水，洗手面得之，其状无棱廓，从斜无定。如此之癣，初得，或因风湿客于肌肤折于血气所生，至其病成，皆有虫侵蚀，转深连滞不瘥，故成久癣也。”[11]2012,2013

《圣济总录》卷一百三十七：“论曰：癣之字从鲜，言始发于微鲜，纵而弗治，则浸淫滋蔓，其病得之风湿客于腠理。搏于气血，气血痞涩，久则因风湿而变化生虫，故风多于湿，则为干癣。但有周郭，皮枯瘙痒，搔之白屑起者是也。湿多于风，则为湿癣，周郭中如虫行，浸淫赤湿，搔痒汁出是也，风折于气血，则为风癣，痛痹不知痛痒是也。如钱形则为圆癣，如雀目然则为雀目癣，亦皆赤痛而瘙痒，又或牛犬所饮，刀刃磨淬之余水，取以盥濯，毒气传人，亦能生癣，故得于牛毒者，状似牛皮。于诸癣中，最为瘰厚邪毒之甚者，俗谓之牛皮癣。狗癣白点而连缀，刀癣纵斜无定形。凡此八者，皆风湿毒气折于肌中，故痛痒不已，久而不瘥，又俱谓之久癣。”[12]2278

《仁斋直指方论》卷二十四：“疥与癣，风毒客于肌肤所致也。风毒之浮浅者为疥，风毒之沉深者为癣。疥则多因风毒挟热得之，癣则多因风毒挟湿得之。疥发于手足，或至于遍身，癣则肌肉瘾疹，或圆或斜，或如苔莓走散，内藏汁而外有筐，二者莫不均有虫也，亦莫不易为之染触也。焮赤痒痛，作疮有脓，曰大疥；隐起带根，搔不知痛，曰马疥；痞瘤含浆，摘破出水，曰水疥；痒而搔之，皮起干痂，曰干疥；薄皮小疮，常常淫汁，曰湿疥，此疥之名目然也。干癣则搔出白屑，索然凋枯；湿癣则淫如虫行，搔之多汁；风癣则爪擦痹顽，不知痛痒；牛癣则状如牛领，皮厚而坚；其若时作微痒，白点相连，是之谓狗癣；轮廓全无，纵横不定，是之谓刀癣，此癣之种类然也。疥癣治法，驱风杀虫固也。然杀虫于其外，亦须以硫黄、轻粉、蜡矾丸辈，服饵而内济之，庶绝其根矣。若夫肿而湿者有热，槁而干者无热，用药加减，又当权衡。"[13]649

《普济方》卷二百七十九："夫疥与癣，风毒客于肌肤所致也。风毒之浮浅者为疥，风毒之沉深者为癣。疥则多因风毒挟热得之，癣多因风毒挟湿热得之。疥发于手足，或至于遍身，癣则肌肉瘾疹，或圆或斜，或如苔莓走散，内藏汁而外有框，二者莫不均有虫也。亦莫不易为之染触也。焮赤痒痛，作疮有脓，曰大疮。隐起带根，搔不知痛，曰马疥。痞瘤含浆，抓破出水，曰水疥。痒而搔之，皮起干痂，曰干疥。薄皮小疮，常常淫汁，曰湿疥。此疥之名目然也。干癣则搔出白屑，索然凋枯。湿癣则淫如虫行，搔之多汁。风癣则爪擦痹头，不知痛痒。牛癣则状如牛领，皮厚而坚。其有时则微痒，白点相连，是之谓狗癣。轮廓全无，纵横不定，是之谓刀癣。此癣之种类然也。疥癣治法，驱风杀虫固已，然杀虫于其外，亦须以硫黄、轻粉、蜡矾圆辈。服饵而内济之，庶绝其根矣。若夫肿而湿者有热，槁而干者无热，用药加减，又当权冲。"[14]240

"诸癣"："夫'癣'之字从鲜，言发于微鲜，纵而弗治，则浸淫滋蔓。其病得之风湿客于腠理，搏于气血，气否涩久，则因风湿而变化生虫，故风多于湿则为干癣。但有周郭皮枯瘙痒，搔之白屑起者是也。湿多于风则为湿癣，郭中如虫行，浸淫赤色，搔痒汁出者是也。风折于气血，则为风癣，麻痹不知痛痒者是也。如钱形然，则为圆癣。如雀目然，则为雀目癣，亦皆痛而瘙痒之。或牛犬所饮，刀刃磨淬之余水，取以盥濯，毒气传人，亦能生癣，故得于牛毒者状似牛皮，于诸癣中最为瘖厚，邪毒之甚者，俗谓之牛皮癣。狗癣白点而连缀，刀癣纵斜无定形。凡此八者，皆风湿毒气折于肌中，故痛痒不已，久而不瘥，俱谓之癣。又云露下勿卧，夏间着人面，令皮厚及喜生癣。"[14]274

"久癣"："夫久癣者，为诸癣有虫，而经久不瘥者也。癣病之状，皮肉瘾疹如钱文，渐渐增长，或圆或斜，痒痛有棱廓，搔之有汁。又有干癣，皮枯瘙痒，搔之无汁。又有风癣，搔之顽痹，不知痛痒。又有牛皮癣，因饮牛饮余水得之，其状皮厚硬强。又有圆癣，作圆又隐起四面赤。又有狗癣，因饮狗食余水，或用洗手面得之，其状微白。点缀相连，亦微痒。又有雀眼癣，作细文似雀眼，搔之亦痒痛。又有刀癣，因以磨刀水洗面得之，其状无棱廓，纵斜无定。如此知癣初得，或因风湿客于肌肤，折于气血所生，至其病成，皆有虫侵蚀转深，连滞不瘥，故成久癣也。"[14]293

《外科集验方》卷下："夫疥癣者，皆由脾经湿热及肺气风毒，客于肌肤所故也。风毒之浮浅者为疥，风毒之深沉者为癣，尽癣则发于肺之风毒，而疥则兼乎脾之湿热而成也。久而不愈，延及遍身，浸淫溃烂，或痒或痛，其状不一，二者皆有细虫而能传染人也。疥有五种，一曰大疥，焮赤痒痛，作疮有脓。二曰马疥，隐起带根，搔不知痛。三曰水疥，痞瘤含浆，摘破出水。四曰干疥，痒而搔之，皮起干痂，五曰湿疥，薄皮小疮，常常淫汁是也。癣之状起于肌肤，瘾疹或园或斜，或如莓苔走散，内藏汁而外有筐，其名亦有六焉。一曰干癣，搔则出白屑，索然凋枯。二曰湿癣，搔则多汁，浸淫如虫行。三曰风癣，搔则痹顽，不知痛痒。四曰牛癣，其状如牛领之皮，厚而且坚。五曰狗癣，则时作微痒，白点相连。六曰刀癣，则轮廓全无，纵横不定是也。治法，当以杀虫渗湿消毒之药敷之，内则服和脾清肺、除风散湿之剂，庶绝其根矣。又有面上风癣，初起痦瘖或渐成细疮，时作痛痒，发于春月名吹花癣，女人多生之。此皆肺经蕴积风热，阳气上升发于面部，或在眉目之间，久而不愈恐成风疾。治法当清心火，散肺经之风热，然后以消毒散热之药敷之，则自愈矣。”[15]91

《疡医证治准绳》卷五：“夫疥癣者，皆由脾经湿热，及肺气风毒，客于肌肤所致也。风毒之浮浅者为疥，风毒之深沉者为癣。盖癣则发于肺之风毒，而疥则兼乎脾之湿热而成也。久而不愈，延及遍身，浸淫溃烂，或痒或痛，其状不一。二者皆有细虫而能传染人也。疥有五种。一曰大疥，焮赤痒痛，作疮有脓。二曰马疥，隐起带根，搔不知痛。三曰水疥，痦瘖含浆，摘破出水。四曰干疥，痒而搔之，皮起干痂。五曰湿疥，薄皮小疮，常常淫汁是也。癣之状起于肌肤，瘾疹或圆或斜，或如莓苔走散，内藏汁而外有筐，其名亦有六焉。”[16]413

《济世全书·癣疮》：“久癣，是诸癣有虫，而经久不瘥者也。癣病之状，皮肉隐疹如钱文，渐渐增长，或圆或斜，痒痛有匡廓，搔之有汁。又有干癣枯索痒，搔之白屑出；又有湿癣，如虫行浸淫赤湿痒，搔之多汁；又有风癣，搔抓顽痹不知痛痒；又有牛癣，因饮牛余水得之，其状皮厚，抓之鞹强；又有圆癣，作圆文隐起四面赤；又有狗癣，因以狗舐余水洗手面得之，其状微白，点缀相连亦微痒；又有雀眼癣，作细文似雀眼，搔之亦痒痛；又有刀癣，因以磨刀水洗手面得之，其状无匡廓，纵邪无定。如此之癣，初得，或风因湿客于肌肤，折于血气所生，或因用牛、狗所饮余水洗手面得之，至其病成，皆有虫侵食转深，连滞不瘥，故成久癣。”[17]1064

《外科正宗》卷四：“顽癣乃风、热、湿、虫四者为患。发之大小圆斜不一，干湿新久之殊。风癣如云朵，皮肤娇嫩，抓之则起白屑；湿癣如虫形，瘙之则有汁出；顽癣抓之则全然不痛；牛皮癣如半项之皮，顽硬且坚，抓之如朽木；马皮癣微痒、白点相连；狗皮癣白斑相簇，此等总皆血燥风毒克于脾、肺二经。初起用消风散加浮萍一两，葱、鼓作引，取汗发散。久者服首乌丸、蜡矾丸，外擦土大黄膏，用槿皮散选而用之，亦可渐效。”[18]242

《医宗说约·癣疮》：“五癣者，湿、顽、风、马、牛也。治法宜分上下。上半身为顽癣，治之易，多属风热；下半身为阴癣，治之难，多属寒湿。总之血分受病，以致皮肤不和也。”[19]264

《简明医彀·癣疮》：“癣有五种：曰湿、顽、风、马、牛是也。皆因血分燥热，以致风毒克于皮肤，浮浅于疥，多挟风湿热毒而成，亦有日久生虫，致多年不愈者。宜内外用药，或防风通圣散减硝黄，加浮萍、皂角刺，服之有效，外用擦药。”[20]505

《明医指掌》卷八：“【歌】疮疡痛痒皆心火，疥癣多缘血热生。干湿两端分湿热，轻扬发散郁须伸。【论】《经》云：诸痛痒疮疡，皆属心火。盖疮者，疥癣之总名，疡者，有头小疮也。《原病式》云：热甚则灼而为疮，溃而为脓水，犹谷、肉、果、菜，热极则腐而为污水也。又云：热胜于阴，则为疮疡。然疥有五：干疥、湿疥、虫疥、沙疮、脓窠疮之别。干者以开郁为主，湿者以燥湿为主，虫疥以退热杀虫为主，沙疮以活血清心为主，脓窠以治热燥湿为主。癣亦有五：风癣、顽癣、湿癣、马癣、牛皮癣之别，皆由肺受邪毒，运于四肢，以生肉蠹。治之之法，不过清热驱湿，疏风散郁，凉血杀虫之剂，治之无不效。虽然疥癣皮肤之恙，非心腹之疾，不足为患，久而不已，元气因而亏损，以致尪羸者多矣。”[21]250

《外科大成》卷四：“癣发于肺之疯毒，若疥则属于脾之湿热矣，总不外乎风热湿虫四者相合而成。其形有六：搔之起屑者为干癣；有汁水者为湿癣；不知痛痒者为风癣，即顽癣；坚厚如牛领之皮者为牛皮癣；白点相连者为马皮癣；轮廓全无纵横不定者为刀癣。戴院使云：疮有恶疮，癣有顽癣，疥有疥痨，嚼肤烦扰，不当专用外敷，必须内宣其毒，方可除根。然体虚者，忌投风燥之药，复伤元气。如发痒时，勿以指搔，取苎麻线绷紧，于痒处刮之，虽破而血出，无妨。

常用此法则虫随线下，取虫净，癣自愈矣，诚勿药之奇方也。或发痒时，用针刺百余下，出尽毒血，随用盐汤浸洗，内服表散之药，出汗除根。《经》云：湿淫于内，其血不可不砭，至于敷抹之药，如芍药、藜芦，或草乌、白及，或甘草、芫花。每用一反，加轻粉、儿茶酒调，搽之如扫，世称川槿皮癣之圣药也。且难得真者，须用露水磨涂，今人用泉水，故多罔效。诸癣宜灸间使穴。吹花癣生于面，初起痦瘰作痒，渐成细疮，女子多有之，由风热积郁，久之恐变风症。治宜清心火，除肺风，外以羽白散搽之。”[22]327

《医宗金鉴·癣》：“癣证情形有六般，风热湿虫是根原，干湿风牛松刀癣，春生桃花面上旋。【注】此证总由风热湿邪，侵袭皮肤，郁久风盛，则化为虫，是以搔痒之无休也。其名有六：一曰干癣，搔痒则起白屑，索然凋枯；二曰湿癣，搔痒则出黏汁，浸淫如虫形；三曰风癣，即年久不愈之顽癣也，搔则痹顽，不知痛痒；四曰牛皮癣，状如牛领之皮，厚而且坚；五曰松皮癣，状如苍松之皮，红白斑点相连，时时作痒；六曰刀癣，轮廓全无，纵横不定。总以杀虫渗湿，消毒之药敷之。轻者羊蹄根散，久顽者必效散搽之。亦有脾、肺风湿过盛肿而痛者，宜服散风苦参丸，解散风湿，其肿痛即消，又有面上风癣，初如痦瘰，或渐成细疮，时作痛痒，发于春月，又名吹花癣，即俗所谓桃花癣也，妇女多有之。此由肺、胃风热，随阳气上升而成，宜服疏风清热饮，外用消风玉容散，每日洗之自效。”[23]399

《疡医大全》卷二十九：“陈实功曰：癣乃风热湿虫四者而成。风宜散，热宜清，湿宜渗，虫宜杀，总由血燥风毒克于脾肺二经耳（《正宗》）。又曰：风癣如云朵，皮肤娇嫩，抓之则起白屑，不知痛痒。又曰：湿癣如虫形，搔之则有汁出。又曰：顽癣抓之全不知痛。又曰：牛皮癣顽硬且坚，抓之如朽木。又曰：马皮癣微痒，白点相连。又曰：狗皮癣白斑相簇，时作微痒。周文采曰：干癣搔之则出白屑，索然雕枯（《集验》）。又曰：刀癣则轮廓全无，纵横不定。申斗垣曰：白壳疮即癣也（《启玄》）。王肯堂曰：面上风癣，初起痦瘰或渐成细疮，时作痛痒，发于春月，名曰花癣，女人多生之。此皆肺经蕴积风热，阳气上升，发于面部或生眉目之间，久而不愈，恐成风疾（《准绳》）。蒋示吉曰：上半身为顽癣，治之易，多属风热（《说约》）。又曰：阴癣生在下半身，治之最难，多属寒湿，总之血分受病，以致皮肤不和也。”[24]1084

《外科证治全书·癣》：“初起如钱，渐渐增长，或圆或歪，有匡廓，痒痛不一，其证有六：一曰干癣，搔痒则起白屑，索然凋枯；二曰湿癣，搔痒则出粘汁，浸淫如虫行；三曰风癣，即痒久不愈之顽癣，搔之痹顽，不知痛痒；四曰牛皮癣，状如牛领之皮，厚而且坚；五曰松皮癣，状如苍松，红白斑点相连；六曰刀癣，轮廓全无，纵横不定，总由风邪湿热浸袭皮肤，郁久而化虫，是以搔痒无休矣，宜用杀虫渗湿逐风之药。轻者绣球丸搽之，重者槿皮酒搽之，年久阴顽恶癣，诸治不效者，鲜角膏、五倍膏随宜敷之。忌动风发物，自无不愈。一、吹花癣，生面上如钱，搔痒抓之如白屑，发于春月，故俗名桃花癣，妇女多有之。用绿豆捣碎，将纸蒙碗，针刺数小孔，将豆放纸上，以大炭火一块烧豆，灼尽，纸将焦即去豆，揭纸碗中有水，取涂，三、五次愈。”[25]127

《外科备要·癣》：“有六种：一曰干癣，搔痒则起白屑，索然凋形枯；二曰湿癣，搔痒则出黏汁，浸淫如虫行；三曰风癣，即年久不愈之顽癣也，搔则顽癣不知痛痒；四曰牛皮癣，状如牛领之皮，厚而且坚；五曰松皮癣，状如苍松之皮，红白斑点相连，时时作痒；六曰刀癣，轮廓全无，纵横不定。六癣皆由风热湿邪侵袭皮肤，郁久风盛，则化为虫，是以搔痒无休也，总以杀虫渗湿消毒之药从外治之，轻者用搽癣三方（海），重者搽必效散（海），一扫光（姜）。亦有脾肺风湿过盛，而兼肿痛者，内服散风苦参丸（阳）解散风湿，其肿痛即消。又有面上风癣，发于春月，初起痦瘰，时痛时痒，或渐成细疮，又名吹毛癣即俗所谓桃花癣也，多生妇女小儿头面之上，由肺胃风热随阳气上升而成。宜服疏风清热饮(阳),外用消风玉容散(海),每日搽洗自效。"[26]275

《备急千金要方·疥癣》:"治寒热疮及风疥……千年韭根、好矾石、雄黄、藜芦、瓜蒂、胡粉(各一分),水银(三分)。上七味,以柳木研水银使尽,用猪脂一升煮藜芦、韭根、瓜蒂三沸,去滓,纳诸药和调,令相得即成,以敷之神良。"[27]359

《外台秘要·癣疮方一十一首》:"病源癣病之状,皮肉瘾疹如钱文,渐渐增长,或圆或斜,痒痛,有匡郭,里生虫,搔之有汁,此由风湿邪气客于腠理,复值寒湿与血气相搏,则血气痞涩,发此疾,按《九虫论》云,蛲虫在人肠内,变化多端,发动亦能为癣,而癣内实有虫也,'养生方'云,夏勿露面卧,露下堕面,皮厚及喜成癣。"[28]590

《世医得效方·癣疮》:"胡粉散……治一切癣,神效。胡粉(一分),砒霜(半分),大草乌(一个生用),硫黄(一分别研),蝎梢(七枚),雄黄(一分另研),斑蝥(一个),麝香(少许)。上为末,先以羊蹄根蘸醋擦动,次用药少许擦患处。"[29]647

《卫生易简方》卷九:"治疥初成或始痛时 用姜黄敷之。治疮癣初生或痛时用盐口嚼涂之。治疮癣用蛇床子末和猪脂涂之。治癣疮用芦荟一两,甘草炙半两,为末。先以温浆水洗净,帛拭干,敷之立差。"[30]237

《丹溪治法心要·疮癣》:"治癣疮方,用轻粉、雄黄、蛇床子、川槿皮,共为末,将癣刮破,醋磨羊蹄根汁调涂。治癣疮方,用芦荟、大黄为末敷之。又方,用羊蹄秃菜根,好醋磨敷。又方:用巴豆、草麻子皆去壳,各十四个,斑猫七个,以香油二两熬黑色,去粗,入芦荟末三钱,白蜡五钱,慢火再熬成膏,瓷器收贮。用时将癣微刮破,然后涂药过夜略肿则愈。"[31]176

《医学纲目·癣》:"〔丹〕癣疮。用防风通圣散去硝黄,加浮萍、皂角刺。"[32]779

《古今医鉴·癣疮》:"必效散(黄宾江传)治风湿癣疮,并年久顽癣。川槿皮(四两),斑蝥(一钱),半夏(五钱),木鳖子(去壳,五钱),槟榔(五钱),雄黄(三钱),白砒(一钱)。上俱切成片,另将雄、砒细研,共合一处,用井水一碗,河水一碗,浸晒三日,露三夜,将药水用鹅翎扫疥上,百发百中。"[33]439

《种杏仙方·癣疮》:"癣疮原是因风毒,湿热相煎聚一处。有时作痒痛难当,用药杀虫使风去。治一切顽癣。用干驴粪烧灰,干用香油调搽,湿用干掺。日三四次。"[34]85

《万病回春·卷八·癣疮》:"五癣者,湿、顽、风、马、牛也(疥癣皆血分热燥,以致风毒克于皮肤。浮浅为疥,深沉者为癣。疥多挟热,癣多挟湿)。"[35]519

《仁术便览·疥癣疮·大枫膏》:"治一切干湿疥,并脓窠烂疮。大枫子(连壳二两,去壳用仁),枯矾(四两),蛇蜕(烧存性,三分),樟脑(三分),蜂窠(烧存性,三分),水银(五分),柏油(四两)。上为末,同柏油再入水银,研匀涂之。"[36]234

《外科启玄·杨梅癣疮》:"此癣因生梅疮时食了牛肉,或又洗浴当风抓痒,或行房事,致令浑身腥臭,或干而起白屑,或腥水淋漓。"[37]57

《本草单方·癣》:"癣疮作痒。雀儿草即酸母草擦之,数次愈。"[38]406

《良朋汇集经验神方·癣疮门》:"食鱼方……治遍身风疮,远年顽癣,久治不愈者。黑鱼(一尾,去肠),用苍耳子填入腹中,又铺在锅底些,少用水慢火煮熟,去苍耳子不用,自食鱼肉,不用盐酱,三四次大效。若患大风症者,如法常食,久而自愈。"[39]201

《奇方类编·治各种癣疮方》:"用新鲜羊蹄叶,不拘多少,捣烂加川椒、白糖,并食盐少许,以布包之,浸好陈醋内半日,取布包搽癣。三日即愈。"[40]58

《急救广生集·癣疮方》:"枯矾、皮硝、熟石膏、鲜大黄、白凤仙根打碎,同前药烧酒拌,用绢包药,擦五次愈。"[41]228

《验方新编·癣疮》:"凡癣内有虫,治好复发,非药不灵,虫未尽也。发后再治,无不愈矣。头面生癣,如入眼内即成大麻风矣。宜急治之,新鲜皂角刺一二斤，捣烂，熬至将成膏时，加好醋熬稠，将癣剃破敷之。日剃日敷，自有毒水流出，流尽再敷十日。虽数十年阴顽恶癣，无不断根。此林屋山人屡试神方。”[42]175

《外科方外奇方·癣疮部》：“秘制癣疮药灵丹……鲜白槿皮（一两二钱），土槿皮（六钱），白及（四两），冬术（六钱），斑蝥（一钱），槟榔（四钱），大枫子油（四钱），川椒（三钱），番木鳖（四钱）。共为粗末，好滴花烧酒浸一月，取酒搽擦。专治风湿内郁阳分，变生癣癞汗斑，并治脚缝湿痒，一切风湿远年坐板痒疮等症。其效如神。”[43]110

《中医外科学简编》：“癣的各类及名称很多，有干癣、湿癣、风癣、牛皮癣、松皮癣、刀癣、圆癣、雀目癣、鱼鳞癣、狗癣、马癣、杨梅癣、荷叶癣、顽癣，等等。目前一般分为八种：干癣、湿癣、顽癣、风癣、牛皮癣、松皮癣、刀癣、圆癣，总名为癣。”[44]107

《朱仁康临床经验集》：“癣：癣者干疡也，癣者徙也，浸淫移徙，状如苔藓。巢氏《诸病源候论》说：‘癣病之状，皮肉隐疹，如钱文，渐渐增长，或圆或斜，痒痛有匡。’中医所称‘癣病’，凡皮损比较干燥，形态不定，或圆或斜，境界清晰的瘙痒性、浸润性损害。除指皮肤霉菌病外，还包括好多种皮肤病。现据各家医书所载，归纳如下：(1) 风癣：有匡郭，即年久不愈之顽癣，搔之顽痹不知痛。(2) 牛癣：厚如牛领这皮。上二者类似神经性皮炎。(3) 刀癣：无匡郭，纵斜无定，类似泛发性神经性皮炎。(4) 白癣：白色硿硿(注：落下)然而痒。(5) 干癣：有匡郭，抓之有白屑，皮枯。(6) 松皮癣：状如苍松之皮，红白斑点相连。以上类似银屑病。(7) 雀眼癣：纹小如雀眼。(8) 狗皮癣、马皮癣：白色点缀相连。以上类似点滴状银屑病。(9) 湿癣：赤湿痒，搔之多汁，类似湿疹。(10) 丹癣：丹即高起，四围红赤。(11) 圆癣，又称金钱癣，荷叶癣。(12) 阳癣：见于裸出部位。(13) 阴癣：发于大腿阴面，即股癣。以上均指皮肤霉菌病。(14) 吹花癣：见于脸部，春天发，指单纯糠疹。”[45]1

《中医皮肤病诊疗》：“癣，在中医学中泛指多种皮肤病，此处介绍的癣是指由真菌浅表感染而引起的皮肤疾病。目前已经发现的真菌种类多至十万种左右，广泛分布于自然界，但绝大多数是不致病的，并在人类社会经济发展与人民生活中起着重要作用，如酿造工业、医药工业、抗生素的制取等，都离不开真菌。真正能使人与动物致病的只是其中的千分之一，其他大多数为无害的真菌。在适当的条件与环境下，致病真菌可以侵犯人的皮肤、毛发、指(趾)甲、黏膜与内脏而致病。”[46]57

《实用中医外科学》(顾伯华)：“癣的含义甚广，凡皮肤增厚伴有鳞屑或有渗液的皮肤病，统称为癣。《证治准绳》说：‘癣之状，起于肌肤瘾疹，或圆或斜，或如莓苔走散’‘搔则出白屑’‘搔则多汁’‘其状如牛领之皮厚而且坚’，从其所说包括多种急慢性皮肤病，如牛皮癣（神经性皮炎）、湿癣（湿疹）、干癣（慢性湿疹）等。”[47]11

《中医外科学》（顾伯康，1986）：“癣是最常见的皮肤病。中医文献早有记载，我国现存最早的中医外科专著《刘涓子鬼遗方》中已有用雄黄、矾石、水银、黄柏等治疗癣的记载。隋代《诸病源候论·癣候》说：‘癣病之状，皮肉隐胗如钱文，渐渐增长，或圆或斜，痒痛，有匡郭。’当时分为干癣、湿癣、风癣、白癣、牛癣、圆癣、狗癣、雀眼癣、刀癣等九种。言癣者，病名既多，包括的病种亦广。本节所述的癣，主要是指发生在表皮、毛发、指(趾)甲的浅部的真菌病，常见的有头癣、手足癣、体癣、花斑癣等。癣病具有长期性和广泛性特征，它一直是皮肤病防治工作的重点。中华人民共和国成立后，我国开展了普遍的头癣防治工作，取得了显著的成绩。”[48]127

《实用中医外科学》(尚德俊)：“癣是霉菌侵犯皮肤、毛发、指甲而产生的有传染性的皮肤霉菌病。手足癣最常见，其次为头癣、体癣、甲癣、花斑癣。癣病在中医学中有十几种，如干癣、湿癣、风癣、白癣、牛皮癣、松皮癣、奶癣、杨梅癣等。有的属于皮肤霉菌病，有的属于其他原因所致的皮肤病。但‘癣’以外的皮肤病，如鹅掌风、秃疮、紫白癜风、鹅爪风、臭田螺、灰指甲、肥黏疮、汗斑等，均属于皮肤霉菌病。”[49]521

《中医外科学》（顾伯康，1987）：“癣是一种发生在表皮、毛发、指（趾）甲的浅部真菌病。”[50]257

《中医外科学》（辽宁中医学院等）：“癣是最常见的皮肤病……主要是指发生在表皮、毛发、指（趾）甲的浅部真菌病，常见的有头癣、手足癣、体癣、花斑癣等。癣病具有长期性和广泛性的特征，它一直是皮肤病防治工作的重点。”[51]95

《中医外科学》（吴恒亚）：“癣是一种由浅部霉菌（真菌）感染所引起的浅部霉菌病。中医文献中所记载的干癣、湿癣、风癣、牛皮癣、圆癣、松皮癣、马桶癣、奶癣及杨梅癣等有关癣的病名中，除白癣、圆癣等属于本章讨论的范畴外，其他多与本节论述的癣无关。而鹅掌风、秃疮、臭田螺、紫白癜风和俗称的汗斑等，则均属本节范畴。”[52]104

《中医外科学》（艾儒棣，1989）：“癣是最常见的皮肤病，具有长期性和广泛性的特征，是皮肤病防治工作的重点。”[53]155

《中医皮肤病学》：“癣：癣者干疡也，癣者徙也，浸淫移徒，状如苔藓。巢氏《诸病源候论》说：‘癣病之状，皮肉隐疹，如钱纹，渐渐增长，或圆或斜，痒痛有匡。’中医所称癣病含义甚广，凡皮肤增厚伴有鳞屑或有渗液的皮肤病，统称为癣。除皮肤霉菌病外，还包括好多种皮肤病。如风癣：有匡郭，即年久不愈之顽癣，搔之顽痹不知痛；牛癣：厚如牛领之皮。上二者类似神经性皮炎。刀癣：无匡郭，纵斜不定，类似泛发性神经性皮炎。白癣：白色硿硿然而痒；干癣有匡郭，抓之有白屑，皮枯；松皮癣：状如苍松之皮，红斑白点相连。以上类似银屑病。雀眼癣：纹小如雀眼；狗皮癣、马皮癣：白色点缀相连。以上类似点滴状银屑病。湿癣：赤湿痒，搔之多汁，类似湿疹。丹癣：丹即高起，四周红赤；圆癣，又称金钱癣，荷叶癣；阳癣：见于裸出部位；阴癣：发于大腿阴面，即股癣。以上均指皮肤霉菌病。吹花癣：见于脸部，春天多发，指单纯糠疹。”[55]3

《中医外科学》（艾儒棣，1991）：“癣是最常见的皮肤病，具有长期性和广泛性的特征，是皮肤病防治工作的重点。”[56]156

《中医外伤科学》：“癣是一种发生在表皮、毛发、指（趾）甲的浅部真菌病。癣因发生部位不同，临床表现各异。头癣多在儿童时发生，常引起断发或秃瘢；体、股癣边界清楚，中心有自愈倾儿；手、足癣有水疱、脱屑、糜烂，多在天热潮湿季节发病；甲癣引起甲的增厚、灰白、蛀空、畸形；花斑癣呈豌豆到蚕豆大小的斑片，上复糠秕状鳞屑。”[57]100

《中医外科学》（韦永兴）：“癣是由霉菌感染引起的传染性皮肤病。常通过患者、动物（猫、狗等）的直接接触，或通过用具（衣、帽、鞋、袜、理发用具等）间接接触而传染。依据受侵部位不同，将本病分为浅部与深部两大类。凡侵犯表皮、毛发、指（趾）甲的浅部霉菌病，通称为癣，常见的有头癣、手足癣、甲癣、体癣及花斑癣等。侵犯表皮以下组织和内脏的，称为深部霉菌病，如孢子丝菌病、着色霉菌病等，临床比较少见。”[58]77

《新编中医外科学》：“癣是霉菌侵犯皮肤、毛发、指甲而引起的有传染性的皮肤霉菌病。手足癣最常见，其次为股癣、体癣、甲癣、头癣、花斑癣等。癣在中医学中有十几种，如干癣、湿癣、风癣、白癣、牛皮癣、松皮癣、奶癣、胎敛癣、杨梅癣等，有的属于皮肤霉菌病，有的属于其他原因所致的皮肤病。但‘癣’以外的皮肤病，如鹅掌风、秃疮、紫白癜风、鹅爪风、臭田螺、灰指甲、肥黏疮、汗斑等均属于皮肤霉菌病。”[59]261

《皮肤病中医诊疗学》：“癣者，徙也。言其到处转移，状如苔藓。又，癣，干疡也。凡是以鳞屑脱落较多为特征的皮肤病皆可谓之，这里既包括红斑、鳞屑为特征的皮肤病，如干癣（银屑病）、湿癣（钱币形湿疹）、桃花癣（单纯糠疹）；又包括由真菌引起的皮肤病，如：阴癣（股癣）、笔管癣（体癣）。”[61]6

《中医外科学》（陆德铭）：“癣是发生在表皮、毛发、指（趾）甲的浅部真菌性皮肤病。”[62]130

《现代中医皮肤病学》：“癣：《说文》解释为干疡的意思。凡是以鳞屑脱落为特征的皮肤病者包括在癣的范畴。它既包括现代医学的神经性皮炎、单纯糠疹、慢性湿疹等多种原因引起的瘙痒性皮肤病，也包括由真菌引起的各种癣种，如体癣、股癣、手足癣等。”[63]6

《中医外科学》（金之刚）：“癣是一种常见的传染性皮肤病，是由于霉菌侵犯人体表皮、毛发和指（趾）甲的浅部而引起的。常见的癣病有头癣、手足癣、体癣、甲癣、花斑癣等。”[64]258

《中医外科学》（谭新华等）：“癣者徙也，言其到处转移，状如苔藓。《证治准绳·疡医》中说：‘癣之状，起于肌肤瘾疹，或圆或斜，或如莓苔走散’‘搔出白屑’‘搔之多汁’‘其状如牛领之皮厚而且坚’。癣之含义甚广，凡皮肤增厚伴有鳞屑或有渗液的皮肤病，统称为癣。早在《诸病源候论》中分为九癣，目前大致包括：真菌引起的如体癣、银屑病（白癣）、神经性皮炎（牛皮癣）、湿疹（湿癣）等。”[65]19

《中医外科学》（陈淑长等）：“癣是由浅部真菌引起的最常见的感染性皮肤病。癣病的共同症状是：患处出现相应的皮损，症状以痒为主，都能相互传染，真菌镜检阳性。”[66]71

《新编中医皮肤病学》：“凡皮肤增厚伴有鳞屑或有渗液的皮肤病，统称为癣，因而癣的含义甚广。《证治准绳》说：‘癣之状，起于肌肤瘾疹。或圆或斜，或如莓苔走散’‘搔则出白屑’‘搔则多汁’‘其状如牛领之皮厚而且坚’。其所说包括了多种慢性皮肤病，如牛皮癣、湿癣、干癣、圆癣等。”[67]9

《今日中医外科》：“癣是常见的皮肤病之一，中医文献很早就有记载。我国现存的最早的中医外科专著《刘涓子鬼遗方》中已有用雄黄、矾石、水银、黄柏等治疗癣的记载。隋代《诸病源候论·癣候》癣分为干癣、湿癣、风癣、白癣、牛癣、圆癣、狗癣、雀眼癣、刀癣等九种，其后多宗之。到明、清两代分为六种，其病名各不相同。此外，以癣命名者尚有吹花、奶癣、杨梅癣……相当于西医学所论述由于皮肤浅层霉菌感染所引起的皮肤病。”[68]485

《新编中医外科临床手册》：“癣是常见的皮肤病，中医文献早有记载，我国现存最早的中医外科专著《刘涓子鬼遗方》中已有用雄黄、矾石、水银、黄柏等治疗癣的记载。隋代《诸病源候论·癣候》说：‘癣病之状，皮肉隐胗如钱文，渐渐增长，或圆或斜，痒痛，有匡部。’当时分为干癣、湿癣、风癣、白癣、牛癣、圆癣、狗癣、雀眼癣、刀癣等九种。言癣者，病名既多，包括的病种亦广。”[69]267

《中医药学名词》（2005）：“癣……发生在表皮、毛发、指（趾）甲的浅部真菌皮肤病。”[70]276

《中医外科学》（顾伯康，1987）：“癣……是多种皮肤增厚，并伴有鳞屑或渗液，边界清楚的急慢性皮肤病的总称。根据疾病的性质、状态、发病部位又有牛皮癣、松皮癣、干癣、湿癣、圆癣、花斑癣、头癣、脚癣、手癣、体癣、雀眼癣之分……中医文献中的癣不但包括了体癣、头癣、汗斑之类的真菌病，还包含了神经性皮炎、银屑病、湿疹之类的疾病。随着人们对癣病本质的认识，逐渐把它们从癣中区分开来。”[71]12

《中医外科学》（艾儒棣，2007）：“癣是最常见的皮肤病，具有长期性和广泛性的特征，是皮肤防治工作的重点。”[72]183

《中医外科学》（张翠月，2009）：“癣病是指由真菌感染引起的发生在表皮、毛发、指（趾）甲等表浅部的常见皮肤病。”[73]219

《皮肤病性病中西医结合诊疗与防护》：“凡皮肤增厚、脱屑或有渗液的疾患，统称为癣。癣的含义甚广，包括多种皮肤病，如牛皮癣、干癣、圆癣等。”[74]7

《中医药学名词》(2014):“癣……发生在皮表、黏膜、毛发、指(趾)甲,以皮损边缘清楚,略高出皮面,边缘周围有丘疹、水疱、脓疱、结痂、鳞屑等,自觉瘙痒为主要表现的浅部真菌性皮肤疾病。”[76]56

《中医外科学概要》:“癣的名称……一叫干癣,二叫湿癣,三叫风癣,四叫牛皮癣,五叫松皮癣,这是以它的色泽及形态而分的,总名叫癣疮。”[77]74

《简明中医外科学》:“癣一般分为干癣、湿癣、风癣、牛皮癣、松皮癣、刀癣等六种。皆由风湿热邪侵袭皮肤,郁久血燥,化生为虫,因而形成本症。”[78]107

《中医外科学讲义》:“癣疮发无定处,病名很多。它的性质有干性、湿性两种,它的形态有干、湿、风、刀、牛皮、松皮等六种。其他尚有钱癣、荷叶癣、马皮癣等,都以形象而取名。另有四弯风、白疕和奶癣也属于癣的范围,它们的病名和部位虽不一样,而论治却同于癣疮,所以附论于后。”[79]145

《小儿皮肤病》:“皮肤霉菌病在潮湿温带地域流行甚广,因霉菌的生存力极大,在土壤、游泳池、理发器具、浴室公用拖鞋等处均可生存,受染机会极多。发病率相当高,尤其是足癣,患者数目更多。因为自觉危害不大,痛苦不深,很少就医,所以传播更广。儿童的头癣(鬎鬁头)的发病率近年虽已降低,但在农村中尚未完全消灭,在医药卫生较差的地区,其流行情况较为严重。因此皮肤霉菌病目前仍为皮肤科最常见的疾病之一,值得我们今后加以努力解决的。”[80]150

《实用中医皮肤病学》:“皮肤霉菌病,可分为浅部与深部两大类。因霉菌侵犯表皮、毛发、指(趾)甲所引起的传染性皮肤病,称浅部霉菌病,又叫癣病,其中常见的有头癣、手足癣、甲癣、体癣及花斑癣等。中医学书中有关癣症的记载甚多,其中有的并非真正的霉菌病,反之,有些霉菌病,在古书中并不以‘癣’为名。头癣可分为白癣与黄癣,中医称白癣为白秃,黄癣为赤秃或癞头疮。”[81]110

《实用小儿皮肤病学》:“真菌又称霉菌,是一类不含叶绿素、不分根茎叶的低级生物,有人认为它是并列于动、植物之间的一种生物,习惯分类在植物界。真菌广泛分布于自然界,行腐生或寄生生活,其种类极多,约十万种以上,但能致病者不过数十种,近代不断发现非致病霉菌在一定条件下也可致病,故尚需在实践中不断探索研究。”[82]63

《临床皮肤病学》:“真菌在生物界中的地位和起源问题,迄今意见不一,有人认为它既非植物界,又非动物界,而是与植物、动物并立的第三界。因为真菌既不分根、茎、叶,又不产叶绿素,也不营光合作用。有人(1945 年 Langeron)发现,真菌的动植物的根本区别是不形成组织,系由一套管子系统所组成。虽然从外观上看,各管均补分隔成许多细胞,但其本质仍属单细胞生物。至于其起源究属单元集体、多元集体或原生生物,迄今尚无定论。”[83]325

《小儿皮肤病学》:“真菌是不分根、茎、叶,不产生叶绿素的、具有胞壁、胞核,并进行有性、无性繁殖的有机体。近年来各家对生物提出多种分界方案,都把真菌从植物界中分出,作为一个独立的真菌界。”[84]148

《现代皮肤病学》:“医学真菌学(medical mycology)是研究由真菌引起的皮肤黏膜、皮下组织和其他组织器官感染的学科。在感染性皮肤病中,真菌病(mycoses)的病原种类最多,发病率也最高。”[85]175

《小儿皮肤病防治》:“真菌(亦称霉菌)性皮肤病是由真菌感染而引起的疾病,真菌可分浅部真菌和深部真菌,浅部真菌即皮肤癣菌,这类癣菌所引起的感染统称为皮肤癣菌病。”[89]41

《皮肤性病学》:“真菌病(mycosis)是由真菌(fungus)引起的感染性疾病。”[91]78

《小儿皮肤病诊疗》:“真菌性皮肤病中医称为癣,癣有广义、狭义之分。广义者是指皮肤增厚，伴有鳞屑或有渗液的皮肤病，如牛皮癣、奶癣等。本章所叙为狭义之癣，系指发生在表皮、毛发、指（趾）甲的浅部真菌病。本章所叙述的某些疾病如鹅掌风、秃疮、紫白癜风等，虽未以癣命名，但属西医浅部真菌病的范畴。”[92]122

《中医外科学》（许芝银，等）：“由致病真菌侵犯表皮、毛发、指（趾）甲所引起的传染性皮肤病，称皮肤浅部真菌部，常见有头癣、手足癣、甲癣（甲真菌病）、体癣（股癣）及花斑癣。头癣可分为白癣与黄癣，中医分别称为白秃疮与肥疮。中医称手癣为鹅掌风，足癣为脚湿气，甲癣为灰指（趾）甲，体癣为圆癣，花斑癣为紫白癜风。”[95]205

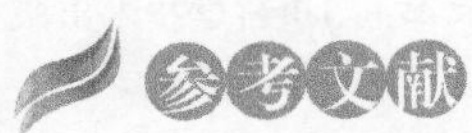

参考文献

[1] [春秋] 左丘明. 国语[M]. 尚学锋，夏德靠译注. 北京：中华书局，2007：326.

[2] [战国] 佚名. 山海经[M]. 周明初校注. 杭州：浙江古籍出版社，2002：92.

[3] [战国] 吕不韦. 吕氏春秋[M]. 张双棣，张万彬，殷国光，等译注. 北京：中华书局，2007：235.

[4] [汉] 刘向. 说苑校证[M]. 向宗鲁校证. 北京：中华书局，1987：228.

[5] [汉] 刘熙.《释名》语源疏证[M]. 王国珍疏证. 上海：上海辞书出版社，2009：327.

[6] [晋] 葛洪. 肘后备急方[M]. 王均宁点校. 天津：天津科学技术出版社，2005：147.

[7] [南朝] 陈延之. 小品方[M]. 高文铎辑校. 北京：中国中医药出版社，1995：202，203.

[8] [北周] 姚僧垣. 集验方[M]. 高文铸辑校. 天津：天津科学技术出版社，1986：244，245.

[9] [隋] 巢元方. 诸病源候论[M]. 黄作阵点校. 沈阳：辽宁科学技术出版社，1997：164，165.

[10] [日] 丹波康赖. 医心方[M]. 高文铸校注. 北京：华夏出版社，1996：355，356.

[11] [宋] 王怀隐. 太平圣惠方[M]. 北京：人民卫生出版社，1958：2012，2013.

[12] [宋] 赵佶. 圣济总录：下[M]. 北京：人民卫生出版社，1962：2278.

[13] [宋] 杨士瀛. 仁斋直指方论[M]. 盛维忠，王致谱，傅芳，等校注. 福州：福建科学技术出版社，1989：649，650.

[14] [明] 朱橚. 普济方：第7册[M]. 北京：人民卫生出版社，1983：240，274，293，294.

[15] [明] 周文采. 外科集验方[M]. 孙海舒，农汉才点校. 北京：学苑出版社，2014：91，92.

[16] [明] 王肯堂. 证治准绳：5[M]. 陈立行点校. 北京：人民卫生出版社，2014：413.

[17] [清] 龚廷贤. 济世全书[M]//李世华，等. 龚廷贤医学全书. 北京：中国中医药出版社，1999：1064.

[18] [明] 陈实功. 外科正宗[M]. 张印生，韩学杰点校. 北京：中医古籍出版社，1999：242，243.

[19] [清] 蒋士吉. 医宗说约[M]. 王道瑞，申好真校注. 北京：中国中医药出版社，2004：264.

[20] [明] 孙志宏. 简明医彀[M]. 余瀛鳌点校. 北京：人民卫生出版社，1984：505.

[21] [明] 皇甫中，王肯堂，邵达. 明医指掌[M]. 北京：人民卫生出版社，1982：250.

[22] [清] 祁坤. 外科大成[M]. 上海：上海卫生出版社，1957：327，328.

[23] [清] 吴谦. 医宗金鉴：外科心法要诀[M]. 北京：人民卫生出版社，1973：399，400.

[24] [清] 顾世澄. 疡医大全[M]. 凌云鹏点校. 北京：人民卫生出版社，1987：1084.

[25] [清] 许克昌，毕法. 外科证治全书[M]. 曲祖诒点校. 北京：人民卫生出版社，1987：127.

[26] [清] 易凤翥. 外科备要[M]//刘炳凡，周绍明. 湖湘名医典籍精华：外科卷 针灸卷 五官科卷. 长沙：湖南科学技术出版社，2000：275，276.

[27] [唐] 孙思邈. 备急千金要方[M]. 鲁兆麟主校. 沈阳：辽宁科学技术出版社，1997：359.

[28] [唐] 王焘. 外台秘要方[M]. 高文铸校注. 北京：华夏出版社，1993：590.

[29] [元] 危亦林. 世医得效方[M]. 王育学点校. 北京：人民卫生出版社，1990：647.

[30] [明] 胡濙. 卫生易简方[M]. 北京：人民卫生出版社，1984：237.

[31] [元] 朱震亨. 丹溪治法心要[M]. 张奇文，朱锦善，王叙爵校注. 济南：山东科学技术出版社，1985：176.

[32] [明] 楼英. 医学纲目：上[M]. 高登瀛，鲁兆麟点校. 北京：人民卫生出版社，1987：779.

[33] [明] 龚信，龚廷贤. 古今医鉴[M]. 王立，等校注. 南昌：江西科学技术出版社，1990：439，440.

[34] [明] 龚廷贤. 种杏仙方 鲁府禁方[M]. 王志洁点校. 北京：中医古籍出版社，1991：85.

[35] [明] 龚廷贤. 万病回春[M]. 朱广仁点校. 天津：天津科学技术出版社，1993：519.

[36] [明] 张洁. 仁术便览[M]. 北京：人民卫生出版社，1985：234.

[37] [明] 申斗垣. 外科启玄[M]. 北京：人民卫生出版社，1955：57.

[38] [明] 缪希雍. 本草单方[M]. 李顺保点校. 北京：学苑

出版社，1999：406.

[39] [清] 孙伟.良朋汇集经验神方[M].齐馨点校.北京：中医古籍出版社，1993：201，202.

[40] [清] 吴世昌，王远.奇方类编[M].朱定华，曹秀芳点校.北京：中医古籍出版社，1986：58.

[41] [清] 程鹏程.急救广生集[M].2版.张静生，王世杰，赵小青，等点校.北京：中医古籍出版社，2008：228.

[42] [清] 鲍相璈，梅启照.验方新编[M].李世华校注.北京：中国中医药出版社，1994：175.

[43] [清] 凌奂.外科方外奇方[M].单耀明，王卓元，王翰章，等点校.太原：山西科学技术出版社，2011：110.

[44] 卫生部中医研究院.中医外科学简编[M].北京：人民卫生出版社，1960：107.

[45] 中医研究院广安门医院.朱仁康临床经验集：皮肤外科[M].北京：人民卫生出版社，1979：1，2.

[46] 张曼华.中医皮肤病诊疗[M].南宁：广西人民出版社，1985：57.

[47] 顾伯华.实用中医外科学[M].上海：上海科学技术出版社，1985：11.

[48] 顾伯康.中医外科学[M].上海：上海科学技术出版社，1986：127.

[49] 尚德俊.实用中医外科学[M].济南：山东科学技术出版社，1986：521.

[50] 顾伯康.中医外科学[M].北京：人民卫生出版社，1987：257.

[51] 辽宁中医学院，北京中医学院，天津中医学院，等[M].沈阳：辽宁科学技术出版社，1987：95.

[52] 吴恒亚.中医外科学[M].南京：江苏科学技术出版社，1988：104.

[53] 艾儒棣.中医外科学[M].成都：四川科学技术出版社，1989：155.

[54] 郑顺山，等.外科[M]//杨医亚.中医自学丛书：第十分册.石家庄：河北科学技术出版社，1989：154.

[55] 欧阳恒.中医皮肤病学[M].长沙：湖南中医学院，1990：3.

[56] 艾儒棣.中医外科学[M].成都：四川科学技术出版社，1991：156.

[57] 许书亮.中医外伤科学[M].北京：中国医药科技出版社，1994：100.

[58] 韦永兴.中医外科学[M].北京：中国中医药出版社，1995：77.

[59] 尚德俊.新编中医外科学[M].济南：济南出版社，1995：261.

[60] 李彪.中医外伤科学[M].长沙：湖南科学技术出版社，1996：81.

[61] 徐宜厚，王保方，张赛英.皮肤病中医诊疗学[M].北京：人民卫生出版社，1997：6.

[62] 陆德铭.中医外科学[M].上海：上海科学技术出版社，1997：130.

[63] 刘忠恕.现代中医皮肤病学[M].天津：天津科技翻译出版公司，1997：6.

[64] 金之刚.中医外科学[M].长沙：湖南科学技术出版社，1998：258.

[65] 谭新华，陆德铭.中医外科学[M].北京：人民卫生出版社，1999：19.

[66] 陈淑长，贾玉森.中医外科学[M].北京：中国工人出版社，1999：71.

[67] 欧阳恒，杨志波.新编中医皮肤病学[M].北京：人民军医出版社，2000：9.

[68] 王永炎，王沛.今日中医外科[M].北京：人民卫生出版社，2000：485.

[69] 王少金.新编中医外科临床手册[M].南昌：江西科学技术出版社，2000：267.

[70] 中医药学名词审定委员会.中医药学名词[M].北京：科学出版社，2005：276.

[71] 顾伯康.中医外科学[M].2版.北京：人民卫生出版社，1987：12.

[72] 艾儒棣.中医外科学[M].成都：四川科学技术出版社，2007：183.

[73] 张翠月.中医外科学[M].北京：中医古籍出版社，2009：219.

[74] 杨京慧，赵梅，韩平.皮肤病性病中西医结合诊疗与防护[M].赤峰：内蒙古科学技术出版社，2009：7.

[75] 范瑞强，邓丙戌，杨志波.中医皮肤性病学：临床版[M].北京：科学技术文献出版社，2010：9.

[76] 中医药学名词审定委员会.中医药学名词[M].北京：科学出版社，2014：56.

[77] 中医研究院中医教材编辑委员会.中医外科学概要[M].北京：中医研究院，1956：74.

[78] 南京中医学院外科教研组.简明中医外科学[M].南京：江苏人民出版社，1958：107.

[79] 上海中医学院外科教研组.中医外科学讲义[M].北京：人民卫生出版社，1960：145.

[80] 杨天籁.小儿皮肤病[M].上海：上海科学技术出版社，1965：150.

[81] 管汾.实用中医皮肤病学[M].兰州：甘肃人民出版社，1981：110.

[82] 涂元远，袁承晏.实用小儿皮肤病学[M].北京：科学技术文献出版社，1986：63.

[83] 《临床皮肤病学》编写组.临床皮肤病学[M].南京：江苏科学技术出版社，1981：325.

[84] 杨天籁.小儿皮肤病学[M].上海：上海科学技术文献出版社，1985：148.

[85] 杨国亮，王侠生.现代皮肤病学[M].上海：上海医科大学出版社，1996：175.

[86] 赵炳南，张志礼.简明中医皮肤病学[M].北京：中国展望出版社，1983：139.

[87] 王坤山.中西医临床皮肤病学[M].北京：中国中医

药出版社，1996：132.
[88] 张合恩，赵保艾. 中西医结合治疗皮肤病[M]. 石家庄：河北科学技术出版社，1992：99.
[89] 邢炜，周英杰. 小儿皮肤病防治[M]. 北京：金盾出版社，2000：41.
[90] 程秋生. 皮肤病性病中医洗渍疗法[M]. 北京：科学技术文献出版社，2004：99.
[91] 张学军. 皮肤性病学[M]. 7 版. 北京：人民卫生出版社，2008：78.
[92] 李红毅，禤国维. 小儿皮肤病诊疗[M]. 广州：广东科技出版社，2009：122，123.
[93] 黄鹤. 农民朋友一定要掌握的 99 个皮肤科知识[M]. 南昌：江西教育出版社，2011：41.
[94] 范瑞强，禤国维. 中西医结合治疗皮肤病性病[M]. 广州：广东人民出版社，1996：165.
[95] 许芝银，闵仲生. 中医外科学[M]. 南京：东南大学出版社，1998：205.
[96] 杜锡贤. 皮肤病中医辨治[M]. 济南：山东科学技术出版社，1999：140.

（刘　涛）

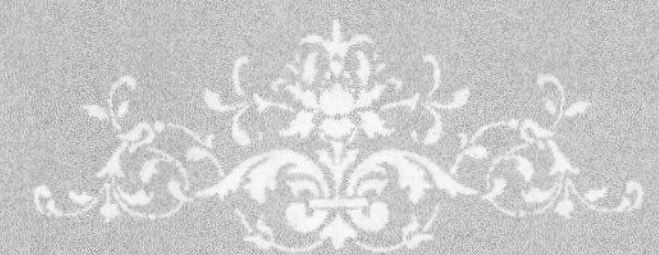

肛 肠 科

脱 肛

tuō gāng

一、规范名

【汉文名】脱肛。

【英文名】anal prolapse。

【注释】以大便后或劳累、下蹲时直肠黏膜或直肠全层脱出肛外为主要表现的疾病。

二、定名依据

"脱肛"作为中医肛肠科名词,最早见于《神农本草经》。在此之前,《五十二病方》中曾记载"州出"一病。"州,窍",即肛门,"州出不可入",从症状表现来看,"州出"即脱肛。

从汉代始,"脱肛"一词在中医临床各科得到广泛应用。隋代《诸病源候论》对脱肛的概念内涵加以界定,并为后世医家所广泛沿用。至宋代,医家们认识到脱肛既是一种疾病,也是多种肛肠疾病的表现之一,并对该术语内涵的认识更加深入。《太平圣惠方》将脱肛与脱肛痔区分开来,《类证普济本事方续集》则明确提出脱肛痔的概念,此后,脱肛一病的概念内涵更加清晰。

中华人民共和国成立以后,《中医临床诊疗术语・疾病部分》和《中医外科学》(顾伯康)、《中医外科学》(吴恒亚)、《中医外科学》(韦永兴)等教材以及辞书类著作《中国医学百科全书・中医外科学》《中医大辞典》等均以"脱肛"为规范名。2004年全国科学技术名词审定委员会公布的《中医药学名词》也以"脱肛"作为规范名。"脱肛"作为中医肛肠科的规范名词已经成为共识。

三、同义词

【曾称】"州出"(《五十二病方》);"截肠"(《外科大成》)。

四、源流考释

早在战国时期,《尔雅・释畜》注:"州,窍。"[1]197 州,即肛门。《五十二病方・牝痔》曾记载"州出"一病,"人州出不可入者,以膏膏出者,而到(倒)县(悬)其人"[2]188,意即肛门脱出而不可入,从症状来看,应为脱肛。

成书于东汉时期的《神农本草经・蛞蝓》[3]104 首次收录了"脱肛"。其后的《名医别录・卷柏》[4]34《小品方・治颓脱肛痔》[5]143《本草经集注・序录》[6]164 卷二都有方药治疗脱肛的记载。这说明在汉代至两晋南北朝时期,医家们已将脱肛视为一种独立的疾病。

隋唐时期,"脱肛"一词的内涵基本确立。当时的重要著作,如《千金翼方・甑带灰》[7]68《外台秘要・脱肛方三首》[8]501 等都有关于脱肛的记载。《诸病源候论・痢病诸候》[9]93,94 提出脱肛为"肛门脱出",因大肠虚冷所致,由此,脱肛的内涵基本得以界定并被后世多位医家所沿袭。《备急千金要方・壁土散》[10]759 则认为"病寒冷脱肛出",《医心方・治脱肛方第九》[11]172 又补充了脱肛的病因病机"亦有因产用力怒体,气冲其肛"。

宋元时代,"脱肛"一词被中医各科文献典籍广泛收载。其中,包括方书《太平圣惠方・治痢下脱肛诸方》[12]1858 等;综合性医著《三因极一病证方论・脱肛证治》[13]165 等;妇科专著《妇人大全良方・产后阴脱玉门不闭方论第九》[14]630 等。医家们对脱肛的内涵有了更加深入的认识,主要表现在以下几点:一是脱肛不仅表现为肛门突出,还会出现大肠病变,如《幼幼新书・脱肛》载"肛门大肠之候"[15]1193,《小儿卫生总微论方・脱肛论》记载"大肠肛头脱出"[16]305。而元代危亦林《世医得效方》卷七明确指出“大肠不收名脱肛”[17]222。朱震亨弟子戴原礼提出“脱肛者,大肠脱下之说”[18]136。二是脱肛在症状特点、病因病机上有别于其他相关疾病。随着医疗实践的进步,医家们发现脱肛作为一种症状表现,可以出现于多种肛肠疾病,脱肛不仅见于久痢、产后,还可出现于大便后。尤其是脱肛伴随便后脓血等症,尽管都统称为脱肛,但从疾病的临床表现和病因病机来看,其概念内涵与本术语“脱肛”有别。《太平惠民和剂局方·宝庆新增方》收载了五种肠风泻血,其中就有“大肠不收,名脱肛”[19]184,此处的脱肛与以往医著中的脱肛不同,有肠风下血的表现,实为痔疮后期的表现之一,即脱肛痔。《洪氏集验方·治五种肠风下血》[20]25,26《传信适用方·小肠气、淋疾、痔漏、便血、秘涩等疾》[21]90《活人事证方后集·肠风门》[22]144 也承袭了该说法。而宋代医家许叔微在《类证普济本事方续集·治诸痔疾》明确提出脱肛痔的病名,“大便后下诸脓血更加痛涩肛肠努出名曰脱肛痔”[23]875,将脱肛一病与大便后脱肛伴随肛门脓血疼痛之病明确区分开来。从宋代王璆《是斋百一选方·洗痔》收载的病案来看,“尝有一妇人患痔;已成漏疮,脱肛”[24]260,261,说明当时的医家已经发现痔疮后期可出现脱肛病变。

至明清时期,“脱肛”一词常见于数量庞大的各科诸多医著,而长期的临床实践使得医家们对脱肛的症状特征、发病时间、疾病鉴别等方面认识更加具体深入,进一步丰富并界定了脱肛的内涵,主要集中在下列几点。① 脱肛乃大肠之候,脱肛症状特点与大肠密切相关。虽然个别医著,如《古今医鉴·脱肛》等仍沿袭“肛门翻出”之说[25]225,但不少著作都明确将大肠脱出视为脱肛的特征。值得一提的是,著名方书《普济方·脱肛》详细描述了脱肛发病之症状,尤其是首次谈及大肠脱出的范围长度及发病时形态,大肠“长一尺二寸。广二寸二分”“若腑伤寒。则肛门开。大行洞泻。肛门凸出。良久乃入”。[26]1017 书中对脱肛发病形态等的阐述,较前人更为贴近临床。此外,《万病回春·小儿杂病》载“大肠头自粪门出而不收”[27]466;《证治准绳·脱肛》更是明确指出“肛门为大肠之候,大肠受热受寒皆能脱出”[28]221;《辨证奇闻·脱肛》谈到“一至大便,则大便直肠脱下不收,久则涩痛”“用力虚努,直肠随努而下”[29]320;《冯氏锦囊秘录·脱肛大小总论合参》载“肠头出露”[30]383。② 医家们对脱肛发病时间的认识较前人更为详尽。《普济方·脱肛》提出脱肛发于“小儿叫号努气”及“风邪所袭”[26]1017。《古今医鉴·脱肛》总结脱肛成因时提出“其病或由肠风、痔漏久服寒凉,坐努而下脱”[25]225。而《寿世保元·脱肛》[31]397《张氏医通·脱肛》[32]311《冯氏锦囊秘录》[30]383 等也有相关论述,较为常见的提法是“努而下脱”,大便时用力虚努,直肠努而下脱。③ 清代医著《外科大成·截肠症》扩展了脱肛一词的含义,将古籍早有记载的截肠症归入脱肛的范畴,“截肠者脱肛症也”[33]162。至此,在漫长的临床实践中,医家们对脱肛这一独立的病种已经逐渐有了较为全面的认识。无论在疾病的症状特征还是在发病时间、病因病机方面,脱肛一病与其他肛肠科疾病伴随脱肛症状有所不同,脱肛一病发于久泻久痢;产后用力;小儿叫号努气;大便努而直肠下脱;由肠风、痔漏久服寒凉,坐努而下脱。其症状表现为肛门脱出;肠头出露;直肠脱下;大肠不收。至于病因病机,尽管曾有医家认为此病源于寒热虚实,如《丹溪心法·脱肛二十八》[34]42 所载,但明清时期诸多医家提出脱肛多由虚证所致,如《普济方·脱肛》[26]1017《证治准绳·脱肛》[28]221《寿世保元·脱肛》[31]397 等。这样,脱肛一病在症状特征、发病时间、病因病机等方面的内涵更为清晰可辨。

中华人民共和国成立以后,《中医病证诊断疗效标准》[35]56《中医临床诊疗术语·疾病部分》[36]128 和《中医外科学》[37]181(顾伯康)、《中医外科学》[38]91(吴恒亚)、《中医外科学》[39]123(韦永兴)等教材以及辞书类著作《中国医学百科全书》[40]47《中医大辞典》[41]1605《中医名词术语精华辞典》[42]946《简明中医辞典》[43]912 等均以“脱肛”为病名。2004年全国科学技术名词审定委员会公布的《中医药学名词》[44]275 也以“脱肛”作为规范名。

总之，“脱肛”首见于东汉时期《神农本草经》，早在《五十二病方》中曾称其为“州出”。《诸病源候论》在“脱肛候”中对其内涵基本加以确定。宋以后的诸多医著将脱肛痔与脱肛混为一谈，后来逐渐从症状特征、发病时间、病因病机方面加以厘清。《外科大成》载名“截肠”。中华人民共和国成立后出版的各类教材、辞书、国家标准及全国科学技术名词审定委员会公布的《中医药学名词》均以“脱肛”作为中医肛门科规范名词，说明已成为共识。

五、文献辑录

《尔雅·释畜》：“州，窍。”[1]197

《五十二病方·牝痔》：“人州出不可入者，以膏膏出者，而到（倒）县（悬）其人，以寒水□（溅）其心腹，入矣（二六三）。血□（痔），以弱（溺）孰（熟）煮一牡鼠，以气熨（二六四）。”[2]188

《神农本草经·蛞蝓》：“味咸，寒。主贼风㖞僻，轶筋及脱肛，惊痫挛缩。一名陵蠡。生池泽。”[3]104

《名医别录·卷柏》：“味甘，平，微寒，无毒。止咳逆，治脱肛，散淋结，头中风眩，痿蹶，强阴，益精。”[4]34

《小品方·治颓脱肛痔》：“治脱肛验方。蒲黄（二两），猪膏（三合）。凡二物，捣，合和敷肛上，当迫纳之，不过再三便愈。”[5]143

《本草经集注·序录》：“白桐叶，萹蓄，猬皮，猪悬蹄。脱肛。”[6]164

《千金翼方·甑带灰》：“主腹胀痛，脱肛。煮汁服，主胃反，小便失禁、不通，及淋、中恶、尸疰、金疮刃不出。”[7]68

《外台秘要·脱肛方三首》：“病源脱肛者，肛门脱出也。多因久痢后，大肠虚冷所为，肛门为大肠之候，大肠虚而伤于寒，痢而用气堰，而气下冲则肛门脱出，因谓脱肛也。”[8]501

《诸病源候论·痢病诸候》：“脱肛者，肛门脱出也，多因久痢后大肠虚冷所为。肛门为大肠之候，大肠虚而伤于寒，痢而用气□，其气下冲，则肛门脱出，因谓脱肛也。”[9]93,94

《备急千金要方·壁土散》：“治脱肛方：蒲黄二两，以猪脂和敷肛上，纳之二三度愈。”[10]759

《医心方·治脱肛方第九》：“《病源论》云：脱肛者，肛门脱出也，多由久利大肠虚冷所为。大肠虚而伤于寒，利而用气唾，其气下冲，则肛脱出，因谓脱肛也。”[11]172

《太平圣惠方·治痢下脱肛诸方》：“夫脱肛者，为肛门脱出也。多因久痢，大肠虚冷所为也。又肛门为大肠之候，大肠虚而伤于寒，痢而用气呕。其气下冲，则肛门脱出。因谓之脱肛也。”[12]1858

《三因极一病证方论·脱肛证治》：“治脱肛历年不愈，铁粉（研细），每用少许掺之，按令入即愈。”[13]165

《妇人大全良方·产后阴脱玉门不闭方论》：“《三因》论曰：妇人趣产劳力，努嗾太过，至阴下脱若脱肛状。追肿痛，举动、房劳能发作，清水、续小便淋露。”[14]630

《幼幼新书·脱肛》：“《巢氏病源》小儿脱肛候：脱肛者，肛门脱出也。肛门大肠之候，小儿患肛门脱出，多因利久肠虚冷，兼因躯气，故肛门脱出，谓之脱肛也。”[15]1193

《小儿卫生总微论方·脱肛论》：“小儿脱肛者，谓大肠肛头脱出也，此因泻痢日久肠滑，冷气相搏，里急下重而便难，用力努躯，致肛头脱而下出，寒冷干乘，不能收返得入。”[16]305

《世医得效方·大方脉杂医科》：“大肠不收名脱肛。”[17]222

《金匮钩玄·脱肛》：“戴云：脱肛者，大肠脱下之说。东北方陈壁上土，汤泡，先熏后洗。亦可用脱囊药服之。”[18]136

《太平惠民和剂局方·宝庆新增方》：“治五

种肠风泻血：粪前有血，名外痔；粪后有血，名内痔；大肠不收，名脱肛；谷道四面胬肉如奶，名举痔；头上有乳，名瘘，并皆治之。”[19]184

《洪氏集验方·治五种肠风下血》：“凡下血，皆为肠风。粪后有血名内痔，粪前名外痔。大肠头出谓之脱肛。谷道四边有胬肉，谓之鼠奶痔。”[20]25,26

《传信适用方·小肠气、淋疾、痔漏、便血、秘涩等疾》：“治五种肠风泻血下痢。粪前有血号外痔，粪后有血号内痔，大肠不收号脱肛，谷道四面有胬肉如奶号鼠奶，头上有孔号漏。”[21]90

《活人事证方后集·肠风门》：“猪牙皂角散治五种肠风下血：粪前有血，名外痔；粪后有血，名内痔；大肠名脱肛；谷道四旁有胬肉，如乳头，名鼠奶痔；有穴，肠出血，名漏。并皆治之。”[22]144

《类证普济本事方续集·治诸痔疾(并论五痔)》：“四者大便后下诸脓血更加痛涩肛肠努出，名曰脱肛痔。”[23]875

《是斋百一选方·洗痔》：“木鳖子、百药煎二味等分，为粗末，每服一掬，布裹煎汤，以桶盛之，盖上穴一窍，先以药气熏蒸，候通手洗之。尝有一妇人患痔；已成漏疮，脱肛，用此而愈。”[24]260,261

《古今医鉴·脱肛》：“夫脱肛者，肛门翻出也，乃虚寒下脱。其病或由肠风、痔漏久服寒凉，坐弩而下脱；或因久痢里急，窘迫而脱下；又有产妇用力过多，及小儿叫号怒气，久痢、久泻不止，风邪袭虚而脱也。”[25]223

《普济方·脱肛》：“夫肛门者主大行道，肺大肠候也，号为通事令史，重十二两，长一尺二寸，广二寸二分，应十二时。若脏伤热，则肛门闭塞，大行不通，或肿缩入生疮。若腑伤寒，则肛门开，大行洞泻，肛门凸出，良久乃入……其有产妇用力过多，及小儿叫号努气，久痢不止，风邪所袭，亦有此证。”[26]1017

《万病回春·小儿杂病》：“小儿脱肛，皆因久患泻痢所致。大肠头自粪门出而不收。”[27]466

《证治准绳·脱肛》：“《难经》云：虚实出焉，出者为虚，入者为实，肛门之脱，非虚而何哉。盖实则温，温则内气充而有所蓄；虚则寒，寒则内气馁而不能收。况大肠有厚薄，与肺为表里，肺脏蕴热则闭，虚则脱……久利、妇人、小儿、老人有此疾者，产育及久痢用力过多，小儿气血未壮，老人气血已衰，故肛易于出，不得约束禁固也。肛门为大肠之候，大肠受热受寒皆能脱出……大肠者，传导之官。肾者，作强之官。盖肾虚而泄母气，肺因以虚，大肠气无所主，故自脱肛。”[28]221

《辨证奇闻·脱肛》：“大便直肠脱下不收，久则涩痛，人谓肠虚下陷，谁知阳气衰不能升乎。夫脱肛半成于脾泄，泄多则亡阴，阴亡必下坠，坠甚气亦下陷，肠中湿热之污秽，反不能速去以取快，用力虚努，直肠随努而下。”[29]320

《冯氏锦囊秘录·脱肛大小总论合参》：“夫肺与大肠为表里，肛者大肠之门也。肺实则温，温则内气充而有所蓄，虚则寒，寒则内气馁而不能收，是以肠头出露矣。多得于大痢不止，里急后重，努力肛开，外风所吹而致者，或伏暑暴注，洞泻肠头不禁者，或禀赋怯弱，易于感冷，啼叫努气，大肠虚脱者，盖泻痢未有不因风暑湿热伤脾，脾虚则肺气既弱，大肠亦虚，土为金母，母虚不能生金，是以少被风冷，则肠头即为虚脱。”[30]383

《寿世保元·脱肛》：“夫脱肛者，乃虚寒下脱。其病或因肠风痔漏，人服寒凉，或努而下脱，或因久痢里急，窘迫而脱。有产妇用力过多，及小儿叫号努气，久痢不止，风邪袭虚而脱也。”[31]397

《张氏医通·脱肛》：“《难经》云：出者为虚，肛门之脱，非虚而何？况大肠与肺为表里，肺脏蕴热则闭，虚则脱……小儿气血未壮，老人气血已衰，故多患此疾，是气虚不能约束禁固也……老人虚人，用力过度而脱者，十全大补汤。肠胃燥涩，大便秘结，努挣太过，因而脱肛者，人参固本丸加槐角凉补以润之。”[32]311

《外科大成·截肠症》：“截肠者，脱肛症也。

气虚者用参、芪、归、术，血虚者用归、芍。第虚热者加以黄柏，下陷者佐以升麻，外用薄荷煎汤洗之，陈年酱萝卜切片托之，自效。但其所异者，有已收些须，余者渐渐结痂，偶尔脱落者，截肠症也，无妨，脱落自愈。”[33]162

《丹溪心法·脱肛》：“脱肛属气热、气虚、血虚、血热。热虚者，补气，参、芪、芎、归，升麻。血虚，四物汤；血热者，凉血，四物汤加炒柏；气热者，条芩六两，升麻一两，曲糊丸，外用五倍子为末，托而上之。”[34]42

《中医病证诊断疗效标准》：“脱肛主要指直肠黏膜或直肠全层脱垂，少数可发生部分乙状结肠脱垂，又称直肠脱垂。”[35]56

《中医临床诊疗术语·疾病部分》：“脱肛……因肺、脾、肾气虚，中气下陷，固摄失司所致。以大便后或劳累、下蹲时直肠黏膜或直肠全层脱出肛外，少数可发生部分乙状结肠脱出，甚至不能自行回复为主要表现的下垂类疾病。”[36]128

《中医外科学》（顾伯康）：“脱肛又称肛管直肠脱垂，是直肠黏膜、肛管、直肠和部分乙状结肠向下移位，脱出肛门外的一种疾病。”[37]181

《中医外科学》（吴恒亚）：“本病是指肛管、直肠黏膜、直肠全层和部分乙状结肠向下移位，脱出肛外的一种疾病，又称肛管直肠脱垂。”[38]91

《中医外科学》（韦永兴）：“脱肛又称肛管直肠脱垂，是指直肠黏膜、肛管、直肠和部分乙状结肠向下移位，脱出肛门之外的一种疾病。”[39]123

《中国医学百科全书·中医外科学》：“直肠或直肠黏膜脱出于肛外者，称为脱肛。见于《诸病源候论》。又名脱肛痔、截肠，多发生于儿童和老年人。多因久泻久痢，老人气血衰弱，妇人产育过多，中气下虚，或小儿气血未旺、肾气本虚而致，亦有因肺移热于大肠，湿热下注所致者。”[40]47

《中医大辞典》：“病名。见《诸病源候论》卷五十。谓：‘脱肛者，肛门脱出也。’又名州出、截肠，包括直肠或直肠黏膜脱出。”[41]1605

《中医名词术语精华辞典》：“证名。直肠或直肠黏膜脱出肛门外的病证。《诸病源候论·痢病诸候》：‘脱肛者，肛门脱出也。’因气虚下陷，或胃肠湿热下注所致。”[42]946

《简明中医辞典》：“病名。出《诸病源候论·痢病诸候》。又名截肠。多因气虚下陷或湿热下注大肠而致肠头突出肛门，老人、小儿多患。”[43]912

《中医药学名词》：“脱肛……以大便后或劳累、下蹲时直肠黏膜或直肠全层脱出肛外为主要表现的疾病。”[44]275

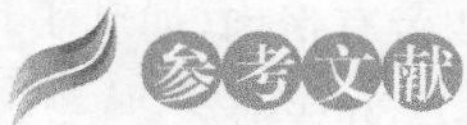

参考文献

[1] [晋]郭璞.尔雅[M].王世伟整理.上海：上海古籍出版社，2011：197.

[2] 严健民.五十二病方注补译[M].北京：中医古籍出版社，2005：188.

[3] [清]顾观光.神农本草经[M].北京：人民卫生出版社，1956：104.

[4] [梁]陶弘景.名医别录[M].尚志钧辑校.北京：人民卫生出版社，1986：34.

[5] [南北朝]陈延之.小品方[M].高文铸辑校.天津：天津科学技术出版社，1983：143.

[6] [梁]陶弘景.本草经集注[M].尚志钧，尚元胜辑校.北京：人民卫生出版社，1994：164.

[7] [唐]孙思邈.千金翼方[M].太原：山西科学技术出版社，2010：68.

[8] [唐]王焘.外台秘要方[M].高文铸校注.北京：华夏出版社，1993：501.

[9] [隋]巢元方.诸病源候论[M].鲁兆麟主校，黄作阵点校.沈阳：辽宁科学技术出版社，1997：93，94.

[10] [唐]孙思邈.备急千金要方[M].魏启亮，郭瑞华点校.北京：中医古籍出版社，1999：759.

[11] [日]丹波康赖.医心方[M].高文铸，等校注.沈阳：辽宁科学技术出版社，1996：172.

[12] [宋]王怀隐，等.太平圣惠方[M].北京：人民卫生出版社，1958：1858.

[13] [宋]陈言.三因极一病证方论[M].北京：人民卫生出版社，1957：165.

[14] [宋]陈自明.妇人大全良方[M].余瀛鳌，等点校.北京：人民卫生出版社，1992：630.

[15] [宋]刘昉.幼幼新书[M].北京：人民卫生出版社，1987：1193.

[16] [宋] 佚名. 小儿卫生总微论方[M]. 吴康健点校. 北京：人民卫生出版社，1990：305.

[17] [元] 危亦林. 世医得效方[M]//许敬生. 危亦林医学全书. 北京：中国中医药出版社，2005：222.

[18] [元] 朱丹溪. 格致余论 局方发挥 金匮钩玄[M]//刘学义校注. 北京：中国中医药出版社，2008：136.

[19] [宋] 太平惠民和剂局. 太平惠民和剂局方[M]. 陈庆平，陈冰鸥校注. 北京：中国中医药出版社，1996：184.

[20] [宋] 洪遵. 洪氏集验方[M]//宋咏梅，张云杰点校. 两宋名家方书精选. 上海：上海科学技术出版社，2003：25，26.

[21] [宋] 吴彦夔. 传信适用方[M]//臧守虎校注. 两宋名家方书精选. 上海：上海科学技术出版社，2003：90.

[22] [宋] 刘信甫撰. 活人事证方后集[M]//李克夏点校. 两宋名家方书精选. 上海：上海科学技术出版社，2003：144.

[23] [宋] 许叔微. 类证普济本事方续集[M]//裘庆元辑，田思胜校. 三三医书：第一集. 北京：中国中医药出版社，1998：875.

[24] [宋] 王璆. 是斋百一选方[M]. 刘耀，等点校. 上海：上海科学技术出版社，2003：260，261.

[25] [明] 龚信纂. 古今医鉴[M]. [明] 龚廷贤续编. 王立，等校注. 南昌：江西科学技术出版社，1990：223.

[26] [明] 朱橚，等. 普济方[M]. 北京：人民卫生出版社，1959：1017.

[27] [明] 龚廷贤. 万病回春[M]. 朱广仁点校. 天津：天津科学技术出版社，1993：466.

[28] [明] 王肯堂. 证治准绳[M]. 吴唯，等校注. 北京：中国中医药出版社，1997：221.

[29] [清] 陈士铎述. [清] 文守江辑. 辨证奇闻[M]. 王树芬，等点校. 北京：中医古籍出版社，1993：320.

[30] [清] 冯兆张. 冯氏锦囊秘录[M]. 田思胜，等校注. 北京：中国中医药出版社，1996：383.

[31] [明] 龚廷贤. 寿世保元[M]. 王均宁，刘更生，等点校. 天津：天津科学技术出版社，1999：397.

[32] [清] 张璐. 张氏医通[M]. 孙玉信，王晓田点校. 北京：人民卫生出版社，2006：311.

[33] [清] 祁坤. 外科大成[M]. 上海：上海卫生出版社，1958：162.

[34] [元] 朱震亨. 丹溪心法[M]. 彭建中点校. 沈阳：辽宁科学技术出版社，1997：42.

[35] 国家中医药管理局. 中医病证诊断疗效标准[M]. 南京：南京大学出版社，1994：56.

[36] 国家中医药管理局. 中医临床诊疗术语：疾病部分[M]. 北京：中国标准出版社，1997：128.

[37] 顾伯康. 中医外科学[M]. 上海：上海科学技术出版社，1986：181.

[38] 吴恒亚. 中医外科学[M]. 南京：江苏科学技术出版社，1988：91.

[39] 韦永兴. 中医外科学[M]. 北京：中国中医药出版社，1995：123.

[40] 黄耀燊. 中医外科学[M]//钱信忠. 中国医学百科全书. 上海：上海科学技术出版社，1992：47.

[41] 李经纬，邓铁涛，等. 中医大辞典[M]. 北京：人民卫生出版社，1995：1605.

[42] 李经纬，余瀛鳌，蔡景峰. 中医名词术语精华辞典[M]. 天津：天津科学技术出版社，1996：946.

[43] 李经纬，区永欣，余瀛鳌，等. 简明中医辞典[M]. 北京：中国中医药出版社，2001：912.

[44] 全国科学技术名词审定委员会. 中医药学名词[M]. 北京：科学出版社，2004：275.

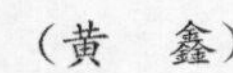

（黄　鑫）

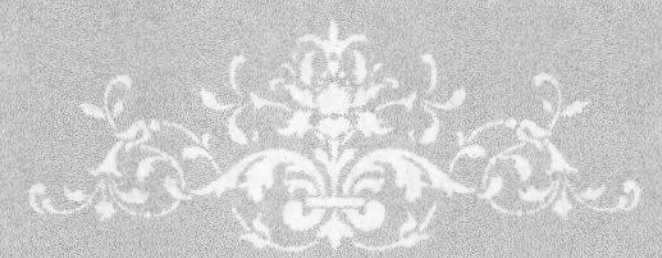

五 官 科

云雾移睛

Yún Wù Yí Jīng

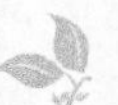

一、规范名

【汉文名】云雾移睛。

【英文名】fog moving before eye; vitreous opacity。

【注释】以眼外观端好，自觉眼前似有蚊蝇或云雾样黑影飞舞飘移，甚至影响视力为主要表现的眼病。

二、定名依据

“云雾移睛”作为中医眼病名称，最早见于明代王肯堂《证治准绳·杂病》“七窍门”，主要症状为：“谓人自见目外有如蝇蛇旗旆，蛺蝶绦环等状之物，色或青黑粉白微黄者，在眼外空中飞扬撩乱，仰视则上，俯视则下也。”此时尚名“蝇翅黑花”“蝇影飞跃”“眼见黑花”等，但本术语“云雾移睛”的内涵更全面。

隋代巢元方《诸病源候论》记载为“目茫茫候”，成书于宋代的《圣济总录》称之“目见黑花飞蝇”，元末明初倪维德《原机启微》沿用“眼见黑花”。至明代中叶，《鸿飞集论眼科》《秘传眼科七十二症全书》《秘传眼科龙木论》皆用“蝇飞悬发”或“眼见黑花”，此时尚不是病名，仅作为内障病的表现。同时代的《银海精微》首用“蝇翅黑花”一词，并作为单独病症罗列，清末邓雄勋《眼科启明》亦以此为名。明末清初傅仁宇《审视瑶函》、清代张璐《张氏医通》、刘耀先《眼科金镜》沿用《证治准绳》“云雾移睛”，此后“云雾移睛”一名使用渐多。但仍有其他称呼，如清代医家王子固《眼科百问》、顾锡《眼科指南》用“眼见黑花”，邓苑《一草亭目科全书》用“蝇影飞越”，黄庭镜《目经大成》用“妄见”，刘松岩《目科捷径》用“目前飞花”，陈善堂《眼科集成》用“黑影如蝇”。

自明代王肯堂《证治准绳》首用“云雾移睛”一词，其后历代著作多有沿用，如《审视瑶函》《张氏医通》《眼科金镜》，现代第一版中医学院试用教材《中医眼科学讲义》(广州中医学院)也使用“云雾移睛”，此后国家统编教材《中医眼科学》(廖品正)、《中医眼科学》(曾庆华)、全国中医药行业高等教育“十二五”“十三五”规划教材《中医眼科学》(彭清华)、《中西医结合眼科学》(段俊国)均沿用此病名。所以“云雾移睛”作为规范名，有利于达成共识，符合术语约定成俗的原则。

我国1997年出版的《中医临床诊疗术语·疾病部分》和辞书类著作《中医大辞典》《中国医学百科全书·中医学》等均以“云雾移睛”作为规范名，说明“云雾移睛”作为中医眼科学的规范名已成为共识。

三、同义词

【俗称】“飞蚊症”。

【曾称】“飞蝇悬发”“眼见黑花”(《圣济总录》《张氏医通》《原机启微》《鸿飞集论眼科》《秘传眼科七十二症全书》《秘传眼科龙木论》《眼科指南》)；“蝇翅黑花”(《银海精微》《眼科启明》)；“蝇影飞越”(《一草亭目科全书》)；“妄见”(《目经大成》)；“目前飞花”(《目科捷径》)；“黑影如蝇”(《眼科集成》)。

四、源流考释

甲骨文“云”是“雲”的本字。云，即是形旁也是声旁，本义作名词，表示空中飘浮的气团，成书于春秋的《管子·戒》记载：“故天不动，四时云，下而万物化。”[1]80 战国《吕氏春秋·季夏》："其状若悬旌而赤，其名曰云旌。"[2]50"雾"为"霧"的简写，造字本义为使视线模糊不清的浓密云气。敄，即"務"，"瞀"的省略，表示目光昏惑，看不清。战国《庄子·徐无鬼》："予少而自游于六合之内，予适有瞀病。"[3]299 东汉许慎《说文解字》："雲，山川气也。从雨，云象雲回轉形。凡雲之屬皆从雲。霧，地气发，天不应。从雨，敄声。"[4]242 综合以上资料，可知"云"和"雾"，自造字之始便与天气变化有关。

《黄帝内经灵枢·邪客》："天有日月，人有两目。"[5]1347《黄帝内经灵枢·岁露论》："人与天地相参也。"[5]1446《黄帝内经灵枢·邪气脏腑病形》："十二经脉，三百六十五络，其血气皆上于面而走空窍。其精阳气上走于目而为睛，其别气走于耳而为听。"[5]890 由《内经》可知，在人身上，目以类天，这为后世医家命名此病提供了天象依据。

成书于隋代的《巢氏诸病源候论·目病诸候》[6]782 有"目茫茫候"的记载。宋代的《圣济总录·眼目门》[7]1880 卷第一百二十描述了"目见黑花飞蝇"一病，特指因肾水不足、肝木振摇，眼前出现黑花或者飞蝇的症状。元末明初倪维德《原机启微》[8]141 有"眼见黑花"的记载，至明代中叶，《鸿飞集论眼科》[9]5,39《秘传眼科七十二症全书》[10]24、葆光道人《秘传眼科龙木论》[11]20 皆用"蝇飞悬发"或"眼见黑花"，此时尚未作独立病名，仅作为内障病中的一种症状。至《银海精微》[12]15 用"蝇翅黑花"作为单独眼病，曰："问曰：人之患眼目有黑花，茫茫如蝇翅者何也？答曰：此肾水衰……故行动举止，则眼中神水之中，荡漾有黑影如蝇翅者。"与云雾移睛颇为相似。

明代中后期王肯堂《证治准绳》首次使用"云雾移睛"一词，原文："谓人自见目外有如蝇蛇旗旆，蛱蝶绦环等状之物，色或青黑粉白微黄者，在眼外空中飞扬撩乱……黑者，胆肾自病。白者，因痰火伤肺，金之清纯不足。黄者，脾胃清纯之气有伤其络。"[13]413 值得注意的是，此时有"蝇蛇旗旆，蛱蝶绦环"这样的具体症状描述，并且总结前人经验，将目所见五色，悉归于五脏，有利于将该病与内障眼病中的"青盲""五风内障"相区别。

明末清初傅仁宇《审视瑶函》[14]190 一书沿用了王肯堂的说法，并且整理成歌诀。稍后的医家黄庭镜在《目经大成》[15]92 中用"妄见"和"云雾移睛"，称呼不同但内容一致，并且编成方便记忆和诵读的七言绝句，较之前人又是新的发展。清代张璐《张氏医通》[16]340、刘耀先《眼科金镜》[17]49 均使用"云雾移睛"病名，但仍有其他称呼，如清代王子固《眼科百问》用"目见黑花""眼中有翅翅者"，与"云雾移睛"症状也相类似。[18]27,128 清代邓苑《一草亭目科全书》[19]32 使用"蝇影飞跃"，清代中后期顾锡《银海指南》[20]17 用"眼见黑花"，刘松岩《目科捷径》[21]37 用"目前飞花"，邓雄勋《眼科启明》[22]65 沿用前人"蝇翅黑花"，陈善堂《眼科集成》[23]96 用"黑影如蝇"，此时诸医家使用的病名虽不尽相同，但所述症状及病因病机、治则总不离"云雾移睛"范畴。

西方医学传入中国后，在翻译医书时，因玻璃体疾病名目繁多，将"fog moving before eye""vitreous opacity"译成"云雾移睛"，两者症状描述及现代临床观察已十分相似。值得注意的是玻璃体积血一症，患者虽然眼前有暗影飘荡或黑影遮挡感[24]250，临床观察亦可见玻璃体浑浊，但根据其病因病机，应归属于"血灌瞳神"范畴。故全国高等中医药院校"十三五"规划教材《中医眼科学》[25]160 将此症附在"云雾移睛"之后，以供读者参考。

近代第一版中医学院试用教材《中医眼科学讲义》[26]90（广州中医学院）也使用"云雾移睛"，此后国家统编教材《中医眼科学》[27]114（廖品正）、《中医眼科学》[28]191（曾庆华）、全国中医药行业高等教育规划教材《中医眼科学》[29]211（段俊国）均沿用此病名。

我国 1997 年出版的《中医临床诊疗术语·疾病部分》和辞书类著作《中医大辞典》[30]182《中医学》[31]2140 等均以"云雾移睛"作为规范名。所以“云雾移睛”作为规范名，有利于达成共识，符合术语约定成俗的原则。

总之，“云雾移睛”病名既借鉴了甲骨文中“云”“雾”的本义，又用“移”字作形态动词，形象地描绘出双眼视物不清，如同有黑花旌旗等物飘移动荡眼前的现象。宋代《圣济总录》里始有“目见黑花飞蝇”的记载，到了明代倪维德《原机启微》、葆光道人《秘传眼科龙木论》等皆用“蝇飞悬发”或“眼见黑花”，其症状虽与“云雾移睛”相似，但尚未作独立病名，仅作为内障病中的一种症状，至《银海精微》用“蝇翅黑花”作为单独眼病，但此时对于病因病机等分析仍不全面。明代中后期王肯堂《政治准绳》一书中首用“云雾移睛”并附详细方证治法，后世医家多有沿用，并将其作为单独的内障眼病。虽然此时尚有“蝇影飞越”“目前飞花”等别名，但基本内涵不离“云雾移睛”本义。民间尚有“飞蚊症”的说法，但症状和病因病机与云雾移睛不完全相同，暂录之待考。近现代中医眼科重要著作皆沿用“云雾移睛”病名，1997 年国家中医药管理局制定标准时定名为“云雾移睛”，被中医界接受，沿用至今。

五、文献辑录

《管子·戒》第二十六：“故天不动，四时云，下而万物化。”[1]80

《吕氏春秋·季夏》：“有其状若悬旌而赤，其名曰云旌；云气之象旌旗者。”[2]50

《庄子·徐无鬼》：“予少而自游于六合之内，予适有瞀病。”[3]299

《说文解字》：“雲，山川气也。从雨，云象雲回轉形。凡雲之屬皆从雲。霧，地气发，天不应。从雨，敄声。”[4]242

《黄帝内经灵枢·邪客》邪客第七十一：“天有日月，人有两目；地有九州，人有九窍。”[5]1347

“岁露论”：“人与天地相参也，与日月相应也。”[5]1446

“邪气脏腑病形”：“十二经脉，三百六十五路，其血气皆上于面而走空窍。其精阳气上走于目而为睛，其别气走于耳而为听……走唇口而为味。”[5]890

《巢氏诸病源候论·目病诸候》“目茫茫候”：“夫目是五脏六腑之精华，宗脉之所聚，肝之外候也。腑脏虚损，为风邪痰热所乘，气传于肝，上冲于目，故令视瞻不分明，谓之茫茫也。凡目病，若肝气不足，兼胸膈风痰劳热，则目不能远视，视物则茫茫漠漠也。若心气虚，亦令目茫茫，或恶见火光，视见蜚蝇黄黑也。”[6]782

《圣济总录》卷第一百九：“论曰：肾水也，肝木也，木得水而盛，其理明矣，肾水既虚，肝无以滋养，故见于目者，始则不能瞩远，久则昏暗，时见黑花飞蝇。”[7]1880

《原机启微》卷上“阴弱不能配阳病”：“大论曰，壮火食气，壮火散气，上为内障。此弱阴病也。其病初起时视觉微昏，常见空中有黑花，神水淡绿色，次则视岐，一成二，神水淡白色，可为。”[8]141

《鸿飞集论眼科》：“不疼不痛渐昏朦，薄雾轻烟渐渐浓。或见蝇飞如乱出，或出玄蚁在虚空。此般状样如何得，肝脏停留热急风。”[9]39

《秘传眼科七十二症全书》：“小云翳内障者，十分之小也，不痒不痛或时昏暗，或见黑花，以成是疾。”[10]24

《秘传眼科龙木论》：“不疼不痛渐昏朦，薄雾轻烟渐渐浓。或见蝇飞如乱出，或出玄蚁在虚空。此般状样如何得，肝脏停留热急风。”[11]20

《银海精微》卷之上“蝇翅黑花”：“问曰：人之患眼目有黑花，芒芒如蝇翅者何也？答曰：此肾水衰。肾乃肝之母，肾水不能济于肝木则虚热，胆乃生于肝。”[12]15

《证治准绳·杂病》：“谓人自见目外有如蝇蛇旗旆，蛱蝶绦环等状之物，色或青黑粉白微黄者，在眼外空中飞扬撩乱，仰视则上，俯视则下也。乃玄府有伤，络间精液耗涩，郁滞清纯之气，而为内障之证。其原皆属胆肾。黑者，胆肾自病。白者，因痰火伤肺，金之清纯不足。黄者，脾胃清纯之气有伤其络。”[13]413

《审视瑶函》卷五“云雾移睛症”：“云雾移睛，元虚者殃，自视目外，有物舒张，或如蝇蛇飞伏，或如旗旆飘扬，有如粉蝶，有带青黄，昏属肾胆，内障难当，真气耗损，气汁有伤，自宜谨慎，思患须防。”[14]190

《目经大成》卷之二：“一抹微霞照眼明，飞蝇舞蝶趁新睛，何来旗旆开还卷，不尽丝环灭复生，把酒弓蛇先在盏，瞻天萤火乱摇星，妖氛如此因何致，水落风腾火上升。”[15]92

《张氏医通》卷八“内障”：“云雾移睛证……自见蝇飞花堕，旌旆条环，空中撩乱，或青黄黑白，仰视则上，俯则下也。乃络间津液耗涩，郁滞清纯之气而然，其原皆属胆肾。”[16]340

《眼科金镜》卷之二“云雾移睛症”：“云雾移睛症，谓人自见目外有如蝇、蛇、旗旆、蛱蝶、绦环等状之物，其物色或青、或白、或黄、或黑、或赤，其色不定，黑色居多，在于眼前空中飞扬缭乱……其源皆属胆肾目病。”[17]49

《眼科百问》：“第 23 问，眼中常见黑花如绳牵者何也？答曰，此肾水之虚，不能滋养肝木，故致常见黑花。”[18]27“第 101 问，眼中有翅趐者何也？答曰：此当得之大怒之后。盖怒者伤肝，肝气过胜，而见肺之色。”[18]128

《一草亭目科全书》：“内障……绿水灌瞳……蝇影飞越……瞳神阔大。”[19]32

《银海指南》卷一“怒”：“况目为肝窍，尤易受伤，初但昏如雾露中行，渐渐空中有黑花，久则神光不收，胆汁不应，则内急外干，视物成岐，种种皆怒之贻戚也。”[20]17

《目科捷径》卷二“目前飞花”：“凡目前见有飞花者，有红黄黑白蓝五色之别，皆自右向左飞，均属气虚也。五色者，分别五行也。”[21]37

《眼科启明》卷下“蝇翅黑花”：“蝇翅黑花症，是半内半外症也。或有如蝇翼遮睛，外症全无，似乎见有蝇翼掩映，皆因肾家水缺，不能滋生肝木，而成虚热，肝木焦枯，胆气不足，故行动举止，则眼中神水荡漾，有黑影如蝇翅。”[22]65

《眼科集成》卷下“黑影如蝇症”：“此症乃肾水不能济肝木，肝血无以养胆汁，以致虚热内生，扰动清净之气，故行动举止则神光荡漾，而现此黑影之状，如蝇之飞也。”[23]96

《中西医结合眼科学》：“玻璃体液化：指玻璃体由凝胶状态变为液态……玻璃体后脱离……玻璃体变性……本病属于云雾移睛范畴。”[24]250

《中医眼科学》（彭清华）：“云雾移睛是指患眼外观端好，自觉眼前有蚊蝇蛛丝或云雾样漂浮物的眼病。”[25]160

《中医眼科学讲义》：“云雾移睛是指外眼端好，自觉眼前似有蚊蝇或云雾样黑影飘荡，甚至视物昏朦的眼病。”[26]90

《中医眼科学》（廖品正）：“云雾移睛症属肾元不足，精血虚损者，黑花渐升，视物往往不能持久，或能近怯远。”[27]114

《中医眼科学》（曾庆华）：“云雾移睛是指外眼端好，自觉眼前似有蚊蝇或云雾样黑影飘荡，甚至视物昏朦的眼病。”[28]191

《中医眼科学》（段俊国）：“云雾移睛是指患眼外观端好，自觉眼前有蚊蝇蛛丝或云雾样漂浮物的眼病。”[29]211

《中医大辞典》：“病证名。见《证治准绳·杂病》。因肝肾不足，气血虚衰，瘀血滞积或其他全身性疾病所引起，眼外观正常，自视眼前似有云雾漂浮。”[30]182

《中国医学百科全书·中医学》：“眼珠外观端好，自觉眼前有如蚊蝇飞舞或云雾飘荡，甚至视物昏渺之病证，称为云雾移睛。”[31]214

参考文献

［1］［春秋］管仲. 管子［M］. 吴文涛. 北京：北京燕山出版社，1995：80.

［2］［战国］吕不韦，等. 吕氏春秋［M］. 上海：上海古籍出版社，1995：50.

［3］［战国］庄周. 庄子［M］. 思履. 北京：华侨出版社，2013：299.

［4］［东汉］许慎. 说文解字［M］. 长沙：岳麓书社出版社，

2011：242.
[5] 未著撰人.黄帝内经[M].北京：中华书局，2017：890，1347，1446.
[6] [隋] 巢元方.巢氏诸病源候论[M]//周仲瑛，于文明.中医古籍珍本集成：综合卷.长沙：湖南科学技术出版社 2014；782.
[7] [宋] 太医院.圣济总录[M].北京：人民卫生出版社，1962：1880.
[8] [明] 倪维德.原机启微[M]//中医古籍珍本集成：五官科卷.长沙：湖南科学技术出版社，2014：141.
[9] [明] 胡廷用.鸿飞集论眼科[M].杨鸿，等校注.北京：中国中医药出版社，2015；5，39.
[10] [明] 袁学渊.秘传眼科七十二症全书[M].北京：中医古籍出版社，2015：24.
[11] [明] 葆光道人.秘传眼科龙木论[M].郭静，等校注.北京：科学技术出版社，2013：20.
[12] [明] 佚名.银海精微[M].郑金生整理.北京：北京人民卫生出版社，2006：15.
[13] [明] 王肯堂.证治准绳[M].倪和宪点校.北京：人民卫生出版社，2014：413.
[14] [清] 傅仁宇.审视瑶函[M].李点，等校注.太原：山西科学技术出版社，2013；190.
[15] [清] 黄庭镜.目经大成[M].李点校注.太原：山西科学技术出版社，2013：92.
[16] [清] 张璐.张氏医通[M].孙玉信，等主校.上海：第二军医大学出版社，2006：340.
[17] [清] 刘耀先.眼科金镜[M].韦企平，等校注.北京：人民卫生出版社，2006；49.
[18] [清] 王子固.眼科百问[M].卢丙辰校注.郑州：河南科学技术出版社，2014：27，128.
[19] [清] 邓苑.一草亭目科全书[M]//周仲瑛，于文明.中医古籍珍本集成：五官科卷.长沙：湖南科学技术出版社 2014：32.
[20] [清]顾锡.银海指南[M].北京：人民卫生出版社，1960：17.
[21] [清] 刘松岩.目科捷径[M].北京：中国中医药出版社，2015：37.
[22] [清] 邓捷卿.眼科启明[M].杨国英，等校注.北京：学苑出版社，2016：65.
[23] [清] 陈善堂.眼科集成[M].章红梅，等校注.北京：中国中医药出版社，2015：96.
[24] 段俊国.中西医结合眼科学[M].北京：中国中医药出版社，2013：250.
[25] 彭清华.中医眼科学[M].北京：中国中医药出版社，2016：160.
[26] 广州中医学院眼科教研组.中医眼科学讲义[M].北京：人民卫生出版社，1960：90.
[27] 廖品正.中医眼科学[M].上海：上海科学技术出版社，1986：114.
[28] 曾庆华.中医眼科学[M].北京：中国中医药出版社，2003：191.
[29] 段俊国.中医眼科学[M].北京：人民卫生出版社，2016：211.
[30] 李经纬，邓铁涛，等.中医大辞典[M].北京：人民卫生出版社，1995：182.
[31] 《中医学》编辑委员会.中医学[M]//钱信忠.中国医学百科全书.上海：上海科学技术出版社，1997：2140.

（路雪婧　宋姗姗）

4・138

白涩症

bái sè zhèng

一、规范名

【汉文名】白涩症。

【英文名】dry eye。

【注释】以眼部赤肿不显，干涩不爽，甚至视物昏矇为主要表现的慢性眼病。

二、定名依据

“白涩症”作为中医眼病名称，最早见于明末清初傅仁宇《审视瑶函・白涩症》，主要症状为：“不肿不赤，爽快不得，沙涩昏朦，名曰白涩。”此时其他书名中尚名“白眼痛”“干涩昏花证”“目涩”“白痛”“白眼”等，但本术语“白涩症”的内涵更全面。

隋唐《龙树菩萨眼论・目涩候》首次记载该病“其液竭者则目涩”，明代中后期葆光道人的《秘传眼科龙木论》亦沿用“液枯竭则目涩”至此尚没有病名，仅有病症表现。明代王肯堂《杂病证治准绳》称之“白痛”“干涩昏花症”，并作为单独病症罗列出来，此时民间还俗称“稻盲赤”“白赤眼”。明末清初傅任宇《审视瑶函》首次提出病名“白涩症”“目涩”“神水将枯症”和“干涩昏花症”三个病名。此后“白涩症”一名使用渐多。但仍有其他称呼，比如清代王子固《眼科百问》用名“目涩”，清代黄庭镜《目经大成》称之“干涩昏花”“神气枯瘁”，清代刘松岩《目科捷径》用“目涩难睁”。

自明末清初《审视瑶函》首用“白涩症”一词后，其后的著作多有沿用。1985 年出版的《中医眼科学》(成都中医学院)、1986 年出版的高等医药学院教材《中医眼科学》(廖品正)、1987 年出版的全国高等中医院校函授教材《中医眼科学》(廖品正)、2003 年出版的普通高等教育“十五”国家级规划教材《中医眼科学》(曾庆华)、2012 年出版的“十二五”规划教材及卫计委“十三五”规划教材《中医眼科学》(段俊国)、2016 年分别出版的全国中医药行业高等教育“十三五”规划教材《中医眼科学》(彭清华)、中医古籍出版社出版的《中医药学名词术语规范化研究》等均以“白涩症”作为规范名。说明“白涩症”作为中医眼科的规范名已成为共识。

三、同义词

【俗称】“白眼”(《审视瑶函》)。

【曾称】“白眼痛”“干涩昏花症”(《证治准绳》《审视瑶函》)；“目涩”(《眼科百问》)；“目涩难睁”(《目科捷径》)。

四、源流考释

甲骨文“白”是象形，字形像日光上下射之形，太阳之明为白，从“白”的字多与光亮、白色有关。本义：白颜色。古人用以代表西方、秋季、金、肺等。“涩”的本义为不滑，东汉许慎《说文解字》：“涩，不滑也。”[1]38

“涩”乃尺肤诊象之一，指尺部皮肤粗糙，抚之不滑润。属于阳盛阴液不足之象。《黄帝内经·素问》“脉要精微论”：“诸过者切之，涩者阳气有余也，滑者阴气有余也。”[2]161“涩”乃脉象名：指脉动往来很难，不滑利。多见于气滞血瘀等证。《黄帝内经·灵枢》“胀论”：“其脉大坚以涩者，胀也。”[3]1130 阻滞不畅、流通困难。《黄帝内经·素问》“痹论”[2]366：“胞痹者，少腹膀胱按之内痛，若沃以汤，涩于小便，上为清涕。”[2]366

隋唐《龙树菩萨眼论·目涩候》[4]有“其液竭者则目涩”的记载，明中后期葆光道人的《秘传眼科龙木论》[5]171 有“真气不荣于目，则目涩也”，亦沿用“液枯竭则目涩”，均认为该病是因为津液枯竭导致，至此尚没有病名，仅有病症表现、病机及治法方药罗列叙述。明代王肯堂《杂病证治准绳》称之“白眼痛”“干涩昏花症”，并作为目系疾病之一单独罗列出来，此时民间还俗称“稻盲赤”“白赤眼”。《杂病证治准绳》：“亦有不肿不红，但沙涩昏痛者。”[6]389“目自觉干涩不爽利，而视物昏花也。”虽较前人的叙述加以总结后给予定名，但“白眼痛”还未能把“干涩不爽利”这一主要突出疾病症状表达出来。

明末清初傅任宇《审视瑶函·白涩症》[7]116 一书首载“白涩症”一词，“不肿不赤，爽快不得，沙涩昏朦，名约白涩”，定病名曰“白涩症”。同时书中其他篇章也称之“白痛”“干涩昏花”，如《审视瑶函·白痛》[7]115 有“白眼痛有表裹等症”，《审视瑶函·干涩昏花症》[7]188 有“干干涩涩不爽快，渺渺蒸蒸不自在”，对“白涩症”一病的病因、病机和症状有详细描述。此后“白涩症”一名使用渐多，清王子固《眼科百问》[8]92 中的“目涩”和“白涩症”称呼及症状均相似，并补充了治法方药。清黄庭镜《目经大成》[9]182 称之“干涩昏花”，清刘松岩《目科捷径》[10]31 用“目涩难睁”，病名称呼虽不是完全一样，但对“白涩症”的理解却不谋而合。

1996 年美国国立眼科研究所干眼研究组将 dry eye 与 keratoconjunctivitis sicca 作为同一概念，均称为“干眼症”指代白涩症。但“白涩症”这一病名已沿用至今，早已被中医界接受，所以至今未变更其名。故此后“干眼症”一名渐渐被遗弃。

此后的国家统编教材，如1985年出版的《中医眼科学》[11]176(成都中医学院)、1986年出版的高等医药学院教材《中医眼科学》[12]84(廖品正)、1987年出版的全国高等中医院校函授教材《中医眼科学》[13]96(廖品正)、2003年出版的普通高等教育"十五"国家级规划教材《中医眼科学》[14]148(曾庆华)、2012年出版的"十二五"规划教材及卫计委"十三五"规划教材《中医眼科学》[15]156(段俊国)、2014年出版的《中医药学名词》[16]104、2016年全国中医药行业高等教育"十二五"及"十三五"规划教材《中医眼科学》[17]119(彭清华)、等均以"白涩症"作为规范名。

总之，隋唐《龙树菩萨眼论·目涩候》首次记载该病，宋代《太平圣惠方·治眼涩痛诸方》、明中后期葆光道人《秘传眼科龙木论》均有记载，但至此尚没有病名，仅有病症表现，与"白涩症"极为相似。明代王肯堂《杂病证治准绳》称之"白痛""干涩昏花症"亦相似。明末清初傅仁宇《审视瑶函》首次提出病名"白涩症""目涩"和"干涩昏花症"三个病名。此后"白涩症"一名使用渐多。但仍有其他称呼，比如清代王子固《眼科百问》用名"目涩"，清黄庭镜《目经大成》称之"干涩昏花""神气枯瘁"，清刘松岩《目科捷径》用"目涩难睁"虽称呼不同，但都与白涩症的病因、病机、治则治法、理法方药接近一致。后期编写教材也统一定名为"白涩症"，说明"白涩症"作为中医眼科的规范名已成为共识。

五、文献辑录

《说文解字》二上："涩，不滑也。"[1]38

《黄帝内经·素问》卷五"脉要精微论"："诸过者切之，涩者阳气有余也，滑者阴气有余也。"[2]161

卷十二"痹论"："胞痹者，少腹膀胱按之内痛，若沃以汤，涩于小便，上为清涕。"[2]366

《黄帝内经·灵枢》卷六"胀论"："其脉大坚以涩者，胀也。"[3]1130

《龙树菩萨眼论》"目涩候"："其液竭者则目涩"[4]

《秘传眼科龙木论》"第四十七问"："真气不荣于目，则目涩也。"[5]171

《杂病证治准绳》第七册"七窍门"："亦有不肿不红，但沙涩昏痛者"[6]389"目自觉干涩不爽利，而视物昏花也"[6]421

《审视瑶函》卷三"白痛"："不肿不赤，爽快不得，沙涩昏朦，名约白涩。"[7]116"白眼痛有表裹等症。"[7]115

卷五"目昏"："干干涩涩不爽快，渺渺蒸蒸不自在。"[7]188

《眼科百问》下卷"第七十问"："血有余则目润而明，肝虚则血少而目涩矣。"[8]92

《目经大成》卷之二"似因非症"："如浪如花观自在，且干且涩愁无奈。"[9]182

《目科捷径》卷二"目涩难睁"："凡人目涩难睁者，皆因血虚也"[10]31

《中医眼科学》(成都中医学院)："不肿不赤，爽快不得，沙涩昏朦，名约白涩"[11]176

《中医眼科学》(廖品正，1986)："本病为眼部赤肿不显，而只觉眼内干涩不舒的慢性眼病。"[12]84

《中医眼科学》(廖品正，1987)："患者自觉眼内干涩不爽，甚则昏痛为主，因其白睛多不红不肿，故称为白涩症。"[13]96

《中医眼科学》(曾庆华)："本病为眼部赤肿不显，而只觉眼内干涩不舒的眼病。"[14]148

《中医眼科学》(段俊国)："白睛红赤不显，或见白睛赤白隐隐，自觉干涩不适的眼病。"[15]156

《中医药学名词》："以白睛赤肿不显，干涩不爽为主要表现的眼病。"[16]104

《中医眼科学》(彭清华)："白睛不肿不赤，而以自觉眼内干涩不适，甚则视物昏朦为主症的眼病。"[17]119

［1］［东汉］许慎.说文解字[M].长沙：岳麓书社出版社，

2011：38.
［2］未著撰者. 黄帝内经：上 素问[M]. 北京：中华书局，2017：161,366.
［3］未著撰者. 黄帝内经：下 灵枢[M]. 北京：中华书局，2017：1130.
［4］佚名. 龙树眼论[M]. 木活字版. 出版地不详.
［5］[明] 葆光道人. 秘传眼科龙木论[M]. 北京：北京科学技术出版社，2006：171.
［6］[明] 王肯堂. 杂病证治准绳[M]. 北京：中国中医药出版社，2014：389,421.
［7］[明] 傅仁宇. 审视瑶函[M]. 太原：山西科学技术出版社，2013：115,116,188.
［8］[清] 王子固. 眼科百问[M]. 郑州：河南科学技术出版社，2014：92.
［9］[清] 黄庭镜. 目经大成[M]. 太原：山西科学技术出版社，2013：182.
［10］[清] 刘岩松. 目科捷径[M]. 北京：中国中医药出版社，2015：31.
［11］成都中医学院. 中医眼科学[M]. 北京：人民卫生出版社，1999：176.
［12］廖品正. 中医眼科学[M]. 上海：上海科学技术出版社，1986：84.
［13］廖品正. 中医眼科学[M]. 长沙：湖南科学技术出版社，1987：96.
［14］曾庆华. 中医眼科学[M]. 北京. 中国中医药出版社，2003：148.
［15］段俊国. 中医眼科学[M]. 北京. 人民卫生出版社，2012：156.
［16］全国科学技术名词审定委员会. 中医药学名词[M]. 北京. 科学出版社，2014：104.
［17］彭清华. 中医眼科学[M]. 北京：中国中医药出版社，2016：119.

（李云娇）

4 • 139

耳眩晕

ěr xuàn yūn

一、规范名

【汉文名】耳眩晕。

【英文名】otogenic vertigo。

【注释】因耳窍病变引起的以头晕目眩、如坐舟车、天旋地转为主要表现的耳病。

二、定名依据

“耳眩晕”一词不见载于任何中医古籍，是由现代中医耳鼻喉科专家所创立，最早出现于1980年出版的全国高等医药院校试用教材《中医耳鼻喉科学》(即高等中医教育统编教材四版)。书中“耳眩晕”尚未成为正式病名，而是为了将耳鼻喉科所诊治的眩晕与中医传统病症“眩晕”加以区分，方才提出“耳眩晕”的概念。按照中医耳鼻喉科的认识，“耳眩晕”大约相当于现代医学的耳源性眩晕，诸如梅尼埃病、良性阵发性位置性眩晕等病。

“耳眩晕”包含在中医古籍“眩冒”“掉眩”“眩运”“眩晕”“风眩”“真眩晕”“厥聋”等病症之内，宋元至今的各类中医文献以“眩晕”最为常用。现代曾有学者将“厥聋”“真眩晕”等词用作梅尼埃病或耳源性眩晕的中医术语，因不及“耳眩晕”科学简洁，都未能推广开来。现代中医疾病“眩晕”定义宽泛，仍将“耳眩晕”涵括于内。

“耳眩晕”病名创立之后，被五版中医耳鼻喉科教材继续采用，并定为中医耳鼻喉科正式病名，其后的各版教材也均将“耳眩晕”用作正名。“耳眩晕”病名诞生后，其涵盖的西医疾病范围经历过一些调整，最终形成了较为稳定的内涵和外延。当代各类中医标准、规范、工具书、学术论著，绝大多数都采用了“耳眩晕”病名。“耳眩晕”已经成为中医耳鼻咽喉科专用的规范病名术语。

三、同义词

【曾用名】“眩冒”“掉眩”(《内经》)；“冒

眩”(《金匮要略》);“风头眩”(《诸病源候论》);“头眩运”(《备急千金要方》);“眼眩”(《外台秘要》);“旋运”(《太平圣惠方》);“眩晕”(《三因极一病证方论》);“厥聋”(《仁斋直指方》);“真眩晕”(《医林绳墨》)。

四、源流考释

眩晕是因机体对空间定位障碍而产生的一种运动性或位置性错觉。眩晕可由多种因素引起,其中耳源性眩晕约占眩晕的70%[1]1453。中医耳鼻喉科疾病“耳眩晕”大体相当于耳源性眩晕。中医古籍所论的“眩晕”范畴较为宽泛,既涵盖耳源性眩晕等以眩晕为主要表现的病症,也包含其他疾病引发的眩晕以及头晕、头昏等症状。由于眩晕来自患者的主观感受,难以确切地描述,因此经常与头晕、头昏等症状混淆,这种乱象也同样存在于西医学,直到目前仍未妥善解决[2]702。

古人未发现“耳眩晕”,但很早就观察到眩晕现象,比如先秦时期成书的《尚书·说命上》载:“若药弗瞑眩,则厥疾弗瘳。”[3]170“瞑眩”一词描述了服用有毒药物导致的眩晕、烦闷等不适感。中医典籍《内经》载有多种描述眩晕的词汇,譬如“眩冒”“脑转”“眩”“掉眩”等。汉至宋代的医书对眩晕用过多种称谓,如《难经》“目眩转”、《神农本草经》“头眩”、《金匮要略》“冒眩”、《肘后备急方》“昏眩”、《诸病源候论》“脑旋”“风眩”“风头眩”、《备急千金要方》“头眩”“眩运”、《外台秘要》“眼眩”、《太平圣惠方》“旋运”等。眩晕命名的多样化,反映了医学界对眩晕发病特点及病因的认识在不断丰富和深化。宋代医家开始将“眩晕”或“眩运”用作眩晕的统一病名(“晕”通“运”,“眩晕”即“眩运”),后世医书也大多沿袭“眩晕”或“眩运”作为病名,仅少数使用“晕眩”“头眩”及“头晕”等称谓。

古代医家逐渐总结归纳出眩晕的典型症状,具有代表性的如南宋杨士瀛《仁斋直指方》卷十一:“其状目闭眼暗,身转耳聋,如立舟船之上,起则欲倒。”[4]251 杨氏描述的发病特征已与“耳眩晕”颇为相像。此说经《丹溪心法》转引后,广为后世医家所用。明代医书还出现了“真眩晕”病名。“真眩晕”最早载录于方隅《医林绳墨》,该书卷三载:“其症发于仓卒之间,首如物蒙,心如物扰,招摇不定,眼目昏花,如立舟船之上,起则欲倒,恶心冲心,呕逆奔上,得吐少苏,此真眩晕也,宜以二陈汤加厚朴、香附、白术、炒黑干姜之类。”[5]57 同篇另有数种眩晕,但均由明确病因引发,并伴随相应症状,唯独“真眩晕”无特定诱因,且临床特征突出。成书稍晚的刘全德《考证病源》亦论及“真眩晕”,其候“卒然头眩目暗,身将倒仆”[6]53,与《医林绳墨》的描述颇为相近,《考证病源》还将真眩晕与“头目昏花”进行了甄别。以上二书已将“真眩晕”作为独立疾病从眩晕病中分离出来。“真眩晕”临床特征已非常接近现代“耳眩晕”病,但因对辨证施治无明显价值,数百年间始终未引起重视。直至现代《简明中医辞典》出版后,“真眩晕”方重新为专业界所知[7]693。

中华人民共和国成立后,中医耳鼻喉科从无到有,逐步建立并成熟。学科创建伊始,中医耳鼻喉科创立者干祖望曾试图为梅尼埃病寻找对应中医病名。他研读古代医籍,在1955年提出“美尼尔氏征在中国古代即名为‘厥聋’”[8]8。但第二年,干先生又认为“中医的名称,还没有找到一个比较为恰当者”[9]39。可见,“厥聋”这个名称不甚恰当。20世纪50～70年代,中西医交流增多,现代医学确诊的梅尼埃病、耳源性眩晕等眩晕为耳鼻喉科疾病,在寻求中医诊治者时,中医大多按照“眩晕”辨证施治。

“耳眩晕”一词的创制和规范,是在中医学全国统编教材的编写过程中完成的。从“耳眩晕”概念的形成过程可知,它吸收了西医学对眩晕的认识,是中西医结合的产物。统编三版教材《五官科学》包含了眼科与耳鼻喉科,这部书是中医耳鼻喉科首次编写教材。该书以西医病名为正名,还将中西病名作了对照,耳鼻喉科疾病迷路炎、迷路积水症被划到中医"眩晕"范畴[10]123。第四版统编教材《中医耳鼻喉科学》论述"眩晕"病时，在定义后补充说明"眩晕之病因复杂，不特见于耳部病变，尚可出现于各科多种疾病，临证时必须予以鉴别。本节专论耳眩晕"。这是"耳眩晕"一词首次出现于公开出版物。"耳眩晕"的提出，将耳鼻喉科日常收治的眩晕从中医内科"眩晕"病中分离了出来，形成一个全新的病症概念。五版教材直接使用"耳眩晕"作为疾病正名，其后的诸版统编教材也都沿用"耳眩晕"。

从术语学角度分析，"耳眩晕"的命名符合科技名词定名的单义性、科学性、系统性、简洁性等原则[11]，因此能够快速得到行业专家的认可。现代各类中医标准、规范、工具书等绝大多数以"耳眩晕"为规范术语，例如《中医耳鼻喉科病证诊断疗效标准》[12]122《中医病证分类与代码》[13]14《GB/T 16751. 1—1997 中医临床诊疗术语——疾病部分》[14]52《中医耳鼻咽喉科常见病诊疗指南》[15]10《中医药学名词》(2005)[16]272《中医药学名词》(2014)[17]142《中国医学百科全书·中医耳鼻咽喉口腔科学》[18]25 等。"耳眩晕"已成为中医耳鼻喉科规范术语。

需要说明的是，由于"耳眩晕"目前也作症状术语使用，为将病名术语与症状术语区分开，国家标准《GB/T 15657—1995 中医病证分类与代码》以"耳眩晕病"表示病名[13]14；《中医药学名词》(2013)则以"耳眩晕[病]"表示病名[17]142，症状术语仍为"耳眩晕"。症状术语"耳眩晕"的定义是"耳窍病变所引起的头晕目眩、如坐舟车、天旋地转的表现"[17]1453。

五、文献辑录

《尚书》说命上："若药弗瞑眩，则厥疾弗瘳。"[3]170

《仁斋直指方》卷十一："眩言其黑运，言其转冒，言其昏眩。运之与冒眩其义一也。其状目闭眼暗，身转耳聋，如立舟船之上，起则欲倒。"[4]251

《医林绳墨》卷三："其症发于仓卒之间，首如物蒙，心如物扰，招摇不定，眼目昏花，如立舟船之上，起则欲倒，恶心冲心，呕逆奔上，得吐少苏，此真眩晕也，宜以二陈汤加厚朴、香附、白术、炒黑干姜之类。"[5]57

《考证病源》："眩运之证……卒然头眩目暗，身将倒仆……兀兀欲吐不吐之状，心神烦躁而头目昏花如运之意，非真眩晕也。"[6]53

参考文献

[1] 张道宫，樊兆民. 耳源性眩晕疾病诊治新进展[J]. 临床耳鼻咽喉头颈外科杂志，2014，28(19)：1453－1457.

[2] 粟秀初，孔繁元，黄如训. 进一步提升眩晕、头晕和头昏诊疗工作中的理性共识[J]. 中国神经精神疾病杂志，2011，37(11)：702－704.

[3] 李民，王健. 尚书译注[M]. 上海：上海古籍出版社，2004：170.

[4] [宋] 杨士瀛. 仁斋直指方[M]. 北京：中医古籍出版社，2016：251.

[5] [明] 方隅. 医林绳墨[M]. 北京：中国中医药出版社，2015：57.

[6] [明] 刘全德. 考证病源[M]. 上海：上海科学技术出版社，2004：53.

[7] 《中医辞典》编辑委员会. 简明中医辞典[M]. 试用本. 北京：人民卫生出版社，1979：693，709.

[8] 干祖望. 美尼尔氏症的中医疗法[J]. 新中医药，1955，6(3)：8－10.

[9] 干祖望. 中医耳鼻咽喉科学：三[J]. 新中医药，1956，7(5)：39，40

[10] 广东中医学院. 五官科学[M]. 上海：上海人民出版社，1975：123，124.

[11] 全国科学技术名词审定委员会科学技术名词审定原则及方法[EB/OL]. [2020－08－10]. http：//www.cnctst.cn/sdgb/sdyzjff/.

[12] 国家中医药管理局. 中医病证诊断疗效标准[M]. 南京：南京大学出版社，1994：122.

[13] 国家技术监督局. 中医病证分类与代码[M]. 北京：中国标准出版社，1995：14.

[14] 国家技术监督局. 中医临床诊疗术语：疾病部分[M]. 北京：中国标准出版社，1997：52.

[15] 中华中医药学会. 中医耳鼻咽喉科常见病诊疗指南[M]. 北京：中国中医药出版社，2012：10.

[16] 中医药学名词审定委员会.中医药学名词[M].北京：科学出版社，2005：272.

[17] 中医药学名词审定委员会.中医药学名词[M].北京：科学出版社，2014：142.

[18] 中国医学百科全书编辑委员会.中医耳鼻咽喉口腔科学[M]//钱信忠.中国医学百科全书.上海：上海科学技术出版社，1985：25.

（高新颜）

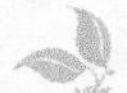

4·140

伤风鼻塞

shāng fēng bí sāi

一、规范名

【汉文名】伤风鼻塞。

【英文名】nasal obstruction due to mild cold; acute rhinitis。

【注释】感受风邪引起的以鼻塞、流涕、喷嚏为主要表现的急性鼻病。

二、定名依据

"伤风鼻塞"作为医学语言较早见于南宋时期，如《杨氏家藏方》《仁斋直指方》等。宋元时期医籍所载的"伤风鼻塞"，指的是伤于风邪导致的鼻塞等一组症状，因而严格来讲，这些医书中的伤风鼻塞，仅是"伤风"与"鼻塞"两词连用，并非确指具有特殊临床表现的单一疾病。

宋代直至近代，"伤风鼻塞"多数情况仅系"伤风""鼻塞"两词连用，或者用于陈述"鼻塞"病的病因和分型，始终未能成为独立疾病加以论述。

历代表述急性鼻炎的专业语言有鼻塞、鼻鼽、鼻窒、鼻不通、伤风鼻塞、因风鼻塞、伤风流涕、伤寒鼻塞等若干种，这些病症名称反映出古人对急性鼻炎病因与主症的认识。需要指出的是，"鼻窒""鼻鼽"已被用作现代中医病名，分别对应西医学慢性鼻炎与变应性鼻炎，阅读现代文献时应当注意。

1975年中医学院试用教材《五官科学》出版，该书在论及急性鼻炎时，认为"急性鼻炎俗称'伤风鼻塞'"。伤风鼻塞成为急性鼻炎较正式的中医名称。1980年《中医耳鼻喉科学（试用教材）》出版，首次使用"伤风鼻塞"作为规范病名，其后的各版教材均沿用。

由于"伤风鼻塞"一词具备较强的科学性、理据性，且易懂易读，再加之统编教材的巨大影响，各类中医药标准、规范、工具书等随即也将"伤风鼻塞"用作正名，如行业标准《中医病证诊断疗效标准》、国家标准《中医病证分类与代码》与《中医临床诊疗术语·疾病部分》、2013年出版的全国科技名词委规范名词《中医药学名词》"中国医学百科全书"、《中医辞海》等。"伤风鼻塞"已经成为现代中医公认的规范病名。

三、同义词

【曾用名】"鼽嚏"（《礼记》）；"鼽窒"（《吕氏春秋》）；"伤风"（《诸病源候论》）；"感冒"（《圣济总录》）；"鼻伤风"（《全国名医验案类编》）。

四、源流考释

1. 传统中医对急性鼻炎的认识　现代医学认为，急性鼻炎系由病毒感染引起急性鼻黏膜炎症，常波及鼻窦或咽喉部，传染性强。多发于冬秋季及季节交替时[1]287。急性鼻炎经常包含于上呼吸道感染（upper respiratory tract infection）或普通感冒（common cold）。

我国先秦时期的文献曾经记载类似疾病，如《礼记·月令》："季秋行夏令，则其国大水，冬藏殃败，民多鼽嚏。"[2]483 本段文字在《吕氏春秋·季秋纪》则为："季秋行夏令，则其国大水，冬藏殃败，民多鼽窒。"[3]86 范行准认为，"鼽嚏"和"鼽窒"皆为急性鼻炎[4]740。结合临床表现分析，由于喷嚏是变应性鼻炎的重要特征，"鼽嚏"以鼻鼽、喷嚏为典型症状，可能也包括变应性鼻炎。

我国现存最早的医学典籍《内经》已对急性鼻炎有所认识，如《素问·五常政大论》："大暑以行，咳、嚏、鼽、衄、鼻窒。"[5]446《素问·至真要大论》："少阴之复，燠热内作，烦躁，鼽嚏。"[5]520 东汉《伤寒论》"太阳病篇"记载桂枝汤主治："啬啬恶寒，淅淅恶风，翕翕发热，鼻鸣干呕者，桂枝汤主之。"[6]26 西晋《脉经》卷四："浮大者，中风，头重，鼻塞。"[7]59 以上临床表现包含了急性鼻炎及其伴随疾病。隋代《诸病源候论》记载了鼻齆候、鼻窒塞气息不通候、鼻涕候、鼻塞候等多个病症。唐代《千金方》有鼻塞、鼻窒塞、鼻不利、鼻齆等病症。以上病症大多属于急性鼻炎范畴。后世医家对急性鼻炎的认识和论述，除上述鼻塞、鼻鼽、鼻窒等病症以外，还有鼻不通、伤风鼻塞、因风鼻塞、伤风流涕、伤寒鼻塞等，这些病症名称反映出古人对急性鼻炎病因与主症的认识。需要指出的是，"鼻窒""鼻鼽"已被用作现代中医病名，分别对应西医学慢性鼻炎与变应性鼻炎，阅读现代文献时应当注意。

古代医籍所论的部分"伤风""感冒"，也常以鼻塞、流涕为主症，亦属急性鼻炎范畴。如金代《内外伤辨惑论》："伤风则决然鼻流清涕，其声嘎，其言声响如从瓮中出。"[8]9 明代《杏苑生春》："感冒风邪，鼻塞声重，咳嗽有痰，以金沸草散主之。"[9]450 时至今日，急性鼻炎仍然被大众俗称为"伤风""感冒"。

近代西医传入中国以后，早期的西医书刊曾将急性鼻炎译做"鼻伤风""鼻感冒""鼻卡他"等词。该时期中医界也开始接受和使用西医术语，中医对急性鼻炎的称谓，除传统的鼻塞、伤风、感冒等名称外，也用到"鼻伤风"等词，如何廉臣《全国名医验案类编》："初起微觉头痛，鼻塞喷嚏，略有咳嗽……（廉按）冒风即鼻伤风也。"[10]3"鼻伤风"一词现今已废弃，经检索多种古籍与期刊数据库，"鼻伤风"在古代医籍中仅见于明代《云林神彀》，而近代日文和中文报刊均有多处使用，推测应属日译西医术语。

现代仍有相当数量的中西医文献以"伤风"或"感冒"作为本病俗称。需要说明的是，"伤风"与"感冒"既是生活用语，也用做专业名词，两词界定不一，关系复杂。近年经全国科技名词审定会员会审定发布，"伤风"与"感冒"均已成为规范术语，"伤风"意为"感受风邪，以发热恶寒，鼻塞流涕，喉痒咳嗽等为主要表现的疾病"；"感冒"为中西医共用术语，中医"感冒"定义为"感受外邪，以发热恶寒，头身疼痛，鼻塞流涕，喉痒咳嗽等为主要表现的疾病"[11]4；现代医学的"感冒"即"普通感冒"的简称[12]40，包含急性鼻炎。可见，"伤风"大约相当于现代医学急性鼻炎；中医"感冒"与"伤风"义近而所涵稍广，相当于现代医学"感冒"。规范术语"伤风"和"感冒"与作为急性鼻炎俗称的"伤风"和"感冒"内涵并不一致，撰写专业文献时应加以说明。

约之，急性鼻炎虽然是临床常见病，传统中医对它的称谓一直极为杂乱，始终未能给予统一的命名。究其原因，主要由于急性鼻炎的症状缺乏独特性，其主症鼻塞、流涕经常与恶寒、发热、咳嗽等外感症状伴随出现，将它从繁杂多变的外感病状中分离出来难度颇大。

2. "伤风鼻塞"在古代医籍中的使用　"伤风鼻塞"一词，较早见于宋元时期的医书。查阅现代多部统编教材、权威专著与工具书，普遍认为该词最早由元代医家危亦林《世医得效方》提出，其书卷十载："茶调散，治伤风鼻塞声重。兼治肺热涕浊。"[13]413 我们利用多种古籍数据库对该词重加查考，发现在《世医得效方》刊行之前，已有多部宋代医书使用"伤风鼻塞"，如南宋《杨氏家藏方》卷一："青龙丹。治男子、妇人左瘫右痪，手足蜷缩，口面眼㖞斜。遍身瘾疹及伤风鼻塞、脑痛，四肢顽麻，牙关紧急，并皆治之。”[14]6 表明“伤风鼻塞”在宋元时期已成为常用的医学语言。但需要注意的是，宋元时期医籍所载的“伤风鼻塞”，指的是伤于风邪导致的鼻塞等一组症状，因而严格来讲，这些医书中的伤风鼻塞，仅是“伤风”与“鼻塞”两词连用，并不一定指称具有特殊临床表现的单一疾病。

明代医书也普遍使用“伤风鼻塞”。大体可分为两种情况：第1种，用作表述病因（伤风）与症状（鼻塞），如明代《明医杂著》卷之五：“伤风流涕。小儿八岁以下无伤寒，虽有感冒伤风，鼻塞、流涕、发热、咳嗽，以降痰为主，略加微解。”[15]166 第2种，用以表示主病的分型，如明代《景岳全书》卷二十七：“鼻塞证有二……大都常塞者多火，暴塞者多风寒，当以此辨之……川芎茶调散，伤风鼻塞。羌活胜风汤，风热鼻塞。”[16]456 此处的“伤风鼻塞”由于其“暴塞”的临床特征，基本等同于现今急性鼻炎。但细考原文，并非把“伤风鼻塞”作为一种独特疾病，而仅指鼻塞病的类型之一“伤风型鼻塞”。现代有学者认为明代《医林绳墨》最早记载了“伤风鼻塞”作为病名，该书卷八：“又有触冒风邪，寒则伤于皮毛，而成伤风鼻塞之候。或为浊涕，或流清水，治宜先解寒邪，后理肺气，使心肺之阳交通，而鼻息之气顺利，则香臭可闻者也。如桂枝汤、参苏饮之类，量其时令而与之。[17]251”这里的“伤风鼻塞之候”可能仅指伤风所致的鼻塞流涕为主的一组症状，并未独立称病。

总之，宋代之后，“伤风鼻塞”成为中医专业词汇，但多数情况仅系“伤风”“鼻塞”两词连用，或者作为“鼻塞”病的一种类型，一直未能成为独立疾病加以论述。

3.“伤风鼻塞”确立为中医规范病名　20世纪50年代，现代中医耳鼻喉科学逐步建立，学科的创立者们开始着手名词术语的规范化工作，西医病名与中医病名的对照成为迫切需要解决的问题。

1956年，现代中医耳鼻咽喉科学的开拓者干祖望发表一系列重要文章，他依据古代医籍，总结了急性鼻炎对应的几个中医病名：“急性鼻炎……俗称‘伤风’或‘感冒’……中医最早的名称为‘鼽’（见《素问》）‘鼽嚏’（见《礼记》）‘鼽窒’（见《吕氏春秋》），之后的名称，为‘鼻鼽’‘鼻窒’（见《刘完素六书》等）‘窒塞’（见《李杲十书》等）‘鼻窍不利’（见《朱丹溪心法》等）。”[18]43 但该文并未提出统一的中医病名。

中医药全国统编教材的编写和出版，对急性鼻炎病名的规范化起到关键作用。1960年，现代中医史上第一部《中医喉科学讲义》全国性教材出版，1964年重订再版。由于《中医喉科学讲义》承接传统中医喉科衣钵，以讨论咽喉、口齿病诊治为主，所以1或2版教材都不载鼻病与耳病，鼻病散见于外科、内科、儿科、针灸等学科的教材之中，其中《针灸学讲义》1版教材提到“鼻塞”病，“鼻塞，为风寒客邪所侵……呼吸不利，鼻塞多涕，嗅觉减退”。[19]254 这里的“鼻塞”当指急性鼻炎。

1975年中医学院试用教材《五官科学》出版，该书包括眼科和耳鼻喉科两部分，首次在统编教材中完整地将中医咽喉病、鼻病和耳病收入同一学科。三版教材耳鼻喉科部分由现代中医耳鼻喉科学创始人之一王德鉴负责编写[20]437，教材在论及急性鼻炎时，认为“急性鼻炎俗称‘伤风鼻塞’”。

1980年，王德鉴主持编写的《中医耳鼻喉科学（试用教材）》出版，四版教材第一次使用了“中医耳鼻喉科学”作为学科名，标志着中医耳鼻喉科学正式作为一门独立的临床学科而诞生。四版教材首次统一采用了中医病名，在中医耳鼻喉科术语规范的历史上起到里程碑式作用。教材中首次使用“伤风鼻塞”作为规范病名：“伤风鼻塞是由于外感风邪引起。主要症状为鼻窍不通、流涕、喷嚏，甚至不闻香臭。本病相当于急性鼻炎。”[21]42 1985年《中医耳鼻喉科学》出版，继续沿用该名：“伤风鼻塞是由于外感风邪引起。主要症状为鼻窍不通、流涕、喷嚏，甚至不闻香臭……相当于急性鼻炎。[22]41”此后的各版中医耳鼻咽喉科学统编教材，也统一使用“伤风鼻塞”。

由于“伤风鼻塞”一词具备较强的科学性、理据性，且易懂易读，再加之统编教材的巨大影响，各类中医药标准、规范、工具书等随即也将“伤风鼻塞”用作正名，如行业标准《中医病证诊断疗效标准》、国家标准《中医病证分类与代码》与《中医临床诊疗术语·疾病部分》、2014 年出版的全国科技名词委规范名词《中医药学名词》《中国医学百科全书》《中医辞海》等。“伤风鼻塞”已经成为现代中医公认的规范病名。

在被确立为规范病名之前，近现代图书报刊也用到“伤风鼻塞”一词，这些文献多属科普、生活类出版物，医学文献仅偶尔使用，如《新药、中药、针灸临床各科综合治疗学(内科篇)》列举了急性鼻炎三个同义词：急性鼻黏膜炎、伤风鼻塞、鼻感冒[23]49。《有效的民间单方》：“伤风鼻塞(又叫作鼻感冒)。因受寒伤风而引起。”[24]5 这些医学文献资料影响力小，也非中医耳鼻喉科论著。现代有学者曾尝试将“鼽嚏”[25]96“鼻鼽”[26]用作本病的中医病名，还有学者主张将“伤风鼻塞”与“鼻窒”合并为“鼻窒塞”[27]53，后来均未推行。

“伤风鼻塞”较符合科技名词定名和的科学性、约定俗成[28]，术语构成的顾名思义性(透明性)[29]27 等原则。“伤风鼻塞”的创制规范，是通过利用中医古籍原有词汇，而非自行创造新词，专业人员对该词较为熟悉，且通俗易懂，有利于术语的接受和传播。不过，“伤风鼻塞”在定名之前，既用于专业文献，也用于通俗类出版物。专业性不足，较为朴素原始，容易被误当成普通生活语言。

需要指出的是，“伤风鼻塞”仅是中医现代病名，中医古籍有关急性鼻炎的记载，远非“伤风鼻塞”所能涵盖。古代中医有关急性鼻炎的诊疗经验，大量见于鼻塞、鼻窒、鼻鼽、伤风、感冒等病症篇章，我们在阅读中医古籍、研究整理古代医家临床经验时，务必明辨中医术语的古今异义。

五、文献辑录

《礼记·月令》：“季秋行夏令，则其国大水，冬藏殃败，民多鼽嚏。”[2]483

《素问·五常政大论》：“大暑以行，咳、嚏、鼽、衄、鼻窒。”[5]446

“至真要大论”：“少阴之复，燠热内作，烦躁，鼽嚏，少腹绞痛。火见燔焫，嗌燥。”[5]520

《内外伤辨惑论》卷上：“伤寒则鼻干无涕，面壅色赤，其言前轻后重，其声壮厉而有力者，乃有余之验也。伤风则决然鼻流清涕，其声嘎，其言声响如从瓮中出。”[8]9

《杨氏家藏方》卷一：“青龙丹。治男子、妇人左瘫右痪，手足蜷缩，口面眼㖞斜。遍身瘾疹及伤风鼻塞、脑痛，四肢顽麻，牙关紧急，并皆治之。”[14]6

《明医杂著》卷之五：“伤风流涕。小儿八岁以下无伤寒，虽有感冒伤风，鼻塞、流涕、发热、咳嗽，以降痰为主，略加微解。”[15]166

《景岳全书》卷二十七：“鼻塞证有二：凡由风寒而鼻塞者，以寒闭腠理，则经络壅塞而多鼽嚏……若由火邪上炎而鼻塞者，单宜清火……大都常塞者多火，暴塞者多风寒，当以此辨之……川芎茶调散，伤风鼻塞。羌活胜风汤，风热鼻塞。”[16]456

《医林绳墨》卷八：“又有触冒风邪，寒则伤于皮毛，而成伤风鼻塞之候。或为浊涕，或流清水，治宜先解寒邪，后理肺气，使心肺之阳交通，而鼻息之气顺利，则香臭可闻者也。如桂枝汤、参苏饮之类，量其时令而与之。”[17]254

[1] 孔维佳，周梁. 耳鼻咽喉头颈外科学[M]. 北京：人民卫生出版社，2015：287.

[2] [清] 孙希旦. 礼记集解：上[M]. 北京：中华书局，1989：483.

[3] [战国] 吕不韦撰. 高诱注. 吕氏春秋[M]. 上海：上海书店出版社，1986：86.

[4] 范行准. 中国病史新义[M]. 北京：中医古籍出版社，

五官科

1989：740.

［5］ 未著撰人.黄帝内经素问［M］.北京：人民卫生出版社，1963.

［6］ ［汉］张仲景.伤寒论［M］.北京：人民卫生出版社，2005：26.

［7］ ［晋］王叔和.脉经［M］.北京：人民卫生出版社，2017：59.

［8］ ［金］李东垣.内外伤辨惑论［M］.北京：人民卫生出版社，2007：9.

［9］ ［明］芮经，纪梦德.杏苑生春［M］.北京：中国中医药出版社，2015：450.

［10］ 何廉臣.全国名医验案类编［M］.上海：上海科学技术出版社，1959：3.

［11］ 中医药学名词审定委员会.中医药学名词：内科学 妇科学 儿科学［M］.北京：科学出版社，2011：4.

［12］ 医学名词审定委员会老年医学名词审定分委员会.老年医学名词2017［M］.北京：科学出版社，2017：40.

［13］ ［元］危亦林.世医得效方［M］.北京：中国中医药出版社，2009：413.

［14］ ［宋］杨倓.杨氏家藏方［M］.上海：上海科学技术出版社，2014：6.

［15］ ［明］王纶.明医杂著［M］.沈凤阁，点校.北京：人民卫生出版社，1995：166.

［16］ ［明］张景岳.杂证谟［M］//吴少祯.景岳全书系列之四.北京：中国医药科技出版社，2017：456.

［17］ ［明］方谷.医林绳墨［M］.北京：中国中医药出版社，2015：251－254.

［18］ 干祖望.中医耳鼻咽喉科学（六）［J］.新中医药，1956，7(8)：43.

［19］ 南京中医学院针灸教研组.针灸学讲义［M］.北京：人民卫生出版社，1961：254.

［20］ 邓彦.岭南中医药名家［M］.广州：广东科技出版社，2010：437.

［21］ 广州中医学院.中医耳鼻喉科学（试用教材）［M］.上海：上海科学技术出版社，1980：42.

［22］ 王德鉴.中医耳鼻喉科学［M］.上海：上海科学技术出版社，1985：41.

［23］ 杨医亚.新药、中药、针灸临床各科综合治疗学：内科篇［M］.上海：千顷堂书局，1954：49.

［24］ 熊梦.有效的民间单方［M］.南昌：江西人民出版社，1959：5.

［25］ 上海中医学院.五官科学［M］.上海：上海人民出版社，1973：96.

［26］ 上海中医学院五官科教研组.临床中医耳鼻咽喉科学讲义：中［M］.上海：上海中医学院，1978：6.

［27］ 朱文锋.从中医教材看病、证规范［J］.中国医药学报，1989(04)：53－57.

［28］ 全国科学技术名词审定委员会科学技术名词审定原则及方法［EB/OL］.［2020－11－10］.http：//www.cnctst.cn/sdgb/sdyzjff/.

［29］ 国家中医药管理局.中医临床诊疗术语：原则与方法［M］.北京：中国标准出版社，2019：27.

（高新颜）

4·141 针眼

zhēn yǎn

一、规范名

【汉文名】针眼。

【英文名】hordeolum。

【注释】以眼睑边缘生小疖，形如麦粒，赤肿疼痛，继之成脓为主要表现的眼病。

二、定名依据

“针眼”作为中医眼科病名，始见于隋代《诸病源候论·针眼候》。“针眼”在标题中出现，正文称其“世呼为偷针”，病位“眼内眦头”，症状“人有眼内眦头忽结成疱，三五日间便生脓汁”“世呼为偷针”，预后“但其热势轻者，故止小小结聚，汁溃热歇乃瘥”。从上述记载来看，该病相当于西医所称睑腺炎（又称麦粒肿）。

在此之前，《黄帝内经素问·缪刺论》就曾记载“目痛”，《黄帝内经灵枢·热病》载“目中赤痛”。宋代《太平圣惠方·治针眼诸方》在正文中阐述“针眼”病名，“治风热毒气。忽冲眼睑。生如米豆。名曰针眼。或白睛似水泡。疼痛。

不可睡卧。”“治针眼。睑内生疱如豆大。隐睛。肿痛。”从记载来看，书中将发病于眼睑或睑内，生疱如豆大，且肿胀疼痛的眼病命名为“针眼”。

宋以后的诸多医家在长期的临床实践中不断完善对“针眼”内涵的认识。在明清时期，医家们逐渐认识到凡具有眼睑或内眦生疱（或小疖），米豆大，肿痛，溃脓之特征的疾病，都可被冠以针眼、偷针、偷针眼、土疡、土疳、包珍珠、挑针等病名。由此本病的内涵及界定相对明确，有别于其他眼病。但明清时期不少著作相关病名的使用仍然较为混乱。如《原机启微·论偷针眼》称偷针眼为“世呼为偷针”；《证治准绳·目疮疣》《金匮启钥·土疳论》称土疳症“俗呼偷针眼是也”；《审视瑶函·土疳症》称“土疳之病。俗号偷针”；《外科大成·针眼》称“针眼土疳也”；《目经大成·五色疡二十四》载“土疡俗号包珍珠”“此症世又呼偷针眼”；《眼科锦囊·麦粒肿》称“汉名偷针眼”；《家用良方·治身体各症》称“针眼俗名偷针”。

中华人民共和国成立以后，《中医病证诊断疗效标准》《中医临床诊疗术语·疾病部分》和《中医大辞典》《简明中医辞典》《中医药常用名词术语辞典》等辞书类著作以及《中医眼科学》（曾庆华）等教材均以“针眼”作为规范名。2004年中医药学名词审定委员会审定公布的《中医药学名词》也以“针眼”为规范名。“针眼”作为中医眼科学规范名词已经成为共识。

三、同义词

【又称】“土疳”（《证治准绳》）；“土疡”（《目经大成》）。

【俗称】“包珍珠”（《目经大成》）；“偷针”（《诸病源候论》）；“偷针眼”（《证治准绳》）；“挑针”（《明目至宝》）；“麦粒肿”（《眼科锦囊》）。

四、源流考释

早在《内经》中，医家们就认识到不仅人体一些经络的起止、循行与目有关，且五脏六腑之精皆上注于目而为之精。这就为后世眼科疾病的病因病机学说提供了理论依据。《黄帝内经素问·缪刺论》[1]121 就曾记载“目痛”，《黄帝内经灵枢·热病》[2]2006 收录“目中赤痛”等病名。

隋朝《诸病源候论·针眼候》[3]134 首次收载了“针眼”一词，标题中的“针眼”在正文中被称为“偷针”。其病位“眼内眦头”，症状“人有眼内眦头忽结成疱，三五日间便生脓汁”“世呼为偷针”。其病因病机“此由热气客在眦间，热搏于津液所成”，病情转归“但其热势轻者，故止小小结聚，汁溃热歇乃瘥”。从文献记载来看，巢元方将“偷针”视为“针眼”的俗称，并根据《黄帝内经灵枢·痈疽》[2] 所载“大热不止，热甚则肉腐，肉腐则为脓”之说，将针眼（俗称偷针）归因为火热所致，并认识到疾病进一步发展脓溃热歇则止。

至唐宋时期，随着临床实践的发展，医家们认识到眼部生疱溃脓的病变不仅会发生于“眼内眦头”“眼睑”“睑内”等部位也会出现类似病变，且其症状复杂多变，故该时期医家们将“针眼”与“偷针”视为两种相关的眼病加以阐述，对针眼的症状特征、病因病机、病情分期及转归等的认识更加深入。这些文献记载有部分符合针眼的现代诊断标准，说明当时的医家对针眼的内涵及其外延有了较为深入的认识。

北宋《太平圣惠方·治针眼诸方》[4]931 对“针眼”的内涵加以深入阐释，不仅描述了其症状特征，还将“偷针”与“针眼”加以对比。书中记载针眼的症状特点：其一是发病于“眼睑”，由“风热毒气”所致，症状为“生如米豆”“或白睛似水泡。疼痛。不可睡卧”；其二是病位“睑内”，症状“睑内生疱如豆大。隐睛。肿痛”。归纳起来，“针眼”的特点是：发病于眼睑或睑内，生疱如豆大，且肿胀疼痛。值得一提的是，这段珍贵的文献资料有几处符合针眼的现代诊断依据：一是眼睑或者睑内生疱，如豆大，局部肿胀，疼痛；二是发病于眼睑者，白睛似水泡，即水肿。此外，《太平圣惠方·治针眼诸方》[5][4]931 将“偷针”与“针眼”视为两种不同的眼病，前者的病位在“眼内眦头”，后者发于“眼睑”或“睑内”；前者表现为眼内眦头忽然起疱，三五日溃破生脓，后者出现眼睑或睑内忽然生疱似米豆粒大小，甚或出现白睛似水泡，疼痛的症状；前者因热气客于眦头，津液燔灼所致，后者因感受风热毒气致病；前者病情热势轻则脓溃而愈，而后者的预后转归没有记载。而现代医学认为，发于睑腺板抑或睫毛附属皮脂腺的感染可以分别称为内、外睑腺炎，统称为睑腺炎。从这个角度来看，《太平圣惠方·治针眼诸方》[4]391 所记载的针眼、偷针两种疾病都可以归于现代的睑腺炎范畴。书中对偷针、针眼的认识被后世诸多医家所沿袭。

北宋政和年间成书的《圣济总录·针眼》[5]213 记载了“针眼”及“偷针”，书中对“针眼”的症状特征、病因病机、疾病分期等的认识较前人有了明显的进步。书中将“针眼”的病位定于“睑眦”，其发病特征及分期主要表现为，发病初期“结焮肿痛”，随之生疱“赤根白头”，继而生脓“包裹脓汁”，然“痛如针刺”。根据《黄帝内经素问》“大热不止，热甚则肉腐，肉腐则为脓”[1]121 以及“五脏六腑之精气，皆上注于目而为之精，精之窠为眼，骨之精为瞳子，筋之精为黑眼，血之精为络，其窠气之精为白眼，肌肉之精为约束，裹撷筋骨血气之精，而与脉并为系，上属于脑，后出于项中”[1]121 的论述，疾病发于睑眦，内眦属血，故将病因病机归于“针眼者，以邪热搏于血脉，上攻眼目，发于睑眦”[1]121。而“偷针”一词，书中仅记载其病位“目眦”，病因病机由热所致，症状为“结成肿疱”。《圣济总录·针眼》的记载更加符合针眼临床诊断依据。至此，“针眼”一词的内涵基本确立。

除此之外，此时期还出现了其他相关病名“偷针眼”。成书于唐朝的《华佗神方·华佗治睑肿如粟神方》[6]203 收载了“偷针眼”一词，书中称“睑肿如粟”俗名偷针眼，该病发于“眼睑”，其症状为“肿如粟”。

至明朝，大量眼科专著不断涌现，对“针眼”的认识更加深入细化，主要表现为：对病因病机的认识，诸家众说纷纭；对症状特征的认识不仅局限于病变局部；对发展分期及转归的记载更加详尽；这一时期出现与“针眼”相关的多个别名。

明代眼科专著《原机启微·论偷针眼》[7]41 收录了“偷针眼”一词。倪氏对症状特征的认识不仅仅局限于局部病变“世传眼眦初生小疱”，他还观察到身体其他部位伴随出现的症状，“视其背上，即有细红点如疮”，“以针刺破，眼时即瘥，故名偷针”，从而解释了“偷针”一词的来历。倪氏根据《内经》足太阳膀胱经起于目内眦，主一身之表的说法，发展了巢元方的外感热邪致病之说，认为此病系足太阳膀胱经结热所致。而《外科启玄·偷针眼》[8]88 亦载“偷针眼”，病位在“眼眦角”，症状“凡大人小儿眼眦角上有小疮疖。肿起作痛……凡有此疮。胸背上必有小疮窠累”。申斗垣认为，因两眦属血轮，内应于心，心与小肠相表里，故病因病机“心胆小肠之火盛”。

《医学纲目·目眦疡》[9]404 在“痈疽所发部分名状不同”一节中提出了“目眦疡”一词，并将其解释为“即俗谓之偷针也。”楼英认为偷针亦可视为发于眼部之痈疽。

明代著名医家万全在后人为其辑佚的作品《万氏秘传外科心法·挑针》[10]65 中提出“挑针”一词，其病位“生于两眼上下胞”，阐释其病因病机“由肝脾积热而生”。眼科专著《明目至宝·明堂问答七十二证之因》[11]52 亦收录病名“挑针”，其病位“胞睑”，症状“胞睑上生疖”，其病因病机“此脾经受热毒传于肝，肝受脾毒也”。《明目至宝》[11]52 还谈到了“偷针”一词，“上下眼皮浮又赤”，从其症状特征来看，与前人的说法大相径庭。

明代眼科专著《异授眼科·看眼诀图》[12]4 对“偷针”一词病因病机的认识有了新的突破。书中提出，“偷针”发病于“上下睑”，根据《黄帝内经灵枢·大惑论》肌肉之精为约束之说，约束即胞睑，“上下睑属脾胃”，其病变应与脾胃相关，而其症状特点“病则胞肿。起胬肉，外廓生小块”。[2]

明代著名眼科著作《银海精微·睑生偷针》[13]68 对“偷针”一词的病因病机予以更加深入的分析阐释。书中将“偷针”定位于目睑，并将前人所谓发病之热毒具体细化为“阳明经之热毒”，认为病因病机为“阳明胃经之热毒也，或因食壅热之物，或饮食太过，使胃经上充于眼目，故睑眦之间时发疮毒”。

《证治准绳·目疮疣》[14]255 记载“土疳”一词，认为“土疳”即“俗呼偷针眼是也”，病位“脾”即眼睑。王肯堂对土疳的症状、病情分期转归等有着更为详尽细致的论述。土疳的发病可以分为“有一目生又一目者”“有止生一目者”。土疳的病情转归可以具体分为“有邪微不出脓血而愈者”；发病过程中感受他邪，病情转重或转为他病者，“有犯触辛热燥腻、风沙烟火，为漏为吊败者”“有窍未实，因风乘虚而入，头脑俱肿，目亦赤痛者”。《审视瑶函·土疳症》[15]139,140 亦收录“土疳”一词，对疾病的病因病机有了新的见解。书中指出，土疳“俗号偷针”，其病因病机为“脾家燥热。瘀滞难行”。至于其病情分期转归，傅仁宇将《证治准绳》的相关论述进一步加以升华，“微则自然消散。甚则出血流脓。若风热乘虚而入。则脑胀痛而眸子俱红。有为漏之患。有吊败之凶。”

总而言之，在明朝，“针眼”一词无论在内涵还是别名方面都更加丰富。值得一提的有两点，一是在病因病机方面，诸医家分别就《诸病源候论》“火热致病”一说加以发挥，其中，有云“膀胱经结热”者，如《原机启微·论偷针眼》[7]41；有云“肝脾积热”者，如《万氏秘传外科心法·挑针》[10]65《明目至宝·明堂问答七十二证之因》[11]52；有云“心胆小肠火热”者，如《外科启玄·偷针眼》[8]88；有云“阳明经热毒”者，如《银海精微·睑生偷针》[12]4；有云“脾家燥热”者，如《审视瑶函·土疳症》[15]139,140。二是这一时期出现了针眼的多个别名或俗称，如目“眦疡”“挑针”“土疳”等。

至清朝，针眼一词的含义得到了更丰富的发展，医家们除了更深入地认识针眼症状特点、继续对病因病机的探讨之外，明显的进步体现在：从临床诊疗中总结出针眼的易感人群、临床常见发病特点、在不同因素影响下的发展转归、辨证分型等；清代一些文献中明确列出了针眼的诸多别名，如“偷针眼”“土疳”“包珍珠”等。尤其值得一提的是，《目经大成·五色疡二十四》[16]119 中对临床发病特点、发展转归的记载贴近临床实践，对于疾病的治疗具有较高的指导价值。《眼科锦囊·麦粒肿》[17]23 首次提出了麦粒肿的病名，对其易感人群及证治发展转归的描述更加丰富了“针眼”一词的内涵。

《目经大成·五色疡二十四》[19] 提出病名“土疡”“包珍珠”。“土疡俗号包珍珠”“此症世又呼偷针眼”，对该病病因病机、临床病情发展分期及症状特点的认识较前人更加深入清晰。黄庭镜认为该病为“血瘀生痰火”所致，症状特点“生外睑弦上，初得但痒而肿，次则结一小核，乃作痛，屡屡不药自消”。其临床发展转归“若病形俱实，必至核大溃脓始愈。有一核溃，一核又结，一日罢，一日又起，乃窍虚外风袭入，头面悉肿，目亦赤痛。如再犯燥烈，决为腐漏吊败，改形换相者。些须小恙，而祸害一至于此，患者幸毋忽。”这段论述形象生动，贴近临床。

《眼科锦囊·麦粒肿》[17]23 首次提出麦粒肿(针眼的西医病名)，对其病位、症状、病情分期及转归等详加介绍，并明确提出此病的易感人群。麦粒肿的别名“汉名偷针眼”，其临床特征及发展“乃细小之肿疡。生睑缘弓状软骨之部。其初起发痒。而后焮肿疼痛。必为脓溃”。其易感人群“惟是小儿少壮之人。往往有之。大人极少也”，并指出“本病有反复和多发倾向”，该病证治发展“误治之。则坚硬甲错变成固结肿。若积日经月。则必刺戟眼珠以发翳。”书中的不少论述都符合《中医病证诊断疗效标准》，说明当时医家对该病的认识已较为成熟。

清末的不少著作对偷针、偷针眼的论述则基本沿袭了前人的看法，如《外科证治全书·偷针眼》[18]36《验方新编·眼边忽然红肿发痒》[19]40《家用良方·治身体各症》[20]14 等。而《外科备要·目部》[21] 载“土疳”病名，将土疳的病位定为“眼皮睫毛间”，病因病机“由胃经风热而成”，症状“形如豆粒圆而尖”，首次提出该病的辨证分型“风热甚者色赤多痛，洗之不消脓将成者矣”，“或破后邪风袭入疮口，头面浮肿”。

西医传入我国后，医学界对“以眼睑边缘生小疖，形如麦粒，赤肿疼痛，继之成脓为主要表现的眼病”认识更加清晰，并提出根据被感染腺体的不同部位，可分为外睑腺炎和内睑腺炎。外睑腺炎，为睫毛毛囊或附属的皮脂腺感染，称为外麦粒肿；内睑腺炎为睑板腺感染，称为内麦粒肿。1949 年中华人民共和国成立以后，《中医病证诊断疗效标准》[22]64《中医临床诊疗术语》[23]《中医眼科学》[24]397 都沿用了“针眼”病名。另有一些著作在沿用“针眼”一名的同时，提出了俗称或别名。如《中医眼科学》[25]107（曾庆华）、《中医眼科学》[26]50（廖品正）、《中医药常用名词术语辞典》[2]181、《眼科证治要诀》[28]5、《中医疾病证候辞典》[29]143、《实用中医辞典》[30]598、《简明中医病证辞典》[31]610、《中医大辞典》[32]766。全国科学技术名词审定委员会 2004 年出版的《中医药学名词》[33]95 以“针眼”作为规范病名。说明“针眼”作为中医眼科学规范名词已经成为共识。

五、文献辑录

《黄帝内经素问·缪刺论》：“邪客于足阳跷之脉，令人目痛从内眦始”。[1]121

《黄帝内经灵枢·热病》：“目中赤痛，从内眦始，取之阴跷。”[2]206

《诸病源候论·针眼候》：“人有眼内眦头忽结成疱，三五日间便生脓汁，世呼为偷针。此由热气客在眦间，热搏于津液所成。但其热势轻者，故止小小结聚，汁溃热歇乃瘥。”[3]134

《银海精微·睑生偷针》：“问曰：人之患目睑生小疖，俗名偷针者何也？答曰：阳明胃经之热毒也，或因食壅热之物，或饮食太过，使胃经上充于眼目，故睑眦之间时发疮毒，俗名偷针。此症番转睑皮，劆洗瘀血，点用清凉散，先宜服退赤散，后用通精散、泻脾饮。”[13]68

《太平圣惠方·治针眼诸方》：“治风热毒气，忽冲眼睑，生如米豆，名曰针眼。或白睛似水泡，疼痛，不可睡卧。”[4]931“治针眼，睑内生疱如豆大，隐睛，肿痛。”[4]931

《圣济总录·针眼》：“针眼者，以邪热搏于血脉，上攻眼目，发于睑眦，结焮肿痛，赤根白头，包裹脓汁，痛如针刺，治法当详其外证，随宜砭刺，决泄邪毒，后以消肿败热之剂，断其根本。”[5]213“治热客目眦，结成肿疱，俗呼偷针者，半夏汤方。”[5]213

《华佗神方·治睑肿如粟神方》：“俗名偷针眼。”[6]203

《原机启微·论偷针眼》：“巢氏曰：凡眼内眦头忽结成疱，三五日间，便生脓汁，世呼为偷针。此由热气客在眦间，热抟于津液所成。但其势轻者，小小结聚，汁溃热歇乃瘥。谨按：世传眼眦初生小疱，视其背上，即有细红点如疮，以针刺破，眼时即瘥，故名偷针，实解太阳经结热也。人每试之有验。然巢氏但具所因，而不更分经络，其诸名实，所过者多矣。”[7]41

《明目至宝·明堂问答七十二证之因》：“七十问曰：挑针眼者，何也？答曰：此脾经受热毒传于肝，肝受脾毒也，令胞睑上生疖名曰挑针，宜服消毒饮子、洗心散、当归丸。”[11]52“上下眼皮浮又赤，偷针为患古今传。”[11]52

《外科启玄·偷针眼》：“凡大人小儿眼眦角上有小疮疖，肿起作痛，亦是心胆小肠之火盛也。凡有此疮，胸背上必有小疮窠累，宜用针刺出其血，眼角疮眦则自愈矣，故名曰偷针眼。再以泻心火药服之更效。”[8]88

《医学纲目·目眦疡》：“即俗谓之偷针也。”[9]404

《万氏秘传外科心法·挑针》：“挑针生于两

眼上下胞，由肝脾积热而生，初起以冷水拍后颈背膊百遍，有红筋自泡起，用布针刺破，则肿消矣。”[10]65

《异授眼科·看眼诀图》：“上下睑属脾胃，病则胞肿。起胬肉，外廓生小块，名偷针。”[12]4

《证治准绳·目疮疣》：“土疳证……谓睥上生毒，俗呼偷针眼是也。有一目生又一目者，有止生一目者，有邪微不出脓血而愈者，有犯触辛热燥腻、风沙烟火，为漏为吊败者，有窍未实，因风乘虚而入，头脑俱肿，目亦赤痛者。其病不一，当随宜治之。巢氏曰：凡眼内眦头忽结成疱，三五日间便生脓汁，世呼为偷针。此由热气客在眦间，热搏于津液所成。但其势轻者，小小结聚，汁溃热歇乃瘥。谨按世传眼眦初生小疱，视其背上即有细红点如疮，以针刺破，眼时即瘥，故名偷针，实解太阳经结热也。人每试之有验。然巢氏但具所因，而不更分经络，其诸名实所过者多矣。”[14]255

《审视瑶函·土疳症》：“土疳之病，俗号偷针。脾家燥热，瘀滞难行。微则自然消散，甚则出血流脓。若风热乘虚而入，则脑胀痛而眸子俱红，有为漏之患，有吊败之凶。此症谓睥上生毒也，俗号为偷针。有一目生而传两目者，有止生一目者，有微邪不出脓血而愈者，有犯触辛热燥腻，风沙烟火、为漏为吊败者，有窍未实，因风乘虚而入，头脑俱肿，目亦赤痛者。所病不一，因其病而治之。”[15]139,140

《目经大成·五色疡二十四》：“土疡俗号包珍珠，血瘀生痰火剥肤。莫谓疾微无用治，到成溃漏费神机。此症世又呼偷针眼，生外睑弦上，初得但痒而肿，次则结一小核，乃作痛，屡屡不药自消。若病形俱实，必至核大溃脓始愈。有一核溃，一核又结，一日罢，一日又起，乃窍虚外风袭入，头面悉肿，目亦赤痛。如再犯燥烈，决为腐漏吊败，改形换相者。些须小恙，而祸害一至于此，患者幸毋忽。始以泻黄散、竹叶石膏汤，次归芍六君、金水六君。若目赤痛，面微肿，亟进清胃散、二术胜湿汤，或于疡顶上重砭一针，血出气泄，万万不致溃腐。”[16]119

《眼科锦囊·麦粒肿》：“（附）固结肿……汉名偷针眼。乃细小之肿疡，生睑缘弓状软骨之部。其初起发痒，而后焮肿疼痛，必为脓溃。惟是小儿少壮之人，往往有之，大人极少也。误治之，则坚硬甲错变成固结肿。若积日经月，则必刺戟眼珠以发翳。”[17]23

《外科证治全书·偷针眼》：“生睫边，形如豆粒有尖。以线针刺破即瘥，故俗名偷针，乃太阳经结热也。”[18]36

《验方新编·眼边忽然红肿发痒》：“名偷针眼。背上膏肓穴处（第三节骨两旁是），有红点，用针挑破，即愈。如不用针挑，用灯芯一烧即愈。如不见点，用大梳背频频刮之，红点自现出也。”[19]40

《家用良方·治身体各症》：“针眼……俗名偷针。珠生于眼皮上，如赤珠，由脾经风热。”[20]14

《外科备要·目部》：“生眼皮睫毛间，由胃经风热而成。形如豆粒圆而尖，初起用如意金黄散（号），盐汤冲洗，脓不成即消矣。风热甚者色赤多痛，洗之不消脓将成者矣，熟透针破，外搽黄连膏（阙），或破后邪风袭入疮口，头面浮肿，目赤涩痛者频用前方蘸洗。”[21]57

《病证诊断疗效标准》：“诊断依据：初起胞睑痒痛，睑弦微肿，按之有小硬结，形如麦粒，压痛明显；局部红肿疼痛加剧，逐渐成脓，起于睑弦者在睫毛根部出现脓点，发于睑内者，睑内面出现脓点，破溃或切开排出脓后，症情随之缓解；严重针眼，胞睑漫肿，皮色暗红，可伴有恶寒发热，耳前常有眷核，发于外眦部，每易累及白睛浮肿，状如鱼胞；本病有反复发作和多发倾向。”[22]64

《中医临床诊疗术语·疾病部分》：“针眼：因热毒蕴结所致。以胞睑边缘生小硬结，红肿疼痛，继而成脓，形如麦粒为主要表现的外障类疾病。”[23]46

《中医眼科学》（李传课）：“针眼是因感受外邪，胞睑边缘或睑内生小硬结，红肿疼痛，形如麦粒的眼病。”[24]397

《中医眼科学》（曾庆华）："针眼是指胞睑边缘生疖，形如麦粒，红肿痒痛，易成脓溃破的眼病。又名土疳、土疡、偷针。"[25]107

《中医眼科学》（廖品正）："本病是指胞睑生小疖肿，形似麦粒，易于溃脓之眼病。又名偷针、土疳、土疡。"[26]50

《中医药常用名词术语辞典》："疾病。见《诸病源候论》卷二十八。俗称偷针眼、挑针。西医称麦粒肿。眼睑边缘生小疖，形如麦粒，赤肿疼痛，继而成脓的外障眼病。本病除辨证服药外，外治十分重要。未成脓者，局部可外涂或敷解毒消肿药物；已成脓者，则当切开排脓，切忌挤压。"[27]181

《眼科证治要诀》："（针眼）别名……偷针、偷针眼、土疳、土疡、包珍珠、挑针……本病是指睑弦生小疖，形如麦粒，赤肿疼痛，继之成脓的外障眼病。该病因脓成后用针刺破排脓，或用针挑背上的红点而愈，故名针眼。"[28]5

《中医疾病证候辞典》："针眼：病名。出《诸病源候论》。又名偷针、土疳。本病多因风热或脾胃热毒所致。症见胞睑边缘长小疖，初起形如麦粒，微痒痛，继之焮肿拒按。"[29]143

《实用中医辞典》："针眼：病名。出《诸病源候论》。又名偷针、土疳。多由风热或脾胃热毒所致。症见胞睑边缘长一小疖，形如麦粒，肿痛拒按。脓出而愈。"[30]598

《简明中医病证辞典》："针眼：病名。出《诸病源候论·目病诸候》。又名土疳、土疡、偷针、偷针眼、偷针窝，俗称包珍珠、挑针。本病胞睑边缘生小疖，初起形如麦粒，微痒微肿，继而赤痛拒按。"[31]610

《中医大辞典》："（针眼）病名。出《诸病源候论》卷廿八。又名土疳、土疡、偷针、偷针眼、偷针窝。俗称包珍珠、挑针。多由风热或脾胃热毒所致。本病胞睑边缘生小疖，初起形如麦粒，微痒微肿，继而赤痛拒按。相当于今之麦粒肿。"[32]766

《中医药学名词》："以眼睑边缘生小疖，形如麦粒，赤肿疼痛，继之成脓为主要表现的眼病。"[33]95

参考文献

[1] 未著撰人. 黄帝内经素问[M]. 田代华整理. 北京：人民卫生出版社，2005：121.

[2] 未著撰人. 黄帝内经灵枢[M]. 张新渝，马烈光主编. 成都：四川科技出版社，2008：206.

[3] [隋] 巢元方. 诸病源候论[M]. 黄作阵点校. 沈阳：辽宁科学技术出版社，1997：134.

[4] [北宋] 王怀隐，等. 太平圣惠方[M]. 北京：人民卫生出版社，1958：931.

[5] [宋] 赵佶. 圣济总录精华本[M]. [清] 程林纂辑. 余瀛鳌，等编选. 北京：科学出版社，1998：213.

[6] 刘俊红. 华佗神方[M]. 李连章点校. 北京：人民军医出版社，2011：203.

[7] [元] 倪维德. 原机启微[M]. [明] 薛己校补. 上海：上海卫生出版社，1958：41.

[8] [明] 申拱宸. 外科启玄[M]. 北京：人民卫生出版社，1955：88.

[9] [明] 楼英. 医学纲目[M]. 北京：中国中医药出版社，1996：404.

[10] [明] 万全. 万氏秘传外科心法[M]. 罗田县卫生局校注. 武汉：湖北科学技术出版社，1984：65.

[11] [元] 无名氏. 明目至宝[M]. 魏淳，张智军点校. 北京：人民卫生出版社，1992：52.

[12] 未著撰者. 异授眼科[M]. 北京：中国书店，1987：4.

[13] [唐] 孙思邈. 银海精微[M]. 郑金生，等主编. 北京：人民卫生出版社，2006：68.

[14] [明] 王肯堂. 证治准绳[M]. 吴唯，等校注. 北京：中国中医药出版社，1997：255.

[15] [明] 傅仁宇. 审视瑶函[M]. 上海：上海卫生出版社，1958：139，140.

[16] [清] 黄庭镜. 目经大成[M]. 卢丙辰，张邓民点校. 北京：中医古籍出版社，1987：119.

[17] [日] 俊笃士雅. 眼科锦囊[M]. 上海：世界书局，1936：23.

[18] [清] 许克昌. 外科证治全书[M]. 北京：人民卫生出版社，1961：36.

[19] [清] 鲍相璈. 验方新编[M]. 天津：天津科学技术出版社，1991：40.

[20] [清] 龚自璋. 家用良方[M]. 王唯一，等点校. 北京：中医古籍出版社，1988：14.

[21] [清] 易凤翥. 外科备要[M]. 北京：中医古籍出版社，2011：51.

[22] 国家中医药管理局. 中医病证诊断疗效标准[M]. 南京：南京大学出版社，1994：64.

[23] 国家中医药管理局. 中医临床诊疗术语：疾病部分

[M]. 北京：中国标准出版社，1997：46.
[24] 李传课. 中医眼科学[M]//李飞. 中医药学高级丛书. 北京：人民军医出版社，2011：397.
[25] 曾庆华. 中医眼科学[M]. 北京：中国中医药出版社，2007：107.
[26] 廖品正. 中医眼科学[M]. 上海：上海科学技术出版社，1986：50.
[27] 李振吉. 中医药常用名词术语辞典[M]. 北京：中国中医药出版社，2001：181.
[28] 王明芳. 眼科证治要诀[M]//唐由之，肖国士. 中医眼科全书. 北京：人民卫生出版社，1996：5.
[29] 王雨亭，等. 中医疾病证候辞典[M]. 人民军医出版社，1988：143.
[30] 朱文锋. 实用中医辞典[M]. 西安：山西科学技术出版社，1992：598.
[31] 邹积隆，丛林，杨振宁. 简明中医病证辞典[M]. 上海：上海科学技术出版社，2005：610.
[32] 李经纬，邓铁涛，等. 中医大辞典[M]. 北京：人民卫生出版社，1995：766.
[33] 全国科学技术名词审定委员会. 中医药学名词[M]. 北京：科学出版社，2014：95.

（黄　鑫）

4 • 142

视瞻昏渺

shì zhān hūn miǎo

一、规范名

【汉文名】视瞻昏渺。

【英文名】obscured vision。

【注释】以眼外观无异常，而视力逐渐减退，至视物模糊不清为主要表现的眼病。

二、定名依据

“视瞻昏渺”作为中医眼病名称，最早见于明代王肯堂《证治准绳·七窍门》，该书指出此症“目内外别无证候，但自视昏渺，蒙昧不清也。有劳神，有血少，有元气弱，有元精亏而昏渺者，致害不一。若人年五十以外而昏者，虽治不复光明。”此时尚有别名，如“眼暗”“视物不明”“目茫茫”等。

《黄帝内经·素问》记载为“目䀮䀮无所见”，隋代巢元方《诸病源候论》称之“目茫茫候”，成书于唐代的《千金要方》和《外台秘要》记录为“眼暗”，北宋《太平圣惠方》则直接用“眼昏暗”。明代中叶葆光道人《秘传眼科龙木论》用“视物不明”，清代王子固《眼科百问》沿用此说。此外，《银海精微》《目经大成》等经典眼科著作对此病的命名描述为“目暗”或“目昏”。《证治准绳》首用“视瞻昏渺”，记述了本病症状和病因，并明确指出此目昏非同内外障眼病，清代傅仁宇在《审视瑶函》中亦赞同《证治准绳》中观点。后世医家对此病的病名基本达成共识，但在病因病机等方面又有进一步的补充和发展。

近代第一版中医学院试用教材《中医眼科学》（广州中医学院）使用“视瞻昏渺”，此后国家统编教材《中医眼科学》（廖品正）、《中医眼科学》（曾庆华），全国中医药行业高等教育“十二五”“十三五”规划教材《中医眼科学》（彭清华）、《中西医结合眼科学》（段俊国）均沿用此病名，这说明“视瞻昏渺”作为中医眼科学的规范名已成为共识。我国1997年出版的《中医临床诊疗术语·疾病部分》和辞书类著作《中医大辞典》《中国医学百科全书·中医学》，以及2013年出版的《中医药学名词》等均以“视瞻昏渺”命名。所以，“视瞻昏渺”作为规范名，有利于达成共识，符合术语约定成俗的原则。

三、同义词

【俗称】“目昏”（《审视瑶函》）。

【曾称】“昏花”（《目经大成》）；“视物不

明”(《眼科百问》);“眼暗”(《千金要方》《外台秘要》);“眼昏暗”(《太平圣惠方》);“肝虚目暗”(《秘授眼科》)。

四、源流考释

《黄帝内经·素问》“肝病者……虚则目䀮䀮无所见……取其经,厥阴与少阳。”[1]215,《康熙字典》“玉篇”注解,“䀮”目不明。[2]807 此为与本病名相关的最早记载。东汉许慎《说文解字》有“昏,日冥也。从日氐省。氐者,下也”[3]138,“渺”有渺茫、微小之义。合而言之,“视瞻昏渺”构词本义便有视物模糊、昏暗不清的意象。

隋代巢元方在《诸病源候论·目病诸候》中记载为“目茫茫候”[4]782,指出外邪、肝气不足、心气虚为致病之因。至唐代孙思邈《千金要方》[5]105 和王焘《外台秘要》[6]482 在各自书中都称此病为“眼暗”,但前者只记载了治疗的方药,后者则沿用了《诸病源候论》中病因病机的论述,并没有实质性的发展。至北宋王怀隐、王佑等奉敕编写的《太平圣惠方》[7]172 记载为“眼昏暗”,病名上虽然与前人相似,但在病因上首次提出“若血气虚竭,则风邪所侵,故令昏暗不明”,将病因归于气血虚弱,这为后世医家对此病的认识提供了新的见解。北宋末年的《圣济总录》[8]1877 则又恢复使用“目䀮䀮”病名,并在方药上有所补充。元末明初倪维德《原机启微》[9]37 在“论目昏赤肿翳膜皆属热”篇有“目昧不明,皆为热也,俗谓之眼黑”记载,将此病命名为“眼黑”,认为病因为热。至《秘传眼科龙木论》[10]155 用“视物不明”,值得注意的是书中认为此病在于脾脏,“视物不明者,何也?答曰:此脾脏虚也。”

明代中后期王肯堂《证治准绳》[11]421 首次使用“视瞻昏渺”一词,原文:“目内外别无证候,但自视昏渺,蒙昧不清也。有劳神,有血少,有元气弱,有元精亏而昏渺者,致害不一。若人年五十以外而昏者,虽治不复光明……此专言平人视昏,非因目病昏眇之比,各有其因,又当分别,凡目病外障而昏者,由障遮之故;欲成内障而昏者,细视瞳内亦有气色。”不仅记述了本病的症状和病因,而且指出此目昏非同外生翳障或晶珠浑浊所致之目昏。明末清初傅仁宇《审视瑶函》虽称此病为“瞻视昏渺”[12]184,但亦赞同《证治准绳》的观点,并且整理成歌诀。其后医家认为,本病除因神劳、血少、气弱、精亏等引起之虚证外,尚有由湿热、痰浊、气滞、血瘀等所致之实证,故临证时当仔细诊察和辨证。

清代王子固《眼科百问》[13]25 一书有关“视物不明”的记载,“第二十二问:视物不明者何也?答曰:此血之虚也。目得血而能视,故知不明为血之虚也。”虽然名称相同,但驳斥了《秘传眼科龙木论》中“脾虚说”,认为血虚才是致病之因。清代中期黄庭镜《目经大成》[14]182 有“干涩昏花”病名,但所述症状及病因病机与视瞻昏渺不太相同。

我国第一版中医学院试用教材《中医眼科学讲义》使用“视瞻昏渺”病名[15]81,此后国家统编教材《中医眼科学》[16]119(廖品正)、《中医眼科学》[17]208(曾庆华),“十二五”普通高等教育本科国家级规划教材及国家卫计委“十三五”规划教材《中医眼科学》[18]227(段俊国)、全国高等中医药院校“十三五”规划教材《中医眼科学》[19]181(彭清华)和国家中医药管理局十二五及十三五规划教材《中西医结合眼科学》(段俊国)[20]277 等均沿用此病名。我国 1997 年出版的《中医临床诊疗术语·疾病部分》和辞书类著作《中医大辞典》[21]1731《中国医学百科全书·中医学》[22]2139,以及 2013 年公布的《中医药学名词》[23]115 等均收录“视瞻昏渺”。所以“视瞻昏渺”作为规范名,有利于达成共识,符合术语约定俗成的原则。

总之,“视瞻昏渺”作为眼病名词,最早见于《内经》,最初以“目䀮䀮”形象描绘出双眼视物模糊昏暗不清的现象。隋唐和两宋时期根据此病特征记录为“目茫茫候”“眼暗”“眼昏暗”等,在病名的称呼上变化不大,但对于疾病的认知不断深化。明代又有别名“视物不明”和“眼黑”,王肯堂《证治准绳》首次使用“视瞻昏渺”,

总结了该病的病因和症状，后世医家认可并在此基础上又发挥了新的见解。近代中医眼科学教材及重要著作皆沿用此病名至今，1997 年国家中医药管理局及 2013 年全国科学技术名词审定委员会制定标准时定名为“视瞻昏渺”，被中医界接受，沿用至今。

五、文献辑录

《黄帝内经·素问》：“肝病者，两胁下痛引少腹……虚则目䀮䀮无所见……取其经，厥阴与少阳。”[1]215

康熙字典“玉篇”：“目不明也。”[2]807

《说文解字》：“昏，日冥也。从日氐省。氐者，下也。”[3]138

《诸病源候论·目病诸候》：“夫目是五脏六腑之精华，宗脉之所聚，肝之外候也。腑脏虚损，为风邪痰热所乘，气传于肝，上冲于目，故令视瞻不分明，谓之茫茫也。凡目病，若肝气不足，兼胸膈风痰劳热，则目不能远视，视物则茫茫漠漠也。若心气虚，亦令目茫茫，或恶见火光，视见蜚蝇黄黑也。”[4]782

《千金要方·目病》：“治眼暗方：以铜器盛大酢三四升，煎七八日，覆器湿地，取铜青一合……大良。”[5]105

《外台秘要·眼暗令明方一十四首》：“又方：白瓜子七升，绢袋盛，绞沸汤中三遍干……又方车前子十两；又方菟丝子二两浸酒。”[6]482

《太平圣惠方·治眼昏暗诸方》：“夫眼者，五脏六腑阴阳之气，皆上注于目。若血气充实，则瞻视分明。若血气虚竭，则风邪所侵，故令昏暗不明也。”[7]172

《圣济总录》卷一百八：“目䀮䀮，论曰：目者肝之外候，血之府也，脏腑气虚，不能上注于目，则精华衰弱，又为风邪痰饮所攻，故使瞻视不明而也，或见飞蝇黑花者，久成障翳。”[8]1877

《原机启微·论目昏赤肿翳膜皆属热》：“目昧不明，目赤肿痛……皆为热也，俗谓之眼黑，或平白目无所见者，热气之甚也。”[9]37

《秘传眼科龙木论·第八问》：“视物不明者，何也？答曰：此脾藏虚。目轮属五脏，青黄白黑也……不青不黄，目睛杂色，而视物不明也。宜服秘方苍术汤，千里光汤。”[10]155

《证治准绳·杂病》“视瞻昏渺证”：“目内外别无证候，但自视昏渺，蒙昧不清也。有劳神，有血少，有元气弱，有元精亏而昏渺者，致害不一。若人年五十以外而昏者，虽治不复光明……此专言平人视昏，非因目病昏眇之比，各有其因，又当分别，凡目病外障而昏者，由障遮之故；欲成内障而昏者，细视瞳内亦有气色。”[11]421

《审视瑶函·目昏》：“瞻视昏渺有多端，血少神劳与损元，若是人年过五十，要明须是觅仙丹……此症谓目内外无症候，但自视昏渺蒙昧不清也。”[12]184

《眼科百问·视物不明》：“第二十二问：视物不明者何也？答曰：此血之虚也。目得血而能视，故知不明为血之虚也……数着皆本于血，伤其血则失其能也。《龙木》谓脾脏之虚，其实五脏皆有血，安得独归之脾。”[13]25

《目经大成·视物不明》：“此目开闭总不自然，而视亦昏渺。多因劳瞻过虑，耽酒恣欲，五火熬伤神水而致。”[14]182

《中医眼科学讲义》：“本证指外观端好，不红不痛，而视力减退，蒙昧不清，或眼前出现灰白色斑影，或于中心部出现黄灰色圆形阴影之内障眼病。”[15]81

《中医眼科学》(廖品正)：“本病外眼无异常，而视力减退，以致视物模糊不清，故《证治准绳·七窍门》称之为视瞻昏渺。”[16]119

《中医眼科学》(曾庆华)：“视瞻昏渺是指眼外观无异常，视物昏朦，随年龄增长视力减退日渐加重，终致失明的眼病。”[17]208

《中医眼科学》(段俊国)：“视瞻昏渺是指眼外观无异常，视物昏朦的眼病。”[18]227

《中医眼科学》(彭清华)：“视瞻昏渺是指中老年人出现的眼外观无异常，但视物昏朦，且日渐加重，终致失明的眼病。”[19]181

《中西医结合眼科学》："年龄相关性黄斑变性（AMD）是一种随年龄增加而发病率上升并导致患者的中心视力下降的疾病……本病属于中医视瞻昏渺范畴。"[20]277

《中医大辞典》："瞻视昏渺，病症名。即视瞻昏渺证，见《审视瑶函》"[21]1731

《中国医学百科全书·中医学》："目珠外观端好，瞳神内无翳障气色，唯自觉视物昏朦的病症，称为视瞻昏渺。"[22]2139

《中医药学名词》："以眼外观无异常，而视力逐渐减退，至视物模糊不清为主要表现的眼病。"[23]115

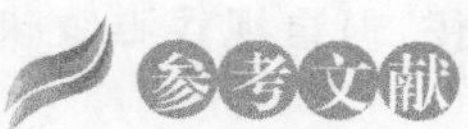

[1] 未著撰人. 黄帝内经[M]. 北京：中华书局，2017：215.

[2] [清] 张玉书，等. 康熙字典[M]. 上海：上海辞书出版社，2007：764.

[3] [东汉] 许慎. 说文解字[M]. 长沙：岳麓书社出版社，2011：138.

[4] [隋] 巢元方. 诸病源候论[M]//周仲瑛，于文明. 中医古籍珍本集成：综合卷. 长沙：湖南科学技术出版社 2014：782.

[5] [唐] 孙思邈. 千金要方[M]. 刘清国，等校注. 北京：中国中医药出版社，1998：105.

[6] [唐] 王焘. 外台秘要[M]. 北京：中国医药科技出版社，2011：359.

[7] [宋] 王怀隐，等. 太平圣惠方[M]. 北京；人民卫生出版社，1958：172.

[8] [宋] 赵佶. 圣济总录[M]. 北京：人民卫生出版社，1962：1877.

[9] [元] 倪维德. 原机启微[M]. 上海：上海卫生出版社，1958：37.

[10] [明] 葆光道人. 秘传眼科龙木论[M]. 北京：人民卫生出版社，2016：155.

[11] [明] 王肯堂. 证治准绳[M]. 北京：人民卫生出版社，2014：421.

[12] [明] 傅仁宇. 审视瑶函[M]. 太原：山西科学技术出版社，2012：184.

[13] [清] 王子固. 眼科百问[M]. 郑州：河南科学技术出版社，2014：25.

[14] [清] 黄庭镜. 目经大成[M]. 北京：中国中医药出版社，2015：182.

[15] 广州中医学院. 中医眼科学讲义[M]. 北京：人民卫生出版社，1960：81.

[16] 廖品正. 中医眼科学[M]. 上海：上海科学技术出版社，1986：119.

[17] 曾庆华. 中医眼科学[M]. 北京：中国中医药出版社，2003：208.

[18] 段俊国. 中医眼科学[M]. 北京：人民卫生出版社，2016：227.

[19] 彭清华. 中医眼科学[M]. 北京：中国中医药出版社，2016：181.

[20] 段俊国. 中西医结合眼科学[M]. 北京；中国中医药出版社，2013：277.

[21] 李经纬，邓铁涛，等. 中医大辞典[M]. 北京：人民卫生出版社，1995：1731.

[22] 《中医学》编辑委员会. 中医学[M]//钱信忠. 中国医学百科全书. 上海：上海科学技术出版社，1997：2139.

[23] 全国科学技术名词审定委员会. 中医药学名词[M]. 北京：科学出版社，2014：115.

（路雪婧 宋姗姗）

4·143

真睛破损

zhēn jīng pò sǔn

一、规范名

【汉文名】真睛破损。

【英文名】ruptured wound of eyeball。

【注释】以外物伤目，而致眼珠破损，视力减退，甚至失明为主要表现的眼病。

二、定名依据

"真睛破损"作为中医眼病名称，该名称最早见于现代第一版《中医眼科学讲义》（广州中医学院)，主要症状为不同程度的疼痛、畏光流泪、睁眼困难，视力骤降等。此时尚名“物损真睛”。但本术语“真睛破损”含义更加确切，使学者能在认识、了解和学习本病时，可以通过病名更准确地认识这一眼外伤疾病。

“真睛破损”这一中医眼病，首先记载于明代中期嘉靖年间葆光道人所著《秘传眼科龙木论》，该书称其为“偶被物撞破外障”，《银海精微》《秘传眼科七十二症全书》《银海精微补》沿用“被物撞破”这一病名。自明代王肯堂《证治准绳》首次提出“物损真睛”病名后，明末清初傅仁宇所著《审视瑶函》，清代张温《张氏医通》、黄庭镜《目经大成》、黄朝坊《金匮启钥》均沿用“物损真睛”这一名称。除此之外，王子固《眼科百问》将本病记载为“打损物伤”，《异授眼科》称其为“被物损坏”。

自明代王肯堂首用“物损真睛”一词后，历代著作多有沿用，如《审视瑶函》《张氏医通》《目经大成》《金匮启钥》，现代的《中医大辞典》《中医临床诊疗术语·疾病部分》《中国医学百科全书》等均以“物损真睛”作为规范名。

但在1960年由广州中医学院编著的第一版中医眼科学教材《中医眼科学讲义》，第一次使用“真睛破损”这一病名，并没有使用之前的“物损真睛”一词。此后，在1980年由广州中医学院编著、1986年由廖品正编著、2003年由辽宁中医学院等主编、2012年由段俊国以及彭清华主编的《中医眼科学》均采用了“真睛破损”作为这一疾病的规范名，《中医药名词》中同样将本病名规定为“真睛破损”。相比较于以往使用的“物损真睛”，“真睛破损”一词之“破”字更能显示出眼珠破损的含义，表明这是一种穿透性的损伤，也更能与另一眼外伤疾病——“撞击伤目”相鉴别，故“真睛破损”这一名词能更准确地体现出这一疾病的特征。所以，以“真睛破损”作为规范名更有利于达成共识，更能使学者一目了然。

三、同义词

【又称】“物损真睛”(《证治准绳》)。

【曾称】“偶被物撞破外障”(《秘传眼科龙木论》)；“被物损坏”(《异授眼科》)；“被物撞破”(《银海精微》)。

四、源流考释

“真”字最早出现在甲骨文中，其义同“贞”，与现今意义不符。东汉许慎所著《说文解字》中将“眞”(真)释为：“仙人变形而登天也。从七，从目，从乚；八，所承载也。”[1]168“匕，变也。从到人。凡匕之属皆从匕。”[1]168(《说文解字》)到，通“倒”，匕字从倒下的人字。从目，是指修道之人有一双慧眼，能看透世间的一切，从而领悟生命之真谛。故“真”字从释义上与眼有关。“睛”字本义为瞳子，即眼珠。从目，青声。“睛”记载于《淮南子·主术训》：“虽达视犹不能见其睛。”[2]140“破”字最早出现在东汉许慎《说文解字》：“破，石碎也，从石，皮聲。”[1]195 故“破”字有破裂、碎裂之意，有透、穿之意。“损”字在《说文解字》中：“减也。从手，员声。”[1]254 后来有失去原来的使用效能之意。“真睛破损”在字面上可以理解为：人的心灵之窗——眼，受到外来损伤，眼珠破裂、受损。在字面上的理解既体现了该眼外伤疾病的穿通性，又能有效、简便地与撞击伤目相区别。

在明代王肯堂《证治准绳》以前，诸家论著并未将“撞击伤目”和“真睛破损”做明确的区分，而是笼统地称其为“外物伤目”或“被物撞破”。如：元代危亦林所著《世医得效方》中提到“目被撞打，疼痛无时，瞳仁被惊，昏暗蒙蒙，眼眶停留瘀血。”[3]961 元末倪维德所著《原机启微》卷之上“为物所伤之病”：“又有为物暴震，神水遂散。”[4]10 提到外物伤目严重者会伤及眼珠。明代葆光道人所著《秘传眼科龙木论》中记载了眼外伤疾病的病名及证候，在“偶被物撞破外障”一节中描述为“此眼初患之时。忽然被物误有打撞。眼胞青珠疼痛。恶肿难开。”[5]33 该书虽明确提到“非理因遭撞破伤”，但对其临床表现的描述仅谈到“不任疼痛堪乖张，瞳人被振全昏浊，恶血仍流在眼眶”[5]33。该书在对“血灌瞳人外障”的描述上谈到“此眼初患之时。忽被物误刺着。针或炙之失度。致令一眼先患。后乃相牵俱损。盖为疼痛难忍。卧时好眼安着枕上。便流毒血在好眼中。致使损伤。”[5]34 从《秘传眼科龙木论》中对“偶被物撞破外障”和“血灌瞳人外障”的描述上可见，这两种证候与如今的“真睛破损”有所区别，没有将“撞击伤目”“血灌瞳人”和“真睛破损”完全的区分开来。同时代的《银海精微》《秘传眼科七十二症全书》以及清代赵双璧所著的《银海精微补》也沿用了葆光道人的说法，《银海精微》指出：“积血紫青，撞破白仁，外控硬壳，此不能为害，惟撞破三风轮，血灌瞳人，立并轮混杂，最为利害之症也。”[6]24 在此明确地提到了眼珠的破损，但并未将此作为独立的单一疾病论述。

到了明代万历年间，王肯堂在《证治准绳》一书中首用“物损真睛”一词，它将“物损真睛”作为单一独立眼外伤疾病进行论述，该书指出致伤物形状有尖有钝，受伤的程度有深有浅，若伤深而穿破者“必有膏汁，或青黑色，或白色如痰者流出，为害尤急。纵然急治，瞳神虽在，亦难免欹侧之患。绽甚而瞳神已去者，不治。”[7]442 明代傅仁宇的《审视瑶函》沿用王肯堂的说法，描述为：“伤之在目轮。白黄两般病。黄急白迟行。若然伤得重。损坏及瞳神。”“此症谓目被物触打。迫在风轮之急者。故曰物损真睛。”[8]253 王子固《眼科百问》将之记载为“打损物伤”[9]116，李芝鹿《异授眼科》称其为“被物损坏”[10]95。到了清代，张温《张氏医通》、黄庭镜《目经大成》[11]166 和黄朝坊《金匮启钥》均沿用王肯堂的说法，对于此疾病的描述也大致相近。

现代，1995 年人民卫生出版社出版的《中医大辞典》[12]923、1997 年《中医临床诊疗术语·疾病部分》[13]50、2010 年由《中医学》编辑委员会编著的《中国医学百科全书·中医学》[14]2050 等均以“物损真睛”作为规范名。

但在 1960 年，在由人民卫生出版社出版的全国第一本中医院校试用教材《中医眼科学讲义》[15]107 中，用“真睛破损”代替了“物损真睛”，此后的全国眼科学教材和《中医药名词》[16]122，如《中医眼科学》[17]89（1980 年广州中医学院）、《中医眼科学》[18]128（廖品正）、《中医眼科学》[19]123（辽宁中医学院等）、《中医眼科学》[20]280（段俊国）、《中医眼科学》[21]200（彭清华）均沿用了“真睛破损”这一词。各个版本的《中医眼科学》教材在该疾病的定义上与《中医大辞典》《中医临床诊疗术语·疾病部分》《中国医学百科全书·中医学》等中的“物损真睛”相比，并无太大出入，均是指因外物伤目，以眼珠破损，视力减退，甚至失明为主要表现的眼病。两词的不同之处在于，“真睛破损”的含义更丰富、更确切。破者，解离也，碎也。外物伤目，损及真睛，真睛破裂、破损。而“物损真睛”并不能够更好的表达出真睛破裂，受到穿通性的眼部外伤这一内容。同时，在病症的鉴别上，使用“真睛破损”能更好地与“撞击伤目”这一眼外伤疾病相鉴别，“撞击伤目”是一种因眼部受钝力撞击，而损及眼组织，但眼球无穿破伤口的中医眼病，主要表现因撞击部位、程度不同，会出现不同的临床表现，伤及胞睑、白睛者，眼胀眼痛；伤及黑睛者，眼痛碜涩、畏光流泪、视物模糊；伤及晶珠、神膏、视衣者，视物模糊或视物变形；伤及眼眶者，眼眶及头部疼痛；伤及眼外肌者，可见复视头晕等症。总的说来，“真睛破损”与“撞击伤目”主要的鉴别点便在一个“破”字上。故“真睛破损”在与“撞击伤目”的鉴别上，相比较于“物损真睛”“真睛破损”一词更加明了、清晰。

总之，“真睛破损”在明代葆光道人所著《秘传眼科龙木论》中就有记载，但该书所述并不完善。自明代王肯堂《证治准绳》首用“物损真睛”后，一直沿用至今，“真睛破损”这一病名首先出现在 1960 年《中医眼科学讲义》，沿用在后续各个版本的国家高等教育学校所编著的《中医眼科学》教材中，同时，《中医药名词》也使用“真睛破损”作为该病病名。现今“真睛破损”与“物损真睛”通用，但“真睛破损”一词能更加贴切地表达出该疾病的特征。

五、文献辑录

《说文解字》卷八上：“眞，仙人变形而登天也。从七，从目，从乚；八，所承载也。”“匕，变也。从到人。凡匕之属皆从匕。”[1]168

卷九下：“破，石碎也，从石，皮聲。”[1]195

卷十二上：“損，減也。从手，员聲。”[1]254

《淮南子》卷九“主术”：“夫据干而窥井底，虽达视犹不能见其睛。”[2]140

《世医得效方》卷第十六“眼科”：“目被撞打，疼痛无时，瞳仁被惊，昏暗蒙蒙，眼眶停留瘀血。”[3]961

《原机启微》卷之上“为物所伤之病”：“又有为物暴震，神水遂散。”[4]10

《秘传眼科龙木论》卷之四“偶被物撞破外障”：“此眼初患之时，忽然被物误有打撞，眼胞青珠疼痛，恶肿难开。”“非理因遭撞破伤，不任疼痛堪乖张，瞳人被振全昏浊，恶血仍流在眼眶。”[5]33

卷之五“血灌瞳人外障”：“此眼初患之时，忽被物误刺着，针或灸之失度，致令一眼先患，后乃相牵俱损，盖为疼痛难忍。卧时好眼安着枕上，便流毒血在好眼中，致使损伤。”[5]34

《银海精微》卷上“被物撞破”：“全然无事，误被物撞破，或打扑或跌着或撞破伤胞睑也，积血紫青，撞破白仁，外控硬壳，此不能为害，惟撞破三风轮，血灌瞳人，立并轮混杂，最为利害之症也。”[6]24

《证治准绳·杂病》“七窍门上”：“物损真睛证，谓被物触打，径在风轮之急者，物大则状大，物小则状小，有黄白二色，黄者害速，白者稍迟。若尖细之物触伤，浅小者可治可消。若粗厉之物，伤大而深及缺损神膏者，虽愈亦有瘢痕。若触及破膏者，必有膏汁，或青黑色，或白色如痰者流出，为害尤急。纵然急治，瞳神虽在，亦难免欹侧之患。绽甚而瞳神已去者，不治。”[7]442

《审视瑶函》卷六“诸因”：“物损真睛症，伤之在目轮。白黄两般病，黄急白迟行。若然伤得重。损坏及瞳神。”“此症谓目被物触打，迫在风轮之急者，故曰物损真睛。有黄白二色，黄者害速，白者害迟。若尖细之物触伤者，浅小可治，若粗砺之物，伤大而深。内损神膏者，虽愈亦有痕迹，若触之破珠。为害已甚，纵然急治，瞳神虽在，亦难免欹侧之患，物虽尖小而伤深。膏破者，亦有细细黑颗，如蟹睛而出，愈后有疤。”[8]253

《眼科百问》下卷“第九十二问”：“目如打损破、物伤者何也？答曰：此外因。宜用疏肝散使怒少平，然后治之。”[9]116

《异授眼科·眼有七十二症医治》“五十八问”：“目有被物损坏其瞳者何也？答曰：瞳神不破，宜服退血散。又服蕤仁丸。”[10]95

《目经大成》卷之二“八十一证”：“物伤何最险，风水气三轮。黄白两般色，浅深一样痕。血亡先益气，神倦且安魂。已破加沉陷，汤丸免入唇。此泛言目忽被金、被木打伤、跌伤，迫在轮廓之甚者。初患必赤肿痛涩，急进救睛散、黑神散。稍瘥，始现伤痕，或黄或白。白者害迟，黄者速而险。”[11]166

《中医大辞典》：“物损真睛证，病证名。见《证治准绳·杂病》。① 指黑睛的外伤……② 泛指眼珠的损伤。”[12]923

《中医临床诊疗术语·疾病部分》：“物损真睛，因外物伤目所致。以眼珠破损，视力减退，甚至失明为主要表现的损伤类疾病。同义词：真睛破损。”[13]50

《中国医学百科全书·中医学》：“因物体直接损伤眼珠的病证，称为物损真睛。本病见于《证治准绳》。”[14]2050

《中医眼科学讲义》：“因锐器引起的眼球穿孔伤，或因猛烈的钝力撞击挤压而造成的眼珠外壁破裂，为一种极为严重的外伤眼疾。”[15]107

《中医药名词》：“真睛破损：外物伤目，以眼珠破损，视力减退，甚至失明为主要表现的眼病。相当于西医机械性穿通性眼外伤。”[16]122

《中医眼科学》(广州中医学院):"由于锐器引起的眼球穿孔伤,或因猛烈的钝力撞击挤压而造成的眼珠外壁破裂伤,为一种极为严重的外伤眼疾。"[17]89

《中医眼科学》(廖品正):"真睛破损是指外物伤目而又眼珠有穿透伤口者。有的还伴有眼内异物,也有的影响健眼,是种严重的眼外伤。"[18]128

《中医眼科学》(辽宁中医学院等):"真睛破损是指眼珠的穿透性外伤。其症状及预后,与穿破的位置、大小、珠内有无异物、珠内容物有无脱出、珠内有无感染、治疗及时与否密切相关。"[19]123

《中医眼科学》(段俊国):"真睛破损是指外物伤目并有穿通伤口的眼病。以刀、针、剪刺伤等较常见,可伴眼内异物,甚者可影响健眼,为眼外伤中的重症。"[20]280

《中医眼科学》(彭清华):"真睛破损是指眼珠为物所伤且有穿透伤口的眼病。可伴眼内异物,甚至可影响健眼,是一种严重的眼外伤。"[21]200

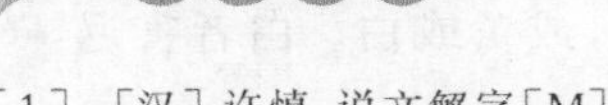

[1] [汉]许慎.说文解字[M].长沙:岳麓书社,2006:168,195,254.

[2] [汉]刘安.淮南子[M].北京:中华书局,2009.3:140.

[3] [元]危亦林.世医得效方[M].北京:中国中医药出版社,2009:961.

[4] [元]倪伟德.原机启微[M].上海:上海卫生出版社,1958:10.

[5] [明]葆光道人.秘传眼科龙木论[M].北京:人民卫生出版社,2006:33,34.

[6] [明]未著撰人.银海精微:上[M].北京:人民卫生出版社,1968:24.

[7] [明]王肯堂.证治准绳[M].北京:人民卫生出版社,2014:442.

[8] [明]傅仁宇.审视瑶函[M].太原:山西科学技术出版社,2012:253.

[9] [清]王子固.眼科百问[M].郑州:河南科学技术出版社,2014:116.

[10] [明]李芝鹿.异授眼科[M].郑州:中原农民出版社,2012:95.

[11] [清]黄庭镜.目经大成[M].北京:中国中医药出版社,2015:166.

[12] 李经纬,邓铁涛,等.中医大辞典[M].北京:人民卫生出版社,1995:923.

[13] 国家中医药管理局.中医临床诊疗术语:疾病部分[M].北京:中国标准出版社,1997:50.

[14] 《中医学》编辑委员会.中医学:下[M]//钱信忠.中国医学百科全书.上海:上海科学技术出版社,1997:2050.

[15] 广州中医学院.中医眼科学讲义[M].北京:人民卫生出版社,1960:107.

[16] 中医药学名词审定委员会.中医药名词[M].北京:科学出版社,2014.1:122.

[17] 广州中医学院.中医眼科学[M].上海:上海科学技术出版社,1980:89.

[18] 廖品正.中医眼科学[M].上海:上海科学技术出版社,1986:128.

[19] 辽宁中医学院,北京中医学院,天津中医学院,等.中医眼科学[M].沈阳:辽宁科学技术出版社,1987:123.

[20] 段俊国.中医眼科学[M].北京:人民卫生出版社,2012:280.

[21] 彭清华.中医眼科学[M].北京:中国中医药出版社,2016:200.

(易思豆 路雪婧)

4·144

圆翳内障

yuán yì nèi zhàng

一、规范名

【汉文名】圆翳内障。

【英文名】round nebular cataract; senile cataract。

【注释】以晶珠混浊,视力缓降,渐至失明,在瞳神中出现圆形白色翳障为主要表现的慢性眼病。

二、定名依据

“圆翳内障”作为中医眼病名称，最早见于明代葆光道人《秘传眼科龙木论·圆翳内障》，“翳”在古义中有遮挡、遮蔽之意，《灵枢经·大惑论》曰“五脏六腑之精气皆上注于目而为之精”。《黄帝内经素问·气交变大论》曰“是以象之见也，高而远则小，下而近则大。”《灵枢经·卫气行》“平旦阴尽，阳气出于目”由《内经》可知，有诸内者，必形于诸外，这为后世采用司外揣内地命名此病提供了理论依据。

唐代王焘《外台秘要·出眼疾候》称其为“脑流青盲眼”，《医方类聚·龙树菩萨眼论》称其为“内障”黄庭镜《目经大成》使用“内障”，《眼科金镜》中有“圆翳”“冰翳”“浮翳”“沉翳”“偃月翳”“横翳”“枣花翳”，明代嘉靖万历年间的《秘传眼科龙木论》称其为“脑脂流下，肝热上冲”，明代葆光道人《秘传眼科龙木论·圆翳内障》最早使用“圆翳内障”病名。

明代王肯堂《证治准绳》开始统一使用“圆翳内障”这一病名，其后历代著作多有沿用。至明末清初的《审视瑶函》、清代《张氏医通》均统一使用“圆翳内障”这一病名，到清代末期，由于西学东进，西医学英文“cataract”被翻译为“白内障”为体现中医特色，区分中西医病名，中医仍使用“圆翳内障”一词，以形象直观地反映因年龄变化而产生的晶珠混浊而导致视力下降的疾病。为明确相关概念，全国高等中医药院校“十二五”规划教材《中医眼科学》在“圆翳内障”后附有“惊震内障”“胎患内障”以便和西医学相关病名相比较。近现代高等教育规划教材也多沿用此病名。辞书类著作《中医大辞典》《中国医学百科全书·中医学》均以“圆翳内障”作为规范名。所以“圆翳内障”作为规范名，有利于中医学学术交流，符合中医学术语形象取名、约定俗成的原则。

三、同义词

【俗称】“白内障”。

【曾称】“内障”（《目经大成》）；“碧翳瞒”（《明目神验方》）；“星月翳”（《明目神验方》）；“浮翳症”“沉翳症”“偃月翳症”“横翳症”“枣花翳症”（《眼科金镜》）。

四、源流考释

“翳”在古义中有遮挡、遮蔽之意。《灵枢经·大惑论》曰：“五脏六腑之精气皆上注于目而为之精。”[1]1453《黄帝内经素问·气交变大论》曰：“是以象之见也，高而远则小，下而近则大。”[2]588《灵枢经·卫气行》：“平旦阴尽，阳气出于目。”[1]1405 由《内经》可知，有诸内者，必形于诸外，这为后世采用司外揣内地命名此病提供了理论依据。唐代王焘《外台秘要·出眼疾候》，称其为“脑流青盲眼”，将其描述为：“眼无所因起，忽然膜膜，不痛不痒，渐渐不明，久历年岁，遂致失明。令观容状，眼形不异，惟正当眼中央小珠子里，乃有其障，作青白色，虽不辨物，犹知明暗之光，知昼知夜。如此之者，名作脑流青盲眼”[3]477。《医方类聚·眼门》“龙树菩萨眼论”称其为“内障”，明代《明目神验方》[4]11 中首次出现“圆翳内障”病名，同时还使用“碧翳瞒”“星月翳”等病名，但以“圆翳内障”一名使用最为普遍。黄庭镜《目经大成》[5]152 使用“内障”，《眼科金镜》[6]32 中有“圆翳”“冰翳”“浮翳”“沉翳”“偃月翳”“横翳”“枣花翳”，虽命名不同，其实都描述的是同一种病，只不过是在描述本病发展中的各个不同阶段而已。明代王肯堂《证治准绳》[7]410 开始统一使用“圆翳内障”这一病名，其后清代著作如《审视瑶函》[8]212《张氏医通》[9]340 等多有沿用。到清代末期，由于西学东进，西医学英文“cataract”被翻译为“白内障”为体现中医特色，区分中西医病名，中医仍使用“圆翳内障”一词，以形象直观地反映因年龄变化而产生的晶珠混浊而导致视力下降的疾病。然而“圆翳内障”。只相当于西医“白内障”中的“年龄相关性白内障”为和西医其他类型的“白内障”相区别，全国高等中医药院校“十二五”规划教材《中医眼科学》在此病后附有“惊震内障”“胎患内障”以便和西医学之“外伤性白内障”“先天性白内障”相比较。我国第一版中医学院试用教材《中医眼科学》[10]74(广州中医学院)也使用“圆翳内障”此后国家统编教材《中医眼科学》[11]110(廖品正),全国中医药行业高等教育规划教材《中医眼科学》[12]189(段俊国)均沿用此病名。辞书类著作《中医大辞典》[13]1249《中国医学百科全书·中医学》[14]2134 均以“圆翳内障”作为规范名。所以“圆翳内障”作为规范名,有利于中医学学术交流,符合中医学术语形象取名、约定俗成的原则。

综上所述,“圆翳内障”病名以“翳”字在古汉语中“遮挡、遮蔽”的含义来形象表达患者视物时的遮挡模糊感,以“圆”字来形象地说明其翳常见的形态,以“障”字来再次强调本病患者以视物遮挡、视力下降为主要表现,至明代《明目神验方》首次使用“圆翳内障”这一病名后,万历年间的《证治准绳》开始普遍使用,近代中医眼科重要著作皆沿用“圆翳内障”病名,1997 年国家中医药管理局制定标准时定名为“圆翳内障”得到中医学界广泛认同,而后沿用至今。

五、文献辑录

《灵枢经·大惑论》:“五脏六腑之精气皆上注于目而为之精。”[1]1405

“卫气行”:“平旦阴尽,阳气出于目。”[1]1453

《黄帝内经素问·气交变大论》:“是以象之见也,高而远则小,下而近则大。”[2]588

《外台秘要·出眼疾候》:“眼无所因起,忽然膜膜,不痛不痒,渐渐不明,久历年岁,遂致失明。令观容状,眼形不异,惟正当眼中央小珠子里,乃有其障,作青白色,虽不辨物,犹知明暗之光,知昼知夜。如此之者,名作脑流青盲眼。”[3]477

《医方类聚·眼门》“龙树菩萨眼论”:“凡眼不痛不痒,端然渐渐昏暗……名曰内障也。”[15]9

《秘传眼科龙木论》:“脑脂流下,肝热上冲。”[16]11

《证治准绳》:“在睛里昏暗,与不患之眼相似,唯瞳神里有隐隐青白者,无隐隐青白者亦有之。”[7]410

《目经大成》:“金井之中,有翳障于神水之上,曰内障。”[5]152

《眼科金镜》:“圆翳者,初起之时,黑睛上一点白。”[6]32

《审视瑶函·圆翳障症》:“此翳薄而且圆,阴阳大小一般,当珠方是此症。”[8]212

《张氏医通》:“黑睛上一点圆,初患之时,但见蝇飞蚁垂。”[9]340

《中医眼科学》(段俊国):“圆翳内障是指随年龄增长睛珠逐渐混浊,视力缓慢下降,渐至盲不见物的眼病。”[12]189

《中医眼科学》(广州中医学院):“圆翳内障指睛珠混浊,视力缓降,渐至失明的慢性常见眼病。”[11]74

《中医眼科学》(廖品正):“圆翳内障是指睛珠混浊,视力缓降,渐至失明的慢性眼病。”[11]110

《中医大辞典》:“本病相当于今之白内障。”[13]1249

《中国医学百科全书·中医学》:“目力渐昏,黄精渐混,终成障翳,遮蔽神光,形圆色白,故名圆翳内障。”[14]2134

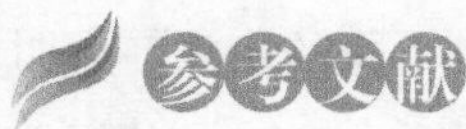

[1] 未著撰人. 灵枢经[M]. 刘衡如校. 北京:人民卫生出版社,2013:1405,1453.

[2] 未著撰人. 黄帝内经素问[M]. 田代华整理. 北京:人民卫生出版社,2005:588.

[3] [唐] 王焘. 外台秘要[M]. 陈擎文,等校注. 学苑出版社,2011:477.

[4] [明] 杨华森. 明目神验方[M]. 北京:中国中医药出版社,2015:11.

[5] [清] 黄庭镜. 目经大成[M]. 李点校注. 太原:山西科学技术出版社,2013:152.

[6] [清] 刘耀先. 眼科金镜[M]. 韦企平,等校注. 北京:人民卫生出版社,2006:32.

[7] [明] 王肯堂. 证治准绳[M]. 倪和宪点校. 北京:人民

卫生出版社，2014：410.
[8] [清]傅仁宇. 审视瑶函[M]. 李点，等校注. 太原：山西科学技术出版社，2013：212.
[9] [清]张璐. 张氏医通[M]. 孙玉信，等主校. 上海：第二军医大学出版社，2006：340.
[10] 广州中医学院. 中医眼科学[M]. 上海：上海科学技术出版社，1980：74.
[11] 廖品正. 中医眼科学[M]. 上海：上海科学技术出版社，1986：110.
[12] 段俊国. 中医眼科学[M]. 北京：人民卫生出版社，2016：189.
[13] 李经纬，邓铁涛，等. 中医大辞典[M]. 北京：人民卫生出版社，1995：1249.
[14]《中医学》编辑委员会. 中医学[M]//钱信忠. 中国医学百科全书. 上海：上海科学技术出版社，1997：2134.
[15] [朝鲜]金礼蒙，等. 医方类聚[M]. 盛增秀，等校注. 人民卫生出版社，2010：9.
[16] [明]葆光道人. 秘传眼科龙木论[M]. 郭静，等校注. 北京：北京科学技术出版社，2013：11.

（路雪婧　张来林）

4・145

高风雀目

gāo fēng què mù

一、规范名

【汉文名】高风雀目。

【英文名】high-wind sparrow eye。

【注释】以眼外观端好，以夜盲和视野日渐缩窄为主要表现的眼病。

二、定名依据

"高风雀目"作为中医眼科病名，始见于宋代王怀隐《太平圣惠方》。在此之前的《肘后方》《本草经集注》《诸病源候论》尚称本病"雀目"或"雀盲"。"雀目"即犹如鸟雀"昼而睛明，至瞑则不见物"之意。

《备急千金要方》《千金翼方》《外台秘要方》都有"雀盲"或"雀目"的记载，泛指"至暮无所见"以夜盲为主要表现的眼病。《秘传眼科龙木论》根据本病外观端好、夜盲、惟见顶上之物、渐成内障的特征，将其命名为"高风雀目内障"。由此本病的内涵及界定相对明确，并有别于其他罹患夜盲的眼病。后世的《世医得效方》《明目至宝》《古今医统大全》《秘传眼科七十二症全书》《杂病源流犀烛》均沿用《太平圣惠方》的命名称其为"高风雀目"。《鸿飞集论眼科》则沿用《秘传眼科龙木论》的命名，称其为"高风雀目内障"。

《证治准绳》将本病称为"高风内障"。《张氏医通》《御纂医宗金鉴》亦称其为"高风内障"。另外，本病还有"黄昏不见"(《银海精微》)、"高风障"(《审视瑶函》)、"阴风障"(《目经大成》)、"黄风内障"(《秘授眼科》)等称谓。

全国科学技术名词审定委员会中医药学名词审定委员会审定公布的《中医药学名词》，中华人民共和国中医药行业标准《中医病证诊断疗效标准》、中华人民共和国国家标准《中医临床诊疗术语・疾病部分》以及《中国医学百科全书・中医眼科学》《今日中医眼科》(庄曾渊)等眼科专著均以"高风雀目"作为病名。"高风雀目"作为规范名利于达成共识，符合术语约定俗成的原则。

三、同义词

【又称】"高风内障"(《证治准绳》)。

【俗称】"鸡蒙眼"(《银海精微》)；"鸡盲"(《证治准绳》)。

【曾称】“雀目”(《诸病源候论》);“雀盲”(《备急千金要方》);“高风雀目内障”(《秘传眼科龙木论》);“黄昏不见”(《银海精微》);“高风障”(《审视瑶函》);“阴风障”(《目经大成》);“黄风内障”(《秘授眼科》);“鹊目”(《眼科阐微》);“鸡盲眼”(《眼科奇书》)。

四、源流考释

晋代葛洪《肘后方·治目赤痛暗昧刺诸病方》[1]227 中就有以“雀目方”治疗“雀盲人”的记载。梁代陶弘景《本草经集注》言“雀卵味酸,温,无毒……头血,主雀盲……人患黄昏间目无所见,谓之为雀盲”[2]425,首次明确指出“雀盲”的主要临床表现是夜盲。

隋代巢元方《诸病源候论》[3]133 二十八卷“目病诸候”及四十八卷“小儿杂病诸候”均载有“雀目候”,文字内容大致相同:“人有昼而睛明,至暝则不见物,世谓之雀目。言其如鸟雀,暝便无所见。”《诸病源候论》指出了本病的发病特征是“人有昼而睛明,至暝则不见物”,犹如鸟雀入暮或到暗处即看不见,故而命名为“雀目”。唐代孙思邈《备急千金要方》[4]125《千金翼方》[5]270 也有“雀盲”“雀目”的记载,如“温病后食五辛即不见物,遂成雀目”“治雀盲方……治雀目术”。唐代王焘《外台秘要方》[6]400 先引《诸病源候论》雀目候所论,后载雀目方四首,用于治疗“至暮无所见者”的病症。

宋代王怀隐《太平圣惠方》[7]949 在全文引用《诸病源候论》雀目候论述的同时,还首次记载了“高风雀目”和“小儿雀目”。《太平圣惠方·治眼内障诸方》言:“治高风雀目,渐成内障,还睛丸方。”[7]949 首次明确指出了“高风雀目”具有病程日久“渐成内障”的发病特点,但并未明确阐释“高风雀目”病名的内涵。“小儿雀目”与“高风雀目”均以夜盲为主症。《太平圣惠方》卷第八十九“治小儿雀目诸方”言:“夫小儿有昼而精明,至暝便不见物,谓之雀目,言如鸟雀,暝便无所见也。治小儿雀目,日晚无所见,夜明沙散方……治小儿雀目及疳眼,宜服煮肝石决明散方……治小儿雀目,至暮无所见,仙灵脾散方。”[7]2846 所载“小儿雀目”既指《诸病源候论》“雀目候”的小儿患者,又指与小儿疳疾密切相关者。《太平惠民和剂局方》[8]267 所载“小儿雀目”即均由小儿疳疾所致。由此,“高风雀目”作为眼病,逐渐从泛指“至暮无所见”的“雀目”眼病中独立出来。

《秘传眼科龙木论》[9]29-31 是我国现存最早的眼科专著。虽然该书是经宋元医家补充增录内容而成,刊行于明万历年间,但多数学者认为该书“七十二证方论”部分大体保留了唐《龙树眼论》与《刘皓眼论准的歌》的内容。《秘传眼科龙木论》“七十二证方论”分立“高风雀目内障”和“肝虚雀目内障”进行论述。二者均有夜盲症状,但病状同中有异,是完全不同的两种眼病,必须进行鉴别,故而分列两证。《秘传眼科龙木论》明确指出“肝虚雀目内障”是由“小儿患者作疳医,大人肝脏虚劳事”所致的另一类夜盲病证。而“高风雀目内障”发病则与“肝有积热冲上,肾脏虚劳”有关,临床除表现为夜盲外,还表现为视野变窄“惟见顶上之物”,“高风”之名即由此而来。随着病情进展,还可出现“瞳子如金色”,进一步描述了《太平圣惠方》“高风雀目,渐成内障”中“内障”的具体表现。故而《秘传眼科龙木论》称本病为“高风雀目内障”。同之前“雀目”“雀盲”相对模糊宽泛的称谓不同,“高风雀目内障”“高风雀目”从病名上就对本病赋予了相对明确的界限和定义,即本病以夜盲及惟见顶上之物为主症,而非后天哺养不当、饮食失节、肝脏虚劳所致。由此以降,后世多承袭了《秘传眼科龙木论》对本病的认识,且亦重视与其他有夜盲表现眼病的鉴别。宋代《圣济总录》[10]1881 记载有“治风高雀目,渐成内障,宜服,还睛丸方”“治肝虚雀目,恐变成内障,先服卓肝汤,后服泻肺饮”,还有“小儿疳眼雀目”“短视倒睫雀目”等。仅“风高雀目”是为本病,与《秘传眼科龙木论》中“高风雀目内障”及《太平圣惠方》中“高风雀目”是同意异名。

元代《世医得效方》[11]556《明目至宝》[12]73、明代《古今医统大全》[13]181《秘传眼科七十二症全书》[14]112 均沿用《太平圣惠方》的命名，将本病称之为“高风雀目”。

元末明初倪维德《原机启微》[15]67 根据本病的发病机理，将其称为“阳衰不能抗阴之病”，其言：“人有昼视通明，夜视罔见，虽有火光月色，终为不能睹物者，何也？答曰：此阳衰不能抗阴之病，谚所谓雀盲者也。”托名于孙思邈的《银海精微》[16]58 称本病为“黄昏不见”，俗称为“鸡蒙眼”。《鸿飞集论眼科》[17]100 沿用《秘传眼科龙木论》之名称其为“高风雀目内障”。《证治准绳》[18]575 称本病为“高风内障”，并指出“雀盲”“鸡盲”均是其俗称。《明目神验方》[19]20 称本病为“高风障”，认为其是“阳气不足阴气衰”之病。傅仁宇《审视瑶函》[20]210 亦称本病为“高风障”，并言其俗称“鸡盲”。

清代《张氏医通》[21]381《御纂医宗金鉴》[22]923 沿用了《证治准绳》“高风内障”的病名。黄庭镜《目经大成》[23]150 认为：“《瑶函》名此证曰‘高风障’，义不可解。”而称本病为“阴风障”，并指出“鸡盲”“雀目”是本病的俗称、别名。刘耀先《眼科金镜》[24]70 称本病为“高风内障”“高风障”“鸡盲内障”。《眼科阐微》[25]52,53 称本病为“鹊目”。《眼科奇书》[26]24 称其为“鸡盲眼”。

《秘授眼科》[27]28 称本病为“黄风内障”，由“经年瞳子色如黄金”而得名。其言：“此眼乃肝经受热，与肝虚雀目大同小异，才到黄昏便看不见，经年瞳子色如黄金。”本病关于“黄风”，早在元代危亦林《世医得效方》即有提及：“高风雀目……盖高风才至黄昏便不见，经年瞳子如金色，所谓黄风者即此也。”[11]556《杂病源流犀烛》亦言：“高风雀目……昼明晦暗，但经年瞳子如金色，名曰黄风。”[28]355《御纂医宗金鉴》内障初患久变五风歌言：“黄风雀目久金色。”[22]922“黄风”主要是指本病病久，出现瞳子色如黄金的病症，即《太平圣惠方》所言“高风雀目，渐成内障”，是出现了并发性白内障。作为病名，《秘授眼科》“黄风内障”仅仅突出了本病疾病后期的一个并发表现，而非本病疾病的本质。正因如此，眼科著作中大多“黄风内障”并不指代本病，而是指睛珠混浊的一类病证，可以由本病导致，亦可独立于本病。《证治准绳》即言：“黄风内障证……瞳神已大，而色昏浊为黄也。”与《证治准绳》同，《张氏医通》《古今医统大全》也都将“高风内障”“黄风内障”分列为两种眼病。

沈金鳌《杂病源流犀烛》[28]355 沿用《太平圣惠方》的命名，将本病称之为“高风雀目”。并指出本病具有“生成如此，并由父母遗体”的发病特点，有别于其他夜盲病症。由此，对“高风雀目”的认识已基本完善，即该病是由先天禀赋不足所致的以夜盲和视野缩小为主要表现，可以渐生内障的眼病。

西方医学传入中国后，对以夜盲为主症的两大类疾病，即原发性视网膜色素变性和维生素 A 缺乏症的认识更加明确。本病的内涵及外延也更加清晰。《中医临床诊疗术语・疾病部分》将本病定义为：“因先天禀赋不足，脉络细涩，神光衰微所致。以眼外观端好，而以夜盲和视野缩小为主要表现的内障类疾病。”并称其为“高风内障[雀目]”。在病名上，1960 年中医学院试用教材《中医眼科学讲义》[29]62 将本病称之为“高风雀目内障”。《中医眼科学》[30]123（廖品正）、2016 年《中医眼科学》（彭清华）[31]184 均以“高风内障”作为病名。中医眼科专著，如唐由之主编的《中医眼科全书》[32]818、王明芳、谢学军主编的《中医眼科学》[33]623 以“高风内障”为病名。

中华人民共和国中医药行业标准《中医病证诊断疗效标准》称本病为“高风雀目”。中华人民共和国国家标准《中医病证分类与代码》称其为“高风雀目病”。中医眼科专著如《中国医学百科全书・中医眼科学》[34]68《今日中医眼科》[35]296（庄曾渊）以“高风雀目”作为病名。全国科学技术名词审定委员会中医药学名词审定委员会以“高风雀目”作为本病的规范病名。

总之，“高风雀目”始见于宋代王怀隐的《太平圣惠方》。《秘传眼科龙木论》称其为"高风雀目内障"并对其外延及内涵进行了限定。之前《肘后方》《本草经集注》《诸病源候论》《备急千金要方》《千金翼方》《外台秘要方》尚称其为"雀目""雀盲"。后世《世医得效方》《明目至宝》《古今医统大全》《秘传眼科七十二症全书》《杂病源流犀烛》等均以"高风雀目"作为病名。《鸿飞集论眼科》以"高风雀目内障"作为病名。《证治准绳》《张氏医通》《御纂医宗金鉴》以"高风内障"作为病名。《明目神验方》《审视瑶函》称其为"高风障"。另外,还有"黄昏不见""阴风障""鹊目"等称谓,但使用不多。《中医临床诊疗术语·疾病部分》以"高风内障[雀目]"作为病名。全国科学技术名词审定委员会中医药学名词审定委员会以"高风雀目"作为本病的规范病名。

五、文献辑录

《肘后方·治目赤痛暗昧刺诸病方》:"治雀目方,令雀盲人至黄昏时,看雀宿处。"[1]227

《本草经集注·虫兽三品》:"雀卵味酸,温,无毒……头血,主雀盲……人患黄昏间目无所见,谓之为雀盲,其头血治之。"[2]425

《诸病源候论·目病诸候》:"人有昼而睛明,至瞑则不见物,世谓之雀目。言其如鸟雀,瞑便无所见。"[3]133

"小儿杂病诸候":"人有昼而睛明,至瞑便不见物,谓之雀目。言其如鸟雀,瞑便无所见也。"[3]220

《备急千金要方·目病第一》:"治雀盲方……治雀目术:令雀盲人至黄昏时看雀宿处。"[4]125

"头面第一":"肝俞,主热病瘥后,食五辛多患眼暗如雀目。"[4]528

《千金翼方·肝病第一》:"治眼目法……雀目冷泪,目视不明,努肉出,皆针睛明……雀目者,可久留十吸,然后速出……治温病后食五辛即不见物,遂成雀目,灸第九椎,名肝俞。"[5]270

《外台秘要方·雀目方四首》:"病源人有昼而睛明,至瞑则不见物,世谓之雀目,言其如鸟雀瞑便无所见也。"[6]400

《太平圣惠方·治眼内障诸方》:"治高风雀目,渐成内障,还睛丸方。"[7]949

"治眼雀目诸方":"夫人有昼而精明,至瞑则不见物者,世谓之为雀目。言其如鸟雀之瞑,便无所见也。"[7]954

"治小儿眼疳诸方":"若小儿内有疳气……则令脑热目痒,或赤烂生疮,或生障翳,渐渐遮睛,久而不瘥,损于眼目,故号眼疳也。治小儿眼疳及雀目,天南星散方。"[7]2785

"治小儿雀目诸方":"夫小儿有昼而精明,至瞑便不见物,谓之雀目,言如鸟雀,瞑便无所见也。治小儿雀目,日晚无所见,夜明沙散方……治小儿雀目及疳眼,宜服煮肝石决明散方……治小儿雀目,至暮无所见,仙灵脾散方。"[7]2846

《太平惠民和剂局方·治小儿诸疾》:"至圣丹……疳眼雀目,用白羊子肝一枚,以竹刀子劈开,入药二圆在内,以麻缕缠定,用淘米泔煮熟,空心食之。仍令乳母常忌毒鱼、大蒜、鸡、鸭、猪肉等。"[8]267"五福化毒丹……热疳肌肉黄瘦,雀目夜不见物,陈粟米泔水化下。"[8]268

"论小儿诸疾":"论小儿雀目证 雀目,日间都无事,遇夜不见物者,是雀目也,可时常与五福化毒丹,临卧用粟米饮调下。"[8]354

《圣济总录·目见黑花飞蝇》:"治一切风毒,眼见黑花,攀睛翳晕,瘀肉侵暗。拨云散方……小儿疳眼雀目、生米泔调下一钱匕……治眼生黑花,渐成内障及斗睛偏视,风毒攻眼,肿痛涩痒,短视倒睫雀目,煮肝散方。"[10]1881-1884

"雀目":"论曰昼而明视,暮不睹物,名曰雀目。言如鸟雀不能有见于夜也。夫卫气昼行于阳,夜行于阴,阴血受邪,肝气不能上荣于目,肝受血而能视,今邪在于肝,阴血涩滞,至暮则甚,故遇夜目睛昏,不能睹物,世谓之雀目。治雀目,防风煮肝散方……治肝虚雀目,夜不见物,如圣散方。"[10]1900-1902

"将变内障眼":"治风高雀目,渐成内障,宜服，还睛丸方……治肝虚雀目，恐变成内障，先服卓肝汤，后服泻肺饮。”[10]1928

《秘传眼科龙木论》卷之二：“第二十一……肝虚雀目内障……此眼初患之时，每多痒或涩，发歇，时时暗也。后极重之时，惟昏黄不见，惟视直下之物。宜服洗肝汤、泻肝汤，即瘥。歌曰，雀目虽轻不可欺，小儿患者作疳医。大人肝脏虚劳事，更被风来助本基。”[9]29“第二十二……高风雀目内障……此眼初患之时，肝有积热冲上，肾脏虚劳，亦兼患后风冲，肝气不足，致患此疾。与前状不同，见物有别，惟见顶上之物。然后为青盲。”[9]31

《世医得效方·内障》：“雀目二证，病状虽同，中有异处。盖高风才至黄昏便不见，经年瞳子如金色，所谓黄风者即此也。”[11]556

《明目至宝·高风雀目》：“高风雀目证同前，形状其间有异偏。才到黄昏昏不见，经年瞳子似珠圆。高风候，古今传，莫贪口味色心牵。灵丹妙药能医治，便是人间快活仙。”[12]73

《原机启微·阳衰不能抗阴之病》：“人有昼视通明，夜视罔见，虽有火光月色，终为不能睹物者，何也？答曰：此阳衰不能抗阴之病，谚所谓雀盲者也。”[15]67

《银海精微·黄昏不见》：“人之两目，至日落西之时，渐渐不见，亦系内障，俗谓之鸡蒙眼也。”[16]58

《明目神验方·高风障》：“高风障：血气不足 诗曰：阳气不足阴气衰，黄昏前后见难为。”[19]20

《鸿飞集论眼科·高风雀目内障》：“高风雀目内障……唯见顶上之物，久则变为青盲。”[17]100,101

《古今医统大全·七十二证候》：“此因脏腑热极，肾水不滋，金不制木，肝气损目，久则变为青昏不见，宜服泻肝散……黄风内障二十一 此证多因胃火太盛，上冲头目。初病痛涩，久则昏花，如雾漫天，红焰黄黄，渐致失明，宜泻胃散、决明散。”[13]181

《杂病证治准绳·目》：“雀盲，俗称也，亦曰鸡盲，本科曰高风内障，至晚不明至晓复明也。”[18]575“黄风内障证 瞳神已大，而色昏浊为黄也”。[18]590

《审视瑶函·高风障症》：“高风俗号是鸡盲，为类朱鸡夜不明，因损元阳真气弱，亦能致祸勿言轻……此症俗呼为鸡盲。本科曰高风障。至晚不明，至晓复明也。”[20]210

《秘传眼科七十二症全书·高风雀目内障》：“高风雀目者乃肝中积热，肾水衰不能制伏肝火，肝火壅盛致伤于目。”[14]112

《张氏医通·雀盲》：“雀盲，俗称也，亦曰鸡盲。《本科》曰：高风内障，至晚不见，至晓复明也。”[21]381

参考文献

[1] [晋] 葛洪原著.[梁] 陶弘景增补.补辑肘后方[M].尚志钧辑校.合肥：安徽科学技术出版社，1983：227.

[2] [梁] 陶弘景.本草经集注[M].辑校本.北京：人民卫生出版社，1994：425.

[3] [隋] 巢元方.诸病源候论[M].沈阳：辽宁科学技术出版社，1997：133，220.

[4] [唐] 孙思邈.备急千金要方[M].北京：华夏出版社，2008：125，528.

[5] [唐] 孙思邈.千金翼方[M].沈阳：辽宁科学技术出版社，1997：270.

[6] [唐] 王焘.外台秘要方[M].北京：华夏出版社，1993：400.

[7] [宋] 王怀隐.太平圣惠方[M].北京：人民卫生出版社，1958：949，954，2785，2846.

[8] [宋] 太平惠民和剂局.太平惠民和剂局方[M].北京：人民卫生出版社，2014：267，268，354.

[9] 未著撰人.秘传眼科龙木论[M].接传红，高健生整理.北京：人民卫生出版社，2013：29，31.

[10] [宋] 赵佶.圣济总录[M].北京：人民卫生出版社，1962：1881－1884，1900－1902，1928.

[11] [元] 危亦林.世医得效方[M].北京：人民卫生出版社，1990：556.

[12] [元] 未著撰人.明目至宝[M].北京：人民卫生出版社，1992：73.

[13] [明] 徐春甫.古今医统大全[M].北京：人民卫生出版社，1991：181.

[14] [明] 袁学渊.秘传眼科七十二症全书[M].北京：中

国古籍出版社，1984：112.
[15] [元] 倪维德. 原机启微[M]. 北京：华夏出版社，1997：67.
[16] 郑金生整理. 银海精微[M]. 北京：中国中医药出版社，2006：58.
[17] [明] 佚名氏. 鸿飞集论眼科[M]. 北京：中国中医药出版社，2015：100，101.
[18] [明] 王肯堂. 杂病证治准绳[M]. 太原：山西科学技术出版社，2013：575，590.
[19] [明] 无名氏. 明目神验方[M]. 北京：中国中医药出版社，2015：20.
[20] [明] 傅仁宇. 审视瑶函[M]. 北京：人民卫生出版社，2007：210.
[21] [清] 张璐. 张氏医通[M]. 北京：人民卫生出版社，2008：381.
[22] [清] 吴谦. 御纂医宗金鉴[M]. 北京：人民卫生出版社，1998：923，930.
[23] [清] 黄庭镜. 目经大成[M]. 北京：人民卫生出版社，2007：150.
[24] [清] 刘耀先. 眼科金镜[M]. 北京：人民卫生出版社，2012：70－73.
[25] [清] 马云丛. 眼科阐微[M]. 南京：江苏科学技术出版社，1984：52，53.
[26] [清] 未著撰人. 眼科奇书[M]. 北京：中医古籍出版社，1991：24.
[27] [清] 周赞亭. 王伯舆抄录. 秘授眼科；异授眼科[M]. 郑州：中原农民出版社，2012：28，29.
[28] [清] 沈金鳌. 杂病源流犀烛[M]. 北京：中国中医药出版社，1994：355.
[29] 广州中医学院眼科教研组. 中医眼科学讲义[M]. 北京：人民卫生出版社，1960：62.
[30] 廖品正. 中医眼科学[M]. 上海：上海科学技术出版社，1986：123.
[31] 彭清华. 中医眼科学[M]. 北京：中国中医药出版社，2016：184.
[32] 唐由之，肖国士. 中医眼科全书[M]. 2版. 北京：人民卫生出版社，2011：818.
[33] 王明芳，谢学军. 中医眼科学[M]. 北京：中国中医药出版社，2004：623.
[34] 唐由之. 中医眼科学[M]//钱信忠. 中国医学百科全书. 上海：上海科学技术出版社，1985：68.
[35] 庄曾渊，金明. 今日中医眼科[M]. 2版. 北京：人民卫生出版社，2012：296.

（盛　倩）

4・146

睑弦赤烂

jiǎn xián chì làn

一、规范名

【汉文名】睑弦赤烂。

【英文名】ulcerous eyelid margin；marginal blepharitis。

【注释】以胞睑边缘红赤、溃烂、痒痛为主要表现的眼病。

二、定名依据

“睑弦赤烂”作为中医眼科病名称，主要症状为以眼睑边缘红赤，溃烂，痒痛为主。最早见1979年广州中医学院《中医眼科学》，此时尚名“烂弦风”“烂眼边”“风沿烂眼”“风弦赤眼”“风弦赤烂”“迎风赤烂”“眦赤烂”“睑缘赤烂”等。其内涵与本术语“睑弦赤烂”大致相同。

早在《诸病源候论》中就有关于本病的记载，此时尚名“目胎赤”“目赤烂眦”“目风赤”“目数十年赤”“眼赤”“睊目”。北宋时期王怀隐，王祐等所著的《太平圣惠方》以及明代葆光道人所写的《秘传眼科龙木论》都对“目胎赤”做了进一步的阐释，讲解了目胎赤的病因病机以及治疗方法。直至明代中期《银海精微》首用“风弦赤眼”“烂弦风”“胎风赤烂”，并作为单独病症罗列。同时代的《古今医统大全》继续沿用《银海精微》提出的“烂弦风”。至《证治准绳》，则将本病分为“风沿烂眼”“风弦赤烂”“迎风赤烂”“眦赤烂”。此后，诸多医书沿用“风沿烂眼”“风弦赤烂”“迎风赤烂”三名来代称“睑弦赤烂”。其中包括《审视瑶函》《眼科全书》《张氏医通》。但仍有其他称呼，例如：《眼科百问》称为"两睑赤烂"；明末清初傅仁宇《审视瑶函》提出"风沿"；《眼科六要》中用"烂弦风"；《目科捷径》用"目弦湿烂""眼皮生虫"。

自明代王肯堂《证治准绳》首用"风沿烂眼""风弦赤烂""迎风赤烂""眦赤烂"后，后世著作多沿用此名。1976 年成都中医药学院《中医眼科学》用"睑缘赤烂"，1979 年广州中医学院《中医眼科学》首先用"睑弦赤烂"。

此后，我国 1997 年出版的中华人民共和国国家标准《中医临床诊疗术语·疾病部分》，以及《中医眼科学》(廖品正)、《中医眼科学》(曾庆华)、《中医眼科学》(彭清华)、《中西医结合眼科学》(段俊国)、《中华大典》《中国医学百科全书·中医学》《中医药学名词》等均以"睑弦赤烂"作为规范名。

三、同义词

【又称】"眼弦赤烂"(《银海精微》)。

【俗称】"烂弦风""烂眼边"(《银海精微》)。

【曾称】"目胎赤""目赤烂眦""目风赤""目数十年赤""眼赤""睊目"(《诸病源候论》)；"烂弦风"(《银海精微》)"烂眼边""风沿烂眼""风弦赤眼""风弦赤烂""迎风赤烂""眦赤烂""睑缘赤烂"(《证治准绳》)。

四、源流考释

"睑"，目上下睑也，目佥声居奄切[1]73；"弦"，弓弦也从弓象丝轸之形凡弦之属皆从弦也[1]208；"赤"，南方色也从大从火凡赤之属皆从赤[1]212；"烂"，熟也从火兰声，烂或从开[1]270。

隋代巢元方著的《诸病源候论》关于本病就有六条记载，《诸病源候论·目病诸候·目赤烂眦候》中指出："此由冒触风日风热之气伤于目，而眦睑皆赤烂，见风弥甚，世亦云风眼。"[2]153《诸病源候论·目病诸候》"目胎赤候"中写道："胎赤者，是人初生，洗目不净，令秽汁浸渍于，使睑赤烂，至大不瘥，故云胎赤。"[2]153《诸病源候论·目病诸候》"目数十年赤候"："风热伤于目，则 赤烂。其风热不去，故 常赤烂，积年不瘥。"[2]153《诸病源候论·目病诸候》"睊目候"："睊目者，是风气客于睑眦之间，与血气津液相搏，使目眦痒而泪出，目眦恒湿，故谓之睊目。"[2]156《诸病源候论·目病诸候》"目风赤候"："目者，肝之窍，风热在内乘肝，其气外冲于目，故见风泪出，目睑眦赤。"[2]153《诸病源候论·妇人杂病诸候》"眼赤候"："眼眦赤者，风冷客于眦间，与血气相搏，而泪液乘之，挟热者则令眦赤。"[2]220 都阐述了该病的病因跟病机。北宋时期王怀隐，王祐等所著的《太平圣惠方》[3]1093 以及明代葆光道人所写的《秘传眼科龙木论》[4]63 都对"目胎赤"做了进一步的阐释，讲解了目胎赤的病因病机以及治疗方法。至明代中期《银海精微》[5]74 首用"风弦赤眼""烂弦风""胎风赤烂"，并作为单独病症罗列。《银海精微》除了对进一步阐明该病的病因病机外还着重阐明了该病的治疗方式。《银海精微·烂弦风之症》："因脾胃壅热，久受风湿，更加吃诸毒物，日积月累，致成风烂。胞睑之内变成风痘，动则发痒，不时因手拂拭，甚则连眼眶皆烂，无分春夏秋冬皆如是，眵泪满腮，有不近人手之怕。"同时代的《古今医统大全》继续沿用《银海精微》提出的"烂弦风"。至明代中后期王肯堂将本病分为"迎风赤烂""风弦赤烂""风沿烂眼""眦赤烂"。《杂病证治准绳·迎风赤烂证》记载："谓目不论何风，见之则赤烂，无风则否，与风弦赤烂人脾络之深者不同。夫风属木，木强土弱，弱则易侵，因邪引邪，内外夹攻，土受木克，是以有风则病，无风则愈。赤烂者，木土之正病耳。赤者，木中火证，烂者，土之湿证。"[6]430

此后，诸多医书沿用"风沿烂眼""风弦赤烂""迎风赤烂"三名来代称"睑弦赤烂"。其中包括了《审视瑶函》[7]234《张氏医通》[8]415。但仍有其他称呼，例如：《眼科百问》[9]80 称为"两睑赤烂”；明末清初傅仁宇所著的《审视瑶函》[10]241提出“风沿”；《中医眼科六经法要》[11]47 中用“烂弦风”。

直至 1979 年广州中医学院《中医眼科学》[12]19 首先用“睑弦赤烂”，此前 1976 年成都中医药学院《中医眼科学》[13]19 用“睑缘赤烂”。此后，我国 1997 年出版的中华人民共和国国家标准《中医临床诊疗术语·疾病部分》，以及《中医眼科学》[14]58（廖品正）、《中医眼科学》[15]117（曾庆华）、《中医眼科学》[16]93（彭清华）、《中西医结合眼科学》[17]108（段俊国）、《中国医学百科全书·中医学》[18]2108《中医药学名词》[19]96 等均以“睑弦赤烂”作为规范名。中医中的睑弦赤烂的临床表现与西方医学中的睑弦炎相似，因此将睑弦赤烂翻译为“blepharitis”而《中医药学名词》翻译为 ulcerous eyelid margin；marginal blepharitis。

总之，“睑弦赤烂”一词始于 1979 年广州中医学院《中医眼科学》，近现代中医眼科重要的专著皆沿用了该病名。但关于该病的记载最早始于隋朝的《诸病源候论》。此时尚名“目胎赤”“目赤烂眦”“目风赤”“目数十年赤”“眼赤”“睊目”。北宋时期王怀隐等所著的《太平圣惠方》以及明代葆光道人所写的《秘传眼科龙木论》继续沿用，并对“目胎赤”做了进一步研究。直到明代中期《银海精微》首用“风弦赤眼”“烂弦风”“胎风赤烂”，并作为单独病症罗列。同时代的《古今医统大全》继续沿用《银海精微》提出的“烂弦风”。到《证治准绳》则分为“风沿烂眼”“风弦赤烂”“迎风赤烂”“眦赤烂”。此后，诸多医书沿用“风沿烂眼”“风弦赤烂”“迎风赤烂”，并充实了对睑弦赤烂的治疗方法。

五、文献辑录

《说文解字》：“睑，目上下睑也，目佥声居奄切。”[1]73“弦，弓弦也从弓象丝轸之形凡弦之属皆从弦也。”[1]208“‘赤’，南方色也从大从火凡赤之属皆从赤。”[1]212“烂，熟也从火兰声，烂或从开。”[1]270

《诸病源候论》目病诸候“目赤烂眦候”：“此由冒触风日，风热之气伤于目，而眦睑皆赤烂，见风弥甚，世亦云风眼。”[2]153

“目胎赤候”：“胎赤者，是人初生，洗目不净，令秽汁浸渍于，使睑赤烂，至大不瘥，故云胎赤。”[2]153

“目数十年赤候”：“风热伤于目，则赤烂。其风热不去，故常赤烂，积年不瘥。”[2]153

“目风赤候”：“目者，肝之窍，风热在内乘肝，其气外冲于目，故见风泪出，目睑眦赤。”[2]153

“睊目候”：“睊目者，是风气客于睑眦之间，与血气津液相搏，使目眦痒而泪出，目眦恒湿，故谓之睊目。”[2]156

“眼赤候”：“眼眦赤者，风冷客于眦间，与血气相搏，而泪液乘之，挟热者则令眦赤。”[2]220

《太平圣惠方·治眼胎赤诸方》：“夫胎赤者，是人初生，洗目不净，令秽水浸渍于眼眥，使睑赤烂，渐至长大，终不能差，故曰胎赤也。”[3]1093

《眼科龙木论·附葆光道人秘传眼科》第五六问：“此眼初患之时，皆因生后，乳母多食湿热面酒醋壅毒之物……服用黄芪饮子。”[4]63

《银海精微·风弦赤眼》：“因脾胃壅热，久受风湿，更加吃诸毒物，日积月累，致成风烂。胞睑之内变成风痘，动则发痒，不时因手拂拭，甚则连眼眶皆烂，无分春夏秋冬皆如是，眵泪满腮，有不近人手之怕。”[5]74

《杂病证治准绳·迎风赤烂证》：“谓目不论何风，见之则赤烂，无风则否，与风弦赤烂人脾络之深者不同。夫风属木，木强土弱，弱则易侵，因邪引邪，内外夹攻，土受木克，是以有风则病，无风则愈。赤烂者，木土之正病耳。赤者，木中火证，烂者，土之湿证。”[6]430

“风弦赤烂证”：“乃目脾沿赤烂垢腻也。盖血虚液少不能滋养脾肉，以致湿热滞于脾络，常时赤烂如是者，非若迎风因邪乘虚之比。”[6]430

“风沿烂眼”：“丹溪云：‘风沿烂眼系上膈有积热，自饮食中挟怒气，而成顽痰痞塞，浊气不降，清气不上升，由是火益炽而水益降，积而久也，眼沿因脓渍而中肿，于中生细小虫丝，遂年久不愈……方尽诸法之要。'"[6]430

"眦赤烂证"："谓赤烂唯眦有之，目无别病也。若目有别病而赤烂者，乃因别火致伤其眦，又非此比。"[6]430

《审视瑶函·迎风赤烂症》："迎风赤烂邪在肝，因虚被克木相传，久不愈兮成赤烂，赤烂风弦治又难。"[7]234

《张氏医通》七窍门上"风沿烂眼"："风沿眼击，上膈有积热，自饮食中挟怒气而成。顽痰痞塞，浊气不降，清气不升，由是火益炽而水益降。积而久也，眼沿因脓积而肿，于中生细小虫丝，遂年久不愈，而多痒者是也。"[8]415

"迎风赤烂证"："目不论何风，见之则赤烂，无风则否。盖赤者木中火证，烂者土之湿证。此专言见风赤烂之患，与后见风泪出诸证不同。"[8]415

"胎风赤烂证"："此证有三：一为血露入眼，洗不干净而赤烂'生莱菔携汁点之。一为在母腹中时，其母多食壅毒辛热，生后百日而赤烂。"[8]416

《眼科百问·两睑赤烂》："（第六十问）目下两睑赤烂者何也？答曰：此因肾水虚乏，不能收摄，以致泪出多也。"[9]80

《审视瑶函·风沿》："丹溪云：风沿眼击，上膈有积热，自饮食中挟怒气而成。顽痰痞塞，浊气不下降，清气不上升。由是火益炽而水益降。"[10]241

《眼科六要·烂弦风》："烂弦风者，目眶赤烂，或痒或痛，其中生细小虫丝，凡年久不愈而多痒者是也。此乃湿热为病。"[11]47

《中医眼科学》（广州中医学院）："睑弦赤烂又名风弦赤烂、迎风赤烂、烂弦风等若发于婴儿者称胎风赤烂，局限于眦部者称眦帷赤烂。本病以睑缘潮红，溃烂刺痒为特征，并有复发倾向，相当于睑缘炎。"[12]19

《中医眼科学》（成都中医学院）："睑缘赤烂，又名风弦赤烂，迎风赤烂，沿眶赤烂，烂弦风等，特征是睑边缘红赤溃烂。"[13]19

《中医眼科学》（廖品正）："睑弦赤烂，本病以睑弦红赤、溃烂、刺痒为特征。"[14]58

《中医眼科学》（曾庆华）："睑弦赤烂是以睑弦红赤、溃烂、刺痒为临床特征的眼病。又名风弦赤眼、沿眶赤烂、沿烂眼、迎风赤烂等。病变发生在眦部者，称眦唯赤烂，又名眦赤烂；婴幼儿患此病者，胎风赤烂。该病名最早见于《银海精微·胎风赤烂》。"[15]117

《中医眼科学》（彭清华）："睑弦赤烂是以睑弦红赤、溃烂、刺痒为临床特征的眼病。又名风弦赤眼、沿眶赤烂、风沿烂眼、迎风赤烂等。病变发生在眦部者，称眦唯赤烂，又名眦赤烂；婴幼儿患此病者，胎风赤烂。该病名最早见于《银海精微·胎风赤烂》。本病常为双眼发病，病程长，病情顽固，时轻时重，缠绵难愈。"[16]93

《中医眼科学》（段俊国）："本病属于中医'睑弦赤烂'（《银海精微》）范畴。"[17]108

《中国医学百科全书·中医学》："因风湿热邪引起胞睑边沿赤烂而痒的病证，称为睑弦赤烂。（《证治准绳》）称风弦赤烂，并云：'乃目脾沿赤烂垢腻也。'又称烂弦风睑（《古今医统》）、风沿烂（《眼科菁华录》）；春夏烂者称为热烂，秋冬烂者，称为冷烂。睑弦赤烂相当于现代医学之睑缘炎合并睑缘皮肤感染。"[18]2108

《中医药学名词》："以眼睑边缘红赤，溃烂，痒痛为主要表现的眼病。相当于睑弦炎。"[19]96

[1] [汉]许慎.说文解字[M].长沙：岳麓书社出版社，2011：73，208，212，270.

[2] [隋]巢元方.诸病源候论[M]//周仲瑛，于文明.中医古籍珍本集成综合卷.长沙：湖南科学技术出版社 2014：153，156，220.

[3] [北宋]王怀隐，等.太平圣惠方[M].北京：人民卫生出版社 2016：1093.

[4] [明]葆光道人.秘传眼科龙木论[M].郭静等校注.北京：科学技术出版社，2013：63.

[5] 未著撰人.银海精微[M].郑金生整理.北京：人民卫生出版社，2006：74.

[6] [明]王肯堂.证治准绳：杂病证治准绳[M].倪和宪点校.北京：人民卫生出版社，2014：430.

[7] [清]傅仁宇.审视瑶函[M].李点，等校注.太原：山西科学技术出版社，2013：234.

[8] [清]张璐.张氏医通[M].孙玉信，等主校.上海：第二军医大学出版社，2006：415，416.

[9] [清]王子固.眼科百问[M].卢丙辰校注.郑州：河南科学技术出版社，2014：80.

[10] [清]傅仁宇.审视瑶函[M].李点，等校注.太原：山西科学技术出版社，2013：241.

[11] 陈达夫.中医眼科六经法要[M].成都：四川人民出版社，1978：47.

[12] 广州中医学院.中医眼科学[M].上海：上海科学技术出版社，1980：19.

[13] 成都中医学院.中医眼科学[M].成都：四川人民出版社，1976：19.

[14] 廖品正.中医眼科学[M].上海：上海科学技术出版社，1986：58.

[15] 曾庆华.中医眼科学[M].北京：中国中医药出版社，2003：117.

[16] 彭清华.中医眼科学[M].北京：中国中医药出版社，2016：93.

[17] 段俊国.中医眼科学[M].北京：人民卫生出版社，2016：108.

[18] 《中医学》编辑委员会.中医学：下[M]//钱信忠.中国医学百科全书.上海：上海科学技术出版社，1997：2108.

[19] 中国药学名词审定委员会.中医药学名词[M].北京：科学出版社，2013：96.

（潘金花　路雪婧）

4・147

暴风客热

bào fēng kè rè

一、规范名

【汉文名】暴风客热。

【英文名】sudden wind and invading fever; acute catarrhal and allergic conjunctivitis.

【注释】外感风热，以白睛卒然红赤肿胀，痒痛流泪为主要表现的眼病。

二、定名依据

“暴风客热”作为眼科病名最早记载于约成书于唐朝的《秘传眼科龙木论》。该书曾明确提出“暴风客热外障”的病名，其症状“此眼初患之时，忽然白睛胀起，都覆乌睛和瞳人，或痒或痛，泪出难开……眼内浮胀白睛，不辨人物”。

古人早就认识到目痛的症状，《灵枢经・热病》提出病名“目中赤痛”，但是对引起目中赤痛的各种疾病尚缺乏系统的认识。隋朝《诸病源候论・目风赤候》载病名“目风赤”，其症状“风泪出，目睑眦赤”。《秘传眼科龙木论》载“暴风客热外障”，其症“此眼初患之时，忽然白睛胀起，都覆乌睛和瞳人，或痒或痛，泪出难开……眼内浮胀白睛，不辨人物”。

《秘传眼科龙木论》首次明确提出“暴风客热”病名，界定了其内涵。此后的眼科专著、综合性著作及方书中多沿用该病名，如《世医得效方》《古今医统大全》《明目至宝》《证治准绳》《审视瑶函》《张氏医通》《眼科心法要诀》《疡医大全》《目经大成》《杂病源流犀烛》《金匮启钥》《眼科锦囊》《类证治裁》。

中华人民共和国成立以后，中华人民共和国国家标准《中医临床诊疗术语・疾病部分》和《中医眼科学》（廖品正）、《中医眼科学》（曾庆华）以及《中医大辞典》《中医临床诊疗术语》《今日中医眼科》《中医眼科学》等均以“暴风客热”作为规范名。2004年全国科学技术名词审定委员会公布的《中医药学名词》也以“暴风客热”作为规范名。说明“暴风客热”作为中医眼科疾病的规范名已成为共识。

三、同义词

【又称】“暴风”(《龙树菩萨眼论》);“暴风客热外障”(《秘传眼科龙木论》);“暴赤眼”(《普济方》);“火眼”(《杂病心法要诀》);“热眼”(《仁斋直指方论》)。

【俗称】“伤寒眼”(《银海精微》);“暴发火眼”(《医林改错》)。

四、源流考释

早在《灵枢经·热病》[1]22 中就有“目中赤痛”的记载,目痛从目内眦开始。

隋唐时期,医家们逐渐从临床实践中认识到因外感风热,白睛猝然疼痛红赤流泪的疾病,《诸病源候论·目风赤候》[2]292 命名“目风赤”。约唐朝成书的《秘传眼科龙木论·暴风客热外障》[3]39 首次提出“暴风客热”之名,为后世医家所沿用。

隋朝《诸病源候论·目风赤候》[2]292 载“目风赤”,书中不仅对病因有所认识,“风热在内乘肝”,对症状的描述也更加具体,“风泪出,目睑眦赤”,并从病因和症状两方面,命名为目风赤。

唐代《备急千金要方·七窍病》[4]185 和《外台秘要》[5]568 都论述了部分眼病,但是与暴风客热相关的记载却只有“治目赤痛方”[4]185“目痛如刺”[5]568。《秘传眼科龙木论·暴风客热外障》[3]39,撰人不详,约成书于唐朝,具体年代不详。该书曾明确提出“暴风客热外障”的病名,详细而全面地阐述了疾病的症状“此眼初患之时,忽然白睛胀起,都覆乌睛和瞳人,或痒或痛,泪出难开……眼内浮胀白睛,不辨人物”;其病因病机,“此是暴风客热,久在肺脏,上冲肝膈”。从疾病临床表现来看,“暴风客热外障”为“暴风客热”的别名。元代危亦林的《世医得效方·眼科》[6]129 亦沿用了“暴风客热”的病名。而宋代杨士瀛《仁斋直指方论·眼目方论》[7]241 则提出病名“热眼”,“乌轮突起,胞硬肿红,眵泪湿浆,里热刺痛,是之谓热眼。”

明代涌现出大量眼科著作,而“暴风客热”一词的内涵更加丰富,主要表现为医家们不仅对“暴风客热”症状特征的描述更加精准,对病因病机的认识更加深入,开始注意到该病与类似疾病的鉴别,也出现了不少别名,如“暴赤眼”“火眼”“暴风”“伤寒眼”等。

明代各类眼科著作、综合性作品大多都沿用了“暴风客热”的病名,医家们对疾病症状、病因病机及治疗的认识更加深入,进一步丰富了病名的含义。明代徐春甫的著作《古今医统大全·暴风客热》[8]188 提出暴风客热病因病机是“三焦积热,久则攻目”。明代著作《明目至宝·暴赤生热》[9]121 用歌诀的形式对暴风客热的临床表现详加阐述,诗曰:“暴风客热疾须知,此候生时泪若悲。两眦赤脉频频痒,疼痛如针实惨悽”。约成书明代,托名孙思邈的眼科专著《银海精微·暴风客热》[10]23 详细阐释了“暴风客热”的含义,提出该病俗称“伤寒眼”。该书明确指出病位“肝、肺二经病”;症状为“白仁生虚翳四围壅绕,朝伏黑暗,凹入白仁,红翳壅起,痛涩难开”;强调了疾病具有发病迅速的特点,“暴者,乍也,骤也,陡然而起”,“暴客之邪来之速、去之亦速”;深入认识暴风客热的疾病特点,指出该病和暴露赤眼的区别。

明代著名方书《普济方·暴赤眼》[11]638 收录病名“暴赤眼”,其病症“龙木论云。暴赤眼后。急生翳外障眼。初患之时。忽然目睛赤肿泪出。或痒或痛。此是肝心壅毒。在胸膈之间。更相击发。脏气上攻。致使然也。”其病因病机“夫暴赤眼者。肝心壅热。散于血脉之中。热气上炎。攻冲眼目。”症状“令暴赤隐涩痛疼。风气加之则痒闷也。”从症状特征来看,“暴赤眼”为“暴风客热”别名。

明代丁毅《医方集宜·眼目门》[12]158 载“火眼”,指出:“火眼即热眼,因五脏积热上攻于目,其症乌轮突起,胞硬红肿,眵泪湿浆,里热刺痛,羞明隐涩,泪出不止。”“火眼”的临床表现与“暴风客热”相同,故为别名。

眼科专著《龙树菩萨眼论》[13]4 原文已佚，后辑佚于明代朝鲜人金礼蒙等汇集的《医方类聚》，书中提出病名“暴风”，其症状“若自白睛中肿起，覆乌珠，及上下睑肿痒或痛者”，病因“此是暴风，客入肺所致。”从书中描述的病症来看，与暴风客热（以白睛卒然红赤肿胀，痒痛流泪为主要表现的眼病）有一定的相似性，故后世多将“暴风”称为“暴风客热”的别名。

明代《奇效良方·眼目门》[14]128 沿用了宋代《仁斋直指方论·眼目方论》[15]494 所载“热眼”。明代周文采《医方选要·眼目门》[16]227 指出：“因于热者，则为热眼。”《景岳全书》[17]473 记载：“乌轮突起，胞硬红肿，眵泪湿浆，裹热刺痛，是谓之热眼。”从疾病的症状、病因病机来看，热眼应与暴风客热为同一种疾病。

在明代的著作中，对“暴风客热”有着独特的见解，对后世影响较大的当属《证治准绳·暴风客热证》。明代王肯堂的《证治准绳·暴风客热证》[18]272 对暴风客热病因病机、鉴别诊断方面的认识都较前人有了明显的进步：将病因分为内因和外因，内因“素养不清，燥急劳苦”，外因则是“客感风热，卒然而发”；病机“风热夹攻，火在血分”；在鉴别诊断方面，认为疾病有别于天行赤热以及疟疾目痛，“非天行赤热，尔我感染之比，又非寒热似疟，目痛则病发，病发则目痛之比”；也不像肿胀如杯那样难以消退，“非若肿胀如杯等证，久积退迟之比”。明代傅仁宇《审视瑶函·暴风客热》[19]93 沿用了《证治准绳》的观点，并采用歌赋的形式描述了症状，“暴风客热忽然猖，睥胀头疼泪似汤。寒热往来多鼻塞，目中沙涩痛难当”。

清代的多部著作都沿用了“暴风客热”的病名，在继承前人的基础上，对疾病的认识更加深入，这一时期也出现了一些别名，如“暴发火眼”等。

清代黄庭镜《目经大成·暴风客热》[20]314 在中医眼科学术体系中占有较高的学术地位。该书对疾病症状的描述更加具体形象，读之让人感同身受，“乾清坤宁，何来客气，能犯书生。夜雨青灯，晓风残月，身在空庭。一时寒热交并，睑胀处眵泪飘零。点翳于珠，涅丹入璧，急切难平”；在继承前人“此症乃燥急劳苦，素养不清”内因所致的基础上，进一步提出内外因错杂，阴阳不和致病，“猝以风邪外客，痰饮内渍，致五火俱动，阴阳更胜而作也。阳胜则热蒸，阴胜则寒战，阴阳交争，邪正相干，则寒热往来”；继承了《证治准绳》的观点，认为疾病不同于“天行”；预后“药不瞑眩即日生翳”。

此外，清代还有不少专科著作及综合性作品都谈到了暴风客热，但对疾病的认识并没有新的进展。如清代张璐《张氏医通·目痛》[21]248、吴谦《眼科心法要诀·暴风客热》[22]48、顾世澄《疡医大全》[23]242、沈金鳌《杂病源流犀烛》[24]357、清代林珮琴《类证治裁》[25]311。

清代的一些医著也记载了“暴风客热”的别名。如吴谦所著《杂病心法要诀》[26]1121 曾谈到“火眼”：“风热上攻，目赤肿痛多泪，隐涩难开。火眼也。”王清任《医林改错》[27]25 将疾病称为“暴发火眼”，曰：“眼疼白珠红，俗名暴发火眼。”

中华人民共和国成立以后，各种眼科专著、中医辞典、眼科教材等均将“暴风客热”作为规范名，如《中医眼科学》[28]76（廖品正）、《中医眼科学》[29]134（曾庆华）、《今日中医眼科》[30]1（王永炎、庄曾渊）、《中医证病名大辞典》[31]496《中医辞海》[32]500《疾病诊治大典·中医卷》[33]1144《简明中医辞典》[34]183《中医大辞典》[35]1690《中医临床诊疗术语·疾病部分》[36]48《中医病证诊断疗效标准》[37]134 等。全国科学技术名词审定委员会2004年出版的《中医药学名词》[38]101 以“暴风客热”作为规范病名。说明“暴风客热”作为中医眼科学规范名词已经成为共识。

五、文献辑录

《灵枢经·热病》：“目中赤痛，从内眦始，取之阴跷。”[1]22

《诸病源候论·目风赤候》：“目者，肝之窍。

风热在内乘肝，其气外冲于目，故见风泪出，目睑眦赤。”[2]292

《秘传眼科龙木论·暴风客热外障》：“此眼初患之时，忽然白睛胀起，都覆乌睛和瞳人，或痒或痛，泪出难开，此是暴风客热，久在肺脏，上冲肝膈，致令眼内浮胀白睛，不辨人物。”[3]39

《备急千金要方·七窍病》：“治目赤痛方。雄黄一铢，细辛、黄连、干姜各二铢，上四味，合治如粉，以棉裹钗股，唾濡头注药末，纳大眦头，急闭目，目中泪出，须臾止。勿将手近，勿将帛裹，勿洗之。”[4]185

《外台秘要》：“又若目痛如刺者，为热气冲肝上眼故也，但数冷食，清朝温小便洗之，不过三日即瘥止。”[5]568

《仁斋直指方论·眼目方论》：“乌轮突起，胞硬肿红，眵泪湿浆，里热刺痛，是之谓热眼。”[7]241

“乌轮突起，胞硬肿红，眵泪湿浆，里热刺痛，是之谓热眼。”[15]494

《世医得效方·眼科》：“暴风客热五十九：眼为暴风热所攻，白睛起障覆黑珠，睑肿痒痛，宜服前药。”[6]129

《古今医统大全·暴风客热》：“此因三焦积热，久则攻目，忽然白睛红肿，壅护乌睛，痛痒不一，泪出难开，先用洗肝散，后服补肝丸。”[8]188

《明目至宝·暴赤生热》：“鹧鸪天……暴风客热疾须知，此候生时泪若悲。两眦赤脉频频痒，疼痛如针实惨悽。肺风热，肝经疲，医人变动任施为。洗心凉肝方莫错，硼砂樟脑用相宜。此是心经有客热也。宜服洗心散、洗肝散。”[9]121

《银海精微·暴风客热》：“暴风客热，与暴露赤眼同也。暴露者，肝心二经病也，故赤而痛，致黑睛生翳；暴风客热者，肝、肺二经病，故白仁生虚翳四围壅绕，朝伏黑暗，凹入白仁，红翳壅起，痛涩难开。故分暴露与暴风有别之症。暴者，乍也，骤也，陡然而起，治法疏通退热，凉膈、泻肝增减酒调之剂，发散风热。俗云热眼忌酒，孰知酒能引血，药无酒不能及于头目也。此眼不可洗，不可点凉药，暴客之邪来之速、去之亦速耳！非比五脏六腑蕴积发歇不时之症同，俗为伤寒眼也。”[10]21

《普济方·暴赤眼》：“（附论）夫暴赤眼者。肝心壅热。散于血脉之中。热气上炎。攻冲眼目。令暴赤隐涩痛疼。风气加之则痒闷也。龙木论云。暴赤眼后。急生翳外障眼。初患之时。忽然目睛赤肿泪出。或痒或痛。此是肝心壅毒。在胸膈之间。更相击发。脏气上攻。致使然也。”[11]638

《医方集宜·眼目门》：“火眼即热眼，因五脏积热上攻于目，其症乌轮突起，胞硬红肿，眵泪湿浆，里热刺痛，羞明隐涩，泪出不止。”[12]158

《龙树菩萨眼论》：“若自白睛中肿起，覆乌珠，及上下睑肿痒或痛者，此是暴风，客入肺所致。”[13]4

《奇效良方·眼目门》：“乌轮突起。胞硬肿红。眵泪湿浆。里热刺痛。是之谓热眼。”[14]128

《医方选要·眼目门》：“因于热者，则为热眼。其证乌轮突起，胞硬肿红，眵泪湿浆，里热刺痛。”[16]227

《景岳全书·杂证谟》：“乌轮突起，胞硬红肿，眵泪湿浆，裹热刺痛，是谓之热眼。”[17]473

《证治准绳·暴风客热证》：“暴风客热证非天行赤热，尔我感染，并寒热似疟，目痛则病发，病发则目痛之比，乃素养不清，躁急劳苦，客感风热，卒然而发也。虽有肿胀，乃风热夹攻，火在血分之故。治亦易退，非若肿胀如杯等证，久积退迟之比。”[18]272

《审视瑶函·暴风客热》：“暴风客热忽然猖，脾胀头疼泪似汤。寒热往来多鼻塞，目中沙涩痛难当。此症非天行赤热，尔我感染，并寒热似疟，病发则目痛，以及肿胀如杯。久积退迟之比也。乃素养不清，燥急劳苦，客感风热，卒然而发也，有肿胀，乃风热夹攻，火在血分之故，治亦易退。”[19]93

《目经大成·暴风客热》：“乾清坤宁，何来客气，能犯书生。夜雨青灯，晓风残月，身在空庭。一时寒热交并，睑胀处眵泪飘零。点翳于珠，涅丹入璧，急切难平。此症乃燥急劳苦，素养不清，猝以风邪外客，痰饮内渍，致五火俱动，阴阳更胜而作也。阳胜则热蒸，阴胜则寒战，阴阳交争，邪正相干，则寒热往来。症似天行，但不假传染而加甚。药不瞑眩即日生翳。"[20]314

《张氏医通·目痛》："暴风客热证……卒然而发。其证白仁壅起，包小乌睛，疼痛难开。此肺经受毒风不散，热攻眼中，致令白睛浮肿。虽有肿胀，治亦易退，非若肿胀如杯之比，宜服泻肺汤。肿湿甚者，稍加麻黄三四分。赤肿甚者，加黄连半钱、生地黄一钱。"[21]248

《眼科心法要诀·暴风客热》："暴风客热歌：暴风客热胞肿疼，泪多痒赤胀白睛，原于肺热召风郁，菊花通圣可收功。【注】暴风客热者，胞肿疼痛，泪多痒赤，白睛胀起。此证原于肺客热邪，外召风邪。"[22]48

《疡医大全》："暴风客热外障……按此证皆由肺火壅塞，热气上冲，以致白睛陡红肿壅起，乌珠内陷，日夜肿胀，疼痛泪出难睁，宜服清金桑皮散。（桑皮、元参、赤芍、防风、菊花、杏仁、黄芩、枳壳、桔梗、旋覆花、升麻、葶苈子。）"[23]242

《杂病源流犀烛》："十二曰暴风客热，由暴风热所攻，白睛起胀，渐覆黑珠，睑肿痒痛（宜泻肝散、清肺散）。"[24]357

《类证治裁》："暴风客热，白仁壅起，包小乌睛，疼痛难开，泻肺汤。赤肿痛甚，泻肺汤加黄连。"[25]311

《杂病心法要诀·外障病证》："风热上攻，目赤肿痛多泪，隐涩难开。火眼也。肿而硬者，属热盛也，宜先下之。肿而软者，属风盛也，宜先发散。"[26]1121

《医林改错》："眼疼白珠红，俗名暴发火眼。血为火烧，凝于目珠，故白珠红色。"[27]25

《中医眼科学》（廖品正）："本病为外感风热，猝然发病，且有明显红肿热痛的眼病，故名暴风客热。"[28]76

《中医眼科学》（曾庆华）："暴风客热是指外感风热，猝然发病，以白睛红赤、眵多黏稠、痒痛交作为主要特征的眼病。又名暴风、暴风客热外障，俗称暴发火眼。"[29]134

《今日中医眼科》："骤然发病，胞睑红肿，白睛赤肿隆起，高于黑睛，多眵，治不及时，可致黑睛边缘生翳。睑内面红赤，栗粒丛生，严重者可见附有灰白色伪膜，易于擦去，但又复生，患眼沙涩、灼痛、刺痒、畏光、眵多胶粘。可伴有恶寒发热、鼻塞流涕等症。"[30]1

《中医证病名大辞典》："病名。出唐代孙思邈《银海精微》：'暴风客热者肝肺二经病，故白仁生虚翳四围壅绕，朝伏黑暗，凹入白仁，红翳壅起，痛涩难开……暴者，乍也，骤也，徒然而起，治法疏通退热。'多因风热毒邪外袭，客留肺经，上犯白睛所致。症见眼部骤然疼痛，羞明流泪，砂涩不适，胞睑红肿，白睛红赤，眵多胶粘，甚者白睛水肿隆起，多兼有发热恶寒，头痛流涕等证。类今之细菌性结膜炎。"[31]496

《中医辞海》："眼科病名。指白睛暴发红赤焮肿的一种病症。见《银海精微》。又名暴风客热外障、暴疾风热外障。俗称伤寒眼。本病好发于盛夏酷暑季节，可以相互传染，但不广为流传。相当现代医学之细菌性结膜炎。多由风热毒邪外袭，留客肺经，上犯白睛所致。症见骤然眼痛，刺痒交作，羞明难睁，砂涩不适，热泪频流，甚者带血，眵多似脓，晨起眼睑胶封难睁，眼眵遮挡黑睛，故而视朦。胞睑红肿，白睛红赤，甚者白睛浮肿隆起高于黑睛，全身可伴有恶寒发热，头痛流涕等症。病程历10余日，红肿渐退而愈。"[32]500

《疾病诊治大典·中医卷》："暴风客热是风热外客致白睛暴发红赤焮肿的一种眼病，又称伤寒眼、暴疾风热外障，俗称暴发火眼，与西医学的卡他性、膜性、伪膜性结膜炎相类似。好发于盛夏酷暑季节，虽可相互传染但不广为流行，本病发病急骤，来势猛烈，初起隐涩灼热，全身可兼见头痛，鼻塞，恶寒发热，周身不适，继则痒痛交作，胞睑红肿，白睛暴赤，胀痛流泪，沙涩羞明，甚则热泪如汤，眵泪胶黏如脓，晨起眼睑常被胶封，眵脓遮挡黑睛瞳仁部，加之涩痛难开，可发为视蒙，重者胞肿如桃，白睛浮壅隆起高于黑睛。或白睛溢血呈斑点状，或胞睑内面有菲薄的灰白色膜样物黏附，擦之出血鲜红，眼珠剧痛，坐卧不安。"[33]1144

《简明中医辞典》："病证名。出《秘传眼科龙木论》。因外感风热，眼部暴发赤热肿痛，沙涩羞明，热泪如汤，甚至胞肿难开，白睛浮肿高于黑睛，并有头痛鼻塞，恶寒发热等。"[34]183

《中医大辞典》："病名。见《银海精微》。俗称伤寒眼。因风热之邪突然外袭所致。眼部暴发赤热肿痛，沙涩羞明，热泪如汤，甚至胞肿难开，白睛浮肿高于黑睛，并可兼有头痛、鼻塞、恶寒、发热等。"[35]1690

《中医临床诊疗术语・疾病部分》："因风热之邪侵目所致。以白睛卒然红赤，生眵流泪为主要表现的外障类疾病。"[36]48

《中医病证诊断疗效标准》："暴风客热是指外感风热，猝然发病，以白睛红赤、眵多黏稠、痒痛交作为主要特征的眼病。又名暴风、暴风客热外障，俗称暴发火眼。"[37]134

《中医药学名词》："风热之邪，客于白睛，以卒然红赤肿胀，痒痛不适，流泪生眵为主要表现的传染性眼病"[38]101

参考文献

［1］［唐］王冰.灵枢经［M］.彭建中点校.沈阳：辽宁科学技术出版社，1997：22.

［2］［隋］巢元方.诸病源候论［M］.北京：人民军医出版社，2006：292.

［3］未著撰人.秘传眼科龙木论［M］.北京：人民卫生出版社，2006：39.

［4］［唐］孙思邈.备急千金要方［M］.北京：中医古籍出版社，1999：185.

［5］［唐］王焘.外台秘要［M］.北京：人民卫生出版社，1955：568.

［6］［元］危亦林.世医得效方［M］.北京：人民卫生出版社，2006：129.

［7］［宋］杨士瀛.仁斋直指方论［M］//林慧光.杨士瀛医学全书.北京：中国中医药出版社，2006：241.

［8］［明］徐春甫.古今医统大全：下册［M］.北京：人民卫生出版社，1991：188.

［9］未著撰人.明目至宝［M］.北京：人民卫生出版社，1992：121.

［10］未著撰人.银海精微［M］.北京：人民卫生出版社，2006：23.

［11］［明］朱橚.普济方：第二册［M］.北京：人民卫生出版社，1959：638.

［12］［明］丁毅.医方集宜［M］.上海：上海科学技术出版社，1988：158.

［13］［朝鲜］金礼蒙.医方类聚：第4分册　龙树菩萨眼论［M］.北京：人民卫生出版社，2006：4.

［14］［明］董宿.奇效良方：下册［M］.天津：天津科学技术出版社，2012：128.

［15］［宋］杨士瀛.仁斋直指方论［M］.盛维忠，等点校.福州：福建科学技术出版社，1989：494.

［16］［明］周文采.医方选要［M］.北京：中国中医药出版社，2008：227.

［17］［明］张景岳.景岳全书：上册［M］.上海：上海科学技术出版社，1994：473.

［18］［明］王肯堂.证治准绳：上册［M］.北京：人民卫生出版社，2005：272.

［19］［明］傅仁宇.审视瑶函［M］.北京：人民卫生出版社，2007：93.

［20］［清］黄庭镜.目经大成［M］//曹炳章.中国医学大成续集：三十三.上海：上海科学技术出版社，2000：314.

［21］［清］张璐.张氏医通［M］//张民庆，王兴华，刘华东.张璐医学全书.北京：中国中医药出版社，2004：248.

［22］［清］吴谦.眼科心法要诀［M］//医宗金鉴：上册.北京：人民卫生出版社，1963：48.

［23］［清］顾世澄.疡医大全［M］.北京：中国中医药出版社，1994：242.

［24］［清］沈金鳌.杂病源流犀烛［M］.北京：中国中医药出版社，1994：357.

［25］［清］林珮琴.类证治裁［M］.北京：人民卫生出版社，1988：311.

［26］［清］吴谦.杂病心法要诀［M］//医宗金鉴：上册.北京：人民卫生出版社，2005：1121.

［27］［清］王清任.医林改错［M］.北京：人民军医出版社，2007：25.

［28］廖品正.中医眼科学［M］.上海：上海科学技术出版社，1986：76.

［29］曾庆华.中医眼科学［M］.北京：中国中医药出版社，2011：134.

［30］王永炎，庄曾渊.今日中医眼科［M］.北京：人民卫生出版社，2000：1.

［31］韩成仁，黄启金，王德全.中医证病名大辞典［M］.北

京：中医古籍出版社，2000：496.

[32] 袁钟.中医辞海：下册[M].北京：中国医药科技出版社，1999：500.

[33] 王运凯.疾病诊治大典：中医卷[M].石家庄：河北科学技术出版社，1996：1144.

[34] 李经纬，等.简明中医辞典[M].北京：人民卫生出版社，2001：183.

[35] 李经纬，邓铁涛，等.中医大辞典[M].北京：人民卫生出版社，2000：1690.

[36] 国家中医药管理局.中医临床诊疗术语：疾病部分[M].北京：中国标准出版社，1997：48.

[37] 国家中医药管理局.中医病证诊断疗效标准[M].北京：中国医药科技出版社，2012：134.

[38] 全国科学技术名词审定委员会.中医药学名词[M].北京：科学出版社，2014：101.

（黄　鑫）

4 · 148

凝脂翳

níng zhī yì

一、规范名

【汉文名】凝脂翳。

【英文名】coagulated fatty nebula。

【注释】以黑睛生翳，表面色白或黄，状如凝脂，发病迅速，或伴黄液上冲为主要表现的急重眼病。

二、定名依据

“凝脂翳”作为中医眼科病名，始见于明代王肯堂《证治准绳》。在此之前根据本病的临床特征，可归属于“疮翳”（《外台秘要方》），“浮翳”“花翳”（《太平圣惠方》），“花翳白陷外障”（《秘传眼科龙木论》），“花翳白陷”“冰虾翳深”（《银海精微》），“真珠翳”（《仁斋直指方论》）范畴。

《证治准绳》根据本病黑睛生翳，其翳肥浮脆嫩如凝脂，其色或黄或白，善变而速长的特征，将其命名为“凝脂翳”。后世明代《审视瑶函》、清代《张氏医通》《目经大成》均承袭了《证治准绳》对“凝脂翳”的认识，并使用“凝脂翳”作为病名。《目经大成》将凝脂症之小者称为“星月翳蚀”。

《中医病证诊断疗效标准》《中医临床诊疗术语·疾病部分》以及《中国医学百科全书》《今日中医眼科》《中医眼科全书》等眼科专著均以“凝脂翳”作为病名。全国科学技术名词审定委员会中医药学名词审定委员会以“凝脂翳”作为本病的规范病名。“凝脂翳”作为规范名达成共识，符合术语约定俗成的原则。

三、同义词

【曾称】“星月翳蚀”（《目经大成》）。

四、源流考释

“翳”《说文解字》[1]67 曰：“翳，华盖也。”《方言》言：“翳，掩也。”[2]160 “翳”原指用羽毛做的华盖，后引申为遮蔽，掩盖，或是起障蔽作用的东西。《内经》所载之“翳”，如《黄帝内经素问·五常政大论》[3]415：“涸流之纪，是谓反阳……其主埃郁昏翳。”《黄帝内经素问·六元正纪大论》[3]459,460：“凡此少阴司天之政……终之气……寒气数举，则霧雾翳，病生皮腠。”“水郁之发，阳气乃辟，阴气暴举，大寒乃至……甚则黄黑昏翳。”“火郁之发，太虚肿翳，大明不彰。”均指天气昏暗不清。

“翳”用来描述目病。如《神农本草经》[4]182 载秦皮主“目中青翳白膜”、瞿麦能“明目去翳”、长石能“明目，去翳眇”、蛴螬主“目中淫肤，青翳，白膜”等。东汉高诱为《淮南子·俶真训》“夫梣木色青翳，而蠃愈蜗睆，此皆治目之药也”

作注，言："梣木……愈人目中肤翳。"另外，《说文解字》在解释"眚"字时言："眚，目病生翳也。"[1]70"翳"具有遮盖、遮蔽的作用，目中生翳，故而视物昏眇。

隋代巢元方《诸病源候论》[5]92 伤寒毒攻眼候、热病毒攻眼候、温病毒攻眼候有目生"疮翳"的记载，并揭示目生疮翳的基本病机是热毒乘肝气之虚上冲于目。唐代《外台秘要方》[6]407 进一步指出"疮翳"发生的部位在黑睛，其言"黑睛及瞳人莹薄有疮翳……宜用秦皮汤洗之方。"元末明初，倪维德在《原机启微·风热不制之病》[7]65 中提出"翳犹疮也"的论点，正面揭示了黑睛生翳，翳犹疮也的发病特征。"凝脂翳"作为化脓性角膜溃疡，当属于黑睛"疮翳"的范畴。"疮翳"的提出，在本质上将此类眼病有别于"圆翳内障""枣花翳内障"等以"翳"命名的内障眼病。

自隋代《诸病源候论》提出"疮翳"至明代《证治准绳》中"凝脂翳"病名的正式提出长达千年。在这千年里，古代医家将一部分黑睛生翳的疾病称为"花翳""花翳白陷外障""花翳白陷""浮翳""真珠翳""冰虾翳深"，这些眼病在某一层面上与"凝脂翳"的特征性表现存在相似之处。

宋代《证类本草》[8]455 收录的唐《本草图经》始有"花翳"的记载："洗眼汤……但是风毒赤目、花翳等，皆可用之。"《太平圣惠方》"治眼生花翳诸方"，详细论述了"眼生花翳"的临床表现及病因病机："花翳初发之时，眼中发歇疼痛，泪出，赤涩，睛上忽生白翳，如枣花，砌鱼鳞相似。此为肝肺积热，脏腑壅实，而生此疾，宜速治疗，不尔失明，遂有所损也。"[9]961《圣济总录》[10]673 亦载有"花翳""目生花翳"，与《太平圣惠方》所述基本相同。《秘传眼科龙木论》[11]41 将其归为外障眼病范畴，并指出该病还具有黑睛生翳容易内陷的特点，故称之为"花翳白陷外障"。这与"凝脂翳"黑睛生翳新嫩，易向纵深发展的特征相似，且二者同属急性发病，传变迅速，失治则目损。在病机上也同由肝肺积热上冲于目所致。之后元代《世医得效方》[12]558《明目至宝》[13]83 均承袭《秘传眼科龙木论》所述，称此类疾病为"花翳白陷"。元末明初《明目神验方》[14]26 亦记载有"花翳白陷"病名，但并没有该病临床表现的详细描述，且认为是由"肉轮恶血气相侵"所致，与《秘传眼科龙木论》中"花翳白陷外障"所指恐非一类疾病。

托名于孙思邈的明代眼科著作《银海精微》[15]41-43 对"花翳白陷"有进一步的认识："人之患眼，生翳如萝卜花，或鱼鳞子，入陷如碎米者"，认为"花翳白陷"还具有黑睛生翳内陷且如碎米易脆的特点，较《秘传眼科龙木论》"花翳白陷外障"更加接近"凝脂翳"翳生肥浮脆嫩的特点。同时代《鸿飞集论眼科》[16]31《古今医统大全》[17]169 对"花翳白陷"的认识基本与《银海精微》相同。

除"花翳"外，《太平圣惠方》有"浮翳"的记载："治伤寒热毒。气攻眼。赤涩浮翳。""治眼卒生浮翳膜。昏暗。"《证类本草》载有"浮翳"："五倍子治……浮翳。""乌贼骨主目中一切浮翳。"《圣济总录》[10]290 载有："治伤寒后毒气上攻，眼生浮翳赤痛。""治风赤暴赤眼，退浮翳眯目。""治肝血不足，虚热生浮翳，晕上黑睛，疼痛碜涩。"浮者，黑睛生翳高出黑睛表面之意，与"凝脂翳"病变高出黑睛表面，稍呈突起状的特征相似。结合"凝脂翳"的病机，由热毒上攻者更类似于本病。

南宋《仁斋直指》[18]366 载有"真珠翳""梅花翳"，言："真珠翳，状如碎米者易散；梅花翳，状如梅花叶者难消。"前者根据翳的性状脆如珍珠命名。后者根据翳的形态状如花瓣命名，与"花翳"类似。后世《古今医统大全》[17]169《景岳全书》[19]596 均对此有所记载，稍有不同的是《古今医统大全》《景岳全书》将"真珠翳"作"珍珠翳"。"真珠翳"突出了黑睛生翳脆如碎米的特点，这与"凝脂翳"病灶脆如油脂易于溃破的特征相似。

《银海精微》[15]41 记载有“冰虾翳深”。“冰虾翳深”具有眵多，或黄或白，填粘于翳之低处且蘸而又生的特点，这与“凝脂翳”色黄而厣的特征相似。明代袁学渊所著《秘传眼科七十二症全书》[20]148 亦载有“冰虾翳深”，论述与《银海精微》基本相同。

明代王肯堂《证治准绳》[21]562 首次提出“凝脂翳”这一病名，并详细阐述了其内涵。其言：“但见起时肥浮脆嫩，能大而色黄，善变而速长者，即此证也。”[21]562 明确指出本病具有肥、浮、脆、嫩的特点。肥即翳障边缘不清，与正常组织无明显界限。浮即病变高出黑睛表面，稍呈突起状。脆即病灶如油脂之脆性，有一触即溃的危险，提示病变易于溃破。嫩系指病变新嫩，易向纵深发展，善变速长。同时，《证治准绳》还对本病的发生发展、预后及并发症进行了较为详细的论述：“凝脂翳，此证为病最急，起非一端，盲瞽者十有七八……初起时微小，次后渐大，甚则为窟、为漏、为蟹睛，内溃精膏，外为枯凸……若迟待长大蔽满乌珠，虽救得珠完，亦带病矣。去后珠上必有白障如鱼鳞外圆翳等状，终身不能脱……凡目病有此证起，但是头疼珠痛，二便燥涩，即是急之极甚。若二便通畅，祸亦稍缓。”[21]562 本病起病急，病情进展快，病情严重或失治，易导致黑睛如珠、变生蟹睛证、真睛膏损等恶候，且本病伴有大便秘结者病情更为危重。痊愈后，本病也极易在黑睛留下瘢痕，呈鱼鳞障证、冰瑕翳证等。上述提及的“黑睛如珠”“蟹睛证”“真睛膏损”“鱼鳞障证”“冰瑕翳证”等《证治准绳》均有详细论述。

尽管《证治准绳》首次对“凝脂翳”进行了疾病全过程的详细论述，深入阐述了该病的内涵，但对其外延的界定并不十分清晰。这主要表现在《证治准绳》所载“凝脂翳”和“花翳白陷”并非两个完全独立的眼病。《证治准绳》认为金克木之祸、火土郁遏之祸、木火祸均可导致“花翳白陷”，其中木火祸所致者即是凝脂翳：“亦有不从沿际起，只自凝脂翳色黄或不黄，初小后大。”[21]562 并且花翳白陷所生之翳亦具有“色浮嫩能大，或微黄色”与“凝脂翳”相同的特点。另外，《证治准绳》所载赤膜下垂证及聚星障证，在病重时也可出现本病。

自《证治准绳》以降，后世多承袭其对“凝脂翳”论述，如明代傅仁宇《审视瑶函》[22]109、清代《张氏医通》[23]109《目经大成》[24]109《眼科金镜》[25]109 等。晚清的《眼科金镜》记载有黑睛生翳伴黄膜上冲的案例，提示二者可在本病中同时出现。1960 年中医学院试用教材《中医眼科学讲义》[26]51 认为本病每易引起黄液上冲、蟹睛等严重疾患。1985 年《中国医学百科全书·中医眼科学》[27]46、1986 年《中医眼科学》[28]91 教材均明确指出本病还具有“多伴黄液上冲”的特点。

西方医学传入中国后，多认为本病相当于西医学的细菌性角膜炎，对本病的认识更加完善，内涵与外延始更加清晰。中华人民共和国中医药行业标准《中医病证诊断疗效标准》将本病定义为“凝脂翳”，指出该病“是由风热邪毒入侵，致风轮黑睛生翳，表面色白或黄，状如凝脂，发病迅速，或伴黄液上冲的眼病。相当于匐行性角膜溃疡和绿脓杆菌性角膜溃疡。”全国中医药行业“十三五”高等教育教材《中医眼科学》[29]130（彭清华）、中医眼科专著如《中医眼科全书》[30]780（唐由之）、《今日中医眼科》[31]85（庄曾渊）、《中医眼科学》[32]496（王明芳等）、《中医眼科学》[33]488（李传课）、均以“凝脂翳”作为病名。全国科学技术名词审定委员会中医药学名词审定委员会以“凝脂翳”作为本病的规范病名。

总之，“凝脂翳”作为中医眼科病名，始见于明·王肯堂《证治准绳》，指黑睛生翳，其翳肥浮脆嫩如脂，其色或黄或白，善变而速长的眼病。但《证治准绳》对“凝脂翳”与“花翳白陷”的界定并不十分明确，二者互有包含。在此之前根据本病的临床特征，可归属于《外台秘要方》“疮翳”，《太平圣惠方》“浮翳”“花翳”，《秘传眼科龙木论》“花翳白陷外障”，《银海精微》“花翳白陷”

“冰虾翳深”,《仁斋直指方论》“真珠翳”等范畴。明《审视瑶函》,清《张氏医通》《目经大成》均承袭了《证治准绳》对“凝脂翳”的认识,并使用“凝脂翳”作为病名。《目经大成》将“凝脂症之小者”称为“星月翳蚀”。

西方医学传入中国后,多认为本病相当于西医学的细菌性角膜炎,主要指匐行性角膜溃疡和绿脓杆菌性角膜溃疡。中华人民共和国中医药行业标准《中医病证诊断疗效标准》[34]78、中华人民共和国国家标准《中医临床诊疗术语疾病部分》[35]48《中医眼科学》教材及中医眼科专著如《中国医学百科全书・中医眼科学》《中医眼科全书》《今日中医眼科》等均以“凝脂翳”作为病名。全国科学技术名词审定委员会中医药学名词审定委员会以“凝脂翳”作为本病的规范病名。

五、文献辑录

《说文解字》:“翳,华盖也。”[1]67“眚,目病生翳也。”[1]70

《方言》言:“翳,掩也。”[2]160

《黄帝内经素问・五常政大论》:“涸流之纪,是谓反阳。藏令不举,化气乃昌,长气宣布,蛰虫不藏,土润水泉减,草木条茂,荣秀满盛。其气滞,其用渗泄,其动坚止,其发燥槁,其藏肾,其果枣杏,其实濡肉,其谷黍稷,其味甘咸,其色黅玄,甚畜彘牛,其虫鳞倮,其主埃郁昏翳。”[3]415

“六元正纪大论”:“凡此少阴司天之政……终之气,燥令行,余火内格,肿于上,咳喘甚则血溢。寒气数举,则霿雾翳,病生皮腠……水郁之发,阳气乃辟,阴气暴举,大寒乃至,川泽严凝,寒雰。结为霜雪,甚则黄黑昏翳……火郁之发,太虚肿翳,大明不彰。”[3]445,459,460

《神农本草经・秦皮》:“秦皮主目中青翳白膜。”[4]182

“瞿麦”:“瞿麦……明目去翳。”[4]215

“长石”:“长石……明目,去翳眇。”[4]307

“蛴螬”:“蛴螬……目中淫肤,青翳,白膜。”[4]346

《诸病源候论・伤寒病诸候下》:“(六十二)伤寒毒攻眼候……肝开窍于目。肝气虚,热乘虚上冲于目,故目赤痛;重者生疮翳、白膜、息肉。”[5]92

“热病诸候”:“(二十一)热病毒攻眼候……肝脏开窍于目,肝气虚,热毒乘虚则上冲于目,重者生疮翳及赤白膜也。”[5]110

“温病诸候”:“(二十一)温病毒攻眼候……肝开窍于目,肝气虚,热毒乘虚上冲于目,故赤痛,重者生疮翳也。”[5]116

《外台秘要方・眼杂疗方二十首》:“黑睛及瞳人莹薄有疮翳,皆不可用辛辣及温药洗之,并是害眼之兆,宜用秦皮汤洗之方。”[6]407

《太平圣惠方・治伤寒热毒攻眼诸方》:“治伤寒热毒。气攻眼。赤涩浮翳。宜服此方。”[9]290

“治眼卒生翳膜诸方”:“治眼卒生浮翳膜。昏暗。宜服羚羊角散方。”[9]956

“治眼生花翳诸方”:“花翳初发之时,眼中发歇疼痛,泪出,赤涩,睛上忽生白翳,如枣花,砌鱼鳞相似。此为肝肺积热,脏腑壅实,而生此疾。宜速治疗,不尔失明,遂有所损也。治眼生白翳,点点如花,宜服羚羊角散方。”[9]961

“治眼赤脉冲贯黑睛诸方”:“治风热眼中生赤脉,冲贯黑睛,及有花翳,宜点真珠散方。”[9]966

《圣济总录・伤寒后余毒攻眼》:“治伤寒后毒气上攻,眼生浮翳赤痛。黄连汤方。”[10]673

“暴赤眼”:“治风赤暴赤眼,退浮翳眯目,胎赤眦烂,涩痒肿疼。还睛汤方”[10]1818

“赤脉冲贯黑睛”:“治风热,赤脉贯黑睛,及有花翳。点眼真珠散方。”[10]1835

“时气后患目”:“治伤寒后,两目昏暗,或生浮翳。前胡犀角汤方。”[10]1869

“目晕”:“治肝血不足,虚热生浮翳,晕上黑睛,疼痛碜涩。犀角汤方。”[10]1870

“目生胬肉”:“治风热、眼生胬肉,冲贯黑睛,及有花翳,宜点真珠散方。”[10]1892

“目生花翳”:“论曰:目生花翳者,点点色白,状如枣花鱼鳞之类是也,此由肝肺实热,冲发眼目,其始则目痛泪出,变生白翳,宜急治之,不尔则致障翳也。治目生花翳白点,状如枣花,桑白皮汤方……治目积年生花翳,宜点琥珀散方……治目生花翳,多年不退,宜服蕤仁散方。"[10]1912

《重修政和经史证类备用本草·黄连》:"洗眼汤,以当归、芍药、黄连等分停……但是风毒赤目花翳等,皆可用之。"[8]455,456

"五倍子":"五倍子,治肠虚泄痢,熟汤服。博济方:治风毒上攻眼,肿痒涩痛,不可忍者,或上下睑眦赤烂,浮翳、瘀肉侵睛。"[8]901

"乌贼鱼骨":"乌贼骨,主目中一切浮翳。"[8]1181

《秘传眼科龙木论·花翳白陷外障》"此眼初患之时。发歇忽然,疼痛泪出,黑睛立时遽生白翳如珠,与枣花白陷,铺砌鱼鳞相似。此为肝肺积热壅实,上冲入脑,致生此疾。切宜服药治疗,不得失时。恐损眼也。"[11]41

《冰瑕翳深外障》:"此眼初患之时,或痒或疼,发歇不定。作时赤脉泪出,眵漫,致令黑睛上横立似青眼,多少不定。久后为患,全损眼目。此疾不可挑拨,莫去钩割。宜服茺蔚子散,除热人参汤,点退翳清凉散立瘥。"[11]42

《仁斋直指方论·眼目方论》:"凡翳起于肺家受热,轻则朦胧,重则生翳。真珠翳,状如碎米者易散;梅花翳,状如梅花叶者难消。虽翳自热生,然治法先退翳而后退热者,谓热极生翳;若先去赤热,则血为之水,而翳不能去。"[18]366

《世医得效方·外障》:"花翳白陷三十二 此白翳旋绕瞳仁点点如花白鳞砌者。乃因肝肺伏藏积热,又吃热物,遂而得之。宜膏药点,后服前羚羊角散。"[12]558

《明目至宝·花翳白陷》:"花翳旋绕瞳仁,点点如花如鳞。砌成白陷不须嗔,肝脏积热已定。酒后行房共枕,嗜食煎炙茹荤。先将药饵凉肝经,羚羊角散保命。此是肝经热毒也。"[13]83

《原机启微·风热不制之病》:"翳犹疮也。"[7]65

《明目神验方·花翳白陷》:"肾虚 翳生睑内隐沉沉,除去风邪莫与针。若识根源生病处,肉轮恶血气相侵。"[14]26

《银海精微·白陷鱼鳞》:"白陷鱼鳞者,肝肺二经积热,充壅攻上,致黑睛遂生白翳,如鱼鳞铺砌之状,或入枣花,中有白陷,发歇不时,或发或聚,疼痛泪出。然妇人多生此疾。"[15]41

"花翳白陷":"人之患眼,生翳如萝卜花,或鱼鳞子,入陷如碎米者,此肝经热毒入脑,致眼中忽然肿痛,赤涩泪出不明,头痛鼻塞,乃是肝风热极,脑中风热极致使然也。宜服泻肝散,加味修肝散主之。"[15]42

"冰虾翳深":"冰虾翳深者,黑睛上生翳,如冰虾形状,因而名曰冰虾也,大抵与鱼鳞白陷同也。亦因肝经有热,微微小小,占在眼之风轮,黑睛含糊,清眵填粘于翳之低处,乍时赤涩泪出,眵满,蒙蔽瞳仁一重,如鼻涕,或黄或白,看则如膜遮障一般,蘸却又生,日久能致损眼,发歇来往。"[15]43

《鸿飞集论眼科·花翳白陷障》:"此证初患之时,忽然疼痛肿涩。泪出不干难开,头痛,眼中即生白翳如碎米,或如鱼鳞陷入,皆因肝经积热,毒风入脑,致生此疾。"[16]31

《古今医统大全·杨仁斋论》:"珍珠翳状如碎米者易散,梅花翳状如梅花瓣者难消。"[17]169

"七十二证候":"花翳白陷二十九 此证初患头痛肿涩,泪出难开,眼中白翳如碎米,或如鱼鳞陷凹。为肝风太盛,血气俱虚。宜用疏风活血,外点熊胆膏。"[17]183

《景岳全书·眼目》:"凡翳起于肺家受热,轻则朦胧,重则生翳。珍珠翳,状如碎米者易散;梅花翳,状如梅花瓣者难消。"[19]596

《杂病证治准绳·目》:"凝脂翳,此证为病最急,起非一端,盲瞽者十有七八。在风轮上有点,初起如星,色白中有靥,如针刺伤后渐长大变为黄色,靥亦渐大为窟者。有初起如星,色白无靥,后渐大而变色黄,始变出靥者。有初起便带鹅黄色，或有靥，或无靥，后渐渐变大者。或初起便成一片，如障大而厚，色白而嫩，或色淡黄，或有靥，或无靥而变者。或有障，又于障内变出一块如黄脂者。或先有痕靥，后变出凝脂一片者。所变不一，祸则一端。大法不问星障，但见起时肥浮脆嫩，能大而色黄，善变而速长者，即此证也。初起时微小，次后渐大，甚则为窟、为漏、为蟹睛，内溃精膏，外为枯凸。或气极有声，爆出稠水而破者，此皆郁遏之极，蒸烁肝胆二络，清气受伤，是以蔓及神膏溃坏，虽迟不过旬日，损及瞳神。若四围见有瘀滞者，因血阻道路，清汁不得升运之故。若四围不见瘀赤之甚者，其内络深处，必有阻滞之故。凡见此证，当作急晓夜医治，若迟待长大蔽满乌珠，虽救得珠完，亦带病矣。去后珠上必有白障如鱼鳞外圆翳等状，终身不能脱。若结在当中，则视昏眇。凡目病有此证起，但是头疼珠痛，二便燥涩，即是急之极甚。若二便通畅，祸亦稍缓。有一于斯，犹为可畏。”[21]562

“赤膜下垂证……初起甚薄，次后甚大，大者病急，其患有障色赤，多赤脉贯白轮而下也。乌珠上半边近白际起障一片，仍有赤丝牵绊，障大丝粗，赤甚泪涩，珠疼头痛者，病急而有变……或于障边丝下，仍起星数点，此星亦是凝脂之微病也。此等皆是火在内滞之患，其病尚轻，治亦当善。”[21]563

“花翳白陷证……因火烁络内，膏液蒸伤，凝脂从四围起而漫神珠，故风轮皆白或微黄，视之与混障相似而嫩者。大法其病白轮之际，四围生漫而来，渐渐厚阔，中间尚青未满者，瞳神尚见，只是四围高了，中间低了些，此金克木之祸也。或有就于脂内下边起一片黄膜，此二证夹攻尤急。亦有上下生起，名顺逆障，内变为此证者。此火土郁遏之祸也。亦有不从沿际起，只自凝脂翳色黄或不黄，初小后大，其细条如翳，或细颗如星，这边起一个，那边起一个，四散生将起来，后才长大牵连混合而害目，此木火祸也。以上三者，必有所滞，治当寻其源，浚其流。”[21]564

“蟹睛证……谓真睛膏损，凝脂翳破坏风轮，神膏绽出黑颗，小则如蟹睛，大则如黑豆，甚则损及瞳神，内视瞳神亦如杏仁、枣核状者，极甚则细小无了者，至极则青黄牒出者。”[21]566

“聚星障证……乌珠上有细颗，或白色，或微黄。微黄者急而变重。或联缀，或团聚，或散漫，或一同生起，或先后逐渐一而二，二而三，三而四，四而六七八十数余，如此生起者。初起者易治，生定者退迟。能大者有变。团聚生大而作一块者，有凝脂之变。联缀四散，傍风轮白际而起，变大而接连者，花翳白陷也。”[21]567

“逆顺障证……色赤而障，及丝脉赤乱，纵横上下，两边生来，若是色白而不变者，乃是治后凝定，非本证生来如是，治亦不同。若色浮嫩能大，或微黄色者，又不是此证，乃花翳白陷也。凡见风轮际处，由白珠而来无数粗细不等赤脉，周围圈圆侵入黑睛，黑睛上障起昏涩者，即此证。必有瘀滞在内。盖滞于左，则从左而来，滞于右，则从右而来，诸络皆有所滞则四围而来。睥虽不赤肿，珠虽不胀痛，亦有瘀滞于内，不可轻视。若伤于膏水，则有翳嫩白，大而变为花翳白陷。若燥涩甚者，则下起一片变为黄膜上冲之证。若头疼珠痛胀急者，病又重而急矣。（消翳散）。”[21]568

“冰瑕翳证……薄薄隐隐，或片或点，生于风轮之上，其色光白而甚薄，如冰上之瑕。若在瞳神傍侧者，视亦不碍光华。若掩及瞳神者，人看其病不觉，自视昏眊渺茫。其状类外圆翳，但甚薄而不圆。又似白障之始，但经久而不长大。凡风轮有痕□者，点服不久，不曾补得水清膏足，及凝脂、聚星等证初发，点服不曾去得尽绝，并点片脑过多，障迹反去不得尽，而金气水液凝滞者，皆为此证。”[21]569

“鱼鳞障证……色虽白涩而不光亮，状带欹斜，故号鱼鳞。乃气结膏凝不能除绝者。如凝脂翳损及大片，病已甚，不得已大用寒凉，及冰片多点者，往往结为此也。”[21]569

“真睛膏损……此证乃热伤真水，以致神膏缺损。若四围赤甚痛极者，由络间瘀滞，火燥了神膏。若凝脂翳碎坏神膏而缺者，是热烂了神膏，为病尤急。”[21]591

《审视瑶函·凝脂翳症》：“此症为疾最急，昏瞽者十有七八。其病非一端，起在风轮上，有点，初生如星，色白中有靥，如针刺伤，后渐渐长大，变为黄色，靥亦渐大为窟者；有初起如星，色白无靥，后渐大而变，色黄始变出靥者；有初起便带鹅黄色，或有靥无靥，后渐渐变大者；或初起便成一片如障，大而厚色白而嫩，或色淡黄，或有靥无靥而变者；或有障，又于障内变出一块如黄脂者；或先有痕靥后变出凝脂一片者，所变不一，为祸则同。治之不问星障，但见起时肥浮脆嫩，能大而色黄，善变而速长者，即此症也。初起时微小，次后渐大，甚则为窟为漏，为蟹睛。内溃精膏外出为枯凸，或气极有声，爆出稠水而破者，皆此郁迫之极，蒸灼肝胆二络，清气受伤，是以枯及神膏。溃坏虽迟，不过旬日而损及瞳神。若四围见有瘀滞者，因血阻滞道路，清汁不得升运之故。若四围不见瘀滞之甚者，其内络深处，必有阻滞。凡见此症，必当昼夜医治。若迟，待长大而蔽满黑睛者，虽救得珠完，亦带疾矣。治后，珠上必有白障，如鱼鳞圆状等翳，终身不能脱。若结在当中，则视昏渺耳。凡目病有此症起，但有头疼珠痛，二便燥涩，即是极重之症。二便通利，祸亦稍缓，一有于斯，尤为可畏，世之治者，多不能识其患者，为害甚矣。宜服：四顺清凉饮子。”[22]118,119

“赤膜下垂症”：“或于障边丝下，仍起星数点，此星亦是凝脂之微病也。”[22]120

“花翳白陷症”：“此症因火烁络内膏液蒸伤，凝脂从四围起而幔神珠，故风轮皆白或微黄。看之与混障相似而嫩者，其轮白之际，四围生翳，而渐渐厚阔，中间尚青，未满者瞳神尚见，只是四围皆起，中间低陷，此金克木之祸也。或于脂下起黄膜一片，此二症夹攻尤急。亦有上下生起，名顺逆障，此症乃火土郁遏之祸也。亦有不从沿际起，只自凝脂翳色黄，或不黄，初小后大，其细条如翳，或细颗如星，四散而生，后终长大，牵连混合而害目，此是木火之祸也。以上三者，必有所滞，治当寻其源，浚其流，轻则清凉，重则开导。”[22]121

《蟹睛症》：“此症谓真睛膏损，凝脂破坏风轮，神膏绽出黑颗，小如蟹睛，大如黑豆，甚则损及瞳神，则有杏仁、枣核之状，至极则青黄凸出。”[22]122

《冰瑕翳症》：“大凡风轮有痕靥的，点服不久，不曾补得清水膏，足及凝脂聚星等症。”[22]123

“聚星障症”：“此症黑睛上有细颗，或白色或微黄色，但微黄者急而变重，或连缀，或围聚，或散漫，或齐起，或先后逐渐相生。初起者易治，生定者退迟。能大者有变，团聚生大而作一块者，有凝脂之变。连缀四散，傍风轮白际而起，变大而接连者，花翳白陷也。”[22]125

“逆顺障症”：“此症色赤而障，及丝脉赤虬，纵横上下，两边往来。若是色白不变者，乃治后凝定，非本症生来如是，治之亦不同。若色浮嫩，能大，或微黄色者，又非此症，乃花翳白陷也。凡是风轮际处，由白睛而来，粗细不等，赤脉周围圈圆，侵入黑睛上，障起昏涩者，即此症，必有瘀滞在内。盖滞于左则从左而来，右则从右而来，诸脉络皆有所滞，则四围而来。睥虽不赤肿，珠虽不障疼，亦有瘀滞在内，不可以为轻视。若伤于膏水者，则有翳嫩白大，而亦为花翳白陷。若燥涩甚者，则下起一片，变为黄膜上冲之病。若头疼珠痛胀急，其症又重而急矣。宜服：羚羊角饮子。”[22]128

《张氏医通·凝脂翳》：“在风轮上，有点初起如星色白，中有靥如针刺伤，后渐长大，变为黄色，靥亦渐大为窟者。有初起便带鹅黄色，或初起便成一片如障，又于障内变出一块如黄脂者，或先有痕靥后变出凝脂一片者，所变不一，祸则一端。大法不问星障，但起时能大色黄，善变速长者，即此证也。甚则为窟为漏，为蟹睛，内溃精膏，外为枯凸，或气极有声，爆出稠水而破者，此皆郁遏之极，蒸烁肝胆二络，不过旬日，损及瞳神……若迟待长大蔽满乌珠，虽救得珠完，珠上必有白障，终身不得脱。凡有此证，但是头疼珠痛，二便燥涩，即是急之极甚，若二便通畅，祸为稍缓。"[23]371

《赤膜下垂证》："初起甚薄，次后甚大，有赤脉贯白轮而下，乌珠上半边近白际起障一片……或于障边丝下。仍起星数点。此星亦是凝脂之类。"[23]372

《花翳白陷证》："因火燥络内，而膏液蒸伤，凝脂从白轮之际生来，四围高，中间低，此金克木之祸也。或就于脂内下边起一片黄膜，此二证夹攻尤急。亦有上下生起，名顺逆障，此火土郁之祸也。亦有细条如翳，或细颗如星，四散生起，长大牵连，此木火祸也。以上三者，必有所滞，轻则清凉之，重则开导之。"[23]372

《蟹睛证》："真珠膏损，凝脂翳破坏风轮，神膏绽出，黑颗小如蟹睛，大则如黑豆，甚则损及瞳神，至极则青黄凸出者。"[23]373

《聚星障证》："乌珠上有细颗，或白色，或微黄，或联缀，或围聚，或散漫，或顿起，或渐生。初起者易治。生定者退迟。白者轻，黄者重。聚生而能大作一块者，有凝脂之变。联缀四散，傍风轮白际而起，变大而接连者，花翳白陷也。"[23]373

《逆顺障证》："白赤而胀，及丝脉赤乱，见于风轮际处，由白珠而来，粗细不等，周围侵入黑睛，障起昏涩者，即此证……若色浮嫩能大，或微黄者，乃花翳白陷也。"[23]375

《冰瑕翳证》："或片或点，生于风轮之上，色白而薄，如冰上之瑕，时常泪出，眵满矇蔽瞳神，发歇往来，风轮有痕靥，如凝脂聚星等证，初发点服不得尽去，或点片脑过多，皆为此证。与鱼鳞障不殊，虽治不能速去。"[23]376

《目经大成・凝脂翳变十一》："此症初起，目亦痛，多虬脉，畏光紧闭，强开则泪涌出。风轮上有点如星，色白，中有孔如锥刺伤，后渐渐长大，变为黄色，孔亦渐大，变为窟。有初起翳色便黄，大且厚。治依下法：四围裂开一缝，若可施钳，或竞镊去，下得一窝，窝底皮膜如芦竹之纸，风吹欲破，见辄令人吃惊。又初起现厚大白障，继则于障由衷出黄翳，状类鹅脂，为疾益急。再头痛便秘，则为窟、为漏、为蟹睛、为凹凸，为眇，为瞽，不日而致。"[24]109

"星月翳蚀十二"："此症甫病，目既赤肿痛泪，不敢近火向日，风轮生白翳，状如大星，星中有一孔，宛若锥钻。甚者如新月，月上亦有一痕，俨指甲深掐，故曰星月翳蚀，凝脂症之小者。盖人怒气及土郁伤肝，肝虚不胜病势，所以一逼便循空窍，双睛现症如斯。"[24]110

《眼科金镜・陷翳症》："陷翳者，谓目生云翳陷坑者也。陷症种类不一，治法各异……有黑珠陷坑如鯮眼者，乃凝脂翳；有花翳白陷者，有白陷鱼鳞者"。[25]79

"黄膜上冲症"："清胃双解散 治黄膜上冲兼风轮生翳，口渴心烦，大便闭，小便赤。"[25]95

《中医眼科学讲义》："凝脂翳 本病为黑睛上起云翳如凝脂而得名，其来势危急，若不速治，每易引起黄液上冲、蟹睛等严重疾患。"[26]51

《中国医学百科全书・中医眼科学》："黑睛生翳，其翳肥浮脆嫩如脂，其色或黄或白，善变而速长，甚或伴有黄液上冲的病症，称为'凝脂翳'。"[27]46,47

《中医眼科学》（廖品正）："凝脂翳是黑睛生翳，状如凝脂，多伴黄液上冲的急重眼病……本病相当于西医学的化脓性角膜炎"[28]91

《中医临床诊疗术语・疾病部分》："凝脂翳因风热邪毒入侵所致。以黑睛生翳，色白或黄，状如凝脂，发病迅速，或伴黄液上冲为主要表现的翳病类疾病。"[35]48

《中医病证诊断疗效标准》："凝脂翳是由风热邪毒入侵，致风轮黑睛生翳，表面色白或黄，状如凝脂，发病迅速，或伴黄液上冲的眼病。相当于匐行性角膜溃疡和绿脓杆菌性角膜溃疡。"[34]78

《中医眼科学》（李传课）："凝脂翳是指黑睛

生翳，状如凝脂，多伴黄液上冲的急重眼病。”[33]488

《中医眼科学》（王明芳等）：“凝脂翳是指以黑睛生翳，色白或黄，状如凝脂，发病迅速，或伴黄液上冲为主要表现的外障眼病。”[32]496

《中医眼科全书》：“凝脂翳……是指黑睛生翳，其色灰白，或微黄，状如凝脂且多伴有黄液上冲的外障眼病。相当于西医学的某些化脓性角膜溃疡。”[30]780

《今日中医眼科》：“黑睛生翳，其翳肥浮脆嫩如脂，其色或黄或白，善变而速长，多伴有黄液上冲的急重眼病，称为凝脂翳。”[31]85

《中医眼科学》（彭清华）：“凝脂翳是指黑睛生翳，状如凝脂，多伴有黄液上冲的急重眼病。”[29]130

参考文献

[1] [汉] 许慎. 说文解字[M]. 北京：中华书局，2013：67，70.

[2] [汉] 杨雄. 方言[M]. 北京：中华书局，2016：160.

[3] 郭霭春. 黄帝内经素问校注语译. [M]. 贵阳：贵州教育出版社，2010：415，445，459，460.

[4] 张树生. 神农本草经理论与实践. [M]. 北京：人民卫生出版社，2009：182，215，307，346.

[5] [隋] 巢元方. 诸病源候论[M]. 北京：北京科学技术出版社，2016：92，110，116.

[6] [唐] 王焘. 外台秘要方. [M]. 北京：华夏出版社，1993：407.

[7] 倪维德. 中医五官科名著集成原机启微. [M]. 北京：华夏出版社，1997：65.

[8] [宋] 唐慎微. 重修政和经史证类备用本草. [M]. 北京：中国中医药出版社，2013：455，456，901，1181.

[9] [宋] 王怀隐. 太平圣惠方. [M]. 北京：人民卫生出版社，1958：290，956，961，966.

[10] 赵佶. 圣济总录：上册. [M]. 北京：人民卫生出版社，1962：673，1818，1835，1869，1870，1892，1912.

[11] 接传红，高健生. 秘传眼科龙木论. [M]. 北京：人民卫生出版社，2013：41，42.

[12] [元] 危亦林. 世医得效方. [M]. 北京：人民卫生出版社，1990：558.

[13] [元] 无名氏. 明目至宝. [M]. 北京：人民卫生出版社，1992：83.

[14] [明] 无名氏. 明目神验方. [M]. 北京：中国中医药出版社，2015：26.

[15] [明] 佚名氏. 银海精微. [M]. 北京：中国中医药出版社，2006：41-43.

[16] [明] 佚名氏. 鸿飞集论眼科. [M]. 北京：中国中医药出版社，2015：31.

[17] [明] 徐春甫. 古今医统大全：下册. [M]. 北京：人民卫生出版社，1991：169，183.

[18] [宋] 杨士瀛. 仁斋直指. [M]. 北京：中医古籍出版社，2016：366.

[19] [明] 张景岳. 景岳全书. [M]. 北京：人民卫生出版社，1991：596.

[20] [明] 袁学渊. 秘传眼科七十二症全书. [M]. 北京：中国古籍出版社，1984：148，149.

[21] [明] 王肯堂. 杂病证治准绳. [M]. 太原：山西科学技术出版社，2013：562-564，566-569，591.

[22] [明] 傅仁宇. 审视瑶函. [M]. 北京：人民卫生出版社，2007：118-123，125，128.

[23] [清] 张璐. 张氏医通. [M]. 北京：人民卫生出版社，2008：371-373，375，376.

[24] [清] 黄庭镜. 目经大成. [M]. 北京：人民卫生出版社，2007：109，110.

[25] [清] 刘耀先. 眼科金镜. [M]. 北京：人民卫生出版社，2012：79，95.

[26] 广州中医学院眼科教研组. 中医眼科学讲义. [M]. 北京：人民卫生出版社，1960：51.

[27] 唐由之. 中医眼科学. [M]//钱信忠. 中国医学百科全书. 上海：上海科学技术出版社，1985：46，47.

[28] 廖品正. 中医眼科学[M]. 上海：上海科学技术出版社，1986：91.

[29] 彭清华. 中医眼科学. [M]. 北京：中国中医药出版社，2016：130.

[30] 唐由之，肖国士. 中医眼科全书[M]. 2 版. 北京：人民卫生出版社，2011：780.

[31] 庄曾渊，金明. 今日中医眼科[M]. 2 版. 北京：人民卫生出版社，2012：85.

[32] 王明芳，谢学军. 中医眼科学. [M]. 北京：中国中医药出版社，2004：496.

[33] 李传课. 中医眼科学. [M]. 北京：人民卫生出版社，1999：488.

[34] 国家中医药管理局. 中医病证诊断疗效标准[M]. 北京：中国医药科技出版社，2012：78.

[35] 国家中医药管理局. 中医临床诊疗术语：疾病部分[M]. 北京：中国标准出版社，1997：48.

（盛　倩）

鼻息肉

bí xī ròu

一、规范名

【汉文名】鼻息肉。

【英文名】nasal polyp。

【注释】以鼻塞日久，鼻窍内见有表面光滑、触之柔软而不痛的赘生物为主要表现的鼻病。

二、定名依据

鼻息肉是中西医共用的病名术语。

"鼻息肉"一词首见于《内经》，《灵枢·邪气脏腑病形》曰："肺脉急甚为癫疾；微急为肺寒热，怠惰，咳唾血，引腰背胸，若鼻息肉不通。"指鼻腔内塞满赘肉导致鼻息不通的症状。南北朝《本草经集注》首次将"鼻息肉"列为病名。

"鼻息肉"在中医史上一直作为病名，有时也简称"息肉"，又有"鼻痔""痔珠""肉蝼蛄"等别名。"鼻痔"应用最为广泛，曾长期用作正名之一。近代西医将 nasal polyp 译作"鼻茸"和"鼻息肉"等词，中西医概念基本相当。"鼻茸"来自日文，"鼻息肉"成为西医规范术语之后，"鼻茸"逐步弃用。

全国高等医药院校试用教材《中医耳鼻喉科》及其前身中医学院试用教材《五官科学》都以"鼻息肉"为正名，与西医病名相同。其后的各版统编教材也沿用改名。各类中医标准、规范、工具书等，也均以此为规范病名。

三、同义词

【曾称】"鼻痔"（《三因极一病证方论》）；"痔珠"（《医旨绪余》）；"肉蝼蛄"（《儒门事亲》）；"鼻肬（疣）""瘜菌"（《济阳纲目》）；"鼻肉"（《医学原理》）；"鼻中肉塞"（《千金翼方》）；"鼻中肉块"（《验方新编》）；"鼻中肉坠"（《救急疗贫易简奇方》）；"鼻茸"（《临床病理学》）。

四、源流考释

"息肉"的称谓较早见于《内经》，《灵枢·邪气脏腑病形》曰："肺脉急甚为癫疾；微急为肺寒热，怠惰，咳唾血，引腰背胸，若鼻息肉不通。"[1]13 该段文字"若鼻息肉不通"句"若"字语义难通。有学者认为"若"实为"及"或"苦"之讹写，"若鼻息肉不通"本意为"以及鼻腔内长了息肉，呼吸不通畅"，或者"鼻腔长了息肉，呼吸不通畅，使人痛苦"。因此，本句虽言"鼻息肉"，但并非指称鼻息肉病，而是描述鼻腔生出息肉导致呼吸阻塞的症状，意在形容鼻塞的严重程度。《针灸甲乙经》卷十二"鼻中息肉不利"[2]261 与"若鼻息肉不通"句结构接近，可参考以理解文义。当代学者缘于对"若鼻息肉不通"的误读，多以《内经》为"鼻息肉"术语最早出处，恐失于严谨。

《武威汉代医简》第二类简 69 也载有"息肉"一名："以絮裹药塞鼻，诸息肉皆出。"[3]10 此处的"息肉"指鼻息肉。扬雄《方言》卷十三收有"腜"字，曰"腜，腮也"。郭璞注云："谓腮肉也，鱼自反。"[4]159 由字形推测，"腜"和"腮肉"亦指鼻息肉。《灵枢·水胀》有"瘜肉"一名，曰："寒气客于肠外，与卫相搏，卫气不得荣，因有所系，瘕而内著，恶气乃起，瘜肉乃生。其始生也，大如鸡卵。"[1]114 这里的"瘜肉"极可能指生于腹腔的肿物。此外，《神农本草经》《针灸甲乙经》亦见多处"息肉"。"瘜"与"息"通，古籍传抄刻印之时经常混用。《说文解字》卷七疒部释"瘜"为"寄肉"[5]155，《说文解字注》补充："肉部腥下曰，星见食豕，令肉中生小息肉也。息肉即瘜肉。"[6]350《广韵》曰："瘜，恶肉。"[7]505 上述诸医书所载的"息肉"或"瘜肉"属于同类疾病，均指人体组织异常生长的赘肉，"息肉"或"瘜肉"可出现于若干部位，大小不一，形状各异。

由上可知，至迟到汉代，已有多部医书记载鼻息肉病，但该时期的传世与出土文献均未以“鼻息肉”为病名，而是以“息肉”统称多个部位的赘生物。

南北朝《本草经集注》序录“通用药”篇首次“鼻息肉”列为病名[8]70，但未述其病象，隋代《诸病源候论》将“鼻息肉”作为病名，单设“鼻息肉候”，且提出其发病机制，“肺气通于鼻。肺脏为风冷所乘，则鼻气不和，津液壅塞，而为鼻齆。冷搏于血气，停结鼻内，故变生瘜肉”[9]153。晋唐时期的多数医书，包括《刘涓子鬼遗方》《备急千金要方》《千金翼方》《外台秘要》《张仲景五脏论》等，均载有鼻息肉病，常见称谓有“息肉”“鼻中息肉”“鼻中宿肉”等。《备急千金要方》卷六载有“羊肺散，治鼻中息肉梁起方”（《太平圣惠方》作“鼻梁起”），温民清认为所谓“梁起”或“鼻梁起”，很可能指鼻息肉引起的外鼻变形，即“蛙鼻”[10]125。

后世医书多以“鼻息肉”“息肉”“鼻瘜”“鼻中息肉”等词为该病名称，有少数医书使用“鼻痔”“肉蝼蛄”“痔珠”等形象的词汇。“鼻痔”首见于《三因极一病证方论》卷十五：“凡人于九窍中，但有小肉突起，皆曰痔。不特于肛门边生者名之，亦有鼻痔、眼痔、牙痔等。其状不一，方分五种。”[11]305 笔者考察了宋之前的医药相关文献，发现“鼻痔”病名极可能脱胎于佛经《痔病经》。“鼻痔”在古籍中应用广泛，明清至20世纪60年代，鼻痔被用作鼻息肉正名之一。“肉蝼蛄”见载《儒门事亲》，该书卷十五有“治鼻中肉蝼蛄”方[12]374。“痔珠”载于《医旨绪余》，是书卷上论鼻病：“痔珠、息肉之类，皆由积久燥火内燔，风寒外束，隧道壅塞，气血升降被其妨碍，浇培弥厚，犹积土而成阜也。”[13]49

此外，古代医籍尚见“肉蝼蛄”（《儒门事亲》）、“痔珠”（《医旨绪余》）、“鼻肬（疣）”（《济阳纲目》）、“瘜菌”（《济阳纲目》）、“鼻肉”（《医学原理》等）、“鼻中肉塞”（《千金翼方》）、“鼻中肉块”（《验方新编》）、“鼻中肉坠”（《救急疗贫易简奇方》），等等若干称谓。这些词汇的应用广度远不如“鼻痔”。近现代中医界还曾以“鼻菌”“鼻梃”“鼻祟”“鼻毛”“鼻肬（疣）”“菌瘜”等词作为鼻息肉别名，至今仍能见诸文献。基于科技术语的审定原则，以上词汇多数已不宜继续使用。

近代西医借用了中医“鼻息肉”翻译 nasal polyp 病名，中西医对于“鼻息肉”的认识基本一致。该时期还出现了“鼻茸”一名，鼻茸是日本译名，日语的“茸”泛指菌类，“鼻茸”即鼻腔长出的形似菌类的赘生物。“鼻茸”较早见于丁福保编译的日本医书，譬如《临床病理学》[14]241《汉译临床医典》[15]53 等书中均可见到。随着医学名词统一工作的推进，鼻息肉的译名逐步走向规范，20世纪中期之后颁布的多部权威医学术语规范，如1944年国立编译馆编订的《病理学名词》[16]358、1957年人民卫生出版社编行的《医学名词汇编》[17]533，均以“鼻息肉”为规范名称，“鼻茸”逐渐弃用，或仅留作别名。目前“鼻茸”一词在汉语中已近乎消亡，而在日本仍属规范术语。回顾鼻息肉诸译词的产生和取舍，可以一窥近代医学术语规范化的曲折历程。近代中医界因袭明清习惯，多数以“鼻痔”为正名，重要专著包括许半龙《中国外科学纲要》[18]4、管霈民《外科讲义》[19]71、谢观《中国医学大辞典》[20]3892 等。

20世纪五六十年代，现代中医临床各科尚处于建设时期，许多学科名词未形成统一规范，此时中医界仍多以“鼻痔”为正名。1970年代中医耳鼻喉科学科诞生后，开始以鼻息肉为病名，如较早的中医学院试用教材《五官科学》[21]95，以及对学科形成至关重要的全国高等医药院校试用教材《中医耳鼻喉科》[22]49。后续的各版教材、各类论著也都使用“鼻息肉”。“鼻息肉”是极少数中西医通用的病名术语，现代各类中、西医标准、规范、工具书等，也均以此为规范病名，如《中医病证分类与代码》《中医临床诊疗术语·疾病部分》《中医药学名词（2004）》《中医药学名词（2013）》《中医大辞典》《医学名词》《病理学名词》，以及我国台湾地区编订的《病理学名词》[23]、世界卫生组织《国际疾病分类第十一次修订本(ICD-11)》(中文版)等。目前"鼻息肉"已经完成从西医到中医的回归,并且继续留存于现代医学术语体系,成为极少数中西医共用病名之一。

五、文献辑录

《灵枢·邪气脏腑病形》:"肺脉急甚为癫疾;微急为肺寒热,怠惰,咳唾血,引腰背胸,若鼻息肉不通。"[1]13

《武威汉代医简》:"去死肉,药用代庐如、巴豆各一分,并合和,以絮裹药塞鼻,诸息肉皆出。"[3]10

《方言》卷十三:"膜,腮也。(郭璞)谓腮肉也,鱼自反。"[4]159

《灵枢·水胀》:"寒气客于肠外,与卫相搏,卫气不得荣,因有所系,瘕而内著,恶气乃起,瘜肉乃生。其始生也,大如鸡卵。"[1]114

《说文解字》卷七:"瘜,寄肉也。从疒息声。相即切。"[5]155

《说文解字注》第七篇下:"肉部腥下曰,星见食豕,令肉中生小息肉也。息肉即瘜肉。"[6]350

《本草经集注》序录:"鼻息肉:藜芦、矾石、地胆、通草、白狗胆。"[8]70

《诸病源候论》卷二十九:"肺气通于鼻。肺脏为风冷所乘,则鼻气不和,津液壅塞,而为鼻齆。冷搏于血气,停结鼻内,故变生瘜肉。"[9]153

《备急千金要方》卷第六:"治鼻中息肉梁起,羊肺散方:羊肺一具,干之,白术四两,苁蓉、通草、干姜、芎䓖各二两。上六味,末之。食后以米饮服五分匕,加至方寸匕。"[24]128

《三因极一病证方论》卷十五:"凡人于九窍中,但有小肉突起,皆曰痔。不特于肛门边生者名之,亦有鼻痔、眼痔、牙痔等。其状不一,方分五种。"[11]305

《儒门事亲》卷十五:"治鼻中肉蝼蛄,赤龙爪、苦丁香各三十个,苦葫芦子不以多少,麝香少许。上为末,用纸捻子点药末用之。"[12]374

《医旨绪余》卷上:"痔珠、息肉之类,皆由积久燥火内燔,风寒外束,隧道壅塞,气血升降被其妨碍,浇培弥厚,犹积土而成阜也。"[13]49

参考文献

[1] 未著撰人. 灵枢经[M]. 北京:人民卫生出版社,2005:13,14.

[2] [晋] 皇甫谧. 针灸甲乙经[M]. 人民卫生出版社,1962:261.

[3] 甘肃省博物馆,武威县文化馆. 武威汉代医简[M]. 北京:文物出版社,1975:10.

[4] [汉] 扬雄撰. [晋] 郭璞注. 方言[M]. 北京:中华书局,2016:159.

[5] [汉] 许慎. 说文解字[M]. 北京:中华书局,1963:155.

[6] [清] 段玉裁. 说文解字注[M]. 郑州:中州古籍出版社,2006:350.

[7] [清] 陆法言. 覆宋本重修广韵[M]. 北京:商务印书馆,1936:505.

[8] [梁] 陶弘景. 本草经集注[M]. 尚志钧,尚元胜辑校. 北京:人民卫生出版社,1994:70.

[9] [隋] 巢元方. 诸病源候论[M]. 北京:人民卫生出版社,1955:153.

[10] 谭敬书. 中医耳鼻喉科学[M]. 长沙:湖南科学技术出版社,1988:125.

[11] [宋] 陈言. 三因极一病证方论[M]. 北京:人民卫生出版社,2007:305.

[12] [金] 张子和. 儒门事亲[M]. 北京:人民卫生出版社,2005:374.

[13] [明] 孙一奎. 医旨绪余[M]. 北京:中国医药科技出版社,2012:49.

[14] 丁福保译述. 临床病理学[M]. 上海:医学书局,1912:241.

[15] [日] 筒井八百珠. 汉译临床医典[M]. 丁福保译. 上海:医学书局,1929:53.

[16] 国立编译馆. 病理学名词:第一册[M]. 南京:正中书局,1944:358.

[17] 人民卫生出版社. 医学名词汇编[M]. 北京:人民卫生出版社,1957:533.

[18] 许半龙. 中国外科学纲要[M]//张如青,黄瑛. 近代国医名家珍藏传薪讲稿:外科类. 上海:上海科学技术出版社,2013:4-42.

[19] 管霈民. 外科讲义[M]//邓铁涛. 民国广东中医药专门学校中医讲义系列:外科类[M]. 上海:上海科学技术出版社,2017:71.

[20] 谢观. 中国医学大辞典[M]. 上海:商务印书馆. 1921:3892.

[21] 广东中医学院. 五官科学[M]. 上海:上海人民出版社,1975:95.

[22] 广州中医学院. 中医耳鼻喉科学[M]. 上海:上海科

学技术出版社，1980：49.

[23] 国立编译馆.病理学名词[EB/OL].[2020-11-05]. http://terms.naer.edu.tw/detail/129990/.

[24] [唐]孙思邈.备急千金要方[M].高文柱，沈澍农校注北京：华夏出版社，2008：128.

（高新颜）

4·150

鼻窒

bí zhì

一、规范名

【汉文名】鼻窒。

【英文名】nasal blockade; nasal obstruction disease。

【注释】以经常性鼻塞为主要表现的鼻病。

二、定名依据

“鼻窒”一词首见于《内经》，《素问·五常政大论》：“大暑以行，咳嚏，鼽衄、鼻窒。”“窒”为阻塞之义，“鼻窒”即鼻塞。由于病发与气候相关，伴有咳嗽、喷嚏、流涕等，该段文字应是描述包含急性鼻炎在内的一组症状，鼻窒指鼻塞症状，非指慢性鼻炎。

“鼻窒”在医书中极少作为病名使用，通常属于症状术语，如在《脉经》《备急千金要方》《太平圣惠方》及历代诸多医书中均不难见到。“鼻窒”的使用不如“鼻塞”普遍，但“鼻窒”或“鼻窒塞”等常表示比较严重的鼻塞症状。

《本草经集注》列有“鼻齆”病名，隋代《诸病源候论》卷二十九也载有“鼻齆”（卷四十八作“齆鼻”），并且详细阐述了鼻齆的病因及主症等，“若风冷伤于脏腑，则邪气乘于太阴之经，其气蕴积于鼻者，则津液壅塞，鼻起不宣调，故不知香臭，而为齆也”。“鼻齆”除鼻塞流涕之外，尚有嗅觉减退的特征，很接近现今慢性鼻炎的临床表现。《证治准绳》等多部医书也以鼻齆为病名。但“齆”非汉语常用字，较难读写，可能限制了“鼻齆”的使用。

近现代中医开始关注“鼻窒”“鼻齆”等病症与慢性鼻炎的联系。如1973年出版的上海市大学教材《五官科学》据刘完素“鼻窒……但侧卧则上窍通利，而下窍闭塞”的描述，推测这种症状属于单纯性鼻炎的交替性鼻塞；“鼻齆”有嗅觉减退的特征，接近于西医学的肥厚性鼻炎。1975年中医学院试用教材《五官科学》讨论慢性鼻炎时，也认为该病属中医鼻窒范围。

1980年出版的统编教材第四版《中医耳鼻喉科学》首次将“鼻窒”列为正式病名。该书主要依据刘完素《素问玄机原病式》所言“鼻窒，窒塞也”，及“但侧卧上窍通利。而下窍闭塞”，认为刘氏指出了鼻窒的主要特点，故以“鼻窒”对应现代医学慢性鼻炎。其后的各版中医耳鼻喉科统编教材均以“鼻窒”为正名，现代各类标准、规范、工具书等，绝大多数以“鼻窒”为慢性鼻炎的对应中医术语。

三、同义词

【曾称】“鼻塞”（《脉经》）；“鼻中窒塞”（《小品方》）；“鼻齆”（《本草经集注》）；“齆鼻”（《诸病源候论》）；“不闻香臭”（《备急千金要方》）；“鼻塞气息不通”（《太平圣惠方》）；“鼻聋”（《外科大成》）。

四、源流考释

慢性鼻炎是临床常见疾病，主要临床表现是长期鼻塞，迁延难愈，并可伴有流涕、嗅觉减退等。

《内经》记载了多处鼻塞病症，如《素问·五常政大论》:“大暑以行,咳嚏,鼽衄、鼻窒”[1]446。这里的“鼻窒”显然是急性发作的鼻塞,与现今指代慢性鼻炎的“鼻窒”含义不同。《伤寒论》“太阳病篇”:“啬啬恶寒,淅淅恶风,翕翕发热,鼻鸣干呕者,桂枝汤主之”[2]56。《脉经》卷四:“浮大者,中风,头重,鼻塞。”[3]59 这些鼻部症状多与外感病紧密联系,可能大多数不属于慢性鼻炎。东晋《小品方》有一首“治鼻中窒塞香膏方”[4]219,由于膏剂极少用于外感病,推测此方主治很可能是慢性鼻塞,因此“鼻中窒塞”可视作慢性鼻炎的较早记载。

南北朝《本草经集注》“通用药”篇列有“鼻齆”病[5]70,但未详述临床特征。隋代《诸病源候论》有多处鼻塞证候,如“鼻窒塞气息不通候”“鼻齆候”“齆鼻候”“鼻塞候”等,其中“鼻齆候”独有“不知香臭”的临床特点[6]152,与西医学慢性鼻炎主症嗅觉减退极为相似,推测“鼻齆候”即慢性鼻炎。《外台秘要》《圣济总录》《三因极一病证方论》《证治准绳》《张氏医通》等历代重要医书,都列有“鼻齆”或“齆鼻”病。明清医家补充了鼻齆的特征,如《外科证治全书》认为鼻齆病程持久:“齆鼻,鼻窍常塞,不闻香臭。”[7]45《证治准绳》也说“鼻塞久而成齆”[8]269。可见这些医籍所载的“鼻齆”或“齆鼻”多数属于慢性鼻炎。

历代医书与慢性鼻炎相关的鼻病,也常见于“鼻塞”“鼻窒”“不闻香臭”“鼻塞不闻”“鼻塞气息不通”等词汇或语句,可根据病程长短、症状特点等加以甄别。如《明医杂著》“鼻塞不闻香臭,或但遇寒月而多塞”[9]89、《临证指南医案》“两三年鼻塞不闻,清涕由口呛出,而气窒仍然”[10]259 等,即属于慢性鼻炎范畴。金代医家刘完素《素问玄机原病式》对“鼻窒”的特征进行了阐释,“鼻窒,窒塞也……侧卧则上窍通利而下窍闭塞”[11]12。这段关于交替性鼻塞的描述,成为现代“鼻窒”定名的重要依据。清代《外科大成》卷三载“鼻聋”病[12]232,临床特征极为典型,即“鼻聋者,为不闻香臭也”。“鼻聋”以嗅觉减退为主症,亦应属慢性鼻炎。

中华人民共和国成立之后,现代中医耳鼻喉科逐步建立,学者们做了大量的中西医病名对照研究。1973 年出版的上海市大学教材《五官科学》[13]96 据刘完素“鼻窒……侧卧则上窍通利,而下窍闭塞”的描述,推测这种症状属于单纯性鼻炎的交替性鼻塞;“鼻齆”有嗅觉减退的特征,接近于西医学的肥厚性鼻炎。也就是说,西医学慢性鼻炎属于中医“鼻窒”“鼻齆”范畴。1975 年中医学院试用教材《五官科学》讨论慢性鼻炎时,也认为该病属中医鼻窒范围[14]91。1980 年出版的《中医耳鼻喉科学》将“鼻窒”列为独立病种[15]43。该书主要依据刘完素《素问玄机原病式》所言“鼻窒,窒塞也”及“但侧卧上窍通利。而下窍闭塞”,认为刘氏指出了鼻窒的主要症状,故以“鼻窒”对应现代医学慢性鼻炎。同书已将“伤风鼻塞”定为急性鼻炎的中医病名,“鼻塞”一词就不再适合用作病名,也是选用“鼻窒”的原因之一。其后的各版教材也均以“鼻窒”对应慢性鼻炎,以“伤风鼻塞”对应急性鼻炎。

现代出版的主要中医标准、规范及工具书等,包括《中医病证分类与代码》《中医临床诊疗术语·疾病部分》《中医病证诊断疗效标准》《中医耳鼻喉科常见病诊疗指南》《中医药学名词》(2004)、《中医药学名词》(2013)、《中医大辞典》等,也都将“鼻窒”用作正式名称。

五、文献辑录

《素问·五常政大论》:“大暑以行,咳嚏,鼽衄、鼻窒。”[1]446

《伤寒论·太阳病》:“啬啬恶寒,淅淅恶风,翕翕发热,鼻鸣干呕者,桂枝汤主之。”[2]56

《脉经》卷四:“浮大者,中风,头重,鼻塞。”[3]59

《小品方》卷第十:“治鼻中窒塞香膏方。”[4]219

《本草经集注》序录:“鼻齆:通草、细辛、桂心、蕤核、薰草、瓜蒂。”[5]70

《诸病源候论》卷二十九:“鼻齆候。肺主气,其经手太阴之脉也,其气通鼻。若肺脏调和,则鼻气通利,而知臭香。若风冷伤于脏腑,而邪气乘于太阴之经,其气蕴积于鼻者,则津液壅塞,鼻气不宣调,故不知香臭,而为齆也。”[6]152

《外科证治全书》卷二："鼿鼻，鼻窍常塞，不闻香臭。"[7]45

《证治准绳》杂病："鼻塞久而成鼿盖由肺气注于鼻，上荣头面，若上焦壅滞，风寒客于头脑，则气不通，冷气停滞，搏于津液，脓涕结聚，则鼻不闻香臭，遂成鼿也。"[8]269

《明医杂著》卷之三："鼻塞不闻香臭，或但遇寒月而多塞。"[9]89

《临证指南医案》卷八："两三年鼻塞不闻，清涕由口呛出，而气窒仍然。"[10]259

《素问玄机原病式》："或谓寒主闭藏，妄以鼻窒为寒者，误也。盖阳气甚于上，而侧卧则上窍通利，而下窍闭塞者，谓阳明之脉左右相交，而左脉注于右窍，右脉注于左窍，故风热郁结，病偏于左，则右窍反塞之类也。"[11]12

《外科大成》卷三："鼻聋者，为不闻香臭也。宜神愈汤，以生姜为引，水煎服之，立验。"[12]232

[1] 未著撰人．黄帝内经素问[M]．北京：人民卫生出版社，1963：446．

[2] [汉] 张仲景．伤寒论[M]．北京：人民卫生出版社，2005：56．

[3] [晋] 王叔和．脉经[M]．北京：人民卫生出版社，2017：59．

[4] [南北朝] 陈延之．小品方[M]．高文铸，辑校注释．北京：中国中医药出版社，1995：219．

[5] [梁] 陶弘景．本草经集注[M]．尚志钧，尚元胜辑校．北京：人民卫生出版社，1994：70．

[6] [隋] 巢元方．诸病源候论[M]．北京：人民卫生出版社，1955：152．

[7] [清] 许克昌．外科证治全书[M]．北京：人民卫生出版社，1961：45．

[8] [明] 王肯堂．证治准绳[M]．北京：中国中医药出版社，1997：269．

[9] [明] 王纶．明医杂著[M]．北京：人民卫生出版社，1995：89．

[10] [清] 叶天士．临证指南医案[M]．北京：中国医药科技出版社，2011：259．

[11] [金] 刘完素．素问玄机原病式[M]．北京：人民卫生出版社，2005：12．

[12] [清] 祁坤．外科大成[M]．上海：上海卫生出版社，1957：232．

[13] 上海中医学院．五官科学[M]．上海：上海人民出版社，1973：96．

[14] 广东中医学院．五官科学[M]．上海：上海人民出版社，1975：91．

[15] 广州中医学院．中医耳鼻喉科学[M]．上海：上海科学技术出版社，1980：43．

（高新颜）

4・151

鼻渊

bí yuān

一、规范名

【汉文名】鼻渊。

【英文名】sinusitis。

【注释】以鼻流浊涕，量多不止为主要表现的鼻病。

二、定名依据

"鼻渊"作为中医耳鼻喉科病名（或症状名）最早见于《黄帝内经素问・气厥论》："胆移热于脑，则辛頞鼻渊，鼻渊者，浊涕下不止也"。此处的"鼻渊"，一般认为指一种鼻病，也可理解成与"辛頞"并列的一个症状。

《内经》之后相当长的一段时间内，鼻渊并未作为独立疾病出现。《伤寒杂病论》《肘后方》《诸病源候论》《备急千金要方》《千金翼方》《外台秘要》等书，虽也提及一些鼻科病症名称，但均未将"浊涕下不止"作为一个单独的疾病概念提出。《备急千金要方》卷六有"鼻洞"一词，经考当为"鼻渊"，以避唐高祖李渊讳故也。

北宋《圣济总录》卷第一百一十六设立"鼻渊"专节，鼻渊第一次正式作为病名出现。此后，"鼻渊"病名被众多医家采用，关于本病的病因病机、治则治法与治疗方药的讨论也逐渐增多。如《济生方》："鼻流浊涕不止，名曰鼻渊。"《普济本事方》："鼻渊者，浊涕下不止"。《黄帝素问宣明论方》："鼻渊证……胆移热于脑，则辛頞鼻渊，浊涕不止，如涌泉不渗而下"。《读素问钞》："脑液下渗，则为浊涕，涕下不止，如彼水泉，故曰鼻渊"。"鼻渊"一词可以准确而形象的描述本病的发病部位和临床特征。

明清时期，有些医家以鼻渊由胆移热于脑所致，滴漏浊涕，积年难愈，又因《黄帝内经素问》曰"脑渗为涕"，因此将"脑漏""脑崩""脑泻""控脑砂"等词作为鼻渊的别名。如《景岳全书》："鼻渊证，总由太阳督脉之火，甚者上连于脑而津津不已，故又名为'脑漏'"。《简明医彀》卷之五："鼻气不得宣调，或流浊涕，稠水不止，名鼻渊证，俗为脑漏是也"。《幼幼集成》卷四："鼻渊者，流涕腥臭，此胆移热于脑，又名脑崩"。《普济方》卷五十七："治鼻渊脑泻，用生附子为末，煨葱涎和如泥，敷涌泉，夜间用。妙"。《张氏医通》卷八："鼻中时时流臭黄水，甚者脑亦时痛，俗名控脑砂"。以上几种别名，以"脑漏"最为医家喜用，少数医家甚至直接采用"脑漏"作为本病的正名，"鼻渊"反倒成为别名。譬如陈实功《外科正宗》："脑漏者，又名鼻渊，总因风寒凝入脑户与太阳湿热交蒸乃成"。费伯雄《医醇賸义》："脑漏者，鼻如渊泉，涓涓流涕"。然而，"脑漏""脑崩""脑泻""控脑砂"等词虽屡见于各类医书，却始终未得到临床医家的普遍认同，"鼻渊"仍被大多数医家采用。

"脑漏""脑崩""脑泻""控脑砂"等病名，发展了内经对本病病因病机的认识，在一定程度上反映了本病的鼻流浊涕、日久不愈的临床特点，但从术语定名的角度考虑，这些名词存在较大的缺陷。这组名词认为本病的病位在脑，《内经》云"脑渗为涕"，所以鼻中流出的浊涕当为脑之液，这是缘于古代中医解剖知识的匮乏。然而，随着近代中医对脑、鼻等器官的解剖和功能的重新认知，这组名词的错谬之处已经显而易见。因此，它们显然不符合术语定名的科学性原则。此外，这组名词的命名风格与其他鼻病差异显著，极易被错误的联想成脑部疾病或外科疾病，也不符合术语定名的系统性原则。

当代出版的各类标准、工具书、教材、专著等，绝大多数将"鼻渊"作为正名。全国科学技术名词审定委员会审定公布的《中医药学名词》(2004，2013)、国家标准《中医临床诊疗术语·疾病部分》和《中医病证分类与代码》、中医药行业标准《中医病证诊断疗效标准》、中华中医药学会标准《中医耳鼻咽喉科常见病诊疗指南》等，均以"鼻渊"作为本病的规范名。权威性的工具书《中医大辞典》《中国大百科全书·传统医学卷》《中国医学百科全书·中医学》也以"鼻渊"为规范名。普通高等教育中医药类规划教材《中医耳鼻喉科学》(全国统编五版教材)以及之后的各版规划教材，及《今日中医耳鼻喉科》《中医耳鼻咽喉口腔科学》(第2版)等权威性较高的专著，也均以"鼻渊"作为规范病名。可见，使用"鼻渊"作为本病的规范名，已经成为专业界的共识。

三、同义词

【曾称】"鼻洟"(《黄帝内经太素》)；"鼻洞"(《备急千金要方》)；"脑泻"(《普济方》)；"鼻颓"(《医学原理》)；"脑崩"(《万氏秘传片玉心书》)；"控脑砂"(《医学正传》)；"脑砂"(《医学入门》)；"控脑沙"(《仁术便览》)；"控脑痧"(《外科证治全书》)；"脑渊"(《古今医彻》)；"鼻漏"(《朱曾柏疑难杂症经验集》)；"虫蚀脑"(古绍尧《喉科学讲义》)。

四、源流考释

1.《黄帝内经》关于"鼻渊"的记载　鼻渊

（病或症）：鼻渊，是以鼻流浊涕，量多不止为主要表现的鼻病。“鼻渊”最早见于《内经》。《素问·气厥论》曰：“胆移热于脑，则辛頞鼻渊，鼻渊者，浊涕下不止也。”[1]214 此处“鼻渊”一词，后世历代医家均认作一种鼻病，但若将“辛頞”（意为额面部酸楚痛疼）看作一个症状，则“鼻渊”就成了一个与“辛頞”并列的症状，而并非独立的疾病。今人亦有将“辛頞鼻渊”视为一个病证名者（《中医难字字典》）。《内经》还有另一处文字提到“鼻渊”，《素问·至真要大论》曰：“少阴之复，燠热内作，烦躁鼽嚏……甚则入肺，咳而鼻渊。”[1]520 此处之“鼻渊”可释为与“咳”并列的一个症状。

鼻淟：在《内经》的另一传本《黄帝内经太素》之中，也有关于本病的记载，但文字与《黄帝内经素问·气厥论》有所出入。《黄帝内经太素》卷第二十六曰：“胆移热于脑，则辛烦鼻淟，鼻淟者，浊涕下不止。”[2]486 杨上善注曰：“淟，他典反，垢浊也”，因此“鼻淟”也是以“浊涕下不止”主要表现的疾病或症状。“淟”有秽浊义，从术语定名的科学性（即顾名思义性、透明性）而言，“鼻淟”较“鼻渊”更为符合“浊涕下不止”的临床特征。

2. 汉至唐代的“鼻渊”病名　历脑：东汉刘熙所著字书《释名》载有“历脑”一词，其意与“鼻渊”有所关联。《释名·释疾病》：“历脑，脑从耳鼻中出，历历然也。”[3]114“历历”通“沥沥”，水下滴状。现代某些教材与工具书以此为根据，将“历脑”视为“鼻渊”的别名。“历脑”何意？清代学者叶德炯认为“历脑”即“鼻渊症也”。毕沅分析道：“耳字疑衍，脑止从鼻中出，与耳无涉。”（叶、毕两说均引自《释名疏证补》）[4]387。《释名》小学汇函本依毕说，径改为“历脑，脑从鼻中出，历历然也”。在临床实际中，病理性液体自耳鼻等孔窍流出的情形，既见于鼻部疾病，也可见于某些耳病，如聤耳等。叶德炯、毕沅均非医家，医学识见不足，其说不可信。余云岫《古代疾病名候疏义》认为“鼻渊俗名脑漏，与历脑相同”[5]213，亦非。“历脑”是一个比“鼻渊”内涵更为宽泛的概念。

齆：南北朝顾野王所撰字书《玉篇·鼻部》收有“齆”字，曰：“齆，鼻齆也。”北宋陈彭年等修撰的《广韵·送韵》解释道：“齆，多涕，鼻疾”。“齆”字在古代医学文献中极少见到，而在古代文学作品中常有“齆鼻子”等口语词。“齆”字现代释为“鼻疾，多涕”（《汉语大字典》）。“齆”可看作一种以多涕为临床特征的疾病，它涵括了鼻渊等多种鼻病。

魏晋隋唐时期的医书虽也有鼻病的记载，但未见记载“鼻渊”病名者。在《诸病源候论》《千金要方》《外台秘要》等医书中，鼻流清涕或涕出不止一类鼻部病症也有较详细的诊断与治疗，却未见以鼻流浊涕为主要临床特征的病症。《医心方》卷第五载有《古今录验》治鼻塞涕出方一首：“治鼻齆，有息肉，及中风有浊脓汁出，细辛散方：姜四分、细辛五分、皂荚二分、椒四分、附子二分。凡五物，下筛，以绵裹如杏仁大，著鼻孔中，日一。五日，浊脓尽。”[6]132 其方可治“浊脓汁出”症，给药途径是“著鼻孔中”，用药五日之后，“浊脓尽”，可知“浊脓汁出”是与鼻渊临床表现近似的鼻病。

鼻洞：《备急千金要方》卷六在引用《内经》经文时，以“鼻洞”代“鼻渊”，以避唐高祖李渊讳。《三因极一病证方论》也有一“鼻洞”病症，该书卷十六载：“故鼻为清气道，或七情内郁，六淫外伤，饮食劳逸，致清浊不分，随气壅塞，遂为清涕，鼻洞浊脓，脑丝，衄血，息肉，久而为齆。”[7]328《三因极一病证方论》所言“鼻洞”，可能也是一种鼻涕长流的病症，与“鼻渊”较为接近。另外，早在《灵枢经》已有“鼻洞”一词，《灵枢经·忧恚无言》：“故人之鼻洞涕出不收者，颃颡不开，分气失也。”[8]134 此处“鼻洞”意指鼻孔，与《千金要方》《三因极一病证方论》之“鼻洞”不可混淆。

3. 宋之后“鼻渊”病名　从《内经》问世之后千余年间，“鼻流浊涕，量多不止”一病在医书中难以见到正式而规范的表述，直到北宋《圣济总录》于鼻门专设"鼻渊"病，"鼻渊"方才成为一种独立的疾病。《圣济总录》卷第一百一十六曰："胆移热于脑，则浊涕不已，谓之鼻渊。"[9]1351 该书在同一卷中，还较详尽地分析了鼻渊的病因病机："夫脑为髓海，藏于至阴，故藏而不泻。今胆移邪热上入于脑，则阴气不固，而藏者泻矣，故脑液下渗于鼻，其证浊涕出不已，若水之有渊源也，治或失时，传为衄蔑瞑目。"自此之后，历代各类医书多以"鼻渊"为本病的规范病名，医家对于鼻渊临床特征的认识也基本一致。

鼻渊的临床特征是鼻流浊涕，量多不止，早在《内经》就已明确定义："鼻渊者，浊涕下不止。"历代医书大多沿用内经的说法，以鼻流浊涕为其临床特征。如《济生方》："鼻流浊涕不止，名曰鼻渊。"《黄帝素问宣明论方》："鼻渊证……浊涕不止，如涌泉不渗而下。"《本草纲目》："鼻渊，流浊涕，是脑受风热。"《医方考》："鼻流浊涕不止者，名曰鼻渊，乃风热在脑，伤其脑气，脑气不固而液自渗泄也。"《古今医案按》："流涕鼻秽，即鼻渊之属。"等。也有少数医书，不论鼻涕之清浊，将鼻涕长流的症状统统归于鼻渊。如元代王国瑞《扁鹊神应针灸玉龙经》："鼻流清涕名鼻渊，先泻后补疾可痊。若更头风并眼痛，上星一穴刺无偏。(鼻渊则补，不闻香臭则泻)。"清代文晟《慈幼便览》："鼻流清涕不止，名鼻渊，乃风热在脑故也。鼻流臭黄水，名控脑沙。"以上两书将鼻渊定义为"鼻流清涕"。明代虞抟认为鼻渊可以流浊涕，也可流清涕，《医学正传》卷之五"鼻病"："其或触冒风寒，始则伤于皮毛，而成鼻塞不通之候，或为浊涕，或流清涕，久而不已，名曰鼻渊。"这些说法既有悖于内经原旨，又不符合临床实际。鼻流清涕之症另有其病，名"鼻鼽"。鼻鼽始见于内经，刘完素《素问玄机原病式》曰："鼽者，鼻出清涕也。"[10]13 鼻鼽的特征是鼻痒、鼻塞、喷嚏、鼻流清涕，故以鼻流清涕为主症者，应归属鼻鼽，而非鼻渊。明清医家以鼻涕之清浊与否，区分了鼻渊和鼻鼽的范围。如《医旨绪余》上卷："书曰，鼻流清涕为鼻鼽，流浊涕为鼻渊。"再如《辨证录》卷之三"鼻渊门"："人有鼻流清涕，经年不愈，是肺气虚寒，非脑漏也。夫脑漏即鼻渊也。"《医宗金鉴》不仅仅以鼻涕清浊为划分依据，更以是否伴有喷嚏症状，而将鼻渊去其他疾病区别开来。《医宗金鉴·杂病心法要诀》"伤风总括"："伤风属肺咳声重，鼻塞喷嚏涕流清，鼻渊脑热不喷嚏，浊涕秽久必鼻红。伤风属肺，故喷嚏也。鼻渊属脑，故不喷嚏也。伤风寒邪，故涕清也，鼻渊热邪，故涕浊也。鼻渊病久有秽气，则热深，故脑衄鼻血也。"[11]1041 已经明确提出鼻渊"不喷嚏"，这对鼻渊与其他疾病的鉴别有重要的价值。

从术语学角度来看，鼻渊之所以被少数医家误解为鼻流清涕，与该术语科学性(透明性、顾名思义性)的欠缺有关。《素问》"渊"字与《太素》"洟"字相比，有常流不止之形貌，而无垢浊之意蕴，如果医家对内经研究不深，或临床经验不足，极易望文生义，将鼻渊与其他流涕鼻病混为一谈。

宋代之后，还出现了"脑泻""脑漏""脑崩""控脑砂"等别名，在各家医书中得到广泛应用。现将这些术语简要介绍如下。

脑泻："脑泻"一词早在北宋《太平圣惠方》已有记载，明代《普济方》将其确立为病名。《太平圣惠方》卷第三十七有"脑泻散方"一首，"治鼻塞，眼昏头疼，胸闷，滴鼻苦葫芦子脑泻散方"。[12]762 脑泻散方主治证候记载简略，无鼻渊病主症"鼻流浊涕"，此处的"脑泻"或为他义。元代的养生著作《三元参赞延寿书》也提及"脑泻"一证："服脑麝入房者，关窍开通，真气走散，重则虚眩，轻则脑泻。"此书之"脑泻"亦应与鼻渊无涉。《普济方》第一次提出"脑泻"病名，该书卷四十四"头门"曰："别有一种脑泻，亦缘风邪入于髓海，凝滞不散化为脓，轻则黄脓浊涕，重则败坏臭秽不可闻，久而头虚，昏重莫举，亦有能致毙者。治之之法，不与头风相类，当用活血去脓补虚，方可用内托散，加川乌、干姜，以酒

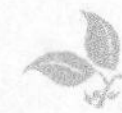

调服。仍用附子建中汤补虚，更灸囟会通天穴，左漏灸左，右漏灸右。《脉诀》云：头痛短涩应须死，浮滑风痰皆易除。"[13]2《普济方》卷五十七鼻渊方，多处使用"脑泻"一词，或"鼻渊脑泻"并举。《针灸大成》卷八也将脑泻作为正名："脑泻，鼻中臭涕出：曲差、上星。"除上述两书外，鲜有医书以脑泻为本病正名者。

脑漏：在鼻渊的诸多别名之中，影响最广者首推"脑漏"。"脑漏"一词始见于《外台秘要》卷二十四"石痈方五首之三"，"又疗石痈坚如石，不作脓，以商陆根，捣烂敷之，燥则易。又治脑漏及诸痈疖。古今录验同"。[14]658 本处的"漏"，指"疮破久不收口，成管，流脓水"之外科病证，"脑漏"也即头面部的漏证，与鼻流浊涕为主症的鼻渊病截然不同。元代道书《洞玄灵宝自然九天生神章经注》载"八漏"之说，"目泪肝漏，鼻涕肺漏，口唾肾漏，外汗心漏，夜盗汗小肠漏，寝而涎脑漏，梦与鬼交神漏，淫欲身漏，已上诸漏，心君定则止矣"。[15] 八漏的"脑漏"自然也与鼻渊无关。

明清时期，医书以"脑漏"为鼻渊之别名者屡见不鲜。如《医旨绪余》上卷："鼻渊，俗名脑漏。"《简明医彀》卷之五："肺受风火之邪，怫郁于经，则津液壅沸，故鼻气不得宣调，或流浊涕，稠水不止，名鼻渊证，俗为脑漏是也。"《景岳全书》卷二十七："鼻渊证，总由太阳、督脉之火，甚者上连于脑，而津津不已，故又名为脑漏。"《外科大成》："鼻渊者，鼻流浊涕，黄水腥秽是也。又名脑崩、脑漏。"尚有少数医书直接以"脑漏"为本病正名，而以鼻渊为其别名。如《外科正宗》卷十："脑漏者，又名鼻渊，总因风寒凝入脑户与太阳湿热交蒸乃成。其患鼻流浊涕，或流黄水，点点滴滴，长湿无干，久则头眩虚晕不止。"[16]255《良方集腋》卷之上"头面门"："脑漏初起方。治鼻中时有黄水滴下，又名鼻渊……鼻渊一症乃脑漏初起。"此期其他一些较重要的医书《先醒斋医学广笔记》《医醇賸义》等，也以"脑漏"为正名。

脑漏与鼻渊虽为同义概念，但细加甄别，也存有细微的差异。一般而言，鼻渊多属疾病的早期，病势较轻，鼻腔所流为浊涕，而脑漏则病程较久，病情较重，鼻腔所流为质地较稀薄的腥臭黄水。有些医家注意到了两者在临床症状、病程长短等方面的区别，如《寿世保元》卷六："鼻中流出臭脓水，名曰脑漏……鼻涕长流，名鼻渊也。"[17]417,418《罗氏会约医镜》卷之六："流浊涕为鼻渊，是脑受风热……脑崩臭水为脑漏，是下虚上热，亦脑内有虫。"《疡科心得集》卷上："鼻渊者，鼻流浊涕不止，或黄或白，或带血如脓状。久而不愈，即名脑漏。"《皇汉医学·太阳病篇》："脑漏者，非鼻病也，是作脓于头脑中，由鼻漏下，此人头痛隐隐，泪脓交出。若鼻渊亦与是病同因，然患鼻渊之人，有他病时，可愈。鼻渊与脑漏，证同而轻重异。"就治疗而言，鼻渊多以清解为主，脑漏则应注意久病伤正。如王孟英《四科简效方·甲集》曰："鼻流臭水，病名鼻渊……鼻流腥水，劳倦则发，名脑漏。与鼻渊涓涓不绝而臭，属于风热者不同，彼则清散，此宜滋养。"[18]19 鼻渊多为疾病的早期，可治以藿香汤、辛夷散、取渊汤等清解之剂，病久为脑漏，兼见头晕脑空目眩等虚象者，宜补中益气汤、六味地黄丸等补益之品。

"脑漏"病名虽有悖于科学性，但该词描摹病状形象生动，又上承《内经》经旨，因此在专业领域的影响甚为长久。清末至民国时期，随着西医的传入，中医重新认识了脑、鼻等器官的解剖、生理与病理，"脑漏"的不科学不合理之处，已是显而易见。许多医家在著作中对鼻渊的病理作了新的阐述，如《中医新证汇编》登载王道济《鼻渊之研究》一文详细讲述了鼻渊的病理，以及脑漏病名的不妥之处："鼻渊一症……患者鼻中，时流黄脓，渊渊不已……俗名脑漏。误以此脓由于脑中流出，使人终日忧愁，恐有伤及性命之虞……病在肺与鼻，不在于脑也明矣……西医之论鼻渊者，谓系暗七窍病……是前额窦或上颚窦等蓄脓症，决不是由脑中流出。"[19]22,23

承淡安在《中国针灸学讲义》中亦指出："鼻流浊涕名曰鼻渊，亦名脑漏，鼻膜因炎肿而成此症也。"[20]327 基于以上认识，近现代医家逐渐摒弃"脑漏"病名，仅将其作为俗称或别名。

控脑砂："控脑砂"也是鼻渊的别名，有些医书中写作"控脑痧""控脑沙"，或者简称为"脑砂"。控脑砂最早载于明代虞抟《医学正传》，其书卷五有单方一张，曰"祖传方，治鼻中时时流臭黄水，甚者脑亦时痛，俗名控脑砂，有虫食脑中。用丝瓜藤近根三五寸许，烧存性，为细末，酒调服之即愈"。[21]286 李梴《医学入门》将其简称为"脑砂"："有流臭黄水者，甚则脑亦作痛，俗名脑砂，有虫食脑中。"控脑砂也有写作"控脑痧""控脑沙"者，如《外科证治全书》卷二："鼻渊，鼻流浊涕，经年累月不止……又有虚晕脑痛不出水者，即控脑痧，有虫食脑中，用天萝散，外以桃叶作枕，枕之自愈。"《医学六要·治法汇》："鼻中流臭黄水，脑亦痛，名控脑沙。""控脑砂"的主症，一是鼻流臭黄水，二是头痛，临床多见于鼻渊病日久迁延不愈者。

脑崩：脑崩最早见于明代《万氏秘传片玉心书》，其书卷之五曰："鼻渊者，流下唾涕，极其腥臭，此胆移热于脑，又名脑崩，辛夷散主之。"[22]90 除本书之外，其他医书也有提到脑崩者，如清代《外科大成》曰："鼻渊者，鼻流浊涕，黄水腥秽是也。又名脑崩、脑漏。"少数医书中还可见到"脑崩臭秽""脑崩流汁"一类表述，均是鼻渊之同义词。例如《本草纲目·主治第四卷·百病主治药》曰："鼻渊，流浊涕，是脑受风热……脑崩臭秽，是下虚。"《奇方类编》："脑崩流汁：鼻中时时流臭黄水，脑痛，名控脑砂。""脑崩"一般用于鼻渊病程较长，鼻涕常流，浑浊腥臭者，与鼻渊略有不同，与"脑漏"含义较为接近。《罗氏会约医镜》卷之六对鼻渊与脑崩的区别作了解析："流浊涕为鼻渊，是脑受风热……脑崩臭水为脑漏，是下虚上热，亦脑内有虫。"[23]154

此外，本病还有一些较少见的称谓，诸如脑渊、脑痔、鼻頞、鼻漏等。

脑渊："脑渊"见于《古今医彻》卷之三，"鼻渊，一名脑渊，以鼻之窍，上通脑户。脑为髓海，犹天之星宿海，奔流到底。骨中之髓，发源于此。故髓减则骨空头倾视深，精神将夺矣。"[24]92

鼻頞："鼻頞"见于汪机《医学原理》卷之七，"是以经云：肺热则出涕。又云：胆移热于脑，则为鼻頞、鼻渊是也……如鼻頞、鼻渊，宜防风通圣散加薄荷、黄连"。[25]320 鼻頞与鼻渊并用，可能是鼻渊的同义词，也可能是其他含义，需进一步探讨。

鼻漏："鼻漏"现为西医术语，又名鼻溢液，即鼻内有分泌物（鼻涕）外溢，是鼻部疾病常见症状之一。古代中医文献所见的鼻漏，或言鼻涕滴漏的情形，或指外科之鼻部漏证。如清代《奇方类编》上卷记载一种"鼻漏"病，其临床表现为"鼻孔中长出一块"[26]12，可能为鼻息肉病。可见"鼻漏"一词古今均无鼻渊之意。现代医家朱曾柏1991年报道过一例患"鼻漏"症者，患者右鼻孔常流淌黄色黏稠痰水，五官科等科室检查无异常。朱氏擅长治痰，遂以"痰漏"姑且名之。[27]76 从临床表现来看，这例"鼻漏"也可归入鼻渊的范畴。另外，民间医学也有将鼻渊称为"鼻漏"者，例如当涂县《中医座谈会献方汇编》收录有一首民间验方"鼻漏方"，主治症即为脑漏。

最近几十年出版的各类标准、工具书、教材、专著等，绝大多数将"鼻渊"作为正名。全国高等医药院校试用教材《中医耳鼻喉科学》（即第4版全国统编教材）将"鼻渊"用为正名[28]53，之后的各版统编教材，及《今日中医耳鼻喉科》《中医耳鼻咽喉口腔科学》（第2版）等权威性较高的专著，也均以"鼻渊"作为规范病名。全国科学技术名词审定委员会审定公布的《中医药学名词》（2004，2013）、国家标准《中医临床诊疗术语·疾病部分》和《中医病证分类与代码》、中医药行业标准《中医病证诊断疗效标准》、中华中医药学会标准《中医耳鼻咽喉科常见病诊疗指南》等，均以"鼻渊"作为本病的规范名。权威性的工具书《中医大辞典》《中国大百科全书·传统医学卷》

《中国医学百科全书·中医学》亦将“鼻渊”作为规范名。《实用中医内科学》等权威专著，也以“鼻渊”为本病之正名。使用“鼻渊”作为本病的规范名，目前已经成为专业界的共识。

另外，当代中医耳鼻喉科学者还根据鼻渊病临床表现的缓急，将本病一分为二，分别称为“急鼻渊”“慢鼻渊”。这种命名方式较早见于全国高等中医院校函授教材《中医耳鼻喉科学》[29]119 鼻渊一节，具有较高的临床实用性和学术价值。

总之，“鼻渊”作为疾病或症状术语首见于《内经》，以“浊涕下不止”为特征。后世逐步成为一种独立的疾病，医书有“脑漏”“鼻洞”“控脑砂”等别称十余种。近现代以来，“脑漏”等别名渐渐淘汰，“鼻渊”成为该病正名。

五、文献辑录

《灵枢经·忧恚无言》：“故人之鼻洞涕出不收者，颃颡不开，分气失也。”[8]134

《黄帝内经素问·气厥论》：“胆移热于脑，则辛频鼻渊，鼻渊者，浊涕下不止也，传为衄蔑瞑目，故得之气厥也(王冰注：脑液下渗，则为浊涕，涕下不止，如彼水泉，故曰鼻渊也)。”[1]214

“至真要大论”：“少阴之复，燠热内作，烦躁鼽嚏……甚则入肺，咳而鼻渊。”[1]520

《释名》：“历脑，脑从耳鼻中出，历历然也。”[3]114

《黄帝内经太素》卷二十六：“胆移热于脑，则辛烦鼻洟，鼻洟者，浊涕下不止(杨上善注：洟，他典反，垢浊也)。”[2]486

《外台秘要》卷二十四：“又疗石痈坚如石，不作脓，以商陆根，捣烂敷之，燥则易。又治脑漏及诸痈疖。古今录验同。”[14]658

《三因极一病证方论》卷之十六：“故鼻为清气道，或七情内郁，六淫外伤，饮食劳逸，致清浊不分，随气壅塞，遂为清涕，鼻洞浊脓，脑丝，衄血，息肉，久而为齆。”[7]328

《圣济总录》卷一百一十六：“胆移热于脑，则浊涕不已，谓之鼻渊。”[9]1351

《太平圣惠方》卷第三十七：“治鼻塞，眼昏头疼，胸闷，滴鼻苦葫芦子脑泻散方。”[12]762

《素问玄机原病式》：“鼽者，鼻出清涕也。”[10]13

《洞玄灵宝自然九天生神章经注》：“目泪肝漏，鼻涕肺漏，口唾肾漏，外汗心漏，夜盗汗小肠漏，寝而涎脑漏，梦与鬼交神漏，淫欲身漏，已上诸漏，心君定则止矣。”[15]

《普济方》卷四十四：“别有一种脑泻，亦缘风邪入于髓海，凝滞不散化为脓，轻则黄脓浊涕，重则败坏臭秽不可闻，久而头虚，昏重莫举，亦有能致毙者。治之之法，不与头风相类，当用活血去脓补虚，方可用内托散，加川乌、干姜，以酒调服。仍用附子建中汤补虚，更灸囟会通天穴，左漏灸左，右漏灸右。《脉诀》云：头痛短涩应须死，浮滑风痰皆易除。”[13]2

《外科正宗》卷十：“脑漏者，又名鼻渊，总因风寒凝入脑户与太阳湿热交蒸乃成。其患鼻流浊涕，或流黄水，点点滴滴，长湿无干，久则头眩虚晕不止。”[16]255

《寿世保元》卷六：“右手脉浮洪而数为鼻衄、鼻疏，左手脉浮缓伤风、鼻风、鼻塞、鼻流清涕……鼻流涕久不愈，乃成脑漏，必因亏损元阳，以致外寒内热，甚则有滴下腥臭之恶者。知保养，服药方可……鼻涕长流，名鼻渊也……鼻中流出臭脓水，名曰脑漏。”[17]417,418

《医学正传》卷五：“祖传方，治鼻中时时流臭黄水，甚者脑亦时痛，俗名控脑砂，有虫食脑中。用丝瓜藤近根三五寸许，烧存性，为细末，酒调服之即愈。”[21]286

《万氏秘传片玉心书》卷之五：“鼻渊者，流下唾涕，极其腥臭，此胆移热于脑，又名脑崩，辛夷散主之。”[22]90

《医学原理》卷之七：“是以经云：肺热则出涕。又云：胆移热于脑，则为鼻頞、鼻渊是也……如鼻頞、鼻渊，宜防风通圣散加薄荷、黄连。”[25]320

《医宗金鉴·杂病心法要诀·伤风总括》：“伤风属肺咳声重，鼻塞喷嚏涕流清，鼻渊脑热不喷嚏，浊涕秽久必鼻红。伤风属肺，故喷嚏也。鼻渊属脑，故不喷嚏也。伤风寒邪，故涕清也，鼻渊热邪，故涕浊也。鼻渊病久有秽气，则热深，故脑衄鼻血也。”[11]1041

《释名疏证补》卷八：“毕沅……耳字疑衍，脑止从鼻中出，与耳无涉。叶德炯……此鼻渊症也。《内经·气厥论》：胆移热于脑，则辛频鼻渊。鼻渊者，浊涕下不止也。”[4]387

《医心方》卷第五：“治鼻𪖌，有息肉，及中风有浊脓汁出，细辛散方：姜四分、细辛五分、皂荚二分、椒四分、附子二分。凡五物，下筛，以绵裹如杏仁大，著鼻孔中，日一。五日，浊脓尽。”[6]132

《四科简效方》甲集：“鼻流臭水，病名鼻渊……鼻流腥水，劳倦则发，名脑漏。与鼻渊涓涓不绝而臭，属于风热者不同，彼则清散，此宜滋养。”[18]19

《罗氏会约医镜》卷之六：“流浊涕为鼻渊，是脑受风热。流清涕为鼻鼽，是脑受风寒，包热在内。脑崩臭水为脑漏，是下虚上热，亦脑内有虫。”[23]154

《古今医彻》卷之三：“鼻渊，一名脑渊，以鼻之窍，上通脑户。脑为髓海，犹天之星宿海，奔流到底，骨中之髓，发源于此。故髓减则骨空头倾视深，精神将夺矣。”[24]92

《奇方类编》上卷：“鼻漏，鼻孔中长出一块。”[26]12

《古代疾病名候疏义》：“鼻渊俗名脑漏，与历脑相同，乃今鼻腔蓄脓病也。慢性上额窦蓄脓病，慢性前额窦蓄脓病，皆是。”[5]213

《中医新论汇编》：“鼻渊一症……患者鼻中，时流黄脓，渊渊不已……俗名脑漏。误以此脓由于脑中流出，使人终日忧愁，恐有伤及性命之虞……病在肺与鼻，不在于脑也明矣……西医之论鼻渊者，谓系喑七窍病……是前额窦或上颚窦等蓄脓症，决不是由脑中流出。”[19]22,23

《中国针灸学讲义》：“鼻流浊涕名曰鼻渊，亦名脑漏，鼻膜因炎肿而成此症也。”[20]327

《朱曾柏疑难杂症经验集》：“鼻漏……患者鼻孔中常流淌黄色黏稠痰水，五官科等科室检查无异常……以‘痰漏’名之。”[27]76

《中医耳鼻喉科学》（全国高等医药院校试用教材）：“鼻渊，最早载于《素问》……后世医家把‘浊涕下不止’作为鼻渊的主要症状，还提出了其他的一些症状，如流黄水，点点滴滴，长湿无干，甚者脑亦作痛，久则头隐痛，头眩虚运不止等等。这与急、慢性鼻窦炎的证状相类似。”[28]53

《中医耳鼻喉科学》（谭敬书）：“临床上，本病多按病程分为急、慢性两类。急鼻渊起病急，病程短；慢鼻渊病程长，症状时轻时重，缠绵难愈。”[29]119

《喉科学讲义》：“鼻渊：（症状）鼻窍时流黄水浊涕……虫蚀脑：（病因）由鼻渊日久不愈成。（症状）鼻中淋沥腥秽血水，头眩昏痛。”[30]493

《中医药学名词》（2005）：“鼻渊 acute and chronic sinusitis 以鼻流浊涕，量多不止，常伴有头痛、鼻塞、嗅觉减退为主要表现的疾病。”[31]272

《中医药学名词》（2014）：“鼻渊 sinusitis 以鼻流浊涕，量多不止为主要表现的鼻病。”[32]150

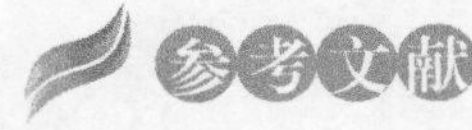

[1] 未著撰人. 黄帝内经素问[M]. 北京：人民卫生出版社，1963：214，520.

[2] [唐] 杨上善撰注. 李云，重校. 黄帝内经太素新校[M]. 北京：学苑出版社，2019：486.

[3] [汉] 刘熙. 释名[M]. 北京：中华书局，2016：114.

[4] [清] 王先谦. 释名疏证补[M]. 上海：上海古籍出版社，1984：387.

[5] 余云岫. 古代疾病名候疏义[M]. 北京：学苑出版社，2012：213.

[6] [日] 丹波康赖. 医心方[M]. 北京：华夏出版社，2011：132.

[7] [宋] 陈言. 三因极一病证方论[M]. 北京：人民卫生出版社，2007：328.

[8] 未著撰人. 灵枢经[M]. 北京：人民卫生出版社，2005：134.

[9] [宋] 赵佶敕. 圣济总录：下[M]. 北京：人民卫生出版社，2013：1351.

[10] [金] 刘完素. 素问玄机原病式[M]. 北京：人民卫生出版社，1956：13.

[11] [清] 吴谦. 医宗金鉴[M]. 北京：人民卫生出版社，

1963：1041.

[12] [宋] 王怀隐，等. 太平圣惠方：上[M]. 北京：人民卫生出版社，2016：762.

[13] [明] 朱橚，等. 普济方：第 2 册[M]. 北京：人民卫生出版社，1982：2.

[14] [唐] 王焘. 外台秘要[M]. 北京：人民卫生出版社，1955：658.

[15] [元] 华阳复. 洞玄灵宝自然九天生神章经注[M]. 上海：涵芬楼，1923.

[16] [明] 陈实功. 外科正宗[M]. 天津：天津科学技术出版社，1993：255.

[17] [明] 龚廷贤. 寿世保元[M]. 天津：天津科学技术出版社，1999：417，418.

[18] [清] 王士雄. 四科简效方[M]. 北京：中医古籍出版社，1991：19.

[19] 王慎轩. 中医新论汇编(第九编)[M]. 苏州：苏州国医书社，1932：22，23.

[20] 承淡安. 中国针灸学讲义[M]. 苏州：中国针灸学研究社，1953：327.

[21] [明] 虞抟. 医学正传[M]. 北京：中医古籍出版社，2002：286.

[22] [明] 万全. 万氏秘传片玉心书[M]. 武汉：湖北人民出版社，1981：90.

[23] [清] 罗国纲. 罗氏会约医镜[M]. 北京：人民卫生出版社，1965：154.

[24] [清] 怀抱奇. 古今医彻[M]. 上海：上海科学技术出版社，198：92.

[25] [明] 汪机. 医学原理[M]. 北京：中国中医药出版社，2009：320.

[26] [清] 吴世昌，王远. 奇方类编[M]. 北京：中医古籍出版社，2004：12.

[27] 朱曾柏. 朱曾柏疑难杂症经验集[M]. 武汉：湖北科学技术出版社，1991：76.

[28] 广州中医学院. 中医耳鼻喉科学[M]. 上海：上海科学技术出版社，1980：53.

[29] 谭敬书. 中医耳鼻喉科学[M]. 长沙：湖南科学技术出版社，1988：119.

[30] 郑洪，刘小斌. 民国广东中医药专门学校中医讲义系列：妇儿五官类[M]. 上海：上海科学技术出版社，2017：493.

[31] 中医药学名词审定委员会. 中医药学名词[M]. 北京：科学出版社，2005：272.

[32] 中医药学名词审定委员会. 中医药学名词：外科学 皮肤科学 肛肠科学 眼科学 耳鼻喉科学 骨伤科学[M]. 北京：科学出版社，2014：150.

（高新颜）

4 • 152

鼻槁

bí gǎo

一、规范名

【汉文名】鼻槁。

【英文名】nasal obstruction due to mild cold; acute rhinitis.

【注释】① 以鼻内干燥、鼻塞、鼻痂多、鼻气腥臭，鼻黏膜萎缩，鼻腔宽大为主要表现的疾病。② 以鼻内干燥，甚至鼻黏膜萎缩、鼻腔宽大为主要表现的鼻病。

二、定名依据

“鼻槁”也作“鼻藁”，最早见于《灵枢经》。《灵枢经·寒热病》有“鼻槁腊”一症，经文曰“皮寒热者，不可附席，毛发焦，鼻槁腊，不得汗。”《难经》也有“鼻槁”一词。“鼻槁”“鼻槁腊”在内经和难经中指鼻腔干燥枯萎的临床症状。

“鼻槁”在汉代之后的中医古籍中少见，除对内经和难经的校勘训诂之外，极少将其用于临床文献。古籍中本病症常用“鼻干无涕”“鼻臭”等。

根据公开出版的文献，最早将“鼻槁”用作病名使用者，应是 1975 年出版的中医学院试用教材《五官科学》。该书“萎缩性鼻炎”定义：“本病是指鼻腔黏膜干燥萎缩、鼻气腥臭而言，也称鼻干燥或臭鼻症，属鼻藁范围。”将“鼻藁”对等于西医学萎缩性鼻炎。1980 年出版的《中医耳鼻喉科学》，继续使用“鼻藁”。《中医耳鼻喉科学》正式定名“鼻槁”，定义也更为严谨：“鼻槁，亦称鼻干燥，系指鼻内干燥，肌膜萎缩，鼻窍宽大而言。若鼻气恶臭者，又称臭鼻证……相当于萎缩性鼻炎。”之后各版中医耳鼻喉科教材均一直沿用该词。

由于“鼻槁”一词具有较好的单义性、科学性、透明性，可以较好地体现萎缩性鼻炎的临床特点，现代绝大多数中医标准、规范、工具书等，也都使用了“鼻槁”作为疾病的正式名称。

三、同义词

【曾称】“鼻槁腊”（《灵枢经》）；“鼻干”（《黄帝内经素问》）；“鼻槁”（《难经》）；“鼻燥”（《金匮要略》）；“鼻臭”（《明医指掌》）；“鼻干无涕”（《太平圣惠方》）。

四、源流考释

以鼻内干燥，甚至鼻黏膜萎缩、鼻腔宽大为主要表现的鼻病，在《内经》中已有记录。如《灵枢经·寒热病》有“鼻槁腊”症，“皮寒热者，不可附席，毛发焦，鼻槁腊，不得汗。”[1]59“槁”为枯木。槁和腊又均有干燥指义。“鼻槁腊”，即鼻腔干燥枯萎。《难经·五十八难》提到类似症候“鼻槁”，“皮寒热者，皮不可近席，毛发焦，鼻槁，不得汗；肌寒热者，皮肤痛，唇舌槁，无汗；骨寒热者，病无所安，汗注不休，齿本槁痛。”[2]106 内经与难经的其他刊本“鼻槁”有时也做“鼻藁”，“藁”通“槁”，“鼻藁”“鼻槁”“鼻槁腊”三者义同。《黄帝内经素问·热论》有又“鼻干”一症，与鼻槁义相近，“二日阳明受之，阳明主肉，其脉侠鼻络于目，故身热而鼻干，不得卧也。”[3]184 东汉张仲景《金匮要略·黄疸病脉证并治》载“鼻燥”，曰“酒黄疸者，或无热，靖言了了，腹满欲吐，鼻燥；其脉浮者先吐之，沉弦者先下之”。[4]59“鼻燥”即鼻腔干燥之义。萎缩性鼻炎的临床特点是鼻内干燥、萎缩，因此以上各词都包含了萎缩性鼻炎的临床表现。

后世较少论及“鼻槁腊”“鼻槁”者，但常有“鼻干”“鼻燥”等论述。如《诸病源候论》卷之九：“热病二日，阳明受病。病在肌肉，故肉热鼻干不得眠。故可摩膏火炙发汗而愈。”[5]58 同书卷之四十六：“凡候热病鼻欲衄，其数发汗，汗不出，或初染病已来都不汗，而鼻燥喘息，鼻气有声，如此者，必衄也。”[5]246 再如《儿科萃精》卷三：“小儿鼻干。因心脾有热，上蒸于肺，故津液枯竭而干。宜清热生津，但服导赤散加麦冬，可以化干而为润”。《笔花医镜》卷二：“鼻燥者，邪化火而液干也，贝母瓜蒌散主之”。不胜枚举。

《太平圣惠方》卷第三十七有“鼻干无涕”一病，“夫鼻干无涕者，由脏腑壅滞，内有积热，攻于上焦之所致也。凡肺气通于鼻，主于涕。若其脏挟于风热，则津液不通，皮毛枯燥，两颊时赤，头痛鼻干，故令无涕也”。[6]767 该病以鼻腔干燥为主症，可归入现代鼻槁病范畴。后屡见以“鼻干无涕”为病名或篇名者，如《幼幼新书》《证治准绳》《麻科活人书》等。《续名医类案》录“王执中母氏久病鼻干，有冷气”一案，也指萎缩性鼻炎。[7]424

明清医籍尚可见“鼻臭”病症，如《明医指掌》卷八：“轻黄散。治鼻臭、瘜肉。”[8]230 他例如《麻疹阐注》卷二：“岐伯曰，口臭可治，鼻臭不医”。鼻臭，应指鼻病日久不愈，鼻气腥臭之义，很接近萎缩性鼻炎。现代医学将萎缩性鼻炎之鼻腔恶臭者称为“臭鼻症”[9]292，可能是借用自中医术语“鼻臭”。

1975年出版的中医学院试用教材《五官科学》以“萎缩性鼻炎”为病名，该病定义：“本病是指鼻腔黏膜干燥萎缩、鼻气腥臭而言，也称鼻干燥或臭鼻症，属鼻藁范围。”[10]92 将“鼻藁”对等于西医学萎缩性鼻炎。1980年出版的《中医耳鼻喉科学》（广州中医学院），继续使用“鼻藁”，并将其作为疾病正名。[11]45《中医耳鼻喉科学》（王德鉴）正式定名“鼻槁”，定义也更为严谨翔实：“鼻槁，亦称鼻干燥，系指鼻内干燥，肌膜萎缩，鼻窍宽大而言。若鼻气恶臭者，又称臭鼻证……相当于萎缩性鼻炎。”[12]45 之后各版教材均一直沿用该词。

不应忽略的是，随着学科发展，鼻槁的概念外延发生了变化，鼻槁对应的西医病名范畴扩大。中医界一度认为"鼻槁"只对应西医萎缩性鼻炎，而干燥性鼻炎的可用"鼻燥症"[13]189 等中医病名，但这两种鼻炎临床表现相近，中医辨证很难截然分开。2003 年出版的《中医耳鼻咽喉科学》(王士贞)开始规定"西医学的干燥性、萎缩性鼻炎等病可参考本病进行辨证施治"[14]120，后续的多版教材也保持了这个观点。

现代绝大多数中医标准、规范、工具书等，也都使用了"鼻槁"作为疾病的正式名称，重要的例如《中医病证分类与代码》《中医临床诊疗术语・疾病部分》《中医病证诊断疗效标准》《中医耳鼻喉科常见病诊疗指南》《中医大辞典》《中医药学名词》(2004)[15]272 和《中医药学名词》(2013)[16]147 等。"鼻槁"已经成为现代中医耳鼻喉科规范病名。

五、文献辑录

《灵枢经・寒热病》："皮寒热者，不可附席，毛发焦，鼻槁腊，不得汗。"[1]59

《黄帝内经素问・热论》："二日阳明受之，阳明主肉，其脉侠鼻络于目，故身热而鼻干，不得卧也。"[3]184

《难经・五十八难》："皮寒热者，皮不可近席，毛发焦，鼻槁，不得汗；肌寒热者，皮肤痛，唇舌槁，无汗；骨寒热者，病无所安，汗注不休，齿本槁痛。"[2]106

《金匮要略・黄疸病脉证并治》："酒黄疸者，或无热，靖言了了，腹满欲吐，鼻燥；其脉浮者先吐之，沉弦者先下之。"[4]59

《诸病源候论》卷之九："热病二日，阳明受病。病在肌肉，故肉热鼻干不得眠。故可摩膏火炙发汗而愈。"[5]58

卷之四十六："凡候热病鼻欲衄，其数发汗，汗不出，或初染病已来都不汗，而鼻燥喘息，鼻气有声，如此者，必衄也。"[5]246

《太平圣惠方》卷第三十七："夫鼻干无涕者，由脏腑壅滞，内有积热，攻于上焦之所致也。凡肺气通于鼻，主于涕。若其脏挟于风热，则津液不通，皮毛枯燥，两颊时赤，头痛鼻干，故令无涕也。"[6]767

《明医指掌》卷八："轻黄散。治鼻臭、瘜肉。杏仁……研细末，临卧时以筋点一米许于内。"[8]230

《续名医类案》卷十七："王执中母氏久病鼻干，有冷气……后因灸绝骨而渐愈。执中也常患此，偶绝骨微痛而著艾，鼻干亦失去。"[7]424

《耳鼻咽喉头颈外科学》："恶臭多见于病情严重和晚期患者。呼气有特殊臭味，但由于嗅觉减退或丧失，患者自己已不能闻到……故又称臭鼻症(ozena)。"[9]292

《五官科学》："萎缩性鼻炎。本病是指鼻腔黏膜干燥萎缩、鼻气腥臭而言，也称鼻干燥或臭鼻症，属鼻藁范围。"[10]92

《中医耳鼻喉科学》："鼻槁，亦称鼻干燥，系指鼻内干燥，肌膜萎缩，鼻窍宽大而言。若鼻气恶臭者，又称臭鼻证……相当于萎缩性鼻炎。"[12]45

《中医耳鼻咽喉科学》："鼻槁……西医学的干燥性、萎缩性鼻炎等病可参考本病进行辨证施治。"[14]120

《中医药学名词》(2005)："鼻槁，withered nose，atrophic rhinitis。以鼻内干燥、鼻塞、鼻痂多、鼻气腥臭，鼻黏膜萎缩，鼻腔宽大为主要表现的疾病。"[15]272

《中医药学名词》(2014)："鼻槁，withered nose。以鼻内干燥，甚至鼻黏膜萎缩、鼻腔宽大为主要表现的鼻病。"[16]147

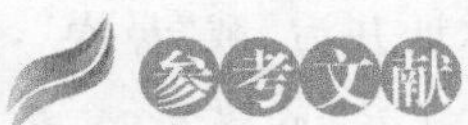

[1] 未著撰人. 灵枢经[M]. 北京：人民卫生出版社，2005：59.

[2] 凌耀星. 难经校注[M]. 北京：人民卫生出版社，1991：106.

[3] 未著撰人. 黄帝内经素问[M]. 北京：人民卫生出版社，1963：184.

[4] [汉]张仲景.金匮要略[M].北京：人民卫生出版社，2005：59.

[5] [隋]巢元方.诸病源候论[M].北京：人民卫生出版社，1955：58，246.

[6] [宋]王怀隐，等.太平圣惠方[M].北京：人民卫生出版社，2016：767.

[7] [清]魏之琇.续名医类案[M].北京：人民卫生出版社，1957：424.

[8] [明]皇甫中，王肯堂.明医指掌[M].北京：人民卫生出版社，1982：230.

[9] 孔维佳，周梁.耳鼻咽喉头颈外科学[M].3版.北京：人民卫生出版社，2015：292.

[10] 广东中医学院.五官科学[M].上海：上海人民出版社，1975：92.

[11] 广州中医学院.中医耳鼻喉科学(试用教材)[M].上海：上海科学技术出版社，1980：45.

[12] 王德鉴.中医耳鼻喉科学[M].上海：上海科学技术出版社，1985：45.

[13] 熊大经.实用中医耳鼻喉口齿科学[M].上海：上海科学技术出版社，2001：189.

[14] 王士贞.中医耳鼻咽喉科学[M].北京：中国中医药出版社，2003：120.

[15] 中医药学名词审定委员会.中医药学名词[M].北京：科学出版社，2005：272.

[16] 中医药学名词审定委员会.中医药学名词：外科学 皮肤科学 肛肠科学 眼科学 耳鼻喉科学 骨伤科学[M].北京：科学出版社，2014：147.

（高新颜）

4·153

鼻鼽

bí qiú

一、规范名

【汉文名】鼻鼽。

【英文名】allergic rhinitis。

【注释】以突然和反复发作的鼻痒、喷嚏、流清涕、鼻塞等为主要表现的鼻病。

二、定名依据

“鼻鼽”作为病症名称，首见于《内经》。《黄帝内经素问·脉解》曰：“所谓客孙脉则头痛鼻鼽腹肿者，阳明并于上，上者则其孙络太阴也，故头痛鼻鼽腹肿也。”《说文解字》：“鼽，病寒鼻窒也。”《释名·释疾病》：“鼻室曰鼽。”此处“鼻鼽”指以鼻塞为主要临床表现的病症。

《内经》之后，直至宋代，鼻鼽均指鼻塞之病。如《备急千金要方》卷三十：“神庭、攒竹、迎香、风门、合谷、至阴、通谷，主鼻鼽清涕出。”以鼻塞为主症的疾病也常名之“鼻塞”“鼻室”等。如《诸病源候论》卷二十九中鼻病诸候之“鼻室塞气息不通候”。

金元时期，刘完素《素问玄机原病式》提出：“鼽者，鼻出清涕也。”“窒，塞也。”此一提法虽有违内经本意，然而却使得鼻鼽与鼻窒得以明确区分，因此被后世医家普遍接受。

明清医家大多沿用刘完素的说法，皆以鼻流清涕为“鼻鼽”之主症。如《证治准绳·杂病》：“鼻鼽，谓鼻流清涕也。”《张氏医通》卷八：“若流清涕而不臭者为鼽，属虚寒，辛温之剂调之。”《外科大成》卷三：“鼻鼽，鼻流清涕。如老人流涕不干者，捣独蒜敷足心，自不再发。”《本草纲目》卷四：“鼻鼽，流清涕。是脑受风寒，包热在内。”等。直至民国及建国初期，鼻鼽之主症仍为鼻流清涕，专业界认识亦较为统一。如民国《中国医学大辞典》释鼻鼽“鼻中常流清涕也”，甚至20世纪末期的一些专著，仍沿用以上定义。

自20世纪六七十年代以来，中医耳鼻喉科专家开始将西医学变态反应性鼻炎等疾病与中医学的“鼽嚏”“鼻鼽”等病联系起来，并逐渐将该类疾病等同于“鼻鼽”。因此，鼻鼽的临床表现除鼻塞、流涕之外，又新增了喷嚏、鼻痒等。

目前中医界对于该病的认识，已形成了普遍共识，大多以“鼻鼽”为正名，规范后的“鼻鼽”定义也大同小异，指“以突然和反复发作的鼻痒、喷嚏、流清涕、鼻塞等为主要表现的鼻病。”《中医耳鼻喉科学》各版教材，《中医耳鼻咽喉口腔科学》(第2版)、《今日中医耳鼻喉科》《中国医学百科全书·中医耳鼻咽喉口腔科学》《中医病证诊断疗效标准》《中医临床诊疗术语·疾病部分》《中医药学名词》等重要专著，均以“鼻鼽”为正名，定义也基本一致。

此外，《实用中医耳鼻咽喉口齿学》《中西医结合耳鼻咽喉口齿科学》等书以西医方法分类疾病，也均将变态反应性鼻炎归属“鼻鼽”范畴。

现代有少部分著作以“鼽嚏”为正名，如王德鉴《中医耳鼻咽喉口腔科学》、王伯岳《中医儿科学》等。“鼽嚏”病名未得到推广和认同。

少数综合性工具书与专著尚沿用传统说法，以“鼻流清涕”定义者，如《中医大辞典》《中医辞海》等。

三、同义词

【曾称】“鼽”(《黄帝内经素问》)；“鼽嚏”(《黄帝内经素问》)；“鼻流清涕”(《中藏经》)；“鼽水”(《鸡峰普济方》)；“鼽鼻”(《本草经集注》)。

其他：鼻塞、鼻窒、鼻鼽嚏。

四、源流考释

“鼻鼽”一词首见于《内经》。《内经》有多处提及“鼽”“鼽嚏”等。“鼽”在内经有二义：一指病症名，意为鼻塞。如《黄帝内经素问·脉解》曰：“所谓客孙脉则头痛鼻鼽腹肿者，阳明并于上，上者则其孙络太阴也，故头痛鼻鼽腹肿也。”[1]271《说文解字》：“鼽，病寒鼻窒也。”[2]165 二指解剖部位，如《黄帝内经素问·气府论》：“足阳明脉气所发者六十八穴……面鼽骨空各一。”[1]307,308“鼽”通“頄”，即颧骨。又如《黄帝内经素问·金匮真言论》：“故冬不按跷，春不鼽衄。”[1]24 李今庸等认为鼽当训为鼻，鼽衄也即鼻衄。[3]25 另外，在《黄帝内经素问·气交变大论》篇，王冰释“鼽”为“鼻中出水也”。[1]409 古籍中鼽常与流涕并见，如《针灸甲乙经》卷十二：“鼻鼽不得息，不收洟，不知香臭，及衄不止，水沟主之。”[4]297 故王冰说未必可信。总之，内经“鼽”指病症时意为鼻塞，并无流涕、喷嚏等含义。

内经之前，“鼽”字已见于多种古籍，但也均无喷嚏、流涕之意。如《礼记·月令》：“季秋行夏令，民多鼽嚏。”[5]483 此处鼽、嚏并提，鼽当独指鼻塞。马王堆出土帛书《足臂十一脉灸经》亦载：“其病，病足小趾废，腨痛……目痛，鼽衄，数颠疾。诸病此物者，皆灸太阳脉。”[6]1 此文鼽衄或指鼻衄(依李今庸说)，或指鼻塞而衄。

此时期文献尚有“鼽嚏”一词，除上所引《礼记》外，《内经》也提及该病，如《黄帝内经素问·至真要大论》：“少阴之复，燠热内作，烦躁，鼽嚏。”[1]520 鼽嚏，此处当指一种以鼻塞、打喷嚏为主要表现的疾病，类似于现代医学变应性鼻炎，与鼻鼽的现代内涵相近。

汉至宋代，鼻鼽均单指鼻塞病症，并未涵括流涕喷嚏等临床表现。流涕、喷嚏等病症常与鼻鼽并列。如《备急千金要方》卷三十：“神庭、攒竹、迎香、风门、合谷、至阴、通谷，主鼻鼽清涕出。”[7]528《外台秘要》卷三十八：“凡人五脏尽有风，而发有高下，动有深浅，则肾风发脚气，肝风目泪而暗，肺风鼻鼽嚏而嗽，脾风肉缓而重，心风恍惚而忘。”同时，以鼻塞为主症的疾病也常名之“鼻塞”“鼻窒”等。如《诸病源候论》卷二十九中无鼻鼽病，其鼻病诸候论载有“鼻窒塞气息不通候”[8]153。

总之，宋之前，鼻鼽单指鼻塞，是鼻部疾病的常见病症。

金元时期，刘完素《素问玄机原病式》提出：“鼽者，鼻出清涕也。”“窒，塞也。”[9]13 此一提法虽有违内经本意，却使得鼻鼽与同义词“鼻窒”“鼻塞”得以明确区分，故为后世医家普遍接受。

金元之后的医家大多沿用刘完素的说法，皆以鼻流清涕为“鼻鼽”之主症。如《证治准绳·杂病》：“鼻鼽，谓鼻流清涕也。”《张氏医通》卷八：“若流清涕而不臭者为鼽，属虚寒，辛温之剂调之。”《外科大成》卷三：“鼻鼽，鼻流清涕。如老人流涕不干者，捣独蒜敷足心，自不再发。”《本草纲目》卷四：“鼻鼽，流清涕。是脑受风寒，包热在内。”等。

刘完素对鼻鼽、鼻窒等概念的定义简单清晰，切合临床实际，故金元直至民国，鼻鼽一直以“鼻流清涕”为主症。鼻鼽的本意“鼻塞”反而不为人所知了。

总之，金元到民国，鼻鼽是一种以鼻流清涕为主症的疾病，与现代医学多种疾病相关。

20世纪六七十年代，随着中西医结合事业的发展，中医耳鼻喉科全面采用现代医学诊断，这就迫切需要给现代医学疾病确立恰当的中医术语。尤其是现代医学的常见病、多发性，如无恰当而固定的中医术语与之对应，对于中医的诊疗工作将带来诸多不便。在这种需求之下，鼻鼽的定义也随之发生转变，除保留原有的流涕、鼻塞，又新增了喷嚏、鼻痒等症状，如此则可以与西医的变应性鼻炎对应。1980年，全国高等中医药院校试用教材《中医耳鼻喉科学》将鼻鼽正式作为专病进行讨论[10]47，奠定了“鼻鼽”现代内涵的基础。此后各类教材、标准、专著多数沿用该名称与定义。经过几十年的应用和推广，逐渐达成共识。

现代以来，干祖望等学者曾指出变应性鼻炎相当于中医“嚏”“鼻痒”“鼽嚏”等病症，《临床中医耳鼻咽喉科学讲义》《现代中医耳鼻咽喉口齿科学》《干氏耳鼻咽喉口腔科学》、王德鉴《中医耳鼻咽喉口腔科学》、王伯岳《中医儿科学》等专著曾采用“鼽嚏”为正名。按照术语学的原则，“鼽嚏”比“鼻鼽”更具科学性，但由于以上著作影响较小，未能广为人知，再加上鼽嚏较之鼻鼽读写不便，鼽嚏之名最终不了了之。

总之，“鼻鼽”的现代定义是以突然和反复发作的鼻痒、喷嚏、流清涕、鼻塞等为主要表现的鼻病。相当于现代医学变应性鼻炎等病。这个定义已经得到绝大多数专业人员的认可。“鼻鼽”术语的确立充分体现了术语工作的约定俗成规律。鼻鼽一词虽然缺乏科学性，然而经过强制性的规范，大范围的推行和应用，已经为广大业界所认可和接受。

五、文献辑录

《黄帝内经素问·金匮真言论》：“故冬不按跷，春不鼽衄，春不病颈项，仲夏不病胸胁。”[1]24

“脉解”：“所谓客孙脉则头痛鼻鼽腹肿者，阳明并于上，上者则其孙络太阴也，故头痛鼻鼽腹肿也。”[1]271

“气府论”：“足阳明脉气所发者六十八穴……面鼽骨空各一。”[1]307,308

“气交变大论”：“白露早降，收杀气行，寒雨害物，虫食甘黄，脾土受邪，赤气后化，心气晚治，上胜肺金，白气乃屈，其谷不成，咳而鼽，上应荧惑、太白星。（王冰注：鼽，鼻中出水也）”[1]409

“至真要大论”：“少阴之复，燠热内作，烦躁，鼽嚏。”[1]520

《礼记·月令》：“季秋行夏令，则其国大水，冬藏殃败，民多鼽嚏。（集解：吕氏春秋嚏作窒）”[5]483

《说文解字·鼻部》：“鼽，病寒鼻窒也。从鼻，九声。”[2]165

《足臂十一脉灸经》：“其病，病足小趾废，腨痛……目痛，鼽衄，数颠疾。诸病此物者，皆灸太阳脉。”[6]1

《中藏经》卷三：“肺者……气通则能知其香味……有寒则善咳，实则鼻流清涕。”[11]36

《针灸甲乙经》卷十二：“鼻鼽不得息，不收洟，不知香臭，及衄不止，水沟主之。”[4]297

《本草经集注》卷二：“绿青，味酸，寒，无毒。主益气，疗鼽鼻，止泄痢。”[12]164

《诸病源候论》卷二十九：“鼻窒塞气息不通候：肺气通于鼻。其脏为风冷所伤，故鼻气不宣利，壅塞成齆。冷气结聚，搏于血气，则生瘜肉。冷气盛者，则瘜肉生长，气息窒塞不通也。”[8]153

《备急千金要方》卷三十：“神庭、攒竹、迎香、风门、合谷、至阴、通谷，主鼻鼽清涕出。”[7]528

《鸡峰普济方》：卷七“治形寒饮冷，风伤肺脏，咳嗽喘急，涕唾痰涎，鼻寒鼽水，头目眩，声重，语音不出，呕逆，咽喉噎闷，恶寒，少力短气，心忪，肩背拘急，胸腹膨痞。散风寒止咳嗽。”[13]85

《素问玄机原病式》：“鼽者，鼻出清涕也……窒，塞也……嚏，鼻中因痒而气喷作于声也。”[9]13

《读古医书随笔》：“是‘鼽’即为鼻。鼽训鼻，训‘鼻形’，则此文鼽衄则为鼻内出血之病证矣。”[3]25

《中医耳鼻咽喉科学（七）》：“鼻腔变应症。又名变应性鼻炎，亦可称血管舒缩性鼻炎。是一种间歇性发作的鼻黏膜变态反应，严格说起来，是过敏性疾病之一。其特征为黏膜水肿，流水样分泌物，有阵发性喷嚏。刘完素六书所谓‘嚏’，古今医统所谓‘鼻痒’很可能是此症。”[14]42

《中医耳鼻喉科学》：“鼻鼽：鼻鼽的主要症状是突然发作鼻痒、喷嚏、流清涕……与过敏性鼻炎相似，属于变态反应性疾病。”[10]47

《中医药学名词》（2005）：“鼻鼽 allergic rhinitis：以突然和反复的鼻痒、鼻塞、喷嚏、流清涕，鼻腔黏膜苍白肿胀为主要表现的疾病。”[15]272

《中医药学名词》（2014）：“鼻鼽 allergic rhinitis：以突然和反复发作的鼻痒、喷嚏、流清涕、鼻塞等为主要表现的鼻病。”[16]148

[1] 未著撰人. 黄帝内经素问[M]. 北京：人民卫生出版社，1963：24，271，308，409，520.

[2] [汉] 许慎撰. 说文解字[M]. 上海：上海古籍出版社，2007：165.

[3] 李今庸. 读古医书随笔[M]. 北京：人民卫生出版社，1984：25.

[4] [晋] 皇甫谧. 针灸甲乙经[M]. 北京：人民卫生出版社，2006：297.

[5] [清] 孙希旦. 礼记集解：上[M]. 北京：中华书局，1989：483.

[6] 马王堆汉墓帛书整理小组. 五十二病方[M]. 北京：文物出版社，1979：1.

[7] [唐] 孙思邈. 备急千金要方[M]. 北京：华夏出版社，2008：528.

[8] [隋] 巢元方. 诸病源候论[M]. 北京：人民卫生出版社，1955：153.

[9] [金] 刘完素. 素问玄机原病式[M]. 北京：人民卫生出版社，1956：13.

[10] 广州中医学院. 中医耳鼻喉科学[M]. 上海：上海科学技术出版社，1980：47.

[11] 未著撰人. 中藏经[M]. 学苑出版社，2007：36.

[12] [梁] 陶弘景. 本草经集注[M]. 北京：人民卫生出版社，1994：164.

[13] [宋] 张锐. 鸡峰普济方：3[M]. 北京：中医古籍出版社，1988：85.

[14] 干祖望. 中医耳鼻咽喉科学（七）[J]. 新中医药，1956，7(10)：42.

[15] 中医药学名词审定委员会. 中医药学名词[M]. 北京：科学出版社，2005：272.

[16] 中医药学名词审定委员会. 中医药学名词：外科学 皮肤科学 肛肠科学 眼科学 耳鼻喉科学 骨伤科学[M]. 北京：科学出版社，2014：148.

（高新颜）

中 / 医 / 名 / 词 / 考 / 证 / 与 / 规 / 范

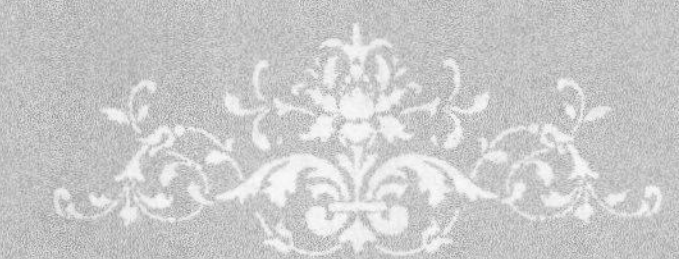

骨 伤 科

落枕

lào zhěn

一、规范名

【汉文名】落枕。

【英文名】stiff neck。

【注释】因睡眠姿势不当或睡中感受风寒所致,以睡后一侧颈项疼痛、酸胀、活动不利为主要表现的肢体痹病类疾病。

二、定名依据

"落枕"作为中医骨伤科名词,最早见于明朝医家戴思恭所著《秘传证治要诀及类方·诸痛门》,落枕作为导致颈项痛的病因出现。

在此之前,《黄帝内经素问·骨空论》就有"失枕"一词,意为外感风邪所致颈项不适疾病。隋朝巢元方《诸病源候论》收载"失枕候",明确了失枕一词的基本内涵,病位"筋之间",病因病机"头项有风""因卧而气血虚者,值风发动"。巢元方强调失枕发作于睡卧时,外因为头项受风邪侵袭,内因为气血虚。"失枕"的内涵被后世诸多医家不断丰富,并且与颈项疼痛类疾病区别开来。至清朝后期,"落枕"一词逐渐代替了"失枕",其含义为睡卧期间或因颈项不慎误落枕下或因所枕之物不适,因闪挫或寒气伤筋所致的颈项酸痛、左右活动不利之病。

中华人民共和国成立以后,《中医病证诊断疗效标准》《中医临床诊疗术语疾病部分》和《中医大辞典》《中国骨伤科学辞典》《简明中医辞典》等辞书类著作以及《针灸学》《中医骨伤科学》等教材均以"落枕"为规范名。2004 年全国科学技术名词审定委员会公布的《中医药学名词》也以"脱肛"作为规范名。"脱肛"作为中医肛肠科的规范名词已经成为共识。

三、同义词

【俗称】"拗项"(《本草纲目拾遗》)"项强"(《外科证治全书》)

【曾称】"失枕"(《内经》);"失颈"(《伤科补要》)。

四、源流考释

"枕"字早在《说文解字·木部》[1]469 中就有记载,"枕,卧所荐首者。从木,冘声","枕"的本义为枕头。至于"落",《说文解字·艸部》[2]267 载:"落,凡草曰零,木曰落。从艸,洛声","落"的本义为掉下。所谓落枕,从字面意思来讲,睡卧期间,头从枕头落下所致病症。而在《黄帝内经素问·骨空论》[3]89 曾收载意同"落枕"的"失枕"一词,"失"字,《说文解字·辵部》[1]365 阐释"逸,失也"也即逃跑之意。《内经》在谈到"风从外入"所致各种疾病时,提出失枕一病,"黄帝问曰:余闻风者百病之始也,以针治之奈何……失枕在肩上横骨间,折使揄臂齐肘正,灸脊中"。[3]89 从上下文的论述来看,失枕应是感受外风引起颈项不适的一类疾病,其治疗应从肩上横骨间入手,加以推拿、艾灸。自《内经》始,"失枕"一词被历代诸多医家所沿用并得到阐发。

隋唐至宋元时期,失枕一词在一些医著中得到了专门论述,其内涵得到了丰富与发展。隋代巢元方《诸病源候论·失枕候》[4]141 基本限定了失枕一词的内涵。原文载"失枕,头项有风,在于筋之间,因卧而气血虚者,值风发动,故失枕"。巢元方认识到"失枕"病发于睡卧时,病因病机不仅源于头项受外风侵袭,其深层次内因则是患者体虚,气血不足,而病位颈项部"在于筋之间"。唐代《备急千金要方·痔漏》[5]327

《医心方·治转脉瘘方第廿五》[7]54 等著作也沿用了“失枕”一词。

明清时期，“失枕”一词的内涵得到了进一步丰富与发展，主要表现在以下几个方面：一是明清时期医经考释类、针灸类著作数量尤多，故收载于《内经》的“失枕”一词也为诸多医家所阐释发挥，疾病名词内涵更加清晰。二是随着临床医疗实践的进步，医家们逐渐认识到并不是所有发生于颈项部位的疼痛、活动受限、发僵症状都可以被归为失枕；并不是所有因颈项受风寒侵袭所导致的颈项疼痛都可以被称为失枕；同时，颈项痛、颈项强痛等疾病也并不等同于失枕。换句话说，两者的概念并不等同。从文献记载来看，颈项痛等病症大致相当于现代颈椎病，所谓失枕则为现代之落枕，对这两种病症异同点的辨识则在多部医著中得到体现。值得一提的是，明代医家戴思恭所著《秘传证治要诀及类方·诸痛门》[7]54 在探讨该问题时，首次提出“落枕”一词。

明初《普济方·腧穴》[8]151 收录了“失枕”一词，与前人记载不同的是，书中首度对失枕症状详加阐述，明确指出该病的症状特征：① 颈项部疼痛，活动不利“项如拔不可左右顾。目上插。”② 病发于匆忙起床时，因颈部僵硬而倒地的“卒起僵仆”。这段文献还指出失枕伴随外感风邪的表证，“失枕，头重项痛，风眩头半寒痛……恶见风寒，汗不出，凄厥恶寒脑风”。《普济方》对失枕的记载不仅明确了失枕的临床特点，还强调了外感风邪表证，属于现代临床诊断之风寒型。明代的医经考释类著作对《内经》之“失枕”多加阐释。其中，尤以《素问吴注·骨空论》《黄帝内经素问集注·骨空论》《黄帝内经素问直解·骨空论》对失枕一词的阐释较有特色。《素问吴注·骨空论》[9]228 对失枕的阐释较为全面，根据《素问》“失枕在肩上横骨间”之说，吴昆对失枕一词的阐述全面涵盖了病位、病因病机以及症状特征。书中明确提出失枕病位在颈项，病因病机为“风在颈项”，症状特征为“颈痛不利，不能就枕也”，并进一步指出“肩上横骨中，当是巨骨穴”，从而指明了治疗从巨骨穴入手。张志聪《黄帝内经素问集注·骨空论》[10]215 高度概括了失枕症状特征，并提出该病名的由来。所谓“失枕在肩上横骨间”是指“失枕则为颈项强痛之患。故当刺肩上横骨间之穴。”其病名源于“夫髓乃骨之精。脑为髓之海。髓之上会于脑者。由枕骨间之脑空而入。故此节论失枕”。但张氏将颈项强痛疾病视同失枕。而高世栻《黄帝内经素问直解·骨空论》[11]710 对失枕症状的描述更加详细，不仅明确指出失枕仅发生于夜晚睡卧期间，患处在肩上横骨间，还生动描述了症状“伸舒不能，故如折也。折则臂不能举”。书中的描述更加接近于现代临床诊断标准。而明清时代的其他医经、针灸类著作则多引用《素问》原文，重在论述失枕的论治，肩上横骨间究竟在何处。如《针灸素难要旨·大风》[12]23《针灸大成·骨空论》[13]18《类经·刺头项七窍病》[14]338 等。

在长期的临床诊疗过程中，众多医家们观察到颈项疼痛的各种表现，并冠之以各种病名。有些医家把颈项疼痛与失枕区分开来，如《秘传证治要诀及类方·诸痛门》[7]54《证治准绳·颈项强痛》[15]118 等；而个别医家则将两者予以等同，如《外科证治全书·项强》[16]68 将项强俗称落枕。

明代医家戴思恭在《秘传证治要诀及类方·诸痛门》[7]54 一书中首次提出“落枕”一词。书中在阐释颈痛的病因病机时，认为落枕以及外感风邪、气挫都会导致发病。虽然书中并没有对落枕做过多的解释，但能够将落枕与项痛区分开来本身就是一种对疾病认识方面的进步。书中明确指出落枕只是项痛的病因之一，原文载：“颈痛，因头痛牵引致痛者，当于头痛诸证中求药，若别无处，独在颈者。非是风邪，即是挫，亦有落枕而成痛者。并宜和气饮，食后服。”

戴思恭的观点对后世医家的影响较大，有

些医著加以引用，如《杂病广要·头痛》[17]1150；有些著作则对其加以阐释，如《证治准绳·颈项强痛》[15]118载："按人多有挫闪，及久坐失枕，而致项强不可转移者，皆由肾虚不能生肝，肝虚无以养筋，故机关不利，宜六味地黄丸常服。"值得注意的是，王肯堂明确提出所谓颈痛、项强不可转移者（类似于颈椎病）不等于落枕、失枕，虽然两者发病部位与症状有相同或相似之处，但前者由不慎挫闪、久坐、失枕所致，其深层次病因病机是肝肾亏虚，筋骨失养，机关不利，与后者明显不同。两者名词概念不同，不能混淆，这就从侧面进一步明晰了疾病的鉴别。明清的一些医著继承了王肯堂的观点，如《经络全书·三十（项）》[18]23《冯氏锦囊秘录·颈项痛》[19]182《医碥·项强痛》[20]223等。

至清朝后期，"落枕"一词逐渐代替了"失枕"，医家们认识到"落枕"为睡卧期间或因颈项不慎误落枕下或因所枕之物不适，由闪挫或寒气伤筋所致颈项酸痛、左右活动不利之病。清代赵学敏《本草纲目拾遗·油木梳》[21]347提出"拗项"俗称落枕，明确指出落枕之名的由来，其发病于夜间睡卧期间，病因颈项不慎误落于枕下，或者闪挫所致，病机气血瘀滞，症状颈项酸痛，原文载"拗颈……海上名方：此病俗呼落枕，乃颈项夜间误落枕下，或偶被闪挫，血滞而强作酸疼。"清代刘闻一所著《捏骨秘法·补遗》[22]161提出落枕发于睡卧所枕之物不适，外寒侵袭筋骨之间，症状颈项左右活动不利，"凡落枕脖者，多系枕砖木等物，寒气伤筋所致，左右无定"。此外，还有医家使用了落枕的别名，如《伤科补要·补遗》[24]35载"失颈"。

至此，古人对"落枕"的认识脉络逐渐清晰。从《内经》所载，众多医家相继阐释的"失枕"，到明代《秘传证治要诀及类方·诸痛门》提出"落枕"，"落枕"与颈项强痛类疾病有所不同，直至清代晚期"落枕"的含义被明确界定为夜间睡卧期间，因颈项夜间误落枕下，或偶被闪挫而发作的左右活动不利之病。

1949年中华人民共和国成立后，《中医病证诊断疗效标准》[24]188《中医临床诊疗术语·疾病部分》[25]79和《中医大辞典》[26]1681《中国骨伤科学辞典》[28][27]1681《简明中医辞典》[28]953等辞书类著作以及《针灸学》[29]206,207《中医骨伤科学》[30]327等教材均以"落枕"为规范名。2004年全国科学技术名词审定委员会公布的《中医药学名词》[31]288也以"落枕"作为规范名。"落枕"作为中医骨伤科的规范名词已经成为共识。

五、文献辑录

《说文解字·下部》"木部"："枕，卧所荐首者。从木，冘声。"[1]469

"辵部"："逸，失也。从辵、兔。兔谩訑善逃也。"[1]365

《说文解字·上部》"艸部"："落，凡草曰零，木曰落。从艸，洛声。"[2]267

《黄帝内经素问·骨空论》："黄帝问曰：余闻风者百病之始也，以针治之奈何？岐伯对曰：风从外入，令人振寒，汗出头痛，身重恶寒，治在风府，调其阴阳，不足则补，有余则泻，大风颈项痛，刺风府，风府在上椎。大风汗出，灸譩譆，譩譆在背下挟脊旁三寸所，厌之令病者呼譩譆，譩譆应手。从风憎风，刺眉头。失枕在肩上横骨间，折使揄臂齐肘正，灸脊中。"[3]89

《诸病源候论·失枕候》："失枕，头项有风，在于筋之间，因卧而气血虚者，值风发动，故失枕。"[4]141

《备急千金要方·痔漏》："治转脉漏，始发于颈，濯濯脉转，苦惊惕身振寒热。此得之因惊卧失枕，其根在小肠。"[5]327

《秘传证治要诀及类方·诸痛门》："颈痛、因头痛牵引致痛者，当于头痛诸证中求药。若别无处，独在颈者，非是风邪，即是气挫。亦有落枕而成痛者，并宜和气饮，食后服。"[7]54

《普济方·腧穴》："失枕，头重项痛，风眩头半寒痛，项如拔不可左右顾，目上插，卒起僵仆，恶见风寒，汗不出，凄厥恶寒脑风。"[8]151

《素问吴注·骨空论》:"失枕在肩上横骨间,失枕者,风在颈项,颈痛不利,不能就枕也。肩上横骨中,当是巨骨穴。"[9]228

《针灸素难要旨·大风》:"风从外入,令人振寒,汗出头痛,身重恶寒,治在风腑,调其阴阳,不足则补,有余则泻。大风头项痛,刺风腑,风腑在上椎,大风汗出,灸噫嘻,在背下侠脊傍三寸所,厌之令病人呼噫嘻。从风憎风,刺眉头,失枕在肩上横骨间。"[12]23

《针灸大成·骨空论》:"黄帝问曰:余闻风者百病之始也,以针治之奈何?岐伯对曰:风从外入,令人振寒,汗出头痛,身重恶寒,治在风府,调其阴阳,不足则补,有余则泻。大风颈项痛,刺风府。大风汗出,灸譩譆。以手压之,令病者呼譩譆,譩譆应手。从风憎风,刺眉头(即攒竹刺三分,若灸三壮);失枕在肩上横骨间(即缺盆);折使摇臂,齐肘正,灸脊中(即背阳关,针五分,灸三壮)。"[13]18

《类经·刺头项七窍病》:"失枕在肩上横骨间(失枕者,风入颈项,疼痛不利,不能就枕也。刺在肩上横骨间,当是后肩骨上,手太阳之肩外俞也。或为足少阳之肩井穴,亦主颈项之痛。若王氏云缺盆者,其脉皆行于前,恐不可以治失枕)。"[14]338

《证治准绳·颈项强痛》:"戴云:颈痛,非是风邪,即是气挫,亦有落枕而成痛者,并宜和气饮,食后服。按人多有挫闪,及久坐失枕,而致项强不可转移者,皆由肾虚不能生肝,肝虚无以养筋,故机关不利,宜六味地黄丸常服。"[15]118

《黄帝内经素问集注·骨空论》:"失枕在肩上横骨间(失枕则为颈项强痛之患,故当刺肩上横骨间之穴,夫髓乃骨之精,脑为髓之海,髓之上会于脑者,由枕骨间之脑空而入,故此节论失枕,下节曰头横骨曰枕)。"[10]215

《黄帝内经素问直解·骨空论》:"失枕,在肩上横骨间,折,使榆臂齐肘,正灸脊中。折,音舌,下同。榆,作摇。齐,平也。夜卧失枕,患在肩上横骨间。伸舒不能,故如折也。折则臂不能举,当使摇臂平肘以和之。摇臂平肘,则背中有窝,当正灸脊中,毋他求也。"[11]710

《外科证治全书·项强》:"项强(俗名落枕),颈项强急,转移不便,乃膀胱经感风寒湿气所致,或闪促亦令项强。用硼砂研细,以骨簪蘸津挑硼砂,点两目内,泪出稍松,连点三次,立时即愈。"[16]68

《医心方·治转脉瘘方》:"《病源论》云:转脉瘘者,因饮酒大醉,夜卧不安,惊欲呕,转侧失枕之所生也。始发之时,在于颈项,濯濯脉转,身始振,使人寒热,其根在小肠。"[6]349

《杂病广要·头痛》:"颈项痛……颈痛,因头痛牵引致痛者,当于头痛诸证中求药。若别无处,独在颈者,非是风邪,即是气挫,亦有落枕而成痛者,并宜和气饮,食后服。"[17]1150

《经络全书·三十(项)》:"王肯堂曰:人多有挫闪,及久坐失枕,而致项强,不可转移者,皆由肾虚不能生肝,肝虚无以养筋,故机关不利。六味丸主之。"[18]23

《冯氏锦囊秘录·颈项痛》:"颈项痛……邪客三阳则痛,寒搏则筋急,风搏则筋弛,左属血,右多属痰,丹溪治之用二陈汤,加酒芩、羌活、红花,服二剂而愈。有闪挫及失枕而项强痛者,皆由肾虚,不能荣筋也,六味地黄汤加秦艽。"[19]182

《医碥·项强痛》:"项强痛……多由风寒邪客三阳,亦有痰滞湿停,血虚闪挫,久坐失枕所致……闪挫,久坐,失枕,而致项强,不可转移,多由肾虚不能生肝,肝血虚,无以养筋,六味丸(见虚损)常服。"[20]223

《本草纲目拾遗·油木梳》:"拗颈……海上名方:此病俗呼落枕,乃颈项夜间误落枕下,或偶被闪挫,血滞而强作酸疼。以旧油梳火上烘热梳背,于疼处极力刮之,自愈。"[21]347

《捏骨秘法·补遗》:"治落枕脖法……凡落枕脖者,多系枕砖木等物,寒气伤筋所致,左右无定。"[22]161

《伤科补要·补遗》:"夫人之筋,赖气血充养,寒则筋挛,热则筋纵,筋失营养,伸舒不便。

感冒风寒，以患失颈，头不能转，使患人低坐，用按摩法频频揉摩，一手按其头，一手扳其下颏，缓缓伸舒，令其正直，服疏风养血汤可也。”[23]35

《中医病证诊断疗效标准》：“一般无外伤史，多因睡眠姿势不良或感受风寒后所致。急性发病，睡眠后一侧颈部出现疼痛，酸胀，可向上肢或背部放射，活动不利，活动时伤侧疼痛加剧，严重者使头部歪向病侧。患侧常有颈肌痉挛，胸锁乳突肌、斜方肌、大小菱形肌及肩胛提肌等处压痛，在肌肉紧张处可触及肿块和条索状的改变。”[24]188

《中医临床诊疗术语·疾病部分》：“一般无外伤史，多因睡眠姿势不良或感受风寒后所致。急性发病，睡眠后一侧颈部出现疼痛，酸胀，可向上肢或背部放射，活动不利，活动时伤侧疼痛加剧，严重者使头部歪向病侧。患侧常有颈肌痉挛，胸锁乳突肌、斜方肌、大小菱形肌及肩胛提肌等处压痛，在肌肉紧张处可触及肿块和条索状的改变。”[25]79

《中医大辞典》：“① 病名。见《外科证治全书》卷三。即失枕。详该条。② 经外奇穴名。别名项强。① 位于手背，当第二、三掌骨间隙的前 1/3 与中 1/3 交点处，或平指掌关节后 0.5 寸取穴。② 一说位于天容与天柱穴连线之中点。前者有第二掌骨间肌，正当掌背神经，动、静脉，指掌侧总神经，动、静脉和掌深弓，尺神经掌伸支的分支。主治落枕，偏头痛，肩臂痛，胃痛等。直刺 0.5～1 寸。”[26]1681

《中国骨伤科学辞典》：“［病］又称‘失枕’，民间俗语。落，掉下之意。《尔雅·释诂上》：‘陨……下、降、坠……落也。’宋代苏轼《后赤壁赋》：‘山高月小，水落石出。’枕，指人睡眠时垫头颈部之软物，《说文》：‘枕，卧所荐首者，从木，冘声。’落枕，指睡眠时所垫之枕失落，闪挫颈部，引起颈项强急，转动不利的症候。《医宗金鉴·正骨心法要旨》：‘旋台骨，又名玉柱骨，即头后颈骨三节也，一名天柱骨。此骨被伤，共分四证……一曰仆伤，面仰头不能垂，或筋骨离错，或筋聚，或筋强骨随头低，用推、端、续、整四法治之。’清《捏骨秘法》：‘凡脖错挟，俱是向后错头，必俯而不直。治法：用左手托住前边，右手向疼处略稍按，按左手稍有知觉即止。’《伤科汇纂》：‘有因挫闪及失枕而项强痛者，皆由肾虚而不能荣筋也，用六味地黄丸加秦艽。’落枕，多因睡眠枕头放位置不适，或垫枕过高、过低，导致颈椎三、四小关节紊乱，或寰枢错缝，刺激颈神经，导致肩提肌和头颈夹肌痉挛，诱发胸锁乳突肌痉挛，形成急性颈项僵直，不能屈伸转动，或稍转动即疼痛。”[27]457,458

《简明中医辞典》：“即失枕。”[28]953

《针灸学》：“落枕（stiff neck）是指急性单纯性颈项强痛、活动受限的一种病证，系颈部伤筋。轻者 4～5 日自愈，重者可延至数周不愈；如果频繁发作，常常是颈椎病的反应。西医学认为本病是各种原因导致颈部肌肉痉挛所致。”[29]206,207

《中医骨伤科学》：“落枕，又称失枕。多因睡眠姿势不良，睡起后颈部疼痛，活动受限，似身虽起而颈尚留落于枕，故名落枕。好发于青壮年，冬春两季多发。”[30]327

《中医药学名词》：“因睡眠姿势不当或睡中感受风寒所致，以睡后一侧颈项疼痛、酸胀、活动不利为主要表现的肢体痹病类疾病。”[31]288

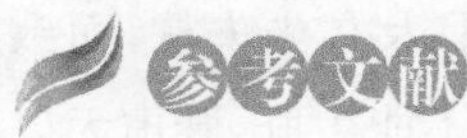

［1］［汉］许慎.说文解字：下部[M].张章主编.北京：中国华侨出版社，2012：365，469.

［2］［汉］许慎.说文解字：上部[M].张章主编.北京：中国华侨出版社，2012：267.

［3］［战国］佚名.黄帝内经素问[M].傅景华，陈心智点校.北京：中医古籍出版社，1997：89.

［4］［隋］巢元方.诸病源候论[M].黄作阵点校.沈阳：辽宁科学技术出版社，1997：141.

［5］［唐］孙思邈.备急千金要方[M].刘更生，等点校.北京：华夏出版社，1993：327.

［6］［日］丹波康赖.医心方[M].高文铸，等校注.沈阳：辽宁科学技术出版社，1996：349.

［7］［明］戴元礼.秘传证治要诀及类方[M].北京：商务

印书馆，1955：54.
[8] [明] 朱橚，等. 普济方[M]. 北京：人民卫生出版社，1983：151.
[9] [明] 吴昆. 内经素问吴注[M]. 山东中医院中医文献研究室点校. 济南：山东科学技术出版社，1984：228.
[10] [清] 张隐庵. 黄帝内经素问集注[M]. 上海：上海科学技术出版社，1959：215.
[11] [清] 高士宗. 黄帝内经素问直解[M]. 孙国中，方向红点校. 北京：科学技术文献出版社，2001：710，712.
[12] [明] 高武. 针灸素难要旨[M]. 上海：上海卫生出版社，1958：23.
[13] [明] 杨继洲. 针灸大成[M]. 刘从明，等点校. 北京：中医古籍出版社，1998：18.
[14] [明] 张介宾. 类经[M]. 郭洪耀，吴少祯校注. 北京：中国中医药出版社，1997：338.
[15] [明] 王肯堂. 证治准绳[M]. 吴唯，等校. 北京：中国中医药出版社，1997：118.
[16] [清] 许克昌，毕法. 外科证治全书[M]. 北京：人民卫生出版社，1987：68.
[17] [日] 丹波元坚. 杂病广要[M]. 李洪涛主校. 北京：中医古籍出版社，2002：1150.
[18] [明] 徐曾，等. 经络全书[M]. 李生绍，等点校. 北京：中医古籍出版社　1992：23.
[19] [清] 冯兆张. 冯氏锦囊秘录[M]. 田思胜，等校注. 北京：中国中医药出版社，1996：182.
[20] [清] 何梦瑶. 医碥[M]. 北京：中国中医药出版社，2009：223.
[21] [清] 赵学敏. 本草纲目拾遗[M]. 北京：中国中医药出版社，2007：347.
[22] [清] 刘闻一. 捏骨秘法[M]//韦以宗. 少林寺武术伤科秘方集释. 上海：上海科学技术出版社，2008：161.
[23] [清] 钱秀昌. 伤科补要[M]. 上海：上海科学技术出版社，1958：35.
[24] 国家中医药管理局. 中医病证诊断疗效标准[M]. 南京：南京大学出版社，1994：188.
[25] 国家中医药管理局. 中医临床诊疗术语：疾病部分[M]. 北京：中国标准出版社，1997：79.
[26] 李经纬，余瀛鳌，欧永欣，等. 中医大辞典[M]. 北京：人民卫生出版社，1995：1681.
[27] 韦以宗. 中国骨伤科学辞典[M]. 北京：中国中医药出版社，2001：457，458.
[28] 李经纬，邓铁涛，等. 简明中医辞典[M]. 北京：中国中医药出版社，2001：953.
[29] 石学敏. 针灸学[M]. 北京：中国中医药出版社，2004：206，207.
[30] 孙树椿，赵文海. 中医骨伤科学[M]. 北京：中国中医药出版社，2005：327.
[31] 全国科学技术名词审定委员会. 中医药学名词[M]. 北京：科学出版社，2004：288.

（黄　鑫）

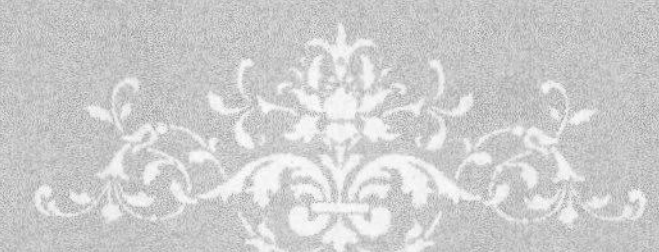

汉语拼音索引

A

B

C

D

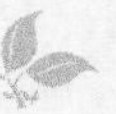

E

F

G

H

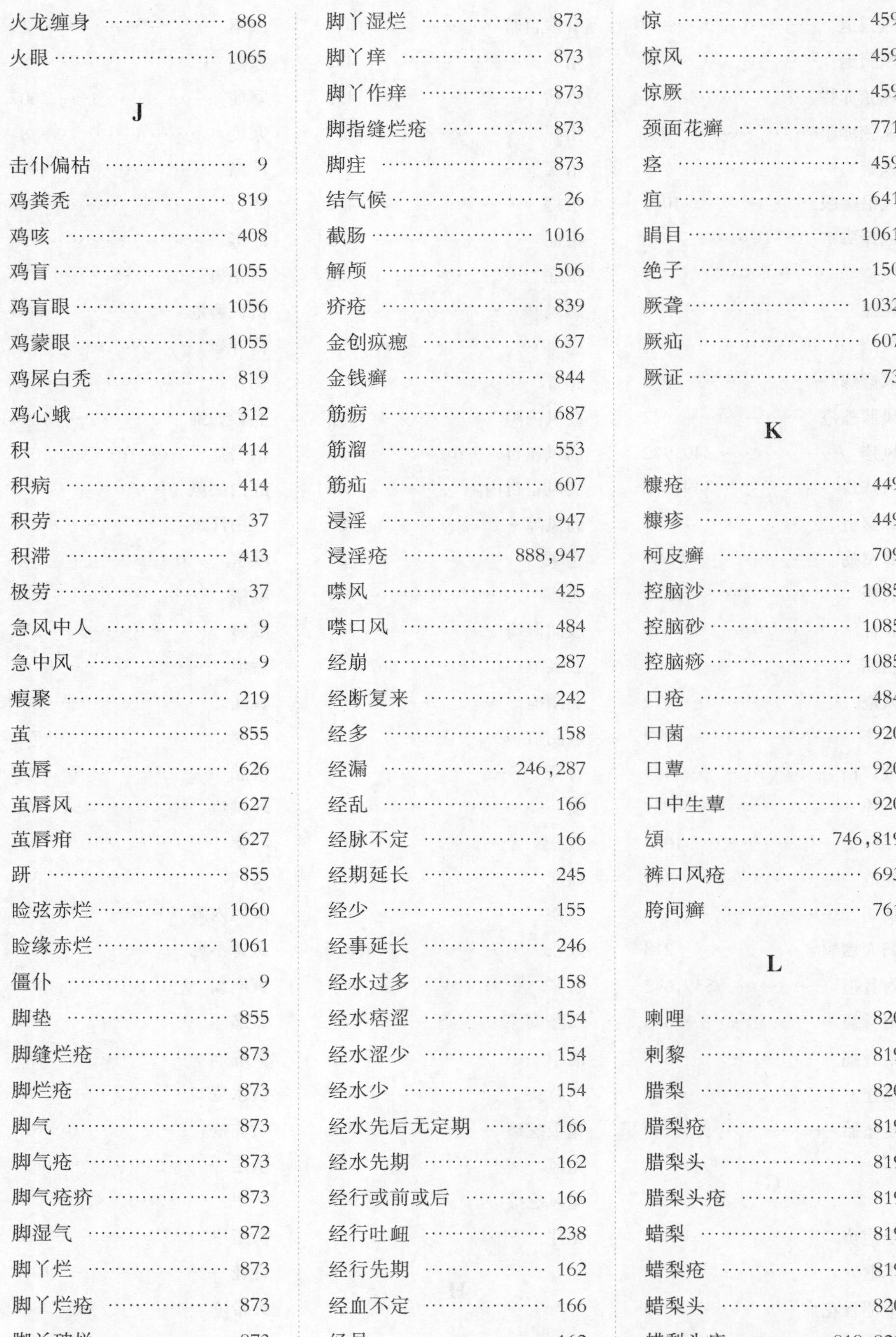

M

N

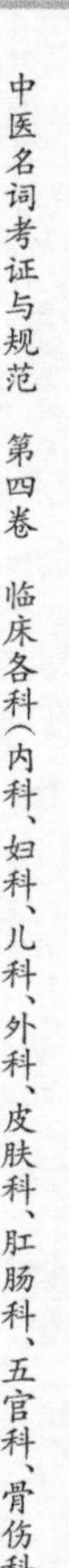

S

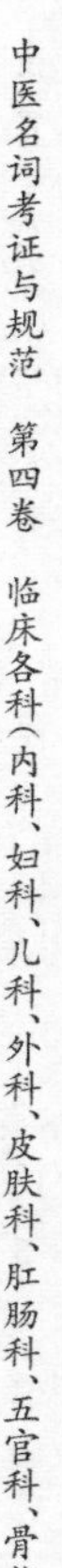

T

Y